Handbuch der experimentellen Pharmakologie

Handbook of Experimental Pharmacology

Heffter-Heubner   New Series

Herausgegeben von / Editorial Board

O. Eichler	A. Farah	H. Herken	A. D. Welch
Heidelberg	Rensselaer, NY	Berlin	New Brunswick, NJ

Beirat / Advisory Board

G. Acheson · E. J. Ariëns · Z. M. Bacq · F. von Brücke · P. Calabresi · V. Erspamer
U. S. von Euler · W. Feldberg · R. Furchgott · A. Goldstein · G. B. Koelle
O. Krayer · H. Rasková · K. Repke · M. Rocha e Silva · P. Waser
W. Wilbrandt

Band XXII/2

Springer-Verlag Berlin Heidelberg GmbH

Die Gestagene

Teil 2

Bearbeitet von

H.-W. Boschann · R. Buchholz · W. Elger · J. D. Hahn
W. Jöchle · Ch. Lauritzen · W.-D. Lehmann
H.-J. Merker · F. Neumann · R. R. Salloch
H. Steinbeck

Herausgeber
Karl Junkmann

Mit 228 Abbildungen

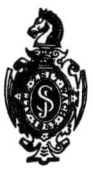

Springer-Verlag Berlin Heidelberg GmbH

ISBN 978-3-662-00827-0   ISBN 978-3-662-00826-3 (eBook)
DOI 10.1007/978-3-662-00826-3

Das Werk ist urheberrechtlich geschützt. Die dadurch begründeten Rechte, insbesondere die der Übersetzung, des Nachdruckes, der Entnahme von Abbildungen, der Funksendung, der Wiedergabe auf photomechanischem oder ähnlichem Wege und der Speicherung in Datenverarbeitungsanlagen bleiben, auch bei nur auszugsweiser Verwertung, vorbehalten. Bei Vervielfältigungen für gewerbliche Zwecke ist gemäß § 54 UrhG eine Vergütung an den Verlag zu zahlen, deren Höhe mit dem Verlag zu vereinbaren ist.

© by Springer-Verlag Berlin Heidelberg 1969

Ursprünglich erschienen bei Springer-Verlag / Berlin · Heidelberg 1969

Softcover reprint of the hardcover 1st edition 1969

Die Wiedergabe von Gebrauchsnamen, Handelsnamen, Warenbezeichnungen usw. in diesem Werk berechtigt auch ohne besondere Kennzeichnung nicht zu der Annahme, daß solche Namen im Sinne der Warenzeichen- und Markenschutz-Gesetzgebung als frei zu betrachten wären und daher von jedermann benutzt werden dürften.

Titel-Nr. 3860

Inhaltsverzeichnis

Kapitel IX. Besonderheiten der Wirkungen der einzelnen Gestagene auf Morphologie und Funktion des Genitaltraktes 1

A. Beim Menschen. CH. LAURITZEN und W.-D. LEHMANN. Mit 9 Abbildungen 1
   I. Auf das äußere Genitale 2
  II. Auf die Scheide 3
     1. Scheidenepithel und Vaginalabstrich 3
     2. Atrophisches Vaginalepithel 4
     3. Proliferiertes Vaginalepithel 4
     4. Scheidensekret 8
 III. Auf den Uterus 9
     1. Cervix 9
       a) Portioepithel 9
       b) Cervixepithel 10
       c) Cervixabstrich und Cervixsekret 10
       d) Cervixtonus und Motilität 11
       e) Uterusschleimhaut 11
         α) Histologisches Bild 12
         β) Menstruationsverschiebung (Greenblatt-Test) 14
         γ) Auslösung einer Entzugsblutung 15
         δ) Stillung dysfunktioneller Blutungen 15
         ε) Charakteristika der einzelnen Gestagene 15
         ζ) Uterusmuskulatur 21
 IV. Auf die Tube 23
     1. Tubenschleimhaut 23
     2. Tubenmuskulatur 23
  V. Auf das Ovarium 23
     1. Wirkungen auf die inkretorische Ovarialfunktion 23
     2. Wirkung auf die generative Ovarialfunktion 29
 VI. Auf Schwangerschaft, Geburt, Lactation und Puerperium 31
     1. Wirkung auf den Eitransport 31
     2. Wirkung auf die Blastocystenernährung 32
     3. Wirkung auf die Implantation 32
     4. Wirkung auf die Placentation 33
     5. Wirkung auf den weiteren Schwangerschaftsverlauf 33
     6. Wirkungen auf den Fetus 33
     7. Wirkung auf Geburtseintritt und -verlauf 34
     8. Wirkung im Puerperium und auf die Lactation 35
     9. Wirkung auf die inkretorische Funktion der Placenta 36
    10. Abschließende Bemerkungen 37
VII. Wirkung auf die inkretorische und generative Hodenfunktion 37
 Literatur 39

B. Besonderheiten der Wirkungen der einzelnen Gestagene auf Morphologie und Funktion des Genitaltraktes bei Säugetieren. F. NEUMANN, W. ELGER und R. R. SALLOCH 50
   I. Wirkung von Gestagenen auf äußeres Genitale, Cervix, Uterus, Tube, Ovar und Hoden. F. NEUMANN. Mit 23 Abbildungen 50
     1. Äußeres Genitale 51
     2. „Sexual skin" bei Affen 51
     3. Vaginalöffnung 53
     4. Vagina 53
     5. Cervix 60

6. Uterus 62
   a) Endometrium und Uterusepithel 62
      α) Pregnan-, Pregnen-Verbindungen 66
   b) Uterusgewicht 81
   c) Epithelmetaplasien und Fibrome des Uterus 84
   d) Glandula myometrialis 84
7. Eileiter 85
8. Wirkungen von Gestagenen auf das Ovar und Beeinflussung der Ovarialfunktion 86
   a) Ovulationshemmung und Ovulationsauslösung 86
      α) Ovulationsauslösung 86
      β) Ovulationshemmung 87
   b) Luteotrophie und Luteolyse 94
      α) Luteotrophie 94
      β) Luteolyse 97
9. Beeinflussung der Hodenfunktion 98
   a) Hemmung der Hodenfunktion 98
   b) Spermatogene Aktivität von Gestagenen 103
   c) Wirkungen von Gestagenen mit antiandrogenen Eigenschaften auf die Hodenfunktion 107
10. Beeinflussung der akzessorischen Geschlechtsdrüsen 108
Literatur 110

II. Einfluß von Gestagenen auf Befruchtung, Eiernährung, Eitransport und Schwangerschaftsverlauf. W. ELGER. Mit 38 Abbildungen 132
  1. Der Einfluß von Gestagenen auf die Befruchtung von Eiern 132
     a) Allgemeines 132
     b) Der Spermientransport in Vagina und Cervix 134
     c) Die Befruchtung in Abhängigkeit von uterinen und tubaren Faktoren 138
        α) Der Spermientransport im Uterus 139
        β) Transport der Spermien in und durch die Tuba uterina 140
        γ) Der Spermienstoffwechsel 144
        δ) Eliminierung und Untergang der Spermien im weiblichen Genitaltrakt 146
        ε) Die Kapazitation von Spermien 151
  2. Die Veränderungen des unbefruchteten Eies in Abhängigkeit von der Umgebung 165
  3. Die Entwicklung der Zygote 167
     a) Direkte und indirekte Einflüsse auf die frühe Entwicklung des befruchteten Eies. — Die Abhängigkeit des Eies von der Umgebung in vitro und in vivo 167
     b) Die extrauterine Entwicklung von Embryonen 178
     c) Der Einfluß von Gestagenen auf die Entstehung von Mißbildungen und die embryonale Mortalität 179
     d) Der Verlust der Zona pellucida und die Vorbereitung des Eies zur Implantation 183
  4. Der Eitransport 188
     a) Mechanische Grundlagen und Methoden 188
     b) Synchronisation der Entwicklung des Eies und der inneren Genitalorgane in der frühen Gravidität 192
     c) Die Pharmakologie des Eitransportes 194
        α) Der Einfluß oestrogener Wirkungen auf den Eitransport 194
        β) Die Wirkung von Androgenen auf den Eitransport 196
        γ) Die Wirkung von Gestagenen auf den Eitransport 196
        δ) Antagonismus bzw. Synergismus von Oestrogenen und Gestagenen beim Eitransport 199
  5. Die Erhaltung der Gravidität 204
     a) Bildungsorte des Progesterons in der Gravidität 204
     b) Die Funktion des Corpus luteum 205
        α) Wechselwirkungen Hypophyse/Corpus luteum-Hormon; der luteotrope Komplex; gonadotrope Funktion des Trophoblasten 205
        β) Die Wechselwirkungen Corpus luteum—Uterus. Luteolytische Faktoren 211

c) Oestrogenwirkungen auf das Corpus luteum 214
d) Die Implantation und die deciduale Reaktion 214
e) Die verzögerte Implantation 222
f) Die Steuerung von Aufbau und Funktion der Placenta 222
g) Die Schwangerschaftserhaltung durch Steroide 227
Literatur 256

III. Wirkungen auf Morphologie und Motilität der Uterusmuskulatur. R. R. SALLOCH.
Mit 9 Abbildungen 285
1. Morphologie 285
a) Die Ultrastruktur, Oestrogen- und Gestagenwirkung 285
α) Ratte 286
β) Maus 288
γ) Kaninchen 290
2. Motilität 290
a) Theorien zur Gestagenwirkung 290
b) Lokale Gestagenwirkung 293
α) Kaninchen 294
β) Katze 294
3. Gestagene und Peptide 296
a) Oxytocin 296
α) Kaninchen 296
β) Ratte 297
γ) Maus 298
δ) Katze 299
ε) Kuh 300
ζ) Pferd 301
η) Meerschweinchen 301
b) Bradykinin 302
α) Kaninchen 302
β) Ratte 302
4. Schwangerschaftsverlängerung und Geburtsverhinderung durch Gestagene . 302
5. Gestagene und Katecholamine 302
a) Katze 305
b) Kaninchen 305
c) Meerschweinchen 306
d) Ratte 306
6. Gestagene und Serotonin 307
a) Ratte 307
b) Maus 308
c) Kaninchen 308
Literatur 308

C. Wirkungen von Gestagenen auf Funktion und Morphologie des Genitaltraktes bei Schnecken, Käfern und nichtsäugenden Wirbeltieren. J. D. HAHN und F. NEUMANN.
Mit 7 Abbildungen 314
I. Lungenschnecken (Pulmonata) 315
II. Käfer 315
III. Fische 316
1. Ethisteron 316
a) Androgene Wirkungen an männlichen Fischen 316
b) Maskulinisierung weiblicher Fische 316
2. Progesteron 316
a) Gonadenentwicklung 316
b) Embryonenentwicklung 317
c) Trächtigkeitsdauer und Wurfgröße 317
d) Legeröhrenwachstum 317
IV. Amphibien 320
1. Maskulinisierung und Feminisierung 320
a) Gonadenentwicklung 320
b) Genitaltrakt 320

c) Sekundäre Geschlechtsmerkmale 321
2. Ovulation 321
   a) Ovulationsauslösung 321
   b) Ovulationshemmung 322
   c) Direkte Wirkung auf die Ovocyten 323
3. Eileiter 323
4. Embryonenentwicklung 324

V. Reptilien 324
VI. Vögel 325
  1. Funktion und Struktur des Eileiters 325
  2. Auslösung und Hemmung der Ovulation, Eilegeleistung 327
     a) Ovulationsauslösung 327
     b) Ovulationshemmung, Unterbrechung der Legeperiode 328
  3. Schlüpfmuskel 328
  4. Federkleid 329
  5. Beeinflussung der Hodenfunktion 330
  6. Wirkung von Gestagenen auf das Kammwachstum 330
  7. Sexuelle und andere Verhaltensweisen 331
     a) Brutverhalten und körperliche Veränderungen beim Brutverhalten . . . 331
     b) Brunstverhalten, Hockverhalten (squatting behavior) 332
     c) Nestbauverhalten 332
     d) Kampftrieb, Rangordnung 332
Literatur 332

D. Die Wirkung der verschiedenen Gestagene auf Morphologie und Funktion der Milchdrüse. H. STEINBECK. Mit 23 Abbildungen 341

I. Aufbau der Milchdrüse 341
  1. Pränatale Differenzierung 341
  2. Postnatale Entwicklung 342
  3. Entwicklung während der Schwangerschaft 343
  4. Hormonale Kontrolle des Milchdrüsenaufbaues 344
     a) Ovar 344
     b) Hypophyse 350
     c) Placenta 351
     d) Nebenniere 353
II. Funktion der Milchdrüse 355
  1. Lactogenese 355
  2. Lactationsauslösung 359
  3. Galactopoese 364
  4. Milchejektion 366
III. Involution 368
IV. Experimente mit Gestagenen 369
  1. Versuche zum Milchdrüsenaufbau 369
     a) In vivo 369
     b) In vitro 380
     c) Geschlechtsunterschiede 382
  2. Versuche zur Lactationsbeeinflussung 384
     a) Oestrogene 384
     b) Gestagene 385
     c) Kombination 385
  3. Milchdrüsendifferenzierung 390
V. Anhang: Methodik 395
Literatur 400

E. Wirkung der verschiedenen Gestagene auf Verhaltensweisen und Differenzierungsvorgänge. F. NEUMANN. Mit 13 Abbildungen 426

I. Beeinflussung des Brunstverhaltens durch Gestagene, Auslösung der Brunstbereitschaft (sexual receptivity) 427
  1. Brunstauslösung bei Haustieren 430
  2. Hemmung der Brunst und Cyclussynchronisation 431

II. Einfluß von Gestagenen auf sexuelle Verhaltensweisen von Affen 433
   1. Kraulverhalten (grooming-behaviour) 435
   2. Klammerverhalten (clutching-reaction) 436
   3. Abhängigkeit der sexuellen Aktivität männlicher Affen vom hormonalen Status des Weibchens 438
III. Einfluß von Gestagenen auf andere Verhaltensweisen (Kampftrieb, Nestbautrieb, „retrieve"-Verhalten) 438
IV. Wirkung von Gestagenen auf die Prägung bestimmter Gehirnzentren 438
V. Einfluß von Gestagenen auf die männliche und weibliche Sexualdifferenzierung 445
Literatur 451

F. Synthese, Wirkung und Abbau der Gestagene im elektronenmikroskopischen Bild. H.-J. MERKER. Mit 25 Abbildungen 463
  I. Morphologie der Steroidsynthese 463
    a) Partikelfraktionen 463
    b) Die Zellen 464
  II. Morphologie der Gestagenwirkung 472
    a) Glatte Muskulatur 473
    b) Bindegewebe 481
    c) Blutgefäße 483
    d) Cervix- und Portioepithel 485
    e) Tubenepithel 486
    f) Vagina 487
    g) Uterusepithel 491
  III. Morphologische Veränderung nach Wegfall der Hormonstimulierung 501
  IV. Abbau der Gestagene 502
  Literatur 503

Kapitel X. Die physiologische Rolle des Progesterons 515
A. Beim Menschen. H.-W. BOSCHANN. Mit 46 Abbildungen 515
  I. Die Rolle des Progesterons im Verlauf des Cyclus 515
  Vorbemerkungen zur Physiologie 515
   1. Steuerung des Cyclus 522
   2. Thermogenetische Wirkung 524
   3. Allgemeinwirkungen 525
   4. Morphologische Wirkung 525
    a) Äußeres Genitale 525
    b) Vaginalepithel 525
    c) Cervix 527
    d) Isthmus 528
    e) Endometrium 528
    f) Myometrium 538
    g) Eileiter 539
  II. Die Rolle des Progesterons im Verlauf der Schwangerschaft 540
   1. Progesteronbildung während der Schwangerschaft 540
   2. Überblick über die Rolle des Progesterons in der Schwangerschaft . . . 544
    a) Wirkung am Vaginalepithel 544
    b) Wirkung an der Cervix 544
    c) Wirkung am Corpus uteri 545
      α) Myometrium 545
      β) Endometrium 546
    d) Wirkung an den Tuben 548
    e) Allgemeinwirkung 548
    f) Wirkung auf den Eitransport 549
    g) Wirkung auf die Blastocystenernährung 550
    h) Wirkung auf die Placentation 551
    i) Wirkung auf die Fetalentwicklung 553
    j) Wirkung auf die Uterusmotilität 555
    k) Wirkung auf den Geburtseintritt und -verlauf 557
    l) Wirkung im Puerperium 559

III. Die Rolle des Progesterons im Verlauf des Klimakteriums und Seniums 560
IV. Folgen des Ausfalls des Progesterons 560
  Vorbemerkungen 560
  1. Folgen des Ausfalls von Progesteron im Cyclus 561
     Sterilität 565
  2. Folgen des Ausfalls von Progesteron während der Schwangerschaft 565
V. Die Rolle des Progesterons hinsichtlich Morphologie und Funktion der Milchdrüsen 568
  1. Im Verlauf der Schwangerschaft 570
  2. Während Puerperium und Lactation 572
Literatur 573

B. Die physiologische Rolle des Progesterons im Wirbeltierreich. W. JÖCHLE. Mit 23 Abbildungen 606
Einleitung 606
I. Zur physiologischen Rolle des Progesterons bei niederen Wirbeltieren 607
  Allgemeines 607
  1. Zur Rolle des Progesterons in den Fortpflanzungsfunktionen; Auswirkungen auf den Genitaltrakt 607
    a) Agnathi (Kieferlose Wirbeltiere) Cyclostomata 607
    b) Elasmobranchier (Knorpelfische) 608
    c) Teleostier (Knochenfische) 608
    d) Amphibien 608
    e) Reptilien 609
  Zusammenfassung 610
II. Zur physiologischen Rolle des Progesterons bei höheren Wirbeltieren 610
  1. Zur Rolle des Progesterons in den Fortpflanzungsfunktionen und seine Auswirkungen auf die Morphologie des Genitaltraktes der Vögel 610
     Allgemeines 610
    a) Das Haushuhn (Gallus domesticus) 611
    b) Andere Vögel 612
  2. Zur Rolle des Progesterons in den Fortpflanzungsfunktionen und seine Auswirkungen auf die Morphologie des Genitalapparates bei Säugern 612
     Allgemeines 612
    a) Spezielle Progesteronwirkungen bei Säugern. Einflußnahmen auf das hypothalamisch-hypophysäre Sexualzentrum und Wirkungen auf den Genitaltrakt im Cyclus und in der Gravidität 626
    b) Progesteronwirkungen bei den verschiedenen Säugetiergattungen und -arten 639
      α) Monotrema 639
      β) Marsupialia (Beuteltiere) 639
      γ) Insectivora (Insektenfresser) 642
      δ) Dermoptera 642
      ε) Chiroptera (Fledermäuse) 642
      ζ) Edentata, Palaenodonta und Xenarthra (Gürteltiere, Faultiere und Ameisenfresser) 643
      η) Rodentia (Nagetiere) 643
      ϑ) Lagomorpha 652
      ι) Cetacea (Wale und Delphine) 655
      ϰ) Proboscidae 655
      λ) Carnivora und Pinnipedia (Raubtiere und Flossenfüßler) 655
      μ) Perissodactyla (Unpaarhufer) 659
      ν) Artiodactyla (Paarhufer) 661
      ξ) Primates 672
    c) Wirkungen auf Milchdrüsenbildung und -funktion 676
    d) Wirkungen auf sexuelles Verhalten 680
Literatur 684

Kapitel XI. Der Anteil des Progesterons an der Steuerung der inkretorischen und generativen Ovarialfunktion. R. BUCHHOLZ. Mit 3 Abbildungen 720
A. Die Steuerung der Progesteronbildung und -sekretion im Corpus luteum 720
I. Übergeordnete humorale Faktoren 720
  1. Gonadotrope Hypophysenhormone 720

2. Humorale Faktoren aus Zwischenhirnzentren 728
   a) Anoestrus mit Atrophie der Ovarien und des Uterus 732
   b) Wiederholte verlängerte Dioestrusperioden mit hyperluteinisierten Ovarien 732
   c) Konstanter Vaginaloestrus mit „cystischen" Ovarien 732
 II. Übergeordnete nervöse Einflüsse 738
 III. Umwelteinflüsse 738
 IV. Placentäres gonadotropes Hormon 743
B. Die Beteiligung des Progesterons an den Rückkoppelungsmechanismen 745
 I. Hinsichtlich der innersekretorischen Ovarialfunktion 745
 II. Hinsichtlich der generativen Ovarialfunktion 748
C. Die Steuerung der Progesteronbildung und -sekretion in der Placenta 761
Literatur 765

Kapitel XII. Die Anwendung der Gestagene in Veterinärmedizin und Zootechnik.
W. JÖCHLE. Mit 9 Abbildungen 805
A. Veterinärmedizinische Indikationen bei pathologischen Zuständen 806
 I. Sterilität 806
  1. Acyclie 806
   a) Ausbleiben der Pubertät 806
   b) Acyclie post partum bzw. in der Saison 807
  2. Anoestrie 809
   a) Postpubertale Anoestrie 809
   b) Postpartale Anoestrie; Anoestrie in der Saison 809
   c) Follikelpersistenz 809
   d) Corpus luteum-Insuffizienz 812
 II. Pathologische Zustände am Genitaltrakt und den sekundären Geschlechtsmerkmalen 814
  1. Innerer Genitaltrakt 814
  2. Äußerer Genitaltrakt 815
  3. Mammae 815
 III. Abnormes Sexualverhalten 816
  1. Weibliche Tiere 816
  2. Männliche Tiere 816
 IV. Gestageneinsatz bei Störungen außerhalb der Sexualsphäre 816
 Literatur 816
B. Zootechnische Indikationen in der Haustierhaltung, der Tierzucht und der tierischen Produktion 822
 Allgemeines 822
 I. Chemische Kastration 827
 II. Pubertätsbeeinflussung 830
  1. Pubertätsverschiebung 830
  2. Pubertätsacceleration 837
 III. Beeinflussung der Sexualfunktionen geschlechtsreifer weiblicher Haustiere .. 837
  1. Oestrusverhütung 837
  2. Oestrusunterdrückung 840
  3. Cyclussynchronisation 842
   a) Herdenbehandlung zur Cyclussynchronisation 847
   b) Individualbehandlung zur Cyclussynchronisation 853
     Individualbehandlung post partum 864
   c) Oestrussynchronisation zur Auslösung von Polyovulation und zur Embryonaltransplantation 875
  4. Oestrusinduktion im brunstfreien Intervall 877
  5. Beeinflussung der Wurfgröße bei polyovulatorischen Haustieren .. 880
  6. Konzeptionsverhütung 885
 IV. Beeinflussung der Sexualfunktionen geschlechtsreifer männlicher Haustiere . 892
  1. Libidobeeinflussung 894

    2. Beeinflussung der endokrinen Hodenfunktion 894
    3. Beeinflussung der germinativen Hodenfunktion (Spermiogenese) 895
    4. Beeinflussung der Funktion akzessorischer Geschlechtsdrüsen 895
  V. Wachstumsbeeinflussung und hormonale Mast mit Gestagenen 895
    1. Ochsenmast 896
    2. Bullenmast 897
    3. Färsenmast (Rindermast) 897
    4. Schafmast 897
    5. Schweinemast 897
  VI. Gestageneinsatz zur Verhinderung oder Verhütung unerwünschter Oestrogenwirkungen 898
  VII. Abschlußdiskussion 898
Literatur 904

Namenverzeichnis 925
Sachverzeichnis 1149

Mitarbeiterverzeichnis

Professor Dr. H.-W. BOSCHANN, Chefarzt der Frauenklinik des Städt. Rudolf-Virchow-Krankenhauses, 1000 Berlin 65, Augustenburger Platz 1.

Professor Dr. R. BUCHHOLZ, Direktor der Universitäts-Frauenklinik, 3550 Marburg, Pilgrimstein 3.

Dr. W. ELGER, Schering AG, Hauptlaboratorium, 1000 Berlin 65, Müllerstraße 170—172.

Dr. J. D. HAHN, Schering AG, 1000 Berlin 65, Müllerstraße 170—172.

Dr. W. JÖCHLE, V. P., Director, Institute of Veterinary Science Syntex Research, Hillside Avenue, Stanford Industrial Park, Palo Alto, CA 94304/USA.

Professor Dr. CHRISTIAN LAURITZEN, Frauenklinik der Universität Ulm, 7900 Ulm, Prittwitzstraße 43.

Dr. med. W.-D. LEHMANN, Frauenklinik der Universität Ulm, 7900 Ulm, Prittwitzstraße 43.

Privatdozent Dr. H.-J. MERKER, Forschungsabteilung f. Elektronen-Mikroskopie der Universität, 1000 Berlin 33, Königin-Luise-Str. 15.

Dr. F. NEUMANN, Leiter der Abteilung für Endokrinologie, Schering AG, 1000 Berlin 65, Müllerstraße 170—172.

Dr. R. R. SALLOCH, Schering AG, 1000 Berlin 65, Müllerstraße 170—172.

Dr. H. STEINBECK, Schering AG, Hauptlaboratorium, 1000 Berlin 65, Müllerstraße 170—172.

Wirksamkeitsteste von natürlich vorkommenden und synthetischen Steroiden mit vorwiegend gestagenen Eigenschaften

- I Teste am Kaninchenendometrium
  - IA   Corner-Allen-Test und Variationen
  - IB   Clauberg- und McPhail-Test und Variationen, einschließlich Carboanhydrasetest
  - IC   McGinty-Test
  - ID   Depotteste am Kaninchenendometrium
  - IE   Teste am Kaninchenendometrium ohne Oestrogenvorbehandlung
- II Andere Gestagenteste
  - IIA   Test am Endometrium der Maus, Hooker-Forbes-Test
  - IIB   Der Kopulationsreflex des Meerschweinchens als Gestagentest
  - IIC   Deziduomteste
  - IID   Schwangerschaftserhaltung und Förderung der Implantation
  - IIE   Hemmung des oxytocininduzierten Abortes
  - IIF   Schwangerschaftsverlängerung und Geburtsverhinderung
  - IIG   Relaxation der Symphyse
  - IIH   Gestagenteste an Affen
  - IIJ   Gestagenteste an Katzen
  - IIK   Gestagenteste an Fischen
  - IIL   Gestagenteste an Kröten
- III Antioestrogenteste
  - IIIA   Antioestrogenteste an Ratten und Mäusen (Endpunkt: Uterusgewicht)
  - IIIB   Antioestrogenteste an Ratten und Mäusen (Endpunkt: Veränderungen am Vaginalepithel)
  - IIIC   Antioestrogenteste an Küken
  - IIID   Antioestrogenteste an Meerschweinchen
  - IIIE   Sonstige Antioestrogenteste
- IV Antiluteinisierungsteste (auch Anti-FSH-Teste)
  - IVA   Antiluteinisierungsteste am Meerschweinchen
  - IVB   Antiluteinisierungsteste an Ratten und Mäusen
- V Antiandrogenteste
  - VA   Antiandrogenteste an Kapaunen und Küken
  - VB   Antiandrogenteste an Ratten und Mäusen
  - VC   Antiandrogenteste an weiblichen Ratten
  - VD   Sonstige Antiandrogenteste
- VI Antigestagenteste
  - VIA   Antigestagenteste an Kaninchen
  - VIB   Antigestagenteste an Mäusen
- VII Ovulationshemmteste
  - VIIA   Ovulationshemmteste an Kaninchen
  - VIIB   Ovulationshemmteste an Ratten
  - VIIC   Sonstige Ovulationshemmteste
- VIII Fertilitätshemmung
  - VIIIA   Fertilitätshemmteste an Ratten
  - VIIIB   Sonstige Fertilitätshemmteste
- IX Cyclushemmung und -beeinflussung

- X   Gonadotropinhemmung (Beeinflussung der zentralen Regulation)
  - XA   Parabioseteste
  - XB   Hodenhemmteste, Hemmung der akzessorischen Geschlechtsdrüsen und der Spermiogenese
  - XC   Ovar- und Uterushemmteste
  - XD   Direkte Gonadotropinbestimmungen
  - XE   Hemmung der Kastrationsveränderungen im Hypophysenvorderlappen
- XI   Hemmung der Libido
- XII   Oestrogenteste
  - XIIA   Uteruswachstumsteste
  - XIIB   Vaginalabstrichteste
  - XIIC   Vaginalöffnungsteste
- XIII   Androgen- und Anabolteste
  - XIIIA   Androgen- und Anabolteste an Ratten und Mäusen
  - XIIIB   Androgenteste an Kapaunen und Küken
  - XIIIC   Sonstige Androgenteste
- XIV   Virilisierungs- und Feminisierungsteste
  - XIVA   Virilisierungsteste
  - XIVB   Feminisierungsteste
- XV   Corticoidwirkungen und Beeinflussung der Nebennierenfunktion
  - XVA   Einfluß auf Nebennierengewichte und Stressteste
  - XVB   Mineral- und Wasserhaushalt
  - XVC   Gluconeogenetische Wirkung — Leberglykogenteste
  - XVD   Thymusteste
  - XVE   Antiphlogistische Wirkung (Entzündungsteste)
- XVI   Allgemeine anabole, antikatabole und renotrope Wirkung
  - XVIA   Allgemeine anabole Wirkung
  - XVIB   Antikatabole Wirkung und Erhöhung der Infektionsresistenz
  - XVIC   Renotrope Wirkung
- XVII   Sonstige Wirksamkeiten
  - XVIIA   Spermatogene Wirkung
  - XVIIB   Narkotische Wirksamkeit
  - XVIIC   Allgemeine Toxicität
- XVIII   Gestagenteste am Menschen (auch Gestagenwirkung)
  - XVIIIA   Kaufmann-Versuch (Endometriumtransformation)
  - XVIIIB   Cyclusverschiebung bei normal menstruierenden Frauen
  - XVIIIC   Blutungsstop bei glandulär cystischer Hyperplasie
  - XVIIID   Beeinflussung des Cervixschleimes
  - XVIIIE   Beeinflussung des Vaginalepithels
  - XVIIIF   Auslösung einer Abbruchblutung
  - XVIIIG   Thermogenetische Wirkung
  - XVIIIH   Androgene Wirkungen
  - XVIIIJ   Ovulationshemmung (z. T. zusammen mit Oestrogenen)
  - XVIIIK   Schwangerschaftsförderung und -erhaltung
  - XVIIIL   Beeinflussung der Gonaden
  - XVIIIM   Beeinflussung der Nebennierenfunktion
  - XVIIIN   Stoffwechselwirkungen
  - XVIIIO   Anabole Wirkungen
  - XVIIIP   Sonstige Wirkungen

Kapitel XI

Der Anteil des Progesterons an der Steuerung der inkretorischen und generativen Ovarialfunktion

R. Buchholz

Mit 3 Abbildungen

Die Steuerung der Progesteronproduktion und der Progesteronsekretion im Ovar ist ein Teil sehr komplizierter Vorgänge von Wechselwirkungen zwischen dem Ovar, der Hypophyse und dem Zentralnervensystem. Viele Teile dieser Wechselwirkungen sind heute noch völlig unverstanden oder erscheinen zumindest sehr problematisch. Das gilt vor allem für den heute als gültig angesehenen Wirkungsmechanismus der gonadotropen Hormone, die Auslösung der Ovulation und den Steuerungsmechanismus der cyclischen Vorgänge. Zahlreiche tierexperimentelle Untersuchungen und Untersuchungen am Menschen sind durchgeführt worden, um diesen Regulationsmechanismus aufzuklären. Jedoch haben viele Schwierigkeiten, insbesondere technischer Art, diesen Untersuchungen eine gewisse Begrenzung gesetzt. Viele sich widersprechende Untersuchungsergebnisse sind erhalten worden, häufig bedingt durch unterschiedliche Untersuchungsmethoden, Verwendung verschiedener Tierarten oder differierender Voraussetzungen. Es soll versucht werden, aus diesen vielen Untersuchungsergebnissen die Fakten zusammenzustellen, die, experimentell ausreichend gesichert, geeignet erscheinen, ein zusammenhängendes Bild von den regulatorischen Vorgängen zu geben.

A. Die Steuerung der Progesteronbildung und -sekretion im Corpus Luteum

I. Übergeordnete humorale Faktoren

1. Gonadotrope Hypophysenhormone

Der früher durch klinische Beobachtungen vermutete Zusammenhang zwischen Hypophyse und Keimdrüse wurde schon 1912 durch Aschner [31] tierexperimentell gesichert. Nach einer Hypophysektomie zeigen die Keimdrüsen ganz charakteristische Veränderungen, die allerdings in ihrem Auftreten und ihrem Ablauf abhängig sind von der Tierart und von dem Alter des Versuchstieres. Bei der weiblichen Ratte, dem am häufigsten verwendeten Versuchstier, tritt nach der Hypophysektomie eine sofortige Atrophie der Ovarien ein [232, 492, 542, 673, 917, 948, 1023, 1029], die größeren und mittleren Follikel werden atretisch [480, 925, 996]. Neben dem germinativen Gewebe bildet sich auch das interstitielle Gewebe zurück [138, 334, 917, 921, 996, 1021, 1091]. Das Wachstum der Primordialfollikel dagegen ist bis zum Einsetzen der Antrumbildung sowohl bei den infantilen als auch bei den geschlechtsreifen hypophysektomierten Tieren ungestört [507]. Somit scheint das Wachstum der jungen Keimzellen beim weiblichen Tier nicht unter dem Einfluß der Hypophyse zu stehen.

Durch die Untersuchungen von ZONDEK u. ASCHHEIM [*20, 1092, 1093*] sowie von SMITH [*943—946, 951*] gelang 1926 der überzeugende Beweis der Beeinflussung der Eierstockfunktion durch die Hypophyse. Die Zufuhr von Hypophysenextrakten oder die Implantation von Vorderlappengewebe bei infantilen Mäusen bzw. Ratten bewirkte die Bildung sprungreifer Follikel und Gelbkörper [*302*]. Weitere Untersuchungen, die verschiedentlich bestätigt wurden [*54, 59, 303, 449, 497, 627, 628, 737, 866, 921, 1036*], zeigten, daß offenbar zwei verschiedene Hormone auf die Ovarien einwirken, wobei das eine die Follikelreifung, das andere die Gelbkörperbildung leitet. ZONDEK [*1090, 1094, 1095*] bezeichnete die beiden vermuteten Faktoren als Prolan A oder Follikelreifungshormon und Prolan B oder Luteinisierungshormon.

Der von ZONDEK u. ASCHHEIM angenommene Dualismus der gonadotropen Hypophysenhormone fand seine Bestätigung durch die Darstellung weitgehend gereinigter Extrakte aus dem Hypophysenvorderlappen [*366, 429, 633, 635, 926*]. Das eine Hormon bewirkte beim hypophysektomierten Tier allein Follikelreifung [*334*], das andere eine Umwandlung reifer Follikel in Gelbkörper [*633, 926*]. Entsprechend ihrer Wirkung wurden diese Hormone mit FSH (follicelstimulating hormone) und LH (luteinizing hormone) bezeichnet. Ein anderer gonadotroper Faktor, der wegen seiner stimulierenden Eigenschaft auf die interstitiellen Zellen des Hodens ICSH (interstitial cell stimulating hormone) genannt wurde, erwies sich bei weiterer Untersuchung als identisch mit dem LH [*335*].

1937 gelang WHITE, CATCHPOLE u. LONG [*1037*] die Isolierung eines Hormons aus dem Hypophysenvorderlappen, dessen laktogene Wirkung vorher unter der Bezeichnung ,,Prolactin" bekannt war. Weitere Untersuchungen [*236, 306, 736*] ergaben, daß der angenommene dritte Hypophysenfaktor, der die Aufrechterhaltung der Funktion des Corpus luteum bei der Ratte bewirkt, mit dem laktogenen Hormon identisch ist. Aufgrund dieser Tatsache erhielt das laktogene Hypophysenhormon unter anderem auch die Bezeichnung ,,Luteotropin" [*27*] und wird seitdem als drittes Glied dem gonadotropen Komplex zugerechnet [*630*].

In den folgenden Jahren wurde immer wieder versucht, die einzelnen gonadotropen Hypophysenhormone zu isolieren und rein darzustellen. Es besteht auch kein Zweifel, daß ziemlich reine Präparationen follikelstimulierender oder luteinisierender Substanzen gewonnen wurden [*160, 255, 258, 259, 285, 296, 301, 306, 367, 428, 629, 631—635, 845, 914, 968—970, 975, 1090*]. Ob es sich dabei tatsächlich um zwei verschiedene Hormone, die getrennt von dem Drüsengewebe des Hypophysenvorderlappens produziert werden, handelt, oder ob die biochemischen Prozeduren in Verbindung mit proteolytischer Verdauung bei den verwendeten Extraktionsprozessen zu dem Aufbrechen eines Moleküls führen und somit für das Trennen von zwei Fragmenten aus einem einzigen Muttermolekül verantwortlich sind, muß noch entschieden werden [*466*].

Bei der Beurteilung der physiologischen Wirkung der gonadotropen Hormone muß berücksichtigt werden, daß es bis heute noch nicht gelungen ist, weder aus dem Hypophysenvorderlappen noch aus dem Serum oder dem Urin völlig reine FSH- oder LH-Präparationen zu gewinnen. Auch die reinsten bisher erhaltenen Präparationen von FSH enthalten noch Beimengungen von LH und die von LH Beimengungen von FSH [*912*]. Es kann somit noch nicht mit letzter Sicherheit angegeben werden, welche biologischen Wirkungen wirklich einem reinen FSH oder einem Faktor FSH zuzuschreiben sind und welche biologischen Wirkungen dem reinen LH oder einem LH-Faktor. Aus rein praktischen Gründen scheint es jedoch von dem Standpunkt eines planenden Experimentes und zum besseren Verständnis der heute bekannten hormonalen Vorgänge im weiblichen Organismus zweckmäßig, ungeachtet der noch ungeklärten Fakten, von der Vorstellung auszugehen, daß zwei Hormone vorhanden sind, ein follikelstimulierendes Hormon (FSH) und ein Luteinisierungs-Hormon (LH), die auch getrennt vom Hypophysenvorderlappen sezerniert werden [*466*].

Folgende Wirkungen auf das Ovar werden diesen Hormonen zugeschrieben:

FSH. Für das Wirksamwerden des FSH im Ovar ist das Vorhandensein von Follikeln mit zwei Granulosazellschichten Voraussetzung. Die davor liegenden Entwicklungsstufen unterliegen nicht dem hypophysären Einfluß [*507*]. Das FSH stimuliert die Follikel mit den Thecazellen, befähigt sie jedoch nicht zur Oestrogenproduktion [*301, 336, 426*]. Auch kann FSH allein nicht den Follikel zur Reifung oder zur Höhlenbildung bringen [*255, 301, 336, 338, 429*].

LH. Das LH allein führt im Ovar, genau so wie im Hoden, zu einer Stimulierung der interstitiellen Zellen [*633*]. Bei gleichzeitigem Vorhandensein von FSH-Aktivität wird die Sekretion von Oestrogenen angeregt [*255, 301, 336, 338, 429, 657*], der Follikel wird zur vollen Reifung geführt [*304*], es kommt zur Ovulation, und es kann sich ein funktionierendes Corpus luteum bilden, das Progesteron sezerniert [*304, 336, 338, 644, 681, 1088*].

LTH. Die gonadotrope Wirkung des sog. dritten Hypophysenfaktors erscheint noch recht dunkel. Die Bezeichnung Luteotropin (LTH) ist sicherlich die am wenigsten befriedigende Bezeichnung für dieses Hormon [*654*]. Diese Bezeichnung erhielt es daher, daß dieses Hormon, nachdem es gelungen war, ein ovines mammotropes Hormon von den anderen Hypophysenhormonen, einschließlich der zwei gonadotropen Hormone FSH und LH zu isolieren, gegen alle anderen Fraktionen der Hypophyse und auch gegen das Stutenserum-Gonadotropin und das Chorion-Gonadotropin ausgetestet wurde. Dabei erwies es sich als das einzige Hormon, das in der Lage war, die Corpora lutea von hypophysektomierten Ratten zur Hypertrophie zu bringen und sie in solchem Umfange zur Sekretion von Progesteron zu stimulieren, daß dieses durch die Deciduoma-Reaktion nachgewiesen werden konnte [*635*]. Diese Reaktion bei der Ratte wurde sogar von zahlreichen Untersuchern als Nachweismethode für das Prolactin verwendet [*27, 28, 305*]. Als ein zweites Beispiel für die luteotrope Wirkung des LTH und damit für die Aufrechterhaltung der Progesteronproduktion im Corpus luteum ist die schwangerschaftserhaltende Wirkung bei der Ratte herangezogen worden. So konnte die Schwangerschaft bei hypophysektomierten Ratten mit laktogenen Extrakten bzw. dem Prolactin erhalten werden [*202, 203, 655*]. Dabei beschränkt sich seine schwangerschaftserhaltende Wirkung allerdings nur auf die erste Hälfte der Schwangerschaft, da nach dieser Zeit die fetale Placenta ausreichende Mengen eines luteotrop wirkenden Hormons sezerniert [*30, 34, 778, 821*]. Da diese Untersuchungen an Ratten mit luteotropen Hormonen aus Schafshypophysen durchgeführt wurden, wurde bezweifelt, ob außerhalb dieser tierexperimentellen Verhältnisse im Rattenorganismus ein Ratten-Luteotropin die Progesteronproduktion aufrecht erhält [*912*]. Allerdings scheint auch beim Frettchen [*261*], beim Hamster [*159, 424, 1007*] und beim Schaf [*726*] die Progesteronproduktion durch das formierte Corpus luteum von der Sekretion des LTH abhängig zu sein. Bei anderen Tieren [*123, 273, 654, 705, 829*] sowie beim Menschen hat das LTH dagegen keine Wirkung auf die Erhaltung des Corpus luteum und die Progesteronproduktion [*108, 373, 521, 600*]. Das einzige Hormon, das hier die Funktion des formierten Corpus luteum aufrecht erhalten und die Progesteronproduktion in ihm stimulieren kann, ist das HCG [*654*].

Somit scheint die Rolle der Gonadotropine bei der Entwicklung und der funktionellen Aktivität des Corpus luteum und damit bei der Progesteronproduktion bei den verschiedenen Species zu variieren. Beim Menschen bewirkt die Freisetzung von LH aus dem Hypophysenvorderlappen eine Ovulation des

Graafschen Follikels, der sich unter dem Einfluß des FSH entwickelt hat, und ebenfalls die Entwicklung des Corpus luteum. Es ist möglich, daß für die Sekretion des Progesteron aus dem Corpus luteum ein luteotropes Hormon (LTH) erforderlich ist. Bisher ist aber dieses luteotrope Hormon noch nicht charakterisiert worden, und es besteht durchaus die Möglichkeit, daß auch beim Menschen das LH luteotrop sein kann, wie es beim Kaninchen der Fall ist.

So konnte z.B. bei hypophysektomierten, pseudograviden Kaninchen ovines LH das Corpus luteum in seiner Funktion erhalten [273, 572], während es ovines LTH nicht kann [273, 829]. Die Injektion von Hypophysen- (LH bzw. FSH) oder Placenta-Gonadotropinen erhöhte bei Kaninchen den Gehalt an Progesteron und Δ^4-Pregnen-20α-ol-3-on in den Ovarien und die Sekretion dieser Verbindungen in das Ovarvenenblut [500]. Aus der Tatsache, daß die Ovarien, bei welchen sowohl die Corpora lutea wie die Follikel entfernt worden waren, die gleichen Hormonmengen produzierten wie intakte Ovarien, wurde geschlossen, daß diese Steroide im interstitiellen Gewebe gebildet werden. Bei Schafen dagegen konnte weder mit FSH, LH, Prolactin, HCG noch mit Stutenserum-Gonadotropin bei intravenöser Verabfolgung eine Wirkung auf die Progesteronsekretion erzielt werden [930]. Neuere Untersuchungen an hypophysektomierten Ratten zeigten, daß für die Sekretion von Oestrogenen die Zufuhr von LH und FSH zusammen erforderlich ist [644]. Nach einer solchen Vorbehandlung kann 8 Std später mit einer einzelnen Injektion von 20 µg LH oder 20 µg FSH die Ovulation ausgelöst werden. Bei den Tieren, bei welchen die Ovulation mit LH ausgelöst worden war, wurde kein zusätzliches Gonadotropin für die Corpus luteum-Bildung benötigt [644].

Bei *in vitro*-Untersuchungen wurden sehr unterschiedliche Ergebnisse erhalten. Die Zugabe von LTH zum Inkubationsmedium führte bei Untersuchungen mit Gewebeschnitten aus luteinisierten Rattenovarien zu hoch signifikanten Anstiegen der Synthese von Progesteron [19, 50, 701]. Bei anderen Untersuchungen führte aber auch LH zu einer erhöhten Progesteronproduktion [19, 50, 157, 676]. Hypophysenhomogenate von Schweinen beeinflußten nicht die Progesteronsynthese in Gewebeschnitten von Schweine-Corpora lutea. Die Synthese wurde ebenfalls nicht beeinflußt durch PMS oder HCG [171, 278]. Weiterhin gelang es nicht, mit HCG die Enzymaktivität zu erhöhen, welche das 20α-Hydroxycholesterol in Pregnenolon umwandelt. Auch die Umwandlung von Pregnenolon in Progesteron konnte nicht durch HCG, PMS oder gereinigtes FSH und LH allein oder in Kombination angeregt werden [985]. Bei der Verwendung von Corpus luteum-Gewebeschnitten von Schafen wurde dagegen durch PMS die Progesteronproduktion erhöht [623], während Prolactin inaktiv war [689], genauso wie bei der Verwendung von Corpus luteum-Gewebe von Kühen [701], von Ratten [525], von Kaninchen [273] und auch Amphibien [76]. Wurde dem Inkubationsmedium bei Gewebeschnitten von Corpora lutea von Schafen [689], Kühen [18, 701], Schweinen [171] oder Kaninchen [958] LH zugefügt, so wurde die Progesteron- bzw. Steroidproduktion erhöht. Auch mit FSH wurde eine geringe Aktivität beobachtet. Diese führten die Untersucher jedoch auf eine Verunreinigung mit LH zurück. In einigen Fällen schien der Spiegel der reduzierten Form des Nicotinamid-Adenin-Dinucleotid (NADKH$_2$) kritisch zu sein, da ohne Hinzufügung dieses Cofaktors keine Reaktion auf LH erfolgte. Es wurde geschlossen, daß das LH einen Anstieg der Progesteronproduktion durch die Erhöhung der Aktivität der Enzymphosphorylase bewirkt [689].

ROTHCHILD [858, 860] nimmt aufgrund eigener Untersuchungen sowie zahlreicher anderer Untersuchungsergebnisse einen luteotropen und einen luteolytischen Faktor an, durch welchen die Funktion des Corpus luteum gesteuert wird. Da diese Untersuchungsergebnisse praktisch nur für die Ratte gültig sind, erscheint diese Vorstellung für andere Tiere und vor allem auch für den Menschen noch sehr hypothetisch.

Ausscheidungsuntersuchungen am Menschen zeigen deutliche cyclusabhängige Veränderungen der Gonadotropinausscheidung bei der Frau. Dabei weist die Ausscheidung der Gesamtgonadotropine während des normalen mensuellen Cyclus deutliche Schwankungen mit einem ausgeprägten Gipfel in der Cyclusmitte auf [*104, 120, 124, 209—211, 483, 541, 582, 684, 776, 941*]. Untersuchungen mit einem für LH spezifischen Test ergaben einen signifikanten Anstieg der LH-Ausscheidung ebenfalls in der Cyclusmitte, der mit dem Ausscheidungsgipfel der Gesamt-Gonadotropine zusammenfiel [*124*]. Diese Befunde konnten von allen Untersuchern bestätigt werden [*156, 380, 549, 659, 716, 720, 746, 780, 851, 853, 901, 987, 1040*], so daß seine Existenz beim Menschen wohl heute als gesichert angesehen werden kann. Über die Ausscheidungsverhältnisse des FSH beim Menschen liegen stark differierende Befunde vor. Nach den Untersuchungen von FUKUSHIMA u. Mitarb. [*380*] werden zur Zeit der Menstruation hohe Werte von FSH ausgeschieden, diese nehmen zur Cyclusmitte ab und erreichen ihren niedrigsten Wert dann, wenn die LH-Ausscheidung am höchsten ist. Zum Ende des Cyclus erfolgt wiederum ein Anstieg. LEONE u. Mitarb. [*626*] fanden gleiche Werte. Neuere Untersuchungen dagegen konnten bei Verwendung gleicher Nachweismethoden für FSH diese Befunde nicht bestätigen [*56, 58, 853, 901*]. Hier fanden sich niedrigere Ausscheidungswerte in der Proliferations- und Sekretionsphase des Cyclus mit einem deutlichen Gipfel in der Cyclusmitte, der sogar mit dem Ausscheidungsgipfel des LH zusammenfällt [*851, 901*]. In einzelnen Cyclen fand sich in der ersten Cyclushälfte eine höhere FSH-Ausscheidung als in der zweiten [*56*], oder es waren zwei Gipfel, einer um den 7.—8. Tag und einer am 13.—14. Tag des Cyclus [*851*] vorhanden. Neueste Untersuchungen mit radioimmunologischen Bestimmungsmethoden für FSH und LH im Plasma zeigten einen FSH-Gipfel in den ersten Cyclustagen und einen zweiten FSH-Gipfel in der Cyclusmitte, der mit dem LH-Gipfel zusammenfiel [*328*]. Andere Untersucher [*893*] fanden nur einen ausgeprägten FSH-Gipfel in Cyclusmitte, der mit der erhöhten LH-Ausscheidung zusammenfiel. Ein geringer Anstieg der Progesteron-Plasmakonzentration wurde bei diesen Untersuchungen etwa 6 Tage vor dem Ausscheidungsgipfel beider Gonadotropine gesehen. Auch mit biologischen Methoden (Maus-Uterusgewichtstest) wurde im Plasma am 13. Cyclustag der höchste Wert gefunden [*567*].

Über die Ausscheidungsverhältnisse des LTH während des mensuellen Cyclus liegen nur sehr spärliche Untersuchungen vor, die zudem keine beweisende Aussagekraft besitzen. Während COPPEDGE und SEGALOFF [*172*] in der zweiten Cyclushälfte höhere Ausscheidungswerte fanden als in der ersten, konnten BAHN u. BATES [*35*] kein Prolactin im Urin von normalen Männern und Frauen nachweisen.

Auch bei den Tieren kommt es offenbar zu Schwankungen der Gonadotropinproduktion und -sekretion während der cyclischen Vorgänge im weiblichen Organismus. So werden bei der Ratte im Oestruscyclus am Tage des Prooestrus maximale LH-Werte (bestimmt mit der ventralen Prostatamethode oder dem Ovar-Ascorbinsäuresenkungstest) und am Tage des Oestrus die geringsten LH-Werte in der Hypophyse gefunden [*385, 703, 908*]. Ähnliche Werte wurden bei der Ratte auch für das FSH nachgewiesen [*151*]. Vom Oestrus zum nächsten Prooestrus erfolgt ein stufenweiser Anstieg [*907*]. Auch im Plasma von cyclischen Ratten konnte im Prooestrus vermehrt LH gefunden werden [*11*], während am Nachmittag des Oestrus geringere Mengen nachgewiesen wurden [*909*]. Bei der pseudograviden Ratte ist die Differenz von dem niedrigsten Wert des Hypophysengehaltes an LH im Oestrus zu den Werten, die denen des Prooestrus entspricht, im allgemeinen dieselbe wie sie im Oestruscyclus gefunden wird [*910*]. Die gleichen Resultate wurden für FSH bei der pseudograviden Ratte gefunden [*825*]. Ähnliche Befunde wurden auch von anderen Säugetieren berichtet, so vom Hamster [*748*], Kaninchen [*496, 677*], Meerschweinchen [*899, 952*], Schaf [*522, 527, 834, 880*], Schwein [*766, 836*] und von der Kuh [*605, 761, 822*], desgleichen vom Haushuhn [*479*].

Setzt man die Pseudogravidität der Ratte, des Hamsters und des Kaninchens gleich der Lutealphase der anderen Säugetiere, so hat die Lutealphase mit Ausnahme des Hamsters, bei welchem die Pseudogravidität nur ungefähr 4 Tage anhält, bei all den oben genannten Tieren eine Dauer von etwa 2 Wochen [*290*]. Der geringste hypophysäre Gonadotropingehalt findet sich im Oestrus, der höchste in einem eng umschriebenen Zeitraum vom 7.—10. Tag der lutealen Phase. Dabei scheinen sowohl FSH als auch LH anzusteigen. Bei Affen fanden SIMPSON u. Mitarb. [*935*], daß der FSH- und LH-Gehalt am höchsten war zwischen dem 9. und 11. Tag des Menstrualcyclus, während er in der Lutealphase wesentlich niedriger lag. NELSON u. Mitarb. [*735*] entdeckten bei legenden Hennen drei signifikante LH-Spitzen im Plasma. Zwei fanden sich 13 und 18 Std vor der Ovulation. Es wird angenommen, daß sie für die Ovulation notwendig sind. Die erste der drei Spitzen wurde 21 Std vor der Ovulation festgestellt. Ihre Relation zu der Ovulation scheint noch unbekannt. Im Blutplasma konnte bei der Kuh 6—17 Std, beim Schwein etwa 12 Std und bei der Ratte 6—12 Std vor der Ovulation ein rapider Anstieg des LH festgestellt werden, während der LH-Spiegel zu anderen Zeiten des Cyclus niedrig ist [*11, 817*]. Aus Untersuchungen an Mutterschafen geht hervor, daß die beiden Gonadotropine aus der Hypophyse nicht synchron abgegeben werden, sondern daß die Abgabe von FSH derjenigen von LH vorausgeht [*835*]. Die Abgabe von FSH beginnt etwa 8 Std vor dem Eintritt des Oestrus und dauert 14 Std, d.h. bis 6 Std nach dem Eintritt des Oestrus. Der Schwund von FSH aus der Hypophyse beträgt etwa 52% des Gesamtgehaltes in der Hypophyse, 28% vor und 24% nach Beginn des Oestrus. Die Abgabe von LH beginnt erst mit dem Eintritt des Oestrus, also 8 Std später als diejenige von FSH und ist in 6 Std komplett. Auch sie beträgt etwa 52% des Gesamtgehaltes der Hypophyse. Das FSH ist somit offenbar für die Freisetzung der Hormone verantwortlich, welche das Brunstverhalten des Schafes bewirken, während das LH offenbar für die Auslösung der Ovulation erforderlich ist. Bei der Sau konnte ein Anstieg der LH-Aktivität im Blut, zusammenfallend mit einem Gipfel der Oestrogenausscheidung im Urin, 40—48 Std vor der beobachteten Ovulation festgestellt werden [*636*].

Über den Zusammenhang zwischen dem zeitlichen Ablauf der Veränderungen der Steroidproduktion bzw. -ausscheidung und den Veränderungen in der Gonadotropinabsonderung gibt es nur sehr wenige Untersuchungen. D'AMOUR [*209, 211*] beobachtete bei 18 untersuchten Cyclen, daß der vermehrten Gonadotropinausscheidung vor der Ovulation ein Anstieg der Oestrogenausscheidung im Harn vorausgeht. Auch BROWN u. Mitarb. [*120*] sowie spätere Untersucher [*450, 1068*] fanden den Gonadotropingipfel nie vor dem in der Cyclusmitte zu beobachtenden Oestrogengipfel. KAISER u. Mitarb. [*551*] beobachteten bei 5 nulliparen Frauen in jedem Einzelcyclus ein signifikantes Maximum der Gonadotropinausscheidung in dem 48 Std-Sammelharn, der dem Basaltemperaturanstieg unmittelbar vorausging. In 8 weiteren Cyclen fanden sich Höchstwerte der Oestrogenausscheidung am letzten oder vorletzten Tage des Temperaturtiefes und damit zum selben Zeitpunkt wie das Gonadotropinmaximum. In eigenen Untersuchungen [*133*] wurden insgesamt 49 regelmäßig menstruierende Frauen erfaßt, bei denen gleichzeitig die Gesamtgonadotropine, die Oestrogene und das Pregnandiol bestimmt wurden.

Die Probandinnen wurden in Gruppen von jeweils 7 Frauen zusammengefaßt, der letzte Tag der hypothermen Phase der Basaltemperatur wurde als Tag 0 genommen und die Urine der zu einer Gruppe gehörenden Frauen in entsprechenden Cyclustagen gepoolt und aufgearbeitet. Die Ergebnisse der 7 Gruppen zeigten kein ganz einheitliches Bild. Wohl konnte in jeder Gruppe ein signifikanter Anstieg der Gonadotropinausscheidung in der Cyclusmitte gefunden werden, der Gipfel der Gonadotropinausscheidung war durch das Poolen jedoch relativ breitbasig. Er wurde bei 5 Gruppen einen Tag nach Beendigung der hypothermen

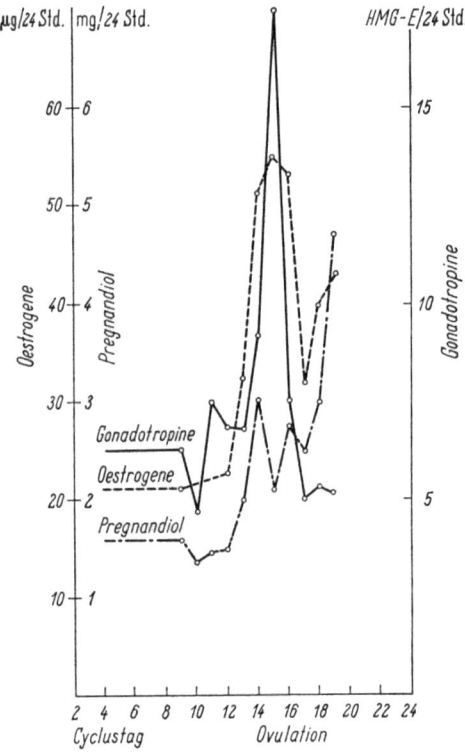

Abb. 1. Ausscheidung der Gesamtgonadotropine, der Oestrogene und des Pregnandiols in der Cyclusmitte zur Zeit der Ovulation

Phase, bei einer Gruppe einen Tag vor der Beendigung der hypothermen Phase beobachtet, und nur bei einer Gruppe fiel der Gipfel der Gonadotropinausscheidung mit dem Temperaturtief der Basaltemperatur zusammen. Diese Gruppe zeichnete sich zudem dadurch aus, daß der Gonadotropinanstieg sehr steil erfolgte und auf einen relativ kurzen Zeitraum beschränkt war, daß die Spitze des Anstieges der Oestrogenausscheidung zu der gleichen Zeit erfolgte, und daß die Pregnandiolausscheidung einen Tag vorher einen ganz kleinen Anstieg aufwies (Abb. 1). Bei drei weiteren Gruppen wurde ebenfalls eine zeitliche Übereinstimmung der Spitze des Anstieges der Oestrogenausscheidung mit dem Gipfel der Gonadotropinausscheidung gefunden. Bei zwei weiteren Gruppen fand sich diese Spitze 2 Tage vor, bei einer Gruppe 2 Tage nach dem Gipfel der Gonadotropinausscheidung. Neuere Untersuchungen [796] ergaben bei 15 Frauen ein Zusammenfallen des Gipfels der Oestrogenausscheidung und der Gonadotropinausscheidung am Tage des Temperaturtiefs.

Somit sind die bisher vorliegenden Untersuchungen nicht in der Lage, eine klare Auskunft über den zeitlichen Ablauf der endokrinen Veränderungen in der Cyclusmitte zu geben. Abgesehen von den z.T. methodisch bedingten Differenzen der Ergebnisse handelt es sich hier um reine Ausscheidungsuntersuchungen, bei denen der Stoffwechselfaktor, zumindest der Gonadotropine, noch eine völlig unbekannte Größe darstellt. Es kann lediglich festgestellt werden, daß zwischen dem Verhalten der Basaltemperatur, dem Anstieg der Gonadotropinausscheidung im Urin, dem ersten Oestrogengipfel im Urin, der Ovulation sowie dem Anstieg der Pregnandiolausscheidung im Harn während eines biphysischen Cyclus ein Zusammenhang besteht.

Die Versuche, bei Frauen mit dem Krankheitsbild eines hypogonadotropen Hypogonadismus die Ovarien zu stimulieren und die Auslösung der Ovulation mit der Ausbildung eines funktionsfähigen Corpus luteum herbeizuführen, bereiteten außerordentlich große Schwierigkeiten. Versuche mit PMS und HCG führten nicht zu dem gewünschten Erfolg. Die Gründe für diese negativen klinischen Ergebnisse können darin gesucht werden, daß Gonadotropine verwendet wurden, die von anderen Tierarten stammen. WITSCHI [*1056*] konnte zeigen, daß eine Tierartspezifität der Gonadotropine zwischen Säugetieren und Amphibien besteht. Gleiche Ergebnisse wurden auch bei Affen beobachtet [*1019*]. Ein FSH-Präparat, das aus Affen-Hypophysen isoliert wurde, führte wiederholt Ovulationen bei den Affen herbei, während FSH, das von Schafs- oder Schweine-Hypophysen gewonnen wurde, weniger aktiv war. Zwar ist beim Menschen die Ovulationsauslösung durch Verabfolgung eines FSH-Präparates aus Schweine- bzw. Schafs-Hypophysen und anschließender Behandlung mit HCG gelungen [*215, 271, 937, 999*]. Wiederholte Behandlungen mit tierischen FSH-Präparaten können jedoch zu einer Antihormonbildung führen, welche die Hormonwirkung des FSH aufhebt [*255, 674, 752—755*]. 1958 berichteten GEMZELL u. Mitarb. [*392*] über ein aus menschlichen Hypophysen gewonnenes Gonadotropin, das eine starke Wirkung auf die Ovarialfunktion aufwies, wie aus der extrem gesteigerten Oestrogenausscheidung zu entnehmen war. Zu einer Erhöhung der Pregnandiolausscheidung und zu einer sekretorischen Umwandlung des Endometriums als Zeichen der erfolgten Ovulation und der Corpus luteum-Bildung kam es allerdings erst nach zusätzlicher Applikation von HCG [*388, 390, 392—395*]. Auch Schwangerschaften wurden nur bei kombinierter Verabfolgung beider Präparate beobachtet [*388, 391, 396*]. BETTENDORF u. Mitarb. [*14, 78, 82, 83*] sowie BUXTON und HERRMANN [*146*] gelang es jedoch auch nur mit einem aus menschlichen Hypophysen isolierten Gonadotropin einen biphasischen Cyclus aufzubauen mit einer starken Steigerung der Oestrogenausscheidung, einer Vermehrung der Pregnandiolausscheidung und der Auslösung einer Blutung nach Absetzen der Therapie. In den Ovarien konnte histologisch ein Corpus luteum als Beweis der erfolgten Ovulation nachgewiesen werden. Gleiche Ergebnisse wurden von diesen Autoren ebenfalls bei drei Patientinnen erzielt, bei denen die Hypophysen aus verschiedenen Gründen entfernt worden waren [*79, 81, 84*].

Zwischenzeitlich sind auch von anderen Untersuchern klinische Behandlungen mit dem gleichen Material durchgeführt worden [*137, 147, 187, 191—195, 250, 675, 849, 852*].

Die geringe Menge des zur Verfügung stehenden menschlichen Hypophysengewebes setzt der therapeutischen Anwendung ihrer Extrakte enge Grenzen. Schon 1949 hatte DONINI Gonadotropinpräparationen aus Postmenopause-Urinen beschrieben [*256, 257*], auf deren mögliche klinische Anwendung 1954 BORTH u. Mitarb. [*103*] hinwiesen. Seit 1959 stehen solche Gonadotropine in ausreichend gereinigter Form zur klinischen Anwendung zur Verfügung [*102*].

In der Zwischenzeit konnte ihre Darstellung derart verbessert werden [*260*], daß diese Extrakte weit verbreitete Anwendung finden konnten [*80, 216, 217, 251, 253, 255, 256, 578, 647, 651—653, 682, 758, 768, 806, 848, 902, 962, 963, 965, 1005, 1012, 1041*]. Obgleich die Trennung von FSH- und LH-Aktivität beschrieben wurde [*143, 255*], stehen z.Zt. noch keine reinen FSH- und LH-Präparationen für klinische Zwecke zur Verfügung, und die verschiedenen HMG- (human menopausal gonadotropin) und HHG (human hypophysial gonadotropin)- Präparationen enthalten FSH- und LH-Aktivitäten in verschiedenen Proportionen [*251, 258, 648, 649, 849, 852*].

Die klinische Wirksamkeit dieser Präparationen hinsichtlich der Auslösung der Ovulation und der Ausbildung eines Corpus luteum ist nicht abhängig von der Menge der Gesamt-Gonadotropinaktivität oder des Gehaltes an LH, sondern von der Menge FSH, die in dem Präparat enthalten ist [*251*]. Die zur Reifung des Follikels und zur Auslösung der Ovulation erforderlichen Mengen von FSH und HCG sind in etwa abhängig von der endokrinen Ausgangssituation der betreffenden Patientin. In der Mehrzahl der mitgeteilten Fälle war eine Gesamtdosis von 1000 IE FSH in einer Periode von 8—10 Tagen in Form von 3—18 Injektionen erforderlich, um eine ausreichende Ovarreaktion zu erhalten, wenn diese Behandlung vervollständigt wird durch eine anschließende Verabfolgung von etwa 12000—24000 IE HCG [*253*]. Wenngleich es mit diesen Dosen von gonadotropen Hormonen gelingt, bei funktionsfähigen Ovarien eine Ovulation mit weitgehender Sicherheit auszulösen, ist damit die Frage nach dem Ovulationsmechanismus, der Steuerung der Progesteronproduktion und der Natur des wirklichen Ovulationshormones noch keineswegs gelöst. Auch die Frage, warum solch hohe Dosen von HCG erforderlich sind, um nach der vorausgegangenen Behandlung mit HHG oder HMG eine Ovulation auslösen zu können, bleibt offen.

Zwei Komplikationen belasten die künstliche Auslösung der Ovulation mit menschlichen hypophysären Gonadotropinen, die polycystische Vergrößerung der Ovarien und die Superovulation mit Mehrlingsgeburten [*396, 650*]. Nach den Untersuchungen von GEMZELL u. ROOS [*396*] ist die Reaktion des Ovars abhängig von der Ausgangssituation und der Zahl der gerade vorhandenen heranwachsenden Follikel. Dieser Status kann differieren von Zeit zu Zeit bei derselben Frau und ist wahrscheinlich abhängig von der Freisetzung von endogenen Gonadotropinen. So wurde beobachtet, daß auf die erste Behandlung mit HHG bei Frauen mit einer langen Amenorrhoedauer und einer gewissen eigenen hypophysären Funktion das Risiko von Mehrfachgeburten größer ist als bei Frauen, die keine eigene gonadotrope Funktion haben und verschiedene Male behandelt wurden. Weiterhin scheint die Dosierung eine wesentliche Rolle zu spielen [*188, 189, 194*]. Es wird daher empfohlen, die Behandlung mit kleineren Dosierungen zu beginnen und erst bei weiteren eventuell erforderlichen Behandlungsserien die Dosis zu steigern. Auch wird empfohlen, unter der Gonadotropintherapie tägliche Oestrogen- und Pregnandiolbestimmungen durchzuführen, und so die Dosierung zu regulieren, welche notwendig ist, um normale Mengen von jedem Hormon für den einzelnen Tag des entsprechenden Cyclus zu erhalten [*999*].

2. Humorale Faktoren aus Zwischenhirnzentren

Eine cyclische Freisetzung von LH, die bei den meisten weiblichen Säugern zu beobachten ist, und die bei ihnen zur Ovulation und damit zur Auslösung der Corpus luteum-Phase des Oestrus oder des Menstruationscyclus führt, fehlt bei den männlichen Säugetieren. Schon sehr frühe Untersuchungen hatten gezeigt, daß Ovarien, die in ovariektomierte weibliche Säugetiere transplantiert wurden, zu einem großen Prozentsatz wieder die anatomischen Veränderungen des Oestruscyclus, d.h. Follikelreifung, Ovulation und Ausbildung von Corpora lutea aufwiesen [690, 691]. Transplantationen von Ovarien in ausgewachsene männliche Ratten, die im geschlechtsreifen Alter kastriert worden waren, zeigten zwar eine Follikelreifung, aber keine Ovulation oder die Ausbildung von normalen Corpora lutea [404]. Bei ihnen fehlte offenbar der Impuls zur Freisetzung des zur Ovulation erforderlichen rhythmischen Anstieges des LH.

Aufgrund der Untersuchungen von PFEIFFER [783] ist anzunehmen, daß es einen „gonadotropen Mechanismus" von weiblichem Typ und einen „gonadotropen Mechanismus" von männlichem Typ gibt. Werden weibliche Ratten nach der Geburt ovariektomiert und erhalten diese in erwachsenem Zustand Ovarien implantiert, dann zeigen diese Tiere normale Oestruscyclen mit der Ausbildung von Corpora lutea. Weibliche Ratten, denen Testes nach der Geburt implantiert wurden, zeigten im erwachsenen Stadium keinen Oestruscyclus, sondern nur einen konstanten vaginalen Oestrus und einen Zustand der konstanten Follikelentwicklung. Bei männlichen Ratten, die sofort nach der Geburt kastriert wurden, wiesen Ovarien, welche diesen Tieren in erwachsenem Zustand implantiert wurden, die Fähigkeit auf, zu ovulieren und Corpora lutea zu bilden. Wurden bei männlichen Tieren sofort nach der Geburt dagegen Testes in die Nackenregion implantiert, so zeigten die später implantierten Ovarien keine Zeichen der Ovulation und der Corpora lutea-Bildung. Somit werden offenbar sowohl die männlichen als auch die weiblichen Ratten mit einem undifferenzierten „gonadotropen Mechanismus" geboren. Bei dem Vorhandensein von Testes und den aus ihnen stammenden Wirkstoffen kommt es nach der Geburt zur Ausbildung des männlichen Typs des „gonadotropen Mechanismus", der durch das Fehlen der rhythmischen Freisetzung von LH gekennzeichnet ist. Sind keine Testes mit ihren Wirkstoffen vorhanden, so bildet sich der weibliche Typ des „gonadotropen Mechanismus" mit der Fähigkeit der rhythmischen Freisetzung von LH zur Auslösung der Ovulation und der Ausbildung von Corpora lutea aus. Weitere Untersuchungen an genetischen Weibchen zeigten, daß Injektionen von Testosteron bei weiblichen Ratten während der ersten 5 Lebenstage, bei einigen Tieren auch bis zu einem Lebensalter von 10 Tagen, zu charakteristischen Veränderungen führen [31, 43, 106, 410, 411, 468, 526, 540, 708, 916, 923, 956, 981). Diese Tiere weisen eine erhöhte Wachstumsrate auf, zeigen eine frühe Pubertät, ein Fehlen der Oestruscyclen mit dem Ausbleiben der Ovulation und der Entwicklung von Corpora lutea, das Auftreten eines „konstanten Oestrus" von der Pubertät an und den Verlust des weiblichen Sexualverhaltens.

Bei späteren Untersuchungen an genetisch männlichen Ratten wurden von mehreren Autoren bei Tieren, die während der Geschlechtsreife kastriert worden waren und denen Ovarien implantiert wurden, in den Transplantaten die Bildung von lutealem Gewebe oder von Corpora lutea beschrieben [230, 463—465, 495, 570, 1071]. Allerdings sind diese kleiner und nur vereinzelt vorhanden. Bei Untersuchungen von Ovarialtransplantaten in die Ohren von männlichen Ratten, die in der Geschlechtsreife kastriert wurden, konnte zwar eine Vergrößerung der Follikel bis Oestrusgröße festgestellt werden, es fanden sich aber keine Zeichen einer Ovulation. Das luteale Gewebe, das gebildet wurde, stammte von der Theca interna, griff auf die Granulosa über und bildete eventuell eine solide luteinisierte Masse [230]. Dagegen konnte bei Transplantationsversuchen von Ovargewebe in die vordere Augenkammer von männlichen Ratten, die in unterschiedlichen Altersstufen kastriert worden waren, eine Entwicklung von Corpora lutea dann in den Transplantaten festgestellt werden, wenn die Tiere in den ersten 24 Std nach der Geburt kastriert worden waren [463—465]. Die sterilisierende Wirkung des Testosterons bei 5 Tage alten weiblichen Ratten kann durch die gleichzeitige Injektion von größeren Dosen Progesteron aufgehoben werden [*409, 576*]. Der LH-Gehalt der Hypophyse der androgen sterilisierten weiblichen Ratte beträgt ein Drittel des LH-Gehaltes der normalen Hypophyse im Prooestrus. Bei einer gleichzeitigen Progesteronbehandlung steigt die LH-Konzentration um 75% an, und eine hypothalamische Reizung kann bei diesen Tieren eine Ovulation auslösen [*409*].

Der Sitz der Wirkung von Testosteron auf den Gonadotropin-Kontrollmechanismus der neugeborenen Tiere scheint im Zentralnervensystem zu liegen [*259, 411, 467, 693, 916, 1070, 1071*]. Diese Vermutung wird durch die Befunde gestützt, daß die Wirkung der kurz nach der Geburt exogen zugeführten Steroide bei den Tieren durch die gleichzeitige Injektion von Reserpin oder Chlorpromacin blockiert werden kann [*540, 570, 571*]. Alle diese Untersuchungen zeigen, daß das Gehirn der neugeborenen Ratte beiderlei Geschlechts die angeborene Fähigkeit besitzt, eine cyclische Freisetzung von Gonadotropinen zu unterhalten. In den ersten wenigen Tagen nach der Geburt, der sog. „kritischen Periode" [*39*], wenn die normalen männlichen Tiere unter den Einfluß der testikulären Androgene geraten, oder aber weibliche Ratten Testosteron erhalten, verlieren die Tiere die Fähigkeit, Gonadotropine in cyclischen Intervallen freizusetzen und so die Ovulation auszulösen. Es ist wahrscheinlich, daß die gleichen Veränderungen durch Androgene auch beim Menschen erfolgen. Nur scheinen hier die Hirnabschnitte, welche bei der cyclischen Gonadotropinsekretion eine Rolle spielen, schon in einem früheren Stadium organisiert zu sein, so daß die männliche oder weibliche Art der Gonadotropinfreisetzung, d.h. der „gonadotrope Mechanismus", schon in einer früheren fetalen Entwicklungszeit festgelegt wird [*352*].

Der Wirkungsmechanismus der Androgene bei der frühen postnatalen Einwirkung dieser Hormone auf die neuralen Strukturen ist noch völlig unbekannt. Auch mit anderen Steroidhormonen, die präpuberal gegeben werden, kann ein anovulatorischer Zustand, welcher dem der androgensterilisierten Ratte entspricht, erreicht werden [*387, 405, 979, 980*]. Weiterhin konnte gezeigt werden, daß die Sekretion von hypophysären Gonadotropinen durch exogene Oestrogenzufuhr bei männlichen Ratten, die am 2. Lebenstag kastriert wurden, wirksamer unterdrückt werden kann als bei Ratten, die 60 Tage nach der Geburt gonadoektomiert wurden [*781*]. Offenbar vermindern bei der neugeborenen Ratte die testikulären Androgene die Oestrogenempfindlichkeit der hypothalamischen Strukturen [*782*]. Allerdings scheint die Oestrogenwirkung auf die hypothalamischen Strukturen sehr dosisabhängig zu sein. So konnte auch mit 5 μg Oestradiol-Benzoat als Minimaldosis bei 5 Tage alten Ratten eine permanente Sterilität erzielt werden [*405*]. Eine Verabfolgung von 0,1 μg Oestradiol allein oder mit 0,5 oder 2,5 μg Progesteron während der ersten 10 Lebenstage bewirken bei männlichen Ratten dagegen keine „Maskulinisierung" des Hypothalamus, sondern es wurde im Gegenteil die „maskulinisierende" Wirkung der testiculären Androgene verhindert [*357*]. Auch dieser Wirkungsmechanismus der Ovarialhormone ist unbekannt. Neuere Untersuchungen [*150, 576*] deuten darauf hin, daß Progesteron die Hypothalamus-Hypophysen-Gonadenachse gegen die Einwirkung der frühen postnatalen Androgenzufuhr schützen kann. Das mag auch erklären, warum Androgene, wenn sie nicht trächtigen Ratten in ausreichend großen Dosen gegeben werden, wohl eine „Maskulinisierung" der äußeren und inneren Genitalorgane bewirken, aber nicht den „gonadotropen Mechanismus" verändern können [*576, 971*]. Das hormonale Milieu des trächtigen Tieres kann offenbar den steroidempfindlichen Hypothalamus in gewissem Umfange gegen die „desensibilisierende" Wirkung der Androgene schützen. Dieses könnte die Tatsache erklären, daß die „Maskulinisierung" der Hypothalamus-Hypophysenachse auch bei der genetisch männlichen Ratte erst nach der Geburt erfolgt, d.h. wenn der männliche Nachkomme nicht mehr unter dem Einfluß des mütterlichen hormonalen Milieus steht [352]. Steigt die Androgenkonzentration im Körper des Fetus über einen gewissen Spiegel an, können die Oestrogene und das Progesteron des mütterlichen Organismus nicht mehr den Hypothalamus des Fetus gegen die „desensibilisierende" Wirkung der Androgene schützen [357, 464, 972].

Auf die wichtige Rolle des Zentralnervensystems bei der Regulation der Ovarialtätigkeit hatten schon 1920 bzw. 1921 CAMUS und ROUSSY [154], sowie BAILEY und BRENNER [36] hingewiesen. Diese Untersucher sahen bei ihren Versuchstieren nach einer isolierten Läsion des Tuber cinereum im Zwischenhirn eine Atrophie der Genitalorgane. Auf der anderen Seite fanden sich regelmäßig nach der Kastration charakteristische Veränderungen im histologischen Bild des Hypophysenvorderlappens der Ratte, die zu der Bezeichnung „Kastrationshypophyse" führten [340, 624, 625]. Funktionell kommt es in der Kastrationshypophyse zu einer Erhöhung des Gonadotropingehaltes [182, 221], wobei der größte Anstieg bei dem Gehalt des LH gesehen wird [140, 427]. Zu Anfang dieses Jahrhunderts wurde außerdem festgestellt, daß einzelne Tierarten nur nach einer Kopulation ovulieren, wie z.B. das Kaninchen, das Frettchen und die Katze. Es wurde weiterhin festgestellt, daß die Ovulation beim Kaninchen, die etwa 10 Std nach der Begattung erfolgt, durch einen nervösen Reflex ausgelöst wird, welcher über das Zentralnervensystem und den Hypothalamus verläuft und auf irgendeine Weise die Freisetzung des LH aus der Hypophyse auslöst [465]. HOHLWEG und JUNKMANN [519] konnten 1932 zeigen, daß Hypophysen kastrierter Ratten nach Implantation in die Niere anderer Kastraten, die ihre eigene Hypophyse noch besaßen, die anatomischen Zeichen der Kastration verlieren. Sie schlossen daraus, daß die Kastrationsveränderungen der Hypophyse vom nervösen Zusammenhang der Hypophyse mit dem Zwischenhirn abhängig seien, und daß dem Vorderlappen ein nervöses „Sexualzentrum" übergeordnet wäre. Dieses funktioniere in Abhängigkeit vom jeweiligen Keimdrüsenhormonspiegel. Diese Untersuchungen sind später in verschiedenen Abänderungen wiederholt worden [315, 317, 740, 742, 1032]. Eine übergeordnete nervöse Steuerung der Hypophyse wurde weiterhin wahrscheinlich gemacht durch Versuche, bei denen nur der Hypophysenstiel durchtrennt wurde. Die Durchtrennung des Hypophysenstieles führt zu einer Verkleinerung des Vorderlappens, zu einem Verschwinden der acidophilen Zellen in dem Vorderlappen und zu einer Atrophie der Genitalorgane [2, 458, 504, 1028, 1030, 1031, 1033, 1034].

Das klinische Bild einer Pubertas praecox bei einem $3^{1}/_{2}$ Jahre alten Knaben mit einem erbsgroßen Tumor im Bereich des Tuber cinereum und einer völlig unversehrten Adenohypophyse [277] gaben den Anstoß zu anatomischen und experimentellen Untersuchungen, um das dort vermutete Sexualzentrum zu lokalisieren [141, 142, 604]. In der Zwischenzeit sind zahlreiche Untersuchungen durchgeführt worden, die durch Stimulierung oder durch Zerstörung einzelner Regionen des Hypothalamus den Sitz dieses Sexualzentrums zu ermitteln oder zumindest festzustellen versuchten, welchen Einfluß der Hypothalamus oder einzelne Gebiete von ihm auf die Gonadotropinsekretion und die Auslösung der Ovulation ausüben. Angesichts der diesen Untersuchungen anhaftenden Schwierigkeiten scheint es verständlich, daß die erhaltenen Untersuchungsergebnisse nicht immer klar zu deuten waren. Erste Untersuchungen ergaben, daß Läsionen des Hypothalamus zu einer Atrophie des Genitale führen [36, 73, 96, 154, 205, 223, 239, 428, 617, 947]. Später zeigte sich jedoch, daß Tiere, bei denen der größere Teil der Eminentia mediana zerstört worden war, acyclisch wurden und die Genitalorgane atrophierten, während die Tiere, bei denen sich die Läsionen auf das caudale Ende des Chiasma nerv. opt. beschränkten, große Follikel in den Ovarien aufwiesen sowie hypertrophierte Genitalorgane und eine permanent offene Vagina [*239, 240, 242*]. Dieser Befund wurde auf das Fehlen von LH zurückgeführt. Auch nach bilateralen Läsionen im anterioren und ventralen Bereich des Nucleus paraventricularis wurde ein konstanter Oestrus bei Ratten gesehen, desgleichen bei kleineren Läsionen caudal des Nucleus paraventricularis [*498*]. FLERKÓ [*353*] koordinierte seine eigenen Untersuchungen mit den Daten anderer Laboratorien und fand dabei drei charakteristische Keimdrüsensyndrome, die nach Zerstörungen des Hypothalamus beobachtet werden können:

a) Anoestrus mit Atrophie der Ovarien und des Uterus

Eine Atrophie der Gonaden und der anderen Reproduktionsorgane wurde übereinstimmend bei weiblichen Ratten [*170, 212, 354, 663*], bei weiblichen Katzen [*617*] sowie bei weiblichen Kaninchen [*347*] nach einer Läsion der Eminentia mediana nachgewiesen. Die Bildung von FSH und LH in den Zellen der Adenohypophyse wird vermindert, aber auch die Abgabe dieser Hormone in das Blut [*98, 164, 222*]. Nach den Untersuchungen von TALEINIK und McCANN [*984*] betrug der LH-Gehalt der Hypophyse bei den Tieren mit Läsionen der Eminentia mediana nur noch 15% des LH-Gehaltes bei normalen Tieren. Nach Kastration blieb der bei normalen Tieren zu erwartende Anstieg des LH-Gehaltes bei den Tieren mit Zerstörung der Eminentia mediana aus. Auch kam es bei diesen Tieren, im Gegensatz zu den normalen Tieren, nicht zu einem Anstieg der Plasmakonzentration des LH. Der Verlust der gonadotropen Aktivität bei den Tieren mit einer Läsion der Eminentia mediana wird als Folge der Unterbrechung der neuro-humoralen Verbindung vom Hypothalamus zum Hypophysenvorderlappen angesehen [*465*].

b) Wiederholte verlängerte Dioestrusperioden mit hyperluteinisierten Ovarien

Solche Perioden wurden nach Läsionen des Hypothalamus dorsal zum Nucleus paraventricularis und Nucleus dorso-medialis hin gesehen, wobei in den meisten Fällen auch die dorsalen Anteile der Kerne mitzerstört waren [*170, 354*]. Die Ovarien dieser Tiere enthalten mehr und größere Corpora lutea als die Ovarien intakter Tiere und das Endometrium von einigen Ratten wies histologisch Zeichen einer verlängerten Progesteronwirkung auf. Der LH- und FSH-Gehalt der Hypophysen der Tiere mit den Läsionen des Hypothalamus zeigten keinen Unterschied gegenüber intakten Kontrolltieren.

c) Konstanter Vaginaloestrus mit „cystischen" Ovarien

Zerstörungen im vorderen Hypothalamus zwischen Chiasma nerv. opt. und der Eminentia mediana führten zu einem Verlust der LH-Sekretion und der Ovulation bei Ratten und Meerschweinchen und bewirkten so einen „konstanten Oestrus" [*7, 8, 47, 170, 213, 239—242, 286, 348, 354, 431, 498, 589, 591*]. Bei männlichen Ratten kommt es nach Läsion des vorderen Hypothalamus zu einer Hypertrophie der akzessorischen Geschlechtsdrüsen [*57, 94*]. Bei Ratten mit einem persistierenden Oestrus nach einer Läsion des vorderen Hypothalamus kann mit täglichen Injektionen von 0,5 mg Progesteron das Wiederauftreten der cyclischen Vorgänge erzielt werden und bei der Hälfte dieser Tiere halten diese cyclischen Vorgänge nach Absetzen der Progesteronzufuhr an [*7, 286, 431*]. Auch konnte gezeigt werden, daß die Verabfolgung von LH bei Ratten mit einem konstanten Oestrus nach Hypothalamusläsion zu der Bildung von funktionierenden Corpora lutea führt [*286*].

Die Bedeutung des „anovulatorischen konstanten Oestrus" ist oft diskutiert worden. HILLARP [498] und GREER [431] waren der Meinung, daß der anovulatorische und konstante Oestrus nach Läsion des vorderen Hypothalamus hauptsächlich durch einen Mangel an LH-Sekretion bedingt sei, während der Mechanismus der FSH-Sekretion intakt gelassen wird. Aufgrund der Tatsache, daß Oestrogene die Sekretion von FSH hemmen, glaubt FLERKÓ [353], daß Ratten mit einem konstanten Oestrus nur dann in diesem Zustand erhalten werden können, wenn der Mechanismus, durch welchen die Oestrogene die FSH-Ausscheidung unterdrücken, zerstört wird. Der Zustand des konstanten Oestrus nach einer Läsion des vorderen Hypothalamus kann somit nur eine Folge einer kompletten oder partiellen Zerstörung eines neuralen Mechanismus sein, durch welchen die ovulatorischen Impulse der LH-Sekretion ausgelöst werden, mit einer zusätzlichen Zerstörung eines nervösen Mechanismus, welcher die Rückwirkung der Oestrogene auf die FSH-Sekretion vermittelt [263, 353]. Mehrfach wurde versucht, durch Bestimmung des Gehaltes der Hypophyse und des Blutes an FSH und LH bei konstant oestrischen Tieren den Status des anovulatorischen konstanten Oestrus, der bei spontan ovulierenden Tieren auch ohne Läsion des Hypothalamus beobachtet werden kann, aufzuklären. Es wurden sowohl erhöhte Werte [916, 1025], als auch erniedrigte Werte für LH gefunden [344, 408, 984], so daß es im Augenblick nicht möglich ist, aus diesen experimentellen Grundlagen einen Schluß hinsichtlich des LH-Gehaltes der Hypophyse bei dem Zustand eines konstanten Oestrus zu ziehen.

Untersuchungen, bei welchen einzelne Regionen des Hypothalamus zerstört werden, stellen trotz minutiöser Technik einen massiven Eingriff in die sehr diffizilen und auf kleinstem Raum vereinten Regulationsmechanismen dar. Etwas weniger eingreifende Methoden dürften zweifelsohne Versuche darstellen, durch Reizung einzelner Kerngebiete des Hypothalamus mit feinsten Elektroden zu einer Lokalisation der Steuerungsgebiete der cyclischen Abläufe im weiblichen Organismus zu gelangen. Die ersten Untersuchungen dieser Art wurden an sog. „Reflexovulatoren" durchgeführt, d.h. an Tieren, bei welchen die Ovulation nur als Reflex auf eine Kopulation oder eine Reizung des Genitale erfolgt (Kaninchen, Frettchen, Katze). Bei diesen Tieren können diffuse elektrische Schocks durch den Kopf oder durch das Rückenmark eine Ovulation auslösen [692]. Mit Hilfe der von HESS [489] konstruierten stereotaxischen Vorrichtung wurden später weitgehend genau lokalisierbare elektrische Reize auf das Gebiet des Hypothalamus appliziert [458]. Eine Reizung der Eminentia mediana, des vorderen Teiles des Hypothalamus oder des Hypophysenvorderlappens kann zur Auslösung einer Ovulation oder zu der Bildung von hämorrhagischen oder cystischen Follikeln führen. Die Reizung der weiter vorn gelegenen Gebiete des Hypothalamus und der Gegend des Nucleus supraopticus führte zu gleichen Ergebnissen [472]. Während bei anaesthesierten Kaninchen eine elektrische Reizung der Adenohypophyse keine Ovulation auslöste, konnte bei diesen anaesthesierten Tieren durch eine Reizung des Hypothalamus eine Ovulation erwirkt werden [687]. HARRIS [459] stellte fest, daß ein Reiz, der für 3 min auf den vorderen Teil der Eminentia mediana einwirkte, zur Auslösung einer Ovulation ausreichte, während gleiche Reize, die auf den Hypophysenvorderlappen appliziert wurden, auch nach $7^{1}/_{2}$stündiger Reizeinwirkung keine Ovulation auszulösen vermochten. Eine Reizung des hinteren und lateralen Anteils der Eminentia mediana bewirkte ebenfalls die Auslösung einer Ovulation. Diese Befunde sind zwischenzeitlich vielfach bestätigt worden [562, 601, 604, 665, 702, 799, 884, 889]. Gleichfalls wird die Ovulation ausgelöst durch Reizung der Nuclei amygdalae [29, 665, 924]. Diese Befunde werden als Beweis dafür angesehen, daß ein elektrischer Reiz des hypothalamischen Anteils des nervösen Reflexbogens, der normalerweise beim Kaninchen und bei der Katze durch den Coitus ausgelöst wird, eine Freisetzung von LH und so die Ovulation hervorruft [466].

Auch bei den sog. ,,Spontanovulatoren" ist es möglich, durch elektrische Reizung des Hypothalamus zu einem Zeitpunkt eine Ovulation auszulösen, zu welchem die Ovulation normalerweise nicht erfolgt, genau so wie nach einer Vorbehandlung der Tiere mit Pharmaka, welche die spontane Ovulation blockieren [184, 777]. Das Zentrum für den neuralen Mechanismus, welches die Ausschüttung der für die Ovulation erforderlichen Menge LH auslöst, ist wahrscheinlich in dem präoptisch-suprachiasmatischen Gebiet des Hypothalamus lokalisiert [186, 239, 318, 321—323, 472, 498, 686]. Eine elektrische Reizung der Nuclei amygdalae [136, 321—323] sowie der Formatio reticularis [44, 45, 183, 885] führt bei den Spontanovulatoren ebenfalls zur Auslösung der Ovulation. Im vorderen Hypothalamus werden auch Neurone angenommen, die für den FSH-Kontrollmechanismus verantwortlich sind [97, 266—269, 348, 349, 595]. Reizungen der Mittelhirnregionen lösen keine Ovulation aus [777]. Bei der Ratte werden zwei Zentren, welche für die LH-Absonderung verantwortlich sind, angenommen [42, 353]. Ein präoptischer Bereich ist verantwortlich für die cyclische Freigabe des LH. Die Nuclei infundibularis und ventromedialis dagegen bewirken eine tonische Abgabe von LH. Diese erfolgt in einer Menge, die ausreicht, um eine Oestrogenproduktion anzuregen, die jedoch nicht ausreicht, um eine Ovulation auszulösen. Diese Ansicht wird durch neuere Untersuchungen gestützt [352, 441—443].

Für die Übertragung der Reize von den Zentren im Hypothalamus zum Hypophysenvorderlappen wurde zunächst ein neuraler Weg angenommen. Sehr sorgfältige Untersuchungen zeigten jedoch, daß der Hypophysenvorderlappen, wenn überhaupt, dann nur sehr wenige Nervenfasern vom Hypophysenhinterlappen bzw. vom Stiel erhält [417, 421]. Neuere elektronenmikroskopische Untersuchungen haben diese Ansicht bestätigt [466]. Die Annahme eines neurohumoralen Übertragungsmechanismus [116, 375, 458, 504, 505, 687] wurde durch eingehende mikroskopische Untersuchungen der Hypophyse und des Hypothalamus gestützt. Diese führten zu der Entdeckung eines speziellen Gefäßsystems, welches die Capillaren, die sich in dem ausgedehnten oberen Teil des Hypophysenstieles, der sog. Eminentia mediana des Tuber cinereum befinden, mit sinusähnlichen Gebilden im distalen Teil des Hypophysenstieles bzw. der Adenohypophyse verbindet [282, 422, 613, 797, 798, 998, 1047, 1048, 1054]. Das sog. ,,Pfortadersystem" beginnt als Capillaren in der Eminentia mediana des Tuber cinereum, bildet Gefäßstämme im Bereich des Hypophysenstieles und endet in den sinusähnlichen Gebilden der Pars distalis der Hypophyse. Es konnte nachgewiesen werden, daß der Blutstrom in diesem Pfortadersystem von der Eminentia mediana zur Hypophyse hin verläuft [262, 416, 422, 524, 997, 1065]. Untersuchungen mit Durchtrennung des Hypophysenstieles zeigten, daß sich nach einer Durchtrennung des Stieles eine überaus rasche Regeneration der Gefäße über die Durchtrennungsstelle hinweg ausbildet [460]. Der Oestruscyclus tritt bei diesen Tieren nach erfolgter Gefäßregeneration wieder ein, und es kann eine Pseudogravidität ausgelöst werden. Wird die Regeneration der Gefäße durch das Einlegen einer Platte zwischen die beiden Schnittflächen verhindert, so bleiben die Tiere anoestrisch und ihre Genitalorgane werden atrophisch. Gleiche Untersuchungsergebnisse wurden auch bei anderen Tieren erhalten [3, 72, 214, 264]. Die Transplantation der Hypophyse an eine Stelle außerhalb der Sella turcica (Milz, Muskel, Augenvorderkammer usw.) führte zu einem Verlust oder zu einer deutlichen Verminderung der Hypophysenvorderlappenfunktion [401, 467, 741]. Hypophysektomierte weibliche Tiere, denen Hypophysengewebe unter die

Eminentia mediana transplantiert wurde, wo das Hypophysengewebe wieder durch die Pfortadergefäße vascularisiert wurde, zeigten nach der Operation erneut einen regulären Oestruscyclus, paarten sich, wurden trächtig, warfen lebende Junge und wiesen eine normale Milchsekretion auf. Hypophysektomierte Tiere, welchen Hypophysentransplantate unter den Temporallappen des Gehirns plaziert wurden, wo sie von corticalen Gefäßen und von Gefäßen der Dura ihre Vascularisation erhielten, blieben dagegen nach der Operation anoestrisch und entwickelten eine Atrophie ihrer Genitalorgane [*467, 741, 742, 949, 950*]. Somit konnte als erwiesen angesehen werden, daß die Pfortadergefäße im Bereich des Hypophysenstieles eine funktionelle Verbindung zwischen den hypothalamischen Zentren und dem Hypophysenvorderlappen darstellen. Als übertragendes Agens wurde eine „transmitter"-Substanz angenommen. Es konnte gezeigt werden, daß beim Deckakt des Kaninchens offenbar adrenergische Substanzen freigesetzt werden [*686, 688, 891*]. Außerdem gelang es mit Adrenalininstillationen in den Hypophysenvorderlappen beim Kaninchen eine Ovulation auszulösen, desgleichen, wenn Adrenalin unter bestimmten Bedingungen intravenös verabfolgt wurde. Eine Blockierung des Hypothalamussystems mit Dibenamin unmittelbar nach dem Deckakt verhindert jedoch die Auslösung der Ovulation. Das heißt, die adrenalinähnliche Substanz, welche zur Freigabe der für die Ovulation notwendigen Mengen LH führt, wird nicht produziert. Da Atropin ebenfalls, unmittelbar nach dem Deckakt zugeführt, die Ovulation verhindert, wurde vermutet, daß auch cholinergische Substanzen freigesetzt werden [*986*]. Die Verhinderung der Ovulation gelingt jedoch nur dann, wenn das Atropin bzw. das Dibenamin innerhalb der ersten Minute nach dem Deckakt gegeben wird. Eine spätere Zufuhr konnte die Auslösung der Ovulation nicht mehr verhindern. Auch bei den spontan ovulierenden Ratten verhindert eine Blockierung mit Dibenamin, zu einer bestimmten Zeit des Prooestrus durchgeführt, die Auslösung der Ovulation [*326*]. Gleichartige Untersuchungen bei anderen Tieren führten zu gleichen Ergebnissen [*181, 454, 992*].

In älteren Untersuchungen wurde bei Vögeln und Säugern ein Kolloid in dem der Pars tuberalis zugewandten Teil der Eminentia mediana gefunden, das als ein Neurosekret angesprochen wurde [*70, 72, 456, 1046*]. Aus der Vorstellung heraus, daß die Nervenfasern, welche in der Eminentia mediana an den Pfortadergefäßen enden, die Funktion des Hypophysenvorderlappens regulieren, wurden Extrakte der Eminentia mediana auf ihre Fähigkeit, die Adenohypophyse zu beeinflussen, untersucht. Ungereinigte Extrakte der Eminentia mediana von Kaninchen, Katzen oder Affen sind in der Lage, eine Ovulation beim Kaninchen auszulösen, wenn sie direkt in den Hypophysenvorderlappen mit Hilfe einer implantierten feinen Kanüle infundiert werden [*462*]. Extrakte von anderen Teilen des Gehirns und des Hypothalamus sowie andere Substanzen z.B. Vasopressin und Oxytocin waren bei gleicher Versuchsanordnung inaktiv. Bei Ratten, bei welchen die Ovulation durch Nembutal blockiert wurde, konnte ebenfalls durch eine intrahypophysäre Infusion mit Extrakten aus der Eminentia mediana eine Ovulation ausgelöst werden [*739*]. Desgleichen wurde die Ascorbinsäure im Parlow-Test [*764*] durch Extrakte aus dem Gewebe der Eminentia mediana der Ratte gesenkt [*180, 243, 660, 665, 667, 815, 816*]. Die Extrakte waren nicht wirksam bei hypophysektomierten Tieren. Dieser, offenbar das LH freisetzende Stoff, wurde als LH-releasing-factor (LRF) bezeichnet. Extraktionen aus dem Gewebe von verschiedenen Regionen des Hypothalamus zeigten, daß die meiste Aktivität des LRF in dem Gewebe der Eminentia mediana zum Hypophysenstiel hin vorhanden war, während in den darüber gelegenen Regionen des Hypothalamus sich nur eine geringere Aktivität fand [*660, 662, 914*]. Da mit den Extrakten aus der

Eminentia mediana bei den Versuchstieren die Ovulation auch nach Zerstörung des Hypothalamus ausgelöst werden kann, muß angenommen werden, daß LRF direkt auf den Hypophysenvorderlappen wirkt [*660, 739, 899*]. Bei hypophysektomierten weiblichen Ratten ließ sich 2—3 Monate nach der Operation auch im Plasma LRF nachweisen. Wurde bei diesen Tieren die Eminentia mediana zerstört, so gelang der Nachweis des LRF im Plasma nicht [*729*]. Auch gelingt es nicht, durch LRF-Zufuhr bei ovariektomierten Tieren das Plasma-LH zu erhöhen. Offenbar stehen diese Tiere durch den Ausfall der Keimdrüsenhormone unter einer dauernden maximalen endogenen Freisetzung von LRF, so daß sie nicht mehr auf exogene Zufuhr von LRF reagieren können [*660*]. Erst nach einer Vorbehandlung dieser Tiere mit Oestrogenen und Progesteron kommt es nach Verabfolgung von LRF zu einer Erhöhung des Plasma-LH [*660, 666, 816*]. Nach intravenöser Verabfolgung von LRF steigt der LH-Spiegel im Plasma innerhalb von 10 min an [*660, 816*]. Zwischen der LH-Fluktuation während des Oestruscyclus und dem Gehalt des Hypothalamus an LRF konnte ein gewisser Zusammenhang festgestellt werden. Bei Ratten erreicht das LH im Plasma kurz vor der Ovulation einen Gipfel [*817*]. Zu dieser Zeit nimmt der Gehalt der Hypophyse an LH ab, nach der Ovulation ist er am niedrigsten [*718*]. Der Anstieg der LH-Freisetzung während des Prooestrus wird begleitet von einer Verminderung des Gehaltes des Hypothalamus an LRF [*161, 664, 727, 818, 819*]. Diese Beobachtung stimmt überein mit der Vermutung, daß LRF die präovulatorische Freisetzung von LH auslöst [*13, 662*].

Bei *in vitro*-Untersuchungen konnte ebenfalls eine LRF-Wirkung nachgewiesen werden [*662, 751, 895*]. Wird einem Kulturmedium mit Hypophysengewebe, nachdem die Zellen des Hypophysengewebes ihre gonadotrope Aktivität verloren haben, ein Extrakt aus dem Hypothalamus zugesetzt, so erfolgt ein signifikanter Anstieg des Auftretens von Gonadotropinen sowohl in dem Kulturmedium als auch in den Zellen [*587*].

In Extrakten der Eminentia mediana konnte auch ein FSH-releasing-factor (FRF) nachgewiesen werden [*219, 244, 528a, 529, 877, 897*]. Bei der Anwendung der Ovargewicht-Augmentationsmethode nach STEELMAN und POHLEY [*969*] und auch mit dem Uterus-Augmentationstest nach IGARASHI und McCANN [*528*] konnte bei *in vitro*-Versuchen ebenfalls gezeigt werden, daß FRF die Freisetzung von FSH in dem Medium von inkubierten Hypophysen erhöht [*548, 603, 662, 721, 722, 897*]. Chemisch-biologische Charakteristica deuten darauf hin, daß der FSH-releasing-factor different ist von Oxytocin, Vasopressin α und β, MSH, LH- und TSH-releasing-factor [*897*].

Die Freisetzung von LTH oder Prolactin *in vitro* konnte verringert werden, wenn dem Kulturmedium ein Stück Gewebe der Eminentia mediana oder ein Extrakt vom Hypothalamus beigegeben wurde. Aufgrund dieser Befunde wurde die Existenz eines humoralen Faktors im Hypothalamus vermutet, welcher die Freisetzung des LTH aus der Hypophyse verhindert (Prolactin-inhibiting-factor = PIF) [*769, 770, 771, 983*]. Diese zunächst nur *in vitro* erhobenen Befunde konnten später *in vivo* bestätigt werden [*433, 602, 662*]. Kürzlich wurde festgestellt, daß bei säugenden Ratten der Saugreiz offenbar auf den Hypothalamus wirkt und hier die Freisetzung von LRF und PIF unterdrückt. Die Unterdrückung der Freisetzung von LRF resultiert in einer Verminderung der hypophysären LH-Freisetzung, die Unterdrückung des PIF in einer erhöhten Prolactin-Freisetzung [*719*]. Bei Tauben konnte ein „prolactin releasing factor" (PRF) nachgewiesen werden [*593*].

Zwischenzeitlich gelang eine weitgehend gereinigte Darstellung von LRF [*16, 243, 437, 470, 800, 895, 896, 898*] sowie von FRF [*244, 529, 662*]. Dabei erwiesen sich beide Substanzen als nieder-molekulare Polypeptide von großer Spezifität. Bei erwachsenen weiblichen Ratten, denen im Prooestrus zur Unterdrückung der Spontanovulation Nembutal gegeben worden war, gelang es, mit hochgereinigtem LRF eine Ovulation auszulösen [17]. Bei Ratten kommt es zur Zeit der Pubertät zu einem plötzlichen Anstieg des LRF-Gehaltes des Hypothalamus, der von einem ebenfalls plötzlichen Abfall zu niedrigen LRF-Werten gefolgt wird. Dieser tritt frühzeitig am ersten Tage der ersten Vaginalöffnung ein [820]. In neueren Untersuchungen wurden die Hypophysenstiele von Ratten freigelegt, Blut von den Schnittenden des Hypophysenstieles gesammelt und die LRF-Aktivität darin bestimmt [341]. Die Untersuchungsergebnisse zeigen, daß das Pfortaderblut der Hypophyse von normalen Ratten im Prooestrus und von weiblichen Ratten, die zumindest 15 Tage vorher hypophysektomiert worden waren, signifikant größere LRF-Aktivität enthält, als das übrige Blut dieser Tiere.

Die Beobachtung, daß umschriebene elektrolytische Läsionen, welche hypothalamische Zentren außerhalb der Eminentia mediana zerstörten, ebenfalls die Aktivität der Hypophyse verändern können [683, 976], läßt daran denken, daß die „releasing factors" an anderer Stelle synthetisiert werden. Die Eminentia mediana, in welcher die höchste Konzentration dieser Faktoren gefunden wurde, würde dann nur ein Speicherungsbezirk für die „releasing factors" darstellen, von wo sie auf besondere Reize hin an das Pfortadersystem abgegeben werden [712]. Das würde hinsichtlich der auf die Hypophyse wirkenden Substanzen bedeuten, daß die Eminentia mediana dem Hypophysenhinterlappen entspricht, welcher das Speicherorgan für die beiden Hormone Oxytocin und Vasopressin, die ebenfalls in hypothalamischen Kernen produziert werden, darstellt [198, 892].

Zur Klärung dieser Fragen sind gerade in den letzten Jahren eine Reihe von Untersuchungen durchgeführt worden. Es wurde versucht, durch Bestimmung der „releasing" oder „inhibitory" Aktivitäten in einzelnen kleinen Gewebsabschnitten des Hypothalamus die Zentren zu lokalisieren, welche diese Faktoren synthetisieren [48, 49, 297, 660]. Diese Untersuchungen sind in ihrem Aussagewert begrenzt, da die bisher zur Verfügung stehenden Methoden zur Bestimmung des „releasing factor" keine sehr hohe Empfindlichkeit besitzen [371], so daß ein „releasing factor", der in einem Gehirnbezirk nur in geringer Konzentration vorhanden ist, nicht nachgewiesen werden kann. Neuerdings wurde versucht, mit elektrolytischen Läsionen die Stellen der Synthese der einzelnen „releasing factors" zu lokalisieren [712]. Von der Vorstellung ausgehend, daß ein „releasing factor" aus der Eminentia mediana verschwindet oder zumindest seine Konzentration reduziert wird, wenn die Läsion an die Stelle plaziert worden ist, an welcher dieser Faktor synthetisiert wird, wurden drei Areale untersucht: 1. Läsion des Nucleus paraventricularis, 2. Läsion im Bereich oberhalb des Chiasma opticum und 3. Läsionen im Bereich des Nucleus arcuatus und Nucleus ventromedialis. Dabei konnte gezeigt werden, daß Läsionen im Bereich des Nucleus paraventricularis zu einer signifikanten Abnahme des LRF-Gehaltes in der Eminentia mediana führen, während Läsionen im suprachiasmatischen Bezirk eine Speicherung von LRF in der Eminentia mediana bewirken. Als weiterer Beweis dafür, daß die Eminentia mediana nur als Speicherorgan für die „releasing factors" fungiert und nicht als Ort der Synthese anzusprechen ist, wird von den Autoren darin gesehen, daß eine elektrolytische Läsion der Eminentia mediana nicht zu einer Reduktion, sondern zu einer Erhöhung des „releasing factor"-Gehaltes des verbleibenden Anteils der Eminentia mediana führt [712]. Dies ist wahrscheinlich eine Folge der Zerstörung des Pfortadersystems, wodurch eine Übertragung hypophysiotropen Materials zur Adenohypophyse verhindert wird.

II. Übergeordnete nervöse Einflüsse

Zahlreiche klinische und auch experimentelle Beobachtungen deuten darauf hin, daß übergeordnete Zentren den Hypothalamus mit der Hypophyse beeinflussen und somit ebenfalls in den Regulationsmechanismus des Cyclus und der Progesteronbildung eingreifen können. Von anatomischer Seite ist versucht worden, die anatomischen Grundlagen zu schaffen und aufzuzeigen, auf welchen Nervenwegen die exterozeptiven wie die interozeptiven Stimuli auf den zentralen endokrinen Mechanismus einwirken. Die erhaltenen Befunde führen zu einem Konzept, das den Hypothalamus als einen strukturellen Komplex ansehen läßt, der fest eingeschlossen ist in eine größere, weitschweifige Nervenorganisation, die sich ausdehnt von den basalen und medialen Windungen der cerebralen Hemisphäre („limbische Vorderhirnstrukturen") entlang verschiedener hypothalamischer und thalamischer Bahnen zu einer gemischten medialen Region der mesencephalen retikulären Formation, der „limbischen Mittelhirnregion" [*730*]. Es ist wahrscheinlich, daß der funktionelle Zustand des Hypothalamus, wie er sich durch die vorwiegend visceralen und endokrinen Zustände darstellt, im wesentlichen die Aktivierung oder Unterdrückung der neuralen Mechanismen widerspiegelt, die in diesem „limbischen System-Mittelhirnkreis" vertreten sind. Rein technische Schwierigkeiten machen es verständlich, daß bisher noch keine sicheren anatomischen Aussagen über Faserverlauf und Verbindungen zwischen den einzelnen Gehirnanteilen gemacht werden können. Somit kann über eine Korrelation zwischen der Anatomie und der Physiologie des Hypothalamus im gegenwärtigen Stadium nur wenig ausgesagt werden [*807*]. Die zur Zeit wohl bestverstandene sensorische Nervenbahn des Hypothalamus ist ohne Zweifel die Projektion des Geruchsempfindens. Die Geruchsnerven, welche ihren Impuls von der Schleimhaut empfangen, projizieren diese auf den Bulbus olfactorius, von wo Fasern zu verschiedenen Arealen geleitet werden, so zum Trigonum olfactorium, den Septumkernen, dem cortico-medianen und zentralen Kern im Nucleus amygdalae sowie den präpiriformen und periamygdalären Rindengebieten [*995*]. Der Cortex piriformis sowie der Nucleus amygdalae sind umgekehrt durch zwei größere Nervenbahnen mit dem Hypothalamus verbunden. Darüber ist der Cortex piriformis durch zahlreiche Fasern mit der Area entorhinalis und weiter mit dem Hippocampus verbunden. Diese ausgedehnten und, in einigen Fällen, sehr direkten Verbindungen des Hypothalamus mit dem Geruchsempfinden, kann als anatomisches Korrelat der bedeutenden Wirkungen von Geruchsstimuli auf den zentralen endokrinen Mechanismus angesehen werden [*807*]. Die übrigen bekannten Verbindungen zwischen dem Hypothalamus und dem Neocortex und dem Thalamus sowie dem Rhinencephalon oder dem Mittelhirn lassen keine klaren Korrelationen zwischen den anatomischen Befunden und physiologischen Beobachtungen erkennen [*730, 807*], so daß hierüber auch keine sicheren Aussagen gemacht werden können.

III. Umwelteinflüsse

Untersuchungen über die Umwelteinflüsse auf das Brüten von wilden Tierarten führten schon frühzeitig zu der Erkenntnis, daß Stimuli, die durch das Nervensystem auf den Körper einwirken, von großer Wichtigkeit für die Fortpflanzungsfunktion sind [*696, 697*]. Diese „exteroceptiven" Faktoren können von verschiedener Art sein und umfassen vor allem Licht, psychische Einflüsse, Temperatur, Tastempfindung, Geruchsempfinden und Geräusche. Bei weiblichen Ratten treten verlängerte Oestruscyclen auf, wenn sie unter niedrigen Temperaturen gehalten werden [*99, 622*]. Es ist aber nicht bekannt, ob diese durch eine Wirkung auf die FSH-Sekretion, die Ovulation oder die Funktionsfähigkeit der Corpora lutea ausgelöst werden. Während die Temperatur offenbar nur eine geringe Rolle bei der Kontrolle der Reproduktionsvorgänge spielt [*9, 697*], scheinen taktile Stimuli von größter Wichtigkeit zu sein bei der Werbung und der Auslösung der Ovulation bei Katzen und Kaninchen [*432, 882*]. Bei anoestrischen Kühen konnte durch elektrische Stimulation der Genitalien das Eintreten des Oestrus gefördert werden [*478*]. Weiterhin konnte beobachtet werden, daß Färsen im Durchschnitt 7,7 Std nach dem Ende des Oestrus ovulieren, wenn sie von einem vasektomierten Bullen besprungen wurden, während bei unbesprungenen Kontrolltieren die Ovulation im Durchschnitt erst nach 9,9 Std erfolgte [*695*]. Offenbar wird in beiden Fällen durch diesen Reiz Gonadotropin freigesetzt, das zur Auslösung der Ovulation führt. Der Wirkungsmechanismus dieses Nervenreflexes ist noch unklar. Er kann jedoch nicht als wesentlich für die normale Reproduktion angesehen werden [*10*].

Eine wesentliche Rolle bei der Kontrolle der Fortpflanzung spielen sicher psychische Faktoren. Bei vielen Vögeln soll die sexuelle Zurschaustellung eine wirksame Synchronisierung der männlichen und weiblichen Fortpflanzungsprozesse garantieren [*697*]. Bei Gorillas wurde in zoologischen Gärten unter der Gefangenschaft eine Hypoplasie der Reproduktionsorgane beobachtet, bei Steinböcken dagegen eine erhöhte Fortpflanzungsaktivität [*481*]. Bei Frauen sind zahlreiche Veränderungen im Reproduktionssystem im Zusammenhang mit psychischen Einflüssen beschrieben worden. Diese reichen von der Amenorrhoe als Folge eines Schockes [*643*] bis zur Scheinschwangerschaft [*597*] und Lactation [*110*]. Bei der Ätiologie der sog. „Ovarialinsuffizienz", die sich vor allem in einem Ausbleiben der Ovulation oder dem verzögerten Eintritt der Ovulation präsentiert, nehmen psychische Überlastungen und Fehlreaktionen eine besondere Stellung ein [*238, 298, 560, 566, 596, 704, 706, 775, 810, 873, 994, 1004*]. Es wurde angenommen, daß solche psychisch ausgelösten Störungen der Ovarialtätigkeit über den Hypothalamus vermittelt werden. Da ein Defizit an Oestrogenen festgestellt werden konnte bei normalen FSH-Ausscheidungen (nachgewiesen mit dem Maus-Uterusgewichtstest), wurde angenommen, daß in diesen Fällen kein LH freigesetzt wurde, und daß daraus eine fehlende Reaktion der Ovarien auf das FSH resultierte [*63, 582*]. Für dieses Syndrom wurde der Ausdruck „hypothalamische Amenorrhoe" geprägt. Diese Ansicht wurde von manchen Autoren bestätigt [*105, 826*], andere fanden jedoch, daß psychische Dysfunktionen der Ovarien offenbar auf andere Art ausgelöst werden. So konnte eine Unterdrückung der FSH-Ausscheidung [*327*], ein Nichtansprechen des Ovars auf FSH [*327, 738*], oder ein Nichtansprechen des Endometriums bei regelrechter Ovarialfunktion gefunden werden [*767, 809, 810*].

Bei den psychisch bedingten ovariellen Dysfunktionen muß zwischen zwei Gruppen unterschieden werden: der akuten psychogenen Amenorrhoe und der chronisch psychogenen Amenorrhoe. Die erste Form findet sich vor allem bei jungen Frauen. Sie kann aber auch bei anderen Frauen in der Geschlechtsreife gesehen werden, bei welchen die Amenorrhoe plötzlich eintritt als Folge einer akuten emotionellen Störung oder eines psychischen Schocks, z.B. durch Notzucht, Aufdeckung einer Untreue, einen heftigen Streit mit dem Ehemann, der Mutter oder mit Verwandten, den plötzlichen Tod des Ehemannes, Geburt eines mißgebildeten Kindes, Kasernierung, Inhaftierung, Bombardierung im Kriege usw. [*51, 91, 491, 566, 700, 744, 745, 810, 826, 994, 1035*]. Sie wurde von TIETZE [*994*] als „Notstandsreaktion" bezeichnet. Aufgrund neuerer Untersuchungen sind die Werte der Hormonausscheidung bei den Frauen mit einer akuten psychogenen Amenorrhoe nicht einheitlich. Wohl konnte bei einzelnen Patientinnen eine gewisse Abhängigkeit des Oestrogenmangels von der Dauer der Amenorrhoe und der Stärke des emotionellen Schocks festgestellt werden [810], sonst variieren jedoch die Gonadotropin- und Oestrogenwerte recht beträchtlich [809, 810]. Am häufigsten war der Befund eines allgemeinen Hypogonadotropismus. Es fanden sich aber auch hohe oder normale Gonadotropinwerte (gemessen am Maus-Uterusgewicht) und niedrige Oestrogenwerte [809, 810]. Diese akute psychogene Amenorrhoe ist in den meisten Fällen reversibel, sobald die Noxe entfällt [561, 809, 993].

Bei der chronisch psychogenen Amenorrhoe findet sich kein akutes psychisches Trauma und keine emotionelle Störung in der Anamnese, es findet sich aber auch keine organische Abnormität, noch eine funktionelle oder Stoffwechselkrankheit. Meist handelt es sich um Patientinnen mit lang bestehenden emotionellen Störungen, oft mit depressiven Phasen oder Zwangsverhalten, manche von ihnen sind offenbar psychotisch. Es sind Patientinnen mit „psychopathischen Persönlichkeitsharmonien und sekundären neurotischen Reaktionen" [91]. Diese Patientinnen sprechen nicht auf eine oberflächliche Psychotherapie, hormonale Therapie und eine Therapie mit den verschiedensten Tranquillizern an, wohl aber auf eine intensive und ausgedehnte Psychotherapie [810]. Ein charakteristisches Krankheitsbild für diese Gruppe ist die Anorexia nervosa, die als Psychoneurose [544, 545], als psycho-endokrine Erkrankung der Reifungszeit [231] oder als psychosomatische Erkrankung der Pubertät und Nachpubertät [990] angesehen wird. Die Pathogenese ist noch unklar. Die meisten Patientinnen dieser zweiten Gruppe haben eine erniedrigte Gonadotropinausscheidung [92, 767, 810] mit einer stark reduzierten Oestrogenausscheidung [92, 809, 810]. Gelegentlich wird eine reichliche Milchabsonderung aus den Brustwarzen beobachtet. Bestimmungen der LTH-Ausscheidung wurden jedoch nicht durchgeführt [810]. Normale oder hohe Oestrogenausscheidungen mit verminderter Gonadotropinausscheidung werden bei psychogener Pseudogravidität gesehen, ein Krankheitsbild, das ebenfalls dieser zweiten Gruppe zugerechnet werden kann [374, 810]. Gelegentlich wurde eine Gelbkörperpersistenz nachgewiesen [12, 374, 795, 809, 810].

Somit besteht ohne Zweifel ein Einfluß der Psyche auf die Ovarialtätigkeit und insbesondere die Ovulation. Die bisher mitgeteilten Daten der endikrinologischen Untersuchungen geben aber leider noch keinen sicheren Anhalt über den Mechanismus der psychogenen Störfaktoren. Da offenbar mehrere Mechanismen möglich sind, die vielleicht auch von verschiedenen Ausgangslagen der einzelnen Individuen abhängig sein können, sind hier noch mehr Untersuchungen mit verfeinerten Nachweismethoden für die einzelnen Hormone erforderlich.

Die Bedeutung des Geruchsempfindens für die Ovarialfunktion und die Auslösung der Ovulation ist ein bisher wenig untersuchtes Gebiet. Bei Mäusen konnten drei unterschiedliche Wirkungen von Geruchsstimuli auf die Fortpflanzungsvorgänge festgestellt werden [263, 763]. Einmal gibt es die Wechselwirkungen zwischen den Angehörigen einer Gruppe von weiblichen Mäusen, die zusammen hausten, durch welche ein Anstieg der spontanen Pseudograviditäten oder langer anoestrischer Perioden hervorgerufen wird (Lee-Boot-Effekt). Dann gibt es die Wirkung des Männchens auf den Oestruscyclus (Whitten-Effekt). Diese Wirkung wird gesehen, wenn Weibchen, die vorher in Gruppen zusammengehaust hatten, mit männlichen Tieren zusammengebracht werden. Bei diesen Tieren erfolgte die Paarung am häufigsten in der dritten Nacht und nicht mit annähernd der gleichen Frequenz in den ersten 4 Tagen, wie es bei den Weibchen der Fall ist, die vorher einzeln gehalten wurden [1038]. Dieser Befund deutet darauf hin, daß durch das Zusammenbringen mit dem Männchen ein neuer Cyclus ausgelöst wird. Als drittes verhindert der Geruch eines fremden Männchens die

Implantation von Eiern, die durch ein Männchen eines anderen Stammes bis zu 4 Tagen vorher befruchtet worden sind (Bruce-Effekt). Alle drei Wirkungen können verhindert werden durch die Entfernung der Bulbi alfactorii. Der Lee-Boot-Effekt könnte eine Folge des Anstieges der Prolactinsekretion sein oder eines Abfalles der Freisetzung von FSH. Dem Bruce-Effekt scheint ein Fehlen der Prolactinsekretion zugrundezuliegen, während dem Whitten-Effekt eine Absonderung von FSH zugeschrieben wird [263].

Berichte über die Wirkung der Entfernung der Bulbi olfactorii bei niederen Tierarten sind sehr unterschiedlich. Bei Ratten tritt keine Störung des Oestruscyclus ein [847], während bei der Maus ein Verschluß der Scheide und ein Anoestrus mit Atrophie der Ovarien gesehen wurde. Allerdings waren die Wirkungen auch unterschiedlich [612, 1038]. Eine bilaterale Durchtrennung des Tractus olfactorius verhindert die Vaginalöffnung bei der Ratte [583]. Eine vollständige Entfernung der Bulbi olfactorii führt beim Schwein zu einer Störung des Oestruscyclus [933]. Alle Weibchen zeigten lange Perioden eines Anoestrus und bei sechs Tieren fand sich auch eine Rückbildung des Uterus und eine Unterdrückung der Follikelaktivität in den Ovarien. Bei Kaninchen bewirkt die Entfernung des Bulbus olfactorius nur geringe Veränderungen in der Sexualfunktion [115], während beim Meerschweinchen überhaupt keine Veränderungen zu beobachten waren [263].

Wesentlich besser bekannt und erforscht ist der Einfluß des Lichtes auf die endokrinen Funktionen. Der Einfluß des Lichtes auf die Gonadotropinsekretion läßt sich experimentell leicht und einfach kontrollieren. Die Grundlagen dieses Problems wurden klar durch die einfachen und eleganten Untersuchungen von ROWAN [864], der zeigte, daß eine künstliche Verlängerung des Tageslichtes im Spätherbst und im Winter eine vorzeitige Keimdrüsenaktivität bei Zugvögeln bewirkte. Die Befunde wurden bald bestätigt und durch ergänzende Untersuchungen auf andere Vögel und Säugetiere ausgedehnt [66, 73, 87, 452]. Weiterhin konnte gezeigt werden, daß bei den Vögeln offenbar der photosexuelle Reflex einer der wichtigsten Mechanismen in der Kontrolle der gonadotropen Aktivität der Hypophyse ist [74]. Dabei hängt der Grad des Gonadenwachstums und die Dauer der reproduktiven Perioden offenbar von der täglichen Lichtperiode ab [331, 332, 1059, 1060]. Bei diesen Untersuchungen wurde festgestellt, daß der Stimulus für das Gonadenwachstum die Zunahme der täglichen Lichtmenge war und nicht die Abnahme der täglichen Dunkelheit. Es wurden Untersuchungen durchgeführt, bei welchen die langen Nächte der nichtanregenden Tage unterbrochen wurden durch kurze Lichtperioden [537, 577]. Die Induktion des Gonadenwachstums bei diesen Versuchen führte zu dem Schluß, daß eine lange Dunkelheitsperiode hemmend wirkt; fällt die lange Dunkelheitsperiode fort, so kommt es zu einem Gonadenwachstum. In weiteren Untersuchungen konnte dann geklärt werden, daß die Lichtperiode und nicht die Dunkelheitsperiode für die Reaktion verantwortlich ist [1061—1063].

Bei Säugetieren, die mehrfache Brunstzeiten im Jahre durchmachen, wie z. B. Ratte und Maus, wurde gefunden, daß ein verlängerter oder ein fortgesetzter Lichteinfluß die Pubertät beschleunigt und das Spektrum der Ovarfunktion verändert. So wurde berichtet, daß durch Hypophysen von weiblichen Ratten, die unter konstantem Licht gehalten wurden, in größerem Umfange eine Ovarentwicklung bewirkt wurde als durch Hypophysen von Weibchen, die im Dunkeln gehalten wurden [343]. Diese bewirkten mehr ein Wachstum von Samenblasen. Daraus wurde geschlossen, daß Licht den FSH-Gehalt der Hypophyse erhöht, während Dunkelheit den Gehalt an LH erhöht. Dementsprechend waren die Ovarien von Ratten, die in der Dunkelheit gehalten wurden, größer und stärker luteinisiert als die Ovarien der Tiere, die dem Licht ausgesetzt worden waren.

Diese wiesen ausschließlich Follikel auf. Eine ununterbrochene Beleuchtung führt bei Ratten zu einer persistierenden vaginalen Verhornung und zu dem Verlust der Ovulation [*117, 344, 345, 485*]. Die Zeit, die vom Beginn der ununterbrochenen Beleuchtung bis zum Einsetzen des persistierenden Oestrus erforderlich ist, variiert mit dem Alter [*308, 309, 539*]. Ältere Tiere benötigen weniger Zeit, um diesen Zustand zu erreichen. Bei der Laboratoriumsratte kann der Cyclus in der Phase um 12 Std verschoben werden, wenn die Tiere während der Tageszeit im Dunkeln gehalten und während der Nachtzeit künstlichem Licht ausgesetzt werden [*32*]. Es gelang jedoch nicht bei allen Tieren den Cyclus durch Lichteinflüsse zu verändern, wie z.B. bei Meerschweinchen [*234*], Kaninchen [*939*] und Maulwurf [*725*].

Der physiologische Mechanismus des Lichteinflusses auf die reproduktiven Funktionen scheint noch nicht geklärt zu sein. Wie Untersuchungen an Frettchen [*493*] und an der Ente [*67*] gezeigt haben, sind die Einwirkungen des Lichtes an das Vorhandensein der Hypophyse gebunden. Auch scheint die Stimulierung der Gonadotropine durch Licht abhängig zu sein von der Übertragung einer humoralen Substanz aus dem Hypothalamus über die Pfortadergefäße in die Hypophyse [*71, 72, 264, 265*]. Das Licht wirkt über die Augen [*69*], da blinde Säugetiere nicht auf zusätzliche Beleuchtung reagieren. So wurde ein blindes Frettchen mit einem Katarakt bei 2jähriger Beobachtung nicht brünstig [*698*]. Bei dem Schutz der Augen von Frettchen vor Lichteintritt durch eine Kappe [*88*] oder später auch nach Durchtrennung des N. opticus [*89*] wurde beobachtet, daß weibliche Tiere aus dem jahreszeitlich bedingten Sexualcyclus herausgelöst wurden. Zwei Tiere wurden Ende Juni und Juli brünstig und blieben brünstig bis Ende Oktober und Dezember, während normalerweise die Brunst des Frettchens von März bis August reicht. Es wurde daraus geschlossen, daß es einen angeborenen Sexualrhythmus gibt, der bei Fehlen der Änderung der Lichtverhältnisse fortläuft. Aus einem eingehenden Vergleich von großen Gruppen erblindeter und normaler Frettchen wurde später geschlossen, daß erblindete Tiere dazu neigen, im Frühjahr des ersten Jahres nach der Erblindung brünstig zu werden. Die physiologischen Prozesse, die dem Oestruscyclus beim normalen Frettchen zugrunde liegen, werden, auch wenn sie unter gewissen Umständen gegenüber Lichtreizungen empfindlich sind, nicht direkt über die Retina durch die sich ändernden Zeiten des Tageslichtes der verschiedenen Jahreszeiten beeinflußt [*989*].

Die Frage, ob bei einer Tierart ein angeborener Rhythmus in der Kontrolle der Ovarialfunktion vorhanden ist, dürfte von grundlegender Bedeutung für die Aufklärung des Mechanismus der Steuerung der Gonadotropinsekretion sein [*268*]. In diesem Zusammenhang erscheint folgender Versuch von besonderem Interesse. 27 weibliche Frettchen wurden von Geburt an unter Lichtverhältnissen mit kurzen Tagen (8 Std Beleuchtung täglich in einem sonst dunklen Raum) gehalten. Von diesen Tieren bekamen 22 im folgenden Frühjahr und Sommer ihren Oestrus, während 5 Tiere anoestrisch blieben bis sie im September unter Lichtverhältnisse mit langen Tagen gebracht wurden [*263*]. Aus diesen Untersuchungsergebnissen geht hervor, daß offenbar ein angeborener Rhythmus vorhanden ist. Allerdings muß bei diesem Versuch berücksichtigt werden, daß alle diese Tiere jung waren und nur über eine Saison hin beobachtet wurden. Der Prozeß, der an der sexuellen Reifung selbst beteiligt ist, und nicht mit der Induktion des Oestrus bei älteren Tieren zusammenhängt, kann dem Ereignis der Keimdrüsenentwicklung bei dieser Untersuchung zugrunde liegen [*263*]. Es kann auch möglich sein, daß Geruchsempfindungen, die sonst keine Rolle spielen, unter dieser Versuchsanordnung zur Auslösung kamen. Von gleicher Bedeutung sind die Befunde aus einem umgekehrten Versuch, bei welchem die Frettchen über eine ausgedehnte

Zeitspanne langen Tagen ausgesetzt wurden, beginnend im Juli, August, September, Oktober oder November. Hier zeigte es sich, daß einige Tiere, welche ab Juli der verlängerten Beleuchtung ausgesetzt wurden, im folgenden Frühjahr nicht brünstig wurden. Wurden die Tiere der verlängerten Beleuchtung einen Monat später ausgesetzt, so reagieren sie ebenfalls nicht auf den Reiz, auch wenn dieser für über 3 Jahre fortgesetzt wurde. Eine Erklärung für diese Befunde ist nicht ohne weiteres möglich. Es kann sein, daß das Nervensystem, das in diesen Mechanismus einbezogen ist, einer Periode von kurzen Tagen ausgesetzt werden muß, bevor es in der Lage ist, auf lange Tage zu reagieren [263]. Bei Enten, die in vollkommener Dunkelheit für Zeiträume bis zu 8 Jahren oder mehr gehalten wurden, konnte das Fehlen des Lichtes nicht die sexuelle Reifung und das Auftreten von Cyclen verhindern [68]. Die Cyclen waren allerdings kürzer und weniger regelmäßig als normalerweise und verliefen während der ersten 5 Jahre nicht parallel den Jahreszeiten, Während der letzten 4 Jahre dagegen neigten die Cyclen dazu, der normalen Periodizität zu folgen. Irreguläre und kurze sexuelle Cyclen wurden ebenfalls bei Enten beobachtet, die fortgesetzt künstlichem Licht ausgesetzt wurden. Die Keimdrüsenaktivität wurde hier nicht in vollem Umfang erhalten.

Auf welchem Wege das Licht die Gonadotropinfreisetzung bewirkt, scheint noch nicht ganz geklärt. Enten, die im Winter einer zusätzlichen Beleuchtung ausgesetzt wurden, reagierten mit einer Größenzunahme der Keimdrüsen. Tiere, die mit schwarzen Kappen blind gemacht wurden, und künstlichem Licht ausgesetzt wurden, zeigten dagegen keine Entwicklung der Gonaden [73]. Wurden in die Kappen Löcher geschnitten, um die Augen dem Licht auszusetzen, trat ein Wachstum der Reproduktionsorgane ein. Dagegen konnte durch eine Durchtrennung des Sehnervs oder durch eine vollständige Entfernung des Augapfels die Reaktion auf den Lichtreiz nicht vollständig unterdrückt werden [74]. Licht, das mit Hilfe eines dünnen Quarzstiftes in die leere Augenhöhle geleitet wurde oder direkt auf die Hypophyse appliziert wurde, übte eine starke Wirkung auf die Keimdrüsen aus. Licht, das auf dieselbe Art auf das Rhinencephalon appliziert wurde, rief die gleiche Wirkung hervor. Aufgrund dieser Untersuchungen wird ein tiefer hypothalamischer Photoreceptor angenommen [68, 75].

Bei Säugetieren scheint die Änderung der Gonadotropinsekretion durch Lichtreize, die auf die Retina treffen, durch den N. opticus auf den Hypothalamus übertragen zu werden [163]. Die Entfernung der Sehrinde sowie der Sehrinde und der Colliculi superiores, und auch die bilaterale und partiale Durchtrennung des Tractus opticus konnten nicht die Wirkung des Lichtreizes blockieren. Es wurde daraus geschlossen, daß Impulse, die auf akzessorischen Fasern des Tractus opticus entweder zum ventralen Nucleus des Corpus geniculatum laterale oder zum Hypothalamus vermittelt werden, dafür verantwortlich sind. Es wurden direkte Verbindungen zwischen dem N. opticus und dem Hypothalamus angenommen [55], obgleich sie nicht einwandfrei nachgewiesen werden konnten [476, 477, 488, 536, 976]. Neuere Untersuchungen machen es wahrscheinlich, daß visuelle Reize, welche die Gonadotropinsekretion beeinflussen, den Hypothalamus ohne Vermittlung der großen visuellen Nervenbahnen erreichen [185]. So konnte durch Messungen mit einer photogalvanischen Zelle festgestellt werden, daß Licht in meßbarer Menge den Hypothalamus von Säugetieren erreichen kann [384].

IV. Placentäres gonadotropes Hormon

Der Nachweis von gonaden-stimulierenden Substanzen im Blut und Urin von schwangeren Frauen durch Aschheim u. Zondek [21], deren Herkunft aus der Placenta Philipp [786—789] nachwies, führte zu der Vorstellung, daß das menschliche Choriongonadotropin (human chorionic gonadotropin = HCG) auch einen Einfluß auf die Follikelreifung, die Ovulation und die Corpus luteum-Funktion hat [22, 23]. Solche placentaren Gonadotropine wurden gefunden bei Affen, Schimpansen, Menschen, Stuten und Ratten [507]. Die physiologischen Wirkungen dieser Placentahormone differieren jedoch innerhalb dieser drei Gruppen und scheinen Entwicklungsstufen in der Anpassung der Hypophysenfunktion durch die Placenta darzustellen [1087]. So wirkt das Gonadotropin der Rattenplacenta luteotrop mit der Fähigkeit, ein funktionierendes Corpus luteum bei der hypophysektomierten Ratten zu erhalten [30]. Das Hormon hat keine Wirkung auf das Follikelwachstum oder die Ovulation. Seine Wirkung scheint darin zu bestehen, die Sekretion des Corpus luteum der Ratten vom 10. Tage der Gravitität bis zum Geburtstermin aufrechtzuerhalten. Das PMS (pregnant mare's serum Gonadotropin) zeigt bei unreifen Ratten sowohl Follikelstimulierung als auch Corpus luteum-Bildung [166]. Bei hypophysektomierten weiblichen Ratten ist dagegen das Follikelwachstum die hervorstechende Wirkung, die mit einer starken Interstitialzellstimulierung kombiniert ist. Obwohl eine gewisse Theca-Luteinisierung beobachtet werden kann, ist eine normale Ovulation und Corpus luteum-Bildung nur schwer auszulösen [304]. Auch beim Menschen konnten nach intramuskulärer Verabfolgung von 5000—10000 E innerhalb von 6—7 Tagen meist nur große cystische Follikel in den Ovarien festgestellt werden [1020, 1026, 1027]. Bei intravenöser Injektion ließ sich gelegentlich auch eine Ovulation auslösen [228]. Vom HCG (human chorionic gonadotropin) unterscheidet sich das PMS sowohl in chemischen als auch physiologischen Eigenschaften. Während HCG im Urin ausgeschieden wird, erscheint das PMS nicht im Urin. Diese Tatsache allein weist schon auf eine wesentliche Differenz in der Größe der beiden Moleküle hin. Aber auch in physiologischer Hinsicht unterscheiden sich diese beiden Gonadotropine. Während das PMS eine biologische Wirkung hat, die mehr der Wirkung des FSH entspricht, kommt die biologische Wirkung des HCG mehr der Wirkung des hypophysären LH nahe. Bei hypophysektomierten weiblichen Ratten bewirkt es keinerlei Folliekelentwicklung [162, 254, 304]. Bei intakten Ratten dagegen zeigt es eine deutliche stimulierende Wirkung auf das Wachstum und die Reifung der Follikel und die Bildung der Corpora lutea [162, 254]. Bei amenorrhoischen Frauen kann mit HCG allein nur ein geringes oder gar kein Follikelwachstum erzielt werden [254, 964]. Wird es jedoch nach einer Stimulierung der Ovarien durch menschliches FSH verabfolgt, so bewirkt das HCG direkt oder indirekt eine Corpus-luteum-Bildung oder eine stark erhöhte Pregnandiolausscheidung [81, 254, 388, 390, 392—394, 396]. Dies bestätigt frühere Untersuchungen, die aufzeigten, daß HCG beim Menschen die Corpus luteum-Funktion aufrechterhalten kann [108, 654, 915]. Bei hypophysektomierten Frauen mit funktionsfähigen Ovarien kann nach Induktion des Follikelwachstums durch hypophysäres FSH ebenfalls durch HCG eine Ovulation mit anschließender Corpus luteum-Bildung ausgelöst werden [79, 84, 395]. Aufgrund dieser Untersuchungen kann somit angenommen werden, daß HCG eine ausgesprochen luteotrope Wirkung besitzt.

Obgleich in letzter Zeit eine Reihe von immunologischen und immunochemischen Beziehungen zwischen HCG und LH nachgewiesen werden konnten [113], so bestehen auch immunologisch doch deutliche Differenzen zwischen beiden Substanzen [412]. Dies spricht dafür, daß die chemische Struktur dieser beiden Substanzen nicht identisch ist. Kombinierte immunologische und biologische Untersuchungen machen wahrscheinlich, daß HCG auch ein follikelstimulierendes Prinzip enthält, welches dem follikelstimulierenden Prinzip im menschlichen Postmenopauseharn sehr ähnlich ist [532]. Das mag in gewissen Grenzen die

Befunde erklären, nach welchen HCG, allein gegeben, bei Frauen eine Ovulation auszulösen vermag [77, 533].

Die physiologische Bedeutung der placentaren HCG-Bildung erscheint noch nicht ganz klar. Aufgrund der luteotropen Eigenschaften des HCG wurde angenommen, daß das HCG in den ersten drei Schwangerschaftsmonaten erforderlich ist, um das Corpus luteum graviditatis in seiner Funktion zu erhalten, und daß das Progesteron bis dahin ausschließlich im Corpus luteum gebildet wird. Direkte experimentelle Beweise für diese Vorstellung fehlen jedoch. Es konnte allerdings gezeigt werden, daß eine Entfernung des Corpus luteum graviditatis [*401, 598, 1006*] oder eine Kastration [*24, 26, 249, 439, 448, 802, 833*] in der frühen Schwangerschaft, wenn sie nach Ablauf des ersten Schwangerschaftsmonates durchgeführt werden, sich nicht störend auf die Entwicklung der Schwangerschaft auswirken. Offenbar übt das HCG seine luteotrope Wirkung auf das vorgebildete Corpus luteum nur in den ersten Tagen oder vielleicht Wochen nach der Implantation des Eies aus. Seine weitere physiologische Bedeutung dürfte nach neuester Überzeugung im Bereich der Progesteron- und Oestrogenbildung in der feto-placentaren Einheit liegen [*435*].

B. Die Beteiligung des Progesterons an den Rückkopplungsmechanismen

I. Hinsichtlich der innersekretorischen Ovarialfunktion

Die Tatsache, daß die Ovulation und der Cyclus bei gewissen Tieren während des Vorhandenseins von Corpora lutea in der Reproduktionsphase ausbleiben, hatte schon frühzeitig zu der Überlegung geführt, daß das Corpus luteum das Follikelwachstum unterdrückt [*803*]. Später wurde gefunden, daß ölige Extrakte der Corpora lutea eine Ovulation unterdrücken können [*762*], und daß kristallines Progesteron die gleiche Wirkung hat [*920*]. In zahlreichen Untersuchungen konnte gezeigt werden, daß eine fortgesetzte Behandlung mit Progesteron bei den verschiedensten Versuchstieren [*37, 85, 122, 177, 218, 281, 359, 360, 402, 414, 475, 508, 605, 670, 679, 734, 762, 790—792, 920, 938, 952, 1000, 1008, 1009, 1043*] ebenfalls zu einer Unterdrückung der Ovulation führt. Es wurde daraus geschlossen, daß dies eine wesentliche Wirkung des Corpus luteum bei den Säugetieren sei. Während bei Vögeln sogar eine kurzfristige Behandlung mit Progesteron eine Atresie der Follikel bewirkt [*53, 279, 547,*] findet sich bei Ratten bei der Unterdrückung der Ovulation durch Progesteron ein deutliches Follikelwachstum [*508, 515, 559, 670, 730, 1058*]. Meerschweinchen weisen nach Progesteronbehandlung große Follikel in den Ovarien auf [*232*]. Auch bei Kühen [*734, 1008*], Schweinen [*360, 1009*], Schafen [*218, 281*] und Ziegen [*218*] wird nach Progesteron das Follikelwachstum nicht beeinflußt, sondern lediglich die Auslösung der Ovulation verhindert. Synthetische Gestagene können ebenfalls die Ovulation unterdrücken, so z. B. Medroxyprogesteron [*121, 288, 402, 471, 733, 743, 1089*], Norethynodrel [*610*], Norethisteron [*403, 575, 872, 904*], Chlormadinon [*90, 573, 575*], Ethynodioldiacetat [*793*], Lynoestrenol [*756*] und 17α-Hydroxyprogesteronacetat [*122*].

Genausowenig wie eine Progesteronbehandlung, welche die Ovulation unterdrückt, das Follikelwachstum verhindert, kann auch die Progesteronproduktion des Corpus luteum in der Corpus luteum-Phase das Wachstum von Follikeln nicht verhindern. Diese Beobachtungen wurden sowohl an Tieren [*232, 451, 486, 552, 728, 766, 808, 834, 836, 880, 1072*] als auch bei Frauen [*93*] gemacht. Bei der Ratte kommt es während der Schwangerschaft [*974*] und beim Hamster während der ersten Zeit der Gravidität [*423*] ebenfalls regelmäßig zu einem Follikelwachstum. Gleiche Befunde wurden bei Kühen [*165*], Stuten [*865*] und Elefanten [*779*] erhoben. Aufgrund dieser Beobachtungen wurde angenommen, daß das Wachstum der kleinen Follikel schon frühzeitig in der Corpus luteum-Phase beginnt und während der gesamten Corpus luteum-Phase weitergeführt wird, und daß lediglich die Endphase in der Follikelreifung und die Ovulation selbst durch das Progesteron verhindert werden [*728, 808*]. Unmittelbar nach der Ovulation kommt es zu einer Verminderung der Zahl der großen Follikel [*728, 808*].

Die Unterdrückung der Ovulation als Folge der Progesteronsekretion oder einer Progesteronbehandlung scheint vorwiegend eine Folge des Fehlens von spezifischen Veränderungen zu sein, die während der präovulatorischen Phase des Cyclus sich vollziehen [*859*]. Hierfür sprechen Versuche, bei welchen die Entfernung von Corpora lutea bei verschiedenen Versuchstieren die Zeit der erwarteten Ovulation vorverlegt [*451, 641, 642, 671, 760, 857*]. Weitere Untersuchungen ergaben, daß eine Entfernung der Corpora lutea innerhalb von 24 Std nach der Ovulation das Follikelwachstum nicht verändert. Da die nächste Ovulation jedoch um 5 Tage vorverlegt wurde, ovulierten die Follikel bei einer geringeren Größe als es sonst der Fall war [*232*].

Die Ovulation kann auch durch eine einzige Injektion von Progesteron verhindert werden. So erfolgt z.B. beim Kaninchen keine Ovulation nach der Kopulation, wenn dem Kaninchen eine einzelne Progesteroninjektion gegeben wird [*575, 678*]. Bei Spontanovulatoren wird ebenfalls die Ovulation durch eine Einzelgabe von Progesteron verhindert, wenn diese Injektion 24—48 Std vor der erwarteten Ovulation verabfolgt wird [*232, 397, 398, 399, 856*].

Die Frage nach dem Mechanismus dieser Wirkung des Progesterons ist viel diskutiert worden. Als eine Möglichkeit wurde an eine direkte Wirkung des Progesterons auf das Ovargewebe gedacht. Durch intraovarielle Injektionen von 1 mg einer Progesteron-Kristallsuspension zwischen dem 5. und 8. Cyclustag wird bei normal menstruierenden Frauen eine Hemmung der Follikelreifung mit einer Verschiebung der Ovulation und einer Verlängerung der Cyclusintervalle zwischen 6 Tagen bis 2 Wochen erzielt. Kleinere Dosen Progesteron oder die Injektion der Vehikelsubstanz waren wirkungslos [*512*]. Eine kombinierte Behandlung mit einem menschlichen FSH-Präparat und Progesteron führt bei Frauen zu einer eindeutigen Verminderung der Ansprechbarkeit des Ovars auf das FSH [*394*]. Dieses wird auf eine lokale Wirkung des Progesterons zurückgeführt. Auch die typische polycystische Vergrößerung des Ovars, die als Folge einer FSH-Behandlung gefunden werden kann, ist bei den mit Progesteron behandelten Frauen nicht zu sehen. Ähnliche Befunde wurden mit Medroxyprogesteron erhoben [*653*]. GEMZELL [*389*] zieht daraus den Schluß, daß das Progesteron, das durch den am weitesten herangereiften Follikel produziert wird, die anderen Follikel gegenüber der Wirkung der Gonadotropine desensibilisiert und ihre Atresie bewirkt. Diese Deutung der Befunde steht allerdings im Gegensatz zu der Beobachtung von BLOCK [*93*], der unter physiologischen Verhältnissen ein Wachstum von Follikeln bei Frauen in der Corpus luteum-Phase beobachtete.

Bei tierexperimentellen Untersuchungen konnten gleiche Befunde nicht erhoben werden. So kann die Wirkung von LH auf das Ovar durch gleichzeitige Gabe von Progesteron weder bei Meerschweinchen [*232, 530*] noch bei intakten oder bei hypophysektomierten Ratten [*800*] unterdrückt werden. Auch eine gleichzeitige Behandlung mit Progesteron und PMS oder HCG beeinflußt bei der Ratte nicht die Wirkung des PMS bzw. des HCG auf das Ovar [*368, 594, 756, 1069*]. Ähnliche Befunde ergaben sich bei unreifen Mäusen [*966*] sowie bei Schafen [60]. Mit synthetischen Gestagenen werden zum Teil andere Ergebnisse als mit Progesteron erhalten. So reduziert z.B. bei der Ratte Norethynodrel bei gleichzeitiger Verabfolgung von HCG die Zahl der rupturierten Follikel gegenüber den Kontrolltieren [368, 1069] und unterdrückt bei der Maus sogar die Ovulation vollständig, wenn es 21 Std vor der HCG-Injektion verabfolgt wird [805]. Auch Lynoestrenol verhindert bei Ratten eine Auslösung der Ovulation durch HCG bei hypophysektomierten Ratten [756]. Untersuchungen an Kaninchen zeigten keine Beeinflussung der Gonadotropinwirkung durch gleichzeitige Progesterongaben [111, 292, 678, 1008, 1024]. Pseudogravide Kaninchen benötigten zur Ovulationsauslösung mehr Gonadotropin als Oestrus-Kaninchen [535]. Bei Rindern scheint die Ovulationsrate nach Gonadotropingaben in der Follikelphase höher zu sein, als in der Corpus luteum-Phase [1044]. Die stimulierende Wirkung des Prolactin auf das interstitielle Gewebe von hypophysektomierten Ratten [415] kann durch eine gleichzeitige Verabfolgung von Progesteron unterdrückt werden [757].

Andererseits vermag das Progesteron auch eine stimulierende Wirkung auf das Ovar auszuüben. So scheint unter bestimmten Bedingungen das Corpus luteum für die Oestrogenbildung im Ovar erforderlich zu sein. Eine HCG-Behandlung führt bei hypophysektomierten Ratten nur dann zu einer Oestrogenproduktion, wenn Corpora lutea vorhanden sind. Fehlen diese, so bleibt die Oestrogenproduktion aus [383, 425]. Auch bei infantilen Ratten kommt es unter LH-Behandlung nur dann zu einer Oestrogenbildung, wenn diese Tiere mit PMS und HCG zur Luteinisierung vorbehandelt wurden [765]. Weiterhin konnte gezeigt werden, daß eine Oestrogenproduktion bei der Ratte nur dann eintritt, wenn Granulosa- oder Luteingewebe in direktem Kontakt mit der Theca interna oder dem interstitiellen Gewebe steht [329]. Aus diesen Beobachtungen wurde geschlossen, daß die Oestrogensekretion von der direkten Wirkung des Progesterons auf das Theca-Gewebe und das Gewebe der interstitiellen Zellen des Ovars abhängig ist [329]. Aus der Untersuchung von BLOCK [93] geht weiter hervor, daß die höchste Wachstumsrate der kleinen Follikel während der Corpus luteum-Phase des Menschen zur Zeit der höchsten Entwicklung des Corpus luteum erfolgt, und daß der größte dieser Follikel sich immer in unmittelbarer Umgebung des Corqus luteum befindet.

Ältere Untersuchungen, bei welchen bei Amphibien mit Progesteron eine Ovulation ausgelöst wurde [1096], konnte durch neuere in vitro-Untersuchungen bestätigt werden [76, 1066]. Hierbei wurde gefunden, daß an Ovarfragmenten von Rana pipiens mit Progesteron, LH und Wachstumshormon eine Ovulation ausgelöst werden konnte, während es mit FSH und Prolactin nicht gelang. Da das Progesteron die Ovulation besser auslöste als die hypophysären Gonadotropine, wurde vermutet, daß vielleicht die Gonadotropine die Ovulation dadurch auslösen, daß sie den reifenden Follikel zur Progesteronsekretion anregen [1066]. Bei Hühnern und Ratten gelingt es, mit Progesteron eine Ovulation auszulösen. Diese bleibt nach der Hypophysektomie aus [316, 669, 861].

Wenn auch anzunehmen ist, daß die ovulationsauslösende Wirkung des Progesterons nicht primär am Ovar angreift, hält ROTHCHILD [859] aufgrund der verschiedenen Beobachtungen es doch für möglich, daß Progesteron direkt in die präovulatorische Veränderung der Follikel bei höheren Vertebraten verwickelt ist. So kann z.B. die präovulatorische Luteinisierung der Theca interna direkt mit den Veränderungen in der Follikelwand zusammenhängen, welche der Ruptur vorangehen. Auch die präovulatorische Sekretion von Progesteron könnte ein Teil desselben Prozesses sein und die Ansprechbarkeit des Follikelgewebes auf die Gonadotropine begünstigen. Es können eine ganze Reihe von Befunden für eine direkte Wirkung des Progesterons auf das Ovargewebe angeführt werden. Werden unreife, hypophysektomierte Ratten mit PMS behandelt, so wird durch eine zusätzliche Gabe von Progesteron oder auch von Norethandrolon eine Ovulation ausgelöst [*152*]. Bei anderen Tieren kann durch eine Vorbehandlung mit Progesteron die Ansprechbarkeit des Ovars auf Gonadotropine verhindert werden [*33, 121, 167, 218, 275, 276, 280, 301a, 453, 804, 837, 838*]. Die Auslösung der Ovulation bei Kühen mit PMS war weniger erfolgreich, wenn das PMS kurz nach operativer Entfernung des Corpus luteum gegeben wurde [*867*]. Eine nach 3 Wochen wiederholte Behandlung mit FSH führte bei Kälbern zu einer wesentlich größeren Anzahl von Ovulationen als bei der ersten Behandlung [*685*]. Eine ähnliche Wirkung konnte bei Schweinen mit Medroxyprogesteron erzielt werden [*733*].

Aus all den angeführten Untersuchungen geht hervor, daß Progesteron offenbar direkt auf den Follikel und das interstitielle Gewebe einwirken kann. Diese Wirkungen stehen in einer gewissen Relation zur Biosynthese der Oestrogene und zu den Veränderungen der Follikelwand vor der Ovulation. Dagegen fehlt bisher noch ein Beweis für die Annahme, daß Progesteron durch eine direkte Wirkung auf den Follikel die Ovulation unterdrückt. Wenngleich im allgemeinen die Wirkung der exogenen oder endogenen Gonadotropine durch das Progesteron nicht beeinflußt wird, scheint unter gewissen Umständen das Progesteron die Reaktion des reifen präovulatorischen Follikels auf die Gonadotropine verändern zu können. Die Reaktion der Follikel scheint dabei abhängig zu sein von dem Entwicklungsstadium des Follikels und von dem Zeitpunkt, an welchem das Progesteron zur Einwirkung kommt [*859*].

II. Hinsichtlich der generativen Ovarialfunktion

Der Einfluß des Progesterons auf die generative Ovarialfunktion konnte zuerst an Kröten und Fröschen nachgewiesen werden. Es gelang, bei diesen Tieren mit Progesteron eine Ovulation auszulösen [*178, 814, 922, 1066, 1067, 1096*]. Aber auch bei Säugetieren konnte mit Progesteron eine Ovulation induziert werden [*307, 311, 313, 314*], desgleichen bei Vögeln [*52, 109, 370, 733, 812, 861, 991*]. Es konnte weiterhin gezeigt werden, daß auch bei Affen eine Progesteronbehandlung während der Sommermonate, d.h. zu der Zeit, in der sie zumeist anovulatorisch sind, die Häufigkeit der Ovulation erhöht [*784*]. Kaninchen ovulieren nach Progesteron, wenn sie mit Oestrogenen vorbehandelt werden [*886, 888*], bzw. die Ovulation kann nach Progesteronvorbehandlung durch eine Kopulation, durch mechanische Reizung der Cervix oder durch eine Behandlung mit Kupfersulfat leichter als sonst ausgelöst werden [*883*]. Eine kurzfristige Behandlung von anoestrischen Schafen mit Progesteron erleichtert die Auslösung der Ovulation durch PMS [*280, 838*] oder führt auch ohne PMS-Behandlung zur Ovulation [*280, 838, 839, 842*]. Auch beim Rind konnte durch eine Progesteronbehandlung die erwartete Ovulation vorverlegt werden [*455*]. Bei der Frau gelang es bisher noch nicht oder zumindest nicht eindeutig, mit Progesteron eine Ovulation auszulösen [*386, 474, 520, 592, 801, 856, 973*].

Von wesentlicher Bedeutung für die Erklärung eines möglichen Wirkungsmechanismus des Progesterons bei der Auslösung der Ovulation erscheinen die Untersuchungen von EVERETT [*307, 310—314*]. Wenn Ratten mit einem 4tägigen Cyclus am ersten Tage des Dioestrus Progesteron gegeben wurde, verschob sich der Oestrus um einen Tag, und es kam zu einem 5tägigen Cyclus. Fortgesetzte tägliche Injektionen von Progesteron verschoben die Ovulation um so viele Tage, wie Progesteron zugeführt worden war. Wurde dagegen in einem künstlichen 5tägigen Cyclus am 3. Tage des Dioestrus eine zweite Progesteroninjektion gegeben, dann erfolgte die Ovulation einen Tag früher, und es kam wieder zu einem 4tägigen Cyclus. Bei Ratten mit einem normalen oder künstlichen 5tägigen Cyclus resultierte eine Progesteroninjektion am 2. Tage des Dioestrus mit einer Ovulation am 4. Tage, der Cyclus wurde verkürzt. Die Wirkung der Hormone ist neben der Dosis offenbar noch abhängig von dem Zeitpunkt, zu dem sie gegeben werden und von der Dauer der Zufuhr. Vergleichbare Befunde wurden auch bei Hühnern erhoben [52, 109, 370, 731, 812, 861, 991]. Die unterschiedliche Wirkung des Progesterons auf den Cyclus und die Ovulation setzte EVERETT [314] in Beziehung zu der normalen Kontrolle des Oestruscyclus und schließt daraus, daß bei einem erhöhten Oestrogenspiegel das Progesteron die Ovulation begünstigt, während bei niedrigem Oestrogenspiegel die Ovulation durch Progesteron verschoben wird. Die Wirkung des Progesterons bei der Auslösung der Ovulation wäre somit abhängig von der Höhe des Oestrogenspiegels.

Die aus den vorliegenden tierexperimentellen Untersuchungen sich ergebende Vermutung, daß das Progesteron auch physiologischerweise eine wesentliche Rolle bei der Auslösung der Ovulation spielt, kann nur durch ein eingehendes Studium der Progesteronproduktion und der Progesteronsekretion während des Cyclus geklärt werden sowie durch Untersuchungen über die Beeinflussung des Hypophysen-Zwischenhirnsystems durch das Progesteron. Tierexperimentell lassen sich eine ganze Reihe von Veränderungen, wie sie für die präovulatorische Phase charakteristisch sind, durch eine Progesteronbehandlung erzeugen. So läßt sich die Empfängnisfähigkeit bei Nagetieren, die gewöhnlich während des Intervalles zwischen Prooestrus und Oestrus eintritt, durch eine Folge von Oestrogen- und Progesteroninjektionen sicherer auslösen als durch Oestrogen- oder Progesteronbehandlung allein [100, 168, 233, 369, 568, 569, 579, 831, 957]. Auch die Kornifikation der Vaginalschleimhaut beim Meerschweinchen, die physiologischerweise vor der Ovulation sich ausbildet, kann, begleitet von einem Oestrus, durch eine kombinierte Oestrogen-Progesteronbehandlung ausgelöst werden, während eine Oestrogenbehandlung allein diese Veränderungen nicht bewirkt [365].

Mit Hilfe des Hooker-Forbes-Testes [509—511] gelang es im Blut des Menschen kurz vor der Ovulation einen eindeutigen Anstieg der Hooker-Forbes-Aktivität nachzuweisen [130, 361, 854]. Da der Hooker-Forbes-Test spezifisch zu sein scheint für Progesteron sowie Δ^4-Pregnen-20α (und -20β)-ol-3-on [511, 1075, 1086], darf angenommen werden, daß dieser Anstieg der Hooker-Forbes-Aktivität einer Erhöhung des Progesteronspiegels im Plasma entspricht. Auch bei Affen [123, 363], Kaninchen [362], Mäusen [440] sowie beim Schaf [732] konnte eine präovulatorische Erhöhung der Hooker-Forbes-Aktivität festgestellt werden. Weiterhin gelang es bei Frauen vor der Ovulation eine ansteigende Pregnandiolausscheidung nachzuweisen [245, 584, 585]. Diese wurde auch beim Kaninchen kurz nach der Kopulation und sicherlich noch vor der Ovulation gefunden [1015, 1016]. Mit empfindlichen chemischen Methoden konnte dann auch im Blut vor dem Anstieg der Basaltemperatur ein erhöhter Progesteronspiegel nachgewiesen werden [169, 646, 724, 747, 832, 929, 1064], und kürzlich gelang die eindeutige Bestimmung und Identifizierung des Progesterons im menschlichen peripheren Blut während der präovulatorischen Phase des Menstruationscyclus bei Frauen [871]. Als Quelle des erhöhten Progesteronspiegels im Blut wird der heranreifende Follikel angesehen. So konnte bei Frauen in der Follikelflüssigkeit kurz vor der Ovulation Progesteron nachgewiesen werden [514, 932, 1073, 1075], desgleichen fand sich in der Follikelflüssigkeit von Tieren Progesteron [283, 284, 291, 927, 928].

In dem strukturellen Aufbau des Ovars kommt es bei vielen spontan ovulierenden Säugetieren, aber auch beim Menschen, zu einer präovulatorischen

Luteinisierung der Theca interna, die offenbar mit der Progesteronproduktion in Zusammenhang steht [6, 176, 227, 455, 523, 774, 911]. Auch kann bei unreifen Mäusen durch eine Behandlung mit PMS schon eine Oestrogen-Progesteronsekretion erzielt werden, bevor eine Luteinisierung der Follikel eintritt [419, 420]. Diese Befunde lassen darauf schließen, daß eine Progesteronproduktion schon vor der vermehrten Gonadotropinausscheidung, die zur Ovulation führt, vorhanden ist. Aus neueren Untersuchungen am Kaninchen geht hervor, daß die nach der Kopulation auftretende Progesteronsekretion, auch wenn sie durch den Anstieg der Gonadotropinausscheidung ausgelöst wird, selbst wiederum die Sekretion von LH erhöht [501].

Die Frage, ob das vor der Ovulation in den herangereiften Follikeln gebildete Progesteron direkt oder indirekt den ovulationsauslösenden Faktor darstellt, ist experimentell verschiedentlich angegangen worden. Theoretisch wären zwei Wirkungsmechanismen möglich, eine direkte Wirkung auf das Ovar oder eine zentrale Wirkung auf das Hypothalamus-Hypophysensystem. Wenn auch, wie aus den Ausführungen im vorhergehenden Kapitel hervorgeht, das Progesteron durch eine direkte Wirkung auf das Ovargewebe die Ansprechbarkeit der Follikel auf Gonadotropine erhöhen kann, so sprechen doch andere Untersuchungen eindeutig gegen eine direkte Wirkung des Progesterons auf das Ovar, durch welche eine Ovulation ausgelöst werden könnte. Hühner und Ratten sind zwar die einzigen Vertebraten, bei welchen die Wirkung der Hypophysektomie auf die progesteroninduzierte Ovulation untersucht wurde. Bei beiden Tieren gelang es jedoch nach der Hypophysektomie nicht mehr, die Ovulation mit Progesteron auszulösen [316, 668, 861].

Der Nachweis des zentralen Wirkungsmechanismus des Progesterons ist durch technische Mängel erschwert. Diese sind bedingt durch die Schwierigkeiten des spezifischen Nachweises von FSH bzw. LH, zum anderen durch die Schwierigkeit der Lokalisation des möglichen Angriffspunktes des Progesterons. Untersuchungen über den Einfluß des Progesterons auf den Gonadotropingehalt der Hypophyse ergaben unterschiedliche Ergebnisse. Aufgrund von älteren Arbeiten führt eine Progesteronbehandlung zu einem Anstieg der luteinisierenden Aktivität der Kaninchenhypophyse [294], aber auch zu einer Verminderung [139]. Möglicherweise spielen hier die Dosis und der Zeitfaktor eine gewisse Rolle. So erhöhte eine kurzfristige Behandlung über eine Zeitspanne von 4 Tagen mit 1,0 mg/die Progesteron die gonadotrope Aktivität der Hypophyse von Ratten, während eine Behandlung mit geringeren Dosen über 10—13 Tage die gonadotrope Aktivität verringerte [487]. Nach neueren Untersuchungen übt jedoch eine Dosis von 1 mg/die Progesteron oder weniger keinen Einfluß auf den Gonadotropingehalt der Hypophyse der Ratte aus [430, 859], auch wenn diese Behandlung über 45 Tage fortgeführt wird [430]. Dosen von 2—10 mg Progesteron/die, über 2 Wochen gegeben, erhöhen die gonadotrope Aktivität der Hypophysen von cyclischen Ratten in etwa der gleichen Größenordnung wie sie auch bei der Pseudogravidität gefunden wird [858]. Bei kastrierten Ratten dagegen wird die gonadotrope Aktivität der Hypophyse sogar mit Dosen von 10 mg/die, über 14 Tage verabfolgt, nicht verändert [289, 858]. Pseudogravide Ratten, die über 4 Wochen mit Progesteron behandelt wurden, hatten eine LH-Aktivität der Hypophyse, die der einer cyclischen Ratte während des Prooestrus entspricht [515, 825, 863]. Beim Kaninchen wurde ein erhöhter Gehalt von „Ovulationshormon" in der Hypophyse während der Pseudogravidität gefunden mit einem Maximum zwischen dem 8. und 10. Tag nach der Kopulation [494]. Die Abnahme dieses Ovulationshormongehaltes der Hypophyse, die normalerweise beim Kaninchen der Kopulation folgt, wird durch Progesteron verhindert [677]. Die Implantation von Norethisteronkristallen in die Gegend des hinteren Hypothalamus bei Kaninchen verhinderte die Ovulation nach der Kopulation und veränderte nicht den LH-Gehalt der Hypophyse [558]. Bei Rindern hatte Progesteron keine Wirkung auf die gonadotrope Aktivität der Hypophyse [605, 606, 734], desgleichen nicht bei kastrierten Färsen [607]. Sowohl beim Schwein [830] als auch beim Schaf [295] konnte eine Zunahme des FSH- und LH-Gehaltes der Hypophyse nach Progesteronbehandlung festgestellt werden. Beim Mutterschaf fand sich nach Progesteronbehandlung eine leichte Zunahme des LH-Gehaltes, während der FSH-Gehalt unverändert blieb [60]. In dem venösen Blut der Hypophyse konnte beim Schaf nach einer täglichen Behandlung mit 20 mg Progesteron am 5. und 6. Tage der Behandlung eine Zunahme der freigesetzten Gonadotropine festgestellt werden. Dieser Anstieg trat erneut auf etwa um die gleiche Zeit nach Absetzen der Progesteronbehandlung [295]. Eine gleiche Erhöhung im Plasma wurde beobachtet am 6. und 10. Tage nach einer einzelnen Injektion von 500 mg Progesteron.

Die Beobachtungen an Ratten, daß eine Progesteronbehandlung die FSH-Aktivität erhöht, während keine Änderung oder eine leichte Abnahme des LH-Gehaltes eintritt [823, 824], wurde nicht von allen Untersuchern bestätigt [858]. Es sprechen aber einige Untersuchungen durchaus für die Möglichkeit, daß das Progesteron auf die Produktion oder auf die Sekretion nur eines der beiden Gonadotropine einwirkt. In älteren Untersuchungen konnten ASTWOOD u. FEVOLD [29] zeigen, daß bei intakten, unreifen Ratten, die dauernd mit FSH behandelt wurden, die Ovarien anfingen zu wachsen und eine gewisse Luteinisierung aufwiesen. Wurden diese Tiere gleichzeitig mit Progesteron behandelt, so blieb die Luteinisierung aus. Wurde neben FSH und Progesteron aber gleichzeitig LH gegeben, trat die Luteinisierung ein. Aus diesen Versuchen kann geschlossen werden, daß die Luteinisierung durch die Freisetzung von endogenem LH bewirkt wird, und daß Progesteron entweder die Freisetzung von LH unterdrückt oder die Produktion von LH verhindert. Eine Behandlung von unreifen, intakten Ratten mit Progesteron über 25 Tage unterdrückt ebenfalls eine Luteinisierung der unter dieser Behandlung heranwachsenden Follikel [1058]. Erst nach einer 90tägigen Behandlung kommt es zu einer Luteinisierung. Auch andere Untersuchungen können dafür angeführt werden, daß durch eine Progesteronbehandlung wohl eine Unterdrückung der LH-Freisetzung erfolgt, ohne daß jedoch die FSH-Sekretion beeinflußt wird [107, 400, 517, 661, 966]. Beim Kaninchen kommt es normalerweise innerhalb weniger Stunden nach der Kopulation zu einer eindeutigen Ausschüttung von Gonadotropinen, die etwa 12 Std nach der Kopulation zur Auslösung der Ovulation führt [342, 496, 677, 894, 1032]. Eine Behandlung mit Progesteron verhindert beim Kaninchen die Auslösung der Ovulation und die Freisetzung der dazu erforderlichen Gonadotropine [677, 678], wie auch ein pseudogravides Kaninchen nach der Kopulation nicht ovuliert, und auch keine Ausschüttung der in der Hypophyse gespeicherten Gonadotropine erfolgt [496, 677, 680]. Versuche mit Ratten oder Mäusen in Parabiose sprechen ebenfalls dafür, daß eine Progesteronbehandlung die Freisetzung von Gonadotropinen aus der Hypophyse verhindert, die Produktion der Gonadotropine jedoch nicht beeinflußt [86, 148, 204, 235, 299, 330, 723].

Die Rückwirkung des Progesterons auf die Hypophyse ist wesentlich schwächer als die der Oestrogene, der synthetischen Gestagene und des Testosterons [126—128, 235]. Eine völlige Unterdrückung der Gonadotropinausscheidung beim Menschen durch Progesteron und andere Steroide scheint nur schwer möglich zu sein. Je höher die Gonadotropinausscheidung ist, wie z.B. bei Kastratinnen oder bei Frauen in der Postmenopause, um so leichter kann eine gewisse Hemmung der Gonadotropinausscheidung erreicht werden. Je geringer die Gonadotropinausscheidung ist, wie z.B. bei Frauen in der Geschlechtsreife, bei denen durch die Steroidproduktion der Ovarien schon eine gewisse Hemmung der Gonadotropinausschüttung vorhanden ist, um so schwieriger wird es, durch exogene Steroidhormonzufuhr eine weitere Senkung der Gonadotropinausscheidung zu erreichen [*129*]. So wird es verständlich, daß unter physiologischen Verhältnissen im Cyclus der Frau in der präovulatorischen aber auch in der postovulatorischen Phase bei relativ hoher Steroidhormonproduktion der Ovarien die Gesamtgonadotropine und LH-Aktivitäten nachgewiesen werden können [*120, 124, 125, 541, 658*]. Bei geschlechtsreifen Frauen bewirken 17α-Hydroxyprogesteroncapronat, Norethisteron, Medroxyprogesteron und Lyneostrenol keine [*118*] oder nur eine geringe Senkung der Gonadotropinausscheidung, lediglich der Ausscheidungsgipfel in der Cyclusmitte wird beseitigt [*119, 131—133, 300, 550, 619, 881, 987*]. Auch tierexperimentelle Untersuchungen sprechen für solch eine Wirkung der Gestagene. Obgleich Dosen von 2,0 mg oder mehr/die den Gonadotropingehalt der Hypophyse erhöhten als Zeichen der Hemmung der Freisetzung von Gonadotropinen aus der Hypophyse [*858*], wurde mit dieser Dosis Progesteron weder das Follikelwachstum bei der intakten Ratte [*863*], noch bei der unilateral-ovariektomierten Ratte oder bei der kastrierten Ratte mit einem Ovarautotransplantat unterdrückt [*559*]. Weiterhin ist bei der Behandlung mit Progesteron immer eine Schleimbildung in der Scheide zu beobachten [*179, 559, 863*]. Diese wird nur nach einer kombinierten Einwirkung von Oestrogenen und Progesteron gesehen [*179, 543, 713*].

Die Wirkung des exogen zugeführten Progesterons auf die Gonadotropinausscheidung scheint wesentlich von der Art der Zufuhr und von der Dauer der Applikation abzuhängen. Eine Gabe per os oder intramuskulär führt offenbar zu keiner Veränderung der Gonadotropinausscheidung [*144, 377, 381, 953, 954*]. Intramuskuläre Applikation von Progesteron-Kristall-Suspensionen oder eine tägliche Zufuhr von hohen Dosen Progesteron bewirken eine geringe Verminderung der Gonadotropinausscheidung [*126, 190, 618, 855*].

Andererseits konnte bei geschlechtsreifen Frauen nach intramuskulärer Verabfolgung von 200 mg Progesteron in Form einer Suspension von Mikrokristallen am 6. bzw. 10. Cyclustag verabfolgt, eine reaktive Ausscheidung erhöhter Gonadotropinaktivität beobachtet werden, die in etwa dem Gonadotropingipfel in der Cyclusmitte entsprach. Die in der Cyclusmitte zu erwartende erhöhte spontane Gonadotropinausscheidung blieb aus und wurde auf einen späteren Zeitpunkt verschoben [*133*] (Abb. 2 und 3). Bei Männern wurden ähnliche Befunde erhoben [*484*]. Synthetische Gestagene haben unterschiedliche Wirkungen auf die Gonadotropinausscheidung. 17α-Hydroxyprogesteroncapronat vermindert nicht die erhöhte Gonadotropinausscheidung bei Frauen in der Postmenopause [*126, 133, 299*]. Andere synthetische Gestagene dagegen üben bei Frauen in der Postmenopause einen starken hemmenden Einfluß auf die Hypophyse aus [*133, 158, 274, 599, 619, 645, 699, 850*]. Die Kombination von Progesteron mit anderen Steroiden scheint die zentrale Wirkung von Progesteron zu verstärken. So verursachte bei Affen (M. mulate) eine Progesteronbehandlung in einer Dosierung von 2 oder 20 mg/die über ein Jahr fortgeführt keine Änderung in der Aktivität der Gesamtgonadotropine der Hypophyse. Desgleichen war eine Behandlung mit 10 µg/die Oestradiol ohne Wirkung. Eine kombinierte Behandlung mit 10 µg Oestradiol und 2 mg Progesteron bewirkte dagegen innerhalb von 20 Tagen eine eindeutige Depression der gonadotropen Aktivität [*878*].

Aufgrund der vorliegenden Untersuchungen übt das Progesteron somit keine eindeutige und einheitliche Wirkung auf die generative Ovarialfunktion aus. Die Wirkung scheint abhängig zu sein von dem Zeitpunkt der Einwirkung, der Dauer der Einwirkung und dem Zusammenwirken mit anderen Steroiden. Der am sichersten nachgewiesene Effekt bei chronischer Einwirkung ist die Unterdrückung der Ovulation. Dabei scheint aber das Follikelwachstum z.B. in der Corpus luteum-Phase, die Oestrogensekretion und die Ansprechbarkeit der Ovarien auf exogen zugeführte Gonadotropine nicht beeinflußt zu sein. Die Rolle des Progesterons

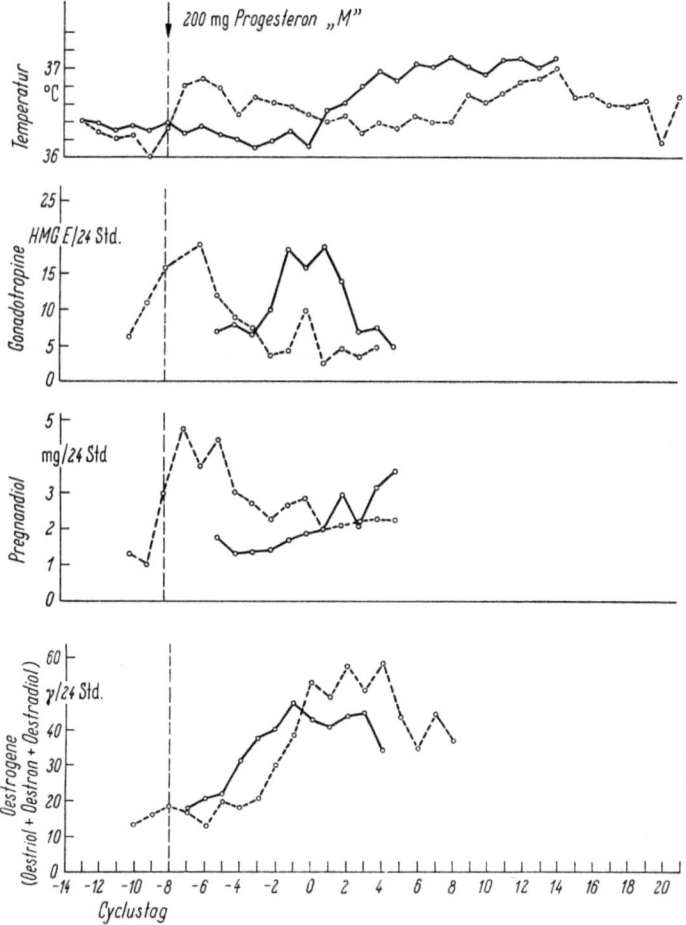

Abb. 2. Wirkung von intramuskulärer Verabfolgung von 200 mg Progesteron als Mikrokristalle am 6. Cyclustag auf die Ausscheidung der Gesamtgonadotropine, des Pregnandiols und der Oestrogene. o———o Werte ohne Behandlung. o-----o Werte nach der Progesteronverabfolgung. (BUCHHOLZ u. Mitarb. [133])

bei diesem Mechanismus scheint noch nicht ganz klar zu sein. Zumal kurzfristige Einwirkungen, Verabfolgung in bestimmten Applikationsformen oder zu bestimmten Zeiten des Cyclus die Auslösung der Ovulation verhindern, aber auch begünstigen und eine erhöhte Gonadotropinausscheidung auslösen kann. Aus diesen Untersuchungsergebnissen kann geschlossen werden, daß das Progesteron vorwiegend den physiologischen Mechanismus kontrolliert, der die plötzliche Freisetzung der Gonadotropine mit der Auslösung der Ovulation bewirkt. Dabei kann es diesen Mechanismus stimulieren oder unterdrücken.

Die Wirkungen des Progesterons auf die Gonadotropinsekretion werden offenbar über das Zentralnervensystem vermittelt. Ein schlüssiger Beweis hierfür liegt zwar noch nicht vor. Die Wirkung des Progesterons auf andere Funktionen des zentralen Nervensystems sowie zahlreiche Beobachtungen machen jedoch wahrscheinlich, daß das Progesteron bei seiner Wirkung auf die generative Ovarialfunktion in die zentrale Steuerung eingreift. So hat das Progesteron unter anderem eine dämpfende Wirkung auf neural gesteuerte Vorgänge. In der Corpus luteum-Phase können emotionelle Zustände beobachtet werden, die einer leichten

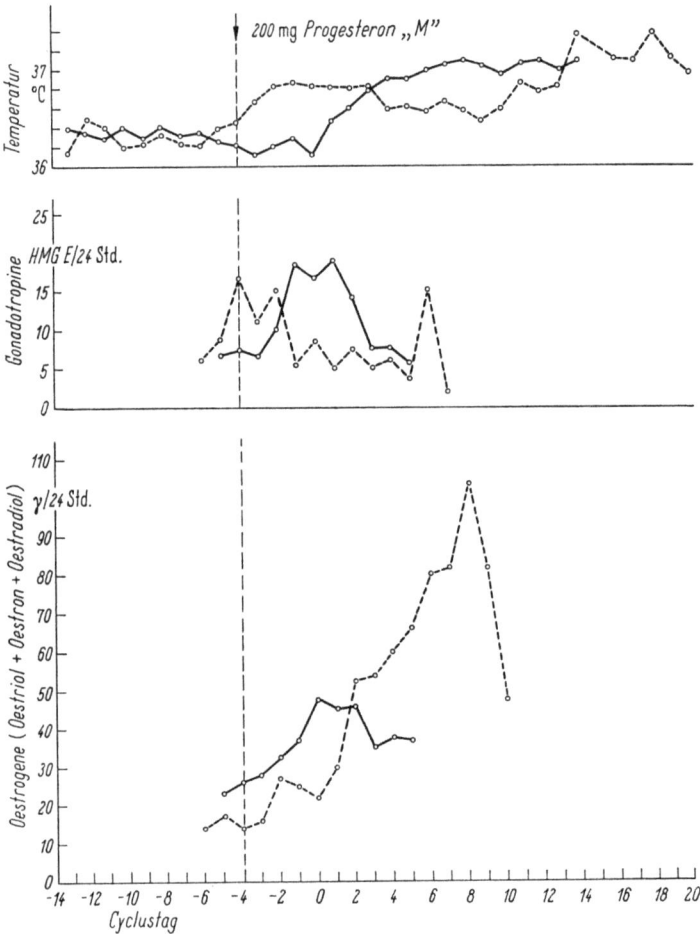

Abb. 3. Wirkung von intramuskulärer Verabfolgung von 200 mg Progesteron als Mikrokristalle am 10. Cyclustag auf die Ausscheidung der Gesamtgonadotropine, des Pregnandiols und der Oestrogene. ○——○ Werte ohne Behandlung. ○-----○ Werte nach der Progesteronverabfolgung. (BUCHHOLZ u. Mitarb. [133])

Depression entsprechen [1, 61, 62]. Auch werden während der Corpus luteum-Phase häufiger Suicide und kriminelle Handlungen beobachtet als in der ersten Cyclushälfte, ebenso wie die Unfallhäufigkeit in dieser Zeit zunimmt [207, 672, 1039]. Desgleichen soll die Güte der Schularbeiten bei Mädchen prämenstruell abnehmen, und die Schulmädchen sollen Zeichen einer verstärkten Vergeßlichkeit und einer geringeren Sorgfalt während dieser Zeit zeigen [206, 208]. Außerdem besitzt das Progesteron eine anaesthesierende Wirkung [711, 918, 919, 1057], die in Form eines synthetischen Pregnanderivates beim Menschen als intravenöses Narkosemittel Verwendung fand [614—616].

Eine weitere zentrale Wirkung des Progesterons scheint die Veränderung des Sexualverhaltens zu sein. Als Beweis hierfür kann angeführt werden, daß geringe

Mengen Progesteron, die in den Seitenventrikeln des Gehirns injiziert werden, beim Hamster die sexuelle Aufnahmefähigkeit erhöhen [569]. Andererseits verhindern Läsionen im Bereich des ventralen Hypothalamus beim Meerschweinchen die Auslösung der sexuellen Aufnahmefähigkeit durch Oestrogen- und Progesteronbehandlung [114]. Die Änderung des Sexualverhaltens scheint nicht spezifisch für Progesteron zu sein, sie kann auch durch andere Steroide, die mit Progesteron verwandt sind, ausgelöst werden, so mit Nebennierenrindenextrakten und Nebennierenrindensteroiden [149, 490, 531, 694] und einer großen Anzahl von synthetischen Gestagenen [574]. Auch Oestrogene, allein verabfolgt, können z. B. bei Katzen eine Brunst auslösen [714, 715], desgleichen bei der Kuh [25, 709]. Aber bei der Kuh wird die dazu erforderliche Menge Oestrogen durch eine Vorbehandlung mit Progesteron verringert [709]. Beim Schaf wird durch Oestrogene der stärkste Brunstzustand [838, 840, 842] nur dann ausgelöst, wenn eine Vorbehandlung mit Progesteron erfolgte [167, 841]. Daraus wird gefolgert, daß das in der Corpus luteum-Phase sezernierte Progesteron das Zentralnervensystem, das für das Sexualverhalten verantwortlich ist, derart vorbereitet, daß es auf die Oestrogene reagieren kann [843].

Der Sitz der Wirkung des Progesterons bei der Beeinflussung des Sexualverhaltens scheint der Hypothalamus zu sein. So konnte bei Kaninchen [185] und Ratten [226] auch nach Entfernung des Neocortex, des Hippocampus oder des Nucleus caudatus noch Brunstverhalten beobachtet werden, während es nach Zerstörung gewisser hypothalamischer Zentren ausblieb. Bei Katzen gelang es nur dann ein Brunstverhalten auszulösen, wenn Stilboestrol-Kügelchen in den hinteren Teil des Hypothalamus implantiert wurden, während Implantationen in andere Teile des Hirns kein Brunstverhalten auslösen konnten [413, 469, 715].

Auch die thermogenetische Wirkung des Progesterons scheint auf einer Beeinflussung des zentralen Nervensystems zu beruhen. Der in der zweiten Cyclushälfte der Frau zu beobachtende Temperaturanstieg [759, 868, 869, 1010, 1011, 1018] kann sowohl bei der Frau [145, 227, 534] als auch beim Mann [862] ebenfalls durch eine Behandlung mit Progesteron erzielt werden. Bei einem Fehlen des Corpus luteum bleibt die Temperatursteigerung aus [580, 581, 759, 1018]. Der thermogenetische Effekt des Progesterons beim Menschen ist offenbar dosisabhängig [534, 862]. Die temperatursteigernde Wirkung scheint nicht spezifisch für Progesteron zu sein. Auch durch Aetiocholanolon [101, 554, 555, 913], Pregnanolon [554] und zahlreiche synthetische Gestagene kann der thermogenetische Effekt ausgelöst werden. In der Schwangerschaft kommt es nach anfänglicher Erhöhung der Temperatur trotz des weiter ansteigenden Progesteronspiegels etwa im IV.—V. Schwangerschaftsmonat wieder zu einem Abfall der Temperatur. Den Temperaturabfall zu dieser Zeit der Gravidität führt LAURITZEN [621] auf eine Densensibilisierung des Hypothalamus für Progesteron zurück.

HOHLWEG u. JUNKMANN [519] nahmen aufgrund ihrer Untersuchungen an, daß die Steroidhormone die gonadotrope Funktion durch ein im Hypothalamus gelegenes „Sexualzentrum" beeinflussen. Die vorwiegend in den letzten 10—15 Jahren erhobenen experimentellen Befunde machen es dagegen wahrscheinlich, daß die Rückkopplungsmechanismen der Sexualhormone zum größten Teil durch zahlreiche neurale Elemente vermittelt werden, die in verschiedenen Teilen des Hypothalamus gelegen sind. Während die Oestrogene die Synthese der beiden Gonadotropine FSH und LH offenbar auch durch eine direkte Wirkung auf die Hypophyse beeinflussen können [95, 353, 846], scheint das Progesteron nur durch einen indirekten neurohormonalen Rückkopplungsmechanismus auf die Gonadotropinsekretion bzw. -produktion einwirken zu können. Bei diesem Mechanismus werden zwei Arten von Rückkopplung angenommen, der „externe" und der "interne" Feed-back [*351*]. Die externe Rückkopplung ist die Grundkopplung, durch welche eine Information geliefert wird von einem charakteristischen Parameter des Funktionszustandes der entsprechenden Erfolgsdrüsen zurück zu der Kontrolleinheit, d.h. zum limbisch-diencephal-hypophysären System. Im allgemeinen dient als Information die Änderung des Spiegels der verschiedenen von den akzessorischen Drüsen produzierten Hormone im Blut. Diese Information muß nicht nur vom Erfolgsorgan geliefert werden, sondern kann auch auf anderen Wegen übermittelt oder durch andere Funktionszustände ausgelöst werden. Dies kann aus der wohlbekannten Tatsache geschlossen werden, daß die Stimulierung des weiblichen Genitaltraktes unter gewissen Umständen beträchtliche Änderungen in der Gonadotropinsekretion hervorrufen kann [*351*].

Der "externe" Feed-back-Mechanismus ist in den meisten Fällen ein negativer Rückkopplungsmechanismus. Bei dem Hirn-Hypophysen-Ovarsystem bedeutet dies, daß die Hormonabgabe aus der Hypophyse vermindert wird, sobald die Hormonbildung in den Ovarien ansteigt und umgekehrt, so daß ein Abweichen der Funktion eines Organs ein entgegengesetztes Abweichen des anderen Organs auslöst, um das Gleichgewicht in dem Funktionszustand beider Organe wieder herzustellen. Es gibt zahlreiche Beweise dafür, daß die negative Rückkopplungskontrolle der Gonadotropinfreisetzung durch physiologische Mengen von Sexualhormonen, insbesondere von Oestrogenen und Androgenen über neurale Strukturen wirken, die im vorderen Hypothalamus bzw. im "hypophysiotropen Areal" gelegen sind [*15, 224, 225, 350, 351, 353, 355, 356, 518, 556, 557, 637, 639, 660*].

Die cyclischen Schwankungen in der Ovarialfunktion, welche immer wieder in der Ovulation gipfeln, sind jedoch nicht durch einen negativen Feed-back zu erklären, sondern machen es wahrscheinlich, daß bei der Kontrolle der Ovarialfunktion auch ein positiver Rückkopplungsmechanismus eine Rolle spielt. Dieser positive Feed-back würde bedeuten, daß der Anstieg der Gonadotropinfreisetzung gleichzeitig erfolgt mit einem Anstieg der Hormonausschüttung aus den Ovarien, so wie es offenbar bei der cyclischen gonadotropen Funktion der Fall ist. Experimentell läßt sich durch geringe Mengen von Oestrogenen die hypophysäre Gonadotropinausscheidung erhöhen [*482*] und die Bildung von Corpora lutea fördern [*516, 517, 710*], wie auch beim Menschen durch eine Progesteronzufuhr in der ersten Cyclushälfte eine erhöhte Gonadotropinausscheidung ausgelöst werden kann [*133*]. Bei bestimmten Tierarten kann das Progesteron die Freisetzung von LH entweder begünstigen oder verhindern, genau so wie es bei vielen Tieren das Brunstverhalten stimulieren oder unterdrücken kann. Aus tierexperimentellen Untersuchungen geht hervor, daß Progesteron zunächst die Freisetzung von LH fördert, sie dann aber unterdrückt [*886*]. Die Förderung der Freisetzung scheint abhängig zu sein von dem Synergismus von Progesteron und Oestrogenen [*886*], so daß letztlich die Art der Wirkung des Progesterons auf die Gonadotropinsekretion abhängig ist von den jeweiligen hormonalen Gegebenheiten, insbesondere von dem Vorhandensein von Oestrogenen. Die durch Oestrogene und Progesteron vorverlegte spontane Freisetzung von LH kann durch neural blockierende Pharmaka verhindert werden [*324, 887, 891*]. Diese Versuche sowie elektrophysiologische Untersuchungen deuten darauf hin, daß die fördernde und hemmende Wirkung der Sexualhormone auf die Hypophyse durch Einwirkungen auf verschiedene neurale Strukturen vermittelt werden [*563*]. Ein weiterer Hinweis für einen positiven Rückkopplungsmechanismus durch Progesteron ergibt sich aus seiner Wirkung auf den Prolactin-inhibiting-factor. Wie schon ausgeführt, wird im Hypothalamus ein Prolactin-inhibiting-factor (PIF) gebildet [*769—771*], durch welchen das Zentralnervensystem dauernd die Sekretion des LTH unterdrückt. ROTHCHILD [*857*] nimmt an, daß Faktoren, welche eine LTH-Sekretion fördern, dies durch eine Unterdrückung der neuralen Hemmung bewirken, und daß z.B. während der Pseudogravidität der Ratte das Progesteron der Faktor sein kann, der durch diesen positiven Feed-back die Sekretion des LTH aufrechterhält [859].

Neben dem Feed-back der peripheren Hormone auf das Zentralnervensystem (external feed-back) gibt es offenbar auch noch einen „internal feed-back", durch welchen die Hypophysenhormone selbst die Aktivität des Zentralnervensystems ändern können. Diese interne Rückkopplung wurde zunächst für die adrenocorticotropen Funktionen nachgewiesen [447], aber auch bei den gonadotropen Funktionen muß an einen solchen „internal feed-back" gedacht werden [890]. Exogen zugeführtes LH kann die elektrische Aktivität des Hypothalamus verändern; eine gleiche Veränderung findet sich beim Kaninchen nach der Kopulation [889]. Da das Kaninchen ein Reflexovulator ist, folgt der Kopulation eine sehr schnelle Freisetzung von LH. Die Änderungen der elektrischen Aktivität nach der Kopulation konnten auch bei kastrierten Kaninchen beobachtet werden. Damit schien bewiesen, daß die Ovarialhormone nicht an diesem Feed-back beteiligt waren [889]. Eine Implantation von LH in den Hypothalamus der Ratte kann die Freisetzung von endogenen LH verhindern [175, 220]. Von besonderem Interesse für die mögliche Bedeutung des internen Feed-back erscheinen die Untersuchungen von NALLAR u. McCANN [729]. Die Kastration beseitigt den negativen Feed-back der Ovarialhormone. Dadurch produziert und sezerniert die Hypophyse vermehrt LH, das im peripheren Plasma nachweisbar ist. Aber auch die LH-Speicherung in der Hypophyse ist deutlich erhöht. Der LRF (luteinizing-releasing-factor) wurde durch diesen Eingriff wider Erwarten aber nicht derartig erhöht, daß er im Plasma nachweisbar war. Erst nachdem die Tiere zusätzlich hypophysektomiert wurden, gelang auch der Nachweis von LRF im Plasma. Es ist daher anzunehmen, zumindestens unter den experimentellen Verhältnissen der Kastration bei der Ratte, daß die hypophysäre Sekretion durch eine Rückkopplung der Hypophysenhormone auf dem viel höheren Niveau gehalten wird. Auch durch andere experimentelle Untersuchungen, nach welchen die Gonadotropine eine Rolle in der Regulation ihrer neuro-humoralen Kontrollen spielen [161, 173—175, 220, 818, 820], kann der interne Feed-back wahrscheinlich gemacht werden. Welche Bedeutung dieser zusätzliche Rückkopplungsmechanismus für die Regulation der Tätigkeit der Hypophyse bei intakten Tieren bzw. bei der Ovulationsauslösung hat, ist noch unbekannt.

An welcher Stelle das Progesteron in dem Feed-back-Mechanismus wirksam wird, ist noch nicht völlig klar. Intracerebrale Injektionen von Progesteron zeigten, daß bei der Henne offenbar der vordere und ventrale Hypothalamus die spezifische Stelle ist, auf welche das Progesteron bei der Förderung der Ovulation einwirkt [811, 812]. Bei der Ratte hatte der mediale präoptische und suprachiasmatische Bezirk unter Einwirkung von Progesteron bzw. Oestrogen die gleiche Funktion [42, 46, 270, 272]. Aber auch in den lateralen Bezirken des Hypothalamus [41, 196, 197], wie auch in den limbischen Mittelhirnbezirken [564, 565, 588) kann das Progesteron seine Wirkung ausüben.

Das Vorhandensein von zwei Rückkopplungskreisen, dem externen und dem internen Feed-back, sowie andere Untersuchungen machen es wahrscheinlich, daß zumindest zwei Mechanismen im zentralen Nervensystem vorhanden sind, welche die Sekretion der hypophysiotropen Substanzen, den FRF, LRF und PIF kontrollieren. Aus Transplantationsversuchen von Hypophysengewebe geht hervor, daß nur solche Transplantate funktionsfähig bleiben, welche in dem oder zumindest nahe dem medialen basalen Hypothalamus (MBH) plaziert werden [346, 444, 445].Es wurde sogar beobachtet, daß weibliche Tiere mit Hypophysengewebe innerhalb des MBH ovulieren können [445]. HALÁSZ u. Mitarb. [444] nannten diesen Bezirk das „hypophysiotrope Areal" (HTA). Der hypophysiotrope Bezirk umfaßt den ganzen Nucleus arcuatus, den ventralen Teil des Nucleus periventricularis anterior und die kleinzellige Region des ventrochiasmatischen Bezirks. In diesem Bezirk wurde auch LRF gefunden [660], wobei HALÁSZ u. Mitarb. [444] annehmen, daß der LRF in einer aktiven Form im ganzen Verlauf der Neurone vorhanden ist, die für seine Produktion verantwortlich sind und nicht nur in den Nervenendigungen, die im Pfortadersystem münden, wie es für die spezifischen Releasing Factoren der Nebennierenrinden- und Schilddrüsenfunktion angenommen wird. HALÁSZ u. Mitarb. schließen aus ihren Untersuchungen weiter, daß die Releasing Factoren in diesem begrenzten anatomischen Bezirk produziert werden oder zumindest in ihrer aktiven Form nur in diesem hypophysiotropen Areal vorhanden sind. Das HTA wird von ihnen als die Endstufe in der Kontrolle der Hypophyse durch das Zentralnervensystem angesehen, wo der neurale Auftrag in einen humoralen Vermittler übersetzt wird.

Die Bedeutung des HTA oder des „medial basal hypothalamus" (MBH), wie GORSKI [407] diesen Bezirk bezeichnet, für die Hypophysenregulation wurde kürzlich durch die chirurgische Resektion der zentral leitenden Nerven des MBH untersucht [407, 442, 443]. Nach völliger Durchtrennung der zentral leitenden Nerven des MBH unterbleibt bei erwachsenen weiblichen Ratten die Ovulation, und die Vaginalcyclen hören auf. Die Weibchen entwickeln einen persistierenden Vaginaloestrus oder Dioestrus. Bei unreifen Weibchen bildet sich ein anovulatorischer persistierender Vaginaloestrus aus; zusätzlich zeigen diese Weibchen eine vorzeitige ovarielle Reifung [813]. Obgleich keine Ovulation erfolgte, kam es sowohl bei den unreifen wie bei den geschlechtsreifen Weibchen nicht zu einer Atrophie der Ovarien, und auch die Steroidproduktion wurde fortgeführt als Zeichen dafür, daß Gonadotropine weiter gebildet wurden. Da die Ovulation ausblieb, wurde gefolgert, daß das neurale Substrat für die cyclische Freisetzung von LH außerhalb des MBH liegen muß. Aufgrund der schon angeführten Versuche mit intracerebralen Injektionen von Progesteron in die verschiedenen Regionen des Hypothalamus, die zur Ovulationsauslösung führten sowie zahlreicher anderer Untersuchungen scheinen tatsächlich noch andere, weiter vorn im Hypothalamus gelegene Bezirke sowohl für die Ovulation wie auch für das Sexualverhalten von Bedeutung zu sein. So bewirken Läsionen im Bereich des vorderen hypothalamisch-präoptischen Bezirkes das Syndrom eines anovulatorischen persistierenden Oestrus [46, 237, 286, 978, 984] und beseitigten das Sexualverhalten [431, 499, 620]. Bei hypophysektomierten Ratten, bei welchen ovulatorische Cyclen durch ein Hypophysentransplantat in das HTA aufrechterhalten wurden, verhinderten Läsionen im Bereich des vorderen hypothalamisch-präoptischen Bezirkes die Ovulation und bewirkten einen persistierenden Vaginaloestrus [445]. Weiterhin kann durch Implantation von kristallinen Oestrogenen in diesen Bezirk bei kastrierten Weibchen Paarungstrieb ausgelöst werden [638]. Durch Stimulierung des präoptischen Bezirks [184] und der davor gelegenen Bezirke [322] kann eine Ovulation ausgelöst werden. Diese Befunde sowie Untersuchungen an androgen-sterilisierten Ratten führten zu der Annahme, daß der Hypothalamus eine zweifache Kontrolle über die Gonadotropinsekretion ausübt [40, 42, 351, 406, 407]. Die eine Ebene wird repräsentiert durch das „HTA" und umfaßt etwa das Gebiet um den Nucleus arcuatus und Nucleus ventromedialis. Dieses Gebiet wirkt direkt auf die Adenohypophyse durch seine hypophysiotropen Substanzen (FRF und LRF), die über das Pfortadersystem zum Hypophysenvorderlappen transportiert werden. Es reguliert die basale, tonische Freisetzung der Gonadotropine, die für die Oestrogenproduktion und das Follikelwachstum erforderlich sind. Obgleich es nicht die rhythmische Ausschüttung der Gonadotropine bewirken kann [407], kann es zumindest in einem gewissen Umfang die Menge der Sekretion dieser Hormone regulieren [352]. Für die cyclische Freisetzung des LH soll ein anderer Bezirk verantwortlich sein, der im Bereich des vorderen Hypothalamus und der Area präoptica gelegen sein soll. Dieser wird als Focus des neurogenen Stimulus für die Ovulation angesehen [406]. Nach neueren Untersuchungen von EVERETT [319] scheint das neurale Substrat für die Ovulationstimulierung sich auf einen trichterförmigen Bezirk auszudehnen, welcher sich vom Septum über die Area praeoptica zum Nucleus ventromedialis erstreckt [136, 184, 186, 318, 321—323, 472, 498, 686]. Eine genauere Lokalisation erscheint noch nicht möglich [407]. Auch für den FSH-Kontrollmechanismus werden Neurone im vorderen Hypothalamus angenommen [97, 266—269, 348, 349, 595, 1011].

Die Frage, welche Faktoren physiologischerweise die cyclischen Freisetzungen des LH und damit die Auslösung der Ovulation bewirken, ist bis heute noch nicht geklärt. Zahlreiche Befunde sprechen dafür, daß das Progesteron hierbei eine wesentliche Rolle spielt. Doch bleiben diese Befunde zunächst als allgemeingültiges Konzept noch hypothetisch, da die Ergebnisse von Tierart zu Tierart differieren können und die wesentlichen Befunde an Ratten, Hühnern und Kaninchen erhoben wurden. Untersuchungen aus dem Arbeitskreis von EVERETT [321, 324—326, 887] zeigten, daß mit Pentobarbital nicht nur bei dem Kaninchen, sondern auch bei der Ratte die Ovulation unterdrückt werden kann. Damit wurde der Beweis erbracht, daß auch bei der Ratte, d.h. einem Spontanovulator, das Zentralnervensystem in diesen Mechanismus miteinbezogen wird. Diese grundlegenden Untersuchungen zeigten weiterhin, daß die pentobarbital-empfindliche Komponente des Prozesses, der zur Ovulation führt, nur eine begrenzte Zeitspanne umfaßt. Wenn Ratten unter genau kontrollierten Verhältnissen mit 14 Std Licht und 10 Std Dunkelheit gehalten wurden, so erfolgt die Freisetzung von LRF (luteinizing releasing factor), durch welchen die Sekretion des Ovulationshormones ausgelöst wird, als Reaktion auf einen neuralen Ovulationsstimulus jeweils zwischen 2 und 4 Uhr am Nachmittag des vaginalen Prooestrus. Dabei erfolgte dieser neurale Stimulus jeden Tag innerhalb dieser „kritischen Periode" von 2 Std [321]. Wenn der neurale Stimulus zur Ovulation eine Periodizität von 24 Std hat, ergibt sich naturgemäß die Frage, warum eine Ovulation bei der Ratte nur alle 4—5 Tage eintritt. Eine gewisse Erklärung dafür kann sein, daß cyclische Schwankungen in der Empfindlichkeit der Ovarfollikel bestehen [407]. Und in der Tat ist am letzten Tag des Dioestrus mehr exogenes LH erforderlich, um eine Ovulation bei der Ratte auszulösen als am Tage des Prooestrus [320]. Es gibt jedoch keinen Beweis dafür, daß täglich die Ausschüttung eines Ovulationshormones aus der Hypophyse erfolgt. Der einzige nachweisbare Abfall des LH-Gehaltes der Hypophyse erfolgt am Nachmittag des vaginalen Prooestrus und nur in dieser Zeit kann LH im Plasma der intakten Ratte nachgewiesen werden. Obgleich also ein täglicher neuraler Stimulus für die Ovulation bei Ratten vorhanden ist, löst dieser Stimulus wahrscheinlich nur am Tage des Prooestrus die Ausschüttung von LH aus [407]. Wenn auch die Schwankungen der Empfindlichkeit der Ovarien nicht genau den Tag bestimmen, an welchem der neurale Stimulus die Ovulation erfolgreich auslöst, so spielt die sekretorische Aktivität des Ovars mutmaßlich eine wesentliche Rolle. Da das Zentralnervensystem täglich einen Stimulus für die Ovulation hervorbringt, muß der hormonale Status am Tage des Prooestrus der kritische Faktor sein, welcher erforderlich ist für die erfolgreiche Übersetzung dieses neuralen Auftrages in die Freisetzung von LRF und LH [407].

Bei den Ratten und auch bei anderen Tierarten spielen sicherlich das Licht, der Geruchssinn, jahreszeitlich bedingte Faktoren und andere Impulse bei der Auslösung der Ovulation eine bis heute noch nicht völlig bekannte Rolle. Diese Faktoren dürften bei höheren Vertebraten und beim Menschen sicherlich in den Hintergrund treten. Welcher Impuls tritt nun hier bei der Auslösung der Ovulation in Erscheinung? Bedeutsam für die Klärung dieser Frage können die Untersuchungen von HILLIARD u. Mitarb. [502] an Kaninchen sein. Bei diesen Reflexovulatoren beginnt unmittelbar nach der Kopulation eine vermehrte LH-Ausschüttung und in den darauffolgenden 6 Std kann im Blut ein erhöhter Gonadotropinspiegel nachgewiesen werden [501]. Diese längere Periode einer gonadotropen Stimulation ist für den Ovulationsprozeß erforderlich, denn wenn die Tiere innerhalb 1 Std hypophysektomiert [333, 1029] werden, oder wenn zwischen 75—95 min nach der Paarung ein ausgiebiger Blutaustausch vorgenommen [1029] oder ein Teil einer zur Ovulation erforderlichen Minimaldosis von exogenem LH innerhalb einer gewissen Zeitperiode weggelassen wird [501], bleibt die Auslösung der Ovulation aus. HILLIARD u. Mitarb. [500, 501, 503] konnten zeigen, daß eine Kopulation eine rasche Synthese und Freisetzung von Δ^4-Pregnen-20α-ol-3-on, nicht aber die von Progesteron aus dem interstitiellen Gewebe des Kaninchenovars bewirkt, und daß LH das einzige Hypophysenhormon ist, das diese starke Reaktion auslöst [273, 500, 501]. Die erhöhte Δ^4-Pregnen-20α-ol-3-on-Sekretion bleibt während der ganzen präovulatorischen Phase bestehen und kann mit dem hohen Plasmaspiegel des endogenen LH in Korrelation gebracht werden [502]. Bei ovariektomierten Kaninchen, die zur Auslösung der Paarung mit Oestrogen vorbehandelt wurden, bewirkt die Kopulation eine vorübergehende Ausschüttung von LH, das innerhalb von 2 Std wieder aus dem Blut verschwindet. Durch die subcutane Injektion von Δ^4-Pregnen-20α-ol-3-on in Öl unmittelbar nach der Paarung kann jedoch bei dem gepaarten ovariektomierten Kaninchen der erhöhte LH-Spiegel im Plasma erhalten werden. Diese Untersuchungen zeigen damit eindeutig, daß dieses Gestagen einen positiven Feed-back auslöst, durch welchen die LH-Ausschüttung bei dem gepaarten Kaninchen verlängert und erhöht wird.

Δ^4-Pregnen-20α-(u. 20β)-ol-3-on werden auch in menschlichen Ovarien produziert [1075]. Obgleich diese Isomere eine gestagene Aktivität bei biologischen Untersuchungen aufwiesen, können sie nicht eine Schwangerschaft bei kastrierten Mäusen [1042] oder Ratten [982] erhalten und sind relativ unwirksam bei der Förderung der Nidation bei kastrierten Kaninchen [828]. Diese Verbindungen sind als metabolische, inaktivierte Produkte des Progesterons anzusehen [1075, 1076] und können auch beim Kaninchen aus Progesteron gebildet werden [502]. Ob das Δ^4-Pregnen-20α-ol-3-on auch beim Menschen oder bei anderen Spontanovulatoren einen positiven Feed-back bewirken und so zur Auslösung der Ovulation beitragen kann, ist nicht bekannt. Wohl aber könnte ein positiver Feed-back-Mechanismus des Progesterons bei allen Tieren zur Auslösung der Ovulation führen. Der Nachweis von Progesteron in der Follikelflüssigkeit von Frauen [514, 932, 1073, 1075] und Tieren [283, 284, 291, 927, 928] sowie im Blut vor der Ovulation bei Frauen [130, 169, 361, 646, 724, 747, 832. 854, 871, 929, 1064], bei Affen [123, 363], Kaninchen [362], Mäusen [440] und Schafen [732] macht einen positiven Feed-back-Mechanismus des Progesterons möglich. Auch die Möglichkeit, bei Frauen mit einer Injektion von Progesteron in Form von Mikrokristallen in der ersten Cyclushälfte eine erhöhte Gonadotropinausscheidung auszulösen [133], weist auf diesen positiven Feed-back hin.

Welche konkreten Voraussetzungen für die Auslösung eines positiven Feed-back-Mechanismus durch Progesteron vorhanden sein müssen, um eine Ovulation auslösen zu können bzw. welche Rolle das Progesteron unter physiologischen Verhältnissen bei der Auslösung der Ovulation spielt und wo der mögliche Angriffspunkt des Progesterons hierbei zu suchen ist, läßt sich heute noch nicht eindeutig beantworten. Es stehen in diesem Komplex noch zu viele Fragen offen, die deutlich machen, daß heute das Wissen über die Kontrolle der Ovulation noch sehr gering ist. Die Vorstellungen über den Auslösungsmechanismus der Ovulation und den Steuerungsmechanismus der generativen Ovarialfunktion sind aus diesem Grunde zur Zeit noch rein hypothetisch.

C. Die Steuerung der Progesteronbildung und -sekretion in der Placenta

Das Vorhandensein von Substanzen mit gestagener Wirkung in der Placenta ist schon sehr lange bekannt [4, 293, 372, 513, 611, 669, 707, 940]. Diese wurden später chemisch als Progesteron identifiziert [246, 473, 743, 773, 879]. Neben Progesteron konnten noch Δ^4-Pregnen-20α-ol-3-on und Δ^4-Pregnen-20β-ol-3-on als Gestagene aus Placentagewebe isoliert werden [364, 1075, 1081, 1084]. Der Nachweis von Progesteron im Placentagewebe gelingt schon ab 2. Schwangerschaftsmonat [1085]. Die Gesamtmenge des Progesterons in der Placenta nimmt im Verlauf der Schwangerschaft zu, dabei ist die Konzentration (µg Progesteron pro 1 g Placentagewebe) im ersten Schwangerschaftsdrittel höher als in der übrigen Zeit [1076, 1085]. Die Menge Progesteron, die täglich in die mütterliche Zirkulation gelangt, liegt nach Berechnungen aus quantitativen Bestimmungen von Progesteron im Uterusvenenblut am Ende der Schwangerschaft bei etwa 190—280 mg placentaren Progesterons [1084, 1085], nach anderen Untersuchungen sogar noch höher [65, 774, 961]. Die Bildung des Progesterons erfolgt offenbar im Syncytium [229, 844, 1045, 1049—1051, 1053, 1055].

Progesteronbestimmungen in Corpora lutea während der Schwangerschaft haben ergeben, daß die Werte während der ersten 3 Monate der Gravidität nicht die Werte der Corpora lutea der Sekretionsphase des Cyclus überschreiten [1075]. Auch in Corpora lutea vom X. Schwangerschaftsmonat konnte noch Progesteron in Mengen von 3,6—15,0 mg/g Gewebe nachgewiesen werden [1076]. Mit diesen Untersuchungen erscheint das Corpus luteum für die Erhaltung der Schwangerschaft beim Menschen nicht die Bedeutung zu haben, wie oft angenommen wurde. Die Tatsache, daß eine Schwangerschaft durch eine sehr frühe Entfernung des Corpus luteum in der Gravidität nicht gestört wird [24, 26, 249, 401, 448, 598, 802, 833, 1006], und daß die Pregnandiolausscheidung dabei unverändert bleiben kann [249, 1006], läßt darauf schließen, daß zumindest die meisten der Gestagene aus der Placenta kommen. Das Corpus luteum hat bei der menschlichen Gravidität offenbar nur in den ersten Tagen oder Wochen nach der Implantation des befruchteten Eies eine wirkliche physiologische Bedeutung für die Produktion des Progesterons [1076]. Die Gestagenbildung im Corpus luteum ist erforderlich, um die kurze Zeitspanne nach der Befruchtung zu überbrücken, bis der junge Trophoblast beginnt Progesteron zu produzieren. Wahrscheinlich beginnt die Produktion der Gestagene im Trophoblasten zu der gleichen Zeit oder kurz nach dem Beginn der Produktion des Choriongonadotropins [1076]. Somit erscheint die fetale Placenta auch in der frühen Schwangerschaft mehr als das mütterliche Corpus luteum die entscheidende Rolle bei der Erhaltung der Schwangerschaft zu spielen.

Neben den Gestagenen gelang noch der sichere Nachweis der Produktion von Choriongonadotropin (HCG) und von Oestrogenen in der Placenta. Neuerdings konnte eine Substanz aus menschlicher Placenta gewonnen werden, die eine prolactinähnliche Wirkung sowie immunologische Beziehungen zum hypophysären Wachstumshormon aufweist [546, 553]. Sie wurde als „human chorionic growth hormone-prolactin (CDP)" bezeichnet [434]. Über die biologische Bedeutung dieses möglicherweise echten placentaren Hormons kann zur Zeit noch nichts ausgesagt werden. Das ausschließlich [254, 640, 934] in der Placenta gebildete Choriongonadotropin (HCG) war das erste gonadotrop-wirksame Hormon, das entdeckt wurde [41]. Die Annahme, daß HCG vorwiegend in den Langhans-Zellen gebildet wird, kann aufgrund der in den letzten Jahren erhobenen histologischen, histochemischen und elektronenmikroskopischen Untersuchungen nicht mehr aufrechterhalten werden [38, 254, 522, 750, 1052]. Aufgrund einiger struktureller und histochemischer Eigentümlichkeiten werden heute auch die Trophoblastriesenzellen der Basalplatte und in den Zellinseln im Bereiche des intervillösen Capillarsystems als Bildungsstätte für das Chorion-Gonadotropin diskutiert [38, 749, 988, 1022]. Da aber spezifische Reaktionen von ausreichender Empfindlichkeit nicht zur Verfügung stehen, können vom chemisch-morphologischen Standpunkt nur sehr allgemeine und vieldeutige Aussagen gemacht werden, und eine endgültige Definition des Zelltyps, der in der Placenta für die Bildung dieses Hormons verantwortlich ist, ist zur Zeit nicht möglich.

Das Choriongonadotropin wird schon sehr bald nach der Befruchtung gebildet und ließ sich in einzelnen Fällen schon vor der errechneten ausgebliebenen Menstruation im Urin nachweisen [955]. Die Konzentration von HCG im Placentagewebe (IU HCG/g Frischgewicht Placenta) steigt zu Beginn der Schwangerschaft rasch an und erreicht ein Maximum zwischen dem 50. und 80. Tage nach Beginn der letzten Menstruationsblutung mit Werten zwischen 200 und 600 IU/g und fällt dann abrupt ab zwischen dem III. und IV. Lunarmonat [247, 252]. Vom V. Schwangerschaftsmonat an bis zum Ende der Gravidität scheint die Konzentration des Hormons in der Placenta in etwa konstant zu bleiben und liegt bei etwa 20 IU/g Placentagewebe [247, 252]. Bei der Verwendung von biologischen Nachweismethoden findet sich ein gleichsinniger Verlauf der Konzentration von HCG im Placentagewebe, im Serum des mütterlichen Armvenenblutes sowie der HCG-Ausscheidung im Harn während der ganzen Schwangerschaft [5, 1074]. Bei Bestimmung des HCG mit immunologischen Methoden im Serum [112] und im Harn [155, 656] konnte im Gegensatz zu den Bestimmungen mit biologischen Methoden im letzten Schwangerschaftsdrittel ein zweiter, weniger ausgeprägter HCG-Gipfel gefunden werden.

Die Sekretionsrate von HCG in 24 Std ist unbekannt. Da zirka 10% der zirkulierenden HCG-Menge mit dem Harn ausgeschieden werden soll, kann geschätzt werden, daß etwa 500000 bis 1 Mill I.U. während der Zeit der höchsten Sekretion und etwa 100000 I.U. während der zweiten letzten Trimester innerhalb von 24 Std von der Placenta sezerniert werden [254]. Allerdings können diese Zahlen noch nicht als verbindlich angesehen werden.

Die biologische Aktivität des HCG entspricht im wesentlichen der biologischen Wirkung des hypophysären LH [254], (s. Abschnitt A, IV), doch enthält es auch ein follikelstimulierendes Prinzip, welches dem follikelstimulierenden Faktor im menschlichen Postmenopausenharn sehr ähnlich ist [532]. Die Produktion des HCG erfolgt offenbar autonom. Gegen die Annahme eines hypophysären placentotropen Prinzips, durch welches die Produktion des HCG stimuliert werden kann [608, 609], spricht die Tatsache, daß auch bei hypophysektomierten graviden Frauen die HCG-Ausscheidung erhalten bleibt, und somit offenbar die placentare HCG-Bildung von der mütterlichen Hypophyse unabhängig ist [640].

Die physiologische Bedeutung des Choriongonadotropins ist noch recht unklar. HISAW [506] hatte das HCG als Luteotropin bezeichnet. Diese Bezeichnung bezieht sich auf die noch heute gültige Vorstellung, daß in der frühen Schwangerschaft das HCG die Funktion des Corpus luteum aufrechterhält und es befähigt Progesteron zu produzieren. Direkte experimentelle Beweise für diese Vorstellung fehlen allerdings [254]. Mit Ausnahme der allerersten Wochen der Schwangerschaft ist das Corpus luteum nicht notwendig [24, 26, 249, 401, 439, 448, 598, 802, 833, 1006]. Da das HCG während der ganzen Schwangerschaft in großen Mengen sezerniert wird, ergibt sich in der späten Schwangerschaft keine Erklärung für seine luteotrope Wirkung. Auch die Vermutung, daß HCG für die Synthese der placentaren Oestrogene benötigt wird [942], konnte bisher noch nicht bestätigt werden. Über einen möglichen Einfluß des HCG auf die Progesteronproduktion oder -sekretion der Placenta ist nichts bekannt. Versuche, die Sekretion von Gestagenen und Oestrogenen durch die Zufuhr von hohen Dosen HCG nach dem III. Schwangerschaftsmonat zu stimulieren, führten zu keinem Erfolg [249, 903].

Obwohl HCG keinen Einfluß auf die Biosynthese von Progesteron *in vitro* hat [1014], zeigten *in vitro*-Perfusionsversuche an Placenten, daß die Citratverwertung durch die perfundierte Placenta erst dann ansteigt, wenn HCG der Perfusionsflüssigkeit beigefügt wird [1003]. Weiterhin wird Oestradiol durch die perfundierte Placenta nur dann in Oestriol, 2-Metoxy-Oestron und 16-*epi*-Oestriol umgewandelt, wenn HCG der Perfusionsflüssigkeit zugefügt wird [1001, 1002]. Aufgrund weiterer Perfusionsversuche an menschlichen Placenten scheint die Wirkung des HCG vor allem in einer Förderung der Hydroxylierung und damit der Oestrogen-Aromatisierung zu liegen [1013]. Diese Befunde werfen die Frage nach der möglichen Existenz eines autoregulatorischen Mechanismus in der Placenta auf und lassen an neue Möglichkeiten für die Erklärung der Rolle des HCG bei den endokrinen Funktionen der Placenta denken [254]. Auch sonst sind über die endokrine Funktion der Placenta im letzten Dezennium neue Vorstellungen erwachsen. Insbesondere die hormonalen Beziehungen zwischen Placenta und Fetus haben in den letzten Jahren vermehrt Beobachtung gefunden. Diese Untersuchungen haben gezeigt, daß die isolierte Betrachtung der Placenta als steroidbildendes Organ nicht mehr ausreicht, um die Steroidhormonbildung in der Schwangerschaft zu verstehen. Embryoblast und Trophoblast bleiben trotz ihrer Differenzierung in zwei anatomisch unterschiedliche Systeme in endokrin funktioneller Hinsicht ein System. Diese „fetoplacentare Einheit" [248, 434, 874, 959, 1017, 1079, 1080] stellt ein endokrines System dar, welches die für die Schwangerschaft notwendige Steroidhormonbildung garantiert. Die jeweilige Entwicklung der fetalen und placentaren Enzymmuster für den Steroidstoffwechsel ermöglicht außerordentlich fein abgestimmte biochemische Reaktionen innerhalb des kombinierten Gesamtsystems. Diese endokrin-regulativen Vorgänge ermöglichen einerseits die ungestörte Entwicklung des Fetus bzw. die Beendigung der Schwangerschaft bei optimal lebensfähiger Frucht, andererseits sind sie für die Entwicklung des Fetus selbst von Bedeutung [1080].

Die wesentlichsten Untersuchungen über die Bedeutung des Progesterons in der fetoplacentaren Einheit stammen aus dem Arbeitskreis von ZANDER [872, 1074, 1076, 1078, 1079, 1080]. Die Bildung des Progesterons in der Placenta kann sowohl aus Cholesterin, Pregnenolon, aber auch aus Acetat möglich sein [1083]. Ein wesentlicher Teil des Progesterons, zumindest in der Schwangerschaftsmitte und am Ende der Schwangerschaft scheint aus Pregnenolon zu entstehen [794]. Da die Placenta relativ arm ist an Enzymen, welche für die Bildung des Progesteronvorläufers Pregnenolon notwendig sind, muß angenommen werden, daß Progesteron nur zu einem Teil in einer de novo-Synthese in der Placenta gebildet wird. Ein wesentlicher Teil dürfte durch Umwandlung von Pregnenolon bzw.

seinem Sulfat entstehen. Diese kann entweder aus dem mütterlichen oder dem fetalen Organismus stammen und auf dem Blutwege zur Placenta transportiert werden [*289, 875, 1080*].

Aus der Placenta wird das Progesteron an den Uterus und den mütterlichen Organismus sowie in nicht unerheblichen Mengen an den Fetus abgegeben [*870, 1077, 1078*]. Das Progesteron wird im Fetus schon im I. Schwangerschaftsdrittel in kürzester Frist zu einem wesentlichen Teil in verschiedenste Steroide umgewandelt [*959, 960, 1077—1079*]. Unter anderem in die schwächer wirksamen Gestagene Δ^4-Pregnen-20α-ol-3-on und Δ^4-Pregnen-20β-ol-3-on, die vorwiegend als fetale Umwandlungsprodukte des placentaren Progesterons angesehen werden müssen [*870, 1075, 1077*]. In der Placenta werden sie wieder in das gestagen stärker wirksame Progesteron umgewandelt. Nach ZANDER [*870, 1080*] kann man somit von einem placento-fetalen Kreislauf sprechen. Ein Teil des Progesterons wird im Feten in Pregnandiol umgewandelt und dort offenbar als Sulfat konjugiert [*1082*]. Ob das fetale 17α-Hydroxyprogesteron in der Placenta für die Synthese von Oestrogenen verwendet wird, kann ebenfalls diskutiert werden [*1078*].

Für den Schutz und die Erhaltung der Schwangerschaft ist die physiologische Bedeutung der feto-placentaren Einheit beim Menschen verständlich und in weitem Umfang auch experimentell belegt. Unklar erscheinen jedoch die innersekretorischen Stoffwechselsteuerungen, die zum Zeitpunkt der Reifung des Kindes oder bei Störungen des hormonalen Gleichgewichtes, z.B. beim Absterben des Kindes, zur Auslösung des Geburtsmechanismus führen. Aus tierexperimentellen Untersuchungen beim Kaninchen geht hervor, daß der Uterus gegen Oxytocin unempfindlich bleibt, solange ein aktives Corpus luteum vorhanden ist [*586*] und Progesteron gebildet wird [*199—201*]. Beim Kaninchen sinkt vor der Geburt der Blutprogesteronspiegel ab [*717*], und es kommt damit etwa 24 Std vor der Geburt zu einem Entzug des sog. „Progesteronblockes" [*199,200*]. Durch eine Behandlung mit Progesteron kann nach Entfernung der Ovarien beim Kaninchen die Tragzeit verlängert werden [*64, 376*]. Da jedoch beim Kaninchen und auch bei der Ratte sowie bei der Maus das Progesteron im Corpus luteum gebildet wird, beim Menschen jedoch in der Placenta, können diese, durch tierexperimentelle Untersuchungen gut fundierten Vorstellungen, nicht auf den Menschen übertragen werden. Beim Menschen steigt der Progesteronspiegel bis zur Geburt weiter an, und eine Verlängerung der Schwangerschaft durch Progesteron über den Termin hinaus, wie es beim Kaninchen möglich ist, kann bei der Frau nicht erreicht werden. Eine Abnahme des Blutprogesteronspiegels oder der Pregnandiolausscheidung im Zusammenhang mit der Geburt konnte bisher noch nicht nachgewiesen werden [*1080*]. Trotz der Zunahme des Progesteronspiegels am Ende der Zeit steigt jedoch die Oxytocinempfindlichkeit des Uterus sowie seine spontane Aktivität gegen Ende der Zeit an. Untersuchungen über den Progesteronspiegel des Uterusvenenblutes bei durch intrauterine Kochsalzinstillationen ausgelösten Aborten ergaben, daß es trotz des Ingangkommens des Abortes mit entsprechender Wehentätigkeit nicht zu einem signifikanten Abfall der Progesteronausschüttung seitens der Placenta kommt [*379*]. Die Progesteronkonzentration im intravillösen Raum und im fetalen Nabelvenenblut liegt bei intakter Gravidität etwa zehnmal höher als im peripheren Blut der Mutter [*378*]. Dieses Konzentrationsverhältnis zwischen den Werten im intervillösen Raum und dem peripheren Blut der Mutter bleibt auch beim Kochsalzabort erhalten [*931*]. Zur Zeit muß daher angenommen werden, daß weder im mütterlichen noch im fetalen, noch im intervillösen Blut der Placenta ein Abfall der Progesteronkonzentration in Zusammenhang mit der Geburtsauslösung steht.

Aufgrund der vorliegenden Untersuchungen kann somit nur festgestellt werden, daß die Placenta Progesteron produziert und sowohl in den mütterlichen wie auch in den fetalen Kreislauf sezerniert. Die Faktoren, welche die Synthese des Progesterons regulieren, sind jedoch noch völlig unbekannt. Unklar erscheint auch die physiologische Bedeutung des während der ganzen Schwangerschaft produzierten HCG. Zusammenhänge zwischen der HCG- und der Progesteronproduktion in der Placenta sind nicht bekannt. Als gesichert angesehen werden muß, daß der Fetus aktiv teilnimmt an dem Progesteronstoffwechsel. Durch die Umwandlung und Konjugation der biologisch stark wirksamen placentaren Hormone in schwächer wirksame Substanzen kann er sich offenbar gegen ihre Wirkungen schützen. Und es ist durchaus denkbar, daß der Fetus mit seiner Einschaltung in das Gesamtsystem Uterus, Placenta und Fetus durch quantitative und qualitative Änderungen des fetalen Stoffwechsels placentarer Hormone wesentlich zur Regulation der hormonalen Aktivität der Placenta beiträgt.

Literatur

[1] ABRAMSON, M., and J. R. TORGHEBE: Weight, temperature changes, and psychosomatic symptomatology in relation to the menstrual cycle. Amer. J. Obstet. Gynec. 81, 223 (1961).
[2] ADAMS, J. H., P. M. DANIÉL, and M. M. L. PRICHARD: The effect of stalk section on the volume of the pituitary gland of the sheep. Acta endocr. (Kbh.) 43, Suppl. 81 (1963).
[3] — — — Distribution of hypophysial portal blood in the anterior lobe of the pituitary gland. Endocrinology 75, 120 (1964).
[4] ADLER, A., P. DE FREMERY, and M. TAUSK: Progestin in placental extracts. Nature (Lond.) 133, 293 (1934).
[5] ALBERT, A., and J. BERKSON: A clinical bio-assay for chorionic gonadotropin. J. clin. Endocr. 11, 805 (1951).
[6] ALLEN, E.: Physiology of the ovaries. J. Amer. med. Ass. 116, 405 (1941).
[7] ALLOITEAU, J. J.: Effets de doses minimes de progestérone sur l'oestrus permanent consécutif à des lésions hypothalamiques chez la ratte. C. R. Soc. Biol. (Paris) 148, 223 (1954).
[8] — Effets de doses minimes de progéstérone sur les fonctions gonatotropes de la ratte en oestrus permanent hypothalamique. C. R. Soc. Biol. (Paris) 148, 875 (1954).
[9] AMOROSO, E. C., and F. H. A. MARSHALL: External factors in sexual periodicity. In: Marshall's Physiology of Reproduction. 3rd ed., vol. 1, part 2. Ed. A. S. PARKES, p. 707. London: Longmans, Green 1960.
[10] ANDERSON, L. L., A. M. BOWERMAN, and R. M. MELAMPY: Neuro-utero-ovarian relationships. In: Advances in Neuroendocrinology. Ed. A. V. NALBANDOV, p. 345. Urbana: University of Illinois Press 1963.
[11] ANDERSON, R. R., and W. H. MCSHAN: Luteinizing hormone levels in pig, cow and rat blood plasma during the estrous cycle. Endocrinology 78, 976 (1966).
[12] ANDREOLI, C.: Neural factors in human pseudopregnancy. Gynaecologia (Basel) 150, 12 (1960).
[13] ANTUNES-RODRIGUES, J., A. P. S. DHARIWAL, and S. M. MCCANN: Effect of purified luteinizing hormone-releasing factor (LH-RF) on plasma LH activity at various stages of the estrous cycle of the rat. Proc. Soc. exp. Biol. (N.Y.) 122, 1001 (1966).
[14] APOSTOLAKIS, M., G. BETTENDORF u. K. D. VOIGT: Klinisch-experimentelle Studien mit menschlichen hypophysärem Gonadotropin. Acta endocr. (Kbh.) 41, 14 (1962).
[15] ARAI, J.: Response of hypothalamus to oestrogen in spayed rats. Zool. Mag. (Tokyo) 71, 333 (1962).
[16] ARIMURA, A., T. SAITO, E. E. MÜLLER, C. J. BOWERS, S. SAWANO, and A. V. SCHALLY: Absence of prolactin-release inhibiting activity in highly purified LH-relasing factor. Endocrinology 80, 972 (1967).
[17] — A. V. SCHALLY, T. SAITO, E. E. MÜLLER, and C. J. BOWERS: Induction of ovulation in rats by highly purified pig LH-releasing factor (LRF). Endocrinology 80, 515 (1967).
[18] ARMSTRONG, D. T., and D. L. BLACK: Influence of luteinizing hormone on corpus luteum metabolism and progesterone biosynthesis throughout the bovine cycle. Endocrinology 78, 937 (1966).
[19] — J. O'Brien, and R. O. GREEP: Effects of luteinizing hormone on progestin biosynthesis in the luteinized rat ovary. Endocrinology 75, 488 (1964).

[20] ASCHHEIM, S., u. B. ZONDEK: Hypophysenvorderlappen und Ovarium. Beziehungen der endokrinen Drüsen zur Ovarialfunktion. Arch. Gynäk. **130**, 1 (1927).
[21] — — Hypophysenvorderlappenhormon und Ovarialhormon im Harn von Schwangeren. Klin. Wschr. **6**, 1322 (1927).
[22] — — Schwangerschaftsdiagnose aus dem Harn (durch Hormonnachweis). Klin. Wschr. **7**, 8 (1928).
[23] — — Die Schwangerschaftsdiagnose aus dem Harn durch Nachweis des Hypophysenvorderlappenhormons. Klin. Wschr. **7**, 1404, 1453 (1928).
[24] ASDELL, S. A.: Growth and function of corpus luteum. Physiol. Rev. **8**, 313 (1928).
[25] — J. DE ALBA, and J. S. ROBERTS: The levels of ovarian hormones required to induce heat and other reations in the ovariectomized cow. J. animal Sci. **4**, 277 (1945).
[26] ASK-UPMARK, M. E.: Le corps jaune est-il nécessaire pour l'accomplissement physiologique de la gravidité humaine? Acta obstet. gynec. scand. **5**, 211 (1926).
[27] ASTWOOD, E. B.: The regulation of corpus luteum function by hypophysial luteotropin. Endocrinology **28**, 309 (1941).
[28] — Tests for luteotrophin. Ciba Found. Coll. Endocrinology **5**, 74 (1953).
[29] —, and H. L. FEVOLD: Action of progesterone on the gonadotropic activity of the pituitary. Amer. J. Physiol. **127**, 192 (1939).
[30] —, and R. O. GREEP: A corpus luteum-stimulating substance in the rat placenta. Proc. Soc. exp. Biol. (N.Y.) **38**, 713 (1938).
[31] ASCHNER, B.: Über die Beziehungen zwischen Hypophysis und Genitale. Arch. Gynäk. **97**, 200 (1912).
[32] AUSTIN, C. R., and A. W. H. BRADEN: Austr. J. biol. Sci. **7**, 179 (1954); cited by B. FLERKÓ, Gonadotropin secretion in the female. In: Neuroendocrinology, vol. I, p. 613. Ed. L. MARTINI and W. F. GANONG. New York and London: Academic Press 1966.
[33] AVERILL, R. L. W.: The production of living sheep eggs. J. agr. Sci. **50**, 17 (1958).
[34] AVERILL, S. C., E. W. RAY, and W. R. LYONS: Maintenance of pregnancy in hypophysectomized rats with placental implants. Proc. Soc. exp. Biol. (N.Y.) **75**, 3 (1950).
[35] BAHN, R. C., and R. W. BATES: Histologic criteria for detection of prolactin: lack of prolactin in blood and urine of human subjects. J. clin. Endocr. **16**, 1337 (1956).
[36] BAILEY, P., and F. BREMER: Experimental diabetes insipidus. Arch. intern. Med. **28**, 773 (1921).
[37] BAKER, L. H., L. C. ULBERG, R. H. GRUMMER, and L. E. CASIDA: Inhibition of heat by progesterone and its effect on subsequent fertility in gilts. J. animal. Sci. **13**, 648 (1954).
[38] BARGMANN, W.: Über den Bildungsort der Choriongonadotropine und Placentasteroide. Geburtsh. u. Frauenheilk. **17**, 865 (1957).
[39] BARRACLOUGH, C. A.: Production of anovulatory, sterile rats by single injections of testosterone propionate. Endocrinology **68**, 62 (1961).
[40] — Modifications in the CNS regulation of reproduction after exposure of prepubertal rats to steroid hormone. Recent Progr. Hormone Res. **22**, 503 (1966).
[41] —, and B. A. CROSS: Unit activity in the hypothalamus of the cyclic female rat: effect of genital stimuli and progesterone. J. Endocr. **26**, 339 (1963).
[42] —, and R. A. GORSKI: Evidence that the hypothalamus is responsible for androgen-induced sterility in the female rat. Endocrinology **68**, 68 (1961).
[43] —, and J. H. LEATHEM: Infertility induced in mice by a single injection of testosterone propionate. Proc. Soc. exp. Biol. (N.Y.) **85**, 673 (1954).
[44] —, and C. H. SAWYER: Inhibition of the release of pituitary ovulatory hormone in the rat by morphine. Endocrinology **57**, 329 (1955).
[45] — — Blockade of the release of pituitary ovulating hormone in the rat by Chlorpromazine and Reserpine: Possible mechanism of action. Endocrinology **61**, 341 (1957).
[46] — S. YRARRAZAVAL, and R. HATTON: A possible hypothalamic site of action of progesterone in the facilitation of ovulation in the rat. Endocrinology **75**, 838 (1964).
[47] BARRNETT, R. J., and J. MAYER: Endocrine effects of hypothalamic lesions. Anat. Rec. **118**, 374 (1954).
[48] BARRY, J., G. BISERTE, G. LEFRANC, J. LEONARDELLI et Y. MOSCHETTO: Recherches sur le site d'élaboration hypothalamique du facteur préhypophysiotrope controlant la sécrétion de LH-ICSH chez le cobaye. C. R. Acad. Sci. (Paris) **263**, 536 (1966).
[49] — J. LEONARDELLI, G. LEFRANC et J. C. FOURLINNIE: Effets de l'injection d'extraits frais de noyau hypothalamique latérodorsal interstital de cobaye sur le taux de cholestérol ovarien de rattes préparées pour le test de BELL, MUKERIJ et LORAINE. C. R. Soc. Biol. (Paris) **159**, 1192 (1965).

[50] BARTOSIK, D., E. B. ROMANOFF, D. J. WATSON, and E. SCRICCO: Luteotropic effects of prolactin in the bovine ovary. Endocrinology 81, 186 (1967).
[51] BASS, F.: L'amenorrhéa au camp de concentration de terezin (Theresienstadt). Gynaecologia (Basel) 123, 211 (1947).
[52] BASTIAN, J. W., and M. X. ZARROW: Failure of nembutal to block ovulation in the hen. Proc. Soc. exp. Biol. (N.Y.) 79, 249 (1952).
[53] BATES, R., E. L. LAHR, and O. RIDDLE: The gross action of prolactin and follicle-stimulating hormone on the mature ovary and sex accessories of fowl. Amer. J. Physiol. 111, 361 (1935).
[54] BATES, R. W., O. RIDDLE, and E. L. LAHR: On the protein nature of prolactin and of follicle-stimulating hormones. Proc. Soc. exp. Biol. (N.Y.) 31, 1223 (1934).
[55] BECHER, H.: Über ein vegetatives, zentralnervöses Kerngebiet in der Netzhaut des Menschen und der Säugetiere. Acta neuroveg. (Wien) 8, 421 (1954).
[56] BECKER, K. L., and A. ALBERT: Urinary excretion of follicle-stimulating and luteinizing hormones. J. clin. Endocr. 25, 962 (1965).
[57] BELENER, L. N., and A. M. KABAK: Atrophic changes in the genital tract of male rat following hypothalamic lesion. Probl. Éndokr. horm. Therap. (Moscow) 1, 3 (1961).
[58] BELL, E. T., S. MUKERIJ, J. A. LORAINE, and S. F. LUNN: The relationship of gonadotrophin excretion to ovulation during the menstrual cycle. Acta endocr. (Kbh.) 51, 578 (1966).
[59] BELLERBY, C. W.: The relation of the anterior lobe of the pituitary to the reproductive organs. Lancet 1928 I, 1168.
[60] BELLOWS, R. A., A. L. POPE, R. K. MEYER, A. B. CHAPMANN, and L. E. CASIDA: Physiological mechanism in nutritionally induced differences in ovarian activity of mature ewes. J. animal. Sci. 22, 93 (1963).
[61] BENEDEK, T., and B. B. RUBENSTEIN: The correlation between ovarian activity and psychodynamic processes: I. The ovulative phase. Psychosom. Med. 1, 245 (1939).
[62] — — The correlation between ovarian activity and psychodynamic processes: II. The menstrual phase. Psychosom. Med. 1, 461 (1939).
[63] BENEDICT, P. H., and F. ALBRIGHT: Amenorrhoea with normal follicle-stimulating hormone (FSH): follow-up report of 60 cases. J. clin. Endocr. 14, 765 (1954).
[64] BENGTSSON, L. P.: Endocrine factors in labour. Acta obstet. gynec. scand., Suppl. 1, 41, 81 (1962).
[65] —, and P. M. EJARQUE: Production rate of progesterone in the last month of human pregnancy. Acta obstet. gynec. scand. 43, 49 (1964).
[66] BENOIT, J.: Activation sexuelle obtenue chez le canard par l'éclairement artificiel pendant la période de repos génital. C. R. Acad. Sci. (Paris) 199, 1671 (1934).
[67] — Hypophysectomie et éclairement artificel chez le canard male. C. R. Soc. Biol. (Paris) 120, 1326 (1935).
[68] — Opto-sexual reflex in the duck: physiological and histological aspects. Yale J. Biol. Med. 34, 97 (1961).
[69] — Action of visible light through the medium of the eye on various functions of the vertebrate organism, particulary the function of reproduction. Gen. comp. Endocr., Suppl. 1, 254 (1962).
[70] —, et I. ASSENMACHER: Circulation porte tubéro-préhypophysaire chez le canard domestique. C. R. Soc. Biol. (Paris) 145, 1112 (1951).
[71] — — Etude préliminaire de la vascularisation de l'appareil hypophysaire du canard domestique. Arch. Anat. micr. Morph. exp. 40, 27 (1951).
[72] — — Rapport entre la stimulation sexuelle préhypophysaire et la neurosécrétion chez l'oiseau. Arch. Anat. micr. Morph. exp. 42, 334 (1953).
[73] — — Le contrôle hypothalamique de l'activité préhypophysaire gonadotrope. J. Physiol. (Paris) 47, 427 (1955).
[74] — — The control by visible radiations of the gonadotropic activity of the duck hypophysis. Recent Progr. Hormone Res. 15, 143 (1959).
[75] —, and L. OTT: External and internal factors in sexual periodicity. Yale J. Biol. Med. 17, 27 (1944).
[76] BERGERS, A. C. J., and C. H. LI: Amphibian ovulation in vitro induced by mammalian pituitary hormones and progesterone. Endocrinology 66, 255 (1960).
[77] BERGMAN, P., and T. WAHLÉN: The effect of chorionic gonadotrophic therapy on the human ovary. Histological analysis of the ovary and of the endometrium of women with metropathia hemorrhagica cystica treated with chorionic gonadotrophic hormones. Acta endocr. (Kbh.) 9, 69 (1952).
[78] BETTENDORF, G.: Die Regulierung der Ovarialfunktion. Ärztl. Forsch. 6, I/308 (1962).
[79] — Human hypophysial gonadotrophin in hypophysectomized women. Int. J. Fertil. 8, 799 (1963).

[80] BETTENDORF, G.: Human hypophyseal gonadotropin (HMG) and its clinical effects. Int. J. Fertil. **9**, 351 (1964).
[81] — Die Ovulation, Physiologie und medikamentöse Auslösung. Arch. Gynäk. **202**, 132 (1964).
[82] — M. APOSTOLAKIS u. K. D. VOIGT: Darstellung hochaktiver Gonadotropinfraktionen aus menschlichen Hypophysen und deren Anwendung beim Menschen. Berichte III. Weltkongr. Gynäk. u. Geburtsh. 1961, Wien, S. 76.
[83] —, u. M. BRECKWOLDT: Klinisch-experimentelle Untersuchungen mit hypophysären Human-Gonadotropin. Arch. Gynäk. **199**, 423 (1964).
[84] — — K. KNÖRR u. H. E. STEGNER: Gravidität nach Hypophysektomie und Behandlung mit hypophysärem Humangonadotropin. Dtsch. med. Wschr. **89**, 1952 (1964).
[85] BICKENBACH, W., u. E. PAULICOVICS: Hemmung der Follikelreifung durch Progesteron. Zbl. Gynäk. **68**, 153 (1944).
[86] BIDDULPH, C., R. K. MEYER, and L. G. GUMBRECK: The influence of estriol, estradiol and progesterone on the secretion of gonadotropic hormones in parabiotic rats. Endocrinology **26**, 280 (1940).
[87] BISSONETTE, T. H.: Studies on the sexual cycle in birds. Amer. J. Anat. **45**, 289 (1936).
[88] — The avenue of reception of sexually stimulating light in ferrets. Anat. Rec. **64**, Suppl. 3, 89 (1936).
[89] — Influence of light on the hypophysis. Endocrinology **22**, 92 (1938).
[90] BLAKE, H. VAN, M. A. BRUNNER, and W. HANSEL: Use of 6-chloro-Δ^6-dehydro-17-acetoxyprogesterone (CAP) in estrous cycles synchronization of dairy catte. J. Dairy Sci. **46**, 459 (1963).
[91] BLEULER, M.: Endokrinologische Psychiatrie. Stuttgart: Georg Thieme 1954.
[92] BLISS, E. L., and C. J. MIGEON: Endocrinology of anorexia nervosa. J. clin. Endocr. **17**, 766 (1957).
[93] BLOCK, E.: Quantitative morphological investigations of the follicular system in women. Acta endocr. (Kbh.) **8**, 33 (1951).
[94] BOGDANOVE, E. M.: Selectivity of the effects of hypothalamic lesions on pituitary trophic hormone secretion in the rat. Endocrinology **60**, 689 (1957).
[95] — Direct gonad-pituitary feedback: an analysis of effects of intracranial estrogenic depots on gonadotrophin secretion. Endocrinology **73**, 696 (1963).
[96] — and N. S. HALMI: Effects of hypothalamic lesions and subsequent propylthiouracil treatment on pituitary structure and function in the rat. Endocrinology **53**, 274 (1953).
[97] —, and H. C. SCHOEN: Precocious sexual development in female rats with hypothalamic lesions. Proc. Soc. exp. Biol. (N.Y.) **100**, 664 (1959).
[98] — B. M. SPIRTOS, and N. S. HALMI: Further observations on pituitary structure and function in rats bearing hypothalamic lesions. Endocrinology **57**, 302 (1955).
[99] BOHANAN, E. H.: Effects of environmental factors on the length of the oestrus cycle in the rat. Amer. J. Hyg. **29**, 1 (1939).
[100] BOLING, J. L., and R. J. BLANDAU: The estrogen-progesterone induction of mating responses in the spayed female rat. Endocrinology **25**, 359 (1939).
[101] BONDY, P. K., G. L. COHN, W. HERRMANN, and K. R. CRISPELL: The possibility of etiocholanolone to periodic fever. Yale J. Biol. Med. **30**, 395 (1958).
[102] BORTH, R., B. LUNENFELD, and A. MENZI: Pharmacologic and clinical effects of a gonadotropin preparation from human postmenopausal urine. In: Human pituitary gonadotropins, ed. by A. ALBERT, p. 255. Springfeld: Ch. C. Thomas 1961.
[103] — et H. DE WATTEVILLE: Activité gonadotrope d'un extrait d'urines de femmes en ménopause. Experinetia (Basel) **10**, 266 (1954).
[104] — — — Day-to-day variation in urinary gonadotrophin and steroid levels during the normal menstrual cycle. Fertil. and Steril. **8**, 233 (1957).
[105] BOWMAN, W. E., and E. C. REIFENSTEIN: Influence of the central nervous system on the menstrual cycle. In: Progress in clinical endocrinology, ed. S. SOSKIN. New York: Grune and Stratton 1950.
[106] BRADBURY, J. T.: Permanent after-effects following masculinization of infantile female rat. Endocrinology **28**, 101 (1941).
[107] — Ovarian influence on the response of the anterior pituitary to estrogens. Endocrinology **41**, 501 (1947).
[108] — W. E. BROWN, and L. A. GRAY: Maintenance of the corpus luteum and the physiologic activities of progesterone. Recent Progr. Hormone Res. **5**, 151 (1950).
[109] BRARD, E.: Action de la progestérone sur le cycle ovarien de la poule et l'oviposition. C. R. Acad. Sci. (Paris) **242**, 2983 (1956).
[110] BRIEHL, W., and E. W. KULKA: Lactation in a virgin. Psychoanal. Quart. **4**, 484 (1955).

[111] BRINDAU, A., H. HINGLAIS et M. HINGLAIS: Contribution à l'étude du mécanisme de l'action inhibitrice du corps jaune sur l'ovulation chez la lapine. C. R. Soc. Biol. (Paris) 134, 400 (1940).
[112] BRODY, S., and G. CARLSTRÖM: Human chorionic gonadotropin pattern in serum and its relation to the sex of the fetus. J. clin. Endocr. 25, 792 (1965).
[113] — — Immunoassay of the human chorionic gonadotropin. In: Proc. 2nd Int. Congr. Endocr. S. 300. Excerpta Medica. Int. Congr. Ser. No 83, Amsterdam 1965.
[114] BROOKHART, J. M., F. L. DEY, and S. W. RANSON: Failure of ovarian hormones to cause mating reactions in spayed guinea pigs with hypothalamic lesions. Proc. Soc. exp. Biol. (N.Y.) 44, 61 (1940).
[115] BROOKS, C. McC.: The rôle of the cerebral cortex and of various sense organs in the excitation and execution of mating activity in the rabbit. Amer. J. Physiol. 120, 544 (1937).
[116] — A study of the mechanism whereby coitus excites the ovulating-producing activity of the rabbit's pituitary. Amer. J. Physiol. 121, 157 (1938).
[117] BROWMAN, L. G.: Light in its relation to activity and oestrus rhythms in the albino rat. J. exp. Zool. 75, 375 (1937).
[118] BROWN, J. B., K. FOTHERBY, and J. A. LORAINE: The effect of 17α-ethynyl-19-nortestosterone acetate on the excretion of oestrogens, pregnanediol and gonadotrophine during the menstrual cycle. Proc. roy. Soc. Med. 53, 431 (1960).
[119] — — — The effect of noresthisterone and its acetate on ovarian and pituitary function during the menstrual cycle. J. Endocr. 25, 331 (1962).
[120] BROWN, J. A., A. KLOPPER, and J. A. LORAINE: The urinary excretion of oestrogens, pregnanediol and gonadotrophins during the menstrual cycle. J. Endocr. 17, 401 (1958).
[121] BRUNNER, M. A., W. HANSEL, and D. E. HOGUE: Use of 6-methyl-17-acetoxyprogesterone and pregnant mare serum to induce and synchronize estrus in ewes. J. animal Sci. 23, 32 (1964).
[122] BRYAN, H. S.: Utility of 17α-acetoxyprogesterone in delaying estrus in the bitch. Proc. Soc. exp. Biol. (N.Y.) 105, 23 (1960).
[123] BRYANS, F. E.: Progesterone of the blood in the menstrual cycle of the monkey. Endocrinology 48, 733 (1951).
[124] BUCHHOLZ, R.: Untersuchungen über die Ausscheidungsverhältnisse der gonadotropen Hypophysenhormone FSH und LH im menstruellen Cyclus. Z. ges. exp. Med. 128, 219 (1957).
[125] — Quantitative Bestimmungen der gonadotropen Hypophysenhormone im Cyclus. Geburtsh. u. Frauenheilk. 17, 707 (1957).
[126] — Untersuchungen über die Beeinflussung der Gonadotropinausscheidung beim Menschen durch Keimdrüsenhormone. Geburtsh. u. Frauenheilk. 19, 851 (1959).
[127] — Beeinflussung der Gonadotropinausscheidung beim Menschen durch Keimdrüsenhormone. In: Moderne Entwicklungen auf dem Gestagengebiet. Herausgeg. von H. NOWAKOWSKI, S. 404. Berlin-Göttingen-Heidelberg: Springer 1960.
[128] — Die Harngonadotropine bei weiblichen Genital-Carcinomen und ihre Beeinflussung durch Verabfolgung von Keimdrüsenhormonen. In: Symposion über Krebsprobleme, S. 80. Herausgeg. von K. G. OBER, H. M. RAUEN und J. SCHOENMACKERS. Berlin-Göttingen-Heidelberg: Springer 1961.
[129] — Unveröffentlichte Untersuchungen.
[130] — L. DIBBELT u. W. SCHILD: Über die Bildung des Progesterons im mensuellen Cyclus. Geburtsh. u. Frauenheilk. 14, 620 (1954).
[131] —, u. W. NOCKE: Wirkungsmechanismus der Ovulationshemmung. Fortschr. Geburtsh. u. Gynäk. 21, 148 (1965).
[132] — L. NOCKE u. W. NOCKE: Untersuchungen über den Wirkungsmechanismus von Äthinylnortestosteron bei der Unterdrückung der Ovulation. Geburtsh. u. Frauenheilk. 22, 923 (1962).
[133] — — — The influence of gestagens on the urinary excretion of pituitary gonadotrophins, estrogens and pregnandiol in women in the postmenopause and during the menstrual cycle. Int. J. Fert. 9, 231 (1964).
[134] BULLOUGH, W. S.: Effect of oestrin injections on the mouse ovary. Nature (Lond.) 149, 271 (1942).
[135] — Oogenesis and its relation to the oestrus cycle in the adult mouse. J. Endocr. 3, 141, 150, 211, 235 (1943).
[136] BUNN, J. P., and J. W. EVERETT: Ovulation in persistent-oestrus rats after electrical stimulation of the brain. Proc. Soc. exp. Biol. (N.Y.) 96, 369 (1957).
[137] BURGER, H. G., and J. F. SOMMERVILLE: Further evidence for an ovarian source of urinary pregnanetriol. Acta endocr. (Kbh.) 43, 95 (1963).

[138] BURKL, W., u. G. KELLNER: Über die Entstehung der Zwischenzellen im Rattenovar und ihre Bedeutung im Rahmen der Oestrogenproduktion. Z. Zellforsch. 40, 361 (1954).
[139] BURROWS, H.: The effect of progesterone on the gonadotrophic potency of the rats pituitary. J. Endocr. 1, 417 (1939).
[140] — Biological actions of sex hormones, 2nd ed. Cambridge: University Press 1949.
[141] BUSTAMENTE, M.: Experimentelle Untersuchungen über die Leistungen des Hypothalamus, besonders bezüglich der Geschlechtsreifung. Arch. Psychiat. Nervenkr. 115, 419 (1943).
[142] — H. SPATZ u. E. WEISSCHEDEL: Die Bedeutung des Tuber cinereum des Zwischenhirns für das Zustandekommen der Geschlechtsreifung. Dtsch. med. Wschr. 68, 289 (1942).
[143] BUTT, W. R., F. J. CUNNINGHAM, and A. STOCKELL HARTREE: Preparation and assay of human pituitary FSH and LH. Proc. roy. Soc. Med. 57, 107 (1964).
[144] BÜTTNER, W., u. R. TRAPPMANN: Der Einfluß von Progesteron auf die Ausscheidung des gonadotropen Hormons im Harn von Frauen außerhalb der Geschlechtsreife. Arch. Gynäk. 170, 413 (1940).
[145] BUXTON, C. L., and W. B. ATKINSON: Hormonal factors involved in the regulation of basal body temperature during the menstrual cycle and pregnancy. J. clin. Endocr. 8, 544 (1948).
[146] —, and W. HERRMANN: Induction of ovulation in the human with human gonadotropins. Amer. J. Obstet. Gynec. 81, 584 (1961).
[147] BUXTON, C. L., N. KASE, and D. VAN ORDEN: The effect of human FSH and HCG on the anovulatory cycle. Amer. J. Obstet. Gynec. 87, 773 (1963).
[148] BYRNES, W. W., R. K. MEYER, and J. C. FINERTY: Inhibition of gonadotrophic hormone in female parabiotic rats by oestrogen and progesterone. Amer. J. Physiol. 164, 26 (1951).
[149] —, and E. G. SHIPLEY: Guinea-pig copulatory reflex in response to adrenal steroids and similar compounds. Endocrinology 57, 5 (1955).
[150] CAGNONI, M., F. FANTINI, G. MORACE, and A. GHETTI: Failure of testosterone propionate to induce the "early-androgen" syndrome in rats previously injected with progesterone. J. Endocr. 32, 387 (1965).
[151] CALIGARIS, L., J. J. ASTRADA, and S. TALEISNIK: Pituitary FSH concentrations in the rat during the estrous cycle. Endocrinology 81, 1261 (1967).
[152] CALLANTINE, M. R., R. R. HUMPHREY, and P. J. FRENCH: Induction of ovulation: effects of norethindrone and progesterone. Fed. Proc. 21, 214 (1962).
[153] CAMPBELL, H. J., G. FEUER, and G. W. HARRIS: The effect of intrapituitary infusion of median eminence and other brain extracts on anterior pituitary gonadotrophic secretion. J. Physiol. (Lond.) 170, 474 (1964).
[154] CAMUS, J., and R. ROUSSY: Experimental researches on the pituitary body. Diabetes insipidus, glycosuria, and these dystrophics considered as hypophysial in origin. Endocrinology 4, 507 (1920).
[155] CARLSSON, M. G.: The use of haemagglutination inhibition reaction for qualitative and quantitative determinations of HCG in normal and pathological pregnancies. Acta endocr. (Kbh.) 46, 142 (1964).
[156] CATT, K. J., H. D. NIALL, G. W. TREGEAR, and H. G. BURGER: Disc solid-phase radioimmunoassay of human luteinizing hormone. J. clin. Endocr. 28, 121 (1968).
[157] CHANNING, L. P., and C. A. VILLEE: Stimulation of cholesterol metabolism in the luteinized rat ovary by luteinizing hormone. Biochim. biophys. Acta (Amst.) 127, 1 (1966).
[158] CHARLES, D., J. A. LORAINE, E. T. BELL, and R. A. HARKNESS: The use of chlormadione in gynecological practice. Amer. J. Obstet. Gynec. 90, 364 (1964).
[159] CHOUDARY, J.-B., and G. S. GREENWALD: Effect of an ectopic pituitary gland on luteal maintenance in the hamster. Endocrinology 81, 542 (1967).
[160] CHOW, B. F., H. B. VAN DYKE, R. O. GREEP, A. ROTHEN, and T. SHEDLOVSKI: Gonadotropins of the swine pituitary. II. Preparation and biological and physiochemical characterization of a protein apparently identical with metakentrin (ICSH). Endocrinology 39, 650 (1942).
[161] CHOWERS, I., and S. M. MCCANN: Content of luteinizing hormone releasing factor and luteinizing hormone during the estrous cycle and after changes in gonadol steroid titers. Endocrinology 76, 700 (1965).
[162] CLAESSON, L., B. HÖGBERG, TH. ROSENBERG, and A. WESTMAN: Crystalline human chorionic gonadotrophin and its biological action. Acta endocr. (Kbh.) 1, 1 (1948).
[163] CLARK, W. E., LE GROS, T. MCKEOWN, and S. ZUCKERMAN: Visual pathways concerned in gonadal stimulation in ferrets. Proc. roy. Soc. B 126, 449 (1939).

[164] CLEGG, M. T., and W. F. GANONG: The effect of hypothalamic lesions on ovarian function in the ewe. Endocrinology 67, 179 (1960).
[165] COLE, H. H.: A study of the mucosa of the genital tract of the cow, with special reference to the cyclic changes. Amer. J. Anat. 46, 261 (1930).
[166] —, and G. H. HART: Potency of blood of mares in progressive stages of pregnancy in effecting sexual maturity of immature rat. Amer. J. Physiol. 93, 57 (1930).
[167] —, and R. F. MILLER: Artificial induction of ovulation and oestrum in the ewe during anoestrum. Amer. J. Physiol. 104, 165 (1933).
[168] COLLINS, V. J., J. L. BOLING, E. W. DEMPSEY, and W. C. YOUNG: Quantitative studies of experimentally induced sexual receptivity in the spayed guinea-pig. Endocrinology 23, 188 (1938).
[169] COLLINS, W. P., and J. F. SOMMERVILLE: Quantitative determination of progesterone in human plasma by thin-layer and gas-liquid radiochromatography. Nature (Lond.) 203, 836 (1964).
[170] COOK, A. R.: Effects of hypothalamic lesions on endocrine activity in female rats. Tex. Rep. Biol. Med. 17, 512 (1959).
[171] COOK, B., C. L. KALTENBACH, H. W. NORTON, and A. V. NALBANDOV: Synthesis of progesterone in vitro by porcine corpora lutea. Endocrinology 81, 573 (1967).
[172] COPPEDGE, R. L., and A. SEGALOFF: Urinary prolaction excretion in man. J. clin. Endocr. 11, 465 (1951).
[173] CORBIN, A.: The "internal" feedbak mechanism: effect of median eminence (ME) implants of FSH on pituitary FSH and on stalk-median eminance (SME) FSH-RF. Second Internat. Congr. on Hormonal Steroids. Excerpta Med., Int. Congr. Ser. No 111, p. 194, Amsterdam 1966.
[174] — Pituitary and plasma LH of ovariectomized rats with median eminence implants of LH. Endocrinology 78, 893 (1966).
[175] —, and A. I. COHEN: Effect of median eminence implants of LH on pituitary LH of female rats. Endocrinology 78, 41 (1966).
[176] CORNER, G. W.: On the origin of the corpus luteum of the sow from both granulosa and theca interna. Amer. J. Anat. 26, 117 (1919).
[177] — Influence of the ovarian hormones, oestrin and progestin, upon the menstrual cycle of the monkey. Amer. J. Physiol. 113, 238 (1935).
[178] CORRAL, J. M. DE: Action des stéroides sur l'ovulation du Crapaud Bufo arcuarum Hensel. C. R. Soc. Biol. (Paris) 153, 493 (1959).
[179] COURRIER, R.: Interactions between estrogens and progesterone. Vitam. and Horm. 8, 179 (1950).
[180] — R. GUILLEMIN, M. JUTISZ, E. SAKIZ, and P. ASCHHEIM: Presence in a hypothalamic extract of a substanze stimulating the secretion of the anterior pituitary luteinizing hormone. C. R. Acad. Sci. (Paris) 253, 922 (1961).
[181] COWIE, A. T., and S. J. FOLLEY: Physiology of the gonadotropins and the lactogenic hormone. In: The Hormones, vol. III, p. 309. Ed. by G. PINCUS and K. V. THIMAN. New York: Academic Press 1955.
[182] COZENS, D. A., and M. M. NELSON: Effects of ovariectomy on the follicle-stimulating and interstitial-cell-stimulating content of the anterior pituitary of the rat. Endocrinology 68, 767 (1961).
[183] CRITCHLOW, B. V.: Blockade of ovulation in the rat by mesencephalic lesions. Endocrinology 63, 596 (1958).
[184] — Ovulation induced by hypothalamic stimulation in the anesthetized rat. Amer. J. Physiol. 195, 171 (1958).
[185] — The role of light in the neuroendocrine system. In: Advances in Neuroendocrinology. Ed. A. V. NALBANDOV, p. 377. Urbana: University of Illinois Press 1963.
[186] —, and J. DE GROOT: Experimental investigation of pathways involved in light-induced constant estrus in the rat. Anat. Rec. 136, 179 (1960).
[187] CROOKE, A. C.: The clinical effects of human pituitary and urinary gonadotrophins. Proc. roy. Soc. Med. 57, 107 (1964).
[188] — Differences in sensivity of women to FSH and standardization of treatment. In: „The clinical uses of human gonadotrophins". The Proseedings of a Private Meeting Sponsored by G. D. SEARLE and Comp. Ltd. High Wycombe, England, hold on the 10th March, 1966 at the Royal Society of Medicine London. Stephan Austin, Hertford 1966.
[189] — Induction of ovulation with human gonadotrophins. In: Modern Trends in Endocrinology, vol. 3. Ed. by H. GARDINER-HILL, p. 111. London:Butterworths 1967.
[190] —, and W. R. BUTT: The effect of steroids on the level of gonadotrophin in human urine. Proc. Soc. Study Fertil. 5, 87 (1953).

[191] CROOKE, A. C., W. R. BUTT, R. F. PALMER, P. V. BERTRAND, S. P. CARRINGTON, R. LOGAN EDWARDS, and C. J. ANSON: II. The effect of pituitary and urinary follicle stimulating hormone and chorionic gonadotrophin on patients with isiopathic secondary amenorrhoea. J. Obstet. Gynaec. Brit. Cwlth 71, 571 (1964).

[192] — — — R. MORRIS, and D. B. MORGAN: The effect of human gonadotrophin on a patient with Simmonds disease. Acta endocr. (Kbh.) 46, 292 (1964).

[193] — — S. P. CARRINGTON, R. MORRIS, R. F. PALMER, and R. LOGAN EDWARDS: Pregnancy in women with secondary amenorrhoea treated with human gonadotrophin. Lancet 1964 I, 184.

[194] — — R. F. PALMER, R. MORRIS, R. LOGAN EDWARDS, and C. J. ANSON: The effect of pituitary and urinary follicle stimulating hormone and chorionic gonadotrophin on patients with idiopathic secondary amenorrhoea. J. Obstet. Gynaec. Brit. Cwlth 70, 604 (1963).

[195] — — — — — C. W. TAYLOR, and R. V. SHORT: The effect of human pituitary follicle stimulating hormone and chorionic gonadotrophin in the Stein-Leventhal syndrome. Br. med. J. 1963 I, 1119.

[196] CROSS, B. A.: Electrical recording techniques in the study of hypothalamic control of gonadotrophic secretion. Proc. Second. Int. Congr. Endocrinol. Excerpta Medica Int. Congr. Ser. No 83, p. 513, Amsterdam 1964.

[197] — The hypothalamus in mammalian homeostasis. Symp. Soc. exp. Biol. 18, 157 (1964).

[198] — Neural control of oxytocin secretion. In: Neuroendocrinology, vol. I, p. 217. Ed. by W. MARTINI and W. F. GANONG. New York: Academic Press 1966.

[199] CSAPO, A.: Progesterone "block". Amer. J. Anat. 98, 273 (1956).

[200] — Defence mechanism of pregnancy. Ciba Foundation Study Group 9 (1961).

[201] — The intrauterine control of parturition. In: Proc. 2nd Int. Congr. Endocr., p. 748. Excerpta Medica Int. Congr. Ser. No 83. Amsterdam-New York-London-Milan-Tokyo-Buenos Aires 1965.

[202] CUTULY, E.: Maintenance of pregnancy in the hypophysectomized rat. Proc. Soc. exp. Biol. (N.Y.) 47, 126 (1941).

[203] — Implantation following mating in hypophysektomized rats injected with lactogenic hormone. Proc. Soc. exp. Biol. (N.Y.) 48, 315 (1941).

[204] — Studies on the histology and physiology of the pituitary of rats treated with progesterone. Endocrinology 29, 695 (1941).

[205] DAILEY, W. J. R., and W. F. GANONG: The effect of ventral hypothalamic lesions on sodium and potassium metabolism in the dog. Endocrinology 62, 442 (1958).

[206] DALTON, K.: Effect of menstruation on schoolgirls' weekly work. Brit. med. J. 1960 I, No 5169, 326.

[207] — Menstruation and accidents. Brit. med. J. 1960 II, No 5210, 1425.

[208] — Schoolgirl's behaviour and menstruation. Brit. med. J. 1960 II, No 5213, 1647.

[209] D'AMOUR, F. E.: Further studies on hormone excretion during the menstrual cycle. Amer. J. Obstet. Gynec. 40, 958 (1940).

[210] — A comparison of methods used in determining the time of ovulation. J. clin. Endocr. 3, 41 (1943).

[211] —, and L. WOODS: The sex cycle of a normal woman. J. clin. Endocr. 1, 433 (1941).

[212] D'ANGELO, S. A.: Thyroid hormone administration and ovarian and adrenal activity in rats bearing hypothalamic lesions. Endocrinology 64, 685 (1959).

[213] —, and A. S. KRAVATZ: Gonadotrophic hormone function in persistent estrous rats with hypothalamic lesions. Proc. Soc. exp. Biol. (N.Y.) 104, 130 (1960).

[214] DANIEL, P. M., and M. M. L. PRICHARD: The effects of pituitary stalk section in the goat. Amer. J. Path. 34, 433 (1958).

[215] DAUME, E.: Ovarialstimulierung mit tierischem FSH-aktiven Gonadotropin. Geburtsh. u. Frauenheilk. 26, 600 (1966).

[216] —, u. R. KAISER: Hormonanalytische Untersuchungen über die Ovarialstimulierung bei abgestufter HMG-HCG-Dosierung. Arch. Gynäk. 202, 239 (1965).

[217] — — HMG-HCG-Behandlung zur Ovulationsauslösung. Geburtsh. u. Frauenheilk. 26, 327 (1966).

[218] DAUZIER, L., R. ORTAVANT, C. THIBAULT et S. WINTENBERGER: Recherches expérimentales sur le rôle de la progésterone dans le cycle de la brebis et de la chèvre. Ann. Endocr. (Paris) 14, 553 (1953).

[219] DÁVID, M. A., F. FRASCHINI et L. MARTINI: Parallélisme entre le contenue hypophysaire en FSH et le contenue hypothalamique en FSH-RF (FSH-releasing factor). C. R. Acad. Sci. (Paris) 261, 2249 (1965).

[220] — — — Control of LH secretion: role of a "short" feedback mechanism. Endocrinology 78, 55 (1966).

[221] DAVIDSON, J. M., A. N. CONTOPOULOS, and W. F. GANONG: Trophic hormone content of the anterior lobe of the pituitary gland in normal and castrate male dogs. Acta endocr. (Kbh.) 34, 169 (1960).
[222] — — — Decreased gonadotrophic hormone content of anterior pituitary gland in dogs with hypothalamic lesions. Endocrinology 66, 735 (1960).
[223] —, and W. F. GANONG: The effect of hypothalamic lesions on the testes and prostate of male dogs. Endocrinology 66, 480 (1960).
[224] —, and C. H. SAWYER: Effects of localized intracerebral implantation of oestrogen on reproductive function in the female rabbit. Acta endocr. (Kbh.) 37, 385 (1961).
[225] — — Evidence for an hypothalamic focus of inhibition of gonadotropin by androgen in the male. Proc. Soc. exp. Biol. (N.Y.) 107, 4 (1961).
[226] DAVIS, C. D.: The effect of ablations of neocortex on mating, maternal behariour and the production of pseudopregnancy in the female rat and on copulation activity in the male. Amer. J. Physiol. 127, 374 (1939).
[227] DAVIS, M. E., and N. FUGO: The cause of physiologic basal temperature changes in women. J. clin. Endocr. 8, 550 (1948).
[228] —, and A. K. KOPF: The experimental production of ovulation in the human subject. Amer. J. Obstet. Gynec. 36, 183 (1938).
[229] DEANE, H. W., and A. M. SELIGMAN: Evaluation of procedures for the cytological localization of ketosteroids. Vitam. and Horm. 11, 173 (1953).
[230] DEANESLY, R.: The androgenic activity of ovarian grafts in castrated male rats. Proc. roy. Soc. B 126, 122 (1938).
[231] DECOURT, J.: Die Anorexia nervosa (psycho-endokrine Kachexie der Reifungszeit). Dtsch. med. Wschr. 78, 1619, 1661 (1953).
[232] DEMPSEY, E. W.: Follicular growth rate and ovulation after various experimental procedures in the guinea-pig. Amer. J. Physiol. 120, 126 (1937).
[233] — R. HERTZ, and W. C. YOUNG: The experimental induction of oestrus (sexual receptivity) in the normal and ovariectomized guinea-pig. Amer. J. Physiol. 116, 201 (1936).
[234] — H. J. MYERS, W. C. YOUNG, and D. B. JENNISON: Absence of light and the reproductive cycle in the guinea pig. Amer. J. Physiol. 109, 307 (1934).
[235] DESAULLES, P. A., and C. KRÄHENBÜHL: Comparison of the anti-fertility and sex hormonal activities of sex hormones and their derivates. Acta endocr. (Kbh.) 47, 444 (1964).
[236] DESCLIN, L.: Observations sur la structure des ovaires chez des rats soumis à l'influence de la prolactine. Ann. Endocr. (Paris) 10, 1 (1949).
[237] — J. FLAMENT-DURAND, and W. GEPTS: Transplantation of the ovary to the spleen in rats with persistent oestrus resulting from hypothalamic lesions. Endocrinology 70, 429 (1962).
[238] DEUTSCH, H.: The psychiatric component in gynecology. In: Progress in Gynecology. Ed. J. V. MEIGS and S. H. STURGIS, vol. II, p. 207. New York: Grune & Stratton 1950.
[239] DEY, F. L.: Changes in ovaries and uteri in guinea pigs with hypothalamic lesions. Amer. J. Anat. 69, 61 (1941).
[240] — Evidence of hypothalamic control of hypophyseal gonadotropic function in the female guinea pig. Endocrinology 33, 75 (1943).
[241] — Genital changes in female guinea pigs resulting from destruction of the median eminance. Anat. Rec. 87, 85 (1943).
[242] — C. FISHER, C. M. BERRY, and S. W. RANSON: Distrubances in reproductive functions caused by hypothalamic lesions in female guinea-pigs. Amer. J. Physiol. 129, 39 (1940).
[243] DHARIWAL, A. P., J. ANTUNES-RODRIGUES, and S. M. MCCANN: Purification of ovine luteinizing hormone-releasing factor by gel filtration and ion exchange chromatographie. Proc. Soc. exp. Biol. (N.Y.) 118, 999 (1965).
[244] — R. NALLAR, M. BATT, and S. M. MCCANN: Separation of follicle-stimulating hormone-releasing factor from luteinizing hormone-releasing factor. Endocrinology 76, 290 (1965).
[245] DIBBELT, L., u. R. BUCHHOLZ: Beziehungen zwischen der Ausscheidung von Pregnandiol im mensuellen Cyclus und dem histologischen Bild des Endometriums sowie des Ovars. Geburtsh. u. Frauenheilk. 13, 604 (1953).
[246] DICZFALUSY, E.: Progesterone in human placental tissue. I. Separation and determination of progesterone. Acta endocr. (Kbh.) 10, 373 (1952).
[247] — Chorionic gonadotrophin and oestrogen in the human placenta. Acta endocr. (Kbh.) 12, Suppl. 12 (1953).

[248] DICZFALUSY, E.: In vivo biogenesis and metabolism of oestrogens in the foeto-placental unit. In: Proc. 2nd Int. Congr. Endocrinology, p. 732. Excerpta Medica Int. Congr. Ser. No 83. Amsterdam-New York-London-Milan-Tokyo-Buenos Aires 1967.
[249] —, and M. BORELL: Influence of oophorectomy on steroid excretion in early pregnancy. J. clin. Endocr. 21, 1119 (1961).
[250] — E. JOHANNISSON, K. G. TILLINGER, and G. BETTENDORF: Studies on the effect of testosterone on the ovarian responce to exogenous human hypophysial gonadotrophin (HHG) in amenorrhoic women. J. int. Fed. Gynaec. Obstet. 1, 145 (1963).
[251] — — — Comparison of the clinical and steroid metabolic effect of human pituitary and urinary gonadotrophins in amenorrhoic women. Acta endocr. (Kbh.), Suppl. 90, 35 (1964).
[252] — L. NILSSON, and A. WESTMAN: Chorionic gonatotrophin in hydatidiform moles. Acta endocr. (Kbh.) 28, 137 (1958).
[253] —, and R. F. PALMER: Effect of human gonadotrophins on urinary steroid excretion. Europ. Rev. Endocrin. Suppl. 2, part. 2, p. 337 (1967).
[254] —, and P. TROEN: Endocrine functions of the human placenta. Vitamin. and Horm. 19, 229 (1961).
[255] DONINI, P.: Sulle gonadotropine umane urinarie non gravidiche. Minerva ginec. 19, 511 (1967).
[256] —, e E. MARCHETTI: Su alcune caratteristiche chimiche della gonadotropina ipofisaria umana e della gonadotropina corionica. Farmaco 7, 418 (1952).
[257] —, e R. MONTEZEMOLO: Gonadotropina preipofisaria e gonadotropina preipofisosimile umana. Rass. Clin. Ter. 48, 143 (1949).
[258] — D. PUZZUOLI, I. D'ALESSIO, B. LUNENFELD, A. ESHKOL, and A. F. PARLOW: Purification and separation of follicle stimulating hormone (FSH) and luteinizing hormone (LH) from human postmenopausal gonadotrophin (HMG). I. Separation of FSH and LH by electrophoresis, chromatography and gel filtration procedures. Acta endocr. (Kbh.) 52, 169 (1966).
[259] — — — — — Purification and separation of follicle stimulating hormone (FSH) and luteinizing hormone (LH) from human postmenopausal gonadotrophin (HMG). II. Preparation of biological apparently pure FSH by selective binding of the LH with an anti-HCG serum and subsequent chromatography. Acta endocr. (Kbh.) 52, 186 (1966).
[260] — —, and R. MONTEZEMOLO: Purification of gonadotrophin from human menopausal urine. Acta endocr. (Kbh.) 45, 321 (1964).
[261] DONOVAN, B. T.: The effect of pituitary stalk section on luteal function in the ferret. J. Endocr. 27, 201 (1963).
[262] — Experimental lesions of the hypothalamus. A critical survey particular reference to endocrine effects. Brit. med. Bull. 22, 249 (1966).
[263] — The regulation of the secretion of follicle-stimulating hormone. In: The Pituitary Gland, ed. by G. W. HARRIS and B. T. DONOVAN, vol. 2, p. 49. London: Butterworths 1966.
[264] —, and G. W. HARRIS: Effect of pituitary stalk section on light-induced oestrus in the ferret. Nature (Lond.) 174, 503 (1954).
[265] — — The effect of pituitary stalk section on light-induced oestrus in the ferret. J. Physiol. (Lond.) 131, 102 (1956).
[266] —, and J. J. VAN DER WERFF TEN BOSCH: Oestrus in winter following hypothalamic lesions in the ferret. J. Physiol. (Lond.) 132, 57 (1956).
[267] — — Precocious puberty in rats with hypothalamic lesions. Nature (Lond.) 178, 745 (1956).
[268] — — The hypothalamus and sexual maturation in the rat. J. Physiol. (Lond.) 147, 78 (1959).
[269] — — The relationship of the hypothalamus to oestrus in the ferret. J. Physiol. (Lond.) 147, 93 (1959).
[270] DÖCKE, F., and G. DÖRNER: The mechanism of the induction of ovulation by oestrogens. J. Endocr. 33, 491 (1965).
[271] DÖRNER, G., u. E. DAUME: Über die Wirkung der Hormonkombination follikelstimulierendes Hormon + Choriongonadotropin auf die Ovarien amenorrhoischer Frauen. Klin. Wschr. 39, 1260 (1961).
[272] —, u. F. DÖCKE: The influence of intrahypothalamic and intrahypophysial implantation of oestrogen or progesterone on gonadotrophin release. Second Int. Congr. Horm. Ster. Excerpta Med. Int. Congr. Ser. No 111, p. 194. Amsterdam 1966.
[273] DORRINGTON, J. H., and R. KILPATRICK: Effects of pituitary hormones on progestational hormone production by the rabbit ovary in vivo and in vitro. J. Endocr. 35, 53 (1966).

[274] DOUGLAS, M., J. A. LORAINE, and J. A. STRONG: Studies with 19-norethisterone oenanthate in mammary carcinoma. Proc. roy. Soc. Med. 53, 527 (1960).
[275] DRESCHER, J., u. H. H. STANGE: Die Bedeutung des Sterinspiegels für die Gonadotropinwirkung. Arch. Gynäk. 185, 44 (1954).
[276] — — Die Bedeutung von Oestradiolbenzoat und Progesteron für die Wirkung der getrennten hypophysären Gonadotropine FSH und LH auf Ovarien infantiler Mäuse. Z. Geburtsh. Gynäk. 143, 321 (1955).
[277] DRIGGS, M., u. H. SPATZ: Pubertas praecox bei einer hyperplastischen Mißbildung des Tuber cinereum. Virchows Arch. path. Anat. 305, 567 (1939).
[278] DUNCAN, G. W., A. M. BOWERMAN, L. L. ANDERSON, W. R. HEARN, and R. M. MELAMPY: Factors influencing in vitro synthesis of progesterone. Endocrinology 68, 199 (1961).
[279] DUNHAM, H. H., and O. RIDDLE: Effects of a series of steroids on ovulation and reproduction in pigeons. Physiol. Zool. 15, 383 (1942).
[280] DUTT, R. H.: Induction of estrus and ovulation in anestrual ewes by use of progesterone and pregnant mare serum. J. animal. Sci. 12, 515 (1953).
[281] —, and L. E. CASIDA: Alteration of the estrual cycle in sheep by use of progesterone and its effect upon subsequent ovulation and fertility. Endocrinology 43, 208 (1948).
[282] DUVERNOY, H.: Nouvelles acquisitions sur les rapports vasculaires entre adénohypophyse, neurohypophyse et plancher du troisième ventricule. (Etudes d'endocrinologie Seminaires de la chaire de morphologie expérimentale et endocrinologie du Collège de France dirigés par le Professeur ROBERT COURWIER.) Actualités Sci. Ind. 1286, 247 (1960).
[283] DUYVENÉ DE WIT, J. J.: Ein neuer Test zum qualitativen und quantitativen Nachweis des Corpus luteum-Hormons. Klin. Wschr. 17, 660 (1938).
[284] — Über das Vorkommen des Progesterons im Follikelsaft des Schweines, des Rindes und der Frau. Arch. Gynäk. 172, 455 (1942).
[285] DYKE, H. B. VAN, S. Y. P'AN, and T. SHEDLOVSKY: Follicle-stimulating hormones of the anterior pituitary of the sheep and the hog. Endocrinology 46, 563 (1950).
[286] DYKE, D. C. VAN, M. E. SIMPSON, S. LEPKOVSKY, A. E. KONEFF, and J. R. BROBECK: Hypothalamic control of pituitary function and corpus luteum formation in the rat. Proc. Soc. exp. Biol. (N.Y.) 95, 1 (1957).
[287] DYKE, H. B. VAN, and Z. WALLEN-LAWRENCE: Further observations on the gonadstimulating principle of the anterior lobe of the pituitary body. J. Pharmacol. exp. Ther. 47, 163 (1933).
[288] DZIUK, P. J., F. C. HINDS, M. E. MANSFIELD, and R. D. BAKER: Follicle growth and control of ovulation in the ewe following treatment with 6-methyl-17-acetoxyprogesterone. J. animal. Sci. 23, 787 (1964).
[289] EBERLEIN, W. R.: Steroids and Sterols in umbilical cord blood. J. clin. Endocr. 25, 1101 (1965).
[290] ECKSTEIN, P., and S. ZUCKERMAN: In: Marshall's Physiology of Reproduction, ed. by A. S. PARKES. 3rd ed., vol. 1, part 1, p. 226. London: Longmans, Green 1956.
[291] EDGAR, D. G.: The progesterone content of body fluids and tissues. J. Endocr. 10, 54 (1953).
[292] EDGREN, R. A., and D. L. CARTER: Failure of various steroids to block gonadotrophininduced ovulation in rabbits. J. Endocr. 24, 525 (1962).
[293] EHRHARDT, K.: Beitrag zum Vorkommen des Corpus luteum-Hormons. Münch. med. Wschr. 81 (I), 869 (1934).
[294] —, u. R. FUNKE: Untersuchungen über die Rückwirkung des Corpus luteum-Hormons auf den Hypophysenvorderlappen. Klin. Wschr. 17, 1588 (1938).
[295] ELLINGTON, E. F., A. N. CONTOPOULOS, and M. T. CLEGG: Progesterone regulation of the production and release of pituitary gonadotrophins in the gonadectomized sheep. Endocrinology 75, 401 (1964).
[296] ELLIS, S.: A scheme for the preparation of pituitary proteins. J. biol. Chem. 233, 63 (1958).
[297] ENDROCZI, E., and J. HILLIARD: Luteinizing hormone releasing activity in different parts of rabbit and dog brain. Endocrinology 77, 667 (1965).
[298] ENGLE, E. T., and L. L. BUXTON: Diagnosis and therapy of gynecological endocrine disorders. Springfield 1949.
[299] EPSTEIN, J., H. S. KUPPERMAN, and H. CUTLER: Comparative pharmacological and clinical activity of 19-nortestosterone and 17-hydroxyprogesterone derivates in man. Ann. N.Y. Acad. Sci. 71, 560 (1958).
[300] ERB, H., u. M. KELLER: Klinische und experimentelle Erfahrungen mit hormonalen Ovulationshemmern. Gynaecologia (Basel) 158, 1 (1964).

[301] ESHKOL, A., and B. LUNENFELD: Purification and separation of follicle stimulating hormone (FSH) and luteinizing hormone (LH) from human menopausal gonadotrophin (HMG). III. Effect of a biologically apparently pure FSH preparation on ovaries and uteri of intact, immature mice. Acta endocr. (Kbh.) 54, 91 (1967).
[301a] EVANS, J. S., and R. H. DUTT: Induction of reproductive activity in anestrous ewes by use of oval progesterones and pregnant mare serum. J. animal. Sci. 21, 1022 (1962).
[302] EVANS, H. M., and J. A. LONG: Characteristic effects upon growth, oestrus and ovulation induced by the intraperitoneal administration of fresh anterior hypophyseal substance. Proc. nat. Acad. Sci. (Wash.) 8, 38 (1922).
[303] — R. J. PENCHARZ, and M. E. SIMPSON: Maintenance and repair of the reproductive system of hypophysektomized male rats by hypophyseal synergist, pregnancy-prolan and combinations thereof. Endocrinology 18, 607 (1934).
[304] —, and M. E. SIMPSON: Physiology of the Gonadotrophins. In: The Hormones, ed. by G. W. PINCUS and K. V. THIMANN, vol. 2, p. 351. New York: Academic Press 1950.
[305] — —, and W. R. LYONS: Influence of lactogenic preparations on production of traumatic placentoma in the rat. Proc. Soc. exp. Biol. (N.Y.) 46, 586 (1941).
[306] — — —, and K. TURPEINEN: Anterior pituitary hormones which favour the production of traumatic uterine placentomata. Endocrinology 28, 933 (1941).
[307] EVERETT, J. W.: The restauration of ovulatory cycles and corpus luteum formation in persistent estrous rats by progesterone. Endocrinology 27, 681 (1940).
[308] — Certain functional interrelationships between spontaneous persistent estrus, "light estrus" and short day anestrus in the albino rat. Anat. Rec. 82, 409 (1942).
[309] — Hereditary factors which condition the "light estrus" response in the albino rat. Anat. Rec. 82, 463 (1942).
[310] — Further studies on the relationship of progesterone to ovulation and luteinization in the persistent rats. Endocrinology 32, 285 (1943).
[311] — Evidence in the normal albino rat that progesterone facilitates ovulation and corpus luteum formation. Endocrinology 34, 136 (1944).
[312] — Evidence suggesting a role of the lactogenic hormone in the estrous cycle of the albino rat. Endocrinology 35, 507 (1944).
[313] — Certain effects of progesterone and estrogens on the estrous of the rat. Anat. Rec. 94, 517 (1946).
[314] — Progesterone and estrogen in the experimental control of ovulation time and other features of the estrous cycle in the rat. Endocrinology 43, 389 (1948).
[315] — Luteotrophic function of autographs of the rat hypophysis. Endocrinology 54, 685 (1954).
[316] — The time of release of ovulating hormone from the rat hypophysis. Endocrinology 59, 580 (1956).
[317] — Functional corpora lutea maintenance for months by autographs of rat hypophysis. Endocrinology 58, 786 (1956).
[318] — The preoptic region of the brain and its relation to ovulation. In: Control of Ovulation. Ed. C. A. VILLEE, p. 101. New York: Pergamin Press 1961.
[319] — Preoptic stimulative lesions and ovulation in the rat: "thresholds" and LH-release time in late diestrus and proestrus. In: Major Problems in Neuroendocrinology, p. 346. Ed. by E. BAJUSZ and G. JASMIN. Basel: Karger 1964.
[320] — LH. Quotas, apparent preoptic thresholds and LH-release time for ovulation in prooestrus late-diestrous rats. Fed. Proc. 23, 151 (1964).
[321] — Central neural control of reproductive functions of the adenohypophysis. Physiol. Rev. 44, 373 (1964).
[322] —, and H. M. RADFORD: Irritative deposits from stainless steel electrodes in the preoptic rat brain causing release of pituitary gonadotrophin. Proc. Soc. exp. Biol. (N.Y.) 108, 604 (1961).
[323] —, and J. HOLSINGER: Electrolytic irritative lesions in the hypothalamic and other forebrain areas: effects on luteinizing hormone release and the ovarien cycle. Int. Congr. Horm. Ster. (1962). Int. Congr. Ser. No 51. Amsterdam: Excerpta Med. Found.
[324] —, and C. H. SAWYER: A neural timing factor in the mechanism by which progesterone advances ovulation in the cyclic rat. Endocrinology 45, 581 (1949).
[325] — — The blocking effect of nembutal on the ovulatory discharge of gonadotrophin in the cyclic rat. Proc. Soc. exp. Biol. (N.Y.) 71, 696 (1949).
[326] — —, and J. E. MARKEE: A neurogenic timing factor in control of the ovulatory discharge of luteinizing hormone in the cyclic rat. Endocrinology 44, 234 (1949).
[327] FAIERMAN, S. F.: Excretion of hormones of the sexual cycle in the amenorhea of women. Akush. i Ginek. 1, 36 (1945).

[328] FAIMAN, C., and R. J. RYAN: Serum follicle-stimulating hormone and luteinizing hormone concentrations during the menstrual cycle as determined by radioimmunoassays. J. clin. Endocr. 27, 1711 (1967).
[329] FALCK, B.: Site of production of oestrogen in rat ovary as studied in micro-transplants. Acta physiol. scand. 47 (Suppl. 163) (1959).
[330] FALCONI, G., and G. BRUNI: Studies on steroidal enol ethers: antigonadotrophic activity of cyclopenthyl derivatives of some orally active progestins. J. Endocr. 25, 169 (1962).
[331] FARNER, D. S.: Photoperiodism in animals with special reference to avian testicular cycles. In: Photoperiodism and Related Phenomena in Plants and Animals. Ed. R. B. WITHROW, p. 717. Washington, D. C.: American Association for the Advancement of Science 1958.
[332] —, and A. C. WILSON: A quantitative examination of testicular growth in the white-crowned sparrow. Biol. Bull. 113, 254 (1957).
[333] FEE, A. R., and A. S. PARKER: Studies on ovulation. 1. The relation of the anterior pituitary body to ovulation in the rabbit. J. Physiol. (Lond.) 67, 383 (1929).
[334] FETZER, S., J. HILLEBRECHT, H. E. MUSCHKE u. E. TONUTTI: Hypophysäre Steuerung der interstitiellen Zellen des Rattenovariums, quantitativ betrachtet am Zellkernvolumen. Z. Zellforsch. 43, 404 (1953).
[335] FEVOLD, H. L.: Extraction and standardization of pituitary follicle-stimulating and luteinizing hormones. Endocrinology 24, 435 (1939).
[336] — Synergism of follicle stimulating and luteinizing hormones on producing estrogen secretion. Endocrinology 28, 33 (1941).
[337] — F. L. HISAW, A. HELLBAUM, and R. HERTZ: Sex hormones of the anterior lobe of the hypophysis. Amer. J. Physiol. 104, 710 (1933).
[338] —, and R. O. GREEP: Comparative action of gonad-stimulating hormones on the ovaries of rats. Endocrinology 21, 343 (1937).
[339] —, and S. L. LEONARD: The gonad stimulating and the luteinizing hormones of the anterior lobe of the hypophysis. Amer. J. Physiol. 97, 291 (1931).
[340] FICHERA, G.: Sur l'hypertrophie de la glande pituitaire consécutive à la castration. Arch. ital. Biol. 43, 405 (1905).
[341] FINK, G., R. NALLAR, and W. C. WORTHINGTON JR.: Determination of luteinizing hormone releasing factor (L.R.F.) in hypophysial portal blood. J. Physiol. (Lond.) 183, 20 (1966).
[342] FIROR, V. M.: Hypophysectomy in pregnant rabbits. Amer. J. Physiol. 104, 204 (1933).
[343] FISKE, V. M.: Effect of light and darkness on activity of the pituitary of the rat. Proc. Soc. exp. Biol. (N.Y.) 40, 189 (1939).
[344] — Effect of light on sexual maturation, oestrus cycles and anterior pituitary of rat. Endocrinology 29, 187 (1941).
[345] —, and R. O. GREEP: Neurosecretory activity in rats under conditions of continuous light or darkness. Endocrinology 64, 175 (1959).
[346] FLAMENT-DURAND, J.: Observations on pituitary transplants into the hypothalamus of the rat. Endocrinology 77, 446 (1965).
[347] FLERKÓ, B.: Einfluß experimenteller Hypothalamusläsionen auf die Funktionen des Sekretionsapparates im weiblichen Genitaltrakt. Acta morph. Acad. Sci. hung. 3, 65 (1953).
[348] — Zur hypothalamischen Steuerung der gonadotropen Funktion der Hypophyse. Acta morph. Acad. Sci. hung 4, 475 (1954).
[349] — Einfluß experimenteller Hypothalamusläsion auf die durch Follikelhormon indirekt hervorgerufene Hemmung der Luteinisation. Endokrinologie 34, 202 (1957).
[350] — Le rôle des structures hypothalamiques dans l'action inhibitrice de la folliculine sur la sécretion de l'hormone folliculo-stimulante. Arch. Anat. micr. Morph. exp. 46, 159 (1957).
[351] — Control of gonadotropin secretion in the female. In: Neuroendocrinology, vol. I, p. 613. Ed. by L. MARTINI and W. F. GANONG. New York and London: Academic Press 1966.
[352] — Brain mechanism controlling gonadotrophin secretion and their sexual differentiation. In: Symposium on Reproduction. Congress of the Hungarian Society for Endocrinology and Metabolism. Ed. K. LISSÁK, p. 11. Budapest: Adadémiai Kiadó 1967.
[353] — Hypothalamic control of hypophyseal gonadotrophic function. In: Hypothalamic Control of the Anterior Pituitary, ed. by SZONTÁGOTHAI, FLERKÓ, MESS and HALÁSZ, 3rd ed., chapter VI, p. 249. Budapest: Akadémiai Kiadó 1968.
[354] —, u. V. BARDOS: Zwei verschiedene Effekte experimenteller Läsion des Hypothalamus auf die Gonaden. Acta neuroveg. (Wien) 20, 248 (1959).

[355] FLERKÓ, B., and V. BARDOS: Luteinization induced in ,,constant oestrus rats" by lowering oestrogen production. Acta endocr. (Kbh.) **37**, 418 (1961).
[356] —, u. G. ILLEI: Zur Frage der Spezifität des Einflusses von Sexualsteroiden auf hypothalamische Nervenstrukturen. Endokrinologie **35**, 123 (1957).
[357] — P. PETRUSZ, and L. TIMA: On the mechanism of sexual differentiation of the hypothalamus; factors influencing the "critical period" of the rat. Acta biol. Acad. Sci. hung. **18**, 27 (1967).
[358] —, and J. SZENTÁGOTHAI: Oestrogen sensitive nervous structures in the hypothalamus. Acta endocr. (Kbh.) **26**, 121 (1957).
[359] FOOTE, W. D., E. R. HAUSER, and L. E. CASIDA: Influence of progesterone treatment on postpartum reproductive activity in beef cattle. J. animal. Sci. **19**, 674 (1960).
[360] — D. P. WALDORF, H. L. SELF, and L. E. CASIDA: Some effects of progesterone and estradiol on the ovarian structures and on the gonadotrophic potency of the pituitary gland of the gilt. J. animal. Sci. **17**, 534 (1958).
[361] FORBES, T. R.: Systematic plasma progesterone levels during the human menstrual cycle. Amer. J. Obstet. Gynec. **60**, 180 (1950).
[362] — Pre-ovulatory progesterone in the peripheral blood of the rabbit. Endocrinology **53**, 79 (1953).
[363] — C. W. HOOKER, and C. PFEIFFER: Plasma progesterone levels and the menstrual cycle of the monkey. Proc. Soc. exp. Biol. (N.Y.) **73**, 177 (1950).
[364] —, and J. ZANDER: Diskussion zu DAVIS, M., and E. J. PLOTZ: The metabolism of progesterone and its clinical use in pregnancy. Recent Progr. Hormone Res. **13**, 379 (1957).
[365] FORD, D. H., and W. C. YOUNG: The role of progesterone in the production of cyclic vaginal changes in the female guinea pig. Endocrinology **49**, 795 (1951).
[366] FRAENKEL-CONRAT, H. L., M. E. SIMPSON, and H. M. EVANS: Effect of cystine on gonadotropic hormones. J. biol. Chem. **130**, 243 (1939).
[367] — — — Purification of follicle-stimulating hormone (FSH) of the anterior pituitary. Proc. Soc. exp. Biol. (N.Y.) **45**, 627 (1940).
[368] FRANCE, E. S., and G. PINCUS: Biologically active substanses affecting gonadotrophin-induced ovulation in immature rats. Endocrinology **75**, 359 (1964).
[369] FRANK, A. H., and R. M. FRAPS: Induction of estrus in the ovariectomized golden hamster. Endocrinology **37**, 357 (1945).
[370] FRAPS, R. M., and A. DURY: Occurence of premature ovulation in the domestic fowl following administration of progesterone. Proc. Soc. exp. Biol. (N.Y.) **52**, 346 (1943).
[371] FRASCHINI, F., M. MOTTA, and L. MARTINI: Methods in drug evaluation. Ed. by P. MANTEGAZZA and F. PICCINI, p. 424. Amsterdam: North-Holland Publ. Co. 1966.
[372] FREMERY, P. DE, A. LUCHS u. M. TAUSK: Untersuchungen über die innere Sekretion des Corpus luteum. Pflügers Arch. ges. Physiol. **231**, 341 (1933).
[373] FRIED, P. H., and A. E. RAKOFF: The effects of chorionic gonadotropin and prolactin on the maintenance of corpus luteum function. J. clin. Endocr. **12**, 321 (1952).
[374] — —, and R. R. SCHOPBACH: Pseudocyesis: A psychosomatic study on gynecology. J. Amer. med. Ass. **145**, 1329 (1951).
[375] FRIEDGORD, H. B.: Studies on the sympathic nervous control of the anterior hypophysis with special reference to a neurohumoral mechanism. Cited from Textbook of Endocrinology. Ed. R. H. WILLIAMS, p. 644. Philadelphia and London: W. B. Saunders Co. 1950.
[376] FUCHS, F.: Endocrine factors in the maintenance of pregnancy. Acta obstet. gynec. scand., Suppl. **1**, 41 (1962).
[377] — S. G. JOHNSEN, and K. J. ALLING MØELLER: Studies on pituitary, adrenocortical, and ovarian function during treatment with medroxyprogesterone acetate. Int. J. Fertil. **9**, 147 (1964).
[378] — A. R. FUCHS, and R. V. SHORT: Progesterone in uterine blood in early human pregnancy. Acta obstet. gynec. scand. **42**, Suppl. **6**, 94 (1963).
[379] — — —, and G. WAGNER: Uterine motility and concentrations of progesterone in uterine venous blood after intra-amniotic injection of hypertonic saline. Acta obstet. gynec. scand. **44**, 63 (1965).
[380] FUKUSHIMA, M., V. C. STEVENS, C. L. GANTT, and N. VORYS: Urinary FSH and LH Excretion during the normal menstrual cycle. J. clin. Endocr. **24**, 205 (1964).
[381] FUNKE, R.: Untersuchungen über die Rückwirkung des Corpus luteum-Hormons auf den Hypophysenvorderlappen. Thesis, S. 16. Gelnhausen: Kalbfleisch 1937.
[382] GAARENSTROM, J. H.: De invloed van hormonen op de geslachtsbepaling en op de ontwikkeling der geschlechtsorganen. Acad. Proefschrift, Amsterdam 1938.

[383] GAARENSTROM, J. H., and S. E. DE JONGH: The importance of corpora lutea for the oestrus caused by anterior pituitary like hormone in hypophysectomized rats. Acta brev. neerl. Physiol. 10, 202 (1940).
[384] GANONG, W. F., M. D. SHEPHARD, J. R. WALL, E. E. VAN BRUNT, and M. T. CLEGG: Penetration of light into the brain of mammals. Endocrinology 72, 962 (1963).
[385] GANS, E., and S. E. DE JONGH: Fluctuations in the ICSH-supply of the body synchronous with the oestrus cycle. Acta physiol. pharmacol. neerl. 8, 501 (1959).
[386] GARCIA, C. R., J. T. HARRIGAN, W. J. MULLIGAN, and J. ROCK: The use of estrogens and gestagens to induce human ovulation. Fertil. and Steril. 11, 303 (1960).
[387] GARCIA, J. A., and A. CRUZ-FEREIRA: Cytometry of the hypothalamus after large doses of estrogen. Acta neuroveg. (Wien) 8, 283 (1953).
[388] GEMZELL, C. A.: The inductions of ovulation in the human by human pituitary gonadotropin. In: Control of Ovulation. Ed. by C. A. VILLEE, p. 192. New York: Pergamon Press 1961.
[389] — Induction of ovulation with human pituitary gonadotrophins. Fertil. and Steril. 13, 153 (1962).
[390] — Therapy of gynecological disorders with human gonadotrophin. Vitamin. and Horm. 22, 129 (1964).
[391] — Induction of ovulation with human gonadotropins. Recent Progr. Hormone Res. 21, 179 (1965).
[392] — E. DICZFALUSY, and G. TILLINGER: Clinical effect of human pituitary follicle-stimulating hormone (FSH). J. clin. Endocr. 18, 1333 (1958).
[393] — — — Further studies on the clinical effects of human pituitary stimulating hormone (FSH). Acta obstet. gynec. scand. 38, 465 (1959).
[394] — — — Human pituitary follicle-stimulating hormone. I. Clinical effect of a partially purified preparation. Ciba Found. Coll. Endocrin. 13, 191 (1960).
[395] —, and B. KJESSLER: Treatment of infertility after partial hypophysectomy with human pituitary gonadotrophins. Lancet 1964 I, No 7334, 644.
[396] —, and P. ROOS: Pregnancies following treatment with human gonadotropins. Amer. J. Obstet. Gynec. 94, 490 (1966).
[397] GILLMAN, J.: Experimental studies on the menstrual cycle of the baboon (papio porcarius). VI. The effect of progesteron upon the first part of the cycle in normal female baboons. Endocrinology 26, 80 (1940).
[398] — Effect on the perineal swelling and on the menstrual cycle of single injections of combinations of estradiol benzoate and progesterone given to baboons in the first part of the cycle. Endocrinology 30, 54 (1942).
[399] — Temporary ovarian damage produced in baboons by single administrations of estradiol benzoate and progesterone in the first part of the cycle. Endocrinology 30, 61 (1942).
[400] GIULIANI, G., L. MARTINI, A. PECILE, and M. FOCHI: Studies on luteinizing hormone release and inhibition. Acta endocr. (Kbh.) 38, 1 (1961).
[401] GLASSER, J. W. H.: Early removal of the corpus luteum of pregnancy .Bull. M. Hague matern. Hosp. 5, 112 (1952).
[402] GOISIS, M.: Effects of progestational steroids on the morphology and function of anterior pituitary and ovaries in the baboon. Int. J. Fertil. 9, 175 (1964).
[403] GOLDZIEHER, J. W., L. E. MOSES, and L. T. ELLIS: Study of norethindrone in contraception. J. Amer. med. Ass. 180, 359 (1962).
[404] GOODMAN, L.: Observations on transplanted immature ovaries in the eyes of adult male and female rats. Anat. Rec. 59, 223 (1934).
[405] GORSKI, R. A.: Modification of ovulatory mechanism by postnatal administration of estrogen to the rat. Amer. J. Physiol. 205, 842 (1963).
[406] — Localisation and sexual differentiation of the nervous structures which regulate ovulation. J. Reprod. Fertil. Suppl. 1, 67 (1966).
[407] — The neural control of ovulation. In: Biology of Gestation, vol. I, p. 2. Ed. by N. S. ASSALI. New York and London: Academic Press 1968.
[408] —, and C. A. BARRACLOUGH: Differential effectivness of small doses of testosterone propionate in the induction of sterility in the female rat. Anat. Rec. 139, 304 (1961).
[409] — — Adenohypophyseal LH content in normal androgensterilized and progesteron-primed sterile female rats. Acta endocr. (Kbh.) 39, 13 (1962).
[410] — — Effects of low dosages of androgen on the differentiation of hypothalamic regulatory control of ovulation in the rat. Endocrinology 73, 210 (1963).
[411] —, and J. W. WAGNER: Gonadal activity and sexual differentiation of the hypothalamus. Endocrinology 76, 226 (1965).

[412] Goss, D. A., and J. Lewis Jr.: Immunologic differentation of luteinizing hormone and human chorionic gonadotropin compounds of high purity. Endocrinology 74, 83 (1964).
[413] Goy, R. W., and C. H. Phoenix: Hypothalamic regulation of female sexual behaviour; establishment of behavioural oestrus in spayed guinea-pigs following hypothalamic lesions. J. Reprod. Fertil. 5, 23 (1963).
[414] Graber, H. T., and R. A. Cowles: Effect of Corpus luteum extracts in suppressing ovarian activity in the rat. Proc. Soc. exp. Biol. (N.Y.) 28, 977 (1931).
[415] Grattarola, R., and C. H. Li: Effect of growth hormone and its combination with estradiol-17β on the uterus of hypophysectomized and hypophysectomized-ovariectomized rats. Endocrinology 65, 802 (1959).
[416] Green, J. D.: Vessels and nerves of amphibian hypophyses. A study of the living circulation and of the histology of the hypophysial vessels and nerves. Anat. Rec. 99, 21 (1947).
[417] — The comparative anatomy of the hypophysis, with special reference to its blood supply and innervation. Amer. J. Anat. 88, 225 (1951).
[418] Green, J. A.: Innervation of the pars distalis of the adenohypophysis studied by phase microskopy. Anat. Rec. 109, 99 (1951).
[419] — Hormone secretion by the immature mouse ovary after gonadotrophic stimulation. Endocrinology 56, 621 (1955).
[420] — Functional responses of the immature mouse ovary to different levels of equine pituitary gonadotrophin. Anat. Rec. 126, 195 (1956).
[421] Green, J. D., and G. W. Harris: The neurovascular link between the neurohypophysis and adenohypophysis. J. Endocr. 5, 136 (1947).
[422] — — Observations of the hypophysio-portal of the living rat. J. Physiol. (Lond.) 108, 359 (1949).
[423] Greenwald, G. S.: Ovarian follicular development in the pregnant hamster. Anat. Rec. 148, 605 (1964).
[424] — Luteotropic complex of the hamster. Endocrinology 80, 118 (1967).
[425] Greep, R. O.: The effect of gonadotropic hormones on the persisting corpora lutea in hypophysectomized rats. Endocrinology 23, 154 (1938).
[426] — Diskussionsbemerkung zu A. Segaloff and S. L. Steelman: The human gonadotropins. Recent Progr. Hormone Res. 15, 139 (1959).
[427] — Physiology of the anterior hypophysis in relation to reproduction. In: Sex and Internal Secretion, 3rd ed. Ed. W. C. Young, p. 240. Baltimore: Williams & Wilkins Co. 1961.
[428] —, H. B. van Dyke, and B. F. Chow: Separation in nearly pure form of luteinizing (interstital cell-stimulating) and follicle-stimulating (gametogenic) hormones of the pituitary gland. J. biol. Chem. 133, 289 (1940).
[429] — — — Gonadotropins of swine pituitary; various biological effects of purified thylakentrin (FSH) and pure metakentrin (ICSH). Endocrinology 30, 635 (1942).
[430] —, and J. C. Jones: Steroid control of pituitary function. Recent Progr. Hormone Res. 5, 197 (1950).
[431] Greer, M. A.: The effect of progesterone on persistant vaginal estrus produced by hypothalamic lesions in the rat. Endocrinology 53, 380 (1953).
[432] Greulich, W. W.: Artificially induced ovulation in the cat. Anat. Rec. 58, 217 (1934).
[433] Grosvenor, C. E., S. M. McCann, and R. Nallar: Inhibition of nursing-induced and stress-induced fall in pituitary prolactin concentration in lactating rats by injection of acid extracts of bovine hypothalamus. Endocrinology 76, 883 (1965).
[434] Grumbach, M. M., and S. L. Kaplan: In vivo and in vitro evidence of the synthesis and secretion of chorionic "growth hormone-prolactin" by the human placenta: its purification, immunoassay and distinction from human pituitary growth hormone. Proc. Second Int. Congr. Endocrinology. Excerpta Medica Int. Congr. Ser. No 83, p. 691. Amsterdam 1965.
[435] — — D. B. Villee, C. A. Villee, J. Zander, S. Solomon, C. E. Bird, R. Wilson, N. Wiquist, K. J. Ryan, and E. Diczfalusy: Endocrinology of the foeto-placental unit. In: Proc. 2. Int. Congr., p. 691. Amsterdam: Excerpta Medica 1965.
[436] Guillemin, R.: Sur la nature des substances hypothalamiques qui controlent la sécrétion des hormones anté-hypophysaires. J. Physiol. (Paris) 55, 7 (1963).
[437] — M. Justisz et E. Sakiz: Purification partielle d'un facteur hypothalamique (LRF) stimulant la sécrétion de l'hormone hypophysaire de luténisation (LH). C. R. Acad. Sci. Paris 256, 504 (1963).
[438] —, and B. Rosenberg: Humoral hypothalamic control of the anterior pituitary: a study with combined tissue cultures. Endocrinology 57, 599 (1955).

[439] GULDBERG, E.: Die Produktionsstätten der Sexualhormone im normalen graviden weiblichen Organismus im Lichte der Hormonanalyse des ovariopriven graviden Zustandes. Acta obstet. gynec. scand. 15, 345 (1936).
[440] GUTTENBERG, I.: Plasma levels of "free" progestin during the estrous cycle in the mouse. Endocrinology 68, 1006 (1961).
[441] HALÁSZ, B., W. H. FLORSHEIM, N. L. CORCORRAN, and R. A. GORSKI: Thyrotrophic hormone secretion in rats after partial or total interruption of neural afferents to the medial basal hypothalamus. Endocrinology 80, 1075 (1967).
[442] —, and R. A. GORSKI: Gonadotrophic hormone secretion in female rats after partial or total interruption of neural afferents to the medial basal hypothalamus. Endocrinology 80, 608 (1967).
[443] —, and L. PUPP: Hormone secretion of the anterior pituitary gland after physical interruption of all nervous pathways to the hypophysiotrophic area. Endocrinology 77, 553 (1965).
[444] —, and S. UHLARIK: Hypophysiotropic area in the hypothalamus. J. Endocr. 25, 147 (1962).
[445] — — —, and L. TIMA: Further studies on the hormone secretion of the anterior pituitary transplanted into the hypophysiotrophic area of the rat hypothalamus. Endocrinology 77, 343 (1965).
[446] — D. S. SCHALCH, and R. A. GORSKI: Growth Hormone secretion in young rats after partial or total interruption of neural afferents to the medial basal hypothalamus. Endocrinology (im Druck).
[447] —, and J. SZENTÁGOTHAI: Control of adrenocorticotrophic function by direct influence of pituitary substance on the hypothalamus. Acta morph. Acad. Sci. hung. 9, 251 (1960).
[448] HALBAN, J.: Die innere Secretion von Ovarium und Placenta und ihre Bedeutung für die Funktion der Milchdrüse. Arch. Gynäk. 75, 353 (1905).
[449] HAMBURGER, CH.: Untersuchungen über die gonadotropen Hormone bei der graviden Stute. Endokrinologie 13, 305 (1934).
[450] HAMMERSTEIN, J.: Hormonanalytische Untersuchungen zur Frage der endokrinen Korrelationen im biphasischen Menstruationscyclus der Frau. Arch. Gynäk. 196, 504 (1962).
[451] HAMMOND, J.: Physiology of Reproduction in the Cow. London and New York: Cambridge Univ. Press 1927.
[452] HAMMOND, J., JR.: Light regulation of hormone secretion. Vitam. and Horm. 12, 157 (1954).
[453] HANSEL, W., P. V. MALVEN, and D. L. BLACK: Estrous cycle regulation in the bovine. J. animal Sci. 20, 621 (1961).
[454] —, and G. W. TRIMBERGER: Atropine blockade of ovulation in the cow and its possible significance. J. animal. Sci. 10, 719 (1951).
[455] — — The effect of progesterone on ovulation time in dairy heifers. J. Dairy Sci. 35, 65 (1952).
[456] HANSTRÖM, B.: Neurosecretory pathways in the head of crustaceans, insects and vertebrates. Nature (Lond.) 171, 72 (1953).
[457] HARPER, M. J. K.: Action of 6-chloro-17α-acetoxy-6-dehydroprogesterone upon ovulation and mating in the rabbit. J. Endocr. 24, xx (1962).
[458] HARRIS, G. W.: The induction of ovulation in the rabbit by electrical stimulation of the hypothalamo-hypophysial mechanism. Proc. roy. Soc. B 122, 374 (1937).
[459] — Electrical stimulation of the hypothalamus and the mechanism of neural control of the adenohypophysis. J. Physiol. (Lond.) 107, 418 (1948).
[460] — Oestrous rhythm, pseudopregnancy and the pituitary stalk in the rat. J. Physiol. (Lond.) 111, 347 (1950).
[461] — Neural Control of the Pituitary Gland. London: Edward Arnold 1955.
[462] — The pituitary stalk and ovulation. In: Control of Ovulation. Ed. by C. A. VILLEE, p. 56. New York: Pergamon Press 1961.
[463] — Castration of the newborn male rat and lack of sexual differentiation of the brain. J. Physiol. (Lond.) 169, 117 (1963).
[464] — Sex hormones, brain development and brain function: The Upjohn Lecture of the Endocrine Society of America. Endocrinology 75, 627 (1964).
[465] — The regulation of the secretion of luteinizing hormone and ovulation. In: The Pituitary Gland. Ed. by G. H. HARRIS and B. T. DONAVAN, vol. 2, p. 99. London: Butterworths 1966.
[466] —, and H. J. CAMPBELL: The regulation of the secretion of luteinizing hormone and ovulation. In: The Pituitary Gland. Ed. by G. W. HARRIS and B. T. DONAVAN, vol. 2, p. 99, London: Butterworths 1966.

[467] HARRIS, G. W., and D. JACOBSOHN: Functional grafts of the anterior pituitary gland. Proc. roy. Soc. B **139**, 263 (1952).
[468] —, and S. LEVINE: Sexual differentiation of the brain and its experimental control. J. Physiol. (Lond.) **163**, 42 (1962).
[469] — R. P. MICHAEL, and P. P. SCOTT: Neurological site of action of stilboestrol in eliciting sexual behaviour. Ciba Found. Symp. Neurol. Basis Behaviour, p. 236 (1958).
[470] — M. REED, and C. P. FAWCETT: Hypothalamic releasing factors and the control of anterior pituitary function. Brit. med. Bull. **22**, 266 (1966).
[471] HARRIS, T. W., and N. WOLCHUK: The suppression of estrus in the dog and cat with longterm administration of synthetic progestional steroids. Amer. J. vet. Res. **24**, 1003 (1963).
[472] HATERIUS, H. O., and A. J. DERBYSHIRE JR.: Ovulation in the rabbit following upon stimulation of the hypothalamus. Amer. J. Physiol. **119**, 329 (1937).
[473] HASKINS, A. L.: The progesterone content of human placentas before and after the onset of labor. Amer. J. Obstet. Gynec. **67**, 330 (1954).
[474] — Intravenous progesterone in the anovulatory woman. J. clin. Endocr. **19**, 732 (1959).
[475] HATERIUS, H. O., and J. J. PFIFFNER: Inhibition of oestrous in the rat by extracts of corpus luteum. Proc. Soc. exp. Biol. (N.Y.) **26**, 818 (1929).
[476] HAYHOW, W. R.: An experimental study of the accessory optic fiber system in the cat. J. comp. Neurol. **113**, 281 (1959).
[477] — C. WETT, and A. JERVIE: The accessory optic fiber system in the rat. J. comp. Neurol. **115**, 187 (1960).
[478] HAYS, R. L., and C. H. CARLEVARO: Induction of estrus by electrical stimulation. Amer. J. Physiol. **196**, 899 (1959).
[479] HEALD, P. J., B. E. TURNIVAL, and K. A. ROOKLEDGE: Changes in the levels of luteinizing hormone in the pituitary of the domestic fowl during an ovulatory cycle. J. Endocr. **37**, 73 (1967).
[480] HEAP, R. B., J. S. PERRY, and J. W. ROWLANDS: Corpus luteum function in the guinea-pig; arterial and luteal progesterone levels, and the effects of hysterectomy and hypophysectomy. J. Reprod. Fertil. **13**, 537 (1967).
[481] HEDIGAR, H.: Observations on reproduction behaviour in 700 animals. Ciba Found. Endocrinol. **3**, 74 (1952).
[482] HELLBAUM, A. A., and R. O. GREEP: Action of estrogen on release of hypophyseal luteinizing hormone. Proc. Soc. exp. Biol. (N.Y.) **63**, 53 (1946).
[483] HELLER, C. G., J. P. FARNEY, P. N. MORGAN, and G. B. MYERS: A correlation of the ovarian and endometrial histology, vaginal epithelium, gonadotrophic hormonal excretion and the day of the menstrual cycle in 28 women. J. clin. Endocr. **4**, 25 (1944).
[484] — D. J. MOORE, C. A. PAULSEN, W. O. NELSON, and W. M. LAIDLAW: Effects of progesterone and synthetic progestins on the reproductive physiology of normal men. Fed. Proc. **18**, 1057 (1959).
[485] HEMMINGSEN, A. M., and N. B. KRARUP: Rhythmic diurnal variations in the oestrus phenomena of the rat and their susceptibility to light and dark. Kgl. Danske Videnskab. Selskab, Biol. Medd. **13**, 1 (1937).
[486] HERMRECK, A. S., and G. S. GREENWALD: The effects of unilateral ovariectomy on follicular maturation in the guinea pig. Anat. Rec. **148**, 171 (1964).
[487] HERLANT, M.: Influence de la progestine sur la fonction gonadotrope de l'hypophyse du rat. C. R. Soc. Biol. (Paris) **131**, 1315 (1939).
[488] HESS, A.: Optic centers and pathways after eye removal in fetal guinea pigs. J. comp. Neurol. **109**, 91 (1958).
[489] HESS, W. R.: Beiträge zur Physiologie des Hirnstammes. Teil 1: Die Methodik der lokalisierten Reizung und Ausschaltung subcorticaler Hirnabschnitte. Leipzig: Georg Thieme 1932.
[490] HEUVERSWYN, J. VAN, V. J. COLLINS, W. L. WILLIAMS, and W. U. GARDNER: The progesterone-like activity of desoxycorticosterone. Proc. Soc. exp. Biol. (N.Y.) **41**, 552 (1939).
[491] HEYNEMANN, TH.: Die Nachkriegsamenorrhoe. Klin. Wschr. **26**, 129 (1948).
[492] HILL, M., and A. S. PARKES: Studies on the hypophysektomised ferret. Proc. roy. Soc. B **112**, 138 (1932).
[493] — — Studies on the hypophysektomized ferret. V. Effect of hypophysectomy on the response of the female ferret to additional illumination during anoestrus. Proc. roy. Soc. B **113**, 537 (1933).
[494] HILL, R. T.: Variation in the activity of the rabbit hypophysis during the reproductive cycle. J. Physiol. (Lond.) **83**, 129 (1934).

[495] HILL, R. T.: Ovaries secrete male hormones. I. Restoration of the castrate type seminal vesicle and prostate glands to normal by grafts of ovaries in mice. Endocrinology 21, 495 (1938).
[496] — Variation in the activity of the rabbit hypophysis during the reproductive cycle. J. Physiol. (Lond.) 83, 129 (1934).
[497] —, and A. S. PARKES: Hypophysectomy of birds. III. Effect on gonads, accessory organs and head furnishings. Proc. roy. Soc. B, Biol. Sci. 116, 221 (1934).
[498] HILLARP, N. A.: Studies on the localisation of hypothalamic centres controlling the gonadotrophic function of the hypophysis. Acta endocr. (Kbh.) 2, 11 (1949).
[499] — H. OLIVECRONA, and W. SILFVERSKIÖLD: Evidence for the participation of the preoptic area in male mating behaviour. Experientia (Basel) 10, 224 (1954).
[500] HILLIARD, J., D. ARCHIBALD, and C. H. SAWYER: Gonadotropic activation of preovulatory synthesis and release of progestin in the rabbit. Endocrinology 72, 59 (1963).
[501] — J. N. HAYWARD, and C. H. SAWYER: Postcoital patherns of secretion of pituitary gonadotropin and ovarian progestin in the rabbit. Endocrinology 75, 957 (1964).
[502] — R. PENARDI, and C. H. SAWYER: A functional role of 20α-hydroxypregn-4-en-3-one in the rabbit. Endocrinology 80, 901 (1967).
[503] —, and C. H. SAWYER: Hormonal Steroids, Biochem. Pharmacol. and Therapeutics. Proc. First Internat. Congr. on Hormonal Steroids, vol. 1, p. 263. New York: Academic Press 1964.
[504] HINSEY, J. C.: The relation of the nervous system to ovulation and other phenomena of the female reproductive tract. Cold. Spr. Harb. Symp. quant. Biol. 5, 269 (1937).
[505] —, and J. E. MARKEE: Pregnancy following bilateral section of the cervical sympathetic trunks in the rabbit. Proc. Soc. exp. Biol. (N.Y.) 31, 270 (1933).
[506] HISAW, F. L.: The placental gonadotrophin and luteal function in monkeys. Yale J. Biol. Med. 17, 119 (1944).
[507] —, and E. B. ASTWOOD: Physiology of the Reproduction. Ann. Rev. Physiol. 4, 503 (1942).
[508] — R. K. MEYER, and C. K. WEICHERT: Inhibition of ovulation and associeted histological changes. Proc. Soc. exp. Biol. (N.Y.) 25, 754 (1928).
[509] HOOKER, C. W., and T. R. FORBES: A bio-assay for minute amounts of progesterone. Endocrinology 41, 158 (1947).
[510] —, and T. R. FORBES: The transport of progesterone in blood. Endocrinology 44, 61 (1949).
[511] — — Specifity of the intrauterine test for progesterone. Endocrinology 45, 71 (1949).
[512] HOFFMANN, FR.: Über die Wirkung des Progesterons auf das Follikelwachstum im Cyclus und seine Bedeutung für die hormonale Steuerung des Ovarialcyclus der Frau. Geburtsh. u. Frauenheilk. 22, 433 (1962).
[513] HOFFMANN, F., u. L. v. LÁM: Über den Progesteronnachweis in Corpora lutea, Placenten und im Schwangerenblut mit Hilfe einer intrauterinen Testierungsmethode. Zbl. Gynäk. 65, 2014 (1941).
[514] —, u. G. UHDE: Über die Progesteronbildung in den Ovarien während der Follikelreifungsphase. Zbl. Gynäk. 77, 929 (1955).
[515] HOFFMANN, J. L., and N. B. SCHWARTZ: Timing of ovulation following progesterone withdrawal in the rat. Endocrinology 76, 626 (1965).
[516] HOHLWEG, W.: Veränderungen des Hypophysenvorderlappens und des Ovariums nach Behandlung mit großen Dosen Follikelhormon. Klin. Wschr. 13, 92 (1934).
[517] —, u. A. CHAMORRO: Über die luteinisierende Wirkung des Follikelhormons durch Beeinflussung der luteogenen Hypophysenvorderlappensekretion. Klin. Wschr. 16, 196 (1937).
[518] —, u. E. DAUME: Über die Wirkung intracerebral verabreichten Dienoestroldiacetats bei Ratten. Endokrinologie 38, 46 (1959).
[519] —, u. K. JUNKMANN: Die hormonal-nervöse Regulierung der Funktion des Hypophysenvorderlappens. Klin. Wschr. 11, 321 (1932).
[520] HOLMSTROM, E. G.: Progesterone treatment of anovulatory bleeding. Amer. J. Obstet. Gynec. 68, 1321 (1954).
[521] —, and R. W. BROWN: Effect of prolactin on the normal human menstrual cycle. Obstet. and Gynec. 8, 203 (1956).
[522] HÖRMANN, G., u. H. LEMTIS: Die menschliche Placenta. In: Klinik der Frauenheilkunde und Geburtshilfe, Bd. III, S. 425, hrsg. von H. SCHWALM und G. DÖDERLEIN. München: Urban & Schwarzenberg 1965.
[523] HORST, C. J. VAN DER, and J. GILLMAN: Mechanism of ovulation and corpus luteum formation in Elephantulus. Nature (Lond.) 145, 974 (1940).

[524] HOUSSAY, B. A., A. BIASOTTI, and R. SAMMARTINO: Modifications fonctionelles de l'hypophyse après les lésions infundibulotubériennes chez le crapaud. C. R. Soc. Biol. (Paris) 120, 725 (1935).
[525] HUANG, W. Y., and W. H. PEARLMAN: The corpus luteum and steroid hormone formation. J. biol. Chem. 237, 1060 (1962).
[526] HUFFMAN, J. W.: Effect of testosterone propionate on reproduction in female. Endocrinology 29, 77 (1941).
[527] HUTCHINSON, J. S. M., and H. ROBERTSON: Effect of season on the follicle-stimulating hormone and luteinizing hormone potency of sheep anterior pituitary glands. Nature (Lond.) 188, 585 (1960).
[528] IGARASHI, M., and S. M. MCCANN: A new sensitive bio-assay for follicle-stimulating hormone (FSH). Endocrinology 74, 440 (1964).
[528a] — — A hypothalamic follicle stimulating hormone-releasing factor. Endocrinology 74, 446 (1964).
[529] — R. NALLAR, and S. M. MCCANN: Further studies on the follicle-stimulating hormone-releasing action of hypothalamic extracts. Endocrinology 75, 901 (1964).
[530] IGLESIAS, R., A. LIPSCHÜTZ, and E. MARDONES: Antiluteomatous action of progesterone in the guinea-pig. J. Endocr. 6, 363 (1950).
[531] ISAACSON, J. E.: Induction of psychic estrus in the hamster with desoxycorticosterone acetate and its effect on the epithelium of the lower reproductive tract. Endocrinology 45, 558 (1949).
[532] ISERSKY, C., B. LUNENFELD, and M. C. SHELESNYAK: Immunologic studies on gonadotropins: II. Biological assessment of the antigenic nature of the follicle stimulating principle in human chorionic gonadotropin preparations. J. clin. Endocr. 23, 54 (1963).
[533] ISHIZUKA, P., M. MAEYAMA, and T. TANAKA: Artificial ovulation by human chorionic gonadotrophin in women. Med. J. Osaka Univ. 4, 507 (1954).
[534] ISRAEL, S. L., and O. SCHNELLER: The thermogenic property of progesterone. Fertil. and Steril. 1, 53 (1950).
[535] JARES, J. J.: Studies on induction of ovulation and the inhibitory influence of corpora lutea on ovulation in the rabbit. Amer. J. Physiol. 101, 545 (1932).
[536] JEFFERSON, J. M.: A study of the subcortical connexions of the optic tract system of the ferret, with special reference to gonadal activation by retinal stimulation. J. Anat. (Lond.) 75, 106 (1940).
[537] JENNER, C. E., and W. L. ENGELS: The significance of the dark period in the photoperiodic response of male juncos and whitethroated sparrows. Biol. Bull. 103, 345 (1952).
[538] JENSEN, H., M. E. SIMPSON, S. TOLKSDORF, and H. M. EVANS: Chemical fractionation of the gonadotropic factors present in sheep pituitary. Endocrinology 25, 67 (1939).
[539] JÖCHLE, W.: Über den Einfluß des Lichtes auf Sexualentwicklung und Sexualperiodik bei Säugern. Endokrinologie 33, 129 (1956).
[540] JOHNSON, D. C., and E. WITSCHI: Hypophyseal gonadotrophins following gonadectomy in male and female androgenized rats. Acta endocr. (Kbh.) 44, 119 (1963).
[541] JOHNSON, S. G.: A clinical routine-method for the quantitative determination of gonadotrophins in 24-hour urine samples, II: normal values for men and women at all age groups from pre-puberty to senescence. Acta endocr. (Kbh.) 31, 209 (1959).
[542] JONES, E. C., and P. L. KROHN: The effect of hypophysectomy on age changes in the ovaries of mice. J. Endocr. 21, 497 (1961).
[543] JONES, G. E. S., and E. B. ASTWOOD: The physiological significance of the estrogen: progesterone ratio on vaginal cornification in the rat. Endocrinology 30, 295 (1942).
[544] JORES, A.: Die Anorexia nervosa als endokrinologisches Problem. Acta endocr. (Kbh.) 17, 206 (1954).
[545] — Die psychosomatische Krankheitsbetrachtung, gezeigt an dem Beispiel der Anorexia nervosa. Wien. med. Wschr. 108, 1062 (1958).
[546] JOSIMOVICH, J. B., and J. A. MACLAREN: Presence in the human placenta and term serum of a highly lactogenic substance immunilogically related to pituitary growth hormone. Endocrinology 71, 209 (1962).
[547] JUHN, M., and P. C. HARRIS: Responses in molt and lay of fowl to progestins and gonadotrophins. Proc. Soc. exp. Biol. (N.Y.) 92, 709 (1956).
[548] JUTISZ, M., and M. P. DE LA LLOSA: Studies on the release of follicle-stimulating hormone in vitro from rat pituitary glands stimulated by hypothalamic follicle-stimulating hormone-releasing factor. Endocrinology 81, 1193 (1967).
[549] KAISER, R.: Hormonale Ovulationshemmung. Methoden, Indikationen, Nebenwirkungen, Ergebnisse. Dtsch. med. Wschr. 88, 2325 (1963).
[550] — Vorverlegung, Verzögerung und Hemmung der Ovulation. Arch. Gynäk. 202, 160 (1965).

[551] KAISER, R., B. MACHERT u. W. KEYL: Die zeitliche Korrelation zwischen den Gonadotropin- und Oestrogenmaxima und dem Basaltemperaturanstieg im Cyclus. Arch. Gynäk. **199**, 414 (1964).
[552] KAMMLADE, W. G., J. A. WELCH, A. V. NALBANDOV, and H. W. NORTON: Pituitary activity of sheep in relation to the breeding season. J. animal Sci. **11**, 646 (1952).
[553] KAPLAN, S. L., and M. M. GRUMBACH: Nonspecific inhibitor in serum and immunoassay of human growth hormone. J. clin. Endocr. **22**, 1153 (1962).
[554] KAPPAS, A., L. HELLMAN, D. K. FUKUSHIMA, and T. F. GALLAGHER: The pyrogenic effect of etiocholanolone. J. clin. Endocr. **17**, 451 (1957).
[555] — — — — The thermogenetic effect and metabolic fate of etiocholanolone in man. J. clin. Endocr. **18**, 1043 (1958).
[556] KANEMATSU, S., and C. H. SAWYER: Effects of hypothalamic and hypophysial implants on pituitary gonadotrophic cells in ovariectomized rabbits. Endocrinology **73**, 687 (1963).
[557] — — Effects of hypothalamic estrogen implants on pituitary LH and prolactin in rabbits. Amer. J. Physiol. **205**, 1073 (1963).
[558] — — Blockade of ovulation in rabbits by hypothalamic implants of norethisterone. Endocrinology **76**, 691 (1965).
[559] KAUFMAN, A., and S. ROTHSCHILD: The corpus luteum-hypophysis relationship: The effect of progesterone treatment on the release of gonadotrophins in the rat. Acta endocr. (Kbh.) **51**, 231 (1966).
[560] KAUFMANN, C.: Die Keimdrüsenhormone in der Therapie. Dtsch. med. Wschr. **76**, 519 (1951).
[561] —, u. H. A. MÜLLER: Die Prognose der umweltbedingten Menstruationsstörungen. Geburtsh. u. Frauenheilk. **7/8**, 630 (1948).
[562] KATSUTI, S., and M. MIZUTA: Experimental studies on the hypothalamic control of the female gonadal function. I. Ovulation induced by electrical stimulation of the hypothalamus in rabbits. Endocr. jap. **5**, 185 (1958).
[563] KAWAKAMI, M., and C. H. SAWYER: Neuroendocrine correlates of changes in brain activity thresholds by sex steroids and pituitary hormones. Endocrinology **65**, 652 (1959).
[564] — K. SETO, and K. YOSHIDA: Influence of the limbic system on ovulation and on progesterone and estrogen formation in rabbit's ovary. Jap. J. Physiol. **16**, 254 (1966).
[565] — E. TERESAWA, S. TSUCHIHASHI, and K. YAMANAKA: Differential control by sex hormones of brain activity in the rabbit and its physiological significance. In: Steroid Dynamics, p. 237. New York: Academic Press 1966.
[566] KEHRER, E.: Endokrinologie für den Frauenarzt. Stuttgart: Ferdinand Enke 1937.
[567] KELLER, P. J.: Studies on pituitary gonadotrophins in human plasma. I. Normal values in men and women of all ages. Acta endocr. (Kbh.) **52**, 341 (1966).
[568] KENT, G. C., and M. J. LIBERMAN: Vaginal smears and mating responses in ovariectomized hamsters following estrone and progesterone injections with special reference to the vaginal smear in induced mating. J. exp. Zool. **105/106**, 267 (1947).
[569] — — Induction of psychic estrus in the hamster with progesterone administered via the lateral brain ventricle. Endocrinology **45**, 29 (1949).
[570] KIKUYAMA, S.: Inhibitory effects of reserpine on the induction of persistent estrus by sex steroids in the rat. Annot. Zool. jap. **34**, 111 (1961).
[571] — Inhibition of production of persistent estrus by chlorpromazine in the rat. Annot. Zool. jap. **35**, 6 (1962).
[572] KILPATRICK, R., D. T. ARMSTRONG, and R. O. GREEP: Maintenance of the Corpus luteum by gonadotrophins in the hypophysectomized rabbit. Endocrinology **74**, 453 (1964).
[573] KINCL, F. A.: Notiz über den Mechanismus der Anti-Ovulation mit 6-Chlor-Δ^6-17α-acetoxyprogesteron in Kaninchen. Endokrinologie **44**, 67 (1963).
[574] —, and R. I. DORFMAN: Copulatory reflex in guinea pigs induced by progesterone and related steroids. Acta endocr. (Kbh.) **38**, 257 (1961).
[575] — — Anti-ovulatory activity of subcutaneously injected steroid in the adult oestrus rabbit. Acta endocr. (Kbh.) **42**, Suppl. 73 (1963).
[576] —, and M. MAQUEO: Prevention by progesterone of steroid-induced sterility in neonatal male and female rats. Endocrinology **77**, 859 (1965).
[577] KIRKPATRICK, C. M., and A. C. LEOPOLD: The role of darkness in sexual activity of the quail. Science **116**, 280 (1952).
[578] KISTNER, R. W.: Use of clomiphene citrate, human chorionic gonadotropin, and human menopausal gonadotropin for induction of ovulation in the human female. Fertil. and Steril. **17**, 569 (1966).

[579] KLEIN, M.: The mucification of vaginal epithelium in rodents. Proc. roy. Soc. B **124**, 23 (1937).
[580] KLEITMAN, N.: Studies on the physiology of sleep. VIII. Diurnal variation in performance. Amer. J. Physiol. **104**, 449 (1933).
[581] —, and A. DOKTORSKY: Studies on the physiology of sleep. VII. The effect of the position of the body and of sleep on rectal temperature in man. Amer. J. Physiol. **104**, 340 (1933).
[582] KLINEFELTER, H. F., JR., F. ALBRIGHT, and G. C. GRISWOLD: Experience with a quantitative test for normal or decreased amounts of follicle stimulating hormone in the urine in endocrinological diagnosis. J. clin. Endocr. **3**, 529 (1943).
[583] KLING, A., and O. GROVE: Delayed vaginal opening following lesions of the olfactory system in the neonatal rat. Fed. Proc. **22**, 572 (1963).
[584] KLOPPER, A. J.: The excretion of urinary pregnanediol during the normal menstrual cycle. J. Endocr. **14**, xxxii (1956).
[585] — The excretion of pregnanediol during the normal menstrual cycle. J. Obstet. Gynaec. Brit. Emp. **64**, 504 (1957).
[586] KNAUS, H. H.: The action of pituitary extract upon the pregnant uterus of the rabbit. J. Physiol. (Lond.) **61**, 383 (1926).
[587] KOBAYASHI, T., T. KOBAYASHI, T. KIGAWA, M. MIZUNO, and Y. AMENOMORI: The influence of rat hypothalamic extract on the gonadotrophic activity of cultivated anterior pituitary cells. Endocr. jap. **10**, 16 (1963).
[588] — — S. TAKEZAWA, and K. OSHIMA: Electrophysiological studies on the feedback mechanism of progesterone. Endocr. jap. **9**, 302 (1962).
[589] — H. SATO, M. MARUYAMA, K. ARAI, and S. TAKESAWA: Persistent oestrus produced in rats by hypothalamic lesions. Endocr. jap. **6**, 107 (1959).
[590] KOIKEGAMI, H., T. YAMADA, and K. USEI: Stimulation of the amygdaloid nuclei and periamygdaloid cortex with special reference to its effects on uterine movements and ovulation. Folia psychiat. neurol. jap. **8**, 7 (1954).
[591] KORDON, C., et D. BACHRACH: Influence de lésions hypothalamiques sur la function génitale de la ratte. C. R. Acad. Sci. (Paris) **248**, 301 (1959).
[592] KOTZ, N. L., and W. HERRMANN: Progesterone. Fertil. and Steril. **12**, 202 (1961).
[593] KRAGT, C. L., and J. MEITES: Stimulation of pigeon pituitary prolactin release by pigeon hypothalamic extract in vitro. Endocrinology **76**, 1169 (1965).
[594] KRÄHENBÜHL, C., and P. A. DESAULLES: The action of sex hormones on gonadotrophin-induced ovulation in hypophysectomized prepuberal rats. Acta endocr. (Kbh.) **47**, 457 (1964).
[595] KREJCI, M. E., and B. V. CRITCHLOW: Precocious uterine stimulation following hypothalamic and amygdaloid lesions in female rats. Anat. Rec. **33**, 300 (1959).
[596] KROGER, W. S., and S. C. FREED: Psychosomatic aspects of sterility. Amer. J. Obstet. Gynec. **59**, 867 (1950).
[597] — — Psychosomatic Gynecology. Philadelphia: W. B. Saunders Co. 1951.
[598] KULSENG-HANSSEN, K.: Maintenance of early pregnancy despite exstirpation of three corpora lutea. Acta obstet. gynec. scand. **30**, 420 (1951).
[599] KUPPERMAN, H. S., and J. A. EPSTEIN: Medroxyprogesterone acetate in the treatment of constitutional sexual precocity. J. clin. Endocr. **22**, 456 (1962).
[600] —, and P. H. FRIED: The control of menorrhagia by prolactin. Amer. J. Obstet. Gynec. **218**, 228 (1944).
[601] KURACHI, K., u. G. SUCHOWSKY: Zur Frage der Beziehung Hypothalamus zur Ovulation beim Kanichen. Acta endocr. (Kbh.) **29**, 27 (1958).
[602] KUROSHIMA, A., A. ARIMURA, C. Y. BOWERS, and A. V. SCHALLY: Inhibition by pig hypothalamic extracts of depletion of pituitary prolactin in rats following cervical stimulation. Endocrinology **78**, 216 (1966).
[603] — Y. ISHIDA, C. Y. BOWERS, and A. V. SCHALLY: Stimulation of release of follicle-stimulating hormone by hypothalamic extracts in vitro and in vivo. Endocrinology **76**, 614 (1965).
[604] KUROTSU, T., K. KURACHI, and T. BAN: Experimental studies on ovulation by the electrical stimulation of the hypothalamus of rabbits. Med. J. Osaka Univ. **2**, 1 (1950).
[605] LABHSETWAR, A. P., W. E. COLLINS, W. J. TYLER, and L. E. CASIDA: Effect of progesterone and oxytocin on the pituitary-ovarian relationship in heifers. J. Reprod. Fertil. **8**, 77 (1964).
[606] — — — — Effect of progesterone and oxytocin on the pituitary-ovarian relationship in heifers. J. Reprod. Fertil. **8**, 85 (1964).
[607] — W. J. TYLER, R. K. MEYER, and L. E. CASIDA: Effect of gonadol hormones (oestradiol, progesterone) on the gonadotrophic activity (FSH and LH) of the anterior pituitary gland of the spayed heifer. J. animal. Sci. **23**, 569 (1964).

[608] LAJOS, L., I. CSARA, S. DOMANY, J. SZÉKELY u. I. BREILA: In-vitro-Wirkung der Adenohypophyse von Schwangeren auf die Choriongonadotropin-Produktion. Arch. Gynäk. **190**, 653 (1958).
[609] — J. GÖRES, J. SZÉKELY, I. CSABA, and S. DOMANY: The immunologic and endocrinologic basis of successfull transplantation of human trophoblast. Amer. J. Obstet. Gynec. **89**, 595 (1964).
[610] LAKSHMAN, A. B., and W. O. NELSON: "Rebound Effect" of ovulation-inhibiting steroid in rats. Nature (Lond.) **199**, 608 (1963).
[611] LANKEREN, C. VAN: Erzeugung der Sekretionsphase im Endometrium des Kaninchens (= Corpus luteum-Hormonwirkung) durch Placentaextrakt. Arch. Gynäk. **160**, 150 (1936).
[612] LAMOND, D. R.: Infertility associated with exstirpation of the olfactory bulbs in female albino mice. Aust. J. exp. Biol. med. Sci. **36**, 103 (1958).
[613] LANDSMEER, L. M. F.: A survey of the analysis of hypophyseal vascularity. In: Advances in Neuroendocrinology. Ed. by A. V. NALBANDOV, p. 29. Urbana: Univ. of Illinois Press 1963.
[614] LANGECKER, H.: Das Schicksal des Pregnan-21-ol-3,20-dion-Hemisuccinat-Natrium (Hydroxydion) im Organismus des Menschen. Acta endocr. (Kbh.) **28**, 148 (1958).
[615] — Der Plasmaspiegel des Pregnan-21-ol-3,20-dion-Hemisuccinat-Na (Hydroxydion) und seiner Metabolite bei der Anwendung als Narkoticum am Menschen. Acta endocr. (Kbh.) **30**, 369 (1959).
[616] —, u. A. RUPPRECHT: Der Spiegel des Pregnan-21-ol-3,20-dion-hemisuccinat-Natrium (Hydroxydion) und seiner Metabolite im mütterlichen Plasma und im Nabelschnurplasma bei geburtshilflichen Hydroxydion-Narkosen. Ärztl. Wschr. **14**, 538 (1959).
[617] LAQUEUR, C. L., S. M. MCCANN, L. H. SCHREINER, E. ROSEMBERG, D. RIOCH, and E. ANDERSON: Alterations of adrenal cortical and ovarian activity following hypothalamic lesions. Endocrinology **57**, 44 (1955).
[618] LAROCHE, G., H. SIMMONET et E. BOMPARD: Influence de la progestérone sur l'élimination urinaire des principes gonadotropes. C. R. Soc. Biol. (Paris) **126**, 1159 (1937).
[619] LARON, Z., G. RUMNEY, L. RAT, and N. NAJI: Effects of 17α-hydroxy-6α-methylprogesterone acetate (depo-Provera) on urinary gonadotrophins and oestrogens in man. Acta endocr. (Kbh.) **44**, 75 (1963).
[620] LARSSON, K., and L. HEIMER: Mating behaviour of male rats after lesions in the preoptic area. Nature (Lond.) **202**, 413 (1964).
[621] LAURITZEN, C.: Die Regulation der Basaltemperatur in der Schwangerschaft. Arch. Gynäk. **191**, 122 (1958).
[622] LEE, M. O.: Studies of the oestrus cycle in the rat. III. The effect of low environmental temperatures. Amer. J. Physiol. **78**, 246 (1926).
[623] LEGAULT-DEMARE, J., P. MAULEON et M. SUAREZ-SOTO: Etude de l'activité biologique in vitro des hormones gonadotropes. Acta endocr. (Kbh.) **34**, 163 (1960).
[624] LEHMANN, J.: Zur Frage der Geschlechtsspezifität der Keimdrüseninkrete. Inkretwirkung und Veränderung der Kastrationshypophyse der Ratte. Pflügers Arch. ges. Physiol. **216**, 729 (1927).
[625] — Über das Strukturbild der Hypophyse kastrierter und nichtkastrierter Ratten unter dem Einfluß parenteral und enteral zugeführter Placentarsubstanzen. Virchows Arch. path. Anat. **268**, 346 (1928).
[626] LEONE, M., A. FRANCESCHELLI e FERRERI: Analisi differenziale dell'FSH e dell'LH urinari nel ciclo mestruale. Monit. ostet.-ginec. **36**, 11 (1965).
[627] LEONARD, S. L.: Increased stimulation of immature rat ovaries by combined injections of prolan and hypophyseal sex hormone. Proc. Soc. exp. Biol. (N.Y.) **30**, 403 (1935).
[628] — Difference between human anterior pituitary extract and prolan. Proc. Soc. exp. Biol. (N.Y.) **30**, 1251 (1935).
[629] LI, C. H.: The chemistry of gonadotropic hormones. Vitam. and Horm. **7**, 223 (1949).
[630] —, and H. M. EVANS: Chemistry of anterior pituitary hormones. In: The Hormones. Ed. by G. PINCUS and K. V. THIMANN, vol. I, p. 631. New York: Academic Press 1948.
[631] —, and K. O. PEDERSEN: Physico-chemical characterization of pituitary folliclestimulating hormone. J. gen. Physiol. **35**, 629 (1952).
[632] — M. E. SIMPSON, and H. M. EVANS: Purification of pituitary interstitial cell-stimulating hormone. Science **92**, 355 (1940).
[633] — — — Interstitial cell stimulating hormone. II. Method of preparation and some physico-chemical studies. Endocrinology **27**, 803 (1940).
[634] — — — Physico-chemical characteristics of the interstitial cell stimulating hormone from sheep pituitary glands. J. Amer. chem. Soc. **64**, 367 (1942).
[635] — — — Isolation of pituitary follicle-stimulating hormone (FSH). Science **109**, 445 (1949).

[636] LIPSTRAP, R. M., and J. I. RAESIDE: Luteinizing hormone activity in blood and urinary oestrogen excretion by the sow at oestrus and ovulation. J. Reprod. Fertil. 11, 439 (1966).
[637] LISK, R. D.: Estrogen-sensitive centers in the hypothalamus of the rat. J. exp. Zool. 145, 197 (1960).
[638] — Diencephalic placement of oestradiol and sexual receptivity in the female rat. Amer. J. Physiol. 203, 493 (1962).
[639] — Maintenance of normal pituitary weight and cytology in the spayed rat following estradiol implants in the arcuate nucleus. Anat. Rec. 146, 281 (1963).
[640] LITTLE, B., O. W. SMITH, A. G. JESSIMAN, H. A. SELENKOW, W. VAN'T HOFF, J. M. EGLIN, and F. D. MOORE: Hypophysectomy during pregnancy in a patient with cancer of the breast: case report with hormone studies. J. clin. Endocr. 18, 425 (1958).
[641] LOEB, L.: Über die Bedeutung des Corpus luteum für die Periodizität des sexuellen Cyclus beim weiblichen Säugetierorganismus. Dtsch. med. Wschr. 37, 17 (1911).
[642] — The correlation between the cyclic changes in the uterus and the ovaries in the guinea-pig. Biol. Bull. 27, 1 (1914).
[643] LOESER, A. A.: Effect of emotional shock on hormone release and endometrial development. Lancet 1943 I, 518.
[644] LOSTROH, A. J., and R. E. JOHNSON: Amounts of interstitial cell-stimulating hormone and follicle-stimulating hormone required for follicular development, uterine growth and ovulation in the hypophysectomized rat. Endocrinology 79, 991 (1966).
[645] LOUWERENS, B., L. G. HUIS IN'T VELD, and P. A. F. VAN DER SPEK: The influence of 17α-methyl-19-nortestosterone (MNT) on the excretion of hypophyseal gonadotrophins in males with hypogonadism and in male castrates. Acta endocr. (Kbh.) 30, 551 (1959).
[646] LUISI, M., G. GAMBASSI, V. MARESCOTTI, C. SAVI, and F. POLVANI: A gas-chromatographic method for the quantitative determination of progesterone in human plasma. J. Chromatog. 18, 278 (1965).
[647] LUNENFELD, B.: Treatment of anovulation by human gonadotrophins. J. int. Fed. Gynec. Obstet. 1, 153 (1963).
[648] — Urinary gonadotropins. In: Proceedings of the Second Internat. Congr. of Endocrinology. Ed. by S. TAYLOR. Int. Congr. Ser. Nr 83, 2, 814. Amsterdam: Excerpta med. 1964.
[649] — A. ESCHKOL, P. DONINI, D. PUZZUOLO, and M. SHELESNIAK: Studies on gonadotrophins: 1. Biological assessment of highly purified urinary extracts. Harokeach Maiv. 9, 766 (1963).
[650] — Z. KRAIEM, E. RABAU, D. M. SERR, and A. DAVID: Adverse reactions and hyperstimulation syndrome following treatment with human gonadotropin. Harefuah 71, 275 (1966).
[651] — E. RABAU, G. RUMNEY, and G. WINKELSBERG: The responsivness of the human ovary to gonadotrophin. Proc. third World Congr. of Gynec. and Obstet., Vienna, 1961, 1, 220.
[652] — S. SULIMOVICI, and E. RABAU: Urinary gonadotrophins in the treatment of pituitary amenorrhoea. Proc. Tel-Hashomer Hosp. 1, 2, 25 (1962).
[653] — — — Mechanism of action of anti-ovulatory compounds. J. clin. Endocr. 23, 391 (1963).
[654] LYONS, W. R., and J. S. DIXON: The physiology and chemistry of the mammotrophic hormone. In: The Pituitary Gland. Ed. by G. W. HARRIS and B. T. DONOVAN, vol. 1, p. 527. London: Butterworths 1966.
[655] — M. E. SIMPSON, and H. M. EVANS: Hormonal requirements for pregnancy and mammary development in hypophysectomized rats. Proc. Soc. exp. Biol. (N.Y.) 52, 134 (1943).
[656] MACCARTHY, C., G. W. PENNINGTON, and W. S. CRAWFORD: Chorionic gonadotropin excretion in normal and abnormal pregnancy. J. Obstet. Gynaec. Brit. Cwlth 71, 86 (1964).
[657] MACDONALD, G. J., D. T. ARMSTRONG, and R. O. GREEP: Stimulation of estrogen secretion from normal rat corpora lutea by luteinizing hormone. Endocrinology 79, 289 (1966).
[658] MCARTHUR, J. W., F. M. INGERSOLL, and J. WORCESTER: Urinary excretion of interstitial-cell-stimulating hormone by normal males and females of various ages. J. clin. Endocr. 18, 460 (1958).
[659] — J. WORCESTER, and F. M. INGERSOLL: The urinary excretion of interstitial-cell and follicle-stimulating hormone activity during the normal menstrual cycle. J. clin. Endocr. 18, 1186 (1958).

[660] McCann, S. M.: A hypothalamic luteinizing-hormone-releasing factor. Amer. J. Physiol. 202, 395 (1962).
[661] — Effect of progesterone on plasma luteinizing hormone activity. Amer. J. Physiol. 202, 601 (1962).
[662] — J. Antunes-Rodrigues, S. Watanabe, A. Ratner, and A. P. S. Dharival: Regulation of gonadotrophin and prolactin secretion by hypothalamic neurohumoral factors. In: Reproduction in the Female Mammal. Proceedings of the Thirteenth Easter School in Agricultural Science, Univ. of Nottingham, 1966, p. 55. Ed. by G. E. Lamming and E. C. Amoroso. London: Butterworths 1967.
[663] —, and H. M. Friedman: The effect of hypothalamic lesions on the secretion of luteotrophin. Endocrinology 67, 597 (1960).
[664] —, and V. D. Ramirez: The neuroendocrine regulation of hypophyseal luteinizing hormone secretion. Recent Progr. Hormone Res. 20, 131 (1964).
[665] — D. Ramirez, and R. Abrams: Regulation of luteinizing hormone (LH) secretion by a hypothalamic LH-releasing factor. In: Hormonal Steroids, Biochemistry and Therapeutics, vol. 1, p. 251. Ed. by L. Martini. New York: Academic Press 1964.
[666] —, and S. Taleisnik: The effect of a hypothalamic extract on the plasma luteinizing hormone (LH) activity of the estrogenized ovariectomized rat. Endocrinology 68, 1071 (1961).
[667] — —, and H. M. Friedman: LH-releasing activity in hypothalamic extracts. Proc. Soc.exp. Biol. (N.Y.) 104, 432 (1960).
[668] McCormack, C. E., and R. K. Meyer: Ovulation induced by progesterone in immature rats pretreated with pregnant mare serum gonadotropin. Proc. Soc. exp. Biol. (N.Y.) 110, 343 (1962).
[669] McGinty, D. A., N. B. McCullough, and J. G. Wolter: Progestin content of human placenta. Proc. Soc. exp. Biol. (N.Y.) 34, 176 (1936).
[670] McKeown, T., and S. Zuckerman: Stimulation of the Corpora lutea of the rat by means of progesterone and testosterone. Proc. roy. Soc. B 124, 362 (1937).
[671] — — The suppression of oestrus in the rat during pregnancy and lactation. Proc. roy. Soc. B 124, 464 (1937).
[672] McKinnon, I. L., P. C. McKinnon, and A. P. Thomson: Lethal hazards of the luteal phase of the menstrual cycle. Brit. med. J. 1959 I, 1015.
[673] McPhail, M. K.: Hypophysektomy of the cat. Proc. roy. Soc. B 117, 45 (1935).
[674] Maddock, W. O., R. B. Leach, I. Tokuyama, A. Paulsen, and W. R. Roy: Effects of hog pituitary follicle-stimulating hormone in women: antihormone formation and inhibition of ovarian function. J. clin. Endocr. 16, 433 (1956).
[675] Mahesh, V. B., and R. G. Greenblatt: Steroid secretions of the normal and polycystic ovary. Recent Progr. Hormone Res. 20, 341 (1964).
[676] Major, P. W., D. T. Armstrong, and R. O. Greep: Effects of luteinizing hormone in vivo and in vitro on cholesterol conversion to progestins in rat corpus luteum tissue. Endocrinology 81, 19 (1967).
[677] Makepeace, A. W.: The effect of progestin upon the anterior pituitary. Amer. J. Obstet. Gynec. 37, 457 (1939).
[678] — G. L. Weinstein, and M. H. Friedman: Effect of progestin and progesterone on ovulation in the rabbit. Proc. Soc. exp. Biol. (N.Y.) 35, 269 (1936).
[679] — — — The effect of progestin and progesterone on ovulation in the rabbit. Amer. J. Physiol. 119, 512 (1937).
[680] — — — Effect of coitus on gonadotropic content of pituitary glands of pseudopregnant rabbits. Endocrinology 22, 667 (1938).
[681] Malven, P. V., and C. H. Sawyer: Formation of new corpora lutea in mature hypophysectomized rats. Endocrinology 78, 1259 (1966).
[682] Mancuso, S., F. Mancuso, K. G. Tillinger, and E. Diczfalusy: Lack of aromatisation of circulating dehydroepiandrosterone and dehydroepiandrosterone sulphate in amenorrhoic women stimulated with human gonadotrophins. Acta endocr. (Kbh.) 49, 248 (1965).
[683] Mangili, G., M. Motta, and L. Martini: Control of adrenocorticotropic hormone secretion. Neuroendocrinology, vol. I, p. 297. Ed. by L. Martini and W. F. Ganong. New York: Academic Press 1966.
[684] Main, R., W. Cox, R. O'Neal, and J. Stoeckel: Gonadotropin excretion in normal men and women and cases of hysterectomy, menopause, migraine, epilepsy and eunuchoidism. J. clin. Endocr. 3, 331 (1943).
[685] Marden, W. G. R.: The hormone control of ovulation in the calf. Endocrinology 50, 456 (1952).

[686] MARKEE, J. E., J. W. EVERETT, and C. H. SAWYER: The relationship of the nervous system to the release of gonadotrophin and the regulation of the sex cycle. Recent Progr. Hormone Res. 7, 139 (1952).
[687] — C. H. SAWYER, and W. H. HOLLINSHEAD: Activation of the anterior hypophysis by electrical stimulation in the rabbit. Endocrinology 38, 345 (1946).
[688] — — — Adrenergic control of the release of luteinizing hormone from the hypophysis of the rabbit. Recent Progr. Hormone Res. 2, 117 (1948).
[689] MARSH, J. M., and K. SAVARD: The activation of luteal phosphorylase by luteinizing hormone. J. biol. Chem. 239, 1 (1964).
[690] MARSHALL, F. H. A., and W. A. JOLLY: Results of removal and transplantation of ovaries. Trans. roy. Soc. Edinb. 45, 589 (1907).
[691] — — On the results of heteroplastic transplantation as compared with those produced by transplantation in the same individual. Quart. J. exp. Physiol. 1, 115 (1908).
[692] —, and E. B. VERNEY: The occurence of ovulation and pseudopregnancy in the rabbit as a result of central nervous stimulation. J. Physiol. (Lond.) 86, 327 (1936).
[693] MARTINEZ, C., and J. J. BITTNER: Non hypophysial sex difference in estrus behaviour of mice bearing pituitary grafts. Proc. Soc. exp. Biol. (N.Y.) 91, 506 (1956).
[694] MARVIN, H. N.: Copulatory reflex by progesterone and desoxycorticosterone acetate. Proc. Soc. exp. Biol. (N.Y.) 97, 197 (1958).
[695] MARION, G. B., V. R. SMITH, T. E. WILEY, and G. R. BARRETT: The effect of sterile copulation on time of ovulation in dairy heifers. J. Dairy Sci. 33, 885 (1950).
[696] MARSHALL, F. H. A.: The Physiology of Reproduction, 2nd ed. London: Longmans, Green 1922.
[697] — Sexual periodicity and the causes which determine it. Phil. Trans. B 226, 423 (1936).
[698] —, and F. P. BOWDEN: The effect of irradiation with different warelenghts on the oestrous cycle of the ferret, with remarks on the factors controlling sexual periodicity. J. exp. Biol. 11, 409 (1934).
[699] MARTIN, L., and K. CUNINGHAM: Inhibition of human pituitary gonadotropin output by 17α-ethinyl-19-nor-testosterone. In: Human Pituitary Gonadotropins. Ed. A. ALBERT, p. 226. Springfield, Illinois: Thomas 1961.
[700] MARTIUS, H.: Die Fluchtamenorrhoe. Dsch. med. Wschr. 71, 81 (1946).
[701] MASON, N. R., J. M. MARSCH, and K. SAVARD: An action of gonadotropin in vitro. J. biol. Chem. 237, 1801 (1962).
[702] MATSUTANI, S.: Ovulation in rabbits after electrical destruction of the diencephalon. J. Jap. obstet. gynaec. Soc. (Engl. ed.) 2, 412 (1955).
[703] MATSUYAMA, E., J. WEISZ, and C. W. LLOYD: Gonadotrophin content of pituitary glands of testosterone-sterilized rats. Endocrinology 79, 261 (1966).
[704] MAYER, A.: Die Menstruation in ihrer Beziehung zu Lebensführung, Erlebnissen und Krankheit. Münch. med. Wschr. 82, 373 (1935).
[705] MAYER, G.: La prolactine, facteur lutéothrophique. Arch. Sci. physiol. 5, 247 (1951).
[706] MAYER, A.: Normale Entwicklung und Wachstum, die einzelnen Phasen der geschlechtlichen Entwicklung der Frau. In: Biologie und Pathologie des Weibes, Bd. I, S. 853 von L. SEITZ u. A. J. AMREICH. Berlin-Innsbruck-München-Wien: Urban & Schwarzenberg 1953.
[707] MAZER, C., and L. GOLDSTEIN: Clinical Endocrinology of the Female, p. 350. Philadelphia: W. B. Saunders Co. 1932.
[708] MAZER, H., and C. MAZER: Effect of prolonged testosterone propionate administration on the immature and adult female rat. Endocrinology 24, 175 (1939).
[709] MELAMPY, R. M., M. A. EMMERSON, J. M. RAKES, L. L. HANKA, and P. G. ENESS: The effect of progesterone on the estrous response of estrogen-conditioned ovarectomized cows. J. animals. Sci. 16, 967 (1957).
[710] MERCKEL, C., and W. O. NELSON: The relation of the estrogenic hormone to the formation and maintenance of corpora lutea in mature and immature rats. Anat. Rec. 76, 391 (1940).
[711] MERRYMAN, W., R. BOIMAN, L. BARNES, and I. ROTHCHILD: Progesterone "anesthesia" in human subjects. J. clin. Endocr. 14, 1567 (1954).
[712] MESS, B., F. FRASCHINI, M. MOTTA, and L. MARTINI: The topography of the neurons synthezing the hypothalamic releasing factors. Proceedings of the Second Internat. Congr. on Hormonal Steroids, Milan, 1966. Int. Congr. Ser. No 132, p. 1004. Amsterdam: Excerpta Medica Found.
[713] MEYER, R. K., and W. M. ALLEN: The production of mucified cells in the vaginal epithelium of certain rodents by oestrin and by corpus luteum extracts. Anat. Rec. 56, 321 (1933).

[714] MICHAEL, R. P., and P. P. SCOTT: Quantitative studies on mating behaviour of spayed female cats stimulated by treatment with oestrogens. J. Physiol. (Lnd.) 138, 46 P (1957).
[715] — — The activation of sexual behaviour in cats by the subcutaneous administration of oestrogen. J. Physiol. (Lond.) 171, 254 (1964).
[716] MIDGLEY, A. R., JR., and R. B. JAFFE: Human luteinizing hormone in serum during the menstrual cycle: determination by radioimmunoassay. J. clin. Endocr. 26, 1375 (1966).
[717] MIKHAIL, G., W. M. NOALL, and W. M. ALLEN: Progesterone levels in the rabbit ovarian vein blood throughout pregnancy. Endocrinology 69, 504 (1961).
[718] MILLS, J. M., and N. B. SCHWARTZ: Ovarian ascorbic acid as an endogenous and exogenous assay for cyclic proestrous LH release. Endocrinology 69, 844 (1961).
[719] MINAGUCHI, H., and J. MEITES: Effects of suckling on hypothalamic LH-releasing factor, and prolactin inhibiting factor, and on pituitary LH and prolactin. Endocrinology 80, 603 (1967).
[720] MISHELL, D. R., JR.: Daily urinary assay of luteinizing hormone by an immunologic method. Amer. J. Obstet. Gynec. 95, 747 (1966).
[721] MITTLER, J. C., and J. MEITES: In vitro stimulation of pituitary follicle-stimulating-hormone release by hypothalamic extract. Proc. Soc. exp. Biol. (N.Y.) 117, 309 (1964).
[722] — — Effects of hypothalamic extract and androgen on pituitary FSH release in vitro. Endocrinology 78, 500 (1966).
[723] MIYAKE, T.: Inhibitory effect of various steroids on gonadotrophin hypersecretion in parabiotic rats. Endocrinology 69, 534 (1961).
[724] MOLEN, H. J. VAN DER, and D. GROEN: Determination of progesterone in human peripheral blood using gas-liquid chromatography with electron capture detection. J. clin. Endocr. 25, 1625 (1965).
[725] MOORE, C. R., G. F. SIMMONS, L. J. WELLS, M. ZALESKY, and W. O. NELSON: On the control of reproduction activity in an annual-breeding mammal. Anat. Rec. 60, 279 (1934).
[726] MOORE, W. W., and A. V. NALBANDOV: Maintenance of corpora lutea in sheep with lactogenic hormone. J. Endocr. 13, 18 (1955).
[727] MOSZKOWSKA, A., et C. KORDON: Contrôle hypothalamique de la fonction gonadotrope et variation du taux des GRF chez le rat. Gen. comp. Endocr. 5, 596 (1965).
[728] MYERS, H. J., W. C. YOUNG, and E. W. DEMPSEY: Graafian follicle development throughout the reproductive cycle in the guinea pig, with especial reference to changes during oestrus (sexual receptivity). Anat. Rec. 65, 381 (1936).
[729] NALLAR, R., and S. M. MCCANN: Luteinizing hormone-releasing activity in plasma of hypophysectomized rats. Endocrinology 76, 272 (1965).
[730] NAUTA, W. J. H.: Central nervous organization and the endocrine motor system. In: Advances in Neuroendocrinology. Ed. by A. V. NALBANDOV, p. 5. Urbana: Univ. of Illinois Press 1963.
[731] NEHER, B., and R. M. FRAPS: The addition of eggs to the hen's clutch by repeated injections of oculation-inducing hormones. Endocrinology 46, 482 (1950).
[732] NEHER, G. M., and M. X. ZARROW: Progesterone levels in the ewe. Anat. Rec. 108, 556 (1950).
[733] NELLOR, J. E., J. E. AHRENHOLD, N. L. FIRST, and J. A. HOEFER: Estrus, ovulation and fertility in gilts subsequent to the oral administation of 6-methyl-17-acetoxy-progesterone. J. animal Sci. 20, 22 (1961).
[734] —, and H. H. COLE: The influence of exogenous progesterone on follicular development and pituitary hormonal content of beef heifers. J. animal. Sci. 16, 151 (1957).
[735] NELSON, D. M., H. W. NORTON, and A. V. NALBANDOV: Changes in hypophysial and plasma LH levels during the laying cycle of the hen. Endocrinology 77, 889 (1965).
[736] NELSON, W. O.: Factors concerned in the maintenance of function of the corpus luteum. J. clin. Endocr. 6, 465 (1946).
[737] —, and M. D. OVERHOLZER: The evaluation of gonadotropic hormone preparations on the basis of the rat-mouse ratio essay. J. Pharmacol. exp. Ther. 54, 378 (1935).
[738] NETTER, A., A. LAMBERT-NETTER, P. LUMBROSO, O. MANTEL et G. FAURE: Aménorrhées ovarioplégiques (ménopauses neurogénes). Ann. Endocr. (Paris) 18, 1014 (1957).
[739] NIKITOVITCH-WINER, M. B.: Induction of ovulation in rats by direct intrapituitary infusion of median eminence extracts. Endocrinology 70, 350 (1962).
[740] NIKITOVITCH-WINER, M., and J. W. EVERETT: Resumption of gonadotrophic function in pituitary grafts retransplantation from kidney to median eminence. Nature (Lond.) 180, 1434 (1957).

[741] NIKITOVITCH-WINER, M., and J. W. EVERETT: Functional restitution of pituitary grafts re-transplanted from kindney to median eminence. Endocrinology **63**, 916 (1958).
[742] — — Histocytologic changes in grafts of rat pituitary on the kidney and upon retransplantation under the diencephalon. Endocrinology **65**, 357 (1959).
[743] NOALL, M. W., H. A. SALHANICK, G. M. NEHER, and M. X. ZARROW: Method for the isolation of progesterone from human placentae. J. biol. Chem. **201**, 321 (1953).
[744] NOCHIMOWSKI, J.: Die Ghettoamenorrhoe. Med. Klin. **41**, 347 (1946).
[745] OBER, K. G.: Ovar. In: Klinik der inneren Sekretion, S. 488, von A. LABHART. Berlin-Göttingen-Heidelberg: Springer 1957.
[746] ODELL, W. D., G. T. ROSS, and P. L. RAYFORD: Radioimmunoassay for luteinizing hormone in human plasma or serum: physiological studies. J. clin. Invest. **46**, 248 (1967).
[747] OERTEL, G. W., S. B. WEISS, and K. B. EIK-NES: Determination of progesterone in human blood plasma. J. clin. Endocr. **19**, 213 (1959).
[748] ORSINI, M. W., and N. B. SCHWARTZ: Pituitary LH content during the estrous cycle in female hamsters: comparisons with males and acyclic females. Endocrinology **78**, 34 (1966).
[749] ORTMANN, R.: Über Kernsekretion, Kolloid- und Vacuolenbildung in Beziehung zum Nucleinsäuregehalt in Trophoblast-Riesenzellen der menschlichen Placenta. Z. Zellforsch. **34**, 562 (1949).
[750] — Histochemische Untersuchungen an menschlicher Placenta mit besonderer Berücksichtigung der Kernkugeln (Kerneinschlüsse) und der Plasmalipoideinschlüsse. Z. Anat. Entwickl.-Gesch. **119**, 28 (1955).
[751] OSAWA, K.: Experimental studies on the anterior pituitary luteinizing hormone release. J. Jap. obstet. gynaec. Soc. **13**, 235 (1966).
[752] ÖSTERGAARD, E.: Antigonadotropin substances: experimental and clinical studies on the formation of antigonadotrophin substances under treatment with gonadotrophic hormones. Thesis, Copenhagen, 1942.
[753] — Les anti-hormones dues aux gonadotrophines. In: Les gonadotrophines en gynécologie, p. 117. Paris: Masson 1962.
[754] — Incidence and rate of disappearcnce of antigonadotrophin in the blood of patients treated with PMS. Acta endocr. (Kbh.) **45**, Suppl. 90, 235 (1964).
[755] —, and C. HAMBURGER: The formation of antihormones in women treated with pregnant mare's serum. Acta endocr. (Kbh.) **2**, 148 (1949).
[756] OVERBECK, G. A., and J. DE VISSER: Difficulties in determining the site of action of ovulation inhibitors. Int. J. Fertil. **9**, 177 (1964).
[757] PAESI, F. J. A., and J. C. DE WIT: The influence of oestradiol benzoate and of progesterone on the interstitial tissue of the rat ovary. Acta physiol. pharmacol. neerl. **3**, 71 (1953).
[758] PALMER, R.: Traitement avec HMG. O et HMG. S de sterilités avec amenorrhea ancienne: Etude des éliminations hormonales. C R. Soc. franc. Gynéc. **35**, 553 (1965).
[759] —, et J. DEVILLERS: Action thermique des hormones sexuelles chez la femme. C. R. Soc. Biol. (Paris) **130**, 895 (1939).
[760] PAPANICOLAOU, G. H.: Influence of removal of corpora lutea and ripe follicles on the oestrus periodicity in guinea-pigs. Anat. Rec. **18**, 251 (1920).
[761] PAREDIS, F.: Experimentele bijdrage over de hypophyse in verband met de eierstokfunkties bij wunderen. Verh. Vlaam. Akad. Geneesk. Belg. **12**, 296 (1956).
[762] PARKES, A. S., and C. W. BELLERBY: Studies on the internal secretions of the ovary. V. The oestrus-inhibiting function of the corpus luteum. J. Physiol. (Lond.) **64**, 233 (1927).
[763] —, and H. M. BRUCE: Olfactory stimuli in mammalian reproduction. Science **134**, 1049 (1961).
[764] PARLOW, A. F.: A rapid bioassay method for LH and factors stimulating LH secretion. Fed. Proc. **17**, 402 (1958).
[765] — General discussion. In: Human Pituitary Gonadotrophins. Ed. A. ALBERT, p. 385. Springfield, Illinois: Thomas 1961.
[766] — L. L. ANDERSON, and R. M. MELAMPY: Pituitary follicle-stimulating hormone and luteinizing hormone concentrations in relation to reproductive stages of the pig. Endocrinology **75**, 365 (1964).
[767] PASCHKIS, K. E., and A. E. RAKOFF: Clinical endocrinology. In: The Hormones, III. Ed. G. PINCUS and K. V. THIMAN. New York: Academic Press 1955.
[768] PASETTO, N., and G. MONTANIO: Induction of ovulation by human gonadotrophins. Acta encodr. (Kbh.) **47**, 1 (1964).
[769] PASTEELS, J. L.: Sécrétion de prolactine par l'hypophyse en culture de tissus. C. R. Acad. Sci. (Paris) **253**, 2140 (1961).

[770] PASTEELS, J. L.: Premièrs résultats de culture combinée in vitro d'hypophyse et d'hypothalamus, dans le but d'en apprécier la sécrétion de prolactine. C. R. Acad. Sci. (Paris) 253, 3074 (1961).
[771] — Élaboration par l'hypophyse humaine en culture de tissus, d'une substance le jabot de pigeon. C. R. Acad. Sci. (Paris) 254, 4083 (1962).
[772] PEARLMAN, W. H.: (16-3H) Progesterone metabolism in advanced pregnancy and in oophorectomized-hysterectomized women. Biochem. J. 67, 1 (1957).
[773] —, and E. CERCEO: The isolation of progesterone from human placenta. J. biol. Chem. 198, 79 (1952).
[774] PEARSON, O. P., and R. K. ENDERS: Ovulation, maturation and fertilization in the fox. Anat. Rec. 85, 69 (1943).
[775] PEBERDY, G. R., and L. SNAITHIL: Psychogenic infertility and functional reversion. Int. J. Fertil. 5, 111 (1960).
[776] PEDERSEN-BJERGAARD, G., and K. PEDERSEN-BJERGAARD: Oestrogenic and gonadotrophic substances in the urine from a woman with normal menstrual cycles and normal pregnancies. Acta endocr. (Kbh.) 1, 263 (1948).
[777] PEKARY, A. E., J. M. DAVIDSON, and B. ZONDEK: Failure to demonstrate a role of midbrain-hypothalamic afferents in reproductive processes. Endocrinology 80, 365 (1967).
[778] PENCHARZ, R. J., and J. A. LONG: The effect of hypophysectomy on gestation in the rat. Science 74, 206 (1931).
[779] PERRY, J. S.: Reproduction of the african elephant, Loxodonta africana. J. Endocr. 7, liii (1951).
[780] PETERSOHN, K. L.: Die Gonadotropinausscheidung während des Menstruationscyclus und in der Menopause. Z. Geburtsh. Gynäk. 157, 296 (1961).
[781] PETRUSZ, P., and B. FLERKÓ: On the mechanism of sexual differentiation of the hypothalamus. Acta biol. Acad. Sci. hung. 16, 169 (1965).
[782] —, and É. NAGY: On the mechanism of sexual differentiation of the hypothalamus; decreased hypothalamic oestrogen sensitivity in androgen-sterilized female rats. Acta biol. Acad. Sci. hung. 18, 21 (1967).
[783] PFEIFFER, C. A.: Sexual differences of the hypophyses and their determination by the gonads. Amer. J. Anat. 58, 195 (1936).
[784] — Effects of progesterone upon ovulation in the rhesus monkey. Proc. Soc. exp. Biol. (N.Y.) 75, 455 (1950).
[785] —, and C. W. HOOKER: Experiments on the source of ovarian androgen in the mouse. Anat. Rec. 83, 543 (1942).
[786] PHILIPP, E.: Sexualhormone, Placenta und Neugeborenes. Experimentelle Studie. Zbl. Gynäk. 53, 2386 (1929).
[787] — Hypophysenvorderlappen und Placenta. Zbl. Gynäk. 54, 450 (1930).
[788] — Die Bildungsstätte des „Hypophysenvorderlappenhormons" in der Gravidität. Zbl. Gynäk. 54, 1858 (1930).
[789] — Die innere Sekretion der Placenta. I. Ihre Beziehung zum Ovar. Zbl. Gynäk. 54, 2754 (1930).
[790] PHILIPPS, W. A.: The inhibition of estrous cycles in the albino rat by progesterone. Amer. J. Physiol. 119, 623 (1937).
[791] PINCUS, G.: Some effects of progesterone and related compounds upon reproduction and early development in mammals. Acta endocr. (Kbh.) 23 (Suppl. 28), 18 (1956).
[792] —, and M. C. CHANG: The effects of progesterone and related compounds on ovulation and early development in the rabbit. Acta physiol. lat.-amer. 3, 177 (1953).
[793] — C. R. GARCIA, M. PANIAGUA, and J. SHEPARD: Ethynodiol diacetate as a new highly potent oral inhibitor of ovulation. Science 138, 439 (1962).
[794] PION, R. J., S. H. CONRAD, and B. J. WOLF: Pregnenolone Sulfate. — An efficient precusor for the placental production of progesterone. J. clin. Endocr. 26, 225 (1966).
[795] PLOTZ, J.: Die Pregnandiolausscheidung bei Hyperemesis gravidarum, Blasenmole, Chorionepitheliom und Scheinschwangerschaft. Z. Geburtsh. Gynäk. 130, 316 (1949).
[796] POMINI, P., G. MURARI, A. VIZZONE e A. CALUGI: Il quadro endocrino, gonadotropo e steroides, nel ciclo menstruale normale. Minerva ginec. 19, 411 (1967).
[797] POPA, G. T., and U. FIELDING: A portal circulation from the pituitary to the hypothalamic region. J. Anat. (Lond.) 65, 88 (1930).
[798] — — Hypophysio-portal vessels and their colloid accompaniment. J. Anat. (Lond.) 67, 227 (1933).
[799] PORTER, R. W., E. B. CAVANOUGH, B. V. CRITCHLOW, and C. H. SAWYER: Localized changes in electrical activity of the hypothalamus in oestrus cats following vaginal stimulation. Amer. J. Physiol. 189, 145 (1957).

[800] PORATH, J., and A. V. SCHALLY: Gel filtration of posterior pituitary hormones. Endocrinology 70, 738 (1962).
[801] POTS, P.: Auslösung und Unterdrückung einer Ovulation mit Steroidhormonen. Geburtsh. u. Frauenheilk. 20, 851 (1960).
[802] PRATT, J. P.: Corpus luteum in its relation to menstruation and pregnancy. Endocrinology 11, 195 (1927).
[803] PRENANT, A.: La valeur morphologique du corps jaune. Son action physiologique et thérapeutique possible. Rev. gén. Sci. Pures Appl. 9, 646 (1898).
[804] PURSELL, V. G., and E. F. GRAHAM: Induced estrus in anestrous ewes by use of progestogens and follicle stimulating hormone. J. animal Sci. 21, 132 (1962).
[805] PURSHOTTAM, N.: Effects of tranquilizers on induced ovulation in mice. Amer. J. Obstet. Gynec. 83, 1405 (1962).
[806] RABAU, E., A. DAVID, B. LUNENFELD, and R. BER: Treatment of anovulation with human urinary gonadotropin (human menopausal gonadotropin). Harefuah 71, 272 (1966).
[807] RAISMAN, G.: Neural connexions of the hypothalamus. Brit. med. Bull. 22, 197 (1966).
[808] RAJAKOSKI, E.: The ovarian follicular system in sexually mature heifers with special reference to seasonal cyclic and left-right variations. Acta endocr. (Kbh.) 34, Suppl. 52 (1960).
[809] RAKOFF, A. E.: Hormonal patterns in women with ovarian dysfunctions of psychogenic origin. Fertil. and Steril. 13, 1 (1962).
[810] — Human Neuroendicrinology. In: Advances in Neuroendocrinology. Ed. A. V. NALBANDOV, p. 500. Urbana: University of Illinois Press 1963.
[811] RALPH, C. L., and R. M. FRAPS: Effect of hypothalamic lesions on progesterone-induced ovulation in the hen. Endocrinology 65, 819 (1959).
[812] — Induction of ovulation in the hen by injection of progesterone into the brain. Endocrinology 66, 269 (1960).
[813] RAMALEY, J. A., and R. A. GORSKI: The effect of hypothalamic deafferentation upon puberty in the female rat. Acta endocr. (Kbh.) 56, 661 (1967).
[814] RAMASWAMI, L. S., and A. B. LAKSHMAN: Ovulation induced in frog with mammalian hormones. Nature (Lond.) 181, 1210 (1958).
[815] RAMIREZ, V. D., R. M. ABRAMS, and S. M. MCCANN: Effect of estradiol implants in the hypothalamo-hypophysial region of the rat on the secretion of luteinizing hormone. Endocrinology 75, 243 (1964).
[816] —, and S. M. MCCANN: A highly sensitive test for LH-releasing activity: the ovariectomized, estrogen progesterone-blocked rat. Endocrinology 73, 193 (1963).
[817] — Fluctuations in plasma luteinizing hormone concentrations during the estrous cycle of the rat. Endocrinology 74, 814 (1964).
[818] —, and C. H. SAWYER: Fluctuations in hypothalamic LH-RF (luteinizing hormone — releasing factor) during the rat estrous cycle. Endocrinology 76, 282 (1965).
[819] — Advancement of puberty in the female rat by estrogen. Endocrinology 76, 1158 (1965).
[820] — Changes in hypothalamic luteinizing hormone releasing factor (LHRF) in the female rat during puberty. Endocrinology 78, 958 (1966).
[821] RAY, E. W., S. C. AVERILL, W. R. LYONS, and R. E. JOHNSON: Rat placental hormonal activities corresponding to those of pituitary mammotrophin. Endocrinology 56, 359 (1955).
[822] RAY, D. E., M. A. EMMERSON, and R. M. MELAMPY: Effect of exogenous progesterone on reproductive activity in the beef heifer. J. animal Sci. 20, 373 (1961).
[823] REES, G. P. VAN: The effect of progesterone on the ICSH- and FSH-content of anterior pituitary and blood system. Acta physiol. pharmacol. neerl. 8, 180 (1959).
[824] — The effect of progesterone on the ICSH and FSH-content of anterior pituitary and blood serum. Acta physiol. pharmacol. neerl. 8, 195 (1959).
[825] —, and C. A. DE GROOT: Secretion of FSH and LH in the pseudopregnant rat. Acta endocr. (Kbh.) 49, 370 (1965).
[826] REIFENSTEIN, E. C., JR.: Psychogenic or hypothalamic amenorrhoea. Med. Clin. N. Amer. 30, 1103 (1946).
[827] SAUNDERS, F. J.: Effects of steroid on pituitary gonadotropin and fertility. Recent Progr. Hormone Res. 20, 395 (1964).
[828] RENNIE, P., and J. DAVIES: Implantation in the rabbit following administration of 20α-hydroxy-pregnen-3-one and 20β-hydroxypregnen-3-one. Endocrinology 76, 535 (1965).
[829] — —, and E. FRIEDRICH: Failure of ovine prolactin to show luteotrophic or luteolytic effects in the rabbit. Endocrinology 75, 622 (1964).

[830] RIGOR, E. M., R. K. MEYER, N. L. FIRST, and L. E. CASIDA: Endocrine differences associated with follicular development and ovulation rate in swine due to breed and energy intake. J. animal Sci. 22, 43 (1963).
[831] RING, J. R.: The estrogen-progesterone induction of sexual receptivity in the spayed female mouse. Endocrinology 34, 269 (1944).
[832] RIONDEL, A., J. F. TAIT, S. A. S. TAIT, M. GUT, and B. LITTLE: Estimation of progesterone in human peripheral blood using 35 S-Thiosemicarbazide. J. clin. Endocr. 25, 229 (1965).
[833] RIVIÈRE, M., J. MAGENDIE et J. L. JAUBERT: Castration au deuxième mois de la gestation. In: Colleques sur la Fonction lutéale, p. 126. Paris: Masson & Cie. 1955.
[834] ROBERTSON, H. A., and J. S. M. HUTCHINSON: The levels of FSH and LH in the pituitary of the ewe in relation to follicular growth and ovulation. J. Endocr. 24, 143 (1962).
[835] —, and A. M. RAKHA: The sequence, time, and duration, of the release of follicle-stimulating hormone and luteinizing hormone in relation to oestrus and to ovulation in the sheep. J. Endocr. 35, 177 (1966).
[836] ROBINSON, G. E., and A. V. NALBANDOV: Changes in the hormone content of swine pituitary during the estrual cycle. J. animal Sci. 10, 469 (1951).
[837] ROBINSON, T. J.: The control of fertility in sheep. Part I: Hormonal therapy in the induction of pregnancy in the anoestrous ewe. J. Agr. Sci. 40, 1 (1950).
[838] — Rôle of progesterone in the mating behaviour of the ewe. Nature (Lond.) 170, 373 (1952).
[839] — The production of coincident oestrus and ovulation in the anoestrus ewe with progesterone and pregnant mare serum. J. Endocr. 10, 117 (1954).
[840] — The necessity for progesterone with estrogen for the induction of recurrent estrus in the ovariectomized ewe. Endocrinology 55, 403 (1954).
[841] — Quantitative studies on the hormonal induction of oestrus in spayed ewes. J. Endocr. 12, 163 (1955).
[842] — Comparative studies of several gonadotrophin, progestin and oestrogen treatments in the anoestrus ewe. J. Endocr. 24, 33 (1962).
[843] — N. W. MOORE, and F. E. BINET: The effect of the duration of progesterone pretreatment on the response of the spayed ewe to oestrogen. J. Endocr. 14, 1 (1956).
[844] ROCKENSCHAUB, A.: Eigenfluorescenz und Hormonbildung in der Placenta. Mikroskopie 7, 56 (1952).
[845] ROOS, P.: Human follicle-stimulating hormone. Acta endocr. (Kbh.) Suppl. 131 (1968).
[846] ROSE, S., and J. F. NELSON: The direct effect of oestradiol on the pars distalis. Aust. J. exp. Biol. med. Sci. 35, 605 (1957).
[847] ROSEN, S., M. C. SHELESNYAK, and L. R. ZACHARIAS: Naso-genital relationship. II. Pseudopregnancy following exstirpation of the sphenopalatine ganglion in the rat. Endocrinology 27, 463 (1940).
[848] ROSEMBERG, E., J. COLEMAN, M. DEMANY, and C. GARCIA: Clinical effect of human urinary postmenopausal gonadotrophin. J. clin. Endocr. 23, 181 (1963).
[849] — — N. GIBREE, and W. MACGILLIVRAY: Clinical effect of gonadotrophins of human origin. Fertil. and Steril. 13, 220 (1962).
[850] —, and I. ENGEL: The influence of steroids on urinary gonadotropin excretion in postmenopausal woman. J. clin. Endocr. 20, 1576 (1960).
[851] —, and P. J. KELLER: Studies on the urinary excretion of follicle-stimulating and luteinizing hormone activity during the menstrual cycle. J. clin. Endocr. 25, 1262 (1965).
[852] — R. E. MAHER, A. STERN, and M. DEMANY: Clinical effect of gonadotrophins of human origin. Case report with a 2 year follow up. J. clin. Endocr. 24, 105 (1964).
[853] ROSS, G. T., W. D. ODELL, and P. L. RAYFORD: Luteinizing hormone activity in plasma during the menstrual cycle. Science 155, 1697 (1967),.
[854] ROSSI, P. J.: Applicazine clinica del metodo di dosaggio biologico del progesterone nel sangue. Quad. Clin. obstet. ginec. 12, 67 (1957).
[855] ROTHCHILD, I.: Effect of large doses of intravenously administered progesterone on gonadotropin excretion in the human female. J. clin. Endocr. 17, 754 (1957).
[856] — Progesterone and the menstrual cycle. Effect of a single dose of progesterone administered during the preovulatory period on the human menstrual cycle. Obstet. and Gynec. 11, 564 (1958).
[857] — The corpus luteum-pituitary relationship: the association between the cause of luteotrophin secretion and the cause of follicular quiescence during lactation; the basis for a tentative theory of the corpus luteum-pituitary relationship in the rat. Endocrinology 67, 9 (1960).

[858] ROTHCHILD, I.: Corpus luteum-pituitary relationship: the effect of progesterone on the folliculotropic potency of the pituitary in the rat. Endocrinology 70, 303 (1962).
[859] — Intrarelations between progesterone and the ovary, pituitary, and central nervous system in the control of ovulation and the regulation of progesterone secretion. Vitam. and Horm. 23, 209 (1965).
[860] — The nature of the luteotrophic process. J. Reprod. Fertil., Suppl. 1, 49 (1966).
[861] —, and R. M. FRAPS: The induction of ovulating hormone release from the pituitary of the domestic hen by means of progesterone. Endocrinology 44, 141 (1949).
[862] —, and A. C. BARNES: The effect of dosage, and of estrogen, androgen, or salicylate administration on the degree of body temperature elevation induced by progesterone. Endocrinology 50, 485 (1952).
[863] —, and N. B. SCHWARTZ: The corpus luteum-hypophysis relationship. The effects of progesterone and oestrogen on the secretion of luteotrophin and luteinizing hormone in the rat. Acta endocr. (Kbh.) 49, 120 (1965).
[864] ROWAN, W.: Relation of light to bird migration and development changes. Nature (Lond.) 115, 494 (1925).
[865] ROWLANDS, I. W.: Anterior pituitary-like hormones. J. Endocr. 5, xx (1947).
[866] —, and A. S. PARKES: Quantitative study of the thyreotropic activity of anterior pituitary extracts. Biochem. J. 28, 1829 (1934).
[867] ROWSON, L. E.: Methods of inducing multiple ovulation in cattle. J. Endocr. 7, 260 (1951).
[868] RUBENSTEIN, B. B.: The relation of cyclic changes in human vaginal smears to body temperature and basal metabolic rates. Amer. J. Physiol. 119, 635 (1937).
[869] — Estimation of ovarian activity by the consecutiveday study of basal body temperature and basal metabolic rate. Endocrinology 22, 41 (1938).
[870] RUNNEBAUM, B., u. J. ZANDER: Progesteron, Δ^4-Pregnen-20α-ol-3-on, Δ^4-Pregnen-20β-ol-3-on und 17α-hydroxyprogesteron im Plasma von Nabelvene und Nabelarterien. Klin. Wschr. 40, 453 (1962).
[871] — — Progesterone in the human peripheral blood in the preovulatory period of the menstrual cycle. Acta endocr. (Kbh.) 55, 91 (1967).
[872] RÜSSE, M., u. W. JÖCHLE: Über die sexuelle Ruhigstellung weiblicher Hunde und Katzen bei normalem und gestörtem Cyclusgeschehen mit einem peroral wirksamen Gestagen. Kleintier-Prax. 8, 87 (1963).
[873] RUTHERFORD, R. N., A. L. BANKS, W. A. COBURN, and J. WILLIAMS: Psychometric evaluation of the infertile couple. Int. J. Fertil. 5, 111 (1960).
[874] RYAN, K. J.: Estrogens: blood and placental levels and the factors which control them. I. Proc. 2nd Int. Congr. Endocrinology, p. 727. Excerpta Medica Int. Congr. Ser. No 83. Amsterdam-New York-London-Milan-Tokyo-Buenos Aires 1967.
[875] — R. MEIGS, and Z. PETRO: The formation of progesterone by the human placenta. Amer. J. Obstet. Gynec. 96, 676 (1966).
[876] SAFFRAN, M., A. V. SCHALLY, and B. G. BENFEY: Stimulation of the release of corticotropin from the adenohypophysis by a neurohypophysial factor. Endocrinology 57, 439 (1955).
[877] SAITO, T., A. ARIMURA, E. E. MÜLLER, C. Y. BOWERS, and A. V. SCHALLY: In vivo release of follicle-stimulating hormone following administration of hypothalamic extracts in normal, castrated, and castrated testosterone-treated rats. Endocrinology 80, 313 (1967).
[878] SALHANICK, H. A., F. L. HISAW, and M. X. ZARROW: The action of estrogen and progesterone on the gonadotropin content of the pituitary of the monkey. J. clin. Endocr. 12, 310 (1952).
[879] — M. W. NOALL, M. X. ZARROW, and L. T. SAMUELS: The isolation of progesterone from human placenta. Science 115, 708 (1952).
[880] SANTOLUCITO, J. A., M. T. CLEGG, and H. H. COLE: Pituitary gonadotrophins in the ewe at different stages of the oestrus cycle. Endocrinology 66, 273 (1960).
[881] SAS, M., L. KOVACS, I. NEMETH u. F. E. SZONTAGH: Über den Mechanismus der ovulationshemmenden Wirkung der oralen Progestagene. Endokrinologie 46, 58 (1964).
[882] SAWYER, C. H.: Reflex induction of ovulation in the estrogen-treated rabbit by artificial vaginal stimulation. Anat. Rec. 103, 502 (1949).
[883] — Progesterone initially facilitates and later inhibits release of piruitary ovulating hormone in the rabbit. Fed. Proc. 11, 138 (1952).
[884] — Nervous control of ovulation. In: Endocrinology of Reproduction. Ed. C. W. LLOYD, p. 1. New York: Academic Press 1959.
[885] — B. V. CRITCHLOW, and C. A. BARRACLOUGH: Mechanism of blockade of pituitary activation in the rat by morphine, atropine and barbiturates. Endocrinology 57, 345 (1955).

[886] SAWYER, C. H., and J. W. EVERETT: Stimulatory and inhibitory effects of progesterone on the release of pituitary ovulating hormone in the rabbit. Endocrinology 65, 644 (1959).
[887] —, —, and J. E. MARKEE: A neural factor in the mechanism by which estrogen induces the release of luteinizing hormone in rat. Endocrinology 44, 218 (1949).
[888] —, —, — "Spontaneous" ovulation in the rabbit following combined estrogen-progesterone treatment. Proc. Soc. exp. Biol. (N.Y.) 74, 185 (1950).
[889] —, and M. KAWAKAMI: Characteristics of behavioral and electroencephalographic afterreactions to copulation and vaginal stimulation in the female rabbit. Endocrinology 65, 622 (1959).
[890] — — Interactions between the central nervous system and hormones influencing ovulation. In: Control of Ovulation. Ed. by C. A. VILLEE, p. 79. Oxford: Pergamon Press 1961.
[891] — J. E. MARKEE, and B. F. TOWNSEND: Cholinergic and adrenergic components in the neuro-humoral control of the release of LH in the rabbit. Endocrinology 44, 1 (1949).
[892] SAWYER, W. H., and E. MILLS: Control of vasopressin secretion. In: Neuroendocrinology, vol. I, p. 187. Ed. by L. MARTINI and W. F. GANONG. New York: Academic Press 1966.
[893] SAXENA, B. B., H. DEMURA, H. M. GANDY, and R. E. PETERSON: Radioimmunoassay of human follicle stimulating and luteinizing hormones in plasma. J. clin. Endocr. 28, 519 (1968).
[894] SAXTON, J. A., and H. S. N. GREENE: Changes in hormone content of the female rabbit hypophysis after mating. Endocrinology 30, 395 (1942).
[895] SCHALLY, A. V., and C. Y. BOWERS: In vitro and in vivo stimulation of the release of luteinizing hormone. Endocrinology 75, 312 (1964).
[896] — — Purification of luteinizing hormone-releasing factor from bovine hypothalamus. Endocrinology 75, 608 (1964).
[897] — T. SAITO, A. ARIMURA, E. E. MÜLLER, C. Y. BOWERS, and W. F. WHITE: Purification of follicle-stimulating hormone-releasing factor (FSH-RF) from bovine hypothalamus. Endocrinology 79, 1087 (1966).
[898] — — S. SAWANO, C. Y. BOWERS, W. F. WHITE, and A. I. COHEN: Purification and in vitro and in vivo studies with porcine hypothalamic follicle stimulating hormone-releasing factor. Endocrinology 81, 882 (1967).
[899] SCHIAVI, R., M. JUSTICZ, E. SAKIZ, and R. GUILLEMIN: Stimulation of ovulation by purified LH-releasing factor (LRF) in animals rendered anovulatory by hypothalamic lesion. Proc. Soc. exp. Biol. (N.Y.) 114, 426 (1963).
[900] SCHMIDT, I. G.: The effects of hypophyseal implants from normal mature guinea pigs on the sex organs of immature guinea pigs. Endocrinology 21, 461 (1937).
[901] SCHMIDT-ELMENDORFF, H.: Die Gonadotropinausscheidung bei Frauen während des normalen mensuellen Cyclus. In: Die Pathogenese des Diabetes mellitus. Die endokrine Regulation des Fettstoffwechsels. Ed. by E. KLEIN, p. 320. Berlin-Heidelberg-New York: Springer 1967.
[902] —, and E. KAISER: Some observations on the induction of ovulation with gonadotrophins in women. Acta endocr. (Kbh.), Suppl. 119, 152 (1967).
[903] — W. SCHILD, and A. SEUKEN: An investigation into the effect of large doses of HCG on plasma oestrogen and progesterone levels in late pregnancy. Acta endocr. (Kbh.) Suppl. 100, 108 (1965).
[904] SCHOCKAERT, J. A., and R. MOULINASSE: Clinical observations with prolonged continuous administration of norethisterone acetate. Int. J. Fertil. 9, 123 (1964).
[905] SCHREIBER, V.: Zur Frage des hypothalamischen Hormones mit adenohypophysotropher Wirkung. Endokrinologie 33, 259 (1956).
[906] SCHUETZ, A. W., and R. K. MEYER: Effect of early postnatal steroid treatment on ovarian function in prepuberal rats. Proc. Soc. exp. Biol. (N.Y.) 112, 875 (1963).
[907] SCHWARTZ, N. B.: Acute effects of ovariectomy on pituitary LH, uterine weight, and vaginal cornification. Amer. J. Physiol. 207, 1251 (1964).
[908] —, and D. BARTOSIK: Changes in pituitary LH content during the rat estrous cycle. Endocrinology 71, 756 (1962).
[909] —, and D. CALDARELLI: Plasma LH in cyclic female rats. Proc. Soc. exp. Biol. (N.Y.) 119, 16 (1965).
[910] —, and I. ROTHCHILD: Changes in pituitary LH concentration during pseudopregnancy in the rat. Proc. Soc. exp. Biol. (N.Y.) 116, 107 (1964).
[911] SEABORN, E.: The oestrus cycle in the mare and some associated phenomena. Anat. Rec. 30, 277 (1925).
[912] SEGALOFF, A.: The physiology of luteinizing hormone. In: The Pituitary Gland. Ed. by G. W. HARRIS and B. T. DONAVAN, vol. 1, p. 518. London: Butterworths 1966.

[913] SEGALOFF, A., C. G. BOWERS, D. L. GORDON, J. V. SCHLOSSER, and P. J. MORISON: Hormonal therapy in cancer of the breast. XII. The effect of etiocholanolone therapy on clinical course and hormonal excretion. Cancer (Philad.) 10, 1116 (1957).
[914] —, and S. L. STEELMAN: The human gonadotropins. Recent Progr. Hormone Res. 15, 127 (1959).
[915] — W. H. STERNBERG, and C. J. GASKILL: Effects of luteotropic doses of chorionic gonadotropin in women. J. clin. Endocr. 11, 936 (1951).
[916] SEGAL, S. J., and D. C. JOHNSON: Induktive influence of steroid hormone on the neural system: ovulating controlling mechanisms. Arch. Anat. micr. Morph. exp. 48, (suppl.) 261 (1959).
[917] SELYE, H.: Effect of hypophysectomy on the ovary of immature rats. Proc. Soc. exp. Biol. (N.Y.) 31, 262 (1933).
[918] — Aequired adaptation to the anesthetic effect of steroid hormones. J. Immunol. 41, 259 (1941).
[919] — Correlations between the chemical structure and the pharmacological actions of the steroids. Endocrinology 30, 437 (1942).
[920] — J. S. L. BROWNE, and J. B. COLLIP: Effect of large doses of progesterone in the female rat. Proc. Soc. exp. Biol. (N.Y.) 34, 472 (1936).
[921] — J. B. COLLIP, and D. L. THOMPSON: On the effect of the anterior pituitary-like hormone on the ovary of the hypophysectomized rat. Endocrinology 17, 494 (1939).
[922] SHAPIRO, H. A.: Induction of ovulation by testosterone and certain related compounds. J. Soc. Chem. Ind. (Lond.) 55, 1031 (1936).
[923] SHAY, H., J. GERSHON-COHEN, K. E. PASCHKIS, and S. S. FELS: The effect of large doses of testerone propionate (Oreton) on the female genital tract of the young rat. Production of ovarian cysts. Endocrinology 25, 933 (1939).
[924] SHEALY, C. N., and T. L. PEELE: Studies on amygdaloid nucleus of cat. J. Neurophysiol. 20, 125 (1957).
[925] SHEEHEN, H. L.: Shock in obstetrics. Lancet 1948 I, 1.
[926] SHEDLOVSKY, T., A. ROTHEN, R. O. GREEP, H. B. VAN DYKE, and B. F. COW: The isolation in pure form of the interstitial cell-stimulating (luteinizing) hormone of the anterior lobe of the pituitary gland. Science 92, 178 (1940).
[927] SHORT, R. V.: Steroids present in the follicular fluid of the mare. J. Endocr. 20, 147 (1960).
[928] — Steroids present in the follicular fluid of the cow. J. Endocr. 23, 401 (1962).
[929] —, and J. LEVETT: The fluorimetric determination of progesterone in human plasma during pregnancy and the menstrual cycle. J. Endocr. 25, 239 (1962).
[930] — M. F. MCDONALD, and L. R. ROWSON: Steroids in the ovarian venous blood of ewes before and after gonadoptrophic stimulation. J. Endocr. 26, 155 (1963).
[931] — G. WAGNER, A. R. FUCHS, and F. FUCHS: Progesterone concentrations in uterine venous blood after intra-amniotic injections of hypertonic saline in midpregnancy. Amer. J. Obstet. Gynec. 91, 132 (1965).
[932] —, and D. R. LONDON: Defective biosynthesis of ovarian steroids in the Stein-Leventhal Syndrome. Brit. med. J. 1961 I, 1724.
[933] SIGNORET, J. P., et P. MAULEON: Action de l'ablation des bulbes olfactifs sur les mécanismes de la réproduction chez la truie. Ann. Biol. anim. 2, 167 (1962).
[934] SIMMER, H. H.: Placental hormones. In: Biology of Gestation, vol. I, p. 290. Ed. by N. S. ASSALI. New York and London: Acedemic Press 1968.
[935] SIMPSON, M. E., G. VAN WAGENEN, and F. CARTER: Hormone content of anterior pituitary of monkey (Mucaca mulatta) with special reference to gonadotrophins. Proc. Soc. exp. Biol. (N.Y.) 91, 6 (1956).
[936] — H. M. EVANS, H. L. FRAENKEL-CONRAT, and C. H. LI: Synergism of estrogens with pituitary gonadotropins in hypophysektomized rats. Endocrinology 28, 37 (1941).
[937] SKIFTIS, T., u. M. M. FRÖHLER: Auslösung der Ovulation durch Tierhypophysenextrakte (Folistima). Zbl. Gynäk. 89, 817 (1967).
[938] SLECHTA, R. F., M. C. CHANG, and G. PINCUS: Effects of progesterone and related compounds on mating and pregnancy in the rat. Fertil. and Steril. 5, 282 (1954).
[939] SMELSER, G. K., A. WALTON, and E. O. WHETHAM: The effect of light on ovarian activity in the rabbit. J. exp. Biol. 11, 352 (1934).
[940] SMITH, G. V. S., and J. H. KENNARD: Progestin and estrin of nineteen placentas from normal and toxemic cases. Proc. Soc. exp. Biol. (N.Y.) 36, 508 (1937).
[941] —, and O. W. SHMITH: The urinary excretion of estrogenic and gonadotropic hormones during menstrual cycles, the period of conception and early pregnancy. New Engl. J. Med. 215, 908 (1936).
[942] — — Internal secretions and toxemia of late pregnancy. Physiol. Rev. 28, 1 (1948).
[943] SMITH, PH. E.: Hastening development of female genitale system by daily homoplastic pituitary transplants. Proc. Soc. exp. Biol. (N.Y.) 24, 131 (1926)

[944] SMITH, PH. E.: Ablation and transplantation of the hypophysis in the rat. Anat. Rec. 32, 221 (1926).
[945] — The induction of precious sexual maturity by pituitary homeotransplants. Amer. J. Physiol. 80, 114 (1927).
[946] — The experimental ceding of fresh anterior pituitary substance to the hypophysectomized rat. Amer. J. Physiol. 81, 20 (1927).
[947] — The disabilities caused by hypophysectomy and their repair. The tuberal (hypothalamic) syndrome in the rat. J. Amer. med. Ass. 88, 158 (1927).
[948] — Hypophysectomy and a replacement therapy in the rat. Amer. J. Anat. 45, 205 (1934).
[949] — Postponed homotransplants of the hypophysis into the region of the median eminence in hypophysectomized male rats. Endocrinology 68, 130 (1961).
[950] — Postponed pituitary homotransplants into region of the hypophysial portal circulation in hypophysectomized female rats. Endocrinology 73, 793 (1963).
[951] —, and E. T. ENGLE: Experimental evidence regarding role of anterior pituitary in development and regulation of genital system. Amer. J. Anat. 40, 159 (1927).
[952] — — Evidence of a correlation between the amount of gonadal-stimulating hormone present in the pituitary of the guinea-pig and the stage of the reproductive cycle. Anat. Rec. 42, Suppl. 38 (1929).
[953] SMITH, R. A., and A. ALBERT: Effects of progesterone on urinary gonadotropin. Proc. Mayo Clin. 31, 309 (1956).
[954] — — The effects of intramusculary administered progesterone on human pituitary gonadotropin. Proc. Mayo Clin. 33, 197 (1958).
[955] — —, and L. M. RANDALL: Chorionic gonadotropin in blood and urine during early pregnancy. Amer. J. Obstet. Gynec. 61, 514 (1951).
[956] SMITH, W. N. A.: The ovary and sexual maturation of the brain. J. Embryol. exp. Morph. 17, 1 (1967).
[957] SODERWALL, A. L.: Induction of sexual receptivity in estrogen conditioned spayed female guinea pigs by orally administered progesterone and pregneninolone. Endocrinology 27, 840 (1940).
[958] SOLOD, E. A., D. T. ARMSTRONG, and R. O. GREEP: Action of luteinizing hormone on conversion of ovarian cholesterol stores to steroids secreted in vivo and synthesized in vitro by the pseudopregnant rabbit. Steroids 7, 607 (1966).
[959] SOLOMON, S., C. E. BIRD, R. WILSON, N. WIQVIST, and E. DICZFALUSY: Progesterone metabolism in the fetal-placental unit. In: Proc. 2nd Int. Congr. Endocrinology, p. 721. Excerpta Medica Int. Congr. Ser. No 83. Amsterdam-New York-London-Milan-Tokyo-Buenos Aires 1965.
[960] — M. WATANABE, O. V. DOMINGUEZ, M. J. GRAY, C. I. MEEKER, and E. A. H. SIMS: Progesterone and aldosterone secretion rates in pregnancy. Excerpta Medica Int. Congr. Ser. No 51, 267 (1962).
[961] — — — — — — In: Meeting on Biological and Clinical Aspects of Placental Steroidogenesis, p. 32. Ed. by F. POLVANI and A. BOMPIANI. Baltimore, Maryland: Williams & Wilkins Co. 1964.
[962] STAEMMLER, H. J.: Klinik des hypoplastischen Ovariums. Arch. Gynäk. 198, 377 (1963).
[963] — Die Indikationsstellung zur Gonadotropin-Therapie bei gestörter Ovarialfunktion. Geburtsh. u. Frauenheilk. 24, 365 (1964).
[964] — Die gestörte Regelung der Ovarialfunktion. Physiologie, Experiment und Klinik, S. 120. Berlin-Göttingen-Heidelberg: Springer 1964.
[965] — L. SACHS u. R. BREHM: Die Prognose der Ovarialinsuffizienz. Z. Geburtsh. Gynäk. 162, 17 (1964).
[966] STARKEY, W. F., and J. H. LEATHEM: Some effects of progesterone on male and female mice. Amer. J. Physiol. 135, 567 (1942).
[967] STARUP, J., and P. E. LEBECH: The mechanism in inhibition of ovulation in oral contraception. III. The excretion of total gonadotrophins and luteinizing hormone in fertile women during cyclical teratment with 6-methyl-6-dehydro-17α-acetoxyprogesterone toyether with 17α-ethynyl-oestradiol-3-methylether. Acta endocr. (Kbh.) 56, 188 (1967).
[968] STEELMAN, S. L., W. A. LAMONT, and B. J. BALTES: Preparation of active follicle-stimulating hormone from swine pituitary glands. Acta endocr. (Kbh.) 22, 186 (1956).
[969] —, and F. M. POHLEY: Assay of the follicle stimulating hormone based on the augmentation with human chorionic gonadotropin. Endocrinology 53, 604 (1953).
[970] —, and A. SEGALOFF: Recent studies on the purification of the pituitary gonadotropins. Recent Progr. Hormone Res. 15, 115 (1959).

[971] SWANSON, H. E., and J. J. VAN DER WERFT TEN BOSCH: The "early-androgen" syndrome; differences in response to pre-natal and post-natal administration of various doses of testosterone propionate in female and male rats. Acta endocr. (Kbh.) 47, 37 (1964).
[972] — — The „early-androgen" syndrome; effects of pre-natal testosterone propionate. Acta endocr. (Kbh.) 50, 379 (1965).
[973] SWARTZ, D. P., and G. E. S. JONES: Progesterone in anovulatory uterine bleeding. Clinical observations. Fertil. and Steril. 8, 103 (1957).
[974] SWEZY, O.: Ovogenesis and its relation to the hypophysis. Lancaster, Pennsylvania: Science Press 1933.
[975] SQUIRE, P. G., and C. H. LI: Purification and properties of interstitial cell-stimulating hormone from sheep pituitary glands. J. biol. Chem. 234, 520 (1959).
[976] SZENTÁGOTHAI, J., B. FLERKÓ, B. MESS, and B. HALÁSZ: Hypothalamic control of the anterior pituitary. Budapest: Akadémiai Kiadó 1962.
[977] SZONTÁGH, F. E., S. UHLARIK, and A. JAKOBOVITS: The effect of gonadotrophic hormones on the hypophysis of the rat. Acta endocr. (Kbh.) 41, 31 (1962).
[978] TAKEWAKI, K.: Some aspects of hormonal mechanism involved in persistent oestrus in the rat. Experientia (Basel) 18, 1 (1962).
[979] TAKASUGI, N.: Einflüsse von Progesteron, Desoxycorticosteron acetat und Cholesterin auf die Ovarien der neugeborenen, weiblichen Ratten. Annot. Zool. jap. 26, 52 (1953).
[980] — Einflüsse von Androgen und Progesteron auf die Ovarien der Ratten, bei denen sofort nach der Geburt Oestrogeninjektion durchgeführt wurde. J. Fac. Sci. Univ. Tokyo IV. 7, 299 (1954).
[981] TAKEWAKI, K.: Some experiments on the control of hypophysealgonadal system in the rat. Gen. comp. Endocr. Suppl. 1, 309 (1962).
[982] TALWALKER, P. K., C. KRÄHENBÜHL, and P. A. DESAULLES: Maintenance of pregnance in spayed rats with 20α-hydroxypregn-4-ene-3-one and 20β-Hydroxypregn-4-ene-3-one. Nature (Lond.) 209, 86 (1966).
[983] — A. RATNER, and J. MEITES: In vitro inhibition of pituitary prolactin synthesis and release by hypothalamic extract. Amer. J. Physiol. 205, 213 (1963).
[984] TALEISNIK, S., and S. M. MCCANN: Effects of hypothalamic lesions on the secretion and storage of hypophysial luteinizing hormone. Endocriniligy 68, 263 (1961).
[985] TAMAOKI, B. I., and G. PINCUS: Biogenesis of progesterone in ovarian tissue. Endocrinology 69, 527 (1961).
[986] TAUBENHAUS, M., and S. SOSKINS: Release of luteinizing hormone from anterior hypophysis by an acetylcholine-like substance from the hypothalamic region. Endocrinology 29, 958 (1941).
[987] TAYMOR, M. L.: Effect of synthetic progestins on pituitary gonadotrophin excretion. J. clin. Endocr. 24, 803 (1964).
[988] THOMSEN, K., u. R. WILLEMSEN: Histochemische Untersuchungen über die Produktionsorte der Choriongonadotropine. Acta endocr. (Kbh.) 30, 161 (1959).
[989] THOMSON, A. P. D.: The onset of oestrus in normal and blinded ferrets. Proc. roy. Soc. B 142, 126 (1954).
[990] TIEMANN, F.: Das Krankheitsbild der Anorexia nervosa, seine Differentialdiagnose und Behandlung. Med. Klin. 53, 329 (1958).
[991] TIENHOVEN, A. VAN: The duration of stimulation of the fowl's anterior pituitary for progesterone-induced LH-release. Endocrinology 56, 667 (1955).
[992] — A. V. NALBANDOV, and H. W. NORTON: Effect of dibenamine on progesterone-induced and „spontaneous" ovulation in the hen. Endocrinology 54, 605 (1954).
[993] TIETZE, K.: Der weibliche Cyclus und seine Störungen. In: Biologie und Pathologie des Weibes. Herausgeg. von L. SEITZ u. A. J. AMREICH, Bd. III, S. 491. Berlin-Innsbruck-München-Wien: Urban & Schwarzenberg 1952.
[994] — Zur Prognose und Therapie der Notstandsamenorrhoe. Zbl. Gynäk. 70, 377 (1948).
[995] TOMALSKE, G., J. KLINGLER u. E. WORINGER: Über das Rhinencephalon. Acta anat. (Basel) 30, 865 (1957).
[996] TONUTTI, E.: Normale Anatomie der endokrinen Drüsen und endokrine Regulation. In: Lehrbuch der speziellen pathologischen Anatomie von E. KAUFMANN, neu herausgeg. von M. STAEMMLER, Bd. 1/2, S. 1285f. Berlin: W. de Gruyter & Co. 1956.
[997] TÖRÖK, B.: Lebendbeobachtung des Hypophysenkreislaufes an Hunden. Acta morph. Acad. Sci. hung 4. 83 (1954).
[998] — Neue Angaben zum Blutkreislauf der Hypophyse. Verh. I. Eur. Anat. Kongr. Straßburg 1960. Anat. Anz. 109, Suppl. 622 (1962).
[999] TOWNSEND, S. L., J. B. BROWN, J. W. JOHNSTONE, F. D. ADEY, J. H. EVANS, and H. P. TAFT: Induction of ovulation. J. Obstet. Gynaec. Brit. Cwlth 73, 529 (1966).

[1000] TRIMBERGER, G. W., and H. HANSEL: Conception rate and ovarian function following estrus control by progesterone injections in dairy cattle. J. animal. Sci. 14, 224 (1955).
[1001] TROEN, P.: Synthesis and metabolism of estrogens by perfused human placentas. J. clin. Invest. 38, 1049 (1959).
[1002] — Perfusion studies of the human placenta. II. Metabolism of C^{14}-17β-estradiol with and without added human chorionic gonadotropin. J. clin. Endocr. 21, 895 (1961).
[1003] —, and E. E. GORDON: Perfusion studies of the human placenta. I. Effect of estradiol and human chorionic gonadotropin on citric acid metabolism. J. clin. Invest. 37, 1516 (1958).
[1004] TSCHERNE, E.: Sexualhormontherapie. Wien: Wilhelm Maudrich 1948.
[1005] — Amenorrhoe- und Sterilitätbehandlung mit Menopausengonadotropin (HMG). Z. Geburtsh. Gynäk. 162, 182 (1964).
[1006] TULSKY, A. S., and A. K. KOFF: Some observations on the role of the corpus luteum in early human pregnancy. Fertil. and Steril. 8, 118 (1957).
[1007] TURMBULL, J. G., and G. C. KENT: Prolactin and the luteotropic complex in hamsters. Endocrinology 79, 716 (1966).
[1008] ULBERG, L. C., H. E. CHRISTIAN, and L. E. CASIDA: Ovarian response in heifers to progesterone injections. J. animal. Sci. 10, 752 (1951).
[1009] — R. H. GRUMMER, and L. E. CASIDA: The effects of progesterone upon ovarian function in gilts. J. animal. Sci. 10, 665 (1951).
[1010] VELDE, T. H., VAN DE: Über die Zusammenhänge zwischen Ovarialfunktion, Wellenbewegungen und Menstrualblutung. Haarlem 1904.
[1011] — The ideal marriage. Random House, New York (1930).
[1012] WIELE, R. L., VAN DE, and R. N. TURKSOY: Treatment of amenorrhoea and of anovulation with human menopausal and chorionic gonadotrophins. J. clin. Endocr. 25, 369 (1965).
[1013] VARANGOT, J., L. CEDARD, and S. YANOTTI: Perfusion of the human placenta in vitro. Study of the biosynthesis of oestrogens. Amer. J. Obstet. Gynec. 92, 534 (1965).
[1014] VENNING, E., and S. SIBULSKI: In: Meeting on Biological and Clinical Aspects of Placental Steroidogenesis, p. 13. Ed. by F. POLVANI and A. BOMPIANI. Baltimore, Maryland: Williams & Wilkins Co. 1964.
[1015] VERLY, W. G.: The urinary excretion of pregnane-3α,20α-diol in the female rabbit immediately after mating. J. Endocr. 7, 258 (1951).
[1016] — L. SOMMERVILLE, and G. F. MARRIAN: The quantitative determination and identification of pregnane-3α,20α-diol in the urine of the pregnant rabbit. Biochem. J. 46, 186 (1950).
[1017] VILLEE, D. B., and C. A. VILLEE: Synthesis of corticosteroids in the fetal-placental unit. In: Proc. 2nd Int. Congr. Endocrinology, p. 709. Excerpta Med. Int. Ser. No 83. Amsterdam-New York-London-Milan-Tokyo-Buenos Aires 1965.
[1018] VOLLMANN, M.: Untersuchungen über die Körpertemperatur der Frau in Korrelation zu den Phasen ihres Genitalcyclus. Mschr. Geburtsh. Gynäk. 111, 41 (1940), 111, 121 (1940).
[1019] WAGENEN, G. VAN, and M. E. SIMPSON: Experimentally induced ovulation in the rhesus monkey (Macaca mulatta). Rev. suisse Zool. 64, 807 (1957).
[1020] WATSON, B. P., PH. E. SMITH, and R. KURZROCK: The relation of the pituitary gland to the menopause. Amer. J. Obstet. Gynec. 36, 562 (1938).
[1021] WATZKA, M.: Weibliche Genitalorgane, das Ovarium. In: Handbuch der mikroskopischen Anatomie des Menschen von W. v. MÖLLENDORF u. W. BARGMANN. Berlin-Göttingen-Heidelberg: Springer 1953.
[1022] WEBER, J.: The site of production of gonadotropin in the placenta at term. A histochemical study. Acta obstet. gynec. scand. 40, 139 (1961).
[1023] WEHEFRITZ, E., u. E. GIERHAKE: Über die operative Ausschaltung der Hypophyse bei Ratten. Endokrinologie 11, 241 (1932).
[1024] WEINSTEIN, G. L., and A. W. MAKEPEACE: The influence of pseudopregnancy on follicular sensitivity to pregnancy urine extracts. Amer. J. Physiol. 119, 508 (1937).
[1025] WERFF TEN BOSCH, J. J. VAN DER, G. P. VAN REES, and O. L. WOLTHUIS: Prolonged vaginal oestrus and the normal oestrus cycle in the rat. 2. ICSH in serum and pituitary gland. Acta endocr. (Kbh.) 40, 103 (1962).
[1026] WESTMAN, A.: Untersuchungen über die Wirkung des gonadotropen Hypophysenvorderlappenhormons „Antes" (Leo) auf die Ovarien der Frau. Acta obstet. gynec. scand. 17, 492 (1937).
[1027] — Die gonadotropen Hormone und ihre therapeutische Anwendung. Geburtsh. u. Frauenheilk. 2, 595 (1940).

[1028] WESTMAN, A.: Die neurohormonale Steuerung des Hypophysenzwischenhirnsystems und ihre Störungen. In: Biologie und Pathologie des Weibes von L. SEITZ und A. AMREICH, Bd. I, S. 397f. Berlin-Innsbruck-München-Wien: Urban & Schwarzenberg 1953.
[1029] —, u. D. JACOBSOHN: Über die Ovarialveränderungen beim Kaninchen nach Hypophysektomie. Acta obstet. gynec. scand. **16**, 483 (1936).
[1030] — — Experimentelle Untersuchungen über die Bedeutung des Hypophysen-Zwischenhirnsystems für die Produktion gonadotroper Hormone des Hypophysenvorderlappens. Acta obstet. gynec. scand. **17**, 235 (1937).
[1031] — — Endokrinologische Untersuchungen an Ratten mit durchtrenntem Hypophysenstiel I—III. Acta obstet. gynec. scand. **18**, 99, 109, 115 (1938).
[1032] — — Endokrinologische Untersuchungen an Kaninchen mit durchtrenntem Hypophysenstiel. Acta obstet. gynec. scand. **20**, 392 (1940).
[1033] — — Experimentelle Untersuchungen über Hypophysentransplantate bei der Ratte. Acta path. microbiol. scnad. **17**, 328 (1940).
[1034] — — u. N. A. HILLARP: Über die Bedeutung des Hypophysen-Zwischenhirnsystems für die Produktion gonadotroper Hormone. Mschr. Geburtsh. Gynäk. **116**, 225 (1943).
[1035] WHITACRE, F. E., and B. BARRERA: War amenorrhoea. A clinical and laboratory study. J. Amer. med. Ass. **124**, 399 (1944).
[1936] WHITE, W. E.: The effect of hypophysectomy on the survival of spermatozoa in the male rat. Anat. Rec. **54**, 253 (1932).
[1037] WHITE, A., H. R. CATCHPOLE, and C. H. H. LONG: A crystalline protein with high lactogenic activity. Science **86**, 82 (1937).
[1038] WHITTEN, W. K.: The effect of removal of the olfactory bulbs on the gonads of mice. J. Endocr. **14**, 160 (1956).
[1039] WICKHAM, M.: The effects of the menstrual cycle on test performance. Brit. J. Psychol. **49**, 34 (1958).
[1040] WIDE, L., and C. GEMZELL: Immunological determination of pituitary luteinizing hormone in the urine of fertile and post menopausal women and adult men. Acta endocr. (Kbh.) **39**, 539 (1962).
[1041] WIELE, R. L. VAN DE, and R. N. TURKSOY: The use of human menopausal and chorionic gonadotropins in patients with infertility due to ovulatory failure. Amer. J. Obstet. Gynec. **93**, 632 (1965).
[1042] WIEST, W. G., and T. R. FORBES: Failure of 20α-hydroxy-Δ^4-pregnen-3-one and 20β-hydroxy-Δ^4-pregnen-3-one to mantain pregnancy in ovariectomized mice. Endocrinology **74**, 149 (1964).
[1043] WILLET, E. L.: The fertility of heifers following administration of progesterone to alter the estrual cycle. J. Dairy Sci. **33**, 381 (1950).
[1044] — W. H. MCSHAN, and R. K. MEYER: Relation of stage of cycle and source of luteinizing hormone to superovulation in dairy cattle. Proc. Soc. exp. Biol. (N.Y.) **79**, 396 (1952).
[1045] WIMSATT, W. A.: Cytochemical observations on the fetal membranes and placenta of the rat, myotis lucifugus lucifugus. Amer. J. Anat. **84**, 63 (1949).
[1046] WINGSTRAND, K. G.: The structure and development of the avian pituitary. Lund: C. W. K. Gleerup 1951.
[1047] WISLOCKI, G. B.: The vascular supply of the hypophysis cerebri of the cat. Anat. Rec. **69**, 361 (1937).
[1048] — The vascular supply of the hypophysis cerebri of the Rhesus monkey and man. Res. Publ. Ass. nerv. ment. Dis. **17**, 48 (1938).
[1049] — H. W. DEANE, and E. W. DEMPSEY: The histochemistry of the rondets placenta. Amer. J. Anat. **78**, 281 (1946).
[1050] —, and E. W. DEMPSEY: Histochemical reactions in the placenta of the cat. Amer. J. Anat. **78**, 1 (1946).
[1051] — — The chemical histology of the human placenta and decidua with reference to mucopolysaccharides, glycogen, lipids and acid phosphatase. Amer. J. Anat. **83**, 1 (1948).
[1052] — — Electron microscopy of the human placenta. Anat. Rec. **123**, 133 (1955).
[1053] — —, and D. W. FAWCETT: Some functional activities of the placental trophoblast. In: The normal and pathological physiology of pregnancy, p. 2. Baltimore: Williams & Wilkins Co. 1948.
[1054] —, and L. S. KING: The permeability of the hypophysis and the hypothalamus to vital dyes, with a study of the hypophysial vascular supply. Amer. J. Anat. **58**, 421 (1936).
[1055] —, and W. A. WIMSATT: Chemical cytology of the placenta of two north american shrews (barina brevicauda and sorex fumeus). Amer. J. Anat. **81**, 269 (1947).

[1056] WITSCHI, E.: Endocrine basis of reproductive adaptations in birds. In: Comparative Endocrinology, p. 517. Ed. A. GORBMAN. New York: John Wiley & Sons 1959.
[1057] WITZEL, H.: Über anaesthetisch wirksame Steroide. Z. Vitamin-, Hormon- u. Fermentforsch. 10, 46 (1959).
[1058] WOLFE, J. M.: Effects of progesterone on the cells of the anterior hypophysis of the rat. Amer. J. Anat. 79, 199 (1946).
[1059] WOLFSON, A.: Day length, migration, and breeding cycles in birds. Sci. Monthly 74, 191 (1952).
[1060] — The role of light and darkness in the regulation of spring migration and reproductive cycles in birds. In: Photoperiodism and Related Phenomena in Plants and Animals, p. 679. Ed. R. B. WITHROW. Washington, D. C.: American Association for the Advancenment of Science 1959.
[1061] — Role of light in the progressive phase of the photoperiodic responses of migratory birds. Biol. Bull. 117, 601 (1959).
[1062] — Role of light in the photoperiodic responses of migratory birds. Science 129, 1425 (1959).
[1063] —, and D. P. WINCHESTER: Role of darkness in the photoperiodic responses of migratory birds. Physiol. Zool. 23, 179 (1960).
[1064] WOOLEVER, C. A.: Daily plasma progesterone levels during the menstrual cycle. Amer. J. Obstet. Gynec. 85, 981 (1963).
[1065] WORTHINGTON, W. C., JR.: Some observations on the hypophyseal portal system in the living mouse. Bull. Johns Hopk. Hosp. 97, 343 (1955).
[1066] WRIGHT, P. A.: Induction of ovulation in vitro in Rana pipiens with steroids. Gen. comp. Endocr. 1, 20 (1961).
[1067] —, and A. R. FLATHERS: Facilitation of pituitary-induced frog ovulation by progesterone in early fall. Proc. Soc. exp. Biol. (N.Y.) 106, 346 (1961).
[1068] WÜRTELE, A., u. W. SCHMIDT: Hormonuntersuchungen im mensuellen Cyclus. Zbl. Gynäk. 81, 1389 (1959).
[1069] WYSS, H. J., and G. PINCUS: Effect of pregnant mare's serum gonadotrophin, estradiol and progesterone on superovulation in the immature rat. Endocrinology 75, 586 (1964).
[1070] YAZAKI, I.: Effects of adrenalectomy, injections of hormonic steroids, gonadotrophins and subjection on stressfull stimuli on subcutaneous ovarian grafts in castrated male rats, as studied by daily examinations of vaginal smears. Jap. J. Zool. 12, 267 (1959).
[1071] — Further studies on endocrine activity of subcutaneous ovarian grafts in male rats by daily eximination of smears from vaginal grafts. Annot. Zool. jap. 33, 217 (1960).
[1072] YOUNG, W. C., E. W. DEMPSEY, H. I. MYERS, and C. W. HAGQUIST: The ovarian condition and sexual behavior in the female guinea pig. Amer. J. Anat. 63, 457 (1938).
[1073] ZANDER, J.: Progesterone in human blood and tissues. Nature (Lond.) 174, 406 (1954).
[1074] — Die Schwangerschaft. In: A. LABHART, Klinik der inneren Sekretion. Berlin-Göttingen-Heidelberg: Springer 1957.
[1075] — T. R. FORBES, A. M. v. MÜNSTERMANN, and R. NEHER: Δ^4-3-Ketopregnene-20α-ol and Δ^4-3-Ketopregnene-20β-ol, two naturally occuring metabolites of progesterone. Isolation, idenfification, biologic activity and concentration in human issues. J. clin. Endocr. 18, 337 (1958).
[1076] — Gestagens in human pregnancy. In: Recent Progress in Endocrinology of Reproduction. Ed. by C. W. LLOYD, p. 255. New York and London: Acedemic Press 1959.
[1077] — Relationship between progesterone production in the human placenta and the fetus. Ciba Foundation Study Group 9, 32 (1961).
[1078] — Die Hormonbildung der Placenta und ihre Bedeutung für die Frucht. Arch. Gynäk. 198, 113 (1963).
[1079] — Progesterone and its metabolites in the placental-foetal unit. In: Proc. 2nd Int. Congr. Endocrinology, p. 715. Excerpta Medica Int. Congr. Ser. No 83. Amsterdam-New York-London-Milan-Tokyo-Buenos Aires 1967.
[1080] — Die Hormone der Placenta. In: Gynäkologie und Geburtshilfe, Bd. II, S. 33, herausgeg. von O. KÄSER, V. FRIEDBERG, K. G. OBER, K. THOMSEN and J. ZANDER. Stuttgart: Georg Thieme 1967.
[1081] — T. R. FORBES, R. NEHER u. P. DESAULLES: Über biologisch aktive Progesteronmetaboliten im menschlichen Organismus. Klin. Wschr. 35, 143 (1957).
[1082] — K. HOLZMANN, and L. P. BENGTSSON: Progesterone metabolism in an anencephalic newborn. I. Metabolites in the plasma. Acta obstet. gynec. scand. 44, 204 (1965).

[1083] ZANDER, J., and S. KULLANDER: De novo synthesis of progesterone and 4-pregnene-3-one-20α-ol in tissue cultures by human placenta and experimental ovarian tumours of rats. 2nd Int. Congr. Hormonal Steroids, p. 315. Excerpta Medica Congr. Ser. No 111. Amsterdam-New York-London-Milan-Tokyo-Buenos-Aires 1966.

[1084] —, u. A. M. v. MÜNSTERMANN: Weitere Untersuchungen über Progesteron im menschlichen Blut und Gewebe. Klin. Wschr. 32, 894 (1954).

[1085] — — Progesteron in menschlichem Blut und Geweben. III. Progesteron in der Placenta, in der Uterusschleimhaut und im Fruchtwasser. Klin. Wschr. 34, 944 (1956).

[1086] ZARROW, M. X., G. M. NEHER, E. A. LAZO-WASEM, and H. A. SALHANICK: Biological activity of certain progesterone-like compounds as determined by the Hooker-Forbes bioassay. J. clin. Endocr. 17, 658 (1957).

[1087] — Gestation. In: Sex and Internal Secretion. Ed. W. C. YOUNG, 3rd ed., vol. II, p. 958. London: Baillière, Tindall & Cox 1961.

[1088] —, and R. V. GALLO: FSH-induced ovulation in the immature rat. Endocrinology 79, 445 (1966).

[1089] ZIMBELMAN, R. G.: Determination of the minimal effective dose of 6α-methyl-17α-acetoxyprogesterone for control of the estrual cycle of cattle. J. animal Sci. 22, 1051 (1963).

[1090] ZONDEK, B.: Über die Hormone des Hypophysenvorderlappens. I. Wachstumshormon, Follikelreifungshormon (Prolan A), Luteinisierungshormon (Prolan B), Stoffwechselhormon. Klin. Wschr. 9, 245 (1930).

[1091] ZONDEK, H.: Die Krankheiten der endokrinen Drüsen. Basel: Benno Schwabe & Co. 1953.

[1092] ZONDEK, B., u. S. ASCHHEIM: Über die Funktion des Ovars. Z. Geburtsh. Gynäk. 90, 372 (1926).

[1093] — — Über die Funktion des Ovars. Z. Geburtsh. Gynäk. 90, 387 (1926).

[1094] — — Hypophysenlappen und Ovarium. Beziehungen der endokrinen Drüsen zur Ovarialfunktion. Arch. Gynäk. 130, 1 (1927).

[1095] — — Das Hormon des Hypophysenvorderlappens. Darstellung, chemische Eigenschaften, biologische Wirkungen. Klin. Wschr. 7, 831 (1928).

[1096] ZWARENSTEIN, H.: Experimental induction of ovulation with progesterone. Nature (Lond.) 139, 112 (1937).

Kapitel XII

Die Anwendung der Gestagene in Veterinärmedizin und Zootechnik

W. JÖCHLE

Mit 9 Abbildungen

In der Veterinärmedizin sind Gestagene überall dort anwendbar,
1. wo ein absolutes oder relatives Gestagendefizit die gewünschte Fortpflanzungsfunktion in Frage stellt (Substitutionstherapie);
2. wo ruhende, partiell insuffiziente oder unterschwellige Sexualfunktionen durch die positive Feedback-Wirkung kleiner Gestagendosen am hypothalamo-hypophysären Sexualzentrum stimuliert werden können;
3. wo Impulsunterbrechungen, d.h. temporäre zentrale Ruhigstellung mit höher dosierten Gestagenen — durch negative Feedback-Wirkungen — entgleist gewesene Funktionskreise erfahrungsgemäß wieder einzuregeln vermögen. Dabei unterstützt die mit dem Abklingen der Gestagenwirkung wieder positiv werdende Feedback-Aktion das Wieder-Ingangkommen regelgerechter Fortpflanzungsfunktionen, wobei mit Hilfe des „Rebound-Phänomens" höhere Leistungen der Fortpflanzungsfunktionen (sowohl germinativer wie neuroendokriner Art) erzielt werden können [56, 70].

Überwiegend auf der Nutzung dieser Feedback-Wirkungen am übergeordneten Steuerungszentrum im Zwischenhirn beruht die weitvertreitete Anwendung der Gestagene in der Zootechnik (wobei direkte Gestagenwirkungen auf die Keimdrüse nicht ausgeschlossen werden sollen [4, 30, 72, 95], aber als wenig bedeutsam gelten können [16, 45, 52, 63, 68, 69, 72, 105, 114, 116, 125]).

Ursprünglich ging es nur darum, Sexualfunktionen weiblicher erwachsener Nutztiere temporär zu unterbinden, um sie synchron wieder anlaufen zu lassen (*Verfahren der Oestruscyclus-Synchronisation*): Voraussetzung für Einsatz und Ökonomie der künstlichen Besamung überall dort, wo entweder große freilaufende Herden künstlich befruchtet werden sollen (Rind, Schaf); oder um bei den Tierarten, deren Sperma nicht genügend gut konservierbar ist (Schaf, Ziege, Schwein), eine große Anzahl weiblicher Tiere am gleichen Tag mit frischem Samen versorgen zu können.

Sekundär fand das Verfahren auch Anwendung zur Oestrusinduktion im brunstfreien Intervall (beim Schaf) oder während der Lactation (Rind, Schaf, Pferd). Heute gilt es, auch beim erwachsenen männlichen Tier die sexuell ruhigstellende Wirkung der Gestagene zootechnisch zu nützen, um eine erfolgreiche Bullen- und Ebermast zu gewährleisten.

Ökonomische Gesichtspunkte verlangen darüber hinaus, den Pubertätseintritt durch Gestageneinsatz bei Zuchttieren zu akzelerieren, bei Masttieren bis zur Mastreife jedoch möglichst zu verhindern.

Der Hunde- und Katzenbesitzer fordert andererseits ein wunschgemäßes An- und Abstellenkönnen der lästigen oder zum falschen Termin auftretenden Fortpflanzungsfunktionen seiner Pfleglinge.

Das Verbot der zootechnischen Anwendung von Oestrogenen (§ 4b, Lebensmittelgesetz) hat dazu geführt, die chemische Kastration und die hormonale Mast mit Gestagenen zu versuchen. Dort, wo die Oestrogenmast noch erlaubt ist, sollen Gestagene im Sinne antioestrogener Aktivitäten unerwünschte bzw. deletäre Oestrogenwirkungen verhüten helfen.

Anders als in der Humanmedizin, wo Gestagene in ähnlich gelagerten Indikationen meist gleichzeitig mit Oestrogenen oder nach vorangegangener Oestrogenmedikation eingesetzt werden (sequential therapy), ist bei allen Haustieren eine derartige vorangehende oder simultane Oestrogenanwendung kontraindiziert: da sich das Tier nicht des maximal stimulierten bzw. transformierten Endometriums im Sinne einer Menstruation entledigen kann, gerät es in die Gefahrenzone akuter bzw. chronischer Endometritiden, mit der zu Recht gefürchteten Pyometra als häufigem Endzustand.

A. Veterinärmedizinische Indikationen bei pathologischen Zuständen

Die eingangs geschilderten Anwendungsmöglichkeiten sind in praxi eingeengt durch
 1. ungenügende Kenntnisse über Ätiologie und Pathogenese des jeweilig vorliegenden Symptomenkomplexes;
 2. ungenügende Kenntnisse über Funktionszusammenhänge und spezielle Wirkungen der einzusetzenden Gestagene;
 3. das bislang fast völlige Fehlen klinischer Endokrinologie im Sinne einer biochemischen Kontrolle von Ausgangslage und Therapieerfolg;
 4. erbbiologischen Erwägungen;
 5. ökonomischen Gesichtspunkten.

Aus diesen Gründen haben erst wenige der möglichen Anwendungen breiteres Interesse gefunden. Als Therapieerfolg gilt einzig die wiederhergestellte Fertilität (mit Ausnahme der Situation bei Nicht-Nutztieren): wenn der Aufwand an Zeit und Mitteln in einem ökonomisch vertretbaren Rahmen geblieben ist.

Häufig sollte diese wiederhergestellte Fertilität aber nur zur Nutztiererzeugung, nicht zur Zuchttier-Nachzucht verwendet werden, da hereditären Komponenten am Entstehen des krankhaften Befundes ein nicht näher definierbarer Anteil zugeschrieben werden muß.

Auf dem klinischen Experiment aufbauend, das seine Berechtigung aus Analogieschlüssen, Zufallsbeobachtungen, Empirie und gezielter Überlegung ableitet, haben die Gestagene in die Veterinärmedizin vergleichsweise spät Eingang gefunden [60]. Der umfangreichen Indikationsliste stehen darum wenige Erfahrungen gegenüber.

I. Sterilität

1. Acyclie

Acyclie mit funktionslosen, klinisch anscheinend unauffälligen, jedoch funktionstüchtigen Ovarien (soweit deren Zustand rectal explorierbar oder durch frühere bzw. spätere Fertilität beweisbar ist):

a) Ausbleiben der Pubertät

Obwohl sich zootechnisch beim Schwein die Pubertätsacceleration durch *Progesteron* (s. S. 837) erfolgreich durchführen läßt, ist das gleiche Verfahren therapeutisch weder empfohlen noch beschrieben worden. Da mit *Methoxy-*

progesteronacetat (s. S. 830) und *Norethindronoenanthat* (s. S. 831) die Pubertät nur verschoben, aber nicht induziert werden kann, scheidet deren Einsatz um die Zeit des Pubertätseintritts herum (ca. 6. Lebensmonat) in dieser Indikation aus. *Chlormadinonacetat* und *Norethindronoenanthat*, experimentell einmal oder mehrmals unmittelbar nach Geburt bzw. 6 und 10 Wochen später eingesetzt, bewirkt nach anfänglicher Retardierung der Ovar- (und Hodenentwicklung) deren vorzeitige Funktionsreife. Die dabei zu beobachtenden Unregelmäßigkeiten in der Gonadenstruktur aufgrund überstürzter Reifungsvorgänge lassen dieses Verfahren zur therapeutischen Anwendung ungeeignet erscheinen [*98*].

b) Acyclie post partum bzw. in der Saison

Bei allen Species folgt auf die klinisch stumme (Rind, Schaf, Katze, Schwein) oder deutlich brunstmarkierte Ovulation post partum (Pferd) eine anscheinend lactationsbedingte Phase der Ovarruhe.

Innerhalb jeder Species gibt es jedoch Individuen, bei denen die postpartale Ovulation einen regelmäßigen Oestruscyclus (trotz ungestört ablaufender Lactation) einleitet.

Das *Hausrind* stellt eine Selektion auf diesen Funktionstyp dar: daher werden neben einer wirtschaftlich interessanten Lactation bald einsetzende vollwertige Cyclusfunktionen verlangt. Aus ökonomischen Gesichtspunkten muß gefordert werden, daß die Kuh spätestens 12 Wochen post partum erneut konzipiert hat [*49*]. Dabei stehen Milchleistung und Fertilität in einem engen, reziproken Zusammenhang: hohe Lactationsleistungen beeinträchtigen das Ingangkommen fertiler Fortpflanzungsfunktionen [*23, 34, 82*] und begünstigen Sterilität (Konkurrenz neuroendokriner Funktionskreise) [*43*] (s. Tabelle 1a und 1b).

Tabelle 1a. *Beobachtungen über das Wiederingangkommen der Fortpflanzungsfunktionen post partum beim Rind (Schwarzbuntes Niederungsrind: Auswertung von 426 Zwischenkalbezeiten bei 229 Tieren: 1949/55) [17, 20, 21, 79, 120]*

1. *Störungsfreies Puerperium:*
    a) Ungestörte Uterusinvolution:
    durchschnittlich nach 42,3 Tagen beendet;
    bei Primapara durchschnittlich nach 42 Tagen;
    bei Multipara durchschnittlich nach 50 Tagen;
    am 90. Tag p.p. sind 95% aller Uteri vollständig involiert.

Starke jahreszeitliche Schwankungen:	Winter	Frühjahr	Sommer	Herbst
durchschnittliche Involution beendet (Tage)	51	47	42	44

    Je rascher der Uterus involiert, um so besser steigt die Lactationsleistung.
    b) 1. Ovulation p.p.: zu 68% ohne Begleitbrunst, am 19. Tag p.p.,
       ca. 24,5 Tage vor 1. Oestrus.
    c) 1. Oestrus p.p.: durchschnittlich 32,4 Tage p.p.
       Je höher die Milchleistung und je älter die Kuh, desto später die 1. Brunst.
    d) Cyclusdauer:
       1. Oestrus vor dem 20. Tag p.p.: verkürzte Cyclen;
       1. Oestrus 20.—39. Tag p.p.: normale Cyclen;
       1. Oestrus nach dem 39. Tag p.p.: verlängerte Cyclen.

2. *Gestörtes Puerperium:*
    a) Gestörte Uterusinvolution durch:
       a1) Infektionen: Milchleistung beeinträchtigt. Desynchronisation zwischen 1. Brunst und Ovulation
       a2) Verzögertes oder gestörtes Ingangkommen der Ovarfunktionen (s. 2b).
    b) Follikelpersistenz (= Cysten) in durchschnittlich 16,4% aller Fälle. Stark hereditär beeinflußt. Hohe Milchleistung prädisponiert zur Cystenbildung. Nach Wiederherstellung normaler Cyclusfunktionen hohe Embryonalsterblichkeit.

Tabelle 1b. *Faktoren, die beim Rind die erneute Konzeption post partum verzögern.*
(Zusammenstellung nach [18, 20, 120])

	Auftreten in %		Durchschnittliche Dauer beim Individuum in Tagen		Durchschnittlicher Zeitverlust im Herdendurchschnitt Tage
	a	b	a	b	
Anoestrie	2	4	15	15	0,3
Verlängerter Oestrus	59	65	13	14	8,0
(1. Oestrus später als 39. Tag p.p.)					
Keine Befruchtung	38	44	55	51	5,2
Uterus nicht empfängnisbereit	9	18	33	74	21,2
Embryonaler Fruchttod	10	11	118	117	11,9
Zeitverlust durch Ovarialcysten:					
ohne Nymphomanie 117 Tage					
mit Nymphomanie 125 Tage					
Verzögerung im Start des 1. Follikels, wenn am gleichen Ovar gebildet, das auch das vorangegangene Corpus lut. gravid. trägt			8,1 ± 2,5 Tage		

a = nach gestörtem Geburtsverlauf.   b = nach Schwergeburt.

Gestagene (*Norethindronacetat, Chlormadinonacetat, Progesteron, Melengestrolacetat*) sind daher erfolgreich routinemäßig prophylaktisch post partum eingesetzt worden (s. S. 864, Zootechnische Indikationen). Über Erfolge bei Einzelbehandlung langfristig acyclischer Kühe mit Gestagenen ist bislang nichts publiziert worden; Erfahrungsberichte aus der zootechnischen Literatur lassen jedoch eine derartige Medikation erfolgversprechend erscheinen.

Beim *Pferd* kann Acyclie (post partum, in der Lactation, in der Saison und nach der speciesspezifischen Form des Frühaborts, der Fruchtresorption) erfolgreich mit *Norethindronoenanthat* (1—2 mg/kg Körpergewicht) und *Chlormadinonacetat* [61, 62, 80, 109a] (80—120 mg als Kristallsuspension und ölige Lösung) durch zumeist einmalige Behandlung, seltener mehrmaliger Applikation in 14tägigen Abständen, erfolgreich therapiert werden (Rosse nach 1—44 Tagen in 68 und 79%; Konzeption 60—73%).

Theoretisch wären gleiche Ergebnisse mit der umständlicheren täglichen Applikation von 100 mg *Progesteron* (über 12—16 Tage) zu erwarten, das in dieser Dosierung ovulationshemmend wirkt.

Als diesbezüglich unwirksam können *Methoxyprogesteronacetat* und *Melengestrolacetat* angesprochen werden, da sich mit ihnen in den Dosierungen 400 bis 1782 mg bzw. 10—20 mg — im Gegensatz zu anderen Haustierarten — beim Pferd keine Ovulationshemmung erzielen läßt [71].

Bei *Schaf* und *Ziege* wird saisonabhängige Acyclie, im Rahmen zootechnischer Maßnahmen zur Oestrussynchronisation ganzer Herden mit Gestagenen (siehe S. 847), mitbehandelt. Individuelle Behandlungserfahrungen mit Gestagenen liegen nicht vor; jedoch berechtigen Erfahrungen mit für die Cyclussynchronisation zu niedrig dosiertem *Chlormadinonacetat* (1 mg/die) bei Ziegen anzunehmen, daß im Sinne positiver Feedback-Wirkungen bei bislang acyclischen Tieren ein Cyclus in Gang gesetzt werden kann [124].

Beim *Schwein* wurde bisher wegen der arteigentümlichen Neigung zu Ovarcystenbildung nach Gestagengaben (s. S. 852) von Therapieversuchen mit Gestagenen — trotz der häufig vorkommenden Acyclie post lactationem — Abstand genommen.

Angaben über Versuche oder Erfahrungen mit Gestagenen bei Acyclie von *Hunden* und *Katzen* fehlen.

2. Anoestrie

Ausbleiben klinisch deutlicher Brunstsymptome bei gleichzeitigem ovariellen Cyclus (Stillbrünstigkeit, Anaphrodisie).

a) Postpubertale Anoestrie

Bei *Rindern* gehäuft vorkommende, im Winterhalbjahr verstärkt nachweisbare Sterilitätsform, die die rechtzeitige Zuchtnutzung beeinträchtigt.

Erfahrungen im Rahmen der vielfach durchgeführten Cyclussynchronisation mit Gestagenen (s. S. 847) bei Färsen lassen Intensivierung des synchronisierten Cyclus und damit Verschwinden der Anoestrie erwarten [*89*].

Erfahrungsberichte über Individualbehandlungen liegen nicht vor.

b) Postpartale Anoestrie; Anoestrie in der Saison

Beim *Rind* kann Anoestrie (rassen-, fütterungs-, saisonbedingt) bis zu 60% der konkurrenzbedingten, eingangs beschriebenen Sterilität post partum bedingen (s. Tabelle 1a und 1b). Gestagene, prophylaktisch eingesetzt (s. S. 864 und 874) helfen erfahrungsgemäß Anoestrie zu verhüten [*43*].

Eigene Erfahrungen mit *Norethindronoenanthat* zur Individualbehandlung (1—2 mg/kg) bestätigen den therapeutischen Effekt im Sinne der hier primär negativen, dann ausklingend positiven Feedback-Wirkung.

Beim *Pferd* wird Anaphrodisie (meist lactationsbedingt) erfolgreich mit *Chlormadinonacetat* oder *Norethindronoenanthat* behandelt (Dosierung s. Acycliebehandlung beim Pferd) (s. S. 808) [*62, 80, 109a*]. Beim *Karakulschaf*, dem das Lamm unmittelbar post partum abgenommen und der Verwertung zugeführt wird, ist baldiges Wiedereinsetzen des Oestrus post partum von eminenter ökonomischer Bedeutung; da der ersten Brunst stets eine stille Ovulation vorausgeht [*96*], wurde *Chlormadinonacetat* (1 mg pro die) als Futtervormischung für 15 Tage, danach PMS (750—1500 I.U.) verabreicht: mit gutem Erfolg bezogen auf Brunstinduktion und Konzeption [*117*] (s. Tabelle 24—27, S. 879).

Anoestrie anderer Species hat als Indikation für therapeutisches Vorgehen mit Gestagenen keine erwähnenswerte Bedeutung.

c) Follikelpersistenz

Das klinische Bild kann durch das Vollbild der Nymphomanie (maximale Ausprägung artspezifischen Sexualverhaltens, häufig bisexueller Art; physische Symptome anhaltender Oestrogensekretion: eingebrochene Beckenbänder beim Rind; Scheidenausfluß; Scheidenschwellung) geprägt sein [*13*] oder sich völlig unspezifisch darstellen. In letzterer Situation kann durch rectale Untersuchung eine Follikelpersistenz als Sterilitätsursache nachgewiesen werden.

Beim Rind zumeist als „polycystisches Ovar" diagnostiziert, ist Follikelpersistenz gravierender Bestandteil des „post-partalen Sterilitätssyndroms" (s. Tabelle 1a und 1b) und mit 7—21,5% aller Abgangsbefunde von erheblicher wirtschaftlicher Bedeutung [*17, 18, 20, 21, 79, 115, 120*].

Erschwerend kommt hinzu, daß Neigung zur Cystenbildung erblich zu sein scheint und sicher an hohe Milchleistung gekoppelt ist. Das Vorhandensein von Cysten (vor allem der klinisch „stummen" Form) erhöht zudem die Milchproduktion signifikant, was nicht ungerne gesehen wird, jedoch den optimalen Termin für eine rasch wirksame Therapie versäumen läßt (Vorstellung von einer genügend langen, letztlich aber extrem unwirtschaftlichen „biologischen Rastzeit") [*36, 64, 123*].

Tabelle 2. *Gestagene zur Behandlung von Follikelcysten beim Rind*

Gestagen	Dosis mg	Anwendung	Anzahl beh. Tiere	% im Oestr.	% Konz. im 1. Oestr.	% Konz. insges.	% Rezidive	Bemerkungen	Literatur
Ovarialextrakt		einm. i.m.	3						14
Corpus luteum-Extrakt		einm. i.m.	6						19
Progesteron	150—200	einm. i.m.	5	100		100			12
Progesteron	40	mehrm. i.m.							107
Progesteron	225—300	einm. i.m.							107
Progesteron	200—250	einm. i.m.	11	36	36				38
Progesteron	150—300	einm. i.m.	150	83,5		67			39
Progesteron	100—200	einm. i.m.	32			68,7			97
Progesteron			376						6
Progesteron	—1300*	mehrm. i.m.	16	50		44		* ED 100 auf durchschnittl. 2,5 Beh. verteilt, die zur Heilung notwendig waren	83
Progesteron		mehrm. i.m.	155	100		84		Zusatz von Vit. A, D u. E sowie HCG routinemäßig bei der 1. Ovulation	88
Progesteron	100	einm. i.v.	30	33,3		3,3			112
Progesteron	1000	einm. i.m.						Bei extrem männlich orientiertem Verhalten: Normalisierung innerhalb von 3—4 Tagen, Cyclus in 3—4 Wochen (tiefsitzende, nicht sprengbare Cysten)	
Progesteron-Repositol	1 mg/kg	einm. i.m.	100		67	78,0			11
Progesteron + HCG	125 + 3000 I.E.	einm. i.v.	30	96,9		85,7			112
Progesteron + Testosteron	240 + 80	einm. i.m.	28	77		36	41		14
Hydroxyprogesteroncapronat	250	mehrm. i.v.	13	39		85		manuelle Cystensprengung	99
Hydroxyprogesteroncapronat	250 + 3000 I.E.	mehrm. i.v.	28	100		86		manuelle Cystensprengung	99
+ HCG	150 + 1500 I.E.	mehrm. i.v.	18	100		83			

Tabelle 2 (Fortsetzung)

Gestagen	Dosis mg	Anwendung	Anzahl beh. Tiere	Behandlungserfolg % im Oestr.	% Konz. im 1. Oestr.	% Konz. insges.	% Rezidive	Bemerkungen	Literatur
Norethindron-acetat	150	tgl. 10× o.	27	62,5	18,5	62,5	37,5		43
Norethindron-oenanthat	1000	einm. i.m.	12	58	25	58	42		43
Norethindron-oenanthat	400	einm. + i.m. ovariell	18	79		24	65		14
Chlormadinon-acetat	100 100	einm. i.m. einm.	67 89			73 77		durchschnittlich 3—4 Behandlungen notwendig	57
Chlormadinon-acetat	100	einm. intraov.	150	100		73			22
Chlormadinon-acetat	100	einm. i.m.	148			88,5		nach durchschnittlich 3 Behandlungen	10
Chlormadinon-acetat	—900*	mehrm. i.m.	77	31		27		* ED 100, die auf durchschnittlich 6 Behandl. verteilt zur Heilung notwendig war. Hoher Zwillingsprozentsatz	83
Chlormadinon-acetat	10	mehrm. i.v.	40	93		73		manuelle Cystensprengung	99

Therapieversuche mit Gestagenen sind relativ frühzeitig (s. Tabelle 2) beschrieben worden; seit 25 Jahren ist ihr Erfolg wechselnd geblieben. Die in Tabelle 2 dargestellten Ergebnisse lassen erkennen:

Durch zentrale Impulsunterbrechung mit Gestagenen ist ein Verschwinden der Cysten gegeben; ein Cyclus konnte in 31—100% aller Fälle, eine Konzeption in 24—88,5% aller Fälle beobachtet werden. Rezidive sind häufig [83]. Ob die Gestagenwirkung dabei zentral oder peripher anzusetzen ist, kann nicht entschieden werden (s. S. 901). Eine Kritik des Verfahrens, der die unbestreitbar effektvollere Cystentherapie mit HCG (i.v. oder intraovariell) als Maßstab gegenüber gesetzt werden muß [41], läßt erkennen, daß mit Gestagenen Therapieerfolge nur nach zeitraubender und kostspieliger, mehrfacher bis vielfacher Behandlung erzielbar sind. Dabei imponiert primär, aufgrund negativer Feedback-Mechanismen, das Verschwinden der Cysten und ihrer psychischen und physischen Begleitsymptome. Rezidive sind häufig; die Fertilität beim Ingangkommen eines Cyclusanfangs gering, verbessert sich jedoch von Oestrus zu Oestrus [43, 83].

Ob Zusammenhänge bestehen zwischen dem Steroidspektrum, das in der Cystenflüssigkeit nachzuweisen ist, der Cystenkonsistenz sowie dem Luteinisierungsgrad der Cyste einerseits und dem Therapieerfolg mit Gestagenen andererseits, harrt noch der Untersuchung. Möglicherweise liegt in der unterschiedlichen Zusammensetzung des Patientengutes (Follikel- oder Luteincysten, frühzeitig oder spät diagnostiziert) der Schlüssel für unterschiedliche Behandlungserfolge.

Optimal erscheinen dagegen die Erfolge mit der wirklich einmaligen intravenösen, niedrigen Gestagenverabreichung (125 mg *Progesteron* oder 250 mg *Hydroxyprogesteroncapronat* mit HCG 3000 I.U. [*99, 112*], oder mit 10 mg *Chlormadinonacetat* [*99*]. Hier wird anscheinend durch positive Feedback-Wirkung genügend endogenes LH freigesetzt, um durch Cystenluteinisierung und endogene Gestagenbildung die Wiedereinregelung der entgleisten Funktionen selbst zu besorgen. Ein ähnlicher Mechanismus wird heute bei der medikamentösen Behandlung des Stein-Levinthal-Syndroms der Frau benützt, wobei allerdings nicht ein Gestagen, sondern ein schwaches Oestrogen (Clomiphen) als Releaserinduktor für endogenes LH eingesetzt wird [*40, 73, 102*].

Prophylaktische Gestagenanwendung post partum (s. S. 864) scheint in Abhängigkeit vom eingesetzten Gestagen Ovarialcysten des Rindes weitgehend zu verhüten [*43*].

Beim *Pferd*, *Rind*, bei *Hund* und *Katze* haben sich *Norethindronacetat* oral (0,5 mg/kg, über 5—10 Tage), *Norethindronoenanthat* (0,5—1 mg/kg einmalig) und *Chlormadinonacetat* (Kristallsuspension: 80—100 mg, 2,5—10 mg bzw. ölige Lösung in gleicher Dosierung) zur erfolgreichen Behandlung der Nymphomanie bewährt [*60—62, 80, 94, 112*].

d) Corpus luteum-Insuffizienz

Es ist seit langem bekannt, daß beim Rind nach Erstbesamung nur 60—75% aller Tiere konzipieren. Ein relativ großer Prozentsatz aller Tiere (10—40% : 7,8) rindert regelmäßig nach: ca. 50% werden in regelmäßigen, die anderen 50% in unregelmäßigen Abständen erneut brünstig (je nachdem die befruchtete Eizelle vor dem 10. Tag nach Konzeption oder erst später abgestorben ist) ohne pathologische Erscheinungen erkennen zu lassen. Mehrfaches Umrindern wurde als „sterilitas sine materia" oder „repeat-breeder-Syndrom" bezeichnet; als Ursache konnte dabei ein embryonaler Frühtod nachgewiesen werden [*7, 8, 15, 58, 91, 115*]. Die für diese embryonale Entwicklungsstörung verantwortlich gemachten Faktoren sind in Tabelle 3 zusammengestellt. Dabei wurde für die dort genannten Faktoren 1, 2, 5, 6, 7, 10 und 11 u.a. eine Corpus luteum-Insuffizienz postuliert und daraus die Berechtigung zu therapeutischem Vorgehen mit Gestagenen abgeleitet.

Tabelle 3. *Ursachen für den embryonalen Frühtod*

	Rind	Schaf	Schwein	Literatur		
				Rind	Schaf	Schwein
1. Rasseneigentümlichkeit	±	++	+++	*15*	*15*	*15*
2. Inzuchtfolge	+	./.	./.	*7, 8, 15*	./.	*7, 8, 15*
3. Blutgruppen-Unverträglichkeiten	++	./.	++	*15*	./.	*15*
4. Letalfaktoren	+	./.	./.	*7, 8, 9, 15*	./.	./.
5. Ernährung	+	+++	+++	*7, 8, 15*	*15*	*15*
6. Alter	+	+	+++	*15*	*15*	*15*
7. Jahreszeit	+	+++	+	*15*	*28*	*15*
8. Spermaqualität	+++	+++	+++	*7, 8, 15*	*15*	*15*
9. Relation Besamungszeit/Ovulation	+	+	+	*15*	*15*	*15*
10. Hohe Milchleistung	+++	./.	./.	*7, 8, 15*	./.	./.
11. Vorangegangene cystenbedingte Sterilität	+	./.	./.	*20, 79*	./.	./.
12. Spermienbeeinflussung durch Veränderung in der uterinen Sekretion	++	./.	./.	*91*	./.	./.

Noch vor Erarbeitung derjenigen Gestagenmengen, die nach Ovariektomie benötigt werden, um die Gravidität aufrechtzuerhalten, (s. Tabelle 4) wurden Therapieversuche mit *Progesteron* (um den Besamungstermin herum appliziert) unternommen.

Tabelle 4. *Graviditätserhaltende Gestagendosen nach Ovariektomie*

	Rind (mg)	Schaf (mg)	Ziege (mg)	Referenzen Rind	Schaf	Ziege
Progesteron, tägl.	100 a	10	10	*74*	*31, 85*	*77, 78*
Repositol-Progesteron, tägl.	50			*66*		
Hydroxyprogesteroncapronat, tägl.	125			*66*		
Melengestrolacetat, tägl.	4			*127*		
Medroxyprogesteronacetat, tägl.	240			*126*		

a Nach Ovariektomie beträgt die Dosis (für normale und Zwillingsgravidität [*109*]: vom 30.—60. Tag: 2,21 mg/kg; vom 60.—120. Tag: 1,1 mg/kg; ab 180.—200. Tag vermögen andere progesteronbildende Gewebe (Nebennieren, Placenta) allein die Gravidität zu erhalten [*103*]: es wird keine Substitution mehr benötigt.

Die publizierten guten Erfahrungen [*5, 24, 49, 65, 115, 121, 122*] mit der Verabreichung von 50—500 mg Progesteron bzw. 50 mg *Hydroxyprogesteroncapronat* bei Repeat-Breeder-Kühen konnten von anderen [*46, 96, 104, 115, 118*] nicht bestätigt werden; ein großangelegter Versuch, durch prophylaktische Anwendung von *Hydroxyprogesteroncapronat* (250 und 500 mg) in einem dänischen Hochleistungsgebiet die Konzeptionsrate zu steigern und den Prozentsatz Umrindern der Kühe zu senken, verlief enttäuschend (s. Tabelle 5). Die Rate von wenigstens 18,4% aller befruchteten Eier, die dem embryonalen Frühtod anheimfällt [*15, 58*] geht somit kaum überwiegend zu Lasten eines Gestagendefizits.

Tabelle 5. *Hydroxyprogesteroncapronat beim Rind zusammen mit der ersten Insemination post partum verabreicht zur Verbesserung der Konzeptionsrate (Versuch einer Prophylaxe des embryonalen Frühtodes beim Rind)* [*55*]

Versuchsgruppen Anzahl behandelter Tiere	Dosis mg	Tragend nach 1. Besamung %	% Umrindern (erneutes Auftreten eines Oestrus)				
			bis 17. Tag	18.—24. Tag	25.—35. Tag	36.—48. Tag	48.— Tag
I a) 212	250	61,8	1,4	19,8	6,6	5,2	5,2
I b) Kontr. 212	—	67,5	1,4	14,2	8,0	4,7	4,2
II a) 349	500	61,0	0,6	18,3	5,4	9,8	4,9
II b) Kontr. 349	—	66,5	1,7	21,0	3,4	4,3	4,0

Auch Oestrogen-Gestagenkombinationen erwiesen sich in diesem Zusammenhang als wenig erfolgreich [*118*]; bestätigt wird dies durch Erfahrungen, daß Oestrogen-Gestagenkombinationen, die bei frisch belegten, ovariektomierten Färsen das Überleben des Embryos sicherstellen, bei „Repeat-breedern" den Verlust des Embryos nicht verhindern können [*46a*].

Eine Aufhellung erfahren diese widersprüchlichen Resultate durch Erfahrungen mit *Hydroxyprogesteroncapronat* bei umrindernden Färsen und Kühen: während bei ersteren Verabreichung von 125—250 mg post inseminationem regelmäßig 75% Konzeption bewirken, ist bei letzteren nur ein 30—50%iger Erfolg zu verzeichnen [*118*]. Bei Jungtieren vor der ersten Gravidität ist demnach Embryonaltod durch Corpus luteum-Insuffizienz wahrscheinlich, bei Pluripara dagegen möglich, aber nicht mehr dominierend. Der bei letzteren deutlich veränderten Zusammensetzung der Uterinflüssigkeit scheint hier mehr Bedeutung zuzukommen [91].

Die Eigentümlichkeit aller polyovulatorischen Tierarten, viele Eier (die auch zu nahezu 100% befruchtet werden) auszustoßen; aber nur eine beschränkte Anzahl davon zur Nidation und zum Austragen zu bringen, hat ob der dahinter stehenden Mechanismen Diskussionen und Experimente ausgelöst. Es hat an Versuchen nicht gemangelt, beim *Schwein* Beziehungen zwischen der Corpus luteum-Funktion und der Anzahl überlebender Embryonen herzustellen [15, 100]. Danach hängt die Zahl der normal implantierten Embryonen zu 51% von der Anzahl der Ovulationen, und nur zu 39% von der *Progesteron*-Konzentration der Corpora lutea ab. In ihrer Gesamtheit entfallen beim Schwein die Embryonalverluste zu 51—64% auf Befruchtungsstörungen, zu 13—26% auf Implantationsmängel, die auf eine zu geringe *Progesteron*-Versorgung zurückgeführt werden, und zu 22% auf Schadensereignisse nach Implantation, an denen die Progesteron-Versorgung keinen Anteil zu haben scheint [100].

In verschiedenen Versuchen, durch Gestagengaben post coitum die Wurfgröße bei Sauen zu beeinflussen, blieb *Progesteron*-Einsatz ohne überzeugenden Erfolg [44, 106]; *Acetoxyprogesteron* und *Methoxyprogesteronacetat*, vom 1.—40. Tag der Gravidität verabreicht, soll die Wurfgröße um durchschnittlich 1—2 Ferkel bereichert haben [86, 87, 101]. *Oestrogen-Gestagenkombinationen* scheinen die embryonale Überlebensrate ebenfalls günstig zu beeinflussen [91a]. *Nerze*, denen am 6.—8. Tag nach der zweiten Belegung 5 mg *Progesteron* verabreicht worden waren, warfen durchschnittlich 4,65, Kontrolltiere 3,35 Junge pro Wurf [32]. Beim Pferd kann mit hochdosierten Gestagenen (*Hydroxyprogesteroncapronat*, 500—750 mg; *Chlormadinonacetat*: 100—250 mg) beginnende Fruchtresorption (die spezifische Art des Frühaborts) am Fortschreiten gehindert und der Verlust der Frucht in ca. 50% der Fälle verhindert werden [81].

Es gibt bis heute bei Haustieren kein Kriterium, das unter Praxisbedingungen über ein bestehendes *Progesteron*-Defizit Auskunft geben könnte [29, 47, 53] (wie z.B. durch den Pyknoseindex beim Menschen: [108]) und somit erkennen ließe, ob ein Gestageneinsatz zur Schwangerschaftserhaltung zweckvoll ist oder nicht. Grundsätzlich erscheint überhaupt nur dort ein Gestageneinsatz zweckvoll, wo es sich um eine ovarielle Insuffizienz handelt; placentare Insuffizienzen deuten ein polyfaktorelles Versagen an, dessen Substitution zuchthygienisch nicht verantwortbar erscheint.

II. Pathologische Zustände am Genitaltrakt und den sekundären Geschlechtsmerkmalen

1. Innerer Genitaltrakt

Beim *Rind* wurden *Progesteron* (dreimal 100 mg) oder *Hydroxyprogesteroncapronat* (einmal 500 mg) erfolgreich zur Spontanentleerung von Pyometren benützt, wenn Oestrogenvorbehandlung oder Corpus luteum-Entfernung ohne Erfolg geblieben waren [37].

Prophylaktische *Progesteron*-Verabreichung prae partum blieb ohne Erfolg auf das Auftreten einer Retentio secundinarum [75, 76]; andererseits bewirkt zu frühes Absetzen von Gestagenen bei ovariektomierten Tieren mit künstlich aufrechterhaltender Gravidität (mehr als 6 Tage vor dem 279. Tag) Nachgeburtsverhaltungen [65, 127].

Bei der *Hündin* sind Gestagene ursächlich am Entstehen der glandulärcystischen Hyperplasie des Endometriums, der häufig damit vergesellschafteten akuten oder bereits chronischen Endometritis und deren Umschlag in eine Pyometra beteiligt [25—27, 33, 93, 110]. Am ovariektomierten Tier vermag *Progesteron* allein glandulär-cystische Hyperplasie des Endometriums zu erzeugen; Oestrogenvorbereitung (selbst inaktiv) verstärkt die Gestagenwirkung [27]. *Progesteron* in hohen Dosen cyclisch verabreicht, bewirkt dann akute Endometritis. Kann sich der Uterusinhalt entleeren, erfolgt Ausheilung — andernfalls Übergang in chronische Endometritiden und Pyometra [27]. Klinisch resultiert glandulär-cystische Hyperplasie aus dem Unvermögen, Follikel im Prooestrus zur Reifung und Ovulation zu bringen (Vorstellung der Hypooestrogenie mit Dauersekretion von geringen Oestrogenmengen aus persistierenden Follikeln [93]. Die dabei ebenfalls gebildeten Gestagene und ihr unphysiologisch langes Einwirken auf das Endometrium dürften dabei jedoch eine entscheidende Rolle spielen.

Zootechnische Erfahrungen haben gezeigt (s. S. 841), daß zur Oestrusverhütung oder Oestrusunterdrückung verwendete Gestagene (bevorzugt mit *Acetoxyprogesteron* und *Methoxyprogesteronacetat*, in geringen Massen auch bei *Methylnortestosteron*, *Norethindronacetat* und *Chlormadinonacetat*) als Nebenwirkungen glandulär-cystische Hyperplasien bzw. Muco- oder Pyometren induzieren [2, 35, 67].

Andererseits sind einwandfreie Ausheilungen der sonst nur chirurgisch (mit Hysterektomie) zu behandelnden Patienten mit glandulär cystischer Hyperplasie mit *Norethindronacetat* [93, 94] und *Methoxyprogesteronacetat* [67, 84], sowie des nahestehenden Syndroms „verlängerter Prooestrus bzw. Oestrus" mit *Norethindron* und *Chlormadinonacetat* [113], beobachtet und beschrieben worden und haben zur weitverbreiteten Anwendung dieser Therapieform geführt, die die Zuchtfähigkeit des Patienten aufrechterhält. Offen bleibt, ob diese therapeutische Wirkung an das einzelne Gestagen gebunden ist und dosisabhängig, durch langfristig wirksame, zentrale Blockade, periphere Beruhigung bewirkt; oder ob die antioestrogene Aktivität (die für die Gestagenerfolge bei der Endometriumshyperplasie der Frau verantwortlich zu machen ist [92], auch hier in Rechnung gesetzt werden muß.

Die bei der Frau mit Erfolg benützte Gestagentherapie des Endometriumcarcinoms [1] hat wegen der Seltenheit dieser Krebsform bei Haustieren keine Bedeutung.

Eingangs wurde erwähnt, daß keine Haustierart im Sinne der Primaten zu menstruieren vermag; damit entfällt die bei der Frau häufig geübte Gestagentherapie bei „funktionellen Blutungen" [48, 111].

2. Äußerer Genitaltrakt

Als Nebenbefund bei der Ovarialcystenbehandlung mit Gestagenen (s. S. 809) wurde häufig schlagartiges Verschwinden des begleitenden Prolaps vaginae beobachtet [42, 83].

Chlormadinonacetat (80—100 mg) und *Norethindronoenanthat* (500—750 mg) einmalig verabreicht lassen in wenigen Stunden den persistierenden (nicht mechanisch durch unsachgemäße Geburtshilfe bedingten) Prolaps vaginae post partum (und das damit vergesellschaftete akute Euterödem) rezidivfrei verschwinden [42]. Ob dabei die mineralo-corticoid-ähnliche Gestagenwirkung oder die gewebsständige Antioestrogenität der Gestagene [92] als therapeutische Faktoren wirksam werden, muß offen bleiben.

3. Mammae

Auf die Behandlung des postpartalen, akuten Euterödems beim Rind mit Gestagenen wurde bereits unter II, 2. hingewiesen.

Die bei der *Hündin*, die nicht zur Zucht benützt wird, quasiphysiologische (aber lästige) Lactation nach Pseudogravidität kann durch *Methyl-19-nortestosterongaben* (15—50 mg über 2—5 Tage) unterbunden und zum Abklingen gebracht werden [35].

Obwohl Mammatumoren die häufigste Geschwulstart bei der *Hündin* darstellen [51], sind bislang keine Therapieversuche mit Gestagenen beschrieben worden: obgleich die meisten Untersucher — wohl zu Unrecht [51] — Zusammenhänge zwischen Tumorentstehung, Tumorwachstum und neuroendokriner Fehlsteuerung in der Sexualsphäre postulieren. Sicher ist nur, daß Oestrogene Mammatumorwachstum beim Hund unterstützen können. Ob in diesen Fällen eine Gestagenbehandlung Erfolge zeitigen kann, wie es für die Frau proklamiert wurde, [119], ist ungeklärt.

III. Abnormes Sexualverhalten

1. Weibliche Tiere

Die Gestagentherapie und ihre Erfolge bei *Nymphomanie* aller Haustierarten wurden bereits unter I, 2. c) (s. S. 812) aufgeführt.

Die mit Ende der quasi-physiologischen Pseudogravidität bei der *Hündin* einhergehenden Verhaltensstörungen können durch *Methylnortestosteron* (15—50 mg über 2—5 Tage) behoben werden [35].

Die Gestagenbehandlung von Verhaltens- und Befindensstörungen, wie sie im menschlichen Klimakterium [3] geübt wird, entfällt, da Haustiere üblicherweise keine dem Klimakterium ähnlichen Ausfallssymptome erkennen lassen.

2. Männliche Tiere

Satyriasis, Onanie, triebhaftes Markieren und Streunen bei *Hunden* und *Katern* können mit *Methylnortestosteron* (fünfmal 50—100 mg bzw. 5—7mal 15—30 mg), *Chlormadinonacetat* (einmal 10 mg beim Hund) und *Melengestrolacetat* (0,5 mg beim Kater) temporär unterbunden werden ([35], persönliche Erfahrungen des Autors).

IV. Gestageneinsatz bei Störungen außerhalb der Sexualsphäre

Die in der Humanmedizin geübte Sklerodermiebehandlung mit Gestagenen [54] hat in die Veterinärmedizin noch keinen Eingang gefunden, obwohl die eindeutig endokrinbedingte Acanthosis nigricans des Hundes sich für einen Behandlungsversuch anbietet.

Literatur

[1] ANDERSON, D. G.: Management of advanced endometrial adenocarcinoma with medroxyprogesterone acetate. Amer. J. Obstet. Gynec. 92, 87—99 (1965).
[2] ANDERSON, R. K., C. E. GILMORE, and G. B. SCHNELLE: Utero-ovarian disorders associated with use of medroxyprogesterone in dogs. J. Amer. vet. med. Ass. 146, 1311—1316 (1965).
[3] APPLEBY, B.: Norethisterone in the control of menopausal symptoms. Lancet 1962 II, 407—409.
[4] ARGÜELLES, A. E., C. M. SABORIDA, and M. CHEKHERDEMIAN: The effect of norethisterone and lynestrenol on the excretion of estrogens and other ovarian steroids. Int. J. Fertil. 9, 217—224 (1964).
[5] ASHIDA, K.: Progesteron aids conception. Vet. Med. 55, 32 (1960).
[6] BAEHLER, J. F.: Examen des cas de stérilité de la vache observés de 1869 à 1958 à la clinique ambulante de l'Université de Bern. Schweiz. Arch. Tierheilk. 102/7, 371—392 (1960).

[7] BAIER, W.: Embryonale Mortalität. Fortpfl. Haustiere **1**, 351—360 (1965).
[8] — Gefährdungen des frühembryonalen Lebens. Vet.-med. Nachr. **3**, 155—170 (1964).
[9] — O. HÄGER u. W. LEIDL: Über die Persistenz des Corpus luteum beim Rind. Tierärztl. Umsch. **8**, 265 (1953).
[10] BAUMGARTNER, G.: Ein Beitrag zur Behandlung der Nymphomanie beim Rind. Tierärztl. Umsch. **21**, 163 (1966).
[11] BECK, C. C., and D. J. ELLIS: Hormonal treatment of bovine cystic ovaries. Vet. Med. **55**, 79—81 (1960).
[12] BELLOMO, G.: Sull órmone del corpo luteo e sua applicazione nella terapia delle bovine ninfomani. (Über das Corpus luteum-Hormon und seine Anwendung bei der Behandlung nymphomaner Rinder). Riv. mil. med. vet. **5**, 83—88 (1942).
[13] BENESCH, F.: Nymphomanie. In: D. WIRTH, Lexikon der praktischen Therapie und Prophylaxe für Tierärzte, Bd. II, S. 941—942. München-Berlin-Wien: Urban & Schwarzenberg 1958.
[14] BLASCHKE, H.: Die großcystische Entartung der Ovarien beim Rind und ihre Behandlung mit Progesteron- und Testosteronpräparaten. Vet. med. Diss. Hannover 1961.
[15] BOYD, H.: Embryonic death in cattle, sheep and pigs. Vet. Bull. (Weybridge) **35**, 252—266 (1965).
[16] BRINKLEY, H. J., H. W. NORTON, and A. V. NALBANDOV: Is ovulation alone sufficient to cause formation of corpora lutea? Endocrinology **74**, 14—20 (1964).
[17] BUCH, N. C., W. J. TYLER, and L. E. CASIDA: Postpartum estrus and involution of the uterus in an experimental herd of holstein-friesian cows. J. Dairy Sci. **38**, 73—79 (1955).
[18] — — — Variation in some factors affecting the length of calving intervals. J. Dairy Sci. **42**, 298—304 (1959).
[19] CARLSON, E. R.: Functional sterility in cattle. Cornell Vet. **30**, 427—436 (1940).
[20] CASIDA, L. E., and W. G. VENZKE: Observations on reproductive processes in dairy cattle and their relation to breeding efficiency. Proc. Amer. Soc. animal prod. 221—223 (1936).
[21] —, and W. WISNICKY: Effects of diethylstilbestrol dipropionate upon postpartum changes in the cow. J. animal Sci. **9**, 238—242 (1950).
[22] CLEMENTE: Ovarialzysten des Rindes — mit ‚Gestafortin' intraovarial behandelt. Tierärztl. Umsch. **20**, 294 (1965).
[23] DAMM, H.-J.: Beziehungen zwischen Milchleistung und Fruchtbarkeit beim Rind. Vet. med. Diss. Hannover 1965.
[24] DAWSON, F. M. L.: Progesterone in functional infertility of cattle. Vet. Rec. **66**, 324—326 (1954).
[25] DOW, C.: The cystic hyperplasia-pyometra complex in the bitch. Vet. Rec. **69**, 1409—1415 (1957).
[26] — The cystic hyperplasia-pyometra complex in the bitch. Vet. Rec. **70**, 1102—1108 (1958).
[27] — Experimental reproduction of the cystic hyperplasia-pyometra complex in the bitch. J. Path. Bact. **78**, 267—278 (1959).
[28] DUTT, R. H.: Critical period for early embryo mortality in ewes exposed to high ambient temperature. J. animal Sci. **22**, 713—719 (1963).
[29] EIFE, K.: Untersuchungen über das Zellbild von Vaginalabstrichen des Rindes mit Hilfe der Färbemethode nach PAPANICOLAOU. 4. Beitrag: Das Zellbild von Färsen und Kühen vom 2.—4. Monat der Trächtigkeit. Vet. med. Diss. Hannover 1961.
[30] ERB, H., u. M. KELLER: Klinische und experimentelle Erfahrungen mit hormonalen Ovulationshemmern. Gynaecologia (Basel) **158**, 1—17 (1964).
[31] FOOTE, W. D., L. D. GOOCH, A. L. POPE, and L. E. CASIDA: The maintenance of early pregnancy in the ovariectomized ewe by injection of ovarian hormones. J. animal Sci. **16**, 986—989 (1957).
[32] FRANKLIN, B. C.: Studies on the effects of progesterone on the physiology of reproduction in the mink, Mustela vision. Ohio J. Sci. **58**, 163—170 (1958).
[33] FREY, D. C., D. E. TYLER, and F. K. RAMSEY: Pyometra associated with bilateral cryptorchism and sertoli's cell tumor in a male pseudohermaphroditic dog. J. Amer. vet. med. Ass. **146**, 723—727 (1965).
[34] FRIEDRICH, G.: Einfluß der biologischen Rastzeit p.p. auf die Fruchtbarkeit des Rindes unter Berücksichtigung von Geburtstermin, Alter, Milchleistung und Abstammung. Vet. med. Diss. Hannover 1964.
[35] GERBER, H. A., and F. G. SULMAN: The effect of methyloestrenolone on oestrus, pseudopregnancy, vagrancy, sytariasis and squirting in dogs and cats. Vet. Rec. **76**, 1089—1093 (1964).

[36] GERDEMANN, H.: Untersuchungen über die Zusammenhänge zwischen Milchleistung und Fruchtbarkeit bei Rindern unter besonderer Berücksichtigung des Verlaufes der Lactationskurve. Vet. med. Diss. Hannover 1964.

[37] GOULD, C. M.: Progesterone and pyometra in the cow. Vet. Rec. 71, 855—856 (1955).

[38] GRANDCHAMP, G.: Role de la progesterone dans la thérapeutique des kystes du follicule de Graaf chez la vache. Schweiz. Arch. Tierheilk. 95, 672—687 (1953).

[39] — Les indications et le mode d'emploi de la progestérone chez la vache. Schweiz. Arch. Tierheilk. 102, 18—27 (1960).

[40] GREENBLATT, R. B.: Aspects of infertility. Proc. Roy. Soc. Med. 59, 1282—1284 (1966).

[41] GÜNZLER, O.: Zur Pathogenese und Therapie der Ovarialcyste des Rindes. Tierärztl. Umsch. 17, 378 (1962).

[42] — Persönliche Mitteilung.

[43] —, u. W. JÖCHLE: Hormonale Sterilitätsprophylaxe beim Rind. Zuchthygiene 1, 109—116 (1966).

[44] HAINES, C. E., A. C. WARNICK, and H. D. WALLACE: The effect of exogenous progesterone and level of feeding on prenatal survival in gilts. J. animal Sci. 17, 879—885 (1958).

[45] HALLER, J.: Zum Wirkungsmechanismus der fertilitätshemmenden Substanzen. Med. Mitt. 27, 10—14 (1966).

[46] HANSEL, W., K. McENTEE, and W. C. WAGNER: Conception rates of repeat breeder cows bred after progesterone and chorionic gonadotrophin treatments during estrus. Cornell Vet. 50, 497—502 (1960).

[46a] HAWK, H. W., T. H. BRINSFIELD, G. D. TURNER, G. E. WHITMORE, and M. A. NORCROSS: Embryo survival in first-service and repeat-breeder cattle after ovariectomy and hormone therapy. J. Dairy Sci. 46, 1397 (1963).

[47] HELL, I.: Die Möglichkeiten einer hormonalen Funktionsdiagnostik aus dem Vaginalabstrich beim Menschen und die Anwendbarkeit dieser Methode beim Rind. Vet. med. Diss. Hannover 1962.

[48] HENZL, M., J. EV. JIRÁSEK, J. HORSKÝ u. J. PRESL.: Die Wirkung eines ‚reinen' Gestagens auf die Gebärmutterschleimhaut bei funktionellen Blutungen. Z. Geburtsh. Gynäk. 165, 36—43 (1966).

[49] HERRICK, J. B.: Clinical observation of progesterone therapy in repeat breeding heifers. Vet. Med. 48, 489—490 (1953).

[50] HERSCHLER, R. C., C. MIRACLE, B. CROWL, TH. DUNLAP, and J. W. JUDY: The economic impact of a fertility control and herd management program on a dairy farm. J. Amer. vet. med. Ass. 145, 672 (1964).

[51] HESSE, HEIDEMARIE: Klinische Erhebungen über den Einfluß des generativen Geschehens auf die Mammatumorbildung der Hündin. Vet. med. Diss. München 1964.

[52] HILLIARD, J., H. B. CROXATTO, J. N. HAYWARD, and C. H. SAWYER: Norethindrone blockade of LH release to intrapituitary infusion of hypothalamic extract. Endocrinology 79, 411—419 (1966).

[53] HOFFMEISTER, K.: Untersuchungen über das Zellbild von Vaginalabstrichen des Rindes mit Hilfe der Färbemethode nach PAPANICOLAOU. Vet. med. Diss. Hannover 1961.

[54] HOLZMANN, H., G. W. KORTING u. B. MORSCHES: Zur Therapie der Sklerodermie mit Gestagenen. Med. Mitt. 27, 44 (1966).

[55] HOPPE, F.: Vorläufige Mitteilung über den Versuchserfolg des Proluton-Depots von Schering. Aalborg/Denmark 1962.

[56] HÜTTENRAUCH, O. E.: Versuch an Jungbullen über den Einfluß von Depotgestagenen auf Sexualverhalten und Ejakulatbeschaffenheit. Vet. med. Diss. Hannover 1966.

[57] INGER, E.: Über Versuche einer Substitutionstherapie bei nymphomanen Kühen (Ovarialzysten) mit einem synthetischen Gestagen. Tierärztl. Umsch. Nr. 11, 560—563 (1964).

[58] JÄHN, H.: Untersuchungen über Brunstintervalle des Rindes unter Berücksichtigung des embryonalen Frühtodes. Vet. med. Diss. Hannover 1963.

[59] JENKINS, D. H.: An empirical approach to treatment of ‚bullish' dairy cows. J. Amer. vet. med. Ass. 149, 772—773 (1966).

[60] JÖCHLE, W.: Konzeptionsverhütende Steroide bei Haustieren: Erfahrungen und vergleichend physiologische Betrachtungen. Internist (Berl.) 5, 251—257 (1964).

[61] — H. MERKT, M. RÜSSE, E. SCHILLING, D. SMIDT, and K. ZEROBIN: Manipulation of normal reproduction and disturbed fertility in domestic animals by short- and long-acting norethisterone esthers. Proc. Soc. Endocrinology. J. Endocr. 29, I—II (1964).

[62] — — Behandlung von Azyklie und Nymphomanie bei Stuten mit einem Depot-Gestagen. Dtsch. tierärztl. Wschr. 71, 201 (1964).

[63] JOHANNISSON, E., K. G. TILLINGER, and E. DICZFALUSY: Effect of oral contraceptives on the ovarian reaction to human gonadotrophins in amenorrheic women. Fertil. and Steril. 16, 292 (1965).

[64] JOHNSON, A. D., J. E. LEGATES, and L. C. ULBERG: Relationship between follicular cysts and milk production in dairy cattle. J. Dairy Sci. **49**, 865—868 (1966).
[65] JOHNSON, K. R., R. H. ROSS, and D. L. FOURT: Effect of progesterone administration on reproductive efficiency. J. animal Sci. **17**, 386—390 (1958).
[66] —, and R. E. ERB: Maintenance of pregnancy in ovariectomized cattle with progestin compounds and their effect on progestin levels in the corpus luteum. J. Dairy Sci. **45**, 633 (1962).
[67] JOSHUA, J. O.: The use of medroxyprogesterone. Vet. Rec. **77**, 1192 (1965).
[68] KANEMATSU, S., and C. H. SAWYER: Blockade of ovulation in rabbits by hypothalamic implants of norethindrone. Endocrinology **76**, 691—699 (1965).
[69] KINCL, F. A.: Steroide. CLV. Progestative Wirksamkeit von 6-Substituierten 17α-Acetoxyprogesteron-Derivaten. Endokrinologie **40**, 257—266 (1961).
[70] LAKSHMAN, A. B., and W. O. NELSON: 'Rebound effect' of ovulation-inhibiting steroid in rats. Nature (Lond.) **199**, 608—609 (1963).
[71] LOY, R. G., and S. M. SWAN; Effects of exogenous progestogens on reproductive phenomena in mares. J. animal Sci. **25**, 821—826 (1966).
[72] LUNENFELD, B.: The ovarian response to exogenous human gonadotropins alone and during simultaneous administration of progestogens. Int. J. Fertil. **9**, 167—173 (1964).
[73] MAHESH, V. B.: Androgen secretion in the Stein-Leventhal syndrome. Proc. roy. Soc. Med. **59**, 1289—1291 (1966).
[74] McDONALD, L. E., R. E. NICHOLS, and S. H. McNUTT: Studies on corpus luteum ablation and progesterone replacement therapy during pregnancy in the cow. Amer. J. Vet. Res. **13**, 446 (1952).
[75] — — — Replacement therapy with a slowly absorbed progesterone product. Amer. J. Vet. Res. **14**, 385—387 (1953).
[76] —, and R. L. HAYS: The effect of prepartum administration of progesterone to the cow. Amer. J. Vet. Res. **19**, 97—98 (1958).
[77] MEITES, J., R. N. HATCH, F. W. YOUNG, and F. THORP: Effect of corpora lutea ablation and replacement therapy with progesterone on gestation in goats. J. animal Sci. **7**, 542—543 (1948).
[78] — H. D. WEBSTER, F. W. YOUNG, F. THORP, and R. N. HATCH: Effects of corpora lutea removal and replacement with progesterone on pregnancy in goats. J. animal Sci. **10**, 411—416 (1951).
[79] MENGE, A. C., S. E. MARES, W. J. TYLER, and L. E. CASIDA: Variation and association among postpartum reproduction and production characteristics in holstein-friesian cattle. J. Dairy Sci. **45**, 233—241 (1962).
[80] MERKT, H.: Erfahrungen mit einem konzeptionsverhütenden Steroid in der Behandlung der Azyklie bei Großtieren. Dtsch. Z. tierärztl. Wschr. **72**, 76 (1965).
[81] — Fohlenrosse und Fruchtresorption. Zuchthygiene **1**, 102—108 (1966).
[82] MEYER, H.: Beziehungen zwischen Milchleistung und Fruchtbarkeit beim Rind. Dtsch. tierärztl. Wschr. **70**, 77—82 (1963).
[83] MÖHLER, H.-J.: Die polycystischen Ovarien des Rindes und ihre Therapie mit Gestagenen. Vet. med. Diss. Gießen 1965.
[84] MOLTZEN, H.: Hinausschiebung der Läufigkeit bei Hunden und Katzen mit PERLUTEX LEO. Kleintier-Prax. **8**, 25—48 (1963).
[85] MOORE, N. W., and L. E. A. ROWSON: Maintenance of pregnancy in ovariectomized ewes by means of progesterone. Nature (Lond.) **184**, 1410 (1959).
[86] MORRISSETTE, M. C., L. E. McDONALD, J. A. WHATLEY, and R. D. MORRISON: Effect of progestins on embryonic mortality of swine. Amer. J. vet. Res. **24**, 317 (1963).
[87] — —, and R. D. MORRISON: Effect of 17α-acetoxyprogesterone in pregnant rats. J. Reprod. Fertil. **8**, 205—213 (1964).
[88] MÜLLER, W.: Ätiologie und Therapie der Ovarialcysten des Rindes. Schweiz. Arch. Tierheilk. **107**, 340—347 (1965).
[89] NESTEL, B. L., M. J. CREEK, L. G. S. WIGGAN, and J. E. MURTAGH: Oestrus synchronization in hybrid beef heifers following the oral use of 6-methyl-17-acetoxy progesterone. Brit. vet. J. **119**, 23—29 (1963).
[90] PERRY, J. S.: The incidence of embryonic mortality as a characteristic of the individual sow. J. Reprod. Fertil. **1**, 71—83 (1960).
[91] PETERSON, H. P.: Some influence of uterine secretions from normal and repeat breeding cows on bovine spermatozoa. Amer. J. vet. Res. **26**, 873—876 (1965).
[91a] REDDY, V. B., D. T. MAYER, and J. F. LASLEY: Hormonal modification of the intrauterine environment in swine and its effects on embryonic viability. Mo. Agr. Exp. Sta. Res. Bul. 667 (1958).

[92] RUDEL, H. W., and J. MARTÍNEZ-MANAUTOU: The importance of the anti-estrogenic property of progestogens in the hormonal control of fertility in women. Second Int. Congr. on Hormonal Steroids. Milan/Italy. Internat. Congr. Series No 111, 82 (1966). Excerpta Medica Foundation — Italy.

[93] RÜSSE, M.: Über die Ätiologie der Hyperplasia glandularis cystica endometrii der Fleischfresser, ihre klinischen Symptome und Behandlung. Die Blauen Hefte Tierarzt 30, 15—18 (1965).

[94] —, u. W. JÖCHLE: Über die sexuelle Ruhigstellung weiblicher Hunde und Katzen bei normalem und gestörtem Zyklusgeschehen mit einem peroral wirksamen Gestagen. Kleintier-Prax. 8, 87—89 (1963).

[95] SAS, M., L. KOVÁCS u. B. RESCH: Die Ergebnisse der während der Lynestrenol-Belastung durchgeführten Schwangerschaftsreaktionen. Endokrinologie 48, 289—292 (1965).

[96] SCHÄFER, H.: Das Intervall zwischen Geburt und erneuter Konzeption beim Schaf. Züchtungsk. 35, 158—167 (1963).

[97] SCHERRER, W.: Behandlung von Ovarialzysten des Rindes mit Progesteron und gonadotropen Hormonen. Vet. med. Diss. Zürich 1958.

[98] SCHILLING, E.: Effects of progestagen treatment on the prepuberal ovary of the pig. Reproduction in the female mammal. 13th Easter School Univ. of Nottingham, School of Agriculture 1966.

[99] SCHJERVEN, L.: Behandling av ovarialcyster hos ku. X. Nordiske Veterinärsmöte. Stockholm 1966.

[100] SCHMIDT, K., u. K. ARBEITER: Die Embryonalsterblichkeit bei der Sau unter besonderer Berücksichtigung des Progesterongehaltes der Corpora lutea. Dtsch. tierärztl. Wschr. 71, 144—152 (1964).

[101] SCHULTZ, J. R., V. C. SPEER, V. W. HAYS, and R. M. MELAMPY: Influence of feed intake and progestogen on reproductive performance in swine. J. animal Sci. 25, 157—160 (1966).

[102] SHEARMAN, R. P.: The diagnosis and treatment of the Stein-Leienthal syndrome. Proc. roy. Soc. Med. 59, 1285—1288 (1966).

[103] SHORT, R. V.: Blood progesterone levels in relation to parturition. J. Reprod. Fertil. 1, 61—70 (1960).

[104] SLACK, N. H., K. O. PFAU, J. P. MIXNER, A. C. MENGE, V. HURST, and A. D. RANKIN: Progestogen treatment in relation to time of insemination and its effect on the breeding efficiency of dairy cows. J. Dairy Sci. 47, 82 (1964).

[105] SMITH, B. D. and J. T. BRADBURY: Influence of progestins on ovarian responses to estrogen and gonadotrophins in immature rats. Endocrinology 78, 297—301 (1966).

[106] SPIES, H. G., D. R. ZIMMERMAN, H. L. SELF, and L. E. CASIDA: The effect of exogenous progesterone on formation and maintenance of the corpora lutea and on early embryo survival in pregnant swine. J. animal Sci. 18, 163—172 (1959).

[107] SPÖRRI, H.: Hormontherapie in der Bekämpfung der Unfruchtbarkeit des Rindes. Tierärztl. Umsch. 5, 311—317 (1950b).

[108] SWYER, G. I. M., and V. LITTLE: Progestational agents and disturbances of pregnancy. J. Obstet. Gynaec. Brit. Cwlth 72, 1014—1021 (1965).

[109] TANABE, T. Y.: Margin of safety of ovarian progesterone in maintenance of single and twin pregnancies in dairy cattle. J. animal Sci. 25, 931 (1966).

[109a] TEICHMANN, K.: Persönliche Mitteilung.

[110] TEUNISSEN, G. H. B.: The development of endometritis in the dog and the effect of oestradiol and progesterone on the uterus. Acta endocr. (Kbh.) 9, 407—420 (1952).

[111] THEWANGER, W.: Über die Wirksamkeit eines neuen Gestagens bei der Behandlung von Blutungsanomalien. Wien. klin. Wschr. 77, 468—469 (1965).

[112] TRAININ, D.: Comparative study of treatment of ovarian cysts in cows by various methods. 5th Internat. Congr. Anim. Reprod. and Artif. Insem., Sect. 4, vol. 5, p. 266—268 (1964).

[113] TRÖGER, C.-P.: Hormonelle Behandlung von Cyclusstörungen bei der Hündin. Berl. Münch. tierärztl. Wschr. 79, 456 (1966).

[114] UHLARIK, S., L. KOVÁCS, S. VISKI u. F. E. SZONTÁGH: ICSH-Gehalt der Hypophyse und die Veränderungen des genitalen Zyklus von Rattenweibchen bei Gestagenbelastung. Endokrinologie 47, 83—90 (1964).

[115] VELLE, W.: Gonadal hormones in domestic animals. Advanc. vet. Sci. 8, 115—187 (1963).

[116] VORYS, N., J. C. ULLERY, and V. STEVENS: The effects of sex steroids on gonadotrophins. Amer. J. Obstet. Gynec. 93, 641—658 (1965).

[117] WEISS: Vet. med. Diss. Gießen 1966.

[118] WERRO, U.: Ein Beitrag zur Behandlung des Umrinderns der Kühe und Rinder mit Ovarialhormonen. Vet. med. Diss. Zürich 1966.

[119] WILSON, R. A.: The roles of estrogen and progesterone in breast and genital cancer. J. Amer. med. Ass. **182**, 327—331 (1962).
[120] WILTBANK, J. N., W. J. TYLER, and L. E. CASIDA: A study of atretic large follicles in six sire-groups of holstein-friesian cows. J. Dairy Sci. **36**, 1077—1082 (1953).
[121] — H. W. HAWK, H. E. KIDDER, W. G. BLACK, L. C. ULBERG, and L. E. CASIDA: Effect of progesterone therapy on embryo survival in cows of lowered fertility. J. Dairy Sci. **39**, 456—461 (1956).
[122] WOELFFER, E. A.: Use of progesterone to control habitual abortion in cattle. J. Amer. vet. med. Ass. **123**, 505—507 (1953).
[123] ZEIDLER, H.: Untersuchungen über die Fruchtbarkeit besamter Rinder im Bereich einer Besamungshauptstelle in Schleswig-Holstein unter besonderer Berücksichtigung von biologischer Rastzeit und Milchleistung. Vet. med. Diss. Hannover 1963.
[124] ZEROBIN, K., u. H. U. WINZENRIED: Brunstsynchronisation und Brunstinduktion bei Schwein, Schaf und Ziege. Schweiz. Arch. Tierheilk. **108**, 68—78 (1966).
[125] ZIMBELMAN, R. G.: Effects of progestogens on ovarian and pituitary activities in the bovine. J. Reprod. Fertil., Suppl. **1**, 9—16 (1966).
[126] —, and L. W. SMITH: Maintenance of pregnancy in heifers with oral progestogens. J. animal Sci. **22**, 868 (1963).
[127] — — Maintenance of pregnancy in ovariectomized heifers with melengestrol acetate. J. animal Sci. **25**, 207—211 (1966).

B. Zootechnische Indikationen in der Haustierhaltung, der Tierzucht und der tierischen Produktion

W. Jöchle

Allgemeines

In der Kapiteleinteilung wurden die zootechnischen Möglichkeiten der Gestagenanwendung bereits umrissen. Sie differieren in ihrer Bedeutung z. Z. noch erheblich, was sich im Umfang der zu den einzelnen Indikationen erarbeiteten Daten widerspiegelt. Dabei läßt sich heute noch nicht voraussehen, welche der aufzuzählenden und zu besprechenden Indikationen in der Zukunft für welche Formen und Situationen tierischer Erzeugung mehr oder minder bedeutungsvoll sein wird.

Die Industrialisierung tierischer Produktion verlangt optimale Ökonomie tierischer Erzeugung und Fortpflanzung. Neben der Schaffung günstiger Umwelts- und Ernährungsbedingungen ist die Manipulation der Fortpflanzungsfunktionen Gebot der Stunde. Sie dient sowohl der Sicherstellung bestmöglicher Fortpflanzungsleistungen als auch der partiellen oder totalen, reversiblen oder irreversiblen Ausschaltung der Fortpflanzungsfunktionen.

Wie eingangs erwähnt, wird dazu fast stets das spezifische Vermögen der Gestagene benutzt, über bestimmte hypothalamische Zentren [*93, 125, 128, 465*] hemmend, stimulierend, verdrängend oder irritierend auf Gonadotropinproduktion und Freisetzung sowie auf das Verhalten zu wirken — in Abhängigkeit von Dosis und Zeitpunkt der Anwendung [*40, 92, 115, 125, 128, 140, 194, 215, 256, 259, 267, 268, 311, 392, 456, 495, 521*].

Nicht minder bedeutungsvoll ist ihre periphere Wirksamkeit, die sich — von Gestagen zu Gestagen wechselnd — anabol (s. S. 638), antikatabol [*221*], antioestrogen [*94, 96, 199, 242, 243, 423, 471*], antiandrogen [*94—96, 98, 199*] oder corticoidähnlich [*41, 101, 221*] zu erkennen gibt. Selbst Interaktionen mit der Steroidgenese in den Gonaden und den Nebennieren sind nicht auszuschließen [*97, 300, 310, 331, 427*].

Daneben erscheinen die ursprünglich, historisch im Vordergrund des Interesses stehenden Gestagenwirkungen am Genitaltrakt von weit geringerer — zootechnischer — Bedeutung (s. S. 898).

Ihre Vernachlässigung beginnt sich jedoch zu rächen: Für die nach Gestagenanwendung teilweise zu beobachtenden (und wirtschaftlich sehr bedeutsamen) Fertilitätsreduktionen (s. S. 843) sind sicher überwiegend anhaltende oder nachwirkende Gestageneinflüsse verantwortlich zu machen (s. S. 843).

Die Vielfalt der Species

Fleischfresser: Hund, Katze, Nerz, Farmfuchs;
Huftiere: Pferd, Esel, Schwein;
Wiederkäuer: Rind, Büffel, Schaf, Ziege;

Kamelartige: Kamel, Lama, Guanako, Vicuña, Dromedar;
Nager: Kaninchen, Nutria, Chinchilla;
Vögel: Hühner, Enten, Gänse, Truthühner, Fasane, Ziervögel;
Fische: Forelle, Karpfen

mit der sich die Zootechnik befassen muß, läßt kaum erwarten, für alle Tierarten gleichwirksame Gestagene zu finden. Als wenig brauchbar haben sich bezüglich Dosierung und Wirksamkeit Versuchstiererfahrungen erwiesen (s. Tabelle 1). Am Menschen erarbeitet Wirkungsrelationen bieten häufig bessere Anhaltspunkte.

Neben die Einschränkungen, die für die Gestagenanwendung in der Veterinärmedizin gelten (S. 806), treten weitere Probleme, die den häufig dringlich geforderten zootechnischen Gestageneinsatz einschränken oder gar unmöglich machen:

a) *Anwendungsproblem.* Fast alle zootechnischen Gestagenwirkungen verlangen eine über Tage, Wochen oder Monate gehende Einwirkung auf den tierischen Organismus. Tägliche Verabfolgung (parenteral oder oral) scheidet häufig aus (freilaufende Rinder-, Büffel-, Schaf-, Ziegen-, Lamaherden) oder ist nur unter Kalkulation breiter Fehlergrenzen möglich (Schweine- und Geflügelindustrie); Einzelfütterung ist fast nur bei kleinen Herden oder unter besonderen Managementbedingungen (z. B. moderner Milchviehwirtschaft mit Sonderfutterverabreichung im Melkstand) sowie bei Hund und Katze möglich. Wo eine befristete Einwirkung ohne scharf markiertes Entzugssyndrom erwünscht ist, können Depotinjektionen oder Depotimplantate angewandt werden. Das langsame Einsetzen und Ausklingen der Wirkung kann Phasen paradoxer Reaktionen bedingen, wenn kritische Dosen nicht sofort erreicht oder wieder unterschritten werden (z. B. bei der sexuellen Ruhigstellung erwachsener Mastbullen). Individuelle Schwankungen in Absorption und Ausscheidung (z. B. Steroidspeicherung verfetteter Tiere, Leberstoffwechselstörungen durch akute oder chronische Intoxikationen oder Leberparasitenbefall) lassen eine voraussagbare Wirkungsdauer kaum möglich erscheinen.

Wo es gilt, maximale Gestagendosen sofort zur Wirkung zu bringen (Oestrusunterdrückung) oder eine bestimmte Dosis über eine bestimmte Zeit — mit einem scharf markierten Entzugssyndrom — zur Anwendung zu bringen, ist bislang fast nur die tägliche Individualbehandlung anwendbar (Cyclussynchronisation; Oestrusinduktion). Injektionen scheiden dafür häufig aus, weil, da die Injektion eines Steroids vom Gesetzgeber dem Tierarzt vorbehalten ist, die Ökonomie des Verfahrens durch die Tierarztkosten gefährdet wird. Dort, wo diese Einschränkung nicht besteht, ist es häufig nicht möglich, jedes Tier täglich zu behandeln — was auch für die tägliche orale Verabreichung gilt. Wo tägliche, kontrollierte Fütterung möglich ist, kann die Verabreichung in Form einer Futtervormischung erfolgen; diese Art der Verabreichung schränkt jedoch die Anwendung auf oral wirksame Gestagene ein und belädt den Hersteller mit einer Fülle kostspieliger Herstellungs-, Kontroll- und Stabilitätsprobleme. Über das Trinkwasser sind bislang noch keine Gestagenanwendungen beschrieben worden.

Die Anwendung gestagenimprägnierter Vaginaltampons eröffenete dem kontrollierren und zeitlich fixierbaren Gestageneinsatz neue, weitgehende Einsatzmöglichkeiten [*258, 413, 414, 447—449*].

Beim Schaf entwickelt und erprobt (s. S. 847) ist die Anwendung von Vaginaltampons jedoch nur bei älteren Muttertieren frei von Problematik; jüngere Tiere neigen zu Vaginitiden, deren Folgen Expulsion des Tampons oder ein Verwachsen mit der Vaginalwand sind. Beim Rind ist die Expulsionsrate zu hoch, um bislang einen wirklich gezielten Einsatz verantworten zu können (eigene Erfahrung des Autors [*403*]). Beim Schwein erlaubt die gegenüber allen anderen Haustieren andersgeartete Scheiden- und Cervixausbildung nicht, einen Tampon ohne schwere

Tabelle 1. *Speciesunterschiede*

Anwendungsart	Rind[1]	Schaf[2]	Schwein[3]	Ratte[4]	Kaninchen[5]
A. Ovulationshemmung mit substituiertem Hydroxyprogesteronacetat					
1. 6α-Methyl — oral	1 (300 mg)	1 (75 mg)	1	1	1
i.v.	36	∅	∅	∅	∅
2. 6α-Methyl-Δ^6 — oral	7	∅	∅	1—2	2
3. 6α-Methyl-Δ^6-16-methyl — oral	90	∅	∅	1	∅
4. 6α-Methyl-16-methylen — oral	18	∅	∅	1—2	∅
5. 6α-Methyl-Δ^6-16-methylen — oral	700 (0.4 mg)	150	2—4	4—5	∅
i.v.	700	+	∅	∅	∅
6. 6α-Chlor-Δ^6- — oral	35	20	2—4	4—5	13
B. Schwangerschaftserhaltung mit substituiertem Hydroxyprogesteronacetat					
1. 6α-Methyl — oral	1	∅	∅	∅	1
2. 6α-Methyl-Δ^6 — oral	∅	∅	∅	∅	7
5. 6α-Methyl-Δ^6-16-methylen — oral	60	∅	∅	∅	∅
6. 6α-Chlor-Δ^6 — oral	∅	∅	∅	∅	17

Epithelnekrosen zum Verweilen zu bringen [453]. Erfahrungen an anderen Species sind bislang nicht mitgeteilt worden.

b) Rückstandsprobleme. Zum Schutze des Konsumenten vor biologisch aktiven Gestagenrückständen hat der Gesetzgeber in verschiedenen Ländern, voran den USA, für die Freigabe derartiger zootechnischer Gestagenanwendungen den Nachweis von Rückstandsfreiheit während und/oder nach Gestagenanwendung gefordert: in Milch, Fleisch, Fett und Eiern.

Die Rückstandsbestimmung für Gestagene erfolgt mit der Clauberg-Methode in der Modifikation von McPhail [94], wobei das zu prüfende Material nach Gefriertrocknung aufgeschwemmt, per Schlundsonde den Testkaninchen verabreicht wird. Leerpräparate gleichen Ausgangsmaterials, mit definierten Gestagenmengen versetzt, dienen daneben als Vergleichsbasis (Eichkurve und Schwellwertbestimmung).

Vereinzelt ist daneben die Untersuchung von Stoffwechsel und Ausscheidung radioaktiver markierter Gestagene (z. B. von Hydroxyprogesteron-kapronat beim Rind [163], von Norethynodrel und Ethynodioldiacetat durch die Milch bei Mensch und Kaninchen [372] als Methode für die Rückstandsbestimmung benützt worden. Bei der Bestimmung von Rückständen sollte darüber hinaus stets an den Nachweis stoffwechselaktiver Metaboliten gedacht werden (*Norethindrone* z. B. wird über *Äthinyloestradiol* abgebaut [32]).

Entsprechend den erzielten Ergebnissen resultieren Freigabe oder Beschränkungen in der Dosierung bzw. in der Nutzung während einer bestimmten Sperrfrist (z. B. in den USA und Großbritannien).

Ungleich ungünstiger ist der Trend in einigen Ländern, zum Schutz des Konsumenten oder von Exportproduktion Hormonanwendung in der Zootechnik zu verbieten (z. B. Dänemark, BRD, Neuseeland).

c) Ökonomie des Gestageneinsatzes. Der mit dem zootechnischen Gestageneinsatz erzielbare ökonomische Vorteil muß die Kosten für das Handelspräparat und seinen Einsatz (Anwendungstechnik) sowie seine Verschreibung durch den Tierarzt in allen Ländern, wo Steroide de jure und de facto rezeptpflichtig sind,

in der Wirkung von Gestagenen

Pferd[6]	Referenz					
	zu[1]	zu[2]	zu[3]	zu[4]	zu[5]	zu[6]
400—1800 mg pro Tag inaktiv	528	528	528	101	101	290, 291
i.m.: 100 mg pro Tag inaktiv						
∅	528			101	101	
∅	528			101		
∅	528			101		
10—20 mg pro Tag inaktiv	528			101		
∅	528			101		291
∅	231 s. Tabelle 11;	231 s. Tabelle 17;	462 s. Tabelle 21;	424	424	
∅	528			101		
∅						
∅	528					
∅				424		

deutlich übersteigen. Hervorragend geeignete, nachweisbar ideal wirksame Stoffe können aus diesen Gründen kaum zootechnisch eingesetzt werden (z.B. Norethindron-acetat), zumal ihr Verkaufspreis häufig auf die in der Humanpharmazeutik geltenden Preise abgestimmt werden muß. Häufig fehlen noch betriebswirtschaftliche Grundlagenuntersuchungen, auf deren Boden der ökonomische Vorteil leicht nachzuweisen wäre.

Am Beginn und am Ende jeder neuen Entwicklung zum zootechnischen Gestageneinsatz stehen somit die Rentabilitätsberechnung und der Rentabilitätsnachweis, die allein die breite, erfolgversprechende Anwendung zu garantieren vermögen.

d) Erbwertverschleierung. Zootechnische Maßnahmen, so wird von Zuchtexperten argumentiert, vermögen Fortpflanzungsleistungen zu erzwingen, die unter bisherigen Managementbedingungen nicht mehr erzielbar gewesen wären und somit folgerichtig zur Ausmerzung züchterisch untauglichen Tiermaterials geführt hätten.

Diesem schwer zu widerlegenden Einwand der Erbwertverschleierung kann nur durch Erarbeitung von Methoden begegnet werden, die das neuroendokrine Potential von Zuchttieren zu bestimmen helfen.

Hier kann die Gestagenanwendung durch Erfassung von stimulierenden wie inhibierenden Gestagenwirkungen auf die Gonadotropinfreisetzung — vor allem während des Rebound-Phänomens — im erweiterten zootechnischen Sinne diagnostisch genützt werden. (Voruntersuchungen in dieser Richtung sind vom Autor zusammen mit der Entwicklung „erbwertgefährdender Indikationen" beim Rind inauguriert worden, die in Zusammenarbeit mit Tiergesundheitsdiensten, Tierzuchtverbänden und Universitätsinstituten dem Ziel einer „Konstitutionsdiagnostik neuroendokrinen Reaktionsvermögens" dienen sollen.)

Andererseits ist in der angespannten ökonomischen Situation der tierischen Veredlungsindustrie jedes Verfahren, das bessere Leistungen sicherstellt, dem Management einzugliedern [205]. Die Investition in die Aufzucht eines Individuums bis zu dem Zeitpunkt, der eine „Konstitutionsdiagnostik" erlaubt, ist zu hoch, um dann auf eine adäquate Leistung wegen ungenügenden Reagierens verzichten zu können. Die bei weiblichen Tieren auf diesen Wegen erzielbare Nachkommenschaft sollte nicht der Zucht, sondern ausschließlich der Produktion zugeführt werden. Bei männlichen Tieren ermöglicht es die frühere Testbarkeit, durch rechtzeitige Schlachtung z.T. Verluste zu verhüten.

e) Umwelteinflüsse auf Gestagenwirkungen. Aus dem bislang Gesagten resultiert, daß für den breiten zootechnischen Gestageneinsatz die minimal effektive Dosis gefunden werden muß.

Eingehende Untersuchungen haben gezeigt, daß deutliche jahreszeitliche Schwankungen gesetzmäßiger Art für diesen Dosisbereich bestehen (s. Abb. 9:

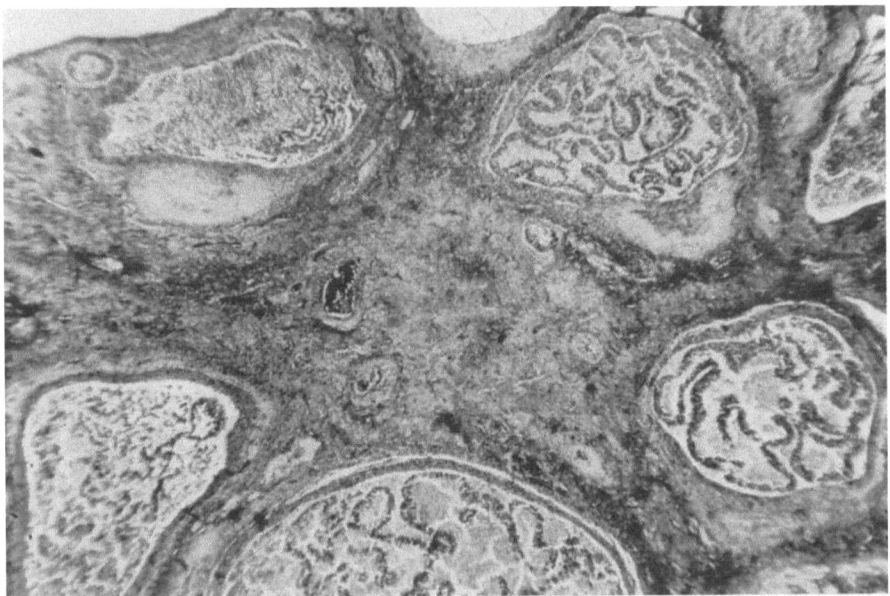

Abb. 1. Follikelatresie im Ovar erwachsener Schweine nach Norethindron-oenanthatbehandlung in der 1. und 10. Lebenswoche zur chemischen Kastration [235]

Jahreszeitliche Variationen in der minimalen Gestagendosis zur Cyclussynchronisation bei Schafen und Färsen). Vermutlich stehen diese mit den bekannten jahreszeitlichen Änderungen in der Reproduktionsleistung in Verbindung (s. S. 845—847); wahrscheinlich ist dafür die saisonbedingte Verschiebung der Licht-Dunkelrelation, die mit einer Veränderung der hypothalamischen Sensibilitätsschwelle für rückkoppelnde Gestagenwirkungen einhergeht, verantwortlich zu machen [230]. Eine Schwellwertverschiebung durch höhere oder geringere Energie-, Protein- oder Vitaminversorgung der Nahrung ist ebenfalls mit in Rechnung zu setzen ([8, 394] Unterernährung verzögert Pubertät [90]). In trophischen Bereichen, zwischen den Wendekreisen, können saisonbedingte Regen- und Trockenzeiten an die Stelle der sich verschiebenden Tag-Nachtrelationen treten.

Inwieweit soziologische Faktoren (Peck-Order, Vorhandensein sexuell aktiver Geschlechtspartner, Einzel- oder Gruppenhaltung, kleine Gruppen oder große Herde) sich schwellwertsenkend oder -erhöhend auszuwirken vermögen, ist bislang nicht genügend untersucht worden. Sicher können sie z.B. die Pubertät accelerieren bzw. verzögern [281] und die Resultate bei der Cyclussynchronisation beeinflussen [270].

In den 20 Jahren, die bisher der Grundlagenforschung, der Felderprobung, der Einsicht in die genannten Probleme und ihrer Überwindung gewidmet waren, konnten Erfahrungen gesammelt werden, die es heute ermöglichen, einen *Katalog von Idealforderungen an zootechnisch anwendbare Gestagene* zu formulieren.

Zootechnisch optimal anwendbare Gestagene sollten

a) bei *möglichst vielen* der genannten *Species gleich wirksam*, gut verträglich (nebenwirkungsfrei) und *oral* wie *parenteral* (sc., i.m., i.v., intravaginal) *anwendbar* sein.

b) Die gewünschte Wirkung sollte in Abhängigkeit von der gewählten Dosierung *rasch* eintreten. Die Substanz sollte nach Absetzen der Medikation *rasch* und *vollständig eliminiert* werden, um Nachwirkungen und Rückstände zu vermeiden.

c) *„Normale"*, *wenn nicht verbesserte Fortpflanzungsleistungen* sollten unmittelbar nach Absetzen der Medikation nachzuweisen sein.

d) Die Wirkung auf *zentrale Steuerungen* im hypothalamisch-hypophysären Bereich sollte sich in deutlich voneinander absetzbaren, steigenden Dosisbereichen wie folgt formulieren lassen:

d_1) LH-Freisetzung;

d_2) Hemmung der ovulationsauslösenden LH-Freisetzung;

d_3) Hemmung der tonischen LH-Freisetzung, die für die gonadale Steroidproduktion verantwortlich zu machen ist;

d_4) Hemmung der FSH-Freisetzung.

e) Das Gestagen sollte sich durch eine deutliche *antioestrogene Wirkung* in der *Peripherie* auszeichnen. (Es sei dahingestellt, die unter d) benannten Wirkungen als zentralantioestrogene bzw. antiandrogene zu bezeichnen.)

f) Die *antiandrogenen Wirkungen* sollten zentral als *Libidohemmung*, *peripher* als *Beseitiger* unerwünschter *sekundärer Geschlechtsmerkmale* (z.B. Geschlechtsgeruch beim Eber, beim Kater, beim Ziegenbock) imponieren.

g) Ein zootechnisch anwendbares Gestagen sollte, wenn nicht *anabol* oder *antikatabol*, so doch sicher nicht *antianabol* oder *katabol* aktiv sein.

h) Zu fordern ist eine *gestagene Aktivität* im „klassischen" Sinne am *Genitaltrakt*, ohne eine *Infektionsbereitschaft* zu erzeugen.

i) In zootechnisch aktiven Dosen darf keine *Mißbildungsauslösung (inklusive fetaler Maskulinisierung* und *Feminisierung)* nachzuweisen sein.

j) Eine *fördernde Wirkung auf die Lactation* ist erwünscht.

k) Ein kalkulierbares *Rebound-Phänomen* nach Absetzen des Gestagens ebenfalls.

l) In den unten angegebenen Dosisbereichen sollte die zootechnische Gestagenanwendung *ökonomisch* vertretbar und in den meisten Fällen durch *Laien (unter tierärztlicher Anleitung und/oder Aufsicht)* anwendbar sein.

Die Grundlagenforschung, die heute diese Bedingungen zu erfüllen sucht, liegt fast ausschließlich in den Händen der pharmazeutischen Industrie, die in enger Zusammenarbeit mit den akademischen Disziplinen Animal Science und Animal Husbandry (nur in geringem Umfang mit der Veterinärmedizin) und deren Institutionen an Universitäten und unabhängigen Forschungsinstituten die geforderte Entwicklungsarbeit und Erprobung unter praktischen Bedingungen leistet.

I. Chemische Kastration

Das in den letzten Jahren intensiv bearbeitete Thema der chemischen Kastration männlicher wie weiblicher Labornager (Maus, Ratte, Hamster, Meerschweinchen und Kaninchen; Zusammenstellungen s. [*176, 177, 230, 257, 317*]) durch

Steroide, in den ersten Lebenstagen verabreicht, hat den Wunsch geweckt, über gleichartige oder ähnliche Mechanismen bei Haustieren zu verfügen.

Dabei wird unter „chemischer Kastration" eine irreversible Ausreifungsstörung derjenigen hypothalamischen Zentren durch „unzeitgemäße" Steroidbelastung verstanden, die für regelgerechte gesteuerte Fortpflanzungsfunktionen verantwortlich sein sollten [230, 231].

Die Fähigkeit, spontan oder induziert zu ovulieren (d.h. die dafür notwendige LH-Menge freizusetzen), geht damit verloren [230], ohne daß in der Regel die tonische FSH- und LH-Ausschüttung gänzlich unterbunden wird und die hypothalamische LTH-Releasersperre eine Beeinträchtigung erfährt [473].

Obwohl die diesbezüglichen Wirkungen auf Lebensdauer bei *weiblichen Tieren* überwiegend *androgenen Steroiden*, bei *männlichen Tieren oestrogenen Substanzen* zuzuerkennen sind, konzentrierte sich das Interesse bei Haustieren auf die Frage, ob derartige Wirkungen auch durch *Gestagenanwendungen* auszulösen sind. Die Angaben über die Wirkungen von Gestagen bei den genannten Nagerarten sind widersprüchlich oder ablehnend (Zusammenstellung s. [176, 257, 260]). Die vielenorts gegebenen gesetzlichen Einschränkungen in der Nutzung von Oestrogenen und Androgenen in der tierischen Produktion sind jedoch für die Bevorzugung von Gestagenen in dieser (und anderen Indikationen, s. S. 806) verantwortlich zu machen. Zum anderen werden bei Haustieren, die zumeist als weit entwickelte Nestflüchter geboren werden (Rind, Büffel, Pferd, Esel, Schaf, Ziege, Schwein), unerwünschte Nebenwirkungen einer hochdosierten Sexogenverabreichung befürchtet. (Bei den bislang untersuchten Labortierspecies handelt es sich, mit Ausnahme des Meerschweinchens, um relativ frühgeborene, wenig entwickelte Nesthocker).

Gründe für *den Wunsch nach einer irreversiblen Ausschaltung der Sexualfunktion* sind:

a) bei Schlachttieren

aa) gesetzliche Vorschriften:

1. zur Vermeidung des Geschlechtsgeruches beim Eber,
2. zur Verhütung der Nutzung als nicht vom Staat zugelassene (nicht angekörte) Zuchttiere (Rind, Schwein, Schaf).

ab) Management:

1. Zur Verhütung energieverzehrenden und von der Futteraufnahme ablenkenden Sexualverhaltens sowie der damit verbundenen Rangordnungskämpfe mit ihren z.T. lebensgefährlichen Folgen bei Gruppenhaltung, auf der Weide oder im Freilaufmaststall.
2. Zur Verhütung der Gefährdung des Stall- oder Weideaufsichtspersonals; auch bei Stallhaltung.
3. Zur Verhütung von unerwünschter Belegung eigener oder fremder Muttertiere bei Gruppen- und Stallhaltung.

b) Bei Arbeitstieren (Pferden, Rindern, Büffeln, Diensthunden) zur Verhinderung der Beeinträchtigung der Dienstleistung cyclische (weibliche Tiere) oder permanente sexuelle Erregbarkeit (männliche Tiere).

c) Bei Sporttieren (Reitpferden) ebenfalls aus den unter b) genannten Gründen.

d) Bei Hunden und Katzen, die als Hausgenossen gehalten werden und nicht zur Vermehrung angesetzt werden, sollen zur Vermeidung der als lästig empfundenen Sexualfunktionen und ihrer Begleitsymptome (Läufigkeit samt Blutungen, Pseudograviditäten samt Lactomanien), einschließlich der Attraktion gegengeschlechtlicher Artgenossen sowie zur Vermeidung der im Zivilisationsmilieu gehäuft vorkommenden neuroendokrinen Störungen der Sexualsphäre bei diesen Species, die sich bis zu lebensbedrohenden Zuständen entwickeln können (Pyometra bei Hunden und Katzen, Mammatumoren) oder bei männlichen Tieren zu unerwünschtem Markieren, Streunen, Jagen, entwickeln können und häufig mit corticoidresistentem Pruritus einhergehen.

Nachteile jeder chirurgischen Kastration sind:

a) bei allen Haustieren Gefährdung durch den häufig von Laien durchgeführten Eingriff, Verfettung, Verlust des Temperaments;

b) bei Schlachttieren vorübergehende Retardierung in der Gewichtsentwicklung, verschlechterte Futterverwertung, frühzeitigere Fettbildung, Notwendigkeit der Substitution mit anabol wirksamen Hormonen zum Ausgleich dieser Verluste.

Vorteile, die man sich von einer *chemischen Kastration* auf Grund der dafür diskutierten Mechanismen (einer irreversiblen Ausreifungsstörung jener hypothalamischen Zentren, die für die Steroid-Rückkopplungsmechanismen verantwortlich zu machen sind) erwartet und für die Versuchstiererfahrung z.T. Modell gestanden haben, sind:

a) bei männlichen Tieren unbeeinträchtigtes, bei weiblichen Tieren eher acceleriertes Wachstum, ohne Beeinträchtigung der Futterverwertung und der Schlachtkörperzusammensetzung, keine vorzeitige Verfettung (s. S. 895);

b) normale Entwicklung psychischer Anlagen;

c) Möglichkeit der Provokation normaler Fortpflanzungsfunktionen durch Gonadotropin- oder Gonadotropin-Releaser-Substitution.

Bisher vorliegende Erfahrungen.

Rind:

Ergebnisse über die Gestagenanwendungen in den ersten Wochen postnatal sind bislang nicht berichtet worden.

Norethindron-oenanthat, im Alter von 5—7,5 Monaten bei 9 Färsen verabreicht, arretierte in der Dosierung von 2,5 mg/kg jegliche Pubertätsentwicklung bei 2 Tieren komplett, während sie bei 4 weiteren Tieren deutlich verzögert wurde; bei 7,5 Monate alten Tieren war dagegen eine Pubertätsacceleration erzielt worden [453].

Schwein:

Behandlung weiblicher Ferkel mit *Norethindron-oenanthat* (10 mg/kg, 10 Tage postnatal und mit 40 kg verabreicht) verursachte eine komplette Pubertätshemmung, ohne das Wachstum zu beeinträchtigen. Bei Schlachtung imponierten infantil gebliebene Gonaden mit eigentümlich strukturierten atretischen Follikeln (s. Abb. 1, S. 826), die auf eine vorausgegangene Granulosahypertrophie hinwiesen und als Zeichen der eingetretenen Sterilität gewertet wurden [235, 435, 437].

Mit *Norethindron-oenanthat* in gleicher Dosierung einmalig in der 2.—4. Woche postnatal behandelte Zwergschweineber [455] konnten, ohne die bei gleichalten Geschlechtsgenossen und Wurfgeschwistern ausgeprägten und vollwertigen Sexualfunktionen erkennen zu lassen und ohne einen Geschlechtsgeruch zu zeigen (Koch- und Bratproben durchgeführt) der Schlachtung zugeführt werden. Ein eigener Versuch mit 12 Eberferkeln (veredeltes Landschwein), davon am 10. Lebenstag 6 mit gleicher Dosierung behandelt und mit 115 kg geschlachtet, bestätigt diese Erfahrungen. Offen muß bleiben, ob in diesen Fällen die Pubertät nur reversibel verzögert — oder irreversibel verhindert war.

Hund:

In einem Pilotversuch wurden 3 weibliche und 2 männliche Beagle-Welpen wenige Tage nach Geburt mit je 10 mg *Chlormadinon-acetat* (Kristallsuspension; wenn nicht anders vermerkt, beziehen sich alle Angaben über parenterale Chlormadinon-acetat-Anwendung auf diese Darreichungsform) subcutan injiziert. In

30 Beobachtungsmonaten erwiesen sich die beiden Rüden als vollständig infertil und libidolos. Eine der Hündinnen zeigte bislang keine Pubertätserscheinungen, während 2 Wurfgeschwister mit 11 Monaten erstmals und seither regelmäßig läufig wurden [9].

Haushuhn:

Eigene Untersuchungen, wobei männliche Eintagsküken (Legerassen) mit 0,3—3 mg *Norethindron-oenanthat* oder 0,1—1 mg *Chlormadinon-acetat* behandelt wurden, blieben bis auf eine dosisabhängige Verzögerung der Pubertät um 1—4 Wochen, *erfolglos*.

II. Pubertätsbeeinflussung
1. Pubertätsverschiebung

Bei Schlachtschweinen, Fleischrindern und Fleischschafen fällt die *Schlachtreife* häufig mit der *Geschlechtsreife* zusammen, oder sie wird erst in einem gewissen Zeitabstand nach Eintritt der Pubertät erreicht. Eine *Verschiebung* der Pubertät bis hinter die *Schlachtreife* würde dazu beitragen, alle oben aufgeführten Nachteile der chirurgischen Kastration zu vermeiden; eine Pubertätsverschiebung scheint zudem mit Gestagenen leichter erzielbar zu sein als eine komplette Kastration. Als weiterer Vorteil des Verfahrens erweist sich die Möglichkeit, aus dem Schlachttiermaterial bis zuletzt auffallend geeignete Tiere zur Zucht auszuwählen. Bei der Ausarbeitung einschlägiger Verfahren galt besondere Aufmerksamkeit dem Wachstumsverlauf und der Schlachtkörperzusammensetzung.

Rind:

Chlormadinon-acetat, 150 mg pro Tier (ca. 1,25 mg/kg) an 18 20—35 Wochen alte Bullen (Weidehaltung mit weiblichen Tieren) verabreicht, von deren die ältesten bereits Aufsprungversuche unternommen hatten, unterdrückte für 5—6 Monate das Einsetzen psychischer Pubertätssymptome (Aufspringen, Kämpfen, Onanieren). Während unbehandelte Kontrolltiere in dieser Zeit vollgültige Sexualfunktionen und normale Libido entwickelten, war bei 3 von 5 zur Zucht ausgewählten Bullen 6 Monate nach der Medikation keinerlei Interesse an brünstigen weiblichen Tieren zu bemerken. Die Gewichtsentwicklung verlief ungestört (bullengleich), rectale Samenblasenmassage vermochte Erektion und Ausscheidung von normalem Vorsekret mit normalgebildeten lebenden Spermien auszulösen [453]. Ob hier durch die antiandrogene Gestagenwirkung in einer kritischen Phase die androgenbedingte „Prägung" oder Auslösung des Libidoverhaltens (am Hypothalamus) verhindert wurde, soll später diskutiert werden (s. S. 901). Auf die Wirkung von *Norethindron-oenanthat* bei *Färsen* wurde bereits im Abschnitt Chemische Kastration hingewiesen (s. S. 829).

Schaf:

Behandlung männlicher Mastlämmer vom 40. bis zum 150. Lebenstag (durchschnittliches Schlachtalter) mit 50 mg Methoxyprogesteron-acetat, subcutan, jeden 10. Tag oder 20 mg Chlormadinon-acetat, subcutan, jeden 15. Tag (kastrierte und unkastrierte, unbehandelte Kontrolltiere) bewirkt eine deutliche Wachstumsbeschleunigung (Schlachtalter bei 80 lb, vorverlegt) bei gleichzeitig deutlicher Hemmung der Hodenentwicklung und -funktion (s. Tabelle 2).

Gleichartige Behandlung *weiblicher* Mastlämmer blieb ohne signifikanten Einfluß auf das Wachstum. Bei Schlachtung erwiesen sich die Uteri der mit *Methoxyprogesteron-acetat* behandelten Tiere *signifikant schwerer* [116].

Einmalige Injektion von 2—10 mg *Chlormadinon-acetat* bei Geburt, an 16 kg (vor Einsetzen der Spermiogenese) und an 21 kg (nach Einsetzen der Spermio-

Tabelle 2. *Pubertätsverschiebung und Wachstumsstimulierung männlicher Mastlämmer durch Methoxyprogesteronacetat (50 mg, jeden 10. Tag) und Chlormadinon-Acetat (20 mg, jeden 15. Tag) vom 40.-150. Lebenstag* [104]

	Schlachtgewicht (lb)	Alter bei Schlachtung (Tage)	Hodengewichte bei Schlachtung (g)	Samenblasengewichte bei Schlachtung (g)	Bulbourethraldrüsen (g)
Unbehandelte Kontrolltiere	81,2	149	261	8,4	2,4
Kastrierte Kontrolltiere	79,8	160	—	0,7	0,6
Tiere mit Methoxyprogesteronacetat behandelt	82,4	149	91	4,2	0,9
Tiere mit Chlormadinonacetat behandelt	82,2	140	165	3,4	1,7

genese) schwere männliche Mastlämmer bedingte ohne Beeinflussung der Gewichtsentwicklung *komplette Hemmung der Hodenreifung* über 8 Wochen mit anschließender stürmisch einsetzender reboundähnlicher Regeneration [452]. LH-Zufuhr vermochte während der Hemmphase Steroidausscheidung und Spermiogenese in Gang zu setzen, die beide nach Abschluß der LH-Behandlung wieder erloschen.

Schwein:

Einmalige Verabreichung von 3—10 mg/kg *Norethindron-oenanthat* oder 1—3 mg *Chlormadinon-acetat* zu Pubertätsbeginn bei *Jungebern* bewirkte komplette Libidohemmung bis zur Schlachtung (ca. 2—3 Monate später), während unbehandelte Kontrollen im gleichen Zeitraum normales Sexualverhalten und Befruchtungsvermögen aufwiesen.

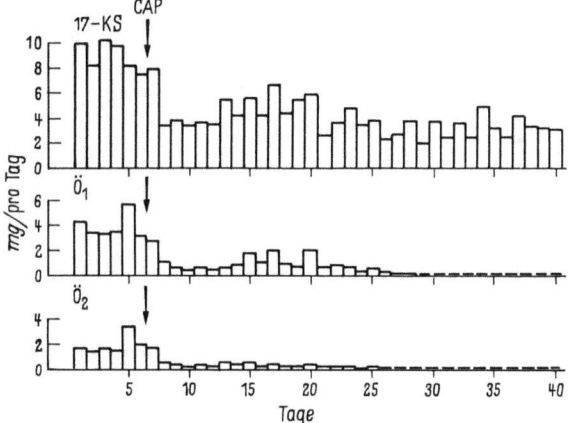

Abb. 2a. Wirkung von Chlormadinon-acetat auf die Steroidausscheidung beim Eber [294, 492]

Bei Schlachtung war Ebergeruch (Brat-Kochproben) eindeutig nur in der Parotis, nicht in Fleisch und Fett nachweisbar. Während das Hodengewicht unbeeinflußt schien, war das Hodeninterstitium gegenüber Kontrollen deutlich reduziert (10,6% gegenüber 19%) (s. Abb. 3). Die bei unbehandelten Tieren regelmäßig gestalteten Leydigzellen hatten sich in sehr große, mit sudanophilem Material beladene und kleinere, degeneriert erscheinende Zellen mit kleinen Kernen verwandelt [235, 453, 454].

Einmalige Behandlung *weiblicher Schlachtschweine* im Gewicht von 60—75 kg mit 1—3 mg/kg *Norethindron-oenanthat* (I) oder 0,5 mg/kg Chlormadinon-acetat

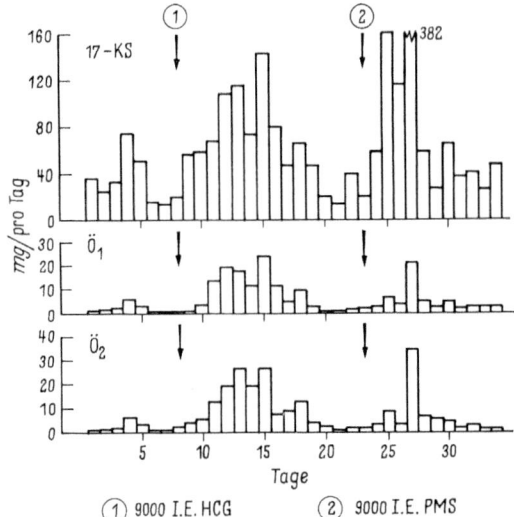

Abb. 2b. Reaktivierung der testiculären Steroidproduktion (unter Gestagenblockierung) durch Gonadotropine (PMS und HCG) beim Eber [294, 492]. *17-KS* 17-Ketosteroide; *Ö1* Oestradiol; *Ö2* Oestron

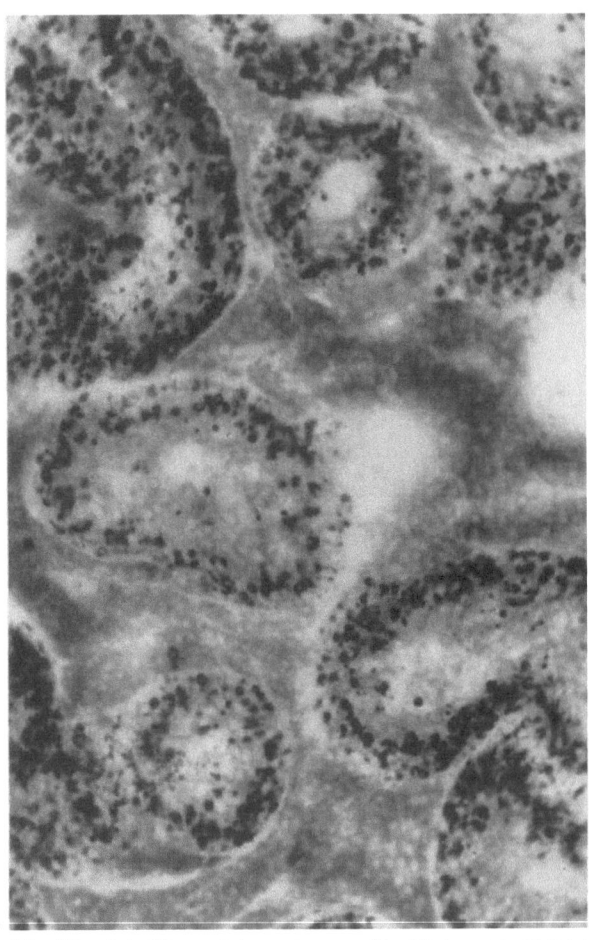

Abb. 3a u. b. Hodeninterstitium beim Eber nach Anwendung von Norethindron-oenanthat (a). (b Unbehandeltes Kontrolltier gleichen Alters.) [235]

(II) hemmt bis zur Schlachtung 2—3 Monate später die Pubertätsentwicklung vollständig (I) oder weitgehend (II); sie verhindert (I) die bereits vor Pubertät, bei ca. 70 kg, eintretende Reduktion der täglichen Gewichtszunahme und die in Gruppenhaltung signifikante Verzögerung der Schlachtreife (s. Abb. 4 und 5 und Tabellen 3—5), *ohne dabei die Schlachtkörperentwicklung der Verfettung* zuzuführen, wie dies für die blutige Kastration aus der Tabelle 5 deutlich ersichtlich ist [418, 417, 435].

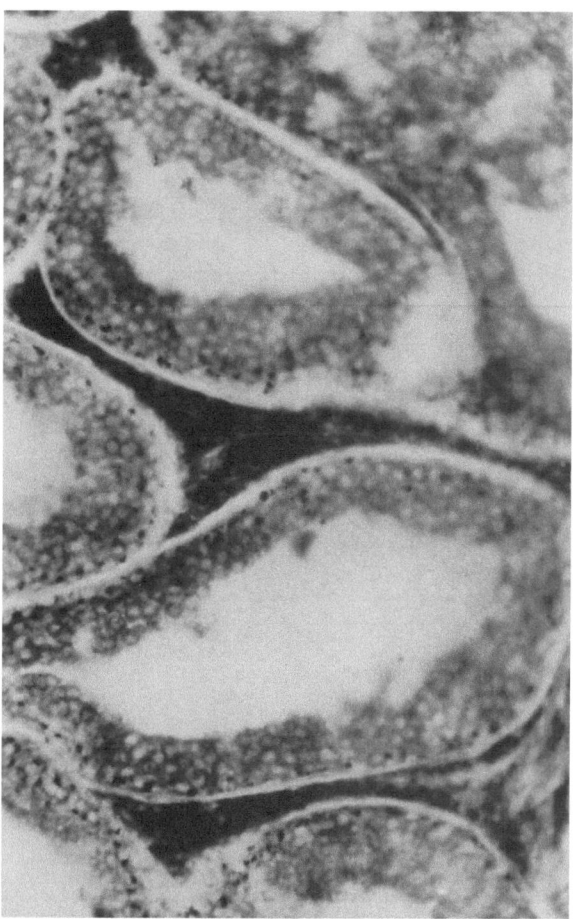

Abb. 3 b

Stichprobenversuche haben bestätigt, daß derartig vorbehandelte Sauen nach verspätet einsetzender Pubertät vollwertige Fortpflanzungsfunktionen aufweisen.

Mit gleichem Erfolg kann zur Pubertätsverzögerung *Methoxyprogesteron-acetat*, einmalig 500 mg subcutan, bei weiblichen Mastschweinen im 6. Lebensmonat eingesetzt werden [107].

Ein derartiges Verfahren ist überall dort wirtschaftlich, wo, wie in weiten Bereichen der Welt, die Pubertät weiblicher Schweine vor Schlachtreife durchlaufen wird [21]. Selbst dort, wo Umzüchtung auf sexuelle Spätreife erfolgreich durchgeführt werden kann, hilft das Verfahren, die schon mit 70 kg, lange vor dem ersten sichtbaren Oestrus nachweisbaren Wachstumsbeeinflussungen

(s. Abb. 4 und 5) zu verhindern. Um den eindeutigen Vorteil eines derartigen Verfahrens auf männliche Schweine ausdehnen zu können, müßten — zumindest in Deutschland, Österreich und der Schweiz — die geltenden gesetzlichen Bestimmungen im Sinne von Ausnahmegenehmigungen geändert oder ergänzt werden.

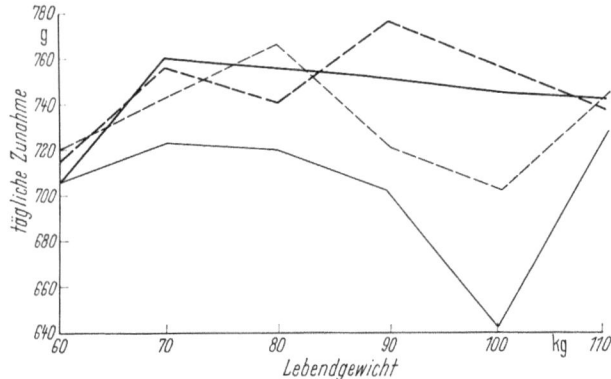

Abb. 4. Zunahmen ♂ und ♀ Schweine mit und ohne Gestagenbehandlung mit Norethindron-oenanthat, 1 mg/kg [417]

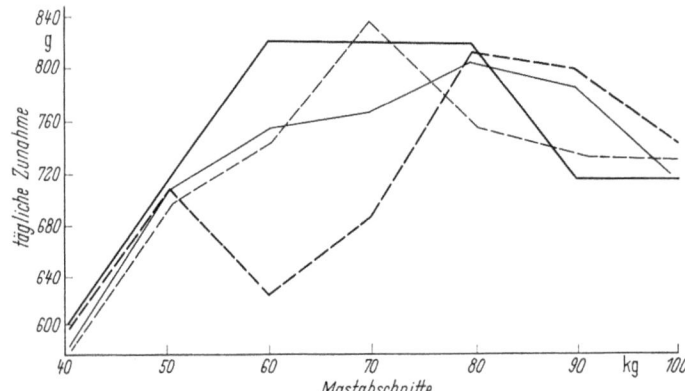

Abb. 5. Zunahmen hormonbehandelter (mit Norethindron-oenanthat, 1 mg/kg) und blutig kastrierter ♀ Mastschweine (in Einzelhaltung) [417]. —— ♀ hormonbehandelt mit Norethindron-oenanthat, 1 mg/kg; ––– ♀ blutig kastriert; ---- ♀ unbehandelt; —— ♂ kastriert

Tabelle 3. *Mast- und Schlachtwerte hormonbehandelter[a] und operativ kastrierter weiblicher Mastschweine* [417]

	Männlich, kastriert	Weiblich, kastriert	Weiblich	Weiblich, hormonbehandelt
Alter in Tagen	193,4	200,0	196,4	193,4
Tägliche Zunahmen in g	765	740	754	768
Futterverwertung in kg	3,56	3,37	3,24	3,25
Rückenspeckdicke in cm	3,87	3,72	3,62	3,58
Fläche des M. long. dorsi in cm²	29,22	29,10	31,86	30,1

[a] Norethindron-Oenanthat, 1 mg/kg.

Kaninchen:

3 mg/kg *Norethindron-oenanthat*, weiblichen und männlichen Mastkaninchen beim Absetzen von der Mutter subcutan verabreicht, verhinderten vollständig

Tabelle 4. *Schlachtresultate von männlichen und NTÖ [a]-behandelten und unbehandelten weiblichen Mastschweinen* [417]

	Alter (Tage)	Tägliche Zunahme (g)	Futterverwertung	Speck (cm)	Flomen (g)	Fleischfläche (cm²)	Fettfläche (cm²)	Fleisch-Fett-Verhältnis
Männlich	197,4	768	3,39	3,84	1449	31,52	38,2	1:1,23
s ±	9,17	48,39	0,236	0,286	0,249	3,077	4,427	0,203
Weiblich	195,6	776	3,28	3,67	1295	35,1	35,6	1:1,01
s ±	10,53	59,64	0,129	0,326	0,224	3,05	5,32	0,318
Hormonbehandelt: weiblich	195,3	777	3,27	3,67	1299	34,81	34,81	1:1,0
s ±	10,12	56,03	0,315	0,378	0,231	3,45	4,822	0,207

[a] Norethindron-Oenanthat.

Tabelle 5. *Ergebnisse von Mast- und Schlachtleistung mit Norethindron-Oenanthat behandelter Versuchstiere in Einzelhaltung* [417]

	Alter (Tage)	tägliche Zunahme (g)	Futterverwertung	Speck (cm)	Flomen (g)	Fleischfläche (cm²)	Fettfläche (cm²)	Fleisch-Fett-Verhältnis
Dosisgruppe A. 1 mg/kg Körpergewicht:								
Männlich n = 46	203	739	3,52	3,94	1480	32,0	40,6	1:1,28
Weiblich n = 23	200	768	3,33	3,80	1338	35,94	37,7	1:1,06
Hormonbehandelt: Weiblich n = 23	200	756	3,37	3,75	1329	36,18	37,59	1,06
Dosisgruppe B. 3 mg/kg Körpergewicht:								
Männlich n = 54	191,4	796	3,26	3,74	1417	31,03	35,85	1:1,18
Weiblich n = 27	191,3	784	3,23	3,44	1252	34,19	33,59	1:0,965
Hormonbehandelt: Weiblich n = 27	190,5	798,5	3,17	3,59	1269	33,54	32,03	1:0,945

während der anschließenden Mastperiode die üblicherweise einsetzende Sexualreife (s. Tabelle 6) und beschleunigten die Mastreife (d.h. das Wachstum) signifikant (eigene Untersuchungen des Autors).

Tabelle 6. *Pubertätsverhinderung mit 3 mg/kg Norethindron-Oenanthat bei Mastkaninchen. Behandlung beim Absetzen, mit Mastbeginn: gemischt geschlechtliche Haltung in Sammelboxen á 50 Tiere*

Anzahl	Geschlecht	Ausfälle in % wegen Raufens	Ausfälle in % wegen Gravidität	Mastdauer (Tage)	Futterverwertung kg Futter: kg Körpergewicht Zuwachs
50[a]	männlich	—	—	45	3,3:1
50[b]	männlich	13	—	65	3,6:1
50[a]	weiblich	—	—	45	3,3:1
50[b]	weiblich	—	10	65	4,6:1

[a] Behandelte Tiere. [b] Unbehandelte Kontrolle.

Haushuhn:

Moderne Legerassen mit hoher Jahresleistung neigen zu verfrühtem Legebeginn, wobei für Wochen kleine oder kleinste Eier gelegt werden, die nicht marktgängig sind (Junghenneneier).

Progesteron, 1 mg i.m. pro Tier und Tag, unterbindet die Legetätigkeit vollständig [229]. Es lag nahe, oral wirksame Gestagene daraufhin zu prüfen, ob, in Futtermischungen verabreicht, eine komplette Unterdrückung der Legeleistung für die Zeitdauer der Medikation mit einem nachfolgenden Produktionseinsatz marktgängiger Eier und einer unbeeinträchtigten Jahresproduktion zu beobachten sei.

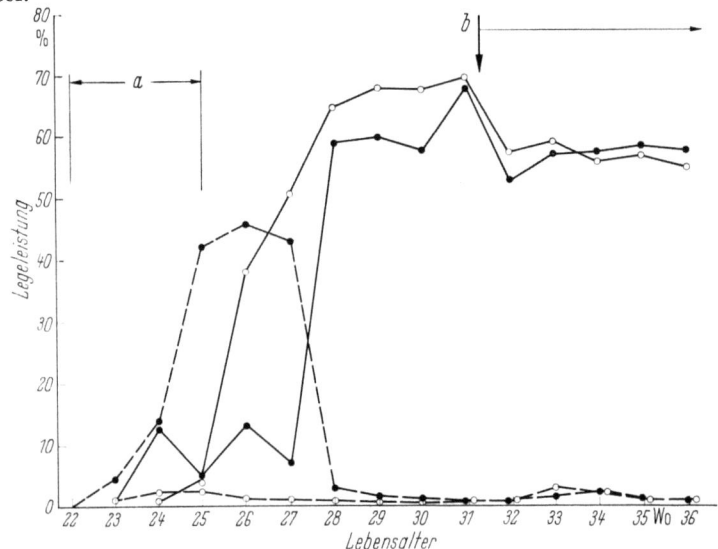

Abb. 6a u. b. Gestageninduzierte Verhinderung frühzeitiger Legetätigkeit bei Hühnern: 1,5 mg Chlormadinonacetat täglich über 21 Tage als Futtermischung verabreicht (a) verhindert vollständig die Produktion nicht marktfähiger Eier. b Anhaltender Hitzestress reduziert uniform die Leistung behandelter wie unbehandelter Tiere.
●——● Produktion marktfähiger Eier (schwerer als 45 g) bei Kontrolltieren; ●---● Produktion nicht marktgängiger Eier (leichter als 45 g) bei Kontrolltieren; ○——○ Produktion marktfähiger Eier (schwerer als 45 g) bei behandelten Tieren; ○---○ Produkt nicht marktgängiger Eier (leichter als 45 g) bei behandelten Tieren. 500 Kontrolltiere, 500 behandelte Tiere; schwere Legerasse zur Broilerkükenerzeugung

Chlormadinon-acetat, 8—16 mg pro Tonne Fertigfutter (Alleinfutter), unterdrückt die Legeleistung vollständig, was einer Tagesdosis von 0,8—1,6 mg bei einer durchschnittlichen Futteraufnahme von 100 g entspricht [3, 157]. Während in ausgedehnten Untersuchungen über eine Kontrolltierleistung bezüglich produzierter Eimasse übersteigende Versuchstierleistung im 1. Legejahr berichtet wurde [157, 160], konnte von anderen Untersuchungen dies nicht bestätigt werden [3].

Eigene Erfahrungen mit 1 mg *Chlormadinon-acetat* pro Tier und Tag bestätigen, daß Verabreichung über 20 Tage, ca. 1 Woche vor dem erwarteten Legebeginn einsetzend, die frühzeitige Produktion verhindert und bei der 4—12 Tage nach dem Absetzen beginnenden Produktion überwiegend marktgängig große Eier erzeugen läßt. Diese Produktion bezüglich Eizahl und Eigewicht holt diejenige unbehandelter Kontrolltiere rasch ein und übersteigt sie eindeutig (Abb. 6).

Wird 1 mg *Norethindron-acetat* zusammen mit 0,0125 mg Äthinyloestradiol-3-methyläther über 6 Monate täglich zur Verzögerung des Legebeginns eingesetzt, ist die nachfolgende Legeleistung allerdings drastisch reduziert [395]. Sie beträgt maximal 23,5% gegenüber 80% bei Kontrollen.

2. Pubertätsacceleration

Im Laufe der bisher geschilderten Untersuchungen sind Beobachtungen gemacht worden, deren gesetzmäßige Wiederholbarkeit in Abhängigkeit von der Gestagendosis und dem Behandlungszeitpunkt eine *Acceleration der Pubertät* ermöglicht.

Sie ist vor allem beim *Schwein* leicht darstellbar, entbehrt aber bis heute noch zootechnischer Bedeutung bei dieser Species.

Für das *Rind* gilt ähnliches.

Anders liegt es beim *Schaf*. Hier wird die Vorverlegung der ersten Brunst verlangt. Da das dafür üblich gewordene Verfahren jedoch dem der *Brunstinduktion im oestrusfreien Intervall* entspricht, werden die Resultate dort abgehandelt (s. S. 877).

Schwein:

Im Rahmen von Untersuchungen mit der Zielsetzung chemischer Kastration wurden neugeborene weibliche Ferkel 10 Tage postnatal einmalig mit *Norethindronoenanthat* (I) 10 mg pro Tier, und *Chlormadinon-acetat* (II) 1, 10 oder 40 mg pro Tier behandelt. Einseitige Ovariektomie zu verschiedenen Zeitpunkten der Entwicklung ergab, daß unter der Behandlung [mit 10 mg (I) und 10 und 40 mg (II)] bis zur 15. Lebenswoche eine komplette Hemmung der üblichen nachgeburtlichen Entwicklung beobachtet werden konnte, während die sonst unmittelbar nach Geburt abgeschlossenen fetalen Ovarentwicklungen bis zu diesem Zeitpunkt und darüber hinaus weiterliefen.

Das bedeutet: Hemmung der Follikelumbildung von Primär- zu Sekundär- und Tertiärfollikeln und gesteigerte Atresierate, dafür aber Fortgang fetaler, proliferativer Neubildungsprozesse von Primärfollikeln. In der 20.—22. Lebenswoche setzen jedoch intensive Regenerationsprozesse ein, die eine *überstürzte, vorzeitige Pubertät auslösten*, mit sexueller Frühreife, erheblich erholtem Ovar- und Uterusgewicht sowie einer Follikelbildung nicht nur aus Primärfollikeln, sondern auch aus oogonienähnlichen, primitiven Eiformen (ohne Epithelzellkranz). Daneben konnten gehäuft mehreiige Follikel festgestellt werden [*435*].

12,5 mg Progesteron pro die, bei Zwergschweinen vor Pubertät über 10 Tage verabreicht, induzieren die erste Brunst frühzeitig [*454*].

Weniger als 1 mg/kg *Chlormadinon-acetat* einmalig bei Jungebern und weniger als 0,4 mg/kg *Chlormadinon-acetat*, einmalig bei Jungsauen verabreicht (50 bis 60 kg) verursachen eine eindeutige Beschleunigung der Sexualreife [*235, 435*].

III. Beeinflussung der Sexualfunktionen geschlechtsreifer weiblicher Haustiere

1. Oestrusverhütung

Bei jungen und alten weiblichen *Nutztieren*, die nicht, noch nicht oder nicht mehr zur Zucht bestimmt sind, wünscht man eine temporäre Oestrusverhütung, die reversibel sein soll. Schlachttiere sollen dadurch von der oestrusbedingten Unruhe und Beunruhigung, die der eigenen Futteraufnahme, Futterverwertung und Gewichtszunahme und der der anderen Tiere hinderlich ist, abgehalten werden (sexuelle Ruhigstellung).

Sporttiere (Rennpferde und Rennhunde) sollen ebenfalls temporär, für den Lebensabschnitt mit dem Leistungsoptimum und den besten Gewinnchancen von der cyclischen, oestrusbedingten Leistungsbeeinträchtigung und der gleichzeitig deutlichen Attraktion, mit der sie andere Tiere in deren Leistung zu beeinträchtigen vermögen, befreit sein. Das Fortpflanzungsvermögen soll jedoch ungestört erhalten bleiben, um später genutzt werden zu können.

Hausgenossen, Hündinnen und Katzen, sollen häufig temporär, für eine vorherbestimmte Dauer (Wochen bis Jahre) keine Oestrusfunktionen aufweisen (Ferienzeit, Jagdsaison, Ausstellungen). Züchter würden es begrüßen, auf diesem Weg Konzeptionen in der wirtschaftlich ungünstigen Saison zu vermeiden, um sie auf einen gewünschten Zeitpunkt verlegen zu können.

Gestagene, als Depotinjektionen oder Implantate mit langer, kalkulierbarer Wirkungsdauer, bevorzugt für die Herdenbehandlung, aber auch für die Anwendung beim Einzeltier eingesetzt oder individuell oder in kleineren, gut kontrollierbaren Gruppen oral verabreicht, vermögen diesen Forderungen voll und ganz nachzukommen.

Bei *Rind, Schaf* und *Ziege* ist die nächste fertile Brunst spätestens 30 Tage nach Absetzen täglicher Medikation zu erwarten. Bei *Hund, Katze* und *Schwein* ist eine Vorhersage, wann nach Aufhören täglicher Gestagenmedikation mit der nächsten Brunst zu rechnen ist, nicht möglich. Das Wiederingangkommen des Oestruscyclus nach Anwendung von Gestagen-Depotpräparationen ist erheblichen individuellen Schwankungen unterworfen.

Wirksame Verbindungen und ihre Dosierungen:

Progesteron

Rind:
  25—100 mg i.m., täglich [*273, 482, 513, 514*]
  500 mg, alle 14 Tage [*291*]
Pferd:
  100—400 mg i.m., täglich [*290 291*]
Schaf und *Ziege:*
  10—15 mg i.m., täglich [*41, 63, 64, 69, 70, 83, 142, 146, 153, 274, 279, 409, 411, 446, 448, 497, 499*]
Schwein:
  20 mg i.m., täglich [*19, 455, 462, 463, 480*]
Hund:
  2—3 mg/kg i.m., alle 2—3 Wochen [*328*]

Hydroxyprogesteron-acetat

Hund:
  2,5 mg oral, täglich [*168a*]
  4 mg/kg oral, täglich [*38*]
  22 mg/kg Futterkonserve [*38*]

Methoxyprogesteron-acetat

Rind:
  180—240 mg oral, täglich [*11, 23, 55, 57, 86, 129, 189—192, 227, 235, 335, 337, 340, 357, 369, 373, 457, 523*]
Pferd:
  3,3 mg/kg oral, täglich, *sind unwirksam* [*290, 291*]
Schaf und *Ziege:* 40—60 mg oral, täglich [*1, 5, 35, 36, 58, 107, 116, 122, 123, 184, 202, 209, 210, 214, 220, 239, 296, 354, 376, 404, 446, 490, 491, 494, 523—526*]
Schwein:
  100—500 mg oral, täglich [*189, 375*]
Hund:
  50 mg i.m., einmalig: 6—8 Monate oestrusfrei [*13, 34, 168a, 240*]
  200 mg i.m., einmalig: bis zu 30 Monate oestrusfrei [*168a*]
  5 mg i.m., täglich über 6—14 Tage [*316*]
Katze:
  2,5 mg oral, täglich, über 6—14 Tage [*316*]
  5 mg oral, täglich, über 5 Tage (6 Wochen oestrusfrei) [*466*]
  25—100 mg i.m., einmalig (6 Wochen oestrusfrei) [*466*]

Megestrol-acetat

Schaf:
0,4 mg oral, pro Tier, täglich [448]
Hund:
0,1 mg oral, täglich [222]

Melengestrol-acetat

Rind:
0,25—0,4 mg pro Tier, oral, täglich [448, 527—529]
Pferd:
20 mg oral, täglich, *sind unwirksam* [291]
Schaf:
0,4 mg pro Tier, oral, täglich [524]

Chlormadinon-acetat

Rind:
8—10 mg pro Tier, oral, täglich [12, 37, 151, 189, 190, 192, 325, 469, 472, 483, 484, 487, 502]
Schaf und *Ziege:*
1—3 mg pro Tier, oral, täglich [24, 130, 189, 446, 496, 497, 500, 522]
Schwein:
6—10 mg pro Tier, oral, täglich [134, 380, 382, 462, 488, 489, 522]

Methyl-19-nortesteron

Hund:
15—30 mg, oral, täglich, für 20 Tage [166]
50—75 mg i.m., einmalig (2—3 Monate oestrusfrei) [166]

Norethindron

Katze:
0,5 mg pro Tier, oral, täglich [505]

Norethindron-acetat

Rind:
0,3 mg/kg, oral, täglich [234]
Schaf und *Ziege:*
0,5 mg/kg, oral, täglich [234]
Schwein:
0,4 mg/kg, oral, täglich [234, 455, 522]
Hund:
1,0 mg/kg, oral, täglich [187, 426]
Katze:
1,0 mg/kg, oral, täglich [426]

Norethindron-oenanthat

Rind:
0,5—1 mg/kg, einmalig (2—4 Wochen oestrusfrei) [234]
Schwein:
1 mg/kg, einmalig (bis zu 16 Wochen oestrusfrei) [234, 455]
Hund:
1 mg/kg, einmalig (bis zu 10 Wochen oestrusfrei) [231]
Katze:
1 mg/kg, einmalig (bis zu 10 Wochen oestrusfrei) [231]

Fluorogeston

Schaf und *Ziege:*
10—25 mg, als intravaginaler Tampon (bis zu 3(—4) Wochen oestrusfrei) [18, 65, 139, 414, 447—449]

Unerwünschte Nebenwirkungen und Folgeerscheinungen entsprechen den nach *Oestrusunterdrückung* beobachteten. Sie werden zusammenfassend (s. S. 841) besprochen.

2. Oestrusunterdrückung

Aus den im Abschnitt 3, 1., a) Oestrusverhütung genannten Gründen ist es häufig notwendig, sich ankündigende oder bereits einsetzende Oestrussymptome bei *Pferd, Hund* und *Katze* rasch und wirksam zu unterdrücken.

Bei den mit Gestagenen in dieser Indikation erzielbaren Erfolgen steht die zentral ovulationshemmende Wirkung gleichwertig neben der peripher antioestrogenen. Die hierfür notwendigen Gestagendosen liegen über dem für die Oestrusverhütung erarbeiteten Dosierungsschema. Ist es gelungen, die Oestrussymptomatik wirkungsvoll zu eliminieren, kann die Dosis schrittweise auf die für die Oestrusverhütung benannte Dosierung gesenkt und beliebig lange gegeben werden.

Je kürzer der Zeitraum der Oestrusunterbrechung ist, um so größer ist die Wahrscheinlichkeit, daß unmittelbar nach Absetzen der Medikation der Oestruscyclus mit guten bis verbesserten Konzeptionschancen einsetzt.

Sollte die Medikation zu spät gekommen oder nicht dosisgerecht durchgeführt worden sein, so besteht die Möglichkeit, daß trotz eingetretener Fertilisation durch die Gestagenwirkungen bei einigen Species eine Nidation verhindert werden kann (s. S. 892).

Wirksame Verbindungen und ihre Dosierung zur Oestrusunterdrückung sind:

Progesteron
Pferd:
100 mg i.m., täglich, *unwirksam* [291]
Hund:
25—100 mg i.m., einmalig [479]

Methoxyprogesteron-acetat
Hund:
25—75 mg, einmalig [479]

Chlormadinon-acetat
Pferd:
10 mg pro Tier, oral, täglich [313a]
100 mg i.m., einmalig [313a]
Hund:
10—30 mg i.m., einmalig [479]

Norethindron
Katze:
2 mg pro Tier, täglich [505]

Norethindron-acetat
Hund:
3—5 mg/kg oral, täglich [426]
20—80 mg i.m., einmalig [479]
Katze:
3—5 mg/kg oral, täglich [426]

Norethindron-oenanthat
Pferd:
1 mg/kg, einmalig [313]

Unerwünschte Nebenwirkungen und Folgeerscheinungen, wie sie auch *nach Oestrusverhinderung* zu beobachten sind, können möglicherweise verstärkt nach Oestrusunterdrückung auftreten. Sie sollen daher gemeinsam besprochen werden.

Bei der *Hündin* vermögen Gestagene, wie auf S. 815 bereits ausführlich dargestellt, glandulär-cystischen Hyperplasien bzw. Muco- oder Pyometren zu induzieren, aber auch auszuheilen [*479*]. Obwohl es den Anschein hat, daß einzelne Gestagene, so z.B. *Methoxyprogesteron-acetat* [*13, 34, 168a, 240*] diese Eigenschaft besonders ausgeprägt besitzen und darum wieder aus dem Praxiseinsatz genommen werden mußten, ist auf Grund des zu geringen vorliegenden Materials nicht zu entscheiden, ob eine Oestrusunterdrückung durch Gestagene eine höhere Gefährdung beinhaltet als eine Oestrusverschiebung.

Unter Berücksichtigung der auf S. 815 dargestellten experimentellen Erfahrungen ist allerdings die höhere Gefährdung des Patienten, der mit exogenen Gestagenen um den Zeitpunkt maximaler endogener Oestrogenproduktion behandelt wird, nicht auszuschließen [*479*]. Es ist daher gefordert worden, Hün-

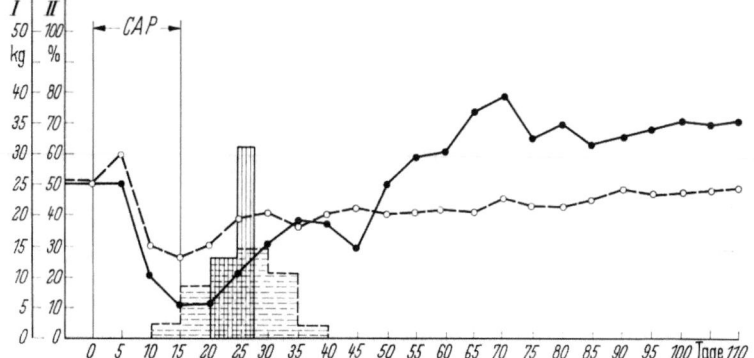

Abb. 7. Gestageninduzierte Zwangsmauser bei Legehühnern: Chlormadinon-acetat, 1 mg/100 g Futter (= ca. 1 mg pro Tier und Tag) bei 204 Tieren (204 Kontrolltiere) über 15 Tage. Resultat: Synchronisierte Mauser in 12 Tagen; wiederansteigende Legeleistung deutlich ökonomischer als die Leistung der über 30 Tage mausernden, mit Futter- und Wasserentzug in die Zwangsmauser getriebenen Kontrollen. ◄——CAP——► Periode der Chlormadinon-acetatapplikation (Beginn des Futter- und Wasserentzugs bei Kontrollen); ·——· Gesamtlegeleistung der Versuchstiere (über 5 Tage, in kg Eiern); o··o··o Gesamtlegeleistung der Kontrolltiere (über 5 Tage, in kg Eiern); ▓ % Versuchstiere in der Mauser; ▒ % Kontrolltiere in der Mauser

dinnen nur noch im oestrusfreien Intervall, bei gesicherter Ovarruhe (Scheidenabstrichbild oestrogen-negativ), im Sinne der Oestrusverhinderung mit Gestagenen zu behandeln [*34*].

Obwohl bei der *Katze*, wie bei der Hündin [*367, 475*] mit *Oestrogenen* und *Gestagenen* artifiziell glandulär cystische Hyperplasien induziert und ihre Fortentwicklung zu Pyometren beobachtet werden konnte [*99*], fehlen bislang Angaben, die eine derartige Reaktion nach zootechnischer Anwendung von *Methoxyprogesteron-acetat* beschreiben.

In einer Untersuchung wird im Gegenteil betont, daß solche Komplikationen bei der *Katze* nicht zu erwarten seien [*466*].

Die *gestageninduzierte Zwangsmauser* beim Haushuhn stellt eine besondere Form der Oestrusunterdrückung dar.

Unter *Mauser* versteht man den periodisch auftretenden Federwechsel bei Vögeln, der beim *Haushuhn* am Ende des Legejahres zu beobachten ist. Wie an anderer Stelle ausführlich dargelegt [*228*], schließen sich Legeleistung und Mauser gegenseitig aus (als Folge einer unfreiwilligen Selektion auf einen neuroendokrinen entweder/oder Mechanismus). Durch Ovulationshemmung kann somit die Mauser ausgelöst werden. Manipulation der Mauser, die die physiologische Mauser vorwegzunehmen, zu synchronisieren sowie zu verkürzen vermag, wird als hormonal induzierte Zwangsmauser bezeichnet. Sie hat erhebliche ökonomische Vorteile gegenüber den bisher geübten Methoden der Zwangsmauser durch Futter-,

Wasser- und Lichtentzug. Die Mauser kann im wirtschaftlich günstigsten Zeitpunkt herbeigeführt werden. Die nachfolgende Legeleistung ist nach Zahl, Gewicht, Schalen- und Eiqualität eindeutig jeder Leistung nach normaler oder im bisherigen Stil induzierten Mauser überlegen ([159]; eigene Erfahrungen) (vgl. Abb. 7).

Die gewünschte Ovulationshemmung läßt sich mit Gestagenen sicher und wirtschaftlich durchführen (s. Tabelle 7). Für die Praxis der Geflügelhaltung dürfte die orale Verabreichung als Futterbeimischung (z.B. *Chlormadinon-acetat*) vorzuziehen sein. Für die Einzelbehandlung hat die einmalige Injektion des gleichen Gestagens Vorteile [159].

Tabelle 7. *Gestageninduzierte Zwangsmauser beim Haushuhn. Aufstellung der benützten Gestagene und ihrer Wirkungen*

Gestagen	Applikationsart Dosis/Dauer	Erfolg in % (Legestopp und Mauser)	Literatur
Progesteron	i.m. 0,5 mg 7 Tage	100	*152, 328*
Progesteron	i.m. 1,0 mg 7 Tage	100	*229*
Progesteron	i.m. 20 mg einmal zweimal mit 1 Woche Abstand	100 (aber verzögert)	*195, 206, 208 443, 444*
Progesteron	i.m. 28—57 mg einmal (Pellet)	ca. 90 (aber verzögert)	*2*
Progesteron	oral 50 g/t Futter 20—28 Tage	0	*159*
Progesteron	oral 100 g/t Futter 20—28 Tage	100	*159*
Hydroxyprogesteron-capronat	i.m. 200 mg/mehrmals, in 10 Tagen Abstand	50	*229*
Äthylnortestosteron	i.m. 1 mg 5 Tage	100	*515*
Äthylnortestosteron	oral 0,48 mg 5 Tage	0	*515*
Äthylnortestosteron	oral 15,5 mg 5 Tage	100	*515*
Chlormadinon-Azetat	i.m. 10 mg einmalig	100	*157—159*
Chlormadinon-Azetat	oral 8—12 g/t 14—42 Tage	100	*157—159*
Chlormadinon-Azetat	oral 1 mg 15 Tage	100	*157—159*

3. Cyclussynchronisation

Die Möglichkeit einer Cyclussynchronisation, individuell oder in großen Gruppen durchgeführt, beruht auf der Imitation des Progesteronentzugsphänomens, das im Cyclus unmittelbar zu rascher Follikelreifung, Brunst und Ovulation überleitet [118].

Wie in Kapitel X eingehender dargelegt, unterscheidet sich der Cyclus polyoestrischer Haustierarten von dem der Primaten durch die Unterschiede in der zeitlichen Relation zwischen Follikel- und Corpus luteum-Phase. Diese beträgt bei letzteren etwa 1:1, während sie bei den ersteren im Durchschnitt 1:4 (1:3 bis 1:5) beträgt. Unmittelbar nach Erlöschen der cyclischen Corpus luteum-Funktion mit ihrem drastischen Gestagenabfall setzt eine stürmische Follikelreifung ein, die in 24—96 Std Brunstsymptome und Ovulationsbereitschaft für eine induzierte Ovulation während oder eine spontane Ovulation nach der Phase psychischer Begattungsbereitschaft zu erzeugen vermag.

Unter Cyclussynchronisation verstand man lange den Versuch, durch Gestagenmedikation über einen bestimmten Zeitraum bei allen Tieren einer gegebenen Population die Corpus luteum-Phase zu verlängern oder eine solche künstlich zu erzeugen, um nach Absetzen des Gestagens durch ein gemeinsam zu durchlaufendes Progesteron-Entzugsphänomen eine synchronisierte Brunst zu erzeugen.

Als Voraussetzung dafür schien die Medikation für die Dauer wenigstens einer Cyclusperiode (von Oestrus zu Oestrus) notwendig zu sein [*12, 189, 107, 497, 526*].

Detailstudien und praktische Erfahrungen haben jedoch erkennen lassen, daß zu einer erfolgreichen Cyclussynchronisation wenig mehr Medikationstage als die halbe Cycluslänge notwendig sind. Sogar mit einer Gestagenaverabreichung über genau 50% der normalen Cyclusdauer läßt sich noch eine zufriedenstellende Synchronisation erzielen [*490—493, 517, 522*].

Als Grund dafür konnte eine rasche Corpus luteum-Degeneration unter der Gestagenmedikation erkannt werden. Wahrscheinlich unterbinden synchronisationswirksame Gestagene in geeigneter Dosierung nicht nur die LH-Ausschüttung für die Ovulation, sondern auch jene LH-Ausschüttung, die für die vollwertige Corpus luteum-Funktion notwendig ist [*249, 250*].

Wie eingangs erwähnt, ist die Verbreitung der dringlich gewünschten Cyclussynchronisation an praktikable und ökonomische Anwendungsmethoden geknüpft. Ein gutes Beispiel für eine unökonomische und nicht praktikable Methode zur Massenbehandlung, obwohl dafür empfohlen, stellt die manuelle Enucleierung aller Corpora lutea beim Rind dar, gefolgt von täglichen Progesteroninjektionen (über 10 Tage) mit gutem Synchronisationserfolg, aber schlechter Konzeptionsrate [*277*]. Deren Entwicklung und augenblicklicher Entwicklungsstand sind in Abb. 8 zusammenfassend dargestellt. Demnach dominiert bei *Rind und Schwein* nach wie vor die orale Applikation mit den genannten Einschränkungen (s. S. 823), während bei *Schaf und Ziege* die Einführung des Vaginaltampons die breite Massenanwendung des Verfahrens ermöglich hat [*258, 413, 414, 447—449*].

Der Erfolg der Cyclussynchronisation ist häufig durch mehr oder minder deutlich ausgeprägte Fertilitätsbeeinträchtigung getrübt.

Obwohl alle Tiere weitgehend synchron ovulieren, läßt häufig ein kleiner Prozentsatz (ca. 15—25%) eine Begleitbrunst vermissen [*41, 70, 142, 189, 272, 357, 414*]. Deutlicher ist die reduzierte Konzeptionsrate bei der synchronisierten ersten Brunst (s. Tabellen 9—22), die sich auch in der geringeren Anzahl geborener Lämmer beim polyovulatorischen Schaf zu erkennen gibt (s. Tabellen 14—18).

Obwohl die Konzeptionsrate bei der zweiten Brunst, die häufig noch zufriedenstellend synchronisiert ist, stets zur Norm zurückkehrt oder über der Norm liegt (s. Tabellen 9—22), konzentriert sich verständlicherweise das Interesse auf die brunst- und konzeptionsbeeinträchtigenden Mechanismus.

Als solche wurden bisher angesprochen:

a) Unterschiedliche Eliminationsrate der Gestagene aus den verschiedenen Geweben. Während die Gestagenblockierung am Hypothalamus schon aufgehoben ist, sind die Oestrogenreceptoren am Genitaltrakt noch mit Gestagenen besetzt. Motilität, Milieu, Kapazitationsvermögen sind somit gestört und können nicht als optimal bezeichnet werden [*47, 129, 138, 146, 190, 324, 359, 450*].

b) Desynchronisation der Abläufe: Die Gestagenfreigabe der einzelnen hypothalamischen Zentren erfolgt nicht gleichzeitig, sondern schrittweise. Eine Desynchronisation der zentralgesteuerten Abläufe um die erste Ovulation herum ist die Folgeerscheinung [*22, 100, 112, 186, 190, 192, 213*].

c) Gestörtes Oestrogen- und Gestagenbildungsvermögen in den neugebildeten Follikeln und/oder Corpora lutea [*293*].

d) Überalterung eines bestimmten Prozentsatzes von Eizellen, deren Follikel durch die Behandlung temporär arretiert waren [*146*].

Eine allgemein anerkannte Erklärung des Phänomens ist bislang nicht erzielt worden. Bemerkenswert ist der Umstand, daß, verglichen mit mischrassigen Tieren, reinrassige Rinder nach Cyclussynchronisation 24 Std später Oestrus und

Ovulation erkennen lassen (Folge des in den Fortpflanzungsfunktionen des Rindes deutlich ausgeprägten Heterosiseffektes)? [*279a, 356*].

Alle Versuche, durch Gonadotropin- [*112, 227, 373*] (s. Tabelle 9—22), Oxytocin- [*16*] (s. Tabellen 9—22) oder Oestrogengaben [*112*] (s. Tabellen 9—22) im Anschluß an die letzte Gestagenverabreichung eine spontane Konzeptionsverbesserung zu erzielen, sind letztlich ohne durchschlagenden Erfolg geblieben.

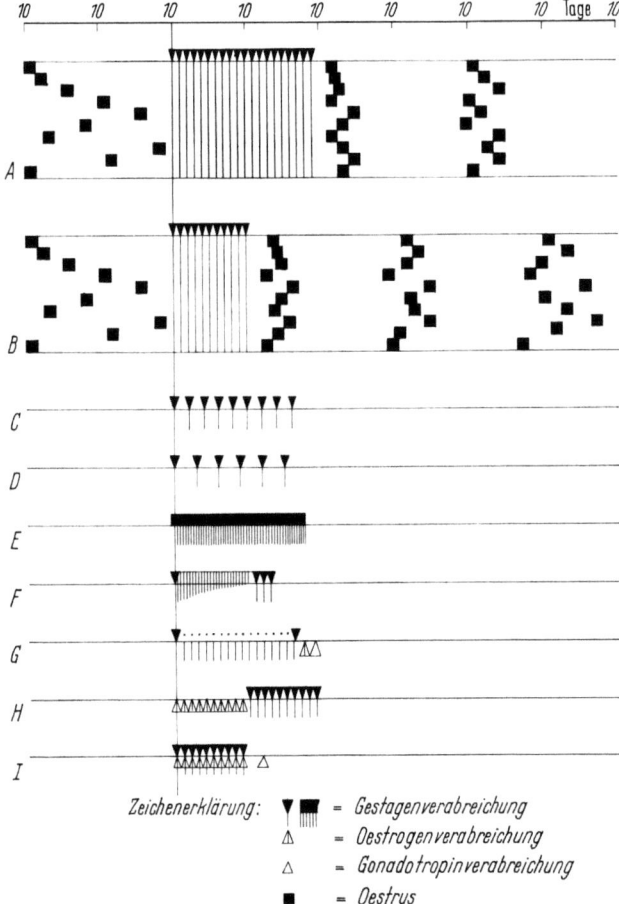

Abb. 8. *Cyclussynchronisation bei polyoestrischen Haustieren* (Rind, Schaf, Ziege), *Methoden und Entwicklungen*: (Schematische Darstellung). *A* Tägliche Gestagengabe (oral oder parenteral) über eine Cycluslänge; etwa 20 Tage (16—22 Tage). *B* Wie *A*, über eine halbe Cycluslänge; etwa 10 Tage (9—12 Tage). *C* Injektion eines Gestagens jeden 2. Tag, etwa für die Dauer einer Cycluslänge. *D* Injektion eines Gestagens jeden 3. Tag. *E* Einlegen eines Tampons in die Vagina oder Implantation eines Pellets oder einer permeablen Kapsel (als Gestagenträger), die nach etwa einer Cycluslänge wieder entfernt werden. *F* Injektion eines Depotgestagens am Tag 1; Nachbehandlung mit Gestagenen (oral oder parenteral) an den Tagen 10—12. *G* Anwendung der Methoden *A*—*F*; Substitution 24—48—72 Std nach Absetzen des Gestagens mit Oestrogenen und/oder Gonadotropinen (HCG; PMS). *H* Gestagenanwendung (oral; parenteral) für eine halbe Cycluslänge; Oestrogenanwendung für die 2. Cyclushälfte. *I* Kombinierte Anwendung von Gestagenen und Oestrogenen für etwa eine halbe Cycluslänge, gefolgt von Gonadotropinen

Die Anwendung von Oestrogenen und/oder Gonadotropinen (sowie Oxytocin) zur Konzeptionsverbesserung nach der Gestagenmedikation fußt auf Erfahrungen, die mit jeder der Wirkstoffgruppen allein zur Cyclussynchronisation wie zur Ovulationsbeschleunigung gemacht wurden. Oestrogene wirken zwar ovulationshemmend und lytisch auf Corpora lutea [*178, 512*] (und zwar unabhängig von der vom Endometrium ausgehenden [43] lytischen Wirkung auf spontan entstandene wie induzierte Corpora lutea [223]), verursachen jedoch Cystenbildung [512] und unerwünschtes Verhalten. Vor Ovulation kurzfristig verabreicht, stimulieren Oestrogene dagegen die ovulationsbedingende LH-Freisetzung [211, 230].

Auch die Gonadotropine sind zur Cyclussynchronisation erfolgreich eingesetzt worden [76, 79]. Ihre ausschließlich parenterale Anwendbarkeit reduziert ihren Einsatz jedoch auf eine höchstens einmalige Anwendung. Von der Vorstellung einer partiellen Blockierung endogener Vorgänge ausgehend, schien der Gonadotropineinsatz am Ende der Gestagenmedikation (aufgrund der Erfahrungen mit PMS zur Polyovulationsauslösung [421, 504]) besondere Vorteile zu bieten. Gegen die verschiedentlich angewandte Kombination beider Wirkstoffgruppen sind jedoch ungünstige Versuchserfahrungen anzuführen [274].

Vom ebenfalls auf Corpora lutea lytisch wirkenden Oxytocin [16, 189] ist zwar eine Unterstützung der LH-Freisetzung, aber keine LTH-Freisetzung zu erwarten [420], wie wohl vermutet wurde, um das Corpus luteum nach Ovulation zu stützen. Hierzu bedarf es wohl anderer Maßnahmen und einer zeitlich später einsetzenden Medikation [236], um in der Frühgravidität wirksame Mechanismus zur Corpus luteum-Erhaltung und -Vermehrung [387] zu beeinflussen.

Besser scheint sich die Gonadotropingabe (*PMS, beim Schaf*) 2 Tage vor Absetzen der Gestagenmedikation (*MAP*) zu bewähren [397]. Ob dem Vorschlag, in den letzten Tagen der Gestagenmedikation die Dosis zu halbieren, mehr Erfolg vergönnt ist, *läßt sich noch nicht überblicken* [498].

Nicht unerwähnt darf bleiben, daß bei Rind und Schaf die minimale cyclus- bzw. ovulationshemmende Gestagendosis starken jahreszeitlichen Schwankungen unterliegt (s. Abb. 9, s. Tabelle 8) sowie durch den Ernährungszustand, das Lebensalter (beim *Schwein* [137]; beim *Schaf* [8]) und die Anwesenheit oder das Fehlen männlicher Tiere beeinflußt wird [270, 274, 275, 393, 439].

Beim *Schaf* folgt, auch nach Oestrussynchronisation, die Ovulationsrate pro Oestrus dem jahreszeitlichen Trend; sie ist optimal bei Saisonbeginn und erreicht ihren Tiefpunkt bei Saisonende [84].

Gründe für den Wunsch nach Cyclussynchronisation sind aufgeführt in der Reihenfolge ihrer wirtschaftlichen Bedeutung:

Beim Rind. Einführung der künstlichen Besamung bei freilaufenden Herden, um

a) möglichst viele Tiere gleichzeitig mit hochwertigem Samen zu versorgen;

b) möglichst viele Tiere gleichzeitig in der günstigst möglichen Jahreszeit konzipieren zu lassen (Synchronisation der Geburtstermine zur Erhöhung der Überlebens- und Aufzuchtchancen für die Kälber) auf die fütterungs- und klimatisch-günstigste Jahreszeit;

c) möglichst frühzeitig sterile Tiere zu erkennen, einer Behandlung zuzuführen oder sie zu eliminieren.

Bei Schaf und Ziege. Neben den für das Rind bereits genannten Gründen haben Bedeutung:

d) das Unvermögen, Samen konservieren zu können. Ist frischer, verdünnter, Samen vorhanden, muß eine entsprechende Anzahl brünstiger Schafe empfangsbereit sein, um eine ökonomische Samenverwertung zu gewährleisten.

Beim Schwein gilt vor allem der unter d) genannte Gesichtspunkt, da Ebernsperma ebenfalls nicht konservierbar ist.

Wissenschaftliche Bedeutung hat das Verfahren der Cyclussynchronisation für alle Species als Voraussetzung für die sog. Eitransplantation, d.h. die Übertragung sich normal entwickelnder Embryonen in den ersten Tagen ihrer Entwicklung.

Ob das Verfahren, induzierte Polyovulation und Befruchtung bei genetisch hochwertigen und leistungsstarken Muttertieren, Übertragung der Eier und ihre Austragung auf Ammenmüttern, das bei *Schaf* und *Schwein* sehr erfolgreich (s. S. 876), beim *Rind* nur mit gerigerem Erfolg durchführbar ist, die häufig vorhergesagte wirtschaftliche Bedeutung zu gewinnen vermag, ist noch nicht abzusehen.

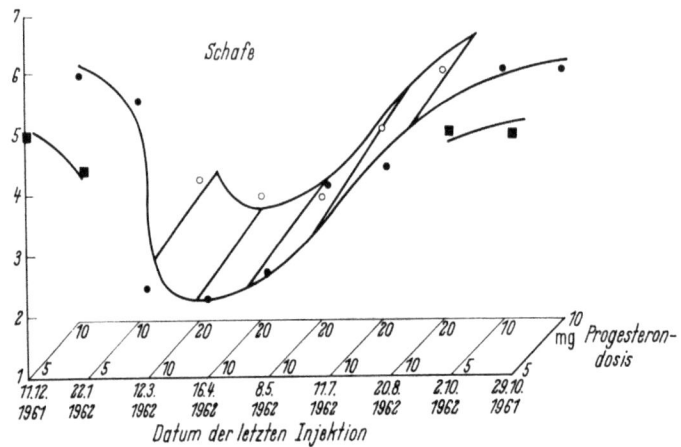

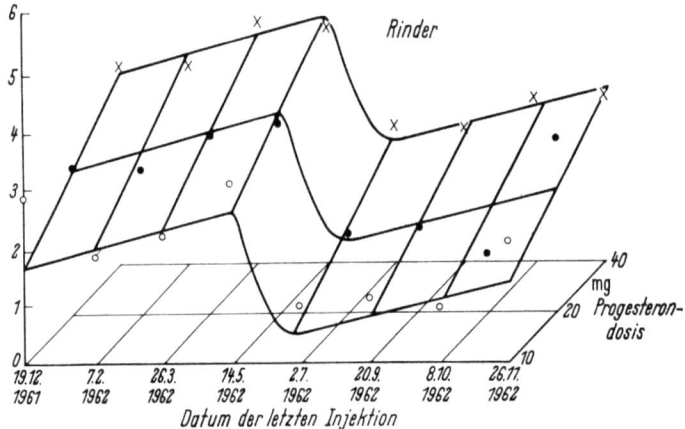

Abb. 9. Jahreszeitliche Schwankungen in der Progesteronwirkung bei Schafen und Rindern [271, 274, 276]. Schafe erhielten pro Gruppe (7 Tiere) 5, 10 oder 20 mg Progesteron jeden 2. Tag, insgesamt siebenmal; Jungrinder erhielten pro Gruppe (8 Tiere) 40 mg Progesteron jeden 2. Tag, insgesamt siebenmal sowie anschließende tägliche Injektionen in den angegebenen Dosen. Die Bewertung nach Graden (s. *I* und *II*) erfolgte nach folgendem Schema: *0* Oestrus während der Behandlung (keine Unterdrückung); *1* Oestrus 0—48 nach Behandlung; *2* Oestrus 49—72 nach Behandlung; *3* Oestrus 73—96 nach Behandlung; *4* Oestrus 97—120 nach Behandlung; *5* Oestrus bis 120 nach Behandlung (schließt anoestrisch gebliebene Tiere mit ein)

Tabelle 8. *Jahreszeitliche Einflüsse auf die minimale und maximale Progesterondosis zur Cyclusunterdrückung beim Schaf* [271, 274, 276]

	Herbst-Winter (mg)	Frühjahr-Sommer (mg)
Minimaldosis bei täglicher Applikation	5—7	10—15
Minimaldosis bei Applikation jeden 2. Tag	10—15	20—30
Maximaldosis bei täglicher Applikation	10—15	20—30
Maximaldosis bei Applikation jeden 2. Tag	20—30	40—60

a) Herdenbehandlung zur Cyclussynchronisation

Die bei *Rind, Schwein, Schaf und Ziege* angewandten Gestagene, ihre Applikationsformen, ihre Applikationsdauer und die eingesetzten Dosierungen (wirksame wie unwirksame) sind in den Tabellen 9—22 detailliert dargestellt.

Zur Beurteilung der erzielten Resultate sind die eingangs aufgezeigten Probleme (Anwendungstechnik, S. 823; Rückstandsfragen, S. 824; Wirtschaftlichkeit, S. 824; Fertilität nach Absetzen des Gestagens, S. 843) zu berücksichtigen.

Zusammenfassend kann gesagt werden: Beim *Rind* ist die orale Medikation als Futtervormischung bislang die einzige Methode, die in der Praxis eine Herdenbehandlung erlaubt. Damit ist die Cyclussynchronisation mit Gestagenen in Praxis nur dort möglich, wo eine kontrollierte Futteraufnahme des Einzeltieres gewährleistet ist. Eine Behandlung großer, freilaufender Herden ist darum bislang nicht möglich. Vaginaltampons sind noch ungenügend erprobt und scheinen durch eine hohe Verlustrate diskriminiert zu sein. Die Anwendung von Gestagen-Pellets, die Implantation subcutaner Kapseln, ist noch nicht genügend ausgearbeitet.

Das einzige Präparat mit Depoteffekt, das anscheinend eine weitgehende synchrone Verstoffwechslung und Elimination aufweist, das *Norethindronoenanthat*, ist aus wirtschaftlichen Gründen (extrem hohe Dosis) nicht vertretbar (s. Tabelle 13).

Unter den oral wirksamen Präparaten bestechen *Methoxyprogesteron-acetat*, *Chlormadionacetat* und *Flurogeston* durch wirksame Dosen im wirtschaftlich interessanten Bereich (s. Tabellen 10—12).

Melengestrol-acetat, das zur Zeit höchstwirksame Gestagen (s. Tabelle 13), ist wegen der Neigung zur Ovarialcystenbildung nach Absetzen der Medikation für diesen Zweck weniger geeignet. Seine spezifischen Eigentümlichkeiten zeigen sich jedoch dort vorteilhaft, wo eine permanente Oestrusausschaltung zur ungestörten Mast gewünscht wird (s. S. 897).

Wie bereits erwähnt, hat keine Zusatzbehandlung die Fertilitätsminderung beim 1. synchronisierten Oestrus mehr oder minder deutlich zu beeinflussen vermocht.

Ohne durchschlagenden Erfolg wurden erprobt:

Gonadotropine   (s. Tabellen 9—22),
Oestrogene   (s. Tabellen 9—22),
Thyreoprotein   (s. Tabellen 9—13),
Oxytocin [16]   (s. Tabellen 9—13).

Häufig übertrifft jedoch das Konzeptionsergebnis aus dem 1. und dem immer noch gut synchronisierten 2. Oestrus die Konzeptionsrate, die bei unbehandelten Tieren im gleichen Zeitraum erzielt werden konnte (s. Tabellen 9—13).

Beim *Schaf* hat die erfolgreiche Entwicklung intravaginal einsetzbarer Tampons, imprägniert mit Gestagenen, der Cyclussynchronisation mit Gestagenen alle Tore geöffnet. Der Umfang der Anwendung ist jedoch noch limitiert. Da die Rendite pro Tier gering ist, muß der Gestagentampon (der vom Laien eingelegt und entfernt werden muß) sehr preisgünstig sein. Die große Zahl gleichzeitig oestrischer Tiere kann nur durch wohlvorbereitete künstliche Besamung und den intensiven Einsatz vasektomierter Suchböcke versorgt (d.h. befruchtet) werden. In der Praxis findet die Cyclussynchronisation Anwendung, um möglichst viele Tiere möglichst frühzeitig in der Saison gravid zu bekommen. Damit wird der Trend zur höheren Ovulationsrate ausgenützt [84]. Andererseits können dem Markt, der im Frühjahr Höchstpreise bietet, Schlachtlämmer angeboten werden.

Tabelle 9. *Progesteron zur Cyclus-*

Tierzahl (Typ)	Applikation		Tagesdosis		Zusatzbehandlung		
	Art	Dauer (Tage)	gesamt (mg)	mg pro kg	Präparat	Dosis (mg, I.U.)	Zeitpunkt
7R	sc	14	6,25				
3R	sc	14	12,5				
7R	sc	14	25,0				
6R	sc	14	50,0				
11K	sc	7*	50				
262K	p	13—24	50 100 150*				
60R	p	17	30 40 50 60 70				
27K	p	17	50		Oxytocin		gleichzeitig
101R	sc	14	25				
117R	sc	14	50				
35R	sc	14	50		Oestr.	8	18. Tag
10R	sc	14	25		Oestr.	1	18. Tag
42R	sc	14	25		Oestr.	2	18. Tag
100R	p	24	20		Oestr.	0,08	gleichzeitig
100R	p	24	40		Oestr.	0,08	gleichzeitig
20R	i.m.	24	20				
20R	i.m.	24	20		Oestr.	0,01	gleichzeitig
20R	i.m.	24	20		Oestr.	0,02	gleichzeitig
20R	i.m.	24	20		Oestr.	0,04	gleichzeitig
20R	i.m.	24	40		—	—	—
20R	i.m.	24	40		Oestr.	0,02	gleichzeitig
19R	i.m.	24	40		Oestr.	0,04	gleichzeitig
20R	i.m.	24	40		Oestr.	0,08	gleichzeitig
21R	i.m.	24	20		Oestr.	0,02	23. und
19R	i.m.	24	20		Oestr.	0,04	24. Tag
20R	i.m.	18	20		Oestr.	0,08	gleichzeitig
20R	i.m.	18	20		Oestr.	0,16	gleichzeitig
20R	i.m.	18	40		Oestr.	0,08	gleichzeitig
20R	i.m.	18	40		Oestr.	0,16	gleichzeitig
9R	i.m.	einmalig		1,5			
9R	i.m.	einmalig		1,5			
9R	i.m.	einmalig		1,5			
	i.m.	einmalig		560—1120			
11R	i.m.	einmalig		560	PMS	750—2250	15. Tag

Legende für die Tabellen 9–23a: i.v. = intravenös; p = parenteral; o = oral; sc = subcutan; i.m. = intramuskulär; i.Ta. = intravaginaler Tampon; perc. = percutan; PMS = Stutenserumgonadotropin; Oestr. = Oestradiol; ZW = Zwergschwein; R = Rind-Färse; K = Kuh; M = Milchviehrasse; F = Fleischviehrasse; KB = Künstliche Besamung; HCG = Choriongonadotropin; DAS = Diätylstilböstrol; Mestr. = Mestranol-Äthinyloestradiol-3 methyläther.

synchronisation beim Rind

Resultate				Bemerkungen, Beobachtungen, Nebenwirkungen	Referenz
Tage bis 1.Oestrus	% im Oestrus	% Konzeption			
		im 1. Oestrus	im 2. Oestrus		
2—3 3—6 4—7	0 100 85 100			keine Cyclushemmung Behandlungsbeginn: 15. Cyclustag	481
3—5	82	12,5	62,5	*ab 15. Cyclustag	478
3—6 4—7 6,52	95	50		*jeden 3. Tag	17, 53, 56, 511
4—6	71	*		*Konzeptionsrate den Kontrollen entsprechend	108
1—8	100	50			
3—9 3—9 4—5 2—4 1—5	82 82 97 100 98	35 17 15 20 26			482
3—6 3—6	73 78	56*		*K = 56 (Konzeptionsrate bei Kontrollen)	273, 513
3,6 3,8 3,7 3,9 4,8 5,2 5,2 5,1 3,2 5,6 4,3 4,2 5,7 5,9	85 70 85 80 75 100 95 95 76 78 100 90 95 100	35 36 41 25 13 15 28 53 12 23 30 25 32 30	75 55 75 55 55 45 55 80 50 20	Kontrolle: Oestrus in 24 Tagen: 100% Konzeptionsrate beim 1. Oestrus 58—60% Konzeptionsrate beim 2. Oestrus 75% keine Verbesserung durch Oestrogenzusatz	514
12—14 16—19 14—16	55 33 33			Behandlungsbeginn: 1. Oestrustag Behandlungsbeginn: 3. Cyclustag Behandlungsbeginn: 16. Cyclustag	379
12—47 3—38	90—100	12		ungenügende Synchronisation, schlechte Befruchtung mit Repositol-Präparat bzw. Progesteron in Methylcellulose: auch nach PMS-Gaben	12, 334, 433 334, 379

Unter den verfügbaren Gestagenen beherrschen *Methoxyprogesteron-acetat* und *Fluorogeston* die Szene weltweit. Zusatzbehandlungen zur Konzeptionsverbesserung bzw. zur Steigerung der Ovulationsrate bei der 1. Brunst haben bislang nicht zu überzeugen vermocht und sind daher auch wirtschaftlich nicht akzeptabel (s. Tabellen 14—18).

Tabelle 10. *Methoxyprogesteron-Acetat*

Tierzahl (Typ)	Applikation		Tagesdosis		Zusatzbehandlung		
	Art	Dauer (Tage)	gesamt (mg)	mg pro kg	Präparat	Dosis (mg, I.U.)	Zeitpunkt
10 R	o	20		0,25			
10 R	o	20		0,40			
10 R	o	20		0,3			
10R	o	20		0,5			
38R	o	15		0,5			
10K	o	15		1,7			
33K	o	15		0,5			
60R	o	15		0,6			
18K	o	10+10		2,0 / 1,0			
18 K	o	10+10		2,0 / 1,0	Oestr. / Oestr.	0,5 / 0,5	gleichzeitig / gleichzeitig
20	o	14		0,5			
20	o	20+6		1,1 / 0,1			
15	o	10+5		0,85 / 0,1			
36	o	20		1,1			
16	o	20		1,1			
100 R	o	18	180	0,5			
	o	15—20		0,45 / 0,45 / 1,0			
30 K	o	20		0,75			
46 MR	o	18	150				
95 FR	o	18	180				
73 FK	o	18	180				
7 MR	o	8		0,5			
20 MR	o	20+6		1,0 / 0,1			
15 MR	o	10+5		0,8 / 0,1			
19 MR	o	14		0,8			
35 FK	o	10+5		0,8 / 0,1			
20 FR	o	19+5		0,8 / 0,1			
96 FK	o	18		0,5			

zur Cyclussynchronisation beim Rind

Resultate				Bemerkungen, Beobachtungen, Nebenwirkungen	Referenz
Tage bis 1. Oestr.	% im Oestr.	% Konzeption			
		im 1. Oestr.	im 2. Oestr.		
3—5		50	80	minimal wirksame Dosis: 0,3 mg/kg;	55
3—6		60	80		
3—6	100	55*		*K = 60 (Konzeptionsrate bei Kontrollen)	11, 396
3—6	100	55*			
2—4		19	35	Konzeptionsrate nur wenig schlechter als Kontrollen (Weidetiere)	339
3—5	90	60			337
2—3	100	66,6			
2—3		40*		*K = 40	
3—4	31	25		Konzeption durch schlechte Spermaqualität beeinträchtigt	191
3—4	31	25			
2—6	100	50			189
23. bis 24. Tag	95	56			
23. bis 25. Tag	100	60			
2—5	96	57			57
2—4	75	50	81*	*K = 75	523
3	75	33 KB		*K = 65	457
		53 B			
				2mal täglich: hemmt Oestrus, nicht Ovulation hemmt Oestrus und Ovulation	335
2—9	83	23*		*K = 60; Kühe p.p.; 18% Stillbrünstigkeit; 3% Cysten	357
2—4	97	58*	62	*K = 75	525, 526
2—4	94	42*	85	*K = 67	
2—4	85	57*	65,5	*K = 68,5	
2—5	70			14.—22. Cyclustag	189
3—4	90	55			
3—5	100	60			
2—6	95	47	90		
3—7	23	34	49	Trotz 49% Stillbrünstigkeit, 14% ohne Oestrus nach KB konzipiert; Kühe mit Kälbern bei Fuß	189
4—7	95	37	63		37
2—8	84,5	65	80	Kühe ohne Kälber	

Tabelle 10

Tierzahl (Typ)	Applikation		Tagesdosis		Zusatzbehandlung		
	Art	Dauer (Tage)	gesamt (mg)	mg pro kg	Präparat	Dosis (mg, I.U.)	Zeitpunkt
136	o	18	240				
21	o	18	240				
20	o	18	240				
31 FR	o	18	180				
150 FK	o	18	180				
5196 FK und FR	o	18	180				
BK Kontrollen	o	11—18		0,4			
96 BK 95 Kontrollen	o	18	240				
136 BK 134 Kontrollen	o	18	240	—	Oxytocin		bei der 1. Insem.
BK Kontrollen	o	18	180	—	PMS	1000—3000	19. Tag

Auch beim Schaf gilt, daß die Konzeptionsrate des 1. und 2. Oestrus, die beide gleich gut synchronisiert erscheinen, häufig diejenige unbehandelten Tiere im gleichen Zeitraum übertrifft (s. Tabelle 14—18). Das gilt z.T. auch für die Anzahl geborener Lämmer. Der 3. Oestrus ist häufig nicht mehr gut genug synchronisiert (die individuellen Schwankungen in der Cyclusdauer überwiegen und) bietet auch keine besonderen Befruchtungsvorteile mehr.

Es ist vorgeschlagen worden, den 1. Oestrus grundsätzlich zu ignorieren und den 2. Oestrus ausschließlich zu benützen [18, 65]. Dieser Vorstellung steht entgegen, daß die Summe der erzielbaren Konzeptionen, wenn im 1. und im 2. Oestrus besamt wird, die der Konzeptionen, die im 2. Oestrus alleine erzielbar sind, deutlich übersteigt (s. Tabellen 14—18).

Als weiterer Gesichtspunkt sei erwähnt, daß die Zusammenlegung aller Geburten auf eine kurze Periode Risiken mit sich bringen kann, die häufig nicht tragbar erscheinen (Mangel an geschultem Personal; ungünstige Witterung usw.) und den wirtschaftlichen Erfolg der Methode zu beeinträchtigen vermögen. Hier ist die Streuung der Geburten auf zwei Konzeptionstermine vorzuziehen.

Beim *Schwein* ist die Cyclussynchronisation mit Gestagenen durchführbar, aber noch nicht praxisreif (s. Tabellen 19—22). Gründe dafür sind die teilweise hohe Rate an Ovarialcysten, die nach Behandlung mit allen Gestagenen zu beobachten sind. Es hat den Anschein, daß gewisse Verfahren (so z.B. die sog. Sequential-Therapie, bei der primär hohe Oestrogen-, sekundär hohe Gestagendosen eingesetzt werden [*503*]: s. Tabelle 21, *Mestranol* und *Chlormadinon-acetat* oder die

(Fortsetzung)

Resultate				Bemerkungen, Beobachtungen, Nebenwirkungen	Referenz
Tage bis 1. Oestrus	% im Oestrus	% Konzeption			
		im 1. Oestrus	im 2. Oestrus		
3—6 3—6	86	48,7* 76,2 45,0	73,5** 95,2 75,0	*K = 59,8; **K = 67,2 fertige Futtermischung mit MAP Substanz (MAP) von Hand dem Futter beigegeben	190 190
1—5 1—5	87,1 54,5	40,0 30,0	100* 95,4*	*K = 93,8 *K = 79,5	86
2—6	92 78		88 62	eigene Untersuchungen 2269 Kontrollen (Angaben bei Einführung als Handelspräparat) Untersuchungen Dritter (Angaben bei Einführung als Handelspräparat)	23
		26,3 81,0	57,9 90,5	78,9 Konzeptionsrate beim 3. Oestrus 100,0, Konzeptionrate beim 3. Oestrus	129
3—4	84,5	65,4 38,9	80,2 69,5		192
3—4	86,0 90,5	48,7 58,8	68,9 61,9		
3—4 (2—6)		14 57	64	niedrige Konzeptionsrate durch embryonalen Frühtod	227, 373

präzise Einstellung der Dosis auf das Körpergewicht (s. Tabelle 22, *Norethindronacetat*) den Cystenanfall reduzieren oder vermeiden helfen. Derartige Verfahren sind jedoch zu kostspielig oder zu praxisfremd.

Die Ursache für das Auftreten von Ovarialcysten scheint in langdauernden oder irreversiblen Störungen hypothalamischer Zentren zu liegen, die für den LH-Release verantwortlich zu machen sind. Die Abhängigkeit dieser Störung von Qualität und Quantität des Gestagens, von Haltungsbedingungen, der Rasse und dem Alter der behandelten Tiere, von Umwelts- und Fütterungseinflüssen ist bislang nicht zusammenfassend untersucht worden. Alle in den Tabellen 19—22 aufgeführten Zusatzbehandlungen sind ohne durchschlagenden oder klärenden Erfolg geblieben. Treten Brunst und Konzeption erwartungsgemäß auf, ist die Wurfgröße normal (s. Tabellen 19—22).

b) Individualbehandlung zur Cyclussynchronisation

Die *zootechnische Bedeutung* dieser „Individualsynchronisation" liegt in der gezielten, terminlich vorher festgelegten, Paarung oder Insemination, die nur für besonders wertvolle Elterntiere Bedeutung hat.

Eine Zusammenfassung der in den Tabellen 9—22 gegebenen Daten zur raschen Auffindung der für die Individualsynchronisation wie für die Herdenbehandlung optimal geeigneten Dosen findet sich in Tabelle 23a. Neben der oralen Applikation bzw. der Tamponanwendung eignet sich für dieses Verfahren auch die täglich oder jeden 2. Tag verabreichte Gestageninjektion (s. Tabelle 14).

Tabelle 11. *Chlormadinon-Acetat zur*

Tierzahl (Typ)	Applikation		Tages-Dosis		Zusatzbehandlung		
	Art	Dauer (Tage)	gesamt mg	mg pro kg	Präparat	Dosis (mg, I.U.)	Zeitpunkt
4MR	o	20		0,2			
4MR	o	20		0,6			
4MR	o	15		0,01			
4MR	o	15		0,05			
20 MR	o	20		0,04			
61MR	o	18	10—12				
8MK	o	18		0,05			
10 R	o	20	5				
15 R	o	20	10				
10R	o	20	5		Mestr.	3	gleichzeitig
152 R	o	18	1				
	o	18	5				
	o	18	10				
	o	18	25				
	o	18	5		Mestr.	10	gleichzeitig
	o	18	10		Mestr.	20	gleichzeitig
	o	18	10		Oestr.	0,5	20. Tag
98FK	o	19	10				
97FK	o	19	10		Thyreoprotein	9	gleichzeitig
29FK	o	14+4	10+6				
138FK	o	18	10				
	perc. in DMSO	18	10—20				
30FK	o	18	10				
37FK	o	18	10				
19FK	o	18	10				
17FK	o	18	10				
28FR	o	9+9	10+5				
6 MK	o	14		0,05			
98FK	o	18	10				
97FK	o	18	10		Thyreoprotein		9. bis 18. Tag
95 Kontrollen 138FK	o	18	10		Oxytocin		bei der 1. Insem.
134 Kontrollen							
24 FK	o	18	10				
21FK	o	18	10		PMS	1000	19. Tag
16FK	o	18	10				
23FK	o	18	10				

Cyclussynchronisation beim Rind

Resultate				Bemerkungen, Beobachtungen, Nebenwirkungen	Referenz
Tage bis 1. Oestrus	% im Oestrus	% Konzeption			
		im 1. Oestrus	im 2. Oestrus		
6—8	50	50			*189, 483*
13	50	0			
5—7	100	100			
4—7	75	75			
4—6	90	53			
4—9	91	59*		*K = 76	*189, 325*
3—7	88	57			*484*
4—8		30	50*	*K = 100	*12, 55*
4—24		26,5	86,5		
1—12		40	100		
1—4				keine Cyclushemmung	*496, 502*
1—4	90	42	87		
1—4	100	50	87		
—	—	—			
1—4	90	50	87		
1—4	100	50	87		
1—3	100	50	75		
3—8	94	36	70*	*K = 70	*37, 189*
3—9	82	41	68		
		79	61	Kühe mit Kälbern bei Fuß	
	83,5	34,8*	72,2*	*K = 59,8 und 67,2; gute Cyclushemmung; Synchronisation bislang unbefriedigend	*190*
2—6	90	50	77	277 Tage p.p.	*487*
	84	24	70	ca. 60 Tage p.p., Cyclus angelaufen	
	84	53	74	mehr als 60 Tage p.p., Cyclus noch nicht angelaufen	
	41	18	71	weniger als 60 Tage p.p., noch kein Cyclus bei Behandlungsbeginn	
1,5	93			nach 4 Cyclen haben 96% konzipiert	
3—6	100	33	80	2.—7. Monat p.p.	*472*
4—7	92	35,6	69,5		*192*
4—7	82,5	41,2	67,6		
4—7	83,5	38,9	69,5		*192*
		34,8	67,4		
	90,5	59,8	61,9		
	79,0	45,8		} K = 31.4	*151*
	90,5	52,3			
			62,5*	*belegt beim 3. Oestrus	
			52,2*	*belegt beim 2. Oestrus	

Tabelle 12. *Fluorogeston*[a] *und 16α, 17α-Dihydroxyprogesteron-*

Tierzahl (Typ)	Applikation		Tagesdosis		Zusatzbehandlung		
	Art	Dauer (Tage)	gesamt (mg)	mg pro kg	Präparat	Dosis (mg, I.U.)	Zeitpunkt
a	i. Ta.		120		PMS oder HCG		nach Tamponentnahme
120 a	i.Ta.		120				
210 b R	p	einmalig	62,5 125 250		Oestradiol-Oenanthat*		einmalig gleichzeitig
100 b R	o						

Tabelle 13. *Norethynodrel (+ 1,5 mg Mestranol)*[a], *Norethindron-Acetat*[b], *Norethindron-*

Tierzahl (Typ)	Applikation		Tagesdosis		Zusatzbehandlung		
	Art	Dauer (Tage)	gesamt (mg)	mg pro kg	Präparat	Dosis (mg, I.U.)	Zeitpunkt
18 K [a]	o	20	187				
8 R [a] 8 R 2 R 2 R 20 R	sc sc o o sc	10 10 20 20 einmalig		0,09 0,135 0,8 1,6 1,0			
30 MK [b]	o	10—20	150—300				
48 MR [c]	i.m.	einmalig		1,0 3,0			
10 MK [d] 10 MK 10 MK 9 MK 10 MK	o o o o o	18 18 18 14 + 4 18	0,4 0,5 1,0 1,0+0,4 0,6				
BK [d]	o IV	14—18 14—18	0,25 0,4 0,4				
70 [d] 35	Implantation einer Silikon-Gummi-Kapsel	22 43 64 21					

Acetophenon [b] *zur Cyclussynchronisation beim Rind*

Resultate				Bemerkungen, Beobachtungen, Nebenwirkungen	Referenz
Tage bis 1. Oestrus	% im Oestrus	% Konzeption			
		im 1. Oestrus	im 2. Oestrus		
1—3				Hohe Zahl von Doppelovulationen; Polyovulationen	309
2—4				gute Synchronisation; 15% Tamponverlust	403
	0 0 0			*im Verhältnis 500:1⎫ 250:1⎬ keine Synchronisation 6:1⎭	514
1—4		32*		*K = 50; erhöhte Rate Embryonaltod bei synchronisierten Tieren	365

Oenanthat [c] *und Melengestrol-Acetat* [d] *zur Cyclussynchronisation beim Rind*

Resultate				Bemerkungen, Beobachtungen Nebenwirkungen	Referenz
Tage bis 1. Oestrus	% im Oestrus	% Konzeption im			
		1. Oestrus	2. Oestrus		
				keine Synchronisation	191
3—5 3—7 3—24	100 100	50 27,5	75	Behandlungsbeginn am 15. Cyclustag	11, 12
8—33	100	35		keine Synchronisation; K = 70	
3—6	85	25	64		234
12—15 25—30	100 100	30		gute Synchronisation; unbefriedigende Konzeption beim 1. Oestrus	234
4,3 4,78 5,25 3,5 8,6	90 90 80 90 100	20 30 60 11 50	80* ** 90 60 66 70	alle Tiere am 32. Tag p.p. behandelt * Konzeption nach 3. Besamung ** Kontrollen = 82 Behandlungsbeginn am 7. Tag p.p.	68
		42	82		528, 529
2—4	64 74	40 Ø	66 Ø		113

Tabelle 14. *Progesteron zur*

Tierzahl	Applikation		Tagesdosis		Zusatzbehandlung		
	Art	Dauer (Tage)	gesamt (mg)	mg pro kg	Präparat	Dosis (mg, I.U.)	Zeitpunkt
10	sc	16	5				
10	sc	16	10 jeden 2. Tag				
10	sc	16	20 jeden 4. Tag				
10	sc	16	10				
10	sc	16	20 jeden 2. Tag				
10	sc	16	40 jeden 4. Tag				
10	sc	16	20				
10	sc	16	40 jeden 2. Tag				
10	sc	16	80 jeden 4. Tag				
18	sc	14	5				
12	sc	14	10				
20	sc	20	10				
4	i.m.	14	12,5				
4	i.m.	14	25 jeden 2. Tag				
4	i.m.	14	37,5 jeden 3. Tag				
14*	i.m.	13	10				
14*	i.m.	13	20 jeden 2. Tag				
28**	i.m.	13	20 jeden 2. Tag				
14*	i.m.	13	20				
28**	i.m.	13	20				
14*	i.m.	13	40 jeden 2. Tag				
	i.m.	13	20 jeden 2. Tag				
19	i.m.	17	10				
19	i.m.	17	10				
16	i.m.	17	10				
6	sc	16	10				
45	i.m.	16	10				
11	sc	einmalig	280				
8	sc	einmalig	280				
14	sc	einmalig	280				
36	i.m.	16	10				
36	i.m.	16	20 jeden 2. Tag				
36	i.m.	16	10		PMS	500	17. Tag
36	i.m.	16	10 und 20 jeden 2. Tag				
112	sc	16	10				
112	sc	16	10		PMS	500	17. Tag
36	sc	16	10		PMS	500	17. Tag
252	sc	16	10		PMS	1000	17. Tag
10	i.m.	20	10		PMS	500	21. Tag
21	i.m.	20	10				

Cyclussynchronisation beim Schaf

Resultate				Bemerkungen, Beobachtungen, Nebenwirkungen	Referenz
Tage bis 1. Oestrus	% im Oestrus	% Konzeption			
		im 1. Oestrus	im 2. Oestrus		
1,6	90		20	keine Cyclushemmung	278
2,3	70		30	keine vollständige Cyclushemmung	
2,6	70		40		
4,0	70		40		
3,8	80		20		
4,4	90		30		
4,3	40				
2,8	66			16,7% nicht gehemmt	103
3,2	100				
3,7	100	80		K = 78,9	360
3,5*	100			*Unterschied:	153
4,5	100	}25	}75	sc: 5,5	
5,2	100			i.m.: 3,5	
65—69 h		43		*Behandlung zu Beginn der Saison	279
80—91 h		29		**Behandlung während der Saison	
70—80 h	70—100	59			
84—92 h		14			
76—80 h		56			
105—108 h		43			
	ca. 75		ca. 75		274
4	100	28		K = 66,7	146
3,5	100		67,9	*belegt nur beim 1., 2. oder 3. Oestrus	146
6	100		86,4*		
2—4	100			Saisonende	499
3,1 ± 0,5	93	64	84		497
16—21 (18,7)	100			Saisonbeginn	499
3—16 (13,9)	100			Saisonmitte	
15—23 (17)	100			Saisonende	
}2—5	67	59,4		Konzeptionsrate	411
}(4)	67	58,3		bei B: 82%	
	83	65,7		bei KB: 49%	
	50	47,5			
1—4	87	47	53	K = 71	409
2—4	96	54,5	79		
18. Tag	97	17*		*Relation Oestrus-Ovulation gestört	70
19. Tag	100	32*		*Ø 2,6 Lämmer, K = 1,1 Lämmer	69
52—95 h	100				83
64—96 h	96				

Tabelle 14

Tierzahl	Applikation		Tagesdosis		Zusatzbehandlung		
	Art	Dauer (Tage)	gesamt (mg)	mg pro kg	Präparat	Dosis (mg, I.U.)	Zeitpunkt
20	i.m.	17	10 jeden 2. Tag				
20	i.m.	17	10 jeden 2. Tag		PMS HCG	500 sc 600 i.m.	18. Tag 19. Tag
	i.m.	16	10		PMS HCG	500 i.m. 500 i.v.	17. Tag 18. Tag
45	i.m.	16	10		je 15 PMS	500	17. Tag
45	i.m.	16	20 jeden 2. Tag		je 15 PMS + HCG	250 + 250	17. Tag
45	i.m.	16	30 jeden 3. Tag		je 15 PMS + HCG	250 + 250	17. Tag
8	i.m.	12	40 jeden 3. Tag		FSH	25	13. Tag
10	i.m.	17	10				
10	i.m.	17	10		Oestr.	15	18. Tag
96	i.m.	16	10—20				
96	i.Ta.	16	20—40				
54	i.Ta.	16	500				
12	i.Ta.	16	800				
4	i.m.	6 × jeden 2. Tag	40				
4	i.m.	6 × jeden 2. Tag	40		PMS	750	17. Tag
8 Kontrollen							
4	i.m.	5täglich	100				
4	i.m.	5täglich	100		PMS	750	6. Tag

Letztere Applikationsart eignet sich besonders für die *wissenschaftliche* Anwendung der Individualsynchroinsation. Sie kommt dort zur Geltung, wo es gilt, die nach der Gestagenmedikation wieder anlaufenden Funktionen am Ovar und am Genitaltrakt sowie die Verhaltensfunktionen funktionell, biochemisch, morphologisch, histologisch oder histochemisch zu erfassen [106, 383, 462].

Besonders erwähnenswert sind hier die am *Schwein* durchgeführten Untersuchungen nach *Progesteron* und *Chlormadinon-acetatmedikation* in verschiedenen Dosierungen [462]. Neben dem Synchronisierungsgrad der Brunstfunktionen und des Funktionszustandes der Eierstöcke werden Auswirkungen auf das Eileiterepithel beschrieben. Maximaldosen *Progesteron* bewirken 8 Tage nach Injektionsende maximale Epithelhöhe und höchste Werte für neutrale Polysaccharide, am 1. Tag danach — ebenso wie *Chlormadinon-acetat* in höchsten Dosen — geringste alkalische Phosphataseaktivität. Am Uterus werden Einflüsse auf Höhe und Glykogengehalt des Oberflächen- und Drüsenepithels in Abhängigkeit von Gestagendosis und zeitlichem Abstand von der Gestagenmedikation vermerkt

(Fortsetzung)

Resultate				Bemerkungen, Beobachtungen, Nebenwirkungen	Referenz
Tage bis 1. Oestrus	% im 1. Oestrus	% Konzeption			
		im 1. Oestrus	im 2. Oestrus		
26	75		35	} unvollständige Cyclushemmung	458
2,8	60		42		
2,6	10 (90% Ovulation ohne Brunst)			Relation Oestrus*-Ovulation** gestört * Progesteron-abhängig ** PMS/HCG-abhängig	41, 272
	100	25	ca. 75	kein Einfluß von PMS und HCG auf die Konzeptionsrate	63, 64
	100	25	ca. 75		
	100	25	ca. 75		
	92				376
4,5	100			weitere Synchronisation über 3 Cyclen	142
2,5	100			anovulatorische Brunst, keine weitere Synchronisation	142
2—4	87,5	60		keine Cyclushemmung	448
2—4	18,0	8			
2—3	65,0*	37		*35% Ovulationen ohne Brunst	414
2—6	100	66,6			
3,5	100			Anzahl Lämmer: 1,25	446
3	100	75	100	1,5	
	100	75	87,5	1,0	
16	100			1,25	
17,2	100			1,25	

und am Scheidenepithel Veränderungen mit gleicher Tendenz wie am Eileiterepithel beobachtet. *Progesteron* unterschied sich in den benützten Dosen vom *Chlormadinon-acetat* durch einen stärkeren Reboundeffekt [462].

Ähnlich bedeutsam sind biochemische Untersuchungen über die Eileitersekretion beim *Schaf*, die nach Synchronisation gemacht und in Beziehung zu den unter normalen Cyclusbedingungen gewonnenen Ergebnissen gesetzt wurden. Als auffallendes Resultat wurde das Ausbleiben des oestrischen alkalischen Phosphataseanstiegs beim 1. Oestrus nach Synchronisation genannt [366].

Beim *Rind* post partum durchgeführte Untersuchungen dieser Art mit *Chlormadinon-acetat* (3 mg i.m., täglich für 18 Tage, beginnend am Tag 0, 8, 14 und 17 post partum, Ovariektomie und Uterusbiopsie am 21. Tag nach Behandlungsbeginn) galten der Frage der postpartalen Follikelentwicklung unter dem Gestageneinfluß. Bei Medikationsbeginn am Tag 0 verläuft sie ungestört. Bei Einsatz am Tag 8 wird sie völlig unterbunden. Bis zum Tag 14—17 degenerieren vorhandene Follikel, neue Follikel beginnen jedoch zu wachsen.

Tabelle 15. *Methoxyprogesteron-Acetat*

Tier-zahl (Typ)	Applikation		Tagesdosis		Zusatzbehandlung		
	Art	Dauer (Tage)	gesamt (mg)	mg pro kg	Präparat	Dosis (mg, I.U.)	Zeitpunkt
22	o	14	58				
22	o	14	75				
40	o	20	60				
35	o	14	50				
81	o	13	120				
8	o	15	60				
8	c	15	60				
8	o	15 + 10*	60				
22	o	14	75				
21	o	14	100				
20	o	14	25				
19	o	14	50				
20	o	14	75				
65	o	14	50				
20	o	15	60				
20	o	18	90				
144	o	15	0—40 60				
40	o	18—26	58				
16	o	17	60				
108	o		50				
471	o	14—16	50—60				
18	o	15	90				
15	o	15	90		PMS	1000	16. Tag
15	o	15	90				
15	o	15	90		PMS	1000	13.—14. Tag nach 1. Brunst
10	o	14	6,6				
10	o	14	20				
10	o	14	60				
19	o	17	50				
20	o	17	50		PMS + HCG	500 + 600	18. Tag 19. Tag
15	o	20	60				
15	o	20	60				
15	o	20	60				
15	o	16	30				
15	o	16	30				
15	o	16	30				
42	o	20	60				

zur Cyclussynchronisation beim Schaf

Resultate				Bemerkungen, Beobachtungen, Nebenwirkungen	Referenz
Tage bis 1. Oestrus	% im Oestrus	% Konzeption			
		im 1. Oestrus	im 2. Oestrus		
5	86		38*	*K = 38 (Konzeptionsrate bei Kontrollen)	209
2,5	92,5	KB 16* B 61*	92	*K = 50 *K — 49 Synchronisation hält über mehrere Cyclen an	214
3	83		42		122, 123
2—7,5	93	58		Anhaltende Synchronisation	58
2	100	62,5			116
3	100		75		
3	100	87,5		*mit 10 Tagen Abstand	
2—5	86,5	59	91		210
2—5	86	75,5	91		
1—4	75	35,5	65		
2—5	84,5	52,5	95		
2—5	85	40,0	85		
2—5	80	49,5	86		
3—5	95	84,2		Saisonmitte und Saisonende	122
3—5					
4—7			62*	*K = 67	524
2—10	72,5	45		Rahmani-Schafe, Ägypten	361
1—4	81,2	56	94*	*K = 87	1
1—3	94,7	67,7	97,1	*K = 90	87
1—8	81—97	92	93	ca. 15% gravider Tiere wiesen noch eine 2. Brunst auf	5
	56	72			355
	93	93			
	80		72		
	80		72		
2,8	100	70*		} Keine Cyclushemmung *K = 70 } unbefriedigende Cyclushemmung	458
2,1	79	60*			
2,6	60	43*			
	85	46	77*	*= B **= KB (Frischsperma) ***= KB (Konserv. sperma) †K = 91	36, 189
2—3	100	33	93**		
	100	7	80***		
	40	50	100*		
2—4	100	13	80**		
	100	0	100***		
3—5	81	77	86†		

Tabelle 15

Tierzahl (Typ)	Applikation Art	Applikation Dauer (Tage)	Tagesdosis gesamt (mg)	Tagesdosis mg pro kg	Zusatzbehandlung Präparat	Zusatzbehandlung Dosis (mg, I.U.)	Zusatzbehandlung Zeitpunkt
16	o	20	60				
16	o	8	60		PMS	750	9. Tag
16	o	8	60		PMS	750	1. Tag
17	o	8	60		PMS	750	1. und 15. Tag
73	o	8	60		PMS	750	1. und 15. Tag
20	o	18	60				
391	o	8	60		PMS	750	1. Tag
					PMS	750	10. Tag
37	o	12	10		FSH	25	
			30		FSH	25	}13. Tag
			60		FSH	25	
100	o	15	50—60		—		
104	o	14	50—60		FSH	20	15. Tag
16	o	10	50				
17	o	10	50		PMS	300	12. Tag
288	o	14	50—70				
20	o	14	200				
11	o	14	50—70		PMS	500	12. Tag
21	o	14	50—70		PMS	500	13. Tag
34	o	14	50—70		PMS	500	14. Tag
39	o	14	50—70		PMS	500	15. Tag
63	o	14	50—70		PMS+ HCG	250+ 250	13. Tag 13. Tag
20	o	14	50—70		PMS+ HCG	250+ 250	14. Tag 14. Tag
10	o	14	50—70		HCG	500	16. Tag
10	o	14	50—70		HCG	500	17. Tag
10	o	14	50—70		ECP	2	16. Tag
10	o	14	50—70		ECP	2	17. Tag
10	p	einmalig	200				
4	o	10	60				
4	o	10	60		PMS	750	11. Tag
40	o	18	58				
164	o	12	50				
159	o	14	50				

Als Behandlungsfolge wurde beim 1. Oestrus keine Glykogenakkumulation im Genitaltrakt beobachtet. An den Uterindrüsen wurde nicht ein Oestrusbild, sondern ein der Corpus luteum-Phase entsprechendes Bild vorgefunden [293].

Individualbehandlung post partum

Beim *Rind*, dessen Rentabilität erst nach der 4. Kalbung, häufig sogar erst nach der 4. Lactation gegeben ist, muß verständlicherweise der Zwischenkalbe-

(Fortsetzung)

Resultate				Bemerkungen, Beobachtungen, Nebenwirkungen	Referenz
Tage bis 1. Oestrus	% im Oestrus	% Konzeption			
		im 1. Oestrus	im 2. Oestrus		
2—6	82	62			36, 189
2—6	87,5	57			
2—6	82	69		Behandlungsschema:	
2—8	100	71	82	1. PMS: 1. Tag	
2—7	86,5	63	89††	2. MAP: 7.—14. Tag	
3—4	95	53		3. PMS: 15. Tag	
				††K = 90	
	100	82		Behandlungsschema: 1. Tag PMS, 2.—9. Tag MAP; 10. Tag PMS	35
2	80				376
			87,5*	*K = 75	239
			91,5**	**K = 55,4	
2—5	91	77	97	PMS blieb ohne Einfluß	200, 296 494
3—4	95	59		50% anoestrisch	107
5—20	50				
	100	55,5			
	81	62,0			
	88,5	32,5			
	95,5	72,0			
	83,0	70,0			
	70,0	35,0			
	50	30			
	70	40			
	100	20			
	100	30			
				259 Tage Cyclushemmung	130
2,7	100	75		0,75	446
2,7	100	75		1,0	
4,96	72,5	65,52		*Ovulation 100%	446
		70,8	89,4	Konzept. 1.—3. Oestrus: 99,0	220
		61,3	86,1	99,9	

abstand so kurz als möglich gehalten werden, um den ökonomischen Anforderungen zu genügen [205, 232].

Erfolgreich durchgeführter Selektion ist es dabei gelungen, trotz stetig gesteigerter Milchleistung frühzeitiges Wiedereintreten cyclischer Sexualfunktionen samt Konzeptionsbereitschaft sicherzustellen. Der Preis für die optimale Nutzung neuroendokriner Potenzen besteht in der mit der Milchleistung steigenden Tendenz zu Entgleisungen der wiederanlaufenden Ovarialfunktionen, auf deren Ursachen und Bedeutung bereits hingewiesen wurde (s. S. 807; [181, 327]),

Tabelle 16. *Megestrol* [a]-, *Melengestrol* [b]-, *Norethindron- Acetat* [c] *und*

Tierzahl	Applikation		Tagesdosis		Zusatzbehandlung		
	Art	Dauer (Tage)	gesamt (mg)	mg pro kg	Präparat	Dosis (mg, I.U.)	Zeitpunkt
48[a]	p	16	0,4 0,8				
96[a]	p	16	0,4 0,8				
96	i.Ta.	17	0,8 1,6				
72[b]	o	15	0,4 0,8 1,6				
12[c]	o	8—12		0,4			
80[d]	i.m.	einmalig					

Tabelle 17. *Chlormadinon-Acetat* [a] *und Fluorogeston-Acetat* [b]

Tierzahl (Typ)	Applikation		Tagesdosis		Zusatzbehandlung		
	Art	Dauer (Tage)	gesamt (mg)	mg pro kg	Präparat	Dosis (mg, I.U.)	Zeitpunkt
30[a]	o	18	0,5				
30	o	18	1,0				
39	o	18	2,0				
20[a]	o	18	0,25				
72	o	18	0,5				
279	o	18	1,0				
22	o	16	2,0				
22	o	16	4,0				
22	o	16	6,0				
9	o	18	25,0				
9	o	18	50,0				
9	o	18	75,0				
27[a]	o	16	5 20 25		PMS	1000	17. Tag
20[a]	p	einmalig	5				
20	p	einmalig	7,5				
20	p	einmalig	10				
10	p	einmalig	10		Prog.	10 i.m.	10., 12., 14. Tag
10	p	einmalig	10		MAP	100 o	10., 12., 14. Tag
10	p	einmalig	10				
10	p	einmalig	10		Prog.	10 i.m.	10., 12., 14. Tag
10	p	einmalig	10		MAP	100 o	10., 12., 14. Tag
10[a]	p	einmalig					

Hydroxyprogesteron-Capronat d *zur Cyclussynchronisation beim Schaf*

Resultate				Bemerkungen, Beobachtungen, Nebenwirkungen	Referenz
Tage bis 1. Oestrus	% im Oestrus	% Konzeption			
		im 1. Oestrus	im 2. Oestrus		
2—6	39	18		hemmt, aber synchronisiert nicht	448
2—6	42	16		hemmt, aber synchronisiert nicht	448
2—6	28	28			
	60			langfristige Hemmung, keine Synchronisation	524
2—4	83,5	41,5			234
				keine Synchronisation	412

zur Cyclussynchronisation beim Schaf

Resultate				Bemerkungen, Beobachtungen, Nebenwirkungen	Referenz
Tage bis 1. Oestrus	% im Oestrus	% Konzeption			
		im 1. Oestrus	im 2. Oestrus		
4—5	53	19			189
4—7	66	30			
4—7	65,5	44			
4,2	25			Keine Cyclushemmung ungenügende Cyclushemmung	496, 497
3,2	80	38	82		
4,6	72	36	82		
5,9	78	27	82		
7,4	95	23	77		
12,0	11			komplette, unbefristete Hemmung	
				nach 5—20 mg ist die PMS-Wirkung blockiert	500
				komplette Hemmung über ca. 60 Tg.	
15,5±5,6	100		80		24
14,1±6,2	85		45		
14,2±6,7	90		70		
2,7	90		50		
2,6	90		50		
16,1±1,1	70			keine Dissoziierung von Ovulation und Oestrus	
2,7	80				
3,3	90				
				Ø 129 Tage komplette Cyclushemmung	130

Tabelle 17

Tierzahl (Typ)	Applikation		Tagesdosis		Zusatzbehandlung		
	Art	Dauer (Tage)	gesamt (mg)	mg pro kg	Präaprat	Dosis (mg, I.U.)	Zeitpunkt
4 a	o	18	2,5				
4	o	18	2,5		PMS	750	19. Tag
7	o	10	2,5		PMS	1000	11. Tag
6	i.m.	10	2,5				
5	o	10	3,5		PMS	1000	11. Tag
6 Kontrollen							
12 a } Ziegen	o	10	1				
14	o	10	1				
24 b	p	16	0,1–0,4				
12 b	i. Ta.	10—30	50				
52	i. Ta.	17	30				
17 b	i. Ta.	14	10				
17	i. Ta.	16	10				
17	i. Ta.	18	10				
17	i. Ta.	14	20				
17	i. Ta.	16	20				
17	i. Ta.	18	20				
51 Kontrollen							
50 b	i. Ta.	14	11				
50	i. Ta.	14	20				
51 b	i. Ta.	14					
	i. Ta.	16	10				
	i. Ta.	18					
51	i. Ta.	14					
	i. Ta.	16	20				
51	i. Ta.	18					
395 b } Ziegen	i. Ta.	18—26	20—25				
105	i. Ta.	18—26	20—25				

sowie in der Neigung zu temporären, aber deletären Stoffwechselstörungen wie Ketosis, Lactationstetanie und Gebärparese.

Von verschiedener Seite ist daher erwogen worden, durch postpartale Gestagenverabreichung diese neuroendokrine Konkurrenzsituation temporär zu entlasten, um primär ein ungestörtes Einsetzen des für den gesamten Lactationsverlauf entscheidenden Milchleistungsanstiegs in den ersten Wochen post partum zu gewährleisten sowie sekundär nach Absetzen der cyclussynchronisationsgleichen Gestagenbehandlung das Anlaufen ungestörter, vollwertiger Ovarialfunktionen sicherzustellen [*68, 147, 182, 302*].

Gegen ein derartiges Vorgehen bestanden Bedenken wegen der Auswirkungen auf:
1. Milchproduktion,
2. Uterusinvolution und
3. auf die den Gestagen zugeschriebene erhöhte Infektionsbereitschaft.

(Fortsetzung)

Resultate				Bemerkungen, Beobachtungen, Nebenwirkungen	Referenz
Tage bis 1. Oestrus	% im Oestrus	% Konzeption			
		im 1. Oestrus	im 2. Oestrus		
5,2	100	50	25	Anzahl Lämmer: 1,0	
7,5	100	25	75	1,0	
15,5	85,7		71,4	0,71	446
1,6	100	33,3	16,6	0,5	
2,4	100	20	60	0,6	
		66,6		0,66	
				unwirksam	522
				unwirksam	
2—6	66	63			448
2—3	90	78		}keine Dissoziierung von Ovulation	414
2—6	100	73		}und Oestrus	
2	88,2	82,4	100	Anzahl Lämmer: 1,53	
1,7	88,2	47,1	76,2	1,19	
1,8	82,4	62,5	87,5	1,33	
1,5	93,8	66,7	93,3	1,36	65
1,1	94,1	50,0	81,3	1,27	
1,4	88,2	87,5	93,8	1,06	
		89,6	93,8	1,27	
2—3	92	56	100	1,3	139
}2—3	}88	}64	}88	1,35	
}2—3	}97,9	}68,1	}89,4	1,22	65
		89	93,8	1,27	
2—3	85			gute Konzeptionsrate; 3—5%	18
2—3	85			Tamponverluste	

Tabelle 18. *Norethindron-Acetat* [a], *Methoxyprogesteron-Acetat* [b] *und Chlormadinon-Acetat* [c] *zur Cyclussynchronisation bei der Ziege*

Tierzahl	Applikation		Tagesdosis		Zusatzbehandlung			Resultate				Referenz
	Art	Dauer (Tage)	gesamt (mg)	mg pro kg	Präparat	Dosis (mg, I.U.)	Zeitpunkt	Tage bis 1. Oestrus	% im Oestrus	% Konzeption		
										im 1. Oestrus	im 2. Oestrus	
12[a]	o	8—12		0,4				2—4	100	75		234
160[b]	o	16	50					3—4	80	60	77	296, 494
20[c]	i.Ta.	18	10—20					3—5	90			113a

Tabelle 19. *Progesteron zur*

Tierzahl (Typ)	Applikation Art	Dauer (Tage)	Tagesdosis gesamt (mg)	mg pro kg	Präparat	Dosis (mg, I.U.)	Zeitpunkt
5	p	14	12,5				
5	p	14	25				
5	p	14	50				
5	p	14	100				
9	p	14	25				
9	p	14	100				
28	p jeden 3. Tag	10	300				
20	p jeden 3. Tag	10					
5 ZW	p	14	25				
17 ZW	p	14—39	25				
18 ZW	p	10	25				
17 ZW	p	5	25				
30	p	17, 21	12,5				
28	p	17, 21	37,5				
24	p	17	112,5				
	o		bis 1000				
	p Impl.			—5			
9	p	10		0,6	LH+ DÄS	61 0.05/kg	60 Std nach Prog.
8	p	10		0,6	LH	375	2.—6. Tag nach Prog.
9 ZW	p	10		0,5	LH+ DÄS	3	
6 ZW	p	10		0,5			nach Prog.
13 ZW	p	10		0,5	LH	500-1000	6.—8. Tag nach Prog.
3 ZW	p	10		0,5			

ad 1. Die bei der *Frau* unter höherdosierter und längerfristiger Gestagenbehandlung nicht allzu seltene Galaktorrhoe gab bereits zur Vermutung Anlaß, daß Gestagene, ähnlich dem Reserpin, den hypothalamischen Prolactininhibitor arretieren [26].

Eigene Erfahrungen beim Rind haben den günstigen Einfluß der Gestagenbehandlung und kurzer Zwischenkalbezeiten [402] auf die Milchleistung zu bestätigen vermocht [182].

ad 2. Am *Kaninchen* konnte gezeigt werden, daß der Progesteronsturz zur Geburt (verursacht durch Ablösung und Ausstoßung der Placenta) die Freisetzung proteolytischer und anderer abbauender Fermente bewirkt. Damit wird der Uterusinvolutionsprozeß in Gang gesetzt [172].

Cyclussynchronisation beim Schwein

Resultate				Bemerkungen, Beobachtungen, Nebenwirkungen	Referenz
Tage bis 1. Oestrus	% im Oestrus	% Konzeption			
		im 1. Oestrus	im 2. Oestrus		
3—5 —7 6—7				alle Behandlungen ab 15. Cyclustag keine Cyclushemmung Cyclushemmung und Cystenbildung Cyclushemmung und Cystenbildung Cyclushemmung, keine Cysten	*480*
	11 — 100	44,5	—	Behandlung ab 15. Cyclustag 80% Cystenbildung Behandlung ab 15. Cyclustag keine Cystenbildung, gesteigerte Ovulationsrate	*19*
7,4		57 B 57 KB		Wurfgröße: Ø 9 Wurfgröße: Ø 12	*167*
6 4—6 4—6 3—7	100 78,6 95 100	45		Behandlung ab 10.—15. Cyclustag Behandlung ab 10. Cyclustag Behandlung 2.—18. Cyclustag Behandlung 8.—11. Cyclustag, Synchronisation unbefriedigend	*455, 463*
4,5 (2—7) 3,7 (2—7) 4,5 (2—7)	37,5 52,9 64,3			bei 13,3% keine Cyclushemmung	*462*
				ca. 60% Oestrusunterdrückung, aber keine Ovulationshemmung	*105*
				Anwendung als Mikrokristallsuspension oder Implantate wirkungslos	*462*
				Zusammenfassung: Keine Verbesserung der Synchronisation von Ovulation und Oestrus. LH induziert Ovulation und hemmt Oestrus. Zum Teil erhebliche Cystenbildung	*455*

Progesteron, unmittelbar nach Geburt verabreicht, vermag diesen Prozeß zu unterbinden; bereits 24 Std später ist Progesteron nicht mehr in der Lage, den in Gang gekommenen Involutionsprozeß zu beeinflussen [*171, 172*].

Beim *Rind* haben Kastrationen 24 Std post partum bestätigt, daß die Uterusinvolution ein anscheinend von Ovarialfunktionen und Ovarialhormonen unabhängiger Vorgang ist [*431*]. Wie eigene Untersuchungen zu zeigen scheinen, ist die Uterusinvolution beim Rind nebennierenrindenhormonabhängig.

ad 3. Im Sexualcyclus sollen Gestagene für die in der 2. Cyclushälfte experimentell nachweisbare *erhöhte Infektionsbereitschaft* bei *Rind* [*197, 198, 421a*] und *Kaninchen* [*24a, 34, 198, 255a*] verantwortlich sein. Dabei wird auf die durch Gestagene verminderte Leukocytenauswanderung ins Uteruslumen hingewiesen

Tabelle 20. *Hydroxyprogesteron-Acetat* [a], *Methoxyprogesteron-Acetat und*

Tier-zahl	Applikation		Tagesdosis		Zusatzbehandlung		
	Art	Dauer (Tage)	gesamt (mg)	mg pro kg	Präparat	Dosis (mg, I.U.)	Zeitpunkt
5 [a]	o			2			
6 [a]	o			4			
8	o	24		3,5			
5	o	16	12,5				
5	o	16	25,0				
20	o	16	50,0				
15	o	16	100,0				
5	o	16	50				
5	o	16	100,0				
5	o	16	200,0				
5	o	16	400				
68	o	15					
36	o	15		1,0			
9	o	15		1,0			
18	o	27		3,3			
258	o	9	120				
193	o	10—22	50—400				
253	o	9	500		HCG	500—2000	10. Tag
186	o	9—10	500		HCG	500	10. Tag
					HCG + DÄS		
42	o	12	500		Oestr.	10 i.v.	4.—6. Tag nach MAP
31	o	9 10.—19. Tag		1,25	Mestr.	16	1.—9. Tag
	o	15		0,7—1,1			
11 [b]	o	15		0,6			
11 [b]	o	15		1,0			

sowie auf die Polysaccharidanreicherung in den Leukocyten, die deren Abwehrfunktionen beeinträchtigen sollen [*198*].

In den bislang durchgeführten individuellen Gestagenbehandlungen post partum ist eine kritische, registrierbare Erhöhung der puerperalen Infektionsbereitschaft nicht beschrieben worden [*68, 147, 182, 293, 302, 476*].

Δ6-Methoxyprogesteron-Acetat b *zur Cyclussynchronisation beim Schwein*

Resultate				Bemerkungen, Beobachtungen, Nebenwirkungen	Referenz
Tage bis 1. Oestrus	% im Oestrus	% Konzeption			
		im 1. Oestrus	im 2. Oestrus		
4,4	100			3/5 Oestrushemmung 5/6 Oestrushemmung keine Cystenbildung	333
87 h 96 h	80 80 20			keine Cyclushemmung 7% Cysten } bei Schlachtung 2% Cysten } am 16. Tag 35% Cysten } 42% Cysten } bei Schlachtung nach 25% Cysten } Oestrus	137
3—5	94	37			136
4,5 3—14 5—9	89 89 89	47 66 7	80	Futter limitiert Futter nicht limitiert Futter limitiert	336
		66,6	71*	*K = 78; Wurfgröße K: 10,2 Wurfgröße V: 9,2	107
2—9	80 (—20)	67 (—0)		unter 75 und über 200 mg: Cystenfrequenz gesteigert;	137
	*	*56		*100% Ovulationen ca. 42 Std nach HCG, aber ohne Begleitoestrus. Konzeption aus KB zu diesem Zeitpunkt	109, 107
2—3	* 43	**88 **82		*94% Ovulationen ohne Begleitbrunst, 40 Std nach HCG **% befruchteter Eizellen nach KB zu diesem Zeitpunkt K = 79	110, 111
				Dissoziierung von Ovulation und Oestrus sowie Cystenfrequenz nicht beeinflußt	260
3—10	74,5	78*	89*	*aus einem Teilversuch mit 11 Tieren	189, 375
			83	zweite Brunst noch gut synchronisiert	375
2—6 2—6	90 100	27 27	100 91	80% Cysten 20% Cysten	189, 375

Bei den mit Gestagen in dieser Indikation beim *Rind* bislang durchgeführten Untersuchungen (s. Tabelle 23b) haben sich *Progesteron*, *Norethindron-acetat* und *Chlormadinon-acetat* als geeignet erwiesen.

Wirtschaftliche Erwägungen reduzieren die praktische Anwendung auf die letztgenannte Substanz.

Tabelle 21. *Chlormadinon-Acetat und Fluorogeston-Acetat* [a]

Tier-zahl	Applikation		Tagesdosis		Zusatzbehandlung		
	Art	Dauer (Tage)	gesamt (mg)	mg pro kg	Präparat	Dosis (mg, I.U.)	Zeitpunkt
118	o	18	3,25 16,5 25,0 32,5 50,0 97,5 540,0				
16	o	18	25 32				
29	o	17/21	1				
28	o	17/21	3				
26	o	21	9				
40	o	18	25		Mestr.	1—15	18, zusammen mit CAP
128	o	10 nach DÄS	50		DÄS	25	10, vor CAP
40 [a]	p	20	1,2 6,0 30,0				
6	o	10	1				
6	o	10	3		Oestradiol-valerianat	2 mg	13. Tag
12	o	10	6		Testosteron-Oenanthat	5 mg	
30	o	18	6				
20	o	10	25		Mestranol HCG Oestradiol	1 mg 500 I.U. 1 mg	täglich gleichzeitig 13. Tag
20	o	10	125		Mestranol HCG Oestradiol	5 mg 500 I.U. 1 mg	täglich gleichzeitig 15 Tage

Als optimaler Behandlungsbeginn sind der 10.—15. Tag post partum, als optimale Behandlungsdauer 18—20 Tage zu benennen. Möglicherweise ist der Erfolg dieser Behandlungsform, der in signifikant verkürzter Zwischenkalbezeit und in der Sterilitätsverhütung zum Ausdruck kommt [182], Ergebnis eines „Aufstaueffekts". Die Ausschüttung des LH, dessen Produktion und Freisetzung nach der Geburt nur langsam wieder anzulaufen beginnt [470], wird zeitweilig unterbunden. Nach Absetzen der Medikation wird es in genügender Quantität freigesetzt [250].

Methoxyprogesteron-acetat und *Hydroxyprogesteroncapronat* scheinen das Auftreten der 1. Brunst eher zu verzögern als zu beschleunigen (s. Tabelle 23b);

zur Cyclussynchronisation beim Schwein

Resultate				Bemerkungen, Beobachtungen, Nebenwirkungen	Referenz
Tage bis 1. Oestrus	% im Oestrus	% Konzeption			
		im 1. Oestrus	im 2. Oestrus		
3—7	68	0		keine vollständige Hemmung vollständige Cyclushemmung; ca. 20% Cysten; % mit Dosis ansteigend	501
3,5 3,14 2,6	10,0 63,1* 64,3**			24,1% 17,9% } Brunst während der Medi- 15,9% } kation Cysten: *18,2%, **10%	462
2—10	35			In allen Gruppen Cysten, die die Fertilität nicht beeinflussen sollen HCG-Zusatz (500 I.U.) erhöht Cystenzahl	380
6,2 ± 1,2	75	55	74	15,6% der so behandelten Tiere bleiben anoestrisch; 1 Tier mit Cysten	488, 489 503
6,4 10,3 50,0	70 40 10			sehr hoher Prozentsatz Cysten	114
	5	100	20	keine Oestrusunterdrückung keine Oestrusunterdrückung alle Tiere hatten ovuliert (Laparoskopie)	522
3—6	80	∅	∅		134
4,9 (4—7)	65	∅	∅	bei Schlachtung am Tag 20: 80% Cysten	382
6,9 (6—9)	35	∅	∅	am Tag 22: 65% Cysten	382

Melengestrol-acetat erscheint durch den hohen Prozentsatz induzierter Ovarialcysten für diesen Einsatz weniger geeignet.

c) Oestrussynchronisation zur Auslösung von Polyovulation und zur Embryonaltransplantation

Sinn und Möglichkeiten dieser zootechnischen Maßnahmen sind bereits auf S. 845 dargelegt worden.

Ihre wirtschaftliche Bedeutung ist noch unklar, ihre wissenschaftliche dagegen unbestritten [*320, 455*].

Tabelle 22. *Norethynodrel (+1,5% Mestranol)*[a], *Norethindron-Acetat*[b]

Tierzahl	Applikation		Tagesdosis		Zusatzbehandlung		
	Art	Dauer (Tage)	gesamt (mg)	mg pro kg	Präparat	Dosis (mg, I.U.)	Zeitpunkt
9a	o			0,08			
15	p	8, ab 17. Tag		0,04			
				0,1			
				0,3			
				0,5			
12b	o	10		0,5			
12	o	10		0,4			
18	o	10		0,75			
3	o	10		0,75	Oestr. +	15	6.—10. Tag
					HCG	500	11. Tag
4	o	10		1,0			
3	o	10		2,0			
2	o	10		2,0	Oestr. +	15	6.—10. Tag
2	o	10		4,0	HCG	500	11. Tag
7b	o	8	50				
7	o	8	100				
24c	p	einmalig		0,25—0,5			
7c	p	einmalig		0,25	Prog.	12,5	11. und 12. Tag
28b	o	10	50				
8	o	10	50		HCG	1000	14. Tag

Die in den Tabellen 9—23a angegebenen Gestagene und Anwendungstechniken bilden die Voraussetzung für termingerechte Gonadotropinverabreichung zur Polyovulationsauslösung, für Besamung, Eileiterspülung, Übertragung auf den Empfänger und die erfolgreiche Implantation samt Austragung.

Während bei *Rind*, *Schaf* und *Schwein Polyovulation* nach synchronisierter Brunst leicht auslösbar ist [216, 436], ist die *Eitransplantation* als Routineverfahren bis heute nur bei *Schaf* und *Schwein* [422, 455], nicht dagegen beim *Rind* möglich, wo nur sehr vereinzelte Erfolge verbucht werden konnten [436].

Beim *Schaf* läßt sich eine Transplantation des Embryos bis zum 9. Tag nach Konzeption mit 75% Erfolg bei extrakter Synchronisation des Spender- wie des Empfängercyclus durchführen. Cyclusdifferenzen bis zu 2 Tagen bieten noch gute Überlebenschancen, während eine 3 Tage-Differenz nur noch 8% übertragener Graviditäten ermöglicht [422].

Beim *Schwein* hat die Technik der Eiübertragung erlaubt, durch Übertragung von Embryonen aus genetisch definierten Zwergrassen in Normalsauen und aus Normalsauen in Zwergschweinsauen zu beweisen, daß das intrauterine Größenwachstum unabhängig von der Erbmasse vom mütterlich-uterinen Milieu bestimmt wird, während das postnatale Wachstum bei normalen Umweltbedingungen ausschließlich von der Erbmasse bedingt ist [455]. Bei optimaler Synchronisierung von Spender und Empfänger gelten beim *Schwein* ähnliche zeitliche Abhängigkeit wie beim *Schaf* [455].

Wirtschaftliche Bedeutung hat dagegen unter bestimmten Bedingungen die durch Gonadotropine im Anschluß an die Cyclussynchronisation erzielbare „be-

und Norethindron-Oenanthat c zur Cyclussynchronisation beim Schwein

Resultate				Bemerkungen, Beobachtungen, Nebenwirkungen	Referenz
Tage bis 1. Oestrus	% im Oestrus	% Konzeption im 1. Oestrus	im 2. Oestrus		
2—5	80	55		Keine Cyclushemmung	10
8—10	70	68	72		
8—9	92		42		234
5—7	92		65		
8—12	89		44,5		
3	100				
14	33			75% Cysten	
14	33				
3	100				
3					
4,3	86			eine kleine Cyste	455
5,8	86				
				keine Synchronisation, extreme individuelle Unterschiede im Wiederauftreten des Oestrus	234, 455
11-31	86			keine Synchronisation	455
6—8		71.5*		*künstliche Besamung	522
6—8		62.5*			

schränkte Polyovulation", wobei nur so viel Eizellen mehr als normal induziert werden sollen, als der Uterus erfahrungsgemäß aufnehmen und austragen kann. Diesem beim *Schaf* [312] (s. auch Tabellen 14—18 und 24—27) erfolgreich praktizierbaren Verfahren sind beim *Rind* anscheinend Grenzen gesetzt [438].

4. Oestrusinduktion im brunstfreien Intervall

Beim *saisonoestrischen Schaf* (die wirtschaftlich bedeutsamsten Schafrassen haben eine vom Spätsommer bis Frühwinter reichende Brunstsaison) besteht der Wunsch, durch Oestrusinduktion in der brunstfreien Zeit die Wirtschaftlichkeit zu verbessern. Da es einige *permanent oestrische Schafrassen* gibt bzw. Rassen mit einer weiteren Brunstsaison im Frühjahr, gilt das Bemühen nicht so sehr einem völlig ruhenden, als einen möglicherweise bereits sensibilisierten, aber nur unterschwellig stimulierten Organismus.

Die Gonadotropinanwendung allein hat sich daher als nicht ausreichend erwiesen. Reproduzierbare Erfolge waren nur bei vorheriger Gestagenanwendung zu erzielen (s. Tabellen 24—27).

Dafür geeignete Gestagene lassen sich im sog. *Oestrusverhaltenstest* [318, 319, 384, 406, 407, 412, 415, 416, 516] ausfindig machen. Bei *kastrierten Schafen* vermögen Oestrogene nur nach vorheriger Gestagenverabreichung ein psychisches und klinisches Oestrusvollbild auszulösen. Gestagene, die hier im vorhergegebenen Schema Progesteron vollwertig ersetzen können, sind erfahrungsgemäß in gleicher Dosierung und Anwendungstechnik zur Brunstinduktion wie zur Cyclussynchronisation geeignet. So kann z.B. *Hydroxyprogesteroncapronat* in diesem Test Pro-

Tabelle 23a. *Cyclussynchronisation mit Gestagenen bei Rind, Schaf (Ziege) und Schwein. Übersichtstabelle, zusammengestellt aus den in Tabellen 9—22 detailliert dargestellten Ergebnissen*

Substanz	Rind			Schaf/Ziege			Schwein		
	Applikationsart	mg/kg	mg/total	Applikationsart	mg/kg	mg/total	Applikationsart	mg/kg	mg/total
Progesteron	i.m.	0,1	30—60	i.m.	0,15	10—12,5 20—25 jeden 2. Tag 40—50 jeden 3. Tag	i.m.	1,0	100—200
Methoxyprogesteron-Acetat	oral	0,5	180—240	oral	0,75	50—75	oral	1,0	100—200
Hydroxyprogesteron-Acetat							oral	4,0	
Δ6-Methoxy-progesteron-Acetat	oral			i.m. i.Ta.	0,4* 0,8*		oral	0,6	
Melengestrol-Acetat	oral	0,4		oral	0,025	0,4*			
Chlormadinon-Acetat	oral	0,05	10	oral i.Ta.	0,033	2,5 20	oral	0,15	15—25
Fluorogeston-Acetat	i.Ta.		120	p. i.Ta.	0,1	20	in DMSO		
Norethindron-Acetat	oral	0,4	150—225	oral	0,4	30—45	oral	0,4	50—100
Norethindron-Oenanthat	i.m. einmalig	0,3					i.m. einmalig	0,25*	
Norethynodrel	oral	0,8					oral/i.m.	0,5**	

* Starke Cyclushemmung, aber kein synchronisierter Cyclusstart.
** Keine Synchronisierung.

gesteron nicht ersetzen [*410*, *412*], was auch die Anwendung in der Praxis bestätigt hat.

Bedeutsam ist, daß für diesen Test die gleichen jahreszeitlichen Variationen der wirksamen Dosierung gelten, wie sie am unkastrierten Tier beobachtet wurden (s. S. 846; s. Abb. 9). Für eine mit sechsmal 20 mg Progesteron (in 2tägigem Abstand) plus 15,6 μg Oestradiolbenzoat angegebene Standardprozedur ist eine optimale Reaktion im Spätsommer-Frühherbst, eine minimale Oestrusinduktion im Winter-Frühjahr charakteristisch [*384*]. Andererseits wird die Intensität der Reaktion durch die Anwesenheit männlicher Tiere nicht beeinflußt [*284*].

Je nach dem Zeitpunkt, in dem das *Verfahren zur Brunstinduktion* (Gestagenverabreichung, die nach Dosis und Zeitplan einer Cyclussynchronisation entspricht, plus ein- oder zweimaliger Gonadotropingabe im zeitlich richtigen Abstand), wird unterschieden zwischen der

1. Brunstinduktion im freien Intervall (Frühjahr),
2. Brunstinduktion vor der Saison (Frühsommer),
3. Brunstinduktion während der Lactation,
4. Brunstinduktion nach dem frühzeitigen Absetzen.

Dabei soll die induzierte Brunst möglichst synchronisiert auftreten, um die bekannten Vorteile dieses Verfahrens gleichzeitig wahrnehmen zu können.

ad 1. Ziel des Verfahrens ist *eine zweite Lammperiode pro Jahr*, um vorhandene Potenzen und Weidemöglichkeiten auszunützen.

Benutzte *Gestagene, Anwendungstechniken*, die zeitliche Verteilung der Gonadotropingaben sowie die erzielbaren Erfolge sind in den Tabellen 24—27 zusammenfassend dargestellt.

Der *Tampontechnik* ist auch hier unter Praxisbedingungen der Vorrang einzuräumen. Nur kleine Herden können durch Injektion oder orale Medikation versorgt werden. Als technisches Handikap bleibt trotzdem — auch nach Tamponeinsatz — die *Notwendigkeit der Gonadotropininjektion*. Dabei hat die Doppelinjektion mit 16 Tagen Abstand die die größten Erfolge aufzuweisen (s. Tabelle 26). Grundsätzlich liegen die Oestrus- und die Konzeptionsrate nach Induktion unter den Erfolgen nach Synchronisation mit den gleichen Wirkstoffen während der Saison. Unter den Werten während der Saison bleibt auch die Anzahl geborener Lämmer. Trotzdem gewinnt das Verfahren ständig an Bedeutung, da die Investition auch bei „reduzierter" Fertilität voll gerechtfertigt ist.

ad 2. Die *Vorverlegung des Saisonbeginns* soll die Vorteile eines frühen Ablammtermins mit schlachtreifen Lämmern für den Frühjahrsmarkt mit den Vorteilen der Cyclussynchronisation verbinden. Verwendete Gestagene, Erfahrungen und Erfolge sind den Tabellen 24—27 zu entnehmen.

Das Verfahren wird häufig bei *Jungschafen* eingesetzt, bei denen die 1. Brunstsaison durch „stille", d.h. brunstlose Ovulationen eingeleitet wird und während der Saison meist nur eine Brunst, nur in 25% eine 2. und nur in 10% eine 3. Brunst beobachtet werden kann [442]. Damit soll eine optimale und frühzeitige Nutzung der heranwachsenden Generation gewährleistet werden.

ad 3. Die *Brunstinduktion bei lactierenden Schafen* entsprechend den unter 1. benannten Gesichtspunkten gelingt (s. Tabellen 24—27), ist jedoch durch eine niedrige Konzeptionsrate gekennzeichnet. Es hat nicht an Erklärungs- und Substitutionsversuchen gefehlt; eine wirklich befriedigende Antwort ist nur der zunehmenden Konzeptionsrate mit zunehmendem Abstand zur Ablammung zu entnehmen, die der Uterusinvolution eine bedeutende Rolle für den Erfolg der induzierten Konzeption zuerkennt. In Substitutionsversuchen sind Oestrogene und Gestagene eingesetzt worden, ohne wirklich wirtschaftlich interessante Ergebnisse erzielen zu können (Tabelle 28).

Die wirtschaftliche Bedeutung der drei genannten Brunstinduktionsverfahren liegt in der Möglichkeit ihrer Kombination in der Form von Managementverfahren, die wenigstens 3 Ablammperioden in 2 Jahren gewährleisten. Hier ist der Erfolg ebenfalls an das Vorhandensein eines Besamensservices gekoppelt, da Schafböcke zwar außerhalb der Saison fertil sind, aber nicht optimal einsatzfähig erscheinen.

ad 4. Die *Brunstinduktion nach frühzeitigem Absetzen* stellt eine Sonderform des Verfahrens dar, die weitgehend auf die Karakul-Schafzucht (Persianerlammproduktion) beschränkt ist.

Hier wird das neugeborene Lamm möglichst bevor es durch Saugen die Lactation in Gang gesetzt hat, der Verwertung zugeführt. Um die Rentabilität der Produktion zu steigern, besteht großes Interesse daran, eine rasche Wiederbelegung des Muttertieres zu erzielen.

Progesteron und *Chlormadinon-acetat* sind erfolgreich eingesetzt worden, diesem Ziel näher zu kommen (s. Tabellen 24 und 26). Als Zusatzbehandlung hat sich unter den verschiedenen Varianten (Oestrogene und Gonadotropine vor oder nach den Gestagenen) nur die PMS-Nachbehandlung als notwendig und in Dosisabhängigkeit wirkungsvoll erwiesen (s. Tabellen 24—27).

Tabelle 23b. *Oestrussynchronisation als*

Tierzahl (Typ)	Applikation			Tagesdosis (mg)	Zusatzbehandlung		
	Beginn (Tage p.p.)	Art	Dauer (Tage)		Präparat	Dosis (mg, I.U.)	Zeitpunkt (Tag)
Progesteron:							
10 FK	5	i.m.	11	50	Oestr.	10	17.
10 FK	14	i.m.	11	50	Oestr.	10	26.
10 FK	32	i.m.	11	50	Oestr.	10	35.
10 FK	*Kontrollen*						
		i.m. Reposital-Progesteron	einmalig				
18 F	12	i.m.	12	50			
20 F	25	i.m.	einmalig		Oestr.	10	25.
20 F	12	i.m.	12	50	Oestr.	10	25.
20 F	*Kontrollen*						
Hydroxyprogesteroncapronat:							
21 M	1	i.m.	36	100 2 × täglich			
18 M	*Kontrollen*						
Methoxyprogesteron-Acetat							
FK	9.—16.			180			
19 B	25	0	18	180			
19 B	*Kontrollen*						
Melengestrol-Acetat:							
49	7	0	18—	0,4—0,5			
	32	0	20	0,6			
137				1,0			
Chlormadinon-Acetat:							
43	15	0	20	10			
Norethindron-Acetat:							
26	10	0	20	150			

Nachteil dieses Verfahrens ist die Mehrlingsinduktion [506]. Sie bringt wegen der Kleinheit der Felle Nachteile. Sie ist wegen der bei spontaner Ovulation stets zu beobachtenden Einlingsgravidität unerwünscht, aber mit erfolgreichen Oestrusinduktionsverfahren kaum zu verhindern.

5. Beeinflussung der Wurfgröße bei polyovulatorischen Haustieren

Es wurde bereits darauf hingewiesen, daß bei polyovulatorischen Haustieren, voran dem *Schwein*, stets mehr Eizellen ausgestoßen und befruchtet als ausgetragen werden (s. S. 814). Wie umfangreiche Schlachtversuche gezeigt haben,

Individualbehandlung beim Rind post partum

Resultate					Bemerkung	Referenz
Tage p.p. bis zur 1. Ovulation	Tage p.p. bis zum 1. Oestrus	% Konzeption				
		im 1. Oestrus	im 2. Oestrus	in 90 Tagen p.p.		
29,9	22,3				56,2 Konzeption	147
37,6	28,6				47,7	
41,1	42,9				66,4 Tage p.p.	
49,5	53,4				87,4	
						141
					Uterusinvolution (Tag)	
33	41	49*			39 (22—71)	144
30	27	48*			38 (22—62)	
31	27	48*			36 (22—53)	
44	49	57*			47 (22—51)	
					*Abstand Partus-Konzeption	
63,2	70,0	70,6				150
40,7	48,0	69,2				
	74,9	64,7				526
						476
	8,6*			78***	*nach Behandlungsende	68
	4,05*			82,5**	**in 110 Tagen	302
					***in 80 Tagen	
					13% aller behandelten Tiere behalten Ovarialcysten	
3—4	10—12				Konzeptionsabstand: behandelte Tiere: 352,6 Tage unbehandelte Tiere: 447,3 Tage behandelte Tiere vor Behandlung: 402,6 Tage	182
					da erst bei 2. Brunst belegt, Güstzeit: 92,5 Tage bei erheblicher Sterilitätsverminderung und Verkürzung der Zwischenkalbezeit	182

beträgt bis zum 56. Graviditätstag die embryonale Verlustrate bei der Sau ca. 27% [21, 39, 78]. Dazu kommen als wirtschaftlich bedeutsamer Faktor 4—5% Totgeburten normalausgebildeter Feten [21, 321]. Es hat darum nicht nur an therapeutischen, sondern auch an großangelegten zootechnischen Untersuchungen gefehlt, durch Gestagensubstitution die Wurfgröße zu verbessern, da bekanntermaßen der Uterus durchaus in der Lage ist, eine größere Anzahl an Embryonen zu implantieren und auszutragen. Inwieweit mangelhafte endogene *Progesteronproduktion* für die zu beobachtende Fertilitätsminderung verantwortlich zu machen ist, wurde bereits diskutiert (s. S. 847).

Tabelle 24. *Progesteron*

Tierzahl (Typ)	Applikation		Tagesdosis		Zusatzbehandlung		
	Art	Dauer (Tage)	gesamt (mg)	mg pro kg	Präparat	Dosis (mg, I.U.)	Zeitpunkt

a) Im brunstfreien

Tierzahl (Typ)	Art	Dauer (Tage)	gesamt (mg)	mg pro kg	Präparat	Dosis (mg, I.U.)	Zeitpunkt
9	sc	einmalig	30		PMS	500	4. Tag
9	sc	1. und 4. Tag	30		PMS	500	8. Tag
9	sc	1., 4., 8. Tag	30		PMS	500	12. Tag
9	sc	1., 4., 8., 12. Tag	30		PMS	500	16. Tag
9	sc	1., 4., 8., 12., 16. Tag	30		PMS	500	20. Tag
9	sc	1., 4., 8., 12., 16. Tag	30				
20	i.m.		25		PMS	1000	5. Tag
20	i.m.		25		PMS	1000	5. Tag
					PMS	1000	21. Tag
20					PMS	1000	1. Tag
					PMS	1000	16. Tag
6	i.m.		12,5				
6	i.m.		12,5		PMS	1000	4. Tag
6	i.m.		12,5 + 75,0		PMS	1000	4. Tag
18	i.m.		12,5		PMS	750	4. Tag
					Oestr.	0,015	
18	i.m.		12,5		PMS	750	4. Tag
18	i.m.		12,5		PMS	750	7. Tag
					Oestr.	0,015	
18	i.m.		12,5		PMS	750	7. Tag
18	i.m.	einmalig	75		PMS	750	4. Tag
					Oestr.	0,015	
18	i.m.	einmalig	75		PMS	750	4. Tag
18	i.m.	einmalig	150		PMS	750	7. Tag
					Oestr.	0,015	
24	i.m.	einmalig	280		PMS	1000	16. Tag
24	i.m.	einmalig	280		PMS	1000	16. Tag
					Oestr.	0,2	18. Tag
45	i.m.	8	5		PMS	1000	9. Tag
28	i.m.	8	5		PMS	1000	9. Tag
					HCG	750	10. Tag
8	sc	1., 4., 8., 12. Tag	40		FSH	25	16. Tag
60	i.m.	5	25		PMS	750	7. Tag
100	i.m.	7	25		PMS	750	9. Tag
78	i.m.	1., 3., 5., 7. Tag	40		PMS	750	9. Tag
221	i.m.	1., 4., 7., 17., 21., 24. Tag	50		PMS	750	10. Tag 27. Tag
	i.m.	1. Tag 4. Tag 8. Tag	80 20 20		PMS	1200	10. Tag 26. Tag
56	i.m.	1., 4., 7. Tag	50		PMS	850	9. Tag
30	i.m.	1., 4., 7. Tag 11., 14., 17. Tag	50 12,5		PMS	750	19. Tag
443	i.m.	7	25		PMS	750	9. Tag

zur Oestrusinduktion beim Schaf

Resultate				Bemerkungen, Beobachtungen, Nebenwirkungen	Referenz
Tage bis 1. Oestrus	% im Oestrus	% Konzeption im 1. Oestrus	im 2. Oestrus		

Intervall

1—2	33	0*		*% befruchteter Eier	102
1—2	66	37,5			
1—2	66	55,6			
1—2	100	60,0			
1—2	100	53,3			
4—5	44	60,0			
	90		39		405
	95		26		
	80		50		
	0				
	80		50		
2—3	50		16		408
2	82		50		
2—3	82		50		
2	72				408
2	33	5			
2	100	22			
2	100	5			
2	11	11			
2	11	5,5			
2	17	5,5			
	46	12,5			499
	87	17			
	93	13			29
	75	14			
2	62	25			376
1—3	60	10			173, 174
1—4	71	29			
1—5	62	20,5			
2—8	93,5	63,6			175
	48,1	13,9	49,3		288
	75	96,5		jugendliche Schafe im 1. Winter	143, 144
	26,5	16,8			
1—5	99	80	90		143, 144

Tabelle 24

Tierzahl (Typ)	Applikation		Tagesdosis		Zusatzbehandlung		
	Art	Dauer (Tage)	gesamt (mg)	mg pro kg	Präparat	Dosis (mg, I.U.)	Zeitpunkt
300	i.m.	1., 4., 7. Tag	50		PMS	750	9. Tag
15	i.m.	1., 4., 7. Tag	30		PMS	750	9. Tag
15	i.m.	2., 6., Tag	40		PMS HCG	500 500	9. Tag
15	i.m.	einmalig	100		PMS HCG	500 500	9. Tag
30	i.m.	6	12,5		PMS	750	7. Tag
30	i.m.	3	50		PMS	750	4. Tag
26	i.m.	3	50		PMS	850	4. Tag
15	i.Ta.	10	400		PMS PMS	1000 1000	10. Tag 26. Tag
15	i.Ta.	13	400		PMS PMS	1000 1000	14. Tag 30. Tag
53	i.m.	5	25		PMS	1000	7. Tag
45	i.m.	einmalig	30		PMS	400	4. Tag
16,402	i.m.	3 mal in 6 Tagen (8.—12. Tag)			PMS Oestr. PMS		1. Tag 1. Tag 15. Tag
							b) In der
8	p	10	10		PMS	1000	11. Tag
8	p	10	10		PMS Oestr.	1000 0,5	11. Tag
20	p	1., 4., 7. Tag	50		PMS	750	8. Tag

In den meisten Experimenten mit der Zielsetzung, die Wurfgröße zu beeinflussen, wurden die belegten Sauen 25—56 Tage nach Graviditätseintritt geschlachtet und die Relation vorhandener Corpora lutea zu vorhandenen Embryonen als Ausdruck des Behandlungserfolges gewertet. In diesem System erwiesen sich

a) *Progesteron* allein als wenig wirksam [185, 459],

b) *Progesteron* gekoppelt mit *Oestrogenen* aussichtsreicher [385]. Diese Kombination soll sogar nach Ovariektomie eine höhere embryonale Überlebensrate gewährleisten als bei intakten Kontrollen [75];

c) *Hydroxyprogesteron-acetat* als nicht eindeutig förderlich [323];

d) *Hydroxyprogesteroncapronat* (einmalig am 7. Tag) in niedriger Dosis (625 mg) als günstig, in doppelter Dosis als ungünstig für embryonales Überleben [74];

e) *Hydroxyprogesteroncapronat* mit *Oestradiolbenzoat* kombiniert (100 mg plus 0,05 mg, 400 mg plus 0,2 mg und 500 mg plus 0,25 mg, jeweils pro 44 kg Körpergewicht) am 7. Tag verabreicht, blieben bei Jung- wie Altsauen wirkungslos [78];

(Fortsetzung)

Resultate				Bemerkungen, Beobachtungen, Nebenwirkungen	Referenz
Tage bis 1. Oestrus	% im Oestrus	% Konzeption			
		im 1. Oestrus	im 2. Oestrus		
				Behandlung zur Vorverlegung der Saison im Juni/Juli: zum 1. Januar hatten 74% der behandelten, 0% der kontrollierten gelammt	
	93,5	53,5			63
	73,5	47			
	33,0	13			
				Anzahl Lämmer:	
	27	17		0,9	143, 144
	60	57		1,3	
	92	84,5		1,0	
	53*	78,6		*im 1. Oestrus	399
	53**			**im 2. Oestrus	
	82*	71.4		0,86	
	53**			0,79	
3—5	100	24,5	60,3	0,76	429
				0,79	467
	98 (in 22 Tagen)	83 (total)		Karakul-Schafe: Lämmer unmittelbar nach der Geburt abgesetzt	15
Laktation					
3—7	75		27,5	Behandlungsbeginn: 19. Tag p.p.	326
0,5	100		0		
2—3	60		0		7, 8, 143, 144

f) *Methoxyprogesteron-acetat* (75 mg täglich ab Tag 4) vermochte unter der Bedingung eingeschränkten Futterangebotes die Zahl der Embryonen um durchschnittlich 1,2 zu erhöhen [441].

In einem Versuch mit *Hydroxyprogesteron-acetat* plus *Diäthylstilboestrol* (2 mg plus 1 mg pro kg vom 4.—109. Tag der Gravidität verabreicht) konnte kein signifikanter Effekt auf Graviditätsdauer und die Zahl lebend- und totgeborener Ferkel erzielt werden. Dagegen war das Ferkelgewicht bei Geburt und am 21. Tag signifikant erhöht [324].

Bislang hat somit keines der eingesetzten Gestagene einen wirtschaftlich vertretbaren Einsatz erkennen lassen. Wissenschaftlich ist die Ausbeute uneinheitlich. Die Fragestellung selbst bedarf weiterer intensiver Bearbeitung.

6. Konzeptionsverhütung

Der *biologische Begriff Konzeption* umfaßt sowohl die erfolgreiche Befruchtung als auch die erfolgte Nidation. Erst wenn die befruchtete, sich normal entwickelnde

Tabelle 25. *Methoxyprogesteron-Acetat*

Tierzahl	Applikation		Tagesdosis		Zusatzbehandlung		
	Art	Dauer (Tage)	gesamt (mg)	mg pro kg	Präparat	Dosis (mg, I.U.)	Zeitpunkt

a) Im brunstfreien

Tierzahl	Art	Dauer (Tage)	gesamt (mg)	mg pro kg	Präparat	Dosis (mg, I.U.)	Zeitpunkt
15	o	15	50				
13	o	8	50		PMS	750	9. Tag
					PMS	750	22. Tag
10	o	12	10		FSH	25 mg	14. Tag
8	o	12	30		FSH	25 mg	14. Tag
8	o	12	60		FSH	25 mg	14. Tag
9	o	12	30		FSH	25 mg	14. Tag
391	o	2 mal	60		PMS	750	9. Tag
					PMS	750	23. Tag
10	o	16	50		PMS	750	14. Tag
10	o	16	50		PMS	750	16. Tag
10	o	16	50				
28	o	16	50		PMS	750	9. Tag
28					PMS	750	24. Tag
190	o	14	50—75		PMS	500	15. Tag
30	i.m.	einmalig	3		PMS	1000	10. Tag
					PMS	1000	26. Tag
15	i.Ta.	10	40		PMS	1000	10. Tag
					PMS	1000	26. Tag
15	i.Ta.	10	40		PMS	1000	13. Tag
					PMS	1000	29. Tag
50	i.Ta.	13	40		PMS	1000	13. Tag
50	i.Ta.	13	40		PMS	1000	13. Tag
					PMS	1000	29. Tag
40	o	17	40		PMS	1000	18. Tag
40	o	17	50		PMS	1000	18. Tag
40	o	17	60		PMS	1000	18. Tag

b) In der

Tierzahl	Art	Dauer (Tage)	gesamt (mg)	mg pro kg	Präparat	Dosis (mg, I.U.)	Zeitpunkt
17	o	20	60				
17	o	8*	60		PMS	750	1. Tag
					PMS	750	15. Tag

zur Oestrusinduktion beim Schaf

Resultate				Bemerkungen, Beobachtungen, Nebenwirkungen	Referenz
Tage bis 1. Oestrus	% im Oestrus	% Konzeption			
		im 1. Oestrus	im 2. Oestrus		

Intervall

Tage bis 1. Oestrus	% im Oestrus	% Konz. 1. Oestrus	% Konz. 2. Oestrus	Bemerkungen	Referenz
0					189
3—5	84	39			
1,3	70	20			376
1,0	75				
1,0	75	38			
1,7	100	44,4			
	51	51		Behandlungsschema: 1. MAP 1.—8. Tag 2. PMS 9. Tag 3. MAP 15.—17. Tag 4. PMS 23. Tag	35
	60	30			4
	50	20			
	20	0			
2—6	79	57 B 58 KB		Behandlungsschema: 1. MAP 1.—8. Tag 2. PMS 9. Tag 3. MAP 16.—23. Tag 4. PMS 24. Tag	189
	67	27		PMS verbessert die mit MAP erzielbare Wirkung angeblich nicht	107
	3,3 46,6	}76		Anzahl Lämmer }0,84	399
	53,0 60,0	}78,6		}1,07	399
	100,0 44,0	}78,6		}0,93	399
	86	84		0,94	400
	94	93,8		1,06	400
4,3	85	32,3	55,5	0,6	446
4,2	92,5	37,8	54,0	0,72	
3,2	100	47,5	55,0	0,6	

Laktation

Tage bis 1. Oestrus	% im Oestrus	% Konz. 1. Oestrus	% Konz. 2. Oestrus	Bemerkungen	Referenz
	0			*MAP 7.—14. Tag **inklusive nicht synchronisierte, aber brünstig gewordene Tiere	189
2—4	77	85**			

Tabelle 26. *Chlormadinon-Acetat*

a) Im brunst-

Tier-zahl	Applikation		Tagesdosis		Zusatzbehandlung		
	Art	Dauer (Tage)	ge-samt (mg)	mg pro kg	Präparat	Dosis (mg, I.U.)	Zeitpunkt
12	o	16		0,25			
12	o	16		0,5	PMS	1000	17. Tag
12	o	16		1,0			
12	o	16		0,25	PMS	1000	17. Tag
12	o	16		0,5	Oestr.	0,5 mg	19. Tag
12	o	16		1,0			
10	o	14		1,0	PMS	500	16. Tag
10	o	20		1,0	PMS	1000	22. Tag
59	o	16		1,0	PMS	1000	12 h
60	o	16		1,0	PMS	1000	24 h
60	o	16		1,0	PMS	1000	36 h
24	o	16		0,5			17. und
24	o	16		1,0	PMS	1000	35. Tag
137	o	16		0,5			
148	o	16		1,0			
13	i.m.	einmalig	3		MAP PMS	50 mg 1000	6., 8., 10., 12. Tag
13	i.m.	einmalig	3		MAP PMS	50 mg 1000	6., 8., 10., 13. Tag
13	i.m.	einmalig	3		MAP PMS	50 mg 1000	6., 9., 12. Tag
13	i.m.	einmalig	3		MAP PMS	50 mg 1000	6., 9., 13. Tag
13	i.m.	einmalig	5		MAP PMS	50 mg 1000	6., 8., 10., 12. Tag
13	i.m.	einmalig	5		MAP PMS	50 mg 1000	6., 8., 10., 13. Tag
13	i.m.	einmalig	5		MAP PMS	50 mg 1000	6., 9., 12. Tag
13	i.m.	einmalig	5		MAP PMS	50 mg 1000	6., 9., 13. Tag
14	*Kontrollen*						
10	i.m.	einmalig	5		MAP PMS	50 mg 1000	6., 8., 10., 11. Tag
10	i.m.	einmalig	5		MAP PMS	50 mg 1000	6., 8., 10., 12. Tag
10	i.m.	einmalig	5		MAP PMS	50 mg 1000	6.,9., 11.Tag
10	i.m.	einmalig	5		MAP PMS	50 mg 1000	6., 9., 12. Tag
10	i.m.	einmalig	7,5		MAP PMS	50 mg 1000	6., 8., 10., 11. Tag
10	i.m.	einmalig	7,5		MAP PMS	50 mg 1000	6., 8., 10., 12. Tag
10	i.m.	einmalig	7,5		MAP PMS	50 mg 1000	6., 9., 11. Tag
10	i.m.	einmalig	7,5		MAP PMS	50 mg 1000	6., 9., 12. Tag
10	*Kontrollen*						
10	i.m.	einmalig	5		MAP PMS	50 mg 1000	10. Tag 11. Tag

zur Oestrusinduktion beim Schaf

Tage bis 1. Oestrus	% im Oestrus	% Konzeption im 1. Oestrus	im 2. Oestrus	Bemerkungen, Beobachtungen, Nebenwirkungen	Referenz
freien Intervall					
	33				496, 497
	75	42			
	33	17			
	83				
	92	17			
	100	21			
	10				124
	20				
2,2	47			PMS wird 12—36 Std nach	497
1,8	38			der letzten CAP-Gabe	
1,6	70			verabreicht	
	83		42	} Jahr A	497
	33		17		
	60		26,5	} Jahr B	
	57		34,5		
	38	23			398
	31	23			
	7,7	8,8			
	77	54			
	38	31			
	54	38			
	38	31			
	—	—			
	50	10			
	50	20			
	50	—			398
	10	—			
	10	—			
	0	0			
	0	0			
	0	0			
	10	0			

Tabelle 26

Tier-zahl	Applikation		Tagesdosis		Zusatzbehandlung		
	Art	Dauer (Tage)	gesamt (mg)	mg pro kg	Präparat	Dosis (mg, I.U.)	Zeitpunkt
10	i.m.	einmalig		5	MAP PMS	50 mg 1000	10. Tag 12. Tag
10	i.m.	einmalig		7,5	MAP PMS	50 mg 1000	10. Tag 11. Tag
10	i.m.	einmalig		7,5	MAP PMS	50 mg 1000	10. Tag 12. Tag
25	0	10		1,0			
25	0	15		1,0			
50	Kontrollen						
20	0	10		1,0	PMS	750	11. Tag
20	0	10		1,0	PMS	1000	11. Tag
20	0	10		1,0	PMS	1250	11. Tag
33	0	10		1,0	PMS	1500	11. Tag
93	Kontrollen						
50	0	15		1,0	PMS	750	16. Tag
50	0	15		1,0	PMS	1000	16. Tag
50	0	15		1,0	PMS	1250	16. Tag
34	0	15		1,0	PMS	1500	16. Tag
184							
18	0	15		1,0	PMS PMS	500 500	0. Tag 16. Tag
18	0	15		1,0	PMS PMS	1000 1000	0. Tag 16. Tag
10	0	10		3,0	Oestradiol valerian. Testosteron-oenanthat	0.8 mg	12. Tag
46	0	16		1	PMS PMS	1000 1000	18. Tag 34. Tag

b) In der

Tier-zahl	Art	Dauer	gesamt	mg pro kg	Präparat	Dosis	Zeitpunkt
10	o	16		1,0			
20	o	16		1,0	PMS	1000	17. Tag
30	o	16		1,0	PMS Oestr.	1000 0,5	17. Tag 19. Tag
100	o	16		1,0	PMS	1000	17. und
16	o	16		1,0			35. Tag
60	o	16		1,0			
20	o	16		1,0			
6	0	14		2,5	PMS	1000	16. Tag
6	0	14		2,5	PMS Oestrad.	1000 0.02 mg	16. Tag 16. Tag
6	0	14		5,0	PMS	1000	16. Tag
6	0	14		5,0	Oestrad. PMS	0,02 mg 1000	16. Tag 16. Tag
6	0	14		8,0	PMS	1000	16. Tag
6	0	14		8,0	PMS Oestrad.	1000 0,02	16. Tag 16. Tag

(Fortsetzung)

Resultate				Bemerkungen, Beobachtungen, Nebenwirkungen	Referenz
Tage bis 1. Oestrus	% im Oestrus	% Konzeption			
		im 1. Oestrus	im 2. Oestrus		
	50	10			
	0	0			
	10	0			
	64,0	16	18	Anzahl geborener Lämmer:	506
	60,0	20		0,24	
	10,0	6		0,20 *Karakul-Schafe*: in	
	70,0	25,0		0,08 Südwestafrika:	
	85,0	30,0		0,5 Lämer unmittelbar	
	90,0	25,0		0,55 nach der Geburt	
	72,7	39,4		0,6 abgesetzt	
	6,5	4,3		0,63	
	46,0	24,0		6,5	
	52,0	26,0		0,32	
	66,0	30,0		0,46	
	82,4	47,1		0,44	
	4,3	3,8		0,64	
	16,7	5,6		0,04	
				0,06	
	55,5	17,3	20,0	0,23	
4—5		100	50		522
		}31,5	55,1	1.38	446

Laktation

0	0	0		4.—16. Tag p.p.	496, 497
2,5	70	0			
2,5	100	0			
	67	0		30.—39. Tag p.p.	497
	93	60		40.—49. Tag p.p.	
	70	66,6		50.—59. Tag p.p.	
	75	71,4		60.—69. Tag p.p.	
4,7	66,6		16,6*	Anzahl geborener Lämmer:	446
4,6	100		83,3*	0,17 *Gesamt-	
				0,83 konzeptionsrate	
3,8			50,0*	1,0	
6,5	100		16,6*	0,17	
4,0	83,3		60*	0,83	
13,1	100		33,3*	0,5	

Tabelle 27. *Norethindron-Acetat*[a]) *und*

Tierzahl (Typ)	Applikation		Tagesdosis		Zusatzbehandlung		
	Art	Dauer (Tage)	gesamt (mg)	mg pro kg	Präparat	Dosis (mg, I.U.)	Zeitpunkt
12[a])		0	10	50			
[b])	i.Ta.	17	30		PMS	750	17. Tag
	i.Ta.	17	30		PMS	750	17. Tag
	i.Ta.	17	30		Fluorogestontampon	30	25.—35. Tag
	Kontrollen						

Tabelle 28. *Brunstinduktion bei laktierenden Schafen. Substitutionsversuche mit Oestrogenen und Gestagenen* [62, 193, 269]

Nach vorausgegangener Progesteron- und PMS-Anwendung wurden eingesetzt:	Anzahl Schafe	% Gravid	Anzahl geborene Lämmer
1. Oestradiol, 10 mg am 4. Tag	33	27,5	9
2. Hydroxyprogesteroncapronat, 125 mg am 5. und 19. Tag	33	15	5
3. Behandlung 1 und 2	57	17,	10
4. Kontrollen ohne Zusatzbehandlung nach Progesteron und PMS-Gaben	58	12,0	7

Eizelle den Kontakt mit dem mütterlichen Organismus hergestellt und das Ausgetragenwerden sichergestellt hat, ist die Konzeption eingetreten.

Die Bedeutung der *Konzeptionsverhütung* für bestimmte Zweige tierischer Erzeugung und für die Haltung von tierischen Hausgenossen wurde bereits eingehend dargelegt (s. S. 837). Ungenügende Gestagendosierung oder Gestagenaufnahme kann aber unter anscheinend optimalem Schutz Begattungsbereitschaft und unkontrollierte Begattung zur Folge haben, Das letztere trotzdem — aufgrund eigener Erfahrungen — häufig nicht zur Konzeption führt, obwohl die Medikation fortgesetzt wird, beruht wahrscheinlich auf dem konzeptionsverhindernden Einfluß der Gestagene, die auch nach eingetretener Begattung die Konzeption verhüten.

Obwohl bislang gezielte Untersuchungen an Haustieren fehlen, können hier die an Labornagern erarbeiteten Ergebnisse wie die generelle Antioestrogenwirkung [73, 94, 96, 424, 430], spezifische Wirkungen auf den Eitransport [50, 51], auf die Eizellentwicklung (wohl durch das umgebende Milieu [66] und auf Nidationsmechanismus [73, 85, 424, 430] und nicht zuletzt auf die Spermienkapazitation [49] dafür verantwortlich gemacht werden. Welcher Mechanismus die mit Megestrol-acetat bei der Katze (2 mg/kg oral, einmalig während der Brunst) und der Hündin (0,8 mg/kg, oral, täglich für die Dauer der Brunst) erzielbare Konzeptionsverhütung bewirkt, muß offen bleiben [72].

IV. Beeinflussung der Sexualfunktionen geschlechtsreifer männlicher Haustiere

Gründe wirtschaftlicher Art, wie sie bereits als Argumente für die chemische Kastration und die Pubertätsverschiebung genannt worden sind (s. S. 827 und 830), und der Wunsch, den Hausgenossen, das Sporttier oder den Diensthund

Fluorogeston b) *zur Oestrusinduktion beim Schaf*

Resultate				Bemerkungen, Beobachtungen, Nebenwirkungen	Referenz
Tage bis 1. Oestrus	% im Oestrus	% Konzeption			
		im 1. Oestrus	im 2. Oestrus		
4—8	100	0	100		*522*
nach frühzeitigem Absetzen der Lämmer:					
8*	83.5**	16,6		Anzahl geborener Lämmer:	
2*	91.5**	75		0,25 * in Brunst	*117*
6*	66.6**	50		1,50 **% in Brunst in den	
	50	0		0,50 ersten 15 Tagen	
				0	

temporär sexuell inaktiviert zu wissen, lassen den Gestageneinsatz zur Beeinflussung der Sexualfunktionen männlicher Haustiere angezeigt erscheinen.

Ergebnisse umfangreicher Untersuchungen an Versuchstieren und Erfahrungen am Menschen (zusammenfassend dargestellt [*203, 204, 299, 317, 338, 370, 371*]) haben die Eignung der Gestagene für diese Indikation aufgezeigt.

Es muß gefragt werden, warum diese Beeinflussung, d.h. die partielle oder totale Ausschaltung der Sexualfunktionen, erst im Erwachsenenalter vorgenommen werden soll. Als Begründung können gelten: Eine chirurgische oder eine chemische Kastration oder eine Pubertätsverschiebung sind möglicherweise zu tiefgreifend oder verhindern ökonomisch erwünschte Wachstumsprozesse zu frühzeitig.

Beim *Rind* bewirkt, wie bei den wichtigsten Rassen weltweit übereinstimmend nachgewiesen, die traditionell übliche und für die Weide- und/oder Feedlotmast als Managementmaßnahme notwendige, chirurgische Kastration männlicher Tiere eine deutliche Wachstumsverlangsamung (10—15%) mit einer verringerten Futterverwertung (bis 30%), die eine erhebliche Verlängerung der Mastdauer zur Folge hat [*149, 196, 224, 244, 363, 388, 510*].

Die ökonomische Einbuße wird durch die als besser geltende Fleischqualität des Ochsen [*149, 388, 510*], die nicht unbestritten ist (Ochsenfleisch hat höheren Caloriengehalt, Bullenfleisch ist eiweißreicher [*196, 460*]), nicht aufgehoben. Sie ist volkswirtschaftlich kaum mehr zu vertreten.

Zwar ist bei Ochsen der Schlachtkörper einheitlicher [*149*], aber es besteht kein Unterschied im Ausschlachtergebnis [*225, 266*]. Die Futterumsetzung in Eiweißansatz durch Bullen [*196*] ist der Fettbildung durch Ochsen, entsprechend dem Trend beim Konsumenten, vorzuziehen. Dieser für Bos taurus typische Effekt scheint für Bos indicus (Zeburinder) nicht oder nur bedingt zu gelten [*298*].

Gleiche Tendenzen gelten beim *Schafbock*. Kastration fördert Fettansatz [*27*], reduziert die Wachstumsintensität und das Futterverwertungsvermögen [*27, 30, 54, 60, 61, 126, 241, 314*].

Auch der *Eber* wächst rascher als der Kastrat und produziert signifikant mehr Eiweiß [*304*], desgleichen der unkastrierte *Truthahn* [*131*].

Während beim *Rind* und *Schaf* nur die *Libidoausschaltung* gefragt ist, muß beim *Schwein* die durch Androgene aus dem Hoden aufrechterhaltene Produktion des *Geschlechtsgeruchsstoffes* zur Schlachtung hin ausgeschaltet werden.

Ursprünglich stand bei der Interpretation der Gestagenwirkungen am männlichen Organismus die *antigonadotrope* Wirkung im Vordergrund. Erst später rückte die *antiandrogene* Wirkung einzelner Gestagene in das Blickfeld. Labortieruntersuchungen über das Wirkungsspektrum eines Steroids mit starker und fast ausschließlicher *Antiandrogenwirkung* (*Cyproteron-acetat*) haben zwar das Wirkungsbild der Antiandrogene am erwachsenen Tier deutlich werden lassen (Spermiogenesehemmung [*342, 350*], Hemmung der Androgenwirkungen an den sekundären Geschlechtsdrüsen [*340, 342, 350*], Hemmung androgener Testosteronbildung und Sekretion bis zur Kastrationszellbildung in der Hypophyse und bis zur erhöhten Gonadotropinausschüttung [*341, 348, 349, 352, 353*], Libidohemmung [*343*]) und gezeigt, daß die zu blockierenden Androgenreceptoren für Androgen eine sehr unterschiedliche Sensibilität aufweisen, Für die Erhaltung der Hodenfunktion sind ca. 100fach höhere Testosteronmengen notwendig als zur Hemmung der Gonadotropinfreisetzung über den Hypothalamus, während die Empfindlichkeit der akzessorischen Drüsen etwa zwischen diesen Extremwerten liegt [*342*]. Sie haben aber nicht völlige Aufklärung darüber verschafft, ob die zu beobachtende Hemmung männlicher Sexualfunktionen durch Gestagene eine antiandrogene und/oder antigonadotrope Wirkung darstellt, und ob ihre Angriffspunkte überwiegend zentral oder peripher gesucht werden müssen [*342*], wie letzteres für *Chlormadinon-acetat* und *Hydroxyprogesteroncapronat* beim Mann postuliert wurde [*165, 203*].

1. Libidobeeinflussung

Beim Bullen bewirken *Norethindron-oenanthat* (1—3 mg/kg) eine starke, bis zu 12 Wochen anhaltende *Libidohemmung* mit ausgeprägtem Reboundphänomen nach dem Ausklingen der Wirkung [*218, 435*]. *Chlormadinon-acetat*, in Dosen bis zu 120 mg einmalig verabreicht als kristalline Suspension, vermag die Libido anzuregen, ab 200 mg die Libido (in Abhängigkeit von Alter, Gewicht und Fütterung [*82, 282, 435*] für die Dauer von 8—16 Wochen eindeutig zu hemmen.

Beim *Eber* blockiert *Norethindron-oenanthat* die *Libido* und unterdrückt den *Geschlechtsgeruch* vollständig in der Dosis von 5 mg/kg. Vom *Chlormadinon-acetat* werden wenigstens 1 mg/kg benötigt, um den gleichen Effekt zu erzielen [*217, 435*].

Beim *Schafbock* bleiben hohe Dosen *Progesteron* und *Methoxyprogesteron-acetat*, die auf die Testisfunktion stark hemmend wirken, ohne Einfluß auf die Libido [*119, 221*].

Die beim *Hund* und der *Katze* libidohemmend wirkenden Gestagene [*166*] wurden bereits auf S. 816 aufgeführt.

Progesteron und *Chlormadinon-acetat* unterdrücken die Libido beim Kaninchen [*120*].

2. Beeinflussung der endokrinen Hodenfunktion

Ergebnisse *biochemischer* Untersuchungen der Steroidausscheidung unter Gestageneinwirkung liegen nur von Untersuchungen am Eber vor.

Methyl-19-nortestosteron, *Methoxyprogesteron-acetat* und *Chlormadinon-acetat* vermögen in geeigneter, individuell deutlich variierender Dosis die Hodenproduktion oestrogener Steroide sowie die aus der Hodenandrogenproduktion stammenden Teile der 17-Ketosteroidausscheidung temporär vollständig zu unterdrücken [*219, 294, 492*]. Unter der gestagenbedingten Hemmung vermögen HCG wie PMS die endokrine Hodenfunktion wieder bis zur Norm anzuregen, die allerdings nur für die Dauer der Substitution anhält [*219, 294, 492*] (s. Abb. 2a und b, S. 831/832).

Histologisch und *histochemisch* ist beim *Bullen* unter dem Einfluß von *Norethindron-oenanthat* und *Chlormadinon-acetat* im Stadium der Beeinträchtigung der Funktion sekundärer Geschlechtsdrüsen das Hodeninterstitium quantitativ und qualitativ (Zellen- und Zellkerngröße) reduziert, in der nachfolgenden Reboundphase hypertrophiert [*218*]. Gleiches gilt für die Wirkung von *Chlor-*

madinon-acetat und *Norethindron-oenanthat* beim *Eber* [235] (s. Abb. 3). Beim *Schaf* bewirken *Progesteron* (50 mg jeden 2. Tag über 60 Tage) und *Methoxyprogesteron-acetat* (100 mg täglich über 60 Tage) Atrophie des Hodeninterstitiums.

3. Beeinflussung der germinativen Hodenfunktion (Spermiogenese)

Beim Bullen blieben 30—120 mg *Chlormadinon-acetat* ohne Einfluß auf Spermamorphologie und Hodenhistologie (bezogen auf den germinativen Apparat) [218]. *Norethindron-oenanthat*, 100—400 mg, 61 Tage vor Schlachtung verabreicht, lassen histologisch keine Störungen der Spermiogenese erkennen [212]. Dagegen sind beim *Schafbock* nach 60tägiger Anwendung von *Progesteron* (50 mg jeden 2. Tag) oder *Methoxyprogesteron-acetat* (100 mg täglich) im Ejaculat die Zahlen abnormer Spermien und diejenigen von Spermien mit Protoplasmatropfen signifikant erhöht. Die absolute Zahl Spermien ist in der 8.—19. Woche signifikant verringert, von der 4.—21. Woche ist die Zahl pathologischer Spermien stark vermehrt. Histologisch entspricht dem eine Verringerung in den Hodentubulidurchmessern, eine Desorganisation der germinativen Elemente und das Fehlen der normalen Entwicklungsreihe der Spermienbildung [119, 121].

Chlormadinon-acetat (100 mg, subcutan, jeden 2. Tag über 30 Tage) verursacht beim *Kaninchenbock* Degeneration der Tubuli seminiferi mit völligem Fehlen der Spermiogenese [120].

4. Beeinflussung der Funktion akzessorischer Geschlechtsdrüsen

Die biochemische Zusammensetzung des Ejaculats kann ihren Veränderungen unter einem Gestageneinfluß nach als sensibelster Indicator der Gestageneinwirkung angesprochen werden. Hemmung wie Stimulierung (in der Reboundphase) zeichnen sich deutlich ab.

Beim *Bullen* reduzieren 60—120 mg *Norethindron-oenanthat* Ejaculatmenge und Fructosegehalt signifikant, während gleichzeitig die Samenblasen um 25 bis 29% verkleinert sind. Beide Werte steigen nach Abklingen der Wirkung über das Ausgangsniveau [218].

Während *Progesteron* und *Methoxyprogesteron-acetat* (beide über 60 Tage in den oben unter c) genannten Dosen verabreicht) die Ejaculatmenge beim *Schafbock* von der 4. bis zur 18. Woche signifikant verringern, ist in den ersten 3 Wochen der Fructosegehalt erhöht und erst ab der 4. bis zur 15. Woche stark reduziert [119, 121].

Beim *Kaninchenbock* ist unter *Chlormadinon-acetat* der Verlust der gelatinösen Ejaculatsfraktion zu beobachten [120].

V. Wachstumsbeeinflussung und hormonale Mast mit Gestagenen

Unter hormonaler Mast wird die Wachstumsbeschleunigung durch exogene Hormonzufuhr verstanden. Der zugeführte Wirkstoff kann dabei das Wachstum intakter Tiere direkt vorantreiben oder indirekt fördernd beeinflussen, oder er kann im Sinne einer Substitution die reduzierte Wachstumspotenz kastrierter Tiere wiederherstellen.

Oestrogene sind das klassische Beispiel für die letztgenannte hormonale Mastwirkung; sie vermögen aber auch das Wachstum intakter Tiere in wirtschaftlich interessantem Umfang zu stimulieren.

Gestagene sind dagegen kaum selbst als anabole Hormone anzusprechen; an Versuchstieren wirken einige von ihnen sogar katabol, z.B. *Methoxyprogesteron-acetat am Kaninchen* [221], oder ausschließlich die *Fettbildung* anregend *Pro-*

gesteron an der Ratte [*154, 207*], was heute bei Haustieren als unerwünscht gilt. Lediglich für das *Kaninchen* wird eine deutliche anabole *Progesteronaktivität* berichtet [*156*]. Dem *Progesteron* als typischstem Gestagen fehlen auch die für Oestrogene charakteristischen Wirkungen auf die Schilddrüsenfunktion [*509*].

Wenn Gestagene sich trotzdem eine Position in der Hormonmast erwerben konnten, so ist das ihren indirekten, zumeist antioestrogenen Wirkungen zuzuschreiben.

Unerwünschte *Oestrogennebenwirkungen* verbieten den ausschließlichen Oestrogeneinsatz in hoher Dosierung in Depotform. Nur niedrigdosierte, permanente orale Anwendung ist möglich. Kombination des Oestrogens mit einem Gestagen (im Verhältnis 1:10 bis 1:50) verhütet jedoch aufgrund der lokalen Antioestrogenwirkung fatale oder lästige Oestrogenfolgen,

so den *Rectumprolaps* bei männlichen, den kombinierten *Rectum- und Vaginalprolaps* bei weiblichen Tieren [*162, 163*], die bis zur Harnsperre gehende *Hypertrophie der Bulbourethraldrüsen* [*162, 163*] sowie die *Euterentwicklungssekretion* [*297, 306*]. Depotpräparate geeigneter Zusammensetzung und Mischung sind daher anwendbar. Damit ist die Oestrogenanwendung, als Depot verabreicht, für Weidemasttiere wieder möglich geworden.

1. Ochsenmast

Aus den oben genannten Gründen sind *Progesteron* und *Diäthylstilboestrol* [*155, 201*], *Progesteron* und *Oestradiol* [*201*] oder *Hydroxyprogesteroncapronat* (60 mg), *Oestradiolvalerianat* (24 mg) (und 60 mg *Testosteron-oenanthat*, Rapigain) oder *Progesteron* und *Oestradiolbenzoat* (200 mg plus 20 mg, Synovex); als Implantate mit einer Wirkungsdauer von 250—270 Tagen [*80, 81, 127, 148, 161—163, 200, 201, 253—255, 263, 265, 306, 308, 315, 322, 378, 381, 486, 518*] angewandt und hinsichtlich ihrer Wirkung beschrieben worden. Dabei geben die meisten Autoren keine den alleinigen Oestrogeneffekt übersteigende Wirkung an [*80, 148, 201, 253—255, 265, 297, 306, 308, 381, 508*], während in einer kleinen Anzahl von Untersuchungen die Überlegenheit der Kombinationen betont wird (Rapigain: [*18, 161—163*]; Synovex: [*81, 148, 254, 265, 308, 381, 518*]).

Als weitere Besonderheiten der Gestagen-Oestrogenkombinationen gegenüber der reinen Oestrogenanwendung werden genannt:

verbesserter Eiweißansatz [*81*],

verringerter Transportgewichtsverlust [*322*] sowie verringerter Kühlverlust nach Schlachtung [*322*],

größere Wirtschaftlichkeit [*507*].

Keinen Einfluß läßt der Gestagenzusatz auf folgende Oestrogenwirkungen erkennen:

Geschmacksbeeinträchtigung des Fleisches [*148*],

abnehmende anabole Wirkung bei zunehmendem Eiweißangebot mit der Nahrung [*263, 518*].

Wird die Kombinationsbehandlung frühzeitig begonnen, muß sie wiederholt werden, um den Erfolg aufrechtzuerhalten. Ihre Anwendung ist am wirtschaftlichsten, wenn sie einmalig zu Beginn der Abschlußmastperiode vorgenommen wird [*263, 264, 307*].

Chlormadinon-acetat, mit und ohne *Diäthylstilboestrolzusatzbehandlung*, bewirkt keine Zunahme, sondern einen Gewichtsverlust von ca. 10% [*383*]. *Melengestrolacetat* in Dosen, die bei Färsen optimal wirksam sind, bleibt bei Ochsen wirkungslos [*25*].

2. Bullenmast

Über *Norethindron-oenanthat* in libidohemmenden Dosen liegen Befunde vor, wonach die Gewichtsentwicklung teils gefördert wird, teils unbeeinflußt bleibt [*164, 218*].

Chlormadinon-acetat in Dosen, die nicht die Libido zu hemmen vermögen (weniger als 200 mg), beeinträchtigen die Bullenmast [*218*].

3. Färsenmast (Rindermast)

Nicht nur zur Verhütung des oestrogenbedingten Vaginalprolapses, sondern auch zur Verbesserung des häufig zweifelhaften Oestrogenmasterfolges bei Färsen ist die *Kombinationsbehandlung* (meist *Progesteron* mit *Diäthylstilboestrol* oder *Oestradiol*) empfohlen worden [*67, 162, 163, 358, 508*]. Dabei soll der Proteinansatz bei ausreichendem Proteinangebot gefördert, der Fettansatz reduziert werden [*162, 163*]. Die Fleischqualität bleibt dabei unbeeinflußt [*162, 163*].

Alleinige Gestagenanwendung hat zu überrraschenden Masterfolgen geführt, die die mit Oestrogenen erzielbaren Resultate übertreffen [*355*]. Konsequent durchgeführte Untersuchungen sind nur mit *Melengestrol-acetat* vorgelegt worden. Die unter cyclushemmenden Dosen (0,4 mg pro Tag oral) zu beobachtende, permanente Follikelreifung dürfte als endogene Oestrogenquelle für die Wachstumsstimulierung und die verbesserte Futterverwertung verantwortlich zu machen sein [*14, 25, 42, 355, 527—529*]. Dieser Vorstellung entspricht, daß *Melengestrol-acetat* bei kastrierten Färsen wirkungslos bleibt [*25*]. In die gleiche Kategorie dürften unter *Chlormadinon-acetat*-Medikation gemachte Beobachtungen über deutliche Gewichtszunahmen bei älteren Rindern und Färsen fallen [*383, 472*].

4. Schafmast

Schafmast ist fast stets Lämmermast. Die alleinige Oestrogenanwendung ist trotz signifikanter Erfolge der Nebenwirkungen wegen, Rectum- und Vaginalvorfall, Harnsperre, Euterentwicklung und -sekretion [*297, 306*] bei männlichen (kastrierten wie unkastrierten) und weiblichen Lämmern nicht angezeigt. Wenn die *Kombinationsbehandlung* mit *Progesteron* und *Oestrogenen* zwar auch nicht alle Oestrogennebenwirkungen vollständig beseitigt [*297, 306*], so wird doch die gewünschte Oestrogenwirkung keinesfalls beeinträchtigt. Sie kann somit gefahrlos zur Anwendung gebracht werden [*17, 38, 44, 71, 72, 155, 161—163, 238, 264, 265, 297, 306, 378, 451*].

Die alleinige Gestagenanwendung (*Chlormadinon-acetat* [*383*] und *Melengestrol-acetat* [*42*] zeigte negative oder keine Auswirkungen auf die Gewichtsentwicklung.

5. Schweinemast

Die Kombination aus Progesteron und Oestrogenen blieb ebenso wie die Anwendung von Oestrogenen allein ohne Einfluß auf die Gewichtsentwicklung [*77, 78, 162, 163*].

Auf die mit der Anwendung von Gestagenen in der Mast verbundenen *Rückstandsprobleme* sowie die Methoden zum *Nachweis von Rückständen* wurde eingangs hingewiesen (s. S. 824).

Hier sei auf einige Erfahrungen aus Studien mit der Ausscheidung des C^{14}-markierten *Hydroxyprogesteroncapronats* beim *Rind* aufmerksam gemacht, die im Rahmen von Rückstandbestimmungen durchgeführt wurden.

Bei einem 274 kg schweren Ochsen betrug die Ausscheidungshalbwertszeit 33 Tage, die Viertelwertszeit der Auscheidung mehr als 90 Tage; bei einer 504 kg schweren Kuh, nicht gravid, betrug die Halbwertszeit ebenfalls 33 Tage, bei einer 380 kg schweren graviden Kuh 39 Tage [163]. Mehr als 50% des radioaktiven Gestagens wurden durch die Faeces, weniger als 5% durch den Urin ausgeschieden.

VI. Gestageneinsatz zur Verhinderung oder Verhütung unerwünschter Oestrogenwirkungen

Im vorausgegangenen Abschnitt wurde auf die Antioestrogenwirkung von Gestagenen, die zur Entwicklung von Kombinationspräparaten für die hormonale Mast Anlaß gaben, ausführlich eingegangen.

Oestrogene Wirkstoffe pflanzlicher Herkunft [6, 20] vermögen, mit dem Futter aufgenommen, ähnliche bzw. gleiche Symptome wie oben beschrieben, auszulösen. Darüber hinaus vermögen sie Fertilitätsstörungen zu bewirken.

Der in Australien weitverbreitete *Testosteroneinsatz* beim Schaf als *Antioestrogen* hat wenig befriedigt. Dem Einsatz von Gestagenen als Antioestrogenen steht hier ein weites zusätzliches Anwendungsgebiet offen.

Da es pflanzliche Inhaltsstoffe gibt, die über die Nahrung aufgenommen, ebenso wie die chemische Wirkstoffgruppe der Diphenylalkene [188] als „Antigestagene" wirken können (so z.B. in *Radix Polygoni multiflori* und *Cortex Acantho panacis radicis* [266a], ist ein prophylaktischer Gestagenschutz denkbar. Als Modell dafür kann die Kompensierung Corpus luteum-lytischer Ergocornin-Wirkungen durch Gestagengaben dienen [266b].

VII. Abschlußdiskussion

Die vorgelegten Befunde über Gestagenwirkungen, therapeutische und zootechnische Anwendungsgebiete, Erfahrungen und Ergebnisse, sind naturgemäß fragmentarisch und heterogen; wenige sind tiefschürfend genug, einige der vielen offenen Fragen zu beantworten; viele bleiben, dem ökonomischen Auftrag entsprechend, oberflächlich, aber überzeugen durch die Fülle des erarbeiteten Materials.

Wenn trotzdem der Versuch einer abschließenden Zusammenschau gewagt wird, so geschieht das in der Absicht, zu einigen der oft gestellten Fragen nicht Auskünfte, sondern Kommentare zu geben, die hilfreich sein können. Diese Fragen sind:

1. Wie wirken Gestagene auf den Säugetierorganismus? Wo liegen die bedeutsamsten Angriffspunkte?

2. Sind Erfahrungen an Säugern uniform genug, um Versuchstierergebnisse als repräsentativ akzeptieren zu können? Haben veterinärmedizinische und zootechnische Erfahrungen vom Standpunkt vergleichender Medizin Bedeutung?

Die graviditätserhaltende Wirkung der Gestagene ist heute die am wenigsten benützte biologische Qualität dieser Stoffgruppe in Veterinärmedizin und Zootechnik. Mit der Entwicklung therapeutischer und zootechnischer Anwendungen haben die übrigen Qualitäten:

    a) die Beeinflussung der Gonadotropinsekretion,
    b) die antioestrogenen und
    c) die antiandrogenen Aktivitäten sowie
    d) die Verhaltensbeeinflussungen

entscheidende Bedeutung gewonnen.

Es kann heute davon ausgegangen werden, daß Gestagene bei allen untersuchten Species auf die hypothalamische Gonadostropinsteuerung einwirken.

Diese am Versuchstiermodell [98, 242, 243, 256] erarbeitete Vorstellung kann am Haustier allerdings nur durch Indizienbeweise bestätigt werden.

Ob Gestagene bei Tieren gonadotropinhemmend oder -stimulierend wirken, ist von der Dosis und der Applikation vom Zeitpunkt (im Entwicklungsgang, im Tagesrhythmus, im Cyclusablauf, in den Jahreszeiten) abhängig [85, 92, 114, 115, 125, 140, 230, 274, 311, 377, 392, 456]. Dafür, daß diese Hemmung am hypothalamisch-hypophysären System angreift, und dabei die Gonadenfunktion unbeeinträchtigt läßt, sprechen die an Ebern unter der Einwirkung verschiedener Gestagene mit HCG und PMS erzielten Resultate (s. S. 894). Dabei ist der Angriffspunkt primär in jenen Zentren zu suchen, die für die präovulatorische (und beim Rind auch postovulatorische) cyclische LH-Freisetzung verantwortlich zu machen sind. Die Tatsache, daß ovulationshemmende Gestagendosen auch eine Corpus luteum-Degeneration verursachen (s. S. 843), unterstreicht diese Auffassung. Der mit immunologischen Methoden bei der Frau bestätigte präovulatorische LH-Gipfel, der unter ovulationshemmender Gestagenmedikation verschwindet (ohne daß die tonische LH-Sekretion beeinträchtigt wird [119]), scheint für die Ovulationsauslösung und die Corpus luteum-Funktion allein verantwortlich zu sein (wie es auch für den Cyclus bei der Sau nachgewiesen werden konnte [33, 330]. In extremer, zweifacher Spezialisierung wird dieser Gestageneffekt, beim *Melengestrol-acetat*, am *Rind* eingesetzt, erkennbar: In einer bislang nur bei dieser Species bestätigten (bei anderen unwirksamen) Minimaldosis (oral 0,4 mg/Tier/Tag) (s. S. 897, [230]), wird allein die Ovulation verhindert, während die zu Follikelreifung und Steroidgenese benötigten Gonadotropinqualitäten deutlich stimuliert werden (s. S. 897). Die an anderer Stelle ausführlich dargelegten Schwankungen in der Sensibilität dieser Zentren gegenüber steroidbedingten Hemmwirkungen [230] in Abhängigkeit von Alter und Umwelt wird durch die starken Saisonschwankungen in der minimal ovulationshemmenden Gestagendosis für Rind und Schaf unterstrichen (s. Abb. 9). Die Spezifität einzelner Gestagene für diese Zentren (beim Rind) oder die Empfindlichkeit dieser Zentren gegenüber bestimmten Gestagenquantitäten, unabhängig von der Gestagenqualität (beim Schwein), geht anscheinend so weit, daß auch kurzdauernde Belastungen mit dem temporären oder dauernden Unvermögen zu ovulieren beantwortet werden, ohne deswegen Follikelreifung und Steroidproduktion zu beeinträchtigen, woraus Ovarialcystenbildung resultiert.

Andererseits lehren das frappierend rasche Verschwinden von Ovarialcysten bei Rind und Pferd und das gleichzeitige Aufhören der Steroidproduktion in diesen Gebilden gestörter Funktion (s. S. 809) unter höherdosierter Gestagenanwendung, ebenso wie die Arretierung des Prooestrus bzw. Oestrus bei Hund, Katze und Pferd mit hohen Gestagendosen (s. S. 840), daß die hypothalamische Hemmwirkung stufenweise und dosisabhängig verläuft. Während die ovulationsauslösende LH-Freisetzung schon blockiert ist, ist die tonische LH-Sekretion, für die Steroidproduktion verantwortlich, unbehelligt oder stimuliert. Die Folge ist: Bildung hormonaktiver, persistierender Follikel.

Wird mit erhöhter Dosierung zusätzlich die tonische LH-Freisetzung blockiert, kann es zur Bildung endokrininaktiver, persistierender Follikel kommen.

Erst höchste Dosen vermögen auch die Follikelreifung hintanzuhalten. Beobachtungen am *Schwein* nach Pubertätsverschiebung mit *Norethindronoenanthat* bestätigen diese Erfahrung durch das Wiederingangkommen der blockierten Funktionen in umgekehrter Reihenfolge.

Laparotomie oder Schlachtung zeigten einmal Ovarien mit zahlreichen, normal bis ungewöhnlich großen dünnwandigen, glasklaren Follikeln, die normal aussehende Eizellen enthielten, und einen vollständig infantil gebliebenen Genitaltrakt. Andere Tiere wiesen zahlreiche normalgroße, dickwandige, z.T. hämorrhagische Follikel auf, die, wie der hyperämische, stark vergrößerte Genitaltrakt anzeigt, Oestrogene produzieren. Weiter haben einige Individuen bereits ovuliert und mit einem normalen Cyclus begonnen. Die beim *Schaf* gemachte Erfahrung, wonach *Progesteron*, gleichzeitig mit *PMS* verabreicht, große, aber funktionslose Follikel bei kleinbleibendem Uterus bewirkt, bekräftigt diese Auffassung [145]. Diese Auffassung bestätigt auch ein anderes beim *Schwein* nach *Chlormadinonacetat-Medikation in DMSO* (6 mg pro Tier über 12 Tage) häufig beobachtetes Phänomen. Dabei tritt zwar eine Hemmung des Cyclus ein, wird aber nach wenigen Tagen durch ein oestrusähnliches, über Tage anhaltendes klinisches Bild ohne begleitende psychische Oestrusfunktionen abgelöst. Dieses klingt einige Tage nach Medikationsende ab. Bei den meisten dieser Tiere setzt dann kein Cyclus ein; bei Schlachtung finden sich Ovarialcysten [425]. EEG-Untersuchungen am Kaninchen spiegeln am Hypothalamus und der umgebenden Zona reticularis ansetzende Wirkungen ovulationshemmender Gestagene wider [432]. Andeutungen dieser Art finden sich auch im EEG bei Frauen unter der Einnahme von Gestagenen [305]. Ähnliche Untersuchungen zur Erhärtung des zentralen Gestagenangriffspunktes fehlen noch bei Haustieren.

Die Auslösung eines *Rebound-Phänomens* kann als weiteres Indiz für den zentralen Angriffspunkt gonadotropinbeeinflussender Gestagenwirkungen herangezogen werden. Darunter versteht man gesteigerte endokrine und germinative Funktion unmittelbar nach Beendigung kurz- oder langfristiger Gestagenmedikation.

Die beim *Bullen* und *Schafbock* gefundene gesteigerte Funktion sekundärer Geschlechtsdrüsen nach Abklingen der Gestagenwirkung, kombiniert mit übersteigerter Libido, kann als Rebound durch erhöhtes Gonadotropinangebot gewertet werden [218, 435, 452].

Der als Folge der Individualsynchronisation post partum beim *Rind* zu beobachtende, frühzeitige, vollwertige Cyclus sowie die Vermeidung neuroendokrinbedingter Sterilitätsfolgen können ebenfalls als Rebounderfolg gelten [182].

Die Erarbeitung einer Methode zur biologischen LH-Bestimmung im Blut hat es ermöglicht, das Rebound-Phänomen beim *Rind* zu bestätigen. 300 mg *Progesteron*, i.v. wegen Follikelpersistenz verabreicht, verursachten eine LH-Ausschüttung, die die prä- und postovulatorischen Gipfelwerte des gleichen Tieres, die in mehreren vorangegangenen Cyclen bestimmt worden waren, bei weitem übertraf [250]. Es ist darum nicht auszuschließen, daß dem Phänomen verminderter Fertilität nach Cyclussynchronisation (s. S. 843) ebenfalls eine reboundbedingte, überschießende endokrine Funktion zugrunde liegt. Progesteronbestimmungen in den Corpora lutea nach synchronisierter Ovulation und Brunst beim *Rind* ergaben, daß — entgegen den Erwartungen — diese mehr Progesteron als ein normales, cyclisches Corpus luteum enthielten [498].

Bei der *Hündin* ist nach vorübergehender Oestrusverhütung häufig ein an Intensität bezüglich klinischer Symptome und Attraktionsvermögen erheblich verstärktes Oestrusgeschehen zu beobachten (eigene Erfahrungen des Autors).

Nach Cyclussynchronisation sind beim *Rind*, *Schaf* und *Schwein* üblicherweise keine deutlich erhöhten Ovulationsraten, wie sie bei Ratten beschrieben wurden [268], zu registrieren. Mit den vergleichsweise hohen Gestagendosen bei der Sterilitätsbehandlung sind beim *Rind* und *Pferd* gehäuft Zwillingsovulation beobachtet worden (s. Tabelle 2, Abschnitt A [474]).

Die beim *Legehuhn* nach Verhinderung oder Unterbrechung der Legeleistung mit Gestagenen beschriebene anhaltende Steigerung der Legeleistung nach Eizahl und Eigewicht ist demnach als „kombiniertes" Rebound-Phänomen anzusprechen (s. S. 836).

Zur immer wieder aufgeworfenen Frage, ob die beschriebenen Gestagene auch oder nur peripher an den Gonaden wirksam sind, die bislang immer aus der Sicht des Labortierexperiments und der Humanklinik zugunsten des nur zentralen Angriffspunktes (s. S. 898 [*169, 179, 237, 245, 267, 386, 445, 461, 495*]), des nur peripheren wirksamen Mechanismus (s. S. 803; [*362, 465*]) bzw. des „sowohl als auch" [*246, 247, 275*] beantwortet wurde, kann aus der Sicht veterinärmedizinischer und zootechnischer Befunde nichts beigetragen werden. Wie schwierig eine exakte Urteilsbildung sein kann, zeigen Erfahrungen mit *Chlormadinon-acetat* beim *Kaninchen*. Während einerseits demonstriert werden konnte, daß das Gestagen, nach dem Deckakt verabreicht, Ovulation und ovarielle Steroidbildung unterbindet, LH-Gaben jedoch oder elektrische Reizung der Eminentia mediana im Zwischenhirn, beide Ovarfunktionen wieder in Gang setzen [*128*], wird andererseits der Beweis für eine Anti-LH-Wirkung des Gestagens am Ovar geliefert [*180*].

Für eine besondere Form peripherer Gestagenwirkung, die der Stimulierung oder Hemmung der Choriongonadotropinbildung in der Placenta, die bei der Frau beschrieben wurde [*280*], entspricht, fehlen bislang ebenfalls Hinweise bei Haustieren.

Deutlich sind die *libidohemmenden* Wirkungen der untersuchten Gestagene (s. S. 894). Eindeutig geklärt ist die Lokalisation der die Libido aktivierenden und hemmenden Zentren im Hypothalamus (bei der *Ratte* ist ersteres in präoptischen Regionen des vorderen Hypothalamus, letzteres in der Region der Corpora mammalia lokalisiert [*286, 287*]. Zu diskutieren ist, ob diese Hemmung als spezifische Gestagenwirkung auf diese Zentren, als unspezifische Antiandrogenaktivität am gleichen Wirkungsort oder als Folge der verminderten oder unterdrückten endokrinen Funktion der Hoden aufzufassen ist.

Untersuchungen an anderen Antiandrogenen beweisen zwar die Libidohemmung durch diese Wirkstoffklasse [*343*], liefern aber keinen Beitrag zur Klärung der Fragestellung. Hinweise geben das Aufhören des libidinösen Verhaltens nymphomaner Tiere 17—18 Std nach Beginn der Gestagenmedikation sowie die Erfahrung, daß z. B. *Chlormadinon-acetat* bei Jungbullen um den Pubertätseintritt herum eine lange über das Wiedereintreten normaler Hodenfunktionen hinausreichende, möglicherweise irreversible, Libidohemmung bewirkt [*453*]. Nach Versuchstiererfahrungen zu urteilen, könnte hier eine „Prägung" der hypothalamischen Zentren durch Androgene zu einem kritischen Zeitpunkt um den Pubertätseintritt herum unterblieben sein [*344, 352*], die zeitlich mit dem beim Jungbullen in diesem Alter zu beobachtenden Anstieg endogener Testosteronproduktion zusammenfällt [*248*]. Es scheint somit eine kombinierte Wirkung spezifischer antigonadotroper und antiandrogener Aktivitäten auf die Libido von Haustieren vorzuliegen.

Eine weitere Teilwirkung der Gestagene ist ihre *antioestrogene Wirkung* (s. S. 896). In der Konzeptionsverhütung am Menschen sind sie als gleichbedeutsam neben die antigonadotropen Wirkungen einzureihen [*199, 303, 423, 471*]. Sie verhüten Konzeption, wo noch mit Ovulationen zu rechnen ist [*292, 301*]. Ihre therapeutische und zootechnische Nützlichkeit gegenüber unerwünschten Oestrogenwirkungen bei Haustieren (Scheiden- und Rectumvorfälle, Euterödem, Bulbourethraldrüsenproliferation) konnte demonstriert werden (s. S. 896—898). Weitgehend offen bleibt, ob bei Haustieren wie bei Menschen die antioestrogene Wirkung noch therapeutisch in Dosen nachzuweisen ist, die unter der antigonadotropen Schwelle liegen. Die beiden vorliegenden Angaben, wonach beim *Schaf* die Dosisrelation Oestrogene zu Gestagenen 1:25 betragen muß, um die gewünschte Antioestrogenität sicherzustellen [*163*], und bei der kastrierten *Katze*

1 mg *Norethindron* beötigt wird, um die Wirkung von 0,02 mg *Oestradiolbenzoat* am Scheidenepithel zu unterdrücken [505], geben keine Auskünfte in dieser Richtung. Die Erarbeitung solcher Relationen muß weiteren Untersuchungen vorbehalten bleiben.

Wie eben eingehend dargelegt, ist die *antiandrogene* Gestagenwirkung von eminenter, zootechnischer Bedeutung (s. S. 894). Die Hemmwirkung auf die androgensensiblen Receptoren in den sekundären Geschlechtsdrüsen setzt z.B. beim *Bullen* schon bei sehr niedrigen Dosen ein, bei denen noch gesteigerte Libido und ungestörte Spermatogenese zu beobachten sind, d.h. noch in der Phase gonadotroper Stimulierung [218].

Das gesamte Spektrum möglicher Antiandrogenwirkungen ist in vorbildlicher Weise am Versuchstier mit einem fast ausschließlich in dieser Richtung aktiven Steroid, dem *Cyproteron-acetat*, erarbeitet worden [340—354].

Inwieweit sie sich alle auf Haustiere übertragen lassen, ist nicht überschaubar. Bei Nutztieren endet die Anwendung antiandrogener Prinzipien in der Praxis dort, wo die eiweißanabole Wirkung der Androgene merkbar beeinträchtigt wird. Sicher libidohemmende Dosen scheinen noch außerhalb dieses Gefahrenbereiches zu liegen.

Corticoidgleiche Wirkungen sind bislang nur bei einem Gestagen (*Methoxyprogesteron-acetat*) beim *Menschen* [45] und an *Ratten* [45, 97, 132] beobachtet worden. Obwohl dasselbe Gestagen intensiv zootechnisch genützt wird (s. Tabellen 10, 15, 20 und 25), sind gleichartige Einflüsse bei *Rind*, *Schaf* und *Schwein* sowie beim *Hund* nicht beschrieben worden. Ob die speziell unter diesem Gestagen gehäuft zu beobachtende *Pyometrabildung* bei der *Hündin* (s. S. 815 und 841) mit dieser Wirkungsrichtung im Zusammenhang steht, sollte untersucht werden.

Beim *Geflügel* hemmen *Methoxyprogesteron-acetat* und *Hydroxyprogesteronacetat* die Nebennierenrindenfunktion durch Inhibierung der ACTH-Ausschüttung [329].

Die bei *Legehühnern* zu beobachtende günstige Wirkung von *Chlormadinonacetat* bei schwerem Vitamin D-Mangelsyndrom [52] beruht wohl auf der Verhinderung der Legetätigkeit nnd damit dem Stop der Calciumabgabe und kann daher kaum als generelle Wirkung von allgemeiner biologischer Bedeutung aufgefaßt werden.

Wie die in Tabelle 1 zusammengestellten Erfahrungen zeigen, sind sie an verschiedenen Species mit dem gleichen Gestagen nicht uniform genug, um die an den klassischen Versuchstieren erzielbaren Ergebnissen als alleinige Grundlage für die Auswahl therapeutisch oder zootechnisch bedeutsamer Gestagene akzeptieren zu können. Andererseits sind an einer Haustierart erarbeitete Resultate nicht auf andere übertragbar. So kann z.B. die Vorstellung, wonach stufenweise Wirkungssteigerungen in der Progesteronreihe durch die folgenden chemischen Veränderungen zu erzielen ist:

6α-Methyl, 17α-Azetoxy, Kombination dieser beiden Eingriffe und Einführung einer Doppelbindung in 6-Stellung, wobei der Abbau in der Leber zunehmend gehemmt wird [59], sicher nicht für alle Species gleiche Gültigkeit beanspruchen. So schließt z.B. die Erfahrung, daß *Megestrol-acetat* in der Dosis von 40 mg/kg, über 30 Tage bei männlichen *Ratten* verabreicht, weder Libido noch Spermiogenese noch Fertilität beeinträchtigt [72, 251], nicht aus, daß die gleiche Substanz bei bestimmten Haustieren in wesentlich geringeren Dosen wirksam ist [267]. Aus dem Befund, daß *Methoxyprogesteron-acetat* in Dosen, die beim *Schafbock* die generative und die endokrine Hodenfunktion vollständig unterbinden, die Libido unbeeinflußt läßt, kann nur geschlossen werden, daß diese Funktion beim *Schafbock*, wenn vorgeprägt, durch dieses Gestagen nicht mehr gehemmt werden kann

(s. S. 894). Für andere Species braucht das nicht zu gelten. Andererseits ist die an Ratten gemachte Erfahrung, daß die mit *Norethindron* bewirkbare Hodenreifungshemmung, am Bild gehemmter Produktion des Hypophysenvorderlappens als Gonadotropinblockade ausgewiesen, trotz gleichbleibender Medikation (1 mg pro 100 g) auf die Dauer im Sinne einer Desensibilisierung nicht vollständig aufrechterhalten werden kann [8], durch veterinärmedizinische oder zootechnische Erfahrungen mit Gestagenen nicht zu belegen.

Versuchstiere sind als Modelle für Gestagenwirkungen auf bestimmte Funktionen unter Berücksichtigung speciesspezifischer Eigentümlichkeiten unersetzbar. Ihre Bedeutung für die Erarbeitung neuer Anwendungsformen, so z. B. für die Ermittlung der Gestagenresorption durch die *Vaginalschleimhaut* [258, 259] für die Vaginaltampons bei *Schafen* bedeutsam, ist unbestritten. Das als Versuchstier häufig unterschätzte *Meerschweinchen*, das wegen seines vollständigen biphasischen Cyclus (s. Kapitel IV, B) unter den Labornagern eine Vorzugsstellung in der fortpflanzungsbiologischen Grundlagenforschung genießen sollte, hat seine Eignung als Modell für Cyclussynchronisationsversuche mit *Methoxyprogesteronacetat* 0,25—0,5 mg pro Tier für 20 Tage [252] und für die Hemmung männlicher Fortpflanzungsfunktionen mit *Progesteron* und ebenfalls mit *Methoxyprogesteronacetat* bewiesen. In den letztgenannten Untersuchungen konnte z. B. gezeigt werden, daß 25 mg *Testosteron-propionat* benötigt werden, um die Wirkung von täglich 10 mg *Progesteron* am Hoden im histologischen Bild zu kompensieren [89].

Es bleibt abschließend zu diskutieren, *welche Bedeutung an Haustieren mit Gestagenen gemachte Erfahrungen vergleichend medizinisch* haben können.

Vergleicht man heute z. B. die vorliegenden oder mitgeteilten Erfahrungen mit den umfangreichen Publikationen über *gestagen-verursachte Nebenwirkungen* bei der *Frau*, wobei häufig die nach Einnahme der konzeptionsverhütenden *Gestagen-Oestrogenkombination* auftretenden *unerwünschten Wirkungen* nicht eindeutig allein dem Gestagenen zugeschrieben werden können [31, 183, 440, 468], so fällt auf, wie wenig derartige Wirkungen bei Haustieren ins Gewicht zu fallen scheinen.

Für die *Emboliegefahr* [31, 183, 368] gibt es bislang keine parallele Erfahrung; experimentell hat sich beim *Hund* durch die 3—6wöchige Medikation mit *Norethynodrel* (2 mg) und *Mestranol* (0,03 mg) der Blutdurchfluß in der V. femoralis um 19% reduziert [332]. Welche Bedeutung diese Information haben kann, muß offen bleiben.

Zur vieldiskutierten Frage der *Leberschäden* [390, 469] geben weder akute noch chronische Gestagenapplikationen bei Haustieren Auskunft. Hinweise auf die *krebsauslösende* oder krebsfördernde *Wirkung* von Gestagenen an Versuchstieren nach einer Anwendungsdauer, die 30—35 Menschenjahre entspricht, mit *Progesteron*, *Norethindron* und *Norethynodrel* [285] fehlen bei Haustieren.

Die einzige berichtete Ovarialtumorauslösung beim Hund durch permanente Verabreichung eines *Oestrogen-Progesteron-Gemisches* ist wohl der Oestrogenkomponente, die allein gegeben, ebenfalls Tumoren zu indizieren vermochte, zuzuschreiben [226]. Eine alleinige Progesteronanwendung unterblieb in diesem Versuchsansatz..

Die bislang einzige wirklich ernst zu nehmende Gestagennebenwirkung bei Haustieren, die *Pyometraauslösung* bei der Hündin, ist bedingt durch phylogenetische Eigentümlichkeiten dieser Species (s. Kapitel IV, B) und daher vergleichend medizinisch bedeutungslos [135]. Ähnliches scheint für die *Ovarialcystenbildung beim Schwein* zu gelten.

Beiträge zum Thema der Fertilität nach *Gestagenmedikation* lieferte die Diskussion über die reduzierte Konzeptionsrate bei der 1. synchronisierten Brunst (s. S. 843). Ebenso wie beim Menschen [389—391, 445] kann von Haustierbeobachtungen abgeleitet werden, daß spätestens die 2. Ovulation nach Medikationsende optimale Konzeptionschancen bietet. Ob das auch für das Wiederingangkommen der Sexualfunktionen nach langfristig wirksamen, einmaligen Injektionen [133] (z. B. 200—1000 mg *Methoxyprogesteron-acetat* bei der Frau [519, 520], gilt, kann wegen der geringen vorliegenden Erfahrungen hierzu nicht gesagt werden.

Unabhängig von der Species kann die am Menschen gemachte Erfahrung bestätigt werden, daß *Hydroxyprogesteroncapronat* selbst in extrem hohen Dosen nicht oder kaum gonadotropinhemmend wirkt [215, 410]. Ob die magensäurelockende Wirkung dieses Gestagens, beim *Menschen* beschrieben [364], auch bei anderen Species nachgewiesen werden kann, ist unbekannt.

Übereinstimmend hat sich gezeigt, daß bei Mensch und Haustier die *Pubertät* mit Gestagenen *manipuliert* (s. S. 830) werden kann. Die allerdings unterschiedliche Ausgangslage, pubertas praecox beim Menschen [184, 283, 485, 530], und die entwicklungsgerecht einsetzende Pubertät beim Haustier erklärt, warum beim Tier Gestagene ausreichen, während beim Menschen zusätzlich Corticoide gefordert werden, um die meist ebenfalls verfrühte Adrenarche abzustoppen [48, 530].

In den starken jahreszeitlichen Schwankungen in der *Gonadotropinausscheidung* bei Mädchen [46] scheinen sich die saisonbedingten Unterschiede in der Ansprechbarkeit auf die ovulationshemmende Gestagenwirkung bei *Schafen* und *Rindern* widerzuspiegeln (s. Abb. 9 und Tabelle 8).

Die bei der Frau propagierte *Wiederaufnahme der antikonzeptionellen Medikation* unmittelbar *post partum* [428] unterscheidet sich von der *Individualbehandlung post partum mit Gestagenen* (s. S. 864) grundsätzlich. Erstere dient dem Konzeptionsschutz, letztere der *Sicherstellung frühest möglicher, erneuter Konzeption*.

Dem Mediziner mag es befremdend erscheinen, von der positiven und ovulationsauslösenden Gestagenwirkung bei Tieren zu hören. Bei der Frau hat sich nicht ein Gestagen, sondern ein schwaches Nicht-Steroid-Oestrogen (Clomiphen = 1-[p-(β-Diäthylaminoäthoxy)-phenyl]-1,2-diphenyl-2-Chloräthylen) für diese Indikation eingeführt [91, 261, 262, 369, 477]. Der Unterschied scheint wohl in der unterschiedlichen Bedeutung der Gonadotropine im Ovulationsgeschehen bei den einzelnen Species zu liegen. Während bei der Frau das durch Clomiphen ausgelöste FSH als Ovulationsstarter benötigt wird, ist z. B. für das Rind und wohl auch für Schaf und Ziege LH, wie es durch niedrige Gestagendosen abgerufen oder durch hohe Gestagendosen nach deren Ausklingen induziert wird, zur Ovulationsauslösung ausreichend.

Der gonadotropinhemmenden Gestagenwirkung steht eine neue Stoffgruppe, als deren wichtigster Vertreter der Wirkstoff ICI 33828, 1-(α-Methyl-allyl)-6-methyl-dithiobiurea anzusprechen ist [168, 373, 374] gegenüber. Diese anscheinend gonadotropininaktivierende, nicht am Hypothalamus angreifende Substanz unter scheidet sich von Gestagenen durch höhere Toxizität, schmale therapeutische Breite, Instabilität und das Fehlen eines Rebound-Phänomens.

Literatur

[1] ABLE, B. V., B. BAKER, R. A. EDGAR, and C. J. CHRISTIANS: Use of oral progesterone for the synchronization of estrus in the ewe. J. Anim. Sci. **23**, 295 (1964).

[2] ADAMS, J. L.: A comparison of different methods of progesterone administration to the fowl in affecting egg production and molt. Poultry Sci. **35**, 323—326 (1956).

[3] ADAMS, R. L., B. B. BOHREN, and J. R. CARSON: Delaying sexual maturity by restricting feed or by feeding 6-chloro-delta 6-17-acetoxyprogesterone. Poultry Sci. **45**, 1065 (1966).

[4] ADDLEMAN, D., and R. BOGART: Hormone treatments for bringing ewes into estrus in early summer. J. Anim. Sci. 22, 853 (1963).
[5] — —, and L. WESTCOTT: Synchronization of estrus in ewes by hormone treatment. J. Anim. Sci. 22, 853 (1963).
[6] ADLER, J. H.: Antioestrogenic activity in Fahl clover hay and oat hay. Acta endocr. (Kbh.) 49, 90—96 (1965).
[7] ALLEN, D. M., and G. E. LAMMING: The induction of breeding activity in lactating ewes during anoestrus. J. Reprod. Fertil. 1, 213—222 (1960).
[8] — — Factors affecting fertility in female sheep. Universtity of Nottingham, Report of the School of Agriculture 1959, 64—69 (1960).
[9] AMOROSO, E.: Persönliche Mitteilung.
[10] ANDERSON, L. L., and R. M. MELAMPY: The effects of norethynodrel and ethynylestradiol 3-methyl ether on reproduction in the gilts. J. Anim. Sci. 18, 1550 (1959) (Abstr.).
[11] — D. E. RAY, and R. M. MELAMPY: Synchronization of estrus and conception in the beef heifer. J. Anim. Sci. 21, 449—453 (1962).
[12] — J. R. SCHULTZ, and R. M. MELAMPY: Pharmacological control of ovarian function and estrus in domestic animals. 6th Anim. Reprod. Symp., Oregon State Univ., Corvallis 1963, p. 171—204. San Francisco and London: W. H. Freeman & Co. 1964.
[13] ANDERSON, R. K., C. E. GILMORE, and G. B. SCHNELLE: Utero-ovarian disorders associated with use of medroxyprogesterone in dogs. J. Amer. vet. med. Ass. 146, 1311—1316 (1965).
[14] Anonym: Finds MGA effective in heifer rations. Feedstuffs 38, 6 (1966).
[15] ARIFDZANOV, K. A., S. P. BELJAKOV, G. F. ZIRKOV, and N. I. KILJAZOV: Methods of inducing oestrus in summer in karakuls. Sb. nauch. Trud. uzbek. nauchnoissled. vet. Inst. 15, 5—11 (1963).
[16] ARMSTRONG, D. T., and W. HANSEL: Alteration of the bovine estrous cycle with oxytocin. J. Dairy Sci. 42, 533—542 (1958).
[17] AVERY, T. L., C. L. COLE, and E. F. GRAHAM: Investigations associated with the transplantation of bovine ova. I. Synchronization of oestrus. J. Reprod. Fertil. 3, 206—211 (1962).
[18] BARKER, C. A. V.: Experience with progestin-impregnated vaginal pessaries for estrus control in sheep and goats. J. Amer. vet. med. Ass. 149, 1576—1579 (1966).
[19] BAKER, L. N., L. C. ULBERG, R. H. GRUMMER, and L. E. CASIDA: Inhibition of heat by progesterone and its effect on subsequent fertility in gilts. J. Anim. Sci. 13, 648—657 (1954).
[20] BARRETT, J. F., J. M. GEORGE, and D. R. LAMOND: Reproductive performance of merino ewes grazing red clover (Trifolium pratense L.), improved pasture, or native pasture. Aust. J. agricult. Res. 16, 189—200 (1965).
[21] BELIĆ, M., and B. SOLDATOVIĆ: The effect of litter size on the number of stillborn piglings and the mortality rate to weaning. Veterinaria (Sarajevo) 14, 479—490 (1965).
[22] BELL, E. T., A. L. HERBST, M. KRISHNAMURTI, and J. A. LORAINE: Urinary gonadotrophin excretion during and following long-term therapy by oral progestogens. Second Int. Congr. on Hormonal Steroids Milan/Italy. Int. Congr. Ser. No 111, 338 (1966). Excerpta med. Foundation (Italy).
[23] BERGLUND, R.: Additive for estrus control in cattle being introduced. Feedstuffs 37, 1 (1965).
[24] BINDON, B. M., and E. M. ROBERTS: Control of ovarian activity in ewes with progestagens. J. Reprod. Fertil. 7, 397—399 (1964).
[24a] BLACK, W. G., J. SIMON, S. H. McNUTT, and L. E. CASIDA: Investigations on the physiological basis for the differential response of oestrus and pseudopregnant rabbit uteri to induced infection. Amer. J. vet. Res. 14, 318—323 (1953).
[25] BLOSS, R. E., J. I. NORTHAM, L. W. SMITH, and R. G. ZIMBELMAN: Effects of oral melengestrol acetate on the performance of feedlot cattle. J. Anim. Sci. 25, 1048—1053 (1966).
[26] BOLOGNESE, R. J., M. S. PIVER, and J. D. FELDMAN: Galactorrhea and abnormal menses associated with a long-acting progesterone. J. Amer. med. Ass. 199, 42—43 (1967).
[27] BOWMAN, J. C.: Meat from sheep. Anim. Breed. Abstr. 34, 293—319 (1966).
[28] BRADEN, A. W. H., D. R. LAMOND, and H. M. RADFORD: The control of the time of ovulation in sheep. Aust. J. agricult. Res. 11, 389—401 (1960).
[29] —, and G. R. MOULE: The induction of ovulation in anoestrus ewes. Aust. J. exp. Agricult. Anim. Husb. 2, 75—77 (1962).
[30] BRADFORD, G. E., and G. M. SPURLOCK: Effects of castrating lambs on growth and body composition. Anim. Prod. 6, 291—299 (1964).

[31] BRAKMAN, P., O. K. ALBRECHTSEN, and T. ASTRUP: Boold coagulation, fibrinolysis, and contraceptive hormones. J. Amer. med. Ass. **199**, 105—110 (1967).
[32] BREUER, H.: Studies on the metabolism of 17-ethinyl-19-nortestosterone. Int. J. Fertil. **9**, 181—187 (1964).
[33] BRINKLEY, H. J., H. W. NORTON, and A. V. NALBANDOV: Is ovulation alone sufficient to cause formation of corpora lutea ? Endocrinology **74**, 14—20 (1964).
[34] BRODEY, R. S., and I. J. FIDLER: Clinical and pathologic findings in bitches treated with progestational compounds. J. Amer. vet. med. Ass. **149**, 1406—1415 (1966).
[34a] BROOME, A. W. J., G. E. LAMMING, and W. SMITH: The role of the granulocyte system in uterine defence. J. Endocr. **19**, 274—281 (1959).
[35] BRUNNER, M. A., D. E. HOGUE, and W. HANSEL: Estrous cycle synchronization in cycling and anestrous ewes. J. Anim. Sci. **22**, 861 (1963).
[36] — W. HANSEL, and D. E. HOGUE: Use of 6-methyl-17-acetoxyprogesterone and pregnant mare serum to induce and synchronize in ewes. J. Anim. Sci. **23**, 32—36 (1964).
[37] — — W. C. WAGNER, and R. M. NEWMAN: A large scale field trial in estrous cycle synchronization. J. Anim. Sci. **23**, 902 (1964).
[38] BRYAN, H. S.: Utility of 17-acetoxy-progesterone in delaying estrus in the bitch. Proc. Soc. exp. Biol. (N.Y.) **105**, 23—26 (1960).
[39] BOYD, H.: Embryonic death in cattle, sheep and pigs. Vet. Bull. (Weybridge) **35**, 252—266 (1965).
[40] BUCHHOLZ, R.: Untersuchungen über die Beeinflussung der Gonadotropinausscheidung beim Menschen durch Keimdrüsenhormone. Geburtsh. u. Frauenheilk. **19**, 851—858 (1959).
[41] BURDICK, H. O.: Effects of progesterone on the ovaries and embryos of mice in early pregnancy. Endocrinology **30**, 619—622 (1942).
[42] BURROUGHS, W., A. TRENKLE, TH. KAMALU, and R. L. VETTER: Melengestrol acetate as a growth stimulant in heifers and lambs. J. Anim. Sci. **25**, 1257 (1966).
[43] BUTCHER, R. L., K. Y. CHU, and R. M. MELAMPY: Effect of uterine autotransplants on the estrous cycle in the guinea pig. Endocrinology **70**, 442 (1962).
[44] CAIRY, CL. F.: Hormones for growing and fattening animals. Vet. Med. **50**, 339—346 (1955).
[45] CAMANNI, F., F. MASSARA, and G. M. MOLINATTI: The cortisone-like effect of 6α-methyl-17α-acetoxyprogesterone in the adrenalectomized man. Acta endocr. (Kbh.) **43**, 477—483 (1963).
[46] CARLETTI, B., E. KEHYAYAN, and F. FRASCHINI: Remarkable seasonal variations of urinary gonadotrophin excretion in young girls. Experientia (Basel) **20**, 383 (1964).
[47] CASIDA, L. E.: Some side-effects and after-effects of experimental endocrine treatments used to modify the natural estrual rhythm. Proc.: Conf. on estrous cycle control in domestic animals. Univ. of Nebraska 1964. Misc. Publ. 1005, 45—49 (1965).
[48] CAVALLERO, C., M. GIOSIS e L. MOSCA: Effeti morfologici del 6 alpha-metil-17 alpha-idrossiprogesterone acetate sull'apparato endocrine della Scimmia. Monit. ostet.-ginec. **30**, 793 (1959).
[49] CHANG, M. C.: Capacitation of rabbit spermatozoa in the uterus with special reference to the reproductive phase of the female. Endocrinology **63**, 619 (1958).
[50] — Effects of oral administration of medroxyprogesterone acetate and ethinyl estradiol on the transportation and development of rabbit eggs. Endocrinology **79**, 939—948 (1966).
[51] — Transport of eggs from the Fallopian tube to the uterus as a function of oestrogen. Nature (Lond.) **212**, 1048—1049 (1966).
[52] CHANG, S. I., and J. MCGINNIS: Influence of an anti-ovulatory compound on the expression of vitamin D deficiency signs in laying hens. Poultry Sci. **45**, 1075 (1966).
[53] CHRISTIAN, R. E., and L. E. CASIDA: The effects of progesterone in altering the estrous cycle of the cow. J. Anim. Sci. **7**, 540 (1948).
[54] CLARKLE, J. N.: Methods of lamb castration. Proc. Ruakura Fmrs' Conf. Week, 6—14 (1965).
[55] COLE, H. H.: Gonadotropins, their chemical and biological properties and secretory control. 6th Anim. Reprod. Symp., Oregon State Univ., Corvallis 1963. San Francisco and London: W. H. Freeman & Co. 1964.
[56] —, and R. F. MILLER: Change in the reproductive organs of the ewe with some data bearing on their control. Amer. J. Anat. **57**, 39 (1935).
[57] COLLINS, W. E., L. W. SMITH, R. E. HANSER, and L. E. CASIDA: Synchronization of estrus in heifers with 6-alpha-methyl-17-alpha-acetoxyprogesterone. J. Anim. Sci. **20**, 968 (1961).
[58] COMBS, W., M. P. BOTKIN, and G. E. NELMS: Synchronization of estrus and lambing in ewes fed 6-methyl-17-acetoxyprogesterone. J. Anim. Sci. **20**, 968 (1961).

[59] COOKE, B. A., and D. K. VALLANCE: Metabolism of megestrol acetate and related progesterone analogues by liver preparations in vitro. Biochem. J. **97**, 672—677 (1965).
[60] CRESSWELL, E., R. W. ASH, R. W. BOYNE, and J. C. GILL: Some effects of "partial" castration compared with full castration on lamb growth and on the development of male characteristics. Vet. Rec. **76**, 646—650 (1964).
[61] — — — — Growth and carcass characteristics of entire cross-bred lambs compared with lambs "partially" or "fully" castrated. Vet. Rec. **76**, 1472—1474 (1964).
[62] CROWLEY, J. P.: The extension of the breeding season of sheep. 5th Int. Congr. Anim. Reprod. A. I. Trento 1964, **2**, 378—383 (1964).
[63] CULLEN, R., and G. C. SHEARER: Induction of oestrus in anoestrus maiden yearling ewes. Vet. Rec. **77**, 152—154 (1965).
[64] — — Observations on the synchronization of oestrus in ewes during the breeding season and the effect on subsequent fertility. Vet. Rec. **76**, 886—891 (1964).
[65] CURL, S. E., T. COCKRELL, G. BOGARD, and F. HUDSON: Use of intravaginal progestin to synchronize estrus in sheep. J. Anim. Sci. **25**, 921 (1966).
[66] DANIEL, J. C., and M. L. COWAN: Effects of some steroids in oral contraceptives on the cleavage of rabbit eggs in vitro. J. Endocr. **35**, 155—160 (1966).
[67] DARRAS, D.: Some trials of progesterone implantation in the culled cow and the fattening heifer. Bull. Soc. vét. pract. Fr. **47**, 217—220 (1963).
[68] DARWASH, A. O.: Effects of melengestrol acetate on postpartum reproductive activity of the dairy cow. Ph. Diss. Kansas State Univ. 1965.
[69] DAVIES, H. L.: Reduced fertility associated with the use of multiple injections of progesterone followed by pregnant mare serum. II. Aust. vet. J. **36**, 20—23 (1960).
[70] —, and R. B. DUN: A note on the infertility of ewes treated with multiple injections of progesterone followed by pregnant mare serum. Aust. vet. J. **33**, 92—94 (1957).
[71] DAVEY, R. J., and G. H. WELLINGTON: Studies on the use of hormons in lamb feeding. J. Anim. Sci. **18**, 64—74 (1959).
[72] DAVID, A., K. EDWARDS, K. P. FELLOWS, and J. M. PLUMMER: Antiovulatory and other biological properties of megestrol acetate. J. Reprod. Fertil. **5**, 331 (1963).
[73] DAVIS, B. K.: Studies on the termination of pregnancy with norethynodrel. J. Endocr. **27**, 99—106 (1963).
[74] DAVIS jr., W. F., and A. M. SORENSON jr.: The effect of single doses of progesterone on the livability of swine embryos. J. Anim. Sci. **18**, 1549 (1959).
[79] DAY, B. N., L. L. ANDERSON, M. A. EMMERSON, L. N. HAZEL, and R. M. MELAMPY: Effect of estrogen and progesterone on early embryonic mortality in ovariectomized gilts. J. Anim. Sci. **18**, 607 (1959).
[76] — L. N. HAZEL, and R. M. MELAMPY: Synchronization of estrus and ovulation in swine. J. Anim. Sci. **18**, 909 (1959).
[77] — S. E. ZOBRISKY, L. F. TRIBBLE, and J. F. LASLEY: Effects of stilbestrol and a combination of progesterone and estradiol on growing-finishing swine. J. Anim. Sci. **19**, 898—901 (1960).
[78] — F. E. ROMACK, and J. F. LASLEY: Influence of progesterone-estrogen implants on early embryonic mortality in swine. J. Anim. Sci. **22**, 637—639 (1963).
[79] — J. D. NEILL, S. L. OXENREIDER, A. B. WAIDE, and J. F. LASLEY: Use of gonadotrophins to synchronize estrous cycles in swine. J. Anim. Sci. **24**, 1075—1079 (1965).
[80] DE ALBA, J., and J. MALTOS: Value of oestrogenic hormones and progesterone for fattening of steers. Turrialba **13**, 28—30 (1963).
[81] DEANS, R. J., W. J. VAN ARSDELL, E. P. REINEKE, and L. J. BRATZLER: The effect of progesterone-estradiol implants and stilbestrol feeding on feed lot performance and carcass characteristics of steers. J. Anim. Sci. **15**, 1020—1028 (1956).
[82] DEGEN, E.: Persönliche Mitteilung.
[83] DENNY, J. E. F. M., and G. L. HUNTER: Synchronization of the oestrus cycle in sheep. S. Afr. J. agricult. Sci. **1**, 381—388 (1958).
[84] DERMODY, W. C., W. C. FOOTE, and C. V. HULET: Effects od season of year and progesterone synchronization on ovulation rate. J. Anim. Sci. **25**, 585 (1966).
[85] DESAULLES, P. A., and C. KRÄHENBÜHL: Comparison of the anti-fertility and sex hormonal activities of sex hormones and their derivatives. Acta endocr. (Kbh.) **47**, 444—456 (1964).
[86] DHINDSA, D. S., A. S. HOVERSLAND, and I. P. SMITH: Estrus control in beef cattle under ranch conditions. J. Anim. Sci. **23**, 904 (1964).
[87] — — E. P. SMITH, and J. L. VAN HORN: Estrus synchronization in sheep using an orally active progestogen. J. Anim. Sci. **23**, 1224 (1964).
[88] DHOM, G., P. KRULL, E. MÄUSLE u. R. STRUBE: Der Einfluß eines Ovulationshemmers (17α-Aethynyl-19-nortestosteron) auf die gonadotropen Zellen der Rattenhypophyse. Beitr. path. Anat. **132**, 1—24 (1965).

[89] DIAMOND, M.: Progestagen inhibition of normal sexual behaviour in the male guinea-pig. Nature (Lond.) **210**, 1322—1324 (1966).
[90] DICKERSON, J. W. T., G. A. GRESHAM, and R. A. McCANCE: The effect of undernutrition and rehabilitation on the development of the reproductive organs: pigs. J. Endocr. **29**, 111—118 (1964).
[91] DICKEY, R. P., N. VORYS, V. C. STEVENS, P. K. BESCH, G. H. HAMWI, and J. C. ULLERY: Observations on the mechanism of actio of clomiphene (MRL-41). Fertil. and Steril. **16**, 485—494 (1965).
[92] DÖCKE, F., and G. DÖRNER: Facilitative action of progesterone in the induction of ovulation by oestrogen. J. Endocr. **36**, 209—210 (1966).
[93] DÖRNER, G., and F. DÖCKE: The influence of intrahypothalamic and intrahypophysial implantation of oestrogen or progestogen on gonadotrophin release. Second Int. Congr. on Hormonal Steroids Milan/Italy. Int. Congr. Ser. No 111, 332, (1966). Excerpta med. Foundation (Italy).
[94] DORFMAN, R. I.: Methods in hormone research, vol. II, Bioassay, chapt. 2—7. New York: Academic Press 1962.
[95] — Anti-androgenic compounds. Perspectives in biology, p. 43–55. Amsterdam: Elsevier Publ. Co. 1963.
[96] — Anti-androgenic, anti-estrogenic, and anti-ovulatory compounds. Hormonal Steroids **1**, 39—53 (1964).
[97] — Control of steroid hormone biosynthesis. 6. Pan-Amer. Congr. Endocrinology, Excerpta med. (Amst.), Int. Congr.-Ser. **112**, 23—31 (1965).
[98] —, and F. A. KINCL: Anti-gonadotropic steroids. Methods in hormone research, vol. 5, p. 147—203. New York: Academic Press 1966.
[99] DOW, C.: The cystic hyperplasia-pyometra complex in the cat. Vet. Rec. **74**, 141—147 (1962).
[100] DOYLE, A., and L. C. ULBERG: Some physiological manifestations in the bovine estrous cycle during control with exogenous hormones. J. Anim. Sci. **24**, 403—408 (1965).
[101] DUNCAN, G. W., S. C. LYSTER, J. W. HENDRIX, J. J. CLARK, and H. D. WEBSTER: Biologic effects of melengestrol acetate. Fertil. and Steril. **15**, 419—432 (1964).
[102] DUTT, R. H.: Induction of estrus and ovulation in anestrual ewes by use of progesterone and PMS. J. Anim. Sci. **12**, 515—523 (1953).
[103] —, and L. E. CASIDA: Alteration of the estrual cycle in sheep by the use of progesterone and its effect upon subsequent ovulation and fertility. Endocrinology **43**, 208—217 (1948).
[104] —, and C. J. FALCON: Progestogens and development of sex glands in lambs. J. Anim. Sci. **23**, 904 (1964).
[105] DZIUK, P. J.: Influence of orally administered progestins on oestrus and ovulation in swine. J. Anim. Sci. **19**, 1319 (1960).
[106] — Timing of maturation and fertilisation of the sheep egg. Anat. Rec. **153**, 211—224 (1965).
[107] — Response of sheep and swine to treatments for control of ovulation. Proc.: Conf. on estrous cycle control in domestic animals. Univ. of Nebraska 1964. Misc. Publ. 1005, 50—53 (1965).
[108] — J. D. DONKER, J. R. NICHOLS, and W. E. PETERSON: Problems associated with the transfer of ova between cattle. Univ. Minn. agricult. exp. Sta. Bull. **222**, 1—75 (1958).
[109] —, and R. D. BAKER: Control and synchronization of ovulation in swine. J. Anim. Sci. **20**, 969 (1961) (Abstr.).
[110] — — Induction and control of ovulation in swine. J. Anim. Sci. **21**, 697 (1962).
[111] —, and C. POLGE: Fertility in swine after induced ovulation. J. Reprod. Fertil. **4**, 207 (1962).
[112] — F. C. HINDS, M. E. MANSFIELD, and R. D. BAKER: Follicle growth and control of ovulation in the ewe following treatment with 6-methyl-17-acetoxyprogesterone. J. Anim. Sci. **23**, 787—790 (1964).
[113] — G. CMARIK, and T. GREATHOUSE: Estrus control in cows by an implanted progestogen. J. Anim. Sci. **25**, 1266 (1966).
[113a] EIBL, E.: Persönliche Mitteilung.
[114] ELLINGTON, E. F., D. C. ENGLAND, and J. E. OLDFIELD: Estrus, ovulation and fertility in gilts treated with a halogenated pregnane derivative. Unveröffentlicht. Techn. Paper 1999, Oregon Agric. Expt. Sta.
[115] — A. N. CONTOPOULOS, and M. T. CLEGG: Progesterone regulation of the production and release of pituitary gonadotrophins in the gonadectomized sheep. Endocrinology **75**, 401—410 (1964).

[116] ELLINGTON, E. F., and C. W. FOX: Reproductive performance of ewes subsequent to daily "Provera" administration in single and spaced sequences. J. Anim. Sci. **23**, 904—905 (1964).
[117] —, —, and G. E. SHORT: Reproductive performance of ewes following early weaning and subsequent intravaginal treatment with progestogen-impregnated pessaries. 9th Int. Congr. Anim. Prod., Edinburgh 1966. Sci. Progm. Abstr., Engl. Ed., 27.
[118] ERB, R. E., and W. R. GOMES: Cyclic changes in levels of female sex steroids. Ann. Meeting North Atlantic Sect. Amer. Soc. Anim. Sci., Princeton, N. J., August 21—22, 1962.
[119] ERICSON, R. J., and R. H. DUTT: Progesterone and 6-methyl-17-acetoxyprogesterone as inhibitors of spermatogenesis in the ram. J. Anim. Sci. **22**, 856—857 (1963).
[120] —, and J. W. ARCHDEACON: Progesterone and 6-chloro-Δ^6-17-acetoxyprogesterone as inhibitors of spermatogenesis in the rabbit. Nature (Lond.) **204**, No 4955, 261—263 (1964).
[121] — — Progesterone and 6-Methyl-17-hydroxyprogesterone acetate as inhibitors of spermatogenesis and accessory gland function in the ram. Endocrinology **77**, 203—208 (1965).
[122] EVANS, J. S., E. C. SIMPSON, and R. H. DUTT: Breeding performance in ewes following synchronization of estrus by feeding provera. J. Anim. Sci. **20**, 969 (1961).
[123] — R. H. DUTT, and E. C. SIMPSON: Breeding performance in ewes after synchronizing estrus by feeding 6-methyl-17-acetoxyprogesterone. J. Anim. Sci. **21**, 804—808 (1962).
[124] — — Induction of reproductive activity in anestrus ewes by the use of oral progesterones and pregnant mare serum. J. Anim. Sci. **21**, 1022 1962).
[125] EVERETT, J. W.: The mammalian female reproductive cycle and its controlling mechamisms. In: Sex and internal secretions (ed. W. C. YOUNG). Baltimore: Williams & Co. 1961a.
[126] EVERITT, G. C., and K. E. JURY: Effects of sex and gonadectomy on the growth and development of Southdown + Romney cross lambs, pt. I. Effects on live-weight growth and components of live weight. J. agricult. Sci. **66**, 1—14 (1966).
[127] — — Implantation of oestrogenic hormones in beef cattle. IV. Effects of oestradiol benzoate plus progesterone on carcass composition and a comparison of methods of carcass evaluation. N. Z. J. agricult. Res. **7**, 158—173 (1964).
[128] EXLEY, D., R. J. GELLERT, G. W. HARRIS, and R. D. NADLER: Site of action of chlormadinone (6-chloro-delta-6-dehydro-17 alpha-acetoxyprogesterone) in blocking ovulation in the mated rabbit. J. Physiol. (Lond.) **186**, 128—129 (1966).
[129] FAHNING, M. L., R. H. SCHULTZ, E. F. GRAHAM, J. D. DONKER, and H. W. MOHRENWEISER: Synchronization of oestrus in dairy heifers with 6α-methyl-17α-acetoxyprogesterone and its effect on conception rate. J. Reprod. Fertil. **12**, 569—571 (1966).
[130] FALCON, C. J., and R. H. DUTT: Effects of injected progestogens on estrous behavior in the ewe. J. Anim. Sci. **24**, 917 (1965).
[131] FANESI, R.: First observation on the effects of castration in the male turkey. Riv. Zootec. Agricult. Vet. **3**, 55—59 (1965).
[132] FEKETE, G., and S. SZEBERENYI: Data on the mechanism of adrenal suppression be medroxyprogesterone. Steroids **6**, 159 (1965).
[133] FELTON, H. T., E. W. HOELSCHER, and D. P. SWARTZ: Evaluation of use of an injectable progestin estrogen for contraception. Fertil. and Steril. **16**, 665—676 (1965).
[134] FEUERHAKE, F., u. K. ZUMHOLZ: Untersuchungen zur Brunstsynchronisation beim Schwein. Dtsch. tierärztl. Wschr. **75**, 575—578 (1966).
[135] FIDLER, I. J., R. S. BRODEY, A. E. HOWSON, and D. COHEN: Relationship of estrous irregularity, pseudopregnancy, and pregnancy to canine pyometra. J. Amer. vet. med. Ass. **149**, 1043—1046 (1966).
[136] FIRST, N. L., J. A. HOEFER, and J. E. NELLOR: Fertility of artificially inseminated estrus controlled gilts. J. Anim. Sci. **19**, 1321 (1960).
[137] — F. W. STRATMAN, E. M. RIGOR, and L. E. CASIDA: Factors affecting ovulation and follicular cyst formation in sows gilts fed 6-methyl-17-acetoxyprogesterone. J. Anim. Sci. **22**, 66—71 (1963).
[138] FOLMAN, Y., and G. S. POPE: The levels of radioactivity found in the uterus, vagina and skeletal muscle of the immature mouse following administration of (6,7-^{3}H)-oestradiol in relation to resultant growth of the uterus and vagina. Second Int. Congr. on Hormonal Steroids Milan/Italy. Int. Congr. Ser. No 111, 350 (1966). Excerpta med. Foundation (Italy).
[139] FOORD, H. E.: Observations on the use of progesterone impregnated tampons in a herd ot Dorset Hill (Horn) sheep. Vet. Rec. **78**, 461 (1966).

[140] FOOTE, W. D., D. P. WALDORF, H. L. SELF, and L. E. CASIDA: Some effects of progesterone and estradiol on the ovarian structures and on the gonadotrophic potency of the pituitary gland of the gilt. J. Anim. Sci. **17**, 534—539 (1958).

[141] — E. R. HAUSER, and L. E. CASIDA: Influence of progesterone treatment on postpartum reproductive activity in beef cattle. J. Anim. Sci. **19**, 674 (1960).

[142] —, and A. B. WAITE: Some carry-over effects of progesterone and estradiol treatments on reproductive phenomena in the ewe. J. Anim. Sci. **20**, 970 (1961).

[143] —, and D. K. KAUSHIK: LH activity in bovine reproductive tissue. J. Anim. Sci. **22**, 857—858 (1963).

[144] —, and J. E. HUNTER: Post-partum intervals of beef cows treated with progesterone and estrogen. J. Anim. Sci. **23**, 517—520 (1964).

[145] —, and C. V. HULET: Ovarian response to PMS in progesterone and estradiol treated sheep. J. Anim. Sci. **23**, 291 (1964).

[146] —, and A. B. WAITE: Some effect of progesterone on estrous behavior and fertility in the ewe. J. Anim. Sci. **24**, 151—155 (1965).

[147] — M. M. QUEVEDO, and S. SAIDUDDIN: Hormone treatment of cows at various stages post-partum. J. Anim. Sci. **24**, 917 (1965).

[148] FORREST, R. J., and L. A. SATHER: The effect of hormones on the rate of gain and feed consumption of Holstein-Friesian steers slaughtered at 340, 522 and 703 kilogramms body weight. Canad. J. Anim. Sci. **45**, 173—179 (1965).

[149] FORREST, J. R.: The production of beef by Holstein-Friesian bulls and steers. 9th Int. Congr. Anim. Prod., Edinburgh 1966. Sci. Progm. Abstr., Engl. Ed., 78.

[150] FOSGATE, O. T., and N. W. CAMERON: Controlling breeding dates in cattle. Georgia agricult. Res. **5**, 10—11 (1964).

[151] FRANKE, DON E., J. C. GLENN, N. C. ENGLAND, and CHESTER PHILLIPS: Estrual behavior and percent pregnancy in crossbred beef cows treated with chlormadinone acetate. J. Anim. Sci. **24**, 289 (1965).

[152] GABUTEN, A. R., and C. S. SHAFFNER: A study of the physiological mechanisms affecting specific gravity of chicken eggs. Poultry Sci. **33**, 47—53 (1954).

[153] GALGAN, M. W., and C. C. O'MARY: Use of progesterone for controlling estrual behavior in ewes. J. Anim. Sci. **20**, 681 (1961) (Abstr.).

[154] GALLETTI, F., and A. KLOPPER: The effect of progesterone on the quantity and distribution of body fat in the female rat. Acta endocr. (Kbh.) **46**, 379—386 (1964).

[155] GALLOWAY, J. H., L. J. BRATZLER, L. H. BLAKESLEE, and J. MEITES: Effect of stilbestrol-progesterone implants on growth and carcass quality of lambs. J. Anim. Sci. **11**, 792 (1952).

[156] — The effects of steroid hormones on the growth rate of young rabbits. Vet. Rec. **79**, 126—128 (1966).

[157] GARD, D. I., J. E. WACHTSTETTER, J. F. WAGNER, and C. E. REDMAN: Use of an oral progestin as a method of controlling ovulation in s.c. white leghorns. Poultry Sci. **42**, 1271—1272 (1963).

[158] — — — — Effect of comparative methods of forced involution of the reproductive tract and subsequent effect on egg production. 62d Ann. Proc. Ass. of S. Agr. Workers, Inc. 1965, p. 260—261.

[159] — Materials effective in causing molt and cessation of egg production. Washington State Poultrymen's Inst. 1966.

[160] — Physiological basis for use of hormones and drugs in controlling onset of egg production. Washington State Poultrymen's Inst. 1966.

[161] GASSNER, F. X., E. C. REINFENSTEIN, J. W. ALGES, and W. E. MATTOX: Effects of hormones on growth, fattening and meat production potential of livestock. Recent Progr. Hormone Res. **14**, 183 (1958).

[162] — — Effect of 17-hydroxyprogesterone 17-α caproate on growth and fattening of cattle. Ann. N.Y. Acad. Sci. **71**, (Art 5) 572 (1958).

[163] — R. P. MARTIN u. W. J. ALGEO: Hormone in der Tiermast. Moderne Entwicklungen auf dem Gestagengebiet. Hormone in der Veterinärmedizin. 6. Symp. der Dtsch. Ges. für Endokrinologie Kiel, April 1959. Berlin-Göttingen-Heidelberg: Springer 1960, S. 151—194.

[164] GEIST H.: Untersuchungen über den Einfluß von Methylthiouracil und 17α-äthynil-19-nortestosteron-oenanthat auf den Schlachtwert von Bullen. Vet.-med. Diss. München 1963.

[165] GELLER, J., C. MEYER, B. FRUCHTMAN, E. FORCHIELLI, and R. I. DORFMAN: The effect of synthetic progesterons on testicular function. Second. Int. Congr. on Hormonal Steroids Milan/Italy. Int. Congr. Ser. No 111, 268 (1966). Excerpta med. Fondation (Italy).

[166] GERBER, H. A., and F. G. SULMAN: The effect of methyloestrenolone on oestrus, pseudo-pregnancy, vagrancy, satyriasis and squirting in dogs and cats. Vet. Rec. 76, 1089—1093 (1964).
[167] GERRITS, R. J., M. L. FAHNING, R. J. MEADE, and E. F. GRAHAM: Effect of synchronization of estrus on fertility in gilts. J. Anim. Sci. 21, 1022 (1962).
[168] —, and L. A. JOHNSON: Synchronization of estrus by oral administration of a nonsteroid and the effect on ovulation and fertility in gilts and sow. J. Anim. Sci. 23, 1225 (1964).
[168a] GIER, H. T.: Proc. Conf. Estrous Cycle. Control in domestic animals. Univ. of Nebraska 1964. Misc. Publ. 1005, 113 (1965).
[169] GOISIS, M.: Effects of progestational steroids on the morphology and function of anterior pituitary and ovaries in the baboon. Int. J. Fertil. 9, 175—176 (1964).
[170] GOLDZIEHER, J. W., C. BECERRA, C. GUAL, N. B. LIVINGSTON, M. MAQUEO, L. E. MOSES, and C. TIETZE: New oral contraceptive. Amer. J. Obstet. Gynec. 90, 404—411 (1964).
[171] GOODALL, F. R.: Degradative enzymes in the uterine myometrium of rabbits under different hormonal conditions. Arch. Biochem. 112, 403—410 (1965).
[172] — Progesterone retards postpartum involution of the rabbit myometrium. Science 152, 356—358 (1966).
[173] GORDON, I.: The use progesterone and serum gonadotrophin (PMS) in the control of fertility in sheep. II. Studies in the extra-seasonal production of lambs. J. agricult. Sci. 50, 152—197 (1958).
[174] — The induction of pregnancy in the anoestrous ewe by hormonal therapy. I—V. J. agricult. Sci. 60, 31 (1963).
[175] — The induction of pregnancy in the anestrous ewe by hormonal therapy. III. The use of repeated progesterone-pregnant mare's serum therapy. J. agricult. Sci. 60, 67 (1963).
[176] GORSKI, R. A.: Localization and sexual differentiation of the nervous structures which regulate ovulation. J. Reprod. Fertil., Suppl. 1, 67—88 (1966).
[177] —, and J. W. WAGNER: Gonadal activity and sexual differentiation of the hypothalamus. Endocrinology 76, 226—239 (1965).
[178] GREENSTEIN, J. S., R. W. MURRAY, and R. S. FOLEY: Effect of exogenous hormones on the reproductive processes of the cycling dairy heifer. J. Dairy Sci. 41, 1834 (1958).
[179] GREENWALD, G. S.: Anti-ovulatory potency of various steroids, determined by single injection into female hamsters. J. Endocr. 33, 25—32 (1965).
[180] GUEGUEN, J.: Le «test d'induction-ihibition de l'ovulation». Son application à l'étude de l'éthinyl-oestradiol de la chlormadinone et de la noréthindrone. Gynéc. et Obstét. 64, 627—650 (1965).
[181] GÜNZLER, O.: Zur Pathogenese und Therapie der Ovarialcyste des Rindes. Tierärztl. Umsch. 17, 378 (1962).
[182] —, u. W. JÖCHLE: Hormonale Sterilitätsprophylaxe beim Rind. 1. Mitt.: Routinemäßige orale Gestagenanwendung post partum. Zuchthyg. Fortpflanz.-Stör.Besam. Haustiere 1, 109—116 (1966).
[183] HAEFELI, H., ST. CLOEREN u. M. MALL: Ovulationshemmer und Emboliegefahr. Gynaecologia (Basel) 160, 281—292 (1965).
[184] HAHN, H. B.: Medroxyprogesterone and constitutional precocious puberty. Proc. Mayo Clin. 39, 182—190 (1964).
[185] HAINES, C. E., A. C. WARNICK, and H. D. WALLACE: The effect of exogenous progesterone and level of feeding on prenatal survival in gilts. J. Anim. Sci. 17, 879 (1958).
[186] HALLER, J.: Hormone excretion studies during and after long-term administration of so-called ovulation inhibiting estrogen-progestagen compounds. Second Int. Congr. Hormonal Steroids Milan/Italy. Int. Congr. Ser. No 111, 339 (1966). Excerpta med. Foundation (Italy).
[187] HALNAN, C. R. E.: The use of norethisterone acetate for the control of the signs of oestrus in the bitch. J. small Anim. Pract. 6, 201 (1965).
[188] HANNGREN, A., N. EINER-JENSEN, and S. UIBERG: Specific uptake in corpora lutea of a nonsteroid substance with anti-gestagenic properties. Nature (Lond.) 208, No 5009, 461—462 (1965).
[189] HANSEL, W.: Evaluation of methods for controlling the estrous cycle. Proc.: Conf. on estrous cycle control in domestic animals. Univ. of Nebraska 1964. Misc. Publ. 1005, 1—7 (1965).
[190] — Control of the ovarian cycle in cattle. 13th Easter School Univ. of Nottingham 1966.
[191] — P. V. MALVEN, and E. L. BLACK: Estrous cycle regulation in the bovine. J. Anim. Sci. 20, 621—625 (1961).

[192] HANSEL, W.. L. E. DONALDSON, W. C. WAGNER, and M. A. BRUNNER: A comparison of estrous cycle synchronization methods in beef cattle under feed lot conditions. J. Anim. Sci. 25, 497—503 (1966).

[193] HASNAIN, H. U.: Embryonic mortality in sheep. 5th Int. Congr. Anim. Reprod. A. I. Trento 1964, 2, 342—348 (1964).

[194] HARPER, M. J. K.: The effect of chlormadinone on the response of the ovaries and uterus of the immature rat to gonadotrophic stimulation. J. Endocr. 30, 235—245 (1964).

[195] HARRIS, P. C., and C. S. SHAFFNER: Effect of season and thyroidal activity on the molt response to progesterone in chickens. Poultry Sci. 36, 1186—1193 (1957).

[196] HARTE, F. J., S. CURRAN, and V. E. VIAL: The production of beef from young bulls. I. Irish J. agricult Res. 4, 189—204 (1965).

[197] HAWK, H. W., G. D. TURNER, and J. F. SYKES: The effect of ovarian hormones on the uterine defense mechanism during the early stages of induced infection. Amer. J. vet. Res. 21, 644—648 (1960).

[198] HAYNES, N. B., and G. E. LAMMING: Uterine infection: a review. University of Nottingham, Report of the School of Agriculture 1964, 78—83 (1965).

[199] HECHT-LUCARI, G.: Antioestrogene und antiandrogene Effekte gewisser oral wirksamer Gestagene. Geburtsh. u. Frauenheilk. 26, 620—623 (1966).

[200] HEINEMANN, W. W., and R. W. VAN KEUREN: Influence of hormone implants on performance of steers grazing irrigated pasture. Washington State Univ. Agricult Exp. Sta. Bull. 638, Pullman Wash. 1—9 (1962).

[201] — — Effects of progesterone-estradiol implants, grain feeding and kinds of irrigated pastures on steer performance and carcass quality. J. Anim. Sci. 21, 611—614 (1962).

[202] HELLE, O., and W. VELLE: Fertility following hormonal synchronization of oestrus in sheep. Nord. Vet.-Med. 18, 289—293 (1966).

[203] HELLER, C. G., W. M. LAIDLAW, T. HARVEY, and W. O. NELSON: Effects of progestational compounds on the reproductive process of the human male. Ann. N.Y. Acad. Sci. 71, 649 (1958).

[204] — D. J. MOORE, C. A. PAULSEN, W. O. NELSON, and W. M. LAIDLAW: Effects of progesterone and synthetic progestins on the reproductive physiology of normal men. Fed. Proc. 18, 1057 (1959).

[205] HERSCHLER, R. C., C. MIRACLE, B. CROWL, TH. DUNLAP, and J. W. JUDY: The economic impact of a fertility control and herd management program on a dairy farm. J. Amer. vet. med. Ass. 145, 672 (1964).

[206] HERRICK, R. B., and J. L. ADAMS: Unpublished data 1951.

[207] HERVEY, E., and G. R. HERVEY: The effects of progesterone on the body weight and fat content of castrated male rats bearing ovarian implants. J. Physiol. (Lond.) 179, 20P (1965).

[208] HIMENO, K., and Y. TANABE: Mechanism of molting in the hen. Poultry Sci. 36, 835—842 (1957).

[209] HIND, F. C., P. J. DZIUK, and J. M. LEWIS: The synchronization of estrus in sheep. J. Anim. Sci. 20, 972 (1961) (Abstr.).

[210] — — — Control of estrus and lambing performance in cycling ewes fed 6-methyl-17-acetoxyprogesterone. J. Anim. Sci. 23, 782—786 (1964).

[211] HISAW, F. L.: Development of the Graafian follicle and ovulation. Physiol. Rev. 27, 95 (1947).

[212] HÖFLINGER, G.: Untersuchungen über den Einfluß von Methylthiouracil, Nortesteronönanthat, Östradiolundezylat und Testosteronönanthat auf die Spermatogenese beim Bullen. Vet.-med. Diss. München 1965.

[213] HOFFMANN, J. C., and N. B. SCHWARTZ: Timing of ovulation following progesterone withdrawal in the rat. Endocrinology 76, 626—631 (1965).

[214] HOGUE, D. E., W. HANSEL, and R. W. BRATTON: Fertility of ewes bred naturally and artificially after estrous cycle synchronization with an oral progestational agent. J. Anim. Sci. 21, 625—627 (1962).

[215] HOHLWEG, W., G. REIFENSTUHL u. J. SCHMÖR: Auslösung der Ovulation durch Gonadotropine, Hemmung der Ovulation durch Gestagene. Beeinflussung der Ovulation. 3. Tag 3. Bayer.-Öst.-Schweiz. Gynäkologen-Tagg Luzern 1963. Fortschr. Geburtsh. Gynäk. 21, 14—21 (1965).

[216] HOLM, W.: Untersuchungen über hormoninduzierte Ovulationen von zwei und drei Eizellen beim Rind. Vet.-med. Diss. Berlin 1963.

[217] HORST, H.: Persönliche Mitteilung.

[218] HÜTTENRAUCH, O. E.: Versuche an Jungbullen über den Einfluß von Depotgestagenen auf Sexualverhalten und Ejakulatbeschaffenheit. Vet.-med. Diss. Hannover 1966.

[219] HUIS IN 'T VELD, L. G., and B. LOUWERENS: The urinary excretion of neutral 17-ketosteroids (man, dog and pig). Het Rijk Instituut voor de Volksgezondheid te Amsterdam 1965, p. 2—7.
[220] HULET, C. V.: Effects of various treatment swith 6-methyl-17-acetoxyprogesterone (MAP) on subsequent fertility in ewes. J. Reprod. Fertil. 11, 283—286 (1966).
[221] HULKA, J. F., and K. MOHR: Interference of cortisone-induced homograft survival by progestins. Amer. J. Obstet. Gynec. 97, 407—410 (1967).
[222] HURRIS, T. W., and N. WOLCHUK: The suppression of estrous in the dog and cat with longterm administration of synthetic progestional steroids. Amer. J. vet. Res. 24, 1003 (1963).
[223] INSKEEP, E. K., M. M. OLOUFA, A. L. POPE, and L. E. CASIDA: Functional capabilities of experimentally induced corpora lutea in ewes. J. Anim. Sci. 22, 159—161 (1963).
[224] IVANOV, P., and Z. ZAHARIEV: Intensive fattening of Kula bull calves and steers. Nauchni Trud. vissh selskostop. Inst. Georgi Dimitrov zootekh. Fak. 14, 9—12 (1964).
[225] — K. VANKOV, and A. ALEKSIEV: Comparative experiment to establish the optimum live weight for intensively fattened bulls and steers. Zhivot. Nauk. 3, 93—102 (1966).
[226] JABARA, A. G.: Induction of canine ovarian tumours by diethylstilbestrol and progesterone. Aust. J. exp. Biol. med. Sci. 40, 139—152 (1962).
[227] JAINUDEEN, M. R., and E. S. E. HAFEZ: Control of estrus and ovulation in cattle with orally active progestin and gonadotropins. J. Fertil. 11, 47—54 (1966).
[228] JÖCHLE, W.: Mauersteuerung und Mauerauslösung beim Haushuhn. Kleintier-Praxis 6, 150—152 (1961).
[229] — Zur neuroendokrinen Regulation der Mauser beim Haushuhn. 8. Symp. Dtsch. Ges. Endokrinologie München 1961. Berlin-Göttingen-Heidelberg: Springer 1962.
[230] — Umwelteinflüsse auf neuroendokrine Regulationen: Wirkungen langfristiger permanenter Beleuchtung auf jugendliche und erwachsenen Ratten. Zbl. Vet.-Med. A 10, 653—706 (1963).
[231] — Konzeptionsverhütende Steroide bei Haustieren. Erfahrungen und vergleichende physiologische Betrachtungen. Internist (Berl.) 5, 251—257 (1964).
[232] — Zum Stand der hormonalen Steigerung des Kälberanfalls. Tierzüchter 18, 532—533 (1966).
[233] —, u. H. MERKT: Behandlung von Azyklie und Nymphomanie bei Stuten mit einem Depot-Gestagen. Dtsch. tierärztl. Wschr. 71, 201 (1964).
[234] — — M. RÜSSE, E. SCHILLING, O. SMIDT, and K. ZEROBIN: Manipulation of normal reproduction and disturbed fertility in domestic animals by short- and long-acting norethisterone esthers. Proc. Soc. Endocrinology. J. Endocr. 29 (1964).
[235] —, and E. SCHILLING: Experience with progestagens in farm animals. Proc. Soc. Study of Fertility Abstr. of paper presented at the Annual Conference, Edingurgh, July 1965. J. Reprod. Fertil. 10, 278—288 (1965).
[236] — — Improvement of conception rats and diagnosis of pregnancy in sow by an androgen-oestrogen-depot preparation. J. Reprod. Fertil. 10, 439—440 (1965).
[237] JOHANNISSON, E., K. G. TILLINGER, and E. DICZFALUSY: Effect of oral contraceptives on the ovarian reaction to human gonadotropins in amenorrheic women. Fertil. and Steril. 16, 292 (1965).
[238] JOHNSON, R. R., D. S. BELL, and O. C. BENTLEY: The effect of different feeding regimes on the response of growing-fattening lambs to estradiol-progesterone implants. J. Anim. Sci. 16, 1033 (1957).
[239] JORDAN, R. M.: Estrus synchronization in cycling ewes. J. Anim. Sci. 23, 1225 (1964).
[240] JOSHUA, J. O.: The use medroxyprogesterone. Vet. Rec. 77, 1192 (1965).
[241] JOUBERT, D. M.: Effect of age at which lambs are castrated on carcass weight and quality. J. Anim. Sci. 25, 92—95 (1959).
[242] JUNKMANN, K.: Experimentelle Gesichtspunkte bei der Prüfung synthetischer Gestagene. Dtsch. med. Wschr. 88, 629—638 (1963).
[243] — Die tierexperimentelle Prüfung antikonzeptioneller Steroide. Internist. (Berl.) 5, 238—242 (1964).
[244] KADIISKI, E. G., and P. PETKOV: Comparative fattening trials with steers and bull calves at pasture and in byres. Nauchni Trud. vissh selskostop. Inst. Georgi Dimitrov zootekh. Fak. 14, 47—60 (1964).
[245] KANEMATSU, S., and C. H. SAWYER: Blockade of ovulation in rabbits by hypothalamic implants of norethindrone. Endocrinology 76, 691—699 (1965).
[246] KAR, A. B., and H. CHANDRA: Effect of some progestational steroids on the response of the ovary of prepuberal rhesus monkeys to exogenous gonadotrophin. Steroids 6, 463—472 (1965).
[247] — —, and S. R. CHOWDHURY: Effect of enovid on the response of ovary of prepuberal rhesus monkeys to exogenous gonadotrophin. Indian J. exp. Biol. 3, 79—82 (1965).

[248] KARG, H., and H. J. STRUCK: Testosterone/androstendione relationship in the foetal bovine testes. II. Int. Congr. of Hormonal Steroids. Excerpta med. (Amst.), Ser. No. 111, 288 (1966).

[249] — Neuroendokrine Regulation der Fruchtbarkeit. Bay. Landwirtschaftliches Jahrbuch, 43, 733—749 (1966).

[250] —, D. AUST u. S. BÖHM: Versuche zur Bestimmung des Luteinisierungshormons (LH) im Blut von Kühen unter Berücksichtigung des Cyclus. Zuchthyg., Fortpflanz.-Stör. Besam. Haustiere 2, 55—62 (1967).

[251] KARKUN, J. N., and A. B. KAR: Effect of megestrol acetate on the genital organs and fertility of male rats. Indian J. exp. Biol. 3, 213—215 (1965).

[252] KARSCH, F. J., and B. R. POULTON: Estrus synchronization in guineas pigs with MAP. J. Anim. Sci. 25, 926 (1966).

[253] KERCHER, C. J.: The feedlot performance of yearling steers previously implanted with hormones while on summer grass. Soc. Anim. Prod., West. Sect., Proc. 9, 1—6 (1958).

[254] —, and R. C. THOMPSON: Hormone implants for suckling calves. Amer. Soc. Anim. Prod., Western Sect. Proc. Ann. Meet. 10, XXIX-1 — XXIX-6, (1959).

[255] — C. SCHOONOVER and R. C. THOMPSON: Hormones and antibiotics for fattening yearling steers. Wyo. Univ. Agr. exp. Sta. Bull. 398, 3—23 (1962).

[255a] KILLINGBECK, M. J., and G. E. LAMMING: Influence of uterine secretions on phagocytosis. Nature (Lond.) 198, 111 (1963).

[256] KINCL, F. A., and R. I. DORFMAN: Anti-ovulatory activity of steroids in the adult oestrus rabbit. Acta endocr. (Kbh.) 42, 3—30 (1963).

[257] — A. FOLCH-PI, M. MAQUEO, L. HERERA, A. ORIOL, and R. I. DORFMAN: Inhibition of sexual development in male and female rats treated with various steroids at the age of five days. Acta endocr. (Kbh.) 49, 193—206 (1965).

[258] —, and R. I. DORFMAN: Inhibition of ovulation in the adult estrus rabbit by vaginal deposition. Steroids 8, 5—11 (1966).

[259] — A. FOLCH PI, and A. ORIOL: Inhibition of fertility in rats and hamsters by steroid implants. J. Reprod. Fertil. 12, 225—227 (1966).

[260] KIRKPATRICK, R. L., N. L. FIRST, and L. E. CASIDA: Effect of estradiol-17 on follicular development and pituitary potency in gilts fed 6-methyl-17-acetoxyprogesterone. J. Anim. Sci. 22, 767—770 (1963).

[261] KISTNER, R. W.: Further observations on the effects of clomiphene citrate in anovulatory females. Amer. J. Obstet. Gynec. 92, 380—441 (1965).

[262] — Induction of ovulation with clomiphene citrate (Clomid). Obstet. gynec. Surv. 20, 873—900 (1965).

[263] KNOX, J. H.: Pelleted rations and Synovex implants for fattening yearling steers. N. Mex. Agr. exp. Sta. Bull. 466, Univ. Park. N. Mex. 1—11 (1962).

[264] KOCH, B. A., E. F. SMITH, R. F. COX, D. RICHARDSON, and G. L. WALKER: The use of stilbestrol and Synovex implants for steers on a wintering ration. Kans. Univ. Agricult. exp. Sta., Progr. Rep. Circ. 358, 64—85 (1958).

[265] — — — — Stilbestrol and Synovex implants (and reimplants) for steers on a fattening ration. Kans. State Univ. Agricult. exp. Sta., Circ. 371, 30—31 (1959).

[266] KOLYSKINA, N. S., and V. I. TARASOVA: The meat characters of Simmentals. Nauch. Trudỹ kursk. sel'.-khoz. Inst. NTO, 2, 102—108 (1964).

[266a] KUROUJI, KEN-ICHI: Anti-progestational activities of certain plant preparations on the uterine endometrium. Tohoku J. exp. Med. 79, 335—341 (1963).

[266b] KRAICER, P. F., and M. C. SHELESNYAK: Studies on the mechanism of nidation. Acta endocr. (Kbh.) 49, 299—304 (1965).

[267] LABHSETWAR, A. P.: Mechanism of action of medroxyprogesterone (17α-acetoxy-6α-methyl progesterone) in the rat. J. Reprod. Fertil. 12, 445—451 (1966).

[268] LAKSMAN, A. B., and W. O. NELSON: 'Rebound effect' of ovulation-inhibiting steroid in rats. Nature (Lond.) 199, 608—609 (1963).

[269] LAMMING, G. E.: The use of hormones to induce extra-seasonal breeding in sheep. Rep. Sch. Agricult. Univ. Nottingham 1961, 80—85 (1961).

[270] LAMOND, D. R.: Anomalies in onset of oestrus after progesterone suppression of oestrous cycles in ewes, associated with intraduction of rams. Nature (Lond.) 193, 85—86 (1962).

[271] — Effect of season on hormonally induced ovulation in merino ewes. J. Reprod. Fertil. 4, 111—120 (1962).

[272] — Oestrus and ovulation following administration of placental gonadotrophins to merino ewes. Aust. J. agricult. Res. 13, 707—717 (1962).

[273] — Synchronization of oestrus and ovulation in beef heifers. Proc. Aust. Soc. Anim. Prod., 1962, 4, 72—78 (1962).

[274] LAMOND, D. R.: Synchronisation of ovarian cycles in sheep and cattle. Anim. Breeding Abstr. **32**, 269—285 (1964).
[275] — Seasonal changes in the occurrence of oestrus following progesterone suppression of ovarian function in the merino ewe. J. Reprod. Fertil. **8**, 101—114 (1964).
[276] — Seasonal variation in the effect of progesterone on oestrus cycles in beef heifers. J. Reprod. Fertil. **9**, 41—46 (1965).
[277] —, and J. O'BRIEN: Augmentation of fertility in beef cattle in the New England area. Aust. vet. J. **36**, 278—280 (1960).
[278] —, and L. J. LAMBOURNE: Suppression of oestrus in sheep with progesterone. Aust. J. agricult. Res. **12**, 154—162 (1961).
[279] —, and B. M. BINDON: Oestrus, ovulation and fertility following suppression of ovarian cycles in merino ewes by progesterone. J. Reprod. Fertil. **4**, 57—66 (1962).
[279a] — D. A. LITTLE, and J. G. H. HOLMES: Observations of induced oestrus and ovulation in beef heifers in cerntal Queensland. Proc. Aust. Soc. Anim. Prod. **5**, 37—39 (1964).
[280] LAURITZEN, C., u. W. D. LEHMANN: Der Einfluß natürlicher und synthetischer Gestagene auf die Ausscheidung von Choriongonadotropin im Harn. Endokrinologie **48**, 170—180 (1965).
[281] LEHMAN, G. A., and W. W. MOORE: Observations on precocious puberty in the rat. Anat. Rec. **154**, 471 (1966).
[282] LEIDL, W.: Persönliche Mitteilung.
[283] LEMLI, L., M. ARON, and D. W. SMITH: The action of depo-provera in 3 girls with idiopathic isosexual precocity: Decrease in estrogen effect without urinary gonadotropin reduction. J. Pediat. **65**, 888—894 (1964).
[284] LINDSAY, D. R.: Modification of behavioural oestrus in the ewe by social and hormonal factors. Anim. Behav. **14**, 73—83 (1966).
[285] LIPSCHUTZ, A., R. IGLESIAS, SOCORRO SALINAS, and V. I. PANASEVICH: Experimental conditions under which contraceptive steroids may become toxic. Nature (Lond.) **212**, No 5063. 686—688 (1966).
[286] LISK, R. D.: Increased sexual behavior in the male rat following lesions in the mammillary region. J. exp. Zool. **161**, 129—136 (1966).
[287] — Inhibitory centers in sexual behavior in the male rat. Science **152**, 669—670 (1966).
[288] LOGINOVA, N. V., V. M. KAZAKOV, V. K. IVAHNENKO, and V. I. DONSKAJA: The induction of oestrus in ewes. Ovcevodstvo **11**, 17—20 (1965).
[289] LOY, R. G., R. G. ZIMBELMAN, and L. E. CASIDA: Effects of injected ovarian hormones on the corpus luteum of the estrual cycle in cattle. J. Anim. Sci. **19**, 175—182 (1960).
[290] —, and S. M. SWAN: Effects of exogenous progestogens in mares. J. Anim. Sci. **24**, 924 (1965).
[291] — — Effects of exogenous progestogens on reproductive phenomena in mares. J. Anim. Sci. **25**, 821—826 (1966).
[292] LUDWIG, K. S.: Über die morphologischen Veränderungen am menschlichen Ovar unter Einwirkung eines hormonalen Antikonzeptivums. Experientia (Basel) **21**, 726 (1965).
[293] LUDWICK T. M. G. R. WILSON, and D. R. AMES: Progesterone given at different stages of the bovine estrous cycle. J. Anim. Sci. **25**, 927 (1966).
[294] LUNAAS, T., and W. VELLE: The effect of gonadotropins and synthetic gestagens on testicular steroid secretion in swine. Acta endocr. (Kbh.), Suppl. **100**, 41 (1965).
[295] LUNENFELD, B.: The ovarian response to exogenous human gonadotropins alone and during simultaneous administration of progestogens. Int. J. Fertil. **9**, 167—173 (1964).
[296] LYNGSET, O., J. AAMDAL, and W. VELLE: Artificial insemination in the goat with deep frozen and liquid semen after hormonal synchronization of oestrus. Nord. Vet. Med. **17**, 178—181 (1965).
[297] MACDONALD, M. A.: A comparison of hormone implants for fattening seatern lambs. Canad. J. comp. Med. **27**, 108—111 (1963).
[298] MACFARLANE, J. S.: Castration in farm animals. Vet. Rec. **78**, 436 (1966).
[299] MACLEOD, J., and C. TIETZE: Control of reproductive capacity. Ann. Rev. Med. **15**, 299 (1964).
[300] MAHAJAN, D. K., and L. T. SAMUELS: Inhibition of steroid 17-desmolase by progesterone. Fed. Proc. **21**, 209 (1962).
[301] MALL-HAEFELI, M., K. S. LUDWIG, M. KELLER u. ST. CLOEREN: Beitrag zum Wirkungsmechanismus der oralen Ovulationshemmer beim Menschen. Gynaecologia (Basel) **160**, 269—280 (1965).
[302] MARION, G. B., H. T. GIER, and A. O. DARWASH: Effects of melengestrol acetate on bovine ovarian histology. J. Anim. Sci. **24**, 925 (1965).

[303] MARTINEZ-MANAUTOU, J., J. GINER-VELAZQUEZ, V. CORTÉS-GALLEGOS, J. CASASOLA, R. AZNAR, and H. W. RUDEL: Fertility control with microdoses of progestagen. 6th Pan-Amer. Congr. Endocrinology. Excerpta med. (Amst.), Int. Congr.-Ser. 112, 157—165 (1965).
[304] MATASSINO, D., A. BORDI, and V. GARGIULO: Some comparisons between boars and barrows. Preliminary note. Produz. anim. 4, 193—215 (1965).
[305] MATSUMOTO, S., I. SATO, T. ITO, and A. MATSUOKA: Electroencephalographic changes during long term treatment with oral contraceptives. Int. J. Fertill. 11, 195—204 (1966).
[306] MATSUSHIMA, J., T. W. DOWE, V. H. ARTHAUD, and P. L. JILLSON: Hormones and hormone-like substances for fattening calves. Nebr. Univ. Agricult. exp. Sta., Cattle Progr. Rep. 249, 44—46 (1957).
[307] —, and L. C. HARRIS: Hormone implants can increase cattle gains. Nebr. exp. Sta. Quart. 6, 10—12 (1959).
[308] — D. C. CLANTON, and V. H. ARTHAUD: Hormones, hormone-like substances and tranquilizers for fattening calves. Nebr. Univ. Agricult. exp. Sta., Cattle Progr. Rep. 253, 32—35 (1959).
[309] MAULEON, P., and J. REY: Effects of fluorogestone acetate absorbed by the vaginal route on estrus and ovulation in cattle. Second. Int. Congr. on Hormonal Steroids Milan/Italy. Int. Congr. Ser. No 111, 686 (1966). Excerpta med. Foundation (Amst.).
[310] MAUVAIS-JARVIS, P., and J. DECOURT: Androgens metabolism after oral administration of antiovulatory steroids. Second Int. Congr. on Hormonal Steroids Milan/Italy. Int. Congr. Ser. No 111, 207 (1966). Excerpta med. Foundation (Amst.).
[311] MCCORMACK, C. E., and R. K. MEYER: Facilitative action of progestational compounds on ovulation in PMS-treated immature rats. Fertil. and Steril. 16, 384—392 (1965).
[312] EL MEKKAWI, F. M.: Progesterone and pregnant mare serum (PMS) in the control of lambing percentages in Awasi ewes. J. vet. Sci. U.A.R. 2, 49—56 (1965).
[313] MERKT, H.: Erfahrungen mit einem konzeptionsverhütenden Steroid in der Behandlung der Azyklie bei Großtieren. Dtsch. tierärztl. Wschr. 72, 76 (1965).
[313a] — Persönliche Mitteilung.
[314] Ministry of Agriculture, Fisheries and Food: National Agricultural Advisory Service. Castration of lambs. Trawscoed Experimental Husbandry Farm. Report 1963. Edinburgh: H. M. S. O. Pp. 4—6 (1964).
[315] MITCHELL jr., G. E., W. W. ALBERT, J. L. WILLIAMSON, and A. L. NEUMANN: Diethylstilbestrol and estradiol-progesterone implants for wintering and fattening beef calves with reimplantation effects. Ill. Univ. Agricult. exp. Sta., Ill. Cattle Feeders Day, Urbana, Ill., Nov. 1, 14—15 (1957).
[316] MOLTZEN, H.: Hinausschiebung der Läufigkeit bei Hunden und Katzen mit Perlutex Leo. Kleintier-Prax. 8, 25—48 (1963).
[317] MONEY, J.: Influence of hormones on sexual behaviour. Ann. Rev. Med. 16, 67—82 (1965).
[318] MOORE, N. W., and T. J. ROBINSON: The vaginal response of the spayed ewe to repeated injections of oestradiol benzoate given alone or preceded by progesterone. J. Endocr. 14, 297—303 (1957).
[319] — — The behavioural and vaginal response of the spayed ewe to oestrogen injected et various times relative to the injection of progesterone. J. Endocr. 15, 360—365 (1957).
[320] MOOR, R. M., and L. E. A. ROWSON: Local maintenance of the corpus luteum in sheep with embryos transferred to various isolated portions of the uterus. J. Reprod. Fertil. 12, 539—550 (1966).
[321] MORGAN, J. T., and F. R. GREEN: Foetal development in pigs. University of Nottingham, Report of the School of Agriculture 1959, 62—64 (1960).
[322] MORRIS, J. G., and M. S. O'BRYAN: Finishing cattle on sorghum grain and sorghum silage. Effect of hormone implantation and urea. J. Agricult. Sci. 64, 343—350 (1965).
[323] MORRISETTE, M. C., J. A. WHATLEY, and L. E. MCDONALD: Effects of feeding 17-acetoxyprogesterone (Prodox) to pregnant gilts and sows. J. Anim. Sci. 19, 1330 (1960).
[324] —, and I. T. OMTVEDT: Influence of progestogen — DES on sow productivity. J. Anim. Sci. 25, 927 (1966).
[325] MORRISON, S. H.: Putting research to work. Feedstuffs 35, 41 (1963).
[326] MORROW, J. T., S. U. AHMED, and A. M. SORENSEN: The induction of estrus in lactating ewes. J. Anim. Sci. 22, 863 (1963).
[327] MORROW, D. A., S. J. ROBERTS, K. MCENTEE, and H. G. GRAY: Postpartum ovarian activity and uterine involution in dairy cattle. J. Amer. vet. med. Ass. 149, 1596—1609 (1966).

[328] MURRAY, G. H., and E. L. EDEN: Progesterone to delay oestrus in bitches. Vet. Med. 47, 467—468 (1952).
[329] NAGRA, C. I., A. K. SAUERS, and H. N. WITTMAIER: Effect of testosterone, progestagens, and metopirone on adrenal activity in cockerels. Gral. comp. Endocr. 5, 69—73 (1965).
[330] NALBANDOV, A. V.: Reproductive physiology, second ed. San Francisco: W. H. Freeman & Co. 1964.
[331] NEHER, R., and F. W. KAHNT: On the biosynthesis of testicular steroid in vitro and its inhibition. Experientia (Basel) 21, 310 (1965 B).
[332] NEISTADT, A., R. W. SCHWARTZ, and S. I. SCHWARTZ: Norethynodrel with mestranol and venous blood flow. J. Amer. med. Ass. 198, 784—785 (1966).
[333] NELLOR, J. E.: Control of estrus and ovulation by orally effective progestational compounds. J. Anim. Sci. 19, 412—420 (1960).
[334] —, and H. H. COLE: The hormonal control of estrus and ovulation in the beef heifer. J. Anim. Sci. 15, 650—661 (1956).
[335] — J. E. AHRENHOLD, and R. H. NELSON: Influence of oral administration of 6-methyl-17-acetoxyprogesterone on follicular growth and estrus behavior in beef heifers. J. Anim. Sci. 19, 1331 (1960) (Abstr.).
[336] — — N. L. FIRST, and J. A. HOEFER: Estrus, ovulation and fertility in gilts subsequent to oral administration of 6-methyl-17-acetoxyporgesterone. J. Anim. Sci. 20, 22—30 (1961).
[337] NELMS, G. E., and W. COMBS: Estrus and fertility in beef cattle subsequent to oral administration of 6-methyl-17-acetoxyprogseterone. J. Anim. Sci. 20, 975 (1961).
[338] NELSON, W. O.: Control of fertility in the male. Proc. of the 2. Int. Congr. of Endocrinology, part II. Excerpta med. (Amst.), Int. Congr. Ser. 83, 794—804 (1964).
[339] NESTEL, B. L., M. J. CREEK, L. G. S. WIGGAN, and J. E. MURTAGH: Oestrus synchronization in hybrid beef heifers following the oral use of 6-methyl-17-acetoxyprogesterone. Brit. vet. J. 119, 23—29 (1963).
[340] NEUMANN, F.: Methods for evaluating antisexual hormones. Proc. of the Int. Symposium. Methods in drug evaluation, Milano, 1965, p. 548. Amsterdam: North-Holland Publ. Co. 1966.
[341] — Auftreten von Kastrationszellen im Hypophysenvorderlappen männlicher Ratten nach Behandlung mit einem Antiandrogen. Acta endocr. (Kbh.) 53, 53—60 (1966).
[342] — Antagonismus von Testosteron und 1,2α-Methylen-6-chlor-pregna-4,6-dien-17α-ol-3,20-dion (Cyproteron) an den die Gonadotrophin-Sekretion regulierenden Zentren bei männlichen Ratten. Acta endocr. (Kbh.) 53, 382—390 (1966).
[343] —, and W. ELGER: Proof of the activity of androgenic agents on the differentiation of the external genitalia, the mammary gland and the hypothalamic-pituitary system in rats. Proc. of the IInd Symposium on Steroid Hormones Ghent/Belgium. Int. Congr. Ser., Excerpta med. (Amst.), No 101, 168 (1965).
[344] — — Eine neue Methode zur Prüfung antiandrogen wirksamer Substanzen an weiblichen Ratten. Acta endocr. (Kbh.) 52, 54—62 (1966).
[345] — — u. R. v. BERSWORDT-WALLRABE: Aufhebung der Testosteronpropionat-induzierten Unterdrückung des Vaginal-Zyklus und der Ovulation durch ein Antiandrogen-wirksames Steroid an Ratten. Acta endocr. (Kbh.) 52, 63—71 (1966).
[346] —, and M. KRAMER: Development of a vagina in male rats by inhibiting androgen receptors with an antiandrogen during the critical phase of organogenesis. Endocrinology 78, 628—632 (1966).
[347] — — The effect of a new antiandrogenic steroid, 6-chloro-17-hydroxy-1,2α-methylene-pregna-4,6-diene-3,20-dione acetate (Cyproterone acetate) on the sebaceous glands of mice. J. invest. Derm. 46, 561—572 (1966).
[348] — R. v. BERSWORDT-WALLRABE u. M. KRAMER: Beeinflussung der Regelmechanismen des Hypophysenzwischenhirnsystems von Ratten durch einen Testosteron-Antagonisten, Cyproteron (1,2α-Methylen-6-chlor-$\Delta^{4,6}$-pregnadien-17α-ol-3,20-dion). Naunyn-Schmiedebergs Arch. Pharmak. exp. Path. 255, 221—235 (1966).
[349] — — — — Restitution der akzessorischen Geschlechtsdrüsen nach Langzeitbehandlung mit einem Androgen-Antagonisten (Cyproteronacetat). Naunyn-Schmiedebergs Arch. Pharmak. exp. Path. 255, 236—244 (1966).
[350] —, and R. v. BERSWORDT-WALLRABE: Effects of the androgen antagonist cyproterone acetate on the testicular structure, spermatogenesis and accessory sexual glands of testosterone-treated adult hypophysectomized rats. J. Endocr. 35, 363—371 (1966).
[351] —, and M. KRAMER: Female "brain" differentiation of male rats as a result of early treatment with an androgen antagonist. IInd Int. Congr. on Hormonal Steroids Milan/Italy. Int. Congr. Ser. No 111, 129 (1966). Excerpta med. Foundation (Amst.).

[352] NEUMANN, F., W. ELGER, and R. v. BERSWORDT-WALLRABE: Effects of an antiandrogen on the hypothalamic pituitary system in male and female rats. IInd Int. Congr. on Hormonal Steroids Milan/Italy. Int. Congr. Ser. No 111, 276 (1966). Excerpat med. Foundation (Amst.).

[353] —, and R. v. BERSWORDT-WALLRABE: Androgenic effects of progesterone metabolites induce the spermatogenic activities of progesterone in hypophysectomized rats. IInd Int. Congr. on Hormonal Steroids Milan/Italy. Int. Congr. Ser. No 111, 670 (1966). Excerpta med. Foundation (Amst.).

[354] NEVILLE jr., W. E., and O. E. SELL: Effect of PMS and MAP on percent lamb crop. J. Anim. Sci. 23, 911 (1964).

[355] NEWLAND, H. W., and H. E. HENDERSEN: Melengestrol and stilbestrol for finishing yearling heifers. J. Anim. Sci. 25, 1254 (1966).

[356] NISWENDER, G. D., J. A. ROTHLISBERGER, J. E. INGALLS, and J. N. WILTBANK: Heterotic effects on reproductive performance of beef cows. J. Anim. Sci. 22, 863—864 (1963).

[357] NORWOOD, J. S.: Factors affecting postpartum regression of the bovine uterus. Ph. Diss. Kans. State Univ. 1963.

[358] NYGAARD, L. J., and L. B. EMBRY: Response of spayed and nonspayed heifers to diethylstilbestrol and Synovex implants. S. Dak. Univ. Agr. Exp. Sta., 10th Annual Beef-Cattle Field Day. A. S. Ser. 66—13, Brookings, S. Dak. 20. April, 70—74, 1966.

[359] OGILVIE, M. L., L. E. CASIDA, N. L. FIRST, and W. G. HOEKSTRA: Tissue incorporation and excretion of tritium-labeled progestins in rabbits, sheep and swine J. Anim. Sci. 24, 1051—1060 (1965).

[360] O'MARY, C. C., A. L. POPE, and L. E. CASIDA: The use of progesterone in the synchronization of the extrual periods in a group of ewes and the effect on their subsequent lambing record. J. Anim. Sci. 9, 499—503 (1950).

[361] OLOUFA, M. M.: Estrus synchronization in the Egyptian sheep. 5th Int. Congr. Anim. Reprod. A. I. Trento 1964, 3, 100—103 (1964).

[362] OVERBECK, G. A., and M. D. VISSER: Difficulties in determining the site of action of ovulation inhibitors. Int. J. Fertil. 9, 177—179 (1964).

[363] PALIAN, B.: The suitability of the Württemberg breed for improving the local Pramenka. Veterinaria (Serajevo) 13, 397—401 (1964).

[364] PARBHOO, S. P., and I. JOHNSTON: Effects of estrogens and progestogens on gastric secretion in patients with duodenal ulcer. Gutta 7, 612—618 (1966).

[365] PARKER, W. R., G. D. NISWENDER, A. L. SLYTER, J. N. WILTBANK, and D. R. ZIMMERMAN: Repdoructive phenomena in the bovine as influenced by estrus synchronization. J. Anim. Sci. 24, 588 (1965).

[366] PERKINS, J. L., and L. GOODE: Effects of stage of the estrous cycle and exogenous hormones upon the volume and composition of oviduct fluid in ewes. J. Anim. Sci. 25, 465—471 (1966).

[367] PETTIT, G. D.: Progesterone-induced pyometra in the bitsch. Anim. Hosp. 1, 151—158 (1965).

[368] PHILLIPS, L. L.: Effect of progestogens and estrogens on the coagulation and fibrinolytic systems of the blood. Second Int. Congr. on Hormonal Steroids Milan/Italy. Int. Congr. Ser. No 111, 267 (1966). Excerpta med. Foundation (Amst.).

[369] PILDES, R. B.: Induction of ovulation with clomiphene. Amer. J. Obstet. Gynec. 91, 466—479 (1965).

[370] PINCUS, G.: The control of fertility. New York: Academic Press 1965.

[371] — Experimental studies of fertility control by hormonal steroids in mammals. Second Int. Congr. on Hormonal Steroids Milan/Italy. Int. Congr. Ser. No 111, 13 (1966). Excerpta med. Foundation (Italy).

[372] — G. BIALY, D. S. LAYNE, M. PANIAGUA, and K. I. H. WILLIAMS: Radioactivity in the subjects receiving radioactive 19-norsteroids. Nature (Lond.) 212, No 5065, 924—925 (1966).

[373] POLGE, C.: Recent advances in controlled breeding of pigs. Outlook on Agriculture 1, 44—48 (1966).

[374] — Egg transplantation in the pig. World Rev. Anim. Prod. 4, 79—84 (1966).

[375] POND, W. G., W. HANSEL, J. A. DUNN, R. W. BRATTON, and R. H. FOOTE: Estrous cycle synchronization and fertility of gilts fed progestational and estrogenic compounds. J. Anim. Sci. 24, 536—540 (1965).

[376] PURSEL, V. G., and E. F. GRAHAM: Induced estrus in anestrous ewes by use of progestogens and follicle stimulating hormone. J. Anim. Sci. 21, 132—136 (1962).

[377] QUINN, D. L.: Central nervous system involvment in PMS-induced ovulation. Ph. Diss. Purdue 1964, University of Purdue.

[378] RANKIN, A. D.: Hormones in livestock production. Vet. Med. 53, 643—646 (1958).
[379] RAY, D. E., M. A. EMMERSON, and R. M. MELAMPY: Effect of exogenous progesterone on reproductive activity in the beef heifer. J. Anim. Sci. 20, 373—379 (1961).
[380] — R. W. SEERLEY, and R. D. FRITSCHEN: Regulation of estrus in gilts. J. Anim. Sci. 22, 1140 (1963).
[381] RAY, L. R., and R. D. CHILD: Synovex-S or stilbestrol for finishing steers. J. Anim. Sci. 24, 901 (1965).
[382] RAY, D. E., and R. W. SEERLEY: Oestrus and ovarian morphology in gilts following treatment with orally effective steroids. Nature (Lond.) 211, No 5053, 1102—1103 (1966).
[383] RAUN, A. P., J. W. McASKILL, J. F. WAGNER, T. M. MEANS, and C. O. COOLEY: Effect of sex, weight and diethylstilbestrol on a progestin growth response in ruminants. J. Anim. Sci. 24, 928 (1965).
[384] REARDON, T. F., and T. J. ROBINSON: Seasonal variation in the reactivity of oestrogen of the ovariectomized ewe. Aust. J. agricult. Res. 12, 320—326 (1961).
[385] REDDY, V. B., D. T. MAYER, and J. F. LASLEY: Hormonal modification of the intrauterine environment in swine and its effect on embryonic viability. Mo. agricult. exp. Sta. Res. Bull. 667 (1958).
[386] REED, M.: The action of Nilevar (17α-ethyl-19-nortestosterone), a progestational steroid, in the guinea-pig. Proc. Physiol. Soc. 1964. J. Physiol. (Lond.) 175, 77—78 (1964).
[387] REITMEYER, J. C., and A. M. SORENSON jr.: Accesory corpora lutea in swine. J. Anim. Sci. 24, 928 (1965).
[388] Revue de l'élevage. Bétail & Basse-Cour: The production of young bulls for meat. Rev. Élev. 20, 21—29 (1965).
[389] RICE-WRAY, E., O. GONZÁLEZ, S. FERRER, A. ARANDA-ROSELL, M. MAQUEO, and H. MUNGUIA: Clinical evaluation of norethindrone acetate in fertility control. Amer. J. Obstet. Gynec. 93, 115—121 (1965).
[390] — S. CORREN u. H. GASTELUM: Erfahrungen mit dem oralen Kontrazeptivum Anovlar. Med. Klin. 61, 959—964 (1966).
[391] — H. GASTELUM, and F. DE LA PEÑA: Steroidal antifertility agents, long-term use. Second Int. Congr. on Hormonal Steroids Milan/Italy. Int. Congr. Ser. No 111, 118 (1966). Excerpta med. Foundation (Amst.).
[392] RICHARDSON, D., E. F. SMITH, B. A. KOCH, and F. W. BOREN: The value of implanting beef steer calves on a fattening ration with stilbestrol and Synovex pellets. Kans. State Univ. agricult. exp. Sta., Circ. 371, 7—8 (1959).
[393] RICHES, J. H., and R. H. WATSON: The influence of the introduction of rams on the incidence of oestrus in merino ewes. Aust. J. agricult. Res. 5, 141—147 (1954).
[394] RIGOR, E. M., R. K. MEYER, N. L. FIRST, and L. E. CASIDA: Endocrine differences associated with follicular development and ovulation rate in swine due to breed and energy intake. J. Anim. Sci. 22, 43—50 (1963).
[395] RINGROSE, C. A. D., A. R. ROBBLE, and D. R. CLANDININ: The effects of the administration and subsequent withdrawal of norethindrone and mestranol (Ortho-Novum) therapy on egg production in the chicken. Amer. J. Obstet. Gynec. 94, 512—514 (1966).
[396] ROBERTS, E. M., B. J. DOYLE, and B. M. BINDON: The control of ovarian activity in the cow using orally active 6-methyl-17-acetoxyprogesterone (MAP). Proc. Aust. Soc. Anim. Prod. 5, 40—42 (1964).
[397] —, and D. G. EDGAR: Timing of injection of pregnant mare's serum for the anoestrus breeding of ewes. Nature (Lond.) 212, 1048 (1966).
[398] —, and B. M. BINDON: A study of the effect of long and short acting progestagens on anoestrous Merino and Romney ewes. J. Reprod. Fertil. 12, 155—159 (1966).
[399] —, and D. G. EDGAR: The stimulation of fertile oestrus in anoestrus Romney ewes. I. J. Reprod. Fertil. 12, 561—564 (1966).
[400] — — The stimulation of fertile oestrus in anoestrous Romney ewes. II. J. Reprod. Fertil. 12, 565—567 (1966).
[401] ROBERTSON, I. S., J. C. WILSON, and H. PAVER: A comparison of bulls and steers on three levels of dietary protein. 9th Int. Congr. Anim. Prod. Edinburgh 1966, Scient. Progm. Abstr., Eng. ed.: 82.
[402] ROBERTSON, K. J.: The relation between lactation lenght, calving interval and yield of milk. Newsl. Livestk. Rec. Bur., No 33, 4 p. (1966).
[403] ROBINSON, T. J.: Persönliche Mitteilung.
[404] — The control of fertility in sheep. Pt. I. Hormonal therapy in the induction of pregnancy in the anoestrus ewe. J. agricult. Sci. 40, 275—307 (1950).
[405] — Fertility of anoestrous ewes following injection of progesterone and pregnant mare serum (PMS). Aust. J. agricult. Res. 5, 730—736 (1954).

[406] ROBINSON, T. J.: The necessity for progesterone with estrogen for the induction of recurrent estrus in the ovariectomized ewe. Endocrinology 55, 403—408 (1954).
[407] — Quantitative studies on the hormonal induction of oestrus in spayed ewes. J. Endocr. 12, 163—173 (1955).
[408] — Endocrine relationships in the induction of oestrus and ovulation in the anoestrous ewe. J. agricult. Sci. 46, 37—43 (1955).
[409] — The artificial insemination of the merino sheep following the synchronization of oestrus and ovulation by progesterone injected alone and with pregnant mare serum gonadotrophin (PMS). Aust. J. agricult. Res. 7, 194—210 (1956).
[410] — Advances in controlled sheep breeding. Proc. N. Z. Soc. Anim. Prod. 20, 42—51 (1960).
[411] — The time of ovulation and efficiency of fertilization following progesterone and pregnant mare serum treatment in the cyclic ewe. J. agricult. Sci. 57, 129—135 (1961).
[412] — Comparative studies of several gonadotrophin, progestin, and oestrogen treatments in the anoestrous ewe. J. Endocr. 24, 33—51 (1962).
[413] — Synchronization of oestrus in sheep by intravaginal and subcutaneous application of progestin impregnated sponges. Proc. Aust. Soc. Anim. Prod. 5, 47—52 (1964).
[414] — Use of progestagen-impregnated sponges inserted intravaginally or subcutaneously for the control of the oestrous cycle in the sheep. Nature (Lond.) 206, No 4979, 39—41 (1965).
[415] — N. W. MOORE, and F. E. BINET: The effect of the duration of progesterone pretreatment on the response of the spayed ewe to oestrogen. J. Endocr. 14, 1—7 (1956).
[416] — — The interaction of estrogen an progesterone on the vaginal cycle of the ewe. J. Endocr. 14, 97—109 (1956).
[417] RÖSTEL, W.: Verzögerung der Pubertät bei weiblichen Mastschweinen mit Hilfe eines Depotgestagens und die Auswirkungen auf die Mastleistungen. Vet.-med. Diss. Berlin 1964.
[418] — W. JÖCHLE u. E. SCHILLING: Pubertätsverschiebung bei weiblichen Mastschweinen mit einem Depot-Gestagen. 5th Int. Congr. Anim. Reprod. Artific. Insem. Trento 1964, Sect. II, 76.
[419] Ross, G. T., W. D. ODELL, and P. L. RAYFORD: Oral contraceptives and luteinizing hormone. Lancet 1966 II, No 7475, 1255—1256.
[420] ROTCHILD, I., and E. J. QUILLIGAN: The corpus luteum-pituitary relationship: On the reports that oxytocin stimulates the secretion of luteotropin. Endocrinology 67 122 (1960).
[421] ROWSON, L. E. A.: Methods of inducing multiple ovulation in cattle. J. Endocr. 7, 260—270 (1951).
[421a] — G. E. LAMMING, and R. M. FRY: The influence of ovarian hormones on uterine infection. Nature (Lond.) 171, 149 (1953).
[422] —, and R. M. Moore: Embryo transfer in the sheep: the significance of synchronizing oestrus in the donor and recipient animal. J. Reprod. Fertil. 11, 207—212 (1966).
[423] RUDEL, H. W., and J. MARTINEZ-MANAUTOU: The impotance of the antiestrogenic property of progestogens in the hormonal control of fertility in women. Second Int. Congr. on Hormonal Steroids Milan/Italy. Int. Congr. Ser. No 111, 122 (1966). Excerpta med. Foundation (Amst.).
[424] —, and F. A. KINCL: The biology of anti-fertility steroids. Acta endocr. (Kbh.) 51, 7—45 (1966).
[425] RÜSSE, M.: Persönliche Mitteilung.
[426] —, u. W. JÖCHLE: Über die sexuelle Ruhigstellung weiblicher Hunde und Katzen bei normalem und gestörtem Zyklusgeschehen mit einem peroral wirksamen Gestagen. Kleintier-Prax. 8, 87—89 (1963).
[427] SALA, G., and E. CASTEGNARO: Endocrine effects of a progestin-estrogen association. Second Int. Congr. on Hormonal Steroids Milan/Italy. Int. Congr. Ser. No 111, 121 (1966). Excerpta med. Foundation (Amst.).
[428] SANDS, R. X.: Induction of the first menstruation after childbirth. Obstet. and Gynec. 1, 32—36 (1966).
[429] SANTISTEBAN, M. E., and M. C. PEPPEL: Artificial induction of heat in the ewe. Boln. Prod. anim. 2, 39—47 (1964).
[430] SAUNDERS, F. J.: Effects on the course of pregnancy of norethynodrel with mestranol (Enovid) administered to rats during early pregnancy. Endocrinology 77, 873—878 (1965).
[431] SAWHNEY, D. S., M. M. QUEVEDO, and W. D. FOOTE: Uterine histology of cows spayed postpartum. J. Anim. Sci. 25, 584 (1966).

[432] SAWYER, C. H.: Blockade of the release of gonadotrophic hormones by pharmacologic agents. 2. Int. Congr. Endocrinology, part I. Excerpta med. (Amst.), Int. Congr. Ser. 83, 629—634 (1964).
[433] — J. W. EVERETT, and J. E. MARKEE: A neural factor in the mechanism by which estrogen induces the release of luteinizing. Endocrinology 44, 218 (1949).
[434] SCHÄFER, H.: Das Intervall zwischen Geburt und erneuter Konzeption beim Schaf. Züchtungskunde 35, 158—167 (1963).
[435] SCHILLING, E.: Persönliche Mitteilung.
[436] — Gegenwärtiger Stand der Eitransplantation beim Rind. Wld Rev. Anim. Prod. 1, 43—50 (1965).
[437] — Über die Verwendung von Gestagenen bei jugendlichen Haustieren. 16. Int. Fachtagg für künstl. Besamung der Haustiere im Wels 1966.
[438] —, and W. HOLM: Investigation of induction of limited multiple ovulations in cattle. J. Reprod. Fertil. 5, 283—286 (1963).
[439] SCHINCKEL, P. G.: The effect of the presence of the ram on the ovarian activity of the ewe. Aust. J. agricult. Res. 5, 465—469 (1954).
[440] SCHREINER, W. E.: Wirkungen und Nebenwirkungen der Ovulostatika. Praxis 55, 94—103 (1966).
[441] SCHULTZ, J. R., V. C. SPEER, V. W. HAYS, and R. M. MELAMPY: Influence of feed intake and progestogen on reproductive performance in swine. J. Anim. Sci. 25, 157—160 (1966).
[442] SEFIDBAKHT, N., M. A. MADSEN, and W. C. FOOTE: Puberal estrus and ovulation of lambs. J. Anim. Sci. 25, 586 (1966).
[443] SHAFFNER, C. S.: Progesterone induced molt. Poultry Sci. 33, 1079—1080 (1954).
[444] — Progesterone induced molt. Poultry Sci. 34, 840—842 (1955).
[445] SHEARMAN, R. P.: Ovarian function during and after longterm treatment with ovulation inhibitors. Lancet 1964 II, No 7359, 557—558.
[446] SHEIKH SAIF-UR-RAHMAN: Hormonal control of the estrous cycle of the ewe during the breeding and non-breeding period. Thesis, Division of Animal Science, The University of British Columbia Sept. 1965.
[447] SHELTON, J. N.: An assessment of newer progestins for control of oestrus and ovulation in the ewe. Proc. Aust. Soc. Anim. Prod. 5, 43—46 (1964).
[448] — Identification of progestogens of high activity for control of the oestrus cycle in the sheep. Nature (Lond.) 206, 156—158 (1965).
[449] — Control of oestrus in sheep. Aust. vet. J. 41, 112—115 (1965).
[450] —, and N. W. MOORE: Survival of fertilized eggs transferred to ewes after progesteronetreatment. J.Reprod. Fertil. 11, 149—151 (1966).
[451] SHORTHOSE, W. R., and G. E. LAMMING: The effect of different oestrogens and oestradiol plus progesterone on the growth and carcass characteristics of fattening male hoggets. Anim. Prod. 3, 183—193 (1961).
[452] SKINNER, M.: Persönliche Mitteilung.
[453] SMIDT, D.: Persönliche Mitteilung.
[454] — Fortpflanzungsstudien an weiblichen Schweinen. Habil.-Schr. zur Erlangung der Venia legendi für das Fach „Tierzucht und Fortpflanzungsbiologie" an der Landwirtschaftlichen Fakultät der Georg-August-Universität Göttingen. Göttingen 1965.
[455] — J. STEINBACH u. B. SCHEVEN: Untersuchungen zur Brunstsynchronisierung bei Sauen, durchgeführt an veredelten Landschweinen und Zwergschweinen. Berl. Münch. tierärztl. Wschr. 78, 286 (1965).
[456] SOLIMAN, F. A., H. NASR, M. S. ABDO, and M. K. SOLIMAN: Effects of oestradiol and progesterone on FSH and LH contents of the pituitaries and blood of ovariectomized ewes. Experientia 19, 430 (1963).
[457] SORENSEN, A. M., and J. H. FOSTER: Natural and artificial breeding of synchronized cattle. J. Anim. Sci. 22, 865 (1963).
[458] SOUTHCOTT, W. H., A. W. H. BRADEN, and G. R. MOULE: Synchronization of oestrus insheep by an orally active progesterone derivative. Aust. J. agricult. Res. 13, 901—906 (1962).
[459] SPIES, H. G., D. R. ZIMMERMANN, H. L. SELF, and L. E. CASIDA: The effect of exogenous progesterone on formation and maintenance of the corpora lutea and on early embryo survival in pregnant swine. J. Anim. Sci. 18, 163 (1959).
[460] SPIVAK, M. G.: The meat production of Simmental bulls and steers. Trudy vses. nauchnoissled. Inst. Zhivot. 28, 109—116 (1966).
[461] STARUP, J., and E. ØSTERGAARD: The effect of gonadotrophins observed at laparotomy in patients treated with 6-dehydro-6-methyl-17-acetoxy-progesterone (DMAP) + ethynil-estradiol-3-methylether (EE3ME) for inhibition of the ovulation. Acta obstet. gynec. scand. 43, 40—41 (1964).

[462] STEINBACH, J.: Funktionale und morphologische Untersuchungen zur Brunstsynchronisierung weiblicher Schweine mit gestagenen Steroiden. Agr. Diss. Göttingen 1966.
[463] —, u. D. SMIDT: Untersuchungen zur hormonalen Beeinflussung von Brunst und Ovulation beim Schwein. Berichte des V. Int. Kongr. über tier. Fortpflanzung und künstl. Besamung Trento 1964, Bd. VII, S. 482.
[464] STOB, M., J. B. OUTHOUSE, and J. A. OSBORN: Hormonal acceleration of the breeding season in sheep. Res. Progr. Rep. Purdue Univ. agricult. Exp. Sta., No 193, 2 p. (1965).
[465] SUCHOWSKY, G. K., G. BALDRATTI, G. ARCARI u. E. SCRASCIA: Die Beeinflussung von zentralen Regulationsmechanismen durch Steroide. Arzneimittel-Forsch. (Drug Res.) 15, 437—439 (1965).
[466] SULMAN, F. G.: Suppression of estrus in cats. Vet. Med. 56, 513—514 (1961).
[467] SWARBRICK, O.: The failure of hormone therapy to induce an early lamb crop. Vet. Rec. 78, 49—50 (1966).
[468] SWYER, G. I. M.: The safety of oestrogen/progestagen oral contraceptives. Second Int. Congr. on Hormonal Steroids Milan/Italy. Int. Congr. Ser. No 111, 14 (1966). Excerpta med. Foundation (Amst.).
[469] —, and V. LITTLE: Absence of hepatic impairment in longterm oral-contraceptive users. Brit. med. J. 1965 I, 1412—1414.
[470] SYED SAIDUDDIN, J. W. RIESEN, W. E. GRAVES, W. J. TYLER, and L. E. CASIDA: Pituitary LH activity in the post-partum dairy cow. J. Anim. Sci. 25, 930 (1966).
[471] TABER, B. Z.: A pharmacologic comparison of norethindrone and chlormadinone acetate. Int. J. Fertil. 11, 287—290 (1966).
[472] TAKEUCHI, S., H. SHIMIZU, Y. TOYODA, T. KAWAI, and A. ADACHI: Synchronisation of the oestrous cycle by oral gestagen, and subsequent fertility in Japanese native cattle (Preliminary report). Jap. J. Anim. Reprod. 11, 115—119 (1966).
[473] TAKEWAKI, K.: Responses of vagina ro estrogen and progesterone in neonatally androgenized rats. Proc. Jap. Acad. 41, 599—603 (1965).
[474] TEICHMANN, K.: Persönliche Mitteilung.
[475] TEUNISSEN, G. H. B.: The development of endometritis in the dog and the effect of oestradiol and progesterone on the uterus. Acta endocr. (Kbh.) 9, 407—420 (1952).
[476] TILTON, J. E., E. J. TURMAN, and D. F. STEPHENS: Effect of 6-methyl-17-acetoxyprogesterone and estradiol on reproductive activity on post-partum beef cows. J. Anim. Sci. 25, 1264 (1966).
[477] THOMPSON, R. J., and R. C. MELLINGER: The effects of clomiphene citrate in patients with pituitary-gonadal disorders. Amer. J. Obstet. Gynec. 92, 412—420 (1965).
[478] TRIMBERGER, G. W., and W. HANSEL: Conception rate and ovarian function following estrus control by progesterone injections in dairy cattle. J. Anim. Sci. 14, 224—232 (1955).
[479] TRÖGER, C.-P.: Hormonelle Behandlung von Cyclusstörungen bei der Hündin. Berl. Münch. tierärztl. Wschr. 79, 456 (1966).
[480] ULBERG, L. C., R. H. GRUMMER, and L. E. CASIDA: The effects of progesterone on the ovarian function in gilts. J. Anim. Sci. 10, 665—671 (1951).
[481] — R. E. CHRISTIAN, and L. E. CASIDA: Ovarian response in heifers to progesterone injections. J. Anim. Sci. 10, 752—759 (1951).
[482] —, and C. E. LINDLEY: Use of progesterone and estrogen in the control of reproductive activities in beef cattle. J. Anim. Sci. 19, 1132—1142 (1960).
[483] VAN BLAKE, H., M. A. BRUNNER, and W. HANSEL: Further studies on estrous cycle synchronization in cattle. J. Dairy Sci. 45, 1577 (1962).
[484] — — — Use of 6-chloro-delta 6-dehydro-17-acetoxyprogesterone (CAP) in estrous cycle synchronization of dairy cattle. J. Dairy Sci. 46, 459—462 (1963).
[485] VAN DER WERFF TEN BOSCH, J. J.: Idiopathic true precocity in girls and effects of treatment with 6α-methyl, 17α-hydroxyprogesterone acetat. Acta endocr. (Kbh.), Suppl. 101, 29 (1965).
[486] VAN KEUREN, R. W., and W. W. HEINEMANN: Annual and perennial irrigated pastures and progesterone-estradiol implants for lamb production. Wash. State Univ. Agricult. Exp. Sta., Bull. 641, 1—12 (1962).
[487] VEENHUIZEN, E. L., and J. F. WAGNER: Synchronization of estrus in the beef heifer and postpartum cow. J. Anim. Sci. 23, 1229 (1964).
[488] — — W. P. WAITT, and L. TOKINSON: Estrous control in gilts treated sequentially with DES and CAP. J. Anim. Sci. 24, 931 (1965).
[489] — — — — Estrous control in gilts treated sequentially with DES and CAP. J. Anim. Sci. 24, 931 (1965).
[490] VELLE, W.: Hormonal synchronization of oestrus in the goat in connection with artificial insemination. Nord. Vet.-Med. 16, 828—832 (1964).

[491] VELLE, W.: Artificial insemination in the goat with deep frozen and liquid semen after hormonal synchronization of oestrus. Nord. Vet.-Med. 17, 178—181 (1965).
[492] — The effect of gonadotropins and synthetic gestagens on testicular steroid secretion in swine. Acta endocr. (Kbh.), Suppl. 100, 41 (1965).
[493] — Fertility following hormonal synchronization of oestrus in sheep. Nord. Vet.-Med. 18, 289—293 (1966).
[494] —, J. AAMDAL, and O. LYNGSET: Hormonal synchronization of oestrus in the goat in connection with artificial insemination. Nord. Vet.-Med. 16, 828—832 (1964).
[495] VORYS, N., J. C. ULLERY, and V. STEVENS: The effects of sex steroids on gonadotropins. Amer. J. Obstet. Gynec. 93, 641—658 (1965).
[496] WAGNER, J. F.: Oral progestins and their control of reproductive activity in the ewe. J. Anim. Sci. 21, 1031 (1962).
[497] — Hormonal control of reproductive activity in the ewe. Proc.: Conf. on estrous cycle control in domestic animals. Univ. of Nebraska 1964. Misc. Publ. 1005, 28—32 (1965).
[498] — Persönliche Mitteilung (1967).
[499] — E. P. REINEKE, J. E. NELLOR, and H. A. HENNEMAN: Hormonal control of reproductive activity in the cycling and anoestrous ewe. J. Anim. Sci. 19, 607—615 (1960).
[500] —, and L. F. BUSH: Orally activ progestin in the hormonal control of reproductive activity in the cycling and estrous ewe. J. Anim. Sci. 20, 980 (1961).
[501] —, and R. W. SEERLEY: Synchronization of estrus in gilts with an orally active progestin. J. Anim. Sci. 20, 980 (1961).
[502] — J. W. McASKILL, and T. M. MEANS: Synchronization of estrus in the bovine. J. Anim. Sci. 22, 866 (1963).
[503] —, and E. L. VEENHUIZEN: Effect of estrogens and CAP on ovarian function in the gilt. J. Anim. Sci. 24, 932 (1965).
[504] WALLACE, L. R.: Studies in the augmentation of fertility of Romney ewes with pregnant mare serum. J. Agricult. Sci. 45, 60 (1954).
[505] WASSERSTRASS, I.: Studien zum Zyklusgeschehen der Katze und zur Möglichkeit der Brunstausschaltung mit einem peroral wirksamen Gestagenpräparat. Vet.-med. Diss. München 1964.
[506] WEISS, E.: Hormonale Beeinflussung von Oestrus und Ovulation beim Schaf unter, semiariden Verhältnissen. Vet.-med. Diss. Gießen 1967.
[507] WHETZAL, F. W., L. B. EMBRY, and L. B. DYE: Feedlot performance of heifers and steers when treated with hormonal compounds and marketed at different weights. S. Dak. Univ. Agr. Exp. Sta., 9th Ann. Beef-Cattle Field Day, A. S. Ser. 65 — 6, Brookings, S. Dak. 21. April, 1—8, 1965.
[508] — — — Performance of spayed or nonspayed heifers and steers with and without hormonal treatment. S. Dak. State Univ. Agr. Exp. Sta., 10th Annual Beef-Cattle Field Day, A. S. Ser. 66 — 7, Brookings, S. Dak. 20. April 34—39, 1966.
[509] WILLIAMS, D. W., G. L. DENARDO, and J. S. ZELENIK: Thyroid function and enovid. Obstet. and Gynec. 27, 232—237 (1966).
[510] WILLIAMS II, J. N.: Performance, carcass characteristics and ultrasonic estimates of changes in muscle and fat of bulls, steers and heifers. Ph. Diss. Tennessee 1965, Univ. Tenn.
[511] WILLETT, E. L.: The fertility of hiefers following administration of progesterone to alter the estrual cycle. J. Dairy Sci. 33, 381—382 (1950).
[512] WILTBANK, J. N., J. E. INGALLS, and W. W. ROWDEN: Effects of various forms and levels of estrogens alone or in combinations with gonadotrophins on the estrous cycle of beef heifers. J. Anim. Sci. 20, 341—346 (1961).
[513] —, and D. R. ZIMMERMAN: Estrus synchronization and fertility in Hereford heifers subsequent to administration of progesterone and estradiol. J. Anim. Sci. 21, 660 (1962).
[514] — — J. E. INGALLS, and W. W. ROWDEN: Use of progestational compounds alone or in combination with estrogen for synchronization of estrus. J. Anim. Sci. 24, 990—994 (1965).
[515] WINGET, C. M., and E. L. GRIFFIN: Effect of 17-alpha-ethyl-17-hydroxynorandrosterone on the reproductive system of the domestic fowl. Poultry Sci. 41, 564—568 (1962).
[516] WODZICKA-TOMASZEWSKA, M.: Bioassay of oestrogen and recurring oestrus in ovariectomized ewes. Nature (Lond.) 198, 299—301 (1963).
[517] WOODY, C. O., N. L. FIRST, and A. L. POPE: Effect of progesterone on estrous cycle length. J. Anim. Sci. 24, 932 (1965).

[518] WOOLFITT, W. C., W. E. HOWELL, and J. M. BELL: The effect of hormones, buffer salts, and protein quality on the feeding of spring lambs. Canad. J. Anim. Sci. **44**, 179—183 (1964).

[519] ZANARTU, J., E. RICE-WRAY, and J. W. GOLDZIEHER: Fertility control with long acting injectable steroids. A preliminary report. Obstet. and Gynec. **28**, 513—515 (1966).

[520] —, and C. NAVARRO: Long-acting progestagens associated with oral estrogens in human fertility control. Second Int. Congr. on Hormonal Steroids Milan/Italy. Int. Congr. Ser. No 111, 694 (1966). Excerpta med. Foundation (Amst.).

[521] ZEILMAKER, G. H.: The biphasic effect of progesterone on ovulation in the rat. Acta endocr. (Kbh.) **51**, 461—468 (1966).

[522] ZEROBIN, K., u. H. U. WINZENRIED: Die Synchronization bzw. Induktion des Sexualzyklus bei Schwein, Schaf und Ziege. Schweiz. Arch. Tierheilk. **108**, 68—78 (1966).

[523] ZIMBELMAN, R. G.: The control of estrus and ovulation in heifers by orally administered 6-methyl-17-acetoxyprogesterone. J. Dairy Sci. **44**, 1195 (1961) (Abstr.).

[524] — Inhibition of estrus in ewes with oral progestogens. J. Anim. Sci. **22**, 868 (1963).

[525] — Determination of the minimal effective dose of 6-methyl-17-acetoxyprogesterone for control of the estrual cycle of cattle. J. Anim. Sci. **22**, 1051—1058 (1963).

[526] — Evaluation of methods for controlling the bovine estrous cycle. Proc. Conf. on estrous cycle control in domestic animals. Univ. of Nebraska 1964. Misc. Publ. 1005, 17—22 (1965).

[527] — Effects of progestagens on ovarian and pituitary activities in the bovine. J. Reprod. Fertil., Suppl. **1**, 9—19 (1966).

[528] —, and L. W. SMITH: Control of ovulation in cattle with melengestrol acetate. J. Reprod. Fertil. **11**, 185—191 (1966).

[529] — — Control of ovulation in cattle with melengestrol acetate. II. J. Reprod. Fertil. **11**, 193—201 (1966).

[530] ZIMPRICH, H., and D. GUPTA: Zur Therapie der idiopathischen Pubertas praecox. Helv. paediat. Acta **5**, 446—455 (1965).

Namenverzeichnis

Die *kursiven* Seitenzahlen beziehen sich auf die Literatur. Die in eckigen Klammern stehenden Ziffern bedeuten die Nummern der betreffenden Literaturzitate. Die römische Zahl nach den Namen zeigt an, in welchem Teilband sich das Zitat befindet.

Aakvaag, A. I [1] 75, 207, *286*
— u. K. B. Eik-Nes I [1a, 2, 3] 200, *286*
— u. P. Fylling I [3a] 49, 58, *286*
Aamdal, J., s. Lyngset, O. II [296] 838, 865, 869, *915*
— s. Velle, W. II [494] 838, 865, 869, *923*
Abarbanel, A. B. II [1, 2] 525, 573, *573*
Abbott, J. P., s. Cooper, J. A. I [231] 30, *297*
Abderhalden, R. I [1] *969*
Abdo, M. S., s. Soliman, F. A. II [456] 822, 899, *921*
Abdul-Karim, R., u. L. A. Nimek II [3] 573, *573*
Abe, T., u. E. Kaneko II [1] 227, *256*
— s. Hosoda, T. II [518] 611, *702*
Abell, M. R., s. Borushek, S. I [31] *1162;* II [22] 6, 17, *39*
Aberle, S. D. B. II [1] 382, *400*
Able, B. V., B. Baker, R. A. Edgar u. C. J. Christians II [1] 838, 863, *904*
Abolins, J. A., S. Karlson u. N. Posse I [4] 1072, *1094*
Abraham, A., u. E. A. Pora I [4] 403, *413*
— s. Pora, E. A. I [732—735] 403, 440, [1087, 1088] 501, 503, 505, *665*
Abramowitz, A. A., s. Hisaw, F. L. I [375] 382, *427*
Abrams, C. A. L., M. M. Grumbach, I. Dyranfurth u. H. I. van de Wiele I [3b, 3c] 79, 151, *286*
Abrams, J., s. Abrams, R. Y. I [5] 1067, *1094;* II [4] 566, 567, *573*
Abrams, R., s. McCann, S. M. II [665] 733, 735, *789*
Abrams, R. M., s. Ramirez, V. D. II [815] 735, *794*
Abrams, R. Y., u. J. Abrams I [5] 1067, *1094*; II [4] 566, 567, *573*

Abramson, D. I [6] 1072, *1094*
Abramson, M., u. J. R. Torghebe II [1] 754, *765*
Abul'Haj, s. Rinchart II 625
Accinelli, G. II [57] 560, *573*
Accivile, D. I [1] 490, *624*
Acerbi, A., s. Baldratti, G. I [59] 488, *626*, [41] 830, 839, 840, 841, 856, *970*
Acerbie, G., s. Castegnaro, E. I [202] 581, *632*
Aceto, M. D., s. Watzman, N. I [1410] 546, *677*
Acevedo, H. A., s. Corral-Gallardo, J. I [239a] 106, *297*
Ackerman, J. H., s. Clinton, R. O. I [191] *976*
Ackerman, N. B., u. W. L. Arons I [2] 543, *624*
Ackermann, Fr. I [7] 1092, *1094*
Ackermann, P. G., G. Toro, W. B. Kountz u. T. Kheim I [3] 544, 548, *624*
Ackroyd, M., W. J. Adams, B. Ellis, V. Petrow u. I. A. Stuart-Webb I [1a] *969*
Acuna, E., s. Saavedra, R. II [784] 565, *598*
Acuña, J., s. Lipschütz, A. I [859] 600, *656*
Adachi, A., s. Takeuchi, S. II [472] 839, 855, 897, *922*
Adair, F. E., s. Herrmann, J. B. I [360] 1083, *1105*
Adamberg, A., s. Lipschütz, A. I [787, 788] 711, *998*
Adams, A. W. II [1] 328, 329, *332*
Adams, C. E. II [2, 3] 140, 178, 256, [6] 550, *573*
— u. M. C. Chang II [4] 154, 155, 160, *256*
— M. F. Hay u. C. Lutwak-Mann II [7] *573*
— u. C. Lutwak-Mann I [5] 391, *413*
— s. Lutwak-Mann, C. I [562] 391, *434*, [827, 828] 743, 745, 750, 805, 807, 825,

828, 832, 834, 835, 836, 887, 893, 924, 925, 935, *1000;* II [336] 69, 103, *123;* [502, 503] 247, 248, 249, 250, 251, 272, [139] 325, 329, *337*
Adams, C. E., s. Noyes, R. W. II [599—601, 605, 606] 135, 137, 138, 139, 155, 166, 195, *276*
— s. Yoshinaga, K. II [828] 206, *284*
Adams, D. H. I [6] 401, *413*
Adams, E., s. White, R. F. II [949] 567, *603*
Adams, E. C., s. Hertig, A. T. II [384, 387] 540, 550, 551, *585*
Adams, J. H., P. M. Daniél u. M. M. L. Prichard II [2, 3] 731, 734, *765*
Adams, J. L. I [4, 5] 595, *624;* II [2, 3] 328, 330, 332, *332*, [2] 842, *904*
— u. R. B. Herrick II [4] 329, 332, *333*
— s. Herrick, R. B. I [575] 536, *646;* II [94, 95] 328, 329, 330, *336*, [206] 842, *912*
Adams, P. R., s. Kumar, D. I [488, 489] 409, *431*
Adams, R. L., B. B. Bohren u. J. R. Carson II [3] 836, *904*
Adams, W. C., u. J. H. Leathem I [4] 245, 251, 252, *286*
Adams, W. J., s. Ackroyd, M. I [1a] *969*
Addessi, G. I [6] 461, *624*
Addis jr., C. J. I [7] 462, *624*
Addleman, D., u. R. Bogart II [4] 887, *905*
— — u. L. Westcott II [5] 838, 863, *905*
Addleman, H. E., s. Day, B. N. I [303] 496, 497, 498, *635*
Adelberg, E. A., P. F. Roslansky u. J. W. Myers I [8] 451, *624*
Adey, F. D., s. Townsend, S. L. II [999] 727, 728, *800*

Adezati, L., s. Castellani, L. I [147] 398, *418*
Adinolfi, G., u. V. Ferrari II [8] 534, *573*
Adler, A. A., P. de Fremery u. M. Tausk I [8] 1027, *1094;* II [4] 761, *765*
Adler, J., u. G. H. Bell II [1] 301, *308*
Adler, J. H. II [6] 898, *905*
Adler, N., s. Wilson, J. R. II [964] 613, 648, *717*
Adlercreutz, E. I [9] 533, *625*
Adlercreutz, H. I [1] *1161*
Adrianos, T., s. Fukas, M. I [271] 377, 378, *423*
Aebi, A., u. E. Lauber-Sparre I [7] 411, *413*
Agate jr., F. J., II [2] 355, *400*
Agnello, E. J., s. Figdor, S. K. I [419] 519, 524, *640*
Agolini, G., A. Libretti u. G. Tusini I [8] 378, *413*
Ahlgren, M. II [5] 176, *256*
Ahlmark, A., u. H. Swanberg I [9] 392, *413;* II [9] 531, *573*
Ahlquist, R. P. II [2] 306, *308*
Ahmed, S. U., s. Morrow, J. T. II [326] 885, *916*
Ahn, C. S., s. Rosenberg, I. N. I [1140] 585, *667*
Aho, A. J., M. Grönroos, E. Raijola I [10] 406, *413*, [10] 538, *625*
Ahrén, K. II [3—5] 354, 369, 373, 374, 380, *400, 401*
— u. M. Etienne II [6, 7] 354, 382, *401*
— u. D. Jacobsohn II [8—10] 353, 354, 380, *401*
Ahrenhold, J. E., s. Nellor, J. E. II [393, 394] 85, *124, 125*, [181] 432, *458*, [733] 745, 748, *791*, [335, 336] 838, 851, 873, *917*
Ahrens, C. A., u. G. Prinz II [10] *573*
Aicardi, C., s. Bompiani, A. I [102] 147, *291*
Ainsworth, L., s. Common, R. H. II [205] *691*
Aitken, E. H., J. R. K. Preedy, B. Eton u. R. V. Short I [5] 95, 99, 118, 121, 122, 124, *286*
— s. Preedy, J. R. K. I [1039] 118, 122, 124, 127, *332*
Akashi, K., s. Hashimoto, M. II [134] 486, *508*
Akasu, F., u. T. Ukita I [9] 1069, *1094*

Akhundzaden, L., s. Döring, G. K. I [250] 771, 924, *979*, [84] *1164*
Alamin, K., s. MacMaster, D. R. I [836] *1000*
Alba, J. de, u. S. A. Asdell II [1] 427, *451*
— s. Asdell, S. A. II [17] 78, *111*, [6] 427, *451*, [52—54] 662, 663, 664, *686*, [25] 755, *766*
Albano, A. I [11] 411, *413*, [11] 451, *625*
Albeaux-Fernet, M. I [12] 536, *625*
— E. Housset u. Boulet-Gercourt I [12] 356, *413*
— u. G. Loublie I [13] 465, *625*
Albers, H. I [14] 468, *625*
Albert, A., u. J. Berkson II [5] 762, *765*
— s. Becker, K. L. II [56] 724, *767*
— s. Blackburn, C. M. I [78] *927*
— s. Hahn, H. B. I [332] 1090, 1091, *1104;* II [350] 569, *584*
— s. Smith, R. A. I [1243—1245] 806, 833, 858, 931, *1016;* II [953—955] 752, 762, *799*
Albert, S., u. H. Selye I [15] 504, 537, 540, 555, 562, *625*, [2] 795, 808, 837, 884, 912, 916, 920, 962, *969;* II [1] 107, *110*
— s. Clarke, E. I [246, 247] 565, *633*
— s. Leblond, C. P. I [821] 559, 561, 564, *655*
— s. Selye, H. I [1220, 1221] 502, 503, 504, 506, 538, 554, 555, 556, 559, 561, 571, 574, 583, 584, 587, *670*, [1214, 1215, 1215a] 783, 784, 805, 806, 879, 880, 881, 884, 892, 896, 897, 914, 915, 919, 920, *1015;* II [496] 103, *128*, [180] 314, *339*
Albert, W. W., s. Mitchell jr., G. E. II [315] 896, *916*
Alberti, C. G., s. Meda, F. I [898a] 826, *1002*
Albertini, A. v., E. Glatthaar u. A. Vogel II [1] 486, *503*
Albores, E. A., C. Cavanagh u. S. B. Bronstein II [1] 22, *39*
Albot, G., u. G.-F. Bonnet I [16] 533, *625*
— — u. P. Delavierre I [17] 533, *625*

Albrecht, R., s. Schubert, K. I [1163b] 137, 142, *337*
Albrechtsen, O. K., s. Brakman, P. II [31] 903, *906*
Albrieux, A., W. Buño, P. Engel u. J. Morató-Manaro I [18] 565, *625*
Albrieux, A. S., u. M. González I [13] 378, 379, *413*
Albright, F. I [10] 1036, *1094*
— T. H. Smith u. R. W. Fraser I [11] 1047, *1094*
— s. Bartter, F. C. I [54] 909, 910, 914, 915, *971*
— s. Benedict, P. H. II [63] 739, *767*
— s. Klinefelter jr., H. F. II [582] 724, 739, *786*
— s. Reifenstein jr., E. C. I [754] 360, 370, *441*, [1111] 548, *666*
Albright, R., E. Bloomberg u. P. H. Smith I [3] 806, 910, 964, *969*
Aldama, J. de, s. Del Sol, J. R. II [848] 526, *600*
Alden, R. H. I [14] 386, *413;* II [6—9] 143, 178, 189, 191, 214, *256*, [11] 531, *573*, [1] 633, *684*
— s. Davis, J. S. I [188] 386, *420*
Alder, A., s. Herrmann, U. I [362] 1039, *1105*
Alder, R., u. V. Krieger I [12] 1065, 1067, *1094*
Alder, R. M., u. V. I. Krieger I [6] 164, 169, *286*
Aldered, J. P., P. H. Sammelwitz u. A. V. Nalbandov II [2, 3] 633, 645, *684*
Aldman, B., E. Diczfalusy u. T. Rosenberg I [15] 408, *413*
Aldred, J.-P., P. H. Sammelwitz u. A. V. Nalbandov II [27] 97, *110*
Aleksiev, A., s. Ivanov, P. II [225] 893, *913*
Alester, I., s. Schmidt-Thomé, J. I [1188] 453, *669*
Alexander, D. P., u. J. F. D. Frazer I [4] 692, 752, *969*
— — u. J. Lee I [5] 692, 752, 807, 836, 909, 918, *969*, [13] 1066, 1070, *1094;* II [10] 231, 234, 239, *256*
— s. Frazer, J. F. D. II [308] 204, *266*, [368] 619, *696*
Alexander, F., s. Noall, M. W. I [930] 31, 71, 72, *327*
Alexander, G., u. D. Williams I [6a] 224, 228, 263, *286;* II [4] 621, 667, *684*
Alexiu, M. I [19] 585, *625*

Alfred, J. P., P. H. Sammel-
  witz u. A. V. Nalbandov
  II [11, 12] 206, 209, *256*
— s. Sammelwitz, P. H.
  II [702] 210, *279*
Algeo, W. J., s. Gassner, F. X.
  I [436] 279, *305*, [464]
  544, 545, 596, *642;*
  II [241] 383, *408*, [163]
  824, 896, 897, 898, 901, *910*
Alges, J. W., s. Gassner, F. X.
  II [161] 896, 897, *910*
Alibrandi, A., G. Bruni,
  A. Ercoli, R. Gardi u.
  A. Meli I [6] 895, *969*
Allan, H., u. P. Wiles II [11]
  355, *401*
Allan, J. C. I [20] 553, *625*
Allee, W. C., N. E. Collias u.
  C. Z. Lutherman II [5]
  332, *333*
Allegra, G., u. M. Pace I [16]
  368, *414*, [21] 493, *625*
Allen, D. M., u. G. E. Lamming
  II [7, 8] 826, 845, 885, 903,
  905
Allen, E. I [6b] 237, 259,
  287, [22] 464, *625;*
  II [3—7] 52, 53, 85, *110*,
  111, [5, 6] 613, 625, 647,
  674, *684*, [6] 750, *765*
— u. E. A. Doisy I [1] *17*,
  [11] 718, 720, 721, 778,
  969; II [8] 53, *111*, [2]
  427, *451*
— B. F. Francis, L. L. Robertson, C. E. Colgate, C. G.
  Johnston, E. A. Doisy,
  W. B. Kountz u. H. V.
  Gibson II [3] 427, *451*
— W. U. Gardner u. A. W.
  Diddle II [12] 356, 370,
  401
— s. Gardner, W. U. I [278]
  1089, *1103;* II [232, 233]
  351, 355, 381, *408*
— s. Hartman, C. G. II [218]
  53, *118*
— s. Overholser, M. D.
  I [1039, 1040] 623, *663,*
  [686] 1089, *1115*
— s. Turner, C. W. II [688]
  343, 371, 382, *424*
— s. Weinstein, L. II [539]
  60, *130*
Allen, G. R., s. Weiss, M. J.
  I [1369, 1370] 815, 817,
  818, 838, 862, 864, 865, 874,
  1022
Allen jr., G. R., u. N. A.
  Austin I [2] 9, *17*
— u. M. J. Weiss I [6a]
  860, *969*
— s. Weiss, M. J. I [1368]
  815, 829, 831, 838, 841, 862,
  863, 865, 869, 874, 976,
  1022; II [540—542] 66,
  67, 68, 73, *130*
Allen, J. G., G. H. Thomas u.
  A. A. Wright I [6c] 242, *287*
Allen, L., s. Gallagher, T. F.
  I [434] 158, 181, 190, *305*
Allen, M. S., s. MacLeod, R. M.
  I [894] 609, *658*
Allen, P., F. W. R. Brambell u.
  I. H. Mills II [7] 619, *684*
Allen, S. H. G., s. Wiener, M.
  I [1423a] 89, 109, *348;*
  II [808] 227, *283*
Allen, W. II 568
Allen, W. M. I [3] *17*, [7—12]
  23, 24, 27, 87, 174, 201, *287*,
  [7, 8] 681, 805, 806, 935,
  969, [15, 16] 1027, 1035,
  1043, 1057, *1094;* II [9]
  62, 111, [13—16] 217, 245,
  246, 248, 252, *256*, [4] 430,
  451
— A. Butenandt, G. W.
  Corner u. K. H. Slotta
  I [14] 1027, *1094*
— u. G. W. Corner I [4] *17*,
  [13] 58, 123, *287*, [9, 10]
  927, *969*, [17] 1027, 1066,
  1094; II [10] 100, *111*,
  [17] 195, *256*, [13] 369,
  401, [12] 544, *573*
— u. M. Ehrenstein I [5]
  17, [12] 822, *969*
— u. G. P. Heckel I [13—15]
  691, 806, *969;* II [11] 94,
  111, [18] 246, *256*, [14]
  384, *401*, [8] 619, 638, *684*
— u. R. K. Meyer II [12]
  55, *111*
— u. R. K. Meyer I [16, 17]
  696, 964, *969*
— u. E. Viergiver I [14]
  29, 164, 181, *287*
— u. O. Wintersteiner I [6]
  5, *17*, [15] 58, *287*, [18]
  891, *970*
— u. D. H. Wu II [13] 63,
  111, [19] 227, *256*
— s. Corner, G. W. I [42]
  18, [239] 23, *297*, [202]
  680, 681, 683, 739, *977*,
  [175] 1026, 1027, 1039,
  1099; II [82] 62, *113*, [93]
  369, *404*, [163] 544, 578,
  [216] 634, *691*
— s. Heckel, G. P. II [225]
  94, *119*, [300] 388, *410*,
  [478] 654, *700*
— s. Lyon, R. A. II [505,
  506] 218, *273*
— s. Makepeace, A. W.
  II [342] 62, *123*
— s. Meyer, R. K. II [368,
  369] 55, *124*, [713] 752, *790*
Allen, W. M., s. Mikhail, G.
  I [877a, 878, 879] 49, 50, 51,
  61, 63, 64, 65, 74, 86, 93, 116,
  235, 236, 237, 238, 262, 263,
  325; II [556] 174, *274*, [614,
  615] 516, 557, 562, *592*,
  [692] 654, 679, *708*, [717]
  764, *791*
— s. Noall, M. W. I [930]
  51, 71, 72, *327*
— s. Reynolds, S. R. M.
  II [748] 555, *597*
— s. Wintersteiner, O.
  I [166] 5, *22*, [1449] 23,
  201, *349*, [1406] 804,
  1023; II [552] 64, *130*
Allen, W. S., u. S. Bernstein
  I [7] 9, *17*, [18a] 853, *970*
— u. R. Littel I [8]
  6, *17*
Allen, W. W., s. Wu, D. H.
  I [1412] 806, 832, 833,
  1024, [949] 1032, 1070,
  1123; II [821] 227, 246,
  248, *283*
Allende, I. C. C. de I [16] *195*,
  287
Allende, I. L. C. de II [13]
  562, *573*
— u. O. Orias II [14] 562,
  573
— E. Shorr u. C. G. Hartmann
  II [15] 526, *573*
Allignol, J., s. Vague, J.
  I [1353] 158, 190, *345*
Alling Moeller, K. J., s. Fuchs,
  F. I [123] *1165;* II [377]
  752, *778*
Alliston, C. W., T. B. Patterson
  u. L. C. Ulberg II [14]
  60, *111*
— — u. L. G. Ulberg II [9]
  667, *684*
Alloiteau, J. J. I [19] 927,
  970; II [15] 100, *111*,
  [10, 11] 648, 650, *684*,
  [7, 8] 732, *765*
— u. A. Psychoyos II [20]
  185, 186, *256*
Almeida, J. C. de, s. Ford,
  C. E. I [252] 1036, *1102*
Alonzo, R. de, G. Faglia u.
  D. Gelli I [17] 154, *287*
Alper, R. G., s. Jonsson, U.
  I [418] 362, 371, *428*,
  [676] 481, 482, *650*,
  [449] 1084, *1108*
Altland, P. D. II [12] 609,
  684
Altmann, S. A. II [5] 436,
  451
Alto, P., s. Maqueo, M. I [850]
  874, 875, *1001*
Alvarez, F. G., u. A. S. Segura
  I [23] 461, *625*

Alvarez, R., s. Boucek, R. L. I [123a] 195, *292*
Alvarez, R. R. de I [24] 473, *625*, [18] 1032, *1094*
Alvarez Bravo, A., s. Vazquez, E. I [899] 387, *446*
Alvizouri, M. II [16] 564, *573*
— u. V. R. de Pita I [25] 600, 603, *625*
Amann, W. I [19, 20] 1094, *1094;* II [17] 562, *573*
— u. G. Spanknebel I [21] 1094, *1094*
Amann, W. v. I [26] 591, *625*
Amatsu, M., s. Okada, H. I [955] 282, 283, 284, *328*
Ambrus, J. L., s. Margulis, R. R. I [575] 379, 380, *434*, [279] *1170*
Ameen, S. J., s. Cobb, J. C. I [56] *1163*
Amendolla, C., s. Sondheimer, F. I [1248a] 880, *1016*
Amenomori, Y., s. Kobayashi, T. II [587] 736, *786*
Ames, D. R., s. Ludwick, T. M. II [293] 843, 864, 872, *915*
Amézaga, L. M., s. Lencioni, L. J. I [751] 163, 164, 173, *320*
Amici, G., u. D. Franzini I [18] 30, 31, *287*
Amilibia, E. de, M. M. Mendiazabal u. J. Botella-Llusia I [27] 585, *625*
Amoroso, E. II [9] 830, *905*
Amoroso, E. C. I [19, 20] 81, *287*, [22] 1066, *1095;* II [21] 223, *256*, [13—24] 607, 608, 619, 622, 623, 626, 633, 637, 654, 656, 659, 661, *684, 685*
— u. F. J. Ebling II [25] 649, *685*
— u. C. A. Finn II [22] 204, 205, *256*, [26] 607, 608, 609, 617, 619, 623, 626, 638, 650, 651, 654, 661, *685*
— W. B. Griffiths u. W. J. Hamilton II [27, 28] 633, *685*
— N. A. Hancock u. L. M. Kellas II [29] 621, *685*
— — u. I. W. Rowlands II [30] 623, *685*
— u. L. Harrison Matthews II [31] 619, *685*
— u. F. H. A. Marshall II [9] 738, *765*
— u. I. W. Rowlands II [32] 619, 623, *685*
— s. Austin, C. R. II [59] 629, 633, *686*
— s. Griffiths, W. F. B. II [402] 621, 633, 658, *698*

Amoroso, E. C., s. Kellas, L. M. II [552] 621, 623, 646, 672, *703*
Amreich, A. I [23] 1080, *1095*
Amreich, J. I [2] *1161*
Amundson, B. A., u. L. O. Pilgeram I [17] 379, *414*
Anan, K., s. Fujii, K. I [418—420] 25, *304, 305*
Anand Kumar, T. C. II [33] 673, *685*
Ånberg, Å., s. Knutsson, F. I [465, 466] 357, 374, 376, *430*
Ancel, P. II [19, 20] *574*
— u. P. Bouin I 23; II [15, 16] 342, 347, 369, *401*, [18] 555, 557, *573*, [34] 621, 676, *685*
— s. Bouin, P. I 58; II [40] 63, *112*, [65, 66] 347, 369, *403*, [170—173] 638, 676, *690*
Ancla, A., J. de Brux, J. Belaisch u. R. Musset II [21] 529, *574*
Ancla, M., J. de Brux, J. Belaisch u. R. Musset II [2, 3] 491, 499, 500, *503*
Anderes, E. II [24] 190, *256*, [35] 654, *685*
Andersen, D. H. II [25] 189, *256*
— u. H. S. Kennedy I [28] 576, *625*
Anderson, D. II [36] 633, *685*
Anderson, D. G. I [24] 1087, *1095;* II [1] 815, *816*
Anderson, E., s. Laqueur, C. L. II [617] 731, 732, *787*
— s. Page, E. W. I [1042] 510, *663*
Anderson, H. V., s. Moffett, R. B. I [927] *1003*
Anderson, J. A., u. V. Bolin I [29] 461, *625*
Anderson, L., s. Duncan, G. W. I [319] 207, *301;* II [248] 213, *264*
Anderson, L. L., A. M. Bowerman u. R. M. Melampy II [26] 212, *256*, [10] 739, *765*
— R. L. Butcher u. R. M. Melampy II [37] 615, 668, *685*
— G. W. Dyck, H. Mori, D. M. Hendricks u. R. M. Melampy II [27] 210, *256*
— — u. R. P. Rathmacher II [28] 210, *256*
— u. R. M. Melampy II [29] 212, *256*, [10] 877, *905*
— — u. C. L. Chen II [30] 212, *256*

Anderson, L. L., F. C. Neal u. R. M. Melampy II [38] 615, 662, *685*
— R. P. Rathmacher u. R. M. Melampy II [39] 615, 668, *685*
— D. E. Ray u. R. M. Melampy II [11] 838, 851, 857, *905*
— J. R. Schultz u. R. M. Melampy II [40] 615, 668, 669, *685*, [12] 839, 843, 849, 855, 857, *905*
— s. Day, B. N. II [203] 204, 225, *262*, [246] 621, *692*, [75, 76] 845, 884, *907*
— s. Duncan, G. W. II [296] 669, *694*, [278] 723, *775*
— s. Henricks, D. M. II [394] 210, *269*
— s. Masuda, H. II [518] 213, *273*
— s. Masuda, M. I [851a] 203, 204, 205, 207, 262, 263, *324*
— s. Mesnil du Buisson, F. du II [550] 213, *274*
— s. Parlow, A. F. II [627] 213, *277*, [739] 668, *710*, [766] 725, 745, *792*
— s. Rathmacher, R. P. II [665] 210, *278*, [775] 668, *711*
Anderson, L. P., s. McGinty, D. A. I [889] 684, 704, 744, 805, 806, *1002*
Anderson, N. C., s. Zarrow, M. X. I [989] 647, *718*
Anderson jr., N. C., s. Zarrow, M. X. I [1429] 754, 809, 839, *1024;* II [161] 303, *313*
Anderson, R. K., C. E. Gilmore u. G. B. Schnelle II [2] 815, *816*, [13] 838, 841, *905*
Anderson, R. R., A. D. Brookreson u. C. W. Turner II [17] 376, 383, *401*
— u. W. H. McShan II [11] 724, 725, *765*
Anderson, T. A., s. Geber, W. F. II [315] 181, *266*
Andersson, B. I [25] 1075, *1095*
Andersson-Cedergren, E., s. Sjöstrand, F. S. II [279] 478, *513*
Anderton, E. I [3] *1161*
Andervont, H. B., M. B. Shimkin u. H. Y. Canter I [30] 620, 624, *625*
Ando, H., M. Tarutani u. A. Izumi I [31] 591, *625*
Andolsek, L. I [4] *1161*
Andreani, D., s. Andreoli, M. I [32] 586, *625*

Andrec, K., s. Savard, K.
I [1147] 233, *336*
Andrei, A., s. Dascălu, R.
I [297] 465, *635*
Andreoli, C. I [5] *1161;*
II [41] 675, *685,* [12] 740, 765
— E. Morano u. F. Vischi
I [6] *1161*
— u. M. D. Porta I [18] 377, *414*
Andreoli, M., L. Campanacci, F. de Luca u. D. Andreani
I [32] 586, *625*
Andrew, F. N., s. Schomberg, D. W. I [1189] 571, 572, 574, *669*
Andrews, F. N., W. M. Beeson u. F. D. Johnson I [33] 544, *625*
— u. F. F. McKenzie II [42] 660, *685*
— M. Stob, T. W. Perry u. W. M. Beeson I [34] 545, *625*
— s. Phillips, R. W. II [634] 139, 140, *277*
Andrews, J. T., s. Stoll, B. A.
I [839] 374, 376, 377, *444,* [1301] 551, *673,* [421] 1148, *1175*
Andrews, M. C. I [20] 937, *970*
— u. M. C. Andrews I [21] 964, *970*
— W. C. Andrews u. A. F. Strauss I [26] 1077, *1095*
— s. Andrews, M. C. I [21] 964, *970*
— s. Andrews, W. C.
I [7—9] *1161*
Andrews, W. C., u. M. C. Andrews I [7—9] *1161*
— s. Andrews, M. C. I [26] 1077, *1095*
Anfossi, S., s. Riesco, A.
I [1122] 564, *666*
Angelis, C. de, s. Valiani, A.
I [1379] 499, *676*
Angielski, S., J. Rogulski u. J. Basciak I [19] 364, *414*
Angle, E. F., u. P. E. Smith
I [27] 1089, *1095*
Anker, L., s. Sonanini, D.
I [1249a] 31, *341*
Anker, R. M., s. Bruns, P. D.
I [155] 171, *293*
Anliker, R., M. Müller, M. Perelman, J. Wohlfahrt u. H. Heusser I [22] *970*
— O. Rohr u. L. Ruzicka
I [21] 61, *287*
— s. Turner, R. B. I [1333a] 955, *1020*

Anner, G., s. Heusler, K.
I [561b] *990*
— s. Ueberwasser, H. I [158] 15, *22,* [1341a] 942, 951, *1020*
— s. Wettstein, A. I [1388] 842, *1023*
Ansari, A. H., u. G. H. Arronet
I [22a] 964, 965, *970;* II [1a] 20, *39*
Anselmino, K. J., L. Herold u. F. Hoffmann II [18] 356, 370, *401*
— — u. R. U. Pencharz
II [19] 384, *401*
— — — u. B. Peukarz
II [22] 568, *574*
— u. F. Hoffmann I [35] 549, 569, *625;* II [2] 21, 35, *39,* [20] 385, *401*
Anson, C. J., s. Crooke, A. C.
II [191, 194] 727, 728, *772*
Anthony, A. II [43] 680, *685*
Antonio, R., s. Lyons, H. A.
I [565] 359, *434,* [882] 529, *657*
Antonopoulos, D., u. K. Moskovakis II [23] 555, *574*
Antunes-Rodrigues, J., A. P. S. Dhariwal u. S. M. McCann II [13] 736, *765*
— s. Dhariwal, A. P. II [243] 735, 736, *773*
— s. McCann, S. M. II [662] 735, 736, *789*
— s. Nallar, R. II [387] 86, *124*
Apetov, S. A., u. A. A. Popova
I [22] *287*
Apostolakis, M. I [20] 372, *414,* [10] *1161;* II [2a] 38, *39*
— H. Becker u. K. D. Voigt
I [22a] 283, *287*
— G. Bettendorf u. K. D. Voigt I [23] 154, 156, *287;* II [14] 727, *765*
— u. H. J. Napp I [21] 357, 372, *414,* [36] 582, *625,* [23] 941, 942, *970*
— u. K. D. Voigt I [28] 1079, *1095*
— s. Bettendorf, G. II [82] 727, *768*
Appleby, B. I [29] 1079, *1095;* II [3] 816, *816*
Appleby, J. I., G. Gibson, J. K. Norymberski u. R. D. Stubbs I [23a] 185, *287*
— u. J. K. Norymberski
I [24, 25] 31, 85, 136, 139, 140, 170, 174, 177, 181, 185, 188, *287*

Applegate, H. E., s. Weisenborn, F. L. I [1367a] 821, *1022*
Arai, H. I [24] *970*
Arai, I., s. Yamagata, S.
I [1444] 505, *678*
Arai, J. II [15] 756, *765*
Arai, K., T. Golab, D. S. Layne u. G. Pincus I [26] 286, *287*
— s. Kobayashi, T. II [589] 732, *786*
— s. Layne, D. S. I [745] 284, 285, *319*
Arai, S. I [22] 365, *414*
Aral, K., s. Layne, D. S.
I [258] *1170*
Aranda-Rosell, A., s. Goldzieher, J. W. I [465] *987,* [143] *1166;* II [85] 28, 31, *42*
— s. Rice-Wray, E. I [757, 758] 374, *441,* [1107, 1108] 937, 943, *1011,* [367, 369—371] 1148, *1173;* II [207a] 24, 28, *46,* [389] 893, 903, *919*
Aras, K., s. Emsun, K. I [345] 27, 118, *302*
Aratani, T., s. Yamagata, S.
I [1444] 505, *678*
Aratei, H., s. Kapri, A.
I [661] 201, *316*
Arbeiter, K., s. Schmidt, K.
I [1160] 202, 206, *337;* II [830] 668, *713,* [100] 814, *820*
Arcangeli, A., s. Dordoni, F.
I [335] 529, *637*
Arcari, G., G. Baldratti u. G. Sala I [25] 771, 838, 851, 867, 891, 935, 959, *970;* II [16] 69, 77, *111,* [31] 229, 236, *257*
— s. Baldratti, G. I [59] 488, *626,* [39, 41] 830, 839, 840, 841, 856, 914, 915, 927, 954, 955, *970;* II [10] 314, *333*
— s. Sala, G. I [1172, 1173] 750, 770, 805, 806, 808, 838, 839, 840, 841, 924, 925, 935, *1013;* II [467] 75, 82, 89, *127,* [700] 228, 229, 246, 249, 279, [170] 331, *338,* [236] 430, *460*
— s. Suchowsky, G. K.
I [1260, 1261, 1265a] 804, 805, 806, 835, 836, 838, 839, 859, 860, 861, 869, 874, 875, 909, 910, 918, 934, 935, 937, 939, 942, 943, 944, 951, 952, 959, 960, *1017;* II [524, 526] 54, 55, 59, 75, 76, 89—92, *129,* [193, 196] 314, *339,* [257, 260] 426, 448, 449, 461, [465] 822, 901, *922*

Archdeacon, J. W., s. Ericsson, R. J. II [159] 103, *116*, [120] 894, 895, *909*
Archibald, D., s. Hilliard, J. I [562] 235, 236, 237, 238, 239, 262, *311*
— s. Hilliard, J. II [389] 515, *585*, [495] 653, *701*, [500] 723, 760, *783*
— s. Simmer, H. H. I [1211] 235, 236, 240, 262, *339*
Arcos, M., E. Gurpide, R. L. van de Wiele u. S. Lieberman I [27] 100, 101, 123, 138, 267, *287*, [26] *970;* II [24] 520, *574*
— u. S. Lieberman I [27a] 137, 138, *287*
Arenas, N., s. Sammartino, R. I [1182] *1014*
Arends, J. I [37] 568, 573, 576, 579, *626*
— s. Østergaard, E. I [677] 371, *438*, [318] *1172*
Argonz, J., u. E. B. del Castillo I [30] *1095*
Arguelles, A. E., C. M. Saborida u. M. Chekherdemian II [3] 21, 24, 26, 28, *39*, [4] 805, *816*
— J. B. Salaber, O. de D'Alto, C. M. Saborida u. G. Rossi I [31] 1082, *1095*
Arias, I., s. Scherb, J. I [805] 373, *442*, [1181] 552, *669*
Arias, I. M. I [23—25] 373, 401, *414*
— u. L. M. Gartner I [28] 193, *287;* II [25] 555, *574*
— — S. Seifter u. M. Furman I [28a] 193, *288*
— — S. Goldfisher, A. B. Novikoff u. E. Essner I [26] 373, 401, *414*
— s. Kleiner, G. J. I [459] 374, *430*
Arias, J. M., s. Goldfischer, S. I [498] 553, *643*
Arienti, F., s. Rondoni, P. I [777] 400, 401, 403, *441*
Arifdzanov, K. A., S. P. Beljakov, G. F. Zirkov u. N. I. Kiljazov II [15] 885, *905*
Arimura, A., T. Saito, E. E. Müller, C. J. Bowers, S. Sawano u. A. V. Schally II [16] 736, *765*
— A. V. Schally, T. Saito, E. E. Müller u. C. J. Bowers II [17] 737, *765*
— s. Kuroshima, A. II [602] 736, *786*
— s. Saito, T. II [877] 736, *796*

Arimura, A., s. Schally, A. V. II [897, 898] 736, *797*
Ariyoshi, T., s. Takabatake, E. I [860] 382, 401, *445*, [1331] 520, 523, *674*
Arko, H., u. U. K. Rinne I [27] 794, 963, *970*
Arlinghaus, C., s. Lauritzen, C. II [593] 649, 682, *704*
Arman, C. G. van, u. V. A. Drill I [38] 473, 507, *626*
— s. Kagawa, C. M. I [691] 483, *650*, [665] 832, *994*
Armstrong, D. T. I [28b, 29] 217, 218, 219, 220, 221, 245, 251, 252, 253, *288*
— u. D. L. Black I [29a] 208, 209, 211, 218, 219, 222, *288;* II [18] 723, *765*
— u. R. O. Greep I [30a] 252, *288*
— u. W. Hansel II [32] 212, 257, [44] 662, *685*, [16] 844, 845, *905*
— R. Kilpatrick u. R. O. Greep I [30b] 252, *288*
— J. O'Brien u. R. O. Greep I [30] 252, 253, 254, *288;* II [45] 662, *685*, [19] 723, *765*
— s. Jackanicz, T. M. I [608b] 239, *313*
— s. Kilpatrick, R. I [676] 235, 237, 262, *316;* II [444] 209, 270, [555] 653, *703* [572] 723, *785*
— s. MacDonald, G. J. II [657] 722, *788*
— s. Major, P. W. I [812b] 253, *322;* II [676] 723, *789*
— s. McDonald, G. J. II [532] 206, *274*
— s. Solod, E. A. I [1227a, 1227b] 238, 239, *340;* II [958] 723, *799*
Armstrong, J. G. I [39] 510, *626*
Arn, H., s. Herrmann, U. I [362] 1039, *1105*
Arnesen, K., s. Mölbert, E. II [199] 464, *510*
Arnold, A., A. L. Beyler u. G. O. Potts I [28] 793, *970*
— u. G. O. Potts I [28a] *970*
— — u. A. L. Beyler I [27] 360, *414*
— s. Clinton, R. O. I [190] *976*
— s. Potts, G. O. I [1073] 915, 926, *1009*
— s. Tainter, M. L. I [858] 360, *444*
Arnold, J., s. Rivière, M. R. I [1127] 614, *667*

Arnold, M., St. Cloeren, M. Mall, E. Morf, R. H. H. Richter, Fr. Roth, H. Stamm u. H. Wyss I [11] *1161*
— s. Mall, M. I [272] *1170*
— s. Richter, R. H. H. I [759] 371, *441*, [373, 374] 1142, *1174*
Aron, Cl., G. Asch, L. Asch, J. Roos u. M. M. Luxembourger II [46] 613, 624, 648, *685*
Aron, E., C. Combescot, J. Demaret u. C. Delcroix I [40] 464, *626*
Aron, M., s. Lemli, L. I [564] 1090, 1091, *1111;* II [283] 904, *915*
Aron-Brunetiére, R. I [41] 591, *626*
Arons, W. L., s. Ackerman, N. B. I [2] 543, *624*
Arpels, C., V. I. Babcock u. C. M. Southam I [42] 623, *626*
Arrighi, L., A. Mendizabel u. I. Usubiaga I [32] 1048, 1049, *1095*
Arronet, G. H., u. J. P. A. Latour I [28] 386, *414;* II [26] 528, 529, 551, *574*
— s. Ansari, A. H. I [22a] 964, 965, *970;* II [1a] 20, *39*
Arscheim, S., u. B. Zondek II [20—23] 721, 743, 744, *766*
Arsdell, W. J. van, s. Deans, R. J. I [305, 306] 544, *635;* II [81] 896, *907*
Artenstein, M., s. Fishman, W. H. I [255] 402, *422*
Arthaud, V. H., s. Matsushima, J. II [306, 308] 896, 897, *916*
Artner, J. I [33, 35, 36] 1032, 1034, 1059, *1095;* II [47] 638, *685*
— u. E. Golob I [43] 585, *626*
— u. A. Kratochwil I [34] 1032, *1095;* II [4] *39*
— u. H. Tulzer II [27] 550, *574*
Artunkal, T., u. R. A. Colonge II [33] 204, *257*, [48] 619, *685*
Arvy, L. I [29] 403, *414*, [44] 501, *626*
Arzac, J. P., u. E. Blanchet II [28] 528, *574*
Asai, T., s. Tsuda, K. I [1327a] 827, *1020*
Asakura, K., s. Sawada, H. I [1156] 30, *337*

Asakura, S. II [49] 675, *686*
Asch, G., s. Aron, Cl. II [46] 613, 624, 648, *685*
Aschheim, P., s. Courrier, R. II [180] 735, *771*
Aschheim, S. II [29] 528, 551, *574*
— s. Zondek, B. II [1092—1095] 721, *804*
Aschkenasy, A. I [45, 46] 491, 493, 502, 504, 539, 543, 554, 556, 574, 592, *626*
— G. Bouard u. C. Neveu I [30] 360, *414*
Aschner, B. II [31] 720, 729, *766*
Asdell, S. A. II [21, 22] 344, 356, *401*, [50, 50a, 51] 613, 621, 623, 639, 642, 651, 660, 661, 662, 670, *686*, [24] 745, 761, 763, *766*
— J. de Alba u. J. S. Roberts II [25] 755, *766*
— — u S. J. Roberts II [17] 78, *111*, [6] 427, *451*, [52—54] 662, 663, 664, *686*
— S. Bird u. F. W. Lorenz I [47] 544, *626*
— u. J. Hammond II [18] 97, *111*, [54a] 653, *686*
— u. F. H. A. Marshall II [19] 53, *111*
— u. G. W. Salisbury II [34] 134, 257, [23] 370, *401*
— u. H. R. Seidenstein II [5] 35, *39*, [24] 350, 380, *401*
— s. Alba, J. de II [1] 427, *451*
— s. Black, D. L. II [77, 78] 140, 141, 190, 191, 194, *258*, [96, 97] 654, *687*
— s. Bogart, R. I [116] 540, *629*
— s. Cupps, P. T. II [38] 300, *309*, [238] 663, *692*
— s. Drummond-Robinson, G. I [313] 229, 263, *300;* II [246] 204, *264*, [152] 367, 384, *405*, [290] 621, 632, 667, *694*
— s. Edgar, D. G. II [253, 254] 134, 135, 139, 140, 141, 142, 143, 151, 191, 194, *264*, [305] 667, *694*
— s. Hammond, J. II [348] 134, 167, *267*
— s. Hansel, W. II [211] 55, *118*, [435] 663, *699*
Ash, R. W., s. Cresswell, E. II [60, 61] 893, *907*
Ashburn, A. D., W. R. Williams u. F. R. Cobb I [48] 506, 541, 553, 557, *626*
Ashby, K. R. II [6] 317, *333*

Ashida, K. II [5] 813, *816*
Ashley, A. D., s. Westphal, U. I [1411, 1412] 265, *348*
Ashley, B. D., s. Westphal, U. I [1410b] 266, 276, *348*
Ashley, C., s. Hamblen, E. C. I [511] 149, 155, 159, *309*
Ashworth, C. T., F. J. Luibel u. R. Sanders II [5] 486, *503*
— G. L. Rose u. H. H. Mollenhauer II [6] 464, *503*
Ask-Upmark, M. E. II [55] 621, *686*, [26] 745, 761, 763, *766*
Aspinall, R. L., R. K. Meyer u. M. A. Rao I [29] 897, 902, 952, *970*
— s. Mueller, A. P. I [635] 381, *436*, [988] 502, 504, *661*
— s. Rao, M. A. I [1086] 791, *1009*
Asplund, J. II [6] 11, *39*
Assali, N. S., W. J. Dignam u. K. Dasgupta I [49] 473, 477, *626*
Asscher, W., s. Jones, E. M. II [448] 537, *587*
Assenmacher, I., s. Benoit, J. II [70—97] 731, 734, 735, 741, 742, 743, *767*
Astengo, G. I [50] *626*
Astrada, J. J., s. Caligaris, L. II [151] 724, *770*
Astrup, T., s. Brakman, P. I [104] 379, *417;* II [31] 903, *906*
Astwood, E. B. I [51] 468, 469, *626*, [30—32] 690, 746, 804, *970;* II [20] 94, *111*, [35, 36] 205, 206, 217, 257, [3] 285, *308*, [56] 626, 648, *686* [27, 28] 721, 722, *766*
— u. H. L. Fevold I [33] 698, 760, 761, 805, 806, *970;* II [30] 524, *574*, [29] 733, 751, *766*
— u. C. F. Geschickter II [25] 370, 373, 374, 383, *401*
— — u. E. O. Rausch II [26] 345, 347, 370, 373, 374, 382, 383, *401*
— u. R. O. Greep II [37] 206, 257, [57] 638, 650, *686*, [30] 722, 744, *766*
— u. G. E. S. Jones I [31] 29, 171, 206, *288;* II [31] 520, *574*
— s. Hisaw, F. L. I [576] 149, 164, *312;* II [507] 720, 722, 744, *783*
— s. Jones, G. E. S. II [263] 55, *120*, [543] 752, *784*

Astwood, E. B., s. Talbot, N. B. I [1334] 469, *674*
Atchley, D. W., s. Loeb, R. F. I [868, 869] 466, *657*
Atherden, L. M. I [32] 132, *288*
— u. J. K. Grant I [33] 30, 250, 258, 274, *288*
Athias, M. II [27] 382, *401*
Atkinson, W. B. II [38] 221, 257, [32] 530, *574*
— u. H. Elftman I [31[389, *414*
— u. E. T. Engle I [32] 390, *414*
— u. Ch. W. Hooker I [34] 243, *288;* II [58] 639, *686*
— s. Bo, W. J. I [81] 385, *416*
— s. Buxton, C. L. I [135] 353, 356, 418, [147] 1039, 1053, *1098;* II [145] 755, *770*
— s. Herbener, G. I [365, 366] 392, 393, *426*
— s. Kamell, S. A. I [428] 387, 389, *429;* II [433] 208, *270*, [547] 652, *703*
Atwater, N. W., s. Colton, F. B. I [39] 13, *18*
Aubry, R. II [7] 315, *333*
Aubry, R. H., s. Nesbitt jr., R. E. [920] 173, 176, 177, *327*
Audibert, A., s. Brenot, J. I [140] 496, 498, *629*
Auerbach, V. H., s. Knox, W. E. [464] 352, *430*
Augustin, E. II [33] 528, 529, *574*
— O. Heidenreich u. A. Thilo I [33] 375, 389, *414*
— u. R. Huwald II [34] 530, 540, *574*
— u. A. Moser II [35] 550, *574*
Aujard, C., u. E. Chany I [34] 399, *414*
Aurilia, M. G., s. Brancaccio, A. I [133, 133a] 148, 162, *292*
Aust, D., s. Karg, H. II [549] 632, 662, *703*, [250] 843, 874, 900, *914*
Austin, C. R. II [39—42] 135, 136, 146, 147, 149, 151, 152, 165, *257*
— u. E. C. Amoroso II [59] 629, 633, *686*
— u. M. W. H. Bishop II [43] 156, *257*
— u. A. W. H. Braden II [44] 166, 257, [32] 742, *766*
— u. J. E. Lovelock II [36] 550, *574*

Austin, C. R., s. Braden, A. W. H. II [104] 153, 166, 259
— s. Chitty, H. II [190] 613, *690*
Austin, N. A., s. Allen jr., G. R. I [2] 9, *17*
Autrum, H. II [45] 183, *257*
Averill, R. L. W. II [7] 430, *451*, [33] 748, *766*
— u. L. E. A. Rowson II [46] 193, *257*
Averill, S. C., E. W. Ray u. W. R. Lyons II [47] 206, *257*, [28] 352, *401*, [34] 722, *766*
— s. Ray, E. W. II [553] 351, *419*, [776] 638, 650, *711*, [821] 722, *794*
Averkin, E. G., s. Winget, C. M. II [966, 967] 611, *717*
Avery, G. M., s. Hughes, E. C. I [593] 164, 177, *313*
— s. Lloyd, C. W. I [781] 164, 177, *321*, [863] 474, *657*, [578] 1074, *1112*
Avery, T. L., C. L. Cole u. E. F. Graham II [60] 662, *686*, [17] 849, 897, *905*
— u. W. F. Graham II [48] 134, 137, 159, *257*
Avigan, J., De Witt S. Goodman u. D. Steinberg I [35] 25, *288*
Avramov, R., s. Raman, P. B. I [1055] 30, 149, 150, 162, 186, 191, *332*
Awai, Y., s. Higaki, S. II [490] 664, *701*
Axelrad, B. J., J. E. Cates, B. B. Johnson u. J. A. Luetscher I [52] 466, *626*
Axelrod, B. I., I. E. Cates, B. B. Johnson u. I. A. Luetscher jr. I [34] 804, 825, 828, *970;* II [21] 54, *111*
Axelrod, J., s. Snyder, S. H. II [133, 134] 307, 308, *313*
Axelrod, L. R. I [36] *288*
— u. J. W. Goldzieher I [37—39] 51, 75, 76, 104, 105, 159, 181, 276, 277, *288*, [37] 1036, *1095*
— — u. S. D. Ross I [40] 75, *288*
— Ch. Matthijssen, J. W. Goldzieher u. J. E. Pulliam I [41] 32, *288*
— u. L. L. Miller II [4] 464, *503*
— s. Goldzieher, J. W. I [461, 462] 105, 158, *306, 307;* II [82] 439, *454*

Axelrod, L. R., s. Rao, P. N. I [1086a, 1086b] 825, 887, *1010*
Aydar, C. K., u. R. B. Greenblatt I [9] 16, *17*, [35] 357, 371, *414*, [53] 483, 484, *626*, [38] 1060, *1095*
— s. Jungck, E. C. I [652] 838, 868, 869, 874, *993*
— s. Mahesh, V. B. I [809] 50, 52, 53, 54, 64, 76, *322*
Aykroyd, O. E., u. S. Zuckerman II [22] 51, *111*
Ayme, Y., s. Plasse, G. I [1021] 170, 176, 214, 223, *331*
Ayre, J. E. I [12] 1156, *1161;* II [7] 9, 10, 11, *39*
— s. Hillemans, H. G. I [566] 694, *990*, [193] 1156, *1167;* II [116] 9, 10, *43*
Ayres, P. J., S. A. Simpson u. J. F. Tait I [42] 28, 49, 50, 52, 53, *288*
Azerad, E., u. L. Coriat I [39] 1061, *1095*
Aznar, R., s. Martinez-Manantov, J. II [515] 189, *273*
— s. Martinez-Manautou, J. I [280] 1135, 1140, 1141, *1170;* II [167] 4, *45*, [303] 901, *916*
Azoury, R. S., s. Kumar, D. I [718] 83, 84, 85, *318*

Babcock, J. C. I [35] *970*
— E. S. Gutsell, M. E. Herr, J. A. Hogg, J. C. Stucki, L. E. Barnes u. W. E. Dulin I [10] 7, *17*, [36] 829, 838, *970;* II [23] 70, 89, *111*, [49] 234, *257*, [8] 429, *451*
— s. Campbell, J. A. I [164] 921, 923, 958, *975;* II [61] 74, *113*
Babcock, V. I., s. Arpels, C. I [42] 623, *626*
Baca, S. F. II [61] 613, 661, 670, *686*
Bacchus, H. I [42a] 31, 191, *288*
Bach, E., u. H. Winkler I [40] 1069, *1095*
Bachman, C. I [43] 123, 175, *288*
— J. B. Collip u. H. Selye II [24] 52, *111*
— D. Leekley u. H. Hirschmann I [44, 45] 164, 165, 177, *288*
Bachrach, D., s. Kordon, C. II [591] 732, *786*
Bacigalupo, G. I [41] 1081, *1095*

Bacigalupo, G., u. K. Schubert I [42] 1081, *1095*
Bacila, M., s. Packer, L. I [679] 412, *438*
Backer jr., M. H. I [36, 37] 357, *414*
Baclesse, M., s. Courrier, R. II [222] 617, 634, *691*
Bacon, W. L., F. L. Cherms u. W. H. McShan II [62] 612, 663, *686*
Bacq, Z. M., u. L. Brouha I [38] 358, *414*
Bacsich, P., u. S. J. Folley II [29] 385, *401*
— u. W. J. Hamilton II [50] 166, *257*
Bacso, I., s. Fried, J. I [404] 856, 857, *984*
Badano, B. N., s. Stoppani, A. O. M. I [842, 843] 412, 413, *444*
Badano, H., s. Lencioni, L. J. I [751] 163, 164, 173, *320*
Badawi, H. M., u. F. A. Soliman I [54] 567, *626*
Baddeley, R. M., s. Eayrs, J. T. II [153] *406*
Badellino, F., s. Visca, A. I [1395] 489, *677*
Badman, H. G., s. Brown, W. O. I [128] 375, *418;* II [148] 611, *689*
Baehler, J. F. II [6] 810, *816*
Baer, P. N., s. Sumner, C. F. I [428] *1176*
Baer, T., J. Bennet u. S. Neukomm I [46] 218, 220, *288*
— s. Neukomm, S. I [1000] 624, *662*
Baetz, R. W., s. Randall, C. L. I [729] 1067, *1116;* II [202] 22, *46*
Baggett, B., s. Martin, L. II [352] 55, *123*
— s. Nayfeh, S. N. II [388] 103, *124*
— s. Savard, K. II [481] 103, *128*
Baginski, S., s. Kistner, R. W. I [497] 1086, 1087, *1109*
Bagnati, E. P., s. Martinez-Montes, E. A. I [606] 1062, *1113*
Bahn, R. C., u. R. W. Bates II [35] 724, *766*
Bahr, G. F., u. G. Moberger II [7] 487, *503*
Baier, W. II [7, 8] 812, *817*
— O. Häger u. W. Leidl II [9] 812, *817*
Bailey, H. S., u. G. A. Bruno I [55] 551, *626*
— s. Shaw, S. M. I [1242, 1243] 551, 574, *671*

Bailey, P., u. F. Bremer II [36] 731, *766*
Bailey, R. E. II [8] 331, *333*
Baillie, A. H., K. C. Calman, M. M. Ferguson u. D. Mck. Hart I [47, 47a] 33, 110, 132, 135, 229, 243, 244, 258, 261, *288*
— — u. D. Mck. Hart I [48] 33, 242, *288*
— E. H. D. Cameron, K. Griffiths u. D. Mck. Hart I [49] 33, 90, *288*
— M. M. Ferguson u. D. Mck. Hart I [49a] 108, *289*
— s. Baxter, A. D. I [63a] 132, 194, 200, 244, 258, 261, *289*
— s. Hart, D. M. I [521e] 242, *310*
— s. Wyburn, G. M. II [979] 611, *718*
Baines, G. F. I [39] 374, *414*, [13] 1148, *1161*
Baixauli, E., s. Salvatierra, V. II [786] 566, *598*
Bajusz, E. I [56] 543, *626*
Bakemeier, R. F., s. Tomkins, G. M. I [1333] 256, *344*
Baker, B., s. Able, B. V. II [1] 838, 863, *904*
Baker, B. L., R. H. Kahn u. D. Besemer II [25] 94, *111*, [30] 387, *401*
— — u. D. B. Zanotti I [57] 575, 578, *626*, [37] 944, *970*
— s. Kahn, R. H. II [273, 274] 96, *120*, [336—338] 376, 377, 387, 397, *412*
Baker, B. M., s. Davis, F. W. I [217] *977*
Baker, C., s. Werthessen, N. T. I [1404] 207, *347*
Baker, D. B., s. Tuba, J. I [885] 367, 375, *445*
Baker, K. G. I [43] 1067, 1094, *1095*
Baker, L. N., L. C. Ulberg, R. H. Grummer u. L. E. Casida II [9] 432, *451*, [37] 745, *766*, [19] 838, 871, *905*
Baker, R. D., s. Dziuk, P. J. II [288] 745, *775*, [109, 110, 112] 843, 844, 873, *908*
Baker, R. E., s. Goldzieher, J. W. I [463] 265, 274, *307*
Baker, W. H., s. Kelley, R. M. I [226] 1155, *1168;* II [136] 20, *44*
Baker, W. M., s. Kelley, R. M. I [487, 488] 1027, 1087, *1109*

Baker, W. S., C. E. Bancroft, E. W. Lyda u. J. J. Lehmann II [8] 33, *39*, [37] 566, *574*
Bakke, J. L. I [40] 374, *414*, [44] 1079, *1095*
Bakker, C. B., u. C. R. Dightman I [14] *1161*
Bakker, J. H. J., s. Seelen, J. C. I [1202] 594, *669*
Bakker, R., s. Van der Vies, J. I [1346] *1021*
Baksheev, N. S., u. M. M. Ganich I [58] 586, *626*
Balandrano, D., s. Casa-Campillo, C. I [198] 453, *632*
Balant, C. P., u. M. Ehrenstein I [38] 823, 836, *970;* II [26] 69, *111*
Balassa, G., u. M. R. Gurd II [4] 305, *308*
Balassi, G. P., u. C. Ricca I [50, 51] 150, 160, 184, 216, *289*
Baldissera-Nordio, C. II [9] 328, *333*
Baldratti, G., G. Arcari, V. Clini, F. Tani u. G. Sala I [39] 914, 915, 927, 954, 955, *970;* II [10] 314, *333*
— u. G. Sala I [40] *970*
— F. Tani u. M. R. Penati I [41] 399, *414*, [60] 481, 482, 573, *626*
— G. Tani, A. Acerbi u. G. Arcari I [59] 488, *626*, [41] 830, 839, 840, 841, 856, *970*
— s. Arcari, G. I [25] 771, 838, 851, 867, 891, 935, 959, *970;* II [16] 69, 77, *111*, [31] 229, 236, *257*
— s. Sala, G. I [1171—1174] 750, 770, 791, 805, 806, 808, 836, 838, 839, 840, 841, 858, 877, 904, 909, 910, 911, 914, 924, 925, 927, 935, 949, 950, 951, *1013;* II [466—468] 75, 76, 82, 89, *127*, [700] 228, 229, 246, 249, *279*, [170] 331, *338*, [236] 430, *460*
— s. Suchowsky, G. K. I [1259—1261] 804 805, 806, 828, 829, 830, 832, 837, 838, 839, 841, 844, 849, 851, 866, 867, 868, 869, 870, 873, 874, 875, 886, 891, 893, 907, 918, 921, 922, 924, 927, 934, 935, 939, 942, 943, 944, 951, 952, 958, 959, 960, *1017*, [427] *1175;* II [523, 524] 54, 55, 59, 69, 70—77, 89—92, *129*, [771] 138, 162, *282*, [137] 302, *313*, [192, 193] 314, 326, *339*, [256, 257]*426*, 461, [465] 822, 901, *922*

Baldratti, G., s. Swyer, G. I. M. II [234] 22, 30, *47*
Bale, W. F., s. Pommerenke, W. T. I [731] 368, *440*
Baleiron, H., s. Pinto, R. M. II [753] 638, *710*
Balfour, W. E., u. R. S. Comline I [52, 52a] 213, 229, *289*
— — u. R. V. Short I [42] *970;* II [31] 349, *401*, [63] 667, *686*
Balfour, W. M., s. Pommerenke, W. T. I [731] 368, *440*
Balina, P. A. I [45] 1077, *1095*
Balinsky, B. I. II [32] 390, *401*
Ball, J. II [51] 214, *257*, [10—12] 427, 432, 433, *451*, [64, 65] 682, *686*
— u. C. G. Hartman II [13] 433, *451*, [66] *686*
Ball, J. H., u. B. Kadis I [53, 54] 207, 208, *289*
Ball, J. N. I [55] 193, *289*
— s. Chester Jones, I. II [188] 608, 609, 626, 628, 681, *690*
Ballicu, P., s. Serluca, P. I [1231] 494, *670*
Balogh, K. I [56] 255, 257, *289*
Balogh jr., K., W. R. Kidwell u. W. G. Wiest I [56a] 255, *289*
— s. Kidwell, W. R. I [674a] 255, *316*
— s. Pupkin, M. I [1043a] 251, 255, *332*
Baltes, B. J., s. Steelman, S. L. II [968] 721, *799*
Baltzer, H., u. K. Dürbeck I [46] 1069, 1075, *1095*
Ban, J. I [47] 1045, *1095*
Ban, T., s. Kurotsu, T. II [604] 731, 733, *786*
Bancroft, C. E., s. Baker, W. S. II [8] 33, *39*, [37] 566, *574*
Bandi, L., s. Calvin, H. I. I [187b] 29, *294*
— s. Roberts, K. D. I [1083, 1084] 66, 71, 91, *334*
Bane, A., u. E. Rajakoski II [67] 664, *686*
Bang, H. O. I [57] 30, 148, *289*
— s. Berthelsen, H. G. I [82, 82a] 153, 163, *290*
Baniecki, H. II [38] 535, *574*
Banik, U. K. I [42] 390, *414*
— u. G. Pincus I [43] *970;* II [52, 53] 195, 199, *257*
— s. Pincus, G. I [1051] *1008*
Banks, A. L., s. Hougie, C. I [388], 379, 427, [204] *1168*

Banks, A. L. s. Rutherford, R. N.
I [789] 378, 379, *442*, [1153]
768, 855, 911, *1013*, [770]
1058, *1118*, [387] *1174;*
II [873] 739, *796*

Banks, J., s. Marks, P. A.
I [577] 409, 410, *434*

Baptist, M., s. Davis, C. D.
I [195] 1039, 1065, *1100*
— s. Hamblen, E. C.   I [511,
512] 149, 155, 159, 172, *309*

Baquiche, M., s. Ducommun,
P.   I [353] 512, 564, 578,
585, *637*

Baran, J. S.   I [44] 965, 966,
967, *970;* II [27] 76, *111*

Barbazza, M.   I [61] 585, *626*

Barber, G. W., u. M. Ehrenstein   I [11] *17*, [45] 822,
887, 968, *971*
— s. Ehrenstein, M.   I [319]
822, *981*

Barbera, G.   I [62] 492, *626*

Barberi, M., s. Hecht-Lucari,
G.   I [560] 574, *645*

Barbier, P., s. Cachera, R.
I [179] 479, *631*

Barbieri, M., s. Mazza, A.
I [934] 540, 574, *659*

Barbieri, R., s. Bronzini, A.
I [124] 359, *417*

Barbour, C. M.   II [39] 530,
533, 535, *574*

Barclay, D., s. Rice, B. F.
I [1071d] 77, *333*

Barcock, J. C., s. Hogg, J. A.
I [79] 6, *19*

Bard, P.   II [14] 427, *451*

Bardawil, W. A., s. McKay,
D. G.   II [604] 528, 530,
532, 533, 537, *592*

Bardi, U., G. Boretti u.
A. di Marco   I [43] 412,
415

Bárdóczy, A., s. Szontágh, F. E.
I [856] 371, 372, *444*, [1328]
489, *674*, [854] 1072, *1120;*
II [239] 36, 37, *48*

Bardos, V., s. Flerkó, B.
II [354, 355] 732, 756, *777*,
778

Bardou, Y., s. Delauney, A.
I [310] 501, 505, 554, *636*

Barelare jr., B., u. C. P. Richter
I [63] 477, *626*

Barenne, D. Dusser de, u. F. A.
Gibbs   I [64] 524, *627*

Barens, M., s. Williams, W. F.
I [1444] 209, 213, 224, *349;*
II [963] 664, *717*

Barfield, W. E., u. R. B. Greenblatt   I [46] *971*, [48]
1040, *1095*
— s. Greenblatt, R. B.   I [484]
264, *308*, [324] 356, *425*,
[478, 479] 737, 804, 829, 832,
838, 839, 918, 935, 936, *987*,
[318] 1046, *1104*

Barfield, W. E., s. Junck, E. C.
I [652] 838, 868, 869, 874,
993

Bargmann, F.   II [5] 285, *308*

Bargmann, W.   II [40] 527,
574, [38] 762, *766*

Bargoni, N., u. S. Di Bella
I [44] 413, *415*

Barker, C., s. Smith, O. W.
I [1222] 29, 144, 145, 164,
339

Barker, C. A. V.   II [18] 839,
852, 869, *905*

Barker, K. L.   I [45] 394, 396,
415

Barker, W. L.   I [58] 201, *289*

Barley, D. A., R. L. Butcher u.
E. K. Inskeep   II [71] 666,
686

Barlow, A. J. E., s. Chattaway,
F. W.   I [227] 452, 453,
633

Barnafi, L., u. H. Croxatto
II [6] 297, *308*

Barnawell, E. B.   II [33—35]
357, 380, 381, *402*

Barnes, A. C., u. J. C. Buckingham   I [65] 478, *627*
— D. Kumar u. J. A. Goodno
I [59] 26, 92, 123, 130, 131,
289; II [42] 546, 556, *574*
— u. I. Rothchild   I [49]
1089, *1095*
— s. Jones, G. E. S.
I [640] *315*
— s. Kumar, D.   I [718—721]
83, 84, 85, 92, 116, 120, 122,
123, 131, *318*, [488—490]
408, 409, *431*, [744, 745]*997*,
[531] 1066, *1110;* II [522—
527] 556, *590*
— s. Rothchild, I.   I [782] 356,
358, *442*, [1145] 529, *667*,
[762] 1089, *1117;* II [862]
755, *796*
— s. Rothchild, J.   II [775]
598
— s. Turner, D. A.   I [1345]
30, 154, *345*

Barnes, L., s. Merryman, W.
I [949] 514, 517, 519, 520,
660; II [711] 754, *790*

Barnes, L. E., u. R. K. Meyer
I [47] 770, 838, *971*
— F. L. Schmidt u. W. E. Dulin
I [48] 742, 804, 829, 830, 838,
971; II [28] 70, 89, *111*
— R. O. Staffard, M. E. Guild
u. K. J. Olson   I [49] 895,
910, 962, *971*
— — L. C. Thole u. K. J.
Olson   I [50] 785, 952, *971*

Barnes, L. E., s. Babcock, J. C.
I [10] 7, *17*, [36] 829, 838,
970; II [23] 70, 89, *111*, [49]
234, *257*, [8] 429, *451*
— s. Stafford, R. O.   I [1291]
734, 790, 791, 859, 877, *1018*

Barnes, L. L., s. Bogart, R.
I [116] 540, *629*

Barnes, L. W.   II [41] 566, *574*

Barnett, E. B., s. Besch, P. K.
I [83c] 76, 106, 107, *290*

Barnikol-Oettler, K.,
s. Schubert, A.   I [1286a]
950, *1018*

Barnhart, M. I., s. Mammen,
E. F.   I [570] 378, *434*,
[274] *1170*

Barns, D. F., s. Swyer, G. I. M.
I [1272] 838, 921, 934, 935,
939, 942, *1017*

Barr, G., s. Griffiths, K.
I [488a] 77, 102, 160, 190,
308

Barr, L., s. Dewey, M. N.
II [84] 478, *506*

Barr, L. M.   II [8] 478, *503*

Barraclough, C. A.   I [51]*971;*
II [54] *257*, [15] 439, 442,
451; [39, 40] 730, 758, *766*
— u. B. A. Cross   I [66] 526,
627; II [72] 648, *686*, [41]
757, 762, *766*
— u. R. A. Gorski   II [16, 17]
439, *452*, [42] 734, 757, *766*
— u. J. H. Leathem   II [18]
439, *452*, [43] 729, *766*
— u. Ch. A. Sawyer   II [73]
648, *686*, [44, 45] 734, *766*
— S. Yrarrazaval u. R. Hatton
II [29] 86, *111*, [19] 439, *452*,
[74] 648, *686*, [46] 757, 758,
766
— s. Fajer, A. B.   II [337]
649, *695*
— s. Gorski, R. A.   II [86]
439, *454*, [408—410] 729,
730, 733, *779*
— s. Sawyer, C. H.   II [885]
734, *796*

Barrera, B., s. Whitacre, F. E.
II [1035] 739, *802*

Barrett, G. R., s. Marion, G. B.
II [695] 739, *790*

Barrett, J. F., J. M. George u.
D. R. Lamond   II [20]
898, *905*

Barrnett, R. J., A. J. Ladman,
N. J. McAllaster u. E. R.
Siperstein   I [52] 717, *971*
— u. J. Mayer   II [47] 732,
766

Barry, J., G. Biserte,
G. Lefranc, J. Leonardelli
u. Y. Moschetto   II [48]
737, *766*

Barry, J., J. Leonardelli, G. Lefrane u. J. C. Fourlinnie II [49] 737, *766*
Barry, J. M., s. Mayne, R. II [412] 381, *414*
Barry, M. C., M. L. Eidinoff, K. Dobriner u. T. F. Gallagher I [60] 273, 274, *289*
Barry, R. D., F. Kraft, P. K. Besch, D. J. Watson u. M. Pflaumer I [52a] 823, *971*
— s. Besch, P. K. I [83, 83a—c] 76, 106, 107, 276, 280, 286, *290*, [60] 367, 372, 375, *415*, [94] 492, 493, 496, 549, 585, *628*, [21, 22] *1162*
— s. Beuh, P. K. II [63] *575*
— s. Stevens, V. C. I [420] 1139, *1175*
— s. Stevens, V. L. II [232] 25, 30, *47*
Bars, S. Le, s. Chambon, Y. I [175] 772, 806, 874, 875, *976;* II [66] 91, *113*, [146] 221, 245, *260*
Barsa, J. A., s. Saunders, F. J. I [1201] *1014*
Barsantini, J. C., u. G. M. C. Masson II [36, 37] 357, 365, 385, *402*
— — u. H. Selye II [38] 357, 365, 385, 386, *402*
Bartelheimer, H. I [50] 1075, *1095*
Bartelmez, G. W. I [51] 1043, 1057, *1095;* II [43—47] 528, 537, 562, *574*, [68] 611, 614, *686*
— G. W. Corner u. C. G. Hartman II [69] 674, *686*
Barter, F. C., s. Schedl, H. P. I [1180] 483, 536, *669*
Bartholomew, G. A., u. P. G. Hoel II [70] 658, *686*
Bartlett, J. W., s. Reece, R. P. II [572] 385, *420*
Bartlett, M. K., s. Rock, J. II [754] 529, *597*
Barton, D. H. R., J. M. Beaton, L. E. Geller u. M. M. Pechet I [52b] 894, *971*
Barton, D. S. I [46] 352, 353, 354, *415*
Barton, M., u. B. P. Wiesner I [47, 48] 353, 354, 355, 356, 357, 358, *415*, [52] 1049, *1095;* II [55] 134, *257*, [48, 49] 525, 548, *575*
Barton, S. P., D. Burn, G. Cooley, B. Ellis u. V. Petrow I [12] 12, *17*, [53] 921, *971*
— B. Ellis u. V. Petrow I [13] 7, *17*

Bartosik, D., E. B. Romanoff, D. J. Watson u. E. Scricco II [56] 210, *257*, [50] 723, *767*
— s. Schwartz, N. B. II [908] 724, *797*
Bartosik, D. B., s. Watson, D. J. I [1389a] 27, *347*
Bartter, F. C., A. P. Forbes, W. M. Jefferies, E. L. Carroll u. F. Albright I [54] 909, 910, 914, 915, *971*
Baruk, H. I [53] 1062, *1095*
Barwell, J. O. H., s. Stern, M. I. I [1274] 136, 139, 141, *342*
Barzilai, D. I [49, 50] 352, 398, 399, *415*
Basciak, J., s. Angielski, S. I [19] 364, *414*
Bass, A. D., u. J. A. Setliff I [67] 531, *627*
Bass, F. II [51] 739, *767*
Basset, G., Y. Jeanjean u. J. Turiaf I [68] 576, *627*
Bassett, D. L., s. Dempsey, E. W. I [282] 244, *299*
Bassett, L., s. Selye, H. I [1222] 465, *670*
Bastian, J. W., u. M. X. Zarrow II [52] 748, 749, *767*
— s. Zarrow, M. X. II [210] 327, *340*
Bates, R., E. L. Lahr u. O. Riddle II [53] 745, *767*
— O. Riddle u. E. L. Lahr II [54] 721, *767*
Bates, R. W., O. Riddle u. E. L. Lahr II [11] 330, *333*
— s. Bahn, R. C. II [35] 724, *766*
— s. Riddle, O. II [587] 356, 420, [222, 223] 438, *459*, [782] *711*
Batres, s. Howard, G. A. I [81] 8, *19*
— s. Ringold, H. J. I [142—144] 7, 8, 14, *21*, [1111—1114, 1117] 814, 818, 829, 838, 844, 845, 856, 858, 860, 868, 869, 873, 874, 876, 877, 878, 879, 898, 899, 910, 924, 950, 965, *1011;* II [447, 448] 66, 69, 70, 71, 72, 73, 126, *127*, [671] 240, *278*, [168] 326, 327, *338*, [226] 428, *460*
Batt, M., s. Dhariwal, A. P. II [244] 736, *773*
Battaglia, G. B., s. Camurri, M. II [146] 531, *578*
Battista, J. V., s. Dallenbach-Hellweg, G. II [195, 196] 224, 225, *262*

Battista jr., J. V., s. Steinetz, B. G. I [1295] 466, 538, 539, 542, 543, 559, 560, 561, 562, 571, 572, 573, 574, 575, 581, *673*, [1299] 807, 861, 889, 937, 944, *1019*
Bauer, H. I [54, 55] 1039, 1042, 1062, *1095*, *1096*
Bauer, K. H. I [56] 1082, *1096*
Bauld, W. S., u. R. D. H. Heard I [61] 234, *289*
— s. Heard, R. D. H. I [541] 272, *310*
Baulieu, E. E. I [51] 359, *415*
— u. F. Dray I [62] 91, *289*
— P. Mauvais-Jarvis u. C. Corpéchot I [63] 136, 138, 139, 140, 149, 160, *289*
— M. de Vignan, H. Bricaire u. M. F. Jayle I [69] 477, *627*
— s. Dimick, D. F. I [299] 282, *300*
— s. Weinmann, S. I [1399] 31, 139, 140, 149, *347*
Baumgarten, K., s. Hofnansl, W. I [575] 828, 918, *991*, [386, 388] 1055, 1057, 1071, 1072, *1106;* II [408] 555, 567, *586*
Baumgartner, G. II [10] 811, *817*
Baunach, A., u. M. Baunach I [55] 964, *971*
Baunach, M., s. Baunach, A. I [55] 964, *971*
Baxter, A. D., A. H. Baillie u. M. M. Ferguson I [63a] 132, 194, 200, 244, 258, 261, *289*
Baxter, M. N., s. Romanoff, L. P. I [1097a, 1097b] 101, 102, 137, 138, 268, *334*
Bayer, J. M., s. Cervos-Navarro, J. II [58] 464, *505*
Bayer, L. M. I [70] 548, *627*
Bayer, R. I [57] 1063, 1073, *1096;* II [9] 4, 18, 35, *39*, [50—53] 565, 567, *575*
— s. Hoff, F. I [381, 382] 1056, 1073, *1106;* II [119] 22, *43*, [395] 538, *586*
Baylies, H., s. Boyarski, L. H. II [101] 133, 134, 158, *259*
Bayliss, R. I. S., J. C. McC. Browne, B. P. Round u. A. W. Steinbeck I [52] 369, *415*
Bayly, M. A., u. L. L. Gossack I [58] 1076, *1096*
Bayot, Dr. I [15] *1161*
Bazin, L., s. Dumont, L. I [222] 392, *421*

Beach, F. A. II [20, 21] 427, 439, *452*
— s. Kislak, J. W. I [730] 528, *652*
— s. Kislack, J. W. II [136] 438, *456*
Beach, V., s. Steinetz, B. I [1298a] 924, 934, *1018*
Beach, V. L., s. Kroc, R. L. I [716] 242, 248, 263, *318*, [483] 358, *431*, [739] 804, *997;* II [464] 225, 226, *271*, [574] 650, *704*
— s. Steinetz, B. G. I [1267] 271, 272, *341*, [1295] 466, 538, 539, 542, 543, 559, 560, 561, 562, 571, 572, 573, 574, 575, 581, *673*, [1299] 807, 861, 889, 937, 944, *1019*
Beal, J. M., M. A. Payne, H. Gilder, G. Johnson jr. u. W. L. Craver I [53] 360, *415*
Beal, P. F., s. Hogg, J. A. I [575a] 877, *991*
Beall, D. I [64] 29, 164, *289*
— u. T. Reichstein II [39] 349, *402*
Beames, R. M., u. M. S. O'Bryan I [71] 544, *627*
Beane, W. L., s. Siegel, H. S. II [874] 611, *714*
Beard, J. II [30] 87, *111*, [57] 178, *257*, [75] 632, *686*
Beary, D. F., s. Ingle, D. J. I [406] 364, *428*, [622] 734, 791, *992*
Beaton, J. M., s. Barton, D. H. R. I [52b] 894, *971*
Beattle, J. W., s. Woodmansey, A. I [1437] 512, *678*
Beatty, C. H., R. M. Bocek u. R. D. Peterson I [56] 791, *971*
Beaven, D. W., s. Metcalf, M. G. I [600] 369, *435*, [900] *1002*, [304] *1171*
Becerra, C., s. Goldzieher, J. W. I [461] 875, *986*, [137] *1166;* II [170] *911*
— s. Maqueo, M. I [277] *1170;* II [163] 18, *45*
Becher, H. II [55] 743, *767*
Beck, C. C., u. D. J. Ellis II [11] 810, *817*
Beck, J., s. Venning, E. H. I [1384] 476, *676*
Beck, J. W. I [72] 462, *627*
Beck, N., s. Newton, W. H. II [589] 208, *275*, [517] 351, 355, *418*
Becker, F. T. I [16] *1162*
Becker, H., s. Apostolakis, M. I [22a] 283, *287*

Becker, J., s. Kleibel, F. I [703] 995, [502] 1084, *1109*
Becker, K. L., u. A. Albert II [56] 724, *767*
Becker, T., u. E. Markgraf II [40] 344, *402*
Becker, W. I [17] *1162*
Beckmann, I. N., s. Oertel, G. W. I [942] 30, 112, 113, 117, 119, 120, 125, 132, *328*
Béclère, C. I [59, 60] 1061, 1067, *1096*
Bedford, J. M. II [58—60] 151, 156, 157, *257*
— u. M. C. Chang II [61] 157, *257*
— s. Chang, M. C. II [165] 162, 166, *261*
Beekmans, M. L., s. Popjak, G. I [1035b, c] 238, 240, *332*
Beeman, E. II [22] 438, *452*
Beer, C. T., s. Gallagher, T. F. I [432] 32, 265, *305*
Beer, F., s. Mastroianni, L. II [654] 654, *707*
— s. Mastroianni jr., C. II [594] 549, 553, *592*
— s. Mastroianni jr., L. II [357] 85, *123*
Beer, M. L., s. Koczorek, K. R. I [744] 474, 476, 477, 478, *652*, [517] 1074, *1110*
Beermann, W. II [9] 473, *503*
Beeson, W. M., s. Andrews, F. N. I [33, 34] 544, 545, *625*
Beghelli, V., u. A. Mavrulis I [73] 566, *627*
— s. Matscher, R. I [928, 929] 538, 539, 560, 561, 562, 566, *659*
Begue, J., s. Jayle, M. F. I [628, 629] 30, 161, 165, 171, *314*
Bégue, J.-A. I [65] 110, 111, *289*
Behrens, H. I [61] 1086, *1096;* II [54] 536, *575*
Behrman, S. J., s. Duboff, G. S. I [314, 315] 30, 31, 49, 50, 72, 76, 149, *300*
Behrmann, S. J. I [18] *1162*
Bein, H. J., s. Desaulles, P. A. I [191] 360, *420*, [314] 539, 636, [235] 793, 914, 915, 926, 928, 950, 953, 965, *978;* II [102] 75, 76, *114*
Beisaw, N. E., s. Bergen, J. R. I [86] 526, 527, *627*
Beiser, S. M., u. B. F. Erlanger I [65a] 33, *289*
Bekemeier, H. I [74, 75] 558, *627*

Bekesi, C., s. Kowalewski, K. I [480, 481] 401, 402, 406, 407, *431*
Bekkum, D. W. van, s. Kassenaar, A. A. H. I [675] 793, 910, *994*
Belaisch, J. I [62] 1062, *1096*
— s. Ancla, M. II [2, 3] 491, 499, 500, *503*, [21] 529, *574*
Beland, E., s. Selye, H. I [1223] 501, 503, 506, 538, 554, 555, 559, 571, 583, 587, *670*
Bèlanger, L. F., u. B. B. Migicovsky I [76—78] 548, *627*
— J. Vincent u. B. B. Migicovsky I [79] 548, *627*
— s. Cipera, J. D. I [244] 484, *633*
Belener, L. N., u. A. M. Kabak II [57] 732, *767*
Belić, M., u. B. Soldatović II [21] 833, 881, *905*
Belisaro, J. C. I [80] 591, *627*
Beljakov, S. P., s. Arifdzanov, K. A. II [15] 885, *905*
Bell I 460; II 325
Bell, D. S., s. Daniel, D. L. II [241] 667, *692*
— s. Johnson, R. R. I [671] 545, *650;* II [238] 897, *913*
Bell, E. T., A. L. Herbst, M. Krishnamurti u. J. A. Loraine I [19] *1162;* II [22] 843, *905*
— u. J. A. Loraine I [66, 66a] 158, 159, 189, 275, *289*, [54] 357, *415*, [63] 1060, *1096;* II [10] 24, *39*, [76] 631, *686*
— — H. P. McEwan u. D. Charles I [66b] 167, *289*
— S. Mukerji u. J. A. Loraine I [67] 245, 246, *289*
— — — u. S. F. Lunn II [58] 724, *767*
— s. Charles, D. II [158] 752, *770*
— s. Hughes, H. E. I [593a] 169, 173, 186, *313*
— s. Loraine, J. A. I [786] 148, 149, 186, *321*, [823] 999, [264, 265] *1170;* II [154] 24, 30, *44*, [567] 521, *591*
Bell, G. H. II [7a] 301, *308*
— u. J. M. Robson II [7b] 301, *308*
— s. Adler, J. II [1] 301, *308*
Bell, J. M., s. Woolfitt, W. C. II [518] 896, *924*
Bell, P. H., s. McKerns, K. W. I [591] 410, *435*

Bell, T. D., L. E. Casida u. A. E. Darlow II [31] 62, *111*
Bella, S. di, s. Bargoni, N. I [44] 413, *415*
Bellerby, C. W. II [59] 721, *767*
— s. Parkes, A. S. II [416] 55, *125*, [535] 384, *419*, [738] 632, 645, 647, *710*, [762] 745, *792*
Belli, C. I [55] 378, *415*
Bellini-Cardellini, L., s. Chieffi, G. II [28, 29] 324, *333*
Bellolio, P., s. Lipschütz, A. I [850] 598, *656*
Bellomo, G. II [12] 810, *817*
Bellows, R. A., A. L. Pope, R. K. Meyer, A. B. Chapmann u. L. E. Casida II [60] 747, 750, *767*
Bels, L., s. Sluiter, J. W. II [880] 642, 677, *714*
Belt, W. D., u. G. D. Pease II [10] 464, *503*
— s. Sheridan, M. N. II [270] 464, *512*
Beltocci, S., s. Carenza, L. II [141] 573, *577*
Benazzi, M., II [77] 619, *686*
Bencze, E. V., s. Csillag, M. I [181] 382, *420*
Bendas, H., s. Djerassi, C. I [246] *979*
Ben-David, M., S. Dikstein u. F. G. Sulman I [81] 566, *627;* II [41] 363, *402*
— H. Roderig, K. Khazen u. F. G. Sulman II [42] 385, *402*
Bender I 1067
Bender, J., s. Leevy, C. M. I [534] 373, *433*
Bender, S. I [68] 171, *289*
Benedek, T., u. B. B. Rubenstein I [82] 526, *627;* II [61, 62] 754, *767*
Benedict, E. M., s. Loeb, R. F. I [868] 455, *657*
Benedict, P. H., u. F. Albright II [63] 739, *767*
Benesch, F. II [13] 809, *817*
Ben-Ezzer, J., s. Monder, C. I [616, 617] 408, 413, *436*
Benfey, B. G., s. Saffran, M. II [876] *796*
Bengtson, L. P. II [11, 12] 2, 22, 23, *39*
Bengtsson, G., S. Ullberg, N. Wiqvist u. E. Diczfalusy I [69] 133, *289*
Bengtsson, L. P. I [70, 71] 103, 123, 269, *289*, [57, 58] 806, 866, *971*, [64, 66] 1065, 1066, 1067, *1096;*

II [8, 9] 292, 294, 296, *308*, [55—60] 556, 557, 558, *575*, [64] 764, *767*
Bengtsson, L. P., u. A. Csapó II [61] 557, *575*
— u. A. I. Csapo I [67] 1066, 1067, 1069, *1096*
— u. A. J. Csapo II [13] 22, 23, 35, *39*
— E. Diczfalusy u. F. Fuchs I [65] 1065, *1096*
— u. P. M. Ejarque I [71a] 104, *290;* II [78] 637, *686*, [65] 761, *767*
— u. B. Forsgren I [72, 72a] 173, *290*
— u. F. Fuchs I [68] 1065, 1067, 1069, *1096*
— u. B. M. Schofield II [62] 557, *575*, [79, 80] 637, 667, *686*
— s. Ejarque, P. M. I [340] 103, 174, 263, *301;* II [233] 540, *580*
— s. Moawad, A. H. II [178] 22, *45*
— s. Zander, J. I [1490] 110, 135, *351;* II [992] 546, 554, 605, [1082] 764, *803*
Benigno, B. B., s. Goldzieher, J. W. I [464] 172, *307*, [298] 1064, 1067, *1103;* II [329] 566, 567, *583*
Benjamin, B., s. Korenchevsky, V. I [751] 501, 502, 506, 539, 554, 555, 562, 575, 584, *653*
Benjamin, G., s. Marks, L. J. I [576] 370, *434*
Bennet, Boursnell u. Short I [73] 271, *290*
Bennet, J., u. Baer, T. I [46] 218, 220, *288*
Bennet, J. P., s. Lutwak-Mann, C. II [572] 550, *591*
Bennet, L. R., u. F. E. Connon I [83] 494, 622, *627*
Bennett, H. S., J. H. Luft u. J. C. Hampton II [11] 483, *504*
— s. Wislocki, G. B. I [1449a] 82, *349;* II [970] 672, *718*
Bennett, J. P., J. C. Boursnell u. C. Lutwak-Mann I [84] 469, 470, *627*
— K. E. Kendle, D. K. Vallance u. B. H. Vickery II [62] 195, *257*
— u. L. E. A. Rowson II [63] 190, 191, *258*
— s. Harper, M. J. K. II [368] 166, 191, 192, *268*
Bennett, R. D., u. E. Heftmann I [74, 75] 68, *290*

Benoit, J. II [66, 69] 741, 742, 743, *767*
— u. I. Assenmacher II [70—74] 731, 734, 735, 741, 742, 743, *767*
— u. L. Ott II [75] 743, *767*
— s. Gros, G. I [492] *988*
— s. Kehl, R. I [679] 836, *994;* II [441] 248, *270*, [130] 450, *456*
Bensley, S. H. II [64] 529, *575*
Benson, G. K., A. T. Cowie, C. P. Cox, D. S. Flux u. S. J. Folley II [43] 349, 357, 365, 370, 372, 388, 402, [81] 638, 654, 679, *687*
— — — S. J. Folley u. Z. D. Hosking II [44] 357, *402*, [84] 679, *687*
— — u. S. M. Goldzveig II [83] 679, *687*
— S. J. Folley u. J. S. Tindal II [46] 365, 366, 368, *402*, [82] 679, *687*
— — u. S. A. Goldzveig II [45] 349, 370, 371, 397, 398, *402*
— — u. J. S. Tindal II [47] 365, *402*
— u. S. J. Folley II [48—50] 368, 398, *402*
— — u. J. S. Tindal II [51] 368, *402*
Bentinck, R. C., s. Gordan, G. S. I [309] 404, 411, *424*
Bentley, J. F. R., s. Black, J. A. I [77] 914, *972*
Bentley, O. C., s. Johnson, R. R. II [238] 897, *913*
Bentley, O. G., s. Johnson, R. R. I [671] 545, *650*
Bentley, P. J., s. Follet, B. K. II [53] 296, *310*
Benzecry, L. I. I [69, 70] 1039, 1060, *1096*
Ber, R., s. Rabau, E. II [806] 728, *794*
Beranger, A., J. C. Czyba, L. Dumont u. M. C. Pinatel I [85] 539, *627*
Berard, M. J. I [71] 1072, *1096;* II [65] 567, *575*
Bercovici, B., s. Sadovsky, A. II [785] 566, *598*
Berg, B. N., E. B. Sigg u. P. Greengard II [64] 226, 227, *258*
Berge, B. S. ten I [76] 173, *290*
Bergen, J., s. Krus, D. M. I [770] 527, *653*
Bergen, J. R., D. M. Krus, N. E. Beisaw, W. P. Koella u. G. Pincus I [86] 526, 527, *627*

Bergen, J. R., D. M. Krus u. G. Pincus   I [56] 382, *415*, [87] 527, *627*
— L. Perkins u. M. Hayano   I [57] 409, *415*
— u. G. Pincus   I [88] 527, *627*
Bergenstal, D. M., s. Landau, R. L.   I [498—501, 506] 361, 362, 367, 370, 380, *432*, [797—799] 464, 465, 466, 474, 475, *654*, [754] *997*, [546] 1074, *1111*; II [538] 525, *590*, [583, 584] 638, *704*
— s. Le Roy, G. V.   I [1108] 70, *335*
— s. Werbin, H.   I [1402] 269, *347*
Berger, C. J., s. Craige, J. E.   I [272] 487, *634*
Berger, E., u. J. M. Marshall   I [90] 472, *628*; II [10] 296, *309*
— s. Spencer, H.   I [833, 834] 360, *444*, [1283, 1284] 536, 544, 549, *672*, [1251] 929, 938, *1017*
Berger, H.   I [89] 596, *627*
Berger, J.   I [72] 1044, *1096*; II [13, 14] 486, *504*
— J. A. Neititsch u. E. Mumprecht   II [12] 486, *504*
Berger, M., u. R. J. Boucek   I [75] 1074, *1096*
— u. D. Cavanagh   I [74] 1074, *1096*
— W. Neuweiler, R. H. H. Richter, R. Richterich, A. Rubinstein u. I. Delnon   I [73] 1074, *1096*
— s. Neuweiler, W.   I [652] 1031, *1114*
Bergers, A. C. J., u. C. H. Li   II [12] 322, *333*, [85] 609, *687*, [76] 723, 747, *767*
Berglund, R.   II [23] 838, 853, *905*
Bergman, s. Pots, P.   I [1072] 838, *1009*
Bergman, A. J., u. C. W. Turner   II [52] 355, 364, *402*
— s. Mixner, J. P.   II [447] 350, *415*
— s. Trentin, J. J.   II [666] 350, *423*
Bergman, A. M.   II [86] 609, 610, *687*
Bergman, P.   II [66, 67] 524, 528, 529, *575*
— H. Ekman, B. Hakansson u. B. Sjögren   I [77] 167, 190, *290*

Bergman, P., u. T. Wahlén   II [77] 745, *767*
Bergmann, R. A.   II [15, 16] 474, 478, *504*
Bergmeyer, H. U., s. Dirscherl, W.   I [197] 409, *420*
Bergsjö, P.   I [76] 1087, *1096*
Bergstrand, C. F.   I [91] 571, 577, *628*
Bergstrand, C. G., u. C. A. Gemzell   I [78] 150, 154, 156, 160, 161, *290*
Bergstrom, C. G., u. R. T. Nicholson   I [58a] 821, *971*
— — R. L. Elton u. R. M. Dodson   I [59] 907, *971*; II [65] 239, *258*
— P. B. Sollman, R. T. Nicholson u. R. M. Dodson   I [59a] 843, 848, 849, *971*
Berk, L., u. H. A. Shapiro   I [92] *628*; II [13] 321, *333*
Berkson, J., s. Albert, A.   II [5] 762, *765*
Berlin, J., s. Rosenkranz, G.   I [1138] *1012*
Berlind, M.   I [77] 1038, 1039, *1096*
Berliner, D., s. Salhanick, H.   I [1130] 83, 85, *336*
Berliner, D. L., u. T. F. Dougherty   I [78a] 277, *290*
— u. H. A. Salhanick   I [79] 108, *290*
— u. W. G. Wiest   I [80] 274, *290*
— s. Nabors jr., C. J.   I [905a] 224, *326*
— s. Sweat, M. L.   I [1290, 1291] 51, 104, 108, 127, 131, 218, 224, *342, 343*
Berliner, V. R.   II [87] 660, *687*
Berlingieri, D., M. Thiery u. A. Lagasse   II [17] 491, *504*
Berlinson, G., s. Pierson, M.   I [1072] 536, 548, *665*
Berman, R. A., s. Talbot, N. B.   I [1302] 29, *343*
Bern, H. A.   II [53] 382, *402*
— u. J. Nandi   I [81] 193, *290*
— S. Nandi, R. A. Campbell u. L. E. Pissoti   I [93] 575, 579, *628*
— s. Blair, P. B.   I [109] 606, *628*
— s. Chieffi, G.   I [207a] 193, *296*
— s. Nandi, S.   II [488, 489] 356, 361, 382, *417*
— s. Rivera, E. M.   I [1119] *1011*; II [593] 381, *421*

Bern, H. A., s. Soemarwoto, I. N.   II [639] 376, *422*
Bernard, C.   I 81
Bernard, I.   II [14] 6, 17, 30, *39*
— u. M. Odano   I [58] *415*; II [15] 32, 33, *39*
Bernard, J.   I [60] 964, *971*
— G. Fiz u. H. Tahiri   I [78] 1060, *1096*
Bernard, P. J., s. Willems, J. L.   II [157] 305, 306, *313*
Bernard, R. M., u. L. D. Odell   I [59] 376, 383, 392, 396, 400, 402, 403, 404, 406, *415*
Bernardini, G., s. Rosadini, G.   I [1138] 466, 527, *667*
Bernhard, J., s. Semm, K.   I [814] 377, *443*, [806] 1066, *1119*; II [219] 37, *47*, [816] 567, *599*
Bernoth, E.   I [20] *1162*
Bernstein, J., s. Ober, W. B.   II [668] 555, *594*
Bernstein, L. M., s. Dimick, D. F.   I [326] 475, 476, *636*
Bernstein, S., E. W. Canwall, J. P. Duszy u. J. P. Joseph   I [61] 814, 816, 817, 841, 869, *971*
— s. Allen, W. S.   I [7,8] 6, 9, *17*, [18a] 853, *970*
— s. Dusza, J. P.   I [50] 7, *18*
Berovici, B., s. Bromberg, Y. M.   II [110, 111] *576*
Berruti, P. G., s. Fraenkel, L.   II [359] 623, *696*
Berry, C. M., s. Dey, F. L.   II [242] 732, *773*
Berry, R. O., s. Melton, A. A.   II [685] 663, 679, *708*
Berswordt-Wallrabe, I. von, H. F. Geller u. U. Herlyn   II [66, 67] 217, *258*
— s. Berswordt-Wallrabe, R. von   II [68] 206, *258*
— s. Herlyn, U.   II [395] 206, *269*
Berswordt-Wallrabe, R. von   II [54, 55] 358, 385, *402*
— K. Jantzen, U. Herlyn u. I. von Berswordt-Wallrabe   II [68] 206, *258*
— u. F. Neumann   I [62—64] 714, 715, 871, 872, 923, *971*; II [32, 33] 108, *112*, [56] 384, *402*
— u. C. W. Turner   II [69—71] 219, *258*, [57, 58] 375, *402*
— s. Elger, W.   II [65] 439, 448, *453*
— s. Hahn, J. D.   II [205] 103, 104, 109, 110, *118*

Berswordt-Wallrabe, R. von, s. Herlyn, U. II [395] 206, *269*
— s. Kraehahn, G. II [299] 93, 94, *121*
— s. Neumann, F. I [958—961, 971—976] 701, 764, 834, 849, 871, 872, *1005;* II [403, 404, 408] 103, 104, 108, *125,* [509, 510, 516] 392, *418,* [185—188, 194, 196] 439, 443, 448, *458,* [345, 348—350, 352, 353] 894, 901, 902, *917, 918*
Bertazzoli, C., s. Sala, G. I [1174] 791, 805, 836, 858, 877, 909, 910, 911, 914, 927, 949, 950, 951, *1013;* II [468] 76, *127*
Berthelsen, H. G., u. H. O. Bang I [82, 82a] 153, 163, *290*
Berthold, A. P. I [15] *17*
Bertini, F., s. Brandes, D. II [32] 501, *504*
Bertram, G. C. L. II [88] 659, *687*
Bertrand, F., s. Jeune, M. I [441] 1072, *1108*
Bertrand, J., s. Migeon, C. J. I [877] 93, 191, *325*
Bertrand, P. V., s. Crooke, A. C. II [191] 727, *772*
Bertraud, J., s. Migeon, C. J. II [613] 553, *592*
Besch, P. K., R. D. Barry, N. Vorys, V. Stevens u. J. C. Ullery I [83] 276, 286, *290,* [21] *1162*
— E. C. Byron, R. D. Barry, N. J. Teteris, G. J. Hamwi, N. Vorys u. J. C. Ullery I [83a] 107, *290*
— N. Vorys, J. C. Ullery, R. D. Barry u. D. Couri I [83b] 280, *290*
— — — V. Stevens u. R. D. Barry I [60] 367, 372, 375, *415,* [94] 492, 493, 496, 549, 585, *628,* [22] *1162*
— D. J. Watson, N. Vorys, G. J. Hamwi, R. D. Barry u. E. B. Barnett I [83c] 76, 106, 107, *290*
— s. Barry, R. D. I [52a] 823, *971*
— s. Dickey, R. P. II [91] 904, *908*
— s. Stevens, V. L. II [232] 25, 30, *47*
— s. Stevens, V. C. I [420] 1139, *1175*
Besemer, D., s. Baker, B. L. II [25] 94, *111,* [30] 387, *401*

Besold, F. I [79, 80] 1092, *1096*
Bessler, S., s. Rudel, H. W. II [812] 628, *712*
Best II 16
Best, F. A., u. V. R. Pickles I [61] 388, *415*
Béthoux, M. R. I [84] 29, 149, 164, *290*
Bethoux, P., s. Pigeaud, H. I [1003] 149, 164, 171, 177, *330*
Béthoux, R., s. Burthiault, R. I [164] 164, 171, 177, *294*
— s. Pigeaud, H. I [1004, 1006, 1011] 171, 177, *330, 331*
Bettendorf, G. II 26, [78—81] 727, 728, 744, 767, *768*
— M. Apostolakis u. K. D. Voigt II [82] 727, *768*
— u. M. Breckwoldt II [83] 727, *768*
— — K. Knörr u. H. E. Stegner II [84] 727, 744, *768*
— s. Apostolakis, M. I [23] 154, 156, *287;* II [14] 727, *765*
— s. Diczfalusy, E. I [72] *1163;* II [250, 251] 727, 728, *774*
Betteridge, K. J., u. J. I. Raeside II [89] 667, *687*
Bettigole, R. E., s. Sichuk, G. I [821, 822] 380, *443,* [1233] *1016*
Bettocchi, S., s. Bologna, U. I [83] *972*
Beuh, P. K., R. D. Barry, N. Vorys, V. Stevens u. J. C. Ullery II [63] 575
Beuselinck, A., s. Ferin, J. I [113] *1165;* II [68a] 35, 41
Beuthner, H., u. D. Schmähl I [95] 618, *628*
Beutner, K. II [72] 206, *258*
Bever, A. T. I [62] 393, *415;* II [90] 649, *687*
— J. T. Velardo u. F. L. Hisaw I [63] 393, *415*
Beyer, C., s. Tindal, J. S. II [662] *423*
Beyer, K. F., u. L. T. Samuels II [18] 464, *504*
Beyl, G. I [81] 1045, 1048, *1096*
Beyler, A. L., u. R. O. Clinton I [65] 961, 963, *971*
— u. G. O. Potts I [65a] 910, *971*
— u. C. M. Szego I [85] 246, 247, 248, *290,* [64—66] 391, 392, 397, *415*

Beyler, A. L., s. Arnold, A. I [28] 793, *970*
— s. Clinton, R. O. I [190] *976*
— s. Potts, G. O. I [1073, 1074] 915, 926, *1009*
— s. Tainter, M. L. I [858] 360, *444*
Beyler, R. E., s. Fried, J. H. I [403a] 951, 966, *984*
Bhacca, N. S., s. Schneider, J. J. I [1161a] 190, *337*
Bhagwat, R. R., s. Rangam, C. M. I [1104] 495, *666*
Bharucha, K. R., G. C. Buckley, C. K. Cross, J. L. Rubin u. P. Ziegler I [14] 6, *17*
Bialy, G., D. S. Layne u. G. Pincus I [86] 285, *290*
— u. G. Pincus I [67] *415,* [23] *1162*
— s. Pincus, G. II [372] 824, *918*
— s. Staples, R. E. II [754] 190, *281*
Bianchi, A., s. Lerner, L. I [767, 768, 775, 776] 755, 768, 771, 777, 821, 855, *997, 998;* II [312] 54, *122*
Bianchi, N. O., A. Cabarrou, H. V. Caino u. J. B. Fernandez I [96] 474, *628*
Biancifiori, C., G. M. Bonser u. F. Caschera I [97] 614, *628*
Bianco, G. I [98—100] 488, *628*
Bianco, V. S. Lo, s. Lencioni, L. J. I [751] 163, 164, 173, *320*
Biasotti, A., s. Houssay, B. A. II [524] 734, *784*
Bickenbach, W. I [83] 1058, *1096*
— u. G. K. Döring I [82] 1049, 1051, *1096*
— u. E. Paulikovics I [66] 706, *971,* [24] 1125, *1162*
— u. E. Paulicovics II [68] 524, *575,* [85] 745, *768*
Bickers, W. I [67] *972,* [84, 85] 1028, 1039, *1096*
Biddulph, C., u. R. K. Meyer I [68] 709, *972*
— — u. L. G. Gumbreck I [69] 772, 806, *972;* II [86] 751, *768*
Biedermann, K. II [34] 55, *112*
Biedl, A. I [16] *17*
Biekert, E., s. Butenandt, A. I [136a] 905, *974*
Bienfait, R., s. Cristol, P. I [259a] 30, 31, *298*
Bierich, J. R. II [59] 342, *402*

Bierich, K.   I [86] 1037, 1042, *1096*
Biezenski, J. J., u. H. C. Moore   I [68] 378, *415*
Bigger, J. T., s. Greenblatt, R. B.   I [480] 869, *987*
Bigger jr., J. T., s. Greenblatt, R. B.   I [485] 281, *308*, [325] 356, 371, *425*
Biggers, J. D., u. P. J. Claringbold   I [70] 697, 758, *972*
— s. Moore-Smith, D.   II [567] 221, *275*
Bigozzi, U.   I [87] 31, *290*
Bill, A. H., s. Mull, J. W.   I [989] 500, *661*
Billewicz, W., s. Klopper, A. I.   I [687] 118, 163, 164, 168, 172, *317*, [505] 1065, 1067, *1109*
Billings, V. N., s. Noble, G. K.   II [716] 681, *709*
Binder, A.   II [73] 196, *258*
Binder, C., s. Florentin, P.   I [425] 498, 502, *640*
Bindon, B. M., u. E. M. Roberts   II [24] 839, 867, *905*
— u. J. Roberts   I [71] *972*
— s. Lamond, D. R.   II [279] 838, 859, *915*
— s. Roberts, E. M.   II [396, 398] 851, 889, *919*
Binet, F. E., s. Robinson, T. J.   II [232] 430, *460*, [843] 755, *795*, [415] 877, *920*
Bingel, A.   I [101] 491, 492, *628*
Binks, R., P. Cambourn u. R. A. Papworth   I [72] 943, *972*, [25] *1162*
Bintarningsih, W., R. Lyons, R. E. Johnson u. C. H. Li   II [60, 61] 356, 365, *402*, *403*
Biraben, M. F., R. Lowy u. J. Trémolières   I [69] 412, *415*
Birbeck, M. C. S., u. E. H. Mercer   II [19] 475, *504*
Birch, A.   I [74] *972*
Birch, A. J.   I [73] *972*
— u. R. I. Dorfman   II [13a, 13b] 326, *333*
— u. H. Smith   I [75] *972*
— s. Kincl, F. A.   I [687—695] 804, 805, 806, 813, 816, 818, 819, 822, 825, 829, 838, 839, 841, 843, 844, 845, 847, 849, 856, 860, 863, 866, 867, 868, 869, 873, 874, 875, 877, 879, 882, 891, 899, 907, 923, 924, 932, 934, 938, 939, 942, 943, 949, 950, 958, 959, *995*
Birch, H. G., s. Clark, G.   II [36] 438, *452*, [193] 675, *690*

Birchall, K., s. Cathro, D. M.   I [196] 185, 188, *295*
Bird, C. E., N. Wiqvist u. E. Diczfalusy   I [88] 123, 134, *290*
— — u. S. Salomon   I [89] 98, 134, *290*
— s. Grumbach, M. M.   II [435] 745, *780*
— s. Solomon, S.   I [1228b, 1229] 81, 91, 98, 134, 196, *340*; II [851] 553, *600*, [959] 763, 764, *799*
— s. Wilson, R.   I [1447] 134, *349*
Bird, S., s. Asdell, S. A.   I [47] 544, *626*
Birkhäuser, H., u. E. A. Zeller   I [70] 400, *415*
— s. Zeller, E. A.   I [984] 400, *449*
Birtch, P. K., s. Randall, C. L.   I [729] 1067, *1116*; II [202] 22, *46*
Birth, P.   I [87] 1067, *1096*
Bischitz, P. G., u. R. S. Snell   I [102, 103] 595, 596, *628*; II [91] 647, 658, *687*
— s. Snell, R. S.   I [1272, 1273] 595, *672*; II [886] 647, *715*
Bischoff, F., u. J. J. Rupp   I [104] 605, *628*
Biserte, G., s. Barry, J.   II [48] 737, *766*
Bishoff, F., u. H. Pilhorn   I [90] 265, *290*
Bishop, D. W.   II [35] 85, *112*, [74—76] 143, 144, 145, *258*, [92—94] 634, *687*
Bishop, G. P., s. Hunter, G. L.   II [111] 430, *455*
Bishop, M. W. H., s. Austin, C. R.   II [43] 156, *257*
Bishop, P. M. F.   I [71] 357, *415*, [91] 1060, *1097*
— U. Borell, E. Diczfalusy u. K.-G. Tillinger   I [91] 275, *290*, [72] 357, 369, *416*, [90] 1060, *1097*; II [16] 6, 8, 10, 18, 24, 28, 29, 30, *39*
— u. S. J. Folley   I [92] 265, *291*, [89] 1028, *1097*
— u. N. A. Richards   I [88, 92] 1028, 1069, *1096*, *1097*
— s. Brain, A.   I [103] 352, *417*
— s. Tillinger, K. C.   I [1321] 810, 860, *1020*
Biskind, G. R., u. M. A. Meyer   I [76] 785, 908, 910, 914, *972*
Biskind, M. S.   I [93] 1062, *1097*
Bissonette, T. H.   II [87—89] 741, 742, *768*

Biswas, S., J. D. B. MacDougall u. R. P. Cook   I [105] 487, *628*
Bitensky, L., u. S. Cohen   II [69] 530, *575*
Bitman, I., H. C. Cecil, H. W. Hawk u. J. F. Sykes   I [106] 469, 470, *628*
Bitman, J., H. C. Cecil, H. W. Hawk u. J. F. Sykes   II [95] 654, *687*
— s. Cecil, H. C.   I [216] 469, *632*; II [22] 285, 286, 287, 288, 290, *309*, [184] 649, *690*
— s. Hawk, H. W.   I [553] 470, *645*
— s. Wrenn. T. R.   I [965—968] 355, *449*; II [977] 665, *718*
Bitman, J. von, s. Cecil, H.   II [137] 220, *260*
Bittner, J. J., s. Martinez, C.   II [693] 730, *790*
Bivins, J. A., s. Reece, R. P.   I [1107] 560, 566, 572, *666*; II [573] 373, *420*
Bjersing, L., u. H. Carstensen   I [93] 207, 261, *291*
Björk, L.   II [17] 32, *39*
Björkman, N.   II [21] 464, *504*
— u. B. Fredricsson   II [20] 487, *504*
— s. Fredericsson, B.   II [109] 487, *507*
Blach, B. J., O. S. Heyns u. J. Gilman   II [70] 531, *575*
Black, D. L., u. S. A. Asdell   II [77, 78] 140, 141, 190, 191, 194, *258*, [96, 97] 654, *687*
— u. J. Davis   II [79] 142, 191, 194, *258*
— s. Armstrong, D. T.   I [29a] 208, 209, 211, 218, 219, 222, *288*; II [18] 723, *765*
— s. Hansel, W.   II [453] 748, *781*, [191] 838, 851, 857, *911*
— s. Howe, G. R.   II [407] 149, *269*
Black, J., O. S. Heyns u. J. Gillman   I [73] 387, *416*
Black, J. A., u. J. F. R. Bentley   I [77] 914, *972*
Black, L., s. Rubin, B. L.   I [1145] 718, 755, 777, *1012*
Black, W. G., G. Otto u. L. E. Casida   II [80] 159, 191, 196, *258*
— — S. H. McNutt u. L. E. Casida   I [108] 464, *628*

Black, W. G., J. Simon, H. E. Kidder u. J. N. Wiltbank I [107] 464, *628*
— s. Murphree, R. L. II [574] 136, 158, 159, *275*
— s. Wiltbank, J. N. II [121] 813, *821*
Black, W. P., s. Little, B. I [780] 102, 124, 131, *321*
— s. Tait, J. F. I [1297] 267, *343*
Blackburn, C. M., u. A. Albert I [78] *972*
Blair, A. J., s. Carlson, I. H. I [189c] 250, *295*
Blair, G. W. S., u. F. A. Glover II [99] 664, *687*
Blair, H. A. F., s. Brown, J. B. I [38] *1162*
Blair, J. A., s. Palmer, R. I [965a] 108, 109, *329*
Blair, P. B., S. M. Blair, W. R. Lyons, H. A. Bern u. C. H. Li I [109] 606, *628*
— s. Blair, S. M. II [62] 381, *403*, [98] 677, *687*
Blair, S. M., P. B. Blair u. T. A. Daane II [62] 381, *403*, [98] 677, *687*
— s. Blair, P. B. I [109] 606, *628*
Blair-Bell, W. II [100] 621, *687*
Blake, H. van, M. A. Brunner u. W. Hansel II [90] 745, *768*, [483, 484] 839, 855, *922*
Blakeslee, L. H., s. Galloway, J. H. I [458, 459] 545, *642*; II [155] 896, 897, *910*
Blakey, D. H., s. Russel, C. S. II [783] 566, *598*
— s. Russell, C. S. I [1116] 176, 335, [768] 1065, *1118*
Blanchet, E., s. Arzac, J. P. II [28] 528, *574*
Blanchette, E. J. II [22—24] 464, 468, *504*
Bland, K. P., u. B. T. Donovan II [81] 211, *258*, [101, 102] 615, 646, 676, *687*
Blanda, F. II [71] 525, *575*
Blandau, R. J. II [82—85] 183, 190, 191, 214, *258*
— u. W. L. Money II [86] 140, *258*
— u. D. L. Odor II [87] 146, *258*
— s. Boling, J. L. II [24] 427, *452*, [111] 682, *688*, [100] 749, *768*
Blank, C. II 332, 451
Blaquier, I. A. I [79] 696, 755, 811, 813, 818, *972*

Blaquier, J. A. I [110] 561, 562, 574, 575, 578, *628*; II [14, 15] 323, 324, *333*
Blaschke, H. II [14] 810, 811, *817*
Blazsó, A., s. Dubrauszky, V. I [351] 509, *637*
Blecher, M., u. A. White I [74—77] 403, 407, 408, 409, 411, *416*
Blechman, W., s. Harris, J. I [545] 544, 549, *645*
Blechschmidt, E. II [72] 550, *575*
Blehova, B., s. Sulcová, J. I [1284a] 183, *342*
Bleichmar, H. B., s. Sabatini, D. D. II [257] 464, *512*
Bleuler, M. II [91] 739, 740, *768*
Bligh, E. G., s. Heard, R. D. H. I [542] 233, *310*
Bliss, E. L., u. C. J. Migeon II [92] 740, *768*
Blivaiss, B. B., R. O. Hanson, R. E. Rosenzweig u. H. Kutuzov I [111] 620, *628*
Blobel, R. I [94] 248, 258, *291*
Bloch II 317
Bloch, E. I [95] 107, *291*
— S. L. Romney, M. Klein, L. Lippiello, P. Cooper u. I. P. Goldring I [96] 107, *291*
— s. Pincus, G. I [705] 1058, 1078, *1116*
Bloch, H. S., B. Zimmermann u. S. L. Cohen I [97] 30, *291*
Bloch, K. I [98, 99] 66, 71, *291*
— s. Tchen, T. T. II [286] 464, *513*
Bloch, S. II [18] 32, *39*, [88—91] 178, 214, 221, *258*, [103—108] 617, 624, 650, 651, 652, *687*
Block, E. II [76] 553, *575*, [93] 745, 746, 747, *768*
Block, S. II [73—75] 551, 557, *575*
Bloom, B. M., V. V. Bogert u. R. Pinson jr. I [80] 806, *972*; II [92] 246, *259*
— s. Figdor, S. K. I [419] 519, 524, *640*
Bloom, B. R., s. Ungar, F. I [1351] 258, *345*
Bloom, H. J. G., C. E. Dukes u. B. C. V. Mitchley I [112] 615, *628*
Bloomberg, E., s. Albright, R. I [3] 806, 910, 964, *969*
Bloomfield, A. I [94] 1044, *1097*

Bloor, W. R., R. Okey u. G. W. Corner I [100] 202, *291*
Bloss, R. E., J. I. Northam, L. W. Smith u. R. G. Zimbelman II [25] 896, 897, *905*
Blum, A., s. Graham, W. P. I [513] 548, *643*
Blum, V., u. K. Fiedler I [101] 193, *291*
Blumberg, H., s. Greene, H. G. I [326] 360, *425*
Blumenkrantz, N., s. Houssay, A. B. I [389] 362, 407, *427*
Blumenthal, H. T. I [113] 579, 585, 587, *628*
— u. L. Loeb II [93] 217, *259*
— s. Chouke, K. S. I [241] 584, *633*
Blumenthal, L. S., u. M. Fuchs I [95] 1090, *1097*
Blye, R. P., R. E. Homm u. T. O. King I [81] 934, 935, 942, 943, *972*; II [36] 76, 82, *112*, [94] 198, *259*, [16] 314, *333*, [23] 426, *452*
Blyth, J. S. S., s. Greenwood, A. W. I [486] 722, 724, *987*
Bo, W. J. I [78—80] 385, 393, *416*
— u. W. B. Atkinson I [81] 385, *416*
— u. M. Smith I [83] 393, 406, *416*
— u. M. S. Smith I [82] 393, 406, *416*; II [109] 649, *687*
— S. Smith, R. Reiter u. D. J. Pizzarello I [84] 388, *416*; II [25] 481, *504*
Boake, W. C., S. G. Sahade, J. F. Morrissey u. F. Schaffner I [114] 552, *628*
Board, J. A., u. D. Borland I [26] *1162*; II [19] 18, 20, *39*
Bocek, R. M., s. Beatty, C. H. I [56] 791, *971*
Bock, H.-D., M. Schmidt u. U. Herrmann II [63] 400, *403*
Bocklage, B. C., s. Grady, H. J. I [479] 274, *307*; II [338] 519, *584*
Bockner, V. I [82] *972*, [27] *1162*
Boda, T. M., s. Clegg, M. T. II [197] 660, *691*
Bode, E., s. Schubert, A. I [1286a] 950, *1018*
Bodoky, M., s. Csaba, B. I [277] 503, 505, *634*

Böhm, S., s. Karg, H.
II [549] 632, 662, *703*,
[250] 843, 874, 900, *914*
Böhnel, J., u. A. Stacher
I [85] 379, *416*, [28] *1162*
Boettiger, E. G. I [86] 385,
416
Boeuf, B. Le, s. Wilson, J. R.
II [964] 613, 648, *717*
Boeving, B. G. II [20] 32, *39*
Böving, B. G. II [95—97]
183, 214, 215, 216, *259*,
[101, 102] 550, 551, 553,
576
Bogard, G., s. Curl, S. E.
II [65] 839, 852, 869, *907*
Bogart, R., J. F. Lasley u.
D. T. Mayer I [115] 538,
628; II [110] 638, *688*
— G. Sperling, L. L. Barnes
u. S. A. Asdell I [116]
540, *629*
— s. Addleman, D. II [4, 5]
838, 863, 887, *905*
Bogdanove, E. M. II [98]
214, *259*, [94, 95] 732, 755,
768
— u. N. S. Halmi II [96]
731, *768*
— u. H. C. Schoen II [97]
734, 759, *768*
— B. M. Spirtos u. N. S.
Halmi II [98] 732, *768*
Bogert, V. V., s. Bloom, B. M.
I [80] 806, *972;* II [92]
246, *259*
Bohanan, E. H. II [99] 739,
768
Bohren, B. B., s. Adams, R. L.
II [3] 836, *904*
Boiman, R., s. Merryman, W.
I [949] 514, 517, 519, 520,
660; II [711] 754, *790*
Bois, P., s. Jasmin, G.
I [663] 488, 504, 539, 540,
574, 618, *649*
Boisseau, J.-P. I [117] 457,
629
Bojsen-Møller, B., s. Møller,
K. J. A. I [634] 1071,
1114
Bokelmann, O., u. J. Rother
I [87] 359, *416*
Bolck, F. I [96] 1080, *1097*
Boldino, G., s. Davidsmeyer,
J. II [183] 573, *579*
Bolin, V., s. Anderson, J. A.
I [29] 461, *625*
Boling, J. L., u. R. J. Blandau
II [24] 427, *452*, [111]
682, *688*, [100] 749, *768*
— s. Collins, V. J. I [193]
686, 687, 746, 804, *977;*
II [38] 428, *452*, [168]
749, *771*

Bolliger, A., u. A. L. Carrodus
II [112] 641, *688*
Bologna, U., u. S. Bettocchi
I [83] *972*
Bolognese, R. J., M. S. Piver u.
J. D. Feldman II [26]
870, *905*
Bolognini, M., s. Caniggia, A.
I [141] 381, *418*, [187]
462, *631*
Bolte, A. I [97] 1070, *1097*
Bolton, W. I [88, 89] 400,
406, *416*, [118] 501, 536,
549, 554, *629;* II [113]
611, *688*
Bompard, E., s. Laroche, G.
II [618] 752, *787*
Bompiani, A., u. E. Moneta
I [84] 810, 863, *972*
— G. D. Roversi u.
C. Aicardi I [102] 147,
291
Bompiani R. I [119] 534, *629*
Bomskov, Ch. I [85] *972*
— B. Wiesiollek u. W. Doht
[103] 201, *291*
Bon, M., s. Pollosson, E.
I [1086] 536, *665*
Bonanno, P., s. Patti, A. A.
I [971] 30, *329*
Bonashevskaya, T. I. I [120]
461, *629*
Bond, C. F. I [121] 500, *629*
Bond, G. K., s. Eckstein, P.
I [293] 943, *980*, [94] *1164*
Bond, J., s. Hawk, H. W.
I [553] 470, *645*
Bond, T. P., s. Powell, L. C.
I [738] 378, *440*, [356] *1173*
Bond, W. L., s. Hood, W. E.
I [203] *1168*
Bondy, P. K., G. L. Cohn,
W. Herrmann u. K. R.
Crispell II [101] 755, *768*
Bongiovanni, A. M. I [104—
106, 106a] 27, 30, 31, 136,
137, 138, 142, 149, 161, *291*,
[86] 726, 918, 927, *972;*
II [25] 445, *452*
— u. G. W. Clayton I [107]
140, 159, 161, 162, 166, 183,
185, *291*
— u. W. R. Eberlein I [109]
30, 145, 146, 150, 161, 167,
291
— — u. J. Cara I [108]
31, 149, 150, 159, 276, *291*
— u. A. J. McPadden
I [110] 149, 150, 161,
181, 182, *291*
— u. A. J. McPadden I [98]
1070, *1097*
— A. W. Root u. W. E. Eberlein I [111] 31, 117,
129, *291*

Bongiovanni, A. M., s. Breibart, S. I [136] 548, *629*,
[118] 1070, *1097*
— s. Eberlein, W. R. I [329]
30, 140, 141, 147, 148, 158,
159, 162, 249, 250, *301;*
II [230] 520, 521, *580*
— s. Goldman, A. S. I [458a,
458b] 90, 99, 254, *306*
Bongioanni, M., u. T. Canavese
I [122] 488, *629*
Bonner, C. D., s. Homburger,
F. I [587] 963, *991*
— s. Kasdon, S. C. I [674]
994
Bonnet, G.-F., s. Albot, G.
I [16, 17] 533, *625*
Bonnet, J., s. Neukomm, S.
I [1000] 624, *662*
Bonnet, R. II [114] 633,
658, *688*
Bonney, W. R., u. J. K. W.
Ferguson II [11] 297, *309*
Bonnin-Laffargue, M., u.
R. Canivenc I [112]
198, *291*
— s. Canivenc, R. I [189a]
198, *295*
— s. Ruffie, A. I [1113]
198, *335*
Bonnycastle, D. D., s. Costa,
P. J. I [268] 527, *634*
Bonser, G. M. II [64] 370,
381, *403*
— s. Bianciflori, C. I [97]
614, *628*
— s. Jull, J. W. I [644] 160,
161, 162, 189, *315*
Bonta, I. L. I [123] 528, *629*
Bonte, J. B., A. Drochmans u.
P. Ide II [21] 20, *39*
Bontke, E. II [77] 528, 535,
537, *575*
Bontke, J., s. Férin, M. J.
II [271] 530, *581*
Boot, L. M., s. Lee, S. van der
II [925] 621, 651, *716*
Booth, R. T., M. I. Stern,
C. Wood, M. J. H. Sharples
u. J. H. M. Pinkerton
I [99] 1067, *1097*
Boots, K. II [115] 668, *688*
Bora, P., s. Geller, J. II [79]
38, *41*
Bordi, A., s. Matassino, D.
II [304] 893, *916*
Borduas, A., s. Masson, G.
I [879] 776, 778, 779, 883,
884, 892, *1002*
— s. Selye, H. II [497] 84,
128, [615, 616] 358, 373,
385, 388, *421*
Borell, M., s. Diczfalusy, E.
II [249] 745, 761, 763,
774

Borell, U. I [90—93] 386, 387, 388, *416;* II [78, 79] 531, *575*
— u. I. Fernström II [80] 528, 566, 568, *575*
— N. Gustafsson, N. Nilsson u. A. Westman II [27] 487, *504*
— O. Nilsson, J. Wersäll u. A. Westman II [37] 85, *112,* [26] 487, *504*
— — u. A. Westman II [99] 143, 189, *259,* [28] 491, *504*
— — u. W. Westman II [116] 633, *688*
— s. Bishop, P. M. F. I [91] 275, *290,* [72] 357, 369, *416,* [90] 1060, *1097;* II [16] 6, 8, 10, 18, 24, 28, 29, 30, *39*
— s. Diczfalusy, E. I [294] 83, 86, 166, *300*
— s. Tillinger, K. C. I [1321] 810, 860, *1020*
Boren, F. W., s. Richardson, D. II [392] 822, 899, *919*
Boretti, G., s. Bardi, U. I [43] 412, *415*
Borglin, N. I [29] 1148, *1162*
Borglin, N. E. I [94—96] 374, 377, *416,* [87] 933, 959, *972,* [100—104] 1067, 1072, *1097,* [30] 1148, *1162;* II [81] 566, *576*
— u. G. E. Eliasson I [88] *972*
— u. B. Willert I [113] 171, 173, *291;* II [87] *576*
Boris, A., R. H. Stevenson u. Th. Trmal I [89] 756, 761, 764, 773, 860, 861, *972;* II [38] 82, 98, 99, *112,* [26] 450, *452*
— — u. T. Trmaz I [124] 503, 538, 542, 572, *629*
Bork, K. H., s. Mannhardt, H. J. I [848a] 842, *1000*
Borland, D., s. Board, J. A. I [26] *1126;* II [19] 18, 20, *39*
Borman, A., s. Fried, J. I [71, 72] 8, 9, *19* [265, 266] 399, *423,* [436] 481, 640, [403b] 405, 406, 407] 824, 827, 832, 846, 847, 853, 854, 855, 857, 858, 859, 877, *984;* II [182] 72, 73, *117*
— s. Hilf, R. I [373] 396, 407, *427,* [587, 588] 608, 609, *646*
— s. Kessler, W. B. I [451] 398, *430,* [720] 466, 476, 480, 482, *651,* [682, 683] 741, 756, 783, 790, 792, 804, 805, 806, 807, 824, 825, 828, 829, 832, 833, 846, 847, 908,

909, 935, *994;* II [285] 69, 72, 73, 83, 103, *121,* [119] 325, *337*
Borman, A., s. Lerner, L. I [767—769, 772, 775—777] 741, 742, 745, 755, 763, 768, 771, 777, 805, 806, 821, 832, 839, 853, 855, 856, 857, 937, 940, 941, *997, 998;* II [309, 312, 312a] 54, 69, 70, 82, 83, *121, 122*
— s. Lerner, L. J. II [472, 474] 230, 233, 234, 235, 236, 237, 242, *271,* [148] 448, 449, *456*
— s. Singer, F. M. I [1236] 734, *1016*
Borman, F., s. Lipschütz, A. I [808] 711, *999*
Born, G. V. R., s. Gautheron, D. I [280] 388, *423*
Borniche, P., s. Lelong, M. I [750] 175, 187, *320*
Borno, R., s. Pincus, G. I [1057] 943, 958, *1008,* [350] 1126, *1173,* II [199] 3, *46*
Borrevang, P. I [89a] 848, *972*
Borrie, P. I [97] 366, *416*
Borsò, A. I [98] 405, *416;* II [83] 549, *576*
Borth, R. II [84] 516, *576*
— M. Gsell u. H. de Watteville I [106] 1070, *1097;* II [85] 567, *576*
— B. Lunenfeld u. A. Menzi II [102] 727, *768*
— — u. H. de Watteville I [114] 149, 151, 175, *291;* II [103, 104] 724, 727, *768*
— u. O. Stamm I [115] 167, 175, *291;* II [86] 557, 558, *576*
— u. H. de Watteville I [116] 149, 155, 159, 164, 171, 177, *291,* [105] 1067, *1097*
— s. Watteville, H. de I [1393, 1394] 29, 30, 150, 156, 160, 166, 169, 175, 176, 177, 188, *347*
— s. Zander, J. I [1495] 181, 183, 184, 276, 277, *351*
Borushek, S., M. R. Abell, L. Smith u. J. J. Gold I [31] *1162;* II [22] 6, 17, *39*
— s. Gold, J. J. I [296] 352, 359, 360, *424,* [452] 839, *986,* [131, 132] 1135, *1165;* II [81] 24, 28, 29, 31, *42*
Borvendég, J., u. I. Polgári II [27] 439, *452*
Bory, R., u. N. Pardon I [107] 1061, *1097*

Bos, L. H., s. Huffman, J. W. I [602] 909, *992*
Bosch, L. R. I [108] 1052, *1097*
Boschann, H.-W. I [99] 356, 357, *416,* [90, 91] 804, 829, 832, 838, 907, 911, 914, 918, 934, 941, 962, 963, *972,* [109—112] 1030, 1031, 1045, 1067, 1071, *1097;* II [23—26] 2, 4, 5, 7, 8, 15, 17, 22, 29, 31, 33, *39, 40,* [87—95] 526, 537, 555, 559, 560, 564, 567, 570, *576*
— u. R. Drews I [92] 804, 829, 838, 918, 934, *972*
— u. S. Kur I [93] 941, *972;* II [27] 4, 5, 11, 17, *40*
Boscott, R. J. I [117] 270, 271, *291;* II [117] 638, *688*
Bose, A. R., u. A. B. Kar II [39] 103, *112*
Boselli, G., s. Cavalli, P. I [171] *976*
Bosshard, W., s. Ruzicka, L. I [1155] 911, *1013*
Bossu, J., s. Moricard, R. II [570] 153, *275*
Boström, H. I [118] 132, 133, *291*
— u. B. Wengle I [119] 108, 133, *291*
— s. Wengle, B. I [1400] 257, *347*
Botella-Llusia, J. I [113] 1064, *1097;* II [96—100] 521, 565, 567, *576*
— s. Amilibia, E. de I [27] 585, *625*
Boticelli, Ch. R., F. L. Hisaw jr. u. W. D. Roth II [118] 607, *688*
Botkin, M. P., s. Combs, W. II [58] 838, 863, *906*
Botkins, M. P., s. Combs, W. II [39] 432, *452*
Botros, M., s. Poulson, E. II [651] 180, *278,* [123, 124] 308, *312*
Botte, V. I [120] 195, *291*
— G. Materazzi u. G. Chieffi I [120a] 254, *292*
— s. Chieffi, G. I [208] 195, *296*
— s. Lupo di Prisco, C. II [629] 608, *706*
Bottermann, P., K. Kopetz, P. Dieterle, P. C. Scriba, W. Hochheuser, K. Schleypen, K. Horn, M. Dambacher u. K. Schwarz I [32] 1150, *1162*
Botticelli, C., s. Wotiz, H. H. II [974, 975] 608, *718*

Botticelli, C. R., F. L. Hisaw jr. u. W. D. Roth I [121] 193, *292*
— F. L. Hisaw u. H. H. Wotiz I [122, 123] 193, *292;* II [17, 18] 314, *333*
— s. Wotiz, H. H. I [1460] 193, *350;* II [206] 314, *340*
Bottiglioni, R., u. C. Flamigni I [125] 588, *629*
Bottomley, A. C., s. Folley, S. J. II [210, 211] 357, 370, 383, 396, *407*
Bottus, B., s. Straznicky, K. II [282] 464, 467, *513*
Bouard, G., s. Aschkenasy, A. I [30] 360, *414*
Boucek, R. J., s. Berger, M. I [75] 1074, *1096*
Boucek, R. L., E. Györi u. R. Alvarez I [123a] 195, *292*
Bougas, J., s. Little, B. I [774] 131, *321*
Bouin, P., u. P. Ancel I 58; II [40] 63, *112*, [65, 66] 347, 369, *403*, [170—173] 638, 676, *690*
— s. Ancel, P. I 23; II [15, 16] 342, 347, 369, *401*, [18] 555, 557, *573*, [34] 621, 676, *685*
Boulet-Gercourt, s. Albeaux-Fernet, M. I [12] 356, *413*
Bourdeau, F. G., s. Osborne, J. C. I [1032] 451, *663*
Bourdel, G. II [119, 120] 638, *688*
— O. Champigny u. R. Jacquot I [100, 101] 360, 367, *417*, [126, 127] 538, 539, *629;* II [121, 122] 638, *688*
— u. R. Jacquot II [123] 638, *688*
Bourg, R. II [41] 85, *112*
Bourne, G. I [128] *629*
Boursnell, s. Bennet I [73] 271, *290*
Boursnell, J. C., s. Bennett, J. P. I [84] 469, 479, *627*
— s. Harper, M. J. K. II [368] 166, 191, 192, *268*
Bowden, F. P., s. Marshall, F. H. A. II [698] 742, *790*
Bower, P. H., s. Salmon, W. D. I [793] 406, *442*
— s. Salmon jr., W. D. I [1160] 547, *668*
Bowerman, A. M., u. R. M. Melampy I [124] 197, 210, 211, 213, 215, 216, 217, 223, *292;* II [124] 638, *688*
— s. Anderson, L. L. II [26] 212, *256*, [10] 739, *765*

Bowerman, A. M., s. Duncan, G. W. I [318, 319] 203, 204, 206, 207, 210, 211, 215, 216, *301;* II [248] 213, *264*, [296] 669, *694*, [278] 723, *775*
Bowers, A., E. Denot, R. Urquiza u. L. M. Sanchez-Hidalgo I [93a] 893, *972*
— L. C. Ibanez u. H. J. Ringold I [94, 95] 844, 845, 846, 873, *972*, *973*
— u. H. J. Ringold I [96—98] 818, 820, 844, 865, 873, *973;* II [42] 68, *112*
— — u. R. I. Dorfman I [99] 900, 901, 905, *973*
— M. B. Sánchez u. H. J. Ringold I [100] 819, *973*
— R. Villotti, J. A. Edwards, E. Denot u. O. Halpern I [100a] 849, *973*
— s. Djerassi, C. I [243a] 885, *978*
— s. Ringold, H. J. I [144] 8, 14, *21*, [1111] 818, 829, 838, 844, 845, 858, 869, 873, 874, 876, 877, 879, 924, *1011;* II [447] 69, 70, 71, 72, 73, *126*, [671] 240, *278*, [168] 326, 327, *338*
Bowers, C. G., s. Segaloff, A. II [913] 755, *798*
Bowers, C. J., s. Arimura, A. II [16, 17] 736, 737, 765
Bowers, C. Y., s. Kuroshima, A. II [602, 603] 736, *786*
— s. Saito, T. II [877] 736, *796*
— s. Schally, A. V. II [895—898] 736, *797*
Bowing, G., u. H. Lehr I [129] 497, *629*
Bowler, R. G., s. MacRae, D. J. I [599] 1067, *1112*
Bowman, B. J., s. Glenn, E. M. I [453] 281, *306*, [292] 398, 399, 412, *424*, [490—492] 466, 481, 482, 488, 503, 537, 538, 540, 571, 572, 573, 597, 605, 606, 607, 608, *642*, [447—449] 806, 840, 859, 909, 914, *986*
— s. Stafford, R. O. I [1291, 1292] 734, 781, 790, 791, 859, 877, 910, 967, *1018*
Bowman, J. C. II [27] 893, *905*
— u. R. C. Roberts II [100] 180, *259*
Bowman, R. I [101] *973*, [33] *1162*
— u. R. O. Stafford I [102] *973*

Bowman, W. E., u. E. C. Reifenstein II [105] 739, *768*
Boyarsky, L. H., H. Baylies, L. E. Casida u. R. K. Meyer II [101] 133, 134, 158, *259*
Boyd s. Hamilton II 551
Boyd, E. M. I [102] 364, 365, *417*
— u. C. A. Elden I [125] 201, 202, *292*
Boyd, G. S., s. Oliver, M. F. I [672—674] 364, 366, *438*
— s. Sulimovivi, S. I [1284b] 251, *342*
Boyd, H. II [15] 812, 813, 814, *817*, [39] 881, *906*
Boyd, J. D. II [103, 104] 535, 551, *576*
Boyd, M. M. M. II [125] 609, *688*
Boyd, R. W., s. Weichert, C. K. II [715] 345, *425*
Boyden, E. A., u. L. G. Rigler I [130] 530, *629*
— s. Gerdes, M. M. I [472, 473] 533, *642*
Boyez, D. A., s. Daniel, E. E. II [181] 532, *579*
Boyle, D. C., s. Collipp, P. J. I [259] 582, *634*, [167] 1039, 1090, 1091, *1099*
Boyne, R. W., s. Cresswell, E. II [60, 61] 893, *907*
Bozler, E. II [29] 478, *504*
Brabencová, H., s. Stárka, L. I [1259] 31, *341*
Brack, C. B., s. Langworthy, O. R. I [806] 533, *655*
Brack, C. S., s. Hundley jr., J. M. I [636] 454, 534, *648*
Bradbury, J. T. I [131] 562, *629;* II [43] 97, *112*, [126] 615, *688*, [106, 107] 729, 751, *768*
— W. E. Brown u. L. A. Gray I [126] 164, 171, *292;* II [44] 94, *112*, [102] 211, 212, *259*, [127] 615, 649, 653, *688*, [108] 722, 744, *768*
— R. C. Long u. W. C. Durham I [114] 1055, 1057, 1066, 1073, *1097*
— s. Goplerud, C. P. I [302] 1074, *1103*
— s. Long, R. C. I [783] 101, *321*, [586] 1055, 1057, 1066, 1073, *1112*
— s. Smith, B. D. II [511] 93, *129*, [105] 805, *820*
Braden, A. W. H. II [103] 140, 166, *259*
— u. C. R. Austin II [104] 153, 166, *259*

Braden, A. W. H., D. R. Lamond u. H. M. Radford II [28] 905
— u. G. R. Moule II [29] 883, 905
— s. Austin, C. R. II [44] 166, 257, [32] 742, 766
— s. Southcott, W. H. II [458] 861, 863, 921
Bradford, G. E., u. G. M. Spurlock II [30] 893, 905
Bradley, M. H., s. Kory, R. C. I [477, 478] 373, 376, 405, 431, [752, 753] 551, 552, 653, [728] 996
— s. Watson, R. N. I [1407] 536, 677
Bradley, T. R., u. P. M. Clarke II [67] 356, 403
— u. A. T. Cowie II [68] 365, 403
Bradlow, H. L., D. K. Fukushima, L. Hellman u. T. F. Gallagher I [127] 142, 292
— — D. R. Koerner, L. Hellman u. T. F. Gallagher I [127a] 71, 142, 292
— u. T. F. Gallagher I [128] 268, 292
— s. Fukushima, D. K. I [421, 422] 141, 162, 182, 277, 280, 305
— s. Gallagher, T. F. I [432—434] 32, 158, 181, 190, 265, 305
Bradshaw, T. E. T., u. W. J. E. Jessop I [129] 175, 292; II [105] 558, 576
Bragdon, D. E. II [128, 129] 609, 688
— E. A. Lazo-Wasem, M. W. Zarrow u. F. L. Hisaw II [130] 610, 688
— — M. X. Zarrow u. F. L. Hisaw I [130] 194, 292
Brain, A., S. Prakes u. P. M. F. Bishop I [103] 352, 417
Braitenberg, H., u. L. Velikay I [115] 1060, 1097, [34] 1148, 1162; II [28] 11, 40
Brakman, P., O. K. Albrechtsen u. T. Astrup II [31] 903, 906
— u. T. Astrup I [104] 379, 417
Brambell, F. W. R. I [131] 58, 227, 292; II [131—133] 608, 617, 619, 622, 688
— u. K. Hall II [134, 135] 619, 688
— u. I. W. Rowlands II [136] 617, 619, 623, 688
— s. Allen, P. II [7] 619, 684
Brambilla, F. I [132] 159, 160, 292

Brancaccio, A., I [105] 370, 417
— B. D'Allessandro u. M. G. Aurilia I [133] 292
— — — u. M. Rotondi I [133a] 148, 162, 292
Branche, G., s. Homburger, F. I [587] 963, 991
Brandau, H., u. W. Luh I [134] 47, 77, 292; II [137] 629, 633, 688
— s. Luh, W. I [793] 47, 77, 321
Brandes, D. II [30] 501, 504
— F. Bertini u. E. Smith II [32] 501, 504
— D. P. Groth u. F. Györkey II [33] 501, 504
— F. Györkey u. D. P. Groth II [31] 501, 504
Brandl, K. I [116] 1039, 1097
Brands, K. H., u. C. Montag I [132] 586, 629
Brandt, W. II [19] 324, 333
Brant, J. W. A., u. A. V. Nalbandov II [20] 325, 326, 327, 333, [138, 139] 611, 681, 689
Brard, E. II [109] 748, 749, 768
Brassat, B., s. Tschesche, R. I [1339a] 68, 345
Brasseur, L., u. R. de Meyer I [106] 363, 417, [133] 588, 629
— — u. M. Isaac-Mathy I [107] 363, 417
Bratt, H., s. Pupkin, M. I [1043a] 251, 255, 332
Bratton, R. W., s. Foote, R. H. II [352] 652, 696
— s. Hogue, D. E. II [513] 666, 702, [214] 838, 863, 912
— s. Pond, W. G. II [375] 939, 973, 918
Bratzler, L. J., s. Deans, R. J. I [305, 306] 544, 635; II [81] 896, 907
— s. Galloway, J. H. I [458, 459] 545, 642; II [155] 896, 897, 910
Braun, W. I [117] 1094, 1097
Braunsberg, H., u. V. H. T. James I [135] 129, 292
Braverman, L. E., s. Smith, T. C. II [633] 373, 422
Bray, R. W., s. O'Mary, C. C. I [1027, 1028] 545, 663
Breckwoldt, M., s. Bettendorf, G. II [83, 84] 727, 744, 768
Brehm, H. I [108] 378, 379, 417, [134] 508, 629, [103] 960, 973, [35, 36] 1145, 1162
— K. Janisch u. J. Wiedemann I [135] 508, 629

Brehm, R., s. Staemmler, H. J. II [965] 728, 799
Breibart, S., A. M. Bongiovanni u. W. R. Eberlein I [136] 548, 629, [118] 1070, 1097
Breide, T., s. Degrossi, O. J. I [308] 586, 636
Breila, I., s. Lajos, L. II [608] 762, 787
Breipohl, W., s. Clauberg, C. I [249, 250] 565, 633
Breitenbach, R. P., u. R. K. Meyer I [136] 195, 292
Bremer, E., K. G. Ober u. J. Zander II [106] 534, 576
Bremer, F., s. Bailey, P. II [36] 731, 766
Brendler, H., u. B. S. Winkler I [109] 371, 417, [137] 582, 629, [104] 929, 973
Brennan, D. M., u. R. J. Kraay I [138] 503, 504, 538, 571, 572, 573, 574, 629, [105] 749, 804, 806, 807, 808, 838, 839, 840, 874, 875, 973; II [45] 70, 82, 83, 99, 112, [105] 164, 246, 249, 259, [12] 290, 309, [21] 326, 333, [28] 429, 452
— u. M. S. Zarrow II [13] 288, 309
— u. M. X. Zarrow I [139] 469, 629
— s. Fried, J. I [72] 8, 19, [407] 853, 854, 855, 857, 984
— s. Kraay, R. J. I [731] 839, 875, 937, 996; II [142] 448, 449, 456
— s. Lerner, L. I [769—772] 741, 742, 745, 751, 763, 805, 806, 807, 832, 833, 839, 853, 855, 856, 857, 935, 937, 940, 941, 998; II [309, 310] 54, 69, 70, 82, 83, [121, 122] 230, 231, 233, 234, 235, 236, 242, 271, [135] 314, 337, [147, 148] 426, 430, 448, 449, 456
— s. Lerner, L. J. II [471, 472] 230, 231, 233, 234, 235, 236, 242, 271, [135] 314, 337, [147, 148] 426, 430, 448, 449, 456
— s. Zarrow, M. X. II [990] 650, 652, 718
Brenner, W. E., s. Hendricks, C. H. II [112] 23, 35, 43
Brenot, J., A. Domenech u. A. Audibert I [140] 496, 498, 629
Brent, B. J., s. Leathem, J. H. I [760] 795, 920, 997
Brent, R. L., s. Franklin, J. B. I [397] 984; II [307] 183, 266
Bresciani, F. I [110, 111] 395, 417; II [69, 70] 376, 403

Bresloff, P., s. Flaks, B. II [106] 471, *507*
Bret, J., s. Jayle, M. F. I [620] 155, 157, 177, *314*
Bretschneider, L. H., u. J. J. Duyvené de Wit I [141] 456, *629*, [106] *973;* II [23, 24] 319, *333*, [140, 141] 608, 623, *689*
— — u. M. A. Goedewaagen II [22] 319, *333*
Breuer, C., s. Hilf, R. I [373] 396, 407, *427*, [588] 609, *646*
Breuer, H. I [37] *1162;* II [30] 19, 21, 24, *40*, [32] 824, *906*
— U. Dardenne u. W. Nocke I [137] 284, *292*, [112], 369, 372, *417;* II [31] 19, 21, 24, *40*
— u. B. P. Lisboa I [138] 258, 278, *292*
— s. Döllefeld, E. I [306a] 66, 71, 99, 257, *300*
— s. Krüskemper, H.-L. I [741] 912, 913, *997*
— s. Siebert, G. I [1207a] 256, *339*
— s. Stárka, L. I [1261a] 256, *341*
Brewer, G. F., u. W. B. Quay I [113] 404, *417*
Brewer, J. I. I [142] 511, *630*
— s. Weinhouse, S. I [1398] 45, 46, 47, 48, *347*
Brewer, J. L., u. H. O. Jones I [119] 1080, *1097*
Brewer, T. F. I [120, 121] 1092, *1097*
Brewer, T. H., s. Woessner, J. F. II [309] 481, *514*
Brewster, J. E., R. May u. C. L. Cole II [106] 140, *259*
Bricaire, H., J. Thoyer-Rozat, R. Tourneur u. Ph. Laudat I [139] 150, 160, *292*
— s. Baulieu, E.-E. I [69] 477, *627*
Brichant, J., M. L. Brichant, P. Ducommun, E. Engel u. A. M. Riondel I [114] 369, 371, 381, *417*, [143] 581, *630*
Brichant, M. L., s. Brichant, J. I [114] 369, 371, 381, *417*, [143] 581, *630*
Bridge, R. W., u. W. W. Scott I [107] *973*
Bridgman, R. M., s. Hayes, M. A. I [359] 405, *426*
Bridson, W. E., s. Goy, R. W. II [88] 439, *454*
Briehl, W., u. E. W. Kulka II [110] 739, *768*

Briggs, A. H., s. Holland, W. C. II [76] 285, *311*
Briggs, J. H., s. Ford, C. E. I [252] 1036, *1102*
Brignone, C. C. de s. Stoppani, A. O. M. I [841—843] 412, 413, *444*
Brignone, J. A., s. Stoppani, A. O. M. I [841—843] 412, 423, *444*
Brillantes, F. P., s. Huggins, C. I [625, 625a] 537, 540, 559, 562, 572, 575, 611, 612, *648*
Brinberg, C., s. Kurzrock, R. II [534] 528, *590*
Brindau, A., H. Hinglais u. M. Hinglais II [111] 747, *769*
Brindle, S. A., s. Perlman, D. I [1063] 487, *664*
Brindley, C. O., s. Colsky, J. I [168] 1039, 1084, *1099*
Brinkley, H. J., u. H. W. Norton I [140, 140a] 201, 203, 206, 225, *292*
— — u. A. V. Nalbandov I [108] *973;* II [107] 210, *259*, [142] 632, 668, *689*, [16] 805, *817*, [33] 899, *906*
— E. W. Wickersham, N. L. First u. L. E. Casida I [141] 201, 203, *293*
— u. E. P. Young I [141a] 201, 203, 204, 205, 262, *293*
Brinkley, St. B., s. Marker, R. E. I [819] 178, *323*
Brinsfield, T. H., u. H. W. Hawk I [108] 212, *259*
— — u. E. C. Leftel II [109] 148, *259*
— — u. H. F. Righter II [110] 148, *259*
— s. Hawk, H. W. I [526, 527] *989;* II [380, 381] 147, 148, *268*, [467] 654, *700*, [46a] *818*
Brinster, R. L. II [111, 112] 167, 183, *259*
Britton, S. W., u. R. F. Kline II [71] 356, *403*
Briziarelli, G. I [144] 612, *630*
— s. Huggins, C. I [624] 611, *648*
Broadhurst, P. L., s. Burke, A. W. II [166] 681, *690*
Brobeck, J. R., s. Dyke, D. C. van II [286] 732, 758, *775*
Brøchner-Mortensen, K., S. Gjørup u. J. H. Thaysen I [115] 357, 360, 367, 373, *417*, [145] 549, 581, 582, *630*, [109] 927, 929, 951, *973*
Brock, C., s. Whitelaw, M. J. I [1390] *1023*

Broders, A. C., s. Herrell, W. E. II [378] 529, *585*
Brodey, R. S., u. I. J. Fidler II [34] 838, 841, *906*
— s. Fidler, I. J. II [135] 903, *909*
Brodsky, I., G. Lewis jr., u. E. Ross I [116] 378, 379, *417*
Brody, J. I., u. S. C. Finch I [117] 378, *417*
Brody, P., s. Lehrman, D. S. II [134] 326, 331, *337*, [603—606] 682, *705*
Brody, S. I [118—120] 383, 386, 387, 393, *417;* II [107] 524, *576*
— u. S. A. Carlson I [142a] *293*
— u. G. Carlström II [112, 113] 744, 762, *769*
— A. C. Ragsdale u. C. W. Turner II [72, 73] 389, *403*
— u. A. Westman I [121, 122] 384, 385, 387, *417;* II [46] 78, *112*, [15] 290, *309*, [108, 109] 532, 534, 576, [143, 144] 654, *689*
— u. N. Wiqvist II [113] 219, *259*, [145] 650, *689*
— s. Ragsdale, A. C. II [551] 389, *419*
Brody, Th. M., u. J. Diamond II [14] 291, 306, 307, *309*
— s. Diamond, J. II [44] 306, *310*
Brökelmann, J. II [34] 464, *504*
Brohult, J., u. A. Westgren I [123] 374, 377, *417*
Broich, J., s. Metcalf, W. I [601] 360, 398, *435*
Brokowf, H. I., s. Goldberg, B. I [457] 78, *306*
Bromberg, Y. M., u. B. Berovici II [110, 111] *576*
Bronstein, S. B., s. Albores, E. A. II [1] 22, *39*
Bronzini, A., u. R. Barbieri I [124] 359, *417*
Brookhart, J. M., F. L. Dey u. S. W. Ranson II [114] 755, *769*
Brooklyn, N. Y., s. Topkins, P. II [246] 10, *48*
Brookreson, A. D., u. C. W. Turner II [74] 375, *403*
— s. Anderson, R. R II [17] 376, 383, *401*
Brooks, C. J. W., E. Chambaz u. E. C. Horning I [142b] 31, *293*
— s. Gardiner, W. L. I [434b] 191, *305*

Brooks, C. McC. II [146] 652, *689*, [115, 116] 734, 741, *769*

Brooks, R. V. I [125] 371, *417*, [146] 582, *630*, [110] 929, *973*
— W. Klyne u. E. Miller I [143] 159, 234, *293*
— D. Mattingly, I. H. Mills u. F. T. G. Prunty I [144] 159, *293*
— u. F. T. G. Prunty I [145] 140, 149, 159, *293*, [126] 371, *417*, [147] 582, *630*, [111] 929, *973*
— s. Mills, I. H. I [887a] 106, *325*
— s. Prunty, F. T. G. I [1041] 140, 159, *332*

Brooks, S. G., R. M. Evans, G. F. H. Green, J. S. Hunt, A. G. Long, B. Mooney u. L. J. Wyman I [111a] 856, *973*

Brooks, W. S., u. F. Ungar II [25] 329, *333*

Brooksbank, B. W. L., s. Savard, K. I [1147] 233, *336*

Brooksby, J. B. I [148] 565, *630;* II [16] 297, *309*

Broome, A. W., A. J. Winter, S. H. McNutt u. L. E. Casida II [114] *259*

Broome, A. W. J., u. G. E. Lamming I [149, 150] 463, *630*
— — u. W. Smith I [151] 463, *630;* II [34a] 871, *906*
— — u. M. Woodbine I [152] 463, *630*

Brouha, A. II [156] 654, *689*

Brouha, D. II [75] 390, *403*

Brouha, L. II [115] 211, *259*, [155] 615, *689*
— u. R. Collin I [153] 502, *630*
— s. Bacq, Z. M. I [38] 358, *414*

Browman, L. G. II [117] 742, *769*

Brown, D. L., s. Hunter, G. L. II [111] 430, *455*

Brown, E. A., s. Cella, J. A. I [172b] 901, *976*

Brown, J. A., A. Klopper u. J. A. Loraine II [120] 724, 725, 752, *769*

Brown, J. B. I [125] 1043, 1044, 1051, *1098*
— u. H. A. F. Blair I [38] *1162*
— K. Fotherby u. J. A. Loraine I [146, 146a] 149, 155, 158, 284, *293*, [127] 357, *417*, [122, 123] 1032, *1098*, [39] 1139, *1162;* II [118, 119] 752, *769*

Brown, J. B., R. Kellar u. G. D. Matthew I [124] 1043, 1044, *1098*
— A. Klopper u. J. A. Loraine I [147] 146, 148, 152, 153, *293*
— u. G. D. Matthew I [126] 1043, 1049, 1051, 1053, *1098*
— s. Coyle, M. G. I [178] 1075, *1099*
— s. Fotherby, K. I [394] 155, 184, 188, 189, *303*, [254] 1049, 1051, *1102;* II [285] 562, 563, *582*
— s. Klopper, A. II [498] 520, *589*
— s. Klopper, A. I. I [690] 30, 127, 139, 140, 145, 146, 147, 148, 149, 150, 151, 154, 155, 157, 158, 159, 161, 162, 163, 164, 166, 169, 170, 172, 174, 175, 176, 177, 179, 185, 188, 230, 241, 250, *317*, [707] 995
— s. Loraine, J. A. I [588] 1079, *1112*, [266] *1170*
— s. Townsend, S. L. II [999] 727, 728, *800*

Brown, J. M. M., S. J. van Rensburg u. R. Gray I [148] 229, 230, *293*

Brown, J. R., s. Farnworth, W. E. I [366] *983*

Brown, N., s. Greenblatt, R. B. I [484] 264, *308*, [324] 356, *425*

Brown, P. S. I [127, 128] 1079, *1098*
— u. M. Wells II [47] 93, *112*
— — u. F. J. Cunningham II [32] 24, 25, *40*
— — u. D. G. Warnoch II [112] 525, 529, *576*
— — u. A. Youngson I [112] 774, 775, 945, *973*

Brown, R., u. J. F. Danielli I [154] 466, *630*

Brown, R. C. I [129] 1055, 1058, *1098*

Brown, R. H., s. Lynn, W. S. II [185, 186] 464, *509*

Brown, R. L. II [116] 144, 190, *259*

Brown, R. W., s. Holmstrom, E. G. II [521] 722, *783*

Brown, S. L., s. Maughan, G. B. I [855] 29, *324*

Brown, W. E., s. Bradbury, J. T. I [126] 164, 171, *292;* II [44] 94, *112*, [102] 211, 212, *259*, [127] 615, 649, 653, *688*, [108] 722, 744, *768*

Brown, W. O. II [147] 611, *689*
— u. H. G. Badman I [128] 375, *418;* II [148] 611, *689*
— s. Oades, J. M. II [720] 611, *709*

Browne, J. C. McC. s. Bayliss, R. I. S. I [52] 369, *415*

Browne, J. S. L., J. S. Henry u. E. H. Venning I [130] 1055, *1098;* II [113] 560, 566, *576*
— — u. E. M. Venning I [149—152] 149, 163, 164, 171, 172, 177, *293*
— u. E. M. Venning II [152] 638, *689*
— — u. J. S. Henry I [153] 149, 164, 171, 177, *293*
— s. Henry, J. S. I [356] 1069, *1105;* II [375] 565, *585*
— s. Schacher, J. I [1173] 502, 503, *668*
— s. Selye, H. I [1224] 503, 563, 572, 577, *670*, [1216] 696, 806, 807, 943, *1015;* II [498, 499] 55, 84, 97, *128*, [725] 206, *280*, [617, 618] 373, *421*, [844] 628, 629, *713*, [920] 745, *798*
— s. Venning, E. H. I [1364—1369] 146, 149, 151, 161, 163, 164, 168, 179, 241, 268, 269, *346;* II [914, 915] 520, 543, *602*

Brown-Grant, K. I [155—158] 586, 587, *630;* II [149—151] 649, *689*
— u. W. Taylor I [159] 543, 592, *630*
— s. Forchielli, E. I [384] 256, *303*

Brownie, A. C., H. Van der Molen, E. F. Nishizawa u. K. B. Eik-Nes I [154] 26, *293*

Brownie, A. G., u. J. K. Grant II [35] 464, *504*

Browning, C. H., u. R. W. Eckstein I [160] 508, *630*

Browning, H. C., G. A. Larke u. W. D. White II [153] 651, *689*
— W. D. White u. W. A. Sadler I [161] 620, *630*
— s. White, W. D. II [955] 651, *717*

Browning, M. C. K., s. Griffiths, K. I [488a] 77, 102, 160, 190, *308*

Bruce, H. M. II [76] 366, *403*, [29] 431, *452*, [154] 651, *689*
— u. J. East II [117] 225, *259*

Bruce, H. M., s. Parkes, A. S. II [763] 740, *792*
Bruce, R. A., s. Kochakian, Ch. D. I [701] 272, *317*
Bruciaga, B. V., s. Vazquez, E. I [899] 387, *446*
Bruckner, F., s. Herrmann, W. I [555] 149, 159, 189, *311*
Bruder, R. H., s. Erickson, C. J. II [63] 332, *335*
Brückner, H., s. Kraft, H. G. I [733] *996*
Brückner, K., B. Hampel u. U. Johnson I [112a] 776, 878, 958, *973*
— s. Mannhardt, H. J. I [848a] 842, *1000*
Brühl, P., s. Oertel, G. W. I [943] 111, 112, 117, 127, *328*
Brüngger, H., s. Ruzicka, L. I [1156] 895, 896, 897, 898, *1013*
Brum, V. C., s. Cullen, J. H. I [281] 512, *635*
Brumby, P. J., s. Hancock, J. II [293] 372, *410*
Brumpt, L., s. Traverse, P. M. de I [1323] *1020*
Bruni, C., s. Porter, K. R. II [242] *512*
Bruni, G., s. Alibrandi, A. I [6] 895, *969*
— s. Ercoli, A. I [56, 58] 10, *19*, [349—350] 889, 890, 908, *982;* II [156] 72, *116*
— s. Falconi, G. I [361, 363] 805, 806, 829, 830, 838, 839, 891, 939, 966, *983;* II [169, 170] 64, 93, *116*, [285] 246, 247, 249, 250, *265*, [70] 430, *453*, [330] 751, *777*
Brunkhorst, W. K., u. E. L. Hess I [162] 504, *630*, [113] *973*
Brunner, M. A., W. Hansel u. D. E. Hogue II [121] 745, 748, *769*, [36] 838, 863, 865, *906*
— — W. C. Wagner u. R. M. Newman II [37] 839, 851, 855, *906*
— D. E. Hogue u. W. Hansel II [35] 838, 865, 887, *906*
— s. Blake, H. van II [90] 745, *768*, [483, 484] 839, 855, *922*
— s. Hansel, W. II [192] 838, 839, 843, 853, 855, *912*
Bruno, G. A., s. Bailey, H. S. I [55] 551, *626*
Bruno, R. O., s. Foix, A. I [250] 1072, *1102*
Bruño, W., s. Fraenkel, L. II [360] 623, *696*

Brunot, F. R., s. Smith jr., J. G. I [1268] 590, *672*
Bruns, P. D., u. L. V. Shields I [163] 513, *630*
— E. St. Taylor, R. M. Anker u. V. E. Drose I [155] 171, *293*
Brunt, E. E. van, s. Ganong, W. F. II [384] 743, *779*
Bruntsch, K. H. II [114] 567, *576*
— s. Nevinny-Stickel, J. I [654] 1043, *1114*
Brush, M. G. I [156, 157] 271, *293*
Brux, J. de, s. Ancla, A. II [21] 529, *574*
— s. Ancla, M. II [2, 3] 491 499, 500, *503*
— s. Jayle, M. F. I [620a] 158, 160, *314*
Bruzzone, S. I [164] 598, 599, *630*
— F. F. Fuenzalida, R. Iglesias u. A. Lipschütz I [165] 599, *630*
— s. Lipschütz, A. I [851, 852, 859] 598, 599, 600, *656*, [789, 793, 794, 798, 801] 805, 827, 835, 836, 846, 851, 852, 881, 883, 885, 892, 895, 898, 907, 909, 914, 916, 917, 918, 956, *998*, *999;* II [316, 318, 319, 321] 84, 96, *122*
— s. Mardones, E. I [852, 853] 689, 699, 759, 805, 835, 918, *1001;* II [343] 96, *123*
Bry, T. S., s. Fried, J. H. I [403a] 951, 966, *984*
Bryan, H. S. I [114] 956, *973;* II [122] 745, *769*, [38] 838, 897, *906*
Bryans, F. E. I [158] 195, 196, *293;* II [157] 629, 674, 675, *689*, [123] 722, 749, 760, *769*
Bryson, D. L. II [176, *259*
Bryson, M. J., O. V. Dominguez, I. H. Kaiser, L. T. Samuels u. M. L. Sweat I [159] 105, 107, *293*
— u. M. L. Sweat I [159a] 131, *293*
— s. Sweat, M. L. I [1290] 51, 104, 108, 218, *342*
Buch, N. C., W. J. Tyler u. L. E. Casida II [17, 18] 807, 808, 809, *817*
Buchanan, G. D., A. C. Enders u. R. V. Talmage II [158] 619, *689*
— s. Enders, A. C. II [273] 222, *265*, [317] 643, *695*
— s. Talmage, R. V. II [907] 629, 643, 647, *715*

Buchanan, K. E., s. Rao, M. A. I [1086] 791, *1009*
Buchborn, E., K. R. Koczorek u. H. P. Wolff I [166] 476, 477, *630*
— s. Wolff, H. P. I [1435] 476, *678*
Buchegger, O. II [159] 649, *689*
Bucher, N. II [36] 464, *504*
— u. K. McGarrahan II [37] *504*
Buchholz, R. I [115] 938, *973*, [132] 1032, *1098*, [40] *1162;* II [33] 24, *40*, [115, 116] 515, 522, *576*, *577*, [124—129] 724, 751, 752, *769*, [40] 822, *906*
— L. Dibbelt u. W. Schild II [130] 749, 760, *769*
— L. Nocke u. W. Nocke I [116, 117] 937, 961, *973*, [131, 133] 1032, 1079, *1098*, [41, 42] 1139, *1162;* II [35, 36] 28, 30, *40*, [117] 524, *577*, [132, 133] 725, 752, 753, 754, 756, 760, *769*
— u. W. Nocke II [34, 37] 24, 25, 28, 30, *40*, [131] 752, *769*
— s. Dibbelt, L. I [199] 1039, 1051, *1100;* II [195] 528, *579*, [245] 749, *773*
Buchler, D., u. C. J. Warren I [43] 1149, 1150, *1162*
Buckingham, J. C., s. Barnes, A. C. I [65] 478, *627*
— s. Danforth, D. N. I [288] 511, *635*
— s. Manalo-Estrella, P. I [571] 407, *434*, [901] 511, *658*
Buckle, R. M. I [118] *973*
Buckley, G. C., s. Bharucha, K. R. I [14] 6, *17*
Buckley, J. P., s. Watzman, N. I [1410] 546, *677*
Buddecke, E. II [38] 483, *505*
Büchner, F. II [118] 565, *577*
Bührer, R., s. Marti, M. I [842] 267, 268, *323*
Bülbring, E., u. H. Kuriyama I [167] 472, *630*
Büngeler, W., u. W. Dontenwill I [134] 1083, *1098*, [44, 45] 1155, *1162*
Bürger-Kiel, M. I [160] 46, 48, *293*
Buetow, D. E., u. B. H. Levedahl I [168] 452, *630*
Büttner, E., u. R. Trappmann I [119] 806, *973*
Büttner, W., u. R. Trappmann II [144] 752, *770*

Bujard, E. II [160] 622, *689*
Bukeavich, A. P., s. Hodgkinson, C. P. I [378, 379] 1072, *1106;* II [118] 33, *43*
— s. Hodkinson, C. P. II [394] 567, *586*
Bulbring, E., G. Burnstock u. M. E. Holman II [39] *505*
Bulbrook, R. D., F. C. Greenwood u. A. H. Snaith I [135] 1090, *1098*
— s. Jones, K. M. I [417] 370, *428,* [675] 476, 477, 478, *650*
— s. Leon, Y. A. I [752] 31, 148, 155, 157, 161, 162, *320*
Bullock, D. W., u. A. V. Nalbandov II [161] 663, *689*
Bullough, W., u. E. B. Laurence I [169] 589, *630*
Bullough, W. S. II [134, 135] *769*
Bulmer, D. I [129] 383, *418*
Bunding, I., s. Shaw, J. C. II [624] 365, *422*
Bunding, J., s. Lerner, A. B. I [828] 595, *655*
Bunker, J. P., s. McGovern, J. J. I [288] *1171*
Bunn, J. P., u. J. W. Everett II [136] 734, 759, *769*
Buño, W., s. Albrieux, A. I [18] 565, *625*
Bunster, E., u. R. K. Meyer I [120] 708, *974*
Bunting, H., s. Wislocki, G. B. II [968] 529, *604*
Bur, G. E., s. Montuor, E. II [563] 227, *275*
Burbank, R., s. Korenchevsky, V. I [748] 501, 502, 507, 538, 554, 555, 562, *652*
Burdick, H. O. II [49] 97, *112*, [119] 208, *259,* [162] 633, *689,* [41] 822, 838, 843, 861, *906*
— u. B. Emerson I [121] 698, 761, *974;* II [120] 208, *259*
— B. B. Emerson u. R. Whitney II [121] 196, *259*
— u. E. J. Konanz II [50] 107, *112*
— u. G. Pincus II [122] 174, 195, *260,* [119] 550, *577*
— u. H. Vedder II [123] 195, *260*
— u. R. Whitney I [122] 706, *974;* II [124] 195, *260*
— — u. G. Pincus II [125] 183, *260*
— s. Whitney, R. II [801] 195, *283*

Burford, T. H., u. H. W. Diddle II [163] 615, *689*
Burge, E. S. I [170] 485, *631*
Burge, W. E., s. Hartman, C. G. I [549] 517, 520, 521, *645*
Burger, H. I [136] 1039, *1098*
— H. Hager u. G. Zimmermann I [171] 512, 597, *631;* II [124] 537, *577*
— u. W. Kunz I [130—132] 394, 411, *418;* II [120—122] 529, 531, 537, 539, *577*
— u. K. Leonhardt I [172] 501, *631*
— s. Kneer, M. II [510] 540, 550, *589*
— s. Kunz, W. I [491] 411, *431;* II [528] *590*
— s. Roth, O. A. II [772] 527, *597*
Burger, H. C., u. I. F. Sommerville I [161] 147, 155, 189, *293*
Burger, H. E., s. Mühlbock, O. I [937, 938] 685, *1004;* II [383] 77, *124*
Burger, H. G., u. J. F. Sommerville II [137] 727, *769*
— s. Catt, K. J. II [156] 724, *770*
Burger, K. II [123] 528, *577*
Burgess, T. L., u. J. D. Wilson I [133] 397, 405, *418;* II [164] 649, *689*
Burgos, M. H. II [41] 464, *505*
— u. G. B. Wislocki II [40] 487, *505,* [165] 646, *690*
— s. Fawcett, D. W. II [104, 105] 464, *507*
Burin, P., u. P. Sarton II [126] 214, *260*
— s. Mayer, G. II [159] 439, *457*
Burke, A. W., u. P. L. Broadhurst II [166] 681, *690*
Burke jr., H. A., s. Liddle, G. W. I [547] 360, *433*
Burkhart, E. Z. II [51] 109, *112*
Burkl, W., u. G. Kellner II [138] 720, *770*
Burn, D., B. Ellis, V. Petrow, I. A. Stuart-Webb u. D. M. Williams II [52] 66, *112*
— — — u. D. Williamson I [123] 813, 814, *974*
— s. Barton, S. P. I [12] 12, 17, [53] 921, *971*
Burnham, D. F., s. Potts, G. O. I [1074] *1009*
Burnod, A., s. Pigeaud, H. I [1002] 171, 177, *330*

Burns, J. J., s. Conney, A. H. I [222 c] 257, *296,* [262] 520, *634*
Burnstock, G., u. G. L. Prosser II [43] 478, 479, *505*
— s. Bulbring, E. II [39] *505*
— s. Merrillees, N. II [198] 478, *510*
Burrill, M. W., s. Greene, R. R. I [481] 907, *987;* II [201] 109, *118,* [325] 239, *266,* [262—264] 390, *409*
Burroughs, W., A. Trenkle, Th. Kamalu u. R. L. Vetter II [42] 897, *906*
Burrow, H., u. C. Hoch-Ligeti I [173] 605, *631*
Burrows, H. II [127] 147, 260, [77, 78] 370, *403,* [139, 140] 731, 750, *770*
Burstein, R., u. H. C. Wasserman I [124] 838, *974;* II [125] 555, *577*
— s. Soule, S. D. I [821] 1072, *1119;* II [856] 567, *600*
Burstein, S., u. R. I. Dorfman I [162] 51, 70, 71, 138, *293*
— u. E. L. Klaiber II [42] 502, 503, *505*
— s. Tait, J. F. I [1296] 102, *343*
— s. Zondek, B. I [1086] 371, *449*
Burthiault, R., R. Béthoux u. F. Charvet I [164] 164, 171, 177, *294*
— u. M. Dumont I [165] 177, *294*
— s. Pigeaud, H. I [1003—1010] 29, 149, 164, 171, 177, 178, *330, 331,* [701] 1074, *1116*
Burtner, R. R., s. Cella, J. A. I [172 b] 901, *976*
Burton, R. B., s. Zaffaroni, A. I [1470] 23, 25, 27, *350*
Burttein, S., u. Lieberman I [163] 30, *294*
Busanny-Caspary, W. II [126] 530, *577*
— u. W. Undeutsch II [127] 529, *577*
Busch, E. II [17] 297, 307, *309*
— s. Langecker, H. I [805] 519, 524, *655*
Busch, S. II [167] 656, *690*
Buschbeck, H. I [134] 386, *418,* [137—142] 1039, 1042, 1043, 1044, 1048, 1058, 1060, 1062, 1092, *1098;* II [38] 17, *40,* [128—132] 516, 522, 528, 562, 564, *577*
Bush, A. T., s. Kao, K. II [161] *509*

Bush, I. E.   I [166] 23, 25, 28, 198, *294*
Bush, L. F., s. Ray, D. E.   I [1089] *1010*
— s. Wagner, J. F.   II [500] 839, 867, *923*
Buss, I. O., s. Short, R. V.   I [1196] 230, *338*
Busscher, G. de   I [174] 531, *631*
Bussi, L., u. G. Pozza   I [175] 489, *631*
— s. Villa, L.   I [1393] 489, 491, 492, 495, *676*
Bustamente, M.   II [141] 731, *770*
— H. Spatz u. E. Weisschedel   II [142] 731, *770*
Butcher, R. L., K. Y. Chu u. R. M. Melampy   II [169] 615, *690*, [43] 845, *906*
— s. Anderson, L. L.   II [37] 615, 668, *685*
— s. Barley, D. A.   II [71] 666, *686*
— s. Fugo, N. W.   II [312] 180, *266*
Butcher, R. W., s. Marsh, J. M.   I [837, 840] 218, 219, *323*
Butenandt, A.   I [17—21] *17*, [167, 168] 65, 163, 164, 201, *294*, [125—129] 777, 810, 828, 880, 892, 895, 898, 903, 904, 905, 956, 961, 974, [145] 1028, 1039, *1098*; II [53, 54] 64, 69, 74, 103, *112*, [133] 520, *577*
— u. H. Cobler   I [130] 897, 898, *974*
— u. H. Dannenbaum   I [131, 133, 134] 911, 956, *974*
— — G. Hanisch u. H. Kudszus   I [132] 783, 897, 911, 912, *974*
— u. G. Fleischer   I [134a] 880, *974*
— u. W. Grosse   I [134b] 882, *974*
— u. G. Hanisch   I [135] 908, 961, *974*
— E. Hausmann u. J. Paland   I [136] 961, *974*
— L. Karlson-Poschmann, G. Failer, U. Schiedt u. E. Biekert   I [136a] 905, *974*
— u. H. Kudszus   I [137] 903, 956, 957, *974*
— u. L. Mamoli   I [169] 201, 202, 204, *294*, [138, 139] 885, 891, *974*
— — u. A. Heusner   I [140] *974*
— — L. W. Masch u. J. Paland   I [141] 885, 892, 956, *974*

Butenandt, A., u. L. Poschmann   I [142] 908, *974*
— u. B. Riegel   I [143] *974*
— u. J. Schmidt   I [22] *17*, [170, 171] 23, 65, 163, *294*, [144, 145] 805, 879, 882, *974;* II [55] 64, *112*
— u. J. Schmidt-Thomé   I [23] *17*, [146, 147] 835, 862, 890, 920, *974, 975;* II [56] 66, *112*
— — u. H. Paul   I [149] 804, 810, *975*
— — u. T. Weiss   I [148] 907, 961, *975*
— u. G. Schramm   I [24] *17*
— u. K. Tscherning   I [150] 902, 903, *975*
— — u. G. Hanisch   I [151] 892, 895, 898, 903, *975*
— u. U. Westphal   I [25] 5, *17*, [172, 173] 23, 201, *294*, [152] 804, *975*, [143] 1027, 1039, *1098*; II [57] 64, *112*
— — u. H. Cobler   I [26] 5, *17*, [153] 805, 880, *975;* II [58] 64, *112*
— — u. W. Hohlweg   I [27] 5, *18*, [174] 23, 58, 201, *294*, [154] 741, 804, *975*, [144] 1027, 1039, *1098;* II [59] 64, *112*, [134] *577*
— s. Allen, W. M.   I [14] 1027, *1094*
Butler, A. M., s. Talbot, N. B.   I [1311] 909, 910, 914, 918, *1019*
Butler, G. C., u. G. F. Marrian   I [175, 176] 182, 183, *294*
Butler, H.   II [168] 674, *690*
Butler, H. C., s. Gorski, J.   I [472, 472a] 24, 25, 197, 212, 213, 215, 216, 217, *307;* II [394] 664, *697*
Butler, J. K.   I [46] *1162*
Butler, M. C., s. Manning, J. P.   I [573] 397, *434*
Butler, O. D., s. Melton, A. A.   II [685] 663, 679, *708*
Butomo, W.   II [135] 540, 548, *577*
Butt, W. R., u. A. C. Crooke   I [177] 266, *294*
— F. J. Cunningham u. A. Stockell Hartree   II [143] 728, *770*
— P. Morris, C. J. O. R. Morris u. D. C. Williams   I [178] 23, 24, 25, 27, 120, 126, 273, *294;* II [136] 519, 553, *577*
— s. Crooke, A. C.   I [261] 52, 53, 58, 64, 76, 139, 160, *298;* II [190—195] 727, 728, 752, *771, 772*

Buttenberg, D., u. W. Sackreuther   I [146] 1039, 1042, 1048, 1049, *1098*
Butter, M. C., s. Manning, J. P.   I [907] 587, *658*
Buus, O., s. Starup, J.   I [1292] 568, *673*
Buxton, C. L.   I [179] 164, 171, *294*
— u. W. B. Atkinson   I [135] 353, 356, *418*, [147] 1039, 1053, *1098;* II [145] 755, *770*
— u. E. T. Engle   I [136] 353, *418;* II [137] 525, *577*
— u. W. Herrmann   II [146] 727, *770*
— u. N. Kase   II [39] 32, *40*
— — u. D. van Orden   I [180] 51, 73, 80, 138, 156, *294;* II [147] 727, *770*
— u. U. Westphal   I [181] 267, 268, *294*
— s. Westphal, U.   I [1413] 201, 241, 242, 270, *348*
Buxton, L. L., s. Engle, E. T.   II [298] 739, *775*
Buzby jr., G. C., u. Smith, H.   I [1241, 1242] 946, 948, *1016;* II [512a] 76, *129*
Buzzetti, F., W. Wicki, J. Kalvoda u. O. Jeger   I [154a] 834, *975*
Byers, S. O., s. Rosenman, R. H.   I [781] 365, *442*
Bygdeman, M., u. R. Cliasson   II [138] 556, *577*
— u. R. Eliasson   I [155] *975*, [148] 1039, 1066, *1098;* II [40] 22, 32, *40*
Byrnes, C. R., s. Harman, J. W.   II [132] 478, *508*
Byrnes, W. W., u. R. K. Meyer   I [156] 771, *975*
— — u. J. C. Finerty   II [148] 751, *770*
— u. E. G. Shipley   I [157, 158] 746, 778, 792, 804, 806, 808, 823, 826, 827, 828, 836, 837, 851, 852, 853, 858, 859, 887, 909, 956, 958, *975;* II [30] 428, *452*, [149] 755, *770*
— R. O. Stafford u. J. Olson   I [176] 572, *631*, [159] 756, 805, 807, 808, 826, *975*
Byrom, F. B.   I [177] 509, *631*
— u. O. E. Pratt   I [178] 557, *631*
Byron, E. C., s. Besch, P. K.   I [83a] 107, *290*

Cabarrou, A., s. Bianchi, N. O.   I [96] 474, *628*
Cabrera, A., u. J. Yepes   II [174] 617, 658, 659, *690*

Cachera, R., P. Barbier u. J. Scherrer I [179] 479, *631*
Caesar, R., G. A. Edwards u. H. Ruska II [18] 285, *309*, [44] 474, *505*
Caffarato, T. I [149] 1039, 1040, *1098*
Caffier, P. I [150] 1038, 1039, *1098*
Caffo, S. I [180] 512, *631*
Cagianut, B. I [181] 622, *631*
Cagnazzo, G., u. F. Misurale I [182] 89, 176, 185, 190, *294*
— s. Salvadori, B. I [1133] 31, 143, *336*, [794] 378, *442*
Cagnazzo, R., s. Papadia, L. I [690] 406, *438*
Cagnoni, M., F. Fantini, G. Morace u. A. Ghetti II [31] 445, *452*, [150] 730, *770*
Cahn, R. S., C. K. Ingold u. V. Prelog I [28, 29] 2, *18*
Caie, E., u. A. Klopper I [183] 275, 279, 280, *294*, [160] *975*
Caino, H. V., s. Bianchi, N. O. I [96] 474, *628*
Cairy, Cl. F. II [44] 897, *906*
Calaby, J. H., s. Sharman, G. B. II [856, 857] 616, 621, 639, *714*
Caldarelli, D., s. Schwartz, N. B. II [909] 724, *797*
Calderón, R., L. A. Llerena, L. Munive u. F. Kruger I [137] 362, *418*
Caldeyro-Barcia, R. II [139] 558, *577*
— u. J. J. Poseiro II [140] *577*
Caldwell, A. L., s. Zarrow, M. X. II [831] 226, *284*
Caldwell jr., A. L., s. Zarrow, M. X. I [1431] 690, 698, 746, 748, 758, 804, 805, 828, 832, 862, 926, 927, 934, 935, *1025;* II [561] 64, 66, 75, 131, [211] *340*
Calhoun, D. W., s. Edgren, R. A. I [372] 572, 573, 575, 583, *638*, [302—305, 308] 696, 755, 789, 790, 804, 807, 830, 835, 838, 840, 853, 858, 859, 900, 901, 909, 924, 925, 926, 930, 931, 933, 934, 937, 942, 944, 945, 951, 954, *980*, *981;* II [129—131, 132a] 70, 74, 75, 76, 83, 115, [257] 229, *264*, [48, 49] 286, 288, 289, *310*, [231] 538, *580*
— s. Elton, R. L. I [385] 572, 573, *638*, [330] 806, 813, 829, 830, 838, 839, 840, 841, 843, 862, 868, 869, 872, *981;* II [143] 66, 67, 70, 71, 83, *116*, [269] 164, *265*
Caligaris, L., J. J. Astrada u. S. Taleisnik II [151] 724, *770*
Caligaris, L. C. S., s. Venning, E. H. I [1385] 476, 478, 581, *346*
Callahan, C. J.,s . Plotka, E. D. I [1021a] *331;* II [755] 662, *710*
Callahan, R., s. Kory, R. C. I [477] 373, 376, *431*, [752] 552, *653*, [728] *996*
— s. Watson, R. N. I [1407] 536, *677*
Callahan, W. P. I [182] 589, *631*
Callantine, M. R., u. R. R. Humphrey II [60] 93, *113*
— — u. P. J. French II [152] 748, *770*
— S.-L. Lee u. R. R. Humphrey II [128] 207, *260*
— — — u. B. Windsor I [161] *975*
— s. Zarrow, M. X. I [1429] 754, 809, 839, *1024;* II [161] 303, *313*, [989] 647, *718*
Callard, G. V., I. P. Callard u. J. H. Leathem I [184] 28, *294*
— u. J. H. Leathem I [185] 251, *294*
— s. Callard, I. P. I [183] 576, 581, *631*
Callard, I. P. II [175] 610, *690*
— u. G. V. Callard I [183] 576, 581, *631*
— u. J. H. Leathem I 186, 186a, b] 194, 261, *294;* II [176] 610, *690*
— s. Callard, G. V. I [184] 28, *294*
— s. Reinboth, R. I [1065a] 194, *333*
Calle, J. D., s. Cardeilhac, P. T. I [189b] 205, *295*
Callow, R. K., u. A. S. Parkes I [162] 785, 896, *975*
— u. F. G. Young I [30] 1, *18*
— s. Greenwood, A. W. I [486] 722, 724, *987*
Calman, K. C., s. Baillie, A. H. I [47, 47a, 48] 33, 110, 132, 135, 229, 242, 243, 244, 258, 261, *288*
— s. Hart, D. M. I [521e] 242, *310*

Calugi, A., s. Pomini, P. II [796] 726, *793*
Calvary, E., s. Jungmann, R. A. I [644a] 30, 156, 157, *315*
Calvin, H. I., u. S. Lieberman I [187, 187a] 66, 71, 101, *294*
— K. D. Roberts, C. Weiss, L. Bandi, J. J. Cos u. S. Lieberman I [187b] 29, *294*
— R. L. van de Wiele u. S. Lieberman I [188] 45, 71, 91, 101, *295*
— s. Roberts, K. D. I [1083, 1084] 66, 71, 91, *334*
Čamacho, A. M., u. C. J. Migeon I [189] 277, *295*
Camanni, F., F. Massara u. G. M. Molinatti I [138] 363, *418*, [184] 481, *631;* II [45] 902, *906*
Cambourn, P., s. Binks, R. I [72] 943, *972*, [25] *1162*
Camerino, B., R. Modelli u. B. Patelli I [162a] 951, *975*
— — u. C. Spalla I [162b] 827, *975*
— B. Patelli u. R. Sciaky I [162c] 954, *975*
— — u. A. Vercellone I [163] 910, *975*
— s. Meda, F. I [898a] 826, *1002*
— s. Sala, G. I [792] 391, *442*, [1175] 759, 804, 838, 839, 924, 935, *1013;* II [469] 75, 82, 89, *127*, [701] 164, *279*
Cameron, A., s. Clary, M. L. II [25] 299, *309*
Cameron, E. H. D., s. Baillie, A. H. I [49] 33, 90, *288*
Cameron, N. W., s. Fosgate, O. T. II [150] 881, *910*
Camp, B. Farson de, C. J. Carr u. J. C. Krantz jr. I [185] 515, 517, *631*
Campanacci, L., s. Andreoli, M. I [32] 586, *625*
Campanini, T., G. Missere u. G. Tonini I [139] 362, *418*
Campbell, C. A., s. Hogg, J. A. I [79] 6, *19*
Campbell, H. B., s. Preston, S. N. I [720] 1076, *1116*
Campbell, H. J. II [32] 445, *452*
— G. Feuer u. G. W. Harris II [153] *770*
— s. Harris, G. W. II [466] 721, 722, 734, *781*

Campbell, J. A., J. C. Babcock u. J. A. Hogg I [164] 921, 923, 958, *975;* II [61] 74, *113*
— s. Duncan, W. G. I [284] *980*
Campbell, J. G., s. Kerr, L. M. H. I [450] 391, 400, 402, *430*
Campbell, R. A., s. Bern, H. A. I [93] 575, 579, *628*
Campos de Paz, A., u. L. Da Costa Lama I [152] 1039, 1069, *1099*
Camurri, M. I [140] 362, *418*, [186] 512, *631*
— G. B. Battaglia, G. de Laurentius u. P. Gerli II [146] 531, *578*
— s. Laurentius, G. de II [546] 532, *590*
Camus, J., u. R. Roussy II [154] 731, *770*
Canavese, T., s. Bongioanni, M. I [122] 488, *629*
Cancado, D. M., s. Ladosky, W. II [579] 648, *704*
Candiani, O., s. Mills, J. S. I [123] 9, *21*, [913a] 820, *1003*
Candido, R. I [153] 1039, 1074, *1099*
Candotti, G., s. Cavalli, P. I [171] *976*
— s. Goisis, M. I [450] 839, *986*, [296] 1072, *1103;* II [323] 164, *266*
Caniggia, A., u. M. Bolognini, I [141] 381, *418*, [187] 462, *631*
Canivenc, R. II [129] 222, *260*, [79] 352, 361, *403*, [177, 178] 617, 658, 659, *690*
— u. M. Laffargue II [130—132] 171, 222, *260*
— — u. G. Mayer II [133] 222, *260*
— u. G. Mayer II [80, 81] 361, 386, *403*
— R. V. Short u. M. Bonnin-Laffargue I [189a] 198, *295*
— s. Bonnin-Laffargue, M. I [112] 198, *291*
— s. Mayer, G. II [523, 524] 209, 225, 273, [407] 361, *414*
— s. Ruffie, A. I [1113] 198, *335*
Cann, M. C., s. Heard, R. D. H. I [542] 233, *310*
Cannelier, R., s. Kehl, R. II [440] 221, *270*
Cantarow, A., u. A. E. Rakoff I [188] 467, *631*

Cantarow, A., J. Stasney u. K. E. Paschkis I [189] 613, *631*
— s. Paschkis, K. E. I [968] 267, *329*
Canter, H. Y., s. Andervont, H. B. I [30] 620, 624, *625*
Cantilo, E. I [142] 363, *418*
Cantor, M. M., s. Tuba, J. I [885] 367, 375, *445*
Canwall, E. W., s. Bernstein, S. I [61] 814, 816, 817, 841, 869, *971*
Capelli, V., u. M. L. Rossi I [190] 467, *631*
Capitaine, J., R. Deghenghi u. C. R. Engel I [165] 821, 862, *975;* II [62] 68, *113*
Caplan, H. I., s. Waine, H. I [921] 359, 361, 362, 363, 366, 372, 380, *447*
Cappel, L., s. Haam, E. von I [536] 622, *644*
Cara, J., s. Bongiovanni, A. M. I [108] 31, 149, 150, 159, 276, *291*
Carabateas, C., s. Clinton, R. O. I [191] *976*
Carbone, J. V., s. Lorimier, A. A. de I [556] 374, *434*
Carbonini, M. I [154] 1039, 1073, *1099*
Cardeilhac, P. T., M. C. Morrissette u. J. D. Calle I [189b] 205, *295*
Cardeza, A. F. I [191] 588, *631*
Cardini, G., u. M. Verrotti I [192] 495, *631*
Carenza, L., M. Cimellare u. S. Beltocci II [141] 573, *577*
Carlborg, L. G. II [63] 57, *113*
Carles, J. II [179] 666, *690*
Carletti, B., E. Kehyayan u. F. Fraschini II [46] 904, *906*
Carlevaro, C. H., s. Hays, R. L. I [532] *989;* II [478] 739, *782*
Carlo, J., s. Hagopian, M. I [504] 87, 108, *309*
— s. Pincus, G. I [704, 705] 1058, 1078, *1116*
Carloni, E. I [193, 194] 512, *631*
Carlson, A. J., s. Kunde, M. M. II [144] 427, *456*
Carlson, E. R. II [19] 810, *817*
Carlson, I. H., A. J. Blair u. R. K. Meyer I [189c] 250, *295*

Carlson, K. L., s. Spellacy, W. N. I [414] 1150, *1175*
Carlson, S. A., s. Brody, S. I [142a] *293*
Carlson, R. R., u. V. J. De Feo II [180] 648, *690*
Carlsson, M. G. II [155] 762, *770*
Carlström, G., s. Brody, S. II [112, 113] 744, 762, *769*
Carlström, H., S. Höglund u. P. Reizenstein I [143] 374, *418*, [47] 1148, *1163*
Carmann, R. L., H. A. McyKelv(?) u. A. T. Hertig II [147] 529, *578*
Carmichael, E. S., u. F. H. A. Marshall I [166] 711, *975*
Carmichael, R. H., C. Wilson u. B. L. Martz I [144] 373, *418*
Caroit, M., s. Seze, S. de I [1169] *338*
Carpent, G. II [134] 225, *26(*
Carpenter, C. R. II [33, 34] 433, 435, 436, *452*
Carpentier, P. J. I [155] 1039, 1070, 1072, *1099*
Carr, C. J., s. Camp, B. Farson de I [185] 515, 517, *631*
Carr, I. II [46, 47] 464, *505*
— u. J. Carr II [45] 464, *505*
Carr, J., s. Carr, I. II [45] 464, *505*
Carrasco, R., u. L. Vargas I [145] 364, *418*
Carrington, M. D., s. de Salcedo, I. I [390] *1174*
Carrington, S. P., s. Crooke, A. C. II [191, 193] 727, *772*
Carrodus, A. L., s. Bolliger, A. II [112] 641, *688*
Carrol, P. M., u. D. D. Sereda II [19] 308, *309*
Carroll, E. L., s. Bartter, F. C. I [54] 909, 910, 914, 915, *971*
Carroll, I. N., s. Havens, W. P. I [354] 370, *426*
Carroll, W. R. I [195] 469, *631*
Carson, J. R., s. Adams, R. L. II [3] 836, *904*
Carsten, P., s. Wolff, J. II [313] 485, *514*
Carsten, P. M. II [48, 49, 52] 464, 465, 467, 468, 485, *505*
— u. H. J. Merker II [51] 483, *505*
— — u. Th. Günther II [50] 483, *505*
— — u. C. Moslener II [53] 486, *505*

Carstensen, H., G. W. Oertel u. K. B. Eik-Nes I [190] 31, 200, *295*
— s. Bjersing, L. I [93] 207, 261, *291*
Carter, A. C., E. B. Feldman u. E. Z. Wallace I [146] 369, 371, *418*, [196] 585, 586, *631*
— S. Weisenfeld u. M. G. Goldner I [197] 581, *631*, [167] 909, 925, 928, *975*
— s. Feldman, E. B. I [248] 366, 371, 373, 376, 381, *422*, [411, 412] 483, 484, 585, 586, *639*
— s. Sandberg, A. A. I [1141] 277, *336*
— s. Solomon, S. I [1230] 141, *340*
Carter, D. L., s. Edgren, R. A. I [50c] 17, *18*, [306, 312] 758, 936, 946, 948, 949, *981*; II [132, 134] 59, 76, 93, 98, *115*, [262] 242, 243, 244, *264*, [56] *334*, [292] 747, *775*
Carter, F., s. Simpson, M. E. II [935] 725, *798*
Cartier, R., F. Moricard u. R. Moricard II [41] *40*, [142] 528, 552, *577*
— u. R. Moricard II [54—56] 491, *505*
— s. Moricard, R. II [203, 204] 486, 491, *510*
Cartland, G. F., s. Payne, W. B. I [1022] *1007*
Carvantes, A., s. Rice-Wray, E. I [371] *1173*
Cary, W. H. II [135] 134, *260*
Casa-Campillo, C., D. Balandrano u. A. Galarza I [198] 453, *632*
Casaglia, G., u. L. Gualandi I [168] 694, 810, 833, 839, 925, 927, *975*
Casalula, J., s. Martinez-Manantov, J. II [515] 189, *273*
Casasola, J., s. Martinez-Manautou, J. I [280] 1135, 1140, 1141, *1170*; II [167] 4, *45*, [303] 901, *916*
Caschera, F., s. Biancifiori, C. I [97] 614, *628*
Cascia, C. J., s. Weiss, M. J. I [1370] 815, 817, 818, 862, *1022*
Cascialli, M., s. Hecht-Lucari, G. I [560] 574, *645*
— s. Mazza, A. I [934] 540, *659*
Case, J. F., s. Fraps, R. M. II [367] *696*

Casey, P. J., s. Savard, K. I [1148, 1149] 217, 218, 219, *336*; II [260] 464, *512*
Cashin, M. F., u. V. Moravek I [199] 514, *632*
Casida, K. E., u. E. V. Warwick I [191] 224, 263, *295*
Casida, L. E. I [200] 544, *632*; II [47] 843, *906*
— u. F. F. McKenzie II [181] 666, *690*
— u. W. G. Venzke II [20] 807, 808, 809, 812, *817*
— u. E. J. Warwick II [136] 205, *260*, [182] 621, *690*
— u. W. Wisnicky II [21] 807, 809, *817*
— s. Baker, L. N. II [9] 432, *451*, [37] 745, *766*, [19] 838, 871, *905*
— s. Bell, T. D. II [31] 62, *111*
— s. Bellows, R. A. II [60] 747, 750, *767*
— s. Black, W. G. I [108] 464, *628*; II [80] 159, 191, 196, *258*
— s. Boyarsky, L. H. II [101] 133, 134, 158, *259*
— s. Brinkley, H. J. I [141] 201, 203, *293*
— s. Broome, A. W. II [114] *259*
— s. Buch, N. C. II [17, 18] 807, 808, 809, *817*
— s. Christian, R. E. II [53] 849, *906*
— s. Collins, W. E. II [57] 838, 851, *906*
— s. Dutt, R. G. II [297] 621, *694*
— s. Dutt, R. H. II [252] 210, *264*, [58] 432, *453*, [281] 745, *775*, [103] 859, *908*
— s. First, N. L. II [137] 845, 873, *909*
— s. Foote, W. D. I [374] 209, 210, 212, *303*; II [300, 301] 172, 173, 205, 210, *266*, [351] 621, *696*, [359, 360] 745, *778*, [31] 813, *817*, [140, 141] 822, 881, 899, *910*
— s. Ginther, O. J. II [321] *266*
— s. Hawk, H. W. I [554, 555] 463, 464, *645*
— s. Inskeep, E. K. II [415] 212, *269*, [223] 845, *913*
— s. Kidder, H. E. II [286] *94*, *121*
— s. Kirkpatrick, R. L. I [700] *995*; II [260] 828, 873, *914*

Casida, L. E., s. Lahsetwar, A. P. II [578] 664, *704*, [605—607] 745, 751, *786*
— s. Loy, R. G. I [790—792] 24, 25, 203, 204, 206, 210, 211, 212, 215, *321*; II [331] 97, *122*, [499] 210, *272*, [627] 633, *706*, [289] *915*
— s. Lynn, J. E. I [799a] 209, 212, 217, 218, 221, *322*
— s. Mares, S. E. I [814—816] 209, 210, 211, 217, 221, *322*; II [641] 662, *706*
— s. Menge, A. C. II [544] 149, *274*
— s. Menge, A. X. II [79] 807, 809, 812, *819*
— s. Murphree, R. L. II [574, 575] 132, 133, 136, 158, 159, *275*
— s. Ogilvie, M. C. I [954] 272, 281, *328*
— s. Ogilvie, M. L. II [359] 843, *918*
— s. O'Mary, C. C. I [1027, 1028] 545, *663*; II [360] 859, *918*
— s. Rigor, E. M. II [830] 751, *795*, [394] 826, *919*
— s. Smith, V. R. II [739] 210, *281*, [885] 662, *715*
— s. Spies, H. G. I [1253, 1254] 201, 202, 204, 206, *341*, [1287] 485, *672*; II [517] 97, *129*, [750—753] 210, 212, *281*, [891, 892] 615, 621, 633, *715*, [106] 814, *820*, [459] 884, *921*
— s. Stormshak, F. I [1281] 203, 224, 225, *342*; II [760, 761] 209, 210, *281*
— s. Syed Saiduddin II [470] 874, *922*
— s. Ulberg, L. C. II [271] 432, *461*, [1008, 1009] 745, 747, *801*, [480, 481] 838, 849, 871, *922*
— s. Warnick, A. C. II [945] 620, *717*
— s. Wiggins, E. L. II [960] 668, *777*
— s. Wiltbank, J. N. II [814] 210, 212, *283*, [965] 615, 633, *717*, [120, 121] 807, 808, 809, 813, *821*
— s. Zimbelman, R. G. I [1506, 1507] 209, 210, 211, 213, 215, 216, 218, 225, 263, *351*; II [563] 97, *131*, [832] 210, *284*, [996—1000] 633, 664, *719*
Caspary, E. A., u. M. Peberdy I [201] 500, *632*

Caspi, E., u. D. O. Lewis I [191a] 68, *295*
— — D. M. Piatak, K. v. Thimann u. A. Winter I [191b] 68, *295*
— s. Piatak, D. M. I [1040] *1008*
Cassidy, J. W., s. Perlman, P. L. I [704] 403, *439*
Cassmer, O. I [192] 82, 83, 87, 164, 174, *295;* II [143] 557, 566, *577*
Cassouto, J., s. Gallagher, T. F. I [433] *305*
Casteels, R., u. H. Kuriyama II [20] 292, 293, *309*
Castegnaro, E., G. Acerbie u. F. Tani I [202] 581, *632*
— u. G. Sala I [193] *295*, [202a] 568, *632*
— s. Sala, G. I [389] *1174;* II [427] 822, *920*
Castell, R., u. W. Lierse II [21] 288, *309*
Castellani, L., u. L. Adezati I [147] 398, *418*
Castellanos, H., u. S. H. Sturgis I [203] 535, 536, *632*
Castello, E. B. del, s. Argonz, J. I [30] *1095*
Castelum, H., s. Rice-Wray, E. I [1106] *1011*, [368] *1173*
Castiglione, C., s. Verna, F. I [1389] 564, 577, *676*, [1352] *1021*
Del Castillo, E. B., u. G. di Paola II [64] 55, *113*
— u. E. A. Videla II [144] 525, *577*
Castle, W. E., s. Gregory, P. W. II [335] 170, *267*
Castrén, O., L. Hirvonen, S. Närvänen u. K. Soiva I [194, 195] 93, 208, 259, *295;* II [145] 553, *578*
— L. Kalliomäki, A. Pekkarinen, K. Soiva u. S. Kiikari I [204] 531, 582, *632*
— — — — u. S. Viikari I [148] 371, 377, *418* [169] 928, *975*
— L. Rauramo u. A. Pekkarinen I [195a] 167, *295*
Castro, J. G., u. E. C. Ruiz del Rincón I [205] 462, *632*
Cataldi, C. I [206] 537, *632*
Cataldi, R., A. Mereto u. D. Pastorino I [149] 378, *418*
Catchick, J., s. Duboff, G. S. I [314] 49, 50, 72, 76, *300*
Catchpole, H. R. II [183] 679, *690*
— W. R. Lyons u. W. M. Regan II [82] 356, *403*

Catchpole, H. R., s. Lyons, W. R. II [385, 386] 354, 356, *413*
— s. White, A. II [1037] 721, *802*
Catel, W., u. H. Schotola I [207] 499, 500, *632*
Cates, I. E., s. Axelrod, B. I. I [34] 804, 825, 828, *970;* II [21] 54, *111*
Cates, J. E., s. Axelrad, B. J. I [52] 466, *626*
Cathro, D. M., K. Birchall, F. L. Mitchell u. C. C. Forsyth I [196] 185, 188, *295*
Catt, K. J., H. D. Niall, G. W. Tregear u. H. G. Burger II [156] 724, *770*
Catterall, R. D. I [208] 464, *632*
Cauchoix, J., s. Moricard, R. I [933] 698, *1004;* II [382] 84, *124*
Caulorbe, P., u. M. SebavunZueman II [148] 555, *578*
Cauwenberge, H. van, s. Franchimont, P. I [405] 245, 246, 247, *304*
Cavallero, A., A. Martini u. L. Pecile I [170] 839, *975*
Cavallero, C. I [150] 363, 399, *418*, [209] 588, *632*
— M. Goisis u. L. Mosca I [210] 572, 577, *632;* II [48] 904, *906*
— A. Martini u. L. Pecile I [211] 559, 560, 561, 567, 568, 569, 571, 572, 573, 574, 583, 584, *632*
— s. Sala, G. I [792] 391, *442*, [1175] 759, 804, 838, 839, 924, 935, *1013;* II [469] 75, 82, 89, *127*, [701] 164, *279*
Cavalli, P., G. Candotti u. G. Boselli I [171] *976*
— s. Goisis, M. I [296] 1072, *1103;* II [80] *42*
Cavanagh, C., s. Albores, E. A. II [1] 22, *39*
Cavanagh, D., s. Berger, M. I [74] 1074, *1096*
Cavanough, E. B., s. Porter, R. W. II [799] 733, *793*
Cavazzuti, F., R. Cazzola u. C. Dal Co I [212] 494, *632*
Cavazzuti, G., s. Rio, F. I [763] 411, *441*
Cavé, A., s. Leboeuf, M. I [747] 68, *319*
Cavier II 675
Cawley, E. P., s. Wheeler, C. E. I [1419] 596, *677*, [923] 1081, *1123*

Cazzola, D. I [151]392, *418*, [213, 214] 467, 511, *632*
Cazzola, R., s. Cavazzuti, F. I [212] 494, *632*
Cecco, L. de, u. G. P. Mandruzzato I [152] 404, *419*, [215] 592, *632*
— s. Mandruzzato, G. P. I [572] 404, *434*
Čech, E., s. Stastny, J. I [831] 1067, *1120*
Cechi, E., s. Luccherini, T. I [591] 1092, *1112*
Cecil, H., R. T. Wrenn u. J. von Bitman II [137] 220, *260*
Cecil, H. C., u. J. Bitman II [22] 285, 286, 287, 288, 290, *309*
— — M. R. Connolly u. T. R. Wrenn II [184] 649, *690*
— J. A. Hannum jr. u. J. Bitman I [216] 469, *632*
— s. Bitman, I. I [106], 469, 470, *628*
— s. Bitman, J. II [95] 654, *687*
— s. Hawk, H. W. I [553] 470, *645*
Cedard, L. I [196a] 81, 98, *295*
— s. Varangot, J. I [1355] 155, *345* [897, 898] 369, *446* II [1013] 763, *801*
Cedergren, B., u. I. Harary II [57] 475, *505*
Cedillos, R. A., R. E. Reeves u. J. C. Swartzwelder I [217] 452, *632*
Čekan, Z., M. Šeda, J. Mikulášková u. K. Syhora I [172, 172a] 842, 867, 870, 873, 874, *976;* II [138] 164, *260*
Cekon, F., u. H. Ehrlich II [149, 150] 558, 559, *578*
Celi, P. A., s. Foraker, A. G. II [281] 537, *582*
Cella, J. A., E. A. Brown u. R. R. Burtner I [172b] 901, *976*
— u. C. M. Kagawa I [172c] 911, 954, *976*
— s. Kagawa, C. M. I [665] 832, *994*
Cerceo, E., s. Pearlman, W. H. I [134] *21*, [982—986] 82, 83, 85, 86, 89, 224, *329*, *330;* II [690] 595, [773] 761, *793*
Cereijo-Santalo, R., s. Wenner, C. E. I [1415] 622, *677*
Cerrutti, R. A., u. W. R. Lyons II [83] 351, *403*
Cervoni, P., s. West, T. C. I [941] 385, *448*

Cervos-Navarro, J., E. Tonutti u. J. M. Bayer II [58] 464, *505*
Cesa, I. II [65] 84, *113*
Cession, G., A. Lession-Fossion u. R. Limet I [218] 509, *632*
Cetroni, M. B. I [153] 378, *419*
Cha, K., W. Lee, A. Rudzik u. J. W. Miller II [23] 304, 306, *309*
Chadwick, A., s. Forsyth, J. A. II [215] 351, *408*
Chadwick, A. J. II [84] 356, *403*
Chagoya, L., B. Nurko, E. Santos u. A. Rivera I [219] 481, 482, *632*
Chaikoff, I. L., s. Ewald, W. I [356] 79, *302*
— s. Lyons, W. R. II [387] 356, *413*
Chaillot, G. A., s. Jayle, M. F. I [620a] 158, 160, *314*
Chakravorty, P. N., s. Fernholz, E. I [375] *983*
Chalkiadakis, I., s. Maroudis, D. I [604] 1074, *1113*
Chalkiadakis, J., s. Comninos, A. C. II [78] 103, *113*
Challans, J. S., s. Johnson, G. E. I [634] 248, 263, *315*, [638] 691, *993*; II [416] 204, 269, [542, 543] 619, *703*
Chalmers, J. A. I [156] 1039, 1077, *1099*
Chambaz, E., s. Brooks, C. J. W. I [142b] 31, *293*
Chamberlain, J., B. A. Knights u. G. H. Thomas I [197, 198] 26, 30, 31, 146, 178, 186, 190, 196, 241, 242, 270, 272, 274, *295*
— u G. H. Thomas I [199] 26, *295*
— s. Smith, N. C. I [1220a] 82, 83, 85, *339*
Chambon, Y. I [173, 174, 175a] 690, 747, 805, 806, 868, 873, 874, 875, *976*; II [42] 32, *40*, [139—145] 149, 181, 219, 220, 222, 245, 249, *260*, [151, 152] 551, 552, *578* [185] 654, *690*
— u. S. Le Bars I [175] 772, 806, 874, 875, *976*; II [66] 91, *113*, [146] 221, 245, *260*
— u. J. Michon II [147] 222, *260*
— s. Kehl, R. II [434—436] 221, *270*
Chamelin, I. M., s. Funk, C. I [272] 364, 406, *423*

Chamorro, A. I [220] 514, 515, 517, 519, 520, 521, *632;* II [85—87] 371, 373, *403*
— s. Hohlweg, W. II [517] 751, 756, *783*
Champigny, O., s. Bourdel, G. I [100, 101] 360, 367, *417*, [126, 127] 538, 539, *629;* II [121, 122] 638, *688*
Champy, C. II [148] 153, *260*
Chan, W. Y., M. O'Connell u. Sh. R. Pomeroy II [247] 297, *309*
Chance, B., u. G. Hollunger I [154] 413, *419*
Chandra, H., s. Kar, A. B. II [276] 94, *120*, [246, 247] 901, *913*
Chaney, A. L., W. E. McKee, R. H. Fischer u. S. P. McColgan I [200] 30, *295*
— s. Fischer, R. H. I [370] 149, *303*, [244] 1051, *1101*; II [275] 515, *582*
Chang, C.-Y., u. E. Witschi II [26] 322, *333*
Chang, E., W. R. Slaunwhite u. A. A. Sandberg II [153] *578*
— W. R. Slaunwhite jr. u. A. A. Sandberg I [201] 143, 267, 268, *295*
Chang, M. I [176] 750, *976*
Chang, M. C. I [177] 750, 806, *976;* II [149—164] 137, 138, 143, 149, 151, 152, 153, 155, 157, 158, 159, 160, 161, 162, 163, 164, 165, 166, 167, 192, 193, 194, 196, 197, 198, 199, 200, 201, 222, 246, 247, *260, 261*, [49—51] 892, *906*
— u. J. M. Bedford II [165] 162, 166, *261*
— u. M. J. K. Harper II [166] 195, 198, *261*
— u. G. Pincus II [167] 135, 138, 139, 140, 166, *261*
— u. D. Sheaffer II [168] 135, 153, *261*
— u. R. Yanagimachi I [48] *1163*; II [168a, 169] 162, 195, *261*
— s. Adams, C. E. II [4] 154, 155, 160, *256*
— s. Bedford, J. M. II [61] 157, *257*
— s. Mounib, M. S. II [573] 145, *275*
— s. Pincus, G. I [135] 13, 15, 21, [1018] 272, 277, *331*, [1052—1054, 1060] 706, 707, 741, 747, 748, 766, 804, 805, 815, 826, 828, 862, 891, 892, 893, 894, 917, 924, 926, 927, 934, 935, 942, 943, 959,

1008, 1009, [347, 351] 1147, *1173*; II [195] 29, *46*, [432—434] 54, 75, 76, 82, 88, 89, 90, 91, 92, *126*, [638, 639] 198, 245, 251, 252, *277*, [212, 213] 429, 430, *459*, [792] 745, *793*
Chang, M. C., s. Slechta, R. F. I [1237] 805, 815, 918, *1016;* II [938] 745, *798*
— s. Yanagimachi, R. II [822] 150, *284*
Chang, S. H., s. Wiley, R. H. I [164] *22*
Chang, S. I., u. J. McGinnis II [52] 902, *906*
Channing, C., u. C. Villee I [202] 252, 254, 255, *295*
Channing, C. P. I [202a] 231, 233, *295;* II [170] 213, *261*
— u. S. A. Grieves I [202b] 233, *295*
— u. R. V. Short II [186] 660, *690*
— u. C. A. Villee I [202c] 246, 252, *295*
Channing, L. P., u. C. A. Villee II [157] 723, *770*
Chany, E., s. Aujard, C. I [34] 399, *414*
Chapekar, T. N., s. Ranadive, K. J. II [551] 381, *419*
Chapman, G. B., E. C. Mann, R. Wegryn u. C. Hull II [59] 486, *505*
— s. Christensen, A. K. II [60] 464, *505*
— s. Fainstat, Th. II [100] 491, *507*
Chapmann, A. B., s. Bellows, R. A. II [60] 747, 750, *767*
Chappel, C. I., C. Révész u. R. Gaudry I [178] 787, 806, 819, 820, 821, 839, 866, 936, 937, *976;* II [67] 68, *113*, [171] 232, 237, *261*, [35] 448, 449, *452*
— s. Révész, C. I [1067] 281, 284, *333*, [1103, 1103a, 1104] 804, 805, 806, 807, 819, 832, 838, 839, 863, 864, 937, 943, *1010*, [746] 1032, *1117;* II [445a] 68, 70, *126*, [667a, 668] 231, 232, 235, 237, *278*, [219, 220] 430, 448, 449, 450, *459*
Charipper, W. A. I [221] 565, 566, *632*
— u. G. W. Taylor I [222] 566, *632*
Charles, D. I [49] *1163*; II [43] 17, 22, *40*
— J. A. Loraine, E. T. Bell u. R. A. Harkness II [158] 752, *770*

Charles, D., s. Bell, E. T.
I [66b] 167, *289*
— s. Harkness, R. A. I [519, 521a] 164, 167, 190, 275, *309*, [348] 356, 374, *426*, [544] 496, *644*
Charles, J., s. Ferin, J. I [113] *1165;* II [68a] 35, *41*
Charles, M. L., s. Spencer, H. I [833, 834] 360, *444*, [1283, 1284] 536, 544, *672*, [1251] 929, 938, *1017*
Charney, W., A. Nobile, C. Federbush, D. Sutter, P. L. Perlman, H. L. Herzog, C. C. Payne, M. E. Tully, M. J. Gentles u. E. B. Hershberg I [178a] 860, *976*
— s. Robinson, C. H. I [1122] *1011*
Charollais, E.-J., K. Ponse u. M.-F. Jayle I [179] *976*
Chart, J. J., E. G. Shipley u. E. S. Gordon I [223] 474, 478, *632*
Charvet, F., s. Burthiault, R. I [164] 164, 171, 177, *294*
Chatagnon, C., u. P. A. Chatagnon I [155, 156] 360, 362, 380, *419*, [224, 225] 495, 544, 549, 559, *633*
Chatagnon, P. A., s. Chatagnon, C. I [155, 156] 360, 362, 380, *419*, [224, 225] 495, 544, 549, 559, *633*
Chattaway, F. W., u. J. D. Townsley I [226] 452, 453, *633*
— — u. A. J. E. Barlow I [227] 452, 453, *633*
Chatterton jr., R. T., u. R. O. Greep I [203] 252, *295*
Chattoraj, S. C., u. A. Scommegna I [203a] 30, 31, 149, 155, 159, 161, *295*
— s. Scommegna, A. I [1164a] 30, 149, 155, 156, 167, *337*
Chauchard, B., u. P. Chauchard I [232—234] 454, 529, 530, *633*
Chauchard, P. I [228—231] 457, 529, 530, *633;* II [187] 639, *690*
— H. Mazoué u. R. Lecoq I [157] 368, *419*
— s. Chauchard, B. I [232—234] 454, 529, 530, *633*
— s. Lecoq, R. I [822, 823] 529, *655*
Chaudhury, R. R., s. Datta, H. I [186] 374, *420*, [65] *1163*
Chaume, J., s. Lipschütz, A. I [850] 598, *656*

Cheatum, S. G., u. J. C. Warren I [203b] 222, *296*
— s. Warren, J. C. I [1384, 1384a] 106, 109, 110, *346*
Checla, J., s. Volk, H. I [906] 1084, *1122*
Cheda, J., s. Volk, H. I [916] 369, 370, 376, *447*, [1399] 549, *677*
Chekherdemian, M., s. Arguelles, A. II [3] 21, 24, 26, 28, *39*
— s. Argüelles, A. E. II [4] 805, *816*
Chen, C., s. Koide, S. I [472] 410, *430*
Chen, C. L., s. Anderson, L. L. II [30] 212, *256*
Ch'en, G., s. Dyke, H. B. van I [363] *638*
Chen, G., s. Dyke, H. B. van I [226] 387, *421;* II [119] 60, *115*
Chen, I. S., s. Dyke, H. B. van I [290] 695, *980*
Chen, Yu Min I [204] 245, 246, *296*
Cheney, M., s. Patterson, J. F. I [696] 397, *439*
Cheng, S. C., s. Höhn, E. O. I [578a] 195, *312;* II [101] 314, *336*
Cherms, F. L., s. Bacon, W. L. II [62] 612, 663, *686*
— s. Haller, R. W. II [90] 331, *336*
Chernick, B. A. I [50] *1163*
Chernoff, H., s. Williams, W. L. II [809] 157, *283*
Cherrick, G. R., s. Leevy, C. M. I [535] 373, *433*
Cherry, C. P., u. A. Glucksmann I [235] 617, *633*
— s. Glucksmann, A. I [494] 601, 603, *643*
Chesky, V. E., s. Stoffer, R. O. I [1297] 584, 585, *673*
Chesley, L. C. I [236] 473, *633*
Chesrow, E., s. Schaffner, F. I [803] 373, *442*, [1177] 551, *669*
Chester, Jones I. I [205] 193, *296*
— u. J. N. Ball II [188] 608, 609, 626, 628, 681, *690*
— s. Dean, F. D. II [247] 608, *692*
Chevalier, J. M., s. Donnet, V. I [252] *979*
Chevallier, F. I [206] 255, *296*
Chevreul, M. E. I [31, 32] *18*
Chiara, A. I [237—239] 490, 491, 496, 499, 510, *633*

Chiara, A., u. A. Zampetti I [240] 489, *633*
Chiaverini, R., s. Paula e Silva, P. de I [1054] 474, 476, *664*
Chieffi, G. I [207] 194, *296;* II [27] 317, *333*
— L. Bellini-Cardellini u. A. Polzonetti-Magni II [28, 29] 324, *333*
— u. H. A. Bern I [207a] 193, *296*
— u. V. Botte I [208] 195, *296*
— u. C. Lupo I [209] 194, *296;* II [30] 314, *334*, [189] *690*
— s. Botte, V. I [120a] 254, *292*
— s. Lupo, C. I [795] 194, *322;* II [138] 314, *337*, [630] 608, *706*
— s. Lupo di Prisco, C. II [629] 608, *706*
Chikamure, T., s. Nagai, J. II [482] 381, *417*
Chilain, A., s. Fanard, A. E. G. I [364] 804, 924, *983*
Child, R. D., s. Ray, L. R. II [381] 896, *919*
Chinnatambi, S. I [180] 943, *976*
Chinnatamby, S. I [51, 52] *1163*
Chirasaka, M., u. M. Tsuruta I [180a] *976*
Chiris, M., s. Czyba, J. C. I [208] *977*
Chirkovskaya, K. S. I [210] *296*
Chitty, H., u. C. R. Austin II [190] 613, *690*
Chomé, E. I [157] 1032, 1039, *1099*
Chotton, D. M., s. Eckstein, P. I [293] 943, *980*
Chou, Wei-Stran, s. Huang-Minlon, K. Tien Han I [82] 7, *19*
Choudary, J. B., u. G. S. Greenwald II [172] 209, *261*, [159] 722, *770*
Chouke, K. S., u. H. T. Blumenthal I [241] 584, *633*
— H. Friedman u. L. Loeb I [242] 584, *633*
Chouroulinkov, I., s. Rivière, M. R. I [1127—1129] 610, 614, *667*
Chow, B. F., H. B. van Dyke, R. O. Greep, A. Rothen u. T. Shedlovski II [160] 721, *770*
— s. Greep, R. O. II [428, 429] 721, 722, 731, *780*

Chow, Zei-Zan, s. Huang-Minlon, Zan-Wei Kin
I [601a] 852, *992*
Chowaniec, T.   I [210a] 82, *296*
Chowdhury, S. R., u. A. B. Kar
I [158] 365, 399, *419*
— s. Goswami, A.   I [470] *987*
— s. Kar, A. B.   I [439] 404, *429;* II [247] 901, *913*
Chowers, I., u. S. M. McCann
II [173] 207, *261,* [161] 736, 757, *770*
Christensen, A. K.   II [61, 63] 464, 466, 470, *505*
— u. G. B. Chapman   II [60] 464, *505*
— u. D. W. Fawcett   II [62, 64] 464, *505*
— u. N. R. Mason   II [68] 103, *113*
Christensen, H. E., s. Iversen, O. H.   II [150, 151] 481, *508*
Christian, H. E., s. Ulberg, L. C.   II [1008] 745, 747, *801,* [481] 849, *922*
Christian, J. E., s. Shaw, S. M.
I [1242, 1243] 551, 574, *671*
Christian, R. E., u. L. E. Casida   II [53] 849, *906*
— s. Ulberg, L. C.   II [271] 432, *461*
Christians, C. J., s. Able, B. V.
II [3] *904*
Christiansen, R. G., s. Clinton, R. O.   I [191, 191a] *976*
Christiansen, W., s. Wied, G. L.   II [951] 526, 527, 544, *603*
Christie, G. A.   II [174—176] 214, *261*
Chu, E. W., s. Snyder, S. H.
II [133] 307, 308, *313*
Chu, J. P., C. C. Lee u. S. S. You   II [177] 212, *261,* [191] 633, 649, 65&, *690*
Chu, K. Y., s. Butcher, R. L.
II [169] 615, *690,* [43] 845, *906*
Chudzik, E. B., s. Shipley, R. A.   I [1249] 479, *671*
Chung, A. C., s. Shaw, J. C.
II [624] 365, *422*
Chung Ching San   I [53] *1163*
Chute, H. R., s. Woolley, G. W.
I [1438] 620, *678*
Ciaccio, B. I., s. Nelson, W. L.
II [491] 375, *417*
Ciasca, G., s. Salvadori, B.
I [794] 378, *442*
Cier, J. F., u. C. Maulard
I [243] 468, *633*

Cier, J. F., s. Houdas, Y.
I [614] 475, *647*
Cieslak, E. S.   II [192] 609, *690*
Cigada, G., s. Savi, C.
I [1202] 934, 935, 937, 938, *1014*
Cimellare, M., s. Carenza, L.
II [141] 573, *577*
Cipera, J. D., B. B. Migicovsky u. L. F. Bélanger   I [244] 484, *633*
Cittadini, E., s. Maneschi, M.
I [813] 150, 160, *322,* [903] 586, *658,* [847] *1000,* [276] *1170*
Citti, U., u. P. Tartaglia
I [245] 514, 564, 579, *633*
Ciulla, U.   II [154] 567, *578*
Claesson, L., u. N.-A. Hillarp
I [211—213] 33, 235, 245, 247, 259, *296*
— B. Högberg, Th. Rosenberg u. A. Westman
II [162] 744, *770*
Claggett, W. R., s. Cooper, J. A.   I [231] 30, *297*
Claisse, R., u. J. Dalayeun
I [159] 373, *419*
Clandinin, D. R., s. Ringrose, C. A.   II [395] 836, *919*
Clanton, D. C., s. Matsushima, J.   II [308] 896, *916*
Claringbold, P. J., s. Biggers, J. D.   I [70] 697, 758, *972*
— s. Martin, L.   II [353] 55, *123*
Clark, G., u. H. G. Birch
II [36] 438, *452,* [193] 675, *690*
Clark, J. J., s. Duncan, G. W.
II [251] 195, *264,* [101] 822, 825, *908*
Clark, P. G., s. Shafer, W. G.
I [817] 404, *443,* [1233] 592, *671*
Clark, R. T.   II [194] 633, *691*
Clark, S., s. Greenblatt, R. B.
I [484] 264, *308,* [324] 356, *425*
Clark, S. L., u. R. B. Greenblatt   I [160] 371, *419,* [181] 918, 936, *976*
— s. Greenblatt, R. B.
I [320] 1059, 1060, *1104*
Clark, W. E., Le Gros, T. Mckeown u. S. Zuckerman   II [163] 743, *770*
Clarke, E., S. Albert u. H. Selye   I [246, 247] 565, *633*
— u. H. Selye   I [248] 565, *633,* [182, 183] 779, 780, 804, 805, 806, 816, 835, 836, 858, 880, 881, 885, 890, 892, 893, 894, 895, 896, 898, 901, 906, 907, 908, 909, 917, 918, 955, 958, 968, *976;* II [69—71] 53, 54, 55, 82, *113*
Clarke, E., s. Selye, H.   I [1217] 777, 804, 806, 835, 880, 881, 908, *1015;* II [500] 82, *128*
Clarke, E. G. C., u. S. Taylor
I [214] 29, *296*
Clarke, P. M., s. Bradley, T. R.
II [67] 356, *403*
Clarke, R. L., s. Clinton, R. O.
I [191] *976*
Clarkle, J. N.   II [54] 893, *906*
Clarkson, B., s. Stokes, P. E.
I [838] 360, 367, 380, *444,* [1298] 549, *673*
Clary, M. L., A. Cameron u. B. N. Craver   II [25] 299, *309*
Clauberg, C.   I [33—35] *18,* [184—187] 681, 804, *976,* [158—160, 162—165] 1026, 1027, 1038, 1039, 1044, 1056, 1058, 1065, 1066, 1069, 1099, [54] *1163;* II [44] 21, 22, 35, 40, [72—75] 55, 62, 63, 64, *113*
— u. W. Breipohl   I [249, 250] 565, *633*
— u. Z. Üstün   I [188] 804, 917, 918, *976,* [161] 1028, 1039, 1045, *1099*
Claus, J. L., s. Llaurado, J. G.
I [860, 861] 480, 504, 543, *657*
Clausen, H. J.   I [251, 252] 503, 538, 571, 577, *633,* [189] *976;* II [195, 196] 609, *691*
Clausen, H. T.   II [31] 314, *334*
Clauser, H., s. Volfin, P.
I [913—915] 387, 388, *447;* II [921, 922] 531, *602*
Clay, D., s. Nestel, B. N.
I [999] 544, *662*
Clayton, B. E., s. Sommerville, J. F.   II [854] 543, *600*
Clayton, G. W., s. Bongiovanni, A. M.   I [107] 140, 159, 161, 162, 166, 183, 185, *291*
Clegg, M. T., T. M. Boda u. H. H. Cole   II [197] 660, *691*
— u. W. F. Ganong   II [164] 732, *771*
— s. Ellington, E. F.   I [101] *1164;* II [295] 751, 775, [115] 822, 899, *908*
— s. Ganong, W. F.   II [384] 743, *779*
— s. Santolucito, J. A.
II [880] 725, 745, *796*

Clemens, J. A., u. J. Meites
II [178] 206, *261*
Clemente II [22] 811, *817*
Clerck, P. de I [215] 89, 90, *296*
Cleveland, A. S., s. Huggins, C.
I [605] 778, 895, 897, 901, 903, 907, 951, 956, 961, *992*
Cleveland, R. II [76] 80, *113*, [179] *261*
Clewe, T. H., s. Mastroianni, L. II [654] 654, *707*
— s. Mastroianni, L., jr. II [357] 85, *123*, [594], 549, 663, *592*
Cliasson, R., s. Bygdeman, M. II [138] 556, *577*
Clifton, E. E., u. Shih-Cheng Pan I [253] 619, *633*
Clifton, J. A., s. Schedl, H. P. I [1159] 273, 277, 282, 284, *337*
Clifton, K. H., u. J. Furth II [88] 351, *403*
Clinie, A. R. W., W. L. Heinrichs u. I. J. Foster I [161] 376, *419*
Clini, V., s. Baldratti, G.
I [39] 914, 915, 927, 954, 955, *970;* II [10] 314, *333*
— s. Sala, G. I [1174] 791, 805, 836, 858, 877, 909, 910, 911, 914, 927, 949, 950, 951, *1013;* II [468] 76, *127*
Clinton, R. O., A. J. Manson, F. W. Stonner, A. L. Beyler, G. O. Potts u. A. Arnold I [190] *976*
— — — H. C. Neumann, R. G. Christiansen, R. L. Clarke, J. H. Ackerman, D. F. Page, J. W. Dean, W. B. Dickinson u. C. Carabateas I [191] *976*
— H. C. Neumann, A. J. Manson, S. C. Laskowski u. R. G. Christiansen I [191a] *976*
— s. Beyler, A. L. I [65] 961, 963, *971*
Cloeren, S., s. Haefeli, H.
I [336] 352, 377, 378, 380, *425*, [154] 1145, 1146, *1166*
Cloeren, St., s. Arnold, M.
I [11] *1161*
— s. Haefeli, H. II [183] 903, *911*
— s. Mall, M. I [272] *1170*
— s. Mall-Haefeli, M. I [273] *1170;* II [301] 901, *915*
— s. Richter, R. H. H.
I [373, 374] 1142, *1174*
Cloudman, A. M., s. Richardson, F. L. II [583] 382, *420*

Clough, G., s. Laws, R. M.
II [596] 620, 623, 662, 670, 682, *705*
Clyman, J. II [45] 20, *40*
Clyman, M. C. I [55] *1163*
Clyman, M. J. II [65—68] 491, 498, *505, 506*
— s. Roland, M. I [384, 385] *1174;* II [211] 18, *46*
Cmarik, G., s. Dziuk, P. J.
II [113] 857, *908*
Cobb, F. R., s. Ashburn, A. D.
I [48] 506, 541, 553, 557, *626*
Cobb, J. C., S. Farhat, N. A. Shah, S. J. Ameen u. P. Harper I [56] *1163*
— s. Shah, N. A. I [405] 1133, *1175*
Coberly, J. C., s. Peters, J. H.
I [1065] 551, *664*
Cobler, H., s. Butenandt, A.
I [26] 5, *17*, [130, 153] 805, 880, 897, 898, *974, 975;* II [58] 64, *112*
Coburn, W. A., s. Hougie, C.
I [388] 379, *427*, [204] *1168*
— s Rutherford, R. N. I [789] 378, 379, *442*, [1153] 768, 855, 911, *1013*, [770] 1058, *1118*, [387] *1174;* II [873] 739, *796*
Cochran, K. W., u. K. P. DuBois I [162, 163] 412, *419*
Cochran, U. J. H., s. Hays, B.
II [91] 315, 316, *336*
Cochrane, R. L., u. R. K. Meyer II [179a] 222, 224, *261*, [198] 617, 650, *691*
— M. R. N. Prasad u. R. K. Meyer II [180] 206, *262*
— s. Meyer, R. K. II [554] 214, *274*
Cockrell, B., s. Sydnor, K. L.
I [1323] 611, *674*
Cockrell, T., s. Curl, S. E.
II [65] 839, 852, 869, *907*
Cocu, F., s. Milcu, S. M.
I [607] *435*
Cohen, A. I., s. Corbin, A.
II [175] 757, *771*
— s. Schally, A. V. II [898] 736, *797*
— s. Yuhara, M. I [1469] 253, *350*
Cohen, D., s. Fidler, I. J.
II [135] 903, *909*
Cohen, E. H., s. Frieden, E. H.
I [409] 835, 859, 897, 909, 911, 915, *984*
Cohen, H. I [254] 456, *634;* II [32] 316, *334*

Cohen, H., s. Hawk, H. W.
I [554] 463, *645*
Cohen, J., s. Plessier, J.
I [1080] 533, *665*
Cohen, M. R., R. Frank, M. H. Dresner u. J. J. Gold I [164] 356, 371, *419*
— u. H. Hankin I [166] 1039, 1053, 1054, *1099*
— u. M. Perez-Pelacz I [57] *1163;* II [46] 10, 17, 29, *40*
— u. I. F. Stein I [192] 917, 927, *977*
— J. F. Stein u. B. M. Kage II [155] 527, *578*
— s. Gold, J. J. I [297] 356, *424*
Cohen, R., s. Jones, G. E. S.
I [640] *315*
— s. Turner, D. A. I [1345] 30, 154, *345*
Cohen, R. B., s. Fienberg, R.
I [365] 47, *302*
— s. Prakash, S. I [719] 1075, *1116*
Cohen, R. S., s. Weichert, C. K.
II [715] 345, *425*
Cohen, S., s. Bitensky, L.
II [69] 530, *575*
Cohen, S. H., s. Hill, D. L.
I [561] 224, *311*
Cohen, S. L. I [216, 217] 29, *296*, [165] 376, 391, 392, 395, 400, 402, 403, *419;* II [199] 650, *691*
— M. M. Goldfine, F. Toussaint, K. Friedman u. I. Noma I [218] 29, *296*
— s. Bloch, H. S. I [97] 30, *291*
— s. Harris, R. S. I [352] 391, 392, 400, 402, 403, *426*
Cohen, W. D., s. Robinson, R. W. I [767] 366, *441*, [378] *1174*
Cohn, F., s. Fraenkel, L.
I [70] *19*, [401] 235, 263, *304*, [394] 690, *984;* II [306] 204, 266, [361] 619, *696*
Cohn, G. L., u. E. Pancake I [219] 26, *296*
— s. Bondy, P. K. II [101] 755, *768*
Cohn, S. L., s. Statzer, D. E.
I [417] *1175*
Cohn, W. M., s. Stimmel, B. F.
I [1277] 30, *342*
Coiffard, P., s. Bret, J. II [29] 11, *40*
Cole, C. L., s. Avery, T. L.
II [60] 662, *686*, [17] 849, 897, *905*
— s. Brewster, J. E. II [106] 140, *259*
Cole, D. E. II [26] 285, *309*

Cole, D. F. I [255] 469, *634*
Cole, H. A. II [89] 344, 345, 347, 369, *403*
Cole, H. H. I [220] *296;* II [200] 616, 662, 663, *691,* [165] 746, 771, [55] 838, 851, 855, *906*
— u. H. Goss II [201] 638, 660, *691*
— u. G. H. Hart I [256] 540, *634;* II [166] 744, *771*
— — u. R. F. Miller II [37] 427, *452*
— C. E. Howell u. G. H. Hart II [202] 619, 623, 660, *691*
— u. R. F. Miller II [167] 748, *771,* [56] 849, *906*
— u. F. J. Saunders II [203] 638, 660, *691*
— s. Clegg, M. T. II [197] 660, *691*
— s. Evans, H. M. II [327] 621, 656, *695*
— s. Hart, G. H. I [522] 231, 263, *310,* [548] 538, 540, *645;* II [449] 619, *699*
— s. Heitman jr., H. II [480] 620, *700*
— s. Santolucito, J. A. II [880] 725, 745, *796*
— s. Nellor, J. E. II [182] 432, 433, *458,* [734] 745, *791,* [334] 849, *917*
Cole, R. D., u. T. R. Hopkins I [166] 395, *419*
— s. Hopkins, T. R. I [385] 395, 400 *427*
— s. Lyons, W. R. II [391] 350, *413*
Cole, R. J., u. J. Paul II [181] 183, *262*
Cole, T., s. Waine, H. I [921] 359, 361, 362, 363, 366, *372*, 380, *447*
Coleman, J., s. Rosemberg, E. II [848, 849] 727, 728, *795*
Coletta, A., E. Frigeri u. M. Persico I [167] 383, 403, *419*
Colgate, C. E., s. Allen, E. II [3] 427, *451*
Collias, N. E., s. Allee, W. C. II [5] 332, *333*
Collin, R., s. Brouha, L. I [153] 502, *630*
Collings, M. R. II [77] 51, 52, *113*
Collings, W. D. I [257, 258] 466, *634*
Collins, V. J., J. L. Boling, E. W. Dempsey u. W. C. Young I [193] 686, 687, 746, 804, *977;* II [38] 428, *452,* [168] 749, *771*
— s. Heuverswyn, J. van I [565] 742, 746, 805, 835, 990; II [106] 428, *455,* [490] 755, *782*
Collins, W. E., L. W. Smith, R. E. Hanser u. L. E. Casida II [57] 838, 851, *906*
— s. Labhsetwar, A. P. II [578] 664, *704,* [605, 606] 745, 751, *786*
— s. Lynn, J. E. I [799a] 209, 212, 217, 218, 221, *322*
Collins, W. F., u. I. F. Sommerville I [221, 222] 26, 27, 75, 113, 116, 120, *296*
Collins, W. P., u. J. F. Sommerville II [156] 515, 516, *578,* [169] 749, 760, *771*
— s. Forleo, R. I [385] 75, 104, 105, *303*
— s. Sommerville, I. F. I [1239] 32, 64, 116, 117, *340*
— s. Sommerville, J. F. II [855] 516, *600*
Collip, J. B. II [204] 638, *691*
— H. Selye u. D. L. Thomson II [90] 355, *404*
— s. Bachman, C. II [24] 52, *111*
— s. McEuen, C. S. II [416] 382, *414*
— s. Noble, R. L. I [1016] 610, *662*
— s. Selye, H. I [1224] 503, 563, 572, 577, *670,* [1216, 1218] 690, 696, 806, 807, 943, *1015;* II [498, 499, 501] 55, 84, 94, 97, *128,* [725] 206, *280,* [617—628] 355, 365, 367, 373, 384, *421, 422,* [844, 845] 619, 628, 629, 632, *645,* 713, [921] 720, 721, *798*
Collipp, P. J., S. A. Kaplan, D. C. Boyle, F. Plachte u. M. D. Kogut I [259] 582, *634,* [167] 1039, 1090, 1091, *1099*
Colombo, B. I [168] 373, *419*
Colonge, R. A., s. Artunkal, T. II [33] 204, *257,* [48] 619, *685*
Colsky, J., B. Shnider, R. Jones jr., H. B. Nevinny-Stickel, Th. Hall, W. Regelson, O. S. Selawry, A. Owens jr., C. O. Brindley, E. Frei u. Y. Uzer I [168] 1039, 1084, *1099*
— s. Jonsson, U. I [418] 362, 371, *428,* [676] 481, 482, *650,* [449] 1084, *1108*
Colton, F. B. I [36—38] 13, 15, *18,* [194] *977;* II 1
— u. N. W. Atwater I [39] 13, *18*
— u. P. Klimstra I [195] 964, *977*
Colton, F. B., L. N. Nysted, B. Riegel u. A. L. Raymond I [40] 13, *18,* [196] 927, 930, 931, 933, *977*
— s. Edgren, R. A. I [305] 755, 900, 901, 924, 926, 930, 931, 933, 934, 942, 945, 951, 954, *981;* II [131] 74, 75, 76, 83, *115,* [49] 288, 289, *310*
— s. Saunders, F. J. I [146] 13, *21,* [1166] *668,* [1194] 749, 805, 806, 900, 909, 924, 925, 927, 930, 931, 932, 933, 935, 936, 951, 952, 955, *1014;* II [478] 64, 74, 75, 76, *128,* [705] 246, 250, 251, 253, *279,* [173] 314, *339*
Colvin, E. D. I [151] 1039, 1063, 1067, *1098*
Combescot, C., M. Pestre u. A. Domenech I [260] 464, *634*
— u. A. Trigano II [182, 183] 222, *262*
— s. Aron, E. I [40] 464, *626*
— s. Rivière, M. I [1130] 588, *667*
Combs, W., M. P. Botkins u. G. E. Nelms II [39] 432, *452,* [58] 838, 863, *906*
— s. Nelms, G. E. II [183] 432, *458,* [337] 838, 851, *917*
Comline, R. S., s. Balfour, W. E. I [52, 52a] 213, 229, *289,* [42] *970;* II [31] 349, *401,* [63] 667, *686*
Common, R. H., L. Ainsworth, F. Hertelendy u. R. S. Mathur II [205] *691*
— s. Layne, D. S. I [744] 195, *319;* II [129] 314, *337*
— s. Phillips, W. E. J. I [712] 367, 398, 400, *439,* [1068] 501, 554, 555, *664*
Comninos, A. C., B. Papatheodorou u. J. Chalkiadakis II [78] 103, *113*
Comsa, J. I [169] 380, *419*
Conard I 1151, 1152, 1153, 1154
Conaway, C. H. II [206] 613, *691*
— u. M. W. Sorenson II [207] 625, 673, *691*
— s. Prahlad, K. V. I [739] 389, *440*
Condon, G. F., s. Levitz, M. I [758] 87, *320*
Condorelli, F. I [170] 359, *419*
Conestabile, E., u. M. Volpicelli I [171] 370, *419*
Conklin, C. J., u. J. F. McClendon I [172] 358, *419*

Conner, R. L.   I [261] 452, *634*
Conney, A. H., u. J. J. Burns
  I [262] 520, *634*
— M. Jacobson, W. Levin,
  K. Schneidman u. R. Kuntzman   I [222a] 257, *296*
— u. K. Schneidman
  I [222b] 257, *296*
— — M. Jacobson u.
  u. R. Kuntzman   II [69]
  502, 503, *506*
— R. M. Welch, R. Kuntzman
  u. J. J. Burns   I [222c]
  257, *296*
— s. Kuntzman, R.   I [723]
  186, 257, *318*, [780] 520,
  523, *654;* II [165] 503,
  509
Connolly, M. R., s. Cecil, H. C.
  II [184] 649, *690*
Connon, F. E.   II [91] 384,
  404
— s. Bennet, L. R.   I [83]
  494, 622, *627*
Connor, T. B., s. Ganis, F. M.
  I [434a] 77, *305*
O'Connor, W. B., u. M. X.
  Zarrow   II [184] 225, *262*
Conquy, T., s. Grangaud, R.
  I [312] 382, *424*, [514—518]
  537, 539, 544, 597, *643*
Conrad, I., s. Kaiser, R.
  I [425] 353, 355, *429*
Conrad, J. T., s. Johnson, W. C.
  I [672] 511, *650*
Conrad, S. H., R. J. Pion u.
  J. D. Kitchin   I [222d]
  28, 97, 99, 100, 110, 111,
  112, *296*
— s. Kase, N.   I [665] 77,
  106, *316*
— s. Kitchin, J. D.   I [679a]
  108, *317*
— s. Pion, R.   II [702] 541,
  595, [794] 763, *793*
— s. Pion, R. J.   I [1019] 87,
  331
Constantopoulos, G., u.
  T. T. Tchen   I [223] 218,
  296
Contamin, R.   I [169—171]
  1039, 1073, *1099;* II [157,
  158] 558, *578*
— Cl. Moulin u. J.-S. Lorillou
  I [172] 1039, 1073, *1099*
Conte, J. C.   I [197] *977*
Conti, C., s. Pollosson, E.
  I [1086] 536, *665*
Conti, M., s. Serluca, P.
  I [1231] 494, *670*
Contiades, X.-J.   I [263] 534,
  535, *634*
Continko, E. M., J. C. de Souza
  u. A. I. Csapo   II [159]
  559, *578*

Contopoulos, A. N., s. David-
  son, J. M.   II [221, 222]
  731, 732, *773*
— s. Ellington, E. F.   I [101]
  1164; II [295] 751, *775*,
  [115] 822, 899, *908*
Contractor, S. F., u. W. H.
  Pearlman   I [224] 103,
  143, 145, 268, *297*
Conway, E., u. D. Hingerty
  I [264] 452, 467, *634*
Cook, A. R.   II [170] 732, *771*
Cook, B., C. L. Kaltenbach,
  H. W. Norton u. A. V. Nal-
  bandov   II [171] 723, *771*
Cook, D. L.   I [173] 365, *419*
Cook, H. H., C. J. Gamble u.
  A. P. Satterthwaite
  I [198] 943, *977*, [58] *1163*
Cook, K., s. Frenkel, J. K.
  I [434] 580, *640*
Cook, L. R., s. Klopper, A. I.
  I [692] 149, 154, 155, 156,
  157, 160, *317*, [708] *995*
Cook, R. P., s. Biswas, S.
  I [105] 487, *628*
Cooke, A. M., A. W. Rogers u.
  G. H. Thomas   I [225] 178,
  241, 272, 273, *297*
Cooke, B. A., T. J. McDonald u.
  D. K. Vallance   I [226]
  281, *297*
— u. W. Taylor   I [227, 228]
  256, 257, *297*
— u. D. K. Vallance   I [229,
  230] 201, 278, 281, *297;*
  II [59] 902, *907*
— s. Shirley, I. M.   I [1174a]
  256, 257, *338*
Cooke, I. D., N. Wiqvist u.
  E. Diczfalusy   I [230a]
  134, *297*
Cooley, C. O., s. Raun, A. P.
  II [383] 860, 896, 897,
  919
Cooley, G., B. Ellis, F. Hartley
  u. V. Petrow   I [198a]
  855, 862, 945, *977*
— s. Barton, S. P.   I [12] 12,
  17, [53] 921, *971*
Coolsby, C. M., s. Rosenbaum,
  R. M.   I [780] 385, *442*
Coon, L. L., s. Spies, H. G.
  II [747] 209, *281*
Coon, W. W., s. Reed, D. L.
  I [751] 380, *440*, [363]
  1145, *1173*
Cooper, D. J., u. A. Schmidt
  I [174] 404, *419*
Cooper, H. R., s. Mills, I. H.
  I [887b] 116, *325*
Cooper, J. A., J. P. Abbott,
  B. K. Rosengreen u.
  W. R. Claggett   I [231] 30,
  297

Cooper, J. M., H. E. Jones u.
  A. E. Kellie   I [232] 281,
  297
— u. A. E. Kellie   I [233]
  281, *297*
Cooper, K., s. Zondek, B.
  I [970] 1068, 1069, *1124*
Cooper, K. L., s. Zondek, B.
  I [971] 1068, 1069, *1124*
Cooper, P., s. Bloch, E.   I [96]
  107, *291*
Cooper, W., M. G. Coyle,
  V. H. T. James, M. Nicholas
  u. V. K. Smith   I [233a]
  30, *297*
— s. Greig, M.   I [488] 45, 93,
  95, 118, 120, 123, 124, 125,
  127, 128, 164, 165, 167, 170,
  176, 177, *308*
Cooperman, N. R.   I [173]
  1039, 1051, *1099;* II [160]
  563, 565, *578*
Cope, C. L.   I [234] 164, 171,
  177, *297*
Cope, E., u. E. C. Emelife
  I [174] 1039, 1071, *1099*
Copeman, P. W. M., D. J. Cripps
  u. R. Summerly   I [59]
  1163
Coppedge, R. L., u. A. Segaloff
  II [172] 724, *771*
Coppola, J. A., u. J. W. Perrine
  I [199] 706, 767, 943, *977*
Coquelet, M. L., s. Traverse,
  P. M. de   I [1323] *1020*
Corbin, A.   II [173, 174] 757,
  771
— u. A. I. Cohen   II [175]
  757, *771*
Corcoran, A. C., s. Greco, F. del
  I [317] 370, *425*
Corcoran, B., s. Werboff, J.
  I [1416] 527, *677*
Corcorran, N. L., s. Halász, B.
  II [441] 734, *781*
Cordier, D., u. M. Cordier
  I [175] 398, *419*
Cordier, M., s. Cordier, D.
  I [175] 398, *419*
Corey, E. L.   I [176, 177] 363,
  419, [265, 266] 466, 467, *634*
Corey, S. M.   II [208] 681, *691*
Coriat, L., s. Azerad, E.   I [39]
  1061, *1095*
Corker, C. S., s. Exley, D.
  II [335] 639, *695*
Corkill, A. B., u. J. F. Nelson
  I [178] 399, *420*
— s. Hill, R. T.   II [99] 330,
  336
Cormillot, A. E. J.   I [200] *977*
Corner, s. Loeb   I 23
Corner, G. W.   I [41] 18, [235—
  238] 58, 100, 101, 195, 202,
  238, 263, *297*, [201] 681, *977;*

II [79—81] 62, 81, *113*, [185] 204, *262*, [92] 356, 370, *404*, [161, 162] 544, 550, 562, *578*, [209—215] 619, 621, 623, 625, 654, 668, 674, *691*, [176, 177] 745, 750, *771*
Corner, G. W., u. M. W. Allen I [42] *18*, [239] 23, *297*, [202] 680, 681, 683, 739, *977*, [175] 1026, 1027, 1039, *1099;* II [82] 62, *113*, [93] 369, *404*, [163] 544, *578*, [216] 634, *691*
— u. A. Csapo II [27] 285, 286, 290, *309*, [217] 634, 638, *691*
— s. Allen, W. M. I [4] *17*, [13] 58, 123, *287*, [9, 10] 927, *969*, [14, 17] 1027, 1066, *1094;* II [17] 195, *256*, [13] 396, *401*, [12] 544, *573*
— s. Bartelmez, G. W. II [69] 674, *686*
— s. Bloor, W. R. I [100] 202, *291*
— s. Csapo, A. II [36, 37] 290, 291, *309*
— s. Hartmann, C. G. II [377] 205, *268*, [460] 621, *700*
— s. Makepeace, A. W. II [342] 62, *123*
— s. Seckinger, D. L. II [841] 675, *713*
Corner jr., G. W. I [176] 1028, 1030, 1039, *1099*
Cornwell, W. S., s. Kimoura, G. II [556] 669, *703*
Corpéchot, C., s. Baulieu, E.-E. I [63] 136, 138, 139, 140, 149, 160, *289*
Corral, J. M. de II [33] 322, *334*, [178] 748, *771*
Corral-Gallardo, J., H. A. Acevedo, J. L. Perez de Salazar, M. Loria u. J. W. Goldzieher I [239a] 106, *297*
Corren, S., s. Rice-Wray, E. I [1106] *1011*, [368] *1173;* II [390] 903, *919*
Cort, J. de, s. Lambillon, J. I [543, 544] 1044, 1072, 1083, *1111*
Corteel, J. M., J. P. Signoret u. F. du Mesnil du Buisson II [218] 621, 668, *691*
Cortés-Gallegos, V., s. Martinez-Manautou, J. II [303] 901, *916*
Cortesi, R., C. Tripet u. R. Girard I [267] 454, *634*
Cortez, V., s. Martinez-Manautou, J. I [280]

1135, 1140, 1141, *1170;* II [167] 4, *45*, [515] 189, *273*
Cos, J. J., s. Calvin, H. I. I [187b] 29, *294*
Coscia, C. J., s. Weiss, M. J. II [541] 66, *130*
Costa, P. J., u. D. D. Bonnycastle I [268] 527, *634*
Costa Lama, L. Da, s. Campos de Paz, A. I [152] 1039, 1069, *1099*
Coste, F., F. Laurent u. F. Delbarre I [269] 497, *634*
Cotes, P. M., J. A. Crichton, S. J. Folley u. F. G. Young II [94] 364, *404*
Cotte, G. II [70] 464, *506*
Cottier, H., s. Herrmann, U. II [380] 564, *585*
Coudert, S. P., s. Schomberg, D. W. II [716] 210, *280*
Coulombre, A. J., s. Forbes, R. Th. I [378, 379] 243, 256, 257, *303*
Coulombre, J. L., s. Forbes, R. Th. I [378, 379] 243, 256, 257, *303*
Coulson, W. F., s. Robertson, H. I [1086] 229, *334*
Courcy, C. de I [240] 31, 138, 183, 276, 277, *297*
— u. J. J. Schneider I [241], 31, 258, *297*
— s. Wieland, R. G. I [1420c] 111, *348*
Couri, D., s. Besch, P. K. I [83b] 280, *290*
Courrier, M. R., s. Rombauts, M. P. I [1101] 201, 202, 203, 204, 206, *335*
Courrier, R. I [242] 199, 200, *297*, [203] *977*, [177] 1039, 1056, *1099;* II [83—85] 55, 85, *113*, [186, 187] 206, 229, *262*, [95] 371, *404*, [164] 528, *578*, [219—221] 646, 650, 675, *691*, [179] 752, *771*
— u. M. Baclesse II [222] 617, 634, *691*
— u. G. Gros II [223] 619, *691*
— u. G. Gross II [86] 55, *113*
— R. Guillemin, M. Jutisz, E. Sakiz, u. P. Aschheim II [180] 735, *771*
— u. A. Jost I [204, 204a] 749, 806, 918, *977;* II [188, 189] 221, 225, 246, 250, *262*
— u. R. Kehl I [270] 486, *634*, [205] 806, 955, *977;* II [87] 55, *113*, [190, 191] 221, 246, *262*, [224] 619, *692*

Courrier, R. s. Lecoq, R. I [823] 529, *655*
Courtright, C. L., s. Howard, P. I [599] 910, 911, *992*
Coutinho, E. M. II [225, 226] 634, *692*
— J. C. Desouza u. A. I. Csapo II [47a] 29, *40*
— G. Fisher u. G. B. Mascarenhas II [47] 22, *40*
— J. C. De Souzy u. A. I. Csapo I [60] *1163*
Couves, C. M., s. Kowalewski, K. I [759] 550, *653*
Cow, B. F., s. Shedlovsky, T. II [926] 721, *798*
Cowan, D. M., s. Young, S. I [1449, 1450] 612, 613, *679*
Cowan, M. L., s. Daniel, J. C. II [66] 892, *907*
Cowie, A. T. II [96—99] 343, 355, 356, 357, 358, 360, 364, 365, 369, 382, 389, 390, 398, *404*, [227] 679, *692*
— C. P. Cox, S. J. Folley Z. D. Hosking, M. Naito u. J. S. Tindal II [100] 372, *404*
— — — u. J. S. Tindal II [101] 357, *404*
— P. M. Daniel, G. S. Knaggs, M. M. L. Prichard u. J. S. Tindal II [102] 367, *404*
— — M. M. L. Prichard u. J. S. Tindal II [103] 367, *404*, [228] 667, *692*
— u. D. S. Flux I [243] 270, 273, *297;* II [104] 371, *404*
— u. S. J. Folley II [105—110] 343, 350, 353, 355, 356, 357, 360, 364, 365, 382, 390, 400, *404*, [181] 735, *771*
— — B. A. Cross, G. W. Harris, D. Jacobsohn u. K. C. Richardson II [111] 355, *404*
— — F. H. Malpress u. K. C. Richardson II [112, 113] 349, 357, 358, 359, 365, 372, 388, 389, *404*
— S. J. Fooley, F. H. Malpress u. K. C. Richardson II [229] 667, 676, 679, *692*
— G. S. Knaggs u. J. S. Tindal II [114] 365, 367, *404*
— — — u. A. Turvey II [115] 368, *404*
— u. W. R. Lyons II [116] 350, 354, *404*, [230] 676, 677, *692*
— u. J. S. Tindal II [117—120] 356, 365, 367, *404*, *405*, [231] 679, *692*

Cowie, A. T., J. S. Tindal, u. A. Yokoyama II [121] 365, *405*
— u. S. C. Watson II [122] 356, *405*
— s. Benson, G. K. II [43—47] 349, 357, 365, 366, 368, 370, 371, 372, 388, 397, 398, *402*, [81—84] 638, 654, 679, *687*
— s. Bradley, T. R. II [68] 365, *403*
— s. Folley, S. J. II [201] 356, 365, *407*
Cowles, R. A., s. Graber, H. T. II [414] 745, *780*
Cowley, I. J., s. Yielding, K. L. I [976] 412, *449*
Cox, C. P., s. Benson, G. K. II [43, 44] 349, 357, 365, 370, 372, 388, *402*, [81, 83, 84] 638, 654, 679 *687*
— s. Cowie, A. T. II [100, 101] 357, 372, *404*
Cox, R. F., s. Koch, B. A. II [264, 265] 896, 897, *914*
Cox, R. I. I [244—248] 30, 31, 136, 137, 139, 140, 149, 158, 162, 181, 182, 183, 191, *297*
— u. M. Finkelstein I [249] 31, 149, 150, 161, 162, 189, 191, *298*
— u. G. F. Marrian I [250] 162, 183, *298*
— u. R. P. Shearman I [251] 136, 138, 139, 140, 149, 191, *298*
— s. Emmens, C. W. I [338] *982;* II [146] 55, *116*
— s. Finkelstein, M. I [368] 31, *302*
— s. Martin, L. II [514] 195, *273*
Cox, W., s. Main, R. II [684] 724, *789*
Cox, W. M., u. A. J. Mueller II [123] 400, *405*
Coyle, M. G., u. J. B. Brown I [178] 1075, *1099*
— M. Greig u. J. Walker I [252] 126, 173, 176, *298;* II [165] 566, *578*
— F. L. Mitchell u. C. S. Russell I [254] 30, 164, 168, 169, 170, 171, 176, 177, *298*
— — u. C. G. Paine I [253] 29, *298*
— s. Cooper, W. I [233a] 30, *297*
— s. Greig, M. I [488] 45, 93, 95, 118, 120, 123, 124, 125, 127, 128, 164, 165, 167, 170, 176, 177, *308*

Coyle, M. G., s. Russell, C. S. I [1117] 164, 165, 169, 170, 172, 176, 177, 178, 269, *335*
Coyne, R. V., s. Peterson, W. F. I [335] 1149, 1150, *1172*
Cozens, D. A., u. M. M. Nelson II [182] 731, *771*
Crabbé, J. I [271] 467, 475, *634*
Crabo, B. II [71] 464, *506*
Cragle, R. G., s. Watanabe, S. I [1389] 271, *347*
Craig, J., s. Ryan, G. M. II [215] 22, *47*
Craig, J. M., s. Griffiths, C. T. I [526] 601, 603, *644*
— s. Kistner, R. W. I [498] 1087, *1109*
— s. Steiner, G. J. I [418] *1175*
Craige, J. E., u. C. J. Berger I [272] 487, *634*
Crain, D. C., s. Kyle, L. H. I [494] 366, 367, 380, *431*
Crainiceanu, A. I [273] 531, *634*
Cramer, H. II [166] 528, *578*
— u. O. Klöss II [167] 528, 529, 530, 537, *578*
Cramér, K. II [179] 364, *420*
Crane, J. T., s. Reilly, W. A. II [207] 34, *46*
Crane, K. F., s. Reich, H. I [140] 21, [1065] 25, 27, *333*
Cravario, A., s. Mazza, U. I [286] *1171*
Craver, B. N., s. Clary, M. L. II [25] 299, *309*
Craver, W. L., s. Beal, J. M. I [53] 360, *415*
Cravetto, C. A., u. G. Ortone I [180] 369, *420*
Cravioto, H., u. H. J. Merker II [72] 479, 485, *506*
Crawford, J., s. Richie, R. I [747] 1090, 1091, *1117*
Crawford, W. S., s. MacCarthy, C. II [656] 762, *788*
Creech, B. G. I [255] 30, *298*
— s. Horning, E. C. I [586] 26, *312*
Creech, H. J., s. Sugiura, K. I [1315] 564, 620, *674*
Creek, M. J., s. Nestel, B. L. II [89] 809, *819*, [339] 851, *917*
Crepy, O., O. Judas u. M. F. Jayle I [256] 136, 241, *298*
— — F. Rulleau-Meslin u. M. F. Jayle I [256a] 137, 141, 144, 146, 178, 179, *298*
— B. Lachèse, J. Fermanian u. M. F. Jayle I [257] *298*

Crepy, O., F. Meslin u. M. F. Jayle I [258] 29, 30, 148, 149, 154, 158, 166, 186, *298*
— s. Jayle, M. F. I [621, 622, 624] 29, 30, 31, 140, 148, 149, 158, 164, 167, 171, 187, *314*
— s. Lachèse, B. I [726] 31, 143, 144, 145, 148, *318*
Cress jr., C. H., u. M. Greenblatt I [274] 524, *634*
Cresswell, E., R. W. Ash, R. W. Boyne u. J. C. Gill II [60, 61] 893, *907*
Cretius, K. II [168] *578*
Creutzberg, F., s. Mighorst, J. C. A. I [951] 460, *660*
Creutzfeldt, W., s. Frerichs, H. I [121] 1151, 1152, 1153, 1154, *1165*
Crichton, J. A., s. Cotes, P. M. II [94] 364, *404*
Crigler jr., J. F., s. Wilkins, L. I [928] 1037, 1041, *1123*
Crignon, G., s. Floquet, A. I [373a] 195, *303*
Cripps, D. J., s. Copeman, P. W. M. I [59] *1163*
Crisosto, C., s. Saavedra, R. II [784] 565, *598*
Crispell, K. R., s. Bondy, P. K. II [101] 755, *768*
— s. Hollifield, G. I [583] *991*
Crist, R. D., K. E. Krantz u. J. C. Warren I [259] 276, 280, 284, *298*
Crist, W. L., s. Davis, D. R. II [242] 665, *692*
Cristol, P., u. R. Bienfait I [259a] 30, 31, *298*
— u. M. F. Jayle I [260] 31, 181, 185, 186, *298*
Critchlow, B. V. II [183—185] 734, 743, 755, 758, 759, *771*
— u. J. de Groot II [186] 734, 759, *771*
— s. Krejci, M. E. II [595] 734, 759, *786*
— s. Porter, R. W. II [799] 733, *793*
— s. Sawyer, C. H. II [885] 734, *796*
Cromer, J. K., s. Hertz, R. I [371, 372] 1089, *1105*
Crooke, A. C. II [187—189] 727, 728, *771*
— u. W. R. Butt II [190] 752, *771*
— — S. P. Carrington, R. Morris, R. F. Palmer u. R. Logan Edwards II [193] 727, *772*

Crooke, A. C., W. R. Butt, R. Palmer, R. Morris, R. E. Edwards, C. W. Taylor u. E. V. Short I [261] 52, 53, 58, 64, 76, 139, 160, *298*
— — R. F. Palmer, P. V. Bertrand, S. P. Carrington, R. Logan Edwards u. C. J. Anson II [191] 727, *772*
— — — R. Morris, R. Logan Edwards u. C. J. Anson II [194] 727, 728, *772*
— — — — C. W. Taylor u. R. V. Short II [195] 727, *772*
— — — — u. D. B. Morgan II [192] 727, *772*
— s. Butt, W. R. I [177] 266, *294*
Crooks, H. M., s. Marker, R. E. I [824, 826] 234, *323*
Crooks jr., H. M., s. Marker, R. E. I [823] 234, *323*
Croom, H. G., s. Jordan, R. M. I [679] 545, *650*
Croom, R. G., s. Jordan, P. S. I [677] 545, *650*
Cross, B. A. II [124] 355, 367, *405*, [196—198] 737, 757, *772*
— u. I. A. Silver I [275] 526, *634*
— s. Barraclough, C. A. I [66] 526, *627*
— s. Cowie, A. T. II [111] 355, *404*
Cross, C. K., s. Bharucha, K. R. I [14] 6, *17*
Cross, J. W. I [62] *1163*
Crossfield, H. C., s. Swingle, W. W. I [1318] 466, *674*
Crowl, B., s. Herschler, R. C. II [50] *818*, [205] 825, 865, *912*
Crowley, J. P. II [62] 892, *907*
Crowley, L. G., u. I. Macdonald I [179, 180] 1039, 1084, 1085, *1099*
— s. Marmorston, J. I [833] 148, 158, 160, *323*
Croxatto, H., u. M. Gonzales I [276] 515, 517, *634*
— s. Barnafi, L. II [6] 297, *308*
Croxatto, H. B., s. Hilliard, J. II [117] 25, *43*, [234] 93, 94, *119*, [52] 805, *818*
Cruikshank, W. II [192] 166, 189, *262*
Cruz-Fereira, A., s. Garcia, J. A. II [387] 730, *779*
Csaba, B., I. Törö u. M. Bodoky I [277] 503, 505, *634*

Csaba, I., s. Lajos, L. II [608, 609] 762, *787*
Csado, A., s. Goto, M. I [505] 471, 472, *643;* II [61] 290, 291, 292, 293, *310*
Csapo u. Kuriyama II 293
Csapo, A. I [278] 472, *634*, [206] 692, 753, *977;* II [48, 49] 22, 34, 35, *40*, [28—35] 285, 290, 291, 293, 296, *309*, [73—75] 475, 478, 479, *506*, [232, 233] 626, 635, 638, *692*, [199—201] 764, *772*
— u. G. W. Corner II [36, 37] 290, 291, *309*
— s. Bengtsson, L. Ph. II [61] 557, *575*
— s. Corner, G. W. II [27] 285, 286, 290, *309*, [217] 634, 638, *691*
— s. Goto, M. II [335] 556, *583*, [397] 667, *697*
— s. Kuriyama, H. II [97, 98] 291, 292, 293, 294, *311*, [532, 533] 556, *590*
— s. Macedo Costa, L. II [160] 34, *44*
— s. Marshall, J. M. II [107] 291, *312*, [588] 556, *592*
Csapo, A. I. I [181—183] 1039, 1066, 1067, 1070, *1099*, *1100;* II [169—175] 538, 546, 555, 556, 557, 558, *578*, *579*, [234] 638, 650, *692*
— u. H. A. Kuriyama I [279] 471, 472, *634*
— u. C. A. Pinto-Dantes II [176] 546, 556, *579*, [235] 626, 638, *692*
— u. T. Kerenyi II [236] 634, *692*
— u. H. Takeda II [237] 654, *692*
— u. C. Wood I [184] 1039, 1066, *1100*
— s. Bengtsson, L. Ph. I [67] 1066, 1067, 1069, *1096*
— s. Continko, E. M. II [159] 559, *578*
— s. Coutinho, E. M. I [60] *1163;* II [47a] 29, *40*
Csapo, A. J., s. Bengtson, L. P. II [13] 22, 23, 35, *39*
Csillag, M., u. E. V. Bencze I [181] 382, *420*
Cullberg, G., R. Lundström u. U. Stenram I [182] 374, *420*, [280] 494, 551, *634*, [63] 1148, *1163*
Cullen, B. M., u. R. D. Harkness II [76, 77] 481, *506*

Cullen, J. H., V. C. Brum u. W. U. Reidt I [281] 512, *635*
Cullen, R., u. G. C. Shearer II [63, 64] 838, 861, 885, *907*
Cummingham, K., s. Martin, L. II [166] 24, *45;* [699] 752, *790*
Cunningham, C., s. Gilbert, M. I [287] 1092, *1103*
Cunningham, D., s. Griffiths, K. I [488a] 77, 102, 160, 190, *308*
Cunningham, F. J., s. Brown, P. S. II [32] 24, 25, *40*
— s. Butt, W. R. II [143] 728, *770*
Cunningham, K., u. W. Lang I [185] 1039, 1082, *1100*
— s. Martin, L. I [605] 1084, *1113*
Cupceancu, B., F. Neumann u. A. Ulloa II [125] 392, 394, *405*
Cupps, P. T., u. S. A. Asdell II [38] 300, *309*, [238] 663, *692*
Curl, S. E., T. Cockrell, G. Bogard u. F. Hudson II [65] 839, 852, 869, *907*
Curran, J. F., s. Yielding, K. L. I [977] 411, *449*
Curran, S., s. Harte, F. J. II [196] 893, *912*
Curtis, A. C., s. Wheeler, C. E. I [1419] 596, *677*, [923] 1081, *1123*
Curtis, C. II [239] 679, *692*
Curtiss, C. II [126] 373, 375, *405*
— s. Shipley, R. A. I [1249] 479, *671*
Curtius, H.-Ch. I [262a] 30, 31, *298*
Curwen, S. I [186, 187] 1039, 1084, *1100*
Cushny, A. R. II [39] 305, *309*
Cutler, A., s. Epstein, J. A. I [240] 356, 357, *422*, [291a] 542, 543, *639*, [348] 829, 832, 924, 927, 935, 944, *982*, [103] 1139, *1164;* II [63] 5, 19, *41*
Cutler, H., s. Epstein, J. II [299] 751, 752, *775*
Cutler, O. I., u. J. H. Lewis II [127] 344, *405*
Cutts, J. H. I [282] 610, *635*
— s. Noble, R. L. I [1017] 604, 606, 609, *662*
Cutuly, E. I [283] 559, 560, 563, *635;* II [193] 206, 262, [202—204] 722, 751, *722*

Cutuly, E., E. C. Cutuly u.
D. R. McCullagh I [207]
977
Cutuly, E. C., s. Cutuly, E.
I [207] 977
Cuyler, W. K., s. Davis, C. D.
I [195] 1039, 1065, 1100
— s. Hamblen, E. C. I [512]
155, 159, 172, 309, [511]
918, 988
Czerniak, F., u. I. Itelson
I [284] 586, 635
Czillag, M., u. F. Fajtha
I [262] 159, 298
Czyba, J. C., M. Chiris u.
P. Dubois I [208] 977
— s. Beranger, A. I [85]
539, 627
— s. Girod, C. I [485] 588,
642
Czypa, J. C., s. Dubois, P.
II [247] 222, 264

Daane, T. A., u. W. R. Lyons
II [128] 376, 405
— s. Blair, S. M. II [62] 381,
403, [98] 677, 687
Dabash, A., u. A. Sharaf
II [88] 78, 113
— s. Sharaf, A. II [848] 658,
713
Dabelow, A. II [177, 178]
568, 569, 570, 571, 572, 579
Dacic, Z. I [183] 273, 376,
377, 420, [64] 1148, 1163
Daels, F. II [240] 619, 692
Dässler, C. G. I [262b] 173,
298, [188] 1039, 1074, 1100
Dahm, K., s. Siebert, G.
I [1207a] 256, 339
— s. Stárka, L. I [1261a]
256, 341
Dailey, W. J. R., u. W. F.
Ganong II [205] 731, 772
Dalayeun, J., s. Claisse, R.
I [159] 373, 419
Dal Co, C., s. Cavazzutti, F.
I [212] 494, 632
Dale II 655
Dale, H. H. II [40] 305, 309
D'Alesso, I., s. Donini, P.
II [258, 259] 721, 728,
730, 774
Daley, D., s. Swyer, G. L. M.
I [851] 1069, 1120
Dallenbach, F. D., u. G. Dallen-
bach-Hellweg II [194]
224, 262
— s. Dallenbach-Hellweg, G.
II [195] 225, 262
Dallenbach-Hellweg, G., J. V.
Battista u. F. D. Dallen-
bach II [195] 225, 262
— — A. B. Dawson u. F. L.
Hisaw II [196] 224, 262

Dallenbach-Hellweg, G,, s.
Dallenbach, F. D. II [194]
224, 262
D'Allessandro, B., s. Bran-
caccio, A. I [133, 133a]
148, 162, 292
Dalsgaard-Nielsen, T. I [189]
1039, 1090, 1100
D'Alto, O. se, s. Arguelles,
A. E. I [31] 1082, 1095
Dalton, K. I [285, 286] 478,
484, 635, [190—192] 1039,
1062, 1074, 1100; II [179]
549, 579, [206—208] 754,
772
— s. Greene, R. I [523] 465,
478, 644
Daly, R., s. Keeler, M. H.
I [713] 527, 651
Dambacher, M., s. Botter-
mann, P. I [32] 1150,
1162
Damiani, N., s. Debiasi, E.
I [307] 587, 636
Damm, H. C., J. M. Dominguez,
J. Pensky u. O. H. Pearson
II [129] 351, 405
— W. R. Miller u. C. W. Turner
II [130] 405
— u. C. W. Turner I [184,
185] 395, 420; II [131—136]
350, 356, 375, 376, 405
Damm, H.-J. II [23] 807, 817
D'Amour, F. E. II [209, 210]
724, 725, 772
— u. R. G. Gustavson
II [23] 199, 256
— u. L. Woods II [211] 724,
725, 772
— s. D'Amour, M. C. I [287]
466, 635
— s. Halpern, S. R. II [285]
370, 410
— s. Kunde, M. M. II [144]
427, 456
D'Amour, M. C., u. F. E.
D'Amour I [287] 466, 635
Dancis, J., s. Levitz, M.
I [759] 87, 88, 320
D'Ancora, U., s. Galzigna, L.
II [374] 608, 697
Danets, J., s. Levitz, M.
I [758] 87, 320
Danforth, D. N. II [50] 11,
22, 40
— P. Manola-Estrella u. J. C.
Buckingham I [288] 511,
635
— s. Manola-Estrella, P.
I [571] 407, 434, [901] 511,
658
D'Angelo, S. A. II [212] 732,
772
— u. A. S. Kravatz II [213]
732, 772

D'Angelo, S. A., s. Eversole,
H. J. I [400] 458, 639;
II [65] 320, 335
Daniel, B. N., s. Daniel, E. E.
I [290] 468, 469, 635
Daniel, E. E. I [289] 468, 469,
635; II [41] 293, 294, 295,
300, 309, [180] 556, 579
— u. D. A. Boyez II [181]
532, 579
— u. B. N. Daniel I [290]
468, 469, 635
— u. K. Robinson I [291]
471, 635
— u. H. Singh II [42] 293, 310
Daniel, D. L., D. S. Bell u. V. L.
Sanger II [241] 667, 692
Daniel, J. C. II [197, 198]
175, 176, 262
— u. M. L. Cowan II [66]
892, 907
— u. J. D. Levy II [199]
175, 176, 262
Daniel jr., J. C., s. Pratt jr.,
R. M. I [1075a] 805, 823,
826, 858, 862, 879, 1009
Daniel, P. M., u. M. M. L.
Prichard II [214] 772
— s. Adams, J. H. II [2, 3]
731, 734, 765
— s. Cowie, A. T. II [102,
103] 367, 404; II [228]
667, 692
Danielli, J. F., s. Brown, R.
I [154] 466, 630
Danielson, E., s. Sachs, B. A.
I [790] 366, 442
Danneel, R., u. L. Kahlo
I [292] 594, 635
Dannenbaum, H., s.
Butenandt, A. I [131—134]
783, 897, 911, 912, 956, 974
Danon, A., s. Sulman, F. G.
I [1316] 502, 503, 504, 506,
538, 539, 542, 548, 554, 555,
556, 559, 560, 561, 563, 564,
567, 568, 569, 570, 571, 572,
583, 584, 674, [1266] 935,
1017; II [901] 607, 715
Dantschakoff, V. I [209] 725,
977
Dao, T. L. I [293, 294] 609,
610, 611, 635
— u. D. Gawlak II [137]
351, 405
— u. M. J. Greiner I [295]
611, 635
— u. H. Sunderland I [296]
610, 635
Dapunt, O. I [193] 1039,
1058, 1100
Dardenne, U., s. Breuer, H.
I [137] 284, 292, (112) 369,
373, 417; II [31] 19, 21,
24, 40

Dargan, A. M., s. Wied, G. L.
I [1394] 804, 832, 918, *1023*
Dargan, E. L., s. Metcalf, W.
I [602] 360, *435*
Dargan, M., s. Wied, G. L.
II [955] *604*
Darlow, A. E., s. Bell, T. D.
II [31] 62, *111*
Daron, G. H. II [182] 535, 536, *579*
Dart, R. M., s. Homburger, F.
I [587] 963, *991*
— s. Kasdon, S. C. I [674] *994*
Darup, E., s. Plotz, E. J.
II [710] 542, 559, 566, *595*
— s. Plotz, J. I [1034, 1035] 150, 155, 159, 163, 164, 171, 175, 177, *331*
Darras, D. II [67] 897, *907*
Darwash, A. O. II [68] 857, 868, 872, 881, *907*
— s. Marion, G. B. II [302] 868, 872, 881, *915*
Das, R., s. Prahlad, K. V.
I [1036] 246, *332*
Dascălu, R., L. Gozarin, L. Rosan, A. Andrei u. O. Florescu I [297] 465, *635*
Dasgupta, K., s. Assali, N. S.
I [49] 473, 477, *626*
Datta, H., R. Nath u. R. R. Chaudhury I [186] 374, *420*, [65] *1163*
Datta, J. K., s. Neill, J. D.
I [918a] 114, *327*
Daughaday, W., u. I. Kozak
I [263] 265, *298*
Daume, E. II [215] 727, *772*
— u. R. Kaiser II (216, 217] 728, *772*
— s. Dörner, G. II [271] 727, *774*
— s. Hohlweg, W. I [394] *1106;* II [518] 756, *783*
— s. Kaiser, R. I [469] 1078, *1108;* II [134] 24, 28, 29, *44*
Dauria, P. I [210] *977*, [194] 1039, *1100*
Daus, M. A., s. Hirschmann, H.
I [568, 571] 234, *312*
Dauzier, L., R. Ortavant, C. Thibault u. S. Wintenberger II [218] 745, 748, *772*
— u. C. Thibault II [200] 153, *262*
— — u. S. Wintenberger II [201] 153, 171, *262*
— s. Mesnil, F. du Buisson
I [873] 201, 231, 235, 242, 263, *325;* II [548, 549] 204, 212, *274*

Dauzier, L., s. Mesnil du Buisson, F. du II [293, 295] 615, 621, 623, *694*
Davanzo, J. P., s. Swingle, W. W. I [1318] 466, *674*
Davenport, G. R., u. L. E. Mallette I [263a] 240, *298;* II [78] 464, *506*
— s. Davies, J. I [263c] 79, 90, 222, 240, 251, 254, 259, *298*
Davey, R. J., u. G. H. Wellington II [71] 897, *907*
David, A., K. Edwards, K. P. Fellowes u. J. M. Plummer
I [187] 399, *420*, [298] 484, 488, 538, 542, 573, *635*, [211] 756, 767, 770, 773, 774, 775, 807, 839, 869, 915, 922, 937, *977;* II [89] 54, 82, 83, 99, 114, [202] 230, 235, 237, *262*, [40] 430, 448, 449, *452*, [72] 892, 897, 902, *907*
— K. P. Fellowes u. D. R. Millson I [212] 921, 922, 923, *977;* II [90] 54, 74, *114*
— F. Hartley, D. R. Millson u. V. Petrow I [43] 12, *18*, [213, 214] 918, 921, 922, 923, *977*
— s. Lunenfeld, B. II [650] 728, *788*
— s. Rabau, E. II [806] 728, *974*
David, A. H., s. Fellowes, D. K. P. II [67] 2, *41*
David, H. II [79] 468, *506*
David, J. F., s. Planel, H.
I [1078] 622, *665*
David, K., E. Dingmanse u. E. Laqueur I [215] 896, 908, *977*
David, K. G., s. Uyldert, I. A.
II [706, 707] 350, 373, *424*
Dávid, M. A., F. Fraschini u. L. Martini II [219, 220] 736, 757, *772*
Davidsmeyer, J., u. G. Boldino
II [183] 573, *579*
Davidson, A., s. Gilbert, M.
I [287] 1092, *1103*
Davidson, C. S., s. Leevy, C. M.
I [535] 373, *433*
Davidson, E. T., F. de Venuto u. U. Westphal I [263b] 273, *298*, [299] 475, *635*
Davidson, J. M., A. N. Contopoulos u. W. F. Ganong
II [221, 222] 731, 732, *773*
— u. W. F. Ganong II [223] 731, *773*
— u. C. H. Sawyer II [224, 225] 756, *773*

Davidson, J. M., s. Pekary, A. E. II [777] 734, *793*
Davies, H. L. II [69] 838, 859, *907*
— u. R. B. Dun II [70] 838, 843, 859, *907*
Davies, J., G. R. Davenport, J. L. Norris u. P. I. C. Rennie I [263c] 79, 90, 222, 240, 251, 254, 259, *298*
— s. Rennie, P. II [828, 829] 722, 723, 760, *794*
Davis, B. K. I [216] 769, 944, *977;* II [73] 892, *907*
Davis, C. D. II [226] 755, *773*
— E. C. Hamblen, W. K. Cuyler u. M. Baptist
I [195] 1039, 1065, *1100*
Davis, D. R., W. L. Crist u. T. M. Ludwick II [242] 665, *692*
Davis, E., u. G. L. Wied II [52] 5, 7, 8, 11, 17, 32, *40*
— s. Wied, G. L. II [268—270] 4, 6, 8, 11, 17, 19, *49*
Davis, E. M., s. Werbin, H.
I [1401] 87, *347*
Davis, F. W., W. R. Scarborough, B. M. Baker, M. L. Singewald u. R. E. Mason
I [217] *977*
Davis, H., u. R. B. Wolf
II [80] 486, *506*
Davis, H. P., s. Reece, R. P.
I [572] 385, *420*
Davis, J., s. Black, D. L.
II [79] 142, 191, 194, *258*
Davis, J. C., s. Jeffcoate, T. N. A.
I [631] 127, 204, *314*
Davis, J. S. I [300] 469, *635*
— u. R. H. Alden I [188] 386, *420*
Davis, J. W., s. Liu, T. M. Y.
II [374] 384, 392, *413*
Davis, M. E. I [189] 354, *420*, [197] 1039, 1062, *1100*
— u. N. W. Fugo I [264] 29, 164, 175, *298*, [190] 356, 357, *420;* II [51] 33, *40*, [184, 185] 525, 543, *579*, [227] 750, 755, *773*
— u. B. E. Hulit I [301] 497, *635*
— u. A. K. Kopf II [228] 744, *773*
— u. E. J. Plotz I [266—271] 29, 61, 70, 71, 87, 104, 108, 143, 144, 145, 146, 149, 161, 164, 178, 180, 186, 265, 266, 267, 268, 269, *299;* II [186] 567, *579*
— — C. I. Lupu u. P. M. Ejarque I [272] 71, 87, 266, 267, 269, 278, *299;* II [188] 519, 560, *579*

Davis, M. E., E. J. Plotz, G. V. Le Roy, R. G. Gould u. H. Werbin I [265] 61, 70, 71, 87, 93, 164, 192, 267, 269, *298;* II [187] 540, 542, 555, *579*
— u. G. L. Wied I [273] 278, *299,* [218—220] 755, 805, 829, 832, 922, 941, 968, *978,* [196] 1030, 1039, *1100;* II [189] 527, *579*
— s. Ejarque, P. M. I [341] 109, *301*
— s. Koff, A. K. I [721] *996;* II [566] 654, *704*
— s. Lupu, C. I [796] 279, *322*
— s. Plotz, E. J. I [1027—1032] 61, 70, 71, 82, 93, 105, 107, 129, 130, 144, 145, 164, 176, 177, 179, 264, 266, 268, 278, 279, *331,* [728] 370, *440;* II [711, 712] 519, 543, 553, *596*
— s. Wied, G. L. I [162, 163] 9, *22,* [951] 356, *448* [1392, 1393] 737, 804, 805, 824, 829, 830, 832, 880, 917, *1023,* [488] *1177;* II [807] *283,* [953, 954] 526, 527, 560, 566, *603, 604*
Davis, N. E., s. Wied, G. L. I [927] 1067, *1123*
Davis jr., W. F., u. A. M. Sorenson jr. II [74] 884, *907*
Dawids, A. M. II [190] 550, *579*
Dawson, A. B. II [243, 244] 619, 620, 621, 656, *692*
— u. B. A. Kosters II [245a] 621, *692*
— s. Dallenbach-Hellweg, G. II [196] 224, *262*
— s. Hisaw, F. L. II [398] 224, *269*
— s. Velardo, J. T. II [784, 786] 212, *282*
Dawson, F. L. M. II [245] 662, *692*
Dawson, F. M. L. II [24] 813, *817*
Dawson, R. F., u. J. M. Robson I [302] 531, *635*
Day, B. N., L. L. Anderson, M. A. Emmerson, L. M. Hazel u. R. M. Melampy II [203] 204, 225, 262, [246] 621, *692,* [75] 884, *907*
— — L. N. Hazel u. R. M. Melampy II [76] 845, *907*
— — J. L. Lasley, H. E. Addleman u. L. F. Tribble I [303] 496, 497, 498, *635*

Day, B. N., J. D. Neill, S. L. Oxenreider, A. B. Waide u. J. F. Lasley II [79] 845, *907*
— F. E. Romack u. J. F. Lasley I [221] *978;* II [78] 881, 884, 897, *907*
— S. E. Zobrisky, L. F. Tribble u. J. F. Lasley I [304] 545, *635;* II [77] 897, *907*
— s. Neill, J. D. I [918] 26, 204, 207, 235, 236, 237, 238, 239, 250, 262, 263, *327;* II [710] 668, *709*
— s. Oxenreider, S. L. II [624] 211, *277*
Day, F. T., s. Hamilton, W. J. II [427] 633, *698*
— s. Hammond jr., J. II [209] 94, *118,* [289] 357, 365, 370, 372, *410*
De, N. N., s. Kar, A. B. I [440] 398, *429*
De Alba, J., u. J. Maltos II [80] 896, *907*
Dean, F. D., u. I. Ch. Jones I [274] 194, *299;* II [34] 314, *334*
— u. I. Chester Jones II [247] 608, *692*
Dean, G. I [66] *1163*
Dean, J. W., s. Clinton, R. O. I [191] *976*
Deane, H. W., M. F. Hay, R. M. Moor, L. E. A. Rowson u. R. V. Short I [274a] 224, 225, 227, *299;* II [204] 212, *262,* [83] 468, *506,* [248, 249] 666, 667, *692*
— B. L. Lobel, E. C. Driks u. B. L. Rubin I [275] 251, 254, *299*
— — u. S. L. Romney I [276] 79, *299*
— u. B. L. Rubin I [278] 78, 122, 200, 228, 240, 242, 244, 259, *299;* II [81] 464, *506*
— E. C. Driks, B. L. Lobel u. G. Leipsner I [277] 254, *299*
— u. A. M. Seligman I [279] 32, 47, 82, *299;* II [82] 464, *506,* [229] 761, *773*
— s. Galil, A. K. A. I [431b] 198, *305*
— s. Lobel, B. I [782] 90, *321*
— s. Rubin, B. L. I [1109] 251, 254, *335*
— s. Rubin, H. L. I [1111] 237, 240, 248, 254, 263, *335*
— s. Wislocki, G. B. II [1049] 761, *802*
Deanesly, R. II [205—210] 188, 195, 204, 222, *262, 263,*

[138] 349, 352, *405,* [41] 442, *452,* [191] 551, *579,* [250—259] 613, 617, 619, 622, 632, 646, 647, 652, *692, 693,* [230] 729, *773*
Deanesly, R., u. W. H. Newton II [211] 208, *263*
— u. A. S. Parkes I [222] 893, 896, 897, 898, 899, 903, 904, 914, 915, 957, *978,* [198], 1028, 1039, *1100,* II [260] 619, 622, 645, *693*
— s. Heap, R. B. I [538, 538a] 197, 259, 260, *310;* II [471] 619, 646, 649, *700*
— s. Parkes, A. S. II [417] 60, *125*
Deans, R. J., W. J. van Arsdell, E. P. Reineke u. L. J. Bratzler I [305, 306] 544, *635;* II [81] 896, *907*
Debiasi, E., N. Damiani u. B. Salvadori I [307] 587, *636*
Debuch, H., s. Winterfeld, M. I [1448a] 47, *349*
Decker, A., s. Roland, M. I [384, 385] *1174;* II [211] 18, *46*
Deckx, R., s. Moor, P. de I [622] 370, *436,* [931] *1004*
Declerck-Raskin, M., s. Moors, P. de I [623] 370, *436*
Decourt, J. II [231] 740, *773*
— M. F. Jayle u. J.-M. Doumic I [280] 160, 163, *299*
— s. Mauvais-Jarvis, P. II [310] 822, *916*
Dedola, G., s. Missere, G. I [610, 611] 362, 404, *436*
Defrise, A. II [212] 183, *263*
Degen, E. II [82] 894, *907*
Deghenghi, R., u. R. Gaudry I [223, 224] 815, 816, 817, 838, 863, 864, 865, *978;* II [93, 94] 66, 67, 68, *114*
— Y. Lefebvre, P. Mitchell, P. F. Morand u. R. Gaudry I [225] 815, 816, 817, 818, 863, 864, 865, *978;* II [95] 66, 67, 68, *114*
— — P. F. Morand u. R. Gaudry I [226] 815, 817, *978;* II [96] 66, *114*
— u. C. Revesz I [44] 6, 7, 14, *18,* [281] 278, *299,* [227] 815, 829, 838, 880, 882, 883, 884, *978;* II [97] 66, 69, 70, *114*
— u. R. Gaudry I [45] 6, 9, *18,* [228] 815, 817, 864, 865, *978;* II [98] 66, 67, 68, *114*
— s. Capitaine, J. I [165] 821, 862, *975;* II [62] 68, *113*

Deghenghi, R., s. Engel, Ch. R.
I [54] 9, *18*, [342] 820, *982;*
II [149] 68, *116*
De Groot, C. A., M. A. v. d. Lely
u. R. Kooij II [261] 649,
693
Degrossi, O. J., T. Watanabe
u. T. Breide I [308] 586,
636
Deis, R. P., S. Lloyd u.
M. Pickford I [309] 464,
465, *636*
Delauney, A., u. Y. Bardou
I [310] 501, 505, 554, *636*
Delaunois, A. L., s. Willems,
J. L. II [157] 305, 306, *313*
Delavierre, P., s. Albot, G.
I [17] 533, *625*
Delbarre, F., s. Coste, F.
I [269] 497, *634*
Delcroix, C., s. Aron, E.
I [40] 464, *626*
Delea, C., s. Schedl, H. P.
I [1180] 483, 536, *669*
Delfs, E., s. Jones, G. E. S.
I [638] 164, 172, *315*,
[674] 477, *650*, [447] 1064,
1069, *1108*
— s. Lamar, J. K. II [537]
528, *590*
— s. Seegar, G. E. I [1165]
86, 164, 167, *337*
Dellepiane, G. II [53] 6, 29,
30, *40*
Delnon, I., s. Berger, M.
I [73] 1074, *1096*
Delver, A., s. Overbeek, G. A.
I [1034, 1035] 542, *663*,
[1006] 927, 958, *1007;*
II [155] 310, *338*
Demany, M., s. Rosemberg, E.
II [848, 852] 727, 728, *795*
Démare, J. L., s. Luz Suarez
Sato, M. de la I [799]
253, *322*
Demaret, J., s. Aron, E.
I [40] 464, *626*
Demark, N. L. van, s. Hays,
R. L. II [72, 73] 300, *311*
— s. Olds, D. II [611] 144,
276
Demetrion, J., s. Langmade,
Ch. F. II [543] 566, *590*
Demetriou, J., s. Langmade,
C. E. I [734] 101, 171,
172, *319*
Demol, R., u. J. Ferin
I [229] 961, *978*, [67]
1139, *1163;* II [54] 25, *41*
Dempsey, E. W. II [262—
265] 623, 645, 674, 680,
682, *693*, [232] 720, 745,
746, *773*
— u. D. L. Bassett I [282]
244, *299*

Dempsey, E. W., R. Hertz u.
W. C. Young I [230] 686,
978; II [42] 427, *452*, [266]
682, *693*, [233] 749, *773*
— H. J. Myers, W. C. Young
u. D. B. Jennison II [234]
742, *773*
— s. Collins, V. J. I [193]
686, 687, 746, 804, *977;*
II [38] 428, *452*, [168]
749, *771*
— s. Myers, H. J. II [728]
745, 746, *791*
— s. Wislocki, G. B.
II [968, 969] 516, 529, 541,
604, [1049—1053] 761,
762, *802*
— s. Young, W. C. I [1419]
686, *1024;* II [1072] 745,
803
Dempsey, M. E. I [283] 66,
299
Demura, H., s. Saxena, B. B.
II [893] 724, *797*
Denamur, R. II [139, 140]
375, *405*
— u. J. Martinet II [213]
205, 210, 222, *263*, [141—
143] 367, *405*, [267, 268]
621, 666, 667, *693*
— — u. R. V. Short I [284]
225, 227, *299*
— u. P. Mauléon II [214] *263*
Denardo, G. L., s. Williams,
D. W. II [509] *923*
Denenberg, V. H., L. J. Grota
u. M. X. Zarrow II [269]
677, *693*
— s. Farooq, A. I [402] 594,
639; II [338] 638, 682, *695*
— s. Zarrow, M. X. II [287]
438, *462*, [991] 682, *718*
Denham, S. W., s. Foraker,
A. G. II [281] 537, *582*
Denmark, N. L. van, s. Hays,
R. L. II [468] 664, *700*
— s. Olds, D. II [722, 723]
663, 664, *709*
Dennis, K. J., s. Fotherby, K.
I [396a] 283, 284, 285, *304*
Dennison, M., s. Koren-
chevsky, V. I [726] 903,
996
Denny, J. E. F. M., u. G. L.
Hunter II [83] 838, 859,
907
Denot, E., s. Bowers, A.
I [93a, 100a] 849, 893,
972, *973*
Denton, C. A., s. Lillie, R. J.
II [611] 611, *705*
Denyer, D. C., s. Sommer-
ville, I. F. I [1248, 1249]
25, 27, 95, 113, 119, 120,
122, *341*

Denyer, D. C. s. Sommerville,
J. F. II [855] 516,
600
Depaoli, J., u. K. B. Eik-Nes
I [285] 200, *299*
Der, B. K., s. Sichuk, G.
I [821] 380, *443*
Deragua, S., s. Pasetto, N.
II [687] 522, *595*
Derbyshire jr., A. J., s.
Haterius, H. O. II [472]
733, 734, 759, *782*
Derjanetz, J., s. Tigyi, A.
I [1358] 513, *675*
Dermody, W. C., W. C. Foote
u. C. V. Hulet II [84]
845, 847, *907*
Desaulles, P., s. Meier, R.
I [937] 487, 488, 501, 547,
598, *659*
— s. Zander, J. II [1081]
761, *803*
Desaulles, P. A. I [311, 312]
466, 539, 542, 543, *636*,
[231] 808, 822, 832, 833,
839, *978;* II [215] 232,
243, 247, 252, 254, *263*
— u. C. Krähenbühl I [313]
542, *636*, [232—234] 767,
770, 772, 778, 782, 804, 805,
806, 808, 815, 819, 820, 822,
824, 828, 829, 830, 835, 838,
846, 879, 880, 907, 914, 915,
917, 918, 919, 920, 921, 922,
924, 925, 926, 927, 928, 934,
935, 936, 942, 943, 944, 951,
952, 959, 960, 961, *978*,
[68, 69] *1163;* II [55] 21,
41, [99—101] 54, 55, 66, 68
69, 70, 72, 73, 74, 75, 76, 77,
78, 82, *114*, [216—218]
138, 164, 198, 233, 235, 240,
242, 243, 244, 248, 250, 253,
263, [35—37] 314, 331,
334, [43—45] 426, 429,
430, *453*, [235] 751, *773*,
[85] 892, 899, *907*
— — W. Schuler u. H. J.
Bein I [191] 360, *420*,
[314] 539, *636*, [235] 793,
914, 915, 926, 928, 950, 953,
965, *978;* II [102] 75, 76,
114
— s. Krähenbühl, C. II [300]
93, *121*, [460] 206, *271*,
[594] 746, *786*
— s. Talwalker, P. K.
I [1302a] 248, *343*,
[1312a] 835, *1019*, [856]
1070, *1120;* II [777] 233,
234, *282*, [982] 760, *800*
— s. Zander, J. I [1488]
57, 129, 266, *351*, [1426]
804, 879, 880, *1024;*
II [559] 78, *131*

Desbarats, M. L., s. Hoffmann, M. M. I [582] 271, 272, *312*
Desclin, K., J. Flament-Durand u. W. Gepts II [237] 758, *773*
Desclin, L. I [236] 699, 965, *978;* II [103, 104] 94, *114,* [219—225] 205, 206, 211, 214, *263,* [144—149] 351, 358, 365, 385, 386, 387, *405, 406,* [270] 615, *693,* [236] 721, *773*
— s. Flament-Durend, I. II [297] 205, *265*
Desgrez, P., s. Weinmann, S. I [1399] 31, 139, 140, 149, *347*
Deshpande, G. H., s. Sommerville, I. F. I [1240, 1241] 24, 25, 27, 30, 95, 96, 112, 113, 116, 119, 120, 121, 122, 125, 126, 128, 129, 198, 266, 269, *340*
Deshpande, G. N., u. I. F. Sommerville I [286, 287] 83, 95, 96, 98, 118, 120, 122, 125, 128, 129, *299*
— A. K. Turner u. I. F. Sommerville II [192] 554, 558, *579*
Deshpande, N., s. Romanoff, E. B. I [1095] 198, 199, *334*
Desjardins, R., s. Homburger, F. I [588] 904, 909, 910, 917, 962, *991*
Desouza, J. C., s. Coutinho, E. M. II [47a] 29, *40*
Dessouky, D. A. II [43] 285, *310*
Dessypris, A., s. Drosdowsky, M. A. I [312] 142, 267, *300*
Detter, F., u. V. Klingmüller I [287a] 30, 161, *299*
Deuel, H. J., s. Ershoff, B. H. II [277] 212, *265*
Deutsch, H. II [238] 739, *773*
Devenish-Mears, M. I [237] *978*
Devillers, J., s. Palmer, A. II [678] 525, *594*
— s. Palmer, R. I [684, 685] 353, 355, 357, *438;* II [759] 755, *792*
Devis, R. I [288] 144, 145, 164, *299*
— u. R. Noiret I [288a] 30, *299*
— s. Noiret, R. I [931c] 30, 31, *327*
Devita, J., s. Trentin, J. J. I [1368] 593, *676*

Dewar, A. D. I [192, 193] 360, 366, *420,* [315—319] 541, *636;* II [271—274] 638, 652, *693*
— u. W. H. Newton I [320] 541, *636*
Dewey, M. M., s. Sjöstrand, F. S. II [279] 478, *513*
Dewey, M. N., u. L. Barr II [84] 478, *506*
Dewhurst, C. J., s. Russel, C. S. II [783] 566, *598*
— s. Russell, C. S. I [1116, 1117] 164, 165, 169, 170, 172, 176, 177, 178, 269, *335,* [768] 1065, *1118*
Dexus, R. F. II [56] 6, 17, *41*
Dey, F. L. II [239—241] 731, 732, 734, *773*
— C. Fisher, C. M. Berry u. S. W. Ranson II [242] 732, *773*
— s. Brookhart, J. M. II [114] 755, *769*
Dhariwal, A. P., J. Antunes-Rodrighues u. S. M. McCann II [243] 735, 736, *773*
— R. Nallar, M. Batt u. S. M. McCann II [244] 736, *773*
Dhariwal, A. P. S., s. Antunes-Rodrigues, J. II [13] 736, *765*
— s. McCann, S. M. II [662] 735, 736, *789*
Dhen, Ch.-Ch., s. Wu, Ch.-Ch. I [1409] *1024*
Dhindsa, D. S., A. S. Hoversland, E. P. Smith u. J. L. van Horn II [87] 863, *907*
— — u. I. P. Smith II [86] 838, 853, *907*
Dhom, G., P. Krull, E. Mäusle u. R. Strube I [321] 566, *636;* II [88] *907*
Dhyse, F. G., s. Hertz, R. I [369] 382, 395, *426*
Diamantstein, T., u. J. Schlüns II [275] 611, *693*
Diamond, J., u. Th. M. Brody II [44] 306, *310*
— s. Brody, Th. M. II [14] 291, 306, 307, *309*
Diamond, M. II [46] 433, 453, [89] 903, *908*
— u. W. C. Young I [238] *978*
Diassi, P. A., J. Fried, R. M. Palmere u. E. F. Sabo I [238a] 824, *978*
— s. Fried, J. I [404] 856, 857, *984*
Diaz, C. J., F. Vivanco, F. Ramos u. J. A. S. Martin I [322] 488, *636*

Dibbelt, L. II [193, 194] 515, 520, *579*
— u. R. Buchholz I [199] 1039, 1051, *1100;* II [195] 528, *579,* [245] 749, *773*
— s. Buchholz, R. II [130] 749, 760, *769*
Dickerson, J. W. T., G. A. Gresham u. R. A. McCance II [90] 826, *908*
Dickey, R., s. Rothchild, I. II [685] 206, *279,* [801] 633, 648, *712*
Dickey, R. P., N. Vorys, V. C. Stevens, P. K. Besch, G. H. Hamwi u. J. C. Ullery II [91] 904, *908*
Dickinson, J. H., u. G. G. Smith I [194] 374, *420,* [239] 937, *978*
Dickinson, W. B., s. Clinton, R. O. I [191] *976*
Dickmann, Z. II [226—228] 186, 187, 194, *263*
— u. V. J. de Feo II [229] 185, 186, *263*
— u. R. W. Noyes II [230, 231] 184, 185, *263*
— s. Noyes, R. W. II [602—604] 185, 193, 194, *276*
Dickson, A. D. II [232, 233] 183, 184, 187, *263*
Dickson, W. M., s. Gorski, J. I [472, 472a] 24, 25, 197, 212, 213, 215, 216, 217, *307;* II [394] 664, *697*
Diczfalusy, E. I [289—293] 23, 24, 25, 28, 81, 82, 83, 85, 91, 98, 135, *300,* [240] 784, 831, 832, 837, 911, *978,* [70, 71] *1163;* II [57] 24, 26, 28, 30, 41, [150] 352 *406,* [246—248] 761, 762, 763, *773, 774*
— u. M. Borell II [249] 745, 761, 763, *774*
— u. U. Borell I [294] 83, 86, 166, *300*
— P. Ekwall, L. Sjöblom u. A. Westman I [295] 272, *300*
— E. Johannisson, K.-G. Tillinger u. G. Bettendorf I [72] *1163;* II [250, 251] 727, 728, *774*
— u. Chr. Lauritzen I [200] 1039, 1075, *1100*
— L. Nilsson u. A. Westman II [252] 762, *774*
— u. R. F. Palmer II [253] 728, *774*
— R. Pion u. J. Schwers I [296] 87, 98, 133, *300*
— u. K.-G. Tillinger I [297] 275, *300*

Diczfalusy, E., u. P. Troen I [298] 81, 86, *300;* II [196] 516, 540, 541, *579,* [254] 744, 762, 763, *774*
— s. Aldman, B. I [15] 408, *413*
— s. Bengtsson, G. I [69] 133, *289*
— s. Bengtsson, L. Ph. I [65] 1065, *1096*
— s. Bird, Ch. E. I [88, 89] 98, 123, 134, *290*
— s. Bishop, P. M. F. I [91] 275, *290,* [72] 357, 369, *416,* [90] 1060, *1097;* II [16] 6, 8, 10, 18, 24, 28, 29, 30, *39*
— s. Cooke, I. D. I [230a] 134, *297*
— s. Gemzell, C. A. I [441] 80, *306;* II [392—394] 727, 744, 746, *779*
— s. Grumbach, M. M. II [435] 745, *780*
— s. Jaffe, R. I [610, 610a] 89, 99, 108, *314*
— s. Johannisson, E. I [214] *1168;* II [128] 26, 27, *43,* [63] 805, *818,* [237] 901, *913*
— s. Mancuso, S. II [682] 728, *789*
— s. Palmer, H. I [965 b] 89, *329*
— s. Palmer, R. I [965 a] 108, 109, *329*
— s. Pion, R. II [703] 542, *595*
— s. Pion, R. J. I [1020] 89, *331*
— s. Reerink, E. H. I [139] 10, *21,* [1095] 810, 860, 861, *1010;* II [439] 74, *126*
— s. Solomon, S. I [1229] 91, 134, *340;* II [851] 553, *600,* [959] 763, 764, *799*
— s. Tillinger, K. C. I [1320, 1321] 810, 860, *1019,* 1020; II [242] 18, *48*
— s. Wilson, R. I [1447] 134, *349*
Didcock, K. A. H., s. Robson, J. M. II [126] 307, *312*
Diddle, A. W. I [195] 353, *420*
— G. F. Watts, W. H. Gardner u. P. J. Williamson I [73] *1163*
— s. Allen, E. II [12] 356, 370, *401*
— s. Gardner, W. U. II [233] 381, *408*
— s. Watts, G. F. I [929] 366, 372, *447,* [482, 483] *1177;* II [261a] 28, *49*

Diddle, H. W., s. Burford, T. H. II [163] 615, *689*
Dieckmann, K. II [197] 527, 570, *579*
Dieckmann, W. J., u. R. E. Pottinger I [323] 478, *636*
— u. C. R. Wegner I [324] 500, *636*
Diehl, W. K., s. Hundley jr., J. M. I [634] 534, *648*
Dienz, H. I [202] 1039, *1100*
— u. E. Risse I [201] 1039, *1100*
Dierwechter, R. A. II [151] 376, *405*
Dietel, H. I [324a] 552, *636,* [74] *1163;* II [198] 549, *579*
Dieterle, P., s. Bottermann, P. I [32] 1150, *1162*
Dietz, A. D., s. Dimick, D. F. I [326] 475, 476, *636*
Dietze, B. I [203] 1039, *1100*
Diggs, E. S., s. Hundley, jr., J. M. I [634] 534, *648*
Dightman, C. R., s. Bakker, C. B. I [14] *1161*
Dignam, W. J., s. Assali, N. S. I [49] 473, 477, *626*
Dikstein, S., s. Ben-David, M. I [81] 566, *627;* II [41] 363, *402*
Dill, L. V. I [204] 1073, *1100*
— u. C. E. Isenhour I [325] 510, 553, 557, *636*
Dimick, D., s. Landau, R. L. I [498, 499, 506, 507] 356, 360, 361, 362, 367, 370, 380, *432,* [797, 803] 464, 480, 481, 482, 483, *654,* [755] *997*
Dimick, D. F., A. D. Dietz u. L. M. Bernstein I [326] 475, 476, *636*
— M. Heron, E.-E. Baulieu u. M. F. Jayle I [299] 282, *300*
— s. Landau, R. L. II [584] 638, *704*
Dingemanse, E., L. C. Huis in 't Veld u. B. M. de Laat I [300] 144, 145, *300*
Dingle, J. T. I [241] 839, *978,* [75] *1163*
Dingman, J. F., s. Staub, M. C. I [1263] 30, 147, 154, 155, 185, *341*
Dingmanse, E., s. David, K. I [215] 896, 908, *977*
D'Inzerti Bouini, L. I [242] *978*
Diomidova, N. A. II [234] 153, *263*
— u. N. A. Kusnezowa II [235] 153, *263*

D'Iorio, A., s. Robillard, E. I [766] 381, *441*
Dippelt, L. I [301] 149, 155, *300*
D'Iro, A., s. Pellerin, J. I [1059] 522, *664*
Dirscherl, W. I [196] 352, *420*
— H. U. Bergmeyer u. H. L. Krüskemper I [197] 409, *420*
— u. G. Geissler I [327] 452, *636*
— J. Kraus u. H. E. Voss I [243] 896, 897, 898, *978;* II [105] 78, *114*
— s. Krüskemper, H.-L. I [485, 486] 392, 408, 411, *431*
Dische, Z. II [106] 57, *114*
Divers, F., s. Hecht-Lucari, G. I [560] 574, *645*
Diversi, F., s. Mazza, A. I [934] 540, 574, *659*
Dix, K. II [276] 665, *693*
Dixon, J. S., s. Lyons, W. R. II [654] 722, 744, *788*
Dixon, W. E., u. F. H. A. Marshall II [199] 555, 558, *579*
Djerassi, C. II 1
— R. R. Engle u. A. Bowers I [243a] 885, *978*
— A. E. Lippman u. J. Grossman I [244] 818, *979;* II [107] 69, *114*
— u. A. J. Manson I [245] 810, *979*
— — u. H. Bendas I [246] *979*
— L. Miramontes u. G. Rosenkranz I [247] 822, *979;* II [108] 69, *114*
— — u. F. Sondheimer I [46] 13, 14, *18,* [248] 822, 924, 934, 935, 936, *979,* [205] 1032, *1100*
— s. Iriarte, J. I [87] 14, 20, [625a] 939, *993*
— s. Knox, L. H. I [711b] *995*
— s. McGinty, D. A. I [118] 14, *21,* [587] 398, *435,* [887] 507, 542, 543, 554, 556, *657,* [890] 704, 773, 774, 806, 914, 924, 927, 931, 932, 934, 935, 936, 951, *1002,* [287] *1171;* II [364] 54, 75, *123,* [144] 314, *338,* [160] 426, *457*
— s. Mills, J. S. I [123] 9, *21,* [913a] 820, *1003*
— s. Miramontes, L. I [125] 14, *21,* [914] 822, *1003*
— s. Miramontes, S. I [124] *21*

Djerassi, C., s. Ringold, H. J.
I [142, 143] 7, *21*, [1117]
838, 856, 860, 868, 869, 878,
965, *1011;* II [448] 66, *127*
— s. Romo, J.   I [1136a—
1136d] 814, 825, 858, 880,
1012
— s. Rosenkranz, G.
I [1137a, 1138] 912, *1012*
— s. Ruelas, J. P.   I [1148]
1012
— s. Sandoval, A.   I [145]
21, [1185, 1186] 931, 934,
1014
— s. Zaffaroni, A.   I [1421]
849, *1024*
— s. Zderic, J. A.   I [167]
13, 14, *22*
Dobriner, K.   I [302, 303]
81, 143, 181, *300*
— u. S. Lieberman I [305,
306] 143, 144, 145, 268, *300*
— — u. C. P. Rhoads
I [304] 24, 144, 145, 186,
300
— s. Barry, M. C.   I [60] 273,
274, *289*
— s. Gallagher, T. F.   I [432]
32, 265, *305*
— s. Lieberman, S.   I [762—
764, 766] 132, 142, 143, 144,
145, 180, 182, 185, 186,
320, [778a], 898, *998*
— s. Salamon, I. L.   I [1128]
180, 186, *336*
Dobriner, Sh., s. Fukushima,
D. K.   I [418a, 418b] *985*
Dockerty, M. B., R. A. Smith
u. R. E. Symmonds   I [76]
1163
Doctor, M. R., s. Hartman,
C. G.   I [549] 517, 520,
521, *645*
Doctor, V. M., W. W. Sutow u.
J. B. Trunnell I [249] *979*
Dodd, J. M.   II [277] 607,
668, *693*
Dodek, O. I., E. J. Segre u.
E. L. Klaiber   I [77] *1164*
Dodek jr., O. J., E. J. Segre u.
E. L. Klaiber   I [198]
370, *420*
Dodson, L. F.   I [328] 509,
636
— s. MacKaness, G. B.
I [888] 509, *657*
Dodson, R. M., u. R. D. Muir
I [249b] 826, *979*
— s. Bergstrom, C. G.   I [59,
59a] 843, 848, 849, 907,
971; II [65] 239, *258*
— s. Solman, P. B.   I [1248]
872, *1016;* II [512] 71, *129*
— s. Tweit, R. C.   I [1334a]
825, *1020*

Döcke, F.   II [278] 634, 664,
693
— u. G. Dörner   II [109]
86, *114*, [270] 757, *774*,
[92] 822, 899, *908*
— u. H. Worch   II [279]
634, *693*
— s. Dörner, G.   II [47]
439, *453*, [280] 648, *694*,
[272] 757, *774*, [93] 822,
908
Döderlein, G.   I [206] 1069,
1100
Döllefeld, E., u. H. Breuer
I [306a] 66, 71, 99, 257,
300
— s. Stárka, L.   I [1261a]
256, *341*
Döring, G. K.   I [329] 490,
491, *636*, [199—202] 352,
353, 354, 359, *420*, [207—
211] 1044, 1049, 1050, 1051
1053, 1059, *1100*, [80—83]
1164; II [201—218] 524,
525, 527, 544, 548, 549, 559,
560, 561, 562, 563, 565, 570,
579, 580
— u. E. Feustel   I [330]
464, *636*
— u. H. H. Loeschcke
I [203] 359, 368, *420*,
[331] 528, *636*
— — B. Ochwadt   I [204,
205] 356, 359, 368, *420*,
[332] 488, 529, *636*
— u. E. Schaefers   I [206]
355, *420*, [333] 597, *637;*
II [219] 525, *580*
— u. G. Weber   I [207]
361, *420*
— s. Bickenbach, W.   I [82]
1049, 1051, *1096*
Döring, K., L. Akhundzaden
u. B. Herzing   II [250]
771, 924, *979*, [84] *1164*
Doering, P., u. R. Schmele
I [78] *1164*
Dörner, G., u. E. Daume
II [271] 727, *774*
— u. F. Döcke   II [47] 439,
453, [280] 648, *694*, [272]
757, *774*, [93] 822, *908*
— s. Döcke, F.   II [109] 86,
114, [270] 757, *774*, [92]
822, 899, *908*
Dörner, W., s. Schreus, H. T.
I [1192] 593, *669*
Dohrmann, R. E., u. G. Giffels
I [85] 1148, *1164*
— u. G. Giggels   I [208] 362,
374, 376, *421*
Dohrn, M., s. Hohlweg, W.
I [393] *1106*
— s. Schoeller, W.   I [1285]
895, 907, 908, 910, *1018*

Doht, W., s. Bomskov, Ch.
I [103] 201, *291*
Doisy, E. A., C. D. Veler u.
S. A. Thayer   I [47] *18*
— s. Allen, E.   I [1] *17*, [11]
718, 720, 721, 778, *969;*
II [8] 53, *111*, [2, 3] 427, *451*
— s. Grady, H. J.   II [338]
519, *584*
— s. Shen, N.-H. C.   I [1172]
274, *338*
— s. Wade, N. J.   II [710]
385, *424*
Doisy jr., E. A., s. Grady, H. J.
I [479] 274, *307;* II [338]
519, *584*
— s. Shen, N.-H. C.   I [1172]
274, *338*
Doko, F., s. Long, M. E.
II [566] 528, 529, 537, *591*
Doktorsky, A., s. Kleitman, N.
II [581] 755, *786*
Dold, U., s. Oldershausen,
H. F. v.   I [1026] 551, *663*,
[319] 1148, *1172*
Dolff I 1063, 1082
Domany, S., s. Lajos, L.
II [608, 609] 762, *787*
Domenech, A., s. Brenot, J.
I [140] 496, 498, *629*
— s. Combescot, C.   I [260]
464, *634*
Domenech, J., s. Grangaud, R.
I [314] 407, *424*
Doménico, A.   I [334] *637*
— u. F. Neumann   I [251]
872, *979*
— s. Neumann, F.   I [962]
706, 767, 912, 939, *1005;*
II [402] 88, 91, *125*
Dominguez, D. V., s. Solomon,
S.   II [853] 516, 540, 543,
553, *600*, [960, 961] 761, 764
799
Dominguez, H., F. Simowitz u.
R. B. Greenblatt   I [86]
1164; II [58] 4, 18, *41*
Dominguez, J. M., s. Damm,
H. C.   II [129] 351, *405*
Dominguez, O. v., s. Ehrlich,
E. N.   I [337] 106, *301*
— s. Watanabe, M.   I [1388]
103, 104, *347*
Dominguez, O. V., s. Bryson,
M. J.   I [159] 105, 107,
293
— s. Gorski, J.   I [471] 28,
209, 212, *307*
— s. Solomon, S.   I [1233]
103, 104, *340*
Dominguez, W. N.   I [212]
1091, *1100*
Donaldson, E. M., s. Quesenberry, R. O.   I [1048] 25,
26, 196, *332*

Donaldson, L. E., u. W. Hansel II [236] 210, *263*, [281] 662, *694*
— u. L. D. van Vleck II [282] 662, *694*
— s. Hansel, W. II [192] 838, 839, 843, 853, 855, *912*
Donath, E. M., s. Scowen, E. F. II [608] *421*
Donayre, J., u. G. Pincus I [209] 378, 379, *421*, [87] *1164*
Donini, P. II [255] 721, 722, 727, 728, *774*
— u. E. Marchetti II [256] 727, 728, *774*
— u. R. Montezemolo II [257] 727, *774*
— D. Puzzuoli, I. D'Alessio, B. Lunenfeld, A. Eshkol u. A. F. Parlow II [258, 259] 721, 728, 730, *774*
— — u. R. Montezemolo II [260] 728, *774*
— s. Lunenfeld, B. II [649] 728, *788*
— s. Marchetti, E. I [851] *1001*
Donker, J. D., J. R. Nichols, E. F. Graham u. W. E. Petersen II [48] 432, *453*
— s. Dziuk, P. J. II [108] 849, *908*
— s. Fahning, M. L. II [129] 838, 843, 853, *909*
Donnet, V., J. M. Chevalier u. A. Pruneyre I [252] *979*
Donovan, B. T. II [237] 211, *263*, [283] 658, *694*, [261—263] 722, 733, 734, 740, 741, 742, 743, *774*
— u. G. W. Harris II [264, 265] 734, 742, *774*
— s. Bland, K. P. II [81] 211, *258*, [101, 102] 615, 646, 676, *687*
Donovan, P., u. J. J. van der Werff ten Bosch II [266—269] 734, 742, 759, *774*
Donskaja, V. I., s. Loginova, N. V. II [288] 883, *915*
Dontenwill, W. I [213] 1083, *1100*, [88, 89] 1155, *1164*
— s. Büngeler, W. I [134] 1083, *1098*, [44, 45] 1155, *1162*
Doran, T. A., J. L. Harkins, A. G. Gornall u. D. W. Thompson I [210] 371, 375, *421*, [79] *1164*
Dordoni, F., u. A. Arcangeli I [335] 529, *637*
Dorfman, A. S., s. Dorfman, R. I. I [337, 338] 504, *637*, [266—269] 702, 762, 806, 827, 828,

897, 902, 909, 915, 918, 935, 936, 952, 957, *979*; II [38] 331, *334*, [52] 450, *453*
Dorfman, A. S., s. Rubin, B. L. I [1145] 718, 745, 777, *1012*
Dorfman, I., s. Menon, K. M. II [190] 464, *510*
Dorfman, R. I. II [307, 308] 45, 65, *300*, [211] 389, 400, 401, 402, 403, 404, 406, *421*, [336] 469, 597, *637*, [253—265] 702, 722, 761, 762, 786, 806, 822, 828, 846, 874, 897, 910, 935, *979*; II [59] 16, *41*, [49—51] 450, *453*, 517, [94—97] 822, 824, 892, 902, *908*
— u. A. S. Dorfman I [337, 338] 504, *637*, [266—269] 702, 762, 806, 827, 828, 897, 902, 909, 915, 918, 935, 936 952, 957, *979*; II [38] 331, *334*, [52] 450, *453*
— J. Fajkos u. J. Joska I [270] 806, *979*; II [53] 450, *453*
— E. Forchielli u. M. Gut II [110] 103, *114*
— — S. Ichii u. J. Kowal I [309] 80, 218, 220, 222, *300*
— u. F. A. Kincl I [339] 542, *637*, [271, 272] 755, 804, 816, 817, 818, 820, 821, 822, 828, 835, 838, 842, 843, 844, 845, 849, 869, 873, 874, 879, *979*; II [111] 83, *114*, [39] 326, *334*, [284] 627, *694*, [98] 822, 898, *908*
— — u. H. J. Ringold I [273, 274] 696, 755, 804, 835, 895, 898, 899, 900, 901, 903, 905, 907, 914, 917, 924, 927, 934, 951, 958, 961, 962, *979*; II [112, 113] 83, *114*
— A. M. Potts u. M. L. Feil I [275] 790, *979*
— E. Ross u. R. A. Shipley I [310] 143, 264, 268, 282, *300*
— u. R. A. Shipley I [276] *980*
— u. D. Stevens I [277] 702, *980*
— s. Birch, A. J. II [13a, 13b] 326, *333*
— s. Bowers, A. I [99] 900, 901, 905, *973*
— s. Burstein, S. I [162] 51, 70, 71, 138, *293*
— s. Drosdowsky, M. A. I [312] 142, *267*, *300*
— s. Fish, W. R. I [373] 198, *303*
— s. Folch Pi, F. I [385] 770, 822, 867, 874, 907, *983*; II [298] 189, *265*

Dorfman, R. I., s. Forchielli, E. I [384] 256, *303*
— s. Futterweit, W. I [429] 26, 120, *305*
— s. Geller, J. II [165] 894, *910*
— s. Hayano, M. I [533] 223, *310*, [355—357] 411, *426*; II [137] 464, *508*
— s. Ichii, S. I [600] 218, 220, 222, *313*
— s. Kase, N. I [666] 104, *316*
— s. Kincl, F. A. I [99] 16, *20*, [724, 725] 539, 543, *652*, [687, 688, 690, 697, 698] 773, 804, 818, 822, 825, 867, 873, 874, 875, 879, 882, 891, 899, 907, 909, 910, 914, 923, 934, 949, 951, 952, *995*, [490] 1070, *1109*; II [288—293] 69—73, 89—93, 99, 100, *121*, [445] 229, *270*, [121, 122] 337, [133, 134] 428, 439, *456*, [574, 575] 745, 746, 755, *785*, [256—258] 822, 823, 827, 828, 843, 898, 903, *914*
— s. Koritz, S. B. I [476] 407, *431*
— s. Kowal, J. I [710, 711] 220, 221, 222, 223, *318*
— s. Löken, H. I [819] 882, 887, *999*
— s. Longchampt, J. E. I [821] *999*
— s. Loutfi, G. I [788] 242, *321*
— s. Miller, A. M. I [880] 137, *325*
— s. Piatak, D. M. I [1040] *1008*
— s. Pincus, G. I [1074] 542, 543, *665*, [1055] 835, 858, 859, *1008*, [705] 1058, 1078, *1116*
— s. Raman, P. B. I [1055] 30, 149, 150, 162, 186, 191, *332*
— s. Rivera, R. I [1080, 1080a] 30, 31, 141, 147, 148, 149, 155, 159, 162, 185, *334*
— s. Rooks, W. H. I [1136] 550, *667*
— s. Rosemberg, E. I [1137] 957, *1012*
— s. Rubin, B. L. I [1110] 164, 171, 177, *335*, [1145] 718, 755, 777, *1012*
— s. Savard, K I [1147, 1150] 106, 233, *336*, *337*; II [481] 103, *128*
— s. Shimizu, K. I [1174] 88, *338*
— s. Thomas, P. Z. I [1328] 242, *344*

Dorfman, R. I., s. Ungar, F.
I [1352] 101, 138, 143, 264, 268, 345
— s. Uskokovič, M. I [1342a] 890, *1021*
— s. Vignos, P. J. I [903] 1092, *1122*
— s. Watanabe, S. I [1389] 271, *347*
Dorigo, L. II [200] 549, *579*
Dorio, I., s. Bianchi, N. O. [96] 474, *628*
Dorp, D. A. van, s. Szpilfogel, S. A. I [1275a] 877, *1017*
Dorrington, J. H., u. R. Kilpatrick I [310a] 238, *300;* II [238] 209, *263*, [285] 652, *694*, [273] 722, 723, 760, *774*
Dosal, A. F., J. L. del Piñal u. J. M. Gómez-Mantilla I [214] 1090, *1101*
Dosne, C. I [340] 598, *637*
— s. Selye, H. I [1225] 467, *670*
Dossett, J. A., s. Jull, J. W. I [643, 644] 160, 161, 162, 189, *315*
Douard, T., s. Kehl, R. II [437—440] 214, 218, 221 *270*
Dougherty, C. M. II [85, 87] 486, *506*
— u. F. M. Low II [86] 486, *506*
Dougherty, T. E. I [341] 502, 502, *637*
Dougherty, T. F., s. Berliner, D. L. I [78a] 277, *290*
— s. Sweat, M. L. I [1291] 127, 131, 224, *343*
Douglas, G. H., s. Smith, H. I. I [151a] 17, *22*, [1240—1242] 946, 948, *1016;* II [512a] 76, *129*
Douglas, M., J. A. Loraine u. J. A. Strong I [215] 1084, *1101;* II [60] 24, *41*, [274] *752, 775*
Doumic, J.-M., s. Decourt, J. I [280] 160, 163, *299*
Doutas, E., s. Riley, G. M. II [749] 527, *597*
Dow, C. II [286] 621, *694*, [25—27] 815, *817*, [99] 841, *908*
Dow, D., u. S. Zuckerman I [341a] 457, *637;* II [114] 60, *114*
Dowben, R. M. I [212, 213] 373, 377, 380, *421*, [278] 793, *980*
— u. M. A. Perlstein I [214] 373, 380, *421*

Dowben, R. M., L. Zuckerman, P. Gordon u. S. S. Sniderman I [342] 484, 546, *637*
— s. Hsia, D. Y.-Y. I [392—394] 409, *427*, [601] *992*
— s. Marquardt, G. H. I [579] 373, 377, *434*
— s. Rabinowitz, J. L. I [1051] 200, *332*
Dowe, T. W., s. Matsushima, J. II [306] 896, 897, *916*
Dowling, D. F. II [61] 32, *41*, [239] 159, 190, *264*
Dowsett, J. W. I [216] 1086, *1101*
Doxey, D. L. II [287] 658, *694*
Doyle, A., u. L. C. Ulberg II [100] 843, *908*
Doyle, B. J., s. Roberts, E. M. II [396] 851, *919*
Doyle, L. L., A. H. Gates u. R. W. Noyes II [240] 193, *264*
— s. Noyes, R. W. II [604] 185, *276*
Dracy, A. E., s. Eggee, C. J. II [308] 665, *694*
Drasher, M. L. I [215] 387, *421*
Dratman, M. B., s. Eskin, B. A. I [395] 585, *639*
Dray, F., s. Baulieu, E.-E. I [62] 91, *289*
Dreiding, A. S., s. Hartman, J. A. I [520a] 953, *989*
Dreisbach, R. H. II [241] 196, *264*
Drescher, J., u. H. H. Stange II [275, 276] 748, *775*
Dresel, I. II [242] 207, *264*, [288] 648, *694*
Dresner, M. H., s. Cohen, M. R. I [164] 356, 371, *419*
Drews, R., s. Boschann, H. W. I [92] 804, 829, 838, 918, 934, *972*
Dreyer, N. B., u. R. A. Moreash II [45] 305, *310*
Driessen, L. F. II [220, 221] 528, 529, 551, *580*
Driggers, J. C., u. Duchaine, S. A. II [43] 328, *334*
Driggs, M., u. H. Spatz II [277] 731, *775*
Driks, E. C., s. Deane, H. W. I [275, 277] 251, 254, *299*
Drill, A. I [311] 284, 285, 286, *300*
Drill, V. A. I [48] 15, *18*, [216—219] 352, 372, 374, 391, *421*, [343—347] 485, 492, 493, 496, 536, 539, 542, 553, 558, 595, 597, 623, *637*,

[279—282] 741, 813, 816, 828, 829, 830, 838, 839, 842, 899, 914, 921, 922, 924, 925, 926, 927, 930, 931, 932, 933, 934, 935, 936, 942, 943, 945, 946, 951, 952, 968, *980*, [90—92] *1164;* II [115—117] 54, 66, 69, 70, 74, 75, 76, 82, 91, 103, *114*, [243, 244] 138, 164, 198, *264*, [40, 41] 314, 329, *334*, [54, 55] 426, *453*
Drill, V. A., u. B. Riegel I [49] 18, [348] 510, 542, *637*, [283] 806, 814, 816, 819, 820, 823, 897, 900, 901, 906, 908, 914, 916, 918, 924, 925, 926, 927, 928, 930, 931, 932, 933, 934, 935, 936, 942, 943, 945, 951, 952, 954, 955, 962, *980;* II [118] 54, 66, 68, 74, 75, 76, 82, *115*, [245] 138, 164, 198, 243, 246, 250, 251, 253, *264*, [42] 314, *334*, [56] 426, 429, *453*
— u. F. J. Saunders I [220] 360 *421*, [349, 350] 483, 484, 485, 542, 544, *637*
— s. Arman, C. G. van I [38] 473, 507, *626*
— s. Ranney, R. E. I [749] 399, *440*, [1105] 554, *666*, [1085] 793, *1009*
— s. Saunders, F. J. I [146, 147] 13, 15, *21*, [1166—1170] 483, 484, 539, 542, 543, 562, 575, *668*, [1194—1199] 749, 752, 770, 805, 806, 807, 822, 895, 900, 908, 909, 914, 924, 925, 927, 930, 931, 932, 933, 934, 935, 936, 937, 942, 943, 951, 952, 955, *1014;* II [478—480] 54, 63, 64, 69, 74, 75, 76, 82, 101, *128*, [705—707] 138, 164, 198, 231, 240, 241, 243, 246, 250, 251, 253, *279, 280*, [173—177] 314, *339*, [238, 239] 426, 429, *460*
Drips, D. II [289] 619, *694*
Drobeck, H. P., s. Tainter, M. L. I [858] 360, *444*
Drochmans, A., s. Bonte, J. B. II [21] 20, *39*
Drorbaugh, J. E., s. Roby, C. C. I [1089] 97, 187, *334;* II [752] 553, *597*
Drosdowsky, M., s. Menon, K. M. II [190] 464, *510*
Drosdowsky, M. A., A. Dessypris, N. L. McNiven, R. I. Dorfman u. C. Gual I [312] 142, 267, *300*
Drose, V. E., s. Bruns, P. D. I [155] 171, *293*

Drucker, W. D., s. Roberts, K. D. I [1083, 1084] 66, 71, 91, *334*
Drummond-Robinson, G., u. A. S. Asdell II [290] 621, 632, 667, *694*
— u. S. A. Asdell I [313] 229, 263, *300;* II [246] 204, *264,* [152] 367, 384, *405*
Dubin, A., s. Steigman, F. I [1293] 481, 482, *673*
Dubnick, B., s. Steinetz, B. I [1298a] 924, 934, *1018*
Duboff, G. F., u. W. W. Stevenson I [316] 48, *301*
Duboff, G. S., S. J. Behrman, H. Saraiya u. J. Catchick I [314] 49, 50, 72, 76, *300*
— H. Saraiya u. S. J. Behrman I [315] 30, 31, 149, *300*
DuBois, K. P., s. Cochran, K. W. I [162, 163] 412, *419*
Dubois, P., J. C. Czypa u. L. Dumont II [247] 222, *264*
— s. Czyba, J. C. I [208] *977*
Dubrauszky, V. II [222] 559, *580*
— u. A. Blazsó I [351] 509, *637*
— u. W. Michaelis II [223] 537, *580*
— u. G. Pohlmann II [88—90] 491, 498, *506,* [224] 535, *580*
— u. H. Schmitt II [91] 481, *506,* [225] 535, *580*
— u. W. Schmitt II [92] 481, *506*
Dubreuil, G. I [317] 193, *301*
— s. Regaud, Cl. II [440—442] 85, *126*
Dubreuil, P., s. Pigeaud, H. I [1012] 164, 167, 175, *331*
Duchaine, S. A., J. C. Driggers u. A. C. Warnick II [43] 328, *334*
Ducharme, J. R., s. Grumbach, M. M. I [494] 918, 936, 943, *988,* [326, 327] 1032, 1070, *1104,* [148] *1166;* II [94] 34, *42,* [92] 445, *454,* [341] 555, *584*
Duckworth, J., u. G. M. Ellinger I [352] 550, *637*
Ducommun, P., S. Ducommun u. M. Baquiche I [353] 512, 564, 578, 585, *637*
— u. E. Engel I [354] 474, 476, *637*
— s. Brichant, J. I [114] 369, 371, 381, *417,* [143] 581, *630*

Ducommun, S., s. Ducommun, P. I [353] 512, 564, 578, 585, *637*
Dürbeck, K., s. Baltzer, H. I [46] 1069, 1075, *1095*
Dufloux, C., s. Robey, M. I [1120] 832, *1011,* [752] 1032, *1117*
Duhring, J. L., s. Greene jr., J. W. I [486] 168, *308*
Duke, K. L. II [291, 292] 619, *694*
Dukelow, W. R., s. Williams, W. L. II [809] 157, *283*
Dukes, C. E., s. Bloom, H. J. G. I [112] 615, *628*
Dukes, K., s. Kopera, H. I [723] 960, *996,* [244] *1169*
Dukes, M. N. G., H. Kopera u. G. L. Ijzermann I [93] *1164*
— s. Ijzerman, G. L. I [619] 992, [208] *1168*
Dulce, H.-J., u. T. Günther I [355] 467, 468, 477, 478, *637*
— s. Günther, Th. II [126] 483, *507*
Dulin, W. E., s. Babcock, J. C. I [10] 7, *17,* [36] 829, 838, *970;* II [23] 70, 89, *111,* [49] 234, *257,* [8] 429, *451*
— s. Barnes, L. E. I [48] 742, 804, 829, 830, 838, *971;* II [28] 70, 89, *111*
— s. Lyster, S. C. I [833] 783, 806, 830, 838, 839, 914, 919, 934, 936, 944, *1000*
Duluc, A. J., s. Meunier, J. M. II [442] 357, *415*
Du Mesnil du Buisson, F. II [294] 668, *694*
— u. L. Dauzier II [293, 295] 615, 621, 623, *694*
Dumler, J. C., s. Hundley jr., J. M. I [635] 534, *648*
Dumm, M. E., S. H. Leslie u. E. P. Ralli I [221] 368, *421*
Dumont, L., A. Germain u. M. Bazin I [222] 392, *421*
— — u. J. M. Lieux I [223] 392, *421*
— s. Beranger, A. I [85] 539, *627*
— s. Dubois, P. II [247] 222, *264*
— s. Durand, N. I [360] 458, *638*
Dumont, M., s. Burthiault, R. 1 [165] 177, *294*
— s. Pigeaud, H. I [1013] 171, 177, *331*
Dun, R. B., s. Davies, H. L. II [70] 838, 843, 859, *907*

Duncan, D. R. L., s. Zuck, T. T. I [990] 353, *449*
Duncan, F. J., s. Marks, L. J. I [576] 370, *434*
Duncan, G. W., A. M. Bowerman, L. L. Anderson, W. R. Hearn u. R. M. Melampy I [319] 207, *301;* II [248] 213, *264,* [296] 669, *694,* [278] 723, *775*
— — W. R. Hearn u. R. M. Melampy I [318] 203, 204, 206, 207, 210, 211, 215, 216, *301*
— u. A. D. Forbes II [249] 219, *264*
— u. S. C. Lyster II [250] 188, *264*
— — J. J. Clark u. D. Lednicer II [251] 195, *264*
— — J. W. Hendrix, J. J. Clark u. H. D. Webster II [101] 822, 825, *908*
— s. Neill, J. D. I [918] 26, 204, 207, 235, 236, 237, 238, 239, 250, 262, 263, *327*
Duncan, J. W., u. M. I. Seng I [356] 534, *637*
Duncan, W. G., St. C. Lyster u. J. A. Campbell I [284] *980*
Dunham, H. H., u. O. Riddle II [44] 328, *334,* [279] 745, *775*
Dunlap, Th., s. Herschler, R. C. II [50] *818,* [205] 825, 865, *912*
Dunn, J. A., s. Pond, W. G. II [375] 838, 873, *918*
Dunning, W. F. I [224] 373, 421, [357—359] 602, 609, 617, 618, *637*
— s. Plum, F. I [730] 367, 373, 376, *440,* [1081] 549, 665, [1068] 928, 929, 930, 952, *1009*
Duntley, S. Q., s. Edwards, E. A. I [375] 492, *638*
Duperroy, G. II [62] 10, *41*
Dupré, C., s. Hartman, C. G. II [218] 53, *118*
Durand, N., u. L. Dumont I [360] 458, *638*
Duranti, M., s. Nava, G. I [646] 376, *437*
Durham, W. C. I [217] 1058, *1101*
— s. Bradbury, J. T. I [114] 1055, 1057, 1066, 1073, *1097*
Durruti, M., s. Kühn, K. I [487] *431,* [529] 1092, 1093, *1110*
— s. Holzmann, H. I [382] 405, *427,* [397] 1092, 1093, *1106*

Dury, A., s. Fraps, R. M.
I [398] *984;* II [69] 327, *335,* [370] 748, 749, *778*

Dusza, J. P., J. P. Joseph u. S. Bernstein I [50] 7, *18*

Duszy, J. P., s. Bernstein, S.
I [61] 814, 816, 817, 841, 869, *971*

Dutt, R. G., u. L. E. Casida II [297] 621, *694*

Dutt, R. H. II [57] 430, *453,* [280] 748, *775,* [28] 812, *817,* [102] 883, *908*
— u. L. E. Casida II [252] 210, *264,* [58] 432, *453,* [281] 745, *775,* [103] 859, *908*
— u. C. J. Falcon II [104] 831, *908*
— s. Ericson, R. J. II [119—121] 894, 895, 899, *909*
— s. Ericsson, R. J. I [352] 839, *982;* II [158, 159] 99, 102, 103, *116*
— s. Evans, J. S. II [69] 432, *453,* [301 a] 748, *776,* [122—124] 838, 863, 889, *909*
— s. Falcon, C. J. II [130] 839, 865, 867, *909*

Dutta, S. K. II [298] 609, *694*

Dutton, G. J. I [320] 243, *301*

Duve, G. de, u. R. Wattiaux II [93] 468, 501, *506*
— — u. M. Wibo I [225] 408, 413, *421*

Duvernoy, H. II [282] 734, *775*

Dux, K., s. Koziorowska, J.
I [482] 408, *431*

Duyvené de Wit, J. J. I [321] 201, 209, *301,* [361, 362] 456, *638,* [285—289] 695, 696, 810, 907, 909, *980;* II [45—52] 317, 318, 319, *334,* [228] *580,* [299] 629, *694,* [283, 284] 749, 760, *775*
— s. Bretschneider, L. H.
I [141] 456, *629,* [106] *973;* II [22—24] 319, *333,* [140, 141] 608, 623, *689*
— s. Groot, B. de
I [489—491] 696, 852, 897, *987;* II [85—88] 319, *335*
— s. Veen, H. E. van der
I [1382] 456, *676,* [1344, 1344 a] 696, *1021;* II [200] 319, *339*

Dvoráková, J. I [322] 27, *301*

Dworzak, H., s. Podleschka, K.
II [120] 304, *312*

Dyban II 551

Dyck, G. W., s. Anderson, L. L.
II [27, 28] 210, *256*

Dye, L. B., s. Whetzal, F. W.
II [507, 508] 896, 897, *923*

Dyke, D. C. van, M. E. Simpson, S. Lepkovsky, A. E. Koneff u. J. R. Brobeck II [286] 732, 758, *775*

Dyke, H. B. van, u. G. Chen
I [226] 387, *421;* II [119] 60, *115*
— u. G. Ch'en I [363] *638*
— u. I. S. Chen I [290] 695, *980*
— S. Y. P'An u. T. Shedlovsky II [285] 721, *775*
— u. Z. Wallen-Lawrence II [287] *775*
— s. Chow, B. F. II [160] 721, *770*
— s. Greep, R. O. II [428, 429] 721, 722, 731, *780*
— s. Shedlovsky, T. II [926] 721, *798*

Dyke, H. V. van, u. R. G. Gustavson II [120] 78, *115,* [46, 47] 305, *310*

Dyková, H., F. Havránek, M. Tichý u. J. Pokorná II [226] 528, *580*

Dykshorn, S. W., s. Riddle, O.
II [587] 356, *420*

Dyranfurth, I., s. Abrams, C. A. L. I [3 b, 3 c] 79, 151, *286*

Dyrenfurth, J., s. Venning, E. H. I [1383—1385] 476, 478, 581, *676*

Dyroff, R. II [227] 550, *580*

Dziuk, P. J. I [291, 292] 924, *980;* II [59] 431, *453,* [105—107] 833, 838, 843, 860, 865, 871, 873, 887, *908*
— u. R. D. Baker II [109, 110] 873, *908*
— G. Cmarik u. T. Greathouse II [113] 857, *908*
— J. D. Donker, J. R. Nichols u. W. E. Peterson II [108] 849, *908*
— F. C. Hinds, M. E. Mansfield u. R. D. Baker II [288] 745, *775,* [112] 843, 844, *908*
— u. C. Polge II [111] 873, *908*
— s. Hind, F. C. II [209, 210] 838, 863, *912*
— s. Hinds, F. C. II [108] 432, *455*
— s. Niswender, G. D. II [596] 212, *276*
— s. Sammelwitz, P. H. I [1162] 485, 486, *668,* [1183] *1014;* II [472] 97, *127,* [703] 210, *279,* [815] 668, *712*

Eales, N. B. I [323] *301*

East, J., s. Bruce, H. M. II [117] 225, *259*

Eastmann, N. J., u. L. M. Hellman I [323 a] 85, *301*

Eayrs, J. T., u. R. M. Baddeley II [153] *406*
— u. A. Glass II [300] 680, *694*

Eberhagen, D. I [324] 48, 82, *301*

Eberlein, W. R. I [325, 325 a, 326—328] 26, 28, 48, 89, 93, 95, 96, 99, 100, 112, 147, 152, 188, 192, *301;* II [229] 542, *580,* [289] 750, 764, *775*
— u. A. M. Bongiovanni
I [329] 30, 140, 141, 147, 148, 158, 159, 162, 249, 250, *301;* II [230] 520, 521, *580*
— s. Bongiovanni, A. M.
I [108—111] 30, 31, 117, 129, 145, 146, 149, 150, 159, 161, 167, 181, 182, 276, *291*
— s. Breibart, S. I [136] 548, *629,* [118] 1070, *1097*

Ebling, F. J. I [364—369] 588, 589, 590, *638*
— s. Amoroso, E. C. II [25] 649, *685*

Ebner, H., s. Runge, H. II [777, 778] 528, 529, *598*
— s. Stoll, P. II [874] 529, *601*

Eboné, D., s. Volfin, P. II [922] 531, *602*

Eboué, D., s. Volfin, P. I [913, 915] 387, 388, *447*

Eckstein, B., s. Sobel, H.
I [827] 404, *443*

Eckstein, P. II [121] 81, *115,* [301] 626, *694*
— u. A. Mandl II [122] 93, *115*
— J. A. H. Waterhouse, G. K. Bond, W. G. Mills, D. M. Sandilands u. D. M. Chotton I [293] 943, *980*
— — — — u. D. M. Shotton I [94] *1164*
— u. S. Zuckerman II [302, 303] 626, *694,* [290] 725, *775*
— s. Short, R. V. I [1197] 83, 196, *338;* II [866] 675, *714*

Eckstein, R. W., s. Browning, C. H. I [160] 508, *630*

Ectors, F., s. Pasteels, J.-L.
II [628] 207, *277*

Eddie, D. A. St. I [330] 173, 177, *301*

Eddy, C. R., s. Wall, M. E.
I [1357 a] 885, *1021*

Edeiken, J., u. J. Q. Griffith
I [370] 465, *638*
Edelman, I. S., s. Porter, G. A.
I [1089] 467, 475, *665*
Edelmann, A., u. R. Gaunt
II [154] 357, 384, 385,
406
— s. Gaunt, R. I [279] 398,
405, *423*
Eden, E. L., s. Murray, G. H.
I [939] 805, *1004;* II [328]
838, 841, *917*
Edgar, D. G. I [330a, 331, 332]
23, 24, 25, 29, 198, 201, 203,
204, 205, 206, 212, 214, 216,
224, 225, 226, 227, 228, 230,
233, 236, 240, *301;* II [60]
430, *453,* [304] 613, 629,
694, [291] 749, 760, *775*
— u. S. A. Asdell II [253,
254] 134, 135, 139, 140,
141, 142, 143, 151, 191, 194,
264, [305] 667, *694*
— D. S. Flux u. J. W.
Ronaldson [333] 23, 226, *301*
— u. J. W. Ronaldson
I [334] 224, 225, 226, 227,
228, *301;* II [306] 666, *694*
— s. Roberts, E. M. II [397,
399, 400] 845, 885, 887,
919
Edgar, R. A., s. Able, B. V.
II [1] 838, 863, *904*
Edgren, R., A. Peterson, M. A.
Johnson u. G. Shipley
II [307] 650, *694*
Edgren, R. A. I [371] 539, 541,
542, *638,* [294—301, 301a]
697, 804, 805, 822, 836, 907,
909, 917, 918, 924, 926, 927,
933, 934, 935, 939, 942, 943,
946, 947, 948, 949, 951, 963,
966, *980;* [II 123—128] 59,
75, 76, 82, 83, *115,* [255 256]
198, 229, *264,* [53, 54] 314,
334, [61, 62] 426, *453*
— u. D. W. Calhoun I [302—
304] 696, 804, 835, 853, 858,
859, 909, 926, *980;* II [129,
130] 83, *115,* [48] 286, 288,
310
— — R. L. Elton u. F. B.
Colton I [305] 755, 900,
901, 924, 926, 930, 931, 933,
934, 942, 945, 951, 954, *981;*
II [131] 74, 75, 76, 83, *115,*
[49] 288, 289, *310*
— u. D. L. Carter I [306]
981; II [132] 93, *115,* [292]
747, *775*
— u. R. L. Elton I [307]
901, 924, 954, *981*
— — u. D. W. Calhoun
II [257] 229, *264,* [231]
538, *580*

Edgren, R. A., W. E. Hamburger u. D. W. Calhoun
I [372] 572, 573, 575, 583,
638, [308] 789, 790, 807, 830,
838, 840, 925, 931, 933, 934,
937, 944, 981; II [132a] 70,
115
— u. W. F. Johns I [308a]
719, 758, *981*
— R. C. Jones u. D. L.
Peterson II [258] 227,
264
— — u. A. L. Gillen
II [259] 229, *264*
— — De Ann L. Peterson u.
A. L. Gillen I [50a] 17, *18*
— D. A. Peterson, M. A.
Johnson u. G. C. Shipley
II [260] 199, *264*
— D. L. Peterson, R. C. Jones,
C. L. Nagra, H. Smith u.
G. A. Hughes I [309] 947,
981; II [132b] 76, *115*
— u. H. Smith I [310] 909,
926, 927, 947, 951, 952, *981;*
II [133] 59, 75, 76, 83, *115,*
[261] 243, *264,* [55] 314,
334
— — G. A. Hughes, L. L.
Smith u. G. Greenspan
I [50b] 17, *18,* [311] 946,
947, *981;* II [133a] 76, *115*
— — De Ann L., Peterson u.
D. L. Carter I [50c] 17, *18*
— — D. L. Peterson u. D. L.
Carter I [312] 758, 935,
936, 946, 948, 949, *981;*
II [134] 59, 76, 98, *115,*
[262] 242, 243, 244, *264,*
[56] *334*
— s. Elton, R. L. I [385]
572, 573, *638,* [329, 330]
776, 804, 806, 813, 829, 830,
838, 839, 840, 841, 843, 862,
868, 869, 872, 934, *981;*
II [142, 143] 66, 67, 70, 71,
83, 91, *115,* [268, 269]
164, 252, *265*
— s. Peterson, D. L. I [1032,
1033] 712, 715, 774, 807,
907, 936, 945, 947, *1008,*
[334] *1172;* II [421, 422]
98, *126,* [208] 431, *459*
— s. Saunders, F. J. I [147]
15, *21,* [1199] 805, 806,
942, 943, *1014;* II [480]
54, 76, 82, *128,* [707] 138,
164, 198, *280,* [177] 314,
339, [239] 426, *460*
— s. Smith, H. I [1241,
1242] 946, 948, *1016;*
II [512a] 76, *129*
Edlund, Y., u. G. Flyger
I [227] 398, *421,* [373]
522, *638*

Edmonds s. Hertig I 1063
Edström, G. I [374] 488, *638*
Edwards, D. A., s. Whalen,
R. E. II [954] 682, *717*
Edwards, E. A., u. S. Q.
Duntley I [375] 492, *638*
Edwards, G. A., s. Caesar, R.
II [18] 285, *309,* [44] 474,
505
Edwards, J., u. H. L. Ringold
I [313] *981*
— s. Ringold, H. J. I [144]
8, 14, *21,* [1111] 818, 829,
838, 844, 845, 858, 869, 873,
874, 876, 877, 879, 924,
1011; II [447] 69, 70, 71, 72,
73, *126,* [671] 240, *278,*
[168] 326, 327, *338*
Edwards, J. A., s. Bowers, A.
I [100a] 849, *973*
Edwards, K., s. David, A.
I [187] 399, *420,* [298] 484,
488, 538, 542, 573, *635,*
[211] 756, 767, 770, 773,
774, 775, 807, 839, 869, 915,
922, 937, *977;* II [89] 54, 82,
83, 99, *114,* [202] 230, 235,
237, *262,* [40] 430, 448, 449,
452, [72] 892, 897, 902, *907*
Edwards, R. E., s. Crooke,
A. C. I [261] 52, 53, 58,
64, 76, 139, 160, *298*
Edwards, R. G., u. A. H. Gates
II [263] 152, 153, *264*
Effkemann, G. I [376] 530,
638; II [232] 557, *580*
— s. Herold, L. II [301, 302]
370, *410, 411*
Egeberg, O., u. P. A. Owren
I [228] 379, *421,* [95] *1164*
Eger, W. I [96] *1164*
Eggee, C. J., u. A. E. Dracy
II [308] 665, *694*
Eggert, R. G., s. Stolzenberg,
S. J. II [758] 214, *281*
Eggstein, M., s. Oldershausen,
H. F. v. I [1026] 551, *663,*
[319] 1148, *1172*
Eglin, J. M., s. Little, B.
I [779] 82, 164, 166, *321;*
II [640] 762, *788*
Eguchi, Y. I [314] *981*
Ehrenstein, M. I [52] *18,*
[315—318] 822, 825, 826,
827, 828, 862, 902, 947,
981; II 1 [135, 136] 66,
69, 103, *115*
— G. W. Barber u. R. Hertz
I [319] 822, *981*
— u. T. O. Stevens I [320,
321] 825, 826, 827, 828,
981; II [137, 138] 69, 103,
115, [57, 58] 329, *334*
— s. Allen, W. M. I [5] *17,*
[12] 822, *969*

Ehrenstein, M., s. Balant, C. P.
 I [38] 823, 836, *970;* II [26]
 69, *111*
— s. Barber, G. W. I [11]
 17, [45] 822, 887, 968, *971*
— s. Longchampt, J. E.
 I [821] *999*
Ehrhard, K., u. H. Fischer-
 Wasels I [335] 82, 83, *301*
Ehrhardt, K. II [293] 761,
 775
— u. R. Funke II [294] 750,
 775
— u. K. Hardt I [377] 486,
 638
— u. P. Kneip II [264] 227,
 264
— u. W. Koenig I [378]
 486, *638*
Ehrlich, E. N. I [336] 30, 102,
 147, 148, 149, 151, 153, 155,
 156, 162, 169, 175, 269, *301,*
 [379] 477, *638*
— O. v. Dominguez, L. T.
 Samuels, D. Lynch,
 H. Oberhelman jr. u.
 N. E. Warner I [337]
 106, *301*
— M. Laves, T. Loggies u.
 K. Lugibihl I [380] 477,
 638
— — K. Lugibihl u. R. L.
 Landau I [381] 477, *638*
— s. Frenkel, M. I [435]
 479, *640*
— s. Landau, R. L. I [545]
 1085, *1111*
Ehrlich, H., s. Cekon, F.
 II [149, 150] 558, 559, *578*
Ehrnrooth, C. A., s. Parvainen,
 S. I [1048] 478, *664*
Ehteshamadeh, J., s.
 Mastroianni jr., L.
 II [517] 166, *273*
Eibl, E. II [113a] 869, *908*
Eichenberger, E., s. Käser, O.
 I [647] 171, *315*
— s. Ruzicka, L. I [1156]
 895, 896, 897, 898, *1013*
Eichenberger, K., s. Heusser,
 H. I [562, 563b] 810,
 822, 896, *990;* II [232] 74,
 119
Eichhorn, J., s. Halkerston,
 I. D. K. I [507] 78, 218,
 309; II [128] 464, *508*
Eichner, E. I [218] 1072,
 1101, [322, 323] *981,*
 [97, 98] *1164*
Eichner, H. II [309] 663,
 695
Eichstädter, A., s. Kaiser, R.
 I [655] 149, 152, 164, *316*
Eidinoff, M. L., s. Barry, M. C.
 I [60] 273, 274, *289*

Eidinoff, M. L., s. Gallagher,
 T. F. I [432] 32, 265, *305*
Eife, K. II [310] 624, *695,*
 [29] 814, *817*
Eigemann, M. II [59] 331,
 334
Eik-Nes, K. B. I [338] 79,
 80, 81, *301*
— u. P. F. Hall I [338a]
 100, 102, *301*
— J. A. Schellman, R. Lumry
 u. L. T. Samuels I [339]
 265, *301;* II [311] 667,
 695
— s. Aakvaag, A. I [1a, 2, 3]
 200, *286*
— s. Brownie, A. C. I [154]
 26, *293*
— s. Carstensen, H. I [190]
 31, 200, *295*
— s. Depaoli, J. I [285]
 200, *299*
— s. Grota, L. J. I [489b]
 250, 256, *308*
— s. Hagen, A. A. II [204]
 103, *118*
— s. Huff, R. L. II [408]
 177, *269*
— s. Mahajan, D. K. I [807]
 49, 53, *322*
— s. Molen, H. J. van der
 I [896] 32, 112, 113, 114,
 326; II [625] 516, *593*
— s. Nishizawa, E. E. I [925]
 199, 200, *327*
— s. Oertel, G. W. I [942,
 944—947, 952] 24, 25, 27,
 29, 30, 111, 112, 113, 117,
 119, 120, 125, 127, 128, 132,
 200, 277, 280, *328;*
 II [671] 515, 516, *594,*
 [747] 749, 760, *792*
Eilers, E. A., s. Peterson, R. A.
 I [994] 32, *330*
Einer-Jensen, N., s. Hanngren,
 A. II [188] 898, *911*
Eirselen, P., s. Hempel-
 Jørgenson, P. I [570,
 571] 474, 476, *646*
Eisalo, A., P. A. Järvinen u.
 T. Luukainen I [229,
 230] 374, 375, *421,*
 [99, 100] 1148, *1164*
Eisenberg, E., u. G. Gordan
 I [324] 721, 780, 805, 836,
 906, 914, 918, *981*
— u. G. S. Gordan I [381a]
 542, *638*
— — u. H. W. Elliott
 I [231] 404, *421*
— s. Gordan, G. S. I [309]
 404, 411, *424,* [469] 914,
 961, 962, *987*
Eisenstadt, H. B. I [382]
 552, 585, *638,* [325] *981*

Eisler, M., s. Oliveto, E. P.
 I [996a] 852, *1006*
— s. Reimann, H. I [1102]
 821, 866, *1010;* II [444]
 68, *126*
— s. Robinson, C. H.
 I [1122] *1011*
Eisner, E. II [312] 681, *695*
Ejarque, P., s. Lupu, C.
 I [796] 279, *322*
Ejarque, P. M., u. L. P.
 Bengtsson I [340] 103,
 174, 263, *301;* II [233]
 540, *580*
— E. J. Plotz u. M. E. Davis
 I [341] 109, *301*
— s. Bengtsson, L. Ph.
 I [71a] 104, *290;* II [78]
 637, *686,* [65] 761, *767*
— s. Davis, M. E. I [272]
 71, 87, 266, 267, 269, 278,
 299; II [188] 519, 560, *579*
Ekman, H., s. Bergman, P.
 I [77] 167, 190, *290*
Ekwall, P., s. Diczfalusy, E.
 I [295] 272, *300*
El-Bedri, L. I [219] 1071,
 1101
Elden, C. A., s. Boyd, E. M.
 I [125] 201, 202, *292*
Elder, J. H. I [342] 149, 164,
 175, 198, *301;* II [139] 51,
 115
— u. R. M. Yerkes II [63]
 433, *453*
Elder, T. D., S. Segal, E. S.
 Maxwell u. Y. J. Topper
 I [232] 410, *421*
— u. Y. J. Topper I [233]
 411, *421*
Elert, R. I [234] *421,* [383]
 499, 500, *638,* [220—224]
 1028, 1030, 1045, 1052, 1053,
 1073, 1082, *1101;* II [234,
 235] 525, 564, *580*
Elftman, H., s. Atkinson,
 W. B. I [31] 389, *414*
Elger, W. I [326] 730, 733,
 788, *981* [265]; II 172,
 264, 296, [64] 445, 448,
 453
— R. v. Berswordt-Wallrabe
 u. F. Neumann II [65]
 439, 448, *453*
— u. F. Neumann I [327]
 871, *981;* II [155] 342,
 392, 393, *406*
— H. Steinbeck u. F. Neu-
 mann II [66—68] 445,
 446, 448, 450, *453*
— s. Kramer, M. I [736,
 737] 871, 872, *996;*
 II [347] *412*
— s. Neumann, F. I [963—
 977] 701, 702, 703, 763,

764, 871, 872, *1005;*
II [403, 404] 108, *125,*
[509—516] 342, 384,
492, *418,* [187—196] 439,
440, 441, 443, 445, 448, 450,
458, II [343—349, 352]
894, 901, 902, *917*
Elger, W., s. Steinbeck, H.
II [248] 448, *460,* [519] 103,
129
— s. Wiechert, R. II [278]
450, *461,* [549] 110, *130*
Elghamry, M. I., u. F. A.
Soliman I [384] 586, *638*
Elias, J. J. II [156—158]
357, 380, 381, *406*
— u. E. Rivera II [159]
381, *406*
— s. Juergens, W. G.
II [335] 381, *412*
— s. Rivera, E. M. I [1119]
1011
Eliasson, G. E., s. Borglin,
N. E. I [88] *972*
Eliasson, B., s. Bygdeman, M.
I [55] *975,* [148] 1039,
1066, *1098;* II [40] 22,
32, *40*
Ellinger, G. M., s. Duck-
worth, J. I [352] 550, *637*
Ellington, E. F. II [313]
666, *695*
— A. N. Contopoulos u.
M. T. Clegg I [101] *1164;*
II [295] 751, 775, [115]
822, 899, *908*
— D. C. England u. J. E.
Oldfield II [114] 875,
899, *908*
— u. C. W. Fox II [116] 830,
838, 863, *909*
— — u. G. E. Short II [117]
893, *909*
Elliott, A. J., u. J. Hendry
I [235] 375, *421*
Elliott, H. W., s. Eisenberg, E.
I [231] 404, *421*
— s. Gordan, G. S. I [310]
411, 412, *424*
— s. Grady, H. J. I [338]
519, *584*
Elliott, J., u. J. Hendry
I [102] 1148, *1164*
Elliott, J. R., u. C. W. Turner
II [160—164] 375, 376,
378, 399, *406,* [314] 679,
695
Elliott, W. H., s. Grady, H. J.
I [479] 274, *307*
— s. Shen, N.-H. C. I [1172]
274, *338*
Ellis, B., s. Ackroyd, M.
I [1a] *969*
— s. Barton, S. P. I [12, 13]
7, 12, *17,* [53] 921, *971*

Ellis, B., s. Burn, D. I [123]
813, 814, *974;* II [52] 66, *112*
— s. Cooley, G. I [198a]
855, 862, 945, *977*
Ellis, D., s. Greisheimer, E. M.
I [330] 367, *425*
Ellis, D. J., s. Beck, C. C.
II [11] 810, *817*
Ellis, L. T., s. Goldzieher,
J. W. I [462, 463] 937,
943, *986,* [141] 1140, *1166;*
II [86] 11, *42,* [403] 745,
779
Ellis, S. II [296] 721, *775*
Elmadhian, F., u. F. Forchielli
I [343] 198, *301*
Elmes, P. C., s. Nevin, N. C.
I [649] 380, *437,* [314]
1146, *1172*
Elstein, M., s. Wood, C.
II [277] *49,* [972] 556, *604*
Elton, R. L. I [328] 813, 820,
828, 829, 830, 838, 839,
843, 848, 849, *981;*
II [140, 141] 63, 64, 65, 66,
68, 69, 70, 72, 103, *115,*
[266, 267] 164, 227, *264,*
[60] 329, *334*
— u. R. A. Edgren I [329]
776, 804, 934, *981;*
II [142] 91, *115,* [268] 252,
265
— — u. D. W. Calhoun
I [385] 572, 573, *638,*
[330] 806, 813, 829, 830,
838, 839, 840, 841, 843, 862,
868, 869, 872, *981;* II [143]
66, 67, 70, 71, 83, *116,* [269]
164, *265*
— u. E. F. Nutting I [53]
15, *18,* [331] 964, *981;*
II [144] 55, 77, 82, 83, *116*
— — u. F. J. Saunders
I [386] 539, 542, *639,* [332]
755, 769, 935, 963, 964, *981;*
II [145] 55, 75, 77, 82, 83,
116
— s. Bergstrom, C. G. I [59]
907, *971;* II [65] 239, *258*
— s. Edgren, R. A. I [305,
307] 755, 800, 901, 924,
926, 930, 931, 933, 934, 942,
945, 951, 954, *981;* II [131]
74, 75, 76, 83, *115,* [257]
229, *264,* [49] 288, 289, *310,*
[231] 538, *580*
— s. Saunders, F. J. I [1200]
806, 807, 829, 833, 839, 926,
927, 931, 933, 934, 935, 943,
1014; II [708] 230, 233, 235,
240, 241, 242, 243, 246, 251,
252, 253, *280,* [240] 429,
430, *460*
— s. Solman, P. B. I [1248]
872, *1016;* II [512] 71, *129*

Ely, F., u. W. E. Petersen
— II [165] 355, 367, *406*
Embry, L. B., s. Nygaard, L. J.
II [358] 897, *918*
— s. Whetzal, F. W. II [507,
508] 896, 897, *923*
Emelife, E. C., s. Cope, E.
I [174] 1039, 1071, *1099*
Emerman, S., s. Levitz, M.
I [759] 87, 88, *320*
Emerson, B., s. Burdick, H. O.
I [121] 698, 761, *974;*
II [120] 208, *259*
Emerson, B., s. Burdick,
H. O. II [121] 196, *259*
Emerson jr., K., J. Müller,
A. de Souza u. G. Loutfi
I [344] 282, *301*
Emerson, W. C., s. Whitaker,
L. R. I [1420] 532, *677*
Emery, F. E., u. P. A. Greco
I [387] 466, *639*
— u. P. P. Greco I [333]
808, 934, *982*
— u. E. L. Schwabe I [388]
466, *639*
— s. Schwabe, E. L. I [1195]
466, *669,* [1287] *1018*
Emery, J., s. Vague, J.
I [1353] 158, 190, *345*
Emery, M. A., s. Kowalewski,
K. I [760] 544, 550, *653*
Emge, A. I [225] 1085,
1086, *1101*
Emge, L. A., u. G. L. Laqueur
I [389] 585, *639*
— u. K. M. Murphy I [390]
606, *639*
Emmens, C. W. I [334—337]
698, 779, 918, 919, 934, 961,
982; II [270] 221, *265*
— R. I. Cox u. L. Martin
I [338] *982;* II [146] 55,
116
— u. C. A. Finn II [271]
221, *265*
— u. A. S. Parkes I [339,
340] 777, 917, 918, 920,
982; II [147, 148] 54, 74,
82, *116,* [61, 62] 331, *335*
— s. Martin, L. II [514]
195, *273*
— s. Parkes, A. S. I [1018]
1007
— s. Stone, G. M. I [1303]
1019; II [759] 220, *281*
Emmerson, M. A., s. Day, B. N.
II [203] 204, 225, *262,*
[246] 621, *692,* [75] 884, *907*
— s. Melampy, R. M. II [161]
427, 428, 432, 457, [683] 679,
682, *708,* [709] 755, *790*
Emmerson, M. E., s. Ray, D. E.
II [216] 431, *459,* [822]
794, [379] 849, *919*

Emmerson jr., V., s. Thorn,
G. W. I [1354] 464, 465,
466, *675*
Emsun, K., u. K. Aras I [345]
27, 118, *302*
Enbergs, H. II [315] 668,
695
Endahl, B. R., u. C. D.
Kochakian I [236] 356,
421
— s. Kochakian, Ch. D.
I [718] *996*
Enders, A. C. II [272]
222, *265*, [94, 95] 464, 491,
506, [316] 617, 619, *695*
— u. G. D. Buchanan
II [273] 222, *265*, [317]
643, *695*
— R. K. Enders u. S. Schlafke
II [96] 491, *506*
— u. W. R. Lyon II [97]
464, 466, 470, *506*
— s. Warren, R. H. II [297]
513
— s. Buchana, G. D. II [158]
619, *689*
Enders, R. K. II [318] 613,
617, 621, 623, 658, *695*
— O. P. Pearson u. A. K.
Pearson II [319, 320]
617, 619, 658, *695*
— s. Enders, A. C. II [96]
491, *506*
— s. Pearson, O. P. II [774]
750, 761, *793*
Endo, H., s. Okano, K.
I [957b] 235, 236, 262,
263, *328*
Endröczi, E., J. N. Hayward,
J. Hilliard u. C. H. Sawyer
I [346] 237, 239, 240, *302*
— u. J. Hilliard II [297] 737,
775
— s. Hilliard, J. I [563]
235, 236, 262, *311*; II [397]
209, *269*, [496] 652, *701*
— s. Telegdy, G. I [1318—
1320] 27, 28, 196, 199,
249, 252, 262, 263, *344*,
[1340, 1341] 571, 580, *674*,
675; II [909, 910] 647,
656, 658, *715*
— s. Toth, J. I [1364] 531,
675
Eness, P. G., s. Melampy, R. M.
II [161] 427, 428, 432,
457, [683] 679, 682, *708*,
[709] 755, *790*
Engel, Ch. R. I [341] 819, *982*
— u. R. Deghenghi I [54]
9, *18*, [342] 820, *982;*
II [149] 68, *116*
— u. H. Jahnke I [343]
819, 820, *982;* II [150] 68,
116

Engel, Ch. R., K. F. Jennings
u. G. Just I [344] 806, 819,
820, *982;* II [151] 68, *116*
— u. R. L. Noble I [345,
346] 808, 820, 836, 842,
982; II [152, 153] 68, 69,
70, *116*
— s. Capitaine, J. I [165]
821, 862, *975;* II [62] 68,
113
— s. Heusser, H. I [563,
563a] 815, 862, *990;*
II [233] 66, *119*
Engel, E., s. Brichant, J.
I [114] 369, 371, 381, *417*,
[143] 581, *630*
— s. Ducommun, P. I [354]
474, 476, *637*
Engel, I., s. Rosemberg, E.
I [1139] 476, 482, *667*,
[759] 1079, *1117;* II [211a]
24, *46*, [850] 752, *795*
Engel, L. L., G. W. Thorn u.
R. A. Lewis I [347] 156,
163, *302*
— s. Meigs, R. A. I [869]
90, 109, *325*
— s. Ryan, K. J. II [254]
512
— s. Savard, K. II [481]
103, *128*
— s. Thorn, G. W. I [1355]
464, 465, 466, *675*, [1319]
808, *1019*
— s. Villee, D. B. I [1378]
99, *346;* II [917] 554, *602*
Engel, M., s. Fischer, A.
I [421] 466, *640*, [383]
808, *983*
Engel, P. I [348] 233, *302*
— s. Albrieux, A. I [18] 565,
625
Engelberg, H., u. S. J. Glass
I [237] 366, *422*
Engelhart, E. I [238] 359,
399, *422*, [226, 227] 1028,
1101
— u. O. Riml I [239] 399, *422*
— s. Riml, O. I [762] 359,
441
Engels, W. L., s. Jenner, C. E.
II [537] 741, *784*
England, D. C., s. Ellington,
E. F. II [114] 875, 899,
908
England, N. C., s. Franke,
Don E. II [151] 839, 855,
910
Engle, E. R., u. P. E. Smith
II [274] 224, *265*
Engle, E. T. I [347] 717, *982*
— u. L. L. Buxton II [298]
739, *775*
— u. P. E. Smith II [154]
80, *116*

Engle, E. T., P, E, Smith u.
M. C. Shelesnyak II [155]
81, *116*, [236] 537, *580*
— s. Atkinson, W. B. I [32]
390, *414*
— s. Buxton, C. L. I [136]
353, *418;* II [137] 525, *577*
— s. Okkels, H. II [674]
535, *594*
— s. Smith, Ph. E. II [951,
952] 721, 725, 745, *799*
Engle, R. R., s. Djerassi, C.
I [243a] 885, *978*
Engström, J. I [391] 551, *639*
Enzmann, E. V., u. G. Pincus
II [166] 364, *406*
— N. R. Saphir u. G. Pincus
II [275] 187, *265*
Eppstein, S. H., P. D. Meister,
D. H. Peterson, H. C.
Murray, H. M. Leigh
Osborn, A. Weintraub,
L. M. Reineke u. R. C.
Meeks I [348b] 827, *982*
Epstein, J., H. S. Kupperman
u. H. Cutler II [299] 751,
752, *775*
Epstein, J. A., H. S. Kupperman u. A. Cutler I [240]
356, 357, *422*, [391a] *542*,
543, *639*, [348] 829, 832,
924, 927, 935, 944, *982*,
[103] 1139, *1164;* II [63]
5, 19, *41*
— L. Vosburgh, C. Reid u.
H. S. Kupperman I [392]
536, *639*
— s. Goldman, J. N. I [499]
504, 540, 543, 561, 563, 576,
583, 585, *643*, [456] 785,
927, 928, 934, *986;* II [84]
314, *335*, [81] 426, *454*
— s. Kuppermann, H. S.
I [784] 542, 543, *654*,
[747] 927, 928, 942, 943,
944, *997*, [534] 1090, 1091,
1110 [251] *1169;* II [144]
24, *44*, [529] 555, *590*,
[599] 752, *786*
— s. Seidl, J. E. I [813] 355,
356, 357, *443*, [1204a]
542, 543, *670*
Erb, H., u. M. Keller I [241]
372, 379, *422*, [104] *1164;*
II [65] 25, 31, *41*, [300]
752, *775*, [30] 805, *817*
— — u. G. A. Hauser I [228]
1074, *1101;* II [237] 549,
580
— — — u. R. Wenner I [349]
170, 176, *302;* II [238] *580*
— u. K. S. Ludwig I [350]
283, *302*, [105] 1140, *1164;*
II [64] 28, 31, *41*, [239]
522, *581*

Erb, R. E. II [321] 662, *695*
— u. W. R. Gomes II [322] 662, *695*, [118] 842, *909*
— J. C. Nofziger, F. Stormshak u. J. B. Johnson II [323] 669, *695*
— u. F. Stormshak I [351] 209, 210, 211, 213, 215, 216, *302*
— s. Estergreen, V. L. II [325] 664, *695*
— s. Gomes, W. R. I [467—470, 470a] 203, 204, 205, 208, 209, 210, 211, 213, 214, 216, 223, 262, 263, *307;* II [390, 391] 662, 664, 669, *697*
— s. Gorski, J. I [471, 472, 472a] 24, 25, 28, 197, 209, 212, 213, 215, 216, 217, *307;* II [394] 664, *697*
— s. Hauser, G. A. I [348] 1048, 1049, *1105*
— s. Johnson, K. R. I [635a] 215, 263, *315,* [638a] 808, 833, *993;* II [66] *819*
— s. Plotka, E. D. I [1021a] *331;* II [755] 662, *710*
— s. Schomberg, D. W. I [1162, 1162a, 1162b] 204, 205, 208, 270, *337*
— s. Stormshak, F. I [1278—1280] 25, 32, 202, 204, 209, 210, 211, 212, 213, 215, *342;* II [898] 664, *715*
Ercoli, A. I [55] 10, *19,* [106] *1165;* II 1
— G. Bruni, G. Falconi, F. Galletti u. R. Gardi I [56] 10, *19,* [349] 889, 890, 908, *982;* II [156] 72, *116*
— — R. Gardi u. A. Meli I [350] *982*
— u. R. Gardi I [57] 10, *19,* [393] 519, 524, *639,* [351] 889, 891, *982;* II [157] 72, *116*
— — u. G. Bruni I [58] *19*
— R. Vitali u. R. Gardi I [352] 31, *302*
— s. Alibrandi, A. I [6] 895, *969*
— s. Falconi, G. I [59] 10, *19,* [362, 363] 805, 806, 829, 830, 838, 839, 891, *983;* II [170] 64, *116,* [285] 246, 247, 249, 250, *265,* [70] 430, *453*
— s. Gardi, R. I [426a—c] 858, 859, *985*
Ergkman, B., s. Warren, J. C. I [1384a] 106, *346*
Erichson, St. II [240] 530, *581*

Erickson, C. J., R. H. Bruder, B. R. Komisaruk u. D. S. Lehrman II [63] 332, *335*
Ericksson, J. L., s. Orrenius, S. II [233] 502, *511*
Ericson, R. J. II [276] 156, 158, *265*
— u. R. H. Dutt II [119, 121] 894, 895, 899, *909*
— — u. J. W. Archdeacon II [120] 894, 895, *909*
Ericsson, R. J., u. R. H. Dutt I [352] 839, *982;* II [158] 99, 102, 103, *116*
— — u. J. W. Archdeacon II [159] 103, *116*
Erikson, G., s. Palmer, H. I [965a, 965b] 89, 108, 109, *329*
Eriksson, G., s. Jaffe, R. I [610, 610a] 89, 99, 108, *314*
— s. Pion, R. II [703] 542, *595*
— s. Pion, R. J. I [1020] 89, *331*
Ershoff, B. H., u. H. J. Deuel II [277] 212, *265*
Erlanger, B. F., s. Beiser, S. M. I [65a] 33, *289*
Erlenmeyer, F., s. Little, B. I [780a] 102, 124, *321*
Ernster, L., s. Orrenius, S. II [233] 501, *511*
Erzin, C., s. Wilson, W. D. I [1404] 717, *1023*
Eschbach, W., u. E. Negelein I [242] 394, *422*
Escher, G. C. I [394] 549, *639*
— s. Kaufman, R. J. I [707] 549, 651, [477] 1084, *1109*
— s. Volk, H. I [916] 369, 370, 376, *447,* [1399] 549, 677, [906] 1084, *1122*
Eschkol, A., s. Lunenfeld, B. II [649] 728, *788*
Eshkol, A., u. B. Lunenfeld II [301] 721, 722, *776*
— s. Donini, P. II [258, 259] 721, 728, 730, *774*
Eskin, B. A., M. B. Dratman u. M. D. Pettit I [395] 585, *639*
Esoda, E. C. J. I [396] 595, *639,* [107] *1165*
Essner, E., s. Arias, I. M. I [26] 373, 401, *414*
— s. Goldfischer, S. I [498] 553, *643*
— s. Novikoff, A. B. II [231] 468, 501, *511*
Estergreen, V. L. II [324] 664, *695*

Estergreen, V. L., W. R. Gomes, O. L. Frost u. R. E. Erb II [325] 664, *695*
— s. Gomes, W. R. II [391, 392] 662, 664, *697*
— s. Hafez, E. S. E. I [500] 209, 210, 215, *308;* II [414] 664, *698*
Estergreen jr., V. L., s. Gomes, W. R. I [468, 469] 209, 210, 211, 213, 214, 216, 223, 262, 263, *307*
Estes, J. W., s. McGovern, J. J. I [288] *1171*
Estrin, I., s. Gilbert, M. I [287] 1092, *1103*
Etienne, M. II [167] 380, *406*
— s. Ahrén, K. II [6, 7] 354, 382, *401*
Eto, T., H. Masuda, Y. Suzuki u. T. Hosi I [353] 248, 249, 250, 253, 254, 262, 263, *302;* II [326] 647, 648, 649, *695*
— s. Suzuki, Y. I [1286] 251, 273, 274, *342*
Eton, B., u. R. V. Short I [354] 120, 124, 125, 126, *302*
— s. Aitken, E. H. I [5] 95, 99, 118, 121, 122, 124, *286*
— s. Preedy, J. R. K. I [1039] 118, 122, 124, 127, *332*
— s. Short, R. V. I [1198] 118, 120, 122, 123, 124, 125, 126, 173, *339;* II [836] 519, 541, 542, 558, *599*
Etteldorf, J. N., s. Meadows, R. W. I [935] 490, 491, 492, 493, 496, 536, *659*
Euler, U. S. von II [50] 306, *310*
Euw, J., s. Reichstein, T. I [1100] *1010*
Euw, J. v., u. T. Reichstein I [353, 354] 914, *982*
— s. Simpson, S. A. I [1212] 28, *339*
Evangelopoulos, A., s. Pavlatos, M. I [975] 164, *329*
Evans, E. I. II [278] 140, *265,* [168] 356, *406*
Evans, E. J., u. F. W. Miller II [51] 300, *310*
Evans, H. M., u. H. H. Cole II [327] 621, 656, *695*
— C. L. Kohls u. D. H. Wonder II [328] *695*
— u. J. A. Long II [302] 721, *776*
— R. J. Pencharz u. M. E. Simpson II [303] 721, *776*

Evans, H. M., u. M. E. Simpson II [241] 560, *581*, [304] 722, 744, *776*
— u. W. R. Lyons II [279] 206, *265*, [305] 722, *776*
— — — u. K. Turpeinen II [160] 94, *116*, [280] 205, *265*, [306] 721, *776*
— u. O. Swezy II [329] 622, *695*
— s. Fraenkel-Conrat, H. L. II [366, 367] 721, *778*
— s. Freyer, M. E. II [222] 345, *408*
— s. Greenspan, F. S. I [483] 902, *987*
— s. Jensen, H. II [538] *784*
— s. Li, C. H. II [630, 632—635] 721, 722, *787*
— s. Long, J. A. II [330] 56, *122*, [497, 498] 205, *272*, [625] 615, 619, 621, 647, *706*
— s. Lyons, W. R. II [508] 214, *273*, [397—399] 350, 351, *414*, [655] 722, *788*
— s. Nelson, M. M. II [577—581] 182, 226, 227, *275*, [642] 557, *593*
— s. Simpson, M. E. II [936] *798*
— s. Swezy, O. II [903] 622, *715*
Evans, J. H., s. Townsend, S. L. II [999] 727, 728, *800*
Evans, J. S., u. R. H. Dutt II [301a] 748, *776*, [124] 889, *909*
— — u. E. C. Simpson II [69] 432, *453*, [123] 838, 863, *909*
— E. C. Simpson u. R. H. Dutt II [122] 838, 863, *909*
— s. Pike, J. E. I [1041] *1008*
Evans, R. M., G. F. H. Green, J. S. Hunt, A. G. Long, B. Mooney u. G. H. Phillipps I [354a] 859, *982*
— s. Brooks, S. G. I [111a] 856, *973*
Evans, T., s. Samuels, G. I [1137] 156, 159, 164, 167, *336*
Evans, T. N., s. Riley, G. M. I [1078] 140, 141, 160, 190, *334*
Evans, W. A., s. Thomson, K. J. I [1351] 491, 500, *675*
Evelbauer, K. I [229] *1101*
Evelyn, K. A., s. Maughan, G. B. I [855] 29, *324*

Everett, H. S., s. Novak, E. II [409] 85, *125*, [597] 189, *276*, [651] 539, *594*, [719] 634, *709*
Everett, J. I [355, 356] *982*
Everett, J. W. I [355] 247, 302, [357] *982;* II [161—167] 86, 87, 94, 96, 97, *116*, [281—283] 205, 206, *265*, [169] 363, *406*, [242—244] *581*, [330—333] 613, 628, 631, 647, 682, *695*, [307—321] 731, 734, 742, 747, 748, 749, 750, 759, *776*, [125] 822, 899, *909*
— u. D. L. Quinn II [334] 628, 631, 647, 648, *695*
— u. H. M. Radford II [322] 734, 758, *776*
— — u. J. Holsinger II [323] 734, 759, *776*
— u. C. H. Sawyer I [243] 376, *422;* II [168] 87, *116*, II [324, 325] 756, 759, *776*
— — u. J. E. Markee II [326] 735, 759, *776*
— s. Bunn, J. P. II [136] 734, 759, *769*
— s. Markee, J. E. II [686] 734, 735, 759, *790*
— s. Miller, D. C. I [881] 247, *325*
— s. Nikitovitch-Winer, M. II [593] 218, *276*, [740—742] 731, 734, 735, *791*, *792*
— s. Sawyer, C. H. I [802] 376, *442*, [1203] 706, *1014;* II [483] 87, 109, *128*, [822, 823] 628, 653, *713*, [886—888] 748, 756, 759, *797*, [433] 849, *921*
Everitt, G. C. I [397] 544, *639*
— u. K. E. Jury I [398] 544, *639;* II [126, 127] 893, 896, *909*
Everse, J. W. R., u. P. de Fremery I [358, 359] 791, *982*
Eversole, W. I. I [360] *982*
Eversole, W. J. I [399] 454, *639;* II [64] 316, *335*
— u. S. A. D'Angelo I [400] 458, *639;* II [65] 320, *335*
— s. Gaunt, R. II [244] 356, 365, 385, *409*
Ewald, W., H. Werbin u. I. L. Chaikoff I [356] 79, *302*
Exley, D., u. C. S. Corker II [335] 639, *695*
— R. J. Gellert, G. W. Harris u. R. D. Nadler II [128] 822, 901, *909*

Fabian, G. II [336] 668, *695*
Fagan, B., s. Williams, W. F. I [1444] 209, 213, 224, *349;* II [811] 212, *283*, [963] 664, *717*
Fagerlund, H. M., s. Idler, D. R. I [601] 194, *313*
Faglia, G., s. Alonzo, R. de I [17] 154, *287*
Fahey, M. F., s. Margulis, R. R. I [859] 939, 940, *1001*
Fahning, M. L., R. H. Schultz u. E. F. Graham II [284] 173, *265*
— — — J. D. Donker u. H. W. Mohrenweiser II [129] 838, 843, 853, *909*
— s. Gerrits, R. J. II [167] 871, *911*
Faierman, S. F. II [327] 739, *776*
Failer, G., s. Butenandt, A. I [136a] 905, *974*
Faiman, C., u. R. J. Ryan II [328] 724, *777*
Fainstat, T. I [244] 384, *422;* II [98, 99] 481, *506*, *507*
— u. G. B. Chapman II [100] 491, *507*
Faircloth, M. A., s. Florsheim, W. H. I [258] 381, *422*, [426] 585, *640*
Fairweather, D. V. I. I [230] 1036, 1060, *1101*
Fajer, A., s. Junqueira, L. C. I [422] 404, *429*
Fajer, A. B., u. C. A. Barraclough II [337] 649, *695*
Fajkos, J., s. Dorfman, R. I. I [270] 806, *979;* II [53] 450, *453*
Fajtha, F., s. Czillag, M. I [262] 159, *298*
Falck, B. II [329] 747, *777*
Falco, A. J. I [231] 1069, *1101*
Falcon, C. J., u. R. H. Dutt II [130] 839, 865, 867, *909*
— s. Dutt, R. H. II [104] 831, *908*
Falconi, G. I [108] *1165*
— u. G. Bruni I [361] 806, 830, 838, 839, 939, 966, *983;* II [169] 93, *116*, [330] 751, *777*
— u. A. Ercoli I [59] 10, *19*, [362] *983*
— R. Gardi, G. Bruni u. A. Ercoli I [363] 805, 806, 829, 830, 838, 839, 891, *983;* II [170] 64, *116*, [285] 246, 247, 249, 250, *265*, [70] 430, *453*
— s. Ercoli, A. I [349, 350] 889, 890, 908, *982;* II [156] 72, *116*

Falet, R., s. Houdas, Y.
I [614] 475, *647*
Falk, E. A., s. Papanicolaou,
G. N. I [1016] *1007*
Faloon, W. W. I [401] 478,
639
Fanard, A., M. Ferinet u.
M. Gaudefroy II [245]
551, *581*
Fanard, A. E. G., u. A. Chilain
I [364] 804, 924, *983*
Fanesi, R. II [131] 893, *909*
Fantini, F., s. Cagnoni, M.
II [31] 445, *452*, [150] 730,
770
Faquhar, M. G., u. G. E. Palade
II [101] 476, *507*
Farber, E., u. A. Segaloff
I [365] *983*
Faredin, I., u. I. Tóth I [357,
358] 31, 149, 159, 162, *302*
Farhat, S., s. Cobb, J. C.
I [56] *1163*
Farkas, E., s. Rapala, R. T.
I [1086 c] 900, 901, *1010*
Farner, D. S. II [331] 741,
777
— u. A. C. Wilson II [332]
741, *777*
Farney, J. P., s. Heller, C. G.
II [483] 724, *782*
Farnworth, W. E., u. J. R.
Brown I [366] *983*
Farooq, A., V. H. Denenberg,
S. Ross, P. B. Sawin u.
M. X. Zarrow I [402] 594,
639; II [338] 638, 682, *695*
— s. Laumas, K. R. I [740a]
274, *319;* II [589—591] 635,
648, 649, 682, *704*
— s. Zarrow, M. X. II [991]
682, *718*
Farris, E. J. I [245] 354, *422*
Fasske, E., K. Morgenroth,
H. Themann u. A. Verhagen
II [102] 491, *507*, [246]
529, 535, *581*
Faure, G., s. Netter, A.
II [738] 739, *791*
Faure, H., u. P. Loiseau
I [403] 525, *639*
Faure, J. I [404—406] 524,
525, *639*
Faust, J. M., u. E. T. Tyler
I [407] 597, *639*, [109]
1165
Favarel-Garriques, J. C., s.
Houdas, Y. I [614] 475,
647
Fauvet, E. II [66] 35, *41*,
[170—176] 358, 385, 386,
406, [247—267] 562, 568,
570, 572, 573, *581*
Fawcett, C. P., s. Harris, G. W.
II [470] 736, *782*

Fawcett, D. W. II [286] 179,
265, [103] 471, *507*, [339]
634, 650, *696*
— u. M. H. Burgos II [104,
105] 464, *507*
— G. B. Wislocki u. C. M.
Waldo II [287] 179, 183,
265, [340] 634, 650, *696*
— s. Christensen, A. K.
II [62, 64] 464, *505*
— s. Jones, A. L. II [158]
468, 470, 471, *509*
— s. Wislocki, G. B. II [1053]
761, *802*
Fawcett, J. W., u. D. L.
Pedersen I [246] 374, *422*
Featherston, W. R., s. Schomberg, D. W. I [1162,
1162b] 270, *337*
Fedeli, S., u. G. Jelmoni
I [247] 406, *422*, [408] 589,
639
Feder, H. H., R. W. Goy u.
J. A. Resko I [358a] 256,
302
— C. H. Phoenix u. W. C.
Young II [71] 439, *454*
— u. R. E. Whalen II [72]
439, *454*
Federbush, C., s. Charney, W.
I [178a] 860, *976*
Fee, A. R., u. A. S. Parkes
II [341, 342] 613, *696*, [333]
760, *777*
Fehér, T. I [359] 30, 31, *302*
Feil, M. L., s. Dorfman, R. I.
I [275] 790, *979*
Fekete, A. I [232] 1066, *1101*
Fekete, E. II [177] 345, *406*
Fekete, G., u. S. Szeberényi
I [409, 410] 572, 579, *639;*
II [132] 902, *909*
Fekete, I., s. Kulcsár-Gergely,
J. I [773] 617, *653*
Feldman, E. B., s. Carter, A. C.
I [146] 369, 371, *418*, [196]
585, 586, *631*
Feldman, F. F., s. Newman,
B. A. I [1005] 591, *662*
Feldman, G. L., s. Turner,
S. J. I [881] 1072, *1121*
Feldman, J. D., s. Bolognese,
R. J. II [26] 870, *905*
Feldmann, E. B., u. A. C.
Carter I [248] 366, 371,
373, 376, 381, *422*, [411]
483, 484, *639*
— — u. J. Robbins I [412]
585, 586, *639*
Fellner, O. I [233] 1026, *1101*
Fellner, O. O. II [178, 179]
369, *406*
Fellowes, D. K. P., A. H. David
u. D. R. Millson II [67]
2, *41*

Fellowes, K. P., s. David, A.
I [187] 399, *420*, [298] 484,
488, 538, 542, 573, *635*, [211,
212] 756, 767, 770, 773, 774,
775, 807, 839, 869, 915, 921,
922, 923, 937, *977;* II [89,
90] 54, 74, 82, 83, 99, *114*,
[202] 230, 235, 237, *262*,
[40] 430, 448, 449, *452*, [72]
892, 897, 902, *907*
Fels, E. I [360] 23, 201, *302*,
[413, 414] 563, 617, *640;*
II [171] 55, *117*
— s. Fraenkel, L. I [258]
1026, *1102*
— s. Slotta, K. H. I [150] 5,
22, [1215] 23, 58, 201, *339*,
[1239] 804, *1016;* II [510]
64, *129*
Fels, S. S., s. Shay, H.
II [923] 729, *798*
Feltham, L. A. W., s. Kumar,
D. I [779] 476, 477, 478,
654, [532] 1074, *1110*
Felton, H. T., E. W. Hoelscher
u. D. P. Schwartz I [112]
1165; II [133] 904, *909*
Fendler, K., s. Telegdy, G.
I [1322] 199, 262, *344;*
II [911] 658, *715*
Fenichel, R. L., s. Sobrero,
A. J. I [828] 379, *443*
Fenner s. Winkler, H.
I [1430] 489, *678*
Feo, L. G. II [268] *581*
Feo, V. J., s. Yochim, J. M.
I [1415a, 1416] 688, *1024;*
II [825, 826] 218, 219, 220,
284
Feo, V. J. de I [367] *983;*
II [288—290] 185, 217, *265*
— s. Carlson, R. R. II [180]
648, *690*
— s. Dickmann, Z. II [229]
185, 186, *263*
— s. Yochim, J. M. II [981]
648, *718*
Feraboli, M., u. M. Foti
II [269] 531, *581*
Ferdman, T. D., s. Stepankovs'ka, G. K. I [1270]
165, 170, *342*
— s. Timoshenko, L. V.
I [1331] 167, 175, *344*
Feresten, M., s. Wimpfheimer,
S. II [816] 190, *283*
Ferguson, D. J. II [180] 350,
351, *407*
Ferguson, J. I [415] 531, *640*
Ferguson, J. K. W., s. Bonney,
W. R. II [11] 297, *309*
Ferguson, M. M. I [361] 242,
302
— s. Baillie, A. H. I [47, 47a,
49a] 33, 108, 110, 132, 135,

229, 243, 244, 258, 261, *288, 289*
Ferguson, M. M. s. Baxter, A. D. I [63a] 132, 194, 200, 244, 258, 261, *289*
— s. Hart, D. M. I [521e] 242, *310*
Ferin, J. I [60, 61] 13, *19*, [368—372] 804, 805, 822, 828, 829, 838, 898, 914, 918, 924, 925, 927, 934, 935, 939, 942, 958, 959, 960, 962, *983;* II [68] 17, *41*
— J. Charles, G. Rommelart u. A. Beuselinck I [113] *1165;* II [68a] 35, *41*
— u. R. Vanek I [249] 371, *422*, [416] 536, *640*
— s. Demol, R. I [229] 961, *978*, [67] 1139, *1163;* II [54] 25, *41*
— s. Gansewinkel, A. von II [77] 31, *41*
— s. Hellweg, G. II [392] 224, 225, *269*
— s. Hellweg, H. G. II [373] 537, *585*
— s. Lauweryns, J. I [256] *1169*
— s. Vermeulen, A. I [902] 370, 371, *446*
— s. Vokaer, R. II [258] 18, 28, 29, 34, *48*
Férin, M. J. II [270] 529, 535, 537, *581*
— J. Bontke u. J. Vasulopoulos II [271] 530, *581*
Ferinet, M., s. Fanard, A. II [245] 551, *581*
Fermanian, J., s. Crepy, O. I [257] *298*
Fernandez, J. B., s. Bianchi, N. O. I [96] 474, *628*
Fernholz, E. I [62, 63] 5, *19*, [362] 23, *302*, [373, 374] 804, *983;* II [172] 64, *117*
— u. P. N. Chakravorty I [375] *983*
Fernström, I., s. Borell, U. II [80] 528, 566, 568, *575*
Ferrari, C., s. Ruggieri, P. de I [1148a, 1148b, 1149] 862, 932, 955, *1012*
Ferrari, V., s. Adinolfi, G. II [8] 534, *573*
Ferraris, G. II [272] 525, *581*
Ferrebee, J. W., s. Loeb. R. F. I [869] 466, *657*
Ferrer, S., s. Rice-Wray, E. I [757] 374, *441;* II [207a] 24, 28, *46*, [389] 893, 903, *919*
Ferreri s. Leone, M. II [626] 724, *787*

Ferrero, A., s. Tronconi, G. I [883] 362, 366, *445*
Ferry jr., D., s. Mossman, H. W. I [903] 48, 77, *326*
Fetzer, S., J. Hillebrecht, H. E. Muschke u. E. Tonutti II [334] 720, 721, *777*
Feuer, G., s. Campbell, H. J. II [153] *770*
Feuerhake, F., u. K. Zumholz II [134] 839, 875, *909*
Feurer, M., s. Heusser, H. I [563b] *990*
Feustel, E., s. Döring, G. K. I [330] 464, *636*
Fevold, H. I [376] 808, *983*
Fevauld, H. L. I [234] 1027, *1101;* II [335, 336] 721, 722, *777*
— u. F. L. Hisaw I [363] 23, 201, *302*
— — u. R. O. Greep II [338] 722, *777*
— — A. Hellbaum u. R. Hertz II [337] *777*
— u. S. L. Leonard I [364] 23, 201, *302;* II [339] *777*
— s. Astwood, E. B. I [33] 698, 760, 761, 805, 806, *970;* II [30] 524, *574*, [29] 733, 751, *766*
— Hisaw, F. L. I [592] 464, 465, *646*, [568] 681, *990;* II [238, 239] 52, 58, 62, *119*
Fevre, J., s. Rombauts, P. II [792] 670, *711*
Feyel, M. P. I [417] 555, *640*
Feyel-Cabanos, T. I [418] 592, *640*
Feyrter, F. II [273, 274] 536, 537, *582*
Fichera, G. I [377] 717, *983;* II [340] 731, *777*
Fidler, I. J., R. S. Brodey, A. E. Howson u. D. Cohen II [135] 903, *909*
— s. Brodey, R. S. II [34] 838, 841, *906*
Fidler, R. S., s. Spyker, M. A. II [861] 528, 529, *600*
Fiedl, W., s. Gorlitzer v. Mundy, V. I [304] 1092, *1103*
Fiedler, K., s. Blum, V. I [101] 193, *291*
Field, J. B., u. Williams, H. E. I [1441] 218, *349*
Fielding, U., s. Popa, G. T. II [797, 798] 734, *793*
Field-Richards, S. I [235] 1058, *1101*
— u. L. Snaith I [378] 959, 960, *983*

Fienberg, R., u. R. B. Cohen I [365] 47, *302*
Fieser, L. F., u. M. Fieser I [64] 4, *19*, [379] 839, 844, 845, 846, 868, 873, 876, *983;* II [173] 71, 72, 73, *117*
— s. Lieberman, S. I [763] 143, 144, 145, 180, 182, 186, *320*
— s. Wolfe, J. K. I [1407a] 911, *1024*
Fieser, M., s. Fieser, L. F. I [64] 4, *19*, [379] 839, 844, 845, 846, 868, 873, 876, *983;* II [173] 71, 72, 73, *117*
Figdor, S. K., M. J. Kodet, B. M. Bloom, E. J. Agnello, S. Y. P'An u. C. D. Laubach I [419] 519, 524, *640*
Figge, D. C. I [380] *983*
Figueroa, S., u. A. Lipschütz I [381] 823, 827, 832, 835, 856, 858, 859, *983;* II [174] 96, *117*
— s. Lipschütz, A. I [790, 797, 799] 698, 699, 759, 805, 806, 824, 827, 828, 829, 832, 846, 918, 935, *998, 999;* II [317, 320, 322] 84, 96, *122* [150] 450, *457*, [616] 628, 647, *705*
Filler, W. I [236] 1039, 1060, *1101*
Fillios, L. C., R. Kaplan, R. S. Martin u. F. J. Stare I [366] 255, *302*, [250] 365, *422*
Finch, S. C., s. Brody, J. I. I [117] 378, *417*
Finckenor, L., s. Robinson, C. H. I [1121, 1122] *1011*
Findlay, A. L. R. II [181] 367, *407*
Findlay, J. K., u. R. F. Seamark I [366a] 110, *302*
Fine, E., H. M. Levin u. E. L. McConnell I [237] 1072, *1101*
Finerty, J. C., s. Byrnes, W. W. II [148] 751, *770*
Fink, A. I [238] 1040, *1101*
Fink, G., R. Nallar u. W. C. Worthington jr. II [341] 737, *777*
Fink, P., s. Kaiser, R. I [472] 1080, *1108*
Finkbeiner, H. I [239, 240] 1032, 1048, 1049, *1101*
Finkelstein, M. I [367] 191, *302*
— u. R. I. Cox I [368] 31, *302*
— D. Serr u. J. Weidenfeld I [114] *1165*

Finkelstein, M., s. Cox, R. I.
I [249] 31, 149, 150, 161,
162, 189, 191, *298*
— s. Halperin, G. I [510a]
191, *309*
— s. Serr, D. M. I [815] 369,
443
Finkelstein, S., s. Tyler, E. T.
I [1341] 937, *1020*, [465]
1177
Finkler, R. S. I [241, 242]
1040, *1101*
Finn, C. A. II [291, 292] 214,
221, [265] [343, 344] 651,
652, 676, *696*
— u. J. R. Hinchcliffe
II [293, 294] 214, *265*
— u. L. Martin II [295] 214,
265
— u. A. McLaren II [296]
214, *265*
— s. Amoroso, E. C. II [22]
204, 205, *256*, [26] 607, 608,
609, 617, 619, 623, 626, 638,
650, 651, 654, 661, *685*
— s. Emmens, C. W. II [271]
221, *265*
Finnerud, C. W., u. J. D.
McGrae jr. I [243] 1094,
1101
Fiorina, L., s. Mazza, U.
I [286] *1171*
Firat, D., u. L. Stutzman
I [115] *1165*
Firminger, H. I., u. M. D.
Reuber I [420] 616, *640*
— s. Reuber, M. D. I [1116]
616, 666
Firor, V. M. II [342] 751, *777*
Firschein, H. E., s. Westphal,
U. I [1414] 265, 273, *348;*
II [946] 518, *603*
First, N. L., J. A. Hoefer u.
J. E. Nellor II [136] 873,
909
— F. W. Stratman, E. M.
Rigor u. L. E. Casida
II [137] 845, 873, *909*
— s. Brinkley, H. J. I [141]
201, 203, *292*
— s. Kirkpatrick, R. L.
I [700] *995;* II [260] 828,
873, *914*
— s. Nellor, J. E. II [181]
432, *458,* [394] 85, *125,*
[733] 745, 748, *791,* [336]
873, *917*
— s. Ogilvie, M. C. I [954]
272, 281, *328*
— s. Ogilvie, M. L. II [359]
843, *918*
— s. Rigor, E. M. II [830]
751, *795,* [394] 826, *919*
— s. Woody, C. O. II [517]
843, *923*

Fischer, A. I [382] 777, 804,
806, 893, 894, 896, 907, 909,
910, 956, 957, *983;* II [175]
54, 82, *117*
— u. M. Engel I [421] 466,
640, [383] 808, *983*
Fischer, F. I 2
Fischer, G. A., s. Jaffe, J. J.
I [661] 619, *649*
Fischer, R. H. I [369] 149,
153, *302,* [251] 353, *422*
— u. St. P. McColgan I [371]
264, 282, *303*
— u A. L. Chaney I [370]
149, *303,* [244] 1051, *1101;*
II [275] 515, *582*
— u. C. L. Riley I [372]
139, *303*
— s. Chaney, A. L. I [200]
30, *295*
Fischer, W. I [245] 1055,
1101
Fischer, W. H., s. Ruzicka, L.
I [1154] 768, 968, *1013*
— s. Miescher, K. I [908]
835, 836, 837, *1003;*
II [373] 69, *124*
Fischer-Wasels, H., s. Ehr-
hard, K. I [335] 82, 83,
301
Fish, W. R., R. I. Dorfman u.
W. C. Young I [373]
198, *303*
— s. Young, W. C. I [1451]
528, *679*
Fisher, C., s. Dey, F. L.
II [242] 732, *773*
Fisher, C. I., s. Marquardt,
G. H. I [579] 373, 377,
434
Fisher, C. J., s. Leathem, J. H.
I [527] 384, *432*
Fisher, G., s. Coutinho, E. M.
II [47] 22, *40*
Fisher, H. I. II [66] 328, *335*
Fisher, J., s. Smith, H.
I [1242] 948, *1016*
Fisher, M. G. P. I [422]
594, *640*
Fishman, J., s. Gallagher,
T. F. I [433] *305*
Fishman, L. W., s. Fishman,
W. H. I [256] 391, 400,
422
Fishman, W. H. I [252—254]
352, 376, 397, 402, 407, *422,*
[423] 555, 556, *640*
— M. Artenstein u. S. Green
I [255] 402, *422*
— u. L. W. Fishman I [256]
391, 400, *422*
— u. J. B. Lipkind I [257]
402, *422*
— s. Hayashi, M. I [358]
392, 393, *426*

Fishman, W. H., s. Hom-
burger, F. I [587, 589]
962, 963, *991*
— s. Kasdon, S. C. I [674]
994
— s. Patterson, J. F. I [696]
397, *439*
— s. Odell, L. D. II [670]
530, 535, *594*
Fiske, V. M. II [343, 344]
733, 741, 742, *777*
— u. R. O. Greep II [345]
742, *777*
Fitzpatrick, R. J. II [52]
304, *310*
Fitzpatrick, T. B., s. Lerner,
A. B. I [829] 595, *655*
Fiume, M. L., s. Leghissa, S.
I [826] 458, 459, *655;*
II [131] 322, *337*
Fixson, U. I [246] 1067, *1102*
Fiz, G., s. Bernard, J. I [78]
1060, *1096*
Flaks, B., u. P. Bresloff
II [106] 471, *507*
Flamand, C., u. J. Simon
I [247, 248] 1061, 1062,
1102
Flament-Durand, I., u.
L. Desclin II [297] 205,
265
Flament-Durand, J. II [346]
757, *777*
— s. Desclin, K. II [237]
758, *773*
Flamigni, C., u. C. Orlandi
I [424] 475, 556, *640*
— s. Bottiglioni, R. I [125]
588, *629*
Flanzbaum, S., s. Maslow,
A. H. II [158] 435, *457*
Flathers, A. R., s. Wright,
P. A. II [209] 321, *340,*
[1067] 748, *803*
Flatters, H. I [249] 1039,
1102
Fleischer, G., s. Butenandt, A.
I [134a] 880, *974*
Fleischmann, W., u. S. Kann
I [384] 907, *983*
Fleming, W. W., s. Tsai, T. H.
II [151] 304, 305, *313*
Flerkó, B. II [347—353]
730, 731, 732, 733, 734, 755,
756, 758, 759, *777*
— u. V. Bardos II [354,
355] 732, 756, *777, 778*
— u. G. Illei II [356] 756,
778
— P. Petrusz u. L. Tima
II [357] 730, 731, *778*
— u. J. Szentágothai
II [358] *778*
— s. Petrusz, P. II [781]
730, *793*

Flerkó, B., s. Szentagothai, J.
I [1274] 707, *1017;*
II [976] 737, 743, *800*
Flickinger, R. A. II [107]
490, *507*
Fliegner, J. R. H., s. Jeffcoate,
T. N. A. I [631] 127, 204,
314
Floquet, A., u. G. Crignon
I [373a] 195, *303*
Florentin, P., u. C. Binder
I [425] 498, 502, *640*
Flores, H., s. Sondheimer, F.
I [1249a] 963, *1016*
Florescu, O., s. Dascălu, R.
I [297] 465, *635*
Florey, K., s. Fried, J.
I [403b] 877, *984*
Florsheim, W. H., u. M. A.
Faircloth I [258] 381,
422, [426] 585, *640*
— s. Halász, B. II [441]
734, *781*
Flowers, C. E., u. C. Hill
II [69] 11, *41*
Flowers jr., C. E. I [116] *1165*
Floyd, W. S., s. Statzer, D. E.
I [417] *1175*
Fluhmann, C. F. II [276]
560, *582*
Flux, D. S. II [182—186]
343, 350, 353, 354, 365, 396,
407
— S. J. Folley u. S. J. Rowland II [187] 365, *407*
— s. Benson, G. K. II [43]
349, 357, 365, 370, 372, 388,
402, [81] 638, 654, 679, *687*
— s. Cowie, A. T. I [243] 270,
273, *297;* II [104] 371, *404*
— s. Edgar, D. G. I [333]
23, 226, *301*
Flyger, G., s. Edlund, Y.
I [227] 398, *421*, [373]
522, *638*
Fobes, C. D., s. Lebherz, T. B.
I [560] 1076, *1111;*
II [151] 22, *44*
Fochi, M., s. Guiliani, G.
II [400] 751, *779*
— s. Martini, L. I [924]
567, 568, *659*
Földi, M., s. Szontágh, F. E.
I [1328] 489, *674*
— s. Tenyi, M. I [443]
1149, *1176*
Foell, T., s. Smith, H.
I [1242] 948, *1016*
Föllmer, W. II [280] 563,
582
Foglia, V. G., s. Houssay,
B. A. I [391] 352, 364,
427
— s. Lewis, J. T. I [544,
545] 364, *433*

Foix, A., u. R. O. Bruno
I [250] 1072, *1102*
Folch Pi, A., A. Oriol,
L. Herrera, L. Maqueo,
R. I. Dorfman u. F. A.
Kincl II [298] 189, *265*
— s. Kincl, F. A. I [696]
995; II [446] 189, *270*,
[134] 439, *456*, [257, 259]
822, 827, 828, 903, *914*
Folch Pi, F., A. Oriol, L. H.
Lasso, M. Maqueo, R. I.
Dorfman u. F. A. Kincl
I [385] 770, 822, 867, 874,
907, *983*
Foley, C. W., u. W. L.
Williams II [299] 144,
265
Foley, J. J. I [251] 1071,
1102; II [277] 555, *582*
Foley, R. S., s. Greenstein,
J. S. II [178] 844, *911*
Follet, B. K., u. P. J. Bentley
II [53] 296, *310*
Folley, S. J. II [188—200] 344,
347, 349, 350, 353, 354, 355,
356, 357, 358, 360, 361, 363,
364, 365, 383, 385, 389, 398,
407, [278] 573, *582*,
[345—347] 621, 677, 679,
696
— u. A. T. Cowie II [201]
356, 365, *407*
— u. T. H. French I [259]
396, *422*
— u. A. L. Greenbaum
I [260] 395, 400, 402, *422*
— A. N. Guthkelch u.
S. Zuckerman II [202]
343, 371, 382, 383, 396, *407*
— u. S. K. Kon II [203]
357, 365, 385, 389, *407*,
[279] 572, *582*
— u. F. H. Malpress
II [204—207] 345, 350,
353, 356, 357, 360, 363, 365,
370, 385, 388, *407*
— — u. F. G. Young
II [208] 385, *407*
— u. H. M. Scott Watson
II [209] 385, *407*
— — u. A. C. Bottomley
II [210, 211] 357, 370,
383, 396, *407*
— D. L. Stewart u. F. G.
Young II [212] 371, *407*
— u. F. G. Young II [213,
214] 355, 356, 364, *408*
— s. Bacsich, P. II [29] 385,
401
— s. Benson, G. K. II [43,
44, 46, 48—51] 349, 357,
365, 366, 368, 370, 372, 388,
398, *402*, [81, 82, 84] 638,
654, 679, *687*

Folley, S. J., s. Bishop, P. M. F.
I [92] 265, *291*, [89] 1028,
1097
— s. Cotes, P. M. II [94]
364, *404*
— s. Cowie, A. T. II [100,
101, 105—113] 343, 349,
350, 353, 355, 356, 357, 358,
359, 360, 364, 365, 372, 382,
388, 389, 390, 400, *404*,
[181] 735, *771*
— s. Flux, D. S. II [187]
365, *407*
— s. Forsyth, J. A. II [215]
351, *408*
— s. Heuverswyn, J. van
II [305] 353, 376, *411*
— s. Richardson, K. C.
II [585] 420
— s. Rivera, E. M. II [594]
351, 381, 382, *421*
Folman, Y., u. G. S. Pope
II [138] 843, *909*
Fonseca Ferreira, F. M., s.
de Salcedo, I. I [390] *1174*
Fooley, S. J., s. Cowie, A. T.
II [229] 667, 676, 679, *692*
Foord, H. E. II [139] 839,
869, *909*
Foote, R. H., H. D. Hafs, R. E.
Staples, A. T. Gregoire u.
R. W. Bratton II [352]
652, *696*
— s. Pond, W. G. II [375]
838, 873, *918*
Foote, W. C., u. D. J.
Matthews II [73] 432,
454
— u. A. B. Waite II [74, 75]
432, *454*
— s. Dermody, W. C. II [84]
845, 847, *907*
— s. Piper, E. L. II [645]
210, *277*
— s. Sefidbakht, N. II [442]
879, *921*
Foote, W. D., L. D. Gooch,
A. L. Pope u. L. E. Casida
II [300] 172, 173, 205, *266*,
[351] 621, *696*, [31] 813,
817
— E. R. Hauser u. L. E.
Casida II [359] 745, *778*,
[141] 881, *910*
— u. C. V. Hulet II [145]
900, *910*
— u. J. E. Hunter II [144]
881, 883, 885, *910*
— u. D. K. Kaushik II [143]
883, 885, *910*
— M. M. Quevedo u. S.
Saiduddin II [147] 868,
872, 881, *910*
— u. A. B. Waite II [142,
146] 838, 843, 859, 861, *910*

Foote, W. D., D. P. Waldorf, H. L. Self u. L. E. Casida II [301] 210, *266*, [360] 745, *778*, [140] 822, 899, *910*
— R. G. Zimbelman, R. G. Loy u. L. E. Casida I [374] 209, 210, 212, *303*
— s. Quevedo, M. M. II [661] 212, *278*
— s. Sawhney, D. S. II [431] 871, *920*
Foraker, A. G., P. A. Celi u. S. W. Denham II [281] 537, *582*
Forbes, A. D., s. Duncan, G. W. II [249] 219, *264*
— s. Stucki, J. C. I [842] 1066, 1070, *1120*
Forbes, A. F., s. Stucki, J. C. I [1307] 754, 809, 829, 830, 833, *1019;* II [766] 233, *282*, [147] 302, 303, *313*
Forbes, A. P., s. Bartter, F. C. I [54] 909, 901, 914, 915, *971*
Forbes, F. K., s. Hooker, C. W. II [413] 515, 528, *586*
Forbes, I., s. Homburger, F. I [588] 904, 909, 910, 917, 962, *991*
Forbes, J. A., u. I. C. Heinz II [283] 528, *582*
Forbes, R. Th. I [377 a] 242, *303*
— A. J. Coulombre u. J. L. Coulombre I [378, 379] 243, 256, 257, *303*
— u. C. W. Hooker I [380] 243, 272, *303*
— — u. C. A. Pfeiffer I [380 a, 381] 196, 241, 244, 249, 250, *303*
— S. G. Leibow, E. W. Ray u. L. I. Gardner I [382] 124, *303*
— u. G. van Wagenen I [383] *303*
Forbes, T. R. I [374 a, 375—377] 97, 112, 196, 229, 236, 240, *303*, [261] 353, *422*, [427, 428] 460, 515, 519, *640*, [386, 387] 685, 828, *983;* II [176, 177] 78, 87, *117*, [302, 303] 174, 204, *266*, [282] 515, 525, 528, *582*, [348, 349] 629, 652, *696*, [361, 362] 749, 760, *778*
— C. W. Hooker u. C. A. Pfeiffer II [178] 87, *117*, [350] 674, *696*, [363] 749, 760, *778*
— u. J. Zander II [364] 761, *778*
— s. Hooker, C. W. I [593, 594] 685, 686, 687, 746, 804, 835, 880, 891, 892, 893, 895, 906, 907, 909, 914, 917, 968, *991;* II [255, 256] 77, 78, 81, *120*, [515] 629, 662, *702*, [509—511] 749, *783*
Forbes, T. R., s. Petrelli, E. A. I [1066] 487, *664*
— s. Rubinstein, L. I [1146] 753, 808, 828, *1012;* II [696] 228, *279*
— s. Westphal, U. I [1415] 265, *348*, [1383] *1022*
— s. Wiest, W. G. I [1431] 242, *348*, [1397] 753, 879, 880, *1023;* II [808 a] 229, *283*, [956] 553, *604*, [1042] 760, *802*
— s. Zander, J. I [1488, 1489] 56, 57, 59, 60, 61, 62, 65, 74, 83, 84, 92, 95, 96, 98, 125, 129, 130, 266, *351*, [1425, 1426] 804, 879, 880, *1024;* II [559] 78, *131*, [991] 515, 519, 546, 553, *605*, [988] 629, *718*, [1075, 1081] 749, 760, 761, 764, *803*
Forchielli, E., K. Brown-Grant u. R. I. Dorfman I [384] 256, *303*
— s. Dorfman, R. I. I [309] 80, 218, 220, 222, *300;* II [110] 103, *114*
— s. Elmadhian, F. I [343] 198, *301*
— s. Geller, J. II [165] 894, *910*
— s. Ichii, S. I [600] 218, 220, 222, *313*
— s. Kowal, J. I [710, 711] 220, 221, 222, 223, *318*
— s. Menon, K. M. II [190] 464, *510*
— s. Rivera, R. I [1080, 1080 a] 30, 31, 141, 147, 148, 149, 155, 159, 162, 185, *334*
— s. Thomas, P. Z. I [1328] 242, *344*
Forchielli, F., s. Kase, N. I [666] 104, *316*
Ford, B., s. Rothchild, M. II [802] 633, *712*
Ford, C. E., K. W. Jones, P. E. Polani, J. C. De Almeida u. J. H. Briggs I [252] 1036, *1102*
Ford, D. H., u. W. C. Young II [179] 55, *117*, [365] 749, *778*
Forker, R. F., s. Wagner, R. B. I [1355 b] 893, *1021*
Forleo, R., u. W. P. Collins I [385] 75, 104, 105, *303*
— u. F. Ingrassia I [386] 104, 105, *303*
Forman, J., s. Zondek, B. I [971] 1068, 1069, *1124*
Forman, L., s. Merivale, W. H. H. I [972 a] 158, *325*
Forrest, J. R. II [149] 893, *910*
Forrest, R. J., u. L. A. Sather II [148] 896, *910*
Forsgren, B., s. Bengtsson, L. Ph. I [72, 72 a] 173, *290*
Forsyth, C. C., s. Cathro, D. M. I [196] 185, 188, *295*
Forsyth, I. A., s. Mayne, R. II [412] 381, *414*
— s. Rivera, E. M. II [594] 351, 381, 382, *421*
Forsyth, J. A., S. J. Folley u. A. Chadwick II [215] 351, *408*
Fortner, J. G., s. Sichuk, G. I [821, 822] 380, *443*, [1233] *1016*
Fosgate, O. T., u. N. W. Cameron II [150] 881, *910*
Foss, B. A., H. W. Horne jr. u. A. T. Hertig I [253] 1053, *1102;* II [284] 565, *582*
Foss, G. L. I [387] 265, *303*, [388] 934, 939, *983*
Fossati, P., s. Linquette, M. I [837] 474, 476, *656*
Foster, F. I., s. Reynolds, S. R. M. I [1118] 596, *666*
Foster, I. J., s. Climie, A. R. W. I [161] 376, *419*
Foster, J. H., s. Sorensen, A. M. II [457] 838, 851, *921*
Foster, M. A. II [353] 613, *696*
— u. F. L. Hisaw II [354] 656, *696*
Foster, R. J., s. Hafez, E. S. E. I [500] 209, 210, 215, *308;* II [414] 664, *698*
Foster, Th. N., s. Whitelaw, M. J. I [1390] *1023*
Foster, T. S. I [262] 405, *422*
Fotherby, K. I [388—393] 65, 100, 132, 136, 138, 148, 149, 186, 188, 189, 266, 267, *303*
— u. J. B. Brown I [394] 155, 184, 188, 189, *303*, [254] 1049, 1051, *1102;* II [285] 562, 563, *582*
— F. James u. S. Kamyab I [395, 396] 180, 185, 186, 190, 268, *303*, *304*
— — — A. I. Klopper u. G. R. Wilson II [286] 543, *582*

Fotherby, K., S. Kamyab u. P. Littleton I [117] *1165*
— — u. K. J. Dennis I [396a] 283, 284, 285, *304*
— — u. A. Klopper I [397, 397a] 280, 283, 284, 285, *304*
— P. Littleton, S. Kamyab u. A. Klopper I [118] *1165*
— u. D. N. Love I [398, 399] 31, 102, 141, 149, 150, 155, 157, 158, 159, 162, 163, 185, 189, 277, *304*
— u. J. A. Strong I [400] 156, *304*
— s. Brown, J. B. I [146, 146a] 149, 155, 158, 284, *293*, [127] 357, *417*, [122, 123] 1032, *1098*, [39] 1139, *1162;* II [118, 119] 752, *769*
— s. Hall, P. E. I [507a] 240, 257, *309*
— s. Harkness, R. A. I [520, 520a] 180, 267, 268, *309*
— s. James, F. I [613—615] 31, 179, 186, 268, *314*
— s. Kamyab, S. I [657b] 283, *316*
— s. Littleton, Ph. I [780b, 780c] 285, *321*
Foti, M., s. Feraboli, M. II [269] 531, *581*
Fotitsch, J. I [255] 1062, 1082, *1102*
Foulds, L. I [429] 609, *640*
Foulk, W. T., s. Schoenfield, L. J. I [808] 373, *443*
Fourlinnie, J. C., s. Barry, J. II [49] 737, *766*
Fourt, D. L., s. Johnson, K. R. II [65] 814, *819*
Fouts, J. R., u. L. A. Rogers II [108] 473, 502, *507*
Fox, C. W., s. Ellington, E. F. II [116, 117] 830, 838, 863, 893, *909*
Fox, R. H., s. Jones, E. M. II [448] 537, *587*
Fox, T. W. II [67] 330, *335*
Fränkel I 23, 58
Fraenkel, L. I [65—69] *19*, [389—393] 690, *983, 984*, [256, 257] 1026, *1102;* II [304, 305] 204, *266*, [287] 544, *582*, [355—358] 619, 621, 623, 635, *696*
— u. P. G. Berruti II [359] 623, *696*
— W. Buño u. O. F. Grosso II [360] 623, *696*
— u. F. Cohn I [70] *19*, [401] 235, 263, *304*, [394] 690, *984;* II [306] 204, *266*, [361] 619, *696*

Fraenkel, L., u. E. Fels I [258] 1026, *1102*
— T. Martins u. R. F. Mello II [68] 314, *335*
— u. G. N. Papanicolaou II [362] 623, *696*
Fraenkel, M., s. Hechter, O. II [387] 212, *268*, [477] 615, 633, 653, *700*
Fraenkel-Conrat, H. L., M. E. Simpson u. H. M. Evans II [366, 367] 721, *778*
— s. Simpson, M. E. II [936] *798*
Frager, J., s. Money, W. L. I [967] 503, 505, 538, 571, *660*
Fragomele, F., s. Galdiero, F. I [443] 451, *642*
France, E. S., u. G. Pincus I [395] 805, 907, 935, 942, *984;* II [368] 746, 747, *778*
Franceschelli, A., s. Leone, M. II [626] 724, *787*
Franchi, G. I [430] 522, *640*
Franchi, L. L. II [363] 608, 609, 626, *696*
Franchimont, P. I [402—404] 245, 246, *304*
— u. H. van Cauwenberge I [405] 245, 246, 247, *304*
Francis, B. P., s. Allen, E. II [3] 427, *451*
Francis, F. E., u. E. A. Kinsella jr. I [406, 406a] 192, 193, *304*
— N.-H. Ch. Shen u. R. A. Kinsella jr. I [407] 193, *304*
— s. Shen, N.-H. C. I [1173] 31, 143, 146, 148, 161, 179, 182, 184, *338*
Franco, M. L., s. Iriarte, J. I [626] 816, 842, *993*
Frandsen, V. A., u. G. Stakemann I [408, 409] 87, 89, 164, 167, *304*
Frangiadakis, L., s. Louros, N. C. I [787] 110, 177, 186, *321*, [877] 476, 477, 478, *657*, [589] 1074, *1112*
Frank, A. H., u. R. M. Fraps II [76] 427, *454*, [364] 682, *696*, [369] 749, *778*
— s. Turner, C. W. II [689—692] 370, 373, *424*
Frank, N. A., u. W. D. Pounden I [431] 451, 452, *640*
Frank, R. I [119] 1137, *1165*
— u. H. S. Guterman I [263] 357, 412, *422*, [259] 1039, *1102*
— u. Chr. Tietze I [120] *1165*

Frank, R., s. Cohen, M. R. I [164] 356, 371, *419*
— s. Gold, J. J. I [456] 159, 189, *306*
Frank, R. T. I [260] 1061, *1102*
— u. H. Sobotka I [396] 894, *984*
— u. A. Unger II [216] 369, *408*
Franke, Don E., J. C. Glenn, N. C. England u. Chester Phillips II [151] 839, 855, *910*
Frankenberg, G., s. Schubert, K. I [1163b] 137, 142, *337*
Frankenthal, L., s. Junqueira, L. C. I [422] 404, *429*
Franklin, B. C. II [32] 814, *817*
Franklin, J. B., A. F. Goldfarb, R. M. Matsumoto u. R. L. Brent I [397] *984;* II [307] 183, *266*
Franklin, R. R., s. Johnstone, E. E. I [639] 788, 832, 877, 940, *993*, [443] 1070, *1108;* II [114] 448, 449, *455*
Franqué, O. v. I [261] 1085, 1086, *1102*
Franseen, C. C., s. Nathanson, I. T. II [490] 350, *417*
Frantz, M. J., u. A. Kirschbaum I [432] 620, *640*
Franza, C., u. U. Montemagno I [410] 245, *304*
Franzini, D., s. Amici, G. I [18] 30, 31, *287*
Fraps, R. M. I [411] 195, *304;* II [365, 366] 611, *696*
— u. J. F. Case II [367] *696*
— u. A. Dury I [398] *984;* II [69] 327, *335*, [370] 748, 749, *778*
— R. G. Schott, V. L. Simmons u. R. W. Phillips II [77] 427, 432, *454*
— s. Frank, A. H. II [76] 427, *454*, [364] 682, *696*, [369] 749, *778*
— s. Hertz, R. I [370, 371] 395, *427;* II [97, 98] 327, *336*
— s. Layne, D. S. I [744] 195, *319;* II [129] 314, *337*
— s. Neher, B. II [731] 749, *791*
— s. Opel, H. II [726] 611, *709*
— s. Ralph, C. L. II [161, 162] 327, *338*, [771] 611, 711, [811, 812] 748, 749, 757, *794*
— s. Rothchild, I. I [1140] 953, *1012;* II [168a] *338*,

[861] 747, 748, 749, 750, *796*
Fraschini, F., M. Motta u. L. Martini II [371] 737, *778*
— s. Carletti, B. II [46] 904, *906*
— s. Dávid, M. A. II [219, 220] 736, 757, *772*
— s. Martini, L. I [281] *1171*
— s. Mess, B. II [712] 737, *790*
Fraser, F. C., s. Warburton, D. II [930] 568, *603*
Fraser, R. W., s. Albright, F. I [11] 1047, *1094*
Frawley, Th. F., s. Patti, A. A. I [971, 972] 30, *329*
— s. Sandberg, A. A. I [1142] 105, 107, *336*
Frazer, J. F. D. I [399] 691, *984*
— u. D. P. Alexander II [308] 204, *266*, [368] 619, *696*
— s. Alexander, D. P. I [4, 5] 692, 752, 807, 836, 909, 918, *969*, [13] 1066, 1070, *1094;* II [10] 231, 234, 239, *256*
Frazier, C. N., u. J. W. Mu II [217] 357, 370, *408*
Fredericsson, B. II [288—290] 539, 540, 551, *582*
— u. N. Björkman II [109] 487, *507*
Fredricsson, B. II [180] 85, *117*
— s. Björkman, N. II [20] 487, *504*
Fredrikson, H. II [218] 380, *408*
Freed, S. C., u. E. Lindner I [432a] 512, *640*
— s. Kroger, W. S. II [596, 597] 739, *786*
Freedman, L. Z., u. H. E. Rosvold II [78] 427, 433, *454*
Freeman, H., s. Krus, D. M. I [770] 527, *653*
— s. Pincus, G. I [705] 1058, 1078, *1116*
Freeman, J. J., R. Hilf, A. J. Iovino u. I. Michel I [264] 397, *423*, [400] *984*
— s. Hilf, R. I [373] 396, 407, 427, [587, 588] 608, 609, *646*
Freeman, S., s. Koide, S. I [472] 410, *430*
Frei, E., s. Colsky, J. I [168] 1039, 1084, *1099*
Fremery, P. de II [219, 220] 370, 383, *408*

Fremery, P. de, S. Kober u. M. Tausk I [401] 696, *984*
— A. Luchs u. M. Tausk II [181] 55, *117*, [372] 761, *778*
— u. R. W. Spanhoff I [402] 835, 836, 837, *984*
— s. Adler, A. A. I [8] 1027, *1094;* II [4] 761, *765*
— s. Everse, J. W. R. I [358, 359] 791, *982*
Fremont-Smith, M., J. V. Meigs, R. M. Graham u. H. H. Gilbert I [262] 1086, *1102*
French, A. P., u. J. C. Warren I [411a, 411b] 90, 98, 99, 110, *304*
French, P. J., s. Callantine, M. R. II [152] 748, *770*
French, T. H., s. Folley, S. J. I [259] 396, *422*
Frenkel, J. K. I [433] 462, *640*
— K. Cook, H. J. Grady u. S. K. Pendleton I [434] 580, *640*
Frenkel, M., u. E. N. Ehrlich I [435] 479, *640*
Frerichs, H., S. Grote, E. Severidt u. W. Creutzfeldt I [121] 1151, 1152, 1153, 1154, *1165*
Freud, J., u. S. E. de Jongh II [221] 350, *408*
— s. Uyldert, I. A. II [706, 707] 350, 373, *424*
— s. Waterman, L. II [714] 385, *425*
Frey, D. C., C. E. Tyler u. F. K. Ramsey II [33] 815, *817*
Frey, H., s. Meier, R. I [620] 1029, *1113*
— s. Meystre, Ch. I [120] *21*
— s. Miescher, K. I [625] *1113*
Freyer, M. E., u. H. M. Evans II [222] 345, *408*
Frick, H. C. I [263] 1087, *1102*, [122] *1165*
Fricker, R., s. Knowlton, K. I [734] 464, *652*
Fridhandler, L., E. S. E. Hafez u. G. Pincus II [309] 171, *266*
Fried, J. I [403] 824, 846, 847, *984;* II 1
— u. A. Borman I [265] 399, *423*
— W. B. Kessler u. A. Borman I [266] 399, *423*, [436] 481, *640*, [406] 824, 827, 832, 846, 847, 858, 859, 877, *984;* II [182] 72, 73, *117*

Fried, J., K. Florey, E. F. Sabo, J. E. Herz, A. R. Restivo, A. Borman u. F. M. Singer I [403b] 877, *984*
— M. A. Guiducci, P. A. Diassi, E. F. Sabo, I. Bacso u. P. Grabowich I [404] 856, 857, *984*
— J. E. Herz, E. F. Sabo, A. Borman, F. M. Singer u. P. Numerof I [71] 9, *19*, [405] 824, 846, *984*
— u. E. F. Sabo I [406a, 406b, 406c] 859, *984*
— — P. Grabowich, L. J. Lerner, W. B. Kessler, D. M. Brennan u. A. Borman I [72] 8, *19*, [407] 853, 854, 855, 857, *984*
— u. L. J. Lerner I [408] 811, 812, 813, *984*
— s. Diassi, P. A. I [238a] 824, *978*
— s. Hertz, R. I [561] 820, 824, 846, 847, *990;* II [229] 68, *119*
— s. Perlman, D. I [993] 243, *330*, [103a] 828, *1008*
Fried, J. H., T. S. Bry, A. E. Oberster, R. E. Beyler, T. B. Windholz, J. Hannah, L. H. Sarett u. S. L. Steelman I [403a] 951, 966, *984*
Fried, P. H., u. A. E. Rakoff II [183] 94, *117*, [373] 722, *778*
— u. R. R. Schopbach II [374] 740, *778*
— s. Kupperman, H. S. II [600] 722, *786*
Friedberg, V. I [437] 476, 478, *640*, [264, 265] 1058, 1074, *1102;* II [291, 292] 549, *582*
— u. J. Lutz I [438] 511, *640*
Frieden, E. H., E. H. Cohen u. A. A. Harper I [409] 835, 859, 897, 909, 911, 915, *984*
— A. C. Steele u. M. A. Telfer I [267] 384, *423*
— u. J. T. Velardo II [369] 650, *696*
— s. Waine, H. I [921] 359, 361, 362, 363, 366, 372, 380, *447*
— s. Yuhara, M. I [1469] 253, *350*
Friedgood, H. B., s. Wolfe, J. K. I [1407a] 911, *1024*
Friedgord, H. B. II [375] 734, *778*
Friedman, C. L., s. Friedman, S. M. I [440] 510, 555, *641*

Friedman, H., s. Chouke, K. S.
I [242] 584, *633*
Friedman, H. M., s. McCann,
S. M. II [663, 667] 732,
735, *789*
Friedman, K., s. Cohen, S. L.
I [218] 29, *296*
Friedman, M., s. Rosenman,
R. H. I [781] 365, *442*
Friedman, M. H. I [410, 411]
706, *984*
— s. Makepeace, A. W.
I [841] 804, *1000;* II [152]
432, *457,* [678—680] 745,
747, 751, *789*
Friedman, M. H. F., s. Makepeace, A. W. II [582] 524,
591; [637] 682, *706*
Friedman, S., s. Selye, H.
I [1219] *1015;* II [503]
103, 109, *128*
Friedman, S. M. I [439] 510,
515, *641*
— u. C. L. Friedman I [440]
510, 555, *641*
Friedrich, E., s. Rennie, P.
II [829] 722, 723, *794*
Friedrich, G. II [34] 807, *817*
Fries, K. I [266] 1048, 1049,
1102; II [293] 563, 564,
582
Frigeri, E., s. Coletta, A.
I [16] 383, 403, *419*
Frilley, M., s. Raynaud, A.
I [1092] 726, *1010;* II [561,
562] 342, *419,* [217, 218]
445, *459*
Frior, W. M., s. Reynolds,
S. M. R. I [1105] 692,
1010
Fritel, D., s. Milliez, P. I [887]
177, *325*
Fritsch, W., s. SchmidtThomé, J. I [1276a] 834,
1018
Fritschen, R. D., s. Ray, D. E.
I [1090] 805, *1010;* II [380]
839, 875, *919*
Friz, M. II [70, 71] 32, *41,*
[294, 295] 550, *582*
— u. R. Mey II [72, 73] 32,
41, [296—299] 528, 531,
540, 550, 551, 552, 565, *582*
Fröhler, M. M., s. Skiftis, T.
II [937] 727, *798*
Froesch, E. R., s. Goldfien, A.
I [497] 466, 482, *634*
Froewis, I., H. Leeb u. R. Ulm
I [412] 806, 937, *984*
Froewis, J. I [269] 1073,
1102
— H. Leeb u. R. Ulm I [267]
1044, 1046, 1048, *1102*
— u. H. Kremer II [74]
10, *41*

Froewis, J. u. R. Ulm I [268]
1040, 1046, 1047, 1048,
1102
Fromm, G. I [270] 1085,
1102
— s. Harmsen, H. I [178]
1167
Frost, O. L., s. Estergreen,
V. L. II [325] 664, *695*
— s. Gomes, W. R. I [468,
469] 209, 210, 211, 213,
214, 216, 223, 262, 263,
307; II [391, 392] 662, 664,
697
Fruchtman, B., s. Geller, J.
II [165] 894, *910*
Frumess, G. M., s. Lewis, H.
I [570] 1094, *1111*
Fry, R. M., s. Rowson, L. E. A.
I [1148] 463. *667;*
II [421a] 871, *920*
Fryer, T. B., s. Winget, C. M.
II [966] 611, *717*
Fuchs, A.-R. II [54] 296,
297, *310*
— s. Fuchs, F. I [414] 86,
92, 93, 95, 119, 120, *304,*
[413], 692, 809, *984,* [274]
1065, *1102;* II [310] 253,
266, [55] 296, 302, 303,
310, [304—306] 541, 542,
546, 553, 556, 557, *583,*
[378, 379] 764, *778*
— s. Short, R. V. II [931]
764, *798*
Fuchs, F. I [412] 86, *304,*
[271, 275] 1064, 1072,
1102; II [300—303] 516,
540, 541, 546, 567, *582,*
[376] 764, *778*
— u. A.-R. Fuchs I [413]
692, 809, *984;* II [310] 253,
266, [55] 296, 302, 303,
310, [304, 305] 557, *583*
— — u. R. V. Short I [413]
86, 92, 95, 119, 120, *304;*
II [306] 541, 542, 546,
553, 556, *583,* [378] 764,
778
— — — u. G. Wagner
I [414] 93, *304,* [274]
1065, *1102;* II [379] 764,
778
— G. S. Johnsen u. K. J.
Alling Møeller II [75] 24,
28, 29, 31, *41*
— S. G. Johnsen u. K. J.
Alling Moeller I [123]
1165; II [377] 752, *778*
— u. F. Koch I [414] 692,
754, 809, 861, 925, 960, *985,*
[273] 1066, *1102;* II [311]
253, 254, 255, *266,* [56]
296, 297, 302, 303, *310,*
[307] 557, *583*

Fuchs, F. u. G. Stakemann
I [272] 1064, *1102;* II [76]
2, 22, 23, 35, *41,* [57] 302,
310, [308] 558, 567, *583*
— s. Bengtsson, L. Ph. I [65,
68] 1065, 1067, 1069, *1096*
— s. Møller, K. J. A. I [633,
634] 1071, *1114;* II [177a]
22, *45,* [626, 627] 557, 567,
593
— s. Short, R. V. I [1199,
1206] 26, 92, 93, 95, 130,
339; II [931] 764, *798*
Fuchs, H. G., s. Reichstein, T.
I [1098] 804, 820, 823,
826, *1010;* II [443] 64, *126*
Fuchs, M., s. Blumenthal, L. S.
I [95] 1090, *1097*
Fuenzalida, F. I [415] 274,
304, [268] 390, *423,* [415]
839, *985*
— u. A. Lipschütz I [416]
274, *304,* [416] 805, 822,
823, 826, 827, 862, 918,
985; II [184] 96, *117*
— s. Lipschütz, A. I [851,
852] 598, 599, *656,* [789,
793, 801] 805, 836, 851,
881, 883, 885, 892, 895, 898,
907, 909, 914, 916, 917, 918,
956, *998, 999;* II [316, 318]
84, *122*
— s. Mardones, E. I [853]
1001
— s. Palestini, M. I [681]
403, *438*
Fuenzalida, F. F., s. Bruzzone,
S. I [165] 599, *630*
Fugo, N. W., u. R. L. Butcher
II [312] 180, *266*
— s. Davis, M. E. I [264] 29,
164, 175, *298* [190] 356,
357, *420;* II [51] 33, *40,*
[184, 185] 525, 543, *579,*
[227] 750, 755, *773*
Fuhrmann, K. I [417] 78,
222, 240, *304,* [269] 393,
423; II [309—311] 531,
532, *583*
Fujii, K. I [417, 418] 750,
806, 807, 818, 832, 833, 869,
924, 935, *985;* II [313, 314]
230, 232, 233, 240, 242, 246,
248, 251, 252, *266,* [79, 80]
430, *454*
— T. Hirano, S. Miyamoto,
K. Anan u. Y. Sakagishi
I [418—420] 25, *304,* 305
— u. S. Ueno II [223] 365,
408
Fujimori, H. I [270] 383,
387, 388, *423,* [276] 1060,
1102
Fujimoto, G., s. Steinetz, B.
I [1298a] 924, 934, *1018*

Fujimoto, G. I., s. Wiest,
W. G. I [1432, 1433] 267,
268, 269, 349
Fujimoto, G. J., s. Wiest, W. G.
II [957] 519, 604
Fujita, H. II [110] 464, 507
Fukas, M., u. T. Adrianos
I [271] 377, 378, 423
Fukuda, R., s. Ogawa, E.
I [670] 388, 400, 402, 406,
438
Fukushima, D. K., H. L. Bradlow, L. Hellman, B. Zumoff
u. T. F. Gallagher I [421]
162, 182, 277, 280, 305
— — — u. T. F. Gallagher
I [422] 141, 305
— u. Sh. Dobriner I [418a]
985
— — M. S. Heffler, T. H.
Kritchevsky, F. Herling u.
G. Roberts I [418b] 985
— u. T. F. Gallagher I [423,
424] 182, 183, 305
— A. D. Kemp, R. Schneider,
M. B. Stokes u. T. F.
Gallagher I [425] 142,
182, 305
— M. Smulowitz u. K. I. H.
Williams I [425a] 137,
138, 180, 305
— s. Bradlow, H. L. I [127,
127a] 71, 142, 292
— s. Gallagher, T. F. I [432,
433] 32, 265, 305
— s. Kappas, A. I [435, 436]
359, 429; II [554, 555]
755, 785
— s. Lieberman, S. I [764]
180, 186, 320, [778a] 898,
998
— s. Miller, W. R. I [883]
271, 325
Fukushima, M. I [426] 167,
305
— V. C. Stevens, C. L. Gantt
u. N. Vorys II [380] 724,
778
Fullerton, A., u. J. F. B.
Morrison II [370] 651,
697
Fullterton, A., u. J. F. B.
Morrison I [441] 508,
509, 641
Funallet, J. C. II [312] 566,
583
Funk, C., I. M. Chamelin,
H. Wagreich u. B. Harrow
I [272] 364, 406, 423
Funke, R. II [381] 752,
778
— s. Ehrhardt, K. II [294]
750, 775
Furman, M., s. Arias, I. M.
I [28a] 193, 288

Furman, R. H., R. P. Howard,
L. N. Norcia u. E. C. Keaty
I [273] 364, 366, 423
— s. Howard, P. I [598] 992
Furth, J., u. H. Sobel I [442]
502, 576, 578, 592, 641
— s. Clifton, K. H. II [88]
351, 403
— s. Gottschalk, R. G.
I [506] 490, 491, 492, 496,
499, 500, 643
Furuhjelm, M. I [427, 428]
30, 149, 155, 159, 164, 165,
169, 170, 171, 173, 175, 176,
305; II [313] 583
Furukawa, T., s. Miyake, T.
I [921a] 804, 805, 806,
808, 838, 839, 840, 841, 874,
875, 876, 907, 935, 937, 944,
945, 1003; II [377] 83, 124,
[147] 326, 338, [179] 430,
448, 449, 458
Fuse, K. I [419] 985
Fussgänger, R. I [420] 985
Futterweit, W., N. L. McNiven
u. R. I. Dorfman I [429]
26, 120, 305
Fuxe, K., u. O. Nilsson
II [111] 491, 507
Fylling, P., s. Aakvaag, A.
I [3a] 49, 58, 286

Gaarenstrom, J. H. II [382]
778
— u. S. E. de Jongh II [383]
747, 779
Gaarenstroom, J. H., u. S. E. de
Jongh II [185] 94, 117
Gabbard, R. B., s. Segaloff, A.
I [1206] 894, 895, 909, 1015
Gabel, R. A., s. Hendricks,
C. H. II [112] 23, 35, 43
Gábor, M., s. Sas, M. I [797]
379, 442, [392] 1174
Gabriel, H., s. Pigeaud, H.
I [1009] 177, 331
Gabrilove, J. L. I [430] 56,
305
— s. Jacobs, D. R. I [658]
481, 482, 649
— s. Savard, K. I [1150]
106, 337
Gabuten, A. R., u. C. S.
Shaffner II [70] 329, 335,
[152] 842, 910
Gaddum, J. H. II [58] 307,
310
Gadsby, B., s. Smith, H.
I [1241, 1242] 946, 948,
1016; II [512a] 76, 129
Gaetani, M., s. Turolla, E.
I [1346a] 251, 255, 272,
345
Gaffuri, S. I [277] 1039,
1102

Gagnazzo, G., F. Misurale,
A. R. Ros u. G. Montessori
I [431] 85, 305
Gaines, W. L. II [224] 355,
408
Gaitan, E., s. Staub, M. C.
I [1263] 30, 147, 154, 155,
185, 341
Gala, R. R., u. U. Westphal
II [225, 226] 361, 362, 408
Galarza, A., s. Casa-Campillo,
C. I [198] 453, 632
Galdiero, F., u. F. Fragomele
I [443] 451, 642
Gale, C. C. II [227] 367, 408
Galgan, M. W., u. C. C. O'Mary
II [153] 838, 859, 910
Galil, A. K. A. I [431a] 198,
305
— u. H. Wendler Deane
I [431b] 198, 305
Gallagher, R. F.,
s. Kritchevsky, Th. H.
I [738] 941, 942, 996
Gallagher, T. F., H. L. Bradlow, D. K. Fukushima, C. T.
Beer, T. H. Kritchevsky,
M. Stokem, M. L. Eidinoff,
L. Hellman u. K. Dobriner
I [432] 32, 265, 305
— D. K. Fukushima,
S. Noguchi, J. Fishman,
H. L. Bradlow, J. Cassouto,
B. Zumoff u. L. Hellman
I [433] 305
— u. F. C. Koch I [421] 722,
985
— H. Spencer, H. L. Bradlow,
L. Allen u. L. Hellman
I [434] 158, 181, 190, 305
— s. Barry, M. C. I [60] 273,
274, 289
— s. Bradlow, H. L. I [127,
127a, 128] 71, 142, 268,
292
— s. Fukushima, D. K.
I [421—425] 141, 142, 161,
182, 183, 277, 280, 305
— s. Kappas, A. I [435] 359,
429; II [554, 555] 755, 785
— s. Nelson, W. O. I [947]
895, 902, 1004
Gallardo, J. B. S. I [444] 538,
642; II [372] 638, 697
— u. O. Orias I [445] 538,
559, 572, 583, 642
Galletti, F., u. A. Klopper
I [274] 360, 367, 423, [446]
537, 538, 642; II [371] 638,
697, [154] 896, 910
— s. Ercoli, A. I [349] 889,
890, 908, 982; II [156] 72,
116
Gallien, L. I [447—457] 455,
456, 458, 459, 460, 642;

II [71—81] 314, 316, 320, 321, *335*
Galli-Mainini, C. II [82, 83] 323, *335*, [373] 608, *697*
Gallo, R. V., s. Zarrow, M. X. II [1088] 722, *804*
Galloway, J. H. II [156] 896, *910*
— L. J. Bratzler, L. H. Blakeslee u. J. Meites I [458, 459] 545, *642;* II [155] 896, 897, *910*
Galzigna, L., u. U. D'Ancora II [374] 608, *697*
Gambassi, G., s. Luisi, M. I [794] 26, 113, *322;* II [646] 749, *788*
Gamble, C. J., s. Cook, H. H. I [198] 943, *977*, [58] *1163*
— s. Satterthwaite, A. P. I [393] *1174*
Gandefroy, M. II [316] 552, *583*
Gandolfi, C., s. Ruggieri, P. de I [1149] 862, *1012*
Gandolfi, R., s. Gardi, R. I [426] *985*
Gandy, H. M., s. Saxena, B. B. II [893] 724, *797*
Ganguli, N. C., s. Narayanan, R. I [642] 396, *437*
Ganich, M. M., s. Baksheev, N. S. I [58] 586, *626*
Ganis, F. M., G. L. Wildasin u. T. B. Connor I [434a] 77, *305*
Ganong, W. F., M. D. Shephard, J. R. Wall, E. E. van Brunt u. M. T. Clegg II [384] 743, *779*
— s. Clegg, M. T. II [164] 732, *771*
— s. Dailey, W. J. R. II [205] 731, *772*
— s. Davidson, J. M. II [221—223] 731, 732, *773*
— s. Goldfien, A. I [497] 466, 482, *643*
Gans, E. I [422] 714, *985*
— u. S. E. de Jong I [423] 714, *985;* II [186] 103, *117*, [385] 724, *779*
— u. G. P. van Rees I [424] 715, *985*
Gansewinkel, A. von, u. J. Ferin II [77] 31, *41*
Gansler, H. II [112, 113] 474, 475, *507*
Ganthéron, D., s. Volfin, P. II [921, 922] 531, *602*
Gantt, C. L., s. Fukushima, M. II [380] 724, *778*
Garcia, A. M., s. Hollander, C. S. I [602] 585, 587, *647*, [199, 200] *1168*

Garcia, C., s. Rosemberg, E. II [848] 728, *795*
Garcia, C. R., J. T. Harrigan, W. J. Mulligan u. J. Rock II [314] *583*, [386] 748, *779*
— u. G. Pincus I [124, 125] 1147, 1148, *1165;* II [78] 24, 31, 35, *41*
— u. J. Rock I [275] 357, 372, 380, *423*, [425] 927, 928, 936, 937, *985*, [126] *1165*
— J. Rock u. G. Pincus I [127] *1165*
— s. Pincus, G. I [721, 722] 372, 379, *439*, [1056, 1057, 1060—1062] 936, 937, 943, 958, 964, *1008, 1009*, [703] 1058, 1086, *1116* [348—353] 1126, 1147, *1173;* II [196—199] 3, 9, 10, 18, 20, 24, 28, 29, *46*, [793] 745, *793*
— s. Rock, J. I [770, 771] 357, *441*, [1130—1132] 927, 928, 937, 943, *1011, 1012*, [755] 1058, *1117*, [381—383] *1174;* II [755, 756] 522, 537, *597*
— s. Wallach, E. E. I [927] 372, *447*, [1358] *1021*, [479] *1177*
Garcia, J. A., u. A. Cruz-Fereira II [387] 730, *779*
García-Orcoyen, J., s. Del Sol, J. R. II [848] 526, *600*
Gard, D. I. II [159, 160] 836, 842, *910*
— J. E. Wachtstetter, J. F. Wagner u. C. E. Redman II [157, 158] 836, 842, *910*
Gardi, R., u. R. Gandolfi I [426] *985*
— C. Pedrali u. A. Ercoli I [426a] *985*
— R. Vitali u. A. Ercoli I [426b, 426c] 858, 859, *985*
— s. Alibrandi, A. I [6] 895, *969*
— s. Ercoli, A. I [56—58] 10, *19*, [352] 31, *302*, [393] 519, 524, *639*, [349—351] 889, 890, 891, 908, *982;* II [156, 157] 72, *116*
— s. Falconi, G. I [363] 805, 806, 829, 830, 838, 839, 891, *983;* II [170] 64, *116*, [285] 246, 247, 249, 250, *265*, [70] 430, *453*
Gardiner, R., s. Zuckerman, S. II [564] 52, *131*
Gardiner, W. L., C. J. W. Brooks u. E. C. Horning I [434b] 191, *305*
— u. E. C. Horning I [434c] 30, 31, *305*

Gardner, J. N., O. Gnoj, A. S. Watnick u. J. Gibson I [427] *985*
Gardner, L. I., u. A. A. Tice I [435] 82, 83, 99, *305*
— s. Forbes, R. Th. I [382] 124, *303*
Gardner, L. J., s. Wilkins, L. I [928] 1037, 1041, *1123*
Gardner, W. H., s. Diddle, A. W. I [73] *1163*
— s. Watts, G. F. I [483] *1177;* II [261a] 28, *49*
Gardner, W. U. I [460—462] 597, 613, 624, *642;* II [228—231] 350, 370, 376, 382, *408*
— u. E. Allen II [232] 351, 355, *408*
— G. M. Smith u. L. C. Strong I [278] 1089, *1103*
— A. W. Diddle, E. Allen u. L. C. Strong II [233] 381, *408*
— u. R. T. Hill I [428] *985;* II [234] 370, *408*
— G. M. Smith u. L. C. Strong I [235] 370, *408*
— u. L. C. Strong II [236] 345, 347, 396, *408*
— u. C. W. Turner II [237] 356, *408*
— u. G. van Wagenen II [238] 370, 382, *408*
— u. A. White II [239, 240] 350, 351, *408*
— s. Allen, E. II [12] 356, 370, *401*
— s. Gomez, E. T. II [257] 350, *409*
— s. Heuverswyn, J. van I [565] 742, 746, 805, 835, *990;* II [305] 353, 376, *411*, [106] 428, *455*, [490] 755, *782*
— s. Min-Hsin, Li I [956] 619, *660*
— s. Trentin, J. J. I [1368] 593, *676;* II [669] 373, *423*
— s. Turner, C. W. II [692, 693] 356, 370, *424*
Gargill, S. L., s. Werthessen, N. T. I [1378] *1022*
Gargiulo, V., s. Matassino, D. II [304] 893, *916*
Garland, R. B., s. Nelson, A. N. I [945] *1004*
— s. Norman, A. N. I [990b] 823, *1006*
Garmier, R., s. Pigeaud, H. I [1005, 1014, 1015] 171, 177, *330, 331*
Garret, W. J. II [315] 556, *583*
— s. Shearman, R. P. I [1226] 804, *1015*, [809] 1064, 1071,

1119; II [507] 64, *129,* [819] 566, *599*
Garrigues, J. C., s. Vague, J. I [1353] 158, 190, *345*
Garrigus, U. S., s. Williams, S. M. II [962] 622, *717*
Gartner, L. M., s. Arias, I. M. I [28, 28a] 193, *287, 288;* II [25] 555, *574*
Gasche, P., u. W. Schuler I [429] 881, 909, *985*
— s. Meier, R. I [620] 1029, *1113*
— s. Miescher, K. I [909] *1003,* [625] *1113*
Gaskill, C. J., s. Segaloff, A. II [915] 744, *798*
Gass, G. H., u. E. J. Umberger I [276] 373, *423*
Gassner, F. X. I [463] 545, *642*
— u. M. L. Hopwood I [277] 411, *423*
— R. P. Martin u. W. J. Algeo I [436] 279, *305,* [464] 544, 545, 596, *642;* II [241] 383, *408,* [163] 824, 896, 897, 898, 901, *910*
— u. E. C. Reifenstein I [465] 545, *642* II [162] 896, 897, *910*
— — J. W. Algeo u. A. Mattox II [242] 383, *409*
— — J. W. Alges u. W. E. Mattox II [161] 896, 897, *910*
— — u. W. E. Mattox I [466] 545, *642*
Gastaldi, A. I [467] 513, *643*
Gastelum, H., s. Rice-Wray, E. II [390, 391] 903, *919*
Gates, A., s. Runner, M. N. I [1151] 753, *1013*
Gates, A. H., s. Doyle, L. L. II [240] 193, *264*
— s. Edwards, R. G. II [263] 152, 153, *264*
— s. Noyes, R. W. II [604] 185, *276*
Gatschew, E. I [278] 363, *423*
Gatteneo, G., s. Serluca, P. I [1231] 494, *670*
Gaudefroy, M. I [279, 280] 1068, 1072, *1103*
— s. Fanard, A. II [245] 551, *581*
Gaudry, R., u. W. L. Glen I [437] 234, *305*
— s. Chappel, C. I. I [178] 787, 806, 819, 820, 821, 839, 866, 936, 937, *976;* II [67] 68, 113, [171] 232, 237, 261, [35] 448, 449, *452*

Gaudry, R., s. Deghenghi, R. I [45] 6, 9, *18* [223—226, 228] 815, 816, 817, 818, 838, 863, 864, 865, *978;* II [93—96, 98] 66, 67, 68, *114*
— s. Lefebore, Y. von I [100] 8, *20*
— s. Lefebvre, Y. I [762] 864, 865, 874, 890, 891, *997;* II [308] 68, 73, *121,* [130] 326, *337*
— s. Marshall, D. J. I [114] 9, *20,* [865, 866] 819, 820, 821, 829, 838, 863, 866, 883, 884, 885, 890, *1001;* II [348, 349] 67, 68, 69, 70, *123*
— s Revesz, C. I [1067] 281, 284, *333,* [1103] 806, 839, 937, *1010* [746] 1032, *1117;* II [220] 448, 449, *459*
Gaunt, R. II [243] 356, 365, *409*
— W. J. Eversole u. E. C. Kendall II [244] 356, 365, 385, *409*
— u. H. H. Hays I [430] 808, *985*
— u. H. W. Hays I [468, 469] 466, *642*
— W. O. Nelson u. E. Loomis I [431] 808, *985*
— J. W. Remington u. A. Edelmann I [279] 398, 405, *423*
— u. C. E. Tobin II [245] 356, *409*
— s. Edelmann, A. II [154] 357, 384, 385, *406*
— s. Nelson, W. O. II [503—505] 353, 356, 361, 389, *417*
Gautheron, D., u. G. V. R. Born I [280] 388, *423*
— s. Volfin, P. I [914, 915] 388, *447*
Gavazzi, G., s. Martini, L. I [924] 567, 568, *659*
Gawienowski, A. M. I [438] 206, *305*
— S. L. Lee u. G. B. Marion I [439] 209, 212, 223, *305*
— u. D. T. Mayer I [440] 25, 206, 212, *306*
— s. Mayer, D. T. I [858] 204, 206, 208, *324*
Gawienozski, A. M., s. Mayer, D. T. II [661] 669, *707*
Gawlak, D., s. Dao, T. L. I [137] 351, *405*
Gaylor, J. W., u. S. Tsai II [114] 464, *507*
Gazzarini, A., u. A. Secchi I [281] 377, 401, *423*
— u. B. Tagliapietra I [282] 401, *423*

Gazzarinini, A., s. Tagliapietra, B. I [857] 401, *444*
Geber, W. F., u. T. A. Anderson II [315] 181, *266*
Gebhard, J., R. Itterheim u. R. Kiesewetter I [432] 953, *985;* II [187] 76, *117*
Gediz, H. I [281] 1039, *1103*
Gehrke, M., s. Schoeller, W. I [786] 1029, 1065, *1118*
Geiger, E., s. Nimni, M. E. I [1013] 541, *662*
Geipel, K., u. G.-W. Löhr I [282] 1048, 1049, *1103*
Geissler, G., s. Dirscherl, W. I [327] 452, *636*
Geist, H. II [164] 897, *910*
Geist, S. H., R. I. Walter u. U. J. Salmon I [283] 1028, *1103*
Geller, H. F., s. Berswordt-Wallrabe, I. von II [66, 67] 217, *258*
— s. Herlyn, U. II [395] 206, *269*
Geller, H. M., s. Nahum, L. H. I [992] 507, *661*
Geller, J. I [470] 536, *642*
— R. Bora, T. Roberts, H. Newman, A. Lin u. R. Silva II [79] 38, *41*
— C. Meyer, B. Fruchtman, E. Forchielli u. R. I. Dorfman II [165] 894, *910*
— H. Volk u. M. Lewin I [284] 1084, *1103*
Geller, L. E., s. Barton, D. H. R. I [52b] 894, *971*
Geller, S. I [283] 369, *423;* II [317] 583
— s. Jayle, M. F. I [630] 149, 155, 189, *314,* [437] 1053, *1107;* II [443] 561, *587*
— s. Plasse, G. I [1021] 170, 176, 214, 223, *337*
Gellert, R. J., s. Exley, D. II [128] 822, 901, *909*
Gellhorn, A., J. Holland, J. B. Herrmann, J. Moss u. A. Smelin I [433] 895, *985*
Gelli, D., s. Alonzo, R. de I [17] 154, *287*
Gemzell, C., s. Kaiser, J. II [128a] 29, *43*
— s. Wide, L. II [1040] 724, *802*
Gemzell, C. A. II [388—391] 727, 744, 746, *779*
— E. Diczfalusy u. G. Tillinger I [441] 80, *306;* II [392—394] 727, 744, 746, *779*
— u. B. Kjessler II [395] 727, 744, *779*

Gemzell, C. A., J. Robbe u. G. Ström I [442] 167, 175, *306*
— u. P. Roos II [396] 727, 728, 744, *779*
— s. Bergstrand, C. G. I [78] 150, 154, 156, 160, 161, *290*
— s. Migeon, C. J. I [877] 93, 191, *325;* II [613] 553, *592*
Gemzell, L. A. I [471] 581, *642*
Genest, J., E. Koiw, W. Nowaczynski u. T. Sandor I [443] 149, 159, *306*
— s. Nowaczynski, W. I [933] 28, 136, 137, 138, 141, 148, 149, 154, 155, *327*
Gengradom, S., s. Howard, E. I [617] 578, *647*
Gentles, M. J., s. Charney, W. I [178a] 860, *976*
— s. Herzog, H. L. I [561a] 852, *990*
Geoffrey II 674
George, J. M., s. Barrett, J. F. II [20] 898, *905*
Gepts, W., s. Desclin, K. II [237] 758, *773*
Gerall, A. A., s. Phoenix, C. H. II [211] 439, *459*
Gerber, A. H., u. F. G. Sulman II [246] 387, *409*
Gerber, H. A., u. F. G. Sulman II [35] 815, 816, *817*, [166] 839, 894, *911*
Gerbrandy, J., u. H. B. A. Hellendoorn I [434] *985*
Gerdemann, H. II [36] 809, *818*
Gerdes, M. M., u. E. A. Boyden I [472, 473] 533, *642*
Gereghetti, M., s. Wehrli, H. I [1365a] 834, *1022*
Gerhard, M. II [375] 624, 660, 664, *697*
Gerhards, E., G. Raspé u. R. Wiechert I [443a] 279, *306*
Gerli, P., s. Camurri, M. II [146] 531, *578*
Gerlinger, H. II [376] 656, *697*
Germain, A., s. Dumont, L. I [222, 223] 392, *421*
German, E., H. Horowitz, R. van de Wiele u. R. M. Torack I [444] 158, 190, *306*
Gerold, C., s. Oliveto, E. P. I [996a] 852, *1006*
Gerrits, R. J., M. L. Fahning, R. J. Meade u. E. F. Graham II [167] 871, *911*
— u. L. A. Johnson II [168] *911*

Gershberg, H., Z. Javier u. M. Hulse I [284] 363, 374, 376, *423*, [128] 1149, 1150, *1165*
— s. Javier, Z. I [412] 363, *428*
Gershon-Cohen, J., s. Shay, H. II [923] 729, *798*
Geschickter, C. F. II [318, 319] 568, 569, 570, 571, 572, *583*
— u. C. G. Hartman I [129] *1165;* II [247] 370, *409*
— u. D. L. Lewis II [320] 572, *583*
— — u. C. G. Hartman II [248] 370, *409*
— s. Astwood, E. B. II [25, 26] 345, 347, 370, 373, 374, 382, 383, *401*
— s. Lewis, D. I [569] 1081, *1111*
Gesenius, H. I [130] *1165*
Gesztelyi, O., s. Held, R. I [361] 370, *426*
Geyer, G., s. Templ, H. I [1324a, 1324b] 31, *344*
Ghanem, Y. S., s. Soliman, F. A. I [829] 358, *443*
Ghetti, A., s. Cagnoni, M. II [31] 445, *452*, [150] 730, *770*
Ghilain, A. I [445] 81, *306*
Ghione, M. I [435] *985*
Ghislain, A., s. Vokaer, R. II [920] 534, *602*
Ghosh, A., s. Kar, A. B. I [441, 442] 398, 403, *429*
Ghraf, R., s. Schriefers, H. I [1163a] 257, *337*
Giacomelli, F., J. Wiener u. D. Spiro II [115] 464, 465, *507*
Giacomini I 1063
Gianaroli, L., u. G. Moggian I [285] 355, *423*
Gianetto, R., s. Viala, R. I [908] 413, *446*
Giannopoulos, G., u. S. Solomon I [445a, 445b] 142, 144, *306*
Giardinelli, M. I [446] 165, 175, *306*
Gibbney, L. F. II [377] 613, 617, 659, *697*
Gibbons, D. M., s. Weston, R. E. I [944] 360, 367, *448*, [1418] 483, 536, 544, 549, *677*
Gibbons, R. A. II [316] 135, *266*
— u. G. P. Roberts II [188] 57, *117*
— s. Tampion, D. II [778, 779] 135, 139, *282*

Gibbs, F. A., u. D. E. Reid I [474] 524, *642*
— s. Barenne, D. Dusser de I [64] 524, *627*
Gibian, H. I [286] 405, *423*
— u. R. Unger II 400
Gibree, N., s. Rosemberg, E. II [849] 727, 728, *795*
Gibson, G., s. Appleby, J. I. I [23a] 185, *287*
Gibson, H. V., s. Allen, E. II [3] 427, *451*
Gibson, J., s. Gardner, J. N. I [427] *985*
— s. Watnick, A. S. I [1363] 768, 774, 943, 945, 956, *1022*, [481] *1177*
Gibson, J. G., s. Thomson, K. J. I [1351] 491, 500, *675*
Gier, H. T. II [168a] 838, 841, 904, *911*
— s. Marion, G. B. II [302] 868, 872, 881, *915*
— s. Spies, H. G. II [747] 209, *281*, [890] 615, 646, *715*
Gierhake, E., s. Wehefritz, E. I [917] 1056, *1122;* II [1023] 720, *801*
Giering, J. E., u. M. X. Zarrow I [287] 390, *423*, [285] 1056, *1103;* II [321] 530, *583*, [378] 654, *697*
Giese, A. C. I [446a] 193, *306*
Giesen, W., u. H. Pauli I [286] 1073, *1103;* II [322] 567, *583*
— s. Kaufmann, C. I [483] 1044, *1109;* II [483, 484] 564, *588*
Giffels, G., s. Dohrmann, R. E. I [85] 1148, *1164*
Gigee, W., s. Raab, W. I [1102] 478, *666*
Giggels, G., s. Dohrmann, R. E. I [208] 362, 374, 376, *421*
Gilbert, A. B., u. D. G. M. Wood-Gust II [379] 681, *697*
Gilbert, C. I [288] 386, *423*
— u. J. Gillman I [475] 528, *642;* II [189] 52, *117*, [380] 674, *697*
— s. Gillman, J. I [478, 479] 465, 623, *642;* II [194] 52, *117*
Gilbert, H. H., s. Fremont-Smith, M. I [262] 1086, *1102*
Gilbert, M., J. Rotstein, C. Cunningham, I. Estrin, A. Davidson u. G. Pincus I [287] 1092, *1103*

Gilbert, R. A., s. Goldzieher, J. W. I [301] 386, *424*, [464] *987;* II [83] 17, *42*
— s. Manautou, J. M. I [842] 838, 844, 866, 868, 869, 873, 874, *1000*, [275] *1170*
Gilbert-Dreyfus I [288—290] 1061, 1062, *1103*
Gilder, H., s. Beal, J. M. I [53] 360, *415*
Gill, B., s. Riley, G. M. II [749] 527, *597*
Gill, J. C., s. Cresswell, E. II [60, 61] 893, *907*
Gillam, J. S. I [291] 1053, 1054, 1066, *1103;* II [323] 565, *583*
Gillard, J. L. II [317] 212, *266*
Gillen, A. L., s. Edgren, R. A. I [50a] 17, *18;* II [259] 229, *264*
Gillespie, L., s. White, P. I [1419] 177, *348*, [925] 1075, *1123*
Gillman, J. I [289, 290] 387, *423*, *424*, [476, 477] 465, *642;* II [190—193] 52, 80, *117*, [381] 674, *697*, [397—399] 746, *779*
— u. C. Gilbert I [478, 479] 465, 623, *642*
— — u. P. Levy II [194] 52, *117*
— R. A. Pillay u. S. S. Naidoo II [382] 664, 674, *697*
— u. H. B. Stein II [195, 196] 52, 63, *117*, [318] 221, *266*
— s. Black, J. I [73] 387, *416*
— s. Gilbert, C. I [475] 528, *642;* II [189] 52, *117*, [380] 674, *697*
— s. Horst, C. J. van der II [517, 922—924] 616, 619, 622, 642, *702*, *716*, [523] 750, *783*
Gillmann, T., S. S. Naidoo u. M. Hathorn I [291] 378, *424*
Gilman, J., s. Blach, J. II [70] 531, *575*
Gilmore, C. E., s. Anderson, R. K. II [2] 815, *816*, [13] 838, 841, *905*
Gilpatrick, T. W., s. Masters, W. H. I [612] 1053, *1113;* II [168] 8, 33, *45*
Gimeno, A. L., M. Gimeno u. J. L. Webb II [480—482] 473, 507, *642*, [436] *985*
Gimeno, M., s. Gimeno, A. L. I [480—482] 473, 507, *642*, [436] *985*

Giner, J., s. Martinez-Manautou, J. I [280] 1135, 1140, 1141, *1170;* II [515] 189, *273*
Giner-Velazquez, J., s. Martinez-Manautou, J. II [303] 901, *916*
Ginffre, N. A., s. Perlman, D. I [1063] 487, *664*
Ginsburg, N., s. Reynold, S. R. M. I [1068] 23, 26, *333*
Ginther, O. J. II [319, 320] 211, *266*
— S. Mahajan u. L. E. Casida II [321] *266*
Giorgi, E. P. I [447, 448] 49, 50, 53, 58, *306*
Giorgino, R., s. Salvadori, B. I [794] 378, *442*
Giosis, M., s. Cavallero, C. II [48] 904, *906*
Giral, F. I [73] *19*
Girand, J. R. II [324] 563, *583*
Girard, A., u. G. Sandulesco I [74] 4, *19*
Girard, R., s. Cortesi, R. I [267] 454, *634*
Girardi, S., R. Iglesias u. A. Lipschütz I [483] 599, *642*
— D. Jadrijevic, R. Iglesias u. A. Lipschütz I [449] 284, *306*
— s. Jadrijevic, D. I [659] 599, *649*, [631] 924, *953*, *956*, *993*
— s. Lipschütz, A. I [797—799] 698, 699, 759, 805, 827, 828, 829, 832, 846, 852, *999;* II [320—322] 84, 96, *122*, [616] 628, *647*, *705*
Girardin, R. I [450] 45, 46, 48, *306*
Girod, C. I [484] 495, 496, 497, 498, *642*
— u. J.-C. Czyba I [485] 588, *642*
Girotti, M., s. Hauser, G. A. I [182] 1158, 1159, 1160, *1167*
Gitsch, E. I [486] 583, *642*, [292, 293] 1032, 1073, *1103*
— u. J. Reitinger I [487] 529, *642*
— s. Husslein, H. I [404] 355, 356, 358, *428*, [411, 418] 1029, 1058, *1107*
Giuffre, N., s. Perlman, D. I [993] 243, *330*
Giuliani, G., L. Martini, A. Pecile u. M. Fochi II [400] 751, *779*

Giusti, G., s. Ritis, F. de I [1118] *1011*
Giusti, L., s. Houssay, B. A. II [105] 321, *336*
Giver, J., s. Martinez-Manautou, J. II [167] 4, *45*
Gjørup, S., u. J. H. Thaysen I [437] 927, 929, 930, 953, *986*
— s. Brøchner-Mortensen, K. I [115] 357, 360, 367, 373, *417*, [145] 549, 581, 582, *630*, [109] 927, 929, 951, *973*
Glaser, E., u. O. Haempel I [438—444] 695, *986*
— u. F. Ranftl I [488] 453, *642*
Glasgow, B. R., u. D. T. Mayer I [451] 206, 208, *306*
— s. Mayer, D. T. I [858] 204, 206, 208, *324;* II [661] 669, *707*
Glass, A., s. Eayrs, J. T. II [300] 680, *694*
Glass, S. J., s. Engelberg, H. I [237] 366, *422*
Glasser, J. W. H. I [452] 86, *306;* II [401] 734, 745, 761, 763, *779*
Glatthaar, E., u. A. Vogel II [116—118] 486, *507*
— s. Albertini, A. v. II [1] 486, *503*
Glazier, E. R. I [444a] 819, *986*
Glauberman, M., s. Pinto, R. M. II [753] 638, *710*
Gleason, C. H., u. G. W. Holden I [75] *19*
— u. J. Parker I [445] 908, *986*
Glen, W. L., s. Gaudry, R. I [437] 234, *305*
Glendening, M. B., s. Page, E. W. I [680] 386, 387, 392, 393, *438*
Glenister, D., s. Swingle, W. W. I [1318] 466, *674*
Glenister, T. W., u. W. J. Hamilton I [446] *986*, [294] 1070, *1103*
Glenn, E. M., u. J. Gray I [489] 589, *642;* II [383] 649, *697*
— S. L. Richardson u. B. J. Bowman I [453] 281, *306*, [292] 398, 399, 412, *424*, [490, 491] 466, 481, 482, 488, 503, 537, 538, 540, 571, 572, 573, 606, *642*, [447, 448] 806, 840, 914, *986*
— — u. S. C. Lyster I [492] 597, 605, 607, 608, *642*

Glenn, E. M., S. L. Richardson, S. C. Lyster u. B. J. Bowman I [449] 859, 909, 914, *986*
— s. Stucki, J. C. I [1308] 807, 809, 829, 830, 833, 838, 839, 918, 935, 943, *1019;* II [767] 230, 233, 234, 239, 242, 243, *282*, [148] 296, 302, 303, *313*, [252] 429, *461*
Glenn, J. C., s. Franke, Don E. II [151] 839, 855, *910*
Glickman, P., s. Kappas, A. I [436] 359, *429*
Glós, I., s. Lajos, L. I [541] 1044, *1111*
Glover, F. A. II [197] 60, 62, *117*, [322] 135, *266*, [384—386] 664, *697*
— u. G. W. Scott Blair II [198] 60, 62, *118*
— s. Blair, G. W. S. II [489] 60, *128*, [99] 664, *687*
Glover, R. E., s. Parkes, A. S. II [536] 370, *419*
Glowinski, M., u. H. Golab I [493] 593, *643*
Glucksmann, A., u. C. P. Cherry I [494] 601, 603, *643*
— s. Cherry, C. P. I [235] 617, *633*
Gmelin II 645
Gnoj, O., s. Gardner, J. N. I [427] *985*
Goddard, W. B. I [454] 170, 176, *306*
Goding, J. R., F. A. Harrison, R. B. Heap u. J. L. Linzell I [454a] 224, *306*
— u. J. A. McCracken II [387] 666, *697*
— s. McCracken, J. A. II [670] 666, *707*
Goecke, H. I [295] 1042, 1045, 1046, 1048, *1103*
Goedewaagen, M. A., s. Bretschneider, L. H. II [22] 319, *333*
Göltner, E., s. Timonen, S. I [869] 1067, 1068, *1121;* II [901] 566, *602*
Görcs, J., s. Lajos, L. I [541] 1044, *1111*; II [609] 762, *787*
Göretzlehner, G., s. Wodrig, W. I [946] 1075, *1123*
Görgey, E., s. Laszlo, B. I [814] 533, *655*
Görög, P., u. L. Szporny I [293] 402, *424*
Goetz, F. C., s. Spellacy, W. N. I [832] 362, *444*

Goisis, M. II [402] 745, *779;* [169] 901, *911*
— u. G. Candotti I [450] 839, *986;* II [323] 164, *266*
— u. P. Cavalli I [80] *42*
— — u. G. Candotti I [296] 1072, *1103*
— u. L. Mosca I [495] 502, 506, 553, 564, 577, 585, 587, 588, *643*, [451] *986*
— s. Cavallero, C. I [210] 572, 577, *632*
Golab, H., s. Glowinski, M. I [493] 593, *643*
Golab, T., s. Arai, K. I [26] 286, *287*
— s. Layne, D. S. I [745] 284, 285, *319*, [258] *1170*
Gold, E. M., u. E. T. Tyler I [294] 370, *424*
Gold, G. L., s. Shaw, R. K. I [819] 373, *443*
Gold, J. J. I [455] 61, *306*, [295] 356, 371, *424*
— S. Borushek, L. S. Smith u. A. Scommegna I [296] 352, 359, 360, *424*
— u. M. R. Cohen I [297] 356, *424*
— u. R. Frank I [456] 159, 189, *306*
— A. Scommegna u. S. Borushek I [131] *1165*
— L. S. Smith, A. Scommegna u. S. Borushek I [452] 839, *986*, [132] 1135, *1165;* II [81] 24, 28, 29, 31, *42*
— s. Borushek, S. I [31] *1162;* II [22] 6, 17, *39*
— s. Cohen, M. R. I [164] 356, 371, *419*
— s. Jailer, J. W. I [611] 276, 277, *314*
Gold, N. I., u. S. H. Sturgia I [298] 408, *424*
Goldberg, B., G. E. S. Jones u. H. I. Brokowf I [457] 78, *306*
— u. H. W. Jones jr. I [299] 390, *424;* II [325] 530, *583*
— D. A. Turner u. G. E. S. Jones I [458] 26, 78, 90, *306*
— s. Jones, H. W. II [450] 530, *587*
— s. Jones jr., H. W. I [416] 390, *428;* II [449] 531, *587*
Goldberg, E. M., s. Nesbitt jr., R. E. I [920] 173, 176, 177, *327*
Goldberg, M. W. I [453] *986*
— u. R. Monnier I [454] 896, *986*
— u. E. Wydler I [455] 897, 902, 908, *986*

Goldberg, M. W., s. Ruzicka, L. I [1154a, 1155—1159] 895, 896, 897, 898, 899, 901, 902, 903, 904, 905, 907, 908, 911, 912, 915, 957, 961, 962, *1013;* II [463] 89, *127*
Golden, J. B., s. Lauson, H. D. I [758] 777, *997*
Goldenberg, J. S., u. M. A. Hayes I [297] 1084, *1103*
Goldfarb, A. F. I [133, 134] *1165*
— E. E. Napp, M. L. Stone, M. B. Zuckerman u. J. Simon I [300] 360, 371, *424*, [496] 483, 582, *643*
— s. Franklin, J. B. I [397] *984;* II [307] 183, *266*
Goldfien, A., W. I. Morse, E. R. Froesch, W. F. Ganong, A. E. Renold u. G. W. Thorn I [497] 466, 482, *643*
— s. Woolever, C. A. I [1457, 1458] 26, 32, 87, 112, 113, 116, 120, 159, 181, 203, 204, *349, 350*
— s. Yannone, M. E. I [1465] 26, 112, 113, 116, 119, *350;* II [974] 516, *604*
Goldfine, M. M., s. Cohen, S. L. I [218] 29, *296*
Goldfischer, S., J. M. Arias, E. Essner u. A. B. Novikoff I [498] 553, *643*
Goldfisher, S., s. Arias, I. M. I [26] 373, 401, *414*
Goldhar, A., M. N. Grody u. W. H. Masters II [326] 527, *583*
Goldman, A. S., W. C. Yakovac u. A. M. Bongiovanni I [458a, 458b] 90, 99, 254, *306*
Goldman, J. N., J. A. Epstein u. H. S. Kupperman I [499] 504, 540, 543, 561, 563, 576, 583, 585, *643*, [456] 785, 927, 928, 934, *986;* II [84] 314, *335*, [81] 426, *454*
Goldman, M. L., u. H. A. Schroeder I [500] 510, *643*
Goldner, M. G., s. Carter, A. C. I [197] 581, *631* [167] 909, 925, 928, *975*
— s. Weisenfeld, S. I [934] 364, *447*
Goldring, I. P., s. Bloch, E. I [96] 107, *291*
Goldschmidt, R. I [457] 725, *986*
Goldsmith, D. P. J., s. Marker, R. E. I [112] *20*

Goldstein, B., s. Rappaport, W. J. I [1059] 272, *333*, [1106] 484, *666*
Goldstein, L., s. Mazer, C. II [707] 761, *790*
Goldstein, M., s. Ungar, F. I [1352a] 243, *345*
Goldstein, R., s. McGovern, J. J. I [288] *1171*
Goldston, N., s. Paulsen, C. A. I [974] 282, 284, 285, 286, 329, [1020] 937, 944, *1007*, [326] *1172*
Goldzieher, J. W. I [459, 460] 120, 148, 150, 157, 162, 164, 165, 206, *306*, [458, 459] 828, 832, 833, 943, *986*, [299] 1071, 1072, 1082, *1103*, [135, 136] 1137, 1148, *1165, 1166;* II [82] 9, 10, 20, *42*, [327, 328] 555, 567, *583*
— u. L. R. Axelrod I [461, 462] 105, 158, *306, 307;* II [82] 439, *454*
— u. R. E. Baker I [463] 265, 274, *307*
— C. Becerra, C. Guall, N. B. Livingston jr., M. Maqueo, L. E. Moses u. C. Tietze I [461] 875, *986*, [137] *1166*
— — N. B. Livingston, M. Maqueo, L. E. Moses u. C. Tietze II [170] *911*
— u. B. B. Benigno I [464] 172, *307*, [298] 1064, 1067, *1103;* II [329] 566, 567, *583*
— A. E. Henkin u. E. C. Hambleu II [330] *583*
— N. B. Livingston jr., J. Martinez Manautou u. L. E. Moses I [460] 943, *986*, [138] *1166*
— J. Martinez Manautou, N. B. Livingston jr., L. E. Moses u. E. Rice-Wray I [139, 140] *1166;* II [84] 4, 18, 30, *42*
— Ch. Matthijssen, C. Gaull, B. A. Vella u. A. De la Pena I [464a] 30, *307*
— L. E. Moses u. L. T. Ellis I [462, 463] 937, 943, *986*, [141] 1140, *1166;* II [86] 11, *42*, [403] 745, *779*
— u. Y. Nakamura I [465] 31, 166, *307*
— W. F. Peterson u. R. A. Gilbert I [301] 386, *424*, [464] *987;* II [83] 17, *42*
— u. E. R. Rice-Wray I [142] 1137, *1166*
— — M. Schulz-Contreras u. A. Aranda-Rosell I [465] *987*, [143] *1166;* II [85] 28, 31, *42*

Goldzieher, J. W., s. Axelrod, L. R. I [37—41] 32, 51, 75, 76, 104, 105, 159, 181, 276, 277, *288*, [37] 1036, *1095*
— s. Corral-Gallardo, J. I [239a] 106, *297*
— s. Kumari, L. I [721a] 75, 105, *318*
— s. Manautou, J. M. I [842] 838, 844, 866, 868, 869, 873, 874, *1000*, [275] *1170*
— s. Maqueo, M. I [602] 1050, 1077, 1078, 1079, *1112*, [277, 278] *1170;* II [163, 164] 17, 18, 35, *45*
— s. Rice-Wray, E. I [1107] 1011, [369, 371] *1173*
— s. Zanartu, J. II [519] 904, *924*
Goldzveig, S. A., s. Benson, G. K. I [45] 349, 370, 371, 397, 398, *402*
Goldzveig, S. M., s. Benson, G. K. II [83] 679, *687*
Gollberg, H. R., s. Rao, P. N. I [1086b] 825, *1010*
Golob, E., s. Artner, J. I [43] 585, *626*
Golub, L. J., H. Menduke u. W. R. Lang II [331] 563, *583*
Gomes, W. R. I [466] 216, 263, *307;* II [388, 389] 662, 664, *697*
— u. R. E. Erb I [467] 208, *307;* II [390] 669, *697*
— V. L. Estergreen, O. L. Frost u. R. E. Erb II [391] 662, 664, *697*
— V. L. Estergreen jr., O. L. Frost u. R. E. Erb I [468] 209, 210, 211, 213, 214, 223, 262, *307*
— O. L. Frost u. V. L. Estergreen II [392] 662, 664, *697*
— u. V. L. Estergreen jr. I [469] 216, 263, *307*
— R. C. Herschler u. R. E. Erb I [470] 203, 204, 205, 262, *307*
— D. W. Schomberg, H. Jones u. R. E. Erb I [470a] 203, 204, 208, *307*
— s. Erb, R. E. II [322] 662, 695, [118] 842, *909*
— s. Estergreen, V. L. II [325] 664, *695*
— s. Plotka, E. D. I [1021a] 331; I [755] 662, *710*
— s. Schomberg, D. W. I [1162a] 204, 205, 208, 270, *337*

Gomez, E. T. II [249] 350, 351, *409*
— u. C. W. Turner II [87] 35, *42*, [250—256] 350, 356, 361, 365, *409*
— — W. U. Gardner u. R. T. Hill II [257] 350, *409*
— — u. R. P. Reece II [258] 350, *409*
— s. Turner, C. W. II [692, 694—699] 342, 343, 345, 349, 365, 370, 371, 382, 383, 390, *424*, [916] 621, *716*
— s. Lewis, A. A. II [360, 369] 350, *412, 413*
Gómez-Mantilla, J. M., s. A. F. Dosal I [214] 1090, *1001*
Gompel, C. II [119, 120] 491, 497, 498, *507*
— s. Vokaer, R. II [920] 534, *602*
Gongsakdi, D., s. Gregoire, A. R. I [328] 384, *425*
Gonzaga, F. P., s. Southam, A. L. II [857] 525, *600*
Gonzales, M., s. Croxatto, H. I [276] 515, 517, *634*
Gonzales, O., s. Rice-Wray, E. I [757] 374, *441;* II [207a] 24, 28, *46*, [389] 893, 903, *919*
Gonzales Pena, J. C., s. Lienhard, C. P. I [571] 1044, 1045, *1111*
González, M., s. Albrieux, A. S. I [13] 378, 379, *413*
González, S., s. Lipschütz, A. I [858] 598, 599, *656*
Gooch, L. D., s. Foote, W. D. II [300] 172, 173, 205, *266*, [351] 621, *696*, [31] 813, *817*
Goodall, F. R. I [302] 390, *424;* II [171, 172] 870, 871, *911*
Goode, L., s. Perkins, J. L. II [366] 861, *918*
Goodfriend, T. L., u. N. O. Kaplan I [303] 393, 394, *424*, [466] *987*
Goodland, R. L., u. W. T. Pommerenke I [304] *424*
— J. G. Reynolds, A. B. McCoord u. W. T. Pommerenke I [305] 356, 358, 359, *424*
— u. W. T. Pommerenke I [306, 307] 356, 358, 359, *424*
Goodman, A. L. I [300] 1080, *1103*
Goodman, L. II [83] 439, 442, *454*, [404] 729, *779*
Goodman, St. J., u. H. S. Kupperman I [301] 1060, *1103*

Goodman, St. J., s. Kupperman, H. S. I [533] 1060, *1110*
Goodman, DeWitt S., s. Avigan, J. I [35] 25, *288*
Goodno, J. A., s. Barnes, A. C. I [59] 26, 92, 123, 130, 131, *289;* II [42] 546, 556, *574*
— s. Kumar, D. I [720] 92, 116, 122, 122, 131, *318*, [745] *997*, [531] 1066, *1110*
Goodrich, S. M., u. J. E. Wood I [501] 511, *643*
Gooduo, J. A., s. Kumar, D. II [524—526] 556, *590*
Goodwin, F., s. Weissbach, H. I [935] 410, *447*
Goolsby, Ch. M., s. Hisaw, F. L. I [375] 1056, *1106*
Goormaghtigh, N. II [393] 619, *697*
Goplerud, C. P., u. J. T. Bradbury I [302] 1074, *1103*
Gordan, G., s. Eisenberg, E. I [324] 721, 780, 805, 836, 906, 914, 918, *981*
Gordan, G. S. I [308] 411, *424*, [502] 541, 542, *643*, [467, 468] 909, 914, 951, 952, 956, 961, 962, 963, *987*
— R. C. Bentinck u. E. Eisenberg I [309] 404, 411, *424*
— E. Eisenberg, H. D. Moon u. W. Sakamoto I [469] 914, 962, 962, *987*
— u. H. W. Elliott I [310] 411, 412, *424*
— s. Eisenberg, E. I [231] 404, *421*, [381a] 542, *638*
— s. Graham, W. P. I [513] 548, *643*
— s. Lorimier, A. A. de I [556] 374, *434*
Gordon, A. S., u. Vollmer, E. P. I [1400] 490, 492, *677*
Gordon, B. S., J. Wolf, T. Krause u. F. Shai I [503] 551, *643*
Gordon, D., B. N. Horwitt, A. Segaloff, P. J. Murison u. J. V. Schlosser I [303] 1084, *1103*
— s. Segaloff, A. I [1207] 962, 963, *1015*
Gordon, D. L., s. Segaloff, A. II [913] 755, *798*
Gordon, E. E., s. Troen, P. II [1003] 763, *801*
— s. Villee, C. A. I [912] 410, *446*
Gordon, E. S., s. Chart, J. J. I [223] 474, 478, *632*
Gordon, I. II [84] 430, *454*, [173—175] 883, *911*

Gordon, P., s. Dowben, R. M. I [342] 484, 546, *637*
Gornall, A. G., M. E. Robertson u. J. C. Laidlaw I [504] 474, 479, 482, *643*
— s. Doran, T. A. I [210] 371, 375, *421*, [79] *1164*
— s. Kumar, D. I [779] 476, 477, 478, *654*, [532] 1074, *1110*
— s. Laidlaw, J. C. I [793] 475, 479, 480, *654;* II [581] 638, *704*
— s. Robson, T. B. I [1088] 164, 169, *334*
Gorlitzer v. Mundy, V. I [305] 1092, *1103*
— u. W. Fiedl I [304] 1092, *1103*
Gorski, J., O. V. Dominguez, L. T. Lamuels u. R. E. Erb I [471] 28, 209, 212, *307*
— R. E. Erb, W. M. Dickson u. H. C. Butler I [472, 472a] 24, 25, 197, 212, 213, 215, 216, 217, *307;* II [394] 664, *697*
— u. N. J. Nelson II [59] 285, *310*
— u. J. A. Nicolette II [60] 285, *310*
— u. D. Padnos I [472b] 239, *307*
— — u. N. J. Nelson I [472c] 239, *307*
— s. Noteboom, W. D. II [119] *312*
— s. Stormshak, F. I [1279] 25, 209, 210, 211, *342*
Gorski, R. A. II [85] 439, *454*, [405—407] 730, 758, 759, *779*, [176] 827, 828, *911*
— u. C. A. Barraclough II [86] 439, *454*, [408—410] 729, 730, 733, *779*
— u. J. W. Wagner II [87] 439, 442, *454*, [411] 729, 730, *779*, [177] 827, *911*
— s. Barraclough, C. A. II [16, 17] 439, *452*, [42] 734, 757, *766*
— s. Halász, B. II [441, 442, 446] 734, 758, *781*
— s. Ramaley, J. A. II [813] 758, *794*
Gort, J., s. Kowalewski, K. I [761] 550, *653*
Gospodarowicz, D. I [473—475] 239, 240, *307*
— u. J. Legault-Démare I [476, 477] 252, *307*
Goss, D. A., u. J. Lewis jr. II [412] 744, *780*
— s. Ryan, G. M. I [388] *1174;* II [216] 30, *47*

Goss, H., s. Cole, H. H. II [201] 638, 660, *691*
Gossack, L. L., s. Bayly, M. A. I [58] 1076, *1096*
Gosselin, L. I [478] 245, 246, *307*
Gossett, J. W., u. A. M. Sorensen II [395] 668, *697*
Goswami, A., A. B. Kar u. S. R. Chowdhury I [470] *987*
Gothié, S. I [311] 389, *424;* II [332, 333] 550, *583*
— u. R. Moricard II [334] 550, *583*
— — u. J. Jannel II [396] 634, *697*
— s. Moricard, R. I [629] 489, *436;* II [203] 491, *510*
Goto, M., u. A. Csapo I [505] 471, 472, *643;* II [61] 290, 291, 292, 293, *310*, [335] 556, *583*, [397] 667, *697*
Goto, T., M. Oshima u. T. Jioke II [59] 389, *409*
Gottesman, E. D., s. Spencer, H. I [833, 834] 360, *444*, [1283, 1284] 536, 544, 549, *672*, [1251] 929, 938, *1017*
Gottfried, H., u. O. Lusis I [478a] 193, *307*
— s. Simpson, T. H. II [875] 608, *714*
Gottschalk, R. G., u. J. Furth I [506] 490, 491, 492, 496, 499, 500, *643*
Gough, N., s. Marrian, G. F. I [836] 143, 144, *323*
— s. Sommerville, I. F. I [1242] 29, 101, 169, 241, *340*
Gould, C. M. II [37] 814, *818*
Gould, D., s. Robinson, C. H. I [1121] *1011*
Gould, J. I [471] 839, *987*, [144] *1166*
Gould, M. I [507] 452, *643*
Gould, R. G., s. Davis, M. E. I [265] 61, 70, 71, 87, 93, 164, 192, 267, 269, *298;* II [187] 540, 542, 555, *579*
— s. Plotz, E. J. I [1027] 70, *331*
— s. Le Roy, G. V. I [1108] 70, *335*
Goutarel, R., s. Leboeuf, M. I [747] 68, *319*
Gouws, F., O. Solbermann u. W. C. MacKenzie I [508] 543, *643*
— s. Kowalewski, K. I [762] 550, *653*

Govaerts-Videtzky, M., L. Martin u. P. O. Hubinont I [306] 1064, 1065, *1103*
— — u. P. O. Hubinout II [336] 567, *583*
Govan, A. D. T., u. C. L. Mukherjee II [398] 623, *698*
Gowdey, C. W., J. S. Loynes u. R. A. Waud I [509] 507, *643*
— s. Loynes, J. S. I [878] 507, *657*
Goy, R. W., W. E. Bridson u. W. C. Young II [88] 439, *454*
— u. C. H. Phoenix II [413] 755, *780*
— — u. W. C. Young II [89] 439, *454*
— s. Feder, H. H. I [358a] 256, *302*
— s. Phoenix, R. W. II [211] 439. *459*
— s. Young, W. C. II [286] 439, *462*
Goyan, A. D. T., s. Macnaughton, M. C. I [271] *1170*
Gozarin, L. s. Dascălu, R. I [297] 465, *635*
Graaf, H. J. de I [510] 58, 589, *643*
Graber, D. II [337] 563, *584*
Graber, H. T., u. R. A. Cowles II [414] 745, *780*
Graber, R. P., u. M. B. Meyers I [471a, 471b] 863, 870, *987*
Grabowich, P., s. Fried, J. I [72] 8, *19*, [404, 407] 853, 854, 855, 856, 857, *984*
Grace, M. P., s. Romanoff, L. P. I [1097b, 1098—1100] 101, 102, 137, 162, 196, 262, 268, 270, 277, *334, 335*
Grady, H. J., W. H. Elliott, E. A. Doisy jr., B. C. Bocklage u. E. A. Doisy I [479] 274, *307;* II [338] 519, *584*
— s. Frenkel, J. K. I [434] 480, *640*
Grady, J. E., s. Pike. J. E. I [1041] *1008*
Grady, K. L., u. C. H. Phoenix II [90] 439, *454*
Graffi, A., u. H. Gummel I [511] 624, *643*, [145] 1155, *1166*
Gragert, O. I [307] 1038, *1103*
Graham, E. F., s. Avery, T. L. II [60] 662, *686*, [17] 849, 897, *905*
— s. Donker, J. D. II [48] 432, *453*

Graham, E. F., s. Fahning, M. L. II [284] 173, *265*, [129] 838, 843, 853, *909*
— s. Gerrits, R. L. II [167] 871, *911*
— s. Pursel, V. G. I [214] 430, 431, *459*
— s. Pursell, V. G. II [804] 748, *794*, [376] 838, 861, 865, 883, 887, *918*
Graham, J. B., u. R. M. Graham I [512] 489, *643*
Graham, J. D. P. II [62] 305, *310*
— u. M. R. Gurd II [63] 305, *310*
Graham, J. M., u. C. Green I [479a] 273, *307*
Graham, R. M., s. Fremont-Smith, M. I [262] 1086, *1102*
— s. Graham, J. B. I [512] 489, *643*
Graham, W., s. Whitelaw, M. J. I [1390] *1023*
Graham, W. F., s. Avery, T. L. II [48] 134, 137, 159, *257*
Graham, W. P., G. S. Gordan, H. F. Loken, A. Blum u. A. Halden I [513] 548, *643*
Grand, J. C., s. Huggins, C. I [625, 625a] 537, 540, 559, 562, 572, 575, 611, 612, *648*
Grandchamp, G. II [38, 39] 810, *818*
Grandou, P., s. Jost, A. I [649] 859, 956, *993*
Grangaud, R., u. T. Conquy I [514] 544, 597, *643*
— u. M. Nicol I [312] 382, *424*, [515—518] 537, 539, 597, *643*
— u. M. Nicol I [313] 407, *424*
— — u. J. Domenech I [314] 407, *424*
— s. Nicol, M. I [652] 382, *437*
Grant, A. I [308] 1077, *1104*
— u. W. G. McBride I [311] 1053, *1104*
— u. J. M. Moyes I [309, 310] 1053, 1054, 1066, 1072, *1104*
Grant, E. C. G., s. Mears, E. I [301] 1141, *1171*
Grant, J. K., u. W. Taylor I [315] 412, *424*
— s. Atherden, L. M. I [33] 30, 250, 258, 274, *288*
— s. Brownie, A. G. II [35] 464, *504*
— s. Griffiths, K. I [488a, 488b] 77, 102, 106, 150, 160, 190, *308*

Grant, R. II [199] 60, *118*, [399] 620, 621, *698*
Grasset, J., u. J. Sachon I [312] 1067, *1104*
Grassi, G. C., P. L. Parola u. S. Salvaneschi I [519] 534, *644*
Grassmann, W. II [121] 481, 483, *507*
Grattarola, R., u. C. H. Li II [415] 747, *780*
— s. Meneghini, C. L. I [945] 591, *660*
Graves, J. M. H., u. W. K. Smith I [479b] 69, *307*
Graves, W. E., s. Syed Saiduddin II [470] 874, *922*
Gray II 674
Gray, Ch. H. I [480] 177, *307*
Gray, H. G., s. Morrow, D. A. II [327] 865, *916*
Gray, H. T., s. Wheeler, C. E. I [923] 1081, *1123*
Gray, J., s. Glenn, E. M. I [489] 589, *642;* II [383] 649, *697*
Gray, L. A. I [520] 465, *644*
— s. Bradbury, J. T. I [126] 164, 171, *292;* II [44] 94, *112*, [102] 211, 212, *259*, [127] 615, 649, 653, *688*, [108] 722, 744, *768*
Gray, M. I., A. B. Munro, E. A. H. Sims, C. I. Meeker, S. Solomon u. M. Watanabe I [521] 476, 477, *644*
Gray, M. J., s. Solomon, S. I [1233] 103, 104, *340;* II [853] 516, 540, 543, 553, *600*, [960, 961] 761, 764, *799*
— s. Watanabe, M. I [1388] 103, *347*, [1406] 477, *677;* II [932] 549, *603*
Gray, R., s. Brown, J. M. M. I [148] 229, 230 *293*
Graybeal, N., s. Johnson, W. C. I [672] 511, *650*
Greathouse, T. s. Dziuk, P. J. II [113] 857, *908*
Greaves, M. S., u. H. F. West I [316] 381, *425*
Greco, F. del, G. M. C. Masson u. A. C. Corcoran I [317] 370, *425*
Greco, P. A., s. Emery, F. E. I [387] 466, *639*, [333] 808, 934, *982*
Greef, K., u. P. Holtz II [64] 304, 305, 306, *310*
Green, C., s. Graham, J. M. I [479a] 273, *307*
Green, F. R., s. Morgan, J. T. II [321] 881, *916*

Green, G. F. H., s. Brooks, S. G. I [111a] 856, *973*
— s. Evans, R. M. I [354a] 859, *982*
Green, J. A. II [200] 55, *118*, [418—420] 750, *780*
— u. M. Maqueo I [481] 47, 77, 81, *307;* II [122] 464, 468, *507*
Green, J. D. II [416, 417] 734, *780*
— u. G. W. Harris II [421, 422] 734, *780*
Green, S., s. Fishman, W. H. I [255] 402, *422*
Green, W. W., u. L. M. Winters II [324] 140, *266*
Greenbaum, A. L., u. F. C. Greenwood I [318] 396, *425*
— u. F. G. Greenwood II [260] 369, *409*
— u. T. F. Slater I [319—321] 395, *425;* II [261] 369, 375, 399, 400, *409*
— s. Folley, S. J. I [260] 395, 400, 402, *422*
Greenblatt, M., s. Cress jr., C. H. I [274] 524, *634*
Greenblatt, R. B. I [482, 483, 483a] 264, 265, 282, 284, *308*, [322, 323] 356, 357, 372, *425*, [472—477] 804, 805, 829, 832, 860, 907, 909, 910, 918, 927, 934, 935, 936, 942, *987*, [313—317] 1028, 1030, 1032, 1041, 1046, *1104*, [146] *1166;* II [88—90] 2, 19, *42*, [91] 445, *454*, [40] 812, *818*
— u. W. E. Barfield I [478] 838, 839, 918, 936, *987*, [318] 1046, *1104*
— — S. Clark u. N. Brown I [484] 264, *308*, [324] 356, *425*
— D. O. Hammond u. S. L. Clark I [320] 1059, 1060, *1104*
— u. E. C. Jungck II [91] 17, *42*
— — u. W. E. Barfield I [479] 737, 804, 829, 832, 918, 935, *987*
— — J. T. Bigger u. M. V. Greer I [480] 869, *987*
— — J. T. Bigger jr. u. M. V. Greer I [485] 281, *308*, [325] 356, 371, *425*
— — R. A. Puebla u. M. C. Ward I [480a] 948, *987*
— u. H. S. Kupperman I [522] 571, 615, *644*
— u. V. B. Mahesh II [92] 14, *42*

Greenblatt, R. B., E. McCall u. R. Torpin I [319] 1060, *1104*
— u. F. D. Rose II [93] 14, 15, 17, *42*
— s. Aydar, C. K. I [9] 16, 17, [35] 357, 371, *414*, [53] 483, 484, *626*, [38] 1060, *1095*
— s. Barfield, W. E. I [46] *971*, [48] 1040, *1095*
— s. Clark, S. L. I [160] 371, *419*, [181] 918, 936, *976*
— s. Dominguez, H. I [86] *1164;* II [58] 4, 18, *41*
— s. Jungck, E. C. I [652] 838, 868, 869, 874, *993*
— s. Kuppermann, H. S. I [785] 559, 563, 615, *654*
— s. Mahesh, V. B. I [808—812, 812a] 45, 49, 50, 51, 52, 53, 54, 55, 64, 76, 105, 108, 136, 139, 140, 141, 154, 158, 159, 160, 190, *322*
— s. Nieburgs, H. E. I [656, 657] 355, 356, 358, *437*
— s. Puebla, R. A. I [744] 357, 375, *440*, [1077] 964, 965, *1009*, [358] *1173*
Greenblatt, R. G., s. Mahesh, V. B. II [675] 727, *789*
Greene, H. G., H. Blumberg u. W. Metcalf I [326] 360, *425*
— s. Metcalf, W. I [603] 360, *435*
Greene, H. S. N., s. Saxton, J. A. II [894] 751, *797*
Greene jr., J. W., J. L. Duhring u. K. Smith I [486] 168, *308*
Greene, R. I [321] 1090, *1104*
— u. K. Dalton I [523] 465, 478, *644*
Greene, R. R., u. M. W. Burrill I [481] 907, *987;* II [325] 239, *266*
— — u. A. C. Ivy II [262—264] 390, *409*
— — u. D. M. Thomson II [201] 109, *118*
— u. S. C. Harris I [487] 271, *308*
— J. A. Wells u. A. C. Ivy I [524] 466, *644*, [482] 808, *987*
— s. Peckham, B. M. II [630—632] 212, 218, *277*
— s. Wells, J. A. I [1413] 466, 677, [1375] 835, *1022*
Greengard, P., G. P. Quinn u. M. B. Reid I [327] 400, *425*
— s. Berg, B. N. II [64] 226, 227, *258*

Greenspan, F. S., C. H. Li u. H. M. Evans I [483] 902, *987*
Greenspan, G., s. Edgren, R. A. I [50b] 17, *18*, [311] 946, 947, *981;* II [133a] 76, *115*
Greenstein, J. S., R. W. Murray u. R. S. Foley II [178] 844, *911*
Greenwald, G. S. I [484, 485] 767, 943, *987*, II [326—333]; 140, 141, 166, 190, 194, 195, 206, 209, 266, 267, [123] 487, *507*, [339] 524, 550, *584*, [400] 654, *698*, [423, 424] 722, 746, *780*, [179] 901, *911*
— s. Choudary, J. B. II [172] 209, *261*, [159] 722, *770*
— s. Guraya, S. S. I [489c] 244, *308*
— s. Hermreck, A. S. II [486] 745, *782*
— s. Singh, K. B. II [738] 206, *281*
Greenwood, A. W., J. S. S. Blyth u. R. K. Callow I [486] 722, 724, *987*
Greenwood, F. C., s. Bulbrook, R. D. I [135] 1090, *1098*
— s. Greenbaum, A. L. I [318] 296, *425*
— s. Jones, K. M. I [417] 370, *428*, [675] 476, 477, 478, *650*
Greenwood, F. G., s. Greenbaum, A. L. II [260] 369, *409*
Greep, R. A., s. Kilpatrick, R. I [676] 235, 237, 262, *316;* II [444] 209, *270*
Greep, R. O. II [202] 97, *118*, [334] 209, *267*, [400a] 653, *698*, [425—427] 722, 731, 747, *780*
— H. B. van Dyke u. B. F. Chow II [428, 429] 721, 722, 731, *780*
— u. F. L. Hisaw I [487] 690, *987*
— u. I. C. Jones I [525] *644*, [488] 709, 710, 934, *987;* II [203] 83, 98, *118*
— u. J. C. Jones II [430] 750, *780*
— s. Armstrong, D. T. I [30, 30a, 30b] 252, 253, 254, *288;* II [45] 662, *685*, [19] 723, *765*
— s. Astwood, E. B. II [37] 206, *257*, [57] 638, 650 *686*, [30] 722, 744 *766*
— s. Chatterton jr., R. T. I [203] 252, *295*

Greep, R. O., s. Chow, B. F. II [160] 721, *770*
— s. Fevold, H. L. II [338] 722, *777*
— s. Fiske, V. M. II [345] 742, *777*
— s. Hellbaum, A. A. II [482] 756, *782*
— s. Hisaw, F. L. I [374] 385, *427*, [592] 464, 465, *646*, [568, 569] 681, 694, 754, *990;* II [237] 80, *119*, [502] 625, 674, *701*
— s. Kilpatrick, R. II [555] 653, *703*, [572] 723, *785*
— s. MacDonald, G. J. II [657] 722, *788*
— s. Major, P. W. I [812b] 253, *322;* II [676] 723, *789*
— s. McDonald, G. J. II [532] 206, *274*
— s. Shedlovsky, T. II [926] 721, *798*
— s. Solod, S. A. I [1227a, 1227b] 238, 239, *340;* II [958] 723, *799*
Greer, M. A. II [431] 732, 733, 758, *780*
Greer, M. V., s. Greenblatt, R. B. I [485] 281, *308*, [325] 356, 371, *425*, [480] 869, *987*
Greer, W. E. R., s. Sherer, M. G. I [1247] 465, *671*
Gregoire, A. T. II [400b] 653, *698*
— D. Gongsakdi u. A. E. Rakoff I [328] 384, *425*
— u. A. E. Rakoff I [329] 395, *425*
— s. Foote, R. H. II [352] 652, *696*
Grégoire, C. II [265] 367, *409*
Gregory, P. W., u. W. E. Castle II [355] 170, *267*
— s. Lewis, W. H. II [477] 170, *272*
Greig, M., M. G. Coyle, W. Cooper u. J. Walker I [488] 45, 93, 95, 118, 120, 123, 124, 125, 127, 128, 164, 165, 167, 170, 176, 177, *308*
— s. Coyle, M. G. I [252] 126, 173, 176, *298;* II [165] 566, *578*
— s. MacNaughton, M. C. II [579] 519, 566, *591*
Greiner, M. J., s. Dao, T. L. I [295] 611, *635*
Greisheimer, E. M., M. J. Oppenheimer u. D. Ellis I [330] 367, *425*

Gresham, G. A., s. Dickerson, J. W. T. II [90] 826, *908*
Greulich, W. W. II [401] 613, *698*, [432] 739, *780*
Grier, W. G., s. Huggins, R. R. I [631] 533, *648*
Griesbach, W. E., s. Purves, H. D. I [1079—1082] 717, *1009*
Grieves, S. A., s. Channing, C. P. I [202b] 233, *295*
— s. Yoshinaga, K. I [1467a] 249, *350;* II [829] 206, *284*
Griffen jr., W. O., s. Imamoglu K. I [649] 532, *649*
Griffin, E. L., s. Winget, C. M. II [515] 842, *923*
Griffith, D. R., u. C. W. Turner I [331] 395, *425;* II [266—272] 368, 375, 376, 385, 399, *409*, *410*
— R. Williams u. C. W. Turner II [273] 378, *410*
— s. Moon, R. C. II [464] 375, *416*
Griffith, J. Q., s. Edeiken, J. I [370] 465, *638*
Griffiths, C. T., M. Tomic, J. M. Craig u. R. W. Kistner I [526] 601, 603, *644*
— s. Kistner, R. W. I [498] 1087, *1109*
Griffiths, K., J. K. Grant, M. C. K. Browning, D. Cunningham u. G. Barr I [488a] 77, 102, 160, 190, *308*
— — u. T. Symington I [488b] 106, 150, *308*
— s. Baillie, A. H. I [49] 33, 90, *288*
Griffiths, W. B., s. Amoroso, E. C. II [27, 28] 633, *685*
Griffiths, W. F. B., u. E. C. Amoroso II [402] 621, 633, 658, *698*
Grismali, J., s. Lipschütz, A. I [852a] 598, 599, *656*
Griswold, G. C., s. Klinefelter jr., H. F. II [582] 724, 739, *786*
Grob, L., s. Ruzicka, L. I [1160] 957, *1013*
Grody, M. H., s. Masters, W. H. I [611] 1029, *1113*
Grody, M. N., s. Goldhar, A. II [326] 527, *583*
Groen, D., s. Molen, H. J. van der I [893, 895] 25, 112, 113, 114, 115, 116, 149, 152, *326;* II [624] 515, 516, 593, [724] 749, 760, *791*
Grönroos, M., s. Aho, A. J. I [10] 406, *413* [10] 538, *625*

Groff, D. N. I [147] *1166*
Grollman, A., u. E. F. Grollman I [527] 510, *644*
— T. R. Harrison u. J. R. Williams jr. I [528] 510, *644*
Grollman, E. F., s. Grollman, A. I [527] 510, *644*
Groodt, M. de, A. Lagasse u. M. Sebruyns II [124] 485, *507*
— F. de Rom, A. Lagasse, M. Sebruyns u. M. Thiery II [125] 487, *507*
Groot, B. de, u. J. J. Duyvené de Wit I [489—491] 696, 852, 897, *987;* II [85—88] 319, *335*
Groot, C. A. de I [489] 247, *308*
— H. G. Kwa u. G. P. van Rees I [489a] 256, *308*
— M. A. v. d. Lely u. R. Kooij I [322] 1093, *1104*
— s. Rees, G. P. van II [825] 725, 750, *794*
Groot, J. de, s. Critchlow, B. V. II [186] 734, 759, *771*
Groot, K., s. Oertel, G. W. I [948, 951] 28, 30, 31, 149, 162, *328*
Gros, G. II [336] 205, *267*, [403, 404] 613, 616, 619, 621, 633, 656, *698*
— J. Benoit, R. Kehl u. R. Paris I [492] *988*
— s. Courrier, R. II [223] 619, *691*
— s. Kehl, R. I [679] 836, *994;* II [441] 248, *270*, [130] 450, *456*
Gross, A. I [529, 530] 513, *644*
Gross, B. A., s. Barraclough, C. A. II [72] 648, *686*, [41] 757, 762, *766*
Gross, F., s. Meier, R. I [937] 487, 488, 501, 547, 598, *659*
Gross, G., s. Courrier, R. II [86] 55, *113*
Gross, M. I [332] 385, 394, *425*
Grosse, W., s. Butenandt, A. I [134b] 882, *974*
Grosser, B. I., s. Sweat, M. L. I [1291] 127, 131, 224, *343*
Grosser, O. II [340] 549, 551, *584*
Grossman, A., s. Hsia, D. Y.-Y. I [393] 409, *427*
Grossman, J., s. Djerassi, C. I [244] 818, *979;* II [107] 69, *114*
— s. Weston, R. E. I [944] 360, 367, *448*, [1418] 483, 536, 544, 549, *677*

Grossman, M. S., s. Homburger, F. I [606] 603, 604, 647
Grosso, O. F., s. Fraenkel, L. II [360] 623, 696
Grosvenor, C. E. II [274] 400, 410
— S. M. McCann u. R. Nallar II [433] 736, 780
— u. C. W. Turner II [275, 276] 367, 400, 410
— s. Mena, F. II [441] 367, 415
Grota, L. J., u. K. B. Eik-Nes I [489b] 250, 256, 308
— s. Denenberg, V. H. II [269] 677, 693
Grote, S., s. Frerichs, H. I [121] 1151, 1152, 1153, 1154, 1165
Groth, D. P., s. Brandes, D. II [31, 33] 501, 504
Grove, O., s. Kling, A. II [583] 741, 786
Groves, T. W. I [493] 988
Gruber, E. I [324] 1061, 1104
— u. J. R. Rüttner I [323] 1086, 1104
Gruber, Z., s. Molnar, S. I [965] 464, 660
Grünberger, V. I [325] 1086, 1104
Gruenstein, M., H. Shay u. M. B. Shimkin I [531] 612, 644
— s. Shay, H. I [1244] 611, 671
Grueter, F. II [277] 355, 410
— u. P. Stricker II [278] 355, 356, 410
— s. Stricker, P. II [651, 652] 356, 422
Grumbach, M. M., u. J. R. Ducharme I [326] 1070, 1072, 1104
— — u. R. E. Moloshok I [494] 918, 936, 943, 988, [327] 1032, 1070, 1104, [148] 1166; II [94] 34, 42, [92] 445, 454, [341] 555, 584
— u. S. L. Kaplan II [434] 762, 763, 780
— — D. B. Villee, C. A. Villee, J. Zander, S. Solomon, C. E. Bird, R. Wilson, N. Wiquist, K. J. Ryan u. E. Diczfalusy II [435] 745, 780
— s. Abrams, C. A. L. I [3b, 3c] 79, 151, 286
— s. Kaplan, S. L. II [553] 762, 785
Grumbrecht, P., u. A. Loeser I [532] 569, 585, 644

Grummer, R. H., s. Baker, L. N. II [9] 432, 451, [37] 745, 766, [19] 838, 871, 905
— s. Kidder, H. E. II [286] 94, 121
— s. Ulberg, L. C. II [1009] 745, 801, [480] 838, 871, 922
— s. Warnick, A. C. II [945] 620, 717
— s. Wiggins, E. L. II [960] 668, 717
Grundy, H. M., s. Tait, J. F. I [1310] 1019
Gruner, W. II [95] 17, 42
Grunert, E. II [405] 664, 698
Grunt, J. A., u. J. E. Walker I [533] 556, 574, 644
Gsell, M., s. Borth, R. I [106] 1070, 1097; II [85] 567, 576
— s. Watteville, H. de I [1393] 29, 30, 166, 169, 175, 176, 177, 347; II [261] 33, 48
Gualandi, L., s. Casaglia, G. I [168] 694, 810, 833, 839, 925, 927, 975
Guall, C., s. Drosdowsky, M. A. I [312] 142, 267, 300
— s. Goldzieher, J. W. I [464a] 30, 307, [461] 875, 986, [137] 1166; II [170] 911
Guarini, A., s. Papadia, L. I [690] 406, 438
Guegen, J. II [96] 24, 42
Gueguen, J. II [180] 901, 911
— s. Jayle, M. F. I [623] 149, 154, 158, 314, [438] 1053, 1107
Günther, T., H. J. Dulce u. E. Schütte II [126] 483, 507
— u. W. Winkelmann I [333] 413, 425
— s. Carsten, P. M. II [50] 483, 505
— s. Dulce, H.-J. I [355] 467, 468, 477, 478, 637
Günzel, P., s. Neumann, F. I [985] 701, 732, 764, 788, 871, 872, 1006, [651] 1094, 1114; II [407] 106, 107, 125, [202] 450, 459
Günzler, O. II [41, 42] 811, 815, 818, [181] 865, 911
— u. W. Jöchle II [43] 807, 809, 811, 812, 818, [182] 868, 870, 872, 874, 881, 900, 911
Guérin, M., s. Oberling, C. I [1023] 615, 663

Guérin, M., s. Rivière, M. R. I [1127—1129] 610, 614, 667
Guerrero, I., s. Rice-Wray, E. I [758] 374, 441, [1108] 937, 943, 1011, [370] 1148, 1173
Guerrier, J. M. le, s. Hillemans, H.-G. I [566] 694, 990, [193] 1156, 1167; II [116] 9, 10, 43
Guerriero, C. II [337] 143, 267
Guest, M. M., s. Powell, L. C. I [738] 378, 440, [356] 1173
Guglielmi, G., s. Spadea, G. I [1281] 567, 672
Guhr, G. I [151] 1156, 1166
Guhr, O. I [149, 150] 1156, 1166
Guhr, R. II [97] 9, 42
Guidi, N. II [98] 6, 42
Guiducci, M. A., s. Fried, J. I [404] 856, 857, 984
Guild, M. E., s. Barnes, L. E. I [49, 50] 785, 895, 910, 952, 962, 971
Guillebeau, J., s. Skelton, F. R. I [1260] 510, 570, 572, 573, 576, 671
Guillemin, R. I [328] 1037, 1104; II [436] 780
— M. Justisz u. E. Sakiz II [437] 736, 780
— u. B. Rosenberg I [494a] 862, 988; II [438] 780
— s. Courrier, R. II [180] 375, 771
— s. Schiava, R. II [899] 725, 736, 797
Guillet, G. G., u. E. G. Rennels II [406] 648, 682, 698
Guldberg, E. II [439] 745, 763, 781
Gumbreck, L. G., s. Biddulph, C. I [69] 772, 806, 972; II [86] 751, 768
Gummel, H., s. Graffi, A. I [511] 624, 643, [145] 1155, 1166
Gunberg, D. L. II [338] 225, 267
Gunn, J. A., u. J. W. C. Gunn II [65] 306, 310
Gunn, J. W. C., s. Gunn, J. A. II [65] 306, 310
Gupta, D., s. Zimprich, H. I [963] 1090, 1091, 1124; II [530] 904, 924
Guraya, S. S., u. G. S. Greenwald I [489c] 244, 308
Gurd, M. R., s. Balassa, G. II [4] 305, 308

Gurd, M. R., s. Graham, J. D. P.
II [63] 305, *310*
Gurecki, H., s. Pierson, M.
I [1072] 536, 548, *665*
Gurin, S., s. Lynn jr., W. S.
I [800] 220, *322*
— s. Staple, E. I [1257] *341*
Gurpide, E., s. Arcos, M.
I [27] 100, 101, 123, 138, 267, *287*, [26] *970;*
II [24] 520, *574*
— s. Van de Wiele, R. L.
I [1421] 103, *348*, [1424] 477, 478, 581, *678*
Gusberg, S. B. I [329] 1086, *1104*
Gustafsson, N., s. Borell, U.
II [27] 487, *504*
Gustavson, R. G., s. D'Amour, F. E. II [23] 199, *256*
— s. Dyke, H. V. van
II [120] 78, *115*, [46, 47] 305, *310*
— s. Kunde, M. M. II [144] 427, *456*
Gut, M. I [495] 879, 883, *988*
— s. Dorfman, R. I.
II [110] 103, *114*
— s. Riondel, A. I [1079] 26, 32, 57, 102, 112, 113, 116, 262, *334;* II [832] 749, 760, *795*
— s. Savard, K. I [1150] 106, *337*
— s. Shimizu, K. I [1174] 88, *338*
— s. Tait, J. F. I [1297] 267, *343*
— s. Uskokovič, M.
I [1342a] 890, *1021*
Guterman, H. S. I [490—496] 29, 149, 155, 163, 164, 171, 172, 177, 268, 269, *308*, [330] 1065, 1067, *1104;*
II [342, 343] 566, *584*
— u. M. S. Schroeder
I [497] 29, 149, 164, 166, 170, *308*
— u. A. S. Tulsky I [498] 171, 172, *308*, [331] 1065, *1104;* II [344] 543, 566, *584*
— s. Frank, R. I [263] 357, 412, *422*, [259] 1039, *1102*
Guthkelch, A. N., s. Folley, S. J. II [202] 343, 371, 382, 383, 396, *407*
Guthrie, H. D., s. Henricks, D. M. II [394] 210, *269*
Gutierrez, J., s. Rice-Wray, E. I [371] *1173*
Gutsell, E. S., s. Babcock, J. C. I [10] 7, *17*, [36] 829, 838, *970;* II [23] 70, 89, *111*, [49] 234, *257*, [8] 429, *451*
Guttenberg, I. I [499] 243, *308;* II [407] 647, 651, 682, *698*, [440] 749, 760, *781*
Guttmacher, A. F. I [152] *1166*
— s. Speert, H. II [860] 567, *600*
— s. Wislocki, G. B.
II [971] 668, *718*
Guyer, M. F., s. Mohs, F. E.
I [962] 601, *660*
György, P., C. S. Rose u.
R. A. Shipley I [534] 553, *644*
Györi, E., s. Boucek, R. L.
I [123a] 195, *292*
Györkey, F., s. Brandes, D.
II [31, 33] 501, *504*

Haagensen, C. D., u. H. T. Randall I [535] 604, *644*
Haahti, E. O. A., s. Horning, E. C. I [585] 26, *312*
Haak, A., s. Kassenaar, A. A. H. I [444] 398, 429, [705] 542, 543, *651*
Haam, E. v. II [345] 526, *584*
— u. L. Cappel I [536] 622, *644*
— u. I. Rosenfeld I [537] 461, *644*
— s. Rothchild, I. I [762] 1089, *1117*
Habbe, K., u. W. Pförtner
I [334] 376, *425*
Haber, S. I [335] 378, 379, *425*
Haberlandt, L. I [496] 705, *988*, [153] 1125, *1166*
Habermann, H., s. Köker, H.
I [243] *1169*
Hachtel, F. W., s. Hundley jr., J. M. I [635] 534, *648*
Hachti, E. O. A., s. Luukkainen, T. I [798] 26, *322*
Hack, M. H., u. M. Helmy
I [499a] 32, *308*
Hacket, W. R., s. Morgan, J.
II [630] 566, 567, *593*
Hacur, P., s. Pollosson, E.
I [1086] 536, *665*
Hadek, R. II [339] 151, 166, 267, [408—410] 634, 666, *698*
Hadfield, G. II [279] 351, 410, [411] 676, 677, *698*
— u. S. Young II [280] 350, 351, *410*
Hadfield, J., s. Scowen, E. F.
II [608] *421*

Hady-Gediz, M. A. II [346] 548, 562, *584*
Haefeli, H., S. Cloeren u.
M. Mall I [336] 352, 377, 378, 380, *425*, [154] 1145, 1146, *1166;* II [183] 903, *911*
Häger, O., s. Baier, W. II [9] 812, *817*
Haempel, O. II [89] 317, *336*
— s. Glaser, E. I [438—444] 695, *986*
De Haen, P. I [155] *1166*
Häntsch, R., s. Winter, G. F.
I [941] 1085, 1086, *1123*
Häusler, G. I [497] 683, *988*
Hafez, E. S. E. II [340—343] 166, 199, 221, *267*, [347] 550, 551, *584*, [412, 413] 627, 629, 655, 661, *698*
— V. L. Estergreen u. R. J. Foster I [500] 209, 210, 215, *308;* II [414] 664, *698*
— u. G. Pincus I [498] 751, 805, *988;* II [99] 32, 42, [344] 221, 245, *267*, [348] *584*, [415] 654, 682, *698*
— Y. Tasutsumi u. M. A. Kahn I [501] 235, 236, 237, *308*
— s. Fridhandler, L. II [309] 171, *266*
— s. Jainudeen, M. R.
II [227] 838, 844, 853, *913*
— s. Pincus, G. I [1053, 1054] 707, 741, 747, 748, 766, 804, 805, 924, 926, 927, 934, 935, 942, 943, 959, *1008*, [347] *1173;* II [195] 29, *46*, [433, 434] 54, 75, 76, 82, 89, 90, 91, 92, *126*, [638, 639] 198, 245, 251, 252, *277*, [212, 213] 429, 430, *459*
Hafs, H. D., s. Foote, R. H.
II [352] 652, *696*
— s. Stevens, K. R. II [757] 158, *281*
— s. Kirton, K. T. II [453] 157, 158, *271*
Hagelstam, L., s. Wegelius, O.
I [1365] *1022*, [916] 1092, *1122*
Hagen, A. A., u. K. B. Eik-Nes
II [204] 103, *118*
Hager, B. II [345] 218, *267*
Hager, H., u. C. A. Villee
II [349] 533, *584*
— s. Burger, H. I [171] 512, 597, *631;* II [124] 537, *577*
— s. Louth, G. I [788a] 77, 106, *321*
— s. Villee, C. A. I [1353] *1021*

Hagerman, D., s. Sobrevilla, L.
 I [1226] 26, 89, 109, *340*
Hagerman, D. D. I [502]
 90, *308*
— u. J. M. Spencer I [503]
 26, *308*
Hagino, N., s. Haksar, A.
 I [506a] 222, *309*
Hagiwara, H. I [498a]
 859, *988*
Hagler, S., A. Schultz,
 H. Hankin u. R. H.
 Kunstadter [499] *988*
Hagney, M. C., s. Knobil, E.
 I [463] 365, *430*
Hagopian, M., G. Pincus,
 J. Carlo u. F. B. Romanoff
 I [504] 87, 108, *309*
— s. Löken, H. I [819] 882,
 887, *999*
Hagquist, C. W., s. Young,
 W. C. II [1072] 745, *803*
Haguenau, F. II [127] 468,
 507
Hahn, D. W., u. C. W. Turner
 I [538] 539, *644*; II [281]
 350, *410*
Hahn, E. W. I [500] *988*
Hahn, H. B. II [184] 838,
 904, *911*
— A. B. Hayles u. A. Albert
 I [332] 1090, 1091, *1104*;
 II [350] 569, *584*
Hahn, J. D., F. Neumann u.
 R. v. Berswordt-Wallrabe
 II [205] 103, 104, 109,
 110, *118*
— s. Neumann, F. I [978]
 872, *1006*; II [197] 442,
 458
Hahn, P. F., s. Pommerenke,
 W. T. I [731] 368, *440*
Hahnel, R., s. Martin, J. D.
 I [843] *323*
Hain, A. M. II [282] 385, *410*,
 [416] 619, *698*
Haines, C. E., A. C. Warnick u.
 H. D. Wallace II [44]
 814, *818*, [185] 884, *911*
Hais, A. M. I [505] 164, 171,
 177, *309*
— u. E. M. Robertson
 I [506] 149, 164, *309*
Haist, R. A., s. Kerr, E. H.
 I [719] 587, *651*
Haist, R. E. I [539] 587, *644*
Hai-Ying, Ts'ai, s. Min-
 Hsin, Li I [957] 601,
 603, *660*
Hajdu, S. I [540] 473, 507,
 644
Hajos, F., s. Straznicki, K.
 II [282] 464, 467, *513*
Hakansson, B., s. Bergman, P.
 I [77] 167, 190, *290*

Haksar, A., E. B. Romanoff,
 N. Hagino u. G. Pincus
 I [506a] 222, *309*
Halász, B., W. H. Florsheim,
 N. L. Corcorran u. R. A.
 Gorski II [441] 734, *781*
— u. R. A. Gorski II [442]
 734, 758, *781*
— u. L. Pupp II [443] 734,
 758, *781*
— — u. S. Uhlarik II [444]
 757, 758, *781*
— — — u. L. Tima II [445]
 757, 758, *781*
— D. S. Schalch u. R. A.
 Gorski II [446] *781*
— u. J. Szentágothai
 II [447] 757, *781*
— s. Szentágothai, J.
 I [1274] 707, *1017*;
 II [976] 737, 743, *800*
Halban, J. I [333] 1065,
 1104; II [283, 284] 351,
 369, 384, *410*, [351] 568,
 572, *584*, [448] 745, 761,
 763, *781*
— u. R. Köhler II [352]
 561, *584*
Halberstadt, E. I [337]
 379, *425*, [156] *1166*
Halbrecht, I. I [338, 339]
 354, 358, *425*
Halbrecht, J. II [353, 354]
 524, 525, *584*
Halden, A., s. Graham, W. P.
 I [513] 548, *643*
Halkerston, I., s. Hechter, O.
 II [138] 464, *508*
Halkerston, I. D. K., J. Eich-
 horn u. O. Hechter
 I [507] 78, 218, *309*;
 II [128] 464, *508*
Hall, B. V. I [541] 603, *644*
Hall, D. W., s. Randall, C. L.
 I [729] 1067, *1116*;
 II [202] 22, *46*
Hall, J. E. I [340] 390, *425*
Hall, K. I [341, 342] 385,
 389, 393, *425*, [501, 502]
 693, 754, 809, *988*;
 II [346] 216, *267*, [66]
 302, 303, *310*, [417, 418]
 652, *698*
— u. W. H. Newton I [503]
 988; II [419, 420] 652, *698*
— s. Brambell, F. W. R.
 II [134, 135] 619, *688*
— s. Korenchevsky, V.
 I [746—748] 501, 502, 507,
 538, 554, 555, 562, 601, 603,
 652; II [297, 298] 55, 84,
 121
Hall, O. II [421] 623, *698*
Hall, P. E., u. K. Fotherby
 I [507a] 240, 257, *309*

Hall, P. F., u. S. B. Koritz
 I [508—510] 219, 220, *309*;
 II [129] 464, *508*
— s. Eik-Nes, K. B.
 I [338a] 100, 102, *301*
— s. Koritz, B. I [709] 32,
 220, *318*
Hall, R. E. I [157] *1166*
Hall, Th., s. Colsky, J.
 I [168] 1039, 1084, *1099*
Halla, M., s. Purdy, R. H.
 I [1044—1046, 1046a]
 110, *332*
Haller, J. I [504—509]
 699, 760, 832, 939, 940, 941,
 960, 964, *988*, [334] 1089,
 1104, [158—173] 1139, 1140,
 1145, 1146, 1147, 1155,
 1160, 1161, *1166*, *1167*;
 II [100—102] 24, 28, 35,
 42, [45] 805, 818, [186]
 843, *911*
— u. H. Kirchhoff I [174]
 1167
— A. König u. H. Poliwoda
 I [343] 372, 379, *425*,
 [175] *1167*
— R. Zichel u. H. U. Pixberg
 I [176] *1167*
— s. Kirchhoff, H. I [233—
 237] 1137, *1169*; II [137a]
 20, *44*
— s. König, A. II [93] 296,
 298, 299, *311*
Haller, R. W., u. F. L. Cherms
 II [90] 331, *336*
Halliday, R. II [422] 622, *698*
Halmi, N. S., s. Bogdanove,
 E. M. II [96, 98] 731,
 732, *768*
Halnan, C. R. E. II [187]
 839, *911*
Halnan, E. T., s. Marshall,
 F. H. A. II [402] 347, *414*,
 [646] 621, *706*
Halperin, G., u. M. Finkelstein
 I [510a] 191, *309*
Halpern, A. J., u. J. S. Zelenik
 I [335] 1067, *1104*
Halpern, O., u. J. A. Zderic
 I [509b] *988*
— s. Bowers, A. I [100a]
 849, *973*
— s. Ringold, H. J. I [1112]
 898, 899, 910, *1011*
Halpern, S. R., u. F. E.
 D'Amour II [285] 370, *410*
Halter, G., G. Mestwerdt,
 C. Müller, K. Podleschka,
 W. Riffart u. H. Siebke
 I [177] *1167*
Hamada, H. I [336] 1042,
 1104
— F. Neumann u. K. Junk-
 mann I [510] 730, 763, 788,

871, *988*, [337] 1070, 1094, *1104;* II [206] 71, *118*, [93] 448, 450, *454*
Hamada, H., s. Neumann, F. I [979] 871, *1006;* II [198] 448, *459*
Hamanaka, N., s. Taki, I. I [1299a] 79, 90, *343*
Hamblen, E. C. I [339] 1081, *1104*
— C. Ashley u. M. Baptist I [511] 149, 155, 159, *309*
— W. K. Cuyler u. M. Baptist I [512] 155, 159, 172, *309*
— N. B. Powell, W. K. Cuyler u. J. C. Patte I [511] 918, *988*
— u. W. L. Thomas I [338] 1047, *1104*
— s. Davis, C. D. I [195] 1039, 1065, *1100*
— s. Hirst, D. V. I [591] 509, *646*
Hambleu, E. C., s. Goldzieher, J. W. I [330] *583*
Hambourger, W. E., s. Edgren, R. A. I [372] 572, 573, 575, 583, *638*, [308] 789, 790, 807, 830, 838, 840, 925, 931, 933, 934, 937, 944, *981;* II [132a] 70, *115*
Hamburger, C. I [513] 265, *309;* II [449] 721, *781*
— u. M. Sprechler I [542] 567, 582, *644*
— s. Østergaard, E. I [677] 371, *438*, [318] *1172*
— s. Östergaard, E. II [755] 727, *792*
— s. Pedersen, J. I [992] 157, 190, *330*
Hamerstein, J. I [513a] 107, *309*
Hamilton, Boyd u. Mossman II 551
Hamilton, G. M. I [543] 495, *644*
Hamilton, J. B., u. J. M. Wolfe I [512, 513] *988*
— s. Leonhard, S. L. I [766] *997*
— s. Reynolds, S. R. M. I [1118] 596, *666*
— s. Wollman, A. L. II [284] 445, *462*
Hamilton, T. H. II [67] 285, *310*
— s. Moore, R. J. II [112] 285, *312*
Hamilton, W. J., u. F. T. Day II [427] 633, *698*
— u. J. A. Laing II [428] 633, *699*
— s. Amoroso, E. C. II [27, 28] 633, *685*

Hamilton, W. J., s. Bacsich, P. II [50] 166, *257*
— s. Glenister, T. W. I [446] 986, [294] 1070, *1103*
Hamlett, G. W. D. II [429, 429a, 430] 619, 638, *699*
Hammerstein, F., s. Kühn, K. I [487] *431*, [529] 1092, 1093, *1110*
— s. Holzmann, H. I [382] 405, *427*, [397] 1092, 1093, *1106*
Hammerstein, J. I [1049, 1050;] II [355, 356] 520, 521, 522, 562, *584*, [450] 725, *781*
— u. J. Nevinny-Stickel I [513b] 164, *309*
— B. F. Rice u. K. Savard I [514] 51, 73, 74, *309*
— u. F. Zielske II [357] 529, 551, *584*
— s. Rice, B. F. I [1072—1074] 73, 74, 75, 80, 89, 238, *333*
Hammond, D. O., s. Greenblatt, R. B. I [320] 1059, 1060, *1104*
— s. Mixson, W. T. I [632] 1080, *1113*
Hammond, J. II [347] 166, 267, [286—288] 343, 344, 347, 369, 384, *410*, [423, 424] 616, 619, 620, 621, 632, 662, *698*, [451] 745, 746, *781*
— u. S. A. Asdell II [348] 134, 167, *267*
— u. F. H. A. Marshall II [425] 616, 619, 621, 658, *698*
— u. A. Walton II [349] 140, *267*
— s. Asdell, S. A. II [18] 97, *111*, [54a] 653, *686*
— s. Marshall, F. H. A. II [647] 658, 682, *706*
— s. Walton, A. II [943] 621, 652, *717*
— s. Woodman, H. E. II [724] 344, *425*
Hammond jr., J. II [207, 208] 51, 94, *118*, [350, 351] 214, 222, 267, [426] 617, 658, *698*, [452] 741, *781*
— u. F. T. Day II [209] 94, *118*, [289] 357, 365, 370, 372, *410*
— u. F. H. A. Marshall II [290, 291] 345, 346, 347, *410*
— u. J. M. Robson II [210] 94, *118*, [352] *267*
— u. H. G. Sanders II [292] 389, *410*

Hammond jr., J., s. Marshall, F. H. A. II [350] 51, *123*, [156] 427, *457*
Hammond, K. B., u. H. Leach I [515, 516, 516a] 26, 30, 31, *309*
Hamner, C. E., u. N. J. Sojka II [353] 155, *267*
— u. W. L. Williams II [354, 355] 144, *267*
Hamolsky, M., u. R. C. Sparrow II [431] 677, *699*
Hampel, B., s. Brückner, K. I [112a] 776, 878, 958, *973*
Hamperl, Kaufmann u. Ober I 1156
Hamperl, H. II [356] 224, 267, [358, 359] 537, *584*
— C. Kaufmann, K. G. Ober u. P. Schneppenheim II [360] 544, *584*
— s. Ober, K. G. II [667] 544, *594*
Hampton, J. C., s. Bennett, H. S. II [11] 483, *504*
Hamre, P. J., s. Karnofsky, D. A. I [704] 487, *651*
Hamwi, G. H., s. Dickey, R. P. II [91] 904, *908*
Hamwi, G. J., s. Besch, P. K. I [83a, 83c] 76, 106, 107, *290*
Han, Moon Hi u. S. M. Reichard I [344] 412, *426*
Hancock, J., P. J. Brumby u. C. W. Turner II [293] 372, *410*
Hancock, J. L., u. G. J. R. Hovell II [357] 193, *267*
— s. Amoroso, E. C. II [30] 623, *685*
Hancock, N. A., s. Amoroso, E. C. II [29] 621, *685*
Handowsky, H. II [432] 634, *699*
Handrick, H., s. Sack, H. I [771] 1090, *1118*
Hanisch, G., s. Butenandt, A. I [132, 135, 151] 783, 892, 895, 897, 898, 903, 908, 911, 912, 961, *974, 975*
Hanka, L. J., s. Melampy, R. M. II [161] 427, 428, 432, *457*, [683] 679, 682, *708*, [709] 755, *790*
Hankin, H., s. Cohen, M. R. I [166] 1039, 1053, 1054, *1099*
— s. Hagler, S. I [499] *988*
Hannah, J., s. Fried, J. H. I [403a] 951, 966, *984*
Hanngren, A., N. Einer-Jensen u. S. Uiberg II [188] 898, *911*

Hanns, L., s. Jayle, M. F.
I [629] 30, 161, 165, *314*
Hannum jr., J. A., s. Cecil,
H. C. I [216] 469, *632*
Hanschke, H. J., u. H. Schulz
II [130] 486, 487, *508*
Hansel, H., s. Trimberger, G.W.
II [1000] 745, *801*, [478]
849, *922*
Hansel, W. II [358] 212, *267*,
[433, 434] 632, 633, 662,
668, *699*, [189, 190] 838,
839, 843, 845, 851, 853, 855,
863, 865, 867, 873, 887, *911*
— u. S. A. Asdell II [435]
663, *699*
— — u. S. J. Roberts
II [211] 55, *118*
— L. E. Donaldson, W. C.
Wagner u. M. A. Brunner
II [192] 838, 839, 843, 853,
855, *912*
— P. V. Malven u. D. L. Black
II [453] 748, *781*, [191] 838,
851, 857, *911*
— K. McEntee u. W. C. Wagner II [46] 813, *818*
— u. G. W. Trimberger
II [212] 87, *118*, [94] 433,
454, [436] 662, *699*, [454,
455] 735, 748, 750, *781*
— u. W. C. Wagner II [437]
662, *699*
— s. Armstrong, D. T.
II [32] 212, *257*, [44] 662,
685, [16] 844, 845, *905*
— s. Blake, H. van II [90]
745, *768*, [483, 484] 839,
855, *922*
— s. Brunner, M. A. II [121]
745, 748, *769*, [35—37] 838,
839, 851, 855, 863, 865, 887,
906
— s. Donaldson, L. E.
II [236] 210, *263*, [281, 282]
662, *694*
— s. Hogue, D. E. II [513]
666, *702*, [214] 838, 863, *912*
— s. Moody, E. L. II (564)
210, *275*
— s. Pond, W. G. II [375]
838, 873, *918*
— s. Seifart, K. I [1167] 218,
338
— s. Simmons, K. R. II [877]
662, *714*
— s. Trimberger, G. W.
II [269] 432, *461*
Hansen, R. G., s. Lardy, H. A.
II [467] 144, *271*
Hanser, R. E., s. Collins, W. E.
II [57] 838, 851, *906*
Hanson, D. A., s. Zuckerman,
S. I [1462] 464, 465, 468,
469, *679*

Hanson, R. O., s. Blivaiss,
B. B. I [111] 620, *628*
Hansson, A. II [359] 222, *267*,
[438] 613, 617, 619, 621,
623, 624, 658, *699*
Hanström, B. II [456] 735,
781
Hanze, A. R., s. Hogg, J. A.
I [575a] 877, *991*
— s. Spero, G. B. I [1252]
1017
Hara, K., s. Miyake, T. I [919,
920, 921a, 921b] 690, 748,
765, 804, 805, 806, 807, 808,
809, 836, 838, 839, 840, 841,
859, 874, 875, 876, 907, 909,
918, 934, 935, 936, 937, 942,
943, 944, 945, 951, *1003;*
II [377] 83, *124*, [562] 230,
234, 238, 242, *275*, [147]
326, *338*, [179, 180] 430,
448, 449, 450, *458*
Haran-Ghera, N., s. Poel, W. E.
I [1085] 620, *665*, [1069]
1009
Harary, I., s. Cedergren, B.
II [57] 475, *505*
Harbert, G. M., H. S. McGaughey, W. A. Scoggin u. N. N.
Thorton I [517] 92, 95,
97, 99, 122, 126, 127, 133,
309
Harbert jr., G. M., H. S.
McGangkey jr., W. A.
Scroggin u. W. N. Thornton jr. II [361] 554, *584*
Harden, B., s. Huggins, R. R.
I [631] 533, *648*
Hardonk, M. J. I [518] 33,
78, 90, *309*
Hardt, K., s. Ehrhardt, K.
I [377] 486, *638*
Hardy, M. H. II [294] 380,
398, *410*
Harfin, J. F. de, s. Houssay,
A. B. I [615] 592, *647*
Hargreaves, T., u. G. H. Lathe
I [345] 373, 409, *426*
Harkins, J. L., s. Doran, T. A.
I [210] 371, 375, *421*, [79]
1164
Harkness, M. L. R., u. R. D.
Harkness I [340] 1093,
1104; II [295] 399, *410*,
[439] 634, *699*
— — u. B. E. Moralee
I [346, 347] 384, *426*
Harkness, R. A., u. D. Charles
I [519] 275, *309*, [348] 356,
374, *426*, [544] 496, *644*
— u. K. Fotherby I [520,
520a] 180, 267, 268, *309*
— u. D. N. Love I [521] 31,
150, 163, 167, 186, 190,
309

Harkness, R. A., E. Menini,
D. Charles, F. M. Kenny u.
R. Rombaut I [521a] 164,
167, 190, *309*
— s. Charles, D. II [158]
752, *770*
— s. Ismail, A. A. A. I [605]
142, 144, *313*
— s. Loraine, J. A. I [823]
999, [264] *1170;* II [154] 24,
30, *44*
Harkness, R. D. II [131] 481,
508
— s. Cullen, B. M. II [76, 77]
481, *506*
— s. Harkness, M. L. R.
I [346, 347] 384, *426*, [340]
1093, *1104;* II [295] 399,
410, [439] 634, *699*
Harman, J. W., M. T. O'Hegarty u. C. R. Byrnes
II [132] 478, *508*
Harms, P. G., u. P. V. Malven
II [360] 210, *267*
Harms, R. H., u. P. W.
Waldroup I [349, 350]
382, *426*
— A. C. Warnick u. P. W.
Waldroup I [351] 382,
426
Harmsen, H., u. G. Fromm
I [178] *1167*
Harper, A. A., s. Frieden, E. H.
I [409] 835, 859, 897, 909,
911, 915, *984*
Harper, J. J. K. II [362] 550,
584
Harper, J. W., s. Williams,
J. F. I [935] 1975, *1123*
Harper, K. II [103] 31, *42*
Harper, M. J. K. I [514] 874,
988; II [213] 91, 93, *118*,
[361—367] 143, 166, 189,
190, 191, 196, 201, 202, 203,
204, 219, *267*, *268*, [95] 433,
454, [440] 654, *699*, [457]
781, [194] 822, *912*
— J. P. Bennett, J. C. Boursnell u. L. E. A. Rowson
II [368] 166, 191, 192, *268*
— u. A. L. Walpole II [369]
219, *268*
— s. Chang, M. C. II [166]
195, 198, *261*
Harper, P., s. Cobb, J. C.
I [56] *1163*
Harrigan, J. T., s. Garcia, C. R.
II [314] *583*, [386] 748,
779
Harrington, F. E. II [370]
195, *268*, [441] 651, *699*
Harris, C., s. Shay, H.
I [1244] 611, *671*
— s. Swanson, J. L. I [1288]
25, *342*

Harris, G. W. I [515] 726, *988;* II [96, 97] 439, 442, *454,* [458—465] 729, 731, 732, 733, 734, 735, *781*
— u. H. J. Campbell II [466] 721, 722, 734, *781*
— u. D. Jacobsohn II [467] 730, 734, 735, *782*
— u. S. Levine II [98] 439, *455,* [468] 729, *782*
— R. P. Michael u. P. P. Scott II [469] 755, *782*
— M. Reed u. C. P. Fawcett II [470] 736, *782*
— s. Campbell, H. J. II [153] *770*
— s. Cowie, A. T. II [111] 355, *404*
— s. Donovan, B. T. II [264, 265] 734, 742 *774*
— s. Exley, D. II [128] 822, 901, *909*
— s. Green, J. D. II [421, 422] 734, *780*
Harris, J., W. Blechman, N. Young, O. Malm u. J. H. Vaughan I [545] 544, 549, *645*
— s. Hechter, O. I [558] 469, 512, *645;* II [388, 389] 147, *268*
Harris, J. J., s. Woolley, G. W. I [1439] 615, 621, *678*
Harris, L. C., s. Matsushima, J. II [307] 896, *916*
Harris, L. H. I [516] 898, 899, *988*
Harris, P. C., u. C. S. Shaffner I [546] 595, *645;* II [195] 842, *912*
— s. Juhn, M. I [681, 682] 594, *650* [650] 805, 835, 909, *993;* II [110] 329, *336,* [547] 745, *784*
Harris, R. G. II [214] 55, *118,* [371] 204, *268,* [442] 619, *699*
— u. D. M. Newman II [215] 55, *118*
— u. J. J. Pfiffner I [517] 691, *988*
Harris, R. S., u. S. L. Cohen I [352] 391, 392, 400, 402, 403, *426*
Harris, S. C., s. Greene, R. R. I [487] 271, *308*
Harris, T. W., u. N. Wolchuk I [518] *988;* II [471] 745, *782*
Harrison, F. A., s. Goding, J. R. I [454a] 224, *306*
Harrison, J., s. MacKinnon, P. C. B. I [890] 593, *658*
Harrison, R. J. II [443—446] 608, 617, 619, 658, 659, 667, *699*

Harrison, R. J., L. H. Matthews u. J. M. Roberts II [447] 622, 659, *699*
— u. E. G. Neal II [448] 623, *699*
Harrison, T. R., s. Grollman, A. I [528] 510, *644*
Harrison Matthews, L., s. Amoroso, E. C. II [31] 619, *685*
Harrop, G. A. I [547] 464, 465, *645*
— s. Thorn, G. W. I [1356] 464, 465, *675*
Harrow, B., s. Funk, C. I [272] 364, 406, *423*
Hart, D. M. I [521 d] 90, 110, *310*
— A. H. Baillie, K. C. Calman u. M. M. Ferguson I [521e] 242, *310*
Hart, D. McKay I [521 b, 521c] 90, 91, 110, *309*
— s. Baillie, A. H. I [47, 47a, 48, 49, 49a] 33, 90, 108, 110, 132, 135, 229, 242, 243, 244, 258, 261, *288, 289*
Hart, G. H., u. H. H. Cole I [522] 231, 263, *310,* [548] 538, 540, *645;* II [449] 619, *699*
— s. Cole, H. H. I [256] 540, *634;* II [37] 427, *452,* [202] 619, 623, 660, *691,* [166] 744, *771*
Hart, P. G., s. Molen, H. J. van der I [894] 26, 175, 186, *326*
Harte, F. J., S. Curran u. V. E. Vial II [196] 893, *912*
Hartel, J. I [341] 1039, *1105*
Harter, B. T. II [372] 166, *268*
Harter, M., s. Vague, J. I [1353] 158, 190, *345*
Hartiala, K., s. Nienstedt, W. I [923c] 270, *327*
— s. Rauramo, L. I [750] 382, *440*
Hartiala, K. J. W., s. Pulkkinen, M. O. I [1043] 261, 332, [745] *440*
Hartl, H. I [342] 1048, 1049, *1105*
Hartley, D., s. Smith, H. I [1241, 1242] 946, 948, *1016;* II [512a] 76, *129*
Hartley, F. I [519] 869, 870, 921, 922, 923, *988;* II [216] 54, *118,* [373] 240, *268,* [99] 449, *455*
— s. Cooley, G. I [198a] 855, 862, 945, *977*
— s. David, A. I [43] 12, *18,* [213, 214] 918, 921, 922, 923, *977;* II [91, 92] 74, *114*

Hartman, C. G. I [523] 196, *310,* [520] *989;* II [217] 52, *118,* [374—376] 134, 205, *268,* [450—459] 615, 619, 621, 625, 633, 635, 638, 641, 655, 674, 675, *699, 700*
— W. E. Burge u. M. R. Doctor I [549] 517, 520, 521, *645*
— u. G. W. Corner II [377] 205, *268,* [460] 621, *700*
— C. Dupré u. E. Allen II [218] 53, *118*
— J. Littrell u. J. Tom II [219] 53, *118*
— u. H. Speert II [220] 81, *118,* [296] 371, *410,* [363] 538, *584*
— s. Ball, J. II [13] 433, *451;* [66] *686*
— s. Bartelmez, G. W. II [69] 674, *686*
— s. Geschickter, C. F. I [129] *1165;* II [247, 248] 370, *409*
— s. Marker, E. R. II [347] 52, *123*
— s. Marker, R. E. I [820] 196, 270, *323*
— s. Millman, N. I [307] *1171*
Hartman, J. A., A. J. Tomasewski u. A. S. Dreiding I [520a] 953, *989*
Hartmann, C. G., s. Allende, I. L. C. de II [15] 526, *573*
Hartmann, H., u. F. Schäfer II [68] 301, *310*
Hartmann, M., u. F. Locher I [524, 525] *310*
— u. A. Wettstein I [76] 5, 19, [526] 23, 201, 209, 212, *310,* [521] 743, 804, 892, 893, *989;* II [221] 64, *118*
Hartop, W. L., s. Riegel, B. I [1077] 273, 274, *334*
Hartzell, K. A., s. Reifenstein, E. C. I [364] *1173*
Harvey, C. II [364] 528, *584*
Harvey, H. T., s. Heller, C. G. I [362] 370, 371, 372, *426,* [544] 806, 928, 929, 930, 937, 938, *989;* II [110, 110a] 24, 38, *43*
Harvey, T., s. Heller, C. G. II [203] 893, 894, *912*
Harvey, W. II [461] 670, *700*
Harwood, D., s. Vowles, D. M. II [202] 332, *339,* [940] 682, *716*
Hasegawa, H., s. Tsuda, K. I [1327a] 827, *1020*
Hasegawa, K. I [353] 408, 411, 412, *426,* [550] 587, *645*

Hasenbein, G. I [343] 1074, 1105
Hashimoto, I., u. R. M. Melampy I [526a] 248, 250, 310
Hashimoto, M. II [133] 487, 508
— Y. Mori, A. Komori, T. Shimoyama u. K. Akashi II [134] 486, 508
— T. Shimoyama, M. Kosaka, A. Komori, T. Hirasawa, Y. Jokoyama, N. Kawase u. T. Nakamur II [135] 487, 508
Haskell, J., s. Sweat, M. L. I [1290] 51, 104, 108, 218, 342
Haskin, D., N. Lasher u. S. Rothman I [551] 589, 645, [345] 1093, 1105; II [463] 649, 700
Haskins, A. L. I [529] 24, 82, 83, 84, 120, 310, [344] 1052, 1105; II [462] 700, [473, 474] 748, 761 782
— u. J. T Leong I [522] 805, 806, 989
— u. K. U. Soiva I [530] 97, 310; II [366] 553, 585
— u. H. D. Taubert I [531] 265, 272, 310; II [367] 518, 585, [464] 628, 700
— s. Kochakian, Ch. D. I [701] 272, 317
— s. Rappaport, W. J. I [1059] 272, 333, [1106] 484, 666
— s. Soiva, K. U. I [1227] 266, 340
— s. Taubert, D. H. II [891] 558, 601
— s. Taubert, H. D. I [1304] 103, 104, 343, [1314] 1019
Haskins jr., A. L. I [527, 528] 23, 24, 25, 118, 120, 266, 272, 310; II [365] 519, 584
Haslewood, G. A. D., G. F. Marrlan u. E. R. Smith I [532] 234, 310
— s. Smith, E. R. I [1216] 234, 339
Hasnain, H. U. II [193] 892, 912
Hass, I. II [69] 296, 297, 302, 310
Hass, T. I [523] 839, 989, [179] 1167
Hassan, S. I [346] 1067, 1105
Hasselbach, W., u. O. Ledermair II [70] 285, 310
Hatakeyama, Sh. II [136] 464, 508

Hatch, R. N., s. Meites, J. II [543] 204, 274, [682] 621, 667, 675, 679, 708, [77, 78] 813, 819
Haterius, H. O. I [524] 690, 989; II [378] 204, 268, [465] 619, 700
— u. A. J. Derbyshire jr. II [472] 733, 734, 759, 782
— u. M. I. Kempner II [379] 204, 268, [466] 619, 700
— u. J. J. Pfiffner II [475] 745, 782
— s. Herren, R. Y. II [484] 639, 701
— s. Nelson, W. O. I [949] 693, 1004
Hathaway, I. L., s. Reece, R. P. II [572] 385, 420
Hathorn, M., s. Gillmann, T. I [291] 378, 424
Hatton, R., s. Barraclough, C. A. II [29] 86, 111, [19] 439, 452, [74] 648, 686, [46] 757, 758, 766
Hauer, H., s. Oppenheimer, J. H. I [1031] 585, 663
Hauschild, F., u. D. Modersohn II [71] 296, 304, 311
Hauser, A. II [103a] 20, 42
— s. Keller, M. II [488] 521, 589
Hauser, E. R., s. Foote, W. D. II [359] 745, 778, [141] 881, 910
Hauser, G. A. I [525] 960, 989, [180, 181] 1167; II [297] 342, 410
— u. M. Girotti I [182] 1158, 1159, 1160, 1167
— M. Keller u. R. Wenner I [347] 1048, 1049, 1105
— u. V. Schubiger I [183, 184] 1143, 1167
— Ph. Steinfeld, H. Erb u. M. Keller I [348] 1048, 1049, 1105
— s. Erb, H. I [349] 170, 176, 302, [228] 1074, 1101; II [237, 238] 549, 580
— s. Wenner, R. I [920] 1067, 1122; II [938, 939] 560, 566, 603
Hausmann, E., s. Butenandt, A. I [136] 961, 974
Havens jr., P., s. Paschkis, K. E. I [968] 267, 329
Havens, W. P., R. M. Myerson u. I. N. Carroll I [354] 370, 426
Havlena, J., s. Werboff, J. I [1417] 527, 677; II [951] 651, 717
Havránek, F., s. Dyková, H. II [226] 528, 580

Hawk, H. W. I [552] 463, 645
— J. Bitman, H. C. Cecil, J. N. Wiltbank, J. Bond u. J. F. Sykes I [553] 470, 645
— T. H. Brinsfield u. H. F. Righter [526] 989; II [380] 148, 268
— — G. D. Turner, G. E. Whitmore u. M. A. Norcross II [46a] 818
— J. Simon, H. Cohen, S. H. McNutt u. L. E. Casida I [554] 463, 645
— — S. H. McNutt u. L. E. Casida I [555] 464, 645
— u. J. F. Sykes I [556] 463, 645
— G. D. Turner u. T. H. Brinsfield I [527] 989; II [381] 147, 268, [467] 654, 700
— — u. J. F. Sykes II [197] 871, 912
— s. Bitman, I. I [106] 469, 470, 628
— s. Bitman, J. II [95] 654, 687
— s. Brinsfield, T. H. II [108—110] 148, 212, 259
— s. Wiltbank, J. N. II [121] 813, 821
Hawker, R. W., V. S. Roberts u. C. F. Walmsley I [528] 989
Hay, M. F., s. Adams, C. E. II [7] 573
— s. Deane, H. W. I [274a] 224, 225, 227, 299; II [204] 212, 262, [83] 468, 506
— s. Short, R. V. II [867] 617, 670, 671, 714
Hay, M. R., s. Deane, H. W. II [248, 249] 666, 667, 692
Hayano, K., s. Longchampt, J. E. I [821] 999
Hayano, M., u. R. I. Dorfman I [355] 411, 426
— — u. E. Y. Yamada I [356] 411, 426
— M. C. Lindberg, M. Wiener, H. Rosenkrantz u. R. I. Dorfman I [533] 223, 310
— N. Saba, R. I. Dorfman u. O. Hechter II [137] 464, 508
— S. Schiller u. R. I. Dorfman I [357] 411, 426
— s. Bergen, J. R. I [57] 409, 415
— s. Shimizu, K. I [1174] 88, 338
— s. Watanabe, S. I [1389] 271, 347

Hayashi, M., u. W. H. Fishman I [358] 392, 393, *426*
Hayashi, R., s. Tanabe, K. I [1312b] 827, *1019*
Hayden, G. E. II [368] 548, 562, *585*
Hayes, K. J. I [529] 711, *989*
Hayes, M. A., u. R. M. Bridgman I [359] 405, *426*
— s. Goldenberg, J. S. I [297] 1084, *1103*
Hayhow, W. R. II [476] 743, *782*
— C. Wett u. A. Jervie II [477] 743, *782*
Hayles, A. B., u. R. B. Nolan I [530, 531] 805, 914, *989;* II [104] 34, *42*
— u. R. R. Nolan II [369] 555, *585*
— s. Hahn, H. B. I [332] 1090, 1091, *1104;* II [350] 569, *584*
Haynes, N. B., u. G. E. Lamming II [198] 871, 872, *912*
Haynes jr., R. C., E. W. Sutherland u. T. W. Rall I [534] 80, *310*
Hays, B., U. J. H. Cochran II [91] 315, 316, *336*
Hays, F. A., s. Lloyd-Jones, O. II [480] 139, *272*
Hays, H. H., s. Gaunt, R. I [430] 808, *985*
Hays, H. W., s. Gaunt, R. I [468, 469] 466, *642*
— s. Swingle, W. W. I [1319, 1320] 466, *674*
Hays, R. L., u. C. H. Carlevaro I [532] *989;* II [478] 739, *782*
— u. N. L. van Demark II [72, 73] 300, *311,* [468] 664, *700*
— u. K. A. Kendall I [533] 752, 807, *989;* II [382, 383] 226, 227, 230, *268*
— s. Kendall, K. A. II [442] 183, *270*
— s. McDonald, L. E. I [862b] 223, *324;* II [76] 814, *819*
Hays, V. W., s. Schultz, J. R. II [101] 814, 820, [441] 885, *921*
Hayward, J. H., s. Hilliard, J. I [564] 238, *311;* II [117] 25, *43,* [234] 93, 94, *119*
Hayward, J. N., J. Hilliard u. C. H. Sawyer I [535, 536] 195, *310;* II [469] 653, *700*
— s. Endröczi, E. I [346] 237, 239, 240, *302*

Hayward, J. N., s. Hilliard, J. II [497] 652, 653, *701,* [52] 805, *818*
— s. Rubin, H. L. I [1111] 237, 240, 248, 254, 263, *335*
Hazel, L. M., s. Day, B. N. II [203] 204, 225, *262*
Hazel, L. N., s. Day, B. N. II [246] 621, *692,* [75, 76] 845, 884, *907*
Hazelwood, R. L., u. M. M. Nelson II [470] 650, *700*
— u. K. D. O'Brien I [360] 364, *426*
Heald, P. J., B. E. Turnival u. K. A. Rookledge I [479] 725, *782*
Heaney, R. P., u. G. D. Whedon I [534] 910, *989*
Heap, E. B., s. Rowlands, I. W. I [1105] *335*
Heap, R., s. Goding, J. R. I [454a] 224, *306*
Heap, R. B. I [537] 28, 197, 230, 235, 236, 237, 260, *310*
— u. R. Deanesly I [538, 538a] 197, 259, 260, *310;* II [471] 619, 646, 649, *700*
— M. Holzbauer u. H. Newport II [472] 658, *700*
— u. G. E. Lamming II [473, 474] 634, *700*
— u. J. L. Linzell I [539, 539a, b] 229, 230, 263, *310;* II [298] 399, *410,* [475] 679, *700*
— J. S. Perry u. I. W. Rowlands I [540, 540a] 259, 260, *310;* II [384] 211, *268,* [480] 720, *782*
— D. W. Robinson u. G. E. Lamming I [557] 464, *645;* II [385] 150, *268*
— s. Linzell, J. L. II [372] 399, *413*
— s. Rowlands, I. W. II [809] 645, 647, *712*
Heape, W. II [222] 52, *118,* [386] 139, 140, *268,* [476] 613, *700*
Heard, R. D., u. A. F. McKay I [544] 234, *311*
Heard, R. D. H. I [535] *989;* II [92] 314, 326, *336,* [100] 426, *455*
— W. S. Bauld u. M. M. Hofman I [541] 272, *310*
— E. G. Bligh, M. C. Cann, P. H. Jellinck, V. J. O'Donnell, B. G. Rao u. J. L. Werb I [542] 233, *310*
— R. Jacobs, V. J. O'Donnell, F. G. Peron, J. C. Saffran, S. S. Solomon, L. M.

Thompson, H. Willoughby u. C. H. Yates I [543] 273, 274, *310*
Heard, R. D. H., u. V. J. O'Donnell I [545] 233, *311*
— s. Bauld, W. S. I [61] 234, *289*
Hearn, W. R., s. Duncan, G. W. I [318, 319] 203, 204, 206, 207, 210, 211, 215, 216, *301;* II [248] 213, *264,* [296] 669, *694,* [278] 723, *775*
— s. Melampy, R. M. I [870] 197, 213, 215, 216, 217, 223, *325;* II [684] 664, 679, *708*
— s. Rakes, J. M. I [1054] 25, 197, 215, 216, 217, *332*
Hébert, S., s. Vernex, J. I [903, 904] 404, *446*
Hechter, O. I [546] 29, 149, 155, *311*
— M. Fraenkel, M. Lev u. S. Soskin II [387] 212, *268,* [477] 615, 633, 653, *700*
— u. I. Halkerston II [138] 464, *508*
— L. Kohn u. J. Harris I [558] 469, 512, *645;* II [388, 389] 147, *268*
— u. G. Pincus II [139] 464, *508*
— s. Halkerston, I. D. K. I [507] 78, 218, *309;* II [128] 464, *508*
— s. Hayano, M. II [137] 464, *508*
— s. Lester, G. I [831—833] 452, 453, *656*
— s. Luft, J. H. II [183] 464, 467, *509*
— s. Saba, N. II [255] 464, *512*
Hecht-Lucari, G. I [536] *989* [185—187] *1167;* II [105, 107, 108] 22, 27, 29, *42,* [199] 822, 901, *912*
— H. G. Kraft u. H. Kieser I [537] 804, 805, 816, 817, 838, 874, 934, 935, *989,* [188] *1167;* II [223] 54, 83, *118,* [390] 164, *269,* [93] 314, 326, *336,* [101] 426, *455*
— u. F. Lucisano I [559] 567, 568, *645,* [538] 704, 765, *989*
— A. Mazza, M. Cascialli, F. Divers u. M. Barberi I [560] 574, *645*
— u. L. Scarpellini I [539] 889, 925, *989;* II [106] 4, 6, 17, 30, *42,* [224] 83, *118*
— s. Kraft, H. G. I [735] 769, 804, 805, 816, 817, 838,

874, 934, 935, *996;*
II [301] 54, 83, *121*
Hecht-Lucari, G., s. Mazza, A.
I [934] 540, 574, *659*
— s. Mola, T. I [930] *1004*
Heckebach, E.-M., s. Röttger,
H. I [1133] 465, *667*
Heckel, G. P., u. W. M. Allen
II [225] 94, *119;* [300]
388, *410,* [478] 654, *700*
— s. Allen, W. M. I [13—15]
691, 806, *969;* II [11, 12]
55, 94, *111,* [18] 246, *256,*
[14] 384, *401,* [8] 619, 638,
684
Heckmann, U. I [349] 1088,
1105, [189] *1167;* II [109]
20, *43*
Hedberg, E. I [561] 535, *645*
Hedigar, H. II [481] 739, *782*
Hediger, H. II [479] 613,
622, *700*
Hedlund, L., s. Werboff, J.
I [1417] 527, *677;* II [951]
651, *717*
Heerhaber, I. I [562] 528,
645
— H. H. Löschke u. U. Westphal I [563] 528, *645*
Heffler, M. S., s. Fukushima,
D. K. I [418b] *985*
Heftmann, E., u. Bennett,
R. D. I [74, 75] 68, *290*
Hegemann, O. I [350]
1039, *1105*
Hegnauer, H. I [351]
1065, *1105*
Hegner, P., u. T. Reichstein
I [540] 862, *989;* II [226]
66, 72, *119*
Heidenreich, O., s. Augustin,
E. I [33] 375, 389, *414*
Heilig, R. I [564] 464, *645*
Heiman, J. I [565, 566]
604, 605, 606, 609, *645*
Heimer, L., s. Larsson, K.
II [620] 758, *787*
Heinemann, M., C. E. Johnson
u. E. B. Man I [567] 585,
645
— s. Man, E. B. I [900]
585, *658*
Heinemann, W. W., u. R. W.
van Keuren I [568]
544, *645;* II [200, 201]
865, 896, *912*
— s. Keuren, R. W. van
II [486] 896, *922*
Heinen, G. I [541, 542] 964,
989; II [109a] 17, *43*
— s. Siegel, P. I [407, 408]
1175; II [222a] *47*
Heinrichs, W. L., s. Climie,
A. R. W. I [161] 376,
419

Heinz, I. C., s. Forbes, J. A.
II [283] 528, *582*
Heirwegh, K., s. Moor, P. de
I [898] 265, *326*
— s. Moors, P. de I [623]
370, *436*
Heitman jr., H., u. H. H. Cole
II [480] 620, *700*
Heitzman, R. J. I [546a]
30, 224, *311*
— u. K. G. Hibitt I [546b]
311
— u. G. H. Thomas I [546c]
224, *311*
Helbing, R., s. Turner, R. B.
I [1333a] 955, *1020*
Helbing, W. I [352] 1067,
1105
Held, E. I [353] 1041, *1105*
Held, R., u. O. Gesztelyi
I [361] 370, *426*
Hell, I. II [47] 814, *818*
Hellbaum, A., s. Fevold, H. L.
II [337] *777*
Hellbaum, A. A., u. R. O.
Greep II [482] 756, *782*
— s. Keltz, B. F. I [674]
177, *316*
— s. Payne, R. W. I [1021]
757, 805, 895, 909, 927, 951,
1007
Helle, O., u. W. Velle
II [202] 838, *912*
Hellendoorn, H. B. A., s.
Gerbrandy, J. I [434] *985*
Heller, C. G. I [543] 937,
938, *989;* II [227] *119*
— J. P. Farney, P. N. Morgan
u. G. B. Myers II [483]
724, *782*
— W. M. Laidlaw, H. T.
Harvey u. W. O. Nelson
I [362] 370, 371, 372, *426,*
[544] 806, 928, 929, 930,
937, 938, *989;* II [110]
24, 38, *43,* [203] 893, 894,
912
— D. J. Moore, C. A. Paulsen,
W. O. Nelson u. W. M.
Laidlaw I [363] 370, 371,
372, *426,* [569] 536, 582,
645, [545] 806, 833, 839,
928, 944, *989;* II [110a]
38, *43,* [484] 752, *782,*
[204] 893, *912*
— G. A. Paulsen u. D. I.
Moore I [546] 806, 928,
929, 937, 938, 944, *989*
— s. Paulsen, C. A. I [974]
282, 284, 285, 286, *329,*
[326] *1172*
Heller, C. H., s. Lauson, H. D.
I [758] 777, *997*
Heller, K., s. Schubert, A.
I [1286a] 950, *1018*

Hellich, W. II [481] 660, *700*
Hellig, H. R., u. K. Savard
I [547, 547a, b] 213, 217,
219, 220, 261, *311*
Hellman, L., s. Bradlow, H. L.
I [127, 127a] 71, 142, *292*
— s. Fukushima, D. K.
I [421, 422] 141, 162, 182,
277, 280, *305*
— s. Gallagher, T. F.
I [432—434] 32, 158, 181,
190, 265, *305*
— s. Kappas, A. II [554,
555] 755, *785*
Hellman, L. M., s. Eastmann,
N. J. I [323a] 85, *301*
Hellweg, A. II [370—372]
537, *585*
Hellweg, G. II [391] 224, *269*
— J. Férin u. K. G. Ober
II [392] 224, 225, *269*
Hellweg, H. G., J. Férin u.
K. G. Ober II [373] 537,
585
Hellwig, C. A., s. Stoffer, R. O.
I [1297] 584, 585, *673*
— s. Welch, J. W. I [1412]
585, *677*
Helm, F. C. II [482] 657, *700*
Helmreich, M. L., u. R. A.
Huseby I [548, 549]
280, *311*
— s. Samuels, L. T. I [1138]
220, 254, *336*
Helmy, M., s. Hack, M. H.
I [499a] 32, *308*
Helpap, B. I [354] 1077, *1105*
Helwig, H. I [355] 1071,
1072, *1105*
Hemmingsen, A. M. II [102]
427, *455*
— u. N. B. Krarup II [103]
427, *455,* [485] 742, *782*
Hempel, R., u. F. Neumann
I [547] 693, 694, 754, 850,
878, *990;* II [111] 22, *43,*
[74] 296, 302, 308, *311*
— s. Neumann, F. I [980]
692, 693, 694, 754, 809, 834,
841, 851, 871, 873, 878, 935,
939, *1006,* [649] 1066, 1070,
1114; II [182] 22, 45, [584]
253, 254, 255, *275,* [118]
296, 297, 298, *312*
Hempel-Jørgenson, P., u. P.
Eirselen I [570, 571]
474, 476, *646*
Hemperl, H., s. Schneppenheim, P. II [796] 544, *598*
Hench, P. S., E. C. Kendall,
C. H. Slocumb u. H. F.
Polley I [77] *19*
Hendersen, H. E., s. Newland,
H. W. II [355] 863, 897,
918

Henderson, E., u. M. Weinberg I [549] 742, 757, 783, 786, 962, 963, *990;* II [228] 77, *119*
— — u. W. A. Wright I [548] 881, 909, 911, *990*
Henderson, J., N. F. Maclagan, V. R. Wheatley u. J. W. Wilkinson I [550] 29, 149, 155, 164, *311*
Henderson, W. R., s. Robson, J. M. II [457] 51, *127*, [234] 427, *460*
Hendricks, C. H. II [374] *585*
— W. E. Brenner, R. A. Gabel u. T. Kerényi II [112] 23, 35, *43*
— s. Rothchild, I. I [762] 1089, *1117*
Hendricks, D. M., s. Anderson, L. L. II [27] 210, *256*
— s. Masuda, H. II [518] 213, *273*
Hendriksen, E., s. Varga, A. I [1348] *1021*
Hendrix, J. W., s. Duncan, G. W. II [101] 822, 825, *908*
Hendry, J., s. Elliott, A. J. I [235] 375, *421*
— s. Elliott, J. I [102] 1148, *1164*
Hengstmann, H., u. D. Klien I [364] 378, *426*, [190] *1167*
Henkin, A. E., s. Goldzieher, J. W. II [330] *583*
Henle, G., u. C. A. Zittle II [393] 144, *269*
Henneman, H. A., s. Wagner, J. F. II [499] 838, 859, 883, *923*
Henning, H. D., u. J. Zander I [551] 28, *311*
Henriet, L. II [483] 664, *700*
Henricks, D. M., S. L. Oxenreider, L. L. Anderson u. H. D. Guthrie II [394] 210, *269*
— s. Masuda, M. I [851a] 203, 204, 205, 207, 262, 263, *324*
— s. Rathmacher, R. P. II [665] 210, *278*
Henriksen, E., s. Varga, A. I [897, 898] 1031, 1086, 1087, *1122*, [469, 470] 1155, *1177;* II [255] 20, *48*
Henry, J. S., u. J. S. L. Browne II [375] 565, *585*
— — u. E. H Venning I [356] 1069, *1105*
— s. Browne, J. S. L. I [149—153] 149, 163, 164, 171, 172, 177, *293*, [130]

1055, *1098;* II [113] 560, 566, *576*
Henry, J. S., s. Venning, E. H. I [1369] 146, 163, 168, *346*
— s. Venning, E. M. II [915] 520, *602*
Henry, R., u. M. Thévenet I [552] 30, 31, 140, 147, 148, 149, 150, 154, 158, 162, 170, 185, *311*
— s. Netter, A. I [647] 1061, *1114*
Henschel, E. J., s. Lewis, H. I [570] 1094, *1111*
Hensel II 321, 322, 323, 324
Henzi, M., J. Jirasek, J. Horský u. J. Presl I [550] 934, *990*
Henzl, M., J. Horský, J. Presl u. J. Jirasek I [572] 500, 512, *646*, [357] 1046, *1105;* II [376] 564, *585*
— J. Jirasek, J. Horský u. J. Presl II [113] 19, *43*, [48] 815, *818*
Hepner, J., s. Zelenka, V. I [1504] 149, 164, *351*
Herbener, G., u. W. B. Atkinson I [365, 366] 392, 393, *426*
Herbert, J., s. Michael, R. P. II [172—174] 427, 432, 434, 435, 438, *457*, [690] 625, 673, 679, 683, 684, *708*
Herbst II 315
Herbst, A. L. I [552a] 247, *311*
— s. Bell, E. T. I [19] *1162;* II [22] 843, *905*
— s. Loraine, J. A. I [265] *1170*
— s. Yates, F. E. I [1467] 256, 262, *350*
Herbst, D. R., s. Smith, H. I [1241, 1242] 946, 948, *1016;* II [512a] 76, *129*
Herbst, R., s. Merker, H.-J. II [197] 491, 497, 500, *510*
Herbut, P. A. II [377] 562, *585*
Heremand, J. F., s. Moors, P. de I [623] 370, *436*
Herera, L., s. Kincl, F. A. II [257] 827, 828, *914*
Herlant, M. I [573] 563, *646;* II [487] 750, *782*
— s. Pasteels, J.-L. II [629] 207, *277*
Herling, F., s. Fukushima, D. K. I [418b] *985*
Herlyn, U., H. F. Geller, I. von Berswordt-Wallrabe u. R. von Berswordt-Wallrabe II [395] 206, *269*

Herlyn, U., s. Berswordt-Wallrabe, I. von II [66, 67] 217, *258*
— s. Berswordt-Wallrabe, R. von II [68] 206, *258*
Herman, H. I [574] 514, 532, 553, 556, 588, *646*
Herman, H. A., s. Roark, D. B. II [784] 663, 664, *711*
— s. Weeth, H. J. II [950] 663, *717*
Hermansen, K. II [75] 306, *311*
Hermreck, A. S., u. G. S. Greenwald II [486] 745, *782*
Hermstein, A. I [553] 45, *311*
Herne, R., s. Révész, C. I [1104] 819, *1010;* II [446] 68, *126*, [668] 232, *278*
Herold, L. II [114] 35, *43*
— u. G. Effkemann II [301, 302] 370, *410*, *411*
— s. Anselmino, K. J. II [18, 19] 356, 370, 384, *401*, [22] 568, *574*
Heron, M., s. Dimick, D. F. I [299] 282, *300*
Herr, M. E., J. A. Hogg u. R. H. Levin I [551] 956, *990*
— s. Babcock, J. C. I [10] 7, *17*, [36] 829, 838, *970;* II [23] 70, 89, *111*, [49] 234, *257*, [8] 429, *451*
Herrell, W. E., u. A. C. Broders II [378] 529, *585*
Herren, R. Y., u. H. O. Haterius II [484] 639, *701*
Herrera, L., s. Folch Pi, A. II [298] 189, *265*
Herrera Lasso, L., s. Kincl, F. A. II [134] 439, *456*
Herrick, E. H. II [396] 204, *269*, [485] 634, *701*
Herrick, J. B. II [49] 807, 813, *911*
Herrick, R. B., u. J. L. Adams I [575] 536, *646;* II [94, 95] 328, 329, 330, *336*, [206] 842, *912*
— s. Adams, J. L. II [4] 329, 332, 333
Herrlich, H. C., s. Martin, S. J. I [921a] 570, *659*
Herrlighoffer, K. M. II [379] 549, *585*
Herrmann, E. I [359] 1026, *1105;* II [303] 369, *411*
Herrmann, H., s. Hurley, L. S. I [402, 403] 384, 405, *428*, [637] 543, *648*
Herrmann, J., s. Lewin, I. I [568] 1084, *1111*

Herrmann, J. B., F. E. Adair u.
H. Q. Woodard I [360]
1083, *1105*
— s. Gellhorn, A. I [433]
895, *985*
— s. Lewin, I. I [543] 360,
367, *433*, [567] 1084,
1111
Herrmann, U. I [552] 845,
990, [361, 363] 1073, *1105*,
[191] *1167*
— H. Arn u. A. Alder I [362]
1039, *1105*
— u. H. Cottier II [380] 564,
585
— u. R. Matter II [381] 540,
585
— s. Bock, H.-D. II [63]
400, *403*
Herrmann, W., F. Buckner u.
J. McL. Morris I [555]
149, 159, 189, *311*
— u. L. Silverman I [556,
557] 31, 147, 149, 159, 162,
166, 185, 190, *311*
— s. Bondy, P. K. II [101]
755, *768*
— s. Buxton, C. L. II [146]
727, *770*
— s. Kotz, H. L.
II [516] 529, *589*, [592]
748, *786*
Herrmann, W. L. I [554] 159,
189, *311*, [364, 365] 1041,
1045, 1048, *1105*
— s. Spadoni, L. R. I [1252]
190, *341*
Herrnberger, K. I [358] 1028,
1105
Herschler, R. C., C. Miracle,
B. Crowl, Th. Dunlap u.
J. W. Judy II [50] *818*,
[205] 825, 865, *912*
— s. Gomes, W. R. I [470]
203, 204, 205, 262, *307*
Hershberg, E. B., s. Charney,
W. I [178a] 860, *976*
— s. Herzog, H. L. I [561a]
852, *990*
— s. Oliveto, E. P. I [996a,
996b] 852, *1006*
Hershberger, L. G., E. Shipley
u. R. K. Meyer I [576] 538,
646, [553] 721, 724, 780,
805, 822, 836, 858, 881, 882,
901, 906, 907, 909, 910, 912,
917, 943, 952, 954, 958,
990
Hershey, F. B., C. Lewis,
G. Johnston u. S. Mason
I [367] 395, 409, 410, 426
Hertelendy, F., s. Common,
R. H. II [205] *691*
Hertig u. Edmonds I 1063
— u. Sheldon I 1063

Hertig, A. T. I [366] 1053,
1066, *1105*; II [382, 383]
549, 552, *585*
— E. C. Adams, D. G. McKay,
J. Rock, W. J. Mulligan u.
M. F. Menkin II [384] 551,
585
— u. J. Rock II [385, 386]
534, 549, 552, *585*
— — E. C. Adams u. W. J.
Mulligan II [387] 540,
550, *585*
— u. Sh. C. Sommers I [367]
1085, *1105*
— s. Carmann, R. L. II [147]
529, *578*
— s. Foss, B. A. I [253]
1053, *1102*; II [284] 565,
582
— s. McKay, D. G. II [604]
528, 530, 532, 533, 537, *592*
— s. Noyes, R. W. II [655]
529, 530, 534, 535, 536, 552,
594
— s. White, R. F. II [949]
567, *603*
Hertz, R. I [368] 382, 395,
426, [370] 1089, *1105*, [192]
1157, *1167*; II [96] 326, *336*,
[486] 611, *701*
— u. J. K. Cromer I [372]
1089, *1105*
— — J. P. Young u. B. B.
Westfall I [371] 1089,
1105
— F. G. Dhyse u. W. W. Tullner I [369] 382, 395, *426*
— R. M. Fraps u. W. H.
Sebrell I [370, 371] 395,
427; II [97, 98] 327, *336*
— J. Fried u. E. F. Sabo
I [561] 820, 824, 846, 847,
990; II [229] 68, *119*
— C. D. Larsen u. W. W. Tullner I [372] 365, 367, *427*,
[577] 549, *646*, [554] 697,
990
— u. R. K. Meyer I [556]
785, 909, *990*
— — u. M. A. Spielman
I [555] 686, 746, 804, 891,
892, 893, 907, 911, 956, *990*;
II [104] 428, *455*
— u. W. W. Tullner I [557,
558] 741, 804, 827, 836, 846,
858, 859, 877, 911, 954, *990*;
II [230] 69, *119*, [105] 428,
455
— — u. E. Raffelt I [78] 14,
19, [557a] 284, *311*, [559]
918, 934, *990*, [369] 1031,
1032, *1105*; II [231] 74, *119*
— J. H. Waite u. L. B. Thomas
I [560] 935, *990*, [368] 1031,
1032, *1105*

Hertz, R., J. H. White u. L. B.
Thomas II [115] 19, *43*
— s. Dempsey, E. W. I [230]
686, *978*; II [42] 427, *452*,
[266] 682, *693*, [233] 749,
773
— s. Ehrenstein, M. I [319]
822, *981*
— s. Fevold, H. L. II [337]
777
— s. Lewis jr., J. II [476]
211, *272*
— s. Tullner, W. W.
I [1328—1331] 694, 697,
754, 804, 822, 918, 935, 936,
1020; II [532—534] 64, 69,
80, *130*
Hervé, R., u. P. Sergent
I [558, 559] 24, 30, 112, 113,
115, 116, 139, 140, 149, 154,
158, 162, 169, 170, 176, 185,
186, *311*; II [388] 516, *585*
Hervey, E., u. G. R. Hervey
I [580—582] 537, 538, *646*;
II [207] 896, *912*
— — u. P. M. Zamboanga
I [583] 537, *646*; II [488]
638, 649, *701*
— s. Hervey, G. R. I [578,
579] 537, 538, *646*; II [487]
638, *701*
Hervey, G. R., u. E. Hervey
I [578, 579] 537, 538, *646*;
II [487] 638, *701*
— s. Hervey, E. I [580—583]
537, 538, *646*; II [488] 638,
649, *701*, [207] 896, *912*
Herwerden, M. van II [489]
616, 625, *701*
Herz, J. E., s. Fried, J. I [71]
9, *19*, [403b, 405] 824, 846,
877, *984*
Herzig, P. Th., s. Heusser, H.
I [563] 815, 862, *990*;
II [233] 66, *119*
— s. Plattner, P. A. I [1065]
815, *1009*; II [436] 66, *126*
— s. Ruzicka, L. I [1167]
906, 915, 957, *1013*
Herzing, B., s. Döring, G. K.
I [250] 771, 924, *979*, [84]
1164
Herzmann, J., Z. K. Stembera
u. E. Vrchlabská I [560]
157, *311*
Herzog, H. L., M. J. Gentles,
H. Marshall u. E. B. Hershberg I [561a] 852, *990*
— s. Charney, W. I [178a]
860, *976*
Hess, A. I [488] 743, *782*
Hess, E. L., s. Brunkenhorst,
W. K. I [113] *973*
— s. Brunkhorst, W. K.
I [162] 504, *630*

Hess, W. C., s. Kyle, L. H.
I [495, 496] 361, 362, 366,
370, 371, *431*, [788] 497,
498, *654;* II [577] 638, *704*
Hess, W. R. II [489] 733, *782*
Hesse, Heidemarie II [51]
816, *818*
Hesselberg, C., u. L. Loeb
II [304] 369, *411*
— s. Loeb, L. II [494] 204,
272, [377, 378] 369, *413*,
[623] 619, *706*
Hestrin, S., s. Zondek, B.
II [1003] 529, *605*
Heuser, G. I [584] 515, 517,
522, *646*
— u. H. Selye I [585] 517,
522, *646*
Heusler, K., J. Kalvoda,
P. Wieland, G. Anner u.
A. Wettstein I [561 b] *990*
— s. Ueberwasser, H. I [158]
15, *22*, [1341 a] 942, 951,
1020
Heusner, A., s. Butenandt, A.
I [140] *974*
Heusser, H., K. Eichenberger
u. A. B. Kulkarni I [562]
810, 822, 896, *990;* II [232]
74, *119*
— Ch. R. Engel, P. Th. Herzig
u. P. A. Plattner I [563]
815, 862, *990;* II [233] 66,
119
— — u. P. A. Plattner
I [563a] 815, *990*
— M. Feurer, K. Eichenberger
u. V. Prelog I [563b] *990*
— N. Wahba u. F. Winternitz
I [564] 906, 957, *990*
— s. Anliker, R. I [22] *970*
— s. Plattner, P. A. I [1065,
1066], 810, 815, *1009;*
II [436] 66, *126*
— s. Ruzicka, L. I [1167]
906, 915, 957, *1013*
— s. Turner, R. B. I [1333a]
955, *1020*
— s. Voser, W. I [1354a]
1021
Heuvel, W. J. A. van den, s.
Luukkainen, T. I [798]
26, *322*
Heuverswyn, J. van, V. J. Collins, W. L. Williams u.
W. U. Gardner I [565]
742, 746, 805, 835, *990;*
II [106] 428, *455*, [490]
755, *782*
— S. J. Folley u. W. U.
Gardner, II [305] 353,
376, *411*
Hewitt, W. F. u. E. J. van
Liere I [586] 576, 584,
646

Heyde, M., s. Sauerbruck, F.
I [1189] 708, *1014*
Heynemann, Th. II [491]
739, *782*
Heyns, O. S., s. Blach, J.
II [70] 531, *575*
— s. Black, J. I [73] 387,
416
Heytler, P. G., s. Nelson, W. L.
II [491] 375, *417*
Hibbits, J. T., s. Hundley jr.,
J. M. I [636] 454, 534,
648
Hibitt, K. G., s. Heitzman,
R. J. I [546 b] *311*
Hierschbiel, E., s. Magalotti,
M. F. I [898] 586, *658*
Higaki, S., u. Y. Awai
II [490] 664, *701*
Higano, N., s. Robinson, R. W.
I [767] 366, *441*, [378] *1174*
Higara, K., s. Miki, T.
I [911 a] *1003*
Higgins, G. L., u. W. R. Sadler
I [373] 1039, *1105*
Higgins, G. M., s. Mann, F. C.
I [906] 532, *658*
Hildebrandt, P. II [306] 384,
411
Hilf, R., J. J. Freeman, M. M.
Johnson, R. Stagg u.
A. Borman I [587] 608,
646
— M. M. Johnson, C. Breuer,
J. J. Freeman u. A. Borman
I [373] 396, 407, *427*, [588]
609, *646*
— s. Freeman, J. J. I [264]
397, *423*, [400] *984*
Hilker, D. M., s. Kao, K.
II [160] 481, *509*
Hill, B. R., s. Lieberman, S.
I [763] 143, 144, 145, 180,
182, 186, *320*
Hill, C., s. Flowers, C. E.
II [69] 11, *41*
Hill, C. J. II [491, 492] 639,
701
Hill, D. L., W. E. Petersen u.
S. H. Cohen I [561] 224,
311
Hill, J. P., u. C. H. O'Donoghue
II [493] 616, *701*
Hill, M., u. A. S. Parkes
II [492, 493] 720, 742, *782*
Hill, R. T. II [494—496] 725,
729, 750, 751, 782, *783*
— A. B. Corkill u. A. S. Parkes
II [99] 330, *336*
— u. A. S. Parkes II [497]
721, *783*
— — u. W. E. White
II [494] 621, 652, *701*
— s. Gardner, W. U. I [428]
985; II [234] 370, *408*

Hill, R. T., s. Gomez, E. T.
II [257] 350, *409*
— s. Reece, R. P. II [578]
350, *420*
Hill, W. T., s. Myers, G. S.
I [990] 532, *661*
Hillard, J., D. Archibald u.
Ch. H. Sawyer I [562] 235,
236, 237, 238, 239, 262, *311*
Hillarp, N. A. II [498] 732,
733, 734, 759, *783*
— H. Olivecrona u. W. Silfverskiöld II [499] 758,
783
— s. Claesson, L. I [211—213]
33, 235, 245, 247, 259, *296*
— s. Westman, A. II [1034]
731, *802*
Hillebrecht, J., s. Fetzer, S.
II [334] 720, 721, *777*
Hillemanns, H.-G. I [374]
1089, *1106*
— J. E. Ayre u. J. M. le
Guerrier I [566] 694, *990*,
[193] 1156, *1167;* II [116] 9,
10, *43*
— s. Simmer, H. I [1209] 61,
63, 65, 95, 96, 100, 124, 125,
127, *339*
Hilliard, J., D. Archibald u.
C. H. Sawyer II [389] 515,
585, [495] 653, *701*, [500]
723, 760, *783*
— H. B. Croxatto, J. N. Hayward u. C. H. Sawyer
II [52] 805, *818*
— E. Endröczi u. C. H.
Sawyer I [563] 235, 236,
262, *311;* II [397] 209, 269,
[496] 652, *701*
— J. H. Hayward u. C. H.
Sawyer I [564] 238, *311;*
II [497] 652, 653, *701*, [501]
750, 760, *783*
— J. N. Hayward, H. B.
Croxatto u. C. H. Sawyer
II [117] 25, *43*, [234] *93*,
94, *119*
— R. Penardi u. C. H. Sawyer
I [564a] 235, 238, *312;*
II [502] 760, *783*
— u. C. H. Sawyer II [503]
760, *783*
— s. Endröczi, E. I [346]
237, 239, 240, *302;* II [297]
737, *775*
— s. Hayward, J. N. I [535,
536] 195, *310;* II [469] 653,
700
— s. Rubin, H. L. I [1111]
237, 240, 248, 254, 263, *335*
— s. Simmer, H. H. I [1211]
235, 236, 240, 262, *339*
Hillman, D. A. II [390] 555,
585

Himeno, K., u. Y. Tanabe
I [589] 594, 595, *646;*
II [100] 328, 329, *336,*
[208] 842, *912*
Hinchcliffe, J. R., s. Finn, C. A.
II [293, 294] 214, *265*
Hind, F. C., P. J. Dziuk u.
J. M. Lewis II [209, 210]
838, 863, *912*
Hinde, R. A., u. T. E. Rowell
II [107] 436, *455*
— s. Hutchinson, R. E.
II [106] 331, *336*
— s. Steel, E. A. II [188]
325, 331, *339*
— s. Warren, R. P. II [204]
332, *340*
Hindery, G. A., s. Turner, C. W.
II [704] 399, *424*
Hinds, F. C., P. J. Dziuk u.
J. H. Lewis II [108] 432,
455
— s. Dziuk, P. J. II [288]
745, *775,* [112] 843, 844,
908
Hingerty, D., s. Conway, E.
I [264] 452, 467, *634*
Hinglais, H., s. Brindau, A.
II [111] 747, *769*
Hinglais, M., s. Brindau, A.
II [111] 747, *769*
Hinglais-Guillaud, s. Moricard,
R. II [204] 486, *510*
Hinman, F., s. Reilly, W. A.
II [207] 34, *46*
Hinsberg, K., H. Pelzer u.
A. Senken II [391] 519,
585
— — u. A. Seuken I [565]
24, 25, 27, 95, 97, 122, 127,
266, *312*
Hinsey, J. C. II [504] 731,
734, *783*
— u. J. E. Markee II [505]
734, *783*
Hiraga, K., s. Nakao, T.
I [942] 894, *1004;* II [385]
59, 78, *124,* [576] *275,*
[149] 329, *338*
Hirai, M., s. Nakao, T. I [943]
795, 796, 804, 805, 806, 807,
808, 823, 828, 835, 880, 881,
909, 910, 912, 917, 918, 919,
920, 943, 944, 958, 962,
1004; II [385] 59, 78, *124,*
[149] 329, *338*
— s. Pincus, G. I [1075] 580,
665, [1058] *1009*
Hirano, T., s. Fujii, K.
I [418—420] 25, *304, 305*
Hirasawa, T., s. Hashimoto, M.
II [135] 487, *508*
Hiraya, K., s. Nakao, T.
I [943] 795, 796, 804, 805,
806, 807, 808, 823, 828, 835,

880, 881, 909, 910, 912, 917,
918, 919, 920, 943, 944, 958,
962, *1004*
Hiroi, M. I [566] 241, 242,
312
Hiroo Imura I [590] 576,
646
Hirschmann, F. B., s. Hirschmann, H. I [569—574]
137, 138, 180, 234, *312*
Hirschmann, H. I [567] 155,
156, *312*
— u. M. A. Daus I [568] *312*
— u. F. B. Hirschmann
I [569, 570, 572, 573] 137,
138, *312*
— — u. M. A. Daus I [571]
234, *312*
— — u. A. P. Zala I [574]
180, *312*
— u. J. S. Williams I [575]
234, *312*
— s. Bachman, C. I [44, 45]
164, 165, 177, *288*
— s. Wieland, R. G. I [1420c]
111, *348*
Hirsheimer, A., s. Thomson,
K. J. I [1351] 491, 500,
675
Hirshfield, I. N., u. S. B. Koritz
I [575a] 213, *312;* II [140,
141] 464, 466, *508*
Hirst, D. V., u. E. C. Hamblen
I [591] 509, *646*
Hirvonen, L., s. Castrén, O.
I [94, 195] 93, 208, 259, *295;*
II [145] 553, *578*
His I 1063
Hisaw, s. Loeb I 23
Hisaw, F. L. I [567] 911, *990;*
II [235, 236] 81, 94, *119,*
[498—501] 607, 610, 623,
675, *701,* [506] 762, *783,*
[211] 845, *912*
— u. E. B. Astwood I [576]
149, 164, *312;* II [507] 720,
722, 744, *783*
— u. R. O. Greep I [374]
385, *427,* [569] 694, 754,
990; II [237] 80, *119,* [502]
625, 674, *701*
— u. H. L. Fevold I [592]
464, 465, *646,* [568] 681,
990; II [238, 239] 52, 58, 62,
119
— u. F. L. Hisaw jr. II [240]
58, 60, 78, *119*
— — u. A. B. Dawson
II [398] 224, *269*
— u. F. C. Lendrum I [376]
1089, *1106;* II [241] 62, *119*
— R. K. Meyer u. C. K.
Weichert I [570] *990;*
II [242] 55, *119,* [508] 745,
783

Hisaw, F. L., u. J. T. Velardo
I [571] 962, *990;* II [399]
227, *269,* [393] 522, 523,
585
— — u. Ch. M. Goolsby
I [375] 1056, *1106*
— u. M. X. Zarrow II [507]
646, *701*
— — W. L. Money u. R. V. N.
Talmage II [506] 646,
701
— — R. V. N. Talmage, W. L.
Money u. A. A. Abramowitz
I [375] 382, *427*
— s. Bever, A. T. I [63] 393,
415
— s. Botticelli, C. R. I [122,
123] 193, *292;* II [17, 18]
314, *333*
— s. Bragdon, D. E. I [130]
194, *292;* II [130] 610, *688*
— s. Dallenbach-Hellweg, G.
II [196] 224, *262*
— s. Fevold, H. L. I [363,
364] 23, 201, *302;*
II [337—339] 722, *777*
— s. Foster, M. A. II [354]
656, *696*
— s. Greep, R. O. I [487]
690, *987*
— s. Hisaw jr., F. L. I [577]
193, *312,* II [400] 224, *269,*
[392] 538, *585,* [503—505]
608, 646, 674, 675, *701*
— s. Lendrum, F. C. I [536]
385, *433*
— s. Salhanick, H. A. II [878]
752, *796*
— s. Telfer, M. A. I [864]
385, 387, 394, *445;* II [912]
654, *716*
— s. Velardo, J. T. II [784—
786] 212, 219, *282*
— s. Wotiz, H. H. I [1460]
193, *350;* II [206] 314, *340,*
[975] 608, *718*
Hisaw jr., F. L., u. F. L. Hisaw
I [577] 193, *312;* II [400]
224, *269,* [392] 538, *585,*
[503—505] 608, 646, 674,
675, *701*
— s. Botticelli, C. R. I [121]
193, *292;* II [118] 607, *688*
— s. Hisaw, F. L. II [240]
58, 60, 78, *119,* [398] 224,
269
— s. Telfer, M. A. II [892]
529, 532, *601*
— s. Wotiz, H. H. II [974]
608, *718*
Hishikawa, Y., s. Nakao, T.
I [943] 795, 796, 804, 805,
806, 807, 808, 823, 828, 835,
880, 881, 909, 910, 912, 917,
918, 919, 920, 943, 944, 958,

962, *1004;* II [385] 59, 78, *124,* [149] 329, *338*
Hitt, W. E., s. Kao, K. II [161] *509*
Hoagland, H. I [194] *1167*
— s. Pincus, G. I [1076] 528, *665*
Hoar, W. S. I [578] 193, *312;* II [508, 509] 608, *701*
Hochheuser, W., s. Bottermann, P. I [32] 1150, *1162*
Hoch-Ligeti, C., u. K. Irvine [376] 362, *427*
— s. Burrow, H. I [173] 605, *631*
Hochstaedt, B., W. Lange u. H. Spira I [377] 1067, 1068, *1106*
Hochster, R. M., u. J. H. Quastel I [377] 411, *427*
Hockaday, J. M., s. Whitty, C. W. M. I [926] 1090, *1123*
Hocker, A. F., s. Twombly, G. H. I [1348a] 163, *345*
Hodes, P. J., s. Payne, F. L. I [1055] 534, 535, *664*
Hodgkinson, C. P., E. J. Jgna u. A. P. Bukeavich I [378, 379] 1072, *1106;* II [118] 33, *43*
Hodgson-Jones, I. S., R. M. B. Mackenna u. V. R. Wheatley I [593] 590, *646*
Hodkinson, C. P., E. J. Igna u. A. P. Bukeavich II [394] 567, *586*
Hoeck, W., s. Kampen, E. J. van I [657a] 135, *316*
Hoefer, J. A., s. First, N. L. II [136] 873, *909*
— s. Nellor, J. E. II [394]85, *125,* [181] 432, *458,* [733] 745, 748, *791,* [336] 873, *917*
Höflinger, G. II [212] 895, *912*
Hoeft, J. P., R. de Meyer u. P. D. Ricci I [594] 587, 588, *646*
Högberg, B., s. Claesson, L. II [152] 744, *770*
Höglund, S., s. Carlström, H. I [143] 374, *418,* [47] 1148, *1163*
Höhn, E. O. II [243, 244] 81, *119,* [307] 349, *411*
— u. S. C. Cheng I [578a] 195, *312;* II [101] 314, *336*
— u. J. M. Robson I [572] 804, 835, 880, 899, 907, 909, 914, 917, 956, *991;* II [245] 74, 81, *119,* [401] 214, *269*

Hoehn, W. M., s. Moffett, R. B. I [927b] 823, *1003*
Hökfelt, T., u. O. Nilsson II [142] 491, *508*
Hoekstra, W. G., s. Ogilvie, M. C. I [954] 272, 281, *328*
— s. Ogilvie, M. L. II [359] 843, *918*
Hoel, P. G., s. Bartholomew, G. A. II [70] 658, *686*
Hoelscher, E. W., s. Felton, H. T. I [112] *1165;* II [133] 904, *909*
Hörmann, G. I [380] 1063, 1075, *1106;* II [414—416] 565, 567, *586*
— u. H. Lemtis II [417] 565, 567, *586,* [522] 725, 762, *783*
Hofer, H., s. Thenius, E. II [913a] 642, 645, 647, *716*
Hoff, F. I [595, 596] 533, 534, 535, *647*
— u. R. Bayer I [381, 382] 1056, 1073, *1106;* II [395] 538, *586*
Hoff, H., u. R. Bayer II [119] 22, *43*
Hoff, W. van't, s. Little, B. I [779] 82, 164, 166, *321;* II [640] 762, *788*
Hoffbauer I [378] 377, 379, *427*
Hoffmann, F. I [383, 385] 1041, *1106;* II [120] 23, 29, *43,* [396—399] 523, 524, 568, 569, *586,* [510] 632, *701,* [512] 746, *783*
— u. L. v. Laén II [400, 401] 515, *586*
— u. L. v. Lam I [384] 1051, 1076, *1106;* II [513] 761, *783*
— u. Chr. Meger II [402] 562, *586*
— C. Overzier u. G. Uhde I [573] 914, *991*
— u. P. Treite I [597] 533, *647,* [573a] 745, 835, 836, *991;* II [246] 69, *119*
— u. G. Uhde I [579, 580] 61, 63, 83, 95, 97, 192, 263, *312;* II [403—405]515, 541, 554, 558, *586,* [514] 749, 760, *783*
— s. Anselmino, K. J. I [35] 549, 569, *625;* II [2] 21, 35, *39,* [18—20] 356, 370, 384, 385, *401,* [22] 568, *574,*
Hoffmann, I., K. G. Ober u. A. Schmitt II [406] 537, *586*
Hoffmann, J. C., u. N. B. Schwartz I [574] *991;*

II [402] 206, *269,* [511] 648, *701,* [213] 843, *912*
Hoffmann, J. C., s. Schwartz, N. B. II [839] *713*
Hoffmann, J. L., u. N. B. Schwartz II [515] 745, 750, *783*
Hoffmann, M. M. I [581] 272, *312*
— G. Masson u. M. L. Desbarats I [582] 271, 272, *312*
— s. Masson, G. II [593] *592*
Hoffmeister, H. II [144] 464, *508*
— u. H. Schulz II [143] 481, 491, *508,* [407] 535, *586*
Hoffmeister, K. II [512] 624, *702,* [53] 814, *818*
Hofhansl, W. I [387] 1058, *1106*
— u. K. Baumgarten I [575] 828, 918, *991,* [386, 388] 1055, 1057, 1071, 1072, *1106;* II [408] 555, 567, *586*
— s. Husslein, H. I [415, 417] 1044, 1046, 1047, 1048, 1055, 1057, *1107*
Hofman, H. I [598] 517, 518, 519, *647*
Hofman, M. M., s. Heard, R. D. H. I [541] 272, *310*
Hofmann, F. G. II [145] 464, *508*
Hofmann, K., s. Ruzicka, L. I [1161] 917, 918, *1013;* II [464] 74, *127*
Hofmann, P., K. Kuschinsky, E. Mutschler u. U. Wollert I [582a] 274, *312*
Hogg, J. A., F. H. Lincoln, A. R. Nathan, A. R. Hanze, W. P. Schneider, P. F. Beal u. J. Korman I [575a] 877, *991*
— G. B. Spero, J. L. Thompson, B. J. Magerlein, W. P. Schneider, D. H. Peterson, O. K. Sebeck, H. C. Murray, J. C. Barcock, R. L. Pederson u. C. A. Campbell I [79] 6, *19*
— s. Babcock, J. C. I [10] 7, *17,* [36] 829, 838, *970;* II [23] 70, 89, *111*
— s. Campbell, J. A. I [164] 921, 923, 958, *975;* II [61] 74, *113*
— s. Herr, M. E. I [551] 956, *990*
— s. Spero, G. B. I [1252] *1017*

Hogue, D. E., W. Hansel u.
R. W. Bratton II [513]
666, *702*, [214] 838, 863,
912
— s. Brunner, M. A. II [121]
745, 748, *769*, [35, 36]
838, 863, 865, 887, *906*
Hohensee, F., u. G. Lungbein
I [576] 805, 856, 887, *991*
— u. H. Weifenbach I [576a]
823, 827, *991;* II [247] 69,
73, *119*
Hohlweg, W. I [80] *19*, [599]
565, *647*, [577, 578] 741,
745, 804, 835, 836, *991*,
[390, 391] 1034, 1038,
1042, 1079, *1106*, [195]
1167; II [121] 2, 21, 36, *43*,
[248, 249] 64, 69, 94, *119*,
[409] 568, 572, *586*, [516]
756, *783*
— u. A. Chamorro II [517]
751, 756, *783*
— u. E. Daume I [394]
1106; II [518] 756, *783*
— u. M. Dohrn I [393] *1106*
— u. H. H. Inhoffen I [579]
918, *991*, [389] 1028, *1106;*
II [250] 74, *119*
— u. K. Junkmann I [580]
707, *991*, [392] 1037, *1106;*
II [519] 731, 755, *783*
— u. G. Reiffenstuhl I [581]
875, *991*, [395] 1058, *1106*,
[196, 197] *1167, 1168;*
II [122] 25, 30, *43*, [410,
411] 523, 525, *586*
— — u. J. Schmör I [198]
1168; II [123] *43*, [215]
822, 904, *912*
— u. J. Schmidt I [582]
804, 805, *991*
— s. Butenandt, A. I [27]
5, *18*, [174] 23, 58, 201, *294*,
[154] 741, 804, *975*, [144]
1027, 1039, *1098;* II [59]
64, *112*, [134] *577*
— s. Inhoffen, H. H.2I [85,
86] 12, *19*, 20, [64, 625]
917, 918, 920, 965, *992;*
II [125] 1, 2, *43*, [259,
260] 74, *120*
— s. Schoeller, W. I [1285]
895, 907, 908, 910, *1018*
Hohmann, K., s. Zander, J.
II [992] 546, 554, *605*
Holck, H. G. O., M. A. Kanân,
L. M. Mills u. E. L. Smith
I [600] 520, *647*
— u. D. R. Mathieson
I [379] 382, *427*
Holcomb, F. D. I [601]
596, *647*
Holcomb, L. C. II [403]
222, *269*

Holden, G. W., s. Gleason,
C. H. I [75] *19*
Holland, J., s. Gellhorn, A.
I [433] 895, *985*
Holland, W. C., R. L. Klein u.
A. H. Briggs II [76]
285, *311*
Hollander, C. S., A. M. Garcia,
S. H. Sturgis u. H. A.
Selenkow I [602] 585,
587, *647*, [199, 200] *1168*
Hollander, N. I [380] 408,
427
— u. V. P. Hollander I [583]
200, *312*
Hollander, V. P., s. Hollander,
N. I [583] 200, *312*
— s. MacLeod, R. M. I [894]
609, *658*
Hollander, W. F., u. L. C.
Strong II [404] 180, *269*
— s. Riddle, O. II [221]
438, *459*
Hollifield, G., K. R. Crispell u.
W. Parson I [583] *991*
Hollinshead, W. H., s. Markee,
J. E. II [687, 688] 733,
734, 735, *790*
Hollis, V. W., s. McGuire, J. S.
I [863] 256, *324*
Hollunger, G., s. Chance, B.
I [154] 413, *419*
Holm, L. W., u. R. V. Short
I [584] 216, 223, *312;*
II [514] 664, *702*
Holm, W. II [116] 876, *912*
— s. Schilling, E. II [438]
877, *921*
Holman, G., s. Warren, J. C.
I [1384a] 106, *346*
Holman, G. H., s. Wilkins, L.
I [1402] 726, 914, 918,
1023, [929] 1070, 1071,
1123, [491] *1177;*
II [282] 445, *462*
Holman, M. E., s. Bulbring, E.
II [39] *505*
— s. Merrillees, N. II [198]
478, *510*
Holman, R. S., s. Wilkins, L.
II [962] 555, *604*
Holmes, F., s. McCausland,
A. M. I [884] 511, *657*
Holmes, J. G. H., s. Lamond,
D. R. II [279a] 844, *915*
Holmes, R. L., u. A. M. Mandl
I [603] 539, 562, 565, 575,
647, [584] *991*, [201]
1168; II [124] 11, 31, *43*
Holmstrom, E. A. II [412]
522, *586*
Holmstrom, E. G. I [585]
964, *991*, [396] 1052, *1106*,
[202] *1168;* II [520] 748,
783

Holmstrom, E. G., u. R. W.
Brown II [521] 722, *783*
— u. W. J. Jones II [251]
94, *119*
— s. Salhanick, H. A.
I [1177] 828, *1014;*
II [470] 78, 103, *127*
— s. Sweat, M. L.
I [1290] 51, 104, 108, 218,
342
— s. Wiest, W. G. I [1437,
1438] 106, *349*
Holroyd, P., s. Robinson,
C. H. I [1122] *1011*
Holsinger, J., s. Everett, J. W.
II [323] 734, 759, *776*
Holthaus, F. J., s. Lerner, L. J.
II [473] 195, *271*
Holthaus jr., F. J., s. Lerner,
L. I [773, 774] 773, 777,
778, 909, 953, *998;*
II [311] 76, 102, *122*
Holton, J. B., u. G. H. Lathe
I [585] 127, 129, *312*
Holtz, P. II [77] 304, *311*
— u. H. J. Schümann II [78]
304, *311*
— u. K. Wöllpert II [79]
305, 306, *311*
— s. Greef, K. II [64] 304,
305, 306, *310*
Holub, D. A., F. H. Katz u.
J. W. Jailer I [381] 382,
427, [603] 503, 538, 560,
568, 570, 572, 573, *647*,
[586] 790, 839, 840, *991;*
II [252] 99, *120*
Holysz, R. P. I [586a] 858,
991
Holzaepfel, J. H., s. Ullery,
J. C. I [1342] *1020*
Holzbach, R. T., u. J. H.
Sanders I [604] 552, *647*
Holzbauer, M., u. M. Vogt
I [605] 580, *647*
— s. Heap, R. B. II [472]
658, *700*
Holzmann, H., G. W. Korting,
F. Hammerstein, K. H.
Stecher, M. Durruti,
P. Iwangoff u. K. Kühn
I [382] 405, *427*, [397]
1092, 1093, *1106*
— — u. B. Morsches I [383]
405, *427*, [398] 1092, 1093,
1106; II [54] 816, *818*
— s. Korting, G. W. I [525]
1092, 1093, *1110*
— s. Kühn, K. I [487] *431*,
[529] 1092, 1093, *1110*
Holzmann, K., u. R. Lange
II [146] 464, 466, *508*
— s. Zander, J. I [1490]
110, 135, *351;* II [1082]
764, *803*

Homan, G. H., s. Wilkins, L.
II [272] 2, 34, *49*
Homburger, F., R. M. Dart,
C. D. Bonner, G. Branche,
S. C. Kasdon u. W. H.
Fishman I [587] 963, *991*
— I. Forbes u. R. Desjardins
I [588] 904, 909, 910, 917,
962, *991*
— S. C. Kasdon u. W. H.
Fishman I [589] 962, *991*
— A. Tregler u. M. S. Grossman I [606] 603, 604, *647*
— s. Kasdon, S. C. I [674]
994
Homm, R. E., s. Blye, R. P.
I [81] 934, 935, 942, 943,
972; II [36] 76, 82, *112,*
[94] 198, *259,* [16] 314,
333, [23] 426, *452*
Hong Soo Shin I [607]
593, *647*
Hood, W. E., u. W. L. Bond
I [203] *1168*
Hoog, J. A., s. Babcock, J. C.
II [49] 234, *257,* [8] 429,
451
Hoogstra, M. J., s. Paesi,
F. J. A. I [1041] 562, 570,
663
Hooker, C. W. I [590—592]
685, 690, *991;* II [253,
254] 77, *120*
— u. F. K. Forbes II [413]
515, 528, *586*
— u. Th. R. Forbes I [593,
594] 685, 686, 687, 746, 804,
835, 880, 891, 892, 893, 895,
906, 907, 909, 914, 917, 968,
991; II [255, 256] 77, 78,
81, *120,* [515] 629, 662, *702,*
[509—511] 749, *783*
— u. W. L. Williams II [308,
309] 368, *411*
— s. Atkinson, W. B. I [34]
243, *288;* II [58] 639, *686*
— s. Forbes, R. Th. I [380,
380a, 381] 196, 241, 243,
244, 249, 250, 272, *303*
— s. Forbes, T. R. II [178]
87, *117,* [350] 674, *696,*
[363] 749, 760, *778*
— s. Pfeiffer, C. A. I [1067]
466, *664,* [1034] 722, *1008;*
II [425] 80, *126,* [785] *793*
Hoover, C. R., u. C. W. Turner
I [384] 396, *427*
Hopkins, C. E., s. Marmorston,
J. I [833] 148, 158, 160,
323
Hopkins, T. F., u. G. Pincus
I [595] 767, *991*
— s. Meites, J. II [424, 425]
356, 361, 362, 363, 368,
415

Hopkins, T. R., u. R. D. Cole
I [385] 395, 400, *427*
— s. Cole, R. D. I [166] 395,
419
Hopkins, W. J., s. Scott,
W. W. I [1198] 539, 574,
669
Hopkinson, L., u. M. Kerly
I [386] 385, *427*
Hoppe, F. II [55] 813, *818*
Hopper, A. F. I [608, 609]
455, *647;* II [102, 103]
316, *336*
Hopwood, M. L., s. Gassner,
F. X. I [277] 411, *423*
Horáková, E., s. Kulenda, Z.
I [717] 30, 201, *318*
Horger, L. M., u. M. X. Zarrow
I [610] 491, 492, 500, *647*
Horibe, K., s. Miyake, T.
I [921a, 921b] 804, 805, 806,
807, 808, 809, 838, 839, 840,
841, 874, 875, 876, 907, 909,
935, 936, 937, 943, 944, *945,
1003;* II [377] 83, *124,* [532]
230, 234, 238, 242, *275,*
[147] 326, *338,* [179, 180]
430, 448, 449, 450, *458*
Horn, J. L. van, s. Dhindsa,
D. S. II [87] 863, *907*
Horn, K., s. Bottermann, P.
I [32] 1150, *1162*
Horne jr., H. W., s. Foss, B. A.
I [253] 1053, *1102;*
II [284] 565, *582*
Horning, E. C., T. Luukkainen,
E. O. A. Haahti, B. G.
Creech u. W. J. A. Vanden
Heuvel I [586] 26, *312*
— s. Brooks, C. J. W.
I [142b] 31, *293*
— s. Gardiner, W. L. I [434b,
434c] 30, 31, 191, *305*
— s. Jaakomaki, P. I.
I [608a] 30, *313*
— s. Luukkainen, T. I [798]
26, *322*
Horowitz, H., s. German, E.
I [444] 158, 190, *306*
Horska, S., u. B. Vedra
I [399] 1075, *1106*
Horský, J., s. Henzi, M.
I [550] 934, *990*
— s. Henzl, M. I [572] 500,
512, *646,* [357] 1046, *1105;*
II [113] 19, *43,* [376] 564,
585, [48] 815, *818*
Horst, C. J. van der II [516]
616, *702*
— u. J. Gillman II [517]
616, *702,* [523] 750, *783*
Horst, H. II [217] 894, *912*
Horsten, G. P. M., s. Mastboom, J. L. I [25] 478,
479, 509, *659*

Horstmann, E., u. A. Knoop
II [148] 473, *508*
— u. H. E. Stegner II [147]
487, *508,* [418] 526, 539,
540, 544, 548, 550, *586*
Hortling, H., u. K. Wahlfors
I [596] 914, *991*
Horvath, B. I [611] 469,
470, *647*
Horvath, E. II [80] 301, *311*
Horwith, M., s. Stokes, P. E.
I [838] 360, 367, 380, *444,*
[1298] 549, *673*
Horwitt, B. N., s. Gordon, D.
I [303] 1084, *1103*
— s. Segaloff, A. I [1207]
962, 963, *1015*
Hosaka, H., s. Igarashi, M.
I [422] 1058, *1107*
Hoshino, K. I [612] 487,
647; I [310, 311] 391, *411*
Hoshino, S. I [587] 241,
271, 272, *312*
Hosi, T., s. Eto, T. I [353]
248, 249, 250, 253, 354, 262,
263, *302;* II [326] 647,
648, 649, *695*
Hosking, Z. D., s. Benson,
G. K. II [44] 357, *402,*
[84] 679, *687*
— s. Cowie, A. T. II [100,
101] 357, 372, *404*
Hosoda, T. I [387] 382, *427*
— T. Kaneko, K. Mogi u.
T. Abe II [518] 611, *702*
Hosoi, M., J. Yamada,
A. Kambegawa u.
O. Kobayashi I [613]
504, 542, *647*
Hotchkiss, J., s. Peckham,
W. D. II [537] 351, *419*
Hotchkiss, R. D. II [419]
530, *586*
Hotchkiss, R. S. II [405]
134, *269*
Houdas, Y., J. C. FavarelGarriques, R. Falet u.
J. F. Cier I [614] 475,
647
Hougie, C., R. N. Rutherford,
A. L. Banks u. W. A.
Coburn I [388] 379, *427,*
[204] *1168*
— s. Rutherford, R. N.
I [789] 378, 379, *442*
Houssay, A. B., u. N. Blumenkrantz I [389] 362, 407,
427
— u. J. F. de Harfin I [615]
592, *647*
Houssay, B. A. I [390] 364,
427; II [104] 323, *336,*
[312, 313] 350, 355, 356,
365, *411,* [519—521] 608,
678, *702*

Houssay, B. A., A. Biasotti u. R. Sammartino II [524] 734, *784*
— V. G. Foglia u. R. R. Rodríguez I [391] 352, 364, *427*
— L. Giusti u. J. M. Lascano-Gonzalez II [105] 321, *336*
— E. I. Saurer u. R. Lucini I [597] *991*
Housset, E., s. Albeaux-Fernet, M. I [12] 356, *413*
Houtzager, H., s. Leusden, H. A. van I [753a] 90, *320*
Hovell, G. J. R., s. Hancock, J. L. II [357] 193, *267*
Hoversland, A. S., s. Dhindsa, D. S. II [86, 87] 838, 853, 863, *907*
Howard, E. I [616] 578, *647*
— u. S. Gengradom I [617] 578, *647*
Howard, G. A., H. J. Ringold u. E. Batres I [81] 8, *19*
Howard, P., u. R. H. Furman I [598] *992*
— E. C. Reifenstein u. C. L. Courtright I [599] 910, 911, *992*
Howard, R. P., s. Furman, R. H. I [273] 364, 366, *423*
— s. Reifenstein, E. C. I [1101] 910, 911, *1010*
Howe, G. R. II [406] 149, 150, *269*, [522] *702*
— u. D. L. Black II [407] 149, *269*
Howell, C. E., s. Cole, H. H. II [202] 619, 623, 660, *691*
Howell, D. S., s. Savard, K. I [1151] 217, 218, *337*
Howell, W. E. I [617a] 545, *647*
— s. Woolfitt, W. C. II [518] 896, *924*
Howes, C. E., s. Siegel, H. S. II [874] 611, *714*
Howlands, B. E., s. Inskeep, E. K. II [415] 212, *269*
Howson, A. E., s. Fidler, I. J. II [135] 903, *909*
Hren, M. I [600] 839, *992;* II [109] 449, *455*
Hruban, Z., u. R. W. Wissler I [618] 618, *647*
Hsia, D. Y.-Y., R. M. Dowben u. S. Riabov I [392] 409, *427*
— — R. Shaw u. A. Grossman I [393] 409, *427*
— S. Riabov u. R. M. Dowben I [394] 409, *427*, [601] *992*

Huang, W. Y., u. W. H. Pearlman I [588, 589] 68, 73, 105, 252, 254, *313;* II [525] 723, *784*
— s. Pearlman, W. H. I [987] 252, 254, *330*
Huang-Minlon, K. Tien Han u. Wei-Stran Chou I [82] 7, *19*
— E. Wilson, N. L. Wendler u. M. Tishler I [83] 5, *19*
Huang-Minlon, Zan-Wei Kin, Chew-Hwa Wu u. Zei-Zan Chow I [601a] 852, *992*
Hubener, L. F., s. Zeligman, I. I [1456] 591, *679*, [961] 1094, *1124*
Huber, A. II [420] 529, *586*
— u. R. Ulm II [421] 559, *586*
Huber, D. I [590] 30, *313*
Huber, G. C. II [523] 633, *702*
Huber, H. I [400] 1045, 1048, 1063, *1106*
— s. Philipp, E. I [696, 697] 1068, 1075, *1115*
Hubert, G. R., s. Reynolds, S. R. M. I [1118] 596, *666*
Hubert, W. I [395] 353, *428*
Huber-Wintzer, U. II [524] 668, *702*
Hubinont, P. O., s. Govaerts-Videtzky, M. I [306] 1064, 1065, *1103;* II [336] 567, *583*
Hublé, J. I [619, 620] 502, 547, *648*
Hudson, F., s. Curl, S. E. II [65] 839, 852, 869, *907*
Hudson, N. P., E. H. Lennette u. E. Q. King I [621] 460, *648*
Hübener, H. J., u. C. O. Lehmann I [591] 28, *313*
— F. G. Sahrholz, J. Schmidt-Thomé, G. Nesemann u. R. Junk I [592] 28, *313*
— s. Nesemann, G. I [997, 998] 453, *662*
— s. Schmidt-Thomé, J. I [1188] 453, *669*
Hübner, K. A. II [422] 529, 530, *586*
Hüttenrauch, O. E. II [56] 805, *818*, [218] 894, 895, 897, 900, 902, *912*
Hüttenrauch, R. I [84] 6, *19*
Huff, R. L., u. K. B. Eik-Nes II [408] 177, *269*
Huffman, C. F., s. Meites, J. II [430] 371, *415*
Huffman, J. W. II [110] 439, *455*, [526] 729, *784*

Huffman, J. W., u. L. H. Bos I [602] 909, *992*
Huggins, C. I [622, 623] 608, 611, *648*, [401, 405] 1083, *1106*, [205] 1155, *1168*
— G. Briziarelli u. H. Sutton jr. I [624] 611, *648*
— L. C. Grand u. F. P. Brillantes I [625, 625a] 537, 540, 559, 562, 572, 575, 611, 612, *648*
— R. D. Jacobs u. A. Rubulis I [407] 1053, 1054, 1066, *1107*
— — — u. R. M. Husney I [408] 1053, *1107*
— u. E. V. Jensen I [603, 604] 697, 756, 804, 805, 807, 808, 826, 827, 828, 835, 846, 858, 859, 879, 880, 885, 905, *992*, [406] 1084, *1106;* II [81] 287, 289, *311*
— — u. A. S. Cleveland I [605] 778, 895, 897, 901, 903, 907, 951, 956, 961, *992*
— C. W. Lloyd u. C. P. Lederberger I [409] 1053, 1066, *1107*
— u. K. Mainzer I [626] 607, *648*, [606] 895, 897, 898, 902, 907, 961, *992*
— R. C. Moon u. S. Morii I [396] 395, 396, *428*, [627] 612, *648*, [607] *992*, [403] 1083, 1084, *1106*
— u. P. V. Moulder II [314] 349, *411*
— F. Parsons u. E. V. Jensen I [608] 777, 895, 896, 897, 901, 902, 907, 908, 912, 957, *992*
— u. L. Pollice I [628] 606, *648*
— u. W. Scott I [402] 1083, *1106*
— Y. Torralba u. K. Mainzer I [628a] 606, 608, *648*, [609] 779, 784, 908, 912, 935, *992;* II [257] 54, *120*
— u. N. C. Young I [629] 612, 613, *648*, [404] 1083, 1084, *1106*
— s. Landau, R. L. I [545] 1085, *1111*
Huggins, J., u. E. V. Jensen I [630] 503, 571, *648*
Huggins, R. R., B. Harden u. W. G. Grier I [631] 533, *648*
Hughes, D., s. Smith, E. R. I [1216] 234, *339*
Hughes, E. C. II [423—425] 529, 530, 551, 565, 587

Hughes, E. C., R. D. Jacobs, A. Rubulis u. R. M. Husney II [426] 565, *587*
— C. W. Lloyd, D. Jones, J. Lovotsky, J. S. Rienzo u. G. M. Avery I [593] 164, 177, *313*
— A. W. van Ness u. Ch. W. Lloyd II [427] 565, 567, *587*
— s. Lloyd, C. W. I [781] 164, 177, *321*, [863] 474, *657*, [578] 1074, *1112*
Hughes, F. B. I [632] 469, *648*
Hughes, G. A., s. Edgren, R. A. I [50 b] 17, *18*, [309, 311] 946, 947, *981*; II [132 b, 133 a] 76, *115*
— s. Smith, H. I [151 a] 17, *22*, [1241, 1242] 946, 948, *1016*; II [512 a] 76, *129*
Hughes, H. E., J. A. Loraine, E. T. Bell u. R. Layton I [593 a] 169, 173, 186, *313*
Hughes, R. L. II [525] 641, *702*
Hughes, W. T., s. Meadows, R. W. I [935] 490, 491, 492, 493, 496, 536, *659*
Hugon, J. I [397] 389, *428*
— s. Moricard, R. II [203] 491, *510*
Huis in't Veld, L. C., s. Dingemanse, E. I [300] 144, 145, *300*
Huis in't Veld, L. G. I [594—596] 148, 150, 155, 157, 161, *313*
— u. G. J. Kloosterman I [597] 86, 89, 187, *313*
— u. B. Louwerens II [219] 894, *913*
— — u. P. A. F. van der Spek I [399] 371, *428*, [610] 925, *992*
— u. P. A. F. van der Spek I [398] 371, *428*, [633] 582, *648*
— s. Louwerens, B. II [645] 752, *788*
Huix, F. J., s. Kopera, H. I [724] 960, *996*
Hule, V. I [400] 381, *428*
Hulet, C. V. II [220] 838, 865, *913*
— s. Dermody, W. C. II [84] 845, 847, *907*
— s. Foote, W. D. II [145] 900, *910*
Hulit, B. E., s. Davies, M. E. I [301] 497, *635*
Hulka, J. F., u. K. Mohr II [221] 822, 894, 895, *913*

Hulka, J. F., u. K. Mohr u. M. W. Lieberman I [401] 381, *428*
Hull, C., s. Chapman, G. B. II [59] 486, *505*
Hulpke, H., s. Tschesche, R. I [1339 b, 1339 c, 1339 d] 67, 68, *345*
Hulse, M., s. Gershberg, H. I [284] 363, 374, 376, *423*, [128] 1149, 1150, *1165*
— s. Javier, Z. I [412] 363, *428*
Hultin, T. II [149] 470, *508*
Humerez, J., s. Lipschütz, A. I [794] 805, 835, 909, *998*; II [319] 96, *122*
Humke, W., s. Wilbrand, U. I [1425] 465, 476, 479, *678*
Hummon, I. F., s. Magalotti, M. F. I [898] 586, *658*
Humphrey, G. F., u. T. Mann II [409] 144, *269*
Humphrey, K. W. II [410—412] 190, 191, 221, *269*
Humphrey, R., s. Callantine, M. R. I [161] *975*; II [60] 93, *113*
Humphrey, R. R., s. Callantine, M. R. II [128] 207, 260, [152] 748, *770*
Humphries, P., s. Lieberman, S. I [766] 132, 180, *320*
Hundley jr., J. M., W. K. Diehl u. E. S. Diggs I [634] 534, *648*
— J. Mason, I. A. Siegel, F. W. Hachtel u. J. C. Dumler I [635] 534, *648*
— H. J. Walton, J. T. Hibbitts, I. A. Siegel u. C. S. Brack I [636] 454, 534, *648*
Hunt, H., s. White, P. I [1420] 177, *348*, [924] 1075, *1123*
Hunt, J. S., s. Brooks, S. G. I [111 a] 856, *973*
— s. Evans, R. M. I [354 a] 859, *982*
Hunt, M. L., s. Stormshak, F. I [1280] 32, 202, 204, 210, 211, 212, 215, *342*
Hunt, T., s. Morgan, J. II [630] 566, 567, *593*
Hunter, A. G., s. Stevens, K. R. II [757] 158, *281*
Hunter, G. L., G. P. Bishop u. D. L. Brown II [111] 430, *455*
— s. Denny, J. E. F. M. II [83] 838, 859, *907*
Hunter, J. I [611] 711, *992*
Hunter, J. E., s. Foote, W. D. II [144] 881, 883, 885, *910*

Hunter, R. H. F. II [413] 167, *269*
Huntington I 1063
Hunziker, F., s. Miescher, K. I [910, 911] *1003*
Hurley, L. S., u. H. Herrmann I [402, 403] 384, 405, *428*, [637] 543, *648*
Hurley, M. B., s. Peters, J. H. I [1065] 551, *664*
Hurlock, B., u. P. Talalay I [598] 28, 162, 181, *313*
Hurris, T. W., u. N. Wolchuk II [222] 839, *913*
Hurst, V., s. Slack, N. H. II [104] 813, *820*
Huseby, R. A. I [638] 613, *648*
— s. Helmreich, M. L. I [548, 549] 280, *311*
— s. Volk, H. I [916] 369, 370, 376, *447*, [1399] 549, 677, [906] 1084, *1122*
Husney, R. M., s. Huggins, C. I [407, 408] 1053, 1054, 1066, *1107*
— s. Hughes, E. C. II [426] 565, *587*
Husslein, H. I [410, 412—414, 416] 1030, 1032, 1034, 1035, 1039, 1040, 1041, 1045, 1049, *1107*; II [428] 528, *587*
— u. E. Gitsch I [404] 355, 356, 358, *428*, [411, 418] 1029, 1058, *1107*
— u. W. Hofhansl I [415, 417] 1044, 1046, 1047, 1048, 1055, 1057, *1107*
— u. E. Schüller I [419] 1079, 1086, 1088, *1107*
Hust, W. I [420] 1061, *1107*
Huszár, L., s. Telegdy, G. I [1323] 198, 199, *344*, [1341] 571, 580, *675*
Hutcherson, W. P. I [612] 937, *992*
— H. A. Schwartz u. W. Weathers I [206] *1168*
— s. Schwartz, H. A. II [812] 567, *599*
Hutchinson, D. L., J. L. Westover u. D. W. Will II [527] 675, *702*
Hutchinson, J. S. M., u. H. Robertson II [526] 665, *702*, [527] 725, *784*
— s. Robertson, H. A. II [834] 725, 745, *795*
Hutchinson, R. E., R. A. Hinde u. E. Steel II [106] 331, *336*
Hutton, J. B. II [315] 364, *411*

Huwald, R., s. Augustin, E. II [34] 530, 540, *574*
Huxley u. Teissier II 298
Huzii, K. II [316, 317] 365, 385, 386, *411*
Hyman, C., s. McCausland, A. M. I [885] 511, *657*
Hysom, G., s. Karnofsky, D. A. I [704] 487, *651*

Ibanez, L. C., s. Bowers, A. I [94, 95] 844, 845, 846, 873, *972*, *973*
Ichii, S. I [599] *313*
— E. Forchielli u. R. I. Dorfman I [600] 218, 220, 222, *313*
— s. Dorfman, R. I. I [309] 80, 218, 220, 222, *300*
Ichinose, R. R., u. S. Nandi II [318, 319] 381, *411*, [528] 676, 677, *702*
Ide, M., s. Miyake, T. I [921a] 804, 805, 806, 808, 838, 839, 840, 841, 874, 875, 876, 907, 935, 937, 944, 945, *1003;* II [377] 83, *124*, [147] 326, *338*, [180] 448, 450, *458*
Ide, P., s. Bonte, J. B. II [21] 20, *39*
Ideström, C.-M. I [639] 527, *648*
Idler, D. R., H. M. Fagerlund u. A. P. Ronald I [601] 194, *313*
— A. P. Ronald u. P. J. Schmidt I [602] 194, *313*
— u. B. Truscott I [603] 194, *313*
Ifft, J. D. II [414] 209, *269*
Iffy, L. II [529] 613, 624, 675, *702*
Igarashi, M. I [421] 1042, 1058, *1107*
— S. Matsumoto u. H. Hosaka I [422] 1058, *1107*
— u. S. M. McCann II [528, 528a] 736, *784*
— R. Nallar u. S. M. McCann II [529] 736, *784*
Igel, H. I [423] 1067, *1107*
— u. G. Ittrich I [424] 1078, *1107*
— s. Ittrich, G. I [428] 1067, *1107*
Iglesias, R. I [640] 599, *648*, [613—615] 698, 880, *992;* II [258] 84, *120*
— u. A. Lipschütz I [641] 599, *648*, [616] 699, 918, *992*
— — u. E. Mardones I [642] 621, *648*, [617] 898, 963, *992;* II [530] 746, *784*

Iglesias, R., A. Lipschütz u. G. Nieto I [643, 644] 599, *649*
— — u. G. Rojas I [618] 698, 807, *992*
— u. E. Mardones I [645, 646] 617, *649*
— s. Bruzzone, S. I [165] 599, *630*
— s. Girardi, S. I [449] 284, 306, [483] 599, *642*
— s. Jadrijevic, D. I [659] 599, *649*, [631] 924, 953, 956, *993*
— s. Lipschütz, A. I [853] 623, *656*, [791—796] 805, 822, 835, 836, 851, 881, 883, 885, 892, 895, 898, 907, 909, 914, 916, 917, 918, 956, *998*, *999*, [576] 1080, 1093, *1112;* II [318, 319] 84, 96, 122, [285] 903, *915*
— s. Mardones, E. I [912—914] 599, *658*, [852—858] 698, 699, 758, 759, 805, 822, 823, 826, 827, 828, 835, 862, 887, 918, *1001;* II [343—346] 73, 84, 96, *123*
Igna, E. J., s. Hodkinson, C. P. II [394] 567, *586*
Igura, S. I [647] 504, 577, 585, 588, *649*
Iida, K., s. Mizuno, H. II [459] 351, 356, *416*
Iijima, H., s. Taki, I. I [1299a] 79, 90, *343*
Iizuka, H., s. Tsuda, K. I [1327b] 823, 877, *1020*
Ijzerman, G., s. Kopera, H. I [723, 725] 960, *996*, [244, 245] *1169;* II [142] 8, 11, 19, 29, *44*
Ijzerman, G. L., M. N. G. Dukes u. H. Kopera I [619] *992*, [208] *1168*
— s. Dukes, M. N. G. I [93] *1164*
Ikegawa, N., s. Kobayashi, M. I [736] *652*
Ikobomou, Th., s. Theophanidis, C. I [860] 1086, *1121*
Ikonen, E. I [405] 375, 376, *428*, [648] 551, *649*
Ikonen, M., M. Niemi, S. Pesonen u. S. Timonen I [604] 78, *313*
Illei, G., s. Flerkó, B. II [356] 756, *778*
— s. Lajos, L. I [541] 1044, *1111*
Illinger, O. G. I [425] 1039, *1107*
Imamoglu, K., S. L. Wangensteen, H. D. Root, F. A.

Salmon, W. O. Griffen jr. u. O. H. Wangensteen I [649] 532, *649*
Inaba, M., s. Nakao, T. I [943] 795, 796, 804, 805, 806, 807, 808, 823, 828, 835, 880, 881, 909, 910, 912, 917, 918, 919, 920, 943, 944, 958, 962, *1004;* II [385] 59, 78, *124*, [149] 329, *338*
Ing, K. C., s. Roddick jr., J. W. G. II [759] 531, *597*
Ingalls, J. E., s. Niswender, G. D. II [356] 844, *918*
— s. Wiltbank, J. N. II [512, 514] 838, 844, 845, 849, 857, *923*
Inger, E. II [57] 811, *818*
Ingersoll, F. M., s. McArthur, J. W. II [658, 659] 724, 752, *788*
Ingle, D. J. I [650, 651] 546, *649*, [620, 621] 791, *992*
— D. F. Beary u. A. Purmalis I [406] 364, *428*, [622] 734, 791, *992*
— u. R. Meeks I [623] 734, 791, *992*
Ingold, C. K., s. Cahn, R. S. I [28, 29] 2, *18*
Ingrassia, F., s. Forleo, R. I [386] 104, 105, *303*
Inhoffen, H. H., u. W. Hohlweg I [85] 12, *19*, [624] 918, *992;* II [125] 1, 2, *43*, [259] 74, *120*
— W. Logemann, W. Hohlweg u. A. Serini I [86] 12, *20*, [625] 917, 918, 920, 965, *992;* II [260] 74, *120*
— s. Hohlweg, W. I [579] 918, *991*, [389] 1028, *1106;* II [250] 74, *119*
Inoue, S., s. Matsumoto, S. I [882] *1002*, [283] *1171;* II [167a] 31, *45*, [358] 93, *123*
Inskeep, E. K., B. E. Howlands, A. L. Pope u. L. E. Casida II [415] 212, *269*
— M. M. Oloufa, A. L. Pope u. L. E. Casida II [223] 845, *913*
— s. Barley, D. A. II [71] 666, *686*
— s. Lynn, J. E. I [799a] 209, 212, 217, 218, 221, *322*
— s. Stormshak, F. I [1281] 203, 224, 225, *342*
Ioannou, J. M. II [530] 674, *702*
Iovino, A. J., s. Freeman, J. J. I [264] 397, *423*, [400] *984*
Irani, J. B., s. MacRae, D. J. I [599] 1067, *1112*

Iriarte, J., C. Djerassi u. H. J. Ringold I [87] 14, *20*, [625a] *939*, *993*
— u. M. L. Franco I [626] 816, 842, *993*
— s. Ruelas, J. P. I [1148] *1012*
Irvine, K., s. Hoch-Ligeti, C. I [376] 362, *427*
Isaac-Mathy, M., s. Brasseur, L. I [107] 363, *417*
Isaacs, M. C., s. Weston, R. E. I [944] 360, 367, *448*, [1418] 483, 536, 544, 549, *677*
Isaacson, J. E. II [531] 755, *784*
Iscovesco, H. II [320] 369, *411*
Isenhour, C. E., s. Dill, L. V. I [325] 510, 553, 557, *636*
Isersky, C., B. Lunenfeld u. M. C. Shelesnyak II [532] 744, 762, *784*
Ishida, Y., s. Kuroshima, A. II [603] 736, *786*
Ishihara, S., s. Okada, H. I [955] 282, 283, 284, *328*
Ishikawa, T. M., s. Yamada, E. II [315] 464, 468, *514*
Ishii, S., s. Oosaki, T. II [232] 478, *511*
Ishitoya, Y., s. Kobayashi, M. I [736] *652*
Ishizuka, N. I [627] 832, *993*
— Y. Kawacshima u. T. Nakanishi I [426] 1070, 1072, *1107*
— K. Kurachi, N. Sugita u. N. Yoshii I [652] 525, *649*
— S. Uchida u. Y. Okuda I [653] 525, *649*
— s. Kobayashi, T. I [242] *1169*
Ishizuka, P., M. Maeyama u. T. Tanaka II [533] 745, *784*
Isidor, P., s. Philippe, G. I [698] *1115*
Islam, S. I [654] 532, *649*
Ismail, A. A. A., u. R. A. Harkness I [605] 142, 144, *313*
Israel, S. L. I [655] 465, *649*, [427] 1061, *1107*
— u. O. Schneller I [407, 408] 355, 357, *428*; II [429] 525, *587*, [534] 755, *784*
Isselbacher, K. J. I [606] 132, *313*
— u. E. A. McCarthy I [409] 410, *428*
— u. G. Tomkins I [607] 256, *313*

Isurugi, K., s. Kinoshita, K. I [678a] 31, 149, 163, 181, 191, *317*
Itelson, I., s. Czerniak, F. I [284] 586, *635*
Ito, T., s. Matsumoto, S. I [882] *1002*, [613] 1039, 1040, *1113*, [283, 284] 1143, *1171*; II [167a] 31, 45, [358] 93, *123*, [305] 900, *916*
Itoga, E., s. Miyake, T. I [921a] 804, 805, 806, 808, 838, 839, 840, 841, 874, 875, 876, 907, 935, 937, 944, 945, *1003*; II [377] 83, *124*, [147] 326, *338*, [180] 448, 450, *458*
Itterheim, R., s. Gebhard, J. I [432] 953, *985*; II [187] 76, *117*
Ittrich II 24
Ittrich, G., u. H. Igel I [428] 1067, *1107*
— s. Igel, H. I [424] 1078, *1107*
Ivahnenko, V. K., s. Loginova, N. V. II [288] 883, *915*
Ivanov, P., K. Vankov u. A. Aleksiev II [225] 893, *913*
— u. Z. Zahariev II [224] 893, *913*
Iversen, J., s. Oevlisen, B. II [190] 2, 22, 35, *46*
— s. Øvlisen, B. I [682] 1072, *1115*
Iversen, O. H., u. H. E. Christensen II [150, 151] 481, *508*
Iversen, S., s. Knut, B. I [516] 1039, *1110*
Ivy, A. C., s. Greene, R. R. I [524] 466, *644*, [482] 808, *987*; II [262—264] 390, *409*
— s. Smith, J. J. I [1269] 532, *672*
Iwamiya, M., F. J. Tweedi u. S. Solomon I [607a] 133, *313*
— s. Solomon, S. I [1228b] 81, 98, 134, 196, *340*
Iwangoff, P., s. Holzmann, H. I [392] 405, *427*, [397] 1092, 1093, *1106*
— s. Kühn, K. I [487] *431*, [529] 1092, 1093, *1110*
Iwasaki, H. I [656] 565, *649*
Iwasaki, M., s. Nakao, T. I [943] 795, 796, 804, 805, 806, 807, 808, 823, 828, 835, 880, 881, 909, 910, 912, 917, 918, 919, 920, 943, 944, 958,

962, *1004*; II [385] 59, 78, *124*, [149] 329, *338*
Iwata II [152] 487, *508*
Iwata, M. II [430] 540, *587*
Iwata, R. I [608] 83, 87, 89, 109, *313*
Izquierdo, I., s. Mancini, R. E. I [844] 950, *1000*
Izumi, A., s. Ando, H. I [31] 591, *625*

Jaakomaki, P. I., K. A. Yarger u. E. C. Horning I [608a] 30, *313*
Jaameri, E. I [657] 598, *649*
Jabara, A. G. I [657a] 615, *649*; II [226] 903, *913*
Jackanicz, T. M., u. D. T. Armstrong I [608b] 239, *313*
Jackson, J. E., s. Sandberg, A. A. I [1142] 105, 107, *336*
Jackson, M. A., s. O'Malley, B. W. I [958a] 61, 63, 107, *328*
Jackson, M. C., s. Loraine, J. A. I [823] *999*, [264] *1170*; II [154] 24, 30, *44*
Jackson, M. C. N. I [628] 964, *993*, [209, 210] 1148, *1168*; II [126, 127] 11, 35, *43*
— u. R. Linn I [211] *1168*; II [126a] 7, *43*
Jackson, M. H. I [410] 357, *428*
Jackson, P. W., s. Perlman, D. I [993] 243, *330*
Jacob, T. A., s. McAleer, W. J. I [884a] 826, *1002*
Jacobs, D. R., J. van der Poll, J. L. Gabrilove u. L. J. Soffer I [658] 481, 482, *649*
Jacobs, R. D., s. Hughes, E. C. II [426] 565, *587*
Jacobs, W. M., u. J. Lindley I [429] 1046, *1107*
Jacobs, R., s. Heard, R. D. H. I [543] 273, 274, *310*
Jacobs, R. D., s. Huggins, C. I [407, 408] 1053, 1054, 1066, *1107*
— s. Nesbitt jr., R. E. I [920] 173, 176, 177, *327*
Jacobs, R. S., s. Kagawa, C. M. I [692] 475, *650*
Jacobs, W. M., s. Wall, J. A. I [911] 1042, *1122*
Jacobsohn, D. I [629] *993*; II [321—325] 350, 353, 354, 355, 370, *411*, [112] 439, *455*

Jacobsohn, D., s. Ahrén, K.
II [8—10] 353, 354, 380, *401*
— s. Cowie, A. T. II [111]
355, *404*
— s. Harris, G. W. II [467]
730, 734, 735, *782*
— s. Westman, A. II [799]
214, *283*, [1029—1034]
720, 731, 751, 760, *802*
Jacobsohn, G. M. I [609]
25, *313*
Jacobson, B. D. I [430—432]
1069, 1070, 1072, *1107*,
[212] *1168*; II [127a] 34,
43, [432] 566, 567, *587*
Jacobson, B. J. II [431]
566, 567, *587*
Jacobson, I. I [630] *993*
Jacobson, M., s. Conney, A. H.
I [222a] 257, *296*; II [69]
502, 503, *506*
— s. Kuntzman, R. I [722]
256, *318*; II [166] 473, 503,
509
Jacobziner, H., u. H. W.
Raybin I [213] *1168*
Jacqmin, M., s. Selye, H.
I [1230] 544, 556, 558, *670*
Jacques, J., s. Pincus, G.
I [1051] *1008*
Jacquot, R., s. Bourdel, G.
I [100, 101] 360, 367, *417*,
[126, 127] 538, 539, *629*;
II [121—123] 638, *688*
Jadrijevic, D., S. Girardi,
R. Iglesias u. A. Lipschütz
I [659] 599, *649*, [631] 924,
953, 956, *993*
— E. Mardones u. A. Lipschütz I [660] 599, *649*,
[632] 758, 759, 822, 918,
935, *993*; II [261] 84, *120*
— s. Girardi, S. I [449]
284, *306*
— s. Lipschütz, A. I [797—
799] 698, 699, 759, 805,
827, 828, 829, 832, 846, 852,
999; II [320, 321, 322]
84, 96, *122*, [616] 628,
647, *705*
— s. Mardones, E. I [914]
599, *658*, [858] 828, *1001*
Jaeger, J. II [153—155]
478, *508*
— u. G. Pohlmann II [156]
478, *508*
Jähn, H. II [532] 662, *702*,
[58] 812, 813, *818*
Jaensch-Zander, W. I [633]
993
— s. Tietze, K. I [445]
1156, *1176*; II [243a] 9, *48*
Järvinen, P. A., s. Eisalo, A.
I [229, 230] 374, 375, *421*,
[99, 100] 1148, *1164*

Järvinen, P. A., s. Uuspää,
V. J. I [1377] 541, 560,
562, 572, *676*
Jaffe, J. J., G. A. Fischer u.
A. D. Welch I [661] 619,
649
Jaffe, R., G. Eriksson u.
E. Diczfalusy I [610]
89, 99, *314*
— R. Pion, G. Eriksson,
N. Wiqvist u. E. Diczfalusy I [610a] 89, *108 314*
— s. Pion, R. II [703] 542,
595
— s. Pion, R. J. I [1020]
89, *331*
Jaffe, R. B., u. W. J. Ledger
I [610b] 88, *314*
— u. E. P. Peterson I [610c]
88, *314*
— s. Midgley jr., A. R.
II [716] 724, *791*
Jagiello, G. II [262] 53, *120*,
[531] 646, *702*
Jahnke, H., s. Engel, Ch. R.
I [343] 819, 820, *982;*
II [150] 68, *116*
Jailer, J. W., J. J. Gold,
R. V. Wiele u. S. Lieberman
I [611] 276, 277, *314*
— u. A. I. Knowlton I [612]
164, 167, *314*
— s. Holub, D. A. I [381]
382, *427*, [603] 503, 538,
560, 568, 570, 572, 573,
647, [586] 790, 839, 840,
991; II [252] 99, *120*
— s. Levin, L. I [757] 245,
246, 251, *320*
— s. Rosselet, J. P. I [1103]
276, 277, *335*
— s. Van de Wiele, R. L.
I [1422] 81, *348*
Jailler, R., s. Jeune, M.
I [441] 1072, *1108*
Jainudeen, M. R., u. E. S. E.
Hafez II [227] 838, 844,
853, *913*
Jaisle, F., u. U. Matisek
II [433] 555, 567, *587*
Jakobovits II [434] 539, *587*
Jakobovits, A., s. Szontágh,
F. E. II [977] *800*
Jakobrovits, A., s. Matkovics,
B. I [85b] 58, *324*
Jakowicki, J. I [411] 403,
428
— s. Soszka, S. I [1250]
150, 160, 184, *341*
Jaller, J. W., s. Knowlton,
A. I. I [700] 86, 164, 167,
317
James, F., u. K. Fotherby
I [613, 614] 31, 179, 186,
314

James, F., K. Fotherby u.
M. C. McNaughton I [615]
268, *314*
— s. Fotherby, K. I [395,
396] 180, 185, 186, 190,
286, *303*, *304;* II [286]
543, *582*
James, M. I [433] 1032, *1107*
James, V. H. T., s. Braunsberg, H. I [135] 129, *292*
— s. Cooper, W. I [233a]
30, *297*
James, W. H. II [435—437]
568, *587*
Jandorek, R. D., s. Rosenfeld,
R. S. I [1102] 28, 31, 137,
138, 158, 182, *335*
Janeva, S. II [438] 537, *587*
Janisch, K., s. Brehm, H.
I [135] 508, *629*
Jann, R. I [434] 1045, *1107*
Jannakopulu, G., s. Tedeschi,
G. G. I [861] 380, 400,
406, *445*
Jannel, J., s. Gothie, S.
II [396] 634, *697*
Jansen, A. B. A., s. Smith, H.
I [1241, 1242] 946, 948,
1016; II [512a] 76, *129*
Jansen, A. P. I [616] 30, *314*
Jantzen, K., s. Berswordt-Wallrabe, R. von II [68]
206, *258*
Jares, J. J. II [535] 747, *784*
Jaroschka, P. II [439] 568,
587
Jarret, A. I [435] 1094, *1107*
Jarrett, A. I [662] 591, *649;*
II [533] 649, *702*
Jaschke, R. Th. v. II [440]
568, 570, *587*
Jaski, C. J. II [107, 108]
316, 319, *336*
Jasmin, G., P. Bois u.
A. Mongeau I [663] 488,
504, 539, 540, 574, 618, *649*
Jassin, A. I [436] 1062, *1107*
Jaster, R., s. Wilbrand, U.
I [955] 359, *448*, [1427]
529, *678*
Jaszmann, L. II [441] 530,
587
Jaubert, J. L., s. Rivière, M.
II [833] 745, 761, 763, *795*
Jausion, C., s. Jausion, M. G.
I [664] 591, *649*
Jausion, M. G., u. C. Jausion
I [664] 591, *649*
Javert I [1063]
Javier, Z., M. Hulse u.
H. Gershberg I [412]
363, *428*
— s. Gershberg, H. I [284]
363, 374, 376, *423*, [128]
1149, 1150, *1165*

Jay, P. II [113] 433, *455*
Jayle, M. F. I [617—619] 148, 149, 154, 164, 167, 171, 177, *314*
— u. J. Bret I [620] 155, 157, 177, *314*
— G. A. Chaillot u. J. de Brux I [620a] 158, 160, *314*
— u. O. Crépy I [612, 622] 29, 31, 164, 167, 171, 187, *314*
— J. Guéguen, Y. Vallin u. F. Veyrin-Forrey I [438] 1053, *1107*
— — Y. Yallin u. F. Veyrin-Forrer I [623] 149, 154, 158, *314*
— O. Judas u. O. Crépy I [624] 29, 30, 140, 148, 149, 158, 164, *314*
— u. O. Libert I [625] 149, 155, 157, 163, *314*
— u. G. Plantureux I [626] 172, *314*
— G. Roussange, E. Veyrin-Forrer u. F. Mège I [627] 164, 166, 171, *314;* II [442] 566, *587*
— R. Scholler u. J. Begue I [628] 171, *314*
— — — u. L. Hanns I [629] 30, 161, 165, *314*
— F. Veyrin-Forrer, S. Geller u. F. Mège I [630] 149, 155, 189, *314;* II [443] 561, *587*
— F. Veyrin-Forrey, S. Geller u. F. Mège I [437] 1053, *1107*
— s. Baulieu, E.-E. I [69] 477, *627*
— s. Charollais, E.-J. I [179] *976*
— s. Crepy, O. I [256, 256a, 257, 258] 29, 30, 136, 137, 141, 144, 146, 148, 149, 154, 158, 166, 178, 186, 241, *298*
— s. Cristol, P. I [260] 31, 181, 185, 186, *298*
— s. Decourt, J. I [280] 160, 163, *299*
— s. Dimick, D. F. I [299] 282, *300*
— s. Lachèse, B. I [726] 31, 143, 144, 145, 148, *318*
— s. Lelong, M. I [750] 175, 187, *320*
— s. Weinmann, S. I [1399] 31, 139, 140, 149, *347*
Jeanjean, Y., s. Basset, G. I [68] 576, *627*
Jeanloz, R. W., s. Meyer, A. S. I [903a] 912, *1002*
Jedeikin, L. A., u. A. White I [413] 403, 411, *428*

Jeffcoate, T. N. A., J. R. H. Fliegner, S. H. Russell, J. C. Davis u. A. P. Wade I [631] 127, 204, *314*
Jefferies, W. M., s. Bartter, F. C. I [54] 909, 910, 914, 915, *971*
Jeffers, K. R. II [326] 369, *411*
Jefferson, J. M. II [536] 743, *784*
Jefferson, W. E., u. G. Sisco I [665] 453, *649*
Jefferson jr., W. E., u. G. Sisco I [666] 452, 453, *649*
Jeffery, J. D. A. I [632, 632a] 270, *315*
Jeger, O., s. Buzzetti, F. I [154a] 834, *975*
— s. Voser, W. I [1354a] *1021*
— s. Wehrli, H. I [1365a] 834, *1022*
Jellinck, P. H., u. O. Lucieer I [632b] 256, *315*
— s. Heard, R. D. H. I [542] 233, *310*
Jellinek, J. M., s. Seda, M. II [721] 229, *280*
Jelmoni, G., s. Fedeli, S. I [247] 406, *422*, [408] 589, *639*
Jenkins, D. H. II [59] *818*
Jenkins, J. S. I [667] 474, 483, 484, *649*
Jenkins, R. C., s. Sandberg, E. C. I [1142a] 105, *336*
Jenner, C. E., u. W. L. Engels II [537] 741, *784*
Jennings, K. F., s. Engel, Ch. R. I [344] 806, 819, 820, *982;* II [151] 68, *116*
Jennison, D. B., s. Dempsey, E. W. II [234] 742, *773*
Jensen, C. C. I [633] 30, 158, 169, *315*
Jensen, E. J. I [439] 1086, *1108*
Jensen, E. V. II [157] 473, *509*
— s. Huggins, C. I [603, 604, 605, 608] 697, 756, 777, 778, 804, 805, 807, 808, 826, 827, 828, 835, 846, 858, 859, 879, 880, 885, 895, 896, 897, 901, 902, 903, 905, 907, 908, 912, 951, 956, 957, 961, *992;* II [81] 287, 289, *311*
— s. Huggins, J. I [630] 503, 571, *648*
— s. Nakanishi, S. I [941] *1004*
— s. Tannhauser, P. I [1313] 820, *1019;* II [529] 68, *130*

Jensen, G. D., s. Kuehn, R. E. II [576] 675, *704*
Jensen, H., M. E. Simpson, S. Tolksdorf u. H. M. Evans II [538] *784*
Jensen, T. S., u. F. Lass I [440] 1087, *1108*
Jepson, J. H., u. L. Lowenstein I [668] 493, *649*
Jéquier, R., u. C. Plotka I [669, 670] 507, *650*
— s. Velluz, L. I [1351a] 858, 955, *1021*
Jervie, A., s. Hayhow, W. R. II [477] 743, *782*
Jessiman, A. G., s. Little, B. I [779] 82, 164, 166, *321;* II [640] 762, *788*
Jessop, W. J. E., s. Bradshaw, T. E. T. I [129] 175, *292;* II [105] 558, *576*
Jett-Jackson, C. E., s. Sauer, J. J. II [130] 305, *312*
Jeune, M., F. Bertrand u. R. Jailler I [441] 1072, *1108*
Jewelewicz, R., s. Toaff, R. I [446] *1176;* II [244] 36, *48*
Jgna, E. J., s. Hodgkinson, C. P. I [378, 379] 1072, *1106;* II [118] 33, *49*
Jillson, P. L., s. Matsushima, J. II [306] 896, 897, *916*
Jioke, T., s. Goto, T. II [259] 389, *409*
Jirasek, J., s. Henzi, M. I [550] 934, *990*
— s. Henzl, M. I [572] 500, 512, *646*, [357] 1046, *1105;* II [113] 19, *43*, [376] 564, *585*, [48] 815, *818*
— s. Uher, J. I [1350] 82, 90, 91, *345*
Joachimowitz, R. II [534] 675, *702*
Jochim, J., s. Zarrow, M. X. II [831] 226, *284*
Jöchle, W. II [535, 536, 536a, 536b, 537—539] 612, 613, 617, 620, 624, 626, 627, 631, 656, 660, 665, *702*, *703*, [539] 742, *784*, [60] 806, 812, *818*, [228—232] 825, 826, 827, 828, 836, 839, 841, 842, 843, 865, 899, *913*
— u. H. Merkt II [62] 808, 809, 812, *818*, [233] *913*
— — M. Rüsse, E. Schilling, D. Smidt u. K. Zerobin II [61] 808, 812, *818*, [234] 839, 857, 867, 869, 877, *913*
— u. W. Paeske II [540] 656, *703*

Jöchle, W. u. E. Schilling
II [235, 236] 826, 829, 831,
832, 837, 838, 845, 895,
913
— s. Günzler, O. II [43]
807, 811, 812, *818*, [182]
868, 870, 872, 874, 881, 900,
911
— s. Röstel, W. II [418]
833, *920*
— s. Rüsse, M. II [872] 745,
763, 796, [94] 812, 815,
820, [426] 839, 840, *920*
Joel, C. A. I [634] 918, *993*,
[442] 1028, *1108;* II [444]
539, 540, 548, *587*
— s. Wenner, R. I [1377]
917, *1022*
Joel, K. II [445, 446] 539,
540, 548, *587*
Johannisson, E., K. G. Tillinger
u. E. Diczfalusy I [214]
1168; II [128] 26, 27, *43*,
[63] 805, *818*, [237] 901,
913
— s. Diczfalusy, E. I [72]
1163; II [250, 251] 727,
728, *774*
Johansson, E. D. B., s. Neill,
J. D. I [918a] 114, *327*
Johns, W. F. I [635] *993*
— s. Edgren, R. A. I [308a]
719, 758, *981*
Johnsen, G. S., s. Fuchs, F.
II [75] 24, 28, 29, 31, *41*
Johnsen, S., s. Fuchs, F.
I [123] *1165*
Johnsen, S. G., s. Fuchs, F.
II [377] 752, *778*
Johnson, A. D., J. E. Legates
u. L. C. Ulberg II [64]
809, *819*
Johnson, B. A., s. Ott, A. C.
I [1003] 910, 911, *1007*
Johnson, B. B. I [636] 791,
993
— s. Axelrad, B. J. I [52]
466, *626*
— s. Axelrod, B. I. I [34]
804, 825, 828, *970;* II [21]
54, *111*
Johnson, C. E., s. Heinemann,
M. I [567] 585, *645*
— s. Man, E. B. I [900] 585,
658
Johnson, D. C. I [637] *993;*
II [541] 648, *703*
— u. E. Witschi II [540]
729, 730, *784*
— s. Segal, S. J. II [247]
439, *460*, [916] 729, 730,
733, *798*
— s. Yasuda, M. I [1415]
710, *1024;* II [556] 98,
107, *130*

Johnson, F. D., s. Andrews,
F. N. I [33] 544, *625*
Johnson jr., G., s. Beal, J. M.
I [53] 360, *415*
Johnson, G. E., u. J. S.
Challans I [634] 248, 263
315, [638] 691, *993;*
II [416] 204, *269*, [542,
543] 619, *703*
Johnson, J. B., s. Erb, R. E.
II [323] 669, *695*
Johnson, K. R. I [635] 215,
315
— u. R. E. Erb I [635a]
215, 263, *315*, [638a] 808,
833, *993;* II [66] *819*
— R. H. Ross u. D. L. Fourt
II [65] 813, 814, *819*
Johnson, L. A., s. Gerrits, R. J.
II [168] *911*
Johnson, M. I 1137
Johnson, M. A., s. Edgren,
R. A. II [260] 199, *264*,
[307] 650, *694*
Johnson, M. M., s. Hilf, R.
I [373] 396, 407, *427*, [587,
588] 608, 609, *646*
Johnson, P. L., s. Williams,
H. E. I [1441] 218, *349*
Johnson, R. E., s. Bintarningsih, W. II [60, 61]
356, 365, *402, 403*
— s. Lostroh, A. J. II [644]
722, 723, *788*
— s. Lyons, W. R. I [831]
1000; II [388—394] 344,
350, 351, 353, 354, 356, 357,
375, 378, 379, *413, 414*,
[575] 571, *591*
— s. Ray, E. W. II [553]
351, *419*, [776] 638, 650,
711, [821] 722, *794*
Johnson, R. M., u. J. Meites
II [327, 328] 353, 364, *411*
Johnson, R. R., D. S. Bell u.
O. C. Bentley II [238]
897, *913*
— — u. O. G. Bentley I [671]
545, *650*
Johnson, S. G. II [541] 724,
752, *784*
— s. Østergaard, E. I [677]
371, *438*, [318] *1172*
Johnson, Th. H. II [447]
532, *587*
Johnson, U., s. Brückner, K.
I [112a] 776, 878, 958,
973
Johnson, W. C., J. T. Conrad,
D. Whitney u. N. Graybeal
I [672] 511, *650*
Johnston, C. G., s. Allen, E.
II [3] 427, *451*
Johnston, G., s. Hershey, F. B.
I [367] 395, 409, 410, *426*

Johnston, I., s. Parbhoo, S. P.
II [364] 904, *918*
Johnston, J. O., u. W. F. Williams
u. M. Lauterbach II [417]
212, *269*
— s. Williams, W. F. II [810,
811] 212, *283*
Johnstone, E. E., u. R. R.
Franklin I [639] 788, 832,
877, 940, *993*, [443] 1070,
1108; II [114] 448, 449,
455
Johnstone, J. W., s. Townsend,
S. L. II [999] 727, 728,
800
Jokoyama, Y., s. Hashimoto,
M. II [135] 487, *508*
Jolles, B. I [444] 1084, *1108*
Jolly, H. I [445] 1090, *1108*
Jolly, W. A., s. Marshall,
F. H. A. I [867, 868] 690,
1001; II [648, 649] 619,
656, *706*, [690, 691] 729,
790
Joly, R., s. Velluz, L.
I [1351b] *1021*
Jonck, J. I [636] 47, *315*
Jones, A. E. S., s. Moskowski,
C. II [633] 561, *593*
Jones, A. L., u. D. W. Fawcett
II [158] 468, 470, 471,
509
Jones, A. S., u. Y. C. Mayne
I [673] 487, *650*
Jones, D., s. Hughes, E. C.
I [593] 164, 177, *313*
Jones, E. C., u. P. L. Krohn
II [418] 229, *269*, [542]
720, *784*
Jones, E. E., u. G. W. Salis-
bury II [419] 144, *270*
Jones, E. M., R. H. Fox, P. W.
Verow u. W. Asscher
II [448] 537, *587*
Jones, G. E., u. H. M. Stran
I [637] 149, 151, *315*
Jones, G. E. S. I [446] 1032,
1037, 1041, *1108*
— u. E. B. Astwood II [263]
55, *120*, [543] 752, *784*
— u. E. Delfs I [447] 1064,
1069, *1108*
— — u. H. M. Stran I [638]
164, 172, *315*, [674] 477,
650
— u. R. W. Telinde I [639]
152, 159, 268, *315*
— D. Turner, I. J. Sarlos,
A. C. Barnes u. R. Cohen
I [640] *315*
— R. Wade u. H. W. Jones jr.
I [414] 409, 412, *428*
— s. Astwood, E. B. I [31]
29, 171, 206, *288;* II [31]
520, *574*

Jones, G. E. S., s. Goldberg, B.
I [457, 458] 26, 78, 90,
306
— s. Swartz, D. P. I [847]
1052, *1120;* II [884] 522,
601, [973] 748, *800*
— s. Turner, D. A. I [1345]
30, 154, *345*
Jones, G. S., s. Lau, H. L.
I [740] 30, *319*
Jones, H., s. Gomes, W. R.
I [470a] 203, 204, 208, *307*
Jones, H. E. H., s. Cooper,
J. M. I [232] 281, *297*
Jones, H. O., s. Brewer, J. L.
I [119] 1080, *1097*
Jones, H. W., R. Wade u.
B. Goldberg II [450] 530,
587
— u. P. G. Weil I [641] 86,
167, *315*
— u. L. Wilkins I [640] 914,
936, *993,* [448] 1070, *1108;*
II [115] 445, *455*
— s. Wilkins, L. I [491]
1177; II [272] 2, 34, *49,*
[961, 962] 555, *604*
Jones jr., H. W., u. R. Wade
I [415] 409, *428*
— — u. B. Goldberg I [416]
390, *428;* II [449] 531, *587*
— u. L. Wilkins II [451]
555, *587*
— s. Goldberg, B. I [299]
390, *424;* II [325] 530, *583*
— s. Jones, G. E. S. I [414]
409, 412, *428*
— s. Wade, R. I [918—920]
409, 412, *447;* II [926] 531,
603
— s. Wilkins, L. I [1402]
726, 914, 918, *1023,* [929]
1070, 1071, *1123;* II [282]
445, *462*
Jones, I. C., s. Dean, F. D.
I [274] 194, *299;* II [34]
314, *334*
— s. Greep, R. O. I [525]
644, [488] 709, 710, 934,
987; II [203] 83, 98, *118,*
[430] 750, *780*
— s. Vinson, G. P. I [1379,
1380] 242, 243, *346*
Jones, J. E. I [642] 83, 85,
315
— s. Salhanick, H. I [1129,
1130] 83, 85, 120, *336*
Jones, K. M., R. Lloyd-Jones,
A. Riondel, J. F. Tait,
S. A. S. Tait, R. D. Bulbrook u. F. C. Greenwood
I [417] 370, *428,* [675]
476, 477, 478, *650*
Jones, K. W., s. Ford, C. E.
I [252] 1036, *1102*

Jones, P. H., s. Schomberg,
D. W. I [1162a, 1162b]
204, 205, 208, 270, *337*
Jones, R., s. Jonsson, U.
I [418] 362, 371, *428,* [676]
481, 482, *650,* [449] 1084,
1108
Jones jr., R., s. Colsky, J.
I [168] 1039, 1084, *1099*
Jones, R. C., s. Edgren, R. A.
I [50a] 17, *18,* [309] 947,
981; II [258, 259] 227, 229,
264
— s. Peterson, D. L. I [1032,
1033] 712, 715, 774, 807,
907, 936, 945, 947, *1008,*
[334] *1172;* II [421, 422]
98, *126*
Jones, V. E., s. Korenchevsky,
V. I [749] 501, 502, 506,
538, 554, 555, 562, 575, 577,
584, *652*
Jones, W. J., s. Holmstrom,
E. G. II [251] 94, *119*
Jongbloed, A., s. Vicari, E. M.
I [1390] 526, *676*
Jongh, N., s. Waterman, L.
II [714] 385, *425*
Jongh, S. E. de II [329—
331] 365, 384, 385, *411*
— u. L. A. van der Woerd
II [332] 385, *412*
— s. Freud, J. II [221] 350,
408
— s. Gaarenstroom, J. H.
II [185] 94, *117,* [383] 747,
779
— s. Gans, E. I [423] 714,
985; II [186] 103, *117,*
[385] 724, *779*
— s. Laqueur, E. I [548]
1038, *1111*
— s. Paesi, F. J. A. II [413]
93, *125*
— s. Wolthuis, O. L. II [820]
205, *283*
Jonsson, U., J. Colsky, H. E.
Lessner, O. S. Roath, R. G.
Alper u. R. Jones I [418]
362, 371, *428,* [676] 481,
482, *650,* [449] 1084, *1108*
Joosse, L. A. I [450] 1075,
1108
Jordan, P. S., R. M. Jordan u.
R. G. Croom I [677] 545,
650
Jordan, R. M. I [678] 545,
650; II [239] 838, 865,
913
— u. H. G. Croom I [679]
545, *650*
— s. Jordan, P. S. I [677]
545, *650*
Jores, A. I [451] 1037, *1108;*
II [544, 545] 740, *784*

Jorpes, E., s. Westmann, A.
II [266] 23, 32, *49*
Joseph, J. P., s. Bernstein, S.
I [61] 814, 816, 817, 841,
869, *971*
— s. Dusza, J. P. I [50] 7,
18
Joshi, S. G., s. Ramachandran,
S. I [748] 287, 388, *440*
Joshi, U. M., u. S. S. Rao
II [333] 387, *412*
Joshua, J. O. II [67] 815,
819, [240] 838, 841, *913*
Josimovich, J. B., u. J. A.
MacLaren II [546] 762,
784
Joska, J., s. Dorfman, R. I.
I [270] 806, *979;* II [53]
450, *453*
Joslin, E. P., s. White, P.
I [924] 1075, *1123*
Jost, A. I [680] 458, 459, *650,*
[641—648] 726, 752, 787,
788, 806, 808, 860, 861, 909,
910, 915, 934, 955, 956, *993;*
II [420—424] 225, 231,
237, 242, 244, 249, 253, *270,*
[109] 320, *336,* [334] 392,
412, [116—124] 430, 445,
448, *455, 456*
— u. P. Grandou I [649]
859, 956, *993*
— s. Courrier, R. I [204,
204a] 749, 806, 918, *977;*
II [188, 189] 221, 225, 246,
250, *262*
Joubert, D. M. II [241] 893,
913
Judas, I., s. Mossman, H. W.
II [572] 211, *275,* [703]
619, 623, *708*
Judas, O., s. Crepy, O. I [256,
256a] 136, 137, 141, 144,
146, 178, 179, 241, *298*
— s. Jayle, M. F. I [624] 29,
30, 140, 148, 149, 158, 164,
314
Judovic, S. S., s. Polovcova,
V. V. II [756] 666, *710*
Judy, J. W., s. Herschler, R. C.
II [50] 818, [205] 825, 865,
912
Juergens, W. G., F. E. Stockdale, Y. J. Topper u. J. J.
Elias II [335] 381, *412*
— s. Stockdale, F. E. II [649]
381, *422*
— s. Turkington, R. W.
II [681, 682] 357, 381, *423,
424*
Juhn, M., u. P. C. Harris
I [681, 682] 594, *650,* [650]
805, 835, 909, *993;* II [110]
329, *336,* [547] 745,
784

Julian, P. L., E. W. Meyer u.
I. Ryden I [651] 810, 828, 993
Jull, J. W. I [683, 684] 614, 650
— G. M. Bonser u. J. A. Dossett I [644] 160, 161, 162, 189, *315*
— u. J. A. Dossett I [643] 160, 161, 189, *315*
— s. Kaslaris, E. I [706] 601, 603, 604, *651*
Jung, H. I [685, 686] 471, 472, *650*, [452—455] 1066, 1067, 1072, *1108;* II [82—84] 290, 291, 292, 293, 296, 298, *311,* [452, 453] 550, 556, 557, 558, 566, 567, *587*
— u. F. K. Klöck II [454] 567, *588*
Jungblut, P. W. II [159] 473, *509*
Jungck, E. C., W. E. Barfield, R. B. Greenblatt, V. B. Mahesh u. C. K. Aydar I [652] 838, 868, 869, 874, *993*
— s. Greenblatt, R. B. I [485] 281, *308*, [325] 356, 371, *425*, [479, 480, 480a] 737, 804, 829, 832, 869, 918, 935, 948, *987;* II [91] 17, *42*
Jungmann, R. A., E. Calvary u. J. S. Schweppe I [644a] 30, 156, 157, *315*
— u. J. S. Schweppe I [644b] 89, 135, *315*
Jungner, G., s. Jungner, I. I [419] 360, *428*
Jungner, I., u. G. Jungner I [419] 360, *428*
Junk, R., s. Hübener, H. J. I [592] 28, *313*
— s. Lindner, F. I [779a] 877, *998*
— s. Nesemann, G. I [997] 453, *662*
Junkmann, K. I [88—90] 6, 14, *20*, [645, 646] 278, *315*, [420, 421] 352, 385, 390, 428, *429*, [687, 688] 503, 538, 542, 555, 572, 576, *650*, [653—660] 685, 697, 699, 700, 701, 745, 757, 760, 761, 804, 805, 806, 807, 810, 811, 813, 814, 819, 821, 822, 823, 826, 828, 829, 830, 831, 832, 833, 834, 838, 839, 844, 845, 847, 848, 849, 850, 852, 853, 855, 860, 861, 866, 867, 868, 869, 870, 871, 872, 874, 878, 879, 880, 882, 886, 887, 888, 889, 891, 892, 893, 907, 909, 911, 914, 916, 917, 918, 919—921, 922, 924, 925, 926, 927, 928, 929—931, 932, 934, 935, 936, 937, 939—943, 944, 945, 951—953, 958, 959—961, 964, *993*, *994*, [456—458] 1030, 1031, 1032, *1108*, [215, 216] 1126, *1168;* II 1 [264—269] 54, 55, 59, 64, 66, 69, 70, 71, 73, 74, 75, 76, 77, 91, 92, 99, 100, 101, 102, *120*, [425—429] 138, 162, 164, 230, 233, 234, 237, 240, 241, 244, *270*, [85] 296, 297, 298, 302, *311*, [111—115] 314, 325, 326, 331, *336, 337*, [125—127] 426, 430, 448, 449, *456*, [455, 456] 522, 557, *588*, [544] 626, *703*, [242, 243] 822, 898, *913*
Junkmann, K. u. F. Neumann I [661] 764, 806, 807, 849, 868, 871, 874, 875, *994*, [459] 1094, *1108;* II [270] 71, 73, 107, *120*, [430] 172, *270*, [128] 448, 450, *456*
— u. H. Witzel I [662, 663] 866, 867, 886, 893, 924, 927, 932, 935, 939, 940, 941, 942, *994;* II [271, 272] 70, 75, 76, *120*
— s. Hamada, H. I [510] 730, 763, 788, 871, *988*, [337] 1070, 1094, *1104;* II [206] 71, *118*, [93] 448, 450, *454*
— s. Hohlweg, W. I [580] 707, *991*, [392] 1037, *1106;* II [519] 731, 755, *783*
— s. Kimbel, K. H. I [677, 678] 279, *316*
— s. Neumann, F. I [127] 14, *21*, [1001] 542, *662*, [981, 984] 697, 710, 711, 722, 772, 778, 779, 780, 781, 787, 790, 804, 805, 806, 807, 915, 918, 919, 934, 935, 936, 937, 939, 940, *1006*, [648] 1032, *1114;* II [405] 53, 54, 59, 64, 75, 89, 91, 99, 100, 101, *125*, [585] 138, 162, 275, [154] 310, *338*, [201] 426, 449, *459*
— s. Suchowsky, G. K. I [1312] 542, 544, 550, *673*, [1262—1265] 726, 749, 750, 787, 805, 806, 829, 830, 832, 839, 849, 850, 909, 910, 912, 913, 918, 919, 920, 921, 922, 924, 925, 936, 937, 939, 940, 943, 944, 949, 959, 960, *1017*, [843, 844] 1032, 1066, 1070, 1072, *1120;* II [525] 69, 70, 73, 74, 75, 77, *129*, [772, 773] 138, 247, 248, *282*, [194, 195] 314, 331, *339*, [258, 259] 448, 449, *461*, [882] 555, *601*
Junqueira, L. C., A. Fajer, M. Rabinovitch u. L. Frankenthal I [422] 404, *429*
Jury, K. E., s. Everitt, G. C. I [398] 544, *639;* II [126, 127] 893, 896, *909*
Just, G., s. Engel, Ch. R. I [344] 806, 819, 820, *982;* II [151] 68, *116*
Justin-Basançon, L., s. Marchas, H. I [910] 531, *658*
Justicz, M., s. Schiava, R. II [899] 725, 736, *797*
Justisz, M., s. Guillemin, R. II [437] 736, *780*
Jutisz, M., u. M. P. de la Llosa II [548] 736, *784*
— s. Courrier, R. II [180] 735, *771*

Kabak, A. M., s. Belener, L. N. II [57] 732, *767*
Kabara, J. J., s. Le Roy, G. V. I [1108] 70, *335*
— s. Plotz, E. J. I [1027] 70, *331*
Kadiiski, E. G., u. P. Petrov II [244] 893, *913*
Kadis, B. I [646a, 646b] 208, *315*
— s. Ball, J. H. I [53, 54] 207, 208, *289*
Kadowaki, M., s. Miyake, T. I [921, 921a] 804, 805, 806, 808, 838, 839, 840, 841, 874, 875, 876, 907, 935, 937, 944, 945, *1003;* II [377] 83, *124*, [147] 326, *338*, [180] 448, 450, *458*
— s. Uchida, K. I [894, 895] 365, 399, *446*
Kägi, H., s. Ruzicka, L. I [1162, 1163, 1169] 903, 906, 907, 961, *1013*
Källén, B., s. Kullander, S. I [776] 622, *654*
Käser, O. I [460] 1032, 1036, 1041, 1063, *1108*, [217] 1145, 1148, *1168;* II [474] 567, *588*
— u. E. Eichenberger I [647] 171, *315*
Kagawa, C. M. I [689, 690] 466, 475, 476, 482, *650*, [664] *994;* II [545] 649, *703*
— u. C. G. van Arman I [691] 483, *650*
— J. A. Cella u. G. G. van Arman I [665] 832, *994*

Kagawa, C. M. u. R. S. Jacobs I [692] 475, *650*
— E. G. Shipley u. R. K. Meyer I [666] 734, 791, *994*
— s. Cella, J. A. I [172c] 911, 954, *976*
Kage, B. M., s. Cohen, M. R. II [155] 527, *578*
Kahlo, L., s. Danneel, R. I [292] 594, *635*
Kahn, M. A., s. Hafez, E. S. E. I [501] 235, 236, 237, *308*
Kahn, R. H., u. B. L. Baker II [273] 96, *120*, [336, 337] 376, 377, 387, 397, *412*
— — u. D. B. Zanotti II [274] 96, *120*, [338] 377, 387, *412*
— s. Baker, B. L. I [57] 575, 578, *626*, [37] 944, *970;* II [25] 94, *111*, [30] 387, *401*
Kahnt, F. W., R. Neher, K. Schmid u. A. Wettstein I [648] 45, *315*
— s. Neher, R. II [331] 822, *917*
Kahri, A. I [648a] 254, *315*
Kaigas, M., s. Notter, G. I [659] 1084, *1114*
Kaiser, E., W. Rindt u. G. W. Oertel I [649] *315*
— s. Oertel, G. W. I [949, 950] 30, 111, *328*
— s. Schmidt-Elmendorff, H. II [902] 728, *797*
Kaiser, I. H. I [693] 477, *650;* II [457, 458] 535, 536, *588*
— s. Bryson, M. J. I [159] 105, 107, *293*
Kaiser, J., L. Wide u. C. Gemzell II [128a] 29, *43*
Kaiser, R. I [650—654] 149, 156, 157, 164, 167, 171, 175, 282, 284, *315, 316*, [423, 424] 357, 369, 371, 372, *429*, [667—669] 849, 850, 924, 925, 926, 927, 934, 935, 936, *994*, [461—468], 470, 471, 473, 474] 1031, 1035, 1044, 1046, 1053, 1055, 1057, 1058, 1060, 1065, 1066, 1073, 1078, 1079, 1080, 1087, *1108, 1109*, [218—222] 1156, *1168;* II [129—131, 131a 132, 133] 19, 20, 21, 24, 25, 29, 30, *43, 44*, [459—469] 525, 534, 537, 541, 543, 546, 547, 548, 555, 558, 559, 562, 564, 565, 567, 570, *588*, [549, 550] 724, 752, *784*
— u. I. Conrad I [425] 353, 355, *429*

Kaiser, R. u. E. Daume I [469] 1078, *1108;* II [134] 24, 28, 29, *44*
— u. A. Eichstädter I [655] 149, 152, 164, *316*
— u. P. Fink I [472] 1080, *1108*
— B. Machert u. W. Keyl II [551] 725, *785*
— u. U. Mohr I [694] 618, 650, [223] 1155, *1168*
— u. E. Regensburger II [470] *588*
— u. H. Stecher I [656] 282, 284, *316*
— u. I. Will I [657] 165, 171, *316*
— u. J. Will II [471] 558, *588*
— s. Daume, E. II [216, 217] 728, *772*
Kajanen, M., s. Aho, A. J. I [10] 406, *413*, [10] 538, *625*
Kakizaki, H., s. Shikita, M. II [273] *513*
Kakushi, H., s. Miyake, T. I [919—921, 921a, 921b] 690, 748, 765, 804, 805, 806, 807, 808, 809, 836, 838, 839, 840, 841, 859, 874, 875, 876, 907, 909, 918, 934, 935, 936, 937, 942, 943, 944, 945, 951, *1003;* II [377] 83, *124*, [562] 230, 234, 238, 242, *275*, [147] 326, *338*, [179, 180] 430, 448, 449, 450, *458*
Kalant, O. J., u. E. A. Sellers I [426] 403, *429*
Kaleita, E., s. McKerns, K. W. I [592] 409, 410, *435*
Kaliner, G. II [546] *703*
Kallas, H. I [670] 708, *994*
Kalliomäki, L., s. Castrén, O. I [148] 371, 377, *418*, [204] 531, 582, *632*, [169] 928, *975*
Kalman, S. M. I [695] 469, *650;* II [431] 147, *270*
— u. J. M. Lowenstein II [432] 147, *270*
Kalra, S. P., s. Prasad, M. R. N. II [656] 195, *278*
Kaltenbach, C. C., s. Niswender, G. D. II [596] 212, *276*
Kaltenbach, C. L., s. Cook, B. II [171] 723, *771*
Kaltreider, N. B., s. Smith, O. W. I [824] 384, *443*
Kalvoda, J., s. Buzzetti, F. I [154a] 834, *975*
— s. Heusler, K. I [561b] *990*

Kalvoda, J., s. Ueberwasser, H. I [158] 15, *22*, [1341a] 942, 951, *1020*
Kalz, F., u. A. Scott I [696] 464, 511, 590, *650*
Kamalu, Th., s. Burroughs, W. II [42] 897, *906*
Kambara, S. I [427] 390, *429*, [671] *994;* II [116] 322, *337*
Kambegawa, A., s. Hosoi, M. I [613] 504, 542, *647*
Kamell, S. A., u. W. B. Atkinson I [428] 387, 389, *429*, II [433] 208, *270*, [547] 652, *703*
Kaminetzky, H. A., u. M. Swerdlow I [672] *994*
Kamm, O., s. Marker, R. E. I [821—825] 143, 144, 178, 234, 266, *323*
Kammhuber, F. II [86] 298, *311*
Kammlade, W. G., J. A. Welch, A. V. Nalbancov u. H. W. Norton II [552] 745, *785*
Kamnitzer, M. D. I [475] 1067, *1109*
Kamp, H. van, P. Westerhof u. H. Niewind I [91, 92] 10, *20*
Kampen, E. J. van, u. W. Hoeck I [657a] 135, *316*
Kamstra, L. D., u. M. M. Thurston I [697] 539, *651*
Kamyab, S., K. Fotherby u. G. Wilson I [657b] 283, *316*
— s. Fotherby, K. I [395, 396, 396a, 397, 397a] 180, 185, 186, 190, 268, 280, 283, 284, 285, *303, 304*, [117, 118] *1165;* II [286] 543, *582*
Kanân, M. A., s. Holck, H. G. O. I [600] 520, *647*
Kandutsch, A. A. I [429] 404, *429*, [698] 589, *651*
Kane, F., s. Keeler, M. H. I [713] 527, *651*
Kaneda, M. I [658] 146, 149, 157, *316*
Kaneko, E., s. Abe, T. II [1] 227, *256*
— s. Hosoda, T. II [518] 611, *702*
Kanematsu, S. H., u. Ch. H. Sawyer I [224] *1168;* II [275] 94, *120*, [556—558] 751, 756, *785*, [68] 805, 819, [245] 901, *913*
— s. Sawyer, C. H. II [242] 427, *460*

Kanemoto, S., s. Nakao, T.
I [943] 795, 796, 804, 805, 806, 807, 808, 823, 828, 835, 880, 881, 909, 910, 912, 917, 918, 919, 920, 943, 944, 958, 962, *1004;* II [385] 59, 78, *124,* [149] 329, *338*
Kankaanrinta, T. I [659] 163, 164, 165, 173, *316*
Kann, S., s. Fleischmann, W. I [384] 907, *983*
Kanno, Y., s. Löwenstein, W. R. II [182] 478, *509*
Kao, C.-M., s. Ungar, F. I [1352a] 243, *345*
Kao, C. Y. I [699] 469, 470, *651;* II [87] 291, 292, 293, *311*
— u. A. Nishiyama I [700] 470, 471, 472, *651;* II [88] 291, 292, *311*
— u. M. J. Siegman I [701] 470, 471, *651*
Kao, K., D. M. Hilker u. T. H. McGavack II [160] 481, *509*
— W. E. Hitt, A. T. Bush u. T. H. McGavack II [161] *509*
Kapeller-Adler, R. I [430] 408, *429;* II [473] 531, *588*
Kaplan, A. A. I [673] *994*
Kaplan, N., s. Tyler, E. T. I [1341] 937, *1020,* [465] *1177*
Kaplan, N. M. I [660] 82, 165, 166, *316*
Kaplan, N. O. I [431] 393, 394, *429*
— s. Goodfriend, T. L. I [303] 393, 394, *424,* [466] *987*
Kaplan, R., s. Fillios, L. C. I [366] 255, *302,* [250] 365, *422*
Kaplan, S. A., s. Collipp, P. J. I [259] 582, *634,* [167] 1039, 1090, 1091, 1099
Kaplan, S. L., u. M. M. Grumbach II [553] 762, *785*
— s. Grumbach, M. M. II [434, 435] 745, 762, 763, *780*
Kappas, A., L. Hellman, D. K. Fukushima u. T. F. Gallagher II [554, 555] 755, *785*
— u. R. H. Palmer I [432, 433] 352, 359, *429,* [702] 514, 524, *651*
— u. B. Ratkovits I [434] 360, *429*
— W. Soybel, D. K. Fukushima u. T. F. Gallagher I [435] 359, *429*

Kappas, A., W. Soybel, P. Glickman u. D. K. Fukushima I [436] 359 *429*
— s. Mueller, M. N. I [311] *1171*
Kapri, A., u. H. Aratei I [661] 201, *316*
Kar, A. B. I [437, 438] 383, 390, 403, *429;* II [117] 330, *337*
— u. H. Chandra II [276] 94, *120,* [246] 901, *913*
— — u. S. R. Chowdhury II [247] 901, *913*
— u. S. R. Chowdhury I [439] 404, *429*
— u. N. N. De I [440] 398, *429*
— u. A. Ghosh I [441, 442] 398, 403, *429*
— A. C. Roy u. J. N. Karkun I [443] 403, *429,* [703] 577, *651*
— s. Bose, A. R. II [39] 103, *112*
— s. Chowdhury, S. R. I [158] 365, 399, *419*
— s. Goswami, A. I [470] *987*
— s. Karkun, J. N. II [129] 450, *456,* [251] 902, *914*
— s. Prahlad, K. V. I [1036] 246, *332*
— s. Roy, S. K. II [695] 227, *279*
— s. Setty, B. S. II [506] 93, *128*
Karaaliler, S., s. Napp, J.-H. I [912] 168, 174, *326;* II [640] 559, *593*
Karasek, J., s. Telko, M. I [1343] 570, *675*
Karg, H. II [548] 632, 662, *703,* [249] 843, *914*
— D. Aust u. S. Böhm II [549] 632, 662, *703,* [250] 843, 874, 900, *914*
— u. H. J. Struck II [248] 901, *914*
Kariya, I., s. Maeyama, M. I [805] 83, 84, 125, 170, 176, 177, *322*
Karkun, J. N., u. A. B. Kar II [129] 450, *456,* [251] 902, *914*
— s. Kar, A. B. I [443] 403, *429,* [703] 577, *651*
Karlson, P. II [162] 473, *509*
Karlson, S., s. Abolins, J. A. I [4] 1072, *1094*
Karlson-Poschmann, L., s. Butenandt, A. I [136a] 905, *974*

Karnofsky, D. A., P. J. Hamre u. G. Hysom I [704] 487, *651*
Karrer, H. E. II [163] 486, *509*
Karsch, F. J., u. B. R. Poulton II [252] 903, *914*
Kascht, A. B., s. Landau, R. L. I [754] *997*
Kascht, M. E., s. Landau, R. L. I [500, 501] 361, 367, 370, 380, *432,* [798, 799] 465, 466, 474, 475, *654,* [546] 1074, *1111;* II [538] 525, *590,* [583] 638, *704*
Kasdon, S. C., W. H. Fishman, R. M. Dart, C. D. Bonner u. F. Homburger I [674] *994*
— s. Homburger, F. I [587, 589] 962, 963, *991*
Kase, N. I [662—664] 75, 76, 77, 80, 105, *316*
— u. S. H. Conrad I [665] 77, 106, *316*
— F. Forchielli u. R. I. Dorfman I [666] 104, *316*
— J. Kowal u. L. J. Soffer I [667] 105, 106, 107, *316*
— s. Buxton, C. L. I [180] 51, 73, 80, 138, 156, *294;* II [39] 32, *40,* [147] 727, *770*
Kaspar, E., s. Wiechert, R. I [1390a] *1023*
Kassenaar, A. A. H., D. W. van Bekkum u. A. Querido I [675] 793, 910, *994*
— A. Querido u. A. Haak I [444] 398, *429,* [705] 542, 543, *651*
— u. H. F. L. Schöler I [93] 10, *20*
— s. Reerink, E. H. I [139] 10, *21,* [1095] 810, 860, 861, *1010;* II [439] 74, *126*
Kaslaris, E., u. J. W. Jull I [706] 601, 603, 604, *651*
Kaspar, E., u. R. Wiechert I [674a] *994*
Kastrisios, E., s. Vlyssidés, Z. I [1398] 497, *677*
Kastrup, H. I [476] 1082, *1109*
Kathol, J., W. Logemann u. A. Serini I [94] 12, *20*
Kato, J. I [445] 404, *430*
— s. Kobayashi, T. I [467] 404, *430*
— s. Watson, D. J. I [1389a] 27, *347*
Kato, M., s. Tsuda, K. I [1327b] 823, 877, *1020*
Katsuti, S., u. M. Mizuta II [562] 733, *785*

Katz, F. H., s. Holub, D. A.
I [381] 382, *427*, [603] 503,
538, 560, 568, 570, 572, 573,
647, [586] 790, 839, 840,
991; II [252] 99, *120*
Katzman, M. B., s. Shen,
N.-H. C.   I [1173] 31, 143,
146, 148, 161, 179, 182, 184,
338
Kaucher, M. A., s. Pratt, J. P.
I [1038] 48, 82, *332*
Kaufman, A., u. S. Rothschild
II [559] 745, 752, *785*
Kaufman, A. B., u. I. Rothchild   II [550] 649, *703*
Kaufman, R., s. Tansy, M. F.
I [1335] 534, *674*
Kaufman, R. H., s. Noall,
M. W.   I [930a] 107, *327*
Kaufman, R. J., E. O. Rothschild, G. C. Escher u.
W. P. Laird Myers   I [707]
549, *651*, [477] 1084, *1109*
Kaufmann, Ober, Zander u. a.
II 516
— s. Hamperl   I 1156
Kaufmann, C.   I [95—97] *20*,
[668, 669] 61, 81, 101, *316*,
[676—678] 694, 736, *994*,
[478—480, 482, 484] 1027,
1038, 1045, 1046, 1048, 1051,
1066, *1109*, [225] *1168;*
II [135] 12, *44*, [277—279]
80, *120*, [475—482] 515,
516, 529, 537, 540, 562, 564,
567, 569, 573, *588*, [560]
739, *785*
— u. W. Giesen   I [483]
1044, *1109;* II [483, 484]
564, *588*
— u. H. A. Müller   II [561]
740, *785*
— u. E. Steinkamm   II [280,
281] 84, *120*, *121*
— M. Weber u. J. Zander
I [485] 1063, 1064, 1069,
1070, 1073, *1109;* II [485]
555, 566, 567, *588*
— u. U. Westphal   I [670]
149, 151, *316*
— — u. J. Zander   I [671]
101, 171, 172, 268, *316;*
II [486] 558, 566, *588*
— u. J. Zander   I [672, 673]
24, 83, 84, 86, 125, 129, *316*,
[481] 1030, *1109;* II [487]
519, 560, *588*
— s. Hamperl, H.   II [360]
544, *584*
— s. Ober, K. G.   II [667]
544, *594*
— s. Schneppenheim, P.
II [796] 544, *598*
Kaufmann, St., s. Rosenkranz, G.   I [1138] *1012*

Kaukaaurinta, T.   II [472]
549, *588*
Kaunitz, H., s. McKay, D. G.
I [588] 365, 386, 399, 401,
435
Kausch, E., s. Mikulicz-Radecki, F. v.   I [630]
1051, *1113;* II [617] 563,
593
Kaushik, D. K., s. Foote, W. D.
II [143] 883, 885, *910*
Kavakow, B., s. Lewin, I.
I [543] 360, 367, *433*,
[567] 1084, *1111*
Kawacshima, Y., s. Ishizuka,
N.   I [426] 1070, 1072,
1107
Kawada, I.   I [708] 622, *651*
Kawahara, K., s. Nakamura,
T.   I [993] 622, *661*
Kawai, T., s. Takeuchi, S.
II [472] 839, 855, 897, *922*
Kawakami, M.   I [709, 710]
546, *651*
— u. C. H. Sawyer   I [711,
712] 525, 526, *651;* II [282]
86, *121*, [551] 653, *703*,
[563] 756, *785*
— K. Seto u. K. Yoshida
II [564] 757, *785*
— E. Teresawa, S. Tsuchihashi u. K. Yamanaka
II [565] 757, *785*
— s. Sawyer, C. H.   I [1171]
525, 526, *668;* II [241, 242]
427, 460, [889, 890] 733,
757, *797*
Kawasaki, D. M., s. Riva, H. L.
I [750] 1077, *1117*
Kawase, N., s. Hashimoto, M.
II [135] 487, *508*
Kazakov, V. M., s. Loginova,
N. V.   II [288] 883, *915*
Keaty, E. C., s. Furman, R. H.
I [273] 364, 366, *423*
— s. Keltz, B. F.   I [674]
177, *316*
Kecskés, L., s. Lajos, L.
I [541] 1044, *1111*
Keeler, M. H., F. Kane u.
R. Daly   I [713] 527, *651*
Kehl, H., s. Lindner, F.
I [779a] 877, *998*
Kehl, R.   I [714, 715] 460,
651; II [118] 325, *337*
— u. Y. Chambon   II [434—
436] 221, *270*
— u. T. Douard   II [437—
439] 214, 218, *270*
— — u. R. Cannelier
II [440] 221, *270*
— R. Paris, J. Benoit u.
G. Gros   I [679] 836, *994;*
II [441] 248, *270*, [130]
450, *456*

Kehl, R., s. Courrier, R.   I [270]
486, *634*, [205] 806, 955,
977; II [87] 55, *113*,
[190, 191] 221, 246, *262*,
[224] 619, *692*
— s. Gros, G.   I [492] *988*
Kehrer, E.   II [566] 739, *785*
Kehyayan, E., s. Carletti, B.
II [46] 904, *906*
Keil, Ch.   I [486] 1091, *1109*
Keilin, D., u. T. Mann   I [680]
994
Kellar, R., s. Brown, J. B.
I [124] 1043, 1044, *1098*
Kellar, R. J., s. Sommerville,
I. F.   I [1243] 29, 176,
177, 179, *340*
Kellas, L. M., E. W. van Lennep
u. E. C. Amoroso   II [552]
621, 623, 646, 672, *703*
— s. Amoroso, E. C.   II [29]
621, *685*
Keller, A., s. Romani, J. D.
I [1135] 965, *1012*
Keller, K.   II [283] 85, *121*
Keller, M., u. A. Hauser
II [488] 521, *589*
— s. Erb, H.   I [349] 170,
176, *302*, [241] 372, 379,
422, [228] 1074, *1101*,
[104] *1164;* II [65] 25, 31,
41, [237, 238] 549, *580*,
[300] 752, *775*, [30] 805,
817
— s. Hauser, G. A.   I [347,
348] 1048, 1049, *1105*
— s. Kubli, F.   II [520] 558,
589
— s. Mall-Haefeli, M.   I [273]
1170; II [301] 901, *915*
— s. Wenner, R.   II [939]
566, *603*
Keller, P. J.   II [567] 724, *785*
— s. Rosemberg, E.   II [851]
724, *795*
Kelley, R. M., u. W. H. Baker
I [226] 1155, *1168;*
II [136] 20, *44*
— u. W. M. Baker   I [487,
488] 1027, 1087, *1109*
Kellie, A. E., s. Cooper, J. M.
I [232, 233] 281, *297*
— s. Pickett, M. T.   I [999]
148, 172, 188, *330*
Kellner, G., s. Burkl, W.
II [138] 720, *770*
Kellner, H.-M.   II [553] 634,
668, *703*
Kelly, G. L., u. G. N. Papanicolaou   II [284] 53, *121*
Kelly, H. E., s. Stormshak, F.
II [762] 212, *281*
Kelly, W. G., s. Van de Wiele,
R. L.   I [1421] 103, *348*,
[1424] 477, 478, 581, *678*

Keltz, B. F., E. C. Keaty u.
A. A. Hellbaum I [674]
177, *316*
Kemp, A. D., s. Fukushima,
D. K. I [425] 142, 182,
305
Kemp, J. E. I [716] 462, *651*
Kempf, R. II [131] 439, *456*
Kempner, M. I., s. Haterius,
H. O. II [379] 204, *268*,
[466] 619, *700*
Kendall, E. C., s. Gaunt, R.
II [244] 356, 365, 285, *409*
— s. Hench, P. S. I [77] *19*
Kendall, K. A., u. R. L. Hays
II [442] 183, *270*
— s. Hays, R. L. I [533]
752, 807, *989;* II [382, 383]
226, 227, 230, *268*
Kendle, K. E., s. Bennett,
J. P. II [62] 195, *257*
Kennard, J. H. II [89] 305,
311
— s. Smith, G. S. van
I [1217] 83, 84, *339*
— s. Smith. G. V. S. II [940]
761, *798*
Kennedy, B. J. I [446] 373,
430, [681] *994*, [489] 1087,
1109, [227] 1155, *1168;*
II [137] 20, *44*
Kennedy, G. C., u. J. Mitra
I [717] 528, *651*
Kennedy, H. S., s. Andersen,
D. H. I [28] 576, *625*
Kennedy, J. H., H. A. Peters
u. G. S. Serif I [448]
360, *430*
— u. H. G. Peters I [447]
360, *430*, [718] 582, *651*
Kenny, F. M., s. Harkness,
R. A. I [521a] 164, 167,
190, *309*
Kent, G. C., u. M. J. Liberman II [568, 569] 749,
755, *785*
— s. Turnbull, J. G.
II [1007] 722, *801*
Kent jr., G. C., u. M. J. Liberman II [132] 427, *456*,
[554] 682, *703*
Kenyon, A. T., s. Knowlton,
K. I [734] 464, *652*
Kepler, E. J., s. Mason, H. L.
I [845] 161, 182, 190, *324*
Kepp, R. I [228] *1168*
Kercher, C. J. II [253] 896
914
— C. Schoonover u. R. C.
Thompson II [255] 896
914
— u. R. C. Thompson
II [254] 896, *914*
van de Kerckhove, D. A.
I [467] *1177*

Kerenyi, T., s. Csapo A. I.
II [263] 634, *692*
— s. Hendricks, C. H.
II [112] 23, 35, *43*
Kerly, M. I [449] 394, *430*
— s. Hopkinson, L. I [386]
385, *427*
Kerr, E. H., J. C. Stears,
I. MacDougall u. R. A.
Haist I [719] 587, *651*
Kerr, L. M. H., J. G. Campbell
u. G. A. Levvy I [450]
391, 400, 402, *430*
Kerrigan, S., s. Weichert, C. K.
II [716] 358, 385, *425*,
[274] 438 *461*
Kessler, W. B., u. A. Borman
I [451] 398, *430*, [720]
466, 476, 480, 482, *651*,
[682, 683] 741, 756. 783,
790, 792, 804, 805, 806, 807,
824, 825, 828, 829, 832, 833,
846, 847, 908, 909, 935, *994;*
II [285] 69, 72, 73, 83 103,
121, [119] 325, *337*
— s. Fried, J. I [72] 8, *19*,
[266] 399, *423*, [436] 481,
640, [406, 407] 824, 827,
832, 846, 847, 853, 854, 855,
857, 858, 859, 877, *984;*
II [182] 72, 73, *117*
Ketchel, M. M., s. Mantalenakis S. J. II [639, 640]
649, 650, *706*
Keuky, L., s. Rossignol P.
II [128] 306, *312*
Keuren, R. W., van, u. W. W.
Heinemann II [486]
896, *922*
— s. Heinemann, W. W.
I [568] 544, *645;* II [200,
202] 865, 896, *912*
Keutmann, E. H., s. Zaffaroni,
A. I [1470] 23, 25, 27
350
Keyes, P. L., u. A. V.
Nalbandov II [443]
214, *270*
Keyl, W., s. Kaiser, R.
II [551] 725, *785*
Khartov, V. P. II [554a]
619, *703*
Khastgir, H. N., s. Stork G.
I [1304] *1019*
Khazen, K. s. Ben-David, M.
II [42] 385, *402*
Kheim, T., s. Ackermann,
P. G. I [3] 544, 548 *624*
Kidder, H. E., L. E. Casida u.
R. H. Grummer II [286]
94, *121*
— s. Black, W. G. I [107]
464, *628*
— s. Wiltbank, J. N. II [121]
813, *821*

Kidwell, W. R., K. Balogh jr.
u. W. G. Wiest I [674a]
255, *316*
— u. W. G. Wiest I [674b]
248, 255, *316*
— s. Balogh jr., K. I [56a]
255, *289*
— s. Wiest, W. G. I [1434]
254, 255, *349*
Kieser, H., s. Hecht-Lucari, G.
I [537] 804, 805, 816, 817,
838, 874, 934, 935, *989*,
[188] *1167;* II [223] 54, 83,
118, [390] 164, *269*, [93]
314, 326, *336*, [101] 426,
455
— s. Kraft, H. G. I [734, 734a,
735] 769, 804, 805, 816, 817,
838, 874, 875, 912, 914, 924,
934, 935, 965, *996;* II [301]
54, 83, *121*, [461, 462] 164,
271, [143] 450, *456*
Kiesewetter, R., s. Gebhard, J.
I [432] 953, *985;* II [187]
76, *117*
Kigawa, T., s. Kobayashi, T.
II [587] 736, *786*
Kiikari, S., s. Castrén, O.
I [204] 531, 582, *632*
Kikuyama, S. II [570, 571]
729, 730, *785*
Kilbourne, E. D., K. M. Smart
u. B. A. Pokorny I [721]
461 *651*
— s. Tateno, I. I [1338]
494 *674*
— s. Tateno, J. I [1337]
494, *674*
Kilinichenki, T. Ya. I [675]
165, 170, *316*
Kiljazov, N. I., s. Arifdzanov,
K. A. II [15] 885
905
Killingbeck M. J., u. G. E.
Lamming II [255a] 871
914
Kilpatrick, R., D. T. Armstrong u. R. O. Greep
I [676] 235, 237, 262, *316;*
II [444] 209, *270*
[555] 653, *703*, [572] 723,
785
— s. Armstrong, D. T.
I [30b] 252, *288*
— s. Dorrington, J. H.
I [310a] 238, *300;*
II [238] 209, *263*, [285]
652, *694*, [273] 722, 723,
760, *774*
Kimbel, K. H., J. Willenbrink
u. K. Junkmann I [677]
279, *316*
— P. E. Schulze, H. Langecker u. K. Junkmann
I [678] 279, *316*

Kimbel, K. H., s. Kolb, K. H. I [475] 373, *431*, [745] 553, *652*
Kimble, S. T., s. Stieglitz, E. J. I [836] 1062, *1120*
Kimeldorf, D. J., u. A. L. Soderwall I [722] 572, 579, *651*
Kimming, J. I [684] 768, 914, 956, *994*
Kimoura, G., u. W. S. Cornwell II [556] 669, *703*
Kimura, J., u. W. R. Lyons II [557] 623, *703*
Kimura, K., s. Mori, S. I [980] 619, *661*
Kimura, M., s. Nishina, T. I [924] 27, *327*
Kinch, R. A. H. II [558] 613, 624, *703*
— s. Swartz, D. P. I [852] 374, 379, *444*, [1267] *1017*, [434] *1176*
Kincl, F., s. Ruelas, J. P I [1148] *1012*
Kincl, F. A. I [98] 8, *20*, [452] 352, 360, 372, *430*, [723] 536, 554, *651*, [685, 686] 829, 838, 844, 845, 866, 867, 868, 873, 874, 876, 878, 879, 934, 966, 967, *995*, [229] *1169;* II [287] 70, 71, 72, 73, 76, *121*, [120] 326, *337*, [573] 745, *785*, [69] 805, *819*
— u. A. J. Birch I [689, 691—695] 804, 805, 806, 813, 816, 819, 822, 829, 838, 839, 841, 843, 844, 845, 847, 849, 856, 860, 863, 866, 867, 868, 869, 873, 874, 875, 877, 879, 882, 924, 932, 934, 938, 939, 942, 943, 950, 958, 959, *995*
— — u. R. I. Dorfman I [687, 688, 690] 804, 818, 822, 825, 867, 873, 874, 875, 879, 882, 891, 899, 907, 923, 934, 949, *995*
— u. R. I. Dorfman I [99] 16, *20*, [724] 539, 543, *652*, [490] 1070, *1109;* II [288—292] 69, 70, 71, 72, 73, 89, 90—93, *121*, [445] 229, *270*, [121, 122] *337*, [133] 428, *456*, [574, 575] 745, 746, 755, *785*, [256, 258] 822, 823, 843, 898, 903, *914*
— u. A. Folch Pi I [696] *995*
— — M. Maqueo, L. Herera, A. Oriol u. R. I. Dorfman II [257] 827, 828, *914*
— — L. Herrera Lasso, A. Oriol u. R. I. Dorfman II [134] 439, *456*

Kincl, F. A. u. A. Folch Pi u. A. Oriol II [446] 189, *270*, [259] 822, 903, *914*
— u. M. Maqueo II [135] 445, *456*, [576] 730, *785*
— — u. R. I. Dorfman I [697] 773, 822, 875, 914, *995;* II [293] 99, 100, *121*
— H. J. Ringold u. R. I. Dorfman I [725] *652*, [698] 825, 873, 908, 909, 910, 949, 951, 952, *995*
— s. Dorfman, R. I. I [339] 542, *637*, [271—274] 696, 755, 804, 816, 817, 818, 820, 821, 822, 828, 835, 838, 842, 843, 844, 845, 849, 869, 873, 874, 879, 895, 898, 899, 900 901, 903, 905, 907, 914, 917, 924, 927, 934, 951, 958, 961, 962, *979;* II [111—113] 83, *114*, [39] 326, *334*, [284] 627, *694*, [98] 822, 898, *908*
— s. Folch Pi, F. I [385] 770, 822, 867, 874, 907, *983;* II [198] 189, *265*
— s. Maqueo, M. I [850] 874, 875, *1001;* II [153] 448, *457*
— s. Rudel, H. W. II [213] 24, 28, *47*, [424] 825, 892, *920*
King, E. J., u. I. D. P. Wooton I [699] *995*
King, E. Q., s. Hudson, N. P. I [621] 460, *648*
King, J. A., s. Tollman, J. II [268] 438, *461*
King, J. L. II [559] 634, 668, *703*
King, L. S., s. Wislocki, G. B. II [1054] 734, *802*
King, T. O., u. J. Lubansky I [726] 485, *652*
— s. Blye, R. P. I [81] 934, 935, 942, 943, *972;* II [36] 76, 82, *112*, [94] 198, *259*, [16] 314, *333*, [23] 426, *452*
Kinnard, W. J., s. Watzman, N. I [1410] 546, *677*
Kinnunen, O., u. M. Mustakallio I [491] 1090, *1109*
Kinoshita, K., K. Isurugi, Y. Kumamoto u. H. Takayasu I [678a] 31, 149, 163, 181, 191, *317*
Kinsella jr., E. A., s. Francis, F. E. I [406, 406a, 407] 192, 193, *304*
Kinsella jr., R. A., s. Shen, N.-H. C. I [1173] 31, 143, 146, 148, 161, 179, 182, 184, *338*

Kinzey, W. G. II [339] 351, *412*
— u. H. H. Srebnik II [447] 227, *270*, [560] 650, *703*
Kirby, D. R. S. II [448—451] 178, 179, *270*, *271*, [561] 650, *703*
Kirchhoff, H. I [230—232] *1169;* II [138] *44*
— u. J. Haller I [233—237] 1137, *1169;* II [137a] 20, *44*
— u. H. Poliwoda I [453] 379, *430*, [238] 1145, 1161, *1169*
— s. Haller, J. I [174] *1167*
Kirk, M. R., s. Kritchevsky, D. I [715] 28, *318*
Kirkham, W. R., u. C. W. Turner I [454] 395, *430;* II [340, 341] 375, 399, *412*
Kirkman, H. I [727, 728] 615, *652*
Kirkpatrick, C. M., u. A. C. Leopold II [577] 741, *785*
Kirkpatrick, R. L., N. L. First u. L. E. Casida I [700] *995;* II [260] 828, 873, *914*
Kirsch, K., s. Zöllner, N. I [1509] 82, *351*
Kirsch, R. E. II [452] 204, *271*, [562] 619, *703*
— s. Pincus, G. II [640] 171, 195, *277*, [700] 550, *595*
Kirschbaum, A., s. Frantz, M. J. I [432] 620, *640*
— s. Pfeiffer, C. A. I [1034] 722, *1008*
Kirschbaum, P., s. Mancini, R. E. I [844] 950, *1000*
Kirschbaum, T., s. Molen, H. J. van der I [896] 32, 112, 113, 114, *326;* II [625] 516, *593*
Kirschbaum, T. H., s. Wiest, W. G. I [1434, 1436] 254, 255, *349*
Kirschner, L., s. Money, W. L. I [968] 583, 586, *660*
Kirschner, M., s. Scherb, J. I [805] 373, *442*, [1181] 552, *669*
Kirschner, M. A., u. M. B. Lipsett I [679] 30, *317*
Kirshenblat, Y. D. I [729] 457, *652;* II [123] 316, *337*
Kirton, K. T., u. H. D. Hafs II [453] 157, 158, *271*
Kishi, T., s. Miki, T. I [911a] *1003*
Kislack, J. W., u. F. A. Beach I [730] 528, *652;* II [136] 438, *456*

Kistner, R. W. I [701, 702] 943, 995, [492—496], 500, 501] 1069, 1070, 1076, 1077, 1078, 1086, 1087, 1088, *1109*, [239] 1155, *1169;* II [139] 20, 21, 35, *44*, [489] 552, *589*, [578] 728, *785*, [261, 262] 904, *914*
— u. S. Baginski I [497] 1086, 1087, *1109*
— C. T. Griffiths u. J. M. Craig I [498] 1087, *1109*
— u. J. D. Truskott I [499] 1088, *1109*
— s. Griffiths, C. T. I [526] 601, 603, *644*
— s. Steiner, G. J. I [418] *1175*
— s. Wallach, E. E. I [927] 372, *447*, [1358] *1021*, [479] *1177*
Kita, D. A., s. Shull, G. M. I [1232a] 852, *1016*
Kitazume, M., s. Nakao, T. I [943] 795, 796, 804, 805, 806, 807, 808, 823, 828, 835, 880, 881, 909, 910, 912, 917, 918, 919, 920, 943, 944, 958, 962, *1004;* II [385] 59, 78, *124,* [149] 329, *338*
Kitchin, J. D., R. J. Pion u. S. H. Conrad I [679a] 108, *317*
— s. Conrad, S. H. I [222d] 28, 97, 99, 100, 110, 111, 112, *296*
Kittinger, G. W., s. Riegel, B. I [1077] 273, 274, *334*
Kizu, Y. I [455] 367, 406, *430*
Kjessler, B., s. Gemzell, C. A. II [395] 727, 744, *779*
Klaiber, E. L., s. Burstein, S. II [42] 502, 503, *505*
— s. Dodek jr., O. J. I [198] 370, *420*, [77] *1164*
Klebanoff, S. J., s. Ross, R. II [127] 285, *312*, [250—252] 474, 481, *512*
Kleeberg, J., u. W. Z. Polishuk I [680] 48, *317*
Kleibel, F., u. J. Becker I [703] *995*, [502] 1084, *1109*
Kleiber, M., A. H. Smith u. P. Levy I [456] 395, *430*
Klein, I. I [457] 356, 358, *430*
— u. K. G. Ober I [458] 356, 358, *430*, [503] 1049, 1065, *1109*
— u. X. G. Ober I [681] 92, *317*
— s. Ober, K. G. I [934] 101, *327*, [666] 355, 356, *438*, [994] 912, *1006*, [690] 1045, 1047, 1057, *1115;* II [665] 528, 529, 540, 561, 564, *594*
Klein, J. II [490] 548, *589*
Klein, M. I [704] 909, *995;* II [294] 53, 55, 56, *121*, [454, 455] 209, 211, *271*, [342, 343] 351, 365, 389, *412*, [137, 138] 438, *456*, [563] 619, *703*, [579] 749, *786*
— u. G. Mayer II [295] 94, *121*, [456] 214, *271*
— u. A. S. Parkes I [705] 898, 899, 903, 904, 905, 907, 914, 926, 956, *995;* II [296] 74, 83, *121*
— s. Bloch, E. I [96] 107, *291*
— s. Mayer, G. II [408—411] 342, 343, 344, 347, 350, 356, *414*, [663] 637, *707*
Klein, R. L., s. Holland, W. C. II [76] 285, *311*
Klein, S. J., s. Steinbach, M. I [1294] 461, *673*
Kleiner, G. J., L. Kresch u. I. M. Arias I [459] 374, *430*
Kleiss, E. II [491] 570, *589*
Kleitman, N. II [580] 755, *786*
— u. A. Doktorsky II [581] 755, *786*
— u. A. Ramsaroop I [460] 353, 354, *430*
Klibanoff, P., s. Taymor, M. L. I [1315] 939, *1019;* II [241] 24, 25, 28, *48*
Klibansky, Y., s. Sondheimer, F. I [152] 15, *22*, [1249] 891, 963, *1016;* II [513] 77, *129*
Klien, D., s. Hengstmann, H. I [364] 378, *426*, [190] *1167*
Kligman, A. M., s. Strauss, J. S. I [1304, 1305] 589, 590, *673*, [841] 1093, *1120;* II [900] 649 *715*
Klimstra, P., s. Colton, F. B. I [195] 964, *977*
Kline, R. F., s. Britton, S. W. II [71] 356, *403*
Klinefelter jr., H. F., F. Albright u. G. C. Griswold II [582] 724, 739, *786*
Kling, A., u. O. Grove II [583] 741, *786*
Klingler, J., s. Tomalske, G. II [995] 737, *800*
Klingmüller, V., s. Detter, F. I [287a] 30, 161, *299*
Klöck, F. K., s. Jung, H. II [454] 567, *588*
Kloek, J. I [681a] 193, *317*
Klöss, O., s. Cramer, H. II [167] 528, 529, 530, 537, *578*
Kloosterman, G. J., s. Huis in 't Veld, L. G. I [597] 86, 98, 187, *313*
Klopper, A. II [140, 140a, 141] 11, 28, 29, 31, *44*
— s. Brown, J. A. II [120] 724, 725, 752, *769*
— s. Brown, J. B. I [147] 146, 148, 152, 153, *293*
— s. Caie, E. I [183] 275, 279, 280, *294*, [160] *975*
— s. Fotherby, K. I [397, 397a] 280, 283, 284, 285, *304*, [118] *1165*
— s. Galletti, F. I [274] 360, 367, *423*, [446] 537, 538, *642;* II [371] 638, *697*, [154] 896, *910*
Klopper, A. I. I [682—686] 23, 29, 30, 31, 146, 148, 149, 150, 151, 152, 153, 155, 156, 182, 183, 275, *317*, [461] 356, *430*, [706] 889, *995*, [504, 506] 1032, 1079, *1109*
— u. W. Billewicz I [687] 118, 163, 164, 168, 172, *317*, [505] 1065, 1067, *1109*
— u. M. C. MacNaughton I [688] 29, 127, 157, 162, 192, 267, 269, *317*
— u. E. A. Michie I [689] 163, 173, *317*
— u. F. A. Michie I [691] 148, 154, 157, 162, 163, 164, 267, *317*
— u. J. B. Brown I [690] 30, 127, 139, 140, 145, 146, 147, 148, 149, 150, 151, 154, 155, 157, 158, 159, 161, 162, 163, 164, 166, 169, 170, 172, 174, 175, 176, 177, 179, 185, 188, 230, 241, 250, *317*, [707] *995*
— J. A. Strong u. L. H. Cook I [692] 149, 154, 155, 156, 157, 160, *317*, [708] *995*
— s. Fotherby, K. II [286] 543, *582*
Klopper, A. J. II [492, 494] 520, 521, 522, 566, 567, 568, *589*, [584, 585] 749, *786*
— u. M. MacNaughton II [495] 520, 521, 522, *589*
— u. E. A. Michie II [496] 558, 566, 567, 568, *589*
— u. E. A. Michie II [497] 520, *589*
— u. J. B. Brown II [498] 520, *589*

Kloss, W. I [240] *1169*
— s. Merker, H.-J. II [197] 491, 497, 500, *510*
Klüger, B., R. Siebert u. A. Schubert I [708a] 827, *995*
Klyanchko, V. R. I [731, 732] 585, *652*
Klyne, W., u. G. F. Marrian I [693] 234, *317*
— B. Schachter u. G. F. Marrian I [694] 234, *317*
— u. A. A. Wright I [695—697] 31, 224, 229, *317*
— s. Brooks, R. V. I [143] 159, 234, *293*
— s. Paterson, J. Y. F. I [969] 234, *329*
Kmoch, N. II [457] 206, *271*
Knaggs, G. S., s. Cowie, A. T. II [102, 114, 115] 365, 367, 368, *404*
Knauer, E. II [344] 369, 384, *412*
Knaus, H. I [733] 583, *652*, [507—513] 1060, 1066, 1069, *1110;* II [90, 91] 290, 296, 297, *311*, [499—505, 506a, 506b, 507—509] 523, 546, 549, 550, 555, 557, 565, *589*, [564] 634, *703*
Knaus, H. H. I [709, 710] 692, *995;* II [586] 764, *786*
Kneer, M. I [514] 1032, 1040, *1110*
— H. Burger u. H. Simmer II [510] 540, 550, *589*
Kneip, P., s. Ehrhardt, K. II [264] 227, *264*
Knevel, A. M., s. Spahr, J. L. I [1252a] 27, *341*
Knigge, K. M. I [711] 717, *995*
Knights, B. A. I [697a] 26, *317*
— A. W. Rogers u. G. H. Thomas I [698] 273, *317*
— s. Chamberlain, J. I [197, 198] 26, 30, 31, 146, 178, 186, 190, 196, 241, 242, 270, 272, 274, *295*
Knobil, E. I [462] 391, 392, *430*
— M. C. Hagney u. N. R. Lampert I [463] 365, *430*
— s. Neill, J. D. I [918a] 114, *327*
— s. Peckham, W. D. II [537] 351, *419*
Knodt, C. B., s. Petersen, W. E. II [543] 354, *419*
Knörr, K. I [711a] 934, 935, *995*, [515] 1046, 1047, *1110;* II [139] 448, *456*

Knörr, K., s. Bettendorf, G. II [84] 727, 744, *768*
— s. Oldershausen, H. F. v. I [1026] 551, *663*, [319] 1148, *1172*
Knoll, P. II [565] 663, *704*
Knoop, A., s. Horstmann, E. II [148] 473, *508*
Knopp, J., s. Maring, H. I [817] 160, 163, *322*
Knoppers, A. Th. I [699] 200, *317*
Knowles, E. I [241] *1169*
Knowlton, A. I., G. H. Madge u. J. W. Jaller I [700] 86, 164, 167, *317*
— s. Jailer, J. W. I [612] 164, 167, *314*
Knowlton, K., A. T. Kenyon, I. Sandiford, G. Lotwin u. R. Fricker I [734] 464, *652*
Knox, J. H. II [263] 896, *914*
Knox, L. H., J. A. Zderic, J. P. Ruelas, C. Djerassi u. H. J. Ringold I [711b] *995*
Knox, W. E., V. H. Auerbach u. E. C. C. Lin I [464] 352, *430*
Knut, B., u. S. Iversen I [516] 1039, *1110*
Knutsson, F., G. Rybo u. Å. Ånberg I [465, 466] 357, 374, 376, *430*
Kobayashi, F., u. T. Miyake I [711c] 923, 966, *996*
— s. Miyake, T. I [960] 539, 571, 574, 575, *660*, [921a, 921b] 804, 805, 806, 807, 808, 809, 838, 839, 840, 841, 874, 875, 876, 907, 909, 935, 936, 937, 943, 944, 945, *1003;* II [177] 28, *45*, [376, 377] 83, 93, *124*, [562] 230, 234, 238, 242, *275*, [147] 326, *338*, [179, 180] 430, 448, 449, 450, *458*
Kobayashi, H. I [735] 595, *652*
— s. Maruyama, K. I [581] 409, *434*
Kobayashi, M., M. Saito, Y. Ishitoya u. N. Ikegawa I [736] *652*
Kobayashi, O., s. Hosoi, M. I [613] 504, 542, *647*
Kobayashi, T., T. Kobayashi, J. Kato u. H. Minaguchi I [467] 404, *430*
— — T. Kigawa, M. Mizuno u. Y. Amenomori II [587] 736, *786*
— — S. Takezawa u. K. Oshima I [737] 525, *652;* II [588] 757, *786*

Kobayashi, T., H. Sato, M. Maruyama, K. Arai u. S. Takezawa II [589] 732, *786*
— Y. Yeda, S. Matsumoto, N. Ishizuka u. T. Kobayashi I [242] *1169*
— s. Kobayashi, T. I [467] 404, *430*, [737] 525, *652*, [242] *1169;* II [587, 588] 736, 757, *786*
Kobayashi, Y., s. Southren, A. L. I [831] 377, *443*
Kober, S., s. Fremery, P. de I [401] 696, *984*
Koch, B. A., E. F. Smith, R. F. Cox, D. Richardson u. G. L. Walker II [264, 265] 896, 897, *914*
— s. Richardson, D. II [392] 822, 899, *919*
Koch, E. I [738] 498, *652*
Koch, F., s. Fuchs, F. I [414] 692, 754, 809, 861, 925, 960, *985*, [273] 1066, *1102;* II [311] 253, 254, 255, *266*, [56] 296, 297, 302, 303, *310*, [307] 557, *583*
Koch, F. C., s. Gallagher, T. F. I [421] 722, *985*
Koch, M. L. I [739, 740] 451, 452, 464, *652*
Kochakian, C. D. I [468—470] 400, 402, 404, *430*, [741, 742] 503, 504, 541, 554, 555, *652*, [712—717] 785, 791, 792, 794, 804, 898, 902, 903, 904, 911, 915, 934, 957, 962, 963, *996*
— u. B. R. Endahl I [718] *996*
— A. L. Haskins u. R. A. Bruce I [701] 272, *317*
— u. J. R. Murlin I [719] 735, *996*
— u. G. Stidworthy I [702] 28, *317*
— u. C. Tillotson I [720] 786, 793, *996*
— s. Endahl, B. R. I [236] 356, *421*
Kochmann, M., u. H. Seel II [92] 306, *311*
Koczorek, K. H. R., s. Wolff, H. P. I [1435] 476, *678*
Koczorek, K. R. I [743] 479, *652*, [518] 1091, *1110*
— H. P. Wolff u. M. L. Beer I [744] 474, 476, 477, 478, *652*, [517] 1074, *1110*
— s. Buchborn, E. I [166] 476, 477, *630*
Kodet, M. J., s. Figdor, S. K. I [419] 519, 524, *640*
Köhler, R., s. Halban, J. II [352] 561, *584*

Köker, H., u. H. Habermann I [243] *1169*
Koella, W. P., s. Bergen, J. R. I [86] 526, 527, *627*
Koeneke, I. A., s. Stoffer, R. O. I [1297] 584, 585, *673*
König, A., u. J. Haller II [93] 296, 298, 299, *311*
— s. Haller, J. I [343] 372, 379, *425*, [175] *1167*
König, P. A. I [703, 704] 77, 79, *317*, [471] 383, *430*, [519] 1082, *1110*
Koenig, W., s. Ehrhardt, K. I [378] 486, *638*
Koering, M. J., s. Mossman, H. W. I [903] 48, 77, *326*
Koerner, D. R., s. Bradlow, H. L. I [127a] 71, 142, *292*
Koersveld, E. van II [124, 125] 319, *337*
Koester, H. II [511] 549, 550, *589*
Koets, P., s. Laqueur, G. L. I [739] 247, 248, *319*
— s. McLennan, C. E. I [593] 383, 387, *435*, [893] 468, *658*; II [605] 532, *592*
Koff, A. K., u. M. E. Davis I [721] *996*; II [566] 654, *704*
— u. A. S. Tulsky I [705] 164, 167, 171, *318*
— s. Tulsky, A. S. I [1340] 86, 166, *345*; II [907] 540, 566, *602*, [1006] 745, 761, 763, *801*
Kofler, E. I [520] 1086, *1110*
Koford, M. R., s. Pearson, O. P. II [744] 619, 642, *710*
Kogut, M. D., s. Collipp, P. J. I [259] 582, *634*, [167] 1039, 1090, 1091, *1099*
Koh, N. K., s. Rothchild, I. II [460] 87, *127*
Kohane, St., s. Sadovsky, A. II [785] 566, *598*
Kohls, C. L., s. Evans, H. M. II [328] *695*
Kohn, L., s. Hechter, O. I [558] 469, 512, *645*
Koide, S., C. Chen u. S. Freeman I [472] 410, *430*
Koide, S. S., u. S. M. Mitsudo I [706] 90, 109, *318*
— u. M. T. Torres I [707, 707a] 91, *318*
— s. Mitsudo, S. M. I [888] 91, *325*
— s. Sunaga, K. I [1285a] 270, 277, *342*
Koikegami, H., T. Yamada u. K. Usei II [590] *786*

Koiw, E., s. Genest, J. I [443] 149, 159, *306*
— s. Nowaczynski, W. I [933] 28, 136, 137, 138, 141, 148, 149, 154, 155, 159, *327*
Koizumi, T., s. Okano, K. I [957a] 240, 251, *328*
Kojima, T. I [473, 474] 362, *431*
Kok, F. II [512] 550, *589*
Kolb, K. H. I [707b] 285, *318*
— K. H. Kimbel u. P. E. Schulze I [475] 373, *431*, [745] 553, *652*
Kolbow, H. II [513, 514] 550, *589*
Kollar, E. J. II [567] 648, *704*
Koller, G. II [140, 141] 438, *456*, [568] 682, *704*
Kolonja, S. II [515] 558, *589*
Kolyskina, N. S., u. V. I. Tarasova II [266] 893, *914*
Komisaruk, B. R., s. Erickson, C. J. II [63] 332, *335*
Komori, A., s. Hashimoto, M. II [134, 135] 486, 487, *508*
Kon, S. K., s. Folley, S. J. II [203] 357, 365, 385, 389, *407*, [279] 572, *582*
— s. Temple, P. L. II [661] 400, *423*
Konanz, E. J., s. Burdick, H. O. II [50] 107, *112*
Koneff, A. E., s. Dyke, D. C. van II [286] 732, 758, *775*
Konjetzny, G. E. I [521, 522] 1081, 1082, *1110*
Konjoumdjian, A. I [523] 1045, *1110*
Kooij, R., s. Groot, C. A. de I [322] 1093, *1104*; II [261] 649, *693*
Koos, K., s. Matkovics, B. I [851b] 58, *324*
Kopera, H. I [722] 958, *996*
— K. Dukes u. G. L. Ijzerman I [723] 960, *996*, [244] *1169*
— u. F. J. Huix I [724] 960, *996*
— u. G. L. Ijzerman I [725] 960, *996*, [245] *1169*; II [142] 8, 11, 19, 29, *44*
— s. Dukes, M. N. G. I [93] *1164*
— s. Ijzerman, G. L. I [619] 992, [208] *1168*
— s. Schmidt-Elmendorff, H. I [396, 397] *1174*, *1175*
Kopetz, K., s. Bottermann, P. I [32] 1150, *1162*
Kopf, A. K., s. Davis, M. E. II [228] 744, *773*

Kordon, C., u. D. Bachrach II [591] 732, *786*
— s. Moszkowska, A. II [727] 736, *791*
Korenchevsky, V., M. Dennison u. S. L. Simpson I [726] 903, *996*
— u. K. Hall I [746, 747] 601, 603, *652*; II [297, 298] 55, 84, *121*
— — u. R. Burbank I [748] 501, 502, 507, 538, 554, 555, 562, *652*
— u. V. E. Jones I [749] 501, 502, 506, 538, 554, 555, 562, 575, 577, 584, *652*
— u. S. K. Paris I [750] 618, *653*
— — u. B. Benjamin I [751] 501, 502, 506, 539, 554, 555, 562, 575, 584, *653*
Koritz, B., u. P. F. Hall I [709] 32, 220, *318*
Koritz, S. B. I [708] 28, *318*; II [164] 464, *509*
— u. R. I. Dorfman I [476] 407, *431*
— s. Hall, P. F. I [508—510] 219, 220, *309*; II [129] 464, *508*
— s. Hirshfield, I. N. I [575a] 213, *312*; II [140, 141] 464, 466, *508*
Korman, J., s. Hogg, J. A. I [575a] 877, *991*
Korner, A., u. F. G. Young I [727] *996*
Korompay, A., s. Montuor, E. II [563] 227, *275*
Korting, G. W. I [524] 1092, *1110*
— H. Holzmann u. K. Kühn I [525] 1092, 1093, *1110*
— s. Holzmann, H. I [382, 383] 405, *427*, [397, 398] 1092, 1093, *1106*; II [54] 816, *818*
— s. Kühn, K. I [487] *431*
Korting, W., s. Kühn, K. I [529] 1092, 1093, *1110*
Kory, R. C., M. H. Bradley, R. N. Watson, R. Callahan u. B. J. Peters I [477] 373, 376, *431*, [752] 552, *653*, [728] *996*
— R. N. Watson, M. H. Bradley u. B. J. Peters I [478] 373, 405, *431*, [753] 551, *653*
— s. Meade, R. C. I [595] 366, *435*
— s. Watson, R. N. I [1407] 536, *677*
Kosaka, M., s. Hashimoto, M. II [135] 487, *508*

Kosch, L., s. Smolka, H.
II [845] 544, 555, *600*
Kossmann, H., s. Stark, G.
I [1291] 480, 582, *673*,
[829] 1074, *1120*
Kosters, B. A., s. Dawson, A. B.
II [245a] 621, *692*
Kostyo, J. L.   I [479] 385,
406, *431*
Kotoh, K., s. Okano, K.
I [957b] 235, 236, 262, 263,
328
Kotsalo, K. I [729] 958, *996*
Kottmeier, H.-L.   I [526]
1086, *1110*
Kotz, H. L., u. W. Herrmann
II [516] 529, *589*, [592]
748, *786*
Kountz, W. B., s. Ackermann,
P. G.   I [3] 544, 548, *624*
— s. Allen, E.   II [3] 427,
451
— s. Loeb, L.   II [328] 53,
55, *122*
Kovacic, N.   II [458, 459]
205, 207, *271*
Kovács, L., s. Sas, L. I [1188]
1014
— s. Sas, M.   I [797] 279,
442, [392] *1174;* II [881]
752, *796*, [95] 805, *820*
— s. Szontágh, F. E.   I [856]
371, 372, *444*, [854] 1072,
1120; II [239] 36, 37, *48*
— s. Uhlarik, S.   II [535] 94,
130, [114] 805, *820*
Kowal, J., E. Forchielli u. R. I.
Dorfman   I [710, 711]
220, 221, 222, 223, *318*
— s. Dorfman, R. I.   I [309]
80, 218, 220, 222, *300*
— s. Kase, N.   I [667] 105,
106, 107, *316*
Kowalewski, K. I [754—758]
531, 550, *653*, [730] *996*
— C. M. Couves u. A. Lang
I [759] 550, *653*
— u. G. Bekesi   I [480, 481]
401, 402, 406, 407, *431*
— u. M. A. Emery   I [760]
544, 550, *653*
— u. J. Gort   I [761] 550,
653
— u. F. Gouws   I [762] 550,
653
— u. R. K. Lyon   I [763, 764]
550, *653*
— u. R. T. Morrison   I [765]
550, *653*
Kozak, I., s. Daughaday, W.
I [263] 265, *298*
Kozam, G.   I [766] 512, 594,
653
Koziorowska, J.   II [345, 346]
381, *412*

Koziorowska, J., u. K. Dux
I [482] 408, *431*
Kraatz, H.   I [527] 1053,
1059, *1110*
Kraay, R. J., u. D. M. Brennan
I [731] 839, 875, 937, *996;*
II [142] 448, 449, *456*
— s. Brennan, D. M.   I [138]
503, 504, 538, 571, 572, 573,
574, *629*, [105] 749, 804, 806,
807, 808, 838, 839, 840, 874,
875, *973;* II [45] 70, 82, 83,
99, *112*, [105] 164, 246, 249,
259, [12] 290, *309*, [21] 326,
333, [28] 429, *452*
Kraehahn, G., u. R. v. Berswordt-Wallrabe   II [299]
93, 94, *121*
Krähenbühl, C.   I [732] *996*
— u. P. A. Desaulles   II [300]
93, *121*, [460] 206, *271*,
[594] 746, *786*
— s. Desaulles, P. A.   I [191]
360, *420*, [313, 314] 539, 542,
636, [232—235] 767, 770,
772, 778, 782, 793, 804, 805,
806, 808, 815, 819, 820, 822,
824, 828, 829, 830, 835, 838,
839, 846, 879, 880, 907, 914,
915, 917, 918, 919, 920, 921,
922, 924, 925, 926, 927, 928,
934, 935, 936, 942, 943, 944,
950, 951, 952, 953, 959, 960,
961, 965, *978*, [68, 69] *1163;*
II [102] 75, 76, *114*, [216—
218] 138, 164, 198, 233, 235,
240, 242, 243, 244, 248, 250,
253, *263*, [35—37] 314, 331,
334, [43—45] 426, 429, 430,
453, [235] 751, *773*, [85]
892, 899, *907*
— s. Talwalker, P. K.
I [1302a] 248, *343*, [1312a]
835, *1019*, [856] 1070, *1120;*
II [777] 233, 234, *282*, [982]
760, *800*
Kraft, F., s. Barry, R. D.
I [52a] 823, *971*
Kraft, H. G., u. H. Brückner
I [733] *996*
— u. H. Kieser   I [734, 734a]
769, 817, 875, 912, 914,
924, 934, 965, *996;* II [461,
462] 164, *271*, [143] 450,
456
— — u. G. Hecht-Lucari
I [735] 769, 804, 805, 816,
817, 838, 874, 934, 935, *996;*
II [301] 54, 83, *121*
— s. Hecht-Lucari, G.   I [537]
804, 805, 816, 817, 838, 874,
934, 935, *989*, [188] *1167;*
II [223] 54, 83, *118*, [390]
164, *269*, [93] 314, 326, *336*,
[101] 426, *455*

Kragt, C. L., u. J. Meites
II [593] 736, *786*
— s. Meites, J.   II [426] 351,
415
Kraicer, J., u. J. Logothetopoulos   I [767] 585, 586,
653
— s. Logothetopoulos, J.
I [872] 538, 560, 561, 564,
578, 584, 585, 588, *657*, [820]
839, *999;* II [329] 99, *122*
Kraicer, P. F., u. M. C. Shelesnyak   II [266b] 898, *914*
— s. Marcus, G. J.   II [510]
220, *273*
— s. Shelesnyak, M. C.
II [732—734] 220, *280*,
[860] 637, 648, 650, *714*
Kraiem, Z., s. Lunenfeld, B.
II [650] 728, *788*
Kraiger, P. F., s. Shelesnyak,
M. C.   II [823] 546, 551,
599
Kraintz, L., s. Money, W. L.
I [968] 583, 586, *660*
Králova, Á., s. Štěrba, R.
I [419] *1175*
Kramer, M., F. Neumann u.
W. Elger   I [736, 737] 871,
872, *996;* II [347] *412*
— s. Neumann, F.   I [127]
14, *21*, [1001] 542, *662*,
[975—978], 982, 983, 984]
697, 710, 711, 722, 772, 778,
779, 780, 781, 790, 804, 805,
806, 807, 871, 872, 918, 919,
934, 935, 936, 937, 939, 940,
1005, *1006*, [648] 1032, *1114;*
II [403, 405, 406] 53, 54, 59,
64, 75, 89, 91, 99, 100, 101,
108, *125*, [585] 138, 162, *275*,
[154] 310, *338*, [515] 392,
418, [195, 197, 199—201]
426, 439, 442, 444, 448, 449,
458, *459*, [346, 348, 349, 351]
894, 901, 902, *917*
Krantz jr., J. C., s. Camp, B.
Farson de   I [185] 515,
517, *631*
Krantz, K. E., s. Crist, R. D.
I [259] 276, 280, 284, *298*
— s. Sims, E. A. H.   I [1258]
473, *671*
Krarup, N. B., s. Hemmingsen,
A. M.   II [103] 427, *455*,
[485] 742, *782*
Kratochwil, A., s. Artner, J.
I [34] 1032, *1095;* II [4] *39*
Kratzheller, K.   II [569] 658,
704
Kraunold, E.   II [517] 570,
589
Kraus, J., s. Dirscherl, W.
I [243] 896, 897, 898, *978;*
II [105] 78, *114*

Krause, H. II [570] 649, *704*
Krause, T., s. Gordon, B. S. I [503] 551, *643*
Krause, W., s. Lipschütz, A. II [373] 382, *413*
Kravatz, A. S., s. D'Angelo, S. A. II [213] 732, *772*
Krawczuk, A., s. Soszka, S. I [1250] 150, 160, 184, *341*
Krehbiel, R. H. II [463] 214, *271*
Krejci, M. E., u. B. V. Critchlow II [595] 734, 759, *786*
Kremer, H., s. Froewis, J. II [74] 10, *41*
Kresch, L., s. Kleiner, G. J. I [459] 374, *430*
Kreus, K. E., s. Sotaniemi, E. I [830] 375, 376, *443*, [412] 1148, *1175*
Krieger, V., s. Alder, R. I [12] 1065, 1067, *1094*
Krieger, V. I. I [712] 164, 171, *318*
— s. Alder, R. M. I [6] 164, 169, *286*
— s. Rawlings, W. J. I [1062, 1063] 165, 172, *333*, [737, 738] 1065, 1067, 1069, *1117*
Krieger, V. J., s. Rawlings, W. J. II [739—741] 566, 567, *596*
Krishnamurti, M., s. Bell, E. T. I [19] *1162;* II [22] 843, *905*
— s. Loraine, J. A. I [265] *1170*
Kristensen, E., s. Molen, H. J. van der I [896] 32, 112, 113, 114, *326;* II [625] 516, *593*
Kristoffersen, J. I [713] 206, 212, 215, 216, *318;* II [571] 664, *704*
— T. Lunaas u. W. Velle I [714] *318;* II [572] 655, *704*
— u. W. Velle II [573] 656, *704*
Kritchevsky, D., u. M. R. Kirk I [715] 28, *318*
Kritchevsky, Th. H., u. R. F. Gallagher I [738] 941, 942, *996*
— s. Fukushima, D. K. I [418 b] *985*
— s. Gallagher, T. F. I [432] 32, 265, *305*
Kroc, R. L., B. G. Steinetz u. V. L. Beach I [716] 242, 248, 263, *318*, [483] 358, *431*, [739] 804, *997;* II [464] 225, 226, 271, [574] 650, *704*

Kroger, W. S., u. S. C. Freed II [596, 597] 739, *786*
Krogner, K. I [484] 354, *431*
Krohn, L., s. Hechter, O. II [388, 389] 147, *268*
Krohn, P. L. I [768] 465, *653*, [528] 1049, *1110;* II [302, 303] 81, *121*
— u. S. Zuckerman I [769] 464, *653;* II [304] 51, 52, *121*
— s. Jones, E. C. II [418] 229, *269*, [542] 720, *784*
— s. Talbert, G. B. II [776] 180, *282*
Krone, H. A. II [518, 519] 565, *589*
Krüger, E. H. II [143] 9, *44*
Krüskemper, H.-L. I [740] 720, 794, 833, *997*, [246] *1169*
— u. H. Breuer I [741] 912, 913, *997*
— u. W. Dirscherl I [485, 486] 392, 408, 411, *431*
— s. Dirscherl, W. I [197] 409, *420*
Kruger, F., s. Calderón, R. I [137] 362, *418*
Krull, P., s. Dhom, G. I [321] 566, *636;* II [88] *907*
Krus, D. M., S. Wapner, J. Bergen u. H. Freeman I [770] 527, *653*
— s. Bergen, J. R. I [56] 382, *415*, [86] 526, 527, *627*
Krymskaya, M. L., u. N. T. Starkova I [742] *997*
Kubli, F., u. M. Keller II [520] 558, *589*
Kuder, A., s. Traut, H. F. I [1366] 534, *675*
Kudláč, E. II [575] 668, *704*
Kudszus, H., s. Butenandt, A. I [132, 137] 783, 897, 903, 911, 912, 956, 957, *974*
Kueckens, H. II [521] 570, *589*
Kühn, K., M. Durruti, P. Iwangoff, F. Hammerstein, K. Stecher, H. Holzmann u. W. Korting I [529] 1092, 1093, *1110*
— K. Stecher, P. Iwangoff, F. Hammerstein, M. Durruti, H. Holzmann u. G. W. Korting I [487] *431*
— s. Holzmann, H. I [382] 405, *427*, [397] 1092, 1093, *1106*
— s. Korting, G. W. I [525] 1092, 1093, *1110*
Kuehn, R. E., G. D. Jensen u. R. K. Morrill II [576] 675, *704*

Kühne, D. I [247] *1169*
Kümmel, J. I [771] 591, *653*, [248] *1169*
Küstner, H. I [772] 534, *653*
Kuizenga, M. H., s. Pabst, M. L. I [1013] 734, 791, *1007*
Kuizenga, M. K., s. Ott, A. C. I [1003] 910, 911, *1007*
Kulcsár-Gergely, J., u. I. Fekete I [773] 617, *653*
Kulenda, Z., u. E. Horáková I [717] 30, 201, *318*
Kulka, E. W., s. Briehl, W. II [110] 739, *768*
Kulkanek, W. I [743] *997*, [530] 1060, *1110*
Kulkarni, A. B., s. Heusser, H. I [562] 810, 822, 896, *990;* II [232] 74, *119*
Kullander, S. I [774, 775] 553, 554, 563, 565, 604, *653*, *654*
— u. B. Kállén I [776] 622, *654*
— u. B. Sonesson I [777] 592, *654*
— s. Zander, J. II [1083] 763, *804*
Kumamoto, Y., s. Kinoshita, K. I [678a] 31, 149, 163, 181, 191, *317*
Kumar, D. I [717a] 83, 85, *318*, [778] 530, 531, 534, *654;* II [94] 293, *311*
— P. R. Adams u. A. C. Barnes I [488, 489] 409, *431*
— R. S. Azoury u. A. C. Barnes I [718] 83, 84, 85, *318*
— u. A. C. Barnes I [719] 92, *318*, [490] 408, *431*, [744] *997;* II [522, 523] 556, *590*
— L. A. W. Feltham u. A. G. Gornall I [779] 476, 477, 478, *654*, [532] 1074, *1110*
— J. A. Goodno u. A. C. Barnes I [720] 92, 116, 122, 131, *318*, [745] *997*, [531] 1066, *1110;* II [524—526] 556, *590*
— T. Wagatsuma, W. J. Sullivan II [527] 556, *590*
— E. F. Ward u. A. C. Barnes I [721] 116, 120, 122, 123, *318*
— s. Barnes, A. C. I [59] 26, 92, 123, 130, 131, *289;* II [42] 546, 556, *574*
Kumaresan, P., u. C. W. Turner II [348, 349] 354, 375, *412*
Kumari, L., u. J. W. Goldzieher I [721a] 75, 105, *318*

Kumpf, K. F., s. Noble, G. K. II [716] 681, *709*
Kunde, M. M., F. E. D'Amour, A. J. Carlson u. R. G. Gustavson II [144] 427, *456*
Kunstadter, R. H., s. Hagler, S. I [499] *988*
Kuntzman, R., u. M. Jacobson I [722] 256, *318;* II [166] 473, 503, *509*
— D. Lawrence u. A. H. Conney I [723] 186, *257*, *318*
— M. Sansur u. A. H. Conney I [780] 520, 523, *654;* II [165] 503, *509*
— s. Conney, A. H. I [222a] 222c] 257, *296;* II [69] 502, 503, *506*
Kunz, H.-A., u. W. Wilbrandt I [781] 473, *654*, [746] *997*
Kunz, W., u. H. Burger I [491] 411, *431;* II [528] *590*
— s. Burger, H. I [130—132] 394, 411, *418;* II [120—122] 529, 531, 537, 539, *577*
Kuppermann, H. S. I [492] 352, 355, 359, 361, *431*, [782, 783] 542, 543, 595, *654*, [249, 250] *1169*
— u. J. A. Epstein I [784] 542, 543, *654*, [747] 927, 928, 942, 943, 944, *997*, [534] 1090, 1091, *1110*, [251] *1169;* II [144] 24, *44*, [599] 752, *786*
— u. P. H. Fried II [600] 722, *786*
— u. St. J. Goodman I [533] 1060, *1110*
— u. R. B. Greenblatt I [785] 559, 563, 615, *654*
— J. Seide u. J. A. Epstein II [529] 555, *590*
— s. Epstein, J. A. I [240] 356, 357, *422*, [391a, 392] 536, 542, 543, *639*, [348] 829, 832, 924, 927, 935, 944, *982*, [103] 1139, *1164;* II [63] 5, 19, *41*, [299] 751, 752, *775*
— s. Goldman, J. N. I [499] 504, 540, 543, 561, 563, 576, 583, 585, *643*, [456] 785, 927, 928, 934, *986;* II [84] 314, 335, [81] 426, *454*
— s. Goodman, St. J. I [301] 1060, *1103*
— s. Greenblatt, R. B. I [522] 571, 615, *644*
— s. Nieburgs, H. E. I [657] 355, *437*

Kuppermann, H. S., s. Seidl, J. E. I [813] 355, 356, 357, *443*, [1204a] 542, 543, *670*
Kur, S., s. Boschann, H. W. I [93] 941, *972;* II [27] 4, 5, 11, 17, *40*
Kurachi, K., u. G. Suchowsky II [601] 733, *786*
— s. Ishizuka, N. I [652] 525, *649*
— s. Kurotsu, T. II [604] 731, 733, *786*
Kuramitsu, C., u. L. Loeb II [350] 365, 366, *412*
Kurata, Y. I [748] 683, *997*
Kuribara, M., s. Matsumoto, S. I [882] *1002*
Kurisaki, S., s. Matsumoto, S. II [359] 93, *123*
Kuriyama, H. I [786, 787] 471, 472, *654;* II [95, 96] 291, 293, 296, 298, *311*, [530, 531] 556, *590*
— u. A. Csapo II [97, 98] 291, 292, 293, 294, *311*, [532, 533] 556, *590*
— s. Bülbring, E. I [167] 472, *630*
— s. Casteels, R. II [20] 292, 293, *309*
Kuriyama, H. A., s. Csapo, A. I. I [279] 471, 472, *634;* II 293
Kurnosow, K. M. II [465] 223, *271*
Kurogochi, Y., u. G. Pincus II [749] 684, 744, *997*
Kurosawa, Y., s. Nakauma, M. I [994] 453, *661*
Kuroshima, A., A. Arimura, C. Y. Bowers II [602] 736, *786*
— Y. Ishida, C. Y. Bowers u. A. V. Schally II [603] 736, *786*
Kurotsu, T., K. Kurachi u. T. Ban II [604] 731, 733, *786*
Kurouji, K., s. Yamashita, K. I [970, 971] 391, *449*, [1414] *1024*
Kurouji, Ken-Ichi II [266a] 898, *914*
Kurzrock, R., u. C. Brinberg II [534] 528, *590*
— s. Lass, P. M. II [545] 559, *590*
— s. Watson, B. P. II [1020] 744, *801*
Kurzrok, L., u. E. Streim I [535] 1046, *1110*
Kuschinsky, G., G. Lange, C. Scholtissek u. F. Turba I [493] 413, *431*

Kuschinsky, G. u. H. Lüllmann II [99] 304, *311*
Kuschinsky, K., s. Hofmann, P. I [582a] 274, *312*
Kusleng-Hanssen, K. II [598] 745, 761, 763, *786*
Kusnezowa, N. A., s. Diomidova, N. Y. II [235] 153, *263*
Kusunoki, T., s. Mizutani, S. I [888a] 191, *325*
Kutuzov, H., s. Blivaiss, B. B. I [111] 620, *628*
Kutzsche, A., s. Schwarz, W. II [263] 473, *512*
Kuukkainen, T., s. Horning, E. C. I [586] 26, *312*
Kvater, E. J. I [536] 1080, *1110*
Kwa, H. G., s. Groot, C. A. de I [489a] 256, *308*
Kyank, H. I [537] 1074, *1110*
— s. Schmidt, W. II [795] 549, *598*
Kyle, L. H., u. D. C. Crain I [494] 366, 367, 380, *431*
— u. W. C. Hess I [495, 496] 361, 362, 366, 370, 371, *431*, [788] 497, 498, *654;* II [577] 638, *704*
Kyle, T. I., u. G. E. Marrian I [724, 725] 268, *318*
Kyriakides, E. C., s. Pickett, M. T. I [1000] 149, 155, 186, 189, *330;* II [751] 637, *710*

Laat, B. M. de, s. Dingemanse, E. I [300] 144, 145, *300*
Labate, J. S. II [100] 305, *312*
Labhsetwar, A. P. II [267] 822, 901, 902, *914*
— W. E. Collins, W. J. Tyler u. L. E. Casida II [578] 664, *704*, [605, 606] 745, 751, *786*
— W. J. Tyler, R. K. Meyer u. L. E. Casida II [607] 751, *786*
Lacassagne, A. I [789, 790] 604, 613, 624, *654*
— u. M. Roux I [538] 1083, *1110*
Lachèse, B., O. Crepy u. M. F. Jayle I [726] 31, 143, 144, 145, 148, *318*
— s. Crepy, O. I [257] *298*
Lackner, J. E., H. Wachtel u. S. Soskin I [539] 1060, *1110*
Lacny, J. I [540] 1040, *1110;* II [535] 564, *590*
Lacour s. Oberling, C. I [1023] 615, *663*

Ladd, J. E., s. Margulis, R. R.
I [859] 939, 940, *1001*
— s. Walser, H. C. I [928] 366,
372, 381, *447*, [1404] 582,
585, *677*, [1360] 940, *1022*,
[480] 1139, *1177;* II [259]
25, *48*
Ladman, A. J., s. Barrnett,
R. J. I [52] 717, *971*
Ladosky, W., D. M. Cancado
u. J. G. L. Noronha
II [579] 648, *704*
Laén, L. v., s. Hoffmann, F.
II [400, 401] 515, *586*
Läuppi, E., u. A. Studer
I [750] *997*
Laffargue, M., s. Canivenc, R.
II [130—133] 171, 222, *260*
Lagasse, A., s. Berlingieri, D.
II [17] 491, *504*
— s. Groodt, M. de II [124, 125] 485, 487, *507*
— s. Thiery, M. II [289] 487, *513*
Lagier, R. I [751] *997*
Lagrange, E. I [791] 462, *654*
Lagrutta, J., s. Laguens, R.
II [169] 474, 478, *509*
Laguens, R. II [167, 168] 474, 478, *509*
— u. J. Lagrutta II [169] 474, 478, *509*
Lahm, N. II [536] 535, *590*
Lahr, E. L., u. O. Riddle
II [466] 205, *271*, [126] 330, 332, *337*, [580] 648, *704*
— s. Bates, R. II [53, 54] II [721, 745, *767*
— s. Bates, R. W. II [11] 330, *333*
— s. Riddle, O. II [166, 167] 325, 331, *338*, [221—223] 438, *459*, [781, 782] 681, *711*
Laidlaw, J. I [792] 526, *654*
Laidlaw, J. C., J. L. Ruse u.
A. G. Gornall I [793] 475, 479, 480, *654;*
II [581] 638, *704*
— s. Gornall, A. G. I [504] 474, 479, 482, *643*
Laidlaw, W. M., s. Heller, C. G.
I [362, 363] 370, 371, 372, *426*, [569] 536, 582, *645*, [544, 545] 806, 833, 839, 928, 929, 930, 937, 938, 941 *989;* II [110, 110a] 24, 38, *43*, [484] 752, *782*, [203, 204] 893, 894, *912*
Laing, J. A., s. Hamilton, W. J. II [428] 633, *699*
Laird Myers, W. P., s. Kaufman, R. J. I [707] 549, *651*, [477] 1084, *1109*

Laitinen, O., u. S. Pesonen
I [727] 155, 156, *318*
Lajos, L., I. Csaba, S. Domany, J. Székely u. I. Breila
II [608] 762, *787*
— J. Göres, G. Illei,
L. Kecskés, F. Mutschler
u. I. Glós I [541] 1044, *1111*
— — J. Székely, I. Csaba u.
S. Domany II [609] 762, *787*
— u. F. Szontagh I [794] 459, *654*
Lakam, Ed., s. Netter, A.
II [643] 560, 561, *593*
Lakhsmanan, T. K., u.
S. Lieberman I [728] 31, *319*
Lakshman, A. B., u. W. O.
Nelson I [795] 504, 506, 556, 562, 564, 575, 584, *654;*
II [610] 745, *787*, [70] 805, *819*, [268] 822, 900, *914*
— s. Ramaswami, L. S.
II [163] 322, *338*, [773] 609, *711*, [814] 748, *794*
Lam, L. v., s. Hoffmann, F.
I [384] 1051, 1076, *1106;*
II [513] 761, *783*
Lamar, J. K., L. B. Shettles u.
E. Delfs II [537] 528, *590*
Lambert, A., u. A. Netter
I [542] 1043, 1044, *1111*
— s. Netter, A. I [647] 1061, *1114*
Lambert, J. G. D. I [728a] 194, *319*
— u. P. G. W. J. van Oordt
II [582] 608, *704*
Lambert-Netter, A., s. Netter, A. II [643] 560, 561, *593*, [738] 739, *791*
Lambillon, J. I [752] 953, *997*
— J. de Cort u. C. Lecard
I [543, 544] 1044, 1072, 1083, *1111*
Lambiotte-Escoffier, C., D. B.
Moore u. H. C. Taylor
476, 478, *654*
Lambourne, L. J. II [145] 430, *456*
— s. Lamond, D. R. II [278] 859, *915*
Lammes, F. B., u. R. G. J.
Willighagen I [497] 392, *431*
Lamming, G. E. II [269] 892, *914*
— s. Allen, D. M. II [7, 8] 845, 885, 903, *905*
— s. Broome, A. W. J.
I [149—152] 463, *630;*
II [34a] 871, *906*

Lamming, G. E., s. Haynes, N. B. II [198] 871, 872, *912*
— s. Heap, R. B. I [557] 464, *645;* II [385] 150, *268*, [473, 474] 634, *700*
— s. Killingbeck, M. J.
II [255a] 871, *914*
— s. Pickworth, S. II [635] 227, *277*
— s. Rowson, L. E. A.
I [1147, 1148] 463, *667;*
II [421a] 871, *920*
— s. Shorthose, W. R.
I [1250] 545, *671;* II [451] 897, *921*
Lamond, D. R. I [753] *997;*
[612] 741, *787*, [270—276] 826, 838, 843, 845, 846, 849, 859, 861, 899, 901, *914*, *915*
— u. B. M. Bindon II [279] 838, 859, *915*
— u. L. J. Lambourne
II [278] 859, *915*
— D. A. Little u. J. G. H.
Holmes II [279a] 844, *915*
— u. J. O'Brien II [277] 843, *915*
— s. Barrett, J. F. II [20] 898, *905*
— s. Braden, A. W. H.
II [28] *905*
Lamont, W. A., s. Steelman, S. L. II [968] 721, *799*
Lamotte, M., u. P. Rey
II [582a] 609, *704*
Lampert, N. R., s. Knobil, E.
I [463] 365, *430*
Lamprecht, S., H. R. Lindner, M. B. Rubin u. A. Zmigred
I [728b] 251, *319*
Lamuels, L. T., s. Gorski, J.
I [471] 28, 209, 212, *307*
Lancaster, G., s. Lorinez, A. L.
I [876] 589, *657*
Landau, R. L., D. M. Bergenstal, K. Lugibihl u.
D. Dimick I [498] 361, *432*
— — — — u. E. Rashid
I [499] 361, *432*
— — — — u. E. Raslud
I [797] 464, 474, *654*
— — — u. A. B. Kascht
I [754] *997*
— — — u. M. E. Kascht
I [500, 501] 361, 367, 370, 380, *432*, [798, 799] 465, 466, 474, 475, *654*, [546] 1074, *1111;* II [538] 525, *590*, [583] 638, *704*
— E. N. Ehrlich u.
Ch. Huggins I [545] 1085, *1111*

Landau, R. L. u. K.Lugibihl I[502—505] 361, 362, 367, 381, *432*, [800—802] 474, 475, 477, 479, 482, 544, 549, 654, [547] 1091, *1111;* II [585, 586] 638, *704*
— — D. M. Bergenstal u. D. F. Dimick I [506] 361, 362, 367, *432;* II [584] 638, *704*
— — u. D. F. Dimick I [507] 356, 360, 361, *432*, [803] 480, 481, 482, 483, *654*, [755] *997*
— E. J. Plotz u. K. Lugibihl I [508] 361, *432*, [804] 476, 477, *654;* II [539] 525, 549, *590*
— s. Ehrlich, E. N. I [381] 477, *638*
Landgrebe, F. W., s. Waring, H. II [203] 321, *340*
Landsmeer, L. M. F. II [613] 734, *787*
Lane, B. P., u. A. G. Rhodin II [170] 478, *509*
Lane-Claypon, J. E., u. E. H. Starling II [351] 369, 396, *412*
Lang, A., s. Kowalewski, K. I [759] 550, *653*
Lang, W., s. Cunningham, K. I [185] 1039, 1082, *1100*
Lang, W. R., s. Golub, L. J. II [331] 563, *583*
Langan, W. B. II [127] 321, *337*
Lange, G., s. Kuschinsky, G. I [493] 413, *431*
Lange, R., s. Holzmann, K. II [146] 464, 466, *508*
Lange, W. II [540] 548, *590*
— s. Hochstaedt, B. I [377] 1067, 1068, *1106*
Langecker, H. I [729—732] 159, 162, 163, 181, 182, 258, 276, 277, 284, *319*, [509, 510] 371, 372, *432*, [252] *1169;* II [144a] 28, 44, [541] 559, 560, *590*, [614, 615] 754, *787*
— u. E. Busch I [805] 519, 524, *655*
— u. W. Prescher I [733] 276, 277, 278, *319*
— u. A. Rupprecht II [616] 754, *787*
— s. Kimbel, K. H. I [678] 279, *316*
— s. Maring, H. I [817] 160, 163, *322*
Langhans, Th. II [542] 528, *590*

Langley, J. N., u. C. S. Sherrington II [305] 51, *121*
Langmade, C. E., S. Notricia, J. Demetriou u. A. G. Ware I [734] 101, 171, 172, *319*
Langmade, Ch. F., S. Notricia, J. Demetrion u. A. G. Ware II [543] 566, *590*
Langworthy, O. R., u. C. B. Brack I [806] 533, *655*
Lankeren, C. van II [611] 761, *787*
Lanman, J., s. Paulsen, C. A. I [1020] 937, 944, *1007*
Lanman, J. I., s. Ross, M. H. II [249] 464, *512*
Lanman, J. T., s. Solomon, S. I [1231] *340;* II [852] 553, 554, *600*
Lanthier, A., u. T. Sandor I [735—738] 51, 71, 74, 75, 104, 105, 107, 140, 141, 148, 154, *319*
— s. Sandor, T. I [1143, 1144] 107, *336*
Lanzetta, A. I [807] 547, *655*
Laos, I., s. Marshall, C. W. I [115] *20*, [864a] 886, *1001*
Laqueur, C. L., S. M. McCann, L. H. Schreiner, E. Rosemberg, D. Rioch u. E. Anderson II [617] 731, 732, *787*
Laqueur, E., S. E. de Jongh u. M. Tausk I [548] 1038, *1111*
— s. David, K. I [215] 896, 908, *977*
Laqueur, G. L., u. P. Koets I [739] 247, 248, *319*
— s. Emge, L. A. I [389] 585, *639*
— s. Schilling, W. I [1183] 538, 559, 562, 571, 583, *669*
Laqueur, W. II [544] 528, *590*
— s. Yücel, T. I [980] 389, *449*
Laragh, J. H., Van de Wiele, R. L. I [1421] 103, *348*, [1424] 477, 478, 581, *678*
Laraque, E., s. Pincus, G. II [199] 3, *46*
Laraque, F., s. Pincus, G. I [1057] 943, 958, *1008*, [350] 1126, *1173*
Lardy, H. A., R. G. Hansen u. P. H. Phillips II [467] 144, *271*
Larizza, P. I [511] 363, *432*, [808] 499, *655*

Larizza, P., A. Notario u. O. Zangaglia I [809] 490, 491, 492, 495, 496, 500, 501, 505, *655*
Larke, G. A., s. Browning, H. C. II [153] 651, *689*
Laroche, G., H. Simmonet u. E. Bompard II [618] 752, *787*
Laron, Z., G. Rumney, L. Rat u. N. Naji II [145] 24, 44, [619] 752, *787*
Larralde, Ch., u. M. Levrier I [549] 1081, *1111*
Larsen, C. D., s. Hertz, R. I [372] 365, 367, *427*, [577] 549, *646*, [554] 697, *990*
Larsen, J. F. II [171, 172] 491, *509*
Larson, J. A. I [550] 1086, *1111*
Larsson, H., u. M. Stensson I [739a] 75, *319;* II [468] 227, *271*
Larsson, K., u. L. Heimer II [620] 758, *787*
Larsson-Cohn, U. I [512] 374, 376, *432*, [810] 585, *655*, [253] 1148, *1169*
— u. U. Stenram I [513] 375, 376, *432*, [811] 552, *655*, [254] 1148, *1169*
Lasater, M. B., s. Samuels, L. T. I [1138] 220, 254, *336*
Lascano-Gonzalez, J. M., s. Houssay, B. A. II [105] 321, *336*
Laser, H., s. Lutwak-Mann, C. I [563] 391, *434*, [829] 683, *1000*
Lasfargues, E. Y. II [352, 354] 380, 381, 398, *412*
Lasher, N., A. L. Lorincz u. S. Rothman I [812, 813] 589, *655*
— s. Haskin, D. I [551] 589, *645*, [345] 1093, *1105;* II [463] 649, *700*
Laskowski, S. C., s. Clinton, R. O. I [191a] *976*
Lasley, J. F., s. Bogart, R. I [115] 538, *628;* II [110] 638, *688*
— s. Day, B. N. II [77—79] 845, 881, 884, 897, *907*
— s. Reddy, V. B. II [91 a] 814, *819*, [385] 884, *919*
Lasley, J. L., s. Day, B. N. I [303, 304] 496, 497, 498, 545, *635*, [221] *978*
Lass, F., s. Jensen, T. S. I [440] 1087, *1108*

Lass, P. M. I [551] 1050, *1111*
— J. Smelser u. R. Kurzrock
  II [545] 559, *590*
Lasso, L. H., s. Folch, Pi. F.
  I [385] 770, 822, 867, 874, 907, *983*
László, B., u. E. Görgey
  I [814] 533, *655*
László, D., s. Lewin, L.
  I [543] 360, 367, *433*, [567] 1084, *1111*
— s. Spencer, H. I [833, 834] 360, *444*, [1283, 1284] 536, 544, 549, *672*
Lataste, F. II [306] 56, *121*, [469, 470] 222, *271*, [587, 588] 617, *704*
Lathe, G. H., u. M. Walker
  I [514, 515] 409, *432*
— s. Hargreaves, T. I [345] 373, 409, *426*
— s. Holton, J. B. I [585] 127, 129, *312*
Latour, J. P., s. Payne, H. W.
  II [688] 529, *595*
Latour, J. P. A., s. Arronet, G. H. I [28] 286, *414*; II [26] 528, 529, 551, *574*
— s. Payne, H. W. I [698] 386, *439*
Lau, H., u. P. Stoll I [552] 1044, *1111*
Lau, H. L., u. G. S. Jones
  I [740] 30, *319*
Laubach, C. D., s. Figdor, S. K.
  I [419] 519, 524, *640*
Laubach, G. D., s. P'an, S. Y.
  I [687] 382, 412, *438*, [1045] 415, *663*
Lauber-Sparre, E., s. Aebi, A.
  I [7] 411, *413*
Laudat, Ph., s. Bricaire, H.
  I [139] 150, 160, *292*
Laufer, A., s. Sadovsky, A.
  II [785] 566, *598*
Laumas, K. R., u. A. Farooq
  I [740a] 274, *319*; II [589—591] 635, 648, 649, 682, *704*
Laur I 458
Laurence, D. R., u. G. J. M. Swyer I [553] 1069, 1070, *1111*
Laurence, E. B., s. Bullough, W. I [169] 589, *630*
Laurent, F., s. Coste, F.
  I [269] 497, *634*
Laurentius, G. de, u. M. Camurri
  II [546] 532, *590*
— s. Camurri, M. II [146] 531, *578*
Lauritzen, C. II [516—520] 353, 354, 355, 356, 357, 358, *432*, [815] 529, *655*, [756, 757] 936, *997*, [255] *1169*,
[554] 1053, *1111*; II [146—148] 4, 7, 10, 17, 24, 25, 26, 27, 28, *44*, [547—550] 517, 518, 524, 548, 566, *590*, [592] 653, 682, *704*, [621] 755, *787*
Lauritzen, C. u. C. Arlinghaus
  II [593] 649, 682, *704*
— u. W. D. Lehmann I [741, 741a, 741b] 96, 121, 122, 124, 125, 126, 128, 192, 193, 266, 284, *319*, [521] 375, *432*; II [149, 150] 36, 37, *44*, [551—553] 555, 558, 559, *590, 591*, [280] 901, *915*
— s. Staemmler, H.-J.
  I [836] 357, *444*, [1290] 924, *1018*, [824, 828] 1031, 1045, *1119*, [416] *1175*; II [227—230, 230a] 2, 8, 11, 17, 19, *47*
— s. Diczfalusy, E. I [200] 1039, 1075, *1100*
Lauson, H. D., C. H. Heller, J. B. Golden u. E. L. Sevringhaus I [758] 777, *997*
Lauterbach, M., s. Johnston, J. O. II [417] 212, *269*
— s. Williams, W. F.
  II [810, 811] 212, *283*
Lauterwein, C. I [759] 917, *997*, [558, 559] 1035, 1045, *1111*
Lauweryns, J., u. J. Ferin
  I [256] *1169*
Laves, M., s. Ehrlich, E. N.
  I [380, 381] 477, *638*
Laviolette, P. II [128] 315, *337*
Lawrence, D., s. Kuntzman, R.
  I [723] 186, 257, *318*
Laws, R. M. II [594, 595] 619, 623, 658, 682, *705*
— u. G. Clough II [596] 620, 623, 662, 670, 682, *705*
Lawson, D. E. M., u. W. H. Pearlman I [742, 743] 256, 273, *319*; II [355] 399, *412*
Lawson, E. J., s. Marker, R. E.
  I [819, 823—827] 143, 178, 234, *323*
Lax, H. I [555—557] 1077, 1085, 1089, *1111*; II [554, 555] 528, 540, 550, *591*
Layne, D. S., R. H. Common, W. A. Maw u. R. M. Fraps
  I [744] 195, *319*; II [129] 314, *337*
— T. Golab, K. Arai u. G. Pincus I [745] 284, 285, *319*
— — K. Aral u. G. Pincus
  I [258] *1170*
Layne, D. S., C. J. Mayer, P. S. Vaishwanar u. G. Pincus
  I [259] *1170*
— u. C. J. Meyer I [522, 523] 370, 372, *432*, [816] 581, *655*, [257] *1170*
— — P. S. Vaishwanar u. G. Pincus I [524] 370, 372, *432*, [817] 477, 479, 480, 581, *655*
— s. Arai, K. I [26] 286, *287*
— s. Bialy, G. I [86] 285, *290*
— s. Pincus, G. II [372] 824, *918*
Layrisse, M. I [818] 498, *655*
Layton, R., s. Hughes, H. E.
  I [593a] 169, 173, 186, *313*
Lazarev, N. J. II [556] 523, *591*
Lazo-Wasem, E. A., s. Bragdon, D. E. I [130] 194, *292*; II [130] 610, *688*
Lazowasem, E. A., s. Zarrow, M. X. I 1430, 1502] 272, *351*, 804, 822, 823, 825, 826, 828, 834, 851, 852, 860, 862, 883, 887, 892, 917, 968, *1024*; II [560] 78, *131*, [1086] 749, *804*
Leach, B. B., u. R. R. Margulis
  I [819] 568, 582, *655*
Leach, H., s. Hammond, K. B.
  I [515, 516, 516a] 26, 30, 31, *309*
Leach, R. B., s. Maddock, W. O. II [674] 727, *789*
— s. Paulsen, C. A. I [974] 282, 284, 285, 286, *329*, [1020] 937, 944, *1006*, [691] 1078, *1115*, [326] *1172*
Leaf, A., s. Sharp, G. W. G.
  I [1239, 1240] 467, 375, *671*, [1223] *1015*
Leary, D. C., s. Man, E. B.
  I [900] 585, *658*
Leathem, J. H. I [525, 526] 360, 384, 386, 391, *432*, [820] 536, *655*; II [307] 51, *121*, [146] 427, *456*, [597] 638, 652, 682, *705*
— u. B. J. Brent I [760] 795, 920, *997*
— C. J. Fisher u. R. Oslapas
  I [527] 384, *432*
— s. Adams, W. C. I [4] 245, 251, 252, *286*
— s. Barraclough, C. A.
  II [18] 439, *452*, [43] 729, *766*
— s. Callard, G. V. I [184, 185] 28, 251, *294*
— s. Callard, I. P. I [186, 186a, b] 194, 261, *294*; II [176] 610, *690*

Leathem, J. H., s. Reece, R. P. II [574] 350, *420*
— s. Reinboth, R. I [1065a] 194, *333*
— s. Starkey, W. F. I [1262] 200, *341;* II [755] 208, *281,* [966] 746, 751, *799*
Leathem, J. J. I [746] 245, 246, *319*
Lebeau, M. B., s. Rosenfeld, R. S. I [1102] 28, 31, 137, 138, 158, 182, *335*
Lebech, P. E., s. Starup, J. II [967] *799*
Lebherz, T., s. Rudel, H. W. II [812] 628, *712*
Lebherz, T. B., u. C. D. Fobes I [560] 1076, *1111;* II [151] 22, *44*
Leblond, C. P., S. Albert u. H. Selye I [821] 559, 561, 564, *655*
— s. Nautra, M. II [212] 488, *510*
— s. Selye, H. I [1229] 554, 555, 556, 557, 572, *670*
Leboeuf, M., A. Cavé u. R. Goutarel I [747] 68, *319*
Lecard, C., s. Lambillon, J. I [543, 544] 1044, 1072, 1083, *1111*
Lecoq, R. I [528—532] 359, 368, *433*
— P. Chauchard u. H. Mazoué I [822] 529, *655*
— — u. R. Courrier I [823] 529, *655*
— s. Chauchard, P. I [157] 368, *419*
Lederberger, C. P., s. Huggins, C. I [409] 1053, 1066, *1107*
Lederer, J., u. A. Prinzie I [533] 368, *433*
— s. Prinzie, A. I [1094—1096] 491, 492, 493, *665*
Ledermair, O., s. Hasselbach, W. II [70] 285, *310*
Ledger, W. J., s. Jaffe, R. B. I [610b] 88, *314*
Ledig, K. W., s. Smith, H. I [1241, 1242] 946, 948, *1016;* II [512a] 76, *129*
Lednicer, D., s. Duncan, G. W. II [251] 195, *264*
Lee, A. E., u. P. C. Williams I [761] *997*
Lee, C. C., s. Chu, J. P. II [177] 212, *261,* [191] 633, 649, 653, *690*
Lee, H.-P., s. Mengert, W. F. I [947] 534, *660*
Lee, J., s. Alexander, D. P. I [5] 692, 752, 807, 836, 909, 918, *969,* [13] 1066, 1070,

1094; II [10] 231, 234, 239, *256*
Lee, M. O. II [622] 738, *787*
Lee, S. L., s. Callantine, M. R. I [161] *975;* II [128] 207, *260*
— s. Gawienowski, A. M. I [439] 209, 212, 223, *305*
— s. Miller, S. P. I [608] 379, *435,* [306] *1171*
Lee, W., s. Cha, K. II [23] 304, 306, *309*
Lee, Y. C. I [824] 489, *655*
— s. Yun, I. S. I [1452] *679*
Leeb, A., s. Rauscher, H. I [362] *1173*
Leeb, H. I [561] 1045, *1111;* II [152] 11, *44*
— s. Froewis, I. I [412] 806, 937, *984,* [267] 1044, 1046, 1048, *1102*
— s. Rauscher, H. II [205] 31, *46*
Leekley, D., s. Bachman, C. I [44, 45] 164, 165, 177, *288*
Leese, R. II [173] 481, 482, *509*
Leevy, C. M., J. Bender, M. Silverberg u. J. Naylor 373, *433*
— G. R. Cherrick u. C. S. Davidson I [535] 373, *433*
Lefebore, Y. von, u. R. Gaudry I [100] 8, *20*
Lefebvre, Y., u. R. Gaudry I [762] 864, 865, 874, 890 891, *997;* II [308] 68, 73, *121,* [130] 326, *337*
— s. Deghenghi, R. I [225, 226] 815, 816, 817, 818, 863, 864, 865, *978;* II [95, 96] 66, 67, 68, *114*
Lefranc, G., s. Barry, J. II [48, 49] 737, *766*
Leftel, E. C., s. Brinsfield, T. H. II [109] 148, *259*
Le-Fur, Y. I [825] 536, 549, *655*
Legates, J. E., s. Johnson, A. D. II [64] 809, *819*
Legault-Démare, J., P. Mauléon u. Suarez-Soto I [748] 228, *319;* II [623] 723, *787*
— s. Gospodarowicz, D. I [476, 477] 252, *307*
Léger, J., u. G. Masson I [763] 962, 963, *997*
Leghissa, S., M. L. Fiume u. R. Matscher I [826] 458, 459, *655;* II [131] 322, *337*
Léglise, P. C., s. Mesnil du Buisson, F. du II [550] 213, *274*

Le Gros, s. Clark, W. E. II [163] 743, *770*
Lehmann, G. A., u. W. W. Moore II [281] 826, *915*
Lehman, J. J., s. Baker, W. S. II [37] 566, *574*
Lehmann, C. O., s. Hübener, H. J. I [591] 28, *313*
Lehmann, J. I [764, 765] 875, *997;* II [624, 625] 731, *787*
Lehmann, J. J., s. Baker, W. S. II [8] 33, *39*
Lehmann, W. D., s. Lauritzen, C. I [741, 741a, 741b] 96, 121, 122, 124, 125, 126, 128, 192, 193, 266, 284, *319,* [521] 375, *432;* II [149, 150] 36, 37, *44,* [551—553] 555, 558, 559, *590, 591,* [280] 901, *915*
Lehnert, G., H. Valentin u. W. W. Mücke I [749] 26, *320*
Lehninger, A. L. II [174] 468, *509*
Lehr, H., s. Bowing, G. I [129] 497, *629*
Lehrman, D. S. II [132, 133] 331, *337,* [598—602] 681, 682, *705*
— u. P. Brody II [134] 326, 331, *337,* [603—605] 682, *705*
— — u. R. P. Wortis II [606] 682, *705*
— u. R. P. Wortis II [607] 682, *705*
— s. Erickson, C. J. II [63] 332, *335*
Lehtinen, A., s. Pulkkinen, M. O. I [1043] 261, *332*
Leibow, S. G., s. Forbes, R. Th. I [382] 124, *303*
Leidl, W. II [282] *915*
— s. Baier, W. II [9] 812, *817*
Leinzinger, E. I [562, 563] 1038, 1045, 1046, 1048, *1111;* II [557] 568, 572, *591*
Leipsner, G., s. Deane, H. W. I [277] 254, *299*
Lekto, L., s. Timonen, S. II [902] 559, *602*
Leland, J., s. Loeb, R. F. I [868] 466, *657*
Lelong, M., M.-F. Jayle u. P. Borniche I [750] 175, 187, *320*
Lely, M. A. v. d., s. Groot, C. A. de I [322] 1093, *1104;* II [261] 649, *693*
Lemaire, L., s. Loeper, M. I [870] 531, 532, *657*

Lemli, L., M. Aron u. D. W. Smith I [564] 1090, 1091, *1111;* II [283] 904, *915*
Lemon, H. M., s. Parsons, L. I [967] 148, 153, *329*
Lemtis, H., s. Hörmann, G. II [417] 565, 567, *586*, [522] 725, 762, *783*
Lencioni, L. J., V. S. Lo Bianco, L. M. Amézaga u. H. Badano I [751] 163, 164, 173, *320*
Lendrum, F. C., u. F. L. Hisaw I [536] 385, *433*
— s. Hisaw, F. L. I [376] 1089, *1106;* II [241] 62, *119*
Lenk, R., s. Meier, K. E. I [936] 451, 452, *659*
Lenman, J. L., s. Paulsen, C. A. I [974] 282, 284, 285, 286, *329*, [326] *1172*
Lennep, E. W. van, u. L. M. Madden II [175] 464, *509*
— s. Kellas, L. M. II [552] 621, 623, 646, 672, *703*
Lennette, E. H., s. Hudson, N. P. I [621] 460, *648*
Lennon, H D. I [537] 373, *433*
Lenz, A. L., s. Solomon, S. I [1232] 88, *340*
Leon, Y. A., u. R. D. Bulbrook I [752] 31, 148, 155, 157, 161, 162, *320*
Leonard, L. M., u. D. D. Rutstein I [827] 454, *655*
Leonard, S. L. I [538] 393, *433;* II [356, 357] 350, 351, *412*, [627, 628] 721, *787*
— u. R. P. Reece II [358, 359] 350, *412*
— s. Fevold, H. L. I [264] 23, 201, *302;* II [339] *777*
— s. Reece, R. P. II [575—577] 350, 351, *420*
— s. Smithcors, J. F. II [637, 638] 350, 354, *422*
Leonardelli, J., s. Barry, J. II [48, 49] 737, *766*
Leone, M., A. Franceschelli u. Ferreri II [626] 724, *787*
Leong, J. T., s. Haskins, A. L. I [522] 805, 806, *989*
Leonhard, S. L., V. Sager u. J. B. Hamilton I [766] *997*
Leonhardt, K., s. Burger, H. I [172] 501, *631*
Leoni, R., s. Meloni, C. I [944] 585, *660*
Leopold, A. I [539] 361, *433*
Leopold, A. C., s. Kirkpatrick, C. M. II [577] 741, *785*

Lepkovsky, S., s. Dyke, D. C. van II [286] 732, 758, *775*
Lepowsky, F., s. Samuels, A. J. I [795] 378, *442*, [391] *1174*
Lerner II 1
Lerner, A. B., K. Shizume u. J. Bunding I [828] 595, *655*
— — u. T. B. Fitzpatrick I [829] 595, *655*
Lerner, L. J., A. Bianchi u. A. Borman I [767, 768] 755, 821, *997*
— D. M. Brennan u. A. Borman I [769] 741, 742, 745, 763, 805, 853, 855, 856, 857, *998;* II [309] 54, 69, 70, 82, 83, *121*
— — M. de Phillipo u. E. Yiacas I [770] 805, 806, 807, 855, 935, 937, *998;* II [310] 54, 70, *122*, [471] 231, 236, *271*, [135] 314, *337*, [147] 426, 430, 448, 449, *456*
— — E. Yiacas, M. de Phillipo u. A. Borman I [771] 751, 807, 833, 839, 855, 935, 937, *998;* II [472] 230, 233, 234, 235, 236, 242, *271*
— F. J. Holthaus u. C. R. Thompson II [473] 195, *271*
— F. J. Holthaus jr. u. C. R. Thompson I [773, 774] 773, 777, 778, 909, 953, *998;* II [311] 76, 102, *122*
— M. de Phillipo, E. Yiacas, D. M. Brennan u. A. Borman I [772] 806, 832, 839, 937, 940, 941, *998;* II [148] 448, 449, *456*
— E. Yiacas, A. Bianchi, M. de Phillipo u. A. Borman I [776] 768, 771, 777, 855, *998*
— — — D. Turkheimer, M. de Phillipo u. A. Borman I [775] 768, 771, 777, 855, *998;* II [312] 54, *122*
— — u. A. Borman I [777] 855, 857, *998;* II [312a] 70, *122*, [474] 237, *271*
— s. Fried, J. I [72] 8, *19*, [407, 408] 811, 812, 813, 853, 854, 855, 857, *984*
Lerner, U., s. Pinto, R. M. II [753] 638, *710*
Leroy, F., s. Vokaer, R. II [937] 650, *716*
Le Roy, G. V., s. Werbin, H. I [1401, 1402] 87, 269, *347*

Lesakova, A. S., u. A. A. Popova I [753] 150, 160, *320*
Leslie, S. H., s. Dumm, M. E. I [221] 368, *421*
Lesser, E. I [830] 452, *655*
Lession-Fossion, A., s. Cession, G. I [218] 509, *632*
Lessner, H. E., s. Jonsson, U. I [418] 362, 371, *428*, [676] 481, 482, *650*, [449] 1084, *1108*
Lester, G., u. O. Hechter I [831] 453, *656*
— D. Stone u. O. Hechter I [832, 833] 452, *656*
Letterer, E., u. W. Masshoff II [176] 481, *509*
Leuckart, W. II [475]; 140, *271*
Leusden, H. van, u. C. A. Villee I [754] 88, *320*
Leusden, H. A. van, H. Houtzager u. J. L. Mastboom I [753a] 90, *320*
Leusden, H. A. I. M. van I [540] 374, 409, *433*
— u. C. A. Villee I [755] 88, *320*
Lev, M., s. Hechter, O. II [387] 212, *268*, [477] 615, 633, 653, *700*
Levedahl, B. H., s. Buetow, D. E. I [168] 452, *630*
Leveli, M. J., s. Stitch, S. R. I [1277a] 170, 190, *342*
Levell, M. J., s. Scott, J. I [1164b] 160, *337*
Leventhal, M. L., u. A. Scommegna I [756] 80, 191, *320*
— s. Stein, I. F. I [1265] 52, *341*, [832] 1036, *1120*
Lever, J. D. II [177, 178] 464, 472, *509*
Levett, J., s. Short, R. V. II [837] 515, 516, *599*, [929] 749, 760, *798*
Levett, L., s. Short, R. V. I [1200] 27, 95, 113, 119, 120, 122, 125, *339*
Levier, M. I [565] 1046, *1111*
Levin, H. M., s. Fine, E. I [237] 1072, *1101*
Levin, L., u. J. W. Jailer I [757] 245, 246, 251, *320*
Levin, M., s. Tyler, E. T. I [1341] 937, *1020*, [465] *1177*
Levin, R. H., s. Herr, M. E. I [551] 956, *990*
Levin, W., s. Conney, A. H. I [222a] 257, *296*
Levine, H., s. Nahum, L. H. I [992] 507, *661*

Le Vine, L.   II [558] 567, 591
Levine, L.   I [566] *1111*
— s. Southren, A. L.   I [831] 377, *443*
Levine, S., u. R. Mullins jr.   II [149] 439, *456*
— s. Harris, G. W.   II [98] 439, *455*, [468] 729, *782*
Levit, E. J., J. H. Nodine u. W. H. Perloff   I [541] 381, *433*
Levitz, M., G. F. Condon u. J. Danets   I [758] 87, *320*
— S. Emerman u. J. Dancis   I [759] 87, 88, *320*
Levrier, M., s. Larralde, Ch.   I [549] 1081, *1111*
Levvy, G. A., s. Kerr, L. M. H.   I [450] 391, 400, 402, *430*
Levy, B., u. S. Tozzi   II [101] 306, *312*
Levy, E., s. Lobel, B. L.   II [481] 214, *272*
Levy, H., T. Saito, S. Takeyama, A. P. Merrill u. J. P. Schepis   I [760] 223, *320*
Levy, H. R.   I [542] 409, *433*
Levy, J. D., s. Daniel, J. C.   II [199] 175, 176, *262*
Levy, P., s. Gillman, J.   II [194] 52, *117*
— s. Kleiber, M.   I [456] 395, *430*
— s. Marquart, G. H.   I [579] 373, 377, *434*
Levy, R. P., s. Wieland, R. G.   I [1420c] 111, *348*
Lewbart, M. L., s. Schneider, J. J.   I [1161b] 241, *337*
Lewin, E.   II [559] 529, 530, 535, *591*
Lewin, I., H. Spencer u. J. Herrmann   I [568] 1084, *1111*
— — B. Kabakow, J. B. Herrmann, A. Marcus u. D. László   I [543] 360, 367, *433*, [567] 1084, *1111*
Lewin, M., s. Geller, J.   I [284] 1084, *1103*
Lewirth, St.   II [560] 530, *591*
Lewis, A. A., E. T. Gomez u. C. W. Turner   II [360] 350, *412*
— u. C. W. Turner   II [361—368] 350, 356, 357, 365, 370, 371, 383, *412, 413*
— — u. E. T. Gomez   II [369] 350, *413*
— s. Mixner, J. P.   II [448] 350, *415*
— s. Trentin, J. J.   II [666] 350, *423*

Lewis, C., s. Hershey, F. B.   I [367] 395, 409, 410, *426*
Lewis, D., u. C. F. Geschickter   I [569] 1081, *1111*
— s. Geschickter, C. F.   II [248] 370, *409*
Lewis, D. L., s. Geschickter, C. F.   II [320] 572, *583*
Lewis, D. O., s. Caspi, E.   I [191a, 191b] 68, *295*
Lewis jr., G., s. Brodsky, I.   I [116] 378, 379, *417*
Lewis, H., G. M. Frumess u. E. J. Henschel   I [570] 1094, *1111*
Lewis jr., J., u. R. Hertz   II [476] 211, *272*
— s. Goss, D. A.   II [412] 744, *780*
Lewis, J. H., s. Cutler, O. I.   II [127] 344, *405*
— s. Hinds, F. C.   II [108] 432, *455*
Lewis, J. M.   I [260] *1170*
— s. Hind, F. C.   II [209, 210] 838, 863, *912*
Lewis, J. T., V. G. Foglia u. R. R. Rodríguez   I [544, 545] 364, *433*
Lewis, P. R., u. M. C. Lobban   I [761] 33, *320*
Lewis, R. A., S. de Majo u. E. Rosemberg   I [546] 402, *433*, [834] 538, 570, 571, 572, 574, *656*
— s. Engel, L. L.   I [347] 156, 163, *302*
— s. Wilkins, L.   I [956] 402, 448, [1429] 538, 555, 571, 572, 574, *678*
Lewis, W. H., u. P. W. Gregory   II [477] 170, *272*
— u. E. S. Wright   II [608] 633, *705*
Lewitz, M., s. Twombly, G. H.   I [885] 1086, *1121*
Li, C. H.   II [629] 721, *787*
— u. H. M. Evans   II [630] 721, *787*
— u. K. O. Pedersen   II [631] 721, *787*
— M. E. Simpson u. H. M. Evans   II [632—635] 721, 722, *787*
— s. Bergers, A. C. J.   II [12] 322, *333*, [85] 609, *687*, [76] 723, 747, *767*
— s. Bintarningsih, W.   II [60, 61] 356, 365, *402, 403*
— s. Blair, P. B.   I [109] 606, *628*
— s. Grattarola, R.   II [415] 747, *780*

Li, C. H., s. Greenspan, F. S.   I [483] 902, *987*
— s. Lyons, W. R.   I [831] *1000;* II [390—394] 344, 350, 351, 353, 354, 356, 357, 375, 378, 379, *413, 414,* [575] 571, *591*
— s. Simpson, M. E.   II [936] *798*
— s. Squire, P. G.   II [975] 721, *800*
Li, R. C.   II [609] 675, *705*
Libby, D. A., P. J. Schaible, J. Meites u. E. P. Reineke   II [136] 330, *337*
Liberman, M. J., s. Kent, G. C.   II [568, 569] 749, 755, *785*
— s. Kent jr., G. C.   II [132] 427, *456,* [554] 682, *703*
Libert, O., s. Jayle, M. F.   I [625] 149, 155, 157, 163, *314*
Libretti, A., s. Agolini, G.   I [8] 378, *413*
Liddle, G. W.   I [835] 475, 656, [778] *998*
— u. H. A. Burke jr.   I [547] 360, *433*
Liebelt, A. G., u. R. A. Liebelt   I [836] 618, *656*
Liebelt, R. A., s. Liebelt, A. G.   I [836] 618, *656*
Lieberman, s. Burttein, S.   I [163] 30, *294*
Lieberman, M. W., s. Hulka, J. F.   I [401] 381, *428*
Lieberman, S., u. K. Dobriner   I [762] 182, 185, *320*
— — B. R. Hill, L. F. Fieser u. C. P. Rhoad   I [763] 143, 144, 145, 180, 182, 186, *320*
— D. K. Fukushima u. K. Dobriner   I [764] 180, 186, *320,* [778a] 898, *998*
— B. Mond u. E. Smyles   I [765] 182, *320*
— B. Praetz, P. Humphries u. K. Dobriner   I [766] 132, 180, *320*
— u. S. Teich   I [548] 352, *433*
— s. Arcos, M.   I [27, 27a] 100, 101, 123, 137, 138, 267, *287;* II [24] 520, *574*
— s. Calvin, H. I.   I [187, 187a, b, 188] 29, 45, 66, 71, 91, 101, *294, 295*
— s. Dobriner, K.   I [304—306] 24, 143, 144, 145, 186, 268, *300*
— s. Jailer, J. W.   I [611] 276, 277, *314*
— s. Lakhsmanan, T. K.   I [728] 31, *319*

Liebermann, S., s. Roberts, K. D. I [1083—1085] 66, 71, 91, 142, 182, *334*
— s. Rosselet, J. P. I [1103] 276, 277, *335*
— s. Solomon, S. I [1230—1232, 1234] 88, 141, 220, 223, *340;* II [852] 553, 554, *600*
— s. Van de Wiele, R. L. I [1421] 103, *348,* [1424] 477, 478, 581, *678*
Lienhard, C. P., u. J. C. Gonzales Pena I [571] 1044, 1045, *1111*
Liere, E. J. van, s. Hewitt, W. F. I [586] 576, 584, *646*
— s. Sleeth, C. K. I [1261] 530, *671*
Lierse, W., s. Castell, R. II [21] 288, *309*
Lieutaud, R., s. Vague, J. I [1353] 158, 190, *345*
Lieux, J. M., s. Dumont, L. I [223] 392, *421*
Liggins I 1137
Likar, I. N., u. L. J. Likar II [610] 663, *705*
Likar, L. J., s. Likar, I. N. II [610] 663, *705*
Lillie, R. J., u. C. A. Denton II [611] 611, *705*
Limet, R., s. Cession, G. I [218] 509, *632*
Limon, D. C., s. Zderic, J. A. I [167] 13, 14, *22*
Lin, A., s. Geller, J. II [79] 38, *41*
Lin, E. C. C., s. Knox, W. E. I [464] 352, *430*
Lincoln, E., s. Little, B. I [551] 384, 398, *433*, [809] *999*
Lincoln, F. H., s. Hogg, J. A. I [575a] 877, *991*
Lind, J., s. Ross, M. H. II [249] 464, *512*
— s. Solomon, S. I [1231] *340;* II [852] 553, 554, *600*
Lindberg, M. C., s. Hayano, M. I [533] 223, *310*
— s. Spadoni, L. R. I [1252] 190, *341*
Lindenschmidt, W., u. T. Zeile II [561] 537, *591*
— s. Runge, H. II [778] 528, *598*
— s. Stoll, P. II [874] 529, *601*
Linder, F. I [572] 1080, 1084, *1111*
Lindig, P. II [562] 568, *591*
Lindlar, S., s. Nagai, K. II [210] 470, *510*

Lindley, C. E., s. Ulberg, L. C. II [272] 432, *461,* [482] 838, 849, *922*
Lindley, J., s. Jacobs, W. M. I [429] 1046, *1107*
Lindner, E. II [179] 464, *509*
— s. Freed, S. C. I [432a] 512, *640*
Lindner, F., R. Junk, H. Kehl, G. Nesemann u. J. Schmidt-Thomé I [779a] 877, *998*
Lindner, H. R. I [767] 24, 27, *320;* II [612] 615, 666, *705*
— B. Lunenfeld u. M. C. Shelesnyak I [767a] 113, 147, *320*
— u. T. Mann I [768] 225, 226, 227, *320*
— M. B. Sass u. B. Morris I [769] 225, 226, 227, 228, 262, 263, *320;* II [613] 666, 667, *705*
— u. G. B. Sharman II [614] 639, *705*
— u. A. Zmigrod I [769a] 248, *320*
— s. Lamprecht, S. I [728b] 251, *319*
— s. Zmigrod, A. I [1508a] 26, *351*
Lindsay, D. E., E. Poulson u. J. M. Robson II [478, 479] 180, *272,* [102] 308, *312*
Lindsay, D. R. II [284] 878, *915*
— u. T. J. Robinson I [779] *998*
Lindsay, I., s. McWilliam, R. S. I [291] 1145, *1171*
Lindsay, S., s. Pepper, H. I [702] 357, *439,* [1061] 497, 500, *664,* [332] *1172*
Ling, W., s. Solomon, S. I [1228b] 81, 98, 134, 196, *340*
Linkenheimer, W. H., s. Stolzenberg, S. J. II [758] 214, *281*
Linn, R., s. Jackson, M. C. N. I [211] *1168;* II [126a] 7, *43*
Linquette, M., u. P. Fossati I [837] 474, 476, *656*
Linsk, J., s. Moffett, R. B. I [927b] 823, *1003*
Linthorst, G. I [549, 550] 374, 376, *433,* [838] 493, 496, *656,* [261] *1170*
Linzell, J. L. II [370, 371] 344, 367, *412,* [615] 679, *705*
— u. R. B. Heap II [372] 399, *413*

Linzell, J. L., s. Goding, J. R. I [454a] 224, *306*
— s. Heap, R. B. I [539, 539a, 539b] 229, 230, 263, *310;* II [298, 299] 399, *410,* [475] 679, *700*
— s. Short, R. V. I [1205] 212, *339;* II [871] 679, *714*
Lipkind, J. B., s. Fishman, W. H. I [257] 402, *422*
Lipmann, F., s. Nose, Y. I [931d] *327*
— s. Robbins, P. W. I [1081] 132, *334*
Lipp, A., s. Nakajima, T. II [638] 555, *593*
Lipp, G. I [770] 30, 148, 187, *320*
— s. Nakajima, T. I [906] 188, 192, *326*
Lipp, R. G. I [780] 998, [573] 1072, *1112*
Lippiello, L., s. Bloch, E. I [96] 107, *291*
Lippman, A. E., s. Djerassi, C. I [244] 818, *979;* II [107] 69, *114*
Lipschütz, A. I [839—849] 597, 598, 599, 600, *656,* [781—786] 698, 699, 711, 759, *998,* [574, 577] 1080, 1081, 1089, 1093, *1112;* II [313—315] 96, *122*
— u. A. Adamberg I [787] 711, *998*
— — M. Tiitso u. S. Veshniakov I [788] 711, *998*
— P. Bellolio, J. Chaume u. L. Vargas jr. I [850] 598, *656*
— S. Bruzzone u. F. Fuenzalida I [851, 852] 598, 599, *656,* [789] 805, 885, 892, *998;* II [316] 84, *122*
— u. S. Figueroa I [790] 806, 824, 827, 846, 918, 935, *998;* II [317] 96, *122,* [150] 450, *457*
— u. J. Grismali I [852a] 598, 599, *656*
— u. R. Iglesias I [791, 792] 822, *998*
— — S. Bruzzone, F. Fuenzalida u. A. Riesco I [793] 805, 836, 851, 881, 883, 885, 892, 895, 898, 907, 909, 914, 916, 917, 918, 956, *998;* II [318] 84, *122*
— — — J. Humerez u. J. M. Peñaranda I [794] 805, 835, 909, *998;* II [319] 96, *122*
— — u. E. Mardones I [795] *999*

Lipschütz, A., R. Iglesias u. S. Salinas I [796] 822, *999*
— — — u. V. I. Panasevich I [853] 623, *656;* II [285] 903, *915*
— — u. L. Vargas jr. I [576] 1080, 1093, *1112*
— D. Jadrijevic, A. Figueroa u. S. Girardi I [797] 698, 699, 759, 827, 846, *999;* II [320] 96, *122*
— — S. Girardi, S. Bruzzone u. E. Mardones I [798] 805, 827, 846, 852, *999;* II [321] 84, *122*
— — E. Mardones, S. Figueroa u. S. Girardi I [799] 698, 699, 759, 805, 828, 829, 832, *999;* II [322] 84, 96, *122*, [616] 628, 647, *705*
— u. W. Krause II [373] 382, *413*
— u. M. Maas I [854] 598, 599, *656*, [800] *999*
— E. Mardones, R. Iglesias, F. Fuenzalida u. S. Bruzzone I [801] 918, *999*
— R. Murillo u. L. Vargas I [855] 598, *656*
— — u. L. Vargas jr. I [802] 698, 805, *999;* II [323] 84, *122*
— F. Rodriguez u. L. Vargas jr. I [575] 1080, 1093, *1112*
— u. J. Schwarz I [856] 600, *656*
— L. Vargas u. O. Ruz I [804] 907, *999*
— u. L. Vargas jr. I [857] 598, *656*, [803] 805, 909, *999;* II [324] 84, *122*
— O. Vera u. S. González I [858] 598, 599, *656*
— u. H. E. Voss I [805, 806] 711, *999*
— Ch. Wagner u. R. Tamm I [807] 711, *999*
— — — u. F. Bormann I [808] 711, *999*
— D. Yanine, J. Schwarz, S. Bruzzone, J. Acuña u. S. Silberman I [859] 600, *656*
— s. Bruzzone, S. I [165] 599, *630*
— s. Figueroa, S. I [381] 823, 827, 832, 835, 856, 858, 859, *983;* II [174] 96, *117*
— s. Fuenzalida, F. I [416] 274, *304*, [416] 805, 822, 823, 826, 827, 862, 918, *985;* II [184] 96, *117*

Lipschütz, A., s. Girardi, S. I [449] 284, *306*, [483] 599, *642*
— s. Iglesias, R. I [641—644] 599, 621, *648*, *649*, [616—618] 698, 699, 807, 918, 963, *992;* II [530] 746, *784*
— s. Jadrijevic, D. I [659, 660] 599, *649*, [631, 632] 758, 759, 822, 918, 924, 935, 953, 956, *993;* II [261] 84, *120*
— s. Mardones, E. I [912—914] 599, *658*, [852—858] 698, 699, 758, 759, 805, 822, 823, 826, 827, 828, 835, 862, 887, 918, *1001;* II [343—346] 73, 84, 96, *123*
Lipsett, M. B., u. B. Riter I [771] 149, 159, 189, *320*
— s. Kirschner, M. A. I [679] 30, *317*
— s. Wilson, H. I [1445] 28, 70, 101, 112, 136, 137, 138, 139, 141, *349*
Lipstett, M. B., s. O'Malley, B. W. I [958a] 61, 63, 107, *328*
Lipstrap, R. M., u. J. I. Raeside II [636] 725, *788*
Lisboa, B. P. I [772, 772a] 26, 31, *320*, *321*
— s. Breuer, H. I [138] 258, 278, 292
Lisk, R. D. II [637—639] 756, 758, *788*, [286, 287] 901, *915*
Liskowski, L., R. C. Wolf u. R. K. Meyer I [772b] 196, *321*
Lissak, K., s. Telegdy, G. I [1317, 1320] 196, 199, 262, 263, *344*, [1341, 1342] 571, 572, 579, 580, *675;* II [910] 656, 658, *715*
— s. Tigyi, A. I [1358] 513, *675*
Lisse, K., u. P. Schürenkämper I [773] 221, 222, 261, *321*
Lits, F. J., s. Newton, W. H. II [518] 351, 355, *418*
Littel, R., s. Allen, W. S. I [8] 6, *17*
Little, B., J. Bougas, J. F. Tait u. S. A. S. Tait I [774] 131, *321*
— u. E. Lincoln I [551] 384, 398, *433*, [809] *999*
— J. Di Martinis u. B. Nyholm I [775] 109, 127, 135, 221, *321*
— u. A. Shaw I [776, 777] 109, *321;* II [563] 517, *591*

Little, B., A. Shaw u. R. Purdy I [778] 109, 135, *321*
— O. W. Smith, A. G. Jessiman, H. A. Selenkow, W. van't Hoff, J. M. Eglin u. F. D. Moore I [779] 82, 164, 166, *321;* II [640] 762, *788*
— J. F. Tait, W. P. Black u. S. A. S. Tait I [780] 102, 124, 131, *321*
— — S. A. S. Tait u. F. Erlenmeyer I [780a] 102, 124, *321*
— s. Purdy, R. H. I [1044—1046, 1046a] 110, *332*
— s. Riondel, A. I [1079] 26, 32, 57, 102, 112, 113, 116, 262, *334;* II [750] 515, 516, 597, [832] 749, 760, *795*
— s. Tait, J. F. I [1297] 267, *343*
Little, D. A., s. Lamond, D. R. II [279a] 844, *915*
Little, V., s. Swyer, G. I. M. I [853] 374, 376, *444*, [1269—1271] 838, 869, 870, 889, 891, 918, 924, 935, 939, 942, *1017*, [438] 1148, *1176;* II [235, 236, 236a] 6, 8, 17, 28, 29, *47*, *48*, [885] 566, 567, *601* [108] 814, *820*, [469] 839, 903, *922*
— s. Swyer, G. L. M. I [848, 850] 1055, 1057, 1071, *1120*
Littleton, Ph., u. K. Fotherby I [780b] 285, *321*
— — u. G. Wilson I [780c] *321*
— s. Fotherby, K. I [396a, 397, 397a] 280, 283, 284, 285, *304*, [117, 118] *1165*
Littrell, J., s. Hartman, C. G. II [219] 53, *118*
Liu, T. M. Y., u. J. W. Davis II [374] 384, 392, *413*
Livingston, N. B. I [810] 839, *999*, [262] *1170*
— s. Goldzieher, J. W. II [170] *911*
Livingston jr., N. B., s. Goldzieher, J. W. I [460, 461] 875, 943, *986*, [137—140] *1166;* II [84] 4, 18, 30, 42
Llaurado, J. G., J. L. Claus u. J. B. Trunnell I [860] 480, *657*
— J. B. Trunnell u. J. L. Claus I [861] 504, 543, *657*
Llerena, L. A., s. Calderón, R. I [137] 362, *418*
Llosa, M. P. de la, s. Jutisz, M. II [548] 736, *784*
Lloyd, C. W. I [862] 526, *657;* II [325] 62, *122*

Lloyd, C. W., E. C. Hughes, J. Lobotsky, J. Rienzo u. G. M. Avery I [781] 164, 177, *321*, [863] 474, *657*, [578] 1074, *1112*
— s. Huggins, C. I [409] 1053, 1066, *1107*
— s. Hughes, E. C. I [593] 164, 177, *313;* II [427] 565, 567, *587*
— s. Matsuyama, E. II [703] 724, *790*
— s. Pupkin, M. I [1043a] 251, 255, *332*
— s. Moses, A. M. I [902] 86, 164, 166, 190, *326*
Lloyd, S. I [864—866] 508, 509, *657*
— u. M. Pickford I [867] 509, *657*
— s. Deis, R. P. I [309] 464, 465, *636*
Lloyd-Jacob, M. A., s. Scott, P. P. II [840] 656, *713*
Lloyd-Jones, O., u. F. A. Hays II [480] 139, *272*
Lloyd-Jones, R., s. Jones, K. M. I [417] 370, *428*, [675] 476, 477, 478, *650*
Lobban, M. C., s. Lewis, P. R. I [761] 33, *320*
Lobel, B., H. W. Deane u. S. L. Romney I [782] 90, *321*
Lobel, B. L., E. Levy u. M. C. Shelesnyak II [481] 214, *272*
— L. Tic u. M. C. Shelesnyak II [482—485] 214, *272*
— s. Deane, H. W. I [275, 276, 277] 79, 251, 254, *299*
Lobotsky, J., s. Lloyd, C. W. I [781] 164, 177, *321*, [863] 474, *657*, [578] 1074, *1112*
— s. Moses, A. M. I [902] 86, 164, 166, 190, *326*
Locher, F., s. Hartmann, M. I [524, 525] *310*
Lock, F. R., s. O'Roark, H. C. I [996c] 905, *1006*
Lockwood, D. H., F. E. Stockdale u. Y. J. Topper II [375] 381, *413*
— R. W. Turkington u. Y. J. Topper II [376] 357, 381, *413*
— s. Turkington, R. W. II [683] 381, *424*
Lodge, P. D. B., u. C. L. Smith II [617] 608, *705*
Loeb, Hisaw u. Corner I 23
Loeb, L. I [101—108] *20*, [811—818] 680, 687, 904, *999;* II [326, 327] 87, 97, *122*, [486—493] 209, 211, 217, *272*, [564] 572, *591*, [618—622] 615, 619, 622, 632, 633, 635, 645, 646, 648, 705, [641, 642] 746, *788*
Loeb, L. u. C. Hesselberg II [494] 204, *272*, [377, 378] 369, *413*, [623] 619, *706*
— u. W. B. Kountz II [328] 53, 55, *122*
— u. M. G. Smith II [495] 212, *272*, [623a] 653, *706*
— s. Blumenthal, H. T. II [93] 217, *259*
— s. Chouke, K. S. I [242] 584, *633*
— s. Hesselberg, C. II [304] 369, *411*
— s. Kuramitsu, C. II [350] 365, 366, *412*
Loeb, R. F., D. W. Atchley, E. M. Benedict u. J. Leland I [868] 466, *657*
— — J. W. Ferrebee u. C. Ragan I [869] 466, *657*
Löer, K., s. Münzer, H. I [640] 1050, *1114*
Löhr, E., s. Wilbrand, U. I [954] 359, *448*, [1426] 528, *678*
Löhr, G., s. Schultz, A. I [1164] 33, *337*
Löhr, G.-W., s. Geipel, K. I [282] 1048, 1049, *1103*
Löken, B., s. Ringold, H. J. I [1115] 828, 829, *1011*
Löken, H., M. Usekoković, M. Hagopian u. R. I. Dorfman I [819] 882, 887, *999*
Loeper, M., L. Lemaire u. J. Tauzin I [870] 531, 532, *657*
Loeschcke, H. H. I [552, 553] 359, *433*
— u. K. H. Sommer I [554] 359, *433*, [871] 528, *657*
— s. Döring, G. K. I [203—205] 356, 359, 368, *420*, [331, 332] 488, 528, 529 *636*
— s. Heerhaber, I. I [563] 528, *645*
Loeser, A. I [579] 1027, 1066, *1112*
— s. Grumbrecht, P. I [532] 569, 585, *644*
Loeser, A. A. I [580—584] 1080, 1082, 1083, 1084, *1112;* II [565] 537, *591*, [643] 739, *788*
Lövli, E. II [568] 549, *591*
Löwenstein, W. R., u. Y. Kanno II [182] 478, *509*
Lofts, B., u. A. J. Marshall II [624] 611, *706*
Logan Edwards, R., s. Crooke, A. C. II [191, 193—195] 727, 728, *772*
Logemann, W., s. Inhoffen, H. H. I [86] 12, *20*, [625] 917, 918, 920, 965, *992;* II [260] 74, *120*
— s. Kathol, J. I [94] 12, *20*
Loggies, T., s. Ehrlich, E. N. I [380] 477, *638*
Loginova, N. V., V. M. Kazakov, V. K. Ivahnenko u. V. I. Donskaja II [288] 883, *915*
Logothetopoulos, J., B. B. Sharma u. J. Kraicer I [872] 538, 560, 561, 564, 578, 584, 585, 588, *657*, [820] 839, *999;* II [329] 99, *122*
— s. Kraicer, J. I [767] 585, 586, *653*
Lohmeyer, H. I [585] 1043, 1048, *1112*
Loiseau, P., s. Faure, H. I [403] 525, *639*
Loken, H. F., s. Graham, W. P. I [513] 548, *643*
Lomonaco, F. I [873] 539, 556, *657*
London, D. R., s. Short, R. V. I [1201] 49, 50, 51, 53, 58, 63 64, 65, 140, *339;* II [932] 749, 760, *798*
Londong, W., s. Zöllner, N. I [1509] 82, *351*
Long, A. G., s. Brooks, S. G. I [111a] 856, *973*
— s. Evans, R. M. I [354a] 859, *982*
Long, C. H. H., s. White, A. II [1037] 721, *802*
Long, J. A. II [496] 153, *272*
— u. H. M. Evans II [330] 56, *122*, [497, 498] 205, *272*, [625] 615, 619, 621, 647, *706*
— s. Evans, H. M. II [302] 721, *776*
— s. Penchanz, R. J. I [1030] 691, *1008*
— s. Pencharz, R. I. II [538] 351, 355, *419*
— s. Pencharz, R. J. II [778] 722, *793*
Long, M. E., u. F. Doko II [566] 528, 529, 537, *591*
— s. Shah, P. N. I [818] 368, 390, *443;* II [220] *47*
Long, R. C., u. J. T. Bradbury I [783] 101, *321*, [586] 1055, 1057, 1066, 1073, *1112*

Long, R. C., s. Bradbury, J. T. I [114] 1055, 1057, 1066, 1073, *1097*
Longchampt, J. E., K. Hayano, M. Ehrenstein u. R. I. Dorfman I [821] *999*
Longhurst, P. S., s. MacRae, D. J. I [599] 1067, *1112*
Longo, F. W., u. H. H. Zinsser I [555] 381, *433*
Longo, P., s. Pincus, G. I [720] 376, 391, *439*, [1059] 683, 685, 879, 959, *1009;* II [435] 54, *126*
Loomis, E., s. Gaunt, R. I [431] 808, *985*
Looney, J. M. I [822] 909, 911, *999*
Lo Piccolo, J., s. Whalen, R. A. I [1388a] *1023*
Loraine, J. I [263] *1170*
Loraine, J. A. I [784, 785] 23, 27, 29, 31, 148, 186, *321;* II [153] 24, 30 *44*
— u. E. T. Bell I [786] 148, 149, 186, *321;* II [567] 521, *591*
— — R. A. Harkness, E. Mears u. M. C. Jackson I [823] *999*, [264] *1170;* II [154] 24, 30, *44*
— — A. L. Herbst u. M. Krishnamurti I [265] *1170*
— u. J. B. Brown I [588] 1079, *1112*, [266] *1170*
— u. G. D. Matthew I [587] 1074, 1075, *1112*
— s. Bell, E. T. I [66, 66a, 66b, 67] 158, 159, 167, 189, 245 246, 275, *289*, [54] 357, *415*, [63] 1060, *1096*, [19] *1162;* II [10] 24, *39*, [76] 631, *686*, [58] 724, 767, [22] 843, *905*
— s. Brown, J. A. II [120] 724, 725, 752, *769*
— s. Brown, J. B. I [146, 146a, 147] 146, 148, 149, 152, 153, 155, 158, 284, *293*, [127] 357, *417*, [122, 123] 1032, *1098*, [39] 1139, *1162;* II [118, 119] 752, *769*
— s. Charles, D. II [158] 752, *770*
— s. Douglas, M. I [215] 1084, *1101;* II [60] 24, *41*, [274] 752, *775*
— s. Hughes, H. E. I [593a] 169, 173, 186, *313*
Lorenz, F. W., s. Asdell, S. A. I [47] 544, *626*
— s. Lytle, I. M. I [802] *322*
Loria, M., s. Corral-Gallardo, J. I [239a] 106, *297*

Lorillou, J.-S., s. Contamin, R. I [172] 1039, 1073, *1099*
Lorimier, A. A. de, G. S. Gordan, R. C. Lowe u. J. V. Carbone I [556] 374, *434*
Lorincz, A. L. I [874, 875] 588, 589, *657;* II [626] 649, *706*
— u. G. Lancaster I [876] 589, *657*
— s. Lasher, N. I [812, 813] 589, *655*
Loring, J. M., s. Villee, C. A. I [1377] 135, *346;* II [918] 554, *602*
— s. Villee, D. B. I [1378] 99, *346;* II [917] 554, *602*
Losito, C., s. Singer, B. I [1259] 480, 581, *671*, [1235] 791, *1016*
Loskant, G. II [155] 6, 17, *44*
Lostroh, B. J., u. R. E. Johnson II [644] 722, 723, *788*
Lo Stumbo, F. II [180, 181] 474, 478, *509*
Lotwin, G., s. Knowlton, K. I [734] 464, *652*
Loublie, G., s. Albeaux-Fernet, M. I [13] 465, *625*
Lourenco, A. L. M., s. Paula e Silva, P. de I [1054] 474, 476, *664*
Louros, U. C., K. Miras u. L. Frangiadakis I [787] 110, 177, 186, *321*, [877] 476, 477, 478, *657*, [589] 1074, *1112*
— s. Emerson jr., K. I [344] 282, *301*
Louth, G., u. D. D. Hagerman I [788a] 77, 106, *321*
Louwerens, B., L. G. Huis in't Veld u. P. A. F. van der Spek II [645] 752, *788*
— s. Huis in't Veld, L. G. I [399] 371, *428*, [610] 925, *992;* II [219] 894, *913*
Love, D. N., s. Fotherby, K. I [398, 399] 31, 102, 141, 149, 150, 155, 157, 158, 159, 162, 163, 185, 189, 277, *304*
— s. Harkness, R. A. I [521] 31, 150, 163, 167, 186, 190, *309*
Lovelock, J. E., s. Austin, C. R. II [36] 550, *574*
Lovotsky, J., s. Hughes, E. C. I [593] 164, 177, *313*
Low, F. M., s. Dougherty, C. M. II [86] 486, *506*

Lowe, R. C., s. Lorimier, A. A. de I [556] 374, *434*
Lowenstein, J. M., s. Kalman, S. M. II [432] 147, *270*
Lowenstein, L., s. Jepson, J. H. I [668] 493, *649*
— s. Venning, E. H. I [1384] 476, *676*
Lowrimore, B. S., s. Reifenstein, E. C. I [1101] 910, 911, *1010*
Lowry, O. H., s. Talbot, N. B. I [1334] 469, *674*
Lowy, R., s. Biraben, M. F. I [69] 412, *415*
Loy, R. G. I [789] 202, 204, *321*
— W. H. McShan u. L. E. Casida I [790] 24, 25, 203, 204, 206, 210, 211, 212, *321*
— — H. L. Self u. L. E. Casida I [791] 206, *321*
— u. S. M. Swan II [71] 808, *819*, [290, 291] 825, 838, 839, 840, *915*
— R. G. Zimbelman u. L. E. Casida I [792] 210, 215, *321;* II [331] 97, *122*, [499] 210, *272*, [627] 633, *706*, [289] *915*
— s. Foote, W. D. I [374] 209, 210, 212, *303*
— s. Zimbelman, R. G. I [1505, 1506] 209, 210, 211, 213, 215, 216, 218, 225, *351;* II [996—998] 664, *719*
Loynes, J. S., u. C. W. Gowdey I [878] 507, *657*
— s. Gowdey, C. W. I [509] 507, *643*
Lubansky, J., s. King, T. O. I [726] 485, *652*
Lubarsch, O. II [569] 528, *591*
Luby, R. J. I [590] 1072, *1112*
Luca, F. de, s. Andreoli. M. I [32] 586, *625*
Lucas, A. M. II [628] 634, *706*
Lucas, W. M., s. Scott, W. W. I [1198] 539, 574, *669*
Luccherini, T., E. Cecchi u. M. Volpicelli I [591] 1092, *1112*
Lucchetti, A., s. Nicolosi, G. I [655] 370, *437*
Luchs, A., s. Fremery, P. de II [181] 55, *117*, [372] 761, *778*
Lucieer, O., s. Jellinck, P. H. I [632b] 256, *315*
Lucini, R., s. Houssay, B. A. I [597] *991*

Lucisano, F., s. Hecht-Lucari, G. I [559] 567, 568, *645*, [538] 704, 765, *989*
Lucker, W. E., s. Meli, A. I [598] 356, 382, *435*
Lucker jr., W. E., s. Meli, A. I [871] 275, *325*, [943] 517, 519, 522, *659*, [899] 889, *1002*
Ludwick, T. M., G. R. Wilson u. D. R. Ames II [293] 843, 864, 872, *915*
— s. Davis, D. R. II [242] 665, *692*
— s. Petersen, W. E. II [543, 544] 354, 355, *419*
Ludwig, D. J. I [824] 710, 773, 909, *999;* II [332] 98, *122*
Ludwig, F. I [592] 1069, *1112*
Ludwig, H. I [557] 377, 378, 379, 380, *434*, [267, 268] 1145, *1170*
Ludwig, K. S. II [292] 901, *915*
— s. Erb, H. I [350] 283, *302*, [105] 1140, *1164;* II [64] 28, 31, *41*, [239] 522, *581*
— s. Mall-Haefeli, M. I [273] *1170;* II [301] 901, *915*
Luetscher jr., I. A., s. Axelrod, B. I. I [34] 804, 825, 828, *970;* II [21] 54, *111*
Luetscher, J. A., s. Axelrad, B. J. I [52] 466, *626*
Lüllmann, H., s. Kuschinsky, G. II [99] 304, *311*
Luft, J. H., u. O. Hechter II [183] 464, 467, *509*
— s. Bennett, H. S. II [11] 483, *504*
Lugibihl, K., s. Ehrlich, E. N. I [380, 381] 477, *638*
— s. Landau, R. L. I [498—508] 356, 360, 361, 362, 367, 370, 380, 381, *432*, [797—804] 464, 465, 466, 474, 475, 477, 479, 480, 481, 482, 483, 544, 549, *654*, [754, 755] *997*, [546, 547] 1074, 1091, *1111;* II [538, 539] 525, 549, *590*, [583—586] 638, *704*
Lugli, L. I [879] 460, *657;* II [137] 323, *337*
Luh, W., u. H. Brandau I [793] 47, 77, *321*
— s. Brandau, H. I [134] 47, 77, *292;* II [137] 629, 633, *688*
Lui, Sui Lai I [558] 361, *434*
Luibel, F. J., s. Ashworth, C. T. II [5] 486, *503*

Luisi, M., G. Gambassi, V. Marescotti, C. Savi u. F. Polvani I [794] 26, 113, *322;* II [646] 749, *788*
Lumbroso, P., s. Netter, A. II [738] 739, *791*
Lumry, R., s. Eik-Nes, K. I [339] 265, *301;* II [311] 667, *695*
Lumsden, C. E., s. Scott, J. I [1164b] 160, *337*
Lunaas, T., u. W. Velle II [333] 103, *122*, [294] 831, 832, 894, *915*
— s. Kristoffersen, J. I [714] *318;* II [572] 655, *704*
Lund, G. H., s. Lyster, S. C. I [833, 834] 783, 806, 830, 838, 839, 914, 915, 919, 934, 936, 944, 956, *1000*
Lundahl, W. S., J. Meites u. L. F. Wolterink II [379] 399, *413*
Lundberg, P. O. I [593] 1090, *1112*
Lundström, R., s. Cullberg, G. I [182] 374, *420*, [280] 494, 551, *634*, [63] 1148, *1163*
Lunenfeld, B. I [269] 1140, *1170;* II [156] 26, 29, *44*, [647, 648] 728, *788*, [72] 805, *819*, [295] *915*
— A. Eschkol, P. Donini, D. Puzzuolo u. M. Shelesniak II [649] 728, *788*
— Z. Kraiem, E. Rabau, D. M. Serr u. A. David II [650] 728, *788*
— E. Rabau, G. Rumney u. G. Winkelsberg II [651] 728, *788*
— S. Sulimovici u. E. Rabau I [825] *1000;* II [157] 27, 30, *44*, [334] 93, *122*, [652, 653] 728, 746, *788*
— s. Borth, R. I [114] 149, 151, 175, *291;* II [102—104] 724, 727, *768*
— s. Donini, P. II [258, 259] 721, 728, 730, *774*
— s. Eshkol, A. II [301] 721, 722, *776*
— s. Isersky, C. II [532] 744, 762, *784*
— s. Lindner, R. I [767a] 113, 147, *320*
— s. Rabau, E. II [806] 728, *794*
— s. Sulimovici, S. I [1285] 30, 170, *342*
Lungbein, G., s. Hohensee, F. I [576] 805, 856, 887, *991*

Lunn, S. F., s. Bell, E. T. II [58] 724, *767*
Lupo, C., u. G. Chieffi I [795] 194, *322;* II [138] 314, *337*, [630] 608, *706*
— s. Chieffi, G. I [209] 194, *296;* II [30] 314, *334*, [189] *690*
— s. Matscher, R. I [930] 572, 573, 574, *659*
— s. Ruggieri, P. de I [1154] 539, 566, *668*, [1150] 768, 776, 807, 932, 933, 942, 943, *1013;* II [462] 76, 91, 92, 101, *127*, [697] 230, 241, *279*
Lupo, C. T., s. Struver, G. I [1283] 279, *342*
Lupo di Prisco, C., V. Botte u. G. Chieffi II [629] 608, *706*
Lupu, C., P. Ejarque, M. E. Davis u. E. J. Plotz I [796] 279, *322*
Lupu, C. I., s. Davis, M. E. I [272] 71, 87, 266, 267, 269, 278, *299;* II [188] 519, 560, *579*
— s. Wiener, M. I [1424] 279, *348*
Lupu, C. J. I [797] 279, *322*
Lupulescu, A., s. Milcu, S. M. I [951] 513, *660*
Lurie, A. O., C. A. Villee u. D. E. Reid I [797 a] 26, 121, 122, *322*
Luse, S. II [184] 464, *509*
Lusis, O., s. Gottfried, H. I [478a] 193, *307*
Lustig, B., u. H. Wachtel I [880, 881] 454, *657*
Lutherman, C. Z., s. Allee, W. C. II [5] 332, *333*
Lutwak-Mann, C. I [559—561] 391, *434*, [826] 683, 836, 909, 914, *1000;* II [335] 74, *122*, [500, 501] 145, *272*, [570, 571] 550, 553, *591*, [631, 632] 654, *706*
— u. C. E. Adams I [562] 391, *434*, [827, 828] 743, 745, 750, 805, 807, 825, 828, 832, 834, 835, 836, 887, 893, 924, 925, 935, *1000;* II [336] 69, 103, *123*, [502—503] 247, 248, 249, 250, 251, 272, [139] 325, 329, *337*
— u. H. Laser I [563] 391, *434*, [829] 683, *1000*
— J. C. Vournsnell u. J. P. Bennet II [572] 550, *591*
— s. Adams, C. E. I [5] 391, *413;* II [7] *573*
— s. Bennett, J. P. I [84] 469, 470, *627*
— s. Price, D. I [740] 397, *440;* II [438] 110, *126*

Lutz, J., s. Friedberg, V.
I [438] 511, *640*
Luukkainen, T. I [564] 401, 402, *434*
— W. J. A. van den Heuvel, E. O. A. Hachti u. E. C. Horning I [798] 26, *322*
— s. Eisalo, A. I [229, 230] 374, 375, *421*, [99, 100] 1148, *1164*
Luxembourger, M. M., s. Aron, Cl. II [46] 613, 624, 648, *685*
Luz Suarez Soto, M. de la, u. J. L. Démare I [799] 253, *322*
Lyda, E. W., s. Baker, W. S. II [8] 33, *39*, [37] 566, *574*
Lynch, D., s. Ehrlich, E. N. I [337] 106, *301*
Lynch, J., s. Williams, W. F. I [1444] 209, 213, 224, *349;* II [963] 664, *717*
Lyngset, O., J. Aamdal u. W. Velle II [296] 838, 865, 869, *915*
— s. Velle, W. II [494] 838, 865, 869, *923*
Lynn, J. E., W. E. Collins, E. K. Inskeep, W. H. McShan u. L. E. Casida I [799a] 209, 212, 217, 218, 221, *322*
— s. Stormshak, F. I [1281] 203, 224, 225, *342*
Lynn, W. S., u. R. H. Brown II [185, 186] 464, *509*
— s. Staple, E. I [1257] *341*
Lynn jr., W. S., E. Staple u. S. Gurin I [800] 220, *322*
Lyon, R. I [801] 167, 175, *322*
Lyon, R. A. II [337] 94, *123*, [504] 218, *273,* [573] 558, *591*
— u. W. M. Allen II [505, 506] 218, *273*
— u. M. J. Stamm II [574] 559, *591*
Lyon, R. K., s. Kowalewski, K. I [763, 764] 550, *653*
Lyon, W. R., s. Enders, A. C. II [97] 464, 466, 470, *506*
Lyons, H. A., u. R. Antonio I [565] 359, *434*, [882] 529, *657*
Lyons, R., s. Bintarningsih, W. II [60, 61] 356, 365, *402*, *403*
Lyons, W. R. I [830] 692, 753, 808, *1000;* II [507] 231, *273,* [380—384] 350, 351, 352, 353, 356, 357, 375, 378, *413*

Lyons, W. R. u. H. R. Catchpole II [385, 386] 354, 356, *413*
— I. L. Chaikoff u. F. L. Reichert II [387] 356, *413*
— u. J. S. Dixon II [654] 722, 744, *788*
— u. R. E. Johnson II [388] 396, *413*
— — u. C. H. Li II [390] 351, *413*
— C. H. Li. R. D. Cole u. R. E. Johnson II [391] 350, *413*
— — u. R. E. Johnson I [831] *1000;* II [392—394] 344, 350, 351, 353, 354, 356, 357, 375, 378, 379, *413*, *414*, [575] 571, *591*
— u. D. A. McGinty II [395] 374, *414*, [633] 679, *706*
— u. R. I. Pencharz II [396] 350, 371, *414*
— M. E. Simpson u. H. M. Evans II [508] 214, *273,* [397—399] 350, 351, *414*, [655] 722, *788*
— s. Averill, S. C. II [47] 206, 257, [28] 352, *401*, [34] 722, *766*
— s. Blair, P. B. I [109] 606, *628*
— s. Catchpole, H. R. II [82] 356, *403*
— s. Cerrutti, R. A. II [83] 351, *403*
— s. Cowie, A. T. II [116] 350, 354, *404*, [230] 676, 677, *692*
— s. Daane, T. A. II [128] 376, *405*
— s. Evans, H. M. II [160] 94, *116*, [279, 280] 205, 206, 265, [305, 306] 721, 722, *776*
— s. Kimura, J. II [557] 623, *703*
— s. Nelson, M. M. II [580, 581] 182, 227, *275*
— s. Pencharz, R. I. II [539] 355, *419*, [776] 638, 650, 711, [821] 722, *794*
— s. Ray, E. W. II [553] 351, *419*
— s. Scharf, G. II [606] 374, *421*, [826] 679, *713*
Lysiak, M. I [832] *1000*
Lyster, S. C., G. H. Lund, W. E. Dulin u. R. O. Stafford I [833] 783, 806, 830, 838, 839, 914, 919, 934, 936, 944, *1000*
— u. R. O. Stafford I [834] 915, 956, *1000*

Lyster, S. C., s. Duncan, G. W. II [250, 251] 188, 195, *264*, [101] 822, 825, *908*
— s. Duncan, W. G. I [284] *980*
— s. Glenn, E. M. I [453] 281, *306*, [292] 398, 399, 412, *424*, [490—492] 466, 481, 482, 488, 503, 537, 538, 540, 571, 572, 573, 597, 605, 606, 607, 608, *642*, [447—449] 806, 840, 859, 909, 914, *986*
— s. Ott, A. C. I [1003] 910, 911, *1007*
Lytle, I. M, II [634] 611, *706*
— u. F. W. Lorenz I [802] *322*

Maas, J. H. van der, s. Molen, H. J. van der I [895] 26, *326*
Maas, M., s. Lipschütz, A. I [854] 598, 599, *656*, [800] *999*
MacArthur, E., s. O'Donnell, V. J. I [937] 54, 72, 76, 105, *328*
MacCarthy, C., G. W. Pennington u. W. S. Crawford II [656] 762, *788*
MacDonald, G. J., D. T. Armstrong u. R. O. Greep II [657] 722, *788*
MacDonald, I., s. Crowley, L. G. I [179, 180] 1039, 1084, 1085, *1099*
MacDonald, M. A. II [297] 896, 897, *915*
MacDonald, P. C., s. Siiteri, P. K. I [1208] 90, 104, 108, *339*
MacDonald, R. R. I [596] 1069, 1071, *1112;* II [158] 8, *44*, [576] 561, 566, *591*
— u. M. S. Margolese I [159] 2, 22, *44*
— u. A. Sharman I [595] 1068, 1069, *1112*
MacDougall, I., s. Kerr, E. H. I [719] 587, *651*
MacDougall, J. D. B., s. Biswas, S. I [105] 487, *628*
Macedo Costa, L. u. B. Csapo II [160] 34, *44*
MacFarlane, J. S. II [298] 893, *915*
Macgillivray, W., s. Rosemberg, E. II [849] 727, 728, *795*
MacGregor, T. N. I [597] 1039, *1112*
Mach, R. S., s. Watteville, H. de I [1394] 150, 156, 160, 188, *347*

Machert, B., s. Kaiser, R. II [551] 725, *785*
Macirone, C., u. A. Walton I [835] 750, *1000*
Mack, H. C., u. A. E. Parks I [803] 149, 155, 159, 164, 171, *322*
MacKaness, G. B., u. L. F. Dodson I [888] 509, *657*
Mackenna, R. M. B., s. Hodgson-Jones, I. S. I [593] 590, *646*
MacKenzie, W. C., s. Gouws, F. I [508] 543, *643*
MacKinnon, J. L., MacKinnon, P. C. B. I [891, 892] 592, *658*
MacKinnon, P. C. B. I [889] 592, *658*
— u. J. Harrison I [890] 593, *658*
— u. J. L. MacKinnon I [891, 892] 592, *658*
MacLachlan, E. A., s. Talbot, N. B. I [1302] 29, *343*, [1311] 909, 910, 914, 918, *1019*
MacLaren, J. A., s. Josimovich, J. B. II [546] 762, *784*
MacLeod, J., u. C. Tietze II [299] 893, *915*
MacLeod, R. M., M. S. Allen u. V. P. Hollander I [894] 609, *658*
MacMaster, D. R., u. K. Alamin I [836] *1000*
MacNaughton, M. C. I [803a] 171, 176, *322;* II [577, 578] 566, *591*
— u. A. D. T. Goyan I [271] *1170*
— u. M. Greig II [579] 519, 566, *591*
— u. E. M. Michie I [804] 173, *322*
— s. Klopper, A. I. I [688, 689] 29, 127, 157, 162, 163, 173, 192, 267, 269, *317*
— s. Klopper, A. J. II [495] 520, 521, 522, *589*
MacRae, D. J. II [161] 8, *45*
— J. B. Irani, R. G. Bowler u. P. S. Longhurst I [599] 1067, *1112*
Macy, I. G., s. Pratt, J. P. I [1038] 48, 82, *332*
Madaeva, O. S. I [836a] 903, *1000*
Madden, L. M., s. Lennep, E. W. van II [175] 464, *509*
Maddock, W. O., R. B. Leach, I. Tokuyama, A. Paulsen u. R. R. Roy II [674] 727, *789*
Maddock, W. O., s. Paulsen, C. A. I [974] 282, 284, 285, 286, *329*, [1020] 937, 944, *1007*, [691] 1078, *1115*, [326] *1172*
Madge, G. H., s. Knowlton, A. I. I [700] 86, 164, 167, *317*
Madjerek, A. Z., s. Overbeek, G. A. I [130] 16, *21*, [678] 365, *438*, [1036] 485, 491, 492, 493, 496, 522, 528, 536, 538, 542, 561, 574, *663*, [1007—1010] 726, 757, 768, 769, 918, 924, 934, 935, 959, 960, 961, *1007;* II [410] 55, 74, 82, 91, *125*
Madjerek, Z. I [837, 837b] 748, 805, 832, 838, 918, 924, 934, 959, *1000;* II 1
— u. J. van der Vies I [566] 390, *434*
— J. de Visser, J. van der Vies u. G. A. Overbeek I [109] 16, *20*, [897] 485, 539, 542, 579, *658*, [837a] 740, 741, 748, 757, 774, 838, 918, 921, 924, 925, 934, 935, 936, 959, 960, *1000*, [601] 1070, 1071, *1112;* II [338] 54, 59, 75, 100, 101, 102, *123*, [103] 302, *312*, [151] 449, *457*
— s. Overbeek, G. A. II [620, 621] 239, 242, 244, 245, *277*, [156] 314, *338*, [205, 206] 430, *459*
Madsen, M. A., s. Sefidbakht, N. II [442] 879, *921*
Maeder, L. M. A. II [400] 369, *414*
Maekawa, K. I [838] *1000;* II [339—341] 55, 58, *123*
Maengwyn-Davies, G. D., u. R. Weiner I [567] *434*
Maequot, P., u. R. Moricard II [580] 529, *591*
Mäusle, E., s. Dhom, G. I [321] 566, *636;* II [88] *907*
Maeyama, M., H. Ueda, T. Negoro, Y. Nakano u. I. Kariya I [805] 83, 84, 125, 170, 176, 177, *322*
— s. Ishizuka, P. II [533] 745, *784*
Magallon, D. T., u. W. H. Masters I [568] 356, *434*
— s. Masters, W. H. I [611] 1029, *1113*
Magalotti, M. F., I. F. Hummon u. E. Hierschbiel I [898] 586, *658*
Magendie, J., s. Rivière, M. II [833] 745, 761, 763, *795*
Magerlein, B. J., s. Hogg, J. A. I [79] 6, *19*
— s. Spero, G. B. I [1252] *1017*
Magnani, G. I [899] 596, *658*
Magnus, E. M. I [839] 938, *1000;* II [162] 34, *45*, [581] 555, *591*
Magrath, D., V. Petrow u. R. Royer I [840] *1000*
Magrini, U., s. Turolla, E. I [1346a] 251, 255, 272, *345*
Mahajan, D. K., u. L. T. Samuels I [806] 233, *322;* II [300] 822, *915*
— P. N. Shah u. K. B. Eik-Nes I [807] 49, 53, *322*
Mahajan, S., s. Ginther, O. J. II [321] *266*
Maher, R. E., s. Rosemberg, E. II [852] 727, 728, *795*
Mahesh, V. B. II [73] 812, *819*
— u. R. B. Greenblatt I [808, 810—812, 812a] 45, 49, 50, 51, 52, 53, 55, 64, 76, 105, 108, 136, 139, 140, 141, 154, 158, 159, 160, 190, *322;* II [675] 727, *789*
— — C. K. Aydar u. S. Roy I [809] 50, 52, 53, 54, 64, 76, *322*
— s. Greenblatt, R. B. II [92] 14, *42*
— s. Jungck, E. C. I [652] 838, 868, 869, 874, *993*
Mahoney, J. P., s. Salhanick, H. A. I [1131] 93, *336*
Maibenco, H. C. II [635] 634, *706*
Maier, Th. II [636] 660, *706*
Main, R., W. Cox, R. O'Neal u. J. Stoeckel II [684] 724, *789*
Mainardi, L. I [569] 382, *434*
Mainzer, K., s. Huggins, C. I [626, 628a] 606, 607, 608, *648*, [606—609] 779, 784, 895, 897, 898, 902, 907, 908, 912, 935, 961, *992;* II [257] 54, *120*
Maitre, M., s. Seze, S. de I [1169] *338*
Majo, S. de, s. Lewis, R. A. I [546] 402, *433*, [834] 538, 570, 571, 572, 574, *656*
— s. Wiikins, L. I [956] 402, *448*
Major, P. W., D. T. Armstrong u. R. O. Greep I [812b] 253, *322;* II [676] 723, *789*
Makepeace, A. W. II [677] 725, 750, 751, *789*

Makepeace, A. W., G. W. Corner u. W. M. Allen II [342] 62, *123*
— A. L. Weinstein u. M. H. F. Friedman II [582] 524, *591*, [637] 682, *706*
— G. L. Weinstein u. M. H. Friedman I [841] 804, *1000;* II [152] 432, *457,* [678, 680] 745, 747, 751, *789*
— s. Weinstein, G. L. II [1024] 747, *801*
Malhotra, K. K., s. Romanoff, L. P. I [1097a] 138, *334*
Maliková, J., s. Stárka, L. I [1260] 31, *341*
Mall I 1063
— u. Meyer I 1063
Mall, M., M. Arnold, St. Cloeren, E. Morf, R. H. H. Richter, Fr. Roth, H. Stamm u. H. Wyss I [272] *1170*
— s. Arnold, M. I [11] *1161*
— s. Haefeli, H. I [336] 352, 377, 378, 380, *425,* [154] 1145, 1146, *1166;* II [183] 903, *911*
— s. Richter, R. H. H. I [373, 374] 1142, *1174*
Mallette, L. E., s. Davenport, G. R. I [263a] 240, *298;* II[78] 464, *506*
Mall-Haefeli, M., K. S. Ludwig, M. Keller u. St. Cloeren I [273] *1170;* II [301] 901, *915*
Mallucci, L., s. Ritis, F. de I [1118] *1011*
Malm, O., s. Harris, J. I [545] 544, 549, *645*
Malpress, F. H. II [401] 370, *414*
— s. Cowie, A. T. II [112, 113] 349, 357, 358, 359, 365, 372, 388, 389, *404,* [229] 667, 676, 679, *692*
— s. Folley, S. J. II [204—208] 345, 350, 353, 356, 357, 360, 363, 365, 370, 385, 388, *407*
Maltos, J., s. Alba, J. De II [80] 896, *907*
Malven, P. V., u. C. H. Sawyer II [681] 722, *789*
— s. Hansel, W. II [453] 748, *781,* [191] 838, 851, 857, *911*
— s. Harms, P. G. II [360] 210, *267*
Mammen, E. F., N. Aoki, A. C. Oliveira, M. I. Barnhart u. W. H. Seegers I [570] 378, *434,* [274] *1170*

Mamoli, L., s. Butenandt, A. I [169] 201, 202, 204, *294,* [138—141] 885, 891, 892, 956, *974*
Man, E. B., M. Heinemann, C. E. Johnson, D. C. Leary u. J. P. Peters I [900] 585, *658*
— s. Heinemann, M. I [567] 585, *645*
Manalo-Estrella, P., D. N. Danforth u. J. C. Buckingham I [571] 407, *434,* [901] 511, *658*
Manautou, J. M., M. Maqueo, R. A. Gilbert u. J. W. Goldzieher I [842] 838, 844, 866, 868, 869, 873, 874, *1000,* [275] *1170*
Mancera, D., u. H. J. Ringold I [843] 821, 949, 950, *1000*
Mancera, O., s. Ringold, H. J. I [1113] 818, 950, *1011*
— s. Rosenkranz, G. I [1137a] 912, *1012*
— s. Sondheimer, F. I [1249a] 963, *1016*
Mancini, R. E., I. Izquierdo u. P. Kirschbaum I [844] 950, *1000*
Mancuso, F., s. Mancuso, S. II [682] 728, *789*
Mancuso, S., F. Mancuso, G. K. Tillinger u. E. Diczfalusy II [682] 728, *789*
Mandelstam, A. E., s. Osjakina, A. J. II [675] 550, *594*
Mandelstamm, R., u. W. K. Tschaikowski I [845] 693, *1000*
Mandl, A., s. Eckstein, P. II [122] 93, *115*
Mandl, A. M. II [638] *706*
— S. Zuckerman u. H. D. Patterson I [846] 711, *1000*
— s. Holmes, R. L. I [603] 539, 562, 565, 575, *647,* [584] 991, [201] *1168;* II [124] 11, 31, *43*
Mandruzzato, G. P., u. L. de Cecco I [572] 404, *434*
— s. Cecco, L. de I [152] 404, *419,* [215] 592, *632*
Maneschi, M. I [902] 586, *658*
— u. E. Cittadini I [813] 150, 160, *322*
— u. P. Quartararo I [903] 586, *658,* [847] *1000,* [276] *1170*
Mangiantini, M. T., s. Tedeschi, G. G. I [862, 863] 380, *445*

Mangili, G., L. Martini u. A. Pecile I [848] 775, 807, 889, 907, 910, *1000*
— M. Motta u. L. Martini II [683] 737, *789*
Manicki, J. I [904] 483, *658*
Mankowski, Z. T. I [905] 462, *658*
Mann, E. C., s. Chapman, G. B. II [59] 486, *505*
Mann, F. C., u. G. M. Higgins I [906] 532, *658*
Mann, M. II [104] 306, *312*
Mann, T., s. Humphrey, G. F. II [409] 144, *269*
— s. Keilin, D. I [680] *994*
— s. Lindner, H. R. I [768] 225, 226, 227, *320*
— s. Price, D. I [740] 397, *440;* II [438] 110, *126*
Mannhardt, H. J., F. v. Werder, K. H. Bork, H. Metz u. K. Brückner I [848a] 842, *1000*
Manning, E. L., s. Muller, A. F. I [639] 372, *437*
Manning, J. P., B. G. Steinetz, M. C. Butler u. S. Priester I [573] 397, *434*
— — S. F. Priester u. M. C. Butter I [907] 587, *658*
Manola-Estrellam, P., s. Danforth, D. N. I [288] 511, *635*
Mansani, F. E. I [849] 924, *1001*
Mansfield, M. E., s. Dziuk, P.-J. II [288] 745, *775,* [112] 843, 844, *908*
Manson, A. J., s. Clinton, R. O. I [190, 191, 191a] *976*
— s. Djerassi, C. I [245, 246] 810, *979*
Mantalenakis, S. J., u. M. M. Ketchel II [639, 640] 649, 650, *706*
Mantegazza, P., u. R. Tommasini I [908] 451, 452, *658*
Mantel, O., s. Netter, A. II [738] 739, *791*
Maqueo, M., C. Becerra, H. Munguia u. J. W. Goldzieher I [277] *1170;* II [163] 18, *45*
— u. F. A. Kincl II [153] 448, *457*
— u. P. Alto I [850] 874, 875, *1001*
— E. Perez-Vega, J. W. Goldzieher, J. Martinez-Manautou u. H. Rudel I [602] 1060, 1077, 1078, 1079, *1112,* [278] *1170;* II [164] 17, 35, *45*

Maqueo, M., s. Folch Pi, F.
I [385] 770, 822, 867, 874, 907, *983;* II [298] 189, *265*
— s. Goldzieher, J. W. I [461] 875, *986,* [137] *1166;* II [170] *911*
— s. Green, J. A. I [481] 47, 77, 81, *307;* II [122] 464, 468, *507*
— s. Kincl, F. A. I [697] 773, 822, 875, 914, *995;* II [293] 99, 100, *121,* [134, 135] 439, 445, *456,* [576] 730, *785,* [257] 827, 828, *914*
— s. Manautou, J. M. I [842] 838, 844, 866, 868, 869, 873, 874, *1000,* [275] *1170*
— s. Rice-Wray, E. I [757] 374, *441,* [367] *1173;* II [207a] 24, 28, *46,* [389] 893, 903, *919*
— s. Rudel, H. W. I [1147] 875, *1012*
Maqueo-Topete, M., s. Rudel, H. W. II [812] 628, *712*
Marble, D. W., s. Quevedo, M. M. II [661] 212, *278*
Marchant, J. I [909] 619, *658*
Marchas, H., u. L. Justin-Basançon I [910] 531, *658*
Marchetti, A., s. Papanicolaou, G. N. II [686] 550, *595*
Marchetti, E., u. P. Donini I [851] *1001*
— s. Donini, P. II [256] 727, 728, *774*
Marchetto, G., s. Siliotti, J. II [276] 474, *513*
Marco, A. di, s. Bardi, U. I [43] 412, *415*
Marcus, A., s. Lewin, I. I [543] 360, 367, *433,* [567] 1084, *1111*
Marcus, G. J., u. M. C. Shelesnyak II [509] 220, *273*
— — u. P. F. Kraicer II [510] 220, *273*
— s. Tic, L. II [780a] 220, *282*
Marcus, S. L. I [574] 394, *434;* II [511] 150, 151, *273*
Marden jr., H. E., K. H. Moon u. W. A. Milner I [911] 539, 542, 543, 574, *658*
Marden, W. G. R. II [165] 32, *45,* [512] 190, *273,* [695] 748, *789*
Mardones, E., S. Bruzzone, R. Iglesias u. A. Lipschütz I [852] 698, 699, 759, 805, 835, 918, *1001;* II [343] 96, *123*

Mardones, E., R. Iglesias, F. Fuenzalida, S. Bruzzone u. A. Lipschütz I [853] *1001*
— — u. A. Lipschütz I [912, 913] 599, *658,* [854—857] 698, 699, 758, 759, 805, 822, 823, 826, 827, 862, 887, 918, *1001;* II [344—346] 73, 84, 96, *123*
— D. Jadrijevic u. A. Lipschütz I [914] 599, *658,* [858] 828, *1001*
— s. Iglesias, R. I [642, 645, 646] 617, 621, *648, 649,* [617] 898, 963, *992;* II [530] 746, *784*
— s. Jadrijevic, D. I [660] 599, *649,* [632] 758, 759, 822, 918, 935, *993;* II [261] 84, *120*
— s. Lipschütz, A. I [795, 798, 799, 801] 698, 699, 759, 805, 827, 828, 829, 832, 846, 852, 918, *999;* II [321, 322] 84, 96, *122,* [616] 628, 647, *705*
Mares, S. E., u. L. E. Casida I [814, 815] 209, 210, 211, 217, 221, *322*
— A. C. Menge, W. J. Tyler u. L. E. Casida II [641] 662, *706*
— R. G. Zimbelman u. L. E. Casida I [816] 209, 210, 211, *322*
— s. Menge, A. X. II [79] 807, 809, 812, *819*
Marescotti, V., s. Luisi, M. I [794] 26, 113, *322;* II [646] 749, *788*
Margolese, M. S., s. MacDonald, R. R. II [159] 2, 22, *44*
Margraf, H. W., s. Weichselbaum, T. E. I [1395] 27, *347*
Margulis, R. R., J. L. Ambrus, I. B. Mink u. J. C. Stryker I [575] 379, 380, *434,* [279] *1170*
— J. E. Ladd, M. F. Fahey u. H. C. Walser I [859] 939, 940, *1001*
— s. Leach, B. B. I [819] 568, 582, *655*
— s. Walser, H. C. I [928] 366, 372, 381, *447,* [1404] 582, 585, *677,* [1360] 940, *1022,* [480] 1139, *1177;* II [259] 25, *48*
Marhan, O., s. Seda, M. II [721] 229, *280*
Maric, D. I [915—917] 499, *658, 659*
Marin, P. L. II [591] 525, *592*

Maring, H., J. Knopp u. H. Langecker I [817] 160, 163, *322*
Marion, G. B., H. T. Gier u. A. O. Darwash II [302] 868, 872, 881, *915*
— V. R. Smith, T. E. Wiley u. G. R. Barrett II [695] 739, *790*
— s. Gawienowski, A. M. I [439] 209, 212, 223, *305*
Mark, J. S. T. II [187] 474, 478, *510*
Markee, J. II [583—587] 535, 536, 537, *591, 592*
Markee, J. E. I [603] 1035, 1043, 1083, *1113*
— J. W. Everett u. C. K. Sawyer II [686] 734, 735, 759, *790*
— C. H. Sawyer u. W. H. Hollinshead II [687, 688] 733, 734, 735, *790*
— s. Everett, J. W. II [326] 735, 759, *776*
— s. Hinsey, J. C. II [505] 734, *783*
— s. Sawyer, C. H. II [483] 87, 109, *128,* [822, 824] 628, 653, *713,* [887, 888, 891] 735, 748, 756, 759, *797,* [433] 849, *921*
Marker, E. R., u. C. G. Hartman II [347] 52, *123*
Marker, R. E. I [818] 224, *323*
— St. B. Binkley, E. L. Wittle u. E. J. Lawson I [819] 178, *323*
— u. C. G. Hartman I [820] 196, 270, *323*
— u. O. Kamm I [822] 143, 144, 178, *323*
— — H. M. Crooks, T. S. Oakwood, E. L. Wittle u. E. J. Lawson I [824] 234, *323*
— — H. M. Crooks jr., T. S. Oakwood, E. J. Lawson u. E. L. Wittle I [823] 234, *323*
— — u. R. V. McGrew I [821] 143, 144, 266, *323*
— — E. L. Wittle, T. S. Oakwood u. E. L. Lawson I [825] 234, *323*
— u. E. J. Lawson I [827] 143, *323*
— — E. L. Wittle u. H. M. Crooks I [826] 234, *323*
— u. E. Rohrmann I [110] 20, [828—830] 206, 207, 208, 234, *323*
— T. Tsukamoto u. D. L. Turner I [111] *20*

Marker, R. E. u. D. L. Turner I [831] 323
— R. B. Wagner, P. R. Uhlshafer, R. L. Wittbecker, D. P. J. Goldsmith u. C. H. Ruof I [112] 20
— u. E. L. Wittle I [832] 234, 323
Markgraf, E., s. Becker, T. II [40] 344, 402
Marks, L. J., G. Benjamin, F. J. Duncan u. J. V. I. O'Sullivan I [576] 370, 434
Marks, P. A., u. J. Banks I [577] 409, 410, 434
Marmorston, J., L. G. Crowley, S. M. Myers, E. Stern u. C. E. Hopkins I [833] 148, 158, 160, 323
Marois, M. I [860—863] 860, 861, 1001; II [154] 430, 448, 457, [642, 643] 646, 654, 706
— u. B. Nataf I [578] 389, 393, 434
— s. Roche, J. I [769] 397, 441
Maroudis, D., I. Chalkiadakis, D. Psilakis u. I. Saklaridis I [604] 1074, 1113
— s. Pavlatos, M. I [975] 164, 329
Marquardt, G. H., C. I. Fisher, P. Levy u. R. M. Dowben I [579] 373, 377, 434
Marrian, G. F. I [113] 20, [834, 835, 835a] 146, 155, 161, 164, 323, [864] 1001
— u. N. Gough I [836] 143, 144, 323
— u. A. S. Parkes II [155] 427, 457
— s. Butler, G. C. I [175, 176] 182, 183, 294
— s. Cox, R. I. I [250] 162, 183, 298
— s. Klyne, W. I [693, 694] 234, 317
— s. Kyle, T. I. I [724, 725] 268, 318
— s. Odell, A. D. I [935, 936] 163, 164, 234, 328
— s. Smith, E. R. I [1216] 234, 339
— s. Sommerville, I. F. I [1243—1246] 29, 176, 177, 179, 264, 268, 269, 340, 341
— s. Sommerville, J. F. II [854] 543, 600
— s. Verly, W. G. I [1375] 241, 242, 346; II [1016] 749, 801

Marrlan, G. F., s. Haslewood, G. A. D. I [532] 234, 310
Marrubini, G., s. Martini, E. di I [580] 394, 400, 402, 434
Marsch, J. M., s. Mason, N. R. II [701] 723, 790
Marsh, J. M., R. W. Butcher, K. Savard u. E. W. Sutherland I [837] 218, 323
— u. K. Savard I [838, 839, 839a] 80, 217, 218, 219, 220, 323; II [689] 723, 790
— R. W. Butcher u. E. W. Sutherland I [840] 219, 323
— G. Telegdy u. K. Savard I [840a] 252, 253, 323; II [644] 647, 706
— s. Mason, N. R. I [847, 848] 212, 217, 218, 219, 220, 249, 324
— s. Savard, K. I [1151, 1152] 64, 66, 67, 72, 73, 74, 76, 79, 80, 81, 217, 218, 219, 220, 337
Marsh, M. C. I [918] 604, 659
Marshall, A. J. II [513] 222, 273
— s. Lofts, B. II [624] 611, 706
Marshall, C. W., R. E. Ray, I. Laos u. B. Riegel I [115] 20, [864a] 886, 1001
Marshall, D. J., u. R. Gaudry I [114] 9, 20, [865] 819, 820, 821, 866, 1001; II [348] 68, 123
— P. F. Morand, C. Revesz u. R. Gaudry I [866] 829, 838, 863, 883, 884, 885, 890, 1001; II [349] 67, 69, 70, 123, [349] 67, 69, 70, 123
Marshall, F. H. A. II [645] 613, 658, 706, [696, 697] 738, 739, 790
— u. F. P. Bowden II [698] 742, 790
— u. E. T. Halnan II [402] 347, 414, [646] 621, 706
— u. J. Hammond II [647] 658, 682, 706
— u. J. Hammond jr. II [350] 51, 123, [156] 427, 457
— u. W. A. Jolly I [867, 868] 690, 1001; II [648, 649] 619, 656, 706, [690, 691] 729, 790
— u. E. D. Verny I [869] 706, 1001; II [692] 733, 790
— s. Amoroso, E. C. II [9] 738, 765

Marshall, F. H. A., s. Asdell, S. A. II [19] 53, 111
— s. Carmichael, E. S. I [166] 711, 975
— s. Dixon, W. E. II [199] 555, 558, 579
— s. Hammond, J. II [425] 616, 619, 621, 658, 698
Marshall, H., s. Herzog, H. L. I [561a] 852, 990
Marshall, H. A., s. Hammond jr., J. II [290, 291] 345, 346, 347, 410
Marshall, J. M. I [919] 471, 472, 659; II [105, 106] 290, 291, 292, 293, 312, [188] 475, 510, [650] 650, 706
— u. A. Csapo II [107] 291, 312, [588] 556, 592
— u. M. D. Miller II [108] 292, 293, 312
— s. Berger, E. I [90] 472, 628; II [10] 296, 309
— s. Miller, M. D. I [913] 1003; II [110] 304, 312
Martens, S. G. R., u. B. Nylén I [870] 836, 1001
Marti, M. II [589] 567, 592
— u. O. Schindler I [841] 25, 119, 124, 125, 323; II [590] 558, 592
— — u. R. Bührer I [842] 267, 268, 323
Martin, J. A. S., s. Diaz, C. J. I [322] 488, 636
Martin, J. D., u. R. Hahnel I [843] 323
— u. I. H. Mills I [920] 476, 477, 478, 659
Martin, L. I [871] 1001; II [351] 55, 123
— u. B. Baggett II [352] 55, 123
— u. P. J. Claringbold II [353] 55, 123
— u. K. Cummingham II [166] 24, 45
— u. K. Cunningham I [605] 1084, 1113 II [699] 752, 790
— C. W. Emmens u. R. I. Cox II [514] 195, 273
— s. Emmens, C. W. I [338] 982; II [146] 55, 116
— s. Finn, C. A. II [295] 214, 265
— s. Govaerts-Videtzky, M. I [306] 1064, 1065, 1103; II [336] 567, 583
— s. Stokes, J. I [1277b] 273, 342
Martin, M. M., W. J. Reddy u. G. W. Thorn I [844] 31, 149, 162, 324

Martin, R. P., s. Gassner,
F. X. I [436] 279, *305*,
[464] 544, 545, 596, *642;*
II [241] 383, *408*, [163]
824, 896, 897, 898, 901,
910
Martin, R. S., s. Fillios, L. C.
I [366] 255, *302*, [250]
365, *422*
Martin, S. J. I [921] 578, *659*
— u. H. C. Herrlich I [921a]
570, *659*
Martinazzi, M. I [922] 502, 503,
506, 554, 555, 556, 559, 560,
561, 572, 573, 577, 583, 584,
585, 587, *659*
Martinet, J., s. Denamur, R.
I [284] 225, 227, *299;*
II [213] 205, 210, 222, *263*,
[141—143] 367, *405*, [267,
268] 621, 666, 667, *693*
Martinez, C., u. J. J. Bittner
II [693] 730, *790*
Martinez, J. M., s. Monguio
Fonts, J. I [969, 970]
515, 520, 522, *660*
Martinez, J. N. I [923]
520, *659*
Martinez-Esteve, P. II [651]
613, *707*
Martinez-Manautou, J.,
V. Cortez, J. Giner,
R. Aznar, J. Casalula u.
H. W. Rudel II [515]
189, *273*
— — — J. Casasola u.
H. W. Rudel I [280]
1135, 1140, 1141, *1170*
— — J. Giver, R. Aznar,
J. Casasola u. H. W. Rudel
II [167] 4, *45*
— J. Giner-Velazquez,
V. Cortés-Gallegos, J. Casa-
sola, R. Aznar u. H. W.
Rudel II [303] 901, *916*
— s. Goldzieher, J. W.
I [460] 943, *986*, [138—
140] *1166;* II [84] 4, 18,
30, *42*
— s. Maqueo, M. I [602]
1050, 1077, 1078, 1079, *1112*,
[278] *1170;* II [164] 17,
35, *45*
— s. Rudel, H. W. I [1147]
875, *1012;* II [812] 628,
712, [92] 815, *820*, [423]
822, 901, *920*
Martinez Montes, E. A., A. C.
Zapata u. E. P. Bagnati
I [606] 1062, *1113*
Martini, A., s. Cavallero, C.
I [211] 559, 560, 561, 567,
568, 569, 571, 572, 573, 574,
583, 584, *632*, [170] 839,
975

Martini, E. di, G. Marrubini
u. N. Silo I [580] 394, 400,
402, *434*
Martini, L., M. Fochi,
G. Gavazzi u. A. Pecile
I [924] 567, 568, *659*
— u. F. Fraschini I [281]
1171
— s. Dávid, M. A. II [219,
220] 736, 757, *772*
— s. Fraschini, F. II [371]
737, *778*
— s. Giuliani, G. II [400]
751, *779*
— s. Mangili, G. I [848] 775,
807, 889, 907, 910, *1000;*
II [683] 737, *789*
— s. Mess, B. II [712]
737, *790*
Martinis, J. Di, s. Little, B.
I [775] 109, 127, 135, 221,
321
Martins, Th., u. A. Rocha
I [872] 708, *1001*
— s. Fraenkel, L. II [68]
314, *335*
Martius, H. I [607—609]
1037, 1041, 1078, 1085,
1086, *1113;* II [700] 739,
790
Martloff, K. H., s. Novak, E.
I [660] 1043, *1114*
Martz, B. L., s. Carmichael,
R. H. I [144] 373, *418*
Martz, G. I [610] 1083, *1113*
Maruyama, K., u. H. Koba-
yashi I [581] 409, *434*
Maruyama, M., s. Koba-
yashi, T. II [589] 732, *786*
Marver, H. S., s. Perlroth,
M. G. I [333] *1172*
Marvin, H. N. II [694] 755,
790
— s. Riddle, O. II [221]
438, *459*
Marx, L., s. Zondek, B.
I [987] 365, *449*
Marx, R. II [516] 211, *273*
Mascarenhas, G. B., s.
Coutinho, E. M. II [47]
22, *40*
Masch, L. W., s. Butenandt, A.
I [141] 885, 892, 956, *974*
Maslow, A. H., u. S. Flanz-
baum II [158] 435, *457*
Mason II [189] 503, *510*
Mason, H., C. S. Myers u.
E. C. Mendall I [873]
958, *1001*
Mason, H. L., u. E. J. Kepler
I [845] 161, 182, 190, *324*
— u. H. S. Strickler I [846]
324
Mason, J., s. Hundley jr.,
J. M. I [635] 534, *648*

Mason, M. M., s. Purshottam,
N. I [1078] 706, 767,
805, 844, 927, 934, 943, *1009*
Mason, N. R., J. M. Marsch u.
K. Savard II [701] 723,
790
— J. M. Marsh u. K. Savard
I [847, 848] 212, 217, 218,
219, 220, 249, *324*
— u. K. Savard I [849, 850]
217, 218, 220, *324;*
II [652, 653] 662, *707*
— s. Christensen, A. K.
II [68] 103, *113*
— s. Savard, K. I [1153]
219, 220, *337*
Mason, R. C. II [141, 142]
325, *337*
Mason, R. E., s. Davis, F. W.
I [217] *977*
Mason, S., s. Hershey, F. B.
I [367] 395, 409, 410, *426*
Mass, J. M. I [270] *1170*
Massara, F., s. Camanni, F.
I [138] 363, *418*, [184]
481, *631;* II [45] 902, *906*
Massenbach, W. v. I [874]
706, *1001*, [282] 1125, *1171*
— u. A. Stadtmüller I [875]
1001
Massenbach, W. V. II [592]
524, *592*
Masshoff, W., s. Letterer, E.
II [176] 481, *509*
Masson, G. I [876—878]
690, 784, 795, 806, 836, 837,
881, 882, 884, 896, 904, 908,
912, 915, 916, 920, 957, 961,
962, 968, *1001, 1002;*
II [354] 103, *123*
— A. Borduas u. H. Selye
I [879] 776, 778, 779, 883,
884, 892, *1002*
— u. M. M. Hoffmann
II [593] *592*
— u. H. Selye I [880]
804, 882, 893, 895, 897, 898,
899, 901, 903, 905—907,
916, 918, 919, 962, 963, 968,
1002; II [355, 356] 74, 84,
100, 101, *123*, [143] 314,
337
— s. Hoffmann, M. M.
I [582] 271, 272, *312*
— s. Léger, J. I [763] 962,
963, *997*
— s. Selye, H. I [1220]
804, 816, 825, 835, 851, 858,
862, 880, 883, 885, 890, 892,
893, 894, 895, 898, 901, 902,
906, 907, 909, 912, 914, 916,
917, 918, 955, 956, 957, 958,
961, 968, *1015;* II [497, 504]
64, 66, 69, 74, 84, *128*, [615]
373, *421*

Masson, G. M. C. II [403, 404] 358, 384, 385, 386, *414*
— s. Barsantini, J. C. II [36—38] 357, 365, 385, 386, *402*
— s. Greco, F. del I [317] 370, *425*
— s. Selye, H. II [616] 358, 385, 388, *421*
Mastboom, J. L., u. G. P. M. Horsten I [925] 478, 479, 509, *659*
— s. Leusden, H. A. van I [753a] 90, *320*
Masters, W. H., M. H. Grody u. D. T. Magallon I [611] 1029, *1113*
— L. W. Maze u. T. W. Gilpatrick I [612] 1053, *1113;* II [168] 8, 33, *45*
— s. Goldhar, A. II [326] 527, *583*
— s. Magallon, D. T. I [568] 356, *434*
Mastroianni jr., C., F. Beer, U. Shaw u. T. H. Clewe II [594] 549, 553, *592*
— u. R. C. Wallach II [595] 549, *592*
Mastroianni, L., F. Beer, U. Shah u. T. H. Clewe II [654] 654, *707*
— s. Suzuki, S. II [774a] 168, *282*
Mastroianni jr., L., F. Beer, U. Shah u. T. H. Clewe II [357] 85, *123*
— u. J. Ehteshamadeh II [517] 166, *273*
Masuda, H., L. L. Anderson, D. M. Hendricks u. R. M. Melampy II [518] 213, *273*
— s. Eto, T. I [353] 248, 249, 250, 253, 254, 262, 263, *302;* II [326] 647, 648, 649, *695*
Masuda, K. I [926] 551, *659*
Masuda, M. I [851[143, 182, *324*
— L. L. Anderson, D. M. Henricks u. R. M. Melampy I [851a] 203, 204, 205, 207, 262, 263, *324*
Matassino, D., A. Bordi u. V. Gargiulo II [304] 893, *916*
Materazzi, G., s. Botte, V. I [120a[254, *292*
Mathieson, D. R., s. Holck, H. G. O. I [379] 382, *427*
Mathur, R. S., s. Common, R. H. II [205] *691*
Matisek, U., s. Jaisle, F. II [433] 555, 567, *587*

Matkovics, B., K. Koos u. A. Jakobrovits I [851b] 58, *324*
Matscher, R. I [927] 578, *659*
— u. V. Beghelli I [928, 929] 538, 539, 560, 561, 562, 566, *659*
— u. C. Lupo I [930] 572, 573, 574, *659*
— s. Leghissa, S. I [826] 458, 459, *655;* II [131] 322, *337*
— s. Ruggieri, P. de I [1153, 1154] 537, 539, 542, 566, *668*, [1150] 768, 776, 807, 932, 933, 942, 943, *1013;* II [462] 76, 91, 92, 101, *127*, [697] 230, 241, *279*
Matson, W. E., s. Shultze, J. V. II [872] 611, *714*
Matsouka, A., s. Matsumoto, S. I [284] 1143, *1171;* II [305] 900, *916*
Matsuba, M., s. Nakao, T. II [385] 59, 78, *124*
Matsuda, A., s. Matsumoto, K. I [852] 145, 146, 179, 190, *324*
Matsuda, M., s. Nakao, T. I [943] 795, 796, 804, 805, 806, 807, 808, 823, 828, 835, 880, 881, 909, 910, 912, 917, 918, 919, 920, 943, 944, 958, 962, *1004*
Matsumoro, S., M. Ozawa, Y. Nogami u. H. Ohaski II [596] 532, 563, *592*
Matsumoto, K., A. Matsuda u. T. Seki I [852] 145, 146, 179, *190*, *324*
— s. Mizutani, S. I [888a] 191, *325*
— s. Okano, K. I [957a, 957b] 235, 236, 240, 251, 262, 263, *328*
Matsumoto, R. M., s. Franklin, J. B. I [397] *984;* II [307] 183, *266*
Matsumoto, S. I [853] 149, 151, *324*
— T. Ito u. S. Inoue I [283] *1171;* II [167a] 31, *45*, [358] 93, *123*
— — M. Kuribara u. T. Sato I [882] *1002*
— u. S. Kurisaka II [359] 93, *123*
— I. Sato, T. Ito u. A. Matsouka I [284] 1143, *1171;* II [305] 900, *916*
— u. M. Watanabe I [613] 1039, 1040, *1113*
— s. Igarashi, M. I [422] 1058, *1107*

Matsumoto, S., s. Kobayashi, T. I [242] *1169*
Matsura, M., s. Nakao, T. II [149] 329, *338*
Matsura, S., s. Yamori, T. II [318] 464, *514*
Matsushima, J., D. C. Clanton u. V. H. Arthaud II [308] 896, *916*
— T. W. Dowe, V. H. Arthaud u. P. L. Jillson II [306] 896, 897, *916*
— u. L. C. Harris II [307] 896, *916*
Matsutani, S. II [702] 733, *790*
Matsuura, S., s. Ueda, Y. II [909] 567, *602*
Matsuyama, E., J. Weisz u. C. W. Lloyd II [703] 724, *790*
Matsuyama, R. I [883] *1002*
Matsuyoshi, K., s. Okada, H. I [956] 282, *328*
Matteis, F. de, s. Rimington, C. I [376] *1174*
Matter, R., s. Herrmann, U. II [381] 540, *585*
Mattern, L. I [285] *1171*
Matthaes, P., s. Wilbrand, U. I [955] 359, *448*, [1427] 529, *678*
Matthew, G. D. I [614, 616] 1038, 1039, 1072, *1113;* II [597] 567, *592*
— s. Brown, J. B. I [124, 126] 1043, 1044, 1049, 1951, 1053, *1098*
— s. Loraine, J. A. I [587] 1074, 1075, *1112*
Matthews, B. F. I [931] 474, *659*
Matthews, D. J., s. Foote, W. C. II [73] 432, *454*
Matthews, J. I., s. Walker, S. M. II [712] 357, 385, 386, *424*
Matthews, J. S. I [854] 26, *324*
Matthews, L. H. II [655—660] 608, 614, 619, 623, *707*
— s. Harrison, R. J. II [447] 622, 659, *699*
Matthijssen, Ch., s. Axelrod, L. R. I [41] 32, *288*
— s. Goldzieher, J. W. I [464a] 30, *307*
Mattingly, D., s. Brooks, R. V. I [144] 159, *293*
— s. Prunty, F. T. G. I [1041] 140, 159, *332*
Mattiolo, G., s. Moneta, E. I [897] 159, 189, *326*
Mattner, P. E. II [519] 154, *273*

Mattox, V. R., s. Salassa, R. M. I [1159] 474, *668*
Mattox, W. E., s. Gassner, F. X. I [466] 545, *642;* II [242] 383, *409*, [161] 896, 897, *910*
Maudsley, D. V., u. G. B. West I [932] *659*
Maughan, G. B., K. A. Evelyn u. S. L. Brown I [855] 29, *324*
Maulard, C., s. Cier, J. F. I [243] 468, *633*
Mauleon, P., u. J. Rey II [309] 857, *916*
— s. Denamur, R. II [214] *263*
— s. Legault-Démare, J. I [748] 228, *319;* II [623] 723, *787*
— s. Signoret, J. P. II [933] 741, *798*
Maurer, H.-E. I [617] 1086, *1113*
Maurisio, E. II [598] 567, *592*
Mauthner, J., u. W. Suida I [116, 117] *20*
Mauvais-Jarvis, M. P. I [856] 137, *324*
Mauvais-Jarvis, P., u. J. Decourt II [310] 822, *916*
— s. Baulieu, E.-E. I [63] 136, 138, 139, 140, 149, 160, *289*
Mauzey, A. J. I [857] 167, 175, *324*
Mavrulis, A., s. Beghelli, V. I [73] 566, *627*
Maw, W. A., s. Layne, D. S. I [744] 195, *319;* II [129] 314, *337*
— s. Phillips, W. E. J. I [712] 367, 398, 400, *439*, [1068] 501, 554, 555, *664*
Maxwell, A. W., s. Robertson, J. G. I [1087] 169, 175, 176, *334*, [751] 1065, *1117;* II [751] 549, *597*
Maxwell, E. S. I [582] 410, *435*
— J. S. McGuire u. G. M. Tomkins I [933] 453, *659*
— u. Y. J. Topper I [583, 584] 410, *435*
— s. Elder, T. D. I [232] 410, *421*
— s. Tomkins, G. M. I [874] 352, *445*
— s. Topper, Y. J. I [879] 410, *445*
— s. Weissbach, H. I [935] 410, *447*

Maxwell, M. C., s. Peden, J. C. I [1027] 930, *1008*
— s. Peden jr., J. C. I [699] 360, *439*
May, C. II [169] 21, *45*
May, R., s. Brewster, J. E. II [106] 140, *259*
Mayer, A. I [619] 1055, 1056, *1113;* II [704, 706] 739, *790*
Mayer, C. J., s. Layne, D. S. I [259] *1170*
Mayer, D. T., B. R. Glasgow u. A. M. Gawienowski I [858] 204, 206, 208, *324*
— — u. A. M. Gawienozski II [661] 669, *707*
— s. Bogart, R. I [115] 538, *628;* II [110] 638, *688*
— s. Gawienowski, A. M. I [440] 25, 206, 212, *306*
— s. Glasgow, B. R. I [451] 206, 208, *306*
— s. Reddy, V. B. II [91a] 814, *819*, [385] 884, *919*
Mayer, G. II [170—172] 32, *45*, [360] 94, *123*, [520—522] 186, 206, 218, *273*, [405, 406] 388, 389, *414*, [599—601] 540, 550, 551, *592*, [662] 653, *707*, [705] 722, *790*
— u. R. Canivenc II [523, 524] 209, 225, *273*, [407] 361, *414*
— u. M. Klein II [408—411] 342, 343, 344, 347, 350, 356, *414*, [663] 637, *707*
— O. Nilson u. S. Reinius II [525] 214, *273*
— u. A. J. Thevenot-Duluc I [884] *1002;* II [526] 219, *273*
— — u. P. Burin II [159] 439, *457*
— s. Canivenc, R. II [133] 222, *260*, [80, 81] 361, 386, *403*
— s. Klein, M. II [295] 94, *121*, [456] 214, *271*
— s. Meunier, J. M. II [552] 227, *274*, [442] 357, *415*
Mayer, J., s. Barrnett, R. J. II [47] 732, *766*
Mayne, R., I. A. Forsyth u. J. M. Barry II [412] 381, *414*
Mayne, Y. C., s. Jones, A. S. I [673] 487, *650*
Maza, L. W., s. Masters, W. H. I [612] 1053, *1113;* II [168] 8, 33, *45*
Mazer, C., u. L. Goldstein II [707] 761, *790*

Mazer, C., u. A. J. Ziserman I [618] 1049, *1113;* II [602] 562, *592*
— s. Mazer, H. II [708] 729, *790*
Mazer, H., u. C. Mazer II [708] 729, *790*
Mazoué, H., s. Chauchard, P. I [157] 368, *419*
— s. Lecoq, R. I [822, 823] 529, *655*
Mazur, J., s. Sondheimer, F. I [1250] 813, *1016;* II [514] 66, *129*
Mazyuta, I. P. I [859] 155, 165, 175, 186, *324*
Mazza, A., M. Cascialli, F. Diversi, M. Barbieri u. G. Hecht-Lucari I [934] 540, 574, *659*
— s. Hecht-Lucari, G. I [560] 574, *645*
Mazza, U., A. Cravario, L. Fiorina u. V. Prato I [286] *1171*
McAleer, W. J., T. A. Jacob, L. B. Turnbull, E. F. Schoenewaldt u. T. H. Stoudt I [884a] 826, *1002*
McAllaster, N. J., s. Barrnett, R. J. I [52] 717, *971*
McArthur, J. W., F. M. Ingersoll u. J. Worcester II [658] 752, *788*
— J. Worcester u. F. M. Ingersoll II [659] 724, *788*
McAskill, J. W., s. Raun, A. P. II [383] 860, 896, 897, *919*
— s. Wagner, J. F. II [502] 839, 855, *923*
McBride I 1137
McBride, J. M., s. Sutherland, A. M. I [846] 1042, *1120*
McBride, W. G., s. Grant, A. I [309—311] 1053, 1054, 1066, 1072, *1104*
McCafferty, R. E., s. Soiva, K. U. I [1227] 266, *340*
McCaig, J. G., s. O'Donnell, V. J. I [938] 72, 76, 182, *328*
McCall, E., s. Greenblatt, R. B. I [319] 1060, *1104*
McCance, R. A., s. Dickerson, J. W. T. II [90] 826, *908*
McCann, S. M. I [885] *1002* [594] 1037, *1112;* II [660, 661] 735, 736, 737, 751, 756, 758, *789*
— J. Antunes-Rodrigues, S. Watanabe, A. Ratner u. A. P. S. Dharival II [662] 735, 736, *789*

McCann, S. M., u. H. M. Friedman II [663] 732, *789*
— u. V. D. Ramirez II [664] 736, *789*
— — u. R. Abrams II [665] 733, 735, *789*
— u. S. Taleisnik II [666] 736, *789*
— — u. H. M. Friedman II [667] 735, *789*
— s. Antunes-Rodrigues, J. II [13] 736, *765*
— s. Chowers, I. II [173] 207, *261*, [161] 736, 757, *770*
— s. Dhariwal, A. P. II [243, 244] 735, 736, *773*
— s. Grosvenor, C. E. II [433] 736, *780*
— s. Igarashi, M. II [528, 528a, 529] 736, *784*
— s. Laqueur, C. L. II [617] 731, 732, *787*
— s. Nallar, R. II [387] 86, *124*, [729] 736, 757, *791*
— s. Ramirez, V. D. II [815—817] 725, 735, 736, *794*
— s. Taleisnik, S. I [1312] *1019*; II [984] 732, 733, 758, *800*
McCarthy, E. A., s. Isselbacher, K. J. I [409] 410, *428*
McCarthy, J. C. II [413] 385, *414*
McCarthy, J. D. I [883] 613, *657*
McCarthy, J. L., s. Zarrow, M. X. I [1432] *1025*
McCausland, A. M., F. Holmes u. A. D. Trotter I [884] 511, *657*
— C. Hyman, T. Winsor u. A. D. Trotter jr. I [885] 511, *657*
McClendon, J. F., s. Conklin, C. J. I [172] 358, *419*
McClure, T. J. II [527—531] 181, 182, *273*, *274*
— u. J. W. Ronaldson I [860] 225, 226, 227, 263, *324*; I [664] 666, *707*
McCluskey, W. H., u. J. E. Parker II [665] 611, *707*
McColgan, S. P., s. Chaney, A. L. I [200] 20, *295*
— s. Fischer, R. H. I [370, 371] 149, 264, 282, *303*, [244] 1051, *1101*; II [275] 515, *582*
McComas, D. B., s. Yannone, M. E. I [1465] 26, 112, 113, 116, 119, *350*; II [974] 516, *604*

McConnell, E. L., s. Fine, E. I [237] 1072, *1101*
McCoord, A. B., s. Goodland, R. L. I [305] 356, 358, 359, *424*
— s. Phillips, R. S. I [1069] 464, 479, *664*
McCormack, C. E., u. R. K. Meyer I [886, 887] 767, *1002*; II [361] 87, *123*, [666] 647, *707*, [668] 750, *789*, [311] 822, 899, *916*
— s. Meyer, R. K. II [370] 87, *124*
McCracken, B. H., u. F. M. Parsons I [585] 360, *435*, [888] 929, *1002*
McCracken, J. A. I [861, 862, 862a] 210, 214, 215, 216, 223, 224, *324*; II [667—669] 647, 679, *707*
— u. J. R. Goding II [670] 666, *707*
— s. Goding, J. R. II [387] 666, *697*
McCullagh, D. R., s. Cutuly, E. I [207] *977*
McCullough, N. B., s. McGinty, D. A. I [889] 684, 704, 744, 805, 806, *1002*; II [669] 747, 761, *789*
McDonald, A. J., s. McWilliam, R. S. I [291] 1145, *1171*
McDonald, D. F., u. L. D. Odell I [586] 376, *435*
McDonald, G. J., D. T. Armstrong u. R. O. Greep II [532] 206, *274*
— u. R. P. Reece II [415] 376, *414*
McDonald, I. G. II [414] 370, *414*
McDonald, L. E., u. R. L. Hays I [862b] 223, *324*; [76] 814, *819*
— R. E. Nichols u. S. H. McNutt II [533, 534] 204, *274*, [671, 672] 621, 664, *707*, [74, 75] 814, *819*
— s. Morrissette, M. C. I [634] 389, *436*, [982, 983] 487, 539, *661*, [935] 829, *1004*; II [571] 207, *275*, II [86, 87] 814, *819*, [323] 884, *916*
— s. Venable, J. H. II [933] 664, *716*
McDonald, M. F., u. J. I. Raeside II [362, 363] 60, *123*
— s. Raeside, J. I. II [215] 431, *459*
— s. Short, R. V. I [1202] 224, 225, 227, 228, 236, 237,

262, *339*; II [868] 666, *714*, [930] 723, *798*
McDonald, R. R. I [886] 536, *657*
McDonald, T. J., s. Cooke, B. A. I [226] 281, *297*
McEntee, K., s. Hansel, W. II [46] 813, *818*
— s. Morrow, D. A. II [327] 865, *916*
McEuen, C. S., H. Selye u. J. B. Collip II [416] 382, *414*
McEwan, H. P., s. Bell, E. T. I [66b] 167, *289*
McFarlane, W. V., P. R. Pennycuik u. E. Thrift II [535] 182, *274*
McGangkey jr., H. S., s. Harbert jr., G. M. II [361] 554, *584*
McGarrahan, K., s. Bucher, N. II [37] *504*
McGaughey, H. S., s. Harbert, G. M. I [517] 92, 95, 97, 99, 122, 126, 127, 133, *309*
McGavack, T. H., s. Kao, K. II [160, 161] 481, *509*
— s. Pearson, S. I [1025, 1026] 895, *1007*
McGinnis, J., s. Chang, S. I. II [52] 902, *906*
— s. Shultze, J. V. II [872] 611, *714*
McGinty, D. A., L. P. Anderson u. N. B. McCullough I [889] 684, 704, 744, 805, 806, *1002*
— u. C. Djerassi I [118] 14, *21*, [587] 398, *435*, [887] 507, 542, 543, 554, 556, *657*, [890] 704, 773, 774, 806, 914, 924, 927, 931, 932, 934, 935, 936, 951, *1002*, [287] *1171*; II [364] 54, 75, *123* [144] 314, *338*, [160] 426, *457*
— N. B. McCullough u. J. G. Wolter II [669] 747, 761, *789*
— s. Lyons, W. R. II [395] 374, *414*, [633] 679, *706*
McGovern, J. J., J. P. Bunker, R. Goldstein u. J. W. Estes I [288] *1171*
McGowan, L. I [289] 1145, *1171*
McGrae jr., J. D., s. Finnerud, C. W. I [243] 1094, *1101*
McGregor, M., s. Thomson, K. J. I [1351] 491, 500, *675*
McGrew, R. V., s. Marker, R. E. I [821] 143, 144, 266, *323*

McGuire, J. S., V. W. Hollis u. G. M. Tomkins I [863] 256, *324*
— s. Maxwell, E. S. I [933] 453, *659*
McIlroy, A. L. II [673] 619, *707*
McIntyre, s. Woodbury, J. W. II [159, 160] 293, *313*
McIntyre, N., M. J. Phillips u. J. C. Voigt I [290] 1145, *1171*
McKay, A. F., s. Heard, R. D. I [544] 234, *311*
McKay, D. G. II [603] 529, *592*
— A. T. Hertig, W. A. Bardawil u. J. T. Velardo II [604] 528, 530, 532, 533, 537, *592*
— u. H. Kaunitz I [588] 365, 386, 399, 401, *435*
— u. D. Robinson I [864] 47, 77, *324*
— s. Hertig, A. T. II [384] 551, *585*
McKee, W. E., s. Chaney, A. L. I [200] 30, *295*
McKelvey, H. A., s. Carmann, R. L. II [147] 529, *578*
McKelvey, J. L., u. L. T. Samuels I [865] 149, 159, *324*
— s. Samuels, G. I [1137] 156, 159, 164, 167, *336*
McKenzie, F. F. II [674] 668, *707*
— u. C. E. Terrill II [675] 666, *707*
— s. Andrews, F. N. II [42] 660, *685*
— s. Casida, L. E. II [181] 666, *690*
McKeown, R., u. S. Zuckerman I [891] 752, 807, *1002*; II [536] 231, *274*
McKeown, T., u. S. Zuckerman II [676] 619, *707*, [670, 671] 745, 746, *789*
— s. Clark, W. E. II [163] 743, *770*
— s. Selye, H. II [505] 55, 84, *128*, [726] 217, *280*, [623] 366, 367, *422*
McKerns, K. W. I [866] 251, 252, *324*, [589, 590] 383, 394, 410, *435*
— u. P. H. Bell I [591] 410, *435*
— u. E. Kaleita I [592] 409, 410, *435*
— u. E. Nordstrand I [867] 26, 251, *324*
McKinnon, I. L., P. C. McKinnon u. A. P. Thomson II [672] 754, *789*
McKinnon, P. C., s. McKinnon, I. L. II [672] 754, *789*
Mclagan, N. F., s. Henderson, J. I [550] 29, 149, 155, 164, *311*
McLallan, F., s. Rogers, J. I [1092] 264, *334*
McLane, C. M., s. Traut, H. F. I [1365, 1366] 534, *675*
McLaren, A. II [537] 187, *274*
— u. D. Michie II [538—541] 180, *274*
— s. Orsini, M. W. II [616] 183, 187, 216, *276*
— s. Finn, C. A. II [296] 214, *265*
McLaren, I. A. II [677] 617, 658, *707*
McLellan, F., s. Rogers, J. II [763] 519, *597*
McLennan, C. E., u. P. Koets I [593] 383, 387, *435*, [893] 468, *658;* II [605] 532, *592*
— s. McLennan, M. T. I [598] 1067, *1112*
McLennan, M. T., u. Ch. E. McLennan I [598] 1067, *1112*
McLoed, J., s. Rock, J. I [381] *1174*
McLoughlin, B. J., s. Smith, H. I [1241, 1242] 946, 948, *1016;* II [512a] 76, *129*
McManus II 624
McManus, J. F. A. II [606, 607] 530, *592*
McMenamin, J. R., s. Smith, H. I [1241, 1242] 946, 948, *1016;* II [512a] 76, *129*
McNaughton, M. C., s. James, F. I [615] 268, *314*
McNiven, N. L., s. Drosdowsky, M. A. I [312] 142, 267, *300*
— s. Futterweit, W. I [429] 26, 120, *305*
— s. Raman, P. B. I [1055] 30, 149, 150, 162, 186, 191, *332*
McNutt, S. H., s. Black, W. G. I [108] 464, *628*
— s. Broome, A. W. II [114] *259*
— s. Hawk, H. W. I [554, 555] 463, 464, *645*
— s. McDonald, L. E. II [533, 534] 204, *274*, [671, 672] 621, 664, *707*, [74, 75] 814, *819*
McNutt, S. H., s. Weber, A. F. II [948] 663, *717*
McPadden, A. J., s. Bongiovanni, A. M. I [110] 149, 150, 161, 181, 182, *291*, [98] 1070, *1097*
McPhail, M. K. I [119] *21*, [892, 893] 681, 683, 740, 741, *1002;* II 36, [365] 62, 63, 64, *123*, [542] 162, *274*, [417, 418] 355, 365, *416*, [673] 720, *789*
— s. Rowlands, I. W. II [461] 78, *127*
McShan, W. H., s. Anderson, R. R. II [11] 724, 725, *765*
— s. Bacon, W. L. II [62] 612, 663, *686*
— s. Loy, R. G. I [790, 791] 24, 25, 203, 204, 206, 210, 211, 212, *321*
— s. Lynn, J. E. I [799a] 209, 212, 217, 218, 221, *322*
— s. Murphree, R. L. II [575] 132, 133, 158, *275*
— s. Smith, V. R. II [739] 210, *281*, [885] 662, *715*
— s. Willett, E. L. II [1044] 747, *802*
— s. Zimbelman, R. G. I [1507] 209, 213, 216, 263, *351;* II [999] 664, *719*
McSweeney, D. J. I [600] 1067, *1112*
McSwiney, R. R., u. F. T. G. Prunty I [594] 360, 367, *435*, [895, 896] 483, 536, 544, 549, *658*, [894, 895] 929, 930, 938, 939, 962, 963, *1002*
McWilliam, R. S., A. J. McDonald u. I. Lindsay I [291] 1145, *1171*
Meade, R. C., J. Owenby u. R. C. Kory I [595] 366, *435*
Meade, R. J., s. Gerrits, R. J. II [167] 871, *911*
Meadows, R. W., W. T. Hughes, L. C. Walter u. J. N. Etteldorf I [935] 490, 491, 492, 493, 496, 536, *659*
Means, T. M., s. Raun, A. P. II [383] 860, 896, 897, *919*
— s. Wagner, J. F. II [502] 839, 855, *923*
Mears, E. I [881, 896—898] 805, 943, 964, *1002*, [292—300] 1132, 1137, 1138, 1141, 1143, 1155, *1171;* II [366] 84, *123*
— u. E. C. G. Grant I [301] 1141, *1171;* II [173] 29, 32, *45*

Mears, E., s. Loraine, J. A.
I [823] *999*, [264] *1170;*
II [154] 24, 30, *44*
Meda, F., B. Camerino, C. G.
Alberti u. A. Vercellone
I [898a] 826, *1002*
Medahl, H. F., s. Ruzicka, L.
I [1163a] 834, *1013*
Meduri, D., u. L. Petionio
I [596] 368, 400, *435*
Meeker, C. I., s. Gray, M. I.
I [521] 476, 477, *644*
— s. Solomon, S.   I [1233]
103, 104, *340;* II [853] 516,
540, 543, 553, *600*, [960, 961]
761, 764, *799*
— s. Watanabe, M.   I [1388]
103, 104, *347*, [1406] 477,
677; II [932] 549, *603*
Meeks, R., s. Ingle, D. J.
I [623] 734, 791, *992*
Meeks, R. C., s. Eppstein, S. H.
I [348b] 827, *982*
Mège, F., s. Jayle, M. F.
I [627, 630] 149, 155, 164,
166, 171, *314*, [437] 1053,
1107; II [442, 443] 561, 566,
587
Meger, Chr., s. Hoffmann, F.
II [402] 562, *586*
Mehring, W.   I [302] 1156,
1171; II [174] 5, 9, *45*
Mehta, U., s. Wahl, P. N.
II [928] 562, *603*
Meier, J., s. Turner, R. B.
I [1333a] 955, *1020*
Meier, K. E., u. R. Lenk
I [936] 451, 452, *659*
Meier, R., P. Gasche u. H. Frey
I [620] 1029, *1113*
— F. Gross, P. Desaulles u.
B. Schär   I [937] 487,
488, 501, 547, 598, *659*
Meigs, J. V., s. Fremont-
Smith, M.   I [262] 1086,
1102
— s. Sturgis, S. H.   II [881]
529, *601*
Meigs, J. W.   I [621] 1029,
1076, *1113*
Meigs, R., s. Ryan, K. J.
II [875] 764, *796*
Meigs, R. A., u. L. L. Engel
I [869] 90, 109, *325*
— s. Morrison, G.   I [901] 88,
326
Meinrenken, H.   II [608] 536,
592
Meinzinger, M. M., s. Stafford,
R. O.   I [1291] 734, 790,
791, 859, 877, *1018*
Meister, P., s. Prelog, V.
I [1040] 24, 83, 201, *332*
Meister, P. D., s. Eppstein,
S. H.   I [348b] 827, *982*

Meites, J.   II [419—423] 341,
349, 357, 358, 360, 361, 362,
364, 365, 372, 388, 389, *416*,
[678, 679] 676, 679, *707*
— R. N. Hatch, F. W. Young
u. F. Thorp   II [77] 813,
819
— u. T. F. Hopkins   II [424]
368, *415*
— — u. P. K. Talwalker
II [425] 356, 361, 362, 363,
415
— u. C. L. Kragt   II [426]
351, *415*
— u. C. S. Nicoll   I [938] 566,
659; II [427, 428] 354, 362,
363, 367, 368, *415*
— — u. P. K. Talwalker
II [429] 362, 367, *415*
— E. P. Reineke u. C. F. Huffman   II [430] 371, *415*
— u. J. T. Sgouris   II [431,
432] 358, 360, 363, 365, 385,
387, 389, *415*, [680] 677, 679,
707
— J. J. Trentin u. C. W.
Turner   II [433] 356, *415*
— u. C. W. Turner   I [939—
941] 559, 560, 562, 566, *659;*
II [434—440] 355, 356, 358,
360, 363, *415*, [681] 679, 681,
707
— H. D. Webster, F. W.
Young, F. Thorp u. R. N.
Hatch   II [78] 813, *819*
— — — F. J. Thorpe u. R. N.
Hatch   II [543] 204, *274*,
[682] 621, 667, 679, *708*
— s. Clemens, J. A.   II [178]
206, *261*
— s. Galloway, J. H.   I [458,
459] 545, *642;* II [155]
896, 897, *910*
— s. Johnson, R. M.   II [327,
328] 353, 364, *411*
— s. Kragt, C. L.   II [593]
736, *786*
— s. Libby, D. A.   II [136]
330, *337*
— s. Lundahl, W. S.   II [379]
399, *413*
— s. Minaguchi, H.   II [557]
205, *274*, [444, 445] 363, 367,
377, 387, *415*, [719] 736, *791*
— s. Mittler, J. C.   II [559]
205, *275*, [721, 722] 736,
791
— s. Mixner, J. P.   II [449]
365, 385, *415*
— s. Nicoll, C. S.   II [520,
521] 363, 366, *418*
— s. Ratner, A.   II [666] 205,
278, [552] 363, 367, *419*
— s. Sar, M.   II [603] 363,
421

Meites, J., s. Talwalker, P. K.
II [657—660] 341, 351,
356, 357, 361, *423*, [983]
736, *800*
— s. Tucker, H. A.   II [673]
361, *423*
— s. Turner, C. W.   II [700]
362, *424*
Mekkawi, F. M. El   II [312]
877, *916*
Melampy, R. M., M. A. Emmerson, J. M. Rakes, L. J.
Hanka u. P. G. Eness
II [161] 427, 428, 432, *457*,
[683] 679, 682, *708*, [709]
755, *790*
— W. R. Hearn u. J. M. Rakes
I [870] 197, 213, 215, 216,
217, 223, *325*
— — u. J. W. Rakes   II [684]
664, 679, *708*
— u. J. M. Rakes   I [597]
355, *435*
— s. Anderson, L. L.   II [26,
27, 29, 30] 210, 212, *256*,
[37—40] 615, 662, 668, 669,
685, [10—12] 838, 843, 849,
851, 855, 857, 877, *905*
— s. Bowerman, A. M.   I [124]
197, 210, 211, 213, 215, 216,
217, 223, *292;* II [124] 638,
688
— s. Butcher, R. L.   II [169]
615, *690*, [43] 845, *906*
— s. Day, B. N.   II [203] 204,
225, *262*, [246] 621, *692*, [75,
76] 845, 884, *907*
— s. Duncan, G. W.   I [318,
319] 203, 204, 206, 207, 210,
211, 215, 216, *301;* II [248]
213, *264*, [296] 669, *694*,
[278] 723, *775*
— s. Hashimoto, I.   I [526a]
248, 250, *310*
— s. Masuda, H.   II [518]
213, *273*
— s. Masuda, M.   I [851a] 203,
204, 205, 207, 262, 263, *324*
— s. Parlow, A. F.   II [627]
213, *277*, [739] 668, *710*,
[766] 729, 745, *792*
— s. Rakes, J. M.   I [1054]
25, 197, 215, 216, 217, *332*
— s. Rathmacher, R. P.
II [665] 210, *278*
— s. Ray, D. E.   II [216] 431,
459, [822] *794*, [379] 849,
919
— s. Schultz, J. R.   II [101]
814, *820*, [441] 885, *921*
Melby, J. C.   I [942] 481, 482,
659
Meldahl, H. F., s. Ruzicka, L.
I [1161] 917, 918, *1013;*
II [464] 74, *127*

Meli, A., A. Wolff, W. E. Lucker u. B. G. Steinetz I [598] 356, 382, *435*
— — W. E. Lucker jr. u. B. G. Steinetz I [871] 275, *325*, [943] 517, 519, 522, *659*
— — — u. B. G. Steinetz I [899] 889, *1002*
— s. Alibrandi, A. I [6] 895, *969*
— s. Ercoli, A. I [350] *982*
— s. Steinetz, B. G. I [1267] 271, 272, *341*, [1298a] 924, 934, *1018*
Mellinger, R. C., s. Thompson, R. J. II [477] 904, *922*
Mellish, C. H., s. Torstveit, O. I [1322] *1020*
Mello, R. F., s. Fraenkel, L. II [68] 314, *335*
Meloni, C., u. R. Leoni I [944] 585, *660*
Melosi, E. I [599] 361, 363, *435*
Melton, A. A., R. O. Berry u. O. D. Butler II [685] 663, 679, *708*
Melton, C. E., s. Saldivar, J. T. I [1176] *1014*
Mena, F., u. C. E. Grosvenor II [441] 367, *415*
Mendall, E. C., s. Mason, H. I [873] 958, *1001*
Meneghini, C. L., u. R. Grattarola I [945] 591, *660*
Mendeloff, J., s. Peters, J. H. I [1065] 551, *664*
Mendiazabal, M. M., s. Amilibia, E. de I [27] 585, *625*
Mendizabel, A., s. Arrighi, L. I [32] 1048, 1049, *1095*
Menduke, H., s. Golub, L. J. II [331] 563, *583*
Menge, A. C., W. J. Tyler u. L. E. Casida II [544] 149, *274*
— s. Mares, S. E. II [641] 662, *706*
— s. Slack, N. H. II [104] 813, *820*
Menge, A. X., S. E. Mares, W. J. Tyler u. L. E. Casida II [79] 807, 809, 812, *819*
Menge, K., u. K. v. Öttingen I [622] 1056, *1113*
Mengert, W. F. I [946] 534, *660*
— u. H.-P. Lee I [947] 534, *660*
Menini, E., u. J. K. Norymberski I [872] 24, *325*
— s. Harkness, R. A. I [521a] 164, 167, 190, *309*

Menken, F. S. II [175] 9, 10, *45*
Menkin, M. F., s. Hertig, A. T. II [384] 551, *585*
— s. Rock, J. II [755] 537, *597*
Mennega, A. M. W., u. M. Tausk I [948] 593, *660*
Menon, K. M., M. Drosdowsky, R. I. Dorfman u. E. Forchielli II [190] 464, *510*
Menzi, A., s. Borth, R. II [102] 727, *768*
Mepham, C. A., s. Winget, C. M. II [967] 611, *717*
Mercer, E. H., s. Birbeck, M. C. S. II [19] 475, *504*
Merckel, C., u. W. O. Nelson II [367] 94, *124*, [710] 756, *790*
Mereto, A., s. Cataldi, R. I [149] 378, *418*
Merivale, W. H. H., u. L. Forman I [872a] 158, *325*
Merker, H.-J. II 285, 286, [191—195] 473, 477, 479, 481, 483, 484, 485, 487, 488, 490, *510*
— R. Herbst u. W. Kloss II [197] 491, 497, 500, *510*
— J. Wedell u. D. Neubert II [196] 468, *510*
— s. Carsten, P. M. II [50, 51, 53] 483, 486, *505*
— s. Cravioto, H. II [72] 479, 485, *506*
— s. Remmer, H. II [244] 473, 502, *512*
— s. Schwarz, W. II [267, 269] 464, 466, 468, *512*
— s. Wedell, J. II [298] 468, *513*
— s. Wolff, J. II [311—313] 483, 484, 485, *514*
Merkes, P. C., s. Woolley, G. W. I [1439] 615, 621, *678*
Merkt, H. II [686] 660, 679, *708*, [80, 81] 808, 809, 812, 814, *819*, [313, 313a] 840, *916*
— s. Jöchle, W. II [61, 62] 808, 809, 812, *818*, [233, 234] 839, 857, 867, 869, 877, *913*
Merrill, A., s. Pincus, G. II [639, 641] 198, 245, 251, 252, *277*, [213] 429, 430, *459*
Merrill, A. P., s. Levy, H. I [760] 223, *320*
— s. Pincus, G. I [135] 13, 15, *21*, [720] 376, 391, *439*, [1053, 1054, 1059] 683, 685, 707, 741, 747, 748, 766, 804, 805, 879, 924, 926, 927, 934, 935, 942, 943, 959, *1008*,

1009, [347] *1173;* II [195] 29, *46*, [434, 435] 54, 75, 76, 82, 89, 90, 91, *126*
Merrill, N., s. Salhanick, H. I [1129] 120, *336*
Merrill, P., s. Money, W. L. I [968] 583, 586, *660*
Merrillees, N., G. Burnstock u. M. E. Holman II [198] 478, *510*
Merryman, W., R. Boiman, L. Barnes u. I. Rothchild I [949] 514, 517, 519, 520, *660;* II [711] 754, *790*
Merton, H. II [545] 140, *274*
Meslin, F., s. Crepy, O. I [258] 29, 30, 148, 149, 154, 158, 166, 186, *298*
Mesnil du Buisson, F. du II [546, 547] 211, 213, *274*
— u. L. Dauzier I [873] 201, 231, 235, 242, 263, *325;* II [548, 549] 204, 212, *274*
— P. C. Léglise, L. L. Anderson u. P. Rombauts II [550] 213, *274*
— u. P. Rombauts II [551] 211, *274*
— s. Corteel, J. M. II [218] 621, 668, *691*
Mess, B., F. Fraschini, M. Motta u. L. Martini II [712] 737, *790*
— s. Szentágothai, J. I [1274] 707, *1017;* II [976] 737, 743, *800*
Messina, B., s. Spadea, G. I [1281] 567, *672*
Mestwerdt, G., s. Halter, G. I [177] *1167*
Metcalf, M. G. I [874] 31, 181, *325*
— u. D. W. Beaven I [600] 369, *435*, [900] *1002*, [304] *1171*
Metcalf, W., u. J. Broich I [601] 360, 398, *435*
— E. L. Dargan, C. Suwanraks u. A. Ohin I [602] 360, *435*
— u. H. G. Greene I [603] 360, *435*
— s. Greene, H. G. I [326] 360, *425*
Metz, H., s. Mannhardt, H. J. I [848a] 842, *1000*
Metzker Coutinho, E. II [687] 634, 679, *708*
Meunier, J. M., A. J. Duluc u. G. Mayer II [442] 357, *415*
— u. G. Mayer II [552] 227, *274*
— u. J. Rouault II [443] 357, 358, 365, 375, 388, *415*

Mey, R.   I [901, 902, 902a] 832, 874, 960, *1002*, [305] *1171;* II [176, 176a] 32, 34, 45, [162—164] 448, *457*, [609—611] 549, 550, 555, 565, *592*
— u. H. Scheid   I [903] 786, 936, *1002*, [623] 1032, *1113;* II [165] 449, *457*, [612] 555, *592*
— s. Friz, M.   II [296—299] 528, 531, 540, 550, 551, 552, 565, *582*
Meyer, s. Mall   I 1063
Meyer, A. S.   I [875] 87, *325*
— R. W. Jeanloz u. G. Pincus   I [903a] 912, *1002*
Meyer, C., s. Geller, J.   II [165] 894, *910*
Meyer, C. J., s. Layne, D. S.   I [522—524] 370, 372, *432*, [816, 817] 477, 479, 480, 581, 655, [257] *1170*
Meyer, E. W., s. Julian, P. L.   I [651] 810, 828, *993*
Meyer, H.   II [82] 807, *819*
Meyer, J., s. Ruzicka, L.   I [1156—1158] 895, 896, 897, 898, 903, 904, *1013;* II [463] 89, *127*
Meyer, M. A., s. Biskind, G. R.   I [76] 785, 908, 910, 914, *972*
Meyer, R.   I [624] 1063, 1075, *1113;* II 563, [688, 689] 623, 679, *708*
Meyer, R. de, s. Brasseur, L.   I [106, 107] 363, *417*, [133] 588, *629*
— s. Hoeft, J. P.   I [594] 587, 588, *646*
Meyer, R. K.   I [604] 392, 408, *435;* II [553] 186, *274*
— u. W. M. Allen   II [368, 369] 55, *124*, [713] 752, *790*
— u. R. L. Cochrane   II [554] 214, *274*
— u. C. E. McCormack   II [370] 87, *124*
— u. E. F. Nutting   II [555] 227, *274*
— s. Allen, W. M.   I [16, 17] 696, 964, *969;* II [12] 55, *111*
— s. Aspinall, R. L.   I [29] 897, 952, *970*
— s. Barnes, L. E.   I [47] 770, 838, *971*
— s. Bellows, R. A.   II [60] 747, 750, *767*
— s. Biddulph, C.   I [68, 69] 709, 772, 806, *972;* II [86] 751, *768*
— s. Boyarsky, L. H.   II [101] 133, 134, 158, *259*

Meyer, R. K., s. Breitenbach, R. P.   I [136] 195, *292*
— s. Bunster, E.   I [120] 708, *974*
— s. Byrnes, W. W.   I [156] 771, *975;* II [148] 751, *770*
— s. Carlson, I. H.   I [189c] 250, *295*
— s. Cochrane, R. L.   II [179a, 180] 206, 222, 224, *261, 262*
— s. Hershberger, L. G.   I [576] 538, *646*, [553] 721, 724, 780, 805, 822, 836, 858, 881, 882, 901, 906, 907, 909, 910, 912, 917, 943, 952, 954, 958, *990*
— s. Hertz, R.   I [555, 556] 686, 746, 785, 804, 891, 892, 893, 907, 909, 911, 956, *990;* II [104] 428, *455*
— s. Hisaw, F. L.   I [570] *990;* II [242] 55, *119*, [508] 745, *783*
— s. Kagawa, C. M.   I [666] 734, 791, *994*
— s. Labhsetwar, A. P.   II [607] 751, *786*
— s. Liskowski, L.   I [772b] 196, *321*
— s. McCormack, C. E.   I [886, 887] 767, *1002;* II [361] 87, *123*, [666] 647, *707*, [668] 750, *789*, [311] 822, 899, *916*
— s. Mueller, A. P.   I [635] 381, *436*, [988] 502, 504, *661*
— s. Nutting, E. F.   I [992] 751, 843, 909, 927, 935, 943, 964, *1006;* II [607, 608] 220, 221, 222, 230, 235, 239, 240, 242, 243, 245, *276*, [203] 429, 430, *459*
— s. Nutting, E. G.   II [718] 650, *709*
— s. Orsini, M. W.   I [997, 998] 809, *1006;* II [617] 188, 204, *276*, [731, 732] 619, 652, *709*
— s. Prasad, M. R.   I [1075] 809, *1009;* II [657] 188, 209, 222, *278*
— s. Prasad, M. R. N.   II [761] 652, *710*
— s. Rigor, E. M.   II [830] 751, *795*, [394] 826, *919*
— s. Roos, T. B.   I [778] 365, 366, 367, *441*
— s. Rothchild, I.   I [1141] 690, *1012;* II [686—688] 217, 218, *279*
— s. Schuetz, A. W.   II [906] *797*

Meyer, R. K., s. Shipley, E. G.   I [1230] 709, 823, *1015*
— s. Willett, E. L.   II [1044] 747, *802*
— s. Yasukawa, J. J.   II [823] 186, *284*, [980] 650, *718*
Meyer, R. L., s. Cochrane, R. L.   II [198] 617, 650, *691*
Meyerhardt, M. H., s. Yanow, M.   I [1466] 171, *350*
Meyers, H. I., s. Young, W. C.   I [1419] 686, *1024*
Meyers, M. B., s. Graber, R. P.   I [471a, 471b] 863, 870, *987*
Meyerson, B. J.   II [166—169] 427, 429, 430, *457*
Meystre, Ch., H. Frey, R. Neher, A. Wettstein u. K. Miescher   I [120] *21*
— E. Tschopp u. A. Wettstein   I [121] *21*, [904] 740, 816, 827, 860, 862, *1002;* II [371] 66, *124*
— u. A. Wettstein   I [905, 906] 860, 862, 914, 915, 966, *1002;* II [372] 66, *124*
— E. Vischer u. A. Wettstein   I [906a] *1003*
— s. Neher, R.   I [915] 180, 188, *326*
— s. Reichstein, T.   I [1099, 1100] 912, *1010*
— s. Ueberwasser, H.   I [158] 15, *22*, [1341a] 942, 951, *1020*
— s. Vischer, E.   I [159] *22*, [1353a] 877, *1021*
Michael, R. P.   II [170, 171] 438, *457*
— u. J. Herbert   II [172] 435, 438, *457*
— u. J. Welegalla   II [173, 174] 427, 432, 434, 435, 438, *457*, [690] 625, 673, 679, 683, 684, *708*
— G. S. Saayman u. J. Welegalla   II [175] 433, *457*, [691] 625, 673, 675, 679, 683, 684, *708*
— — u. D. Zumpe   II [176] 427, 433, *458*
— u. P. P. Scott   II [177] 427, *458*, [714, 715] 755, *791*
— s. Harris, G. W.   II [469] 755, *782*
— s. Zumpe, D.   II [291] 436, 437, *462*
Michaelis, W., s. Dubrauszky, V.   II [223] 537, *580*
Michel, I., s. Freeman, J. J.   I [264] 397, *423*, [400] *984*
Michie, D., s. McLaren, A.   II [538—541] 180, *274*

Michie, E., s. Klopper, A. I.
I [689—690] 30, 127, 139,
140, 145, 146, 147, 148, 149,
150, 151, 154, 155, 157, 158,
159, 161, 162, 163, 164, 166,
169, 170, 172, 173, 174, 175,
176, 177, 179, 185, 188, 230,
241, 250, 267, *317*, [707] *995*
Michie, E. A.   I [876] 163,
164, *325*
— s. Klopper, A. J.   II [496,
497, 498] 520, 566, 567,
568, *589*
Michie, E. M., s. MacNaughton,
M. C.   I [804] 173, *322*
Michon, J., s. Chambon, Y.
II [147] 222, *260*
Midboe, D., s. Roddick jr.,
J. W. G.   II [759] 531, *597*
Midgley jr., A. R., u. R. B.
Jaffe   II [716] 724, *791*
Miescher, G., u. A. Schönberg
I [950] *660*
Miescher, K.   I [122] *21*,
[907] *1003*
— W. H. Fischer u. E. Tschopp
I [908] 835, 836, 837, *1003*;
II [373] 69, *124*
— u. P. Gasche   I [909] *1003*
— — u. H. Frey   I [625]
1113
— F. Hunziker u. A. Wett-
stein   I [910, 911] *1003*
— s. Meystre, Ch.   I [120] *21*
Migeon, C. J., J. Bertrand u.
C. A. Gemzell   I [877]
93, 191, *325*; II [613] 553,
592
— s. Bliss, E. L.   II [92]
740, *768*
— s. Čamacho, A. M.   I [189]
277, *295*
— s. Wilkins, L.   I [928]
1037, 1041, *1123*
Mighorst, J. C. A., L. A. M.
Stolte, P. M. H. de Roo u.
F. Creutzberg   I [951]
460, *660*
Migicovsky, B. B., s. Bèlanger,
L. F.   I [76—79] 548, *627*
— s. Cipera, J. D.   I [244]
484, *633*
Migliavacca, A.   I [626]
1058, *1113*
Mikhail, G., u. W. M. Allen
I [877a] 61, 63, 86, 93,
263, *325*
— M. W. Noall u. W. M. Allen
I [878] 49, 50, 51, 64, 235,
236, 237, 238, 263, *325*;
II [556] 174, *274*, [614]
557, *592*, [692] 654, 679,
708, [717] 764, *791*
— J. Zander u. W. M. Allen
I [879] 49, 50, 51, 61, 64,
65, 74, 116, 262, *325*;
II [615] 516, 562, *592*
Miki, T., K. Morita,
Sh. Noguchi, T. Kishi,
K. Higara u. H. Nawa
I [911a] *1003*
Miklos, L.   I [912] 693, *1003*
Mikolajczyk, H.   I [605]
405, 406, *435*
— u. J. Zieleniewski   I [606]
370, *435*
Mikulášková, J., s. Čekan, Z.
I [172, 172a] 842, 867, 870,
873, 874, *976*; II [138] 164,
260
Mikulicz-Radecki, F. v.
I [627—629] 1027, 1032,
1040, 1043, 1044, *1113*;
II [616] *592*
— u. E. Kausch   I [630]
1051, *1113*; II [617] 563,
593
Milcu, S. M., u. A. Lupulescu
I [952] 513, *660*
— I. Negoescu, C. Petrescu u.
F. Cocu   I [607] *435*
Millar, M. J., u. R. L. Noble
I [953, 954] 606, *660*
Miller, A. M., u. R. I. Dorfman
I [880] 137, *325*
Miller, D. C., u. J. W. Everett
I [881] 247, *325*
Miller, E., s. Brooks, R. V.
I [143] 159, 234, *293*
Miller, F. W., s. Evans, E. J.
II [51] 300, *310*
Miller, J. W.   II [109] 304,
305, 306, 307, *312*
— s. Cha, K.   II [23] 304,
306, *309*
— s. Rudzik, A. D.   II [129]
306, *312*
Miller, L. L., s. Axelrod, L. R.
II [4] 464, *503*
Miller, M., s. Rubin, B. L.
I [1110] 164, 171, 177,
335
Miller, M. D., u. J. M. Marshall
I [913] *1003*; II [110] 304,
312
— s. Marshall, J. M.   II [108]
292, 293, *312*
Miller, M. R.   II [145] 314,
338, [693] 609, 679, *708*
Miller, R. A., s. Riddle, O.
II [221] 438, *459*
Miller, R. F., s. Cole, H. H.
II [37] 427, *452*, [167]
748, *771*, [56] 849, *906*
Miller, S. J. H., s. Paterson,
G. D.   I [690] 1091, *1115*
Miller, S. P.   I [955] 500, *660*
— S. L. Lee u. N. Ritz
I [608] 379, *435*, [306]
1171
Miller, W. R., u. C. W. Turner
I [882, 884, 885] 220, 271,
325
— — D. K. Fukushima u.
I. I. Salamon   I [883]
271, *325*
— R. Williams, G. W. Pipes u.
C. W. Turner   I [886]
271, *325*
— s. Damm, H. C.   II [130]
405
Milliez, P., u. D. Fritel
I [887] 177, *325*
Millman, N., u. C. G. Hartman
I [307] *1171*
Mills, E., s. Sawyer, W. H.
II [892] 737, *797*
Mills, I. H., u. R. V. Brooks
I [887a] 106, *325*
— R. J. Wilson, A. D. Tait
u. H. R. Cooper   I [887b]
116, *325*
— s. Allen, P.   II [7] 619,
684
— s. Brooks, R. V.   I [144]
159, *293*
— s. Martin, J. D.   I [920]
476, 477, 478, *659*
Mills, J. M., u. N. B. Schwartz
II [718] 736, *791*
Mills, J. S., O. Candiani u.
C. Djerassi   I [123] 9, *21*,
[913a] 820, *1003*
Mills, L. M., s. Holck, H. G. O.
I [600] 520, *647*
Mills, W. G., s. Eckstein, P.
I [293] 943, *980*, [94] *1164*
Millson, D. R., s. David, A.
I [43] 12, *18*, [212—214]
918, 921, 922, 923, *977*;
II [90—92] 54, 74, *114*
— s. Fellowes, D. K. P.
II [67] 2, *41*
Milner, W. A., s. Marden jr.,
H. E.   I [911] 539, 542,
543, 574, *658*
Minaguchi, H., u. J. Meites
II [557] 205, *274*, [444,
445] 363, 367, 377, 387,
415, [719] 736, *791*
— s. Kobayashi, T.   I [467]
404, *430*
Minesita, T., s. Miyake, T.
I [922] 806, 830, 832, 839,
858, 859, 909, 914, 918, 927,
933, 934, 935, 944, 962,
1003
Min-Hsin, Li, u. W. U.
Gardner   I [956] 619, *660*
— u. Ts'ai Hai-Ying   I [957]
601, 603, *660*
Mink, I. B., s. Margulis, R. R.
I [575] 379, 380, *434*,
[279] *1170*
Mintz, B.   II [558] 184, *274*

Mioduszewska, O. I [958] 622, *660*
Miraclek, C., s. Herschler, R. C. II [50] *818*, [205] 825, 865, *912*
Miramontes, L., G. Rosenkranz u. C. Djerassi I [914] 822, *1003*
— — — u. F. Sondheimer I [125] 14, *21*
— s. Djerassi, C. I [46] 13, 14, *18*, [247, 248] 822, 924, 934, 935, 936, *979*, [205] 1032, *1100;* II [108] 69, *114*
— s. Sandoval, A. I [1185] 931, 934, *1014*
Miramontes, S., G. Rosenkranz u. C. Djerassi I [124] *21*
Miras, K., s. Louros, N. C. I [787] 110, 177, 186, *321*, [877] 476, 477, 478, *657*, [589] 1074, *1112*
Mirsky, A. E., u. H. Ris II [446] 375, 399, *415*
Mischel, W. I [609] 368, *435;* II [618, 619] 570, 571, 572, *593*
Mishell jr., D. R. II [720] 724, *791*
Missere, G., G. Dedola u. G. Tonini I [610, 611] 362, 404, *436*
— s. Campanini, T. I [139] 362, *418*
Missier, P. del, s. Rhodin, J. A. II [245] 478, *512*
Misurale, F., s. Cagnazzo, G. I [182] 89, 176, 185, 190, *294*, [431] 85, *305*
Mitchell, F. L., s. Cathro, D. M. I [196] 185, 188, *295*
— s. Coyle, M. G. I [253, 254] 29, 30, 164, 168, 169, 170, 171, 176, 177, *298*
— s. Shackleton, C. H. L. I [1169 a] 188, 192, *338*
Mitchell jr., G. E., W. W. Albert, J. L. Williamson u. A. L. Neumann II [315] 896, *916*
Mitchell, M. L., s. Rosenberg, I. N. I [1140] 585, *667*
Mitchell, P., s. Deghenghi, R. I [225] 815, 816, 817, 818, 863, 864, 865, *978;* II [95] 66, 67, 68, *114*
Mitchell-Heggs, G. B. I [631] 1093, *1113*
Mitchley, B. C. V., s. Bloom, H. J. G. I [112] 615, *628*
Mitra, J., s. Kennedy, G. C. I [717] 528, *651*

Mitsudo, S. M., u. S. S. Koide I [888] 91, *325*
— s. Koide, S. S. I [706] 90, 109, *318*
Mittelstrass, H., u. J. Plotz II [620] 542, *593*
Mittler, J. C., u. J. Meites II [559] 205, *275*, [721, 722] 736, *791*
Miura, K., s. Yamagata, S. I [1444] 505, *678*
Miura, Y. I [915] *1003*
Miura-Yoichi I [959] 577, *660*
Mixner, J. P., A. J. Bergman u. C. W. Turner II [447] 350, *415*
— A. A. Lewis u. C. W. Turner II [448] 350, *415*
— J. Meites u. C. W. Turner II [449] 365, 385, *415*
— u. C. W. Turner II [450—456] 349, 350, 353, 354, 365, 368, 370, 371, 372, 273, 376, 381, 388, 398, *415*, *416*, [695] 679, *708*
— s. Slack, N. H. II [104] 813, *820*
Mixson, W. T., u. D. O. Hammond I [632] 1080, *1113*
Miyahara, Y., s. Nakamura, T. I [993] 622, *661*
Miyake, T. I [916—918] 704, 709, 743, 765, 770, 806, 830, 835, 839, 858, 859, 879, 909, 914, 918, 924, 925, 927, 930, 931, 933, 934, 935, 936, 942, 943, 944, 960, 962, *1003;* II [374, 375] 75, 76, 82, *124*, [560, 561] 198, 255, *275*, [146] 314, *338*, [178] 426, *458*, [723]751, *791*
— H. Kakushi u. K. Hara I [919, 920] 690, 748, 765, 805, 836, 838, 859, 874, 909, 918, 934, 935, 942, 943, 951, *1003*
— u. F. Kobayashi I [960] 539, 571, 574, 575, *660;* II [177] 28, *45*, [376] 93, *124*
— K. Horibe, E. Itoga, H. Kakushi, Y. Nomura, M. Kadowaki, K. Odaguchi, K. Hara, T. Furukawa u. M. Ide I [921a] 804, 805, 806, 808, 838, 839, 840, 841, 874, 875, 876, 907, 935, 937, 944, 945, *1003;* II [377] 83, *124*, [147] 326, *338*, [180] 448, 450, *458*
— — H. Kakushi u. K. Hara I [921 b] 807, 809, 838, 839, 874, 875, 909,

935, 936, 937, 943, *1003;* II [562] 230, 234, 238, 242, *275*, [179] 430, 448, 449, *458*
Miyake, Y., F. Kobayashi, K. Odaguchi u. M. Kadowaki I [921] 806, *1003*
— u. T. Minesita I [922] 806, 830, 832, 839, 858, 859, 909, 914, 918, 927, 933, 934, 935, 944, 962, *1003*
— u. G. Nagata I [923] *1003*
— u. G. Pincus I [612—614] 391, 398, *436*, [924—926] 683, 806, 808, 830, 839, 924, 925, 927, 930, 931, 933, 935, 943, *1003;* II [378] 75, 76, *124*, [694] 649, 679, *708*
— s. Kobayashi, F. I [711 c] 923, 966, *996*
— s. Nagata, G. I [640] 391, *437* [940] 683, *1004*
— s. Pincus, G. I [720] 376, 391, *439*, [1059] 683, 685, 879, 959, *1009;* II [435] 54, *126*
— s. Uchida, K. I [894, 895] 365, 399, *446*
Miyamoto, S., s. Fujii, K. I [418—420] 25, *304*, *305*
Mizock, G. B., s. Turner, S. J. I [881] 1072, *1121*
Mizuno, H. II [457, 458] 376, *416*
— K. Iida u. M. Naito II [459] 351, 356, *416*
— u. M. Naito II [460] 351, *416*
Mizuno, M., s. Kobayashi, T. II [587] 736, *786*
Mizushima, T., s. Okano, K. I [957a] 240, 251, *328*
Mizuta, M., s. Katsuti, S. II [562] 733, *785*
Mizutani, S., T. Kusunoki, K. Matsumoto u. T. Seki I [888a] 191, *325*
Moawad, A. H., u. L. P. Bengtsson II [178] 22, *45*
Moberg, R. II [696] 664, *708*
Moberger, G., s. Bahr, G. F. II [7] 487, *503*
Mocquot, P., u. R. Palmer I [615] 355, 356, *436*
Modelli, R., s. Camerino, B. I [162a, b] 827, 951, *975*
Modersohn, D., s. Hauschild, F. II [71] 296, 304, *311*
Modignani, R. L. I [889] 159, *325*
Möhler, H.-J. II [83] 810, 811, 815, *819*
Mölbert, E., u. K. Arnesen II [199] 464, *510*

Moell, O. H.   II [621] 573, *593*
Möllendorff, W. v.   I [961] 622, *660*
Moeller, K. J. A., s. Fuchs, A.
 II [75] 24, 28, 29, 31, *41*
Moffett, R. B., u. H. V. Anderson   I [927] *1003*
— u. G. Slomp jr.   I [927a] 823, *1003*
— J. E. Stafford, J. Linsk u. W. M. Hoehn   I [927b] 823, *1003*
Moggian, G.   I [928] 743, 805, 924, *1003*; II [379] 75, 93, *124*
— s. Gianaroli, L.   I [285] 355, *423*
Moghissi, K. S.   II [179] 10, 34, *45*
— u. D. W. Nescham   II [622] 528, *593*
— A. Rosenthal u. N. Moss   I [929] 839, *1003*, [308] *1171*
Mogi, K., s. Hosoda, T.
 II [518] 611, *702*
Mohme-Lundholm, E.
 II [111] 306, *312*
Mohr, K., s. Hulka, J. F.
 I [401] 381, *428*; II [221] 822, 894, 895, *913*
Mohr, U., s. Kaiser, R.
 I [649] 618, *650*, [223] 1155, *1168*
Mohrenweiser, H. W., s. Fahning, M. L.   II [129] 838, 843, 853, *909*
Mohs, F. E., u. M. F. Guyer   I [962] 601, *660*
Mohsen, T.   I [964] 456, *660*; II [148] 316, *338*
— s. Vivien, J.   I [1397] 455, *677*
Mohsen, T. A.   I [963] 455, *660*
Mola, T., u. G. Hecht-Lucari   I [930] *1004*
Molen, H. J. van der   I [890—892, 892a] 25, 31, 95, 113, 120, 121, 131, 143, 144, 145, 148, 154, 162, 164, 200, 229, 240, *326*; II [623] 541, *593*
— u. D. Groen   I [893] 26, 112, 113, 114, 115, 116, 149, 152, *326*; II [624] 515, 516, *593*, [724] 749, 760, *791*
— — u. J. H. van der Maas   I [895] 26, *326*
— u. P. G. Hart   I [894] 26, 175, 186, *326*
— B. Runnebaum, E. E. Nishizawa, E. Kristensen, T. Kirschbaum, W. G. Wiest u. K. B. Eik-Nes   I [896] 32, 112, 113, 114, *326*; II [625] 516, *593*

Molen, H. J. van der, s. Brownie, A. C.   I [154] 16, *293*
— s. Runnebaum, B.   I [1114] 64, 116, 117, 127, *335*; II [779] 516, *598*
Molinatti, G. M., s. Camanni, F.   I [138] 363, *418*, [184] 481, *631*; II [45] 902, *906*
Molitor, K.   I [635] 1078, *1114*
Moll, J., s. Zeilmaker, G. H.
 II [994] 629, 648, *719*
Mollenhauer, H. H., s. Ashworth, C. T.   II [6] 464, *503*
Møller, K. J. A., B. Bojsen-Møller, F. Fuchs u. A. Villumsen   I [634] 1071, *1114*
— u. F. Fuchs   I [633] 1071, *1114*
— G. Wagner u. F. Fuchs   II [177a] 22, *45*
Moller, K. J. A., u. F. Fuchs   II [626] 567, *593*
— G. Wagner u. F. Fuchs   II [627] 557, 567, *593*
Molnar, S., u. Z. Gruber   I [965] 464, *660*
Moloshok, R. E., s. Grumbach, M. M.   I [494] 918, 936, 943, 988, [327] 1032, 1070, *1104*, [148] *1166*; II [94] 34, *42*, [92] 445, *454*, [341] 555, *584*
Moltzen, H.   II [84] 815, *819*, [316] 838, *916*
Mond, B., s. Lieberman, S.
 I [765] 182, *320*
Monder, C., J. Ben-Ezzer u. A. White   I [616, 617] 408, 413, *436*
Monesi, V.   I [966] 622, *660*
Moneta, E., u. G. Mattiolo   I [897] 159, 189, *326*
— s. Bompioni, A.   I [84] 810, 863, *972*
Money, J.   II [317] 827, 893, *916*
Money, W. L.   I [966a] 502, 586, *660*
— J. Frager u. R. W. Rawson   I [967] 503, 505, 538, 571, *660*
— L. Kirschner, L. Kraintz, P. Merrill u. R. W. Rawson   I [968] 583, 586, *660*
— s. Blandau, R. J.   II [86] 140, *258*
— s. Hisaw, F. L.   I [375] 382, *427*; II [506] 646, *701*
Mongeau, A., s. Jasmin, G.
 I [663] 488, 504, 539, 540, 574, 618, *649*

Monguio Fonts, J., J. M. Martinez u. S. Rossi d'Angeli   I [969] 520, 522, *660*
— s. Rossi d'Angeli u. J. M. Martinez   I [970] 515, 520, *660*
Monnier, R., s. Goldberg, M. W.   I [454] 896, *986*
Montag, C., s. Brands, K. H.
 I [132] 586, *629*
Montanino, G., s. Pasetto, N.
 II [687] 522, *595*, [768] 729, *792*
Montemagno, U., s. Franza, C.
 I [410] 245, *304*
Montessori, G., s. Gagnazzo, G.   I [431] 85, *305*
Montezemolo, R., s. Donini, P.
 II [257, 260] 727, 278, *774*
Montigel, C.   I [618] 407, *436*
— u. F. Verzár   I [619] 407, *436*
Montuor, E., G. E. Bur u. A. Korompay   II [563] 227, *275*
Montuori, E., s. Pinto, R. M.
 II [753] 638, *710*
Monzo, O. R.   I [636] 1039, *1114*
Moody, E. L., u. W. Hansel   II [564] 210, *275*
Moog, F., u. E. R. Thomas   I [620] 404, *436*
Mookerjea, G.   I [621] 386, 387, 390, *436*
Moon, H. D., s. Gordan, G. S.
 I [469] 914, 961, 962, *987*
Moon, K. H., s. Marden jr., H. E.   I [911] 539, 542, 543, 574, *658*
Moon, R. C.   I [971] 612, *661*; II [461—463] 367, 375, 376, *416*
— D. R. Griffith u. C. W. Turner   II [464] 375, *416*
— u. C. W. Turner   I [972] 587, *661*; II [465] 375, *416*
— s. Huggins, C.   I [396] 395, 396, *428*, [627] 612, *648*, [607] 992, [403] 1083, 1084, *1106*
Mooney, B., s. Brooks, S. G.
 I [111a] 856, *973*
— s. Evans, R. M.   I [354a] 859, *982*
Moor, P. de, R. Deckx u. O. Steeno   I [622] 370, *436*
— K. Heirwegh u. O. Steeno   I [898] 265, *326*
— u. O. Steeno   I [624] 370, *436*
— — u. R. Deckx   I [931] *1004*

Moor, R. M., u. L. E. A. Rowson II [697, 698] 621, 666, 667, 708, [320] 875, *916*
— s. Deane, H. W. I [274a] 224, 225, 227, *299;* II [204] 212, *262,* [83] 468, *506,* [248, 249] 666, 667, *692*
— s. Rowson, L. E. A. II [694] 212, *279*
Moore, C. R. II [466] 369, 382, *416*
— u. D. Price I [932] 710, *1004;* II [380] 98, *124*
— G. F. Simmons, L. J. Wells, M. Zalesky u. W. O. Nelson II [725] 742, *791*
Moore, D. B., s. Lambiotte-Escoffier, C. I [796] 476, 478, *654*
Moore, D. I., s. Heller, C. G. I [546] 806, 928, 929, 937, 938, 944, *989*
Moore, D. J., s. Heller, C. G. I [363] 370, 371, 372, *426,* [569] 536, 582, *645,* [545] 806, 833, 839, 928, 944, *989;* II [484] 752, *782,* [204] 893, *912*
Moore, F. D., s. Little, B. I [779] 82, 164, 166, *321;* II [640] 762, *788*
Moore, G. F., C. A. Wattenberg u. D. K. Rose I [637] 1081, *1114*
Moore, H. C. I [973—978] 478, 486, 552, 557, *661*
— s. Biezenski, J. J. I [68] 378, *415*
— s. Sheehan, H. L. I [1245] 557, *671*
Moore, J. A., s. Wagner, R. B. I [1355b] 893, *1021*
Moore, J. H., s. Noble, R. C. I [931a] 195, *327*
Moore, N. W., u. T. J. Robinson II [628] 527, *593,* [318, 319] 877, *916*
— u. L. E. A. Rowson II [565] 205, *275,* [699] 708, [85] 813, *819*
— — u. R. V. Short II [700] 666, *708*
— s. Robinson, T. J. II [232] 430, *460,* [789] 666, 682, 711, [843] 755, *795,* [415, 416] 877, *920*
— s. Shelton, J. N. II [450] 843, *921*
— s. Short, R. V. I [1203] 197, 225, 226, 227, 228, 229, 263, *339;* II [132] 294, *313,* [869] 667, *714*
Moore, R. J., u. T. H. Hamilton II [112] 285, *312*

Moore, R. M., s. Rowson, L. E. A. II [422] 876, *920*
Moore, R. O., u. W. L. Nelson I [625] 397, *436*
Moore, W. W., u. A. V. Nalbandov II [381] 97, *124,* [566] *275,* [726] 722, *791*
— s. Lehman, G. A. II [281] 826, *915*
Moore-Smith, D., u. J. D. Biggers II [567] 221, *275*
Moors, P. de, K. Heirwegh, J. F. Heremans u. M. Declerck-Raskin I [623] 370, *436*
Moquot, P., u. R. Palmer II [629] 525, *593*
Mor, A. I [898a] 245, *326*
Mor, F. I [979] 546, *661*
Mor, M. A. I [626, 627] 406, 409, *436*
Morace, G., s. Cagnoni, M. II [31] 445, *452,* [150] 730, *770*
Moralee, B. E., s. Harkness, M. L. R. I [346, 347] 384, *426*
Morand, P. F., s. Deghenghi, R. I [225, 226] 815, 816, 817, 818, 863, 864, 865, *978;* II [95, 96] 66, 67, 68, *114*
— s. Marshall, D. J. I [866] 829, 838, 863, 883, 884, 885, 890, *1001;* II [349] 67, 69, 70, *123*
Morano, E., C. Sirtori u. R. Vicchietti II [200] 491, *510*
— s. Andreoli, C. I [6] *1161*
— s. Sirtori, C. II [278] 491, *513,* [841] 535, *600*
Morano, R., s. Vechietti, G. II [292] 491, *513*
Morató-Manaro, J., s. Albrieux, A. I [18] 565, *625*
Moravek, V. I [899] 27, *326*
— s. Cashin, M. F. I [199] 514, *632*
Moreash, R. A., s. Dreyer, N. B. II [45] 305, *310*
Morelli, E., s. Vercesi, R. I [1388] 461, *676*
Morf, E., s. Arnold, M. I [11] *1161*
— s. Mall, M. I [272] *1170*
— s. Richter, R. H. H. I [373, 374] 1142, *1174*
Morgan, B. B., s. Weber, A. F. II [948] 663, *717*
Morgan, C. F. II [201] 481, *510*
— s. Traurig, H. H. II [664, 665] 399, *423*

Morgan, D. B., s. Crooke, A. C. II [192] 727, *772*
Morgan, E. R., s. Steelman, S. L. I [1296] *1018*
Morgan, J., W. R. Hacket u. T. Hunt II [630] 566, 567, *593*
Morgan, J. F., J. J. Morton u. R. C. Parker II [467] 380, 398, *416*
Morgan, J. T., u. F. R. Green II [321] 881, *916*
Morgan, P. N., s. Heller, C. G. II [483] 724, *782*
Morgano, G. I [628] 400, 401, 406, *436*
Morgenroth, K., s. Fasske, E. II [102] 491, *507,* [246] 529, 535, *581*
Mori, H., s. Anderson, L. L. II [27] 210, *256*
Mori, M., s. Okano, K. I [957a] 240, 251, *328*
— s. Taki, I. I [1299a] 79, 90, *343*
Mori, S., S. Morii, Y. Nishizuka, A. Ojima u. K. Kimura I [980] 619, *661*
— s. Nakao, T. I [943] 795, 796, 804, 805, 806, 807, 808, 823, 828, 835, 880, 881, 909, 910, 912, 917, 918, 919, 920, 943, 944, 958, 962, *1004;* II [385] 59, 78, *124,* [149] 329, *338*
Mori, Y., s. Hashimoto, M. II [134] 486, *508*
Moricard, F., u. R. Moricard II [206] 485, *510*
— s. Cartier, R. II [41] 40, [142] 528, 552, *577*
— s. Moricard, R. II [202, 203] 491, *510*
Moricard, R. II [568, 569] 153, 167, *275,* [205] 486, *510,* [631] 528, 535, *593*
— u. J. Bossu II [570] 153, *275*
— u. J. Cauchoix I [933] 698, *1004;* II [382] 84, *124*
— S. Gothie u. M. Rodriguez-Galindo I [629] 389, *436*
— Hinglais-Guillaud u. R. Cartier II [204] 486, *510*
— u. F. Moricard II [202] 491, *510*
— — S. Gothié, R. Cartier u. J. Hugon II [203] 491, *510*
— u. M. Rodriguez-Galindo I [630] 389, *436*
— u. F. de Senarclens I [631] 386, *436*

Moricard, R., s. Cartier, R. II [41] *40*, [54—56] 491, *505*, [142] 528, 552, *577*
— s. Gothie, S. II [334] 550, *583*, [396] 634, *697*
— s. Maequot, P. II [580] 529, *591*
— s. Moricard, F. II [206] 485, *510*
Morichi, G., s. Ogier, E. I [1025] 465, *663*
Morii, S., s. Huggins, C. I [396] 395, 396, *428*, [627] 612, *648*, [607] 992, [403] 1083, 1084, *1106*
— s. Mori, S. I [980] 619, *661*
— s. Yasui, K. I [1445] 621, *678*
Morishita, M., s. Taki, I. I [1299a] 79, 90, *343*
Morison, P. J., s. Segaloff, A. II [913] 755, *798*
Morisugi, M., s. Nakao, T. I [907] 195, *326*
Morita, K. I [933a] 880, *1004*
— s. Miki, T. I [911a] *1003*
Morita, K.-I., s. Nakanishi, S. I [941] *1004*
Moriyama, I. I [632] 362, 398, 405, *436*
Morrell, J. A., s. Swingle, W. W. I [1319, 1320] 466, *674*
Morrill, R. K., s. Kuehn, R. E. II [576] 675, *704*
Morris, B., s. Lindner, H. R. I [769] 225, 226, 227, 228, 262, 263, *320*; II [613] 666, 667, *705*
Morris, C. J. O. R., s. Butt, W. R. I [178] 23, 24, 25, 27, 120, 126, 273, *294*; II [136] 519, 553, *577*
Morris, C. W., s. Romanoff, L. P. I [1100] 101, 102, 162, 268, *335*
Morris, J. A. I [633] 372, 379, *436*, [934] 943, *1004*, [309] *1171*
Morris, J. G., u. M. S. O'Bryan II [322] 896, *916*
Morris, J. McL., s. Herrmann, W. I [555] 149, 159, 189, *311*
Morris, P., s. Butt, W. R. I [178] 23, 24, 25, 27, 120, 126, 273, *294*; II [136] 519, 553, *577*
Morris, R. I [900] 31, 149, 150, 161, 162, 189, *326*
— s. Crokke, A. C. I [261] 52, 53, 58, 64, 76, 139, 160, *298*

Morris, R., s. Crooke, A. C. II [192—195] 727, 728, *772*
Morrisette, M. C., u. T. Omtvedt II [324] 843, 885, *916*
Morrison, G., R. A. Meigs u. K. J. Ryan I [901] 88, *326*
Morrison, J. F. B., s. Fullerton, A. I [441] 508, 509, *641*; II [370] 651, *697*
Morrison, R. D., s. Morrissette, M. C. I [634] 389, *436*, [982] 539, *661*, [935] 829, *1004*; II [571] 207, 275, [86, 87] 814, *819*
Morrison, R. T., s. Kowalewski, K. I [765] 550, *653*
Morrison, S. H. II [325] 839, 855, *916*
Morrissette, M. C. I [981] 487, *661*
— L. E. McDonald u. R. D. Morrison I [634] 389, *436*, [982] 539, *661*, [935] 829, *1004*; II [571] 207, 275, [87] 814, *819*
— — u. J. A. Whatley I [983] 487, *661*
— — u. R. D. Morrison II [86] 814, *819*
— J. A. Whatley u. L. E. McDonald II [323] 884, *916*
— s. Cardeilhac, P. T. I [189b] 205, *295*
Morrissey, J. F., s. Boake, W. C. I [114] 552, *628*
Morrow, D. A., S. J. Roberts, K. McEntee u. H. G. Gray II [327] 865, *916*
Morrow, J. T., S. U. Ahmed u. A. M. Sorensen II [326] 885, *916*
Morsches, B., s. Holzmann, H. I [383] 405, *427*, [398] 1092, 1093, *1106*; II [54] 816, *818*
Morse, W. I., s. Goldfien, A. I [497] 466, 482, *643*
Morton, J. H. I [984] 464, 465, *661*, [638] 1061, *1114*
Morton, J. J., s. Morgan, J. F. II [467] 380, 398, *416*
Mosca, L. I [985] 563, 564, *661*
— s. Cavallero, C. I [210] 572, 577, *632*; II [48] 904, *906*
— s. Goisis, M. I [495] 502, 506, 553, 564, 577, 585, 587, 588, *643*, [451] *986*
Moschetto, Y., s. Barry, J. II [48] 737, *766*

Moser, A., s. Augustin, E. II [35] 550, *574*
Moses, A. M., J. Lobotsky u. Ch. W. Lloyd I [902] 86, 164, 166, 190, *326*
Moses, L. E., s. Goldzieher, J. W. I [460—463] 875, 937, 943, *986*, [137—141] 1140, *1166*; II [84, 86] 4, 11, 18, 30, *42*, [403] 745, *779*, [170] *911*
Moses, M. J. II [207] 473, *510*
Mosier, H. D., s. Schultz, M. A. I [793] 1090, 1091, *1118*
Mosimann, W. II [468] 369, *416*
Moskovakis, K., s. Antonopoulos, D. II [23] 555, *574*
Moslener, C., s. Carsten, P. M. II [53] 486, *505*
Mosler, K. H. II [632] 556, *593*
— s. Schwalm, H. II [811] 567, *599*
Moss, J., s. Gellhorn, A. I [433] 895, *985*
Moss, N., s. Moghissi, K. S. I [929] 329, *1003*, [308] *1171*
Moss, S., T. R. Wrenn u. J. F. Sykes II [701] 663, *708*
— s. Sykes, J. F. II [527] 78, *129*
Moss, W. R. de, s. Turner, C. W. II [701] 342, 370, 382, *424*
Mossman, s. Hamilton II 551
Mossman, H. W. II [702] 619, *708*
— u. I. Judas II [572] 211, 275, [703] 619, 623, *708*
— M. J. Koering u. D. Ferry jr. I [903] 48, 77, *326*
Mosuda I [904] 31, 143, *326*
Moszkowska, A., u. C. Kordon II [727] 736, *791*
Moszkowski, C., J. D. Woodruff u. A. E. S. Jones II [633] 561, *593*
Motta, M., s. Fraschini, F. II [371] 737, *778*
— s. Mangili, G. II [683] 737, *789*
— s. Mess, B. II [712] 737, *790*
Motteram, R., s. Stoll, A. I [421] 1148, *1175*
— s. Stoll, B. A. I [839] 374, 376, 377, *444*, [1301] 551, *673*
Mottet, N. K., s. Spadoni, L. R. I [1252] 190, *341*
Moudgal, N. R., s. Raj, H. G. M. II [663] 206, *278*

Moulder, P. V., s. Huggins, C. II [314] 349, *411*
Moule, G. R., s. Braden, A. W. H. II [29] 883, *905*
— s. Southcott, W. H. II [458] 861, 863, *921*
Moulin, Cl., s. Contamin, R. I [172] 1039, 1073, *1099*
Moulinasse, R., s. Schockaert, J. I [398] *1175;* II [218] 4, 5, 11, 18, 31, *47*, [904] 745, *797*
Mounib, M. S. I [936] *1004*
— u. M. C. Chang II [573] 145, *275*
Moursi, S. A. H. I [986] 451, *661*
Mousselon, J., s. Villedieu, P. II [256] 18, 28, 29, 34, *48*
Moxham, A., s. Nabarro, J. D. N. I [905] 148, 156, 159, 162, *326*
Moyer, L. D., E. T. Tyler, H. J. Olson u. L. J. Zeldis I [310] *1171;* II [180, 181] 5, 8, 29, *45*
Moyes, J. M., s. Grant, A. I [309, 310] 1053, 1054, 1066, 1072, *1104*
Mu, J. W., s. Frazier, C. N. II [217] 357, 370, *408*
Mücke, W. W., s. Lehnert, G. I [749] 26, *320*
Mühlbock, O. I [987] 597, *661;* II [469, 470] 381, 382, *416*
— u. H. E. Burger I [937, 938] 685, *1004;* II [383] 77, *124*
— s. Nie, R. van I [1011] 619, *662*
Mueller, A. J., s. Cox, W. M. II [123] 400, *405*
Mueller, A. P., H. R. Wolfe, R. K. Meyer u. R. L. Aspinall I [635] 381, *436;* [988] 502, 504, *661*
Müller, C., s. Halter, G. I [177] *1167*
Müller, D., s. Vincke, E. I [1394] 517, 518, 519, *677*
Müller, E. E., s. Arimura, A. II [16, 17] 736, 737, *765*
— s. Saito, T. II [877] 736, *796*
— s. Schally, A. V. II [897] 736, *797*
Mueller, G. C. I [636] 407, *436*
— u. G. N. Yanagi I [637] 407, *437*
— s. Ui, H. II [152] 285, *313*
Müller, H. A. II [634—637] 528, 550, 558, *593*

Müller, H. A., s. Kaufman, C. II [561] 740, *785*
— s. Zander, J. I [1427] 962, *1024*, [498] *1178;* II [993] 555, *605*
Müller, H. G. I [639] 1086, *1114*
Müller, J., s. Emerson jr., K. I [344] 282, *301*
Müller, M., s. Anliker, R. I [22] *970*
Mueller, M. N., u. A. Kappas I [311] *1171*
Müller, P. H. I [638] 380, *437*, [312] *1171*
Müller, W. II [88] 810, *819*
Münstermann, A.-M. v., s. Zander, J. I [1489, 1491—1494, 1498] 24, 27, 56, 57, 58, 59, 60, 61, 62, 63, 65, 74, 83, 84, 86, 92, 95, 96, 97, 98, 103, 124, 125, 127, 129, 130, 131, 181, 267, *351*, [1425, 1428] 879, 880, *1024*, [957, 958] 1065, 1069, *1124;* II [991, 994, 995] 515, 519, 540, 541, 542, 543, 546, 553, 554, *605*, [988] 629, *718*, [1075, 1084, 1085] 749, 760, 761, 764, *803, 804*
Münzer, H., u. K. Löer I [640] 1050, *1114*
Muhler, J. C., s. Shafer, W. G. I [816, 817] 404, *443*, [1233, 1234] 592, *671*
Muir, R. D., s. Dodson, R. M. I [249 b] 826, *979*
— s. Tweit, R. C. I [1334a] 825, *1020*
Mukerji, S., s. Bell, E. T. I [67] 245, 246, *289;* II [58] 724, *767*
Mukherjee, C. L., s. Govan, A. D. T. II [398] 623, *698*
Mulinos, M. G., s. Pomerantz, L. II [647] 181, 222, *277*
Mull, J. W., u. A. H. Bill I [989] 500, *661*
Muller, A. F., M. Vallotton u. E. L. Manning I [639] 372, *437*
Muller, G., s. Velluz, L. I [1351a] 858, 955, *1021*
Mullick, D. N., s. Roy, D. J. I [1107] 210, 211, 212, 213, *335*
Mulligan, L. T., s. Nelson, G. H. I [919] 48, 82, *327*
Mulligan, R. M. II [704] 656, *708*
Mulligan, W. J., s. Garcia, C. R. II [314] *583*, [386] 748, *779*
— s. Hertig, A. T. II [384, 387] 540, 550, 551, *585*

Mullins jr., R., s. Levine, S. II [149] 439, *456*
Mumprecht, E., s. Berger, J. II [12] 486, *504*
Munday, J. S., s. Yielding, K. L. I [976, 977] 411, 412, *449*
Mundt, W. II [705] 665, *708*
Munford, R. E. II [471—475] 353, 369, 396, 397, 399, *416*
Munguia, H., s. Maqueo, M. I [277] *1170;* II [163] 18, *45*
— s. Rice-Wray, E. I [757] 374, *441;* II [207a] 24, 28, 46, [389] 893, 903, *919*
Munive, L., s. Balderón, R. I [137] 362, *418*
Munro, A. B., s. Gray, M. I. I [521] 476, 477, *644*
Murakami, M. II [208] 464, 466, 470, *510*
Murari, G., s. Pomini, P. II [796] 726, *793*
Murawec, T., s. Touchstone, J. C. I [1335, 1336] 27, 95, 113, 119, 120, 122, 125, *344*
Murayama, Y., s. Nakao, T. I [942] 894, *1004;* II [576] *275*
Murillo, R., s. Lipschütz, A. I [855] 598, *656*, [802] 698, 805, *999;* II [323] 84, *122*
Murison, P. J., s. Gordon, D. I [303] 1084, *1103*
— s. Segaloff, A. I [1207] 962, 963, *1015*
Murlin, J. R., s. Kochakian, Ch. D. I [719] 735, *996*
Murone, I., s. Nishikawa, M. II [230] 464, *511*
Murota, S. I., u. B.-I. Tomaoki I [904a] 195, *326*
Murphey, H. S. II [384] 85, *124*
Murphree, R. L., W. G. Black, G. Otto u. L. E. Casida II [574] 136, 158, 159, *275*
— E. J. Warwick, L. E. Casida u. W. H. McShan II [575] 132, 133, 158, *275*
Murphy, D. P. II [706] 615, *708*
Murphy, K. M., s. Emge, L. A. I [390] 606, *639*
Murray, D., s. Watson, W. C. I [1408] 473, 532, *677*
Murray, G. H., u. E. L. Eden I [939] 805, *1004;* II [328] 838, 841, *917*
Murray, H. C., s. Eppstein, S. H. I [348 b] 827, *982*

Murray, H. C., s. Hogg, J. A.
I [79] 6, *19*
— s. Spero, G. B. I [1252]
1017
Murray, M., s. Osmond-Clarke,
F. I [684] 1067, *1115*
Murray jr., M. J., s. Rapala,
R. T. I [1086d] 817,
1010
Murray, R. W., s. Greenstein,
J. S. II [178] 844,
911
Murtagh, J. E., s. Nestel, B. L.
II [89] 809, *819*, [339]
851, *917*
Muschke, H. E., s. Fetzer, S.
II [334] 720, 721, *777*
Musset, R., s. Ancla, A.
II [21] 529, *574*
— s. Ancla, M. II [2, 3]
491, 499, 500, *503*
Musso, E., s. Watteville, H. de
I [1394] 150, 156, 160,
188, *347*
Mustakallio, M., s. Kinnunen,
O. I [491] 1090,
1109
Mustala, O. O., s. Palva, I. P.
I [686] 374, *438*, [324]
1148, *1172*
Muta, T. II [209] 464, *510*
Mutschler, E., s. Hofmann, P.
I [582a] 274, *312*
Mutschler, F., s. Lajos, L.
I [541] 1044, *1111*
Myburgh, S. J., s. Quinlan, J.
II [765] 648, 666, *710*
Myers, C. S., s. Mason, H.
I [873] 958, *1001*
Myers, F. J., u. J. A. Myers
II [481] 369, *417*
Myers, G. B., s. Heller, C. G.
II [483] 724, *782*
Myers, G. S., u. W. T. Hill
I [990] 532, *661*
Myers, H. I., s. Young, W. C.
II [1072] 745, *803*
Myers, H. J., W. C. Young u.
E. W. Dempsey II [728]
745, 746, *791*
— s. Dempsey, E. W.
II [234] 742, *773*
Myers, J. A. II [476—480]
343, 382, 390, *416*, *417*
— s. Myers, F. J. II [481]
369, *417*
Myers, J. W., s. Adelberg, E. A.
I [8] 451, *624*
Myers, S. M., s. Marmorston,
J. I [833] 148, 158, 160,
323
Myerson, R. M., s. Havens,
W. P. I [354] 370, *426*
Myhre, E. I [904b] 154, 156,
326

Nabarro, J. D. N., u. A. Moxham I [905] 148, 156,
159, 162, *326*
Nabors, Ch. J., s. Sweat, M. L.
I [1291] 127, 131, 224, *343*
Nabors jr., C. J., u. D. L.
Berliner I [905a] 224, *326*
Nabros, Ch., s. Sweat, M. L.
I [1290] 51, 104, 108, 218,
342
Nadler, R. D., s. Exley, D.
II [128] 822, 901, *909*
— s. Whalen, R. E. II [275]
439, *461*
Närvänen, S., s. Castrén, O.
I [194, 195] 93, 208, 259,
295; II [145] 553, *578*
Nagai, J., J. Yamada,
M. Yoshida, T. Chikamure
u. M. Naito II [482] 381,
417
— s. Yamada, J. II [726]
376, 382, *425*
Nagai, K., S. Lindlar u. H. J.
Stolpman II [210] 470,
510
Nagata, G., u. T. Miyake
I [640] 391, *437*, [940] 683,
1004
— s. Miyake, T. I [923] *1003*
Nagra, C. I., A. K. Sauers u.
H. N. Wittmaier II [329]
902, *917*
Nagra, C. L., A. K. Sauers u.
H. N. Wittmaier I [991]
572, 580, *661*
— s. Edgren, R. A. I [309]
947, *981;* II [132b] 76, *115*
Nagy, E., s. Petrusz, P.
II [782] 730, *793*
Nahum, L. H., H. M. Geller,
H. Levine u. R. S. Sikand
I [992] 507, *661*
Naidoo, S. S., s. Gillman, J.
II [382] 664, 674, *697*
— s. Gillmann, T. I [291]
378, *424*
Naito, A., s. Tsuda, K.
I [1327b] 823, 877, *1020*
Naito, M. II [483] 369, *417*
— s. Cowie, A. T. II [100]
372, *404*
— s. Mizuno, H. II [459,
460] 351, 356, *416*
— s. Nagai, J. II [482] 381,
417
— s. Yamada, J. II [726]
376, 382, *425*
Naji, N., s. Laron, Z. II [145]
24, *44*, [619] 752, *787*
Nakajima, T., H.-J. Staemmler
u. A. Lipp II [638] 555,
593
— u. G. Lipp I [906]
188, 192, *326*

Nakakuri, K., s. Nishizuka, Y.
I [990] *1006*
Nakamur, T., s. Hashimoto, M.
II [135] 487, *508*
Nakamura, T., Y. Miyahara u.
K. Kawahara I [993]
622, *661*
Nakamura, Y., s. Goldzieher,
J. W. I [465] 31, 166,
307
Nakanishi, S., K.-I. Morita u.
E. V. Jensen I [941] *1004*
Nakanishi, T., s. Ishizuka, N.
I [426] 1070, 1072, *1107*
Nakano, Y., s. Maeyama, M.
I [805] 83, 84, 125, 170,
176, 177, *322*
Nakao, T., K. Hiraga, T. Saito
u. Y. Murayama I [942]
894, *1004;* II [576] *275*
— M. Matsuba, K. Hiraga,
M. Inaba, M. Hirai,
S. Kanemoto, T. Yanagita,
S. Sato, S. Takeyama,
Y. Hishikawa, M. Iwasaki,
M. Kitazume u. S. Mori
II [385] 59, 78, *124*
— M. Matsuda, K. Hiraya,
M. Inaba, M. Hirai,
S. Kanemoto, T. Yanagity,
S. Sato, S. Takeyama,
Y. Hishikawa, M. Iwasaki,
M. Kitazume u. S. Mori
I [943] 795, 796, 804, 805,
806, 807, 808, 823, 828, 835,
880, 881, 909, 910, 912, 917,
918, 919, 920, 943, 944, 958,
962, *1004*
— M. Matsura, K. Hiraga,
M. Inaba, M. Hirai,
S. Kanemoto, T. Yanagita,
S. Sato, S. Takeyama,
Y. Hishikawa, M. Iwasaki,
M. Kitazume u. S. Mori
II [149] 329, *338*
— Y. Omori u. M. Morisugi
I [907] 195, *326*
Nakauma, M., u. Y. Kurosawa
I [994] 453, *661*
Nalbandov, A. V. I [908—
910] 193, 201, *326*, [995]
485, 486, 487, *661;* II [386]
97, *124*, [150—152] 326, 328,
331, *338*, [707, 708] 611, 612,
614, 616, 621, 629, 634, 642,
645, 647, 650, 652, 654, 656,
667, 668, 669, *708*, [330] 899,
917
— s. Aldered, J. P. II [2,3]
633, 645, *684*
— s. Aldred, J. P. II [2] 97,
110, [11, 12] 206, 209, *256*
— s. Brant, J. W. A. II [20]
325, 326, 327, *333*, [138,
139] 611, 681, *689*

Nalbandov, A. V., s. Brinkley, H. J. I [108] *973;* II [107] 210, *259,* [142] 632, 668, *689,* [16] 805, *817,* [33] 899, *906*
— s. Bullock, D. W. II [161] 663, *689*
— s. Cook, B. II [171] 723, *771*
— s. Kammlade, W. G. II [552] 745, *785*
— s. Keyes, P. L. II [443] 214, *270*
— s. Moore, W. W. II [381] 97, *124,* [566] *275,* [726] 722, *791*
— s. Nelson, D. M. II [711] 611, 612, *709,* [735] 725 *791*
— s. Robinson, G. E. II [836] 724, 745, *795*
— s. Sammelwitz, P. H. I [1162] 485, 486, *668,* [1183] *1014;* II [472, 473] 97, *127,* [702—704] 210, *279,* [815, 816] 633, 668, *712*
— s. Tienhoven, A. van II [199] 327, *339,* [992] 735, *800*
— s. Williams, S. M. II [962] 622, *717*
Nallar, P., s. Dhariwal, A. P. II [244] 736, *773*
Nallar, R., J. Antunes-Rodrigues u. S. M. McCann II [387] 86, *124*
— u. S. M. McCann II [729] 736, 757, *791*
— s. Fink, G. II [341] 737, *777*
— s. Grosvenor, C. E. II [433] 736, *780*
— s. Igarashi, M. II [529] 736, *784*
— s. Penhos, J. C. I [1060] 460, *664;* II [160] 323, *338*
Nandi, J., s. Bern, H. A. I [81] 193, *290*
Nandi, S. II [484—487] 350, 351, 354, 357, 370, 380, 382, *417*
— u. H. A. Bern II [488, 489] 356, 361, 382, *417*
— s. Bern, H. A. I [93] 575, 579, *628*
— s. Ichinose, R. R. II [318, 319] 381, *411,* [528] 676, 677, *702*
— s. Pissott, L. E. II [754] 676, 677, *710*
Napalkov, N. P., s. Rivera, E. M. I [1119] *1011*
Napp, E. E., s. Goldfarb, A. F. I [300] 360, 371, *424,* [496] 483, 582, *643*

Napp, H. J., s. Apostolakis, M. I [21] 357, 372, *414,* [36] 582, *625,* [23] 941, 942, *970*
Napp, J. H. I [911] 167, 175, *326,* [641] 1044, 1048, *1114;* II [639] 558, 559, *593*
— u. H. Protzen I [642] 1048, *1114*
— u. A. Rothe I [641] 357, *437,* [944] 924, 925, 935, 936, *1004,* [643] 1072, *1114*
— M. Tonguc u. S. Karaaliler II [640] 559, *593*
— M. Tonguo u. S. Karaaliler I [912] 168, 174, *326*
— s. Parada, J. I [691] 357, *438,* [1017] 936, 938, 941, 942, *1007*
— s. Schmermund, H. J. I [1184, 1185] 618, *669*
— s. Thomsen, K. I [865] 1032, 1070, 1072, *1121;* II [243] 34, *48,* [896] 555, *602*
— s. Thomson, K. I [1318] 726, 936, *1019;* II [267] 445, *461*
Narayanan, R., u. N. C. Ganguli I [642] 396, *437*
Narayan Rao, S. N. I [643] 408, *437*
Narik, G., u. A. Rockenschaub I [644] 1062, *1114*
Nasmyth, P. A. II [113] 304, 305, 306, *312*
Nasr, H., s. Soliman, F. A. II [456] 822, 899, *921*
Nataf, B. I [644] 402, *437*
— s. Marois, M. I [578] 389, 393, *434*
— s. Roche, J. I [768, 769] 390, 393, 397, *441*
Nath, R., s. Datta, H. I [186] 374, *420,* [65] *1163*
Nathan, A. H., s. Hogg, J. A. I [575a] 877, *991*
Nathanson, I. T., D. T. Shaw u. C. C. Franseen II [490] 350, *417*
Natori, Y. I [645] 401, *437*
Naumann, K. II [641] 548, *593*
Nauta, W. J. H. II [730] 738, 745, *791*
Nautra, M., u. C. P. Leblond II [212] 488, *510*
Nava, G., u. M. Duranti I [646] 376, *437*
— u. E. Zilli I [647] 361, *437*
Navarro, C., s. Zanartu, J. I [494] *1178;* II [278] 23, *49,* [520] 904, *924*
Navratil, E. I [645] 1075, *1114*

Nawa, H., s. Miki, T. I [911a] *1003*
Nayfeh, S. N., u. B. Baggett II [388] 103, *124*
Naylor, J., s. Leevy, C. M. I [534] 373, *433*
Neal, E. G., s. Harrison, R. J. II [448] 623, *699*
Neal, F. C., s. Anderson, L. L. II [38] 615, 662, *685*
Neal, L., s. Salhanick, H. I [1129] 120, *336*
Neal, L. M., s. Salhanick, H. A. I [1131] 93, *336*
Nebel, B. R. II [211] 473, *510*
Necoechea, E., s. Ringold, H. J. I [1112] 898, 899, 910, *1011*
Needham, D. M. II [114] 285, *312*
Neef, J. de I [646] 1067, 1068, *1114*
Neef, J. C. De, s. Ullery, J. C. I [1342] *1020*
Negelein, E., s. Eschbach, W. I [242] 394, *422*
Negishi, T. I [648] 377, 408, *437*
Negoescu, I., s. Milcu, S. M. I [607] *435*
Negoro, T., s. Maeyama, M. I [805] 83, 84, 125, 170, 176, 177, *322*
Neher, B., u. R. M. Fraps II [731] 749, *791*
Neher, G. M., u. M. X. Zarrow I [913] 224, 228, 263, *326;* II [709] 621, *709,* [732] 749, 760, *791*
— s. Noall, M. W. I [128] *21,* [931] 24, 25, 82, 83, 84, 197, 217, *327;* II [743] 745, 761, *792*
— s. Zarrow, M. X. I [1501] 240, *351,* [1430] 804, 822, 823, 825, 826, 828, 834, 851, 852, 860, 862, 883, 887, 892, 917, 968, *1024;* II [560] 78, *131,* [992] 654, *718,* [1086] 749, *804*
Neher, R. I [914] 28, *326*
— u. F. W. Kahnt II [331] 822, *917*
— Ch. Meystre u. A. Wettstein I [915] 180, 188, *326*
— u. A. Wettstein I [916, 917] 28, 45, *326*
— s. Kahnt, F. W. I [648] 45, *315*
— s. Meystre, Ch. I [120] *21*
— s. Simpson, S. A. I [1212] 28, *339*
— s. Wettstein, A. I [1417] 256, 258, *348*

Neher, R., s. Zander, J.
I [1488, 1489] 56, 57, 59, 60, 61, 62, 65, 74, 83, 84, 92, 95, 96, 98, 125, 129, 130, 266, *351*, [1425, 1426] 804, 879, 880, *1024;* II [559] 78, *131,* [991] 515, 519, 546, 553, *605,* [988] 629, *718,* [1075, 1081] 749, 760, 761, 764, *803*
Neill, J. D., u. B. N. Day
II [710] 668, *709*
— — u. G. W. Duncan
I [918] 26, 204, 207, 235, 236, 237, 238, 239, 250, 262, 263, *327*
— E. D. B. Johansson, J. K. Datta u. E. Knobil
I [918a] 114, *327*
— s. Day, B. N.   II [79] 845, *907*
Neill, R. M., s. Waring, H.
II [203] 321, *340*
Neistadt, A., R. W. Schwartz u. S. I. Schwartz   II [332] 903, *917*
Neititsch, J. A., s. Berger, J.
II [12] 486, *504*
Nekam, L., u. P. Polgar
I [996] 452, *661*
Nellor, J. E.   II [389—392] 85, 86, 107, *124,* [333] 873, *917*
— u. J. E. Ahrenhold II [393] 85, *124*
— — N. L. First u. J. A. Hoefer   II [394] 85, *125,* [181] 432, *458,* [733] 745, 748, *791,* [336] 873, *917*
— — u. R. H. Nelson
II [335] 838, 851, *917*
— — u. H. H. Cole   II [182] 431, 433, *458,* [734] 745, *791,* [334] 849, *917*
— s. First, N. L.   II [136] 873, *909*
— s. Wagner, J. F.   II [499] 838, 859, 883, *923*
Nelms, G. E., u. W. Combs
II [183] 432, *458,* [337] 838, 851, *917*
— s. Combs, W.   II [39] 432, *452,* [58] 838, 858, 863, *906*
Nelson, A. N., u. R. B. Garland
I [945] *1004*
Nelson, Don H., s. Reich, H.
I [1064] 28, *333*
Nelson, D. M., u. A. V. Nalbandov II [711] 611, 612, *709*
— H. W. Norton u. A. V. Nalbandov   II [735] 725, *791*
Nelson, G. H., F. P. Zuspan u. L. T. Mulligan   I [919] 48, 82, *327*

Nelson, G. H., s. Rose, S.
II [846] 755, *795*
Nelson, J. F., s. Corkill, A. B.
I [178] 399, *420*
Nelson, K. R., s. Thorn, G. W.
I [1357] 464, *675*
Nelson, M. M., u. H. M. Evans
II [577—579] 226, 227, *275,* [642] 557, *593*
— W. R. Lyons u. H. M. Evans
II [580, 581] 182, 227, *275*
— s. Cozens, D. A.   II [182] 731, *771*
— s. Hazelwood, R. L.
II [470] 650, *700*
Nelson, N. A., s. Wilds, A. L.
I [1399] 951, 952, 954, *1023*
Nelson, N. J., s. Gorski, J.
I [472c] 239, *307;* II [59] 285, *310*
Nelson, R. H., s. Nellor, J. E.
II [335] 838, 851, *917*
Nelson, W. L., P. G. Heytler u. B. I. Ciaccio   II [491] 375, *417*
— s. Moore, R. O.   I [625] 397, *436*
Nelson, W. O.   I [946] 698, *1004,* [313] *1172;* II [181a] 38, *45,* [395] 84, *125,* [492—502] 350, 351, 355, 356, 358, 360, 365, 369, 370, 371, 382, 385, *417,* [712] 619, *709,* [736] 721, *791,* [338] 893, *917*
— u. T. F. Gallagher I [947] 895, 902, *1004*
— u. R. Gaunt   II [503, 504] 356, 361, *417*
— — u. M. Schweizer
II [505] 353, 389, *417*
— u. M. D. Overholzer
II [737] 721, *791*
— u. D. J. Patanelli I [948] 773, 909, 914, 924, 927, 934, 936, 941, 944, 945, *1004;* II [396] 99, 100, 101, *125*
— u. J. J. Pfiffner II [506, 507] 356, 369, 370, 382, *417*
— — u. H. O. Haterius
I [949] 693, *1004*
— u. J. W. Pichette   II [397] 94, *125*
— u. G. K. Smelser II [508] 356, *418*
— s. Gaunt, R.   I [431] 808, *985*
— s. Heller, C. G.   I [362, 363] 370, 371, 372, *426,* [569] 536, 582, *645,* [544, 545] 806, 833, 839, 928, 929, 930, 937, 938, 944, *989;* II [110, 110a] 24, 38, 43,

[484] 752, *782,* [203, 204] 893, 894, *912*
Nelson, W. O., s. Lakshman, A. B.   I [795] 504, 506, 556, 562, 564, 575, 584, *654;* II [610] 745, *787,* [70] 805, *819,* [268] 822, 900, *914*
— s. Merckel, C.   II [367] 94, *124,* [710] 756, *790*
— s. Moore, C. R.   II [725] 742, *791*
— s. Patanelli, D. J.   I [1019] 830, 832, 936, 944, 945, *1007;* II [419] 99, 101, *125*
— s. Segal, S. J.   I [403] *1175;* II [722] 195, *280*
Németh, I., s. Sas, M.   I [797] 379, *442,* [392] *1174;* II [881] 752, *796*
Nemirovsky, H., s. Pinto, R. M.
II [753] 638, *710*
Neri, R., s. Oliveto, E. P.
I [996a] 852, *1006*
— s. Reimann, H.   I [1102] 821, 866, *1010;* II [444] 68, *126*
— s. Robinson, C. H.   I [1122] *1011*
Nesbitt jr., R. E., R. H. Aubry, E. M. Goldberg u. R. D. Jacobs   I [920] 173, 176, 177, *327*
Nescham, D. W., s. Moghissi, K. S.   II [622] 528, *593*
Nesemann, G., H. J. Hübener, R. Junk u. J. Schmidt-Thomé   I [997] 453, *662*
— — u. J. Schmidt-Thomé
I [998] 453, *662*
— s. Hübener, H. J.   I [592] 28, *313*
— s. Lindner, F.   I [779a] 877, *998*
— s. Schmidt-Thomé, J.
I [1188] 453, *669*
Ness, A. W. van, s. Hughes, E. C.   II [427] 565, 567, *587*
Nestel, B. L., M. J. Creek, L. G. S. Wiggan u. J. E. Murtagh   II [89] 809, *819,* [339] 851, *917*
Nestel, B. N., u. D. Clay
I [999] 544, *662*
Netter, A.   II 569, 571
— R. Henry u. A. Lambert
I [647] 1061, *1114*
— Ed. Lakam u. A. Lambert-Netter   II [643] 560, 561, *593*
— A. Lambert-Netter, P. Lumbroso, O. Mantel u. G. Faure   II [738] 739, *791*

Netter, A., s. Lambert, A.
 I [542] 1043, 1044,
 1111
Netto, M. P., s. Paula e Silva,
 P. de I [1054] 474, 476,
 664
Neubert, D., s. Merker, H.-J.
 II [196] 468, *510*
— s. Wedell, J. II [298]
 468, *513*
Neudert, W., u. H. Röpke
 I [126] 5, 6, 7—16, *21*
Neukirch, H., s. Schulze, E. E.
 I [795] 1070, *1118*
Neukomm, S., J. Bonnet,
 T. Baer u. M. de Trey
 I [1000] 624, *662*
— s. Baer, T. I [46] 218,
 220, *288*
Neumann, A. L., s. Mitchell
 jr., G. E. II [315] 896,
 916
Neumann, E., s. Pigeaud, H.
 I [1013] 171, 177, *331*
Neumann, F. I [950—957]
 692, 697, 702, 703, 704, 709,
 710, 722, 728, 730, 733, 754,
 756, 763, 788, 805, 806, 807,
 808, 811, 814, 816, 817, 821,
 822, 826, 827, 828, 829, 831,
 832, 833, 834, 835, 837, 838,
 841, 844, 845, 847, 848, 849,
 850, 851, 852, 853, 855, 856,
 858, 859, 860, 862, 863, 866,
 867, 868, 869, 870, 871—879,
 882, 886, 891, 892, 893, 895,
 897, 901, 903, 904, 906, 907,
 909, 912, 913, 914, 915, 916,
 917, 920, 921, 922, 923, 926,
 927, 930, 931, 933, 935, 939,
 940, 941, 942, 945, 946, 948,
 950, 953, 954, 955, 956, 958,
 960, 964, 965, 967, *1004*,
 1005, [650] 1070, *1114*,
 II [398—401] 54, 59, 66, 67,
 69, 70, 71, 72, 73, 74, 75, 76,
 83, 89, 90, 91, 92, 99, 100,
 101, 102, 107, 108, *125*, 135,
 179, 194, [582, 583] 233, 236,
 245, 253, 254, 255, *275*,
 [115—117] 285, 290, 296,
 298, 303, *312*, [153] *338*, 394,
 [184, 184a] 448, 449, 450,
 458, [713] 654, *709*, [340—
 342] 838, 894, 902, *917*
— u. R. v. Berswordt-
 Wallrabe I [958—961]
 764, 834, 849, 871, 872, *1005*;
 II [185, 186] 448, *458*,
 [350, 353] 894, 902, *917*,
 918
— — W. Elger u. H. Stein-
 beck II [509, 510] 392,
 418, [187, 188] 439, 448,
 458

Neumann, F. u. A. Doménico
 I [962] 706, 767, 912, 939,
 1005; II [402] 88, 91, *125*
— u. W. Elger I [963—970]
 702, 703, 763, 764, 871, 872,
 1005; II [511—514] 342,
 384, 392, *418*, [189—193]
 439, 440, 441, 445, 448, 450,
 458, [343, 344, 347] 894, 901,
 902, *917*
— — u. R. v. Berswordt-
 Wallrabe I [971—974]
 701, 871, *1005*; II [194] 439,
 448, *458*, [345, 352] 894, 901,
 902, *917*
— — — u. M. Kramer
 I [975, 976] 871, *1005*;
 II [403] 108, *125*, [348, 349]
 894, 902, *917*
— u. M. Kramer I [977]
 871, *1005*; II [515] 392, *418*,
 [195] 448, *458*, [346] 902,
 917
— — H. Steinbeck u. R. von
 Berswordt-Wallrabe
 II [404] 108, *125*, [516] 392.
 418, [196] 439, 443, 448, *458*
— J. D. Hahn u. M. Kramer
 I [978] 872, *1006*; II [197]
 442, *458*
— u. H. Hamada I [979]
 871, *1006*; II [198] 448,
 459
— u. R. Hempel I [980]
 692, 693, 694, 754, 809, 834,
 841, 851, 871, 873, 878, 935,
 939, *1006*, [649] 1066, 1070,
 1114; II [182] 22, *45*, [584]
 253, 254, 255, *275*, [118] 296,
 297, 298, *312*
— u. K. Junkmann I [981]
 787, 915, *1006*
— u. M. Kramer I [982, 983]
 871, 872, 874, 910, *1006*;
 II [199, 200] 439, 444, 448,
 459, [351] 902, *917*
— — u. K. Junkmann
 I [127] 14, *21*, [1001] 542,
 662, [984] 697, 710, 711, 722,
 772, 778, 779, 780, 781, 790,
 804, 805, 806, 807, 918, 919,
 934, 935, 936, 937, 939, 940,
 1006, [648] 1032, *1114*;
 II [405] 53, 54, 59, 64, 75,
 89, 91, 99, 100, 101, *125*,
 [585] 138, 162, *275*, [154]
 310, *338*, [201] 426, 449,
 459
— — u. G. Raspé II [406]
 54, *125*
— K.-D. Richter u. P. Günzel
 I [985] 701, 732, 764, 788,
 871, 872, *1006*, [651] 1094,
 1114; II [407] 106, 107, *125*,
 [202] 450, *459*

Neumann, F., H. Steinbeck u.
 R. v. Berswordt-Wallrabe
 II [408] 103, 104, *125*
— s. Berswordt-Wallrabe,
 R. v. I [62—64] 715, 717,
 871, 872, 923, *971*; II [32,
 33] 108, *112*, [56] 384,
 402
— s. Cupceancu, B. II [125]
 392, 394, *405*
— s. Doménico, A. I [251]
 872, *979*
— s. Elger, W. I [327] 871,
 981; II [155] 342, 392,
 393, *406*, [65—68] 439, 445,
 446, 448, 450, *453*
— s. Hahn, J. D. II [205]
 103, 104, 109, 110, *118*
— s. Hamada, H. I [510]
 730, 763, 788, 871, *988*,
 [337] 1070, 1094, *1104*;
 II [206] 71, *118*, [93] 448,
 450, *454*
— s. Hempel, R. I [547]
 693, 694, 754, 850, 878, *990*;
 II [111] 22, *43*, [74] 296,
 302, 308, *311*
— s. Junkmann, K. I [661]
 764, 806, 807, 849, 868, 871,
 874, 875, *994*, [459] 1094,
 1108; II [270] 71, 73, 107,
 120, [430] 172, 270, [128]
 448, 450, *456*
— s. Kramer, M. I [736,
 737] 871, 872, *996*;
 II [347] *412*
— s. Steinbeck, H. I [1298]
 691, 808, 839, 871, 873, 874,
 875, 927, 939, 948, 959, *1018*;
 II [519] 103, *129*, [756] 231,
 235, 238, 240, 241, 243, 244,
 245, *281*, [248, 249] 430, 448,
 460
— s. Wiechert, R. I [1391]
 814, 816, 829, 830, 837, 866,
 867, 868, 870, 871, 874, 878,
 886, 887, 917, 918, 921, 939,
 946, 965, 966, *1023*; II [548,
 549] 66, 69, 70, 71, 73, 75,
 76, 110, *130*, [806] 138, *283*,
 [277, 278] 448, 450, *461*
Neumann, H. C., s. Clinton,
 R. O. I [191, 191a] *976*
Neumann, H. O. II [644]
 568, *593*
Neuweiler, W. I [653]
 1052, 1059, *1114*
— u. M. Berger I [652]
 1031, *1114*
— u. R. H. H. Richter
 I [1002] 570, *662*
— s. Berger, M. I [73]
 1074, *1096*
Neveu, C., s. Aschkenasy, A.
 I [30] 360, *414*

Neville jr., W. E., u. O. E. Sell II [354] 838, 902, *918*
Nevin, N. C., P. C. Elmes u. J. A. Weaver I [649] 380, *437*, [314] 1146, *1172*
Nevinny-Stickel, H. B., s. Colsky, J. I [168] 1039, 1084, *1099*
Nevinny-Stickel, J. I [921, 922] 149, *327*, [650, 651] 356, 357, *437*, [1003] 536, *662*, [986—988] 843, 849, 857, 871, 874, 875, 939, 959, 960, *1006* [655, 656] 1044, 1046, 1047, 1072, *1114;* II [183—187] 5, 6, 7, 10, 11, 17, 24, 28, 31, 32, *45*, *46*, [645, 646] 551, 564, *593*, [714] 650, *709*
— u. K. H. Bruntsch I [654] 1043, *1114*
— s. Hammerstein, J. I [513b] 164, *309*
New, D. A. T. II [586] 177, 178, *275*
— u. K. F. Stein II [587] 178, *275*
Newcomer, J. S. I [1004] 500, *662*
Newland, H. W., u. H. E. Hendersen II [355] 863, 897, *918*
Newman, B. A., u. F. F. Feldman I [1005] 591, *662*
Newman, D. M., s. Harris, R. G. II [215] 55, *118*
Newman, H., s. Geller, J. II [79] 38, *41*
Newman, H. H., u. J. J. T. Paterson II [715] 619, *709*
Newman, R. L. I [1006] 548, *662*
Newman, R. M., s. Brunner, M. A. II [37] 839, 851, 855, *906*
Newport, H., s. Heap, R. B. II [472] 658, *700*
Newton, W. H. I [1007] 541, *662;* II [588] 208, *275*
— u. N. Beck II [589] 208, *275*, [517] 351, 355, *418*
— u. F. J. Lits II [518] 351, 355, *418*
— u. K. C. Richardson II [519] 351, 355, *418*
— s. Deanesly, R. II [211] 208, *263*
— s. Dewar, A. D. I [320] 541, *636*
— s. Hall, K. I [503] *988;* II [419, 420] 652, *698*
— s. Wagenen, G. van II [789, 790] 211, *282*
Nezamis, J. E., s. Robert, A. I [1131] 487, 502, 503, *667*

Niall, H. D., s. Catt, K. J. II [156] 724, *770*
Nicholas, J. S. II [590, 591] 178, 192, *276*
Nicholas, M., s. Cooper, W. I [233a] 30, *297*
Nichols, J., s. Skelton, F. R. I [1260] 510, 570, 572, 573, 576, *671*
Nichols, J. R., s. Donker, J. D. II [48] 432, *453*
— s. Dziuk, P. J. II [108] 849, *908*
Nichols, R. E., s. McDonald, L. E. II [533, 534] 204, *274*, [671, 672] 621, 664, 707, [74, 75] 814, *819*
Nicholson, R., u. D. Pujato I [989] *1006*
Nicholson, R. T., s. Bergstrom, C. G. I [58a, 59, 59a] 821, 843, 848, 849, 907, *971;* II [65] 239, *258*
Nicol, M., u. R. Grangaud I [652] 382, *437*
— s. Grangaud, R. I [312—314] 382, 407, *424*, [515—518] 537, 539, 597, *643*
Nicol, T. I [653] 386, *437*
— u. R. S. Snell I [1008] 506, *662*
— u. B. Vernon-Roberts I [1009] 505, *662*
— — u. D. C. Quantock I [1010] 505, *662*
Nicolas, R., s. Pincus, G. I [1057] 943, 958, *1008*, [350] 1126, *1173;* II [199] 3, *46*
Nicolette, J. A., s. Gorski, J. II [60] 285, *310*
Nicolis, A., s. Padovani, E. I [1040a] 532, *663*
Nicoll, C. S., u. J. Meites II [520, 521] 363, 366, *418*
— s. Meites, J. I [938] 566, *659;* II [427—429] 354, 363, 367, 368, *415*
— s. Peckham, W. D. II [537] 351, *419*
— s. Talwalker, P. K. II [659, 660] 356, 361, *423*
Nicolosi, G., u. P. de Pedrini I [923] 268, *327*, [654] *437*
— u. A. Santucci I [923a] 268, *327*
— — u. A. Lucchetti I [655] 370, *437*
— s. Patrono, V. I [970, 970a] 160, 278, *329*, [693—695] 370, *438*, [1051] 582, *664*
Nie, R. van, u. O. Mühlbock I [1011] 619, *662*

Nieburgs, H. E., u. R. B. Greenblatt I [656] 356, 358, *437*
— H. S. Kupperman u. R. B. Greenblatt I [657] 355, *437*
Nielsen, K., s. Selye, H. I [1229] 554, 555, 556, 557, 572, *670*
Nielson, M. H., u. J. C. Warren I [658] 409, *437*
Niemi, M., s. Ikonen, M. I [604] 78, *313*
Nienstedt, W. I [923b] 26, 83, *327*
— u. K. Hartiala I [923a] 270, *327*
Nieto, G., s. Iglesias, R. I [643, 644] 599, *649*
Niewind, H., s. Kamp, H. van I [91, 92] 10, *20*
Nikitovitch-Winer, M. II [592] 218, *276*
— u. J. W. Everett II [593] 218, *276*, [740—742] 731, 734, 735, *791*, 792
Nikitovitch-Winer, M. B. II [739] 735, 736, *791*
Nikkari, T. I [659] 405, *437* [1012] 591, *662*
Nilson, O., s. Mayer, G. II [525] 214, *273*
Nilsson, L. II [648] 567, *594*
— s. Diczfalusy, E. II [252] 762, *774*
Nilsson, N., s. Borell, U. II [27] 487, *504*
Nilsson, O. II [594, 595] 214, *276*, [213, 214, 216—226] 487, 491, *511*, [647] 528, *594*
— u. U. Rutberg II [215] *511*
— u. K. M. Norbert II [227] 491, *511*
— — u. C. Wirsen II [228] 491, *511*
— u. A. Westman II [229] 485, *511*
— s. Borell, U. II [37] 85, *112*, [99] 143, 189, *259*, [26, 28] 487, 491, *504*, [116] 633, *688*
— s. Fuxe, K. II [111] 491, *507*
— s. Hökfelt, T. II [142] 491, *508*
Nimek, L. A., s. Abdul-Karim, R. II [3] 573, *573*
Nimni, M. E., u. E. Geiger I [1013] 541, *662*
Nishikawa, M., I. Murone u. T. Sato II [230] 464, *511*
— u. S. Noguchi I [989a] 846, 862, *1006*

Nishimura, H., s. Takano, K. I [441] *1176*
Nishina, T., Y. Sakai u. M. Kimura I [924] 27, *327*
Nishiyama, A., s. Kao, C. Y. I [700] 470, 471, 472, *651;* II [88] 291, 292, *311*
Nishizawa, E. E., u. K. B. Eik-Nes I [925] 199, 200, *327*
— s. Molen, H. J. van der I [896] 32, 112, 113, 114, *326;* II [625] 516, *593*
Nishizawa, E. F., s. Brownie, A. C. I [154] 26, *293*
Nishizuka, Y. I [1014] 618, *662*
— K. Nakakuri u. T. Sakakura I [990] *1006*
— s. Mori, S. I [980] 619, *661*
Nissen-Meyer, R., u. T. Sanner I [926] 157, 189, *327*
— u. A. Sverdrup I [927] 157, 176, *327*
Nissim, J. A., u. J. M. Robson I [928, 929] 88, 220, 222, *327*
Niswender, G. D., C. C. Kaltenbach u. P. J. Dziuk II [596] 212, *276*
— J. A. Rothlisberger, J. E. Ingalls u. J. N. Wiltbank II [356] 844, *918*
— s. Parker, W. R. II [365] 857, *918*
Noack, H. I [657] 1055, *1114*
Noall, M. W., F. Alexander u. W. M. Allen I [930] 51, 71, 72, *327*
— u. R. H. Kaufman I [930a] 107, *327*
— H. A. Salhanick, G. M. Neher u. M. X. Zarrow I [128] *21*, [931] 24, 25, 82, 83, 84, 197, 217, *327;* II [743] 745, 761, *792*
— s. Mikhail, G. I [878] 49, 50, 51, 64, 235, 236, 237, 238, 263, *325;* II [556] 174, *274* [614] 557, *592*, [692] 654, 679, *708*, [717] 764, *791*
— s. Salhanick, H. A. I [1132] 23, 24, 82, 83, 84, 86, *336;* II [879] 761, *796*
Nobile, A., s. Charney, W. I [178a] 860, *976*
Noble, G. K., K. F. Kumpf u. V. N. Billings II [716] 681, *709*
— u. M. Wurm II [717] 681, *709*
Noble, R. C., u. J. H. Moore I [931a] 195, *327*

Noble, R. L. I [1015] 597, *662;* II [522] 385, *418*
— u. J. B. Collip I [1016] 610, *662*
— u. J. H. Cutts I [1017] 604, 606, 609, *662*
— s. Engel, Ch. R. I [345, 346] 808, 820, 836, 842, *982;* II [152, 153] 68, 69, 70, *116*
— s. Millar, M. J. I [953, 954] 606, *660*
Nochimowski, J. II [744] 739, *792*
Nocke, L., s. Buchholz, R. I [116, 117] 937, 961, *973*, [131, 133] 1032, 1079, *1098*, [41, 42] 1139, *1162;* II [35, 36] 28, 30, 40, [117] 524, *577*, [132, 133] 725, 752, 753, 754, 756, 760, *769*
Nocke, W. I [931b] 79, 240, 257, *327*
— s. Breuer, H. I [137] 284, 292, [112] 369, 372, *417;* II [31] 19, 21, 24, *40*
— s. Buchholz, R. I [116, 117] 937, 961, *973*, [131, 133] 1032, 1079, *1098*, [41, 42] 1139, *1162;* II [34—37] 24, 25, 28, 30, *40*, [117] 524, *577*, [131—133] 725, 752, 753, 754, 756, 760, *769*
Nodine, J. H., s. Levit, E. J. I [541] 381, *433*
Nofziger, J. C., s. Erb, R. E. II [323] 669, *695*
Nogami, Y., s. Matsumoro, S. II [596] 532, 563, *592*
Noguchi, S. I [990a] 849, *1006*
— s. Gallagher, T. F. I [433] *305*
— s. Miki, T. I [911a] *1003*
— s. Nishikawa, M. I [989a] 846, 862, *1006*
Noiret, R., u. R. Devis I [931c] 30, 31, *327*
— s. Devis, R. I [288a] 30, *299*
Nolan, R. B., s. Hayles, A. B. I [530, 531] 805, 914, *989;* II [530, 531] 805, 914, *989;* II [104] 34, *42*
Nolau, R. R., s. Hayles, A. B. II [369] 555, *585*
Noles, R. K., s. Smith, R. II [882] 611, *715*
Noma, I., s. Cohen, S. L. I [218] 29, *296*
Nominé, G., s. Velluz, L. I [1351b] *1021*
Nomura, K. I [1018] 511, *662*

Nomura, Y., s. Miyake, T. I [921a] 804, 805, 806, 808, 838, 839, 840, 841, 874, 875, 876, 907, 935, 937, 944, 945, *1003;* II [377] 83, *124*
Norbert, K. M., s. Nilsson, O. II [227, 228] 491, *511*
Norcia, L. N., s. Furman, R. H. I [273] 364, 366, *423*
Norcross, M. A., s. Hawk, H. W. II [46a] *818*
Nordqvist, R. I [658] 1088, *1114*
Nordqvist, R. S. B. I [1019] 622, *662*
Nordstrand, E., s. McKerns, K. W. I [867] 26, 251, *324*
Norgren, A. II [523, 524] 350, 374, 380, *418*
Norman, A. N., u. R. B. Garland I [990b] 823, *1006*
Noronha, J. G. L., s. Ladosky, W. II [579] 648, *704*
Norris, J. L., s. Davies, J. I [263c] 79, 90, 222, 240, 251, 254, 259, *298*
Norris, S. I [660] 353, 354, *437*
North, H. B., s. Pfiffner, J. J. I [1035—1037] 806, 828, 834, 835, 896, *1008;* II [426, 427] 69, *126*
Northam, J. I., s. Bloss, R. E. II [25] 896, 897, *905*
Norton, H. W., s. Brinkley, H. J. I [140, 140a] 201, 203, 206, 225, 292, [108] *973;* II [107] 210, 259, [142] 632, 668, *689*, [16] 805, *817*, [33] 899, *906*
— s. Cook, B. II [171] 723, *771*
— s. Kammlade, W. G. II [552] 745, *785*
— s. Nelson, D. M. II [735] 725, *791*
— s. Tienhoven, A. van II [199] 327, *339*, [992] 735, *800*
— s. Williams, S. M. II [962] 622, *717*
Norwood, J. S. II [357] 838, 843, 851, *918*
Norymberski, J. K., s. Appleby, J. I. I [23a] 24, 25] 31, 85, 136, 139, 140, 170, 174, 177, 181, 185, 188, *287*
— s. Menini, E. I [872] 24, *325*
Nose, Y., u. F. Lipmann I [931d] *327*
Notario, A. I [1020] 553, *662*
— s. Larizza, P. I [809] 490, 491, 492, 495, 496, 500, 501, 505, *655*

Noteboom, W. D., u. J. Gorski II [119] 312
Notricia, S. I [932] 104, 268, 269, 327
— s. Langmade, C. E. I [734] 101, 171, 172, 319
— s. Langmade, Ch. F. II [543] 566, 590
Notter, G., u. M. Kaigas I [659] 1084, 1114
Nour-Eldin, F. I [661, 662] 380, 437
Novak, E. I [661, 662] 1049, 1051, 1085, 1114; II [649, 650] 562, 594
— u. H. S. Everett II [409] 85, 125, [597] 189, 276, [651] 539, 594, [719] 643, 709
— u. K. H. Martzloff I [660] 1043, 1114
Novikoff, A. B., E. Essner u. N. Quintana II [231] 468, 501, 511
— s. Arias, I. M. I [26] 373, 401, 414
— s. Goldfischer, S. I [498] 553, 643
Nowaczynski, W., E. Koiw u. J. Genest I [933] 28, 136, 137, 138, 141, 148, 149, 154, 155, 159, 327
— s. Genest, J. I [443] 149, 159, 306
Nowakowski, H. I [1021] 547, 662, [663, 664] 1037, 1078, 1114
Noyes, R. W. I [665] 1053, 1114; II [598] 152, 276, [652—654] 528, 529, 550, 551, 565, 594
— C. E. Adams u. A. Walton I [599—601]; II [135, 137, 138, 139, 166, 195, 276
— u. Z. Dickmann II [602, 603] 193, 194, 276
— — L. L. Doyle u. A. H. Gates II [604] 185, 276
— A. T. Hertig u. J. Rock II [655] 529, 530, 534, 535, 536, 552, 594
— u. C. Thibault I [991] 806, 1006
— A. Walton u. C. E. Adams II [605, 606] 155, 166, 276
— s. Dickmann, Z. II [230, 231] 184, 185, 263
— s. Doyle, L. L. II [240] 193, 264
Nubel, R. C., s. Shull, G. M. I [1207] 28, 339
Numerof, P., s. Fried, J. I [71] 9, 19, [405] 824, 846, 984

Numers, C. v. I [666] 1041, 1114; II [656, 657] 536, 537, 594
Numora, Y., s. Miyake, T. II [147] 326, 338, [180] 448, 450, 458
Nurko, B., s. Chagoya, L. I [219] 481, 482, 632
Nutting, E. F., u. R. K. Meyer I [992] 751, 843, 909, 927, 935, 943, 964, 1006; II [607, 608] 220, 221, 222, 230, 235, 239, 240, 242, 243, 245, 276, [203] 429, 430, 459
— u. P. B. Sollman II [609] 207, 208, 276
— s. Elton, R. L. I [53] 15, 18, [386] 539, 542, 639, [331, 332] 755, 769, 934, 935, 963, 964, 981; II [144, 145] 55, 75, 77, 82, 83, 116
— s. Meyer, R. K. II [555] 227, 274
Nutting, E. G., u. R. K. Meyer II [718] 650, 709
Nygaard, L. J., u. L. B. Embry II [358] 897, 918
Nyholm, B., s. Little, B. I [775] 109, 127, 135, 221, 321
Nylén, B. I [993] 789, 836, 1006
— s. Martens, S. G. R. I [870] 836, 1001
Nysted, L. N., s. Colton, F. B. I [40] 13, 18, [196] 927, 930, 931, 933, 977

Oades, J. M., u. W. O. Brown II [720] 611, 709
Oakey, R. E., s. Stitch, S. R. I [1277a] 170, 190, 342
Oaki, N., s. Mammen, E. F. I [570] 378, 434 [274], 1170
Oakmood, T. S., s. Marker, R. E. I [823—825] 234, 323
Oastler, E. G., u. A. H. Sutherland I [667] 1032, 1115
Obal, A. I [1022] 596, 663, [668—673] 1090, 1091, 1115
Obara, K., s. Ota, M. I [963a] 30, 31, 329
Ober, s. Hamperl I 1156
Ober, s. Kaufmann II 516
Ober, K. G. I [663—665] 352, 353, 354, 357, 358, 390, 437, [674—679], 681] 1031, 1035, 1039, 1042, 1043, 1045, 1046, 1047, 1048, 1049, 1057, 1115, [315] 1172; II [188] 14, 19, 46, [658—664] 516, 522, 524,

529, 530, 531, 532, 535, 537, 538, 560, 562, 564, 565, 568, 570, 594, [745] 739, 792
Ober, K. G. I. Klein u. H. Weber II [665] 528, 529, 540, 561, 564, 594
— — u. M. Weber I [934] 101, 327, [666] 355, 356, 438, [994] 912, 1006, [680] 1045, 1047, 1057, 1115
— P. Schneppenheim, H. Hamperl u. C. Kaufmann II [667] 544, 594
— u. M. Weber I [667] 356, 375, 438; II [666] 525, 530, 594
— s. Bremer, E. II [106] 534, 576
— s. Hamperl, H. II [360] 544, 584
— s. Hellweg, G. II [392] 224, 225, 269
— s. Hellweg, H. G. II [373] 537, 585
— s. Hoffmann, I. II [406] 537, 586
— s. Klein, I. I [458] 356, 358, 430, [503] 1049, 1065, 1109
— s. Schneppenheim, P. II [796] 544, 598
— s. Zander, J. I [1499] 76, 105, 351, [954] 1036, 1124
Ober, W. B., u. J. Bernstein II [668] 555, 594
— s. Roby, C. C. I [1089] 97, 187, 334; II[752] 553, 597
— s. Roland, M. I [384, 385] 1174; II [210, 211] 18, 19, 31, 46
Ober, X. G., s. Klein, I. I [681] 92, 317
Oberdisse, K., s. Tönnis, W. I [871] 1036, 1121
Oberhelman jr., H., s. Ehrlich, E. N. I [337] 106, 301
Oberling, C., M. Guérin, Laplane de Seze u. Lacour I [1023] 615, 663
Oberster, A. E., s. Fried, J. H. I [403a] 951, 966, 984
O'Brien, J., s. Armstrong, D. T. I [30] 252, 253, 254, 288; II [45] 662, 685, [19] 723, 765
— s. Lamond, D. R. II [277] 843, 915
O'Brien, K. D., s. Hazelwood, R. L. I [360] 364, 426
O'Bryan, M. S., s. Beames, R. M. I [71] 544, 627
— s. Morris, J. G. II [322] 896, 916

Ochwadt, B., s. Döring, G. K. I [204, 205] 356, 359, 368, *420*, [332] 488, 529, *636*
O'Connell, M., s. Chan, W. Y. II [24] 297, *309*
O'Connor, J. M. I [668] *438*
Odaguchi, K., s. Miyake, T. I [921, 921a] 804, 805, 806, 808, 838, 839, 840, 841, 874, 875, 876, 907, 935, 937, 944, 945, *1003;* II [377] 83, *124*, [147] 326, *338*, [180] 448, 450, *458*
Odano, M., s. Bernard, I. I [58] *415;* II [15] 32, 33, *39*
Odeblad, E., u. B. Westin I [669] 387, *438;* II [669] 531, 532, *594*
— s. Westin, B. I [942, 943] 388, *448;* II [544] 59, *130*
Odell, A. D., u. G. F. Marrian I [935, 936] 163, 164, 234, *328*
Odell, L. D., u. W. H. Fishman II [670] 530, 535, *594*
— s. Bernard, R. M. I [59] 376, 383, 392, 396, 400, 402, 403, 404, 406, *415*
— s. McDonald, D. F. I [586] 376, *435*
Odell, W. D., G. T. Rose u. P. L. Rayford II [746] 724, *792*
— s. Ross, G. T. II [853] 724, 795, [419] *920*
Odello, V. I [1024] 498, *663*
O'Donnell, V. J., u. E. MacArthur I [937] 54, 72, 76, 105, *328*
— u. J. G. McCaig I [938] 72, 76, 182, *328*
— s. Heard, R. D. H. I [542, 543, 545] 233, 273, 274, *310, 311*
O'Donoghue, C. H. II [525] 347, *418*, [721] 621, *709*
— s. Hill, J. P. II [493] 616, *701*
Odor, D. L., s. Blandau, R. J. II [87] 146, *258*
Oertel, G. W. I [939—941] 51, 111, 119, 120, 125, 129, *328*
— I. N. Beckmann u. K. B. Eik-Nes I [942] 30, 112, 113, 117, 119, 120, 125, 132, *328*
— u. P. Brühl I [943] 111, 112, 117, 127, *328*
— u. K. B. Eik-Nes I [944—947] 27, 30, 111, 117, 127, 128, 200, 277, 280, *328*

Oertel, G. W. u. K. Groot I [948] 30, 31, 149, 162, *328*
— u. E. Kaiser I [949] 30, *328*
— — u. W. Zimmermann I [950] 111, *328*
— M. C. Tornero u. K. Groot I [951] 28, *328*
— S. B. Weiss u. K. B. Eik-Nes II [671] 515, 516, *594*, [747] 749, 760, *792*
— St. P. Weiss u. K. B. Eik-Nes I [952] 24, 25, 27, 29, 113, 119, *328*
— s. Carstensen, H. I [190] 31, 200, *295*
— s. Kaiser, E. I [649] *315*
— s. Weinard, H. I [1397a] 259, 274, *347*
Oestergaard, E. II [189] 29, 46, [752—754] 727, *792*
— u. C. Hamburger II [755] 727, *792*
— s. Starup, J. I [1294] 869, *1018;* II [231] 26, 27, *47*
Öttingen, K. v., s. Menge, K. I [22] 1056, *1113*
Oettle, M. I [953] 86, *328*
Oevlisen, B., u. J. Iversen II [190] 2, 22, 35, *46*
Oeyen, R., s. Peeters, F. I [701] 356, 357, *439*, [1028, 1029] *1008*, [694] 1077, 1078, 1079, *1115*, [328, 331] *1172;* II [193] 24, 28, 31, *46*
Offergeld, H. I [683] 1076, *1115*
Ogawa, E., S. Suzuki u. R. Fukuda I [670] 388, 400, 402, 406, *438*
— s. Suzuki, S. I [845—847] 376, 390, 400, 402, 406, *444*
Ogawa, Y., u. G. Pincus I [671] 390, *438*, [995, 996] 683, 743, 806, 927, *1006*
Ogden, E., s. Page, E. W. I [1042] 510, *663*
Ogier, E., u. G. Morichi I [1025] 465, *663*
Ogilvie, M. C., L. E. Casida, N. L. First u. W. G. Hoekstra I [954] 272, 281, *328*
Ogilvie, M. L., L. E. Casida, N. L. First u. W. G. Hoekstra II [359] 843, *918*
Ogino, K. II [672] 523, *594*
Ogle, G. II [610] 182, *276*
Ohaski, H., s. Matsumoro, S. II [596] 532, 563, *592*
O'Hegarty, M. T., s. Harman, J. W. II [132] 478, *508*
Ohi, T., s. Sakabe, H. I [1158] 487, *668*

Ohin, A., s. Metcalf, W. I [602] 360, *435*
— s. Peden, J. C. I [1027] 930, *1008*
— s. Peden jr., J. C. I [699, 700] 360, *439*
Ojima, A., s. Mori, S. I [980] 619, *661*
Okada, H., M. Amatsu, S. Ishihara u. G. Tokuda I [955] 282, 283, 284, *328*
— K. Matsuyoshi u. G. Tokuda I [956] 282, *328*
— S. Ota, H. Take u. H. Yamamoto I [957] 283, *328*
Okano, K., K. Matsumoto, T. Koizumi, T. Mizushima u. M. Mori I [957a] 240, 251, *328*
— — K. Kotoh u. H. Endo I [957b] 235, 236, 262, 263, *328*
Okey, R., s. Bloor, W. R. I [100] 202, *291*
Okkels, H. II [673] 535, *594*
— u. E. T. Engle II [674] 535, *594*
Okuda, Y., s. Ishizuka, N. I [653] 525, *649*
Oldershausen, H. F. v., M. Eggstein, U. Dold u. K. Knörr I [1026] 551, *663*, [319] 1148, *1172*
Oldfield, J. E., s. Ellington, E. F. II [114] 875, 899, *908*
Olds, D., u. N. L. van Demark II [611] 144, *276*, [722, 723] 663, *664, 709*
Olivecrona, H., s. Hillarp, N. A. II [499] 758, *783*
Oliveira, A. C., s. Mammen, E. F. I [570] 378, *434*, [274] *1170*
Oliver, J. T., s. Possanza, G. J. I [736] 370, 399, 403, *440*, [1091] 573, 579, 581, *665*
Oliver, M. F., u. G. S. Boyd I [672—674] 364, 366, *438*
Oliveto, E. P., R. Rausser, C. Gerold, E. B. Hershberg, M. Eisler, R. Neri u. P. L. Perlman I [996a] 852, *1006*
— L. Weber u. E. B. Hershberg I [996b] *1006*
— s. Reimann, H. I [1102] 821, 866, *1010;* II [444] 68, *126*
— s. Robinson, C. H. I [1121, 1122] *1011*
Oloufa, M. M. II [361] 863, *918*

Oloufa, M. M., s. Inskeep, E. K.
II [223] 845, *913*
Olsen, A. G., s. Velardo, J. T.
II [784, 786] 212, *282*
— s. Wotiz, H. H. II [975]
608, *718*
Olson, A. G., s. Wotiz, H. H.
I [1460] 193, *350;* II [206]
314, *340*
Olson, H. J. I [320] *1172*
— s. Moyer, L. D. I [310]
1171; II [180, 181] 5, 8,
29, *45*
Olson, J., s. Byrnes, W. W.
I [176] 572, *631*, [159]
756, 805, 807, 808, 826,
975
Olson, J. A. I [958] 66, *328*
Olson, J. H., s. Tyler, E. T.
I [891] 357, *446*, [1340,
1341] 805, 829, 830, 832,
833, 934, 936, 937, 942, 943,
1020, [887] 1053, *1121*,
[463—465] 1125, 1147,
1176, *1177;* II [251, 252]
21, 33, *48*
Olson, K. J., s. Barnes, L. E.
I [49, 50] 785, 895, 910,
952, 962, *971*
— s. Stafford, R. O. I [1292]
781, 910, 967, *1018*
O'Malley, B. W. II [140]
327, *337*
— M. B. Lipstett u. M. A.
Jackson I [958a] 61, 63,
107, *328*
O'Mary, C. C., A. L. Pope u.
L. E. Casida II [157] 432,
457, [360] 859, *918*
— — G. D. Wilson, R. W.
Bray u. L. E. Casida
I [1027] 545, *663*
— — S. D. Wolson, R. W.
Bray u. L. E. Casida
I [1028] 545, *663*
— s. Galgan, M. W. II [153]
838, 859, *910*
Omatsu, Y. I [1029, 1030]
546, *663*
Omichi, J., s. Ueda, Y.
I [1374] 546, *676;*
II [909] 567, *602*
O'Moore, L. B. I [959] 224,
328
Omori, Y., s. Nakao, T.
I [907] 195, *326*
Omtvedt, I. T., s. Morrisette,
M. C. II [324] 843, 885,
916
Omuro, S. I [1030a] 622,
663
O'Neal, R., s. Main, R.
II [684] 724, *789*
Onetto, Y. E., s. Saavedra, R.
II [784] 565, *598*

Onken, D., s. Schubert, A.
I [1286a] 950, *1018*
Oordt, G. J. van, s. Sluiter,
J. W. II [880] 642, 677,
714
Oordt, P. G. W. J. van, s.
Lambert, J. G. D. II [582]
608, *704*
Oosaki, T., u. S. Ishii II [232]
478, *511*
Opel, H. II [724, 725] 611,
709
— u. R. M. Fraps II [726]
611, *709*
Oppenauer, R. I [960] 234,
329
Oppenheimer, J. H., R. Squet,
M. J. Surks u. H. Hauer
I [1031] 585, *663*
Oppenheimer, M. J., s. Greis-
heimer, E. M. I [330]
367, *425*
Opsahl, J. I [675] 405, 409,
438
Orden, D. van, s. Buxton,
C. L. I [180] 51, 73, 80,
138, 156, *294;* II [147]
727, *770*
Orgebin-Crist, M. C., s.
Soupart, P. II [744] 145,
151, 158, *281*
Orias, O., s. Allende, I. L. C. de
II [14] 562, *573*
— s. Gallardo, J. B. S.
I [445] 538, 559, 572, 583,
642
Oriol, A., s. Folch Pi, F.
I [385] 770, 822, 867, 874,
907, *983;* II [298] 189, *265*
— s. Kincl, F. A. II [446]
189, *270*, [134] 439, *456*,
[257, 258] 822, 827, 828,
903, *914*
Oriol Bosch, A., u. E, B.
Romanoff I [961, 961a]
217, 218, 219, 223, *329*
Orlandi, C., s. Flamigni, C.
I [424] 475, 556, *640*
O'Roark, H. C., u. F, R. Lock
I [996c] 905, *1006*
Oroján, J., s. Sas, M. I [776]
1072, *1118;* II [475] 103,
127
Orr, P. F., s. Tuba, J. I [886]
396, *445*
Orrenius, S., J. L. Ericksson u.
L. Ernster II [233] 502,
511
Orsini, M. W. II [612—615]
184, 188, *276*, [727—730]
624, 652, 681, *709*
— u. A. McLaren II [616]
183, 187, 216, *276*
— u. R. K. Meyer I [997,
998] 809, *1006;* II [617]

188, 204, *276*, [731, 732]
619, 652, *709*
Orsini, M. W., u. A. Psychoyos
II [618] 188, *276*, [733]
652, *709*
— u. N. B. Schwartz II [748]
725, *792*
— s. Prasad, M. R. N.
I [1075] 809, *1009;*
II [657] 188, 209, 222, *278*,
[761] 652, *710*
Ortavant, R., s. Dauzier, L.
II [218] 745, 748, *772*
Ortmann, R. II [749, 750]
762, *792*
Ortone, G., s. Cravetto, C. A.
I [180] 369, *420*
Osawa, K. II [751] 736, *792*
Osborn, H. M. Leigh s. Epp-
stein, S. H. I [348b] 827,
982
Osborn, J. A., s. Stob, B.
II [464] *922*
Osborne, J. C., u. F. G. Bour-
deau I [1032] 451, *663*
Oshima, K., s. Kobayashi, T.
I [737] 525, *652;* II [588]
757, *786*
Oshima, M., s. Goto, T.
II [259] 389, *409*
Osinchak, J. II [234] 468,
501, *511*
Osjakina, A. J., u. A. E.
Mandelstam II [675]
550, *594*
Oslapas, R., s. Leathem, J. H.
I [527] 384, *432*
Osmond-Clarke, F., u.
M. Murray I [684] 1067,
1115
Oster, K. A. I [676] 402, *438*
Osterberg, A. E., s. Wilson,
R. B. I [1448] 149, 164,
349
Østergaard, E. I [962] 171,
175, *329*, [999—1001] 869,
1006, 1007, [316] *1172*
— J. Arends, C. Hamburger
u. S. G. Johnsen I [677]
371, *438*, [318] *1172*
— u. J. Starup I [317] *1172*
— s. Starup, J. II [461]
901, *921*
Ostmann, O. W., R. K. Ringer
u. M. Tetzlaff II [734]
612, *709*
O'Sullivan, D. G. I [963] 28,
329
O'Sullivan, J. V. I [685]
1074, *1115*
O'Sullivan, J. V. I., s. Marks,
L. J. I [576] 370, *434*
Ota, K. II [526] 369, *418*
Ota, K. Y. S., u. A. Yokoyama
II [527] 366, *418*

Ota, M., u. Obara I [963a] 30, 31, *329*
Ota, S. I [964] 104, 109, *329*
— s. Okada, H. I [957] 283, *328*
Otani, H. I [1033] 622, *663*
Otani, Y. I [1002] *1007*
Otomo, K., s. Yamagata, S. I [1444] 505, *678*
Ott, A. C., M. K. Kuizenga, S. C. Lyster u. B. A. Johnson I [1003] 910, 911, *1007*
Ott, D., u. H. Pelzer I [965] 27, *329*
Ott, I., u. J. C. Scott II [528, 529] 365, *418*
Ott, L., s. Benoit, J. II [75] 743, *767*
Otth I [458; II 320, 321
Otto, G., s. Black, W. G. II [80 159, 191, 196, *258*
— s. Murphree, R. L. II [574] 136, 158, 159, *275*
Outhouse, J. B., s. Stob, B. II [464] *922*
Overbeck, G. A., u. J. de Visser II [756] 745, 746, 747, *792*, [362] 901, *918*
Overbeck, L., s. Petry, G. II [238, 239] 477, 487, *511*
Overbeek, G. A. I [1004, 1005] 959, 960, *1007;* II [619] 245, *276*, [204] 430, *459*
— A. Delver u. J. de Visser I [1034, 1035] 542, *663*, [1006] 927, 958, *1007;* II [155] 310, *338*
— u. A. Z. Madjerek I [130] 16, *21*, [1007] 959, 960, *1007*
— u. Z. Madjerek II [620] 245, *277*, [205] 430, *459*
— — u. J. de Visser I [678] 365, *438*, [1036] 485, 491, 492, 493, 496, 522, 528, 536, 538, 542, 561, 574, *663*, [1008—1010] 726, 757, 768, 769, 918, 924, 934, 935, 959, 960, 961, *1007;* II [410] 55, 74, 82, 91, *125*, [621] 239, 242, 244, 245, *277*, [156] 314, *338*, [206] 430, *459*
— u. J. de Visser I [131, 132] 13, *21*, [1037, 1038] 483, 484, 542, *663*, [1011, 1012, 1012a, 1012b] 741, 749, 757 758, 764, 781, 806, 807, 917, 924, 925, 935, 952, 953, 954, *1007*, [321] *1172;* II [191] 30, *46*, [411, 412] 54, 75, *93*, *125*, [622] 231, 246, 250, *277*, [157] 314, *338*, [207] 450, *459*

Overbeek, G. A., s. Madjerek, Z. I [109] 16, *20*, [897] 485, 539, 542, 579, *658*, [837a] 740, 741, 748, 757, 774, 838, 918, 921, 924, 925, 934, 935, 936, 959, 960, *1000*, [601] 1070, 1071, *1112;* II [338] 54, 59, 75, 100, 101, 102, *123*, [103] 302, 312, [151] 449, *457*
— s. Visser, J. de I [1396] 576, *677*, [1354] 757, 774, 953, 954, *1021*
Overholser, M. D., u. E. Allen I [1039, 1040] 623, *663*, [686] 1089, *1115*
— s. Wells, L. J. I [1414] 536, *677*
Overholzer, M. D., s. Nelson, W. O. II [737] 721, *791*
Overzier, C. II [676] 555, *594*
— s. Hoffmann, F. I [573] 914, *991*
— s. Prellwitz, W. I [1093] 494, *665*
Overzier, K. II [192] 34, *46*
Øvlisen, B., u. J. Iversen I [682] 1072, *1115*
Owenby, J., s. Meade, R. C. I [595] 366, *435*
Owens jr., A., s. Colsky, J. I [168] 1039, 1084, *1099*
Owens jr., J. N., s. Payne, R. W. I [1021] 757, 805, 895, 909, 927, 951, *1007*
Owren, P. A., s. Egeberg, O. I [228] 379, *421*, [95] *1164*
Oxenreider, S. L. II [623] 211, *277*
— u. B. N. Day II [624] 211, *277*
— s. Day, B. N. II [79] 845, *907*
— s. Henricks, D. M. II [394] 210, *269*
Ozawa, M., s. Matsumoro, S. II [596] 532, 563, *592*

Paape, M. J., s. Tucker, H. A. II [674] 367, *423*
Pabst, M. L., R. Sheppard u. M. H. Kuizenga I [1013] 734, 791, *1007*
Pace, M., s. Allegra, G. I [16] 368, *414*, [21] 493, *625*
Packer, L., u. M. Bacila I [679] 412, *438*
Padnos, D., s. Gorski, J. I [472b, 472c] 239, *307*
Padovani, E., u. A. Nicolis I [1040a] 532, *663*
Padykula, H., s. Wislocki, G. B. I [1450] 82, *349*

Paesi, F. J. A., u. M. J. Hoogstra I [1041] 562, 570, *663*
— u. S. E. de Jongh II [413] 93, *125*
— u. J. C. de Wit II [757] 747, *792*
Paeske, W., s. Jöchle, W. II [540] 656, *703*
Pagani, C. I [1014] 869, *1007*
Page, D. F., s. Clinton, R. O. I [191] *976*
Page, E. W., M. B. Glendening u. D. Parkinson I [680] 386, 387, 392, 393, *438*
— E. Ogden u. E. Anderson I [1042] 510, *663*
— s. Wollever, C. A. I [1457] 87, *349*
Paine, C. G., s. Coyle, M. G. I [253] 29, *298*
— s. Russell, C. S. I [1117] 164, 165, 169, 170, 172, 176, 177, 178, 269, *335*
Palade, G. E. II [235] 488, *511*
— u. P. Siekevitz II [236] 464, 468, *511*
— s. Faquhar, M. G. II [101] 476, *507*
Paland, J., s. Butenandt, A. I [136, 141] 885, 892, 956, 961, *974*
Palestini, M., u. F. Fuenzalida I [681] 403, *438*
Palian, B. II [363] 893, *918*
Palitz, L. L. I [1043] 591, *663*, [322] *1172*
Palm, J. E., s. Woolley, G. W. I [1439] 615, 621, *678*
Palma, J. R. di, s. Reynolds, S. R. M. I [1118] 596, *666*
Palmer, A. I [682] 352, 354, *438;* II [677, 679] 525, 562, *594*
— u. J. Devillers II [678] 525, *594*
— s. Zuckerman, S. I [1462] 464, 465, 468, 469, *679*
Palmer, H. I [683] 368, *438*
— G. Erikson, N. Wiqvist u. E. Diczfalusy I [965b] 89, *329*
Palmer, R. I [323] *1172;* II [758] 728, *792*
— J. A. Blair, G. Erikson u. E. Diczfalusy I [965a] 108, 109, *329*
— u. J. Devillers I [684, 685] 353, 355, 357, *438;* II [759] 755, *792*
— u. J. Robel II [680] 544, 568, *595*
— s. Crooke, A. C. I [261] 52, 53, 58, 64, 76, 139, 160, *298*

68*

Palmer, R., s. Mocquot, P.
I [615] 355, 356, *436*
— s. Moquot, P.   II [629]
525, *593*
Palmer, R. F., s. Crooke, A. C.
II [191—195] 727, 728, *772*
— s. Diczfalusy, E.   II [253]
728, *774*
Palmer, R. H.   I [1044] 494,
663
— s. Kappas, A.   I [432, 433]
352, 359, *429*, [702] 514,
524, *651*
Palmere, R. M., s. Diassi, P. A.
I [238a] 824, *978*
Palva, I. P., u. O. O. Mustala
I [686] 374, *438*, [324]
1148, *1172*
Pan, S. C., s. Perlman, D.
I [1063] 487, *664*
P'an, S. Y., u. G. D. Laubach
I [687] 382, 412, *438*,
[1045] 415, *663*
— s. Dyke, H. B. van   II [285]
721, *775*
— s. Figdor, S. K.   I [419]
519, 524, *640*
Panasevich, V. I., s. Lipschütz, A.   I [853] 623,
656; II [285] 903, *915*
Pancake, E., s. Cohn, G. L.
I [219] 26, *296*
Panda, J. N., u. C. W. Turner
II [530, 531] 384, *418*
Panella, I.   I [688, 689] 362,
363, *438*
Paniagua, M., s. Pincus, G.
I [722] 372, 379, *439*, [1056,
1057] 943, 958, 964, *1008*,
[349, 350, 353] 1126, *1173;*
II [197, 199] 3, 18, 24, 29,
46, [793] 745, *793*, [372]
824, *918*
Panigel, M.   II [158] 324, *338*
Pannarale, M. R.   I [1046] *664*
Paola, G. di, s. Del Castillo,
E. B.   II [64] 55, *113*
Papadia, L., R. Cagnazzo u.
A. Guarini   I [690] 406,
438
Papanicolaou   II 624
Papanicolaou, G. H.   II [760]
746, *792*
Papanicolaou, G. N.   I [1015]
593, 696, *1007*, [687] 1067,
1115; II [681—685] 525,
527, 560, *595*
— u. E. A. Falk   I [1016]
1007
— H. F. Traut u. A. Marchetti
II [686] 550, *595*
— s. Fraenkel, L.   II [362]
623, *696*
— s. Kelly, G. L.   II [284]
53, *121*
Papanicolaou, G. N., s. Stokkard, Ch. R.   I [1301] 718,
1019; II [521] 53, *129*
Papatheodorou, B., s.
Comninos, A. C.   II [78]
103, *113*
Papež, L., s. Stastny, J.
I [831] 1067, *1120*
Pappas, G. D., s. Ross, M. H.
II [249] 464, *512*
Papworth, R. A., s. Binks, R.
I [72] 943, *972*, [25] *1162*
Parada, J., J. H. Napp u.
K. D. Voigt   I [691] 357,
438, [1017] 936, 938, 941,
942, *1007*
Parbhoo, S. P., u. I. Johnston
II [364] 904, *918*
Pardon, N., s. Bory, R.
I [107] 1061, *1097*
Paredis, F.   II [761] *792*
Paris, R., s. Gros, G.   I [492]
988
— s. Kehl, R.   I [679] 836,
994; II [441] 248, *270*,
[130] 450, *456*
Paris, S. K., s. Korenchevsky,
V.   I [750, 751] 501, 502,
506, 539, 554, 555, 562, 575,
584, 618, *653*
Parker, G. H.
II [625] 139, *277*
Parker, J., s. Gleason, C. H.
I [445] 908, *986*
Parker, J. E., s. McCluskey,
W. H.   II [665] 611, *707*
Parker, R. C., s. Morgan, J. F.
II [467] 380, 398, *416*
Parker, W. R., G. D. Niswender,
A. L. Slyter, J. N. Wiltbank
u. D. R. Zimmerman
II [365] 857, *918*
Parkes, A. S.   I [133] *21*,
[688] 1028, *1115*, [325]
1172; II [414, 415] 53, 109,
125, [626] 204, *277*, [532—
534] 342, 345, 347, 370,
418, [735—737] 619, 647,
652, *709, 710*
— u. C. W. Bellerby   II [416]
55, *125*, [535] 384, *419*,
[738] 632, 645, 647, *710*,
[762] 745, *792*
— u. H. M. Bruce   II [763]
740, *792*
— u. R. Deanesly   II [417]
60, *125*
— u. C. W. Emmens   I [1018]
1007
— u. R. E. Glover   II [536]
370, *419*
— u. S. Zuckerman   I [1047]
464, *664;* II [418] 52, *125*
— s. Callow, R. K.   I [162]
785, 896, *975*
Parkes, A. S., s. Deanesly, R.
I [222] 893, 896, 897, 898,
899, 903, 904, 914, 915, 957,
978, [198] 1028, 1039,
1100; II [260] 619, 622,
645, *693*
— s. Emmens, C. W.   I [339,
340] 777, 917, 918, 920, *982;*
II [147, 148] 54, 74, 82,
116, [61, 62] 331, *335*
— s. Fee, A. R.   II [341, 342]
613, *696*, [333] 760, *777*
— s. Hill, M.   II [492, 493]
720, 742, *782*
— s. Hill, R. T.   II [99] 330,
336, [494] 621, 652, *701*,
[497] 721, *783*
— s. Klein, M.   I [705] 898,
899, 903, 904, 905, 907,
914, 926, 956, *995;*
II [296] 74, 83, *121*
— s. Marrian, G. F.   II [155]
427, *457*
— s. Rowlands, I. W.   II [866]
721, *796*
— s. Warwick, M. H.   I [1387]
271, 273, 274, *347*
— s. Zuckerman, S.   II [1007]
620, 621, 674, *719*
Parkins, W. M., s. Swingle,
W. W.   I [1319, 1320]
466, *674*
Parkinson, D., s. Page, E. W.
I [680] 386, 387, 392, 393,
438
Parks, A. E., s. Mack, H. C.
I [803] 149, 155, 159, 164,
171, *322*
Parlow, A. F.   I [966] 245, *329;*
II [764, 765] 735, 747, *792*
— L. L. Anderson u. R. M.
Melampy   II [627] 213,
277, [739] 668, *710*,
[766] 725, 745, *792*
— s. Donini, P.   II [258,
259] 721, 728, 730, *774*
— s. Quevedo, M. M.   II [661]
212, *278*
Parola, P. L., s. Grassi, G. C.
I [519] 534, *644*
Paros, N. L.   I [692] 362, *438*
Parson, W., s. Hollifield, G.
I [583] *991*
— s. Segaloff, A.   II [813]
537, *599*
Parsons, F., s. Huggins, C.
I [608] 777, 895, 896, 897,
901, 902, 907, 908, 912, 957,
992
Parsons, F. M., s. McCracken,
B. H.   I [585] 360, *435*,
[888] 929, *1002*
Parsons, L., J. O. Whittaker
u. H. M. Lemon   I [967]
148, 153, *329*

Parsons, L., s. Wotiz, H. H.
I [1461] 149, 153, 155, *350*
Parvainen, S., K. Soiva u.
C. A. Ehrnrooth II [1048]
478, *664*
— s. Soiva, K. I [1275] 478, *672*
Paschen, H. W. I [689] 1045, 1048, 1086, *1115*
Paschkis, K. E., A. Cantarow u. W. P. Havens jr.
I [968] 267, *329*
— u. A. E. Rakoff II [767] 739, 740, *792*
— s. Cantarow, A. I [189] 613, *631*
— s. Shay, H. II [923] 729, *798*
Paschow, M., s. Winter, G. F.
II [966] *604*
Pasetto, N., S. Deragua, G. Montanino u. A. Viccone
II [687] 522, *595*
— u. G. Montanio II [768] 728, *792*
Pasquale, G. di, s. Steinetz, B. G. I [1295] 466, 538, 539, 542, 543, 559, 560, 561, 562, 571, 572, 573, 574, 575, 581, *673*, [1299] 807, 861, 889, 937, 944, *1019*
Passalacqua, N. I [1049] 490, 491, 496, 502, *664*
Pasteels, J. L. II [769—771] 736, 756, *792*, *793*
— u. F. Ectors II [628] 207, *277*
— u. M. Herlant II [629] 207, *277*
Pastorino, D., s. Cataldi, R.
I [149] 378, *418*
Pataki, J., s. Rosenkranz, G.
I [1138] *1012*
Patanelli, D. J., u. W. O. Nelson I [1019] 830, 832, 936, 944, 945, *1007;*
II [419] 99, 101, *125*
— s. Nelson, W. O. I [948] 773, 909, 914, 924, 927, 934, 936, 941, 944, 945, *1004;*
II [396] 99, 100, 101, *125*
Patel, J. S., s. Wiesner, B. P.
II [550] 55, *130*
Patel, M. D. I [740] 681, *710*
Patelli, B., s. Camerino, B.
I [162a, 162c, 163] 910, 951, 954, *975*
Paterson, G. D., u. S. J. H. Miller I [690] 1091, *1115*
Paterson, J. J. T., s. Newman, H. H. II [715] 619, *709*
Paterson, J. Y. F., u. W. Klyne I [969] 234, *329*
Patrono, V. I [1050] 597, *664*

Patrono, V. u. G. Nicolosi
I [970, 970a] 160, 278, *329*, [693—695] 370, *438*, [1051] 582, *664*
Patt, H. M., R. L. Straube, E. B. Tyree, M. N. Swift u. D. E. Smith I [1052] 489, *664*
— M. N. Swift, R. L. Straube, E. B. Tyree u. D. E. Smith
I [1053] 489, *664*
Patte, H. M., s. Straube, R. L.
I [1302a] 489, *673*
Patte, J. C., s. Hamblen, E. C.
I [511] 918, *988*
Patterson, H. D., s. Mandl, A. M. I [846] 711, *1000*
Patterson, J. F., M. Cheney u. W. H. Fishman I [696] 397, *439*
Patterson, T. B., s. Alliston, C. W. II [14] 60, *111*, [9] 667, *684*
Patti, A. A., P. Bonanno, T. F. Frawley u. A. A. Stein
I [971] 30, *329*
— T. F. Frawley u. A. A. Stein
I [972] 30, *329*
Pattison, T. W., s. Smith, H.
I [1241, 1242] 946, 948, *1016;* II [512a] 76, *129*
Paufler, S., s. Smidt, D.
II [881] 661, *715*
Paul, H., s. Butenandt, A.
I [149] 804, 810, *975*
Paul, J., s. Cole, R. J. II [181] 183, *262*
Paul, K. G., u. N. Wiqvist
I [697] 394, *439;* II [741] 652, *710*
Paula e Silva, P. de, R. Chiaverini, M. P. Netto u. A. L. M. Lourenco
I [1054] 474, 476, *664*
Pauli, H., s. Giesen, W.
I [286] 1073, *1103;*
II [322] 567, *583*
Paulicovicz, E., s. Bickenbach, W. II [68] 524, *557*, [85] 745, *768*
Paulikovics, E., s. Bickenbach, W. I [66] 706, *971*, [24] 1125, *1162*
Paulsen, A., s. Maddock, W. O.
II [674] 727, *789*
Paulsen, C. A. I [973] 282, *329*
— R. B. Leach, N. Goldston, J. Lanman u. W. O. Maddock I [1020] 937, 944, *1007*
— — J. L. Lenman, N. Goldston, W. O. Maddock u. C. G. Heller I [974] 282, 284, 285, 286, *329*, [326] *1172*

Paulsen, C. A. R. B. Leach, H. Sandberg, S. Sheinfeld u. W. O. Maddock I [691] 1078, *1115*
— s. Heller, C. G. I [363] 370, 371, 372, *426*, [569] 536, 582, *645*, [545] 806, 833, 839, 928, 944, *989;* II [110a] 38, *43*, [484] 752, *782*, [204] 893, *912*
Paulsen, G. A., s. Heller, C. G.
I [546] 806, 928, 929, 937, 938, 944, *989*
Paver, H., s. Robertson, I. S.
II [401] *919*
Pavlatos, M., D. Maroudis, B. Terzis u. A. Evangelopoulos I [975] 164, *329*
Payne, C. C., s. Charney, W.
I [178a] 860, *976*
Payne, F. L., u. P. J. Hodes
I [1055] 534, 535, *664*
Payne, H. W., u. J. P. A. Latour I [698] 386, *439;*
II [688] 529, *595*
Payne, J. M. I [1056] 462, *664*
Payne, M. A., s. Beal, J. M.
I [53] 360, *415*
Payne, R. W., A. A. Hellbaum u. J. N. Owens jr. I [1021] 757, 805, 895, 909, 927, 951, *1007*
Payne, W. B., H. van Peenan u. G. F. Cartland I [1022] *1007*
Peace, R., s. Peters, J. H.
I [1065] 551, *664*
Peachey, L. D., u. K. R. Porter
II [237] 478, *511*
Pean, V., s. Pincus, G.
II [199] 3, *46*
Pean, Y., s. Pincus, G.
I [1057] 943, 958, *1008*, [350] 1126, *1173*
Pearce, E. M., s. Westphal, U.
I [1414] 265, 273, *348;*
II [946] 518, *603*
Pearl, R., u. F. M. Surface
II [159] 328, *338*
Pearlman, W. E. I [1057] 477, *664*
Pearlman, W. H. I [976—981] 23, 24, 25, 100, 103, 124, 130, 132, 164, 172, 196, 197, 213, 217, 224, 266, 267, 268, 269, *329;* II [689] 519, 543, 558, *595*, [772] *793*
— u. E. Cerceo I [134] *21*, [982—985] 82, 83, 85, 86, 224, *329*, *330;* II [690] *595*, [773] 761, *793*
— — u. M. Thomas I [986] 89, *330*
— u. W. Y. Huang I [987] 252, 254, *330*

Pearlman, W. H. u. G. Pincus I [989] 101, 137, 201, *330;* II [691] *595*
— — u. N. T. Werthessen I [988] 144, 145, *330*
— u. M. Thomas I [990] 24, 83, *330;* II [692] 553, *595*
— s. Contractor, S. F. I [224] 103, 143, 145, 268, *297*
— s. Huang, W. Y. I [588, 589] 68, 73, 105, 252, 254, *313;* II [525] 723, *784*
— s. Lawson, D. E. M. I [742, 743] 256, 273, *319;* II [355] 399, *412*
Pearse, A. G. E. I [1023] 717, *1007*
Pearson, A. K., s. Enders, R. K. II [319, 320] 617, 619, 658, *695*
— s. Pearson, O. P. II [744] 619, 642, *710*
Pearson, O. H. I [1024] 909, 929, *1007*
— u. C. P. Rhoads I [327] 1155, *1172*
— s. Damm, H. C. II [129] 351, *405*
Pearson, O. P. II [742, 743] 613, 619, 623, 642, *710*
— u. R. K. Enders II [774] 750, 761, *793*
— M. R. Koford u. A. K. Pearson II [744] 619, 642, *710*
— s. Enders, R. K. II [319, 320] 617, 619, 658, *695*
Pearson, S., u. T. H. McGavack I [1025] 895, *1007*
— J. Weissberg u. T. H. McGavack I [1026] 895, *1007*
Pease, G. D., s. Belt, W. D. II [10] 464, *503*
Peberdy, G. R., u. L. Snaithil II [775] 739, *793*
Peberdy, M., s. Caspary, E. A. I [201] 500, *632*
Pece, C. I [991] 176, 186, *330*
Pechet, M. M., s. Barton, D. H. R. I [52b] 894, *971*
Pechorskaya, M. B. I [1058] 474, 476, *664*
Pecile, A., s. Giuliani, G. II [400] 751, *779*
— s. Mangili, G. I [848] 775, 807, 889, 907, 910, *1000*
— s. Martini, L. I [924] 567, 568, *659*
Pecile, L., s. Cavallero, C. I [211] 559, 560, 561, 567, 568, 569, 571, 572, 573, 574, 583, 584, *632,* [170] 839, *975*

Peck, C. K., s. Whalen, R. A. I [1388a] *1023*
Peckham, B. M., u. R. R. Greene II [630—632] 212, 218, *277*
Peckham, W. D., J. Hotchkiss, E. Knobil u. C. S. Nicoll II [537] 351, *419*
Peczenik, O. II [420] 53, *126*
Peden, J. C., M. C. Maxwell u. A. Ohin I [1027] 930, *1008*
Peden jr., J. C., M. C. Maxwell u. A. Ohin I [699] 360, *439*
— A. Ohin u. P. T. Williams I [700] 360, *439*
Pedersen, D. L., s. Fawcett, J. W. I [246] 374, *422*
Pedersen, J. I [692] 1075, *1115*
— u. C. Hamburger I [992] 157, 190, *330*
Pedersen, K. O., s. Li, C. H. II [631] 721, *787*
Pedersen-Bjergaard, G., u. K. Pedersen-Bjergaard II [776] 724, *793*
Pedersen-Bjergaard, K., s. Pedersen-Bjergaard, G. II [776] 724, *793*
Pederson, R. L., s. Hogg, J. A. I [79] 6, *19*
Pedrali, C., s. Gardi, R. I [426a] *985*
Pedreaz, R., s. Pincus, G. II [197] 3, 18, 24, 29, *46*
Pedrini, P. de, s. Nicolosi, G. I [923] 268, *327,* [654] *437*
Peele, T. L., s. Shealy, C. N. II [924] 733, *798*
Peenan, H. van, s. Payne, W. B. I [1022] *1007*
Peeters, F. I [693] 1060, 1079, *1115*
— R. Oeyen u. M. van Roy I [701] 356, 357, *439,* [1028] *1008,* [694] 1077, 1078, 1079, *1115,* [328] *1172;* II [193] 24, 28, 31, *46*
— M. van Roy u. R. Oeyen I [1029] *1008,* [329, 330] *1172*
— — — R. Snauwaert u. A. van Tilborg I [331] *1172*
Pekary, A. E., J. M. Davidson u. B. Zondek II [777] 734, *793*
Pekkarinen, A., s. Castrén, O. I [195a] 167, *295,* [148] 371, 377, *418,* [204] 531, 582, *632,* [169] 928, *975*

Pellerin, J., A. D'Iro u. E. Robillard I [1059] 522, *664*
— s. Robillard, E. I [766] 381, *441*
Pelzer, H., s. Hinsberg, K. I [565] 24, 25, 27, 95, 97, 122, 127, 266, *312;* II [391] 519, *585*
— s. Ott, D. I [965] 27, *329*
Pena, J. de la, s. Goldzieher, J. W. I [464a] 30, *307*
Peña, F. de la, s. Rice-Wray, E. II [391] 903, *919*
Peñaranda, J. M., s. Lipschütz, A. I [794] 805, 835, 909, *998;* II [319] 96, *122*
Penardi, R., s. Hilliard, J. I [564a] 235, 238, *312;* II [502] 760, *783*
Penati, M. R., s. Baldratti, G. I [41] 399, *414,* [60] 481, 482, 573, *626*
Penchanz, R. J., u. J. A. Long I [1030] 691, *1008*
Pencharz, R. I., u. J. A. Long II [538] 351, 355, *419*
— u. W. R. Lyons II [539] 355, *419*
— s. Lyons, W. R. II [396] 350, 371, *414*
Pencharz, R. J., u. J. A. Long II [778] 722, *793*
— s. Evans, H. M. II [303] 721, *776*
Pencharz, R. U., s. Anselmino, K. J. II [19] 384, *401*
Pendleton, A., s. Pincus, G. I [1057] 943, 958, *1008,* [350] 1126, *1173;* II [199] 3, *46*
Pendleton, S. K., s. Frenkel, J. K. I [434] 580, *640*
Penhos, J. C., u. R. Nallar I [1060] 460, *664;* II [160] 323, *338*
Pennington, G. W., s. MacCarthy, C. II [656] 762, *788*
Pennington, T. G., s. Stokes, P. E. I [838] 360, 367, 380, *444,* [1298] 549, *673*
Pennycuik, P. R., s. McFarlane, W. V. II [535] 182, *274*
Pensky, J., s. Damm, H. C. II [129] 351, *405*
Peppel, M. C., s. Santisteban, M. E. II [429] 885, *920*
Pepper, H., u. S. Lindsay I [702] 357, *439,* [1061] 497, 500, *664,* [332] *1172*
Pereira, F. B., u. J. Tapadinhas I [703] 408, *439*

Perelman, M., s. Anliker, R. I [22] *970*
Perez, V., s. Schaffner, F. I [1178] 551, 553, *669*
Perez-Mera, R. A., u. C. E. Shields I [1062] 552, *664*
Perez-Pelacz, M., s. Cohen, M. R. I [57] *1163;* II [46] 10, 17, 29, *40*
Perez de Salazar, J. L., s. Corral-Gallardo, J. I [239a] 106, *297*
Perez-Vega, E., s. Maqueo, M. I [602] 1050, 1077, 1078, 1079, *1112,* [278] *1170;* II [164] 17, 35, *45*
Perkins, J. L., u. L. Goode II [366] 861, *918*
Perkins, L., s. Bergen, J. R. I [57] 409, *415*
Perlman, D., N. A. Ginffre, S. A. Brindle u. S. C. Pan I [1063] 487, *664*
— P. W. Jackson, N. Giuffre u. J. Fried I [993] 243, *330*
— E. Titus u. J. Fried I [1030a] 828, *1008*
Perlman, P., s. Reimann, H. I [1102] 821, 866, *1010;* II [444] 68, *126*
Perlman, P. L., u. J. W. Cassidy I [704] 403, *439*
— s. Charney, W. I [178a] 860, *976*
— s. Oliveto, E. P. I [996a] 852, *1006*
— s. Robinson, C. H. I [1122] *1011*
Perlman, R. M. I [705, 706] 356, 357, *439*
Perloff, W. H., s. Levit, E. J. I [541] 381, *433*
Perlroth, M. G., H. S. Marver u. D. P. Tschudy I [333] *1172*
Perlstein, M. A., s. Dowben, R. M. I [214] 373, 380, *421*
Péron, F., s. Loutfi, G. I [788] 242, *321*
Peron, F. G., s. Heard, R. D. H. I [543] 273, 274, *310*
Perrine, J. W. I [1063a] 540, 543, 563, *664,* [1031] 908, 925, 927, 928, 931, 932, 936, *1008*
— s. Coppola, J. A. I [199] 706, 767, 943, *977*
Perrini, F. I [707] 396, *439*
Perry, J. S. II [745, 746] 619, 623, 655, *710,* [779] 746, *793,* [90] *819*
— u. I. W. Rowlands II [747—749] 607, 608, 609, 620, 626, 632, 633, 636, 645, 647, 649, *710*
Perry, J. S., s. Heap, R. B. I [540, 540a] 259, 260, *310;* II [384] 211, *268,* [480] 720, *782*
Perry, T. W., s. Andrews, F. N. I [34] 545, *625*
Perry, W. F., s. Zingg, W. I [1459] 586, *679*
Persico, M., s. Coletta, A. I [167] 383, 403, *419*
Persson, B. A., u. L. Ploman II [694] 573, *595*
Persson, B. H. II [540] 385, 386, 387, *419,* [693] 573, *595*
Pesch, L. A., S. Segal u. Y. J. Topper I [708] 363, 364, *439*
— E. R. Simon u. Y. J. Topper I [709] 363, 410, *439*
— u. Y. J. Topper I [710] 410, *439*
— s. Simon, E. R. I [823] 410, *443*
— s. Topper, Y. J. I [879] 410, *445*
Pesonen, S., s. Ikonen, M. I [604] 78, *313*
— s. Laitinen, O. I [727] 155, 156, *318*
— s. Turunen, A. I [1347] 186, *345*
Pestre, M., s. Combescot, C. I [260] 464, *634*
Peterkin, G. A. G. I [1064] 594, *664*
Peters, B. J., s. Kory, R. C. I [477, 478] 373, 376, 405, 431, [752, 753] 551, 552, 653, [728] *996*
— s. Watson, R. N. I [1407] 536, *677*
Peters, H. A., s. Kennedy, J. H. I [448] 360, *430*
Peters, H. G., s. Kennedy, J. H. I [447] 360, *430,* [718] 582, *651*
Peters, J. H., A. H. Randall, J. Mendeloff, R. Peace, J. C. Coberly u. M. B. Hurley I [1065] 551, *664*
Peters, J. P., s. Man, E. B. I [900] 585, *658*
Peters, L. E., s. Zarrow, M. X. I [1431] 690, 698, 746, 748, 758, 804, 805, 828, 832, 862, 926, 927, 934, 935, *1025;* II [561] 64, 66, 75, *131,* [211] *340*
Petersen, W. E. II [541, 542] 349, 355, 367, 372, *419*
— C. B. Knodt, T. M. Ludwick u. B. S. Pomeroy II [543] 354, *419*

Petersen, W. E. u. T. M. Ludwick II [544] 355, *419*
— s. Donker, J. D. II [48] 432, *453*
— s. Ely, F. II [165] 355, 367, *406*
— s. Hill, D. L. I [561] 224, *311*
— s. Samuels, L. T. II [601] 350, *421*
Petersohn, K. L. II [780] 724, *793*
Peterson, A., s. Edgren, R. II [307] 650, *694*
Peterson, D. H., s. Hogg, J. A. I [79] 6, *19*
— s. Eppstein, S. H. I [348b] 827, *982*
Peterson, D. L., u. R. A. Edgren II [208] 431, *459*
— — u. R. C. Jones I [1032, 1033] 712, 715, 774, 807, 907, 936, 945, 947, *1008,* [334] *1172;* II [421, 422] 98, *126*
— s. Edgren, R. A. I [309, 312] 758, 935, 936, 946, 947, 948, 949, *981;* II [132b, 134] 59, 76, 98, *115,* [258—260] 262] 199, 227, 229, 242, 243, 244, *264,* [56] *334*
Peterson, De Ann L., s. Edgren, R. A. I [50a, 50c] 17, *18*
Peterson, D. W., s. Quevedo, M. M. II [661] 212, *278*
Peterson, E. P., s. Jaffe, R. B. I [610c] 88, *314*
Peterson, H. P. II [91] 812, 814, *819*
Peterson, R. A., u. E. A. Eilers I [994] 32, *330*
Peterson, R. D., s. Beatty, C. H. I [56] 791, *971*
Peterson, R. E., s. Saxena, B. B. II [893] 724, *797*
Peterson, W. E., s. Dziuk, P. J. II [108] 849, *908*
Peterson, W. F., M. W. Steel u. R. V. Coyne I [335] 1149, 1150, *1172*
— s. Goldzieher, J. W. I [301] 386, *424,* [464] *987;* II [83] 17, *42*
Petionio, L., s. Meduri, D. I [596] 368, 400, *435*
Petit, A., s. Velluz, L. I [1351b] *1021*
Petrelli, E. A., u. T. R. Forbes I [1066] 487, *664*
Petrelli, F., s. Tedeschi, G. G. I [861] 380, 400, 406, *445*
Petrescu, C., s. Milcu, S. M. I [607] *435*

Petro, Z., s. Ryan, K. J.
I [1120] 47, 75, 77, 104,
335; II [875] 764, 796
Petrov, P., s. Kadiiski, E. G.
II [244] 893, 913
Petrow, V., s. Ackroyd, M.
I [1a] 969
— s. Barton, S. P. I [12, 13]
7, 12, 17, [53] 921, 971
— s. Burn, D. I [123] 813,
814, 974; II [52] 66, 112
— s. Cooley, G. I [198a]
855, 862, 945, 977
— s. David, A. I [43] 12, 18,
[213, 214] 918, 921, 922,
923, 977
— s. Magrath, D. I [840]
1000
Petrusz, P., u. B. Flerkó
II [781] 730, 793
— u. É. Nagy II [782] 730,
793
— s. Flerkó, B. II [357] 730,
731, 778
Petry, G., L. Overbeck u.
W. Vogell II [238, 239]
477, 487, 511
Pettit, G. D. II [367] 841,
918
Pettit, M. D., s. Eskin, B. A.
I [395] 585, 639
Petzold, A., W. Ries u.
W. Schmidt I [995] 157,
159, 160, 330
Peukarz, B., s. Anselmino,
K. J. II [22] 568, 574
Pfau, K. O., s. Slack, N. H.
II [104] 813, 820
Pfeiffer, C. A. II [423, 424]
87, 126, [209] 439, 442, 459,
[695] 522, 595, [750] 674,
710, [783, 784] 729, 748,
793
— u. C. W. Hooker I [1067]
466, 664; II [425] 80, 126,
[785] 793
— — u. A. Kirschbaum
I [1034] 722, 1008
— s. Forbes, R. Th. I [380a,
381] 196, 241, 244, 249, 250,
303
— s. Forbes, T. R. II [178]
87, 117, [350] 674, 696,
[363] 749, 760, 778
Pfiffner, J. J., u. H. B. North
I [1035—1037] 806, 828,
834, 835, 896, 1008; II [426,
427] 69, 126
— s. Harris, R. G. I [517]
691, 988
— s. Haterius, H. O. II [475]
745, 782
— s. Nelson, W. O. I [949]
693, 1004; II [506, 507] 356,
369, 370, 382, 417

Pflaumer, M., s. Barry, R. D.
I [52a] 823, 971
Pförtner, W., s. Habbe, K.
I [334] 376, 425
Phelps, D. II [696] 530,
595
Philipp I [996] 95, 127, 187,
192, 330
Philipp, E. I [695] 1032,
1036, 1038, 1115; II [697]
555, 595, [786—789] 743,
793
— u. H. Huber I [696, 697]
1068, 1075, 1115
Philipp, W. I [997] 81,
330
Philippe, G., u. P. Isidor
I [698] 1115
Philips, L. L., s. Turksoy, R. N.
I [887] 377, 446, [454]
1176
Phillipo, M. de, s. Lerner, L.
I [770—772, 775, 776] 751,
768, 771, 777, 805, 806, 807,
832, 833, 839, 855, 935, 937,
940, 941, 998; II [310, 312]
54, 70, 122
— s. Lerner, L. J. II [471,
472] 230, 231, 233, 234, 235,
236, 242, 271, [135] 314, 337,
[147, 148] 426, 430, 448, 449,
456
Phillipps, G. H., s. Evans,
R. M. I [354a] 859, 982
Phillips, Chester, s. Franke,
Don E. II [151] 839, 855,
910
Phillips, L. L. II [368] 903,
918
— R. N. Turksoy u. A. L.
Southam I [711] 379,
439, [699] 1046, 1116,
[336] 1172
Phillips, M. J., s. McIntyre, N.
I [290] 1145, 1171
Phillips, P. C., s. Smith, H.
I [1241, 1242] 946, 948,
1016; II [512a] 76, 129
Phillips, P. H., s. Lardy, H. A.
II [467] 144, 271
Phillips, R. S., A. B. McCoord
u. W. T. Pommerenke
I [1069] 464, 479, 664
Phillips, R. W. II [633] 139,
277
— u. F. N. Andrews II [634]
139, 140, 277
— s. Fraps, R. M. II [77]
427, 432, 454
— s. Schott, R. G. II [717]
139, 280
Phillips, W. A. I [1038] 696,
806, 1008; II [210] 431, 459,
[698] 524, 595, [790] 745,
793

Phillips, W. E. J., R. H.
Common u. W. A. Maw
I [712] 367, 398, 400, 439,
[1068] 501, 554, 555, 664
Philpot, J. F., u. J. S. L.
Philpot I [1039] 683,
1008
Philpot, J. S. L., s. Philpot,
J. F. I [1039] 683, 1008
Phoenix, C. H., R. W. Goy,
A. A. Gerall u. W. C. Young
II [211] 439, 459
— s. Feder, H. H. II [71]
439, 454
— s. Goy, R. W. II [89] 439,
454, [413] 755, 780
— s. Grady, K. L. II [90]
439, 454
— s. Young, W. C. II [286]
439, 462
Piana, C. I [1070] 546, 665
Piatak, D. M., R. I. Dorfman,
D. Tibbetts u. E. Caspi
I [1040] 1008
— s. Caspi, E. I [191b] 68,
295
Piaux, G., M. Robey u.
H. Simonnet I [998] 330
— s. Robey, M. I [1120]
832, 1011, [752] 1032,
1117
— s. Séguy, J. I [1166] 172,
337
Piazza, M., s. Ritis, F. de
I [1118] 1011
Pichette, J. W., s. Nelson,
W. O. II [397] 94, 125
Pickart, L. R., s. Pilgeram,
L. O. I [714] 362, 439,
[338] 1172
Pickering, D. E., s. Reilly,
W. A. II [207] 34, 46
Pickett, M. T., u. A. E. Kellie
I [999] 148, 172, 188, 330
— E. C. Kyriakides, M. I.
Stern u. I. F. Sommerville
I [1000] 149, 155, 186, 189,
330; II [751] 637, 710
— u. I. F. Sommerville
I [1001] 148, 154, 188, 330
— s. Sommerville, I. F.
I [1247—1249] 25, 27, 95,
113, 119, 120, 122, 341;
II [855] 516, 600
Pickford, M., s. Deis, R. P.
I [309] 464, 465, 636
— s. Lloyd, S. I [867] 509,
657
Pickles, V. R. I [1071] 595,
665
— s. Best, F. A. I [61] 388,
415
Pickworth, S., u. G. E.
Lamming II [635] 227,
277

Pidacks, C. C., s. Weiss, M. J.
I [1396] 815, 817, 818, 838, 862, 864, 865, 874, *1022;*
II [542] 66, 67, 68, 73, *130*
Pierce, J. R.   I [700] 1067, *1116*
Pierrepoint, C. G.   I [1001a] 29, *330*
Pierson, M., H. Gurecki u. G. Berlinson   I [1072] 536, 548, *665*
Pigeaud, H., u. A. Burnod I [1002] 171, 177, *330*
— u. R. Burthiault   I [1007, 1008] 29, 171, 177, 178, *330*, [701] 1074, *1116*
— — u. P. Bethoux   I [1003] 149, 164, 171, 177, *330*
— — u. R. Bethoux   I [1004, 1006, 1011] 171, 177, *330*, *331*
— — u. H. Gabriel   I [1009] 177, *331*
— — u. R. Garmier   I [1005] 177, *330*
— — u. E. Zahedi   I [1010] 171, *331*
— u. P. Dubreuil   I [1012] 164, 167, 175, *331*
— M. Dumont u. E. Neumann I [1013] 171, 177, *331*
— u. R. Garmier   I [1014, 1015] 171, 177, *331*
— u. A. La Selve   I [1016] 177, *331*
— u. F. Traboulsy   I [1017] 171, *331*
Pike, J. E., J. E. Grady, J. S. Evans u. C. G. Smith I [1041] *1008*
Pildes, R. B.   II [369] 838, 904, *918*
Pilgeram, L. O.   I [713] 379, *439*, [337] *1172*
— u. L. R. Pickart   I [714] 362, *439*, [338] *1172*
— s. Amundson, B. A.   I [17] 379, *414*
Pilhorn, H., s. Bishoff, F. I [90] 265, *290*
Pillay, R. A., s. Gillman, J. II [382] 664, 674, *697*
Piñal, J. L. del, s. Dosal, A. F. I [214] 1090, *1101*
Pinatel, M. C., s. Beranger, A. I [85] 539, *627*
Pincus, G.   I [715—719] 352, 357, 366, 369, 370, 372, 375, 376, 379, *439*, [1073] 491, 492, 495, 496, 528, 580, 586, 594, 599, *665*, [1042—1050] 750, 766, 804, 805, 811, 814, 815, 819, 822, 825, 828, 829, 830, 835, 838, 839, 880, 886, 887, 892, 917, 925, 931, 933, 934, 935, 936, 937, 938, 942, 943, 943, 955, *1008*, [702] 1056, *1116*, [339—346] 1125, 1129, 1135, 1137, 1143, 1146, 1147, 1156, 1157, 1159, 1160, *1172*, *1173;* II [194, 194a] 9, 10, 11, 20, 30, 33, 36, *46*, [428—431] 75, 76, 89, 90, 91, 92, *126*, [636, 637] 153, 170, 277, [240] 464, *511*, [699] 524, *595*, [791] 745, *793*, [370, 371] 893, *918*
Pincus, G., U. K. Banik u. J. Jacques   I [1051] *1008*
— G. Bialy, D. S. Layne, M. Paniagua u. K. I. H. Williams   II [372] 824, *918*
— u. M. C. Chang   I [1018] 272, 277, *331*, [1052] 706, 804, 815, 826, 828, 862, 891, 892, 893, 894, 917, *1008;* II [432] 88, 89, 91, *126*, [792] 745, *793*
— E. S. E. Hafez u. M. X. Zarrow   II [433] 75, 76, 82, 89, 91, 92, *126*, [638] 198, 245, 251, 252, 277, [212] 429, 430, *459*
— — u. A. P. Merrill I [1053, 1054] 707, 741, 747, 748, 766, 804, 805, 924, 926, 927, 934, 935, 942, 943, 959, *1008;* II [195] 29, *46*
— M. X. Zarrow, E. S. E. Hafez u. A. Merrill   I [347] *1173;* II [434] 54, 75, 76, 82, 89, 90, 91, *126*, [639] 198, 245, 251, 252, 277, [213] 429, 430, *459*
— — u. A. Merrill   I [135] 13, 15, *21*
— u. R. I. Dorfman   I [1074] 542, 543, *665*, [1055] 835, 858, 859, *1008*
— L. P. Romanoff, B. L. Rubin, E. Bloch, J. Carlo u. H. Freeman   I [705] 1058, 1078, *1116*
— u. C.-R. Garcia   I [348] *1173;* II [196] 3, 9, 10, *46*
— M. Paniagua u. J. Shepard   I [1056] 964, *1008*, [349] *1173;* II [793] 745, *793*
— — J. Rock, M. Paniagua, A. Pendleton, F. Laraque, R. Nicolas, R. Borno u. Y. Pean   I [1057] 943, 958, *1008*, [350] 1126, *1173*
— u. M. Hirai   I [1075] 580, *665*, [1058] *1009*
— u. H. Hoagland   I [1076] 528, *665*
Pincus, G. u. R. E. Kirsch II [640] 171, 195, 277, [700] 550, *595*
— u. A. Merrill   II [641] *277*
— T. Miyake, A. P. Merrill u. P. Longo   I [720] 376, 391, *439*, [1059] 683, 685, 879, 959, *1009;* II [435] 54, *126*
— J. Rock, M. C. Chang u. C. R. Garcia   I [1060] *1009*, [351] 1147, *1173*
— — u. C. R. Garcia   I [721] 372, *439*, [1061, 1062] 936, 937, 943, *1009*, [703] 1058, 1086, *1116*, [352] 1147, *1173;* II [198] 3, 20, 28, *46*
— — — M. Paniagua, A. Pendleton, E. Laraque, R. Nicolas, R. Borno u. V. Pean   II [199] 3, *46*
— — E. Rice-Wray, M. Paniagua u. I. Rodriguez I [722] 372, 379, *439*, [353] 1126, *1173*
— — — — J. Rodriguez u. R. Pedreaz   II [197] 3, 18, 24, 29, *46*
— L. P. Romanoff u. J. Carlo I [704] 1058, 1078, *1116*
— u. N. T. Werthessen I [1063, 1064] 683, 740, 804, 805, *1009;* II [642—644] 170, 171, 173, 245, 277, [752] 619, *710*
— u. P. A. Zahl   I [723] 369, *439*
— s. Arai, K.   I [26] 286, *287*
— s. Banik, U. K.   I [43] *970;* II [52, 53] 195, 199, *257*
— s. Bergen, J. R.   I [56] 382, *415*, [86—88] 526, 527, *627*
— s. Bialy, G.   I [86] 285, 290, [67] *415* [23] *1162*
— s. Burdick, H. O.   II [122, 125] 174, 183, 195, *260*, [119] 550, *577*
— s. Chang, M. C.   II [167] 135, 138, 139, 140, 166, *261*
— s. Donayre, J.   I [209] 378, 379, *421*, [87] *1164*
— s. Enzmann, E. V.   II [275] 187, 265, [166] 364, *406*
— s. France, E. S.   I [395] 805, 907, 935, 942, *984;* II [368] 746, 747, *778*
— s. Fridhandler, L.   II [309] 171, *266*
— s. Garcia, C. R.   I [275] 357, 372, 380, *423*, [425] 927, 928, 936, 937, *985*, [124—127] 1147, 1148, *1165;* II [78] 24, 31, 35, *41*

Pincus, G., s. Gilbert, M.
I [287] 1092, *1103*
— s. Hafez, E. S. E.   I [498]
751, 805, *988;* II [99] 32, *42,*
[344] 221, 245, *267,* [348]
584, [415] 654, 682, *698*
— s. Hagopian, M.   I [504]
87, 108, *309*
— s. Haksar, A.   I [506 a]
222, *309*
— s. Hechter, O.   II [139]
464, *508*
— s. Hopkins, T. F.   I [595]
767, *991*
— s. Kurogochi, Y.   I [749]
684, 744, *997*
— s. Layne, D. S.   I [745]
284, 285, *319,* [524] 370, 372,
432, [817] 477, 479, 480, 581,
655, [258, 259] *1170*
— s. Meyer, A. S.   I [903 a]
912, *1002*
— s. Miyake, T.   I [612—614]
391, 398, *436,* [924—926]
683, 806, 808, 830, 839, 924,
925, 927, 930, 931, 933, 935,
943, *1003;* II [378] 75, 76,
124, [694] 649, 679, *708*
— s. Ogawa, Y.   I [671] 390,
438, [995, 996] 683, 743,
806, 927, *1006*
— s. Pearlman, W. H.   I [988,
989] 101, 137, 144, 145, 201,
330; II [691] *595*
— s. Purshottam, N.   I [1078]
706, 767, 805, 844, 927, 934,
943, *1009*
— s. Rock, J.   I [770, 771]
357, *441,* [1130—1132] 927,
928, 937, 943, *1011, 1012,*
[755] 1058, *1117,* [382,
383] *1174;* II [756] 522,
597
— s. Romanoff, E. B.   I [1095,
1096] 198, 199, 218, *334*
— s. Romanoff, L. P.
I [1097b, 1098—1100] 101,
102, 137, 162, 196, 262, 268,
270, 277, *334, 335*
— s. Slechta, R. F.   I [1237]
805, 815, 918, *1016;* II [938]
745, *798*
— s. Tamacki, B.-L.   I [1303]
66, 217, 220, 221, 261, *343*
— s. Tamaoki, B. I.   II [985]
723, *800*
— s. Wallach, E. E.   I [927]
372, *447,* [1358] *1021,*
[479] *1177*
— s. Wyss, H. J.   II [1069]
746, 747, *803*
Pinkerton, J. A., s. Wood, C.
II [277] *49*
Pinkerton, J. H. M., s. Booth,
R. T.   I [99] 1067, *1097*

Pinkerton, J. H. M., s. Wood, C.
II [972] 556, *604*
Pinson jr., R., s. Bloom, B. M.
I [80] 806, *972;* II [92]
246, *259*
Pinto, R. M.   II [701] 558,
595
— E. Montuori, U. Lerner,
H. Baleiron, M. Glauberman u. H. Nemirovsky
II [753] 638, *710*
Pinto-Dantes, C. A., s. Csapo,
A. I.   II [176] 546, 556,
579, [235, 236] 626, 634,
638, *692*
Pion, R., S. H. Conrad u. B. J.
Wolf   II [702] 541, *595,*
[794] 763, *793*
— R. Jaffe, G. Eriksson,
N. Wiquist u. E. Diczfalusy
II [703] 542, *595*
— s. Diczfalusy, E.   I [296]
87, 98, 133, *300*
— s. Jaffe, R.   I [610 a] 89,
108, *314*
Pion, R. J., S. H. Conrad u.
B. J. Wolf   I [1019] 87,
331
— R. Jaffe, G. Eriksson,
N. Wiqvist u. E. Diczfalusy
I [1020] 89, *331*
— s. Conrad, S. H.   I [222 d]
28, 97, 99, 100, 110, 111,
112, *296*
— s. Kitchin, J. D.   I [679 a]
108, *317*
Piper, E. L., u. W. C. Foote
II [645] 210, *277*
Pipes, G. W., B. N. Premachandra u. C. W. Turner
I [1077] 587, *665*
— s. Miller, W. R.   I [886]
271, *325*
Pisani, B. J., s. Rock, J.
I [381] *1174*
Pissoti, L. E., s. Bern, H. A.
I [93] 575, 579, *628*
Pissott, L. E., u. S. Nandi
II [754] 676, 677, *710*
Pita, V. R. de, s. Alvizouri, M.
I [25] 600, 603, *625*
Pitelka, D. R., s. Rivera, E. M.
I [1119] *1011*
Pitkjanen, I. G.   II [646] 149,
277
Piver, M. S., s. Bolognese, R. J.
II [26] 870, *905*
Pixberg, H. U., s. Haller, J.
I [176] *1167*
Pizarello, D. J., s. Bo, W. J.
II [25] 481, *504*
Pizl, M., s. Sedlak, I.   I [1200]
474, 476, *669*
Pizzarello, D. J., s. Bo, W. J.
I [84] 388, *416*

Plachte, F., s. Collipp, P. J.
I [259] 582, *634,* [167]
1039, 1090, 1091, *1099*
Plager, J. E., u. L. T. Samuels
II [241] 464, *511*
Planck, St., s. Taymor, M. L.
I [1316] *1019,* [442] *1176*
Planel, H., J. F. David u. J. P.
Soleilhavoup   I [1078]
622, *665*
Plantureux, G., s. Jayle, M. F.
I [626] 172, *314*
Plasse, G., S. Geller u. Y. Ayme
I [1021] 170, 176, 214, 223,
331
Platt, L. I.   I [724] 386, *439*
Plattner, P. A., H. Heusser u.
P. T. Herzig   I [1065]
815, *1009;* II [436] 66,
126
— — u. A. Segre   I [1066]
810, *1009*
— u. W. Schreck   I [1067]
1009
— s. Heusser, H.   I [563,
563a] 815, 862, *990;*
II [233] 66, *119*
Plaux, G., s. Robey, M.
I [754] 1064, 1069, *1117*
Plavskaya, A. A.   I [1079]
530, *665*
Plessier, B., s. Plessier, J.
I [1080] 533, *665*
Plessier, J., P. Wetterndorff,
B. Plessier u. J. Cohen
I [1080] 533, *665*
Pliess, G.   II [200] 32, *46,*
[704] *595*
Ploman, L.   I [725—727]
381, 405, *440,* [706] 1039,
1116
— s. Persson, B. A.   II [694]
573, *595*
Plotka, C., s. Jéquier, R.
I [669, 670] 507, *650*
— s. Velluz, L.   I [1351 a]
858, 955, *1021*
Plotka, E. D., R. E. Erb, C. J.
Callahan u. W. R. Gomes
I [1021 a] *331;* II [755]
662, *710*
Plotz, E.   I [1022] 70, *331*
— u. H. Werbin   I [1023]
61, 88, 268, *331*
Plotz, E. J.   I [1024—1026] 81,
103, 167, 266, 267, 268, 269,
278, *331,* [707—710] 1028,
1029, 1030, 1032, 1064, 1067,
1069, *1116*
— u. E. Darup   II [710]
542, 559, 566, *595*
— u. M. E. Davis   I [1028—
1031] 61, 82, 93, 129, 130,
144, 145, 164, 176, 177, 179,
264, 266, 268, 278, 279, *331,*

[728] 370, *440;* II [711] 519, 553, *596*
Plotz, E. J., M. E. Davis, R. G. Gould u. J. J. Kabara I [1027] 70, *331*
— — u. A. A. Stein I [1032] 77, 105, 107, *331*
— M. Wiener u. M. E. Davis II [712] 543, *596*
— s. Davis, M. E. I [265—272] 29, 61, 70, 71, 87, 93, 104, 108, 143, 144, 145, 146, 149, 161, 164, 178, 180, 186, 192, 265, 266, 267, 268, 269, 278, *298, 299;* II [186—188] 519, 540, 542, 555, 560, 567, *579*
— s. Ejarque, P. M. I [341] 109, *301*
— s. Landau, R. L. I [508] 361, *432,* [804] 476, 477, *654;* II [539] 525, 549, *905*
— s. Lupu, C. I [796] 279, *322*
— s. Wiener, M. I [1424] 279, *348*
Plotz, J. I [1033] 171, 177, *331,* [729] 352, 353, 354, 356, 358, *440;* II [705—709] 543, 555, 557, 564, 567, *595,* [795] 740, *793*
— u. E. Darup I [1034, 1035] 150, 155, 159, 163, 164, 171, 175, 177, *331*
— s. Mittelstrass, H. II [620] 542, *593*
— s. Werbin, H. I [1401] 87, *347*
Plum, F., u. M. F. Dunning I [730] 367, 373, 376, *440,* [1081] 549, *665,* [1068] 928, 929, 930, 952, *1009*
Plummer, J. M., s. David, A. I [187] 399, *420,* [298] 484, 488, 538, 542, 573, *635,* [211] 756, 767, 770, 773, 774, 775, 807, 839, 869, 915, 922, 937, *977;* II [89] 54, 82, 83, 99, *114,* [202] 230, 235, 237, *262,* [40] 430, 448, 449, *452,* [72] 892, 897, 902, *907*
Plunkett, E. R., s. Swartz, D. P. I [852] 374, 379, *444,* [1267] *1017,* [434] *1176*
Pochi, P. E., u. J. S. Strauss I [1082] 591, *665,* [711] 1093, *1116,* [354] *1173*
— s. Strauss, J. S. I [1306—1308] 590, 591, *673,* [1304a] 875, *1019,* [840, 841] 1093, *1120,* [424, 425] *1175*
Pochin, E. E. I [1083] 586, *665*

Pockrandt, H. I [712] 1062, *1116*
Pocock, R. I. II [437] 51, *126*
Podleschka, K., u. H. Dworzak II [120] 304, *312*
— s. Halter, G. I [177] *1167*
Poel, W. E. I [1084] 605, 614, *665*
— N. Haran-Ghera I [1085] 620, *665,* [1069] *1009*
Pöpperl, C. II [715] 560, 563, *596*
Pohl, F., s. Schriefers, H. I [1163a] 257, *337,* [809] 399, 401, 403, *443,* [1193] 574, 580, *669*
Pohley, F. M., s. Steelman, S. L. II [969] 721, 736, *799*
Pohlman, G., s. Dubrauszky, V. II [88—90] 491, 498, *506*
Pohlmann, G., s. Dubrauszky, V. II [224] 535, *580*
— s. Jaeger, J. II [156] 478, *508*
Pohnert, W., s. Schubert, A. I [1286a] 950, *1018*
Pokorná, J., s. Dyková, H. II [226] 528, *580*
Pokorny, B. A., s. Kilbourne, E. D. I [721] 461, *651*
Pol, M. C. van der II [121] 306, *312*
Polachowski, K. I [713] 1089, *1116*
Polani, P. E., s. Ford, C. E. I [252] 1036, *1102*
Polano, O. II [713, 714] 570, *596*
Pole, A. L., s. Foote, W. D. II [351] 621, *696,* [31] 813, *817*
Polenz, B., s. Puck, A. I [724] 1077, *1116*
Poletto, J. F., s. Weiss, M. J. I [1368—1370] 815, 817, 818, 829, 831, 838, 841, 862, 863, 864, 865, 869, 874, 876, *1022;* II [540—542] 66, 67, 68, 73, *130*
Polgar, P., s. Nekam, L. I [996] 452, *661*
Polgári, I., s. Borvendég, J. II [27] 439, *452*
Polge, C. II [373, 374] 838, 844, 853, 904, *918*
— s. Dziuk, P. J. II [111] 873, *908*
Polishuk, W., s. Sadovsky, A. II [785] 566, *598*
Polishuk, W. Z., s. Kleeberg, J. I [680] 48, *317*

Poliwoda, H., s. Haller, J. I [343] 372, 379, *425,* [175] *1167*
— s. Kirchhoff, H. I [453] 379, *430,* [238] 1145, 1161, *1169*
Poll, J. van der, s. Jacobs, D. R. I [658] 481, 482, *649*
Pollak, V. E., s. Venning, E. H. I [1371] 86, 164, 166, *346,* [1387] 477, *676*
Poller, L., s. Thomson, J. M. I [871] 379, *445*
Polley, H. F., s. Hench, P. S. I [77] *19*
Pollice, L., s. Huggins, C. I [628] 606, *648*
Pollosson, E., P. Hacur, C. Conti u. M. Bon I [1086] 536, *665*
Polovcova, V. V., u. S. S. Judovic II [756] 666, *710*
Polvani, F., s. Luisi, M. I [794] 26, 113, *322;* II [646] 749, *788*
Polzonetti-Magni, A., s. Chieffi, G. II [28, 29] 324, *333*
Pomaranc, M. M., s. Smith, J. J. I [1269] 532, *672*
Pomeratz, L., u. M. G. Mulinos II [647] 181, 222, *277*
Pomeroy, B. S., s. Petersen, W. E. II [543] 354, *419*
Pomeroy, R. W. II [201] 32, *46,* [757] 669, *710*
Pomeroy, Sh. R., s. Chan, W. Y. II [24] 297, *309*
Pomini, P., G. Murari, A. Vizzone u. A. Calugi II [796] 726, *793*
Pommerenke, W. T. II [648] 134, *277*
— P. F. Hahn, W. F. Bale u. W. M. Balfour I [731] 368, *440*
— s. Goodland, R. L. I [304—307] 356, 358, 359, *424*
— s. Phillips, R. S. I [1069] 464, 479, *664*
Pond, W. G., W. Hansel, J. A. Dunn, R. W. Bratton u. R. H. Foote II [375] 838, 873, *918*
Ponse, K., s. Charollais, E.-J. I [179] *976*
Poole, W. E., s. Sharman, G. B. II [857] 616, 621, 639, *714*
Popa, G. T., u. U. Fielding II [797, 798] 734, *793*

Pope, A. L., s. Bellows, R. A. II [60] 747, 750, *767*
— s. Foote, W. D. II [300] 172, 173, 205, *266*
— s. Inskeep, E. K. II [415] 212, 269, [223] 845, *913*
— s. O'Mary, C. C. I [1027, 1028] 545, *663;* II [360] 859, *918*
— s. Stormshak, F. I [1281] 203, 224, 225, *342*
— s. Woody, C. O. II [517] 843, *923*
— s. Zimbelman, R. G. II [563] 97, *131*, [832] 210, *284*, [1000] 633, *719*
Pope, G. S., s. Folman, Y. II [138] 843, *909*
Popjak, G. I [1035 a] 195, *332*
— u. M. L. Beekmans I [1035 b, c] 238, 240, *332*
Popova, A. A., s. Apetov, S. A. I [22] *287*
— s. Lesakova, A. S. I [753] 150, 160, *320*
Popper, H., u. F. Schaffner I [355] 1147, *1173*
— s. Schaffner, F. I [803] 373, *442*, [1177, 1178] 551, 553, *669*
Pora, E. A., A. Abraham u. N. Sildan I [732] 403, *440*, [1087] 503, *665*
— — u. V. Toma I [733, 734] 403, *440*, [1088] 501, 503, 505, *665*
— — — u. N. Sildan I [735] 403, *440*
— s. Abraham, A. I [4] 403, *413*
Porath, C., s. Wilbrand, U. I [955] 359, *448*, [1427] 529, *678*
Porath, J., u. A. V. Schally II [800] 736, 746, *794*
Porta, M. D., s. Andreoli, C. I [18] 377, *414*
Porter, D. G. II [122] 294, 297, *312*
Porter, G. A., u. I. S. Edelman I [1089] 467, 475, *665*
Porter, K. R., u. C. Bruni II [242] *512*
— s. Peachey, L. D. II [237] 478, *511*
Porter, R. W., E. B. Cavanough, B. V. Critchlow u. C. H. Sawyer II [799] 733, *793*
Portes, M. F. I [1090] 584, *665*
Portmann, A. II [757 a] 642, *710*
Porto, A. II [758] 609, *710*

Poschmann, L., s. Butenandt, A. I [142] 908, *974*
Poseiro, J. J., s. Caldeyro-Barcia, R. II [140] *577*
Possanza, G. J., J. T. Oliver, N. J. Sawyer u. R. C. Troop I [736] 370, 399, 403, *440*, [1091] 573, 579, 581, *665*
Posse, N. II [716] 556, *596*
— s. Abolins, J. A. I [4] 1072, *1094*
Posthumus, R. G. I [714] 1091, *1116*
Posthumus, T. A. P., s. Szpilfogel, S. A. I [1275 a] 877, *1017*
Pots, P. I [737] 356, 357, *440*, [1070, 1071] 918, 934, 935, 939, *1009*, [715—718] 1031, 1032, 1038, 1039, 1045, 1046, 1049, *1116;* II [201 a] 17, 46, [717] 564, *596*, [801] 748, *794*
— u. Bergmann I [1072] 838, *1009*
— s. Rosenberg, H. II [767] 573, *597*
— s. Winter, G. F. II [274] 15, 16, *49*, [967] 548, *604*
Potter, E. L. II [759] 623, *710*
Potter, M. G. I [1092] 533, *665*
Pottinger, R. E., s. Dieckmann, W. J. I [323] 478, *636*
Potts, A. M., s. Dorfman, R. I. I [275] 790, *979*
Potts, G. O., A. Arnold u. A. L. Beyler I [1073] 915, 926, *1009*
— A. L. Beyler u. D. F. Burnham I [1074] *1009*
— s. Arnold, A. I [27] 360, *414*, [28, 28a] 793, *970*
— s. Beyler, A. L. I [65a] 910, *971*
— s. Clinton, R. O. I [190] *976*
— s. Tainter, M L. I [858] 360, *444*
Potts, M. II [649] 214, *277*
— u. A. Psychoyos II [650] 214, *278*
Poulson, E., M. Botros u. J. M. Robson II [651] 180, *278*, [123, 124] 308, *312*
— u. J. M. Robson II [652, 653] 180, 181, *278*
— — u. F. M. Sullivan II [654] 180, 181, *278*
— s. Lindsay, D. E. II [478, 479] 180, *272*, [102] 308, *312*

Poulton, B. R., s. Karsch, F. J. II [252] 903, *914*
Pounden, W. D., s. Frank, N. A. I [431] 451, 452, *640*
Powell, L. C., M. M. Guest u. T. P. Bond I [738] 378, *440*, [356] *1173*
Powell, N. B., s. Hamblen, E. C. I [511] 918, *988*
Pozo, R. L. II [760] 667, *710*
Pozza, G., s. Bussi, L. I [175] 489, *631*
Praetz, B., s. Lieberman, S. I [766] 132, 180, *320*
Prahlad, K. V., u. C. H. Conaway I [739] 389, *440*
— A. B. Kar u. R. Das I [1036] 246, *332*
Prakash, S., H. Ulfelder u. R. B. Cohen I [719] 1075, *1116*
Prakes, S., s. Brain, A. I [103] 352, *417*
Prasad, M. R., M. W. Orsini u. R. K. Meyer I [1075] 809, *1009*
Prasad, M. R. N. II [655] 222, *278*
— u. S. P. Kalra II [656] 195, *278*
— M. W. Orsini u. R. K. Meyer II [657] 188, 209, 222, *278*, [761] 652, *710*
— s. Cochrane, R. L. II [180] 206, *262*
Prato, V., s. Mazza, U. I [286] *1171*
Pratt, J. P. I [1037] *332;* II [802] 745, 761, 763, *794*
— M. A. Kaucher, A. J. Richards, H. H. Williams u. I. G. Macy I [1038] 48, 82, *332*
— s. Stover, R. F. I [1282] 147, 149, 164, 171, *342*
Pratt, O. E., s. Byrom, F. B. I [178] 557, *631*
Pratt, R. J., s. Tannhauser, P. I [1313] 820, *1019;* II [529] 68, *130*
Pratt jr., R. M., u. J. C. Daniel jr. I [1075 a] 805, 823, 826, 858, 862, 879, *1009*
Pratt, Th. E., s. Reifenstein, E. C. I [364] *1173*
Preedy, J. R. K., E. H. Aitken, B. Eton u. R. V. Short I [1039] 118, 122, 124, 127, *332*
— s. Aitken, E. H. I [5] 95, 99, 118, 121, 122, 124, *286*

Prellwitz, W., u. C. Overzier I [1093] 494, *665*
Prelog, U., s. Ruzicka, L. I [1164] 881, 885, *1013*
Prelog, V., u. P. Meister I [1040] 24, 83, 210, *332*
— s. Cahn, R. S. I [28, 29] 2, *18*
— s. Heusser, H. I [563 b] *990*
Premachandra, B. N., s. Pipes, G. W. I [1077] 587, *665*
Prénant, A. I [136] *21;* II [803] 745, *794*
Prenant, L. A. II [762] 632, *710*
Prenant of Nancy I 23, 58
Prescher, W., s. Langecker, H. I [733] 276, 277, 278, *319*
Presl, J., s. Henzi, M. I [550] 934, *990*
— s. Henzl, M. I [572] 500, 512, *646*, [357] 1046, *1105;* II [113] 19, *43*, [376] 564, *585*, [48] 815, *818*
Preston, S. N., u. H. B. Campbell I [720] 1076, *1116*
Preucel, R. W., s. Shelley, W. B. I [1246] 596, *671*
Preuss, F. II [763] 663, 668, *710*
Price, D., T. Mann u. C. Lutwak-Mann I [740] 397, *440;* II [438] 110, *126*
— s. Moore, C. R. I [932] 710, *1004;* II [380] 98, *124*
Price, J. W., s. Shipley, R. A. I [1249] 479, *671*
Prichard, M. M. L., s. Adams, J. H. II [2, 3] 731, 734, 765
— s. Cowie, A. T. II [102, 103] 367, *404*, [228] 667, *692*
— s. Daniel, P. M. II [214] *772*
Priester, S., s. Manning, J. P. I [573] 397, *434*, [907] 587, *658*
Prill, H. J. I [721] 1045, 1047, *1116;* II [718—720] 537, 538, 556, 564, *596*
Primrose, T., s. Venning, E. H. I [1385] 476, 478, 581, *676*
Prinz, G., s. Ahrens, C. A. II [10] *573*
Prinzie, A., u. J. Lederer I [1094—1096] 491, 492, 493, *665*
— s. Lederer, J. I [533] 368, *433*
Pritchard, D. E., s. Tucker, H. A. II [674] 367, *423*
Pritchard, J. A. I [741] 376, *440*

Pritchard, J. J. I [742, 743] 389, *440*
Proniewski, J., s. Telko, M. I [1343] 570, *675*
Prop, F. J. A. II [545—549] 380, 381, 382, 399, *419*
Pros, J. R. I [722] *1116*
Prosser, G. L., s. Burnstock, G. II [43] 478, 479, *505*
Protman, K. I [1076] 692, 693, *1009*
Protzen, H., s. Napp, J.-H. I [642] 1084, *1114*
Provaznik, K., s. Richter, K. I [1119] 499, *666*
Pruneyre, A., s. Donnet, V. I [252] *979*
Prunty, F. T. G., R. V. Brooks u. D. Mattingly I [1041] 140, 159, *332*
— s. Brooks, R. V. I [144, 145] 140, 149, 159, *293*, [126] 371, *417*, [147] 582, *630*, [111] 929, *973*
— s. McSwiney, R. R. I [594] 360, 367, *435*, [895, 896] 483, 536, 544, 549, *658*, [894, 895] 929, 930, 938, 939, 962, 963, *1002*
Pschyrembel, W. I [723] 1056, *1116*
Psilakis, D., s. Maroudis, D. I [604] 1074, *1113*
Psychoyos, A. II [658—660] 185, 216, *278*, [721] 551, *596*
— s. Alloiteau, J. J. II [20] 185, 186, *256*
— s. Orsini, M. W. II [618] 188, *276*, [733] 652, *709*
— s. Potts, M. II [650] 214, *278*
Puccini, G. I [357] *1173*
Puccioni, L. I [1097] 585, *666*
Puck, A., u. B. Polenz I [724] 1077, *1116*
Puder, D., s. Rummel, W. II [814] 651, *712*
Puder, H., u. G. Wolf II [722] 527, *596*
Puebla, R. A., A. Zarate u. R. B. Greenblatt I [744] 357, 375, *440*, [1077] 964, 965, *1009*, [358] *1173*
— s. Greenblatt, R. B. I [480a] 948, *987*
Puech, A. I [1098] 465, *666*
Puga Huete, J. I [1099] 534, 535, *666*
Pujato, D., s. Nicholson, R. I [989] *1006*
Pujol, J. M. I [725] 1039, *1116*
Pulkkinen, M. O. I [1042] 91, 98, 99, *332*

Pulkkinen, M. O., A. Lehtinen u. K. J. W. Hartiala I [1043] 261, *332*, [745] *440*
— s. Rauramo, L. I [750] 382, *440*
Pulle, C., u. R. Sermann II [243] 487, *512*
Pullen, D. I [359] *1173*
Pulliam, J. E., s. Axelrod, L. R. I [41] 32, *288*
Pullinger, B. D. I [1100, 1101] 605, 606, 613, *666*
Pummer, M. I [360] *1173*
Pundel, J. P. I [726—728] 1039, 1067, *1116;* II 8, [723—726] 526, 527, 544, 560, *596*
Pupin, M. F., s. Rombauts, M. P. I [1101] 201, 202, 203, 204, 206, *335*
Pupkin, M., H. Bratt, J. Weisz, C. W. Lloyd u. K. Balogh jr. I [1043a] 251, 255, *332*
Pupp, L., s. Halász, B. II [443—445] 734, 757, 758, *781*
Purandare, s. Vaidya I [1343] *1021*
Purdy, R., s. Little, B. I [778] 109, 135, *321*
Purdy, R. H., M. Halla u. B. Little I [1044—1046, 1046a] 110, *332*
— u. S. A. Zimmerman I [1047] *332*
Purmalis, A., s. Ingle, D. J. I [406] 364, *428*, [622] 734, 791, *992*
Pursel, V. G., u. E. F. Graham II [214] 430, 431, *459*
Pursell, V. G., u. E. F. Graham II [804] 748, *794*, [376] 838, 861, 865, 883, 887, *918*
Purshottam, N. II [805] 747, *794*
— M. M. Mason u. G. Pincus I [1078] 706, 767, 805, 844, 927, 934, 943, *1009*
Purves, H. D., u. W. E. Griesbach I [1079—1082] 717, *1009*
Puzzuoli, D., s. Donini, P. II [258—260] 721, 728, 730, *774*
Puzzuolo, D., s. Lunenfeld, B. II [649] 728, *788*

Quadri, S. K., s. Spies, H. G. II [748, 749] 209, 210, *281*
Quaini, P. I [746] 408, *440*
Quantock, D. C., s. Nicol, T. I [1010] 505, *662*

Quartararo, P., s. Maneschi, M. I [903] 586, *658*, [847] *1000*, [276] *1170*
Quastel, J. H., s. Hochster, R. M. I [377] 411, *427*
Quay, W. B., s. Brewer, G. F. I [113] 404, *417*
Queirolo, C., s. Rolandi-Ricci, V. I [775] 377, *441*, [1134] 587, 588, *667*
— s. Romano, P. M. I [776] 404, *441*, [1135] 531, *667*
Querido, A., s. Kassenaar, A. A. H. I [93] 10, *20*, [444] 398, *429* [705] 542, 543, *651*, [675] 793, 910, *994*
— s. Reerink, E. H. I [139] 10, *21*, [1095] 810, 860, 861, *1010;* II [439] 74, *126*
Quesenberry, R. O., E. M. Donaldson u. F. Ungar I [1048] 25, 26, 196, *332*
Quevedo, M. M., D. W. Peterson, D. W. Marble, W. D. Foote u. A. F. Parlow II [661] 212, *278*
— s. Foote, W. D. II [147] 868, 872, 881, *910*
— s. Sawhney, D. S. II [431] 871, *920*
Quick, A. J. I [361] *1173*
Quilligan, E. J., u. I. Rothschild I [1049] 267, 268, *332;* II [764] 648, *710*
— s. Rothchild, I. II [803] 633, *712*, [420] 845, *920*
Quinlan, J., S. J. Myburgh u. D. de Vos II [765] 648, 666, *710*
Quinn, D. L. II [377] 899, *918*
— s. Everett, J. W. II [334] 628, 631, 647, 648, *695*
Quinn, G. P., s. Greengard, P. I [327] 400, *425*
Quintana, N., s. Novikoff, A. B. II [231] 468, 501, *511*

Raab, W., G Schroeder, R. Wagner u. W. Gigee I [1102] 478, *666*
Rabau, E., A. David, B. Lunenfeld u. R. Ber II [806] 728, *794*
— s. Lunenfeld, B. I [825] *1000;* II [157] 27, 30, *44*, [334] 93, *122*, [650—653] 728, 746, *788*
Rabinovitch, M., s. Junqueira, L. C. I [422] 404, *429*
Rabinowitz, J. L. I [1050] 71, 200, *332*
— u. R. M. Dowben I [1051] 200, *332*

Radford, H. M. II [766] 666, *711*
— s. Braden, A. W. H. II [28] *905*
— s. Everett, J. W. II [322, 323] 734, 758, 759, *776*
Raeside, J. I., u. M. F. McDonald II [215] 431, *459*
— s. Betteridge, K. J. II [89] 667, *687*
— s. Lipstrap, R. M. II [636] 725, *788*
— s. McDonald, M. F. II [362, 363] 60, *123*
Raeside, J. L., u. C. W. Turner II [662] 204, *278*, [767, 768] 621, 662, 664, *711*
Raeside, J. O., u. C. W. Turner I [1052] 24, 214, 229, 230, 263, 270, *332*
Raffelt, E., s. Hertz, R. I [78] 14, *19*, [557a] 284, *311*, [559] 918, 934, *990*, [369] 1031, 1032, *1105;* II [231] 74, *119*
Ragan, C., s. Loeb, R. F. I [869] 466, *657*
Ragsdale, A. C., C. W. Turner u. S. Brody II [550] 389, *419*
— s. Brody, S. II [72, 73] 389, *403*
Ragucci, N. I [747] 363, *440*
Ragusa, G., s. Ruggieri, G. I [1151, 1152] 530, *668*
Raijola, E., s. Aho, A. J. I [10] 406, *413*, [10] 538, *625*
Raisman, G. II [807] 738, *794*
Raj, H. G. M., M. R. Sairam u. N. R. Moudgal II [663] 206, *278*
Rajakoski, E. II [769] 662, *711*, [808] 745, 746, *794*
— s. Bane, A. II [67] 664, *686*
Rak, K. I [1053] *332*
Rakes, J. M., W. R. Hearn u. R. M. Melampy I [1054] 25, 197, 215, 216, 217, *332*
— s. Melampy, R. M. I [870] 197, 213, 215, 216, 217, 223, *325*, [597] 355, *435;* II [161] 427, 428, 432, *457*, [683] 679, 682, *708*, [709] 755, *790*
Rakes, J. W., s. Melampy, R. M. II [684] 664, 679, *708*
Rakha, A. M., u. H. A. Robertson II [770] 666, *711*
— s. Robertson, H. A. II [786] 647, 666, *711*, [835] 725, *795*

Rakoff, A. E. I [1083] *1009;* II [809, 810] 739, 740, *794*
— s. Cantarow, A. I [188] 467, *631*
— s. Fried, P. H. II [183] 94, *117*, [373, 374] 722, 740, *778*
— s. Gregoire, A. T. I [328, 329] 384, 395, *425*
— s. Paschkis, K. E. II [767] 739, 740, *792*
— s. Vaux, N. W. I [1356] 164, *345*
Rakoff, E., s. Vaux, N. W. I [899] 1073, *1122*
Rall, T. W., s. Haynes jr., R. C. I [534] 80, *310*
Ralli, E. P., s. Dumm, M. E. I [221] 368, *421*
Ralph, C. L., u. R. M. Fraps II [161, 162] 327, *338*, [771] 611, *711*, [811, 812] 748, 749, 757, *794*
Ramachandran, S., u. S. G. Joshi I [748] 387, 388, *440*
Ramaley, J. A., u. R. A. Gorski II [813] 758, *794*
Raman, P. B., R. Avramov, N. L. McNiven u. R. I. Dorfman I [1055] 30, 149, 150, 162, 186, 191, *332*
Ramaswami, L. S. II [772] 608, 609, *711*
— u. A. B. Lakshman II [163] 322, *338*, [773] 609, *711*, [814] 748, *794*
Ramirez, D., s. McCann, S. M. II [665] 733, 735, *789*
Ramirez, V. D., R. M. Abrams u. S. M. McCann II [815] 735, *794*
— u. S. M. McCann II [816, 817] 725, 735, 736, *794*
— u. C. H. Sawyer II [818—820] 736, 737, 757, *794*
— s. McCann, S. M. II [664] 736, *789*
Ramos, A., M. Silverberg u. L. Stern I [1055a] 188, 193, *332*
Ramos, F., s. Diaz, C. J. I [322] 488, *636*
Ramsaroop, A., s. Kleitman, N. I [460] 353, 354, *430*
Ramsey, E. M. II [664] 223, *278*
Ramsey, F. K., s. Frey, D. C. II [33] 815, *817*
Ranadive, K. J., u. T. N. Chapekar II [551] 381, *419*
Randall, A. H., s. Peters, J. H. I [1065] 551, *664*
Randall, C. L. I 1067; II [727] 566, *596*

Randall, C. L., R. W. Baetz, D. W. Hall u. P. K. Birtch I [729] 1067, *1116;* II [202] 22, *46*
Randall, H. T., s. Haagensen, C. D. I [535] 604, *644*
Randall, L. M., s. Smith, R. A. II [955] 762, *799*
— s. Wilson, M. D. I [1446] 164, 171, *349*
— s. Wilson, R. B. I [1448] 149, 164, *349*
Randall, L. O., u. J. J. Selitto I [1084] 702, 763, *1009*
Randazzo, M. I [1103] 588, *666*
Randolph, J. D., s. Stimmel, B. F. I [1277] 30, *342*
Ranftl, F., s. Glaser, E. I [488] 453, *642*
Rangam, C. M., u. R. R. Bhagwat I [1104] 495, *666*
Rankin, A. D. II [378] 896, 897, *919*
— s. Slack, N. H. II [104] 813, *820*
Ranney, R. E., u. V. A. Drill I [749] 399, *440*, [1105] 554, *666*, [1085] 793, *1009*
Ranson, S. W., s. Brookhart, J. M. II [114] 755, *769*
— s. Dey, F. L. II [242] 732, *773*
Rao, B. G., s. Heard, R. D. H. I [542] 233, *310*
Rao, L. G. S., u. W. Taylor I [1056—1058] 201, 240, 244, 257, 259, *332, 333*
Rao, M. A., R. L. Aspinall u. K. E. Buchanan I [1086] 791, *1009*
— s. Aspinall, R. L. I [29] 897, 952, *970*
Rao, P. N., u. L. R. Axelrod I [1086a] 887, *1010*
— H. R. Gollberg u. L. R. Axelrod I [1086b] 825, *1010*
Rao, S. S., s. Joshi, U. M. II [333] 387, *412*
Rapala, R. T., u. E. Farkas I [1086c] 900, 901, *1010*
— u. M. J. Murray jr. I [1086d] 817, *1010*
Rapcsák, V., s. Sas, M. I [776] 1072, *1118*; II [475] 103, *127*
Rappaport, W. J., B. Goldstein u. A. L. Haskins I [1059] 272, *333*, [1106] 484, *666*
Rappoldt, M. P., u. P. Westerhof I [137, 138] 10, *21*

Rapport, R. L., s. Rothchild, I. I [783] 356, 358, 381, *442*, [1146] 585, *667*
Raschka, S., s. Ruzicka, L. I [1160] 957, *1013*
Rashid, E., s. Landau, R. L. I [499] 361, *432*
Raslud, E., s. Landau, R. L. I [797] 464, 474, *654*
Rasmussen, A. T. II [774] 619, *711*
Raspé, G., s. Gerhards, E. I [443a] 279, *306*
— s. Neumann, F. II [406] 54, *125*
Rat, L., s. Laron, Z. II [145] 24, *44*, [619] 752, *787*
Rathmacher, R. P., u. L. L. Anderson II [775] 668, *711*
— — D. M. Henricks u. R. M. Melampy II [665] 210, *278*
— s. Anderson, L. L. II [28] 210, *256*, [39] 615, 668, *685*
Ratkovits, B., s. Kappas, A. I [434] 360, *429*
Ratner, A., u. J. Meites II [666] 205, *278*, [552] 363, 367, *419*
— s. McCann, S. M. II [662] 735, 736, *789*
— s. Talwalker, P. K. II [983] 736, *800*
Rauch, V. M., s. Riddle, O. I [760] 365, *441*
Raumaro, L., s. Castrén, O. I [195a] 167, *295*
Raun, A. P., J. W. McAskill, J. F. Wagner, T. M. Means u. C. O. Cooley II [383] 860, 896, 897, *919*
Rauramo, L., M. Pulkkinen u. K. Hartiala I [750] 382, *440*
Rausch, E. O., s. Astwood, E. B. II [26] 345, 347, 370, 373, 374, 382, 383, *401*
Rauscher, H. I [1087] *1010*, [730, 731, 733—735] 1032, 1038, 1039, 1040, 1045, 1047, 1048, 1055, 1057, 1069, *1116, 1117*; II [203] 20, *46*, [728—735] 523, 527, 564, 565, *596*
— u. A. Leeb I [362] *1173*
— u. H. Leeb II [205] 31, *46*
— u. G. Rhomberg I [732] 1045, 1047, *1117*; II [204] 17, 20, *46*, [736] 564, *596*
— u. R. Ulm II [737] *596*
— s. Schneider, W. I [1277] 758, 782, 924, 925, 935, 936, *1018;* II [484] 59, *128*, [711] 242, *280*, [178] 314, *339*

Rausser, R., s. Oliveto, E. P. I [996a] 852, *1006*
Rawlings, W. J. I [1060, 1061] 165, 172, *333*, [1088] *1010*, [736, 739] 1047, 1065, 1072, *1117*; II [738] 566, *596*
— u. V. I. Krieger I [1062, 1063] 165, 172, *333*, [737, 738] 1065, 1076, 1069, *1117*
— u. V. J. Krieger II [739—741] 566, 567, *596*
Rawson, L. E. II [206] 32, *46*
Rawson, R. W., s. Money, W. L. I [967, 968] 503, 505, 538, 571, 583, 586, *660*
— s. Sichuk, G. I [822] 380, *443*, [1233] *1016*
Ray, D. E., u. L. F. Bush I [1089] *1010*
— M. E. Emmerson u. R. M. Melampy II [216] 431, *459*, [822] 794, [379] 849, *919*
— u. R. W. Seerley II [382] 839, 875, *919*
— — u. R. D. Fritschen I [1090] 805, *1010;* II [380] 839, 875, *919*
— s. Anderson, L. L. II [11] 838, 851, 857, *905*
Ray, E. W., S. C. Averill, W. R. Lyons u. R. E. Johnson II [553] 351, *419*, [776] 638, 650, *711*, [821] 722, *794*
— s. Averill, S. C. II [47] 206, *257*, [28] 352, *401*, [34] 722, *766*
— s. Forbes, R. Th. I [382] 124, *303*
Ray, L. R., u. R. D. Child II [381] 896, *919*
Ray, R. E., s. Marshall, C. W. I [115] *20*, [864a] 886, *1001*
Raybin, H. W., s. Jacobziner, H. I [213] *1168*
Rayford, P. L., s. Odell, W. D. II [746] 724, *792*
— s. Ross, G. T. II [853] 724, *795*, [419] *920*
Raymond, A. L., s. Colton, F. B. I [40] 13, *18*, [196] 927, 930, 931, 933, *977*
Raynaud, A. I [1091] 726, 805, *1010;* II [554—560] 342, 390, 391, 400, *418*
— u. M. Frilley I [1092] 726, *1010*; II [561, 562] 342, *419*, [217, 218] 445, *459*
— u. J. Raynaud I [1093, 1094] 726, *1010;* II [563—567] 342, 390, 391, *420*
Raynaud, J., s. Raynaud, A. I [1093, 1094] 726, *1010;*

II [563—567] 342, 390, 391, *420*
Reardon, T. F., u. T. J. Robinson II [384] 877, 878, *919*
— s. Robinson, T. J. II [233] 427, *460*
Recklinghausen, T. v. I [740] 1075, *1117*
Reddy, V. B., D. T. Mayer u. J. F. Lasley II [91a] 814, *819*, [385] 884, *919*
Reddy, W. J., s. Martin, M. M. I [844] 31, 149, 162, *324*
Redman, C. E., s. Gard, D. I. II [157, 158] 836, 842, *910*
Reece, R. P. II [568—571] 347, 356, 370, *420*
— J. W. Bartlett, I. L. Hathaway u. H. P. Davis II [572] 385, *420*
— u. J. A. Bivins I [1107] 560, 566, 572, *666*; II [573] 373, *420*
— u. J. H. Leathem II [574] 350, *420*
— u. S. L. Leonard II [575—577] 350, 351, *420*
— u. C. W. Turner I [1108] 560, 562, 566, *666*
— — u. R. T. Hill II [578] 350, *420*
— s. Gomez, E. T. II [258] 350, *409*
— s. Leonard, S. L. II [358, 359] 350, *412*
— s. McDonald, G. J. II [415] 376, *414*
Reed, D. L., u. W. W. Coon I [751] 380, *440*, [363] 1145, *1173*
Reed, M. I [1063a] 283, *333*, [1094a] *1010*; II [386] 901, *919*
— s. Harris, G. W. II [470] 736, *782*
Reerink, E. H. II 1
— H. F. L. Schöler, P. Westerhof, A. Querido, A. A. H. Kassenaar, E. Diczfalusy u. K. C. Tillinger I [139] 10, *21*, [1095] 810, 860, 861, *1010*; II [439] 74, *126*
— s. Schöler, H. F. L. I [148, 149] 10, *21*, *22*, [1282, 1283] 766, 783, 810, 831, 860, 861, 867, *1018*; II [487, 488] 74, *128*, [714] 247, 249, *280*, [245] 430, *460*
— s. Westerhof, P. I [161] 10, *22*, [1379, 1380, 1380a] 810, 831, 860, *1022*
Rees, E. D. I [752] 396, 401, *440*
Rees, G. P. van II [823, 824] 751, *794*

Rees, G. P. van, u. C. A. de Groot II [825] 725, 750, *794*
— s. Gans, E. I [424] 715, *985*
— s. Groot, C. A. de I [489a] 256, *308*
— s. Werff ten Bosch, J. J. van der II [1025] 733, *801*
Rees, R., s. Smith, H. I [1242] 948, *1016*
Reese, R. P., s. Tucker, H. A. II [675—680] 366, 369, 375, 376, *423*
Reeves, R. E., s. Cedillos, R. A. I [217] 452, *632*
Regan, W. M., s. Catchpole, H. R. II [82] 356, *403*
Regaud, Cl., u. G. Dubreuil II [440—442] 85, *126*
Regelson, W., s. Colsky, J. I [168] 1039, 1084, *1099*
Regensburger, E., s. Kaiser, R. II [470] *588*
Régnier, M.-T. I [1109] 455, *666*
Reich, H., K. F. Crane u. S. J. Sanfilippo I [140] *21*
— Don H. Nelson u. A. Zaffaroni I [1064] 28, *333*
— u. T. Reichstein I [1096] 820, *1010*
— S. J. Sanfilippo u. K. F. Crane I [1065] 25, 27, *333*
— s. Samuels, L. T. I [1138] 220, 254, *336*
Reich, M. I [1110] 464, 479, *666*
Reich, N. E. I [741] 1092, *1117*
Reichard, S. M., s. Han, Moon Hi I [344] 412, *426*
Reichert, F. L., s. Lyons, W. R. II [387] 356, *413*
Reichstein, T. I [1097] 805, 896, 958, *1010*
— u. H. G. Fuchs I [1098] 804, 820, 823, 826, *1010*; II [443] 64, *126*
— u. C. Meystre I [1099] 912, *1010*
— — u. J. Euw I [1100] *1010*
— s. Beall, D. II [39] 349, *402*
— s. Euw, J. v. I [353, 354] 914, *982*
— s. Hegner, P. [540] 862, *989*; II [226] 66, 72, *119*
— s. Reich, H. I [1096] 820, *1010*
— s. Shoppee, C. W. I [1231] 827, 862, 892, *1015*; II [509] 66, *129*
— s. Simpson, S. A. I [1212] 28, *339*

Reichstein, T., s. Steiger, M. I [1297] 835, *1018*; II [518] 69, *129*
Reid, B. L. II [667] 149, *278*
Reid, C., s. Epstein, J. A. I [392] 536, *639*
Reid, D. E. II [742] 549, *596*
— s. Gibbs, F. A. I [474] 524, *642*
— s. Lurie, A. O. I [797a] 26, 121, 122, *322*
— s. Ryan, G. M. I [388] *1174*; II [215, 216] 20, 30, *47*
Reid, L. G., s. Rhodin, J. A. II [245] 478, *512*
Reid, M. B., s. Greengard, P. I [327] 400, *425*
Reidt, W. U., s. Cullen, J. H. I [281] 512, *635*
Reifenstein, E. C. I [742] 1032, 1071, *1117*; II [743] 567, *597*
— R. P. Howard, H. H. Turner u. B. S. Lowrimore I [1101] 910, 911, *1010*
— Th. E. Pratt, K. A. Hartzell u. W. B. Shafer I [364] *1173*
— s. Bowman, W. E. II [105] 739, *768*
— s. Gassner, F. X. I [465, 466] 545, *642*; II [242] 383, *409* [161, 162] 896, 897, *910*
— s. Howard, P. I [599] 910, 911, *992*
Reifenstein jr., E. C. I [753] 352, *441*; II [826] 739, *794*
— u. F. Albright I [754] 360, 370, *441*, [1111] 548, *666*
Reiffenstuhl, G., s. Hohlweg, W. I [581] 875, *991*, [395] 1058, *1106*, [196—198] *1167*, *1168*; II [122, 123] 25, 30, *43*, [410, 411] 523, 525, *586*, [215] 822, 904, *912*
Reifferscheidt, W. I [743—745] 1060, 1075, 1080, *1117*
Reilly, W. A., F. Hinman, D. E. Pickering u. J. T. Crane II [207] 34, *46*
Reimann, H., E. P. Oliveto, R. Neri, M. Eisler u. P. Perlman I [1102] 821, 866, *1010*; II [444] 68, *126*
Reimann-Hunziker, R. II [744] 524, *597*
— u. W. Wild II [745] 524, *597*
Reinboth, R., I. P. Callard u. J. H. Leathem I [1065a] 194, *333*

Reinecke, R. M., s. Samuels, L. T. II [601] 350, *421*
Reineke, E. P., u. F. A. Soliman I [1112] 569, 586, *666*
— s. Deans, R. J. I [305, 306] 544, *635;* II [81] 896, *907*
— s. Libby, D. A. II [136] 330, *337*
— s. Meites, J. II [430] 371, *415*
— s. Soliman, F. A. I [1277—1279] 538, 540, 558, 560, 572, 583, 586, *672*
— s. Turner, C. W. II [702] 369, *424*
— s. Wagner, J. F. II [499] 838, 849, 883, *923*
Reineke, L. M. I [1066] 28, 197, 212, 215, 216, 217, 225, *333*
— s. Eppstein, S. H. I [348b] 827, *982*
Reinius, S., s. Mayer, G. II [525] 214, *273*
Reiss, F. I [1113] 453, *666*
Reiter, R., s. Bo, W. J. I [84] 388, *416;* II [25] 481, *504*
Reitinger, J., s. Gitsch, E. I [487] 529, *642*
Reitmeyer, J. C., u. A. M. Sorenson jr. II [387] 845, *919*
Reizenstein, P., s. Carlström, H. I [143] 374, *418,* [47] 1148, *1163*
Remington, J. W., s. Gaunt, R. I [279] 398, 405, *423*
— s. Swingle, W. W. I [1322] 466, *674*
Remmer, H. I [1114] 520, *666*
— u. H.-J. Merker II [244] 473, 502, *512*
Remotti, G. II [746] 563, *597*
Renaud, S., s. Selye, H. I [1226] 544, 556, 558, *670*
Renchenbächer, K. II [777] 663, 670, *711*
Rennels, E. G., s. Guillet, G. G. II [406] 648, 682, *698*
Rennie, P., u. J. Davies II [828] 760, *794*
— — u. E. Friedrich II [829] 722, 723, *794*
Rennie, P. I. C., s. Davies, J. I [263c] 79, 90, 222, 240, 251, 254, 259, *298*
Renold, A. E., s. Goldfien, A. I [497] 466, 482, *643*
Rensburg, S. J., van, s. Brown, J. M. M. I [148] 229, 230, *293*

Renz, H. II [778] 657, 658, *711*
Resch, B., s. Sas, L. I [1188] 1014; II [95] 805, *820*
Resko, J. A., s. Feder, H. H. I [358a] 256, *302*
Restivo, A. R., s. Fried, J. I [403b] 877, *984*
Retterer, E. II [445] 56, *126*
Reuber, M. D. I [1115] 602, 603, *666*
— u. H. I. Firminger I [1116] 616, *666*
— s. Firminger, H. I. I [420] 616, *640*
Révész, C., u. C. I. Chappel I [1103a] 804, 805, 806, 807, 832, 838, 839, 863, 864, 943, *1010;* II [445a] 70, *126,* [667a] 231, 235, 237, *278,* [219] 430, 450, *459*
— — u. R. Gaudry I [1067] 281, 284, *333,* [1103] 806, 839, 937, *1010,* [746] 1032, *1117;* II [220] 448, 449, *459*
— R. Herne u. C. I. Chappel I [1104] 819, *1010;* II [446] 68, *126,* [668] 232, *278*
— s. Chappel, C. I. I [178] 787, 806, 819, 820, 821, 839, 866, 936, 937, *976;* II [67] 68, *113,* [171] 232, 237, *261,* [35] 448, 449, *452*
— Deghenghi, R. I [44, 45] 6, 7, 9, 14, *18,* [281] 278, *299,* [227, 228] 815, 817, 829, 838, 864, 865, 880, 882, 883, 884, *978;* II [97, 98] 66, 67, 68, 69, 70, *114*
— s. Marshall, D. J. I [866] 829, 838, 863, 883, 884, 885, 890, *1001;* II [349] 67, 69, 70, *123*
Rey, J., s. Mauleon, P. II [309] 857, *916*
Rey, P., s. Lamotte, M. II [582a] 609, *704*
Reyneri, C., s. Savard, K. I [1147] 233, *336*
Reynolds, J. G., s. Goodland, R. L. I [305—307] 356, 358, 359, *424*
Reynolds, J. W. I [1069—1071, 1071a, 1071b] 132, 135, 137, 138, 187, 188, 192, *333*
Reynolds, M. I [1117] 500, *666*
Reynolds, S. R. M. II [669] 223, *278,* [747] 528, *597,* [779] 658, *711*
— u. W. M. Allen II [748] 555, *597*

Reynolds, S. R. M., u. N. Ginsburg I [1068] 23, 26, *333*
— u. W. M. Frior I [1105] 692, *1010*
— J. B. Hamilton, J. R. di Palma, G. R. Hubert u. F. I. Foster I [1118] 596, *666*
— s. Sauer, J. J. II [130] 305, *312*
Rhoad, C. P., s. Lieberman, S. I [763] 143, 144, 145, 180, 182, 186, *320*
Rhoads, C. P., s. Dobriner, K. I [304] 24, 144, 145, 186, *300*
— s. Pearson, O. H. I [327] 1155, *1172*
Rhodin, A. G., s. Lane, B. P. II [170] 478, *509*
Rhodin, J. A. II [246] 478, *512*
— P. del Missier u. L. G. Reid II [245] 478, *512*
Rhomberg, G., s. Rauscher, H. I [732] 1045, 1047, *1117;* II [204] 17, 20, *46*
Riabov, S., s. Hsia, D. Y.-Y. I [392, 394] 409, *427,* [601] *992*
Ribbert, H. II [579] 355, 384, *420*
Ricca, S., s. Balassi, G. P. I [50, 51] 150, 160, 184, 216, *289*
Ricci, P. D., s. Hoeft, J. P. I [594] 587, 588, *646*
Rice, B. F. I [1071c] 65, 74, *333*
— D. Barclay u. W. Sternberg I [1071d] 77, *333*
— J. Hammerstein u. K. Savard I [1072—1074] 73, 74, 75, 80, 89, 238, *333*
— u. K. Savard I [1074a] 74, *333*
— u. A. Segaloff I [1075, 1075a, 1075b, 1075c] 196, 252, *333*
— s. Hammerstein, J. I [514] 51, 73, 74, *309*
— s. Savard, K. I [1152] 64, 66, 67, 72, 73, 74, 76, 79, 80, 81, 219, 220, *337*
Rice-Wray, E. I [755, 756] 366, 374, *441,* [365, 366] 1137, *1173*
— A. Aranda-Rosell, M. Maqueo u. J. W. Goldzieher I [367] *1173*
— A. Carvantes, J. Gutierrez, A. Aranda-Rosell u. J. W. Goldzieher I [371] *1173*

Rice-Wray, E., S. Corren u.
H. Gastelum I [1106]
1011, [368] *1173;* II [390]
903, *919*
— H. Gastelum u. F. de la
Peña II [391] 903, *919*
— J. W. Goldzieher u.
A. Aranda-Rosell I [1107]
1011, [369] *1173*
— O. Gonzalez, S. Ferrer,
A. Aranda-Rosell,
M. Maqueo u. H. Munguia
I [757] 374, *441;* II [207a]
24, 28, *46*, [389] 893, 903,
919
— M. Schulz-Contreras,
I. Guerrero u. A. Aranda-
Rosell I [758] 374, *441*,
[1108] 937, 943, *1011*,
[370] 1148, *1173*
— s. Goldzieher, J. W. I [465]
987, [139, 140, 142, 143]
1137, *1166;* II [84, 85] 4,
18, 28, 30, 31, *42*
— s. Pincus, G. I [722] 372,
379, *439* [353] 1126, *1173;*
II [197] 3, 18, 24, 29, *46*
— s. Topete, M. M. I [448]
1176
— s. Zanartu, J. II [519]
904, *924*
Richards, A. J., s. Pratt, J. P.
I [1038] 48, 82, *332*
Richards, M. P. M. II [780]
621, 652, *711*
Richards, N. A., s. Bishop,
P. M. F. I [88, 92] 1028,
1069, *1096, 1097*
Richardson, D., E. F. Smith,
B. A. Koch u. F. W. Boren
II [392] 822, 899, *919*
— s. Koch, B. A. II [264,
265] 896, 897, *914*
Richardson, F. L. II [580—
582] 343, 382, 396, *420*
— u. A. M. Cloudman
II [583] 382, *420*
Richardson, G. S. I [1075d]
45, 65, *334*
Richardson, K. C. II [164]
326, *338*, [584] 357, 398,
420
— u. S. J. Folley II [585]
420
— s. Cowie, A. T. II [111—
113] 349, 355, 357, 358,
359, 365, 372, 388, 389,
404, [229] 667, 676, 679,
692
— s. Newton, W. H. II [519]
351, 355, *418*
Richardson, S. L., s. Glenn,
E. M. I [453] 281, *306*, [292]
398, 399, 412, *424*, [490—
492] 466, 481, 482, 488, 503,
537, 538, 540, 571, 572, 573,
597, 605, 606, 607, 608, *642*,
[447—449] 806, 840, 859,
909, 914, *986*
Riches, J. H., u. R. B. Watson
II [393] 845, *919*
Richie, R., u. J. Crawford
I [747] 1090, 1091, *1117*
Richli, R. I [1076] 171, *334*
Richter, C. P., s. Barelare jr.,
B. I [63] 477, *626*
Richter, F. J., s. Vasicka, A.
I [471] *1177;* II [255a]
48
Richter, H. H. I [372] *1174*
Richter, J. II [586] 390, *420*
Richter, K., u. K. Provaznik
I [1119] 499, *666*
Richter, K.-D., s. Neumann,
F. I [985] 701, 732, 764,
788, 871, 872, *1006*, [651]
1094, *1114;* II [407] 106,
107, *125*, [202] 450, *459*
Richter, R. H. I [1109] *1011*
Richter, R. H. H. I [1120,
1121] 539, 568, 574, 582,
666
— M. Arnold, M. Mall, F. Roth,
H. Stamm, H. Wyss,
St. Cloeren u. E. Morf
I [373] 1142, *1174*
— — — H. Wyss, St. Cloeren
u. E. Morf I [374] 1142,
1174
— — u. F. Roth I [759]
371, *441*
— u. W. E. Schreiner I [375]
1174
— s. Arnold, M. I [11] *1161*
— s. Berger, M. I [73] 1074,
1096
— s. Mall, M. I [272] *1170*
— s. Neuweiler, W. I [1002]
570, *662*
Richterich, B., s. Smith, T. C.
I [826] 396, *443;* II [634—
636] 349, 370, 371, 375, 383,
422, [884] 677, *715*
Richterich, R., s. Berger, M.
I [73] 1074, *1096*
Riddle, O. II [165] 331, *338*
— R. W. Bates u. S. W.
Dykshorn II [587] 356,
420
— W. F. Hollander, R. A.
Miller, E. L. Lahr, G. C.
Smith u. H. N. Marvin
II [221] 438, *459*
— u. E. L. Lahr II [166,
167] 325, 331, *338*, [781]
681, *711*
— — u. R. W. Bates II [222,
223] 438, *459*, [782] *711*
— T. Senum u. V. M. Rauch
I [760] 365, *441*
Riddle, O., s. Bates, R. W.
II [11] 330, *333*, [53, 54]
721, 745, *767*
— s. Dunham, H. H. II [44]
328, *334*, [279] 745, *775*
— s. Lahr, E. L. II [466]
205, *271*, [126] 330, 332,
337, [580] 648, *704*
Riedlová, J., s. Stárka, L.
I [1261] 30, *341*
Riegel, B., W. L. Hartop u.
G. W. Kittinger I [1077]
273, 274, *334*
— s. Butenandt, A. I [143]
974
— s. Colton, F. B. I [40] 13,
18, [196] 927, 930, 931,
933, *977*
— s. Drill, V. A. I [49] *18*,
[348] 510, 542, *637*, [283] 806,
814, 816, 819, 820, 823, 897,
900, 901, 906, 908, 914, 916,
918, 924, 925, 926, 927, 928,
930, 931, 932, 933, 934, 935,
936, 942, 943, 945, 951, 952,
954, 955, 962, *980;* II [118]
54, 66, 68, 74, 75, 76, 82 *115*,
[245] 138, 164, 198, 243, 246,
250, 251, 253, *264*, [42] 314,
334, [56] 426, 429, *453*
— s. Marshall, C. W. I [155]
20, [864a] 886, *1001*
Riehm, H., u. P. Stoll I [748]
1086, *1117*
— s. Stoll, P. I [839] 1089,
1120
Rienzo, J., s. Lloyd, C. W.
I [781] 164, 177, *321*, [863]
474, *657*, [578] 1074, *1112*
Rienzo, J S., s. Hughes, E. C.
I [593] 164, 177, *313*
Ries, W., s. Petzold, A. I [995]
157, 159, 160, *330*
Riesco, A., u. S. Anfossi
I [1122] 564, *666*
— s. Lipschütz, A. I [793]
805, 836, 851, 881, 883, 885,
892, 895, 898, 907, 909, 914,
916, 917, 918, 956, *998;*
II [318] 84, *122*
Riesen, J. W., s. Syed
Saiduddin II [470] 874,
922
Riffart, W., s. Halter, G.
I [177] *1167*
Rifkin, R. J. I [761] 412, *441*
Rigby, B., s. Rinsler, M. G.
I [1124] 476, 478, *667*,
[749] 1074, *1117*
Righter, H. F., s. Brinsfield,
T. H. II [110] 148, *259*
— s. Hawk, H. W. I [526]
989; II [380] 148, *268*
Rigler, L. G., s. Boyden, E. A.
I [130] 530, *629*

Rigor, E. M., R. K. Meyer, N. L. First u. L. E. Casida II [830] 751, *795*, [394] 826, *919*
— s. First, N. L. II [137] 845, 873, *909*
Riley, C. L., s. Fischer, R. H. I [372] 139, *303*
Riley, G. M., E. Doutas u. B. Gill II [749] 527, *597*
— u. T. N. Evans I [1078] 140, 141, 160, 190, *334*
Rimington, C., u. F. de Matteis I [376] *1174*
Riml, O., u. E. Engelhart I [762] 359, *441*
— s. Engelhart, E. I [239] 399, *422*
Rinaldini, L. M. II [670] 181, *278*
Rinchart u. Abul'Haj II 625
Rindani, T. H. I [1123] 487, *667*
Rindt, W., s. Kaiser, E. I [649] *315*
— s. Weinard, H. I [1397a] 259, 274, *347*
Ring, J. R. II [224, 225] 427, *459*, *460*, [783] 682, *711*, [831] 749, *795*
Ringer, R. K., s. Ostmann, O. W. II [734] 612, *709*
Ringler, I. I [1110] 744, 766, 804, 806, 811, 814, 829, 830, 832, 839, 860, 865, 874, 875, 876, 877, 890, 934, 935, 942, 943, *1011*
— s. Weiss, M. J. I [1368] 815, 829, 831, 838, 841, 862, 863, 865, 869, 874, 876, *1022;* II [540, 541] 66, 67, 73, *1130*
— s. Wotiz, H. H. II [974] 608, *718*
Ringold, G., s. Zaffaroni, A. I [1421] 849, *1024*
Ringold, H. J. II 1
— E. Batres, A. Bowers, J. Edwards u. J. Zderic I [144] 8, 14, *21*, [1111] 818, 829, 838, 844, 845, 858, 869, 873, 874, 876, 877, 879, 924, *1011;* II [447] 69, 70, 71, 72, 73, *126*, [671] 240, *278*, [168] 326, 327, *338*
— O. Halpern u. E. Necoechea I [1112] 898, 899, 910, *1011*
— O. Mancera u. G. Rosenkranz I [1113] 818, 950, *1011*
— u. G. Rosenkranz I [1114] 814, *1011;* II [226] 428, *460*

Ringold, H. J., B. Löken, G. Rosenkranz u. F. Sondheimer I [1115] 828, 829, *1011*
— u. G. Rosenkranz I [1115a] 856, 898, *1011*
— — u. F. Sondheimer I [141] 14, *21*, [1115b, 1116] 934, *1011*
— J. P. Ruelas, E. Batres u. C. Djerassi I [142, 143] 7, *21*, [1117] 838, 856, 860, 868, 869, 878, 965, *1011;* II [448] 66, *127*
— s. Bowers, A. I [94—100] 818, 819, 820, 844, 845, 846, 865, 873, 900, 901, 905, *972, 973;* II [42] 68, *112*
— s. Dorfman, R. I. I [273, 274] 696, 755, 804, 835, 895, 898, 899, 900, 901, 903, 905, 907, 914, 917, 924, 927, 934, 951, 958, 961, 962, *979;* II [112, 113] 83, *114*
— s. Howard, G. A. I [81] 8, *19*
— s. Iriarte, J. I [78] 14, *20*, [625a] 939, *993*
— s. Kincl, F. A. I [725] 652, [698] 825, 873, 908, 909, 910, 949, 951, 952, *995*
— s. Knox, L. H. I [711b] *995*
— s. Mancera, D. I [843] 821, 949, 950, *1000*
— s. Zderic, J. A. I [167] 13, 14, *22*
Ringold, H. L., s. Edwards, J. I [313] *981*
Ringrose, C. A. D., A. R. Robble u. D. R. Clandinin II [395] 836, *919*
Rinne, U. K., s. Arko, H. I [27] 794, 963, *970*
Rinsler, M. G., u. B. Rigby I [1124] 476, 478, *667*, [749] 1074, *1117*
Rio, F. I [1125, 1126] 616, 621, *667*
— u. G. Cavazzuti I [763] 411, *441*
Rioch, D., s. Laqueur, C. L. II [617] 731, 732, *787*
Riondel, A., J. F. Tait, S. A. S. Tait, M. Gut u. B. Little I [1079] 26, 32, 57, 102, 112, 113, 116, 262, *334;* II [832] 749, 760, 795, [750] 515, 516, *597*
— s. Jones, K. M. I [417] 370, *428*, [675] 476, 477, 478, *650*
— s. Tait, J. F. I [1297] 267, *343*

Riondel, A. M., s. Brichant, J. I [114] 369, 371, 381, 417, [143] 581, *630*
Ripstein, M. O., s. Venning, E. H. I [1370] 143, *346*
Ris, H., s. Mirsky, A. E. II [446] 375, 399, *415*
Risse, E., s. Dienz, H. I [201] 1039, *1100*
Riter, B., s. Lipsett, M. B. I [771] 149, 159, 189, *320*
Ritis, F. de, G. Giusti, L. Mallucci u. M. Piazza I [1118] *1011*
Ritz, N., s. Miller, S. P. I [608] 379, *435*, [306] *1171*
Riva, H. L., J. H. Wilson u. D. M. Kawasaki I [750] 1077, *1117*
Rivera, A., s. Chagoya, L. I [219] 481, 482, *632*
Rivera, E., s. Elias, J. J. II [159] 381, *406*
Rivera, E. M. II [588—592] 357, 380, 381, 382, *420*
— u. H. A. Bern II [593] 381, *421*
— J. J. Elias, H. A. Bern, N. P. Napalkov u. D. R. Pitelka II [1119] *1011*
— I. A. Forsyth u. S. J. Folley II [594] 351, 381, 382, *421*
Rivera, R., R. I. Dorfman u. E. Forchielli I [1080, 1080a] 30, 31, 141, 147, 148, 149, 155, 159, 162, 185, *334*
Rivière, M. II [595] 370, *421*
— u. C. Combrescot I [1130] 588, *667*
— J. Magendie u. J. L. Jaubert II [833] 745, 761, 763, *795*
Rivière, M. R., J. Arnold, I. Chouroulinkov u. M. Guérin I [1127] 614, *667*
— I. Chouroulinkov u. M. Guérin I [1128, 1129] 610, *667*
Rizkallah, T. H., u. M. L. Taymor I [377] *1174*
— s. Taymor, M. L. II [241a] 26, 27, *48*, [530] 93, *130*
Roark, D. B., u. H. A. Herman II [784] 663, 664, *711*
Roath, O. S., s. Jonsson, U. I [418] 362, 371, *428*, [676] 481, 482, *650*, [449] 1084, *1108*
Robbe, J., s. Gemzell, C. A. I [442] 167, 175, *306*
Robbins, J., s. Feldman, E. B. I [412] 585, 586, *639*

Robbins, P. W., u. F. Lipmann I [1081] 132, *334*
Robble, A. R., s. Ringrose, C. A. II [395] 836, *919*
Robel, J., s. Palmer, R. II [680] 544, 566, *595*
Robert, A., u. J. E. Nezamis I [1131] 487, 502, 503, *667*
Robertis, E. de, u. D. Sabatini II [247] 464, 467, *512*
Robertis, E. D. de, s. Sabatini, D. D. II [256, 257] 464, *512*
Roberts, E. M., u. B. M. Bindon II [398] 889, *919*
— B. J. Doyle u. B. M. Bindon II [396] 851, *919*
— u. D. G. Edgar II [397, 399, 400] 845, 885, 887, *919*
— s. Bindon, B. M. II [24] 839, 867, *905*
Roberts, G., s. Fukushima, D. K. I [418b] *985*
Roberts, G. P., s. Gibbons, R. A. II [188] 57, *117*
Roberts, J., s. Bindon, B. M. I [71] *972*
Roberts, J. D., u. J. C. Warren I [1082] 223, *334*
Roberts, J. M., s. Harrison, R. J. II [447] 622, 659, *699*
Roberts, J. S., s. Asdell, S. A. II [25] 755, *766*
Roberts, K. D., L. Bandi, H. I. Calvin, W. D. Drucker u. S. Lieberman I [1083, 1084] 66, 71, 91, *334*
— R. L. van de Wiele u. S. Lieberman I [1085] 142, 182, *334*
Roberts, M., u. J. M. Robson I [764] 392, *441*
Roberts, R. C., s. Bowman, J. C. II [100] 180, *259*
Roberts, S., u. C. M. Szego I [765] 352, *441*
— s. Szego, C. M. I [854] 352, 391, 397, *444*, [1327] 486, *674*
Roberts, S. J. II [785] 662, *711*
— s. Asdell, S. A. II [17] 78, *111*, [6] 427, *451*, [52—54] 662, 663, 664, *686*
— s. Hansel, W. II [211] 55, *118*
— s. Morrow, D. A. II [327] 865, *916*
Roberts, T., s. Geller, J. II [79] 38, *41*
Roberts, V. S., s. Hawker, R. W. I [528] *989*

Robertson, B. van, u. E. C. Sandborn I [1132] 487, *667*
Robertson, E. M., s. Hais, A. M. I [506] 149, 164, *309*
Robertson, H., u. W. F. Coulson I [1086] 229, *334*
— s. Hutchinson, J. S. M. II [526] 665, *702*, [527] 725, *784*
Robertson, H. A. II [787] *711*
— u. J. S. M. Hutchinson II [834] 725, 745, *795*
— u. A. M. Rakha II [786] 647, 666, *711*, [835] 725, *795*
— s. Rakha, A. M. II [770] 666, *711*
Robertson, I. S., J. C. Wilson u. H. Paver I [401] *919*
Robertson, J. G., u. A. W. Maxwell I [1087] 169, 175, 176, *334*, [751] 1065, *1117*; II [751] 549, *597*
Robertson, K. J. II [402] 870, *919*
Robertson, L. L., s. Allen, E. II [3] 427, *451*
Robertson, M. E., s. Gornall, A. G. I [504] 474, 479, 482, *643*
Robey, M. I [753] 1044, *1117*
— G. Piaux u. C. Dufloux I [1120] 832, *1011*, [752] 1032, *1117*
— H. Simmonet u. G. Plaux I [754] 1064, 1069, *1117*
— s. Piaux, G. I [998] *330*
— s. Séguy, J. I [1166] 172, *337*
Robillard, E., A. D'Iorio u. J. Pellerin I [766] 381, *441*
— s. Pellerin, J. I [1059] 522, *664*
Robinson, A. II [672] 189, *278*, [788] 613, *711*
Robinson, C. H., L. Finckenor, E. P. Oliveto u. D. Gould I [1121] *1011*
— — R. Tiberi, M. Eisler, R. Neri, A. Watnick, P. L. Perlman, P. Holroyd, W. Charney u. E. P. Oliveto I [1122] *1011*
Robinson, D., s. McKay, D. G. I [864] 47, 77, *324*
Robinson, D. W., s. Heap, R. B. I [557] 464, *645;* II [385] 150, *268*
Robinson, G. E., u. A. V. Nalbandov II [836] 724, 745, *795*
Robinson, K., s. Daniel, E. E. I [291] 471, *635*

Robinson, R. W., W. D. Cohen u. N. Higano I [767] 366, *441*, [378] *1174*
Robinson, T. J. [673] 134, 159, 190, *278*, [227—231] 430, 431, *460*, [788a] 667, *711*, [837—842] 748, 755, *795*, [403—414] 823, 838, 839, 843, 857, 859, 861, 867, 869, 877, 878, 883, 904, *919*, *920*
— u. N. W. Moore II [789] 666, 682, *711*, [416] 877, *920*
— — u. F. E. Binet II [232] 430, *460*, [843] 755, *795*, [415] 877, *920*
— u. T. F. Reardon II [233] 427, *460*
— s. Lindsay, D. R. I [779] *998*
— s. Moore, N. W. II [628] 527, *593*, [318, 319] 877, *816*
— s. Reardon, T. F. II [384] 877, 878, *919*
Robson, J. M. I [1123—1128] 757, 758, 804, 805, 809, 835, 836, 897, 902, 907, 909, 956, *1011*, 1067; II [449—456] 55, 59, 63, 69, 74, 94, *127*, [674—679] 164, 214, 228, 229, 247, 248, 253, *278*, *279*, [596, 597] 356, 385, *421*, [790, 791] 619, 634, *711*
— u. W. R. Henderson II [457] 51, *127*, [234] 427, *460*
— u. O. H. Schild II [125] 299, *312*
— u. A. A. Sharaf II [458, 459] 78, 80, 81, *127*
— J. R. Trounce u. K. A. H. Didcock II [126] 307, *312*
— s. Bell, G. H. II [7b] 301, *308*
— s. Dawson, R. F. I [302] 531, *635*
— s. Hammond jr., J., II [210] 94, *118*, [352] *267*
— s. Höhn, E. O. I [572] 804, 835, 880, 899, 907, 909, 914, 917, 956, *991;* II [245] 74, 81, *119*, [401] 214, *269*
— s. Lindsay, D. E. II [478, 479] 180, *272*, [102] 308, *312*
— s. Nissim, J. A. I [928] 929] 88, 220, 222, *327*
— s. Poulson, E. II [651—654] 180, 181, *278*, [123, 124] 308, *312*
— s. Roberts, M. I [764] 392, *441*

Robson, T. B., u. A. G. Gornall I [1088] 164, 169, *334*
Roby, C. C., W. B. Ober u. J. E. Drorbaugh I [1089] 97, 187, *334;* II [752] 553, *597*
Roch, J., s. White, R. F. II [949] 567, *603*
Rocha, A., s. Martins, Th. I [872] 708, *1001*
Roche, J., u. B. Nataf I [768] 390, 393, *441*
— — u. M. Marois I [769] 397, *441*
Rock, J. I [1129] 804, 944, *1011*, [379, 380] *1174;* II [753] 551, *597*
— u. M. K. Bartlett II [754] 529, *597*
— C.-R. Garcia, J. McLoed, B. J. Pisani u. A. Southam I [381] *1174*
— — u. M. F. Menkin II [755] 537, *597*
— — u. G. Pincus I [770] 357, *441*, [1130, 1131] 927, 928, 937, 943, *1011, 1012*, [755] 1058, *1117*, [382, 383] *1174;* II [756] 522, *597*
— G. Pincus u. C.-R. Garcia I [771] 357, *441*, [1132] 927, 928, 937, 943, *1012*
— s. Garcia, C. R. I [275] 357, 372, 380, *423*, [425] 927, 928, 936, 937, *985*, [126, 127] *1165;* II [314] *583*, [386] 748, *779*
— s. Hertig, A. T. II [384—387] 534, 540, 549, 550, 551, *585*
— s. Noyes, R. W. II [655] 529, 530, 534, 535, 536, 552, *594*
— s. Pincus, G. I [721, 722] 372, 379, *439*, [1057, 1060—1062] 936, 937, 943, 958, *1008, 1009*, [703] 1058, 1086, *1116*, [350—353] 1126, 1147, *1173;* II [197—199] 3, 18, 20, 24, 28, 29, *46*
Rockenschaub, A. I [756] 1078, *1117;* II [757, 758] 523, 558, *597*, [844] 761, *795*
— u. K. Weghaupt I [757] 1061, *1117*
— s. Narik, G. I [644] 1062, *1114*
Rodd, E. H. I [1133] 904, 934, *1012*
Roddick jr., J. W., G. K. C. Ing u. D. Midboe II [759] 531, *597*
Rodenburg, J. M., s. Weil, A. J. II [795] 157, *283*

Roderig, H., s. Ben-David, M. II [42] 385, *402*
Rodrignez-Galindo, M. II [760] 551, *597*
Rodriguez, F., s. Lipschütz, A. I [575] 1080, 1093, *1112*
Rodriguez, I., s. Pincus, G. I [722] 372, 379, *439*, [353] 1126, *1173*
Rodriguez, J., s. Pincus, G. II [197] 3, 18, 24, 29, *46*
Rodríguez, R. R., s. Houssay, B. A. I [391] 352, 364, *427*
— s. Lewis, J. T. I [544, 545] 364, *433*
Rodriguez-Galindo, M. I [772, 773] 389, *441*
— s. Moricard, R. I [629, 630] 389, *436*
Roemer, H. II [761] 573, *597*
Röpke, H., s. Neudert, W. I [126] 5—16, *21*
Röstel, W. II [417] 833, 834, 835, *920*
— W. Jöchle u. E. Schilling II [418] 833, *920*
— s. Schilling, E. II [828] 668, *713*
Röttger, H., u. E. M. Heckebach I [1133] 465, *667*
Rogers, A. W., u. G. H. Thomas I [1090] 272, 273, *334*
— s. Cooke, A. M. I [225] 178, 241, 272, 273, *297*
— s. Knights, B. A. I [698] 273, *317*
Rogers, J. I [1091] 264, 267, 269, *334;* II [762] 568, *597*
— u. F. McLallan I [1092] 264, *334*
— u. F. McLellan II [763] 519, *597*
— u. S. H. Sturgis I [1093] 149, 268, *334*, [774] 353, *441;* II [764] 520, *597*
Rogers, L. A., s. Fouts, J. R. II [108] 473, 502, *507*
Rogulski, J., s. Angielski, S. I [19] 364, *414*
Rohr, O., s. Anliker, R. I [21] 61, *287*
Rohrbach, C., s. Del Sol, J. R. II [849, 850] 526, *600*
Rohrmann, E., s. Marker, R. E. I [110] *20*, [828—830] 206, 207, 208, *234*, *323*
Rojas, G., s. Iglesias, R. I [618] 698, 807, *992*
Roland, M. I [1133a] *1012*, [758] 1068, 1069, *1117;* II [208, 209] 2, 18, 20, *46*, [765] 528, *597*
— M. J. Clyman, A. Decker u. W. B. Ober I [384, 385] *1174;* II [211] 18, *46*

Roland, M. u. W. B. Ober II [210] 19, 31, *46*
— u. M. Smith I [1134] 943, *1012*
Rolandi-Ricci, V., u. C. Queirolo I [775] 377, *441*
— P. M. Romano, C. Queirolo, R. Romano u. G. P. Romano I [1134] 587, 588, *667*
— s. Romano, P. M. I [776] 404, *441*, [1135] 531, *667*
Rolland, Ch. I [1094] 177, *334*
Rom, F. de, s. Groodt, M. de II [125] 487, *507*
Romack, F. E., s. Day, B. N. I [221] *978;* II [78] 881, 884, 897, *907*
Romani, J. D., u. A. Keller I [1135] 965, *1012*
Romano, G. P., s. Rolandi-Ricci, V. I [1134] 587, 588, *667*
— s. Romano, P. M. I [776] 404, *441*, [1135] 531, *667*
Romano, P. M., V. Rolandi-Ricci, C. Queirolo, R. Romano u. G. P. Romano I [776] 404, *441*, [1135] 531, *667*
— s. Rolandi-Ricci, V. I [1134] 587, 588, *667*
Romano, R., s. Rolandi-Ricci, V. I [1134] 587, 588, *667*
— s. Romano, P. M. I [776] 404, *441*, [1135] 531, *667*
Romanoff, E. B. I [1094a] 219, *334;* II [680] 210, *279*
— N. Deshpande u. G. Pincus I [1095] 198, 199, *334*
— u. G. Pincus I [1096] 218, *334*
— s. Bartosik, D. II [56] 210, 257, [50] 723, *767*
— s. Haksar, A. I [506a] 222, *309*
— s. Oriol-Bosch, A. I [961, 961a] 217, 218, 219, 223, *329*
— s. Watson, D. J. I [1389a] 27, *347*
Romanoff, F. B., s. Hagopian, M. I [504] 87, 108, *309*
Romanoff, L. P. I [1097] 101, *334*
— M. N. Baxter, K. K. Malhotra u. A. W. Thomas I [1097a] 138, *334*
— M. P. Grace, M. N. Baxter u. G. Pincus I [1097b] 101, 102, 137, 268, *334*

Romanoff, L. P., M. P. Grace, E. M. Sugarman u. G. Pincus I [1098, 1099] 196, 262, 270, 277, *334*
— C. W. Morris, P. Welch, M. P. Grace u. G. Pincus I [1100] 101, 102, 162, 268, *335*
— s. Pincus, G. I [704, 705] 1058, 1078, *1116*
Rombaut, R., s. Harkness, R. A. I [521a] 164, 167, 190, *309*
Rombauts, M. P., M. F. Pupin, M. M. Terqui u. M. R. Courrier I [1101] 201, 202, 203, 204, 206, *335*
Rombauts, P., M. Terqui u. J. Fevre II [792] 670, *711*
— s. Mesnil du Buisson, F. du II [550, 551] 211, 213, *274*
Romberg, G., s. Rauscher, H. II [736] 564, *596*
Romeis, B. I [1136] 717, *1012*
Romero, M., s. Romo, J. I [1136a] 880, *1012*
Rommelart, G., s. Ferin, J. I [113] *1165;* II [68a] 35, *41*
Romney, S. L., s. Bloch, E. I [96] 107, *291*
— s. Deane, H. W. I [276] 79, *299*
— s. Lobel, B. I [782] 90, *321*
Romo, J., M. Romero, C. Djerassi u. G. Rosenkranz I [1136a] 880, *1012*
— G. Rosenkranz, C. Djerassi u. F. Sondheimer I [1136b, 1136c] 825, 858, *1012*
— G. Stork, G. Rosenkranz u. C. Djerassi I [1136d] 814, *1012*
Ronald, A. P., s. Idler, D. R. I [601, 602] 194, *313*
Ronaldson, J. W., s. Edgar, D. G. I [333, 334] 23, 224, 225, 226, 227, 228, *301;* II [306] 666, *694*
— s. McClure, T. J. I [860] 225, 226, 227, 263, *324;* II [664] 666, *707*
Ronan, F., s. Wotiz, H. H. I [1461] 149, 153, 155, *350*
Ronchi, R., s. Sala, G. I [1174] 791, 805, 836, 858, 877, 909, 910, 911, 914, 927, 949, 950, 951, *1013;* II [468] 76, *127*
Rondoni, P., u. F. Arienti I [777] 400, 401, 403, *441*
Roo, P. M. H. de, s. Mighorst, J. C. A. I [951] 640, *660*

Rookledge, K. A., s. Heald, P. J. II [479] 725, *782*
Rooks, W. H. I [1137] 489, *667*
— u. R. I. Dorfman I [1136] 550, *667*
Roos, J., s. Aron, Cl. I [46] 613, 624, 648, *685*
Roos, P. II [845] 721, *795*
— s. Gemzell, C. A. II [396] 727, 728, 744, *779*
Roos, T. B., u. R. K. Meyer I [778] 365, 366, 367, *441*
Root, A. W., s. Bongiovanni, A. M. I [111] 31, 117, 129, *291*
Root, H. D., s. Imamoglu, K. I [649] 532, *649*
Ros, A. R., s. Gagnazzo, G. I [431] 85, *305*
Rosa, C. G. I [779] 393, 394, *441*
Rosa, P. II [766] 555, *597*
Rosadini, G., u. G. Bernardini I [1138] 466, 527, *667*
Rosan, L., s. Dascălu, R. I [297] 465, *635*
Rose, C. S., s. György, P. I [534] 553, *644*
Rose, D. K., s. Moore, G. F. I [637] 1081, *1114*
Rose, F. D., s. Greenblatt, R. B. II [93] 14, 15, 17, *42*
Rose, G. L., s. Ashworth, C. T. II [6] 464, *503*
Rose, G. T., s. Odell, W. D. II [746] 724, *792*
Rose, S., u. J. F. Nelson II [846] 755, *795*
Rose, S. M. II [248] 464, *512*
Rosemberg, E., J. Coleman, M. Demany u. C. Garcia II [848] 728, *795*
— — N. Gibree u. W. Macgillivray II [849] 727, 728, *795*
— u. R. I. Dorfman I [1137] 957, *1012*
— u. I. Engel I [1139] 476, 482, *667,* [759] 1079, *1117;* II [211a] 24, *46,* [850] 752, *795*
— u. P. J. Keller II [851] 724, *795*
— R. E. Maher, A. Stern u. M. Demany II [852] 727, 728, *795*
— s. Laqueur, C. L. II [617] 731, 732, *787*
— s. Lewis, R. A. I [546] 402, 433, [834] 538, 570, 571, 572, 574, *656*
— s. Wilkins, L. I [956] 402, *448*

Rosen, S., M. C. Shelesnyak u. L. R. Zacharias II [847] 741, *795*
Rosenbaum, R. M., u. C. M. Goolsby I [780] 385, *442*
Rosenberg, A. II [768] 570, *597*
Rosenberg, B., s. Guillemin, R. I [494a] 862, *988;* II [438] *780*
Rosenberg, H., u. P. Pots II [767] 573, *597*
Rosenberg, H. R., s. Ruzicka, L. I [1159] 896, 897, 898, 899, 901, 903, 904, 905, 907, 908, 912, 915, 957, 961, 962, *1013*
Rosenberg, I. N., C. S. Ahn u. M. L. Mitchell I [1140] 585, *667*
Rosenberg, M. W., s. Ruzicka, L. I [1165] 895, 898, 899, 902, 903, 904, 905, 908, 915, 961, 962, *1013;* II [169] *338*
Rosenberg, T., s. Aldman, B. I [15] 408, *413*
— s. Claesson, L. II [162] 744, *770*
Rosenblum, J., s. Rothchild, I. I [762] 1089, *1117*
Rosenblum, R., s. Weston, R. E. I [944] 360, 367, *448,* [1418] 483, 536, 544, 549, *677*
Rosenburg, A. I [760] 1082, *1117*
Rosenfeld, I., s. Haam, E. von I [537] 461, *644*
Rosenfeld, R. S., M. B. Lebeau, R. D. Jandorek u. T. Salumaa I [1102] 28, 31, 137, 138, 158, 182, *335*
Rosengreen, B. K., s. Cooper, J. A. I [231] 30, *297*
Rosenkrantz, H., s. Hayano, M. I [533] 223, *310*
Rosenkranz, G., O. Mancera, F. Sondheimer u. C. Djerassi I [1137a] 912, *1012*
— J. Pataki, St. Kaufmann, J. Berlin u. C. Djerassi I [1138] *1012*
— s. Djerassi, C. I [46] 13, 14, *18,* [247, 248] 822, 924, 934, 935, 936, *979,* [205] 1032, *1100;* II [108] 69, *114*
— s. Miramontes, L. I [125] 14, *21,* [914] 822, *1003*
— s. Miramontes, S. I [124] *21*
— s. Ringold, H. J. I [141] 14, *21,* [1113—1115, 1115a, 1115b, 1116] 814, 818, 828,

829, 856, 898, 934, 950, *1011;* II [226] 428, *460*
Rosenkranz, G., s. Romo, J. I [1136a—1136d] 814, 825, 858, 880, *1012*
— s. Sandoval, A. I [145] 21, [1185, 1186] 931, 934, *1014*
— s. Sondheimer, F. I [153] 22, [1248a, 1249a, 1250a, 1250b] 825, 880, 963, 965, *1016*
— s. Zaffaroni, A. I [1421] 849, *1024*
Rosenman, R. H., M. Friedman u. S. O. Byers I [781] 365, *442*
Rosenthal, A., s. Moghissi, K. S. I [929] 839, *1003*, [308] *1171*
Rosenthal, H., s. Slaunwhite jr., W. R. I [1213] 265, *339*
Rosenzweig, R. E., s. Blivaiss, B. B. I [111] 620, *628*
Rosevear, I. W., s. Salassa, R. M. I [1159] 474, *668*
Rosin, S., s. Zondek, B. II [1004] 538, *605*
Roslansky, P. F., s. Adelberg, E. A. I [8] 451, *624*
Ross, E., s. Brodsky, I. I [116] 378, 379, *417*
— s. Dorfman, R. I. I [310] 143, 264, 268, 282, *300*
Ross, G. T., W. D. Odell u. P. L. Rayford I [853] 724, *795,* [419] *920*
Ross, M. H., G. D. Pappas, J. I. Lanman u. J. Lind II [249] 464, *512*
Ross, R., u. S. J. Klebanoff II [127] 285, 312, [250—252] 474, 481, *512*
Ross, R. A. I [761] 1048, *1117*
Ross, R. H., s. Johnson, K. R. II [65] 814, *819*
Ross, S., s. Farooq, A. I [402] 594, *639;* II [338] 638, 682, *695*
— s. Zarrow, M. X. II [287] 438, *462*
Ross, S. D., s. Axelrod, L. R. I [40] 75, *288*
Rosselet, J. P., J. W. Jailer u. S. Lieberman II [1103] 276, 277, *335*
Rossi, G., s. Arguelles, A. E. I [31] 1082, *1095*
Rossi, M. I [1141] 548, *667*
Rossi, M. L., s. Capelli, V. I [190] 467, *631*
Rossi, P. G. I [1142] 480, 482, *667*

Rossi, P. J. II [854] 749, 760, *795*
Rossi d'Angeli, S., s. Monguio Fonts, J. I [969, 970] 515, 520, 522, *660*
Rossignol, P., L. Keuky u. G. Valette II [128] 306, *312*
Rossman, I. II [681] 139, *279*
Rosvold, H. E., s. Freedman, L. Z. II [78] 427, 433, *454*
Roth, C. H., s. Tainter, M. L. I [858] 360, *444*
Roth, F., s. Arnold, M. I [11] *1161*
— s. Mall, M. I [272] *1170*
— s. Richter, R. H. H. I [759] 371, *441,* [373] 1142, *1174*
Roth, O. A. II [769—771] 527, *597*
— u. H. Burger II [772] 527, *597*
Roth, P. I [1143, 1144] 457, *667*
— s. Sluczewski, A. I [1264—1266] 457, 459, *672*
Roth, R., s. Serr, D. M. I [815] 369, *443*
Roth, W. D., s. Botticelli, C. R. I [121] 193, *292;* II [118] 607, *688*
Rothchild, I. I [1104] 268, 269, *335,* [1139] 806, *1012;* II [682—684] 205, 206, *279,* [598, 599] 363, *421,* [773, 774] 524, *597,* [793—800] 621, 628, 633, 649, *711, 712,* [855—860] 723, 746, 747, 750, 751, 752, 756, 757, *795, 796*
— u. A. C. Barnes I [782] 356, 358, *442,* [1145] 529, *667;* II [862] 755, *796*
— u. R. Dickey II [685] 206, *279,* [801] 633, 648, *712*
— u. R. M. Fraps I [1140] 953, *1012;* II [168a] *338,* [861] 747, 748, 749, 750, *796*
— C. H. Hendricks, J. Rosenblum, E. v. Haam u. A. C. Barnes I [762] 1089, *1117*
— u. N. K. Koh II [460] 87, *127*
— u. R. K. Meyer I [1141] 690, *1012;* II [686, 687] 217, 218, *279*
— u. M. A. Spielman II [688] 218, *279*
— u. E. J. Quilligan II [803] 633, *712,* [420] 845, *920*
— u. R. L. Rapport I [783] 356, 358, 381, *442,* [1146] 585, *667*

Rothchild, I. u. R. Schubert I [1142] *1012;* II [804] 633, 648, *712*
— u. N. B. Schwartz II [689] 206, *279,* [805] 648, 655, *712,* [863] 750, 752, *796*
— s. Barnes, A. C. I [49] 1089, *1095*
— s. Kaufman, A. B. II [550] 649, *703*
— s. Merryman, W. I [949] 514, 517, 519, 520, *660* II [711] 754, *790*
— s. Quilligan, E. J. II [764] 648, *710*
— s. Schwartz, N. B. II [910] 725, *797*
— s. Silbiger, M. II [876] 649, *714*
Rothchild, J., u. A. C. Barnes II [775] *598*
Rothchild, M., u. B. Ford II [802] 633, *712*
Rothe, A., s. Napp, J.-H. I [641] 357, *437,* [944] 924, 925, 935, 936, *1004,* [643] 1072, *1114*
— s. Siegel, P. I [815] 1085, *1119*
Rothen, A., s. Chow, B. F. II [160] 721, *770*
— s. Shedlovsky, T. II [926] 721, *798*
Rother, J., s. Bokelmann, O. I [87] 359, *416*
Rothlisberger, J. A., s. Niswender, G. D. II [356] 844, *918*
— s. Wiltbank, J. N. II [815] *283*
Rothman, S., s. Haskin, D. I [551] 589, *645,* [345] 1093, *1105;* II [463] 649, *700*
— s. Lasher, N. I [812, 813] 589, *655*
— s. Walker, S. A. I [1403] 594, *677*
Rothmann, St. I [763] 1093, *1117*
Rothschild, I., s. Quilligan, E. J. I [1049] 267, 268, *332*
Rothschild, S., s. Kaufman, A. II [559] 745, 752, *785*
Rothschild, W. O., s. Kaufman, R. J. I [707] 549, 651, [477] 1084, *1109*
Rotondi, M., s. Brancaccio, A. I [133a] 148, 162, *292*
Rotstein, J., s. Gilbert, M. I [287] 1092, *1103*
Rotter-Pool, P., s. Winter, G. F. I [941] 1085, 1086, *1123*

Rouault, J., s. Meunier, J. M. II [443] 357, 358, 365, 375, 388, *415*
Round, B. P., s. Bayliss, R. I. S. I [52] 369, *415*
Roussange, G., s. Jayle, M. F. I [627] 164, 166, 171, *314*; II [442] 566, *587*
Roussy, R., s. Camus, J. II [154] 731, *770*
Roux, M., s. Lacassagne, A. I [538] 1083, *1110*
Roversi, G. D., s. Bompiani, A. I [102] 147, *291*
Rowan, W. II [864] 741, *796*
Rowden, W. W., s. Wiltbank, J. N. II [512, 514] 838, 844, 845, 849, 857, *923*
Rowell, J. G., s. Short, R. V. I [1204] 271, *339;* II [870] 666, *714*
Rowell, T. E. II [235] 433, *460*
— s. Hinde, R. A. II [107] 436, *455*
Rowland, S. J., s. Flux, D. S. II [187] 365, *407*
Rowlands, I. W. II [690, 691] 209, 211, *279*, [806—808] 615, 622, 623, 645, *712*, [865] 746, *796*
— u. E. B. Heap I [1105] *335*
— u. R. B. Heap II [809] 645, 647, *712*
— u. M. K. McPhail II [461] 78, *127*
— u. A. S. Parkes II [866] 721, *796*
— u. R. V. Short I [1105a] 203, 209, 210, 215, 225, 237, 259, 260, *335;* II [692] 211, *279*, [810] 613, 645, 646, *712*
— s. Amoroso, E. C. II [30, 32] 619, 623, *685*
— s. Brambell, F. W. R. II [136] 617, 619, 623, *688*
— s. Heap, R. B. I [540, 540a] 259, 260, *310;* II [384] 211, *268*
— s. Perry J. S. II [747—749] 607, 608, 609, 620, 626, 632, 633, 636, 645, 647, 649, *710*
Rowlands, J. W. I [1143, 1144] 706, 767, *1012*
— s. Heap, R. B. II [480] 720, *782*
Rowson, L. E. II [867] 748, *796*
Rowson, L. E. A. II [693] 134, 143, 190, 194, *279* [421] 845, *920*
— u. G. E. Lamming I [1147] 463, *667*

Rowson, L. E. A., G. E. Lamming u. R. M. Fry I [1148] 463, *667;* II [421a] 871, *920*
— u. R. M. Moor II [694] 212, *279*, [422] 876, *920*
— s. Averill, R. L. W. II [46] 193, *257*
— s. Bennett, J. P. II [63] 190, 191, *258*
— s. Deane, H. W. I [274a] 224, 225, 227, *299;* II [204] 212, *262*, [83] 468, *506*, [248, 249] 666, 667, *692*
— s. Harper, M. J. K. II [368] 166, 191, 192, *268*
— s. Moor, R. M. II [697, 698] 621, 666, 667, *708*, [320] 875, *916*
— s. Moore, N. W. II [565] 205, *275*, [699, 700] 666, *708*, [85] 813, *819*
— s. Short, R. V. I [1202] 224, 225, 227, 228, 236, 237, 262, *339;* II [868] 666, *714*
Rowson, L. R., s. Short, R. V. II [930] 723, *798*
Roy, A. B. I [1106] 30, 136, *335*
Roy, A. C., s. Kar, A. B. I [443] 403, *429*, [703] 577, *651*
Roy, D. J., u. D. N. Mullick I [1107] 210, 211, 212, 213, *335*
Roy, E. J. II [811] 634, *712*
Roy, G. V. Le, R. G. Gould, D. M. Bergenstal, H. Werbin u. J. J. Kabara I [1108] 70, *335*
— s. Davis, M. E. I [265] 61, 70, 71, 87, 93, 164, 192, 267, 269, *298;* II [187] 540, 542, 555, *579*
Roy, M. van, s. Peeters, F. I [701] 356, 357, *439*, [1028, 1029] *1008*, [694] 1077, 1078, 1079, *1115*, [328, 331] *1172;* II [193] 24, 28, 31, *46*
Roy, R. R., s. Maddock, W. O. II [674] 727, *789*
Roy, S., s. Mahesh, V. R. I [809] 50, 52, 53, 54, 64, 76, *322*
Roy, S. K., u. A. B. Kar II [695] 227, *279*
Royer, R., s. Magrath, D. I [840] *1000*
Rozin, J. S., s. Zondek, B. I [968] 1038, *1123*
Rozin, S., s. Zondek, B. I [1437] *1025*, [964, 966, 967] 1038, 1040, *1124*

Rubenstein, B. B. I [784—786] 354, 358, *442;* II [776] 525, *598*, [868, 869] 755, *796*
— s. Benedek, T. I [82] 526, *627;* II [61, 62] 754, *767*
Rubin II 290
Rubin, A. I [386] *1174*
Rubin, B., u. W. T. Salter I [1149] 473, 507, *668*
Rubin, B. L., u. H. W. Deane I [1109] 251, 254, *335*
— A. S. Dorfman, L. Black u. R. I. Dorfman I [1145] 718, 755, 777, *1012*
— R. I. Dorfman u. M. Miller I [1110] 164, 171, 177, *335*
— s. Deane, H. W. I [275, 277, 278] 78, 122, 200, 228, 240, 242, 244, 251, 254, 259, *299;* II [81] 464, *506*
— s. Pincus, G. I [705] 1058, 1078, *1116*
— s. Telegdy, G. I [1321] 196, 198, 199, 247, 249, 252, 253, 262, *344*
Rubin, H. L., J. Hilliard, J. N. Hayward u. H. W. Deane I [1111] 237, 240, 248, 254, 263, *335*
Rubin, J. L., s. Bharucha, K. R. I [14] 6, *17*
Rubin, M. B., s. Lamprecht, S. I [728b] 251, *319*
Rubinstein, A., s. Berger, M. I [73] 1074, *1096*
Rubinstein, L., u. T. R. Forbes II [1146] 753, 808, 828, *1012;* II [696] 228, *279*
Rubio, B. I [787] 356, *442;* II [212] 10, 18, 19, *47*
Rubulis, A., s. Huggins, C. I [407, 408] 1053, 1054, 1066, *1107*
— s. Hughes, E. C. II [426] 565, *587*
Rudel, H., s. Maqueo, M. I [602] 1050, 1077, 1078, 1079, *1112*, [278] *1170;* II [164] 17, 35, *45*
Rudel, H. W., T. Lebherz, M. Maqueo-Topete, J. Martinez-Manautou u. S. Bessler II [812] 628, *712*
— u. F. A. Kincl II [213] 24, 28, *47*, [424] 825, 892, *920*
— M. Maqueo u. J. Martinez-Manautou I [1147] 875, *1012*
— u. J. Martínez-Manautou II [92] 815, *820*, [423] 822, 901, *920*
— s. Martinez-Manautou, J. I [280] 1135, 1140, 1141,

1170; II [167] 4, *45,* [515] 189, *273,* [303] 901, *916*
Rudyuk, M. P. I [1112] 149, 150, 151, 164, *335*
Rudzik, A., s. Cha, K. II [23] 304, 306, *309*
Rudzik, A. D., u. J. W. Miller II [129] 306, *312*
Rübsamen, W. I [764] 1086, *1117*
Ruelas, J. P., J. Iriarte, F. Kincl u. C. Djerassi I [1148] *1012*
— s. Knox, L. H. I [711b] *995*
— s. Ringold, H. J. I [142, 143] 7, *21,* [1117] 838, 856, 860, 868, 869, 878, 965, *1011;* II [448] 66, *127*
Rümelin, K. I [765] 1040, *1118*
Rüsse, M. II [813] 638, 650, 664, *712,* [93] 815, *820,* [425] 900, *920*
— u. W. Jöchle II [872] 745, 763, *796,* [94] 812, 815, *820,* [426] 839, 840, *920*
— s. Jöchle, W. II [61] 808, 812, *818,* [234] 839, 857, 867, 869, 875, 877, *913*
Rüttner, J. R., s. Gruber, E. I [323] 1086, *1104*
Ruffie, A., M. Bonnin-Laffargue u. R. Canivenc I [1113] 198, *335*
Ruffo, A. I [788] 401, 402, *442,* [1150] 550, *668*
Ruggieri, G., u. G. Ragusa I [1151, 1152] 530, *668*
Ruggieri, P. De, u. C. Ferrari I [1148a, 1148b] 932, 955, *1012*
— — u. C. Gandolfi I [1149] 862, *1012*
— u. R. Matscher I [1153] 537, 539, 542, *668*
— — C. Lupo u. G. Spazzoli I [1154] 539, 566, *668,* [1150] 768, 776, 807, 932, 933, 942, 943, *1013;* II [462] 76, 91, 92, 101, *127,* [697] 230, 241, *279*
Ruggiero, A. I [1155] 522, *668*
Ruhrmann, H. I [766] 1093, *1118*
Ruinen, F. H. II [600] 350, *421*
Ruiz del Rincón, E. C., s. Castro, J. G. I [205] 462, *632*
Rulleau-Meslin, F., s. Crepy, O. I [256a] 137, 141, 144, 146, 178, 179, *298*
Rummel, A. II [214] 5, 9, *47*

Rummel, W., H. J. Wellensiek u. D. Puder II [814] 651, *712*
Rumney, G., s. Laron, Z. II [145] 24, *44,* [619] 752, *787*
— s. Lunenfeld, B. II [651] 728, *788*
Rundborg, R. A., s. Theobald, G. W. II [894] 558, *601*
Runge, H. I [767] 1044, *1118*
— u. H. Ebner II [777] 529, *598*
— — u. W. Lindenschmidt II [778] 528, *598*
Runnebaum, B., H. van der Molen u. J. Zander I [1114] 64, 116, 117, 127, *335;* II [779] 516, *598*
— u. J. Zander I [1115, 1115a] 96, 98, 99, 112, 114, 133, *335;* II [780, 781] 515, 553, 554, *598,* [870, 871] 760, 764, *796*
— s. Molen, H. J. van der I [896] 32, 112, 113, 114, *326;* II [625] 516, *593*
— s. Zander, J. I [1493, 1494, 1494a] 92, 95, 96, 98, 130, 267, *351;* II [996] 546, *605*
Runner, M. N., u. A. Gates I [1151] 753, *1013*
— s. Smithberg, M. I [1247] 833, *1016;* II [741—743] 184, 228, *281*
Ruof, C. H., s. Marker, R. E. I [112] *20*
Rupp, J. J., s. Bischoff, F. I [104] 605, *628*
Ruppert jr., H. L., s. Turner, C. W. II [705] 357, 365, 372, 389, *424*
Rupprecht, A., s. Langecker, H. II [616] 754, *787*
Ruschig, H., s. Slotta, K. H. I [150] 5, *22,* [1215] 23, 58, 201, *339,* [1239] 804, *1016;* II [510] 64, *129*
Ruse, J. L., u. S. Solomon I [1115b, 1115c] 134, 137, 142, 144, 182, 192, *335*
— s. Laidlaw, J. C. I [793] 475, 479, 480, *654;* II [581] 638, *704*
Ruska, H., s. Caesar, R. II [18] 285, *309,* [44] 474, *505*
Russel, C. S. II [782] 566, *598*
— C. J. Dewhurst u. D. H. Blakey II [783] 566, *598*
Russell, C. S., C. J. Dewhurst u. D. H. Blakey I [1116] 176, *335,* [768] 1065, *1118*

Russell, C. S., C. G. Paine, M. G. Coyle u. C. J. Dewhurst I [1117] 164, 165, 169, 170, 172, 176, 177, 178, 269, *335*
— s. Coyle, M. G. I [253, 254] 29, 30, 164, 168, 169, 170, 171, 176, 177, *298*
— s. Wray, P. M. I [1462] 164, 167, 170, 172, 176, *350*
Russell, S. H., s. Jeffcoate, T. N. A. I [631] 127, 204, *314*
Russfield, A. B. I [1152] *1013*
Rust, W. I [769] 1052, *1118*
Rutberg, U., s. Nilsson, O. II [215] *511*
Rutherford, R. N., A. L. Banks u. W. A. Coburn I [1153] 768, 855, 911, *1013,* [770] 1058, *1118,* [387] *1174*
— — u. J. Williams II [873] 739, *796*
— C. Hougie, A. L. Banks u. W. A. Coburn I [789] 378, 379, *442*
— s. Hougie, C. I [388] 379, *427,* [204] *1168*
Ruthie, J. J. R., s. Sommerville, I. F. I [1246] 269, *341*
Rutstein, D. D., s. Leonard, L. M. I [827] 454, *655*
Ruz, O., s. Lipschütz, A. I [804] 907, *999*
Ruzicka, L., u. W. H. Fischer I [1154] 768, 968, *1013*
— u. M. W. Goldberg I [1154a] 911, *1013*
— — u. W. Bosshard I [1155] 911, *1013*
— — u. J. Meyer I [1157, 1158] 896, 897, 903, 904, *1013;* II [463] 89, *127*
— — — H. Brüngger u. E. Eichenberger I [1156] 895, 896, 897, 898, *1013*
— — u. H. R. Rosenberg I [1159] 896, 897, 898, 899, 901, 902, 903—905, 907, 908, 912, 915, 957, 961, 962, *1013*
— L. Grob u. S. Raschka I [1160] 957, *1013*
— K. Hofmann u. H. F. Meldahl I [1161] 917, 918, *1013;* II [464] 74, *127*
— u. H. Kägi I [1162, 1163] 903, 906, 907, 961, *1013*
— u. H. F. Medahl I [1163a] 834, *1013*
— u. U. Prelog I [1164] 881, 885, *1013*
— u. M. W. Rosenberg I [1165] 895, 898, 899, 902,

903—905, 908, 915, 961, 962, *1013;* II [169] *338*
Ruzicka. L. u. E. Tschopp I [1166] 722, 784, 786, 897, 898, *1013*
— N. Wahba, P. T. Herzig u. H. Heusser I [1167] 906, 915, 957, *1013*
— u. A. Wettstein I [1168] 896, 908, 957, *1013*
— — u. H. Kägi I [1169] *1013*
— s. Anliker, R. I [21] 61, *287*
— s. Voser, W. I [1354a] *1021*
Ryan, D. W., s. Wilson, H. I [1445] 28, 70, 101, 112, 136, 137, 138, 139, 141, *349*
Ryan, G. M., J. Craig u. D. E. Reid II [215] 22, *47*
— D. A. Goss u. D. E. Reid I [388] *1174;* II [216] 30, *47*
Ryan, K. J. I [1118, 1119] 68, 77, 81, 106, *335;* II [253] *512,* [874] 763, *796*
— u. L. L. Engel II [254] *512*
— R. Meigs u. Z. Petro II [875] 764, *796*
— u. Z. Petro II [1120] 47, 75, 77, 104, *335*
— u. R. V. Short I [1121, 1121a] 231, 232, 233, 262, *335*
— u. O. W. Smith I [1122—1126] 51, 66, 67, 73, 74, 76, 80, 104, 105, *336*
— s. Grumbach, M. M. II [435] 745, *780*
— s. Morrison, G. I [901] 88, *326*
— s. Smith, O. W. I [1223, 1224] 73, 74, 75, 76, 80, 104, *340*
Ryan, R. J., s. Faiman, C. II [328] 724, *777*
— s. Venning, E. H. I [1371] 86, 164, 166, *346,* [1387] 477, *676*
Rybo, G., s. Knutsson, F. I [465, 466] 357, 374, 376, *430*
Ryden, I., s. Julian, P. L. I [651] 810, 828, *993*

Saavedra, R., C. Crisosto, E. Acuna u. Y. E. Onetto II [784] 565, *598*
Saayman, G., s. Michael, R. P. II [691] 625, 673, 675, 679, 683, 684, *708*
Saayman, G. S., s. Michael, R. P. II [175, 176] 427, 433, 457, *458*

Saba, N., u. O. Hechter II [255] 464, *512*
— s. Hayano, M. II [137] 464, *508*
Sabatini, D., s. Robertis, E. de II [247] 464, 467, *512*
Sabatini, D. D., u. E. D. de Robertis II [256] 464, *512*
— — u. H. B. Bleichmar II [257] 464, *512*
Sabo, E. F., s. Diassi, P. A. I [238a] 824, *978*
— s. Fried, J. I [71, 72] 8, 9, *19,* [403b, 404, 405, 406a, 406b, 406c, 407, 408] 811, 812, 813, 824, 827, 832, 846, 847, 853, 854, 855, 856, 857, 858, 859, 877, *984*
— s. Hertz, R. I [561] 820, 824, 846, 847, *990;* II [229] 68, *119*
Saborida, C., s. Arguelles, A. II [3] 21, 24, 26, 28, *39*
Saborida, C. M., s. Arguelles, A. E. II [31] 1082, *1095;* II [4] 805, *816*
Sabuko, I., s. Takeo, O. II [284] 478, *513*
Sachon, J., s. Grasset, J. I [312] 1067, *1104*
Sachs, B. A., E. Danielson u. R. E. Weston I [790] 366, *442*
Sachs, L. I [1127] 65, *336;* II [465] 104, *127*
— u. M. C. Shelesnyak II [698] 220, *279*
— s. Staemmler, H. J. II [965] 728, *799*
Sack, H. I [772] 1090, *1118*
— u. H. Handrick I [771] 1090, *1118*
Sackreuther, W., s. Buttenberg, D. I [146] 1039, 1042, 1048, 1049, *1098*
Sadler, W. A., s. Browning, H. C. I [161] 620, *630*
Sadler, W. R., s. Higgins, G. L. I [373] 1039, *1105*
Sadovsky, A., B. Bercovici, A. Laufer, W. Polishuk u. St. Kohane II [785] 566, *598*
Saffran, J. C., s. Heard, R. D. H. I [543] 273, 274, *310*
Saffran, M., A. V. Schally u. B. G. Benfey II [876] *796*
Sager, V., s. Leonhard, S. L. I [766] *997*
Sahade, S. G., s. Boake, W. C. I [114] 552, *628*
Sahrholz, F. G., s. Hübener, H. J. I [592] 28, *313*

Said Mounib, M. I [791] 411, *442*
Sairam, M. R., s. Raj, H. G. M. II [663] 206, *278*
Saito, M., s. Kobayashi, M. I [736] *652*
Saito, T., A. Arimura, E. E. Müller, C. Y. Bowers u. A. V. Schally II [877] 736, *796*
— s. Arimura, A. II [16, 17] 736, 737, *765*
— s. Levy, H. I [760] 223, *320*
— s. Nakao, T. I [942] 894, *1004;* II [576] *275*
— s. Schally, A. V. II [897, 898] 736, *797*
Saitz, O. I [1156, 1157] 534, 535, *668*
Sakabe, H., T. Ohi, K. Takai u. K. Takai I [1158] 487, *668*
Sakagishi, Y., s. Fujii, K. I [418—420] 25, *304, 305*
Sakai, Y., s. Nishina, T. I [924] 27, *327*
Sakakura, T., s. Nishizuka, Y. I [990] *1006*
Sakamoto, S., s. Yamori, T. II [318] 464, *514*
Sakamoto, W., s. Gordan, G. S. I [469] 914, 961, 962, *987*
Sakiz, E., s. Courrier, R. II [180] 735, *771*
— s. Guillemin, R. II [437] 736, *780*
— s. Schiava, R. II [899] 725, 736, *797*
Saklaridis, I., s. Maroudis, D. I [604] 1074, *1113*
Sala, G. I [1170] 839, *1013;* II 1 [699] *279*
— u. G. Baldratti I [1171] 904, 909, 927, 949, 950, 951, *1013;* II [466] 76, *127*
— — u. G. Arcari I [1172, 1173] 750, 770, 805, 806, 808, 838, 839, 840, 841, 924, 925, 935, *1013;* II [467] 75, 82, 89, *127,* [700] 228, 229, 246, 249, *279,* [170] 331, *338,* [236] 430, *460*
— — R. Ronchi, V. Clini u. C. Bertazzoli I [1174] 791, 805, 836, 858, 877, 909, 910, 911, 914, 927, 949, 950, 951, *1013;* II [468] 76, *127*
— B. Camerino u. C. Cavallero I [792] 391, *442,* [1175] 759, 804, 838, 839, 924, 935, *1013;* II [469] 75, 82, 89, *127,* [701] 164, *279*
— u. E. Castegnaro I [389] *1174;* II [427] 822, *920*

Sala, G., s. Arcari, G. I [25] 771, 838, 851, 867, 891, 935, 959, *970;* II [16] 69, 77, *111,* [31] 229, 236, *257*
— s. Baldratti, G. I [39, 40] 914, 915, 927, 954, 955, *970;* II [10] 314, *333*
— s. Castegnaro, E. I [193] *295,* [202a] 568, *632*
Salaber, J. B., s. Arguelles, A. E. I [31] 1082, *1095*
Salamon, I. I., s. Miller, W. R. I [883] 271, *325*
Salamon, I. L., u. K. Dobriner I [1128] 180, 186, *336*
Salassa, R. M., V. R. Mattox u. I. W. Rosevear I [1159] 474, *668*
Salcedo, I. de, M. D. Carrington, J. L. Silva u. F. M. Fonseca Ferreira I [390] *1174*
Saldivar, J. T., u. C. E. Melton I [1176] *1014*
Salhanick, H., J. E. Jones u. D. Berliner I [1130] 83, 85, *336*
— — N. Merrill u. L. Neal I [1129] 120, *336*
Salhanick, H. A., F. L. Hisaw u. M. X. Zarrow II [878] 752, *796*
— E. G. Holmstrom u. M. X. Zarrow I [1177] 828, *1014;* II [470] 78, 103, *127*
— L. M. Neal u. J. P. Mahoney I [1131] 93, *336*
— M. W. Noall, M. X. Zarrow u. L. T. Samuels I [1132] 23, 24, 82, 83, 84, 86, *336;* II [879] 761, *796*
— u. J. Swanson I [1178, 1179] 811, 813, 814, 821, 823, 825, 826, 827, 830, 834, 835, 836, 839, 860, 862, 869, 906, 907, *1014;* II [171] 331, *338*
— s. Berliner, D. L. I [79] 108, *290*
— s. Noall, M. W. I [128] *21,* [931] 24, 25, 82, 83, 84, 197, 217, *327;* II [743] 745, 761, *792*
— s. Swanson, J. L. I [1288] 25, *342*
— s. Warren, J. C. I [1385, 1386] 64, 69, 104, 105, 108, *347*
— s. Zarrow, M. X. I [1430] 804, 822, 823, 825, 826, 828, 834, 851, 852, 860, 862, 883, 887, 892, 917, 968, *1024;* II [560] 78, *131,* [1086] 749, *804*

Salinas, S., s. Lipschütz, A. I [853] 623, *656,* [796], 822, *999;* II [285] 905, *915*
Salisbury, G. W., s. Asdell, S. A. II [34] 134, *257,* [23] 370, *401*
— s. Jones, E. E. II [419] 144, *270*
Salminen, A. I [1180] *1014*
Salmon, A. A., s. Salmon, U. J. I [1181] 782, 917, 918, 919, *1014;* II [471] 53, 82, *127*
Salmon, F. A., s. Imamoglu, K. I [649] 532, *649*
Salmon, S., s. Singer, B. I [1259] 480, 581, *671,* [1235] 791, *1016*
Salmon, U. J., u. A. A. Salmon I [1181] 782, 917, 918, 919, *1014;* II [471] 53, 82, *127*
— s. Geist, S. H. I [283] 1028, *1103*
Salmon, W. D., P. H. Bower u. E. Y. Thompson I [793] 406, *442*
Salmon jr., W. D., P. H. Bower u. E. Y. Thompson I [1160] 547, *668*
Salomon, E., s. Wilson, R. I [1447] 134, *349*
Salomon, S., s. Bird, Ch. E. I [89] 98, 134, *290*
Salter, W. T., s. Rubin, B. I [1149] 473, 507, *668*
Salumaa, T., s. Rosenfeld, R. S. I [1102] 28, 31, 137, 138, 158, 182, *335*
Salvadori, B., u. G. Cagnazzo I [1133] 31, 143, *336*
— — G. Ciasca u. R. Giorgino I [794] 378, *442*
— s. Debriasi, E. I [307] 587, *636*
Salvaneschi, S., s. Grassi, G. C. I [519] 534, *644*
Salvatierra, V., u. E. Baixauli II [786] 566, *598*
Salvatierra-Mateu, V. I [773] 1044, *1118*
Salvatore, C. A. I [1161] 623, *668;* II [787] 528, *598*
Sammartino, R., u. N. Arenas I [1182] *1014*
— s. Houssay, B. A. II [524] 734, *784*
Sammelwitz, P. H., J. P. Alfred u. A. V. Nalbandov I [702] 210, *279*
— P.-J. Dziuk u. A. V. Nalbandov I [1162] 485, 486, *668,* [1183] *1014;* II [472] 97, *127,* [703] 210, *279,* [815] 668, *712*

Sammelwitz, P. H. u. A. V. Nalbandov II [473] 97, *127,* [704] 210, *279,* [816] 633, *712*
— s. Aldred, J. P. II [2, 3] 633, 645, *684*
— s. Aldred, J. P. II [2] 97, *110*
— s. Alfred, J. P. II [11, 12] 206, 209, *256*
Sampson, J. A. I [774, 775] 1075, *1118*
Samuels, A. J., F. Lepowsky u. E. Tyler I [795] 378, *442,* [391] *1174*
Samuels, G., T. Evans u. J. L. McKelvey I [1137] 156, 159, 164, 167, *336*
Samuels, L. T. I [1134—1136] 25, 65, 80, *336;* II [258] 464, *512*
— M. L. Helmreich, M. B. Lasater u. H. Reich I [1138] 220, 254, *336*
— R. M. Reinecke u. W. E. Petersen II [601] 350, *421*
— s. Beyer, K. F. II [18] 464, *504*
— s. Bryson, M. J. I [159] 105, 107, *293*
— s. Ehrlich, E. N. I [337] 106, *301*
— s. Eik-Nes, K. I [339] 265, *301;* II [311] 667, *695*
— s. Mahajan, D. K. I [806] 233, *322;* II [300] 822, *915*
— s. McKelvey, J. L. I [865] 149, 159, *324*
— s. Plager, J. E. II [241] 464, *511*
— s. Salhanick, H. A. I [1132] 23, 24, 82, 83, 84, 86, *336;* II [879] 761, *796*
— s. Wiest, W. G. I [1439] 266, 267, *349*
— s. Wiswell, J. G. I [1452] 240, 256, *349*
San, Ch. Ch. I [1184] 924, 925, *1014;* II [474] 75, *127*
Sánchez, M. B., s. Bowers, A. I [100] 819, *973*
Sanchez-Hidalgo, L. M., s. Bowers, A. I [93a] 893, *972*
Sand, K. II [602] 382, *421*
Sandberg, A. A., u. W. R. Slaunwhite I [1140] 192, 265, 266, 267, 269, *336*
— — u. A. C. Carter I [1141] 277, *336*
— — J. E. Jackson u. Th. F. Frawley I [1142] 105, 107, *336*
— u. W. R. Slaunwhite jr. I [1139] *336;* II [788] 519, *598*

Sandberg, A. A., s. Chang, E.
I [201] 143, 267, 268, *295;*
II [153] *578*
— s. Slaunwhite jr., W. R.
I [1213, 1214] 265, 267,
268, 277, 280, *339*
— s. Vermeulen, A. I [1376]
102, 277, *346*
— s. Wiest, W. G. I [1432,
1433] 267, 268, 269, *349;*
II [957] 519, *604*
Sandberg, E. C., R. C. Jenkins
u. H. M. Trifon I [1142a]
105, *336*
Sandberg, H., s. Paulsen, C. A.
I [691] 1078, *1115*
Sandborn, E. C., s. Robertson,
B. van I [1132] 487, *667*
Sanders, H. G., s. Hammond
jr., J. II [292] 389, *410*
Sanders, J. H., s. Holzbach,
R. T. I [604] 552, *647*
Sanders, R., s. Ashworth, C. T.
II [5] 486, *503*
Sandes, E. P. II [817] 619,
712
Sandiford, I., s. Knowlton, K.
I [734] 464, *652*
Sandilands, D. M., s. Eckstein,
P. I [293] 943, *980*, [94]
1164
Sandor, T., u. A. Lanthier
I [1143, 1144] 107, *336*
— s. Genest, J. I [443] 149,
159, *306*
— s. Lanthier, A. I [735—
738] 51, 71, 74, 75, 104, 105,
107, 140, 141, 148, 154,
319
Sandoval, A., L. Miramontes,
G. Rosenkranz, C. Djerassi
u. F. Sondheimer I [1185]
931, 934, *1014*
— G. J. Thomas, C. Djerassi,
G. Rosenkranz u. F. Sondheimer I [145] 21, [1186]
1014
Sands, R. X. II [428] 904, *920*
Sandulesco, G., s. Girard, A.
I [74] 4, *19*
Sanfilippo, S. J., s. Reich, H.
I [140] 21, [1065] 25, 27,
333
Sanger, V. L., s. Daniel, D. L.
II [241] 667, *692*
Sani, G. I [796] 390, *442*
Sanner, T., s. Nissen-Meyer,
R. I [926] 157, 189, *327*
Sannicandro, G. II [789]
560, *598*
Sansur, M., s. Kuntzman, R.
I [780] 520, 523, *654;*
II [165] 503, *509*
Santi, F., s. Tronconi, G.
I [1369] 481, 482, *676*

Santisteban, M. E., u. M. C.
Peppel II [429] 885,
920
Santolucito, J. A., M. T. Clegg
u. H. H. Cole II [880]
725, 745, *796*
Santos, E., s. Chagoya, L.
I [219] 481, 482, *632*
Santucci, A., s. Nicolosi, G.
I [923a] 268, *327*, [655]
370, *437*
Saphir, N. R., s. Enzmann,
E. V. II [275] 187, *265*
Sar, M., u. J. Meites II [603]
363, *421*
Saraiya, H., s. Duboff, G. S.
I [314, 315] 30, 31, 49, 50,
72, 76, 149, *300*
Sardi, J. L. II [604] 385, *421*
Sardinas, J. L., s. Shull, G. M.
I [1207] 28, *339*
Sarett, L. H., s. Fried, J. H.
I [403a] 951, 966, *984*
Sargo, L. F. I [1163] 485,
668, [1187] 943, 944, *1014*
Sarlos, I. J., s. Jones, G. E. S.
I [640] *315*
— s. Turner, D. A. I [1345]
30, 154, *345*
Sarton, P., s. Burin, P.
II [126] 214, *260*
Sas, L., L. Kovacs u. B. Resch
I [1188] *1014*
Sas, M., M. Gábor, L. Kovács,
I. Németh u. F. E. Szontágh I [797] 379, *442*,
[392] *1174*
— L. Kovács, I. Németh u.
F. E. Szontágh II [881]
752, *796*
— u. B. Resch II [95]
805, *820*
— V. Rapcsák u. J. Oronján
I [776] 1072, *1118;*
II [475] 103, *127*
— s. Szontágh, F. E. I [856]
371, 372, *444*, [1275] 839,
960, *1017*, [439] *1176;*
II [238, 239] 36, 37, *48*
Sasaoka, H. II [259] 491, *512*
Sass, M. B., s. Lindner, H. R.
I [769] 225, 226, 227, 228,
262, 263, *320;* II [613]
666, 667, *705*
Satake, T. I [798] 400, 402,
403, *442*
Sather, L. A., s. Forrest, R. J.
II [148] 896, *910*
Sato, H., s. Kobayashi, T.
II [589] 732, *786*
Sato, I., s. Matsumoto, S.
I [284] 1143, *1171;*
II [305] 900, *916*
Sato, S., s. Nakao, T. I [943]
795, 796, 804, 805, 806, 807,

808, 823, 829, 835, 880, 881,
909, 910, 912, 917, 918, 919,
920, 943, 944, 958, 962,
1004; II [385] 59, 78, *124*,
[149] 329, *338*
Sato, T., s. Matsumoto, S.
I [882] *1002*
— s. Nishikawa, M. II [230]
464, *511*
Sato, Y., s. Tsuda, K.
I [1327a, 1327b] 823, 827,
877, *1020*
Satterthwaite, A. P., u. C. J.
Gamble I [393] *1174*
— s. Cook, H. H. I [198]
943, *977*, [58] *1163*
Saududdin, S., s. Foote, W. D.
II [147] 868, 872, 881,
910
Sauer, H. H. I [1144a] 68,
336
Sauer, J. J., C. E. Jett-Jackson
u. S. R. M. Reynolds
II [130] 305, *312*
Sauerbruck, F., u. M. Heyde
I [1189] 708, *1014*
Sauers, A. K., s. Nagra, C. I.
II [329] 902, *917*
— s. Nagra, C. L. I [991]
572, 580, *661*
Saunders, F. J. I [1164, 1165]
538, 539, 542, 561, 562, *668*,
[1190—1193, 1193a] 768,
769, 775, 776, 807, 819, 820,
826, 829, 838, 841, 866, 869,
899, 909, 925, 926, 930, 931,
933, 934, 936, 942, 943, 944,
945, 961, 965, *1014;* II [476,
477] 75, 76, 99, *127*, [172]
314, *339*, [605] 387, *421*,
[237] 431, *460*, [827] *794*,
[430] 892, *920*
— u. J. A. Barsa I [1201]
1014
— F. B. Colton u. V. A. Drill
I [146] 13, *21*, [1166] *668*,
[1194] 749, 805, 806, 900,
909, 924, 925, 927, 930, 931,
932, 933, 935, 936, 951, 952,
955, *1014;* II [478] 64, 74,
75, 76, *128*, [705] 246, 250,
251, 253, *279*, [173] 314, *339*
— u. V. A. Drill I [799] 360,
442, [1167—1170] 483, 484,
539, 542, 543, 562, 575, *668*,
[1195—1198] 752, 770, 807,
822, 895, 908, 909, 914, 924,
927, 930, 931, 933, 934, 935,
936, 937, 942, 943, 951, 952,
1014; II [479] 54, 63, 69,
75, 76, 82, 101, *128*, [706]
138, 198, 231, 240, 241, 243,
250, 251, 253, *279*, [174—
176] 314, *339*, [238] 426,
429, *460*

Saunders, F. J., R. A. Edgren u. V. A. Drill I [147] 15, *21*, [1199] 805, 806, 942, 943, *1014;* II [480] 54, 76, 82, *128*, [707] 138, 164, 198, *280*, [177] 314, *339*, [239] 426, *460*
— u. R. L. Elton I [1200] 806, 807, 829, 833, 839, 926, 927, 931, 933, 934, 935, 943, *1014;* II [708] 230, 233, 235, 240, 241, 242, 243, 246, 251, 252, 253, *280*, [240] 429, 430, *460*
— s. Cole, H. H. II [203] 638, 660, *691*
— s. Drill, V. A. I [220] 360, *421*, [349, 350] 483, 484, 485, 542, 544, *637*
— s. Elton, R. L. I [386] 539, 542, *639*, [332] 755, 769, 934, 935, 963, 964, *981;* II [145] 55, 75, 77, 82, 83, *116*
Saurer, A. I [800] 363, *442* [777] 1041, *1118*
Saurer, E. I., s. Houssay, B. A. I [597] *991*
Savard I [1145] 233, *336*
Savard, K. I [1146] 25, *336*
— K. Andrec, B. W. L. Brooksbank, C. Reyneri u. R. I. Dorfman I [1147] 233, *336*
— u. P. J. Casey I [1148, 1149] 217, 218, 219, *336;* II [260] 464, *512*
— R. I. Dorfman, B. Baggett u. L. L. Engel II [481] 103, *128*
— M. Gut, R. I. Dorfman, J. L. Gabrilove u. L. J. Soffer I [1150] 106, *337*
— J. M. Marsh u. D. S. Howell I [1151] 217, 218, *337*
— — u. B. F. Rice I [1152] 64, 66, 67, 72, 73, 74, 76, 79, 80, 81, 219, 220, *337*
— u. N. R. Mason I [1153] 219, 220, *337*
— u. G. Telegdy I [1154] 81, 219, 221, 223, *337;* II [818] 662, *712*
— s. Hammerstein, J. I [514] 51, 73, 74, *309*
— s. Hellig, H. R. I [547, 547a, 547b] 213, 217, 219, 220, 261, *311*
— s. Marsh, J. M. I [837—839, 839a, 840, 840a] 80, 217, 218, 219, 220, 252, 253, *323;* II [644] 647, *706*, [689] 723, *790*
— s. Mason, N. R. I [847—850] 212, 217, 218, 219, 220, 249, *324;* II [652, 653] 662, *707*, [701] 723, *790*
Savard, K., s. Rice, B. F. I [1072—1074, 1074a] 73, 74, 75, 80, 89, 238, *333*
— s. Telegdy, G. I [1321a] 239, *344*
Savchenko, O. N., u. G. S. Setpanov I [1155] 157, 159, *337*
Savi, C., u. G. Cigada I [1202] 934, 935, 937, 938, *1014*
— s. Luisi, M. I [794] 26, 113, *322;* II [646] 749, *788*
Savona, B. I [801] 370, *442*
Sawada, H., M. Tsuju u. K. Asakura I [1156] 30, *337*
Sawano, S., s. Arimura, A. II [16] 736, *765*
— s. Schally, A. V. II [898] 736, *797*
Sawhney, D. S., M. M. Quevedo u. W. D. Foote II [431] 871, *920*
Sawin, P. B., s. Farooq, A. I [402] 594, *639;* II [338] 638, 682, *695*
— s. Zarrow, M. X. II [831] 226, *284*, [287] 438, *462*
Sawyer, C. H. II [482] 86, *128*, [819—821] 621, 628, 653, *712, 713*, [882—884] 733, 739, 748, *796*, [432] 900, *921*
— B. V. Critchlow u. C. A. Barraclough II [885] 734, *796*
— u. J. W. Everett I [802] 376, *442*, [1203] 706, *1014;* II [823] 628, 653, *713*, [886] 748, 756, *797*
— — u. J. E. Markee II [483] 87, 109, *128*, [822] 628, 653, *713*, [887, 888] 748, 756, 759, *797*, [433] 849, *921*
— u. M. Kawakami I [1171] 525, 526, *668;* II [241] 427, *460*, [889, 890] 733, 757, *797*
— — u. S. Kanematsu II [242] 427, *460*
— u. J. E. Markee II [824] 628, 653, *713*
— — u. B. F. Townsend II [891] 735, 756, *797*
— s. Davidson, J. M. II [224, 225] 756, *773*
— s. Endröczi, E. I [346] 237, 239, 240, *302*
— s. Everett, J. W. I [243] 376, *422;* II [168] 87, *116*, [324—326] 735, 756, 759, *776*
Sawyer, C. H., s. Hayward, J. N. I [535, 536] 195, *310;* II [469] 653, *700*
— s. Hilliard, J. I [563, 564, 564a] 235, 236, 238, 262, *311;* II [117] 25, *43*, [234] 93, 94, *119*, [397] 209, *269*, [389] 515, *585*, [495—497] 652, 653, *701*, [496, 497] 652, 653, *701*, [501, 502] 750, 760, *783*, [500, 501, 503] 723, 750, 760, *783*, [52] 805, *818*
— s. Kanematsu, S. II [556—558] 751, 756, *785*, [68] 805, *819*, [245] 901, *913*
— s. Kawakami, M. I [711, 712] 525, 526, *651;* II [282] 86, *121*
— s. Malven, P. V. II [681] 722, *789*
— s. Markee, J. E. II [686—688] 733, 734, 735, 759, *790*
— s. Porter, R. W. II [799] 733, *793*
— s. Ramirez, V. D. II [818—820] 736, 737, 757, *794*
— s. Tindal, J. S. II [662] *423*
Sawyer, Ch. A., s. Barraclough, C. A. II [73] 648, *686*, [44, 45] 734, *766*
Sawyer, Ch. H., s. Hillard, J. I [562] 235, 236, 237, 238, 239, 262, *311*
— s. Kanematsu, S. H. I [224] *1168;* II [275] 94, *120*
Sawyer, Ch. S., s. Kawakami, M. II [551] 653, *703*, [563] 756, *785*
Sawyer, N. J., s. Possanza, G. J. I [736] 370, 399, 403, *440*, [1091] 573, 579, 581, *665*
Sawyer, W. H., u. E. Mills II [892] 737, *797*
Saxena, B. B., H. Demura, H. M. Gandy u. R. E. Peterson II [893] 724, *797*
Saxton, J. A., u. H. S. N. Greene II [894] 751, *797*
Sayadyan, B. G. I [1157] 169, *337*
Sayers, G., u. M. A. Sayers I [1172] 567, *668*
Sayers, M. A., s. Sayers, G. I [1172] 567, *668*
Scadron, E. N., s. Taylor jr., H. C. I [1307] 164, 177, *343*
Scarborough, W. R., s. Davis, F. W. I [217] *977*

Scardron, E. N., s. Taylor, H. C. I [858] 1074, *1120*
Scarpelli, D. G., s. Volk, T. L. II [294, 295] 464, 468, *513*
Scarpellini, L. I [394] *1174*
— s. Hecht-Lucari, G. I [539] 889, 925, *989;* II [106] 4, 6, 17, 30, *42*, [224] 83, *118*
Schacher, J., J. S. L. Browne u. H. Selye I [1173] 502, 503, *668*
Schachter, B., s. Klyne, W. I [694] 234, *317*
Schaede, A. I [1174] 565, *668*
Schäfer, F., s. Hartmann, H. II [68] 301, *310*
Schäfer, H. II [96] 809, 813, *820*, [434] *921*
Schaefer, W. I [1175] 533, *668*
Schaefers, E., s. Döring, G. K. I [206] 355, *420*, [333] 597, *637;* II [219] 525, *580*
Schaepdryver, A. F. de, s. Willems, J. L. II [157] 305, 306, *313*
Schär, B., s. Meier, R. I [937] 487, 488, 501, 547, 598, *659*
Schätzle, W. I [1176] 565, *668*
Schaffner, F., H. Popper u. E. Chesrow I [803] 373, *442*, [1177] 551, *669*
— — u. V. Perez I [1178] 551, 553, *669*
— s. Boake, W. C. I [114] 552, *628*
— s. Popper, H. I [355] 1147, *1173*
Schaffner, K., s. Wehrli, H. I [1365a] 834, *1022*
Schaible, P. J., s. Libby, D. A. II [136] 330, *337*
Schalch, D. S., s. Halász, B. II [446] *781*
Schally, A. V., u. C. Y. Bowers II [895, 896] 736, *797*
— T. Saito, A. Arimura, E. E. Müller, C. Y. Bowers u. W. F. White II [897] 736, *797*
— — — S. Sawano, C. Y. Bowers, W. F. White u. A. I. Cohen II [898] 736, *797*
— s. Arimura, A. II [16, 17] 736, 737, *765*
— s. Kuroshima, A. II [602, 603] 736, *786*
— s. Porath, J. II [800] 736, 746, *794*
— s. Saffran, M. II [876] *796*
— s. Saito, T. II [877] 736, *796*

Scharf, G., u. W. R. Lyons II [606] 374, *421*, [826] 679, *713*
Scharlau, G., s. Schriefers, H. I [809] 399, 401, 403, *443*, [1193] 574, 580, *669*
Scharrer, B. II [261] 468, 501, *512*
Schatalow, R. II [825] 660, *713*
Schatzmann, H. J. I [1179] 456, 473, 531, *669;* II [138] 285, 291, 292, *313*
Schaub, F. E., s. Weiss, M. J. I [1368—1370] 815, 817, 818, 829, 831, 838, 841, 862, 863, 864, 865, 869, 974, 976, *1022;* II [540—542] 66, 67, 68, 73, *130*
Schaub, R. E., u. M. J. Weiss I [1275b] 859, *1017*
Schauder, P., s. Stark, G. II [867] 549, *601*
Schedewie, H., s. Voigt, K. D. I [1381] 200, *346*
Schedl, H. P. I [1158] 264, 284, *337*
— u. J. A. Clifton I [1159] 273, 277, 282, 284, *337*
— C. Delea u. F. C. Barter I [1180] 483, 536, *669*
Scheffer, V. B. II [827] 658, *713*
Scheib, D. I [804] 408, *442*
Scheid, H., s. Mey, R. I [903] 786, 936, *1002*, [623] 1032, *1113;* II [165] 449, *457*, [612] 555, *592*
Scheinberg, P., s. Shafey, Sh. I [404] *1175*
Scheiner, S., s. Twombly, G. H. I [885] 1086, *1121*
Scheinin, T. M., s. Sotaniemi, E. I [830] 375, 376, *443*, [412] 1148, *1175*
Schellman, J. A., s. Eik-Nes, K. I [339] 265, *301;* II [311] 667, *695*
Schepis, J. P., s. Levy, H. I [760] 223, *320*
Scherb, J., M. Kirschner u. I. Arias I [805] 373, *442*, [1181] 552, *669*
Scheringer, W. I [1182] 587, *669*
Scherrer, J., s. Cachera, R. I [179] 479, *631*
Scherrer, W. II [97] *820*
Scheven, B., s. Smidt, D. II [455] 829, 838, 839, 871, 875, 876, 877, *921*
Schiano, G., s. Spadea, G. I [1281] 567, *672*
Schiava, R., M. Justicz, E. Sakiz u. R. Guillemin II [899] 725, 736, *797*

Schiedt, U., s. Butenandt, A. I [136a] 905, *974*
Schiff II 625
Schild, G. W., u. W. Schild I [1159a] 266, *337*
— s. Schild, W. I [1159b] 117, 266, *337*
Schild, H. O. II [139] 306, *313*
— s. Robson, J. M. II [125] 299, *312*
Schild, W., u. G. W. Schild I [1159b] 117, 266, *337*
— s. Buchholz, R. II [130] 749, 760, *769*
— s. Schild, G. W. I [1159a] 266, *337*
— s. Schmidt-Elmendorff, H. I [1161] 82, 91, 124, *337;* II [903] 763, *797*
Schildbach, H. R. I [778] 1029, 1038, *1118*
Schiller, S., s. Hayano, M. I [357] 411, *426*
— s. Smith, O. W. I [1225] 175, *340*
Schilling, E. II [709] 205, *280*, [98] 807, *820*, [435—437] 829, 833, 837, 876, 894, 900, *921*
— u. W. Holm II [438] 877, *921*
— u. W. Röstel II [828] 668, *713*
— s. Jöchle, W. II [61] 808, 812, *818*, [234—236] 826, 829, 831, 832, 837, 838, 839, 845, 857, 867, 869, 877, 895, *913*
— s. Röstel, W. II [418] 833, *920*
Schilling, W., u. G. L. Laqueur I [1183] 538, 559, 562, 571, 583, *669*
Schinckel, P. G. II [439] 845, *921*
Schindler, O., s. Marti, M. [841, 842] 25, 119, 124, 125, 267, 268, *323;* II [590] 558, *592*
— s. Simpson, S. A. I [1212] 28, *339*
Schjerven, L. II [99] 810, 811, 812, *820*
Schlafke, S., s. Enders, A. C. II [96] 491, *506*
Schlegelmilch, H. I [1276] *1017*
Schleypen, K., s. Bottermann, P. I [32] 1150, *1162*
Schlief, H. II [790] 526, *598*
Schlösser, W. I [806] 356, *442*, [779] 1041, *1118*
Schlosser, J. V., s. Gordon, D. I [303] 1084, *1103*

Schlosser, J. V., s. Segaloff, A.
I [1207] 962, 963, *1015;*
II [913] 755, *798*

Schlüns, J., s. Diamantstein, T. II [275] 611, *693*

Schmähl, D., s. Beuthner, H. I [95] 618, *628*

Schmelcher, R. I [395] *1174*

Schmele, R., s. Doering, P. I [78] *1164*

Schmermund, H. J., u. J. H. Napp I [1184, 1185] 618, *669*

Schmid, K., s. Kahnt, F. W. I [648] 45, *315*

Schmid, M. I [1186] 552, *669*

Schmidt, A., s. Cooper, D. J. I [174] 494, *419*

Schmidt, F. L., s. Barnes, L. E. I [48] 742, 804, 829, 830, 838, *971;* II [28] 70, 89, *111*

Schmidt, G. A. II [710] 223, *280*

Schmidt, I. G. II [900] *797*

Schmidt, J., s. Butenandt, A. I [22] *17,* [170, 171] 23, 65, 163, *294,* [144, 145] 805, 879, 882, *974;* II [55] 64, *112*
— s. Hohlweg, W. I [582] 804, 805, *991*

Schmidt, K., u. K. Arbeiter I [1160] 202, 206, *337;* II [830] 668, *713,* [100] 814, *820*

Schmidt, M., s. Bock, H.-D. II [63] 400, *403*

Schmidt, P. J., s. Idler, D. R. I [602] 194, *313*

Schmidt, R. M. II [217] 20, *47*

Schmidt, W. II [829] 667, *713*
— u. H. Kyank II [795] 549, *598*
— s. Petzold, A. I [995] 157, 159, 160, *330*
— s. Würtele, A. II [1068] 725, *803*
— s. Würterle, A. I [1463] 149, *350*

Schmidt-Elmendorff, H. II [901] 724, *797*
— u. E. Kaiser II [902] 728, *797*
— u. H. Kopera I [396, 397] *1174, 1175*
— W. Schild u. A. Seuken II [903] 763, *797*
— — u. H. Souken I [1161] 82, 91, 124, *337*

Schmidt-Lange, W. I [1187] 461, *669*

Schmidt-Matthiesen, H. I [780, 781] 1035, 1044, 1046, *1118;* II [262] 482, 512, [791—793, 794, 794a, 794b] 528, 531, 533, 534, 535, 536, 537, 552, 553, *598*

Schmidt-Thomé, I., s. Westphal, U. I [1384] 885, *1022;* II [545] 64, *130*

Schmidt-Thomé, J., u. W. Fritsch I [1276a] 834, *1018*
— G. Nesemann, H. J. Hübener u. I. Alester I [1188] 453, *669*
— s. Butenandt, A. I [23] *17,* [146, 147, 149] 804, 810, 835, 862, 890, 920, *974, 975;* II [56] 66, *112*
— s. Hübener, H. J. I [592] 28, *313*
— s. Lindner, F. I [779a] 877, *998*
— s. Nesemann, G. I [997, 998] 453, *662*

Schmidt-Überreiter, E. I [782] 1084, *1118*

Schmitt II 3

Schmitt, A., s. Hoffmann, I. II [406] 537, *586*

Schmitt, H., s. Dubrauszky, V. II [91] 481, *506,* [225] 535, *580*

Schmitt, W., s. Dubrauszky, V. II [92] 481, *506*

Schmör, J., s. Hohlweg, W. I [198] *1168;* II [123] *43,* [215] 822, 904, *912*

Schneider, E. I [783] 1037, 1041, *1118*

Schneider, H. P. G., s. Szereday, Z. I [1294] 30, 148, *343*

Schneider, J. A. I [784] 1061, *1118*

Schneider, J. J., u. N. S. Bhacca I [1161a] 190, *337*
— u. M. L. Lewbart I [1161b] 241, *337*
— s. Courey, C. de I [241] 31, 258, *297*

Schneider, M. II [140, 141] 285, 307, *313*

Schneider, R., s. Fukushima, D. K. I [425] 142, 182, *305*

Schneider, W., u. H. Rauscher I [1277] 758, 782, 924, 925, 935, 936, *1018;* II [484] 59, *128,* [711] 242, *280,* [178] 314, *339*

Schneider, W. P., s. Hogg, J. A. I [79] 6, *19,* [575a] 877, *991*

Schneidman, K., s. Conney, A. H. I [222a, 222b] 257, *296;* II [69] 502, 503, *506*

Schnelle, G. B., s. Anderson, R. K. II [2] 815, *816,* [13] 838, 841, *905*

Schneller, O., s. Israel, S. L. I [407, 408] 355, 357, *428;* II [429] 525, *587,* [534] 755, *784*

Schneppenheim, P., H. Hemperl, C. Kaufmann u. K. G. Ober II [796] 544, *598*
— s. Hamperl, H. II [360] 544, *584*
— s. Ober, K. G. II [667] 544, *594*

Schockaert, J., u. R. Moulinasse I [398] *1175;* II [218] 4, 5, 11, 18, 31, *47,* 1063, *1118*

Schockaert, J. A. I [785]
— u. R. Moulinasse II [904] 745, *797*

Schöldgen, W., s. Schreus, H. T. I [1192] 593, *669*

Schöler, H. F. L. I [807] 357, 443, [1278—1281] 726, 758, 769, 783, 805, 810, 831, 860, 861, 867, *1018,* [399] *1175;* II [485, 486] 64, 74, 83, *128,* [712, 713] 237, *280,* [243, 244] 430, 448, *460*
— E. H. Reerink u. P. Westerhof I [148, 149] 10, *21, 22,* [1282, 1283] 766, 783, 810, 831, 860, 861, 867, *1018;* II [487, 488] 74, *128,* [714] 247, 249, *280,* [245] 430, *460*
— u. A. M. de Wachter I [1284] 726, 806, 839, 861, 922, 925, 928, 937, 944, 960, *1018;* II [246] 448, 449, *460,* [798] *598*
— s. Kassenaar, A. A. H. I [93] 10, *20*
— s. Reerink, E. H. I [139] 10, *21,* [1095] 810, 860, 861, *1010;* II [439] 74, *126*

Schoeller, W., M. Dohrn u. W. Hohlweg I [1285] 895, 907, 908, 910, *1018*
— u. M. Gehrke I [786] 1029, 1065, *1118*

Schoen, E. J. I [787] 1090, 1091, *1118*

Schoen, H. C., s. Bogdanove, E. M. II [97] 734, 759, *768*

Schönberg, A., s. Miescher, G. I [950] *660*

Schoenewaldt, E. F., s. McAleer, W. J. I [884a] 826, *1002*

Schoenfield, L. J., u. W. T. Foulk I [808] 373, *443*

Schöpf, E., s. Vöge, A.
II [257] 17, 18, *48*
Schofield, B. M. II [142—146] 291, 294, 296, 297, 301, 302, *313*, [797] 557, *598*, [831—837] 638, 650, 653, 654, *713*
— s. Bengtsson, L. Ph. II [62] 557, *575*, [79, 80] 637, 667, *686*
Scholler, R., s. Jayle, M. F. I [628, 629] 30, 161, 165, 171, *314*
Scholten, H., s. Tschesche, R. I [1339d] 68, *345*
Scholtissek, C., s. Kuschinsky, G. I [493] 413, *431*
Schomberg, D. W. II [715] 213, *280*
— S. P. Coudert u. R. V. Short II [716] 210, *280*
— W. R. Featherston u. R. E. Erb I [1162] 270, *337*
— P. H. Jones, R. E. Erb u. W. R. Gomes I [1162a] 204, 205, 208, 270, *337*
— — W. R. Featherston u. R. E. Erb I [1162b] *337*
— M. Stob u. F. N. Andrew I [1189] 571, 572, 574, *669*
— s. Gomes, W. R. I [470a] 203, 204, 208, *307*
Schoonover, C., s. Kercher, C. J. II [255] 896, *914*
Schopbach, R. R., s. Fried, P. H. II [374] 740, *778*
Schotola, H., s. Catel, W. I [207] 499, 500, *632*
Schott, R. G., u. R. W. Phillips II [717] 139, *280*
— s. Fraps, R. M. II [77] 427, 432, *454*
Schramm, G., s. Butenandt, A. I [24] *17*
Schramm, H., s. Ther, L. I [1345] 547, *675*, [1317] *1019*
Schrank, P. I [788, 789] 1030, 1032, 1038, 1045, 1071, *1118*
Schreck, W., s. Plattner, P. A. I [1067] *1009*
Schreiber II 658
Schreiber, V. II [905] *797*
Schreiner, F. I [1286] *1018*
Schreiner, L. H., s. Laqueur, C. L. II [617] 731, 732, *787*
Schreiner, W. E. I [1163] 83, 93, *337*, [400, 401] *1175*; II [799] 567, *598*, [440] 903, *921*
— s. Richter, R. H. H. I [375] *1174*

Schreus, H. T. I [1190, 1191] 590, 593, *669*, [790] 1093, *1118*
— W. Dörner u. W. Schöldgen I [1192] 593, *669*
Schriefers, H., R. Ghraf u. F. Pohl I [1163a] 257, *337*
— G. Scharlan u. F. Pohl I [1193] 574, 580, *669*
— G. Scharlau u. F. Pohl I [809] 399, 401, 403, *443*
Schrire, V. I [810] 367, *443*
Schroeder, G., s. Raab, W. I [1102] 478, *666*
Schröder, G., s. Zander, J. I [1495] 181, 183, 184, 276, 277, *351*
Schroeder, H. A., s. Goldman, M. L. I [500] 510, *643*
Schroeder, M. S., s. Guterman, H. S. I [497] 29, 149, 164, 166, 170, *308*
Schröder, R. I [791] 1042, 1044, 1047, 1052, 1053, 1055, *1118*; II [800—806] 528, 529, 530, 536, 539, 548, 550, 552, *598*, *599*
Schubert, A., A. Stachowiak, D. Onken, H. Specht, K. Barnikol-Oettler, E. Bode, K. Heller, W. Pohnert, S. Schwarz u. R. Zepter I [1286a] 950, *1018*
— s. Klüger, B. I [708a] 827, *995*
Schubert, K. I [792] 1039, 1081, *1118*
— G. Frankenberg, K. Wehrberger u. R. Albrecht I [1163b] 137, 142, *337*
— s. Bacigalupo, G. I [42] 1081, *1095*
Schubert, R., s. Rothchild, I. I [1142] *1012*; II [804] 633, 648, *712*
Schubiger, V., s. Hauser, G. A. I [183, 184] 1143, *1167*
Schüller, E. I [811] 370, *443*; II [807] 537, *599*
— s. Husslein, H. I [419] 1079, 1086, 1088, *1107*
Schümann, H. J., s. Holtz, P. II [78] 304, *311*
Schünke, W., s. Themann, H. II [288] 491, 497, *513*, [893] 528, 535, *601*
Schürenkämper, P., s. Lisse, K. I [773] 221, 222, 261, *321*
Schütt, W., u. Ch. Tamm I [1286b] 894, *1018*
Schütte, E., s. Günther, Th. II [126] 483, *507*

Schuetz, A. W. II [179] 323, *339*
— u. R. K. Meyer II [906] *797*
Schuler, W., s. Desaulles, P. A. I [191] 360, *420*, [314] 539, *636*, [235] 793, 914, 915, 926, 928, 950, 953, 965, *978*; II [102] 75, 76, *114*
— s. Gasche, P. I [429] 881, 909, *985*
Schulten I [1194] 589, *669*
Schultz, A., u. G. Löhr I [1164] 33, *337*
— s. Hagler, S. I [499] *988*
Schultz, A. H., u. F. F. Snyder II [838] 675, *713*
Schultz, J. R., V. C. Speer, V. W. Hays u. R. M. Melampy II [101] 814, *820*, [441] 885, *921*
— s. Anderson, L. L. II [40] 615, 668, 669, *685*, [12] 843, 849, 855, 857, *905*
Schultz, M. A., u. H. D. Mosier I [793] 1090, 1091, *1118*
Schultz, P. W., s. Schultz, R. L. II [718] 225, *280*
Schultz, R. H., s. Fahning, M. L. II [284] 173, *265*, [129] 838, 843, 853, *909*
Schultz, R. L., u. P. W. Schultz II [718] 225, *280*
Schultze I 1063
Schultze, A. B. II [719, 720] 229, *280*
— u. C. W. Turner II [607] 345, *421*
— s. Turner, C. W. II [692, 703] 345, 347, 370, 382, *424*
Schultze, G. K. F. II [808] *599*
Schultze-Jena, B. S. I [794] 1081, *1118*
Schulz, H., s. Hanschke, H. J. II [130] 486, 487, *508*
— s. Hoffmeister, H. II [143] 481, 491, *508*, [407] 535, *586*
Schulz-Contreras, M., s. Goldzieher, J. W. I [465] *987*, [143] *1166*; II [85] 28, 31, *42*
— s. Rice-Wray, E. I [758] 374, *441*, [1108] 937, 943, *1011*, [370] 1148, *1173*
Schulze, E. E. I [796] 1073, *1118*; II [809] 558, *599*
— u. H. Neukirch I [795] 1070, *1118*
Schulze, P. E., s. Kimbel, K. H. I [678] 279, *316*
— s. Kolb, K. H. I [475] 373, [745] 553, *652*

Schumacher, L. I [797] 1039, *1118*
Schuurmans, R. II [810] 548, *599*
Schwabe, E. L., u. F. E. Emery I [1195] 466, *669*, [1287] *1018*
— s. Emery, F. E. I [388] 466, *639*
Schwalm, H., u. K. H. Mosler II [811] 567, *599*
Schwartz, D. P., s. Felton, H. T. I [112] *1165*
Schwartz, H. A. I [798] 1039, *1119*
— u. W. P. Hutcherson II [812] 567, *599*
— s. Hutcherson, W. P. I [206] *1168*
Schwartz, N. B. II [907] 724, *797*
— u. D. Bartosik II [908] 724, *797*
— u. D. Caldarelli II [909] 724, *797*
— u. J. C. Hoffmann II [839] *713*
— u. I. Rothchild II [910] 725, *797*
— s. Hoffman, J. C. II [511] 648, *701*, [213] 843, *912*
— s. Hoffmann, J. C. I [574] *991*; [402] 206, *269*
— s. Hoffmann, J. L. II [515] 745, 750, *783*
— s. Mills, J. M. II [718] 736, *791*
— s. Orsini, M. W. II [748] 725, *792*
— s. Rothchild, I. II [689] 206, *279*, [805] 648, 655, *712*, [863] 750, 752, *796*
Schwartz, R. W., s. Neistadt, A. II [332] 903, *917*
Schwartz, S. I., s. Neistadt, A. II [332] 903, *917*
Schwarz, J., s. Lipschütz, A. I [856, 859] 600, *656*
Schwarz, K., s. Bottermann, P. I [32] 1150, *1162*
Schwarz, S., s. Schubert, A. I [1286a] 950, *1018*
Schwarz, W. II [264—266] 465, 466, 483, *512*
— u. A. Kutzsche II [263] 473, *512*
— u. H.-J. Merker II [269] 464, *512*
— — u. G. Suchowsky II [267] 464, 466, 468, *512*
— u. G. Suchowsky II [268] 464, 466, 468, 470, *512*
— s. Wolff, J. II [312] 483, *514*

Schwarzhoff, E., u. K. Vossschulte I [1196] 490, 491, 492, *669*
Schweizer, M., s. Nelson, W. O. II [505] 353, 389, *417*
Schwenk, E., s. Werthessen, N. T. I [1404] 207, *347*
Schweppe, J. S., s. Jungmann, R. A. I [644a, 644b] 30, 89, 135, 156, 157, *315*
Schwers, J., s. Diczfalusy, E. I [296] 87, 98, 133, *300*
Sciaky, R., s. Camerino, B. I [162c] 954, *975*
Scipiades, E. I [1204] 691, *1015*
Scoggin, W. A., s. Harbert, G. M. I [517] 92, 95, 97, 99, 122, 126, 127, 133, *309*
Scommegna, A., S. C. Chattoraj u. H. H. Wotiz I [1164a] 30, 149, 155, 156, 167, *337*
— s. Chattoraj, S. C. I [203a] 30, 31, 149, 155, 159, 161, *295*
— s. Gold, J. J. I [296] 352, 359, 360, *424*, [452] 839, *986*, [131, 132] 1135, *1165*; II [81] 24, 28, 29, 31, *42*
— s. Leventhal, M. L. I [756] 80, 191, *320*
Scott, A., s. Kalz, F. I [696] 464, 511, 590, *650*
Scott, J., C. E. Lumsden u. M. J. Levell I [1164b] 160, *337*
Scott, J. C., s. Ott, I. II [528, 529] 365, *418*
Scott, J. L. I [1197] *669*
Scott, J. S., s. Stitch, S. R. I [1277a] 170, 190, *342*
Scott, P. P., A. C. da Silva u. M. A. Lloyd-Jacob II [840] 656, *713*
— s. Harris, G. W. II [469] 755, *782*
— s. Michael, R. P. II [177] 427, *458*, [714, 715] 755, *791*
Scott, R. B., R. W. Te Linde u. L. R. Wharton I [799] 1075, *1119*
— s. Te Linde, R. W. I [859] 1075, *1120*
— s. Wharton, L. R. I [1389] 788, 806, 941, *1023*, [922] 1032, *1123*; II [276] 448, *461*
Scott, W., s. Huggins, C. I [402] 1083, *1106*
Scott, W. W., W. J. Hopkins, W. M. Lucas u. C. Tesar I [1198] 539, 574, *669*
— s. Bridge, R. W. I [107] *973*

Scott Blair, G. W., u. F. A. Glover II [489] 60, *128*
— s. Glover, F. A. II [198] 60, 62, *118*
Scott Watson, H. M., s. Folley, S. J. II [209—211] 357, 370, 383, 385, 396, *407*
Scowen, E. F., J. Hadfield u. E. M. Donath II [608] *421*
Scrascia, A., s. Suchowsky, G. K. I [1260] 804, 805, 806, 838, 839, 869, 874, 875, 918, 934, 935, 939, 942, 943, 944, 951, 952, 960, *1017*
Scrascia, E., s. Suchowsky, G. K. I [1261] 838, 839, *1017*; II [524] 54, 55, 59, 75, 76, 89—92, *129*, [193] 314, 339, [257] 426, *461*, [465] 822, 901, *922*
Scratcherd, T., s. Taylor, W. I [1312—1315] 270, 273, *343*, *344*
Scriba, P. C., s. Bottermann, P. I [32] 1150, *1162*
Sericco, E., s. Bartosik, D. II [56] 210, *257*, [50] 723, *767*
Scroggin, W. A., s. Harbert jr., G. M. II [361] 554, *584*
Seaborn, E. II [911] 750, *797*
Seamark, R. F., s. Findlay, J. K. I [366a] 110, *302*
Sebavun-Zueman, M., s. Caulorbe, P. II [148] 555, *578*
Sebeck, O. K., s. Hogg, J. A. I [79] 6, *19*
Seber, O. K., s. Spero, G. B. I [1252] *1017*
Sebök, S., s. Tenyi, M. I [443] 1149, *1176*
Sebok, L., s. Swyer, G. I. M. I [1272] 838, 921, 934, 935, 939, 942, *1017*
Sebrell, W. H., s. Hertz, R. I [370, 371] 395, *427*; II [97, 98] 327, *336*
Sebruyns, M., s. Groodt, M. de II [124, 125] 485, 487, *507*
Secchi, A., s. Gazzarini, A. I [281] 377, 401, *423*
Seckel, H. P. C. I [800] 1090, *1119*
Secker, J. I [1199] 530, *669*
Seckinger, D. L., u. G. W. Corner II [841] 675, *713*
— u. F. F. Snyder II [814] 549, *599*
Seda, M., O. Marhan u. J. M. Jellinek II [721] 229, *280*
— s. Čekan, Z. I [172, 172a] 842, 867, 870, 873, 874, *976*; II [138] 164, *260*

Sedlak, I., u. M. Pizl I [1200] 474, 476, *669*
Seegar, G. E., u. E. Delfs I [1165] 86, 164, 167, *337*
Seegar-Jones, G. I [402] *1175*
Seegers, W. H., s. Mammen, E. F. I [570] 378, *434*, [274] *1170*
Seel, H., s. Kochmann, M. II [92] 306, *311*
Seelen, J. C. I [1201] 483, 484, *669*, [1205] 925, 926, 943, *1015;* II [490] 54, *128*
— L. A. M. Stolte, J. H. J. Bakker u. E. Verboom I [1202] 594, *669*
Seeman, A., s. Varangot, J. I [898] 369, *446*
Seeman, P. I [1203] 468, *669*
Seerley, R. W., s. Ray, D. E. I [1090] 805, *1010;* II [380, 382] 839, 875, *919*
— s. Wagner, J. F. II [501] 875, *923*
Sefidbakht, N., M. A. Madsen u. W. C. Foote II [442] 879, *921*
Segal, S., s. Elder, T. D. I [232] 410, *421*
— s. Pesch, L. A. I [708] 363, 364, *439*
Segal, S. J., u. D. C. Johnson II [247] 439, *460*, [916] 729, 730, 733, *798*
— u. W. O. Nelson I [403] *1175;* II [722] 195, *280*
Segaloff, A. I [812] 369, *443*, [1204] 494, *669;* II [912] 721, 722, *797*
— C. G. Bowers, D. L. Gordon, J. V. Schlosser u. P. J. Morison II [913] 755, *798*
— u. R. B. Gabbard I [1206] 894, 895, 909, *1015*
— D. Gordon, B. N. Horwitt, J. V. Schlosser u. P. J. Murison I [1207] 962, 963, *1015*
— u. S. L. Steelman II [914] 721, 735, *798*
— W. H. Sternberg u. C. J. Gaskill II [915] 744, *798*
— J. C. Weed, W. H. Sternberg u. W. Parson II [813] 537, *599*
— s. Coppedge, R. L. II [172] 724, *771*
— s. Farber, E. I [365] *983*
— s. Gordon, D. I [303] 1084, *1103*
— s. Rice, B. F. I [1075, 1075a, 1075b, 1075c] 196, 252, *333*
— s. Steelman, S. L. II [970] 721, *799*

Segre, A., s. Plattner, P. A. I [1066] 810, *1009*
Segre, E. J., s. Dodek, O. I. I [77] *1164*
— s. Dodek jr., O. J. I [198] 370, *420*
Segura, A. S., s. Alvarez, F. G. I [23] 461, *625*
Séguy, J., M. Robey u. G. Piaux I [1166] 172, *337*
— u. J. Vimeux II [491] 60, *128*
Seide, J., s. Kupperman, H. S. II [529] 555, *590*
Seidenstein, H. R., s. Asdell, S. A. II [5] 35, *39*, [24] 350, 380, *401*
Seidl, J. E., J. A. Epstein u. H. S. Kupperman I [813] 355, 356, 357, *443*, [1204a] 542, 543, *670*
Seifart, K., u. W. Hansel I [1167] 218, *338*
Seifter, S., s. Arias, I. M. I [28a] 193, *288*
Seitz, L. I [801, 802] 1038, 1058, 1059, *1119*
Seki, T., s. Matsumoto, K. I [852] 145, 146, 179, 190, *324*
— s. Mizutani, S. I [888a] 191, *325*
Selawry, O. S., s. Colsky, J. I [168] 1039, 1084, *1099*
Selden, G. L., s. Westphal, U. I [1412] 265, *348*
Sele, V., s. Starup, J. I [1292] 568, *673*
Selenkow, H. A., s. Hollander, C. S. I [602] 585, 587, *647*, [199, 200] *1168*
— s. Little, B. I [779] 82, 164, 166, *321;* II [640] 762, *788*
Self, H. L., s. Foote, W. D. II [301] 210, *266*, [360] 745, *778*, [140] 822, 899, *910*
— s. Loy, R. G. I [791] 206, *321*
— s. Spies, H. G. I [1253, 1254] 201, 202, 204, 206, *341*, [1287] 485, *672;* II [517] 97, *129*, [750—753] 210, 212, *281*, [891, 892] 615, 621, 633, *715*, [106] 814, 820, [459] 884, *921*
Self, L. E. I [1205] 565, *670*
Seligman, A. M., s. Deane, H. W. I [279] 32, 47, 82, *299;* II [82] 464, *506*, [229] 761, *773*
Selitto, J. J., s. Randall, L. O. I [1084] 702, 763, *1009*

Sell, O. E., s. Neville jr., W. E. II [354] 838, 902, *918*
Sellers, E. A., s. Kalant, O. J. I [426] 403, *429*
Selva, D. I [1206] *670*
Selve, A. La, s. Pigeaud, H. I [1016] 177, *331*
Selye, H. I [1168] 273, *338*, [1207—1219] 501, 502, 505, 506, 514, 515, 516, 517, 519, 520, 521, 522, 523, 524, 536, 538, 554, 555, 559, 562, 570, 571, 572, 576, 577, 583, 587, *670*, [1208—1213] 681, 735, 736, 792, 793, 796, 805, 806, 825, 835, 836, 837, 858, 883, 884, 885, 891, 892, 893, 894, 896, 897, 898, 899, 902, 906, 907, 911, 912, 916, 917, 918, 920, 955, 956, 957, 962, 963, 968, *1015*, [803] 1090, *1119;* II [492—495, 502] 62, 64, 74, 97, 103, 109, *128*, [723, 724] 208, 212, *280*, [609—614] 350, 353, 367, 373, 388, *421*, [842, 843] 633, 638, *713*, [917—919] 720, 754, *798*
— u. S. Albert I [1220, 1221] 502, 503, 504, 506, 538, 554, 555, 556, 559, 561, 571, 574, 583, 584, 587, *670*, [1214, 1215, 1215a] 783, 784, 805, 806, 879, 880, 881, 884, 892, 896, 897, 914, 915, 919, 920, *1015;* II [496] 103, *128*, [180] 314, *339*
— u. L. Bassett I [1222] 465, *670*
— u. E. Beland I [1223] 501, 503, 506, 538, 554, 555, 559, 571, 583, 587, *670*
— A. Borduas u. G. Masson II [497] 84, *128*, [615] 373, *421*
— — u. G. M. C. Masson II [616] 358, 385, 388, *421*
— J. S. L. Browne u. J. B. Collip I [1224] 503, 563, 572, 577, *670*, [1216] 696, 806, 807, 943, *1015;* II [498, 499] 55, 84, 97, *128*, [725] 206, *280*, [617, 618] 373, *421*, [844] 628, 629, *713*, [920] 745, *798*
— u. E. Clarke I [1217] 777, 804, 806, 835, 880, 881, 908, *1015;* II [500] 82, *128*
— J. B. Collip u. D. L. Thompson I [1218] 690, *1015;* II [501] 94, *128*, [619—622] 355, 365, 367, 384, *421*, *422*, [845] 619, 632, 645, *713*, [921] 720, 721, *798*
— u. C. Dosne I [1225] 467, *670*

Selye, H., u. S. Friedman I [1219] *1015;* II [503] 103, 109, *128*
— u. G. Masson I [1220] 804, 816, 825, 835, 851, 858, 862, 880, 883, 885, 890, 892, 893, 894, 895, 898, 901, 902, 906, 907, 909, 912, 914, 916, 917, 918, 955, 956, 957, 958, 961, 968, *1015;* II [504] 64, 66, 69, 74, *128*
— u. T. McKeown II [505] 55, 84, *128,* [726] 217, *280,* [623] 366, 367, *422*
— u. S. Renaud I [1226] 544, 556, 558, *670*
— u. H. Stone I [1227, 1228] 514, 556, 557, *670*
— — K. Nielsen u. C. P. Leblond I [1229] 554, 555, 556, 557, 572, *670*
— B. Tuchweber u. M. Jacqmin I [1230] 544, 556, 558, *670*
— s. Albert, S. I [15] 504, 537, 540, 555, 562, *625,* [2] 795, 808, 837, 884, 912, 916, 920, 962, *969;* II [1] 107, *110*
— s. Bachman, C. II [24] 52, *111*
— s. Barsantini, J. C. II [38] 357, 365, 385, 386, *402*
— s. Clarke, E. I [246—248] 565, *633,* [182, 183] 779, 780, 804, 805, 806, 816, 835, 836, 858, 880, 881, 885, 890, 892, 893, 894, 895, 896, 898, 901, 906, 907, 908, 909, 917, 918, 955, 958, 968, *976;* II [69—71] 53, 54, 55, 82, *113*
— s. Collip, J. B. II [90] 355, *404*
— s. Heuser, G. I [585] 517, 522, *646*
— s. Leblond, C. P. I [821] 559, 561, 564, *655*
— s. Masson, G. I [879, 880] 776, 778, 779, 804, 882, 883, 884, 892, 893, 895, 897, 898, 899, 901, 903, 905, 906, 907, 916, 918, 919, 962, 963, 968, *1002;* II [355, 356] 74, 84, 100, 101, *123,* [143] 314, *337*
— s. McEuen, C. S. II [416] 382, *414*
— s. Schacher, J. I [1173] 502, 503, *668*
Semm, K. I [804, 807] 1066, *1119;* II [815] 553, *599*
— u. J. Bernhard I [814] 377, *443,* [806] 1066, *1119;* II [219] 37, *47,* [816] 567, *599*
— u. E. Waidl I [805] 1066, *1119*

Senarclens, F. de, s. Moricard, R. I [631] 386, *436*
Seng, M. I., s. Duncan, J. W. I [356] 534, *637*
Senken, A., s. Hinsberg, K. II [391] 519, *585*
Senum, T., s. Riddle, O. I [760] 365, *441*
Sereda, D. D., s. Carrol, P. M. II [19] 308, *309*
Sergent, P., s. Hervé, R. I [558, 559] 24, 30, 112, 113, 115, 116, 139, 140, 149, 154, 158, 162, 169, 170, 176, 185, 186, *311;* II [388] 516, *585*
Serif, G. S., s. Kennedy, J. H. I [448] 360, *430*
Serini, A., s. Inhoffen, H. H. I [86] 12, *20,* [625] 917, 918, 920, 965, *992;* II [260] 74, *120*
— s. Kathol, J. I [94] 12, *20*
Serizawa, J., u. T. Yoshizaki I [1221] *1015*
Serluca, P., M. Conti, G. Gatteneo u. P. Ballicu I [1231] 494, *670*
Serman, R. II [817] 539, *599*
Sermann, R., s. Pulle, C. II [243] 487, *512*
Serota, S., s. Wall, M. E. I [1357a] 885, *1021*
Serr, D., s. Finkelstein, M. I [114] *1165*
Serr, D. M., R. Roth, J. Weidenfeld u. M. Finkelstein I [815] 369, *443*
— s. Lunenfeld, B. II [650] 728, *788*
Serwer, M. J. I [808] 1062, *1119*
Sessa, G., s. Weissmann, G. I [938] 413, *447*
Setekleiv, J. I [1222] *1015*
Setliff, J. A., s. Bass, A. D. I [67] 531, *627*
Seto, K., s. Kawakami, M. II [564] 757, *785*
Setpanov, G. S., s. Savchenko, O. N. I [1155] 157, 159, *337*
Setty, B. S., u. A. B. Kar II [506] 93, *128*
Seuken, A., s. Hinsberg, K. I [565] 24, 25, 27, 95, 97, 122, 127, 266, *312*
— s. Schmidt-Elmendorff, H. II [903] 763, *797*
Seusen, J., s. Vermeulen, A. I [901] 1079, *1122*
Severidt, E., s. Frerichs, H. I [121] 1151, 1152, 1153, 1154, *1165*
Sevringhaus, E. L., s. Lauson, H. D. I [758] 777, *997*

Sexton, L., s. White, P. I [1419] 177, *348,* [925] 1075, *1123*
Seze, Laplane de, s. Oberling, C. I [1023] 615, *663*
Seze, S. de, M. Caroit u. M. Maitre I [1169] *338*
Sgouris, J. T., s. Meites, J. II [431, 432] 358, 360, 363, 365, 385, 387, 389, *415,* [680] 677, 679, *707*
Shackleton, C. H. L., u. F. L. Mitchell I [1169a] 188, 192, *338*
Shacter, B. I [1232] 452, *670*
Shafer, W. B., s. Reifenstein, E. C. I [364] *1173*
Shafer, W. G., P. G. Clark u. J. C. Muhler I [817] 404, *443,* [1233] 592, *671*
— u. J. C. Muhler I [816] 404, *443,* [1234] 592, *671*
Shafey, Sh., u. P. Scheinberg I [404] *1175*
Shaffner, C. S. I [1235—1237] 594, 595, *671;* II [181—183] 328, 329, *339,* [443, 444] 842, *921*
— s. Gabuten, A. R. II [70] 329, 335, [152] 842, *910*
— s. Harris, P. C. I [546] 595, *645;* II [195] 842, *912*
Shah, N. A., u. J. C. Cobb I [405] 1133, *1175*
— s. Cobb, J. C. I [56] *1163*
Shah, P. N., M. E. Long u. A. L. Southam I [818] 368, 390, *443;* II [220] *47*
— s. Mahajan, D. K. I [807] 49, 53, *322*
Shah, U., s. Mastroianni, L. II [654] 654, *707*
— s. Mastroianni jr., L. II [357] 85, *123*
Shai, F., s. Gordon, B. S. I [503] 551, *643*
Shaikh, A. A. II [727] 207, *280*
Shalash, M. R. II [846] 613, 661, 670, *713*
Spapiro, H. A. II [184] 321, *339,* [847] 609, 615, *713,* [922] 748, *798*
— u. H. Zwarenstein I [1238] 460, *671;* II [185] 321, *339*
— s. Berk, L. I [92] *628;* II [13] 321, *333*
Sharaf, A., u. A. Dabash II [848] 658, *713*
— s. Dabash, A. II [88] 78, *113*
Sharaf, A. A., s. Robson, J. M. II [458, 459] 78, 80, 81, *127*

Sharma, B. B., s. Logothetopoulos, J. I [872] 538, 560, 561, 564, 578, 584, 585, 588, *657*, [820] 839, *999;* II [329] 99, *122*
Sharman, A., s. MacDonald, R. R. I [595] 1068, 1069, *1112*
Sharman, G. B. II [728, 729] 222, *280*, [849—855] 619, 620, 639, 640, 641, *713, 714*
— u. J. H. Calaby II [856] 616, 621, *714*
— — u. W. E. Poole II [857] 616, 621, 639, *714*
— s. Lindner, H. R. II [614] 639, *705*
Sharp, G. W. G., u. A. Leaf I [1239, 1240] 467, 475, *671*, [1223] *1015*
Sharples, M. J. H., s. Booth, R. T. I [99] 1067, *1097*
Shaw, A., s. Little, B. I [776—778] 109, 135, *321;* II [563] 517, *591*
Shaw, D. T., s. Nathanson, I. T. II [490] 350, *417*
Shaw, H. II [818] 529, *599*
Shaw, J. C., A. C. Chung u. I. Bunding II [624] 365, *422*
Shaw, R., s. Hsia, D. Y.-Y. I [393] 409, *427*
Shaw, R. K., u. G. L. Gold I [819] 373, *443*
Shaw, S. M. I [1241] 551, *671*
— H. S. Bailey u. J. E. Christian I [1242, 1243] 551, 574, *671*
Shaw, U., s. Mastroianni jr., C. II [594] 549, 553, *592*
Shay, H., J. Gershon-Cohen, K. E. Paschkis u. S. S. Fels II [923] 729, *798*
— C. Harris u. M. Gruenstein I [1244] 611, *671*
— s. Gruenstein, M. I [531] 612, *644*
Sheaffer, D., s. Chang, M. C. II [168] 135, 153, *261*
Shealy, C. N., u. T. L. Peele II [924] 733, *798*
Shearer, G. C., s. Cullen, R. II [63, 64] 838, 861, 885, *907*
Shearman, R. P. I [1170] 30, 86, 118, 124, 164, 165, 168, 169, 172, 175, 176, *338*, [1224, 1225] *1015*, [810] 1065, *1119*, [406] *1175;* II [222] 24, 28, *47*, [102] 812, *820*, [445] 901, 903, *921*
— u. W. J. Garrett I [1226] 804, *1015*, [809] 1064, 1071, *1119;* II [507] 64, *129*, [819] 566, *599*
Shearman, R. P., s. Cox, R. I. I [251] 136, 138, 139, 140, 149, 191, *298*
Shedlovski, T., s. Chow, B. F. II [160] 721, *770*
Shedlovsky, T., A. Rothen, R. O. Greep, H. B. van Dyke u. B. F. Cow II [926] 721, *798*
— s. Dyke, H. B. van II [285] 721, *775*
Sheehan, H. L. I [811] 1036, *1119*
— u. H. C. Moore I [1245] 557, *671*
Sheehen, H. L. II [925] 720, *798*
Sheikh Saif-Ur-Rahman II [446] 838, 839, 861, 865, 869, 887, 891, *921*
Sheinfeld, S., s. Paulsen, C. A. I [691] 1078, *1115*
Sheldon, s. Hertig I 1063
Shelesniak, M., s. Lunenfeld, B. II [649] 728, *788*
Shelesniak, M. C. I [1227] *1015;* II [220a] 32, *47*
Shelesnyak, M. C. II [730, 731] 219, 220, *280*, [820—822] 546, 551, 552, *599*, [858, 859] 637, 648, 650, *714*
— u. P. F. Kraicer II [732, 733] 220, *280*
— — u. G. H. Zeilmaker II [734] 220, *280*, [860] 637, 648, 650, *714*
— u. P. F. Kraiger II [823] 546, 551, *599*
— s. Engle, E. T. II [155] 81, *116*, [236] 537, *580*
— s. Isersky, C. II [532] 744, 762, *784*
— s. Kraicer, P. F. II [266b] 898, *914*
— s. Lindner, H. R. I [767a] 113, 147, *320*
— s. Lobel, B. L. II [481—485] 214, *272*
— s. Marcus, G. J. II [509, 510] 220, *273*
— s. Rosen, S. II [847] 741, *795*
— s. Sachs, L. II [698] 220, *279*
— s. Sulimovici, S. I [1285] 30, 170, *342*
— s. Tic, L. II [780a] 220, *282*
Shelley, W. B., R. W. Preucel u. S. S. Spoon I [1246] 596, *671*
Shelton, J. N. I [1171] 271, 281, *338;* II [447—449] 823, 838, 839, 843, 861, 867, 869, *921*
— u. N. W. Moore II [450] 843, *921*
Shen, N.-H. C., W. H. Elliott, E. A. Doisy jr., u. E. A. Doisy I [1172] 274, *338*
— M. B. Katzman, F. E. Francis u. R. A. Kinsella jr. I [1173] 31, 143, 146, 148, 161, 179, 182, 184, *338*
— s. Francis, F. E. I [407] 193, *304*
Shepard, J., s. Pincus, G. I [1056] 964, *1008*, [349] *1173;* II [793] 745, *793*
Shephard, M. D., s. Ganong, W. F. II [384] 743, *779*
Sheppard, R., s. Pabst, M. L. I [1013] 734, 791, *1007*
Sherer, M. G., u. W. E. R. Greer I [1247] 465, *671*
Sheridan, M. N., u. W. D. Belt II [270] 464, *512*
Sherman, A. J., u. R. B. Woolf I [812] 1088, *1119;* II [221] 20, 22, *47*
Sherman, D. H., s. Southren, A. L. I [831] 377, *443*
Sherman, R. I 1065
Sherrington, C. S., s. Langley, J. N. II [305] 51, *121*
Shettles, L. B. II [824—830] 527, 528, 549, 550, 551, 553, *599*
— s. Lamar, J. K. II [537] 528, *590*
Shibata, K., s. Suzuki, S. I [845—847] 376, 390, 400, 402, 406, *444*
Shields, C. E., s. Perez-Mera, R. A. I [1062] 552, *664*
Shields, L. V., s. Bruns, P. D. I [163] 513, *630*
Shih-Cheng Pan, s. Clifton, E. E. I [153] 619, *633*
Shikita, M., H. Karizaki u. B. Tamaoka II [273] *513*
— u. B. Tamaoka II [271, 272] 464, *512*
Shimao, S. I [820] 405, *443*, [1248] 591, *671*
Shimizu, H., s. Takeuchi, S. II [472] 839, 855, 897, *922*
Shimizu, K., M. Hayano, M. Gut u. R. I. Dorfman I [1174] 88, *338*
Shimkin, M. B., s. Andervont, H. B. I [30] 620, 624, *625*
— s. Gruenstein, M. I [531] 612, *644*

Shimoyama, T., s. Hashimoto, M. II [134, 135] 486, 487, *508*
Shipley, E., s. Hershberger, L. G. I [576] 538, *646*, [553] 721, 724, 780, 805, 822, 836, 858, 881, 882, 901, 906, 907, 909, 910, 912, 917, 943, 952, 954, 958, *990*
Shipley, E. G. I [1228, 1229] 706, 744, 752, 760, 767, 804, 805, 806, 808, 810, 813, 822, 824, 832, 838, 839, 842, 862, 874, 875, 925, 927, 934, 935, *1015;* II [508] 66, 73, *129,* [735] 231, 232, 235, 237, 239, *281*
— u. R. K. Meyer I [1230] 709, 823, *1015*
— s. Byrnes, W. W. I [157, 158] 746, 778, 792, 804, 806, 808, 823, 826, 827, 828, 836, 837, 851, 852, 853, 858, 859, 887, 909, 956, 958, *975;* II [30] 428, *452,* [149] 755, *770*
— s. Chart, J. J. I [223] 474, 478, *632*
— s. Kagawa, C. M. I [666] 734, 791, *994*
Shipley, G., s. Edgren, R. II [307] 650, *694*
Shipley, G. C., s. Edgren, R. A. II [260] 199, *264*
Shipley, R. A. I [813] 1078, *1119*
— E. B. Chudzik, C. Curtiss u. J. W. Price I [1249] 479, *671*
— s. Dorfman, R. I. I [310] 143, 264, 268, 282, *300*, [276] *980*
— s. György, P. I [535] 604, *644*
Shipounoff, G. C., s. Waiman, P. I [1355a] 723, *1021*
Shirasaka, M. I [1230a] 859, *1015*
— s. Tanabe, K. I [1312b] 827, *1019*
Shirley, I. M., u. B. A. Cooke I [1174a] 256, 257, *338*
Shizume, K., s. Lerner, A. B. I [828, 829] 595, *655*
Shnider, B., s. Colsky, J. I [168] 1039, 1084, *1099*
Shoenberg, C. F. II [131] 285, *313,* [274] 475, 478, *513*
Shoger, R. L., s. Zarrow, M. X. I [1502] 272, *351*
Shoppee, C. W., u. T. Reichstein I [1231] 827, 862, 892, *1015;* II [509] 66, *129*
Shorr, E. II [831] *599*

Shorr, E., s. Allende, I. L. C. de II [15] 526, *573*
Short, s. Bennet I [73] 271, *290*
Short, E. V., s. Crooke, A. C. I [261] 52, 53, 58, 64, 76, 139, 160, *298*
Short, G. E., s. Ellington, E. F. II [117] 893, *909*
Short, R. H. D. II [625] 398, *422*
Short, R. V. I [1175—1195] 23, 24, 25, 27, 49, 50, 51, 52, 53, 54, 58, 63, 64, 76, 83, 95, 113, 119, 120, 121, 122, 125, 126, 127, 140, 160, 197, 198, 199, 201, 204, 205, 206, 207, 209, 212, 213, 214, 215, 216, 217, 223, 224, 225, 226, 227, 228, 229, 230, 231, 232, 233, 238, 249, 250, 260, 262, 263, 265, *338* [1232] *1015;* II [736] 211, *281,* [832—835] 516, 540, 541, 553, *599,* [861— 865] 619, 629, 647, 660, 662, 664, 667, 669, *713,* [927, 928] 749, 760, *798,* [103] 813, *820*
— u. I. O. Buss I [1196] 230, *338*
— u. P. Eckstein I [1197] 83, 196, *338;* II [866] 675, *714*
— u. B. Eton I [1198] 118, 120, 122, 123, 124, 125, 126, 173, *339;* II [836] 519, 541, 542, 558, *599*
— u. F. Fuchs I [1199] 92, 95, 130, *339*
— u. M. F. Hay II [867] 617, 670, 671, *714*
— u. L. Levett I [1200] 27, 95, 113, 119, 120, 122, 125, *339;* II [837] 515, 516, 599, [929] 749, 760, *798*
— u. D. R. London I [1201] 49, 50, 51, 53, 58, 63, 64, 65, 140, *339;* II [932] 749, 760, *798*
— M. F. McDonald u. L. E. A. Rowson I [1202] 224, 225, 227, 228, 236, 237, 262, *339;* II [868] 666, *714*
— — u. L. R. Rowson II [930] 723, *798*
— u. N. W. Moore I [1203] 197, 225, 226, 227, 228, 229, 263, *339;* II [132] 294, *313,* [869] 667, *714*
— u. J. G. Rowell I [1204] 271, *339;* II [870] 666, *714*
— D. R. Shorter u. J. L. Linzell I [1205] 212, *339;* II [871] 679, *714*

Short, R. V., G. Wagner, A.-R. Fuchs u. F. Fuchs I [1206] 26, 93, *339;* II [931] 764, *798*
— s. Aitken, E. H. I [5] 95, 99, 118, 121, 122, 124, *286*
— s. Balfour, W. E. I [42] *970;* II [31] 349, *401,* [63] 667, *686*
— s. Canivenc, R. I [189a] 198, *295*
— s. Channing, C. P. II [186] 660, *690*
— s. Crooke, A. C. II [195] 727, *772*
— s. Deane, H. W. I [274a] 224, 225, 227, *299;* II [204] 212, *262,* [83] 468, *506,* [248, 249] 666, 667, *692*
— s. Denamur, R. I [284] 225, 227, *299*
— s. Eton, B. I [354] 120, 124, 125, 126, *302*
— s. Fuchs, F. I [413, 414] 86, 92, 93, 95, 119, 120, *304,* [274] 1065, *1102;* II [306] 541, 542, 546, 553, 556, *583,* [378, 379] 764, *778*
— s. Holm, L. W. I [584] 216, 223, *312;* II [514] 664, *702*
— s. Moore, N. W. II [700] 666, *708*
— s. Preedy, J. R. K. I [1039] 118, 122, 124, 127, *332*
— s. Rowlands, I. W. I [1105a] 203, 209, 210, 215, 225, 237, 259, 260, *335;* II [692] 211, *279,* [810] 613, 645, 646, *712*
— s. Ryan, K. J. I [1121, 1121a] 231, 232, 233, 262, *335*
— s. Schomberg, D. W. II [716] 210, *280*
— s. Yoshinaga, K. I [1467a] 249, *350;* II [829] 206, *284*
Shorter, D. R., s. Short, R. V. I [1205] 212, *339;* II [871] 679, *714*
Shorthose, W. R., u. G. E.. Lamming I [1250] 545, *671;* II [451] 897, *921*
Shotton, D. M., s. Eckstein, P. I [94] *1164*
Shull, G. M., u. D. A. Kita I [1232a] 852, *1016*
— J. L. Sardinas u. R. C. Nubel I [1207] 28, *339*
Shultze, J. V., W. E. Matson u. J. McGinnis II [872] 611, *714*

Sibulski, S., s. Venning, E.
  II [1014] 763, *801*
Sichuk, G., R. E. Bettigole,
  B. K. Der u. J. G. Fortner
  I [821] 380, *443*
— — J. G. Fortner u. R. W.
  Rawson I [822] 380,
  443, [1233] *1016*
Sidbury, J. B., s. Stempel jr.,
  R. S. I [1269] 28, *342*
Siddall, J. B., s. Smith, H.
  I [1241, 1242] 946, 948,
  1016; II [512a] 76, *129*
Siebert, G., K. Dahm u.
  H. Breuer I [1207a]
  256, *339*
Siebert, R., s. Klüger, B.
  I [708a] 827, *995*
Siebke, H. I [814] 1026,
  1119
— s. Halter, G. I [177]
  1167
Siegel, E. T. I [1207b] 270,
  339; II [873] 658, *714*
Siegel, H. S., W. L. Beane u.
  C. E. Howes II [874] 611,
  714
Siegel, I. A., s. Hundley jr.,
  J. M. I [635, 636] 454,
  534, *648*
Siegel, P., u. G. Heinen
  I [407, 408] *1175;*
  II [222a] *47*
— u. A. Rothe I [815]
  1085, *1119*
Siegman, M. J., s. Kao, C. Y.
  I [701] 470, 471, *651*
Siegmann, C. M., s. Winter,
  M. S. de I [165] 16, *22*,
  [1405] 958, 959, 960,
  1023; II [551] 77, *130*
Siegmund, H. II [737] 212,
  281, [874a] 653, *714*
Siekevitz, P. II [275] 464,
  468, *513*
— s. Palade, G. E. II [236]
  464, 468, *511*
Sigg, E. B., s. Berg, B. N.
  II [64] 226, 227, *258*
Signoret, J. P., u. P. Mauleon
  II [933] 741, *798*
— s. Corteel, J. M. II [218]
  621, 668, *691*
Sih, Ch. J., u. F. L. Weisen-
  born I [1233a] 826, *1016*
Siiteri, P. K., u. P. C. Mac-
  Donald I [1208] 90, 104,
  108, *339*
Sikand, R. S., s. Nahum, L. H.
  I [992] 507, *661*
Silber, R. H., s. Steelman,
  S. L. I [1296] *1018*
Silberberg, G., u. R. Silber-
  berg I [1251—1253] 545,
  547, 548, *671*

Silberberg, M., u. R. Silberberg II [626] 381, *422*
— s. Silberberg, R. I [1254,
  1255] 541, 545, *671*
Silberberg, R., u. M. Silber-
  berg I [1254, 1255] 541,
  545, *671*
— s. Silberberg, G. I [1251—
  1253] 545, 547, 548, *671*
— s. Silberberg, M. II [626]
  381, *422*
Silberman, S., s. Lipschütz, A.
  I [859] 600, *656*
Silbiger, M., u. I. Rothchild
  II [876] 649, *714*
Sildan, N., s. Pora, E. A.
  I [732, 735] 403, *440*,
  [1087] 503, *665*
Silfverskiöld, W., s. Hillarp,
  N. A. II [499] 758, *783*
Silink, K., s. Sulcová, J.
  I [1284a] 183, *342*
Siliotti, J., u. G. Marchetto
  II [276] 474, *513*
Silo, N., s. Martini, E. di
  I [580] 394, 400, 402, *434*
Silva, A., s. Woolley, D. E.
  I [1442] 526, *678*
Silva, A. C. da, s. Scott, P. P.
  II [840] 656, *713*
Silva, J. L., s. de Salcedo, I.
  I [390] *1174*
Silva, R., s. Geller, J. II [79]
  38, *41*
Silver, I. A., s. Cross, B. A.
  I [275] 526, *634*
Silver, M. II [627, 628] 343,
  422
Silverberg, M., s. Leevy, C. M.
  I [534] 373, *433*
— s. Ramos, A. I [1055a]
  188, 193, *332*
Silverman, L., s. Herrmann,
  W. I [556, 557] 31, 147,
  149, 159, 162, 166, 185, 190,
  311
Silverman, S. H., s. Wilkins,
  L. I [928] 1037, 1041,
  1123
Simmer, H. I [816] 1070,
  1119; II [838] 555, *600*
— u. H. G. Hillemanns
  I [1209] 61, 63, 65, 95, 96,
  100, 124, 125, 127, *339*
— u. I. Simmer I [1210]
  24, 27, 63, 108, 118, 120, 122,
  126, 173, *339*, [1256] 477,
  478, *671*
— u. J. Simmer II [839]
  549, *600*
— s. Kneer, M. II [510]
  540, 550, *589*
— s. Zander, J. I [1496]
  I [1496] 23, 24, 25, 56, 62,
  83, 95, 120, 121, 122, 125,

126, 131, 197, 199, 206, 211,
  214, 216, 250, *351;* II [997]
  605
Simmer, H. H. II [934]
  762, *798*
— J. Hilliard u. D. Archibald
  I [1211] 235, 236, 240,
  262, *339*
Simmer, I., s. Simmer, H.
  I [1210] 24, 27, 63, 108, 118,
  120, 122, 126, 173, *339*,
  [1256] 477, 478, *671*
Simmer, J., s. Simmer, H.
  II [839] 549, *600*
Simmonet, H., s. Laroche, G.
  II [618] 752, *787*
— s. Robey, M. I [754]
  1064, 1069, *1117*
Simmons, F. A., s. Williams,
  W. W. II [812] 134, *283*
Simmons, G. F., s. Moore, C. R.
  II [725] 742, *791*
Simmons, K. R., u. W. Hansel
  II [877] 662, *714*
Simmons, R. J. I [817]
  1062, *1119*
Simmons, V. L., s. Fraps,
  R. M. II [77] 427, 432,
  454
Simon, E. R., L. A. Pesch u.
  Y. J. Topper I [823] 410
  443
— s. Pesch, L. A. I [709]
  363, 410, *439*
Simon, J. II [840] 535, *600*
— s. Black, W. G.
  I [107, 108] 464, *628*
— s. Flamand, C. I [247,
  248] 1061, 1062, *1102*
— s. Goldfarb, A. F. I [300]
  360, 371, *424*, [496] 483,
  582, *643*
— s. Hawk, H. W. I [554,
  555] 463, 464, *645*
Simonin, R., s. Vague, J.
  I [1353] 158, 190, *345*
Simonnet, H., s. Piaux, G.
  I [998] *330*
Simowitz, F., s. Diminguez, H.
  I [86] *1164;* II [58] 4, 18,
  41
Simpson, E. C., s. Evans, J. S.
  II [69] 432, *453*, [122,
  123] 838, 863, *909*
Simpson, G. A., s. Venning,
  E. H. I [1386] 474, 478,
  676
Simpson, M. E., H. M. Evans,
  H. L. Fraenkel-Conrat u.
  C. H. Li II [936] *798*
— G. van Wagenen u.
  F. Carter II [935] 725,
  798
— s. Dyke, D. C. van
  II [286] 732, 758, *775*

Simpson, M. E., s. Evans,
 H. M. II [160] 94, *116*,
 [279, 280] 205, 206, *265*,
 [241] 560, *581*, [303—306]
 721, 722, 744, *776*
— s. Fraenkel-Conrat, H. L.
 II [366, 367] 721, *778*
— s. Jensen, H. II [538]
 784
— s. Li, C. H. II [632—635]
 721, 722, *787*
— s. Lyons, W. R. II [508]
 214, *273*, [397—399] 350,
 351, *414*, [655] 722, *788*
— s. Wagenen, G. van
 II [1019] 727, *801*
— s. Woods, M. C. II [555]
 103, *130*
Simpson, S. A., u. J. F. Tait
 I [1257] 466, *671*, [1234]
 734, 791, *1016*
— — A. Wettstein, R. Neher,
 J. v. Euw, O. Schindler u.
 T. Reichstein I [1212]
 28, *339*
— s. Ayres, P. J. I [42] 28,
 49, 50, 52, 53, *288*
— s. Tait, J. F. I [1310]
 1019
Simpson, S. L., s.
 Korenchevsky, V. I [726]
 903, *996*
Simpson, T. H., R. S. Wright
 u. H. Gottfried II [875]
 608, *714*
Sims, E. A. H., u.
 K. E. Krantz I [1258]
 473, *671*
— s. Gray, M. I. I [521] 476,
 477, *644*
— s. Solomon, S. I [1233]
 103, 104, *340*; II [853]
 516, 540, 543, 553, *600*,
 [960, 961] 761, 764, *799*
— s. Watanabe, M. I [1388]
 103, 104, *347*, [1406] 477,
 677; II [932] 549, *603*
Sinclair, R. J. G., s.
 Sommerville, I. F.
 I [1246] 269, *341*
Singer, B., C. Losito
 u. S. Salmon I [1259]
 480, 581, 671, [1235] 791,
 1016
— s. Venning, E. H. I [1386]
 474, 478, *676*
Singer, F. M., u. A. Borman
 I [1236] 734, *1016*
— s. Fried, J. I [71] 9,
 19, [403 b, 405] 824, 846,
 877, *984*
Singewald, M. L., s. Davis,
 F. W. I [217] *977*
Singh, D., s. Singh, J.
 I [818] 1090, *1119*

Singh, H., s. Daniel, E. E.
 II [42] 293, *310*
Singh, J., J. Singh u. D. Singh
 I [818] 1090, *1119*
— s. Singh, J. I [818] 1090,
 1119
Singh, K. B., u. G. S. Greenwald
 II [738] 206, *281*
Singher, H. O., s. Sobrero,
 A. J. I [828] 379, *443*
Sinha, Y. N., s. Tucker, H. A.
 II [674] 367, *423*
Siperstein, E. R., s.
 Barrnett, R. J. I [52]
 717, *971*
Sirtori, C. II [277] 491, *513*
— u. E. Morano II [278]
 491, *513*, [841] 535, *600*
— s. Morano, E. II [200]
 491, *510*
Sisco, G., s. Jefferson, W. E.
 I [665] 453, *649*
— s. Jefferson jr., W. E.
 I [666] 452, 453, *649*
Sison, A., s. Steigman, F.
 I [1293] 481, 482, *673*
Sjöblom, L., s. Diczfalusy, E.
 I [295] 272, *300*
Sjögren, B., s. Bergman, P.
 I [77] 167, 190, *290*
Sjöstrand, F. S.,
 E. Andersson-Cedergren
 u. M. M. Dewey II [279]
 478, *513*
Sjövall, A. II [842] 527, *600*
Sjövall, J., u. R. Vinko
 I [1212a] 111, *339*
Sjovall, A. II [223] 10, *47*
Skelton, F. R., J. Guillebeau
 u. J. Nichols I [1260]
 510, 570, 572, 573, 576, *671*
Skiftis, T., u. M. M. Fröhler
 II [937] 727, *798*
Skinner, M. II [452] 831,
 900, *921*
Skjerven, O. II [878] 663, *714*
Sklow, J., s. Zondek, B.
 I [1438] 706, *1025*
Skoldborg, H. II [843] 565,
 600
Slack, N. H., K. O. Pfau,
 J. P. Mixner, A. C. Menge,
 V. Hurst u. A. D. Rankin
 II [104] 813, *820*
Slater, T. F. II [629] 369, *422*
— s. Greenbaum, A. L.
 I [319—321] 395, *425;*
 II [261] 369, 375, 399, 400,
 409
Slaunwhite, W. R., s. Chang, E.
 II [153] *578*
— s. Sandberg, A. A.
 I [1140—1142] 105, 107,
 192, 265, 266, 267, 269, 277,
 336

Slaunwhite jr., W. R.,
 H. Rosenthal u.
 A. A. Sandberg I [1213]
 265, *339*
— u. A. A. Sandberg I [1214]
 267, 268, 277, 280, *339*
— s. Chang, E. I [201]
 143, 267, 268, *295*
— s. Sandberg, A. A.
 I [1139] *336;* II [788] 519,
 598
— s. Vermeulen, A. I [1376]
 102, 277, *346*
Slechta, R. F., M. C. Chang
 u. G. Pincus I [1237]
 805, 815, 918, *1016;*
 II [938] 745, *798*
Sleeth, C. K., u. E. J. van Liere
 I [1261] 530, *672*
Slijper, E. J. II [879] 655, *714*
Slimane-Taleb, S., u.
 J. F. Torre I [1262] 513,
 671, *672*
Slocumb, C. H., s. Hench,
 P. S. I [77] *19*
Slomp jr., G., s. Moffett, R. B.
 I [927a] 823, *1003*
Slonaker, J. R. I [1263] 540,
 672, [1238] *1016*
Slotta, K. H., H. Ruschig
 u. E. Fels I [150] 5, *22*,
 [1215] 23, 58, 201, *339*,
 [1239] 804, *1016;* II [510]
 64, *129*
Sluczewski, A., u. P. Roth
 I [1264—1266] 457, 459,
 672
Sluiter, J. W., L. Bels, u.
 G. J. Van Oordt II [880]
 642, 677, *714*
Slyter, A. L., s. Parker, W. R.
 II [365] 857, *918*
— s. Spies, H. G. II [749]
 210, *281*
Smail, J. R. II [186] 328, *339*
Smart, K. M., s. Kilbourne,
 E. D. I [721] 461, *651*
Smelin, A., s. Gellhorn, A.
 I [433] 895, *985*
Smelser, G. K. II [630] 345,
 369, 396, *422*
— A. Walton u.
 E. O. Whetham II [939]
 742, *798*
— s. Nelson, W. O. II [508]
 356, *418*
Smelser, J., s. Lass, P. M.
 II [454] 559, *590*
Smidt, D. II [453, 454] 824,
 829, 830, 831, 837, 901, *921*
— u. S. Paufler II [881]
 661, *715*
— J. Steinbach u. B. Scheven
 II [455] 829, 838, 839,
 871, 875, 876, 877, *921*

Smidt, D., s. Jöchle, W.
II [61] 808, 812, *818*, [234]
839, 857, 867, 869, 877,
913
— s. Steinbach, J. II [463]
838, 871, *922*
Smit, A., u. P. Westerhof
I [151] 10, *22*, [1239a]
867, *1016*
Smith, A. H., s. Kleiber, M.
I [456] 395, *430*
Smith, B. D., u. J. T. Bradbury II [511] 93, *129*,
[105] 805, *820*
Smith, C. G., s. Pike, J. E.
I [1041] *1008*
Smith, C. L., s. Lodge, P. D. B.
II [617] 608, *705*
Smith, D. E., s. Patt, H. M.
I [1052, 1053] 489, *664*
Smith, D. W., s. Lemli, L.
I [564] 1090, 1091, *1111*;
II [283] 904, *915*
Smith, E., s. Brandes, D.
II [32] 501, *504*
Smith, E. F., s. Koch, B. A.
II [264, 265] 896, 897, *914*
— s. Richardson, D. II [392]
822, 899, *919*
Smith, E. L., s. Holck, H. G. O.
I [600] 520, *647*
Smith, E. P., s. Dhindsa, D. S.
II [87] 863, *907*
Smith, E. R., D. Hughes,
G. F. Marrian u. G. A. D.
Haslewood I [1216] 234,
339
— s. Haslewood, G. A. D.
I [532] 234, *310*
Smith, G. C., s. Riddle, O.
II [221] 438, *459*
Smith, G. G., s. Dickinson,
J. H. I [194] 374, *420*,
[239] 937, *978*
Smith, G. M., s. Gardner,
W. U. I [278] 1089, *1103*;
II [235] 370, *408*
Smith, G. S., u. O. W. Smith
I [819] 1074, *1119*
Smith, G. S. van, u. J. H.
Kennard I [1217] 83, 84,
339
— u. O. W. Smith I [1218,
1219] 177, *339*; II [631]
385, *422*
— u. O. Watkins I [1220]
164, *339*
— s. Smith, O. W. I [1225]
175, *340*
Smith, G. V. S. II [844]
523, *600*
— u. J. H. Kennard II [940]
761, *798*
— u. O. W. Smith II [941,
942] 724, 763, *798*

Smith, H., G. H. Douglas u.
C. R. Walk I [1240] 948,
1016
— G. A. Hughes u. G. H.
Douglas I [151a] 17, *22*
— — D. Hartley, B. J.
McLoughlin, J. B. Siddall,
G. R. Wendt, G. C. Buzby
jr., D. R. Herbst, K. W.
Ledig, J. R. McMenamin,
T. W. Pattison, J. Suida,
J. Tokolics, R. A. Edgren,
A. B. A. Jansen, B. Gadsby,
D. H. R. Watson u. P. C.
Phillips I [1241] 946, 948,
1016; II [512a] 76, *129*
— — — G. R. Wendt, G. C.
Buzby jr., R. A. Edgren,
J. Fisher, T. Foell,
B. Gadsby, D. Hartley,
D. R. Herbst, A. B. A.
Jansen, K. W. Ledig, B. J.
McLoughlin, J. R.
McMenamin, T. W. Pattison, P. C. Phillips, R. Rees,
J. B. Siddall, J. Siuda,
L. L. Smith, J. Tokolics u.
D. H. P. Watson I [1242]
948, *1016*
— s. Birch, A. J. I [75] *972*
— s. Edgren, R. A. I [50b, 50c]
17, *18*, [309—312] 758, 909,
926, 927, 946, 947, 948, 949,
951, 952, *981;* II [132b, 133,
133a, 134] 59, 75, 76, 83, 98,
115, [261, 262] 242, 243, 244,
264, [55, 56] 314, *334*
Smith, I. P., s. Dhindsa, D. S.
II [86] 838, 853, *907*
Smith jr., J. G. I [1267]
590, *672*
— u. F. R. Brunot I [1268]
590, *672*
Smith, J. J., M. M. Pomaranc
u. A. C. Ivy I [1269]
532, *672*
Smith, K., s. Greene jr., J. W.
I [486] 168, *308*
Smith, L., s. Borushek, S.
I [31] *1162;* II [22] 6,
17, *39*
Smith, L. L., s. Edgren, R. A.
I [50b] 17, *18*, [311] 946,
947, *981;* II [133a] 76, *115*
— s. Smith, H. I [1242] 948,
1016
Smith, L. S., s. Gold, J. J.
I [296] 352, 359, 360, *424*,
[452] 839, *986*, [132] 1135,
1165; II [81] 24, 28, 29, 31,
42
Smith, L. W., s. Bloss, R. E.
II [25] 896, 897, *905*
— s. Collins, W. E. II [57]
838, 851, *906*

Smith, L. W., s. Zimbelman,
R. G. II [126, 127] 814,
821, [528, 529] 825, 839,
857, 897, *924*
Smith, M., s. Bo, W. J. I [83]
393, 406, *416*
— s. Roland, M. I [1134]
943, *1012*
Smith, M. G., s. Loeb, L.
II [495] 212, *272*, [623a]
653, *706*
Smith, M. S., s. Bo, W. J.
I [82] 393, 406, *416;*
II [109] 649, *687*
Smith, N. C., u. J. Chamberlain I [1220a] 82, 83,
85, *339*
Smith, O. W. I [1221] 29,
155, 159, 163, 164, 171, 187,
339
— u. C. Barker I [1222]
29, 144, 145, 164, *339*
— u. N. B. Kaltreider I [824]
384, *443*
— u. K. J. Ryan I [1223,
1224] 73, 74, 75, 76, 80,
104, *340*
— G. S. van Smith u. S. Schiller
I [1225] 175, *340*
— s. Little, B. I [779] 82,
164, 166, *321;* II [640]
762, *788*
— s. Ryan, K. J. I [1122—
1126] 51, 66, 67, 73, 74,
76, 80, 104, 105, *336*
— s. Smith, G. S. I [819]
1074, *1119*
— s. Smith, G. S. van
I [1218, 1219] 177, *339;*
II [631] 385, *422*
— s. Smith, G. V. S. II [941,
942] 724, 763, *798*
Smith, P. E. II [943—950]
720, 721, 731, 735, *798*, *799*
— u. E. T. Engle II [951,
952] 721, 725, 745, *799*
— s. Angle, E. F. I [27]
1089, *1095*
— s. Engle, E. R. II [274]
224, *265*
— s. Engle, E. T. II [154,
155] 80, 81, *116*, [236]
537, *580*
— s. Watson, B. P. II [1020]
744, *801*
Smith, P. H., s. Albright, R.
I [3] 806, 910, 964, *969*
Smith, R., u. R. K. Noles
II [882] 611, *715*
Smith, R. A., u. A. Albert
I [1243—1245] 806, 833,
858, 931, *1016;* II [953,
954] 752, *799*
— — u. L. M. Randall
II [955] 762, *799*

Smith, R. A., s. Dockerty, M. B. I [76] *1163*
Smith, S., s. Bo, W. J. I [84] 388, *416;* II [25] 481, *504*
Smith, T. C. I [825] 397, *443;* II [632] 373, 375, *422,* [883] 677, *715*
— u. L. E. Braverman II [633] 373, *422*
— u. B. Richterich I [826] 396, *443;* II [634—636] 349, 370, 371, 375, 383, *422,* [884] 677, *715*
Smith, T. H., s. Albright, F. I [11] 1047, *1094*
Smith, V. K., s. Cooper, W. I [233a] 30, *297*
Smith, W. R., W. H. McShan u. L. E. Casida II [739] 210, *281,* [885] 662, *715*
— s. Marion, G. B. II [695] 739, *790*
Smith, W., s. Broome, A. W. J. I [151] 463, *630;* II [34a] 871, *906*
Smith, W. K., s. Graves, J. M. H. I [479b] 69, *307*
Smith, W. N. A. II [956] 729, *799*
Smithberg, M. I [1246] 833, *1016;* II [740] 228, *281*
— u. M. N. Runner I [1247] 833, *1016;* II [741—743] 184, 228, *281*
Smithcors, J. F., u. S. L. Leonard II [637, 638] 350, 354, *422*
Smolka, H., u. L. Kosch II [845] 544, 555, *600*
— u. H. J. Soost II [846] 526, 544, *600*
Smulowitz, M., s. Fukushima, D. K. I [425a] 137, 138, 180, *305*
Smyles, E., s. Lieberman, S. I [765] 182, *320*
Smyth, C. N. II [847] 558, *600*
Smyth, J. R., s. Somes, R. G. II [187] 329, *339*
Snaith, A. H., s. Bulbrook, R. D. I [135] 1090, *1098*
Snaith, L., s. Field-Richards, S. I [378] 959, 960, *983*
Snaithil, L., s. Peberdy, G. R. II [775] 739, *793*
Snauwaert, R., s. Peeters, F. I [331] *1172*
Snell, J. F. I [1270] 505, *672*
Snell, R. S. I [1271] 595, *672*
— u. P. G. Bischitz I [1272, 1273] 595, *672;* II [886] 647, *715*

Snell, R. S., s. Bischitz, P. G. I [102, 103] 595, 596, *628;* II [91] 647, 658, *687*
— s. Nicol, T. I [1008] 506, *662*
Sniderman, S. S., s. Dowben, R. M. I [342] 484, 546, *637*
Snyder, F. F. II [887, 888] 638, *715*
— s. Schultz, A. H. II [838] 675, *713*
— s. Seckinger, D. L. II [814] 549, *599*
— s. Wislocki, G. B. II [275] 31, *49,* [819] 190, 196, *283,* [972] 638, *718*
Snyder, J. G., u. L. C. Wyman I [1274] 466, *672*
Snyder, S. H., J. Axelrod u. R. J. Wurtman II [134] 307, 308, *313*
— R. J. Wurtman, J. Axelrod u. E. W. Chu II [133] 307, 308, *313*
Sobel, H., u. B. Eckstein I [827] 404, *443*
— s. Furth, J. I [442] 502, 576, 578, 592, *641*
Sobotka, H., s. Frank, R. T. I [396] 894, *984*
Sobrero, A. J. I [409] *1175*
— R. L. Fenichel u. H. O. Singher I [828] 379, *443*
Sobrevilla, L., D. Hagerman u. C. Villee I [1226] 26, 89, 109, *340*
Soderwall, A. L. II [957] 749, *799*
— s. Kimeldorf, D. J. I [722] 572, 579, *651*
Soemarwoto, I. N., u. H. A. Bern II [639] 376, *422*
Soffer, L. J., s. Jacobs, D. R. I [658] 481, 482, *649*
— s. Kase, N. I [667] 105, 106, 107, *316*
— s. Savard, K. I [1150] 106, *337*
Soiva, K., u. S. Parvianen I [1275] 478, *672*
— s. Castrén, O. I [194, 195] 93, 208, 259, *295,* [148] 371, 377, *418,* [204] 531, 582, *632,* [169] 928, *975;* II [145] 553, *578*
— s. Parvainen, S. I [1048] 478, *664*
Soiva, K. U., A. L. Haskins u. R. E. McCafferty I [1227] 266, *340*
— s. Haskins, A. L. I [530] 97, *310;* II [366] 553, *585*
Sojka, N. L., s. Hamner, C. E. II [353] 155, *267*

Del Sol, J. R., J. García-Orcoyen u. J. de Aldama II [848] 526, *600*
— u. C. Rohrbach II [849, 850] 526, *600*
— s. Wied, G. L. I [1394] 804, 832, 918, *1023;* II [955] *604*
Solbermann, O., s. Gouws, F. I [508] 543, *643*
Soldati, K. de, u. A. A. Suarez I [1276] 510, *672*
Soldatović, B., s. Belić, M. II [21] 833, 881, *905*
Soleilhavoup, J. P., s. Planel, H. I [1078] 622, *665*
Soliman, F. A., u. Y. S. Ghanem I [829] 358, *443*
— H. Nasr, M. S. Abdo u. M. K. Soliman II [456] 822, 899, *921*
— u. E. P. Reineke I [1277—1279] 538, 540, 558, 560, 572, 583, 586, *672*
— s. Badawi, H. M. I [54] 567, *626*
— s. Elghamry, M. I. I [384] 586, *638*
— s. Reineke, E. P. I [1112] 569, 586, *666*
Soliman, M. K., s. Soliman, F. A. II [456] 822, 899, *921*
Sollman, P. B., s. Bergstrom, C. G. I [59a] 843, 848, 849, *971*
— s. Nutting, E. F. II [609] 207, 208, *276*
Solman, P. B., R. L. Elton u. R. M. Dodson I [2148] 872, *1016;* II [512] 71, *129*
Solo, A. J., s. Stork, G. I [1304] *1019*
Solod, E. A., D. T. Armstrong u. R. O. Greep I [1227a, 1227b] 238, 239, *340;* II [958] 723, *799*
Solomon, S. I [1228, 1228a] 81, 87, 88, 98, 108, *340*
— C. E. Bird, W. Ling, M. Iwamiya u. P. C. M. Young I [1228b] 81, 98, 134, 196, *340*
— R. Wilson, N. Wiqvist u. E. Diczfalusy I [1229] 91, 134, *340;* II [851] 553, *600,* [959] 763, 764, *799*
— A. C. Carter u. S. Lieberman I [1230] 141, *340*
— J. T. Lanman, J. Lind u. S. Lieberman I [1231] *340;* II [852] 553, 554, *600*
— A. L. Lenz, D. V. Dominguez, M. J. Gray, C. I. Meeker u. E. A. H. Sims II [853] 516,

540, 543, 553, *600*, [960, 961] 761, 764, *799*
Solomon, S., A. L. Lenz, R. van de Wiele u. S. Lieberman I [1232] 88, *340*
— M. Watanabe, O. V. Dominguez, M. J. Gray, C. I. Meeker u. E. A. H. Sims I [1233] 103, 104, *340*
— R. van de Wiele u. S. Lieberman I [1234] 220, 223, *340*
— s. Giannopoulos, G. I [445a, 445b] 142, 144, *306*
— s. Gray, M. I. I [521] 476, 477, *644*
— s. Grumbach, M. M. II [435] 745, *780*
— s. Iwamiya, M. I [607a] 133, *313*
— s. Ruse, J. L. I [1115b, 1115c] 134, 137, 142, 144, 182, 192, *335*
— s. Watanabe, M. I [1388] 103, 104, *347*, [1406] 477, *677;* II [932] 549, *603*
Solomon, S. S., s. Heard, R. D. H. I [543] 273, 274, *310*
Solth, K., s. Zander, J. I [1497] 135, 188, 269, *351;* II [998] 553, *605*
Somes, R. G., u. J. R. Smyth II [187] 329, *339*
Someya, Y. I [1280] 622, *672*
Sommer, F. II [135] 306, *313*
Sommer, K. H., s. Loeschcke, H. H. I [554] 359, *433*, [871] 528, *657*
Sommers, Sh. C., s. Hertig, A. T. I [367] 1085, *1105*
Sommerville, I. F. I [1235—1238] 25, 27, 30, 95, 120, 122, 128, 164, 177, 266, 270, *340*
— u. W. P. Collins I [1239] 32, 64, 116, 117, *340*
— u. G. H. Deshpande I [1240, 1241] 24, 25, 27, 30, 95, 96, 112, 113, 116, 119, 120, 121, 122, 125, 126, 128, 129, 198, 266, 269, *340*
— N. Gough u. G. F. Marrian I [1242] 29, 101, 169, 241, *340*
— u. G. F. Marrian I [1244, 1245] 264, 268, 269, *340*
— — u. R. J. Kellar I [1243] 29, 176, 177, 179, *340*
— — J. J. R. Ruthie u. R. J. G. Sinclair I [1246] 269, *341*

Sommerville, I. F. u. M. T. Pickett I [1247] 119, 120, *341*
— — W. P. Collins u. D. C. Denyer I [1248, 1249] 25, 27, 95, 113, 119, 120, 122, *341*
— s. Burger, H. C. I [161] 147, 155, 189, *293*
— s. Collins, W. F. I [221, 222] 26, 27, 75, 113, 116, 120, *296*
— s. Deshpande, G. N. I [286, 287] 83, 95, 96, 98, 118, 120, 122, 125, 128, 129, *299;* II [192] 554, 558, *579*
— s. Pickett, M. T. I [1000, 1001] 148, 149, 154, 155, 186, 188, 189, *330;* II [751] 637, *710*
— s. Verly, W. G. I [1375] 241, 242, *346*
Sommerville, J. F., G. F. Marrian u. B. E. Clayton II [854] 543, *600*
— M. T. Pickett, W. P. Collins u. D. C. Denyer II [855] 516, *600*
— s. Burger, H. G. II [137] 727, *769*
— s. Collins, W. P. II [156] 515, 516, *578*, [169] 749, 760, *771*
Sommerville, L., s. Verly, W. G. II [1016] 749, *801*
Sonanini, D., u. L. Anker I [1249a] 31, *341*
Sondheimer, F., C. Amendolla u. G. Rosenkranz I [1248a] 880, *1016*
— u. Y. Klibansky I [152] 15, *22*, [1249] 891, 963, *1016;* II [513] 77, *129*
— O. Mancera, H. Flores u. G. Rosenkranz I [1249a] 963, *1016*
— u. J. Mazur I [1250] 813, *1016;* II [514] 66, *129*
— u. G. Rosenkranz I [1250a, 1250b] 825, 965, *1016*
— M. Valasco u. G. Rosenkranz I [153] *22*
— s. Djerassi, C. I [46] 13, 14, *18*, [248] 822, 924, 934, 935, 936, *979*, [205] 1032, *1100*
— s. Miramontes, L. I [125] 14, *21*
— s. Ringold, H. J. I [141] 14, *21*, [1115, 1115b, 1116] 828, 829, 934, *1011*
— s. Romo, J. I [1136b, 1136c] 825, 858, *1012*

Sondheimer, F., s. Rosenkranz, G. I [1137a] 912, *1012*
— s. Sandoval, A. I [145] *21*, [1185, 1186] 931, 934, *1014*
— s. Zaffaroni, A. I [1421] 849, *1021*
Sonesson, B., s. Kullander, S. I [777] 592, *654*
Soost, H. J. I [410] *1175;* II [224] 9, *47*
— s. Smolka, H. II [846] 526, 544, *600*
Sorcini, G. I [411] *1175*
Sorensen, A. M., u. J. H. Foster II [457] 838, 851, *921*
— s. Gossett, J. W. II [395] 668, *697*
— s. Morrow, J. T. II [326] 885, *916*
Sorenson jr., A. M. s. Davis jr., W. F. II [74] 884, *907*
— s. Reitmeyer, J. C. II [387] 845, *919*
Sorenson, M. W., s. Conaway, C. H. II [207] 625, 673, *691*
Soskin, S., s. Hechter, O. II [387] 212, *268*, [477] 615, 633, 653, *700*
— s. Lackner, J. E. I [539] 1060, *1110*
Soskins, S., s. Taubenhaus, M. II [986] 735, *800*
Soszka, S., A. Krawczuk, J. Jakowicki u. L. Wisniewski I [1250] 150, 160, 184, *341*
Sotaniemi, E., K. E. Kreus u. T. M. Scheinin I [830] 375, 376, *443*, [412] 1148, *1175*
Souken, H., s. Schmidt-Elmendorff, H. I [1161] 82, 91, 124, *337*
Soulairac, A., s. Thibault, C. I [865] 389, *445*
Soule, S. D. I [820] 1039, *1119*
— H. C. Wasserman u. R. Burstein I [821] 1072, *1119;* II [856] 567, *600*
— u. M. Yanow I [1251] 172, *341*
Soumar, J., s. Sulcová, J. I [1284a] 183, *342*
Soupart, P., u. M. C. Orgebin-Crist II [744] 145, 151, 158, *281*
Southam, A., s. Rock, J. I [381] *1174*
Southam, A. L. I [413] *1175*
— u. F. P. Gonzaga II [857] 525, *600*

Southam, A. L., s. Phillips, L. L. I [711] 379, *439*, [699] 1046, *1116*, [336] *1172*
— s. Shah, P. N. I [818] 368, 390, *443;* II [220] *47*
— s. Turksoy, R. N. I [887] 377, *446*, [454] *1176*
Southam, C. M., s. Arpels, C. I [42] 623, *626*
Southcott, W. H., A. W. H. Braden u. G. R. Moule II [458] 861, 863, *921*
Southren, A. L., Y. Kobayashi, L. Levine u. D. H. Sherman I [831] 377, *443*
Souza, A. de, s. Emerson jr., K. I [344] 282, *301*
Souza, J. C. de, s. Continko, E. M. I [159] 559, *578*
Souzy, J. C. De, s. Coutinho, E. M. I [60] *1163*
Sowls, L. K. II [889] 617, 672, *715*
Soybel, W., s. Kappas, A. I [435, 436] 359, *429*
Spack, A. II [515] 85, *129*
Spadea, G., G. Guglielmi, B. Messina u. G. Schiano I [1281] 567, *672*
Spadoni, L. R., M. C. Lindberg, N. K. Mottet u. W. L. Herrmann I [1252] 190, *341*
Spahr, J. L., u. A. M. Knevel I [1252a] 27, *341*
Spalla, C., s. Camerino, B. I [162b] 827, *975*
Spanhoff, R. W., I. E. Uyldert u. L. Waterman I [1282] 466, *672*
— s. Fremery, P. de I [402] 835, 836, 837, *984*
Spanio, P. I [822] 1073, *1119*
Spanknebel, G., s. Amann, W. I [21] 1094, *1094*
Sparrow, R. C., s. Hamolsky, M. II [431] 677, *699*
Spatz, H., s. Bustamente, M. II [142] 731, *770*
— s. Driggs, M. II [277] 731, *775*
Spaziani, E., u. C. M. Szego II [745, 746] 220, *281*
Spazzoli, G., s. Ruggieri, P. de I [1154] 539, 566, *668*, [1150] 768, 776, 807, 932, 933, 942, 943, *1013;* II [462] 76, 91, 92, 101, *127*, [697] 230, 241, *279*
Specht, H., s. Schubert, A. I [1286a] 950, *1018*
Speckter, H. J. II [225] 20, *47*
Speer, V. C., s. Schultz, J. R. II [101] 814, *820*, [441] 885, *921*

Speert, H. II [516] 52, *129*, [640—644] 347, 353, 370, 371, *422*, [858, 859] 552, 566, 568, *600*
— u. A. F. Guttmacher II [860] 567, *600*
— s. Hartman, C. G. II [220] 81, *118*, [296] 371, *410*, [363] 538, *584*
Spek, P. A. F. van der, s. Huis in't Veld, L. G. I [398, 399] 371, *428*, [633] 582, *648*, [610] 925, *992*
— s. Louwerens, B. II [645] 752, *788*
Spellacy, W. N., u. K. L. Carlson I [414] 1150, *1175*
— u. F. C. Goetz I [832] 362, *444*
Spencer, H., E. Berger, M. L. Charles u. E. D. Gottesman I [1251] 929, 938, *1017*
— — u. D. Laszlo I [833, 834] 360, *444*, [1283, 1284] 536, 544, 549, *672*
— s. Gallagher, T. F. I [434] 158, 181, 190, *305*
— s. Lewin, I. I [543] 360, 367, *433*, [567, 568] 1084, *1111*
Spencer, J. M., s. Hagerman, D. D. I [503] 26, *308*
Spencer, S. F., s. Wisniewski, J. V. I [1451] 26, *349*
Sperling, B. II 451
Sperling, G., s. Bogart, R. I [116] 540, *629*
Spero, G. B., J. L. Thompson, B. J. Magerlein, A. R. Hanze, H. C. Murray, O. K. Seber u. J. A. Hogg I [1252] *1017*
— s. Hogg, J. A. I [79] 6, *19*
Spiegel, E. I [1285] 527, *672*
— u. H. Wycis I [1286] 522, 527, *672*
Spiegel, E. A., s. Wycis, H. T. I [1443] 527, *678*
Spielman, M. A., s. Hertz, R. I [555] 686, 746, 804, 891, 892, 893, 907, 911, 956, *990;* II [104] 428, *455*
— s. Rothchild, I. II [688] 218, *279*
Spies, H. G., L. L. Coon u. H. T. Gier II [747] 209, *281*
— H. T. Gier u. J. D. Wheat II [890] 615, 646, *715*
— u. S. K. Quadri II [748] 209, *281*
— A. L. Slyter u. S. K. Quadri II [749] 210, *281*

Spies, H. G., D. R. Zimmerman, H. L. Self u. L. E. Casida I [1253, 1254] 201, 202, 204, 206, *341*, [1287] 485, *672;* II [517] 97, *129*, [750—753] 210, 212, *281*, [891, 892] 615, 621, 633, *715*, [106] 814, *820*, [459] 884, *921*
Spira, H., s. Hochstaedt, B. I [377] 1067, 1068, *1106*
Spiro, D., s. Giacomelli, F. II [115] 464, 465, *507*
Spirtos, B. M., s. Bogdanove, E. M. II [98] 732, *768*
Spivak, M. G. II [460] 893, *921*
Spörri, H. II [107] 810, *820*
Spoont, S. S., s. Shelley, W. B. I [1246] 596, *671*
Spoor, H. J. I [835] 405, *444*
Sprechler, M., s. Hamburger, C. I [542] 567, 582, *644*
Spriggs, D. N. II [645] 372, *422*
Spurlock, G. M., s. Bradford, G. E. II [30] 893, *905*
Spyker, M. A., u. R. S. Fidler II [861] 528, 529, *600*
Squet, R., s. Oppenheimer, J. H. I [1031] 585, *663*
Squire, P. G., u. C. H. Li II [975] 721, *800*
Srebnik, H. H., s. Kinzey, W. G. II [447] 227, *270*, [560] 650, *703*
— s. Woolley, D. E. I [1442] 526, *678*
Srivastava, L. S., u. C. W. Turner II [646] 384, *422*
Stacher, A., s. Böhnel, J. I [85] 379, *416*, [28] *1126*
Stachowiak, A., s. Schubert, A. I [1286a] 950, *1018*
Stadtmüller, A. I [1288] 699, *1018*, [823] 1055, 1057, *1119*
— s. Massenbach, W. v. I [875] *1001*
Staemmler, H., s. Staemmler, H.-J. I [825] 1032, *1119;* II [866] 524, *601*
Staemmler, H.-J. I [1255, 1256] 81, 154, *341*, [1288, 1289] 582, *672*, *673*, [1289] *1018*, [826, 827] 1032, 1036, 1037, 1038, 1040, 1041, 1042, 1051, 1053, *1119*, [415] *1175;* II [226] 24, 26, 27, *47*, [862—864] 515, 521, 522, 523, 553, 560, 562, 567, *600*, [893] 626, 628, *715*, [962—964] 728, 744, *799*
— u. C. Lauritzen I [836] 357, *444*, [1290] 924, *1018*, [824, 828] 1031, 1045, *1119*,

[416] *1175;* II [227—230, 230a] 2, 8, 11, 17, 19, *47*
Staemmler, H.-J., L. Sachs u. R. Brehm II [965] 728, *799*
— u. H. Staemmler I [825] 1032, *1119;* II [866] 524, *601*
— s. Nakajima, T. I [906] 188, 192, *326;* II [638] 555, *593*
Staemmler, M. II [280] 481, *513*, [865] 535, *600*
Stafford, J. E., s. Moffett, R. B. I [927b] 823, *1003*
Stafford, R. O., L. E. Barnes, B. J. Bowman u. M. M. Meinzinger I [1291] 734, 790, 791, 859, 877, *1018*
— B. J. Bowman u. K. J. Olson I [1292] 781, 910, 967, *1018*
— s. Barnes, L. E. I [49, 50] 785, 895, 910, 952, 962, *971*
— s. Bowman, R. I [102] *973*
— s. Byrnes, W. W. I [176] 572, *631*, [159] 756, 805, 807, 808, 826, *975*
— s. Lyster, S. C. I [833, 834] 783, 806, 830, 838, 839, 914, 915, 919, 934, 936, 944, 956, *1000*
Stagg, R., s. Hilf, R. I [587] 608, *646*
Stakeman, G., s. Fuchs, F. II [308] 558, 567, *583*
Stakemann, G., s. Frandsen, V. A. I [408, 409] 87, 89, 164, 167, *304*
— s. Fuchs, F. I [272] 1064, *1102;* II [76] 2, 22, 23, 35, 41, [57] 302, *310*
Stamm, H., s. Arnold, M. I [11] *1161*
— s. Mall, M. I [272] *1170*
— s. Richter, R. H. H. I [373] 1142, *1174*
Stamm, M. J., s. Lyon, R. A. II [574] 559, *591*
Stamm, O., s. Borth, R. I [115] 167, 175, *291;* II [86] 557, 558, *576*
— s. Watteville, H. de II [261] 33, *48*
Stange, H. H., s. Drescher, J. II [275, 276] 748, *775*
Stanley, A. J., s. Walker, S. M. II [713] 370, *425*
Staple, E., W. S. Lynn u. S. Gurin I [1257] *341*
— u. M. W. Whitehouse I [1258] *341*
— s. Lynn jr., W. S. I [800] 220, *322*

Staples, R. E., u. G. Bialy II [754] 190, *281*
— s. Foote, R. H. II [352] 652, *696*
Stare, F. J., s. Fillios, L. C. I [366] 255, *302*, [250] 365, *422*
Stark, G. I [1290] 478, *673*, [830] 1074, *1120*
— u. H. Kossmann I [1291] 480, 582, *679*, [829] 1074, *1120*
— u. P. Schauder II [867] 549, *601*
Stárka, L., u. H. Brabencová I [1259] 31, *341*
— u. J. Maliková I [1260] 31, *341*
— u. J. Riedlová I [1261] 30, *341*
— J. Sulcová, K. Dahm, E. Döllefeld u. H. Breuer I [1261a] 256, *341*
— s. Sulcová, J. I [1284a] 183, *342*
Starkey, W. F., u. J. H. Leathem I [1262] 200, *341;* II [755] 208, *281*, [966] 746, 751, *799*
Starkova, N. T., s. Krymskaya, M. L. I [742] *997*
Starling, E. H., s. Lane-Claypon, J. E. II [351] 369, 396, *412*
Starup, J. I [1293] 869, *1018*
— u. P. E. Lebech II [967] *799*
— u. E. Ostergaard I [1294] 869, *1018;* II [231] 26, 27, *47*
— u. E. Østergaard II [461] 901, *921*
— V. Sele u. O. Buus I [1292] 568, *673*
— s. Østergaard, E. I [317] *1172*
Stasney, J., s. Cantarow, A. I [189] 613, *631*
Stastny, J., L. Papež u. E. Čech I [831] 1067, *1120*
Statzer, D. E., S. L. Cohn u. W. S. Floyd I [417] *1175*
Staub, M. C., E. Gaitan u. J. F. Dingman I [1263] 30, 147, 154, 155, 185, *341*
Staudinger, Hj., u. G. Stoeck I [1264] 65, *341*
Stavely, E. H. I [1295] *1018;* II [518a] 70, *129*
Stears, J. C., s. Kerr, E. H. I [719] 587, *651*
Stecher, H., s. Kaiser, R. I [656] 282, 284, *316*

Stecher, K., s. Kühn, K. I [487] *431*, [529] 1092, 1093, *1110*
Stecher, K. H., s. Holzmann, H. I [382] 405, *427*, [397] 1092, 1093, *1106*
Stecher, R. M., s. Ungar, F. I [1352] 101, 138, 143, 264, 268, *345*
Steel, E., s. Hutchinson, R. E. II [106] 331, *336*
Steel, E. A., u. R. A. Hinde II [188] 325, 331, *339*
Steel, M. W., s. Peterson, W. F. I [335] 1149, 1150, *1172*
Steele, A. C., s. Frieden, E. H. I [267] 384, *423*
Steelman, S. L., W. A. Lamont u. B. J. Baltes II [968] 721, *799*
— E. R. Morgan u. R. H. Silber I [1296] *1018*
— u. F. M. Pohley II [969] 721, 736, *799*
— u. A. Segaloff II [970] 721, *799*
— s. Fried, J. H. I [403a] 951, 966, *984*
— s. Segaloff, A. II [914] 721, 735, *798*
Steeno, O., s. Moor, P. de I [898] 265, *326*, [622, 624] 370, *436*, [931] *1004*
Stegner, H.-E. II [281] 487, *513*, [868—870] 539, 550, 555, *601*
— s. Bettendorf, G. II [84] 727, 744, *768*
— s. Horstmann, E. II [147] 487, *508*, [418] 526, 539, 540, 544, 548, 550, *586*
Steiger, M., u. T. Reichstein I [1297] 835, *1018;* II [518] 69, *129*
Steigman, F., A. Sison u. A. Dubin I [1293] 481, 482, *673*
Stein, A. A., s. Patti, A. A. I [971, 972] 30, *329*
— s. Plotz, E. J. I [1032] 77, 105, 107, *331*
Stein, H. B., s. Gillman, J. II [195, 196] 52, 63, *117*, [318] 221, *266*
Stein, I. F., u. M. L. Leventhal I [1265] 52, *341;* [832] 1036, *1120*
— s. Cohen, M. R. I [192] 917, 927, *977*
Stein, J. F., s. Cohen, M. R. II [155] 527, *578*
Stein, K. F., s. New, D. A. T. II [587] 178, *275*
Stein, L., s. Zondek, B. I [988] 386, *449;* II [1006] 529, *605*

Stein, R., s. Stuermer, V. M. II [879, 880] 531, 532, *601*
Stein, R. J., u. V. M. Stuermer II [871] 533, 534, *601*
Steinach, E. II [647, 648] 382, *422*
Steinbach, G. II [894] 668, *715*
Steinbach, J. II [462] 825, 838, 839, 860, 861, 871, 875, *922*
— u. D. Smidt II [463] 838, 871, *922*
— s. Smidt, D. II [455] 829, 838, 839, 871, 875, 876, 877, *921*
Steinbach, M., u. S. J. Klein I [1294] 461, *673*
Steinbeck, A. W., u. H. Theile I [1266] 182, 185, *341*
— s. Bayliss, R. I. S. I [52] 369, *415*
Steinbeck, H., W. Elger u. F. Neumann II [519] 103, 129, [248] 448, *460*
— u. F. Neumann I [1298] 691, 808, 839, 871, 873, 874, 875, 927, 939, 948, 959, *1018*; II [756] 231, 235, 238, 240, 241, 243, 244, 245, *281*, [249] 430, *460*
— s. Elger, W. II [66—68] 445, 446, 448, 450, *453*
— s. Neumann, F. II [404, 408] 103, 104, 108, *125*, [509, 510, 516] 392, *418*, [187, 188, 196] 439, 448, *458*
— s. Wiechert, R. II [549] 110, *130*, [278] 450, *461*
Steinberg, D., s. Avigan, J. I [35] 25, *288*
Steiner, G. J., R. W. Kistner u. J. M. Craig I [418] *1175*
Steinetz, B., V. Beach, B. Dubnick, A. Meli u. G. Fujimoto I [1298a] 924, 934, *1018*
Steinetz, B. G., V. L. Beach u. A. Meli I [1267] 271, 272, *341*
— — G. Di Pasquale u. J. V. Battista jr. I [1295] 466, 538, 539, 542, 543, 559, 560, 561, 562, 571, 572, 573, 574, 575, 581, *673*, [1299] 807, 861, 889, 937, 944, *1019*
— s. Kroc, R. L. I [716] 242, 248, 263, *318*, [483] 358, *431*, [739] 804, *997*; II [464] 225, 226, *271*, [574] 650, *704*
— s. Manning, J. F. I [573] 397, *434*, [907] 587, *658*
— s. Meli, A. I [871] 275, *325*, [598] 356, 382, *435*,

[943] 517, 519, 522, *659*, [899] 889, *1002*
Steinfeld, Ph., s. Hauser, G. A. I [348] 1048, 1049, *1105*
Steinkamm, E. II [520] 84, *129*
— s. Kaufmann, C. II [280, 281] 84, *120*, *121*
Štembera, Z. I [1268] 165, 167, 175, *341*
Štembera, Z. K., s. Herzmann, J. I [560] 157, *311*
Stemmer, W. I [833] 1038, *1120*
Stempel, R., s. Wilkins, L. I [491] *1177*; II [272] 2, 34, *49*
Stempel jr., R. S., u. J. B. Sidbury I [1269] 28, *342*
Stempfel, R. S., s. Wilkins, L. II [962] 555, *604*
Stempfel jr., R. S., s. Wilkins, L. I [1402] 726, 914, 918, *1023*, [929] 1070, 1071, *1123*; II [282] 445, *462*
Stenram, U., s. Cullberg, G. I [182] 374, *420*, [280] 494, 551, *634*, [63] 1148, *1163*
— s. Larsson-Cohn, U. I [513] 375, 376, *432*, [811] 552, 655, [254] 1148, *1169*
Stensson, M., s. Larsson, H. I [739a] 75, *319*; II [468] 227, *271*
Stepankovs'ka, G. K., u. T. D. Ferdman I [1270] 165, 170, *342*
Stephan, E. II [895] 666, 667, *715*
Stephens, D. F., s. Tilton, J. E. II [476] 872, 881, *922*
Stephens, V., s. Vorys, N. I [475] *1177*
Stephenson, N. R. I [1300] 859, 877, *1019*
Štěrba, R., A. Králova, J. Ulrych u. B. Valová I [419] *1175*
Stern, A., s. Rosemberg, E. II [852] 727, 728, *795*
Stern, D. I [1271] 29, 164, 171, *342*
Stern, E. I [1272] 31, 157, 160, 161, 163, *342*
— s. Marmorston, J. I [833] 148, 158, 160, *323*
Stern, L., s. Ramos, A. I [1055a] 188, 193, *332*
Stern, M. I. I [1273] 31, 148, 150, 154, 155, 157, 162, 170, *342*
— u. J. O. H. Barwell I [1274] 136, 139, 141, *342*
— s. Booth, R. T. I [99] 1067, *1097*

Stern, M. I., s. Pickett, M. T. I [1000] 149, 155, 186, 189, *330*; II [751] 637, *710*
Sternberg, W., s. Rice, B. F. I [1071d] 77, *333*
Sternberg, W. H., s. Segaloff, A. II [813] 537, *599*, [915] 744, *798*
Stevens, D., s. Dorfman, R. I. I [277] 702, *980*
Stevens, K. R., H. D. Hafs u. A. G. Hunter II [757] 158, *281*
Stevens, T. O., s. Ehrenstein, M. I [320, 321] 825, 826, 827, 828, *981*; II [137, 138] 69, 103, *115*, [57, 58] 329, *334*
Stevens, V., s. Besch, P. K. I [83] 276, 286, *290*, [94] 492, 493, 496, 549, 585, *628*, [21, 22] *1162*
— s. Beuh, P. K. II [63] *575*
— s. Vorys, N. II [116] 805, 820, [495] 822, 901, *923*
Stevens, V. C., N. Vorys, P. K. Besch u. R. D. Barry I [420] 1139, *1175*
— s. Dickey, R. P. II [91] 904, *908*
— s. Fukushima, M. II [380] 724, *778*
Stevens, V. L., N. Vorys, P. K. Besch u. R. D. Barry II [232] 25, 30, *47*
Stevenson, R. H., s. Boris, A. I [124] 503, 538, 542, 572, *629*, [89] 756, 761, 764, 773, 860, 861, *972*; II [38] 82, 98, 99, *112*, [26] 450, *452*
Stevenson, W. G. I [1275] 224, 234, *342*
Stevenson, W. W., s. Duboff, G. F. I [316] 48, *301*
Steverson, Ch. S. I [834] 1053, *1120*
Stewart, D. L., s. Folley, S. J. II [212] 371, *407*
Stewart jr., H. L. I [1276] 89, 90, *342*, [837] 354, *444*
Stewart, J. S. S. I [835] 1036, *1120*
Stidworthy, G., s. Kochakian, Ch. D. I [702] 28, *317*
Stieglitz, E. J., u. S. T. Kimble I [836] 1062, *1120*
Stieve, H. II [872, 873] 538, 545, *601*, [896] 634, *715*
Stimmel, B. F., J. D. Randolph u. W. M. Cohn I [1277] 30, *342*
Stinson, A. W. II [897] 663, *715*

Stitch, S. R., M. J. Leveli, R. E. Oakey u. J. S. Scott I [1277a] 170, 190, *342*
Stob, B., J. B. Outhouse u. J. A. Osborn II [464] *922*
Stob, M., s. Andrews, F. N. I [34] 545, *625*
— s. Schomberg, D. W. I [1189] 571, 572, 574, *669*
Stock, C. C., u. K. Sugiura I [1296] 621, *673*
Stock, G. II 451
Stockard, Ch. R., u. G. N. Papanicolaou I [1301] 718, *1019;* II [521] 53, *129*
Stockdale, F. E., W. G. Juergens u. Y. J. Topper II [649] 381, *422*
— u. Y. J. Topper II [650] 381, *422*
— s. Juergens, W. G. II [335] 381, *412*
— s. Lockwood, D. H. II [375] 381, *413*
Stockell Hartree, A., s. Butt, W. R. II [143] 728, *770*
Stoeck, G., s. Staudinger, Hj. I [1264] 65, *341*
Stoeckel, J., s. Main, R. II [684] 724, *789*
Stoeckel, W. I [837, 838] 1056, 1075, 1076, 1085, 1086, *1120*
Stoffer, R. O., I. A. Koeneke, V. E. Chesky u. C. A. Hellwig I [1297] 584, 585, *673*
Stokem, M., s. Gallagher, T. F. I [432] 32, 265, *305*
Stokes, J., u. L. Martin I [1277b] 273, *342*
Stokes, M. B., s. Fukushima, D. K. I [425] 142, 182, *305*
Stokes, P. E., M. Horwith, T. G. Pennington u. B. Clarkson I [838] 360, 367, 380, *444*, [1298] 549, *673*
Stolk, A. I [1299, 1300] 456, *673;* II [189, 190] 316, *339*
Stoll, A., J. T. Andrews, R. Motteram u. J. Upfill I [421] 1148, *1175*
Stoll, B. A., J. T. Andrews, R. Motteram u. J. Upfill I [839] 374, 376, 377, *444*, [1301] 551, *673*
Stoll, P., H. Ebner u. W. Lindenschmidt II [874] 529, *601*
— u. H. Riehm I [839] 1089, *1120*
— s. Lau, H. I [552] 1044, *1111*

Stoll, P., s. Riehm, H. I [748] 1086, *1117*
Stollreiter, L. I [422] *1175*
Stolpman, H. J., s. Nagai, K. II [210] 470, *510*
Stolte, L. A. M., s. Mighorst, J. C. A. I [951] 460, *660*
— s. Seelen, J. C. I [1202] 594, *669*
Stolzenberg, S. J., R. G. Eggert u. W. H. Linkenheimer II [758] 214, *281*
Stone, D. I [1302] 622, *673*
— s. Lester, G. I [832, 833] 452, *656*
Stone, G. M. I [840] 394, *444*, [1302] *1019*
— u. C. W. Emmens I [1303] *1019*
— s. Wallace, J. C. I [926] 384, 392, *447*, [1359] *1021*
— s. White, I. G. I [947] 392, *448*
Stone, G. S., u. C. W. Emmens II [759] 220, *281*
Stone, H., s. Selye, H. I [1227—1229] 514, 554, 555, 556, 557, 572, *670*
Stone, M. L., s. Goldfarb, A. F. I [300] 360, 371, *424*, [496] 483, 582, *643*
Stoner, H. B., s. Whiteley, H. J. I [1422] 576, *678*
Stonner, F. W., s. Clinton, R. O. I [190, 191] *976*
Stoppani, A. O. M., J. A. Brignone u. C. C. de Brignone I [841] 412, *444*
— — u. B. N. Badano I [842, 843] 412, 413, *444*
Storch I 1063
Stork, G., H. N. Khastgir u. A. J. Solo I [1304] *1019*
— s. Romo, J. I [1136d] 814, *1012*
Stormshak, F., u. L. E. Casida II [760, 761] 209, 210, *281*
— u. R. E. Erb I [1278] 213, 215, *342;* II [898] 664, *715*
— J. Gorski u. R. E. Erb I [1279] 25, 209, 210, 211, *342*
— M. L. Hunt u. R. E. Erb I [1280] 32, 202, 204, 210, 211, 212, 215, *342*
— E. K. Inskeep, J. E. Lynn, A. L. Pope u. L. E. Casida I [1281] 203, 224, 225, *342*
— u. H. E. Kelly II [762] 212, *281*

Stormshak, F., s. Erb, R. E. I [351] 209, 210, 211, 213, 215, 216, *302;* II [323] 669, *695*
Stoudt, T. H., s. McAleer, W. J. I [884a] 826, *1002*
Stover, R. F., u. J. P. Pratt I [1282] 147, 149, 164, 171, *342*
Strade, H. A. I [423] *1175*
Stran, H. M., s. Jones, G. E. I [637] 149, 151, *315*
— s. Jones, G. E. S. I [638] 164, 172, *315*, [674] 477, *650*
Strand, A. II [875] *601*
Stratman, F. W., s. First, N. L. II [137] 845, 873, *909*
Stratz, C. H. II [899] 616, *715*
Straube, R. L., H. M. Patte u. N. M. Swift I [1302a] 489, *673*
— s. Patt, H. M. I [1052, 1053] 489, *664*
Strauss jr., A. J., s. Thomas, J. A. I [870] 397, *445*
Strauss, F. II [763] 153, *281*, [876, 877] 528, 529, 534, 538, 550, 551, *601*
Strauss, G. II [878] 528, 529, *601*
Strauss, J. S. I [1303] 590, *673*
— u. A. M. Kligman I [1304, 1305] 589, 590, *673;* II [900] 649, *715*
— — u. P. E. Pochi I [841] 1093, *1120*
— u. P. E. Pochi I [1306—1308] 590, 591, *673*, [1304a] 875, *1019*, [840] 1093, *1120*, [424, 425] *1175*
— s. Pochi, P. E. I [1082] 591, *665*, [711] 1093, *1116*, [354] *1173*
Straznicky, K., F. Hajos u. B. Bottus II [282] 464, 467, *513*
Street, H. S. I [426] *1175*
Streim, E., s. Kurzrok, L. I [535] 1046, *1110*
Stricker, P., u. F. Grueter II [651, 652] 356, *422*
— s. Grueter, F. II [278] 355, 356, *410*
Strickler, H. S., s. Mason, H. L. I [846] *324*
Strittmatter, C. F. I [844] 412, *444*
Ström, G., s. Gemzell, C. A. I [442] 167, 175, *306*

Strong, J. A., s. Douglas, M. I [215] 1084, *1101;* II [60] 24, *41,* [274] 752, *775*
— s. Fotherby, K. I [400] 156, *304*
— s. Klopper, A. I [692] 149, 154, 155, 156, 157, 160, *317,* [708] *995*
Strong, L. C., s. Gardner, W. U. I [278] 1089, *1103;* II [233, 235, 236] 345, 347, 370, 381, 396, *408*
— s. Hollander, W. F. II [404] 180, *269*
Strube, R., s. Dhom, G. I [321] 566, *636;* II [88] *907*
Struck, H. J., s. Karg, H. II [248] 901, *914*
Struver, G., u. C. T. Lupo I [1283] 279, *342*
Stryker, J. C., s. Margulis, R. R. I [575] 379, 380, *434,* [279] *1170*
Stuart-Webb, I. A., s. Ackroyd, M. I [1a] *969*
— s. Burn, D. I [123] 813, 814, *974;* II [52] 66, *112*
Stubbs, R. D., s. Appleby, J. I. I [23a] 185, *287*
Stucki, J. C. I [1305, 1306] 751, 807, 824, 829, 830, 836, 838, 914, 918, 927, 935, 943, *1019;* II [522a] 70, *129,* [764, 765] 230, 231, 232, 233, 234, 239, 241, 242, 243, *281, 282,* [250, 251] 429, 430, *460*
— u. A. D. Forbes I [842] 1066, 1070, *1120*
— u. A. F. Forbes I [1307] 754, 809, 829, 830, 833, *1019;* II [766] 233, *282,* [147] 302, 303, *313*
— u. E. M. Glenn I [1308] 807, 809, 829, 830, 833, 838, 839, 918, 935, 943, *1019;* II [767] 230, 233, 234, 239, 242, 243, *282,* [148] 296, 302, 303, *313,* [252] 429, *461*
— s. Babcock, J. C. I [10] 7, *17,* [36] 829, 838, *970;* II [23] 70, 89, *111,* [49] 234, *257,* [8] 429, *451*
Studer, A. I [1309] 596, *673*
— s. Läuppi, E. I [750] *997*
Stuermer, V. M., u. R. Stein II [879, 880] 531, 532, *601*
— s. Stein, R. J. II [871] 533, 534, *601*
Sturgia, S. H., s. Gold, N. I. I [298] 408, *424*
Sturgis, S. H. I [1284] 146, *342*

Sturgis S. H., u. J. V. Meigs II [881] 529, *601*
— s. Castellanos, H. I [203] 535, 536, *632*
— s. Hollander, C. S. I [602] 585, 587, *647,* [199, 200] *1168*
— s. Rogers, J. I [1093] 149, 268, *334,* [774] 353, *441;* II [764] 520, *597*
Sturtevant, F. M. I [1309] *1019*
Stutzman, L., s. Firat, D. I [115] *1165*
Suarez, A. A., s. Soldati, K. de I [1276] 510, *672*
Suarez-Soto, M., s. Legault-Démare, J. I [748] 228, *319;* II [623] 723, *787*
Suchard, E., s. Wilke, G. II [306] 464, *514*
Suchowsky, G. I [845] 1070, 1072, *1120*
— s. Kurachi, K. II [601] 733, *786*
— s. Schwarz, W. II [267, 268] 464, 466, 468, 470, *512*
Suchowsky, G. K. I [1310, 1311] 564, 609, *673,* [1253—1258] 692, 804, 805, 806, 807, 829, 830, 832, 838, 839, 849, 850, 860, 871, 874, 918, 921, 922, 924, 927, 935, 939, 943, 944, 958, 959, 960, 961, *1017;* II [233] 24, 30, *47,* [522] 54, 55, 69, 73, 74, 77, 89, 90, 91, 92, 99, *129,* [768—770] 138, 162, 230, 234, 235, 236, 238, 240, 241, 244, *282,* [136] 302, *313,* [191] 314, 325, *339,* [653] *423,* [253—255] 426, 430, *461*
— u. G. Baldratti I [1259] 804, 828, 829, 830, 832, 837, 838, 839, 841, 844, 849, 851, 866, 867, 868, 869, 870, 873, 874, 886, 891, 893, 907, 918, 921, 922, 924, 927, 934, 935, 939, 942, 943, 944, 951, 958, 959, 960, *1017,* [427] *1175;* II [523] 54, 55, 59, 69, 70, 71, 72, 73, 74, 77, 89, 91, 92, *129,* [771] 138, 162, *282,* [137] 302, *313,* [192] 314, 326, *339,* [256] 426, *461*
— — G. Arcari u. A. Scrascia I [1260] 804, 805, 806, 838, 839, 869, 874, 875, 918, 934, 935, 939, 942, 943, 944, 951, 952, 960, *1017;* II [524] 54, 55, 59, 75, 76, 89, 90, 91, 92, *129,* [193] 314, *339,* [257] 426, *461,* [465] 822, 901, *922*

Suchowsky, G. K., G. Baldratti, E. Scrascia u. G. Arcari I [1261] 838, 839, *1017*
— u. K. Junkmann I [1312] 542, 544, 550, *673,* [1262—1265] 726, 749, 750, 787, 805, 806, 829, 830, 832, 839, 849, 850, 909, 910, 912, 913, 918, 919, 920, 921, 922, 924, 925, 936, 937, 939, 940, 943, 944, 949, 959, 960, *1017,* [843, 844] 1032, 1066, 1070, 1072, *1120;* II [525] 69, 70, 73, 74, 75, 77, *129,* [772, 773] 138, 247, 248, *282,* [194, 195] 314, 331, *339,* [258, 259] 448, 449, *461,* [882] 555, *601*
— E. Turolla u. G. Arcari I [1265a] 806, 835, 836, 838, 839, 859, 860, 861, 874, 875, 909, 910, 935, 937, 942, 943, 944, 959, 960, *1017;* II [526] 54, 59, *129,* [196] 314, *339,* [260] 426, 448, 449, *461*
Sugarman, E. M., s. Romanoff, L. P. I [1098, 1099] 196, 262, 270, 277, *334*
Sugie, I. I [1313] 590, *673*
Sugita, N., s. Ishizuka, N. I [652] 525, *649*
Sugiura, K. I [1314] 620, *674*
— u. H. J. Creech I [1315] 564, 620, *674*
— s. Stock, C. C. I [1296] 621, *673*
Suida, J., s. Smith, H. I [1241, 1242] 946, 948, *1016;* II [512a] 76, *129*
Suida, W., s. Mauthner, J. I [116, 117] *20*
Sulcová, J., L. Stárka, J. Soumar, B. Blehova u. K. Silink I [1284a] 183, *342*
— s. Stárka, L. I [1261a] 256, *341*
Sulimovici, S., u. G. S. Boyd I [1284b] 251, *342*
— B. Lunenfeld u. M. C. Shelesnyak I [1285] 30, 170, *342*
— s. Lunenfeld, B. I [825] *1000;* II [157] 27, 30, *44,* [334] 93, *122,* [652, 653] 728, 746, *788*
Sullivan, F. M., s. Poulson, E. II [654] 180, 181, *278*
Sullivan, W. J., s. Kumar, D. II [527] 556, *590*
Sulman, F. G. II [466] 838, 841, *922*
— u. A. Danon I [1316] 502, 503, 504, 506, 538, 539, 542, 548, 554, 555, 556, 559, 560,

561, 563, 564, 567, 568, 569, 570, 571, 572, 583, 584, *674*, [1266] 935, *1017;* II [901] 607, *715*
Sulman, F. G., s. Ben-David, M. I [81] 566, *627;* II [41, 42] 363, 385, *402*
— s. Gerber, A. H. II [246] 387, *409*
— s. Gerber, H. A. II [35] 815, *817*, [166] 839, 894, *911*
Summerly, R., s. Copeman, P. W. M. I [59] *1163*
Sumner, C. F., u. P. N. Baer I [428] *1176*
Sunaga, K., u. S. S. Koide I [1285a] 270, 277, *342*
Sunderland, H., s. Dao, T. L. I [296] 610, *635*
Sundstroem, E. G. II [774] 182, *282*
Surface, F. M., s. Pearl, R. II [159] 328, *338*
Surks, M. J., s. Oppenheimer, J. H. I [1031] 585, *663*
Sutherland, A. M., u. J. M. McBride I [846] 1042, *1120*
— s. Oastler, E. G. I [667] 1032, *1115*
Sutherland, E. W., s. Haynes jr., R. C. I [534] 80, *310*
— s. Marsh, J. M. I [837, 840] 218, 219, *323*
Sutherland, L. E., u. Young, S. I [1450] 612, *679*
Sutow, W. W., s. Doctor, V. M. I [249] *979*
Sutter, D., s. Charney, W. I [178a] 860, *976*
Sutter, M. II [654] 347, *423*
Sutton jr., H., s. Huggins, C. I [624] 611, *648*
Suwanraks, C., s. Metcalf, W. I [602] 360, *435*
Suzuki, K., s. Takano, K. I [441] *1176*
Suzuki, S., u. L. Mastroianni II [774a] 168, *282*
— E. Ogawa u. K. Shibata I [845—847] 376, 390, 400, 402, 406, *444*
— s. Ogawa, E. I [670] 388, 400, 402, 406, *438*
Suzuki, Y., u. T. Eto I [1286] 251, 273, 274, *342*
— s. Eto, T. I [353] 248, 249, 250, 253, 254, 262, 263, *302;* II [326] 647, 648, 649, *695*
Svechnikova, N. V. I [1287] 157, *342*

Sverdrup, A., s. Nissen-Meyer, R. I [927] 157, 176, *327*
Svihla, A. II [902] 617, *715*
Swaab, L. I. I [848—850] 374, *444*, [429—433] 1148, *1176*
Swan, S. M., s. Loy, R. G. II [71] 808, *819*, [290, 291] 825, 838, 839, 840, *915*
Swanberg, H. I [851] 376, 377, 392, *444;* II [883] 531, *601*
— s. Ahlmark, A. I [9] 392, *413;* II [9] 531, *573*
Swanson, H. E., u. J. J. van der Werff ten Bosch I [261, 262] 439, *461*, [971, 972] 731, *800*
Swanson, J., s. Salhanick, H. A. I [1178, 1179] 811, 813, 814, 821, 823, 825, 826, 827, 830, 834, 835, 836, 839, 860, 862, 869, 906, 907, *1014;* II [171] 331, *338*
Swanson, J. L., J. C. Warren, C. Harris u. H. A. Salhanick I [1288] 25, *342*
Swarbrick, O. II [467] 885, *922*
Swartz, D. P., u. G. E. S. Jones I [847] 1052, *1120;* II [884] 522, *601*, [973] 748, *800*
— J. H. Walter, E. R. Plunkett u. R. A. H. Kinch I [852] 374, 379, *444*, [1267] *1017* [434] *1176*
— s. Felton, H. T. II [133] 904, *909*
Swartzwelder, J. C., s. Cedillos, R. A. I [217] 452, *632*
Sweat, M. L. I [1289] 131, *342*
— D. L. Berliner, M. J. Bryson, Ch. Nabros, J. Haskell u. E. G. Holmstrom I [1290] 51, 104, 108, 218, *342*
— B. I. Grosser, D. L. Berliner, H. E. Swim, Ch. J. Nabors u. T. F. Dougherty I [1291] 127, 131, 224, *343*
— s. Bryson, M. J. I [159, 159a] 105, 107, 131, *293*
Sweeney, J. S. I [1317] 464, *674*
Swerdlow, M., s. Kaminetzky, H. A. I [672] *994*

Swezy, O. II [974] 745, *800*
— u. H. M. Evans II [903] 622, *715*
— s. Evans, H. M. II [329] 622, *695*
Swift, M. N., s. Patt, H. M. I [1052, 1053] 489, *664*
Swift, N. M., s. Straube, R. L. I [1302a] 489, *673*
Swim, H. E., s. Sweat, M. L. I [1291] 127, 131, 224, *343*
Swingle, A. J., s. Swingle, W. W. I [1321] 466, *674*
Swingle, W. W., J. P. Davanzo, D. Glenister, H. C. Crossfield u. G. Wagle I [1318] 466, *674*
— W. M. Parkins, A. R. Taylor, H. W. Hays u. J. A. Morell I [1319, 1320] 466, *674*
— u. J. W. Remington I [1322] 466, *674*
— u. A. J. Swingle I [1321] 466, *674*
Swiss I 460
Swyer, G. I. M. I [1292] 31, 105, 164, 171, *343*, [1268] *1017*, [435—437] 1148, *1176;* II [233a] 24, 28, *47*, [468] 903, *922*
— u. G. Baldratti II [234] 22, 30, *47*
— u. V. Little I [853] 374, 376, *444*, [1269—1271] 838, 869, 870, 889, 891, 918, 924, 935, 939, 942, *1017*, [438] 1148, *1176;* II [235, 236, 236a] 6, 8, 17, 28, 29, *47*, *48*, [885] 566, 567, *601*, [108] 814, *820*, [469] 839, 903, *922*
— L. Sebok u. D. F. Barns I [1272] 838, 921, 934, 935, 939, 942, *1017*
Swyer, G. J., s. Laurence, D. R. I [553] 1069, 1070, *1111*
Swyer, G. L. M. I [849, 852] 1065, 1067, 1068, 1072, *1120*
— u. D. Daley I [851] 1069, *1120*
— u. V. Little I [848, 850] 1055, 1057, 1071, *1120*
Sybulski, S., u. E. H. Venning I [1293] 87, 88, 89, 254, *343*
— s. Venning, E. H. I [1371, 1372] 88, 89, 164, 166, *346*, [1387] 477, *676*
Sydnor, K. L. I [1273] 784, 793, 902, 907, 908, *1017;* II [775] 205, *282*

Sydnor, K. L., u. B. Cockrell I [1323] 611, *674*
Syed Saiduddin, J. W. Riesen, W. E. Graves, W. J. Tyler u. L. E. Casida II [470] 874, *922*
Syhora, K. I [1273a] 842, *1017*
— s. Čekan, Z. I [172, 172a] 842, 867, 870, 873, 874, *976;* II [138] 164, *260*
Sykes, J. F., S. Moss u. T. R. Wrent II [527] 78, *129*
— u. T. R. Wrenn II [655, 656] 365, 370, 371, 372, 373, 387, *423*, [904] 679, *715*
— s. Bitman, I. I [106] 469, 470, *628*
— s. Bitman, J. II [95] 654, *687*
— s. Hawk, H. W. I [553, 556] 463, 470, *645;* II [197] 871, *912*
— s. Moss, S. II [701] 663, *708*
— s. Wrenn, T. R. I [965—968] 355, *449;* II [725] 356, *425,* [977] 665, *718*
Symeonidis, A. I [1324—1326] 478, 486, 552, 557, 623, *674*
Symington, T., s. Griffiths, K. I [488b] 106, 150, *308*
Symmonds, R. E., s. Dockerty, M. B. I [76] *1163*
Szarka, A. I [853] 1073, *1120*
Szeberényi, S., s. Fekete, G. I [409, 410] 572, 579, *639;* II [132] 902, *909*
Szego, C. M., u. S. Roberts I [854] 352, 391, 397, *444,* [1327] 486, *674*
— s. Beyler, A. L. I [85] 246, 247, 248, *290,* [64—66] 391, 392, 397, *415*
— s. Roberts, S. I [765] 352, *441*
— s. Spaziani, E. II [745, 746] 220, *281*
Székely, J., s. Lajos, L. II [608, 609] 762, *787*
Szentágothai, J., B. Flerkó, B. Mess u. B. Halász I [1274] 707, *1017;* II [976] 737, 743, *800*
— s. Flerkó, B. II [358] *778*
— s. Halász, B. II [447] 757, *781*
Szereday, Z., u. H. P. G. Schneider I [1294] 30, 148, *343*

Szereday, Z., s. Szontágh, F. E. I [856] 371, 372, *444,* [854] 1072, *1120;* II [239] 36, 37, *48*
Szirmai, E. I [855] 378, *444*
Szönyi, J., s. Tóth, F. II [248] 25, *48*
Szontágh, F., M. Sas, A. Traub, L. Kovács, A. Bárdóczy u. Z. Szereday I [856] 371, 372, *444;* II [239] 36, 37, *48*
— s. Lajos, L. I [794] 459, *654*
Szontágh, F. E. II [237] 36, *48,* [528] 93, *129*
— u. M. Sas I [1275] 839, 960, *1017,* [439] *1176;* II [238] 36, *48*
— A. Traub, L. Kovács, A. Bárdóczy u. Z. Szereday I [854] 1072, *1120*
— S. Uhlarik u. A. Jakobovits II [977] *800*
— L. Varga, A. Bárdóczy u. M. Földi I [1328] 489, *674*
— s. Sas, M. I [797] 379, 442, [392] *1174;* II [881] 752, *796*
— s. Tenyi, M. I [443] 1149, *1176*
— s. Uhlarik, S. II [535] 94, *130,* [114] 805, *820*
Szpilfogel, S. A. I [154] 16, *22*
— T. A. P. Posthumus, M. S. de Winter u. D. A. van Dorp I [1275a] 877, *1017*
— s. Winter, W. de I [165] 16, *22,* [1405] 958, 959, 960, *1023;* II [551] 77, *130*
Szporny, L., s. Gögög, P. I [293] 402, *424*

Taber, B. Z. II [471] 822, 901, *922*
Tachezy, R. I [855] 1057, 1081, *1120*
Taft, H. P., s. Townsend, S. L. II [999] 727, 728, *800*
Tagliapietra, B. I [1329] 473, *674*
— u. A. Gazzarini I [857] 401, *444*
— s. Gazzarini, A. I [282] 401, *423*
Tahiri, H., s. Bernard, J. I [78] 1060, *1096*
Tainter, M. L., A. Arnold, A. L. Beyler, H. P. Drobeck, G. O. Potts u. C. H. Roth I [858] 360, *444*
Tait, A. D., s. Mills, I. H. I [887b] 116, *325*
Tait, A. S. I [440] 1148, *1176*

Tait, J. F. I [1295] 101, *343*
— u. S. Burstein I [1296] 102, *343*
— B. Little, S. A. S. Tait, W. P. Black, A. Riondel u. M. Gut I [1297] 267, *343*
— S. A. Simpson u. H. M. Grundy I [1310] *1019*
— s. Ayres, P. J. I [42] 28, 49, 50, 52, 53, *288*
— s. Jones, K. M. I [417] 370, *428,* [675] 476, 477, 478, *650*
— s. Little, B. I [774, 780, 780a] 102, 124, 131, *321*
— s. Riondel, A. I [1079] 26, 32, 57, 102, 112, 113, 116, 262, *334;* II [750] 515, 516, *597,* [832] 749, 760, *795*
— s. Simpson, S. A. I [1212] 28, *339,* [1257] 466, *671,* [1234] 734, 791, *1016*
Tait, S. A. S., s. Jones, K. M. I [417] 370, *428,* [675] 476, 477, 478, *650*
— s. Little, B. I [774, 780, 780a] 102, 124, 131, *321*
— s. Riondel, A. I [1079] 26, 32, 57, 102, 112, 113, 116, 262, *334;* II [750] 515, 516, *597,* [832] 749, 760, *795*
— s. Tait, J. F. I [1297] 167, *343*
Tajic, M. I [1298] 31, *343*
Takabatake, E. I [859] 382, 445, [1330] 523, *674*
— u. T. Ariyoshi I [860] 382, 401, *445,* [1331] 520, 523, *674*
Takács, L. I [1332] 507, *674*
Takahashi, N. II [283] 491, *513*
Takai, K., s. Sakabe, H. I [1158] 487, *668*
Takano, K., H. Yamamura, M. Suzuki u. H. Nishimura I [441] *1176*
Takaori, C. I [1333] 585, *674*
Takasaki, R., s. Tanabe, K. I [1312b] 827, *1019*
Takasugi, N. II [263, 264] 439, 442, *461,* [979, 980] 730, *800*
Takayasu, H., s. Kinoshita, K. I [678a] 31, 149, 163, 181, 191, *317*
Take, H., s. Okada, H. I [957] 283, *328*
Takeda, H., s. Csapo, A. I. I [184] 1039, 1066, *1100;* II [237] 654, *692*
Takeo, O., u. I. Sabuko II [284] 478, *513*

71 Handb. d. exp. Pharmakol., Bd. XXII/2

Takeuchi, M. I [1299] 26, 30, *343*
Takeuchi, S., H. Shimizu, Y. Toyoda, T. Kawai u. A. Adachi II [472] 839, 855, 897, *922*
Takewaki, K. II [265] 239, *461*, [906] 648, 651, *715*, [978, 981] 729, 758, *800*, [473] 827, *922*
Takeyama, S., s. Levy, H. I [760] 223, *320*
— s. Nakao, T. I [943] 795, 796, 804, 805, 806, 807, 808, 823, 828, 835, 880, 881, 909, 910, 912, 917, 918, 919, 920, 943, 944, 958, 962, *1004;* II [385] 59, 78, *124*, [149] 329, *338*
Takezawa, S., s. Kobayashi, T. I [737] 525, *652;* II [588, 589] 732, 757, *785*
Taki, I., H. Iijima, M. Uetsuki, N. Hamanaka, M. Morishita u. M. Mori I [1299a] 79, 90, *343*
Takikawa, H. I [1299b] 270, *343*
Talalay, P. I [1300] 78, *343*
— u. H. G. Williams I [1301] 77, *343*
— s. Hurlock, B. I [598] 28, 162, 181, *313*
Talbert, G. B., u. P. L. Krohn II [776] 180, *282*
Talbot, N. B., R. A. Berman, E. A. MacLachlan u. J. K. Wolfe I [1302] 29, *343*
— A. M. Butler u. E. A. MacLachlan I [1311] 909, 910, 914, 918, *1019*
— O. H. Lowry u. E. B. Astwood I [1334] 469, *674*
Taleisnik, S., u. S. M. McCann I [1312] *1019;* II [984] 732, 733, 758, *800*
— s. Caligaris, L. II [151] 724, *770*
— s. McCann, S. M. II [666, 667] 735, 736, *789*
Talmage, R. V., u. G. D. Buchanan II [907] 629, 643, 647, *715*
— s. Buchana, G. D. II [158] 619, *689*
Talmage, R. V. N., s. Hisaw, F. L. I [375] 382, *427;* II [506] 646, *701*
Talwalker, P. K., C. Krähenbühl u. P. A. Desaulles I [1302a] 248, *343*, [1312a] 835, *1019*, [856] 1070, *1120;* II [777] 233, 234, *282*, [982] 760, *800*

Talwalker, P. K., u. J. Meites II [657, 658] 341, 351, 357, *423*
— — u. C. S. Nicoll II [659] 361, *423*
— C. S. Nicoll u. J. Meites II [660] 356, 361, *423*
— A. Ratner u. J. Meites II [983] 736, *800*
— s. Meites, J. II [425, 429] 356, 361, 362, 363, 367, *415*
Tamacki, B.-L., u. G. Pincus I [1303] 66, 217, 220, 221, 261, *343*
Tamaoka, B., s. Shikita, M. II [271—273] 464, *512, 513*
Tamaoki, B. I., u. G. Pincus II [985] 723, *800*
Tamm, Ch., s. Schütt, W. I [1286b] 894, *1018*
Tamm, J., s. Voigt, K. D. I [1381] 200, *346*
Tamm, R., s. Lipschütz, A. I [807, 808] 711, *999*
Tampion, D., u. R. A. Gibbons II [778, 779] 135, 139, *282*
Tanabe, K., R. Hayashi, R. Takasaki u. M. Shirasaka I [1312b] 827, *1019*
Tanabe, T. Y. II [905] 664, *715*, [109] 813, *820*
Tanabe, Y., s. Himeno, K. I [589] 594, 595, *646;* II [100] 328, 329, *336*, [208] 842, *912*
Tanaka, T., s. Ishizuka, P. II [533] 745, *784*
— s. Tsuda, K. I [1327a] 827, *1020*
Tani, F., s. Baldratti, G. I [41] 399, *414*, [60] 481, 482, 573, *626*, [39] 914, 915, 927, 954, 955, *970;* II [10] 314, *333*
— s. Castegnaro, E. I [202] 581, *632*
Tani, G., s. Baldratti, G. I [59] 488, *626*, [41] 830, 839, 840, 841, 856, *970*
Tannhauser, P., R. J. Pratt u. E. V. Jensen I [1313] 820, *1019;* II [529] 68, *130*
Tansy, M. F., u. R. Kaufman I [1335] 534, *674*
Tapadinhas, J., s. Pereira, F. B. I [703] 408, *439*
Tapfer, S. II [886—890] 557, 558, *601*
Tarasova, V. I., s. Kolyskina, N. S. II [266] 893, *914*
Tarozzi, P. L., s. Tartaglia, P. I [1336] 513, 577, *674*
Tartaglia, P., u. P. L. Tarozzi I [1336] 513, 577, *674*

Tartaglia, P., s. Citti, U. I [245] 514, 564, 579, *633*
Tarutani, M., s. Ando, H. I [31] 591, *625*
Tasutsumi, Y., s. Hafez, E. S. E. I [501] 235, 236, 237, *308*
Tateno, I., u. E. D. Kilbourne I [1338] 494, *674*
Tateno, J., u. E. D. Kilbourne I [1337] 494, *674*
Taubenhaus, M., u. S. Soskins II [986] 735, *800*
Taubert, D. H., u. A. L. Haskins II [891] 558, *601*
Taubert, H. D. I [1313a] 809, 838, *1019;* II [780] 220, 232, 234, *282*, [266] 430, *461*
— u. A. L. Haskins I [1304] 103, 104, *343*, [1314] *1019*
— s. Haskins, A. L. I [531] 265, 272, *310;* II [367] 518, 585, [464] 628, *700*
Tausk, M. I [857] 1032, *1120*
— s. Adler, A. A. I [8] 1027, *1094;* II [4] 761, *765*
— s. Fremery, P. de I [401] 696, *984;* II [181] 55, *117*, [372] 761, *778*
— s. Laqueur, E. I [548] 1038, *1111*
— s. Mennega, A. M. W. I [948] 593, *660*
Tauzin, J., s. Loeper, M. I [870] 531, 532, *657*
Taxi, J. II [285] 479, 485, *513*
Taylor, A. R., s. Swingle, W. W. I [1319, 1320] 466, *674*
Taylor, C. W., s. Crooke, A. C. I [261] 52, 53, 58, 64, 76, 139, 160, *298;* II [195] 727, *772*
Taylor, E. St., s. Bruns, P. D. I [155] 171, *293*
Taylor, F. B. I [1305] 248, 249, 250, 251, 254, 255, *343*
Taylor, G. W., s. Charipper, W. A. I [222] 566, *632*
Taylor, H. C., u. E. N. Scardron I [858] 1074, *1120*
— s. Lambiotte-Escoffier, C. I [796] 476, 478, *654*
Taylor jr., H. C. I [1306] 144, 145, *343*
— u. E. N. Scadron I [1307] 164, 177, *343*
— R. C. Warner u. C. A. Welsh I [1339] 464, 465, 476, *674*
Taylor, S., s. Clarke, E. G. C. I [214] 29, *296*

Taylor, W. I [1308—1311] 240, 241, 256, 273, 274, *343*
— u. T. Scratcherd I [1312—1315] 270, 273, *343, 344*
— s. Brown-Grant, K. I [159] 543, 592, *630*
— s. Cooke, B. A. I [227, 228] 256, 257, *297*
— s. Grant, J. K. I [315] 412, *424*
— s. Rao, L. G. S. I [1056—1058] 201, 240, 244, 257, 259, *332, 333*
Taymor, M. L. II [240] 25, 30, *48*, [987] 724, 752, *800*
— u. P. Klibanoff I [1315] 939, *1019;* II [241] 24, 25, 28, *48*
— St. Planck u. C. Yahia I [1316] *1019*, [442] *1176*
— u. T. Rizkallah II [241 a] 26, 27, *48*, [530] 93, *130*
— s. Rizkallah, T. H. I [377] *1174*
Tchen, T. T. I [1316] 66, *344*
— u. K. Bloch II [286] 464, *513*
— s. Constantopoulos, G. I [223] 218, *296*
Tedeschi, G. G., G. Jannakopulu u. F. Petrelli I [861] 380, 400, 406, *445*
— u. M. T. Mangiantini I [862, 863] 384, *445*
Teich, S., s. Lieberman, S. I [548] 352, *433*
Teichmann, K. II [109 a] 808, 809, *820*, [474] 900, *922*
Teissier, s. Huxley II 298
Telegdy, D., E. Endröczi u. K. Lissak I [1317] 199, 263, *344*
Telegdy, G., u. E. Endröczi I [1318, 1319] 27, 28, 196, 199, 249, 258, 262, *344*, [1340] 580, *674;* II [909] 647, *715*
— — u. K. Lissak I [1320] 196, 199, 262, 263, *344;* II [910] 656, 658, *715*
— u. K. Fendler II [911] 658, *715*
— L. Huszár, E. Endröczi u. K. Lissák I [1341] 571, 580, *675*
— u. K. Lissák I [1342] 571, 572, 579, 580, *675*
— u. B. L. Rubin I [1321] 196, 198, 199, 247, 249, 252, 253, 262, *344*
— u. K. Savard I [1321 a] 239, *344*

Telegdy, G., s. Marsh, J. M. I [840 a] 252, 253, *323;* II [644] 467, *706*
— s. Savard, K. I [1154] 81, 219, 221, 223, *337;* II [818] 662, *712*
Telegdy, Gy., u. K. Fendler I [1322] 199, 262, *344*
— u. L. Huszár I [1323] 198, 199, *344*
Telegdy, J. I [1324] 248, 249, *344;* II [908] 629, 647, *715*
Telfer, M. A., u. F. L. Hisaw I [864] 385, 387, 394, *445;* II [912] 654, *716*
— u. F. L. Hisaw jr. II [892] 529, 532, *601*
— s. Frieden, E. H. I [267] 384, *423*
Te Linde, R. W., u. R. B. Scott I [859] 1075, *1120*
— s. Scott, R. B. I [799] 1075, *1119*
Telinde, R. W., s. Jones, G. E. S. I [639] 152, 159, 286, *315*
Telko, M., J. Proniewski u. J. Karasek I [1343] 570, *675*
Teller, M. N., s. Woolley, G. W. I [1439] 615, 621, *678*
Temime-Morhange, A., s. Vague, J. I [1353] 158, 190, *345*
Templ, H., u. G. Geyer I [1324 a, 1324 b] 31, *344*
Temple, P. L., u. S. K. Kon II [661] 400, *423*
Templeton, G. S. II [913] 652, *716*
Tenda, T. I [1344] 504, *675*
Tennent, D. H., s. Zanetti, M. E. I [982] 365, *449*
Tenyi, M., S. Sebök, F. E. Szontágh u. M. Földi I [443] 1149, *1176*
Teresawa, E., s. Kawakami, M. II [565] 757, *785*
Terqui, M., s. Rombauts, P. II [792] 670, *711*
Terqui, M. M., s. Rombauts, M. P. I [1101] 201, 202, 203, 204, 206, *335*
Terrill, C. E., s. McKenzie, F. F. II [675] 666, *707*
Terzakis, J. A. II [287] 491, 498, *513*
Terzis, B., s. Pavlatos, M. I [975] 164, *329*
Tesar, C., s. Scott, W. W. I [1198] 539, 574, *669*
Teteris, N. J., s. Besch, P. K. I [83 a] 107, *290*

Tetzlaff, M., s. Ostmann, O. W. II [734] 612, *709*
Teunissen, G. H. B. II [110] 815, *820*, [475] 841, *922*
Thatcher, W. W., s. Tucker, H. A. II [674] 367, *423*
Thayer, J., s. Tyler, E. T. I [1341] 937, *1020*, [465] *1177*
Thayer, S. A., s. Doisy, E. A. I [47] *18*
Thaysen, J. H., s. Brøchner-Mortensen, K. I [115] 357, 360, 367, 373, *417*, [145] 549, 581, 582, *630*, [109] 927, 929, 952, *973*
— s. Gjørup, S. I [437] 927, 929, 930, 953, *986*
Theile, H., s. Steinbeck, A. W. I [1266] 182, 185, *341*
Theman, H., s. Verhagen, A. I [474] *1177*
Themann, H., s. W. Schünke II [288] 491, 497, *513*, [893] 528, 535, *601*
— s. Fasske, E. II [102] 491, *507*, [246] 529, 535, *581*
Thenius, E., u. H. Hofer II [913 a] 642, 645, 647, *716*
Theobald, G. W., u. R. A. Rundborg II [894] 558, *601*
Theophanidis, C., u. Th. Ikobomou I [860] 1086, *1121*
Ther, L., H. Schramm u. G. Vogel I [1345] 547, *675*, [1317] *1019*
Thévenet, M. I [1325] 30, 169, 170, 185, *344*
— s. Henry, R. I [552] 30, 31, 140, 147, 148, 149, 150, 154, 158, 162, 170, 185, *311*
Thevenot-Duluc, A. J., s. Mayer, G. I [884] *1002;* II [526] 219, 273, [159] 439, *457*
Thewanger, W. II [111] 815, *820*
Thibault, C., u. A. Soulairac I [865] 389, *445*
— s. Dauzier, L. II [200, 201] 153, 171, *262*, [218] 745, 748, *772*
— s. Noyes, R. W. I [991] 806, *1006*
Thiebold, J. J. I [1346] 456, *675*
Thiery, G. I [1347] 461, *675*
— u. J. Verge I [1348] 614, *675*

71*

Thiery, M. I [444] *1176*
— u. A. Lagasse II [289] 487, *513*
— s. Berlingieri, D. II [17] 491, *504*
— s. Groodt, M. de II [125] 487, *507*
Thiessen, P. I [861—863] 1080, 1086, *1121*
Thijssen, J., s. Zander, J. I [1498] 61, 63, 96, 181, *351*
Thijssen, J. H. H., u. J. Zander I [1326] 161, 266, *344;* II [895] 519, *601*
Thilo, A., s. Augustin, E. I [33] 375, 389, *414*
Thimann, K. v., s. Caspi, E. I [191 b] 68, *295*
Thole, L. C., s. Barnes, L. E. I [50] 785, 952, *971*
Thomas, A. W., s. Romanoff, L. P. I [1097a] 138, *334*
Thomas, C. B. I [1349] 464, *675*
Thomas, E. R., s. Moog, F. I [620] 404, *436*
Thomas, G. H. I [1327] 273, *344*
— s. Heitzman, R. J. I [546c] 224, *311*
— s. Allen, J. G. I [6c] 242, *287*
— s. Chamberlain, J. I [197—199] 26, 30, 31, 146, 178, 186, 190, 196, 241, 242, 270, 272, 274, *295*
— s. Cooke, A. M. I [225] 178, 241, 272, 273, *297*
— s. Knights, B. A. I [698] 273, *317*
— s. Rogers, A. W. I [1090] 272, 273, *334*
— s. Zaffaroni, A. I [1421] 849, *1024*
Thomas, G. J., s. Sandoval, A. I [145] *21,* [1186] *1014*
Thomas, H. I [864] 1045, *1121*
Thomas, J. A. I [866—869] 363, 364, 397, 398, 401, *445*
— u. A. J. Strauss jr. I [870] 397, *445*
Thomas, L. B., s. Hertz, R. I [560] 935, *990,* [368] 1031, 1032, *1105;* II [115] 19, *43*
Thomas, M., s. Pearlman, W. H. I [986, 990] 24, 83, 89, *330;* II [692] 553, *595*
Thomas, P. Z., E. Forchielli u. R. I. Dorfman I [1328] 242, *344*
Thomas, S. F., s. Whitelaw, M. J. I [1421] *677,* [1390] *1023*

Thomas, W. A. I [1350] 464, *675*
Thomas, W. L., s. Hamblen, E. C. I [338] 1047, *1104*
Thompson, Ch. R., s. Lerner, L. J. I [773, 774] 773, 777, 778, 909, 953, *998;* II [311] 76, 102, *122,* [473] 195, *271*
Thompson, D. L., s. Selye, H. I [1218] 690, *1015;* II [501] 94, *128,* [619—622] 355, 365, 367, 384, *421, 422,* [921] 720, 721, *798*
Thompson, D. W., s. Doran, T. A. I [210] 371, 375, *421,* [79] *1164*
Thompson, E. Y., s. Salmon, W. D. I [793] 406, *442,* [1160] 547, *668*
Thompson, J. L., s. Hogg, J. A. I [79] 6, *19*
— s. Spero, G. B. I [1252] *1017*
Thompson, L. M., s. Heard, R. D. H. I [543] 273, 274, *310*
Thompson, R. C., s. Kercher, C. J. II [254, 255] 896, *914*
Thompson, R. J., u. R. C. Mellinger II [477] 904, *922*
Thomsen, K. I 1063
— u. J.-H. Napp I [865] 1032, 1070, 1072, *1121;* II [243] 34, *48,* [896] 555, *602*
— u. R. Willemsen II [988] 762, *800*
Thomson, A. P., s. McKinnon, I. L. II [672] 754, *789*
Thomson, A. P. D. II [989] 742, *800*
Thomson, D. L., s. Collip, J. B. II [90] 355, *404*
— s. Selye, H. II [845] 619, 632, 645, *713*
Thomson, D. M., s. Greene, R. R. II [201] 109, *118*
Thomson, J. M., u. L. Poller I [871] 379, *445*
Thomson, K., u. J.-H. Napp I [1318] 726, 936, *1019;* II [267] 445, *461*
Thomson, K. J., M. McGregor, A. Hirsheimer, J. G. Gibson u. W. A. Evans I [1351] 491, 500, *675*
Thonnard-Neumann, E. I [1352, 1353] 497, 498, *675*
Thorn, D. W., s. Thorn, G. W. I [1357] 464, *675*

Thorn, G. W., u. V. Emmerson jr. I [1354] 464, 465, 466, *675*
— u. L. L. Engel I [1355] 464, 465, 466, *675,* [1319] 808, *1019*
— u. G. A. Harrop I [1356] 464, 465, *675*
— K. R. Nelson u. D. W. Thorn I [1357] 464, *675*
— s. Engel, L. L. I [347] 156, 163, *302*
— s. Goldfien, A. I [497] 466, 482, *643*
— s. Martin, M. M. I [844] 31, 149, 162, *324*
Thornton jr., W. N., s. Harbert jr., G. M. II [361] 554, *584*
Thorp, F., s. Meites, J. II [77, 78] 813, *819*
Thorpe, F. J., s. Meites, J. II [543] 204, *274,* [682] 621, 667, 679, *708*
Thorton, N. N., s. Harbert, G. M. I [517] 92, 95, 97, 99, 122, 126, 127, 133, *309*
Thoyer-Rozat, J., s. Bricaire, H. I [139] 130, 160, *292*
Thrift, E., s. McFarlane, W. V. II [535] 182, *274*
Thurston, M. M., s. Kamstra, L. D. I [697] 539, *651*
Thyler, F. H., s. Volk, H. I [906] 1084, *1122*
Tibbetts, D., s. Piatak, D. M. I [1040] *1008*
Tiberi, R., s. Robinson, C. H. I [1122] *1011*
Tic, L., G. J. Marcus u. M. C. Shelesnyak II [780a] 220, *282*
— s. Lobel, B. L. II [482—485] 214, *272*
Tice, A. A., s. Gardner, L. I. I [435] 82, 83, 99, *305*
Tichý, M., s. Dyková, H. II [226] 528, *580*
Tiemann, F. II [990] 740, *800*
Tienhoven, A. van II [197, 198] 327, 328, 331, *339,* [991] 748, 749, *800*
— A. V. Nalbandov u. N. W. Norton II [199] 327, *339,* [992] 735, *800*
Tietze, C., s. Goldzieher, J. W. I [461] 875, *986,* [137] *1166;* II [170] *911*
— s. MacLeod, J. II [299] 893, *915*
Tietze, Chr., s. Frank, R. I [120] *1165*
Tietze, K. I [872] 354, *445,* [866—868] 1037, 1040, 1041,

1044, 1049, 1051, 1052, 1053, 1059, 1088, *1121;* II [897—900] 539, 562, *602,* [993, 994] 739, 740, *800*
Tietze, K., u. W. Jaensch-Zander I [445] 1156, *1176;* II [243a] 9, *48*
Tigyi, A., K. Lissak u. J. Derjanetz I [1358] 513, *675*
— s. Toth, J. I [1364] 531, *675*
Tiitso, M., s. Lipschütz, A. I [788] 711, *998*
Tilborg, A. van, s. Peeters, F. I [331] *1172*
Tillinger, G., s. Gemzell, C. A. I [441] 80, *306;* II [392—394] 727, 744, 746, *779*
Tillinger, G. K., s. Mancuso, S. II [682] 728, *789*
Tillinger, K. C., u. E. Diczfalusy I [1320] 810, 860, *1019;* II [242] 18, *48*
— — P. M. F. Bishop u. U. Borell I [1321] 810, 860, *1020*
— s. Reerink, E.H. I [139] 10, *21,* [1095] 810, 860, 861, *1010;* II [439] 74, *126*
Tillinger, K.-G., s. Bishop, P.M.F. I [91] 275, *290,* [72] 357, 369, *416,* [90] 1060, *1097;* II [16] 6, 8, 10, 18, 24, 28, 29, 30, *39*
— s. Diczfalusy, E. I [297] 275, *300,* [72] *1163;* II [250, 251] 727, 728, *774*
— s. Johannisson, E. I [214] *1168;* II [128] 26, 27, *43,* [63] 805, *818,* [237] 901, *913*
Tillotson, C., s. Kochakian, Ch. D. I [720] 786, 793, *996*
Tilton, J. E., E. J. Turman u. D. F. Stephens II [476] 872, 881, *922*
Tima, L., s. Flerkó, B. II [357] 730, 731, *778*
— s. Halász, B. II [445] 757, 758, *781*
Timiras, P. S., s. Woolley, D. E. I [1440—1442] 467, 503, 526, 527, 538, 542, 559, 562, 571, 572, *678;* II [973] 651, *718*
Timonen, S., u. E. Göltner I [869] 1067, 1068, *1121;* II [901] 566, *602*
— u. L. Lekto II [902] 559, *602*
— u. P. Väänänen I [1329] 158, 159, *344*
— s. Ikonen, M. I [604] 78, *313*

Timoshenko, I. L. V. I [1330] 175, *344*
Timoshenko, L. V., u. T. D. Ferdman I [1331] 167, 175, *344*
Tindal, J. S., C. Beyer u. C. H. Sawyer II [662] *423*
— s. Benson, G. K. II [46, 47, 51] 365, 366, 368, 398, *402,* [82] 679, *687*
— s. Cowie, A. T. II [100—103, 114, 117—121] 356, 357, 365, 367, 368, 372, *404, 405,* [228, 231] 667, 679, *692*
Tindall, W. J. I [1359] 596, *675*
Tishler, M., s. Huang-Minlon, K. Tien Han I [83] 5, *19*
Titus, E., s. Perlman, D. I [1030a] 828, *1008*
Titus, R. S., s. White, P. I [924] 1075, *1123*
Toaff, R., u. R. Jewelewicz I [446] *1176;* II [244] 36, *48*
— s. Zondek, B. I [966] 1038, *1124*
Tobin, C. E. II [531] 94, *130,* [663] 356, *423*
— s. Gaunt, R. II [245] 356, *409*
Tobler, M. I [870] 1055, *1121*
Tönnis, W., u. K. Oberdisse I [871] 1036, *1121*
Törö, I., s. Csaba, B. I [277] 503, 505, *634*
Török, B. II [997, 998] 734, *800*
Togari, C. II [914] 613, *716*
Tohobroutsky, C., s. Varangot, J. I [1355] 155, *345*
Toivakka, E. I [447] *1176*
Toji, Y. II [290] *513*
Tokinson, L., s. Veenhuizen, E. L. II [488, 489] 839, 875, *922*
Tokolics, J., s. Smith, H. I [1241, 1242] 946, 948, *1016;* II [512a] 76, *129*
Tokuda, G., s. Okada, H. I [955, 956] 282, 283, 284, *328*
Tokuyama, I. I [873] 376, 391, *445*
— s. Maddock, W. O. II [674] 727, *789*
Tolenaar, J. I [1360] 578, *675*
Tolksdorf, S., s. Jensen, H. II [538] *784*
— s. Watnick, A. S. I [1363] 768, 774, 943, 945, 956, *1022,* [481] *1177*

Tollman, J., u. J. A. King II [268] 438, *461*
Tom, J., s. Hartman, C. G. II [219] 53, *118*
Toma, V., s. Pora, E. A. I [733—735] 403, *440,* [1088] 501, 503, 505, *665*
Tomaoki, B.-I., s. Murota, S. I. I [904a] 195, *326*
Tomalske, G., J. Klingler u. E. Woringer I [995] 737, *800*
Tomasewski, A. J., s. Hartman, J. A. I [520a] 953, *989*
Tomic, M., s. Griffiths, C. T. I [526] 601, 603, *644*
Tomkins, G., s. Isselbacher, K. J. I [607] 256, *313*
Tomkins, G. M. I [1332] 256, 258, *344*
— R. F. Bakemeier u. A. N. Weinberg I [1333] 256, *344*
— u. E. S. Maxwell I [874] 352, *445*
— s. Maxwell, E. S. I [933] 453, *659*
— s. McGuire, J. S. I [863] 256, *324*
— s. Yielding, K. L. I [972—977] 411, 412, *449*
Tommasini, R., s. Mantegazza, P. I [908] 451, 452, *658*
Tompkins, P. I [875—877] 353, 354, 364, *445;* II [903] 525, *602*
Tonguc, M., s. Napp, J. H. II [640] 559, *593*
Tonguo, M., s. Napp, J.-H. I [912] 168, 174, *326*
Tonini, G., s. Campanini, T. I [139] 362, *418*
— s. Missere, G. I [610, 611] 362, 404, *436*
Tonutti, E. II [996] 720, *800*
— s. Cervos-Navarro, J. II [58] 464, *505*
— s. Fetzer, S. II [334] 720, 721, *777*
Topete, M. M., u. E. Rice-Wray I [448] *1176*
Topkins, P. II [245] 10, *48*
— u. N. Y. Brooklyn II [246] 10, *48*
Topper, Y. J. I [878] 363, 410, *445*
— E. S. Maxwell u. L. A. Pesch I [879] 410, *445*
— s. Elder, T. D. I [232] 233] 410, 411, *421*
— s. Juergens, W. G. II [335] 381, *412*
— s. Lockwood, D. H. II [375, 376] 357, 381, *413*

Topper, Y. J., s. Maxwell, E. S. I [583, 584] 410, *435*
— s. Pesch, L. A. I [708—710] 363, 364, 410, *439*
— s. Simon, E. R. I [823] 410, *443*
— s. Stockdale, F. E. II [649, 650] 381, *422*
— s. Turkington, R. W. II [681—685] 357, 381, *423, 424*
Toppozada, H. K. I [872] 1045, *1121*
Torack, R. M., s. German, E. I [444] 158, 190, *306*
Torda, C. I [880] 408, *445*, [1361] 546, *675*
— u. H. G. Wolff I [881] 408, *445*
Torghebe, J. R., s. Abramson, M. II [1] 754, *765*
Tornero, M. C., s. Oertel, G. W. I [951] 28, *328*
Toro, G., s. Ackermann, P. G. I [3] 547, 548, *624*
Torpin, R., s. Greenblatt, R. B. I [319] 1060, *1104*
Torralba, Y., s. Huggins, C. I [628a] 606, 608, *648*, [609] 779, 784, 908, 912, 935, *992;* II [257] 54, *120*
Torre, J. F., s. Slimane-Taleb, S. I [1262] 513, *671, 672*
Torres, M. T., s. Koide, S. S. I [707, 707a] 91, *318*
Torstveit, O., u. C. H. Mellish I [1322] *1020*
Tóth, F. I [882] 383, *445*, [1362, 1363, 1363a] 513, 553, 558, 564, 618, *675*, [449—451] 1155, *1176;* II [247] 31, *48*, [904] 549, *602*
— u. S. Treit I [1334] 169, *344*, [873] 1072, *1121*
— u. J. Szönyi II [248] 25, *48*
Tóth, I., s. Faredin, I. I [357, 358] 31, 149, 159, 162, *302*
Toth, J., E. Endröczi u. A. Tigyi I [1364] 531, *675*
Tothill, A. II [149, 150] 306, 307, *313*
Touchstone, J. C., u. T. Murawec I [1335, 1336] 27, 95, 113, 119, 120, 122, 125, *344*
Tourneur, R., s. Bricaire, H. I [139] 150, 160, *292*
Toussaint, F., s. Cohen, S. L. I [218] 29, *296*
Townsend, B. F., s. Sawyer, C. H. II [891] 735, 756, *797*

Townsend, S. L., J. B. Brown, J. W. Johnstone, F. D. Adey, J. H. Evans u. H. P. Taft II [999] 727, 728, *800*
Townsley, J. D., s. Chattaway, F. W. I [226, 227] 452, 453, *633*
Toyoda, Y., s. Takeuchi, S. II [472] 839, 855, 897, *922*
Tozzi, S., s. Levy, B. II [101] 306, *312*
Trabously, F., s. Pigeaud, H. I [1017] 171, *331*
Tracy, A., s. Vicari, E. M. I [1390] 526, *676*
Trainin, D. II [112] 810, 812, *820*
Trampuz, V. I [452] *1176*
Trappmann, R., s. Büttner, E. I [119] 806, *973*
— s. Büttner, W. II [144] 752, *770*
Traub, A., s. Szontágh, F. E. I [856] 371, 372, *444*, [854] 1072, *1120;* II [239] 36, 37, *48*
Traurig, H. H., u. C. F. Morgan II [664, 665] 399, *423*
Traut, H. F., u. C. M. McLane I [1365] 534, *675*
— — u. A. Kuder I [1366] 534, *675*
— s. Papanicolaou, G. N. II [686] 550, *595*
Traverse, P. M. de, M. L. Coquelet u. L. Brumpt I [1323] *1020*
Tregear, G. W., s. Catt, K. J. II [156] 724, *770*
Tregler, A., s. Homburger, F. I [606] 603, 604, *647*
Treit, S., s. Toth, F. I [1334] 169, *344*, [873] 1072, *1121*
Treite, P., s. Hoffmann, F. I [597] 533, *647*, [573a] 745, 835, 836, *991;* II [246] 69, *119*
Trémolières, J., s. Biraben, M. F. I [69] 412, *415*
Trenkle, A., s. Burroughs, W. II [42] 897, *906*
Trentin, J. J. I [1367] 541, *676;* II [781] 209, *282*
— J. Devita u. W. U. Gardner I [1368] 593, *676*
— A. A. Lewis, A. J. Bergman u. C. W. Turner II [666] 350, *423*
— u. C. W. Turner II [667, 668] 349, 350, 370, *423*
— J. de Vita u. W. U. Gardner II [669] 373, *423*
— s. Meites, J. II [433] 356, *415*

Treumer, K. I [874] 1091, *1121*
Trey, M. de, s. Neukomm, S. I [1000] 624, *662*
Tribble, L. F., s. Day, B. N. I [303, 304] 496, 497, 498, 545, *635;* II [77] 897, *907*
Trifon, H. M., s. Sandberg, E. C. I [1142a] 105, *336*
Trigano, A., s. Combescot, C. II [182, 183] 222, *262*
Trimberger, G. W., u. W. Hansel II [269] 432, *461*, [1000] 745, *801*, [478] 849, *922*
— s. Hansel, W. II [212] 87, *118*, [94] 433, *454*, [436] 662, *699*, [454, 455] 735, 748, 750, *781*
Tripet, C., s. Cortesi, R. I [267] 454, *634*
Trmal, Th., s. Boris, A. I [89] 756, 761, 764, 773, 860, 861, *972;* II [38] 82, 98, 99, *112*, [26] 450, *452*
Trmaz, T., s. Boris, A. I [124] 503, 538, 542, 572, *629*
Tröger, C.-P. II [113] 815, *820*, [479] 840. 841, *922*
Troen, P. II [1001, 1002] 763, *801*
— u. E. E. Gordon II [1003] 763, *801*
— s. Diczfalusy, E. I [298] 81, 86, *300;* II [196] 516, 540, 541, *579*, [254] 744, 762, 763, *774*
Trolle, D. I [1337—1339] 30, 86, 101, 103, 149, 151, 166, 167, 169, 175, 176, 177, 265, 268, 269, 282, *344, 345*, [875] 1029, *1121;* II [905] 520, *602*
Tronconi, G. I [1324] 838, *1020*, [876] 1072, *1121*
— u. A. Ferrero I [883] 362, 366, *445*
— u. F. Santi I [1369] 481, 482, *676*
Troop, R. C., s. Possanza, G. J. I [736] 370, 399, 403, *440*, [1091] 573, 579, 581, *665*
Trotter, A. D., s. McCausland, A. M. I [884] 511, *657*
Trotter jr., A. D., s. McCausland, A. M. I [885] 511, *657*
Trounce, J. R., s. Robson, J. M. II [126] 307, *312*
Trowell, O. A. II [670] 381, 398, *423*
Trunnell, J. B., s. Doctor, V. M. I [249] *979*
— s. Llaurado, J. G. I [860, 861] 480, 504, 543, *657*

Truscott, B., s. Idler, D. R. I [603] 194, *313*
Truskott, J. D. I [877] *1121*
— s. Kistner, R. W. I [499] 1088, *1109*
Tsai, S., s. Gaylor, J. W. II [114] 464, *507*
Tsai, Su-chen, s. Villee, C. I [1376b] 90, *346*
Tsai, T. H., u. W. W. Fleming II [151] 304, 305, *313*
Tschaikowski, W. K., s. Mandelstamm, R. I [845] 693, *1000*
Tscherne, E. I [878, 879] 1048, 1092, *1121*, [453] *1176*; II [906] 565, *602*, [1004, 1005] 728, 739, *801*
Tscherning, K., s. Butenandt, A. I [150, 151] 892, 895, 898, 902, 903, *975*
Tschesche, R., u. B. Brassat I [1339a] 68, *345*
— u. H. Hulpke I [1339b, 1339c] 67, *345*
— — u. H. Scholten I [1339d] 68, *345*
Tschopp, E. I [1325—1327] 782, 805, 892, 896, 897, 898, 899, 901, 902, 903, 904, 908, 956, 957, 961, *1020*
— s. Meystre, Ch. I [121] *21*, [904] 740, 816, 827, 860, 862, *1002*; II [371] 66, *124*
— s. Miescher, K. I [908] 835, 836, 837, *1003*; II [373] 69, *124*
— s. Ruzicka, L. I [1166] 722, 784, 786, 897, 898, *1013*
Tschudy, D. P., s. Perlroth, M. G. I [333] *1172*
Tsuchihashi, S., s. Kawakami, M. II [565] 757, *785*
Tsuda, H. I [884] 365, *445*
Tsuda, K., T. Asai, Y. Sato, T. Tanaka u. H. Hasegawa I [1327a] 827, *1020*
— H. Iizuka, Y. Sato, A. Naito u. M. Kato I [1327b] 823, 877, *1020*
Tsuji, M., s. Sawada, H. I [1156] 30, *337*
Tsukamoto, T., u. Y. Ueno I [155] *22*
— s. Marker, R. E. I [111] *20*
Tsuruta, M., s. Chirasaka, M. I [180a] *976*
Tsutsulopulos, G. I [1370] 532, *676*
Tuba, J., D. B. Baker u. M. M. Cantor I [885] 367, 375, *445*
— P. F. Orr u. G. S. Wiberg I [886] 396, *445*

Tuchweber, B., s. Selye, H. I [1230] 544, 556, 558, *670*
Tucker, H. A. II [671, 672] 366, 367, 375, 376, *423*
— u. J. Meites II [673] 361, *423*
— M. J. Paape, Y. N. Sinha, D. E. Pritchard u. W. W. Thatcher II [674] 367, *423*
— u. R. P. Reece II [675—680] 366, 369, 375, 376, *423*
Tullner, W. W., u. R. Hertz I [1328—1331] 694, 697, 754, 804, 822, 918, 935, 936, *1020*; II [532—534] 64, 69, 80, *130*
— s. Herz, R. I [78] 14, *19*, [557a] 284, *311*, [369, 372] 365, 367, 382, 395, *426*, *427*, [577] 549, *646*, [554, 557—559] 697, 741, 804, 827, 836, 846, 858, 859, 877, 911, 918, 934, 954, *990*, [369] 1031, 1032, *1105*; II [230] 69, *119*, [105] 428, *455*
Tully, M. E., s. Charney, W. I [178a] 860, *976*
Tulsky, A. S., u. A. K. Koff I [1340] 86, 166, *345*; II [907] 540, 566, *602*, [1006] 745, 761, 763, *801*
— s. Guterman, H. S. I [498] 171, 172, *308*, [331] 1065, *1104*; II [344] 543, 566, *584*
— s. Koff, A. K. I [705] 164, 167, 171, *318*
Tulzer, H., s. Artner, J. II [27] 550, *574*
Tumilovich, L. G. I [1341, 1342] 159, 160, *345*
Tupper, C., u. R. J. Weil I [1343] 169, *345*
Turba, F., s. Kuschinsky, G. I [493] 413, *431*
Turbyfill, Ch. L. I [1344] 197, 244, *345*
Turiaf, J., s. Basset, G. I [68] 576, *627*
Turkheimer, D., s. Lerner, L. I [775] 768, 771, 777, 855, *998*; II [312] 54, *122*
Turkington, R. W., W. G. Juergens u. Y. J. Topper II [681, 682] 357, 381, *423*, *424*
— D. H. Lockwood u. Y. J. Topper II [683] 381, *424*
— u. Y. J. Topper II [684, 685] 381, *424*
— s. Lockwood, D. H. II [376] 357, 381, *413*
Turksoy, R. N., L. L. Philips u. A. L. Southam I [887] 377, *446*, [454] *1176*

Turksoy, R. N., s. Phillips, L. L. I [711] 379, *439*, [699] 1046, *1116*, [336] *1172*
— s. Wiele, R. L. van de II [1012, 1041] 728, *801*, *802*
Turman, E. J., s. Tilton, J. E. II [476] 872, 881, *922*
Turmbull, J. G., u. G. C. Kent II [1007] 722, *801*
Turnbull, L. B., s. McAleer, W. J. I [884a] 826, *1002*
Turner, A. K., s. Deshpande, G. N. II [192] 554, 558, *579*
Turner, C. D. I [1332] *1020*
Turner, C. W. II [686, 687] 370, 375, *424*, [915] 676, *716*
— u. E. Allen II [688] 343, 371, 382, *424*
— u. A. H. Frank II [689—691] 370, 373, *424*
— W. U. Gardner, A. B. Schultze u. E. T. Gomez II [692] 370, *424*
— u. W. U. Gardner II [693] 356, *424*
— u. E. T. Gomez II [694—699] 342, 343, 345, 349, 365, 370, 371, 382, 383, 390, *424*, [916] 621, *716*
— u. J. Meites II [700] 362, *424*
— u. W. R. de Moss II [701] 342, 370, 382, *424*
— u. E. P. Reinecke II [702] 369, *424*
— u. A. B. Schultze II [703] 345, 347, 370, 382, *424*
— R. Williams u. G. A. Hindery II [704] 399, *424*
— H. Yamamoto u. H. L. Ruppert jr. II [705] 357, 365, 372, 389, *424*
— s. Anderson, R. R. II [17] 276, 383, *401*
— s. Bergman, A. J. II [52] 355, 364, *402*
— s. Berswordt-Wallrabe, R. von II [69—71] 219, *258*, [57, 58] 375, *402*
— s. Brody, S. II [72, 73] 389, *403*
— s. Brookreson, A. D. II [74] 375, *403*
— s. Damm, H. C. I [184, 185] 395, *420*; II [131—136] 350, 356, 375, 376, *404*
— s. Elliott, J. R. II [160—164] 375, 376, 378, 399, *406*, [314] 679, *695*
— s. Gardner, W. U. II [237] 356, *408*

Turner, C. W., s. Gomez, E. T.
 II [87] 35, *42*, [250—258]
 350, 356, 361, 365, *409*
— s. Griffith, D. R. I [331]
 395, *425;* II [266—273] 368,
 375, 376, 378, 385, 399, *409*,
 410
— s. Grosvenor, C. E. II [275,
 276] 367, 400, *410*
— s. Hahn, D. W. I [538]
 539, *644;* II [281] 350, *410*
— s. Hancock, J. II [293]
 372, *410*
— s. Hoover, C. R. I [384]
 396, *427*
— s. Kirkham, W. R. I [454]
 395, *430*, [340, 341] 375,
 399, *412*
— s. Kumaresan, P. II [348,
 349] 354, 375, *412*
— s. Lewis, A. A. II [360—
 369] 350, 356, 357, 365, 370,
 371, 383, *412, 413*
— s. Meites, J. I [939—941]
 559, 560, 562, 566, *659;*
 II [433—440] 355, 356, 358,
 360, 363, *415,* [681] 679, 681,
 707
— s. Moon, R. C. I [972] 587,
 661; II [464, 465] 375, *416*
— s. Miller, W. R. I [882—
 886] 220, 271, *325*
— s. Mixner, J. P. II [447—
 456] 349, 350, 353, 354, 365,
 368, 370, 371, 372, 373, 376,
 381, 385, 388, 398, *415, 416;*
 II [695] 679, *708*
— s. Panda, J. N. II [530,
 531] 384, *418*
— s. Pipes, G. W. I [1077]
 587, *665*
— s. Raeside, J. L. II [662]
 204, *278,* [767, 768] 621,
 662, 664, *711*
— s. Raeside, J. O. I [1052]
 24, 214, 229, 230, 263, 270,
 332
— s. Ragsdale, A. C. II [550]
 389, *419*
— s. Reece, R. P. I [1108]
 560, 562, 566, *666;* II [578]
 350, *420*
— s. Schultze, A. B. II [607]
 345, *421*
— s. Srivastava, L. S.
 II [646] 384, *422*
— s. Trentin, J. J. II [666—
 668] 349, 350, 370, *423*
— s. Wada, H. II [787, 788]
 224, *282*
— s. Williams, R. II [719]
 399, *425*
— s. Yamamoto, H. II [727,
 728] 372, 374, 375, 383,
 425

Turner, D., s. Jones, G. E. S.
 I [640] *315*
Turner, D. A., G. E. S. Jones,
 I. J. Sarlos, A. C. Barnes u.
 R. Cohen I [1345] 30,
 154, *345*
— s. Goldberg, B. I [458] 26,
 78, 90, *306*
Turner, D. L., s. Marker, R. E.
 I [111] *20,* [831] *323*
Turner, G. D., u. W. F.
 Williams I [1346] 271,
 345
— s. Hawk, H. W. I [527]
 989; II [381] 147, *268,* [467]
 654, *700,* [46a] *818,* [197]
 871, *912*
Turner, H. H. I [880] 1036,
 1121
— s. Reifenstein, E. C.
 I [1101] 910, 911, *1010*
Turner, R. B. I [156, 157]
 22, [1333] 830, *1020*
— R. Anliker, R. Helbing,
 J. Meier u. H. Heusser
 I [1333a] 955, *1020*
Turner, S. J. II [908] 559, *602*
— G. B. Mizock u. G. L.
 Feldman I [881] 1072,
 1121
Turnival, B. E., s. Heald, P. J.
 II [479] 725, *782*
Turolla, E. I [1371] 578, *676*
— U. Magrini u. M. Gaetani
 I [1346a] 251, 255, 272,
 345
— s. Suchowsky, G. K.
 I [1265a] 806, 835, 836, 838,
 839, 859, 860, 861, 874, 875,
 909, 910, 935, 937, 942, 943,
 944, 959, 960, *1017;* II [526]
 54, 59, *129,* [196] 314, *339,*
 [260] 426, 448, 449, *461*
Turpault, M. I [882, 883]
 1061, 1080, *1121*
Turpeinen, K. I [1334] 856,
 960, *1020,* [455] *1176*
— s. Evans, H. M. II [160]
 94, *116,* [280] 205, *265,*
 [306] 721, *776*
Turunen, A. I [884] 1073,
 1121
— S. Pesonen u. H. Zilliacus
 I [1347] 186, *345*
Turvey, A., s. Cowie, A. T.
 II [115] 368, *404*
Tusini, G., s. Agolini, G. I [8]
 378, *413*
Tvaroh, F., u. V. Zelenka
 I [1372] 546, *676*
Tweedi, F. J., s. Iwamiya, M.
 I [607a] 133, *313*
Tweit, R. C., R. M. Dodson u.
 R. D. Muir I [1334a] 825,
 1020

Twombly, G. H. I [1348] 150,
 159, 160, 161, *345*
— u. A. F. Hocker I [1348a]
 163, *345*
— S. Scheiner u. M. Lewitz
 I [885] 1086, *1121*
Tyler, C. E., s. Frey, D. C.
 II [33] 815, *817*
Tyler, E. I [460] *1176*
— s. Samuels, A. J. I [795]
 378, *442,* [391] *1174*
Tyler, E. T. I [1349] 265,
 345, [888—890] 374, 378,
 379, *446,* [1335—1339] 805,
 937, 943, *1020,* [886] 1053,
 1121, [456—459, 461, 462]
 1125, 1137, 1148, 1157, *1176;*
 II [249, 250] 9, 10, 33, *48*
— u. J. H. Olson I [891] 357,
 446, [1340] 805, 829, 830,
 832, 833, 934, 936, 942, 943,
 1020, [887] 1053, *1121,* [463,
 464] 1125, 1147, *1176, 1177;*
 II [251, 252] 21, 33, *48*
— — L. Wolf, S. Finkelstein,
 J. Thayer, N. Kaplan,
 M. Levin u. J. Weintraub
 I [1341] 937, *1020,* [465]
 1177
— s. Faust, J. M. I [407]
 597, *639,* [109] *1165*
— s. Gold, E. M. I [294] 370,
 424
— s. Moyer, L. D. I [310]
 1171; II [180, 181] 5, 8,
 29, *45*
Tyler, F., s. Wiest, W. G.
 I [1439] 266, 267, *349*
Tyler, F. H., s. Volk, H.
 I [916] 369, 370, 376, *447,*
 [1399] 549, *677*
Tyler, J. M. I [892, 893] 359,
 446
Tyler, W. J., s. Buch, N. C.
 II [17, 18] 807, 808, 809, *817*
— s. Labhsetwar, A. P.
 II [578] 664, *704,* [605—
 607] 745, 751, *786*
— s. Mares, S. E. II [641]
 662, *706*
— s. Menge, A. C. II [544]
 149, *274*
— s. Menge, A. X. II [79]
 807, 809, 812, *819*
— s. Syed Saiduddin II [470]
 874, *922*
— s. Wiltbank, J. N. II [120]
 807, 808, 809, *821*
— s. Zimbelman, R. G.
 I [1507] 209, 213, 216, 263,
 351; II [999] 664, *719*
Tyndale-Biscoe, C. H.
 II [917—919] 639, 641, *716*
Tyree, E. B., s. Patt, H. M.
 I [1052, 1053] 489, *664*

Uchida, K., M. Kadowaki u.
T. Miyake I [894, 895]
365, 399, *446*
Uchida, S., s. Ishizuka, N.
I [653] 525, *649*
Überberg, H. II [291] 464,
513
Ueberwasser, H., K. Heusler,
J. Kalvoda, Ch. Meystre,
P. Wieland, G. Anner u.
A. Wettstein I [158]
15, *22*, [1341a] 942, 951,
1020
Ueda, H., s. Maeyama, M.
I [805] 83, 84, 125, 170,
176, 177, *322*
Ueda, Y. I [1373] 569, *676*
— u. J. Omichi I [1374]
546, *676*
— — u. S. Matsuura II [909]
567, *602*
Ueno, S., s. Fujii, K. II [223]
365, *408*
Ueno, Y., s. Tsukamoto, T.
I [155] *22*
Üstün, Z., s. Clauberg, C.
I [188] 804, 917, 918, *976*,
[161] 1028, 1039, 1045, *1099*
Uete, T., u. E. H. Venning
I [1375] 476, 480, 482, *676*
Uetsuki, M., s. Taki, I.
I [1299a] 79, 90, *343*
Ufer, J. I [888—896] 1034,
1035, 1042, 1046, 1048, 1054,
1057, 1058, 1061, 1062, 1089,
1121, 1122, [466] *1177;*
II [253] 21, *48*, 517, 572
Uhde, G., s. Hoffmann, F.
I [579, 580] 61, 63, 83, 95,
97, 192, 263, *312*, [573] 914,
991; II [403—405] 515, 541,
554, 558, *586*, [514] 749,
760, *783*
Uher, J., u. J. Jirásek I [1350]
82, 90, 91, *345*
Uhlarik, S., L. Kovács,
S. Viski u. F. E. Szontágh
II [535] 94, *130*, [114]
805, *820*
— s. Halász, B. II [444, 445]
757, 758, *781*
— s. Szontágh, F. E. II [977]
800
Uhlshafer, P. R., s. Marker,
R. E. I [112] *20*
Ui, H., u. G. C. Mueller
II [152] 285, *313*
Uiberg, S., s. Hanngren, A.
II [188] 898, *911*
Ujek, M. II [910] 525, *602*
Ukita, T., s. Akasu, F. I [9]
1069, *1094*
Ulberg, L. C. II [536] *130*,
[782] 209, *282*, [270] 432,
461, [920] 633, *716*

Ulberg, L. C., R. E. Christian
u. L. E. Casida II [271]
432, *461*, [1008] 745, 747,
801, [481] 849, *922*
— R. H. Grummer u. L. E.
Casida II [1009] 745, *801*,
[480] 838, 871, *922*
— u. C. E. Lindley II [272]
432, *461*, [482] 838, 849,
922
— s. Alliston, C. W. II [14]
60, *111*
— s. Baker, L. N. II [9]
432, *451*, [37] 745, *766*, [19]
838, 871, *905*
— s. Doyle, A. II [100] 843,
908
— s. Johnson, A. D. II [64]
809, *819*
— s. Wiltbank, J. N. II [121]
813, *821*
Ulberg, L. G., s. Alliston, C. W.
II [9] 667, *684*
Ulfelder, H., s. Prakash, S.
I [719] 1075, *1116*
Ullberg, S., s. Bengtsson, G.
I [69] 133, *289*
Ullery, J. C., J. C. De Neef u.
J. H. Holzaepfel I [1342]
1020
— s. Besch, P. K. I [83, 83a,
83b] 107, 276, 280, 286, *290*,
[60] 367, 372, 375, *415*, [94]
492, 493, 496, 549, 585, *628*,
[21, 22] *1162*
— s. Beuh, P. K. II [63] *575*
— s. Dickey, R. P. II [91]
904, *908*
— s. Vorys, N. I [475] *1177;*
II [116] 805, 820, [495]
822, 901, *923*
Ulloa, A., s. Cupceancu, B.
II [125] 392, 394, *405*
Ulm, R., s. Froewis, I. I [412]
806, 937, *984*
— s. Froweis, J. I [267, 268]
1040, 1044, 1046, 1047, 1048,
1102
— s. Huber, A. II [421] 559,
586
— s. Rauscher, H. II [737]
596
Ulrych, J., Štěrba, R. I [419]
1175
Umberger, E. J., s. Gass, G. H.
I [276] 373, *423*
Underwood, A. B., s. Whitney,
L. F. II [956] 613, *717*
Undeutsch, W., s. Busanny-
Caspary, W. II [127] 529,
577
Ungar, F., u. B. R. Bloom
I [1351] 528, *345*
— R. I. Dorfman, R. M. Stecher
u. P. J. Vignos jr. I [1352]

101, 138, 143, 264, 268,
345
Ungar, F., M. Goldstein u. C. M.
Kao I [1352a] 243, *345*
— s. Brooks, W. S. II [25]
329, *333*
— s. Quesenberry, R. O.
I [1048] 25, 26, 196, *332*
Unger, s. Gibian, H. II 400
Unger, A., s. Frank, R. T.
II [216] 369, *408*
Unoura, K., s. Yamagata, S.
I [1444] 505, *678*
Upfill, J., s. Stoll, A. I [42l]
1148, *1175*
— s. Stoll, B. A. I [839]
374, 376, 377, *444;* [1301]
551, *673*
Urech, H. J., s. Wettstein, A.
I [1417] 256, 258, *348*
Urfer, J.-P. I [1376] 462,
676
Urquhart, J., s. Yates, F. E.
I [1467] 256, 262, *350*
Urquiza, R., s. Bowers, A.
I [93a] 893, *972*
Usei, K., s. Koikegami, H.
II [590] *786*
Usekoković, M., s. Löken, H.
I [819] 882, 887, *999*
Uskokovič, M., M. Gut u. R. I.
Dorfman I [1342a] 890,
1021
Ussing u. Zerahn I 475
Usubiaga, I., s. Arrighi, L.
I [32] 1048, 1049, *1095*
Uuspää, V. J., u. P. A.
Järvinen I [1377] 541,
560, 562, 572, *676*
Uyldert, I. A., K. G. David u.
J. Freud II [706, 707]
350, 373, *424*
Uyldert, I. E., s. Spanhoff,
R. W. I [1282] 466, *672*
Uzer, Y., s. Colsky, J.
I [168] 1039, 1084, *1099*

Vacek, Z. I [896] 392, 394,
446
Väänänen, P., s. Timonen, S.
I [1329] 158, 159, *344*
Vaes, G. I [1378] 501, 570,
676
— u. C. van Ypersele
I [896a] 363, 385, 386,
399, *446;* II [911] 529, *602*
Vague, J., R. Simonin, J. C.
Garrigues, A. Temime-
Morhange, R. Lieutaud,
M. Harter, J. Eymery u.
J. Allignol I [1353] 158,
190, *345*
Vaidya u. Purandare
I [1343] *1021*

Vaishwanar, P. S., s. Layne,
  D. S. I [524] 370, 372, *432*,
  [817] 477, 479, 480, 581,
  655, [259] *1170*
Valasco, M., s.
  Sondheimer, F. I [153] *22*
Valentin, H., s. Lehnert, G.
  I [749] 26, *320*
Valentine, G. H. II [254] 34,
  48
Valette, G., s. Rossignol, P.
  II [128] 306, *312*
Valiani, A., u. C. de Angelis
  I [1379] 499, *676*
Vallance, D. K., s. Bennett,
  J. P. II [62] 195, *257*
— s. Cooke, B. A. I [226,
  229, 230] 201, 278, 281,
  297; II [59] 902, *907*
Valle, G. I [1354] 30, 149,
  345
Valle, J. R., u. L. A. R. Valle
  II [921] 609, *716*
Valle, L. A. R., s.Valle, J. R.
  II [921] 609, *716*
Vallin, Y., s. Jayle, M. F.
  I [438] 1053, *1107*
Vallings, R. I [1380] 594,
  676
Vallotton, M., s. Muller, A. F.
  I [639] 371, *437*
Valová, B., s. Štěrba, R.
  I [419] *1175*
Vandenbergh, J. G. II [537]
  52, *130*
Vanden Heuvel, W. J. A., s.
  Horning, E. C. I [586] 26,
  312
Vanderheuvel, F. A.
  I [1354a] 30, *345*
Van der Horst, C. J., u.
  J. Gillman II [922—924]
  616, 619, 622, 642, *716*
Vanderkerckhove, D.
  I [896b] 383, *446*
Van der Lee, S., u. L. M. Boot
  II [925] 621, 651, *716*
Vanderplank, F. L. II [926]
  681, *716*
Van der Veen, H. E., u. J. J.
  Duyvené de Wit I [1344,
  1344a] 696, *1021*
Van der Vies, J. I [1345] *1021*
— R. Bakker u. D. de Wied
  I [1346] *1021*
Van der Werf, J. Th.
  I [1347] 953, *1021*
Van der Werff Ten Bosch, J. J.
  II [485] 904, *922*
Vanek, R. I [48] *1177;*
  II [254a] 24, 28, *48*
— s. Ferin, J. I [249] 371,
  422, [416] 536, *640*
Van Klenkenberg, G. A.
  II [927] 663, *716*

Vankov, K., s. Ivanov, P.
  II [225] 893, *913*
Van Tienhoven, A. II [928,
  929] 681, *716*
Van Wagenen, G. II [930—
  932] 625, 674, *716*
Vara, P. II [912] 537, *602*
Varangot, J., u. L. Cédard
  I [897] 369, *446*
— — u. C. Tohobroutsky
  I [1355] 155, *345*
— — u. S. Yanotti
  II [1013] 763, *801*
— A. Seeman u. L. Cédard
  I [898] 369, *446*
Varga, A., u. E. Hendriksen
  I [1348] *1021*
— u. E. Henriksen I [897,
  898] 1031, 1086, 1087,
  1122, [469, 470] 1155,
  1177; II [255] 20, *48*
— s. Szontágh, F. E.
  I [1328] 489, *674*
Vargas, L., s. Carrasco, R.
  I [145] 364, *418*
— s. Lipschütz, A. I [855]
  598, *656*, [804] 907, *999*
Vargas jr., L., s.
  Lipschütz, A. I [850, 857]
  598, *656*, [802, 803] 698,
  805, 909, *999*, [576, 575]
  1080, 1093, *1112;* II [323,
  324] 84, *122*
Vasconcelos Frazao, J.
  I [1381] 577, *676*
Vasicka, A., u. F. J. Richter
  I [471] *1177;* II [255a]
  48
Vasulopoulos, J., s.Férin,
  M. J. II [271] 530, *581*
Vaughan, J. H., s. Harris, J.
  I [545] 544, 549, *645*
Vaux, N. W., u. A. E. Rakoff
  I [1356] 164, *345*
— u. E. Rakoff I [899]
  1073, *1122*
Vazquez, E., B. V. Bruciaga
  u. A. Alvarez Bravo
  I [899] 387, *446*
Vechietti, G., u. R. Morano
  II [292] 491, *513*
Vedder, H., s. Burdick, H. O.
  II [123] 195, *260*
Vedra, B., s. Horska, S.
  I [399] 1075, *1106*
Veen, H. E. van der, u. J. J.
  Duyvené de Wit
  I [1382] 456, *676;* II [200]
  319, *339*
Veenhuizen, E. L., u. J. F.
  Wagner II [487] 839,
  855, *922*
— — W. P. Waitt u.
  L. Tokinson II [488, 489]
  839, 875, *922*

Veenhuizen, E. L., s. Wagner,
  J. F. II [503] 852, 875,
  923
Velardo, J. T. I [900] 389,
  446, [1349—1351] 804, 805,
  806, 832, 835, 858, 859,
  1021; II [783] 227, *282*,
  [153] 285, *313*, 520
— A. B. Dawson, A. G. Olsen
  u. F. L. Hisaw II [784]
  212, *282*
— u. F. L. Hisaw II [785]
  219, *282*
— A. G. Olsen, F. L. Hisaw u.
  A. B. Dawson II [786]
  212, *282*
— s. Bever, A. T. I [63] 393,
  415
— s. Frieden, E. H. II [369]
  650, *696*
— s. Hisaw, F. L. I [571]
  962, *990*, [375] 1056, *1106;*
  II [399] 227, *269*, [393]
  522, 523, *585*
— s. McKay, D. G. II [604]
  528, 530, 532, 533, 537, *592*
Velardo, Th. I [1357] 126,
  130, *345*
Velde, T. H. van de II [1010,
  1011] 755, 759, *801*
Veler, C. D., s. Doisy, E. A.
  I [47] *18*
Velikay, L., s. Braitenberg, H.
  I [115] 1060, *1097,* [34]
  1148, *1162;* II [28] 11, *40*
Vella, B. A., s. Goldzieher,
  J. W. I [464a] 30, *307*
Velle, W. II [201] 314, *339*,
  [115] 809, 812, 813, *820*,
  [490—493] 831, 832, 838,
  843, 894, *922, 923*
— J. Aamdal u. O. Lyngset
  II [494] 838, 865, 869, *923*
— s. Helle, O. II [202] 838,
  912
— s. Kristoffersen, J.
  I [714] *318;* II [572, 573]
  655, 656, *704*
— s. Lunaas, T. II [333]
  103, *122,* [294] 831, 832,
  894, *915*
— s. Lyngset, O. II [296]
  838, 865, 869, *915*
Velluz, L., G. Muller,
  R. Jequier u. C. Plotka
  I [1351a] 858, 955, *1021*
— J. Warnant, G. Nominé,
  R. Joly u. A. Petit
  I [1351 b] *1021*
Venable, J. H., u. L. E.
  McDonald II [933] 664,
  716
Venning, E. II [934] 621, *716*
— u. S. Sibulski II [1014]
  763, *801*

Venning, E. H.   I [1358—1363] 23, 29, 86, 143, 144, 145, 146, 149, 156, 163, 164, 166, 167, 175, *345, 346*, [901] 370, *446*, [900] 1065, *1122*; II [913] 520, *602*
— u. J. S. L. Browne I [1364—1368] 146, 149, 151, 161, 164, 179, 241, 268, 269, *346*
— u. J. Dyrenfurth I [1383] 581, *676*
— — L. Löwenstein u. J. Beck   I [1384] 476, *676*
— J. S. Henry u. J. S. L. Browne   I [1369] 146, 163, 168, *346*
— T. Primrose, L. C. S. Caligaris u. J. Dyrenfurth I [1385] 476, 478, 581, *676*
— u. M. P. Ripstein I [1370] 143, *346*
— B. Singer u. G. A. Simpson   I [1386] 474, 478, *676*
— u. S. Sybulski   I [1372] 88, 89, *346*
— — V. E. Pollak u. R. J. Ryan   I [1371] 86, 164, 166, *346*, [1387] 477, *676*
— s. Browne, J. S. L.   I [130] 1055, *1098;* II [113] 560, 566, *576*, [152] 638, *689*
— s. Henry, J. S.   I [356] 1069, *1105*
— s. Sybulski, S.   I [1293] 87, 88, 89, 254, *343*
— s. Uete, T.   I [1375] 476, 480, 482, *676*
Venning, E. M., u. J. S. L. Browne   II [914] 520, 543, *602*
— J. S. Henry u. J. S. L. Browne   II [915] 520, *602*
— s. Browne, J. S. L. I [149—153] 149, 163, 164, 171, 172, 177, *293*
Venning, G. R.   I [472, 473] *1177*
Venuto, F. de, s. Davidson, E. T.   I [263b] 273, *298*, [299] 475, *635*
Venzke, W. G., s. Casida, L. E. II [20] 807, 808, 809, 812, *817*
Vera, O., s. Lipschütz, A. I [858] 598, 599, *656*
Verboom, E.   I [1373] 30, *346*
— s. Seelen, J. C.   I [1202] 594, *669*
Vercellone, A., s. Camerino, B. I [163] 910, *975*
— s. Meda, F.   I [898a] 826, *1002*

Vercesi, R., u. E. Morelli I [1388] 461, *676*
Verge, J., s. Thiery, G. I [1348] 614, *675*
Verhagen, A., u. H. Theman I [474] *1177*
— s. Fasske, E.   II [102] 491, *507*, [246] 529, 535, *581*
Verheyden, C.   II [708] 374, *424*
Verly, W. G.   I [1374] 242, *346;* II [1015] 749, *801*
— I. F. Sommerville u. G. F. Marrian   I [1375] 241, 242, *346*
— L. Sommerville u. G. F. Marrian   II [1016] 749, *801*
Vermeulen, A., u. J. Ferin I [902] 370, 371, *446*
— u. J. Seusen   I [901] 1079, *1122*
— W. R. Slaunwhite jr. u. A. A. Sandberg   I [1376] 102, 277, *346*
Verna, F., u. C. Castiglione I [1389] 564, 577, *676*, [1352] *1021*
Verne, J., u. S. Hébert I [903, 904] 404, *446*
Verne, J.-M.   II [916] 549, *602*
Verney, E. B., s. Marshall, F. H. A.   II [692] 733, *790*
Vernon-Roberts, B., s. Nicol, T.   I [1009, 1010] 505, *662*
Verny, E. D., s. Marshall, F. H. A.   I [869] 706, *1001*
Verow, P. W., s. Jones, E. M. II [448] 537, *587*
Verrotti, M., s. Cardini, G. I [192] 495, *631*
Verzár, F., u. V. Wenner I [905] 407, *446*
— s. Montigel, G.   I [619] 407, *436*
Vescovo, R.   I [906] 362, *446*
Vesell, M., s. Zondek, B. I [968] 1038, *1123*
Veshniakov, S., s. Lipschütz, A.   I [788] 711, *998*
Vetter, H.   I [907] 363, *446*
Vetter, R. L., s. Burroughs, W. II [42] 897, *906*
Veyrin-Forrer, F., s. Jayle, M. F.   I [623, 627, 630] 149, 154, 155, 158, 164, 166, 171, 189, *314;* II [442, 443] 561, 566, *587*
Veyrin-Forrey, F., s. Jayle, M. F.   I [437, 438] 1053, *1107*

Véziris, C. D.   I [902] 1079, *1122*
Vial, V. E., s. Harte, F. J. II [196] 893, *912*
Viala, R., u. R. Gianetto I [908] 413, *446*
Vicari, E. M., A. Tracy u. A. Jongbloed   I [1390] 526, *676*
Vicchietti, R., s. Morano, E. II [200] 491, *510*
Viccone, A., s. Pasetto, N. II [687] 522, *595*
Vickery, B. H., s. Bennett, J. P.   II [62] 195, *257*
Videla, E. A., s. Del Castillo, E. B.   II [144] 525, *577*
Viergiver, E., s. Allen, W. M. I [14] 29, 164, 181, *287*
Vies, J. van der   I [1391, 1392] 574, 579, *676*
— s. Madjerek, Z.   I [109] 16, *20*, [566] 390, *434*, [897] 485, 539, 542, 579, *658*, [837a] 740, 741, 748, 757, 774, 838, 918, 921, 924, 925, 934, 935, 936, 959, 960, *1000*, [601] 1070, 1071, *1112;* II [338] 54, 59, 75, 100, 101, 102, *123*, [103] 302, *312*, [151] 449, *457*
Vignan, M. de, s. Baulieu, E.-E.   I [69] 477, *627*
Vignos, P. J., u. R. I. Dorfman I [903] 1092, *1122*
Vignos jr., P. J., s. Ungar, F. I [1352] 101, 138, 143, 264, 268, *345*
Vihko, R.   I [1376a] 26, 28, 111, 112, *346*
Viikari, S., s. Castrén, O. I [148] 371, 377, *418*, [169] 928, *975*
Villa, L., u. L. Bussi   I [1393] 489, 491, 492, 495, *676*
Villedieu, P., u. J. Mousselon II [256] 18, 28, 29, 34, *48*
Villee, C., u. Su-chen Tsai I [1376b] 90, *346*
— s. Channing, C.   I [202] 252, 254, 255, *295*
— s. Sobrevilla, L.   I [1226] 26, 89, 109, *340*
Villee, C. A.   I [909—911] 352, 410, 411, *446*
— u. E. E. Gordon   I [912] 410, *446*
— u. D. D. Hagermann I [1353] *1021*
— u. J. M. Loring   I [1377] 135, *346;* II [918] 554, *602*
— s. Channing, C. P.   I [202c] 246, 252, *295*
— s. Channing, L. P.   II [157] 723, *770*

Villee, C. A., s. Grumbach, M. M. II [435] 745, *780*
— s. Hagerman, D. D. II [349] 533, *584*
— s. Leusden, H. van I [754] 88, *320*
— s. Leusden, H. A. I. M. van I [755] 88, *320*
— s. Lurie, A. O. I [797a] 26, 121, 122, *322*
— s. Villee, D. B. I [1378] 99, *346;* II [917] 554, *602,* [1017] 763, *801*
— s. Zelewski, L. I [1504a] 88, *351*
Villee, D. B. II [935] 650, *716*
— L. L. Engel, J. M. Loring u. C. A. Villee I [1378] 99, *346;* II [917] 554, *602*
— u. C. A. Villee II [1017] 763, *801*
— s. Grumbach, M. M. II [435] 745, *780*
Villotti, R., s. Bowers, A. I [100a] 849, *973*
Villumsen, A., s. Møller, K. J. A. I [634] 1071, *1114*
Vimeux, J., s. Séguy, J. II [491] 60, *128*
— s. Bèlanger, L. F. I [79] 548, *627*
Vincent, J., s. Bèlanger, L. F. I [79] 548, *627*
Vincke, E., u. D. Müller I [1394] 517, 518, 519, *677*
Vinegra, M., s. Watnick, A. S. I [1363] 768, 774, 943, 945, 956, *1022,* [481] *1177*
Vinko, R., s. Sjövall, J. I [1212a] 111, *339*
Vinson, G. P., u. I. Ch. Jones I [1379, 1380] 242, 243, *346*
Vintemberger, P. II [709] 369, 370, *424*
Visca, A., u. F. Badellino I [1395] 489, *677*
Vischer, E., Ch. Meystre u. A. Wettstein I [159] 22, [1353a] 877, *1021*
— s. Meystre, Ch. I [906a] *1003*
Vischi, F., s. Andreoli, C. I [6] *1161*
Viski, S., s. Uhlarik, S. II [535] 94, *130,* [114] 805, *820*
Visser, J. de II 1, [538] 103, *130*
— u. G. A. Overbeek I [1396] 576, 677, [1354] 757, 774, 953, 954, *1021*
— s. Madjerek, Z. I [109] 16, 20, [897] 485, 539, 542, 579, *658,* [837a] 740, 741, 748, 757, 774, 838, 918, 921, 924,

925, 934, 935, 936, 959, 960, *1000,* [601] 1070, 1071, *1112;* II [338] 54, 59, 75, 100, 101, 102, *123,* [103] 302, *312,* [151] 449, *457*
Visser, J. de, s. Overbeck, G. A. II [756] 745, 746, 747, *792,* [362] 901, *918*
— s. Overbeek, G. A. I [131, 132] 13, *21,* [678] 365, *438,* [1034—1038] 483, 484, 485, 491, 492, 493, 496, 522, 528, 536, 538, 542, 561, 574, *663,* [1006, 1008—1012, 1012a, 1012b] 726, 741, 749, 757, 758, 764, 768, 769, 781, 806, 807, 917, 918, 924, 925, 927, 934, 935, 952, 953, 954, 958, 959, 960, 961, *1007,* [321] *1172;* II [191] 30, *46,* [410—412] 54, 55, 74, 75, 82, 91, 93, *125,* [621, 622] 231, 239, 242, 244, 245, 246, 250, *277,* [155—157] 310, 314, *338,* [206, 207] 430, 450, *459*
Vita, J. de, s. Trentin, J. J. II [669] 373, *423*
Vitali, R., s. Ercoli, A. I [352] 31, *302*
— s. Gardi, R. I [426b, 426c] 858, 859, *985*
Vivanco, F., s. Diaz, C. J. I [322] 488, *636*
Vivien, J., u. T. Mohsen I [1397] 455, *677*
Vizzone, A., s. Pomini, P. II [796] 726, *793*
Vleck, L. D. van, s. Donaldson, L. E. II [282] 662, *694*
Vlyssidés, Z., u. E. Kastrisios I [1398] 497, *677*
Vöge, A., u. E. Schöpf II [257] 17, 18, *48*
Vöge, H. I [904, 905] 1045, *1122*
Vogel, A. II [293] 486, *513*
— s. Albertini, A. v. II [1] 486, *503*
— s. Glatthaar, E. II [116—118] 486, *507*
Vogel, G., s. Ther, L. I [1345] 547, *675,* [1317] *1019*
Vogel, H.-J. II [936] 663, *716*
Vogell, W., s. Petry, G. II [238, 239] 477, 487, *511*
Vogt, M., s. Holzhauer, M. I [605] 580, *647*
Voigt, J. C., s. McIntyre, N. I [290] 1145, *1171*

Voigt, K. D., J. Tamm, U. Volkwein u. H. Schedewie I [1381] 200, *346*
— s. Apostolakis, M. I [22a, 23] 154, 156, 283, *287,* [28] 1079, *1095;* II [14] 727, *765*
— s. Bettendorf, G. II [82] 727, *768*
— s. Parada, J. I [691] 357, *438,* [1017] 936, 938, 941, 942, *1007*
Vokaer, R., u. J. Ferin II [258] 18, 28, 29, 34, *48*
— Cl. Gompel u. A. Chislain II [920] 524, *602*
— u. F. Leroy II [937] 650, *716*
Volfin, P., H. Clauser u. D. Eboué I [913] 387, *447*
— — u. D. Gantheron II [921] 531, *602*
— — — u. D. Eboné II [922] 531, *602*
— u. D. Gautheron I [914] 388, *447*
— — — u. D. Eboué I [915] 388, *447*
Volk, H., G. C. Escher, R. A. Huseby, F. H. Thyler u. J. Checla I [906] 1084, *1122*
— — — F. H. Tyler u. J. Cheda I [916] 369, 370, 376, *447,* [1399] 549, *677*
— s. Geller, J. I [284] 1084, *1103*
Volk, T. L., u. D. G. Scarpelli II [294, 295] 464, 468, *513*
Volkwein, U., s. Voigt, K. D. I [1381] 200, *346*
Vollmann, M. II [1018] 755, *801*
Vollmann, R. II [923] *602*
— u. U. Vollmann I [917] 353, 354, *447*
Vollmann, U. I [907] 1050, 1051, *1122;* II [924] 524, 525, 559, 560, 563, 565, *602*
— s. Vollmann, R. I [917] 353, 354, *447*
Vollmer, E. P., u. A. S. Gordon I [1400] 490, 492, *677*
Vollmerhaus, B. II [938, 939] 663, *716*
Volpicelli, M., s. Conestabile, E. I [171] 370, *419*
— s. Luccherini, T. I [591] 1092, *1112*
Voogt, P. A. I [1381a] 194, *346*

Vore, I. de, s. Washburn,
S. L. II [273] 433, 435,
461
Vorster, R. I [908] 1047, *1122*
Vorys, N., J. C. Ullery u.
V. Stephens I [475] *1177*
— — u. V. Stevens II [116]
805, *820*, [495] 822, 901,
923
— s. Besch, P. K. I [83,
83a—c] 76, 106, 107, 276,
280, 286, *290*, [60] 367, 372,
375, *415*, [94] 492, 493, 496,
549, 585, *628*, [21, 22] *1162*
— s. Beuh, P. K. II [63] *575*
— s. Dickey, R. P. II [91]
904, *908*
— s. Fukushima, M.
II [380] 724, *778*
— s. Stevens, V. C. I [420]
1139, *1175*
— s. Stevens, V. L.
II [232] 25, 30, *47*
Vos, D. de, s. Quinlan, J.
II [765] 648, 666, *710*
Vosburgh, L., s. Epstein, J. A.
I [392] 536, *639*
Voser, W., H. Heusser,
O. Jeger u. L. Ruzicka
I [1354a] *1021*
Voss, H. E. I [925] 571, *603*
— s. Dirscherl, W. I [243]
896, 897, 898, *978;*
II [105] 78, *114*
— s. Lipschütz, A. I [805,
806] 711, *999*
Vossschulte, K., s. Schwarz-
hoff, E. I [1196] 490, 491,
492, *669*
Vournsnell, J. C., s. Lutwak-
Mann, C. II [572] 550, *591*
Vowles, D. M., u. D. Harwood
II [202] 332, *339*, [940]
682, *716*
Vrchlabská, E., s. Herz-
mann, J. I [560] 157, *311*

Waard, F. de I [909] 1086,
1122
Wachsmuth, U. II [941]
663, *717*
Wachtel, E. I [476] *1177*
Wachtel, H., s. Lackner, J. E.
I [539] 1060, *1110*
— s. Lustig, B. I [880, 881]
454, *657*
Wachter, A. M. de., s.
Schöler, H. F. L. I [1284]
726, 806, 839, 861, 922,
925, 928, 937, 944, 960,
1018; II [246] 448, 449,
460, [798] *598*
Wachtstetter, J. E., s. Gard,
D. I. II [157, 158] 836,
842, *910*

Wacker, A. II [296] 473, *513*
Wada, H., u. C. W. Turner
II [787, 788] 224, *282*
Wada, S. I [160] *22*
Wade, A. P. I [1381b] 30, *346*
— s. Jeffcoate, T. N. A.
I [631] 127, 204, *314*
Wade, N. J., u. E. A. Doisy
II [710] 385, *424*
Wade, R., u. H. W. Jones jr.
I [918—920] 409, 412, *447;*
II [926] 531, *603*
— s. Jones, G. E. S. I [414]
409, 412, *428*
— s. Jones, H. W. II [450]
530, *587*
— s. Jones jr., H. W.
I [415, 416] 390, 409, *428;*
II [449] 531, *587*
Wade Self, L. I [477] *1177*
Wagatsuma, T., s. Kumar, D.
II [527] 556, *590*
Wagenen, G. van II [711]
382, *424*
— u. W. H. Newton
II [789, 790] 211, *282*
— u. M. E. Simpson
II [1019] 727, *801*
— s. Forbes, R. Th. I [383]
303
— s. Gardner, W. U. II [238]
370, 382, *408*
— s. Simpson, M. E. II [935]
725, *798*
— s. Zuckerman, S.
II [564] 52, *131*
Wagle, G., s. Swingle, W. W.
I [1318] 466, *674*
Wagner, A. F., N. E. Wolff u.
E. S. Wallis I [1355c]
961, *1021*
Wagner, Ch., s. Lipschütz, A.
I [807, 808] 711, *999*
Wagner, G., s. Fuchs, F.
I [414] 93, *304*, [274] 1065,
1102; II [379] 764, *778*
— s. Moller, K. J. A.
II [627] 557, 567, *593*
— s. Møller, K. J. A.
II [177a] 22, *45*
— s. Short, R. V. I [1206]
26, 93, *339;* II [931] 764,
798
Wagner, G. A. II [927] 564,
603
Wagner, H. I [1401, 1402]
530, 677, [1355] 838, 839,
874, *1021*, [910] 1078,
1122, [478] *1177;* II [942]
660, *717*
— s. Wetzstein, R. II [305]
481, 491, *514*
Wagner, J. F. II [496—498]
838, 839, 843, 845, 855, 859,
867, 889, 891, 900, *923*

Wagner, J. F., u. L. F. Bush
II [500] 839, 867, *923*
— J. W. McAskill u. T. M.
Means II [502] 839, 855,
923
— E. P. Reineke, J. E. Nellor
u. H. A. Henneman
II [499] 838, 859, 883, *923*
— u. R. W. Seerley II [501]
875, *923*
— u. E. L. Veenhuizen
II [503] 852, 875, *923*
— s. Gard, D. I. II [157,
158] 836, 842, *910*
— s. Raun, A. P. II [383]
860, 896, 897, *919*
— s. Veenhuizen, E. L.
II [487—489] 839, 855,
875, *922*
Wagner, J. W., s. Gorski, R. A.
II [87] 439, 442, *454*, [411]
729, 730, *779*, [177] 827,
911
Wagner, R., s. Raab, W.
I [1102] 478, *666*
Wagner, R. B., J. A. Moore u.
R. F. Forker I [1355b]
893, *1021*
— s. Marker, R. E. I [112] *20*
Wagner, W. C., s. Brunner,
M. A. I [37] 839, 851,
855, *906*
— s. Hansel, W. II [437]
662, *699*, [46] 813, *818*,
[192] 838, 839, 843, 853,
855, *912*
Wagreich, H., s. Funk, C.
I [272] 364, 406, *423*
Wahba, N., s. Heusser, H.
I [564] 906, 957, *990*
— s. Ruzicka, L. I [1167]
906, 915, 957, *1013*
Wahl, P. N., u. U. Mehta
II [928] 562, *603*
Wahlfors, K., s.
Hortling, H. I [596] 914,
991
Wahlén, T., s. Bergman, P.
II [77] 745, *767*
Waide, A. B., s. Day, B. N.
II [79] 845, *907*
Waidl, E., s. Semm, K.
I [805] 1066, *1119*
Waiman, P., u. G. C.
Shipounoff I [1355a]
723, *1021*
Waine, H., E. H. Frieden,
H. I. Caplan u. T. Cole
I [921] 359, 361, 362, 363,
366, 372, 380, *447*
Waite, A. B., s. Foote, W. C.
II [74, 75] 432, *454*
— s. Foote, W. D. II [142,
146] 838, 843, 859, 861,
910

Waite, J. H., s. Hertz, R.
I [560] 935, *990*, [368]
1031, 1032, *1105*
Waitt, W. P., s. Veenhuizen,
E. L. II [488, 489] 839,
875, *922*
Wakabayashi, H. I [1356]
1021
Wakasugi, N. I [922] 383,
400, 402, 403, 404, 407, *447*
Wakeham, G. I [923] 358,
447
Wakeling, A. I [1357] 943,
1021
Walaas, E., s. Walaas, O.
I [925] 388, *447*
Walaas, O. I [924] 385, *447;*
II [154] 286, *313*, [929]
529, *603*
— u. E. Walaas I [925] 388,
447
Waldi, D. I [1382, 1383] 30,
149, 158, 163, 164, 186, *346*
Waldo, C. M., s. Fawcett,
D. W. II [287] 179, 183,
265, [340] 634, 650, *696*
Waldorf, D. P., s. Foote, W. D.
II [301] 210, *266*, [360]
745, 778, [140] 822, 899,
910
Waldroup, P. W., s. Harms,
R. H. I [349—351] 382,
426
Walens, H. A., s. Wall, M. E.
I [1357b] 881, 885, *1021*
Walk, C. R., s. Smith, H.
I [1240] *948*, *1016*
Walker, G. L., s. Koch, B. A.
II [264, 265] 896, 897, *914*
Walker, J., s. Coyle, M. G.
I [252] 126, 173, 176, *298;*
II [165] 566, *578*
— s. Greig, M. I [488] 45,
93, 95, 118, 120, 123, 124,
125, 127, 128, 164, 165,
167, 170, 176, 177, *308*
Walker, J. E., s. Grunt, J. A.
I [533] 556, 574, *644*
Walker, M., s. Lathe, G. H.
I [514, 515] 409, *432*
Walker, S. A., u.
S. Rothman I [1403]
594, *677*
Walker, S. M., u. J. I.
Matthews II [712] 357,
385, 386, *424*
— u. A. J. Stanley II [713]
370, *425*
Wall, J. A., u. W. M. Jacobs
I [911] 1042, *1122*
Wall, J. R., s. Ganong, W. F.
II [384] 743, *779*
Wall, M. E., C. R. Eddy u.
S. Serota I [1357a] 885,
1021

Wall, M. E., u. H. A. Walens
I [1357b] 881, 885, *1021*
Wallace, E. Z., s. Carter, A. C.
I [146] 369, 371, *418*,
[196] 585, 586, *631*
Wallace, H. D., s. Haines, C. E.
II [44] 814, *818*, [185]
884, *911*
Wallace, J. C., G. M. Stone u.
I. G. White I [926] 384,
392, *447*, [1359] *1021*
— s. White, I. G. I [947]
392, *448*
Wallace, L. R. II [504] 845,
923
Wallach, E. E., C. R. Garcia,
R. W. Kistner u. G. Pincus
I [927] 372, *447*, [1358]
1021, [479] *1177*
Wallach, R. C., s.
Mastroianni jr., C.
II [595] 549, *592*
Wallen-Lawrence, Z., s. Dyke,
H. B. van II [287] *775*
Wallis, E. S., s. Wagner, A. F.
I [1355c] 961, *1021*
Walmsley, C. F., s. Hawker,
R. W. I [528] *989*
Walpole, A. L., s. Harper,
M. J. K. II [369] 219, *268*
Walser, H. C., R. R. Margulis
u. J. E. Ladd I [928]
366, 372, 381, *447*, [1404]
582, 585, *677*, [1360] 940,
1022, [480] 1139, *1177;*
II [259] 25, *48*
— s. Margulis, R. R.
I [859] 939, 940, *1001*
Walsh, H. I [1405] 464, *677*
Walter, B., s. Zander, J.
I [1495] 181, 183, 184, 276,
277, *351*
Walter, J. H., s. Swartz,
D. P. I [852] 374, 379,
444, [1267] *1017*, [434] *1176*
Walter, L. C., s. Meadows,
R. W. I [935] 490, 491,
492, 493, 496, 536, *659*
Walter, R. I., s. Geist, S. H.
I [283] 1028, *1103*
Walton, A. I [1361] 750, *1022*
— u. J. Hammond II [943]
621, 652, *717*
— s. Hammond, J. II [349]
140, *267*
— s. Macirone, C. I [835]
750, *1000*
— s. Noyes, R. W.
II [599—601, 605, 606]
135, 137, 138, 139, 155, 166,
195, *276*
— s. Smelser, G. K. II [939]
742, *798*
Walton, H. J., s. Hundley jr.,
J. M. I [636] 454, 534, *648*

Wang, Hsueh Hwa II [155]
306, *313*
Wangensteen, O. H., s.
Imamoglu, K. I [649]
532, *649*
Wangensteen, S. L., s.
Imamoglu, K. I [649]
532, *649*
Wansker, B. A. I [912] 1094,
1122
Wapner, S., s. Krus, D. M.
I [770] 527, *653*
Warbritton, V. II [944] 666,
717
Warburton, D. II [931] 568,
603
— u. F. C. Fraser II [930]
568, *603*
Ward, E. F., s. Kumar, D.
I [721] 116, 120, 122, 123,
318
Ward, M. C. II [791, 792]
150, 153, 188, *282*, *283*
— s. Greenblatt, R. B.
I [480a] 948, *987*
Ware, A. G., s. Langmade,
C. E. I [734] 101, 171,
172, *319;* II [543] 566, *590*
Waring, H., F. W. Landgrebe
u. R. M. Neill II [203]
321, *340*
Warnant, J., s. Velluz, L.
I [1351b] *1021*
Warner, N. E., s. Ehrlich,
E. N. I [337] 106, *301*
Warner, R. C., s. Taylor jr.,
H. C. I [1339] 464, 465,
476, *674*
Warnick, A. C., L. E. Casida u.
R. H. Grummer II [945]
620, *717*
— s. Duchaine, S. A. II [43]
328, *334*
— s. Haines, C. E. II [44]
814, *818*, [185] 884, *911*
— s. Harms, R. H. I [351]
382, *426*
Warnoch, D. G., s. Brown,
P. S. II [112] 525, 529,
576
Warren, J. C., u. S. G.
Cheatum I [1384] 109,
110, *346*
— B. Ergkman, S. G. Cheatum
u. G. Holman I [1384a]
106, *346*
— u. H. A. Salhanick
I [1385, 1386] 64, 69, 104,
105, 108, *347*
— s. Buchler, D. I [43]
1149, 1150, *1162*
— s. Cheatum, S. G.
I [203b] 222, *296*
— s. Crist, R. D. I [259]
276, 280, 284, *298*

Warren, J. C., s. French, A. P. I [411a, 411b] 90, 98, 99, 110, *304*
— s. Nielson, M. H. I [658] 409, *437*
— s. Roberts, J. D. I [1082] 223, *334*
— s. Swanson, J. L. I [1288] 25, *342*
Warren, R. H., u. A. C. Enders II [297] *513*
Warren, R. P., u. R. A. Hinde II [204] 332, *340*
Warwick, E. J., s. Casida, L. E. II [136] 205, *260*, [182] 621, *690*
— s. Murphree, R. L. II [575] 132, 133, 158, *275*
Warwick, E. V., s. Casida, K. E. I [191] 224, 263, *295*
Warwick, M. H., u. A. S. Parkes I [1387] 271, 273, 274, *347*
Waschke, G. I [1362] 918, 927, 928, 934, 935, 938, *1022*, [913, 914] 1044, 1045, *1122;* II [260] 4, 19, *48*
Washburn, S. L., u. I. de Vore II [273] 433, 435, *461*
Wasserman, H. C., s. Burstein, R. I [124] 838, *974;* II [125] 555, *577*
— s. Soule, S. D. I [821] 1072, *1119;* II [856] 567, *600*
Wasserstrass, I. II [505] 839, 840, 902, *923*
Watanabe, M., u. O. v. Dominguez, C. I. Meeker, E. A. H. Sims, M. J. Gray u. S. Solomon I [1388] 103, 104, *347*
— C. I. Meeker, M. J. Gray, E. A. H. Sims u. S. Solomon I [1406] 477, *677;* II [932] 549, *603*
— s. Gray, M. I. I [521] 476, 477, *644*
— s. Matsumoto, S. I [613] 1039, 1040, *1113*
— s. Solomon, S. I [1233] 103, 104, *340;* II [853] 516, 540, 543, 553, *600*, [960, 961] 761, 764, *799*
Watanabe, S., R. I. Dorfman, R. G. Cragle u. M. Hayano I [1389] 271, *347*
— s. McCann, S. M. II [662] 735, 736, *789*
Watanabe, T., s. Degrossi, O. J. I [308] 586, *636*
Watanabe, Y., s. Yasui, K. I [1445] 621, *678*

Waterhouse, J. A. H., s. Eckstein, P. I [293] 943, *980*, [94] *1164*
Waterman, L., J. Freud u. N. Jongh II [714] 385, *425*
— s. Spanhoff, R. W. I [1282] 466, *672*
Waters, H. W. I [915] 1062, *1122*
Watkins, O., s. Smith, G. S. van I [1220] 164, *339*
Watnick, A., s. Robinson, C. H. I [1122] *1011*
Watnick, A. S., J. Gibson, M. Vinegra u. S. Tolksdorf I [1363] 768, 774, 943, 945, 956, *1022*, [481] *1177*
— s. Gardner, J. N. I [427] *985*
Watrin, M. II [946, 947] 621, 656, *717*
Watson, B. P., Ph. E. Smith u. R. Kurzrock II [1020] 744, *801*
Watson, D. H. R., s. Smith, H. I [1241, 1242] 946, 948, *1016;* II [512a] 76, *129*
Watson, D. J., E. B. Romanoff, J. Kato u. D. B. Bartosik I [1389a] 27, *347*
— s. Barry, R. D. I [52a] 823, *971*
— s. Bartosik, D. II [56] 210, *257*, [50] 723, *767*
— s. Besch, P. K. I [83 c] 76, 106, 107, *290*
Watson, E. M., s. Williams, H. L. I [957] 406, *448*
Watson, R. H., s. Riches, J. H. II [393] 845, *919*
Watson, R. N., M. H. Bradley, R. Callahan, B. J. Peters u. R. C. Kory I [1407] 536, *677*
— s. Kory, R. C. I [477, 478] 373, 376, 405, *431*, [752, 753] 551, 552, *653*, [728] *996*
Watson, S. C., s. Cowie, A. T. II [122] 356, *405*
Watson, W. C., u. D. Murray I [1408] 473, 532, *677*
Wattenberg, C. A., s. Moore, G. F. I [637] 1081, *1114*
Wattenberg, L. W. I [1390] 33, 90, 242, 243, 248, 251, 254, *347*
Watteville, H. de I [1391, 1392] 30, 149, 151, 164, 171, 177, 265, *347;* II [933] 566, 567, *603*
— R. Borth u. M. Gsell I [1393] 29, 30, 166, 169, 175, 176, 177, *347*

Watteville, H. de, R. Borth, R. S. Mach u. E. Musso I [1394] 150, 156, 160, 188, *347*
— O. Stamm u. M. Gsell II [261] 33, *48*
— s. Borth, R. I [114, 116] 149, 151, 155, 159, 164, 171, 175, 177, *291*, [105, 106] 1067, 1070, *1097;* II [85] 567, *576*, [103, 104] 724, 727, *768*
Wattiaux, R., s. Duve, C. de I [225] 408, 413, *421;* II [93] 468, 501, *506*
Watts, G. F., u. A. W. Diddle I [929] 366, 372, *447*, [482] *1177*
— — W. H. Gardner u. P. J. Williamson I [483] *1177;* II [261a] 28, *49*
— s. Diddle, A. W. I [73] *1163*
Watzka, M. I [930] 353, *447*, [1409] 490, *677;* II [1021] 720, *801*
Watzman, N., W. J. Kinnard, M. D. Aceto u. J. P. Buckley I [1410] 546, *677*
Waud, R. A., s. Gowdey, C. W. I [509] 507, *643*
Wawro, N. W., s. Weinstein, L. II [539] 60, *130*
Wearing, M. I [1364] 937, *1022*
Weathers, W., s. Hutcherson, W. P. I [206] *1168*
Weaver, J. A., s. Nevin, N. C. I [649] 380, *437*, [314] 1146, *1172*
Webb, J. L., s. Gimeno, A. L. I [480—482] 473, 507, *642*, [436] *985*
Weber, A. F., B. B. Morgan u. S. H. McNutt II [948] 663, *717*
Weber, G., s. Döring, G. K. I [207] 361, *420*
Weber, H., s. Ober, K. G. II [665, 666] 525, 528, 529, 530, 540, 561, 564, *594*
Weber, J. II [1022] 762, *801*
Weber, L., s. Oliveto, E. P. I [996b] *1006*
Weber, L. M. I [484] *1177*
Weber, M., s. Kaufmann, C. I [485] 1063, 1064, 1069, 1070, 1073, *1109;* II [485] 555, 566, 567, *588*

Weber, M., s. Ober, K. G.
I [934] 101, *327*, [666, 667]
355, 356, 375, *438*, [994] 912,
1006, [680] 1045, 1047,
1057, *1115*
Webster, H. D., s. Duncan,
G. W. II [101] 822, 825,
908
— s. Meites, J. II [543] 204,
274, [682] 621, 667, 679,
708, [78] 813, *819*
Wedell, J., H.-J. Merker u.
D. Neubert II [298] 468,
513
— s. Merker, H.-J. II [196]
468, *510*
Weed, J. C., s. Segaloff, A.
II [813] 537, *599*
Weekes, H. C. II [949] *717*
Weeth, H. J., u. H. A.
Herman II [950] 663, *717*
Wegelius, O., u.
L. Hagelstam I [1365] *1022*,
[916] 1092, *1122*
Weghaupt, K. I [931, 932]
353, 354, 358, 386, *447*,
II [934] 524, 525, *603*
— s. Rockenschaub, A.
I [757] 1061, *1117*
Wegner, C. R., s. Dieckmann,
W. J. I [324] 500, *636*
Wegryn, R., s. Chapman,
G. B. II [59] 486, *505*
Wehefritz, E., u. E. Gierhake
I [917] 1056, *1122;*
II [1023] 720, *801*
Wehrberger, K., u.
Schubert, K. I [1163 b]
137, 142, *337*
Wehrli, H., M. Gereghetti,
K. Schaffner u. O. Jeger
I [1365 a] 834, *1022*
Wei Cheng, D. II [793] 181,
283
Weichert, C. II [794] 217,
283
Weichert, C. K. I [1366]
690, *1022*
— R. W. Boyd u. R. S. Cohen
II [715] 345, *425*
— u. S. Kerrigan II [716]
358, 385, *425*, [274] 438,
461
— s. Hisaw, F. L. I [570]
990; II [242] 55, *119*, [508]
745, *783*
Weichselbaum, T. E., u.
H. W. Margraf I [1395]
27, *347*
Weidenfeld, J., s. Finkelstein, M. I [114] *1165*
— s. Serr, D. M. I [815] 369,
443
Weifenbach, H. I [1367] 686,
1022

Weifenbach, H., s. Hohensee,
F. I [576 a] 823, 827, *991;*
II [247] 69, 73, *119*
Weil, A. J., u. J. M. Rodenburg.
II [795] 157, *283*
Weil, P. G. I [1396, 1397] 177,
234, *347*
— s. Jones, H. W. I [641]
86, 167, *315*
Weil, R. J., s. Tupper, C.
I [1343] 169, *345*
Weinard, H., W. Rindt u.
G. W. Oertel I [1397 a]
259, 274, *347*
Weinberg, A. N., s. Tomkins,
G. M. I [1333] 256, *344*
Weinberg, M., s. Henederson,
E. I [548, 549] 742, 757,
783, 786, 881, 909, 911,
962, 963, *990;* II [228] 77,
119
Weiner, R., s. Maengwyn-
Davies, G. D. I [567] *434*
Weinhouse, S., u. J. I. Brewer
I [1398] 45, 46, 47, 48,
347
Weinman, D. E., u. W. L.
Williams II [796] 157,
283
Weinmann, J., s. Weinmann,
S. I [1399] 31, 139, 140,
149, *347*
Weinmann, S., J. Weinmann,
E. E. Baulieu, P. Desgrez
u. M. F. Jayle I [1399] 31,
139, 140, 149, *347*
Weinstein, A. L., s. Make-
peace, A. W. II [582] 524,
591; [637] 682, *706*
Weinstein, G. L., u. A. W.
Makepeace II [1024] 747,
801
— s. Makepeace, A. W.
I [841] 804, *1000;* II [152]
432, *457*, [678—680] 745,
747, 751, *789*
Weinstein, L. I [1411] 461,
677
— N. W. Wawro, R. V.
Worthington u. E. Allen
II [539] 60, *130*
Weintraub, A., s. Eppstein,
S. H. I [348 b] 827, *982*
Weintraub, J., s. Tyler, E. T.
I [1341] 937, *1020*,
[465] *1177*
Weisenborn, F. L., u. H. E.
Applegate I [1367 a] 821,
1022
— s. Sih, Ch. J. I [1233 a]
826, *1016*
Weisenfeld, S. I [933] 364,
447
— u. M. G. Goldner I [934]
364, *447*

Weisenfeld, S., s. Carter, A. C.
I [197] 581, *631*, [167] 909,
925, 928, *975*
Weiss II [117] 809, *820*
Weiss, C., s. Calvin, H. I.
I [187 b] 29, *294*
Weiss, E. II [506] 880, 891,
923
Weiss, M. J., J. F. Poletto,
G. R. Allen jr., F. E. Schaub
u. I. Ringler I [1368] 815,
829, 831, 838, 841, 862, 863,
865, 869, 874, 876, *1022;*
II [540] 66, 67, 73, *130*
— R. E. Schaub, J. F. Poletto,
G. R. Allen u. C. J. Cascia
I [1370] 815, 817, 818, 862,
1022
— — — u. C. C. Pidacks
I [1369] 815, 817, 818, 838,
862, 864, 865, 874, *1022*
— — — G. R. Allen jr., u.
C. J. Coscia II [541] 66,
130
— — — u. C. C. Pidacks
II [542] 66, 67, 68, 73, *130*
— s. Allen jr., G. R. I [6 a]
860, *969*
— s. Schaub, R. E.
I [1275 b] 859, *1017*
Weiss, S. B., s. Oertel, G. W.
II [671] 515, 516, *594*,
[747] 749, 760, *792*
Weiss, St. P., s. Oertel, G. W.
I [952] 24, 25, 27, 29, 113,
119, *328*
Weissbach, H., F. Goodwin u.
E. S. Maxwell I [935] 410,
447
Weissbecker, L. I [918] 1037,
1122
Weissberg, J., s. Pearson, S.
I [1026] 895, *1007*
Weisschedel, E., s. Busta-
mente, M. II [142] 731, *770*
Weissmann, G. I [936, 937]
413, *447*
— G. Sessa u. S. Weissmann
I [938] 413, *447*
Weissmann, S., s. Weissmann,
G. I [938] 413, *447*
Weisz, J., s. Matsuyama, E.
II [703] 724, *790*
— s. Pupkin, M. I [1043 a]
251, 255, *332*
Welch, A. D., s. Jaffe, J. J.
I [661] 619, *649*
Welch, J. A., s. Kammlade,
W. G. II [552] 745, *785*
Welch, J. W., P. N. Wilkinson
u. C. A. Hellwig I [1412]
585, *677*
Welch, P., s. Romanoff, L. P.
I [1100] 101, 102, 162, 628,
335

Welch, R. M., s. Conney, A. H. I [222c] 157, *296*
Welegalla, J., s. Michael, R. P. II [173—175] 427, 432, 433, 434, 435, 438, *457*, [690, 691] 625, 673, 675, 679, 683, 684, *708*
Wellensiek, H. J., s. Rummel, W. II [814] 651, *712*
Weller, O. I [1371—1374] 904, 907, 912, 913, 922, *1022*
Wellington, G. H., s. Davey, R. J. II [71] 897, *907*
Wells, J. A., u. R. R. Greene I [1413] 466, *677*, [1375] 835, *1022*
— s. Greene, R. R. I [524] 466, *644*, [482] 808, *987*
Wells, L. J., u. M. D. Overholser I [1414] 536, *677*
— s. Moore, C. R. II [725] 742, *791*
Wells, M., s. Brown, P. S. I [112] 774, 775, 945, *973;* II [32] 24, 25, *40*, [47, 48] 93, 101, *112*, [112] 525, 529, *576*
Welsh, C. A., s. Taylor jr., H. C. I [1339] 464, 465, 476, *674*
Wendler, N. L., s. Huang-Minlon, K. Tien Han I [83] 5, *19*
Wendt, G. R., s. Smith, H. I [1241, 1242] 946, 948, *1016;* II [512a] 76, *129*
Wengle, B., u. H. Boström I [1400] 257, *347*
— s. Boström, H. I [119] 108, 133, *291*
Wenner, C. E. I [939] 412, *447*
— u. R. Cereijo-Santalo I [1415] 622, *677*
Wenner, R. I [1376] 917, *1022*, [919] 1081, *1122;* II [935—937] 515, 558, 560, 568, 569, 570, 571, 572, *603*
— u. G. A. Hauser I [920] 1067, *1122;* II [938] 560, *603*
— u. C. A. Joel I [1377] 917, *1022*
— M. Keller u. G. A. Hauser II [939] 566, *603*
— s. Erb, H. I [349] 170, 176, *302;* II [238] *580*
— s. Hauser, G. A. I [347] 1048, 1049, *1105*
Wenner, V., s. Verzár, F. I [905] 407, *446*
Werb, J. L., s. Heard, R. D. H. I [542] 233, *310*

Werbin, H., J. Plotz, G. V. Le Roy u. E. M. Davis I [1401] 87, *347*
— G. V. Le Roy u. D. M. Bergenstal I [1402] 269, *347*
— s. Davis, M. E. I [265] 61, 70, 71, 87, 93, 164, 192, 267, 269, *298;* II [187] 540, 542, 555, *579*
— s. Ewald, W. I [356] 79, *302*
— s. Le Roy, G. V. I [1108] 70, *335*
— s. Plotz, E. I [1023] 61, 88, 268, *331*
Werboff, J., u. B. Corcoran I [1416] 527, *677*
— L. Hedlund u. J. Havlena I [1417] 527, *677;* II [951] 651, *717*
Werder, F. v., s. Mannhardt, H. J. I [848a] 842, *1000*
Werff ten Bosch, J. J. van der, G. P. van Rees u. O. L. Wolthuis II [1025] 733, *801*
— s. Donovan, P. II [266—269] 734, 742, 759, *774*
— s. Swanson, H. E. II [261, 262] 439, *461*, [971, 972] 731, *800*
Werner, S. C. II [797] 181, *283*
Werro, U. II [118] 813, *820*
Wersäll, J., s. Borell, U. II [37] 85, *112*, [26] 487, *504*
Werthessen, N. T. I [1403] 71, 80, *347*, [940] 408, *448*
— u. S. L. Gargill I [1378] *1022*
— E. Schwenk u. C. Baker I [1404] 207, *347*
— s. Pearlman, W. H. I [988] 144, 145, *330*
— s. Pincus, G. I [1063, 1064] 683, 740, 804, 805, *1009;* II [642—644] 170, 171, 173, 245, *277*, [752] 619, *710*
Wessel, W. II [299—302] 481, 491, *513*, *514*, [940] 535, *603*
West, G. B. II [156] 306, *313*
— s. Maudsley, D. V. I [932] *659*
West, H. F., s. Greaves, M. S. I [316] 381, *425*
West, T. C., u. P. Cervoni I [941] 385, *448*
Westcott, L., s. Addleman, D. II [5] 838, 863, *905*

Westerhof, P. II 1
— u. E. H. Reerink I [161] 10, *22*, [1379, 1380, 1380a] 810, 831, 860, *1022*
— s. Kamp, H. van I [91, 92] 10, *20*
— s. Rappoldt, M. P. I [137, 138] 10, *21*
— s. Reerink, E. H. I [139] 10, *21*, [1095] 810, 860, 861, *1010;* II [439] 74, *126*
— s. Schöler, H. F. L. I [148, 149] 10, *21*, *22*, [1282, 1283] 766, 783, 810, 831, 860, 861, 867, *1018;* II [487, 488] 74, *128*, [714] 247, 249, *280*, [245] 430, *460*
— s. Smit, A. I [151] 10, *22*, [1239a] 867, *1016*
Westfall, B. B., s. Hertz, R. I [371] 1089, *1105*
Westgren, A., s. Brohult, J. I [123] 374, 377, *417*
Westin, B. II [543] 59, *130*
— u. E. Odeblad I [942, 943] 388, *448;* II [544] 59, *130*
— s. Odeblad, E. I [669] 387, *438;* II [669] 531, 532, *594*
Westmann, A. I [921] 1040, *1122;* II [262—265] 23, 31, 32, *49*, [798] 189, *283*, [1026—1028] 731, 744, *801*, *802*
— u. D. Jacobsohn II [799] 214, *283*, [1029—1033] 720, 731, 751, 760, *802*
— u. N. A. Hillarp II [1034] 731, *802*
— E. Jorpes u. G. Widström II [266] 23, 32, *49*
— s. Borell, U. II [37] 85, *112*, [99] 143, 189, *259*, [26—28] 487, 491, *504*
— s. Brody, S. I [121, 122] 384, 385, 387, *417;* II [46] 78, *112*, [15] 290, *309*, [108, 109] 532, 534, *576*, [143, 144] 654, *689*
— s. Claesson, L. II [162] 744, *770*
— s. Diczfalusy, E. I [295] 272, *300;* II [252] 762, *774*
— s. Nilsson, O. II [229] 485, *511*
Westman, A. E. II [941—943] 539, *603*
Westman, W., s. Borell, U. II [116] 633, *688*
Weston, R. E., M. C. Isaacs, R. Rosenblum, D. M. Gibbons u. J. Grossman I [944] 360, 367, *448*, [1418] 483, 536, 544, 549, *677*

Weston, R. E., s. Sachs, B. A. I [790] 366, *442*
Westover, J. L. s. Hutchinson, D. L. [527] 675, *702*
Westphal, U. I [1405—1408, 1408a, 1409, 1410, 1410a] 30, 149, 163, 164, 241, 261, 265, 266, 269, 270, 271, 272, 273, 274, *347*, 348, [1381, 1382] 887, 888, *1022;* II [944, 945, 947] 518, *603*, [952, 953] 667, *717*
— u. A. D. Ashley I [1411] 265, *348*
— — u. G. L. Selden I [1412] 265, *348*
— u. B. D. Ashley I [1410b] 266, 276, *348*
— u. C. L. Buxton I [1413] 201, 241, 242, 270, *348*
— H. E. Firschein u. E. M. Pearce I [1414] 265, 273, *348;* II [946] 518, *603*
— u. Th. R. Forbes I [1415] 265, *348*, [1383] *1022*
— u. I. Schmidt-Thomé I [1384] 885, *1022;* II [545] 64, *130*
— s. Butenandt, A. I [25—27] 5, *17, 18,* [172—174] 23, 58, 201, *294,* [152—154] 741, 804, 805, 880, *975,* [143, 144] 1027, 1039, *1098;* II [57—59] 64, *112,* [134] *577*
— s. Buxton, C. L. I [181] 267, 268, *294*
— s. Davidson, E. T. I [263b] 273, *298,* [299] 475, *635*
— s. Gala, R. R. II [225, 226] 361, 362, *408*
— s. Heerhaber, I. I [563] 528, *645*
Westphal, W., s. Kaufmann, C. I [670—673] 24, 83, 84, 86, 101, 125, 129, 149, 151, 171, 172, 268, *316,* [481] 1030, *1109;* II [486] 558, 566, *588*
Wett, C., s. Hayhow, W. R. II [477] 743, *782*
Wetterberg, L. I [945] 381, *448,* [485] *1177*
Wetterndorff, P., s. Plessier, J. I [1080] 533, *665*
Wettstein, A. I [1416] 66, 67, 78, *348,* [1385—1387] 805, 816, 860, 862, 895, *1023;* II [546, 547] 66, *130*
— u. G. Anner I [1388] 842, *1023*
— R. Neher u. H. J. Urech I [1417] 256, 258, *348*

Wettstein, A., s. Hartmann, M. I [76] 5, *19,* [526] 23, 201, 209, 212, *310,* [521] 743, 804, 892, 893, *989;* II [221] 64, *118*
— s. Heusler, K. I [561b] *990*
— s. Kahnt, F. W. I [648] 45, *315*
— s. Meystre, Ch. I [120, 121] *21,* [904—906, 906a] 740, 816, 827, 860, 862, 914, 915, 966, *1002, 1003;* II [371, 372] 66, *124*
— s. Miescher, K. I [910, 911] *1003*
— s. Neher, R. I [915—917] 28, 45, 180, 188, *326*
— s. Ruzicka, L. I [1168, 1169] 896, 908, 957, *1013*
— s. Simpson, S. A. I [1212] 28, *339*
— s. Ueberwasser, H. I [158] 15, *22,* [1341a] 942, 951, *1020*
— s. Vischer, E. I [159] *22,* [1353a] 877, *1021*
Wetzstein, R. II [303, 304] 474, 481, 491, *514,* [948] 535, *603*
— u. H. Wagner II [305] 481, 491, *514*
Whalen, R. A., C. K. Peck u. J. Lo Piccolo I [1388a] *1023*
Whalen, R. E., u. D. A. Edwards II [954] 682, *717*
— u. R. D. Nadler II [275] 439, *461*
— s. Feder, H. H. II [72] 439, *454*
Wharton, L. R., u. R. B. Scott I [1389] 788, 806, 941, *1023,* [922] 1032, *1123;* II [276] 448, *461*
— s. Scott, R. B. I [799] 1075, *1119*
Whatley, J. A., s. Morrissette, M. C. I [983] 487, *661;* II [86] 814, *819,* [323] 884, *916*
Wheat, J. D., s. Spies, H. G. II [890] 615, 646, *715*
Wheatley, V. R., s. Henderson, J. I [550] 29, 149, 155, 164, *311*
— s. Hodgson-Jones, I. S. I [593] 590, *646*
Whedon, G. D., s. Heaney, R. P. I [534] 910, *989*
Wheeler, C. E., E. P. Cawley u. A. C. Curtis I [1419] 596, *677*
— — H. T. Gray u. A. C. Curtis I [923] 1081, *1123*

Whetham, E. O., s. Smelser, G. K. II [939] 742, *798*
Whetzal, F. W., L. B. Embry u. L. B. Dye II [507, 508] 896, 897, *923*
Whitacre, F. E., u. B. Barrera II [1035] 739, *802*
Whitaker, L. R., u. W. C. Emerson I [1420] 532, *677*
White, A. I [946] 403, 407, 408, 411, *448;* II [717, 718] 350, *425*
— H. R. Catchpole u. C. H. H. Long II [1037] 721, *802*
— s. Blecher, M. I [74—77] 403, 407, 408, 409, 411, *416*
— s. Gardner, W. U. II [239, 240] 350, 351, *408*
— s. Jedeikin, L. A. I [413] 403, 411, *428*
— s. Monder, C. I [616, 617] 408, 413, *436*
White, I. G., J. C. Wallace u. G. M. Stone I [947] 392, *448*
— s. Wallace, J. C. I [926] 384, 392, *447,* [1359] *1021*
White, J. H., s. Hertz, R. II [115] 19, *43*
White, P. I [1418] 177, *348*
— L. Gillespie u. L. Sexton I [1419] 177, *348,* [925] 1075, *1123*
— u. H. Hunt I [1420] 177, *348*
— R. S. Titus, E. P. Joslin u. H. Hunt I [924] 1075, *1123*
White, R. F., A. T. Hertig, J. Roch u. E. Adams II [949] 567, *603*
White, W. D., u. H. C. Browning II [955] 651, *717*
— s. Browning, H. C. I [161] 620, *630;* II [153] 651, *689*
White, W. E. II [1036] 721, *802*
— s. Hill, R. T. II [494] 621, 652, *701*
White, W. F., s. Schally, A. V. II [897, 898] 736, *797*
Whitehouse, M. W., s. Staple, E. I [1258] *341*
Whitelaw, J. II [267] 10, 19, *49*
Whitelaw, M. J. I [948—950] 353, 355, 356, *448*
— u. S. Thomas I [1421] *677*
— S. F. Thomas, W. Graham, Th. N. Foster u. C. Brock I [1390] *1023*

Whiteley, H. J., u. H. B. Stoner I [1422] 576, *678*
Whitmore, G. E., s. Hawk, H. W. II [46a] *818*
Whitney, D., s. Johnson, W. C. I [672] 511, *650*
Whitney, L. F. II [800] 140, *283*
— u. A. B. Underwood II [956] 613, *717*
Whitney, R., u. H. O. Burdick II [801] 195, *283*
— s. Burdick, H. O. I [122] 706, *974;* II [121, 124, 125] 183, 195, 196, *259, 260*
Whittaker, J. O., s. Parsons, L. I [967] 148, 153, *329*
Whitten, W. K. I [1423] 487, *678;* II [802—805] 167, 169, 173, 174, *283,* [957—959] 617, 634, 650, 651, 652, *717,* [1038] 740, 741, *802*
Whitty, C. W. M., u. J. M. Hockaday I [926] 1090, *1123*
Wiberg, G. S., s. Tuba, J. I [886] 396, *445*
Wibo, M., s. Duve, C. de I [225] 408, 413, *421*
Wichmann, K. I [1420a, 1420b] 130, 258, 277, *348*
Wichmann, S. E. II [950] 539, *603*
Wickersham, E. W., s. Brinkley, H. J. I [141] 201, 203, *293*
Wickham, M. II [1039] 754, *802*
Wicki, W., s. Buzzetti, F. I [154a] 834, *975*
Wicox, E. B., s. Wiest, W. G. I [1435, 1436] 254, 255, *349*
Widal I 462
Wide, L., u. C. Gemzell II [1040] 724, *802*
— s. Kaiser, J. II [128a] 29, *43*
Widström, G., s. Westmann, A. II [266] 23, 32, *49*
Wiechert, R., u. E. Kaspar I [1390a] *1023*
— u. F. Neumann I [1391] 814, 816, 829, 830, 837, 866, 867, 868, 870, 871, 874, 878, 886, 887, 917, 918, 921, 939, 946, 965, 966, *1023;* II [548] 66, 69, 70, 71, 73, 75, 76, *130,* [806] 138, *283,* [277] 448, *461*
— H. Steinbeck, W. Elger u. F. Neumann II [549] 110, *130,* [278] 450, *461*

Wiechert, R., s. Gerhards, E. I [443a] 279, *306*
— s. Kaspar, E. I [674a] *994*
Wied, D. de, s. Van der Vies, J. I [1346] *1021*
Wied, G. L. I [1391a] 906, 941, *1023;* II [952] 526, 527, 544, *603*
— u. W. Christiansen II [951] 526, 527, 544, *603*
— u. E. Davis II [268—270] 4, 6, 8, 11, 17, 19, *49*
— u. M. E. Davis I [162, 163] 9, *22,* [951] 356, *448,* [1392, 1393] 737, 804, 805, 824, 829, 830, 832, 880, 917, *1023,* [488] *1177;* II [807] *283,* [953, 954] 526, 527, 560, 566, *603, 604*
— u. N. E. Davis I [927] 1067, *1123*
— J. R. del Sol u. A. M. Dargan I [1394] 804, 832, 918, *1023;* II [955] *604*
— s. Davis, E. I [52] 5, 7, 8, 11, 17, 32, *40*
— s. Davis, M. E. I [273] 278, *299,* [218—220] 755, 805, 829, 832, 922, 941, 968, *978,* [196] 1030, 1039, *1100;* II [189] 527, *579*
Wiedemann, J., s. Brehm, H. I [135] 508, *629*
Wieland, P., s. Heusler, K. I [561b] *990*
— s. Ueberwasser, H. I [158] 15, *22,* [1341a] 942, 951, *1020*
Wieland, R. G., C. de Courcy, R. P. Levy, A. P. Zala u. H. Hirschmann I [1420c] 111, *348*
Wiele, H. I. van de, s. Abrams, C. A. L. I [3b, 3c] 79, 151, *286*
Wiele, R. van de, s. German, E. I [444] 158, 190, *306*
— s. Solomon, S. I [1232, 1234] 88, 220, 223, *340*
Wiele, Van de, R. L., E. Gurpide, W. G. Kelly, J. H. Laragh u. S. Lieberman I [1421] 103, *348,* [1424] 477, 478, 581, *678*
— u. J. W. Jailer I [1422] 81, *348*
— u. R. N. Turksoy II [1012, 1041] 728, *801, 802*
— s. Arcos, M. I [27] 100, 101, 123, 138, 267, *287,* [26] *970;* II [24] 520, *574*
— s. Calvin, H. L. I [188] 45, 71, 91, 101, *295*
— s. Roberts, K. D. I [1085] 142, 182, *334*

Wiele, R. V., s. Jailer, J. W. I [611] 276, 277, *314*
Wiener, J., s. Giacomelli, F. II [115] 464, 465, *507*
Wiener, M. I [1423] 99, *348*
— u. S. H. G. Allen I [1423a] 89, 109, *348;* II [808] 227, *283*
— Ch. I. Lupu u. E. J. Plotz I [1424] 279, *348*
— s. Hayano, M. I [533] 223, *310*
— s. Plotz, E. J. II [712] 543, *596*
Wiesiollek, B., s. Bomskov, Ch. I [103] 201, *291*
Wiesner, B. P. I [1395, 1396] 726, *1023;* II [279, 280] 445, *461*
— u. J. S. Patel II [550] 55, *130*
— s. Barton, M. I [47, 48] 353, 354, 355, 356, 357, 358, 415, [52] 1049, *1095;* II [55] 134, *257,* [48, 49] 525, 548, *575*
Wiest, W. G. I [1425, 1425a, 1426—1430] 25, 27, 28, 197, 248, 249, 250, 253, 254, 255, 256, 257, 273, 274, *348*
— u. T. R. Forbes I [1431] 242, *348,* [1397] 753, 879, 880, *1023;* II [808a] 229, *283,* [956] 553, *604,* [1042] 760, *802*
— G. I. Fujimoto u. A. A. Sandberg I [1432, 1433] 267, 268, 269, *349;* II [957] 519, *604*
— W. R. Kidwell u. T. H. Kirschbaum I [1434] 254, 255, *349*
— u. E. B. Wicox I [1435] 254, 255, *349*
— — u. T. H. Kirschbaum I [1436] 254, 255, *349*
— J. Zander u. E. G. Holmstrom I [1437, 1438] 106, *349*
— — F. Tyler u. L. T. Samuels I [1439] 266, 267, *349*
— s. Balogh jr., K. I [56a] 255, *289*
— s. Berliner, D. L. I [80] 274, *290*
— s. Kidwell, W. R. I [674a, 674b] 248, 255, *316*
— s. Molen, H. J. van der, I [896] 32, 112, 113, 114, *326;* II [625] 516, *593*
— s. Wilcox, R. B. I [1440a] 255, *349,* [1398] 747, 804, 879, *1023;* II [961] 648, *717*

Wiest, W. G., s. Zander, J. I [1499] 76, 105, *351*, [954] 1036, *1124*
Wiggan, L. G. S., s. Nestel, B. L. II [89] 809, *819*, [339] 851, *917*
Wiggins, E. L., L. E. Casida u. R. H. Grummer II [960] 668, *717*
Wight, K. M. I [952] 412, *448*
Wijsenbeck, P. II [958] 557, *604*
Wilbrand, U. I [953] 352, *448*
— u. W. Humke I [1425] 465, 476, 479, *678*
— u. E. Löhr I [954] 359, *448*, [1426] 528, *678*
— C. Porath, P. Matthaes u. R. Jaster I [955] 359, *448*, [1427] 529, *678*
Wilbrandt, W. I [1428] 466, 468, *678*
— s. Kunz, H. A. I [781] 473, *654*, [746] *997*
Wilcox, R. B. I [1440] 254, *349*
— u. W. G. Wiest I [1440a] 255, *349*, [1398] 747, 804, 879, *1023;* II [961] 648, *717*
Wild, W., s. Reimann-Hunziker, R. II [745] 524, *597*
Wildasin, G. L., s. Ganis, F. M. I [434a] 77, *305*
Wilds, A. L., u. N. A. Nelson I [1399] 951, 952, 954, *1023*
Wiles, P., s. Allan, H. II [11] 355, *401*
Wiley, R. H., u. S. H. Chang I [164] *22*
Wiley, T. E., s. Marion, G. B. II [695] 739, *790*
Wilke, G., u. E. Suchard II [306] 464, *514*
Wilkin, G. P. II [959] 535, *604*
Wilkins, J. II [271] 2, 34, *49*
Wilkins, L. I [1400, 1401] 726, 918, 936, *1023*, [930, 931] 1070, 1090, *1123*, [489, 490] *1177;* II [281] 445, *462*, [960] 555, *604*
— L. J. Gardner, J. F. Crigler jr., S. H. Silverman u. Cl. J. Migeon I [928] 1037, 1041, *1123*
— u. H. W. Jones II [961] 555, *604*
— — G. H. Holman u. R. S. Stempel I [491] *1177;* II [272] 2, 34, *49*, [962] 555, *604*

Wilkins, L., H. W. Jones jr., G. H. Holman u. R. S. Stempfel jr. I [1402] 726, 914, 918, *1023*, [929] 1070, 1071, *1123;* II [282] 445, *462*
— u. R. A. Lewis I [1429] 538, 555, 571, 572, 574, *678*
— — S. de Majo u. E. Rosemberg I [956] 402, *448*
— s. Jones, H. W. I [640] 914, 936, *993*, [448] 1070, *1108;* II [115] 445, *455*
— s. Jones jr., H. W. II [541] 555, *587*
Wilkinson, J. W., s. Henderson, J. I [550] 29, 149, 155, 164, *311*
Wilkinson, P. N., s. Welch, J. W. I [1412] 585, *677*
Will, D. W., s. Hutchinson, D. L. II [527] 675, *702*
Will, I. I [1403] 913, *1023*, [932—934] 1031, 1044, 1045, 1047, 1049, 1082, *1123*
— s. Kaiser, R. I [657] 165, 171, *316*
Will, J. II [963, 964] 541, 564, 566, 567, *604*
— s. Kaiser, R. II [471] 558, *588*
Willems, J. L., P. J. Bernard, A. L. Delaunois u. A. F. de Schaepdryver II [157] 305, 306, *313*
Willemsen, R., s. Thomsen, K. II [988] 762, *800*
Willenbrink, J., s. Kimbel, K. H. I [677, 678] 279, *316*
Willert, B., s. Borglin, N. E. I [113] 171, 173, *291;* II [82] *576*
Willett, E. L. II [283] 432, *462*, [1043] 745, *802*, [511] 849, *923*
— W. H. McShan u. R. K. Meyer II [1044] 747, *802*
Williams, B. F. P. I [936] 1077, 1090, *1123*
Williams, D., s. Alexander, G. I [61] 224, 228, 263, *286;* II [4] 621, 667, *684*
Williams, D. C., s. Butt, W. R. I [178] 23, 24, 25, 27, 120, 126, 273, *294;* II [136] 519, 553, *577*
Williams, D. M., s. Burn, D. II [52] 66, *112*
Williams, D. W., G. L. Denardo u. J. S. Zelenik II [509] *923*
Williams, H. E., P. L. Johnson u. J. B. Field I [1441] 218, *349*

Williams, H. G., s. Talalay, P. I [1301] 77, *343*
Williams, H. H., s. Pratt, J. P. I [1038] 48, 82, *332*
Williams, H. L., u. E. M. Watson I [957] 406, *448*
Williams, J., s. Rutherford, R. N. II [873] 739, *796*
Williams, J. B., s. Williams, J. F. I [935] 1075, *1123*
Williams, J. F., J. B. Williams u. J. W. Harper I [935] 1075, *1123*
Williams, J. N. II [510] 893, *923*
Williams jr., J. R., s. Grollman, A. I [528] 510, *644*
Williams, J. S., s. Hirschmann, H. I [575] 234, *312*
Williams, K. I. H., s. Fukushima, D. K. I [425a] 137, 138, 180, *305*
— s. Pincus, G. II [372] 824, *918*
Williams, P. C., s. Lee, A. E. I [761] *997*
Williams, P. T., s. Peden jr., J. C. I [700] 360, *439*
Williams, R., u. C. W. Turner II [719] 399, *425*
— s. Griffith, D. H. II [273] 378, *410*
— s. Miller, W. R. I [886] 271, *325*
— s. Turner, C. W. II [704] 399, *424*
Williams, S. M., U. S. Garrigus, H. W. Norton u. A. V. Nalbandov II [962] 622, *717*
Williams, W. I [1442] 29, 169, 172, *349*
Williams, W. F. I [1443] 271, *349*
— J. O. Johnston u. M. Lauterbach II [810] 212, *283*
— — u. B. Fagan II [811] 212, *283*
— J. Lynch, M. Barens u. B. Fagan I [1444] 209, 213, 224, *349;* II [963] 664, *717*
— s. Johnston, J. O. II [417] 212, *269*
— s. Turner, G. D. I [1346] 271, *345*
Williams, W. L. II [720—722] 366, 368, 369, *425*
— W. R. Dukelow u. H. Chernoff II [809] 157, *283*
— s. Ashburn, A. D. I [48] 506, 541, 553, 557, *626*
— s. Foley, C. W. II [299] 144, *265*

Williams, W. L., s. Hamner,
C. E. II [354, 355] 144,
267
— s. Heuverswyn, J. van
I [565] 742, 746, 805, 835,
990; II [106] 428, 455, [490]
755, 782
— s. Hooker, C. W. II [308,
309] 368, 411
— s. Weinman, D. E. II [796]
157, 283
Williams, W. W. I [958] 358,
448
— u. F. A. Simmons II [812]
134, 283
Williamson, D., s. Burn, D.
I [123] 813, 814, 974
Williamson, J. L., s. Mitchell
jr., G. E. II [315] 896,
916
Williamson, P. J., s. Diddle,
A. W. I [73] 1163
— s. Watts, G. F. I [483]
1177; II [261a] 28, 49
Willighagen, R. G. J.,
s. Lammes, F. B. I [497]
392, 431
Willmer, E. N. II [307] 464,
514
Willmer, J. S. I [959, 960]
401, 448
Willoughby, H., s. Heard,
R. D. H. I [543] 273, 274,
310
Wilson, A. C., s. Farner, D. S.
II [332] 741, 777
Wilson, C., s. Carmichael, R. H.
I [144] 373, 418
Wilson, E., s. Huang-Minlon,
K. Tien Han I [83] 3, 19
Wilson, E. D., s. Zarrow, M. X.
II [831] 226, 284
Wilson, G., s. Kamyab, S.
I [657b] 283, 316
— s. Littleton, Ph. I [780c]
321
Wilson, G. D., s. O'Mary, C. C.
I [1027] 545, 663
Wilson, G. R., s. Fotherby, K.
II [286] 543, 582
— s. Ludwick, T. M. II [293]
843, 864, 872, 915
Wilson, H., M. B. Lipsett u.
D. W. Ryan I [1445] 28,
70, 101, 112, 136, 137, 138,
139, 141, 349
Wilson, I. B. II [813] 214,
283
Wilson, J. C., s. Robertson,
I. S. II [401] 919
Wilson, J. D. I [961] 397,
405, 448; II [158] 285, 313
— s. Burgess, T. L. I [133]
397, 405, 418; II [164] 649,
689

Wilson, J. H., s. Riva, H. L.
I [750] 1077, 1117
Wilson, J. R., N. Adler u.
B. Le Bœuf II [964] 613,
648, 717
Wilson, M. D., u. L. M. Randall
I [1446] 164, 171, 349
Wilson, R., Ch. E. Bird,
N. Wiqvist, E. Salomon u.
E. Diczfalusy I [1447]
134, 349
— s. Grumbach, M. M.
II [435] 745, 780
— s. Solomon, S. I [1229]
91, 134, 340; II [851] 553,
600, [959] 763, 764, 799
Wilson, R. A. I [937] 1086,
1123; II [119] 816, 821
— u. T. A. Wilson I [938]
1078, 1123
Wilson, R. B., L. M. Randall u.
A. E. Osterberg I [1448]
149, 164, 349
Wilson, R. J., s. Mills, I. H.
I [887b] 116, 325
Wilson, T. A., s. Wilson, R. A.
I [938] 1078, 1123
Wilson, W. D., u. C. Erzin
I [1404] 717, 1023
Wiltbank, J. N., u. L. E. Casida
II [814] 210, 212, 283,
[965] 615, 633, 717
— H. W. Hawk, H. E. Kidder,
W. G. Black, L. C. Ulberg u.
L. E. Casida II [121] 813,
821
— J. E. Ingalls u. W. W.
Rowden II [512] 844,
845, 923
— J. A. Rothlisberger u. D. R.
Zimmerman II [815] 283
— W. J. Tyler u. L. E. Casida
II [120] 807, 808, 809, 821
— u. D. R. Zimmerman
II [513] 838, 849, 923
— — J. E. Ingalls u. W. W.
Rowden II [514] 838,
849, 857, 923
— s. Black, W. G. I [106]
464, 628
— s. Hawk, H. W. I [553]
470, 645
— s. Niswender, G. D.
II [356] 844, 918
— s. Parker, W. R. II [365]
857, 918
Wimpfheimer, S., u.
M. Feresten II [816] 190,
283
Wimsatt, W. A. II [1045]
761, 802
— s. Wislocki, G. B. II [1055]
761, 802
Winchester, D. P., s. Wolfson,
A. II [1063] 741, 803

Windholz II 1
Windholz, T. B., s. Fried, J. H.
I [403a] 951, 966, 984
Windsor, B., s. Callantine,
M. R. I [161] 975
Winget, C. M., E. G. Averkin u.
T. B. Fryer II [966] 611,
717
— u. E. L. Griffin II [515]
842, 923
— C. A. Mepham u. E. G.
Averkin II [967] 611,
717
Wingstrand, K. G. II [1046]
735, 802
Winkelmann, W., s. Günther,
T. I [333] 413, 425
Winkelsberg, G., s. Lunenfeld,
B. II [651] 728, 788
Winkler, B. S., s. Brendler, H.
I [109] 371, 417, [137] 582,
629, [104] 929, 973
Winkler, H. I [939, 940]
1038, 1040, 1093, 1123
— u. Fenner I [1430] 489,
678
— s. Bach, E. I [40] 1069,
1095
Winsor, T., s. McCausland,
A. M. I [885] 511, 657
Wintenberger, S. II [817]
171, 172, 190, 283
— s. Dauzier, L. II [201]
153, 171, 262, [218] 745,
748, 772
Wintenberger-Torres, S.
II [818] 171, 283
Winter, A., s. Caspi, E.
I [191b] 68, 295
Winter, A. J., s. Broome, A. W.
II [114] 259
Winter, C. A. I [1431] 520,
521, 678
Winter, G. F. II [965] 528,
604
— R. Häntsch u. P. Potter-
Pool I [941] 1085, 1086,
1123
— u. M. Paschow II [966]
604
— u. P. Pots II [274] 15, 16,
49, [967] 548, 604
Winter, H. I [1432] 517, 520,
521, 678
Winter, I. C. I [962] 380,
448, [492] 1178
Winter, M. S. de II 1
— C. M. Siegmann u. S. A.
Szpilfogel I [165] 16, 22,
[1405] 958, 959, 960, 1023;
II [551] 77, 130
— s. Szpilfogel, S. A.
I [1275a] 877, 1017
Winterberger, S. II [273] 32,
49

Winterfeld, M., u. H. Debuch I [1448a] 47, *349*
Winternitz, F., s. Heusser, H. I [564] 906, 957, *990*
Winters, L. M., s. Green, W. W. II [324] 140, *266*
Wintersteiner, O., u. W. M. Allen I [166] 5, *22*, [1449] 23, 201, *349*, [1406] 804, *1023;* II [552] 64, *130*
— s. Allen, W. M. I [6] 5, *17*, [15] 58, *287*, [18] 891, *970*
Winzenried, H. U., s. Zerobin, K. II [124] 808, *821*, [522] 839, 843, 869, 875, 877, 891, 893, *924*
Wiquist, N., s. Grumbach, M. M. II [435] 745, *780*
— s. Pion, R. II [703] 542, *595*
Wiqvist, N. II [968] 650, *717*
— s. Bengtsson, G. I [69] 133, *289*
— s. Bird, Ch. E. I [88, 89] 98, 123, 134, *290*
— s. Brody, S. II [113] 219, *259*, [145] 650, *689*
— s. Cooke, I. D. I [230a] 134, *297*
— s. Jaffe, R. I [610a] 89, 108, *314*
— s. Palmer, H. I [965b] 89, *329*
— s. Paul, K. G. I [697] 394, *439;* II [741] 652, *710*
— s. Pion, R. J. I [1020] 89, *331*
— s. Solomon, S. I [1229] 91, 134, *340;* II [851] 553, *600*, [959] 763, 764, *799*
— s. Wilson, R. I [1447] 134, *349*
Wirsen, C., s. Nilsson, O. II [228] 491, *511*
Wiskont-Buczkowska, H. I [963] 382, *448*
Wislocki, G. B. II [969] 621, 623, *718*, [1047, 1048] 734, *802*
— u. H. St. Bennett I [1449a] 82, *349;* II [970] 672, *718*
— H. Bunting u. E. W. Dempsey II [968] 529, *604*
— H. W. Deane u. E. W. Dempsey II [1049] 761, *802*
— u. E. W. Dempsey II [969] 516, 541, *604*, [1050—1052] 761, 762, *802*
— — u. D. W. Fawcett II [1053] 761, *802*
— u. A. F. Guttmacher II [971] 668, *718*

Wislocki, G. B., u. L. S. King II [1054] 734, *802*
— u. H. Padykula I [1450] 82, *349*
— u. F. F. Snyder II [275] 31, *49*, [819] 190, 196, *283*, [972] 638, *718*
— u. W. A. Wimsatt II [1055] 761, *802*
— s. Burgos, M. H. II [40] 487, *505*, [165] 646, *690*
— s. Fawcett, D. W. II [287] 179, 183, *265*, [340] 634, 650, *696*
Wisnicky, W., s. Casida, L. E. II [21] 807, 809, *817*
Wisniewski, J. V., u. S. F. Spencer I [1451] 26, *349*
Wisniewski, L., s. Soszka, S. I [1250] 150, 160, 184, *341*
Wissler, R. W., s. Hruban, Z. I [618] 618, *647*
Wiswell, J. G., u. L. T. Samuels I [1452] 240, 256, *349*
Wit, J. C. de., s. Paesi, F. J. A. II [757] 747, *792*
Witherspoon, J. T. I [942, 943] 1080, *1123*
Witschi, E. II [1056] 727, *803*
— s. Chang, C.-Y. II [26] 322, *333*
— s. Johnson, D. C. II [540] 729, 730, *784*
Witt, H.-J. I [944] 1086, 1090, *1123;* II [308] 481, 482, *514*, [970] 528, 529, 534, 535, 537, *604*
Wittbecker, R. L., s. Marker, R. E. I [112] *20*
Wittle, E. L., s. Marker, R. E. I [819, 823—826, 832] 178, 234, *323*
Wittmaier, H. N., s. Nagra, C. L. I [991] 572, 580, *661;* II [329] 902, *917*
Witzel, H. I [1433] 514, 517, *678*, [945] *1123;* II [1057] 754, *803*
— s. Junkmann, K. I [662, 663] 866, 867, 886, 893, 924, 927, 932, 935, 939, 940, 942, *994;* II [271, 272] 70, 75, 76, *120*
Wodrig, W., u. G. Göretzlehner I [946] 1075, *1123*
Wodzicka-Tomaszewska, M. I [1407] *1023;* II [516] 877, *923*
Woelffer, E. A. II [122] 813, *821*
Wöllpert, K., s. Holtz, P. II [79] 305, 306, *311*

Woerd, L. A. van der, s. Jongh, S. E. de II [332] 385, *412*
Woessner, J. F., u. T. H. Brewer II [309] 481, *514*
Wohlfahrt, J., s. Anliker, R. I [22] *970*
Wolchuk, N., s. Harris, T. W. I [518] *988;* II [471] 745, *782*
— s. Hurris, T. W. II [222] 839, *913*
Wolf, B. J., s. Pion, R. J. I [1019] 87, *331;* II [702] 541, *595*, [794] 763, *793*
Wolf, G., s. Puder, H. II [722] 527, *596*
Wolf, J., s. Gordon, B. S. I [503] 551, *643*
Wolf, L., s. Tyler, E. T. I [1341] 937, *1020*, [465] *1177*
Wolf, O. M. II [205] 321, *340*
Wolf, R. B., s. Davis, H. II [80] 486, *506*
Wolf, R. C., s. Liskowski, L. I [772b] 196, *321*
Wolf, W. I [947, 948] 1030, *1123*
Wolfe, H. R., s. Mueller, A. P. I [635] 381, *436*, [988] 502, 504, *661*
Wolfe, J. K., L. F. Fieser u. H. B. Friedgood I [1407a] 911, *1024*
— s. Talbot, N. B. I [1302] 29, *343*
Wolfe, J. M. I [1434] 559, 560, 563, 565, 572, *678;* II [554] 94, *130*, [1058] 745, 751, *803*
— s. Hamilton, J. B. I [512,513] *988*
Wolff, A., s. Meli, A. I [871] 275, *325*, [598] 356, 382, *435*, [943] 517, 519, 522, *659*, [899] 889, *1002*
Wolff, H. G., s. Torda, C. I [881] 408, *445*
Wolff, H. P., K. H. R. Koczorek u. E. Buchborn I [1435] 476, *678*
— s. Buchborn, E. I [166] 176, 177, *630*
— s. Koczorek, K. R. I [744] 474, 476, 477, 478, *652*, [517] 1074, *1110*
Wolff, J. II [310] *514*
— P. Carsten u. H.-J. Merker II [313] 485, *514*
— u. H.-J. Merker II [311] 483, 484, *514*
— W. Schwarz u. H.-J. Merker II [312] 483, *514*
Wolff, N. E., s. Wagner, A. F. I [1355c] 961, *1021*

Wolfram, G., s. Zöllner, N.
I [1509] 82, *351*
Wolfson, A. II [1059—1062]
741, *803*
— u. D. P. Winchester
II [1063] 741, *803*
Wollert, U., s. Hofmann, P.
I [582a] 274, *312*
Wollever, C. A. II [973] 516,
604
Wollman, A. L., u. J. B.
Hamilton II [284] 445,
462
Wollner, A. II [276] 49, [971]
527, *604*
Wolman, M. I [1453, 1454]
33, *349*
Wolson, S. D., s. O'Mary, C. C.
I [1028] 545, *663*
Wolter, J. G., s. McGinty,
D. A. II [669] 747, 761,
789
Wolterink, L. F., s. Lundahl,
W. S. II [379] 399, *413*
Wolthuis, F. H. I [964] 360,
448
Wolthuis, O. L. I [1436] 566,
678
— u. S. E. de Jongh II [820]
205, *283*
— s. Werff ten Bosch, J. J. van
der II [1025] 733, *801*
Wolthuis, O. W. II [723] 363,
425
Womack, N. A., s. Zeppa, R.
I [985] 397, *449*, [1457]
488, *679*
Wonder, D. H., s. Evans, H. M.
II [328] *695*
Wong, S. Y. I [1408] *1024*
Wood, C., M. Elstein u. J. A.
Pinkerton II [277] *49*
— — u. J. H. M. Pinkerton
II [972] 556, *604*
— s. Booth, R. T. I [99]
1067, *1097*
— s. Csapo, A. I. I [184]
1039, 1066, *1100*
Wood, J. E., s. Goodrich, S. M.
I [501] 511, *643*
Woodard, H. Q., s. Herrmann,
J. B. I [360] 1083, *1105*
Woodbine, M., s. Broome,
A. W. J. I [152] 463, *630*
Woodbury, J. W., u. McIntyre
II [159, 160] 293, *313*
Wood-Gust, D. M. G.,
s. Gilbert, A. B. II [379]
681, *697*
Woodman, H. E., u.
J. Hammond II [724]
344, *425*
Woodmansey, A., u. J. W.
Beattle I [1437] 512,
678

Woodruff, J. D., s. Moszkowski,
C. II [633] 561, *593*
Woods, L., s. D'Amour, F. E.
II [211] 724, 725, *772*
Woods, M. C., u. M. E. Simpson
II [555] 103, *130*
Woody, C. O., N. L. First u.
A. L. Pope II [517] 843,
923
Woolever, C. A. I [1455, 1456]
32, 80, 112, 114, 116, *349*;
II [1064] 749, 760, *803*
— u. A. Goldfien I [1458]
26, 32, 112, 113, 116, 120,
159, 181, 203, 204, *350*
— — u. E. W. Page I [1457]
87, *349*
Wooley, D. E., u. P. S.
Timiras II [973] 651, *718*
Woolf, R. B., s. Sherman, A. J.
I [812] 1088, *1119*; II [221]
20, 22, *47*
Woolfitt, W. C., W. E. Howell
u. J. M. Bell II [518]
896, *924*
Woolley, D. E., u. P. S. Timiras
I [1440, 1441] 467, 503,
527, 538, 542, 559, 562, 571,
572, *678*
— — H. H. Srebnik u.
A. Silva I [1442] 526,
678
Woolley, G. W., u. R. Chute
I [1438] 620, *678*
— J. J. Harris, P. C. Merkes,
J. E. Palm u. M. N. Teller
I [1439] 615, 621, *678*
Wooton, I. D. P., s. King, E. J.
I [699] *995*
Worcester, J., s. McArthur,
J. W. II [658, 659] 724,
752, *788*
Worch, H., s. Döcke, F.
II [279] 634, *693*
Woringer, E., s. Tomalske, G.
II [995] 737, *800*
Worthington, R. V., s. Wein-
stein, L. II [539] 60, *130*
Worthington jr., W. C.,
II [1065] 734, *803*
— s. Fink, G. II [341] 737,
777
Wortis, R. P., s. Lehrman, D. S.
II [606, 607] 682, *705*
Woskressensky, M. A.
II [553] 85, *130*
Wotiz, H. H. I [1459] 30, 31,
149, 164, *350*
— Ch. R. Botticelli, F. L.
Hisaw u. A. G. Olson
I [1460] 193, *350*; II [206]
314, *340*, [975] 608, *718*
— — F. L. Hisaw jr., u.
I. Ringler II [974] 608,
718

Wotiz, H. H., F. Ronan u. L.
Parsons I[1461] 149, 153,
155, *350*
— s. Botticelli, C. R. I [122,
123] 193, *292*; II [17, 18]
314, *333*
— s. Scommegna, A.
I [1164a] 30, 149, 155, 156,
167, *337*
Wray, P. M., u. C. S. Russell
I [1462] 164, 167, 170, 172,
176, *350*
Wrenn, R. T., s. Cecil, H.
II [137] 220, *260*
Wrenn, T. R. II [976] 638,
665, *718*
— J. Bitman u. J. F. Sykes
I [965—968] 355, *449*;
II [977] 665, *718*
— u. J. F. Sykes II [725]
356, *425*
— s. Cecil, H. C. II [184]
649, *690*
— s. Moss, S. II [701] 663,
708
— s. Sykes, J. F. II [527]
78, *129*, [655, 656] 365,
370, 371, 372, 373, 387, *423*,
[904] 679, *715*
Wright, A. A., s. Allen, J. G.
I [6c] 242, *287*
— s. Klyne, W. I [695—697]
31, 224, 229, *317*
Wright, E. S., s. Lewis, W. H.
II [608] 633, *705*
Wright, P. A. II [207, 208]
322, *340*, [1066] 747, 748,
803
— u. A. R. Flathers II [209]
321, *340*, [1067] 748, *803*
Wright, P. L. II [978] 617,
658, *718*
Wright, R. S., s. Simpson,
T. H. II [875] 608, *714*
Wright, W. A., s. Henderson,
E. I [548] 881, 909, 911,
990
Wroblewski, R. I [969] 406,
449
Wu, Ch.-Ch., u. Ch.-Ch. Dhen
I [1409] *1024*
Wu, Chew-Hwa, s. Huang-
Minlon, Zan-Wei Kin
I [601a] 852, *992*
Wu, D. H. I [1410, 1411]
1024
— u. W. M. Allen I [949]
1032, 1070, *1123*
— u. W. W. Allen I [1412]
806, 832, 833, *1024*;
II [821] 227, 246, 248, *283*
— s. Allen, W. M. II [13] 63,
111, [19] 227, *256*
Würterle, A. I [950] 1074,
1123

Würterle, A., u. W. Schmidt I [1463] 149, *350;* II [1068] 725, *803*
Wulle, H. II [314] 485, *514*
Wurm, M., s. Noble, G. K. II [717] 681, *709*
Wurmbach, H. I [1464] 193, *350*
Wurtman, R. J., s. Snyder, S. H. II [133, 134] 307, 308, *313*
Wyburn, G. M., u. A. H. Baillie II [979] 611, *718*
Wycis, H., s. Spiegel, E. I [1286] 522, 527, *672*
Wycis, H. T., u. E. A. Spiegel I [1443] 527, *678*
Wydler, E., s. Goldberg, M. W. I [455] 897, 902, 908, *986*
Wyman, L. C., s. Snyder, J. G. I [1274] 466, *672*
Wyman, L. J., s. Brooks, S. G. I [111a] 856, *973*
Wyss, H., s. Arnold, M. I [11] *1161*
— s. Mall, M. I [272] *1170*
— s. Richter, R. H. H. I [373, 374] 1142, *1174*
Wyss, H. J., u. G. Pincus II [1069] 746, 747, *803*

Yahia, C., s. Taymor, M. L. I [1316] *1019*, [442] *1176*
Yakovac, W. C., s. Goldman, A. S. I [458a, 458b] 90, 99, 254, *306*
Yallin, Y., s. Jayle, M. F. I [623] 149, 154, 158, *314*
Yamada, E., u. T. M. Ishikawa II [315] 464, 468, *514*
Yamada, E. Y., s. Hayano, M. I [356] 411, *426*
Yamada, J. I [1412a] 926, *1024*
— J. Nagai u. M. Naito II [726] 376, 382, *425*
— s. Hosoi, M. I [613] 504, 542, *647*
— s. Nagai, J. II [482] 381, *417*
Yamada, T., s. Koikegami, H. II [590] *786*
Yamagata, S., I. Arai, K. Unoura, T. Aratani, K. Miura u. K. Otomo I [1444] 505, *678*
Yamakawa, K. II [316] 464, *514*
Yamamoto, H., u. C. W. Turner II [727, 728] 372, 374, 375, 383, *425*
— s. Okada, H. I [957] 283, *328*
— s. Turner, C. W. II [705] 357, 365, 372, 389, *424*

Yamamoto, I. II [317] 478, *514*
Yamamura, H., s. Takano, K. I [441] *1176*
Yamanaka, K., s. Kawakami, M. II [565] 757, *785*
Yamashita, K. I [1413] 914, 956, *1024*
— u. K. Kurouji I [970, 971] 391, *449*, [1414] *1024*
Yamori, T., S. Matsura u. S. Sakamoto II [318] 464, *514*
Yanagi, G. N., s. Mueller, G. C. I [637] 407, *437*
Yanagimachi, R., u. M. C. Chang II [822] 150, *284*
— s. Chang, M. C. I [48] *1163;* II [168a, 169] 162, 195, *261*
Yanagita, T., s. Nakao, T. II [385] 59, 78, *124*, [149] 329, *338*
Yanagity, T., s. Nakao, T. I [943] 795, 796, 804, 805, 806, 807, 808, 823, 828, 835, 880, 881, 909, 910, 912, 917, 918, 919, 920, 943, 944, 958, 962, *1004*
Yang, N. C., s. Huggins, C. I [629] 612, 613, *648,* [404] 1083, 1084, *1106*
Yanine, D., s. Lipschütz, A. I [859] 600, *656*
Yannone, M. E., D. B. McComas u. A. Goldfien I [1465] 26, 112, 113, 116, 119, *350;* II [974] 516, *604*
Yanotti, S., s. Varangot, J. II [1013] 763, *801*
Yanow, M., u. M. H. Meyerhardt II [1466] 171, *350*
— s. Soule, S. D. I [1251] 172, *341*
Yarger, K. A., s. Jaakomaki, P. I. I [608a] 30, *313*
Yasuda, K. I [1414a] 867, *1024*
Yasuda, M., u. D. C. Johnson I [1415] 710, *1024;* II [556] 98, 107, *130*
Yasui, K., Y. Watanabe u. S. Morii I [1445] 621, *678*
Yasukawa, J. J., u. R. K. Meyer II [823] 186, *284,* [980] 650, *718*
Yates, C. H., s. Heard, R. D. H. I [543] 273, 274, *310*
Yates, F. E., A. L. Herbst u. J. Urquhart I [1467] 256, 262, *350*
Yates, R. D. II [319, 320] 464, 465, *514*

Yazaki, I. II [285] 439, 442, 462, [1070, 1071] 729, 730, *803*
Yeda, Y., s. Kobayashi, T. I [242] *1169*
Yepes, J., s. Cabrera, A. II [174] 617, 658, 659, *690*
Yerkes, R. M., s. Elder, J. H. II [63] 433, *453*
Yiacas, E., s. Lerner, L. I [770—772, 775—777] 751, 768, 771, 777, 805, 806, 807, 832, 833, 839, 855, 857, 935, 937, 940, 941, *998;* II [310, 312, 312a] 54, 70, *122*
— s. Lerner, L. J. II [471, 472, 474] 230, 231, 233, 234, 235, 236, 237, 242, *271*, [135] 314, *337*, [147, 148] 426, 430, 448, 449, *456*
Yielding, K. L., u. G. M. Tomkins I [972—975] 411, 412, *449*
— — J. S. Munday u. I. J. Cowley I [976] 412, *449*
— — — u. J. F. Curran I [977] 411, *449*
Yochem, D. E. II [824] 149, *284*
Yochim, J., s. Zarrow, M. X. II [993] 650, *719*
Yochim, J. M., u. V. J. de Feo I [1415a, 1416] 688, *1024;* II [825, 826] 218, 219, 220, *284,* [981] 648, *718*
— u. M. W. Zarrow II [982] 650, *718*
— u. M. X. Zarrow I [1417] 692, *1024*
— s. Zarrow, M. X. I [1432] *1025*
Yokoyama, A. I [1446] 585, *678*
— s. Cowie, A. T. II [121] 365, *405*
— s. Ota, K. Y. S. II [527] 366, *418*
Yokozeki, T. I [1447] 511, *678*
Yoshida, K., s. Kawakami, M. II [564] 757, *785*
Yoshida, M., s. Nagai, J. II [482] 381, *417*
Yoshida, T. I [978] 380, *449*
Yoshii, N., s. Ishizuka, N. I [652] 525, *649*
Yoshinaga, K. II [827] 218, *284*
— u. C. E. Adams II [828] 206, *284*
— S. A. Grieves u. R. V. Short I [1467a] 249, *350;* II [829] 206, *284*

Yoshino, H. I [1468] 181, 182, *350*, [979] 370, *449*
Yoshizaki, T., s. Serizawa, J. I [1221] *1015*
You, S. S., s. Chu, J. P. II [177] 212, *261*, [191] 633, 649, 653, *690*
Young I 1137
Young, E. P., s. Brinkley, H. J. I [141a] 201, 203, 204, 205, 262, *293*
Young, F. G. II [729] 364, *425*
— s. Callow, R. K. I [30] 1, *18*
— s. Cotes, P. M. II [94] 364, *404*
— s. Folley, S. J. II [208, 212—214] 355, 356, 364, 385, *407*, *408*
— s. Korner, A. I [727] *996*
Young, F. W., s. Meites, J. II [543] 204, *274*, [682] 621, 667, 679, *708*, [77, 78] 813, *819*
Young, J. P., s. Hertz, R. I [371] 1089, *1105*
Young, N., s. Harris, J. I [545] 544, 549, *645*
Young, P. C. M., s. Solomon, S. I [1228b] 81, 98, 134, 196, *340*
Young, S. I [1448] 611, *678*, [1418] *1024*
— u. D. M. Cowan I [1449] 613, *679*
— — u. L. E. Sutherland I [1450] 612, *679*
— s. Hadfield, G. II [280] 350, 351, *410*
Young, W. C. II [830] 134, *284*, [983] 682, *718*
— E. W. Dempsey u. H. I. Meyers I [1419] 686, *1024*
— — H. I. Myers u. C. W. Hagquist II [1072] 745, *803*
— u. W. R. Fish I [1451] 528, *679*
— R. W. Goy u. C. H. Phoenix II [286] 439, *462*
— s. Collins, V. J. I [193] 686, 687, 746, 804, *977;* II [38] 428, *452*, [168] 749, *771*
— s. Dempsey, E. W. I [230] 686, *978;* II [42] 427, *452*, [266] 682, *693*, [233, 234] 742, 749, *773*
— s. Diamond, M. I [238] *978*
— s. Feder, H. H. II [71] 439, *454*
— s. Fish, W. R. I [373] 198, *303*

Young, W. C., s. Ford, D. H. II [179] 55, *117*, [365] 749, *778*
— s. Goy, R. W. II [88, 89] 439, *454*
— s. Myers, H. J. II [728] 745, 746, *791*
— s. Phoenix, C. H. II [211] 439, *459*
Youngson, A., s. Brown, P. S. I [112] 774, 775, 945, *973;* II [48] 101, *112*
Ypersele, C. van, s. Vaes, G. I [896a] 363, 385, 386, 399, *446*
— s. Vaey, G. II [911] 529, *602*
Yrarrazaval, S. II [984] 648, *718*
— s. Barraclough, C. A. II [29] 86, *111*, [19] 439, *452*, [74] 648, *686*, [46] 757, 758, *766*
Yücel, T., u. W. Laqueur I [980] 389, *449*
Yuhara, M., A. I. Cohen u. E. H. Frieden I [1469] 253, *350*
Yun, I. S., u. Y. C. Lee I [1452] *679*

Zachariae, F. I [981] 388, *449;* II [321] 481, *514*, [985] 654, *718*
Zacharias, L. R., s. Rosen, S. II [847] 741, *795*
Zaffaroni, A. I [1420] 813, 814, 818, 822, 830, 839, 841, 844, 856, 860, 867, 868, 869, 873, 874, 878, *1024;* II 1 [557] 66, 68, 70, 71, 73, *130*
— R. B. Burton u. E. H. Keutmann I [1470] 23, 25, 27, *350*
— G. Ringold, G. Rosenkranz, F. Sondheimer, G. H. Thomas u. C. Djerassi I [1421] 849, *1024*
— s. Reich, H. I [1064] 28, *333*
Zahariev, Z., s. Ivanov, P. II [224] 893, *913*
Zahedi, E., s. Pigeaud, H. I [1010] 171, *331*
Zahl, P. A., s. Pincus, G. I [723] 369, *439*
Zahler, H. II [558] 103, *131*
Zajaczek, S. II [986] 613, *718*
Zala, A. P., s. Hirschmann, H. I [574] 180, *312*
— s. Wieland, R. G. I [1420c] 111, *348*
Zalesky, M., s. Moore, C. R. II [725] 742, *791*

Zamboanga, P. M., s. Hervey, E. I [583] 537, *646;* II [488] 638, 649, *701*
Zampetti, A., s. Chiara, A. I [240] 489, *633*
Zanartu, J. I [493] 1141, *1178;* II [279] 10, 11, *49*
— u. C. Navarro I [494] *1178;* II [278] 23, *49*, [520] 904, *924*
— E. Rice-Wray u. J. W. Goldzieher II [519] 904, *924*
Zander, J. I [1471—1487] 23, 24, 25, 28, *32*, 51, 56, 57, 60, 61, 62, 63, 64, 65, 83, 86, 87, 95, 96, 97, 103, 104, 105, 107, 108, 109, 110, 113, 120, 121, 122, 123, 127, 129, 130, 133, 134, 168, 265, 266, 267, 268, 269, *350*, [1422—1424] 879, 880, *1024*, [951—953], 955, 956, 959, 960] 1029, 1030, 1045, 1064, 1065, 1069, 1070, 1123, *1124*, [495—497] *1178;* II [975—990] 515, 516, 517, 519, 522, 523, 524, 528, 540, 541, 542, 543, 544, 545, 546, 553, 554, 555, 557, 558, 559, 566, 567, 568, 571, 572, *604*, *605*, [987] 629, 647, *718*, [1073], 1074, 1076—1080] 749, 760, 761, 762, 763, 764, *803*
— T. R. Forbes, A.-M. v. Münstermann u. R. Neher I [1489] 56, 57, 59, 60, 61, 62, 65, 74, 83, 84, 92, 95, 96, 98, 125, 129, 130, *351*, [1425] 879, 880, *1024;* II [991] 515, 519, 546, 553, *605*, [988] 629, *718*, [1075] 749, 760, 761, 764, *803*
— — R. Neher u. P. Desaulles I [1488] 57, 129, 266, *351*, [1426] 804, 879, 880, *1024;* II [559] 79, *131*, [1081] 761, *803*
— K. Hohmann u. L. Ph. Bengtsson II [992] 546, 554, *605*
— K. Holzmann u. L. Ph. Bengtsson I [1490] 110, 135, *351;* II [1082] 764, *803*
— u. S. Kullander II [1083] 763, *804*
— u. H. A. Müller I [1427] 962, *1024*, [498] *1178;* II [993] 555, *605*
— u. A.-M. v. Münstermann I [1491, 1492] 24, 27, 56, 58, 59, 60, 62, 63, 83, 84, 86, 95, 97, 103, 124, 127, 129, 130, 131, *351*, [1428] *1024*, [957,

958] 1065, 1069, *1124;*
II [994, 995] 519, 540, 541,
542, 543, 546, 554, *605,*
[1084, 1085] 761, *804*
Zander, J., A.-M. v. Münstermann u. B. Runnebaum
I [1493, 1494] 95, 96, 98,
130, 267, *351*
— u. B. Runnebaum
I [1494a] 92, 130, 131,
351; II [996] 546, *605*
— G. Schröder, B. Walter u.
R. Borth I [1495] 181,
183, 184, 276, 277, *351*
— u. H. Simmer I [1496]
23, 24, 25, 56, 62, 63, 83, 95,
120, 121, 122, 125, 126, 131,
197, 199, 206, 211, 214, 216,
250, *351;* II [997] *605*
— u. K. Solth I [1497] 135,
188, 269, *351;* II [998] 553,
605
— J. Thijssen u. A.-M. v.
Münstermann I [1498]
61, 63, 96, 181, *351*
— W. G. Wiest u. K.-G. Ober
I [1499] 76, 105, *351,* [954]
1036, *1124*
— s. Bremer, E. II [106]
534, *576*
— s. Forbes, T. R. II [364]
761, *778*
— s. Grumbach, M. M.
II [435] 745, *780*
— s. Henning, H. D. I [551]
28, *311*
— s. Kaufmann, C. I [671—
673] 24, 83, 84, 86, 101, 125,
129, 171, 172, 268, *316,* [481,
485] 1030, 1063, 1064, 1069,
1070, 1073, *1109;* II 516,
[485—487] 519, 555, 558,
560, 566, 567, *588*
— s. Mikhail, G. I [879] 49,
50, 51, 61, 64, 65, 74, 116,
262, *325;* II [615] 516, 562,
592
— s. Runnebaum, B. I [1114,
1115, 1115a] 64, 96, 98, 99,
112, 114, 116, 117, 127, 133,
335; II [779—781] 515, 516,
553, 554, *598,* [870, 871] 760,
764, *796*
— s. Thijssen, J. H. H.
I [1326] 161, 266, *344;*
II [895] 519, *601*
— s. Wiest, W. G. I [1437—
1439] 106, 266, 267, *349*
Zanetti, M. E., u. D. H.
Tennent I [982] 365, *449*
Zangaglia, O., s. Larizza, P.
I [809] 490, 491, 492, 495,
496, 500, 501, 505, *655*
Zanne, D. D. I [1452a] 489,
535, *679*

Zanotti, D. B., s. Baker, B. L.
I [57] 575, 578, *626,* [37]
944, *970*
— s. Kahn, R. H. II [274]
96, *120,* [338] 377, 387,
412
Zapata, A. C., s. MartinezMontes, E. A. I [606]
1062, *1113*
Zarate, A., s. Puebla, R. A.
I [744] 357, 375, *440,*
[1077] 964, 965, *1009,*
[358] *1173*
Zarrow, J. G., s. Zarrow, M. X.
I [1455] 500, *679*
Zarrow, M. I [1453] 466, *679*
Zarrow, M. W., s. Bragdon,
D. E. II [130] 610, *688*
— s. Yochim, J. M. II [982]
650, *718*
Zarrow, M. X. I [1500] 235,
248, 253, 263, *351,* [983] 361,
376, 391, 392, *449,* [1454]
490, 500, *679;* II [1087] 744,
804
— N. C. Anderson u. M. R.
Callantine II [989] 647,
718
— N. C. Anderson jr. u. M. R.
Callantine I [1429] 754,
809, 839, *1024;* II [161]
303, *313*
— u. J. W. Bastian II [210]
327, *340*
— u. D. M. Brennan II [990]
650, 652, *718*
— A. Farooq u. V. H. Denenberg I [991] 682, *718*
— u. R. V. Gallo II [1088]
722, *804*
— u. G. M. Neher I [1501]
240, *351;* II [992] 654, *718*
— — E. A. Lazowasem u.
H. A. Salhanick I [1430]
804, 822, 823, 825, 826, 828,
834, 851, 852, 860, 862, 883,
887, 892, 917, 968, *1024;*
II [560] 78, *131,* [1086] 749,
804
— L. E. Peters u. A. L. Caldwell jr. I [1431] 690, 698,
746, 748, 758, 804, 805, 828,
832, 862, 926, 927, 934, 935,
1025; II [561] 64, 66, 75,
131, [211] *340*
— P. B. Sawin, S. Ross u.
V. H. Denenberg II [287]
438, *462*
— R. L. Shoger u. E. A. LazoWasem I [1502] 272, *351*
— E. D. Wilson, A. L. Caldwell, J. Jochim u. P. B.
Sawin II [831] 226, *284*
— u. J. Yochim II [993]
650, *719*

Zarrow, M. X., J. M. Yochim
u. J. L. McCarthy I [1432]
1025
— u. J. G. Zarrow I [1455]
500, *679*
— s. Bastian, J. W. II [52]
748, 749, *767*
— s. Bragdon, D. E. I [130]
194, *292*
— s. Brennan, D. M. I [139]
469, *629;* II [13] 288, *309*
— s. Denenberg, V. H.
II [269] 677, *693*
— s. Farooq, A. I [402] 594,
639; II [338] 638, 682, *695*
— s. Giering, J. E. I [287]
390, *423,* [285] 1056, *1103;*
II [321] 530, *583,* [378] 654,
697
— s. Hisaw, F. L. I [375]
382, *427;* II [506, 507] 646,
701
— s. Horger, L. M. I [610]
491, 492, 500, *647*
— s. Neher, G. M. I [913]
224, 228, 263, *326;* II [709]
621, *709,* [732] 749, 760, *791*
— s. Noall, M. W. I [128] *21,*
[931] 24, 25, 82, 83, 84, 197,
217, *327;* II [743] 745, 761,
792
— s. O'Connor, W. B. II [184]
225, *262*
— s. Pincus, G. I [135] 13,
15, *21,* [1053, 1054] 707, 741,
747, 748, 766, 804, 805, 924,
926, 927, 934, 935, 942, 943,
959, *1008;* II [195] 29, *46,*
[433, 434] 54, 75, 76, 82, 89,
90, 91, 92, *126,* [638, 639]
198, 245, 251, 252, *277,* [212,
213] 429, 430, *459*
— s. Salhanick, H. A. I [1132]
23, 24, 82, 83, 84, 86, *336,*
[1177] 828, *1014;* II [470]
78, 103, *127,* [878, 879] 752,
761, *796*
— s. Yochim, J. M. I [1417]
692, *1024*
Zaslavski, I. E. I [1433] *1025*
Zderic, J., s. Ringold, H. J.
I [144] 8, 14, *21,* [1111] 818,
829, 838, 844, 845, 858, 869,
873, 874, 876, 877, 879, 924,
1011; II [447] 69, 70, 71, 72,
73, *126,* [671] 240, *278,* [168]
326, 327, *338*
Zderic, J. A., D. C. Limon,
H. J. Ringold u. C. Djerassi
I [167] 13, 14, *22*
— s. Halpern, O. I [509 b]
988
— s. Knox, L. H. I [711 b]
995
Zeidler, H. II [123] 809, *821*

Zeile, T., s. Lindenschmidt, W. II [561] 537, *591*
Zeilmaker, G. H. II [562] 86, *131*, [288] 439, *462*, [999] *605*, [521] 822, *924*
— u. J. Moll II [994] 629, 648, *719*
— s. Shelesnyak, M. C. II [860] 637, 648, 650, *714*
Zeilmaker, H., s. Shelesnyak, M. C. II [734] 220, *280*
Zeiner, F. N. I [1503] 248, 263, 273, *351*, [1434] 690, *1025*
Zelander, T. II [322, 323] 464, 367, *514*
Zeldis, L., s. Moyer, L. D. I [310] *1171;* II [180, 181] 5, 8, 29, *45*
Zelenik, J. S., s. Halpern, A. J. I [335] 1067, *1104*
— s. Williams, D. W. II [509] *923*
Zelenka, V., u. J. Hepner I [1504] 149, 164, *351*
— s. Tvaroh, F. I [1372] 546, *676*
Zelewski, L., u. C. A. Villee I [1504a] 88, *351*
Zeligman, I., u. L. F. Hubener I [1456] 591, *679*, [961] 1094, *1124*
Zeller, E. A., u. H. Birkhäuser I [984] 400, *449*
— s. Birkhäuser, H. I [70] 400, *415*
Zeppa, R., u. N. A. Womack I [985] 397, *449*, [1457] 488, *679*
Zepter, R., s. Schubert, A. I [1286a] 950, *1018*
Zerahn, s. Ussing I 475
Zerobin, K. II [995] 622, *719*
— u. H. U. Winzenried II [124] 808, *821*, [522] 839, 843, 869, 875, 877, 891, 893, *924*
— s. Jöchle, W. II [61] 808, 812, *818*, [234] 839, 857, 867, 869, 877, *913*
Zichel, R., s. Haller, J. I [176] 1167
Ziegler, P., s. Bharucha, K. R. I [14] 6, *17*
Zieleniewski, J., s. Mikolajczyk, H. I [606] 370, *435*
Zielske, F., s. Hammerstein, J. II [357] 529, 551, *584*
Zikmane, V. I [1458] 461, *679*
Zilli, E., s. Nava, G. I [647] 361, *437*
Zilliacus, H. I [962] 1075, *1124*

Zilliacus, H. s. Turunen, A. I [1347] 186, *345*
Zimbelman, R. G. I [1435] *1025;* II [1089] 745, *804*, [125] 805, *821*, [523—527] 838, 839, 843, 851, 863, 867, 881, 897, *924*
— R. G. Loy u. L. E. Casida I [1505, 1506] 209, 210, 211, 213, 215, 216, 218, 225, *351;* II [996—998] 664, *719*
— W. H. McShan, W. J. Tyler u. L. E. Casida I [1507] 209, 213, 216, 263, *351;* II [999] 664, *719*
— A. L. Pope u. L. E. Casida II [832] 210, *284*, [1000] 633, *719*
— u. L. W. Smith II [126, 127] 814, *821*, [528, 529] 825, 839, 857, 897, *924*
— s. Bloss, R. E. II [25] 896, 897, *907*
— s. Foote, W. D. I [374] 209, 210, 212, *303*
— s. Loy, R. G. I [792] 210, 215, *321;* II [331] 97, *122*, [499] 210, *272*, [627] 633, *706*, [289] *915*
— s. Mares, S. E. I [816] 209, 210, 211, *322*
Zimmer, F. II [1000, 1001] 545, 556, *605*
Zimmerman, D. R., s. Parker, W. R. II [365] 857, *918*
— s. Spies, H. G. I [1253, 1254] 201, 202, 204, 206, *341*, [1287] 485, *672;* II [517] 97, *129*, [750—753] 210, 212, *231*, [891, 892] 615, 621, 633, *715*, [106] 814, *820*, [459] 884, *921*
— s. Wiltbank, J. N. II [815] *283*, [513, 514] 838, 849, 857, *923*
Zimmerman, S. A., s. Purdy, R. H. I [1047] *332*
Zimmermann, B., s. Bloch, H. S. I [97] 30, *291*
Zimmermann, G., s. Burger, H. I [171] 512, 597, *631;* II [124] 537, *577*
Zimmermann, W., s. Oertel, G. W. I [950] 111, *328*
Zimprich, H., u. D. Gupta I [963] 1090, 1091, *1124;* II [530] 904, *924*
Zingg, W., u. W. F. Perry I [1459] 586, *679*
Zinsser, H. H., s. Longo, F. W. I [555] 381, *433*
Zirkov, G. F., s. Arifdzanov, K. A. II [15] 885, *905*

Ziserman, A. J., s. Mazer, C. I [618] 1049, *1113;* II [602] 562, *592*
Zittle, C. A., s. Henle, G. II [393] 144, *269*
Zizine, A. I [1460] 504, 570, *679*
Zizine, L. I [1508] 257, *351*
Zmigred, A., s. Lamprecht, S. I [728b] 251, *319*
Zmigrod, A., u. H. R. Lindner I [1508a] 26, *351*
— s. Lindner, H. R. I [769a] 248, *320*
Zobrisky, S. E., s. Day, B. N. I [304] 545, *635;* II [77] 897, *907*
Zöllner, N., G. Wolfram, W. Londong u. K. Kirsch I [1509] 82, *351*
Zondek, B. I [1436] *1025*, [965, 969, 972] 1038, 1043, 1067, *1124;* II [1002, 1005] 519, 528, *605*, [1090] 721, *804*
— u. S. Aschheim II [1092—1095] 721, *804*
— u. S. Burstein I [986] 371, *449*
— u. K. Cooper I [970] 1068, 1069, *1124*
— J. Forman u. K. L. Cooper I [971] 1068, 1069, *1124*
— u. S. Hestrin II [1003] 529, *605*
— u. L. Marx I [987] 365, *449*
— u. S. Rosin II [1004] 538, *605*
— J. S. Rozin u. M. Vesell I [968] 1038, *1124*
— u. S. Rozin I [1437] *1025*, [964, 967] 1038, 1040, *1124*
— u. J. Sklow I [1438] 706, *1025*
— u. L. Stein I [988] 386, *449;* II [1006] 529, *605*
— R. Toaff u. S. Rozin I [966] 1038, *1124*
— s. Arschheim, S. II [20—23] 721, 743, 744, *765*
— s. Pekary, A. E. II [777] 734, *793*
Zondek, H. II [1091] 720, *804*
Zorn, H. I [973, 974] 1045, *1124*
Zuck, T. T. I [989] 354, *449*
— u. D. R. L. Duncan I [990] 353, *449*
Zucker, I. II [289] 429, *462*
Zuckerman, L., s. Dowben, R. M. I [342] 484, 546, *637*

Zuckerman, M. B., s. Goldfarb, A. F.   I [300] 360, 371, *424*, [496] 483, 582, *643*
Zuckerman, S.   I [1461] 465, *679;* II [290] 433, 435, *462*, [1001—1006] 620, 625, 638, 674, 675, 682, *719*
— A. Palmer u. D. A. Hanson I [1462] 464, 465, 468, 469, *679*
— u. A. S. Parkes   II [1007] 620, 621, 674, *719*
— G. Van Wagenen u. R. Gardiner   II [564] 52, *131*
— s. Aykroyd, O. E.   II [22] 51, *111*
— s. Clark, W. E.   II [163] 743, *770*
— s. Dow, D.   I [341a] 457, *637;* II [114] 60, *114*

Zuckermann, S., s. Eckstein, P. II [302, 303] 626, *694*, [290] 725, *775*
— s. Folley, S. J.   II [202] 343, 371, 382, 383, 396, *407*
— s. Krohn, P. L.   I [769] 464, *653;* II [304] 51, 52, *121*
— s. Mandl, A. M.   I [846] 711, *1000*
— s. McKeown, R.   I [891] 752, 807, *1002;* II [536] 231, *274*
— s. McKeown, T.   II [676] 619, *707*, [670, 671] 745, 746, *789*
— s. Parkes, A. S.   I [1047] 464, *664;* II [418] 52, *125*
Zumholz, K., s. Feuerhake, F. II [134] 839, 875, *909*

Zumoff, B., s. Fukushima, D. K.   I [421] 162, 182, 277, 280, *305*
— s. Gallagher, T. F.   I [433] *305*
Zumpe, D., u. R. P. Michael II [291] 436, 437, *462*
— s. Michael, R. P.   II [176] 427, 433, *458*
Zuspan, F. P., s. Nelson, G. H. I [919] 48, 82, *327*
Zust, J.   II [1008] 664, *719*
Zwarenstein, H.   I [1463] 460, *679;* II [212, 213] 321, *340*, [1096] 747, 748, *804*
— s. Shapiro, H. A.   I [1238] 460, *671;* II [185] 321, *339*
Zweens, J.   I [1464, 1465] 508, *679*
Zwillenberg, L. O.   II [324] 487, *514*

Sachverzeichnis

Auf eine das Stichwort berührende Tabelle wird durch ein Asteroid (*) hinter der Seitenzahl, auf eine das Stichwort tangierende Abbildung durch Kursivdruck der Seitenzahl hingewiesen. I und II vor der Seitenzahl beziehen sich auf den 1. und 2. Teilband, höhere römische Zahlenangaben auf die Seiten des Vorworts im 1. Teilband.

Das nicht näher aufgeschlüsselte 1. Unterstichwort Wirkungen unter vielen Substanzen bezieht sich meistens auf die große Tabelle im 1. Teilband, S. 804—968, der nähere Angaben leicht entnommen werden können. Sonst wurden die Wirkungen entweder durch attributive Beschreibung (z.B. Wirkung, antiphlogistische ..) oder durch Bezeichnung des Organs oder des Koeffizienten weiter aufgeschlüsselt, an denen eine Wirkung der Substanz registriert worden war (z. B. Wirkung, Genitaltrakt ..., oder Wirkung, Arborisationsphänomen, Cervixschleim ...).

Abbruchblutung
  Endometrium, Frau II 625
  —, —, Amenorrhoe, Progesterontherapie II 562
  —, —, Antikonzeption, hormonale I 1129f., 1134
  —, —, Corpus luteum-Insuffizienz II 561
  —, —, Follikelpersistenz II 562
  —, —, Gestagenwirkung, Testmethodik I 798
  —, —, progesteroninduzierte, Schwangerschaftstest II 548
  —, Rhesusaffe II 625
  —, Säugetiere, nach Gestagen-Oestrogen-Behandlung II 81
  —, Tupaiidae II 625
Ablationstherapie
  Mammacarcinom, Frau I 1083
Abort
  Frau, Diagnose I 1067f.
  —, habitueller, Pathogenese I 1064
  —, Häufigkeit, Pregnandiolausscheidung, Harn I 1067
  —, Pathogenese I 1062ff.
  —, Pregnandiolausscheidung, Harn I 1065; II 566
  —, Progesteronkonzentration, Uterusvene I 1065
  —, Progesteronmangel II 565
  —, Progesterontherapie II 567
  —, Ursachen, fetale I 1063*, 1064
  —, —, maternale, allgemeine I 1064
  —, —, placentare I 1063
  —, —, uterine I 1063
  Kaninchen, nach Gabe von Anti-LH-Serum II 209
  —, nach Hemikastration u. Bestrahlung des Restovars, Hemmung durch Oestrogene II 214
  Maus, spontaner II 229
  Ratte, spontaner II 229

Abort
  Schwein, nach Gabe von Anti-LH-Serum II 210
Abstillen
  Frau, Hormontherapie II 573
2-Acetaminofluoren
  Wirkung, cancerogene, Mamma, Ratte I 613
Acetoxypregnenolon
  s. a. Δ^5-Pregnen-$3\beta,21$-diol-20-on-21-acetat
  Wirkung, DNS-Gehalt, Milchdrüse, Maus II 376
  —, Milchdrüsenfunktion, Nagetiere II 385
  Wirkungen I 883f.*
Acetoxyprogesteron
  s. a. Hydroxyprogesteronacetat
  Eigenschaften, physikalisch-chemische I 6
  Nomenklatur I 4
  Wirkung, Endometriumhyperplasie, Haustiere II 815
  —, Oviduktgewicht, Bufo arenarum II 324
  —, Wurfgröße, Schwein II 814
17α-Acetoxyprogesteronacetat
  Wirkung, gestagene, Vaginalepithel, Frau II 7
17α-Acetoxy-progesteron-3-enol-äthyläther
  s. a. $\Delta^{3,5}$-Pregnadien-$3,17\alpha$-diol-20-on-3-äthyl-enoläther-17α-acetat
  Wirkungen I 891*
1-^{14}C-Acetat
  Einbau in Androgene, Corpus luteum, in vitro I 73
  — —, Ovar, in vitro I 72
  — —, Ovarstroma, in vitro I 74
  — in Δ^5-Androsten-$3\beta,17\beta$-diol, Ovar, Kaninchen I 238
  — in Androstendion, Ovar, Kaninchen I 238

1-^{14}C-Acetat
  Einbau in Δ^4-Androsten-3,17-dion, Corpus luteum, Kaninchen I 239
  — in Cholesterin, Blut, Pferd I 233
  — —, Corpus luteum, Frau I 69
  — —, — —, Ratte I 252
  — —, — —, nach Gonadotropinbehandlung I 252
  — —, — — graviditatis, Frau II 540
  — —, — —, Rind I 219
  — —, Follikelwandzellen, in vitro I 72
  — —, Mikrosomenfraktion, zellfreie II 464
  — —, Ovar, Frau, in vitro I 71
  — —, —, Henne I 195
  — —, —, Hund I 199, 200
  — —, —, Kaninchen I 238
  — —, —, —, nach FSH-Stimulierung I 239
  — —, —, Ratte I 252
  — —, —, Schwein I 207
  — —, Ovarhomogenat, Katze I 200
  — —, Placenta, Kaninchen I 240
  — in Cholesterol, Leber, fetale, Mensch II 555
  — in Dehydroepiandrosteron, Corpus luteum, Kaninchen I 239
  — —, Ovar, Kaninchen I 238
  — in Lanosterin, Placenta, in vitro I 87
  — in Oestradiol, Ovar, Hund I 200
  — —, —, Kaninchen I 238
  — in Oestrogene, Corpus luteum, in vitro I 73
  — —, Harn, Pferd I 233
  — —, Ovar, Frau, in vitro I 71, 73
  — —, —, Schwein I 207
  — —, Ovarhomogenat, Katze I 200
  — in Oestron, Ovar, Kaninchen I 238
  — in Δ^4-Pregnen-17α-ol-3,20-dion, Corpus luteum, Frau, in vitro I 73, 74
  — —, — —, Kaninchen I 239
  — —, Ovar, Frau, in vitro I 72
  — —, —, Hund I 200
  — —, —, Kaninchen I 238
  — —, —, Rind I 219
  — Δ^4-Pregnen-20α-ol-3-on, Corpus luteum, Frau, in vitro I 73, 74
  — —, — —, Kaninchen I 239
  — —, Luteom, Ratte I 252
  — —, Ovar, Kaninchen I 238
  — —, —, Ratte I 252
  — in Δ^4-Pregnen-20β-ol-3-on, Corpus luteum, Kaninchen I 239
  — —, Ovar, Rind I 219
  —, Δ^5-Pregnen-3β-ol-20-on, Corpus luteum, Frau, in vitro I 73, 74
  — —, — —, Kaninchen I 239
  — —, Ovar, Frau, in vitro I 72
  — —, —, Kaninchen I 238
  — in Progesteron, Corpus luteum, Frau, in vitro I 73, 74
  — —, — —, Hund, Schwangerschaft I 200

1-^{14}C-Acetat
  Einbau in Progesteron, Corpus luteum, Kaninchen I 239
  — —, — —, —, Hemmung durch Uterusgewebe II 212
  — —, — —, Ratte I 252
  — —, — —, —, nach Gonadotropinbehandlung I 252
  — —, — —, Rind I 219
  — —, Luteom, Ratte I 252
  — —, Ovar, Hund I 199, 200
  — —, —, Kaninchen I 238
  — —, —, Ratte I 252
  — —, —, Rind I 218
  — —, —, —, Follikelphase I 219
  — —, —, —, Luteaphase I 219
  — —, —, —, Perfusion I 219
  — —, —, Schwein I 205
  — —, Placenta, Frau II 541, *542*, 763
  — in Squalen, Corpus luteum, Frau, in vitro I 74
  — —, — —, Rind I 219
  — —, — —, —, Anaerobiose I 219
  — —, Ovar, Henne I 195
  — —, Placenta, Frau I 88
  — in Steroide, Follikel, Kaninchen I 238
  — in Testosteron, Corpus luteum, Kaninchen I 239
  — —, Ovar, Kaninchen I 238
2-Acetofuran-Δ^4-pregnen-16α,17α-diol-3,20-dion
  Wirkung, schwangerschaftserhaltende, Ratte II 237*
  Wirkungen I 857*
Acetylcholin
  Konzentration, Hypothalamus, Ratte, Cyclus I 529
  —, —, —, Schwangerschaft I 529
  Wirkung, Blutdruck, Ratte, Schwangerschaft I 509
  —, Progesteronempfindlichkeit, Ratte I 521
Acetylcholinesterase
  Aktivität, Milz, Schaf, Ovarektomie I 403
Acidophilenindex
  Vaginalepithel, Frau, Beeinflussung durch Gestagene II 44
Acne vulgaris
  Beeinflussung durch Antikonzeption, hormonale I 1145
  Gestagentherapie I 1093f.
  Pathogenese I 1093
  Progesterontherapie I 591
Aconcen
  Antikonzeptivum, Bestandteile I 1128
Acrosom
  Spermie, Kapazitation II 156f.
ACTH
  Wirkung, Blastocystenwachstum, Kaninchen II 177
  —, Galactopoese II 365
  —, lactogene II 357
  —, Lactationsauslösung II 362

Sachverzeichnis

ACTH
  Wirkung, Milchdrüsenentwicklung, Ratte
    II 676*
  —, Mitochondrienmorphologie, NNR,
    Ratte II 466
  —, Oviduktgewicht, Gestagenwirkung,
    Bufo arenarum II 323
  —, Schwangerschaft, Ratte, Protein-
    defizit II 226
Acyclie
  Haustiere, post partum, Beeinflussung
    durch Gestagene II 807 f.
  —, präpubertäre II 806 f.
Addukte, markierte
  Steroidnachweis I 32
Adenomyosis externa
  Begriff I 1075
Adenomyosis interna
  Begriff I 1075
Adenosintriphosphatase
  Aktivität, Endometrium, Frau, Cyclus-
    verlauf II 531
Adipositas
  Frau, prämenstruelles Syndrom I 1061
Adrenalektomie
  Wirkung, Ammoniakausscheidung, Ratte
    I 368
  —, Mineralhaushalt, Nagetiere I 734
  —, Nickhautmembran, Empfindlichkeit,
    Katze I 530
  —, Progesteronempfindlichkeit, Ratte
    I 521
Adrenalin
  s. a. Katecholamine
  Instillation in HVL, Kaninchen, Wirkung,
    ovulationsauslösende II 735
  Wirkung, Myometrium, Hund, Umkehr
    durch Progesteron II 658
Adrenogenitales Syndrom
  Mensch, Pathophysiologie I 1037
Adsorptionschromatographie
  an Aluminiumhydroxyd I 25
  an Silica-Gel I 25
Adventitiazellen
  Capillaren, Rattenvagina, elektronenopti-
    sches Bild, Oestrogenwirkung II 483,
    484
17α-Äthenyl-Δ^4-androsten-17α-ol-3-on
  s. a. 17α-Vinyl-Δ^4-androsten-17α-ol-3-on
  Wirkungen I 917*
17α-Äthenyl-Δ^4-androsten-17β-ol-3-on-
  17β-acetat
  s. a. 17α-Vinyltestosteronacetat
  Wirkungen I 917*
17α-Äthenyl-Δ^4-androsten-17β-ol-3-on-
  17β-methyläther
  s. a. 17α-Vinyltestosteronmethyläther
  Wirkung, Hodenfunktion, Ratte II 100
  Wirkungen I 917*
17α-Äthenyl, 4-chlor-Δ^4-oestren-17β-ol-3-on
  s. a. 17α-Vinyl, 4-chlor-19-nortestosteron
  Wirkungen I 950*
17α-Äthenyl-oestran-3β,17β-diol
  s. a. 17α-Vinyl-oestran-3β,17β-diol
  Wirkungen I 905*

17α-Äthenyl-oestran-17β-ol-3-on
  s. a. 17α-Vinyl-oestran-17β-ol-3-on
  Wirkungen I 900*
17α-Äthenyl-Δ^4-oestren-17β-ol
  Wirkungen I 959*
17α-Äthenyl-Δ^4-oestren-17β-ol-3-on
  s. a. 17α-Vinyl-19-nortestosteron
  Wirkungen I 931 f.*
17α-Äthenyl-$\Delta^{5(10)}$-oestren-17β-ol-3-on
  s. a. Norvinodrel
  Wirkungen I 932 f.*
17α-Äthenyl-Δ^4-oestren-17β-ol-3-on
  17β-acetat
  s. a. 17α-Vinyl-19-nortestosteronacetat
  Wirkungen I 932*
17α-Äthenyl-Δ^4-oestren-17β-ol-3-on-
  17β-butyrat
  s. a. 17α-Vinyl-19-nortestosteronbutyrat
  Wirkung, Hodenfunktion, Ratte
    II 100
  Wirkungen I 932*
17α-Äthenyl-Δ^4-oestren-17β-ol-3-on-
  17β-oenanthat
  s. a. 17α-Vinyl-19-nortestosteron-
    oenanthat
  Wirkung, Hodenfunktion, Ratte II 101
  Wirkungen I 932*
Äther
  Wirkung, anaesthetische, Progesteron-
    potenzierung, Ratte I 522
17α-Äthinyl, 21-äthyl-Δ^4-androsten-
  17β-ol-3-on
  Wirkungen I 923*
17α-Äthinyl,18β-äthyl-Δ^4-oestren-
  17β-ol-3-on
  s. a. 13β-Propyl, 17α-äthinyl-Δ^4-oestren-
    17β-ol-3-on
  s. a. 13β-Propyl, 17α-äthinyl-17β-ol-gon-
    4-en-3-on
  Wirkungen I 949*
17α-Äthinyl-$\Delta^{4,6}$-androstadien-3β,17β-diol
  Wirkungen I 967*
17α-Äthinyl-$\Delta^{4,6}$-androstadien-3β,17β-diol-
  3β-acetat
  Wirkungen I 967*
17α-Äthinyl-$\Delta^{4,6}$-androstadien-3β,17β-diol-
  17β-acetat
  Wirkungen I 967*
17α-Äthinyl-$\Delta^{4,6}$-androstadien-3β,17β-diol-
  3β,17β-diacetat
  Wirkungen I 967*
17α-Äthinyl-$\Delta^{4,6}$-androstadien-3β,17β-diol-
  3β-propionat
  Wirkungen I 967*
17α-Äthinyl-$\Delta^{1,4}$-androstadien-17β-ol-3-on
  Wirkungen I 965*
17α-Äthinyl-$\Delta^{4,6}$-androstadien-17β-ol-3-on
  Wirkungen I 965*
17α-Äthinyl-$\Delta^{4,11}$-androstadien-17β-ol-3-on
  Wirkungen I 966*
17α-Äthinyl-$\Delta^{4,6}$-androstadien-17β-ol-3-on-
  17β-acetat
  Wirkungen I 965*
17-Äthinyl-$\Delta^{4,16}$-androstadien-3-on
  Wirkungen I 965*

Äthinylandrostendiol
  Wirkung, Eileiterdrüsen, Amphibien
    II 323
17α-Äthinyl-Δ^4-androsten-3β,17β-diol
  Wirkungen I 963*
17α-Äthinyl-Δ^5-androsten-3β,17β-diol
  Wirkungen I 963*
17β-Äthinyl-Δ^5-androsten-3β,17α-diol
  Wirkungen I 963*
17α-Äthinyl-Δ^4-androsten-11β,17β-diol-3-on-17β-acetat
  Wirkungen I 955*
17-Äthinyl-Δ^4-androsten-3,17-dion
  Wirkungen I 957*
17α-Äthinyl-Δ^1-androsten-17β-ol-3-on
  Wirkungen I 917*
17α-Äthinyl-Δ^4-androsten-17α-ol-3-on
  Wirkungen I 917*
17α-Äthinyl-Δ^4-androsten-17β-ol-3-on
  s. a. 17α-Äthinyltestosteron
  s. a. Ethisteron
  Eigenschaften, chemisch-physikalische
    I 11
  Entdeckung VII
  Wirkung, Alkalireserve, Kaninchen
    I 368
  —, D-Aminosäureoxidaseaktivität, Niere,
    Schwein I 411
  —, Arginaseaktivität, Leber, Maus
    I 400
  —, —, Niere, Maus I 402
  —, Atmungsgröße, Gehirn, Ratte
    I 404
  —, —, Niere, Ratte I 411
  —, Blut-pH, Kaninchen I 368
  —, Calciumkonzentration, Serum,
    Mensch I 367
  —, Cholesterinkonzentration, Nebenniere,
    Ratte I 402
  —, —, Plasma, Mann I 366
  —, —, Serum, Rheumatiker I 366
  —, Fructosekonzentration, Samenblasen,
    Maus I 397
  —, Genitaltrakt, Frau II 1ff.
  —, Glucosekonzentration, Blut, Mensch,
    Glucagontoleranztest I 364
  —, —, —, Ratte, diabetische I 364
  —, —, —, Rheumatiker I 362
  —, Glucose-6-phosphatdehydrogenase-
    aktivität, Nebenniere, Ratte I 409
  —, Glucosetoleranz, Diabetikerin,
    Klimakterium I 363
  —, β-Glucuronidaseaktivität, Niere, Maus
    I 402
  —, Glykogenkonzentration, Leber, Maus
    I 398
  —, Histaminaseaktivität, Endometrium,
    Kaninchen I 392
  —, —, Niere, Schwein I 408
  —, —, Placenta, Frau I 408
  —, 17-Ketosteroidausscheidung, Frau
    I 371
  —, —, Mann I 371
  —, Kreatinausscheidung, Harn,
    Rheumatiker I 380

17α-Äthinyl-Δ^4-androsten-17β-ol-3-on
  Wirkung, auf Körpertemperatur, Frau,
    Abort I 357
  — —, Frau, Amenorrhoe I 357
  — —, Hypoplasie, cystisch-glanduläre
    I 357
  — —, Kastratin I 357
  — —, Mann I 357
  —, Lipidkonzentration, Serum, Mann,
    Hypercholesterinämie I 366
  —, Phosphataseaktivität, alkalische,
    Niere, Maus I 402
  —, —, saure, Niere, Maus I 402
  —, Phosphatausscheidung, Mensch
    I 367
  —, Phosphatkonzentration, Serum,
    Mensch I 367
  —, Phospholipidkonzentration, Plasma,
    Mann I 366
  —, Phosphorylaseaktivität, Leber, Maus
    I 401
  —, Proteinkonzentration, Leber, Ratte
    I 398
  —, Talgsekretion, Haut, Ratte I 405
  — auf Ventilationsgröße, Frau
    I 359
  Wirkungen I 917ff.*
17α-Äthinyl-Δ^4-androsten-17β-ol-3-on-17β-acetat
  Wirkung, Hodenfunktion, Ratte
    II 100
  Wirkungen I 920*
17α-Äthinyl-Δ^4-androsten-17β-ol-3-on-17β-butyrat
  Wirkungen I 921*
17α-Äthinyl-Δ^4-androsten-17β-ol-3-on-17β-methyläther
  Wirkung, Hodenfunktion, Ratte
    II 100
  Wirkungen I 921*
17α-Äthinyl-Δ^4-androsten-17β-ol-3-on-17β-oenanthat
  Wirkungen I 921*
17α-Äthinyl, 21-butyl-Δ^4-androsten-17β-ol-3-on
  s. a. 21-Butylethisteron
  Wirkungen I 923*
17α-Äthinyl, 6α-chlor-Δ^4-androsten-17β-ol-3-on
  Wirkungen I 923*
17β-Äthinyl, 6-chlor-$\Delta^{4,6}$-oestradien-17β-ol-3-on
  Wirkungen I 966*
17α-Äthinyl, 6-chlor-$\Delta^{4,6}$-oestradien-17β-ol-3-on-17β-acetat
  Wirkungen I 967*
17α-Äthinyl, 4-chlor-Δ^4-oestren-17β-ol-3-on
  Wirkungen I 950*
17α-Äthinyl, 21-methyl-Δ^4-androsten-17β-ol-3-on
  Wirkungen I 923*
d-17α-Äthinyl, 18β-methyl-Δ^4-oestren-17β-ol-3-on
  s. a. d-13β-Äthyl, 17α-äthinyl-Δ^4-oestren-17β-ol-3-on

d-17α-Äthinyl, 18β-methyl-Δ⁴-oestren-
  17β-ol-3-on
  s. a. d-13β-Äthyl,17α-äthinyl-17β-ol-gon-
    4-en-3-on
  Wirkungen I 947*
d,l-17α-Äthinyl,18β-methyl-Δ⁴-oestren-
  17β-ol-3-on
  s. a. d,l-13β-Äthyl, 17α-äthinyl-Δ⁴-oestren-
    17β-ol-3-on
  s. a. d,l-13β-Äthyl,17α-äthinyl-17β-ol-
    gon-4-en-3-on
  Wirkung, antiovulatorische, Ratte II 92
  —, Hodenfunktion, Ratte II 102
  —, Ovarhypertrophie, kompensatorische,
    Ratte II 98
  —, schwangerschaftserhaltende, Ratte
    II 244*
  Wirkungen 948*
l-17α-Äthinyl,18β-methyl-Δ⁴-oestren-
  17β-ol-3-on
  s. a. l-13β-Äthyl,17α-äthinyl-
    Δ⁴-oestren-17β-ol-3-on
  s. a. l-13β-Äthyl, 17α-äthinyl-17β-ol-
    gon-4-en-3-on
  Wirkung, geburtsverhindernde, Ratte
    II 303
  —, schwangerschaftsverlängernde, Ratte
    II 303
  Wirkungen 947*
d,l-17α-Äthinyl, 18β-methyl-Δ⁴-oestren-
  17β-ol-3-on-17β-acetat
  s. a. d,l-13β-Äthyl, 17α-äthinyl-
    Δ⁴-oestren-17β-ol-3-on-17β-acetat
  s. a. d,l-13β-Äthyl, 17α-äthinyl-17β-ol-
    gon-4-en-3-on-17β-acetat
  Wirkungen 948*
Äthinyl-norandrostendiol-diacetat
  s. a. Ethynodiol-diacetat
  Eigenschaften, physikalisch-chemische I 14
Äthinyl-norandrostenol
  s. a. Lynoestrenol
  Eigenschaften, physikalisch-chemische I 15
Äthinyl-norandrostenolon
  s. a. Norethisteron
  Eigenschaften, physikalisch-chemische
    I 13
Äthinyl-Δ⁵⁽¹⁰⁾-norandrostenolon
  s. a. Norethynodrel
  Eigenschaften, physikalisch-chemische
    I 15
Äthinyl-nor-androstenolon-acetat
  s. a. Norethisteron-acetat
  Eigenschaften, physikalisch-chemische
    I 14
17α-Äthinyl-19-norprogesteron
  Wirkung, abortive, Ratte, Früh-
    schwangerschaft II 227
Äthinyl-nortestosteron
  s. a. 17α-Äthinyl-Δ⁴-oestren-17β-ol-3-on
  s. a. Norethisteron
  Eigenschaften, physikalisch-chemische
    I 13
  Partialwirkungen, Frau I 1032
  Therapie, Cyclus, anovulatorischer, Frau
    I 1052

Äthinyl-nortestosteron
  Therapie, Mammacarcinom, Frau
    I 1084
  —, Mastopathie, Frau I 1082
  —, Polymenorrhoe, Frau I 1054f.
  —, Pubertas praecox, Mensch I 1091
  —, Sklerodermie, Mensch I 1093
  —, Uterusmyom, Frau I 1080
  Transformationsdosis, Endometrium,
    Frau I 1031
  Wirkung, Abbruchblutung, Endo-
    metrium, Frau I 1039
  —, abortive, Kaninchen, Spätschwanger-
    schaft II 227
  —, anabole, Frau I 1032
  —, androgene, Frau I 1032
  —, antigonadotrope, Frau I 1032
  —, implantationshemmende, Maus II 221
  —, menstruationsverschiebende, Frau
    I 1055
  —, schwangerschafterhaltende, Frau
    I 1032
  —, virilisierende, Fet, weiblicher,
    Mensch I 1032; II 445
  Wirkungen I 934ff.*
17α-Äthinyl-19-nortestosteron-acetat
  s. a. Äthinylnorandrostenolonacetat
  s. a. 17α-Äthinyl-Δ⁴-oestren-17β-ol-
    3-on-17β-acetat
  s. a. Norethisteron-acetat
  Eigenschaften, physikalisch-chemische
    I 14
  Therapie, Diathese, haemorrhagische,
    Frau I 1048
  —, Endometriose, Frau I 1077
  —, Hypoplasia uteri, Frau I 1058
  —, Mammacarcinom, Frau I 1084
  —, Mastopathie, Frau I 1082
  —, Uterusblutungen, dysfunktionelle,
    Frau I 1045, *1046*
  —, —, Rezidivprophylaxe, Frau I 1049
  Wirkung, Abbruchblutung, Endometrium,
    Frau I 1039
  —, anabole, Frau I 1032
  —, androgene, Frau I 1032
  —, antigonadotrope, Frau I 1032
  —, gestagene, Endometrium, Kaninchen
    II 164
  —, Myometriumkontraktion, oxytocin-
    induzierte, Ratte II 299
  —, schwangerschaftserhaltende, Frau
    I 1032
  Wirkungen I 939f.*
Äthinyl-19-nortestosteronacetatenolacetat
  s. a. 17α-Äthinyl-Δ³,⁵-oestradien-
    3,17-diol-3,17-diacetat
  Wirkungen I 967*
17α-Äthinyl-19-nortestosteronoenanthat
  Transformationsdosis, Endometrium,
    Frau II 12
17α-Äthinyl-Δ³,⁵-oestradien-3-cyclo-
  pentylenoläther-17α-acetat
  s. a. Norethisteronacetatcyclopentylenol-
    äther
  Wirkungen I 966*

17α-Äthinyl-$\Delta^{4,6}$-oestradien-3β,17β-diol-
17β-acetat
　Wirkungen　I 967*
17α-Äthinyl-$\Delta^{3,5}$-oestradien-3,17-diol-
3,17-diacetat
　s. a. Äthinyl-19-nortestosteronacetatenol-
　　acetat
　Wirkungen　967*
17α-Äthinyl-$\Delta^{4,6}$-oestradien-3β,17β-diol-
3,17-diacetat
　Wirkungen　967*
17α-Äthinyl-$\Delta^{4,6}$-oestradien-17β-ol-3-on
　Wirkungen　966*
17α-Äthinyl-$\Delta^{4,6}$-oestradien-17β-ol-3-on-
17β-acetat
　Wirkungen　966*
17α-Äthinyloestradiol
　Konstitutionsformel　I 1127
　Metabolit von Norethindron, Zootechnik
　　II 824
　Therapie, Endometriose, Frau　I 1076
　—, Uterusblutungen, Frau, Kombination
　　mit Gestagenen　I 1045
　Wirkung, Abbruchblutung, gestagen-
　　bedingte, Endometrium, Frau　I 1039
　—, Eitransport, Kaninchen　II 197*,
　　200*
　—, Gonadotropinhemmung, Frau
　　(Mäuse-Uterus-Test)　I 1139
　—, Glucoseassimilationskoeffizient, Frau,
　　Kombination mit Gestagenen
　　I 1151, 1152, 1154
　—, Glucosekonzentration, Blut, Frau,
　　I 1153f.
　—, menstruationsverschiebende, Frau,
　　Gestagenwirkung　I 1055
　—, ovulationshemmende, Frau, Kom-
　　bination mit Gestagenen　I 1127ff.*,
　　1133
　—, PBI-Konzentration, Frau　I 381
　—, Talgdrüsenfunktion, Mensch　I 591
17α-Äthinyloestradiol-3-methyläther
　Kombination mit Gestagenen, Wirkung,
　　ovulationshemmende　I 1127ff.*, 1133
　Konstitutionsformel　I 1127
　Wirkung, Legetätigkeit, Huhn　II 836
　—, proliferative, Uterus, Frau　I 1081
17α-Äthinyl-oestran-3β,17β-diol
　Wirkungen　905*
17α-Äthinyl-oestran-17β-ol-3-on
　Wirkungen　901*
17α-Äthinyl-5α-oestran-3α,10β,17β-triol
　Metabolit von Norethynodrel, Harn,
　　Frau　I 285
17α-Äthinyl-(5α)-östran-3β,10β,17β-triol
　Metabolit von Ethynodioldiacetat, Harn,
　　Frau　I 286
　— von Norethynodrel, Harn, Frau　I 285
17α-Äthinyl-5α-östran-3ζ,10β,17β-triol
　Metabolit von Norethynodrel, Harn,
　　Kaninchen　I 286
　— —, Leber, Kaninchen　I 286
17α-Äthinyl-(5β)-östran-3α,10β-17β-triol
　Metabolit von Norethynodrel, Harn,
　　Frau　I 285

17α-Äthinyl-Δ^{4}-oestren-3β,17β-diol
　Wirkungen　I 963*
17α-Äthinyl-$\Delta^{5(10)}$-oestren-3β-17β-diol
　Metabolit von Norethynodrel, Leber,
　　Kaninchen　I 286
17α-Äthinyl-$\Delta^{5(10)}$-oestren-3ζ,17β-diol
　Metabolit von Norethynodrel, Harn,
　　Frau　I 285
17α-Äthinyl-Δ^{4}-oestren-3,17β-diol-3-acetat
　Wirkungen　I 964*
17α-Äthinyl-Δ^{4}-oestren-3,17β-diol-17β-acetat
　Wirkungen　I 964*
17α-Äthinyl-Δ^{4}-oestren-3β,17β-diol-
3β,17β-diacetat
　s. a. Äthinylnorandrostendiolacetat
　s. a. Ethynodiol-diacetat
　Eigenschaften, physikalisch-chemische
　　I 14
　Entdeckung　IX
　Wirkung, Blutgerinnungsfaktoren, Frau
　　I 379
　—, Calciumhaushalt, Mensch　I 367
　—, Diaminoxidaseaktivität, Plasma,
　　Mensch　I 377
　—, 17-Hydroxycorticoidausscheidung,
　　Frau　I 372
　—, 17-Ketosteroidausscheidung, Frau
　　I 372
　— auf Körpertemperatur, Frau　I 357
　—, Kohlensäureanhydrataseaktivität,
　　Uterus, Kaninchen　I 391
　—, Leberfunktion, Mensch　I 375
　—, Phosphathaushalt, Mensch　I 367
　Wirkungen　I 964f.*
17α-Äthinyl-$\Delta^{5(10)}$-oestren-3,17β-diol-
3,17β-diacetat
　Wirkungen　I 965*
17α-Äthinyl-$\Delta^{5(10)}$-oestren-3β,17β-diol-
glucuronid
　Metabolit von Norethynodrel, Galle,
　　Kaninchen　I 285
　— —, Harn, Kaninchen　I 285
17α-Äthinyl-Δ^{4}-oestren-10β,17β-diol-3-on
　Metabolit von Norethynodrel, Darm,
　　Kaninchen　I 286
　— —, Harn, Frau　I 285
　— —, Leber, Kaninchen　I 286
17α-Äthinyl-Δ^{4}-oestren-10β-hydroperoxy-
17β-ol-3-on
　Wirkungen　I 956*
Äthinyl-oestrenol
　s. a. 17α-Äthinyl-Δ^{4}-oestren-17β-ol
　s. a. Lynoestrenol
17α-Äthinyl-Δ^{4}-oestren-17β-ol
　Eigenschaften, physikalisch-chemische
　　I 15
　Entdeckung　IX
　Wirkung, Blutgerinnungsfaktoren, Frau
　　I 379
　—, Cholesterinkonzentration, Blut, Hund
　　I 365
　—, Corticoidkonzentration, Plasma, Frau
　　I 369
　—, Fibrinolyse, Frau　I 379
　—, Gelbsucht, Frau　I 374

17α-Äthinyl-Δ^4-oestren-17β-ol
Wirkung, β-Glucuronidaseaktivität,
    Niere, Maus I 402
—, Glucuronidbildung, Ratte I 374
—, 17-Hydroxycorticoidausscheidung,
    Frau I 372
—, 17-Ketosteroidausscheidung, Frau
    I 372
— auf Körpertemperatur, Frau I 357
—, Leberfunktion, Frau I 374
—, Myometriumkontraktion, oxytocin-
    induzierte, Ratte II 299
—, Phosphataseaktivität, Ovar, Ratte
    I 383
—, SGOT-Aktivität, Frau I 374
—, —, Kaninchen I 374
Wirkungen I 960f.*
17α-Äthinyl-Δ^4-oestren-17β-ol-3-on
    s. a. 17α-Äthinyl-19-nortestosteron
    s. a. Norethindron
    s. a. Norethisteron
Eigenschaften, physikalisch-chemische
    I 13
Entdeckung IX
Metabolit von Lynoestrenol, Leber-
    homogenat, Kaninchen I 283
— von Norethynodrel, Darm, Kaninchen
    I 286
— —, Harn, Frau I 285
— —, Leber, Kaninchen I 286
Wirksamkeit, Hodenhemmtest, Ratte
    I 711
—, Parabiosetest, Ratte I 710*
—, Vaginalöffnungstest, Ratte I 722
Wirkung, Abstoßungsrate, Allotrans-
    plantate, Kaninchen I 381
—, Antikörperbildung, Kaninchen
    I 381
—, antioestrogene, Daueroestrus, Ratte
    I 697
—, Blutgerinnungsfaktoren, Frau
    I 379
—, BSP-Ausscheidung, Frau, Menopause
    I 374
—, Cholesterinkonzentration, Plasma,
    Ratte I 365
—, Corticoidumbau, Leber, Ratte
    I 399
—, Corticosteronsynthese, Nebenniere,
    Ratte I 403
—, Δ^4-5α-Dehydrogenaseaktivität, Leber,
    Ratte I 401
—, Diaminoxidaseaktivität, Plasma,
    Mensch I 377
—, fibrinolytische Aktivität, Frau,
    Hypertrichose I 379
—, Fructosekonzentration, Samenblasen,
    Maus I 397
—, Gelbsucht, Mensch I 374
—, Glucocorticoidausscheidung, Frau,
    I 372
—, Glucosekonzentration, Blut, Ratte
    I 363
—, —, —, —, Glucagontoleranztest
    I 364

17α-Äthinyl-Δ^4-oestren-17β-ol-3-on
Wirkung, β-Glucuronidaseaktivität,
    Niere, Maus I 402
—, Glykogenstoffwechsel, Endometrium,
    Frau I 386
—, 17-Hydroxycorticoidausscheidung,
    Mann, Oligospermie I 372
—, 17-Ketosteroidausscheidung, Frau
    I 372
—, —, Mann, Oligospermie I 372
— auf Körpertemperatur, Frau I 357
— —, —, Menopause I 357
— —, —, Schwangerschaft I 357
—, Kohlensäureanhydrataseaktivität,
    Uterus, Kaninchen I 391
—, Leberfunktion, Kaninchen I 374
—, —, Mensch I 374
—, Milchdrüsendifferenzierung, Maus
    II 392, 395
—, Oestradiolausscheidung, Frau I 369
—, Oestriolausscheidung, Frau I 369
—, Oestrogenausscheidung, Frau, Meno-
    pause I 369
—, —, Mann I 369
—, Oestronausscheidung, Frau I 369
—, Ovarhypertrophie, kompensatorische,
    nach Hemiovarektomie, Ratte I 715
—, Phosphataseaktivität, alkalische,
    Endometrium, Frau I 390
—, Pregnandiolausscheidung, Frau
    I 369, 372
—, Pregnantriolausscheidung, Frau
    I 369
—, Proteinzusammensetzung, Serum,
    Mensch I 362
—, Recalcifizierungszeit, Frau I 379
—, RNS-Gehalt, Endometrium, Frau
    I 387
—, stickstoffretinierende, Mensch I 360
—, Succinatdehydrogenaseaktivität,
    Leber, Ratte I 401
—, Thromboplastingenerationszeit, Frau
    I 379
—, UDP-Glucuronyltransferaseaktivität,
    Leber, Meerschweinchen I 409
—, —, —, Ratte I 409
— auf Ventilationsgröße, Frau I 359
Wirkungen I 934ff.*
17α-Äthinyl-Δ^4-oestren-17β-ol-3-on
    (oestrogenfrei)
Wirkungen I 938f.*
17α-Äthinyl-$\Delta^{5(10)}$-oestren-17β-ol-3-on
    s. a. Norethynodrel
Eigenschaften, physikalisch-chemische
    I 15
Entdeckung IX
Wirkung, Abstoßungsrate, Allotrans-
    plantate, Kaninchen I 381
—, Aldosteronplasmabindung, Mensch
    I 370
—, Antikörperbildung, Kaninchen
    I 381
—, Bilirubinkonzentration, Serum, Frau
    I 374
—, —, —, Hund I 374

17α-Äthinyl-$\Delta^{5(10)}$-oestren-17β-ol-3-on
Wirkung, Blutgerinnungsfaktoren, Frau
I 379
—, BSP-Ausscheidung, Frau I 374
—, —, Hund I 374
—, Cholesterinkonzentration, Blut,
Mensch I 366
—, —, —, Rheumatiker I 366
—, —, Plasma, Ratte I 365
—, Corticoidkonzentration, Plasma, Frau
I 369
—, Cortisolkonzentration, Blut, Mensch
I 370
—, Cortisolplasmaclearance, Mensch
I 370
—, Fibrinolytische Aktivität, Blut, Frau
I 379
—, Fructosekonzentration, Samenblasen,
Maus I 397
—, Glucosekonzentration, Blut, Mensch,
Glucagontoleranztest I 364
—, —, —, Ratte I 363
—, —, —, —, Glucagontoleranztest
I 364
—, Glucosetoleranz, Frau I 363
—, —, —, Arthritis I 363
—, —, Mann, Arthritis I 363
—, Glykogenkonzentration, Leber, Maus
I 398
—, 17-Hydroxycorticoidausscheidung,
Frau I 372
—, —, Mann I 372
—, katabole, Mensch I 361
—, 17-Ketosteroidausscheidung, Frau
I 372
—, —, Mann I 372
— auf Körpertemperatur, Frau I 357
— auf Kohlendioxydspannung im
Plasma, Frau I 359
—, Kohlensäureanhydrataseaktivität,
Uterus, Kaninchen I 391
—, Kreatininausscheidung, Harn,
Mensch I 380
—, Kreatininkonzentration, Harn,
Mensch I 380
—, Lipidgehalt, Hypophyse, Rhesusaffe
I 404
—, Lipoproteidkonzentration, Blut,
Mensch I 366
—, —, —, Rheumatiker I 366
—, Mucopolysaccharidkonzentration,
Gefäßwand, Kaninchen I 407
—, Ovulationshemmung, Frau I 357
—, Ovarhypertrophie, kompensatorische
nach Hemiovarektomie, Ratte
I 715
—, Oviduktgewicht, Bufo arenarum
II 314
—, Phosphataseaktivität, Serum, Frau
I 376
—, Phospholipidkonzentration, Blut,
Mensch I 366
—, —, Serum, Rhesusaffe I 365
—, Phosphorylaseaktivität, Leber, Maus
I 401

17α-Äthinyl-$\Delta^{5(10)}$-oestren-17β-ol-3-on
Wirkung, Proteinzusammensetzung,
Plasma, Frau I 362
—, Sterinkonzentration, Leber, Rhesusaffe I 399
—, —, Serum, Rhesusaffe I 365
Wirkungen I 942ff.*
17α-Äthinyl-Δ^{4}-oestren-17β-ol-3-on-
17β-acetat
s. a. Äthinylnorandrostenolonacetat
s. a. Äthinylnortestosteronacetat
s. a. Norethindronacetat
s. a. Norethisteronacetat
Eigenschaften, physikalisch-chemische
I 14
Entdeckung IX
Wirksamkeit, Hodenhemmtest, Ratte
I 711
—, Parabiosetest, Ratte I 710*
—, Vaginalöffnungstest, Ratte I 722
Wirkung, antiluteinisierende, Milz-Ovar-
implantat, Ratte I 700
—, antioestrogene, Dauerroestrus, Ratte
I 697
—, antiovulatorische, Nagetier I 706
—, antispermiogenetische, Ratte I 713
—, Blutgerinnungsfaktoren, Frau
I 379
—, Cholesterinkonzentration, Blut,
Mensch I 366
—, Corticoidkonzentration, Plasma, Frau
I 369
—, β-Glucuronidase-Aktivität, Serum,
Frau I 376
—, Hodenfunktion, Ratte II 101
—, Insulinbedarf, Diabetikerin I 362
—, Kastrationszellen, HVL, Ratte
(Hemmung) I 716, 717
—, 17-Ketosteroidausscheidung, Frau
I 372
— auf Körpertemperatur, Frau I 357
—, Leberfunktion, Mensch I 374
—, PBI-Konzentration, Frau I 381
—, Proteinzusammensetzung, Serum,
Mensch I 362
—, Virilisierung, intrauterine, Rattenfet
I 729
Wirkungen I 939f.*
17α-Äthinyl-Δ^{4}-oestren-17β-ol-3-on-
17β-butyrat
Wirkung, Hodenfunktion, Ratte II 101
Wirkungen I 940*
17α-Äthinyl-Δ^{4}-oestren-17β-ol-3-on-
17β-capronat
Wirkung, Hodenfunktion, Ratte II 101
Wirkungen I 940 f.*
17α-Äthinyl-Δ^{4}-oestren-17β-ol-3-on-
17β-caprylat
Wirkungen I 942*
17α-Äthinyl-Δ^{4}-oestren-17β-ol-3-on-
17β-formiat
Wirkungen I 939*
17α-Äthinyl-Δ^{4}-oestren-17β-ol-3-on-
17β-oenanthat
Wirkung, antiovulatorische, Ratte II 91

17α-Äthinyl-Δ⁴-oestren-17β-ol-3-on-
  17β-oenanthat
  Wirkung, DNS-Gehalt, Milchdrüse, Ratte
    II 377f.
  —, Hodenfunktion, Ratte II 101
  —, 17-Hydroxycorticoidausscheidung,
    Frau I 372
  —, —, Mann I 372
  —, 17-Ketosteroidausscheidung, Frau
    I 372
  Wirkungen I 941f.*
17α-Äthinyl-Δ⁴-oestren-17β-ol-3-on-
  17β-propionat
  Wirkungen I 940*
17α-Äthinyl-Δ⁴-oestren-17β-ol-3-on-
  17β-undecylat
  Wirkung, Hodenfunktion, Ratte II 101
  Wirkungen I 942*
17α-Äthinyl-Δ⁴-oestren-17β-ol-3-on-
  17β-valerianat
  Wirkungen I 940*
17α-Äthinyl-Δ⁴-oestren-3β,10β-17β-triol
  Metabolit von Norethynodrel, Harn, Frau
    I 285
17α-Äthinyl-Δ⁴-oestren-3ζ,10β,17β-triol
  Metabolit von Norethynodrel, Harn,
    Kaninchen I 286
  —, Leber, Kaninchen I 286
17α-Äthinyl, 21-propyl-Δ⁴-androsten-
  17β-ol-3-on
  Wirkungen I 923*
17α-Äthinyl, 18β-propyl-Δ⁴-oestren-
  17β-ol-3-on
  s. a. 13β-Butyl,17α-äthinyl-Δ⁴-oestren-
    17β-ol-3-on
  s. a. 13β-Butyl,17α-äthinyl-17β-ol-gon-
    4-en-3-on
  Wirkung, schwangerschaftserhaltende,
    Ratte II 244*
  Wirkungen I 949*
Äthinyltestosteron
  s. a. 17α-Äthinyl-Δ⁴-androsten-17β-ol-3-on
  s. a. Ethisteron
  s. a. Pregneninolon
  Derivate VIII
  Eigenschaften, physikalisch-chemische I 11
  Entdeckung VII
  Metabolit von Norethisteron, Ovar, Frau
    II 24
  Therapie, Frau nach Kastration I 1028
  Wirksamkeit, Abhängigkeit von
    Applikationsart VII; I 1028
  —, Hodenhemmtest, Ratte I 711
  —, Parabioseversuch, Ratte I 710*
  —, Vaginalöffnungstest, Ratte I 722
  —, Vergleich mit Noräthinyltestosteron
    I 1031
  Wirkung, antioestrogene, Daueroestrus,
    Ratte I 697
  —, Behaarungstyp, Genitale, Frau II 2
  —, Clitorishypertrophie, Frau II 2
  —, Genitaltrakt, Frau II 1ff.
  —, Glykogenstoffwechsel, Endometrium,
    Frau I 386
  —, katabole, Mensch I 361

Äthinyltestosteron
  Wirkung, Kohlensäureanhydratase-
    aktivität, Uterus, Kaninchen I 391
  —, Ovulation, Bufo arenarum II 322
  —, virilisierende, Fet, weiblicher, Mensch
    II 445
  Wirkungen I 917ff.*
L-Äthionin-äthyl-¹⁴C
  Einbau, Proteine, Leber, Ratte I 401
6β-Äthyl, 17α-äthinyl-Δ⁴-androsten-
  17β-ol-3-on
  Wirkungen I 923*
13-dl-Äthyl-17α-äthinyl-Δ⁴-gonen-
  17β-ol-3-on
  s. a. Homonorethisteron
  s. a. Norgestrel
  Eigenschaften, physikalisch-chemische
    I 16
13β-Äthyl, 17α-äthinyl-Δ⁴-oestren-
  17β-ol-3-on
  Wirkung, antioestrogene, Nagetier II 59
  —, —, Uterus, Maus II 83
  Wirkungen I 948*
d-13β-Äthyl, 17α-äthinyl-Δ⁴-oestren-
  17β-ol-3-on
  s. a. d-17α-Äthinyl, 18β-methyl-
    Δ⁴-oestren-17β-ol-3-on
  Wirkungen I 947*
d,l-13β-Äthyl, 17α-äthinyl-Δ⁴-oestren-
  17β-ol-3-on
  s. a. d,l-17α-Äthinyl, 18β-methyl-
    Δ⁴-oestren-17β-ol-3-on
  Wirksamkeit, Allen-Doisy-Test II 54
l-13β-Äthyl, 17α-äthinyl-Δ⁴-oestren-
  17β-ol-3-on
  s. a. l-17α-Äthinyl, 18β-methyl-
    Δ⁴-oestren-17β-ol-3-on
  Wirkungen I 947*
d,l-13β-Äthyl, 17α-äthinyl-Δ⁴-oestren-
  17β-ol-3-on-17β-acetat
  s. a. d,l-17α-Äthinyl, 18β-methyl-
    Δ⁴-oestren-17β-ol-3-on-17β-acetat
  Wirkungen I 948*
d,l-13β-Äthyl, 17α-äthinyl-17β-ol-gon-
  4-en-3-on-17β-acetat
  s. a. d,l-17α-Äthinyl, 18β-methyl-
    Δ⁴-oestren-17β-ol-3-on-17β-acetat
  Wirkungen I 948*
d-13β-Äthyl, 17α-äthinyl-17β-ol-gon-
  4-en-3-on
  s. a. d-17α-Äthinyl, 18β-methyl-
    Δ⁴-oestren-17β-ol-3-on
  Wirkungen I 947*
d,l-13β-Äthyl, 17α-äthinyl-17β-ol-gon-
  4-en-3-on
  s. a. d,l-17α-Äthinyl, 18β-methyl-
    Δ⁴-oestren-17β-ol-3-on
  Wirkungen I 948*
l-13β-Äthyl, 17α-äthinyl-17β-ol-gon-
  4-en-3-on
  s. a. l-17α-Äthinyl, 18β-methyl-
    Δ⁴-oestren-17β-ol-3-on
  Wirkungen I 947*
17α-Äthyl-androstan-3α,17β-diol
  Wirkungen I 905*

17α-Äthyl-androstan-3β,17α-diol
s. a. Äthyl-cisandrostandiol
Wirkungen I 905*
17α-Äthyl-androstan-17β-ol-3-on
Wirkungen I 899*
17α-Äthyl-5α-androstan-17β-ol-3-on
Wirkungen I 899*
17α-Äthyl-Δ^4-androsten-17β-ol-3-on
Wirkungen I 916*
17β-Äthyl-androstan-17α-ol-3-on
Wirkungen I 899*
17β-Äthyl-Δ^4-androsten-17α-ol-3-on
Wirkungen I 916*
17-Äthyl-Δ^5-androsten-3β-ol-2-on
Wirkungen I 916*
17α-Äthyl-Δ^4-androsten-17β-ol-3-on-17β-methyläther
Wirkung, Hodenfunktion, Ratte II 100
Wirkungen I 916*
d,l-13β-Äthyl, 17α-chloräthinyl-Δ^4-oestren-17β-ol-3-on
s. a. d,l-17α-Chloräthinyl, 18β-methyl-Δ^4-oestren-17β-ol-3-on
Wirkungen I 948*
d,l-13β-Äthyl, 17α-chloräthinyl-17β-ol-gon-4-en-3-on
s. a. d,l-17α-Chloräthinyl, 18β-methyl-Δ^4-oestren-17β-ol-3-on
Wirkungen I 948*
17α-Äthyl, 4-chlor-Δ^4-oestren-17β-ol-3-on
Wirkungen I 949*
17α-Äthyl, 6-chlor-$\Delta^{4,6}$-pregnadien-3,20-dion
Wirkungen I 865*
17α-Äthyl, 6-chlor-$\Delta^{4,6}$-pregnadien-3,20-dion-3-äthylenketal
Wirkungen I 865*
17α-Äthyl, 6-chlor-$\Delta^{4,6}$-pregnadien-3,20-dion-3-(1,2-dimethyläthylen)-ketal
Wirkungen I 865*
17α-Äthyl, 6-chlor-$\Delta^{4,6}$-pregnadien-3β-ol-20-on
Wirkungen I 890*
17α-Äthyl, 6α-chlor-Δ^4-pregnen-3,20-dion
Wirkungen I 818*
Äthylcisandrostandiol
s. a. 17α-Äthyl-androstan-3β,17α-diol
Wirkungen I 905*
17α-Äthyl, 6-fluor-$\Delta^{4,6}$-pregnadien-3,20-dion
Wirkungen I 865*
17α-Äthyl-18β-methyl-$\Delta^{4,9}$-oestradien-17β-ol-3-on
Wirkungen I 966*
d-17α-Äthyl, 18-methyl-Δ^4-oestren-17β-ol-3-on
s. a. d-13β,17α-Diäthyl-Δ^4-oestren-17β-ol-3-on
s. a. d-13β,17α-Diäthyl-17β-ol-gon-4-en-3-on
Wirkungen I 947*
d,l-17α-Äthyl, 18-methyl-Δ^4-oestren-17β-ol-3-on
s. a. d,l-13β,17α-Diäthyl-Δ^4-oestren-17β-ol-3-on
s. a. d,l-13β,17α-Diäthyl-Δ^4-ol-gon-4-en-3-on

d,l-17α-Äthyl, 18-methyl-Δ^4-oestren-17β-ol-3-on
Wirkung, Ovarhypertrophie, kompensatorische, Ratte II 98
—, schwangerschaftserhaltende, Ratte II 243*
Wirkungen I 947*
l-17α-Äthyl, 18-methyl-Δ^4-oestren-17β-ol-3-on
s. a. l-13β,17α-Diäthyl-Δ^4-oestren-17β-ol-3-on
s. a. l-13β,17α-Diäthyl-17β-ol-gon-4-en-3-on
Wirkungen I 947*
17α-Äthyl-19-nor-Δ^4-pregnen-3,20-dion
Wirkungen I 818*
17α-Äthyl-19-norprogesteron
Wirkung, Oviduktgewicht, Bufo arenarum II 324
17α-Äthyl-19-nortestosteron
s. a. 17α-Äthyl-Δ^4-oestren-17β-ol-3-on
s. a. Norethandrolon
Eigenschaften, physikalisch-chemische I 13
Wirkung, antioestrogene, deciduale Reaktion, Ratte II 220
—, Eiimplantation, Maus II 221
—, —, Ratte II 208, 221*
—, Mauser, Huhn, Dosierung II 842
—, ovulationshemmende, Huhn II 842
Wirkungen I 926ff.*
17α-Äthyl-oestran-3β,17β-diol
Wirkungen I 905*
17α-Äthyl-oestran-17β-ol-3-on
Wirkungen I 900*
17α-Äthyl-5α-oestran-17β-ol-3-on
Wirkungen I 900*
17-Äthyl-Δ^4-oestren-11,17β-diol-3-on
Wirkungen I 955*
Äthyloestrenol
s. a. 17α-Äthyl-Δ^4-oestren-17β-ol
Wirkung, antiovulatorische, Kaninchen II 92
—, —, Ratte II 92
—, Hodenfunktion, Ratte II 102
Wirkungen I 958*
d-13β-Äthyl-Δ^4-oestren-17β-ol-3-on
s. a. d-18-Methyl-Δ^4-oestren-17β-ol-3-on
Wirkungen I 946*
d,l-13β-Äthyl-Δ^4-oestren-17β-ol-3-on
s. a. d,l-18β-Methyl-Δ^4-oestren-17β-ol-3-on
Wirkungen I 946*
l-13β-Äthyl-Δ^4-oestren-17β-ol-3-on
s. a. l-18-Methyl-Δ^4-oestren-17β-ol-3-on
Wirkungen I 946*
17α-Äthyl-Δ^4-oestren-17β-ol-3-on
s. a. Äthylnortestosteron
s. a. Norethandrolon
Eigenschaften, physikalisch-chemische I 13
Entdeckung IX
Wirkung, Alaninaminotransferaseaktivität, Thymocyten, Ratte I 408
—, α-Aminoisobuttersäure-Aufnahme, M. levator ani, Ratte I 398

17α-Äthyl-Δ^4-oestren-17β-ol-3-on
Wirkung, anabole, Ratte, männliche, kastrierte I 360
—, Asparaginaminotransferaseaktivität, Thymocyten, Ratte I 408
—, Atmungsgröße, Lymphocyten, Ratte I 403
—, ATP-ase-Aktivität, Leber, Ratte I 401
—, —, Lymphosarkommitochondrien I 409
—, Bengalrosa-Ausscheidung, Wistar-Ratte I 373
—, Bilirubinausscheidung, Gunn-Ratte I 373
—, —, Wistar-Ratte I 373
—, Bilirubinglucuronidierung, Leber, Ratte I 409
—, Bilirubin-Transport, Mensch I 373
—, BSP-Ausscheidung, Gunn-Ratte I 373
—, —, Wistar-Ratte I 373
—, BSP-Konjugation, Mensch I 373
—, Calciumhaushalt, Mensch I 367
—, Cholesterinkonzentration, Plasma, Ratte I 365
—, —, Serum, Mensch I 366
—, Corticoidausscheidung, Harn, Mensch nach Cortisolbehandlung I 381
—, Corticoidkonzentration, Plasma, Frau I 369
—, —, —, —, nach ACTH-Behandlung I 369
—, —, —, Mann I 369
—, —, —, Mensch nach Corticoidbehandlung I 381
—, Corticoidumbau, Leber, Ratte I 399
—, Corticosteronsynthese, Nebenniere, Ratte I 403
—, Cortisol-Plasmaclearance, Mann I 369
—, Cyclobarbitalstoffwechsel, Ratte I 382
—, Cyclobarbitalumbau, Leber, Ratte I 401
—, Δ^4-5α-Dehydrogenaseaktivität, Leber, Ratte I 401
—, Fructosekonzentration, Samenblasen, Maus I 397
—, Glucosekonzentration, Blut, Mensch, Glucagontoleranztest I 364
—, —, —, Ratte I 363
—, —, —, —, alloxandiabetische, Glucagontoleranztest I 364
—, —, —, —, hypophysektomierte, Glucagontoleranztest I 364
—, Glucoseoxydation, Lymphknoten, Ratte I 403
—, —, Thymus, Ratte I 403
—, —, Thymuszellen, Ratte I 411
—, β-Glucuronidaseaktivität, Niere, Maus I 402
—, —, Präputialdrüsen, Ratte I 397
—, Glycerophosphorylcholinesteraseaktivität, Uterus, Kaninchen I 392
—, Glycin-Einbau, Lymphocyten, Ratte I 403

17α-Äthyl-Δ^4-oestren-17β-ol-3-on
Wirkung, Glycineinbau, Thymuslymphocyten, Ratte I 407
—, Glykogenkonzentration, Leber, Maus I 398
—, Glykolyse, anaerobe, Lymphosarkomzellen, Ratte I 411
—, —, —, Thymuslymphocyten, Ratte I 411
—, —, —, Zwerchfell, Ratte I 407
—, Harnsäureausscheidung, Harn, Mensch I 381
—, Harnsäurekonzentration, Serum, Mensch I 381
—, 17-Hydroxycorticoidausscheidung, Frau I 371, 372
—, —, —, nach Kastration I 371
—, —, —, Menopause I 371
—, —, —, Schwangerschaft I 371
—, —, Mann I 371
—, —, —, nach Kastration I 371
—, 17-Ketosteroidausscheidung, Frau I 371, 372
—, —, —, nach Kastration I 371
—, —, —, Menopause I 371
—, —, —, Schwangerschaft I 371
—, —, Mann I 371
—, —, —, nach Kastration I 371
— auf Körpertemperatur, Frau I 357
—, Kohlensäureanhydrataseaktivität, Uterus, Kaninchen I 391
—, Kreatinausscheidung, Harn, Mensch I 380
—, Kreatininausscheidung, Harn, Mensch I 380
—, Kreatinkonzentration, Blut, Mensch I 380
—, Leberfunktion, Hund I 373
—, —, Kaninchen I 373
—, Lipidkonzentration, Blut, Mensch I 366
—, Lipoproteidkonzentration, Plasma, Ratte I 365
—, —, Serum, Mensch I 366
—, Methionineinbau, Leber, Ratte I 401
—, Nucleinsäurekonzentration, M. levator ani, Ratte I 398
—, —, Samenblasen, Ratte I 398
—, Nucleinsäuresynthese, Lymphocyten, Ratte I 408
—, Oestradiolaufnahme, Uterus, Maus I 394
—, Oestriolausscheidung, Frau I 369
—, ovulationshemmende, Frau I 357
—, Phosphataseaktivität, alkalische, Leber, Ratte I 401
—, Phosphathaushalt, Mensch I 367
—, Phospholipidkonzentration, Plasma, Ratte I 365
—, —, Serum, Mensch I 366
—, Phosphorylaseaktivität, Leber, Maus I 401
—, Präcipitinproduktion, Huhn I 381
—, Proteinkonzentration, Leber, Ratte I 398

17α-Äthyl-Δ^4-oestren-17β-ol-3-on
  Wirkung, Proteinkonzentration, Uterusspülflüssigkeit, Ratte, kastrierte I 384
  —, Sauerstoffaufnahme, Herzmuskel, Ratte I 406
  —, —, Leber, Ratte I 401
  —, —, Niere, Ratte I 402
  —, —, Zwerchfell, Ratte I 407
  —, Stickstoffausscheidung, Mensch I 360
  —, Sulfateinbau, Knorpel, Ratte I 406
  —, Transaminasenfreisetzung, Thymocyten, Ratte I 413
  —, Transhydrogenierung NADP-NAD, Leberhomogenat, Ratte I 410
  —, UDPG-Dehydrogenaseaktivität, Leber, Ratte I 401
  —, UDP-Glucuronyltransferaseaktivität, Leber, Meerschweinchen I 409
  —, —, —, Ratte I 401, 409
  —, Uropepsinausscheidung, Mensch I 377
  Wirkungen I 926ff.*
17α-Äthyl-$\Delta^{5(10)}$-oestren-17β-ol-3-on
  Wirkungen I 930*
17α-Äthyl-Δ^4-oestren-17β-ol-3-on-17β-acetat
  Wirkungen I 930*
17α-Äthyl-Δ^4-oestren-17β-ol-3-on-propionat
  Wirkung, α-Aminoisobuttersäure-Aufnahme, M. levator ani, Ratte I 398
d-13β-Äthyl-17β-ol-gon-4-en-3-on
  s. a. d-18-Methyl-Δ^4-oestren-17β-ol-3-on
  Wirkungen I 946*
d,l-13β-Äthyl-17β-ol-gon-4-en-3-on
  s. a. d,l-18β-Methyl-Δ^4-oestren-17β-ol-3-on
  Wirkungen I 946*
l-13β-Äthyl-17β-ol-gon-4-en-3-on
  s. a. l-18-Methyl-Δ^4-oestren-17β-ol-3-on
  Wirkungen I 946*
2'α-Äthyl-2'β-phenyl-1',3'-dioxolano-[d-16α,17α]-Δ^4-pregnen-3,20-dion
  Wirkungen I 812*
17α-Äthyl-$\Delta^{1,4}$-pregnadien-3,20-dion
  Wirkungen I 862*
17α-Äthyl-$\Delta^{4,6}$-pregnadien-3,20-dion
  Wirkungen I 862*
17α-Äthyl-$\Delta^{4,6}$-pregnadien-3,20-dion-3-äthylenketal
  Wirkungen I 863*
17α-Äthyl-Δ^4-pregnen-3,20-dion
  Wirkungen I 815*
21-Äthyl-Δ^4-pregnen-3,20-dion
  Wirkungen I 816*
17α-Äthyl-Δ^4-pregnen-3,20-dion-3-äthylenketal
  Wirkungen I 815*
6α-Äthylprogesteron
  Wirksamkeit, Kopulationsreflex, Meerschweinchen II 428
Ätiocholan
  Konstitutionsformel I 3
Ätiocholanolon
  Wirkung, thermogenetische, Säugetiere II 755
Afterflosseneinheit
  Legeröhrentest, Gestagenwirkung I 695; II 317

AGS-Syndrom
  Pregnantriolausscheidung, Harn, Mensch I 183
Aktionsströme
  Gehirn, Frau, Cyclusverlauf I 524
  —, —, Schwangerschaft I 524
Aktivitätsverhalten
  Säugetiere, neurohormonale Steuerung II 681
Alanin
  Aufnahme, Ratte, nach Progesteronbehandlung I 384
  Konzentration, Uterusflüssigkeit, Rind, Cyclus II 173
Albumin
  Bindungskapazität für Progesteron, Serum, Frau I 265
Albumine
  Konzentration, Serum, Frau, Beeinflussung durch Antikonzeption, hormonale I 1160
Albuminmantel
  Ovum, Tube, Kaninchen II 166
  —, —, Opossum II 166
Aldosteron
  Antagonisten, endogene, Frau, Schwangerschaft I 477
  Ausscheidung, Harn, Frau, Cyclus I 479
  —, —, —, Schwangerschaft I 1074
  —, —, —, —, Orthostase I 477
  Bindung, Plasmaproteine, Frau, Beeinflussung durch 17α-Äthinyl-$\Delta^{5(10)}$-oestren-17β-ol-3-on I 370
  —, —, —, — durch Gestagene I 477
  —, —, —, — durch Östrogene I 477
  —, Serumproteine, Mensch I 475
  Konzentration, Harn, Frau, Schwangerschaft I 581
  Metabolite, Harn, Frau, Schwangerschaft I 476
  Sekretion, Stimulation durch Progesteron, Mensch I 474
  Sekretionsrate, Harn, Frau, Schwangerschaft I 473, 478f.
  Stoffwechsel, Frau, Schwangerschaft I 370
  Syntheserate, Säugetiere, Schwangerschaft I 638
  Wirkung, Eientwicklung in vitro, Kaninchen II 176
  —, Elektrolytbilanz, Frau, Schwangerschaft I 476
  —, Elektrolytkonzentration, Serum, Ratte I 468
  —, Elektrolyttransport, aktiver, Leberzelle, Ratte I 467
  —, —, —, Muskelzelle, Ratte I 467
  —, Gestosen, Frau I 478
  —, Glykosidhemmung, Herzmuskel, Meerschweinchen I 473
  —, Kerngröße, Tubulusepithel, Ratte I 475
  —, Krötenblase, Mechanismus I 475
  —, Milchdrüsenaufbau, Explantat in vitro II 380

Aldosteron
　Wirkung, Natriumtransport, Hefezellen
　　I 467
—, —, Krötenblase I 467
—, Nierenmorphologie, Ratte I 556
—, Progesteronantagonismus I 474ff.
—, Überlebenszeit, Maus, Muskeldystrophie, erbliche I 482
Algomenorrhoe
　Frau, Menstruation I 1059
Alkalireserve
　Beeinflussung durch Gestagene, Mensch
　　I 367
Alkohol-Dehydrogenase
　sekundäre, Nachweis, histochemischer
　　I 33, 78
—, Vorkommen, Placenta, Mensch I 90
17α-Alkyl-Δ⁴-oestren-17β-ol-3-on
　Wirkungen I 946*
Allen-Corner-Test
　Progesteronnachweis VI
Allen-Doisy-Test
　Östrogennachweis, Vaginalepithel, Ratte
　　VI; I 718f., 720; II 53
—, —, —, Methodik I 778f.
Allen-Korrektur
　I 27, 28
14-Allo-17-isoprogesteron
　s. a. 14β,17α-Δ⁴-Pregnen-3,20-dion
　Wirkungen I 810*
allo-Pregnan
　s. a. (5α)-Pregnan
　Konstitutionsformel I 3
Allopregnandiol
　Verhältnis Pregnandiol/A., Harn, Frau,
　während des Cyclus I 161
　Wirksamkeit, Legeröhrentest II 319
Allopregnan-3α,20α-diol
　Metabolit von Progesteron, Leber, Frau
　　II 519
Allopregnan-3β,20α-diol
　Metabolit von Progesteron, Leber, Frau
　　II 519
Allopregnandion
　s. a. 5α-Pregnan-3,20-dion
　Metabolit von Progesteron, Endometrium,
　sekretorisches, Frau I 131
　Wirksamkeit, Legeröhrentest II 318, 319
　Wirkung, ovulationsauslösende, Xenopus
　laevis II 321
　Wirkungen I 892*
Allopregnan-17α-ol-3,20-dion-17α-acetat
　s. a. 5α-Pregnan-17α-ol-3,20-dion-
　17α-acetat
　Wirkungen I 893*
Allopregnan-3β-ol-20-on
　s. a. 5α-Pregnan-3β-ol-20-on
　Wirksamkeit, Legeröhrentest II 319
　Wirkungen I 891*
Δ¹-Allopregnen-3,20-dion
　s. a. Δ¹-5α-Pregnen-3,20-dion
　Wirkungen I 885*
Δ¹⁶-Allopregnen-3,20-dion
　s. a. Δ¹⁶-5α-Pregnen-3,20-dion
　Wirkungen I 885*

Allopregnen-17α-ol-3,20-dion-17α-acetat
　s. a. Δ¹-5α-Pregnen-17α-ol-3,20-on-
　17α-acetat
　Wirkungen I 886*
Allyl-norandrostenol
　s. a. Allyloestrenol
17α-Allyl-19-nortestosteron
　s. a. 17α-Propenyl-Δ⁴-oestren-17β-ol-3-on
　Wirkungen I 933*
Allyloestrenol
　s. a. 17α-Allyl-Δ⁴-oestren-17β-ol
　s. a. Allylnorandrostenol
　s. a. 17α-Propenyl-Δ⁴-oestren-17β-ol
　Eigenschaften, chemische I 16
　Entdeckung IX
　IR-Spektrum I 16
　Konstitutionsformel I 16
　Löslichkeit I 16
　Synthese IX; I 16
　Therapie, Abort, Frau I 1071, 1072*;
　　II 2
　Toxizität, chronische, Hund I 483
—, —, Ratte I 483
　Transformationsdosis, Endometrium,
　Frau, Gabe per os II 13
　Wirksamkeit, Allen-Doisy-Test II 54
—, Clauberg-McPhail-Test II 77
—, Greenblatt-Test II 14
—, Kükenkammtest II 331
—, Oestruserzeugung, Ratte II 429
　Wirkung, Acidophilenindex, Vaginalepithel, Frau, Abortus imminens
　　II 8
—, antiöstrogene, Ratte II 59
—, antiovulatorische, Kaninchen II 92
—, —, Ratte II 92
—, Brunstverhalten, Ratte II 430
—, Corticoidproduktion, Nebenniere,
　Ratte, in vitro I 579
—, geburtsverhindernde, Ratte II 303
—, gestagene, Vaginalepithel,
　proliferiertes, Frau II 6
—, β-Glucuronidaseaktivität, Niere,
　Maus I 402
—, HCG-Bildung, Frau, Schwangerschaft
　　II 36
—, Hodenfunktion, Ratte II 102
—, 17-Hydroxycorticoidausscheidung,
　Frau I 372
—, Karyopyknoseindex, Vaginalepithel,
　Frau, Abortus imminens II 8
—, 17-Ketosteroidausscheidung, Frau
　　I 372
—, Körpergewicht, Ratte I 539*
— auf Körpertemperatur, Frau I 357
—, Lebermorphologie, Ratte I 553
—, Levator ani-Gewicht, Ratte I 542*
—, Milchdrüsendifferenzierung, Maus
　　II 392, 394
—, Myometriumkontraktion, oxytocininduzierte, Ratte II 299
—, Nierengewicht, Maus I 556
—, Nierenmorphologie, Ratte I 557
—, Ovarialfunktion, inkretorische, Frau
　　II 28

Allyloestrenol
  Wirkung, Oxytocinaseaktivität, Blut,
    Frau, Schwangerschaft I 377;
    II 37
  —, Pregnandiolausscheidung, Frau,
    Schwangerschaft II 36
  —, ³⁵S-Aufnahme, Endometrium, Meer-
    schweinchen I 389
  —, schwangerschaftserhaltende, Ratte
    I *691*; II 244f.*
  —, —, Säugetiere II 430
  —, Spinnbarkeit, Cervixschleim, Frau
    II 10, 11
  —, virilisierende, Fetus in utero I 1072;
    II 34, 449
  —, wehenhemmende, Kaninchen,
    Oxytocininduktion II 255*
  Wirkungen I 16, 959f.*
17α-Allyl-Δ⁴-oestren-17β-ol
  s. a. Allyloestrenol
Alopecia areata
  Mensch, Verlauf, vor Pubertät I 594
  —, —, Schwangerschaft I 594
Amenorrhoe
  Endometriummorphologie I 1035*
  Formen, Einteilungsschemata I 1033*,
    1034*
  Gestagentherapie I 1038f.; II 564
  „hypothalamische" II 739
  Ovar, Morphologie I 1035f.
  Pathophysiologie I 1032*
  primäre, Gestagenbehandlung I 1038
  psychogene, akute II 739, 740
  —, —, Reversibilität II 740
  —, chronische II 739, 740
  sekundäre, Gestagenbehandlung
    I 1038f.
  Sequentialtherapie I 1135
  Spontanheilungsquote I 1040
Aminoisobuttersäure
  Ausscheidung, Reduktion durch 17α-Äthyl-
    Δ⁴-oestren-17β-ol-3-on, Ratte I 360
Aminooxydaseinhibitoren
  Wirkung, abortive, Kaninchen II 180
  —, —, Maus II 180*
  —, —, Mechanismus II 181
Aminosäuren
  freie, Konzentration, Endometrium, Frau,
    Cyclusverlauf II *533*
  —, —, Serum, Rind, Cyclusverlauf II *173*
  —, —, Tubenflüssigkeit, Kaninchen
    I 384
  —, —, —, —, nach Progesteronbehand-
    lung I 384
  —, —, Uterusflüssigkeit, Kaninchen
    I 384
  —, —, —, —, nach Progesteronbehand-
    lung I 384
  —, —, —, Rind, Cyclusverlauf II *173*
β-Aminopropionitril
  Wirkung, katabole, Ratte I 544
  —, ³⁵S-Aufnahme, Knochen, Ratte I 550
Amnionflüssigkeit
  Rhesusaffe, Wirksamkeit, gestagene
    I 196

3′-5′-AMP
  Wirkung, Steroidsynthese, Corpus
    luteum, Rind I 219
  —, —, Ovar, Kaninchen I 238
  —, —, —, Rind I 218
Amphenon B
  Wirkung, endoplasmatisches Reticulum,
    Hodeninterstitium, Ratte II 470
  —, Mitochondrienmorphologie, Hoden-
    interstitium, Ratte II 468
  —, —, NNR, Ratte II 468
Amylase
  Aktivität, Blut, Frau, Schwangerschaft
    I 376
  —, Endometrium, Frau, Sekretionsphase
    II 529
Anabolica
  Wirkung, Kollagenbildung, Fibroblasten-
    kulturen II 473
  —, Ribosomenvermehrung, Fibroblasten-
    kulturen II 473
Anabolteste
  Maus, Methodik I 785
  Ratte, Methodik I 780ff.
Anaphrodisie
  Haustiere, Beeinflussung durch Gestagene
    II 809ff.
Androgen-Antagonisten
  Wirkung, Gestagenwirkung, spermatogene
    II 103
Androgene
  Biosynthese, Follikel, Kaninchen I 240
  —, Ovar, Frau I 45, 64
  —, —, Stein-Leventhal-Syndrom,
    in vitro I 75
  —, —, Hund I 200
  —, —, Squalus I 194
  —, Ovarstroma, Frau I 74
  fetale, Wirkung, Milchdrüsendifferenzie-
    rung II 341f.
  Metabolite, Ausscheidung, Harn, Mensch,
    Pubertas praecox I 1090
  — von Δ⁵-Pregnen-3β,17α-diol-20-on,
    Harn, Frau mit Nebennierenmeta-
    stasen I 141
  — von Δ⁴-Pregnen-17α-ol-3,20-dion,
    Lipoidzelltumor, Frau I 107
  — —, Ovar, Frau I 107
  — —, —, Stein-Leventhal-Syndrom
    I 107
  — —, —, Hund I 200
  — —, —, Schwein I 207
  — von Progesteron, Faeces, Kuh
    I 271
  — —, Fet, Mensch II 555
  — —, Lipoidzelltumor, virilisierender,
    Frau I 105
  — —, Ovar, Maus, Schwangerschaft
    I 242
  — —, —, Natrix I 194
  Nomenklatur V
  Therapie, Endometriose, Frau I 1076
  —, Mammacarcinom, Frau I 1083
  —, postmenopausische Beschwerden, Frau
    I 1079

Androgene
Umbau in Oestrogene, Wirkung,
antifertile, Säugetiere II 196
Wirkung, anabole, Säugetiere I 735
—, Acne-Entstehung, Mensch I 1093
—, antikatabole, Säugetiere I 735
—, Bilanzteste I 735
—, Eitransport, Säugetiere II 196
—, Endometriumcarcinom, Wachstum in vitro I 1088
—, Flossenmorphologie, Guppy I 724
—, Genitaltrakt, Nichtsänger II 314
—, Geschlechtsdrüsen, akzessorische, Nager I 719, 724
—, Granulosazelltumorwachstum, Maus I 619
—, Hämolyse, Mensch I 494
—, Hochzeitskleid, Bitterling I 724
—, —, Stichling I 724
—, Hypothalamus, Säugetiere, Geschlechtsdifferenzierung II 627
—, Kammwachstum, Kapaun I 722, 724; II 330
—, —, Küken I 722, 724; II 330
—, Kampftrieb, Kampffisch I 724
—, —, Säugetiere II 438
—, Leukocytenabbau, Ratte I 498
—, LH/FSH-Sekretion, Hypophyse, Ratte II 207
—, LTH-Sekretion, Hypophyse, Ratte II 207, 648
—, Milchdrüsendifferenzierung, Maus II 390
—, —, Ratte II 390
—, —, Rind II 390
—, M. levator ani-Wachstum, Nager I 719f., 724
—, ovulationshemmende I 1125
—, renotrope, Säugetiere I 735
—, Schnabelfärbung, Spatzen, englische I 722
—, Sexualzentrum, Differenzierung, Gehirn, Säugetiere II 439
—, Spermatogenese, Ratte I 736
—, Uterusgewicht, Säugetier II 81f.
—, Vaginalepithel, Morphologie, Frau II 4ff., 526
—, ZNS, Ratte, neugeborene II 729f.
Wirkungsteste I 719ff.
—, Methodik, Kapaun I 785
—, —, Küken I 786
—, —, Maus I 785
—, —, Meerschweinchen I 786
—, —, Ratte I 780ff.
Androstan
Konstitutionsformel I 3
Wirkungen I 894f.*
(5α)-Androstan
s. a. Androstan
Konstitutionsformel I 3
(5β)-Androstan
s. a. Ätiocholan
Konstitutionsformel I 3
$\Delta^{3,5}$-Androstandiene
Wirkung, anaesthetische I 524

Androstan-3α,17β-diol
Wirkungen I 902f.*
Androstan-3β,17α-diol
Wirkungen I 903*
Androstan-3β,17β-diol
Wirkungen I 903*
Androstan-3,17-dion
Wirkungen I 901f.*
Androstan-17α-ol
Wirkungen I 902*
Androstan-17β-ol
Wirkungen I 902*
Androstanolon
s. a. 5α-Androstan-3β-ol-17-on
Wirkungen I 897*
Androstan-3α-ol-17-on
Wirkungen I 895—898*
Androstan-17β-ol-3-on
Wirkungen I 895*
5α-Androstan-3α-ol-17-on
s. a. Androsteron
Metabolit von Progesteron, Harn, Rhesusaffe I 269
Wirkungen I 897*
5α-Androstan-3β-ol-17-on
s. a. Androstanolon
Wirkungen I 897*
5β-Androstan-3β-ol-17-on
Wirkungen I 898*
5β-Androstan-3β-ol-17-on-3β-acetat
Wirkungen I 898*
Androstendiol
Wirkung, antifertile, Ratte II 196
Δ^4-Androsten-3β,17β-diol
Derivate, alkylsubstituierte, Wirksamkeit, Clauberg-McPhail-Test II 77*
Δ^5-Androsten-3β,17α-diol
Wirkungen I 961*
Δ^5-Androsten-3β,17β-diol
Wirkungen I 961f*
Δ^5-Androsten-3β,17β-diol-3-^{35}S-sulfat
Metabolit, Cholesterinabbau, Harn, Mensch I 71
Androstendion
Biosynthese, Corpus luteum, Frau II 517f.
—, —, Torpedo marmorata II 608
—, Follikel, Frau II 517f.
—, Granulosazellgewebekultur, Pferd I 233
—, Ovar, Frau I 64
—, —, —, Stein-Leventhal-Syndrom, in vitro I 71
Konversion zu Testosteron, Ovar, Frau, Stein-Leventhal-Syndrom I 54
Konzentration, Follikelflüssigkeit, Frau I 54
—, —, Stein-Leventhal-Syndrom I 54, 76
—, Ovar, Frau I 55
—, —, —, nach Gonadotropinstimulierung I 55, 64
—, —, —, Stein-Leventhal-Syndrom I 64

Androstendion
　Metabolit von Δ^4-Pregnen-17α-ol-3,20-dion, Corpus luteum, Frau, Schwangerschaft I 107
　— —, Placenta, Mensch I 109
　— von Δ^5-Pregnen-3β-ol-20-on, Ovar, Rind I 220
　— von Progesteron, Arrhenoblastom, Frau I 105, 106
　— —, Corpus luteum, Frau, Schwangerschaft I 106, 107
　— —, Cystadenocarcinom des Ovars, Frau I 105
　— —, Fet, Mensch II 553
　— —, Granulosazelltumor, Frau I 106
　— —, Nebenniere, Fet, Mensch II 554
　— —, Thekazellen, Mensch I 104
　Trennung des Progesterons von I 25
　Vorkommen, Ovar, Frau I 75
　—, —, —, Stein-Leventhal-Syndrom I 76
　—, Ovarvene, Hund I 199
　Wirksamkeit, Kopulationsreflex, Meerschweinchen II 428
　Wirkung, antifertile, Ratte, Eitransport II 196
　—, antifibromatogene, Meerschweinchen I 599
　—, Körpergewicht, Ratte I 539
　—, Ovocyte, Rana pipiens II 323
　—, ovulationsauslösende, Xenopus laevis II 321
　Wirkungen I 956f.*
Δ^1-Androsten-3α,17-dion
　Wirkungen I 956*
Δ^4-Androsten-3,17-dion
　s. Androstendion
　Wirkungen I 956f.*
Δ^4-Androsten-17β-[6,0×0 heptyl-(2)]-3-on
　s. a. 27-Nor-Δ^4-cholesten-3,25-dion
　Wirkungen I 958*
Δ^4-Androsten-6α-ol-3,17-dion-6α-acetat
　Wirkungen I 958*
Δ^1-Androsten-17β-ol-3-on
　Wirkungen I 906*
Δ^4-Androsten-17α-ol-3-on
　s. a. Cistestosteron
　Wirkungen I 906*
Δ^4-Androsten-17β-ol-3-on
　s. a. Testosteron
　Derivate, alkylsubstituierte, Wirksamkeit, Clauberg-McPhail-Test II 74*
　—, — und 19-Nor-, Wirksamkeit, Clauberg-McPhail-Test II 75*
　Konstitutionsformel I 4
　Wirkungen I 907ff.*
Δ^5-Androsten-3α-ol-17-on
　Wirkungen I 911*
Δ^5-Androsten-3β-ol-17-on
　Wirkungen I 912*
Δ^1-Androsten-17β-ol-3-on-17β-acetat
　Wirkungen I 906*
Δ^4-Androsten-17α-ol-3-on-17α-acetat
　Wirkungen I 906f.*

Δ^5-Androsten-3β-ol-18-on-3β-acetat
　Wirkungen I 912*
Δ^4-Androsten-17β-ol-3-on-17β-cyclopentylpropionat
　Wirkungen I 911*
Δ^4-Androsten-17β-ol-3-on-17β-methyläther
　Wirkungen I 911*
Δ^1-Androsten-17β-ol-3-on-17β-propionat
　Wirkungen I 906*
Δ^4-Androsten-17α-ol-3-on-17α-propionat
　Wirkungen I 907*
Δ^4-Androsten-17β-ol-3-on-17β-propionat
　s. a. Testosteronpropionat
　Wirkungen I 909ff.*
(Δ^4-Androsten-17β-ol-3-on)-17α-propionsäure-γ-lacton
　s. a. 20-Δ^4-Spiroxen-3,21-dion
　Wirkungen I 911*
3-(Δ^4-Androsten-17β-ol-3-on-17α-yl)-propionsäure
　Wirkungen I 911*
Δ^4-Androsten-3-on
　Wirkung, Uteruswachstum, oestrogeninduziertes, Ratte II 289
　Wirkungen I 905*
Δ^4-Androsten-3-on-17-thion
　Wirkungen I 906*
Δ^4-Androsten-3,6,17-trion
　Wirkungen I 958*
Androsteron
　s. a. 5α-Androstan-3α-ol-17-on
　Wirkung, Eientwicklung in vitro, Kaninchen II 176
　—, Kammwachstum, Kapaun I 724
　—, Oviduktwachstum, Uromastix I 460
　Wirkungen I 897*
Angiotensin
　Wirkung, Blutdruck, Ratte, Schwangerschaft I 509
Anlagerung des Ovum
　s. attachment
Anoestrie
　Rind, post partum II 808
　Säugetiere, Beeinflussung durch Gestagene II 809f.
　—, Inanition II 181
Anorexia nervosa
　Frau, Lactation II 740
　—, Pathophysiologie II 740
A-nor-$\Delta^{3(5)}$-pregnen-3,20-dion
　Wirkungen I 821*
A-nor-Δ^4-pregnen-3,20-dion
　s. a. A-nor-progesteron
　Wirkungen I 821*
A-nor-progesteron
　s. a. A-nor-Δ^4-pregnen-3,20-dion
　Wirkungen I 821*
A-nor-4,5-seco-Δ^5-pregnen-5-ol-20-on-4-carbonsäure-4,5-lacton
　s. a. 3,5-Seco-A-nor-Δ^5-pregnen-5-ol-20-on-3-carbonsäure-3,5-lacton
　Wirkungen I 883*
Anova
　Antikonzeptivum, Bestandteile I 1127

Anovial 21
 Antikonzeptivum, Bestandteile I 1127
Anovlar 21
 Antikonzeptivum, Bestandteile I 1127
Antiandrogene
 Wirkung, Feminisierung, Fet, männlicher I 703
 —, Geschlechtsdrüsen, akzessorische, Wachstum, Ratte II 107, 108*, 110
 —, Hodenfunktion, Ratte II 107, 108*
 Wirkungsmechanismus II 107f.
Antiandrogenteste
 Geschlechtsdrüsen, Maus I 701, 702
 —, Ratte I 701, 702
 Kükenkamm I 702, 704
 Methodik, Kaninchen I 765
 —, Kapaun I 762
 —, Küken I 761f.
 —, Maus I 762f., 765
 —, Ratte I 763
 —, Rüde I 763
 Modifikation, Dorfman I 702
 —, Dorfman-Stevens I 702
 —, Randall-Selitto I 702
 Uterus, Ratte I 702, 703, 704
Antigestagene
 Stoffklassen II 898
Antigestagenteste
 Modifikation, Clauberg I 704
 —, McGinty I 704
 —, McPhail I 704
 —, Miyake I 704
Anti-HCG-Wirkung
 Antiluteinisierungstest, Methodik I 761
Antihistaminica
 Wirkung, deciduale Reaktion, Ratte II 220
Antifibrinolysin
 Blut, Frau, während des Cyclus I 377
Antikörperbildung
 Kaninchen, Beeinflussung durch Gestagene I 381
Antikonzeption
 Coitus interruptus, Erfolgssicherheit I 1137*
 Condom, Erfolgssicherheit I 1137*
 Creme, Erfolgssicherheit I 1137*
 Diaphragma, Erfolgssicherheit I 1137*
 hormonale, Erfolgssicherheit I 1036ff., 1137*
 —, —, Statistik I 1138
 —, —, Fertilitätsstörungen I 1158
 —, —, Kontraindikationen I 1161
 —, —, Kontrolluntersuchungen, gynäkologische I 1157
 —, —, Nebenwirkungen I 1141ff.
 —, —, Nebenwirkungen, Blutgerinnung I 1145f.
 —, —, gastrointestinale I 1141f.
 —, —, Kohlenhydratstoffwechsel I 1149
 —, —, Leberfunktionen I 1147f.
 —, —, Registrierung, Faktoren I 1141
 —, —, vegetative I 1141ff.

Antikonzeption
 hormonale, Technik, Depotinjektionen, intramuskuläre I 1135
 —, —, Depots, Silicon-Gummi-Kapsel I 1136
 —, —, Kristall-Preßling-Implantate I 1136
 —, —, luteal supplementation I 1135
 —, —, Sequentialtherapie I 1134f.
 —, —, Tabletten, kombinierte, Einnahmeschemata I 1129ff.
 —, Therapie, Frau I 1125ff.
 —, —, —, Endometriose I 1077
 —, —, —, Erfolgssicherheit I 1136ff.
 —, —, —, Geschichte I 1125
 —, —, —, Kontraindikationen I 1161
 —, —, —, Nebenwirkungen I 1141ff.
 —, —, —, Präparate I 1126ff.
 —, —, —, Technik I 1129ff.
 —, —, —, Theorie I 1125ff.
 —, —, —, Wirkungsmechanismus I 1139ff.
 —, Wirkung, mutagene, Kind I 1160
 —, Wirkungsmechanismus I 1139, 1140*
 Pessare, intrauterine, Erfolgssicherheit I 1137*
 Rhythmusmethode, Erfolgssicherheit I 1137*
 Schaumtabletten, Erfolgssicherheit I 1137*
 Scheidenspülung, Erfolgssicherheit I 1137*
 Schwangerschaftsrate I 1137
 Suppositorien, Erfolgssicherheit I 1137*
Antikonzeptiva
 hormonale, Portio, Frau, Epithelatypien I 1156
 —, —, —, Leukoplakien I 1156
 —, Wirkung, tumorerzeugende, Mensch, Diskussion I 1155ff.
 Nebenwirkungen, androgene, Genitale, Frau II 3
 Präparate, Bestandteile II 1127ff.*
 Wirkung, diabetogene, Frau I 1150
 Wirkungen, psychologische, Frau I 528
Anti-LH-Serum
 Wirkung, abortive, Kaninchen II 209
 —, —, Schwein II 210
Antiluteinisierungsteste
 Methodik, Maus I 761
 —, Meerschweinchen I 698, 699*, 759ff.
 —, Ratte I 760f.
 Modifikation, Astwood-Fevold I 698
 —, Burdick-Emmerson I 698
 —, Haller-Stadtmüller I 699
 —, Junkmann I 700, 701
 —, Junkmann-Desclin I 699
 —, Lipschütz I 699
Antioestrogene
 Wirkung, antiuterotrophe, Säugetiere II 81ff.
 —, deciduale Reaktion, Ratte II 219, 220
 —, implantationshemmende, Maus II 221
 —, —, Ratte II 219

Antioestrogenteste
  Kükeneileiter II 325f.
  Methodik, Hund I 759
  —, Kaninchen I 759
  —, Küken I 758
  —, Maus I 755f., 757f.
  —, Meerschweinchen I 758
  —, Pavian I 759
  —, Ratte I 756f.
  Modifikation, Biggers-Claringbold I 697
  —, Edgren I 697
  —, Emmens I 698
  —, Junkmann I 697
  Uterus, Maus I 696, 755f.
  —, Meerschweinchen I 758
  —, Ratte I 696, 756f.
  Vagina, Maus I 696, 757f.
  —, Ratte I 696, 757
Aorta
  Cholesterinbildung, Mensch I 66
Arachidonat
  Konzentration, Leber, Ratte, Schwangerschaft I 399
Arborisationsphänomen
  s. Farnkrautphänomen
  Cervicalschleim, Frau, Gestagenwirkung I 739
  —, —, —, Testmethodik I 797
  —, —, Schwangerschaftsdiagnostik I 1069
  —, Rind II 60
  —, Schaf II 60
Area praeoptica
  Hypothalamus, Säugetiere, Bedeutung für Ovarialfunktion II 759
Arginase
  Aktivität, Brustdrüse, Ratte I 395
  —, Leber, Ratte, Lactation I 400
  —, —, —, Schwangerschaft I 400
  —, Niere, Meerschweinchen, Schwangerschaft I 402
  —, Uterus, Meerschweinchen I 392
Aromatisierende Enzyme
  Steroidbiosynthese, Placenta, Frau I 91
Arrhenoblastom
  Mensch, Steroidbiosynthese in vitro I 76
Ascorbinsäure
  Exkretion, Ratte, während des Cyclus I 382
  —, —, nach Progesteronbehandlung I 382
Ascorbinsäureverarmungstest
  LH-Konzentration im Plasma, Messung II 86
Asparaginataminotransferase
  Aktivität, Brustdrüse, Ratte I 396
Asparaginsäure
  Konzentration, Uterusflüssigkeit, Rind, Cyclus II 173
Atemzentrum
  Kohlendioxydempfindlichkeit, Frau, Cyclus I 528
  —, —, Schwangerschaft I 359, 528
Atmungsgröße
  Beeinflussung durch Progesteron, Mensch I 359

Atropin
  Wirkung, Progesteronempfindlichkeit, Ratte I 521
  —, ovulationsfördernde, Huhn II 327
  —, ovulationshemmende, Kaninchen II 735
„attachment"
  Ovum, Endometrium, Kaninchen II *216*
  —, —, Maus II *216*
  —, —, Säugetiere, Gefäßpermeabilität II 216
  —, —, —, Morphologie II 216
  —, —, —, und Zona pellucida-Verlust II 183
Aufbaudosis
  Steroide, Kaufmannstest I 736
Außentemperatur
  Wirkung, Cyclusdauer, Ratte II 739
Avertin
  Wirkung, anaesthetische, Lutocyclinresistenz, Maus I 522
Avidin
  Sekretion, Tube, Huhn II 611
  —, —, —, Beeinflussung durch Sexualhormone II 327
A-Wert
  Hydratationsgrad, Frau, Beeinflussung durch Antikonzeption, hormonale I 1152, *1153*
  —, —, Beeinflussung durch Cyclus I *1153*
Bakterien
  Wachstum, Beeinflussung durch Progesteron I 451
  —, Peritoneum, Kaninchen, Pseudogravidität I 463
  —, Uterus, Kaninchen, Cyclus I 463
  —, —, Rind, Cyclus I 463
Bakterizidie
  Uterus, Kaninchen, Progesteronwirkung II 150
Balzzeremonie
  Vögel II 680
  Wirbeltiere, niedere II 680
Barbiturate
  Wirkung, anaesthetische, Progesteronwirkung, Ratte I 523
Basalmembran
  Endometriumgefäße, Nagetiere, Morphologie bei decidualer Reaktion II 216
  Granulosaluteinzelle, Ratte, Morphologie II 472
Basaltemperatur
  Frau, Antikonzeption, hormonale, Nachbehandlungscyclus I *1158*
  —, Beziehung zu Endometriummorphologie II *538*
  —, Corpus luteum-Insuffizienz II 561
  —, Cyclus, anovulatorischer II 562
  —, Gestagenabhängigkeit I 353, 355, 358, 737; II 31
  —, nach Kastration I 355
  —, Maß der Ovulationshemmung II 31
  —, Pregnandiolausscheidung II *521*

Basaltemperatur
  Frau, Beeinflussung durch Progesteron
    II 524
  —, und Progesteronkonzentration, Blutplasma II 749
  —, Schwangerschaft II 548
  —, —, Progesteronmangel II 566
  Mann, Gestagenabhängigkeit I 355
Befruchtung
  intraovarielle, Teleostier II 608
Befruchtungsfähigkeit
  Ovum, Säugetiere, Dauer II 167
  Spermien, Säugetiere s. Kapazitation
Befruchtungsrate
  Ova, Kaninchen, Insemination, tubale
    II 155
  —, —, —, uterine II 155
Begattungsbereitschaft
  Goldhamster, Beeinflussung durch
    Progesteron II 682
  Maus, Beeinflussung durch Progesteron
    II 682
  Meerschweinchen, Beeinflussung durch
    Progesteron II 682
  Mensch II 625, 675
  Primates II 672, 673
  Ratte, Beeinflussung durch Progesteron
    II 682
  Rhesusaffe II 625
  —, Beeinflussung durch Progesteron
    II 683
  Säugetiere, Unterschiede II 680
  —, Verlust II 681
  Tupaiidae II 625
Begattungsperiode
  Macaca nemestrina II 675
Behandlungskarte
  Antikonzeption, hormonale, orale
    I 1130
Benzpyren
  Wirkung, Sarkomerzeugung, Haut, Ratte
    I 615
Bestrahlung
  Wirkung, Ovar, Ratte, elektronenoptische
    Befunde II 471
Beweglichkeitsverlust
  Spermien, Genitale, weibliches, Säugetiere
    II 151
Bicarbonat
  Wirkung, Spermienstoffwechsel, Säugetiere II 144
Bilirubin
  Konzentration, Blut, Säugling, nach
    Gestagentherapie der Mutter II 36
  —, Serum, Frau, Beeinflussung durch
    Gestagene I 373f.
Bindegewebe
  Genitaltrakt, Säugetiere, ,,Ausreifung''
    II 483
  —, —, Feinstruktur, Beeinflussung durch
    Gestagene II 482, 483
  —, —, —, — durch Glucocorticoide
    II 483
  —, —, —, — durch Oestrogene
    II 481

α,β-Bis(p-äthoxyphenyl)-β-bromphenyl-
  äthylen
  Wirkung, Lymphomerzeugung, Maus
    I 618
Bis-Isonicotinsäure-Hydrazon
  Bestimmung der Δ^4-3-Ketosteroide und
    des Progesterons mit I 27
18,19-Bis-nor-androstan
  s. a. Gonan
  Konstitution I 3
  Nomenklatur I 3
Bisnordesoxycholsäure-3α,12α-dihydroxy-
  bisnorcholansäure
  Wirkungen I 969*
18,19-Bisnor-Δ^4-pregnen-3,20-dion
  Wirkungen I 823*
Bitterlingseinheit
  Legeröhrentest, Gestagenwirkung I 695;
    II 317
Bitterlings-Test
  Gestagennachweis I 201, 209
Blastocysten
  Kaninchen, Implantation, Uterus II 214,
    215
  Maus, Trophoblastdifferenzierung in
    Diffusionskammern, körpereigenen
    II 176
  Schaf, Entwicklung, Beeinflussung durch
    Gestagene II 171, 172, 173
Blastulastadium
  Ova, Kaninchen, Kultur in vitro II 170
  —, Maus, Kultur in vitro II 167
  —, —, — — —, Beeinflussung durch
    Gestagene II 174*
Blut
  Affe, Wirksamkeit, gestagene I 195, 196
  Henne, Ovulation, Wirksamkeit, gestagene
    I 195
  Kaninchen, Nierengefäße, Wirksamkeit,
    gestagene I 241
  —, Wirksamkeit, gestagene I 240
  Maus, Wirksamkeit, gestagene I 243
  Ratte, Wirksamkeit, gestagene, Cyclus
    I 225
  —, —, —, Schwangerschaft I 255
  Schaf, Wirksamkeit, gestagene I 228
  Ziegenfet, Wirksamkeit, gestagene
    I 229
Blutbild
  Hund, Pseudoschwangerschaft II 658
  —, Schwangerschaft II 658
Blutbildung
  Säugetiere, Beeinflussung durch Gestagene I 489ff.
Blutdruck
  Frau, Cyclus I 508
  —, Schwangerschaft I 508
Blut/Follikelschranke
  Permeabilität, Frau I 57
Blutgerinnung
  Frau, Veränderungen während des Cyclus
    I 377
  —, Beeinflussung durch Gestagene
    I 377f.
  Kastratin I 377

Blutgerinnung
  Mann I 377
  —, Beeinflussung durch Gestagene
    I 377f.
Blut-pH
  Beeinflussung durch Gestagene, Mensch
    I 367
Blutplasma
  Kaninchen, Aktivität, antibakterielle,
    Cyclus I 463
  Rind, Aktivität, antibakterielle, Cyclus
    I 463
  Schlangen, Wirksamkeit, gestagene I 194
Blutschranke
  Mutter–Fet, Säugetiere II 622*
Blutsenkungsreaktion
  Frau, Cyclus I 495
  —, Schwangerschaft I 495
Blutserum
  Mensch, Hemmwirkung auf Steroid-
    hämolyse I 494
Blutung, dysfunktionelle
  Endometrium, Frau, Beeinflussung durch
    Gestagene II 15ff.
Blutungsbereitschaft
  Endometrium, Alouatta palliata II 616
  —, Bos taurus II 616, 661f.
  —, Canis familiaris II 616, 656f.
  —, Chiroptera II 463
  —, Cynocephalus variegatus II 616, 642
  —, Dasypurus viverrinus II 616
  —, Elephantulus myurus jamesoni II 616
  —, Felis domesticus II 616
  —, —, Pseudogravidität II 656
  —, Glossophaga II 616
  —, Homo sapiens II 616
  —, Macaca mulatta II 616
  —, Oryctolagus cuniculus II 616
  —, Pan troglodytes II 616
  —, Papio comatus II 616
  —, Primates, nach Oestrogenstimulierung
    II 762
  —, Sorex palustris navigator II 616
  —, Tupaiidae II 616
Blutvolumen
  Frau, Schwangerschaft I 500
  Kaninchen, Schwangerschaft I 500
  Maus, Luteom I 500
  Ratte, Schwangerschaft I 500
  Rind, Schwangerschaft I 500
Bowditsche Treppe
  Herzmuskel, Frosch, Stoffwechsel, Beein-
    flussung durch Steroide I 473
Bradykinin
  Wirkung, Myometrium, Kaninchen, Be-
    einflussung durch Gestagene II 302
  —, —, Ratte, Beeinflussung durch Gesta-
    gene II 302
9α-Brom-Δ^4-androsten-3,11,17-trion
  Metabolit von 9α-Brom-Δ^4-pregnen-
    3,11,20-trion, Harn, Mensch I 276
9α-Brom, 11β-chlor-Δ^4-pregnen-3,20-dion
  Wirkungen I 821*
9α-Brom, 11β-fluor-Δ^4-pregnen-3,20-dion
  Wirkungen I 821*

12α-Brom-11β-hydroxyprogesteron
  Wirkung, Oviduktgewicht, Bufo arenarum
    II 324
9α-Brom-11-ketoprogesteron
  s. a. 9α-Brom-Δ^4-pregnen-3,11,20-trion
  s. a. Broxeron
  Eigenschaften, physikalisch-chemische
    I 9
  Entdeckung VIII
16α-Brommethyl-Δ^4-pregnen-3,20-dion
  Wirkungen I 814*
21-Brommethyl-Δ^4-pregnen-17α-ol-3,20-dion-
  17α-acetat
  Wirkungen I 842*
6α-Brom-$\Delta^{1,4}$-pregnadien-17α-ol-3,20-dion-
  17α-acetat
  Wirkungen I 876*
6β-Brom-$\Delta^{1,4}$-pregnadien-17α-ol-3,20-dion-
  17α-acetat
  Wirkungen I 876*
9α-Brom-(5ε)-pregnan-3α-,21-diol-11,20-dion
  Metabolit von 9α-Brom-Δ^4-pregnen-
    3,11,20-trion, Harn, Mensch I 276
16α-Brom-Δ^4-pregnen-3,20-dion
  Wirkungen 819*
17α-Brom-Δ^4-pregnen-3,20-dion
  Wirkung, schwangerschaftserhaltende,
    Ratte II 232*
  Wirkungen I 819*
21-Brom-Δ^4-pregnen-3,20-dion
  Wirkungen I 820*
9α-Brom-Δ^4-pregnen-11β-ol-3,20-dion
  Wirkungen I 846*
12α-Brom-Δ^4-pregnen-11β-ol-3,20-dion
  Wirkungen I 847*
6α-Brom-Δ^4-pregnen-17α-ol-3,20-dion
  17α-acetat
  Wirkungen I 845*
6β-Brom-Δ^4-pregnen-17α-ol-3,20-dion
  17α-acetat
  Wirkungen I 845*
21-Brom-Δ^4-pregnen-17α-ol-3,20-dion-
  17α-acetat
  Wirkungen I 848*
9α-Brom-Δ^4-pregnen-3,11,20-trion
  s. a. 9α-Brom-11-ketoprogesteron
  s. a. Broxeron
  Eigenschaften, physikalisch-chemische
    I 9
  Entdeckung VIII
  Konstitutionsformel I 276
  Metabolite im Harn I 276
  Wirkung, antiluteinisierende, Meer-
    schweinchen II 96
  —, Carcinomwachstum, Mamma, Ratte
    I 612
  —, Corticoidkonzentration, Plasma, Frau
    I 369
  —, Elektrolythaushalt, Mensch I 481,
    484*
  —, —, Ratte I 481
  —, Glucosekonzentration, Blut, Frau
    I 362
  —, Glykogenkonzentration, Leber, Ratte
    I 399

9α-Brom-Δ⁴-pregnen-3,11,20-trion
  Wirkung, 17-Hydroxycorticoidausscheidung, Diabetiker I 371
  —, —, Frau, Mammacarcinom I 371
  —, Hypophysengewicht, Ratte I 562*
  —, Insulinbedarf, Diabetikerin I 362
  —, 17-Ketosteroidausscheidung, Diabetiker I 371
  —, —, Frau, Mammacarcinom I 371
  —, Körpergewicht, Ratte I 540
  —, Körpertemperatur, Kastratin I 356
  —, Lymphoblastomwachstum, Ascites, Maus I 619
  —, Nebennierengewicht, Ratte I 575*
  —, Nierengewicht, Maus I 556
  —, schwangerschaftserhaltende, Ratte II 232*
  Wirkungen I 824*
12α-Brom-Δ⁴-pregnen-3,11,20-trion
  Wirkungen I 824*
Bromsulfalein-Test
  Beeinflussung durch Antikonzeption, hormonale I 1148
  — durch Gestagene I 373f.
Broxeron
  s. a. 9α-Brom-11-ketoprogesteron
  s. a. 9α-Brom-Δ⁴-pregnen-3,11,20-trion
  Eigenschaften, chemische I 9
  IR-Spektrum I 9
  Konstitutionsformel I 9, 276
  Löslichkeit I 9
  Metabolite, Ausscheidung, Harn, Mensch I 276
  Synthese VIII, I 9
  Therapie, Mammacarcinom, Frau I 1084
  Transformationsdosis, Endometrium, Frau, Gabe per os II 13
  Wirkung, Oviduktgewicht, Bufo arenarum II 324
  Wirkungen I 9, 824*
Bruce-Effekt
  Maus II 651, 741
Brütigkeit
  Huhn, Hormonhaushalt II 611
Brunstbereitschaft
  Säugetiere, Beeinflussung durch Gestagene II 427
  —, — durch Oestrogene II 427
  —, — durch Steroide I 718
Brunstdauer
  Frettchen II 614
  Fuchs II 614
  Hamster II 614
  Hund II 614
  Katze II 614
  Maus II 614
  Meerschweinchen II 614
  Nerz II 614
  Pferd II 614
  Ratte II 614
  Rind II 614
  Schaf II 614
  Schwein II 614
  Ziege II 614

74 Handb. d. exp. Pharmakol., Bd. XXII/2

Brunstinduktion
  s. Oestrusinduktion
Brunstverhalten
  Säugetiere, Beeinflussung durch Gestagene II 427f.
  —, neurohormonale Steuerung II *630, 631, 632, 636*, 680, 681
Brustdrüse
  Meerschweinchen, Atmungsstoffwechsel, Lactation I 396
  Ratte, Atmungsstoffwechsel, Involution I 396
  —, —, Lactation I 396
  —, —, Schwangerschaft I 396
  —, —, Fermentgehalt, Hypophysektomie I 395
  —, Nucleinsäuregehalt, Hypophysektomie 395
  —, Säureproduktion, Involution I 396
  —, —, Lactation I 396
  —, —, Schwangerschaft I 396
  —, Sauerstoffverbrauch, Lactation I 395
  —, Stickstoffgehalt, Hypophysektomie I 395
  —, —, Schwangerschaft I 395
Brutpflegeverhalten
  Säugetiere, neurohormonale Steuerung II 681
Brutvorsorge
  Säugetiere, neurohormonale Steuerung II 681
Bulbourethraldrüsen
  Haustiere, Hypertrophie nach Oestrogengabe II 896, 901
Bulbus olfactorius
  Exstirpation, Wirkung, Ovarialfunktion, Kaninchen II 741
  —, —, —, Maus II 741
  —, —, —, Meerschweinchen II 741
  —, —, —, Ratte II 741
  —, —, —, Schwein II 741
Bullenmast
  hormonale, Methodik II 897
17-(1-Buten-3-yl)-19-nortestosteron
  s. a. 17α-(1-Methallyl)-Δ⁴-oestren-17β-ol-3-on
  Wirkungen I 933*
17α-Butenyl-Δ⁴-oestren-17β-ol-3-on
  s. a. 17α-Methallyl-19-nortestosteron
  Wirkungen I 933*
17α-Butinyl-(1)-Δ⁴-oestren-17β-ol-3-on
  Wirkungen I 945*
13β-Butyl, 17α-äthinyl-Δ⁴-oestren-17β-ol-3-on
  s. a. 17α-Äthinyl, 18β-propyl-Δ⁴-oestren-17β-ol-3-on
  Wirkungen I 949*
13β-Butyl, 17α-äthinyl-17β-ol-gon-4-en-3-on
  s. a. 17α-Äthinyl, 18β-propyl-Δ⁴-oestren-17β-ol-3-on
  Wirkungen I 949*
21-Butylethisteron
  s. a. 17α-Äthinyl, 21-butyl-Δ⁴-androsten-17β-ol-3-on
  Wirkungen I 923*

17α-n-Butyl-Δ^4-oestren-17β-ol
  Wirkungen I 959*
17α-Butyl-Δ^4-oestren-17β-ol-3-on
  Wirkung, schwangerschaftserhaltende,
    Ratte II 241*
  Wirkungen I 931*

Cadaverinolyse
  Schwangerenserum in vitro, Beeinflussung
    durch Oestrogene II 525
  —, — durch Progesteron II 525
Calcium
  Kofaktor, Gestagenwirkung, Ovocyte,
    Rana pipiens II 323
  Konzentration, Blut, Frau, prä-
    menstruelles Syndrom I 1061
  —, —, —, Schwangerschaft I 548
  —, Faeces, Kaninchen, Schwangerschaft
    I 367
  —, Harn, Frau, Schwangerschaft I 548
  —, —, Kaninchen, Schwangerschaft
    I 367
  —, Serum, Frau, Schwankungen,
    cyclische I 464
  —, —, Kaninchen, Schwangerschaft
    I 367
  —, Vaginalschleim, Rind, Cyclus-
    schwankungen II 664
Capillaren
  Corpus luteum, Ratte, elektronen-
    optisches Bild II 485
  Vagina, Ratte, elektronenoptisches Bild,
    Oestrogenwirkung II 483, 484
Capillarpermeabilität
  Endometrium, Frau, Cyclusverlauf II 537
  Frau, Cyclus I 511
  —, Gestose I 511
  —, Schwangerschaft I 511
Carboanhydrase
  Aktivität, Endometrium, Frau, Cyclus-
    verlauf II 531
  —, Endometrium, Frau, Beeinflussung
    durch Progesteron II 553
  —, —, Kaninchen, Cyclusverlauf II 654
  —, Geschlechtswege, Kaninchen, Cyclus
    II 145
  —, —, —, Gestagenabhängigkeit II 145
  —, —, —, Schwangerschaft II 145
  —, Myometrium, Ratte, Beeinflussung
    durch Oestrogene II 649
  —, —, —, — durch Progesteron II 649
  Nachweis, chemischer, Endometrium,
    Kaninchen I 683
Carboanhydrasetest
  Endometrium, Kaninchen, Gestagen-
    wirkung I 683, 684, 685
  Methodik I 743
  Modifikation, Miyake-Pincus I 683
  —, Ogawa-Pincus I 683
16β-Carboxyamid-Δ^5-(17α)-5α-pregnen-3β-
  ol-20-on-3β-acetat
  Wirkungen I 882*
Carcinoma in situ
  Portio, Frau, Entstehung unter Gestagen-
    Oestrogen-Behandlung II 9f.

Carcinome
  Säugetiere, chemisch induzierte, Wachs-
    tum, Beeinflussung durch Gestagene
    I 600ff., 609ff., 616
  —, spontane, Wachstum, Beeinflussung
    durch Gestagene I 604f.
  —, transplantierte, Wachstum, Be-
    einflussung durch Gestagene I 608f.,
    617, 621
Carcinomprophylaxe
  Corpus uteri, Frau, Gestagenbehandlung
    bei Amenorrhoe I 1088
  — —, —, — bei monophasischen Cyclen
    I 1088
  — —, —, Problematik I 1089
Carrier-Technik
  Steroidbestimmung I 32
,,Carunkel"
  Endometrium, Rind II 663
  —, Schaf II 666
CDP
  Placentahormon, Bedeutung, biologische
    II 762
Cervicalsekret
  s. Cervixschleim
Cervix uteri
  Frau, Carcinomwachstum, Differential-
    diagnose I 1046f.
  —, —, Gestagentherapie, Problematik
    I 1089
  —, —, Schwangerschaft I 1089
  —, —, Cytologie, Antikonzeption, hormonale
    I 1157*
  —, Epithelfunktion, Beeinflussung,
    hormonale II 485
  —, Epithelmorphologie, Beeinflussung
    durch Gestagene II 9ff.
  —, —, — durch Progesteron II 527f.
  —, —, Zelltypen II 485
  —, Insuffizienz, Schwangerschaft,
    Progesterontherapie II 568
Cervix-Faktor
  Frau, Beeinflussung durch Anti-
    konzeption, hormonale I 1140*, 1141
Cervixreizung
  Wirkung, Pseudogravidität, Kaninchen
    II 653
Cervixschleim
  Frau, Arborisationsphänomen, Gestagen-
    wirkung, Testmethodik I 797
  —, Farnkrautphänomen, Beeinflussung
    durch Progesteron I 527
  —, Gestagenwirkung, Testmethodik
    I 797
  —, Morphologie, elektronenoptisches Bild
    II 486
  —, Schwangerschaft, Diagnostik I 1068f.
  —, —, Progesteronmangel I 1069; II 566
  —, Spinnbarkeit, Beeinflussung durch
    Progesteron II 527
  —, Viscosität, Beziehung zu Endo-
    metriummorphologie II 538
  Kaninchen, Spermienspeicherung II 135
  Rind, Konsistenz II 60
  —, Spermienspeicherung II 135

Cervixschleim
  Schaf, Konsistenz II 60
  —, Spermienspeicherung II 135
  Säugetiere, Konsistenz, Cyclusabhängigkeit II 135
Chiari-Frommel-Syndrom
  Symptome, Mensch I 1036
Chloasma
  Antikonzeption, hormonale, Nebenwirkung I 1144
6-Chloracetoxyprogesteron
  Therapie, Mammacarcinom, Frau I 1084
17α-Chloräthinyl, 18β-methyl-$\Delta^{4,9}$-oestradien-17β-ol-3-on
  Wirkungen I 966*
17α-Chloräthinyl, 18-methyl-Δ^4-oestren-3,17β-diol-3-acetat
  Wirkungen I 963*
d,l-17α-Chloräthinyl, 18β-methyl-Δ^4-oestren-17β-ol-3-on
  s. a. d,l-13β-Äthyl, 17α-chloräthinyl-Δ^4-oestren-17β-ol-3-on
  s. a. d,l-13β-Äthyl,17α-chloräthinyl-17β-ol-gon-4-en-3-on
  Wirkungen I 948*
17α-Chloräthinyl-$\Delta^{4,9}$-oestradien-17β-ol-3-on
  Wirkungen I 966*
4-Chlor-Δ^4-androsten-17β-ol-3-on
  Wirkungen I 950*
4-Chlor-Δ^4-androsten-17β-ol-3-on-17β-acetat
  Wirkung, antiovulatorische, Ratte II 92
  Wirkungen I 950f.*
3β-Chlor-Δ^5-androsten-17-on
  Wirkungen I 906*
4-Chlor, 9α-brom-11β-hydroxyprogesteron
  Wirksamkeit, Kopulationsreflex, Meerschweinchen II 428
6α-Chlor, 17α-brom-Δ^4-pregnen-3,20-dion
  Wirkungen I 821*
4-Chlor,9α-brom-Δ^4-pregnen-11β-ol-3,20-dion
  Wirkungen I 849*
9α-Chlorcortisolacetat
  Wirkung, Natriumretention, Ratte, Beeinflussung durch Progesteron I 476
6-Chlordehydroacetoxyprogesteron
  s. a. Chlordehydrohydroxyprogesteronacetat
  s. a. Chlordion
  s. a. Chlormadinon-acetat
  s. a. 6-Chlor-$\Delta^{4,6}$-pregnadien-17α-ol-3,20-dion-17α-acetat
  Eigenschaften, physikalisch-chemische I 8
6-Chlordehydrohydroxyprogesteron-acetat
  s. a. Chlordehydroacetoxyprogesteronacetat
  s. a. Chlordion
  s. a. Chlormadinon-acetat
  s. a. 6-Chlor-$\Delta^{4,6}$-pregnadien-17α-ol-3,20-dion-17α-acetat
  Eigenschaften, physikalisch-chemische I 8

Chlordion
  s. a. 6-Chlordehydroacetoxyprogesteron
  s. a. 6-Chlordehydrohydroxyprogesteronacetat
  s. a. Chlormadinonacetat
  s. a. 6-Chlor-$\Delta^{4,6}$-pregnadien-17α-ol-3-20-dion-17α-acetat
  Eigenschaften, physikalisch-chemische I 8
Chloride
  Konzentration, Cervixschleim, Säugetiere, Cyclusschwankungen II 634
  —, Serum, Frau, Cyclusschwankungen I 464
4-Chlor, 9α-fluor-11β-hydroxyprogesteron
  Wirksamkeit, Kopulationsreflex, Meerschweinchen II 428
4-Chlor, 9α-fluor-11-ketoprogesteron
  Wirksamkeit, Kopulationsreflex, Meerschweinchen II 428
9α-Chlor, 11β-fluor-$\Delta^{1,4}$-pregnadien-3,20-dion
  Wirkungen I 866*
6-Chlor-17α-hydroxyprogesteron
  Wirkung, LTH-Sekretion, Hypophyse, Ratte II 207
Chlormadinon
  Therapie, antikonzeptionelle, Erfolgssicherheit I 1137*, 1138*
  Wirksamkeit, Kopulationsreflex, Meerschweinchen II 428
  Wirkung, DNS-Gehalt, Milchdrüse, Ratte II 377
  —, ovulationshemmende, Säugetiere I 1126; II 745
Chlormadinonacetat
  s. a. 6-Chlordehydroacetoxyprogesteron
  s. a. 6-Chlordehydrohydroxyprogesteronacetat
  s. a. Chlordion
  s. a. 6-Chlor-$\Delta^{4,6}$-pregnadien-17α-ol-3,20-dion-17α-acetat
  Angriffspunkt, Kaninchen II 901
  Eigenschaften, chemische I 8
  Entdeckung VIII
  IR-Spektrum I 8
  Konstitutionsformel I 8
  Löslichkeit I 8
  Synthese VIII, I 8
  Therapie, Acyclie post partum, Pferd II 808
  —, — —, Rind II 808
  —, — — —, Ziege II 808
  —, Anoestrie, Karakulschaf II 809
  —, —, Pferd II 809
  —, Euterödem post partum, Haustiere II 815
  —, Follikelcysten, Rind II 811, 812
  —, Nymphomanie, Hund II 812
  —, —, Katze II 812
  —, —, Pferd II 812
  —, —, Rind II 812
  —, Prolaps vaginae post partum, Haustiere II 815
  —, Sexualverhalten, abnormes, Hund II 816
  —, verlängerter Oestrus, Haustiere II 815

Chlormadinonacetat
  Transformationsdosis, Endometrium,
    Frau, Gabe per os II 13
  Wirksamkeit, Clauberg-McPhail-Test
    II 73
  —, Cyclussynchronisation, Rind II 847,
    854f.*, 878*, 880f.*
  —, —, Schaf II 866f.*, 878*
  —, —, Schwein II 860, 874f.*, 878*
  —, —, Ziege II 868f.*, 878*
  —, Greenblatt-Test II 14
  —, Kükeneileitertest II 326
  —, oestrusinduzierende, Schaf II 879,
    888ff.*
  —, oestrusunterdrückende, Hund II 840
  —, —, Pferd II 840
  —, oestrusverhütende, Rind II 839
  —, —, Schaf II 839
  —, —, Schwein II 839
  —, —, Ziege II 839
  Wirkung, Abbruchblutung, Endometrium,
    Frau I 1039
  —, antiabortive, Pferd II 814
  —, antiandrogene, Mann II 894
  —, —, Maus II 450
  —, —, Ratte II 450
  —, —, —, Sexualverhalten II 443
  —, antiluteinisierende, Ratte I 701
  —, antioestrogene, Maus II 83
  —, —, Ratte II 59
  —, antiovulatorische, Kaninchen II 91,
    93
  —, —, Ratte II 91, 93
  —, A-Wert, Frau I 1153, 1154
  —, Bullenmast II 897
  —, Cyclussynchronisation, Rind II 847,
    873
  —, —, —, Dosierung II 854f.*, 878*
  —, —, —, post partum, Dosierung
    II 873, 880f.*
  —, —, Schaf, Dosierung II 866f.*, 878*
  —, —, Schwein, Dosierung II 860,
    874f.* 878*
  —, —, Ziege, Dosierung II 868,*, 878*
  —, Eibefruchtung, Kaninchen II 137*,
    138*
  —, —, —, Insemination, intrauterine
    II 164
  —, —, —, —, intravaginale II 163*
  —, Eitransport, Kaninchen II 198
  —, Ejaculat, Menge, Kaninchen II 895
  —, Elektrolythaushalt, Mensch I 481,
    484*
  —, Endometriumhyperplasie, Haustiere
    II 815
  —, Endometriummorphologie, Frau,
    Charakteristica II 18
  —, Färsenmast II 897
  —, Follikelentwicklung, Rind, post
    partum II 861
  —, —, Schwein II 900
  —, Geschlechtsgeruch, Eber II 894
  —, gestagene, Endometrium, Kaninchen
    II 164
  —, —, Vaginalepithel, Kastratin II 6, 7

Chlormadinonacetat
  Wirkung, Glucoseassimilationskoeffizient,
    Frau I 1153, 1154
  —, Glucosekonzentration, Blut, Frau,
    I 1153, 1154
  —, Glykogengehalt, Endometrium,
    Schwein II 860
  —, —, Genitaltrakt, Rind II 864
  —, Hodenentwicklung, Schaf II 830, 831
  —, —, Schwein II 807
  —, Hodenfunktion, Ratte II 99
  —, Hodeninterstitium, Morphologie, Eber
    II 895
  —, —, —, Rinderbulle II 894
  —, Kapazitation, Tube, Kaninchen II 165
  —, —, Uterus, Kaninchen II 165
  —, 17-Ketosteroidausscheidung, Harn,
    Eber II 103, 894
  —, Körpergewicht, Mensch I 536
  —, —, Ratte I 538*
  —, Körpertemperatur, Frau I 356
  —, Legetätigkeit, Huhn II 836
  —, leukocytenähnliche Zellen, Durch-
    wanderungsrate, Tube, Stärke II 85
  —, libidohemmende, Eber II 894
  —, —, Kaninchen II 894
  —, —, Rinderbulle II 894, 901
  —, Mauser, Huhn II 841
  —, —, —, Dosierung II 842
  —, M. levator ani-Gewicht, Ratte I 542*
  —, Myometriumkontraktion, oxytocin-
    induzierte, Ratte II 299
  —, Nebennierengewicht, Ratte I 574*,
    576
  —, Ochsenmast II 896
  —, Oestrogenausscheidung, Harn, Eber
    II 103
  —, Oestrusinduktion, Schaf, Dosierung
    II 879, 888ff.*
  —, Oestrusunterdrückung, Hund,
    Dosierung II 840
  —, —, Pferd, Dosierung II 840
  —, Oestrusverhütung, Dosierung, Rind
    II 839
  —, —, —, Schaf II 839
  —, —, —, Schwein II 839
  —, —, —, Ziege II 839
  —, Ovarentwicklung, Schwein II 807
  —, Ovarialfunktion, generative, Frau
    II 29
  —, —, inkretorische, Frau II 28
  —, ovulationshemmende, Frau, Kombina-
    tion mit Oestrogenen I 1128*
  —, —, Huhn I 841, 842
  —, PBI, Frau, Cyclus I 585
  —, —, —, Schwangerschaft I 585
  —, Phosphataseaktivität, alkalische,
    Tubenepithel, Schwein II 860
  —, Pubertätsbeschleunigung, Schwein
    II 837
  —, Pubertätsentwicklung, Huhn II 830
  —, —, Hund II 829f.
  —, —, Rind II 830
  —, —, Schaf II 830, 831
  —, —, Schwein II 831f., 833, 837

Chlormadinonacetat
Wirkung, Schafmast II 897
—, schwangerschaftserhaltende, Kaninchen II 249*
—, —, Ratte II 238f.*
—, Spermiogenese, Kaninchen II 895
—, —, Rind II 895
—, Spinnbarkeit, Cervixschleim, Frau II 10
—, Steroidausscheidung, Harn, Eber II *831*
—, Steroidproduktion, Hoden, Eber II 894
—, Thymusgewicht, Ratte I 504*
—, Thyroxinbindungskapazität, Serum, Frau I 585
—, uterotrophe, Maus II 82, 290
—, Vaginalepithel, Morphologie, Schwein II 861
—, virilisierende, Fet, Ratte II 448
—, Vitamin D-Mangelsyndrom, Huhn II 902
Wirkungen I 8, 874ff.*
Chlormadinoncapronat
Therapie, Follikelcysten, Rind II 811
21-Chlormethyl-Δ^4-pregnen-3,20-dion
Wirkungen I 816*
21-Chlormethyl-Δ^4-pregnen-17α-ol-3,20-dion-17α-acetat
Wirkungen I 842*
10β-Chlor-19-nor-$\Delta^{1,4}$-prequadien-3,20-dion
Wirkungen I 866*
3-Chlor-19-nor-14β,17α-$\Delta^{3,5}$-pregnadien-20-on
Wirkungen I 887*
4-Chlor-19-nor-Δ^4-pregnen-3,20-dion
Wirkungen I 821*
10β-Chlor-$\Delta^{1,4}$-oestradien-17β-ol-3-on
Wirkung, antiovulatorische, Kaninchen II 92
4-Chlor-Δ^4-oestren-17β-ol-3-on
Wirkungen I 951*
4-Chlor-Δ^4-oestren-17β-ol-3-on-17β-acetat
Wirkungen I 951*
Chloroform
Wirkung, anaesthetische, Progesteronpotenzierung I 522
6-Chlor-$\Delta^{4,6}$-pregnadien-17α,21-diol-3,20-dion-17α,21-diacetat
Wirkungen I 877*
6-Chlor-$\Delta^{4,6}$-pregnadien-3β,17α-diol-20-on-3β,17α-diacetat
Wirkungen I 891*
6-Chlor-$\Delta^{4,6}$-pregnadien-17α-ol-3,20-dion
Wirkungen I 874*
6α-Chlor-$\Delta^{1,4}$-pregnadien-17α-ol-3,20-dion-17α-acetat
Wirkung, antiovulatorische, Kaninchen II 90
—, schwangerschaftserhaltende, Kaninchen II 249*
Wirkungen I 873*
6-Chlor-$\Delta^{4,6}$-pregnadien-17α-ol-3,20-dion-17α-acetat
s. a. 6-Chlordehydroacetoxyprogesteron
s. a. 6-Chlordehydrohydroxyprogesteronacetat

6-Chlor-$\Delta^{4,6}$-pregnadien-17α-ol-3,20-dion-17α-acetat
s. a. Chlordion
s. a. Chlormadinonacetat
Eigenschaften, physikalisch-chemische I 8
Wirkungen I 874ff.*
6-Chlor-$\Delta^{4,6}$-pregnadien-17α-ol-3,20-dion-3-äthylenketal-17α-acetat
Wirkungen I 876*
6-Chlor-$\Delta^{4,6}$-pregnadien-17α-ol-3,20-dion-3-äthylenthioketal-17α-acetat
Wirkungen I 876*
6-Chlor-$\Delta^{4,6}$-pregnadien-17α-ol-3,20-dion-3-cyclo-(äthylenacetal)-17α-acetat
Wirkungen I 876*
6-Chlor-$\Delta^{4,6}$-pregnadien-17α-ol-3,20-dion-3-(1,2-dimethyläthylen)-ketal-17α-acetat
Wirkungen I 876*
6-Chlor-$\Delta^{4,6}$-pregnadien-17α-ol-3,20-dion-3-methyläthylenketal-17α-acetat
Wirkungen I 876*
6-Chlor-$\Delta^{1,4,6}$-pregnatrien-17α,21-diol-3,20-dion-17α,21-diacetat
Wirkungen I 879*
6-Chlor-$\Delta^{1,4,6}$-pregnatrien-17α-ol-3,20-dion-17α-acetat
Wirkungen I 879*
6α-Chlor-Δ^4-pregnen-17α,21-diol-3,20-dion-17α,21-diacetat
Wirkungen I 858*
4-Chlor-Δ^4-pregnen-3,20-dion
Wirkung, antiovulatorische, Kaninchen II 89
—, schwangerschaftserhaltende, Ratte II 232*
Wirkungen I 818*
6α-Chlor-Δ^4-pregnen-3,20-dion
Wirkungen I 818*
6β-Chlor-Δ^4-pregnen-3,20-dion
Wirkungen I 818*
16α-Chlor-Δ^4-pregnen-3,20-dion
Wirkung, antiovulatorische, Kaninchen II 89
Wirkungen I 819*
17α-Chlor-Δ^4-pregnen-3,20-dion
Wirkungen I 819*
21-Chlor-Δ^4-pregnen-3,20-dion
Wirkungen I 820*
4-Chlor-Δ^4-pregnen-17α-ol-3,20-dion
Wirkungen I 843*
9α-Chlor-Δ^4-pregnen-11β-ol-3,20-dion
Wirkungen I 846*
12α-Chlor-Δ^4-pregnen-11β-ol-3,20-dion
Wirkungen I 847*
16β-Chlor-Δ^4-pregnen-17α-ol-3,20-dion
Wirkungen I 847*
21-Chlor-Δ^4-pregnen-17α-ol-3,20-dion
Wirkungen I 848*
4-Chlor-Δ^4-pregnen-17α-ol-3,20-dion-17α-acetat
Wirkungen I 844*
6α-Chlor-Δ^4-pregnen-11β-ol-3,20-dion-11β-acetat
Wirkungen I 844*

6α-Chlor-Δ^4-pregnen-17α-ol-3,20-dion-
  17α-acetat
  Wirkungen I 844*
6β-Chlor-Δ^4-pregnen-17α-ol-3,20-dion-
  17α-acetat
  Wirkungen I 845*
16β-Chlor-Δ^4-pregnen-17α-ol-3,20-dion-
  17α-acetat
  Wirkungen I 847*
21-Chlor-Δ^4-pregnen-17α-ol-3,20-dion-
  17α-acetat
  Wirkungen I 848*
6α-Chlor-Δ^4-pregnen-17α-ol-3,20-dion-
  17α-capronat
  Wirkungen I 845*
9α-Chlor-Δ^4-pregnen-11β,17α,21-triol-
  3,20-dion
  Wirkungen I 859*
9α-Chlor-Δ^4-pregnen-11β,17α,21-triol-
  3,20-dion-21-acetat
  Wirkungen I 859*
9α-Chlor-Δ^4-pregnen-3,11,20-trion
  Wirkungen I 824*
12α-Chlor-Δ^4-pregnen-3,11,20-trion
  Wirkungen I 824*
6α-Chlorprogesteron
  Wirksamkeit, Kopulationsreflex, Meer-
    schweinchen II 428
Chlorpromazin
  Wirkung, antiandrogene, Ratte, neu-
    geborene weibliche II 730
  —, Prolactin inhibiting factor, Hypo-
    thalamus, Ratte II 205
6-Chlor-Steroide
  Wirkung, antiandrogene, Haut, Tier
    I 1094
Cholestan
  Hydrierungsprodukt von Cholesterin I 2
  Konstitutionsformel I 3
Cholestearin
  VI, s. a. Cholesterin
Δ^7-Cholestenol
  Konzentration, Haut, Maus, Kastration
    I 404
Cholestenon
  Wirkung, antifibromatogene, Meer-
    schweinchen I 599
Cholesterin
  Abbau, Pregnane und Allo-Pregnane,
    Harn, Pferd I 233
  — zu Progesteron, Corpus luteum,
    Rind I 66
  —, Mitochondrien II 464
  Bildungsstätten, Mensch I 66
  Biosynthese, Corpus luteum, Frau
    I 69, 70
  —, — — graviditatis, Frau II 540
  —, — —, Rind I 213
  —, — —, Beziehung zu Progesteron-
    produktion I 218
  —, Follikelgewebe, Frau I 72
  —, Leber, fetale, Mensch I 98; II 555
  —, —, Mensch I 70
  —, —, — und endoplasmatisches
    Reticulum, Morphologie II 470

Cholesterin
  Biosynthese, Leber, Rind I 217
  —, Mikrosomenfraktion, zellfreie II 464
  —, Nebenniere, fetale, Mensch I 98
  —, Ovar, Frau I 45, 70
  —, Placenta, Frau I 87; II 542
  —, —, —, aus Acetat I 88
  —, —, —, aus Mevalonsäure I 88
  — in vitro, Granulosa- und Thekazellen,
    Follikel, Pferd I 233
  Blutplasma, Ratte, Transfer über
    Placentarschraube I 255
  Einbau, C_{21}-Steroide, Ovar, Ratte
    I 252
  Hydroxylierung in 20-Stellung, Wirkungs-
    ort, Gonadotropine I 218, 220
  Isolierung VI
  Isomere I 2
  Konstitutionsformel I 1, 66
  Konversion zu Δ^5-Pregnen-3β-ol-20-on,
    Placenta, Mensch I 89
  — zu Progesteron, Corpus luteum, Rind
    I 70
  Konzentration, Blut, Fetus I 48
  —, —, Frau, Cyclus I 48
  —, Blutplasma, Ratte, Schwangerschaft I 255
  —, Corpus luteum, Frau I 46
  —, — —, —, Schwangerschaft I 48
  —, — —, Ratte, Cyclus I 245, 246;
    II 86
  —, — —, —, Schwangerschaft I 247, 248
  —, — —, Rind, Cyclus I 208, 209
  —, — —, —, Schwangerschaft I 208, 209
  —, — —, Schwein I 201, 202
  —, — —, —, Cyclus I 202
  —, — —, —, Schwangerschaft I 202
  —, Endometrium, Affe, Cyclus I 386
  —, Follikel, Frau, Menopause I 46
  —, Follikelmembran, Frau, Cyclus
    I 46
  —, —, Schwangerschaft I 48
  —, Follikelflüssigkeit, Schwein I 201
  —, Nabelschnurblut, Mensch I 48, 82
  —, Ovar, Frau, Cyclus I 46
  —, —, —, Menopause I 46
  —, —, —, Schwangerschaft I 48
  —, —, Kaninchen, Schwangerschaft
    I 235
  —, —, Ratte, Cyclus I 245, 246, 247
  —, —, —, nach Gonadotropinbehandlung
    I 245
  —, —, —, und Progesteronsynthese
    I 253
  —, —, —, Schwangerschaft I 248
  —, Placenta, Frau I 48, 82
  —, Serum, Frau, Cyclus I 364
  —, —, —, Schwangerschaft I 364
  —, —, Ratte, Cyclus I 365
  —, —, —, Schwangerschaft I 364
  Metabolite, Harn, Mensch I 70
  Nachweis, histochemischer I 33
  Nahrung I 70
  Progesteronsynthese VII; I 66, 70
  Raumformel I 2

Cholesterin
  Seitenkettenabspaltung, enzymatische
    I 77
  —, Hemmung durch C_{21}-Steroide, Corpus
    luteum, Kuh I 220
  Transfer, Placentaschranke, Ratte I 255
  Umbau, Digitalisblätter I 68
  —, Granulosazelltumor, Mensch
    I 76
  —, Ovar, Rind I 220
  — zu Pregnenolon, Mitochondrien
    II 464
  — —, Nebenniere, Kalb II 466
  — zu Progesteron, Placenta, Frau II 763
  Vorkommen, Blut, Fetus I 34
  —, —, Mensch I 34, 70
  —, —, Ratte I 34
  —, Corpus luteum, Frau I 34
  —, — —, Ratte I 34
  —, — —, Rind I 34
  —, — —, Schwein I 34
  —, Follikel, Frau I 34
  —, Follikelflüssigkeit, Pferd I 34, 231
  —, —, Schwein I 34
  —, Follikelmembran, Frau I 34
  —, Nabelschnurblut, Mensch I 34
  —, Ovar, Frau I 34
  —, —, Kaninchen I 34
  —, —, Ratte I 34
  —, Placenta, Frau I 34
  —, —, Pferd I 233
  Vorstufe, Progesteronsynthese, Placenta,
    Frau I 87, 88
  Wirkung, Eientwicklung in vitro,
    Kaninchen II 176
  —, narkotische, Katze I 514
  —, —, Tier I 736
  —, Progesteronempfindlichkeit, Ratte
    I 520
  —, Sexualzentrum, Gehirn, Säugetiere
    II 439
  Wirkungen I 968*
Cholesterinsulfat
  Konversion zu Dehydroepiandrosteron-
    sulfat, Placenta, Frau I 91
  — zu Δ^5-Pregnen-3β,17α,20α-triolsulfat,
    Placenta, Frau I 91
  Metabolite, Harn, Mensch I 71
  Steroidbiosynthese, Ovar, Frau I 45
  Vorstufe, Progesteronsynthese, Placenta,
    Frau I 91
  —, Steroidsynthese, Endocrinium, Mensch
    I 66
Cholesterol
  s. a. Cholesterin
  Konstitutionsformel I 1
Cholinesterase
  Aktivität, Endometrium, Frau, Cyclus-
    verlauf II 531
  —, Leber, Ratte, Kastration I 400
  —, —, —, Schwangerschaft I 400
  —, Serum, Ratte, Cyclusverlauf I 376
  —, —, —, nach Kastration I 376
  —, —, —, Schwangerschaft I 376
  —, Uterus, Maus, Cyclusverlauf I 392

Choriongonadotropin
  Ausscheidung, Harn, Frau, Spätgestose
    I 1074f.
  —, —, —, Schwangerschaft, gefährdete
    I 1067
  Biosynthese, Beeinflussung durch
    Gestagene II 36
  Vorkommen, Marsupialia II 641
  Wirkung, Aminosäurenkonzentration,
    Harn, Frau, Schwangerschaft
    I 361
  —, Körpertemperatur, Frau I 353
  —, —, — nach Kastration I 353
  —, Pituitrinreaktion, Blutdruck,
    Kaninchen I 478
Chromosomen
  Vaginalepithel, Säugetiere, Hormon-
    angriffspunkt II 490
Cilien
  Tube, Frau, Aktivität, cyclusabhängige
    II 189
  —, Kaninchen, Aktivität, cyclusabhängige
    II 189
  —, Schaf, Bedeutung für Eitransport
    II 190
Cirrhose
  Leber, Frau, Beeinflussung durch Anti-
    konzeption, hormonale I 1149
  —, —, Kontraindikation für Antikonzep-
    tion, hormonale I 1161
17α-(l-Cispropenyl)-Δ^4-oestren-17β-ol
  Wirkungen I 959*
Cistestosteron
  s. a. Δ^4-Androsten-17α-ol-3-on
  Wirkungen I 906*
Clauberg-Test
  Antigestagenwirkung, Endometrium,
    Kaninchen I 704
  Gestagenwirkung, Endometrium, Kanin-
    chen VI, VIII; I 65, 681, *682*, 1026,
    1070
  Methodik I 740
Clauberg-McPhail-Test
  Gestagenwirkung, Endometrium,
    Kaninchen II 63, 64ff.*
  Modifikation, Junkmann, Depotwirkung,
    Gestagene I *685*
  Rückstandsbestimmung, Gestagene
    II 824
Clitoris
  Fet, Hypertrophie nach Gestagentherapie
    der Mutter II 34
Clomiphen
  Wirkung, FSH-Sekretion, Frau
    II 904
  —, ovulationsauslösende, Frau II 904
clutching-reaction
  s. Klammerverhalten
Clyman-Bodies
  Nucleus, Endometrium, Frau, Sekretions-
    phase II 498, *499*, 500
  —, —, Säugetiere, Nachweis II 500
Co-Enzym-A
  Vorstufe, Progesteronsynthese, Endo-
    crinium, Mensch I 66

Coitus
    Wirkung, Pseudogravidität, Felis
        domesticus II 621
    —, —, Mesocricetus aureatus II 621
    —, —, Mus musculus II 621
    —, —, Mustela furo II 621
    —, —, Mustela vison II 621
    —, —, Oryctolagus cuniculus II 621
    —, —, Rattus norvegicus II 621
    —, ovulationsauslösende, Mus musculus
        II 651
    —, —, Nutria myocastor II 647
    —, —, Rattus norvegicus II 648
    —, —, Säuger II 613*
Collip-Effekt
    negativer, Ovar, Frau II 23
Compound F
    s. a. Δ^4-Pregnen-11β,17α,21-triol-3,20-dion
    Wirkungen I 859*
Compound 48/80
    Wirkung, Histaminfreisetzung, Mamma-
        gewebe, in vitro I 488
Conluten
    Antikonzeptivum, Bestandteile I 1128
Conovid
    Antikonzeptivum, Bestandteile I 1128
Conovid E
    Antikonzeptivum, Bestandteile I 1128
„core conduction theory"
    Erregungsleitung über Zonulae adhaeren-
        tes, Muskulatur, glatte II 479
Corner-Allen-Test
    Gestagenwirkung, Endometrium,
        Kaninchen I 681
    Methodik I 739f.
Corona radiata-Zellen
    Ovum, Säugetiere, Ablösung in Tube
        II 634
    —, —, Hyaluronidasewirkung II 166
Corpora cavernosa
    Fet, weiblicher, Hypertrophie nach
        Gestagentherapie der Mutter II 34
Corpus albicans
    Vorkommen, Frau, Amenorrhoe I 1035
Corpuscarcinom
    Frau, Gestagentherapie II 20
Corpus luteum
    Amphibalorus muricatus, Rückbildung
        vor Eiablage II 609
    Artiodactyla, Regression, uterogene
        II 661
    Frau, Adoleszenz I 58
    —, Amenorrhoe I 1035
    —, Gehalt an Cholesterin, freiem I 45
    —, — —, verestertem I 45
    —, Enzyme I 73
    —, Erforschung I 58
    —, Gesamtlipoidgehalt I 45
    —, Bildung unter Gestagenbehandlung
        II 31
    —, — unter Lynoestrenolbehandlung
        II 28
    —, — unter Medroxyprogesteronbehand-
        lung II 29
    —, Hypophysenhemmung II 523

Corpus luteum
    Frau, Insuffizienz, Areaktivität nach
        HCG-Gabe II 561
    —, —, dissoziierte II 561
    —, —, globale II 561
    —, —, Klimakterium II 560
    —, —, partielle I 1051
    —, —, Polymenorrhoe I 1053
    —, —, Therapie mit Gestagenen II 32f.
    —, Konzeptionshemmung II 524
    —, Persistenz II 564
    —, Progesteronbildung I 58, 61, 74, 1045
    —, Rückbildung, vorzeitige, Symptomatik
        II 562
    —, Schwangerschaft I 61
    —, —, Funktion II 205ff., 540f.
    —, —, Morphologie II 540
    —, Sekretionsphase I 58
    —, Steroidspektrum I 75
    —, Steroidsynthese I 76
Giraffa camelopardis, Neugeborenes
        II 672
Hemidactilus flavivirides, Rückbildung
    nach Eiablage II 609
Katze, Aktivitätsverlauf II 656
Kaninchen, Schwangerschaft I 1026
—, Wirkung, Eibefruchtung II 133f.
Meerschweinchen, Beeinflussung durch
    Hemihysterektomie II 211
—, Ovulationshemmung II 87f.
—, Rückbildung, Steuerung, uterine
    II 644
—, Wirkung, Follikelreifung II 632,
    636
Meles meles, Entwicklung, Nidation,
    verzögerte II 658, 659
Pferd, Progesteronbildung I 231
Ratte, Cholesteringehalt, Cyclus II 86
—, Wirkung, Östrogenbildung, Ovar
    II 747
Riesenkänguruh, Cyclus II 639
—, Nidation, verzögerte II 639
—, Schwangerschaft II 639
Rind, Enukleierung zur Cyclussynchroni-
    sation II 843
—, Insuffizienz, und Embryonalfrühtod
    II 813
—, Wirkung, Eibefruchtung II 134
—, —, Follikelreifung II 632
Säugetiere, Extrakte, Bedeutung für
    Milchdrüsenaufbau II 369f.
—, Regression II 633
—, Wechselwirkungen mit Uterus
    II 211ff.
—, Wirkung, Lactationshemmung
    II 384
—, —, ovulationshemmende II 745
—, —, schwangerschaftserhaltende
    I 690; II 204
Schaf, Autotransplantat, Funktion II 666
—, Beeinflussung durch Uterustrans-
    plantat II 212
—, Lebensdauer II 666
Schlangen, Gestagenwirkung II 609
Schwein, Extraktion I 23

Corpus luteum
  Schwein, Funktion, und Nidation II 814
  —, Gewicht, Cyclusverlauf II 213
  —, —, nach Hysterektomie II 213
  —, —, Schwangerschaft II 213
  —, Morphologie II 668, 669
  —, Regression bei Schwangerschaft,
    Seitenverteilung II 668
  Thamnophis radix, Ovulationshemmung
    II 609
  Terrapene Carolina, Rückbildung nach
    Eiablage II 609
  Wal, Extraktion I 24
Corpus luteum, akzessorisches
  Schwein, Hemmung durch Gravidität
    II 211
  Stachelschwein, Hemmung durch
    Gravidität II 211
Corpus luteum auxiliarium
  Balaenoptera physalus II 623, 655
  Boselaphus tragocamelus II 623, 661
  Chiroptera II 623
  Chletrionomys glareolus II 623, 645
  Diceros bicornis II 623
  Equus caballus II 623, 660
  Erethizon dorsatum II 623, 645
  Felis domesticus II 623, 656
  Hippopotamus amphibius II 623, 670
  Homo sapiens II 623
  Loxodonta africana II 623, 655
  Macaca mulata II 623
  Meles meles II 623
  Monotrema II 623
  Mountain Viscacha II 647
  Mustela vison II 623
  Peccari ungulatus II 623, 661
  Primates II 672
  Rattus norvegicus II 623
  Säugetiere II 607
  Sus scrofa II 623, 661, 669
Corpus luteum-Exstirpation
  Wirkung, abortive, Capra hirsus II 667
  —, ovulationsauslösende, Bos taurus II 662
  —, —, Ovis aries II 666
  —, —, Sus scrofa II 668
  —, Ovulationstermin, Säugetiere II 746
Corpus luteum-Extrakt
  Wirkung, Capillardruck, Mensch I 512
  —, Darmperistaltik, Hund I 531
  —, Grundumsatz, Kaninchen I 358
  —, Herz, Frosch I 507
  —, Milchdrüsenaufbau, Nagetier,
    männliches, kastriertes II 382
  —, Pankreasmorphologie, Ratte I 588
  —, Schilddrüsengewicht, Meerschweinchen
    I 584
  —, —, Ratte I 583
  —, Schwangerschaftszellbildung, HVL,
    Ratte I 566
  —, Ureterperistaltik, Meerschweinchen
    I 535
  —, —, Schwein I 535
  —, Uterusmotilität, Kaninchen,
    Pituitrinantagonismus I 1066
  —, vasodilatatorische, Kaninchen I 512

Corpus luteum-Extrakte
  Wirksamkeit, orale, Frau I 1028
  Wirkungen, klinische, Frau I 1027
Corpus luteum graviditatis
  Balaenoptera physalus II 618
  Blarina brevicaudata II 618
  Bos taurus II 620
  Callorhinus ursinus II 618
  Canis familiaris II 618
  Capra hirsus II 620, 661
  Cavia porcellus II 618
  Cerathotherium unicornis II 618
  Chletrionomys glareolus II 618
  Citellus tridecemlineatus II 618
  Corinorpinus rafinesquei II 618
  Crocuta crocuta II 618
  Dasypus novemcinctus II 618
  Dasyurus viverrinus II 618, 641
  Delphinus delphis II 618
  Diceros bicornis II 618
  Didelphis virginia II 618
  Dipodomys ordu columbianus II 618
  Echidna aculeata II 639
  Elephantulus myurus jamesoni II 618
  Equus caballus, Lebensdauer II 618, 660
  Erethizon dorsatum II 618
  Erinaceus europaeus II 618
  Felis domesticus II 618
  — —, Lebensdauer II 656
  Geomys busarius II 618
  Giraffa camelopardis II 620
  Globiocephala melaena II 618
  Halichoerus grypus II 618
  Hippopotamus amphibius II 620
  Homo sapiens II 620
  Loxodonta africana II 618
  — —, Lebensdauer II 655
  Marmato monax II 618
  Marsupialia, Inaktivierung durch
    Oxytocin II 641
  Mesocricetus aureatus II 618
  Microtus agrestis II 618
  Mus musculus II 618
  Mustela ermina II 618
  Mustela furo II 618
  Mustela vison II 618
  Nycteris luteola II 618
  Ochotona princeps II 618
  Ornithorhynchus anatinus II 639
  Oryctolagus cuniculus II 618
  — —, LTH-Wirkung II 653
  Ovis aries II 620, 667
  Papio porcarius II 620
  Peccari ungulatus II 620
  Perameles naruta, Lebensdauer II 641
  Protemnodon eugenii II 618
  Rhinolopus ferrum II 618
  Sciurus carolinensis II 618
  Setonix brachyurus II 618
  Sibaldus musculus II 618
  Sorex ananeus II 618
  Sorex minutus II 618
  Sus scrofa II 620, 661
  Talpa europaea II 618
  Triaenops afer II 618

Corpus luteum-Hormon
s. a. Luteohormon
s. a. Luteosteron
s. a. Δ^4-Pregnen-3,20-dion
s. a. Progesteron
s. a. Progestin
Eigenschaften, physikalisch-chemische
I 5
Entdeckung VI, I 1026
Wechselwirkung, Gonadotropine,
Schwangerschaft II 205
Wirkung, anaesthetische, Avertinresistenz,
Maus I 522
—, cancerogene, Cervix, Affe I 623
—, Diurese, HHL-hormongehemmte,
Hund I 569
—, Jodausscheidung, Harn, Mensch
I 587
—, ovulationshemmende, Säugetier
I 1125
—, Parathormonwirkung, Calcium-
konzentration, Blut, Hund I 549
—, Schilddrüsenmorphologie, Kaninchen
I 585
—, —, Ratte I 585
Corpus luteum-Phase
s. a. Lutealphase
Dauer, Frau, Polymenorrhoe I 1052f.
—, Nagetiere II 644
—, Pan troglodytes II 675
—, Primaten II 644
Corpus luteum, postovulatorisches
Gastrotheca marsupiata II 609
Myxinoidae II 608
Nectophrynoides occidentalis II 609
—, —, Ovulationshemmung II 609
Schleimfische II 608
Corpus luteum, post- und präovulatorisches
Elasmobranchier II 608
Cetorhinus maximus II 608
Mustelus canis II 608
Rhinobatus granulatus II 608
Scylliorhinus canicula II 608
Squalus acanthius II 608
Corpus luteum, präovulatorisches
Amphibien, Eileitersekretion II 608
—, —, Ovulation II 608
Bitterling II 319, 608
Lebistes reticulatus, Fortpflanzungs-
verhalten II 608
Manteltiere II 607
Myxinoidae II 608
Rhodeus amarus II 608
Schleimfische II 608
Corpus luteum pseudograviditatis
Felis domesticus II 620
Mus musculus II 620
Rattus norvegicus II 620
Corpus uteri
Frau, Carcinomentstehung, formale
I 1085
—, —, kausale I 1085f.
—, —, zeitliche I 1085
—, Carcinomtherapie, Bestrahlung
I 1086

Corpus uteri
Frau, Carcinomtherapie, Hormongaben
I 1086f.
—, —, Operation I 1086
—, —, Prognose I 1086
Cortex Acantho panacis radicis
Wirkung, antigestagene, Säugetiere
II 898
Cortexolon
s. a. Δ^4-Pregnen-17α,21-diol-3,20-dion
Wirkungen I 856*
Corticoide
s. a. Corticosteroide
Ausscheidung, Harn, Mensch, Pubertas
praecox I 1090
Konzentration, Harn, Frau, Schwanger-
schaft I 582
—, Plasma, Frau, Beeinflussung durch
Antikonzeption, hormonale I 1160
—, —, —, — durch Gestagene I 369,
370
Wirkung, antiphlogistische, Testmethodik
I 792
—, gluconeogenetische, Testmethodik
I 791
—, Infektion, Besnoitia, Goldhamster
I 462
— auf Körpertemperatur, Mensch,
Antagonismus zu 17α-Äthinyl-Δ^4-
androsten-17β-ol-3-on I 357
— —, —, — zu 17α-Äthinyl-Δ^4-oestren-
17β-ol-3-on I 357
— —, —, — zu Progesteron I 355
—, Leukocytenabbau, Ratte I 498
—, Lymphoblastomwachstum, Ascites,
Maus I 619
—, Mineralhaushalt, Testmethodik
I 790f.
—, Nebennierengewicht, Testmethodik
I 789f.
—, Thymus, Testmethodik I 791f.
—, Wasserhaushalt, Testmethodik
I 790f.
Wirkungsteste I 734f., 789ff.
Corticosteroide
s. a. Corticoide
s. a. Hdb. exper. Pharmak., Bd. XIV
Biosynthese, Mensch I 45, 64
Wirkung, abortive, Rind II 665
—, antimammogene, Maus II 353
—, Caseinsynthese, Milchdrüse, Explantat
in vitro II 381
—, Galactopoese II 365, *366*
—, Lactation II 356f.
—, Lactationsauslösung II 361, *362*
—, mammogene II 353
—, —, Ratte, tripletoperierte II 353f.
—, Milchdrüsenaufbau, Explantat in vitro
II 380
—, Milchdrüsenfunktion II 677
—, RNS-Gehalt, Milchdrüse, Explantat
in vitro II 381
—, Schwangerschaft, Ratte, Proteindefizit
II 226
—, Sexualverhalten, Säugetiere II 755

Corticosteroide
 Wirkung, Sexualzentrum, Gehirn, Säugetiere II 439
 —, Uterusinvolution post partum, Rind II 871
Corticosteron
 s. a. Δ^4-Pregnen-11β,21-diol-3,20-dion
 Konzentration, Serum, Ratte, Schwangerschaft I 581
 Metabolit von Progesteron, Fet, Mensch II 553
 Wirksamkeit, Clauberg-McPhail-Test II 69
 Wirkung, ACTH-Hemmung, Ratte I 567
 —, Aldosteronbindung, Membran, Krötenblase I 475
 —, Schlüpfrate, Küken II 329
 —, Schlüpfzeit, Küken II 329
 Wirkungen I 852*
Cortisol
 s. a. Δ^4-Pregnen-11β,17α,21-triol-3,20-dion
 Ausscheidung, Harn, Frau, Schwangerschaft I 1074
 Biosynthese, Nebenniere, Mensch, adrenogenitales Syndrom I 1037
 Konzentration, Serum, Frau, Beeinflussung durch Antikonzeption, hormonale I 1160
 —, Speichel, Frau, Schwangerschaft I 381
 Metabolit von Progesteron, Fet, Mensch II 553
 Plasmabindung, Mensch, Beeinflussung durch Gestagene I 370
 Wirkung, antimammogene, Maus II 353
 —, Glykosidhemmung, Herzmuskel, Meerschweinchen I 473
 —, Milchdrüsenentwicklung, Ratte II 676
 —, Milchdrüsenfunktion, Explantat in vitro II 381
 —, Natriumexkretion, Ratte I 476
 —, Progesteronantagonismus I 474
 —, ^{35}S-Aufnahme, Knochen, Küken I 550
 Wirkungen I 859*
Cortisolacetat
 Wirkung, Lactationsauslösung II 362
 —, mammogene II 353
Cortisolhemisuccinatnatrium
 Wirkung, anaesthetische, Progesteronpotenzierung, Ratte I 522
Cortison
 s. a. Δ^4-Pregnen-17α,21-diol-3,11,20-trion
 Konzentration, Speichel, Frau, Schwangerschaft I 381
 Wirkung, antimammogene, Maus II 353
 —, antiphlogistische VII
 —, diabetogene, Kaninchen, Verstärkung durch Progesteron I 363
 —, Eisenkonzentration, Serum, Kaninchen I 493
 —, hämolysehemmende, Mensch I 468
 —, Lebermorphologie, Maus I 553
 —, Milzgewicht, Kaninchen I 501
 —, Nierenabszesse, Maus I 557

Cortison
 Wirkung, Ovulation, Rana pipiens II 322
 —, Pankreasmorphologie, Kaninchen I 588
 —, Pituitrinreaktion, Blutdruck, Kaninchen I 478
 —, Reticulocytenzahl, Blut, Ratte I 491
 —, ^{35}S-Aufnahme, Knochen, Hähnchen I 550
 —, —, —, Ratte I 550
 —, Thymusgewicht, Maus I 504
 —, —, Ratte I 504
 —, Uteruswachstum, oestrogeninduziertes, Ratte II 289
 —, Wasserresorption, Dünndarm, Ratte, Adrenalektomie I 467
 Wirkungen I 858*
Cortisonacetat
 s. a. Δ^4-Pregnen-17α,21-diol-3,11,20-trion-21-acetat
 Wirkung, Antikörperbildung, Kaninchen I 381
 —, antiluteinisierende, Meerschweinchen II 96
 —, Glykogenkonzentration, Leber, Ratte I 399
 —, spreading factors-Gehalt, Milchdrüse II 378
 Wirkungen I 858*
Cotton-Pellet-Test
 Entzündungshemmtest I 488
C-Quens
 Antikonzeptivum, Bestandteile I 1129
Cristae
 Mitochondrien, Granulosaluteinzellen, Steroidsynthese II 464, *465*, 471
 —, Hodenzwischenzellen, Steroidsynthese II 464, *470*
Crotonöl
 Wirkung, Papillomerzeugung, Haut, Maus I 624
Cumuluszellen
 Ovum, Säugetiere, Bedeutung für Eitransport II 189f.
 —, —, Hyaluronidasewirkung II 166
„cupshaped mitochondria"
 Leberzellen, Säugetiere, nach Schädigung II 468
 Luteinzellen, Säugetiere, nach Gonadotropinwirkung II 467
Curettage
 hormonale, Frau I 1047
 —, —, Endometriumhyperplasie II 564
Cyanophilie
 Vaginalepithel, Beeinflussung durch Gestagene II 4ff.
6-Cyano-Δ^4-pregnen-17α-ol-3,20-dion-17α-acetat
 Wirkungen I 841*
Cyclobarbital
 Wirkung, anaesthetische, Norethandrolonwirkung, Ratte I 523
 —, —, Normethandrolonwirkung, Ratte I 523
 —, —, Progesteronwirkung, Ratte I 522

Cyclo-Farlutal
  Antikonzeptivum, Bestandteile I 1127
Cyclus
  anovulatorischer, Frau, Diagnose I 1051
  —, —, Gestagenbehandlung I 1051f.
  —, —, Körpertemperatur I 1049
  —, —, Lebensalter I 1049*, 1050
  —, —, Pathophysiologie I 1049f.
  —, —, Symptomatik II 562
  Aufbau, Frau II 625
  —, Rhesusaffe II 625
  —, Tupaiidae II 625
  Beeinflussung durch Antikonzeption, hormonale, Frau I 1144
  — durch Gestagene, Ratte, Methodik I 771
  Dauer, Frettchen II 614
  —, Hamster II 614
  —, Katze II 614
  —, Maus II 614
  —, Meerschweinchen II 614
  —, Nerz II 614
  —, Pferd II 614
  —, Ratte II 614
  —, Rhesusaffe II 674
  —, Rind II 614, 662
  —, Schaf II 614
  —, Schwein II 614
  —, Ziege II 614
  Diagnostik, Endometriummorphologie, Frau II 534
  —, Vaginalabstrich, Ratte II 651
  —, —, Rhesusaffe II 675
  —, —, Schaf II 667
  —, —, Schwein II 668
  —, —, Ziege II 667
  Endometriummorphologie, Frau, Diagnostik II 534
  —, Muroidae II 647
  Hemmung durch Steroide, Säugetiere 707, 708
  Phasen, Frau II 675
  —, Goldhamster II 644, 652
  —, Kaninchen II 652
  —, Katze II 656
  —, Maus II 644, 651
  —, Meerschweinchen II 644, 645
  —, Primaten II 672
  —, Ratte II 644
  —, Streifenhamster, chinesischer II 652
  Rhythmik bei Antikonzeption, hormonaler, Frau I 1130
  Steuerung, neurohormonale, Säugetiere II 626ff., 629, 630ff.
  Synchronisation s. Cyclussynchronisation
  Temperaturverlauf, Frau 353, 354
  Vaginalhistologie, Säugetier, Allen-Doisy-Test I 718f., 720f.
  Verlauf, Periodictius potto II 674
  —, Sus scrofa II 668
  Verschiebung durch Gestagene, Frau, Testmethodik I 797
Cyclussynchronisation
  Haustiere, und Eitransplantation II 845f.

Cyclussynchronisation
  Haustiere, und Fertilität II 843
  —, Herdenbehandlung II 847f.
  —, —, Gestagenapplikation II 847
  —, Individualbehandlung II 853f.
  —, —, Gestagenapplikation II 853, 860
  —, und Konzeptionsrate II 843
  —, Mechanismen, neurohormonale II 843
  —, Methoden II 844
  —, und Oestrus II 843
  —, Prinzip II 842f.
  —, Zielvorstellungen II 845
  psychogene, Maus II 651
  Rind, und Fertilität II 900
  —, Gestagendosis, minimale, Saisonabhängigkeit II 845, 846*
  —, —, Saisonabhängigkeit II 826, 846
  Schaf, Gestagendosis, minimale, Saisonabhängigkeit II 845, 846*
  —, —, Saisonabhängigkeit II 826, 846
Cyproteron
  s. a. 1,2α-Methylen, 6-chlor-$\Delta^{4,6}$-pregnadien-17α-ol-3,20-dion
  Wirkung, antiandrogene, Ovar, Ratte II 444
  Wirkungen I 871*
Cyproteronacetat
  s. a. 1,2α-Methylen, 6-chlor-$\Delta^{4,6}$-pregnadien-17α-ol-3,20-dion-17α-acetat
  Wirkung, antiandrogene, Hund II 448, 450
  —, —, Kaninchen II 448
  —, —, Küken II 448, 450
  —, —, Maus II 448, 450
  —, —, Nagetiere II 894, 902
  —, —, —, Geschlechtsdrüsen II 894
  —, —, Ratte II 448, 450
  —, —, —, Sexualverhalten II 441ff.
  —, antiovulatorische, Ratte II 90
  —, Deckverhalten, Ratte, männlich II 442
  —, Feminisierung, Sexualzentrum, Ratte, männlich II 440f.
  —, HCG-Wirkung, Geschlechtsdrüsen, akzessorische, Ratte II 108*
  —, —, Hoden, Ratte II 108*
  —, Kastrationszellbildung, Hypophyse, Nagetiere II 894
  —, Libidohemmung, Nagetiere II 894
  —, Milchdrüsendifferenzierung, Ratte II 391, 392, 393
  —, Progesteronwirkung, spermatogene II 103, 105
  —, —, —, Hund II 106
  —, schwangerschaftserhaltende, Ratte II 238*
  —, Sexualdifferenzierung, Ratte, männliche II 448, 450
  —, Sexualzentrum, Gehirn, Ratte II 439, 440f.
  —, Spermiogenese, Nagetiere II 894
  —, Testosteronbildung, Nagetiere II 894
  —, wehenhemmende, Kaninchen (Oxytocininduktion) II 255*
  Wirkungen I 871f.*

Cystadenocarcinom
　Ovar, Mensch, Steroidsynthese in vitro
　　I 77
Cysten
　intraepitheliale, Vagina, Säugetier,
　　Schwangerschaft II 490
Cytochromoxidase
　Aktivität, Brustdrüsenmitochondrien,
　　Ratte, Lactation I 396
　—, Endometrium, Frau, Cyclusverlauf
　　II 531
Cytolysosomen
　Corpus luteum, Bedeutung II 468
　Zellinvolution, Säugetiere II 501
Cytosomen
　Endometriumepithel, Frau, Konzentration, Cyclusverlauf II 535

Darmwand
　Cholesterinbildung, Mensch I 66
DCR
　s. Deciduale Reaktion
Deciduale Reaktion
　Endometrium, Frau, und Implantationszeitpunkt II 552
　—, Hamster, Hypophysektomie II 209
　—, Kaninchen, und Eiimplantation
　　II 214
　—, —, Entstehungsfaktoren, posttraumatische II 221
　—, —, —, prätraumatische II 221
　—, Maus, und Eiimplantation, verzögerte
　　II 214
　—, —, Progesteronwirkung, Potenzierung
　　durch Relaxin II 224
　—, —, Pseudogravidität II 208
　—, Ratte, und Eiimplantation, verzögerte II 214
　—, —, Faktoren, posttraumatische
　　II 218, 219
　—, —, prätraumatische II 218
　—, —, Gestagen-Oestrogen-Antagonismus
　　II 218, 219*
　—, Gestagen-Oestrogen-Synergismus
　　II 218, 219*
　—, —, lokalisierte II 219, 220
　—, —, Progesteronminimalbedarf,
　　Prätraumaphase II 219
　—, —, refraktäre Phase II 217
　—, —, Rezeptivität, Zeitfaktor II 217
　—, —, vollständige II 219, 220
　—, Säugetiere, Entstehungsfaktoren
　　II 217
Deciduazellen
　Endometrium, Frau, Funktion II 552
Deciduom
　Entstehung, Maus, Altersabhängigkeit
　　II 652
　—, Meerschweinchen II 646
　—, Ratte, und Glandula myometralis
　　II 84
　—, —, LTH-Wirkung II 722
　—, —, nach Progesteronbehandlung
　　II 218
　—, —, Pseudogravidität II 648

Deciduom
　Entstehung, Säugetiere, Progesteronwirkung II 635, 637
　traumatisches, Ratte, LTH-Wirkung
　　II 205
　—, —, Wirkung, Pseudogravidität II 212
Deciduomindex
　Deciduomtest I 748
Deciduomtest
　Antigestagenwirkung, Maus I 704
　Gestagenwirkung, Kaninchen I 690
　—, Maus I 688, 690
　—, Meerschweinchen I 687, 690
　—, Ratte I 688, 690
　Methodik I 746f.
Deckbereitschaft
　Affe, Beeinflussung durch Sexualhormone
　　II 433ff.
11-Dehydrocorticosteron
　s. a. Δ^4-Pregnen-21-ol-3,11,20-trion
　Wirkungen I 851*
Dehydroepiandrosteron
　Androsteronsynthese VII
　Biosynthese, Arrhenoblastom, Frau
　　I 76
　—, Frau, nach Cholesterininfusion I 70
　—, Krukenberg-Tumor, Frau I 77
　— aus Δ^5-Pregnen-3β,17α-diol-20-on,
　　Gonaden, Mensch I 51
　Konversion in Oestrogene, Blasenmolengewebe, Frau I 90
　— zu Testosteron VII, I 54
　Konzentration, Follikelflüssigkeit, Frau,
　　Stein-Leventhal-Syndrom I 54
　—, Ovar, Frau I 55
　—, —, —, nach Gonadotropinstimulierung I 55
　Metabolit von Δ^5-Pregnen-3β,17α-diol-
　　20-on, Cystadenocarcinom, Ovar,
　　Frau I 107
　— von Progesteron, Arrhenoblastom,
　　Frau I 107
　Δ^5-Pregnentriolnachweis I 28
　Substrat für Hydroxysteroiddehydrogenase, Ovar, Ratte I 253
　Vorkommen, Leberperfusat, Hund I 200
　—, Ovar, Frau, Stein-Leventhal-
　　Syndrom I 76
　—, Ovarialcarcinom, Frau I 77
Dehydroepiandrosteronsulfat
　Metabolit von Cholesterinsulfat, Harn,
　　Mensch I 71
　—, Nebennierencarcinom, Frau I 101
　Umbau, Placenta, Mensch I 108
　Vorstufe, Oestrogensynthese, Placenta,
　　Mensch I 91
17β-ol-Dehydrogenase
　Steroidbiosynthese, Fetus, Mensch I 91
　—, Placenta, Mensch I 91
3β-ol-Dehydrogenase-Isomerase
　Steroidbiosynthese, Placenta, Mensch
　　I 91
Dehydrogenasen
　NADP-abhängige, Aktivität, Ovar, Ratte
　　I 383

Δ^4-Dehydrogenasen
  Abbau C_{21}-Steroide, Leber, Mensch
    I 132
1,2-Dehydro-17α-hydroxyprogesteronacetat
  Derivate, alkylsubstituierte, Wirksamkeit,
    Clauberg-McPhail-Test II 71*
  —, halogensubstituierte, Wirksamkeit,
    Clauberg-McPhail-Test II 73*
6,7-Dehydro-17α-hydroxyprogesteronacetat
  Derivate, alkylsubstituierte, Wirksamkeit, Clauberg-McPhail-Test II 71*
  —, alkyl- und halogensubstituierte, Wirksamkeit, Clauberg-McPhail-Test
    II 71*
  —, halogensubstituierte, Wirksamkeit,
    Clauberg-McPhail-Test II 73*
1,2-Dehydroprogesteron
  Derivate, alkylsubstituierte, Wirksamkeit, Clauberg-McPhail-Test II 67*
  —, halogensubstituierte, Wirksamkeit,
    Clauberg-McPhail-Test II 68*
6,7-Dehydroprogesteron
  Derivate, alkylsubstituierte, Wirksamkeit,
    Clauberg-McPhail-Test II 67*
  —, alkyl- und halogensubstituierte,
    Wirksamkeit, Clauberg-McPhail-Test
    II 68*
6-Dehydroprogesteron
  s. a. $\Delta^{4,6}$-Pregnadien-3,20-dion
  Therapie, Dysmenorrhoe, Frau I 1060
  Wirkungen I 860*
11-Dehydroprogesteron
  s. a. $\Delta^{4,11}$-Pregnadien-3,20-dion
  Wirksamkeit, Hooker-Forbes-Test II 78
  Wirkung, antiluteinisierende, Meerschweinchen II 96
  —, schwangerschaftserhaltende, Ratte
    II 237*
  Wirkungen I 862*
6-Dehydroretroprogesteron
  s. a. Dydrogesteron
  s. a. $\Delta^{4,6}$-Pregnadien-3,20-dion
  Eigenschaften, physikalisch-chemische
    I 10
  Entdeckung VIII
  Wirkungen I 860f.*
Dekapazitationsfaktor
  Spermien, Säugetiere, Eigenschaften
    II 157
Deladroxon
  Therapie, antikonzeptionelle, Kombination mit Oestradioloenanthat I 1136
„delayed coitus"
  Maus, Kapazitationsbestimmung
    II 153ff.
„delayed implantation"
  Ovum, Beuteltiere II 222
  —, Dachs II 222
  —, Goldhamster II 188, 209
  —, Gürteltier II 222
  —, Hermelin II 222
  —, Maus II 188, 222
  —, —, und deciduale Reaktion II 214
  —, Meerschweinchen II 222
  —, Nerz II 222

„delayed implantation"
  Ovum, Ratte II 222
  —, —, und deciduale Reaktion II 214
  —, —, LTH-Wirkung II 206
„delayed nidation"
  s. „delayed implantation"
Delpregnin
  Antikonzeptivum, Bestandteile I 1128
Denudierung
  Ovum, Säugetiere, Faktoren II 166
Depotinjektionen
  intramuskuläre, Kontrazeption,
    hormonale I 1135f.
Depottest
  Kaninchenendometrium, Gestagenwirkung, Methodik I 745
Depressionsneigung
  Frau, Cyclusabhängigkeit II 754
Depressionstest
  Gestagenwirkung, Vaginalepithel, Frau
    II 527
Desensibilisierungseffekt
  HVL-Aktivität, Frau, Amenorrhoe,
    nach Gestagenbehandlung I 1042
Desmolase
  Aktivität, Corpus luteum, Pferd,
    C_{21}-Steroide I 233
  —, Ovargewebe, Frau, C_{21}-Steroide I 75
17,20-Desmolase
  Steroidbiosynthese, Fetus, Mensch I 91
  Vorkommen, Placenta, Frau I 110
20,21-Desmolase
  Vorkommen, Placenta, Frau I 89
20,22-Desmolase
  Vorkommen, Nebenniere, Mensch,
    Cholesterinumbau I 77
Desmosomen
  Endometrium, Frau II 491, 492
  —, —, Oestrogenwirkung II *494*
  Myometrium, Ratte, Schwangerschaft
    II 477
  Vaginalepithel, Säugetiere, nach Steroidgabe II 490
21-Desoxycortisol
  s. a. Δ^4-Pregnen-11β-17α-diol-3,20-dion
  Wirkungen I 852*
Desoxycorticosteron
  s. a. Δ^4-Pregnen-21-ol-3,20-dion
  Metabolit von Progesteron, Hiluszelltumor, Ovar, Frau I 106
  — —, Masculinoblastom, Frau I 105
  — —, Ovar, Frau mit prämenstruellem
    Ödem I 105
  Vorstufe, Pregnandiol, Harn, Mensch I 156
  Wirksamkeit, Hooker-Forbes-Test II 78
  —, Kopulationsreflex, Meerschweinchen
    II 428
  Wirkung, antiluteinisierende, Meerschweinchen II 96
  —, Blutdruck, Ratte I 510
  —, Endometriummorphologie, Hund II 78
  —, Glykogenphosphorylierung, Skeletmuskel, Hund I 407
  —, —, —, Katze I 407
  —, —, —, Ratte I 407

Desoxycorticosteron
Wirkung, Glykogenstoffwechsel, Zwerchfell, Ratte I 407
—, Glykosidhemmung, Herzmuskel, Meerschweinchen I 473
—, —, Muskulatur, Taenia coli I 473
—, Kontraktionsspannung, Herzmuskel, Frosch I 473
—, Milchdrüsenentwicklung, Ratte II 676
—, narkotisierende, Rhodeus amarus II 317
—, Nierengewicht, Ratte I 555
—, Progesteronantagonismus I 474
—, Uteruswachstum, oestrogeninduziertes, Ratte II 289
—, Wachstum, Neurospora I 452
Wirkungen I 835*
Desoxycorticosteronacetat
s. a. Δ^4-Pregnen-21-ol-3,20-dion-21-acetat
Wirksamkeit, Allen-Doisy-Test II 54
—, Kopulationsreflex, Meerschweinchen II 428
Wirkung, anaesthetische, Addition der Progesteronwirkung, Ratte I 521
—, antifibromatogene, Meerschweinchen I 599
—, antiluteinisierende, Meerschweinchen II 96
—, antioestrogene, Nagetier II 59
—, —, Uterus, Maus II 83
—, Avidinproduktion, Oviduct, Huhn II 327
—, Capillardurchlässigkeit, Uterus, Ratte I 469
—, —, Vagina, Ratte I 469
—, Elektrolythaushalt, Ratte, nach Adrenalektomie I 467
—, —, —, Beeinflussung durch Progesteron I 475
—, Endometriummorphologie, Kaninchen II 81
—, —, Katze II 78, 81
—, —, Maus II 81
—, —, Rhesusaffe II 81
—, Fibromyoepitheliomwachstum, Utriculus spermaticus, Meerschweinchen I 600
—, Gesamtwassergehalt, Skeletmuskel, Ratte I 468
—, luteolytische, Maus II 97
—, Milchdrüsenaufbau, Ratte, tripletoperierte II 379
—, Muskelkraft, Frau, Myasthenia gravis I 479
—, Natriumtransport, Hefezellen I 467
—, —, Krötenblase I 467
—, Nephrosklerose, Küken I 556
—, —, Ratte I 556
—, Pituitrinreaktion, Blutdruck, Kaninchen I 478
—, Pneumonieschutz nach Vagotomie, Ratte I 512
—, Progesteronempfindlichkeit, Ratte I 520
—, Reißfestigkeit, Knochen, Ratte I 547

Desoxycorticosteronacetat
Wirkung, sexual skin, Affe II 52
—, spreading factors-Gehalt, Milchdrüse II 378, *379*
—, uterotrophe, Ratte II 82
—, Wasserresorption, Dünndarm, Ratte, nach Adrenalektomie I 467
Wirkungen I 835ff.*
2-Desoxy-D-Glucose
Wirkung, abortive, Maus II 181
21-Desoxyketole
Konzentration, Harn, Frau I 181, 182, *183, 184*
—, —, —, Hirsutismus I 181, 182, *183*
—, —, —, Menopause I 181, *183, 184*
—, —, —, Schwangerschaft I 182, 185
—, —, —, —, Diabetes mellitus I 185
—, —, —, Stein-Leventhal-Syndrom I 181, 182, *183*
—, —, Mädchen I *184*
—, —, Mann I 181
—, —, Neugeborene I 188, 192
Vorkommen, Harn, Frau I 44
—, —, Mädchen I 44
—, —, Mann I 44
—, —, Neugeborener I 44
Desoxypyridoxin
Wirkung, Murphy-Sturm-Lymphosarkomwachstum, Ratte I 618
Desoxyribonucleinsäuren
s. a. DNS
Konzentration, Endometrium, Frau, Cyclusverlauf II 534
—, —, Kaninchen, Progesteronwirkung II 654
—, Myometrium, Frau, Menopause I 387
—, —, —, Schwangerschaft I 387
—, —, Kaninchen, nach Ovarektomie I 387
Syntheserate, Endometrium, Frau, Abort II 565
Dexamethason
s. a. 16α-Methyl, 9α-fluor-$\Delta^{1,4}$-pregnadien-11,17,20-triol-3,20-dion
Wirkungen I 877*
Diabetes mellitus
Frau, Beeinflussung durch Antikonzeption, hormonale I 1149, 1161
—, — durch Gestagene I 362
13β,17β-Diäthinyl-Δ^4-oestren-17β-ol-3-on
Wirkung, schwangerschaftserhaltende, Ratte II 243*
Wirkungen I 946*
l-[p-(β-Diäthylaminoäthoxy)-phenyl]-1,2-diphenyl-2-chloräthylen
s. a. Clomiphen
d-13β,17α-Diäthyl-Δ^4-oestren-17β-ol-3-on
s. a. d-17α-Äthyl, 18-methyl-Δ^4-oestren-17β-ol-3-on
Wirkungen I 947*
d,l-13β,17α-Diäthyl-Δ^4-oestren-17β-ol-3-on
s. a. d,l-17α-Äthyl, 18-methyl-Δ^4-oestren-17β-ol-3-on
Wirkungen I 947*

l-13β,17α-Diäthyl-Δ⁴-oestren-17β-ol-3-on
  s. a. l-17α-Äthyl, 18-methyl-Δ⁴-oestren-17β-ol-3-on
  Wirkungen I 947*
d-13β,17α-Diäthyl-17β-ol-gon-4-en-3-on
  s. a. d-17α-Äthyl, 18-methyl-Δ⁴-oestren-17β-ol-3-on
  Wirkungen I 947*
d,l-13β,17α-Diäthyl-17β-ol-gon-4-en-3-on
  s. a. d,l-17α-Äthyl, 18-methyl-Δ⁴-oestren-17β-ol-3-on
  Wirkungen I 947*
l-13β,17α-Diäthyl-17β-ol-gon-4-en-3-on
  s. a. l-17α-Äthyl, 18-methyl-Δ⁴-oestren-17β-ol-3-on
  Wirkungen I 947*
Diäthylstilboestrol
  Therapie, Endometriose, Frau I 1076
  Wirkung, Albuminbildung, Ovidukt, Huhn II 327
  —, diabetogene, Frau I 1149
  —, DNS-Gehalt, Milchdrüse, Maus II 376
  —, Färsenmast II 897
  —, Fortpflanzung, Conotrachelus nenuphar II 316*
  —, Gallensteinbildung, Kaninchen (Progesteronwirkung) I 532
  —, Körpergewicht, Huhn I 536
  —, —, Schaf I 545
  —, —, Stier I 544
  —, Leydig-Zelltumorwachstum, Maus I 620
  —, Milchdrüsenaufbau, Rind II 372f.
  —, —, Ziege II 372
  —, Ochsenmast II 896
  —, Ovarwachstum, Ratte II 207*
  —, Oviduktwachstum, Huhn II 325*
  —, Wurfgröße, Schwein, Kombination mit Gestagenen II 885
  —, Yoshida-Ascites-Sarkomzellenwachstum, Mamma, Ratte I 618
Diäthylstilboestroldipropionat
  Wirkung, Carcinomwachstum, Mamma, Goldhamster I 614
Diaminoxidase
  Aktivität, Plasma, Frau, Schwangerschaft I 377
  —, —, Ratte, Schwangerschaft I 377
Diapedesisblutung
  Neugeborenes, Gestagenentzugswirkung II 555
Diathese, haemorrhagische
  Frau, Gestagentherapie I 1048
Dibenamin
  Wirkung, ovulationshemmende, Kaninchen II 735
  —, Ovulation, vorzeitige, Huhn II 327
Dibenzylin
  Wirkung, Ovulation, vorzeitige, Huhn II 327
16,17α-Dibrommethylen-Δ⁴-pregnen-3,20-dion
  Wirkungen I 814*
11β,12α-Dibrom-Δ⁴-pregnen-3,20-dion
  Wirkungen I 821*

4,9-Dichlor-11β-hydroxyprogesteron
  Wirksamkeit, Kopulationsreflex, Meerschweinchen II 428
9α-11β-Dichlor-Δ¹,⁴-pregnadien-3,20-dion
  Wirkungen I 866*
6α,17α-Dichlor-Δ⁴-pregnen-3,20-dion
  Wirkungen I 820*
9α,11β-Dichlor-Δ⁴-pregnen-3,20-dion
  Wirkungen I 821*
4,9α-Dichlor-Δ⁴-pregnen-11β-ol-3,20-dion
  Wirkungen I 849*
4,9-Dichlor-Δ⁴-pregnen-3,11,20-trion
  Wirkungen I 825*
4,9-Dichlorprogesteron
  Wirksamkeit, Kopulationsreflex, Meerschweinchen II 428
Digitoxigenin
  Biosynthese aus Δ⁵-Pregnen-3β-ol-20-on, Pflanze I 68
  — aus Progesteron, Pflanze I 68
Digitoxin
  Wirkung, Überlebenszeit, Maus, Muskeldystrophie, erbliche I 482
Digoxygenin
  Biosynthese aus Δ⁵-Pregnen-3β-ol-20-on, Pflanze I 68
  — aus Progesteron, Pflanze I 68
Dihydrotachysterin
  Wirkung, calcinotische, Niere, Ratte I 558
  —, katabole, Ratte I 544
Dihydrotestosteron
  Wirkung, Fibroadenomwachstum, Mamma, Ratte, Progesteronwirkung I 607*
20,22-Dihydroxycholesterin
  Abbaustufe, Cholesterin, Corpus luteum, Rind 66
  Konstitutionsformel I 66
20α,22-R-Dihydroxycholesterin
  Vorkommen, Ovargewebe, Frau I 45
20α,22R-Dihydroxycholesterindesmolase
  Vorkommen, Corpus luteum, Rind I 222
16α,17α-Dihydroxyprogesteron-Acetophenon
  Wirkung, Cyclussynchronisation, Rind, Dosierung II 856*
5,20-Diketo-3,5-seco-A-nor-pregnan-3-carbonsäure
  s. a. 4,5-Seco-A-nor-pregnan-5,20-dion-4-carbonsäure
  Wirkungen I 892*
Dimethisteron
  s. a. 6α,21-Dimethyl-17α-äthinyl-Δ⁴-androsten-17β-ol-3-on
  s. a. 6α-Methyl-17α-propinyl-Δ⁴-androsten-17β-ol-3-on
  s. a. 6α-Methyl-17α-propinyltestosteron
  Eigenschaften, chemische I 12
  Entdeckung VIII
  IR-Spektrum I 12
  Konstitutionsformel I 12
  Löslichkeit I 12
  Synthese I 12
  Therapie, antikonzeptionelle, Erfolgssicherheit I 1137

Dimethisteron
  Transformationsdosis, Endometrium,
    Frau, Gabe per os II 13
  Wirksamkeit, Clauberg-McPhail-Test II 74
  —, Kükenkammtest II 331
  Wirkung, antioestrogene, Ratte II 59
—, antiovulatorische, Kaninchen II 91
  —, —, Ratte II 91
  —, Behaarungstyp, Genitale, Frau II 2
  —, Clitorishypertrophie, Frau II 2
  —, ovulationshemmende, Kombination
    mit Gestagenen I 1126, 1127*
  —, prämenstruelles Syndrom, Frau I 482
  —, schwangerschaftserhaltende, Ratte
    II 240*
  —, uterotrophe, Ratte II 82
  —, virilisierende, Fet, Ratte II 449
  Wirkungen VIII, I 12, 921f.*
$6\alpha,21$-Dimethyl-17α-äthinyl-Δ^4-androsten-
  17β-ol-3-on
  s. a. Dimethisteron
  s. a. 6α-Methyl-17α-propinyl-
    Δ^4-androsten-17β-ol-3-on
  s. a. 6α-Methyl-17α-propinyltestosteron
  Eigenschaften, physikalisch-chemische
    I 12
$6\alpha,21$-Dimethyl-17α-äthinyl-Δ^4-oestren-
  17β-ol-3-on
  Wirkungen I 949*
$2\alpha,17\alpha$-Dimethyl-androstan-17β-ol-3-on
  Wirkungen I 899*
7,12-Dimethylbenzanthracen
  Wirkung, Carcinomerzeugung, Ratte,
    Steroidinterferenz I 1083
10-Dimethyl-1,2-benzanthracen
  Wirkung, cancerogene, Cervix, Maus I 601
  —, —, Mamma, Ratte I 612f.
  —, —, Uterus, Maus I 602*
  —, —, Vagina, Maus I 601
  —, Sarkomerzeugung, Vagina, Ratte
    I 616
$6\alpha,21$-Dimethylethisteron
  s. a. 6α-Methyl, 17α-propinyl-
    Δ^4-androsten-17β-ol-3-on
  Wirkung, Abbruchblutung, Endo-
    metrium, Frau I 1039
  Wirkungen I 921f.*
$6,17\alpha$-Dimethyl, 21-fluor-$\Delta^{4,6}$-pregnadien-
  3,20-dion
  Wirkungen I 864*
$6\alpha,17\alpha$-Dimethyl, 21-fluor-Δ^4-pregnen-
  3,20-dion
  Wirkungen I 817*
$7,17\alpha$-Dimethyl-19-nortestosteron
  Wirkung, implantationsinduzierende,
    Maus II 221
$17\alpha,18\beta$-Dimethyl-Δ^4-oestren-17β-ol-3-on
  Wirkungen I 946*
$1\alpha,16\alpha$-Dimethyl-$\Delta^{4,6}$-pregnadien-3,20-dion
  Wirkungen I 863*, 870*
$6,16\alpha$-Dimethyl-$\Delta^{4,6}$-pregnadien-3,20-dion
  Wirkung, antiovulatorische, Kaninchen
    II 90
  —, —, Ratte II 90
  Wirkungen I 863*

$6,17\alpha$-Dimethyl-$\Delta^{4,6}$-pregnadien-3,20-dion
  Wirkung, schwangerschaftserhaltende,
    Ratte II 237*
  Wirkungen I 863f.*
$6,16\alpha$-Dimethyl-$\Delta^{4,6}$-pregnadien-17α-ol-
  3,20-dion-17α-acetat
  Wirkung, Hodenfunktion, Ratte II 99
  Wirkungen I 870*
$6,17\alpha$-Dimethyl-$\Delta^{4,6}$-pregnadien-3β-ol-20-on
  Wirkungen I 890*
$1\alpha,16\alpha$-Dimethyl-Δ^4-pregnen-3,20-dion
  Wirkungen I 816*
$6\alpha,16\alpha$-Dimethyl-Δ^4-pregnen-3,20-dion
  Wirkungen I 816*
$6\alpha,17\alpha$-Dimethyl-Δ^4-pregnen-3,20-dion
  Wirkungen I 816f.*
$6\beta,16\alpha$-Dimethyl-Δ^4-pregnen-3,20-dion
  Wirkungen I 816*
$6\alpha,16\alpha$-Dimethyl-Δ^4-pregnen-17α-ol-
  3,20-dion-17α-acetat
  Wirkungen I 842*
Dinitrophenylhydrazinderivate
  der Pregnane I 31
  der Steroide I 25
Diosgenin
  Corticoidsynthese, Ausgangsstoff VII
Diphenylalkene
  Wirkung, antigestagene, Säugetiere
    II 898
Disintegration
  Spermien, Genitale, weibliches, Säuge-
    tiere II 151
Disulfide
  Vorkommen, Endometrium, Meer-
    schweinchen, Cyclusschwankungen
    II 646
DMSO
  Adjuvans bei Gestagenapplikation
    II 900
DNS
  s. Desoxyribonucleinsäuren
DNS-Filamente
  Mitochondrien, Endometrium, Frau,
    Sekretionsphase II 496, 498, 500
DNS-RNS-System
  Mitochondrien, Endometrium, Frau
    II 500
DOC s. Desoxycorticosteron
  DOCA s. Desoxycorticosteronacetat
Döderlein-Flora
  Vagina, Frau, Schwangerschaft II 544
„dormant uterus"
  Ratte, Erzeugung, experimentelle
    II 185
Dubin-Johnson-Syndrom
  Frau, Kontraindikation für Anti-
    konzeption, hormonale I 1161
Dünnschichtchromatographie
  Pregnanbestimmung mittels I 31
  Pregnandiolbestimmung mittels I 30
  R_f-Werte I 26
  Steroidbestimmung durch I 25
  Trennung durch I 26
  Verhalten von Steroiden bei, anomales
    I 26

Duftstress
　Wirkung, abortive, Maus　II 183
Duogynon-Test
　Diagnostik, Amenorrhoe, Frau　I 1038
　—, Schwangerschaft, Frau　I 1039
Duphaston
　s. a. $\Delta^{4,6}$-9β,10α-Pregnadien-3,20-dion
　Wirkung, schwangerschaftserhaltende,
　　Kaninchen　II 249*
　—, —, Ratte　II 237*
　Wirkungen　I 860f.*
Durchbruchblutung
　Frau, Antikonzeption, hormonale,
　　Nebenwirkung　I 1144
Durchbruchovulation
　Ovar, Frau, nach Gestagenbehandlung,
　　langdauernder　II 25
Dydrogesteron
　s. a. 6-Dehydroretroprogesteron
　s. a. $\Delta^{4,6}$-(9β,10α)-Pregnadien-3,20-dion
　— Eigenschaften, chemische　I 10
　Entdeckung　VIII
　IR-Spektrum　I 11
　Konstitutionsformel　I 11, 275
　Löslichkeit　I 10
　Metabolite, Ausscheidung, Harn, Mensch
　　I 275
　Synthese　VIII, I 10
　Verteilung, Fetus, Mensch　I 276
　Wirksamkeit, Clauberg-McPhail-Test　II 74
　—, Oestruserzeugung, Ratte　II 429
　Wirkung, aborthemmende, Kaninchen,
　　Oxytocininduktion　II 297
　—, antiandrogene, Küken　II 450
　—, —, Ratte　II 450
　—, antioestrogene, Ratte　II 59
　—, —, Uterus, Maus　II 83
　—, antiovulatorische, Kaninchen　II 90
　—, —, Ratte　II 90
　—, Brunstverhalten, Ratte　II 430
　—, diuretische, Frau　I 483, 484*
　—, Endometrium, Frau, Charakteristica
　　II 18
　—, gestagene, Vaginalepithel, Frau　II 8
　—, Gonadotropinausscheidung, Harn,
　　Frau　II 24
　—, Hodenfunktion, Ratte　II 99
　—, Hypophysengewicht, Ratte　I 560*
　—, Körpergewicht, Ratte　I 538*
　—, Musc. levator ani-Gewicht, Ratte
　　I 542*
　—, Nebennierengewicht, Ratte　I 572*
　—, Ovarhypertrophie, kompensatorische,
　　Ratte　II 98
　—, Ovarialfunktion, generative, Frau
　　II 29f.
　—, —, inkretorische, Frau　II 28
　—, ovulationshemmende, Frau,　I 1126
　—, schwangerschaftserhaltende, Säuge-
　　tiere　II 430
　—, Thymusgewicht, Ratte　I 503*
　—, uterotrophe, Maus　II 82
　—, virilisierende, Fet, Mensch　II 34
　—, —, —, Ratte　II 448
　Wirkungen　I 10, 860f.*

Dysmenorrhoe
　Frau, Endometriose　I 1076
　—, funktionelle　I 1059
　—, Gestagen-Oestrogenbehandlung
　　I 1060
　—, organisch bedingte　I 1059
　—, Pathophysiologie　I 1058f.
　—, primäre　I 1059
　—, Psychosomatik　I 1059
　—, sekundäre　I 1059
　—, Uterussensibilität　I 1059
　—, vegetatives Nervensystem　I 1059
Dystokie
　Geburtsverlauf, Frau　I 1073
Ecdyson
　Biosynthese, Prothoraxdrüse, Drosophila
　　II 468, 501
Ei
　s. Ovum
Eibefruchtung
　Säugetiere, Beeinflussung durch
　　Gestagene　II 132ff.
Eientwicklung
　Maus, Synchronisation mit Genital-
　　entwicklung　II 193
　Ratte, Synchronisation mit Genital-
　　entwicklung　II *193*, 194
　—, Transplantation, tubare, asynchrone
　　II *193*
　—, —, —, synchrone　II *193*
　—, —, uterine, asynchrone　II *193*, 194
　—, —, synchrone　II *193*, 194
　Säugetiere, Synchronisation mit Genital-
　　entwicklung　II 192f.
　Schaf, Synchronisation mit Genital-
　　entwicklung　II 193
　Schwein, Synchronisation mit Genital-
　　entwicklung　II 193
Eiimplantation, verzögerte
　s. delayed implantation
Eimißbildungen
　Mensch, und Abort　I 1063*
Einphasentherapie
　Gestagen-Oestrogen-Behandlung, Endo-
　　metriummorphologie, Frau　II *18*, 21
Einschlußkörper
　Mitochondrien, Hodeninterstitium, Ratte
　　II *471*
Einnahmeschemata
　Antikonzeption, hormonale, orale,
　　Lunarcyclus　I 1133
　—, —, —, Rhythmus nach Pincus
　　I 1129ff.
　—, —, —, 21-7-21-Rhythmus　I *1131*f.
　—, —, —, 22-6-22-Rhythmus　I 1132f.
Eisen
　Bindungskapazität des Serums, Frau,
　　Schwangerschaft　I 368
　Konzentration, Serum, Frau　I 368
　—, —, Mann　I 368
　Verteilung, Fetus/Mutter, Mensch　I 368
Eisenberg-Gordon-Test
　Geschlechtsdrüsen, akzessorische, Ratte,
　　Androgenwirkung, Methodik　I 780

Eitransplantation
Haustiere, nach Cyclussynchronisation II 845f.
Rind, nach Cyclussynchronisation II 876
Schaf, nach Cyclussynchronisation II 876
Schwein, nach Cyclussynchronisation II 876
Eitransport
Tube, Maus, Verlauf, zeitlicher II 191
—, Säugetiere, Verlauf, zeitlicher II 189f.
Ejaculation
Primates, Vaginalmitien II 673
Ejaculationsvermögen
Homo sapiens II 625
Macaca mulatta II 625
Tupaiidae II 625
Eklampsie
Frau, Progesterontherapie II 549
Elektroencephalogramm
Frau, Beeinflussung durch Antikonzeption, hormonale I 1143
Elektrolythaushalt
Frau, Spätgestose I 1074
Elektronenoptische Befunde
Zellen, Gestagenwirkung II 472ff.
Elektroschock
Reizschwelle, Ratte, Cyclus I 526
Empfängnisverhütung
s. a. Kontrazeption
hormonale, Erfolgssicherheit I 1138
Embryo
Maus, Transplantation, Augenkammer II 179
—, —, Bauchhöhle II 179
—, —, heterologe II 179
—, —, Krebsgewebe II 179
—, —, Milz II *179*
—, —, Niere II 179
Ratte, Wachstum in vitro II *177*, 178
Reh, Wachstum II *671*
Schaf, Wirkung, antiluteolytische II 212
Schwein, Wachstum, intrauterines, nach Transplantation II 876
—, Wirkung, luteotrope II 669
Embryonalentwicklung
intrafollikuläre, Teleostier II 608
in vitro, Säugetiere II 167ff.
Embryonalfrühtod
Rind, Ursachen II 812*
Schaf, Ursachen II 812*
Schwein, Ursachen II 812*
Embryonaltransplantation
Schaf, und Progesteronproduktion II 666
Embryonalverlustrate
Rind II 662
Schwein, Progesteronmangel II 668
Eminentia mediana
Hypothalamus, Säugetiere, Capillarversorgung II 734
—, —, FRF-Produktion II 736
—, —, LRF-Produktion II 735f.
—, —, Neurosekret II 735
—, —, Ovulationsauslösung nach Reizung II 733

Eminentia mediana
Hypothalamus, Säugetiere, PIF-Produktion II 736
—, —, Speicherfunktion II 737
—, Taube, PRF-Produktion II 736
—, Vögel, Neurosekret II 735
Eminentia mediana-Extrakt
Wirkung, ovulationsauslösende, Säugetiere II 735
Endometriose
Frau, Gestagen-Oestrogentherapie I 1076f.
—, Häufigkeit I 1076
—, Lokalisation I 1076
—, Pathophysiologie I 1075f.
—, Symptome I 1076
Endometrium
Affe, Relaxinwirkung auf Gefäße II 223, *224*
Frau, Bindegewebsverhalten, Proliferationsphase II 481
—, —, Sekretionsphase II 482
—, Carcinoma in situ I 1086
—, Carcinomentstehung, Menopause I 1079
—, dysfunktionelle Blutungen, Histologie I 1044
—, Endometriose, Histologie nach Gestagen-Oestrogen-Behandlung I 1077f.
—, Epithelmorphologie, s. Morphologie
—, Grundsubstanzumwandlung, Cyclusverlauf II *533*
—, Hyperplasie, adenomatöse I 1086
—, —, anaplastische I 1086
—, —, atypische I 1086
—, —, cystisch-glanduläre I 1043*
—, —, Gestagenwirkung, Testmethodik I 797
—, —, —, Malignisierungsproblem I 1085f.
—, —, und Myomwachstum I 1080
—, Mitoserate, Blutung, dysfunktionelle I *1156*
—, Ovulationshemmung, hormonale I *1156*
—, —, Zweiphasentherapie I *1156*
—, Morphologie, Amenorrhoe I 1035
—, —, Corpus luteum-Insuffizienz II 561
—, —, Cyclus, anovulatorischer II 562
—, —, Beziehung zu anderen Cyclusphänomenen II *538*
—, —, elektronenoptische, Cyclusverlauf II 491ff., *493—499*
—, — nach Gestagentherapie II 11ff., 15ff.
—, —, nach Progesterongabe II *528*
—, Proteingehalt, Cyclusschwankungen I 383
—, Sauerstoffverbrauch, Gestagenwirkung I 394
—, Sekret, Umwandlung, cyclische II *533*
—, Transformation durch Gestagene II 11ff.
—, —, Polymenorrhoe I 1053

Endometrium
  Frau, Wassergehalt, Cyclus I 468
  —, Zellorganellen, Morphologie, Beeinflussung durch Progesteron II 535
  Frettchen, Regression, Pseudogravidität II 658
  Hund, Pseudogravidität II 656
  —, Wachstum, Rassenunterschiede II 657
  Kaninchen, Arborisation, nach Gestagenbehandlung II 63
  —, Morphologie, nach Gestagenbehandlung II 63
  —, —, Pseudoschwangerschaft II 63
  —, —, Schwangerschaft II 63
  —, Transformierung durch „echte Gestagene" II 227
  —, — durch Gestagen-Oestrogen-Kombinationen II 227
  —, Wirkung, luteolytische II 212
  Loris, Morphologie, Cyclusverlauf II 673
  —, Progesteronentzug II 673
  Maus, Rezeptivität für deciduale Reaktion, Beeinflussung durch Oestrogene II 221
  Nagetiere, Gefäßpermeabilität, Nidation II 216
  Prosimia, Morphologie II 674
  Ratte, Plattenepithelmetaplasien, Beeinflussung durch Progesteron II 84
  —, Pseudogravidität, Rezeptivität für deciduale Reaktion II 217
  Säugetiere, Wirkung, luteolytische II 211
  Schaf, Desquamation, Follikelphase II 666, 667
  —, Wirkung, Progesteronsynthese, Corpus luteum II 212
  Schwein, Morphologie, Cyclusverlauf II 668, 669, 670
  —, Wirkung, Progesteronsynthese, Corpus luteum II 213
Endometrium-Faktor
  Frau, Beeinflussung durch Antikonzeption, hormonale I 1140*
Endocrinium
  Frau, Funktion, Beeinflussung durch Antikonzeption, hormonale I 1160
Endopeptidasen
  Aktivität, Endometrium, Frau, Cyclusverlauf II 531, 532
Endoplasmatisches Reticulum
  glattes, Endometrium, Frau, und Glykogensynthese II 496f.
  —, —, nach Lynoestrenolgabe II 20
  —, Follikelzellen, Ratte, Morphologie II 468ff.
  —, Granulosaluteinzellen, Ratte, Morphologie II 468, 469, 471
  —, —, Vermehrung nach LTH-Stimulierung II 468
  —, Hodeninterstitium, Ratte, nach Amphenon B-Gabe II 470
  —, —, —, nach Metopirongabe II 470
  —, —, —, nach Primogonylgabe II 470

Endoplasmatisches Reticulum
  glattes, Leberzellen, Ratte, und Cholesterinsynthese II 470
  —, —, —, Vermehrung nach Luminalgabe II 502, 503
  —, Ovarzellen, Ratte, nach Bestrahlung II 471
  rauhes, Endometrium, Frau, Oestrogenwirkung II 492, 493, 494
  —, Fibroblast, Myometrium, Ratte, Schwangerschaft, II 481
  —, Myometrium, Ratte, Schwangerschaft II 475, 476, 478
  —, Ribosomengehalt II 468
  —, Tubenepithel, Frau, Cyclusschwankungen II 487
  —, Vaginalepithel, Ratte, nach Gestagengabe II 487, 488, 489
  —, —, —, und Mucopolysaccharidsynthese II 488, 489
Endothelzellen
  Capillaren, Rattenvagina, elektronenoptisches Bild, Oestrogenwirkung II 483, 484
Enidrel
  Antikonzeptivum, Bestandteile I 1128
Enovid
  Antikonzeptivum, Bestandteile I 1128
  Wirkung, Endometriumhyperplasie, Frau I 1156
  —, Fortpflanzung, Conotrachelus nenuphar II 315*, 316*
  —, Knotenbildung, Mamma, Frau I 1156, 1157*
  —, lactationshemmende, Ratte II 387
  —, Milchdrüsenaufbau, Ratte II 377
  —, PIF-Gehalt, Hypothalamus, Ratte II 363
Enovid E
  Antikonzeptivum, Bestandteile I 1128
Enteramin
  s. Serotonin
Entwicklungsstadien
  Ovum, Mensch II 551, 552
Entzündungsteste
  Hamster, „cheek pouch"-Test I 793
  Kaninchen, Iritistest I 793
  Maus, „cotton granuloma"-Test I 793
  Nagetiere, Steroidwirkung I 735
  Ratte, „agar pellet granuloma"-Test I 793
  —, „granuloma pouch"-Test (Selye) I 793
Entzugsblutung
  Endometrium, Frau, Gestagenwirkung II 15
Enzyme
  s. a. näher bezeichnete, z.B. Steroiddehydrogenasen
  Aktivität, Blut, Mensch, Beeinflussung durch Gestagene I 375
  —, Endometrium, Frau, Beeinflussung durch Progesteron II 529ff.
  hydrolytische, Vorkommen, Lysosomen, Säugetierzellen II 501

Enzyme
  TPN-spezifische, Granulosazellen,
    Aktivität bei Progesteronbildung
    II 629
  Vermehrung nach hormonaler Stimulierung, Darstellung, elektronenoptische II 472
Epilepsie
  Frau, Anfallshäufigkeit, Cyclus I 526
  —, Antikonzeption, hormonale I 1161
Epiphysenfugen
  Mensch, Verknöcherung, Pubertas praecox
    I 1090
  —, —, —, nach Gestagentherapie
    I 1091
16α,17α-Epoxy-Δ^4-pregnen-3,20-dion
  Wirkungen I 810*
Erbwertverschleierung
  Gestagenanwendung, Zootechnik II 825
Erfolgsindex
  Schwangerschaftserhaltung, Gestagentest,
    Methodik I 751
Ergocornin
  Wirkung, luteolytische, Säugetiere
    II 898
Ernährung
  Bedeutung, Fortpflanzungsfähigkeit,
    Zootechnik II 826
Erregungsausbreitung
  Myokard, Wirbeltiere, elektronenoptisches
    Substrat II 478
  Myometrium, Ratte, elektronenoptisches
    Substrat II 477, 478, 479, 480
Erschöpfung, sekretorische
  Endometrium, Frau, nach Norethynodrel
    II 20
Erythrocyten
  Abbau, Maus, Luteom I 498
  Konzentration, Blut, Frau, Cyclus I 491
  —, —, —, Luteom I 491
  —, —, Kaninchen, Schwangerschaft
    I 491
  —, —, Maus, Luteom I 491
Erythrocytenvolumen
  Maus, Luteom I 492
Escape-Phänomen
  Gonadotropinbildung, placentare, nach
    Gestagentherapie II 25, 37
Esterasen
  unspezifische, Aktivität, Endometrium,
    Frau, Cyclusverlauf II 531
  —, —, Ovar, Affe I 383
  —, —, —, Kaninchen I 383
  —, —, —, Meerschweinchen I 383
  —, —, —, Ratte I 383
  —, —, Uterus, Frau I 392
  —, —, —, Maus I 392
  —, —, —, Ratte I 392
Estirona
  Antikonzeptivum, Bestandteile I 1129
Etalontin
  Antikonzeptivum, Bestandteile I 1127
Ethandrolon
  Wirkung, antiovulatorische, Ratte,
    hypophysektomierte II 93

Ethinylestrenol
  s. a. Lynoestrenol
Ethisteron
  s. a. 17α-Äthinyl-Δ^4-androsten-17β-ol-3-on
  s. a. Äthinyltestosteron
  s. a. Pregneninolon
  Aromatisierung I 282
  Derivate VIII, I 12
  Eigenschaften, chemische I 12
  Entdeckung VIII
  IR-Spektrum I 11
  Konstitutionsformel I 11, 282
  Löslichkeit I 12
  Resorption, Mensch I 282
  —, Ratte I 282
  Synthese I 12
  Toxizität, subakute, Ratte I 483
  Transformationsdosis, Endometrium,
    Frau, Gabe per os II 13
  Wirksamkeit, Allen-Doisy-Test II 54
  —, Clauberg-McPhail-Test II 74
  —, Hooker-Forbes-Test II 78
  —, Kükenkammtest II 331
  —, Legeröhrentest II 319
  Wirkung, Amylaseaktivität, Aspergillus
    I 453
  —, anaesthetische, Elritze I 518*
  —, —, Ratte, Hormonaktivität I 524
  —, —, —, partielle Hepatektomie I 518*
  —, androgene, Lebistes reticulatus
    II 316
  —, —, Nichtsäuger II 314
  —, —, Platypoecilus maculatus II 316
  —, —, Xiphophorus helleri II 316
  —, —, Zahnkarpfen II 316
  —, antifibromatogene, Meerschweinchen
    I 599
  —, antiluteinisierende, Meerschweinchen
    II 96
  —, antioestrogene, Nagetier II 59
  —, —, Uterus, Maus II 83
  —, antiovulatorische, Kaninchen II 91
  —, —, Ratte II 91
  —, Ascitestumorzellwachstum, Maus
    I 620
  —, Behaarungstyp, Genitale, Frau II 2
  —, Carboanhydraseaktivität, Genitaltrakt, weiblicher, Kaninchen II 145
  —, Carcinomwachstum, Harnblase, Maus
    I 621
  —, —, Lunge, Maus I 621
  —, —, Mamma, Maus I 621
  —, —, Nebennierenrinde, Maus I 620
  —, Clitorishypertrophie, Frau II 2
  —, Crocker-Sarkom-Wachstum, Maus
    I 621
  —, Ehrlich-Ascitescarcinomwachstum,
    Maus I 621
  —, Eileiterdrüsen, Amphibien II 323
  —, Elektrolythaushalt, Frau I 481, 484*
  —, Endometriummorphologie, Hund II 78
  —, —, Kaninchen II 81
  —, —, Katze II 78, 81
  —, —, Maus II 81
  —, —, Rhesusaffe II 81

Ethisteron
    Wirkung, Entwicklung, Hippocampus I 457
    —, Eosinophilenkonzentration, Blut, Mensch I 497
    —, Feminisierung, Gonaden, Discoglossus I 456, 459
    —, —, —, Scylliorhinus I 456
    —, Flexner-Jobling-Carcinomwachstum, Ratte I 621
    —, Genitaltrakt, Discoglossus pictus II 320
    —, —, Frau II 1 ff.
    —, —, Pleurodeles waltlii II 320
    —, —, Rana pipiens II 320
    —, —, Rana temporaria II 320
    —, Geschlechtsmerkmale, sekundäre, Discoglossus pictus II 321
    —, —, —, Rana temporaria II 321
    —, Gliomwachstum, Maus I 621
    —, Gonadenentwicklung, Discoglossus pictus II 320
    —, —, Pleurodeles waltlii II 320
    —, —, Rana pipiens II 320
    —, —, Rana temporaria II 320
    —, Harding-Passey-Melanomwachstum, Maus I 621
    —, Herzgewicht, Huhn I 506*
    —, —, Ratte I 506*, 507
    —, Hodenfunktion, Ratte II 100
    —, Hypophysengewicht, Ratte I 561*
    —, Hypophysenmorphologie, Ratte, thyreoidektomierte I 564
    —, inotrope, Herz, Frosch I 507
    —, Jensen-Sarkom-Wachstum, Ratte I 621
    —, Kastrationszellen, HVL, Ratte I 565
    —, Knochenreifung, Mensch I 548
    —, Körpergewicht, Axolotl I 457
    —, —, Huhn I 536
    —, —, Maus I 541
    —, —, Mensch I 536
    —, —, Ratte I 538*, 540
    —, Lebergewicht, Huhn I 554
    —, —, Ratte I 554
    —, Lymphoblastomwachstum, Ascites, Maus I 619
    —, Lymphocytenkonzentration, Blut, Mensch I 498
    —, Masculinisierung, Discoglossus I 456
    —, —, Lebistes I 454f.
    —, —, Platypoecilus I 456
    —, —, Pleurodeles I 458
    —, —, Rana I 458
    —, —, Scylliorhinus I 456
    —, Mecca-Lymphosarkomwachstum, Maus I 621
    —, Metamorphose, Axolotl I 457
    —, —, Kaulquappe, Discoglossus I 459, 460
    —, Milzgewicht, Ratte I 502
    —, Mißbildungen, Discoglossus I 459
    —, Miyono-Adenocarcinomwachstum, Maus I 621

Ethisteron
    Wirkung, Murphy-Lymphosarkomwachstum, Ratte I 621
    —, Musculus levator ani-Gewicht, Ratte I 542*
    —, Nebennierengewicht, Ratte I 574*
    —, Nierengewicht, Maus I 555
    —, —, Ratte I 555f.
    —, oestrogene, Nichtsäuger II 314
    —, Oogenese, Zahnkarpfen II 316
    —, ovulationshemmende, Frau, Kombination mit Oestrogenen I 1126
    —, PAS-positive Substanzen, Thymus, Ratte I 505
    —, Pigmentation, Axolotl I 457
    —, Pneumonieschutz nach Vagotomie, Ratte I 512
    —, prämenstruelles Syndrom, Frau I 482
    —, Proteaseaktivität, Aspergillus I 453
    —, RES-Aktivität, Meerschweinchen I 506
    —, Schilddrüsengewicht, Ratte I 584*
    —, Schilddrüsenwachstum, Discoglossus I 459
    —, schwangerschaftserhaltende, Kaninchen II 250*
    —, —, Ratte II 239*
    —, schwangerschaftsverlängernde, Ratte II 303
    —, Seminomwachstum, Hoden, Lebistes I 456
    —, —, —, Xiphophorus I 456
    —, Spermiogenese, Zahnkarpfen II 316
    —, Suspensorialskelet, Differenzierung, Lebistes I 455
    —, Talgdrüsenfunktion, Mädchen I 590
    —, —, Ratte I 591
    —, Thrombocytenkonzentration, Blut, Mensch I 500
    —, Thymusgewicht, Maus I 504*
    —, —, Ratte I 504*
    —, uterotrophe, Ratte II 82
    —, virilisierende, Fet, weiblicher II 34
    —, Wachstum, Entamoeba I 452
    —, —, Lebistes I 455, 456
    —, —, Ovocyten, Misgurnus I 457
    —, —, Pilze I 453
    —, Wagner-Sarkom-Wachstum, Maus I 621
    —, Walker-Carcinom-Wachstum, Maus I 621
    —, Wundbehandlung, Mensch I 596
    Wirkungen VII, I 12, 917*ff.
Ethisteronacetat
    Wirkung, Eibefruchtung, Kaninchen II 137*
Ethisteron-3-dimethyl-hydrazon
    Eigenschaften, physikalische I 12
Ethisteron-3-oxim
    Eigenschaften, physikalische I 12
Ethylestrenol
    s. Äthyloestrenol

Ethynodioldiacetat
s. a. Äthinylnorandrostendioldiacetat
s. a. 17α-Äthinyl-Δ⁴-oestren-3β,17β-diol-3β,17β-diacetat
Eigenschaften, chemische I 15
Entdeckung IX
IR-Spektrum I 14
Konstitutionsformel I 14, 286
Löslichkeit I 15
Markierung, radioaktive, Rückstandsbestimmung, Milch, Frau II 824
Metabolite, Ausscheidung, Harn, Mensch I 286
Synthese IX, I 15
Therapie, Corpuscarcinom, Frau I 1088
Toxizität, chronische, Hund I 485
—, —, Ratte I 485
Transformationsdosis, Endometrium, Frau, Gabe per os II 13
Wirksamkeit, Allen-Doisy-Test II 55
—, Clauberg-McPhail-Test II 77
—, Greenblatt-Test II 14
Wirkung, Acidophilenindex, Vaginalepithel, proliferiertes, Frau II 5
—, antiandrogene, Ratte II 450
—, antioestrogene, Uterus, Maus II 83
—, antiovulatorische, Kaninchen II 92
—, —, Ratte II 92
—, Auge, Frau I 597
—, A-Wert, Frau I 1153, *1154*
—, Differentialblutbild, Frau I 496
—, Endometriummorphologie, Frau, Charakteristica II 17, 20
—, FSH-Sekretion, Frau I 1139
—, Glucoseassimilationskoeffizient, Frau I 1153, *1154*
—, Glucosekonzentration, Blut, Frau, I 1153, *1154*
—, Glucosetoleranz, Frau I 1150
—, Hämatokrit, Frau I 492
—, Hämoglobinkonzentration, Frau I 493
—, Hypophysengewicht, Ratte I 562*
—, Hypophysenmorphologie, Ratte, Adenombildung I 565
—, Karyopyknoseindex, Vaginalepithel, Frau II 7
—, Körpergewicht, Ratte I 539*
—, Kornifikationsindex, Vaginalepithel, proliferiertes, Frau II 5
—, Leberfunktionen, Hund I 553
—, Lebermorphologie, Hund I 553
—, —, Ratte I 553
—, Leukocytenkonzentration, Blut, Frau I 496
—, LH-Sekretion, Frau I 1139
—, Musculus levator ani-Gewicht, Ratte I 542*
—, Myometriumkontraktion, oxytocininduzierte, Ratte II 299
—, Ovarialfunktion, inkretorische, Frau II 28
—, ovulationshemmende, Frau, Kombination mit Oestrogenen I 1126, 1128*
—, —, Säugetiere II 745

Ethynodioldiacetat
Wirkung, PBI, Frau I 585
—, Phosphatausscheidung, Frau I 549
—, schwangerschaftserhaltende, Ratte II 245*
—, Talgdrüsenfunktion, Frau I 591
—, Thrombocytenkonzentration, Blut, Frau I 500
—, uterotrophe, Ratte II 82
—, virilisierende, Fet, Ratte II 449
Wirkungen I 15, 964f.*
Engynon
Antikonzeptivum, Bestandteile I 1127
Euterentwicklungssekretion
Haustiere, Oestrogennebenwirkung II 896, 897
Exopeptidasen
Aktivität, Endometrium, Frau, Cyclusverlauf II 531, *532*
„exteroceptive" Faktoren
Wirkung, Fortpflanzungsfunktionen, Säugetiere II 738f.
Extremitätensprossung
Embryo, Ratte, in vitro II *177*, *178*
EZF-Volumen
Frau, Amenorrhoe I 479
Ratte, Beeinflussung durch Gestagene I 467, 469
—, — durch Oestrogene I 467

Färsenmast
hormonale, Methodik II 897
Faktor I—XII
s. Blutgerinnung, Beeinflussung durch Gestagene I 377ff.
Farnkrautphänomen
Cervixschleim, Frau, Beeinflussung durch Progesteron II 527
—, —, elektronenoptisches Bild II 485f.
—, —, Gestagenwirkung I 737; II 10f.
—, —, Schwangerschaftsdiagnostik I 1069
Fasciengewebe
Rind, Progesteronabbau, in vitro I 224
Fasten
Wirkung, antifertile, Maus II 181, *182*
Feed back-Mechanismus
s. Rückkopplungsmechanismus
Progesteron/Hypophyse, Schwein, Schwangerschaft II 210
Fehlgeburt
s. Abort
Feminisierung
intrauterine, Kaninchenfet, Phallusmorphologie I *733*
—, —, Prostataaplasie I 730
—, —, Wolffscher Gang, Fehlen I *730*
—, Rattenfet, Anogenitalabstand I *733*
—, —, Urethralänge I *733*
—, —, Vaginalentwicklung I *731*
—, Säugetierfeten, Kriterien I 730
Feminisierungsteste
Kaninchen, Methodik I 788
Ratte, Methodik I 788

Femininor-Sequential
  Antikonzeptivum, Bestandteile I 1129
Fermentinhibitoren
  bei Hydrolyse, enzymatischer, von
    Pregnandiolglucuronid I 29
Fertilität
  Haustiere, nach Cyclussynchronisation
    II 843
  Kaninchen, Cyclusabhängigkeit
    II 133*
  —, Pseudogravidität II 133*
  Rind, nach Cyclussynchronisation
    II 900
Fertilitätshemmteste
  Methodik, Kaninchen I 770
  —, Maus I 770
  —, Ratte I 768f.
  Steroidwirkung, Säugetiere I 707
Fertilitätsstörungen
  Frau, Antikonzeption, hormonale
    I 1158f.
Fetenresorption
  Säugetiere, Bedingungen II 182
Feto-placentare Einheit
  Bedeutung, Steroidbiosynthese II 763f.
  —, —, Steuerung durch HCG II 745
Fettansatz
  Säugetiere, Schwangerschaft II 638
Fettgewebe
  Mensch, Speicher, Progesteronversorgung
    I 129
Fettpartikel
  Endometriumepithel, Frau, Konzentration, Cyclusverlauf II 535
Fetus
  anencephaler, Mensch, Pregnandiolausscheidung I 87
  Enzymausstattung, Steroidsynthese,
    mittlere Schwangerschaft, Mensch
    I 91
  Faktor im Steroidstoffwechsel, Mensch
    I 134
  Progesteronabbau, Mensch I 133
  Progesteronbildungsstätte, Mensch I 86
  Progesteronstoffwechsel, Mensch I 81ff.
  Stoffwechsel, Differenz zu Erwachsenen,
    Mensch I 100
Fibrillen
  Interstitium, Myometrium, Ratte,
    Schwangerschaft II 482
Fibrinogen
  Konzentration, Blut, Frau, Cyclusverlauf
    I 377, 378
  —, —, —, Schwangerschaft I 378
Fibrinolyse
  Aktivität, Blut, Frau, Beeinflussung
    durch Antikonzeption, hormonale
    I 1145
  —, —, —, Cyclusverlauf I 377, 378
  —, —, —, Beeinflussung durch
    Progesteron II 525
  —, —, —, Schwangerschaft I 378
  —, —, Kaninchen I 378
  —, Endometrium, Frau, Cyclusverlauf
    II 532

Fibroadenome
  Säugetiere, transplantierte, Wachstum,
    Beeinflussung durch Gestagene
    I 606f.
Fibroblasten
  Myometrium, Ratte, Schwangerschaft,
    elektronenoptisches Bild II 481
Fibrocyten
  Genitaltrakt, Säugetiere, Aktivierung
    durch Oestrogene II 481
Fibromatose
  Meerschweinchen, oestrogeninduzierte,
    Beeinflussung durch Gestagene
    I 597ff.
Filamente
  Interstitium, Endometrium, Frau,
    Sekretionsphase II 842
  —, Uterus, Ratte, Schwangerschaft II 483
Fischeinheit
  anaesthetische, Steroidtest, biologischer
    I 516
6α-Fluor,17α-brom-$\Delta^{1,4}$-pregnadien-3,20-dion
  Wirkung, schwangerschaftserhaltende,
    Ratte II 237*
  Wirkungen I 866*
6α-Fluor-17α-brom-Δ^4-pregnen-3,20-dion
  s. a. 6α-Fluor-17α-bromprogesteron
  s. a. Haloprogesteron
  Eigenschaften, physikalisch-chemische
    I 9
  Entdeckung VIII
  Wirkungen I 820*
6α-Fluor-17α-bromprogesteron
  s. a. 6α-Fluor-17α-brom-Δ^4-pregnen-
    3,20-dion
  s. a. Haloprogesteron
Fluorcortisolacetat
  Wirkung, Galactopoese, Ratte, adrenal-
    und ovarektomierte II 366
9α-Fluor-21-desoxyhydrocortison
  Wirkung, Uteruswachstum, oestrogen-
    induziertes, Ratte II 289
N-2-Fluorenyldiacetamid
  Wirkung, cancerogene, Leber, Ratte
    I 616
  —, sarkomerzeugende, Uterus, Ratte,
    ovarektomierte I 602
9α-Fluorhydrocortison
  Wirkung, Uteruswachstum, oestrogen-
    induziertes, Ratte II 289
  —, —, testosteroninduziertes, Ratte
    II 288
9α-Fluor-11β-hydroxy-Δ^4-androsten-
  3,17-dion
  Wirkung, Uteruswachstum, oestrogen-
    induziertes, Ratte II 289
9α-Fluor-11β-hydroxyprogesteron
  Wirkung, Oviduktgewicht, Bufo
    arenarum II 324
  —, Uteruswachstum, oestrogen-
    induziertes, Ratte II 289
  —, —, testosteroninduziertes, Ratte
    II 288
21-Fluormethyl-Δ^4-pregnen-3,20-dion
  Wirkungen I 816*

21-Fluormethyl-Δ^4-pregnen-17α-ol 3,20-dion-17α-acetat
Wirkungen I 842*
Fluorogeston
Wirksamkeit, Cyclussynchronisation, Rind II 856f.*
Wirkung, Cyclussynchronisation, Rind II 847
—, —, —, Dosierung II 856f.*
—, Oestrusinduktion, Schaf, Dosierung II 892f.*
—, Oestrusverhütung, Schaf, Dosierung II 839
—, —, Ziege, Dosierung II 839
Fluorogestonacetat
Wirkung, Cyclussynchronisation, Schaf, Dosierung II 866f.*, 878*
—, —, Schwein, Dosierung II 874f.*, 878*
—, —, Ziege, Dosierung II 868f.*, 878*
21-Fluoro-6-methyl-Δ^6-17α-hydroxyprogesteronacetat
Wirkung, Eiimplantation, Ratte II 208
21-Fluoro-6α-methyl-17α-hydroxyprogesteronacetat
Wirkung, Eiimplantation, Ratte II 208, 221*
2′α-m-Fluorphenyl-1′,3′-dioxolano-[d-16α,17α]-Δ^4-pregnen-3,20-dion
Wirkungen I 812*
2′β-m-Fluorphenyl-1′,3′-dioxolano-[d-16α,17α]-Δ^4-pregnen-3,20-dion
Wirkungen I 813*
9α-Fluorprednisolon
s. a. 9α-Fluor-$\Delta^{1,4}$-pregnadien-11β,17α,21-triol-3,20-dion
Wirkungen I 877*
6α-Fluor-$\Delta^{1,4}$-pregnadien-3,20-dion
Wirkungen I 865*
6α-Fluor-$\Delta^{1,4}$-pregnadien-17α-ol-3,20-dion-17α-acetat
Wirkungen I 873*
6-Fluor-$\Delta^{4,6}$-pregnadien-17α-ol-3,20-dion-17α-acetat
Wirkung, antiovulatorische, Kaninchen II 90
Wirkungen I 873*
9-Fluor-$\Delta^{4,6}$-pregnadien-17α-ol-3,20-dion-17α-acetat
Wirkung, antiovulatorische, Kaninchen II 91
Wirkungen I 877*
21-Fluor-$\Delta^{4,6}$-pregnadien-17α-ol-3,20-dion-17α-acetat
Wirkungen I 877*
9α-Fluor-$\Delta^{1,4}$-pregnadien-11β,17α,21-triol-3,20-dion
s. a. 9α-Fluorprednisolon
Wirkungen I 877*
6-Fluor-$\Delta^{1,4,6}$-pregnatrien-17α-ol-3,20-dion-17α-acetat
Wirkungen I 878*
21-Fluor-Δ^5-pregnen-3,20-bisäthylenketal
Wirkungen I 885*

9α-Fluor-Δ^4-pregnen-11β,17α-diol-3,20-dion
Wirkungen I 858*
6α-Fluor-Δ^4-pregnen-3β,17α-diol-20-on-17β-acetat
Wirkungen I 884*
6α-Fluor-Δ^4-pregnen-16α,17α-diol-3,20-dion-16α,17α-acetonid
Wirkungen I 857*
6β-Fluor-Δ^4-pregnen-16α,17α-diol-3,20-dion-16α,17α-acetonid
Wirkungen I 857*
6α-Fluor-Δ^4-pregnen-16α,17α-diol-3,20-dion-16α,17α-acetophenid
Wirkungen I 857*
6α-Fluor-Δ^4-pregnen-3,20-dion
Wirkungen I 818*
6β-Fluor-Δ^4-pregnen-3,20-dion
Wirkungen I 818*
21-Fluor-Δ^4-pregnen-3,20-dion
Wirkungen I 820*
21-Fluor-Δ^5-pregnen-3β-ol-20-äthylenketal-3β-acetat
Wirkungen I 883*
9α-Fluor-Δ^4-pregnen-11β-ol-3,20-dion
Wirkung, antiluteinisierende, Meerschweinchen II 96
Wirkungen I 846*
12α-Fluor-Δ^4-pregnen-11β-ol-3,20-dion
Wirkungen I 847*
21-Fluor-Δ^4-pregnen-17α-ol-3,20-dion
Wirkungen I 848*
6α-Fluor-Δ^4-pregnen-17α-ol-3,20-dion-17α-acetat
Wirkung, Hodenfunktion, Ratte II 99
Wirkungen I 844*
6β-Fluor-Δ^4-pregnen-17α-ol-3,20-dion-17α-acetat
Wirkungen I 844*
21-Fluor-Δ^4-pregnen-17α-ol-3,20-dion-17α-acetat
Wirkungen I 848*
21-Fluor-Δ^4-pregnen-3β-ol-20-on
Wirkungen I 883*
21-Fluor-Δ^4-pregnen-3β-ol-20-on-3β-acetat
Wirkungen I 883*
9α-Fluor-Δ^4-pregnen-11β,17α,21-triol-3,20-dion
Wirkungen I 859*
9α-Fluor-Δ^4-pregnen-3,11,20-trion
Wirkungen I 824*
12α-Fluor-Δ^4-pregnen-3,11,20-trion
Wirkungen I 824*
Fluorprogesteron
Wirkung, Ovulation, Rana pipiens II 322
6α-Fluorprogesteron
Wirksamkeit, Kopulationsreflex, Meerschweinchen II 428
6β-Fluorprogesteron
Wirksamkeit, Kopulationsreflex, Meerschweinchen II 428
21-Fluorprogesteron
Wirkung, Oviduktgewicht, Bufo arenarum II 324
—, Ovulation, Bufo arenarum II 322

"Fohlenrosse"
Pferd II 660
Follikel
　Eichhörnchen, graues, Reifung während
　　Schwangerschaft II 622
　Elephantulus, Reifung während
　　Schwangerschaft II 622, 642
　Erinaceus, Reifung während Schwangerschaft II 622, 642
　Frau, Atresie, Beeinflussung durch
　　Gestagene II 31
　—, Cholesteringehalt I 45
　—, Oestrogenbildung I 74
　—, primordiale, Beeinflussung durch
　　Gestagene II 31
　—, Steroidspektrum I 75
　Giraffe, neugeborene, Luteinisierung
　　II 623
　Hafenrobbe, Reifung während
　　Schwangerschaft II 622
　Hase, Reifung während Schwangerschaft
　　II 622
　Kaninchen, Reifung während Schwangerschaft II 622
　Meerschweinchen, Reifung unter
　　Schwangerschaft II 622
　Mensch, neugeborener, Luteinisierung
　　II 623
　Ratte, Reifung während Schwangerschaft
　　II 622
　Rind, Reifung, cyclische, während
　　Schwangerschaft II 622, 661
　Schaf, Reifung während Schwangerschaft
　　II 622, 661
　Schwein, Atresie nach Norethindronoenanthatbehandlung II 826, 829, 837
　Sorex, Reifung während Schwangerschaft
　　II 622, 642
Follikelcysten
　Haustiere, nach Cyclussynchronisation,
　　gestageninduzierter II 853
Follikelflüssigkeit
　Rind, Wirksamkeit, gestagene I 209
　Schwein, Wirksamkeit, gestagene I 201
Follikelpersistenz
　Frau, Cyclus, anovulatorischer I 1049
　—, Endometriumhyperplasie,
　　cystisch-glanduläre II 563 f.
　—, Menorrhagien I 1042
　—, RNS-Gehalt, Endometrium II 563
　—, Symptomatik II 562, 563
　Rind, und Milchleistung II 807*
　—, Morphologie und Therapieerfolg II 811
　—, Therapie mit Gestagenen II 809, 810*
　—, —, Redizivrate II 811
Follikelphase
　Dauer, Verhältnis zu Luteinphase,
　　Säugetiere, Unterschiede II 842
Follikelreifungsphase
　Frau, Polymenorrhoe I 1052 f.
Follikelstimulierendes Hormon s. FSH
Follutein
　Wirkung, Infektion, Mycobacterium,
　　Kaninchen I 461

Folsäure
　Sekretion, Tube, Huhn II 611
Formatio reticularis
　Gehirn, Säugetiere, Ovulationsauslösung
　　nach Reizung II 734
Fortpflanzung
　Chiroptera II 642 f.
　Kaninchenfloh, Beeinflussung durch
　　Gestagene II 655
　Primates, Charakteristica II 672
　Rodentia, Modellwert II 643 f.
Freisetzungsfaktoren, hypothalamische
　s. releasing factors
FRF
　Characteristica, chemisch-biologische
　　II 736
　Isolierung II 736
　Produktion, Eminentia mediana,
　　Hypothalamus, Säugetiere II 736
　Sekretionssteuerung, Säugetiere II 757
　Struktur II 737
　Wirkung, FSH-Produktion, Hypophysengewebe in vitro II 736
Fruchttod
　intrauteriner, Meerschweinchen, und
　　Graviditätsdauer II 647
　—, —, Diagnose I 1067
　—, Mensch, Varianten II *557*
　—, Pferd, Fohlenrosse II 660
Fructose
　Konzentration, Samenblasen, Maus,
　　Kastration I 397
FSH
　Ausscheidung, Harn, Frau, Cyclusschwankungen II 724
　—, —, Ratte, Cyclusschwankungen II 724
　Freisetzung, Frau, Amenorrhoe,
　　hypothalamische II 739
　—, Ratte, Hemmung durch Progesteron
　　II 648
　Konzentration, Hypophyse, Affe,
　　Cyclusschwankungen II 725
　—, Hypophyse, Ratte, nach Gestagenbehandlung I *715*
　—, —, —, Pseudogravidität II 725
　—, Hypophyse, Schaf, Cyclusschwankungen II 725
　—, Serum, Ratte, nach Gestagenbehandlung I *715*
　Produktion, Antikonzeption, hormonale,
　　Wirkungsmechanismus I 1139
　Rückkoppelungsmechanismus, Säugetier
　　I *699*
　Sekretion, Frau, Beeinflussung durch
　　Gestagene II 25, 30
　Therapie, Frau, Stein-Leventhal-Syndrom
　　I 76
　Trennung von LH, Methodik II 728
　Wirkung, Follikelentwicklung, Ovar,
　　Frau I 79
　—, Oestrogenausscheidung, Harn, Frau
　　II 727
　—, Oestrogensekretion, Ovar, Ratte
　　II 723

FSH
　Wirkung, Oestrusinduktion, Schaf
　　II 882ff.*
—, Ovarfunktion, Säugetier II 721, 722
—, Ovarmorphologie, Säugetier
　　II 721, 722
—, ovulationsauslösende, Frau, Dosierung
　　II 728
—, —, —, Hypogonadismus II 727
—, —, Ratte II 87, 723
—, Pregnandiolausscheidung, Harn, Frau
　　II 727
—, Δ^4-Pregnen-20α-ol-3-on-Konzentration, Ovar, Kaninchen II 723
—, —, Ovarvene, Kaninchen II 723
—, Progesteronkonzentration, Ovar,
　　Kaninchen II 723
—, —, Ovarvene, Kaninchen II 723
—, Progesteronwirkung, Ovar, Frau
　　II 746
—, schwangerschaftserhaltende, Hamster
　　II 209
FSH/HCG-Kombination
　Wirkung, Corpus luteum-Bildung, Frau
　　II 727
—, Steroidsynthese, Ovar, Kaninchen
　　I 237
—, —, —, Rind I 219
—, schwangerschaftsfördernde, Frau
　　II 727
FSH-LH-Quotient
　Beeinflussung durch Gestagene, Frau
　　II 25, 28, 30
FSH-releasing factor s. FRF
Fuchs-Methode
　Oxytocinabort, Kaninchen, Hemmung
　　durch Gestagene I 692
16,17-[1-(2-Furyl)-äthylendioxy]-Δ^4-pregnen-3,20-dion
　Wirkungen I 814*
2′α-(α-Furyl)-1′,3′-dioxolano-[d-16α, 17α]-Δ^4-pregnen-3,20-dion
　Wirkungen I 813*
2′β-(α-Furyl)-1′,3′-dioxolano-[d-16α,17α]-Δ^4-pregnen-3,20-dion
　Wirkungen I 813*
2′α-(α-Furyl)-2′β-methyl-1′,3′-dioxolano-[d-16α,17α]-Δ^4-pregnen-3,20-dion
　Wirkungen I 812*

Galactopoese
　Frau, hormonale Steuerung II 364
—, Lactationsphase II 572
Galactokinese
　Frau, Lactationsphase II 572
Galactopoetischer Komplex II 364
Galactorrhoe
　Frau, nach Gestagentherapie II 35
β-Galactosidase
　Aktivität, Endometrium, Frau,
　　Cyclusverlauf II 531
Gallenblase
　Eichhörnchen, Entleerung, Schwangerschaft I 532
—, Darstellbarkeit, Schwangerschaft I 533

Gallenblase
　Frau, Entleerung, Schwangerschaft
　　I 530, 533
　Hund, Entleerung, Schwangerschaft
　　I 532
　Meerschweinchen, Cholecystokininreaktion, Cyclus I 532
—, —, Schwangerschaft I 532
—, Entleerung, Schwangerschaft I 532
Gallensäuren
　Nomenklatur I 1
Ganzkörperanalyse
　Progesteronwirkung, anabole I 537ff.
Gaschromatographie
　Monochloressigsäurederivate der Steroide
　　und I 26
　der Pregnane I 31
　und Registrierung, kontinuierliche, der
　　Radioaktivität I 32
　Retentionszeiten I 26
　Trimethylsilyl-Äther der Steroide und
　　I 26
Gebärparese
　Rind, nach Cyclussynchronisation
　　II 868
Geburtsverhinderung
　Gestagentest, Methodik I 754
Gefäße
　Dehnbarkeit, Frau, Cyclus I 511
—, —, Schwangerschaft I 511
Gefäßpermeabilität
　Endometrium, Nagetiere, Nidation
　　II 216
Gegenstromverteilung
　Pregnanisolierung I 31
　Progesteronisolierung I 24
Gelbkörperextrakt s. Corpus luteum-Extrakt
Genitaltrakt
　Känguruh, Morphologie, Oestrus II 641
　Niedere Tiere, Beeinflussung durch
　　Gestagene II 314f.
　Ratte, Fet, Feminisierungsgrad I 732
—, —, Virilisierungsgrad I 728, 729
　Säugetiere, Entwicklung, Synchronisation
　　mit Eientwicklung II 192
—, weibliche, Morphologie, neurohormonale Einflüsse II 630, 631,
　　632, 636
　Wirbeltiere, nichtsäugende, Beeinflussung
　　durch Gestagene II 316ff.
Gerinnungsfaktoren
　Blut, Frau, Amenorrhoe I 1145
—, —, bei Antikonzeption, hormonaler
　　I 1145
—, —, Cyclus I 1145
Geruchsnervenbahnen
　Säugetiere, Beziehung zum Hypothalamus II 738
Geruchssinn
　Bedeutung für Ovarialfunktion, Maus,
　　Bruce-Effekt II 741
—, —, Lee-Boot-Effekt II 740f.
—, —, Whitten-Effekt II 740f.
　Bedeutung für Ovulationsauslösung,
　　Säugetiere II 760

Gesamtzellvolumen
  Frau, Gravidität I 491
  Kaninchen, Gravidität I 492
  Maus, Luteom I 492
Geschlechtschromosomen
  Verteilung, Vögel II 611
Geschlechtsdifferenzierung
  Säugetiere, Hormonhaushalt II 627
  —, Hypothalamusfunktion II 627
Geschlechtsdrüsen
  akzessorische, Ratte, Hemmteste,
    Methodik I 772f.
  Rinderbulle, Funktion, und Rebound-
    Phänomen II 900
  Schafbock, Funktion, und Rebound-
    Phänomen II 900
Geschlechtsgeruchsstoff
  Eber, Ausschaltung vor Schlachtung
    II 893
Geschlechtsreife
  und Schlachtreife, Zootechnik II 830
Gestagene
  Aktivität, biologische, Umbilicalgefäße,
    Mensch I 97
  Angriffspunkt, Stillegung, Ovarial-
    funktion, inkretorische, Frau II 24f.
  Angriffspunkte, Frau, Schwangerschaft
    II 545
  Anwendung, Kastration, chemische,
    Zootechnik II 828ff.
  —, Mast, hormonale, Haustiere II 895f.
  —, therapeutische IX, s. a. Therapie
  —, Veterinärmedizin II 806ff.
  —, Zootechnik II 822ff.
  —, —, Idealforderungen II 827
  —, —, Ökonomie II 824f.
  —, —, Rentabilitätsberechnung II 825
  Anwendungsprobleme, Zootechnik
    II 823
  Ausscheidung, Frau I 267ff.
  Austestung, Kohlensäureanhydratase-
    aktivität, Endometrium, Kaninchen
    I 391
  Bedeutung, Veterinärmedizin II 806ff.
  —, Zootechnik II 822ff.
  Biosynthese, Corpus luteum, Frau,
    in vitro I 73
  —, Ovar, Ratte, 20α-Hydroxysteroid-
    Dehydrogenase I 252
  —, Zellpartikel, Biochemie II 463f.
  —, —, Morphologie, elektronenoptische
    II 464ff., 472ff.
  Chemie, allgemeine I 1
  —, spezielle I 5ff.
  Depotwirkung, Nachweis, McPhail-Test
    I 685
  —, —, Oxytocinaborthemmung I 692,
    693*
  Diagnostik, Amenorrhoeformen I 1038f.
  Drehung, optische, Tabellen I 804ff.
  „echte", Volltransformation, Endo-
    metrium, Kaninchen II 227
  Effekt, thermogenetischer, Frau I 1041,
    s. a. Wirkung, thermogenetische
  —, —, Wirkungsmechanismus I 358ff.

Gestagene
  endogene, Effekt, thermogenetischer
    I 352ff.
  exogene, Effekt, thermogenetischer
    I 355ff.
  generic names I 4, 264
  Inaktivierung, Niere, Kaninchen I 241
  Konfiguration I 1
  Konstitution I 1
  — und Wirkungen I 680ff.
  Kreislauf, placento-fetaler, Mensch
    II 554
  Kristallsuspensionen, Anwendung, thera-
    peutische I 1029, 1045
  Latenzzeit, Oxytocinhemmung, Myo-
    metrium, Kaninchen II 296
  Metabolite, Rückstandsbestimmung,
    Zootechnik II 824
  „mixed", Kombination mit Oestrogenen
    II 65
  natürlich vorkommende, Mensch I 65;
    II 518
  — —, Wirkungen, Frau II 518*
  — —, —, und Konstitution, chemische
    I 680ff.
  Nomenklatur V, I 4
  Nebenwirkungen, Haustiere II 903
  und Oestrogene, Gleichgewicht, Schwan-
    gerschaft, Frau I 110
  Partialwirkungen I 1032
  Permeabilitätswirkungen in vitro I 413
  „pure" (ohne Oestrogenzusatz) II 65
  Resorption I 264ff.
  —, Vaginalschleimhaut, Schaf II 903
  Rückstandsprobleme, Zootechnik II 824
  Schmelzpunkte, Tabellen I 804ff.
  Synergismus mit Oestrogenen, Uterus-
    entwicklung, Schwangerschaft I 1072
  s. a. Gestagen-Oestrogen-Synergismus
  synthetische, Äthinylgruppe, Bestimmung
    I 31
  —, Ausscheidung I 275ff.
  —, Metabolite I 23
  —, Nachweis in Organen, Geweben,
    Körperflüssigkeiten und Ausschei-
    dungen I 23ff.
  —, Resorption I 275ff.
  —, Rückwirkung, Hypophyse, Säugetiere
    II 751f.
  —, Verteilung I 275ff.
  —, Wirkung, s. a. Gestagene, Wirkung
  —, —, Cervixsekret, Eigenschaften
    I 1126
  —, —, Elektrolythaushalt, Mensch
    I 480f., 484*
  —, —, Gonadotropinausscheidung,
    Säugetiere II 752
  —, —, maskulinisierende, Fet, Mensch
    II 555
  —, —, Milchdrüsendifferenzierung II 391
  —, —, ovulationshemmende I 1125ff.
  —, —, pyrogene, Mensch I 360
  —, —, Sexualverhalten, Säugetiere II 755
  —, —, thermogenetische, Säugetiere
    I 1126; II 755

Gestagene
  synthetische, Wirkung, transformatorische,
    Endometrium I 1126
  —, —, Vaginalepithel, Morphologie
    I 1126
  —, —, virilisierende, Fetus, Säugetier
    II 33
  —, Wirkungen und Konstitution,
    chemische I 680ff.
  Therapie, Abort, habitueller, Frau
    I 799
  —, —, imminenter, Frau I 799
  —, Acne vulgaris, Mensch I 1093f.
  —, Acyclie post partum, Haustiere
    II 808
  —, —, Pferd II 808
  —, —, Rind II 808
  —, —, Schaf II 808
  —, —, Schwein II 808
  —, —, Ziege II 808
  —, Amenorrhoe, Frau I 1040f.; II 564
  —, —, —, Wirkungsmechanismus
    I 1041f.
  —, Anoestrie, Haustiere II 809
  —, antikonzeptive, Frau I 1125ff.
  —, Corpuscarcinom, Frau I 1086f.
  —, Diathese, hämorrhagische, Frau
    I 1048
  —, Dysmenorrhoe, Frau I 1060
  —, Endometriose, Frau I 1076f.
  —, Erkrankungen, Mensch I 1026ff.
  —, —, —, Entwicklung, historische
    I 1026f.
  —, Glaukom, Mensch I 1091
  —, Hypoplasia uteri, Frau I 1057
  —, Mammacarcinom, Frau I 1083, 1084
  —, Migräne, Frau I 1090
  —, Ovarialagenesie, Frau I 1041
  —, Ovarialhypoplasie, Frau I 1041
  —, Polymenorrhoe, Frau I *1054*, 1055
  —, postklimakterische Beschwerden,
    Frau I 1079
  —, prämenstruelles Syndrom, Frau
    I 1062
  —, Pruritus vulvae, Frau I 1092
  —, Sklerodermie, Mensch I 1093
  —, Spätgestosen, Frau I 1074f.
  —, Uterusblutungen, dysfunktionelle,
    Frau I 1045
  —, Uterusmyom, Frau I 1080
  Toxizität, Säugetier I 483ff.
  —, —, Testmethodik I 796
  Übertritt, Muttermilch II 36
  Verteilung I 264ff.
  Wirksamkeit, Allen-Doisy-Test II 54f.*
  —, Clauberg-McPhail-Test II 64ff.*
  —, Greenblatt-Test II 14*
  —, Hooker-Forbes-Test II 78*
  —, Kopulationsreflex, Meerschweinchen
    II 428*
  —, Kükenkammtest II 331*
  —, Legeröhrentest II 318f.
  —, Oestruserzeugung, Ratte II 429*
  —, Oestrusunterdrückung, Haustiere
    II 840*

Gestagene
  Wirksamkeit, Oestrusverhütung, Haustiere
    II 838*
  —, ovulationshemmende, Rind, Saisonschwankungen II 899
  —, —, Schaf, Saisonschwankungen
    II 899
  —, schwangerschaftserhaltende, Rind,
    nach Ovarektomie II 813*
  Wirkung, anabole, Zootechnik II 822
  —, Abbruchblutung, Frau, Amenorrhoe
    I 736
  —, —, —, Testmethodik I 798
  —, anabole, Mensch, Testmethodik I 800
  —, —, Säugetiere, Muskulatur I 536ff.
  —, —, Testmethodik I 792f.
  —, adrenalinantagonistische, Uterus,
    Katze I 695
  —, androgene, Mensch, Testmethodik
    I 798
  —, antiandrogene, Haustiere, männliche
    II 893f., 901f.
  —, —, Wirbeltiere II 450*
  —, —, Zootechnik II 822
  —, antifibromatogene, Meerschweinchen
    I 689; II 84
  —, antigonadotrope, Haustiere, männliche
    II 893
  —, antihysterotrophe, Meerschweinchen
    I 698
  —, antikatabole, Mensch, Testmethodik
    I 800
  —, —, Säugetiere, Testmethodik I 793f.
  —, —, Zootechnik II 822
  —, Antikörperbildung, Mensch I 381
  —, antikonzeptive, Frau I 1125ff.
  —, —, Haustiere II 892
  —, antiluteinisierende, Meerschweinchen
    II 96*
  —, antimitotische, Corpuscarcinom, Frau
    I 1087
  —, antiproliferative, Corpuscarcinom,
    Frau I 1087
  —, antioestrogene, Eileiter, Küken
    I 697, 698*
  —, —, Haustiere II 896, 901
  —, —, —, Dosisrelation II 901f.
  —, —, Maus II 83
  —, —, Nagetier II 59*, 892
  —, —, Säugetiere, Oestrus I 696f.
  —, —, —, Uteruswachstum I 696f.
  —, —, Zootechnik II 822
  —, antiovulatorische, Kaninchen
    II 89ff.*
  —, —, Mechanismus II 93f.
  —, —, Ratte II 89ff.*
  —, —, Säugetiere I 705f., *706, 708*
  —, antiphlogistische, Mensch I 801
  —, —, Nagetiere, Testmethodik I 792
  —, antiproliferative, Uterus, Frau I 1080
  —, Arborisationsphänomen, Cervixschleim, Frau I 737
  —, —, —, —, Testmethodik I 797
  —, Blutenzymaktivitäten, Mensch
    I 375f.

Gestagene
Wirkung, Blutgerinnung, Mensch I 377 ff.
—, Blutungen, dysfunktionelle, Endometrium, Frau II 15
—, Bradykininwirkung, Myometrium, Säugetiere II 302
—, Brunstauslösung, Haustiere II 430 f.
—, Brunstverhalten, Säugetiere II 427
—, cancerogene, Portio, Frau II 10
—, Carcinomwachstum, Metastasen, Endometriumcarcinom, Frau I 1155
—, —, Mamma, Frau I 801
—, Cervixschleim, Frau, Testmethodik I 797
—, Chemospezifität IX
—, Corpus luteum-Degeneration, Haustiere II 843
—, corticoidartige, Zootechnik II 822
—, Corticoidstoffwechsel, Mensch I 370 f.
—, Cyclussynchronisation, Haustiere II 842 f.
—, —, —, Methoden II *844*
—, —, —, Minimaldosis II 845
—, —, —, Saisonabhängigkeit II 845, *846*
—, Cyclusverschiebung, Frau, Testmethodik I 797
—, Deciduabildung, Endometrium, Frau II 12 ff., *13*
—, desquamative, Vaginalepithel, Frau II 527
—, Dysmenorrhoe, Frau I 801
—, EEG, Frau II 900
—, —, Kaninchen II 900
—, Eibefruchtung, Kaninchen, Insemination, intravaginale II 163*
—, —, —, —, intrauterine II 164*
—, —, Säugetiere II 132 ff.
—, Eientwicklung, Nagetiere II 892
—, Eiimplantation, Ratte II 208*
—, Eisenstoffwechsel, Mensch I 368
—, Eitransport, Nagetiere II 892
—, —, Säugetiere II 188 ff., 196
—, Endometrium, Testkriterien, Frau II 12 ff.
—, —, Testmethodik, Frau I 796 f.
—, —, Transformationsdosen, Frau, II 12 f.
—, Endometriumhyperplasie, Frau, Testmethodik I 797
—, —, Haustiere II 815
—, —, Hund II 841
—, —, Katze II 841
—, Endometriummorphologie, Affe II 78 f.
—, —, elektronenoptische, Frau II 491 ff., *495, 496, 497, 498, 499*
—, —, Frau II 12 f.
—, —, —, Amenorrhoe I 736
—, —, —, Klimakterium I 736
—, —, —, Ovarektomie I 736
—, —, Maus II 76 f.
—, —, Meerschweinchen II 76 f.
—, —, Ratte II 76 f., *79*
—, —, Säugetiere II 62 ff.

Gestagene
Wirkung, Entzugsblutung, Endometrium, Frau II 15
—, Farnkrautphänomen, Cervixschleim, Frau II 528
—, feminisierende, Amphibien II 320
—, —, intrauterine, Säugetiere I 730 ff.
—, Fertilität, Haustiere II 903 f.
—, Fibrillengehalt, Fasern, Endometrium, Frau II 482
—, —, —, Uterus, Ratte II 483
—, FSH-Sekretion, HVL, Frau II 25
—, geburtsverhindernde, Säugetiere I 693 f., *695*
—, Genitaltrakt, Fische II 316 f.
—, —, Käfer II 315
—, —, Schnecken II 314 f.
—, Geschlechtsdrüsen, akzessorische, Haustiere II 895
—, Gitterfaseraufbau, Endometrium, Frau II 482
—, gluconeogenetische, Ratte, Testmethodik I 791
—, Glykogengehalt, Endometrium, Frau II 14
—, Glykoproteidgehalt, Endometrium, Frau II 14
—, Gonaden, Mensch, Testmethodik I 799
—, Gonadotropingehalt, Hypophyse, Säugetier I 713 f.
—, Gonadotropinsekretionshemmung, Frau II 24 f.
—, —, Säugetiere I 707 ff.; II 899
—, Granulocytenbildung, endometriale, Affe II 224
—, —, Mensch II 224
—, Gynäkomastie, Säugling II 36
—, Harnsäureausscheidung, Mensch, Methodik I 800
—, HCG-Hemmung, Ratte I 701
—, Hodenfunktion, endokrine, Haustiere II 894 f.
—, —, germinative, Haustiere II 895
—, Hodenfunktionen, Mensch II 38
—, —, Säugetiere II 98 ff.
—, Hodenmorphologie, Säugetiere II 98 ff.
—, Hypothalamusfunktion, Frau II 25
—, —, Säugetiere II 899
—, ICSH-Ausscheidung, HVL, Mensch I 1041
—, Infektionsbereitschaft, Uterus, Kaninchen II 871
—, —, —, Rind II 871
—, Kapazitation, Nagetiere II 892
—, —, Tube, Kaninchen II 160, 165*
—, —, Uterus, Kaninchen II 160*, 165*
—, Karyopyknoseindex, Vaginalepithel, Frau I 737
—, katabole, Mensch, Testmethodik I 800
—, Katecholaminwirkung, Myometrium, Säugetiere II 305 ff.
—, Klimakterium, Frau I 801

Gestagene
Wirkung, Knochenreifung, Säugling II 36
—, Kollagenpolymerisation, Uterus, Säugetiere, Schwangerschaft II 483
—, Kollagenstoffwechsel, Mensch I 1092f.
— und Konstitution, chemische I 680ff.
—, Kreatinausscheidung, Mensch I 380
—, Kreatininausscheidung, Mensch I 380, 800
—, Lactation, Frau II 35f., 573, 870
—, —, Rind, post partum II 865, 868, 870
—, Leberfunktionen, Mensch I 372ff., 801
—, Leukocytengehalt, Uterus, Kaninchen II 871
—, —, —, Rind II 871
—, LH-Sekretion, Frau II 25
—, —, Haustiere II 843
—, —, Ratte II 207, 208*
—, —, Säugetiere II 632, 636
—, libidohemmende, Haustiere II 894
—, —, Mensch I 801
—, —, Säugetiere II 103, 900
—, —, —, Angriffspunkt II 901
—, Lipidstoffwechsel, Mensch, Testmethodik I 800
—, luteolytische, Säugetier II 97
—, maskulinisierende, Amphibien II 320
—, Mast, Haustiere, männliche II 805
—, Mauser, Vögel II 841, 842*
—, Membranpotential, Myometrium, Säugetiere II 290f.
—, Menstruationsverschiebung, Frau I 737, 1055
—, Milchdrüsenaufbau II 349f., 369ff.
—, —, nach Hypophysektomie II 350
—, Milchdrüsenfunktion II 384ff.
—, Mineralstoffwechsel, Mensch, Testmethodik I 800
—, —, Nagetiere, Testmethodik I 790f.
—, mitosehemmende, Endometrium, Frau II 20
—, Mittelschmerz, Frau I 801
—, Mucopolysaccharidsynthese, Genitaltrakt, Säugetiere II 483
—, Myometriummorphologie, Frau II 21
—, —, Kaninchen II 294
—, —, Katze II 294f.
—, —, Säugetiere I 285ff.
—, Myometriummotilität, Frau II 22f.
—, —, Säugetiere II 139, 290ff.
—, Myometriumtonus in vitro I 1066
—, Myomwachstum, Uterus, Frau I 801
—, narkotische, Säugetiere, Testmethodik I 795f.
—, Nebennierenfunktion, Mensch, Testmethodik I 800
—, nidationsfördernde, Endometrium, Frau I 1066
—, —, —, Nagetiere II 892
—, —, —, Säugetiere I 692
—, Oestrogenausscheidung, Harn, Mann II 38

Gestagene
Wirkung, Oestrusinduktion, Schaf II 877, 882ff.*, 886f.*, 888ff.*, 892f.*
—, Oestrusunterdrückung, Dosierung, Haustiere II 840*
—, —, Zootechnik II 815
—, Oestrusverhütung, Dosierung, Haustiere II 838f.*
—, Osteoporose, Mensch I 800
—, Ovarialcystenbildung, Schwein II 903
—, Ovarialfunktion, generative, Frau II 29
—, —, Rind, post partum II 868
—, Ovarialmorphologie, Frau II 31
—, —, —, Reversibilität II 31
—, Ovarwachstum, oestrogenstimuliertes, Ratte II 207
—, Ovidukt, Vögel II 325f.
—, Oviduktgewicht, Kröte I 696; II 324*
—, Ovulationsauslösung, Amphibien II 321f.
—, —, Frau I 1040
—, —, Säugetiere II 86f.
—, Ovulationshemmung, Frau II 524
—, —, —, Testmethodik I 798f.
—, —, Säugetiere II 87ff.
—, —, Säugetiere, Mechanismus II 632, 636
—, Ovulationsrate, Pferd II 900
—, —, Rind II 900
—, —, Schaf II 900
—, —, Schwein II 900
—, Oxytocinwirkung, Myometrium in vitro I 693, 694
—, —, Myometrium, Kaninchen I 692f.
—, —, —, Säugetiere II 296f.
—, PBI-Konzentration I 381
—, Phosphataseaktivität, alkalische, Endometrium, Frau II 14
—, —, —, Tubenepithel, Schaf II 861
—, —, —, —, Schwein II 860
—, —, saure, Endometrium, Frau II 14
—, pH-Wert, Vagina, Ratte II 60
—, PIF, Frau II 870
—, Placentafunktion, inkretorische II 36f.
—, Porphyrie, Mensch I 381
—, progestionale, Frau, Abhängigkeit vom Östrogenspiegel I 1031
—, Pubertätseintritt, Haustierzucht II 805
—, Pyometraauslösung, Hund II 903
—, Regulation, zentrale, Säugetiere I 707ff.
—, relaxierende, Beckenbänder, Meerschweinchen I 694
—, releasing factors, Zwischenhirn, Mensch I 1041
—, renotrope, Säugetiere, Testmethodik I 794
—, Ribonucleoproteidgehalt, Endometrium, Frau II 14
—, Schleimproduktion, Cervixdrüsen, Frau II 10

Gestagene
  Wirkung, schwangerschaftserhaltende,
    Frau, Oxytocinasewirkung I 1066
  —, —, Testmethodik I 799
  —, —, Kaninchen II 245ff.*
  —, —, —, nach Ovarektomie I 1066
  —, —, Maus II 228ff.*
  —, —, Nagetiere II 22
  —, —, Ratte II 230ff.*
  —, —, —, nach Ovarektomie I 1066
  —, —, Säugetiere I 690f.; II 204ff.
  —, schwangerschaftsverlängernde,
    Säugetiere I 693f., 695
  —, Sexualdifferenzierung, Säugetiere
    II 445ff.
  —, Spannung, prämenstruelle, Frau
    I 801
  —, spermatogene, Ratte, Testmethodik
    I 795
  —, —, Säugetiere II 103f., 105
  —, Steroidstoffwechsel, Mensch I 368ff.
  —, Steroidgenese, Gonaden, Zootechnik
    II 822
  —, —, Nebennieren, Zootechnik II 822
  —, Stoffwechsel, Organe, Mensch I 382ff.
  —, styptische, Endometrium, Frau
    I 1046
  —, —, —, —, Differentialdiagnose
    Cervix- oder Corpus-Carcinom
    I 1046f.
  —, thermogenetische, Frau, Testmethodik I 798
  —, Thrombosebereitschaft, Frau I 380
  —, —, Goldhamster I 380
  —, Thymus, Wirbeltiere, Testmethodik
    I 791f.
  —, Thyroxin-Bindungskapazität I 381
  —, transformatorische, Endometrium,
    Frau I 1066
  —, Tubenmorphologie, Frau II 23
  —, Tubenmotilität, Frau II 23
  —, —, Säugetiere II 190
  —, Tubensekretion, Kaninchen II 549
  —, Tubenverschlußmechanismen,
    Kaninchen II 194
  —, —, Kuh II 194
  —, —, Schaf II 194
  —, uterotrophe, Maus und Ratte II 82*,
    287, 289*
  —, Vaginalepithel, Morphologie, Frau
    II 3ff., 526
  —, —, —, Testmethodik I 798; II 3
  —, —, —, Vergleich mit Wirkung,
    Endometrium II 9
  —, Vaginalsekretion, Frau II 8
  —, Verhaltensweisen, Säugetiere
    II 426ff.
  —, virilisierende, Fet, Säugetiere
    I 725ff., 1070; II 448f.*
  —, Vulvaschwellung, Affe II 2
  —, Wachstumshemmung, Endometriumcarcinom, in vitro I 1088
  —, Wassereinlagerung, Endometrium,
    Frau II 482
  —, —, Uterus, Ratte II 483

Gestagene
  Wirkung, wehenhemmende, Kaninchen
    (Oxytocininduktion) II 253ff.*
  —, —, Säugetiere II 557
  —, Wurfgröße, Säugetiere II 814
  —, Schwein II 880f., 884f.
  —, zentrale, Mensch I 1041
  —, Zootechnik, Beeinflussung durch
    soziologische Faktoren II 826
  Wirkungen, corticoidartige, Säugetiere,
    Testmethodik I 789ff.
  —, in vitro I 407ff.
  —, auf Kohlenhydrathaushalt I 362ff.
  —, Kurzbezeichnungen, Erklärung
    I 802f.
  —, —, Übersicht I 737ff.
  — auf Lipidhaushalt I 364ff.
  — auf Mineralhaushalt I 367f.
  —, Ovarialfunktion, inkretorische, Frau
    II 23ff.
  —, Proteinhaushalt, Mensch I 360ff.
  —, Schwangerschaft, Frau, Angriffspunkte II 545
  —, Stoffwechsel, Brustdrüse I 395ff.
  —, —, Mensch I 352ff.
  —, Tabellen I 804ff.
  —, —, Reihenfolge der Substanzen
    I 801f.
  —, —, Tabellenaufbau, allgemeiner
    I 802f.
  —, unspezifische, Amphibien I 457f.
  —, —, Atmungsorgane I 512ff.
  —, —, Bakterien I 451
  —, —, cancerogene I 623f.
  —, —, Drüsen, endokrine, Säugetiere
    I 558ff.
  —, —, Einzeller I 451
  —, —, Fische I 454ff.
  —, —, Herz I 507ff.
  —, —, Infektionen, Mammalia I 460ff.
  —, —, Kreislauf I 507ff.
  —, —, Mensch I 460ff.
  —, —, Mineralstoffwechsel I 464ff.
  —, —, Nervensystem I 513ff.
  —, —, Organsysteme I 489ff.
  —, —, Pflanzen I 452ff.
  —, —, Reptilien I 460
  —, —, Säugetiere 460ff.
  —, —, Skeletsystem, Säugetiere I 547ff.
  —, —, Tiere, niedere I 454
  —, —, Tumoren, Säugetiere I 597ff.
  —, —, Viren I 451
  —, —, Wirbeltiere I 454ff.
  Wirkungsmechanismus, Anwendung,
    therapeutische I 1041f.
  —, Legeröhrenwachstum, Bitterling
    II 319
  —, Stillegung, Ovarialfunktion, inkretorische, Frau II 24f.
  Wirkungsspektren I 680
  Wirkungsteste, Mensch I 736f., 796f.
    s. a. Gestagenteste
  —, Tier, Beschreibung, allgemeine
    I 680ff.
  —, —, —, spezielle I 737ff.

Gestagen-Gonadotropin-Kombination
  Wirkung, Ovarialfunktion, generative,
    Frau II 30
  —, Zwischenhirn-Hypophysen-Ovar-
    System, Frau II 26f.*
Gestagen-Oestrogen-Antagonismus
  Cervix, Säugetier, Beeinflussung der
    Befruchtung II 137
  Deciduale Reaktion, Ratte, posttrauma-
    tische Periode II 218, *219*
  —, —, —, prätraumatische Periode
    II *218*
  Eitransport, Säugetiere II 199ff.
  Modellversuch, Meerschweinchen II 96
  pH-Wert, Tube, Säugetiere II 145
  Sauerstoffspannung, Tube, Säugetiere
    II 144
  Sekretbildung, Tube, Säugetiere II 144*
  utero-tubal junction, Säugetiere II 141f.
  Uterus, Kaninchen II *65*
  Vaginalepithel, Säugetier II 55
Gestagen-Oestrogen-Kombinationen
  Optimalkombination, Milchdrüsenaufbau,
    Kaninchen II 374
  —, —, Ratte II 374
  Präparate, antikonzeptionell wirksame
    I 1127ff.*
  Therapie, Abort, Frau I 1072f.
  —, Acne vulgaris, Frau I 1094
  —, Arthritis rheumatica, Mensch I 1092
  —, Dysmenorrhoe, Frau I 1060
  —, Endometriose, Frau I 1076f.
  —, Hypoplasia uteri, Frau I 1057f.
  —, Mammacarcinom, Frau I 1084f.
  —, Polymenorrhoe, Frau I *1054*, 1055
  —, repeat breeder-Syndrom, Rind II 813
  —, Uterusblutungen, dysfunktionelle
    Frau I 1045, 1048
  Wirkung, Abbruchblutung, Säugetiere
    II 81
  —, Brunstverhalten, Ratte II 427*
  —, —, Rind II 428
  —, cancerogene, Portio, Frau II 10
  —, Endometriummorphologie, Affe
    II 80f.
  —, FSH-Sekretion, Frau II 25
  —, Färsenmast II 897
  —, Gonadotropinsekretionshemmung,
    Frau II 24f., *25*
  —, Laktation, Frau II 36
  —, LH-Sekretion, Frau II 25
  —, Leukoplakie, Portioepithel, Frau II 9
  —, menstruationsverschiebende, Frau
    I 1073
  —, Milchdrüsenaufbau II 371, 373ff.
  —, —, Geschlechtsunterschiede
    II 383
  —, Milchdrüsenfunktion, Nagetiere
    II 385f.
  —, —, Ratte II *386*
  —, —, Rind II 388f.
  —, Milchdrüsengewicht, Ratte,
    Geschlechtsunterschiede II *384*
  —, Myometrium, Frau, Charakteristica
    II 21f.

Gestagen-Oestrogen-Kombinationen
  Wirkung, Ochsenmast II 896
  —, —, Vorteile gegenüber reiner
    Oestrogenbehandlung II 896
  —, Oestrogenkonzentration, Urin, Frau
    I 1155f.
  —, Oestrusinduktion, Schaf, nach
    Kastration II 877
  —, Ovarialfunktion, generative, Frau
    II 29
  —, —, inkretorische, Frau II 24
  —, —, —, —, Reversibilität der Wir-
    kungen II 28
  —, Ovarialmorphologie, Frau, Rever-
    sibilität II 28
  —, Schafmast II 897
  —, Spermienpenetrationsvermögen,
    Cervixschleim, Frau, (Sims-Huhner-
    Test) II 11
  —, Vaginalepithel, Morphologie, Frau
    II 4, *5, 7,* 8
  —, Wurfgröße, Schwein II 814, 884f.
Gestagen-Oestrogen-Synergismus
  Deciduale Reaktion, Kaninchen,
    prätraumatische Periode II 221
  —, —, posttraumatische Periode II 222
  —, —, Ratte, posttraumatische Periode
    II 218, *219*
  —, —, —, prätraumatische Periode II *218*
  Eitransport, Säugetiere II 199
  Uterus, Kaninchen II *65*
Gestagen-Oestrogen-Verhältnis
  Bedeutung, Geburtseintritt, Frau II 558
  —, Oxytocinwirksamkeit, Myometrium,
    Säugetiere II 296
Gestagenteste
  Affe, Methodik I 754
  Fische, Methodik I 755
  Kaninchen, Methodik I 739ff., 748f., 753
  —, — ohne Oestrogenvorbehandlung
    I 745
  Katze, Methodik I 755
  Kröte, Methodik I 755
  Maus, Methodik I 745f., 748, 752
  Meerschweinchen, Methodik I 746, 754
  Mensch, Methodik I 736f., 796f.
  Ratte, Methodik I 746f., 751f., 754
Gestamestrol
  Antikonzeptivum, Bestandteile I 1128
Gestonoronacetat
  Abbau, Lebercytoplasma, Ratte I 279
  —, Lebermikrosomen, Ratte I 279
Gestonoroncapronat
  s. a. 19-Nor-Δ^4-pregnen-17α-ol-3,20-dion-
    17α-capronat
  Esterspaltung, Mensch I 279
Gestosen
  Frau, Entstehung, Gestagenstoffwechsel
    I 478
  —, Störungen, Elektrolythaushalt I 474
Gewebsschranke
  Blut Mutter, Blut Fet, Chiropteren II 622
  —, —, Frettchen II 622
  —, —, Hund II 622
  —, —, Insectivoren II 622

Gewebsschranke
  Blut Mutter, Blut Fet, Katze II 622
  —, —, Maus II 622
  —, —, Mensch II 622
  —, —, Pferd II 622
  —, —, Rhesusaffe II 622
  —, —, Rind II 622
  —, —, Schaf II 622
  —, —, Schwein II 622
  —, —, Ziege II 622
Gewicht
  Säugetiere, Schwangerschaft II 638
GIM-Verhältnis
  Pincus-Werthessen-Test I 740
Girard-Komplex
  Steroidbestimmung I 23, 24, 26
Girards Reagens T
  Zur Steroidbestimmung I 4, 24, 27
Gitoxigenin
  Biosynthese aus Δ^5-Pregnen-3β-ol-20-on, Pflanze I 68
  — aus Progesteron, Pflanze I 68
Gitterfasern
  Endometrium, Frau, Morphologie, Cyclusverlauf II 535
  Syntheserate, Genitaltrakt, Säugetiere, Oestrogenwirkung II 481
Glandula myometralis (Selye)
  Ratte, Bedeutung, physiologische II 85
  —, Wachstum, Beeinflussung durch Gestagene II 84
  —, —, — durch Oestrogene II 84
Glandula thoracica
  Insekten, Lysosomenfunktion II 468
Globulinfraktion
  Serum, Frau, Beeinflussung durch Antikonzeption, hormonale I 1148
Globulin, thyroxinbindendes
  Konzentration, Serum, Frau, Beeinflussung durch Antikonzeption, hormonale I 1160
Glucocorticoide
  Wirkung, Fibrillenstruktur, Genitaltrakt, Säugetiere II 483
  —, Kollagenlöslichkeit, Genitaltrakt, Säugetiere II 483
  —, Milchdrüsenaufbau II 350
  —, Natriumtransport, Hefezellen I 467
  —, Wassereinlagerung, Bindegewebe, Genitaltrakt, Säugetiere II 483
Gluconeogenese
  Leber, Ratte, Steroidwirkung, Test I 734
Glucose
  Wirkung, Progesteronempfindlichkeit, Ratte I 521
Glucoseassimilationskoeffizient
  Frau, Beeinflussung durch Antikonzeption, hormonale I 1150
  —, — durch Cyclus I *1151*
Glucose-6-phosphatase
  Aktivität, Brustdrüse, Ratte, Lactation I 396
  —, Endometrium, Frau, Abort II 565

Glucose-6-phosphatdehydrogenase
  Aktivität, Brustdrüse, Wistar-Maus I 395
  —, Uterus, Ratte, Cyclus I 394
  Verteilungsmuster, Ovargewebe, Mensch I 79
Glucosephosphatisomerase
  Aktivität, Brustdrüse, Ratte, Lactation I 396
Glucosetoleranz
  Frau, Beeinflussung durch Antikonzeptiva, hormonale I 1149f.
  —, — durch Cyclus I *1151*
  —, Schwangerschaft I 362
  —, Mann I 362
Glucosetoleranztest
  nach CONARD I 1151
β-Glucuronidase
  Aktivität, Blutzellen, Frau, Schwangerschaft I 376
  —, Brustdrüse, Ratte I 396
  —, Endometrium, Frau, während des Cyclus I 392; II 531
  —, —, —, Schwangerschaft I 392
  —, Gehirn, Ratte, Schwangerschaft I 404
  —, Herzmuskel, Ratte, Schwangerschaft I 406
  —, Leber, Maus, Ovarektomie I 400
  —, —, Ratte, Schwangerschaft I 400
  —, Lunge, Ratte, Schwangerschaft I 406
  —, Mammacarcinomgewebe, Frau I 397
  —, Milz, Ratte, Schwangerschaft I 403
  —, Nebenniere, Ratte, Schwangerschaft I 403
  —, Niere, Maus, nach Gestagengaben I 402
  —, —, —, Ovarektomie I 402
  —, —, Ratte, Ovarektomie I 402
  —, —, —, Schwangerschaft I 402
  —, Ovar, Affe I 383
  —, —, Kaninchen I 383
  —, —, Meerschweinchen I 383
  —, —, Ratte I 383
  —, Parotis, Ratte, Schwangerschaft I 404
  —, Präputialdrüsen, Ratte, männliche I 397
  —, —, —, Ovarektomie I 397
  —, —, —, Schwangerschaft I 397
  —, Samenblasen, Maus I 397
  —, Schilddrüse, Ratte, Schwangerschaft I 406
  —, Serum, Frau, Beeinflussung durch Antikonzeption, hormonale I 1148
  —, —, —, während des Cyclus I 376
  —, —, —, Schwangerschaft I 376
  —, —, Ratte, Schwangerschaft I 376
  —, Skeletmuskel, Ratte, Schwangerschaft I 406
  —, Submaxillardrüsen, Ratte, Schwangerschaft I 404
  —, Thymus, Ratte, Schwangerschaft I 403
  —, Tumorgewebe, Brustdrüse, Frau I 397

β-Glucuronidase
  Aktivität, Uterus, Maus I 391
  —, —, —, nach Ovarektomie I 391
  —, —, Ratte I 391
  —, —, —, Schwangerschaft I 392
Glucuronidbildung
  Kapazität, Hund, Schwangerschaft
    I 382
Glucuronsäure
  Bestimmung des Pregnandiols mit I 29
  Progesteronkonjugation, Leber, Mensch
    I 132
Glucuronyltransferase
  Hemmung, kompetitive, durch
    5β-Pregnan-3α,20β-diol, in vitro I 193
  Vorkommen, Leber, Katze, Progesteron-
    umbau I 201
Glutamatdehydrogenase
  Aktivität, Brustdrüse, Ratte I 396
Glutamat-Oxalacetat-Transaminase
  Aktivität, Serum, Frau, Beeinflussung
    durch Antikonzeption, hormonale
    I 1148
  —, —, Mensch, Beeinflussung durch
    Gestagene I 372f.
Glutamat-Pyruvat-Transaminase
  Aktivität, Serum, Frau, Beeinflussung
    durch Antikonzeption, hormonale
    I 1148
  —, —, Mensch, Beeinflussung durch
    Gestagene I 373f.
Glutaminsäure
  Konzentration, Uterusflüssigkeit,
    Kaninchen, nach Progesteronbehand-
    lung I 384
Glycin
  Aufnahme, Ratte, nach Progesteron-
    behandlung I 384
  Konzentration, Uterusflüssigkeit,
    Kaninchen, nach Progesteronbehand-
    lung I 384
  —, —, Rind, Cyclus II 173
Glycoproteide
  Konzentration, Kammerwasser, Ratte,
    Cyclus I 407
  —, —, —, Kastration I 407
Glykogen
  Biosynthese, Endometrium, Frau,
    Cyclusverlauf, elektronenoptisches
    Bild II 495, 496, 497
  Konzentration, Endometrium, Frau,
    Cyclusverlauf I 386; II 533
  —, —, —, Entzündung I 386
  —, —, —, Hyperplasie I 386
  —, —, Ratte, Beeinflussung durch
    Progesteron II 649
  —, —, Rind, Cyclusschwankungen II 663
  —, —, Säugetiere, Beeinflussung durch
    Progesteron II 634
  —, Leber, Kaninchen, Schwangerschaft
    I 399
  —, —, Meerschweinchen, Schwangerschaft
    I 399
  —, —, Ratte, nach Gestagenapplikation
    I 398, 399

Glykogen
  Konzentration, Myometrium, Frau,
    Cervixcarcinom I 386
  —, —, —. während des Cyclus I 386
  —, —, —, Lactation I 386
  —, —, —, Menopause I 386
  —, —, —, Schwangerschaft I 386
  —, —, Kaninchen I 385
  —, —, Maus I 384
  —, —, Ratte, während des Cyclus I 385
  —, —, —, Beeinflussung durch
    Progesteron II 649
  —, —, —, Pseudoschwangerschaft I 385
  —, —, —, Schwangerschaft I 385
  —, —, Rind, während des Cyclus II 663
  —, Skeletmuskeln, Ratte, während des
    Cyclus I 405
  —, —, —, Schwangerschaft I 405
  —, Tubenepithel, Säugetiere, während des
    Cyclus II 634
  —, Tubensekret, Säugetiere, während des
    Cyclus II 634
  Sekretion, apokrine, Endometrium, Frau,
    elektronenoptisches Bild II 497, 500
  —, merokrine, Endometrium, Frau
    II 500
  Verschiebung, Endometrium, Frau,
    Cyclusverlauf II 496, 500
Glykogenphosphorylase
  Aktivität, Uterus, Frau, Cyclusverlauf
    I 393
  —, —, —, Menopause I 393
  —, —, —, Schwangerschaft I 393
  —, —, Kaninchen I 393
  —, —, Maus I 393
  —, —, Ratte I 393
Glykolyse
  aerobe, Uterus, Maus, Cyclusverlauf
    I 394
  —, —, Ratte, Cyclusverlauf I 394
  anaerobe, Endometrium, Frau, Beein-
    flussung durch Progesteron II 531
  —, Uterus, Maus, Cyclusverlauf I 394
  —, —, Ratte, Cyclusverlauf I 394
  Endometrium, Frau, Abort II 565
Granulosazellen, Progesteronbildung
  II 629
Golgi-Apparat
  Endometrium, Frau, Morphologie
    II 491
  —, —, —, Cyclusverlauf II 535
  —, —, —, nach Lynoestrenol II 20
  —, —, —, Oestrogenwirkung II 493
  Fibroblasten, Myometrium, Ratte,
    Schwangerschaft II 481
  Granulosaluteinzellen, Ratte, Morphologie
    II 469, 472
  Myometrium, Ratte, Morphologie,
    Schwangerschaft II 475
  Tubenepithel, Frau, Morphologie,
    Cyclusschwankungen II 487
  Vaginalepithel, Ratte, Morphologie, nach
    Progesterongabe II 487, 488
  Vaginalepithel, Ratte, und Mucopoly-
    saccharidsynthese II 488, 489

Gonaden
  Mensch, Cholesterinbildung I 66
  Pferd, Fet, Größe, Schwangerschafts-
    verlauf II *660*
  Robbe, Größe, Geburtszeitpunkt II 659
  Säugetiere, Hypertrophie, kompen-
    satorische, nach Hemigonadektomie
    I 711, *714*
Gonadektomie
  s.a. Ovarektomie
  Wirkung, Ammoniakausscheidung, Ratte
    I 368
"Gonadotroper Mechanismus"
  Mensch, Determinationszeitpunkt II 730
  Ratte, Determinationszeitpunkt II 730
  —, männlicher Typ II 729
  —, weiblicher Typ II 729
Gonadotropine
  Ausscheidung, Harn, Frau, Amenorrhoe
    psychogene II 739f.
  —, —, —, Anorexia nervosa II 740
  —, —, —, Cyclusschwankungen II 724
  —, —, —, Beziehung zu Oestrogenaus-
    scheidung II 725, *726*
  —, —, —, — zu Pregnandiolausscheidung
    II 725, *726*
  —, —, —, Polymenorrhoe I 1052
  —, —, —, Pseudogravidität, psychogene
    II 740
  —, —, Mädchen, Cyclus, anovulatorischer
    I *1050*
  —, —, —, Saisonabhängigkeit II 904
  —, —, Ratte, Cyclusschwankungen
    II 724
  Bestimmung, Ratte, Methodik I 775f.
  Gleichgewicht, Schaf, Bedeutung für
    Cyclusverlauf II 665
  —, Antikonzeption, hormonale,
    Wirkungsmechanismus I 1139, 1140*;
    II 24
  Isolierung II 728
  Konzentration, Harn, Säugetiere,
    Beeinflussung durch Gestagene II 25
  —, Hypophyse, Säugetiere, Beeinflussung
    durch Gestagene II 25
  —, "Kastrationshypophyse", Ratte
    II 731
  —, Serum, Pferd, Schwangerschaft
    II 660
  placentare, Ratte, Wirkung, luteotrope
    II 744
  Sekretion, Frau, Postmenopause I 1079
  —, Maus, Beeinflussung durch Gestagene
    II 24f., 208
  —, —, Beeinflussung durch Gestagen-
    Oestrogen-Kombinationen II 24f., *25*
  —, Ratte, Beeinflussung durch Androgene
    II 207
  —, —, Beeinflussung durch Gestagene
    II 206f.
  —, —, Beeinflussung durch Oestrogene
    II 206f.
  Sekretionsrate, Kaninchen, nach
    Ovulationsinduktion II *653*
  Steroidbiosynthese, Mensch I 79, 80, 81

Gonadotropine
  Tierartspezifität II 727
  Vorkommen, Placenta, Affe II 638,
    675, 744
  —, —, Frau II 638, 744
  —, —, Pferd II 638, 744
  —, —, Ratte II 638, 744
  —, —, Schimpanse II 638, 744
  —, —, Schwein II 638
  Wechselwirkung, Corpus luteum-Hormon,
    Schwangerschaft II 205f.
  Wirkung, Angriffspunkte, Mensch I 80
  —, Cholesteringehalt, Ovar, Ratte I 245
  —, Cyclussynchronisation, Haustiere
    II *844*, 845
  —, Corpus luteum, Rind I 218
  —, Fermentaktivitäten, Corpus luteum,
    Ratte I 255
  —, Konzeptionsrate, Haustiere, nach
    Cyclussynchronisation II *844*,
    845, 847
  —, Oestrusinduktionen, Schaf II 878f.
  —, Organe, Ratte, Angriffspunkt I 253
  —, Ovar, Frau, bei gleichzeitiger
    Gestagenbehandlung II 26f.*
  —, —, Rind I 220
  —, Polyovulation, Haustiere, nach
    Cyclussynchronisation II 876
  —, Progesteronproduktion, Follikel,
    Mensch I 147
  —, —, Ovar, Kaninchen II 209
  —, —, Ovar, Schaf I 227
  —, Progesteronwirkung, Ovar, Kaninchen
    II 747
  —, —, —, Rind II 747
  —, reaktivierende, Steroidproduktion,
    gestagenblockierte, Eber II 831, *832*
  —, Vermittlung durch 3′-5′-AMP,
    Corpus luteum, Kuh I 218
  Wirkungsmechanismus, Mensch I 81
Gonan
  Struktur I 3
Granula
  intercristäre, Mitochondrien, Endo-
    metrium, Frau, Sekretionsphase
    II *496*, 498
Granulocyten
  endometriale, Affe, Funktion II 224
  —, —, Induktion, hormonale II 224
  —, —, Relaxinproduktion II 224
  —, Frau, Bedeutung, Deciduabildung
    II 224
  —, —, —, Menstruation II 224
  —, —, —, Placentalösung II 224
  —, —, —, Progesteronwirkung II 537
  —, —, —, Trophoblastinvasion II 224
  —, —, —, Uterusauflockerung II 224
  —, —, Funktion II 224
  —, —, Induktion, hormonale II 224
  relaxinenthaltende, Decidua, meso-
    metrale, Ratte II 225
  —, Glandula mesometralis, Ratte II 225
Granulomröhrentest
  Nagetiere, Steroidwirkung, Methode
    nach Selye I 735

Granulosazellen
　Frau, Progesteronsynthese I 75, 77
　Kaninchen, Progesteronsynthese I 239
Granulosaluteinzellen
　Ratte, Morphologie, elektronenoptische
　　und Steroidsynthese II 465
Granulosazelltumor
　Frau, Oestrogensynthese in vitro I 76,
　　77
　Rind, Wirkung, Milchdrüsenentwicklung
　　II 679
　—, —, Milchdrüsenfunktion II 679
　Säugetiere, transplantierter, Wachstum,
　　Beeinflussung durch Gestagene
　　I 617, 619
Greenblatt-Test
　Wirkungstest für Gestagene, Endo-
　　metrium, Frau II 14
Grignards Reagens
　zur Steroidbestimmung I 4
Grooming behaviour, s. Kraulverhalten
Grooming-Aktivität
　Rhesusaffe, Cyclusverlauf II 683
Grundumsatz
　Verhalten unter Progesteron, Mensch
　　I 358
　— —, Tier I 358, 359
GS-Verhältnis
　Pincus-Werthessen-Test I 683
Gynäkomastie
　Mann, nach Oestrogentherapie I 1081
Gynovlar 21
　Antikonzeptivum, Bestandteile
　　I 1127

Hämatokrit
　Maus, Luteom I 492
Hämatopoese
　extramedulläre, Maus, Luteom I 490
Hämoglobin
　Konzentration, Frau, Luteom I 492
　—, Kaninchen, Schwangerschaft
　　I 492
Haloprogesteron
　s. a. 6α-Fluor-17α-bromprogesteron
　s. a. 6α-Fluor-17α-brom-Δ^4-pregnen-
　　3,20-dion
　Eigenschaften, chemische I 9
　Entdeckung VIII
　IR-Spektrum I 10
　Konstitutionsformel I 10
　Löslichkeit I 9
　Synthese VIII; I 9
　Transformationsdosis, Endometrium,
　　Frau, Gabe per os II 13
　Wirkung, schwangerschaftserhaltende,
　　Ratte II 232*
　—, virilisierende, Fet, Ratte II 448
　Wirkungen I 9
Harnblase
　Kaninchen, Füllungsvermögen, Schwan-
　　gerschaft I 533
Harnsperre
　Haustiere, Oestrogennebenwirkung
　　II 896, 897

Haut
　Mensch, Cholesterinbildung I 66
　Rind, Progesteronabbau, in vitro I 224
　Säugetiere, Stoffwechsel, Beeinflussung
　　durch Gestagene I 404f.
HCG
　Aktivität, biologische II 762
　Ausscheidung, Harn, Frau, Schwanger-
　　schaftsverlauf II 543*
　Bedeutung, biologische II 763
　Bildungsstätte, Histotopochemie II 762
　Eigenschaften, chemische II 744
　—, immunologische II 744
　—, physiologische II 744
　Konzentration, Blut, venöses, Frau,
　　Schwangerschaftsverlauf II 762
　—, Harn, Frau, Schwangerschaftsverlauf
　　II 762
　—, Placenta, Frau, Schwangerschafts-
　　verlauf II 762
　Sekretionsrate, Placenta, Frau II 762
　Therapie, Follikelcysten, Rind II 810,
　　811
　—, Stein-Leventhal-Syndrom, Frau
　　I 76
　Wirkung, Androgensynthese, Ovar-
　　stroma, Frau I 74
　—, Cholesteringehalt, Ovar, Ratte I 245
　—, Citratverwertung, Placentagewebe
　　in vitro II 763
　—, Corpus luteum, Funktion, Frau II 722
　—, — —, Rind II 210
　—, Fermentaktivitäten, Ovar, Ratte
　　I 255
　—, Follikelreifung, Frau, nach FSH-
　　Stimulierung II 744
　—, —, —, ohne FSH-Stimulierung II 744
　—, Follikelreifung, Ratte II 744
　—, Hodenfunktion, gestagengehemmte,
　　Eber II 894
　—, lactationshemmende II 384
　—, luteolytische, Kaninchen II 209
　—, luteotrope, Frau II 744f.
　—, —, Ratte I 701
　—, Oestradiolumbau, Placentagewebe
　　in vitro II 763
　—, Oestrogenbildung, feto-placentare
　　Einheit II 745
　—, Oestrusinduktion, Schaf II 882ff.*
　—, ovulationsauslösende, Frau, Hypo-
　　gonadismus II 727
　—, Progesteronbildung, Corpus luteum,
　　Frau I 73; II 722
　—, —, feto-placentare Einheit II 745
　—, —, Placenta, Frau I 82, 91; II 763
　—, Progesteronwirkung, Ovar, Maus
　　II 746
　—, —, —, Ratte II 746
　—, —, —, Schaf II 747
　—, Schwangerschaftsentwicklung,
　　Myotis myotis II 642
　—, Steroidbiosynthese, Corpus luteum,
　　Frau, Cyclus I 74
　—, —, —, —, Schwangerschaft I 74
　—, —, —, —, ektopische I 74

HCG
　Wirkung, Steroidbiosynthese, Ovar, Frau
　　I 79
　—, —, Placenta, Frau   I 88, 89
　Wirkungen, Frau, Schwangerschaft
　　II 545
Hefe
　Stoffwechsel, Beeinflussung durch
　　Gestagene   I 452
Hemikastration
　Schwein, Schwangerschaft, Hypertrophie,
　　kompensatorische, Corpus luteum
　　II 210
Hemi-Lyndiol
　Antikonzeptivum, Bestandteile   I 1128
Herring-Körper
　HHL, Ratte, Oestrogenwirkung   I 513
　—, —, Progesteronwirkung   I 513
Hershberger-Test
　Geschlechtsdrüsen, akzessorische, Ratte,
　　Androgenwirkung, Methodik   I 780
Herz
　Hund, Blutversorgung, Cyclus   I 508
　—, —, Schwangerschaft   I 508
　Ratte, Blutversorgung, Cyclus   I 508
　—, —, post partum   I 508
　Säugetiere, Funktionen, Beeinflussung
　　durch Gestagene   I 507ff.
Herzglykoside
　Struktur   I 1
„Hexenmilch"
　Neugeborenes, Gestagenentzugswirkung
　　II 555, 568
17α-Hexinyl-Δ^4-oestren-17β-ol-3-on
　Wirkungen   I 945*
Hexobarbital
　Wirkung, anaesthetische, Progesteron-
　　wirkung, Ratte   I 522
Hexoestrol
　Wirkung, Corticosteronsekretion, Neben-
　　nierenvene, Ratte   I 580
　—, Fibromatose, Meerschweinchen,
　　Erzeugung   I 597
　—, Fibromyoepitheliom, Utriculus
　　spermaticus, Meerschweinchen,
　　Erzeugung   I 600
　—, Körpergewicht, Stier   I 544
　—, Konsistenz, Cervixschleim, Kuh
　　II 62*
　—, Lymphosarkomerzeugung, Maus
　　I 619
HHG
　Isolierung   II 728
HHL-Extrakt
　Säugetiere, Wirkung, Eientwicklung,
　　Eidechse   II 324
Hiluszellen
　Ovar, Frau, Hyperplasie bei Corpus-
　　carcinom   I 1088
Hirnhormon
　Wirkung, Differenzierung, „Dauerpuppe",
　　Bombycidae   I 454
Histamin
　Ausscheidung, Harn, Ratte, Schwanger-
　　schaft   I 382

Histamin
　Konzentration, Blut, Ratte, Schwanger-
　　schaft   I 382
　Stoffwechsel, Gewebe, Maus, Schwanger-
　　schaft   I 488
　Wirkung, deciduale Reaktion, Ratte
　　II 220
Histaminase
　Aktivität, Blut, Kaninchen, nach Orchid-
　　ektomie   I 377
　—, —, —, nach Ovarektomie   I 377
　—, —, Meerschweinchen, nach Orchid-
　　ektomie   I 377
　—, —, —, nach Ovarektomie   I 377
　—, —, Ratte, nach Orchidektomie   I 377
　—, —, —, nach Ovarektomie   I 377
　—, Endometrium, Frau, Cyclusverlauf
　　II 531
　—, Plasma, Frau, Cyclusverlauf   I 376
　—, —, —, Schwangerschaft   I 376
　—, —, Mann   I 376
　—, Serum, Frau, Schwangerschaft   I 392
　—, Uterus, Kaninchen   I 392
　—, —, Ratte   I 392
　—, —, —, nach Ovarektomie   I 392
Histidindecarboxylase
　Aktivität, Gewebe, Maus, Schwanger-
　　schaft   I 488
Histochemie
　Carbonylgruppenfärbung   I 33
　Fermente, Lokalisierung von   I 33
　der Steroide   I 32
Hitze
　Wirkung, Fetenresorption, Nagetier
　　II 182
HMG
　Isolierung   II 728
　Wirkung, Acetateinbau in C_{21}-Steroide,
　　Ovar, Stein-Leventhal-Syndrom
　　I 72
　—, Ovarfunktion, Mädchen, infantiles
　　I 79
Hockverhalten
　Huhn, Beeinflussung durch Oestrogene
　　II 332
　—, — durch Progesteron   II 332
Hoden
　Mann, Funktion, Beeinflussung durch
　　Gestagene   II 38
　—, Morphologie, Beeinflussung durch
　　Gestagene   II 38
　Säugetiere, Funktion, Beeinflussung
　　durch Gestagene   II 103ff.
　Vögel, Umbau in Corpus luteum-artiges
　　Gewebe   II 611
Hodenhemmteste
　Methodik, Kaninchen   I 774
　—, Maus   I 774
　—, Ratte   I 772f.
　Steroidwirkung, anabole, Ratte   I 710
　—, androgene, Ratte   I 710
　—, antigonadotrope, Ratte   I 710, 711,
　　712
　—, antispermiogenetische, Ratte   I 711,
　　713

Hohlweg-Effekt
  ICSH-Ausschüttung, oestrogenbedingte,
    Unterdrückung durch Gestagene
    I 700
Homoerotik
  Rind II 680
18-Homonorethisteron (racem.)
  s. a. 13-d.l-Äthyl-17α-äthinyl-Δ^4-gonen-
    17β-ol-3-on
  s. a. Norgestrel
  Eigenschaften, physikalisch-chemische
    I 16
D-Homopregnan-3,20-dion
  Wirkungen I 892*
D-Homo-Δ^4-pregnen-3,20-dion
  Wirkungen I 811*
Hooker-Forbes-Test
  Gestagenwirkung, Endometrium, Rodentier I 65, 98, 685, *686*, *687*;
    II 77, 749
  Methodik I 745
  Ovulationstermin, Mensch II 749
Hormonbestimmung
  Empfindlichkeit I 29
  Genauigkeit I 29
  Präzision I 29
  Spezifität I 29
  Zuverlässigkeit I 29
Hormondefizit
  Gravidität, Ratte, Mißbildungen, fetale
    II 225, *226*
Hormonimplantate
  Anwendung, therapeutische, Frau I 1028
Huggins-Tumor
  Mammacarcinom, dimethylbenzanthracen-
    erzeugtes, Ratte I 1083
human chorionic gonadotropin, s. a. HCG
human chorionic growth hormone-prolactin,
  s. a. CDP
human hypophysial gonadotropin, s. HHG
human menopausal gonadotropin, s. HMG
HVL
  Frau, Morphologie, Amenorrhoe I 1036
  Säugetiere, und Hypothalamus,
    Pfortadersystem II 734
  —, Reizung, Wirkung, Ovulationsauslösung
    II 733
  Xenopus laevis, Homotransplantat,
    Ovulation II 321
HVL-Extrakte
  Wirkung, ovulationsauslösende, Heteropneustes fossilis II 608
HVL-Chromatophoren-Reaktion
  Baumfrosch, Steroidwirkung I 567,
    568, 570
Hyaluronidase-Inhibitor
  Konzentration, Serum, Frau, Schwangerschaft I 381
Hyaluronsäure-Hyaluronidase-Gleichgewicht
  Auge, Mensch, Beeinflussung durch
    Steroide I 1091
Hydrocortison
  s. a. Δ^4-Pregnen-11β,17α,21-triol-3,20-dion
  Wirksamkeit, Clauberg-McPhail-Test
    II 69

Hydrocortison
  Wirkung, ACTH-Hemmung, Sayers-Test,
    Ratte I 567, 568
  —, antiluteinisierende, Meerschweinchen
    II 96
  —, Gestagenwirkung, Oviduktgewicht,
    Bufo arenarum II 323
  —, Nebennierengewicht, Ratte I 576
  —, Uteruswachstum, oestrogeninduziertes,
    Ratte II 289
  Wirkungen I 859*
Hydrocortisonacetat
  s. a. Δ^4-Pregnen-11β,17α,21-triol-3,20-dion-
    21-acetat
  Wirksamkeit, Kopulationsreflex, Meerschweinchen II 428
  Wirkungen I 859*
20α-Hydroxycholesterin
  Abbaustufe, Cholesterin, Corpus luteum,
    Rind I 66
  Intermediärprodukt, Progesteronsynthese, Ovar, Rind I 220
  Konstitutionsformel I 66
  Substrat, Syntheseversuche, Placenta,
    Frau I 88
  Vorkommen, Ovargewebe, Frau I 45
22-R-Hydroxycholesterin
  Vorkommen, Ovargewebe, Frau 45
17-Hydroxycorticosteroide
  Ausscheidung, Harn, Frau, Nachbehandlungscyclus, Antikonzeption,
    hormonale I *1158*
  Ausscheidung, Harn, Frau, während
    Lutealphase I 370
  —, —, —, Schwangerschaft I 370
  Konzentration, Blut, Frau, Schwangerschaft I 580
  —, Plasma, Frau, Schwangerschaft
    I 369
  —, —, Mensch, Beeinflussung durch
    Progesteron I 369
  Wirkung, Aldosteronantagonismus, Frau,
    Schwangerschaft I 477
16α-Hydroxydehydroepiandrosteron-sulfat
  Metabolit, von Cholesterinsulfat, Harn,
    Mensch I 71
17β-Hydroxyisoprogesteron
  s. a. Δ^4-17α Pregnen-17β-ol-3,20-dion
  Wirkungen I 834*
17β-Hydroxyisoprogesteronacetat
  s. a. Δ^4-Pregnen-17β-ol-3,20-dion-
    17β-acetat
  Wirkungen I 834*
11-Hydroxylase
  Steroidbiosynthese, Fetus, Mensch I 91
16-Hydroxylase
  Steroidbiosynthese, Fetus, Mensch I 91
16α-Hydroxylase
  Aktivität, Nebenniere, Neugeborener,
    Mensch, C_{21}-Steroide I 192
  —, Ovargewebe, Frau I 105
  Vorkommen, Mikrosomen, Ovar,
    Schwein, Abbau C_{21}-Steroide
    I 208
  —, Nebenniere, Fetus, Mensch I 99

17-Hydroxylase
   Steroidbiosynthese, Fetus, Mensch I 91
17α-Hydroxylase
   Aktivität, Corpus luteum, Pferd,
      C_{21}-Steroide I 233
   —, Follikel, Pferd, C_{21}-Steroide I 233
   Vorkommen, Mikrosomen, Ovar, Schwein,
      Progesteronabbau I 208
19-Hydroxylase
   Steroidbiosynthese, Placenta, Mensch
      I 91
20-Hydroxylase
   Steroidbiosynthese, Fetus, Mensch I 91
21-Hydroxylase
   Steroidbiosynthese, Fetus, Mensch I 91
Hydroxylasen
   in Stellung 6, 16, 17, C_{21}-Steroide, Vorkommen, Fetus, Mensch I 133
   in Stellung 6, 16, 17, 21, C_{21}-Steroide,
      Vorkommen, Ovar, Mensch I 104,
      108
   in Stellung 16, C_{21}-Steroide, Abbau, Leber,
      Mensch I 132
   —, —, —, —, Fetus I 135
6-Hydroxymethyl-$\Delta^{4,6}$-pregnadien-
      2α,17α-diol-3,20-dion-17-acetat
   Metabolit von Megestrolacetat, Faeces,
      Kaninchen I 281
6-Hydroxymethyl-$\Delta^{4,6}$-pregnadien-17α-ol-
      3,20-dion-17-acetat
   Metabolit von Megestrolacetat, Faeces,
      Kaninchen I 281
17α-Hydroxy-6α-methylprogesteron
   Therapie, Corpuscarcinom, Frau
      I 1087
17-Hydroxy-6α-methylprogesteronacetat
   Therapie, Mammacarcinom, Frau I 1084
17α-Hydroxy-19-norprogesteron-17α-hemisulfatnatrium
   Wirkung, Membranpotential, Myometrium I 472
17-Hydroxy-Δ^5-pregnenolon
   Biosynthese, Corpus luteum, Frau I 68
   —, Ovarfollikel, Frau I 67
   —, Ovarstroma, Frau I 69
   Konstitutionsformel I 67f.
   Konzentration, Ovar, Frau, nach
      Gonadotropinbehandlung I 55
   Metabolit, Harn, Frau, AGS-Syndrom
      I 191
   Substrat, Hydroxysteroiddehydrogenase
      I 33
3β-Hydroxy-Δ^5-pregnen-20-on
   Umwandlung in Progesteron, Placenta in
      vitro, Hemmung durch 20α-Hydroxy-
      Δ^4-pregnen-3-on II 227
20α-Hydroxy-Δ^4-pregnen-3-on
   s. a. 3-Keto-Δ^4-pregnen-20-ol
   s. a. 20-Progesterol
   Biosynthese, Corpus luteum, Frau I 68
   —, Ovarfollikel, Frau I 67
   —, Ovarstroma, Frau I 69
   Konstitutionsformel I 67f.
   Metabolit von Progesteron, Ovar, fetales,
      Mensch II 553

20α-Hydroxy-Δ^4-pregnen-3-on
   Wirkung, hemmende, Umwandlung von
      3β-Hydroxy-Δ^5-pregnen-20-on,
      Placenta in vitro II 227
   —, Ovarwachstum, oestrogenstimuliertes,
      Ratte II 207
Hydroxyprogesteron
   s. a. 17α-Hydroxyprogesteron
   s. a. Δ^4-Pregnen-17α-ol-3,20-dion
6β-Hydroxyprogesteron
   Wirkung, Uteruswachstum, oestrogeninduziertes, Ratte II 289
11-Hydroxyprogesteron
   Wirksamkeit, Kükeneileitertest II 326
11α-Hydroxyprogesteron
   Derivate, halogensubstituierte, Wirksamkeit, Clauberg-McPhail-Test
      II 72*
   Wirkung, Caseinsynthese, Milchdrüse,
      Explantat in vitro II 381
   —, Uteruswachstum, oestrogeninduziertes,
      Ratte II 289
11β-Hydroxyprogesteron
   Wirkung, Uteruswachstum, oestrogeninduziertes, Ratte II 289
   —, —, testosteroninduziertes, Ratte
      II 288
14-Hydroxyprogesteron
   s. a. Δ^4-Pregnen-14α-ol-3,20-dion
   Wirkungen I 827*
16-Hydroxyprogesteron
   Metabolite, Harn, Frau, Schwangerschaft
      I 181
   Wirkung, Schlüpfmuskelgewicht, Küken
      II 329
   —, Schlüpfrate, Küken II 329
   —, Schlüpfzeit, Küken II 329
16α-Hydroxyprogesteron
   Wirkung, Uteruswachstum, oestrogeninduziertes, Ratte II 289
17α-Hydroxyprogesteron
   s. a. Hydroxyprogesteron
   s. a. Δ^4-Pregnen-17α-ol-3,20-dion
   Biosynthese, Corpus luteum, Frau
      I 68; II 517f.
   —, Ovarfollikel, Frau I 67; II 517f.
   —, Ovarstroma, Frau I 69
   Derivate, Wirkung, aborthemmende,
      Kaninchen II 297
   —, —, ovulationshemmende I 1126
   Konstitutionsformel I 4, 67, 276
   Konzentration, Follikelflüssigkeit, Frau
      I 54
   —, —, —, Stein-Leventhal-Syndrom
      I 54
   Konzentration, Nabelarterienblut,
      Mensch II 553
   —, Nabelvenenblut, Mensch II 553
   —, Ovar, Frau I 55
   —, —, —, nach Gonadotropinstimulierung
      I 55
   Metabolit von Progesteron, Nebenniere,
      fetale, Mensch II 554
   Umbau zu Progesteron, Placenta, Frau
      II 764

17α-Hydroxyprogesteron
  Wirksamkeit, Hooker-Forbes-Test II 78
  —, Kopulationsreflex, Meerschweinchen
    II 428
  —, Kükeneileitertest II 326
  Wirkung, ACTH-Hemmung, Ratte,
    Sayers-Test I 567
  —, D-Aminosäureoxidaseaktivität, Niere,
    Schwein I 411
  —, anaesthetische, Maus I 518*, 524
  —, antifibromatogene, Meerschweinchen
    I 599
  —, antiluteinisierende, Meerschweinchen
    II 96
  —, ATP-ase-Aktivität, Leber, Ratte
    I 409
  —, —, Lymphosarkommitochondrien
    I 409
  —, Caseinsynthese, Milchdrüse, Explantat
    in vitro II 381
  —, Citronensäuresynthese, Leber-
    homogenat, Ratte I 412
  —, gestagene, Vaginalepithel, proli-
    feriertes, Frau II 6
  —, Glucoseoxydation, Thymuszellen,
    Ratte I 411
  —, Glucose-6-phosphat-dehydrogenase-
    aktivität, Brustdrüse, Maus I 409
  —, —, Nebenniere, Ratte I 409
  —, Glykogenkonzentration, Leber, Ratte
    I 398
  —, Glykogenstoffwechsel, Zwerchfell,
    Ratte I 407
  —, Hodenfunktion, Ratte II 99
  —, 20β-Hydroxysteroiddehydrogenase-
    aktivität, Streptomyces I 453
  —, Kontraktionsspannung, Herzmuskel,
    Frosch I 473
  —, NAD-Konzentration, Leber, Ratte
    I 400
  —, Oviduktgewicht, Bufo arenarum
    II 324
  —, Sauerstoffaufnahme, Spermatozoen,
    Stier I 411
  —, Schlüpfmuskelgewicht, Küken II 329
  —, schwangerschaftserhaltende,
    Kaninchen II 247*
  —, —, Maus II 228*
  —, Spermatogenese, Ratte I 736; II 103
  —, UDP-Glucuronyltransferaseaktivität,
    Leber, Meerschweinchen I 409
  —, —, —, Ratte I 409
  —, Uteruswachstum, oestrogeninduziertes,
    Ratte II 289
  —, virilisierende, Fet, weiblicher II 34
  —, Wachstum, Pilze I 452, 453
  Wirkungen I 828f.*
Hydroxyprogesteronacetat
  s. a. 17α-Hydroxyprogesteronacetat
17α-Hydroxyprogesteronacetat
  s. a. Acetoxyprogesteron
  s. a. Hydroxyprogesteronacetat
  s. a. 17α-Hydroxyprogesteron-17α-acetat
  s. a. Δ⁴-Pregnen-17α-ol-3,20-dion-
    17α-acetat

17α-Hydroxyprogesteronacetat
  Derivate I 6
  —, alkylsubstituierte, Wirksamkeit,
    Clauberg-McPhail-Test II 70*
  —, alkyl- und halogensubstituierte,
    Wirksamkeit, Clauberg-McPhail-Test
    II 70*
  —, Doppelbindung, weitere, Wirksamkeit,
    Clauberg-McPhail-Test II 70*
  —, halogensubstituierte, Wirksamkeit,
    Clauberg-McPhail-Test II 72*
  —, Wirksamkeit, Ovulationshemmung,
    Haustiere, Speziesunterschiede
    II 824f.*
  —, —, schwangerschaftserhaltende,
    Haustiere, Speciesunterschiede
    II 824f.*
  Eigenschaften, chemische I 6
  Entdeckung VIII
  IR-Spektrum I 6
  Konstitutionsformel I 6
  Löslichkeit I 6
  Resorption, Mensch I 278
  Synthese I 6
  Transformationsdosis, Endometrium,
    Frau, Gabe, parenteral II 12
  —, —, —, Gabe per os II 13
  Umbau, Leberzellplasma, Kaninchen
    I 278
  —, Leberzellplasma, Ratte I 278
  Wirksamkeit, Cyclussynchronisation,
    Schwein II 872f.*, 878*
  —, Greenblatt-Test II 14
  —, Kükenkammtest II 331
  —, Oestrusverhütung, Hund II 838
  Wirkung, ACTH-Sekretion, Geflügel
    II 902
  —, anticalcinotische, Niere, Ratte,
    DHT-Wirkung I 558
  —, antikatabole, Ratte I 544
  —, antiöstrogene, Ratte II 59
  —, —, Uterus, Maus II 83
  —, Corticosteronkonzentration, Neben-
    nierenvene, Hahn I 580
  —, Cyclussynchronisation, Schwein,
    Dosierung II 872f.*, 878*
  —, DHT-Wirkung, Niere, Ratte I 556
  —, Eiimplantation, Ratte II 208
  —, Elektrolythaushalt, Mensch 480,
    484*
  —, —, Ratte I 480, 484*
  —, Endometriummorphologie, Frau
    II 15f., 17
  —, —, Kaninchen II 64
  —, Farnkrautphänomen, Cervixschleim,
    Frau II 11
  —, geburtsverhindernde, Ratte II 303
  —, gestagene, Vaginalepithel, proli-
    feriertes, Frau II 7
  —, Glykogenstoffwechsel, Endometrium,
    Frau I 386
  —, Hypophysengewicht, Ratte I 560*
  —, Jodidaufnahme, Schilddrüse, Frau
    I 586
  —, Kastrationszellen, HVL, Ratte I 566

17α-Hydroxyprogesteronacetat
  Wirkung, Körpergewicht, Ratte I 538*,
    539
—, Körpertemperatur, Frau I 356
—, Kohlensäureanhydrataseaktivität,
    Uterus, Kaninchen I 391
—, LH-Sekretion, Hypophyse, Ratte
    II 207
—, LTH-Sekretion, Hypophyse, Ratte
    II 207
—, Musculus levator ani-Gewicht, Ratte
    I 542*
—, Nebennierengewicht, Huhn I 572*
—, —, Ratte I 572*
—, Nierengewicht, Ratte I 555
—, Oestrusverhütung, Dosierung, Hund
    II 838
—, Ovarialfunktion, generative, Frau
    II 29
—, ovulationshemmende, Säugetiere
    II 745
—, Phosphataseaktivität, Uterus, Ratte
    I 389
—, schwangerschaftserhaltende,
    Kaninchen II 247*
—, —, Ratte II 233*
—, schwangerschaftsverlängernde Ratte,
    II 303
—, toxische, Fetus, Ratte I 487
—, —, —, Schwein I 487
—, Überlebenszeit, Maus, Muskel-
    dystrophie, erbliche I 546
—, virilisierende, Fet, Ratte II 448
—, Wachstum, Bakterien I 451
—, —, Pilze I 453
—, Wurfgröße, Schwein II 884
Wirkungen VIII; I 6, 829f.*
17α-Hydroxyprogesteron-17α-acetat
  s. a. Hydroxyprogesteronacetat
Hydroxyprogesteron-acetat-3-äthylenketal
  Eigenschaften, physikalische I 6
17α-Hydroxyprogesteronacetat-3-enol-cyclo-
  pentyläther
  Wirkung, Endometrium, Frau,
    Charakteristica II 17
—, Spinnbarkeit, Cervixschleim, Frau
    II 10
Hydroxyprogesteroncaproat
  s. a. Hydroxyprogesteroncapronat
  s. a. 17α-Hydroxyprogesteron-
    17α-capronat
  s. a. Δ⁴-Pregnen-17α-ol-3,20-dion-
    17α-capronat
Hydroxyprogesteroncapronat
  s. a. Hydroxyprogesteron-caproat
  s. a. 17α-Hydroxyprogesteron-
    17α-capronat
  s. a. Δ⁴-Pregnen-17α-ol-3,20-dion-
    17α-capronat
  Eigenschaften, chemische I 6
  Entzugsblutung, Endometrium, Frau,
    Gestagenwirkdauer I 1039
  Esterspaltung, Mensch I 279
—, Ratte I 279
  IR-Spektrum I 7

Hydroxyprogesteroncapronat
  Konstitutionsformel I 7
  Löslichkeit I 6
  ¹⁴C-markiertes, Ausscheidung, Faeces,
    Rind II 898
—, —, Harn, Rind II 898
  Markierung, radioaktive, Rückstands-
    bestimmung, Zootechnik II 824
  Metabolite, Ausscheidung, Faeces,
    Mensch I 278
—, —, Ratte I 279
—, —, Rind I 279
—, —, Harn, Mensch I 278
—, —, —, Ratte I 279
—, —, —, Rind I 279
—, Leberhomogenat, Ratte I 279
  Partialwirkungen, Frau I 1032
  Synthese I 6
  Therapie, Abort, Frau I 1070, 1071*,
    1073; II 2
—, Amenorrhoe, Frau I 1040f.
—, Corpuscarcinom, Frau I 1087*
—, Cyclus, anovulatorischer, Frau
    I 1052
—, Dystokie, Frau I 1073
—, Endometriose, Frau I 1076
—, Follikelcysten, Rind II 810, 812
—, Hypoplasia uteri, Frau I 1057
—, Mammacarcinom, Frau I 1084f.
—, —, Mann I 1084
—, Menorrhagien, Frau I 1030f.
—, Polymenorrhoe, Frau I 1055
—, prämenstruelles Syndrom, Frau
    I 1062
—, Pyometra, Rind II 814
—, repeat breeder-Syndrom, Rind,
    multipares II 813*
—, —, —, nullipares II 813
—, Schwangerschaft, gestörte, Frau
    I 1032
—, Uterusblutungen, dysfunktionelle,
    Frau I 1045
  Transformationsdosis, Endometrium,
    Frau, Gabe parenteral II 12
  Verteilung, Blut, Frau, Schwangerschaft
    I 278
—, Endometrium, Frau I 278
—, Fettgewebe, Mensch I 278
—, Myometrium, Frau I 278
—, Placenta, Frau I 278, 279
  Verträglichkeit, Frau I 1031
  Wirksamkeit, Cyclussynchronisation,
    Rind II 880f.*
—, —, Schaf II 866f.*
—, Kükeneileitertest II 326
—, Kükenkammtest II 331
—, Mauser, Huhn II 842
—, schwangerschaftserhaltende, Rind,
    nach Ovarektomie II 813*
  Wirkung, Abstoßungsrate, Allo-
    transplantate, Kaninchen I 381
—, ACTH-Hemmung, Ratte I 567
—, Aktionspotentiale, Skeletmuskulatur,
    Frau I 546
—, —, —, Mann I 546

Hydroxyprogesteroncapronat
Wirkung, antiabortive, Pferd II 814
—, antiandrogene, Mann II 894
—, —, Ratte II 450
—, Antikörperbildung, Kaninchen I 381
—, antiluteinisierende, Meerschweinchen II 96
—, —, Ratte I 701
—, antioestrogene, Ratte II 59
—, —, Uterus, Maus II 83
—, Brunstauslösung, Haustiere II 431
—, Calciumkonzentration, Knochen, Ratte I 550
—, Carcinomwachstum, Uterus, Kaninchen I 600, 601, 603*
—, Cyclussynchronisation, Rind, post partum II 874
—, —, —, — —, Dosierung II 880f.*
—, —, Schaf, Dosierung II 866f.*
—, Diencephalon-Morphologie, Meerschweinchenfet I 514
—, EEG-Nachreaktionsschwelle, Kaninchen I 526
—, EEG-Weckschwelle, Kaninchen I 526
—, Elektrolythaushalt, Mensch I 480, 481, 484*
—, —, Ratte I 480, 484*
—, Endometriummorphologie, Frau I 1030f.
—, —, Maus, Deciduomtest I 690
—, Farnkrautphänomen, Cervixschleim, Frau II 11
—, Geschlechtsdrüsen, akzessorische, Gewicht, Ratte II 109
—, Glykogenkonzentration, Leber, Ratte I 398
—, Glykogenstoffwechsel, Endometrium, Kaninchen I 385
—, Gonadotropinausscheidung, Harn, Frau II 752
—, Gonadotropinsekretion, Frau II 904
—, —, Haustiere II 904
—, HCG-Bildung, Frau, Schwangerschaft II 36
—, Herzgewicht, Ratte I 506*
—, HHL-Hormon-Sekretion, Ratte I 570
—, Histaminaseaktivität, Serum, Kaninchen I 408
—, —, —, Meerschweinchen I 408
—, —, —, Ratte I 408
—, Hodenfunktionen, Mensch II 38
—, Hodengewicht, Ratte II 109
—, 17-Hydroxycorticoidausscheidung, Frau, Akromegalie I 371
—, —, —, Amenorrhoe I 371
—, —, —, Diabetes I 371
—, —, —, Fettsucht I 371
—, —, —, M. Cushing I 371
—, Hypophysengewicht, Ratte I 560*
—, Hypophysenmorphologie, Meerschweinchen I 564
—, —, Ratte I 564
—, Hypothalamusmorphologie, Ratte I 513

Hydroxyprogesteroncapronat
Wirkung, Karyopyknoseindex, Vaginalepithel, Frau II 6, 7
—, 17-Ketosteroidausscheidung, Frau, Amenorrhoe I 371
—, —, —, Diabetes I 371
—, —, —, Schwangerschaft I 371
—, —, —, Virilismus I 371
—, —, Mann I 371
—, Körpergewicht, Ratte I 538*
—, —, Rind I 545
—, Körpertemperatur, Frau I 356
—, —, —, Amenorrhoe I 356
—, —, —, Cyclus, monophasischer I 356
—, —, —, Dosisabhängigkeit I 356
—, —, —, Kastratin I 356
—, —, Mann I 356
—, —, Rind, ovarektomiertes I 355
—, Knochenreifung, Ratte I 548
—, Konzeptionsrate, Frau II 33
—, Lebermorphologie, Ratte I 553
—, maskulinisierende, Fet, Mensch II 555
—, Mauser, Huhn, Dosierung II 842
—, —, Vögel I 595
—, Melanophorenhormonsekretion, Ratte I 570
—, Menorrhagien, Frau I 1030f.
—, Mesotheliomzellkultur, Wachstum I 622
—, Milzaufbau, Ratte I 502
—, Milzgewicht, Ratte I 502
—, Musculus levator ani-Gewicht, Ratte I 542*
—, Myometrium, Motilität, Frau II 22
—, Nebennierengewicht, Ratte I 572*
—, Nebennierenmorphologie, Ratte I 577
—, Nierengewicht, Ratte I 555
—, Nierenmorphologie, Ratte I 557
—, Ochsenmast II 896
—, Oestrusinduktion, Schaf II 877, 892*
—, Ovarialfunktion, generative, Frau II 29
—, —, inkretorische, Frau II 28
—, Ovarwachstum, oestrogenstimuliertes, Ratte II 207
—, Oviduktgewicht, Bufo arenarum II 324
—, ovulationshemmende, Huhn II 842
—, Oxytocinabort, Kaninchen, Hemmung I 692*
—, Oxytocinaseaktivität, Blut, Frau, Schwangerschaft I 377; II 37
—, Phosphataseaktivität, alkalische, Endometrium, Kaninchen I 390
—, Phosphorkonzentration, Knochen, Ratte I 550
—, Pregnandiolausscheidung, Frau, Virilismus I 371
—, Pregnantriolausscheidung, Frau, Pseudohermaphroditismus I 371
—, Prolactinsekretion, Ratte I 566
—, Prostatawachstum, Mann II 38
—, Sarkomzellkultur, Wachstum I 622
—, Schilddrüsengewicht, Ratte I 584*

Hydroxyprogesteroncapronat
  Wirkung, schwangerschaftserhaltende,
    Kaninchen II 247*
  —, —, Maus II 228*
  —, —, Ratte II 233*
  —, —, Rind, nach Ovarektomie II 813*
  —, schwangerschaftsverlängernde, Ratte
    II 303
  —, Somatotropinsekretion, Ratte I 569
  —, Talgdrüsenfunktion, Frau I 590
  —, —, Mann I 590
  —, Thymusgewicht, Ratte I 503*
  —, toxische, Fetus, Ratte I 487
  —, —, —, Schaf I 487
  —, —, —, Schwein I 487
  —, TSH-Produktion, Ratte I 569
  —, Tumortransplantat, menschliches,
    Hühnerei I 621
  —, Vaginalepithel, Acidophilenindex,
    Frau, Abortus imminens II 8
  —, —, Karyopyknoseindex, Frau, Abortus
    imminens II 8
  —, —, Morphologie, Frau II 4f.
  —, virilisierende, Fet, Maus II 448
  —, —, —, Mensch I 1071
  —, —, —, Ratte II 448
  —, Wasserretention, Kastratin I 465
  —, wehenhemmende, Kaninchen
    (Oxytocininduktion) II 254*
  —, Wurfgröße, Schwein II 884f.
  Wirkungen VIII; I 7, 832f.*
  Wirkungsdauer, Frau I 1031
17α-Hydroxyprogesteron-17α-capronat
  s. a. Hydroxyprogesteron-caproat
  s. a. Hydroxyprogesteroncapronat
  s. a. Δ^4-Pregnen-17α-ol-3,20-dion-
    17α-capronat
17α-Hydroxyprogesteron-3-enol-acetat-
  17-acetat
  s. a. $\Delta^{3,5}$-Pregnadien-3,17α-diol-20-on-
    3,17-diacetat
  Wirkungen I 890*
17α-Hydroxyprogesteron-3-enol-
  cyclopentyläther
  Wirkung, Ovarialfunktion, generative,
    Frau II 29
  —, —, inkretorische, Frau II 28
17α-Hydroxyprogesteronester
  Wirkung, katabole, Mensch I 361
$\Delta^{1,6}$-17α-Hydroxyprogesteron-hemisulfat-
  Natrium
  Wirkung, aborthemmende, Kaninchen,
    Oxytocininduktion II 297
  —, Myometriumkontraktion, bradykinin-
    induzierte, Ratte II 302
  —, —, oxytocininduzierte, Ratte II 298
  —, —, serotonininduzierte, Ratte II 308
17α-Hydroxyprogesteronmethyläther
  Wirkung, antiovulatorische, Ratte
    II 89
Hydroxyprolin
  Ausscheidung, Harn, Mensch, Sklero-
    dermie I 1093
  —, —, —, —, nach Gestagenbehandlung
    I 1093

Hydroxysteroiddehydrogenase
  s. a. ol-Steroiddehydrogenase
  Abbau, C_{21}-Steroide, Leber, Mensch
    I 132
  Nachweis, histochemischer, Leber, Fetus,
    Mensch I 135
  Vorkommen, Leber, Frosch I 194
  —, —, Goldhamster I 244
  —, —, Maus I 243
  —, —, Meerschweinchen I 261
  —, —, Ratte I 258
  —, Niere, Goldhamster I 244
  —, —, Maus I 244
  —, —, Meerschweinchen I 261
  —, —, Ratte I 258
  —, —, Schaf I 229
3-Hydroxysteroiddehydrogenase
  Anwendung, C_{21}-Steroidbestimmung
    I 28
  Vorkommen, Pseudomonas testosteroni
    I 28
3α-Hydroxysteroiddehydrogenase
  Hemmung, selektive, mit p-Hydroxy-
    mercuribenzoat I 28
  Vorkommen, Leber, Fetus, Mensch I 135
  —, Uterus, Ratte I 257, 258
3β-Hydroxysteroiddehydrogenase
  Aktivität, Follikel, Huhn II 611
  —, Ovar, Kaninchen, nach FSH-Stimu-
    lierung I 237
  —, —, Natrix sipedon pictiventris
    II 610
  —, —, Rind, Cyclusrhythmik I 222
  Kinetik, Corpus luteum, Rind I 222
  Nachweis, histochemischer, Corpus
    luteum, Rind I 222
  Vorkommen, Amnionepithel, Mensch
    I 91
  —, Bindegewebe, Placenta, Frau I 91
  —, Granulosazellen, Guppy I 194
  —, —, Schwein I 207
  —, Mamma, Ratte I 254
  —, Ovar, Frettchen I 198
  —, Placenta, Frau I 89; II 542
  —, Trophoblast hydatiformer Molen,
    Mensch I 90
  —, Uterus, Ratte I 254
6β-Hydroxysteroiddehydrogenase
  Vorkommen, Ovargewebe, Maus I 243
  —, Placenta, Frau I 110
11β-Hydroxysteroiddehydrogenase
  Aktivität, Follikel, Huhn II 611
  Vorkommen, Placenta, Frau I 110
12α-Hydroxysteroiddehydrogenase
  Mangel, Placenta, Mensch I 110
  Vorkommen, Ovargewebe, Maus I 243
16α-Hydroxysteroiddehydrogenase
  Mangel, Genitalfurchengewebe, fetales,
    Mensch I 108
  Vorkommen, Ovargewebe, Maus I 243
16β-Hydroxysteroiddehydrogenase
  Vorkommen, Amnionepithel, Mensch
    I 110
17β-Hydroxysteroiddehydrogenase
  Aktivität, Follikel, Huhn II 611

20-Hydroxy-Steroid-Dehydrogenase
 Nachweis, histochemischer I 33
 Vorkommen, Ovar, Frau I 108
20α-Hydroxysteroid-Dehydrogenase
 Aktivität, Ovar, Ratte, Cyclus I 252, 253
 —, —, —, Schwangerschaft I 255
 Vorkommen, Leber, Fet, Mensch I 135;
  II 554
 —, —, Ratte I 257
 —, Nebenniere, Ratte II 554
 —, Niere, Ratte I 257
 —, Ovar, Ratte I 28
 —, Placenta, Mensch I 110
 —, Uterus, Ratte I 257
 —, —, —, Schwangerschaft I 258
20β-Hydroxysteroiddehydrogenase
 Aktivität, Follikel, Huhn II 611
 Mangel, Genitalfurchengewebe, fetales,
  Mensch I 108
 —, Placenta, Mensch I 110
 Vorkommen, fetales Gewebe, Mensch I 99
 —, Streptomyces hydrogenans I 28
 —, —, C_{21}-Steroidbestimmung I 28
 —, Thekazellen, Maus I 242
21-Hydroxysteroiddehydrogenase
 Mangel, Placenta, Mensch I 110
3-Hydroxysteroide
 enzymatische Bestimmung, Methodik
  I 28
17-Hydroxysteroide
 Ausscheidung, Harn, Mädchen, Cyclus,
  anovulatorischer I *1050*
3β-Hydroxysteroid-oxydo-reductase
 Vorkommen, Choriongewebe, Mensch
  I 91
 —, Trophoblast, Mensch I 91
5-Hydroxytryptamin
 s. a. Serotonin
 Wirkung, abortive, Kaninchen II 180
 —, —, Maus II 180
 —, Eiimplantation, Kaninchen II 180
 —, —, Maus II 180
5-Hydroxytryptophandecarboxylase
 Aktivität, Myometrium, Ratte, Cyclus
  II 308
Hyperaldosteronismus
 Frau, prämenstruelles Syndrom I 1062
Hyperfollikulinie
 Frau, Endometriummorphologie I 1044
 —, Migräneentstehung I 1090
 —, prämenstruelles Syndrom I 1061
Hyperkeratose
 Acne vulgaris, Mensch I 1093
Hyperkoagulabilität
 Blut, Frau, nach Ovulation I 378
 —, —, Schwangerschaft I 378
Hyperoestrogenismus
 Frau, Endometriummorphologie I 1044
 —, prämenstruelles Syndrom I 1061
Hyperplasie
 cystisch-glanduläre, Endometrium, Frau,
  Follikelpersistenz II 563f., *564*
 —, —, Hund, Begünstigung durch
  Gestagene II 815
 —, —, Kaninchen II 564

Hyperplasie mixte
 Endometrium, Frau, prämenstruelles
  Syndrom I 1061 f.
Hyperpolarisation
 Myometriumzellmembran, Säugetiere,
  Gestagenwirkung II 291
Hypertherme Phase
 Basaltemperatur, Frau II 524
Hypertonus
 Frau, Antikonzeption, hormonale I 1161
 —, Wirkung auf Uterusblutungen
  I 1047
Hypophyse
 Bufo arenarum, Homotransplantat,
  Ovulation II 321, 322*
 Frau, Ausschaltung, Mammacarcinom
  I 1083
 —, Einfluß auf Steroidbildung in
  Placenta I 82
 —, Hormonabgabe, Beeinflussung durch
  Oestrogene II 523
 —, —, — durch Progesteron II 523
 —, Morphologie, Beeinflussung durch
  Gestagene II 25
 —, Tumoren, und Amenorrhoe I 1036
 Rana pipiens, Homotransplantat,
  Ovulation II 321
 Ratte, Gewicht, Cyclusverlauf I 558
 Säugetiere, Aminooxydaseinhibitoren,
  Wirkungsort II 181
 —, Bedeutung für Milchdrüsendifferen-
  zierung II 350
 —, — für Sexualcyclus II *630, 631, 632,
  636*
 —, Hormonausschüttungsbereitschaft
  I 714
 —, Morphologie, Beeinflussung durch
  Gestagene I 563f.
Hypophysektomie
 Wirkung, abortive, Kaninchen II 209
 —, —, —, Beeinflussung durch Oestrogene
  II 214
 —, —, Maus, Schwangerschaftszeitpunkt
  II 207
 —, —, Ratte, Schwangerschaftszeitpunkt
  II 206
 —, —, Ziege II 667
 —, Carcinomwachstum, Mamma, Ratte
  I 611
 —, Corpus luteum, Hamster II 209
 —, — —, Schaf II 210
 —, — — graviditatis, Meerschweinchen
  II 209
 —, — — —, Schwein II 210
 —, Lactation, Ratte II *368*
 —, Mauser, Huhn II 330
 —, Mitochondrienmorphologie, Hoden-
  interstitium, Ratte II 468
 —, —, NNR, Ratte II 468
 —, Nebennierenrindeninvolution,
  Progesteronwirkung, Ratte I 570
 —, Ovar, Ratte II 720f.
 —, Ovulation, progesteroninduzierte,
  Huhn II 747, 750
 —, —, —, Ratte II 747, 748, 750

Hypophysektomie
  Wirkung, Progesteronempfindlichkeit, Ratte I 520
  —, Schwangerschaft, Natrix cyclopion II 609
  —, —, Natrix sipedon confluens II 609
  —, —, Storeria dekayi II 609
  —, —, Thamnophis butleri II 609
  —, Zellmembran, Morphologie, Granulosaluteinzelle, Ratte II 472
  —, Zona pellucida-Ruptur, Ovum in utero, Ratte II 186
Hypophysenextrakte
  Wirkung, Ovarfunktion, Maus II 721
  —, —, Ratte II 721
  —, Ovarmorphologie, Maus II 721
  —, —, Ratte II 721
  —, Progesteronsynthese, Corpus luteum, Schwein II 723
  —, spreading factors-Gehalt, Milchdrüse II 378
Hypophysenhormone
  gonadotrope, Isolierung II 721 f.
  —, Wirkung, Progesteronbildung I 720ff.
Hypophysenstiel
  Säugetiere, Durchtrennung, Wirkung, Sexualcyclus II 734
Hypophysiotropes Areal
  Hypothalamus, Säugetiere, Anatomie II 758
  —, —, —, Funktion II 758
  —, —, —, Läsion, Wirkungen II 758
Hypophysiotrope Substanzen
  s. a. FRF, LRF, PIF
Hypothalamus
  Frau, Funktion, Beeinflussung durch Gestagene II 25
  Ratte, Bedeutung für Ovulation II 648
  Säugetiere, Aminooxydaseinhibitoren, Wirkungsort II 181
  —, Ausreifungsstörung, steroidinduzierte II 828
  —, Bedeutung für Rückkoppelung, Sexualhormone II 755f.
  —, — für Sexualcyclus II 630, 631, 632, 636
  —, — für Sexualverhalten II 755
  —, und HVL, Pfortadersystem II 734
  —, Läsion, Wirkung, Anoestrus II 732
  —, —, —, Genitalatrophie II 731, 732
  —, —, —, Luteinisierung II 732
  —, —, —, Oestruspersistenz II 732
  —, —, —, Ovarialcystenbildung II 732
  —, Reizung, Wirkung, ovulationsauslösende II 733, 734
  —, Zentren, progesteronempfindliche II 627f., 630ff.
  Vögel, Bedeutung für Fortpflanzungsfunktionen II 611
Hysterektomie
  halbseitige, Wirkung, Corpus luteum, Meerschweinchen II 211
  Wirkung, Corpus luteum, Kaninchen II 212, 653
  —, — —, —, Ektomiezeitpunkt II 209

Hysterektomie
  Wirkung, Corpus luteum, Meerschweinchen II 211, 646
  —, — —, Ratte II 212
  —, — —, Rind II 212
  —, — —, Schaf II 212, 666
  —, — —, Schwein II 212
  —, — —, —, Progesteronwirkung II 210
  —, Cycluslänge, Bos taurus II 615
  —, —, Canis familiaris II 615
  —, —, Cavia porcellus II 615
  —, —, Citellus tridecemlineatus II 615
  —, —, Didelphis virginia II 615
  —, —, Homo sapiens II 615, 675
  —, —, Macaca mulatta II 615
  —, —, Mesocricetus aureatus II 615
  —, —, Mus musculus II 615
  —, —, Mustela furo II 615
  —, —, Oryctolagus cuniculus II 615
  —, —, Ovis aries II 615
  —, —, Rattus norvegicus II 615
  —, —, Sus scrofa II 615
  —, luteotrophe, Säugetier II 97
  —, Pseudogravidität, Verlängerung, Ratte II 212
ICSH
  Hemmung durch Progesteron, Frau, Schwangerschaft II 553
  Rückkopplungsmechanismus I 699
  Wirkung, Hiluszellen, Ovar, Frau I 1088
  —, Hoden, Säugetier II 721
Ikterus
  Vorkommen, nach Antikonzeption, hormonaler, Nebenwirkung I 1148
  —, Frau, nach Gestagenen I 551
  —, —, Schwangerschaft I 551
Implantation
  Ovum, Kaninchen, und deciduale Reaktion II 214
  —, Maus, Verzögerung, lactationsbedingte II 651
  —, Meerschweinchen, Beeinflussung durch Gestagene II 171
  —, Mensch, Bildung des Corpus luteum graviditatis II 540
  —, —, Gestagenwirkung II 549, 551, 552, 553
  —, Pferd, verzögerte II 660
  —, Ratte, Beeinflussung durch Gestagene II 171
Implantationsbereitschaft
  Endometrium, Ratte, Beeinflussung durch Gestagene II 220, 221*
  —, —, — durch Oestrogene II 220, 221*
Implantationsförderung
  Gestagentest, Methodik I 748ff.
Implantationshöhle
  Endometrium, Kaninchen II 214, 215
  —, Maus II 214
  —, Mirounga leonina II 659
Implantationsorte
  präsumptive, Uterus, Maus, Gefäßpermeabilität II 186
  —, —, —, Nachweis II 186

Inanition
    Säugetier, Pseudohypophysektomie
        II 181
Infektionsbereitschaft
    Kaninchen, Cyclusabhängigkeit II 871
    —, Puerperium II 872
    Rind, Cyclusabhängigkeit II 871
    —, Puerperium II 872
Insemination
    uterine, Kaninchen, Befruchtungsrate,
        Cyclus II 136*
    —, —, —, Gestagenabhängigkeit II 138*
    —, —, —, Gravidität II 136*
    —, —, —, Pseudogravidität II 136*
    vaginale, Kaninchen, Befruchtungsrate,
        Cyclus II 136*
    —, —, —, Gestagenabhängigkeit
        II 138*
    —, —, —, Gravidität II 136*
    —, —, —, Pseudogravidität II 136*
Insulin
    Freisetzung, Frau, Schwangerschaft
        I 362
    Konzentration, Plasma, Frau, Beein-
        flussung durch Antikonzeption,
        hormonale I 1150
    —, —, —, Schwangerschaft I 362
    Wirkung, abortive, Maus II 181
    —, Caseinsynthese, Milchdrüse,
        Explantat in vitro II 381
    —, Milchdrüsenaufbau, Explantat in vitro
        II 380
    —, —, Ratte, hypophysektomierte
        II 380
    —, Progesteronempfindlichkeit, Ratte
        I 521
    —, RNS-Gehalt, Milchdrüse, Explantat
        in vitro II 381
Interferenzprinzip
    Steroidwirkung, Tumoren, experimentelle
        I 1083
Intersexualität
    männliche, nach Applikation von anti-
        androgen wirksamen Substanzen
        II 450
    weibliche, nach Applikation von androgen
        wirksamen Substanzen II 445, 446,
        447
interstitial cell stimulating hormone
    s. ICSH
Intex
    Antikonzeptivum, Bestandteile I 1127
Ionen
    Konzentration, intracelluläre, Myo-
        metrium, Kaninchen I 470*
Iproniazid
    Wirkung, abortive, Kaninchen II 180
    —, —, Maus II 180
Isocapronaldehyd
    Metabolit, Cholesterinabbau, Corpus
        luteum, Rind I 66
Isocapronsäure
    Metabolit, Placenta, Frau I 88
Ischolesterin-methyläther
    Wirkungen I 968*

Isocitratdehydrogenase
    Aktivität, Serum, Frau, Beeinflussung
        durch Gestagene I 377
Isoleucin
    Konzentration, Uterusflüssigkeit, Rind,
        Cyclus II 173
Δ^4-Δ^5-Isomerase
    und 3β-ol-Steroiddehydrogenase, Endo-
        crinium, Mensch I 78
    Vorkommen, Placenta, Frau II 542
Isopregnenon
    s. a. $\Delta^{4,6}$-9β,10α-Pregnadien-3,20-dion
    Wirkungen I 860f.*
Isoprenalin
    Wirkung, Blutdruck, Ratte, Schwanger-
        schaft I 509
8-Isoprogesteron
    s. a. 8α-Δ^4-Pregnen-3,20-dion
    Wirkungen I 810*
17-Isoprogesteron
    s. a. 14α,17α-Δ^4-Pregnen-3,20-dion
    Wirkungen I 810*
17α-Isopropyl-oestran-17β-ol-3-on
    Wirkungen I 900*
17α-Isopropyl-5β-oestran-17β-ol-3-on
    Wirkungen I 900*
17α-Isopropyl-Δ^4-oestren-17β-ol-3-on
    Wirkungen I 931*
Isotopen-Derivate
    der Steroide, doppelte I 26, 32
Isotopenverdünnungsanalyse
    Steroidbestimmung I 32, 101
Isthmus tubae
    Säugetier, Bedeutung für Eitransport
        II 189
in vitro-Kultur
    Ova, befruchtete, Hamster II 167
    —, —, Kaninchen II 167, 175
    —, —, Maus II 167f., 178
    —, —, Meerschweinchen II 167
    —, —, Primaten II 168, 169
    —, —, Ratte I 177, 178
    —, —, Rind II 167,
    —, —, Schaf II 167
    —, —, Schwein II 167
    —, —, Ziege II 167

Jod
    Konzentration, Endometrium, Säugetiere,
        Progesteronwirkung II 634
    —, Serum, Frau, Beeinflussung durch
        Antikonzeption, hormonale
        I 1160
    —, —, —, — durch Gestagene I 381
Jodid
    Aufnahme, Schilddrüse, Frau, Cyclus
        I 586
    —, —, —, Schwangerschaft I 586
    —, —, Kaninchen, Schwangerschaft
        I 586
    —, —, Maus, Cyclus I 586
    —, —, Ratte, Cyclus I 586
    —, —, —, Schwangerschaft I 586
    präcipitierbares, Konzentration, Serum,
        Frau, Schwangerschaft I 585

1α-Jodmethyl-6-chlor-$\Delta^{4,6}$-pregnadien-
  17α-ol-3,20-dion-17α-acetat
  Wirkungen I 870*
9α-Jod-Δ^4-pregnen-11β-ol-3,20-dion
  Wirkungen I 847*
12α-Jod-Δ^4-pregnen-11β-ol-3,20-dion
  Wirkungen I 847*
21-Jod-Δ^4-pregnen-17α-ol-3,20-dion-
  17α-acetat
  Wirkungen I 849*
12α-Jod-Δ^4-pregnen-3,11,20-trion
  Wirkungen I 825*

Kältestress
  Maus, Testmethodik I 790
Kältetest
  Nagetiere, Steroidwirkung I 734
Kalium
  Konzentration, Cervixschleim, Säugetiere,
    Cyclusschwankungen II 634
  —, Endometrium, Kaninchen, Oestrogen-
    wirkung II 654
  —, —, —, Progesteronwirkung II 654
  —, —, Rind, Cyclus I 470
  —, Myometrium, Rind, Cyclus
    I 470
  —, Serum, Frau, Cyclusschwankungen
    I 464, 479
  —, Vaginalschleim, Rind, Cyclus-
    schwankungen II 664
  Wirkung, Uterusmotilität, Frau,
    Schwangerschaft II 556
Kalium/Natrium-Relation
  Myometrium, Säugetiere, Cyclus-
    schwankungen II 634f.
Kammeinheit
  Kapaun, Androgentest, Methodik I 786
Kammquotient
  Antiandrogentest, Methodik I 761
Kammtest
  Kapaun, Androgenwirkung I 722, 724
  —, Modifikation Gallagher-Koch I 722
  —, —, Greenwood et al. I 722
  Küken, Androgenwirkung I 722, 724
  —, Kammgewicht, relatives I 722, 724
Kanincheneinheit
  Clauberg-Test I 683
  Corner-Allen-Test I 681
  McPhail-Test I 683
Kapazitation
  Spermien, Kaninchen, Dauer II 152
  —, —, Tube II 154*, 155
  —, —, —, Beeinflussung durch Gestagene
    II 165*
  —, —, —, Oestrus II 161*
  —, —, —, Pseudogravidität II 161*
  —, —, Uterus II 154*
  —, —, —, Beeinflussung durch Gestagene
    II 165*
  —, —, —, nach Gonadotropinbehandlung
    II 160*, 161*
  —, —, —, infantile Tiere II 161*
  —, —, —, nach Kastration II 160, 161*
  —, —, —, nach Oestrogenbehandlung
    II 160*, 161*

Kapazitation
  Spermien, Kaninchen, Uterus, nach
    Progesteronbehandlung II 160*, 161*
  —, Ratte, Dauer II 152
  —, Säugetiere II 151ff.
  —, —, Dauer II 153ff.
  —, —, —, Abhängigkeit vom Insemina-
    tionsort II 154f.
  —, —, Morphologie II 156f., 157
  —, —, Organspezifität II 155
  —, —, und Spermienstoffwechsel II 144f.
  —, —, Speziesspezifität II 155
  —, —, Wirkungsmechanismus II 158
Karakulschafzucht
  Oestrusinduktion nach frühzeitigem Ab-
    setzen II 879
Karyopyknose-Index
  Vaginalepithel, Frau, Beeinflussung durch
    Gestagene I 737; II 4f.
Kastration
  chemische, Definition II 828
  —, Vorteile II 829
  —, Wirkung, Gewichtsentwicklung,
    Schwein, II 833, 834, 835*
  —, Zielvorstellungen, Zootechnik II 828f.
  chirurgische, Wirkung, Eiweißansatz, Eber
    II 893
  —, —, —, Rinderbulle II 893
  —, —, —, —, Artunterschiede II 893
  —, —, —, Schafbock II 893
  —, —, —, Truthahn II 893
  —, —, Fettansatz, Rinderbulle II 893
  —, —, —, Schafbock II 893
  —, —, Fleischqualität, Rinderbulle
    II 893
  —, —, Futterverwertung, Rinderbulle
    II 893
  —, —, —, Schafbock II 893
  —, —, Gewichtsentwicklung, Schwein
    II 834, 835*
  —, —, Mastdauer, Rinderbulle II 893
  —, —, Wachstum, Eber II 893
  —, —, —, Rinderbulle, II 893
  —, —, —, Schafbock II 893
  —, —, —, Truthahn II 893
  —, Zootechnik, Nachteile II 829
  strahlenbedingte, Wirkung, Endometriose,
    Frau I 1076
  Wirkung, Antikörperbildung, Kaninchen
    I 381
  —, Eiimplantation, Meerschweinchen
    II 171
  —, Eisenkonzentration, Serum, Ratte
    I 493
  —, Granulosazelltumorwachstum, Maus
    I 619
  —, Hypophysenmorphologie, Kaninchen
    I 565
  —, —, Ratte I 565
  —, Kollagengehalt, Uterus, Ratte I 384
  —, Kreatinausscheidung, Harn, Meer-
    schweinchen I 380
  —, Kupferkonzentration, Serum, Ratte
    I 494
  —, Lebermorphologie, Kaninchen I 553

Kastration
 Wirkung, Leukämieverlauf, Maus
  I 618
 —, Pentobarbitalentgiftung, Ratte
  I 381
 —, Phosphatkonzentration, Serum,
  Frosch I 367
 —, —, —, Ratte I 367
 —, Progesteronsekretionsrate, NNR,
  Hund II 658
 —, Rückkoppelungsmechanismen, Ratte
  II 757
 —, Schilddrüsenmorphologie, Ratte
  I 585
 —, Zona pellucida-Ruptur, Ovum
  in utero, Ratte II 186* *187*
Kastrationszellen
 Hypophysenvorderlappen, Ratte
  I *716, 717*; II 731
 —, —, Hemmung I *716, 717*
 —, —, Transplantation, morphologische
  Veränderungen II 731
 —, Säugetiere, Beeinflussung durch
  Gestagene I 565
Kastrationszellenhemmteste
 Ratte, Methodik I 776
Katarakt
 Bildung, Ratte, Galactosediät I 364
Katecholamine
 Konzentration, Myometrium, Ratte,
  Cyclus II 304*, 306*
 —, —, —, post partum II 304*
 —, —, —, Schwangerschaft II 304*
 Wirkung, Myometrium, Hund II 304*
 —, —, Kaninchen II 304*, 305
 —, —, Katze II 304*, 305
 —, —, Meerschweinchen II 304*, 306
 —, —, Ratte II 304*, 306
 —, —, Säugetiere II 303 ff.
 —, —, —, Beeinflussung durch Gestagene
  II 305 ff.
Kathepsin
 Aktivität, Brustdrüse, Ratte I 396
 —, Endometrium, Frau, Cyclusverlauf
  II *532*
Kaufmann-Versuch
 Endometrium, Affe, Gestagenwirkung
  I 694
 —, Frau, Gestagenwirkung VI;
  I 736, 1027; II 12
 —, —, Testmethodik I 796 f.
Kernenschlüsse
 Endometrium, Frau, Sekretionsphase,
  elektronenoptisches Bild II 498,
  499
Ketone
 C_{21}-Steroide, Abtrennung mit Girards
  Reagent T I 24
Δ^4-3-Ketopregnen-20-ol
 s. 3-Keto-Δ^4-pregnen-20-ol
3-Keto-Δ^4-pregnen-20-ol
 s. a. 20-Hydroxy-Δ^4-pregnen-3-on
 s. a. 20-Progesterol
 Konzentration, Corpus luteum, Frau
  II *515*

3-Keto-Δ^4-pregnen-20α-ol
 Biosynthese, Corpus luteum, Frau II 517
 —, Follikel, Frau II 517
3-Keto-Δ^4-pregnen-20β-ol
 Biosynthese, Corpus luteum, Frau II 517
 —, Follikel, Frau II 517
 Wirksamkeit, Hooker-Forbes-Test II 517
11-Ketoprogesteron
 s. a. Δ^4-Pregnen-3, 11, 20-trion
 Wirkungen I 823*
Δ^4-3-Keto-5α-Reductase
 Vorkommen, Leber, Ratte, C_{21}-Steroide
  I 256
Δ^4-3-Keto-5β-Reductase
 Vorkommen, Leber, Ratte, C_{21}-Steroide
  I 256
Ketose-1-phosphataldolase
 Aktivität, Serum, Frau, Beeinflussung
  durch Gestagene I 377
Ketosis
 Rind, nach Cyclussynchronisation II 868
Δ^4-3-Ketosteroide
 Auftrennung, Gegenstromverteilung
  I 24
 Bestimmung, mit Bis-Isonicotinsäure-
  Hydrazon I 27
 —, spektrophotometrische I 26
 Biosynthese, Leber, Ratte, I 258
 —, Placenta, Ratte I 254
 Farbreaktionen I 28
 Fluoreszenzreaktionen I 27, 28
 Intermediärprodukt, Corpus luteum, Frau
  I 76
 Konversion, Ovar, Frau, Ferment-
  ausstattung I 78
 —, Placentagewebe, Frau I 90
 Reaktion mit Schwefelsäure, konzen-
  trierter I 27
17-Ketosteroide
 Abtrennung, säulenchromatographische
  I 30
 Ausscheidung, Harn, Frau, Beein-
  flussung durch Gestagene II 24
 —, —, —, Nachbehandlungscyclus, Anti-
  konzeption, hormonale I *1158*
 —, —, —, Schwangerschaft I 370
Δ^5-3-Ketosteroidisomerase
 Corpus luteum-Mikrosomen, Rind,
  Kinetik I 222
 Granulosazellen, Schwein I 207
20α-Ketosteroid-Reductase
 Vorkommen, Granulosazellen, Schwein
  I 207
Klammerverhalten
 Rhesusaffe II *437*
 —, Beeinflussung durch Gestagene
  II 437*
 —, — durch Oestrogene II 437*
Klimakterium
 Frau, Hormonhaushalt II 560
Kloakenlabien
 Xenopus laevis, Ovulation II 321
Knochengewebe
 Säugetiere, Stoffwechsel, Beeinflussung
  durch Gestagene I 406

Knorpelgewebe
  Wirbeltiere, Stoffwechsel, Beeinflussung durch Gestagene I 406
Kobaltoxid
  Wirkung, Körpergewicht, Schaf I 545
Körnerzellen, endometriale
  s. a. Granulocyten, endometriale II 224
Körpergewicht
  Frau, Beeinflussung durch Antikonzeption, hormonale I 1143
  —, Schwankungen, cyclische I 464
  Maus, Cyclus I 541
  —, Schwangerschaft I 541
  Ratte, Cyclus I 540
  —, Schwangerschaft I 540
Körpertemperatur
  Frau, Abort I 354
  —, Amenorrhoe I 353
  —, —, nach Progesteronbehandlung I 356
  —, —, — und Luminalgabe I 358
  —, Cyclusschwankungen I 352, 353, 354
  —, nach Gonadotropinbehandlung I 353
  —, nach Kastration I 353
  —, — und Gonadotropinbehandlung I 353
  —, — und Progesteronbehandlung I 356
  —, Lactation I 354
  —, Menopause I 353
  —, —, nach Progesteronbehandlung I 356
  —, Ovulation I 353
  —, nach Progesteronbehandlung I 356
  —, Polymenorrhoe I 1053
  —, Puerperium I 354
  —, —, nach Progesteronbehandlung I 356
  —, Schwangerschaft I 352, 354, 358
  —, —, nach Progesteronbehandlung I 356
  Kaninchen, Cyclusschwankungen I 355
  Mädchen, vor Menarche I 353
  Mann I 353
  — nach Progesteronbehandlung I 356
  Meerschweinchen, Cyclusschwankungen I 355
  Ratte, Cyclusschwankungen I 355
  —, nach Ovarektomie und Progesteronbehandlung I 355
  Rind, Cyclusschwankungen I 354; II 665
  —, nach Ovarektomie und Progesteronbehandlung I 355
  —, Schwangerschaft I 355; II 665
  Säugetier, Pseudoschwangerschaft I 355
Kohlendioxidspannung
  alveoläre, Frau, während des Cyclus I 359
  —, —, Schwangerschaft I 359
  —, Mann I 359
  arterielle, Frau, während des Cyclus I 359
  —, —, Schwangerschaft I 359
  —, Kaninchen, nach Progesterongabe I 359
  —, Mann I 359

Kohlenhydratstoffwechsel
  Frau, Beeinflussung durch Antikonzeption hormonale I 1149f.
  —, Beeinflussung durch Gestagene I 362
  —, Beeinflussung durch Schwangerschaft I 1149
  Mann, Beeinflussung durch Gestagene I 362
Kohlensäureanhydratase
  Aktivität, Blut, Maus, während des Cyclus I 376
  —, —, —, nach Kastration I 376
  —, Leber, Maus, Cyclus I 400
  —, —, —, Ovarektomie I 400
  —, Niere, Maus I 402
  —, Prostata, Ratte, Kastration I 398
  —, Tube, Frau I 391
  —, —, Hund I 391
  —, —, Katze I 391
  —, —, Pferd I 391
  —, —, Rind I 391
  —, —, Schaf I 391
  —, —, Schwein I 391
  —, Uterus, Hamster I 391
  —, —, Hund I 391
  —, —, Kaninchen, nach Gestagenen I 391
  —, —, —, nach Kastration I 391
  —, —, —, Schwangerschaft I 391
  —, —, Katze I 391
  —, —, Maus, während des Cyclus I 390
  —, —, —, nach Ovarektomie I 390
  —, —, Ratte, nach Ovarektomie I 390
  —, —, —, Schwangerschaft I 391
  —, —, Schaf I 391
  —, —, Schwein I 391
  —, —, Stute I 391
Kollagen
  Konzentration, Uterus, Ratte I 384
  lösliches, Genitaltrakt, Säugetiere, Gestagenwirkung II 483
  Stoffwechsel, Mensch, Sklerodermie I 1092f.
  Syntheserate, Genitaltrakt, Säugetiere, Gestagenwirkung II 483
  —, —, —, Oestrogenwirkung II 481
Kollaps
  Zygote, Kaninchen, nach in vitro-Kultur II 170
„konstanter Oestrus"
  Ratte, nach Hypothalamusläsion II 732, 733
Konstitutionsdiagnostik
  Neurohormonale Steuerung, Zootechnik II 825
Kontaktphotographie
  zur Steroidbestimmung, quantitativer I 27
Kontraktion
  synchrone, Myometrium, Ratte, Schwangerschaft II 479
Kontrazeption
  s. Antikonzeption

Kontrazeptiva
  Präparate I 1127ff.*
  Wirkung, Eientwicklung, Mensch
    II 180
  —, Gonadotropinausscheidung, Frau,
    Cyclus II 524
Konzeption
  Häufigkeit, Frau, Hypoplasia uteri, nach
    Gestagen-Oestrogen-Behandlung
    I 1058
  post partum, Hippopotamus amphibius
    II 670
  — —, Rind, Verzögerungsfaktoren
    II 808*
Konzeptionsrate
  Haustiere, nach Cyclussynchronisation
    II 843
Konzeptionsvermögen
  Frau, Cyclusabhängigkeit II 675
Kopulation
  Wirkung, LH-Ausschüttung, Kaninchen
    II 760
  —, Δ^4-Pregnen-20α-ol-3-on-Synthese,
    Ovar, Kaninchen II 760
Kopulationsreflex
  Meerschweinchen, Gestagenwirkungstest
    I 686, 687
  —, —, Methodik I 746
Kraulverhalten
  Rhesusaffe II 435, 436
  —, Beeinflussung durch Gestagene
    II 434*, 435
  —, — durch Oestrogene II 434, 435
Kreatin
  Ausscheidung, Harn, Kaninchen, nach
    Progesteronbehandlung I 380
  —, —, Meerschweinchen, nach Kastration
    I 380
  —, —, — und Progesteronbehandlung
    I 380
  —, —, Mensch, Beeinflussung durch
    Gestagene I 380
  —, —, Ratte, nach Progesteronbehandlung I 380
  —, —, Rheumatiker, nach Progesteronbehandlung I 380
Kreatinin
  Ausscheidung, Harn, Ratte, nach Progesteronbehandlung I 380
Krebszelle
  hormonabhängige I 1083
  hormonunabhängige I 1083
Kreislaufzeit
  Frau, Beeinflussung durch Antikonzeption, hormonale I 1145
Kristallisationsphänomen
  Cervixschleim, Frau, Schwangerschaftsdiagnostik I 1069
Kristall-Preßling-Implantat
  Kontrazeption, hormonale, Frau I 1136
Krukenberg-Tumor
  Steroidsynthese in vitro I 77
Kükenkammtest
  Androgenwirkung II 330f.
  Methodik I 786

Kupfersulfat
  Adjuvans, Gestagenwirkung, ovulationsfördernde II 86
  Wirkung, Pseudogravidität, Kaninchen
    II 653
Kurloff-Körperchen
  mononucleäre Zellen, Blut, Meerschweinchen I 498
Lactatdehydrogenase
  Aktivität, Endometrium, Frau,
    Schwangerschaft I 394
  —, Pseudodeciduazellen, Endometrium,
    Frau II 537
  —, Serum, Frau, Beeinflussung durch
    Gestagene I 377
  —, Uterus, Ratte, Cyclus I 394
Lactation
  Auslösungsmechanismus, Ratte II 362
  Beeinflussung durch Gestagene, Frau
    II 35f., 559
  und Ovarialfunktion, Frau II 620
  —, Kaninchen II 620
  —, Katze II 620
  —, Maus II 620
  —, Meerschweinchen II 620
  —, Nilpferd II 620
  —, Pavian II 620
  —, Pferd II 620
  —, Quokha II 620
  —, Ratte II 620
  —, Rhesusaffe II 620
  —, Rind II 620, 807*
  —, Schaf II 620
  —, Schwein II 620
  —, Tanemar II 620
  Phasen, Frau II 572
  Wirkung, Anoestrus, Katze II 656
  —, Corpus luteum-Bildung, Katze
    II 656
  —, Cyclusablauf, Primates II 672
  —, Endometriumsensibilität für deciduale
    Reaktion, Ratte II 218
  —, Fruchtresorption, Pferd II 661
  —, Nidation, Odobenus rosmarus II 659
  —, nidationsverzögernde, Bettongia
    lesuerui II 640
  —, —, Cavia porcellus II 646
  —, —, Chletrionomys glareolus II 645
  —, —, Didelphis virginia II 640
  —, —, Marsupialia II 677
  —, —, Megaleia rufa II 640
  —, —, Meles meles II 658
  —, —, Mus musculus II 188, 651
  —, —, Nagetiere II 645
  —, —, Peccari II 672
  —, —, Potorous tridactylus II 640
  —, —, Protemnodon bicolor II 640
  —, —, Protemnodon eugenii II 640
  —, —, Protemnodon rufogrisea II 640
  —, —, Rattus norvegicus II 650
  —, —, Setonix brachyurus II 640
  —, —, Sorex araneus II 677
  —, —, Sorex minutus II 677
  —, —, Taxidae taxus II 658

Lactation
   Wirkung, Ovarwachstum nach Hemikastration, Ratte II 206
   —, Zona pellucida-Ruptur, Ovum in utero, Nagetiere II 186
Lactationsamenorrhoe
   Frau, Kontrazeption II 559
   —, Vorkommen II 559
Lactationstetanie
   Rind, nach Cyclussynchronisation II 868
Lactogener Hormonkomplex
   II 357
Lactogenese
   Frau, Hormonwirkungen II 354, 355f.
   —, Lactationsphasen II 572
Lageramenorrhoe
   Frau, Ursache I 1037
Langendorff-Präparat
   Herz, Meerschweinchen, Stoffwechselbeeinflussung durch Steroide I 473, 507
Lanosterin
   Perfusionsversuch, Placenta, Mensch I 88
   Pool, Cholesterinsynthese, Placenta, Mensch I 88
   Umbau zu Cholesterin, Mikrosomenfraktion, zellfreie II 464
Leber
   Fetus, Mensch, Progesteronabbau, Fermente I 135
   Frau, Ausscheidungsstörung, Kontraindikation für Antikonzeption, hormonale I 1161
   —, Erkrankungen, und Antikonzeption, hormonale I 1147
   —, Funktionen, Beeinflussung durch Antikonzeption, hormonale I 1148
   —, —, Schwangerschaft I 375
   Kaninchen, Steroidstoffwechsel I 240f.
   Mensch, Cholesterinbildung I 66
   —, Progesteronabbau, Fermente I 132
   Säugetiere, Stoffwechsel, Beeinflussung durch Gestagene I 398ff., 551
Leberglykogenteste
   Methodik I 734
   Modifikation, Ingle I 734, 791
   —, Pabst I 734, 791
   —, Singer I 734, 791
   —, Stafford I 734, 791
   Steroidwirkung, gluconeogenetische, Ratte I 734
Lee-Boot-Effekt
   Maus II 740f.
Legeröhrentest
   Bitterling, Gestagenwirkung I 695, 696; II 317f.
Lernfähigkeit
   Säugetiere, Schwangerschaft II 681
Leucin
   Konzentration, Uterusflüssigkeit, Rind, Cyclus II 173
   Umbau, Corpus luteum, Rind I 220
Leukämie
   Maus, chemisch induzierte, Beeinflussung durch Gestagene I 618f.

Leukocyten
   basophile, Konzentration, Blut, Frau, Cyclus I 497, 498
   Diapedese, Uterusmukosa, Maus II *147*
   eosinophile, Konzentration, Blut, Frau, Cyclusverlauf I 496
   —, —, —, —, Schwangerschaft I 497
   —, —, —, Kaninchen, Lactation I 497
   —, —, —, Schwangerschaft I 497
   Konzentration, Uteruswand, Goldhamster, Cyclus II 150
   —, —, Maus, Cyclus II *147*
   —, —, —, nach Kopulation II 146*
   —, —, Ratte, nach Kopulation II 146*
   —, —, Schaf, Progesteronwirkung II 666
   neutrophile, Konzentration, Blut, Kaninchen, Lactation I 496
   —, —, —, Schwangerschaft I 496
   —, —, Maus, Luteom I 496
leukocytenähnliche Zellen
   Tube, Säugetiere, Bedeutung II 85
   —, —, Durchwanderungsrate, Cyclus II 85
   —, —, —, nach Gestagenbehandlung II 85
Leukoplakie
   Portioepithel, Frau, Entstehung unter Gestagen-Oestrogen-Behandlung II 9f.
Levator ani-Gewicht
   s. a. Musculus levator ani-Gewicht
   Index für Wirkung, anabole I 541
Leydig-Zelltumor
   Maus, Wachstum, Beeinflussung durch Gestagene I 620
LH
   „Aufstaueffekt", Rind, Gestagenbehandlung post partum II 874
   Ausscheidung, Harn, Frau, Cyclusschwankungen II 724
   —, —, Ratte, Cyclusschwankungen II 724
   Bedeutung, Cyclusablauf, Rind II 662
   Freisetzung, Frau, Amenorrhoe, hypothalamische II 739
   —, Kaninchen, Erhöhung durch Δ^4-Pregnen-20α-ol-3-on I 238
   —, Ratte, Hemmung durch Progesteron II 648
   —, Schwein, nach Hysterektomie II 213
   —, —, Schwangerschaft II 213
   Konzentration, Blutplasma, Huhn, Cyclusschwankungen II 725
   —, —, —, Eiablage II *612*
   —, —, Ratte, Cyclusschwankungen II 724, 725
   —, —, —, nach Gestagengaben II 86
   —, —, —, und LRF-Konzentration, Hypothalamus II 736
   —, —, Rind, Cyclusschwankungen II 662, 725
   —, —, Schwein, Cyclusschwankungen II 725

LH
  Konzentration, Hypophyse, Affe,
    Cyclusschwankungen II 725
  —, —, Huhn, Eiablage II *612*
  —, —, Ratte, androgen sterilisierte
    II 730
  —, —, —, Cyclusschwankungen II 724,
    759
  —, —, —, nach Kastration II 731
  —, —, —, Pseudogravidität II 724
  —, —, Schaf, Cyclusschwankungen
    II 725
  —, „Kastrationshypophyse", Ratte
    II 731
  Produktionsrate, Frau, Antikonzeption,
    hormonale, Wirkungsmechanismus
    I 1139
  Release s. Freisetzung
  Rückkoppelungsmechanismen, Säugetiere
    I *699*
  Sekretionsrate, Frau, Beeinflussung durch
    Gestagene II 25, 30
  —, Kaninchen, nach Ovulations-
    induktion II *653*
  Trennung von FSH, Methodik II 728
  Wirkung, Aktivität, elektrische, Hypo-
    thalamus, Kaninchen II 757
  —, antiabortive, Kaninchen, hypophys-
    ektomierte II 209
  —, biphasische, Corpus luteum, Ratte
    II 648
  —, Blastocystenwachstum, Kaninchen
    II 177
  —, Cholesteringehalt, Ovar, Ratte I 245
  —, Corpus luteum, Funktion, Frau
    II 723
  —, — —, —, Kaninchen II 723
  —, — —, —, Meerschweinchen II 632
  —, — —, —, Ratte II 633
  —, — —, —, Rind I 80, 218f.;
    II 210, 632, 662
  —, — —, —, Schaf II 633
  —, — —, —, Schwein II 632
  —, — —, Morphologie, Maus II 651
  —, — —, —, Rind II 662
  —, cyclusverlängernde, Rind II 662
  —, Deciduabildung, Ratte II 206
  —, Gestagensynthese, Ovar, Kaninchen
    I 240
  —, luteolytische, Kaninchen II 209
  —, —, Ratte, Pseudoschwangerschaft
    II 648
  —, Oestrogensekretion, Ovar, Ratte
    II 723
  —, Ovar, Säugetier, Allgemeines
    II 721, 722
  —, ovulationsauslösende, Frosch II 609,
    747
  —, —, Ratte II 723
  —, —, Säugetiere II *631*
  —, —, Schwein II 668
  —, Δ^4-Pregnen-20α-ol-3-on-Konzentration,
    Ovar, Kaninchen II 723
  —, —, —, Ratte I 251
  —, —, Ovarvene, Kaninchen II 723

LH
  Wirkung, Progesteronkonzentration,
    Ovar, Kaninchen II 723
  —, —, —, Ratte I 251
  —, —, Ovarvene, Kaninchen II 723
  —, Progesteronsynthese, Corpus luteum,
    Kaninchen II 723
  —, —, —, Ratte II 206
  —, —, —, Rind II 723
  —, —, —, Schaf II 723
  —, —, —, Schwein II 723
  —, —, Ovar, Ratte II 206, 723
  —, Progesteronwirkung, Ovar, Meer-
    schweinchen II 746
  —, —, —, Ratte II 746
  —, schwangerschaftserhaltende, Affe
    II 211
  —, Steroidsynthese, Ovar, Frau I 79, 80
  —, —, —, Kaninchen I 239
  —, —, —, Rind I 219
  —, —, —, Säugetiere II *630*
  Wirkungsort, Ovar, Kaninchen I 238,
    239
LH-FSH
  humanes, Wirkung, Ovarstroma, Andro-
    gensynthese I 74
LH-releasing factor
  s. a. LRF
  Hypothalamus, Huhn, Beeinflussung
    durch Progesteron II 327
Libido
  Frau, Beeinflussung durch Antikonzep-
    tion, hormonale I 1142
  Haustiere, Beeinflussung durch Gestagene
    II 894
  —, —, hormonale II 893f.
  Mann, Beeinflussung durch Gestagene
    II 38
  Rinderbulle, und Rebound-Phänomen
    II 900
  Schafbock, und Rebound-Phänomen
    II 900
Libidohemmteste
  Methodik, Kaninchen I 776
  —, Ratte I 776f.
Licht
  Wirkung, Cyclusverlauf, Frettchen
    II 742f.
  —, —, Kaninchen II 742
  —, —, Maulwurf II 742
  —, —, Meerschweinchen II 742
  —, —, Ratte II 741f.
  —, Fortpflanzungsfunktionen, Säugetiere
    II 741ff.
  —, —, Vögel II 742
  —, FSH-Gehalt, Hypophyse, Ratte
    II 741
  —, Gonadotropinsekretion, Ratte
    II 741f.
  —, —, Säugetiere, Reizübertragungs-
    bahn II 743
  —, —, Vögel II 741
  —, LH-Gehalt, Hypophyse, Ratte II 741
  —, ovulationsauslösende, Säugetiere
    II 760

Licht
  Wirkung, Ovulationsverlust, Ratte II 742
  —, Vaginalepithel, Morphologie, Ratte
     II 742
Limbisches System
  Säugetiere, Beziehung zum Hypo-
     thalamus II 738
Lindiol
  Antikonzeptivum, Bestandteile I 1128
Lipase
  Aktivität, Blut, Frau, Schwangerschaft
     I 376
  —, Endometrium, Frau, Cyclusverlauf
     II 531
Lipide
  Konzentration, Endometrium, Frau,
     während des Cyclus I 387
  —, —, —, Schwangerschaft I 387
  —, —, Nagetier, Gestagenbehandlung
     I 386 f.
  —, —, Ratte, während des Cyclus I 386
  —, —, —, Schwangerschaft I 386
  —, Follikelflüssigkeit, Schwein I 201
  —, Leber, Ratte, Schwangerschaft I 399
  —, Niere, Ratte, Schwangerschaft I 401
  —, Placenta, Ratte I 386
  —, Serum, Fasanenhahn I 365
  —, —, Fasanenhenne I 365
  —, —, Frau, während des Cyclus I 364
  —, —, —, Schwangerschaft I 364
  —, —, Ratte, Schwangerschaft I 364
  Vorkommen, Granulosazellen, Huhn
     I 195
Lipidhaushalt
  Beeinflussung durch Gestagene I 364ff.
Lipoide
  Konzentration, Tubenepithel, Säugetiere,
     Cyclus II 634
  —, Tubensekret, Säugetiere, Cyclus II 634
  Verteilung, Ovar, Goldhamster I 244
  —, —, Ratte I 244
  Vorkommen, Endometrium, Meer-
     schweinchen, Cyclusschwankungen
     II 646
Lipoproteide
  Konzentration, Serum, Fasanenhahn
     I 365
  —, —, Fasanenhenne I 365
  —, —, Frau, während des Cyclus I 364
Lipotrope Substanzen
  Wirkung, Ratte, Schwangerschaft I 479
LMTA
  Bildung, Progesteronwirkung, Frau,
     Schwangerschaft II 553
Locidan
  Antikonzeptivum, Bestandteile I 1127
„Lollipop-Phänomen"
  Glykogenspeicherung, Syncytiotropho-
     blast II 551
LON 41
  Wirkung, Fetalentwicklung, Kaninchen
     II 180
Lordosereflex
  Katze II 680
  Ratte II 682

LRF
  Aktivität, Pfortaderblut, Hypophysenstiel,
     Ratte II 737
  Freisetzung, Hypothalamus, Ratte,
     Cyclusverlauf II 759
  Isolierung II 736
  Konzentration, Hypothalamus, Ratte,
     und LH-Konzentration, Blutplasma
     II 736
  Produktion, Eminentia mediana, Hypo-
     thalamus, Säugetiere II 735
  Sekretionssteuerung, Säugetiere II 757
  Struktur II 737
  Wirkung, HVL, Funktion, Säugetiere
     II 736
  —, LH-Produktion, Hypophysengewebe
     in vitro II 736
LSD
  Wirkung, Gehirn, Kaninchen, Beeinflus-
     sung durch Progesteron I 526
LTH
  s. a. Prolactin
  Ausscheidung, Harn, Frau, vor und nach
     Entbindung II 572
  Bedeutung, physiologische, Rind II 662
  Freisetzung, Ratte, Förderung durch
     Progesteron II 648
  —, —, Regulation II 206
  Produktion, Placenta, Kaninchen, Wir-
     kung auf Corpus luteum II 653
  —, Trophoblast, Hamster II 209
  Sekretion, Frau, Beeinflussung durch
     Gestagene II 35
  Vorkommen, Placenta, Biberratte II 647
  Wirkung, Corpus luteum, Frau II 722
  —, — —, Hamster II 209
  —, — —, Kaninchen II 653
  —, — —, Maus II 207f., 651
  —, — —, Ratte II 205, 633, 722
  —, — —, Rind II 210
  —, — —, Schaf II 210
  —, Deciduabildung, Ratte II 206
  —, —, —, hypophysektomierte II 218
  —, Deciduomentstehung, traumatisch
     bedingte, Ratte II 205, 722
  —, „delayed nidation", Blastocysten,
     Ratte II 206
  —, Eiimplantation, Ratte II 206
  —, endoplasmatisches Reticulum, Mor-
     phologie, Granulosaluteinzellen, Ratte
     II 468, 469
  —, Mauserung, Huhn II 612
  —, Mitochondrienmorphologie, Lutein-
     zellen, Ratte II 466
  —, Ovar, Säugetiere II 721, 722
  —, Placentomentstehung, traumatisch
     bedingte, Ratte II 205
  —, Progesteronproduktion, Corpus luteum,
     Frau II 722
  —, —, — —, Frettchen II 722
  —, —, — —, Hamster II 722
  —, —, — —, Ratte II 722
  —, —, — —, Rind II 210
  —, —, — —, Schaf II 722
  —, —, Maus II 648

LTH
Wirkung, Progesteronproduktion, Ratte
  II 648
—, Progesteronsynthese in vitro, Ovar,
  Ratte II 723
—, schwangerschaftserhaltende, Ratte
  II 722
—, —, —, Proteindefizit II 226
Luminal
Wirkung, Progesteronwirkung, thermogenetische, Frau II 525
Lungen
Säugetiere, Funktionen, Beeinflussung
  durch Gestagene I 512
Lungenarterienembolie
Frau, Häufigkeit, Beeinflussung durch
  Antikonzeption, hormonale I *1146*
Lungengewebe
Rind, Progesteronabbau, in vitro I 224
Lutealphase
s. a. Corpus luteum-Phase
Frau, Polymenorrhoe I 1053
Meerschweinchen, Verlängerung durch
  Hemihysterektomie II 211
Säugetiere, Dauer II 725
—, —, Verhältnis zu Follikelphase,
  Unterschiede II 842
luteal supplementation
Antikonzeption, hormonale I 1135
—, —, Wirkungsmechanismus I 1140*
Luteinisierung
Follikel vor Ovulation, Elephantulus
  II 642
—, Maulwurf II 642
Luteinisierungshormon
s. LH
Luteinisierungsquotient
Antiluteinisierungstest, Methodik I 759
Luteohormon
s. a. Corpus luteum-Hormon
s. a. Luteosteron
s. a. Δ^4-Pregnen-3,20-dion
s. a. Progesteron
s. a. Progestin
Eigenschaften, physikalisch-chemische I 5
Luteolyse
Kaninchen, HCG-bedingte II 209
—, LH-bedingte II 209
Säugetiere, Faktoren II 211f.
—, Gestagenwirkung II 97f.
Luteom
Maus, Wirkung, Nebennierenrinde I 576,
  578
Luteosteron
s. a. Corpus luteum-Hormon
s. a. Luteohormon
s. a. Δ^4-Pregnen-3,20-dion
s. a. Progesteron
s. a. Progestin
Eigenschaften, physikalisch-chemische
  I 5
Entdeckung V
„luteotroper Komplex"
Hamster, Schwangerschaft II 209
Säugetiere, Schwangerschaft II 205ff.

Luteotrophie
Gestagenwirkung II 94f.
Luteotropin
s. LTH
Lutocyclin
Wirkung, Granulocytenbildung, endometriale, Frau II 224
Lutoral
Antikonzeptivum, Bestandteile I 1128
Lymphfollikel
Endometrium, Frau, Morphologie,
  Cyclusverlauf II 535
Lymphocyten
Konzentration, Blut, Frau, Schwangerschaft I 498
Lyndiol
Antikonzeptivum, Bestandteile I 1128
Lyndiol 2,5
Antikonzeptivum, Bestandteile I 1128
Lynestrenol
s. Lynoestrenol
Lynestrol
s. Lynoestrol
Lynoestrenol
s. a. Äthinylnorandrostenol
s. a. Äthinyloestrenol
s. a. 17α-Äthinyl-Δ^4-oestren-17β-ol
Eigenschaften, chemische I 16
Entdeckung IX
Halbwertzeit, Blutplasma, Mensch
  I 283
IR-Spektrum I 15
Konstitutionsformel I 15, 283
LD_{50}, akute, Maus I 483
Löslichkeit I 16
Metabolite, Ausscheidung, Harn, Mensch
  I 283
—, Leberhomogenat, Kaninchen I 283
Synthese IX; I 16
Toxizität, akute, Maus I 483
—, chronische, Hund I 483
—, —, Ratte I 483
Transformationsdosis, Endometrium,
  Frau, Gabe per os II 13
Wirksamkeit, Allen-Doisy-Test II 55
—, Clauberg-McPhail-Test II 77
—, Greenblatt-Test II 14
—, Oestruserzeugung, Ratte II 429
Wirkung, anaesthetische, Hexobarbitalwirkung, Ratte I 522
—, Anaphylaxie, Ratte I 489
—, Acidophilenindex, Vagualepithel,
  proliferiertes, Frau II 5
—, androgene, Nichtsäuger II 314
—, antioestrogene, Ratte II 59
—, antiovulatorische, Ratte II 92
—, A-Wert, Frau I 1153, *1154*
—, Bewegungsaktivität, Maus I 528
—, Differentialblutbild, Frau I 496
—, Endometriummorphologie, Frau
  II 19, 20
—, Erythrocytenkonzentration, Blut,
  Hund I 491
—, —, —, Ratte I 491
—, Erythrocytenresistenz, Frau I 494

Lynoestrenol
  Wirkung, Farnkrautphänomen, Cervix-
    schleim, Frau II 11
  —, FSH-Sekretion, Frau II 30
  —, Glucoseassimilationskoeffizient, Frau
    I 1153, *1154*
  —, Glucosekonzentration, Blut, Frau,
    nüchtern I 1153, *1154*
  —, Gonadotropinausscheidung, Frau
    I 1139; II 752
  —, Hämatokrit, Hund I 492
  —, —, Ratte I 492
  —, Hämoglobinkonzentration, Frau I 493
  —, —, Hund I 493
  —, —, Ratte I 493
  —, HCG-Wirkung, Ovar, Ratte II 747
  —, Hodenfunktion, Mann II 38
  —, Hodenmorphologie, Mann II 38
  —, Hypophysengewicht, Hund I 561*
  —, —, Ratte I 561*
  —, Hypophysenmorphologie, Ratte I 564
  —, Hypothalamusmorphologie, Ratte
    I 513
  —, Karyopyknoseindex, Vaginalepithel,
    Frau II 7, 8
  —, Körpergewicht, Hund I 536
  —, —, Ratte I 538*
  —, Kohlenhydratstoffwechsel, Frau
    I 1149f.
  —, Konzeptionsrate, Frau II 33
  —, Kornifikationsindex, Vaginalepithel,
    proliferiertes, Frau II 5
  —, Laktation, Frau II 36
  —, Leberfunktion, Frau I 551
  —, Lebermorphologie, Frau I 551
  —, —, Ratte I 553
  —, Leukocytenkonzentration, Blut, Frau
    I 496
  —, —, —, Hund I 496
  —, —, —, Ratte I 496
  —, LH-Gehalt, Hypophyse, Ratte II 94
  —, Minutenvolumen, Herzleistung, Frau
    I 508
  —, Nebennierengewicht, Ratte I 574*,
    576
  —, Nierenmorphologie, Ratte I 557
  —, Ovarialfunktion, generative, Frau
    II 29
  —, —, inkretorische, Frau II 28
  —, Ovarialmorphologie, Frau II 31
  —, ovulationshemmende, Frau I 1136
  —, —, Kombination mit Oestrogenen
    I 1126, 1128*
  —, —, Säugetiere II 745
  —, renotrope, Maus I 556
  —, schwangerschaftserhaltende, Ratte
    II 245*
  —, uterotrophe, Ratte II 82
  —, virilisierende, Fet, Ratte II 449
  Wirkungen I 16, 960f.*
Lynoestrenol-Mestranol
  Wirkung, Gonadotropinausscheidung,
    gesamte, Harn, Frau II *25*
  —, LH-Ausscheidung, Harn, Frau II *26*
  —, LH-Konzentration, Serum, Frau II *26*

Lynoestrol
  s.a. 17α-Methyl-Δ^4-oestren-17β-ol
  Wirkung, antiovulatorische, Kaninchen
    II 92
  Wirkungen I 958*
Lysosomen
  Bedeutung für Zellinvolution, Säugetiere
    II 501
  —, für Sekretionsvorgänge, Säugetierzelle
    II 501
  primäre II 501
  sekundäre II 501
    s.a. Cytolysosomen
    s.a. Phagolysosomen
  —, Corpus luteum, Bedeutung II 468
  —, Prostata, Bedeutung II 501
  —, Prothoraxdrüse, Drosophila, Bedeu-
    tung II 468, 501

Macula adhaerens
  Zellmembran, Myometrium, Ratte,
    Schwangerschaft II 477
Magen
  Frau, Peristaltik, Schwangerschaft I 530
Magnesium
  Bindungen, Proteine, Myometrium,
    Säugetiere II 634
  Konzentration, Myometrium, Säugetiere,
    Cyclusschwankungen II 634
  —, —, —, Schwangerschaft II 634
  „Magnesiumanaesthesie"
    Myometrium, Säugetiere, Progesteron-
      wirkung II 634
Mamma
  Frau, Carcinom, Therapie, Bestrahlung
    I 1082
  —, —, —, Hormongaben I 1082f.
  —, —, —, Operation I 1082
  Ratte, Carcinom, dimethylbenzanthracen-
    induziertes, Rückbildung, spontane
    I 612
  —, —, Geschlechtsverteilung I 604
  —, —, Häufigkeit I 604
  —, Fibroadenom, Wachstum, Ovar-
    ektomie I 606
  —, —, —, Progesteron I 606*, I 607*
  —, —, —, Schwangerschaft I 606
Mammogenese
  Frau, Entwicklungsstadien II 568, 569,
    571
  —, Lactationsphase II 572
  Säugetiere, Hormonwirkungen II *354*
Mammogener Hormonkomplex
  II *354*
„Mammogenes Hormon"
  Frau, Schwangerschaft II 571
MAP
  Anwendung, Oestrusinduktion, Schaf
    II 888*
Markierung
  radioaktive, Gestagene, Rückstands-
    bestimmung, Zootechnik II 824
Marsupialia
  Fortpflanzungsmechanismen, Gruppen
    II *640*

Mast
  hormonale, Haustiere I 895f.
Mastodynie
  Frau, Antikonzeption, hormonale,
    Nebenwirkung I 1143
  —, Cyclusabhängigkeit I 1081; II 570
Mastopathie
  Frau, Cyclusabhängigkeit I 1081
  —, Gestagentherapie I 1082
  —, Histologie, Bindegewebsfibrose I 1081
  —, —, Epithelproliferation I 1081
  —, —, Milchgangscysten I 1081
Mastzellen
  Konzentration, Endometrium, Rind,
    Cyclusverteilung II 624, 625*
  —, Myometrium, Rind, Cyclusverteilung
    II 624, 625*, 663
  —, Perimetrium, Rind, Cyclusverteilung
    II 624, 625*
Mating-Center
  Gehirn, Säugetiere, Sexualverhalten
    II 439
Mauser
  Huhn, gestageninduzierte II *841*
  —, Steuerung, hormonale II 612
  Vögel, Definition II 841
McPhail-Test
  Antigestagenwirkung, Endometrium,
    Kaninchen I 704
  Gestagenwirkung, Endometrium, Kaninchen VI *682*, 683
  Laktation nach Gestagentherapie II 36
  Methodik I 741
Mc Ginty-Test
  Antigestagenwirkung, Endometrium,
    Kaninchen I 704
  Gestagenwirkung, Endometrium,
    Kaninchen I 684
  Methodik I 744
„medial basal hypothalamus"
  s. a. Hypophysiotropes Areal
Medroxyprogesteron
  s. a. 6α-Methylhydroxyprogesteron
  s. a. 6α-Methyl-Δ^4-pregnen-17α-ol-
    3,20-dion
  Wirkung, FSH-Hemmung, Ovar, Frau
    II 746
  —, Gonadotropinausscheidung, Frau
    II 752
  —, Mammogenese, Mädchen, Pubertas
    praecox II 569
  —, Myometrium, Motilität, Frau,
    II 22, 23
  —, Ovarialfunktion, generatorische, Frau
    II 29
  —, ovulationshemmende, Säugetiere
    II 745
  —, Wachstum, Pilze I 453
Medroxyprogesteronacetat
  s. a. 6α-Methylacetoxyprogesteron
  s. a. 6α-Methylhydroxyprogesteronacetat
  s. a. 6α-Methyl-Δ^4-pregnen-17α-ol-
    3,20-dion-17α-acetat
  Abbau, Lebercytoplasma, Ratte I 281
  —, Lebermikrosomen, Kaninchen I 281

Medroxyprogesteronacetat
  Derivate I 7
  Eigenschaften, chemische I 7
  Entdeckung VIII
  Halbwertzeit, Blutplasma, Mensch I 280
  IR-Spektrum I 7
  Konstitutionsformel I 7, 280
  Löslichkeit I 7
  Metabolite, Ausscheidung, Faeces,
    Kaninchen I 281
  —, —, —, Mensch I 280
  —, —, —, Schaf I 280
  —, —, —, Schwein I 280
  —, —, Galle, Mensch I 280
  —, —, Harn, Kaninchen I 280f.
  —, —, —, Mensch I 280
  —, —, —, Schaf I 280
  Resorption, Mensch I 280
  Synthese VIII; I 7
  Therapie, Abort, Frau I 1071*, 1072*;
    II 2
  —, Corpuscarcinom, Frau I 1087*, 1088
  —, Hypoplasia uteri, Frau I 1058
  —, Pubertas praecox, Mensch I 1090
  Transformationsdosis, Endometrium,
    Frau, Gabe parenteral II 12
  —, —, —, per os II 13
  Verteilung, Fettgewebe, Kaninchen I 280
  —, —, Schaf I 280
  —, —, Schwein I 280
  —, Fetus, Ratte I 281
  —, Nebenniere, Fetus, Mensch I 280
  Wirksamkeit, Clauberg-McPhail-Test
    II 70
  —, Greenblatt-Test II 14
  —, Kükenkammtest II 331
  Wirkung, abortemmende, Kaninchen,
    Oxytocininduktion II 296f.
  —, —, Meerschweinchen, Oxytocin-
    induktion II 302
  —, abortive, Ratte, Frühschwangerschaft
    II 227
  —, Acidophilenindex, Vaginalepithel,
    proliferiertes, Frau II 5
  —, ACTH-Hemmung, Ratte, Sayers-
    Test I 568
  —, —, Stress I 568
  —, ACTH-Konzentration, Hypophyse,
    Ratte I 568
  —, ACTH-Sekretion, Mensch I 567
  —, —, Ratte I 568
  —, antiandrogene, Ratte II 450
  —, Antikonzeption, Frau, Kombination
    mit Oestrogenen I 1126, 1127*, 1135
  —, antioestrogene, Ratte II 59
  —, —, Uterus, Maus II 83
  —, antiovulatorische, Kaninchen II 89
  —, —, Ratte II 89
  —, antiteratogene, bei Mangeldurch-
    blutung, uteriner II 183
  —, Auge, Frau I 597
  —, A-Wert, Frau I 1153, *1154*
  —, Blutdruck, Ratte I 510
  —, Brunstauslösung, Haustiere II 431
  —, Brunstverhalten, Ratte II *430*

Medroxyprogesteronacetat
  Wirkung, Calciumkonzentration, Blut,
    Frau I 549
  —, Carcinomwachstum, Mamma, Maus
    I 605
  —, —, Niere, Goldhamster I 615
  —, —, Prostata, Ratte I 618
  —, Cholesteringehalt, Nebenniere, Ratte
    I 577
  —, —, Nebennierenrinde, Affe I 576
  —, Corticoidproduktion, Nebenniere,
    Ratte, in vitro I 579
  —, Corticosteronkonzentration, Neben-
    nierenvene, Hahn I 580
  —, —, Plasma, Ratte I 488, 581
  —, Cyclussynchronisation, Maus II 431
  —, —, Schaf II 432
  —, —, Schwein II 432
  —, Deckbereitschaft, Maus II 431
  —, —, Rind II 432
  —, —, Schaf II 432
  —, —, Schwein II 432
  —, Eibefruchtung, Frettchen, Inse-
    mination, intrauterine II 162*
  —, —, Kaninchen II 159*
  —, —, —, Insemination, intrauterine
    II 138*, 164
  —, —, —, —, intravaginale II 137*,
    138*, 163*
  —, Eitransport, Frettchen II 198
  —, —, Kaninchen II 196*, 197*, 198*,
    200*
  —, EEG-Nachreaktionsschwelle,
    Kaninchen I 526
  —, EEG-Weckschwelle, Kaninchen
    I 526
  —, Endometrium, Morphologie, Frau,
    II 17
  —, —, Kaninchen II 64
  —, Endosalpinx, Morphologie, Frau
    II 23
  —, Entzündung, Baumwollgranulom
    I 488
  —, —, Pouch-Test I 488
  —, Fructosegehalt, Ejakulat, Schafbock
    II 102
  —, Fibroadenomwachstum, Mamma,
    Ratte I 607
  —, gestagene, Endometrium, Kaninchen
    II 164
  —, —, Vaginalepithel, proliferiertes, Frau
    II 6
  —, Glucoseassimilationskoeffizient, Frau
    I 1153, 1154
  —, Glucosekonzentration, Blut, Frau,
    I 1153, 1154
  —, Gonadotropinhemmung, Frau I 1140
  —, Herzgewicht, Ratte I 506*
  —, HHL-Hormon-Sekretion, Ratte
    I 570
  —, Hodenfunktion, Kaninchen II 99
  —, —, Mann II 38
  —, —, Ratte II 99
  —, Hypophysengewicht, Ratte I 558,
    560*

Medroxyprogesteronacetat
  Wirkung, Hypophysenmorphologie,
    Kaninchen I 564
  —, —, Pavian I 564
  —, —, Ratte I 564
  —, implantationsinduzierende, Nerz
    II 222
  —, Infektion, Besnoitia, Goldhamster
    I 462
  —, Jodidaufnahme, Schilddrüse, Ratte
    I 586
  —, Kapazitation, Tube, Kaninchen II 165
  —, —, Uterus, Kaninchen II 165
  —, Karyopyknoseindex, Vaginalepithel,
    Frau II 7
  —, —, —, —, Abortus imminens II 8
  —, 17-Ketosteroidausscheidung, Harn,
    Eber II 103
  —, —, —, Mensch I 582
  —, —, —, Ratte I 568
  —, Kornifikationsindex, Vaginalepithel,
    proliferiertes, Frau II 5
  —, Knochenreifung, Ratte I 548
  —, Körpergewicht, Ratte I 538*, 540
  —, Laktation, Frau II 36
  —, Lebenserhaltung nach Adrenektomie,
    Ratte I 481, 484*
  —, Lebergewicht, Ratte I 554
  —, leukocytenähnliche Zellen, Durch-
    wanderungsrate, Tube, Stärke II 85
  —, LTH-Sekretion, Hypophyse, Ratte
    II 207
  —, luteolytische, Ratte II 95, 97
  —, Mammacarcinomwachstum, Maus
    I 605
  —, Mammafibroadenomwachstum, Ratte
    I 607
  —, Melanophorenhormonsekretion, Ratte
    I 570
  —, Milzaufbau, Ratte I 502
  —, Milzgewicht, Ratte I 502
  —, Musculus levator ani-Gewicht, Ratte
    I 542
  —, Myometrium, Morphologie, Kaninchen
    II 294
  —, Nebennierengewicht, Affe I 572*
  —, —, Huhn I 572*
  —, —, Ratte I 570, 572, 573*, 576
  —, —, —, ACTH-Hemmung I 568
  —, Nebennierenfunktion, Ratte I 510
  —, Nebennierenmorphologie, Ratte
    I 510, 577, 578
  —, Nebenschilddrüsenmorphologie, Ratte
    I 587
  —, Nierencarcinomwachstum, Gold-
    hamster I 615
  —, Nierengewicht, Maus I 555
  —, —, Ratte I 555
  —, Nierenmorphologie, Ratte I 556
  —, Oestrogenausscheidung, Harn, Eber
    II 103
  —, Oestruserzeugung, Ratte II 429
  —, Ovarialfunktion, generative, Frau
    II 29, 30
  —, —, inkretorische, Frau II 28

Medroxyprogesteronacetat
  Wirkung, Ovarwachstum, oestrogen-
    stimuliertes, Ratte II 207
  —, ovulationshemmende, Kombination
    mit Oestrogenen I 1126, 1127*,
    1135
  —, Pankreasmorphologie, Ratte I 588
  —, PBI, Frau, Cyclus I 585
  —, —, —, Schwangerschaft I 585
  —, —, Mann I 585
  —, Prolactinsekretion, Ratte I 567
  —, Propylthiouracilkropf, Ratte I 583
  —, Prostatacarcinomwachstum, Ratte
    I 618
  —, Samenvolumen, Ejaculat, Schafbock
    II *102*
  —, Schilddrüsengewicht, Ratte I 584*
  —, Schilddrüsenmorphologie, Ratte
    I 585
  —, schwangerschaftserhaltende, Kanin-
    chen II 248f.*
  —, —, Maus II 228*
  —, —, Ratte II 234f.*
  —, —, Säugetiere II 429
  —, schwangerschaftsverlängernde,
    Meerschweinchen II 303
  —, —, Ratte II 303
  —, Somatotropinsekretion, Ratte I 569
  —, spermatogene, Ratte II *105*
  —, Spermienzahl, Ejaculat, Schafbock
    II *102*
  —, Sterblichkeit, Maus, Kälteschock
    I 583
  —, Talgdrüsenfunktion, Mann I 590
  —, Thymusgewicht, Ratte I 502, 503*
  —, Thyroxinbindungskapazität, Serum,
    Frau I 585
  —, toxische, Fetus, Hund I 487
  —, Trijodthyroninaufnahme, Erythro-
    cyten, Mensch I 587
  —, TSH-Produktion, Ratte I 569
  —, —, —, nach Propylthiouracil I 569
  —, Tubenepithel, Morphologie, Frau
    II 23
  —, Überlebenszeit, Maus, Muskel-
    dystrophie, erbliche I 546
  —, Urethraepithel, Frau, Menopause
    I 536
  —, uterotrophe, Maus II 82
  —, Uteruswachstum, oestrogen-
    induziertes, Maus II 290
  —, Vaginalepithel, Acidophilenindex,
    Frau, Abortus imminens II 8
  —, —, Morphologie, Frau II 4, 5, 7, 8
  —, virilisierende, Fetus in utero I 1072;
    II 34, 448
  —, Wasserbelastungstest, Frau, Adrenal-
    ektomie I 481, 484*
  —, wehenhemmende, Frau II 35
  —, —, Kaninchen, (Oxytocininduktion)
    II 254*
  Wirkungen I 7, 838ff.*
Medroxyprogesteron-acetat-3,20-bis-
  äthylenketal
  Eigenschaften, physikalische I 7

Medroxyprogesteroncapronat
  Dosis, schwangerschaftserhaltende, Rind,
    nach Ovarektomie II 813
Megestrol
  Wirkung, Cyclussynchronisation, Schaf,
    Dosierung II 866f.*
  —, Ovarialfunktion, inkretorische,
    Frau II 28
Megestrolacetat
  s.a. 6-Methyldehydroacetoxyprogesteron
  s.a. 6-Methyldehydrohydroxyprogesteron-
    acetat
  s.a. 6-Methyl-$\Delta^{4,6}$-pregnadien-17α-ol-
    3,20-dion-17α-acetat
  Abbau, Leber, Kaninchen I 281
  —, —, Ratte I 281
  Dauerbehandlung, Nebenwirkung,
    Durchbruchsblutung I 1144
  Eigenschaften, chemische I 7
  Entdeckung VIII
  IR-Spektrum I 8
  Konstitutionsformel I 8, 281
  LD_{50}, orale, Maus I 483
  Löslichkeit I 7
  Metabolite, Ausscheidung, Faeces,
    Kaninchen I 281
  —, —, —, Ratte I 281
  —, —, Harn, Kaninchen I 281
  —, —, —, Ratte I 281
  Resorption, Mensch I 281
  —, Schaf I 281
  Synthese VIII; I 7
  Therapie, antikonzeptionelle, Erfolgs-
    sicherheit I 1137*
  Toxizität, akute, Maus I 483
  —, subakute, Ratte I 483
  Transformationsdosis, Endometrium,
    Frau, Gabe per os II 13
  Verteilung, Blutplasma, Ratte I 281
  —, Fettgewebe, Ratte I 281
  —, Leber, Ratte I 281
  —, Niere, Ratte I 281
  Wirksamkeit, Clauberg-McPhail-Test
    II 71
  —, Greenblatt-Test II 14
  Wirkung, ACTH-Freisetzung, Ratte, Stress
    I 568
  —, ACTH-Hemmung, Ratte I 568
  —, Amnionzellkultur, Wachstum I 622
  —, antiandrogene, Ratte II 450
  —, —, —, Sexualverhalten II 443
  —, antikonzeptive, Hund II 892
  —, —, Katze II 892
  —, antioestrogene, Ratte II 59
  —, —, Uterus, Maus II 83
  —, antiovulatorische, Kaninchen II 90
  —, —, Ratte II 90
  —, Carcinomzellkultur, Wachstum I 622
  —, Corticosteronproduktion, Nebenniere,
    Ratte I 579
  —, Cortisolkonzentration, Plasma, Frau
    I 568
  —, Endometrium, Morphologie, Frau
    II 17
  —, —, —, Kaninchen II 64

Megestrolacetat
  Wirkung, Entzündung, Fremdkörper-
    granulom, Ratte I 488
  —, Fertilität, Ratte II 902
  —, Hypophysengewicht, Ratte I 561*
  —, Karyopyknoseindex, Vaginalepithel,
    Frau II 7
  —, 17-Ketosteroidausscheidung, Harn,
    Frau I 568
  —, Körpergewicht, Ratte I 538
  —, Libido, Ratte II 902
  —, Mesotheliomzellkultur, Wachstum
    I 622
  —, Musculus levator ani-Gewicht, Ratte
    I 542
  —, Oestrusverhütung, Dosierung, Schaf
    II 839
  —, Nebennierengewicht, Kaninchen
    I 573*, 576
  —, —, Maus I 573*, 576
  —, —, Meerschweinchen I 573*, 576
  —, —, Ratte I 570, 573*, 576
  —, Ovarialfunktion, generative, Frau
    II 29
  —, ovulationshemmende, Kombination
    mit Oestrogenen I 1126, 1127*, 1128*
  —, Sarkomzellkultur, Wachstum I 622
  —, schwangerschaftserhaltende, Ratte
    II 237*
  —, Spermiogenese, Ratte II 902
  —, TSH-Hemmung, Ratte I 569
  —, TSH-Produktion, Ratte, nach
    Propylthiouracil I 569
  —, uterotrophe, Ratte II 82
  —, Vaginalepithel, Morphologie, Frau II 7
  —, virilisierende, Fet, Ratte II 448
  Wirkungen I 7, 869*
Mehrlingsinduktion
  nach Oestrusinduktion, Schaf II 880
Melanocyten
  Meerschweinchen, Haut, Anzahl,
    Schwangerschaft I 595
Melengestrolacetat
  Therapie, Acyclie post partum, Pferd
    II 808
  —, —, Rind II 808
  —, Sexualverhalten, abnormes, Katze
    II 816
  Wirksamkeit, Cyclussynchronisation,
    Rind II 856f.*, 878*
  —, —, Rind, post partum II 880*
  —, —, Schaf II 866f.*, 878*
  —, —, Ziege II 878*
  —, Oestrusverhütung, Pferd II 839
  —, —, Rind II 839
  —, —, Schaf II 839
  —, schwangerschaftserhaltende, Rind,
    nach Ovarektomie II 813
  Wirkung, Färsenmast II 897
  —, —, nach Kastration II 897
  —, Gonadotropinsekretion, Rind II 899
  —, Ochsenmast II 896
  —, Ovarialcystenbildung, Rind II 875
  —, ovulationshemmende, Rind II 899
  —, Schafmast II 897

Membranpermeabilität
  Capillaren, Rattenvagina, Oestrogen-
    wirkung II 484
Membranpotential
  Myometriumzelle, Kaninchen II 292*
  —, Katze II 293*
  —, Maus II 293*
  —, Meerschweinchen II 293*
  —, Ratte I 292f.*
  —, Säugetiere II 290
  —, —, Cyclusschwankungen
    II 635
Menarche
  Frau, Cyclustypen II 563*
Menopause
  Frau, Eintrittsalter, Carcinomwachstum
    I 1155
  —, Hormonhaushalt II 560
Menorrhagia haemorrhagica
  Frau I 1042
Menstruation
  Frau, Auslösung II 523
  —, Beeinflussung durch Choriongonado-
    tropine I 353
  —, post partum, anovulatorische II 559
  —, Vergleich mit Primaten II 625
  —, Verschiebung durch Gestagene I 737
  —, —, Greenblatt-Test II 14
  Grivetaffe II 674
  Krabbenesser II 675
  Pavian II 674
  Primates II 625, 673
  Rhesusaffe II 625, 674
  Tupaiidae II 625
Menstruationskalender
  Antikonzeption, hormonale, orale, Frau
    I 1130
Menstruationsverschiebung
  Frau, Gestagenwirkung I 737
  —, Greenblatt-Test II 14
MER 25
  Wirkung, antioestrogene, deciduale
    Reaktion, Ratte II 220
Merkfähigkeit
  Frau, Cyclusabhängigkeit II 754
Mestranol
  Therapie, antikonzeptionelle, Kombi-
    nation mit Gestagenen, Erfolgs-
    sicherheit I 1137*
  —, postklimakterische Beschwerden,
    Frau I 1079
  —, postmenopausische Beschwerden,
    Frau I 1079
  Toxizität, chronische, Ratte I 483, 485
  Wirkung, Abbruchblutung, gestagen-
    bedingte, Endometrium, Frau I 1039
  —, Blutdurchfluß, Vena femoralis, Hund
    II 903
  —, Cortisolstoffwechsel, Frau I 581
  —, diabetogene, Frau, Kombination mit
    Gestagenen I 1149
  —, Glucosetoleranz, Frau, Kombination
    mit Gestagenen I 1150
  —, Gonadotropinsekretion, Frau, Kom-
    bination mit Gestagenen I 1139

Mestranol
  Wirkung, Ikterus, Mensch I 552
  —, Kohlenhydratstoffwechsel, Frau
    1153, *1154*
  —, Talgdrüsenfunktion, Mensch I 591
  —, Thrombocytenkonzentration, Blut,
    Frau I 500
17α-Methallyl-19-nortestosteron
  s. a. 17α-Butenyl-Δ⁴-oestren-17β-ol-3-on
17α-(2-Methallyl)-19-nortestosteron
  Wirkung, Endometriummorphologie,
    Kaninchen II 64
  Wirkungen I 933*
17α-(1-Methallyl)-Δ⁴-oestren-17β-ol-3-on
  s. a. 17-(1-Buten-3-yl)-19-nortestosteron
  Wirkung, schwangerschaftserhaltende,
    Kaninchen II 251*
  —, —, Ratte II 241*
  Wirkungen I 933*
17α-(2′-Methallyl)-Δ⁴-oestren-17β-ol-3-on
  Wirkung, antiovulatorische, Kaninchen
    II 91
  —, Hodenfunktion, Ratte II 101
  —, schwangerschaftserhaltende, Kaninchen II 251f.*
  —, —, Ratte II 242*
  Wirkungen I 934*
17α-(3′-Methallyl)-Δ⁴-oestren-17β-ol-3-on
  Wirkungen I 934*
Methandrolon
  Wirkung, antiovulatorische, Ratte,
    hypophysektomierte II 93
Methandrostenolon
  s. a. 17α-Methyl-Δ¹,⁴-androstadien-
    17β-ol-3-on
  Wirkung, antiovulatorische, Ratte
    II 92
  Wirkungen I 965*
L-Methionin-methyl-¹⁴C
  Einbau, Proteine, Leber, Ratte I 401
Methisteron
  Wirkung, Endometrium, Frau,
    Charakteristica II 19
  —, virilisierende, Fet, weiblicher II 34
6-Methoxy-17α-hydroxy-progesteron
  s. a. Δ⁴-Pregnen-6,17α-diol-3,20-dion-6-
    methyläther
  Wirkungen I 852*
6β-Methoxy-iso-bisnorcholensäure-
    methyläther
  Wirkungen I 968*
α-(p-Methoxyphenyl)-β,β-diphenylacrylnitril
  Wirkung, Leukämieerzeugung, Maus
    I 619
  —, Lymphomerzeugung, Maus I 618
  —, Lymphosarkomerzeugung, Maus
    I 619
6-Methoxyprogesteron A
  s. a. Δ⁴-Pregnen-6-ol-3,20-dion-6-
    methyläther
  Wirkungen I 826*
6-Methoxyprogesteron B
  s. a. Δ⁴-Pregnen-6-ol-3,20-dion-6-
    methyläther
  Wirkungen I 826*

Methoxyprogesteronacetat
  und Pyometrabildung, Hund II 902
  Therapie, Hyperplasie, cystisch-glandu-
    läre, Endometrium, Haustiere
    II 815
  Wirksamkeit, Cyclussynchronisation,
    Rind II 878*
  —, —, —, post partum II 878*, 880*
  —, —, Schaf II 862ff.*, 878*
  —, —, Schwein II 872f.*, 878*
  —, —, Ziege II 869*, 878*
  —, Oestrusinduktion, Schaf II 886f.*
  —, Oestrusunterdrückung, Hund II 840
  —, Oestrusverhütung, Haustiere II 838
  Wirkung, ACTH-Sekretion, Geflügel
    II 902
  —, corticoidartige, Mensch II 902
  —, —, Ratte II 902
  —, Cyclussynchronisation, Meerschwein-
    chen II 903
  —, —, Rind II 847
  —, —, —, Dosierung II 850*, 878*
  —, —, — post partum II 874
  —, —, — — —, Dosierung II 878*,
    880*
  —, —, Schaf, Dosierung II 878*,
    862ff.*
  —, Ejaculatmenge, Schafbock
    II 895
  —, Endometriumhyperplasie, Haustiere
    II 815
  —, —, Hund II 841
  —, Fructosegehalt, Ejaculat, Schafbock
    II 895
  —, Hodenentwicklung, Schaf II 830,
    831*
  —, Hodenfunktion, Meerschweinchen
    II 903
  —, —, Schafbock II 894, 902
  —, Hodeninterstitium, Morphologie,
    Schaf II 895
  —, katabole, Kaninchen II 895
  —, 17-Ketosteroidausscheidung, Harn,
    Eber II 894
  —, Libido, Schafbock II 902
  —, Oestrusinduktion, Schaf, Dosierung
    II 886f.*
  —, Oestrusunterdrückung, Hund,
    Dosierung II 840
  —, Oestrusverhütung, Dosierung, Hund
    II 838
  —, —, —, Katze II 838
  —, —, —, Pferd II 838
  —, —, —, Rind II 838
  —, —, —, Schaf II 838
  —, —, —, Schwein II 838
  —, —, —, Ziege II 838
  —, Pubertätsentwicklung, Schaf II 830,
    831*
  —, —, Schwein II 807, 833
  —, Spermiogenese, Schaf II 895
  —, Steroidproduktion, Hoden, Eber
    II 894
  —, Uteruswachstum, Schaf II 830
  —, Wurfgröße, Schwein II 814, 885

Δ^6-Methoxyprogesteronacetat
  Wirkung, Cyclussynchronisation, Rind
    II 847, 878*
  —, —, Schaf, Dosierung II 878*
  —, —, Schwein, Dosierung II 872f.*,
    878*
  —, —, Ziege, Dosierung II 878*
Methoxyprogesteronoenanthat
  Therapie, Acyclie post partum, Pferd
    II 808
6α-Methylacetoxyprogesteron
  s. a. Medroxyprogesteron-acetat
  s. a. 6α-Methylhydroxyprogesteronacetat
  s. a. 6α-Methyl-Δ^4-pregnen-17α-ol-3,20-
    dion-17α-acetat
  Eigenschaften, physikalisch-chemische I 7
6α-Methyl, 17α-äthinyl, 21-äthyl-Δ^4-
  androsten-17β-ol-3-on
  s. a. 6α-Methyl, 17α-butinyl-Δ^4-androsten-
    17β-ol-3-on
  Wirkungen I 923*
1α-Methyl, 17α-äthinyl-$\Delta^{4,6}$-androsta-
  dien-17β-ol-3-on
  Wirkungen I 966*
1α-Methyl, 17α-äthinyl-Δ^1-5α-androsten-
  17β-ol-3-on
  Wirkungen I 921*
6α-Methyl, 17α-äthinyl-Δ^4-androsten-
  17β-ol-3-on
  s. a. 6α-Methylethisteron
  Wirkungen I 921*
6β-Methyl, 17α-äthinyl-Δ^4-androsten-
  17β-ol-3-on
  Wirkungen I 923*
17α-Methyl, äthinyl-19-nortestosteron
  s. a. 17α-Propinyl-Δ^4-oestren-17β-ol-3-on
  Wirkungen I 945*
18-Methyl-17α-äthinyl-Δ^4-oestren-17β-
  ol-3-on
  Wirksamkeit, Hodenhemmtest, Ratte
    I 712
  Wirkung, antioestrogene, Uteruswachs-
    tum, Maus I 697
6α-Methyl-20-äthylendioxy-Δ^4-pregnen-
  3β-ol
  Wirkungen I 887*
6α-Methyl-20-äthylendioxy-Δ^4-pregnen-
  3β-ol-3β-acetat
  Wirkungen I 887*
6-Methyl, 17α-äthyl-$\Delta^{4,6}$-pregnadien-
  3,20-dion
  Wirkungen I 864*
6α-Methyl, 17α-äthyl-Δ^4-pregnen-3,20-dion
  Wirkungen I 817*
1-(α-Methyl-allyl)-6-methyl-dithiobiurea
  Wirkung, gonadotropininaktivierende,
    Haustiere II 904
17α-Methyl-$\Delta^{1,4}$-androstadien-17β-ol-3-on
  s. a. Methandrostenolon
  Wirkungen I 965*
17α-Methyl-androstan-3α, 17β-diol
  Wirkungen I 903f.*
17α-Methyl-androstan-3β, 17α-diol
  s. a. Methyl-cisandrostandiol
  Wirkungen I 904*

17α-Methyl-androstan-3β, 17β-diol
  Wirkungen I 904*
17β-Methylandrostan-3β, 17α-diol
  Wirkungen I 905*
2α-Methyl-androstan-17β-ol-3-on
  Wirkungen I 898*
17α-Methyl-androstan-17β-ol-3-on
  s. a. Methyldihydrotestosteron
  Wirkungen I 898f.*
17α-Methyl-5α-androstan-17β-ol-3-on
  Wirkungen I 899*
17β-Methyl-androstan-17α-ol-3-on
  Wirkungen I 899*
Methylandrostendiol
  Wirkung, Ovulation, Bufo arenarum
    II 322
17α-Methyl-Δ^4-androsten-3β, 17β-diol
  s. a. 17α-Methyl-transandrostendiol
  Wirkungen I 962f.*
17β-Methyl-Δ^5-androsten-3β, 17α-diol
  Wirkungen I 963*
17α-Methyl-Δ^4-androsten-4,17β-diol-3-on
  Wirkung, antiovulatorische, Ratte II 92
  Wirkungen I 954f.*
17α-Methyl-Δ^4-androsten-17β-ol-3-on
  s. a. 17α-Methyltestosteron
  Wirkungen I 914ff.*
1-Methyl-Δ^1-androsten-17β-ol-3-on-17β-
  acetat
  Wirkungen I 912f.*
17α-Methyl-Δ^4-androsten-17β-ol-3-on-
  17β-acetat
  Wirkungen I 916*
17α-Methyl-Δ^4-androsten-17β-ol-3-on-
  17β-methyläther
  Wirkungen I 916*
1-Methyl-Δ^1-androsten-17β-ol-3-on-17β-
  oenanthat
  Wirkungen I 913*
17α-Methyl, 1α,7α-bis-(acetylthio)-
  Δ^4-androsten-17β-ol-3-on
  Wirkungen I 924*
6-Methyl, 17α-brom-$\Delta^{4,6}$-pregnadien-3,20-
  dion
  Wirkungen I 864*
6α-Methyl, 17α-butinyl-Δ^4-androsten-
  17β-ol-3-on
  s. a. 6α-Methyl, 17α-äthinyl, 21-äthyl-
    Δ^4-androsten-17β-ol-3-on
  Wirkungen I 923*
Methylcisandrostandiol
  s. a. 17α-Methyl-androstan-3β, 17α-diol
  Wirkungen I 904*
17α-Methyl, 6-chlor, 21-fluor-$\Delta^{4,6}$-
  pregnadien-3,20-dion
  Wirkungen I 865*
17α-Methyl, 6-chlor, 21-fluor-$\Delta^{4,6}$-
  pregnadien-3β-ol-20-on-3β-acetat
  Wirkungen I 890*
16α-Methyl-6-chlor-Δ^6-17α-hydroxy-
  progesteron-acetat
  Wirkung, Hodenmorphologie, Ratte
    II 105
17α-Methyl, 4-chlor-Δ^4-oestren-17β-ol-3-on
  Wirkungen I 949*

17α-Methyl, 6-chlor-Δ^{4,6}-pregnadien-
3,20-dion
   Wirkungen I 864*
1α-Methyl, 6-chlor-Δ^{4,6}-pregnadien-17α-ol-
3,20-dion-17α-acetat
   Wirkungen I 870*
16α-Methyl, 6-chlor-Δ^{4,6}-pregnadien-17α-ol-
3,20-dion-17α-acetat
   Wirkung, antiovulatorische, Kaninchen
      II 90
   —, —, Ratte II 90
   —, Hodenfunktion, Ratte II 99
   —, schwangerschaftserhaltende, Ratte
      II 238*
   —, wehenhemmende, Kaninchen,
      (Oxytocininduktion) II 255*
   Wirkungen I 873*
17α-Methyl, 6-chlor-Δ^{4,6}-pregnadien-
3β-ol-20-on
   Wirkungen I 890*
17α-Methyl, 6-chlor-Δ^{4,6}-pregnadien-3β-ol-
20-on-3β-acetat
   Wirkungen I 890*
17α-Methyl, 6α-chlor-Δ^{4}-pregnen-3,20-dion
   Wirkungen I 817*
6α-Methyl, 21-chlor-Δ^{4}-pregnen-17α-ol-
3,20-dion-17α-acetat
   Wirkungen I 843*
Methylcholanthren
   Wirkung, cancerogene, Cervix, Kaninchen
      I 600
   —, —, —, Maus I 601
   —, —, Mamma, Maus I 613
   —, —, —, Ratte I 610
   —, —, Prostata, Ratte I 618
   —, —, Uterus, Kaninchen I 600, 602*
   —, —, —, Maus I 601, 602*
   —, Fibroadenomwachstum, Mamma,
      Ratte I 606
   —, Sarkomerzeugung, Haut, Ratte I 616
   —, —, Mamma, Ratte I 610
3-Methylcholanthren
   Wirkung, Sauerstoffaufnahme, Leber,
      Ratte I 401
20-Methylcholanthren
   Wirkung, Sarkomerzeugung, Uterus,
      Maus I 604
6-Methyldehydroacetoxyprogesteron
   s. a. Megestrolacetat
   s. a. 6-Methyldehydrohydroxyprogesteron-
      acetat
   s. a. 6-Methyl-Δ^{4,6}-pregnadien-17α-ol-
      3,20-dion-17α-acetat
   Eigenschaften, physikalisch-chemische
      I 7
6-Methyldehydrohydroxyprogesteron-acetat
   s. a. Megestrolacetat
   s. a. 6-Methylacetoxyprogesteron
   s. a. 6-Methyl-Δ^{4,6}-pregnadien-17α-ol-
      3,20-dion-17α-acetat
   Eigenschaften, physikalisch-chemische
      I 7
17α-Methyl, 6α,21-difluor-Δ^{4}-pregnen-
3,20-dion
   Wirkungen I 818*

Methyldihydrotestosteron
   s. a. 17α-Methyl-androstan-17β-ol-3-on
   Wirkungen I 898 f.*
1,2α-Methylen, 17α-äthinyl-Δ^{4}-oestren-
17β-ol-3-on-17β-acetat
   Wirkungen I 946*
1,2α-Methylen-6-chlor-Δ^{4,6}-pregnadien-
17α-ol-3,20-dion
   s. a. Cyproteron
   Wirkung, antiandrogene, Uterus, Ratte
      I 702, 703, 704
   —, FSH-Konzentration, Hypo-
      physe, Ratte I 715
   —, —, Serum, Ratte I 715
   Wirkungen I 871*
1,2α-Methylen-6-chlor-Δ^{4,6}-pregnadien-
17α-ol-3,20-dion-17-acetat
   Wirkung, antioestrogene, Eitransport,
      Ratte II 199
1,2α-Methylen-6-chlor-Δ^{4,6}-pregnadien-
17α-ol-3,20-dion-17α-acetat
   s. a. Cyproteronacetat
   Wirkung, antiandrogene, Geschlechts-
      drüsen, Maus I 701
   —, —, —, Ratte I 701
   —, —, Kükenkamm I 704
   —, Feminisierung, intrauterine, Kanin-
      chenfet I 730, 733
   —, —, —, Rattenfet I 731, 732,
      733
   —, schwangerschaftserhaltende, Ratte
      I 691
   Wirkungen I 871 f.*
16-Methylen, 6-chlor-Δ^{4,6}-pregnadien-
17α-ol-3,20-dion-17α-acetat
   Wirkungen I 873*
16-Methylen-6-dehydro-17α-hydroxy-
progesteronacetat
   Wirkung, virilisierende, Fet, weiblicher
      II 34
1,2α-Methylen, 6,16α-dimethyl-Δ^{4,6}-
pregnadien-17α-ol-3,20-dion-17α-acetat
   Wirkungen I 870*
1,2α-Methylen, 6-fluor-Δ^{4,6}-pregnadien-
17α-ol-3,20-dion-17α-acetat
   Wirkung, wehenhemmende, Kaninchen
      (Oxytocininduktion) II 255*
   Wirkungen I 871*
16-Methylen-9α-fluor-Δ^{4}-pregnen-
11,17α-diol-3,20-dion-17-acetat
   Wirkung, gestagene, Vaginalepithel,
      Kastratin II 6
   —, Spinnbarkeit, Cervixschleim, Frau
      II 10
   Wirkungen I 857*
16-Methylen, 9α-fluor-Δ^{4}-pregnen-17α-ol-
3,20-dion-17α-acetat
   Wirkungen I 843*
1,2α-Methylen-Δ^{6}-17α-hydroxyprogesteron-
hemisulfat-Natrium
   Wirkung, aborthemmende, Kaninchen,
      Oxytocininduktion II 297
1,2α-Methylen-Δ^{4,6}-pregnadien-17α-ol-
3,20-dion-17α-acetat
   Wirkungen I 868*

16-Methylen-$\Delta^{4,6}$-pregnadien-17α-ol-
  3,20-dion-17α-acetat
  Wirkungen I 870*
1,2α-Methylen-$\Delta^{4,6}$-pregnadien-17α-ol-
  3,20-dion-hemisulfatnatrium
  Wirkung, wehenhemmende,
    Kaninchen (Oxytocininduktion)
    II 255*
  Wirkungen I 868*
1,2α-Methylen-Δ^{4}-pregnen-3,20-dion
  Wirkungen I 811*
16,17α-Methylen-Δ^{4}-pregnen-3,20-dion
  Wirkungen I 814*
1,2α-Methylen-Δ^{4}-pregnen-17α-ol-3,20-dion-
  17α-acetat
  Wirkungen I 837*
16-Methylen-Δ^{4}-pregnen-17α-ol-3,20-dion-
  17α-acetat
  Wirkungen I 842*
6α-Methyl-ethisteron
  s.a. 6α-Methyl, 17α-äthinyl-Δ^{4}-androsten-
    17β-ol-3-on
  Wirkungen I 921*
17α-Methyl, 9α-fluor-Δ^{4}-androsten-
  11β,17β-diol-3-on
  Wirkung, schwangerschaftserhaltende,
    Kaninchen II 253*
  Wirkungen I 955*
17α-Methyl, 9α-fluor-Δ^{4}-oestren-
  11β,17β-diol-3-on
  Wirkung, schwangerschaftserhaltende,
    Ratte II 244*
  Wirkungen I 956*
17α-Methyl, 6α-fluor-$\Delta^{1,4}$-pregnadien-
  3,20-dion
  Wirkungen I 864*
17α-Methyl, 21-fluor-$\Delta^{1,4}$-pregnadien-
  3,20-dion
  Wirkungen I 865*
6-Methyl, 21-fluor-$\Delta^{4,6}$-pregnadien-17α-ol-
  3,20-dion-17α-acetat
  Wirkungen I 872*
16α-Methyl, 9α-fluor-$\Delta^{1,4}$-pregnadien-
  11,17,20-triol-3,20-dion
  s.a. Dexamethason
  Wirkungen I 877*
16α-Methyl, 6α-fluor-Δ^{4}-pregnen-3,20-dion
  Wirkungen I 817*
16α-Methyl, 6β-fluor-Δ^{4}-pregnen-3,20-dion
  Wirkungen I 817*
17α-Methyl, 6α-fluor-Δ^{4}-pregnen-3,20-dion
  Wirkungen I 817*
17α-Methyl, 21-fluor-Δ^{4}-pregnen-3,20-dion
  Wirkungen I 817*
2α-Methyl, 9α-fluor-Δ^{4}-pregnen-11β-ol-
  3,20-dion
  Wirkungen I 842*
6α-Methyl, 21-fluor-Δ^{4}-pregnen-17α-ol-
  3,20-dion-17α-acetat
  Wirkung, schwangerschaftserhaltende,
    Ratte II 235*
  Wirkungen I 843*
16α-Methyl, 6α-fluor-Δ^{4}-pregnen-17α-ol-
  3,20-dion-17α-acetat
  Wirkungen I 843*

2α-Methyl, 9α-fluor-Δ^{4}-pregnen-3,11,20-trion
  Wirkungen I 824*
2'α-Methyl-2'β-(α-furyl)-1',3'-dioxolano-
  [d-16α,17α]-Δ^{4}-pregnen-3,20-dion
  Wirkungen I 811*
17aα-Methyl-D-homo-Δ^{5}-androsten-
  3β,17aα-diol-17-on
  Wirkungen I 955*
17aβ-Methyl-D-homo-Δ^{5}-androsten-
  3β,17aα-diol-17-on
  Wirkungen I 955*
6α-Methylhydroxyprogesteron-acetat
  s.a. Medroxyprogesteron-acetat
  s.a. 6α-Methylacetoxyprogesteron
  s.a. 6α-Methyl-Δ^{4}-pregnen-17α-ol-
    3,20-dion-17α-acetat
  Eigenschaften, physikalisch-chemische I 7
  Wirkung, Abbruchblutung, Endometrium,
    Frau I 1039
  —, cyclushemmende, Ratte I 708
  —, Eiimplantation, Ratte II 208
  —, kontrazeptive, post partum, Frau
    II 559
  Wirkungen I 838ff.*
6-Methyl-Δ^{6}-17α-hydroxyprogesteron-acetat
  Wirkung, Eiimplantation, Ratte II 208
6α-Methyl-17α-hydroxyprogesteron-
  hemisulfat-Natrium
  Wirkung, aborthemmende, Kaninchen,
    Oxytocininduktion II 297
  —, Myometriumkontraktion in vitro,
    oxytocininduzierte, Ratte II 298
17β-Methyl-isoprogesteron
  s.a. 17β-Methyl-14α,17α-Δ^{4}-pregnen-
    3,20-dion
  Wirkungen I 815*
6-Methyllynoestrenol
  Wirkung, LH-Sekretion, Frau II 30
6-Methyl, 16-methylen-$\Delta^{4,6}$-pregnadien-
  17α-ol-3,20-dion-17α-acetat
  Wirkungen I 870*
2'α-Methyl-2'β-(α-naphthyl)-1',3'-dioxolano-
  [d-16α,17α]-Δ^{4}-pregnen-3,20-dion
  Wirkungen I 812*
1α-Methyl-19-nor-Δ^{4}-pregnen-3,20-dion
  Wirkungen I 818*
1β-Methyl-19-nor-Δ^{4}-pregnen-3,20-dion
  Wirkungen I 818*
Methylnortestosteron
  s.a. 17α-Methyl-Δ^{4}-oestren-17β-ol-3-on
  s.a. Normethandrolon
  s.a. Normethandron
  Eigenschaften, physikalisch-chemische
    I 12f.
  Therapie, Abort, Frau I 1072
  —, Cyclus, anovulatorischer, Frau I 1052
  —, Sexualverhalten, abnormes, Hund
    II 816
  —, —, —, Katze II 816
  Wirksamkeit, Oestrusverhütung, Hund
    II 839
  Wirkung, abortive, Ratte, Früh-
    schwangerschaft II 227
  —, Endometriumhyperplasie, Haustiere
    II 815

Methylnortestosteron
  Wirkung, 17-Ketosteroidausscheidung,
    Harn, Eber II 894
  —, lactationshemmende, Hund II 816
  —, Oestrusverhütung, Dosierung, Hund
    II 839
  —, Steroidproduktion, Hoden, Eber
    II 894
  —, virilisierende, Fetus in utero I 1072
17α-Methyl-oestran-3α,17β-diol
  Metabolit von Normethandron, Leber,
    Ratte I 282
17α-Methyl-oestran-3β,17β-diol
  Wirkungen I 905*
1α-Methyl-oestran-17β-ol-3-on
  Wirkungen I 900*
17α-Methyl-oestran-17β-ol-3-on
  Metabolit von Normethandron, Leber,
    Ratte I 282
  Wirkungen I 900*
Methyloestrenol
  Wirksamkeit, Oestruserzeugung, Ratte
    II 429
17α-Methyl-oestrenol
  s. 17α-Methyl-Δ⁴-oestren-17β-ol
17α-Methyl-Δ⁴-oestren-17β-ol
  s. a. Lynoestrol
  s. a. 17α-Methyl-oestrenol
  Wirkungen I 958*
Methyloestrenolon
  Wirkung, Abbruchblutung, Endometrium,
    Frau I 1039
17α-Methyl-Δ⁴-oestren-17β-ol-3-on
  s. a. Methylnortestosteron
  s. a. Normethandrolon
  s. a. Normethandron
  Eigenschaften, physikalisch-chemische
    I 12f.
  Wirkung, Cholesterinkonzentration,
    Serum, Mensch I 366
  —, Corticoidkonzentration, Plasma, Frau
    I 369
  —, Cyclobarbitalstoffwechsel, Ratte
    I 382, 401
  —, Gelbsucht, Mensch I 373
  —, Glucosekonzentration, Blut, Mensch,
    Glucagontoleranztest I 364
  —, β-Glucuronidaseaktivität, Niere,
    Maus I 402
  —, Histaminaseaktivität, Plasma, Frau
    I 377
  —, 17-Hydroxycorticoidausscheidung,
    Frau I 371
  —, —, —, nach Kastration I 371
  —, —, —, Menopause I 371
  —, —, —, Schwangerschaft I 371
  —, —, Mann I 371
  —, —, nach Kastration I 371
  —, —, 17-Ketosteroidausscheidung, Frau
    I 371
  —, —, —, nach Kastration I 371
  —, —, —, Menopause I 371
  —, —, —, Schwangerschaft I 371
  —, —, Mann I 371
  —, —, —, nach Kastration I 371

17α-Methyl-Δ⁴-oestren-17β-ol-3-on
  Wirkung, Körpertemperatur, Frau
    I 357
  —, Kohlensäureanhydrataseaktivität,
    Uterus, Kaninchen I 391
  —, Leberfunktion, Mensch I 373
  —, Lipoproteidkonzentration, Serum,
    Mensch I 366
  —, Oestriolausscheidung, Frau I 369
  —, Ovulationshemmung, Frau I 357
  —, Phosphataseaktivität, Ovar, Ratte
    I 383
  —, Phospholipidkonzentration, Serum,
    Mensch I 366
  —, Phosphorylierung, oxydative,
    Ascitashepatom-AH-130-Zellen
    I 412
  —, —, —, Lebermitochondrien, Ratte
    I 412
  —, Proteingehalt, Leber, Ratte
    I 398
  —, Sauerstoffaufnahme, Spermatozoen,
    Stier I 411
  —, ³⁵S-Aufnahme, Endometrium, Meer-
    schweinchen I 389
  Wirkungen I 924ff.*
17α-Methyl-Δ⁵⁽¹⁰⁾-oestren-17β-ol-3-on
  Wirkung, schwangerschaftserhaltende,
    Ratte II 240*
  Wirkungen I 926*
d-18-Methyl-Δ⁴-oestren-17β-al-3-on
  s. a. d-13β-Äthyl-Δ⁴-oestren-17β-ol-3-on
    und d-13β-Äthyl-17β-ol-gon-4-en-3-on
  Wirkungen I 946*
d,l-18β-Methyl-Δ⁴-oestren-17β-ol-3-on
  s. a. d,l-13β-Äthyl-Δ⁴-oestren-17β-ol-3-on
  s. a. d,l-13β-Äthyl-17β-ol-gon-4-en-3-on
  Wirkungen I 946*
l-18-Methyl-Δ⁴-oestren-17β-ol-3-on
  s. a. l-13β-Äthyl-Δ⁴-oestren-17β-ol-3-on
    und l-13β-Äthyl-17β-ol-gon-4-en-3-on
  Wirkungen I 946*
17α-Methyl-Δ⁴-oestren-17β-ol-3-on-
  17β-acetat
  Wirkung, Hodenfunktion, Ratte
    II 100
  Wirkungen I 926*
2'α-Methyl-2'β-phenyl-1',3'-dioxolano-
  [d-16α,17α]-Δ⁴-pregnen-3,20-dion
  Wirkungen I 812*
6α-Methyl-Δ³,⁵-pregnadien-3,17-diol-20-on-
  17-acetat
  Wirkungen I 891*
6-Methyl-Δ⁴,⁶-pregnadien-3,20-dion
  Wirkungen I 862*
16α-Methyl-Δ¹,⁴-pregnadien-3,20-dion
  Wirkungen I 862*
6-Methyl-Δ⁴,⁶-pregnadien-17α-ol-3,20-dion
  Wirkungen I 862*
1-Methyl-Δ¹,⁴-pregnadien-17α-ol-3,20-dion-
  17α-acetat
  Wirkungen I 868*
1α-Methyl-Δ⁴,⁶-pregnadien-17α-ol-3,20-dion-
  17α-acetat
  Wirkungen I 868*

6α-Methyl-$\Delta^{1,4}$-pregnadien-17α-ol-3,20-dion-17α-acetat
Wirkung, antiovulatorische, Kaninchen II 90
—, schwangerschaftserhaltende, Kaninchen II 249*
Wirkungen I 868*
6-Methyl-$\Delta^{4,6}$-pregnadien-17α-ol-3,20-dion-17α-acetat
s. a. Megestrolacetat
s. a. 6-Methyldehydroacetoxyprogesteron
s. a. 6-Methyldehydrohydroxyprogesteron-acetat
Eigenschaften, physikalisch-chemische I 7
Wirkung, Gelbsucht, Frau I 375
—, Glykogenkonzentration, Leber, Ratte I 399
—, Hodenfunktion, Ratte II 99
—, 17-Ketosteroidausscheidung, Frau I 371
—, Körpertemperatur, Frau, Amenorrhoe I 356
—, Leberfunktion, Mensch I 375
Wirkungen I 869*
16α-Methyl-$\Delta^{1,4}$-pregnadien-17α-ol-3,20-dion-17α-acetat
Wirkungen I 869*
16α-Methyl-$\Delta^{4,6}$-pregnadien-17α-ol-3,20-dion-17α-acetat
Wirkungen I 869*
6-Methyl-$\Delta^{4,6}$-pregnadien-17α-ol-3,20-dion-3-äthylen-ketal-17α-acetat
Wirkungen I 869*
6-Methyl-$\Delta^{4,6}$-pregnadien-17α-ol-3,20-dion-17α-formiat
Wirkungen I 868*
1-Methyl-$\Delta^{1,4,6}$-pregnatrien-17α-ol-3,20-dion-17α-acetat
Wirkungen I 878*
6-Methyl-$\Delta^{1,4,6}$-pregnatrien-17α-ol-3,20-dion-17α-acetat
Wirkungen I 878*
6α-Methyl-Δ^4-pregnen-16α,17α-diol-3,20-dion-16α,17α-acetonid
Wirkungen I 856*
6β-Methyl-Δ^4-pregnen-16α,17α-diol-3,20-dion-16α,17α-acetonid
Wirkungen I 856*
6α-Methyl-Δ^4-pregnen-16α,17α-diol-3,20-dion-16α,17α-acetophenid
Wirkungen I 856*
6β-Methyl-Δ^4-pregnen-16α,17α-diol-3,20-dion-16α,17α-acetophenid
Wirkungen I 857*
6-Methyl-Δ^5-pregnen-3β,17α-diol-20-on-17α-acetat
Wirkungen I 884*
6-Methyl-Δ^5-pregnen-3β,17α-diol-20-on-3-ammoniumsulfat-17α-acetat
Wirkungen I 884*
6α-Methyl-Δ^4-pregnen-3β,17α-diol-20-on-3,17-diacetat
Wirkung, antioestrogene, Eitransport, Ratte II 199

6α-Methyl-Δ^4-pregnen-17α,21-diol-3,20-dion-17α,21-diacetat
Wirkungen I 856*
2α-Methyl-Δ^4-pregnen-3,20-dion
Wirkungen I 811*
2β-Methyl-Δ^4-pregnen-3,20-dion
Wirkungen I 811*
4-Methyl-Δ^4-pregnen-3,20-dion
Wirkungen I 813*
6α-Methyl-Δ^4-pregnen-3,20-dion
Wirksamkeit, Kopulationsreflex, Meerschweinchen II 428
Wirkung, Glykogenkonzentration, Leber, Ratte I 399
—, UDP-Glucuronyltransferaseaktivität, Leber, Meerschweinchen I 409
—, —, —, Ratte I 409
Wirkungen I 813*
6β-Methyl-Δ^4-pregnen-3,20-dion
Wirksamkeit, Kopulationsreflex, Meerschweinchen II 428
Wirkungen I 814*
16α-Methyl-Δ^4-pregnen-3,20-dion
Wirkungen I 814*
16β-Methyl-Δ^4-pregnen-3,20-dion
Wirkungen I 814*
17α-Methyl-Δ^4-pregnen-3,20-dion
Wirkung, antiovulatorische, Kaninchen II 89
Wirkungen I 815*
17β-Methyl-14α,17α-Δ^4-pregnen-3,20-dion
s. a. 17β-Methylisoprogesteron und 17β-Methylprogesteron B
Wirkungen I 815*
21-Methyl-Δ^4-pregnen-3,20-dion
Wirkungen I 816*
6α-Methyl-Δ^4-pregnen-17α-ol-3,20-dion
Wirkung, antiovulatorische, Kaninchen II 89
Wirkungen I 837*
16α-Methyl-Δ^4-pregnen-17α-ol-3,20-dion
Wirkungen I 841*
1-Methyl-Δ^1-5α-pregnen-17α-ol-3,20-dion-17α-acetat
Wirkungen I 887*
1α-Methyl-Δ^4-pregnen-17α-ol-3,20-dion-17α-acetat
Wirkungen I 837*
2α-Methyl-Δ^4-pregnen-17α-ol-3,20-dion-17α-acetat
Wirkungen I 837*
6α-Methyl-Δ^4-pregnen-17α-ol-3,20-dion-17α-acetat
s. a. Medroxyprogesteron-acetat
s. a. 6α-Methylacetoxyprogesteron
s. a. 6α-Methylhydroxyprogesteron-acetat
Eigenschaften, physikalisch-chemische I 7
Wirkung, Abstoßungsrate, Allotransplantate, Kaninchen I 381
—, ACTH-Stoffwechsel, Ratte I 382
—, Antikörperbildung, Kaninchen I 381
—, Corticoidkonzentration, Plasma, Frau I 369

6α-Methyl-Δ^4-pregnen-17α-ol-3,20-dion-17α-acetat
Wirkung, Corticosteronkonzentration, Plasma, Ratte I 370
—, Corticoidsynthese in vitro, Nebenniere, Ratte I 403
—, Corticoidumbau, Leberhomogenat, Ratte I 399
—, Gerinnungszeit, Frau, Metrorrhagie I 378
—, Glucosekonzentration, Blut, Kaninchen I 363
—, Glucosekonzentration, Blut, Ratte, Adrenalinbelastung I 363
—, Glucosetoleranz, Mensch, Nebenniereninsuffizienz I 363
—, —, Ratte, alloxandiabetische I 363
—, —, —, pankreatektomierte I 363
—, Glykogenkonzentration, Leber, Ratte I 399
—, 17-Hydroxycorticoidausscheidung, Frau I 371
—, Insulinsensibilität, Ratte I 363
—, Kohlensäureanhydrataseaktivität, Uterus, Kaninchen I 391
—, Lipoproteidkonzentration, Plasma, Mensch I 366
—, Milchdrüsendifferenzierung, Maus II 392, *395*
—, NADP-Oxydation, Mikrosomen, Leber, Ratte I 412
—, Phosphataseaktivität, alkalische, Nebennierenrinde, Meerschweinchen I 403
—, Phosphataseaktivität, Ovar, Meerschweinchen I 383
—, Proteinzusammensetzung, Serum, Mensch I 362
—, Recalcifizierungszeit, Frau, Metrorrhagie I 378
Wirkungen I 838ff.*
6β-Methyl-Δ^4-pregnen-17α-ol-3,20-dion-17α-acetat
Wirkungen I 841*
16α-Methyl-Δ^4-pregnen-17α-ol-3,20-dion-17α-acetat
Wirkungen I 841*
17α-Methyl-Δ^4-pregnen-21-ol-3,20-dion-21-acetat
Wirkungen I 842*
6α-Methyl-Δ^4-pregnen-17α-ol-3,20-dion-3-äthylenketal-17α-acetat
Wirkungen I 841*
6α-Methyl-Δ^4-pregnen-17α-ol-3,20-dion-3-(1,2-dimethyläthylen)-ketal-17α-acetat
Wirkungen I 841*
6α-Methyl-Δ^4-pregnen-17α-ol-3,20-dion-hemisulfatnatrium
Wirkung, wehenhemmende, Kaninchen (Oxytocininduktion) II 254*
Wirkungen I 841*
6α-Methyl-Δ^4-pregnen-3β-ol-20-on
Wirkungen I 882*
17α-Methyl-Δ^5-pregnen-3β-ol-20-on
Wirkungen I 882*

6α-Methyl-Δ^4-pregnen-3β-ol-20-on-3β-acetat
Wirkungen I 882*
6α-Methyl-Δ^4-pregnen-17α-ol-3-on-17α-acetat
Wirkung, DNS-Gehalt, Milchdrüse, Ratte II 377f.
17α-Methyl-Δ^5-pregnen-3β-ol-20-on-3-ammoniumsulfat
Wirkungen I 882*
6-Methyl-5α-pregnen-6β-ol-20-on-6-methyläther
Wirkungen I 882*
2-Methylprogesteron
Wirkung, Oviduktgewicht, Bufo arenarum II 324
6-Methylprogesteron
Wirkung, Ovulation, Bufo arenarum II 322
6α-Methylprogesteron
Wirksamkeit, Kopulationsreflex, Meerschweinchen II 428
Wirkung, Eiimplantation, Ratte II 208
—, Endometriummorphologie, Kaninchen II 64
—, Oviduktgewicht, Bufo arenarum II 324
6β-Methylprogesteron
Wirksamkeit, Kopulationsreflex, Meerschweinchen II 428
17β-Methylprogesteron B
s. a. 17β-Methyl-14α,17α-Δ^4-pregnen-3,20-dion
Wirkungen I 815*
6α-Methyl, 17α-propinyl-Δ^4-androsten-17β-ol-3-on
s. a. Dimethisteron
s. a. 6α,21-Dimethyl-17α-äthinyl-Δ^4-androsten-17β-ol-3-on
s. a. 6α,21-Dimethylethisteron
s. a. 6α-Methyl, 17α-propinyltestosteron
Eigenschaften, physikalisch-chemische I 12
Wirkungen I 921f.*
6α-Methyl, 17α-propinyl-testosteron
s. a. Dimethisteron
s. a. 6α, 21-Dimethyl-17α-äthinyl-Δ^4-androsten-17β-ol-3-on
s. a. 6α, 21-Dimethylethisteron
s. a. 6α-Methyl,17α-propinyl-Δ^4-androsten-17β-ol-3-on
Eigenschaften, physikalisch-chemische I 12
Wirkungen I 921f.*
17-Methyl-sulfinyl-Δ^4-androsten-3-on
Wirkungen I 906*
Methyltestosteron
s. a. 17α-Methyl-Δ^4-androsten-17β-ol-3-on
Wirkung, anabole, Ratte I 360
—, Carboanhydraseaktivität, Genitaltrakt, weiblicher, Kaninchen II 145
—, Eibefruchtung, Kaninchen II 137*
—, —, —, Insemination, intravaginale II 163*
—, Eitransport, Kaninchen II 198

Methyltestosteron
  Wirkung, Endometriummorphologie,
      Kaninchen II 81
  —, —, Katze II 78, 81
  —, —, Maus II 81
  —, —, Rhesusaffe II 81
  —, gestagene, Endometrium, Kaninchen
      II 164
  —, ovulationsauslösende, Xenopus laevis
      II 321
  —, schwangerschaftserhaltende, Kaninchen II 250*
  —, —, Ratte II 239*
  —, virilisierende, Ratte, weibliche II 446f.
  —, —, Rattenfet 725, 726, 727, 728
17α-Methyltestosteron
  Wirkungen I 914ff.*
17α-Methyl-transandrosten-diol
  s. a. 17α-Methyl-Δ⁴-androsten-3β,17β-diol
  Wirkungen I 962f.*
Metopiron
  Wirkung, endoplasmatisches Reticulum,
      Hodeninterstitium, Ratte II 470
  —, Mitochondrienmorphologie, Hodeninterstitium, Ratte II 468
  —, —, NNR, Ratte II 468
Metopiron-Test
  NNR-Funktion I 568
Metrazol
  Wirkung, Progesteronantagonismus,
      Maus I 522
„metrial gland"
  s. Glandula myometralis (Selye)
Metrulen
  Antikonzeptivum, Bestandteile I 1128
Metrulen M
  Antikonzeptivum, Bestandteile I 1128
Metyrapon
  s. Metopiron
2-¹⁴C-Mevalonsäure
  Einbau, Oestrogene, Ovar, Rind I 220
  —, Progesteron, Corpus luteum, Rind
      I 220
  —, Squalen, Corpus luteum, Rind I 220
  —, Sterine, Placenta, Frau I 88
  —, C₁₉-Steroide, Mensch I 70
Microsomen
  Bedeutung für Progesteronsynthese
      II 464f.,
  und Endoplasmatisches Reticulum
      II 468f.
  Wirkung, Arzneimittelabbau in vitro
      II 503
Microvilli
  Endometrium, Frau II 491
  —, —, Gestagenwirkung II 500
  —, —, Oestrogenwirkung II 492, 494
  —, Säugetiere, vor Implantation II 214
  Ovum, Säugetiere, vor Implantation
      II 214
Migräne
  Frau, Antikonzeption, hormonale,
      Nebenwirkung I 1143
  —, Gestagentherapie I 1090
  —, Pathophysiologie I 1090

Milchdrüse
  Differenzierung, Hormonabhängigkeit
      II 344f., 345
  —, postnatale II 342f.
  —, postnatale, Cyclusabhängigkeit
      II 347f.
  —, —, Pseudoschwangerschaft II 346,
      347
  —, —, Pubertät II 343, 345
  —, —, Schwangerschaft II 343, 344,
      345, 348
  —, —, Speciesunterschiede II 342f.,
      345, 347
  —, pränatale II 341f.
  DNS-Gehalt, Beeinflussung durch
      Gestagene II 347f.
  Explantate in vitro, Strukturerhaltung,
      Faktoren II 380f.
  Entleerung, neurohormonale Steuerung
      II 676, 678, 679*
  Entwicklung, neurohormonale Steuerung
      II 676, 678, 679*
  —, Ratte, hypophys- und ovarektomierte,
      II 676*
  Entwicklungsstadium, Frau II 568f.,
      569, 571
  Funktion, Beeinflussung durch Gestagene
      II 384ff.
  —, Galaktopoese II 364f.
  —, Lactationsauslösung II 359, 360
  —, —, Mechanismus II 360
  —, Lactogenese II 355f.
  —, Meßmethodik II 400
  —, Milchejektion II 366f.
  —, neurohormonale Steuerung
      II 676, 678, 679*
  Geschlechtsunterschiede II 382f.
  Hormonbedarf II 350
  Hormonkomplex, mammogener II 354
  Involution II 368
  Morphologie, Frau, Cyclusveränderungen
      II 569f.
  —, —, Hypogonadismus II 570
  —, —, nach Hypophysektomie II 570
  —, —, Ovarialinsuffizienz II 570
  —, —, Schwangerschaft II 570, 571
  —, Histochemie II 398
  —, Histometrie II 397f.
  —, Meßmethodik II 395f.
  —, Nagetiere, Beeinflussung durch
      Gestagene II 369ff.
  Refraktärschwelle II 358
  Wachstum, allometrisches II 343
  —, isometrisches II 343
Milchejektion
  nervaler Mechanismus II 366f., 367
Milchsekretion
  Frau, post partum, Mechanismus II 572
Milchsäuredehydrogenase
  Aktivität, Myometrium, Ratte,
      Beeinflussung durch Progesteron
      II 649
Milz
  Säugetiere, Stoffwechsel, Beeinflussung
      durch Gestagene I 403

Milz-Ovar-Test
  Meerschweinchen, Antikonzeption,
    hormonale, Wirkungsmechanismus
    I 1139
  Säugetiere, Gestagenwirkung,
    antiluteinisierende I 698, 699, 700
Mineralhaushalt
  Mensch, Beeinflussung durch Gestagene
    I 367f., 464
  Ratte, Steroidwirkung, Testmethodik
    I 790f.
  —, —, —, Modifikation Beatty
    I 791·
  —, —, —, — Johnson I 791
  —, —, —, —, Kagawa I 791
  —, —, —, — Simpson-Tait I 791
Mineralocorticoide
  Wirkung, Progesteronantagonismus,
    Mensch I 474ff.
Minutenvolumen
  Herz, Frau, Beeinflussung durch Anti-
    konzeption, hormonale I 1145
  —, —, Cyclus I 508
  —, —, Schwangerschaft I 508
Mißbildungen
  Fet, Säugetiere, Placentastörungen
    II 225
  —, —, Uterustonus II 225
Missed abortion
  Mechanismus, Mensch II 557
Missed Labour
  Mechanismus, Mensch II 557
Mitochondrien
  Bedeutung für Progesteronsynthese
    II 464f.
  Corpus luteum, Frau, Morphologie in
    Regressionsphase II 468
  — —, Schaf, Morphologie in
    Regressionsphase II 468
  Endometrium, Frau, Gestagenwirkung
    II 495, 496, 497, 498, 500
  —, —, Konzentration, Cyclusverlauf
    II 535
  —, —, nach Lynoestrenol II 20
  —, —, Oestrogenwirkung II 493, 494
  Hodeninterstitium, Ratte, Morphologie,
    elektronenoptische, nach Amphenon-
    B-Gabe II 468
  —, —, —, —, nach Hypophysektomie
    II 468
  —, —, —, —, nach Metopirongabe
    II 468
  —, —, —, —, nach Primogonylgabe
    II 465
  —, —, —, —, nach Tripanerolgabe
    II 468
  Membranpermeabilität, und Steroid-
    synthese II 464, 466
  Morphologie, elektronenoptische, und
    Steroidsynthese II 465, 466, 467
  Myometrium, Ratte, Konzentration,
    Schwangerschaft II 475, 476
  NNR, Ratte, Morphologie, elektronen-
    optische, nach Amphenon B-Gabe
    II 468

Mitochondrien
  NNR, Ratte, Morphologie, elektronen-
    optische, nach Hypophysektomie
    II 468
  —, —, —, —, nach Metopirongabe
    II 468
  —, —, —, —, nach Stimulierung II 466
  —, —, —, —, nach Tripanerolgabe
    II 468
  Schwellung, und Steroidsynthese
    II 465f., 467, 468
Mittelhirn
  Säugetiere, Beziehung zum Hypothalamus
    II 738
Monoaminooxydasehemmer
  Wirkung, Brunstverhalten, gestagen-
    oestrogen-induziertes, Säugetiere
    II 427
Morulastadium
  Ova, Kaninchen, Kultur in vitro II 170
Morbus Addison
  Frau, Amenorrhoe I 1037
Morbus Cushing
  hypophysärer, Frau, Amenorrhoe I 1036
Mondphase
  und Einnahmerhythmus, Antikonzeption,
    hormonale, Frau I 1133
Mortalität
  embryonale, Maus, Faktoren II 180
  —, —, Implantation vorzeitige II 225
  —, Schwein, Placentadifferenzierung
    II 225
Mucin
  epitheliales, Vagina, Ratte, Bildung nach
    Progesterongabe I 488
Mucifizierung
  Vaginalepithel, Ratte, Gestagenwirkung
    II 56
  —, —, —, elektronenoptisches Bild,
    II 487, 488, 489
Mucopolysaccharide
  Biosynthese, Vaginalepithel, Ratte,
    Zellorganellen II 488
  Histotopochemie, Endometrium, Rind,
    Cyclusverteilung II 624, 625*
  —, Myometrium, Rind, Cyclusverteilung
    II 624, 625*
  —, Perimetrium, Rind, Cyclusverteilung
    II 624, 625*
  Konzentration, Haut, Ratte,
    Hypophysektomie I 405
  —, Tubensekret, Kaninchen, Cyclus-
    verlauf II 166
  saure, Konzentration, Cervixschleim,
    Säugetiere, Cyclusschwankungen
    II 634
  —, Sekretionsrate, Endometrium,
    Kaninchen, Progesteronwirkung
    II 654
  Syntheserate, Genitaltrakt, Säugetiere
    Gestagenwirkung II 483
  —, —, —, Oestrogenwirkung II 481
Mucoproteinmantel
  Ovum, Tube, Kaninchen II 166
  —, —, Opossum II 166

Müllersche Gänge
  Marsupialia II 639
„multiunit type"
  Muskelzellen, glatte, Bedeutung für
    Erregungsausbreitung II 480
Mundschleimhaut
  Frau, Morphologie, Cyclus I 593
  —, —, Schwangerschaft I 593
Musculus levator ani
  Ratte, Anatomie, topographische
    I 723
Musculus levator ani-Gewicht
  Index für Wirkung, anabole, nach
    Steroidgaben I 541
Musculus levator ani-Test
  Modifikation, Eisenberg-Gordon I 721
  —, Hershberger et al. I 721, 724
Muskelarbeitstest
  Nagetier, Steroidwirkung I 791
Muskelgewebe
  Rind, Progesteronabbau, in vitro
    I 224
  Säugetiere, Stoffwechsel, Beeinflussung
    durch Gestagene I 405f.
Myofilamente
  Konzentration, Myometrium, Ratte,
    Schwangerschaft II 475, 476
Myom
  Uterus, Frau, Altersverteilung I 1080
  —, —, Androgentherapie I 1080
  —, —, Dysfunktion, ovarielle I 1080
  —, —, Gestagentherapie I 1080
  —, —, Pathogenese I 1080
Myometrium
  Frau, Motilitätssteigerung, Schwangerschaft, nach Fruchttod I 1067
  —, Oxytocinempfindlichkeit,
    Schwangerschaftsverlauf II 764
  —, Proteingehalt, Menopause I 383
  —, —, Schwangerschaft I 383
  Katze, Aktionspotentiale, Gestagenwirkung II 294, 295
  Meerschweinchen, Morphologie,
    Schwangerschaft II 285
  Ratte, Elastizität, Schwangerschaft
    II 288
  Ratte, Morphologie, Beeinflussung durch
    Gestagene II 286ff.
  —, —, — Oestrogene II 286ff.
  —, —, elektronenoptische, nach
    Hypophysektomie II 474
  —, —, —, Schwangerschaft II 475,
    476, 477
  Säugetiere, Erregungsbildung II 290
  —, Membranpotential II 290
  —, Morphologie, Gestagenwirkung
    II 285ff.
  —, —, Oestrogenwirkung II 285f.
  —, Motilität II 290ff.
  —, Beeinflussung durch Progesteron
    II 634f.
  —, Tonusbeeinflussung durch Oxytocin
    II 638
  —, Ultrastruktur II 285ff.

Nabelschnurblut
  Eiweißbindung, Mensch I 100
Nachbehandlungscyclus
  Frau, Antikonzeption, hormonale,
    Charakterisierung I 1158
  —, —, —, Länge I 1159f.
2'α-(α-Naphthyl)-2'β-methyl-1',3'-dioxolano-
  [d-16α,17α]-Δ⁴-pregnen-3,20-dion
  Wirkungen I 812*
Nasenschleimhaut
  Ratte, Cyclus, Morphologie I 593
Natrium
  Konzentration, Cervixschleim, Säugetiere,
    Cyclusschwankungen II 634
  —, Endometrium, Kaninchen,
    Oestrogenwirkung II 654
  —, —, Progesteronwirkung II 654
  —, —, Cyclusschwankungen, Rind
    I 470
  —, Serum, Frau, Cyclusschwankungen
    I 464
Natrium-Kalium-Quotient
  Frau, Harn, Gestose I 478
  —, Speichel, Gestose I 478
  Ratte, Beeinflussung durch Oestrogene
    I 467
Natriumtransport
  Zellmembran, Myometrium, Säugetiere,
    Beeinflussung durch Gestagene
    II 291
Nausea
  Antikonzeption, hormonale, Nebenwirkung
    I 1141, 1142
Navicularzellen
  Vaginalepithel, Frau, Schwangerschaft
    I 1067; II 544
Nebenniere
  Frau, Exstirpation, Mammacarcinom
    I 1083
  —, Gewicht, Schwangerschaft I 576
  Maus, Gewichtsbeeinflussung durch
    Steroide, Methodik I 789
  Meerschweinchen, Gewicht,
    Schwangerschaft I 576
  Mensch, Cholesterinbildung I 66
  —, Pregnandiolausscheidung II 156
  —, Pregnantriolbildung I 189
  Ratte, Beeinflussung durch Steroide,
    Methodik I 789
  —, Gewicht, Cyclusverlauf I 576
  —, —, Schwangerschaft I 576
  Rind, Progesteronsynthese II 664
  Säugetiere, Bedeutung für Milchdrüsenaufbau II 353
  —, Funktion, Beeinflussung durch
    Gestagene I 579ff.
  —, Gewicht, Beeinflussung durch
    Gestagene I 570, 576ff.*
  —, Morphologie, Beeinflussung durch
    Gestagene I 571f.
  —, Stoffwechsel, Beeinflussung durch
    Gestagene I 402f., 579ff.
Nebennierenrindenadenom
  Knabe, Morphologie, elektronenoptische,
    und Steroidsynthese II 465, 467

Nebennierenrindenzellen
  Ratte, Morphologie, elektronenoptische
    II 466
Nembutal
  Wirkung, ovulationshemmende, Ratte
    II 735, 737
Neo-Andril
  Antikonzeptivum, Bestandteile I 1128
Nervengewebe
  Mensch, Cholesterinbildung I 66
Nervensystem
  Säugetiere, Funktionen, Beeinflussung
    durch Gestagene I 513ff.
Neurosekretion
  Eminentia mediana, Säugetiere II 735
  —, Vögel II 735
Neutralfette
  Konzentration, Endometrium, Affe,
    Cyclus I 386
  —, Serum, Frau, Schwangerschaft I 364
Nicotinsäure
  Konzentration, Endometrium, Kaninchen,
    Progesteronwirkung II 654
Nidation
  s. a. Implantation
  Ablauf, Säugetiere II 635f., *637*
  Histochemie, Kaninchen II 214
  —, Maus II 214
  —, Ratte II 214
  Hormonsteuerung, Säugetiere II *637*
  Marsupialia, Sonderverhältnisse II 640f.
  Morphologie, Kaninchen II *215, 216*
  —, Maus II 214, *216*
  —, Meerschweinchen II 214
  —, Ratte II 214
  Verzögerung, lactationsbedingte,
    Marsupialia II 640f.
  —, —, Rattus norvegicus II 650
  —, —, Sorex II 642
  —, physiologische, Arctocephalus
    pursillus II 617
  —, —, Bettongia lesuerui II 616
  —, —, Callorhinus ursinus II 617
  —, —, Capreolus capreolus II 617, 661,
    670, *671*
  —, —, Cavia porcellus II 617
  —, —, Chletrionomys glareolus brit.
    II 617
  —, —, Dasypus novemcinctus II 617,
    643
  —, —, Dasypurus viverrinus II 616
  —, —, Didelphis virginia II 616
  —, —, Dipodillus simoni II 617
  —, —, Equus caballus II 617, 624
  —, —, Erignatus barbatus II 617
  —, —, Martes martes II 617
  —, —, Megaleia rufa II 616
  —, —, Meles meles II 617; II 658, *659*
  —, —, Meriones longifrons II 617
  —, —, Mirounga leonina II 617
  —, —, Mus musculus II 617, 624
  —, —, Mustela ermina II 617
  —, —, Mustela nivalis II 617
  —, —, Mustela vison II 617, 658
  —, —, Peccari ungulatus II 617, 661, 672

Nidation
  Verzögerung, physiologische, Peromyscus
    maniculatus II 617
  —, —, Peromyscus truei II 617
  —, —, Phoca trispida II 617
  —, —, Phoca vitellina II 617
  —, —, Pinnipedia II 659
  —, —, Potorous tridactylus II 616
  —, —, Protemnodon bicolor II 616
  —, —, Protemnodon eugenii II 616
  —, —, Protemnodon rufogrisea II 616
  —, —, Rattus norvegicus II 617, 624
  —, —, Sorex ananeus II 617
  —, —, Sorex minutus II 617
  —, —, Taxidae taxus II 617, 658
  —, —, Ursus II 617
  Zeitraum zwischen Befruchtung und N.,
    Affe II 637
  —, Katze II 637
  —, Ratte II 637
  —, Schwein II 637
Nidationsbereitschaft
  s. Implantationsbereitschaft
Niere
  Frau, Funktion, Schwangerschaft,
    Beeinflussung durch Stehen I 473
  Säugetiere, Stoffwechsel, Beeinflussung
    durch Gestagene I 401f., 554ff.
16α-Nitromethyl-Δ^4-pregnen-3,20-dion
  Wirkungen I 814*
6α-Nitro-Δ^4-pregnen-3,20-dion
  Wirkungen I 819*
6β-Nitro-Δ^4-pregnen-3,20-dion
  Wirkungen I 819*
21-Nitro-Δ^4-pregnen-3,20-dion
  Wirkungen I 820*
6α-Nitro-Δ^4-pregnen-17α-ol-3,20-dion
  Wirkungen I 845*
6α-Nitro-Δ^4-pregnen-17α-ol-3,20-dion-
    17α-acetat
  Wirkungen I 846*
Nogest
  Antikonzeptivum, Bestandteile I 1127
A-Nor...
  s. A-Nor...
Nor-Aciclin
  Antikonzeptivum, Bestandteile I 1128
Noracyclin
  Antikonzeptivum, Bestandteile I 1128
Noracyclin 22
  Antikonzeptivum, Bestandteile I 1128
Noradrenalin
  s. a. Katecholamine
19-Noräthinyltestosteron
  Wirksamkeit, Säugetier, Vergleich mit
    Äthinyltestosteron I 1031
Noralestrin
  Antikonzeptivum, Bestandteile I 1128
19-Norandrostan
  s. a. Oestran
  Konstitutionsformel I 3
Δ^4-19-Norandrosten-17β-ol-3-on
  s. a. Nortestosteron
  Konstitutionsformel I 4
  Nomenklatur I 4

19-Nor-Δ^4-androsten-17β-ol-3-on-17α-propinsäurelacton
s. a. 3-(Δ^4-Oestren-17β-ol-3-on-17α-yl)-propionsäurelacton
Wirkungen I 954*
27-Nor-Δ^4-cholesten-3,25-dion
Wirkungen I 968*
27-Nor-Δ^5-cholesten-3β-ol-25-on
Wirkungen I 968*
Nor-desoxycholsäure
Wirkungen I 968*
Nordiol 21
Antikonzeptivum, Bestandteile I 1127
Norethandrolon
s. a. Äthylnortestosteron
s. a. 17α-Äthyl-Δ^4-oestren-17β-ol-3-on
Aromatisierung, Mensch I 282
Derivate II 13
Eigenschaften, chemische I 13
Entdeckung IX
IR-Spektrum I 13
Konstitutionsformel I 13
LD$_{50}$, intraperitoneale, Ratte I 483
Löslichkeit I 13
Synthese IX; I 13
Transformationsdosis, Endometrium, Frau, Gabe per os II 13
Wirksamkeit, Allen-Doisy-Test II 54
—, Clauberg-McPhail-Test II 75
—, Hooker-Forbes-Test II 78
—, Kükeneileitertest II 326
—, Kükenkammtest II 331
Wirkung, anaesthetische, Cyclobarbitalwirkung, Ratte I 523
—, androgene, Nichtsäuger II 314
—, anticalcinotische, Niere, Ratte, DHT-Wirkung I 558
—, antikatabole, Knochen, Ratte I 550
—, —, Ratte I 544
—, antioestrogene, Nagetiere II 59
—, —, Uterus, Maus II 83
—, antiovulatorische, Kaninchen II 91
—, —, Ratte II 91
—, Blutdruck, Ratte I 510
—, Blutsenkungsreaktion, Frau I 495
—, Bilirubinkonzentration, Serum, Mensch I 552
—, BSP-Test, Mensch I 551, 552
—, Calcium-Phosphat-Ausscheidung, Harn, Mensch I 549
—, Calcium-Phosphat-Bilanz, Mensch I 549
—, Capillarpermeabilität, Ratte I 512
—, Carcinomwachstum, Leber, Ratte I 616
—, Corticosteronkonzentration, Plasma, Ratte I 581
—, Corticosteronproduktion, Nebenniere, Ratte, in vitro I 580
—, DHT-Wirkung, Niere, Ratte I 556
—, EEG-Nachreaktionsschwelle, Kaninchen I 526
—, EEG-Weckschwelle, Kaninchen I 526

Norethandrolon
Wirkung, Eiseninkorporation, Erythrocyten, Ratte I 493
—, —, Knochenmark, Ratte I 493
—, —, Leber, Ratte I 493
—, —, Milz, Ratte I 493
—, Elektrolythaushalt, Mensch I 481, 482, 484*
—, —, Ratte I 482
—, Endometrium, Morphologie, Frau II 19
—, —, Kaninchen II 64
—, Entzündung, Pouch-Test, Ratte I 488
—, Erregbarkeit, Herz, Hund I 507
—, Erythrocytenkonzentration, Blut, Kind I 491
—, Ethioninwirkung, Leber, Ratte I 554
—, Fibroadenomwachstum, Mamma, Ratte I 608
—, Fibrosarkomwachstum, Haut, Ratte I 618
—, Gallencanaliculi, Leber, Mensch I 551
—, Glucoseaufnahme, Bakterien I 451
—, Glykogengehalt, Myometrium, Ratte II 286, 287, 288
—, Glykolyse, Bakterien I 451
—, Hämatokrit, Kind I 492
—, Hämoglobinkonzentration, Kind I 493
—, Herzgewicht, Ratte I 507
—, Hodenfunktion, Mann II 38
—, —, Ratte II 100
—, Hodenmorphologie, Ratte II 38
—, Hydrocortisonkonzentration, Plasma, Rheumatiker I 581
—, 17-Hydroxycorticoidkonzentration, Plasma, Mann I 581
—, —, Urin, Mann I 581
—, Hypophysengewicht, Ratte I 561*, 563
—, Hypophysenmorphologie, Ratte I 564
—, inotrope, Herz, Kaninchen I 507
—, Interferonbildung, Influenza B-Virus, Chorionallantoisgewebekultur I 461
—, Kammwachstum, Hahn I 482
—, Kastrationszellen, HVL, Ratte I 566
—, 17-Ketosteroidausscheidung, Harn, Mensch I 582
—, —, —, Ratte I 568, 582
—, Knochenreifung, Küken I 548
—, —, Mensch I 548
—, Knorpelwachstum, Maus I 547
—, —, Ratte I 547
—, Körpergewicht, Maus I 541
—, —, Mensch I 536
—, —, Ratte I 539*, 540
—, Lebergewicht, Ratte I 554
—, Leberhistochemie, Ratte I 553
—, Lebermorphologie, Ratte I 551, 553
—, —, Mensch, Cholestase I 551
—, —, —, Peliosis-Hepatitis I 551

Norethandrolon
Wirkung, Leukocytenkonzentration, Blut, Kind I 496
—, Magensaftsekretion, Mann, Ulcus I 531
—, Milzgewicht, Huhn I 502
—, Murphy-Sturm-Lymphosarkom-Wachstum, Ratte I 618
—, Musculus levator ani-Gewicht, Maus I 543
—, —, Ratte I 541, 542*, 543
—, Muskelatrophie, nervale, Ratte I 543
—, Nebennierengewicht, Ratte I 574*, 576
—, —, — Hydrocortisonwirkung I 576
—, —, —, Prednisolonacetatwirkung I 576
—, Nebennierenmorphologie, Ratte I 578
—, Nierengewicht, Ratte I 556
—, PBI, Mensch I 585
—, Phosphataseaktivität, Serum, Mensch I 552
—, Phosphoraufnahme, Zahn, Ratte I 551
—, Proteinzusammensetzung, Serum, Meerschweinchen I 283
—, Regenerationsfähigkeit, Triturus I 458
—, Reticulocytenzahl, Frühgeborene I 490
—, RNS/DNS-Quotient, Skeletmuskulatur, Ratte I 543
—, Sarkombildung, Uterus, Ratte I 602
—, schwangerschaftserhaltende, Kaninchen II 251*
—, —, Ratte II 240*
—, ^{35}S-Aufnahme, Knochen, Hähnchen I 550
—, —, —, Küken I 550
—, —, —, Ratte I 550
—, —, Knorpel, Ratte I 547
—, Schilddrüsengewicht, Ratte I 583
—, Schilddrüsenmorphologie, Ratte I 585
—, Sexualdifferenzierung, Kaninchen II 445
—, Skeletmuskulatur, Gewicht, Ratte I 543
—, Speicheldrüsenfunktion, Maus I 592
—, Speicheldrüsengewicht, Ratte I 592
—, Spinnbarkeit, Cervixschleim, Frau II 11
—, Stickstoffbilanz, Mensch I 544
—, —, Ratte I 544
—, Talgdrüsenfunktion, Mensch I 590
—, Thymusgewicht, Küken I 504
—, —, Ratte I 502, 504*
—, Transaminasenaktivität, Serum, Mensch I 552
—, Überlebenszeit, Maus, Muskeldystrophie, erbliche I 482, 546
—, —, Ratte, Muskeldystrophie, erbliche I 546
—, Uropepsinausscheidung, Mann, Ulcus I 531

Norethandrolon
Wirkung, uterotrophe, Maus II 82
—, Uterusgewicht, Ratte II 286, 287, 288
—, Vaginalepithel, Morphologie, Frau II 4, 8
—, virilisierende, Fet, Ratte II 449
—, Wundheilung, Ratte I 543
Wirkungen I 13, 926ff.*
Norethandrolon-3-äthylenketal
Eigenschaften, physikalische I 13
Norethandrolonpropionat
Wirkung, Reticulocytenzahl, Blut, Ratte I 491
Norethindron
s. a. Äthinylnorandrostenolon
s. a. Äthinylnortestosteron
s. a. 17α-Äthinyl-Δ^4-oestren-17β-of-3-on
s. a. Norethisteron
Eigenschaften, physikalisch-chemische I 13
Therapie, antikonzeptionelle, Erfolgssicherheit I 1137*
—, Polymenorrhoe, Frau I 1054
—, verlängerter Oestrus, Haustiere II 815
Wirksamkeit, Greenblatt-Test II 14
—, Oestrusunterdrückung, Katze II 840
—, Oestrusverhütung, Katze II 839
Wirkung, Eitransport, Kaninchen I 198
—, Gonadotropinsekretion, Ratte II 903
—, Hodenfunktion, Mann II 38
—, Hodenmorphologie, Mann II 38
—, Karyopyknoseindex, Vaginalepithel, Frau II 7
—, Konzeptionsrate, Frau II 33
—, Oestrusunterdrückung, Dosierung, Katze II 840
—, Oestrusverhütung, Dosierung, Katze II 839
—, Spermiogenese, Ratte II 903
—, Vaginalepithel, Morphologie, Frau II 7, 8
Wirkungen I 934ff.*
Norethindronacetat
s. a. Äthinylnorandrostenolonacetat
s. a. Äthinylnortestosteronacetat
s. a. 17α-Äthinyl-Δ^4-oestren-17β-ol-3-on-17β-acetat
s. a. Norethisteronacetat
Eigenschaften, physikalisch-chemische I 14
Therapie, antikonzeptionelle, Frau, Erfolgssicherheit I 1137*
—, Follikelcysten, Rind II 811
—, Hyperplasie, cystisch-glanduläre, Endometrium, Haustiere II 815
—, Nymphomanie, Hund II 812
—, —, Katze II 812
—, —, Pferd II 812
—, —, Rind II 812
Wirksamkeit, Cyclussynchronisation, Rind II 856f.*, 878*
—, —, Rind, post partum II 880f.*
—, —, Schaf II 866f.*, 878*
—, —, Schwein II 876f.*, 878*
—, —, Ziege II 869*, 878*

Norethindronacetat
  Wirksamkeit, Greenblatt-Test II 14
  —, Oestrusinduktion, Schaf II 892f.*
  —, Oestrusunterdrückung, Hund
    II 840
  —, —, Katze II 840
  —, Oestrusverhütung, Haustiere
    II 839
  Wirkung, Cyclussynchronisation, Rind,
    Dosierung II 856f.*, 878*
  —, —, Rind post partum, Dosierung
    II 873, 880*
  —, —, Schaf, Dosierung II 866f.*, 878*
  —, —, Schwein, Dosierung II 876f.*,
    878*
  —, —, Ziege, Dosierung II 869*, 878*
  —, Endometriumhyperplasie, Haustiere
    II 815
  —, Hodenentwicklung, Schwein II 807
  —, Laktation, Frau II 36
  —, Legetätigkeit, Huhn II 836
  —, Oestrusinduktion, Schaf, Dosierung
    II 892f.*
  —, Oestrusunterdrückung, Dosierung,
    Hund II 840
  —, —, —, Katze II 840
  —, Oestrusverhütung, Dosierung, Hund
    II 839
  —, —, —, Katze II 839
  —, —, —, Rind II 839
  —, —, —, Schaf II 839
  —, —, —, Schwein II 839
  —, —, —, Ziege II 839
  —, Ovarentwicklung, Schwein II 807
  Wirkungen I 939f.*
Norethindronoenanthat
  Therapie, Acyclie post partum, Pferd
    II 808
  —, —, Rind II 808
  —, Anoestrie, Pferd II 809
  —, —, Rind II 809
  —, Euterödem post partum, Haustiere
    II 815
  —, Nymphomanie, Hund II 812
  —, —, Katze II 812
  —, —, Pferd II 812
  —, —, Rind II 812
  —, Prolaps vaginae post partum, Haustiere II 815
  Wirksamkeit, Cyclussynchronisation,
    Rind II 856f.*, 878*
  —, —, Schwein II 876f.*, 878*
  —, Oestrusunterdrückung, Pferd II 840
  —, Oestrusverhütung, Haustiere II 839
  Wirkung, Bullenmast II 897
  —, Cyclussynchronisation, Rind,
    Dosierung II 856f.*, 878*
  —, —, Schwein, Dosierung II 876f.*,
    878*
  —, Ejakulatmenge, Rind II 895
  —, Follikelentwicklung, Schwein II 826,
    829
  —, Fruktosegehalt, Ejakulat, Rind
    II 895
  —, Geschlechtsgeruch, Eber II 894

Norethindronoenanthat
  Wirkung, Gewichtsentwicklung,
    Kaninchen II 835*
  —, —, Schwein II 833, 834, 835*
  —, Hodeninterstitium, Morphologie, Eber
    II 831, 832, 833, 895
  —, —, —, Rinderbulle II 894
  —, libidohemmende, Eber II 894
  —, —, Rinderbulle II 894
  —, Oestrusunterdrückung, Dosierung,
    Pferd II 840
  —, Oestrusverhütung, Dosierung, Hund
    II 839
  —, —, —, Katze II 839
  —, —, —, Rind II 839
  —, —, —, Schwein II 839
  —, Pubertätsentwicklung, Huhn
    II 830
  —, —, Kaninchen II 834, 835*
  —, —, Rind II 829
  —, —, Schwein II 829, 831, 833, 837
  —, pubertätsverschiebende, Schwein
    II 807, 899
  —, Samenblasengröße, Rind II 895
  —, Spermiogenese, Rind II 895
Norethinodrel
  s. Norethynodrel
Norethisteron
  s. a. Äthinylnorandrostenolon
  s. a. Äthinylnortestosteron
  s. a. 17α-Äthinyl-Δ^4-oestren-17β-ol-3-on
  s. a. Norethindron
  Aromatisierung I 284
  Derivate I 14
  Eigenschaften, chemische I 14
  Entdeckung IX
  IR-Spektrum I 13
  Konstitutionsformel I 13, 283
  Löslichkeit I 14
  Metabolite, Ausscheidung, Harn, Mensch
    I 284
  Resorption, Meerschweinchen I 284
  —, Mensch I 284
  —, Ratte I 284
  Synthese IX; I 14
  Therapie, Abort, Frau I 1072
  —, Mammacarcinom, Frau I 1084
  —, postklimakterische Beschwerden,
    Frau I 1079
  —, prämenstruelles Syndrom, Frau
    I 1062
  Toxizität, chronische, Ratte I 483
  Transformationsdosis, Endometrium,
    Frau, Gabe per os II 13
  Verteilung, Blutplasma, Mensch I 283
  —, Fetus, Mensch I 284
  —, —, Ratte I 284
  Wirksamkeit, Allen-Doisy-Test II 54
  —, Clauberg-McPhail-Test II 75
  —, Hooker-Forbes-Test II 78
  —, Kükeneileitertest II 326
  —, Kükenkammtest II 331
  —, Oestruserzeugung, Ratte II 429
  —, Vergleich mit 17α-Äthinyltestosteron,
    Kaninchen I 284

Norethisteron
Wirkung, ACTH-Produktion, Ratte
I 568
—, androgene, Nichtsäuger II 314
—, antiandrogene, Küken II 450
—, antifibromatogene, Meerschweinchen
I 599
—, antiluteinisierende, Meerschweinchen
II 96
—, antioestrogene, Nagetier II 59
—, —, Uterus, Maus II 83
—, antiovulatorische, Kaninchen II 91,
93
—, —, Ratte II 91, 93
—, Ascitestumorzellwachstum, Maus
I 620
—, Auge, Frau I 597
—, Bengalrosaausscheidung, Galle, Ratte
I 553
—, Bilirubinkonzentration, Serum,
Mensch I 552
—, Calciumausscheidung, Mensch I 549
—, cancerogene, Ovar, Maus I 623
—, Capillarpermeabilität, Frau I 512
—, Carcinomwachstum, Harnblase, Maus
I 621
—, —, Mamma, Maus I 609
—, —, —, Ratte I 613
—, Clyman-Body-Bildung, Nucleus,
Endometrium, Frau I 499
—, Corticosteronproduktion, Nebenniere,
Ratte, in vitro I 580
—, Corticosteronkonzentration, Plasma,
Ratte I 581
—, cortisonantagonistische, Magen-
schleimhaut, Ratte I 531
—, Cyclussynchronisation, Maus II 431
—, —, Ratte II 431
—, Deckbereitschaft, Maus II 431
—, —, Ratte II 431
—, Dermatitis, Frau, Autoimmunkrank-
heit I 596
—, DNS-Gehalt, Milchsäure, Ratte II 377
—, EEG-Nachreaktionsschwelle,
Kaninchen I 526
—, EEG-Weckschwelle, Kaninchen
I 526
—, Ehrlichcarcinomwachstum, Maus
I 620, 621
—, Elektrolythaushalt, Mensch I 481,
484*
—, —, Ratte I 482
—, Endometrium, Morphologie, Frau
II 19
—, —, —, Kaninchen II 64
—, Erythrocytenkonzentration, Blut,
Ratte I 491
—, Fibroadenomwachstum, Mamma,
Ratte I 607, 608
—, Friend Virus-Leukämie, Maus I 621
—, Gefäßdehnbarkeit, Frau I 511
—, Gonadotropinausscheidung, Harn,
Frau II 752
—, Gonadotropinsekretion, Frau (Mäuse-
Uterus-Test) I 1139

Norethisteron
Wirkung, HCG-Bildung, Frau,
Schwangerschaft II 36
—, Hodenfunktion, Ratte II 101
—, 17-Hydroxycorticosteroidausschei-
dung, Harn, Mensch I 582
—, Hypophysengewicht, Ratte I 561*,
563
—, Hypophysenmorphologie, Axolotl
I 458
—, —, Ratte I 564, 566
—, „Kastrationszellen", HVL, Ratte
I 566
—, 17-Ketosteroidausscheidung, Harn,
Mann I 582
—, Knochenreifung, Mensch I 548
—, Körpergewicht, Mensch I 536
—, —, Ratte I 539*, 540
—, Kornifikationsindex, Vaginalepithel,
proliferiertes, Frau II 5
—, lactationshemmende, Frau II 573
—, Lebergewicht, Ratte I 554
—, Lebermorphologie, Mensch I 552
—, luteolytische, Ratte II 96
—, Lymphoblastomwachstum, Ascites,
Maus I 619
—, Magenschleimhaut, Ratte, Cortison-
antagonismus I 531
—, Milchdrüsenfunktion, Ratte II 387
—, Milzgewicht, Ratte I 502
—, Miyonoadenocarcinomwachstum,
Maus I 621
—, Musculus levator ani-Gewicht, Ratte
I 541, 542*, 543
—, Myometrium, Motilität, Frau II 22
—, Nebennierengewicht, Huhn I 574*
—, —, Ratte I 570, 574, 575*, 576
—, Nebennierenmorphologie, Ratte,
Prednisonwirkung I 578
—, nephrocalcitopotrope, Ratte I 558
—, Nierengewicht, Maus I 556
—, —, Ratte I 556
—, oestrogene, Nichtsäuger II 314
—, —, Säugetiere II 426
—, Ovarfunktion, generative, Frau
II 29
—, —, inkretorische, Frau II 28
—, Ovarhypertrophie, kompensatorische,
Ratte II 98
—, Ovarmorphologie, Axolotl I 458
—, —, Frau II 31
—, Ovarwachstum, oestrogenstimuliertes,
Ratte II 207
—, Oviduktgewicht, Bufo arenarum
II 324
—, Ovulation, Bufo arenarum, triplet-
operierte II 322*
—, ovulationshemmende, Axolotl
I 457; II 322
—, —, Frau, Kombination mit
Oestrogenen I 1126, 1128*
—, —, Kaninchen II 751
—, —, Säugetiere II 745
—, PBI, Frau, Cyclus I 585
—, —, —, Schwangerschaft I 585

Norethisteron
  Wirkung, prämenstruelles Syndrom, Frau
    I 482
  —, psychotische, Entzug, Frau I 527
  —, schwangerschaftserhaltende, Kaninchen II 252*
  —, —, Ratte II 242f.*
  —, schwangerschaftsverlängernde, Ratte
    II 303
  —, Schilddrüsenmorphologie, Axolotl
    I 458
  —, Skeletmuskulatur, Gewicht, Ratte
    I 543
  —, Speicheldrüsenmorphologie, Maus
    I 592
  —, Spinnbarkeit, Cervixschleim, Frau
    II 11
  —, Talgdrüsenfunktion, Mensch I 591,
    1093
  —, Talgdrüsenmorphologie, Mann I 589
  —, Thrombocytenkonzentration, Blut,
    Frau I 500
  —, Thymusmorphologie, Axolotl I 458
  —, Thyroxinbindungskapazität, Serum,
    Frau I 585
  —, ulcusverhindernde, Magenschleimhaut,
    Ratte (Cortisonantagonismus) I 531
  —, Urethraepithel, Frau I 535
  —, —, —, Menopause I 536
  —, uterotrophe, Maus II 82
  —, —, Ratte II 82
  —, Vaginalepithel, Morphologie, Frau
    II 4
  —, —, Verhornungsindex, Ratte II 58
  —, virilisierende, Fetus, Mensch,
    weiblicher I 1072; II 34
  —, —, —, Ratte II 449
  —, —, —, Frau II 34
  —, wehenhemmende, Kaninchen,
    Oxytocininduktion II 255*
  Wirkungen I 14, 934ff.*
Norethisteronacetat
  s. a. Äthylnorandrostenolonacetat
  s. a. Äthylnostrrtestoronacetat
  s. a. 17α-Äthinyl-Δ^4-oestren-17β-ol-3-on-
    17β-acetat
  s. a. Norethindronacetat
  Aromatisierung I 284
  Derivate I 14
  Eigenschaften, chemische I 14
  Entdeckung IX
  IR-Spektrum I 14
  Konstitutionsformel I 14
  Löslichkeit I 14
  Metabolite, Ausscheidung, Harn, Mensch
    I 284
  —, —, —, Säugling I 284
  Resorption, Mensch I 284
  —, Säugling I 284
  Synthese IX; I 14
  Therapie, Abort, Frau I 1072
  —, prämenstruelles Syndrom, Frau
    I 1062
  Transformationsdosis, Endometrium,
    Frau, Gabe per os II 13

Norethisteronacetat
  Verteilung, Fetus, Mensch I 284
  —, —, Ratte I 284
  —, Milch, Wöchnerin I 284
  Wirksamkeit, Allen-Doisy-Test II 54,
    138
  —, Clauberg-Test II 138
  —, Kükeneileitertest II 326
  —, Kükenkammtest II 331
  Wirkung, androgene, Nichtsäuger II 314
  —, antioestrogene, Nagetier II 59
  —, antiovulatorische, Ratte II 91, 93
  —, —, —, Cyclusabhängigkeit II 88*
  —, A-Wert, Frau I 1152, 1153, 1154
  —, Cervixtonus, Frau II 11
  —, DNS-Gehalt, Milchdrüse, Ratte
    II 377
  —, Eibefruchtung, Kaninchen, Insemination, intravaginale II 163*
  —, Endometrium, Morphologie, Frau
    II 19
  —, —, —, Ratte II 77
  —, Glucoseassimilationskoeffizient, Frau
    I 1151, 1152, 1154
  —, Glucosekonzentration, Blut, Frau
    I 1152, 1153
  —, Gonadotropinhemmung, Milz-Ovar-
    Test, Meerschweinchen I 1139
  —, 17-Hydroxycorticosteroid-
    ausscheidung, Harn, Mensch I 582
  —, Hypophysengewicht, Ratte I 561*
  —, Knochenreifung, Mensch I 548
  —, Kornifikationsindex, Vaginalepithel,
    proliferiertes, Frau II 5
  —, LH-Konzentration, Plasma, Ratte
    II 93, 94
  —, luteolytische, Ratte II 95, 96, 97
  —, Mucifizierung, Cervixepithel, Ratte
    II 61
  —, —, Vaginalepithel, Ratte II 56, 57
  —, Musculus levator ani-Gewicht, Ratte
    I 542*
  —, Nebennierengewicht, Ratte I 576
  —, Nebennierenmorphologie, Ratte
    I 578
  —, oestrogene, Nichtsäuger II 314
  —, —, Säugetiere II 426
  —, Ovarwachstum, oestrogenstimuliertes,
    Ratte II 207
  —, ovulationshemmende, Frau, Kombination mit Oestrogenen I 1127*,
    1133
  —, PBI, Frau I 585
  —, schwangerschaftserhaltende,
    Kaninchen II 252*
  —, —, Ratte II 243*
  —, Speicheldrüsenmorphologie, Maus
    I 592
  —, spermatogene, Ratte II 105
  —, Talgdrüsenfunktion, Frau, Acne I 591
  —, —, Mann I 591
  —, Thrombocyten-Haftfähigkeit, Frau
    I 500
  —, Vaginalepithel, Morphologie, Frau
    II 4, 5, 56, 57

Norethisteronacetat
  Wirkung, virilisierende, Fet, Maus II 449
  —, —, —, Mensch I 1072
  —, —, —, Ratte II 449
  —, wehenhemmende, Kaninchen, Oxytocininduktion II 255*
  —, Yoshida-Sarkom-Wachstum, Ratte I 618
  Wirkungen I 14, 939f.*
Norethisteronacetat-Äthinyloestradiol
  Wirkung, Gonadotropinausscheidung, gesamte, Harn, Frau II 25
Norethisteron-acetat-3-äthylenketal
  Eigenschaften, physikalische I 14
Norethisteronacetatcyclopentylenoläther
  s. a. 17α-Äthinyl-$\Delta^{3,5}$-oestradien-3-cyclopentylenoläther-17α-acetat
  Wirkungen I 966*
Norethisteron-3-äthylenketal
  Eigenschaften, physikalische I 14
Norethisteronoenanthat
  Therapie, Mammacarcinom, Frau I 1084
  Wirkung, Endometrium, Morphologie, Frau II 17
  —, Farnkrautphänomen, Cervixschleim, Frau II 11
  —, gestagene, Vaginalepithel, Frau II 8
  —, Gonadotropinhemmung, Milz-Ovar-Test, Meerschweinchen I 1139
  —, Ovarialmorphologie, Frau II 31
  —, Vaginalepithel, proliferiertes, Morphologie, Frau II 5, 8
Norethynodrel
  s. a. Äthinyl-$\Delta^{5(10)}$-norandrostenolon
  s. a. 17α-Äthinyl-$\Delta^{5(10)}$-oestren-17β-ol-3-on
  Dauerbehandlung, Nebenwirkung, Durchbruchsblutung I 1144
  Eigenschaften, chemische I 15
  Entdeckung IX
  IR-Spektrum I 15
  Konstitutionsformel I 15
  Löslichkeit I 15
  Markierung, radioaktive, Rückstandsbestimmung, Milch, Frau II 824
  Metabolite, Ausscheidung, Faeces, Kaninchen I 286
  —, —, Galle, Kaninchen I 285, 286
  —, —, —, Mensch I 285
  —, —, Harn, Kaninchen I 285, 286
  —, —, —, Mensch I 285
  —, Blut, Kaninchen I 286
  —, Leber, Kaninchen I 286
  Resorption, Kaninchen I 285
  Synthese IX, I 15
  Therapie, antikonzeptionelle, Frau, Erfolgssicherheit I 1137*
  —, Endometriose, Frau I 1076f.
  —, postklimakterische Beschwerden, Frau I 1079
  —, Uterusmyom, Frau I 1080f.
  Toxicität, akute, Ratte I 483
  —, chronische, Hund I 483
  —, —, Ratte I 483
  Transformationsdosis, Endometrium, Frau, Gabe per os II 13

Norethynodrel
  Verteilung, Fetus, Ratte I 286
  Wirksamkeit, Allen-Doisy-Test II 54, 138
  —, Clauberg-Test II 76, 138
  —, Cyclussynchronisation, Rind 856f.*, 878*
  —, —, Schwein II 876f.*, 878*
  —, Greenblatt-Test II 14
  —, Hooker-Forbes-Test II 78
  —, Kükenkammtest II 331
  —, Oestruserzeugung, Ratte II 429
  Wirkung, abortive, Ratte, Spätgravidität II 227
  —, Acidophilenindex, Vaginalepithel, proliferiertes, Frau II 5
  —, Allotetrahydrocortisolausscheidung, Harn, Frau I 581
  —, Alopecia areata, Frau I 594
  —, antifertile, Kaninchen, Eitransport II 198
  —, antioestrogene, Ratte II 59
  —, —, Uterus, Maus II 83
  —, antiovulatorische, Kaninchen II 92, 93
  —, —, Maus II 93
  —, —, Ratte II 92, 93
  —, Auge, Frau I 597
  —, Blutdurchfluß, Vena femoralis, Hund II 903
  —, cancerogene, Ovar, Maus I 623
  —, Carcinomwachstum, Mamma, Ratte I 612, 613
  —, Chloasma uterinum, Frau I 595
  —, Corticosteronkonzentration, Plasma, Ratte I 581
  —, Cortisolkonzentration, Plasma, Frau I 581
  —, Cortisolsekretionsrate, Nebenniere, Frau I 580
  —, Cyclussynchronisation, Rind, Dosierung II 856f.*, 878*
  —, —, Schwein, Dosierung II 876f.*, 878*
  —, Deckbereitschaft, Ratte II 431
  —, diabetogene, Frau I 1149
  —, Differentialblutbild, Ratte I 496
  —, EEG-Nachreaktionsschwelle, Kaninchen I 526
  —, EEG-Weckschwelle, Kaninchen I 526
  —, Eibefruchtung, Kaninchen II 137*
  —, —, —, Insemination, intravaginale II 163*
  —, Endometrium, Morphologie, Frau II 20
  —, —, —, —, Puerperium II 35
  —, —, —, Kaninchen II 64, 164
  —, Eosinophilenkonzentration, Blut, Frau I 497
  —, Erythema nodosum, Frau I 596
  —, Farnkrautphänomen, Cervixschleim, Frau II 11
  —, Gefäßdehnbarkeit, Frau I 511
  —, —, Kaninchen I 511

Norethynodrel
Wirkung, gestagene, Endometrium, Kaninchen II 164
—, Gonadotropinhemmung, Frau (Mäuse-Uterus-Test) I 1139
—, Hämatokrit, Ratte I 492
—, Hämoglobinkonzentration, Ratte I 493
—, HCG-Wirkung, Ovar, Maus II 747
—, —, —, Ratte II 747
—, Herzgewicht, Ratte I 506*
—, Hodenfunktion, Ratte II 101
—, Hypophysengewicht, Ratte I 558, 562*
—, Hypophysenmorphologie, Ratte I 564, 565
—, Ikterus, Mensch I 552
—, Infektion, Candida, Vagina, Frau I 464
—, Insulinkonzentration, Plasma, Frau I 1150
—, Jejunummucosa, Frau I 532
—, Jodidaufnahme, Schilddrüse, Ratte I 586
—, Karyopyknoseindex, Vaginalepithel, Frau II 7
—, ,,Kastrationszellen", HVL, Ratte I 566
—, 17-Ketosteroidausscheidung, Harn, Mensch I 582
—, Körpergewicht, Kaninchen I 537
—, —, Ratte I 539*
—, Konzeptionsrate, Frau II 33
—, Kornifikationsindex, Vaginalepithel, proliferiertes, Frau II 5
—, Lactation, Frau II 36
—, Leberfunktion, Hund I 553
—, Lebermorphologie, Hund I 553
—, —, Ratte I 553
—, Leukocytenkonzentration, Blut, Ratte I 496
—, luteotrope, Ratte II 94, 95*
—, Milchdrüsenaufbau, Ratte II 376
—, Milchdrüsenwachstum, Ratte II 96
—, Musculus levator ani-Gewicht, Ratte I 542*, 543
—, Myometrium, Morphologie, Frau II 22
—, —, Motilität, Frau II 22
—, Nebennierengewicht, Ratte I 570, 575*, 576
—, Nebennierenmorphologie, Ratte I 578
—, Nierengewicht, Ratte I 556
—, oestrogene, Nichtsäuger II 314
—, —, Säugetiere II 426
—, Ovarfunktion, generative, Frau II 29
—, —, inkretorische, Frau II 28
—, Ovarhypertrophie, kompensatorische, Ratte II 98
—, Ovarmorphologie, Frau II 31
—, Ovarwachstum, oestrogenstimuliertes, Ratte II 207
—, Oviduktgewicht, Bufo arenarum II 324

Norethynodrel
Wirkung, ovulationshemmende, Frau, Kombination mit Oestrogenen I 1126, 1128*, 1133
—, —, Säugetiere II 745
—, PBI, Frau, Cyclus I 585
—, —, —, Schwangerschaft I 585
—, —, Mann I 585
—, Prolactin inhibiting factor, Hypothalamus, Ratte II 205
—, psychotische, Entzug, Frau I 527
—, Schilddrüsengewicht, Ratte I 584*
—, Schleimproduktion, Cervixdrüsen, Frau II 10
—, schwangerschaftserhaltende, Kaninchen II 252f.*
—, —, Ratte II 243*
—, schwangerschaftsverlängernde, Ratte II 303
—, Spermienbeweglichkeit, Sims-Huhner-Test II 11
—, Talgdrüsenfunktion, Frau, Acne I 591
—, —, Mann I 591
—, Tetrahydrocortisolausscheidung, Harn, Frau I 581
—, Tetrahydrocortisonausscheidung, Harn, Frau I 581
—, Thymusgewicht, Ratte I 504*
—, Thyroxinbindungskapazität, Serum, Mensch I 585
—, Trijodthyroninaufnahme, Erythrocyten, Mensch I 587
—, Thrombocytenhaftfähigkeit, Frau I 500
—, Thrombocytenkonzentration, Blut, Frau I 500
—, uterotrophe, Maus II 82
—, Vaginalepithel, atrophisches, Morphologie, Frau II 4, 5, 7
—, virilisierende, Fet, Mensch II 34
—, —, Ratte II 449
Wirkungen I 15, 942ff.*
Norgestrel
s. a. 13-d,l-Äthyl-17α-äthinyl-Δ^4-gonen-17β-ol-3-on
s. a. 18-Homonorethisteron (racem.)
Eigenschaften, chemische I 17
Entdeckung IX
Halbwertszeit, Blutplasma, Mensch I 284
IR-Spektrum I 16
Konstitutionsformel I 16, 284
Löslichkeit I 17
Metabolite, Ausscheidung, Atemluft, Kaninchen I 285
—, —, Faeces, Kaninchen I 285
—, —, —, Ratte I 285
—, —, Galle, Ratte I 285
—, —, Harn, Kaninchen I 285
—, —, —, Mensch I 284
Resorption, Hund I 285
—, Kaninchen I 285
Synthese IX, I 17

Norgestrel
 Transformationsdosis, Endometrium, Frau, Gabe per os II 13
 Verteilung, Fettgewebe, Kaninchen I 285
 —, —, Ratte I 285
 —, Leber, Kaninchen I 285
 —, —, Ratte I 285
 —, Nebenniere, Ratte I 285
 Wirksamkeit, Clauberg-McPhail-Test II 76
 —, Greenblatt-Test II 14
 Wirkung, androgene, Nichtsäuger II 314
 —, A-Wert, Frau I 1153, *1154*
 —, Deckbereitschaft, Ratte II 431
 —, Endometrium, Morphologie, Frau II 20
 —, Glucoseassimilationskoeffizient, Frau I 1153, *1154*
 —, Glucosekonzentration, Blut, Frau, I 1153, *1154*
 —, Ovarialfunktion, generative, Frau II 29
 —, ovulationshemmende, Frau, Kombination mit Oestrogenen I 1126, 1127*
 —, virilisierende, Fet, Ratte II 449
 Wirkungen I 17
19-Nor-17α-hydroxyprogesteroncapronat
 Wirkung, antioestrogene, Ratte II 59
 —, Endometrium, Maus, Deciduomtest I *690*
 —, geburtsverhindernde, Ratte I *695*
 —, Geschlechtsdrüsen, akzessorische, Gewicht, Ratte II *109*
 —, Hodengewicht, Ratte II *109*
 —, Oxytocinabort, Kaninchen, Hemmung I 692*; II 254*
 —, 3β-ol-Steroiddehydrogenase, Hoden, Ratte II *110*
 —, wehenhemmende, Kaninchen (Oxytocininduktion) I 692*; II 254*
 Wirkungsdauer, McPhail-Test, Modifikation Junkmann I *685*
19-Nor-17α-hydroxyprogesteronhemisulfat-Natrium
 Wirkung, aborthemmende, Kaninchen, Oxytocininduktion II 297
 —, Myometriumkontraktion in vitro, bradykinininduzierte, Ratte II 302
 —, —, oxytocininduzierte, Ratte I *694*; II 298, 299
 —, —, serotonininduzierte, Ratte II 308
Norinyl
 Antikonzeptivum, Bestandteile I 1128
19-Noriso-progesteron
 Synthese VII
 Wirkung VII
Norlestrin
 Antikonzeptivum, Bestandteile I 1127
Norluten
 Antikonzeptivum, Bestandteile I 1128
Normethandrolon
 s. a. Methylnortestosteron
 s. a. 17α-Methyl-Δ⁴-oestren-17β-ol-3-on

Normethandrolon
 s. a. Normethandron
 Eigenschaften, physikalisch-chemische I 12f.
 Therapie, Hyperplasie, cystisch-glanduläre, Endometrium, Frau II 15, *16*
 Transformationsdosis, Endometrium, Frau, Gabe per os II 13
 Wirksamkeit, Allen-Doisy-Test II 54
 —, Clauberg-McPhail-Test II 75
 —, Hooker-Forbes-Test II 78
 —, Kükenkammtest II 331
 Wirkung, ACTH-Hemmung, Ratte I 568
 —, Ätiocholanonausscheidung, Harn, Mensch I 582
 —, anaesthetische, Cyclobarbitalwirkung, Ratte I 523
 —, androgene, Nichtsäuger II 314
 —, Androsteronausscheidung, Harn, Mensch I 582
 —, antifibromatogene, Meerschweinchen I 599
 —, antioestrogene, Nagetier II 59
 —, —, Uterus, Maus II 83
 —, antiovulatorische, Kaninchen II 91
 —, —, Ratte II 91
 —, Behaarungstyp, Genitale, Frau II 2
 —, Blutdruck, Ratte I 510
 —, Clitorishypertrophie, Frau II 2
 —, Endometriummorphologie, Frau II 19
 —, —, Kaninchen II 64
 —, Herzgewicht, Ratte I 506*, 507
 —, HHL-Hormon-Sekretion, Ratte I 570
 —, Hodenfunktion, Ratte II 100
 —, 17-Hydroxycorticosteroid-ausscheidung, Harn, Mensch I 582
 —, Hyperplasie, cystisch-glanduläre, Endometrium, Frau II 15, *16*
 —, Hypophysengewicht, Ratte I 561*, 563
 —, Hypophysenmorphologie, Axolotl I 458
 —, —, Ratte I 564
 —, Hypothalamusmorphologie, Ratte I 513
 —, Jodidaufnahme, Schilddrüse, Frau I 586
 —, Kaninchenfibrocytenkultur, Mitoserate I 622
 —, „Kastrationszellen", HVL, Ratte I 566
 —, 17-Ketosteroidausscheidung, Harn, Mensch I 582
 —, —, —, Ratte I 568
 —, Knochenreifung, Ratte I 548
 —, Körpergewicht, Mensch I 536
 —, —, Ratte I 539*, 540
 —, Lebergewicht, Ratte I 554
 —, Lebermorphologie, Mensch I 551
 —, —, Ratte I 553
 —, Melanophorenhormonsekretion, Ratte I 570

Normethandrolon
  Wirkung, Milzaufbau, Ratte I 502
  —, Milzgewicht, Ratte I 502
  —, Mitoserate, Kaninchenfibrocytenkultur I 622
  —, Musculus levator ani-Gewicht, Ratte I 541, 542*
  —, Nebennierengewicht, Ratte I 568, 574*
  —, Nebennierenmorphologie, Ratte, Prednisonwirkung I 578
  —, Nierengewicht, Ratte I 556
  —, Nierenmorphologie, Ratte I 557
  —, Ödembildung, Frau I 482, 483, 484*
  —, Ovarfunktion, generative, Frau II 29
  —, Ovarmorphologie, Axolotl I 458
  —, Oviduktgewicht, Bufo arenarum II 324
  —, Ovulation, Axolotl I 457; II 322
  —, PBI, Mensch I 585
  —, Prolactinsekretion, Ratte I 567
  —, Propylthiouracilkropf, Ratte I 583
  —, Sarkomwachstum, benzpyreninduziertes, Skeletmuskulatur, Ratte I 618
  —, —, dibenzanthraceninduziertes, Skeletmuskulatur, Ratte I 618
  —, Schilddrüsengewicht, Ratte I 584*
  —, Schilddrüsenmorphologie, Axolotl I 458
  —, schwangerschaftserhaltende, Kaninchen II 250f.*
  —, —, Maus II 229*
  —, —, Ratte II 240*
  —, Skeletmuskulatur, Gewicht, Ratte I 543
  —, Somatotropinsekretion, Ratte I 569
  —, Spinnbarkeit, Cervixschleim, Frau II 11
  —, Thymusgewicht, Ratte I 504*
  —, Thymusmorphologie, Axolotl I 458
  —, TSH-Produktion, Ratte I 569
  —, Überlebenszeit, Ratte, adrenalektomierte I 483
  —, uterotrophe, Maus II 82
  —, Vaginalepithel, Morphologie, Frau II 8
  —, virilisierende, Fet, Ratte II 449
  —, wehenhemmende, Kaninchen, Oxytocininduktion II 255*
  Wirkungen I 924ff.*
Normethandron
  s. a. Methylnortestosteron
  s. a. 17α-Methyl-Δ^4-oestren-17β-ol-3-on
  s. a. Normethandrolon
  Derivate I 13
  Eigenschaften, chemische I 13
  Entdeckung IX
  IR-Spektrum I 12
  Konstitutionsformel I 12
  Konversion zu Oestrogenen, Mensch I 282
  Löslichkeit I 13
  Metabolite, Leber, Ratte I 282
  —, Placentahomogenat I 282

Normethandron
  Synthese IX, I 13
  Umbau, Placentahomogenat I 282
  Wirkungen I 13, 924ff.*
Normethandron-3-äthylenketal
  Eigenschaften, physikalische I 13
Normethisteron
  Wirkung, HCG-Bildung, Frau, Schwangerschaft II 36
18-Noroestradiol
  Wirkung, Uteruswachstum, Maus I 719
18-nor-Oestran
  s. a. Gonan
  Konstitution I 3
  Nomenklatur I 3
18-Noroestron
  Wirkung, Uteruswachstum, Maus I 719
Nor-Δ^4-pregnen...
  s. a. A-nor-Δ^4-pregnen...
19-Nor-Δ^4-pregnen-3,20-dion
  Wirkungen I 822*
19-Nor-10ξ, 14β-Δ^4-pregnen-3,20-dion
  Wirkungen I 822*
19-Nor-10ξ, 14ξ, 17α-Δ^4-pregnen-3,20-dion
  Wirkungen I 822*
10-Nor-14β, 17α-Δ^4-pregnen-3,20-dion
  Wirkungen I 822*
19-Nor-Δ^4-pregnen-17α-ol-3,20-dion
  Wirkungen I 849*
19-Nor-Δ^4-pregnen-17α-ol-3,20-dion-17α-acetat
  Wirkung, antiovulationische, Kaninchen II 90
  —, —, Ratte II 90
  —, schwangerschaftserhaltende, Ratte II 235*
  Wirkungen I 849*
19-Nor-Δ^4-pregnen-17α-ol-3,20-dion-17α-capronat
  s. Gestonoroncapronat
  Esterspaltung, Frau I 279
  Harnmetabolite, Frau I 279
  Wirkung, antiovulatorische, Ratte II 90
  —, geburtsverhindernde, Ratte II 303
  —, Hodenfunktion, Ratte II 99
  —, Milchdrüsendifferenzierung, Maus II 392, 394
  —, schwangerschaftserhaltende, Ratte II 236*
  —, schwangerschaftsverlängernde, Ratte II 303
  Wirkungen I 850*
19-Nor-Δ^4-pregnen-17α-ol-3,20-dion-17α-formiat
  Wirkungen I 849*
19-Nor-Δ^4-pregnen-17α-ol-3,20-dion-hemisulfatnatrium
  Wirkung, wehenhemmende, Kaninchen, (Oxytocininduktion) II 255*
  Wirkungen I 850f.*
19-Norprogesteron
  Derivate, Wirkung, ovulationshemmende Frau I 1126
  Wirksamkeit, Clauberg-Test, Vergleich mit Progesteron I 1031

19-Norprogesteron
  Wirksamkeit, Hooker-Forbes-Test
    II 78
  —, Kopulationsreflex, Meerschweinchen
    II 428
  Wirkung, antifibromatogene, Meer-
    schweinchen I 599
  —, antiluteinisierende, Meerschweinchen
    II 96
  —, antiovulatorische, Kaninchen II 89
  —, Hodenfunktion, Ratte II 99
  —, RNS-Gehalt, Endometrium, Frau
    I 387
  —, schwangerschaftserhaltende, Ratte
    II 232*
19-Nor-10ε, 14β, 17α-progesteron
  Wirkung, Oviduktgewicht, Bufo are-
    narum II 324
19-Norprogesteroncapronat
  Wirkung, RNS-Gehalt, Endometrium,
    Frau I 387
19-Nor-Steroide
  Kontrazeption, orale, Frau, Risiken bei
    langjähriger Einnahme I 623
  Wirksamkeit, Clauberg-Test I 1031
  Wirkung, cancerogene, Ovar, Säugetiere
    I 623
19-Nortestosteron
  s. a. Δ^4-19-Norandrosten-17β-ol-3-on
  s. a. Δ^4-Oestren-17β-ol-3-on
  Derivate, Wirkung, gestagene, Vaginal-
    epithel, Frau II 6
  —, —, Gonadotropinausscheidung, Harn,
    Mann II 38
  —, —, 17-Ketosteroidausscheidung,
    Harn, Mann II 38
  —, —, ovulationshemmende Frau
    I 1126
  —, —, virilisierende, Fetus, Säugetier
    II 33f.
  Konstitutionsformel I 4
  Wirkung, antiovulatorische, Ratte II 92
  —, Endometriummorphologie,
    Kaninchen II 64
  —, Oviduktgewicht, Bufo arenarum
    II 324
  —, schwangerschaftserhaltende,
    Kaninchen II 253*
  Wirkungen I 951*
Nortestosterone
  Wirkung, mitosehemmende, Corpus-
    carcinom, Frau I 1156
  —, virilisierende, Fet, Mensch I 1070
Nortestosteronoenanthat
  Antikonzeption, Depotwirkung, Frau
    I 1135
Norvinodrel
  s. a. 17α-Äthenyl-$\Delta^{5(10)}$-oestren-17β-ol-3-on
  —, antiovulatorische, Kaninchen II 91
  —, Hodenfunktion, Ratte II 101
  —, schwangerschaftserhaltende, Ratte
    II 241*
  Wirkungen I 932f.*
Notstandsamenorrhoe
  Frau, Ursache I 1037, II 739f.

Novulen
  Antikonzeptivum, Bestandteile I 1128
Nucleinsäuren
  Stoffwechsel, Säugetiere, Beeinflussung
    durch Gestagene I 387
Nucleolus
  Endometrium, Frau, II 491
  —, —, Oestrogenwirkung II 492, 494
Nucleonema
  Endometrium, Frau Oestrogenwirkung
    II 492
5-Nucleotidase
  Aktivität, Endometrium, Frau, Cyclus-
    verlauf II 531, *533*, 537
  —, Pseudodeciduazellen, Endometrium,
    Frau II 537
  —, Uterus, Maus I 392
Nucleus
  Granulosaluteinzelle, Ratte, Morphologie,
    elektronenoptische II *469*, 472
Nucleus amygdalae
  Gehirn, Säugetiere, Ovulationsauslösung
    nach Reizung I 733, 734
Nucleus dorsomedialis
  Hypothalamus, Ratte, Funktion II 648
Nucleus infundibularis
  Hypothalamus, Säugetiere, LH-Abgabe
    nach Reizung II 734
Nucleus paraventricularis
  Hypothalamus, Ratte, Funktion II 648
Nucleus supraopticus
  Hypothalamus, Säugetiere, Ovulations-
    auslösung nach Reizung II 733
Nucleus ventromedialis
  Hypothalamus, Säugetiere, LH-Abgabe
    nach Reizung II 734
Nymphomanie
  Rind, Charakteristica II 809
  — und Follikelpersistenz II 809
  —, Gestagentherapie II 810f.*

Ochsenmast
  hormonale, Methodik II 896
  —, Wirkungskriterien II 896
17α-Octyl-Δ^4-oestren-17β-ol-3-on
  Wirkungen I 931*
Oestradiol
  Aufnahme, Uterus, Maus, ovarektomierte
    I 394
  Ausscheidung, Harn, Frau, Beein-
    flussung durch Gestagene II 24
  —, —, —, Cyclus, anovulatorischer
    I *1051*
  —, —, —, Schwangerschaftsverlauf
    II *543*
  —, —, Mädchen, Cyclus, anovulatorischer,
    I *1050*
  Biosynthese, Granulosazellgewebekultur,
    Pferd I 233
  Hemmung, kompetitive, von Hydroxy-
    steroiddehydrogenasen I 110
  Konzentration, Blut, Mensch, Be-
    einflussung durch Gestagene I 369
  —, Follikelflüssigkeit, Frau I 54
  —, —, —, Stein-Leventhal-Syndrom I 54

Oestradiol
  Konzentration, Harn, Frau, Endometriumhyperplasie, cystisch-glanduläre I *1043*
  Metabolit von Progesteron, Thekazellen, Frau I 104
  Oxydation, Leber, Ratte, Beeinflussung durch Progesteron I 369
  Umbau, Placentagewebe in vitro, Beeinflussung durch HCG II 763
  Wirkung, Alanylglycin-Dipeptidase-Aktivität, Eileiter, Rana esculenta II 324
  —, anaesthetische, Progesteronwirkung, Ratte I 521
  —, ATP-Konzentration, Uterus, Ratte I 388
  —, Bakterienkonzentration, Uterus, Kaninchen I 463
  —, Blutversorgung, Herz, Ratte I 508
  —, Blutvolumen, Kaninchen, Schwangerschaft I 500
  —, Calciumkonzentration, Blut, Huhn I 549
  —, Carcinomwachstum, Mamma, Maus I 604
  —, —, —, Ratte I 609, 612, 613
  —, —, Ovar, Ratte I 617
  —, Cervixschleimpfropfbildung, Rind II 664
  —, Cholecystokininreaktion, Gallenblase, Meerschweinchen I 532
  —, Cholinesteraseaktivität, Leber, Ratte I 400
  —, Corpus luteum, Schaf II 210
  —, Dehydrogenaseaktivität, Sarkom, Maus I 621
  —, DNS-Gehalt, Milchdrüse II 376
  —, Eientwicklung in vitro, Kaninchen II 176
  —, Elektrolytstoffwechsel, Uterus, Kaninchen I 469
  —, —, —, Katze I 469
  —, Elektrolyttransport, aktiver, Leberzelle, Ratte I 467
  —, —, —, Muskelzelle, Ratte I 467
  —, Endometrium, Morphologie, Macaca Sylvanus II 675
  —, Eosinophilenkonzentration, Blut, Frau I 497
  —, Erregbarkeit, Herz, Ratte I 507
  —, EZF-Volumen, Uterus, Ratte I 469
  —, Färsenmast II 897
  —, Feminisierung, Pleurodeles I 458
  —, fibromatogene, Meerschweinchen, I 597
  —, Fibromyoepitheliom-Erzeugung Utriculus spermaticus, Meerschweinchen, I 600
  —, Gesamtzellvolumen, Kaninchen I 492
  —, Glucose-6-phosphatdehydrogenaseaktivität, Brustdrüse, Ratte I 396
  —, Glykogengehalt, Myometrium, Ratte II 286*, *287, 288*

Oestradiol
  Wirkung, Glykogenstoffwechsel, Myometrium, Maus I 385
  —, —, —, Ratte I 385
  —, Glykosidhemmung, Herzmuskel, Meerschweinchen I 437
  —, —, Muskulatur, Taenia coli I 437
  —, Hämatokrit, Kaninchen I 492
  —, Histaminfreisetzung, Brustdrüse, Kaninchen I 397
  —, —, —, Mensch I 397
  —, Hypophysenmorphologie, Ratte I 563
  —, implantationsinduzierende, Maus II 221
  —, inotrope, Herz, Frosch II 507
  —, Inulin-Clearance, Ratte I 437
  —, Ionenkonzentration, intracelluläre, Myometrium, Kaninchen I 470* 471, 472*
  —, Kaliumgehalt, intracellulärer, Uterus, Ratte I 469
  —, Klammerverhalten, Rhesusaffe II 437*
  —, Körpergewicht, Stier I 544
  —, Kohlensäureanhydrataseaktivität, Leber, Kaninchen I 400
  —, —, —, Maus I 400
  —, —, —, Ratte I 400
  —, Kollagengehalt, Uterus, Ratte I 384
  —, Kraulverhalten, Rhesusaffe II 434* *435*
  —, lactationshemmende, Frau II 573
  —, Leukocytenmobilisierung, Uterus, Kaninchen I 463
  —, Leukocytenphagocytose, Mann I 501
  —, LH-Luteolyse, Kaninchen, Antagonismus II 210
  —, Lipidgehalt, Endometrium, Kaninchen I 386
  —, Lipidhaushalt, Mensch I 366
  —, luteotrope, Ratte II *95*
  —, Malatdehydrogenaseaktivität, Brustdrüse, Ratte I 396
  —, Mammacarcinomwachstum, Maus I 604
  —, —, Ratte I 609, 612f.
  —, metaplastische, Endometrium, Ratte I 601, 602*
  —, Milchdrüsenfunktion, Ratte II 385
  —, NADH-Diaphoraseaktivität, Vaginalepithel, Ratte I 393
  —, NADH-Oxidaseaktivität, Uterus, Ratte I 393
  —, Nebennierengröße, Maus I 575
  —, —, Ratte I 570
  —, Nebennierenmorphologie, Maus I 578
  —, —, Ratte I 577
  —, Nierengewicht, Ratte I 555
  —, Ochsenmast II 894
  —, Ovarcarcinomwachstum, Ratte I 617
  —, Ovarhypertrophie, kompensatorische nach Hemiovarektomie, Ratte I *715*
  —, PAH-Clearance, Ratte I 473
  —, Phenylphosphataseaktivität, alkalische, Eileiter, Rana esculenta II 324

Oestradiol
  Wirkung, Phosphataseaktivität, alkalische, Uterus, Ratte I 389
  —, 6-Phosphogluconatdehydrogenaseaktivität, Brustdrüse, Ratte I 396
  —, Plasmavolumen, Kaninchen, Schwangerschaft I 500
  —, Prolactinfreisetzung, Rattenhypophyse, in vitro I 566
  —, Oxytocinsensibilisierung, Niere, Ratte I 557
  —, Progesteronwirkung, Gonadotropinausscheidung, Affe II 752
  —, Proteinaseaktivität, saure, Eileiter, Rana esculenta II 324
  —, Reizschwelle, Krämpfe, audiogene, Ratte I 527
  —, Ruhepotential, Myometrium, Kaninchen I 472*
  —, Schlüpfmuskelgewicht, Küken II 329
  —, schwangerschaftserhaltende, Schwein II 670
  —, Thrombocytenkonzentration, Blut, Kaninchen I 499
  —, Thrombopoese, Sternalmark, Kaninchen I 499
  —, Thymidineinbau, Brustdrüsengewebe, Maus I 395
  —, TSH-Sekretion, Ratte I 569
  —, Tubensekretion, Huhn II 611
  —, Uterusgewicht, Ratte II 286, 287, 288
  —, Uteruswachstum, Maus I 719
  —, —, —, Gestagenantagonismus I 697
  —, Vaginalschleimproduktion, Rind, nach Kastration II 664
  —, Vasopressinsensibilisierung, Niere, Ratte I 557
  —, Wachstum, Hyazinthe I 453
  —, Wassergehalt, Uterus, Ratte I 468
  —, Wasserresorption, Dünndarm, Ratte, Adrenalektomie I 467
  —, ^{65}Zn-Aufnahme, Uterus, Maus I 388
17β-Oestradiol
  s. Oestradiol
Oestradiolbenzoat
  Therapie, Uterusblutungen, Frau, Konbination mit Gestagenen I 1045
  Wirksamkeit, Sterilisation, Ratte II 730
  Wirkung, ACTH-Konzentration, Blut, Ratte I 567
  —, —, Hypophyse, Ratte I 567
  —, Adenombildung, Hypophyse, Ratte I 615*
  —, antifertile, Maus, Eitransport II 195
  —, Carcinomwachstum, Mamma, Ratte I 612
  —, DNS-Gehalt, Milchdrüse, Ratte II 376, 377 f.
  —, Eileiterdrüsen, Amphibien II 323
  —, Endometrium, Frau, Kaufmann-Versuch I 1027
  —, Eosinophilenkonzentration, Blut, Kaninchen I 497

Oestradiolbenzoat
  Wirkung, β-Glucuronidaseaktivität, Speicheldrüsen, Ratte I 404
  —, Körpergewicht, Ratte I 537
  —, —, Rind I 544
  —, —, Schaf I 545
  —, —, Schwein I 545
  —, Lebergewicht, Huhn I 554
  —, Lebermorphologie, Kaninchen I 553
  —, Leukocytenzahl, Blut, Eber I 496
  —, Mammacarcinomwachstum, Ratte I 612
  —, Milchdrüsenaufbau, Kaninchen II 374
  —, —, —, hypophys- und ovarektomiertes II 380
  —, Milchdrüsenfunktion, Ratte II 385
  —, Milzgewicht, Huhn I 501
  —, Ochsenmast II 896
  —, sterilisierende, Ratte, Dosisabhängigkeit II 730
  —, Wurfgröße, Schwein, Kombination mit Gestagenen II 884
Oestradiol-3-benzoat-17-n-butyrat
  Wirkung, Körpergewicht, Ratte I 538
  —, metahyperplastische, Organe, Ratte I 617
  —, Milzgewicht, Ratte I 501
  —, Nebennierengewicht, Ratte I 575
  —, Nebennierenmorphologie, Ratte I 577
  —, Nierengewicht, Ratte I 555
  —, Schilddrüsengewicht, Ratte I 584
  —, Thymusgewicht, Ratte I 502
Oestradiolcyclopentylpropionat
  Wirkung, antifertile, Kaninchen II 195
  —, —, Ratte II 195
  —, Glykogenstoffwechsel, Uterus, Ratte I 385
Oestradioldibenzoat
  Wirkung, Eitransport, Kaninchen II 202 f.*
Oestradioldipropionat
  Wirkung, Carcinomwachstum, Mamma, Maus I 614
  —, —, Nebennierenrinde, Maus I 620
  —, Hypophysengewicht, Ratte I 562
  —, Körpergewicht, Huhn I 536
  —, —, Ratte I 538
  —, Lebergewicht, Ratte I 554
  —, Myometriumkontraktion, oxytocininduzierte, Katze II 299
  —, Nierengewicht, Ratte I 555
  —, Thymusgewicht, Ratte I 502
Oestradioloenanthat
  Therapie, antikonzeptionelle, Frau, Kombination auf Deladroxon I 1136
Oestradiolpropionat
  Wirkung, Chronaxie, Nerv, Crustacea I 454
  —, —, —, Meerschweinchen I 454
  —, Herzgewicht, Ratte I 507
  —, Lungenemphysem, Meerschweinchen I 513
  —, Lungensklerose, Meerschweinchen I 513
  —, Milchdrüsenaufbau, Ratte II 376
  —, Milchdrüsenfunktion, Ratte II 385

Oestradiolvalerianat
  Therapie, Hypoplasia uteri, Frau
    I 1057
  —, Mammacarcinom, Frau, Kombination
    mit Gestagenen I 1085
  —, ICSH-Ausschüttung, Ratte   I 700,
    701
  —, Körpergewicht, Rind I 545
  —, Ochsenmast II 896
  —, Vaginalepithel, Morphologie, Frau
    II 7
Oestradiolundecylat
  Wirkung, Cervixepithelverhornung,
    Ratte II 61
  —, Daueroestrus, Ratte, Unterdrückung
    durch Gestagene I 697
  —, Vaginalepithelverhornung, Ratte
    II 56
Oestran
  s. a. 19-Norandrostan
  Konstitutionsformel I 3
Oestran-3β,17β-diol
  Wirkungen I 905*
Oestran-17β-ol-3-on
  Wirkungen I 901*
3-(Oestran-17β-ol-3-on-17α-yl)-propion-
  säurelacton
  Wirkungen I 901*
3-(5β-Oestran-17β-ol-3-on-17α-yl)-propion-
  säurelacton
  Wirkungen I 901*
$\Delta^{1,3,5}$-Oestratrien-3,17α-diol-17α-acetat
  Wirkungen I 968*
Oestren
  Derivate, Nebenwirkung, virilisierende,
    Frau II 2
Δ^4-Oestren-3β,17β-diol
  Derivate, alkylsubstituierte, Wirksam-
    keit, Clauberg-McPhail-Test II 77*
Δ^4-Oestren-3,17-dion
  Wirkungen I 958*
Δ^4-Oestren-17β-ol
  Derivate, alkylsubstituierte, Wirksam-
    keit, Clauberg-McPhail-Test II 77*
Δ^4-Oestren-17β-ol-3-on
  s. a. 19-Nortestosteron
  Derivate, Wirkung, aborthemmende,
    Kaninchen II 297
  —, —, Uteruswachstum, oestrogen-
    induziertes, Maus II 289*
  Wirkung, Uteruswachstum, oestrogen-
    induziertes, Maus II 288, 289
  Wirkungen I 951f.*
$\Delta^{5(10)}$-Oestren-17β-ol-3-on
  Derivate, alkylsubstituierte, Wirksam-
    keit, Clauberg-McPhail-Test II 76*
  Wirkungen I 954*
Δ^4-Oestren-17β-ol-3-on-17β-acetat
  Wirkungen I 953*
Δ^4-Oestren-17β-ol-3-on-17β-benzoat
  Wirkung, Hodenfunktion, Ratte
    II 102
  Wirkungen I 953*
Δ^4-Oestren-17β-ol-3-on-17β-decanoat
  Wirkungen I 954*

Δ^4-Oestren-17β-ol-3-on-17β-phenyl-propionat
  Wirkungen I 953*
(Δ^4-Oestren-17β-ol-3-on)-yl-17α-propin-
  säure-γ-lacton
  s. a. 3-(Δ^4-Oestren-17β-ol-3-on-17α-yl)-
    propionsäurelacton
  Wirkungen I 954*
3-(Δ^4-Oestren-17β-ol-3-on-17α-yl)-propion-
  säurelacton
  s. a. (Δ^4-Oestren-17β-ol-3-on)-yl-17α-
    propinsäure-γ-lacton
  s. a. 19-Nor-Δ^4-androsten-17β-ol-3-on-
    17α-propin-säurelacton
  Wirkungen I 954*
Oestrin
  Wirkung, antifertile, Maus, Eitransport
    II 195
Oestriol
  Ausscheidung, Harn, Frau, Beeinflussung
    durch Gestagene II 24
  —, —, —, Cyclus, anovulatorischer
    I 1051
  —, —, —, Schwangerschaftsverlauf
    I 123; II 543
  —, —, —, —, Fruchttod, intrauteriner
    I 123
  —, —, —, —, Verhältnis zu Harn-
    pregnandiol I 167, 168, 173
  —, —, —, —, Verhältnis zu Progesteron-
    blutspiegel I 167
  —, —, —, —, Zwillinge I 123
  —, —, Mädchen, Cyclus, anovulatorischer
    I 1050
  Konzentration, Harn, Frau, Endo-
    metriumhyperplasie, cystisch-
    glanduläre I 1043
  Vorkommen, Blut, Frau, nach Kastration
    und Progesteronbehandlung I 369
  —, —, —, Schwangerschaft I 369
  —, —, —, Sekretionsphase I 369
  —, —, Mann, nach Progesteron-
    behandlung I 369
  Wirkung, Eientwicklung in vitro,
    Kaninchen II 176
  —, Fibroadenomwachstum, Mamma,
    Ratte I 606, 607
  —, Myometrium, Wachstum, Frau
    II 538
  —, Relaxinhemmung, Endometrium,
    Affe II 223
Oestrogene
  Anwendung, Oestrusinduktion, Schaf
    II 879, 882f.*, 888f.*, 892*
  Anwendungsverbot, Tierzucht II 806
  Aufnahmerate, HVL, Ratte II 648
  —, NNR, Ratte II 648
  —, Uterus, Ratte II 648
  —, Zwischenhirn, Ratte II 648
  Ausscheidung, Harn, Frau, Amenorrhoe,
    psychogene II 739f.
  —, —, —, Anorexia nervosa II 740
  —, —, —, Cyclus, anovulatorischer
    I 1049, 1051
  —, —, —, Beziehung zu Endometrium-
    morphologie II 538

Oestrogene
Ausscheidung, Harn, Frau, vor und nach
 Entbindung II 572
—, —, —, Beeinflussung durch FSH
 II 727
—, —, —, nach Gestagenbehandlung,
 Beurteilung II 24
—, —, —, Beziehung zu Gonadotropin-
 ausscheidung II 725, 726
—, —, —, nach Gonadotropinbehandlung
 I 73
—, —, —, Mastopathie I 1081
—, —, —, Nachbehandlungscyclus,
 Antikonzeption, hormonale I 1158
—, —, —, prämenstruelles Syndrom
 I 1061
—, —, —, Beziehung zu Pregnandiol-
 ausscheidung II 725, 726
—, —, —, nach Progesteronbehandlung
 II 753, 754
—, —, —, Pseudogravidität, psychogene
 II 740
—, —, —, Spätgestose I 1074f.
—, —, Kaninchen, nach Progesteronbe-
 handlung I 369
—, —, Mann, nach Gonadotropinbehand-
 lung I 73
—, —, Schwein, Cyclusschwankungen
 II 725
Biosynthese, Corpus luteum, Frau,
 in vitro I 73
—, feto-placentare Einheit, Mensch,
 Steuerung durch HCG II 745
—, Ovar, Frau I 45, 64, 74
—, —, —, Cyclus, anovulatorischer
 I 1049
—, —, Rind, Follikelphase I 220
Defizit, Wirkung, ,,delayed nidation",
 Maus, Lactationsphase II 208
—, —, —, Nagetiere II 222
Depotwirkung, Nachweis, Allen-Doisy-
 Test I 719
und Gestagene, Gleichgewicht,
 Schwangerschaft, Frau I 110
Konzentration, Blut, Rind, Geburts-
 zeitpunkt II 664
—, Harn, Frau, Beziehung zu Pregnan-
 diolkonzentration im Harn I 151
—, Serum, Pferd, Schwangerschaft
 II 660
Metabolite, Ausscheidung, Harn, Mensch,
 Pubertas praecox I 1090
— von Cholesterin, Ovar, Ratte I 252
— von Δ^4-Pregnen-17α-ol-3,20-dion,
 Granulosazelltumor, Frau I 107
—, —, Ovar, Hund I 200
— von Δ^5-Pregnen-3β-ol-20-on, Ovar,
 Rind I 220
— von Progesteron, Corpus luteum, Frau,
 Schwangerschaft I 106, 107
— —, Granulosezelltumor, Frau I 106
— —, Ovar, Maus I 242
Minimalbedarf, Deciduale Reaktion,
 Kaninchen II 222
—, Implantate, Kaninchen II 222

Oestrogene
Nebenwirkungen, Haustiere II 896, 901
Nomenklatur V
Produktion, Ovar, Ratte, Progesteron-
 wirkung II 747
Rückwirkung, Hypophyse, Säugetiere
 II 751f., 756
Sekretion, Ovar, Frau, Beeinflussung
 durch Gestagene II 24
—, —, Ratte, Gonadotropinwirkung
 II 723
Stoffwechsel, Säugetiere, Beeinflussung
 durch Gestagene I 369
Synergismus mit Gestagenen, Uterus-
 entwicklung, Frau, Schwangerschaft
 I 1072
Therapie, Acne vulgaris, Mensch I 1093
—, antikonzeptionelle, Frau, Erfolgs-
 sicherheit, Kombination mit
 Gestagenen I 1139
—, Dysmenorrhoe, Frau I 1060
—, Endometriose, Frau I 1076
—, Hypoplasia uteri, Frau I 1057f.
—, Mammacarcinom, Frau I 1083,
 1084f.
—, Mammahypoplasie, Frau II 570
—, Ovarialhypoplasie, Frau I 1041
—, Polymenorrhoe, Frau I 1054, 1055
—, postmenopausische Beschwerden,
 Frau I 1079
—, Pruritus vulvae, Frau I 1092
Vorkommen, Ovarcysten, Katzen I 200
—, Placenta, Frau I 108; II 761
Wirkung, Abbruchblutung, Endometrium,
 Primates II 672
—, Acetylcholinempfindlichkeit, Harn-
 blase, Ratte I 533
—, Actomyosinkonzentration, Endo-
 metrium, Kaninchen II 290
—, —, Myometrium, Säugetiere II 285
—, Actomyosinsynthese, Myometrium,
 Ratte II 475, 478, 479
—, Aggressivität, Goldhamster I 528
—, Alkalireserve, Mann I 368
—, antiabortive, Kaninchen, hypophys-
 ektomiertes II 214
—, —, —, semikastriertes und bestrahltes
 II 214
—, antifertile, Hamster, Eitransport
 II 195
—, —, Kaninchen, Eitransport II 195
—, —, Maus, Eitransport II 195
—, —, Meerschweinchen, Eitransport
 II 195
—, —, Ratte, Eitransport II 115
—, antigestagene, LH-Block durch
 Progesteron, Ratte II 206
—, antilactogene II 357
—, Apterium, Kanarienvogel II 331
—, Arborisationsphänomen, Cervix-
 schleim, Frau I 737
—, Arginaseaktivität, Uterus, Meer-
 schweinchen I 392
—, Atmungsgröße, Frau I 359
—, —, Mann I 359

Oestrogene
  Wirkung, ATP-Konzentration,
    Myometrium, Kaninchen I 388
  —, —, —, Ratte I 388
  —, —, — Säugetiere II 285
  —, Augendruck, Mensch I 1091
  —, Avidinsynthese, Ovidukt, Küken
    I 395
  —, Basaltemperatur, Frau II 525
  —, Beutelform, Bush-Tail-Possum
    II 641
  —, Biotinkonzentration, Serum, Küken
    I 382
  —, Blastocystenentwicklung in vitro,
    Maus II 174*
  —, —, in vivo, Kaninchen II 174f.
  —, —, Maus I 174
  —, Blutgerinnungsfaktoren, Frau
    I 378, 379
  —, Brunstverhalten, Säugetiere
    II 427*
  —, Bruttrieb, Vögel II 681
  —, Cadaverinolyse, Schwangerenserum
    in vitro II 525
  —, Calciumkonzentration, Blut, Küken
    I 367
  —, cancerogene, Cervixepithel, Maus
    I 1089
  —, —, Mamma, Goldhamster I 614
  —, —, —, Maus I 613f.
  —, —, —, Ratte I 609, 611
  —, —, Niere, Goldhamster I 615
  —, Capillarmorphologie, Vagina, Ratte
    II 483, 484, 485
  —, Capillarpermeabilität, Auge, Kaninchen I 512
  —, —, Uterus, Kaninchen II 147
  —, —, —, Schaf II 148*
  —, —, Vagina, Ratte II 484
  —, Carboanhydraseaktivität,
    Myometrium, Ratte II 649
  —, Cervixepithelmorphologie, Affe II 60
  —, —, Ratte II 61
  —, —, Schaf II 62
  —, Cervix intra partum, Rind I 665
  —, Cholinesteraseaktivität, Uterus,
    Kaninchen I 392
  —, Chronaxie, Nerv, Ratte I 529
  —, Corpus luteum, Ratte II 214
  —, Corticoidkonzentration, Plasma,
    Frau I 369
  —, Cyclussynchronisation, Haustiere
    II 844, 847
  —, deciduale Reaktion, Frau II 547
  —, — —, Meerschweinchen II 217
  —, — —, Maus II 221
  —, — —, Ratte II 218f.*
  —, Dehydrogenaseaktivität, Uterus,
    Ratte I 394
  —, Deckbereitschaft, Rhesusaffe II 433
  —, Dipeptidaseaktivität, Uterus, Ratte
    I 393
  —, DNS-Konzentration, Milchdrüse
    II 375f.
  —, —, Uterus, Maus I 387

Oestrogene
  Wirkung, DNS-Synthese, Endometrium,
    Frau II 494
  —, Eientwicklung in vitro, Kaninchen
    II 176
  —, Eiimplantation, Uterus, Ratte
    II 194
  —, —, —, Säugetiere II 185f.
  —, Eipassage, Tube, Kaninchen II 654
  —, Elektrolythaushalt, Hund, Cyclus
    I 465
  —, —, —, Schwangerschaft I 465
  —, Endometriumcarcinom, Wachstum
    in vitro I 1088
  —, Endometriumdurchblutung, Frau
    II 537
  —, Endometriumhyperplasie, cystisch-
    glanduläre, Frau II 564
  —, —, —, Hund II 841
  —, —, —, Katze II 841
  —, Endometriummorphologie, Fet,
    Mensch II 555
  —, —, elektronenoptische, Frau II 491f.,
    493, 494
  —, —, Kaninchen II 654
  —, —, Phocae, Neugeborene II 659
  —, —, Ratte II 77, 79
  —, —, —, DCR, Progesteronantagonismus II 218
  —, endoplasmatisches Reticulum, rauhes
    Myometrium, Ratte II 478
  —, fibromatogene, Meerschweinchen
    I 597, 698; II 84
  —, —, Beeinflussung durch Gestagene
    I 598, 599*
  —, Fructosekonzentration, Blut,
    Kaninchen II 653
  —, Geburtseinleitung, Säugetiere
    II 638
  —, Genitaltrakt, Nichtsäuger II 314
  —, —, Säugetiere II 629, 630f.
  —, Gitterfaseraufbau, Genitaltrakt,
    Säugetiere, Cyclusabhängigkeit
    II 481
  —, —, —, —, Schwangerschaft II 481
  —, Glandula myometralis, Wachstum,
    Ratte II 84
  —, Glucosekonzentration, Blut,
    Kaninchen II 653
  —, Glucosetoleranz, Frau I 363
  —, β-Glucuronidaseaktivität, Leber,
    Maus I 400
  —, —, —, Ratte I 400
  —, —, Milz, Ratte I 403
  —, —, Serum, Frau I 376
  —, —, Thymus, Ratte I 403
  —, —, Uterus, Maus I 391
  —, —, —, Ratte I 392
  —, Glycerophosphorylcholinesterase-
    aktivität, Uterus, Ratte I 392
  —, Glykogengehalt, Endometrium, Affe
    II 80
  —, —, —, Frau II 529
  —, —, —, Kaninchen II 78
  —, —, Myometrium, Kaninchen II 78

Oestrogene
Wirkung, Glykogenstoffwechsel,
    Myometrium, Kaninchen I 385
—, —, —, Säugetiere II 285
—, Gonadotropinsekretion, Ratte,
    männliche II 730
—, —, Säugetiere II 751 f., 756
—, Granulocytenbildung, endometriale,
    Mensch II 224, 225
—, Granulosazelltumorwachstum, Maus
    I 619
—, Grundumsatz, Ratte I 359
—, 17-Hydroxycorticoidausscheidung,
    Frau I 372
—, Hypophysenfunktion, Ratte II 207*
—, Hypothalamus, Säugetiere,
    Geschlechtsdifferenzierung II 627
—, Hypothalamusaktivität, Kaninchen
    I 525
—, Hypothalamusmorphologie, Ratte
    I 513
—, implantationsfördernde, Maus
    II 652
—, —, Ratte II 220, 221*, 650
—, —, Reh II 670
—, —, Säugetiere II 637
—, Insulinbedarf, Diabetikerin I 362
—, Jodidfreisetzung, Schilddrüse, Rind
    I 587
—, Kaliumkonzentration, Endometrium,
    Kaninchen II 654
—, Kampftrieb, Säugetiere II 438
—, Katecholaminwirkung, Myometrium,
    Katze II 305
—, —, —, Ratte II 307
—, 17-Ketosteroidausscheidung, Frau
    I 371, 372
—, Körpertemperatur, Frau, nach
    Kastration I 356
—, —, —, Menopause I 356
—, —, Mann I 356
—, Kohlendioxidempfindlichkeit, Atem-
    zentrum, Mensch I 529
—, Kohlendioxidspannung im Blut, Frau
    I 359
—, Kohlensäureanhydrataseaktivität,
    Endometrium, Kaninchen I 391
—, —, Uterus, Maus I 390
—, Kollagensynthese, Genitaltrakt,
    Säugetiere, Cyclusabhängigkeit
    II 481
—, —, —, —, Schwangerschaft II 481,
    483
—, Konzeptionsrate, Haustiere, nach
    Cyclussynchronisation II 844
—, Kreatinphosphatkonzentration,
    Myometrium, Kaninchen I 388
—, —, —, Ratte I 388
—, —, —, Säugetiere II 285
—, lactogene II 357, 359
—, —, Frau II 36
—, Leberfunktion, Mensch I 374
—, Leukocytenabbau, Ratte I 498
—, Leukocytenemigration, Uterus,
    infizierter, Schaf II 148

Oestrogene
Wirkung, LH/FSH-Sekretion, Hypophyse,
    Ratte II 206
—, Lipidgehalt, Endometrium, Meer-
    schweinchen I 386
—, Lipidhaushalt, Fasanenhenne I 366
—, —, Huhn I 365
—, —, Mensch I 366
—, —, Ratte I 365
—, —, Rhesusaffe I 365
—, Lipidsynthese, Haut, Mensch I 405
—, Lockstoffabsonderung, Carnivoren
    II 629, 630
—, LTH-Sekretion, Hypophyse, Ratte
    II 206
—, luteotrope, Kaninchen II 94
—, —, Ratte II 94
—, —, Stärke II 94
—, —, Ziege II 94
—, Maltetrosekonzentration, Blut,
    Kaninchen II 653
—, Maltosekonzentration, Kaninchen
    II 653
—, Maltriosekonzentration, Kaninchen
    II 653
—, Mammaentwicklung, Säugetiere
    II 630
—, Mast, Haustiere II 895
—, Mastzellenkonzentration, Vagina,
    Maus II 59
—, Melaninbildung, Sexualhaut, Meer-
    schweinchen II 647
—, Membranpotential, Myometrium,
    Kaninchen I 471
—, —, —, Säugetiere II 290 f.
—, menstruationsverschiebende, Frau
    I 1055
—, metaplastische, Cervixepithel, Affe
    I 1089
—, —, Endometrium, Ratte II 84
—, —, Milchdrüsenaufbau II 349 f., 370 f.
—, —, Explantat in vitro II 380
—, —, nach Hypophysektomie II 350
—, —, Geschlechtsunterschiede
    II 383
—, —, männliches kastriertes Tier
    II 382
—, Milchdrüsendifferenzierung II 390
—, Milchdrüsenentwicklung, Meer-
    schweinchen II 677, 679
—, —, Rind II 678, 679
—, —, Schaf II 678, 679
—, —, Ziege II 678, 679
—, Milchdrüsenfunktion II 385
—, —, Frau II 568 ff.
—, —, Rind II 388
—, —, Ziege II 388
—, Milchdrüsenmorphologie, Frau
    II 568, 569, 570, 571
—, Milchgangsbildung, Säugetiere
    II 676, 678, 679*
—, Mitoserate, Endometrium, Frau
    II 534
—, Mucopolysaccharidgehalt, Schleim,
    Tube, Kaninchen II 166

Oestrogene
　Wirkung, Mucopolysaccharidsynthese, Genitaltrakt, Säugetiere, Cyclusabhängigkeit II 481
　—, —, —, Schwangerschaft II 481
　—, Myofilamentgehalt, Myometrium, Ratte II 475
　—, myomatogene, Tier I 1080
　—, Myometriummorphologie, Frau II 21 f.
　—, —, Ratte II 285
　—, —, Säugetiere II 285 f.
　—, Myometriumwachstum, Säugetiere I 1056
　—, Nasenschleimhautfunktion, Rhesusaffe I 593
　—, Natriumkonzentration, Endometrium, Kaninchen II 654
　—, Nestbautrieb, Kanarienvogel II 332
　—, Nucleinsäurekonzentration, Leber, Küken I 400
　—, Ovarwachstum, Ratte II 207*
　—, Ovidukt, Huhn II 325*
　—, Ovulation, Amphibien II 322
　—, ovulationsauslösende, Ratte II 648
　—, ovulationshemmende, Frau I 1125
　—, parasympathische, Haut, Mensch I 530
　—, Peptidasenaktivität, Uterus, Meerschweinchen I 392
　—, Phosphataseaktivität, alkalische, Endometrium, Frau II 529
　—, —, —, —, Meerschweinchen I 389
　—, —, —, Niere, Maus I 402
　—, —, —, Serum, Frau I 376
　—, —, —, Henne I 375
　—, —, —, Ratte I 375
　—, —, —, Uterus, Ratte I 389
　—, Phospholipidkonzentration, Leber, Rhesusaffe I 399
　—, Phospholipidsynthese, Endometrium, Frau II 494
　—, —, Myometrium, Ratte II 475, 478, 479
　—, —, —, Säugetiere II 285
　—, Phosphokreatingehalt, Uterus, Ratte I 388
　—, pH-Wert, Uterusflüssigkeit, Ratte I 394
　—, —, Vagina, Ratte II 60
　—, PIF-Gehalt, Hypothalamus, Ratte II 363
　—, Progesteronsekretionsrate, NNR, Hund II 658
　—, Progesteronwirkung, Endometrium, Hund II 815
　—, —, ovulationsauslösende, Huhn II 749
　—, —, Ratte II 749
　—, Prolactingehalt, Hypophysenvorderlappen, Ratte I 566
　—, —, Serum, Ratte II 363
　—, Proteinkonzentration, Uterus, Kaninchen I 384
　—, —, Uterusspülflüssigkeit, Ratte, kastrierte I 384

Oestrogene
　Wirkung, Proteinstoffwechsel, Frau I 361, 362
　—, Proteinsynthese, Vaginalepithel, Ratte II 649
　—, ,,Pseudovaginalkanal"-Bildung, Marsupialia II 639
　—, Relaxinfreisetzung, Endometrium, Affe II 223
　—, —, Uterus, Meerschweinchen II 646
　—, Relaxinkonzentration, Blut, Kaninchen I 382
　—, renotrope, Küken I 554
　—, ,,retrieve-behaviour", Säugetiere II 438
　—, Riboflavinkonzentration, Leber, Küken I 400
　—, Ribosomengehalt, Myometriumzelle, Ratte II 475, 478
　—, —, Tubenepithelzelle, Säugetiere II 487
　—, RNS-Konzentration, Endometrium, Kaninchen I 387
　—, —, Vaginalepithel, Maus I 387
　—, RNS-Synthese, Endometrium, Frau II 494
　—, —, Myometrium, Ratte II 475, 478, 479
　—, —, —, Säugetiere II 285
　—, Schleimsekretion, Cervixdrüsen, Frau II 10
　—, —, Tube, Kaninchen II 32
　—, —, Vaginalepithel, Ratte, elektronenoptisches Bild II 489
　—, ^{35}S-Aufnahme, Cervicaldrüsen, Meerschweinchen I 389
　—, —, Endometrium, Kaninchen I 388
　—, —, Meerschweinchen I 389
　—, —, Vaginalepithel, Maus I 388
　—, schwangerschaftserhaltende, Kaninchen II 214
　—, —, Ratte II 650
　—, —, —, Proteindefizit II 226
　—, —, Säugetiere I 692
　—, Schilddrüsenfunktion, Haustiere II 896
　—, Sehnenreflexzeit, Säugetiere II 639
　—, Sexualhautbildung, Primaten II 51 f., 629, 630
　—, Sexualverhalten, Katze II 755
　—, —, Rhesusaffe nach Kastration II 684
　—, —, Rind II 755
　—, —, Schaf II 755
　—, Sexualzentrum, Gehirn, Säugetiere II 439
　—, spreading factors-Gehalt, Milchdrüse II 378
　—, staircase-effect, Myometrium, Säugetiere II 290 f.
　—, Sticker-Sarkomwachstum, Hund I 614
　—, Terminalreticulum, Morphologie, Genitaltrakt, Säugetiere II 485
　—, Tryptophanstoffwechsel, Ratte, nach Ovarektomie I 382
　—, ,,tube locking", Säugetiere II 194

Oestrogene
Wirkung, Tubenmotilität, Säugetiere II 194
—, Tubensekretion, Kaninchen II 85, 549
—, —, Kuh II 85
—, tumorerzeugende, Mensch I 1155
—, Turgescenz, Perineum, Affe I 465
—, Uterusgewicht, Säugetier II 81f.
—, Uterusmotilität, Säugetiere II 139
—, utero-tubal junction, Säugetiere II 141
—, Vaginalepithel, Morphologie, Fet, Mensch II 555
—, —, —, Frau II 4, 526
—, —, —, Ratte II 214
—, Vaginalmembran, Meerschweinchen II 646
—, Vaginalöffnung, Nagetiere II 53
—, Vasepressinwirkung, Blutdruck, Ratte I 509
—, Verhaltensweisen, Säugetiere II 426ff.
—, —, Cervixepithel, Ratte II *61*
—, —, Vaginalepithel, Säugetiere II 490
—, Wasserhaushalt, Endometrium, Kaninchen I 469
—, —, Frau I 465
—, Wehentätigkeit, Säugetiere II 557
—, ZNS, Ratte, neugeborene männliche II 730
—, Zona pellucida, in utero, Säugetiere II 185f.
Wirkungen, Frau, Schwangerschaft II 545
Wirkungsteste I 718ff., 777f.
Oestrogenentzugsblutung
Cyclus, anovulatorischer, Frau I 1049
Endometrium, Frau I 1043
Oestrogen-Gestagen-Antagonismus
s. Gestagen-Oestrogen-Antagonismus
Oestrogenpriming
Endometrium, Säugetier II 62
Oestrogen-Progesteron-Synergismus
Endometrium, Frau, Placentation II 551
Oestrogen-Progesteron-Verhältnis
s. Progesteron-Oestrogen-Verhältnis
„oestrogen surge"
Eiimplantation, Maus, Beeinflussung durch Progesteron II 208
Oestrogenteste
Nagetiere, Methodik I 718ff., 777f.
Oestron
Ausscheidung, Harn, Frau, Cyclus, anovulatorischer I *1051*
—, —, —, Beeinflussung durch Gestagene II 24
—, —, —, Schwangerschaftsverlauf II *543*
—, —, Mädchen, Cyclus, anovulatorischer I *1050*
Biosynthese, Ovar, Frau I 71
Konzentration, Blut, Mensch, Beeinflussung durch Gestagene I 369

Oestron
Konzentration, Follikelflüssigkeit, Frau I 54
—, —, —, Stein-Leventhal-Syndrom I 54
—, Harn, Frau, Endometriumhyperplasie, cystisch-glanduläre I *1043*
Metabolit von Progesteron, Granulosazellen, Frau I 104
Wirkung, Aktivität, motorische, Ratte I 528
—, antifertile, Ratte II 195
—, —, —, Hemmung durch Gestagene II 199*
—, Carcinomwachstum, Mamma, Maus I 604, 605, 613
—, —, —, Ratte I 610
—, DNS-Gehalt, Milchdrüse II 376
—, Eientwicklung in vitro, Kaninchen II 176
—, Eiimplantation, Ratte II 206
—, Esterasenaktivität, Leber, Maus I 401
—, Fibroadenomwachstum, Mamma, Ratte I 606*, 608
—, fibromatogene, Meerschweinchen I 597
—, β-Glucuronidaseaktivität, Niere, Maus I 402
—, Infektion, Pneumokokken, Maus I 461
—, Involutionshemmung, Brustdrüse, Ratte I 380, 395
—, Kreatinausscheidung, Harn, Meerschweinchen I 380
—, Lathyrismus, Ratte I 487
—, Lymphosarkombildung, Thymus, Maus I 624
—, Membrandurchlässigkeit, Synovia, Kaninchen I 596
—, metaplastische, Endometrium, Ratte I 601, 602*
—, Milchdrüsenaufbau, Kaninchen, hypophys- und ovarektomiertes II 380
—, —, Ratte, hypophys- und ovarektomierte II *379*, 380, 395
—, —, —, —, tripletoperierte II *379*
—, Milchdrüsenentwicklung, Ratte II 676*
—, Milchdrüsenfunktion, Explantat in vitro II 381
—, —, Ratte II 385
—, Myometriumwachstum, Frau II 538
—, Proteingehalt, Uterus, Ratte, Schwangerschaft I 384
—, RES-Aktivität, Maus I 505
—, Uteruswachstum, Maus I *719*
Oestrus
anovulatorischer persistierender, Ratte, Hypothalamusläsion II 758
induzierter, Pferd, Gestagenwirkung II 805
—, Rind, Gestagenwirkung II 805
—, Schaf, Anwendungstechnik II 879, 882ff.*

Oestrus
  induzierter, Schaf, Gestagenwirkung
    II 805
  —, —, nach Absetzen, frühzeitigem
    II 878f., 892f.*
  —, —, Intervall, brunstfreies, Gestagen-
    wirkung II 877ff.*, 882f.*, 886f.*,
    888f.*
  —, —, während Lactation, Gestagen-
    wirkung II 878f., 884f.*, 886f.*,
    890f.*
  —, —, präsaisonaler, Gestagenwirkung
    II 878f.
  —, —, Verfahren II 878
  permanenter, Schaf II 877
  saisonabhängiger, Schaf II 877
  Synchronisation, Haustiere, Embryonal-
    transplantation, nachfolgende II 876
  —, —, Polyovulation, nachfolgende
    II 875f.
  —, Rind, Individualbehandlung
    II 880f.*
  Unterdrückung durch Gestagene, Haus-
    tiere II 840*
  Verhütung durch Gestagene, Haustiere
    II 838f.*
  Verlauf, Primates II 672
  —, Rind II 662
  —, Schaf II 665
  —, Schwein II 668
Oestrus-Cyclus-Synchronisation
  Gestagenwirkung, Haustiere II 805
Oestrusverhaltenstest
  Schaf, Gestagenwirkung II 877
  —, —, Beeinflussung durch männliche
    Tiere II 878
  —, —, Saisonabhängigkeit II 878
Oleat
  Konzentration, Leber, Ratte, Schwanger-
    schaft I 399
ol-Steroiddehydrogenase
  s. Steroiddehydrogenase
Onanie
  Hund, Beeinflussung durch Gestagene
    II 816
Oracon
  Antikonzeptivum, Bestandteile I 1129
Orchidektomie
  Wirkung, Eisenkonzentration, Serum,
    Kaninchen I 368
  —, —, —, Ratte I 368
Orgasteron
  Wirkung, Granulocytenbildung, endo-
    metriale, Frau II 224
Orlestrin
  Antikonzeptivum, Bestandteile I 1127
Ornithincarbamoyltransferase
  Aktivität, Serum, Frau, Beeinflussung
    durch Gestagene I 377
Orosomucoid
  Progesteronbindung I 265
Ortho-Novin
  Antikonzeptivum, Bestandteile I 1128
Ortho-Novum
  Antikonzeptivum, Bestandteile I 1128

Osteoporose
  Skelet, Frau, Steroidmangel I 1041
Otosklerose
  Frau, Antikonzeption, hormonale I 1161
Ovar
  Affe, Enzymverteilung I 383
  Fetus, Rind, Hydroxylierung in 16- und
    17-Stellung, C_{21}-Steroide I 223
  —, —, Reduktion in 20-Stellung,
    C_{21}-Steroide I 223
  Frau, Bildungsstätte für Cholesterin
    I 45ff.
  —, Biopsien, Fermentbestimmungen I 78
  —, Biosynthese von C_{21}-Steroiden I 45
  —, Blut-Follikelschranke I 57
  —, Enzyme, glykolytische I 47, 77
  —, —, NADP-spezifische I 47, 77
  —, Enzymsystem, Beeinflussung durch
    Antikonzeption, hormonale I 1140
  —, Enzymverteilung I 47, 77, 383
  —, Exstirpation, Mammacarcinom I 1083
  —, Follikelflüssigkeit, Eigenschaften I 57
  —, Funktion, generative, Beeinflussung
    durch Gestagene II 29
  —, —, inkretorische, Beeinflussung durch
    Gestagene II 23ff.
  —, — und Lactation II 620
  —, —, Schwangerschaft I 86
  —, Granulosazelltumor und Uterus-
    carcinom I 1155
  —, Hydroxylierung von C_{21}-Steroiden
    I 104, 108
  —, Hypoplasie, Amenorrhoe I 1036
  —, —, Pathophysiologie I 1041
  —, Morphologie, Amenorrhoe I 1035f.
  —, polycystische Vergrößerung nach
    FSH-Gabe II 728
  —, —, Steroidbiosynthese I 72
  —, Reduktion von C_{21}-Steroiden I 104,
    108
  —, Schwangerschaft, ektopische, Steroid-
    biosynthese I 72ff.
  —, Sklerose, Stein-Leventhal-Syndrom
    I 1036
  —, Spindelzellen, Bau und Funktion I 47
  —, Stein-Leventhal-Syndrom, Steroid-
    biosynthese I 72
  —, Steroidbiosynthese I 45ff., 104f.
  —, Steroidgehalt, Cyclusschwankungen
    I 47
  —, Steroidumbau, Seitenkettenabbau
    I 104
  —, Stroma, Androgenbildung I 74
  —, —, —, Stein-Leventhal-Syndrom I 76
  —, —, Pregnantriolbildungsstätte I 189
  —, —, Steroidspektrum I 75
  —, Thekazellen, Bau und Funktion I 47
  Frettchen, Funktion, Rhythmus, angebo-
    rener I 742f.
  Kaninchen, Enzymverteilung I 383
  —, Funktion und Lactation II 620
  —, Interstitium, Synthese C_{21}-Steroide
    I 235
  —, —, —, nach LH-Stimulierung I 239
  Katze, Funktion und Lactation II 620

Ovar
  Meerschweinchen, Enzymverteilung I 383
  —, Funktion und Lactation II 620
  Nilpferd, Funktion und Lactation II 620
  Pavian, Funktion und Lactation II 620
  Pferd, Funktion und Lactation II 620
  Quokha, Funktion und Lactation II 620
  Ratte, Enzymverteilung I 383
  —, Funktion und Lactation II 620
  —, Hypertrophie, kompensatorische, nach Hemiovarektomie, Gestagentest II 98
  —, —, —, —, Hemmung durch Steroide I 712, 715
  —, Wirkung auf „gonadotropen Mechanismus" II 729
  Rhesusaffe, Funktion und Lactation II 620
  Rind, Fermente der Steroidbiosynthese I 222f.
  —, Funktion und Lactation II 620
  —, Hydroxylierung in 17-Stellung, C_{21}-Steroide I 223
  —, polycystisches, Gestagentherapie II 809ff.
  —, —, Milchproduktionsrate II 809
  —, —, Sterilität II 807f.*
  —, Steroidumbau I 223
  Säugetiere, Extrakte, Wirkung, Milchdrüsenaufbau II 369
  —, Funktion und Morphologie, neurohormonale Einflüsse II 630, 631, 632, 636
  —, Homotransplantat, Bedeutung für Milchdrüsenaufbau II 369
  —, Wirkung, Milchdrüsenentwicklung II 676
  Schaf, Funktion und Lactation II 620
  Schwein, Funktion und Lactation II 620
  Tanemar, Funktion und Lactation II 620
  Transplantation in Säugetiere, männliche, Funktion II 729
Ovarektomie
  Wirkung, abortive, Schwein II 670
  —, —, Ziege II 667
  —, Carcinomwachstum, Mamma, Ratte I 608, 609, 612
  —, —, Nebenniere, Maus I 620
  —, Eiimplantation, Meerschweinchen II 644
  —, Eisenkonzentration, Serum, Ratte I 368
  —, Fibroadenomwachstum, Mamma, Ratte I 606*, 607
  —, Melanocyten, Meerschweinchen I 596
  —, Nidation, Gürteltier II 643
  —, —, Meerschweinchen II 646
  —, Schwangerschaft, Citellus tridecemlineatus II 618
  —, —, Frau II 620
  —, —, Gürteltier II 618
  —, —, Hund II 618
  —, —, Känguruhratte II 618
  —, —, Kaninchen II 618
  —, —, Katze II 618
  —, —, Maus II 618

Ovarektomie
  Wirkung, Schwangerschaft, Meerschweinchen II 618
  —, —, Nagetiere II 645
  —, —, Natrix cyclopion II 609
  —, —, Natrix rhombifera II 609
  —, —, Natrix sipedon confluens II 609
  —, —, Natrix sipedon sipedon II 609
  —, —, Opossum II 618
  —, —, Pferd II 618
  —, —, Ratte II 618
  —, —, Rhesusaffe II 620
  —, —, Rind II 620
  —, —, Schaf I 620, 667
  —, —, Schwein II 620
  —, —, Storeria dekayi II 609
  —, —, Thamnophis sirtalis II 609
  —, —, Ziege II 620, 667
  —, schwangerschaftsunterbrechende, Säugetiere II 204
  —, Tumorwachstum, Hypophyse, Ratte I 609
Ovarhemmteste
  Ratte, Methodik I 774f.
Ovarhypertrophie
  kompensatorische, nach Hemiovarektomie, Ratte, Hemmung durch Steroide I 712, 715
Ovarialagenesie
  s. a. Ullrich-Turner-Syndrom
  Frau I 1036
Ovarialcysten
  Rind, Sterilität II 807f.*
Ovarialhormone
  Säugetier, Wirkung, zentrale, Rückkopplungsmechanismus I 699
Ovarialhypoplasie
  Frau, Amenorrhoe I 1036
  —, Pathophysiologie I 1041
Ovex
  Antikonzeptivum, Bestandteile I 1127
Oviductin
  Legeröhrenwachstum, Bitterling II 319
Ovidukt
  s. a. Eileiter
  s. a. Tube
Oviduktquotient
  Amphibien, Gestagenwirkungsquotient II 323
Ovin
  Antikonzeptivum, Bestandteile I 1129
Ovipositionsröhre
  Bitterling, Bildung unter Gestagenwirkung II 608
Ovipositortest
  Progesteronbestimmung, Corpus luteum I 456
Ovisec
  Antikonzeptivum, Bestandteile I 1129
Ovulation
  Auslösung durch Coitus, Blarina brevicaudata II 613
  — —, Bos taurus II 613
  — —, Camelus bactrianus II 613
  — —, Camelus dromedarius II 613

Ovulation
  Auslösung durch Coitus, Citellus
    tridecemlineatus II 613
  — —, Didelphis azarae II 613
  — —, Erinaceus europaeus II 613
  — —, Felis domesticus II 613
  — —, Herpestes auropunctato II 613
  — —, Homo sapiens II 613, 625
  — —, Lama glama II 613
  — —, Lama vicugna II 613
  — —, Lepus europaeus II 613
  — —, Lutra lutra II 613
  — —, Macaca mulata II 613, 625
  — —, Microtus agrestis II 613
  — —, Microtus california II 613
  — —, Microtus guentheri II 613
  — —, Mirounga leonina II 613
  — —, Mus musculus II 613
  — —, Mustela furo II 613
  — —, Mustela nivalis II 613
  — —, Mustela vison II 613
  — —, Myocastor II 613
  — —, Neomys sodicus bicolor II 613
  — —, Oryctolagus cuniculus II 613
  — —, Ovis aries II 613
  — —, Phenacomys II 613
  — —, Potorous tridactylus II 613
  — —, Procynon lotor II 613
  — —, Pteropus II 613
  — —, Rattus norvegicus II 613
  — —, Scatopus II 613
  — —, Sciuridae II 613
  — —, Sorex palustris navigator II 613
  — —, Tupaiidae II 613, 625
  — durch Gestagene, Säugetiere II 86 f.
  circadian fixierte, Ratte II 647
  — —, Schaf II 647
  gonadotropininduzierte, Frau, Hypo-
    gonadismus II 727
  —, Ratte II 723
  Hemmung, Frau, Gestagenwirkung,
    Kriterien I 737; II 29
  —, Säugetiere, Kriterien II 87 ff.,
    89 ff.*
  induzierte, Amphibien, Progesteron-
    wirkung II 748
  —, Artiodactyla II 661
  —, Blarina brevicaudata II 642
  —, Cameliden II 670
  —, Chiroptera II 643
  —, Frau, Progesteronwirkung II 748
  —, Kaninchen II 652, 739
  —, Katze II 655, 656, 739
  —, Maus II 644, 651
  —, Mirounga leonina II 658
  —, Nutria myocastor II 647
  —, Pan troglodytes II 675
  —, Potorous tridactylus II 639
  —, Primates II 672
  —, Ratte II 644, 648
  —, Rhesusaffe II 674
  —, Rind II 739
  —, Säugetiere II 613*, 631
  —, —, Nervenleitung II 733
  —, —, Progesteronwirkung II 748

Ovulation
  post partum, Nagetiere, Fertilität II 645
  — —, Nilpferd II 662
  — —, Pferd, Brunstsymptome II 680
  — —, Schaf II 662
  — —, Schwein II 662
  progesteroninduzierte, Amphibien II 748
  —, Frau II 748
  —, Huhn, nach Hypophysektomie II 750
  —, Ratte, nach Hypophysektomie II 750
  —, Säugetiere II 748
  Pulsfrequenz, Frau I 353
  spontane, Frau II 625
  —, Hamster II 644
  —, Marsupialia II 639
  —, Maus II 644
  —, Meerschweinchen II 644
  —, Pferd II 660
  —, Pinnipedia II 658
  —, Ratte II 644
  —, Ratte, Regulation II 759
  —, Rhesusaffe II 625, 674
  —, Säugetiere II 631
  —, Säugetiere, Beeinflussung durch
    Hypothalamusreizung II 734
  „stumme", Rind II 681
  —, Schaf II 681
  —, Ziege II 681
  Temperaturanstieg, Frau I 353
  Termin, Frau, Pregnandiolausscheidung
    II 521
  Terminbestimmung, Außentemperatur,
    Frau I 353
  —, cytologische, Frau II 527
  verzögerte, Säugetiere, und Mißbildungen
    II 180
Ovulationsblutung
  Endometrium, Frau, Dysfunktion,
    ovarielle II 562
Ovulationshemmer
  s. Antikonzeptiva
Ovulationshemmteste
  Methodik, Hamster I 767
  —, Huhn I 767
  —, Hund I 767
  —, Kaninchen I 766
  —, Katze I 767
  —, Maus I 767
  —, Ratte I 766 f.
  Modifikation, Burdick-Whitney I 706
  —, Friedman I 706
  —, Pincus-Chang I 706
  —, Rowlands-Everett I 706
Ovulationshemmung
  Frau, Gestagenwirkung, Kriterien I 737
  Säugetier, Ovartransplantation mit
    Corpus luteum graviditatis I 1125
Ovulationsrate
  Schaf, Saisonabhängigkeit II 845
Ovulationstermin
  Frettchen II 614
  Fuchs II 614
  Hamster II 614
  Hund II 614
  Kaninchen II 614

Ovulationstermin
  Katze II 614
  Maus II 614
  Meerschweinchen II 614
  Nerz II 614
  Pferd II 614
  Ratte II 614
  Rind II 614
  Schaf II 614
  Schwein II 614
  Ziege II 614
Ovulen
  Antikonzeptivum, Bestandteile I 1128
Ovulin
  Antikonzeptivum, Bestandteile I 1128
Ovum
  Archocephalus pursillus, Tubenpassagedauer II 659
  Fledermaus, Tubenpassagedauer II 189
  Frettchen, Tubenpassagedauer II 189
  Hund, Tubenpassagedauer II 189, 658
  Hund, Wanderungsgeschwindigkeit II 633
  Kaninchen, Befruchtung in vitro II 153
  —, Entwicklung in Diffusionskammern, körpereigenen II 176
  —, Entwicklung in Tube II 178
  —, Transplantation, homologe II 192
  —, Tubenpassagedauer II 190
  —, Wachstum in vivo II *170*
  Katze, Tubentransportdauer II 189, 656
  —, Wanderungsgeschwindigkeit II 633
  Maus, Entwicklung in Diffusionskammern, körpereigenen II 176
  —, Entwicklung in Tube II 178
  —, Tubentransportdauer II 191
  —, Wanderungsgeschwindigkeit II 633
  Mensch, Entwicklung in Tube II 178
  Nerz, Wanderungsgeschwindigkeit II 633
  Opossum, Tubentransportdauer II 189
  —, Wanderungsgeschwindigkeit II 633
  Pferd, Wanderungsgeschwindigkeit II 633
  Ratte, Entwicklung in Tube II 178
  —, Wanderungsgeschwindigkeit II 633
  Rind, Wanderungsgeschwindigkeit II 633
  Säugetiere, Befruchtung, Beeinflussung durch Gestagene II 132ff.
  —, Wechselbeziehung zum Uterus II 192
  Schaf, Befruchtung in vitro II 153
  —, Wanderungsgeschwindigkeit II 633
  Schwein, Wanderungsgeschwindigkeit II 633
  „simuliertes", Beobachtung des Tubentransportes, Kaninchen II *191, 192*
  Ziege, Wanderungsgeschwindigkeit II 633
Δ^5-3-Oxo-Steroid-Δ^5-Δ^4-Isomerase
  Vorkommen, Placenta, Frau I 90
Oxydoreductasen
  Aktivität, Endometrium, Frau, Cyclusverlauf II 531
Oxyquingesteron
  Transformationsdosis, Endometrium, Frau, Gabe per os II 13

Oxyquingesteron
  Wirkung, Endometrium, Morphologie, Frau II 17
  —, Vaginalepithel, Morphologie, Frau, nach Kastration II 6
Oxytocin
  Wirkung, abortauslösende, Kaninchen, Hemmung durch Gestagene I 692, 1066, II 296ff.
  —, Blutdruck, Ratte, Dioestrus I 508
  —, —, —, Oestrus I 508, 509
  —, —, —, Pseudoschwangerschaft I 509
  —, —, —, Schwangerschaft I 509
  —, Corpus luteum graviditatis, Inaktivierung, Marsupialia II 641
  —, Galactopoese II 364
  —, Geburtseintritt, Ratte II 650
  —, —, Säugetiere II 638
  —, Gefäßtonus, Ratte II 651
  —, —, —, Oestrus I 509
  —, Konzeptionsrate, Haustiere, nach Cyclussynchronisation II 845, 847
  —, LTH-Sekretion, Ratte II 648
  —, luteolytische, Rind II 212
  —, Milchdrüsenfunktion, Säugetiere II 677
  —, Milchejektion II 367
  —, Myometrium, Frau, nach Progesterongabe II 22
  —, —, —, Schwangerschaft II 556, 557
  —, Myometrium, Maus, Cyclus II 298
  —, —, Meerschweinchen, Cyclus II 301
  —, —, —, Schwangerschaft II *301*
  —, —, Pferd, Cyclus II 301
  —, —, —, Schwangerschaft II 301
  —, —, Ratte, Cyclus II 297
  —, —, —, Schwangerschaft II 479
  —, —, Rind, Cyclus II 300
  —, —, Säugetiere II 296ff.
  —, nephrotoxische, Gestagenwirkung, Ratte I 557
  —, ovulationsauslösende, Rind II 662
  —, Progesteronsekretionsrate, NNR, Hund II 658
  —, —, Ovar, Hund II 658
Oxytocinabort
  Kaninchen, Hemmung durch Gestagene I 692, 1066; II 296ff.
Oxytocinaborthemmtest
  Methodik I 753f.
Oxytocinase
  Aktivität, Blut, Frau, Abortus imminens I 377
  —, —, Schwangerschaft I 377
  —, Serum, Frau, Abortus imminens I 1066; II 567
  —, —, —, Schwangerschaft I 1066
  —, —, —, nach Gestagentherapie II 37
  Bildungsort, Frau, Schwangerschaft I 1066

Palmitat
  Konzentration, Leber, Ratte, Schwangerschaft I 399
Pankreas
  Homogenat, Rind, Progesteronumbau I 224

Pantothensäure
　Defizit, Wirkung, abortive, Ratte II 227
Papierchromatographie
　auf Glasfaserpapier I 30
　Pregnanbestimmung mittels I 31
　Progesteronbestimmung mittels I 25
　Systeme I 25
Patientenfehler
　Antikonzeption, hormonale, orale
　　I 1131 f.
Parabiosetest
　Methodik, Maus I 772
　Methodik, Ratte I 771 f.
　Modifikation, Bunster-Meyer I 708
　—, Kallas I 708
　—, Martins-Rocha I 708
　—, Sauerbruck-Heyde I 708
　Prinzip I 708, *709*
　Steroidwirkung, anabole, Säugetiere
　　I 709
　—, androgene, Säugetiere I 709
　—, antigonadotrope, Säugetiere I 708,
　　709, 710*
Pflanzen
　Stoffwechsel, Beeinflussung durch
　　Gestagene I 452 ff.
Pentobarbital
　Wirkung, narkotische, Progesteron-
　　wirkung, Ratte I 522
　—, ovulationshemmende, Kaninchen
　　II 759
　—, —, Ratte II 759
Peptidasen
　Aktivität, Uterus, Meerschweinchen
　　I 392
　—, —, Ratte I 393
Peroxidase
　Aktivität, Uterus, Maus I 394
Pfortadersystem
　Hypothalamus-HVL, Säugetiere II 734
　—, —, Funktion II 735, 737
Phagolysosomen
　Zellinvolution, Säugetiere II 501
Phenobarbital
　Wirkung, Ovulation, FSH-induzierte,
　　Ratte II 87
　—, —, progesteroninduzierte, Ratte
　　II 87
Phenylalanin
　Konzentration, Uterusflüssigkeit, Rind,
　　Cyclus II 173
$2'\alpha$-Phenyl-$2'\beta$-cithyl-$1',3'$-dioxolano-
　[α-16α, 17α]-Δ^4-pregnen-3,20-dion
　Wirkungen I 812*
$2'\alpha$-Phenyl-$1',3'$-dioxolano-[d-16α, 17α]-
　Δ^4-pregnen-3,20-dion
　Wirkungen I 812*, 813*
3-N-Phenyl-imino-Δ^4-pregnen-20-on
　Wirkungen I 823*
$2'\alpha$-Phenyl-$2'\beta$-methyl-$1',3'$-dioxolano-
　[d-16α, 17α]-Δ^4-pregnen-3,20-dion
　Wirkungen I 812*
Phosphat
　anorganisches, Ausscheidung, Mensch,
　　Beeinflussung durch Gestagene I 367

Phosphat
　anorganisches, Konzentration, Endo-
　　metrium, Frau, Amenorrhoe I 388
　—, —, —, —, Cyclusverlauf I 388
　—, —, —, —, Menopause I 388
　—, —, Serum, Frosch, nach Kastration
　　I 367
　—, —, —, Ratte, nach Kastration I 367
Phosphatase
　alkalische, Aktivität, Brustdrüse, Ratte
　　I 395, 396
　—, —, Endometrium, Affe, Cyclusverlauf
　　I 390
　—, —, —, Frau, Cyclusverlauf I 390
　—, —, —, Meerschweinchen, Cyclus-
　　verlauf II 646
　—, —, —, Rind, Cyclusverlauf II 663
　—, —, Leukocyten, Frau, Schwanger-
　　schaft I 375
　—, —, Myometrium, Frau, Geburts-
　　zeitpunkt I 390
　—, —, —, Rind II 663
　—, —, Niere, Ratte I 402
　—, —, Ovar, Affe I 383
　—, —, —, Kaninchen I 383
　—, —, —, Meerschweinchen I 383
　—, —, —, nach Gestagenbehandlung
　　I 383
　—, —, —, Ratte I 383
　—, —, —, —, nach Gestagenbehandlung
　　I 383
　—, —, Placenta, Ratte I 389
　—, —, Serum, Frau, Cyclusverlauf I 375
　—, —, —, —, Beeinflussung durch
　　Gestagene I 375
　—, —, —, Henne I 375
　—, —, —, Ratte, nach Kastration I 375
　—, —, Tubenepithel, Frau, Cyclusverlauf
　　II 540
　—, —, —, Säugetiere, Cyclusverlauf
　　II 634
　—, —, —, —, Cyclusverlauf II 634
　—, —, Uterus, Ratte, Cyclusverlauf
　　I 389
　—, —, —, —, Schwangerschaft I 389
　—, —, Vaginalepithel, Frau, Cyclus-
　　verlauf I 390
　—, —, Rind, Cyclusverlauf II 663
　—, Ausscheidung, Harn, Mensch I 376
　—, Verteilung, Uterus, Kaninchen
　　I 390
　—, —, —, Ratte I 390
　—, —, —, Rhesusaffe I 390
Phosphatase
　saure, Aktivität, Brustdrüse, Ratte
　　I 396
　—, —, Endometrium, Frau, Cyclusverlauf
　　I 390
　—, —, —, Schwangerschaft I 390
　—, —, Ovar, Ratte, nach Gestagen-
　　behandlung I 383
　—, —, Pseudodeciduazellen,
　　Endometrium, Frau II 537
　—, —, Serum, Ratte, nach Kastration
　　I 375

Phosphatase
  saure, Ausscheidung, Harn, Mensch I 376
  —, Vorkommen, Lysosomen, Säugetierzellen II 501
Phosphatasen
  Aktivität, Endometrium, Frau, Cyclusverlauf II 530, *533*, 537
  —, Uterus, Säugetier, Gestagenwirkung I 389f.
Phosphatide
  Konzentration, Endometrium, Affe, Cyclusverlauf I 386
Phosphoamidase
  Aktivität, Endometrium, Frau, Cyclusverlauf II 531
  —, Uterus, Ratte I 392
Phosphoglucomutase
  Aktivität, Brustdrüse, Ratte, Lactation I 396
6-Phosphogluconatdehydrogenase
  Aktivität, Uterus, Ratte, Cyclus I 394
Phospholipide
  Konzentration, Serum, Frau, Cyclusverlauf I 364
  —, —, —, Schwangerschaft I 364
  —, —, Ratte, Schwangerschaft I 364
Phosphor
  Einbau, Uterus, Säugetier, Gestagenwirkung I 388
  Konzentration, Cervixschleim, Säugetiere, Cyclusschwankungen II 634
Phosphorylase
  Aktivität, Endometrium, Frau, Sekretionsphase II 529
  —, Myometrium, Ratte, Beeinflussung durch Progesteron II 649
Phosphorylierung
  oxydative, Mitochondrien, steroidbildende Zellen II 464
pH-Wert
  Tubensekret, Säugetiere, Cyclusverlauf II 634
  —, —, Gestagen-Oestrogen-Wirkung II 145
PIF
  Produktion, Eminentia mediana, Hypothalamus, Säugetiere II 736
  Sekretionssteuerung, Säugetiere II 757
  —, —, Beeinflussung durch Gestagene II 870
  —, —, — durch Progesteron II 756f.
Pigmentierung
  Frau, Beeinflussung durch Antikonzeption, hormonale I 1144
Pilze
  Stoffwechsel, Beeinflussung durch Gestagene I 452
Pincus
  Einnahmeschema nach Antikonzeption, hormonale I *1129, 1134*
Pincus-Werthessen-Test
  Gestagenwirkung, Endometrium, Kaninchen I *683*
  Methodik I 740

Pituitrin
  Wirkung, Blutdruck, Kaninchen I 478
  —, Uterusmotilität, Kaninchen, Hemmung durch Progesteron I 1066
Placenta
  Ausstoßung, und Progesteronblutplasmaspiegel, Frau I 124
  Bedeutung für Milchdrüsendifferenzierung II 351, *352*
  Bildungsstätte für Cholesterin, Frau I 66, 82
  — —, Kaninchen I 240
  — für Δ^4-C_{21}-Steroide, Frau I 82
  — für Δ^5-C_{21}-Steroide, Frau I 82
  — für Steroide, Rind I 222
  Differenzierung, Säugetiere, Störung, hormonale II 225
  —, Schwein, Mortalität, embryonale II 225
  Enzymausstattung, Steroidbiosynthese, Frau, Schwangerschaft I 91*
  —, —, Rind I 222
  Funktion, und Endokrine Drüsen, Mutter und Fetus, Beziehung I 81
  hämochoriale, Affe II *223*
  Hämorrhagien, medikamentös induzierte Kaninchen II 180
  —, —, Maus II 180
  Morphogenese, Säugetiere II 222f.
  Perfusionsversuche, mit Substrat I 87, 88, 89
  —, ohne Substrat I 87
  Permeabilität, für Cholesterin, Mensch I 93
  —, für Progesteron, Frau I 93, 97
  —, —, —, Diabetes mellitus I 97
  Pregnantriolbildung, Frau I 190
  Progesteronabbau, Fermente, Frau I 108ff., 180
  Progesteronproduktion, Frau I 58, 61, 81; II *541*
  —, —, Autoregulation I 82
  —, —, Schwangerschaftsverlauf II 205
  Progesteronstoffwechsel, Frau I 81ff.
  Steroidabbau, Rind, Reduktion in 20-Stellung I 223
  Steroidbiosynthese, Frau I 82
  —, Pferd I 233
  —, Rind I 222f.
  —, Säugetiere II 227
  Wirkung, hypophysenhemmende, Frau II 523
  —, lokale, Erregbarkeit, Myometrium, Kaninchen II 294
  —, —, —, —, Katze II 295
Placentation
  Ovum, Mensch, Progesteronwirkung II 551ff.
  —, Säugetiere, Progesteronwirkung II 637
Placentom
  traumatisches, Meerschweinchen, Pseudogravidität II 217
  —, Ratte, LTH-Wirkung II 205

Planovin
  Antikonzeptivum, Bestandteile I 1127
Plaques
  dunkle, Myometriumzelle, Ratte,
    Schwangerschaft II 477, 479, 480
Plasmakoagulationszeit
  Frau, Amenorrhoe I 378
  —, Cyclusverlauf I 377
  —, nach Progesterongabe I 378
PMS
  Eigenschaften, chemische II 744
  —, immunologische II 744
  —, physiologische II 744
  Therapie, Anoestrie, Karakulschaf
    II 809
  —, —, Schaf II 879ff.
  Wirkung, Cholesteringehalt, Ovar, Ratte
    I 245
  —, Corpus luteum-Bildung, Ratte II 744
  —, follikelstimulierende, Frau II 744
  —, —, Ratte II 744
  —, Hodenfunktion, gestagengehemmte,
    Eber II 894
  —, lactationshemmende II 384
  —, Milchdrüsenaufbau, Ratte, hypophys-
    ektomierte II 380
  —, Oestrusinduktion, Schaf II 879,
    882f.*, 886f.*
  —, Ovar, Maus, und Progesteronwirkung
    II 746
  —, —, Ratte, und Progesteronwirkung
    II 746
  —, —, Schaf, und Progesteronwirkung
    II 747
  —, Progesteron/Oestrogen-Sekretion,
    Ovar, Maus II 750
  —, Progesteronsynthese in vitro, Corpus
    luteum, Schaf II 723
Polycythämie
  Frau, Luteom I 491
  Maus, Luteom I 491
„Polyembryonie"
  Dasypus novemcinctus II 643
Polymenorrhoe
  Frau, Gestagenbehandlung I 1054f.
  —, Oestrogenbehandlung I 1054f.
  —, Pathophysiologie I 1052f.
  —, Symptome I 1053
Polyovulation
  beschränkte, Schaf, Auslösbarkeit nach
    Cyclussynchronisation II 877
  Rind, Auslösbarkeit nach Cyclus-
    synchronisation II 876
  Schaf, Auslösbarkeit nach Cyclus-
    synchronisation II 876, 877
  Schwein, Auslösbarkeit nach Cyclus-
    synchronisation II 876
Polysomen
  Myometrium, Ratte, Schwangerschaft
    II 475, 476
Pontaminblaureaktion
  Implantationsorte, präsumptive, Endo-
    metrium, Nagetiere II 187, 216
Populationsdichte
  Säugetiere, Abortrate II 183

Porenendothel
  Capillaren, Rattenvagina, Oestrogen-
    wirkung II 483, 484
Portio
  Frau, Epithelmorphologie, Atypien bei
    Antikonzeption, hormonaler I 1156
  —, —, Cytologie bei Antikonzeption,
    hormonaler I 1157*
  —, —, elektronenoptisches Bild, Cyclus-
    verlauf II 486
  —, —, nach Gestagen-Oestrogen-
    Behandlung II 9
  —, —, Leukoplakien nach Antikonzeption,
    hormonaler I 1156
Postmenopausische Beschwerden
  Frau, Androgentherapie I 1079
  —, Gestagentherapie I 1079
  —, Pathophysiologie I 1078f.
  —, Oestrogentherapie I 1079
  —, Symptome I 1079
Post-Partum-Zellen
  Vaginalabstrich, Frau II 559
Potenz
  Mann, Beeinflussung durch Gestagene
    II 38
Pouch-Test
  Entzündungshemmtest I 487, 488
Präeklampsie
  Frau, Progesterontherapie II 549
Prämamillarkomplex
  Hypothalamus, Ratte, Funktion II 648
Prämenopause
  Frau, Cyclustypen II 563
  —, Hormonhaushalt II 560
Prämenstruelles Syndrom
  Frau, Elektrolythaushalt I 474
  —, Endometriumhyperplasie I 1061
  —, Hypocalcämie I 1061
  —, Oestrogenausscheidung I 1061
  —, Pathophysiologie I 1061f.
  —, Symptome I 1061
  —, Therapie I 1062
  —, Wasserretention I 1062
Präputialdrüsen
  Ratte, Stoffwechsel, Beeinflussung durch
    Gestagene I 397
Prednisolon
  s. a. $\Delta^{1,4}$-Pregnadien-11β,17α,21-triol-
    3,20-dion
  Wirkung, Glykosidhemmung, Herzmuskel,
    Meerschweinchen I 473
  —, Reißfestigkeit, Knochen, Ratte I 547
  Wirkungen I 877*
Prednisolonacetat
  Wirkung, Milchdrüsenaufbau, Ratte,
    tripletoperierte II 379
  —, Nebennierengewicht, Ratte I 576
Prednison
  s. a. $\Delta^{1,4}$-Pregnadien-17α,21-diol-
    3.11.20-trion
  Wirkung, Calcium-Phosphat-Ausschei-
    dung, Harn, Mensch I 549
  — Nebennierenmorphologie, Ratte
    I 578
  Wirkungen I 877*

$\Delta^{3,5}$-Pregnadien-3,17α-diol-20-on-3-äthylenoläther
Wirkungen I 890*
$\Delta^{3,5}$-Pregnadien-3,17α-diol-20-on-3-äthylenoläther-17α-acetat
s. a. 17α-Acetoxy-progesteron-3-enoläthyläther
Wirkungen I 891*
$\Delta^{3,5}$-Pregnadien-3,17α-diol-20-on-3 n-amyläther-17α-acetat
Wirkungen I 891*
$\Delta^{3,5}$-Pregnadien-3,17α-diol-20-on-3-cyclopentyläther-17α-acetat
Wirkung, schwangerschaftserhaltende, Kaninchen II 250*
Wirkungen I 891*
$\Delta^{3,5}$-Pregnadien-3,17α-diol-20-on-3,17-diacetat
s. a. 17α-Hydroxyprogesteron-3-enolacetat-17-acetat
Wirkungen I 890*
$\Delta^{3,5}$-Pregnadien-3,17α-diol-20-on-3 n-heptyläther-17α-acetat
Wirkungen I 891*
$\Delta^{1,4}$-Pregnadien-17α-21-diol-3,11,20-trion
s. a. Prednison
Wirkungen I 877*
$\Delta^{1,4}$-Pregnadien-3,20-dion
Derivate, alkylsubstituierte, Wirksamkeit, Clauberg-McPhail-Test II 67*
—, halogensubstituierte, Wirksamkeit, Clauberg-McPhail-Test II 68*
Wirkungen I 860*
$\Delta^{4,6}$-Pregnadien-3,20-dion
s. a. 6-Dehydroprogesteron
$\Delta^{4,6}$-Pregnadien-3,20-dion
Derivate, alkylsubstituierte, Wirksamkeit, Clauberg-McPhail-Test II 67*
—, alkyl- und halogensubstituierte, Wirksamkeit, Clauberg-Mc-Phail-Test II 68*
Wirkungen I 860*
9β,10α-$\Delta^{4,6}$-Pregnadien-3,20-dion
s. a. 6-Dehydroretroprogesteron
s. a. Duphaston
s. a. Dydrogesteron
s. a. Isopregnenon
Wirkung, 17-Hydroxycorticoidausscheidung, Frau, Nebennierenhyperplasie I 371
—, 17-Ketosteroidausscheidung, Frau, Nebennierenhyperplasie I 371
—, Körpertemperatur, Frau I 357
—, Oestrogenausscheidung, Harn, Frau I 369
—, Pregnandiolausscheidung, Harn, Frau I 369
—, Pregnantriolausscheidung, Frau, Nebennierenhyperplasie I 371
—, wehenhemmende, Kaninchen (Oxytocininduktion) II 255*
Wirkungen I 860f.*
9β,10α,14α,17β-$\Delta^{4,6}$-Pregnadien-3,20-dion
s. Dydrogesteron

$\Delta^{4,9(11)}$-Pregnadien-3,20-dion
Wirkungen I 862*
$\Delta^{4,11}$-Pregnadien-3,20-dion
s. a. 11-Dehydroprogesteron
s. a. $\Delta^{11(12)}$-Progesteron
Wirkungen I 862*
$\Delta^{4,16}$-Pregnadien-3,20-dion
Wirkungen I 862*
$\Delta^{1,4}$-Pregnadien-3,20-dion-16,17-acetonid
Wirkungen I 860*
$\Delta^{1,4}$-Pregnadien-17α-ol-3,20-dion
Wirkungen I 866*
$\Delta^{4,6}$-Pregnadien-17α-ol-3,20-dion
Wirkung, antiovulatorische, Kaninchen II 90
Wirkungen I 867*
$\Delta^{1,4}$-Pregnadien-17α-ol-3,20-dion-17α-acetat
Derivate, alkylsubstituierte, Wirksamkeit, Clauberg-McPhail-Test II 71*
—, halogensubstituierte, Wirksamkeit, Clauberg-McPhail-Test II 73*
Wirkung, antiovulatorische, Kaninchen II 90
Wirkungen I 866f.*
$\Delta^{4,6}$-Pregnadien-17α-ol-3,20-dion-17α-acetat
Derivate, alkylsubstituierte, Wirksamkeit, Clauberg-McPhail-Test II 71*
—, alkyl- und halogensubstituierte, Wirksamkeit, Clauberg-McPhail-Test II 71*
—, halogensubstituierte, Wirksamkeit, Clauberg-McPhail-Test II 73*
Wirkungen I 867*
$\Delta^{4,6}$-9β,10α-Pregnadien-17α-ol-3,20-dion-17α-acetat
Wirkung, schwangerschaftserhaltende, Kaninchen II 249*
Wirkungen I 867*
9β,10α-$\Delta^{4,6}$-Pregnadien-20α-ol-3-on
Metabolit von Dydrogesteron, Harn, Frau I 275
9β,10α-$\Delta^{4,6}$-Pregnadien-20β-ol-3-on
Metabolit von Dydrogesteron, Harn, Frau I 275
$\Delta^{3,5}$-Pregnadien-3β-ol-20-on-3β-acetat
Wirkung, schwangerschaftserhaltende, Kaninchen II 249*
Wirkungen I 887*
$\Delta^{5,16}$-Pregnadien-3β-ol-20-on-3β-acetat
Wirkungen I 890*
$\Delta^{3,5}$-Pregnadien-3-ol-20-on-3-äthyläther
s. a. Progesteron-3-enoläthyläther
Wirkungen I 889*
$\Delta^{3,5}$-Pregnadien-3-ol-20-on-3-n-amyläther
Wirkungen I 889*
$\Delta^{3,5}$-Pregnadien-3-ol-20-on-3-benzoat
Wirkungen I 888*
$\Delta^{3,5}$-Pregnadien-3-ol-20-on-3-n-butyläther
Wirkungen I 889*
$\Delta^{3,5}$-Pregnadien-3β-ol-20-on-3β-butyrat
Wirkungen I 888*
$\Delta^{3,5}$-Pregnadien-3-ol-20-on-3-capronat
Wirkungen I 888*

$\Delta^{3,5}$-Pregnadien-3-ol-20-on-3-chloracetat
Wirkungen I 887*
$\Delta^{3,5}$-Pregnadien-3-ol-20-on-3-p-chlorbenzoat
Wirkungen I 888*
$\Delta^{3,5}$-Pregnadien-3-ol-20-on-3-cyclohexyläther
Wirkungen I 889*
$\Delta^{3,5}$-Pregnadien-3-ol-20-on-3-cyclopentyläther
s. a. Quingesteron
Wirkung, Hexobarbitalstoffwechsel, Ratte I 382
—, Körpertemperatur, Frau I 356
—, Leberfunktion, Mensch I 374
Wirkungen I 889*
$\Delta^{3,5}$-Pregnadien-3-ol-20-on-3-diäthylacetat
Wirkungen I 888*
$\Delta^{3,5}$-Pregnadien-3-ol-20-on-3-enol-3-benzyläther
Wirkungen I 889*
$\Delta^{3,5}$-Pregnadien-3-ol-20-on-3-n-heptyl-äther
Wirkungen I 889*
$\Delta^{3,5}$-Pregnadien-3-ol-20-on-3-hexahydrobenzoat
Wirkungen I 889*
$\Delta^{3,5}$-Pregnadien-3-ol-20-on-3-isovalerianat
Wirkungen I 888*
$\Delta^{3,5}$-Pregnadien-3-ol-20-on-3β-propionat
Wirkungen I 888*
$\Delta^{3,5}$-Pregnadien-3-ol-20-on-3-trimethylacetat
Wirkungen I 888*
$\Delta^{3,5}$-Pregnadien-3-ol-20-on-3-n-valerianat
Wirkungen I 888*
$\Delta^{1,4}$-Pregnadien-11β,17α,21-triol-3,20-dion
s. a. Prednisolon
Wirkungen I 877*
$\Delta^{4,6}$-Pregnadien-3,11,20-trion
Wirkungen I 866*
Pregnan
s. a. 5β-Pregnan
Konstitutionsformel I 3
Nachweisverfahren I 29 ff.
(5α)-Pregnan
s. a. allo-Pregnan
(5β)-Pregnan
s. a. Pregnan
Pregnan-Alkohole
Vorkommen, Harn, Mensch I 267 f.
Pregnandiol
s. a. 5β-Pregnan-3α,20α-diol
Anstieg, präovulatorischer, Harn, Frau, Quellen I 146
Ausscheidung, Faeces, Frau, Schwangerschaft I 192
—, Harn, Dachs I 198
—, —, Frau, Abort I 1065
—, —, —, Aborthäufigkeit I *1067*
—, —, —, Antikonzeption, hormonale I 737; II 28 f.
—, —, —, —, —, Nachbehandlungscyclus I *1158*
—, —, —, Corpus luteum-Insuffizienz II 561

Pregnandiol
Ausscheidung, Harn, Frau, Cyclus, anovulatorischer I 1049; II 562
—, —, —, Cyclusverlauf I 146, 163; II 749
—, —, —, Beziehung zu Endometriummorphologie II *538*
—, —, —, vor und nach Entbindung II *572*
—, —, —, Fetus, anencephaler I 87, 164
—, —, —, Follikelpersistenz II 563
—, —, —, Follikelphase I 146 ff.
—, —, —, Fruchttod, intrauteriner I 86, 123; II 566
—, —, —, Beeinflussung durch FSH II 727
—, —, —, nach Gestagenbehandlung I 737; II 28 f.
—, —, —, Beziehung zu Gonadotropinausscheidung II 725, *726*
—, —, —, nach 17α-Hydroxyprogesteronbehandlung I 481
—, —, —, Leydig-Zelltumor I 190
—, —, —, Lutealphase I 146 ff.
—, —, —, Mastopathie I 1081
—, —, —, Mehrlingsschwangerschaft II 566
—, —, —, Nachbehandlungscyclus, Antikonzeption, hormonale I *1158*
—, —, —, Beziehung zu Oestrogenausscheidung II 725, *726*
—, —, —, Maß der Ovulationshemmung durch Gestagene II 31
—, —, —, Polymenorrhoe I 1053
—, —, —, nach Progesteronbehandlung II *753, 754*
—, —, —, Schwangerschaft I 86, 103, 118, 123, 161 ff., 1065; II *543*
—, —, —, —, Diabetes mellitus I 97, 1065
—, —, —, —, Verhältnis zu Harnoestriol I 167, *168*, 173
—, —, —, —, Morbus Addison I 477
—, —, —, —, Progesteronmangel II 566
—, —, —, —, Spätgestose I 1074 f.
—, —, —, —, Toxämie I 1065
—, —, —, —, übertragene I 165
—, —, —, —, Zwillinge I 123, 165
—, —, Hund, Schwangerschaft I 200
—, —, Kaninchen, Cyclusverlauf II 749
—, —, Katze I 201
—, —, Kind, Nebennierenhyperplasie, kongenitale I 160
—, —, Knaben I 160
—, —, Mädchen I 150 f.
—, —, —, Cyclus, anovulatorischer I *1050*
—, —, —, nach Hypophysektomie I 150
—, —, Mann I 156, 160
—, —, Neugeborener, Mensch I 192, 193
—, —, Schaf I 229
—, —, Schimpanse I 196
Ausscheidungsdauer, Harn, Frau, Lutealphase I 148

Pregnandiol
Ausscheidungsmaximum, Harn, Frau, Zeitpunkt I 149
Ausscheidungsmenge, Harn
s. a. Konzentration, Harn
—, —, Frau, adulter Typ I 151, *153*
—, —, —, juveniler Typ I 151, *152*
—, —, —, Beziehung zu Körpertemperatur I 152
—, —, —, — zu Oestrogenausscheidungsmenge I 151
—, —, —, — zu Placentagewicht I 165, 171
—, —, —, — zu Progesteronproduktion I 155, 165
—, —, —, — zu Schwangerschaftsdauer I 165
—, —, —, Schwangerschaft, Beziehung zu Kindsgewicht I 165, 172
—, —, Tageswerte während des Cyclus I *151*
Bestimmung, Beziehung zu Progesteronproduktionsrate, Mensch I 101
— mit Pregnantriol, Harn, Mensch I 184
Bestimmungsmethoden I 29, 30, 161 f.
V-8-Chinolat I 30
Gesamtausscheidung, Harn, Frau, Lutealphase I 148, 151
Halbwertzeit, Mensch I 128, 129
Herkunft, „adrenale", Frau I 156; II 522
—, —, Mann I 156
—, „ovarielle", Frau II 522
Infrarotspektrometrie I 30
Isolierung, Harn, Mensch I 163
Isomere I 30, 161, 178
—, Ausscheidung, Harn, Frau, Schwangerschaft I 178, 179
Konjugate, Konzentration, Amnionflüssigkeit, Mensch I 127
Konzentration, Blutplasma, Frau, Abortus imminens I 125, 129
—, —, —, Follikelphase I 112, 128
—, —, —, Kaiserschnitt I 122
—, —, —, Lutealphase I 112, 128
—, —, —, post partum I 122, 128
—, —, —, Präeklampsie I 126, 129
—, —, —, Schwangerschaft, diabetische I 126, 129
—, —, —, —, normale I 119, 121, 128
—, —, —, —, Beziehung Placentagewicht I 128
—, —, —, —, übertragene I 125
—, —, —, Mann I 117, 128
—, Galle, Frau, Menopause I 192
—, —, Mann I 192
—, Harn
s. a. Ausscheidungsmenge, Harn
—, —, Frau, Abort I 169, 172, 174, 175
—, —, —, nach Adrenalektomie I 155, 156
—, —, —, — und Ovarektomie II 522
—, —, —, Amenorrhoe I 154, 156
—, —, —, Arrhenoblastom I 190
—, —, —, Blasenmole I 170, 173

Pregnandiol
Konzentration, Harn, Frau, Chorionepitheliom I 171
—, —, —, Cyclus, anovulatorischer I 155, 156, 160
—, —, —, Cyclusverlauf I 353; II *521*
—, —, —, Cysten I 158, 159, 177
—, —, —, Dysmenorrhoe I 158, 159
—, —, —, Endometriumhyperplasie, cystisch-glanduläre I 1043
—, —, —, Epilepsie I 159
—, —, —, Fettsucht I 159, 160
—, —, —, Follikelphase I 146, 147, 148, 149, *189*
—, —, —, Fruchttod, intrauteriner I 170, 173
—, —, —, Geburtszeitpunkt I 167, *169, 171*, 174, 175; II 558
—, —, —, Geschwülste I 158, 159, 160
—, —, —, Hirsutismus I 159
—, —, —, Insuffizienz, uteroplacentare I 167
—, —, —, Klimakterium I 157
—, —, —, —, Mammacarcinom I 157
—, —, —, Lutealphase I 146, 147, 148, 149, *189*
—, —, —, Menopause I 157; II 522
—, —, —, —, Mammacarcinom I 157
—, —, —, Menstruationszeitpunkt I 149
—, —, —, Morbus Addison I 156
—, —, —, Ovarektomie I 154, 156
—, —, —, — und Adrenalektomie II 522
—, —, —, Ovulationszeitpunkt I 148f.; II *521*
—, —, —, post partum I 168, *169, 171*, 174, 175
—, —, —, Potential, elektrisches, der Vagina I 153
—, —, —, Beziehung zu Progesteronblutspiegel I 149, 152
—, —, —, Psychopathie I 159
—, —, —, Psychosen I 160
—, —, —, Puerperium II 559
—, —, —, Schwangerschaft I 164, *165*, 166ff., 185, *1065*
—, —, —, Adrenalektomie I 166
—, —, —, Corpus luteum-Insuffizienz I 166
—, —, —, Diabetes mellitus I 173, 177
—, —, —, Diagnostik I 168
—, —, —, Eklampsie I 173, 176
—, —, —, Fetus, anencephaler I 167
—, —, —, Frühgeburt I 173, 174
—, —, —, Hypertonie I 173, 176
—, —, —, Hypophysektomie I 165, 166
—, —, —, Morbus Addison I 164
—, —, —, multipara I 165, *168*, 172
—, —, —, Nephropathie I 173, 177
—, —, —, Ovarektomie I 166
—, —, —, Präeklampsie I *173*
—, —, —, primipara I 165, *168*, 172
—, —, —, Toxämie I 173, 176

Pregnandiol
  Konzentration, Harn, Frau, Schwangerschaft, übertragene I 170
  —, —, —, —, Verlauf I 164, *165*
  —, —, —, —, Wachstumsverlangsamung, fetale I 170
  —, —, —, —, Zuwachs I 164
  —, —, —, Stein-Leventhal-Syndrom I 160
  —, —, Kaninchen, Cyclus I 241, 242
  —, —, —, Schwangerschaft I 241, 242
  —, —, Knaben I 160, 161
  —, —, —, Gynäkomastie I 160, 161
  —, —, —, Mädchen, Ovarialtumoren I 150, 160
  —, —, —, Pubertät I 150
  —, —, —, —, Metrorrhagie I 150, 160
  —, —, —, Turner-Syndrom I 156
  —, —, —, Vorpubertät I 150
  —, —, Mann I 160, 162; II 522
  —, —, —, Adrenalektomie I 163
  —, —, —, Chorionepitheliom I 160, 163
  —, —, —, Gynäkomastie I 160, 162
  —, —, —, Prostatacarcinom I 161, 163
  —, —, Ratte, Cyclus I 249, 258
  —, —, —, Schwangerschaft I 250, 258
  —, —, Schimpanse I 196
  —, —, —, Schwangerschaft I 198
  —, —, Schwein I 203, 204, 205, 208
  —, —, Ziege, Schwangerschaft I 230
  —, Umbilicalvene, Mensch I 98, 128
  Metabolit von Δ^5-Pregnen-3β-ol-20-on I 51
  — von Progesteron, Fet, Mensch II 553
  — —, Harn, Frau II 519f.
  — —, —, Kaninchen I 272
  Nomenklatur VI
  Sulfate, enzymatische Hydrolyse der I 29
  Umbau zu Progesteron, chemische VI
  Verhältnis zu Allopregnandiol, Harn, Frau, während des Cyclus 161
  — zu Pregnantriol, Harn, Mensch I 184
  Vorkommen, Amnionflüssigkeit, Mensch I 191
  —, Blut, Pferd, Schwangerschaft II 660
  —, Harn, Bulle I 224
  —, —, Kalb I 224
  —, —, Meerschweinchen I 261
  —, —, Pferd I 234
  —, —, Rind I 224
  —, —, —, Lactation I 224
  —, —, —, Ovarektomie I 224
  —, —, —, Schwangerschaft I 224
  Vorstufe, ovarielle, Kaninchen I 242
  Vorstufen, Mensch I 101, 156, 163
  Wirksamkeit, Legeröhrentest II 319
  Wirkung, Bilirubinkonzentration, Serum, Neugeborener I 375
  —, Endometriummorphologie, Rhesusaffe II 81
  —, thermogenetische, Frau I 355
egnan-3α,20α-diol
PrKonzentration, Harn, Pferd, Schwangerschaft I 234

Pregnan-3α,20α-diol
  Metabolit von Δ^5-Pregnen-3β-ol-20-on, Harn, Frau I 138
  Wirkung, Myometrium, Kaninchen II 294
  —, pyrogene, Mensch I 359
  Wirkungen I 893*
Pregnan-3α,20β-diol
  Wirkung, Bilirubinkonzentration, Serum, Fet, Mensch II 555
  Wirkungen I 894*
5α-Pregnandiol
  Bestimmungsmethoden I 30
  Vorkommen, Harn, Pferd I 234
5α-Pregnan-3α,20α-diol
  Konzentration, Harn, Frau, während des Cyclus I 161
  —, —, —, Schwangerschaft I 178
  —, —, Ratte, männliche I 250
  Metabolit von Progesteron, Gewebe, Ratte I 274
  — —, Harn, Mensch I 268
  — —, —, Rhesusaffe I 270
  — —, Niere, Ratte I 257
  — —, Ovar, Ratte I 254
  Vorkommen, Blut, Fetus I 42
  —, —, Nabelschnur I 42
  —, Harn, Affe I 43, 196
  —, —, Kaninchen I 43
  —, —, Kuh I 43, 224
  —, —, Mensch I 43
  —, —, Pferd I 43, 234
  —, —, Ratte I 43
  —, Meconium, Mensch I 43, 192
5α-Pregnan-3β,20α-diol
  Konzentration, Harn, Frau, Schwangerschaft I 178, 179
  —, —, Pferd, Schwangerschaft I 234
  Metabolit von Progesteron, Harn, Rhesusaffe I 270
  Vorkommen, Blut, Fetus I 43
  —, Harn, Kaninchen I 43
  —, —, Kuh I 43, 224
  —, —, Mensch I 43
  —, —, Pferd I 43, 234
  —, Placenta, Mensch I 43, 85
5α-Pregnan-3β,20β-diol
  Konzentration, Harn, Pferd, Schwangerschaft I 234
  Vorkommen, Harn, Pferd I 43, 234
  Wirkungen I 894*
5β-Pregnandiol
  Bestimmungsmethoden I 30
  Vorkommen, Harn, Pferd I 234
5β-Pregnan-3α,20α-diol
  s. a. Pregnandiol
  Ausscheidung, Harn, Frau, Stein-Leventhal-Syndrom I 139
  —, —, Ziege I 229
  Konzentration, Blutserum, Neugeborene, Mensch I 129
  —, Harn, Frau, Stein-Leventhal-Syndrom I 139
  —, —, —, —, nach Gonadotropinbehandlung I 140

5β-Pregnan-3α,20α-diol
　Konzentration, Harn, Neugeborene
　　I 187
　—, —, Pferd, Schwangerschaft
　　I 234
　—, —, Ratte, männliche   I 250
　—, Nabelschnur, Mensch   I 96
　—, Nabelvene, Mensch   I 96
　Metabolit von Δ^4-Pregnen-17α-ol-
　　3,20-dion, Harn, Mensch   I 277
　— von Progesteron, Blut, Mensch
　　I 266
　— —, Harn, Frau   I 267, 268
　— —, —, Rhesusaffe   I 270
　— —, —, Rind   I 271
　— —, —, Schwein   I 270
　— —, Leber, Frau   I 132; II 519
　— —, —, Kaninchen   I 240
　— —, Leberhomogenat, fetales, Mensch
　　I 135
　— von Quingesteron, Harn, Mensch
　　I 275
　Vorkommen, Amnionflüssigkeit, Mensch
　　I 42
　—, Blut, Fetus   I 42
　—, —, Frau   I 42
　—, —, —, gebärende   I 42
　—, —, —, schwangere   I 42, 129
　—, —, Mann   I 42
　—, —, Neugeborener   I 42
　—, Faeces, Mensch   I 42
　—, Galle, Mensch   I 42
　—, Harn, Affe   I 42, 196
　—, —, Dachs   I 42
　—, —, Frau   I 42, 267
　—, —, —, gebärende   I 42
　—, —, —, in Menopause   I 42
　—, —, —, schwangere   I 42, 268
　—, —, —, Stein-Leventhal-Syndrom
　　I 42
　—, —, Hund   I 42
　—, —, Kaninchen   I 42, 242
　—, —, Katze   I 42
　—, —, Knaben   I 42
　—, —, Kuh   I 42, 224
　—, —, Mädchen   I 42
　—, —, Mann   I 42
　—, —, Meerschweinchen   I 42
　—, —, Neugeborener   I 42, 268
　—, —, Ratte   I 42
　—, —, Schaf   I 42
　—, —, Schwein   I 42, 208
　—, —, Ziege   I 42
　—, Mekonium, Mensch   I 42, 192
　—, Milch, Mensch   I 42, 193
　—, Nabelschnur, Mensch   I 42
　—, Nabelvene, Mensch   I 42
　—, Placenta, Mensch   I 42, 85
5β-Pregnan-3α,20β-diol
　Metabolit, Epiphysenhomogenat, Küken
　　I 195
　Vorkommen, Blut, Fetus   I 42
　—, Colostrum, Mensch   I 42
　—, Galle, Rind   I 42, 224
　—, Milch, Frau, ikterische   I 42, 193

5β-Pregnan-3β,20α-diol
　Vorkommen, Harn, Frau   I 42
　—, —, —, Schwangerschaft   I 178
　—, —, Mensch, Nebennierenhyperplasie
　　I 161
5β-Pregnan-3β,20β-diol
　Metabolit von Progesteron, Blut, Mensch
　　I 266
　— —, Leber, Frau   II 519
　Vorkommen, Harn, Mensch   I 42
　—, —, —, Nebennierentumor   I 161
5ξ-Pregnan-3β,20α-diol
　Metabolit von Progesteron, Leber, Frau
　　II 519
Pregnandioldiacetat
　Bestimmung, chromatographische   I 30
Pregnan-3α,20α-diol-3α,20α-diacetat
　Wirkungen   I 894*
Pregnan-5β,6α-diol-3,20-dion-6α-acetat
　Wirkungen   I 893*
5α-Pregnan-3,20-diol-disulfat
　Metabolit, Leber, Ratte   I 257
5β-Pregnan-3,20-diol-disulfat
　Metabolit, Leber, Ratte   I 257
Pregnandiolglucuronid
　Bestimmung, gravimetrische   I 29
　Hydrolyse, enzymatische   I 29
　— mit Natriumperjodat   I 30
　Isomere, Ausscheidung, Harn, Frau,
　　Schwangerschaft   I 178, 179
　Konzentration, Blut, Neugeborene,
　　Mensch   I 127
　Methylestertrimethylsilyläther   I 30
　Vorkommen, Harn, Mensch   I 70, 146,
　　161
　—, Galle, Mensch   I 192
　Wirkung, Bilirubinkonzentration, Serum,
　　Fet, Mensch   II 555
　—, Myometrium, Kaninchen   II 294
5α-Pregnan-3α,20α-diol-glucuronid
　Konzentration, Harn, Frau, Schwanger-
　　schaft   I 179
5β-Pregnan-3α,20α-diol-glucuronid
　Konzentration, Blut, fetales, Mensch
　　I 96
　—, Harn, Frau, Schwangerschaft   I 179
Pregnandiolkomplex
　Harn, Mensch   I 146
Pregnan-3α,17α-diol-20-on
　Isomere, Ausscheidung, Harn, Mensch
　　I 182
　Konzentration, Harn, Frau   I 181
　—, —, —, Arrhenoblastom   I 181
　—, —, —, Hirsutismus   I 181, 182
　—, —, —, Sheehan-Syndrom   I 181
　—, —, Kind   I 181, 182
　—, —, —, AGS-Syndrom   I 192
　—, —, Mann   I 181
　Metabolit von Δ^5-Pregnen-3β,17α-diol-
　　20-on, Harn, Mensch   I 141
　Wirkungen   I 891*
5α-Pregnan-3α,6α-diol-20-on
　Vorkommen, Harn, Frau   I 43
　—, —, —, Schwangerschaft   I 180, 186
　—, —, Kaninchen   I 43, 242

5α-Pregnan-3α,16α-diol-20-on
  Metabolit von Δ^4-Pregnen-16α-ol-
    3,20-dion, Harn, Mensch I 181, 182
  — —, Leber, Ratte I 258
  — von Progesteron, Leber, Ratte
    I 256
  Vorkommen, Harn, Frau I 43
  —, —, —, Schwangerschaft I 180
  —, —, Mensch I 43, 180
  —, —, Neugeborener I 43, 188, 192
5α-Pregnan-3α,17α-diol-20-on
  Metabolit von Δ^4-Pregnen-17α-ol-3-on,
    Harn, Mensch I 277
  Vorkommen, Harn, Mensch I 44
5α-Pregnan-3β,6α-diol-20-on
  Vorkommen, Harn, Frau I 43
  —, —, —, Schwangerschaft I 180, 186
5α-Pregnan-3β,16α-diol-20-on
  Metabolit von Δ^4-Pregnen-16α-ol-
    3,20-dion, Leber, Ratte I 258
  — von Progesteron, Leber, Ratte I 256
5α-Pregnan-3β,17α-diol-20-on
  Metabolit von Δ^4-Pregnen-17α-ol-
    3,20-dion, Harn, Mensch I 277
  — —, Leber, Ratte I 258
5β-Pregnan-3α,6α-diol-20-on
  Metabolit von Progesteron, Harn, Macaca
    I 270
  — —, —, Mensch I 268
  Vorkommen, Harn, Frau I 43
  —, —, —, Schwangerschaft I 180, 186
  —, —, Kaninchen I 43, 242
5β-Pregnan-3α,16α-diol-20-on
  Metabolit von Δ^4-Pregnen-16α-ol-
    3,20-dion, Harn, Mensch I 181, 182
  — —, Leber, fetale, Mensch I 134
  — —, —, Ratte I 258
  — von Progesteron, Leber, Ratte I 256
  Vorkommen, Harn, Frau I 43
  —, —, Mensch I 43, 180
  —, —, Neugeborener I 43, 188, 192
5β-Pregnan-3α,17α-diol-20-on
  Abbau, Leber, Ratte I 258
  Ausscheidung, Harn, Frau, Arrheno-
    blastom I 190
  —, —, Neugeborener, Mensch I 192
  Bestimmung von I 31
  Konzentration, Harn, Neugeborene
    I 188
  Metabolit von Δ^4-Pregnen-17α-ol-
    3,20-dion, Harn, Affe I 277
  — —, —, Mensch I 277
  — —, Leber, Ratte I 258
  Vorkommen, Harn, Frau, Schwanger-
    schaft I 182, 185
  —, —, Kind I 44
  —, —, Mensch I 44
  —, —, Neugeborener I 44
5β-Pregnan-3β,17α-diol-20-on
  Metabolit von Δ^4-Pregnen-17α-ol-
    3,20-dion, Leber, Ratte I 258
5α-Pregnan-3β,17α-diol-20-on-17α-capronat
  Metabolit von Δ^4-Pregnen-17α-ol-
    3,20-dion-17α-capronat, Leberhomo-
    genat, Ratte I 279

Pregnandiolsulfat
  Isomere, Ausscheidung, Harn, Frau,
    Schwangerschaft I 178, 179
  Metabolit von Progesteron, Fet, Mensch
    II 554
  Vorkommen, Harn, Mensch I 161
5α-Pregnan-3α,20α-diol-sulfat
  Konzentration, Blut, fetales, Mensch
    I 96
5α-Pregnan-3α,20β-diol-sulfat
  Konzentration, Blut, fetales, Mensch
    I 96
5α-Pregnan-3β,20α-diol-sulfat
  Konzentration, Harn, Frau, Schwanger-
    schaft I 179
5β-Pregnan-3α,20α-diol-sulfat
  Konzentration, Blut, fetales, Mensch
    I 96
Pregnan-3,20-dion
  Metabolit, Ovargewebe, Teleostier I 194
  — von Progesteron, Endometrium,
    sekretorisches, Frau I 131
  Vorkommen, Uterusgewebe, Kuh I 224
  Wirksamkeit, Clauberg-McPhail-Test
    II 64
  —, Hooker-Forbes-Test II 78
  —, Legeröhrentest II 319
  Wirkung, Eientwicklung in vitro,
    Kaninchen II 176
  —, thermogenetische, Mensch I 355
  Wirkungen I 892*
5α-Pregnan-3,20-dion
  s. a. Allopregnan-3,20-dion
  Metabolit, Progesteronabbau,
    Dicotyledonen I 69
  — von Progesteron, Endometrium,
    proliferatives, Frau I 131
  — —, Gewebe, Ratte I 274
  — —, Harn, Rhesusaffe I 270
  — —, Leber, Kaninchen I 240
  — —, —, Mensch I 132
  — —, —, Ratte I 256
  — —, Niere, Ratte I 257
  — —, Ovar, Mensch I 104
  Vorkommen, Harn, Frau I 41
  —, —, —, Schwangerschaft I 143
  —, —, —, —, Mammacarcinom I 143,
    144
  —, —, Pferd I 41, 234
  Wirkungen I 892*
5β-Pregnan-3,20-dion
  Abbau, Organismus, Mensch I 143
  Metabolit, Epiphysenhomogenat, Küken
    I 195
  — von Pregnandiol, Leber, Kaninchen
    I 241
  — von Progesteron, Endometrium,
    proliferatives, Frau I 131
  — —, Harn, Mensch I 268
  — —, —, Rhesusaffe I 270
  — —, Leber, Mensch I 132
  — —, Ovar, Mensch I 104
  Vorkommen, Harn, Affe I 41, 196
  —, —, Mensch I 41
  —, —, —, Nebennierenhyperplasie I 143

5β-Pregnan-3,20-dion
  Vorkommen, Harn, Mensch, nach
    Progesteronzufuhr I 143
  —, —, —, Schwangerschaft I 143, 144
  —, —, Pferd I 41, 234
  —, —, Rind I 41, 224
  —, Uterus, Kuh I 41
  Wirkung, anaesthetische I 523
Pregnane
  Ausscheidung, Harn, Mensch I 142 ff.
  hydroxylierte, 6-Stellung, Ausscheidung,
    Harn, Frau, Schwangerschaft I 180
  —, —, Bestimmung, säulenchromato-
    graphische I 31
  —, —, Dinitrophenylhydrazone I 31
  —, —, 3,6,20-Trione I 31
  —, 16-Stellung, Ausscheidung, Harn,
    Frau, Schwangerschaft I 180
  —, 17-Stellung, Auftrennungsverfahren
    I 31
  —, —, Ausscheidung, Harn, Mensch
    I 182
  —, —, Bildungsstätte, Mensch I 182
  —, —, Chromatographie I 31
  —, —, Extraktion I 31
  —, —, Farbreaktion I 31
  —, —, Oxydation der Seitenketten I 31
  —, —, Polarographie I 31
  —, —, Reaktion mit Phosphorsäure
    I 31
  —, —, — mit Trichloressigsäure I 31
  —, —, — mit Vanillinphosphorsäure
    I 31
  —, —, Vorstufen, Stoffwechsel, Mensch
    I 182
  Konzentration, Fetus, Mensch I 96
  —, Placenta, Mensch I 96
  Vorstufen, Gonaden, Mensch I 142
  —, Nebenniere, Mensch I 142
  —, Placenta, Mensch I 142
  Vorkommen in Organen, Geweben,
    Körperflüssigkeiten, Ausscheidungen
    I 41 ff.
Pregnan-Ketone
  Vorkommen, Harn, Mensch I 267 f.
Pregnankomplex
  Bestimmungsmethode nach Venning
    I 143
5β-Pregnan-3α-ol
  Vorkommen, Harn, Mensch I 41
  —, —, —, Schwangerschaft I 143
5α-Pregnan-17α-ol-3,20-dion
  Wirkungen I 893*
5β-Pregnan-3α-ol-11,20-dion
  Vorkommen, Harn, Kaninchen I 41,
    242
5β-Pregnan-17α-ol-3,20-dion
  Metabolit von Δ⁴-Pregnen-17α-ol-
    3,20-dion, Harn, Mensch I 277
Pregnan-17α-ol-3,20-dion-17α-acetat
  Wirkungen I 893*
5α-Pregnan-17α-ol-3,20-dion-17α-acetat
  s. a. Allopregnan-17α-ol-3,20-dion-
    17α-acetat
  Wirkungen I 893*

5β-Pregnan-21-ol-3,20-dion-21-hemi-
  succinat
  Wirkung, anaesthetische, Progesteron-
    wirkung, Ratte I 522
5β-Pregnan-21-ol-3,20-dion-21-hemi-
  succinatnatrium
  Wirkung, narkotische, Mensch I 514
Pregnanolon
  Abtrennung I 31
  Farbreaktion mit 1-(2-Pyridylazo)-
    2-naphthol I 31
  Konzentration, Harn, Schwein I 203,
    204, 208
  Wirkung, Eientwicklung in vitro,
    Kaninchen II 176
  —, thermogenetische, Säugetiere
    II 755
Pregnan-3α-ol-20-on
  Substrat für Steroidsulfokinase, Leber,
    Mensch I 133
  Wirkung, Körpertemperatur, Frau
    I 355
  —, pyrogene I 359
Pregnan-20α-ol-3-on
  Metabolit von Progesteron, Endo-
    metrium, sekretorisches, Frau I 131
  Wirksamkeit, Legeröhrentest II 319
5α-Pregnan-3α-ol-20-on
  Konzentration, Harn, Frau, Schwanger-
    schaft I 144
  Metabolit von Progesteron, Gewebe,
    Ratte I 274
  — —, Leber, Kaninchen I 240
  — —, —, Mensch I 132
  — —, Niere, Ratte I 257
  — —, Ovar, Ratte I 256
  — —, Uterus, Ratte I 257
  Vorkommen, Harn, Frau,
    Schwangerschaft I 143
  —, —, —. Mensch I 41
  —, —, Schwein I 41
5α-Pregnan-3β-ol-20-on
  s. a. Allopregnan-3β-ol-20-on
  Konzentration, Harn, Frau, Schwanger-
    schaft I 146
  —, —, Pferd, Schwangerschaft I 234
  —, —, Schwein I 205, 208
  Metabolit, Progesteronabbau,
    Dicotyledonen I 69
  — von Progesteron, Gewebe, fetale,
    Mensch I 134
  — —, Harn, Schwein I 270
  — —, Leber, Kaninchen I 240
  — —, —, Mensch I 132
  Substrat, 3β-ol-Steroiddehydrogenase
    I 79
  Umbau, Placenta, Mensch I 109
  Vorkommen, Corpus luteum, Schwein
    I 41, 204
  —, —, Wal I 201
  —, Harn, Mensch I 41
  —, —, Pferd I 41, 234
  —, —, Schwein I 41, 206, 207
  —, Placenta, Mensch I 41, 85
  Wirkungen I 891*

5α-Pregnan-20α-ol-3-on
  Metabolit von Progesteron, Gewebe,
    Ratte I 274
5β-Pregnan-3α-ol-20-on
  Ausscheidung, Harn, Frau, Amenorrhoe
    I 143
  —, —, —, Follikelphase I 143
  —, —, —, Lutealphase I 143
  —, —, —, Mammacarcinom I 146
  —, —, —, —, nach Nebennierenexstirpation I 146
  —, —, —, —, nach Ovarektomie I 146
  Konzentration, Harn, Frau, Amenorrhoe
    I 143
  —, —, —, Follikelphase I 143
  —, —, —, Lutealphase I 143
  —, —, —, Schwangerschaft I 144
  —, —, Mann I 143
  —, —, Schwein I 205, 208
  Metabolit, Epiphysenhomogenat, Küken
    I 195
  — von Pregnandiol, Leber, Kaninchen
    I 241
  — von Δ⁴-Pregnen-17α-ol-3,20-dion,
    Harn, Mensch I 277
  — von Progesteron, Blut, Mensch I 266
  — —, Gewebe, fetale, Mensch I 134
  — —, Harn, Mensch I 268
  — —, —, Schwein I 270
  — —, Leber, Frau II 519
  — —, —, Kaninchen I 240
  — —, —, Mensch I 132
  Vorkommen, Blut, Fetus I 41
  —, —, Neugeborener I 41
  —, Galle, Kuh I 41, 224
  —, Harn, Frau I 41, 143
  —, —, —, schwangere I 41, 143
  —, —, Kaninchen I 41, 242
  —, —, Kuh I 41, 224
  —, —, Mann I 41
  —, —, Neugeborener I 41
  —, —, Schwein I 41, 206, 207
5β-Pregnan-20α-ol-3-on
  Vorkommen, Harn, Kaninchen I 41, 242
  —, —, Mensch I 41, 143
  —, —, —, Schwangerschaft I 146
5ξ-Pregnan-3β-ol-20-on
  Metabolit von Progesteron, Leber, Frau
    II 519
5ξ-Pregnan-20ξ-ol-3-on
  Metabolit von Progesteron, Leber, Frau
    II 519
Pregnanolonacetat
  Bestimmung, infrarotspektrometrische I 31
Pregnanolone
  Isomere I 142, 143
5α-Pregnan-3α-ol-20-on-glucuronid
  Konzentration, Harn, Frau, Schwangerschaft I 146
5β-Pregnan-3α-ol-20-on-glucuronid
  Konzentration, Harn, Frau I 146
  —, —, —, Hirsutismus I 146
  —, —, —, Schwangerschaft I 146
  Vorkommen, Blut, Neugeborene, Mensch
    I 127, 129

5α-Pregnan-3α-ol-20-on-sulfat
  Konzentration, Harn, Frau, Schwangerschaft I 146
5β-Pregnan-3α-ol-20-on-sulfat
  Konzentration, Blut, fetales, Mensch
    I 96
  —, Harn, Frau I 146
  —, —, —, Hirsutismus I 146
  —, —, —, Schwangerschaft I 146
  Vorkommen, Nabelschnur, Mensch I 100
Pregnan-5α-ol-3,6,20-trion
  Wirkungen I 893*
Pregnan-12α-ol-3,11,20-trion
  Wirkungen I 893*
Pregnan-3β,5α,6β,16β,20α-pentol
  Wirkungen I 894*
Pregnantetrol
  Konzentration, Harn, Frau, AGS-Syndrom I 191
  —, —, Mensch, Nebennierenhyperplasie,
    kongenitale I 191
  Metabolit, Pregnantriol-hemisuccinat,
    Harn, Mensch I 190
5β-Pregnan-3α,11β,17α,20α-tetrol
  Metabolit, Harn, Frau, AGS-Syndrom
    I 191
  Vorkommen, Harn, Mensch I 44, 190
pregnant mare's serum gonadotropin
  s. a. PMS
Pregnantriol
  s. a. 5β-Pregnan-3α,17α,20α-triol
  Ausscheidung, Harn, Frau, Cyclus,
    anovulatorischer I 1049
  —, —, —, Follikelpersistenz II 563
  —, —, —, Follikelphase I 147ff.
  —, —, —, Lutealphase I 65, 147ff.
  —, —, —, Leydig-Zelltumor I 190
  —, —, —, nach Nebennierenexstirpation,
    Schwankungen, cyclische I 189
  —, —, —, Schwangerschaft, Krukenberg-
    Tumor I 190
  —, —, —, Stein-Leventhal-Syndrom
    I 190
  —, —, Knaben I 161
  —, —, Mädchen I 150
  Bestimmung mit Pregnandiol, Harn,
    Mensch I 184
  Bildungsstätten, Frau I 184
  Isomere, Ausscheidung, Harn, Frau,
    Schwangerschaft I 178, 179
  —, —, —, Mensch I 183
  Konzentration, Amnionflüssigkeit,
    Mensch I 127
  —, Blut, Neugeborener, Mensch I 129
  —, Blutplasma, Frau I 117, 129
  —, —, Knaben I 117, 129
  —, —, Mädchen I 117, 129
  —, —, Mann I 117, 129
  —, Harn, Frau, Abort I 169
  —, —, —, Adrenalektomie I 155
  —, —, —, AGS-Syndrom I 191
  —, —, —, Amenorrhoe I 154
  —, —, —, Blasenmole I 170, 190
  —, —, —, Cyclus, anovulatorischer
    I 155

Pregnantriol
Konzentration, Harn, Frau, Cysten
I 158, 190
—, —, —, Dysmenorrhoe I 158, 189
—, —, —, Follikelphase I 147ff., *189*
—, —, —, Geschwülste I 158
—, —, —, Hirsutismus I 159, 189
—, —, —, Hypertonie I 159
—, —, —, Luteaphase I 147ff., *189*
—, —, —, Menopause I 157, 189
—, —, —, Ovarektomie I 154
—, —, —, Schwangerschaft I 185, 190
—, —, —, —, Adrenalektomie I 166
—, —, —, —, Gestose I 176
—, —, —, Sheehan-Syndrom I 159
—, —, Kind, AGS-Syndrom I 192
—, —, Knaben I 161, 189
—, —, Mädchen, Granulosazell-Cystadenom I 150, 190
—, —, —, Hirsutismus I 150
—, —, —, Vorpubertät I 150, 189
—, —, Mann I 162, 189
—, —, —, Adrenalektomie I 163, 190
—, —, —, Gynäkomastie I 163, 189
—, —, —, Kastration I 163, 190
—, —, Mensch, Nebennierenhyperplasie, kongenitale I 191
—, —, Neugeborene I 188, 193
Metabolit, NNR-Steroide, Harn, Frau II 519
von Δ^5-Pregnen-3β-ol-20-on I 51
Verhältnis zu Pregnandiol, Harn, Mensch I 184
Vorkommen, Amnionflüssigkeit, Mensch I 191
—, Harn, Pferd I 234
Pregnan-3α,4β,20α-triol
Vorkommen, Harn, Pferd I 234
Pregnan-3α,6,20-triol
Vorkommen, Harn, Pferd I 234
Pregnan-3α,16α,17α-triol
Vorkommen, Harn, Mensch, Nebennierencarcinom I 180
Pregnan-3,17,20-triol
Vorkommen, Harn, Pferd I 234
Pregnan-3α,17α,20α-triol
Metabolit von Δ^5-Pregnen-3β-17α-diol-20-on, Harn, Mensch I 141
5α-Pregnan-3α,6α,20α-triol
Metabolit von Progesteron, Harn, Kaninchen I 273
Vorkommen, Harn, Pferd I 234
5α-Pregnan-3α,16α,20α-triol
Konzentration, Harn, Frau, Schwangerschaft I 180
Metabolit von Δ^4-Pregnen-16α-ol-3,20-dion, Harn, Mann I 181
Vorkommen, Harn, Mensch I 44
—, —, Pferd I 44, 234
5α-Pregnan-3α,17α,20α-triol
Vorkommen, Harn, Frau I 44, 183, 190
5α-Pregnan-3β,16α,20α-triol
Vorkommen, Harn, Frau, Schwangerschaft I 180
—, —, Mensch I 44

5α-Pregnan-3β,16α,20β-triol
Konzentration, Harn, Pferd, Schwangerschaft I 234
Vorkommen, Harn, Pferd I 44, 234
5α-Pregnan-3β,17α,20α-triol
Vorkommen, Harn, Frau I 44
5β-Pregnan-3α,4β,20β-triol
Vorkommen, Harn, Pferd I 43
5β-Pregnan-3α,6,20-triol
Vorkommen, Harn, Pferd I 43
5β-Pregnan-3α,16α,20α-triol
Konzentration, Harn, Frau, Schwangerschaft I 180
Metabolit von Δ^4-Pregnen-16α-ol-3,20-dion, Harn, Mensch I 181, 182
— —, Leber, fetale, Mensch I 134
Vorkommen, Harn, Mensch I 43
5β-Pregnan-3α,17α,20α-triol
s. a. Pregnantriol
Ausscheidung, Harn, Frau, Stein-Leventhal-Syndrom I 140
—, —, Mensch, AGS-Syndrom I 183, 191
Bestimmung von I 31
Hauptmetabolit, Pregnantriolisomere, Harn, Mensch I 183
Konzentration, Harn, Frau, Stein-Leventhal-Syndrom I 140
—, —, —, —, nach Gonadotropinbehandlung I 140
Metabolit von Δ^4-Pregnen-17α-ol-3,20-dion, Harn, Affe I 277
— —, —, Mensch I 277
— von Δ^5-Pregnen-3β,17α,20α-triol, Harn, Mensch I 142
— von Progesteron, Harn, Rind I 271
Vorkommen, Amnionflüssigkeit, Fetus, Mensch I 44
—, Blut, Frau I 44
—, —, Kind I 44
—, —, Mann I 44
—, —, Neugeborener I 44
—, Harn, Frau I 44
—, —, —, Menopause I 44
—, —, —, Schwangerschaft I 44
—, —, —, Stein-Leventhal-Syndrom I 44
—, —, Knaben I 44
—, —, Mädchen I 44
—, —, Mann I 44
—, —, Neugeborene I 44
—, —, Pferd I 44
5β-Pregnan-3α,17α,20β-triol
Metabolit von Δ^5-Pregnen-3β,17α,20α-triol, Harn, Mensch I 142
Umbau, Mensch I 142
Vorkommen, Harn, Mensch I 44, 183
Pregnantriolon
Konzentration, Harn, Mensch, Nebennierenhyperplasie, kongenitale I 191
Pregnantriol-11-on
Konzentration, Harn, Frau, AGS-Syndrom I 191
5α-Pregnan-3α,6α,17α-triol-20-on
Vorkommen, Harn, Frau I 43
—, —, —, Schwangerschaft I 186, 190

5β-Pregnan-3α,6α,17α-triol-20-on
  Vorkommen, Harn, Frau I 43
  —, —, —, Schwangerschaft I 186, 190
5β-Pregnan-3α,16α,17α-triol-20-on
  Vorkommen, Harn, Mensch I 44
  —, —, —, Nebennierentumor I 190
5β-Pregnan-3α,17α,20α-triol-11-on
  Ausscheidung, Harn, Frau, Stein-Leventhal-Syndrom I 191
  Metabolit, Harn, Frau, AGS-Syndrom I 191
  Vorkommen, Harn, Mensch I 44, 190, 191
Pregnan-3,12,20-trion
  Wirkungen I 893*
$\Delta^{1,4,6}$-Pregnatrien-17α-ol-3,20-dion-17α-acetat
  Wirkungen I 878*
$\Delta^{1,4,6}$-Pregnatrien-17α-ol-3,20-dion-hemisulfatnatrium
  Wirkung, wehenhemmende, Kaninchen, (Oxytocininduktion) II 255*
  Wirkungen I 878*
Δ^4-Pregnen-6β,11α-diol
  Wirkungen I 887*
Δ^5-Pregnendiol
  Metabolit von Δ^5-Pregnen-3β-ol-20-on, Harn, Frau, Cyclus, anovulatorischer I 51
  — —, Leber, Mensch I 132
Δ^5-Pregnen-3α,20α-diol
  Ausscheidung, Harn, Mensch, nach Gonadotropinbehandlung I 73
Δ^5-Pregnen-3β,20α-diol
  Ausscheidung, Harn, Frau I 136, 137
  —, —, —, Stein-Leventhal-Syndrom 137, 139
  —, —, Kind I 136
  —, —, Mann I 136
  Konjugate, Konzentration, Blutplasma, Frau I 111
  —, —, —, Mann I 111
  Konzentration, Harn, Frau I 136
  —, —, —, Stein-Leventhal-Syndrom I 139
  —, —, Mann I 136
  Metabolit von Δ^5-Pregnen-3β-ol-20-on, Harn, Frau I 138
  — —, —, Mensch I 137
  — —, —, Rheumakranke I 138
  Substrat, Hydroxysteroiddehydrogenase, Placenta, in vitro I 89
  Vorkommen, Blut, Fetus I 35
  —, —, Mensch I 35
  —, Harn, Frau I 35, 112
  —, —, —, nach Gonadotropinbehandlung I 80
  —, —, —, Stein-Leventhal-Syndrom I 35
  —, —, Kind I 35
  —, —, Mann I 35, 112
  —, —, Pferd I 35, 234
  —, Leber, Fetus I 98
  Vorstufe, Pregnandiol, Harn, Mensch I 163

Δ^5-Pregnen-3β,20β-diol
  Vorkommen, Blut, Fetus I 35
Δ^4-Pregnen-11,21-diol-18-al-3,20-dion-11,18-hemiacetal
  Wirkungen I 853*
Δ^4-Pregnen-6β,11α-diol-3,20-dion
  Wirkungen I 851*
Δ^4-Pregnen-6β,17α-diol-3,20-dion
  Metabolit von Δ^4-Pregnen-17α-ol-3,20-dion, Masculinoblastom, Frau I 107
Δ^4-Pregnen-11α,17α-diol-3,20-dion
  Wirkungen I 852*
Δ^4-Pregnen-11β,17α-diol-3,20-dion
  s. a. 21-Desoxycortisol
  Wirkungen I 852*
Δ^4-Pregnen-11β,21-diol-3,20-dion
  s. a. Corticosteron
  Wirkungen I 852f.*
Δ^4-Pregnen-16α,17α-diol-3,20-dion
  Wirkungen I 853*
Δ^4-Pregnen-17α,21-diol-3,20-dion
  s. a. Cortexolon
  s. a. Reichstein S-Verbindung
  Wirksamkeit, Kopulationsreflex, Meerschweinchen II 428
  Wirkungen I 856*
Δ^4-Pregnen-16α,17α-diol-3,20-dion-16,17-acetal-aldehyd-acetal
  Wirkungen I 854*
Δ^1-5β-Pregnen-17α,21-diol-3,20-dion-21-acetat
  Wirkungen I 887*
Δ^4-Pregnen-4,17α-diol-3,20-dion-17-acetat
  Wirkung, schwangerschaftserhaltende, Maus II 229*
  —, —, Ratte II 236*
  Wirkungen I 851*
Δ^4-Pregnen-17α,21-diol-3,20-dion-21-acetat
  Wirkung, antiluteinisierende, Meerschweinchen II 96
  Wirkungen I 856*
Δ^4-Pregnen-16α,17α-diol-3,20-dion-16α-17α-acetonid
  Wirkung, schwangerschaftserhaltende, Ratte II 236*
  Wirkungen I 855*
Δ^4-Pregnen-16α,17α-diol-3,20-dion-16α,17α-acetophenid
  Derivate I 9
  Eigenschaften, chemische I 8
  IR-Spektrum I 9
  Konstitutionsformel I 9
  Löslichkeit I 8
  Synthese VIII, I 8
  Wirkung, antioestrogene, Uterus, Maus II 83
  —, antiovulatorische, Ratte II 90, 93
  —, uterotrophe, Maus II 82
  —, virilisierende, Fet, Ratte II 449
  Wirkungen I 8, 855*
Δ^4-Pregnen-16α,17α-diol-3,20-dion-16α,17α-acetophenonid
  Wirkung, EEG-Nachreaktionsschwelle, Kaninchen I 526
  —, EEG-Weckschwelle, Kaninchen I 526

Δ⁴-Pregnen-16α,17α-diol-3,20-dion-
16,17-benzaldehyd-acetal, Isomer I
Wirkungen I 854*
Δ⁴-Pregnen-16α,17α-diol-3,20-dion-
16,17-benzaldehydacetal, Isomer II
Wirkungen I 855*
Δ⁴-Pregnen-16α,17α-diol-3,20-dion-bis-
äthylenketal
Derivat von Δ⁴-Pregnen-16α,17α-diol-
3,20-dion-16α,17α-acetophenid I 9
Δ⁴-Pregnen-16α,17α-diol-3,20-dion-
16,17-p-chlor-phenyl-methylketal
Wirkungen I 854*
Δ⁴-Pregnen-11β,17α-diol-3,20-dion-
11β,17α-diacetat
Wirkungen I 852*
Δ⁴-Pregnen-16α,17α-diol-3,20-dion-
16α,17α-diacetat
Wirkungen I 853*
Δ⁴-Pregnen-16β,17α-diol-3,20-dion-
16β,17α-diacetat
Wirkung, Hodenfunktion, Ratte II 99
Wirkungen I 855*
Δ⁴-Pregnen-17α,21-diol-3,20-dion-
17α,21-diacetat
Wirkung, antiovulatorische, Kaninchen
II 90
Wirkungen I 856*
Δ⁴-Pregnen-16α,17α-diol-3,20-dion-
16,17-dicyclopropylketal
Wirkungen I 854*
Δ⁴-Pregnen-6,17α-diol-3,20-dion-
6-methyläther
s. a. 6-Methoxy-17α-hydroxy-progesteron
Wirkungen I 852*
Δ⁴-Pregnen-16α,17α-diol-3,20-dion-
16,17-methyl-äthyl-ketal
Wirkungen I 853*
Δ⁴-Pregnen-16α,17α-diol-3,20-dion-
16,17-methyl-isobutyl-ketal
Wirkungen I 853*
Δ⁴-Pregnen-16α,17α-diol-3,20-dion-
16,17-phenyl-methyl-ketal
Wirkungen I 854*
Δ⁴-Pregnen-16α,17α-diol-3,20-dion-
16,17α-thionyl-methylketal
Wirkungen I 854*
Δ⁵-Pregnen-3,20-diol-disulfat
Metabolit, Leber, Ratte I 257
Δ⁴-Pregnen-3α,17α-diol-20-on
Metabolit von Δ⁴-Pregnen-17α-ol-
3,20-dion, Ovar, Rind I 223
Δ⁴-Pregnen-6β,20α-diol-3-on
Metabolit von Progesteron, Masculino-
blastom, Frau I 105
Δ⁴-Pregnen-17α,20α-diol-3-on
Konzentration, Nabelschnur, Fetus,
Mensch I 96
Metabolit von Δ⁴-Pregnen-17α-ol-
3,20-dion, Leber, Ratte I 258
— —, Masculinoblastom, Frau I 107
— —, Ovar, Frau I 107
— —, —, —, Stein-Leventhal-Syndrom
I 107
— —, —, Rind I 223

Δ⁴-Pregnen-17α,20α-diol-3-on
Metabolit von Δ⁴-Pregnen-17α-ol-
3,20-dion, Ovar, Schwein I 207
— —, Placenta, Mensch I 109
— von Progesteron, Follikel, Frau
I 104
— —, Hiluszelltumor, Ovar, Frau
I 106
— —, Masculinoblastom, Frau I 105
— —, Ovar, fetales, Rind I 223
— —, —, Frau I 104
— —, —, —, Stein-Leventhal-Syndrom
I 105
— —, —, Schwein I 207
— —, Ovarblastom der Sertolizellen,
Mädchen I 106
Vorkommen, Nabelschnur, Mensch I 39,
100
Vorstufe für 17-Hydroxy-pregnane, Harn,
Mensch I 182
Δ⁴-Pregnen-17α,20β-diol-3-on
Konzentration, Blut, Lachs I 194
Metabolit von Δ⁴-Pregnen-17α-ol-
3,20-dion, Leber, Ratte I 258
— —, Masculinoblastom, Frau I 107
— —, Ovar, Frau I 107
— —, —, —, Stein-Leventhal-Syndrom
I 107
Vorkommen, Blut, Lachs I 39
—, Follikelflüssigkeit, Pferd I 232
—, Placenta, Mensch I 89
Vorstufe für 17-Hydroxy-pregnane, Harn,
Mensch I 182
Δ⁴-Pregnen-17β,20α-diol-3-on
Metabolit von Progesteron, Hiluszell-
tumor, Ovar, Frau I 106
Δ⁵-Pregnen-3β,16α-diol-20-on
Ausscheidung, Harn, Frau, Schwanger-
schaft I 182
—, —, Frühgeborene I 192
—, —, Kind I 137, 138
—, —, Mann I 137, 138
—, —, Neugeborener, Mensch I 191
Konversion zu Δ⁴-3-Ketosteroiden,
Placenta, Mensch I 90
Konzentration, Harn, Kind I 137
—, —, Mann I 137
—, —, Neugeborene I 187
Metabolit von Δ⁵-Pregnen-3β-ol-20-on,
Leber, Mensch I 132
— —, —, Neugeborener I 135
Vorkommen, Blut, Fetus I 35, 99
—, Harn, Frühgeborenes I 35
—, —, Kind I 35
—, —, Mann I 35
—, —, Neugeborener I 35
—, Leber, Fetus I 98
Vorstufe, Δ⁴-Pregnen-16α-ol-3,20-dion,
Harn, Mensch I 182
Δ⁵-Pregnen-3β,17α-diol-20-on
Abbaustufen, Organismus, Mensch I 141
Ausscheidung, Harn, Mensch I 141
Biosynthese, Ovargewebe, Stein-Leven-
thal-Syndrom I 75, 76
—, Ovarialcarcinom, Mädchen I 77

Δ^5-Pregnen-3β,17α-diol-20-on
  Halbwertzeit, Plasma, Meerschweinchen
    I 259
  Konjugate, Konzentration, Blutplasma,
    Mensch I 111
  —, —, Liquor, Mensch I 111, 112
  Konversion zu Δ^4-3-Ketosteroiden,
    Placenta, Mensch I 90
  Konzentration, Blut, fetales, Mensch
    I 100
  —, Blutplasma, Frau I 111
  —, —, Mann I 111
  —, Liquor, Mensch I 111, 112
  Metabolit von Δ^5-Pregnen-3β-ol-20-on,
    Ovar, Fetus I 99
  Metabolite, Harn, Mensch I 141
  Perfusionsversuch, Fetus, Mensch I 99
  Substrat für Hydroxysteroiddehydrogenase, Leber, Goldhamster I 244
  —, —, Niere, Maus I 244
  —, Synthese von Δ^4-Pregnen-17α-ol-3,20-dion, Placenta, Mensch I 89
  Umbau, Organismus, Mensch I 141
  —, Ovar, Frau, Cystadenocarcinom I 107
  —, —, —, Stein-Leventhal-Syndrom
    I 107
  —, —, Hund I 200
  —, —, Ratte, Schwangerschaft, in vitro
    I 253
  —, Skeletmuskel, Kaninchen I 242
  Vorkommen, Blut, Fetus I 35, 99
  —, —, Frau I 35
  —, —, Mann I 35
  —, —, Neugeborener I 35
  —, Corpus luteum, Frau I 35
  —, —, —, Stein-Leventhal-Syndrom
    I 52
  —, Follikelflüssigkeit, Frau I 35
  —, —, —, Stein-Leventhal-Syndrom
    I 52
  —, —, Pferd I 35, 231
  —, Follikelwandzellen, Mensch I 72
  —, Harn, Kind I 35
  —, —, Mensch I 35
  —, Liquor, Mensch I 35
  —, Nebenniere, Fetus I 98
  —, Nebennierenvene, Mensch I 51
  —, Ovar, Frau I 35, 49
  —, —, —, Stein-Leventhal-Syndrom
    I 52, 55
  —, Ovarialcarcinom, Frau I 77
  —, Ovarvene, Hund I 200
  Vorstufe für 17-Hydroxy-pregnane, Harn,
    Mensch I 182
Δ^4-Pregnen-3β, 17α-diol-20-on-17β-acetat
  Wirkungen I 883*
Δ^5-Pregnen-3β, 21-diol-20-on-21-acetat
  s. a. Acetoxypregnenolon
  Wirkungen I 883f.*
Δ^5-Pregnen-3β, 17α-diol-20-on-3-ammoniumsulfat
  Wirkungen I 883*
Δ^4-Pregnen-3β,17α-diol-20-on-3β,17α-diacetat
  Wirkungen I 883*

Δ^5-Pregnen-3β,17α-diol-20-on-3-pyridiniumsulfat
  Wirkungen I 883*
Δ^5-Pregnen-3β,16α-diol-20-on-sulfat
  Konzentration, Blut, fetales, Mensch
    I 100
Δ^5-Pregnen-3β,17α-diol-20-on-sulfat
  Hydrolyse, Placenta, Mensch I 91
  Konversion zu Δ^4-3-Ketosteroiden, Placenta, Mensch I 90
  Konzentration, Blut, fetales, Mensch
    I 100
  Metabolit, Harn, Mensch I 71
  —, Nebenniere, hyperplastische, Mensch
    I 101
  Trennung von Δ^5-Pregnen-3β-ol-20-on-sulfat I 29
  Vorstufe, fetale, Progesteronbiosynthese,
    Placenta I 89
Δ^5-Pregnen-3β,20α-diol-20-on-sulfat
  Metabolit von Δ^5-Pregnen-3β-ol-20-on,
    Leber, fetale, Mensch I 133, 134
Δ^5-Pregnen-3,20-diol-3-sulfat
  Metabolit, Harn, Mensch I 71
  —, Leber, Ratte I 257
Δ^5-Pregnen-3β,20α-diol-sulfat
  Konzentration, Blut, fetales, Mensch
    I 100
Δ^5-Pregnen-3β,20β-diol-sulfat
  Konzentration, Blut, fetales, Mensch
    I 100
Δ^4-Pregnen-17α,21-diol-3,11,20-trion
  s. a. Cortison
  Wirkungen I 858*
Δ^4-Pregnen-17α,21-diol-3,11,20-trion-21-acetat
  s. a. Cortisonacetat
  Wirkungen I 858*
$\Delta^{1\text{-}5}\alpha$-Pregnen-3,20-dion
  s. a. Δ^1-Allopregnen-3,20-dion
  Wirkungen I 885*
Δ^4-Pregnen-3,20-dion
  s. a. Progesteron
  Wirkungen 804ff.*
8α-Δ^4-Pregnen-3,20-dion
  s. a. 8-Isoprogesteron
  Wirkungen I 810*
9α,10β,14α,17α-Δ^4-Pregnen-3,20-dion
  Wirksamkeit, Clauberg-McPhail-Test
    II 74
9α,10β,14α,17β-Δ^4-Pregnen-3,20-dion
  s. Progesteron
9α,10β,14β,17α-Δ^4-Pregnen-3,20-dion II 74
  Wirksamkeit, Clauberg-McPhail-Test
9β,10α-Δ^4-Pregnen-3,20-dion
  s. a. Retroprogesteron
  Wirkungen I 810*
9β,10α,14α,17β-Δ^4-Pregnen-3,20-dion
  s. Retroprogesteron
14α,17α-Δ^4-Pregnen-3,20-dion
  s. a. 17-Isoprogesteron
  Wirkungen I 810*
14β,17α-Δ^4-Pregnen-3,20-dion
  s. a. 14-Allo-17-isoprogesteron
  Wirkungen I 810*

Δ^5-Pregnen-3,20-dion
  Wirksamkeit, Clauberg-McPhail-Test
    II 64
  —, Legeröhrentest II 319
  —, Uteruswachstum, oestrogeninduziertes,
    Ratte II 289
  Wirkungen I 885*
Δ^5-Pregnen-4,20-dion
  Wirkungen I 885*
Δ^{16}-Pregnen-3,20-dion
  Wirksamkeit, Clauberg-McPhail-Test
    II 64
  Wirkungen I 885*
Δ^{16}-5α-Pregnen-3,20-dion
  s. a. Allo-Δ^{16}-pregnen-3,20-dion
  Wirkungen I 885*
Δ^4-Pregnen-3,20-dion-16,17-acetonid
  Wirkungen I 811*
Δ^4-Pregnen-3,20-dion-20-äthylenketal
  Wirkungen I 811*
Δ^4-Pregnen-3,20-dion-3-oxim
  Wirkungen I 811*
Δ^4-Pregnen-3,20-dion-20-oxim
  Wirkungen I 811*
Δ^4-Pregnen-3,20-dion-20-oximacetat
  Wirkungen I 811*
Δ^4-Pregnen-3,20-dion-20-oxim-n-butyrat
  Wirkungen I 811*
Δ^5-Pregnene
  Trennung der I 28
Pregneninolon
  s. a. Ethisteron
  Applikation, orale, Wirksamkeit I 1028,
    1030
  Therapie, Abort, habitueller, Frau I 1069
  —, Polymenorrhoe, Frau I 1055
  Wirksamkeit, Endometriumtransforma-
    tion, Frau I 1028
  Wirkung, DNS-Gehalt, Milchdrüse, Maus
    II 376
  —, Endometrium, Frau, Abbruchblutung
    I 1039
  —, —, —, Transformation I 1028
  —, Genitaltrakt, Frau II 1ff.
Δ^1-5α-Pregnen-17α-ol-3,20-dion
  Wirkungen I 886*
Δ^4-Pregnen-2β-ol-3,20-dion
  Wirkungen I 825*
Δ^4-Pregnen-3β-ol-7,20-dion
  Wirkungen I 886*
Δ^4-Pregnen-4-ol-3,20-dion
  Wirkungen I 825*
Δ^4-Pregnen-6β-ol-3,20-dion
  Metabolit von Δ^5-Pregnen-3β-ol-20-on,
    Placenta, Mensch I 88
  — von Progesteron, Brennertumor,
    Frau, Schwangerschaft I 107
  — —, Endometrium, sekretorisches,
    Frau I 131
  — —, Gewebe, fetale, Mensch I 134
  — —, Hiluszelltumor, Ovar, Frau I 106
  — —, Leber, Ratte I 256
  — —, Masculinoblastom, Frau I 105
  — —, Myometrium, Frau I 131
  — —, Ovar, Frau I 104

Δ^4-Pregnen-6β-ol-3,20-dion
  Metabolit von Δ^5-Pregnen-3β-ol-20-on,
    Ovarblastom der Sertolizellen, Mädchen
    I 106
  — —, Placenta, Frau I 108, 109
  Substrat, Hydroxysteroiddehydrogenase,
    Leber, fetale, Mensch I 135
  —, —, —, Säugetiere I 33, 132
  —, —, Niere, Säugetiere I 33
  Wirkungen I 825*
Δ^4-Pregnen-6ξ-ol-3,20-dion
  Wirkungen I 625*
Δ^4-Pregnen-9α-ol-3,20-dion
  Wirkungen I 826*
Δ^4-Pregnen-11α-ol-3,20-dion
  Derivate, halogensubstituierte, Wirksam-
    keit, Clauberg-McPhail-Test II 72*
  Wirkung, antiluteinisierende, Meer-
    schweinchen II 96
  Wirkungen I 826*
Δ^4-Pregnen-11β-ol-3,20-dion
  Wirkung, antiluteinisierende, Meer-
    schweinchen II 96
  Wirkungen I 826f.*
Δ^4-Pregnen-12α-ol-3,20-dion
  Wirkungen I 827*
Δ^4-Pregnen-12β-ol-3,20-dion
  Wirkungen I 827*
Δ^4-Pregnen-14α-ol-3,20-dion
  s. a. 14-Hydroxyprogesteron
  Wirkungen I 827*
Δ^4-Pregnen-15α-ol-3,20-dion
  Konzentration, Harn, Mensch, Schwan-
    gerschaft I 142, 144
  Vorkommen, Harn, Mensch I 38
  Wirkungen I 827*
Δ^4-Pregnen-16α-ol-3,20-dion
  Abbau, Fetus, Mensch I 134
  —, Leber, Ratte I 258
  Ausscheidung, Harn, Frau, Schwanger-
    schaft I 142, 182
  —, —, Mann I 137, 142, 182
  endogenes, Ausscheidung, Harn, Mensch
    I 182
  Konzentration, Nabelschnur, Mensch
    I 96
  Metabolit von Progesteron, Gewebe,
    fetale, Mensch I 134
  — —, Hiluszelltumor, Ovar, Frau
    I 106
  — —, Leber, Ratte I 256
  — —, Ovar, fetales, Rind
    I 223
  Metabolite, Fetus, Mensch I 134
  —, Harn, Frau, Schwangerschaft I 182
  —, —, Mann I 181
  Substrat, Hydroxysteroiddehydrogenase,
    Leber, Frosch I 194
  —, —, —, Goldhamster I 244
  —, —, —, Hund I 200
  —, —, —, Maus I 243
  —, —, —, Meerschweinchen I 261
  —, —, —, Ratte I 258
  —, —, —, Säugetiere I 33
  —, —, Niere, Säugetiere I 33

Δ^4-Pregnen-16α-ol-3,20-dion
  Vorkommen, Corpus luteum, Mensch
    I 38, 61
  —, Harn, Mensch I 38
  —, Nabelschnur, Mensch I 38, 100
  Wirkungen I 828*
Δ^4-Pregnen-17-ol-3,20-dion
  Trennung des Progesterons von I 25
Δ^4-Pregnen-17α-ol-3,20-dion
  s. a. 17α-Hydroxyprogesteron
  Abbau, Fetus, Mensch I 134
  —, Leber, Ratte I 258
  —, Uterus, Ratte I 258
  Ausscheidung, 21-Desoxyketole, Harn,
    Mensch I 182, 276
  —, 5β-Pregnan-3α,17α-diol-20-on, Harn,
    Mensch I 182, 276
  Biosynthese, Corpus luteum, Frau I 77
  —, Granulosazellgewebekultur I 233
  —, Ovar, Frau, in vitro I 71
  —, Ovarialcarcinom, Mädchen I 77
  — aus Δ^5-Pregnen-3β,17α-diol-20-on,
    Placenta, Mensch I 89
  Hemmung, kompetitive, der Transcortin-
    Cortisol-Bindung, Plasma, Mensch
    I 277
  Intermediärprodukt, Androgensynthese,
    Mensch I 64
  —, Oestrogensynthese, Mensch I 64, 188
  —, Ovar, Stein-Leventhal-Syndrom I 76
  Konzentration, Arrhenoblastom, Frau,
    Schwangerschaft I 63, 65
  —, Blut, Arrhenoblastom, Frau I 127
  —, —, Lachs I 194
  —, Blutplasma, Frau, Lutealphase
    I 115, 117, 127
  —, —, Mann I 127
  —, Corpus luteum, Frau, Lutealphase
    I 59, 64
  —, — —, Pferd I 231, 232
  —, Cystenflüssigkeit, Granulosazelltumor,
    Rind I 212
  —, Follikelflüssigkeit, Frau, Tubar-
    gravidität I 63, 65
  —, —, Pferd I 231, 232
  —, —, —, Schwangerschaft I 231,
    232
  —, —, Rind I 212
  —, Liquor, Frau I 117, 127
  —, Nabelarterie, Fetus, Mensch I 96,
    98, 99
  —, Nabelschnur, Fetus, Mensch I 96
  —, Nabelvene, Fetus, Mensch I 96, 98, 99
  —, Ovar, Frau, Stein-Leventhal-Syn-
    drom I 64
  —, Ovarlymphe, Schaf, Cyclus I 225
  —, —, —, Schwangerschaft I 226, 228
  —, Ovarvene, Frau I 64, 116
  —, —, Pferd I 231, 232
  —, Schaf, Cyclus I 224, 225
  Metabolit von Δ^5-Pregnen-3β,17α-diol-
    20-on, Cystadenocarcinom, Ovar,
    Frau I 107
  — von Δ^4-Pregnen-17α-ol-3,20-dion,
    Leber, Ratte I 258

Δ^4-Pregnen-17α-ol-3,20-dion
  Metabolit von Δ^5-Pregnen-3β-ol-20-on,
    Ovar, Fetus I 99
  —, —, Rind I 220
  —, —, Thamnophis I 194
  — von Progesteron, Arrhenoblastom,
    Frau I 106
  — —, Corpus luteum, Frau I 104
  — —, —, Schwangerschaft I 106
  — —, Cystadenocarcinom, Ovar, Frau
    I 105
  — —, Follikel, Frau I 104
  — —, atretischer, Frau I 104
  — —, Granulosazellen, Frau I 104
  — —, Granulosazelltumor, Frau I 106
  — —, Gewebe, fetale, Mensch I 134
  — —, Hiluszelltumor, Ovar, Frau I 106
  — —, Lipoidzelltumor, virilisierender,
    Frau I 105
  — —, Masculinoblastom, Frau I 105
  — —, Ovar, fetales, Mensch I 107
  — —, —, Rind I 223
  — —, —, Frau I 104, 105
  — —, —, Cystadenocarcinom I 105
  — —, —, Hiluszelltumor I 106
  — —, —, Maus I 242
  — —, —, Schlangen I 194
  — —, —, Schwein I 207
  — —, Ovarblastom der Sertolizellen,
    Mädchen I 106
  — —, Placentahomogenat, Frau I 109
  — —, Thekazellen, Frau I 104
  Metabolite, Ausscheidung, Faeces, Mensch
    I 277
  —, —, Galle, Mensch I 277
  —, —, Harn, Affe I 277
  —, —, —, Mensch I 276, 277
  —, Leber, Ratte I 258
  Produktionsrate, Mann I 102
  Resorption, Kaninchen I 277
  —, Mensch I 276
  —, Ratte I 277
  Sekretionsrate, Ovar, Pferd I 231
  Umbau, Corpus luteum, Frau, Schwanger-
    schaft I 107
  —, Granulosazelltumor, Frau I 107
  —, Lipoidzelltumor, Frau I 107
  —, Masculinoblastom, Frau I 107
  —, Ovar, Frau I 107
  —, —, Stein-Leventhal-Syndrom
    I 107
  —, —, Hund I 200
  —, Placenta, Mensch I 109
  Verteilung, Blut, Mensch, Eiweiß I 277
  Vorkommen, Blut, Fetus I 39
  —, Frau, Schwangerschaft I 39
  —, —, Lachs I 39
  —, —, Mann I 39
  —, —, Schaf I 39
  —, Corpus luteum, Frau I 39, 64, 65
  —, — —, Schwangerschaft I 65
  —, — —, —, Stein-Leventhal-Syndrom
    I 53
  —, Cystenflüssigkeit, Rind I 39
  —, Eier, Mollusken I 193

Δ^4-Pregnen-17α-ol-3,20-dion
Vorkommen, Follikel, Frau I 39, 64
—, Follikelflüssigkeit, Frau I 39, 50
—, —, —, Stein-Leventhal-Syndrom
   I 53, 64, 76
—, —, Pferd I 39
—, —, Rind I 39, 209
—, Follikelwandzellen, Frau I 72
—, Liquor, Mensch I 39
—, Lumballymphe, Schaf I 39
—, Nabelarterie, Mensch I 39
—, Nabelschnur, Mensch I 39, 100
—, Nabelvene, Mensch I 39
—, Nebenniere, fetale, Affe I 196
—, —, Schaf I 229
—, Ovar, Affe I 195
—, —, Frau I 39, 50, 55, 64
—, —, —, Stein-Leventhal-Syndrom I 53
—, Ovarlymphe, Schaf I 39
—, Ovartumor, Frau I 39
—, Ovarvene, Affe I 39, 195
—, —, Frau I 39, 50, 64
—, —, Hund I 199, 200
—, —, Pferd I 39
—, —, Schaf I 39
—, —, Schwein I 39, 205
—, Placenta, Frau I 39, 85
—, Uterus, Rind I 224
Vorstufe für 17-Hydroxy-Pregnane, Harn,
   Mensch I 182
—, ovarielle, für Pregnantriolausschei-
   dung, Mensch I 65
Wirkungen I 64, 828f.*
Δ^4-17α-Pregnen-17β-ol-3,20-dion
s. a. 17β-Hydroxyisoprogesteron
Wirkungen I 834*
Δ^4-Pregnen-18-ol-3,20-dion
Wirkungen I 834*
Δ^4-Pregnen-20α-ol-3,20-dion
Wirkungen I 835*
Δ^4-Pregnen-20β-ol-3,20-dion
Wirkungen I 835*
Δ^4-Pregnen-21-ol-3,20-dion
s. a. Desoxycorticosteron
Wirkungen I 835*
Δ^5-Pregnen-3β-ol-7,20-dion
Wirkungen I 886*
Δ^5-Pregnen-16α-ol-3,20-dion
Metabolit von Δ^5-Pregnen-3β-ol-20-on,
   Leber, fetale, Mensch I 133
$\Delta^{1\text{-}5\alpha}$-Pregnen-17α-ol-3,20-dion-17α-acetat
s. a. Allopregnen-17α-ol-3,20-dion-
   17α-acetat
Wirkungen I 886*
Δ^4-Pregnen-2β-ol-3,20-dion-2β-acetat
Wirkungen I 825*
Δ^4-Pregnen-6α-ol-3,20-dion-6α-acetat
Wirkungen I 825*
Δ^4-Pregnen-6β-ol-3,20-dion-6β-acetat
Wirkungen I 825*
Δ^4-Pregnen-15α-ol-3,20-dion-15α-acetat
Wirkungen I 827*
Δ^4-Pregnen-17α-ol-3,20-dion-17α-acetat
s. a. 17α-Hydroxyprogesteronacetat
Charakteristica, chemisch-physikalische I 6

Δ^4-Pregnen-17α-ol-3,20-dion-17α-acetat
Derivate VIII
—, alkylsubstituierte, Wirksamkeit,
   Clauberg-McPhail-Test II 70*
—, alkyl- und halogensubstituierte,
   Wirksamkeit, Clauberg-McPhail-Test
   II 70*
—, Doppelbindung, weitere, Wirksamkeit,
   Clauberg-McPhail-Test II 70*
—, halogensubstituierte, Wirksamkeit
   Clauberg-McPhail-Test II 72*
—, 19-Nor-, Wirksamkeit, Clauberg-
   McPhail-Test II 73*
Wirkung, antiovulatorische, Kaninchen
   II 89
—, —, Ratte II 89
—, Hodenfunktion, Ratte II 99
Wirkungen I 829f.*
Δ^4-Pregnen-9β,10α-17α-ol-3,20-dion-
   17α-acetet
Wirkungen I 831*
Δ^4-Pregnen-17β-ol-3,20-dion-17β-acetat
s. a. 17β-Hydroxyisoprogesteronacetat
Wirkungen I 834*
Δ^4-Pregnen-21-ol-3,20-dion-21-acetat
s. a. Desoxycorticosteronacetat
Wirkung, schwangerschaftserhaltende,
   Kaninchen II 248*
—, —, Maus II 228*
—, —, Ratte II 234*
Wirkungen I 835ff.*
Δ^4-Pregnen-17α-ol-3,20-dion-17α-äthyläther
Wirkungen I 829*
Δ^4-Pregnen-17α-ol-3,20-dion-3-äthylen-
   ketal-17α-acetat
Wirkungen I 831*
Δ^4-Pregnen-17α-ol-3,20-dion-17α-p-butyl-
   oxyphenylpropionat
Wirkungen I 831*
Δ^4-Pregnen-17α-ol-3,20-dion-17α-n-butyrat
Wirkungen I 831*
Δ^4-Pregnen-17α-ol-3,20-dion-17α-n-caprinat
Wirkungen I 834*
$\Delta^{1\text{-}5\alpha}$-Pregnen-17α-ol-3,20-dion-17α-capronat
Wirkungen I 886*
Δ^4-Pregnen-17α-ol-3,20-dion-17α-capronat
s. a. 17α-Hydroxyprogesteron-caproat
Eigenschaften, physikalisch-chemische
   I 6
Wirkung, antiovulatorische, Ratte II 89
—, Hodenfunktion, Ratte II 99
Wirkungen I 832f.*
Δ^4-Pregnen-17α-ol-3,20-dion-17α-caprylat
Wirkungen I 834*
Δ^4-Pregnen-17α-ol-3,20-dion-17α-diäthyl-
   acetat
Wirkungen I 831*
Δ^4-Pregnen-17α-ol-3,20-dion-17α-formiat
Wirkung, Hodenfunktion, Ratte II 99
Wirkungen I 829*
Δ^4-Pregnen-17α-ol-3,20-dion-hemisulfat-
   natrium
Wirkung, wehenhemmende, Kaninchen,
   (Oxytocininduktion) II 254*
Wirkungen I 834

Δ^4-Pregnen-21-ol-3,20-dion-21-p-hexyl-
oxyphenylpropionat
　Wirkungen　I 837*
Δ^4-Pregnen-6-ol-3,20-dion-6-methyläther
　s. a. 6-Methoxyprogesteron A
　Wirkungen　I 826*
Δ^4-Pregnen-6-ol-3,20-dion-6-methyläther
　s. a. 6-Methoxyprogesteron B
　Wirkungen　I 826*
Δ^4-Pregnen-17α-ol-3,20-dion-17α-methyl-
äther
　Wirkung, Hodenfunktion, Ratte　II 99
　Wirkungen　I 829*
Δ^4-Pregnen-17α-ol-3,20-dion-17α-
n-oenanthat
　Wirkungen　I 833*
Δ^4-Pregnen-17α-ol-3,20-dion-17α-propionat
　Wirkungen　I 831*
Δ^4-Pregnen-17α-ol-3,20-dion-17α-
n-undecylat
　Wirkungen　I 834*
Δ^4-Pregnen-17α-ol-3,20-dion-17α-
n-valerianat
　Wirkungen　I 832*
Δ^5-Pregnen-3β-ol-monosulfate
　Trennung der　I 29
Pregnenolon
　s. a. Δ^5-Pregnen-3β-ol-20-on
　Biosynthese, Mitochondrien　V; I 464
　—, Placenta, Frau　II 542*
　Konzentration, Follikelflüssigkeit, Frau,
　　Stein-Leventhal-Syndrom　I 54
　Metabolit von Progesteron, Harn, Frau
　　II 520
　Substrat, Hydroxysteroiddehydrogenase
　　I 33
　Umbau, Follikel, postovulatorischer,
　　Gallus domesticus　II 612
　—, Ovar, Natrix sipedon pictiventris
　　II 610
　— zu Progesteron, Mikrosomenfraktion,
　　zellfreie　II 464
　— —, Corpus luteum, Torpedo marmo-
　　rata　II 608
　— —, Placenta, Frau　II 763
　Vorkommen, Follikelwandzellen, Mensch
　　I 72
　Wirksamkeit, Hooker-Forbes-Test　II 78
　Wirkung, Eientwicklung in vitro,
　　Kaninchen　II 176
　—, Endometriummorphologie, Hund
　　II 78
　—, —, Kaninchen　II 81
　—, —, Katze　II 78, 81
　—, —, Maus　II 81
　—, —, Rhesusaffe　II 81
　—, Konvulsionshemmung, Ratte　I 526
　—, Milchdrüsenfunktion, Nagetiere
　　II 385
　—, Ovocyte, Rana pipiens　II 323
　—, Ovulation, Bufo arenarum　II 322
　—, —, Rana pipiens　II 322
　Wirkungen　I 880f.*
Δ^4-Pregnen-3α-ol-20-on
　Konversion, Leber, Ratte　I 258

Δ^4-Pregnen-3β-ol-20-on
　Konversion, Leber, Ratte　I 258
　Metabolit von Progesteron, Ovar, Mensch
　　I 104
　Nachweisverfahren　I 28
　Wirkungen　I 879*
Δ^4-Pregnen-20-ol-3-on
　Epimere, Wirksamkeit, Hooker-Forbes-
　　Test　I 98
　Hemmung, kompetitive, von Hydroxy-
　　steroiddehydrogenasen　I 110
　Isomerenverhältnis, Ovar, Mensch　I 65
　Konzentration, Arrhenoblastom, Frau,
　　Schwangerschaft　I 63
　—, Blasenmolengewebe, Mensch　I 83
　—, Chorionepitheliomgewebe, Mensch
　　I 83
　—, Corpus luteum, Frau, Lutealphase
　　I 59, 65
　—, — —, —, postmenstruell　I 60, 65
　—, — —, —, Schwangerschaft　I 62
　—, Follikel, Frau　I 65
　—, Placenta, Frau　I 83
　Vorkommen, Arrhenoblastom, Frau,
　　Schwangerschaft　I 65
　—, Blut, Frau　I 39
　—, Corpus luteum, Frau　I 39
　—, —, —, Schwangerschaft　I 65
　—, Follikel, Frau　I 39, 65
　—, Follikelflüssigkeit, Frau　I 39, 50, 65
　—, Ovartumor, Frau　I 39
　—, Placenta, Frau　I 39, 83
Δ^4-Pregnen-20α-ol-3-on
　s. a. 20α-Progesterol
　Biosynthese, Follikel, Huhn　II 612
　—, Granulosazellen, Schwein, in vitro
　　I 207
　—, Granulosazellgewebekultur, Pferd
　　I 233
　—, Ovar, Kaninchen　I 238, 240
　— aus Δ^5-Pregnen-3β,20α-diol, Placenta-
　　homogenat　I 89
　fetales, Rückoxydation, Placenta, Mensch
　　I 108, 109
　Hauptgestagen, Ovar, Kaninchen
　　I 238
　Konzentration, Blut, Kaninchen, Cyclus
　　I 236, 240
　—, —, —, Schwangerschaft　I 236, 240
　—, Blutplasma, Frau, Abortus
　　imminens　I 127
　—, —, —, Lutealphase　I 115, 117, 127
　—, —, —, Präeklampsie　I 127
　—, —, —, Schwangerschaft　I 120, 127,
　　128
　—, —, —, —, Diabetes mellitus　I 127
　—, —, Ratte, Cyclus　I 249, 256
　—, —, —, Schwangerschaft　I 250
　—, —, Schaf, Cyclus　I 225
　—, —, —, Schwangerschaft　I 226
　—, Corpus luteum, Pferd　I 231, 232
　—, Fettgewebe, Ratte, Schwangerschaft
　　I 256
　—, Lumballymphe, Schaf, Schwanger-
　　schaft　I 228

Δ^4-Pregnen-20α-ol-3-on
Konzentration, Nabelarterie, Mensch
  I 96, 98, 99; II 553
—, Nabelschnur, Mensch I 96
—, Nabelvene, Mensch I 96, 98, 99;
  II 553
—, Ovar, Kaninchen, Cyclus I 235, 236
—, —, —, nach Gonadotropingabe
  II 723
—, —, —, Schwangerschaft I 235, 236
—, —, Ratte, Cyclus I 248, 249
—, —, —, Schwangerschaft I 248, 250
—, Ovarlymphe, Schaf, Schwangerschaft
  I 226, 228
—, Ovarvene, Frau I 65, 116
—, —, Kaninchen, Cyclus I 235, 236, 240
—, —, —, nach Gonadotropingabe II 723
—, —, —, Schwangerschaft I 235, 236
—, —, Pferd I 231, 232
—, —, Ratte, Cyclus I 248, 249
—, —, —, Lactation I 250
—, —, —, Schwangerschaft I 250
—, —, Schaf, Cyclus I 224, 225
—, Placenta, Schaf I 228
Metabolit von Cholesterin, Ovar, Ratte
  I 252, 253
—, fetaler, Mensch I 99
— von Progesteron, Arrhenoblastom,
  Frau I 106
— —, Blut, Mensch I 266
— —, Brennertumor, Frau, Schwangerschaft I 107
— —, Corpus luteum, Frau I 105
— —, Dicotyledonen I 69
— —, Endometrium, sekretorisches, Frau
  I 131
— —, Fet, Mensch II 553, 764
— —, Fibroblastenkultur, Maus I 243
— —, Gewebe, fetale, Mensch I 134
— —, Granulosazelltumor, Frau I 106
— —, Harn, Kaninchen I 272
— —, Leber, Henne I 195
— —, Leberhomogenat, fetales, Mensch
  I 135
— —, Masculinoblastom, Frau I 105
— —, Myometrium, Frau I 131
— —, Ovar, fetales, Mensch I 107
— —, —, Frau I 104
— —, —, Maus I 242
— —, —, Schwein I 207
— —, Placenta, Frau I 108
— —, —, Maus I 243
— —, Uterusfibroblastenkultur, Mensch
  I 131
Nachweismethoden I 32
Oxydation zu Progesteron, Mensch I 65
— —, Placenta, Mensch I 99
Sekretionsrate, Ovar, Kaninchen I 238,
  242; II 653
—, —, —, nach Coitus I 238
—, —, —, nach FSH-Stimulierung I 237
—, —, —, nach LH-Stimulierung I 238
—, —, Pferd I 231
—, —, Ratte, Cyclus I 251
—, —, Schaf I 228

Δ^4-Pregnen-20α-ol-3-on
Substrat, Hydroxysteroiddehydrogenase
  I 33
Syntheserate, Ovar, Kaninchen, Beeinflussung durch Kopulation II 760
Transformation, reversible, zu Progesteron,
  Mensch I 65
Vorkommen, Amnionflüssigkeit, Ratte
  I 40, 251
—, Blut, Frau I 40
—, —, —, Arrhenoblastom und
  Schwangerschaft I 127
—, —, Kaninchen I 40
—, —, Ratte I 40
—, —, Schaf I 40, 228
—, Corpus luteum, Frau I 40
—, — —, —, Stein-Leventhal-Syndrom
  I 53
—, —, Pferd I 40
—, —, Rind I 40
—, —, Wal I 40, 201
—, Endometrium, Frau I 40
—, Fettgewebe, Mensch I 40
—, —, Ratte I 40
—, Fetus, Ratte I 40, 251
—, Follikelflüssigkeit, Frau I 39, 51
—, —, —, Stein-Leventhal-Syndrom
  I 53
—, —, Pferd I 39, 231, 232
—, Harn, Kaninchen I 242
—. Lumballymphe, Schaf I 40
—, Nabelarterie, Mensch I 40
—, Nabelschnur, Mensch I 40, 100
—, Nabelvene, Mensch I 40
—, Ovar, Affe I 39, 195
—, —, Fisch I 39
—, —, Frau I 65
—, —, Kaninchen I 39, 235
—, —, Ratte I 39
—, —, Rind I 39, 209
—, —, Squalus suckleyi I 193
—, Ovarlymphe, Schaf I 40
—, Ovarvene, Affe I 40, 195
—, —, Frau I 40, 51
—, —, Kaninchen I 40
—, —, Pferd I 40
—, —, Ratte I 40
—, —, Schaf I 40
—, —, Schwein I 40, 205
—, Placenta, Frau I 40, 85, 89, 98;
  II 761
—, —, Ratte I 251
—, —, Schaf I 40
—, Uterus, Ratte I 40, 256
—, —, Rind I 40, 224
Vorstufe, Harnpregnandiol, Mensch
  I 101
Wirksamkeit, Clauberg-Test I 65
—, Hooker-Forbes-Test I 65
Wirkung, Endometrium, Frau,
  Charakteristica II 17
—, Farnkrautphänomen, Cervixschleim,
  Frau II 10
—, Fortpflanzung, Spilopsyllus cuniculi
  II 655

Δ^4-Pregnen-20α-ol-3-on
  Wirkung, gestagene, Vaginalepithel, Frau,
    II 4, 7
  —, Rückkoppelung, LH-Sekretion,
    Kaninchen II 760
  —, schwangerschaftserhaltende, Maus
    II 229*
  —, —, Ratte II 233*
  Wirkungen I 879*, 882*
Δ^4-Pregnen-20β-ol-3-on
  s. a. 20β-Progesterol
  Bedarf, Rind, Schwangerschaft II 664
  Bedeutung, Fortpflanzung, Balaenoptera
    physialus II 655
  Fluoreszenzreaktion 28
  Hemmung, kompetitive, der 20α-Hydroxy-
    steroiddehydrogenase, Ovar, Ratte
    I 255
  Intermediärprodukt, Ovar, Rind I 223
  Jodreaktion I 28
  Konzentration, Blutplasma, Frau,
    Lutealphase I 115, 117, 127
  —, —, —, Schwangerschaft I 120
  —, Corpus luteum, Rind I 210, 211
  —, —, —, Schwangerschaft I 213, 215
  —, Cystenflüssigkeit, Granulosazell-
    tumor, Rind I 212
  —, Follikelflüssigkeit, Rind I 212
  —, Nabelarterie, Mensch I 96, 98, 99;
    II 553
  —, Nabelschnur, Mensch I 96
  —, Nabelvene, Mensch I 96, 98, 99;
    II 553
  —, Ovar, Rind I 210, 211
  —, —, —, Schwangerschaft I 215
  —, Ovarvene, Rind I 214
  Metabolit von Δ^5-Pregnen-3β-ol-20-on,
    Corpus luteum, Rind I 221
  — von Progesteron, Arrhenoblastom,
    Frau I 106
  — —, Corpus luteum, Rind I 223
  — —, Dicotyledonen I 69
  — —, Fet, Mensch II 553, 764
  — —, Fibroblastenkultur, Maus I 243
  — —, Leber, Henne I 195
  — —, Uterusfibroblastenkultur, Mensch
    I 131
  Reduktion des Progesteron zu I 26, 32
  Substrat, Fermentnachweis, Ovar,
    Hühnerembryo I 195
  Vorkommen, Blut, Frau I 40
  —, —, Rind I 40, 217, 223
  —, —, —, Fetus I 40, 213
  —, —, —, Schwangerschaft I 223
  —, Corpus luteum, Rind I 40
  —, — —, Schwein I 40, 204
  —, — —, Wal I 40, 201
  —, Cystenflüssigkeit, Rind I 40
  —, Follikelflüssigkeit, Frau I 40, 51
  —, —, Stein-Leventhal-Syndrom
    I 53
  —, —, Pferd I 232
  —, —, Rind I 40
  —, Nabelarterie, Mensch I 40
  —, Nabelschnur, Mensch I 40, 100

Δ^4-Pregnen-20β-ol-3-on
  Vorkommen, Nabelvene, Mensch I 40
  —, Ovar, Frau I 65
  —, —, Mollusken I 193
  —, —, Rind I 40, 209
  —, —, Schwein I 40
  —, —, Stachelhäuter I 40
  —, Ovarvene, Kaninchen I 40, 235
  —, —, Rind I 40
  —, —, Schwein I 40, 205
  —, Placenta, Frau I 40, 85; II 761
  —, —, Pferd I 40, 231
  —, —, Rind I 40, 217
  —, Uterus, Rind I 40, 224
  Vorstufe, Harnpregnandiol, Mensch
    I 101
  Wirksamkeit, Clauberg-Test I 65
  —, Hooker-Forbes-Test I 65
  Wirkung, Endometrium, Frau,
    Charakteristica II 17
  —, gestagene, Vaginalepithel, Frau
    II 4, 7
  —, schwangerschaftserhaltende, Maus
    II 229*
  —, —, Ratte II 234*
  —, Uteruswachstum, oestrogeninduziertes,
    Ratte II 289
  Wirkungen I 880*, 882*
Δ^5-Pregnenolon
  s. a. Δ^5-Pregnen-3β-ol-20-on
  Abbaustufe, Cholesterin I 66
  Biosynthese, Corpus luteum, Frau I 68
  —, Ovarfollikel, Frau I 67
  —, Stroma, Ovar, Frau I 69
  Konstitutionsformel I 66, 67, 68, 69
Δ^5-Pregnen-3β-ol-20-on
  s. a. Pregnenolon
  s. a. Δ^5-Pregnenolon
  Abbau, Leber, Fetus, Mensch I 133
  —, —, Mensch, in vitro I 132
  —, —, Neugeborener, Mensch I 135
  —, —, Organismus, Mensch I 137
  —, —, Zellkulturversuche, Dicotyledonen
    I 69
  Biosynthese, Digitalisblätter I 68
  —, Mitochondrien, Corpus luteum, Rind
    I 213
  —, Ovar, Frau I 51
  —, —, Rind I 220
  —, Placenta, Frau I 89
  Derivate, Ovar, Ratte, in vitro I 253
  Einbau, Δ^4-Pregnen-17α-ol-3,20-dion,
    Follikel, Pferd I 233
  —, Progesteron, Follikel, Pferd I 233
  —, Granulosazellgewebekultur, Pferd
    I 233
  Halbwertzeit, Plasma, Meerschweinchen
    I 259
  Hemmung des 1-^{14}C-Acetat-Einbaus,
    Ovar, Rind I 222
  Intermediärprodukt, Biosynthese,
    Steroide I 67, 75
  Konjugate, Konzentration, Blutplasma,
    Mensch I 111
  —, —, Liquor, Mensch I 111, 112

Δ^5-Pregnen-3β-ol-20-on
  Konversion zu Δ^5-Pregnen-3β,20-diol,
    Mensch I 137
  Konzentration, Blutplasma, Frau
    I 111
  —, —, —, Schwangerschaft I 112
  —, —, Mann I 111
  —, Follikelflüssigkeit, Rind I 212
  —, Liquor, Mensch I 111, 112
  —, Ovarvene, Schaf, Cyclus I 225
  Metabolit von Cholesterin, Ovar, Ratte
    I 253
  — —, Placenta, Frau I 88
  Metabolite, Harn, Frau I 51, 138
  —, —, Krankheiten I 138
  —, —, Mann I 51, 137
  —, Zellkulturversuche, Pflanzen I 69
  Nachweis, histochemischer I 33
  Perfusionsversuche, Fetus, Mensch I 98
  Produktionsrate, Mann I 102
  Progesteronsynthese, Mensch I 33,
    66, 67
  Seitenkettenabspaltung, Placenta, Mensch
    I 89
  substituiertes, 3-Stellung, Vorkommen,
    Apocynacee, Holarrhena floribunda
    I 68
  Substrat, Hydroxysteroiddehydrogenase,
    Leber, Goldhamster I 244
  —, —, Niere, Maus I 244
  —, —, Ovar, Frau I 78
  —, —, —, Henne I 195
  —, —, —, Ratte I 253
  —, Progesteronsynthese in vitro, Placenta,
    Mensch I 89
  —, Steroidsynthese in vitro, Arrheno-
    blastom, Mensch I 76
  —, — —, Cystadenocarcinom, Ovar,
    Mensch I 77
  —, — —, Granulosazelltumor, Mensch
    I 77
  —, — —, Krukenberg-Tumor I 77
  —, — —, Ovargewebe, Frau, Stein-
    Leventhal-Syndrom I 75
  Sulfatbildung, Placenta, Mensch I 89
  Umbau, Ovar, Fetus, Mensch I 99
  —, —, Hund I 200
  —, Rind, Follikelphase I 220
  —, Placenta, Ratte I 254
  Vorkommen, Blut, Fetus, Mensch I 35
  —, —, Frau I 35, 311
  —, —, Mann I 35, 111
  —, Corpus luteum, Frau I 35, 73
  —, Follikelflüssigkeit, Frau I 35
  —, —, —, Stein-Leventhal-Syndrom
    I 52
  —, —, Pferd I 35, 231
  —, —, Rind I 35, 209
  —, Leberperfusat, Hund I 200
  —, Liquor, Mensch I 35
  —, Nabelarterie, Mensch I 35
  —, Nabelvene, Mensch I 35
  —, Nebennierenvene, Mensch I 51
  —, Ovar, Frau I 34, 67
  —, —, Rind I 34, 209

Δ^5-Pregnen-3β-ol-20-on
  Vorkommen, Ovarvene, Frau
    I 35. 67
  —, —, Schaf I 35
  —, —, Schwein I 35, 205
  —, Placenta, Frau I 35, 82
  Vorstufe, Gestagensynthese, Ovar,
    Kaninchen I 239, 240
  —, Pregnandiol, Harn, Mensch I 101,
    163
  —, Progesteronsynthese, Corpus luteum,
    Schwein I 207
  —, —, Granulosazellen, Schwein I 207
  —, —, Ovar, Raja I 194
  —, —, —, Schlangen I 194
  —, —, —, Squalus I 194
  —, —, Placenta, Mensch I 87, 88, 89
  Wirksamkeit, Legeröhrentest II 319
  Wirkung, Uteruswachstum, oestrogen-
    induziertes, Ratte II 289
  Wirkungen I 880 f.*
Δ^{16}-Pregnen-3α-ol-20-on
  Vorkommen, Harn, Mensch, Morbus
    Cushing I 41, 142
  —, Mekonium, Mensch I 41, 193
Δ^{16}-5α-Pregnen-3β-ol-20-on
  Konzentration, Harn, Pferd, Schwanger-
    schaft I 234
  Vorkommen, Harn, Pferd I 41, 234
  Wirksamkeit, Kopulationsreflex, Meer-
    schweinchen II 428
Pregnenolonacetat
  Wirkung, Endometriummorphologie,
    Rhesusaffe II 81
Δ^4-Pregnen-3β-ol-20-on-3β-acetat
  Wirkungen I 879*
Δ^4-Pregnen-17α-ol-20-on-17α-acetat
  Wirkungen I 879*
Δ^5-Pregnen-3β-ol-20-on-acetat
  Konversion zu Δ^4-3-Ketosteroiden,
    Placenta, Frau I 90
  Wirkungen I 881 f.*
Δ^5-Pregnen-3β-ol-20-on-3-ammoniumsulfat
  Wirkungen I 882*
Δ^4-Pregnen-20α-ol-3-on-cyclopentyl-
  propionat
  Transformationsdosis, Endometrium,
    Frau, Gabe parenteral II 12
  Wirkungen I 880*
Δ^4-Pregnen-20β-ol-3-on-cyclopentyl-
  propionat
  Transformationsdosis, Endometrium,
    Frau, Gabe parenteral II 12
  Wirkungen I 880*
Δ^4-Pregnen-20-ol-3-one
  Konzentration, Corpus luteum, Frau
    I 57
  —, Follikel, Frau I 57
  —, Placenta, Frau, Schwangerschafts-
    verlauf I 84
  Verteilungsareal, Corpus luteum, Frau
    I 57
  —, Follikel, Frau I 57
  —, Placenta, Frau, Schwangerschafts-
    verlauf I 84

Δ⁵-Pregnen-3β-ol-20-on-sulfat
  Bestimmungsverfahren I 28
  Gradient, Nabelgefäße, Mensch I 99
  Hydrolyse, Placenta, Frau I 89
  Konversion zu Dehydroepiandrosteron-
    sulfat, Placenta, Frau I 91
  — zu Δ⁴-3-Ketosteroiden, Placenta,
    Mensch I 90
  Konzentration, Blut, fetales, Mensch
    I 100
  —, Blutplasma, Frau, Schwangerschaft
    I 97, 100
  —, Umbilicalarterie, Mensch I 100
  —, Umbilicalvene, Mensch I 97, 100
  Metabolit von Δ⁵-Pregnen-3β-ol-20-on,
    Harn, Frau I 138
  — —, Leber, fetale, Mensch I 133, 134
  Metabolite, Harn, Mensch I 71
  Perfusionsversuche, Fetus, Mensch I 98
  Trennung von Δ⁵-Pregnen-3β,17α-diol-
    20-on-sulfat I 29
  Umbau, Leber, Hund I 200
  —, Nebennierencarcinom, Frau I 101
  Vorstufe, fetale, Progesteronbiosynthese,
    Placenta I 89
  —, Pregnandiol, Harn, Mensch I 101,
    163
  —, Progesteronbiosynthese, Placenta,
    Mensch I 87, 91
Δ⁵-Pregnen-3β-ol-Steroide
  Absorptionsspektra I 27
  Dünnschichtchromatographie der I 26
  Farbreaktion I 28
Δ⁴-Pregnen-21-ol-3,11,20-trion
  s. a. 11-Dehydrocorticosteron
  Wirkungen I 851*
Δ⁴-Pregnen-21-ol-3,11,20-trion-21-acetat
  Wirkungen I 851*
Δ⁴-Pregnen-20-on
  Wirkung, Uteruswachstum, oestrogen-
    induziertes, Ratte II 289
  Wirkungen I 879*
Δ⁴-Pregnen-3-on-20α-sulfoxyd
  Wirkungen I 823*
Δ⁴-Pregnen-3-on-20β-sulfoxyd
  Wirkungen I 823*
Δ⁴-Pregnen-3-on-20-thion
  Wirkungen I 823*
Δ⁵-Pregnentriol
  Bestimmungsmethoden I 28, 31
  Metabolit von Δ⁵-Pregnen-3β-ol-20-on,
    Harn, Frau I 51
Δ⁵-Pregnen-3α,16α,20α-triol
  Ausscheidung, Harn, Mann I 138
  Konzentration, Harn, Mann I 138
  Vorkommen, Harn, Mann I 35
Δ⁵-Pregnen-3α,17α,20α-triol
  Ausscheidung, Harn, Mensch, nach
    Gonadotropinbehandlung I 73
  Metabolit von Δ⁵-Pregnen-3β,17α-diol-
    20-on, Harn, Mensch I 141
Δ⁵-Pregnen-3β,16α,20α-triol
  Ausscheidung, Harn, Mann I 137, 138
  Konzentration, Harn, Mann I 137
  Vorkommen, Harn, Mann I 35

Δ⁵-Pregnen-3β,17α,20α-triol
  Ausscheidung, Harn, Frau I 136
  —, —, —, Adrenalektomie I 136
  —, —, —, Amenorrhoe I 136
  —, —, —, Cervixcarcinom I 136
  —, —, —, Cushing-Syndrom I 136, 138
  —, —, —, Gravidität I 136
  —, —, —, Hirsutismus I 136
  —, —, —, Hypertension I 136
  —, —, —, Stein-Leventhal-Syndrom
    I 139
  —, —, —, —, nach Gonadotropinbehand-
    lung I 139, 141
  —, —, Kind I 136
  —, —, Mann I 136
  Konzentration, Harn, Frau I 136
  —, —, —, Krankheiten I 136
  —, —, Kind I 136
  —, —, Mann I 136
  Metabolit, Harn, Frau, AGS-Syndrom
    I 191
  — von Δ⁵-Pregnen-3β,17α-diol-20-on,
    Harn, Mensch I 137, 141
  — —, Skeletmuskel, Kaninchen I 242
  Metabolite, Harn, Mensch I 142
  Vorkommen, Harn, Frau I 36, 70
  —, —, —, nach Gonadotropinbehandlung
    I 80
  —, —, —, Stein-Leventhal-Syndrom
    I 36
  —, —, Kind I 36
  —, —, Mann I 36
  Vorstufe für 17-Hydroxy-pregnane,
    Harn, Mensch I 182
Δ⁵-Pregnen-3β,17α,20β-triol
  Metabolit von Δ⁵-Pregnen-3β,17α-diol-
    20-on, Skeletmuskel, Kaninchen
    I 242
  Vorstufe für 17-Hydroxy-pregnane,
    Harn, Mensch I 182
Δ⁵-Pregnen-3β,17α,20ε-triol
  Vorkommen, Blut, Fetus I 36
Δ⁴-Pregnen-11β,17α,21-triol-3,20-dion
  s. a. Compound F
  s. a. Cortisol
  s. a. Hydrocortison
  Wirkungen I 859*
Δ⁴-Pregnen-9β,10α,17α-triol-3,20-dion-
  17α-acetat
  Wirkung, schwangerschaftserhaltende,
    Kaninchen II 247*
Δ⁴-Pregnen-11β,17α,21-triol-3,20-dion-
  21-acetat
  s. a. Hydrocortisonacetat
  Wirkungen I 859*
Δ⁵-Pregnen-3β,17α,20α-triol-11-on
  Ausscheidung, Harn, Mann I 137, 142
  Konzentration, Harn, Mann I 137
  Vorkommen, Harn, Mann I 36
Δ⁴-Pregnen-3β,16α,17α-triol-20-on-
  16,17-acetonid
  Wirkungen I 884*
Δ⁴-Pregnen-3β,16α,17α-triol-20-on-
  16,17-benzophenon
  Wirkungen I 885*

Δ^5-Pregnen-3β,17α,20α-triol-sulfat
   Konzentration, Harn, Frau, Schwangerschaft   I 141
   Metabolit, Harn, Mensch   I 71
Δ^5-Pregnen-3β,17α,20ε-triol-sulfat
   Konzentration, Blut, fetales, Mensch
      I 100
Δ^4-Pregnen-3,6,20-trion
   Metabolit von Progesteron, Placenta, Frau   I 108, 109
   Wirkungen   I 823*
Δ^4-Pregnen-3,11,20-trion
   s. a. 11-Ketoprogesteron
   Derivate, alkyl- und halogensubstituierte, Wirksamkeit, Clauberg-McPhail-Test
      II 73*
   Wirksamkeit, Hooker-Forbes-Test   II 78
   Wirkung, antiluteinisierende, Meerschweinchen   II 96
   Wirkungen   I 823*
Δ^4-Pregnen-3,15,20-trion
   Wirkungen   I 823*
Δ^4-Pregnen-3,16,20-trion
   Metabolit von Progesteron, Placenta, Maus   I 243
Previson
   Antikonzeptivum, Bestandteile   I 1128
PRF
   Produktion, Eminentia mediana, Hypothalamus, Taube   II 736
Primogonyl
   Wirkung, endoplasmatisches Reticulum, Hodeninterstitium, Ratte   II 470
   —, Mitochondrienmorphologie, Hodeninterstitium, Ratte   II 465
Primolut N
   Wirkung, Granulocytenbildung, endometriale, Frau   II 224
Proaccelerin
   Konzentration, Blut, Frau, Cyclus   I 378
   —, —, —, Schwangerschaft   I 378
Proconvertin
   Konzentration, Blut, Frau, Cyclus   I 378
   —, —, —, Schwangerschaft   I 378
Profibrinolysin
   Blut, Frau, Cyclus   I 377
Progestagene
   Abgrenzung gegen Gestagene   I 1070
Progesterol
   Wirkung, HCG-Bildung, Frau, Schwangerschaft   II 36
20-Progesterol
   s. a. 20-Hydroxy-Δ^4-pregnen-3-on, 3-Keto-Δ^4-pregnen-20-ol
20α-Progesterol
   s. a. Δ^4-Pregnen-20α-ol-3-on
   Abbau zu Pregnandiol, Harn, Prozentsatz, Frau   II 518
   Konstitutionsformel   II 518
   Transformationsdosis, Frau   II 518
   Wirksamkeit, blutungsauslösende, Endometrium, Frau   II 518
   —, blutungsstillende, Endometrium, Frau   II 518
   —, Deciduabildung, Frau   II 518

20α-Progesterol
   Wirksamkeit, menstruationsverschiebende, Frau   II 518
   Wirkung, Basaltemperatur, Frau, Schwellendosis   II 518
   —, Farnkrautphänomen, Frau   II 518
   —, gestagene, Vaginalepithel, Frau
      II 4, 518
   —, Gonadotropinhemmung, Frau
      II 518
   —, katabole, Frau   II 518
   —, Natriumdiurese, Frau   II 518
   —, Ovarialfunktion, generative, Frau
      II 29
   —, —, inkretorische, Frau   II 28
   —, Vaginalabstrich, Frau   II 518
20β-Progesterol
   s. Δ^4-Pregnen-20β-ol-3-on
   Abbau zu Pregnandiol, Harn, Frau, Prozentsatz   II 518
   Konstitutionsformel   II 518
   Transformationsdosis, Frau   II 518
   Wirksamkeit, blutungsauslösende, Endometrium, Frau   II 518
   —, blutungsstillende, Endometrium, Frau   II 518
   —, Deciduabildung, Frau   II 518
   —, menstruationsverschiebende, Frau
      II 518
   Wirkung, Basaltemperatur, Frau, Schwellendosis   II 518
   —, Farnkrautphänomen, Frau   II 518
   —, Gonadotropinhemmung, Frau
      II 518
   —, katabole, Frau   II 518
   —, Natriumdiurese, Frau   II 518
   —, Ovarialfunktion, generative, Frau
      II 29
   —, —, inkretorische, Frau   II 28
   —, Vaginalabstrich, Frau   II 518
Progesteron
   s. a. Corpus luteum-Hormon
   s. a. Luteohormon
   s. a. Luteosteron
   s. a. Δ^4-Pregnen-3,20-dion
   s. a. Progestin
   Abbau, Endometrium, proliferatives, in vitro   I 131
   —, —, sekretorisches, in vitro   I 131
   —, extrahepatischer, Mensch   I 267
   —, —, Ratte   I 274
   —, Fetus, anencephaler, Mensch   I 135
   —, —, Mensch   I 97, 133, 134
   —, Haut, in vitro   I 131
   —, Leber, Fetus, Mensch   I 133, 135
   —, —, Frau   II 519
   —, —, Kaninchen   I 272
   —, —, Mensch   I 131f., 267
   —, —, —, Erkrankungen   I 132
   —, —, Ratte, nach Mikrosomenstimulierung   II 503
   —, —, —, Reaktionswege   I 256, 257
   —, Lungengewebe, in vitro   I 131
   —, Muskulatur, Säugetier   II 519
   —, Muskelgewebe, in vitro   I 131

Progesteron
  Abbau, Myometrium, in vitro I 131
  —, —, Ratte I 258
  —, Niere, Kaninchen I 272
  —, —, Säugetier II 519
  — zu Pregnandiol, Prozentsatz, Frau
    II 518
  —, Schwangerschaft, Frau I 128
  —, Uterus, Ratte, Schwangerschaft I 258
  —, Uterus-Fibroblastenkulturen I 131
  —, Zellkulturversuche, Dicotyledonen
    I 69
  Abfall, Blut, Rind, Geburtszeitpunkt
    II 664
  —, Ovar, Rind, Geburtszeitpunkt II 664
  Abgabe, aus Placenta, Mensch, an den
    Feten I 93
  —, —, —, an die Mutter I 92
  Anreicherung, Fettgewebe, Mensch
    I 129
  Antagonismus zu Heparin, Blut, Mensch
    I 378
  Applikation, intramuskuläre I 1027, 1030
  —, intravenöse I 1030
  —, orale I 1030
  —, rectale I 1030
  —, vaginale I 1030
  Aufnahme, Fettgewebe, Mensch I 129;
    II 519
  —, Mamma, Mensch I 129
  —, Muskulatur, quergestreifte, Mensch
    I 129
  Aufnahmerate, Blut, Ratte II 649
  —, Gehirn, Ratte II 649
  —, HVL, Ratte II 648, 649
  —, Leber, Ratte II 649
  —, Niere, Ratte II 649
  —, NNR, Ratte II 648
  —, Uterus, Ratte II 648, 649
  —, Vagina, Ratte II 649
  —, Zwischenhirn, Ratte II 648
  Ausfall, Frau, Abort II 565, 567
  —, —, Cyclusveränderungen II 561f.
  —, —, Endometriumhyperplasie,
    cystisch-glanduläre II 563, 564
  —, —, Klimakterium II 560
  —, —, Nachweismethoden II 561
  —, —, Schwangerschaft II 565f.
  —, —, Symptomatik II 566
  —, —, Sterilität II 565
  —, —, Symptomatik II 560f.
  Ausscheidung, Fetus, Mensch I 97
  —, Harn, Frau I 267
  —, —, Mann, Fibrom I 137, 142
  —, —, Frau, Lutealphase I 193
  —, —, —, Schwangerschaft I 193
  Bedarf, Rind, Schwangerschaft II 664
  Bedeutung, Eientwicklung, Huhn II 611
  —, Fortpflanzung, Balaenoptera
    physialus II 655
  —, Hodenfunktion, Säugetiere II 639
  —, Klimakterium, Frau II 560
  —, physiologische, Agnathi II 607f.
  —, —, Amphibien II 608f.
  —, —, Cyclostomata II 607f.

Progesteron
  Bedeutung, physiologische, Elasmo-
    branchier II 608
  —, —, Frau, Cyclusablauf II 675
  —, —, —, Schwangerschaft II 540ff.
  —, —, Knorpelfische II 608
  —, —, Knochenfische II 608
  —, —, Reptilien II 609f.
  —, —, Säugetiere II 612ff., 626
  —, —, Teleostier II 608
  —, —, Vögel II 610f.
  —, —, Wirbeltiere II 606ff.
  —, —, —, höhere II 610ff.
  —, —, —, niedere II 607ff.
  Bestimmung, biologische I 23
  —, chromatographische I 23, 25, 113
  —, fluorometrische I 26
  — durch Gegenstromverteilung I 23, 24
  —, mittels Isotopenmarkierung I 32, 113
  —, polarographische I 23, 26
  —, spektrophotometrische I 26
  Bildungsstätten, Bos taurus II 664
  —, — —, Schwangerschaft II 661
  —, Capra hirsus, Schwangerschaft I 230
  —, Frau II 515f.
  —, Ovis aries, Schwangerschaft II 661
  —, Säugetiere II 296
  —, —, Schwangerschaft II 204
  Bindung, Zellfraktionen, Thymus I 504
  Biosynthese, Corpus luteum, Frau
    I 58, 68, 74; II 515
  —, — —, Schwangerschaft II 540f.
  —, Kaninchen, Hemmung durch
    Uterusgewebe II 212
  —, — —, Ratte, Beeinflussung durch LH
    II 648
  —, — —, durch LTH II 648
  —, — —, Rind I 219; II 662
  —, — —, —, Autoregulation I 222
  —, — —, —, Beziehung zu Cholesterin-
    synthese I 218
  —, — —, —, aus Δ^5-Pregnen-3β-ol-
    20-on I 220, 221
  —, — —, —, Beeinflussung durch
    Steroide I 220
  —, — —, Schaf, Beeinflussung durch
    Endometriumgewebe II 212
  —, — —, Schwein I 207
  —, — —, —, Beeinflussung durch
    Endometriumgewebe II 213
  —, — —, Torpedo marmorata II 608
  —, feto-placentare Einheit, Mensch,
    Steuerung durch HCG II 745
  —, Fetus, Mensch I 98
  —, —, Enzyme I 90
  —, Follikel, Frau I 67
  —, —, Huhn II 612
  —, —, Kaninchen II 652
  —, —, —, nach Gonadotropinstimulierung
    I 240
  —, —, Meerschweinchen II 645
  —, —, Pferd I 233
  —, —, Truthenne II 612
  —, Granulosazellgewebekultur, Pferd I 233
  —, Hoden, Vögel II 611

Progesteron
Biosynthese, Mann I 45
—, Mikrosomenfraktion, zellfreie II 464
—, Nebenniere, Colubar constrictor II 610
—, —, Frau II 516
—, —, Natrix sipedon pictiventris II 610
—, Ovar, Colubar constrictor II 610
—, —, Frau I 45, 56; II 515
—, —, —, und Gonadotropinsekretion I 80
—, —, Kaninchen I 238
—, —, Natrix sipedon pictiventris II 610
—, —, Ratte I 251
—, —, Rind I 213
—, —, —, Cyclusrhythmik I 222
—, —, —, aus Δ^5-Pregnen-3β-ol-20-on I 220, 221
—, Ovarialcarcinom, Mädchen I 77
—, Ovarstroma, Frau I 69
—, Placenta, Frau I 86ff.; II 516f., 542
—, —, —, Enzyme I 90
—, —, —, Schwangerschaftsverlauf II 761, 763
—, —, —, Vorstufen I 87
—, —, Meerschweinchen II 644
—, Placentaimplantat, menschliches I 90
Biosynthese in vitro, Corpus luteum-Gewebe, Frau I 73
— —, — —, Rind I 217
— —, — —, Säugetiere, Gonadotropinwirkung II 723
— —, — —, Schaf I 228
— —, Follikel, Equus caballus II 660
— —, Granulosazellen, Frau I 77
— —, Schwein I 207
— —, Ovargewebe, Frau I 71
— —, —, nach HCG-Stimulierung I 74
— —, —, postklimakterisches I 75
— —, —, Raja erinacea I 194
— —, —, Schlangen I 194
— —, Placentagewebe, Frau I 87, 88
— —, —, —, Beeinflussung durch HCG II 763
— —, Placentagewebekultur, menschliche I 90
— —, Thekazellen, luteinisierte, vor der Ovulation I 146
Clearance, metabolische, Frau, ovarektomierte I 124
—, —, Mann I 124
—, —, Mensch, und Leberdurchblutung I 131
Cyclusverlauf, Frau I 58
Defizit, Haustiere, Kriterienmangel II 814
—, Wirkung, teratogene, Maus II 181*
Derivate I 6, 27
—, alkylsubstituierte, Wirksamkeit, Clauberg-McPhail-Test II 66*
—, alkyl- und halogensubstituierte, Wirksamkeit, Clauberg-McPhail-Test II 67*

Progesteron
Derivate, Doppelbindung, weitere, Wirksamkeit, Clauberg-McPhail-Test II 66*
—, halogensubstituierte, Wirksamkeit, Clauberg-McPhail-Test II 68*
—, hydroxylsubstituierte, Wirksamkeit, Clauberg-McPhail-Test II 69*
—, ketosubstituierte, Wirksamkeit, Clauberg-McPhail-Test II 73*
—, 19-Nor-, Wirksamkeit, Clauberg-McPhail-Test II 69*
—, Wirkung, Gewebsfluoreszenz, Mensch II 2
—, —, —, Rind II 2
—, —, Lebenserhaltung nach Adrenalektomie, Tiere I 480f.
—, —, Mineralocorticoidhemmung I 480f.
—, —, mineralotrope I 480f.
—, —, ovulationshemmende I 1126
—, —, Syndrom, prämenstruelles, Frau I 480f.
—, —, virilisierende, Fetus, Säugetier II 33f.
Diagnostik, Amenorrhoe, Frau I 1038
Dosis, schwangerschaftserhaltende, Rind, nach Ovarektomie II 813*
—, —, Schaf, nach Ovarektomie II 813*
—, —, Ziege, nach Ovarektomie II 813*
Effekt, thermogenetischer; s. Wirkung, thermogenetische
Eigenschaften, chemische I 5
endogenes, Wirkung, Infektionshemmung, Affe I 460
Entzug, Wirkung, Endometrium, Alouatta palliata II 674
—, —, Frau II 537, 538
—, —, Loris II 673
—, —, Primates II 673
—, —, Säugetiere II 635
—, —, Geburtseinleitung, Kaninchen II 654
—, —, Säugetiere II 638
—, —, Oxytocinwirkung, Säugetiere II 638
Extraktion I 24
Farbreaktionen I 28
Fluoreszenzreaktion I 27
Gesamtmenge und Konzentration, Placenta, Frau, Schwangerschaft I 84; II 541
Gonadotropinsekretion und Biosynthese I 80
Gradient, Fetus-Mutter, Mensch I 99, 124
Halbwertzeit, Blut, Frau I 126, 266; II 519
—, —, Schaf II 666
—, Blutplasma, Hund I 270
—, —, Kuh I 270
—, —, Meerschweinchen I 259, 274
—, —, Schaf I 271
—, —, —, Schwangerschaft I 271
—, Organismus, Mensch I 1069

Progesteron
- Hemmkonzentrationen, minimale, Wachstum, Bakterien I 452*
- —, —, —, Entamoeba I 452*
- Hydroxylierung, Mikrosomenfraktion II 464
- —, Mitochondrienfraktion II 464
- Identifizierung, mikrochemische I 29
- Inaktivierung, Leber, Ratte, Zellfraktionen I 256
- —, Leberhomogenate, Pferd I 233
- Intermediärprodukt I 45, 64
- —, Herzglykosidsynthese I 68
- IR-Spektrum I 5
- Isolierung VI; I 5, 23, 24, 25, 113, 201
- Konjugation, Leber, Mensch, an Glucuronsäure I 132
- —, —, —, an Schwefelsäure I 132
- —, Neugeborener, Mensch I 135
- Konstitutionsaufklärung VI
- Konstitutionsformel I 4, 5, 67, 68, 69
- Konversion, Cholesterin, Frau I 70
- —, Δ^5-Pregnen-3β-ol-20-on, Blut, Ratte, männliche I 253
- Konversionsrate, Frau I 268
- —, —, Schwangerschaft I 269
- —, Mann I 268
- —, Rheumakranke I 269
- Konzentration, Allantoisflüssigkeit, Rind I 213, 217
- —, Amnionflüssigkeit, Frau I 97, 127
- —, —, Rind I 213, 217
- —, Arrhenoblastom, Frau, Schwangerschaft I 63, 100, 124, 126
- —, Blasenmolengewebe, Mensch I 83
- —, Blut, fetales, Mensch I 100, 124, 127
- —, Frau, Beziehung zu Endometriummorphologie II 538
- —, —, —, — zu Körpertemperatur I 355
- —, —, —, — zu Pregnandiolausscheidung, Harn I 149, 152
- —, —, —, Cyclusverlauf I 61, 80, 266
- —, —, —, Chorionepitheliom I 125
- —, —, —, Geburtstermin II 542
- —, —, —, Gestose I 478
- —, —, —, Kastratin I 113, 114
- —, —, —, Menopause I 266
- —, —, —, Schwangerschaft I 61, 86, 92, 93, 97, 130, 266, 478; II 541, 546, 764
- —, —, —, —, Beziehung zu Oestriolausscheidung, Harn I 167
- —, —, —, —, — zu Pregnandiolausscheidung, Harn I 165
- —, —, Kaninchen, Cyclus I 236, 240
- —, —, —, Schwangerschaft I 236, 237, 240
- —, —, Rind, Geburtszeitpunkt II 664
- —, —, —, Schwangerschaft I 217
- —, Blutplasma, Affe, Cyclusverlauf II 749
- —, —, Frau, Abortus imminens I 124, 125
- —, —, —, Amenorrhoe I 116
- —, —, —, Basaltemperaturkurve II 749

Progesteron
- Konzentration, Blutplasma, Frau, Cyclus, anovulatorischer I 114, 116
- —, —, —, Cyclusverlauf I 113, *114, 115*, 353; II 515f., 749
- —, —, —, Follikelphase I 112, 113
- —, —, —, Fruchttod, intrauteriner I 123, 124, 125
- —, —, —, Geburtszeitpunkt I 118, *121, 123*
- —, —, —, Kaiserschnitt I 122
- —, —, —, Kastratin II 516
- —, —, —, Luteaphase I 112, 114, 115
- —, —, —, Menstruationszeitpunkt II 516
- —, —, —, nach Ovarektomie und Nebennierenexstirpation I 115, 116
- —, —, —, post partum I 122
- —, —, —, Präeklampsie I 124, 125, 126
- —, —, —, Schwangerschaft I 113, 118ff., *121*, 123, 129
- —, —, —, —, diabetische I 124, 126
- —, —, —, —, Hepatitis I 126
- —, —, —, —, Rh-Inkompatibilität I 126
- —, —, —, —, übertragene I 124, 125
- —, —, —, —, Zwillinge I 118, *121*, 123
- —, —, —, Stein-Leventhal-Syndrom I 116
- —, —, Hund I 198, 200
- —, —, Kaninchen, Cyclusverlauf II 749
- —, —, Mann I 113, 116; II 516
- —, —, Maus, Cyclusverlauf II 749
- —, —, Meerschweinchen, Cyclus I 259, 260
- —, —, —, Schwangerschaft I 259, 260
- —, —, —, Ovarektomie I 259, 260
- —, —, Pferd, Cyclus I 233
- —, —, —, Schwangerschaft I 233
- —, —, Ratte, Cyclus I 249
- —, —, —, Lactation I 256
- —, —, —, Schwangerschaft I 250, 256
- —, —, Rind, Cyclusverlauf I 213, 214, 223; II 679
- —, —, —, Schwangerschaft I 213, 216, 223
- —, —, Schaf, Cyclusverlauf I 225; II 749
- —, —, —, Schwangerschaft I 226
- —, —, Schwein, Luteaphase I 208
- —, —, —, Schwangerschaft I 206, 208
- —, Chorionepitheliomgewebe, Mensch I 83
- —, Corpus luteum, Dachs I 198
- —, — —, —, Nidation, verzögerte II 659
- —, — —, Elefant I 230
- —, — —, Frau, Cyclusverlauf I 57; II 515
- —, — —, —, Luteaphase I 59, 129
- —, — —, —, postmenstruell I 60
- —, — —, —, Schwangerschaft I 62; II 761
- —, — —, —, Stein-Leventhal-Syndrom I 58

Progesteron
　Konzentration, Corpus luteum, Meerschweinchen, Cyclusverlauf I 259, 260
　—, — —, —, Schwangerschaft I 259, 260
　—, — —, Murrahbüffel I 210, 211, 213
　—, — —, Pferd I 231, 232
　—, — —, Reh, Schwangerschaftsverlauf II 670, *671*
　—, — —, Rind, nach Cyclussynchronisation II 900
　—, — —, —, Cyclusverlauf I 209, 210—212
　—, — —, —, Geburtstermin I 209
　—, — —, —, Schwangerschaft I 213, 215, 216
　—, — —, Schaf, Cyclusverlauf I 224, 225, 227
　—, — —, —, Schwangerschaft I 224
　—, — —, Schwein, Cyclusverlauf I 201, 203, 204; II *213*
　—, — —, —, nach Hysterektomie II *213*
　—, — —, —, und Nidation II 814
　—, — —, —, Schwangerschaft I 201, 203, 206, 207; II *213*
　—, — —, Seehund, Schwangerschaft I 201
　—, — —, Wal I 201
　—, Cystenflüssigkeit, Granulosazelltumor, Rind I 212
　—, Decidua, Frau I 130, 131
　—, Endometrium, Frau, Lutealphase I 129
　—, Euterarterienblut, Ziege, Cyclusverlauf I 229, 230
　—, —, —, Schwangerschaft I 229, 230
　—, Eutervenenblut, Ziege, Cyclusverlauf I 229, 230
　—, —, —, Schwangerschaft I 229, 230
　—, Fettgewebe, Frau, Lutealphase I 129
　—, —, —, Schwangerschaft I 129
　—, —, Ratte, Schwangerschaft I 256
　—, —, Rind, Cyclusverlauf I 224
　—, —, —, Schwangerschaft I 224
　—, Follikel, Frau, Cyclusverlauf I 57; II *515*
　—, Follikelcysten, Rind I 209
　—, Follikelflüssigkeit, Frau I 54, 58
　—, —, —, Stein-Leventhal-Syndrom I 54, 58
　—, —, —, Tubargravidität I 58, 63
　—, —, Pferd, Cyclusverlauf I 231, 232
　—, —, —, Schwangerschaft I 231, 232
　—, —, Rind I 209, 212
　—, —, Schaf I 224
　—, —, Schwein I 201, 203
　—, Harn, Frau, Schwangerschaft I 142
　—, —, Neugeborene I 187
　—, intervillöser Raum, Placenta, Frau I 92, 97
　—, Leber, fetale, Mensch I 130
　—, Lumballymphe, Schaf, Schwangerschaft I 228

Progesteron
　Konzentration, Luteom, Frau I 61
　—, Lymphbahnen, Corpus luteum, Schaf II 666
　—, Milch, Rind II 679
　—, Myometrium, Frau, Schwangerschaft I 92, 130, 131; II *546*
　—, Nabelarterienblut, Mensch I 86, 92, 93, 95, 97, 98; II 553
　—, —, Ziege I 229
　—, Nabelschnurblut, Mensch I 95
　—, —, Pferd I 231
　—, —, Rhesusaffe I 196
　—, Nabelvenenblut, Mensch I 86, 92, 93, 95, 97, 98, 1065; II 541, 553, 764
　—, —, Ziege I 229
　—, Ovar, Frau, Stein-Leventhal-Syndrom I 58
　—, —, Henne I 195
　—, —, Hund I 198
　—, —, Kaninchen, Cyclusverlauf I 235, 236
　—, —, —, nach Gonadotropingabe II 723
　—, —, —, Schwangerschaft I 235, 236
　—, —, Lungenfisch I 194
　—, —, Murrahbüffel I 210, 211
　—, —, Pferd, Schwangerschaft I 231
　—, —, Ratte, Cyclusverlauf I 247, 249
　—, —, —, Schwangerschaft I 248, 250
　—, —, Rind, Cyclusverlauf I 209, 210 ff.
　—, —, —, Geburtszeitpunkt II 664
　—, —, —, Schwangerschaft I 215
　—, —, Schwein, Schwangerschaft I 206; II 669
　—, Ovarlymphe, Schaf, Cyclusverlauf I 225, 227
　—, —, —, Schwangerschaft I 226, 228
　—, Ovarstroma, Rind, Cyclusverlauf I 210, 211
　—, —, —, Schwangerschaft I 215
　—, Ovarvenenblut, Frau I 58, 262
　—, —, —, anovulatorisches Ovar I 61
　—, —, —, Cyclusverlauf I 61
　—, —, —, Schwangerschaft I 61, 63, 86, 263, 1065
　—, —, —, Stein-Leventhal-Syndrom I 61
　—, —, Hund, Cyclusverlauf I 198, 262; II 656
　—, —, —, Schwangerschaft I 198, 199, 263; II 658
　—, —, Kaninchen, Cyclusverlauf I 235, 236, 240, 262
　—, —, —, nach Gonadotropingabe II 723
　—, —, —, Schwangerschaft I 235, 236, 237, 240, 263
　—, —, Meerschweinchen, Cyclusverlauf I 259, 260, 262
　—, —, —, Schwangerschaft I 259, 260, 263
　—, —, Pferd I 231, 232, 262

Progesteron
  Konzentration, Ovarvenenblut, Ratte,
    Cyclusverlauf I 248, 249, 262
  —, —, —, Lactation I 250
  —, —, —, Schwangerschaft I 249, 250,
    263
  —, —, Rind, Cyclusverlauf I 213, 214,
    262
  —, —, —, Schwangerschaft I 213, 216,
    263
  —, —, Schaf, Cyclusverlauf I 224, 225,
    227, 262
  —, —, —, Schwangerschaft I 226, 228,
    263
  —, —, Schwein, Cyclusverlauf I 203,
    204, *205*, 262; II *213*
  —, —, —, nach Hysterektomie II *213*
  —, —, —, Schwangerschaft I 205, 206,
    263; II *213*
  —, —, Ziege, Cyclusverlauf I 229
  —, —, —, Schwangerschaft I 229, 230,
    263
  —, Placenta, Frau I 83, *84, 85*, 130;
    II 764
  —, —, —, Abort I 84, *85*
  —, —, —, Präeklampsie I 85
  —, —, —, Schwangerschaftsverlauf
    II *541*, 543, *545*
  —, —, —, Toxämie I 84
  —, —, Meerschweinchen I 260
  —, —, Pferd I 197, 231
  —, —, Rhesusaffe I 196
  —, —, Rhinozeros I 197
  —, —, Rind I 197, 213, 217
  —, —, Schimpanse I 196
  —, —, Seehund I 197, 201
  —, Placentablut, Frau, Schwangerschaft
    II 546
  —, Retroplacentarblut, Frau I 92, 130
  —, Serum, Dasypus novemcinctus
    II 643
  —, Umbilikalgefäßblut, s. Nabelgefäßblut
  —, Uterusarterienblut, Frau, Schwangerschaft I 92
  —, Uterusmuskulatur, Frau, Schwangerschaft I 92, 130, 131; II *546*
  —, Uterusvenenblut, Frau, Schwangerschaft I 86, 92, 93, 94, 130, 1065;
    II *541, 545*
  —, —, Meerschweinchen, Schwangerschaft I 260
  —, —, Rhesusaffe, Schwangerschaft
    I 196
  —, —, Schaf, Schwangerschaft I 226,
    228
  —, Vena cava-Blut, Henne I 195
  Konzentrationsverhältnis Fetus—Mutter,
    Meerschweinchen I 259
  Kristallsuspension, Depotpräparat
    I 1045
  —, Löslichkeit in Öl I 1029
  —, Löslichkeit in Wasser I 1029f.
  —, Therapie I 1029
  LD$_{50}$, intravenöse, Kaninchen I 483
  —, Maus, Neugeborenes I 486

Progesteron
  Löslichkeit I 5
  — in Öl I 1029
  Mangel, Frau, Schwangerschaft, Cervikalsekret, Farnkrautphänomen I 1068f.
  —, —, —, Vaginalcytologie I 1068*
  —, —, Spätgestose I 1074
  —, Schwein, Wirkung, Embryonalverluste
    II 668
  Metabolit von Cholesterin, Ovar, Ratte
    I 252, 253
  — —, Placenta, Frau I 88
  — von Δ^5-Pregnen-$3\beta,17\alpha$-diol-20-on,
    Corpus luteum, Rind I 223
  — von Δ^4-Pregnen-3β-ol-20-on, Corpus
    luteum, Rind I 223
  — von Δ^4-Pregnen-20α-ol-3-on, Placenta,
    Frau I 109
  — von Δ^5-Pregnen-3β-ol-20-on, Corpus
    luteum, Rind I 221, 222
  — —, Ovar, Fetus I 99
  Metabolite, Ausscheidung, Atemluft,
    Mensch I 269
  —, —, —, Ratte I 273
  —, —, Faeces, Kaninchen I 272
  —, —, —, Katze I 270
  —, —, —, Maus I 273
  —, —, —, Mensch I 269
  —, —, —, Ratte I 274
  —, —, —, Rind I 271
  —, —, Galle, Frau I 269; II 519
  —, —, —, Schwangerschaft II 543
  —, —, —, Kaninchen I 273
  —, —, —, Katze I 270
  —, —, Harn, Affe I 269, 270
  —, —, —, Frau I 135ff., 267f.;
    II 519, *520*
  —, —, —, Schwangerschaft II 543
  —, —, —, Hund I 270
  —, —, —, Kaninchen I 272
  —, —, —, Katze I 270
  —, —, —, Meerschweinchen I 274
  —, —, —, Pferd, Schwangerschaft I 234
  —, —, —, Ratte I 274
  —, —, —, Rind I 271
  —, —, —, Schwein I 203, 208, 270
  —, —, —, —, Schwangerschaft I 206
  —, —, Haut, Mensch I 269
  —, —, Lunge, Frau, Schwangerschaft
    II 543
  —, —, Milch, Rind I 271
  —, Corpus luteum-Homogenat, Pferd
    I 233
  —, Fetus, Mensch I 134; II *554*, 764
  —, Follikelzellhomogenate, Pferd I 233
  —, 6-hydroxylierte, Ausscheidung, Harn,
    Frau I 179
  —, —, —, —, —, Schwangerschaft I 180
  —, —, Konzentration, Harn, Frau,
    Schwangerschaft I 186
  —, Konzentration, Ovar, Frau II 517
  —, —, Placenta, Frau II 517
  —, Kreislauf, enterohepatischer, Mensch
    I 192
  —, —, —, Ratte II 519

Progesteron
  Metabolite, Leber, Goldhamster I 244
  —, —, Kaninchen I 240
  —, Nachweismethoden I 23
  —, Niere, Ratte I 257
  —, Plasma, Kaninchen I 272
  —, Uterus, Ratte I 258
  —, Vorkommen I 34
  —, Wirkung auf Körpertemperatur, Frau I 355
  —, Zellkulturversuche, Pflanzen I 69
  Methoden des Nachweises in Organen, Geweben, Körperflüssigkeiten, Ausscheidungen I 23 ff.
  Minimalbedarf, deciduale Reaktion, prätraumatische, Kaninchen II 222
  —, —, —, Ratte II 219
  Nomenklatur V; I 1027
  Ovulation und I 57 ff.
  Partialsynthese, Stigmasterin VI
  Placentapassage, Frau II 553
  Produktion, Corpus luteum, Säugetiere, Steuerung, humorale II 720 ff.
  —, NNR, Schaf, Schwangerschaft II 667
  —, Ovar, Kaninchen II 209
  —, Placenta, Primates II 672
  —, —, Schaf II 667
  Produktionsrate, Corpus luteum, Kaninchen, Schwangerschaft I 238, 262
  —, —, —, Rind I 213, 262
  —, —, —, Schaf, Schwangerschaft II 667
  —, Frau, Abort, habitueller I 104
  —, —, Cyclusverlauf I 100 ff., 262
  —, —, Follikelphase I 102, 262
  —, —, Lutealphase I 102, 262
  —, —, nach Ovarektomie I 102
  —, —, — und Nebennierenexstirpation I 102
  —, —, Schwangerschaft, extraplacentare I 103, 263
  —, —, —, Fruchttod, intrauteriner I 104
  —, —, —, placentare I 103
  —, —, —, Stadien I 103
  —, —, —, Temperaturverlauf I 354
  —, —, —, Toxämie I 104
  —, —, —, Zwillinge I 104; II 637
  —, Hund I 262
  —, Kaninchen, Schwangerschaft II 654
  —, Mädchen, Cystadenom I 102
  —, Mann I 102
  —, Maus, Cyclusverlauf II 651
  —, Meerschweinchen I 262
  —, Ovar, Maus, Cyclusverlauf II 651
  —, —, Ziege, Schwangerschaft I 229
  —, Pferd I 262
  —, Ratte I 262
  —, Schaf, Cyclusverlauf I 262
  —, —, Schwangerschaft I 228; II 666
  —, Schimpanse I 196, 262
  —, Schwein, Cyclusverlauf I 262
  —, —, Schwangerschaft I 262; II 637
  Reindarstellung I 58, 201, 209, 1027
  Reinigung I 23

Progesteron
  Resorption, Hund I 270
  —, Kaninchen I 271
  —, Maus I 273
  —, Meerschweinchen I 274
  —, Mensch I 264 ff.
  —, Säugetiere I 269 ff.
  —, Ratte I 273
  —, Rind I 270
  —, Schaf I 271
  —, Ziege I 271
  Retention, Mammagewebe, Rind II 679
  Rückwirkung, Hypophyse, Säugetiere II 745 ff.
  Sekretion, Corpus luteum, Säugetiere, Steuerung, humorale II 720 ff.
  —, Ovar, Kaninchen, Wirkung auf LH-Sekretion II 750
  Sekretionsrate, Corpus luteum, Schaf, Cyclusverlauf II 666
  —, —, —, Schwangerschaft II 666
  —, gesamte, Frau, Lutealphase II *517*
  —, —, —, Schwangerschaft II *517*
  —, NNR, Hund, Beeinflussung durch Hormone II 658
  —, Ovar, Hund, Cyclusverlauf I 199
  —, —, —, Schwangerschaft I 199
  —, —, Kaninchen I 238; II 653
  —, —, —, nach FSH-Stimulierung I 237
  —, —, Meerschweinchen, Cyclusverlauf I 259
  —, —, —, Schwangerschaft I 259
  —, —, Pferd I 231
  —, —, Ratte, Cyclusverlauf I 251
  —, —, —, und Saugakt I 250
  —, —, —, Schwangerschaft I 251
  —, —, Schaf I 228
  —, —, Schwein I 205
  —, —, —, Schwangerschaft I 205
  —, Placenta, Frau, Schwangerschaft I 1069; II 761
  Stoffwechsel, Fetus, Mensch I 97; II 553, *554*
  —, Mensch I 45 ff.
  —, —, peripherer, Harnmetabolite I 181
  —, Tierreich I 193 ff.
  —, Uterus, Frau I 130
  Strukturaufklärung I 23, 1027
  Synthese I 5
  Synthesehemmung, Corpus luteum, Schaf, Mitochondrienstruktur II 468
  Syntheserate, Corpus luteum, Rind, Steigerung durch LTH II 210
  —, Ovar, Rind, Steigerung durch LH II 210
  Syntheseweg I 66
  Therapie, Abort, habitueller, Frau I 1069, 1073
  —, Abortus imminens, Frau II 567
  —, — — —, Dosierung II 567
  —, Acne vulgaris, Mensch I 1093 f.
  —, Acyclie post partum, Pferd II 808
  —, — — —, Rind II 808

Progesteron
  Therapie, Carcinomprophylaxe, Frau, Amenorrhoe I 1088
  —, —, —, Cyclus, monophasischer I 1088
  —, Cervixcarcinom, Frau, Problematik I 1089
  —, Cervixinsuffizienz, Frau, Schwangerschaft II 568
  —, Corpuscarcinom, Frau, Problematik I 1086
  —, Cyclus, anovulatorischer, Frau I 1052
  —, Eklampsie, Frau II 549
  —, Endometriose, Frau I 1076
  —, Follikelcysten, Rind II *810*, 812
  —, Glaukom, Mensch I 1091
  —, Mammacarcinom, Frau I 1083, 1084
  —, Mammahypoplasie, Frau II 570
  —, Migräne, Frau I 1090
  —, Polymenorrhoe, Frau I 1054f.
  —, Präeklampsie, Frau II 549
  —, Pruritus vulvae, Frau I 1092
  —, Puerperium, Rind II 814
  —, Pyometra, Rind II 814
  —, repeat breeder-Syndrom, Rind II 813
  —, rheumatische Erkrankungen, Mensch I 1092
  —, Sklerodermie, Mensch I 1093
  —, Spätgestose, Frau I 1074
  —, Sterilität, Frau II 565
  —, Syndrom, prämenstruelles, Frau I 465, 1062
  —, Uterusblutungen, dysfunktionelle, Frau I 1045
  —, Uterushypoplasie, Frau I 1057, 1058
  —, Uterusmyom, Frau I 1080
Toxicität, akute, Kaninchen I 483
Transfer, Placenta—Fetus, Schwein I 208
Transformationsdosis, Endometrium, Frau, Gabe parenteral II 12, 518
Transport, Serumalbumin, Kaninchen II 518, 653
—, —, Mensch II 518
—, Lymphbahnen, Corpus luteum, Schaf II 666
turnover time, Blut, Frau, Cyclus I 266
—, —, —, nach Ovarektomie I 266
—, —, —, Schwangerschaft I 126; II 519
—, Blutplasma, Ratte, Cyclusverlauf I 273
—, —, —, Schwangerschaft I 256
—, Corpus luteum, Schaf, I 228
Übertritt auf Fetus, nach parenteraler Gabe an Mutter I 97
Umbau, Arrhenoblastom, Frau I 105
—, Brennertumor, Frau, Schwangerschaft I 107
—, Corpus luteum, Frau I 104
—, —, —, Schwangerschaft I 106
—, Epiphysenhomogenat, Küken I 195
—, Fet, Affe I 196
—, —, Mensch, in Androgene II 555

Progesteron
  Umbau, Fettgewebe, Ratte I 257
  —, Fibroblastengewebekulturzellen, Maus I 243
  —, Follikel, atretische, Frau I 104
  —, —, Kaninchen, nach Gonadotropinbehandlung I 240
  —, Follikelwandzellen, Frau I 104
  —, Granulosazellen, Frau I 104
  —, Granulosazelltumor, Frau I 106
  —, Hiluszelltumor, Frau I 106
  —, Hodengewebe, Säugetier, zu Testosteron I 103
  —, Leber, fetale, Maus I 243
  —, —, —, Meerschweinchen I 259
  —, —, —, Mensch II 554
  —, —, Goldhamster I 244
  —, —, Henne, in vitro I 195
  —, —, Kaninchen I 240
  —, —, Katze I 201
  —, —, Meerschweinchen I 259
  —, —, Schaf I 271
  —, Lipoidzellentumor, Frau I 105
  —, Luteom, Frau, Schwangerschaft I 107
  —, Mammagewebe, Ziege I 229
  —, Masculinoblastom, Frau I 105
  —, Muskulatur, Ratte I 257
  —, Nebenniere, Fet, Mensch II 554
  —, Ovar, Frau I 104
  —, —, —, Cystadenocarcinom I 105
  —, —, —, Menopause I 105
  —, —, —, Ödem, prämenstruelles I 105
  —, —, —, Stein-Leventhal-Syndrom I 105
  —, —, fetales, Mensch I 107; II 553
  —, —, Goldhamster I 244
  —, —, Mädchen, Blastom der Sertolizellen I 106
  —, —, Ratte I 254
  —, —, Rind I 223
  —, Ovargewebe, Maus I 242
  —, —, Schlangen, in vitro I 194
  —, Ovargewebekultur, fetale, Mensch I 107
  —, Ovarhomogenat, Schwein I 207
  —, Ovarstroma, Mensch I 105
  —, Pankreashomogenat, Rind I 224
  —, Placenta, Maus I 243
  —, —, Mensch I 108
  —, Thekazellen, Mensch I 104
  —, Uterus, Ratte I 257
Umbaurate, in Pregnandiol, Frau II 516
Umsatzzeit, Corpus luteum, Rind I 213
UV-Absorption, maximale I 23
Vergleichsstandard, Wirkungen, Gestagene, synthetische II 2
Verteilung, Blut, Frau, Eiweiß I 265
—, —, —, Wasser I 265
—, —, —, Zellen I 265
—, —, Meerschweinchen, Eiweiß I 274
—, —, Ratte, Eiweiß I 273
—, Corpus luteum, Frau I 266
—, Endometrium, Frau I 266, 267
—, —, Ratte I 273

Progesteron
  Verteilung, Fettgewebe, Kaninchen
    I 272
  —, —, Mensch I 266
  —, —, Ratte I 273
  —, Fetus, Mensch I 266
  —, Hypophyse, Ratte I 274
  —, Hypothalamus, Ratte I 274
  —, Leber, Ratte I 273, 274
  —, Liquor, Mensch I 266
  —, Mammagewebe, Ratte I 273
  —, Milchdrüse, Kaninchen I 272
  —, Myometrium, Frau I 266
  —, —, Ratte I 273
  —, Niere, Ratte I 274
  —, Organe, Mensch I 266
  —, Placenta, Frau I 266
  —, —, Ratte I 273
  Verteilungsareal, Corpus luteum, Frau,
    Cyclusverlauf I 57
  —, Follikel, Frau, Cyclusverlauf I 57
  —, Placenta, Frau I 84
  Verteilungsvolumen, Mensch I 124
  Vorkommen, Allantoisflüssigkeit, Pferd
    I 38, 231
  —, —, Rind I 38
  —, Amnionflüssigkeit, Affe I 38
  —, —, Frau I 38, 191
  —, —, Pferd I 38, 231
  —, —, Ratte I 38, 251
  —, —, Rind I 38
  —, Amphibien I 194
  —, Apocynacee Holarrhena floribunda
    I 68
  —, Arrhenoblastom, Frau I 61
  —, Blasenmole, Frau I 37
  —, Blut, Affe I 38
  —, —, —, Cyclusverlauf II 760
  —, —, Fet, Mensch I 38
  —, —, —, Rind I 38, 213
  —, —, Frau, Cyclusverlauf I 38, 57;
    II 760
  —, —, —, Schwangerschaft I 38, 57
  —, —, Hamster I 38, 244
  —, —, Hund I 38
  —, —, Kaninchen I 38
  —, —, —, Cyclusverlauf II 760
  —, —, Mann I 38
  —, —, Maus I 38
  —, —, —, Cyclusverlauf II 760
  —, —, Meerschweinchen I 38
  —, —, Neugeborener I 38
  —, —, Pferd I 38
  —, —, —, Schwangerschaft II 660
  —, —, Ratte I 38
  —, —, Rind I 38
  —, —, Schaf I 38, 228
  —, —, —, Cyclusverlauf II 760
  —, —, Schlangen I 38
  —, —, Vögel I 38
  —, —, Ziege I 38, 229
  —, Chorionepitheliom, Frau I 37;
    II 541
  —, Corpus luteum, Dachs I 36
  —, — —, Elefant I 36

Progesteron
  Vorkommen, Corpus luteum, Frau I 36
  —, — —, —, Stein-Leventhal-Syndrom
    I 53
  —, — —, Kaninchen I 36, 235
  —, — —, Meerschweinchen I 36
  —, — —, Murrahbüffel I 36
  —, — —, Pferd I 36
  —, — —, Rind I 36
  —, — —, Schaf I 36
  —, — —, Schwein I 36
  —, — —, Seehund I 36
  —, — —, Wal I 36
  —, — —, Ziege I 229
  —, Cystenflüssigkeit, Rind I 36
  —, Decidua, Frau I 37
  —, Endometrium, Frau I 37
  —, Erythrocyten, Mensch I 124
  —, Euterarterie und -vene, Ziege
    I 37
  —, Fettgewebe, Hamster I 38, 244
  —, —, Mensch I 38
  —, —, Ratte I 38
  —, —, Rind I 38
  —, Fetus, Mensch I 37
  —, —, Ratte I 37, 251
  —, —, Ziege I 37, 229
  —, Fische I 193f.
  —, Follikel, Frau I 36, 57
  —, Follikelcysten, Rind I 36
  —, Follikelflüssigkeit, Frau I 36, 49;
    II 749, 760
  —, —, —, Stein-Leventhal-Syndrom
    I 53, 76
  —, —, Pferd I 36; II 660
  —, —, Rhesusaffe II 674
  —, —, Rind I 36; II 662
  —, —, Säugetiere II 760
  —, —, Schaf I 36, 224; II 666
  —, —, Schwein I 36
  —, Follikelwandzellen, Frau I 72
  —, Harn, Frau II 519
  —, —, Frau, schwangere I 38
  —, —, Mann I 38
  —, —, Neugeborener I 38, 192
  —, Haut, Mensch I 38
  —, Invertebraten I 193
  —, Leber, Fetus I 37
  —, Liquor, Mensch I 38
  —, Lumballymphe, Schaf I 37
  —, Lutealcysten, Rind I 36
  —, Milch, Rind I 38, 224
  —, Myometrium, Frau I 37
  —, Nabelarterie, Mensch I 37
  —, —, Ziege I 37
  —, Nabelschnur, Affe I 37
  —, —, Mensch I 37, 100
  —, —, Pferd I 37
  —, Nabelvene, Mensch I 37
  —, —, Ziege I 37
  —, Nagetiere I 234ff.
  —, Nebenniere, Rind, Schwangerschaft
    I 203
  —, —, Schaf I 229
  —, —, —, Schwangerschaft I 229

Progesteron
  Vorkommen, Ovar, Affe   I 36, 195 ff.
  —, —, Agnatha   I 36, 193
  —, —, Amphibien   I 36, 194
  —, —, Bufo   I 194
  —, —, Cyclostoma   I 193
  —, —, Echinodermaten   I 193
  —, —, Fasan   I 195
  —, —, Fische   I 36, 193
  —, —, Frau   I 36, 49
  —, —, Hamster   I 36, 244
  —, —, Hund   I 36
  —, —, Kaninchen   I 36, 235
  —, —, Katze   I 200
  —, —, Lungenfische   II 608
  —, —, Mollusken   I 36, 193
  —, —, Murrahbüffel   I 36
  —, —, Petromyzon marinus   II 607
  —, —, Pferd   I 36
  —, —, Protopterus anmectens   II 608
  —, —, Ratte   I 36
  —, —, Rind   I 36
  —, —, Schaf   I 36, 224
  —, —, Schwein   I 36
  —, —, Squalus suckleyi   I 193
  —, —, Stachelhäuter   I 36, 193
  —, —, Teleostier   I 194
  —, —, Vögel   I 36
  —, Ovarcysten, Schwein   I 36
  —, Ovarextrakt, Zitterrochen   I 194
  —, Ovarialcarcinom, Frau   I 77
  —, Ovarlymphe, Schaf   I 37
  —, Ovartumoren, Frau   I 37
  —, Ovarvenenblut, Affe   I 195
  —, —, Frau   I 37, 49
  —, —, Henne   I 37
  —, —, Hund   I 37, 200
  —, —, Kaninchen   I 37
  —, —, Meerschweinchen   I 37
  —, —, Pferd   I 37
  —, —, Ratte   I 37
  —, —, Rind   I 37, 212
  —, —, Schaf   I 37
  —, —, Schwein   I 37
  —, —, Ziege   I 37
  —, Placenta, Affe   I 37, 196
  —, —, Frau   I 37, 82, 98, 1065; II 620
  —, —, Giraffe   I 37, 197, 230
  —, —, Gürteltier   II 618, 643
  —, —, Hamster   I 37, 197, 244
  —, —, Hund   I 37, 196, 199
  —, —, Kaninchen   I 37, 197, 238
  —, —, Katze   II 618
  —, —, Meerschweinchen   I 37, 197, 259; II 618
  —, —, Nashorn   II 618, 661
  —, —, Pferd   I 37, 197; II 618, 660
  —, —, Ratte   I 37, 197, 251
  —, —, Rhesusaffe   II 675
  —, —, Rhinozeros   I 37, 197, 230
  —, —, Rind   I 37, 197, 213
  —, —, Schaf   I 37, 197, 228
  —, —, Schwein   I 37, 197, 205
  —, —, Seehund   I 37, 197
  —, —, Ziege   I 37, 197, 229

Progesteron
  Vorkommen, placentares Blut, Frau   I 37
  —, Reptilien   I 194
  —, Säugetiere   I 195 ff.
  —, Uterus, Frau   I 37
  —, —, Hamster   I 37, 244
  —, —, Ratte   I 37, 256
  —, —, Rind   I 37, 224
  —, —, Schwein   I 37
  —, Uterusarterie und -vene, Affe   I 37
  —, —, Frau   I 37
  —, —, Frettchen   I 37, 198
  —, —, Meerschweinchen   I 37
  —, —, Rind   I 37, 213
  —, —, Schaf   I 37
  —, —, Schwein   I 205
  —, —, Ziege   I 37, 229
  —, Vögel   I 195
Vorstufe, Androgensynthese, Rind   I 271
  —, 17-Hydroxypregnane, Harn, Mensch   I 182
  —, Pregnandiol, Harn, Mensch   I 163
Vorstufen, fetale, Synthese, Placenta, Mensch   I 89
  —, mütterliche, Synthese, Placenta, Mensch   I 89
  —, Nachweismethoden   I 23
  —, Vorkommen   I 34
Wirksamkeit, Allen-Doisy-Test   II 54
  —, antioestrogene, Nagetiere   II 59
  —, Blutstillung, Frau   II 518
  —, Blutungsauslösung, Frau   II 518
  —, Clauberg-McPhail-Test   II 64
  —, —, Vergleich mit 19-Norprogesteron   I 1031
  —, Cyclussynchronisation, Rind   II 848 ff.*, 878*
  —, —, Rind post partum   II 880 f.*
  —, —, Schaf   II 858 ff.*, 878*
  —, —, Schwein   II 860, 870 f.*, 878*
  —, —, Ziege   II 878*
  —, Deciduabildung, Frau   II 518
  —, Greenblatt-Test   II 14
  —, Hooker-Forbes-Test   II 78
  —, Kopulationsreflex, Meerschweinchen   II 428
  —, Kükenkammtest   II 331
  —, Oestrusauslösung, Ratte   II 429
  —, —, Schaf   II 879, 882 ff.*
  —, Oestrusunterdrückung, Hund   II 840
  —, —, Pferd   II 840
  —, Oestrusverhütung, Hund   II 838
  —, —, Pferd   II 838
  —, —, Rind   II 838
  —, —, Schaf   II 838
  —, —, Schwein   II 838
  —, —, Ziege   II 838
Wirkung, abortfhemmende, Kaninchen, Oxytocininduktion   II 296 f., 654
  —, —, Meerschweinchen, Oxytocininduktion   II 301 f.
  —, abortive, Ratte, Frühschwangerschaft   II 227
  —, Abstoßungsrate, Allotransplantate, Kaninchen   I 381

Progesteron
Wirkung, Acetylcholinempfindlichkeit, Harnblase, Ratte I 533
—, —, Skeletmuskulatur, Frosch I 546
—, Acetylcholinesteraseaktivität, Milz, Schaf I 403
—, Acetylcholinkonzentration, Gehirn, Frosch I 408
—, —, Hypothalamus, Ratte I 529
—, —, Myometrium, Frau II 22
—, Acetylcholinwirkung, Chronaxie, Nerv, Ratte I 529
—, Acetylierungsfähigkeit, Leber, Ratte I 401
—, —, Niere, Ratte I 402
—, Acidität, Magensaft, Mensch I 530
—, Acidophilenindex, Vaginalepithel, Frau II 4
—, Acne, Frau I 591
—, ACTH-Konzentration, Blut, Ratte I 567
—, —, Hypophyse, Ratte I 567
—, ACTH-Wirkung, Nebennierenrinde, Kaninchen I 570
—, Actomyosinextrahierbarkeit, Muskelgewebe I 413
—, Actomyosinkonzentration, Endometrium, Kaninchen II 290
—, Adenombildung, Hypophyse, Ratte I 615*
—, Adenosinnucleotidgehalt, Uterus, Ratte I 388
—, Adenosintriphosphataseaktivität, Endometrium, Frau II 531
—, Adrenalinwirkung, Blutdruck, Kaninchen I 509
—, —, Ratte I 509
—, —, Chronaxie, Nerv, Ratte I 529
—, —, Myometrium, Hund II 658
—, —, —, Rind II 664
—, Agglutininkonzentration, Serum, Typhusrekonvaleszente I 381
—, Agglutininproduktion, Kaninchen I 381
—, Aggressivität, Goldhamster I 528
—, Aktionspotentiale, Skeletmuskulatur, Frau I 546
—, —, —, Frosch I 546
—, —, —, Kaninchen I 546
—, —, —, Katze I 546
—, —, —, Mann I 546
—, —, —, Meerschweinchen I 546
—, —, —, Ratte I 546
—, Aktivität, antibakterielle, Blutplasma, Kaninchen I 463
—, —, —, — Rind I 463
—, —, motorische, Gallenblase, Hund I 532
—, —, —, Skeletmuskulatur, Ratte I 528
—, Alaninaminotransferaseaktivität, Thymocyten, Ratte I 408
—, Alanylglycin-Dipeptidase-Aktivität, Eileiter, Rana esculenta II 324
—, Albuminbildung, Ovidukt, Huhn II 327

Progesteron
Wirkung, Aldehyddehydrogenaseaktivität, Leber, Kalb I 410
—, —, —, Kaninchen I 410
—, Aldehydkonzentration, Niere, Maus I 402
—, —, —, Ratte I 402
—, aldosteronantagonistische, Mensch I 474 ff.
—, —, —, Schwangerschaft I 477
—, Aldosteronausscheidung, Harn, Frau I 582
—, Aldosteronbildung, Säugetiere, Schwangerschaft II 638
—, Aldosteronbindung, Serumproteine, Mensch I 475
—, Aldosteronkonzentration, Nebennierenvene, Ratte I 480
—, Aldosteronproduktionsrate, Mensch I 479, 480
—, Aldosteronsekretion, Nebennierenvene, Ratte I 580
—, Aldosteronsekretionsrate, Blutplasma, Frau I 581
—, Aldosteronsynthese, Nebenniere, Ratte, in vitro I 579
—, Aldosteronwirkung, Ratte II 649
—, Alkalireserve, Kaninchen I 368
—, —, Mann I 368
—, Alkoholdehydrogenaseaktivität, Hefe, I 410
—, —, Leber, Pferd I 410
—, Aminooxydaseinhibitoren, Decidua, Maus II *180*, 181
—, o-Aminophenol-Konjugation, Duodenum, Ratte I 409
—, —, Leber, Säugetiere I 409
—, —, Niere, Ratte I 409
—, Aminosäurenaufnahme, Ratte I 384
—, Aminosäurenbestand, Thymus, Ratte I 505
—, Aminosäurenkonzentration, Blutplasma, Mensch I 361
—, —, —, Ratte I 362
—, —, Harn, Mensch I 361
—, —, Milz, Ratte I 403
—, —, Thymus, Ratte I 403
—, —, Uterusflüssigkeit, Kaninchen I 384
—, Aminosäurenumbau, Leber, Mensch I 361
—, D-Aminosäureoxidaseaktivität, Niere, Schwein I 411
—, Ammoniakausscheidung, Ratte I 368
—, Amylaseaktivität, Aspergillus I 453
—, —, Speichel, Mensch I 408
—, —, —, Ratte I 592
—, Amylophosphorylaseaktivität, Uterus, Ratte I 393
—, anabole, Kaninchen II 896
—, anaesthetische, Affe I 515, 518*
—, —, Bitterling II 317
—, —, Fische I 515, 516, 520
—, —, Flußkrebs I 516*
—, —, Hund I 515, 518*

Progeseron
Wirkung, anaesthetische, Katze I 515, 518*
—, —, Kröte I 516*
—, —, Maus I 515, 518*
—, —, —, und Adaptation I 520
—, —, —, Metrazolantagonismus I 522
—, —, Mensch I 514, 516, 518*; II 754
—, —, —, und Adaptation I 520
—, —, Ratte I 514, 516*, 517; II 651
—, —, —, und Adaptation I 520
—, —, —, Ätherpotenzierung I 522
—, —, —, und Alter I 520
—, —, —, Chloroformpotenzierung I 522
—, —, —, Cortisolhemisuccinatnatrium-Potenzierung, I 522
—, —, —, Cyclobarbitalwirkung I 522
—, —, —, und DOCA-Wirkung I 521
—, —, —, Geschlechtsunterschiede I 518, 520
—, —, —, nach Hepatektomie, partieller I 514, 516*
—, —, —, Hexobarbitalwirkung I 522
—, —, —, Oestradiolwirkung I 521
—, —, —, Pentobarbitalwirkung I 522
—, Angiotensinwirkung, Blutdruck, Ratte I 509
—, antiandrogene, Küken II 450
—, —, Maus II 450
—, —, Ratte II 445, 450
—, anticalcinotische, Niere, Ratte, DHT-Wirkung I 558
—, antifibromatogene, Meerschweinchen I 598, 599*, 698, 1080, 1089
—, —, —, Morphologie I 600
—, antikatabole, Ratte, Vitamin A-Mangel I 544
—, Antikörperbildung, Escherichia coli, Kaninchen I 463
—, —, Kaninchen I 381, 462
—, antiluteinisierende, Meerschweinchen II 96
—, —, Ratte I 701
—, antimetaplastische, Endometrium, Maus I 601, 603*
—, —, —, Ratte I 601, 603*; II 84
—, antioestrogene, Capillaren, Corpus luteum, Ratte II 485
—, —, —, Vagina, Ratte II 484
—, —, Daueroestrus, Ratte I 697
—, —, Eitransport, Kaninchen II 199, 200*
—, —, —, Ratte II 199
—, —, Endometrium, Rhesusaffe II 674
—, —, Sexualhaut, Rhesusaffe II 674, 675
—, —, Tube, Küken I 698
—, —, Uterus, Maus II 83
—, —, Vagina, Nagetier II 59
—, antiovulatorische, Kaninchen II 89
—, —, Ratte II 89
—, —, Rhesusaffe II 94
—, Apomorphinwirkung, Hund I 529
—, Apterium, Kanarienvogel II 331

Progesteron
Wirkung, Arborisationsphänomen, Cervixschleim, Schaf II 60
—, Arginaseaktivität, Duodenum, Maus I 404
—, —, Leber, Maus I 400
—, —, Niere, Maus I 402
—, —, —, Meerschweinchen I 402
—, —, —, Uterus, Meerschweinchen I 392
—, Arsengehalt, Endometrium, Frau II 528
—, Arthritis, chronische, Mensch I 487
—, —, experimentelle, Meerschweinchen I 487
—, Arylsulfataseaktivität, Milz, Ratte I 403
—, —, Niere, Ratte I 402
—, Ascites-Hepatomzellen, Ratte, Wachstum in vitro I 622
—, Ascitestumorzellen, Maus, Lysis I 622
—, —, —, Wachstum I 620
—, Ascorbinsäureausscheidung, Harn, Mensch I 567
—, Ascorbinsäureexkretion, Ratte I 382
—, Ascorbinsäurekonzentration, Gehirn, Meerschweinchen I 404
—, —, Leber, Meerschweinchen I 400
—, —, —, Ratte I 399
—, —, Lunge, Meerschweinchen I 407
—, —, Milz, Meerschweinchen I 403
—, —, —, Ratte I 403
—, —, Nebenniere, Meerschweinchen I 403
—, —, —, Ratte I 402, 403, 577
—, —, Niere, Meerschweinchen I 402
—, —, —, Ratte I 401
—, —, Ovar, Meerschweinchen I 383
—, —, Uterus, Ratte I 394
—, Ascorbinsäurewirkung, Chronaxie, Nerv, Ratte I 529
—, Asparaginataminotransferaseaktivität, Thymocyten, Ratte I 408
—, Asthmaschutz, Ratte I 513
—, Atemzentrum, Reizschwelle, Frau II 549
—, Atmung, endogene, Thymuszellen, Ratte I 411
—, —, Hefezellen I 452
—, Atmungsgröße, Ascitestumorzellen, Maus I 412
— — Brustdrüsengewebe, Ratte I 396
—, —, Gehirnzellen, Ratte I 404
—, —, Nierengewebe, Ratte I 411
—, Atmungsregulation, Kaninchen I 525
—, ATP-ase-Aktivität, Adenocarcinom, Mamma, Ratte I 609
—, —, Endometrium, Frau I 409
—, —, Herzmitochondrien, Ratte I 406
—, —, Herzmuskel, Meerschweinchen I 409
—, —, Leber, Ratte I 401, 408
—, —, Lymphosarkommitochondrien I 409

Progeston
  Wirkung, ATP-ase Aktivität, Myometrium, Frau I 409
  —, —, Skeletmuskel, Meerschweinchen I 409
  —, ATP-Konzentration, Myometrium, Kaninchen I 388
  —, —, —, Ratte I 388
  —, —, Uterus, Frau I 408
  —, Atropinwirkung, Pupille, Katze I 530
  —, Aufmerksamkeit, Frau II 754
  —, Avidinproduktion, Oviduct, Huhn II 327
  —, —, —, Küken I 395
  —, Bakterienwachstum I 451, 452*
  —, Bakterienzahl, Uterus, Kaninchen I 463
  —, Basaltemperatur, Frau II *524*
  —, —, —, Schwangerschaft II *548*
  —, —, —, Schwellendosis II 518
  —, Basophilenkonzentration, Blut, Frau I 497
  —, Begattungsbereitschaft, Cavia porcellus II 682
  —, —, Mesocricetus aureatus II 682
  —, —, Macaca mulata II 682
  —, —, Mus musculus II 682
  —, —, Mustela furo II 682
  —, —, Oryctolagus cuniculus II 682
  —, —, Rattus norvegicus II 682
  —, Beutelform, Bush-Tail-Possum II 641
  —, Bilirubinkonzentration, Serum, Fet, Mensch II 555
  —, —, —, Neugeborener I 375
  —, Bilirubinglucuronidierung, Leber, Ratte I 409
  —, Biotinkonzentration, Serum, Küken I 382
  —, Blastocystenentwicklung, Kaninchen II 171, *175*, 176
  —, —, Maus II 173f., 174*
  —, —, Ratte II 171
  —, —, Schaf II 171, *172*, *173*
  —, Blastocystenernährung, Frau II 550f
  —, —, Säugetier II 32
  —, Blutdruck, Hund I 510
  —, —, Hypertoniker I 510
  —, —, Kaninchen I 510
  —, —, Mensch I 509f.
  —, —, Ratte I 510
  —, Blutgerinnung, Hund I 378
  —, —, Ratte I 378
  —, Blutgerinnungsfaktoren, Frau, Cyclusverlauf I 378
  —, Blutkörperchensenkungsreaktion, Frau I 495
  —, Blut-pH, Kaninchen I 368
  —, —, Ratte I 368
  —, Blutversorgung, Herz, Hund I 508
  —, —, —, Ratte I 508
  —, Blutvolumen, Kaninchen, Schwangerschaft I 500
  —, Brunstauslösung, Haustiere II 430f.
  —, Brunstschwellung, Vulva, Frettchen II 51

Progesteron
  Wirkung, Brunstverhalten, Ratte II *430*
  —, —, Rind II 682
  —, —, Säugetiere II 427*, 428
  —, —, Schaf II 682
  —, —, Schwein II 682
  —, —, Taube II 332
  —, Brutnestbau, Maus II 682
  —, Bruttrieb, Streptopelia visoria II 682
  —, —, Vögel II 681
  —, Brutverhalten, Huhn II 331
  —, —, Ringtaube II 331
  —, —, Truthahn II 331
  —, Cadaverinolyse, Schwangerenserum in vitro II 525
  —, Calciumbindung, Myometrium, Ratte I 472
  —, Calciumeinbau, Knochen, Kaninchen I 406
  —, Calciumkonzentration, Blut, Huhn I 549
  —, —, —, Küken nach Oestrogenbehandlung I 367
  —, —, —, Mensch I 548, 549
  —, —, Faeces, Kaninchen I 367
  —, —, Harn, Kaninchen I 367
  —, —, Myometrium, Kaninchen I 388
  —, —, —, Meerschweinchen I 388
  —, —, Serum, Kaninchen I 367
  —, —, —, Mensch I 367
  —, —, —, Ratte I 550
  —, —, Vaginalschleim, Rind II 664
  —, Calcium-Phosphat-Bilanz, Mensch, M. Cushing I 548
  —, —, —, M. Paget I 548
  —, cancerogene, Leber, Ratte I 623
  —, —, Mamma, Maus 605, 623
  —, —, Molch, Newt-Test I 624
  —, —, Ovar, Maus I 623
  —, Capillarpermeabilität, Frau I 511
  —, —, Kaninchen I 511, 512
  —, —, Mann I 511
  —, —, Ratte I 511, 512
  —, —, Uterus, Kaninchen II 147
  —, —, —, Ratte I 469
  —, —, —, Schaf II 148*
  —, —, Vagina, Ratte I 469
  —, Carboanhydraseaktivität, Endometrium, Frau II 553
  —, —, Genitaltrakt, weiblicher, Kaninchen II 145
  —, —, Myometrium, Ratte II 649
  —, Carcinomwachstum, Cervix, Kaninchen I 600
  —, —, —, Maus I 601
  —, —, Leber, Ratte I 616, 617
  —, —, Mamma, Goldhamster I 614
  —, —, —, Maus I 604, 605*, 606, 609, 613, 614
  —, —, —, Ratte I 608*, 609, 610, 611* 612*, 613
  —, —, Nebenniere, Ratte I 617
  —, —, Nebennierenrinde, Maus I 620
  —, —, Niere, Goldhamster I 615
  —, —, Ovar, Hund I 615

Progeseteron
  Wirkung, Carcinomwachstum, Ovar, Ratte I 617*
  —, —, Prostata, Ratte I 617, 618
  —, —, Uterus, Kaninchen I 603*
  —, Caseinsynthese, Milchdrüse, Explantat in vitro II 381
  —, Cervixepithelmorphologie, Affe II 60
  —, —, Frau II 527
  —, —, —, Schwangerschaft II 544
  —, —, —, Pferd II 660
  —, —, —, Rind II 663
  —, —, —, Ratte II 61*
  —, —, Schaf II 62
  —, Cervix intra partum, Rind II 665
  —, Cervixschleim, Konsistenz, Rind II 62
  —, —, Morphologie, Frau II 527
  —, —, —, Rind II 664
  —, Cervixschleimbildung, Pavian II 674
  —, —, Rind II 664
  —, Chloridkonzentration, Gehirn, Ratte I 467
  —, chloridretinierende, Ratte II 649
  —, Chlorurese, Kaninchen I 465
  —, Cholatkonzentration, Galle, Ratte I 365
  —, Cholecystokininreaktion, Gallenblase, Meerschweinchen I 532
  —, Δ^7-Cholestenolkonzentration, Haut, Maus I 404
  —, Cholesterinkonzentration, Blut, Hund I 365
  —, —, Blutplasma, Kaninchen I 365
  —, —, —, Ratte I 365
  —, —, Blutserum, Rheumatiker I 366
  —, —, Galle, Ratte I 365
  —, —, Leber, Ratte I 399
  —, —, Nebenniere, Ratte I 402, 570
  —, —, Präpubialdrüsen, Maus I 589
  —, Cholesterinstoffwechsel, Maus II 652
  —, Cholinacetyltransferaseaktivität, Hypothalamus, Ratte I 404
  —, Cholinesteraseaktivität, Leber, Ratte I 400
  —, —, Serum, Frau, nach Gabe von Antikonzeptiva I 376
  —, —, —, —, Menopause I 376
  —, —, —, Kaninchen I 376
  —, —, —, Ratte I 376
  —, —, Skeletmuskel, Maus I 408
  —, —, Uterus, Kaninchen I 392
  —, —, —, Maus I 408
  —, —, —, Ratte I 392
  —, Cholinoxydation, Leberhomogenat, Ratte I 411
  —, Chronaxie, Nerv, Ammodytes, Darmmuskulatur I 457
  —, —, —, Crustaceae I 454
  —, —, —, Krabbe I 529
  —, —, —, Meerschweinchen I 454, 529
  —, —, —, Ratte I 529
  —, —, Sympathicus, Kaninchen I 530
  —, Cilienbewegung, Tubenepithel, Kaninchen II 189

Progesteron
  Wirkung, Cilienbewegung, Tubenepithel, Säugetiere II 633
  —, Citronensäurekonzentration, Aspergillus I 453
  —, —, Geschlechtsdrüsen, akzessorische, Ratte II 110
  —, Citronensäuresynthese, Hirnhomogenat, Ratte I 412
  —, —, Leberhomogenat, Maus I 412
  —, —, —, Meerschweinchen I 412
  —, —, —, Ratte I 412
  —, —, Lebermitochondrien, Ratte I 412
  —, —, Niere, Ratte I 412
  —, Corpus luteum-Entwicklung, Meerschweinchen II 209
  —, — —, Rind II 210
  —, — —, Schaf II 212
  —, — —, —, Schwangerschaft II 210
  —, Corpus luteum-Funktion, Kaninchen II 209
  —, Corpus luteum-Struktur, Maus II 208
  —, — —, Ratte, Schwangerschaft II 206
  —, — —, Schwein II 213
  —, Corticoidausscheidung, Meerschweinchen, Cyclusverlauf I 371
  —, —, —, nach Kastration I 371
  —, Corticoidkonzentration, Blutplasma, Frau I 369
  —, Corticosteronkonzentration, Blutplasma, Ratte I 581
  —, Corticosteronsekretion, Nebennierenvene, Goldhamster I 580
  —, —, —, Hund I 580
  —, —, —, Ratte I 580
  —, Corticosteronsynthese, Nebenniere, Ratte, in vitro I 579
  —, Cortisolkonzentration, Blutplasma, Frau I 581
  —, Cortisolsekretion, Nebennierenvene, Goldhamster I 580
  —, Cortisonwirkung, Nebennierenrinde, Kaninchen I 570
  —, —, —, Ratte I 570
  —, Cyanophilie, Vaginalepithel, Frau II 4
  —, Cyclobarbitalstoffwechsel, Ratte I 382
  —, Cyclussteuerung, Frau, Mechanismus II 522f.
  —, Cyclussynchronisation, Maus II 431
  —, —, Ratte II 431, 749
  —, —, Rind II 432, 848f.*, 878*
  —, —, Rind post partum II 873, 880f.*
  —, —, Schaf II 432, 858ff.*, 878*
  —, —, Schwein II 432, 860, 870f.* 878*
  —, —, Ziege II 432, 878*
  —, Cyclusunterbrechung, Ratte II 206
  —, cyclusverkürzende, Rind II 210
  —, Cyclusverlauf, Huhn II 749
  —, cyclusverschiebende, Schaf II 210
  —, Cytochromoxidase, Herzmuskel, Ziege I 413
  —, cytopathogener Effekt, Poliomyelitis-Virus I 451

Progesteron
  Wirkung, Cytosomenzahl, Endometriumepithelien, Frau II 535
  —, cytotoxische, in vitro I 487
  —, Deciduale Reaktion, Frau, Schwangerschaft II 547*
  —, — —, Hamster II 222
  —, — —, Maus II 221
  —, — —, —, Potenzierung durch Relaxin II 224
  —, — —, Ratte II 218f.*
  —, — —, traumatische, Meerschweinchen II 217
  —, —, —, Ratte II 217
  —, Deciduombildung, Maus, Altersabhängigkeit II 652
  —, —, Ratte II 84, 218
  —, Deckbereitschaft, Affe II 432
  —, —, Kaninchen II 432
  —, —, Maus II 431
  —, —, Ratte II 431
  —, —, Rhesusaffe II 433
  —, —, Rind II 432
  —, —, Schaf II 432
  —, —, Schwein II 432
  —, —, Ziege II 432
  —, Dehydrogenaseaktivität, Sarkom, Maus II 621
  —, Dermatitis, Frau, Autoimmunkrankheit I 596
  —, Desoxycorticosteronwirkung, Ratte II 649
  —, desquamative, Vaginalepithel, Frau II 527
  —, DHT-Wirkung, Niere, Ratte I 556
  —, Diaminoxidaseaktivität, Blutplasma, Mensch I 377
  —, Diencephalon-Morphologie, Meerschweinchenfet I 514
  —, Differenzierung, „Dauerpuppe", Bombycidae I 454
  —, Dipeptidasenaktivität, Uterus, Ratte I 393
  —, Diphtherietoxinapplikation, Meerschweinchen I 461
  —, Diurese, Frau, Hyperaldosteronismus I 474
  —, —, —, Menopause I 474
  —, —, —, Morbus Addison I 474
  —, —, Kaninchen I 465
  —, —, Mädchen, Turner-Syndrom I 474
  —, —, Ratte I 465
  —, Diureticatherapie, Mensch I 476
  —, DNS-Konzentration, Corpus luteum, Kaninchen I 383
  —, —, Endometrium, Kaninchen II 654
  —, —, Mammacarcinom, Ratte I 609
  —, —, Milchdrüse, Nagetiere II 375f.
  —, —, Uterus, Maus I 387
  —, DNS-Synthese, Endometrium, Frau II 500
  —, DOCA-Antagonismus, Ratte I 475
  —, Dotterbildung, Ovum, Huhn II 611

Progesteron
  Wirkung, Drüsensekretion, Monotrema II 639
  —, Drucksenkung, Auge, Mensch I 1091
  —, —, —, Tier I 1091
  —, EEG-Nachreaktionsschwelle, Kaninchen I 525
  —, EEG-Weckschwelle, Kaninchen I 525
  —, Ehrlich-Adenocarcinomwachstum, Maus I 621
  —, Eiablage, Huhn II 611
  —, Eibefruchtung, Kaninchen II 133*, 134*, 137*, 138*, 158f.
  —, —, —, Dosisabhängigkeit II 158, 159*
  —, —, Kaninchen, Insemination, intrauterine II 164
  —, —, —, Insemination, intravaginale II 163*
  —, —, Rind II 134
  —, Eientwicklung, Anneliden I 454
  —, —, in vitro, Kaninchen II 170*, 170, 171, 175, 176
  —, Eiimplantation, Goldhamster II 188, 222
  —, —, —, nach Ovarektomie II 644
  —, —, Maus II 188
  —, —, —, post partum II 209
  —, —, Ratte II 188, 194, 208
  —, —, Säugetier II 32
  —, Eilegeleistung, Huhn II 328*
  —, —, Taube II 328
  —, Eileiter, s. a. Wirkung, Tube
  —, —, Bitterling II 608
  —, Eileiterdrüsen, Amphibien II 323
  —, Eischalenbildung, Taube II 328
  —, Eisenaufnahme, Erythrocyten, Maus I 493
  —, —, Leber, Kaninchen I 400
  —, —, —, Ratte I 400
  —, Eisenkonzentration, Blut, Hund I 368
  —, —, —, Kaninchen I 368
  —, —, Endometrium, Frau II 528
  —, —, Serum, Hund I 493
  —, —, —, Kaninchen I 493
  —, —, —, Mensch I 494
  —, —, —, Ratte I 368, 493
  —, Eisenpassage, Placenta, Ratte I 494
  —, Eitransport, Säugetiere II 31f., 196f., 633
  —, —, Tube, Frau II 549f.
  —, —, —, Kaninchen II 198*, 201, 202f.*, 654
  —, —, Tube, Schaf II 667
  —, —, —, Ratte II 650
  —, —, Uterus, Ratte II 650
  —, Eiweißbildung, Ovum, Huhn II 611
  —, Ejakulatmenge, Schaf II 895
  —, eklamptische, Ratte, Schwangerschaft I 478
  —, Elektroencephalogramm, Frau I 524
  —, —, Kaninchen I 525
  —, —, Katze I 525
  —, —, Ratte I 525

Progesteron
  Wirkung, Elektrolytdurchlässigkeit, Peritoneum, Hund I 467
  —, Elektrolytgehalt, Endometrium, Frau II 532
  —, Elektrolytstoffwechsel, Hund I 465
  —, —, Mensch I 484*
  —, —, Ratte I 484*
  —, —, Uterus, Kaninchen I 469
  —, —, —, Katze I 469
  —, —, —, Meerschweinchen I 469
  —, Elektrolyttransport, aktive, Skeletmuskelzelle, Ratte I 467, 468
  —, Elektrolytverteilung, Ratte, Adrenalektomie I 467
  —, Embryogenese, Mesocricetus auratus II 652
  —, Embryonalentwicklung, Säugetiere II 635, 637
  —, —, Scylliorhinus canicula II 317
  —, —, Triton taeniatus II 324
  —, Emigration, Leukozyten, in vitro I 488
  —, endometritisbegünstigende, Hund II 815
  —, Endometrium, Frau, Abbruchblutung I 1039
  —, —, —, Entzugsblutung I 1039
  —, —, —, Kaufmann-Versuch I 1027
  —, —, Kaninchen, Carboanhydrasetest I 685
  —, —, —, Pincus-Werthessen-Test I 683
  —, —, Maus, Deciduomtest I 688, 690
  —, —, —, Hooker-Forbes-Test I 686
  —, Endometriumcapillarisierung, Frau II 537
  —, Endometriumdurchblutung, Frau II 537
  —, Endometriumhyperplasie, Hund II 815
  —, Endometriummorphologie, Alouatta palliata II 674
  —, —, Bos taurus II 663
  —, —, Canis familiaris II 78, 656, 657
  —, —, Equus caballus II 660
  —, —, Felis domesticus II 78, 80
  —, —, Fet, Mensch II 555
  —, —, Frau II 525, 528, 530, 531, 532, 533, 534
  —, —, —, Schwangerschaft II 546 f.
  —, —, —, —, Sekretionsphase II 528
  —, —, Loris II 673
  —, —, Macaca mulata II 81, 676
  —, —, Macaca Sylvanus II 675
  —, —, Mus musculus II 81
  —, —, Oryctolagus cuniculus II 64, 81, 654
  —, —, Ovis aries II 666
  —, —, Papio comatus II 674
  —, —, Phocae, Neugeborene II 659
  —, —, Rattus norvegicus II 74, 79, 649
  —, —, Säugetiere II 634
  —, Endometrium, Rezeptivität für deciduale Reaktion, Ratte II 217 f.

Progesteron
  Wirkung, Endometriumschrumpfung bei Entzug, Frau II 537
  —, Entwicklung, Hippocampus I 457
  —, —, Ovum, Maus, in vitro I 487
  —, —, sexuelle, Lebistes I 454
  —, Entzündung, Carrageeningranulom, Meerschweinchen I 487
  —, —, Fremdkörpergranulom, Ratte I 487
  —, —, Pouch-Test, Ratte I 487
  —, —, Quarzgranulom, Ratte I 487
  —, Enzymfreisetzung, Leberlysosomen, Kaninchen I 413
  —, —, —, Ratte I 413
  —, Enzymproduktion, Magen, Ratte I 404
  —, Eosinophilenkonzentration, Blut, Eber I 497
  —, —, —, Kaninchen I 497
  —, —, —, Mensch I 497
  —, —, —, Ratte I 497
  —, Epithelkerne, Dickdarm, Meerschweinchen I 532
  —, —, Dünndarm, Meerschweinchen I 532
  —, Erregbarkeit, Blutgefäße, Haut, Mann I 596
  —, —, Herz, Hund I 507
  —, —, —, Ratte I 507
  —, Erregungsleitung, Myometrium, Säugetiere, Schwangerschaft II 480
  —, Erythrocytenkonzentration, Blut, Kaninchen I 491
  —, —, —, Meerschweinchen I 491
  —, —, —, Mensch I 491
  —, —, —, Ratte I 491
  —, Erythropoese, Knochenmark, Hund I 489
  —, —, —, Kaninchen I 489
  —, —, —, Meerschweinchen I 489, 490
  —, —, —, Ratte 489 I
  —, Esterasenaktivität, Leber, Maus I 401
  —, —, Tubenepithel, Frau II 551
  —, Ethioninwirkung, Leber, Ratte I 554
  —, Färsenmast II 897
  —, Farnkrautphänomen, Cervixschleim, Frau II 10, 518
  —, Federpapillenproliferation, Henne I 594 f.
  —, Fermentkomplex, fibrinolytischer, Aktivität, Endometrium, Frau I 393
  —, Fetalentwicklung, Mensch II 553 f.
  —, —, Ratte, Pyridoxindefizit II 182
  —, —, —, Vitamin E-Defizit II 181
  —, Fettmobilisierung, Basalisdrüsenzellen, Frau II 531
  —, Fettpartikelgehalt, Endometrium, Frau II 535
  —, Fettsäuresynthese, Prostata, Ratte I 408
  —, Fettstoffwechsel, Meriones unquiculatus II 649
  —, —, Rattus norvegicus II 649, 896

Progesteron
Wirkung, Fibrillenanordnung,
  Endometrium, Frau II 483
—, —, Uterus, Ratte II 483
—, Fibrinolyse, Serum, Frau II 525
—, fibrinolytische Aktivität, Endo-
  metrium, Frau I 393
—, —, Serum, Papio comatus II 674
—, Fibroadenomwachstum, Mamma,
  Ratte I 606, 607*, 608
—, —, —, —, Dihydrotestosteronwirkung
  607*
—, —, —, —, testosteronempfindliches
  I 607
—, Fibromyoepitheliombildung, Utriculus
  spermaticus, Meerschweinchen I 600
—, Fibrosarkomwachstum, Mamma, Ratte
  I 609
—, Filtration, glomeruläre, Mensch
  I 474
—, Follikelwachstum, Elefant II 746
—, —, Frau, II 745, 746
—, —, Hamster, Schwangerschaft II 745
—, —, Kuh II 745, 746
—, —, Meerschweinchen II 745
—, —, Pferd II 746
—, —, Ratte II 745
—, —, —, Schwangerschaft II 745
—, —, Säugetiere II 629, *630*
—, —, Schaf II 745, 900
—, —, Schwein II 745
—, —, Vögel II 745
—, —, Ziege II 745
—, Formatio reticularis, Kaninchen I 525
—, Fortpflanzung, Conotrachelus nenuphar
  II 315*, 316*
—, —, Kaninchenfloh II 655
—, —, Spilopsyllus cuniculi II 655
—, —, Säugetiere II 612ff.
—, Fructosekonzentration, Blut, Kanin-
  chen II 653
—, —, Ejakulat, Schafbock II *102*,
  II 895
—, —, Geschlechtsdrüsen, akzessorische,
  Ratte II 110
—, —, Samenblasen, Maus I 397
—, FSH-Hemmung, Ovar, Frau II 746
—, FSH-Produktion, Hypophyse, Ratte
  II 206
—, Futteraufnahme, Pavian I 528
—, —, Ratte I 528
—, —, Stier I 544
—, Galactopoese II 365
—, Galactoseabbau, Leberhomogenat,
  Ratte I 410
—, —, Galaktosämiker I 363
—, —, Ratte I 364
—, Gallensteinbildung, Kaninchen,
  (Diäthylstilboestrolwirkung) I 532
—, GDP-Gehalt, Uterus, Ratte I 388
—, Geburtsauslösung, Frau II 557, 558
—, Geburtseintritt, Frau I 124; II 34f.
—, Geburtshemmung, Kaninchen II 654
—, —, Maus II 303, 652
—, —, Ratte II 303, *695*

Progesteron
Wirkung, Gefäßdehnbarkeit, Frau
  I 511
—, Gefäßpermeabilität, Auge, Frau
  I 597
—, Gefäßtonus, Ratte II 651
—, Gefäßwachstum, Endometrium, Frau
  II 535f.
—, Genitaltrakt, Arion rufus II 315
—, —, Forelle II 317
—, —, Helix aspera II 315
—, —, Helix pomatia II 315
—, —, Käfer II 315
—, —, Lebistes reticulatus II 316
—, —, Limnaea stagnalis II 315
—, —, Lungenschnecken II 315
—, —, Marsupialia II 639
—, —, Misgurnus fossilis II 316
—, —, Pulmonata II 315
—, —, Trichosurus vulpecula II 639
—, —, Säugetiere II 628f., *630ff.*, 633ff.
—, —, Salmo trutta II 317
—, Gesamtkörperfett, Fasanenhenne
  I 367
—, —, Maus I 366
—, —, Ratte I 367
—, Gesamtproteingehalt, Maus I 384
—, Gesamtstoffwechsel, Ratte II 649
—, Gesamtwassergehalt, Myometrium,
  Kaninchen I 479
—, —, Skeletmuskel, Ratte I 468
—, Gesamtzellvolumen, Kaninchen I 492
—, Geschlechtsdrüsen, akzessorische,
  Gewicht, Ratte II *109*
—, Gestosen, Frau I 478
—, Gewebsfluoreszenz, Mensch II 2
—, —, Rind II 2
—, Gewicht, Axolotl I 457
—, —, Maus II 652
—, —, Säugetiere, nach Ovarektomie
  II 638
—, —, —, Schwangerschaft II 638
—, —, Schaf I 545
—, —, Schwein I 545
—, —, Stier I 544
—, Glandula myometralis, Wachstum,
  Ratte II 84
—, Glucagongehalt, Pankreas, Kaninchen
  I 364, 406, 587
—, Glucoseabbau, Leberhomogenat,
  Kaninchen I 410
—, —, —, Ratte I 410
—, Glucoseaufnahme, Uterus, Ratte I 385
—, Glucoseausscheidung, Harn, Diabetiker
  I 362
—, —, —, Ratte, adrenalektomierte und
  phlorizinbehandelte I 363
—, Glucosekonzentration, Blut, Diabetiker
  I 362
—, —, —, Frau, Menopause I 362
—, —, —, Kaninchen II 653
—, —, —, —, ovarektomiertes I 363
—, —, —, Katze, adrenalektomierte
  I 363
—, —, —, —, schwangere I 363

Progesteron
  Wirkung, Glucosekonzentration, Blut,
    Mensch, Glucagontoleranztest I 364
  —, —, —, Ratte, adrenalektomierte
    I 363
  —, —, —, —, diabetische I 364
  —, —, —, —, hypophysektomierte
    I 363
  —, —, —, Rheumatiker I 362
  —, Glucoseoxydation, Thymuszellen,
    Ratte I 411
  —, Glucose-6-phosphataseaktivität,
    Leber, Ratte I 401
  —, Glucose-6-phosphat-dehydrogenase-
    aktivität, Brustdrüse, Maus I 409
  —, —, —, Ratte I 409
  —, —, Corpus luteum, Rind I 409
  —, —, Erythrocyten, Mensch I 410
  —, —, Hypophyse, Schwein I 410
  —, —, Nebenniere, Ratte I 409
  —, —, —, Rind I 410
  —, —, Uterus, Ratte I 394
  —, Glucosephosphatisomeraseaktivität,
    Leber, Ratte I 401
  —, Glucosetoleranz, Diabetiker I 363
  —, —, Frau I 363
  —, —, Menopause I 363
  —, —, Kaninchen I 363
  —, —, Mann I 363
  —, Glucoseutilisation, Bakterien I 451
  —, β-Glucuronidaseaktivität, Brustdrüse,
    Maus I 395
  —, —, Gewebe, Ratte II 650
  —, —, Leber, Maus I 400
  —, —, —, Ratte I 400
  —, —, Milz, Maus I 403
  —, —, —, Ratte I 403
  —, —, Niere, Maus I 402
  —, —, —, Ratte I 402
  —, —, Parotis, Ratte I 404
  —, —, Präputialdrüsen, Ratte I 397
  —, —, Serum, Kaninchen I 376
  —, —, Submaxillardrüsen, Ratte I 404
  —, —, Thymus, Ratte I 403
  —, —, Uterus, Maus I 391
  —, —, —, Ratte I 391; II 650
  —, —, —, Wistar-Maus I 391
  —, Glucuronidbildung, Hund I 382
  —, Glutamatdehydrogenaseaktivität,
    Lebermitochondrien, Ratte I 411
  —, Glutaminfructose-6-phosphatamino-
    transferaseaktivität, Haut, Ratte
    I 405
  —, Glycerinaldehydphosphatdehydro-
    genaseaktivität, Leber, Kaninchen
    I 410
  —, —, Muskel, Kaninchen I 410
  —, Glycerophosphorylcholinesterase-
    aktivität, Uterus, Ratte I 392
  —, Glycerophosphatdehydrogenase-
    aktivität, Leber, Kaninchen I 410
  —, Glycerophosphatoxydation, Leber-
    homogenat, Ratte I 411
  —, Glycin-1-^{14}C-Einbau, Reticulocyten,
    Kaninchen I 407

Progesteron
  Wirkung, Glycin-2-^{14}C-Einbau, Uterus,
    Ratte I 407
  —, Glycintransport, aktiver, Erythro-
    cyten, Vögel I 413
  —, Glycoproteidkonzentration, Kammer-
    wasser, Ratte I 407
  —, —, Serum, Ratte I 362
  —, Glykogenkonzentration, Endometrium,
    Affe II 80
  —, —, —, Frau II 528, 530, 534
  —, —, —, —, Bedeutung für Nidation
    II 551
  —, —, —, Kaninchen II 78, 290, 529, 654
  —, —, —, Ratte II 528, 649
  —, —, —, Rhesusaffe II 674
  —, —, —, Rind II 78, 663
  —, —, —, Säugetiere II 634
  —, —, —, Schwein II 860
  —, —, Leber, Frettchen I 398
  —, —, —, Kaninchen I 399
  —, —, —, Maus I 398
  —, —, —, Meerschweinchen I 399
  —, —, —, Ratte I 398
  —, —, Myometrium, Kaninchen II 290,
    654
  —, —, —, Ratte II 286*, 287, 288, 649
  —, —, —, Rind II 663
  —, —, Skeletmuskel, Frettchen I 405
  —, —, —, Ratte I 405
  —, Glykogenphosphorylaseaktivität,
    Uterus, Ratte I 393
  —, Glykogenphosphorylierung, Skelet-
    muskel, Hund I 407
  —, —, —, Katze I 407
  —, —, —, Ratte I 407
  —, Glykogenstoffwechsel, Endometrium,
    Affe I 385
  —, —, —, Frau I 385
  —, —, —, Kaninchen I 385
  —, —, —, Ratte I 385
  —, —, Myometrium, Kaninchen I 385
  —, —, —, Maus I 385
  —, —, —, Ratte I 385
  —, —, Zwerchfell, Ratte I 407
  —, Glykolysegröße, aerobe, Adeno-
    carcinom, Maus I 411
  —, —, —, Benzpyrensarkom, Maus I 411
  —, —, anaerobe, Adenocarcinom, Maus
    I 411
  —, —, —, Benzpyrensarkom, Maus I 411
  —, —, —, Endometrium, Frau II 531
  —, —, —, Organgewebe, Ratte I 411
  —, —, —, Spermatozoen, Stier I 411
  —, —, Bakterien I 451
  —, —, Brustdrüse, Ratte I 396
  —, —, Uterus, Ratte I 394
  —, Glykosidhemmung, Herzmuskel,
    Meerschweinchen I 473
  —, —, Muskulatur, Taenia coli I 473
  —, Golgi-Apparat, Endometrium-
    epithelien, Frau II 535
  —, Gonadotropinfreisetzung, Frau
    II 518, 752, *753*, *754*, 756

Progesteron
  Wirkung, Gonadotropinfreisetzung,
    Kaninchen II 751
  —, —, Mann II 752
  —, —, Maus II 751
  —, —, Ratte II 751, 752
  —, —, Schaf II 666
  —, Gonadotropingehalt, Hypophyse,
    Kaninchen II 750 f.
  —, —, —, Ratte II 750 f.
  —, —, —, Rind II 751
  —, —, —, Schaf II 751
  —, —, —, Schwein II 751
  —, Gonadotropinwirkung, Ovar,
    Kaninchen II 747
  —, —, —, Rind II 747
  —, —, —, Säugetiere II 748
  —, Granulocytenbildung, endometriale,
    Frau II 224, 225
  —, Granulosazelltumorwachstum, Maus
    I 619
  —, Grundumsatz, Frau, Amenorrhoe
    I 358
  —, —, —, Cyclusverlauf I 358
  —, —, Mann I 358
  —, —, Ratte, Oestrus I 358
  —, GTP-Gehalt, Uterus, Ratte I 388
  —, Guerin-Tumor-Wachstum, Ratte
    I 617
  —, Haarwachstum, Hündin I 593
  —, —, Kaninchen I 593; II 682
  —, —, Maus I 594
  —, —, Mensch, Alopecia areata I 594
  —, —, Ratte I 594
  —, —, Reh I 593
  —, Harnblasenmotilität, Meerschweinchen
    I 534
  —, HCG-Bildung, Frau, Schwangerschaft
    II 36
  —, HCG-Wirkung, Ovar, Maus II 746
  —, —, —, Ratte II 746
  —, —, —, Schaf II 747
  —, Hämatokrit, Kaninchen I 492
  —, Hämoglobinkonzentration, Mensch
    I 492
  —, —, Kaninchen I 492
  —, —, Meerschweinchen I 492
  —, —, Ratte I 492
  —, Hämolyse, Erythrocytensuspension
    I 468, 494
  —, —, Gewebekultur I 494
  —, Harnsäureausscheidung, Harn, Mensch
    I 381
  —, Harnstoffkonzentration, Tuben-
    flüssigkeit, Kaninchen I 394
  —, —, Uterusflüssigkeit, Kaninchen
    I 395
  —, Haufenbildung, Vaginalepithel-
    abstrich, Frau II 4
  —, Hautdurchblutung, Arthritiker I 512
  —, Hautmorphologie, Ratte I 596
  —, —, Schaf I 596
  —, Hautpigmentation, Goldhamster
    I 595
  —, —, Meerschweinchen I 595 f.

Progesteron
  Wirkung, Hela-Zellen, Wachstum in vitro
    I 622
  —, Hemmung, kompetitive, Mineralo-
    corticoide, Säugetiere I 475 f.
  —, Heparinaktivität, Blut, Frau I 378
  —, —, —, Kaninchen I 378
  —, Hepatombildung, Ratte I 606
  —, Herring-Körper, HHL, Ratte I 513
  —, Herzgewicht, Huhn I 506*
  —, —, Maus I 506*
  —, —, Ratte I 506*, 507
  —, Herzmorphologie, Maus I 506
  —, —, Ratte I 506
  —, HHL-Extrakt-Wirkung, Blutdruck,
    Kaninchen I 509
  —, HHL-Hormon-Sekretion, Ratte
    I 569, 570
  —, Hirnrindenmorphologie, Meer-
    schweinchen I 514
  —, Histaminaseaktivität, Endometrium,
    Frau II 531
  —, —, —, Kaninchen I 392
  —, —, Niere, Schwein I 408
  —, —, Placenta, Frau I 408
  —, —, Plasma, Frau, Schwangerschaft
    I 377
  —, —, —, Kaninchen I 377
  —, —, Serum, Frau, Schwangerschaft
    I 408
  —, —, Uterus, Ratte I 392
  —, Histaminausscheidung, Ratte I 382
  —, Histaminfreisetzung, Mamma,
    Kaninchen I 397
  —, —, —, Mensch I 396
  —, —, Mammagewebe, in vitro I 488
  —, Histaminwirkung, Chronaxie, Nerv,
    Ratte I 529
  —, Hodenfunktion, Huhn II 330
  —, —, Meerschweinchen II 903
  —, —, Ratte II 99
  —, —, Schaf II 894
  —, —, Taube II 330
  —, Hodengewicht, Ratte II 109
  —, Hodenhemmtest, Ratte I 711
  —, Hodeninterstitium, Morphologie,
    Schaf II 895
  —, Hühnerembryofibroblastenkultur,
    Wachstum I 622
  —, Hyaluronidaseaktivität, Hoden, Stier
    I 409
  —, Hydrocortisonsekretion, Neben-
    nierenvene, Hund I 580
  —, Hydroxycorticoidausscheidung, Frau
    I 370
  —, —, —, Schwangerschaft I 370
  —, —, Mann I 370
  —, 17-Hydroxycorticoidkonzentration,
    Plasma, Mensch I 369
  —, —, —, —, Morbus Addison I 369
  —, 20β-Hydroxysteroiddehydrogenase-
    aktivität, Streptomyces I 453
  —, Hydroxytetracyclinkonzentration,
    Blut, Henne I 382
  —, —, —, Küken I 382

Progesteron
   Wirkung, 5-Hydroxytryptaminwirkung, Decidua, Maus   II 180
   —, Hypophysenfunktion, Säugetiere   II 627, 628, *630, 631, 632, 636*
   —, Hypophysengewicht, Meerschweinchen   I 560*
   —, —, Ratte   I 558, 559*
   —, —, Taube   I 560*
   —, Hypophysenmorphologie, Meerschweinchen, Fetus   I 564
   —, —, Pavian   I 563
   —, —, Ratte   I 563
   —, Hypothalamusaktivität, Kaninchen   I 525
   —, Hypothalamuserregbarkeit, Ratte   I 526
   —, Hypothalamusfunktion, Kaninchen   II 653
   —, —, Ratte   II 648
   —, —, Säugetiere   II 627f., *630, 631, 632, 636*
   —, Hypothalamusmorphologie, Meerschweinchen   I 513
   —, —, Ratte   I 513
   —, implantationsfördernde, Goldhamster   II 654
   —, —, Kaninchen   II 654
   —, —, Maus   II 221
   —, —, Ratte   II 220, *221*
   —, Indolacetaldehydoxydation, Leber, Kaninchen   I 411
   —, Infektion, Ascaris, Ratte   I 462
   —, —, Bacillus anthracis, Maus   I 461
   —, —, Bilharzia, Maus   I 462
   —, —, Brucella abortus, Färse   I 462
   —, —, — —, Meerschweinchen   I 462
   —, —, Candida, Maus   I 462
   —, —, Corynebacterium, Uterus, Rind   I 463
   —, —, Gonokokken, Cervix, Frau   I 464
   —, —, Mycobacterium, Meerschweinchen   I 461
   —, —, Pneumokokken, Maus   I 461
   —, —, Poliomyelitis-Virus, Maus   I 461
   —, —, Tollwut-Virus, Maus   I 461
   —, —, Trichomonas, Ratte   I 464
   —, inotrope, Herzmuskel, Frosch   I 507
   —, —, Kaninchen   I 507
   —, —, Katze   I 507
   —, —, Meerschweinchen   I 507
   —, Insulinkonzentration, Pankreas, Ratte   I 364, 406
   —, Inulin-Clearance, Ratte   I 473
   —, Involutionshemmung, Brustdrüse, Ratte   I 395
   —, Ionenkonzentration, intracelluläre, Myometrium, Kaninchen   I 472
   —, —, Myometrium, Kaninchen   I 470*, 471
   —, ISCH-Hemmung, Frau, Schwangerschaft   II 553
   —, Isocitratdehydrogenaseaktivität, Brustdrüse, Maus   I 410
   —, —, Hypophyse, Schwein   I 410

Progesteron
   Wirkung, Isocitratdehydrogenaseaktivität, Placenta, Frau   I 410
   —, Isthmusepithel, Morphologie, Frau   II 528
   —, Jodfreisetzung, Schilddrüse, Kaninchen   I 587
   —, —, —, Rind   I 587
   —, Jodidaufnahme, Schilddrüse, Frau   I 586
   —, —, —, Kaninchen   I 586*
   —, —, —, Maus   I 586*
   —, —, —, Meerschweinchen   I 586*
   —, —, —, Ratte   I 569, 586
   —, —, —, Rind   I 408
   —, —, Uterus, Ratte   II 649
   —, Jodkonzentration, Endometrium, Ratte   II 649
   —, —, —, Säugetiere   II 634
   —, —, Serum, Frau   II 549
   —, Kaliumausscheidung, Diuresetherapie, Mensch   I 476
   —, Kaliumionenempfindlichkeit, Skeletmuskulatur, Frosch   I 546
   —, Kaliumkonzentration, Endometrium, Kaninchen   II 654
   —, —, Harn, Mensch   I 549
   —, —, Vaginalschleim, Rind   II 664
   —, Kalium-Natrium-Quotient, Myometrium, Frau   II 22
   —, Kampftrieb, Säugetiere   II 438
   —, Kaninchenfibrocytenkultur, Mitoserate   I 622
   —, Kapazitation, Tube, Kaninchen   II 160, 165
   —, —, Uterus, Kaninchen   II 160*, 165
   —, Karyopyknoseindex, Vaginalepithel, Frau   I 737; II 4
   —, Kastrationszellen, HVL, Kaninchen   I 565
   —, —, —, Ratte   I 565
   —, katabole, Frau   I 518, 525
   —, —, hypophys-, adrenal- und ovarektomierte   I 361
   —, —, Säugetiere   II 638
   —, Katalaseaktivität, Brustdrüse, Ratte   I 396
   —, —, Leber, Maus   I 401
   —, —, —, Pferd   I 409
   —, Katecholaminwirkung, Myometrium, Kaninchen   II 305
   —, —, —, Katze   II 305
   —, —, —, Ratte   II 307
   —, keratinisationshemmende, Vaginalepithel, Säugetiere   II 490
   —, Kernaktivierung, Parotis, Ratte   II 649
   —, Kerngröße, Tubulusepithel, Ratte   I 475
   —, Kernvolumen, Endometrium, Ratte   I 623
   —, α-Ketoglutarsäureoxydation, Lebermitochondrien, Ratte   I 412
   —, 17-Ketosteroidausscheidung, Harn, Frau   I 370, 582

Progesteron
Wirkung, 17-Ketosteroidausscheidung, Harn, Frau, Krankheiten I 370
—, —, —, —, Schwangerschaft I 370
—, —, —, —, Stein-Leventhal-Syndrom I 582
—, —, —, Mann I 370, 567, 582
—, —, —, Meerschweinchen I 370
—, —, —, Ratte I 370
—, Klammerverhalten, Rhesusaffe II 437*
—, Knochenreifung, Ratte I 548
—, Knorpelwachstum, Hahn I 547
—, —, Maus I 547
—, —, Meerschweinchen I 547
—, —, Ratte I 547
—, Körperfettbestand, Ratte I 537
—, Körpergewicht, Huhn I 536
—, —, Kaninchen I 537
—, —, Maus I 540
—, —, Meerschweinchen I 541
—, —, Mensch I 536
—, —, Ratte I 537, 538*
—, —, —, Krankheiten I 537f.
—, Körpertemperatur, s. a. Wirkung, thermogenetische
—, —, Frau I 355, 359
—, —, —, Amenorrhoe I 356
—, —, —, —, nach Luminalgabe I 358
—, —, —, Dysmenorrhoe, nach Luminalgabe I 358
—, —, —, Follikelphase I 355
—, —, —, Hyperplasie, cystisch-glanduläre I 356
—, —, —, Kastratin I 356
—, —, —, Menopause I 356
—, —, —, Prämenstruum I 355
—, —, —, Puerperium I 356
—, —, —, Schwangerschaft I 356
—, —, Kretin, männlicher I 356, 358
—, —, Mann I 356
—, —, Ratte, thyreoidektomierte I 356, 358
—, —, Rind, ovarektomiertes I 355
—, Kohlendioxidempfindlichkeit, Atemzentrum, Frau I 528, 529
—, —, —, Mann I 528, 529
—, Kohlendioxidspannung, alveoläre, Frau I 359, 512
—, —, —, Mann I 512
—, Kohlenhydrattoleranz, Frau I 362ff.
—, Kohlensäureanhydrataseaktivität, Blut, Kaninchen I 376
—, —, —, Maus I 376
—, —, Endometrium, Kaninchen I 391
—, —, Leber, Kaninchen I 400
—, —, —, Maus I 400
—, —, —, Ratte I 400
—, —, Samenblase, Ratte I 398
—, —, Uterus, Maus I 390
—, —, —, Ratte I 390, 391
—, Kollagenbildung, Haut, Ratte I 405
—, —, Myometrium, Säugetiere II 634
—, Kollagengehalt, Herzmuskel, Ratte I 405

Progesteron
Wirkung, Kollagengehalt, Skeletmuskel, Ratte I 405
—, —, Uterusmuskel, Ratte I 384, 405
—, Kongorotindex, Kaninchen I 505
—, Kontraktionsspannung, Herzmuskel, Frosch I 473
—, Kopulationsreflex, Meerschweinchen I 687
—, Krampfschwelle, Elektroschock, Ratte I 527
—, Kraulverhalten, Rhesusaffe II 434*, 435
—, Kreatinausscheidung, Harn, Kaninchen I 380
—, —, —, Meerschweinchen I 380
—, —, —, Mensch I 380
—, —, —, Ratte I 380
—, —, —, Rheumatiker I 380
—, Kreatinkonzentration, Herzmuskel, Kaninchen I 406
—, —, —, Ratte I 406
—, —, Leber, Meerschweinchen I 400
—, —, —, Ratte I 400
—, —, Skeletmuskel, Kaninchen I 406
—, Kreatinphosphatkonzentration, Myometrium, Kaninchen I 388
—, —, —, Ratte I 388
—, Kupferkonzentration, Dünndarm, Ratte I 494
—, —, Leber, Ratte I 494
—, —, Milz, Ratte I 494
—, —, Serum, Ratte I 494
—, Kurloff-Körperchen, Blut, Meerschweinchen I 498, 502
—, —, Milz, Meerschweinchen I 498
—, Labienepithel, Morphologie, Frau II 525
—, Lactatdehydrogenaseaktivität, Brustdrüse, Maus I 410
—, —, Hypophyse, Schwein I 410
—, —, Leber, Kaninchen I 410
—, —, Skeletmuskel, Kaninchen I 410
—, —, Uterus, Kaninchen I 393
—, —, —, Ratte I 393
—, lactationsfördernde, Frau II 573
—, lactationshemmende, Frau II 35f., 573
—, lactogene, Säugetiere II 357
—, Lactosekonzentration, Milch, Kaninchen I 363
—, Lathyrismus, Ratte I 487
—, Lebenserhaltung, Säugetier nach Adrenalektomie I 466
—, Lebergewicht, Huhn I 554
—, —, Ratte I 554
—, Lebermorphologie, Kaninchen I 553
—, —, Meerschweinchen I 553
—, —, Ratte I 553
—, —, —, Schwangerschaft I 552
—, Legeröhrenwachstum, Bitterling I 696; II 317, 318
—, —, Rhodeus amarus II 317, 318
—, Legetätigkeit, Huhn II 836
—, Leukocytenabbau, Ratte I 498

Progesteron
  Wirkung, leukocytenähnliche Zellen, Durchwanderungsrate, Tube, Stärke II 85
  —, Leukocytenemigration, Gewebekultur I 488, 501
  —, —, Uterus, besamter, Goldhamster II 151*
  —, —, —, infizierter, Kaninchen II 150
  —, —, —, —, Schaf II 148
  —, Leukocytenkonzentration, Blut, Eber I 496
  —, —, —, Kaninchen I 496
  —, —, —, Meerschweinchen I 496
  —, —, —, Mensch I 496
  —, —, —, Ratte I 496
  —, —, Uterus, Kaninchen II 654
  —, —, —, Schaf II 666
  —, Leukocytenmobilisierung, Uterus, Kaninchen I 463
  —, Leukocytenphagocytose, Mann I 501
  —, Leukocytenresistenz, in vitro I 498
  —, Leukopoese, Hund I 495
  —, —, Kind I 495
  —, Leydig-Zelltumorwachstum, Maus I 620
  —, LH-Konzentration, Blutplasma, Ratte II 86
  —, —, Hypophyse, Ratte, androgen sterilisierte II 730
  —, LH-Produktion, Hypophyse, Ratte II 206
  —, LH-releasing factors, Ratte II 648, 649
  —, LH-Sekretion, Maus II 208
  —, —, Ratte II 751
  —, —, Rind II 900
  —, LH-Wirkung, Ovar, Meerschweinchen II 746
  —, —, —, Ratte II 746
  —, libidohemmende, Kaninchen II 894
  —, Lipidkonzentration, Blut, Hahn I 365
  —, —, —, Küken I 365
  —, —, Endometrium, Frau I 387
  —, —, —, Kaninchen I 386
  —, —, —, Meerschweinchen I 386
  —, —, —, Ratte I 386
  —, —, Haut, Kaninchen I 405
  —, —, Knorpel, Ratte I 406
  —, —, Plasma, Fasanenhenne I 365
  —, —, —, Kaninchen I 365
  —, —, —, Ringente I 365
  —, —, —, Taube I 365
  —, —, Serum, Frau I 366
  —, —, —, Mann, Hypercholesterinämie I 366
  —, —, —, — nach Myokardinfarkt I 366
  —, —, Uterus, Maus I 386
  —, Lipidsynthese, Aorta, Kalb I 408
  —, —, Haut, Mensch I 405
  —, —, —, Ratte I 405
  —, Lipoidkonzentration, Endometrium, Frau II 528

Progesteron
  Wirkung, Lipoidkonzentration, Nebennierenrinde, Ratte I 577
  —, Lipoidstoffwechsel, Maus II 652
  —, Lipoproteidkonzentration, Serum, Frau I 366
  —, —, —, Mann nach Myokardinfarkt I 366
  —, LMTA-Stimulierung, Frau, Schwangerschaft II 553
  —, LSD-Abbau, Leber, Säugetiere I 409
  —, LSD-Empfindlichkeit, Gehirn, Kaninchen I 526
  —, —, —, Mensch I 527
  —, —, —, Ratte I 527
  —, LSD-Wirkung, Ratte I 382
  —, LTH-Produktion, Ratte II 207, 648
  —, LTH-Sekretion, Frau II 35
  —, luteolytische, Maus II 97, 633
  —, —, Meerschweinchen II 97
  —, —, Ratte II 95, 97
  —, —, Rind II 97, 633
  —, —, Schaf II 97, 633
  —, —, Schwein II 97, 633
  —, —, — nach Hysterektomie II 210
  —, —, Ziege II 97
  —, Luteombildung, Meerschweinchen I 621
  —, Lymphknotengewicht, Ratte I 505
  —, Lymphknotenstruktur, Meerschweinchen I 505
  —, Lymphoblastomwachstum, Maus I 619
  —, Lymphocytenkonzentration, Blut, Eber I 498
  —, —, —, Kaninchen I 498
  —, —, —, Mensch I 498
  —, —, —, Ratte I 498
  —, Lymphomwachstum, oestrogeninduziertes, Maus I 618
  —, Lymphosarkombildung, Thymus, Maus I 624
  —, Lymphosarkomwachstum, oestrogeninduziertes, Maus I 619
  —, Mäuseherzfibroblastenkultur, Mitoserate I 621
  —, Magenschleimhautmorphologie, Kaninchen I 531
  —, Magnesiumanaesthesie, Myometrium, Säugetiere II 634
  —, Magnesiumkonzentration, Myometrium, Kaninchen I 388
  —, —, —, Meerschweinchen I 388
  —, Malatdehydrogenaseaktivität, Brustdrüse, Maus I 410
  —, —, —, Ratte I 396
  —, —, Herzmuskel, Schwein I 410
  —, Maltetrosekonzentration, Blut, Kaninchen II 653
  —, Maltosekonzentration, Blut, Kaninchen II 653
  —, Maltriosekonzentration, Blut, Kaninchen II 653
  —, Mammaadenocarcinomzellkultur, Mitoserate I 622

Progesteron
Wirkung, Mammacarcinomwachstum,
  Frau I 1083
—, —, Ratte I 1083
—, maskulinisierende, Fet, Mensch
  II 555
—, Mastodynie, Frau II 570
—, Mastzellenkonzentration, Vagina,
  Maus II 60
—, Mauser, Huhn I 594f.; II 329, 330,
  612, 842
—, Melaninbildung, Haut, Meerschweinchen II 647
—, —, Sexualhaut, Meerschweinchen
  II 647
—, Melanomzellkultur, Wachstum
  I 622
—, Melanophorenhormon, Rana I 460
—, Melanophorenhormonsekretion, Ratte
  I 570
—, Membrandurchlässigkeit, Synovia,
  Kaninchen I 596
—, Membranpotential, Myometrium,
  Frau, Schwangerschaft II 556
—, —, —, Kaninchen I 471, 472*
—, —, —, Ratte I 471
—, —, —, Säugetiere II 290f., 478
—, Membranstabilisierung, Myometrium,
  Ratte I 472
—, menstruationsverschiebende, Frau
  II 518
—, Merkfähigkeit, Frau II 754
—, metahyperplastische, Organe, Ratte
  I 617, 618
—, Metamorphose, Axolotl I 457
—, —, Bufo I 460
—, Metastasenbildung, Hypophysentumor, Maus I 620
—, Methionineinbau, Milz, Ratte I 403
—, —, Thymus, Ratte I 403, 505
—, Methioningehalt, Leber, Meerschweinchen I 398
—, Methylthiouracilkropf, Ratte I 583
—, Metrazol-Krampf, Maus I 527
—, Milchdrüsenaufbau, Affe II 371
—, —, Explantat in vitro II 380
—, —, Frau II 568, 569, 570, 571
—, —, Hund II 371, 373, 678, 679
—, —, Kaninchen II 373f.
—, —, —, hypophys- und ovarektomiertes II 380
—, —, Marsupialia II 639
—, —, Maus II 373, 391
—, —, Nagetiere, nach Hypophysektomie
  II 350
—, —, Ratte II 373, 676*
—, —, —, hypophys- und ovarektomierte
  II 380
—, —, —, tripletoperierte II 379
—, Milchdrüsenentwicklung, Säugetiere
  II 676, 678, 679*
—, Milchdrüsenfunktion, Frau II 568ff.
—, —, Leptonychotes weddellii, Neugeborene II 659
—, —, Nagetiere II 385

Progesteron
Wirkung, Milchsäuredehydrogenaseaktivität, Myometrium, Ratte II 649
—, Milchsäureproduktion, Uterus, Ratte
  I 385
—, Milzaufbau, Meerschweinchen I 501
—, —, Ratte I 502, 505
—, Milzgewicht, Huhn I 501
—, —, Kaninchen I 501
—, —, Ratte I 501, 502
—, Milzkörperchen, Schaf I 501
—, mineralocorticoide, Ratte I 475, 476
—, Mineralocorticoidwirkung, Säugetiere,
  Hemmung, kompetitive I 475f.
—, Minutenvolumen, Herz, Mensch
  I 508
—, Mitochondriengehalt, Endometriumepithel, Frau II 535
—, Mitoserate, Chondroblasten, in vitro
  I 488
—, —, Endometrium, Frau II 534
—, —, —, —, Schwangerschaft II 548
—, —, —, Kaninchen II 62
—, —, Fibroblasten in vitro I 488
—, —, Mäuseherzfibroblastenkultur
  I 621
—, —, Mammaadenocarcinom-Zellkultur
  I 622
—, —, Vaginalepithel, Säugetiere II 635
—, Morphinwirkung, Pupille, Katze
  I 530
—, Morphologie s. Wirkung, Organmorphologie
—, Mortalität, fetale, bei Mangeldurchblutung, uteriner II 183
—, Motilität, s. Wirkung, Organmotilität
—, Mucifizierung, Vaginalepithel, Ratte,
  elektronenoptisches Bild II 487,
  488, 489, 490
—, —, —, Säugetier II 55, 56
—, Mucopolysaccharidkonzentration,
  Endometrium, Frau II 528f.
—, —, Haut, Ratte I 405
—, —, Knorpel, Ratte I 406
—, Mucopolysaccharidsekretion, Endometrium, Kaninchen II 654
—, Mucopolysaccharidsynthese, Colon,
  Ratte, Vitamin A-Mangel I 407
—, Mucoproteidkonzentration, Plasma,
  Ratte I 362
—, Mundschleimhautmorphologie, Meerschweinchen I 593
—, Musculus levator ani-Gewicht, Ratte
  I 542*
—, Muskelkraft, Frau, Myasthenia gravis
  I 479
—, Myometrium, Kalium-Natrium-
  Quotient, Frau II 22
—, Myometriumkontraktion, bradykinininduzierte, Kaninchen II 302
—, —, oxytocininduzierte, Kaninchen
  II 297
—, —, —, Katze II 299f.
—, —, —, Maus II 298f.
—, —, —, Ratte II 298f.

Progesteron
Wirkung, Myometriummorphologie,
  Frau II 22
—, —, —, elektronenoptisches Bild
  II 474
—, —, —, Schwangerschaft II 545f.
—, —, Kaninchen II 294
—, —, —, elektronenoptisches Bild
  II 474
—, —, Katze II 294f.
—, —, Loris II 673
—, —, Ratte, elektronenoptisches Bild
  II 474
—, —, —, —, Schwangerschaft II 475,
  476, 477
—, —, Rind II 663
—, —, Säugetiere II 634
—, Myometriummotilität, Frau I 1060;
  II 22, 545f., 555, *556*
—, —, —, Mechanismus II *556*
—, —, Kaninchen II 555, 654
—, —, Rind I 664
—, —, Säugetiere II 290, 634
—, —, Schwein II 668
—, Myometriumwachstum, Frau II 538
—, NAD(red.): Cytochrom c-Oxido-
  reductase-Aktivität, Mikrosomen,
  Herzmuskel I 412
—, —, —, Leber I 412
—, —, —, Niere I 412
—, —, Mitochondrien, Muskelgewebe
  I 412
—, NADH-Diaphoraseaktivität, Vaginal-
  epithel, Ratte I 393
—, NADH-Oxidaseaktivität, Uterus,
  Ratte I 393
—, NADH-Oxydation, Ascitestumor-
  zellen I 622
—, NAD-Konzentration, Leber, Ratte
  I 450
—, NADP-Oxydation, Mikrosomen,
  Leber, Ratte I 412
—, —, —, Niere, Ratte I 412
—, Nahrungsaufnahme, Säugetiere,
  Schwangerschaft II 638
—, narkotische, s. a. Wirkung,
  anaesthetische
—, Narkoticawirkung, Hämatokrit,
  Kaninchen I 492
—, —, Hämoglobin, Kaninchen I 492
—, Nasenschleimhautfunktion, Rhesus-
  affe I 593
—, Natriumausscheidung, Frau II 518,
  525
—, —, —, Schwangerschaft I 477;
  II 549
—, Na-carrier, Myometrium I 472
—, Natriumkonzentration, Endometrium,
  Kaninchen II 654
—, natriumretinierende, Mensch, Morbus
  Addison I 466
—, —, Ratte II 649
—, Natriumrückgewinnung, Tubuli,
  Kaninchen I 475
—, Natriumtransport, Hefezellen I 467

Progesteron
Wirkung, Natriumtransport,
  Krötenblase I 467, 475
—, Nebennierengewicht, Hund I 571*
—, —, Kaninchen I 571*
—, —, Maus I 572*
—, —, Meerschweinchen I 572*
—, —, Ratte I 571*, 575
—, Nebennierenmorphologie, Huhn I 576
—, —, Kaninchen I 577
—, —, Maus, X-Zone I 578
—, —, Meerschweinchen I 579
—, —, Ratte I 577
—, Nebennierenregeneration, Ratte
  I 570
—, Nebennierenrinde, Kaninchen,
  ACTH-Wirkung I 570
—, —, —, Cortisonwirkung I 570
—, —, Ratte, Cortisonwirkung I 570
—, —, —, Oestradiolwirkung I 570
—, Nebenschilddrüsenmorphologie, Maus
  I 587
—, —, Meerschweinchen I 587
—, —, Ratte I 587
—, nephrocalcitopotrope, Ratte I 558
—, nephrotoxische, Küken I 557
—, —, Kaninchen I 557
—, —, Ratte I 557
—, Nestbautrieb, Kanarienvogel II 332
—, —, Kaninchen II 682
—, —, Säugetiere II 438
—, Nicotinsäurekonzentration, Endo-
  metrium, Kaninchen II 654
—, Nicotintoxicität, Kaninchen I 489
—, —, Maus I 489
—, Nickhautmembran, Reaktivität, Katze
  I 530
—, Nidation, Säugetiere II 636, *637*
—, —, vorzeitige, Gürteltier II 643
—, Nierenabszesse, Maus I 557
—, Nierengefäße, Ratte, Schwangerschaft
  I 557
—, Nierengewicht, Huhn I 555
—, —, Maus I 555
—, —, Ratte I 555
—, Nierenmorphologie, Meerschweinchen
  I 556
—, —, Ratte I 555, 556, 557
—, Nierenparenchymnekrosen, Ratte,
  Schwangerschaft I 557
—, Noradrenalinwirkung, Blutdruck,
  Ratte I 509
—, d-Norisoephedrinwirkung, Pupille,
  Katze I 530
—, Nucleinsäurekonzentration, Endo-
  metrium, Frau II 534
—, —, Leber, Küken I 400
—, —, Milz, Ratte I 403
—, —, Thymus, Ratte I 403
—, Nucleinsäureumsatz, Endometrium,
  Kaninchen I 387
—, 5′-Nucleosidaseaktivität, Mamma-
  carcinom, Ratte I 609
—, 5-Nucleotidase-Aktivität,
  Endometrium, Frau II 531

Progesteron
Wirkung, Ochsenmast II 896
—, Ödembereitschaft, oestrogeninduzierte, Frau II 525
—, Ödembildung, Frau, Schwangerschaft II 549
—, Oestradioloxydation, Leber, Ratte I 369
—, Oestradiolpropionatwirkung, Lunge, Meerschweinchen I 513
—, Oestradiolumbau, Leber, Ratte I 399
—, Oestradiolwirkung, Hypophysengewicht, Ratte I 562
—, —, Nebennierenrinde, Ratte I 570
—, Oestriolausscheidung, Kaninchen, ovarektomiertes I 369
—, Oestriolkonzentration, Blut, Frau I 369
—, —, —, Mann I 369
—, Oestriolwirkung, Myometrium, Frau II 538
—, Oestrogenausscheidung, Harn, Frau II 753, 754
—, Oestrogensekretion, Ovar, Ratte II 747
—, Oestrogenwirkung, antilactogene II 358, 359, 360, 364
—, Oestronwirkung, Myometrium, Frau II 538
—, Oestrusauslösung, Säugetiere II 629, 630
—, —, Schaf II 879, 882 ff.*
—, Oestrusunterdrückung, Hund II 840
—, —, Pferd II 840
—, Oestrusverhütung, Hund II 838
—, —, Pferd II 838
—, —, Rind II 838
—, —, Schaf II 838
—, —, Schwein II 838
—, —, Ziege II 838
—, Ovarhypertrophie, kompensatorische, nach Hemiovarektomie, Ratte I 715; II 98
—, Ovarialfunktion, generative, Frau II 29
—, —, —, Säugetiere II 748 ff.
—, —, innersekretorische, Frau II 23, 28
—, —, —, Säugetiere II 745 ff.
—, Ovarialtumorzellkultur, Wachstum I 622
—, Ovarwachstum, oestrogenstimuliertes, Ratte II 207
—, —, Säugetiere II 628
—, Oviduktgewicht, Bufo arenarum I 696; II 324
—, Oviduktwachstum, Bufo arenarum I 460
—, Oviduktgewicht, Bufo I 696; II 324
—, Oviduktwachstum, Bufo I 460
—, —, Huhn II 325*
—, —, Uromastix I 460; II 325
—, Ovocyte, Bufo bufo I 460; II 323
—, —, Rana pipiens II 323
—, Ovulation, Frau II 522 f.
—, —, Bufo arenarum II 322

Progesteron
Wirkung, Ovulation, Nagetiere II 644
—, —, Triturus pyrrhogaster II 322
—, —, Xenopus I 460
—, ovulationsauslösende, Amphibien II 748
—, —, Frau II 675, 748
—, —, Huhn II 327, 611
—, —, Kaninchen II 87
—, —, Katzenfisch II 608
—, —, Meerschweinchen II 645
—, —, Primates II 673
—, —, Rana cyanocephalyctis II 609
—, —, Rana pipiens II 609, 747
—, —, Ratte II 86, 87, 647
—, —, hypophysektomierte II 748
—, —, —, Wirkungsmechanismus II 86 f.
—, —, Rhesusaffe II 87, 674
—, —, Rind II 662
—, —, Säugetiere II 748
—, —, Schaf II 666
—, —, Stärke II 87
—, —, Xenopus II 321, 609
—, ovulationshemmende, Frau II 524, 675, 746
—, —, —, Therapie, antikonzeptionelle I 1125
—, —, Huhn II 328, 842
—, —, Kaninchen II 746, 751
—, —, Meerschweinchen II 745
—, —, Ratte II 648, 745
—, —, Rind II 745
—, —, Schaf II 745
—, —, Schwein II 745
—, —, Vögel II 745
—, —, Ziege II 745
—, ovulationsverschiebende, Kaninchen II 86
—, —, Ratte II 86
—, oxytocinartige Substanzen, Blutkonzentration, Frau I 570
—, Oxytocinwirkung, Blutdruck, Henne I 509
—, —, —, Ratte I 508, 509
—, —, Dickdarmmuskulatur, Kaninchen I 532
—, —, Myometrium, Frau II 22,
—, —, —, Kaninchen II 654
—, —, —, Ratte I 472
—, —, —, Rind II 664
—, —, —, Säugetiere II 296 ff., 557, 634
—, —, Niere, Hund I 465
—, —, —, Ratte I 557
—, —, Skeletmuskulatur, Ratte II 650
—, PAH-Clearance, Ratte I 473
—, Pankreasgewicht, Huhn I 587
—, —, Kaninchen I 587
—, —, Ratte I 587
—, Pankreasinselngewicht, Ratte I 588
—, Pankreasmorphologie, Affe I 588
—, —, Kaninchen I 588
—, —, Meerschweinchen I 588
—, —, Ratte I 588
—, Papillombildung, Haut, Maus I 624
—, Parabiosetest, Ratte I 710*

Progesteron
  Wirkung, PBI-Konzentration, Kretin
    I 381, 585
  —, Pentobarbitalentgiftung, Ratte I 381
  —, Pepsinkonzentration, Magensaft,
    Mensch I 530
  —, —, —, Ratte I 531
  —, Peptidasenaktivität, Uterus, Meer-
    schweinchen I 392
  —, Peristaltik, Colon, Meerschweinchen
    I 531*
  —, —, —, Mensch I 531
  —, —, Darm, Kaninchen I 531*
  —, —, —, Katze I 531*
  —, —, Ileum, Meerschweinchen I 531*
  —, —, Magen, Hund I 530
  —, —, —, Kaninchen I 530
  —, —, —, Mensch I 530
  —, Peroxydaseaktivität, Uterus, Maus
    II 652
  —, Phäomelaningehalt, Federn, Huhn
    II 329
  —, Phenylphosphataseaktivität,
    alkalische, Eileiter, Rana esculenta
    II 324
  —, Phosphataseaktivität, alkalische,
    Duodenum, Maus I 404
  —, —, —, Ratte I 404
  —, —, —, Endometrium, Frau II 530
  —, —, —, Kaninchen I 390
  —, —, —, Maus I 389
  —, —, —, Meerschweinchen I 390
  —, —, —, Rind II 663
  —, —, —, Genitaltrakt, Meerschweinchen
    I 398
  —, —, —, Ratte I 389
  —, —, —, Leber, Kaninchen I 408
  —, —, —, Ratte I 401
  —, —, —, Myometrium, Kaninchen I 390
  —, —, —, Maus I 389
  —, —, —, Rind II 663
  —, —, —, Niere, Kaninchen I 408
  —, —, —, Maus I 402
  —, —, —, Ratte I 402
  —, —, —, Nebennierenrinde, Meer-
    schweinchen I 403
  —, —, —, Taube I 403
  —, —, —, Ovidukt, Wassermolch I 390
  —, —, —, Samenblasen, Ratte I 397
  —, —, —, Tubenepithel, Frau II 551
  —, —, —, Schwein II 860
  —, —, —, Vaginalepithel, Maus I 389
  —, —, Brustdrüse, Ratte I 396
  —, —, Endometrium, Rind II 78
  —, —, Genitaltrakt, Taube I 390
  —, —, Knochen, Ratte I 406
  —, —, Mammacarcinom, Ratte I 609, 612
  —, —, Ovar, Ratte I 383
  —, —, Taube I 383
  —, —, saure, Endometrium, Frau II 530
  —, —, —, Genitaltrakt, Ratte I 389
  —, —, —, Leberlysosomen, Ratte I 408
  —, —, —, Müllersche Gänge (Homogenat),
    Küken I 408

Progesteron
  Wirkung, Phosphataseaktivität,
    saure, Symphyse, Maus I 397
  —, —, —, Meerschweinchen I 397
  —, —, —, Serum, Frau I 376
  —, —, —, Kastratin I 375
  —, —, —, Mann I 376
  —, —, —, Ratte I 375
  —, —, Uterus, Ratte I 389
  —, —, Vagina, Maus II 652
  —, —, Vaginalexplantat, Maus I 408
  —, Phosphataufnahme, Hypophyse,
    Ratte I 404
  —, —, Zirbeldrüse, Ratte I 404
  —, Phosphatausscheidung, Mensch I 367
  —, —, Nebennierenerkrankung I 367
  —, Phosphateinbau, Milz, Ratte I 403
  —, —, Thymus, Ratte I 403
  —, Phosphatestergehalt, Endometrium,
    Kaninchen I 388
  —, —, Myometrium, Kaninchen I 388
  —, Phosphatkonzentration, Endometrium,
    Frau I 388; II 528, 531
  —, —, Harn, Mensch I 549
  —, —, Serum, Frosch, hypophysekto-
    mierter I 367
  —, —, —, Mensch I 367
  —, —, —, Ratte I 550
  —, Phosphoamidaseaktivität, Uterus,
    Ratte I 392
  —, Phosphoglucomutaseaktivität, Brust-
    drüse, Ratte I 396
  —, —, Leber, Ratte I 401
  —, 6-Phosphogluconatdehydrogenase-
    aktivität, Brustdrüse, Ratte I 396
  —, —, Hypophyse, Schwein I 410
  —, —, Uterus, Ratte I 394
  —, Phosphokreatinkonzentration, Leber,
    Meerschweinchen I 400
  —, —, Uterus, Frau I 408
  —, —, —, Ratte I 388
  —, Phospholipidkonzentration, Endo-
    metrium, Kaninchen I 386
  —, —, Plasma, Ratte I 365
  —, ^{32}Phosphor-Einbau, Uterus, Ratte
    I 383, 388, 408
  —, Phosphorkonzentration, Endometrium,
    Frau II 531
  —, Phosphorylasenaktivität, Leber, Ratte
    I 401
  —, —, Myometrium, Ratte II 649
  —, Phosphorylierung, oxydative, Leber-
    mitochondrien, Ratte I 412
  —, —, —, Schilddrüsenschnitte, Rind
    I 412
  —, pH-Wert, Tubensekret, Schaf
    II 666
  —, —, Uterusflüssigkeit, Ratte I 394
  —, —, —, Schaf I 666
  —, —, Vaginalsekret, Rind II 664
  —, —, —, Schaf II 666
  —, PIF-Gehalt, Hypothalamus, Ratte
    II 363
  —, Pigmentation, Aspergillus I 453
  —, —, Mensch I 595

Progesteron
Wirkung, Pituitrinreaktion, Blutdruck, Kaninchen I 478
—, Placentation, Ovum, Mensch II *551*
—, —, Säugetiere II 33, 637
—, Plasmavolumen, Kaninchen, Schwangerschaft I 500
—, PMS-Wirkung, Ovar, Maus II 746
—, —, —, Ratte II 746
—, —, —, Schaf II 747
—, Pneumonieschutz nach Vagotomie, Ratte I 512
—, Polysaccharidkonzentration, Tubenepithel, Schwein II 860
—, Porphyrie, Mensch I 381
—, Postcholecytekstomie-Syndrom, Frau I 533
—, prämentruelles Syndrom, Frau II 482
—, Pregnandiolausscheidung, Harn, Frau II *753, 754*
—, progestionale, Frau, Abhängigkeit vom Oestrogenspiegel I 1031
—, Prolactinfreisetzung, Rattenhypophyse, in vitro I 566
—, Prolactingehalt, Hypophysenvorderlappen, Meerschweinchen I 566
—, —, —, Ratte I 566
—, —, —, Taube I 566
—, —, Serum, Ratte II 363
—, Prolactinwirkung, Ovar, Ratte II 747
—, Propylthiouracilkropf, Ratte I 583, 585
—, Proteaseaktivität, Aspergillus I 453
—, —, Speicheldrüse, Ratte 592
—, —, Submaxillardrüsen, Maus I 404
—, —, Ratte I 404
—, Proteinanbau, Maus I 360, 366
—, —, —, Pseudoschwangerschaft I 360
—, —, Rind I 360
—, —, Schwein I 360
—, Proteinaseaktivität, saure, Eileiter, Rana esculenta II 324
—, Proteinhaushalt, Säugetiere I 360ff.
—, Proteinkonzentration, Endometrium, Kaninchen II 532
—, —, Gehirn, Ratte I 404
—, —, Leber, Küken I 398
—, —, Thymus, Ratte I 403
—, —, Uterus, Kaninchen I 384
—, —, —, Maus I 384
—, —, —, Ratte, Schwangerschaft I 384
—, —, Uterusspülflüssigkeit, Ratte, kastrierte I 384
—, Proteinspektrum, Serum, Mensch I 361
—, —, —, Ratte I 361
—, Proteinstoffwechsel, Frau, Schwangerschaft I 361
—, —, —, Sekretionsphase I 361
—, —, Maus II 652
—, Proteinsynthese, Muskelgewebe, Ratte I 405
—, —, Ovum, Kaninchen II 175

Progesteron
Wirkung, Proteinsynthese, Vaginalepithel, Ratte II 649
—, —, —, Säugetiere I 635
—, Proteinumsatz, Leber, Ratte I 398
—, Prothrombinzahl, Kaninchen I 505
—, Pseudodeciduazellbildung, Stroma, endometriales, Frau II 536f.
—, „Pseudovaginalkanal"-Bildung, Marsupialia II 639
—, Psyche, Frau II 754
—, Pubertätsakzeleration, Schwein II 806
—, Pyometraentstehung, Hund II 815
—, pyrogene I 359
—, —, Hemmung durch Aspirin I 360
—, Pyruvatdehydrogenaseaktivität, Hypophyse, Schwein I 410
—, Pyruvatoxydation, Niere, Ratte I 402
—, radioprotektive, Maus I 489
—, regressive, Corpus luteum, Schwein, Schwangerschaft II 210
—, —, Vaginalabstrich, Frau II 518
—, Reißfestigkeit, Knochen, Ratte I 547
—, Reizschwelle, Krämpfe, audiogene, Ratte I 527
—, —, Myometrium, Säugetiere II 478
—, Relaxinfreisetzung, Uterus, Meerschweinchen II 646
—, —, —, Ratte I 469
—, Relaxinkonzentration, Blut, Kaninchen I 382
—, RES-Aktivität, Maus I 505
—, —, Meerschweinchen I 506
—, resorptionsfördernde, Endometrium, Ratte II 650
—, Reticulocytenzahl, Blut, Kaninchen I 490
—, —, —, Mensch I 490
—, —, —, Ratte I 490
—, Retinenoxydation, Leber, Kaninchen I 411
—, „retrieve-behaviour", Säugetiere II 438
—, Rhinencephalon, Kaninchen I 525
—, Riboflavinkonzentration, Leber, Küken I 400
—, —, Knochen, Küken I 406
—, RNS-Konzentration, Endometrium, Frau I 387
—, —, —, Kaninchen I 387; II 654
—, —, Langerhanssche Inseln, Ratte I 406
—, —, Mammacarcinom, Ratte I 609
—, —, Vaginalepithel, Maus I 387; II 652
—, RNS-Synthese, Uterus, Ratte I 387
—, Rückenmarksmorphologie, Meerschweinchen I 514
—, Rückkoppelung, LH-Ausschüttung, Frau II 760
—, —, —, Henne II 757
—, —, —, Ratte II 757
—, —, —, Säugetiere II 760

Progesteron
  Wirkung, Ruhepotential, Myometrium,
    Kaninchen I 472*
  —, Samenvolumen, Ejakulat, Schafbock
    II *102*
  —, Sarkomwachstum, Haut, Ratte
    I 615, 616*
  —, —, Niere, Goldhamster I 615
  —, —, Transplantat, Maus I 612
  —, —, Uterus, Ratte I 602, 603, 604
  —, —, Vagina, Ratte I 616
  —, Sauerstoffaufnahme, Endometrium,
    Frau I 394, 411
  —, —, Hirnhomogenat, Ratte I 411
  —, —, Leber, Kaninchen I 411
  —, —, —, Maus I 411
  —, —, —, Ratte I 401, 411
  —, —, Milz, Maus I 411
  —, —, Myometrium, Frau II 22
  —, —, Niere, Frau I 411
  —, —, Ovar, Kaninchen I 411
  —, —, Samenblasen, Maus I 411
  —, —, Schilddrüse, Rind I 411
  —, —, Skeletmuskel, Rind I 411
  —, —, Uterus, Kaninchen I 411
  —, Sauerstoffsensibilisierung, Lunge,
    Meerschweinchen I 513
  —, Sauerstoffverbrauch, Ratte, kastrierte
    I 358
  —, —, —, und thyreoidektomierte I 358
  —, ^{35}S-Aufnahme, Cervicaldrüsen, Meer-
    schweinchen I 389
  —, —, Endometrium, Kaninchen I 388
  —, —, —, Meerschweinchen I 389
  —, —, Uterus, Maus I 388
  —, —, —, Ratte I 388
  —, —, Vaginalepithel, Maus I 388
  —, Schalenbildung, Ovum, Huhn II 611
  —, Schilddrüsengewicht, Huhn I 583*
  —, —, Ratte I 583*
  —, Schilddrüsenmorphologie, Affe I 584
  —, —, Kaninchen I 585
  —, —, Meerschweinchen I 585
  —, —, Ratte I 585
  —, Schleimsekretion, Cervix, Schaf
    II 666
  —, —, Magen, Ratte I 531
  —, —, Vagina, Maus II 652
  —, —, —, Rind II 664
  —, —, —, Säugetiere II 635
  —, —, —, Schaf II 666
  —, Schlüpfmuskelgewicht, Küken II 329
  —, Schlüpfrate, Küken II 329
  —, Schlüpfzeit, Küken II 329
  —, Schock, Meerschweinchen I 488
  —, —, Ratte I 488
  —, Schwangerschaftsablauf, Amphibien,
    vivipare II 314
  —, —, Meerschweinchen II 647
  —, —, Schlangen II 314
  —, schwangerschaftserhaltende,
    Kaninchen II 245ff.*
  —, —, Maus II 228*
  —, —, —, Potenzierung durch Relaxin
    II 224

Progesteron
  Wirkung, schwangerschaftserhaltende,
    Ratte I *691*; II 230ff.*, 650
  —, —, —, Proteindefizit II 226
  —, —, —, Vitamindefizit II 227
  —, —, Säugetiere II 204ff.
  —, —, Schwein II 670
  —, —, Ziege II 667
  —, schwangerschaftsverlängernde,
    Kaninchen II 303
  —, —, Maus II 303
  —, —, Meerschweinchen II 303
  —, —, Ratte II 303
  —, —, Zahnkarpfen II 317
  —, —, Zootica vivipara II 324
  —, Schweißdrüsenfunktion, Mensch I 593
  —, Schwellenwert, Elektroschock-
    konvulsion, Ratte II 651
  —, —, Krampfauslösung, audiogene,
    Ratte II 651
  —, Sehnenreflexzeit, Säugetiere II 639
  —, Serotoninwirkung, Myometrium,
    Maus II 308
  —, Sexualdifferenzierung, Fet, Säugetiere
    II 627
  —, sexual skin, Affen II 52, 673, 674
  —, Sexualverhalten, Rhesusaffe,
    nach Kastration II 684
  —, —, Säugetiere II 755
  —, Sialinsäurekonzentration, Vagina,
    Maus II *57*
  —, Skeletmuskulatur, Trockengewicht,
    Ratte I 543
  —, Somatotropinsekretion, Ratte I 569
  —, Speicheldrüsenmorphologie, Maus
    I 592
  —, —, Ratte I 592
  —, Spermatogenese, Ratte I 736; II *105*
  —, —, Säugetiere II 103
  —, —, Schaf II 895
  —, Spermienphagocytose, Uterus, Säuge-
    tiere II 151
  —, Spermienzahl, Ejakulat, Mann II 38
  —, —, —, Schafbock II *102*
  —, Spiralarterienbildung, Endometrium,
    und Placentation II 553
  —, Spreading-Effekt, Haut, Kaninchen
    I 405, 512
  —, —, —, Maus I 404
  —, —, —, Ratte I 405
  —, spreading factors-Gehalt, Milchdrüse
    II 378
  —, Squalenkonzentration, Präputial-
    drüsen, Ratte I 397
  —, staircase effect, Myometrium, Säuge-
    tiere II 290, *291*
  —, Sterilität post partum, Frau II 559
  —, Sticker-Sarkom-Wachstum, Hund
    I 614
  —, Stickstoffausscheidung, Harn, Ratte,
    adrenalektomierte I 361
  —, —, —, Rheumatiker I 361
  —, Stickstoffbilanz, Mensch I 544
  —, Stickstoffgehalt, Eileiter, Rana escu-
    lenta II 324

Progesteron
Wirkung, Stickstoffgehalt,
  Mammacarcinom, Ratte I 608, 609
—, —, Milz, Maus I 403
—, —, Präputialdrüsen, Ratte I 397
—, —, Thymus, Maus I 403
—, —, Vaginalschleim, Rind II 664
—, Stickstoffretention, Ratte, kastrierte
  I 360
—, —, Säugetiere, Schwangerschaft
  II 638
—, Stickstofftrichloridkrampfhemmung,
  Hund I 527
—, Stoffwechsel, Brusttumorgewebe,
  Mensch I 407
—, —, —, Ratte I 407
—, —, Genitaltrakt, Säugetiere I 383 ff.
—, —, Knochen, Ratte I 406
—, Stomatitis, allergische, Frau I 596
—, Succinatdehydrogenaseaktivität,
  Endometrium, Kaninchen I 394;
  II 654
—, —, Gehirn, Ratte I 404
—, —, Leber, Ratte I 401
—, —, Nebenniere, Ratte I 403
—, Succinatoxydation, Mitochondrien
  I 412
—, Suicidrate, Frau II 754
—, Sympathicusganglien, Morphologie,
  Meerschweinchen I 514
—, sympathische, Haut, Mensch I 530
—, Talgdrüsenfunktion, Frau, Cyclus
  I 590
—, —, —, Menopause I 590
—, —, Kaninchen I 591
—, —, Mädchen I 590
—, —, Mann I 590
—, —, Ratte I 591
—, Talgdrüsenmorphologie, Gerbil I 589
—, —, Maus I 589
—, —, Meerschweinchen I 589
—, —, Ratte I 588 f.
—, Testosteronwirkung, sterilisierende,
  Ratte II 730
—, Tetrachlorkohlenstoffwirkung, Leber,
  Ratte I 553
—, Thalamusregulation, Frau I 524
—, —, Kaninchen I 524
—, thermogenetische s. a. Wirkung,
  Körpertemperatur
—, —, Frau I 355, 529; II 524, 755
—, —, —, Aufhebung durch Corticoide
  I 355
—, —, —, nach Kastration I 355
—, —, —, Schwangerschaftsverlauf
  II 548
—, —, Macaca fuscata II 675
—, —, Mann I 355, 529; II 755
—, —, Ratte I 355
—, —, Rind I 355; II 665
—, —, Säugetiere, und Schilddrüsen-
  aktivierung I 585
—, Thrombocytenkonzentration, Blut,
  Kaninchen I 499
—, —, —, Meerschweinchen I 500

Progesteron
Wirkung, Thrombocytenkonzentration,
  Blut, Mensch I 499, 500
—, —, —, Ratte I 499
—, Thromboplastinaktivität, Plasma,
  Frau I 378
—, —, —, Kaninchen I 378
—, Thrombopoese, Sternalmark,
  Kaninchen I 499
—, Thymidineinbau, Brustdrüse, Maus
  I 395
—, —, —, Ratte I 395
—, Thymusgewebekultur, Hühnerembryo
  I 504
—, Thymusgewicht, Küken I 502
—, —, Maus I 502, 503*, 504
—, —, Ratte I 502, 503*, 504
—, Thymusmastzellen, Ratte I 505
—, Thyroxinsekretionsrate, Schilddrüse,
  Ratte I 587
—, Thyroxinsynthese, Schilddrüse, Rind,
  in vitro I 587
—, Tonus, Dickdarm, Kaninchen I 532
—, —, Taenia coli-Muskulatur, Meer-
  schweinchen I 531
—, —, Ureter, in vitro I 534
—, —, vegetativer, Milz, Kaninchen
  I 530
—, toxische, Fetus, Kaninchen I 485
—, —, —, Maus I 486
—, —, —, Ratte I 486
—, —, —, Schaf I 485
—, —, —, Schwein I 485
—, —, Ratte, Schwangerschaft I 478
—, Transaminasenaktivität, Milz, Ratte
  I 403
—, —, Serum, Rind II 665
—, —, Thymus, Ratte I 403, 505
—, Transaminasenfreisetzung, Thymo-
  cyten, Ratte I 413
—, transformierende, Endometrium,
  Macaca mulata II 674
—, Transglucosylaseaktivität, Uterus,
  Maus I 393
—, Transhydrogenierung NADP-NAD,
  Leberhomogenat, Ratte I 410
—, Transport, aktiver, Hefe I 452
—, —, —, Zelle I 466, 467
—, Tributyrinaseaktivität, Leber, Ratte
  I 401
—, —, Serum, Ratte I 377
—, Tropokollageneinbau, Fibrillen,
  Genitaltrakt, Säugetiere II 483
—, Tryptophanstoffwechsel, Ratte,
  nach Ovarektomie I 382
—, TSH-Konzentration, Hypophyse,
  Ratte I 569
—, TSH-Sekretion, Ratte I 569
—, —, nach Propylthiouracilgabe
  I 569
—, Tube s. a. Wirkung, Eileiter
—, Tubenentwicklung, Huhn II 611
—, Tubenepithel, Atmungsgröße, Frau
  II 539, 540
—, —, Glykogengehalt, Frau II 539

Progesteron
Wirkung, Tubenepithelmorphologie, Frau
   II 23, *539*
—, —, —, Schwangerschaft   II 548
—, —, Rind   II 663
—, —, Schaf   II 666
—, —, Schwein   II 860
—, Tubenmotilität, Frau, Cyclus   II 539, 550
—, —, —, Schwangerschaft   II 550
—, —, Kaninchen   II 654
—, —, Rhesusaffe   II 675
—, Tubensekretion, Bos taurus   II 85
—, —, Bufo bufo   II 608
—, —, Frau   II 487
—, —, —, Schwangerschaft   II 550
—, —, Gallus domesticus   II 611
—, —, Oryctolagus cuniculus   II 32, 85, 654
—, —, Rana temporarea   II 608
—, Tuberkulinreaktion, Ratte   I 461
—, Tubulusepithelnekrosen, Kaninchen   I 557
—, Tumorwachstum, Brustdrüse, Ratte   I 396
—, —, multiples, dimethylbenzanthraceninduziertes, Maus   I 619
—, Tumortransplantatwachstum, Hühnerei   I 621
—, Turgescenz, Perineum, Affe   I 465
—, Überlebenszeit, Katze, adrenalektomierte   I 363
—, —, —, ovarektomierte   I 363
—, —, —, schwangere   I 363
—, UDP-Gehalt, Uterus, Ratte   I 388
—, UDPAG-Gehalt, Uterus, Ratte   I 388
—, UDPG-Epimeraseaktivität, Leberhomogenat, Ratte   I 410
—, UDP-Glucuronyltransferaseaktivität, Leber, Meerschweinchen   I 409
—, —, —, Ratte   I 409
—, UDPG-Glykogen-Glucosyltransferaseaktivität, Uterus, Maus   I 393
—, —, —, Ratte   I 393
—, —, Zungenmuskel, Ratte   I 406
—, Unfallhäufigkeit, Frau   II 754
—, unteres Uterinsegment, Frau   II 528
—, Ureterfunktion, Kaninchen   I 535
—, Uretermorphologie, Kaninchen   I 534 f.
—, Urethramorphologie, Litellus   I 536
—, Uropepsinausscheidung, Mensch   I 377
—, uterotrophe, Maus und Ratte   II 81 f.
—, utero-tubal junction, Säugetiere   II 141
—, Uteruscarcinomzellkultur, Wachstum   I 622
—, Uterusgewicht, Ratte   II 286, *287*, 288
—, Uterussekret, Frau, Schwangerschaft   II 550
—, Uterus-Tuben-Klappenverschluß, Schaf, Schwangerschaft   II 667

Progesteron
Wirkung, Uteruswachstum, oestrogeninduziertes, Maus   II 288, 289*
—, —, —, Ratte   II 289
—, —, testosteroninduziertes, Ratte   II 288
—, UTP-Gehalt, Uterus, Ratte   I 388
—, UV-Absorption, Vaginalschleim, Rind   II 664
—, Vagina, Morphologie, Loris   II 673
—, Vaginalepithel, Mitoserate, Säugetiere   II 635
—, —, Morphologie, Fet, Mensch   II 555
—, —, —, Frau   II 4, 525 f., *526*
—, —, —, Schwangerschaft   II 544
—, —, —, Hund   II 658
—, —, —, Pavian   II 674
—, —, —, Periodictius potto   II 674
—, —, —, Pferd   II 660
—, —, —, Rind   II 663
—, —, —, Säugetiere   II 635
—, —, —, Schwein   II 861
—, —, Proteinsynthese, Säugetiere   II 635
—, Vaginalepithelverhornung, oestrogeninduzierte, Ratte   II 58
—, —, —, Säugetier   II 55
—, Vaginalmembran, Meerschweinchen   II 646
—, Vaginalmilieu, Primates   II 673
—, Vaginalöffnung, Meerschweinchen   II 53
—, Vaginalöffnungstest, Ratte   I *722*
—, Vaginalschleimbildung, Rind   II 664
—, —, —, nach Kastration   II 664
—, —, Säugetiere   II 635
—, Vakzination, Salmonella typhi-Antigen, Kaninchen   I 462
—, L-Valin-^{14}C-Aufnahme, Leber, Ratte   I 398
—, Valintransport, Dünndarm, Ratte   I 532
—, Vasopressinwirkung, Blutdruck, Henne   I 509
—, —, —, Kaninchen   I 509
—, —, —, Ratte   I 508, 509
—, —, —, Niere, Hund   I 465
—, —, —, Ratte   I 557
—, vegetatives Nervensystem, Säugetiere   II 638
—, Ventilationsgröße, Frau   I 359
—, Verfettung, Leber, Ratte   I 399
—, Verhaltensweisen, Säugetiere   II 426 ff.
—, Verhornungsindex, Vaginalepithel, Ratte   II 58
—, Verteidigungstrieb, Ringtaube   II 332
—, —, Streptopelia visoria   II 682
—, virilisierende, Fet, Affe   II 448
—, —, Mensch   II 34
—, —, Ratte   II 448
—, —, Frau   II 2
—, Virusleukämie, Maus   I 621
—, Vitamin A-Mangel, Ratte   I 382
—, Vitamin B$_{12}$-Sekretion, Endometrium, Kaninchen   II 654

Progesteron
  Wirkung, Vitamin B-Wirkung, Chronaxie, Nerv, Ratte I 529
  —, Vitellinproduktion, Henne I 382
  —, —, Küken I 382
  —, Wachstum, Entamoeba I 452
  —, —, Flagellate I 452
  —, —, Hyazinthe I 453f.
  —, —, Kaulquappe, Frosch I 459
  —, —, Legeröhre, Rhodeus I 456
  —, —, Mammacarcinom, Frau I 1083
  —, —, —, Ratte I 1083
  —, —, Ovocyten, Misgurnus I 457
  —, —, Pilze I 452, 453
  —, —, Wimpertierchen I 452
  —, Wärmezentrum, Ansprechbarkeit, Mensch I 529
  —, Wasseraufnahme, Maus II 652
  —, Wassergehalt, Endometrium, Frau II 532
  —, —, —, Kaninchen I 469; II 532, 654
  —, —, Myometrium, Ratte II 288
  —, —, Uterus, Kaninchen I 468
  —, —, —, Ratte I 468
  —, Wasserresorption, Dünndarm, Ratte, Adrenalektomie I 467
  —, Wasserretention, Frau, Kastratin I 465
  —, —, Ratte II 649
  —, wehenhemmende, Kaninchen (Oxytocininduktion) II 253*
  —, Wurfgröße, Lebistes reticulatus II 317
  —, —, Nerz II 814
  —, —, Schwein II 814, 884
  —, Xerophthalmie, Ratte I 597
  —, Yoshida-Ascites-Sarkomzellenwachstum, Mamma, Ratte I 618
  —, Zahnwachstum, Ratte I 551
  —, Zellmembran, Myometrium, Frau II 538
  —, Zellränder, Vaginalepithel, Frau II 4
  —, ^{65}Zn-Aufnahme, Leber, Maus I 400
  —, —, Niere, Maus I 402
  —, —, Pankreas, Maus I 406
  —, —, Uterus, Maus I 388
  —, Zona pellucida-Ablösung, Ovum, Mesocricetus auratus II 652
  Wirkungen I 804ff.*
  —, physiologische, Mensch II 515ff.
  —, Säugetierarten II 639ff.
  —, Wirbeltiere II 606ff.
  —, —, höhere II 610ff.
  —, —, niedere II 607ff.
  Wirkungsdauer, Endometrium, Kaninchen, McPhail-Test I 685
  Wirkungsmechanismus bei Ovulationsauslösung, Huhn II 327
  —, zellulärer, Frau II 519
  Wirkungsort, Rückkoppelung, Henne II 757
  —, —, Ratte II 757
Δ^1-Progesteron
  Wirksamkeit, Kopulationsreflex, Meerschweinchen II 428

(1, 2, ^{3}H)-Progesteron
  I 32
$\Delta^{11(12)}$-Progesteron
  Synthese VII
  Wirkung VII
Progesteronabbruchblutung
  Primates II 673
Progesteron-3-äthylenketal
  Eigenschaften, physikalisch-chemische I 6
Progesteron-3,20-bis-(2,4-dinitrophenyl)-hydrazon
  Eigenschaften, physikalisch-chemische I 6
„Progesteronblock"
  Begriff I 472
  Myometrium, Frau, Schwangerschaft II 546, 555, 557, 558
  —, Kaninchen, und Geburtseinheit II 764
  —, Säugetiere II 290
  —, Wirbeltiere, Schwangerschaft II 479
Progesteroncyclopentyl-enoläther
  Wirkung, gestagene, Vaginalepithel, proliferiertes, Frau II 6
  —, ovulationshemmende Frau I 1126
Progesteron-3,20-diäthylenketal
  Eigenschaften, physikalisch-chemische I 6
Progesteron-20-(2,4-dinitrophenyl)-hydrazon
  Eigenschaften, physikalisch-chemische I 6
Progesteron-3,20-dioxim
  Eigenschaften, physikalisch-chemische I 6
Progesteron-3,20-disemicarbazon
  Eigenschaften, physikalisch-chemische I 6
Progesteron-3,20-di-thioäthylenketal,
  Eigenschaften, physikalisch-chemische I 6
Progesteron-3,20-dithiosemicarbazon
  Eigenschaften, physikalisch-chemische I 6
Progesteron-enamin-HCl
  Wirkung, lokale, Myometrium, Kaninchen II 294
Progesteron-3-enol-äthyläther
  s. a. $\Delta^{3,5}$-Pregnadien-3-ol-20-on-3-äthyläther
  Wirkungen I 889*
Progesteron-3-enol-cyclopenthyläther
  s. a. Quingesteron
Progesteronglucuronat
  Halbwertszeit, Blut, Frau II 519
Progesteron-Oestrogen-Kombination
  Auftreten von Ovarialtumoren, Hund II 903
  Therapie, Abstillen, Frau II 573
  —, Endometriumhyperplasie, cystischglanduläre, Frau II 564
  Wirkung, Arginaseaktivität, Mammagewebe, Säugetiere II 677
  —, Brunstverhalten, Rind II 682
  —, —, Schaf II 682

Progesteron-Oestrogen-Kombination,
  Wirkung, Cytochromoxydaseaktivität,
    Mammagewebe, Säugetiere II 677
—, Endometriummorphologie, Kaninchen,
    Dosisverhältnis II 63*, 64*
—, —, Tupaiidae, Kastraten II 673
—, —, Ratte II 77, *79*
—, Gonadotropinfreisetzung, Säugetiere
    II 751 f., 756
—, Hypothalamus, Ratte, neugeborene
    männliche II 730
—, Lordosereflex, Ratte II 682
—, Milchdrüsenentwicklung, Hund
    II 678, 679
—, —, Kaninchen II 677, 679
—, —, Katze II 678, 679
—, —, Maus II 677, 679
—, —, Meerschweinchen II 677, 679
—, —, Ratte II 677, 679
—, —, Rind II 679
—, —, Schaf II 679
—, —, Ziege II 679
—, Milchdrüsenfunktion, Rind II 677
—, Mitoserate, Mammagewebe, Säugetiere
    II 677
—, Oestrusauslösung, Säugetiere II 749
—, Succinooxydaseaktivität, Mamma-
    gewebe, Säugetiere II 677
—, Verteidigungsverhalten, Streptopelia
    visoria II 682
—, Wurfgröße, Schwein II 884
Progesteron/Oestrogen-Verhältnis
  Bedeutung, Aminosäurentransport, Ratte,
    Schwangerschaft II 650
—, Endometriummorphologie, Kaninchen,
    II 63*, 64*
—, Geburtseintritt, Ratte II 650
—, Myometriumtonus, Ratte, Schwanger-
    schaft II 650
— für Ovulation, Follikel, Rind II 662
Progesteron-3-oxim
  Eigenschaften, physikalisch-chemische
    I 6
Progesteron-20-oxim
  Eigenschaften, physikalisch-chemische I 6
Progesteron-Repositol
  Therapie, Follikelcysten, Rind II 810
  Wirksamkeit, schwangerschaftserhaltende,
    Rind, nach Ovarektomie II 813*
Progesteron-3-semicarbazon
  Eigenschaften, physikalisch-chemische
    I 6
Progesteron-20-semicarbazon
  Eigenschaften, physikalisch-chemische
    I 6
„Progesteronsturz"
  Wirkung, Uterusinvolution, Kaninchen,
    post partum II 870
Progesteron-Test
  Diagnostik, Amenorrhoe, Frau I 1038
Progestin
  V, I 5, 586; s. a. Progesteron
Progestine
  Konzentration, Blutplasma, Maus, Cyclus
    I *243*

Progestine
  Konzentration, Blutplasma, Maus,
    Schwangerschaft I *244*
—, Corpus luteum, Rind I 210, 211
—, — —, —, Schwangerschaft I 215
—, Ovar, Kaninchen, Cyclus I 236
—, —, Murrah-Büffel I 210, 211
—, —, Rind I 210, 211
—, —, —, Schwangerschaft I 215
  Sekretionsrate, Ovar, Kaninchen, nach
    Ovulationsinduktion II *653*
—, —, Ratte, Cyclus I 251
  Vorkommen, Natrix sipedon pictiventris
    II 610
progestogens
  V; s. a. Gestagene
Prolactin
  s. a. LTH
  Bedeutung, physiologische, Rind
    II 662
  Beziehung zu LTH, Meerschweinchen
    II 645
—, Schwein II 669
— zu STH, Maus II 351
  Nachweis, Meerschweinchen, Beziehung
    zu LTH II 645
—, Schwein, Beziehung zu LTH II 669
  Wirkung, Aminooxydaseinhibitoren,
    Decidua, Säugetier II 181
—, Bruttrieb, Vögel II 681
—, Caseinsynthese, Milchdrüse, Explantat
    in vitro II 381
—, Galactopoese II 364
—, Körpergewicht, Ratte I 539
—, „Kropfmilch"-Produktion, Taube
    II 681
—, Lactogenese II *356*
—, luteotrope, Affe II 94
—, —, Frau II 94
—, —, Kaninchen II 94
—, —, Ratte II 94, 205
—, Mauserung, Huhn II 612
—, Milchdrüsenaufbau, Mechanismus
    II 350f.
—, —, Ratte, tripletoperierte II *379*
—, Milchdrüsenentwicklung, Ratte
    II 676*
—, —, Säugetiere, Synergismus zu
    Oestrogen-Progesteronwirkung
    II 676*, *678*
—, Milchdrüsenfunktion, Explantat in
    vitro II 381
—, —, Säugetiere II 677
—, Ovar, Ratte, Progesteronwirkung
    II 747
—, RNS-Gehalt, Milchdrüse, Explantat
    in vitro II 381
—, Verteidigungstrieb, Ringtaube II 332
Prolactin-inhibiting factor
  s. a. PIF
  Hypothalamus, Ratte II 205, 363
—, —, Beeinflussung durch Oestrogene
    II 205
—, —, Beeinflussung durch Psycho-
    pharmaka II 205

prolactin releasing factor s. a. PRF
Prolan
  Wirkung, Infektion, Mycobacterium, Meerschweinchen I 461
Prolestrin
  Antikonzeptivum, Bestandteile I 1127
Prolin
  Konzentration, Uterusflüssigkeit, Rind, Cyclus II 173
Proluton
  Progesteronpräparat I 1027
Proluton C
  Pregneninolonpräparat I 1028
17α-Propenyl-Δ^4-oestren-17β-ol
  s. a. Allyloestrenol
  Wirkungen I 959f.*
17α-Propenyl-Δ^4-oestren-17β-ol-3-on
  s. a. 17α-Allyl-19-nortestosteron
  Wirkungen I 933*
17α-Propinyl-Δ^4-oestren-17β-ol-3-on
  s. a. 17α-Methyl, äthinyl-19-nortestosteron
  Wirkungen I 945*
17α-Propinyl-Δ^4-oestren-17β-ol-3-on-17β-acetat
  Wirkungen I 945*
13β-Propyl, 17α-äthinyl-Δ^4-oestren-17β-ol-3-on
  s. a. 17α-Äthinyl, 18β-äthyl-Δ^4-oestren-17β-ol-3-on
  Wirkungen I 949*
13β-Propyl, 17α-äthinyl-17β-ol-gon-4-en-3-on
  s. a. 17α-Äthinyl, 18β-äthyl-Δ^4-oestren-17β-ol-3-on
  Wirkungen I 949*
17α-Propyl-5α-androstan-17β-ol-3-on
  Wirkungen I 899*
17-Propyl-6-chlor-$\Delta^{4,6}$-pregnadien-3,20-dion
  Wirkungen I 865*
17α-Propyl-19-nortestosteron
  Wirkung, Oviduktgewicht, Bufo arenarum II 324
17α-Propyl-oestran-17β-ol-3-on
  Wirkungen I 900*
17α-Propyl-5α, 10α-oestran-17β-ol-3-on
  Wirkungen I 900*
17α-n-Propyl-Δ^4-oestren-17β-ol
  Wirkungen I 959*
17α-Propyl-Δ^4-oestren-17β-ol-3-on
  Wirkung, Hodenfunktion, Ratte II 100
  —, schwangerschaftserhaltende, Kaninchen II 251*
  —, —, Ratte II 241*
  Wirkungen I 930f.*
17α-Propyl-$\Delta^{5(10)}$-oestren-17β-ol-3-on
  Wirkungen I 931*
17α-Propyl-Δ^4-oestren-17β-ol-3-on-17β-acetat
  Wirkungen I 931*
17α-n-Propyl-Δ^4-pregnen-3,20-dion
  Wirkungen I 815*
17α-Propyl-Δ^4-pregnen-3,20-dion-3-äthylenketal
  Wirkungen I 815*
Prostatagewebe
  Maus, Stoffwechsel, Beeinflussung durch Gestagene I 397

Protease
  Aktivität, Blut, Frau, Schwangerschaft I 376
Proteindefizit
  Ratte, Schwangerschaft, Beeinflussung durch ACTH II 226
  —, —, — durch Corticosteroide II 226
  —, —, — durch Gestagene II 226
  —, —, — durch LTH II 226
  —, —, — durch Oestrogene II 226
  —, —, Wirkung auf Wurfzahl II 226
  —, —, —, abortive II 227
Proteinhaushalt
  Säugetiere, Beeinflussung durch Gestagene I 360ff.
  —, Schwangerschaft II 638
Prothrombin
  Konzentration, Blut, Frau, Cyclus I 378
  —, —, —, Schwangerschaft I 378
Provest
  Antikonzeptivum, Bestandteile I 1127
Provestral
  Antikonzeptivum, Bestandteile I 1127
Provestrol
  Antikonzeptivum, Bestandteile I 1127
Pruritus vulvae
  Frau, Diabetes mellitus I 1092
  —, Fluor I 1092
  —, Gestagentherapie I 1092
  —, Oestrogentherapie I 1092
  —, Oxyuren I 1092
Pseudodeciduazellen
  Endometrium, Frau, Charakteristica II 536f.
  —, —, nach Gestagentherapie II 21
Pseudogravidität
  Cynocephalus variegatus II 642
  Definition I 1057
  Eichhörnchen, graues II 645
  Elephantulus II 642
  Fledermäuse II 643
  Frau, nach Gestagen-Oestrogenbehandlung I 1057
  —, Hypoplasia uteri, Therapie I 1057f.
  —, psychogene, Pathophysiologie II 740
  Frettchen II 621, 658
  Fuchs II 621
  Goldhamster II 621, 647, 652
  Hund II 621, 656
  —, Dauer II 638
  Kaninchen II 621
  —, Auslösungsfaktoren II 653
  —, Wirkung auf Eibefruchtung II 133*, 136*
  —, Wirkung auf Spermienpassage II 136
  Katze II 621, 656
  —, Dauer II 638
  —, und Lactation II 656
  Marsupialia II 621
  Maus II 621, 647
  —, Auslösungsfaktoren II 651
  —, Dauer II 208
  Nerz II 621

Pseudogravidität
  Ratte II 621, 647, 648
  —, LH-Wirkung auf Progesteronsynthese
    II 206
  —, Verlängerung durch Deciduombildung,
    traumatisch bedingte II 212
  —, Wirkung, Wachstumshemmung,
    Mammacarcinom I 1083
  Schwein II 621
  Sorex II 642
  Streifenhamster, chinesischer II 647
Pseudohypophysektomie
  Säugetier, Inanition II 181
,,Pseudovaginalkanal''
  Marsupialia, Progesteronwirkung II 639
Psychische Faktoren
  Beeinflussung durch Antikonzeption, hor-
    monale, Frau I 1143
  Wirkung, Fortpflanzungsfunktionen,
    Säugetiere II 739
  —, —, Vögel II 739
  —, Ovarialinsuffizienz, Frau II 739
  —, Ovulation, Frau II 739f.
Psychopharmaka
  Wirkung, Prolactin inhibiting factor, Ratte
    II 205
Psychotherapie
  Amenorrhoe, psychogene chronische, Frau
    II 740
Pteroylglutaminsäure
  Defizit, Wirkung, abortive, Ratte II 227
Pubertas praecox
  Jungen, Form, idiopathische I 1090
  —, —, tumorbedingte I 1090
  —, Gestagentherapie I 1090f.
  Mädchen, Form, idiopathische I 1090
  —, —, tumorbedingte I 1090
  —, Gestagentherapie I 1090f.
  —, Mammogenese II 569
Puerperium
  Rind, Charakteristica II 807*
Pupille
  Frau, Cyclus, Öffnungsweite I 596
Pyknoseindex
  Vaginalsmear, Frau, Schwangerschaft I 1068
Pyometra
  Hund, Auslösung durch Gestagene II 903
  Säugetiere, Wirkung, luteolytische,
    Cyclusverlauf II 211
  Schaf, Wirkung, luteolytische II 212
Pyridoxin
  Defizit, Wirkung, abortive, Ratte
    II 182, 227

Quingesteron
  s. a. $\Delta^{3,5}$-Pregnadien-3-ol-20-on-3-
    cyclopentyläther
  Abbau zu Pregnandiol, Mensch I 275
  Eigenschaften, chemische I 10
  Entwicklung VIII
  IR-Spektrum I 10
  Konstitutionsformel I 10, 275
  Löslichkeit I 10
  Metabolite, Ausscheidung, Harn,
    Kaninchen I 275

Quingesteron
  Progesteronderivat VIII
  Speicherung, Fettgewebe, Mensch I 275
  Synthese VIII, I 10
  Transformationsdosis, Endometrium,
    Frau, Gabe per os II 13
  Wirkung, anaesthetische, Maus I 524
  —, —, Ratte I 518*, 522
  —, Corticosteronkonzentration, Plasma,
    Ratte I 581
  —, Endometriummorphologie, Frau II 17
  —, Hämoglobinkonzentration, Frau
    I 493
  —, Herzmorphologie, Affe I 506
  —, Hypophysengewicht, Ratte I 561*
  —, Hypophysenmorphologie, Affe I 564
  —, Körpergewicht, Ratte I 538*
  —, Lebermorphologie, Affe I 553
  —, Milzmorphologie, Affe I 502
  —, Musculus levator ani-Gewicht, Ratte
    I 542
  —, Myometrium, Grundtonus, Frau
    II 22
  —, —, Kontraktionsamplitude, Frau
    II 22
  —, —, Oxytocinwirkung II 22
  —, Nebennierengewicht, Ratte I 573*
  —, Nebennierenhistochemie, Affe I 577
  —, Nebennierenmorphologie, Affe I 577
  —, Nebenschilddrüsenmorphologie, Affe
    I 587
  —, Ovarialfunktion, generative, Frau
    II 30f.
  —, —, inkretorische, Frau II 28
  —, Pankreasmorphologie, Affe I 588
  —, Schilddrüsenmorphologie, Ratte
    I 585
  —, Vaginalepithelmorphologie, Frau II 4
  —, virilisierende, Fet, weiblicher II 34
  Wirkungen I 10, 889*
Quingestron
  s. Quingesteron

Radix Polygoni multiflori
  Wirkung, antigestagene, Säugetiere II 898
Randchromatin
  Nucleus, Endometrium, Frau II 491
Rapigain
  Wirkung, Ochsenmast II 896
Ratteneinheit
  anaesthetische, Steroidtest, biologischer
    I 514
Reaktion, leukocytäre
  Uterus, besamter Goldhamster II 151*
  —, infizierter, Kaninchen, nach Kastration
    II 148
  —, —, —, Lutealphase II 148
  —, —, —, Oestrus II 148, 150*
  —, —, —, Pseudogravidität II 150*
  —, —, Schaf II 148*
Rebound-Phänomen
  s. a. Rückkoppelung
  und Geschlechtsdrüsenfunktion, Rinder-
    bulle II 900
  —, Schafbock II 900

Rebound-Phänomen
nach Gestagenbehandlung, Eber,
    Wirkung auf Hodeninterstitium
    II 895
—, Frau, Amenorrhoe I 1040, 1042
—, —, Fertilitätswirkung II 28
—, Mann, Wirkung auf Spermienproduktion II 38
—, Rinderbulle, Wirkung auf Hodeninterstitium II 894
—, —, Libidohemmung II 894
nach Gestagen-Oestrogenbehandlung,
    Frau, Hypoplasia uteri I 1058
und Gestagenwirkungsort II 900
und Legeleistung, Huhn II 900
und Libido, Rinderbulle II 894, 900
—, Schafbock II 900
Recalcifizierungszeit
Frau, nach Gestagenbehandlung I 378f.
Receptoren
adrenerge, Myometrium, Säugetiere II 304
Rectumprolaps
Haustiere, Oestrogennebenwirkung
    II 896, 901
Rectum-Vaginalprolaps
Haustiere, Oestrogennebenwirkung
    II 896, 897, 901
Δ^4-5α-Reductase
Vorkommen, Uterus, Ratte, Progesteronabbau I 257, 258
„Reflexovulatoren"
Säugetiere s. a. Ovulation, induzierte
Reichstein S-Verbindung
s. a. Δ^4-Pregnen-17α, 21-diol-3,20-dion
Wirkungen I 856*
Relaxin
und Glandula myometralis II 85
Konzentration, Serum, Kaninchen,
    Schwangerschaft I 382
Nachweis, immunhistochemischer, Granulocyten, endometriale II 224
Produktion, endogene, Affe II 223
Wirkung, Cervix intra partum, Rind
    II 665
—, Corpus luteum-Regression, Meerschweinchen, nach Hysterektomie
    II 646
—, Deciduale Reaktion, Ratte II 219
—, Deciduombildung, Ratte II 650
—, Endometriumgefäße, Affe II 223, 224
—, geburtsfördernde, Kaninchen II 654
—, —, Maus II 652
—, —, Ratte II 650
—, —, Säugetiere II 638
—, Genitaltrakt, Rhesusaffe II 675
—, Glykogenstoffwechsel, Myometrium,
    Maus I 385
—, —, Ratte I 385
—, luteolytische, Säugetiere II 633
—, Milchdrüsenentwicklung, Säugetiere
    II 677
—, Myometriumtonus, Ratte II 650
—, Placentation, Affe II 223
—, Progesteronwirkung, deciduale
    Reaktion, Maus II 224

Relaxin
Wirkung, Progesteronwirkung,
    Geburtseintritt, Maus II 652
—, spreading factors-Gehalt, Milchdrüse
    II 378
—, Wassergehalt, Myometrium, Ratte
    II 288
releasing factors
Hypothalamus, Frau, Amenorrhoeformen
    I 1037
—, —, Beeinflussung durch Gestagene
    I 1041; II 25, 86
—, —, psychische Einflüsse I 1037
—, Säugetiere, Bestimmung II 737
—, —, Beeinflussung durch Gestagene
    II 94
—, —, — durch Oestrogene II 629, *630*
—, —, — durch Progesteron II 629, *630*
—, —, Produktion II 735ff.
—, —, Rückkoppelungsmechanismus
    I *699*, 707, *709*
Renin
Wirkung, Blutdruck, Ratte, Schwangerschaft I 509
„repeat breeder-Syndrom"
Rind II 812
RES
Aktivität, phagocytäre, Maus, Cyclus I 505
—, —, Ratte, Cyclus I 505
Reserpin
Wirkung, antiandrogene, Ratte, neugeborene, weibliche II 730
—, Brunstbereitschaft, Säugetiere II 427
—, LTH-Sekretion, Ratte II 648
—, Prolactin inhibiting factor, Hypothalamus, Ratte II 205
Resorptionsquote
Antiluteinisierungstest, Methodik I 759
„Restionen"
Vorkommen, Zelle, Mammalia I 469
Restkörper
Zellinvolution, Säugetiere II 501
Reticulum, endoplasmatisches, s. Endoplasmatisches Reticulum
Reticulocyten
Konzentration, Blut, Frau, Cyclus I 490
—, —, Maus, Luteom I 490
—, —, Säugetier, Beeinflussung durch
    Gestagene I 490
„Retrieve-behaviour"
Säugetiere, Beeinflussung durch Sexualhormon II 438
Retroprogesteron
s. a. 9β,10α-Δ^4-Pregnen-3,20-dion
Nomenklatur I 4
Raumformel I 11
Transformationsdosis, Endometrium,
    Frau, Gabe per os II 13
Wirksamkeit, Clauberg-McPhail-Test
    II 74
—, Greenblatt-Test II 14
Wirkung, schwangerschaftserhaltende,
    Kaninchen II 247*
—, Vaginalepithel, proliferiertes, Frau
    II 6

Retroprogesteron
  Wirkungen I 810*
Rheumatische Erkrankungen
  Mensch, Gestagentherapie I 1092
6α-Rhodanhydroxyprogesteronacetat
  s. a. 6α-Thiocyano-Δ^4-pregnen-17α-ol-
    3,20-dion-17α-acetat
  Wirkungen I 845*
6β-Rhodan-hydroxyprogesteronacetat
  s. a. 6β-Thiocyano-Δ^4-pregnen-17α-ol-
    3,20-dion-17α-acetat
  Wirkungen I 845*
16β-Rhodan-17α-hydroxyprogesteronacetat
  s. a. 16β-Thiocyano-Δ^4-pregnen-17α-ol-
    3,20-dion-17α-acetat
  Wirkungen I 848*
Rhythmus
  endokriner, Frau, Zügelung, lose,
    Antikonzeption I 1130f.
  —, —, —, straffe, Antikonzeption I 1132f.
Riboflavin
  Sekretion, Tube, Huhn II 611
Ribonucleinsäuren
  Konzentration, Endometrium, Frau,
    Cyclusverlauf I 387; II 532, 533*
  —, —, —, Follikelpersistenz II 563
  —, —, Kaninchen, Progesteronwirkung
    II 654
  —, Myometrium, Frau, Menopause I 387
  —, —, —, Schwangerschaft I 387
  Syntheserate, Endometrium, Frau, Abort
    II 565
Ribosomen
  Konzentration, Endometrium, Frau
    II 491
  —, —, —, Oestrogenwirkung II 493, 494
  —, Myometrium, Ratte, Schwangerschaft
    II 475, 476
  —, Tubenepithel, Frau, Cyclusschwan-
    kungen II 487
  —, Vaginalepithel, Säugetiere, nach
    Steroidgabe II 490
Riesenmitochondrien
  Endometrium, Frau, Gestagenwirkung
    II 495, 496, 497
Rindermast
  s. Färsenmast
Rohprogesteron
  Wirkung, Granulosazelltumorwachstum,
    Maus I 619
Rotor-Syndrom
  Frau, Kontraindikation für Antikonzep-
    tion, hormonale I 1161
Rückkoppelung
  s. a. Rebound-Phänomen
  externe, Sexualhormone, Säugetiere
    II 756
  interne, Sexualhormone, Säugetiere
    II 756, 757
  Mechanismen, Sexualhormone, Säugetiere
    I 699ff., 1034; II 755f.
  Milz-Ovar-Test I 698, 699
  negative, Gestagenwirkung, Veterinär-
    medizin II 805
  —, Sexualhormone, Säugetiere II 756

Rückkoppelung
  positive, Gestagenwirkung, Veterinär-
    medizin II 805f.
  —, Sexualhormone, Säugetiere
    II 756f.
  Prinzip I 709, 1034
  Progesteronwirkung, Ovulationshemmung,
    Säugetiere II 745
  System, gonado-hypothalamo-hypo-
    physäres, Entdeckung I 707
  —, —, Milz-Ovar-Test I 699
  —, —, Prinzip I 709, 1034
  —, —, Störung bei adrenogenitalem
    Syndrom I 1037
  —, —, — durch Kastration I 709
  —, —, — durch Steroidzufuhr I 709
Rückstandsbestimmung
  Gestagen, Clauberg-McPhail-Test II 824
  —, Markierung, radioaktive II 824
Rubintest
  Uteruswachstum, Maus, Oestrogen-
    wirkung, Methodik I 777

Sacculi
  Mitochondrien, NNR, Igel, Bedeutung
    II 464
Säugetiere
  monooestrische Arten II 627
  prolyoestrische Arten II 627
Säulenchromatographie
  Bestimmung der Pregnane mit I 31
  — des Progesterons mit I 25
Salzlösung
  isotonische, Wirkung, Progesteron-
    empfindlichkeit, Ratte I 521
Salzverlustsyndrom
  Nebennierenhyperplasie, Mensch,
    Pregnantriolausscheidung I 481
Samenblasen
  Maus, Stoffwechsel, Beeinflussung durch
    Gestagene I 397
Sapogenine
  Gestagensynthese VII
Sarkome
  Säugetiere, chemisch induzierte, Wachs-
    tum, Beeinflussung durch Gestagene
    I 602f., 615f.
  —, transplantierte, Wachstum, Beein-
    flussung durch Gestagene I 609,
    614, 621
Satyriasis
  Hund, Therapie mit Gestagenen II 816
Sauerstoffdruck
  Alveolen, Frau, Cyclusverlauf I 359
  —, —, Schwangerschaft I 359
  Tube, Säugetiere, Gestagen-Östrogen-
    Wirkung II 145
Saugreiz
  Wirkung, Milchsekretion, Frau II 572
Sayers-Test
  Ratte, Steroidwirkung I 567, 568
Schafmast
  hormonale, Methodik II 897
Scheinschwangerschaft
  Definition I 1057

Schilddrüse
　Extrakte, Mensch, Wirkung auf Körpertemperatur I 358
　Gewicht, Ratte, Cyclus I 583
　Morphologie, Frau, Schwangerschaft I 584
　—, Meerschweinchen, Cyclus I 584
Schistosomiasis
　Frau, und Antikonzeption, hormonale I 1148
Schlachtreife
　und Geschlechtsreife, Zootechnik II 830
Schleimhülle
　Ovum, Kaninchen, Tubenpassage II 189
Schlüpfmuskel
　Küken, Gewicht, Beeinflussung durch Steroide II 329*
Schmierblutung
　Frau, Antikonzeption, hormonale, Nebenwirkung I 1144
Schock
　Wirkung, Amenorrhoe, Frau II 739
　—, Lactation, Frau II 739
　—, Pseudogravidität, Frau II 739
Schocktest
　Nagetiere I 734
Schreckamenorrhoe
　Frau, Ursache I 1037
Schultz-Test
　Cholesterinnachweis I 33, 47
Schwangerenharn
　Frau, Wirkung auf Infektion mit Mycobacterium, Kaninchen I 461
Schwangerschaft
　Basaltemperaturverlauf, Frau I 353, *354*
　—, Rind I 355
　Dauer, Bettongia lesueuri II 640
　—, Didelphis virginia II 640
　—, Equus asinus II *661*
　—, Equus asinus-Equus caballus-Kreuzungen II *661*
　—, Equus caballus II 660, 661
　—, Macropus canguru II 640
　—, Megaleia rufa II 640
　—, Potorous tridactylus II 640
　—, Protemnodon bicolor II 640
　—, Protemnodon eugenii II 640
　—, Protemnodon rufogrisea II 640
　—, Setonix brachiurus II 640
　—, Trichosurus vulpecula II 640
　ektopische, Frau, Steroidsynthese, Corpus luteum I 74
　Erhaltung, und Elektrolythaushalt, Frau I 476f.
　— durch Gestagene, Testmethoden I 748ff.
　—, und Nebennierenrindenfunktion, endokrine I 86
　—, und Ovarialfunktion, endokrine I 86
　— durch Steroide, Säugetiere II 227ff.*
　Erkennung, Basaltemperatur, Frau I 354
　und Follikelreifung, Säugetiere II 622*
　gefährdete, Frau, Diagnose I 1067
　Gleichheit, funktionelle, mit Hysterektomie, Meerschweinchen II 211

Schwangerschaft
　Kontraindikation für Antikonzeption, hormonale, Frau I 1161
　nach Ovarektomie, Säugetiere II 618f.*
　Progesteronproduktionsstätten, Pferd II 660
　Prognose, Pregnandiolbestimmung, Mensch I 173
　—, Scheidencytologie, Mensch I 173
　Steuerung, neurohormonale, Säugetiere II 635, *636*
　Unterbrechung, Maus, Bruce-Effekt II 651
　Verlängerung durch Gestagene, Testmethoden I 754
　Verlaufsgruppen, Marsupialia II *640*
　Wirkung auf Acne vulgaris, Frau I 1093
　— auf Carcinomwachstum, Mamma, Ratte I 610, 612
　—, Fibroadenomwachstum, Mamma, Ratte I 606
　— auf Endometriose, Frau I 1076
　— auf Infektion mit Mycobacterium, Meerschweinchen I 461
　— — mit Treponema, Kaninchen I 462
　— auf Ovarialfunktion, endokrine, nach Hemikastration, Ratte II 206
　— auf rheumatische Erkrankungen, Frau I 1092
Schwangerschaftsektropium
　Cervix, Frau II 544
Schwangerschaftserhaltung
　Gestagenwirkung, Testmethoden I 748ff.
Schwangerschaftsödeme
　Frau, Progesteronwirkung II 549
Schwangerschaftsrate
　Antikonzeption, hormonale I 1137*, 1138*
　—, sonstige I 1137*
Schwangerschaftstest
　Frau I 1039
Schwangerschaftsverlängerung
　Gestagenwirkung, Testmethoden I 754
Schwangerschaftszellen
　Hypophysenvorderlappen, Ratte, Erzeugung durch Corpus luteum-Extrakt I 566
Schwefel
　Einbau, Uterus, Säugetier, Gestagenwirkung I 388f.
Schwefelsäure
　Progesteronkonjugation, Leber, Mensch I 132
　—, —, Neugeborener, Mensch I 135
Schweinemast
　hormonale, Ergebnisse II 897f.
Schweißdrüsen
　Anzahl, Frau, Cyclus I 592
　—, —, Schwangerschaft I 592
4,5-Seco-A-nor-pregnan-5,20-dion-4-carbonsäure
　s. a. 5,20-Diketo-3,5-seco-A-nor-pregnan-3-carbonsäure

4,5-Seco-A-nor-pregnan-5,20-dion-4-carbonsäure
  Wirkungen I 892*
3,5-Seco-A-nor-Δ^5-pregnen-5-ol-20-on-3-carbonsäure-3,5-lacton
  s. a. A-nor-4,5-seco-Δ^5-pregnen-5-ol-20-on-4-carbonsäure-4,5-lacton
  Wirkungen I 883*
Secrodyl
  Antikonzeptivum, Bestandteile I 1127
Secuentex
  Antikonzeptivum, Bestandteile I 1129
Sehnenreflexzeit
  Säugetiere, Beeinflussung durch Oestrogene II 639
  —, — durch Progesteron II 639
Sehstörungen
  Frau, Antikonzeption, hormonale, Nebenwirkung I 1161
Sekretgranula
  apikale, Tubenepithel, Säugetiere, elektronenoptisches Bild II 487
  Vaginalepithel, Ratte, nach Progesterongabe, elektronenoptisches Bild II *488*, 489
,,Sekretion, starre''
  Endometrium, Frau, Gestageneffekt II 16, 17, 18, 19, 20
Sekretstrom
  Tube, Rind, Wirkung auf Eibefruchtung II 134
Sequentialtherapie
  Antikonzeption, hormonale I *1134*, 1135
  —, —, Endometriummorphologie, Frau II *18*, 21
  —, —, Erfolgssicherheit I 1137*, 1138
Serin
  Konzentration, Uterusflüssigkeit, Kaninchen nach Progesteronbehandlung I 384
  —, —, Rind, Cyclus II 173
Serotonin
  Konzentration, Myometrium, Ratte, Cyclus II 308*
  Wirkung, Myometrium, Kaninchen II 308
  —, —, Maus II 308
  —, —, Ratte, Cyclus II 307
  —, —, —, post partum II 307
  —, —, —, Schwangerschaft II 307
Serum
  Frau, schwangere, Wirkung, Bilirubinglucuronidierung, Leberschnitt I 409
  Kind, Wirkung, Bilirubinglucuronidierung, Leberschnitt I 409
  Säugetiere, Wirkung, Bilirubinglucuronidierung, Leberschnitt I 409
Serumproteine
  Frau, Zusammensetzung, Beeinflussung durch Progesteron I 361
  —, —, Schwangerschaft I 361
  Kaninchen, Zusammensetzung, Beeinflussung durch Progestern I 362
  Mann, Zusammensetzung, Beeinflussung durch Progesteron I 361

Serumproteine
  Ratte, Zusammensetzung, Beeinflussung durch Progesteron I 362
  Rind, Zusammensetzung, Schwangerschaft I 361
Sesamöl
  Wirkung, Blutdruck, Mensch I 509
Sexualaktivität
  Rhesusaffe, Männchen, Abhängigkeit von Cyclusphase des Weibchens II 438
Sexualcyclus
  weiblicher, Säugetiere, neurohormonale Steuerung II *630, 631, 632, 636*
Sexualdifferenzierung
  Säugetiere, Beeinflussung durch Gestagene II 445 ff.
  —, Hormonhaushalt II 627
  —, Hypothalamusfunktion II 627
sexual excitability
  s. Deckbereitschaft
Sexualfunktion
  Beeinflussung durch Gestagene, Arbeitstiere II 828
  — —, Haustiere II 829
  — —, Schlachttiere II 828
  — —, Sporttiere II 828
Sexualhaut
  Affen, Beeinflussung durch Gestagene II 52, 672, 673
  —, — Östrogene II *51, 52*; II 672, 673
Sexualhormone
  Wirkung, synergistische, Frau, Schwangerschaft I 1056
sexual invitation
  Affe, Beeinflussung durch Sexualhormone II 436
sexual receptivity
  s. Brunstbereitschaft
,,sexual skin''
  s. Sexualhaut
Sexualverhalten
  Säugetiere, Beeinflussung durch Corticosteroide II 755
  —, — Gestagene, synthetische II 755
  —, — Oestrogene II 755
  —, — Progesteron II 755
  —, neurohormonale Steuerung II 680
Sexualzentrum
  Zwischenhirn, Mensch, releasing factors I 1037
  —, Säugetiere, Differenzierung, Beeinflussung durch Steroide II 439
  —, —, Lokalisierung II 731
  —, —, Rückkoppelungsmechanismus I *699, 707, 709*; II 755
Serum-Glutamat-Oxalacetat-Transaminase
  Aktivität, Beeinflussung durch Gestagene I 372 f.
Serum-Glutamat-Pyruvat-Transaminase
  Aktivität, Beeinflussung durch Gestagene I 373 f.
Sheehan-Syndrom
  Frau, Amenorrhoe I 1036

Shift-Phänomen
　Hypophyse, Mensch, adrenogenitales
　　Syndrom I 1037
　—, —, Morbus Addison I 1037
　—, —, Morbus Cushing I 1036
Sialinsäure
　Konzentration, Vagina, Nagetier, nach
　　Östrogenbehandlung II 57
silent menstruations
　Frau, Antikonzeption, hormonale
　　I 1133, 1144
Silicon-Gummi-Kapsel-Implantate
　Antikonzeption, hormonale, Mensch
　　I 1136
　—, —, Ratte I 1136
Sims-Huhner-Test
　Gestagen-Östrogen-Wirkung, Spermien-
　　penetration, Cervixschleim, Frau
　　II 11
Sinus urogenitalis
　Fet, Wachstum, Beeinflussung durch
　　Gestagenbehandlung der Mutter
　　II 34
Sistometril
　Antikonzeptivum, Bestandteile I 1128
Skelet
　Säugetier, Stoffwechsel, Beeinflussung
　　durch Gestagene I 547ff.
Sklerose, multiple
　Frau, Antikonzeption, hormonale I 1161
Sommeramenorrhoe
　Rhesusaffe II 674
Sophia
　Antikonzeptivum, Bestandteile I 1128
Solvolyse
　der Steroidsulfate I 30
„spacing"
　Ova, Uterus, Kaninchen II 204, 214, *215*
Spätgestose
　Frau, Diabetes I 1075
　—, Gestagentherapie I 1074
　—, Pathophysiologie I 1074
　—, Placentafunktion II 549
Speichel
　Frau, Kristallisationsmuster, Cyclus-
　　verlauf I 592
　—, —, Menopause I 592
　—, —, Schwangerschaft I 592
Speicheldrüsen
　Maus, Morphologie nach Luteom-
　　implantation I 592
Spermien
　Atmungsgröße, Säugetiere, Beeinflussung
　　durch Bicarbonat II 144
　Cervixpassage, Säugetiere, Beeinflussung
　　durch Pseudogravidität II 136
　Dekapazitierende Faktoren, Säugetiere
　　II 157
　Ejakulation, intrauterine, Säugetiere
　　II 135
　—, intravaginale, Säugetiere I 135
　Eliminierung, Genitaltrakt, weiblicher,
　　Säugetiere II 146ff.
　Glykolysegröße, Bulle, Beeinflussung
　　durch Bicarbonat II 144

Spermien
　Kapazitation, Uterus, oestrischer,
　　Kaninchen II 152
　Kapazitationsnachweis nach Markierung
　　mit Tetracyclin-HCl II 156
　Konzentration, Uterus, Maus, nach
　　Kopulation II 146*
　—, —, Ratte, nach Kopulation II 146*
　Lebensdauer, Geschlechtswege, männliche,
　　Säugetiere II 134
　—, —, weibliche, Säugetiere II 134f.
　Motilität, Beeinflussung durch Gewebs-
　　extrakte II 144
　Penetration in Zona pellucida, Ova,
　　Nagetier, „delayed coitus" II 166
　— — —, —, Ratte, und Ovulations-
　　zeitpunkt II 152*
　Phagocytose in utero, Säugetiere
　　II *149*
　Produktion, cyclische, Bulle II 639
　—, —, Kaninchen II 639
　Resistenz und Kapazitation, Säugetiere
　　II 145
　Speicherung, Genitaltrakt, weiblicher,
　　Chiroptera II 642
　Stoffwechsel, Säugetiere II 144ff.
　Transport, Tube, Säugetiere II 140f.
　—, Uterus, Säugetiere II 138f.
　—, Vagina und Cervix, Säugetiere
　　II 134ff.
　Transportdauer (Vagina-Tube), Säuge-
　　tiere II 139, 140*
　Transportmechanismen nach Paarung,
　　Säugetiere II 132f.
　Verweildauer, physiologische, Tube,
　　Säugetiere II 153*
Spermiogenese-Hemmteste
　Ratte, Methodik I 773
Spiralgefäße
　Endometrium, Frau, Morphologie,
　　Cyclusverlauf II 535, *536*, 537
Spironolacton
　Wirkung, Aldosteronbindung, Membran,
　　Krötenblase I 475
　—, —, Serumproteine, Mensch I 475
　—, Vergleich mit Progesteron, Mensch
　　I 475
20-Δ^4-Spiroxen-3,21-dion
　s. a. (Δ^4-Androsten-17β-ol-3-on)-
　　17α-propionsäure-γ-lacton
　Wirkungen I 911*
„Spitzenvorhangendometrium"
　Hund II 656
　Kaninchen II 654
„Spontanovulatoren"
　s. Ovulation, spontane
Spreading-Effekt
　Haut, Frau, Cyclus I 405
　—, —, Schwangerschaft I 405
　—, Säugetiere, Beeinflussung durch
　　Gestagene I 404f.
spreading factors
　Milchdrüsenepithel, Nagetiere II 378
　—, —, Beeinflussung durch Hormone
　　II 378

Squalen
  Biosynthese in vitro, Corpus luteum, Anaerobiose I 74
  Pool, Lanosterinsynthese, Placenta, Mensch I 88
  Umbau zu Cholesterin, Mikrosomenfraktion, zellfreie II 464
squatting behavior
  s. Hockverhalten
Stearat
  Konzentration, Leber, Ratte, Schwangerschaft I 399
staircase effect
  Myometrium, Säugetiere, Gestagenwirkung II 290, *291*
  —, —, Oestrogenwirkung II 290, *291*
  —, —, Oxytocinwirkung II 638, 654
  —, —, Progesteronentzugsphänomen II 638, 654
  negativer, Myometrium, Säugetiere, Progesteronwirkung II 290, *291, 292*
  positiver, Myometrium, Säugetiere, Östrogenwirkung II 290, *291*
„starre Sekretion"
  Progesteron (Oestrogen)-Wirkung, Endometrium, Frau II 548
Stein-Leventhal-Syndrom
  Amenorrhoe I 52, 1036
  Corpus luteum-Dysfunktion II 562
  Defekttypen I 76
  Ovar, Morphologie I 52, 1036
  Pregnandiolausscheidung, Harn I 160
  und C_{21}-Steroide, Corpus luteum I 52f.*
  —, Cystenflüssigkeit I 52f.*
  —, Follikelflüssigkeit I 52f.*
  —, Ovar I 52f.*
  Symptomatik I 52
  Therapie I 52
Sterilität
  Frau, Corpus luteum-Insuffizienz II 562, 565
  —, Endometrium, Morphologie II 565
  —, Nidationsschwäche II 565
  —, Polymenorrhoe I 1053
Sterilitätssyndrom
  post-partales, Rind II 809
„sterilitas sine materia"
  Rind II 812
Sterine
  Nomenklatur VI; I 1
  Vorkommen, Ovar, Meerschweinchen I 259
Steroidalkaloide
  Nomenklatur I 1
ol-Steroiddehydrogenasen
  s. a. Hydroxysteroiddehydrogenasen
Δ^4-20α-ol-Steroid-Dehydrogenase
  Aktivität, Corpus luteum, Ratte I 255
  —, —, nach Gonadotropinbehandlung I 255
  —, Ovar, Ratte I 254, 255
  Vorkommen, Follikel, Kaninchen I 240
  —, Skeletmuskel, Kaninchen I 242
Δ^4-20β-ol-Steroid-Dehydrogenase
  Vorkommen, Follikel, Kaninchen I 240

Δ^4-20β-ol-Steroid-Dehydrogenase
  Vorkommen, Ovar, Hühnerembryo I 195
  —, Skeletmuskel, Kaninchen I 242
Δ^5-3β-ol-Steroiddehydrogenase
  Aktivität, Corpus luteum, Mensch I 79
  —, — —, Schaf, Cyclusrhythmik I 224
  —, Hoden, Ratte, Beeinflussung durch 19-Nor-17α-hydroxyprogesteroncapronat II *110*
  —, Nebenniere, Neugeborener, Mensch I 192
  —, Ovar, Kaninchen, nach LH-Stimulierung I 240
  —, —, Ratte I 253, 254
  —, Ovargewebe, Frau, Cyclus I 75, 78, 79
  —, —, —, Schwangerschaft I 78
  —, —, —, Stein-Leventhal-Syndrom I 76, 78
  —, Trophoblast, Ratte I 254
  Defekt, Arrhenoblastom, Mensch I 76, 106
  —, Nebennierencarcinom, Mensch I 137
  —, Ovar, Frau, Stein-Leventhal-Syndrom I 76
  Hemmung, Ovar, Ratte, durch 2α-Cyano-4,4,17α-trimethyl-Δ^5-androsten-17β-ol-3-on I 254
  Mangel, Arrhenoblastom, Mensch I 76, 106
  —, Fetus, Mensch I 99
  —, Leber, Fetus, Mensch I 112
  —, Nebenniere, Fetus, Mensch I 112
  Nachweis, histochemischer I 33, 90
  Progesteronbildung I 67, 78
  Verteilungsmuster, Corpus luteum, Frau I 79
  —, Ovar, Frau I 79
  —, Steroidbildungsstätten, Mensch I 78
  Vorkommen, Corpus luteum, Meerschweinchen, Schwangerschaft I 259
  —, Cytotrophoblast, Placentakultur, menschliche I 90
  —, Fetus, Mensch I 99
  —, Leber, Hund I 200
  —, —, Maus I 243
  —, Ovar, Goldhamster I 244
  —, —, Henne I 195
  —, —, Hühnerembryo I 195
  —, —, Hund I 200
  —, —, Kaninchen I 240
  —, —, Katze I 200
  —, —, Maus I 242
  —, —, Meerschweinchen I 259
  —, —, Ratte I 248, 253
  —, —, Schaf I 228
  —, Placenta, Frau I 90f.
  —, —, Meerschweinchen I 259
  —, Plasmoditrophoblasten, Placentakultur, menschliche I 90
  —, Stromazellen, Placentakultur, menschliche I 90
  —, Syncytiotrophoblasten, Mensch I 90
  —, Trophoblast, Maus I 242

Δ^5-3β-ol-Steroiddehydrogenase
Vorkommen, Tropohblast, Placentakultur, menschliche I 91
—, Trophoblastenzellen, Choriontumor, Mensch I 90
3β-ol-Steroid-Dehydrogenase-Isomerase
Vorkommen, Placenta, Mensch I 89
Steroide
Abbau, Rattenleber, nach Mikrosomenstimulierung II 503
Abgabe, Fetus, an Mutter, Mensch I 99
17-alkylierte, Wirkung, cholestatische, Mensch I 552
—, —, Leberfunktion, Mensch I 1147
anabole, Wirkung, Sexualzentrum, Gehirn, Säugetiere II 439
Ausscheidung, Harn, Eber, Beeinflussung durch Gestagene II *831*
—, —, —, — durch Gonadotropine II 831, *832*
—, —, Mann, Schwankungen, cyclische II 639
Bestimmung, immunochemische I 33
—, Isotopenderivatmethode I 26
Biosynthese, Corpus luteum, Frau I 68
—, Drüsen, endokrine, Frau I *517*
—, Ovar, Frau, Fermente I 77
—, Ovarfollikel, Frau I 67
—, Ovarstroma, Frau I 69
—, Placenta, Frau I 81
—, Zellpartikel, Biochemie II 463f.
—, —, Morphologie, elektronenoptische II 464ff.
Dünnschichtchromatographie I 24, 25
Gaschromatographie I 24, 26
Identifizierung I 29
Infrarotspektrophotometrie I 24
Isotopenderivate, Bestimmungsverfahren I 26
Konfiguration VII
Konformation VII
Nachweis, besondere Verfahren I 28
—, histochemischer I 32
Nomenklatur I 1
Papierchromatographie I 23, 25
Retentionszeiten, Gaschromatographie I 26
Säulenchromatographie I 25
Strukturformeln I 1
Sulfate der I 30
Totalsynthese IX
Toxicität, Säugetiere I 736
—, —, Testmethodik I 796
Trimethylsilyläther, Gaschromatographie I 26
UV-Absorption, maximale I 23
Wirkung, anabole, Säugetiere, Dihydrotachysterinwirkung I 735
—, —, —, Glucocorticoidwirkung I 735
—, —, —, Testmethodik I 792f.
—, anaesthetische I 736
s. a. Steroidnarkose
—, —, Beziehung zu Hormonwirkung I 524
—, —, Konstitutionsabhängigkeit I 523

Steroide
Wirkung, anaesthetische, Säugetiere, Testmethodik I 795f.
—, antiinfektiöse, Nagetiere, Testmethodik I 794
—, antikatabole, Säugetiere, Testmethodik I 793f.
—, Chromosomen, Morphologie, elektronenoptische II 473
—, corticoidartige, Testmethodik II 789ff.
—, Glykosidhemmung, Herzmuskel, Meerschweinchen I 473
—, Mineralhaushalt, Nagetiere, Test I 734
—, narkotische I 736
s. a. Wirkung, anaesthetische
—, Nebennierengewicht, Säugetiere, Test I 734
—, Ovulationshemmung I 705f.
—, renotrope, Säugetiere I 554f.
—, —, Testmethodik I 794
—, spermatogene, Nagetiere, Testmethodik I 795
—, —, Ratte I 736
—, schwangerschaftserhaltende, Säugetiere II 227ff.*
—, Wasserhaushalt, Nagetiere, Test I 734
—, Zellkerne, Morphologie, elektronenoptische II 473
Wirkungsteste I 680ff.
C^{19}-Steroide
Biosynthese aus Cholesterin, Frau I 70
— aus Mevalonsäure, Frau I 70
— aus Δ^5-Pregnen-3β-ol-20-on, Frau I 71
Konzentration, Luteom, Mensch I 61
C_{21}-Steroide
Abbau, Leber, Ratte I 256f.
—, Organe, Fetus, Mensch I 133
—, —, Mensch I 131ff.
—, —, Neugeborener I 133
Abbaufermente, Leber, Mensch I 132
Ausscheidung, renale, Fetus, Mensch I 191
—, —, Neugeborener, Mensch I 191
Biosynthese, Fetus, Mensch I 98
—, Mensch I 45
Konzentration, Harn, Neugeborene I 187
Nachweis mittels markierter Verbindungen I 32
Trennung, Gaschromatographie I 26
Umbau, Ovar, Frau I 104ff.
—, Placenta, Frau I 108ff.
Vorkommen, Blut, Rind I 223
—, —, Mensch I 110ff.
—, Corpus luteum, Frau, Stein-Leventhal-Syndrom I 52ff.*
—, — —, Pferd I 232
—, Follikelflüssigkeit, Frau, Stein-Leventhal-Syndrom I 52ff.*
—, —, Pferd I 232
—, —, Rind I 212
—, Harn, Pferd, Schwangerschaft I 234

C_{21}-Steroide
  Vorkommen, Liquor, Mensch I 110ff.
  —, Ovar, Frau I 49
  —, —, —, nach Gonadotropinbehandlung I 50
  —, —, —, Stein-Leventhal-Syndrom I 52ff.*
  —, —, —, —, nach Gonadotropinbehandlung I 52ff.*
  —, Ovarvene, Pferd I 232
  —, —, Schaf, Cyclus I 225
  —, —, —, Schwangerschaft I 226
  —, Pflanzenreich I 67
  —, Umbilicalvene, Mensch I 97
Δ^4-C_{21}-Steroide
  Ausscheidung, Harn, Mensch I 136, 142
  Biogenese, Ovar, Frau I 56ff.
  Konzentration, Fetus, Mensch I 96
  —, Placenta, Frau I 96
  Nachweismethoden I 23f.
  Vorkommen, Follikelwandzellen, Frau I 73
  — in Organen, Geweben, Körperflüssigkeiten, Ausscheidungen, Tiere I 38ff.*
  —, Placenta, Frau I 82
Δ^5-C_{21}-Steroide
  Ausscheidung, Harn, Mensch I 135
  Biogenese, Ovar, Frau I 48ff.
  Konversion zu Δ^4-3-Ketosteroiden, Dehydrogenasen, Tierorgane I 78
  Nachweismethoden I 23
  Seitenkettenabspaltung, Fetus, Mensch I 99
  Vorkommen, Corpus luteum, Frau, Stein-Leventhal-Syndrom I 56
  —, Fetus, Mensch I 100
  —, Follikelflüssigkeit, Frau, Stein-Leventhal-Syndrom I 55
  —, Follikelwandzellen, Frau I 73
  — in Organen, Geweben, Körperflüssigkeiten, Ausscheidungen von Tieren I 34ff.*
  —, Placenta, Frau I 82, 100
  Umwandlung, Δ^4-C_{21}-Steroide, Fetus, Mensch I 98
Δ^5-3β-ol-Steroide
  Hydroxylierung in Stellung 16, Leber, fetale, Mensch I 98
Δ^{16}-C_{21}-Steroide
  Vorkommen in Organen, Geweben, Körperflüssigkeiten, Ausscheidungen, Tiere I 41ff.*
Steroidfieber
  Mensch I 359
  Tier I 360
Steroidhormonbestimmung
  Kriterien I 29
Steroidhormone
  Nomenklatur I 1
16α-Steroid-Hydroxylase
  Vorkommen, Ovar, Mensch I 61
Steroid-Narkose
  s. a. Steroide, Wirkung, anaesthetische
  Adaptationserscheinungen I 520
  Allgemeines I 514

Steroid-Narkose
  Antagonismen zu anderen Narkotica I 521ff.
  Resistenz I 520
  Synergismen mit anderen Narkotica I 521
  Testmethodik I 514
  Wirksamkeit, Altersabhängigkeit I 520
  —, Geschlechtsunterschiede I 518
  —, Beziehung zu hormonaler Wirksamkeit I 524
  —, — zu Konstitution I 523
  —, Speciesunterschiede I 514ff., 516*
  Wirkungsmechanismus I 521
Steroid-Reductase
  in 3- und 20-Stellung, Vorkommen, Fetus, Mensch I 133
  in 20-Stellung, TPNH-spezifische, Vorkommen, Placenta, Mensch I 109
Steroid-Sapogenine
  Nomenklatur I 1
Steroidsulfatase
  Mangel, Fetus, Mensch I 98, 99
3β-ol-Steroidsulfatasen
  Vorkommen, Placenta, Frau I 91
Steroidsulfate
  Biogenese, Mensch I 71
  Stoffwechsel, Mensch I 71
  —, Placenta, Frau I 91
Δ^5-C_{21}-Steroidsulfate
  Vorkommen, Blut, fetales, Mensch I 99
3β-ol-Steroidsulfate
  Biosynthese, Fetus, Mensch I 99
Steroidsulfokinase
  Abbau, C_{21}-Steroide, Leber, Mensch I 133
STH
  Beziehung zu Prolactin II 351
  Wirkung, Galaktopoese II 364
  —, lactogene II 357
  —, Milchdrüsenaufbau, Allgemeines II 350
  —, —, Ratte, hypophys- und ovarektomierte II 379
  —, —, —, tripletoperierte II 379
  —, Milchdrüsenentwicklung, Ratte II 676*
  —, Milchdrüsenfunktion, Explantat in vitro II 381
  —, —, Säugetiere II 677
  —, ovulationsauslösende, Rana pipiens II 609, 747
Stickstoff
  Konzentration, Cervixschleim, Säugetiere, Cyclusschwankungen II 634
  —, Vaginalschleim, Rind, Cyclusschwankungen II 664
Stickstofftrichlorid
  Wirkung, konvulsive, Hund I 526
Stigmasterin
  Seitenkettenoxydation VI
  Wirkung, Wachstum, Wimpertierchen I 452
Stilbene
  Wirkung, Sexualzentrum, Gehirn, Säugetiere II 439

Stilboestrol
  Wirkung, Calciumkonzentration, Blut, Huhn I 549
  —, cancerogene, Ovar, Hund I 614
  —, Eileiterwachstum, Küken, Unterdrückung durch Progesteron I *697*
  —, Elektrolythaushalt, Hund I 465
  —, Fibromatose, Meerschweinchen, Erzeugung I 597
  —, Fibromyoepitheliom, Utriculus spermaticus, Meerschweinchen, Erzeugung I 600
  —, Gewicht, Schaf I 545
  —, hämolysehemmende, Mensch I 468
  —, Hypophysenmorphologie, Ratte I 564
  —, Knochenreifung, Mensch I 548
  —, Magenschleimhautmorphologie, Kaninchen I 530
  —, Progesteronempfindlichkeit, Ratte I 520
  —, virilisierende, Fet, weiblicher II 34
Stilboestroldipropionat
  Wirkung, Fibromatose, Meerschweinchen, Erzeugung I 597
Stillbrünstigkeit
  Haustiere, Beeinflussung durch Gestagene II 859ff.
Stress
  soziologischer, Wirkung, Pseudogravidität, Maus II 621
  Wirkung, Fetalentwicklung, Kaninchen II 181
  —, —, Ratte II 181f.
  —, Narkoseverlängerung, Ratte I 522
  —, Progesteronsekretionsrate, NNR, Hund II 658
Stressteste
  Methodik, Maus I 790
  Steroidwirkung, Nagetiere I 734
Stromaödem
  Endometrium, Frau, Sekretionsphase II *534*, 535
Stromazellen
  Endometrium, Frau, nach Lynoestrenolgabe II 20
Strophanthin
  Wirkung, Progesteronwirkung, Taenia coli-Muskulatur, Meerschweinchen I 531
K-Strophanthosid
  Wirkung, Kaliumabgabe, Herzmuskel, Meerschweinchen I 472
Submaxillardrüsen
  Maus, Proteaseaktivität I 404
Succinatdehydrogenase
  Aktivität, Brustdrüse, Ratte I 395
  —, Brustdrüsenmitochondrien, Kaninchen I 396
  —, —, Meerschweinchen I 396
  —, —, Ratte, Lactation I 396
  —, Endometrium, Frau, Schwangerschaft I 394
  —, —, Kaninchen, Progesteronwirkung II 654

Succinatdehydrogenase
  Aktivität, Gehirn, Ratte, Ovarektomie I 404
  —, Pseudodeciduazellen, Endometrium, Frau II 537
  —, Uterus, Kaninchen I 394
  —, Vaginalepithel, Ratte I 394
Succinatoxydase und Succinoxydase
  s. Succinatdehydrogenase
Suicidrate
  Frau, Cyclusabhängigkeit II 754
Sulfatase
  Aktivität, Gewebe, Frühgeborener, Mensch I 192
  Mangel, Placenta, Frau I 110
  Steroidbiosynthese, Placenta, Frau I 91
  Vorkommen, Leber, Hund I 200
  —, —, Kaninchen I 241
  —, Ovarmikrosomen, Schwein I 208
  —, Placenta, Frau I 90
Sulfatsynthese
  Steroide, Lebermikrosomen, Kaninchen I 240
Sulfokinase
  Aktivität, Fetus, Mensch I 99
  Mangel, Ovar, Frau I 108
  Steroidbiosynthese, Fetus, Mensch I 91
  Vorkommen, Leber, Kaninchen I 240
3-Sulfokinase
  Vorkommen, Leberhomogenat, Ratte I 257
20-Sulfokinase
  Vorkommen, Leberhomogenat, Ratte I 257
Sulfomucopolysaccharide
  Konzentration, Endometrium, Kaninchen, Cyclusverlauf I 388
Superovulation
  Frau, nach FSH-Gabe II 728
Symphysenrelaxation
  Gestagentest, Methodik I 754
„synapse par distance"
  Erregungsleitung, Muskulatur, glatte II 479
  —, —, Oestrogenwirkung II 485
Synchronisation
  Eientwicklung und Genitalorgane, Säugetiere II 192ff.
Syncytiotrophoblast
  Frau, Oxytocinasebildung I 1066
  —, Progesteronbildungsstätte I 82
  —, 3β-ol-Steroid-Dehydrogenase-Nachweis I 90
Synovex
  Wirkung, Ochsenmast II 896

Taktile Stimuli
  Wirkung, ovulationsauslösende, Kaninchen II 739
  —, —, Katze II 739
  —, —, Rind II 739
Talgdrüsen
  Frau, Funktion, Cyclus I 589, 590
  —, —, Schwangerschaft I 590
  Mensch, Aktivität, Acne vulgaris I 1093
  —, —, nach Androgenbehandlung I 1093

Taurin
    Konzentration, Uterusflüssigkeit, Rind, Cyclus II 173
Temperaturzentrum
    Ansprechbarkeit, Frau, Schwangerschaft I 354, 358
Terminalreticulum
    Genitaltrakt, Säugetiere, Morphologie, Oestrogenwirkung II 485
Testes
    Ratte, Wirkung auf „gonadotropen Mechanismus" II 729
Testosteron
    s. a. Δ^4-Androsten-17β-ol-3-on
    Biosynthese, Vorstufen II *104*
    Derivate, alkylsubstituierte, Wirksamkeit, Clauberg-McPhail-Test II 74*
    —, Wirkung, ovulationshemmende I 1126
    und Hirsutismus bei Stein-Leventhal-Syndrom I 54
    Konstitutionsformel I 4
    Metabolit von Δ^4-Pregnen-17α-ol-3,20-dion, Corpus luteum, Frau, Schwangerschaft I 107
    — von Δ^5-Pregnen-3β-ol-20-on, Ovar, Thamnophis I 194
    — von Progesteron, Corpus luteum, Frau, Schwangerschaft I 106, 107
    — —, Cystadenocarcinom, Ovar, Frau I 105
    — —, Granulosazelltumor, Frau I 106
    Rückwirkung, Hypophyse, Säugetiere II 751f.
    Therapie, Follikelcysten, Rind II 810
    Trennung, papierchromatographische, von Progesteron I 25
    Vorstufen der Biosynthese, Wirkung, spermatogene II 103
    Wirksamkeit, Hooker-Forbes-Test II 78
    —, Kopulationsreflex, Meerschweinchen II 428
    Wirkung, abortive, Ratte, Frühschwangerschaft II 227
    —, Ammoniakausscheidung, Ratte I 368
    —, antigonadotrope, Ratte I 710
    —, antioestrogene, Schaf II 898
    —, Capillardurchlässigkeit, Uterus, Ratte I 469
    —, —, Vagina, Ratte I 469
    —, Carcinomwachstum, Leber, Ratte I 616
    —, Eientwicklung in vitro, Kaninchen II 176
    —, Embryonalentwicklung, Triton taeniatus II 324
    —, Endometriummorphologie, Hund II 78
    —, —, Kaninchen II 81
    —, —, Katze II 81
    —, —, Maus II 81
    —, —, Rhesusaffe II 81
    —, Fructosekonzentration, Samenblasen, Maus I 397

Testosteron
    Wirkung, „gonadotroper Mechanismus", Ratte, Angriffsort II 730
    —, Glykosidhemmung, Herzmuskel, Meerschweinchen I 473
    —, —, Muskulatur, Taenia coli I 473
    —, hämolysehemmende, Mensch I 468
    —, Hodenfunktion, Ratte I 710
    —, Lebercarcinomwachstum, Ratte I 616
    —, LTH-Sekretion, Ratte II 648
    —, Milchdrüsenaufbau, nach Hypophysektomie II 350
    —, Nierengewicht, Ratte I 555
    —, Nucleinsäurekonzentration, M. levator ani, Ratte I 398
    —, —, Samenblasen, Ratte I 398
    —, Ovarhypertrophie, kompensatorische, nach Hemiovarektomie, Ratte I *715*; II 98
    —, Ovocyte, Rana pipiens II 323
    —, ovulationsauslösende, Xenopus laevis II 321
    —, Pentobarbital-Progesteron-Wirkung, Ratte I 522
    —, Phosphataseaktivität, alkalische, Samenblasen, Ratte I 398
    —, Progesteronsekretionsrate, NNR, Hund II 658
    —, Progesteronwirkung, thermogenetische, Frau II 525
    —, Schlüpfmuskelgewicht, Küken II 329
    —, Schlüpfrate, Küken II 329
    —, Schlüpfzeit, Küken II 329
    —, schwangerschaftserhaltende, Kaninchen II 250*
    —, —, Ratte II 239*
    —, Sexualentwicklung, Ratte, neugeborene, weibliche II 729
    —, Sexualverhalten, Säugetiere, weibliche II 439
    —, spreading factors-Gehalt, Milchdrüse II 378
    —, sterilisierende, Ratte, weibliche II 730
    Wirkungen I 907ff.*
Testosteronoenanthat
    Wirkung, Körpergewicht, Rind I 545
    —, Ochsenmast II 896
Testosteronpropionat
    s. a. Δ^4-Androsten-17β-ol-3-on-17β-propionat
    Therapie, Mammacarcinom, Frau I 1084
    —, Mastopathie, Frau I 1082
    —, Migräne, Frau I 1090
    —, prämenstruelles Syndrom, Frau I 1062
    Wirksamkeit, Hodenhemmtest, Ratte I *711*
    —, Hooker-Forbes-Test II 78
    Wirkung, Albuminbildung, Oviduct, Huhn II 326
    —, anabole, Ratte, männliche, kastrierte I 360
    —, antifertile, Maus, Eitransport II 196

Testosteronpropionat
Wirkung, antifibromatogene, Meerschweinchen I 599
—, antikatabole, Knochen, Ratte I 550
—, antimetaplastische, Endometrium, Maus I 601
—, Avidinproduktion, Oviduct, Huhn II 327
—, Brunstverhalten, Taube, kastrierte II 332
—, cancerogene, Leber, Ratte I 623
—, Carboanhydraseaktivität, Genitaltrakt, Kaninchen, weibliches II 145
—, Carcinomwachstum, Mamma, Maus I 609
—, Corpus luteum, Maus II 208
—, Eientwicklung in vitro, Kaninchen II 176
—, Eileiterdrüsen, Amphibien II 323
—, Endometriummorphologie, Kaninchen II 64
—, feminisierende, Pleurodeles I 458
—, Geschlechtsdrüsen, Ratte, und Antiandrogenteste I *701*, 702
—, β-Glucuronidaseaktivität, Präputialdrüsen, Ratte I 397
—, implantationsinduzierende, Maus II 221
—, Herzgewicht, Ratte I 507
—, Kammwachstum, Küken I *724*
—, Körpergewicht, Ratte I 538, 540
—, Lebergewicht, Ratte I 554
—, Legeröhrenwachstum, Rhodeus I 456
—, maskulinisierende, Lebistes I 454f.
—, metaplastische, Endometrium, Ratte I 601, 602*
—, M. levator ani-Wachstum, Ratte I *724*
—, Nierengewicht, Ratte I 555
—, Progesteronwirkung, Hoden, Meerschweinchen II 903
—, Prostatawachstum, Ratte I *724*
—, Samenblasenwachstum, Ratte I *724*
—, ^{35}S-Aufnahme, Knochen, Ratte I 550
—, schwangerschaftserhaltende, Maus II 229*
—, —, Ratte II 239*
—, sexual skin, Affe II 52
—, Talgdrüsenaktivität, Säugetiere I 1093
—, Thymusgewicht, Ratte I 502
—, Uteruswachstum, Ratte, Antiandrogentest I *702*
—, virilisierende, Ratte, weibliche II *446*f.
Wirkungen I 909ff.*
Tetrabenazin
Wirkung, Brunstbereitschaft, Säugetiere II 427
Tetracyclin-HCl-Markierung
Spermien, Säugetiere, Beeinflussung durch Kapazitation II 156, 158

Theca interna-Zellen
Ovar, Säugetier, Progesteronproduktion II 750
—, —, C_{19}-Steroidproduktion I 75
Thermogenetischer Effekt
Gestagene I 352ff.
s. a. Wirkung, thermogenetische, unter den Einzelsubstanzen
β-3-Thienylalanin
Wirkung, Murphy-Sturm-Lymphosarkomwachstum, Ratte I 618
2′α-(α-Thienyl)-1′,3′-dioxolano-[d-16α,17α]-Δ^4-pregnen-3,20-dion
Wirkungen I 813*
2′β-(α-Thienyl)-1′,3′-dioxolano-[d-16α,17α]-Δ^4-pregnen-3,20-dion
Wirkungen I 813*
6α-Thiocyano-Δ^4-pregnen-17α-ol-3,20-dion-17α-acetat
s. a. 6α-Rhodanhydroxyprogesteronacetat
Wirkungen I 845*
6β-Thiocyano-Δ^4-pregnen-17α-ol-3,20-dion-17α-acetat
s. a. 6β-Rhodanhydroxyprogesteronacetat
Wirkungen I 845*
16β-Thiocyano-Δ^4-pregnen-17α-ol-3,20-dion-17α-acetat
s. a. 16β-Rhodan-17α-hydroxyprogesteronacetat
Wirkungen I 848*
20-Thio-Δ^4-pregnen-3,20-dion
Wirkungen I 819*
^{35}S-Thiosemicarbacid
Reagens für Progesteronbestimmung I 32
Thiosemicarbazone
Identifikation α-, β-ungesättigter Carbonylgruppen mit I 27
Threonin
Konzentration, Uterusflüssigkeit, Kaninchen, nach Progesteronbehandlung I 384
Thrombelastogramm
Frau, Cyclusverlauf I 378
Thrombembolien
Frau, Häufigkeit, Beeinflussung durch Antikonzeption, hormonale I 1145, *1146*
—, Kontraindikation für Antikonzeption, hormonale I 1161
Thrombocyten
Konzentration, Blut, Frau, Cyclusverlauf I 499
Thrombophlebitis
Frau, Häufigkeit, Beeinflussung durch Antikonzeption, hormonale I 1146
Thromboplastingenerationszeit
Frau, während des Cyclus I 378
—, nach Gestagenbehandlung I 379f.
Thrombosebereitschaft
Frau, Beeinflussung durch Gestagene I 380
Thrombosehäufigkeit
Frau, Beeinflussung durch Antikonzeption, hormonale I 1146

Thrombotest
  Blutkoagulabilität, Frau, Schwangerschaft I 378
Thymus
  Gewicht, Maus, Luteom I 502
  —, Meerschweinchen, Schwangerschaft I 502
  Stoffwechsel, Säugetiere, Beeinflussung durch Gestagene I 403
Thymusteste
  Hühnerei, Steroidwirkung, Methodik I 791
  Maus, Steroidwirkung, Methodik I 735, 791
  Ratte, Steroidwirkung, Methodik I 735, 791 f.
Thyreoidektomie
  Wirkung, Hypophysenmorphologie, Ratte I 564
  —, Mauserung, Bengalfink, Gestagenwirkung I 595
  —, Progesteronempfindlichkeit, Ratte I 521
Thyreoprotein
  Wirkung, Konzeptionsrate, Haustiere, nach Cyclussynchronisation II 847
Thyroxin
  Bindungskapazität, Frau, Beeinflussung durch Gestagene I 381
  Wirkung, antiabortive, Säugetiere II 182
  —, deciduale Reaktion, Ratte II 219
  —, metahyperplastische, Organe, Ratte I 618
  —, Milchdrüsenaufbau, Ratte, hypophysektomierte II 380
  —, Milchdrüsenentwicklung, Zwergmaus II 677
  —, nephrotoxische, Ratte I 557
  —, Nierengewicht, Ratte I 555
  —, Reticulocytenzahl, Blut, Ratte I 491
Tonofilamente
  Vaginalepithel, Säugetiere, nach Steroidgabe II 490
total tumorous effect
  Oestrogenwirkung, fibromatogene, Meerschweinchen I 698
Transaminasen
  Aktivität, Endometrium, Frau, Cyclusverlauf II 531
  —, Serum, Mensch, Beeinflussung durch Gestagene I 372 f.
Transcortin
  Bindungskapazität, Steigerung durch Gestagene I 370
  Progesteronbindung I 265, 269
Transformation
  Endometrium, Frau, durch Gestagene II 12 ff.
  —, —, —, Dosierung II 12 f.
Transportgeschwindigkeit
  Ovum, Kaninchen, Oestrus II 190
  —, —, Ovulation II 190
  —, —, Pseudogravidität II 190
16α-Tribrommethyl-Δ^4-pregnen-3,20-dion
  Wirkungen I 814*

Tributyrinase
  Aktivität, Serum, Ratte I 377
21,21,21-Trichlor-Δ^4-pregnen-3,20-dion
  Wirkungen I 821*
6α-Trifluormethyl-17-acetoxyprogesteron
  Therapie, Migräne, Frau I 1090
17α-Trifluor-$\Delta^{5(10)}$-oestren-17β-ol-3-on
  Wirkungen I 951*
Trijodthyronin
  Speicherung, Erythrocyten, Frau, Beeinflussung durch Antikonzeption, hormonale I 1160
Trimethylaminoessigsäure-hydrazidchlorid zur Steroidbestimmung I 4
  s. a. Girards Reagens T
Tripanerol
  Wirkung, Mitochondrienmorphologie, Hodeninterstitium, Ratte II 468
  —, —, NNR, Ratte II 468
α,β,β-Triphenylacrylnitril
  Wirkung, Lymphomerzeugung, Maus I 618
Triphenyltetrazolium
  Messung, Reduktionskapazität, Endometrium II 229
Trophoblast
  Affe, Wirkung, schwangerschaftserhaltende II 211
  Frau, Fehlbildungen, Abort I 1071
  —, Funktion I 1067
  Hamster, LTH-Bildungsstätte II 209
  Meerschweinchen, Wirkung, Corpus luteum graviditatis II 211
  Ratte, LTH-Bildungsstätte II 206
  —, Wirkung, Corpus luteum graviditatis II 206
  Säugetiere, Wirkung, schwangerschaftserhaltende II 205
  Wachstum, invasives, bei Dystopie, künstlicher II 178 f.
Tropokollagen
  Einbau in Fibrillen, Genitaltrakt, Säugetiere, Gestagenwirkung II 483
TSH
  Wirkung, Mauserung, Huhn II 612
Tube
  Frau, Epithelmorphologie, Cyclus II 85
  —, Funktion, sekretorische, Bedeutung für Blastocystenernährung II 550
  —, Motilität, Beeinflussung durch Antikonzeption, hormonale I 1140*, 1141
  Kaninchen, Epithelmorphologie, Cyclus II 85
  —, —, Kastration II 85
  —, Funktion, sekretorische II 85
  —, —, —, Bedeutung für Blastocystenernährung II 550
  —, Kontraktionen, Cyclusabhängigkeit II 189, 190
  —, —, Schwangerschaft II 189
  Maus, Anatomie und Funktion II *190*, 191
  —, Eitransport, Verlauf, zeitlicher II 191
  —, Peristaltik II 191

Tube
  Ratte, Epithelmorphologie, Schwangerschaft, elektronenoptisches Bild
    II *486*
  Rind, Epithelmorphologie, Cyclusverlauf
    II 663
  —, Funktion, sekretorische, nach Gestagenbehandlung II 85
  —, —, —, nach Kastration II 85
  —, —, —, nach Oestrogenbehandlung
    II 85
  Säugetiere, Cilienaktivität, Beeinflussung der Eibefruchtung II 143, 189
  —, Epithel, Morphologie, Cyclusverlauf
    II 634
  —, —, und Eitransport II 189
  —, —, Zelltypen, elektronenoptisches Bild II 487
  —, Peristaltik, Beeinflussung der Eibefruchtung II 143
  —, Sekretbildung, Gestagen-Oestrogen-Antagonismus II 143, 144*
  —, Sekretstrom II 189
  —, —, Richtung II 140
  —, —, —, Beeinflussung durch utero-tubal junction II 141*
  —, Sekretwirkung auf Corona radiata-Zellen II 166
  —, Sphinktersystem II 189
„tube locking"
  Oestrogenwirkung, Säugetiere II 194, 195
  Wirkung auf Eientwicklung, Tube, Ratte, kastrierte II 178
Tuber cinereum
  Säugetiere, Bedeutung für Ovarfunktion
    II 731
Tuberkulose
  Frau, und Antikonzeption, hormonale
    I 1161
Tubuli
  Mitochondrien, Granulosaluteinzellen, Steroidsynthese II 464, *465, 469,* 471
  —, Hodenzwischenzellen, Steroidsynthese
    II 464, *470*
  —, Zona fasciculata-Zellen, NNR, 11β-Hydroxylierung von Steroiden
    II 464, 467
Tumoren
  hormonabhängige, Frau, Kontraindikation für Antikonzeption, hormonale
    I 1161
  Säugetiere, Wachstum, Beeinflussung durch Gestagene I 597 ff.
Tyrosin
  Konzentration, Uterusflüssigkeit, Rind, Cyclus II 173

UDP-Glucuronyl-Transferase
  Aktivität, Leber, Ratte I 257
UDPG-Glycogen-Glucosyltransferase
  Aktivität, Uterus, Kaninchen I 393
  —, —, Maus I 393
  —, —, Ratte I 393
  —, Zungenmuskel, Kaninchen, Ovarektomie I 406

Überlebensindex
  fetaler, Gestagentest, Methodik I 749
Überlebensteste
  Nagetiere, Steroidwirkung I 734
  —, —, Modifikation Kagawa I 734
  —, —, Modifikation Simpson-Test I 734
Ullrich-Turner-Syndrom
  Amenorrhoe, primäre I 1036
Umrindern
  Begriff II 812
Umwelteinflüsse
  Wirkung, Fortpflanzungsfunktionen, Säugetiere II 738f.
Unfallhäufigkeit
  Frau, Cyclusabhängigkeit II 754
„unitary type"
  Muskelzellen, glatte, Bedeutung für Erregungsausbreitung II 478
Unterernährung
  Wirkung, pubertätsverzögernde, Haustiere II 826
Ureter
  Frau, Morphologie, Schwangerschaft
    I 534
  —, Peristaltik, Schwangerschaft I 534
  Säugetier, Morphologie, Schwangerschaft
    I 534f.
Urethra
  Bulle, Epithelmorphologie, Veränderungen, cyclische II 639
  Frau, Epithelmorphologie, Cyclus
    I 535f.
  —, —, Schwangerschaft I 536
Uropepsin
  Ausscheidung, Mensch I 377
Ursegmentbildung
  Embryo, Ratte, in vitro II *177,* 178
„utero-tubal junction"
  Bedeutung für Eitransport, Säugetiere
    II 189
  Bedeutung für Spermientransport, Säugetiere II 140f.
  Morphologie, Schaf, Oestrus II *142*
  Oestrogen-Gestagen-Antagonismus, Kaninchen II 141
  —, Rind II 142
  —, Schaf II 141
Uterus
  Frau, Atrophie nach Kastration, Oestrogenbehandlung I 1056
  —, Carcinom, und Ovarialcarcinom
    I 1155
  —, Gefäßsklerose, Wirkung auf Blutungen
    I 1047
  —, Hypoplasie, Dysmenorrhoe I 1059
  —, —, Gestagen-Oestrogenbehandlung
    I 1057f.
  —, —, Pathogenese I 1056
  —, —, Pathophysiologie I 1055f.
  —, —, Symptomatik, klinische I 1056
  —, Polypen, Wirkung auf Blutungen
    I 1047
  —, Progesteronspeicher I 130
  —, Wachstum, Extrauterinschwangerschaft I 1056

84*

Uterus
　Frau, Wachstum, Schwangerschaft
　　I 1056
　—, Wirkung, luteolytische　II 675
　Kaninchen, Capillarpermeabilität,
　　Oestrogenwirkung　II 147
　—, —, Progesteronwirkung　II 147f.
　—, Involution post partum, Faktoren
　　II 870
　—, Leukocytenmobilisierung, Oestrus
　　I 463
　—, —, Pseudogravidität　I 463
　—, Tonus, Abhängigkeit von Eiimplantationsstelle　II 225, 226
　Meerschweinchen, Sensibilisierung für
　　deciduale Reaktion durch Corpora
　　lutea　II 217
　—, Wirkung, luteolytische　II 646
　Ratte, Capillarpermeabilität, Oestrogenwirkung　II 147
　—, Wirkung, luteolytische　II 649
　Rind, Involution post partum, Faktoren
　　II 807*, 871
　—, Wirkung, luteolytische　II 662
　Säugetiere, Beziehung zu Corpus luteum-Funktion　II 97, 211ff.
　—, Beziehung zur Zygote　II 192
　—, Gewicht, Beeinflussung durch
　　Gestagene　II 81ff.
　—, —, — Oestrogene　I 718, *719*;
　　II 81ff.
　—, Motilität, Beeinflussung des Spermientransports　II 139
　Schaf, Wirkung, luteolytische　II 666
　Schwein, Wirkung, luteolytische　II 213, 668
　Stachelschwein, Schwangerschaft,
　　Wirkung auf Corpora lutea,
　　akzessorische　II 211
Uterusblutungen
　dysfunktionelle, Frau, Altersverteilung
　　I 1042, *1044*
　—, —, Gestagenbehandlung　I 1044f., 1047
　—, —, Pathophysiologie　I 1042f.
　—, —, Rezidivverhütung　I 1048f.
　juvenile, Frau　I 1042
　klimakterische, Frau　I 1042
Uterusdehnung
　Wirkung, Corpus luteum, Meerschweinchen
　　II 646
Uterusgewichtstest
　Säugetiere, Oestrogenwirkung　I 718
Uterushemmteste
　Ratte, Methodik　I 774f.
Uterusmuskulatur
　s. Myometrium
Uterusmyom
　Frau, Antikonzeption, hormonale　I 1161
Uterussekret
　Kaninchen, Bakterizidie, Oestrus　I 463, 464
　—, —, Pseudogravidität　I 463, 464
　—, Bicarbonatgehalt, Cyclusverlauf
　　II 145

Uterussekret
　Ratte, Bicarbonatgehalt, Cyclusverlauf
　　II 145
Uterustransplantat
　Wirkung, luteolytische, Schwein　II 668
Uteruswachstumstest
　Gestagenwirkung, antioestrogene, Säugetiere　I 696
　Methodik, Maus　I 777
　—, Ratte　I 777f.
Uterussarkom
　Maus, Wachstum, Cyclus　I 603
　—, —, Schwangerschaft　I 603

Vagina
　Epithelmorphologie, Affe, Cyclusabhängigkeit　II 58
　—, elektronenoptische, Frau, Cyclusverlauf　II 487
　—, —, —, Schwangerschaft　II 487
　—, —, —, Ratte, Gestagenwirkung　II 487, *488, 489*
　—, Frau, Cyclusverlauf　II 526f.
　—, —, Beeinflussung durch Gestagene
　　II 3ff.
　—, —, —, Testmethodik　I 798
　—, —, — durch Progesteron　II 525f.
　—, —, Schwangerschaft, Diagnose
　　I 1067f.
　—, —, —, Progesteronmangel　I 1068*;
　　II 566
　—, Ratte, feminisierte, Cyclusverlauf
　　II *443*
　—, Rind, Cyclusverlauf　II 624*
　—, —, Schwangerschaftsverlauf　II 624*
　—, Säugetiere, Cyclusverlauf,
　　Allen-Doisy-Test　I 718f., *720f.*
　—, Schwein, Cyclusverlauf　II 668
Vaginalabstrich
　Cyclusdiagnostik, Nagetiere　II 644
　—, Pferd　II 644
　—, Ratte　II 651
　—, Rhesusaffe　II 675
　—, Rind　II 624*, 644, 663f.
　—, Säugetiere　II 635f.
　—, Schaf　II 667
　—, Schwein　II 644
　—, Ziege　II 667
　Endometriumhyperplasie, cystisch-glanduläre, Frau　I 1044
　prämenstruelles Syndrom, Frau
　　I 1062
Vaginalabstrichtest
　Gestagenwirkung, Frau　I 737
　Methodik, Ratte　I 778f.
　Oestrogenwirkung, Säugetiere　I 718f., *720*
Vaginalöffnungstest
　Methodik, Ratte　I 779f.
　Steroidwirkung, Säugetiere　I 719, *722*
Vaginalsmear
　s. Vaginalabstrich
Vaginaltampons
　Gestagenapplikation, Haustiere, Zootechnik　II 823

Vagotomie
    Wirkung, Progesteronempfindlichkeit,
        Ratte I 521
Valin
    Aufnahme, Ratte, nach Progesteron-
        behandlung I 384
    Inkorporation, Leber, Ratte, Schwanger-
        schaft I 398
    Konzentration, Uterusflüssigkeit, Rind,
        Cyclus II 173
Varizen
    Frau, Häufigkeit, Beeinflussung durch
        Antikonzeption, hormonale I *1147*
Vasopressin
    Wirkung, Blutdruck, Ratte, Oestrus
        I 509
    —, —, —, Schwangerschaft I 509
    —, nephrotoxische, Gestagenwirkung,
        Ratte I 557
Ventilationsgröße
    Frau, Cyclus I 359
    —, Schwangerschaft I 359
Verbindungen, markierte, C_{21}-Steroide
    Aktivität, spezifische I 32
    Analytik I 32
    Kristallisation I 32
    Reinigung I 32
Verhornung, parakeratotische
    Portioepithel, Frau, unter Gestagen-
        Oestrogen-Behandlung II 9
Verlustrate
    embryonale, spontane, Schwein II 881
Versene
    Wirkung, antigestagene, Ovocyte,
        Rana pipiens II 323
Vesikel
    Endothelzellen, Capillaren, Corpus luteum,
        Ratte II 485
    —, —, Vagina, Ratte, Oestrogenwirkung
        II 483, *484*
    Mitochondrien, Granulosaluteinzellen,
        Steroidsynthese II 465, *469*, 471
    —, Zona fasciculata-Zellen, NNR,
        11β-Hydroxylierung von Steroiden
        II 464, *466*, 467
Vestalin
    Antikonzeptivum, Bestandteile I 1127
Viadril
    s. 5β-Pregnan-21-ol-3,20-dion-21-hemi-
        succinat
„vie libre"
    Blastocysten, Ratte II 171
17α-Vinyl-Δ^4-androsten-17α-ol-3-on
    s. a. 17α-Äthenyl-Δ^4-androsten-17α-ol-3-on
    Wirkungen I 917*
17α-Vinyl-4-chlor-19-nortestosteron
    s. a. 17α-Äthenyl-4-chlor-Δ^4-oestren-
        17β-ol-3-on
    Wirkungen I 950*
Vinylestrendolon
    Wirkung, ovulationshemmende, Kom-
        bination mit Oestrogenen I 1127*
17α-Vinyl-19-norprogesteron
    Wirkung, abortive, Ratte, Früh-
        schwangerschaft II 227

17α-Vinyl-19-nor-testosteron
    s. a. 17α-Äthenyl-Δ^4-oestren-17β-ol-3-on
    Wirkung, Hodenfunktion, Ratte II 100
    Wirkungen I 931f.*
17α-Vinyl-19-nortestosteronacetat
    s. a. 17α-Äthenyl-Δ^4-oestren-17β-ol-3-on-
        17β-acetat
    Wirkungen I 932*
17α-Vinyl-19-nortestosteronbutyrat
    s. a. 17α-Äthenyl-Δ^4-oestren-17β-ol-3-on-
        17β-butyrat
    Wirkungen I 932*
17α-Vinyl-19-nortestosteronoenanthat
    s. a. 17α-Äthenyl-Δ^4-oestren-17β-ol-3-on-
        17β-oenanthat
    Wirkungen I 932*
17α-Vinyl-oestran-3β,17β-diol
    s. a. 17α-Äthenyl-oestran-3β,17β-diol
    Wirkungen I 905*
17α-Vinyl-oestran-17β-ol-3-on
    s. a. 17α-Äthenyl-oestran-17β-ol-3-on
    Wirkungen I 900*
17α-Vinyltestosteronacetat
    s. a. 17α-Äthenyl-Δ^4-androsten-
        17β-ol-3-on-17β-acetat
    Wirkungen I 917*
17α-Vinyltestosteron-methyläther
    s. a. 17α-Äthenyl-Δ^4-androsten-
        17β-ol-3-on-17β-methyläther
    Wirkungen I 917*
Viren
    Wirkung, cytopathogene, Beeinflussung
        durch Progesteron I 451
Virilisierung
    intrauterine, Rattenfet, Clitorishyper-
        plasie I 728
    —, —, Prostatasprossen I *726*
    —, —, Samenblasenbildung I 728
    —, —, Vaginalaplasie I *727*, 728
    —, —, Vaginalhypoplasie I *729*
    —, —, Wollfscher Gang, Persistenz
        I *725*
    —, Säugetierfeten, Kriterien I 726
Virilisierungsteste
    Kaninchen, Methodik I 788
    Maus, Methodik I 788
    Ratte, Methodik I 786ff.
    Rhesusaffe, Methodik I 788
Virushepatitis
    Frau, Beeinflussung durch Antikonzep-
        tion, hormonale I 1149
Vitamin A
    Defizit, Wirkung, abortive, Ratte
        II 227
    Therapie, prämenstruelles Syndrom,
        Frau I 1061
    Wirkung, antioestrogene, Capillaren,
        Morphologie, Rattenvagina II 485
Vitamin B_{12}
    Sekretionsrate, Endometrium, Kaninchen
        Progesteronwirkung II 654
Vitamin E
    Defizit, Wirkung, teratogene, Ratte
        II 181
    Therapie, Dystokie, Frau I 1073

Vitamie E
  Wirkung, deciduale Reaktion, Kaninchen
    II 222
Vitamin H
  Bindung durch Avidin, Ovidukt, Huhn
    II 327
Volidan
  Antikonzeptivum, Bestandteile I 1127
Vulva
  Haustiere, Brunstschwellung II 51

Wachstum
  Haustiere, Bseschleunigung durch Mast,
    hormonale II 895
  Ratte, Cyclus I 540
  —, Schwangerschaft I 570
  Schwein, intrauterines, Faktoren II 876
  —, postnatales, Faktoren II 876
Wachstumshormon
  Wirkung, Involutionshemmung, Brust-
    drüse, Ratte I 395
Wärmezentrum
  Empfindlichkeit, Frau, Schwangerschaft
    I 529
Wasserhaushalt
  Ratte, Steroidwirkung, Testmethodik
    I 790f.
  Säugetiere, Schwangerschaft II 638
Whitten-Effekt
  Maus II 651, 740f.
Windei
  Schwangerschaft, Frau, Verlauf I 1067
Winterschlaf
  Bedeutung, Fortpflanzung, Chiroptera
    II 642
WL 27
  Wirkung, Fetalentwicklung, Kaninchen
    II 180
Wollfsche Gänge
  Marsupialia II 639
Wurfgröße
  Schwein, nach Cyclussynchronisation,
    gestageninduzierter II 853
  —, Beeinflussung durch Gestagene
    II 880f., 884f.

Zaffaroni-System
  Progesteronbestimmung I 25
Zellkontakte
  Myometrium, Ratte, hormonale Beein-
    flussung II 476ff.
  Vaginalepithel, Frau, hormonale Beein-
    flussung II 477f.
  —, Ratte, hormonale Beeinflussung
    II 477f.
  —, —, nach Hypophysektomie II 474,
    477
Zellmembran
  Granulosaluteinzelle, Ratte, Morphologie
    II 469, 472
  —, —, — nach Hypophysektomie
    II 472
  —, —, — nach Regression II 472
  Myometrium, Ratte, Schwangerschaft
    II 475f., 477

Zentralnervensystem
  Säugetiere, Bedeutung für Steuerung des
    Sexualcyclus II 630, 631, 632, 636
  —, Stoffwechsel, Beeinflussung durch
    Gestagene I 404
Zona pellucida
  Ovum, Maus, Reste, Nachweis II 187
  —, Ratte, Abstoßung II 184
  —, —, unbefruchtetes, Haftung
    II 185
  —, —, Verhalten in „dormant uterus"
    II 185, 186
  —, Säugetiere, Abstoßungsmechanismus
    II 183
  —, —, Beeinflussung durch Gestagene
    II 166
  —, —, Auflösung durch Oestrogene
    II 185f.
  —, —, Spermienpenetration II 152f.
  —, —, Abhängigkeit von Kapazitation
    II 155, 156
  —, —, Verlustzeitpunkt II 183f.
Zonula adhaerens
  Zellmembran, Myometrium, Ratte,
    Schwangerschaft II 476, 479
Zonula occludens
  Zellmembran, Endometrium, Frau
    II 491, 492
  —, Myokard, Wirbeltiere, Bedeutung
    für Erregungsausbreitung II 478
  —, Myometrium, Ratte, Bedeutung
    für Erregungsausbreitung II 478,
    479
  —, —, —, Schwangerschaft II 477, 478,
    479
  —, Vaginalepithel, Säugetier, Schwanger-
    schaft II 490
Zwangsmauser
  gestageninduzierte, Vögel II 841, 842*
Zweiphasentherapie
  Antikonzeption, hormonale, orale
    II 1134, 1135
  —, —, Erfolgssicherheit I 1138
Zwei-Schwellen-Theorie
  Lactationsauslösung II 360
Zwergwuchs
  Pubertas praecox, Mensch I 1090
Zwischenhirn
  Frau, Funktion, Beeinflussung durch
    Gestagene I 1041
  Nagetiere, Bedeutung für Fortpflanzung
    II 644
  Säugetiere, Bedeutung für Ovarfunktion
    II 731
Zwischenkalbezeiten
  Rind, Beeinflussung durch Gestagene
    II 865, 870, 874
Zygote
  Kaninchen, Kollaps nach in vitro-Kultur
    II 170
  Säugetiere, Entwicklung II 167ff.
  —, —, Beeinflussung durch Gestagene
    II 132ff.
Zyklopentanoperhydrophenanthren
  Grundgerüst von Steroiden I 1

Errata

Seite:	Text:	muß richtig heißen:
820	Fp.: 169...	6α-Fluor,17α-brom-Δ⁴-pregnen-3,20-dion Fp.: 169...
828	(17α-Hydroxyprogesteron)	Δ⁴-Pregnen-17α-ol-3,20-dion (17α-Hydroxyprogesteron)
832	(17α-Hydroxyprogesteroncapronat)	Δ⁴-Pregnen-17α-ol-3,20-dion-17α-capronat (17α-Hydroxyprogesteroncapronat)
860	(6-Dehydroretroprogesteron)	Δ⁴,⁶-9β,10α-Pregnadien-3,20-dion (6-Dehydroretroprogesteron)
869	Fp.: 218...	6-Methyl-Δ⁴,⁶-pregnadien-17α-ol-3,20-dion-17α-acetat Fp.: 218...
874	(Chlormadinonacetat)	6-Chlor-Δ⁴,⁶-pregnadien-17α-ol-3,20-dion-17α-acetat (Chlormadinonacetat)
889	(Quingesteron)	Δ³,⁵-Pregnadien-3-ol-20-on-3-cyclopentyläther (Quingesteron)
917	(17α-Äthinyltestosteron...)	17α-Äthinyl-Δ⁴-androsten-17β-ol-3-on (17α-Äthinyltestosteron...)
921	(Dimethisteron...)	6α-Methyl,17α-propinyl-Δ⁴-androsten-17β-ol-3-on (Dimethisteron...)
924	(Normethandrolon)	17α-Methyl-Δ⁴-oestren-17β-ol-3-on (Normethandrolon)
926	(17α-Äthyl-19-nortestosteron)	17α-Äthyl-Δ⁴-oestren-17β-ol-3-on (17α-Äthyl-19-nortestosteron...)
934	(17α-Äthinyl-19-nortestosteron...)	17α-Äthinyl-Δ⁴-oestren-17β-ol-3-on (17α-Äthinyl-19-nortestosteron...)
939	(17α-Äthinyl-19-nortestosteronacetat)	17α-Äthinyl-Δ⁴-oestren-17β-ol-3-on-17β-acetat (17α-Äthinyl-19-nortestosteronacetat)
942	(17α-Äthinyl-Δ⁵⁽¹⁰⁾-oestrenolon...)	17α-Äthinyl-Δ⁵⁽¹⁰⁾-oestren-17β-ol-3-on (17α-Äthinyl-Δ⁵⁽¹⁰⁾-oestrenolon)
948	(13β-Äthyl,17α-äthinyl-Δ⁴-oestren-17β-ol-3-on...)	d,l-17α-Äthinyl,18β-methyl-Δ⁴-oestren-17β-ol-3-on (13β-Äthyl,17α-äthinyl-Δ⁴-oestren-17β-ol-3-on...)
959	(Allyloestrenol)	17α-Propenyl-Δ⁴-oestren-17β-ol (Allyloestrenol)
960	(Äthinyloestrenol...)	17α-Äthinyl-Δ⁴-oestren-17β-ol (Äthinyloestrenol...)
964	(Ethynodioldiacetat)	(17αÄthinyl-Δ⁴-oestren-3β,17β-diol-3β,17-diacetat (Ethynodioldiacetat)
898	Text dieser Seite muß auf S. 897 stehen	
952	Δ¹-Oestren-17β-ol-3-on	Δ⁴-Oestren-17β-ol-3-on
959	17α-Äthinyl-Δ⁴-oestren-17β-ol	17α-Äthenyl-Δ⁴-oestren-17β-ol

Hdb. Pharmakologie, Bd. XXII/1

MIX
Papier aus verantwortungsvollen Quellen
Paper from responsible sources
FSC® C105338

If you have any concerns about our products,
you can contact us on
ProductSafety@springernature.com

In case Publisher is established outside the EU,
the EU authorized representative is:
**Springer Nature Customer Service Center GmbH
Europaplatz 3, 69115 Heidelberg, Germany**

Printed by Libri Plureos GmbH
in Hamburg, Germany

Handbuch der experimentellen Pharmakologie

Handbook of Experimental Pharmacology

Heffter-Heubner   New Series

Herausgegeben von / Editorial Board

O. Eichler	A. Farah	H. Herken	A. D. Welch
Heidelberg	Rensselaer, NY	Berlin	New Brunswick, NJ

Beirat / Advisory Board

G. Acheson · E. J. Ariëns · Z. M. Bacq · F. von Brücke · P. Calabresi · V. Erspamer
U. S. von Euler · W. Feldberg · R. Furchgott · A. Goldstein · G. B. Koelle
O. Krayer · H. Rasková · K. Repke · M. Rocha e Silva · P. Waser
W. Wilbrandt

Band XXII/2

Springer-Verlag Berlin Heidelberg GmbH

Die Gestagene

Teil 2

Bearbeitet von

H.-W. Boschann · R. Buchholz · W. Elger · J. D. Hahn
W. Jöchle · Ch. Lauritzen · W.-D. Lehmann
H.-J. Merker · F. Neumann · R. R. Salloch
H. Steinbeck

Herausgeber
Karl Junkmann

Mit 228 Abbildungen

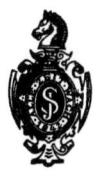

Springer-Verlag Berlin Heidelberg GmbH

ISBN 978-3-662-00827-0   ISBN 978-3-662-00826-3 (eBook)
DOI 10.1007/978-3-662-00826-3

Das Werk ist urheberrechtlich geschützt. Die dadurch begründeten Rechte, insbesondere die der Übersetzung, des Nachdruckes, der Entnahme von Abbildungen, der Funksendung, der Wiedergabe auf photomechanischem oder ähnlichem Wege und der Speicherung in Datenverarbeitungsanlagen bleiben, auch bei nur auszugsweiser Verwertung, vorbehalten. Bei Vervielfältigungen für gewerbliche Zwecke ist gemäß § 54 UrhG eine Vergütung an den Verlag zu zahlen, deren Höhe mit dem Verlag zu vereinbaren ist.

© by Springer-Verlag Berlin Heidelberg 1969

Ursprünglich erschienen bei Springer-Verlag / Berlin · Heidelberg 1969

Softcover reprint of the hardcover 1st edition 1969

Die Wiedergabe von Gebrauchsnamen, Handelsnamen, Warenbezeichnungen usw. in diesem Werk berechtigt auch ohne besondere Kennzeichnung nicht zu der Annahme, daß solche Namen im Sinne der Warenzeichen- und Markenschutz-Gesetzgebung als frei zu betrachten wären und daher von jedermann benutzt werden dürften.

Titel-Nr. 3860

Inhaltsverzeichnis

Kapitel IX. Besonderheiten der Wirkungen der einzelnen Gestagene auf Morphologie und Funktion des Genitaltraktes ... 1

A. Beim Menschen. CH. LAURITZEN und W.-D. LEHMANN. Mit 9 Abbildungen ... 1
    I. Auf das äußere Genitale ... 2
    II. Auf die Scheide ... 3
        1. Scheidenepithel und Vaginalabstrich ... 3
        2. Atrophisches Vaginalepithel ... 4
        3. Proliferiertes Vaginalepithel ... 4
        4. Scheidensekret ... 8
    III. Auf den Uterus ... 9
        1. Cervix ... 9
            a) Portioepithel ... 9
            b) Cervixepithel ... 10
            c) Cervixabstrich und Cervixsekret ... 10
            d) Cervixtonus und Motilität ... 11
            e) Uterusschleimhaut ... 11
                α) Histologisches Bild ... 12
                β) Menstruationsverschiebung (Greenblatt-Test) ... 14
                γ) Auslösung einer Entzugsblutung ... 15
                δ) Stillung dysfunktioneller Blutungen ... 15
                ε) Charakteristika der einzelnen Gestagene ... 15
                ζ) Uterusmuskulatur ... 21
    IV. Auf die Tube ... 23
        1. Tubenschleimhaut ... 23
        2. Tubenmuskulatur ... 23
    V. Auf das Ovarium ... 23
        1. Wirkungen auf die inkretorische Ovarialfunktion ... 23
        2. Wirkung auf die generative Ovarialfunktion ... 29
    VI. Auf Schwangerschaft, Geburt, Lactation und Puerperium ... 31
        1. Wirkung auf den Eitransport ... 31
        2. Wirkung auf die Blastocystenernährung ... 32
        3. Wirkung auf die Implantation ... 32
        4. Wirkung auf die Placentation ... 33
        5. Wirkung auf den weiteren Schwangerschaftsverlauf ... 33
        6. Wirkungen auf den Fetus ... 33
        7. Wirkung auf Geburtseintritt und -verlauf ... 34
        8. Wirkung im Puerperium und auf die Lactation ... 35
        9. Wirkung auf die inkretorische Funktion der Placenta ... 36
        10. Abschließende Bemerkungen ... 37
    VII. Wirkung auf die inkretorische und generative Hodenfunktion ... 37
    Literatur ... 39

B. Besonderheiten der Wirkungen der einzelnen Gestagene auf Morphologie und Funktion des Genitaltraktes bei Säugetieren. F. NEUMANN, W. ELGER und R. R. SALLOCH ... 50
    I. Wirkung von Gestagenen auf äußeres Genitale, Cervix, Uterus, Tube, Ovar und Hoden. F. NEUMANN. Mit 23 Abbildungen ... 50
        1. Äußeres Genitale ... 51
        2. „Sexual skin" bei Affen ... 51
        3. Vaginalöffnung ... 53
        4. Vagina ... 53
        5. Cervix ... 60

6. Uterus 62
   a) Endometrium und Uterusepithel 62
      α) Pregnan-, Pregnen-Verbindungen 66
   b) Uterusgewicht 81
   c) Epithelmetaplasien und Fibrome des Uterus 84
   d) Glandula myometrialis 84
7. Eileiter 85
8. Wirkungen von Gestagenen auf das Ovar und Beeinflussung der Ovarialfunktion 86
   a) Ovulationshemmung und Ovulationsauslösung 86
      α) Ovulationsauslösung 86
      β) Ovulationshemmung 87
   b) Luteotrophie und Luteolyse 94
      α) Luteotrophie 94
      β) Luteolyse 97
9. Beeinflussung der Hodenfunktion 98
   a) Hemmung der Hodenfunktion 98
   b) Spermatogene Aktivität von Gestagenen 103
   c) Wirkungen von Gestagenen mit antiandrogenen Eigenschaften auf die Hodenfunktion 107
10. Beeinflussung der akzessorischen Geschlechtsdrüsen 108
    Literatur 110

II. Einfluß von Gestagenen auf Befruchtung, Eiernährung, Eitransport und Schwangerschaftsverlauf. W. ELGER. Mit 38 Abbildungen 132
1. Der Einfluß von Gestagenen auf die Befruchtung von Eiern 132
   a) Allgemeines 132
   b) Der Spermientransport in Vagina und Cervix 134
   c) Die Befruchtung in Abhängigkeit von uterinen und tubaren Faktoren 138
      α) Der Spermientransport im Uterus 139
      β) Transport der Spermien in und durch die Tuba uterina 140
      γ) Der Spermienstoffwechsel 144
      δ) Eliminierung und Untergang der Spermien im weiblichen Genitaltrakt 146
      ε) Die Kapazitation von Spermien 151
2. Die Veränderungen des unbefruchteten Eies in Abhängigkeit von der Umgebung 165
3. Die Entwicklung der Zygote 167
   a) Direkte und indirekte Einflüsse auf die frühe Entwicklung des befruchteten Eies. — Die Abhängigkeit des Eies von der Umgebung in vitro und in vivo 167
   b) Die extrauterine Entwicklung von Embryonen 178
   c) Der Einfluß von Gestagenen auf die Entstehung von Mißbildungen und die embryonale Mortalität 179
   d) Der Verlust der Zona pellucida und die Vorbereitung des Eies zur Implantation 183
4. Der Eitransport 188
   a) Mechanische Grundlagen und Methoden 188
   b) Synchronisation der Entwicklung des Eies und der inneren Genitalorgane in der frühen Gravidität 192
   c) Die Pharmakologie des Eitransportes 194
      α) Der Einfluß oestrogener Wirkungen auf den Eitransport 194
      β) Die Wirkung von Androgenen auf den Eitransport 196
      γ) Die Wirkung von Gestagenen auf den Eitransport 196
      δ) Antagonismus bzw. Synergismus von Oestrogenen und Gestagenen beim Eitransport 199
5. Die Erhaltung der Gravidität 204
   a) Bildungsorte des Progesterons in der Gravidität 204
   b) Die Funktion des Corpus luteum 205
      α) Wechselwirkungen Hypophyse/Corpus luteum-Hormon; der luteotrope Komplex; gonadotrope Funktion des Trophoblasten 205
      β) Die Wechselwirkungen Corpus luteum — Uterus. Luteolytische Faktoren 211

c) Oestrogenwirkungen auf das Corpus luteum 214
d) Die Implantation und die deciduale Reaktion 214
e) Die verzögerte Implantation 222
f) Die Steuerung von Aufbau und Funktion der Placenta 222
g) Die Schwangerschaftserhaltung durch Steroide 227
Literatur 256

III. Wirkungen auf Morphologie und Motilität der Uterusmuskulatur. R. R. SALLOCH.
Mit 9 Abbildungen 285
1. Morphologie 285
   a) Die Ultrastruktur, Oestrogen- und Gestagenwirkung 285
     α) Ratte 286
     β) Maus 288
     γ) Kaninchen 290
2. Motilität 290
   a) Theorien zur Gestagenwirkung 290
   b) Lokale Gestagenwirkung 293
     α) Kaninchen 294
     β) Katze 294
3. Gestagene und Peptide 296
   a) Oxytocin 296
     α) Kaninchen 296
     β) Ratte 297
     γ) Maus 298
     δ) Katze 299
     ε) Kuh 300
     ζ) Pferd 301
     η) Meerschweinchen 301
   b) Bradykinin 302
     α) Kaninchen 302
     β) Ratte 302
4. Schwangerschaftsverlängerung und Geburtsverhinderung durch Gestagene . 302
5. Gestagene und Katecholamine 302
   a) Katze 305
   b) Kaninchen 305
   c) Meerschweinchen 306
   d) Ratte 306
6. Gestagene und Serotonin 307
   a) Ratte 307
   b) Maus 308
   c) Kaninchen 308
Literatur 308

C. Wirkungen von Gestagenen auf Funktion und Morphologie des Genitaltraktes bei Schnecken, Käfern und nichtsäugenden Wirbeltieren. J. D. HAHN und F. NEUMANN. Mit 7 Abbildungen 314
  I. Lungenschnecken (Pulmonata) 315
  II. Käfer 315
  III. Fische 316
    1. Ethisteron 316
      a) Androgene Wirkungen an männlichen Fischen 316
      b) Maskulinisierung weiblicher Fische 316
    2. Progesteron 316
      a) Gonadenentwicklung 316
      b) Embryonenentwicklung 317
      c) Trächtigkeitsdauer und Wurfgröße 317
      d) Legeröhrenwachstum 317
  IV. Amphibien 320
    1. Maskulinisierung und Feminisierung 320
      a) Gonadenentwicklung 320
      b) Genitaltrakt 320

        c) Sekundäre Geschlechtsmerkmale 321
     2. Ovulation 321
        a) Ovulationsauslösung 321
        b) Ovulationshemmung 322
        c) Direkte Wirkung auf die Ovocyten 323
     3. Eileiter 323
     4. Embryonenentwicklung 324
  V. Reptilien 324
  VI. Vögel 325
     1. Funktion und Struktur des Eileiters 325
     2. Auslösung und Hemmung der Ovulation, Eilegeleistung 327
        a) Ovulationsauslösung 327
        b) Ovulationshemmung, Unterbrechung der Legeperiode 328
     3. Schlüpfmuskel 328
     4. Federkleid 329
     5. Beeinflussung der Hodenfunktion 330
     6. Wirkung von Gestagenen auf das Kammwachstum 330
     7. Sexuelle und andere Verhaltensweisen 331
        a) Brutverhalten und körperliche Veränderungen beim Brutverhalten . . . 331
        b) Brunstverhalten, Hockverhalten (squatting behavior) 332
        c) Nestbauverhalten 332
        d) Kampftrieb, Rangordnung 332
  Literatur 332

D. Die Wirkung der verschiedenen Gestagene auf Morphologie und Funktion der Milchdrüse. H. STEINBECK. Mit 23 Abbildungen 341
  I. Aufbau der Milchdrüse 341
     1. Pränatale Differenzierung 341
     2. Postnatale Entwicklung 342
     3. Entwicklung während der Schwangerschaft 343
     4. Hormonale Kontrolle des Milchdrüsenaufbaues 344
        a) Ovar 344
        b) Hypophyse 350
        c) Placenta 351
        d) Nebenniere 353
  II. Funktion der Milchdrüse 355
     1. Lactogenese 355
     2. Lactationsauslösung 359
     3. Galactopoese 364
     4. Milchejektion 366
  III. Involution 368
  IV. Experimente mit Gestagenen 369
     1. Versuche zum Milchdrüsenaufbau 369
        a) In vivo 369
        b) In vitro 380
        c) Geschlechtsunterschiede 382
     2. Versuche zur Lactationsbeeinflussung 384
        a) Oestrogene 384
        b) Gestagene 385
        c) Kombination 385
     3. Milchdrüsendifferenzierung 390
  V. Anhang: Methodik 395
  Literatur 400

E. Wirkung der verschiedenen Gestagene auf Verhaltensweisen und Differenzierungsvorgänge. F. NEUMANN. Mit 13 Abbildungen 426
  I. Beeinflussung des Brunstverhaltens durch Gestagene, Auslösung der Brunstbereitschaft (sexual receptivity) 427
     1. Brunstauslösung bei Haustieren 430
     2. Hemmung der Brunst und Cyclussynchronisation 431

II. Einfluß von Gestagenen auf sexuelle Verhaltensweisen von Affen 433
   1. Kraulverhalten (grooming-behaviour) 435
   2. Klammerverhalten (clutching-reaction) 436
   3. Abhängigkeit der sexuellen Aktivität männlicher Affen vom hormonalen Status des Weibchens 438
III. Einfluß von Gestagenen auf andere Verhaltensweisen (Kampftrieb, Nestbautrieb, „retrieve"-Verhalten) 438
IV. Wirkung von Gestagenen auf die Prägung bestimmter Gehirnzentren 438
V. Einfluß von Gestagenen auf die männliche und weibliche Sexualdifferenzierung 445
Literatur 451

F. Synthese, Wirkung und Abbau der Gestagene im elektronenmikroskopischen Bild. H.-J. MERKER. Mit 25 Abbildungen 463
  I. Morphologie der Steroidsynthese 463
    a) Partikelfraktionen 463
    b) Die Zellen 464
 II. Morphologie der Gestagenwirkung 472
    a) Glatte Muskulatur 473
    b) Bindegewebe 481
    c) Blutgefäße 483
    d) Cervix- und Portioepithel 485
    e) Tubenepithel 486
    f) Vagina 487
    g) Uterusepithel 491
III. Morphologische Veränderung nach Wegfall der Hormonstimulierung 501
IV. Abbau der Gestagene 502
Literatur 503

Kapitel X. Die physiologische Rolle des Progesterons 515
A. Beim Menschen. H.-W. BOSCHANN. Mit 46 Abbildungen 515
  I. Die Rolle des Progesterons im Verlauf des Cyclus 515
    Vorbemerkungen zur Physiologie 515
   1. Steuerung des Cyclus 522
   2. Thermogenetische Wirkung 524
   3. Allgemeinwirkungen 525
   4. Morphologische Wirkung 525
    a) Äußeres Genitale 525
    b) Vaginalepithel 525
    c) Cervix 527
    d) Isthmus 528
    e) Endometrium 528
    f) Myometrium 538
    g) Eileiter 539
 II. Die Rolle des Progesterons im Verlauf der Schwangerschaft 540
   1. Progesteronbildung während der Schwangerschaft 540
   2. Überblick über die Rolle des Progesterons in der Schwangerschaft . . . 544
    a) Wirkung am Vaginalepithel 544
    b) Wirkung an der Cervix 544
    c) Wirkung am Corpus uteri 545
      α) Myometrium 545
      β) Endometrium 546
    d) Wirkung an den Tuben 548
    e) Allgemeinwirkung 548
    f) Wirkung auf den Eitransport 549
    g) Wirkung auf die Blastocystenernährung 550
    h) Wirkung auf die Placentation 551
    i) Wirkung auf die Fetalentwicklung 553
    j) Wirkung auf die Uterusmotilität 555
    k) Wirkung auf den Geburtseintritt und -verlauf 557
    l) Wirkung im Puerperium 559

III. Die Rolle des Progesterons im Verlauf des Klimakteriums und Seniums 560
IV. Folgen des Ausfalls des Progesterons 560
   Vorbemerkungen 560
   1. Folgen des Ausfalls von Progesteron im Cyclus 561
      Sterilität 565
   2. Folgen des Ausfalls von Progesteron während der Schwangerschaft 565
V. Die Rolle des Progesterons hinsichtlich Morphologie und Funktion der Milchdrüsen 568
   1. Im Verlauf der Schwangerschaft 570
   2. Während Puerperium und Lactation 572
Literatur 573

B. Die physiologische Rolle des Progesterons im Wirbeltierreich. W. JÖCHLE. Mit 23 Abbildungen 606
   Einleitung 606
   I. Zur physiologischen Rolle des Progesterons bei niederen Wirbeltieren 607
      Allgemeines 607
      1. Zur Rolle des Progesterons in den Fortpflanzungsfunktionen; Auswirkungen auf den Genitaltrakt 607
         a) Agnathi (Kieferlose Wirbeltiere) Cyclostomata 607
         b) Elasmobranchier (Knorpelfische) 608
         c) Teleostier (Knochenfische) 608
         d) Amphibien 608
         e) Reptilien 609
      Zusammenfassung 610
   II. Zur physiologischen Rolle des Progesterons bei höheren Wirbeltieren 610
      1. Zur Rolle des Progesterons in den Fortpflanzungsfunktionen und seine Auswirkungen auf die Morphologie des Genitaltraktes der Vögel 610
         Allgemeines 610
         a) Das Haushuhn (Gallus domesticus) 611
         b) Andere Vögel 612
      2. Zur Rolle des Progesterons in den Fortpflanzungsfunktionen und seine Auswirkungen auf die Morphologie des Genitalapparates bei Säugern 612
         Allgemeines 612
         a) Spezielle Progesteronwirkungen bei Säugern. Einflußnahmen auf das hypothalamisch-hypophysäre Sexualzentrum und Wirkungen auf den Genitaltrakt im Cyclus und in der Gravidität 626
         b) Progesteronwirkungen bei den verschiedenen Säugetiergattungen und -arten 639
            α) Monotrema 639
            β) Marsupialia (Beuteltiere) 639
            γ) Insectivora (Insektenfresser) 642
            δ) Dermoptera 642
            ε) Chiroptera (Fledermäuse) 642
            ζ) Edentata, Palaenodonta und Xenarthra (Gürteltiere, Faultiere und Ameisenfresser) 643
            η) Rodentia (Nagetiere) 643
            ϑ) Lagomorpha 652
            ι) Cetacea (Wale und Delphine) 655
            $\varkappa$) Proboscidae 655
            λ) Carnivora und Pinnipedia (Raubtiere und Flossenfüßler) . 655
            μ) Perissodactyla (Unpaarhufer) 659
            ν) Artiodactyla (Paarhufer) 661
            ξ) Primates 672
         c) Wirkungen auf Milchdrüsenbildung und -funktion 676
         d) Wirkungen auf sexuelles Verhalten 680
   Literatur 684

Kapitel XI. Der Anteil des Progesterons an der Steuerung der inkretorischen und generativen Ovarialfunktion. R. BUCHHOLZ. Mit 3 Abbildungen 720
A. Die Steuerung der Progesteronbildung und -sekretion im Corpus luteum 720
   I. Übergeordnete humorale Faktoren 720
      1. Gonadotrope Hypophysenhormone 720

2. Humorale Faktoren aus Zwischenhirnzentren 728
      a) Anoestrus mit Atrophie der Ovarien und des Uterus 732
      b) Wiederholte verlängerte Dioestrusperioden mit hyperluteinisierten Ovarien 732
      c) Konstanter Vaginaloestrus mit „cystischen" Ovarien 732
  II. Übergeordnete nervöse Einflüsse 738
  III. Umwelteinflüsse 738
  IV. Placentäres gonadotropes Hormon 743
B. Die Beteiligung des Progesterons an den Rückkoppelungsmechanismen 745
  I. Hinsichtlich der innersekretorischen Ovarialfunktion 745
  II. Hinsichtlich der generativen Ovarialfunktion 748
C. Die Steuerung der Progesteronbildung und -sekretion in der Placenta 761
Literatur 765

Kapitel XII. Die Anwendung der Gestagene in Veterinärmedizin und Zootechnik.
W. JÖCHLE. Mit 9 Abbildungen 805
A. Veterinärmedizinische Indikationen bei pathologischen Zuständen 806
  I. Sterilität 806
    1. Acyclie 806
      a) Ausbleiben der Pubertät 806
      b) Acyclie post partum bzw. in der Saison 807
    2. Anoestrie 809
      a) Postpubertale Anoestrie 809
      b) Postpartale Anoestrie; Anoestrie in der Saison 809
      c) Follikelpersistenz 809
      d) Corpus luteum-Insuffizienz 812
  II. Pathologische Zustände am Genitaltrakt und den sekundären Geschlechtsmerkmalen 814
    1. Innerer Genitaltrakt 814
    2. Äußerer Genitaltrakt 815
    3. Mammae 815
  III. Abnormes Sexualverhalten 816
    1. Weibliche Tiere 816
    2. Männliche Tiere 816
  IV. Gestageneinsatz bei Störungen außerhalb der Sexualsphäre 816
  Literatur 816

B. Zootechnische Indikationen in der Haustierhaltung, der Tierzucht und der tierischen
   Produktion 822
  Allgemeines 822
  I. Chemische Kastration 827
  II. Pubertätsbeeinflussung 830
    1. Pubertätsverschiebung 830
    2. Pubertätsacceleration 837
  III. Beeinflussung der Sexualfunktionen geschlechtsreifer weiblicher Haustiere 837
    1. Oestrusverhütung 837
    2. Oestrusunterdrückung 840
    3. Cyclussynchronisation 842
      a) Herdenbehandlung zur Cyclussynchronisation 847
      b) Individualbehandlung zur Cyclussynchronisation 853
         Individualbehandlung post partum 864
      c) Oestrussynchronisation zur Auslösung von Polyovulation und zur
         Embryonaltransplantation 875
    4. Oestrusinduktion im brunstfreien Intervall 877
    5. Beeinflussung der Wurfgröße bei polyovulatorischen Haustieren 880
    6. Konzeptionsverhütung 885
  IV. Beeinflussung der Sexualfunktionen geschlechtsreifer männlicher Haustiere . . 892
    1. Libidobeeinflussung 894

2. Beeinflussung der endokrinen Hodenfunktion	894
3. Beeinflussung der germinativen Hodenfunktion (Spermiogenese)	895
4. Beeinflussung der Funktion akzessorischer Geschlechtsdrüsen	895
V. Wachstumsbeeinflussung und hormonale Mast mit Gestagenen	895
1. Ochsenmast	896
2. Bullenmast	897
3. Färsenmast (Rindermast)	897
4. Schafmast	897
5. Schweinemast	897
VI. Gestageneinsatz zur Verhinderung oder Verhütung unerwünschter Oestrogenwirkungen	898
VII. Abschlußdiskussion	898
Literatur	904
Namenverzeichnis	925
Sachverzeichnis	1149

Mitarbeiterverzeichnis

Professor Dr. H.-W. Boschann, Chefarzt der Frauenklinik des Städt. Rudolf-Virchow-Krankenhauses, 1000 Berlin 65, Augustenburger Platz 1.

Professor Dr. R. Buchholz, Direktor der Universitäts-Frauenklinik, 3550 Marburg, Pilgrimstein 3.

Dr. W. Elger, Schering AG, Hauptlaboratorium, 1000 Berlin 65, Müllerstraße 170—172.

Dr. J. D. Hahn, Schering AG, 1000 Berlin 65, Müllerstraße 170—172.

Dr. W. Jöchle, V. P., Director, Institute of Veterinary Science Syntex Research, Hillside Avenue, Stanford Industrial Park, Palo Alto, CA 94304/USA.

Professor Dr. Christian Lauritzen, Frauenklinik der Universität Ulm, 7900 Ulm, Prittwitzstraße 43.

Dr. med. W.-D. Lehmann, Frauenklinik der Universität Ulm, 7900 Ulm, Prittwitzstraße 43.

Privatdozent Dr. H.-J. Merker, Forschungsabteilung f. Elektronen-Mikroskopie der Universität, 1000 Berlin 33, Königin-Luise-Str. 15.

Dr. F. Neumann, Leiter der Abteilung für Endokrinologie, Schering AG, 1000 Berlin 65, Müllerstraße 170—172.

Dr. R. R. Salloch, Schering AG, 1000 Berlin 65, Müllerstraße 170—172.

Dr. H. Steinbeck, Schering AG, Hauptlaboratorium, 1000 Berlin 65, Müllerstraße 170—172.

Wirksamkeitsteste von natürlich vorkommenden und synthetischen Steroiden mit vorwiegend gestagenen Eigenschaften

- I Teste am Kaninchenendometrium
  - IA Corner-Allen-Test und Variationen
  - IB Clauberg- und McPhail-Test und Variationen, einschließlich Carboanhydrasetest
  - IC McGinty-Test
  - ID Depotteste am Kaninchenendometrium
  - IE Teste am Kaninchenendometrium ohne Oestrogenvorbehandlung
- II Andere Gestagenteste
  - IIA Test am Endometrium der Maus, Hooker-Forbes-Test
  - IIB Der Kopulationsreflex des Meerschweinchens als Gestagentest
  - IIC Deziduomteste
  - IID Schwangerschaftserhaltung und Förderung der Implantation
  - IIE Hemmung des oxytocininduzierten Abortes
  - IIF Schwangerschaftsverlängerung und Geburtsverhinderung
  - IIG Relaxation der Symphyse
  - IIH Gestagenteste an Affen
  - IIJ Gestagenteste an Katzen
  - IIK Gestagenteste an Fischen
  - IIL Gestagenteste an Kröten
- III Antioestrogenteste
  - IIIA Antioestrogenteste an Ratten und Mäusen (Endpunkt: Uterusgewicht)
  - IIIB Antioestrogenteste an Ratten und Mäusen (Endpunkt: Veränderungen am Vaginalepithel)
  - IIIC Antioestrogenteste an Küken
  - IIID Antioestrogenteste an Meerschweinchen
  - IIIE Sonstige Antioestrogenteste
- IV Antiluteinisierungsteste (auch Anti-FSH-Teste)
  - IVA Antiluteinisierungsteste am Meerschweinchen
  - IVB Antiluteinisierungsteste an Ratten und Mäusen
- V Antiandrogenteste
  - VA Antiandrogenteste an Kapaunen und Küken
  - VB Antiandrogenteste an Ratten und Mäusen
  - VC Antiandrogenteste an weiblichen Ratten
  - VD Sonstige Antiandrogenteste
- VI Antigestagenteste
  - VIA Antigestagenteste an Kaninchen
  - VIB Antigestagenteste an Mäusen
- VII Ovulationshemmteste
  - VIIA Ovulationshemmteste an Kaninchen
  - VIIB Ovulationshemmteste an Ratten
  - VIIC Sonstige Ovulationshemmteste
- VIII Fertilitätshemmung
  - VIIIA Fertilitätshemmteste an Ratten
  - VIIIB Sonstige Fertilitätshemmteste
- IX Cyclushemmung und -beeinflussung

X	Gonadotropinhemmung (Beeinflussung der zentralen Regulation)	
	XA	Parabioseteste
	XB	Hodenhemmteste, Hemmung der akzessorischen Geschlechtsdrüsen und der Spermiogenese
	XC	Ovar- und Uterushemmteste
	XD	Direkte Gonadotropinbestimmungen
	XE	Hemmung der Kastrationsveränderungen im Hypophysenvorderlappen
XI	Hemmung der Libido	
XII	Oestrogenteste	
	XIIA	Uteruswachstumsteste
	XIIB	Vaginalabstrichteste
	XIIC	Vaginalöffnungsteste
XIII	Androgen- und Anabolteste	
	XIIIA	Androgen- und Anabolteste an Ratten und Mäusen
	XIIIB	Androgenteste an Kapaunen und Küken
	XIIIC	Sonstige Androgenteste
XIV	Virilisierungs- und Feminisierungsteste	
	XIVA	Virilisierungsteste
	XIVB	Feminisierungsteste
XV	Corticoidwirkungen und Beeinflussung der Nebennierenfunktion	
	XVA	Einfluß auf Nebennierengewichte und Stressteste
	XVB	Mineral- und Wasserhaushalt
	XVC	Gluconeogenetische Wirkung — Leberglykogenteste
	XVD	Thymusteste
	XVE	Antiphlogistische Wirkung (Entzündungsteste)
XVI	Allgemeine anabole, antikatabole und renotrope Wirkung	
	XVIA	Allgemeine anabole Wirkung
	XVIB	Antikatabole Wirkung und Erhöhung der Infektionsresistenz
	XVIC	Renotrope Wirkung
XVII	Sonstige Wirksamkeiten	
	XVIIA	Spermatogene Wirkung
	XVIIB	Narkotische Wirksamkeit
	XVIIC	Allgemeine Toxicität
XVIII	Gestagenteste am Menschen (auch Gestagenwirkung)	
	XVIIIA	Kaufmann-Versuch (Endometriumtransformation)
	XVIIIB	Cyclusverschiebung bei normal menstruierenden Frauen
	XVIIIC	Blutungsstop bei glandulär cystischer Hyperplasie
	XVIIID	Beeinflussung des Cervixschleimes
	XVIIIE	Beeinflussung des Vaginalepithels
	XVIIIF	Auslösung einer Abbruchblutung
	XVIIIG	Thermogenetische Wirkung
	XVIIIH	Androgene Wirkungen
	XVIIIJ	Ovulationshemmung (z.T. zusammen mit Oestrogenen)
	XVIIIK	Schwangerschaftsförderung und -erhaltung
	XVIIIL	Beeinflussung der Gonaden
	XVIIIM	Beeinflussung der Nebennierenfunktion
	XVIIIN	Stoffwechselwirkungen
	XVIIIO	Anabole Wirkungen
	XVIIIP	Sonstige Wirkungen

Kapitel IX

Besonderheiten der Wirkungen der einzelnen Gestagene auf Morphologie und Funktion des Genitaltraktes

A. Beim Menschen

Ch. Lauritzen und W.-D. Lehmann

Mit 9 Abbildungen

Das natürliche gestagene Hormon Progesteron ist für die therapeutische Anwendung beim Menschen nur mit Einschränkung geeignet. Es ist oral verabfolgt praktisch unwirksam. Da Progesteron in den üblichen Medien nicht sehr gut löslich und im Gewebe lokal ziemlich schlecht verträglich ist, kann es parenteral nicht immer in den erwünschten hohen Konzentrationen injiziert werden. Auf Grund der beiden Oxogruppen des Progesteron an C-3 und C-20 war eine Protraktion durch Veresterung mit den gebräuchlichen Verfahren nicht möglich und daher die Belästigung durch häufige Injektionen nicht zu umgehen. Auch die sehr kurze Halbwertszeit des Progesteron und seine rasche Verstoffwechslung zu unwirksamen Metaboliten schränkt die Verwendbarkeit des Hormons in der Therapie stark ein. Schließlich liegt es in dem physiologischen Wirkungsbild des Progesteron begründet, daß das Hormon eine vergleichsweise schwache blutungsauslösende, blutungsstillende und ovulationshemmende Wirkung besitzt.

Man hat daher seit Ende der dreißiger Jahre versucht, Gestagene herzustellen, die solche Nachteile nicht aufweisen. Inhoffen und Hohlweg gelang es im Jahre 1938 erstmalig ein oral relativ gut verträgliches und aktives Präparat, das Ethisterone (17α-Äthinyl-Δ^4-androsten-17β-ol-3-on = Pregneninolon oder Äthinyltestosteron) zu entwickeln. Die Effekte dieser Substanz an den klassischen Zielorganen für Gestagene waren denen des natürlichen Hormons ziemlich ähnlich. Die erforderlichen Dosen waren jedoch noch immer recht hoch und subjektiv belastend. Es mußten daher noch besser geeignete Präparate gesucht und gefunden werden. Diese Entwicklung begann Mitte der fünfziger Jahre und hält gegenwärtig noch an. Sie ist vor allem mit den Namen von Djerassi, Fried, Ringold, Ehrenstein, Lerner, Colton, Junkmann, Reerink, Westerhof, Zaffaroni, Windholz, de Winter, Madjerek, De Visser, Sala und ihren zahlreichen Mitarbeitern verknüpft.

Die Entwicklung von Depot-Gestagenen durch Veresterung mit Fettsäuren verschiedener Kettenlänge geht vor allem auf die Forschungen von Junkmann zurück. Die Enoläther wurden von Ercoli dargestellt.

Die Entwicklung oral stark wirksamer und parenteral hochdosierbarer Gestagene ist zweifellos eines der wichtigsten Ergebnisse der neueren Pharmakosynthese. Für die Therapie haben diese Substanzen völlig neue Anwendungsgebiete erschlossen und gleichzeitig die Sicherheit und Konvenienz der Behandlung mit

Gestagenen erheblich verbessert. Die Bedeutung dieses Fortschritts in der Hormonanwendung geht, man denke nur an die Anwendung der Gestagene in der Geburtenplanung, zum Teil weit über den medizinischen Bereich heraus.

Die physiologischen Wirkungen des Progesteron auf Morphologie und Funktion des Genitaltrakts wurden im Kapitel IV behandelt. Sie sind größtenteils gut untersucht und wohl bekannt. Für die neuen gestagen wirksamen Verbindungen müssen sämtliche Parameter der Gestageneffekte qualitativ und quantitativ neu ermittelt werden. Es sollen daher nachstehend die besonderen Wirkungen der einzelnen noch nicht besprochenen natürlichen und synthetischen Gestagene auf den Genitaltrakt der Frau erörtert werden. Dabei werden wir uns auf das natürliche gestagene Hormon Progesteron als Vergleichsstandard für die anderen gestagen wirksamen Substanzen beziehen, soweit dies möglich ist. Wie die vorhergehenden, soll auch der vorliegende Abschnitt nach funktionellen und anatomischen Gesichtspunkten gegliedert werden. Bei Nennung der verschiedenen Präparate werden zunächst die Progesteronderivate einschließlich des 17α-Hydroxy- und des Retroprogesterons, danach die Abkömmlinge des Testosteron, und die Oestrenderivate (Nortestosterone) abgehandelt werden.

I. Auf das äußere Genitale

Die Entwicklung der äußeren Genitalien, also das Wachstum der großen Labien und die Ausbildung der kleinen Labien während der Pubertät, beruht allein auf dem Einfluß der Oestrogene. Das Wachstum der Clitoris und die Produktion von Smegma wird überwiegend durch Androgeneinfluß gefördert. Die Ausprägung der typischen weiblichen Sekundärbehaarung muß hauptsächlich auf Oestrogen-Androgenprägung zurückgeführt werden. Gestagene sind also für die Ausbildung dieser sekundären Geschlechtsmerkmale nicht erforderlich. Frauen mit fehlender endogener Gestagenproduktion des Ovars können ein anatomisch völlig normal gebildetes äußeres Genitale haben, wenn die Oestrogenproduktion oder -substitution ausreichend ist.

Ein Analogon zur Unterdrückung der brunstbedingten Schwellung der Vulva beim Affen durch Gestagene gibt es beim Menschen nicht [121]. Bei Rindern, wie auch beim Menschen kann man in der zweiten Cyclushälfte unter der Wirkung von Progesteron und seinen Derivaten eine Abnahme der Gewebsfluorescenz im ultravioletten Licht sehen [88, 159].

Selbst hohe Dosen von exogen zugeführten Progesteron können bei normalem Stoffwechsel keine Virilisierungserscheinungen an der Frau hervorrufen. Das gleiche gilt für die übrigen Pregnenderivate. Dagegen können die gestagen wirksamen Derivate des Testosterons, wie z. B. das 17α-Äthinyltestosteron (Ethisteron), das Dimethisteron und das Normethandrolon nach längerer Einnahme eine Clitorishypertrophie und einen männlichen Behaarungstyp am äußeren Genitale zur Ausbildung bringen [67, 125, 271, 272].

Bei den Pregnenderivaten (wie Dydrogesteron, Hydroxyprogesteron und 17α-Hydroxy-19-norprogesteron) sind diese Nebenwirkungen nie beschrieben worden, obwohl 17α-Hydroxyprogesteroncapronat, Allyloestrenol und Medroxyprogesteron-acetat an die schwangere Frau zur Abortprophylaxe und -therapie in hohen Dosen verabreicht werden [11, 26, 76, 190, 209].

Bei den Oestren (19-Nortestosteron)-Derivaten ist die Stärke der androgenen Nebenwirkung zusätzlich vom in 17α-Stellung substituierten Radikal abhängig. So ist beispielsweise die Methylverbindung stärker virilisierend als das Äthinyl-Derivat [227].

Bei der therapeutischen Dosierungshöhe von 4 mg täglich oral über Zeiträume von mehreren Monaten, wie sie bei den ovulationshemmenden Präparaten üblich waren, sind bisher keine androgenen Nebenwirkungen am äußeren Genitale bei Frauen beschrieben worden [196—199]. Dabei muß freilich berücksichtigt werden, daß die Ovulationshemmer mit Oestrogenen kombiniert vorliegen, welche vielleicht ein gewisse antiandrogene Wirkung ausüben.

Über den Einfluß der Gestagene auf das äußere Genitale des weiblichen Feten bei Behandlung der Mutter in der Schwangerschaft wird im Unterabschnitt 6) auf S. 33 berichtet werden.

II. Auf die Scheide
1. Scheidenepithel und Vaginalabstrich

Am atrophischen Vaginalepithel ist ein wirklich typischer Gestageneffekt meist nicht erkennbar. Gestagene, denen eine oestrogene Wirkung innewohnt, die mit Oestrogenen verunreinigt sind oder die im Stoffwechsel zu einem wesentlichen Teil in Oestrogene umgewandelt werden, bewirken eine geringe und oft atypische oestrogene Proliferation. Ebenso bewirken Gestagene mit mehr oder weniger starken androgenen Nebenwirkungen eine mehr oder weniger ausgeprägte androgene Proliferation. Wegen der Vielzahl der Präparate und ihrer Wirkungsbilder ist die vergleichende Auswertung der Literatur zur Testierung von Gestageneffekten schwierig. Folgende Gründe kommen noch hinzu: 1. Die Applikationsart der Gestagene ist bei den einzelnen Untersuchern verschieden. 2. Die täglichen Dosen, die Dosisfolge und die Gesamtdosen unterscheiden sich bei den verschiedenen Autoren erheblich. 3. Der Ausgangsbefund des Vaginalepithels zeigt zum Teil große interindividuelle Unterschiede. 4. Zeitpunkt, Dauer und Methodik der cytologischen Untersuchung variieren.

Dennoch stellt das Vaginalepithel ein brauchbares Testorgan auch für Gestagene dar. Um den Nutzeffekt der Gestagentestierung zu verbessern, erscheint jedoch eine Standardisierung der Versuchsanordnung wünschenswert. Der Abstrich vom atrophischen Scheidenepithel der Kastratin oder der Frau in der Postmenopause und im Senium soll nur Basalzellen enthalten. Er soll dem Grad 1 (nach SCHMITT) entsprechen und möglichst wenig Leukocyten und Cytolyse enthalten. Am atrophischen Vaginalepithel kann die oestrogene bzw. androgene Nebenwirkung erkannt und die Wirkungsdauer eines Präparats bestimmt werden.

Zur Beurteilung der gestagen regressiven Wirkung auf ein proliferiertes Vaginalepithel wird die Patientin mit atrophischem Vaginalepithel mit Oestrogenen vorbehandelt bis der Abstrich einen Proliferationsgrad von 4—3 oder besser 4 (nach SCHMITT) zeigt. Unter Weitergabe einer Erhaltungsdosis von 5 mg Oestradiolbenzoat alle 4 Tage wird dann das Gestagen verabfolgt. In den folgenden 10 Tagen wird der Vaginalabstrich täglich vormittags aus dem seitlichen Scheidengewölbe entnommen und auf Karyopyknose- und Eosinophilen-Index untersucht. Auch die übrigen Kriterien wie Lagerung, Zellränder usw. werden mit ausgewertet.

Ganz andere Versuchsanordnungen liegen bei der Testierung der Ovulationshemmer vor. Diese bestehen meist aus einem Gestagen-Oestrogengemisch. Sie werden entsprechend ihrer Indikation durchweg im klinischen Versuch an der geschlechtsreifen Frau geprüft. Der Zeitpunkt der Gestagenverabfolgung (mit Oestrogenzusatz) beginnt im Gegensatz zum klassischen Kaufmann-Versuch bereits am 5. Tag des Cyclus und dauert bis zum 25. Tag. Das gilt jedenfalls für die kombinierte Ein-Phasentherapie. Neuerdings bedient man sich aber auch der sog. Sequenz- oder Zwei-Phasentherapie, wobei als ovulationshemmende Substanz ein Oestrogen vom 5.—19. Cyclustag und anschließend von 20.—24. Cyclustag eine Gestagen-Oestrogenkombination zur partiellen Transformation und Abstoßung des Endometriums verabfolgt wird [84]. Natürlich sehen unter dieser Therapie die vaginalcytologischen Abstriche ganz anders aus. Diese Voraussetzungen müssen berücksichtigt werden, wenn man die Wirkung der verschiedenen Gestagene auf den Vaginalabstrich beurteilen will.

Progesteron bewirkt am atrophischen Vaginalepithel keine charakteristischen Veränderungen. Am durch Oestrogene proliferierten Epithel erzeugt es die bekannten Kriterien der Regression mit Abnahme des Pyknose- und Acidophilenindex, Zunahme der Cyanophilie, Fältelung der Zellränder und Haufenbildung der Zellen. Der Progesteronmetabolit Δ^4-Pregnen-20α-ol-3-on (Progesterol-20α) führt bei einer Dosis von 30 mg i.m. pro Tag innerhalb von 6—10 Tagen zu einer typischen gestagenen Umwandlung des oestrogenen Zellbildes im Vaginalabstrich [147]. Auch mit Δ^4-Pregnen-20β-ol-3-on erreicht man bei einer Dosierung von fünfmal 50 mg i.m. einen typischen Gestageneffekt mit Haufenbildung der Zellen, Schrumpfung der Cytoplasma und Zunahme der Zellen mit nichtpyknotischen Kernen [146].

2. Atrophisches Vaginalepithel

Hier kommt es ganz auf den Gestagentyp des Präparats an, und zwar auf die inhärenten androgenen und ostrogenen Nebenwirkungen, die Verunreinigung mit Oestrogenen und die Verstoffwechselung im Organismus. Progesteronderivate zeigen im allgemeinen weniger proliferative Wirkung als Testosteron- und Oestrenderivate. Quingesterone (Progesteron-3-enol-cyclopentyläther) ergibt bei atrophischer Ausgangslage keinen deutlichen morphologischen Effekt [106]. 17α-Hydroxyprogesteroncapronat bewirkt manchmal ein Wachstum des atrophischen Vaginalepithels der Kastratin und erzeugt eine noch mehr heterogene Proliferation als z. B. nach Androgengabe. Man findet parabasale und intermediäre Zellen, aber fast nie Oberflächenzellen [24, 26, 268]. Nach Norethynodrel beobachtet man eine gute Proliferation mit Intermediär- und Oberflächenzellen bis zur Kernpyknose bei Anwendung therapeutischer Dosen. Diese Proliferationswirkung beruht zweifellos auf der inhärenten Oestrogenaktivität der Verbindung sowie einer Verunreinigung mit Oestrogenen. Auch Norethandrolon, Norethisteron und sein Acetat besitzen eine gewisse proliferative Wirkung am Vaginalepithel (crowded type), die vielleicht zum Teil auf der weniger als 1% ausmachenden Umwandlung der Substanz in Oestrogene durch den Organismus beruht [260]. Das ist nach Pregnenderivaten nicht zu beobachten.

Die Verabreichung von Gestagen-Oestrogenkombinationen erzeugt entsprechend ihrem Oestrogenanteil anfänglich eine deutliche Proliferation am atrophischen Vaginalepithel. Diese zeigt jedoch allmählich, infolge der Gestagenkomponente, zunehmende regressive Erscheinungen, deren Charakter durch die Gestagenkomponente bestimmt wird und dementsprechend von der atypischen Proliferation über das Progesteron- oder Androgen-ähnliche Bild bis zur leichten Atrophie reicht [27].

3. Proliferiertes Vaginalepithel

Die Medikation gleichbleibend niedriger oraler Gestagendosen als Dauertherapie ohne Rücksicht auf den Cyclus, wie sie neuerdings zur Konzeptionsverhütung empfohlen wurde, veranlaßt keine auffälligen Veränderungen im Bild des Vaginalabstrichs. Der normale Scheidencyclus bleibt völlig oder mit nur geringen Regressionstendenzen erhalten. Solche Untersuchungen wurden beispielsweise mit Medroxyprogesteron-acetat durchgeführt [9, 58, 167, 218].

Bei Injektion der stärker wirksamen Gestagen-Depot-Injektionspräparate wie 17α-Hydroxyprogesteroncapronat, Norethisteronoenanthat oder Medroxyprogesteron-acetat tritt eine Hemmung der Ovulation und des Cyclus ein. Am Vaginalepithel, das keine periodischen Funktionsschwankungen mehr zeigt, wird eine zunehmende Regression bis zum androgenen Typ oder der Subatrophie nachweisbar sein [*24—27, 52, 63, 180, 214*].

Bei der typischen oralen Einphasen-Kombinationstherapie zur Ovulationshemmung ist der Charakter des Abstrichs von der Art des Gestagens, der Oestro-

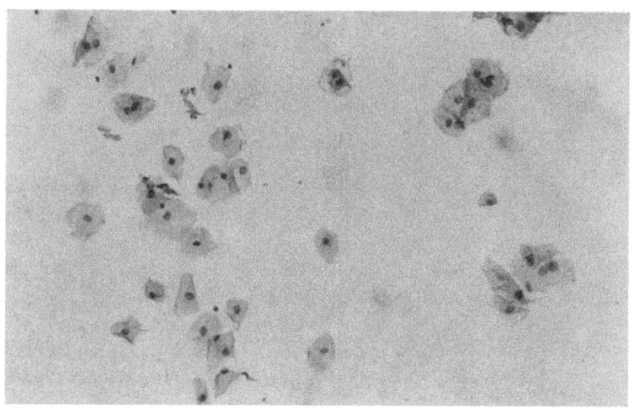

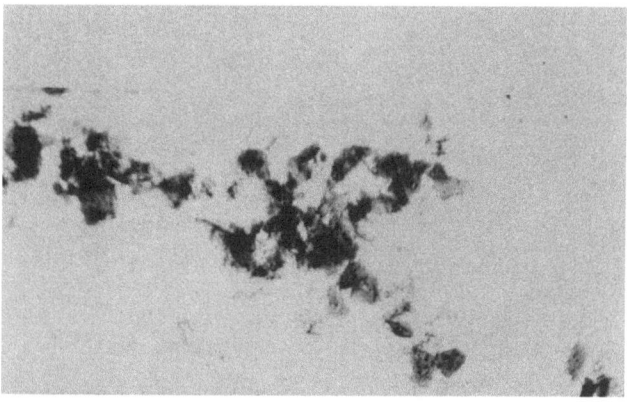

Abb. 1. Oben: Vaginalabstrich zu Beginn des Cyclus. Unten: Vaginalabstrich am 20. Tag nach Verabfolgung einer Gestagen-Oestrogen-Kombination

genzugabe, der Dauer der Behandlung und, zumindest anfangs, auch von der Ausgangslage abhängig (Abb. 1).

Eine eindeutige Erniedrigung des mittleren Kornifikationsindex trotz der Kombination mit einem Oestrogen fand man bei Norethisteron und Norethisteronacetat. Diese Patientinnen zeigten auch ein weniger differenziertes Zellbild und einen niedrigeren Acidophilenindex als Frauen in normalen Cyclen oder Frauen unter Gestagen-Oestrogenkombinationen, die sich vom Pregnan ableiten [*180, 218*].

Unter Ethinodioldiacetat, Lynestrenol, Norethynodrel und Medroxyprogesteron-acetat resultierte ein mehr gemischtes Gestagen-Oestrogenbild mit einem höheren vaginalen Kornifikationsindex, höherem Acidophilenanteil und einer im ganzen besseren Differenzierung der Zellen, ähnlich den Verhältnissen in der zweiten Cyclushälfte [*174, 180, 184, 218*].

Führt man Gestagene oder Gestagen-Oestrogenkombinationen in der zweiten Cyclushälfte zeitgerecht zu, so ist das Zellbild des Scheidenabstrichs von dem einer normalen Corpus luteum-Phase kaum zu unterscheiden. Ein vorher anomales Zellbild kann auf diese Weise normalisiert werden.

In der klassischen Versuchsanordnung werden die Gestagene eingegeben, nachdem das Vaginalepithel durch exogene Oestrogene optimal proliferiert worden ist. Die Cyclopentyl-enoläther des Progesteron und des 17α-Hydroxyprogesteron lassen eine gestagene Reaktion entstehen, die von der durch das natürliche Progesteron in der zweiten Cyclushälfte nicht zu unterscheiden ist [14, 16, 53, 56, 106, 155, 186, 235]. Gleiches gilt vom Allyloestrenol [22, 184], vom Retropro-

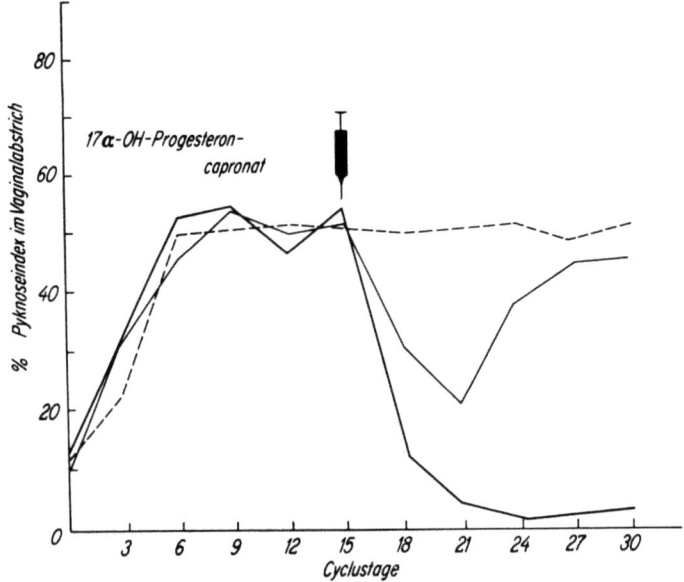

Abb. 2. Abnahme des Pyknoseindex im Vaginalabstrich nach einmaliger Injektion von 17α-Hydroxyprogesteron-capronat i.m. 62,5 mg = unwirksam; 125 mg = minimal wirksame Dosis; 350 mg = volle Substitutionsdosis. (Nach WIED und DAVIS, 1958)

gesteron [16] und vom Medroxyprogesteron-acetat [98]. Die Oestrenol (Nortestosteron)-Derivate zeigen teilweise stärkere regressive Wirkungen an den Epithelien, denen gelegentlich Merkmale des Androgeneffekts beigemischt sind [268].

Die Gestagenwirkung wird am zuverlässigsten an der Abnahme des Karyopyknoseindex ausgetestet. WIED und DAVIS haben die minimal wirksamen Dosen für eine ganze Reihe parenteral und oral verabfolgter Gestagene angegeben [268, 269]. Die maximal wirksame Dosis, welche eine Reduktion des Karyopyknoseindex von einem Ausgangswert von fast 60% auf wenig über 0% zurückgehen ließ, betrug das 2—3fache der Minimaldosis (Abb. 2).

Aus der Reihe der Progesteronderivate wurde die gestagene Aktivität des Oxyquingesteron von zahlreichen Autoren geprüft [14, 53, 56, 186, 235]. Nach Verabreichung von 150 mg dieses Gestagens per os an oophorektomierte Frauen war ein deutlicher Abfall des Pyknose- und Acidophilie-Index erkennbar. Anläßlich des Aufbaus künstlicher Cyclen bei der Kastratin wurde die Auswirkung der Derivate des 17α-Hydroxyprogesterons (Chlormadinonacetat und 16-Methylen-9α-fluor-Δ^4-pregnen-11,17α-diol-3,20-dion-17α-acetat) bei oraler Gabe im Vaginalabstrich geprüft [185]. Der gestagene Effekt hängt wesentlich von der Menge und

Dosisverteilung der vorher verabfolgten Oestrogene ab. Nach 40 mg Chlormadinon-acetat, oral gegeben und auf 10 Tage verteilt, sank der Pyknoseindex von 10% auf 2% ab. Eine Regression war teilweise schon 5—6 Std nach Behandlungsbeginn erkennbar. In allen Fällen fand sich ein typisches luteales Zellbild mit Fältelung, Einrollung des Zellplasmas und Häufchenbildung. Die Wirkung des fluor-substituierten Gestagens war im Vaginalsmear etwas weniger ausgeprägt [185].

Mit dem Depotpräparat 17α-Hydroxyprogesteroncapronat erzielt man nach einmaliger i.m.-Injektion von 125 mg einen beginnenden, nach 250 mg einen

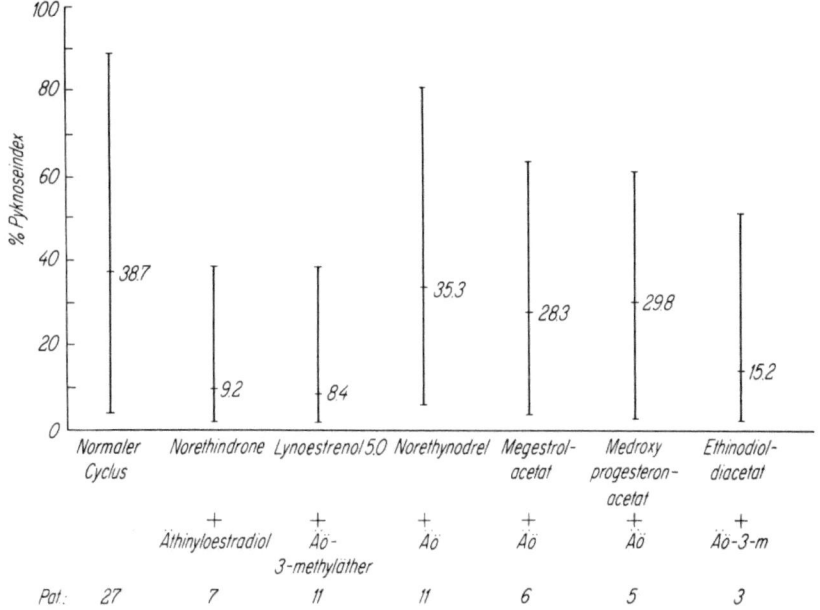

Abb. 3. Regressionswirkung verschiedener Gestagen-Oestrogen-Kombinationen am Vaginalepithel im Vergleich zu den Befunden im normalen Cyclus. Kriterium: Rückgang des Pyknoseindex in %. (Nach [126a] ergänzt)

deutlichen gestagenen Effekt im Vaginalabstrich mit einem Rückgang der verhornten Superficialzellen und einer Zunahme der Intermediärzellen [25, 52]. Um ein gestagenes Abstrichbild hervorzurufen, das der physiologischen Situation in der zweiten Cyclushälfte entspricht, wurden 350 mg des 17α-Hydroxyprogesteronacetat benötigt. Die 17α-Acetoxy-Verbindung war weniger aktiv. 150 mg zeigten eine Wirkungsdauer von 4—7 Tagen. 150 mg des Capronats wirkten 5—6 Tage lang. Erst mit 350 mg ließ sich am Vaginalabstrich eine Gestagenwirkung erzielen, die auch in ihrer Dauer der zweiten Hälfte des Cyclus entsprach. Eine völlige Hemmung der oestrogenen Proliferationswirkung von Oestradiolvalerianat durch 17α-Hydroxyprogesteron-acetat ist erst bei einem Verhältnis Oestrogen zu Gestagen wie 1:37—50 zu erzielen (Abb. 3).

Der Progesteronmetabolit Δ^4-Pregnen-20α-ol-3-on (Progesterol-20α) führte bei einer Dosis von 30 mg pro Tag i.m. innerhalb von 6—10 Tagen zu einer typischen gestagenen Umwandlung des vaginalen Zellbildes [147]. Progesterol-20β führte bei einer Dosierung von 5—6mal 50 mg zu einem typischen Gestageneffekt mit Haufenbildung, Cyanophilie, Schrumpfung des Cytoplasma und Vorherrschen nichtpyknotischer Zellkerne. Das Bild war qualitativ von der typischen Progesteronwirkung nicht zu unterscheiden [148]. 100 mg Norethisteron-önanthat einmal i.m. führten zu einer mäßigen Regression der epithelialen Proliferation mit Verschwinden der kornifizierten Zellen. Ein Bild wie am Ende des natürlichen Cyclus mit Fältelung und Haufenbildung trat jedoch erst nach 150 mg i.m. ein [230].

Bei oraler Einnahme von Dydrogesteron wurde unter einer Dosierung von 10—20 mg in wenigen Tagen ein milder gestagener Effekt im Vaginalabstrich hervorgerufen [16].

Über die progestative Wirkung von 19-Nortestosteronderivaten auf die Vagina bei oraler Verabreichung beim Menschen nach Oestrogenvorbehandlung liegen zahlreiche Untersuchungen vor.

Im klinischen Experiment wurden Normethandrone, Norethandrolon und Norethindron in einer Dosis von 15 mg pro die über 10 Tage verabreicht (150 mg). Im Unterschied zum Progesteronabstrich konnte lediglich eine geringe Fältelung und Haufenbildung festgestellt werden. Das ganze Zellbild wirkt wenig differenziert, zeigt einen Mangel an Reifung, aber keine Atrophie. Die Zellränder weisen eine scharfe Begrenzung und eine auffallend starke Cyanophilie in der Färbung nach Pundel auf. Für diese Unterschiede zum Progesteron wird die androgene Wirkung der Nortestosterone verantwortlich gemacht. Die Ausstrichbilder sind bei allen drei Präparaten ziemlich ähnlich [52, 180, 181, 268, 269]. Bei einer Dosis von insgesamt nur 50 mg innerhalb von 5 Tagen konnte dagegen noch kein gestagener Effekt festgestellt werden.

Lynoestrenol reduzierte in einer oralen Dosis von insgesamt 100 mg innerhalb von 10 Tagen den Pyknoseindex von 54 auf 45%. Nach Gabe von 200 mg im gleichen Zeitraum sank der Pyknoseindex auf 12% ab [142].

Bei Anwendung der Sequenztherapie ist cytologisch am 3.—5. Tag der Gestagen-Oestrogengabe ein geringer Gestageneffekt mit eben deutlicher Abnahme der Karyopyknose und leichter Zunahme der cyanophilen Zellen erkennbar. Eine Haufenbildung ist meist nicht ausgeprägt, da ja nur niedrige und kurzfristige Gestagendosen in den letzten 5 Tagen des künstlichen Cyclus zur Anwendung kommen, z.B. 2 mg Chlormadinonacetat pro Tag vom 20.—25. Tag.

Histologisch findet man im Schnitt durch das Scheidenepithel unter Verabfolgung von Gestagen-Oestrogenpräparaten anfangs noch ein normales stratifiziertes Epithel. Nach Ablauf mehrerer Behandlungscyclen ist die Stratifikation zwar noch erkennbar, doch geht allmählich die oberflächliche karyopyknotische Schicht ganz verloren. Dabei besteht eine Korrelation zur Dauer der Behandlung [27].

In der Schwangerschaft kündet das Auftreten acidophiler und karyopyknotischer Oberflächenzellen eine drohende Fehlgeburt mit Störung des hormonalen Gleichgewichts an. Verabfolgt man in solchem Fall natürliche oder synthetische Gestagene wie 17α-Hydroxyprogesteroncapronat, Allyloestrenol oder Medroxyprogesteronacetat, so gehen unter erfolgreicher Therapie Acidophilie und Karyopyknose zurück und machen einem typischen cyanophilen Abstrichbild der Schwangerschaft mit Vorherrschen navicularer Zelltypen Platz [26, 161, 168, 236]. Dagegen kann sich unter Verabfolgung von Norethinodrel-Mestranol ein oestrogenähnlicher Abstrich herausbilden [158].

4. Scheidensekret

Über den Einfluß der synthetischen Gestagene auf Menge, Zusammensetzung und chemische Beschaffenheit des nichtzellulären Scheidensekrets liegen unseres Wissens keine detaillierten Untersuchungen vor.

Zusammenfassend gibt die Testierung der synthetischen Gestagene im Vaginalabstrich eine brauchbare Möglichkeit die charakteristische gestagene Aktivität einer Verbindung und, bei Depot-Gestagenen, auch ihre Wirkungsdauer zu prüfen. Das besondere Zellbild einer Verbindung gibt darüber hinaus Hinweise auf die ihr eigenen oestrogenen und androgenen Nebenwirkungen. Diese können auf dem Molekül inhärenten Eigenschaften, auf Beimischung von Verunreinigungen oder auf Verstoffwechslung im Organismus beruhen. Daneben sind Ausgangslage und Oestrogenzugabe von Bedeutung. Für die Beurteilung ist der Pyknoseindex das beste Kriterium. Für eine Ovulationsdiagnose aus dem Smear sind Vaginalabstriche unter Gestagentherapie natürlich nicht mehr verwendbar.

Zwischen dem Erfolg am Scheidenabstrich und der morphologischen Reaktion des Endometriums besteht keine Kongruenz. Dies ist wohl vorwiegend auf die größere Empfindlichkeit und die raschere Reaktion des Vaginalepithels zurückzuführen. Am mit Oestrogenen proliferierten Vaginalepithel ist die antioestrogene Aktivität eines Gestagens direkt ablesbar. Für die meisten Gestagene liegt die volle antioestrogene Wirkung bei einem Verhältnis Oestrogen zu Gestagen wie 1:35—50 auf Gewichtsbasis.

Das Vaginalepithel behält auch nach hochdosierter und langdauernder Einwirkung von Gestagenen seine Fähigkeit auf Oestrogene anzusprechen. Pathologische Veränderungen finden sich im Epithel und im Abstrich nicht [196].

III. Auf den Uterus
1. Cervix
a) Portioepithel

Bei der Behandlung mit Gestagen-Oestrogengemischen zur Ovulationshemmung sind Atypien des Plattenepithels der Portio vaginalis uteri beschrieben worden, die stufenweise von der einfachen Leukoplakie bis zum Carcinoma in situ reichen sollen. Als häufigster Befund wird das Auftreten einer Leukoplakie (Parakeratotische Verhornung) angegeben. Nach Absetzen der Therapie soll sich der Befund in 40% der Fälle zurückbilden, in 40% gleich bleiben und in 20% noch verstärken [97]. Diese Befunde eines einzelnen Autors haben heftigen Widerspruch hervorgerufen und sind von mehreren Untersuchern eindeutig widerlegt worden [7, 82, 116, 143, 174, 175, 194, 214, 224, 250]. Die Veränderungen der Portio unter Langzeitbehandlung mit Gestagen-Oestrogengemischen ähneln kolposkopisch den Bildern, wie man sie prämenstruell und in der Gravidität sehen kann. Kolposkopisch findet man bei originärer Schleimhaut eine livide Verfärbung. Die Durchblutung ist verstärkt, die Gefäßzeichnung teilweise verstärkt. Das Portioepithel scheint gelegentlich wie von einem mehr oder weniger kohärenten Schleier überzogen. Das Cervixepithel kann in einer Reihe der Fälle unter der Gestagen-Oestrogentherapie ektopisch auf die Portio hinauswachsen [7, 116]. Vorhandene Ektopien zeigen spätestens nach drei Behandlungscyclen eine deutlichere Abgrenzung zur originären Schleimhaut. Bestehende Umwandlungszonen erfahren keine Veränderung. Sie heilen nicht schneller und nicht langsamer. Im histologischen Schnitt sieht man vermehrt Zell- und Gewebsödeme. Die Zone des Stratum germinativum kann eine mäßige Hyperplasie zeigen. Auch in den unteren Zellschichten des Stratum spinosum kann eine deutliche Zellvermehrung vorhanden sein. Durch die überstürzte Zellvermehrung kann das Bild einer strukturellen Verwilderung entstehen, doch fehlen jegliche Atypien. Es kommt hinzu, daß sich die oft spindelig gewordenen Zellen der Basalreihe sehr eng nebeneinander und übereinander zu drängen scheinen und eine scharfe Grenze zum Bindegewebe vermissen lassen. Diese Veränderungen bilden sich nach Absetzen der Therapie zurück [7, 116, 175, 243a].

Bei präancerösen Prozessen, einschließlich eines Carcinoma in situ, war ein direkt fördernder Einfluß der ovulationshemmenden Substanzen auf diese Entwicklung nicht nachweisbar [7, 82, 116, 250]. In umfangreichen Statistiken konnte sogar eine Verminderung der Häufigkeit verdächtiger Portioabstriche bei mit Ovulationshemmern behandelten Frauen gegenüber unbehandelten Frauen oder gegenüber Patientinnen unter vaginaler und intrauteriner Antikonzeptionsbehandlung festgestellt werden [194]. Kausale Zusammenhänge konnten jedoch bisher nicht wahrscheinlich gemacht werden. Nach dem gegenwärtigen Stand des Wissens kann demnach eine krebsfördernde Wirkung von Gestagenen oder Gestagen-Oestrogenkombinationen an der Portio nicht nachgewiesen und als ganz unwahrscheinlich abgelehnt werden.

b) Cervixepithel

Die Drüsenepithelien der Cervix gehören zu denjenigen Zellen der von den Müllerschen Gängen abgeleiteten Epithelien, die am empfindlichsten auf Sexualsteroide reagieren. Die etwa 20 μ hohen schleimproduzierenden flimmernden Epithelzellen, die sich in verästelte tubuläre Drüsen fortsetzen, zeigen unter Oestrogenwirkung eine Zunahme der Schleimhauthöhe bis auf etwa 45 μ und eine Zunahme der Schleimproduktion. Unter Gestagenwirkung geht die Höhe des Epithels zurück, die Schleimproduktion nimmt ab [46, 62, 179, 223, 245, 246, 267, 279].

Unter alleiniger Gestagengabe resultiert dementsprechend bei Derivaten der Progesteron- und Nortestosteronreihe eine Abnahme der Zellhöhe und eine Reduktion der Funktion, besonders bei Langzeitbehandlung und bei Medikation ohne Oestrogenzusatz. Lediglich Norethynodrel ohne und mit Oestrogenkomponente scheint eine Hypertrophie und Hypersekretion der Cervixdrüsen zu erzeugen [46, 179].

Bei endocervicoskopischer Betrachtung sieht man eine kräftige livide Verfärbung der Zylinderepithelien bis zum os internum cervicis [175].

Bei Cervixbiopsien wurde festgestellt, daß die Häufigkeit von Carcinomen bei mit Ovulationshemmern behandelten Patientinnen seltener ist als bei Kontrollen oder Frauen, die mit konventionellen Kontrazeptiva behandelt wurden [74, 196, 250].

c) Cervixabstrich und Cervixsekret

Physiologischerweise nimmt die Menge und Spinnbarkeit des Cervixschleims in der präovulatorischen Phase als Zeichen der Oestrogenwirkung zu und nimmt unter Gestagenwirkung wieder ab. Oestrogene rufen unter Anstieg der NaCl-Konzentration die Ausbildung des Farnphänomens im getrockneten Cervixschleim hervor, das unter Gestagenwirkung zurückgeht und einem völlig amorphen Bild Platz macht.

Gleiche Veränderungen sind bei therapeutischer Verabfolgung von Gestagenen nachweisbar. Unter 250 mg Δ^4-Pregnen-20α-ol-3-on innerhalb von 10 Tagen kann man das Farnphänomen auslöschen [147]. Insgesamt 300 mg Δ^4-Pregnen-20α-ol-3-on innerhalb von 10 Tagen bewirkten, ebenso wie Progesteron, bei Patientinnen mit monophasischem Cyclus eine völlige Rückbildung des Farnphänomens [146]. Die Wirkung des Allyloestrenol auf den Cervixschleim ist schwach. Das Farnphänomen verschwindet nicht, die Spinnbarkeit nimmt nur wenig ab [184]. Auch die Retroprogesterone unterscheiden sich in dieser Hinsicht nicht vom Progesteron [16]. 17α-Hydroxyprogesteron-acetat-3-enol-cyclopentyläther, Chlormadinonacetat und 16-Methylen-9α-fluor-Δ^4-pregnen-11,17α-diol-3,20-dion-17α-acetat unterdrücken bei einer Dosis von 10 mg täglich über 10 Tage die Spinnbarkeit und die Kristallbildung völlig [185, 186, 212]. Je 350 mg 17α-Hydroxyprogesteroncapronat und -acetat i.m. bringen das Farnphänomen zum Verschwinden [*52, 268*]. Gleiches läßt sich durch 100—150 mg Norethisteronönanthat i.m. erreichen [*27, 230, 268*]. Auch die oralen Nortestosteronderivate wie Normethandrolon, Norethandrolon und Norethisteron setzen die Spinnbarkeit des Cervixschleims herab und löschen die Kristallbildung aus [*268*]. Dagegen findet man mit Norethynodrel noch am 14. und 21. Behandlungstag teilweise Farne, teilweise ein luteales Bild [*69, 86, 127*]. Die Wirkung des Lynoestrenol und Allyloestrenol auf den Cervixschleim ist ziemlich schwach, wie vergleichende Untersuchungen in der Mitte und am Ende künstlicher Cyclen gezeigt haben. Die Arborisation war am Ende des künstlichen Cyclus stets geringer ausgeprägt, aber selbst bei Dosierung von 100 mg innerhalb von 10 Tagen verschwand in keinem Fall das Farnmuster völlig. Auch die Spinnbarkeit des Cervixschleims nahm nur wenig ab [*29, 142, 184*].

Unter hormonalen Bedingungen, wie sie bei der kombinierten Einphasentherapie mit Ovulationshemmern vorliegen, wurde durch die verschiedenen Gestagene der Progesteron- und Nortestosteronreihe das Penetrationsvermögen der Spermien im Cervixschleim (Sims-Huhner-Test) herabgesetzt [*50, 124, 140, 142, 152, 279*]. Diese Hemmung geht parallel mit den oben geschilderten morphologischen und biochemischen Veränderungen im Cervixsekret. Sie ist wahrscheinlich der Hauptfaktor bei der kontrazeptiven Behandlung mit kleinen Gestagendosen, die keine Ovulationshemmung bewirken [*69, 218*]. Immerhin sei erwähnt, daß während einer Therapie mit Ovulationshemmern auch Spermien in der Uterushöhle nachgewiesen werden konnten [*28*]. Mit Norethynodrel wurden in 50% der Tests bewegliche Spermien im Cervixschleim gefunden [*279*].

Im Zellbild von Cervixabstrichen zeigt sich, besonders nach einer langdauernden kontinuierlichen Behandlung mit Gestagenen, eine vorübergehende Minderung der Zellproliferation und Exfoliation, dagegen nach Absetzen des Gestagens eine gewisse Aktivierung der Zellen. Eine Zunahme suspekter Abstriche konnte jedoch nie nachgewiesen werden [*7, 194*].

d) Cervixtonus und Motilität

Aus klinischen Beobachtungen, Widerstandsmessungen am Muttermund und hysterographischen Befunden ist bekannt, daß Konfiguration und Motilität der Cervix cyclischen Veränderungen unterworfen sind. Unter zunehmender Oestrogenwirkung wird die Cervix weitgestellt, der Muttermund eröffnet, unter Progesteron werden Cervix und Muttermund enger und schließen sich. Diese Veränderungen sollen für die Fruchtbarkeit von Bedeutung sein. In der ersten Cyclushälfte treten darüber hinaus unter Oestrogendominanz ein verstärkter Tonus der Cervixmuskulatur und eine erhöhte Frequenz von Spontankontraktionen auf. Diese beiden Phänomene sind während der Sekretionsphase unter Gestagendominanz nicht vorhanden [*6*].

Unter Verabfolgung von Norethisteron-acetat ist der Muttermund meist geschlossen oder nur gering geöffnet mit wenig Sekret, das trüb und zellreich ist. Die Konsistenz der Cervix ist meist „aufgelockert" [*194a*]. Systematische Beobachtungen über die Cervixmotilität unter der Therapie mit synthetischen Gestagenen scheinen nicht vorzuliegen.

e) Uterusschleimhaut

Das Endometrium uteri ist das wichtigste Zielorgan für die Gestagene. Es ist daher auch das hauptsächliche Testorgan für ihre Wirkung. Diese wird nach ihrer Fähigkeit beurteilt ein proliferiertes Endometrium sekretorisch zu transformieren, es zu erhalten und decidual umzuwandeln. Zur Testierung der Gestagene am Endometrium werden, wenn möglich, operativ kastrierte Frauen mit erhaltenem Uterus herangezogen. Da diese selten sind, führt man solche Untersuchungen jedoch auch an Frauen mit länger dauernder Amenorrhoe, Frauen nach der Menopause, bei dysfunktionellen Blutungen oder im normalen Cyclus durch. Die letztgenannten Verfahren sind natürlich nicht sehr exakt, besitzen jedoch praktische Bedeutung.

Gestagene vermögen nur dann am Endometrium ihre typischen physiologischen Effekte zu entfalten, wenn bereits vorher Oestrogene in ausreichender Menge und Dauer eingewirkt haben oder wenn diese mindestens gleichzeitig mit zur Wirkung kommen. Im klassischen Versuch nach KAUFMANN [135] an der Kastratin wird daher die sekretorisch transformierende Wirkung des Gestagens am oestrogen proliferierten Endometrium bestimmt. Man verabfolgt zunächst am 1., 5., 9. sowie am 15. und 20. Behandlungstag je 5 mg Oestradiolbenzoat, oder am 1. und 14. Tag je 10 mg Oestradiol-Depot (z.B. Valerianat) i.m. Zieht man orale Oestrogengaben vor, so gibt man pro Tag 0,1 mg Äthinyloestradiol. Diese tägliche Dosis wird 20 Tage lang eingenommen, so daß die Gesamtdosis mindestens 2 mg beträgt.

Die Gestagenwirkung kann nur dann einwandfrei beurteilt werden, wenn die Oestrogendosis ausreichend war. Für die Testierung der Gestagene werden heute folgende Versuchstechniken angewendet.

α) *Histologisches Bild*

Ermittlung der Minimaldosis für eine beginnende Sekretion des proliferierten Endometriums: die Gestagendosis wird über 5 Tage in verschiedener Höhe verabfolgt. Die Abrasio wird am 8. Tag vorgenommen. Kriterium für eine frühe und minimale Gestagenwirkung ist das Auftreten basaler Glykogenvacuolen unter den pseudostratifizierten Kernen in den Epithelzellen der Endometriumsdrüsen. Das Kriterium ist ziemlich spezifisch. Die Drüsen sind oft bereits etwas geschlängelt. Das Stroma ist dicht mit nackten Kernen. Man findet zahlreiche Mitosen.

Ermittlung der erforderlichen Dosis für eine volle Sekretion des proliferierten Endometriums (Tabelle 1 und 2): Hierzu wird das Präparat etwa 10 Tage lang verabfolgt. Das Endometrium soll histologisch das Bild der vollständigen Transformation zeigen mit sägeförmigem Aussehen der Drüsen, basal gelegenen runden

Tabelle 1. *Transformationsdosen parenteral verabfolgter Gestagene am Endometrium*

Substanz	Transformationsdodis in 14 Tagen mg
Progesteron	200
Δ⁴-Pregnen-20α-ol-3-on-cyclopentylpropionat	350
Δ⁴-Pregnen-20β-ol-3-on-cyclopenylpropionat	500
17α-Hydroxyprogesteron-17α-capronat	250—500
17α-Hydroxyprogesteron-17α-acetat	250—500
17α-Äthinyl-19-nor-testosteron-önanthat	150
Medroxyprogesteron-acetat	200

Kernen in flachen Epithelzellen und mit reichlich Sekret im Drüsenlumen. Im ödematösen Stroma sind die Spiralarterien gut ausgeprägt. Die Stromazellen sind schmal, dicht und erscheinen meist als nackte Kerne.

Erzeugung prädecidualer und decidualer Veränderungen (Abb. 4): Das Gestagen wird über 20 Tage hin verabreicht. Die histologischen Veränderungen

Tabelle 2. *Transformationsdosen oral verabfolgter Gestagene am Endometrium*

Substanz	Generischer Name	Transformationsdosis in 14 Tagen mg
Progesteron-3-enol-cyclopentyläther	Quingesterone	500
17α-Hydroxyprogesteron-3-enol-cyclopentyläther	Oxyquingesteron	500
Δ^4-Pregnen-17α-ol-3,20-dion-17α-acetat	Hydroxyprogesteron-acetat	1500
9α-Brom-Δ^4-pregnen-3,11,20-trion	Broxeron	1500
17α-Äthinyl-$\Delta^{5(10)}$-oestren-17β-ol-3-on	Norethynodrel	150
17α-Methyl-Δ^4-oestren-17β-ol-3-on	Normethandron	120
17α-Äthyl-Δ^4-oestren-17β-ol-3-on	Norethandrolon	120
17α-Äthinyl-Δ^4-oestren-17β-ol-3-on	Norethindron = Norethisteron	120
17α-Äthinyl-Δ^4-oestren-17β-ol-3-on-17α-acetat	Norethindronacetat = Norethisteronacetat	40
17α-Äthinyl-Δ^4-oestren-3,17-diol-3β,17β-diacetat	Ethinodioldiacetat	15
17α-Äthinyl-Δ^4-oestren-17β-ol	Lynoestrenol	70
17α-Allyl-Δ^4-oestren-17β-ol	Allyloestrenol	150
17α-Äthinyl-Δ^4-androsten-17β-ol-3-on	Pregneninolon = Ethisteron	2000
6α,21-Dimethyl-17α-äthinyl-Δ^4-androsten-17β-ol-3-on	Dimethisteron	100
6α-Methyl-Δ^4-pregnen-17α-ol-3,20-dion-17α-acetat	Medroxyprogesteron-acetat	80
$\Delta^{4,6}$-(9β,10α)-Pregnadien-3,20-dion	Retroprogesteron	150
6-Chlor-$\Delta^{4,6}$-pregnadien-17α-ol-3,20-dion-17α-acetat	Chlormadinonacetat	20
6-Methyl-$\Delta^{4,6}$-pregnadien-17α-ol-3,20-dion-17α-acetat	Megestrolacetat	40
6a-Fluor-17α-brom-Δ^4-pregnen-3,20-dion	Haloprogesteron	100
DL-13-Äthyl-17α-äthinyl-Δ^4-gonen-17β-ol-3-on	Norgestrel	12

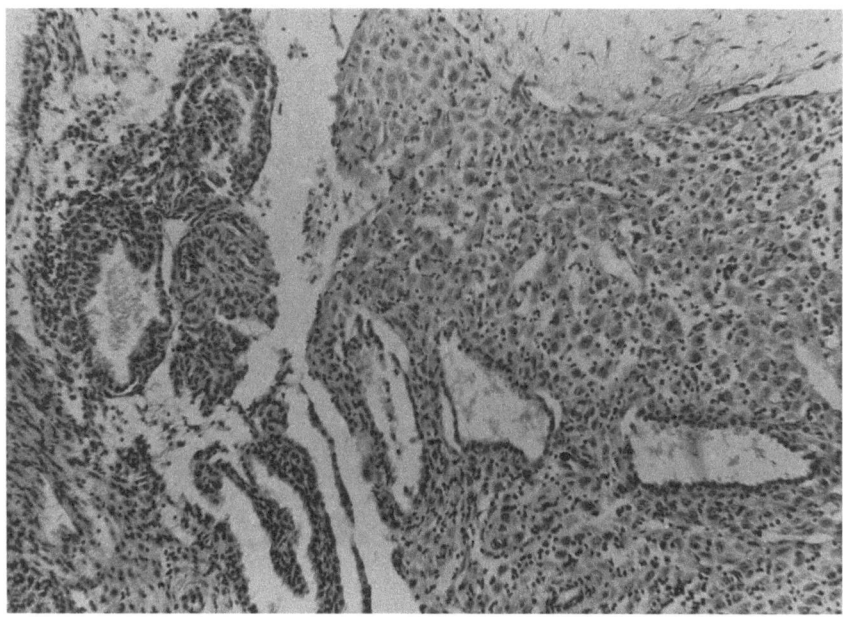

Abb. 4. Deciduabildung, starre Drüsen, sekretorische Erschöpfung nach langzeitiger Gestagenwirkung

bestehen in maximaler Ausbildung der Spiralarterien, Vergrößerung der Kerne und des Plasmas der Stromazellen (Decidualisierung), Rundzelleninfiltration und Rückbildung der Drüsen.

Histochemisch untersucht man in allen drei Stadien das Verhalten der sauren Phosphatase, des Glykoproteins und des Glykogens. Alle sollen bei typischer Gestagenwirkung zunehmen. Dagegen nehmen alkalische Phosphatase und Ribonucleoprotein ab.

Die Curettage wird am 28. Tag oder am 1. Blutungstag vorgenommen. Eine Vollcurettage ist der Strichcurettage vorzuziehen, da das Endometrium nicht immer in allen Teilen gleichmäßig zu reagieren braucht.

β) Menstruationsverschiebung (Greenblatt-Test)

Die Menstruationsblutung, die im Cyclus dem Progesteronentzug bei Rückbildung des Gelbkörpers folgt, läßt sich durch Oestrogene im allgemeinen nicht verhindern, wohl aber durch Verabfolgung eines wirksamen Gestagens. Auf dieser Tatsache aufbauend hat GREENBLATT [93] einen Test für die Wirkungsstärke gestagener Substanzen aufgebaut, bei welchem die zu testenden Gestagene Frauen mit normalem ovulatorischem Cyclus verabfolgt werden (Tabelle 2). Die Behandlung wird 7 Tage nach der durch Basaltemperaturanstieg festgestellten Ovulation begonnen und erstreckt sich über 3 Wochen bzw. bis zum Auftreten einer Durchbruchsblutung. Ein ausreichend wirksames Gestagen verhindert das Einsetzen der Periode. Diese tritt erst einige Tage nach Absetzen des gestagenen Steroids auf. Die Dauer der Menstruationsverschiebung bei einer bestimmten Dosis gibt einen guten Anhalt für die gestagene Aktivität des Präparats. Der Versuch kann ohne und mit gleichzeitiger Oestrogenzugabe durchgeführt werden (Tabelle 3). Der Test entspricht im Prinzip der Versuchstechnik, bei der die Gestagendosis zur Erhaltung des Endometriums nach Entfernung des Corpus luteum bestimmt wird [188].

Tabelle 3. *Erforderliche Dosen zur Erhaltung des Endometriums im Menstruationsverschiebungstest nach* GREENBLATT [92, 93]

Substanz	Generischer Name	Erforderliche Dosis mg/die oral + Oestrogen*
Δ^4-Pregnen-3,20-dion	Progesteron	1000
Δ^4-Pregnen-17α-ol-3,20-dion-17α-acetat	Hydroxyprogesteronacetat	500
$\Delta^{4,6}$-(9β,10α)-Pregnadien-3,20-dion	Retroprogesteron	40
6α-Methyl-Δ^4-pregnen-17α-ol-3,20-dion-17α-acetat	Medroxyprogesteronacetat	30
6α-Methyl-$\Delta^{4,6}$-pregnadien-17α-ol-3,20-dion-17α-acetat	Megestrolacetat	10
6-Chlor-$\Delta^{4,6}$-pregnadien-17α-ol-3,20-dion-17α-acetat	Chlormadinonacetat	4
17α-Allyl-Δ^4-oestren-17β-ol	Allyloestrenol	30
17α-Äthinyl-$\Delta^{5(10)}$-oestren-17β-ol-3-on	Norethynodrel	13,8
17α-Äthinyl-Δ^4-oestren-17β-ol-3-on	Norethindron	10
17α-Äthinyl-Δ^4-oestren-17β-ol-3-on-17β-acetat	Norethindron-acetat	7,5
17α-Äthinyl-Δ^4-oestren-3,17β-diol-3β,17β-diacetat	Ethinodiol-diacetat	1
17α-Äthinyl-Δ^4-oestren-17β-ol	Lynoestrenol	10
DL-13-Äthyl-17α-äthinyl-Δ^4-gonen-17β-ol-3-on	Norgestrel	2

* 0,1 mg Äthinyloestradiol oder 0,15 mg Äthinyloestradiol-3-methyläther; 0,3 mg Stilboestrol.

γ) *Auslösung einer Entzugsblutung*

Die Bestimmung der Schwellendosis zum Hervorrufen einer Entzugsblutung wird am besten an kastrierten Frauen, aber auch an Frauen mit kurzdauernder Amenorrhoe oder allenfalls in der ersten Phase des Cyclus vorgenommen. Ein mäßiger Proliferationsgrad des Endometriums ist Voraussetzung.

δ) *Stillung dysfunktioneller Blutungen*

Die diesbezügliche Untersuchung ist von besonderer praktischer Bedeutung. Man verabfolgt das Gestagen über 10 Tage sowohl ohne als auch mit Oestrogenzusatz (täglich 0,04 Äthinyloestradiol oder Äquivalent). Bestimmt wird die erforderliche Gestagendosis und die Zeit bis zum Sistieren der Blutungen sowie der Zeitraum bis zum Blutungseintritt und die Blutungsdauer nach Absetzen der Gestagentherapie. Ferner wird das Eintreten von Durchbruchblutungen registriert. Hauptkriterium der Eignung eines Gestagens ist natürlich die Höhe der Erfolgsquote bei der Stillung dysfunktioneller Blutungen in einer größeren Zahl von Fällen. Der Mechanismus der Blutstillung am Endometrium durch Gestagene ist nicht klar. Die Hämostase ist vom Auftreten sekretorischer Veränderungen unabhängig. Die Zunahme PAS-positiver Substanzen, besonders an Gefäßen, Steroideffekte an Grenzflächen oder Capillareffekte wurden dafür verantwortlich gemacht. Wesentliche Veränderungen im Gerinnungsmechanismus konnten nicht nachgewiesen werden.

Abb. 5 zeigt die Umwandlung einer glandulär-cystischen Hyperplasie in ein sekretorisches Endometrium nach oraler Verabfolgung von Normethandrolon.

Die verschiedenen Gestagene zeigen am Endometrium mehr oder weniger charakteristische Bilder, die den ihnen zukommenden Eigenschaften entsprechen, besonders ihrer antioestrogenen Aktivität. Diese sowie der Ausgangsbefund des Endometriums, die Höhe der Oestrogenzugabe und die Dauer der Gestagenbehandlung bestimmen das morphologische Aussehen des Endometriums. Demnach werden die Befunde bei Dauergabe niedriger Gestagendosen, bei der Einphasen-Kombinationstherapie und bei der Sequenztherapie ganz unterschiedlich sein.

ε) *Charakteristica der einzelnen Gestagene*

Eines der am häufigsten verwendeten parenteralen Depot-Gestagene ist das 17α-Hydroxyprogesteroncapronat. Es erzeugt bei gleichzeitig guter Oestrogenwirkung und nicht zu langer Wirkungsdauer eine dem Progesteron ziemlich weitgehend ähnliche sekretorische Umwandlung. Wirksame Dosis sind 125 mg i.m. am 15. und 21. Cyclustag oder 250—350 mg am 15. Cyclustag. Das Einsetzen der Menstruationsblutung kann um 4 Tage verschoben werden, wenn man 250 mg 3 Tage vor dem erwarteten Blutungsbeginn verabreicht [26, 93]. Die nach Entfernung eines Corpus luteum 2—5 Tage später einsetzende Entzugsblutung kann durch 250 mg 17α-Hydroprogesteroncapronat mit 10—20 mg Oestradiolbenzoat um 10—13 Tage verschoben werden. Nach Injektion von 125 mg des Gestagens mit 10 mg Oestradiolbenzoat beträgt das blutungsfreie Intervall 7—11 Tage, nach 250 mg 9—12 Tage.

Nicht in allen Fällen ist das Bild der Transformation am Endometrium typisch. Diese Feststellung wurde zuerst nach Medikation von 250 mg 17α-Hydroxyprogesteroncapronat gemacht [274]. Nicht selten wachsen die Drüsen der Schleimhaut nur kurze Zeit weiter, bilden sich dann vorzeitig zurück und zeigen einen eigenartig starren Charakter. Die *Epithelkerne der Drüsen* sind annähernd kubisch geformt, verlaufen in eigenartig starren Verzweigungen, ohne aber eigentlich geschlängelt oder sägeförmig auszusehen. Das Drüsenlumen enthält nur

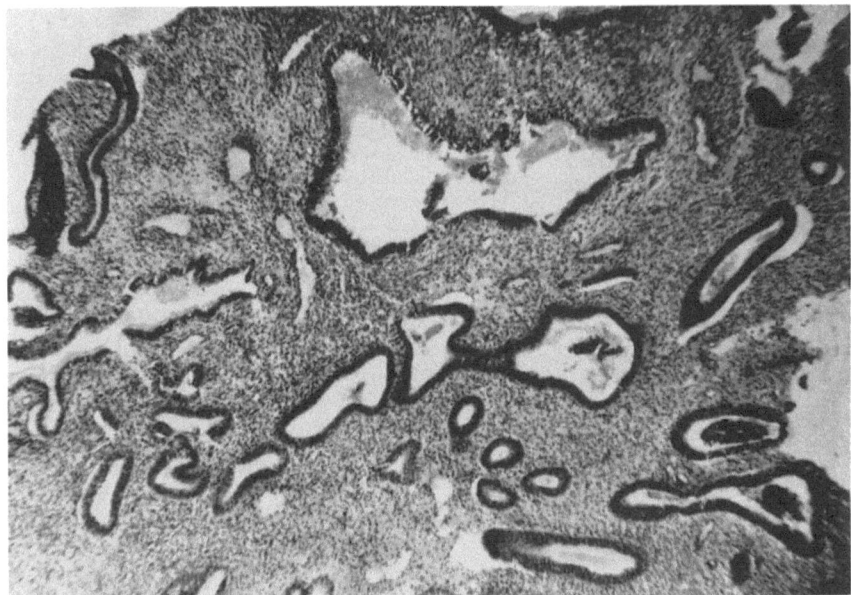

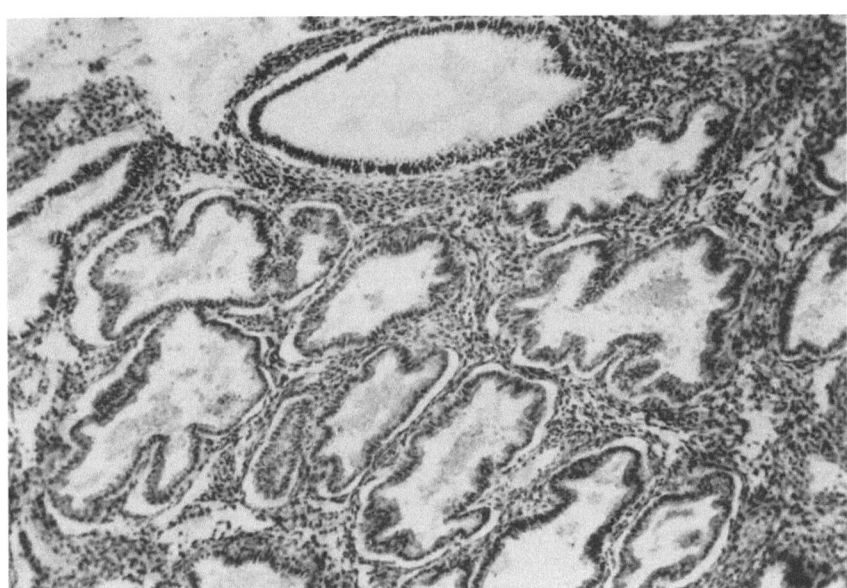

Abb. 5. Oben: Glandulär-cystische Hyperplasie des Endometriums. Unten: Umwandlung nach Verabfolgung eines Gestagens

kurzzeitig wenig und später gar kein Sekret. Das Stroma zeigt dagegen eine betonte Gestagenwirkung. Die Zelleiber erscheinen gequollen. Es kommt zu einer nur blassen Anfärbung der Zellkerne. Glykogen ist im Stroma reichlich vorhanden. Die Carminreaktion nach BEST ist stark positiv, ebenfalls die PAS-Färbung. WINTER und POTS haben für dieses morphologische Bild den Ausdruck ,,starre Sekretion" geprägt [274]. Die starre Sekretion ist zweifellos Ausdruck einer besonders starken gestagenen und antioestrogenen Wirkung [59]. Sie tritt auch ein, wenn die Medikation früh im Cyclus beginnt, länger protrahiert wird und wenn die Oestrogenunterschichtung relativ niedrig ist. Allerdings wurden histologische Bilder, die der starren Sekretion ähnlich waren auch bei der medikamentösen Transformation glandulär-cystischer Hyperplasien gesehen [38, 43, 95].

Das 17α-Hydroxyprogesteronacetat ruft nach Injektion von 150 mg i.m. eine Transformation mit Entzugsblutung hervor. Für die histologischen Veränderungen gilt das oben Gesagte. Beide 17α-Hydroxyprogesteronester sind demnach wirksamer als reines in Öl gelöstes Progesteron i.m. [52, 83, 204, 268]. Ein weiteres gestagenes Depotpräparat, der 17α-Hydroxyprogesteron-acetat-3-enol-cyclopentyläther, bewirkt in einer einmaligen Dosis von 100 mg i.m. ebenfalls eine volle Transformation des Endometriums an allen Gewebselementen, wie im physiologischen Cyclus [14, 53, 56, 106, 185, 235, 268].

Das Norethisteronönanthat ist ein sehr starkes Gestagen mit einer ausgesprochenen antioestrogenen Aktivität. Bei seiner Anwendung ist das Auftreten einer starren Sekretion häufig. Das Präparat besitzt, durch Umwandlung im Stoffwechsel, eine eigene aber geringe oestrogene Wirkung. Histochemisch findet man eine Verteilung der alkalischen Phosphatase, wie man sie sonst eher während der Proliferationsphase zu sehen gewohnt ist. Die Umwandlungsdosis beträgt etwa 150 mg, die Wirkungsdauer bei dieser Dosierung 14—17 Tage. Blutstillende Wirkung und Entzugswirkung sind stark [26, 27, 68, 201a, 230a, 268], ebenso der Verschiebungseffekt [91].

Als Gestagene ziemlich schwach sind die natürlichen Metaboliten des Progesteron, Δ^4-Pregnen-20α-ol-3-on und das 20β-Derivat. Die Umwandlungsdosen betragen 350—500 mg bei einer Wirkungsdauer von 14 Tagen. Blutstillende Wirkung und Entzugswirkung sowie Menstruationsverschiebung sind schwach. Das Endometrium zeigt ein ganz progesteronähnliches Bild. Es kommt zur Sekretion von Glykogen und zur Ausbildung von Spiralarterien. Bei Verabfolgung von 50 mg täglich über länger als 16 Tage treten beginnende deciduale Veränderungen auf. Nach Verabfolgung von 100 mg täglich ab 22. Cyclustag läßt sich die Menstruation um 6 Tage verschieben, mit dreimal 50 mg i.m. eine Entzugsblutung herbeiführen [146, 147, 268].

Bei den oralen Präparaten benötigt man vom Quingesterone und dem 17α-Hydroxy-Derivat zur Transformation des Endometriums 200—400 mg in 10 Tagen, zur Menstruationsverschiebung mindestens 40 mg pro die mit Oestrogenzusatz. Entzugs- und Erhaltungswirkung sind ziemlich schwach. Die Histologie entspricht der nach Progesteronanwendung [14, 53, 46, 106, 155, 186, 235].

Medroxyprogesteronacetat übt eine gute gestagene Wirkung auf das Endometrium aus. 7,5 mg täglich, vom 14.—26. Tag des Cyclus verabreicht, bewirken eine volle und typische Umwandlung am oestrogen vorbehandelten Endometrium [257, 270]. Wird dagegen dieses Gestagen, mit Äthinyloestradiol kombiniert, zur Ovulationshemmung vom 5.—25. Tag verabfolgt, so erzielt man schließlich ein geringes Stromaödem mit zahlreichen Mitosen, aber an den Drüsen keine typische Sekretion [22, 270]. Da Medroxyprogesteron im Vergleich mit anderen Gestagenen, wie Lynoestrenol und Norethinodrel eine stärkere antioestrogene Wirkung besitzt, wird bei längerer Behandlung die Proliferation des Endometriums von Cyclus zu Cyclus immer spärlicher [22, 164, 270].

Ethinodioldiacetat führt in einer Dosis von 15—20 mg zur Transformation des Endometriums, die Menstruationsverschiebung gelingt mit 1—2 mg pro Tag. Mit 4—10 mg erzielt man nach 3—6 Tagen eine Entzugsblutung [109a]. Die Umwandlungsdosis für Megestrolacetat beträgt 40—50 mg, die Verschiebungsdosis 5—10 mg pro Tag [93].

Als Transformationsdosis für Chlormadinonacetat sind 30—60 mg dieser Substanz oral in der zweiten Cyclushälfte ausreichend [9, 58, 212, 257]. Nach längerer, allerdings nicht cyclusgerechter Behandlung wurden auch mit diesem Gestagen, das eine starke Endometriumswirkung besitzt, Bilder einer „starren Sekretion" gesehen. Bei einer niedrigen Dosis von nur 2 mg über 20 Tage wurde keine Stromareaktion, sondern nur eine geringe Hemmung der Drüsenentwicklung gesehen. Bei der Gestagentherapie in niedrigen Dosen zur Geburtenplanung mit 0,5 mg pro die findet man in zwei Drittel der Fälle normale sekretorische Endometrien, in den restlichen das oben angedeutete Bild [9, 209, 211, 218].

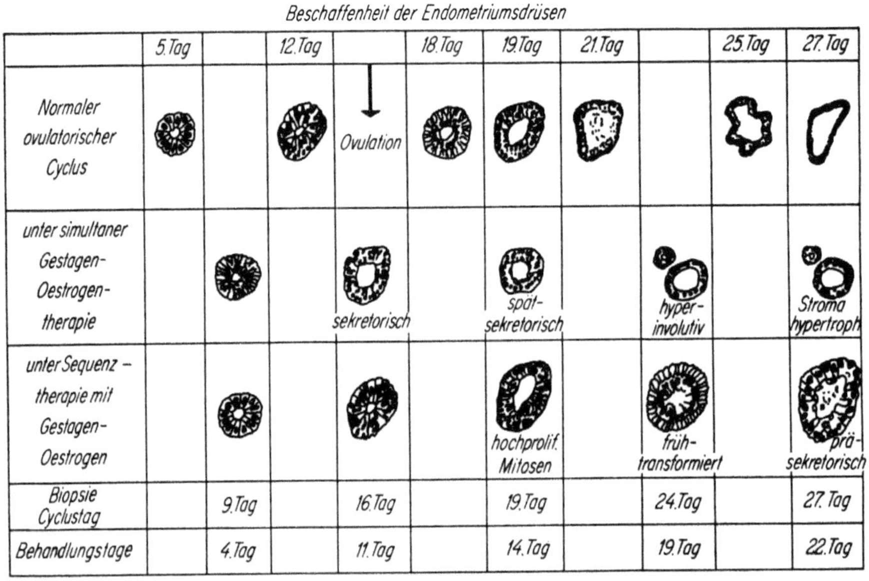

Beschaffenheit der Endometriumsdrüsen							
	5.Tag	12.Tag	18.Tag	19.Tag	21.Tag	25.Tag	27.Tag
Normaler ovulatorischer Cyclus			Ovulation				
unter simultaner Gestagen- Oestrogen- therapie			sekretorisch	spät- sekretorisch		hyper- involutiv	Stroma hypertroph
unter Sequenz- therapie mit Gestagen- Oestrogen				hochprolif. Mitosen		früh- transformiert	prä- sekretorisch
Biopsie Cyclustag	9.Tag	16.Tag		19.Tag		24.Tag	27.Tag
Behandlungstage	4.Tag	11.Tag		14.Tag		19.Tag	22.Tag

Abb. 6. Beschaffenheit der Endometriumsdrüsen im normalen ovulatorischen Cyclus, unter kombinierter Einphasentherapie und unter Sequenztherapie. (Ergänzt nach PINCUS u. Mitarb., 1958)

Unter Sequenztherapie mit Mestranol und Chlormadinonacetat befindet sich das Endometrium bis zum 20. Tag unter Oestrogenen im Zustand hoher Proliferation mit starker mitotischer Aktivität. 48 Std nach Einsetzen der Zufuhr von Chlormadinonacetat beginnen sich erste sekretorische Veränderungen einzustellen. Der 24. Tag dieses künstlichen Cyclus entspricht in der Histologie etwa dem 17. Tag einem natürlichen Cyclus mit beginnender subnuclearer Vacuolenbildung. Bis zum 25. Tag stellen sich die Vacuolen apikal ein, was etwa dem 19. Tag des natürlichen Cyclus entspricht. Nur bei einem Teil der mit Sequenztherapie behandelten Fälle wurden fortgeschrittenere sekretorische Veränderungen oder sogar frühe prädeciduale Reaktionen beobachtet [19, 84, 163]. In der Abb. 6 werden die Veränderungen an den Endometriumsdrüsen im Cyclus, unter Kombinations- und Sequenztherapie wiedergegeben.

Dydrogesteron bewirkt in einer Dosis von 10—30 mg täglich oral über einen Zeitraum von 10 Tagen eine deutliche progesteronähnliche Transformation des Endometriums. Histologische Bilder einer „starren Sekretion" konnten nicht gefunden werden. Ein morphologischer Unterschied gegenüber der Sekretionsphase im normalen Cyclus bestand nicht. Mit 150 mg dieser Substanz konnte eine Abbruchblutung erzeugt werden. Die blutstillende und endometriumserhaltende Wirkung der Verbindung ist ziemlich schwach [16, 242, 256, 258].

Normethandrolon, Norethandrolon und Norethisteron bewirken im Prinzip weitgehend gleiche Veränderungen in der Histologie des Endometriums. Die Umwandlungsdosen liegen bei 120 mg in 10—14 Tagen oral. Bei Gabe in der zweiten Cyclushälfte kommt es zu einer sekretorischen Umwandlung, die allerdings nicht immer in allen Abschnitten der Uterusschleimhaut die gleiche Intensität aufweist [*89, 90, 113, 115, 129, 227—230, 260, 268*]. Besonders in den kleinen Drüsen gleichen die sekretorischen Veränderungen denen im normalen Cyclus. Ein Teil der Drüsen bleibt aber ziemlich niedrig und rund, Einbuchtungen sind wenig ausgeprägt oder fehlen. Die Epithelien erscheinen hell. Der Rand der Lumina ist unscharf. In den apikalen Zellabschnitten kommt es zur Anhäufung PAS-positiven Materials. Im Stroma tritt eine deciduale Umwandlung zutage. Besonders in der Nähe der spiraligen Arteriolen findet man Inseln typischer pseudodecidualer Zellen. Diese sind stark PAS-positiv. Die Aktivität der unspezifischen Esterase ist nur schwach ausgeprägt, findet sich aber in den Makrophagen des Stromas. In den Drüsenzellen verschwindet die alkalische Phosphatase rasch und bleibt nur gelegentlich in den apikalen Anteilen erhalten. Stärker ist sie in den Capillaren in Nähe der Drüsen. Auch hier beobachtet man in einigen Fällen die „starre Sekretion". Die Drüsen sind dann relativ eng. Das Epithel erscheint hell und ist niedrig. Zeichen einer Sekretion fehlen. Das Stroma ist pseudodecidual umgewandelt. Die PAS-Reaktion ist in den Drüsenzellen schwach. Die geringe Menge von Glykogen und Glykoproteiden kontrastiert auffallend mit der sehr starken PAS-Reaktion des Stromas. Die Aktivität der unspezifischen Esterasen ist in den Drüsenzellen gering, dagegen in den Zellen der Pseudodecidua ausgeprägt [*113*]. Verabfolgt man diese Gestagene bereits vom 5. Cyclustag ab, so sind diese Veränderungen, auch bei Oestrogenzusatz, noch stärker. Es sei jedoch noch einmal betont, daß die Norsteroide trotz weitgehend analoger Voraussetzungen bei gleicher Dosierung an der Uterusschleimhaut verschiedener Personen sehr unterschiedliche Bilder hervorrufen können [*63, 210, 267*].

Die Entzugs- und Erhaltungswirkung der Nortestosterone am Endometrium ist sehr stark. Mit 5 mg Methisteron pro Tag kann man die nach Exstirpation des Corpus luteum auftretende Entzugsblutung verhindern [*188*]. Die Menstruation kann durch Verlängerung der Sekretionsphase mit allen Substanzen bei einer täglichen Dosierung von 5—15 mg oral zusammen mit entsprechenden Oestrogengaben fast unbeschränkt verschoben werden. Unter der gleichen Gestagendosis kommen dysfunktionelle Blutungen mit großer Sicherheit zum Stehen. Abbruchblutungen können bereits mit insgesamt 30—50 mg oral (z.B. dreimal 15 mg in 3 Tagen) erzielt werden [*115, 129, 227, 229, 230*].

Norethisteron und sein Acetat sollen außer ihrer gestagenen auch eine gewisse proliferierende Wirkung auf das Endometrium ausüben [*113*]. 15 Frauen mit primärer Amenorrhoe wurden 10 Tage lang 15 mg Norethisteron verabfolgt. Durch Curettage wurde danach proliferierte Schleimhaut nachgewiesen. Als Ursache dafür wurde die Umwandlung dieser Verbindung in Oestrogene angesehen. Für diese Interpretation spricht, daß nach Verabfolgung von Norethisteron eine gesteigerte Oestrogenausscheidung im Harn nachgewiesen wurde [*30, 31, 131*].

Unter Behandlung mit Lynoestrenol in der zweiten Cyclusphase sieht man Strukturen, die der sekretorischen Phase im normalen Cyclus gleichen. Auch unter der Therapie mit 10 mg Lynoestrenol mit Oestrogenzusatz vom 5.—25. Tag ist das häufig der Fall. Die Verteilung von Glykogen, Lipoiden und alkalischer Phosphatase zeigt keine wesentlichen Unterschiede gegenüber einem normalen sekretorischen Endometrium [*142, 212*]. Nur gelegentlich sieht man eine starre Sekretion oder deutliche deciduale Reaktionen. Die Umwandlungsdosis beträgt etwa 70 mg oral in 14 Tagen, die Verschiebungsdosis 10 mg pro Tag mit Oestrogenzusatz [*90, 142*].

Es liegen auch einige elektronenmikroskopische Befunde nach Behandlung mit Lynoestrenol vor [*45*]. Täglich 2,5 mg dieser Verbindung, kombiniert mit 0,05 mg Äthinyloestradiol, vom 5.—25. Tag des Cyclus verabreicht, bewirken einen Rückgang der Mitochondrien und des endoplasmatischen Reticulum mit bläschenförmiger Ausweitung und Zunahme des Golgi-Apparates. Viele Mitochondrien zeigen eine anomale innere Struktur. Die Stromazellen weisen nach der Langzeittherapie gegenüber normalen Werten (8—15 µ im Durchmesser) eine deutliche Vergrößerung (50—70 µ) auf.

Die Transformationsdosis für Norethynodrel beträgt 150 mg, die zur Menstruationsverschiebung erforderliche Menge 13—14 mg pro Tag bei Oestrogenzusatz. Bei Gabe in der zweiten Cyclushälfte sieht man teils normale Sekretion, teils starre Sekretion mit Decidualisierung. Verabreicht man Norethynodrel vom 5.—25. Tag mit einem Oestrogen, so findet man am 7. Tag die Befunde noch ziemlich gleich denen normaler Endometrien zur gleichen Zeit. Die Drüsenzellen sind unter Norethynodrel jedoch nicht ganz so gestreckt, Mitosen sind seltener, das Stromaödem ist ausgeprägter. Am 10.—12. Tag sind die Drüsenzellen kubisch mit beginnender subnuclearer Vacuolisierung. Die Stromazellen zeigen mehr feine sternförmige Fortsätze, das Stromaödem ist stärker. Am 15. Tag sind die subnuclearen Vacuolen allgemein gut ausgebildet. Danach kommt es rasch zu einer fortschreitenden sekretorischen Erschöpfung. Die Blutgefäßversorgung wird herabgesetzt. Das Stroma zeigt eine relative Hypertrophie. Demnach kommt es unter Norethynodrel eher zu einer fortschreitenden Regression des Endometriums als zu einer fortschreitenden Sekretion [*198*]. Die Dicke der Gebärmutterschleimhaut sinkt bis auf 2—3 mm gegenüber 8—14 mm in der normalen Sekretionsphase ab. Die Differenzierung in Compacta und Spongiosa bleibt meist deutlich, doch ist das Mengenverhältnis der beiden Schichten unter Norethynodrel gerade umgekehrt. Die Compacta dominiert mit etwa 3:1 gegenüber sonst normal 1:2 [*19*]. Die Umwandlungsdosis für Ethinodioldiacetat beträgt 15 mg innerhalb 10—14 Tagen, die Menstruationsverschiebungsdosis 1 mg pro Tag [*209*]. Für Norgestrel (DL-13-Äthyl-17α-äthinyl-Δ^4-gonen-17β-ol-3-on) liegt die Umwandlungsdosis bei 12 mg in 10 Tagen, die Verschiebungsdosis bei 2 mg pro Tag. Die Abb. 7 gibt noch einmal die morphologischen Korrelationen im normalen und behandelten Cyclus wieder.

Durch fast alle Gestagene wird die Stärke und Dauer der Regelblutung eindeutig herabgesetzt [*1a, 103a, 137a, 194a, 203, 204, 217*]. Lediglich bei Gestagen-Depotpräparaten kann es, auf grund verzögerten Absinkens des Hormonspiegels, zu verlängerten Blutungen kommen.

Abschließend sei erwähnt, daß die meisten synthetischen Gestagene genau wie das Progesteron eine mitosenhemmende Wirkung haben [*131a, 139*]. Sie ist für die Nortestosteronderivate besonders hoch. In vivo wie in vitro kommt es zu einer Abnahme der Mitosen. Diese Eigenschaft der Gestagene wurde in der Klinik mit Erfolg für die Therapie des Corpuscarcinoms und seiner Metastasen angewendet [*21, 82, 109, 136, 137, 221, 225, 255*].

Zusammenfassend kann man sagen, daß die Progesteronderivate der synthetischen Gestagene bei zeitgerechtem Einsatz eine weitgehend physiologische Sekretion bewirken, während die Derivate der Norsteroide frühe und oft atypische sekretorische Veränderungen hervorrufen, die nur kurz andauern und von glandulärer Involution gefolgt sind. Die regressiven Veränderungen sind vorwiegend Folge der antioestrogenen Eigenschaften der Gestagene. Bei frühzeitiger Gabe im Cyclus sind die Zeichen der sekretorischen Erschöpfung bzw. der starren Sekretion, der Regression und der decidualen Stromareaktion noch ausgeprägter.

Die starken transformierenden, blutstillenden und endometriumserhaltenden Wirkungen der neuen synthetischen Gestagene haben der Therapie mit Sexualsteroiden völlig neue Möglichkeiten erschlossen und bedeuten einen beträchtlichen Fortschritt in der Behandlung gynäkologischer Funktionsstörungen.

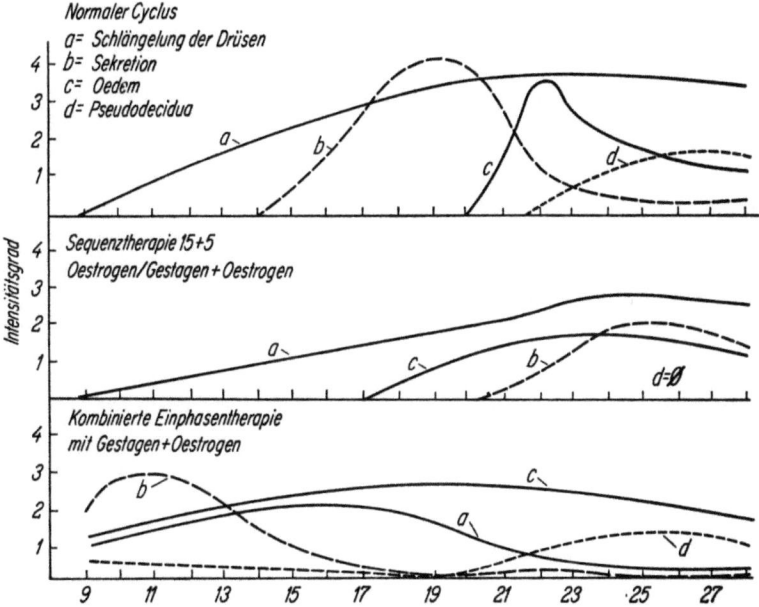

Abb. 7. Zeitliche Folge und Ausprägung der wichtigsten morphologischen Kriterien am Endometrium im normalen ovulatorischen Cyclus, unter Sequenztherapie und kombinierter Einphasentherapie

ζ) *Uterusmuskulatur*

αα) *Morphologie.* Im Tierversuch bewirken Progesteron und die meisten synthetischen Gestagene ein deutliches Wachstum des Uterus [2, 3, 44, 55, 121]. Diese Wachstumswirkung beruht wohl zum Teil auf einer Umwandlung der Gestagene in Oestrogene, hauptsächlich aber einer dem Gestagen selbst zukommenden Eigenschaft [30, 31, 131]. Beim Menschen versucht man therapeutisch mit Gestagen-Oestrogen-Gemischen ein Wachstum hypoplastischer Uteri hervorzurufen [130, 139, 169, 252, 253]. Die Hauptwirkung dürfte hierbei dem Oestrogen zukommen, doch ist analog zum Tierversuch anzunehmen, daß der Gestagenzusatz die Oestrogenwirkung synergistisch verstärkt und modifiziert. Bald nach Behandlungsbeginn verfärbt sich der sichtbare Teil des Uterus, die Portio, livide. Nach Behandlung über 8 Wochen, z. B. mit 625 mg Hydroprogesteroncapronat + 10 mg Oestradiolvalerianat pro Woche) kam es zur Vergrößerung und Auflockerung des Uterus, die etwa dem 2. Schwangerschaftsmonat entspricht. Die Sondenlänge kann bis auf das Doppelte des Ausgangswertes ansteigen, geht aber in den folgenden 2—4 Monaten nach Absetzen der Medikation auf Werte zurück, die 2—3 cm Sondenlänge über dem Ausgangsbefund liegen. Die Uteri bleiben also stets größer als sie vor der Behandlung waren. Parenterale und orale Gestagene wirken qualitativ und quantitativ in gleicher Weise. Wegen der starken und oft verlängerten Abbruchblutungen am Ende der Behandlung mit Depot-Hormonen sind orale Präparate im allgemeinen vorzuziehen [169].

Nach längerer Behandlung mit Norethynodrel fand sich bei der Laparotomie eine venöse Hyperämie im kleinen Becken. Das Myometrium des Uterus zeigte eine Hypertrophie der Myometriumszellen, erweiterte Gefäße und Ödem mit Auflockerung. Operative Eingriffe werden dadurch besonders blutreich, was bei der Indikationsstellung berücksichtigt werden sollte [151, 215]. Die Blutgefäße zeigen oft eine retikuläre Fragmentation mit Verschwinden der sauren Mucopolysaccharide [50]. Während Oestrogene eine muskuläre Hyperplasie erzeugen, ruft Progesteron eine Hypertrophie des Myometriums hervor [44]. Wahrscheinlich gilt das auch für die synthetischen Gestagene. Es ist anzunehmen, daß diese genau wie Progesteron, die Zellkerne der Muskelfasern um das 2—3fache vergrößern, das Gewebe auflockern und ödematisieren.

Wie an anderen Zielorganen, so können auch am Myometrium die Gestagene nur dann ihre volle Wirkung entfalten, wenn das Zielorgan durch Oestrogene in eine optimale Ausgangslage gebracht worden ist.

ββ) *Motilität*. Progesteron blockiert die Reizleitung im Uterusmuskel [119]. Obwohl die potentielle kontraktile Motilität des Myometriums zunimmt, kann die Membranaktivität, welche die Kontraktion auslöst, nicht von einer Zelle zur anderen fortgeleitet werden. Progesteron setzt daher die Zahl der spontanen Uteruskontraktionen herab und macht das Myometrium relativ refraktär gegen endogenes und exogenes Oxytocin in physiologischer Dosierung, ferner gegen durch Histamin und Adrenalin ausgelöste Kontraktionen, nicht jedoch die durch Serotonin erzeugten. Der intracelluläre Kalium-Natrium-Quotient wird heraufgesetzt, der Sauerstoffverbrauch des Myometriums gehemmt, der Acetylcholingehalt gesenkt.

Die den Uterus ruhigstellende Wirkung des Progesterons, die im Tierversuch so eindeutig nachweisbar ist, bildet auch die Grundlage der Gestagenbehandlung der drohenden Fehl- oder Frühgeburt beim Menschen. Die Ergebnisse über eine schwangerschaftserhaltende Wirkung verschiedener synthetischer Gestagene beim Nager lassen sich jedoch überhaupt nicht auf den Menschen übertragen [43, 108, 111, 182, 234].

In vitro hemmt das Quingesteron (Progesteron-3-enol-cyclopenthyläther) die spontanen Kontraktionen des menschlichen Uterusmuskels. Es setzt die Frequenz den Grundtonus und die Amplitude der Kontraktionen am isolierten menschlichen Myometrium herab und blockiert dessen Stimulierbarkeit durch Oxytocin [1].

Auch *in vivo* wurde von mehreren Autoren [26, 40, 47] eine Hemmung der Uterusmotilität durch 17α-Hydroxyprogesteroncaproat festgestellt.

Bei Abortus imminens und incipiens konnte mit 17α-Hydroxyprogesteroncaproat und Medroxyprogesteron i.m. keine sicher dämpfende Wirkung auf die Kontraktionen erzielt werden [76, 221]. Mit Medroxyprogesteron kann eine Frühgeburt aber gelegentlich etwas verzögert werden [190]. Sind einmal die Wehen eingetreten, so ist der Ablauf durch Gestagene nicht mehr beeinflußbar [177a, 190, 202].

Bei kontinuierlicher Verabfolgung von Norethisteron mit Oestrogenzusatz zeigt die Myometriumsaktivität sogar eine Ausprägung, wie man sie sonst nur im Stadium kurz vor Geburtsbeginn findet [178]. Auch Norethynodrel kann die Wehentätigkeit verstärken und führt überdies zum Auftreten von Farnkristallen im Cervixschleim der Schwangeren [159].

In Anlehnung an die Theorien von Csapo [48, 49] hat man versucht, durch Injektionen von Gestagenen in den Uterusmuskel die Konzentration dieses Hormons im Myometrium auf eine ausreichende Höhe zu bringen [11, 13].

Der durch Injektion hypertonischer NaCl-Lösung in die Amnionhöhle eingeleitete Abort und die durch nachfolgende Oxytocininfusion ausgelöste Wehentätigkeit kann durch eine genügend hoch dosierte Therapie mit 17α-Hydroxyprogesteroncaproat in einigen Fällen verzögert und durch Injektion von Gestagenen, wie Medroxyprogesteron, direkt in die Uteruswand gelegentlich auch verhindert werden [11—13]. Die Injektion in den Uterusmuskel bietet aber offenbar keinen entscheidenden Vorteil.

Die intraamniale Injektion großer Dosen von Medroxyprogesteron hemmt das Auftreten und den Ablauf des Abortgeschehens und verzögert Eintritt und Verlauf der Geburt [112].

In Doppelt-Blind-Versuchen an nicht zu kleinen Patientenzahlen waren durchweg keine eindeutigen Wirkungen der verwendeten synthetischen Gestagene auf die Uterusmotilität feststellbar. Allenfalls wurde die Frequenz der Kontraktionen herabgesetzt, Tonus und Amplitude reagierten gar nicht oder nur minimal [76].

IV. Auf die Tube

1. Tubenschleimhaut

In der Tube gibt es einen von den Ovarialhormonen abhängigen Cyclus des Tubenepithels [266]. Progesteron verstärkt, in physiologischer Menge gegeben, die Wachstumswirkung der Oestrogene auf Muskulatur, Bindegewebe und Epithelien der Eileiter. Gleichzeitig nehmen unter Progesteron die Glykoproteidsekretion des Tubenepithels (Mucinumhüllung des Eies) und die Tätigkeit des Flimmerepithels zu. Die spontane Motilität ist gesteigert und die Tuben werden empfindlicher für oxytocische Reize. Diese Einflüsse des Progesterons sind für den Transport und die Ernährung des befruchteten Eies bedeutungsvoll [264, 266].

Medroxyprogesteronacetat soll dem Progesteron vergleichbare Wirkungen auf die Epithelien der Endosalpinx und die Kontraktilität der Tuben ausüben [278].

2. Tubenmuskulatur

Die Grundtatsachen der Morphologie und Physiologie der Tubenmuskulatur sind bezüglich ihrer Hormonabhängigkeit gut bekannt [263—265]. Über die Wirkungen der synthetischen Gestagene auf Ausbildung und Funktion der Tubenmuskulatur beim Menschen liegen unseres Wissens keine Untersuchungen vor.

V. Auf das Ovarium

1. Wirkungen auf die inkretorische Ovarialfunktion

Exogen verabreichtes Progesteron wird immer Zwischenhirn-Hypophysenvorderlappen und Ovar gleichzeitig beeinflussen. Die direkten Effekte des Progesterons auf die Ovarien konnten an hypophysektomierten Tieren und bei Injektion von Progesteron in das menschliche Ovar anläßlich von Laparotomien studiert werden [120]. Bei unmittelbarer Einwirkung auf das Ovar fördert Progesteron in kleinen Dosen den Ovulationsvorgang am reifen Follikel. Das Wachstum der kleineren Follikel wird dagegen von niedrigen und hohen Dosen Progesteron gebremst. Gleichzeitig wird die stimulierende Wirkung der Gonadotropine auf das Ovar gehemmt („negativer Collip-Effekt").

Bei Verabfolgung der parenteral und oral wirksamen synthetischen Gestagene in ausreichend hoher Dosierung bereits in der ersten Cyclusphase oder von Gestagen-Oestrogenkombinationen zwischen dem 5.—25. Tag kommt es bekanntlich zum Ausbleiben der Follikelreifung und Ovulation. Diese Tatsache hat ja für die Geburtenplanung weltweite Bedeutung erlangt.

Die Hemmung dieser funktionellen generativen Vorgänge im Ovar ist eng mit der Beeinflussung der Hormonbildung und -sekretion gekoppelt, da beide sich gegenseitig bedingen und voneinander weitgehend untrennbar sind.

Die Tatsache der Ruhigstellung des Ovars durch Gestagene ist aus dem Verhalten der ovariellen Hormonproduktion gut ablesbar [*3, 10, 31, 34—37, 57, 60, 75, 96, 100—102, 134, 145, 148, 153, 154, 187, 193*].

Wird die Follikelreifung mit Ovulation und Gelbkörperbildung völlig unterdrückt, so sinkt die Ausscheidung von Oestron, Oestradiol und Oestriol auf Werte ab, wie man sie sonst in der Menopause, bei Amenorrhoe oder in den ersten Tagen des Cyclus sieht. Die Ausscheidung von Pregnandiol liegt unter 2 mg pro 24 Std. Ein Anstieg in der zweiten Cyclushälfte bleibt aus [*3, 34, 36, 75, 96, 101, 134, 148, 153, 154, 184, 185, 207a, 213, 233a, 241, 254a*].

Bei der Beurteilung der Oestrogenwerte ist zu berücksichtigen, daß das Äthinyloestradiol entweder in die Oestradiolfraktion oder bei Bestimmung der Gesamtoestrogene in diese übergeht [*31, 131*]. Es kann aus der zugefügten Oestrogenkomponente des Kombinationspräparates, aus der oestrogenen Verunreinigung eines Gestagens oder aus der Verstoffwechslung des Gestagens stammen. So weiß man z.B., daß Norethisteron und sein Acetat zu Äthinyloestradiol metabolisiert werden (weniger als 1%). Ein Teil dieser Substanzen kann nach Oxydation am C-17-Atom auch in die Oestronfraktion eingehen. Lediglich die Oestriolfraktion bleibt von diesen Produkten frei und zeigt daher am zuverlässigsten die Reduktion der Oestrogenproduktion durch das Ovar [*30, 31*].

Die oben gemachten kritischen Einwände gelten sowohl für die Methode nach BROWN als auch für die Methode nach ITTRICH. Bei der Bestimmung der Gesamtoestrogene ist die Differenzierung zwischen exogenen und endogenen Oestrogenen natürlich überhaupt nicht möglich und die Gefahr einer Fehlinterpretation besonders gegeben. Etwas überhöhte Werte findet man offenbar bei Verfahren, die sich bei der Quantitation der Fluorimetrie bedienen. Die Tatsache, daß einige Autoren nach Norethynodrel + Äthinyloestradiol und Norethisteron mit und ohne Oestrogenzusatz erhöhte Ausscheidungswerte für Oestrogene im Urin fanden [*110, 222*], kann wohl mit den oben gegebenen Erklärungen, methodischen Einwänden oder einer atypischen Verstoffwechslung bei einigen Patientinnen erklärt werden.

Die gelegentlich beobachtete leichte Senkung der 17-Ketosteroidwerte im Harn [*31, 78, 81, 101, 197, 254a*] ist wohl weniger durch eine Beeinflussung einer ovariellen als der adrenalen C_{19}-Steroidproduktion durch manche Gestagene (besonders Medroxyprogesteronacetat) verursacht, andererseits bei Kombinationspräparaten auch dadurch, daß die Oestrogenkomponente der Gestagene die Bindungsverhältnisse der Hormone im Blut und damit ihre Verstoffwechslung beeinflußt.

Dydrogesteron zeigt keinerlei Effekt auf die Produktion von Ovarialsteroiden und die Ausscheidung von hypophysären Gonadotropinen im Harn [*16*].

Zusammenfassend ist also zu sagen, daß sowohl die Verabfolgung von Gestagenen als auch von Gestagen-Oestrogenkombinationen in den zur Ovulationshemmung führenden Dosen die inkretorische Funktion der Ovarien stillegt oder weitgehend drosselt. Der hierdurch herbeigeführte Zustand wurde mit der Ruhigstellung des Ovars in der Gravidität verglichen. Er entspricht jedoch eher dem einer substituierten Ovarialinsuffizienz.

Die Frage nach den *Angriffspunkten* der Gestagene oder Gestagen-Oestrogenkombinationen und dem Wirkungsmechanismus bei der Stillegung der ovariellen Hormonproduktion ist bisher nicht eindeutig zu beantworten. Es bestehen offenbar auch Unterschiede im Wirkungsmechanismus zwischen den verschiedenen natürlichen und synthetischen Gestagenen. Nach tierexperimentellen Untersuchungen [*100, 101, 144, 226, 233*], den Befunden an Gonadendysgenesie [*145*], Kastratinnen und Frauen nach der Menopause [*33, 36, 60, 75, 133, 166, 211a*] sowie den Untersuchungen bei geschlechtsreifen Frauen im Cyclus [32, 34—36, 54, 122, 132, 232, 240] dürfte der Wirkungsmechanismus der meisten Gestagene für die Stillegung der inkretorischen Ovarialfunktion auf einer teilweisen Hemmung der hypophysären Gonadotropinsekretion beruhen (Abb. 8). Diese betrifft vorwiegend die ovulatorische LH-Spitze in Cyclusmitte, da diese viel empfindlicher reagiert als die FSH-Sekretion (Abb. 9). Dadurch wird der LH/FSH-Quotient verändert. Die frühen und späten Gipfel der FSH-Ausscheidung bleiben unbeeinflußt [232]. Es handelt sich dabei offenbar nicht um eine Produktionssperre,

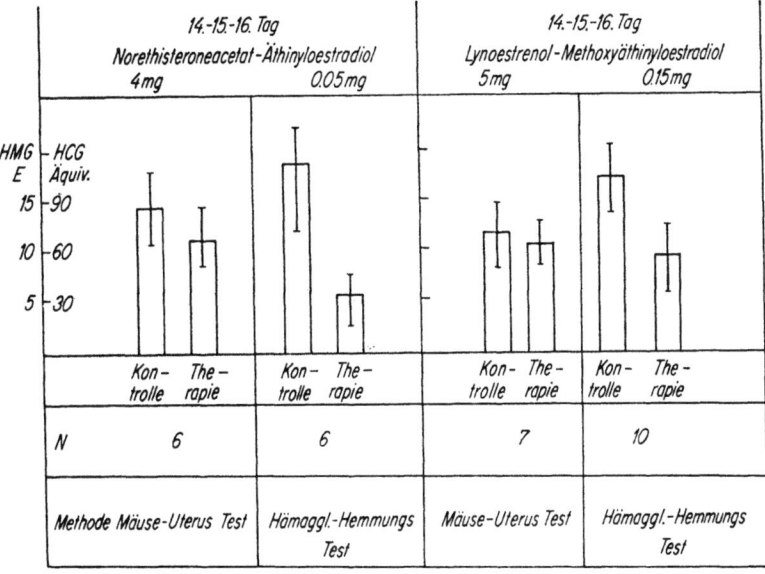

Abb. 8. Erniedrigung der Gesamtgonadotropin-Ausscheidung in Cyclusmitte (14.—16. Tag) durch Gestagen-Oestrogen-Kombinationen im Vergleich zu den Mittelwerten und Streuungen im normalen Cyclus. Die Reduktion ist im serologischen Test (Hämagglutinationshemmung gegen HCG-Antigen) deutlicher als im biologischen Test (Mäuseuterus-Gewichtstest) [148]

sondern um eine Ausschüttungssperre für Gonadotropine, wohl durch Beeinflussung hypothalamischer Zentren und ihrer Freisetzungsfaktoren, da der Gonadotropingehalt in der Hypophyse unter Gestagenbehandlung bei niedriger Gonadotropinkonzentration im Harn, hoch ist [54, 117, 259]. Für diese Interpretation spricht auch die Zunahme der eosinophilen Zellen und des PAS-Gehaltes der Zellen im Hypophysenvorderlappen unter Gestagenzufuhr [248]. Die blockierende Wirkung auf die LH-Freisetzung scheint in etwa mit der antioestrogenen Potenz des jeweiligen Gestagens parallel zu gehen [117]. Nach längerer Gestagenmedikation oder unter höheren Dosen wird offenbar auch die FSH-Sekretion gehemmt oder ausgeschaltet [240]. Nach längerer Verabfolgung läßt die zentrale Wirkung der Gestagene auf die Gonadotropinfreisetzung oft allmählich nach. Es kommt zu einer Art „Escape-Phänomen". Durch den Wiederanstieg der Gonadotropine kann es zu Durchbruchovulationen kommen [65, 241].

Inwieweit eine direkte Wirkung der therapeutisch verabfolgten Gestagene auf das Ovar erfolgt, kann mit Sicherheit nicht gesagt werden. Exogen zugeführte Sexualsteroide müssen natürlich sowohl zentral als auch peripher wirken. Die Bedeutung der direkten Wirkung auf das Ovar und die Unterscheidung zwischen primären und sekundären Effekten kann unseres Erachtens nur durch Untersuchungen an hypophysektomierten geschlechtsreifen Frauen geklärt werden [37].

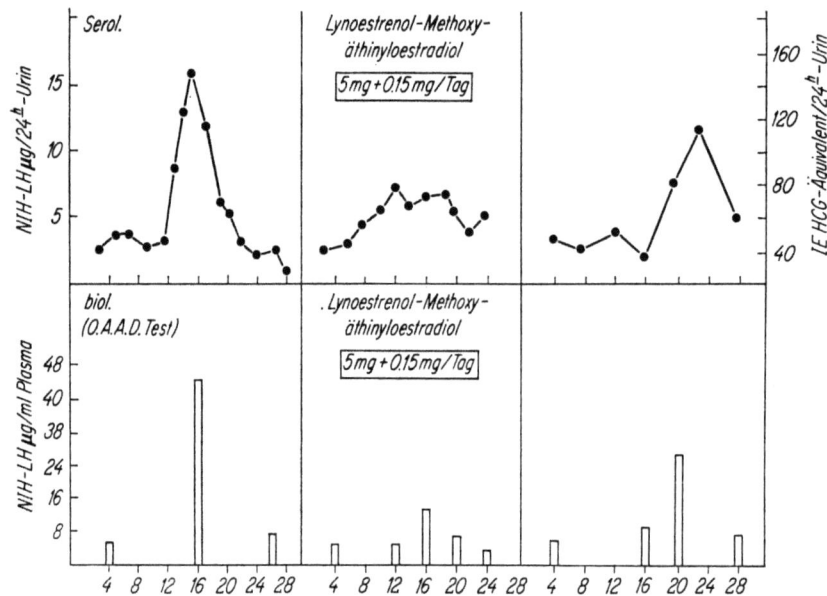

Abb. 9. Fortfall der LH-Spitze in Cyclusmitte unter der Einwirkung der Gestagen-Oestrogen-Kombination Lynoestrenol-Mestranol. Oben: Serologische Methode (Hämagglutinations-Hemmungstest). Unten: Biologische Methode (Ascorbinsäure-Verarmungstest) [148]

Da solche Patientinnen schwer verfügbar sind, beschränken sich die klinischen Versuche durchweg auf Patientinnen mit hypogonadotropen Hypogonadismus. Die Versuchsergebnisse mit Gestagenen an solchen Patientinnen sind jedoch mit großer Zurückhaltung zu werten.

In der gleichzeitigen Gabe von Gestagenen und Gonadotropinen glaubte man ein Modell zu haben, um die Frage nach dem primären Angriffspunkt der Gestagene bei der Hemmung der ovariellen Steroidsekretion weiter zu klären [128, 156, 226, 241a].

Die Einzelheiten dieser Versuche beim Menschen gehen aus der Tabelle 4 hervor.

Tabelle 4. *Einfluß der Verabfolgung von Gonadotropinen auf das System Zwischenhirn/ Hypophyse-Ovar unter Behandlung mit Gestagenen und Oestrogenzusatz beim Menschen* (nach [231] ergänzt)

Patienten Diagnose	Gestagen	Gonadotropine	Ergebnis	Folgerung: Gestagen wirkt	Autoren
Stein-Leventhal	Lynoestrenol (7—10 mg/die)	PMS + HCG je 10000 IE	Ovar spricht nicht an (Oestrogene, Pregnandiol)	auf das Ovar	Arguelles u. Mitarb. (1964)
Amenorrhoe	Norethisteron-acetat 20 mg/die	HHG 5000 E	Ovar spricht an (Oestrogene)	zentral	Bettendorf (1962)
Amenorrhoe	Progesteron-Testosteron-propionat 25 mg jeden 2. Tag	HPFSH HPFSH + HCG (50 mg + 18000 IE)	Ovar spricht nicht an (Oestrogene)	auf das Ovar	Diczfalusy (1961, 1962)

Tabelle 4 (Fortsetzung)

Patienten Diagnose	Gestagen	Gonadotropine	Ergebnis	Folgerung: Gestagen wirkt	Autoren
Amenorrhoe	Norethisteron-acetat + Äthinyloestradiol-cyclopentylenoläther 5 mg + 0,05/die	HMG + HCG ? + 5000 IE	Ovar spricht nicht an (Pregnandiol)	auf das Ovar	HECHT-LUCARI (1964)
Amenorrhoe	Norethisteron-acetat + Oestrogen 12 mg + 0,15 mg tägl. Medroxyprogesteron-acetat + Oestrogen 5 mg + 0,075 mg tägl.	HMG + HCG 15200 E + 24000 IE	Ovar spricht an (Oestrogene, Pregnandiol)	zentral	JOHANNISSON u. Mitarb. (1965)
Normaler Cyclus	Lynoestrenol + Mestranol 5 mg + 0,15 mg tägl.	HMG + HCG 1000 E + 1500 IE 5mal	Ovar spricht nicht an (Oestrogene, Pregnandiol)	zentral + peripher	LAURITZEN (1966)
Amenorrhoe	Medroxyprogesteron-acetat + Oestrogen 5 mg + 0,05 mg tägl.	HMG + HCG 3000 mg + 25000 IE	Ovar spricht nicht an	auf das Ovar	LUNENFELD u. Mitarb. (1962, 1963, 1964)
Normaler Cyclus	Norethisteron-oenanthat (100—150 mg) Acetat 12—45 mg täglich	PMS + HCG 10000 IE + 6500 IE	Ovar spricht an (Oestriol + Pregnandiol) Ovar spricht nicht an (Oestriol, Pregnandiol)	zentral und am Ovar	STAEMMLER (1959, 1960a, 1960b)
Normaler Cyclus	Megestrol-acetat + Mestranol 5 mg + 0,1 mg/die	PMS + HCG 1500 + 4500 IE je 3mal	Ovar spricht an (Ovulation)	zentral	STARUP u. ÖSTERGAARD (1966)
Amenorrhoe	Norethisteron-acetat 5 mg/die	HMG + HCG 20000 E + 14000 IE	Ovar spricht an (Oestrogene, Pregnandiol)	zentral	TAYMOR u. RIZKALLAH (1965)

Literatur: STARUP u. ÖSTERGAARD [231] sowie LAURITZEN [148].
PMS = Pregnant Mares Serum Gonadotropin; HCG = Human Chorionic Gonadotropin; HHG = Human Hypophysial Gonatotropin; HPFSH = Human Hypophysial Follicle Stimulating Hormone; HMG = Human Menopausal Gonatotropin.

Die Ergebnisse dieser Untersuchungen sind ziemlich widersprüchlich, da einige Autoren aus ihren Versuchen auf einen zentralen Effekt im Zwischenhirn-Hypophysen-System, andere auf eine direkte Wirkung am Ovar schlossen. Wahrscheinlich ist dies auf die Verwendung verschiedener Gestagene und Gestagen-Oestrogenkombinationen, auf die Benutzung verschiedener Gonadotropine, verschiedener Dosen, verschiedener Behandlungszeiten und verschiedener Meßmethoden der Hormonausscheidung zurückzuführen. Wir neigen mit anderen Autoren aufgrund des Studiums der Literatur und eigener Untersuchungsergebnisse zu der Annahme, daß die Hemmung der ovariellen Steroidproduktion hauptsächlich durch eine Bremsung der diencephal-hypophysären LH-Freisetzung bedingt ist. Die gleichbleibend dosierte Zufuhr von Gestagenen und Oestrogenen verhindert das Auftreten funktioneller Schwankungen, insbesondere der LH-Spitze in Cyclusmitte. FSH wird im allgemeinen weniger, später und ausgeprägt erst nach höheren Gestagen- oder Gestagen-Oestrogendosen gehemmt. Auf jeden Fall scheint die Veränderung des FSH-LH-Quotienten eine große Rolle zu spielen. Diese muß sich nicht immer in einer Reduktion der mittleren Ausscheidung von Gesamtgonadotropinen wiederspiegeln.

Das Vorherrschen einer zentralen Wirkung braucht natürlich direkt periphere Effekte am Ovar nicht auszuschließen [57, 177].

Über die Wirkung des Progesterol-20α und -20β auf die Steroidproduktion des Ovars liegen keine Untersuchungen vor. Quingesteron wird als Pregnandiol ausgeschieden [140, 140a]. Seine Wirkungen auf Ovar und Hypophyse gleichen denen des Progesteron.

Dydrogesteron und seine Derivate beeinflussen bei oraler Medikation das Ovar weder über die Hypophyse noch direkt, soweit dies am indifferenten Verhalten der Steroid- und Gonadotropinausscheidung ablesbar ist. Bei einer Dosierung von täglich 30 mg Dydrogesteron vom 5.—25. Cyclustag zeigte jedenfalls die Oestrogenausscheidung keine Differenzen gegenüber Kontrollbestimmungen. Ebenso wies die Pregnandiolausscheidung in der zweiten Cyclushälfte keine signifikanten Unterschiede gegenüber derjenigen normaler biphasischer Cyclen auf [16]. Bei Laparotomien wurden normale Corpora lutea gefunden [256, 258]. Unter 20 bis 25 mg Allyloestrenol pro Tag liegt die Pregnandiolausscheidung teils hoch, teils niedrig [187].

Die Derivate der 17α-Hydroxyprogesteronester scheinen die inkretorische Funktion der Ovarien ebenfalls unterschiedlich zu beeinflussen [141]. Jedenfalls wird die Ausscheidung von Oestriol und Pregnandiol durch 17α-Hydroxyprogesteroncapronat in therapeutischen Dosen nicht immer deutlich verändert [36, 144a].

Bei Verabreichung von täglich 20 mg 17α-Hydroxyprogesteron-3-enol-cyclopentyläther vom 5.—25. Cyclustag blieb die Pregnandiolausscheidung niedrig [235]. Dagegen unterdrücken 5 mg Medroxyprogesteronacetat mit Oestrogenzusatz durch Ovulationshemmung den Anstieg der Pregnandiolausscheidung [75, 81]. Das gleiche gilt für Chlormadinonacetat [185, 187]. Ethinodioldiacetat [254a], Megestrol [233a], Norethisteron [3, 34, 36, 101, 134, 148, 187, 193, 207a, 222, 233a, 241], Norethynodrel [198, 213] und Lynoestrenol [3, 34, 36, 101, 148, 187, 233a]. Die letztere Verbindung hemmt in niedrigen Dosen nicht die Corpus luteum-Bildung. Die entstehenden Gelbkörper sind aber funktionell hypo- oder inaktiv, da die Pregnandiolwerte ganz niedrig liegen [64]. Auf diese Weise kommt es also ebenfalls zu einer Behinderung der Empfängnis.

Es ist mit Nachdruck darauf hinzuweisen, daß nach den bisherigen Erfahrungen alle durch Gestagen-Oestrogenkombinationen hervorgerufene Veränderungen der Steroidbiogenese und -sekretion wie auch die morphologischen Veränderungen im Ovar nach Absetzen der Therapie vollständig reversibel sind. Es kommt sogar wahrscheinlich über das Auftreten eines Rebound-Phänomens, gelegentlich zu erhöhter Fruchtbarkeit und der Einregulierung vorher bestehender Cyclusstörungen [85, 261a].

2. Wirkung auf die generative Ovarialfunktion

Da beim Menschen inkretorische und generative Ovarialfunktion eng miteinander gekoppelt sind, gilt das im Abschnitt V 1 Gesagte entsprechend für dieses Kapitel.

Bei direkter Wirkung auf das Ovar (intraovarielle Injektion anläßlich einer Laparotomie) fördert Progesteron den Ovulationsvorgang am reifen Follikel. Das Wachstum der kleineren Follikel wird dagegen von niedrigen und hohen Dosen gehemmt. Gleichzeitig wird die stimulierende Wirkung der Gonadotropine auf das Ovar gebremst. Auch im klinischen Versuch konnte mit kleinen Dosen von oral verabfolgten Norethisteron im präovulatorischen Zeitraum offenbar die Ovulation gefördert werden [120].

Über die Wirkung von Progesterol-20α und -20β auf die generative Ovarialfunktion liegen keine Untersuchungen vor.

Dydrogesteron und seine Derivate führen selbst bei Dosen über 30 mg pro die nicht zur Ovulationshemmung [16, 256, 258]. Sogar nach Gabe einer Dosis von 400 mg über 10 Tage verteilt, bildeten sich noch Corpora lutea [16, 256, 258].

17α-Hydroxyprogesteronacetat und -capronat sowie dessen 3-enol-cyclopentyläther zeigen in Dosen bis zu 250 mg i.m. keinen Effekt auf den Eisprung. Bei höheren Dosen kann aber offenbar eine Verschiebung oder Unterdrückung der Ovulation stattfinden [25, 53, 141, 235].

Medroxyprogesteronacetat weist eine relativ schwächere ovulationshemmende Wirkung auf [189]. Diese wurde unter Oestrogenzusatz klinisch an Frauen nachgewiesen, die man wegen genehmigter Sterilisation laparotomierte. Nach einer Behandlung mit 5 mg Medroxyprogesteron + 0,1 mg Äthinyloestradiol fand man in keinem Fall ein Corpus luteum oder Zeichen einer kürzlich abgelaufenen Ovulation. Die ovulationshemmende Wirkung eines Gestagens unter Zusatz eines Oestrogens zu testen ist natürlich etwas problematisch für die Beurteilung des Gestagens, da die Ovulation schon durch Oestrogene allein je nach Dosis verschoben oder unterdrückt werden kann. So haben andere Autoren [75, 81] nach alleiniger Medikation von sogar 100 mg oben genannter Substanz vom 5.—25. Cyclustag frische Corpora lutea bei drei Patientinnen gesehen. Mit einer einzigen i.m. Dosis von 1—4 g Medroxyprogesteronacetat am Ende der Gravidität erzielt man eine anovulatorische Sterilität von 12—21 Monaten Dauer [47a].

Das Chlormadinonacetat ist ein sehr wirksamer Ovulationshemmer [46, 107, 141, 156]. Bei Verabfolgung in der zweiten Cyclushälfte im Rahmen der Sequenztherapie ist das Oestrogen die ovulationshemmende Substanz. Die LH-Spitze ist vorhanden, tritt aber meist einige Tage später auf als im unbehandelten Cyclus. Die Pregnandiolausscheidung liegt niedrig [128a, 134].

Auch das Lynoestrenol führt in mittlerer Dosierung mit und ohne Oestrogenzusatz zu einer sicheren Unterdrückung des Eisprungs [142]. Ähnlich stark wirksam sind Normethandrolon und Norethisteron sowie sein Acetat [132, 173].

Das Norethynodrel zeigte in ausgedehnten klinischen und experimentellen Untersuchungen immer eine zuverlässige ovulationshemmende Wirkung [195] bei einer Dosierung von 10 mg pro Tag [197]. Norgestrel (DL-13-Äthyl-17α-äthinyl-Δ^4-17β-ol-3-on ist schon bei einer Dosis von 0,5 mg pro Tag mit 0,05 mg Äthinyloestradiol kombiniert in der Lage, den Follikelsprung zu unterdrücken [180]. Die ovulationshemmende Wirkung von Megestrolacetat wurde durch Unterdrückung der Pregnandiolausscheidung [236a] und bioptisch anläßlich von Laparotomien nachgewiesen [189].

Die Frage des Wirkungsansatzes der Gestagene und der Gestagen-Oestrogenkombinationen bei der Beeinflussung der Ovarialfunktion wurde bereits im

Abschnitt V 1 besprochen. Die Ergebnisse der verschiedenen Autoren sind auch bezüglich der Ovulationshemmung widersprechend. Kriterium war in den meisten Fällen die Ausscheidung von Gesamtgonadotropinen vor, unter und nach Verabfolgung der betreffenden Gestagene. Zahlreiche Autoren berichten über eine Abnahme in der Ausscheidung von Gesamtgonadotropinen in Cyclusmitte zur Zeit des LH-Gipfels [*34—36, 122, 132, 216, 232, 240*]. Die FSH- und LTH-Aktivität wird nicht beeinflußt [*194a*].

Dementsprechend wurde angenommen, daß die Hauptwirkung der Gestagene in einer Hemmung der Gonadotropinsekretion, insbesondere einer Aufhebung der funktionellen Freisetzung von LH, bestehe. Dieser Effekt müßte nach unseren gegenwärtigen Vorstellungen über Hypothalamus und Hypophysenvorderlappen verlaufen. Die FSH-Ausscheidung wird offenbar dosisabhängig gehemmt oder stimuliert [*232*].

Bei der Bestimmung von Gesamtgonadotropinen im Mäuseuterustest tritt eine deutliche Reduktion der mittleren Ausscheidung von Gesamtgonadotropinen nicht ein [*153, 154*]. Diese Methode unterscheidet jedoch nicht zwischen FSH- und LH-Aktivität und wird in ihren Ergebnissen durch eine Veränderung des FSH/LH-Quotienten wenig beeinflußt.

Einige der Untersucher, die nicht in der Lage waren durch das von ihnen verwendete Gestagen eine Veränderung der Gonadotropinausscheidung zu erreichen, vertreten die Ansicht, daß die Wirkung der Gestagene direkt am Ovar angreife [*57, 153, 154*]. Dies mag für bestimmte Gestagene zutreffen. Bei ovulationshemmenden Präparaten, deren oestrogene Komponente aus Äthinyloestradiol und deren gestagener Bestandteil aus Medroxyprogesteronacetat besteht, sollen die Gestagene nach Meinung mancher Untersucher peripher auf das Ovar wirken, während die Oestrogene überwiegend den intermenstruellen Gonadotropingipfel unterdrücken [*84, 132*]. Es wurde hier somit eine zweiseitige Blockierung der Ovulation angenommen. Wahrscheinlich liegen die Verhältnisse komplizierter. Man hat versucht zu verallgemeinern, daß die Derivate des Progesteron und 17α-Hydroxyprogesteron vorwiegend direkt am Ovar angreifen, dagegen die halogenierten Derivate des 17α-Hydroxyprogesteron, die 19-Nortestosteron- und die 3-Desoxy-19-nortestosteron-Derivate überwiegend über das Zwischenhirn-Hypophysensystem auf das Ovar hemmend wirken [*157, 233, 234*]. Einzig Quingesteron und Dydrogesteron besitzen in den üblichen Dosen keine ovulationshemmende Wirkung [*14, 16, 53, 106, 153*]. Bei den Kombinationspräparaten spielen wahrscheinlich die Oestrogene eine wesentliche Rolle in der Verhinderung des Follikelsprungs.

Es wurde auch für die Ovulationshemmung versucht, die Frage des Angriffspunktes der Gestagene oder der Kombinationspräparate durch gleichzeitige Verabfolgung von Steroiden und Gonadotropinen weiter zu klären. Ergebnisse und Interpretationen waren wiederum uneinheitlich. Wir verweisen auf unsere Ausführungen in Abschnitt V 1 und die Tabelle 4. Unterschiede der Versuchsplanung, der Präparate, der Dosierung und der Hormonbestimmungsmethoden dürften auch hier für die Differenzen verantwortlich zu machen sein. Wahrscheinlich ist es so, daß bei höheren Gestagendosen und besonders bei Oestrogenzugabe die zentrale Wirkung vorherrscht. Übereinstimmung besteht immerhin in der Frage, daß alle Gestagene in ausreichender Dosis die Gesamtgonadotropinausscheidung im Harn bei Frauen nach der Menopause herabsetzen. Das schließt nicht aus, daß Gestagene mehrere Angriffspunkte haben können, oder daß verschiedene Gestagene an verschiedenen Stellen angreifen können. So soll z.B. das Lynoestrenol der FSH-Freisetzung, 6-Methyllynoestrenol die LH-Freisetzung blockieren [*191*].

Als Kriterien für Eintreten oder Ausbleiben der Ovulation werden üblicherweise die Basaltemperaturmessung und die Werte der Pregnandiolausscheidung verwendet. Die Basaltemperatur ist jedoch für die Beurteilung der Wirkung der meisten Gestagene auf die Ovulation und Gelbkörperbildung nicht geeignet, da diese Verbindungen selbst die Temperatur erhöhen. Eine Ausnahme bildet lediglich ein Präparat wie das Dydrogesteron, welches die Basaltemperatur nicht erhöht und die Ovulation nicht hemmt, so daß unter der Medikation das Ablaufen des endogenen Cyclus kontrolliert werden kann.

Auch die Pregnandiolbestimmung ist kein sicheres Indiz für die Ovulation und die Bildung oder das Fehlen eines Gelbkörpers. So wird beispielsweise Quingesteron als Pregnandiol ausgeschieden [140a]. In einigen Fällen wurden trotz Gestagenbehandlung frische Gelbkörper gesehen [65, 75, 81], dennoch lagen die Pregnandiolwerte zum Teil niedrig [65].

Es ist demnach festzuhalten, daß bei Vorliegen niedriger Pregnandiolwerte, die an sich das Fehlen eines Gelbkörpers anzeigen, dennoch ein Corpus luteum vorhanden sein kann, das aber endokrin unterwertig ist.

Die Struktur der Ovarien unter Gestagentherapie wurde anläßlich geplanter Laparotomien untersucht. Nach länger dauernder Verabfolgung von Norethynodrel und Norethisteron fand man [124, 183, 205] keine signifikante Reduktion der Anzahl von Primordialfollikeln in den Ovarien der behandelten Frauen und keine Zunahme der atretischen Follikel. Ovulationshemmung stellte sich nur dann ein, wenn die Steroidbehandlung vor dem 8. Tag begonnen wurde [167a]. Im Ovarialstroma und in der Rinde fanden sich keine progestativen Veränderungen oder deciduale Reaktionen. Reife Follikel oder Gelbkörper wurden von den meisten Autoren nicht gesehen [193, 205, 210 u.a.]. Andere Untersucher haben jedoch funktionell inaktive Gelbkörper beobachtet, die eine Hypoplasie der Theca aufwiesen [65]. Hier wurde auf eine selektive FSH-Hemmung geschlossen. Das Vorhandensein cystischer Follikel und eine Stimulierung der Granulosa wurden als FSH-bedingt interpretiert, Hyperämie und eine Hypertrophie der Theca interna mit nur geringer Granulosastimulierung dagegen als LH-bedingt angesehen. Nach dieser Einteilung wiesen von 22 Frauen 6 Hinweise sowohl für FSH- als auch für LH-Aktivität auf, 11 zeigten lediglich FSH-Wirkung, 2 keine Anzeichen für die Einwirkung gonadotroper Aktivität. Auch nach Norethisteron-önanthat i.m. wurde eine mäßige Thecahyperplasie gesehen [26]. Andere Autoren fanden eine geringere Ausprägung der Theca interna [77]. Nach Lynoestrenol + Oestrogen in kleinen Dosen sieht man zwar Corpora lutea entstehen, diese sind aber hypo- oder inaktiv. Der Thecaanteil ist hypoplastisch [64].

Die bioptisch-morphologischen Untersuchungen ergaben mithin keinen Anhalt für eine Schädigung der Ovarien durch die Gestagentherapie. Alle Veränderungen sind offenbar nach Absetzen der Therapie reversibel [78, 85, 193, 218, 247]. Die Fruchtbarkeit ist teilweise im Stadium der Wiederaufnahme der Funktion erhöht. Für ein Hinausschieben der Menopause durch langzeitige Ovulationshemmung oder unterschwellig dosierte Gestagentherapie besteht kein Hinweis.

VI. Auf Schwangerschaft, Geburt, Lactation und Puerperium
1. Wirkung auf den Eitransport

Progesteron beschleunigt im Tierversuch den Eitransport durch Beeinflussung der muskulären Aktivität der Tube. Dieser Effekt kann durch exogene Zufuhr des Hormons oder endogen durch induzierte Superovulation mit multipler Corpus luteum-Bildung erreicht werden [103, 262, 275]. So wurde unter Progesteron eine stark beschleunigte Tubenpassage des Eies bei superovulierenden Rindern, Schafen und Schweinen beobachtet [*61, 165, 201, 206, 273*].

Die Bildung des Tubensekrets wird ebenfalls hormonal beeinflußt [*70—73*]. Diese beeinflußt wiederum den Eitransport [*263—266*]. Auch vor dem Röntgenschirm konnte durch Kontrastmittelfüllung des Uterus und der Tuben gezeigt werden, daß beim Kaninchen ein hoher Oestrogenspiegel die Tubenpassage verlangsamt, ein hoher Progesteronspiegel dagegen eine Beschleunigung hervorruft [*17*]. Beim Menschen gibt es nur wenige Untersuchungen über die physiologische Beeinflussung des Eitransports und unseres Wissens keine Experimente mit synthetischen Gestagenen.

2. Wirkung auf die Blastocystenernährung

Nach unseren heutigen Kenntnissen gibt es direkte funktionelle Beziehungen zwischen dem wandernden Ei in Gestalt der Blastocyste und dem Tubensekret [*40, 70—73, 176*].

Im Tierversuch beim Kaninchen wird durch Kastration oder Zerstörung der Gelbkörper die Tubensekretion gehemmt. Dadurch gehen die Eier noch im Eileiter zugrunde. Somit würde das Progesteron über die Förderung der Bildung von Tubensekret physiologischer Zusammensetzung einen lebensnotwendigen nutritiven Effekt auf die Blastocyste ausüben. Ob dieser Progesteroneffekt ebenfalls beim Menschen durch die synthetischen Gestagene erzeugt werden kann, ist nicht bekannt. Es wäre denkbar, daß eine Gelbkörperinsuffizienz bei der Frau auch über eine daraus folgende Dysfunktion des Tubenepithels zum Absterben des befruchteten Eies und damit zum symptomlosen Frühabort führt. In solchen Fällen könnte eine Gestagentherapie gleich nach der Ovulation bis zur Menstruation vielleicht von Nutzen sein. Exakte Untersuchungen über diese Frage erscheinen wünschenswert. Der Beweis solcher Wirkungen dürfte allerdings schwer zu führen sein.

3. Wirkung auf die Implantation

Progesteron spielt für die weitere Entwicklung des befruchteten Eies und seine Implantation eine wichtige Rolle [*18, 20, 42, 99, 171—173, 183, 200, 220a*]. Das Hormon kann das Endometrium als Eibett nur dann adäquat vorbereiten, wenn vorhergehend und gleichzeitig ein Minimum an Oestrogeneffekten vorhanden ist [*52, 171—173*]. Die morphologischen und histochemischen Vorgänge bei der Implantation unter dem Einfluß des Progesterons sind im Kapitel IV behandelt worden. Mit jedem Progesteronderivat und den synthetischen Gestagenen kann man eine sekretorische Umwandlung des Endometriums mit pseudodecidualer, prädecidualer und decidualer Reaktion erzielen. Entscheidend sind Beginn und Dauer der Gestagengabe sowie Höhe und Qualität der Oestrogenzugabe. Dies wurde im Abschnitt III, e „Uterusschleimhaut" beschrieben. An dieser Stelle haben wir auch erwähnt, daß eine Therapie mit Gestagen-Oestrogengemischen vom 5.—25. Cyclustag, wie sie zur Ovulationshemmung üblich ist, keine günstigen Verhältnisse für eine Nidation schafft, da das Endometrium weder typische noch zeitgerechte Veränderungen aufweist. Insbesondere verhindert die Decidualisierung eine Implantation des befruchteten Eies [*15, 39, 220a*].

In Fällen von Gelbkörperinsuffizienz ist das Endometrium nicht selten unvollständig transformiert. Häufig fehlt in der 4. Cycluswoche eine deciduale Stromareaktion. Ob in solchen Fällen eine rechtzeitige Substitution mit synthetischen Gestagenen die Implantation des Eies günstig beeinflussen würde, ist experimentell am Menschen nicht ausreichend untersucht. Klinisch-empirisch sind mit einer solchen Therapie teilweise günstige Erfahrungen gemacht worden [*15, 249*]. 64 sterilen Patientinnen mit Kinderwunsch, bei denen durch Messung der Basaltemperaturkurve und der Pregnandiolausscheidung eine Corpus luteum-Insuffizienz festgestellt worden war, wurden während eines oder mehrerer Cyclen kurz nach der Ovulation beginnend täglich 10 mg Lynoestrenol verabreicht. 12 dieser Patientinnen wurden danach schwanger, 2 im ersten, 3 im zweiten und 7 im 3.—6. Behandlungscyclus. 78 Patientinnen erhielten täglich 10 mg Norethindron post ovulationem. Während dieser Therapie wurden 19 Schwangerschaften beobachtet. 58 dieser Frauen erhielten zweimal 125 mg 17α-Hydroxyprogesteroncapronat in 7tägigem Abstand i.m. In dieser Gruppe wurden 16 Probandinnen schwanger [*251*]. In weiteren Arbeiten wurden noch günstigere Ergebnisse erzielt [*252*]. Nach Meinung der Autoren beruhen diese Ergebnisse einer gesteigerten Konzeptionsrate auf einer Reifung des Endometriums und damit der Schaffung eines für die Nidation adäquaten Endometriums. Andere Autoren fanden (unter Norethynodrel) keine Verbesseung der Konzeptionsrate [*194a*]. Jedenfalls wird durch eine Gestagenmedikation die Teilung und Implantation des Eies offenbar nicht behindert.

4. Wirkung auf die Placentation

Das Gelbkörperhormon ist auch für die weitere Entwicklung des implantierten Eies von großer Bedeutung. Zahlreiche Autoren sehen eine relative Insuffizienz der Progesteronbildung als eine wichtige Ursache für die Entstehung spontaner Aborte an [*8, 26, 51, 118, 168, 261*]. Erhaltung der Decidua, optimale Durchblutung und Ruhigstellung des Uterus spielen dabei eine Rolle. Eine dem Progesteron analoge Wirkung im Sinne der Schwangerschaftshaltung durch Förderung der Placentationsvorgänge ist für den Menschen bisher nicht erwiesen.

5. Wirkung auf den weiteren Schwangerschaftsverlauf

Über die Wirkung derjenigen synthetischen Gestagene, deren Verabfolgung bei der bedrohten Schwangerschaft empfohlen wird, wie Allyloestrenol, Medroxyprogesteronacetat, Quingesteron und 17α-Hydroxyprogesteroncapronat, ist wenig bekannt. Sie wirken nach unseren heutigen Kenntnissen weder nachteilig auf den Ablauf der Schwangerschaft noch können sie andererseits eine drohende Fehlgeburt oder Frühgeburt verhindern. In der Therapie sonstiger Schwangerschaftsstörungen wurden sie bisher nicht angewendet. Wie in Abschnitt h) dargelegt, beeinflussen sie die inkretorischen Funktionen der Placenta und den Hormonstoffwechsel. Sicherlich geht ein größerer Teil dieser Steroide auf den Feten über.

6. Wirkungen auf den Fetus

Bei Verwendung synthetischer Gestagene in der Schwangerschaft ist eine mögliche virilisierende Wirkung dieser Substanzen auf den weiblichen Feten zu berücksichtigen. Diese wird bei jedem Präparat zunächst im Tierversuch geprüft. Nach den bisherigen Ergebnissen stimmen die Ergebnisse solcher Tierexperimente mit den Erfahrungen am Menschen weitgehend, wenn auch nicht in allen Einzelheiten, überein.

Im allgemeinen zeigen die vom Progesteron abgeleiteten Gestagene keine oder eine nur schwach virilisierende Wirkung auf den Feten, während die Nortestosteronderivate durchweg eine stärkere virilisierende Wirkung aufweisen. Die Steroide hemmen die Abwärtsentwicklung des Utero-Vaginalkomplexes und induzieren verschiedene Grade einer maskulinen Differenzierung des Sinus urogenitalis und des äußeren Genitales. Beim menschlichen weiblichen Feten findet man eine Hypertrophie der Clitoris und eine unterschiedlich starke labio-skrotale Fusion sowie eine Hypertrophie der Corpora cavernosa. Gelegentlich wird die Bildung eines gemeinsamen Orificium urethrae externum mit Sinus urogenitalis beobachtet. In der 7.—16. Woche können die Feten besonders leicht durch exogen verabfolgte Gestagene geschädigt werden. Das Zusammenwachsen der Labien tritt nur auf, wenn die orale Gestagentherapie vor der 13. Schwangerschaftswoche verabfolgt wurde. Der Sinus urogenitalis zeigt eine zeitlich nur sehr begrenzte Empfindlichkeit für Gestagene in den ersten Wochen der genannten Entwicklungsperiode. Der Behandlungsbeginn entscheidet demnach über die Art der entstehenden Fehlbildung. Die Behandlungsdauer entscheidet über die Größe der Clitoris. Insgesamt spielen jedoch Höhe und Dauer der Dosierung eine sekundäre Rolle. Ihnen ist eine natürliche obere Erfolgsgrenze gesetzt [192].

Virilisierungen durch Behandlung der Mutter in der Schwangerschaft wurde gesehen nach Ethisteron, Methisteron, Norethisteron, Norethynodrel, aber in einigen Fällen auch nach Progesteron und 17α-Hydroxyprogesteron [192].

Mit Norethisteron fand man 5,5% mütterliche und 18,3% fetale Virilisierung. Bei der Kontrollgruppe betrug die fetale Virilisierungsrate nur 1% [127a]. Die Mehrzahl der Autoren beschreibt eine Clitorishypertrophie und verschiedene Grade des Zusammenwachsens der Labien als Folge der Gestagenmedikation. Die Urethra mündet meist normal. Überhaupt sind die Veränderungen nicht so schwer wie beim adreno-genitalen Syndrom. Bei einigen dieser virilisierten Kinder wurde später eine normale Menarche mit Ovulation und Menstruation gesehen. Alle waren chromosomal positiv [94, 127a, 162, 176a, 207, 243, 254, 271, 272]. Mit dem Quingesteron, dem Dydrogesteron, dem Allyloestrenol und dem Medroxyprogesteronacetat sowie dem 16-Methylen-6-dehydro-17α-hydroxyprogesteronacetat wurden keine Virilisierungen beim Feten beschrieben [80, 179, 256, 258].

Die Bedingungen unter welchen eine Virilisierung des Feten bei Gestagentherapie eintritt, sind noch nicht geklärt. Ohne Zweifel passieren die gestagenen Steroide die Placenta. Diese ist offenbar nur in geringem Umfang in der Lage solche Substanzen zurückzuhalten und zu metabolisieren. Wahrscheinlich spielt hierfür aber die Größe des Moleküls und eine etwaige Konjugierung des Steroids eine Rolle. Es ist bekannt, daß der Fet einen vom Erwachsenen abweichenden Steroidstoffwechsel hat und bezüglich bestimmter enzymatischer Funktionen noch unreif ist. Warum unter annähernd gleichen Bedingungen bei dem einen Fall starke, im anderen Fall geringe oder gar keine Veränderungen am Genitale auftreten, ist nicht geklärt. Die individuellen Bedingungen sind zur Zeit auch nicht annähernd zu überblicken.

Die nach Progesteronbehandlung schwangerer Frauen aufgetretenen Virilisierungen der Feten [104, 271, 272] sind schwer verständlich, sofern sie nicht als zufallsbedingt angesehen werden. Grundsätzlich können zwar aus Progesteron Androgene entstehen, doch ist diese Möglichkeit beim Feten wenig wahrscheinlich und jedenfalls quantitativ unbedeutend. In einigen Fällen scheint eine Beeinflussung des fetalen Hormonstoffwechsels denkbar. Auch wurden in einigen Fällen noch zusätzlich andere Hormone gegeben. Die Annahme, daß Stilboestrol die virilisierende Wirkung mancher Gestagene verstärkt [94], möchten wir aus verschiedenen Gründen bezweifeln.

7. Wirkung auf Geburtseintritt und -verlauf

Nach der Theorie von Czapo [48, 49, 160] erreicht das in der Placenta produzierte Progesteron zum Teil direkt durch Diffusion die benachbarte Uteruswand, ohne vorher in den Kreislauf einzugehen (Kontakt-Hormonwirkung nach

CLAUBERG [44]). Es wird angenommen, daß die Progesteronkonzentration in dem der Placenta anliegenden Myometriumsanteil sehr hoch ist und dadurch eine blockierende Wirkung auf den Uterusmuskel in diesem Abschnitt ausgeübt wird. Je weiter die Entfernung von der Placentahaftstelle, desto geringer ist der direkte Progesteroneinfluß auf das Myometrium. Die Geburt würde nach dieser Theorie beginnen, wenn der lokal beherrschende Effekt der placentaren Gestagene absinkt. Diese Theorie wurde durch die folgenden experimentellen Ergebnisse untermauert: 1. Injektionen von Progesteron in die Amnionhöhle unterdrückt die Wehenbereitschaft am Termin [112]. Intragluteale Injektionen hatten dagegen keine Geburtsverschiebung am Ende der Zeit im Gefolge. 2. Injektionen von Progesteron in hoher Konzentration direkt in das Myometrium verursachten einen Aufschub des Geburtsbeginns [48, 112].

Von den synthetischen Gestagenen wurde auch Medroxyprogesteronacetat direkt in das Myometrium injiziert. 150—400 mg dieser Substanz, direkt in die Uteruswand verabfolgt, bewirkten eine Unterdrückung der Wehentätigkeit drohender Frühgeburten. In 9 von 10 Frühgeburten konnte die Geburt bei für Finger durchgängigem Muttermund und hochstehendem kindlichen Kopf zum Stehen gebracht werden. Stand der Kopf des Kindes jedoch bereits in Beckenmitte, so führten die Injektionen ins Myometrium nicht mehr zum Stillstand der Wehentätigkeit [9, 190]. Hohe Dosen von Medroxyprogesteron-acetat waren bei intramuskulärer Gabe zur Verhinderung einer drohenden Frühgeburt wirkungslos [76]. Intravenöse, intrauterine und intraamniotische Gabe des Gestagens senkt im allgemeinen die uterine Aktivität, kann sie aber gelegentlich, wohl durch den Injektionsreiz, auch erhöhen. Durch hypertonische NaCl-Injektionen und nachfolgende Oxytocininfusionen ausgelöste Wehen können durch genügend hohe Gestageninjektionen direkt in den Uterusmuskel meistens unterdrückt werden [13].

Im übrigen wird auf unsere Ausführungen im Abschnitt e) verwiesen.

8. Wirkung im Puerperium und auf die Lactation

Im Puerperium ist das Endometrium für Gestagene schlecht ansprechbar. Erst wenn eine ausreichende Proliferation des Endometriums vorhanden ist, können sich die Gestageneffekte voll auswirken. Dies ist selten früher als 4—8 Wochen nach der Entbindung der Fall. Lediglich Norethynodrel zeigt auch schon früher eine gering proliferative Wirkung am Endometrium. Die anderen Gestagene wirken eher atrophisierend [68a, 126, 139, 164]. Untersuchungen über den Einfluß synthetischer Gestagene auf die Involution des Uterus sind uns nicht bekannt.

Die Sekretion von luteotropem Hormon (LTH) und die Lactation selbst werden durch Progesteron allein und besonders in Kombination mit Gestagenen gehemmt. Dabei sind im Synergismus beider Hormone geringere Dosen wirksam als einzeln erforderlich wären. Das gilt auch für die synthetischen Gestagene [2, 5, 66, 87, 114].

Nach Absetzen einer hochdosierten Gestagenbehandlung kann es zum Eintreten von Galaktorrhoe oder Lactation kommen.

Auch nach der Entbindung haben Gestagene oder Kombinationspräparate von Gestagenen mit Oestrogenen eine deutliche Bremswirkung auf den Lactationsprozeß, indem sie durch Hemmung des LTH und Stimulierung des Drüsenwachstums die sekretorische Funktion der Brustdrüse unterbrechen. Demnach ist unter Behandlung mit Ovulationshemmern bei einem Teil der Patientinnen mit einer Beeinträchtigung der Lactation zu rechnen [78, 101]. Bei niedriger Dosierung oder späterem Einsetzen der Gestagenverabfolgung kann die Hemmung der Lactation geringer sein oder ganz fehlen [68a, 78, 101].

In einer gut kontrollierten Untersuchung wurden unter den Kriterien Verhinderung des Milcheinschusses, Behebung der Stauungsbeschwerden und Hemmung der Milchsekretion, Vergleiche zwischen Progesteron, Gestagenen und Gestagen-Oestrogenkombinationen angestellt [244]. 26 Patientinnen erhielten 25 mg täglich i.m., 30 Mütter die gleiche Menge Progesteron mit 0,04 mg Äthinyloestradiol, 30 weitere Frauen bekamen täglich 4 mg Lynoestrenol und 0,04 mg Mestranol, schließlich 10 Frauen Äthinyloestradiol allein. Dabei zeigte sich die Kombination von synthetischem Gestagen mit Oestrogen allen anderen Hormonen oder Hormonmischungen überlegen. Bis auf 10%, bei denen eine geringfügige Milchsekretion eintrat, waren alle Frauen frei von Schmerzen in den Brüsten, Stauungserscheinungen und Milchsekretion. Diese Testergebnisse wurden auch im Tierversuch bestätigt [121]. Auch Norethynodrel und Medroxyprogesteronacetat verhindern bei frühzeitiger Gabe post partum den Milcheinschuß [194a].

Lactierenden Frauen injizierte oder von ihnen eingenommene Oestrogene und Gestagene gehen in die Milch über. Wir haben stillenden Müttern täglich 4—12 mg Norethindronacetat über 6 Tage verabreicht und die Milch infantilen Kaninchen teils parenteral, teils mit der Schlundsonde verabreicht. In allen Fällen konnten wir eine deutliche sekretorische Umwandlung am Endometrium der Tiere im Test nach McPhail finden. Auch der Säugling nimmt die an die Mutter verabfolgten Gestagene mit der Muttermilch auf. Er scheidet sie im Harn aus. Gestagene Aktivität ist auch im Vaginalabstrich solcher Kinder nachweisbar. Der Bilirubinspiegel steigt durch die mit der Milch vom Säugling aufgenommenen Steroide an [150].

Der Übergang der Steroide auf den Feten wird auch durch die Tatsache belegt, daß bei gestillten Kindern, deren Mütter Gestagen-Oestrogenkombinationen einnahmen, eine vorzeitige Knochenreifung festgestellt werden konnte. Auch das Auftreten von Gynäkomastie bei solchen Kindern wurde beschrieben [194a].

9. Wirkung auf die inkretorische Funktion der Placenta

Progesteron und die synthetischen Gestagene Normethisteron und Allyloestrenol bewirken bei einer Dosierung von 15 mg täglich über 4 Tage an Schwangere einen Anstieg des Choriongonadotropins (HCG), der Oestrogene und des Pregnandioltiters [237—239]. Die Untersuchungen wurden an Frauen im 2.—3. Schwangerschaftsmonat durchgeführt, zu einem Zeitpunkt also, wo die Hormonausscheidung besonders des HCG sowieso eine deutlich steigende Tendenz hat. Die Wirkung des Allyloestrenols auf die Pregnandiolausscheidung war besonders ausgeprägt und man hat angenommen, daß Allyloestrenol die endogene Gestagenproduktion steigert.

Andere Autoren [149] haben die Wirkung der oralen synthetischen Gestagene zu einem späteren Zeitpunkt der Gravidität geprüft, und zwar vom 5. Monat ab, wenn die spontane Ausscheidungsrate des HCG in relativ gleichmäßiger Höhe liegt. Sowohl für Progesteron, Progesterol wie für die synthetischen Gestagene Norethisteron, 17α-Hydroxyprogesteroncapronat und Allyloestrenol wurde gefunden, daß niedrige Dosen im allgemeinen keinen deutlichen Einfluß auf die HCG-Ausscheidung im Harn ausüben, mittlere Dosen sie gering ansteigen lassen können und daß hohe Dosen hemmend wirken. Die Oestriolausscheidung wurde dabei nicht signifikant verändert. Aus den Befunden ergibt sich, daß Gestagene mit starker zentraler Wirkung — beurteilt nach der Hemmwirkung auf die Ausscheidung hypophysärer Gonadotropine und die thermogene Wirkung — auch eine stärkere Hemmwirkung auf die Ausscheidung choriogener Gonadotropine besitzen. Zu den stark zentral wirksamen Präparaten zählen besonders die Nortestosteronderivate, zu den schwach wirksamen gehören die Progesteronderivate.

Die Wirkung auf die HCG-Bildung greift wahrscheinlich direkt an der Placenta an. Dafür sprechen auch histomorphologische Veränderungen am Trophoblasten unter Gestagenmedikation [239].

Die Vermittlung dieser placentotropen Gestagenwirkungen über den Hypophysenvorderlappen ist sehr unwahrscheinlich. Die Hypophyse bildet nach den gegenwärtigen Vorstellungen in der Schwangerschaft keine oder wenigstens keine wesentlichen Mengen von Gonadotropinen. Die Placenta ist, nach zahlreichen Indizien zu urteilen, in dieser Hinsicht weitgehend autonom. Bei hypophysektomierten Schwangeren ist die Sexualsteroid- und Chorlongonadotropinausscheidung normal.

Überraschenderweise steigt die durch Gestagene vorübergehend gehemmte HCG-Ausscheidung im Harn bei gleichbleibender Steroiddosierung nach etwa 5—7 Tagen wieder an. Es gibt also offenbar in der placentaren Gonadotropinproduktion, wie auch an der Hypophyse, eine Art Escape-Phänomen [149].

Die Serum-Oxytocinase, ein Produkt des Syncytiotrophoblasten der Placenta, zeigt unter Behandlung mit 17α-Hydroxyprogesteroncapronat i.m. und Allyloestrenol per os bei Fällen von Abortus imminens mit meist niedrigen Oxytocinasewerten einen deutlichen Anstieg der Serum-Oxytocinase im Blut der Mutter. Die genannten Gestagene regen also offenbar diese spezifische Funktion der Placenta in erwünschter Weise an [219].

Eingehendere Untersuchungen über den Einfluß der zur Behandlung von Schwangerschaftsstörungen empfohlenen Gestagene auf die Placentamorphologie und -funktion sind erforderlich.

10. Abschließende Bemerkungen

Durch die neuen synthetischen Gestagene wird eine ganze Reihe genitaler und extragenitaler Funktionen bei der Frau tiefgreifend beeinflußt. Das Wirkungsbild der Gestagenmedikation ist bei den meisten Präparaten nicht in jeder Hinsicht physiologisch zu nennen. Die synthetischen Gestagene üben jedoch eine Anzahl erwünschter pharmakodynamischer Wirkungen aus, in denen sie die natürlichen Hormone zum Teil erheblich übertreffen. Sie haben daher die Möglichkeiten und die therapeutische Sicherheit der oralen und parenteralen Gestagenbehandlung entscheidend verbessert. Gleichzeitig hat diese Entwicklung unsere Kenntnisse über die physiologischen Regulationen im System der Reproduktion bei der Frau sehr gefördert. Das Problem der Ovulationshemmung, der Blutstillung und Transformation des Endometriums mit Gestagenen erscheint heute befriedigend gelöst, dagegen stehen wir in der Schwangerschaftserhaltung beim Menschen erst am Beginn. Leider ist es auch mit den modernen Gestagenen noch nicht gelungen, unerwünschte Nebenwirkungen auszuschalten. Es wird die Aufgabe der synthetisierenden Chemie sein, noch gezielter wirksame gestagene Verbindungen ohne Nebenwirkungen zu entwickeln.

VII. Wirkung auf die inkretorische und generative Hodenfunktion

Die gametogene und endokrine Hodenfunktion wird durch die gonadotrope FSH- und LH-Aktivität des Hypophysenvorderlappens reguliert. Produktion und Sekretion dieser Hormone können durch Verabreichung höherer Dosen natürlicher und synthetischer Gestagene gebremst werden, so daß eine temporäre Hemmung der Spermiogenese und eine verminderte Libido und Potenz eintritt.

Tägliche Injektionen von 50 mg Progesteron i.m. rufen innerhalb von 4 Wochen bei gesunden Männern eine Verminderung der Spermienzahl hervor. Nach 10 Tagen besteht eine völlige Azoospermie. Die Hodengröße nimmt ab. Morphologische Untersuchungen nach Hodenbiopsien zeigen, daß die Leydigschen Zellen nur wenig verändert sind. Diese Veränderungen waren darüber hinaus völlig reversibel [*110*].

17α-Hydroxyprogesteroncapronat führt bei einer Dosis von täglich 125 mg über 3 Wochen i.m. zu einer deutlichen Verminderung der Spermienzahl. Eine Azoospermie wurde aber dabei niemals beobachtet. Morphologische Untersuchungen an bioptisch gewonnenem Material ergaben lediglich eine quantitative Reduktion der Spermatogenese. Es zeigen sich bei dieser Substanz somit interessante Parallelen zur Ovulationshemmung. Da auch beim Mann die Gonadotropinsekretion nach Medikation von 17α-Hydroxyprogesteroncapronat nicht vermindert ist, wirkt dieses Gestagen in der genannten Dosis wahrscheinlich nicht oder weniger zentral über das Zwischenhirn-Hypophysensystem, sondern mehr peripher im Steroidstoffwechsel des Hodens [*110a*].

Medroxyprogesteronacetat verminderte in einer einmaligen Dosis von 1000 mg i.m. nach 50 Tagen deutlich die Spermienzahl. 20 Tage später trat eine Aspermie auf, die 55 Tage lang anhielt. Die Morphologie der Spermien wies erhebliche pathologische Veränderungen auf. Im Ejaculat zeigten sich spitz zulaufende und amorphe Formen der Spermienköpfe. Irreversible Veränderungen am Hodengewebe wurden aufgrund bioptischer Befunde angenommen (schwere tubuläre Atrophie). Es wurde vermutet, daß auch Medroxyprogesteronacetat direkt hemmend auf die generative Funktion des Hodens wirkt [*110a*].

Die 19-Nortestosteron-Derivate dagegen senken bei einer Medikation von 30 mg täglich über mindestens 8 Wochen auch beim Manne deutlich die Gonadotropinausscheidung im Harn [*2a, 110, 110a, 181a*]. Die Werte für 17-Ketosteroide, deren Vorläufer ja zum großen Teil aus dem Hoden stammen, gingen unter der Medikation eindeutig zurück. Sowohl Norethandrolon als auch Norethindron und Lynoestrenol riefen erhebliche morphologische Veränderungen im Hodengewebe hervor. Alle Zellstadien der Spermiogenese waren davon betroffen. Spermatozoen, Spermatiden und Spermatocyten 2. Ordnung fehlten völlig, während einige Spermatocyten erster Ordnung vorhanden waren. Die Spermienzahl im Ejaculat wurde erheblich reduziert [*2a, 110, 181a*]. Leydigsche Zwischenzellen konnten ebenfalls nicht nachgewiesen werden. Nur die Sertolischen Stützzellen waren unverändert geblieben. Auch die Samenkanälchen zeigten schwere degenerative Rückbildungen. Es fand sich eine Hyalinisierung der Basalmembran, eine Hypoplasie der Tubuli und eine Abstoßung des Samenepithels [*110*]. Die Größe des Hodens nahm meßbar ab. Libido und Potenz schwanden. Bei einigen Patienten trat eine Gynäkomastie auf, die vielleicht durch oestrogene Umwandlungsprodukte der Gestagene hervorgerufen wurde. Die Oestrogenausscheidung im Harn zeigte nämlich gegenüber der Norm erhöhte Werte. Bei 90% der Patienten waren die genannten Veränderungen 10—26 Monate nach Absetzen der Behandlung verschwunden. Teilweise trat eine überschießende Spermienproduktion im Sinne eines Rebound-Effektes auf [*110*]. Eine vollkommene Regeneration tritt, im Gegensatz zum Ovar, im Hoden nicht immer ein.

Unter Therapie mit 17α-Hydroxyprogesteroncapronat kommt es bei der Prostatahypertrophie zu einer deutlichen Reduktion in der Größe der Prostata [*79*]. Die Wirkung beruht wahrscheinlich auf eine Hemmung der Androgenproduktion im Hoden über die Hypophyse bei fehlender direkter Wachstumswirkung des Hormonesters auf das Gewebe der Vorsteherdrüse.

Literatur

[1] ALBORES, E. A., C. CAVANAGH, and S. B. BRONSTEIN: Effects of progesterone derivative on isolated human myometrium. Obstet. and Gynec. 25, 343 (1965).
[1a] ANSARI, A. H., and G. H. ARRONET: Clinical and laboratory evaluation of a new progestational compound. Fertil. and Steril. 17, 302 (1966).
[2] ANSELMINO, K. J., u. F. HOFFMANN: Über die Stoffwechselwirkung von Corpus luteum-Extrakten. Arch. Gynäk. 162, 363 (1936).
[2a] APOSTOLAKIS, M.: The effect of oral administration of norethisterone in oligospermic male. Acta endocr. (Kbh.) 37, 75 (1961).
[3] ARGUELLES, A., C. SABORIDA, and M. CHEKHERDEMIAN: The effect of norethisterone and lynestrenol on the excretion of estrogens and other ovarian steroids. Int. J. Fertil. 9, 217 (1964).
[4] ARTNER, J., u. A. KRATOCHWIL: Lokale und zentrale Wirkungen neuer Gestagene. Arch. Gynäk. 192, 321 (1960).
[5] ASDELL, S. A., and H. R. SEIDENSTEIN: Theelin and progestin injections on uterus and mammary glands of ovariectomized and hypophysectomized rabbits. Proc. Soc. exp. Biol. (N.Y.) 32, 931 (1935).
[6] ASPLUND, J.: The cervix as a factor in fertility, some roentgenological considerations. Acta obstet. gynec. scand. 38, 26 (1958).
[7] AYRE, J. E.: Influence of enovid upon carcinoma in situ and precancerous cervical lesions. Proc. IVth World Congr., Int. Fed. Gynec. Obstet. 1964.
[8] BAKER, W. S., C. E. BANCROFT, E. W. LYDA, and J. J. LEHMANN: The value of urinary pregnandiol determinations as an indication for the use of progesterone in the treatment of threatened abortion. Amer. J. Obstet. Gynec. 69, 405 (1955).
[9] BAYER, R.: Die Endometriumreaktion auf Chlormadinonazetat bei Frauen mit monophasischer und biphasischer Zyklussteuerung. Z. Geburtsh. Gynäk. 164, 47—62 (1965).
[10] BELL, E. T., and J. A. LORAINE: Effects of dydrogesterone on hormone excretion in patients with dysmenorrhoea. Lancet 1965 I, 403.
[11] BENGTSON, L. P.: Experiments on the suppressive effect of synthetic gestagen on the activity of the pregnant human uterus. Acta obstet. gynec. scand. 41, 124 (1962).
[12] — Missed abortion, the aetiology, endocrinology and treatment. Lancet 1962 I, 339.
[13] —, and A. J. CSAPO: Oxytocin response, withdrawal, and reinforcement of defence mechanism of the human uterus at mid-pregnancy. Amer. J. Obstet. Gynec. 83, 1083 (1962).
[14] BERNARD, I.: L'ether énolique cyclopentylique de la 17α-acetoxyprogestérone dans les insuffisances lutéales. In: Eteri Steroidali Enolici e Fenolici, p. 233. Roma: Il Pensiero Scientifico 1961.
[15] —, et M. ODANO: Les norstéroides progestatifs, et leur action dans les troubles de la nidation: l'éthinyl-5(10)-oestrénolone. Bull. Soc. roy. belge Gynéc. Obstét. 30, 733 (1960).
[16] BISHOP, P. M., F. BORELL, E. DICZFALUSY, and K.-G. TILLINGER: Effect of dydrogesterone on human endometrium and ovarian activity. Acta endocr. (Kbh.) 40, 203 (1962).
[17] BJÖRK, L.: Cineradiographic studies on fallopian tubes in rabbits. Acta radiol. (Stockh.) 176, 1 (1959).
[18] BLOCH, S.: L'influence du synergisme progestéronique-oestrogénique sur l'ovoimplantation chez la souris et le rat. Bull. Soc. roy. belge Gynéc. Obstét. 30, 601 (1960).
[19] BOARD, J. A., and D. BORLAND: Endometrial effects of mestranol-norethindrone sequential therapy for oral contraception. Obstet. and Gynec. 24, 655 (1964).
[20] BOEVING, B. G.: Endocrine influence on implantation. Recent Progr. Endocr. Reproduct. Proc. Conf. Syracuse (N.Y.) 1958, p. 205. New York: Academic Press 1959.
[21] BONTE, J. B., A. DROCHMANS, and P. IDE: 6α-Methyl-17α-hydroxyprogesterone acetate as a chemotherapeutic agent in adenocarcinoma of the uterus. Acta obstet. gynec. scand. 45, 121 (1966).
[22] BORUSHEK, S., M. R. ABELL, L. SMITH, and J. J. GOLD: Effects of provest on the endometrium. Int. J. Fertil. 8, 605 (1963).
[23] BOSCHANN, H.-W.: Zur Wirkung des 17α-Oxy-Progesteron-Kapronats auf das menschliche Endometrium. Ärztl. Wschr. 9, 591 (1954).
[24] — Erste klinische Ergebnisse mit einem protrahiert wirksamen Progesteron-Abkömmling. Zbl. Gynäk. 77, 891 (1955).
[25] — Klinische Erfahrungen mit 17α-oxy-Progesteron-capronat. Geburtsh. u. Frauenheilk. 15, 1070 (1955).

[26] BOSCHANN, H.-W.: Observations on the role of progestational agents in human gynecologic disorders and pregnancy complications. Ann. N.Y. Acad. Sci. **71**, 727 (1958).
[27] —, u. S. KUR: Über die Wirkung des 17-Äthinyl-19-nortestosteron-oenanthats, eines neuen Gestagens mit Depotcharakter auf das menschliche Endometrium und das atrophische Vaginalepithel. Geburtsh. u. Frauenheilk. **17**, 928 (1957).
[28] BRAITENBERG, H., u. L. VELIKAY: Zur therapeutischen Verwendbarkeit der hormonalen Ovulationsblockade. Wien. med. Wschr. **113**, 716 (1963).
[29] BRET, J., et P. COIFFARD: Un nouveau progestatif de synthése L'Allyl-Oestrénol. Rev. franç. Gynéc. **58**, 91 (1963).
[30] BREUER, H.: Studies on the metabolism of 17α-ethinyl-19-nortestosterone. Int. J. Fertil. **9**, 181 (1964).
[31] — U. DARDENNE u. W. NOCKE: Ausscheidung von 17-Ketogenen Steroiden und Oestrogenen beim Menschen nach Gaben von 17α-Äthinyl-19-nortestosteron. Acta endocr. (Kbh.) **33**, 10 (1960).
[32] BROWN, P. S., M. WELLS, and F. J. CUNNINGHAM: A method for studying the mode of action of oral contraceptives. Lancet **1964 I**, 446.
[33] BUCHHOLZ, R.: Untersuchungen über die Beeinflussung der Gonadotropinausscheidung beim Menschen durch Keimdrüsenhormone. Geburtsh. u. Frauenheilk. **19**, 851 (1959).
[34] —, u. W. NOCKE: Wirkungsmechanismus der Ovulationshemmung. Fortschr. Geburtsh. Gynäk. **21**, 148 (1965).
[35] — L. NOCKE u. W. NOCKE: Untersuchungen über den Wirkungsmechanismus von Äthinylnortestosteron bei der Unterdrückung der Ovulation. Geburtsh. u. Frauenheilk. **22**, 923 (1962).
[36] — — — The influene of gestagens on the urinary excretion of pituitary gonadotropins, estrogens and pregnandiol in women in the postmenopause and during the menstrual cycle. Int. J. Fertil. **9**, 231 (1964).
[37] —, u. W. NOCKE: Wirkungsmechanismus der Ovulationshemmung. In: Beeinflussung der Ovulation. Fortschr. Geburtsh. Gynäk. **21**, 148 (1965).
[38] BUSCHBECK, H.: Probleme der Follikelpersistenz. Arch. Gynäk. **175**, 269 (1943).
[39] BUXTON, C. L., and N. KASE: Hormonal control of conception. Practitioner **192**, 343 (1964).
[40] BYGDEMAN, M., and R. ELIASSON: Effect of progesterone and oestrone on the motility and reactivity of the pregnant human myometrium in vitro. J. Reprod. Fertil. **7**, 47 (1964).
[41] CARTIER, R., F. MORICARD et R. MORICARD: De l'activité sécrétoire de l'épithélium cylindrique utérin et d'un oedème du chorion cytogène précédant la nidation de l'oeuf. In: Les fonctions de nidation utérine et leur troubles (eds. FERIN, GAUDEFROY). Paris: Masson & Cie. 1960.
[42] CHAMBON, Y.: Phénothiazines, ovoimplantion et décidualisation. In: Colloque sur les fonctions de nidation utérine et leur troubles. Bull. Soc. roy. belge Gynéc. Obstét. **6**, 573 (1960).
[43] CHARLES, D.: Iatrogenic endometrial pattern. Excerpta med. (Amst.), Congr. Ser. No. 111, No. 696, p. 352 (1966).
[44] CLAUBERG, C.: Ovarium. In: Handbuch der Gynäkologie, hrsg. von J. VEIT u. W. STÖCKEL, 9. Bd., S. 272. München: J. F. Bergmann 1936.
[45] CLYMAN, J.: Electron-microscopic changes produced in the human endometrium by norethindrone acetate with ethinylestradiol. Fertil. and Steril. **14**, 352 (1963).
[46] COHEN, M. R., and M. PEREZ-PELACZ: The effect of norethindrone acetate-ethinylestradiol, clomiphene citrate and didrogesterone on Spinnbarkeit. Fertil. and Steril. **16**, 141 (1965).
[47] COUTINHO, E. M., G. FISHER u. G. B. MASCARENHAS: Vortrag IV. Brazilian Congr. Obstet. Gynec. (1960).
[47a] — J. C. DESOUZA, and A. I. CZAPO: Reversible sterility induced by medroxyprogesterone injections. Fertil. and Steril **17**, 261 (1966).
[48] CSAPO, A.: The asymmetrical uterus and the mechanism of parturition. In: Physiology of prematurity. New York: Josiah Macy jr. Foundation 1961 a.
[49] — Defence mechanism of pregnancy. In: Progesterone and defecence mechanism of pregnancy. Ciba Found. Study Group No. 9, London: J. a. A. Churchill Ltd. 1961 b.
[50] DANFORTH, D. N.: Diskussionsbemerkung zu RYAN u. Mitarb. 1964.
[51] DAVIS, M. E., and N. W. FUGO: Steroids in the treatment of early pregnancy complications. J. Amer. med. Ass. **142**, 778 (1950).
[52] DAVIS, E., and G. L. WIED: Long-acting progestational agents. Geburtsh. u. Frauenheilk. **17**, 916 (1957).
[53] DELLEPIANE, G.: Indagine clinica sull'etere enolico del 17α-acetossiprogesterone. In: Eteri Steroidali Enolici e Fenolici, p. 265. Roma: Il Pensiero Scientifico, Ed. 1961.

[54] DEMOL, R., and J. FERIN: The urinary gonadotropin content during treatment with lynestrenol. Int. J. Fertil. **9**, 197 (1964).
[55] DESAULLES, P. A., u. CH. KRÄHENBÜHL: Moderne Entwicklungen auf dem Gebiet der Gestagentherapie. VI. Symp. d. Dtsch. Ges. für Endokr. Kiel, 1959. Berlin-Göttingen-Heidelberg: Springer 1960.
[56] DEXUS, R. F.: L'activitad progestacional del éter enólico de la 17α-acetoxiprogesterona en clinica humana. In: Eteri Steroidali Enolici e Fenolici, p. 273. Roma: Il Pensiero Scientifico, Ed. 1961.
[57] DICZFALUSY, E.: Mechanism of ovarian inhibition by progestagens in woman. Roundtable Conf. Brüssel, 1963.
[58] DOMINGUES, H., F. SIMOWITZ, and R. B. GREENBLATT: Clinical evaluation of a new oval progestin chlormadionone. Amer. J. Obstet. Gynec. **85** 1478 (1962).
[59] DORFMAN, R. I.: Anti-Estrogens, Anti-Androgens and Anti-Ovulatory Steroids. International Congress on Hormonal Steroids. Milan 1962. Excerpta med. (Amst.), Sect. **51**, No. 4, 9 (1962).
[60] DOUGLAS, M., J. A. LORAINE, and J. A. STRONG: Studies with 19-nor-ethisterones in mammary carcinoma. Proc. roy. Soc. Med. **53**, 427 (1960).
[61] DOWLING, D. F.: Problems of the transplantation of fertilized ova. J. Agr. Sci. **39**, 374 (1949).
[62] DUPERROY, G.: Morphological study of the endocervical mucosa in relation to the menstrual cycle and to leucorrhea. Gynaecologia (Basel) **141**, 73 (1951).
[63] EPSTEIN, J. A., H. S. KUPPERMAN, and A. CUTHER: Comparative pharmacological and clinical activity of 19-Nortestosterone and 17α-Hydroxyprogesterone derivates in man. Ann. N.Y. Acad. Sci. **71**, 560 (1958).
[64] ERB, H., u. K. S. LUDWIG: Struktuelle und funktionelle Veränderungen am menschlichen Ovar unter Einwirkung hormonaler Antikonzeptiva. Experientia (Basel) **21**, 159 (1965).
[65] — u. M. KELLER: Klinische und experimentelle Erfahrungen mit hormonalen Ovulationshemmern. Gynaecologia (Basel) **158**, 1 (1964).
[66] FAUVET, E.: Über die Bedeutung des Hypophysenhinterlappenhormons für das Eintreten der Laktation. Zbl. Gynäk. **56**, 757 (1932).
[67] FELLOWES, D. K. P., A. H. DAVID, and D. R. MILLSON: Some biological properties of dimethisterone „secresterone" a new orally effective progestational agent. J. Pharm. Pharmacol. **11**, 491 (1959).
[68] FERIN, J.: Vergleichende Wirksamkeit der neuen Gestagene bei der ovariektomierten Frau. In: Moderne Entwicklungen auf dem Gestagengebiet. VI. Sympos. Dtsch. Ges. Endokrinologie, Hrsg. H. NOWAKOWSKI. Berlin-Göttingen-Heidelberg: Springer 1960.
[68a] — J. CHARLES, G. ROMMELART, and A. BEUSELINCK: Ovarian inhibition during lactation. Int. J. Fertil. **9**, 41 (1964).
[69] FLOWERS, C. E., and C. HILL: Effects of new low-dosage form of norethynodrel-mestranol. J. Amer. med. Ass. **188**, 1115 (1964).
[70] FRIZ, M.: Experimenteller Beitrag zur Frage der Milieubeziehungen frühester Entwicklungsstadien des Säugereies. Gynaecologia (Basel) **148**, 215 (1959).
[71] — Tierexperimentelle Untersuchungen zur Frage der Tubensekretion. Z. Geburtsh. Gynäk. **153**, 285 (1959).
[72] —, u. R. MEY: Die Bedeutung der Eileitersekrete für die Physiologie der Fortpflanzung. Geburtsh. u. Frauenheilk. **19**, 706 (1959).
[73] — — Ist das Ei während seiner Wanderung autark? Z. Geburtsh. Gynäk. **154**, 1 (1960).
[74] FROEWIS, J., u. H. KREMER: Zur Frage der kanzerogenen Wirkung von oral wirksamen Oestrogen-Gestagen-Hormonkombinationen. Wien. klin. Wschr. **77**, 792 (1965).
[75] FUCHS, F., G. S. JOHNSEN, and K. J. A. MOELLER: Studies on pituitary, adrenocortical and ovarian function during treatment with medroxyprogesterone acetate. Int. J. Fertil. **9**, 147 (1964).
[76] —, and G. STAKEMANN: Treatment of threatened premature labor with large doses of Progesterone. Amer. J. Obstet. Gynec. **79**, 172 (1960).
[77] GANSEWINKEL, A. VON, and J. FERIN: Effect of 17α-Methyl-19-nortestosteron on gonadotropin excretion. Bull. Soc. roy. belge Gynéc. Obstét. **28**, 442 (1958).
[78] GARCIA, C.-R., and G. PINCUS: Ovulation inhibition by progestin estrogen combination. Int. J. Fertil. **9**, 95 (1964).
[79] GELLER, J., R. BORA, T. ROBERTS, H. NEWMAN, A. LIN, and R. SILVA: Treatment of benign prostatic hypertrophy with hydroxyprogesterone caproate. J. Amer. med. Ass. **193**, 121 (1965).

[80] GOISIS, M., e P. CAVALLI: Effetti sul feto femmina del trattamento protratto con 17α-idrossiprogesterone acetate (MAP) durante la gestazione. Minerva ginec. 14, 1 (1962).
[81] GOLD, J. J., L. S. SMITH, A. SCOMMEGNA, and S. BORUCHEK: The effecacy of provest in inhibiting ovulation. Int. J. Fertil. 8, 725 (1963).
[82] GOLDZIEHER, J. W.: The use of newer progestins as a oral contraceptive and in uterine carcinoma. New Phycn 27, 265 (1962).
[83] — W. F. PETERSON, and R. A. GILBERT: Comparison of the endometrial activities in man of Anhydroxyprogesterone and 17-Acetoxyprogesterone, a new oral progestational compound. Ann. N.Y. Acad. Sci. 71, 722 (1958).
[84] — J. MARTINEZ-MANAUTOU, N. B. LIVINGSTONE jr., L. E. MOSES u. E. RICE-WRAY: Die Zweiphasenbehandlung mit einer ovulationshemmenden Oestrogen-Gestagen-Kombination. Fortschr. Med. 82, 739 (1964).
[85] — E. RICE-WRAY, M. SCHULZ-CONTRERAS, and A. ARANDA-ROSELL: Fertility following termination of contraception with norethindrone. Amer. J. Obstet. Gynec. 84, 1474 (1962).
[86] — L. E. MOSES, and L. T. ELLIS: Study of norethindrone in contraception. J. Amer. med. Ass. 180, 359 (1962).
[87] GOMEZ, E. T., and C. W. TURNER: New effect of estrogenic hormones on mammary gland of hypophysectomized guinea pig. Proc. Soc. exp. Biol. (N.Y.) 32, 931 (1935).
[88] GREENBLATT, R. B.: The clinical application of vulvar fluorescence. Fertil. and Steril. 2, 467 (1951).
[89] — The progestational activity of 17α-ethinyl-19-nortestosterone. J. clin. Endocr. 16, 869 (1956).
[90] — The inhibition of ovulation. In: DORFMAN-CASTRO, Pituitary-ovarian-Endocrinology, p. 125. San Francisco: Holden-Day 1963.
[91] —, and E. C. JUNGK: Delay of menstruation with norethindrone, an orally given progestional compound. J. Amer. med. Ass. 166, 1461 (1958).
[92] —, and V. B. MAHESH: Pituitary-Ovarian Relationship Metabolism 14, 320 (1965).
[93] —, and F. D. ROSE: Delay of menses: test of progestational efficacy in induction of pseudopregnancy. Obstet. and Gynec. 19, 730 (1962).
[94] GRUMBACH, M. M., J. R. DUCHARME, and R. E. MOLOSHOK: On the fetal masculinizing action of certain oral progestins. J. clin. Endocr. 19, 1369 (1959).
[95] GRUNER, W.: Anatomische Bilder zur sekretorischen Umwandlung der glandulären Hyperplasie. Arch. Gynäk. 172, 463 (1942).
[96] GUEGEN, J.: Etude comparative de l'elimination des steroides urinaires après administration de chlormadinone, d'èthinyloestradiol, de méthyl-éther d'èthinyloestradiol ou de noréthindrone. Gynéc. et Obstét. 64, 467 (1965).
[97] GUHR, R.: Kolposkopische, zytologische und histologische Portiobefunde unter ovulationshemmender Medikation. 35. Dtsch. Gynäk. Kongr. 1964, München. Arch. Gynäk. 202, 205 (1965).
[98] GUIDI, N.: Influence of Cyclofarlutal on the vaginal cytology. Excerpta med. (Amst.), Congr. Ser. No. 111, No. 698, p. 353 (1960).
[99] HAFEZ, E. S. E. and G. PINCUS: Hormonal requirements of implantation in the rabbit. Proc. Soc. exp. Biol. (N.Y.) 91, 531 (1956).
[100] HALLER, J.: Beeinflussung der Ovulation durch Gestagene. Geburtsh. u. Frauenheilk. 22, 211 (1962).
[101] — Ovulationshemmung durch Hormone. Stuttgart: Georg Thieme 1965.
[102] — Die medikamentöse Hemmung der Ovulation. In: Beeinflussung der Ovulation. Fortschr. Geburtsh. Gynäk. 21, 37 (1965).
[103] HARPER, K.: Hormonal control of transport of eggs in cumulus through the ampulla of the rabbit oviduct. Endocrinology 78, 568 (1966).
[103a] HAUSER, A.: Praktische Erfahrungen mit Ovulationshemmern. In: Beeinflussung der Ovulation. Fortschr. Geburtsh. Gynäk. 21, 123 (1965).
[104] HAYLES, A. B., and R. B. NOLAN: Masculinization of female fetus, possibly related to administration of progesterone. Proc. Mayo Clin. 33, 200 (1958).
[105] HECHT-LUCARI, G.: Über die gegenseitige Beeinflussung von Progesteron und Aethinylnortestosteron. Experimenteller Beitrag. VI. Symp. d. Dtsch. Ges. für Endokr. Kiel, 1959. Berlin-Göttingen-Heidelberg: Springer 1960.
[106] —, and L. SCARPELLINI: Esperienze cliniche con l'etere ciclopentilenolico del progesterone in ginecologia. In: Eteri Steroidali Enolici e Fenolici, p. 359. Roma: Il Pensiero Scientifico, Ed. 1961.
[107] — Central and peripheral action of fertility inhibiting progestogens. Int. J. Fertil. 9, 205 (1964).
[108] — Antioestrogene und antiandrogene Effekte gewisser oral wirksamer Gestagene. Geburtsh. u. Frauenheilk. 26, 620 (1966).

[109] HECKMANN, U.: Zur Wirkung des Norhydroxyprogesteroncapronat auf das Adenokarzinoma corporis uteri in der Gewebekultur. Dtsch. med. Wschr. **90**, 23—28 (1965).
[109a] HEINEN, G.: Hormonale Ovulationshemmung mit Ovulen. Med. Welt (Berl.) **49**, 2631 (1964).
[110] HELLER, C. G., W. M. LAIDLAW, H. T. HARVEY, and W. O. NELSON: Effect of progestational compounds on the reproductive processes of the human male. Ann. N.Y. Acad. Sci. **71**, 659 (1958).
[110a] — D. J. MOORE, C. A. PAULSEN, W. O. NELSON, and W. M. LAIDLAW: Effects of progesterone and synthetic progestins on the reproductive physiology of normal men. Fed. Proc. **18**, 1057 (1959).
[111] HEMPEL, H., u. F. NEUMANN: Hemmung der Uteruswirkung von Oxytocin durch wasserlösliche Steroide. Acta endocr. (Kbh.) **48**, 656 (1965).
[112] HENDRICKS, C. H., W. E. BRENNER, R. A. GABEL, and T. KERENYI: The effect of progesterone administered intra-amniotically in late human pregnancy. In: Progesterone (A. C. BARNES, ed.). Kalamazoo, Mich. U.S.A. 1961.
[113] HENZL, M., J. JIRASEK, J. HORSKY u. J. PRESL: Die Proliferationswirkung des 17α-Äthinyl-19-nortestosterons. Arch. Gynäk. **199**, 335 (1964).
[114] HEROLD, L.: Über die hormonale Steuerung des Wachstums und der Milchabsonderung der Brustdrüsen. Med. Klin. **1936 II**, 1489.
[115] HERTZ, R., J. H. WHITE, and L. B. THOMAS: Progestational effectiveness of 19-norethinyl-testosterone by oral route in women. Proc. Soc. exp. Biol. (N.Y.) **91**, 418 (1956).
[116] HILLEMANNS, H. G., J. E. AYRE u. J. M. LE GUERRIER: Die Einwirkung von Steroiden auf Krebsvorstadien an der Cervix. Arzneimittel-Forsch. **14**, 784 (1964).
[117] HILLIARD, J., J. N. HAYWARD, H. B. CROXATTO, and CH. H. SAWYER: Norethindrone blockade of pituitary gonadotropin release. Counteraction by estrogen. Endocrinology **78**, 151 (1965).
[118] HODGKINSON, P. C., E. J. IGNA, and A. P. BUKEAVICH: High-potency progestational agents in human pregnancy. Ann. N.Y. Acad. Sci. **71**, 753 (1958).
[119] HOFF, H., u. R. BAYER: Ovarialhormone und Uterusmotilität. Z. Geburtsh. Gynäk., Beilage **1956**, 144.
[120] HOFFMANN, FR.: Über die Wirkung des Progesterons auf das Follikelwachstum im Zyklus und seine Bedeutung für die hormonale Steuerung des Ovariazyklus der Frau. Geburtsh. u. Frauenheilk. **20**, 1154 (1960).
[121] HOHLWEG, W.: Die Hormone der Keimdrüsen. In: SEITZ-AMREICH, Biologie und Pathologie des Weibes. Berlin: Urban & Schwarzenberg 1953.
[122] —, u. G. REIFFENSTUHL: Langzeitbehandlung mit Hormonen in der Gynäkologie. Wien. klin. Wschr. **77**, 878 (1965).
[123] HOHLWEG, W.V., G. REIFFENSTUHL u. J. SCHMÖR: Auslösung der Ovulation durch Gonadotropine, Hemmung der Ovulation durch Gestagene. Fortschr. Geburtsh. Gynäk. **21**, 14 (1965).
[124] HOLMES, R. L., and A. M. MANDL: Oral contraceptives. An assessment of their mode of action. Lancet **1962 I**, 1174.
[125] INHOFFEN, H. H., u. W. HOHLWEG: Naturwissenschaften **26**, 96 (1938).
[126] JACKSON, M. C. N.: Comparision of norethynodrel and norethisterone in patients. J. Endocr. **24**, 26 (1962).
[126a] —, and R. LINN: Optimum dosage for estrogen progestogen balance to inhibit ovulation. Int. J. Fertil. **9**, 75 (1964).
[127] — Oral contraception in practice. J. Reprod. Fertil. **6**, 153 (1963).
[127a] JACOBSON, B. D.: Hazards of norethindrone therapy during pregnancy. Amer. J. Obstet. Gynec. **84**, 962 (1962).
[128] JOHANNISSON, E., K. G. TILLINGER, and E. DICZFALUSY: Effect of oral contraceptives on the ovarian reaction to human gonadotropins in amenorrhoic women. Fertil. and Steril. **16**, 292 (1965).
[128a] KAISER, J., L. WIDE, and C. GEMZELL: Sequential and combined therapy in oral contraception. Acta obstet. gynec. scand. **45**, 53 (1966).
[129] KAISER, R.: Über die progestative Wirkung von 19-Nortestosteronverbindungen bei oraler Verabreichung. Geburtsh. u. Frauenheilk. **17**, 24 (1957).
[130] — Die therapeutische Pseudogravidität. Geburtsh. u. Frauenheilk. **19**, 593 (1959).
[131] — Über die Zunahme an Harnoestrogenen bei Verwendung von 19-Nortestosteron. Dtsch. med. Wschr. **85**, 1457 (1960).
[131a] — Der cytostatische Effekt verschiedener gestagener Substanzen, S. 64. VI. Symp. Dtsch. Ges. Endokr. 1959, p. 64. Berlin-Göttingen-Heidelberg: Springer 1960.
[132] — Hormonale Ovulationshemmung. Dtsch. med. Wschr. **88**, 2325 (1963).

[133] KAISER, R.: Vorverlegung, Verzögerung und Hemmung der Ovulation. Arch. Gynäk. 202, 160 (1965).
[134] —, u. E. DAUME: Zur Methodik und Hormonausscheidung bei der medikamentösen Ovulationshemmung. Fortschr. Geburtsh. Gynäk. 21, 215 (1965).
[135] KAUFMANN, C.: Echte Menstruation bei einer kastrierten Frau durch Zufuhr von Ovarialhormonen. Zbl. Gynäk. 57, 42 (1933).
[136] KELLEY, R. M., and W. H. BAKER: Progestational agents in the treatment of carcinoma of the endometrium. New Engl. J. Med. 264, 216 (1961).
[137] KENNEDY, B. J.: A progestagen for treatment of advanced endometrial cancer. J. Amer. med. Ass. 184, 758 (1963).
[137a] KIRCHHOFF, H., u. J. HALLER: Klinische Erfahrungen mit einer ovulationsunterdrückenden Östrogen-Gestagen-Kombination (Anovlar). Med. Klin. 59, 681 (1964).
[138] — Sind männliche Hormonpräparate schon heute für die gynäkologische Praxis zu empfehlen? Geburtsh. u. Frauenheilk. 2, 572 (1940).
[139] KISTNER, R. W.: Endometriosis and infertility. Clin. Obstet. Gynec. 2, 877 (1959).
[140] KLOPPER, A.: The use of progestional compounds in dysfunctional uterine haemorrhage. Proc. roy. Soc. Med. 55, 865 (1962).
[140a] — A comparision of the clinical effects of various progestational compounds. In: Eteri steroidali enolici e fenolici in clinica e in biologia. Roma: Il pensiero scientifico 1962.
[141] — A clinical comparison of progestational compounds. Anglo-Germ. med. Rev. 1, 414 (1962).
[142] KOPERA, H., and G. L. IJZERMAN: Über Erfahrungen mit einer neuen ovulationshemmenden Kombination von Lynestrenol und Mestranol. Ther. d. Gegenw. 103, 657 (1964).
[143] KRÜGER, E. H.: Das physiologische Gefäßverhalten an der Portio uteri vaginalis und Anovlartherapie. Geburtsh. u. Frauenheilk. 26, 587 (1966).
[144] KUPPERMANN, H. S., and J. A. EPSTEIN: Gonadotropic inhibiting and uterotropic effects of enovid, p. 32. Chicago: Searle Res. 1957.
[144a] LANGECKER, H.: Das Schicksal des 17α-Oxyprogesterons im menschlichen Organismus. Naunyn-Schmiedebergs Arch. exp. Path. Pharmak. 225, 309 (1955).
[145] LARON, Z., G. RUMNEY, L. RAT, and N. NAJI: Effects of 17α-hydroxy-6-methylprogesterone acetate (Depo-Provera) on urinary gonadotropins and oestrogens in man. Acta endocr. (Kbh.) 44, 75 (1963).
[146] LAURITZEN, C.: Biologische Wirkungen des 20β-Hydroxypregn-4-en-3 on. Acta endocr. (Kbh.) 44, 225 (1963).
[147] — Untersuchungen zur biologischen Aktivität von Progesterol-20α und -20β. Geburtsh. u. Frauenheilk. 26, 611 (1966).
[148] — Effects of Lynoestrenol-methoxyethinyl-oestradiol and norethisterone acetatethinyloestradiol on the ovarian-cyclic function and on the endogenous hormone excretion. In: Research on steroids II. Roma: Il Pensiero Scientifico 1966.
[149] —, u. W. D. LEHMANN: Der Einfluß natürlicher und synthetischer Gestagene auf die Ausscheidung von Choriongonadotropin im Harn. Endokrinologie 48, 170 (1965).
[150] — — Vortrag 36. Versammlg der Dtsch. Ges. für Gynäkologie. (Im Druck.)
[151] LEBHERZ, T. B., and C. D. FOBES: Management of endometriosis with nor-progesterone. Amer. J. Obstet. Gynec. 81, 102 (1961).
[152] LEEB, H.: Über die Funktion der Cervix bei Ovulationshemmung. Arch. Gynäk. 202, 208 (1965).
[153] LORAINE, J. A.: The effect of anti-ovulatory compounds on hormone excretion. Int. J. Fertil. 9, 155 (1964).
[154] — E. T. BELL, R. A. HARKNESS, E. MEARS, and M. C. JACKSON: Oral progestational agents. Effects of long-term administration on hormone excretion in normally menstruating women. Lancet 1963 II, 902.
[155] LOSKANT, G.: Klinische Untersuchung einer oral wirksamen Progesteronverbindung. Zbl. Gynäk. 88, 930 (1966).
[156] LUNENFELD, B.: The ovarian response to exogenous human gonadotropins alone and during simultaneous administration of progestogens. Int. J. Fertil. 9, 167 (1963).
[157] LUNENFELD, G., S. SULIMOVICI, and E. RABAU: Mechanism of action of anti-ovulatory compounds. J. clin. Endocr. 23, 391 (1963).
[158] MACDONALD, R. R.: Norethynodrel and Mestranol (Enavid) in the prevention of recurrent abortion. Lancet 1965 I, 362.
[159] —, and M. S. MARGOLESE: Luminiscent phenomena of the external female genitalia. Fertil. and Steril. 1, 26 (1950).
[160] MACEDO COSTA, L., and A. CSAPO: Asymmetrical delivery in rabbits. Nature (Lond.) 184, 441 (1959).

[161] MACRAE, D. J.: Vaginal cytology and the use of progestationel agents. J. Obstet. Gynaec. Brit. Cwlth 72, 1038 (1965).
[162] MAGNUS, E. M.: Kvinnelig pseudohermafroditsme i tilsluting til hormontilforsel til moren i svangerskapet. T. norske Laegeforen. 80, 92 (1960).
[163] MAQUEO, M., C. BECERRA, H. MUNGUIA, and J. GOLDZIEHER: Endometrial histology and vaginal cytology during oral contraception with sequential estrogen and progestin. Amer. J. Obstet. Gynec. 90, 395 (1964).
[164] — E. PEREZ-VEGA, W. GOLDZIEHER, J. MARTINEZ-MANAUTOU, and H. RUDEL: Comparison of the endometrial activity of 3 synthetic progestins used in fertility control. Amer. J. Obstet. Gynec. 85, 427 (1963).
[165] MARDEN, W. G. R.: The hormon control of ovulation in the calf. Endocrinology 50, 456 (1952).
[166] MARTIN, L., and K. CUMMINGHAM: Suppression of pituitary gonadotropins by ethinyl-19-nortestosterone in patients with metastatic carcinoma of the breast. J. clin. Endocr. 20, 529 (1960).
[167] MARTINEZ-MANAUTOU, J., V. CORTEZ, J. GIVER, R. AZNAR, J. CASASOLA, and H. W. RUDEL: Vortrag Amer. Soc. for the study of fertility, April 1965.
[167a] MATSUMOTO, S., ITO u. S. INONE: Untersuchungen der ovulationshemmenden Wirkung von 19-Norsteroiden an laparotomierten Patientinnen. Geburtsh. u. Frauenheilk. 20, 250 (1960).
[168] MASTERS, W. H., L. W. MAZE, and T. W. GILPATRICK: Etiological approach to habitual abortion. Amer. J. Obstet. Gynec. 73, 1022 (1957).
[169] MAY, C.: Die Behandlung der Uterushypoplasie mit Anovlar. Med. Klin. 59, 1139 (1964).
[170] MAYER, G.: Recent studies on hormonal control of delayed implantation and superimplantation in the rat. Mem. Soc. Endocr. 6, 76 (1958).
[171] — Une méthode d'exploration de l'ovoimplantation: L'interruption du dévelopement de l'oeuf. Ann. Endocr. (Paris) 21, 501 (1960).
[172] — Morphologie et physiologie comparées de l'ovoimplantation. In: aes fonctions de nidation utérine et leurs troubles; ed. FERIN-GOUDEFROY. Paris: Masson & Cie. 1960.
[173] MEARS, M., and E. G. GRANT: Anovlar as an oral contraceptive. Brit. med. J. 1962 II, 75.
[174] MEHRING, W.: Einfluß der Ovulationshemmer auf Vaginalbild und Portioepithel. Med. Klin. 60, 2016 (1965).
[175] MENKEN, F. S.: Zytodiagnostische und kolposkopische Befunde bei 600 mit Anovlar behandelten Frauen. Med. Mitt. Schering 27, 7 (1966).
[176] MEY, R.: Über die Aetiologie und Pathogenese der Abortiveier. Stuttgart: Gustav Fischer 1961.
[176a] — Zur Frage der fetalen Maskulinisierung durch Progesteronbehandlung während der Gravidität. Geburtsh. u. Frauenheilk. 23, 291 (1960).
[177] MIYAKE, T., and F. KOBAYASHI: Effects of norethisterone and certain other steroids on the female gonads of hypophysectomized immature rats. Endocr. jap. 7, 215 (1960).
[177a] MØLLER, K. J. A., G. WAGNER, and F. FUCHS: Inability of progestagens to delay abortion induced with hypertonic saline. Amer. J. Obstet. Gynec. 90, 694 (1964).
[178] MOAWAD, A. H., and L. P. BENGTSSON: Myometrial activity in spontaneous and induced anovulatary cycles. In: Exc. Med. Internat. Congr. Ser. 111, No. 695, p. 351 (1966).
[179] MOGHISSI, K. S.: Cyclic changes in cervical mucus in normal and progestin treated women. Fertil. and Steril. 17, 663 (1960).
[180] MOYER, L. D., E. T. TYLER, H. J. OLSON, and L. J. ZELDIS: Vaginal exfoliative cytology in patients receiving progestagens. In: G. L. WIED, Proc. of the first Int. Congr. of exfoliative Cytology, Wien 31. 8. 1961, p. 236. Philadelphia: J. B. Lippincott Co. 1962.
[181] — — — — Vaginal cytohormonal effects of long-term cyclic administration of synthetic progestins. Fertil. and Steril. 15, 164 (1964).
[181a] NELSON, W. O.: The physiology of reproduction and its relation to the regulation of fertility. Marriage and Family Living 15, 74 (1963).
[182] NEUMANN, F., u. R. HEMPEL: Hemmung der Uteruswirkung von Oxytocin durch Gestagene. Acta endocr. (Kbh.) 48, 645 (1965).
[183] NEVINNY-STICKEL, J.: Untersuchungen über die Abhängigkeit der Eiimplantation von hormonalen Einflüssen bei der Ratte. Z. Geburtsh. Gynäk. 157, 113 (1961).
[184] — Untersuchungen über die gestagene Wirksamkeit von 17α-Allyl-3-desoxy-19-nortestosteron bei der Frau. Zbl. Gynäk. 85, 865 (1963).
[185] — Die gestagene Wirkung von zwei halogenierten Derivaten des 17α-Hydroxyprogesteron-acetats bei der Frau. Z. Geburtsh. Gynäk. 161, 168 (1963).

[186] NEVINNY-STICKEL, J.: Die Wirkung des Zyklopentyl-enoläthers des 17α-azetoxyprogesterons auf das menschliche Endometrium. Gynaecologia (Basel) **157**, 319 (1964).
[187] — Inhibition of ovulation determinated by estimation of pregnanediol excretion. Int. J. Fertil. **9**, 57 (1964).
[188] OBER, K. G.: Das Ovar. In: A. LABHART, Klinik der inneren Sekretion. Berlin-Göttingen-Heidelberg: Springer 1957.
[189] OESTERGAARD, E.: Inhibition of ovulation observed at laparotomy in patients treated with 6-Dehydro-6-methyl-17α-acetoxyprogesterone (DMAP). Int. J. Fertil. **9**, 25 (1964).
[190] OEVLISEN, B., and J. IVERSEN: Treatment of threatened premature labor with 6α-Methyl-17α-acetoxyprogesterone. Amer. J. Obstet. Gynec. **86**, 291 (1963).
[191] OVERBEEK, G. A., and J. DE VISSER: Different modes of action of two antiovulatory compounds. Acta endocr., 45. Suppl. 90, 179 (1964).
[192] OVERZIER, K.: Induzierter Pseudohermaphroditismus. In: Die Intersexualität, S. 394. Stuttgart: Georg Thieme 1961.
[193] PEETERS, F., R. OEYEN, and M. VAN ROY: Ovarian inhibition with progestogens, a study of the recuperation stage. Int. J. Fertil. **9**, 111 (1964).
[194] PINCUS, G.: Clinical control of fertility. Advanc. Chemistry **44**, 177 (1964).
[194a] — The Control of fertility. New York: Academic Press 1965.
[195] — M. C. CHANG, E. S. F. HAFEZ, M. X. ZARROW, and A. MERRILL: Effects of certain 19-norsteroids on reproductive processes in animals. Science **124**, 890 (1956).
[196] —, and C.-R. GARCIA: Studies on vaginal, cervical and uterine histology. Metabolism **14**, 344 (1965).
[197] — J. ROCK, C.-R. GARCIA, E. RICE-WRAY, M. PANIAGUA, J. RODRIGUEZ, and R. PEDREAZ: Fertility control with oral medication. Amer. J. Obstet. Gynec. **75**, 1333 (1958).
[198] — — — Oral methods of fertility control. Field trials with norethynodrel as an oral contraceptive. Proc. of the 6th Int. Conf. on Planned Parenthood, New Delhi 1959, p. 216.
[199] — — — M. PANIAGUA, A. PENDLETON, E. LARAQUE, R. NICOLAS, R. BORNO, and V. PEAN: Effectiveness of an oral contraceptive. Science **130**, 81 (1959).
[200] PLIESS, G.: Praenatale Schäden. Ergebn. inn. Med. Kinderheilk. **17**, 264 (1962).
[201] POMEROY, R. W.: Ovulation and the passage of the ova through the fallopian tubes of the pig. Agr. J. Sci. **45**, 327 (1955).
[201a] POTS, P.: Gestagen-Depotwirkungen. VI. Sympos. Dtsch. Ges. Endokrinologie, S. 673. Berlin-Göttingen-Heidelberg: Springer 1960.
[202] RANDALL, C. L., R. W. BAETZ, D. W. HALL, and P. K. BIRTCH: Pregnancies observed in the likely-to-abort patient with or without hormone therapy before or after conception. Amer. J. Obstet. Gynec. **69**, 643 (1955).
[203] RAUSCHER, H.: Beobachtungen bei Langzeittherapie mit Anovlar. In: Fortschr. Geburtsh. Gynäk. **21**, 188 (1965).
[204] —, u. G. RHOMBERG: Erfolgreiche Behandlung funktioneller Gebärmutterblutungen durch einmalige Verabreichung einer in Öl gelösten Oestrogen-Progesteron-Kombination. Zbl. Gynäk. **78**, 2002 (1956).
[205] —, u. H. LEEB: Untersuchungen über den Effekt von Äthinyl-Nor-Testosteronazetat auf das innere Genitale der Frau. In: Beeinflussung der Ovulation. Fortschr. Geburtsh. Gynäk. **21**, 165 (1965).
[206] RAWSON, L. E.: Methods of inducing multiple ovulation in cattle. J. Endocr. **7**, 260 (1951).
[207] REILLY, W. A., F. HINMAN, D. E. PICKERING, and J. T. CRANE: Phallic urethra in female pseudohermaphroditism. Amer. J. Dis. Childh. **95**, 9 (1958).
[207a] RICE-WRAY, E., O. GONZALEZ, S. FERRER, A. ARANDA-ROSELL, M. MAQUEO, and H. MUNGUIA: Clinical evaluation of norethindrone acetate in fertility control. Amer. J. Obstet. Gynec. **93**, 115 (1965).
[208] ROLAND, M.: Control of contraception with a new progestational steroid. Obstet. and Gynec. **27**, 222 (1966).
[209] — Progestogen therapy. Springfield (Ill.): Ch. C. Thomas 1966.
[210] —, and W. B. OBER: The endometropic effects of Provest in ovulatory and anovulatory patients. Int. J. Fertil. **8**, 619 (1963).
[211] — J. J. CLYMAN, A. DECKER, and W. B. OBER: Classification of endometrial response to synthetic progestogen-estrogen-compounds. Fertil. and Steril. **15**, 143 (1964).
[211a] ROSEMBERG, E., and I. ENGEL: Comparative activities of urinary gonadotropin preparation from postmenopausal women. J. clin. Endocr. **21**, 603 (1961).

[212] RUBIO, B.: Progestational activity of halogenated derivates of Acetoxyprogesterone. Fertil. and Steril. 14, 254 (1963).
[213] RUDEL, H. W., and F. A. KINCL: The biology of anti-fertility steroids. Acta endocr. (Kbh.) Suppl. 105 (1966).
[214] RUMMEL, A.: Kolposkopische und zytologische Befunde während und nach Behandlung mit Gestagenen. Geburtsh. u. Frauenheilk. 26, 593 (1966).
[215] RYAN, G. M., J. CRAIG, and D. E. REID: Histology of the uterus and ovaries after long term cyclic norethynodrel therapy. Amer. J. Obstet. Gynec. 90, 715 (1964).
[216] — D. A. GOSS, and D. E. REID: Pituitary gonadotropins during long term Enovid therapy. Amer. J. Obstet. Gynec. 94, 515 (1966).
[217] SCHMIDT, R. M.: The effect of Norethynodrel with Mestranol on menstrual fluid volume. Fertil. and Steril. 17, 381 (1966).
[218] SCHOCKAERT, J., and R. MOULINASSE: Clinical observations with prolonged continous administration of norethisterone acetate. Int. J. Fertil. 9, 124 (1964).
[219] SEMM, K., u. J. BERNHARD: Steigerung des mütterlichen Serum-Oxytocinasespiegels durch Gestagenverabreichung bei Abortus imminens. Geburtsh. u. Frauenheilk. 24, 980 (1964).
[220] SHAH, P. N., M. E. LONG, and A. L. SOUTHAM: Histochemical reactions in the human endometrium following administration of 17-Ethinyloestrenolone. Ann. N. Y. Acad. Sci. 71, 617 (1958).
[220a] SHELESNIAK, M. C.: Some experimental studies on the mechanism of ova-implantation in the rat. Recent Progr. Hormone Res. 31, 269 (1957).
[221] SHERMAN, A. I., and R. B. WOOLF: An endocrine basis for endometrial carcinoma. Amer. J. Obstet. Gynec. 77, 233 (1959).
[222] SHEARMAN, R. P.: Excretion of ovarian steroids in patients treated with an "ovulation inhibitor". Lancet 1963 I, 197.
[222a] SIEGEL, P., u. G. HEINEN: Endometriumsbefunde bei den Ovulationshemmern. Arch. Gynäk. 202, 248 (1965).
[223] SJOVALL, A.: Untersuchungen über die Schleimhaut der Cervix uteri. Acta obstet. gynec. scand. 18, 1 (1938).
[224] SOOST, H. J.: Kolposkopische, zytologische und histologische Portiobefunde unter ovulationshemmender Medikation. Münch. med. Wschr. 107, 489 (1965).
[225] SPECKTER, H. J.: Lungenmetastasen beim Carcinoma corporis uteri und deren kombinierte cytostatisch-hormonelle Therapie. In: III. Int. Congr. Chemother., Bd. II. Stuttgart 1964.
[226] STAEMMLER, H. J.: Der Einfluß der Nortestosteronester auf das Zwischenhirn-Hypophysen-System. In: Moderne Entwicklungen auf dem Gestagengebiet. VI. Symp. d. Dtsch. Ges. für Endokr. 1959, Kiel. Berlin-Göttingen-Heidelberg: Springer 1960.
[227] —, u. C. LAURITZEN: Über zwei neue Steroid-Hormone mit starkem, oral wirksamen progesteronähnlichem Effekt. Med. Klin. 51, 2167 (1956).
[228] — — Über Möglichkeiten und Grenzen der Hormon-Therapie in der gynäkologischen Praxis. Med. Klin. 52, 1861 (1957a).
[229] — — Beitrag zur oralen Hormonbehandlung funktioneller Uterusblutungen. Med. Klin. 51, 1894 (1957b).
[230] — — Pharmakologie und klinische Anwendung des Äthinyl-Nor-Testosteron. Zbl. Gynäk. 80, 754 (1958).
[230a] — — Über die Behandlung funktioneller Uterusblutungen mit einer Kombination von Östradiol- und Äthinyl-Nortestosteron-Estern. Zbl. Gynäk. 80, 1193 (1958).
[231] STARUP, J., and E. OESTERGAARD: The effect of gonadotrophins observed at laparotomy in patients treated with 6-Dehydro-6-Methyl-17-Acetoxy-Progesterone und Ethinyl-Estradiol-3-Methylether for inhibition of the ovulation. Acta obstet. gynec. scand. 43, 7 (1964).
[232] STEVENS, V. L., N. VORYS, P. K. BESCH, and R. D. BARRY: The effects of a new oral contraceptive on gonadotropin excretion. Metabolism 14, 327 (1965).
[233] SUCHOWSKY, G. K.: Angriffspunkte der zentralen Gestagenwirkungen im Hypothalamus. Med. Mitt. Schering AG. 21, 119 (1960).
[233a] SYWER, G. I. M.: Small-scale trials of progestagens for control of conception. Int. J. Fertil. 9, 11 (1964).
[234] —, and G. BALDRATTI: Relationship between progestational activity and chemical structure of synthetic steroids. J. Endocr. 30, 159 (1964).
[235] —, and V. LITTLE: Some clinical studies with 17α-acetoxy-progesterone cyclopentyl enolether. In: Eteri Steroidali enolici e Fenolici, p. 312. Roma: Il Pensiero Scientifico Ed. 1961.
[236] — — Progestional agents and disturbances of pregnancy. J. Obstet. Gynaec. Brit. Cwlth 72, 1014 (1965).

[236a] SYWER, G. I. M., and V. LITTLE: Actions and uses of orally active progestational compounds. Procg. roy. Soc. Med. 55, 861 (1962).
[237] SZONTAGH, F. E.: Über den Einfluß verschiedener Steroide auf die HCG-Produktion der Placenta. Proc. III. World Congr. F 160, Wien, 1, 30 (1961).
[238] —, and M. SAS: Effect of Orgasteron on the production of Chorionic Gonadotropin on early pregnancy. Gynaecologia (Basel) 154, 81 (1962).
[239] — — A. TRAUB, L. KOVACZ, A. BARDOCZY, and Z. SZEREDAY: The influence of different norsteroids on the hormone excretion and on the histomorphologic pattern in the trophoblast in early pregnancy. Gynaecologia (Basel) 156, 369 (1963).
[240] TAYMOR, M. L.: Effect of synthetic progestogens on pituitary gonadotrophin excretion. J. clin. Endocr. 24, 803 (1964).
[241] —, and P. KLIBANOFF: Laboratory and clinical effects of nortestosterone. III. Amer. J. Obstet. Gynec. 84, 1470 (1962).
[241a] —, and T. RIZKALLAH: Effect of Norethindrone acetate upon Gonadotropin-induced ovarian function. J. clin. Endocr. 25, 843 (1965).
[242] TILLINGER, K. G., and E. DICZFALUSY: Progestational activity of stereoisomeric Progesterone-analogues following oral administration in amenorrhoe. Acta endocr. (Kbh.) 35, 197 (1960).
[243] THOMSEN, K., u. J. H. NAPP: Nebenwirkung bei hochdosierter Nortestosteronmedikation in der Gravidität. Geburtsh. u. Frauenheilk. 20, 508 (1960).
[243a] TIETZE, K., u. W. JAENSCH-ZANDER: Zur Frage der kanzerogenen Wirkung der Ovulationshemmer. Dtsch. Ärztebl. 10, 636 (1966).
[244] TOAFF, R., and R. JEWELEWICZ: Inhibition of lactogenesis by combined oral progestogens and oestrogens. Lancet 1963 II, 322.
[245] TOPKINS, P.: Endometrial biopsy determination of incidence of ovulation in 402 regularly menstruating women. Fertil. and Steril. 4, 76 (1955).
[246] —, and N.Y. BROOKLYN: The histologic appearance of the endocervix during the menstrual cycle. Amer. J. Obstet. Gynec. 58, 654 (1949).
[247] TÓTH, F.: The effect of synthetic progestogens on the ovaries. Int. J. Fertil. 9, 151 (1964).
[248] —, and J. SZÖNYI: Histochemische Untersuchungen an den Organen Norsteroid- und Progesteronbehandelter Ratten, unter besonderer Berücksichtigung der Hydroxysteroid-Dehydrogenasen. Z. Geburtsh. Gynäk. 165, 91 (1966).
[249] TYLER, E. T.: The use of synthetic progestins in nidation problems. Bull. Soc. roy. belge Gynéc. Obstét. 33, 729 (1963).
[250] — Current status of oral contraception. J. Amer. med. Ass. 187, 562 (1964).
[251] —, and H. J. OLSON: Clinical use of new progestational steroids in fertility. Ann. N. Y. Acad. Sci. 71, 704 (1958).
[252] — — Fertility promoting and inhibiting effects of new steroid hormonal substances. J. Amer. med. Ass. 169, 1843 (1959).
[253] UFER, J.: Die „Pseudoschwangerschaft" als Therapieform. Acta endocr. (Kbh.) 26, 353 (1957).
[254] VALENTINE, G. H.: Masculinization of a female foetus with oestrogenic effect. Arch. Dis. Childh. 34, 495 (1959).
[254a] VANEK, R.: Ovarian inhibition with Ethinodiol-diacetate: influence on steroidogenesis. Int. J. Fertil. 9, 129 (1964).
[255] VARGA, A., and E. HENRIKSEN: Clinical and histopathological evaluation of the effect of 17α-hydroxyprogesterone-17α-caproat on endometrial carcinoma. Obstet. and Gynec. 18, 1658 (1961).
[255a] VASICKA, A., and F. J. RICHTER: Effect of Enovid on the human ovary, endometrium and vaginal smears during the preovulatory phase. Surg. Forum 10, 730 (1960).
[256] VILLEDIEU, P., and J. MOUSSELON: Un nouveau progestatif de synthèse la 6-Déhydrorétro-progestérone (dydrogestérone). Étude clinique. Presse méd. 71, 337 (1963).
[257] VÖGE, A., u. E. SCHÖPF: Ein neues hochwirksames Gestagen St G 155 (Gestafortin E. Merck). Zbl. Gynäk. 86, 197 (1964).
[258] VOKAER, R., et J. FERIN: La 6-déhydro-rétro-progestérone. Nouvelle hormone progestative. Etude clinique. Rev. Soc. Roy. belge Gynéc. Obstét. 4, 431 (1961).
[259] WALSER, H. C., R. R. MARGULIS, and J. E. LADD: Effects of prolonged administration of progestins on the endometrium and the function of the pituitary, thyroid and adrenal glands. Int. J. Fertil. 9, 189 (1964).
[260] WASCHKE, G.: Beitrag zum Aethinylnortestosteron- und Aethinylnortestosteron-Effekt bei verschiedenen Zyklusstörungen. Zbl. Gynäk. 79, 1199 (1957).
[261] WATTEVILLE, H. DE, O. STAMM u. M. GSELL: Behandlungsergebnisse mit Progesteron- und mit Oestrogentherapie bei der drohenden Fehl- und Frühgeburt. Schweiz. med. Wschr. 87, 419 (1957).

[261a] WATTS, G. F., A. W. DIDDLE, W. H. GARDNER, and P. J. WILIAMSON: Pregnancy following withdrawal from oral contraceptive measures. Amer. J. Obstet. Gynec. **90**, 401 (1964).
[262] WESTMANN, A.: Beiträge zur Kenntnis des Mechanismus des Eitransportes bei Kaninchen. Münch. med. Wschr. **73**, 1793 (1926).
[263] — Untersuchungen über die Physiologie der Tuba uterina bei Macacus-rhesus-Affen. Acta obstet. gynec. scand. **8**, 307 (1929).
[264] — Studies of the function of the mucous membrane of the uterine tube. Acta obstet. gynec. scand. **10**, 288 (1930).
[265] — Investigation into the transport of the ovum. In: Studies on testis and ovary, eggs and sperm., pp. 163, E. T. ENGLE (ed.). Springfield (Ill.): Ch. C. Thomas 1952.
[266] — E. JORPES u. G. WIDSTRÖM: Untersuchungen über den Schleimhautcyklus in der Tuba uterina, seine hormonale Regulierung und die Bedeutung des Tubensekrets für die Vitalität der befruchteten Eier. Acta obstet. gynec. scand. **11**, 279 (1931).
[267] WHITELAW, J.: Effects of various Progesterone compounds on the normal preovulatory endometrium as compared with the endometrium in secondary amenorrhoea. Ann. N. Y. Acad. Sci. **71**, 628 (1958).
[268] WIED, G. L., and E. DAVIS: Comparative activity of progestational agents on the human endometrium and vaginal epithelium of surgical castrates. Ann. N. Y. Acad. Sci. **71**, 599 (1958).
[269] — — Synergism and antagonism of sex steroids as determined on the vaginal epithelial cells. Ann. N. Y. Acad. Sci. **83**, 207 (1959).
[270] — — Provest and Provera: A comparative study. Int. J. Fertil. **8**, 601 (1963).
[271] WILKINS, J.: Masculinization of female fetus due to the use of synthetic progestogen during pregnancy. J. Amer. med. Ass. **172**, 1028 (1960).
[272] WILKINS, L., H. W. JONES, G. H. HOMAN, and R. S. STEMPEL: Masculinization of the female fetus associated with administration of oral and intramuscular progestins during gestation: Non adrenal female pseudohermaphroditism. J. clin. Endocr. **18**, 559 (1958).
[273] WINTERBERGER, S.: Récherches sur les relations entre l'oeuf et le tractus maternel pendant les prémiers stades du dévelloppement chez les mammifères. Etude de la traversés del'oviducte par l'oeuf fécondé de Brebis. Ann. Zootech. **2**, 269 (1953).
[274] WINTER, G. F., u. P. POTS: Morphologische Untersuchungen über die medikamentöse Transformation des Endometriums. Z. Geburtsh. Gynäk. **147**, 44 (1956).
[275] WISLOCKI, G. B., and F. F. SNYDER: The experimental acceleration of the rate of transport of ova through the fallopian tube. Bull. Johns Hopk. Hosp. **52**, 379 (1933).
[276] WOLLNER, A.: The physiology of the human cervical mucosa. Surg. Gynec. Obstet. **64**, 758 (1937).
[277] WOOD, C., M. ELSTEIN, and J. A. PINKERTON: The effect of progestogens upon uterine activity. J. Obstet. Gynaec. Brit. Cwlth **70**, 839 (1963).
[278] ZANARTU, J., and C. NAVARRO: Long-acting depot progestagens associated with oral estrogens in human fertility control. In: Excerpta med. (Amst.) Congr. Series No. 111, No. 694, p. 351 (1966).
[279] — Effect of synthetic oral gestagens on cervical mucus and sperm penetration. Int. J. Fertil. **9**, 225 (1964).

B. Besonderheiten der Wirkungen der einzelnen Gestagene auf Morphologie und Funktion des Genitaltraktes bei Säugetieren

F. Neumann, W. Elger und R. R. Salloch

I. Wirkung von Gestagenen auf äußeres Genitale, Cervix, Uterus, Tube, Ovar und Hoden

F. Neumann

Mit 23 Abbildungen

Bei allen Species der Säugetierreihe üben Sexualhormone eine Wirkung auf den Genitaltrakt aus. Am eindrucksvollsten sind die Veränderungen unter der Einwirkung von Oestrogenen. Im allgemeinen gelingt es an kastrierten oder hypophysektomierten Tieren oder kastrierten und hypophysektomierten Tieren durch Gabe eines Oestrogens allein, alle Anzeichen der Brunst mit den entsprechenden morphologischen Veränderungen in den einzelnen Abschnitten des Genitaltraktes hervorzurufen. Das natürliche Gelbkörperhormon, Progesteron, übt ohne vorhergehende Oestrogenbehandlung und beim Fehlen einer endogenen Oestrogenproduktion keine oder doch nur eine sehr bescheidene Wirkung auf den Genitaltrakt aus (abgesehen von den Gonaden). Im Zusammenspiel mit Oestrogenen werden die Oestrogeneffekte je nach Organ, Dosisrelation und zeitlichem Zusammenwirken durch Progesteron gefördert, gehemmt oder modifiziert.

Die synthetischen Gestagene besitzen Eigenschaften, die dem Progesteron fehlen (z. B. auch oestrogene und androgene Wirkungen). Solche Substanzen beeinflussen auch bei alleiniger Gabe die Morphologie und Funktion der einzelnen Abschnitte des Genitaltraktes stark; z.T. wirken sie wie eine Progesteron/Oestrogen-Kombination.

Da die Wirkungsspektren der einzelnen Gestagene voneinander verschieden sind, sind auch die Effekte der einzelnen Gestagene am Genitaltrakt nicht einheitlich.

Wenn man weiter berücksichtigt, daß das Fortpflanzungsgeschehen bei den einzelnen Species der Säugetierreihe und damit die Funktion und Morphologie des Genitaltraktes z.T. stark variieren, wird verständlich, daß es schwierig ist, einheitliche und allgemein gültige Gesetzmäßigkeiten abzuleiten. Häufig gelten deshalb Befunde nur für die jeweils untersuchte Tierart und nur für das betreffende Gestagen, das für diese Untersuchungen benutzt wurde. Bei einer anderen Tierart oder bei Verwendung eines anderen Gestagens kann ein völlig anderer Effekt resultieren.

1. Äußeres Genitale

Bei verschiedenen Species tritt in der Brunst eine Schwellung der Vulva auf, die ohne Zweifel den Coitus begünstigen soll. Sehr deutlich ist diese Schwellung bei den meisten Haustieren (Rinder, Pferde, Schafe, Ziegen, Hunde, Katzen). Sie tritt nicht oder kaum auf bei Ratten und Mäusen. Bei anoestrischen oder ovariektomierten Tieren kann die Schwellung der Vulva durch Gabe von Oestrogenen ausgelöst werden, wie Untersuchungen an Hunden gezeigt haben [307, 457]. Nach Gabe hoher Progesterondosen wird mit der Hemmung der psychischen Brunst auch die Schwellung der Vulva unterdrückt (s. dazu auch Abschnitt E — Wirkung der verschiedenen Gestagene auf Verhaltensweisen und Differenzierungsvorgänge, Hemmung der Brunst und Cyclussynchronisation).

Eingehende Untersuchungen wurden von MARSHALL und HAMMOND an Frettchen durchgeführt [207, 350], bei denen die Schwellung der Vulva besonders ausgeprägt ist.

Durch Gaben von Progesteron oder Androstendion wird die Vulvaanschwellung sowohl bei spontan oestrischen Tieren gehemmt als auch bei kastrierten Frettchen, bei denen durch eine vorherige Oestrogenbehandlung eine Brunst ausgelöst wurde.

2. „Sexual skin" bei Affen

Eine Besonderheit ist die Schwellung und Rötung der Genitalregion bei Affen. Im anglo-amerikanischen Schrifttum spricht man von der „sexual skin". Der Begriff wurde 1891 von LANGLEY und SHERRINGTON geprägt [305].

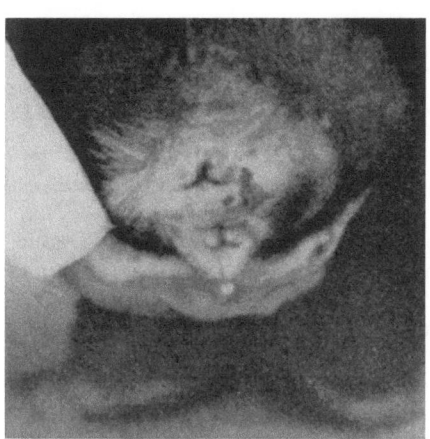 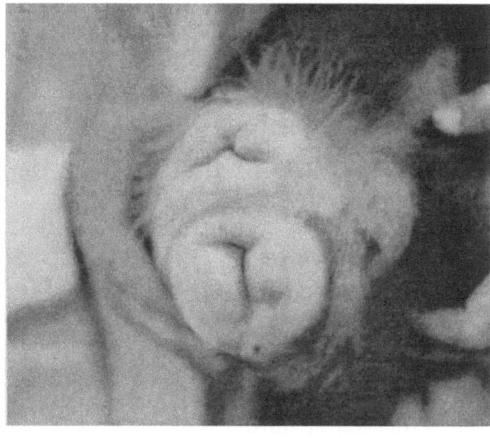

a b

Abb. 1 a u. b. Ausbildung der „sexual skin" bei präpuberalen Affen durch Oestrogene. (Nach ELDER [139]).
a Vor Oestronbehandlung. b Nach 10tägiger Gabe von tägl. 1,7 mg Oestron

Es handelt sich dabei um ein physiologisch reguliertes extracelluläres Ödem [22, 304], das der Anlockung des Männchens dienen soll [437]. Die Rötung und Schwellung kommt durch eine stärkere Durchblutung eines Geflechtes besonders großer, dünnwandiger und sehr oberflächlich gelegener Blutgefäße zustande [22, 77] (s. dazu auch Abb. 1).

In Gewebsschnitten fällt — wie Abb. 2 veranschaulicht — auch eine Quellung und damit Vergrößerung der Bindegewebselemente auf [22].

Das Gewicht der geröteten und geschwollenen „sexual skin" kann 10—28% des Körpergewichts betragen [*304*]. Die Entwicklung dieses Phänomens unterliegt einem Reifeprozeß, und man kann drei Phasen unterscheiden [*564*].

In der ersten Phase — bei Eintritt der Pubertät — ist das Ödem auf die nähere Umgebung der Genitalregion begrenzt. Die Rötung ist weniger ausgeprägt.

In der zweiten Phase kommt es zu einer mehr peripheren Verlagerung des Ödems.

In der dritten Phase imponiert als prominenteste Veränderung die starke Rötung. Die Ausbildung dieser cutanen Schwellung und Rötung ist eng mit dem

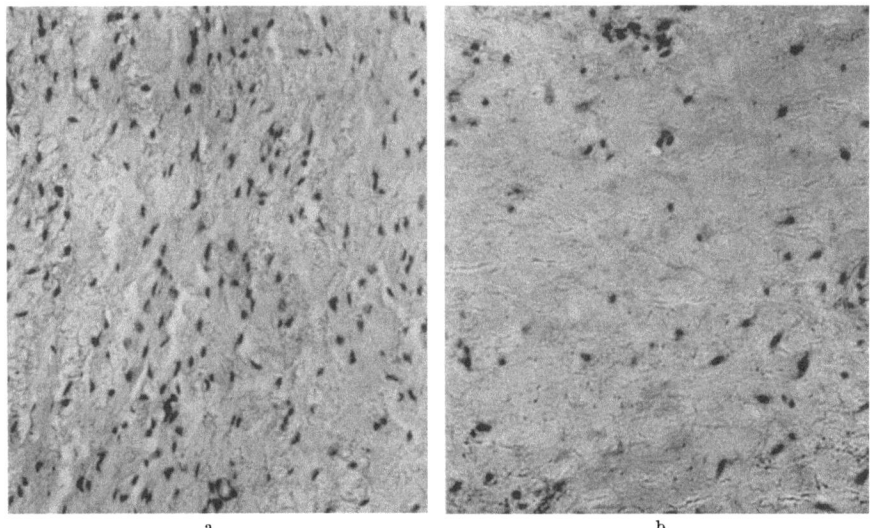

Abb. 2a u. b. Histologisches Bild der „sexual skin" bei kastrierten Affen (Nach PARKES und ZUCKERMAN [*418*]). a Vor Oestrogenbehandlung. b Nach Oestrogenbehandlung

Sexualcyclus korreliert und deshalb durch Sexualhormone auch beeinflußbar [*77, 222*].

Nach der Kastration bildet sich die „sexual skin" zurück [*77, 537*]. Durch Behandlung kastrierter Affen mit Oestrogenen kann die cutane Schwellung und Rötung wieder hervorgerufen werden [*4, 195, 239, 418*]. Bei entsprechend langer Oestrogenbehandlung erstreckt sich die Reaktion über einen sehr weiten extragenitalen Bereich [*24*].

Durch Gabe von Oestrogenen läßt sich dieser Vorgang auch bei männlichen Tieren auslösen [*564*].

Progesteron unterdrückt die Entwicklung der „sexual skin" sowohl bei intakten Tieren [*190, 191, 194, 347*] als auch bei kastrierten oder infantilen Tieren, bei denen durch eine Vorbehandlung mit Oestrogenen die Ausbildung dieses Phänomens induziert wurde [*193, 195, 239*].

Bei kastrierten Tieren sind zur Antagonisierung von 1,0 mg Oestradiolbenzoat 2,0—4,0 mg Progesteron erforderlich [*195*].

Testosteronpropionat und Desoxycorticosteronacetat üben einen ähnlich starken Hemmeffekt auf die Ausbildung der „sexual skin" aus wie Progesteron [*189, 194*].

Andere Untersucher fanden jedoch, daß mit Testosteron [*516*] und Desoxycorticosteron [*217*] die Ausbildung der cutanen Schwellung und Rötung auslösbar ist.

3. Vaginalöffnung

Bei manchen Species — so Ratten und Mäusen — ist die Vagina bis zum Eintritt der Geschlechtsreife geschlossen. Es handelt sich dabei um jenen caudalen Anteil der Vagina, der dem Epithel der dorsalen Wand des Sinus urogenitalis entstammt.

Die Gabe von oestrogen- oder androgen-wirksamen Substanzen führt zu einer vorzeitigen Öffnung der Vagina (s. dazu auch Kapitel VI, Chemische Konstitution und pharmakologische Wirkung, S. 719 und 722). Progesteron ist unwirksam [70, 405].

Gestagene mit oestrogenen oder androgenen Eigenschaften bewirken ebenfalls eine vorzeitige Vaginalöffnung [70, 405, 471].

Bei manchen Species, wie z.B. bei Meerschweinchen oder Chinchillas, ist die Vagina nur in der Brunst offen; im Dioestrus oder in der Schwangerschaft wird sie von einer Membran verschlossen. Bei infantilen Meerschweinchen führt die Gabe von Oestrogenen zu einer sehr raschen Öffnung der Vagina [219, 284, 328].

Die einmalige Gabe von 0,5 µg Oestradioldipropionat an kastrierte Meerschweinchen (kleinste voll wirksame Dosis) führt 96 h später zur Ruptur der Vaginalmembran. Die Vagina bleibt 4—7 Tage offen. 0,5 µg Oestradioldipropionat über 4 Tage verabfolgt bewirken eine 9tägige Vaginalöffnung. Erhalten die Tiere gleichzeitig täglich 2,0 mg Progesteron, so wird der Oestrogeneffekt wieder teilweise aufgehoben; die Vagina bleibt nur 4 Tage offen [262].

4. Vagina

Bei fast allen Species der Säugetierreihe, einschließlich der Frau, treten im Verlaufe eines Cyclus ganz charakteristische Veränderungen am Vaginalepithel auf. Die Veränderungen am Vaginalepithel werden durch die weiblichen Sexualhormone induziert.

Am deutlichsten sind die Veränderungen am Vaginalepithel bei Ratten und Mäusen. Ausgehend von einer Beobachtung von STOCKARD und PAPANICOLAOU [521], die als erste cyclische Veränderungen am Vaginalepithel von Meerschweinchen feststellten, entwickelten ALLEN und DOISY [8] an Ratten einen Test, der zum Nachweis oestrogener Wirkungen auch heute noch Verwendung findet.

Der Allen-Doisy-Test hat überhaupt erst die Austestung und Standardisierung von Ovar und anderen Organextrakten ermöglicht und so die Untersuchungen zur Isolierung und Synthese von Oestrogenen in den Jahren nach 1924 erheblich forciert (s. dazu auch Kapitel VI, Chemische Konstitution und pharmakologische Wirkung, S. 718, 720—721, Abb. 45).

Unter dem Einfluß von Oestrogenen oder Substanzen mit oestrogenen Eigenschaften kommt es bei Ratten und Mäusen zunächst zu einer Proliferation (Stratifikation) des Vaginalepithels, dann zu einer Keratinisierung der oberen Zellagen, die in das Lumen abgestoßen werden. Im Vaginalabstrich finden sich dann ausschließlich verhornte Schollen.

Ähnliche, wenn auch nicht so stark ausgeprägte, oestrogenbedingte Veränderungen am Vaginalepithel wie bei Ratten und Mäusen wurden bei zahlreichen anderen Species beschrieben. So konnte mit Ostrogenen oder oestrogenhaltigen Organextrakten eine Verhornung bei infantilen, anoestrischen oder kastrierten Meerschweinchen [328], Frettchen [414], Hunden [19], Goldhamstern [294, 420], Opossum [218] und Affen [5, 6, 7] hervorgerufen werden.

In Tabelle 1 sind die Wirksamkeiten der bekanntesten Gestagene im Allen-Doisy-Test zusammengefaßt.

Tabelle 1. *Oestrogene Wirksamkeit verschiedener gestagenwirksamer Steroide im Allen-Doisy-Test oder ähnlichen Testen*

Substanz	Appli-kation	Wirksamkeit	Referenz
Progesteron	sc.	unwirksam	21, 99, 175, 223, 267, 268, 301, 405, 522, 523, 524
	sc.	geringe Muzifizierung bei 2 mg	70
	sc.	geringe Stratifikation bei 4 mg	69
17α-Hydroxy-progesteron-acetat	sc.	unwirksam	99, 267, 268, 522, 523
17α-Hydroxyprogesteron-capronat	sc.	unwirksam	267, 268, 406, 522, 523
19-Nor-17α-hydroxy-progsteron-capronat	sc.	unwirksam	267, 268, 406
Medroxyprogesteronacetat	sc.	unwirksam	99, 267, 268, 522, 523, 524
	p.o.	unwirksam	223, 301
Desoxycorticosteron	sc.	unwirksam	99
Desocycorticosteronacetat	sc.	unwirksam, geringe Muzifizierung und Stratifikation	69, 70
Δ^4-Pregnen-16α,17α-diol-3,20-dion-16α,17α-acetophenid	sc.	unwirksam	309, 310, 312
Dydrogesteron	sc.	unwirksam	267, 268, 522
Megestrolacetat	sc.	unwirksam	216, 524
	p.o.	unwirksam	89
Chlormadinonacetat	sc.	unwirksam	267, 268, 269, 522, 523, 524
	p.o.	unwirksam	223, 301
Ethisteron	sc.	3 mg wirksam	147, 148
	sc.	Schwellenwert >10 mg	405
	sc.	Schwellenwert >1 mg	267, 268, 522
	sc.	2 mg schwach wirksam	69, 70
	p.o.	4 mg schwach wirksam	147, 148
Dimethisteron	sc.	unwirksam	90, 99, 216, 522, 523
Normethandrolon	sc.	unwirksam	115, 523
	sc.	Schwellenwert >1 mg	267, 268, 522
	sc.	0,0004 × Oestradiolbenzoat	411
Norethandrolon	sc.	unwirksam	99, 115, 116, 118
	sc.	Schwellenwert >1 mg	267, 268, 522, 523
Norethisteron	sc.	Schwellenwert 0,5—3 mg	257, 267, 268, 405, 523, 524, 526
	sc.	0,0003 × Oestradiol	269
	p.o.	0,01—0,1 × Oestron	223, 301, 364
	p.o.	Schwellenwert 10 mg	405
Norethisteronacetat	sc.	Schwellenwert 0,3—1 mg	267, 268, 405, 522, 523
	s.c.	0,001 × Oestradiol	269
	p.o.	Schwellenwert 3 mg	405
Norethynodrel	s.c.	0,03—0,05 × Oestron	115, 116, 118, 479, 480, 490
	s.c.	0,003 × Oestradiol	101
	s.c.	Schwellenwert 0,03 mg	267, 268, 522
13β-Äthyl, 17α-äthinyl-Δ^4-oestren-17β-ol-3-on	s.c.	Schwellenwert >10 mg	401
	p.o.	Schwellenwert >10 mg	401
Allyloestrenol	s.c.	Schwellenwert >1 mg	267, 268, 434, 435
	s.c.	8 mg unwirksam	338

Tabelle 1 (Fortsetzung)

Substanz	Applikation	Wirksamkeit	Referenz
Lynoestrenol	s.c.	Schwellenwert 1 mg	267, 268, 522, 523, 524
	s.c.	0,0003—0,001 × Oestradiol	101, 269
	p.o.	0,003 × Oestradiol	269
	p.o.	0,0005 × Äthinyloestradiol	410
Ethynodioldiacetat	s.c.	0,03 × Oestron	144, 145

Von den bekanntesten Gestagenen sind im Allen-Doisy-Test Norethynodrel, Ethynodioldiacetat, Norethisteron, Norethisteronacetat, Lynoestrenol und Ethisteron oestrogen wirksam. Oestrogene Eigenschaften treten also nur bei solchen Gestagenen auf, die sich vom Testosteron bzw. 19-Nortestosteron ableiten, nicht aber bei den C_{21}-Verbindungen (Progesteron- und Hydroxyprogesteron-Derivate).

Obwohl einige Untersucher fanden, daß bei gleichzeitiger Gabe von Oestrogenen und Progesteron eine stärkere und vollständigere Verhornung des Vaginalepithels erfolgt als bei Gabe von Oestrogenen allein (Untersuchungen an Meerschweinchen [179] und Rindern [211]), so scheint dies ziemlich unwahrscheinlich.

Vielmehr legte die Beobachtung, daß die für die Brunst charakteristischen Veränderungen des Vaginalepithels bei verschiedenen Nagern ausbleiben, wenn die Tiere Corpus luteum-Extrakte oder Progesteron erhalten, zunächst den Gedanken nahe, daß zwischen Oestrogenen und Progesteron (Gestagenen) auch ein Antagonismus bestehen könnte [34, 83].

Für die Richtigkeit dieser Annahme sprach auch, daß es mit Oestrogenen nicht oder nur in extrem hohen Dosen möglich war, bei laktierenden Mäusen [416], Ratten [505] und Meerschweinchen [87] einen vaginalen Oestrus hervorzurufen. Das gleiche gilt hinsichtlich einer Oestrusinduktion bei schwangeren Tieren (Untersuchungen an Meerschweinchen [328]).

Sowohl in der Schwangerschaft als auch während der Lactation werden erhebliche Progesteronmengen gebildet. Dennoch erscheint es nicht gerechtfertigt, von einem echten Oestrogen/Gestagen-Antagonismus zu sprechen. Tatsächlich haben Gestagene auch keinen Einfluß auf die primäre Wirkung der Oestrogene, sondern sie beeinflussen nur Sekundärreaktionen [146, 351, 352, 353].

In zahlreichen Untersuchungen wurde dann gezeigt, daß Progesteron oder Corpus luteum-Extrakte die durch Oestrogene induzierte Verhornung des Vaginalepithels verhindern [12, 64, 71, 84, 86, 181, 200, 242, 263, 294, 297, 340, 341, 456, 498, 550].

Bei gleichzeitiger Gabe von bestimmten Dosen („balanced doses") eines Oestrogens und eines Corpus luteum-Extraktes oder von Progesteron kommt es zur Mucifizierung am Vaginalepithel [71, 74, 171, 214, 215, 242, 294, 368, 369, 498, 550]. Unter der Einwirkung eines Oestrogens fällt bei Ratten und Mäusen als erstes eine Stimulierung der oberflächlichen flachcylindrischen Zellagen des Vaginalepithels auf. Dabei kommt es ebenfalls zu einer geringgradigen Mucifizierung des Epithels, die aber nicht vergleichbar ist mit der sehr starken Mucifizierung in der Schwangerschaft oder bei Gabe einer Progesteron/Oestrogen-Kombination [85].

Eine mäßige Mucifizierung des Vaginalepithels ist auch dann zu beobachten, wenn die verabreichte Oestrogendosis zu einer vollständigen Verhornung nicht ausreicht [294].

Progesteron allein beeinflußt das Vaginalepithels praktisch überhaupt nicht; höchstens bei extrem hohen Dosen kann eine Vermehrung der Mitosen beobachtet werden [353].

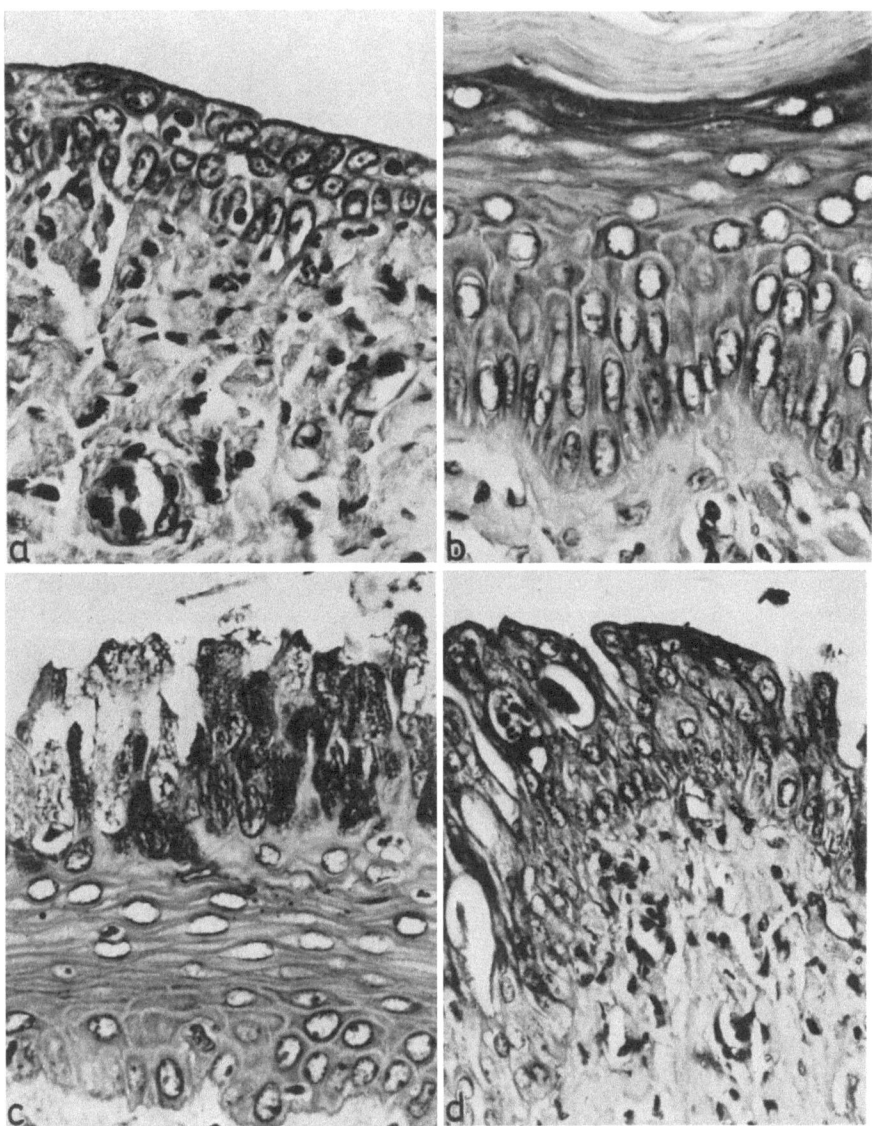

Abb. 3a—d. Einfluß von Oestradiolundecylat, Oestradiolundecylat + Progesteron und Norethisteronacetat auf das Vaginalepithel kastrierter weiblicher Ratten. a Unbehandelte kastrierte Kontrolle. b Oestradiolundecylat 1 × 25 µg subcutan. Autopsie eine Woche danach (starke Verhornung der oberflächlichen Zellagen). c Oestradiolundecylat 1 × 25 µg subcutan + Progesteron tägl. 10 mg subcutan. Man beachte die hochgradige Mucifizierung der oberflächlichen Zellagen. d Norethisteronacetat tägl. 10 mg subcutan über 5 Tage. Man beachte die Mucifizierung des Vaginalepithels ohne vorhergehende typische Verhornung. Vergr.: ca. 140 ×. Färbung: HE

Die Mucifizierung beginnt mit der Entstehung großer cylindrischer Zellen, die vollständig mit Mucin gefüllt sind. Diese Zellen zerfallen dann, und der Schleim gelangt in das Lumen der Vagina [294] (s. dazu auch Abb. 3).

Über das Vorhandensein mucifizierter Zellen in der Vagina von Hunden, Kaninchen, Meerschweinchen und Mäusen haben RETTERER und LATASTE bereits 1892 berichtet [306, 445]. LONG und EVANS haben solche Zellen bei schwangeren und pseudograviden Ratten gesehen [330].

Neuerdings ist es gelungen, den Mucifizierungsgrad des Vaginalepithels quantitativ zu erfassen [63].

Die Sialinsäure ist am Aufbau des Mucins beteiligt [106, 188] und kann durch saure Hydrolyse freigesetzt werden. In der Mäusevagina ist der Sialinsäuregehalt am höchsten in der Schwangerschaft. Bei kastrierten Tieren führt die Gabe von Oestradiol zu einer dosisabhängigen Abnahme des Sialinsäuregehaltes (s. dazu Abb. 4).

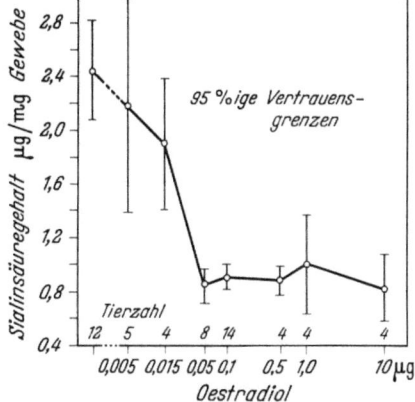

Abb. 4. Sialinsäurekonzentration in der Vagina kastrierter Mäuse nach 3tägiger Oestradiolbehandlung. (Nach CARLBORG [63])

Durch gleichzeitige Progesteronzufuhr in bestimmten Dosen kann der Oestrogeneffekt mehr oder weniger weit aufgehoben werden [63]. Aus Tabelle 2 können weitere Einzelheiten ersehen werden.

Tabelle 2. *Einfluß von Progesteron und Oestradiol auf den Sialinsäuregehalt der Vagina kastrierter Mäuse.* (Nach CARLBORG [63])

Dosis		Tierzahl	Behandlungsdauer in Tagen	Sialinsäuregehalt in µg/mg Gewebe
Progesteron in mg	Oestradiol in µg			
—	—	15	—	1,86 ± 0,22
—	0,1	21	3	0,91 ± 0,09
5,0	—	7	5	2,45 ± 1,27
2,5	—	12	5	2,0 ± 0,28
1,0	0,005	5	5	2,24 ± 0,16
1,0	0,015	7	5	2,67 ± 0,33
1,0	0,1	12	5	2,55 ± 0,53
1,0	1,0	8	5	1,78 ± 0,38

Wie bereits erwähnt, gelingt die Erzeugung der Mucifizierung mit Progesteron allein nicht. Einige synthetische Gestagene besitzen neben ihren gestagenen Eigenschaften zusätzlich auch oestrogene Eigenschaften — wie z.B. Norethynodrel, Ethisteron, Norethisteron und Norethisteronacetat.

Die Gabe einer solchen Verbindung an kastrierte Tiere kann das Vaginalepithel ähnlich beeinflussen wie eine entsprechende Oestrogen/Progesteron-Kombination.

Abb. 3d zeigt dazu ein Beispiel.

Unter dem Einfluß von Norethisteronacetat kommt es z.B. zu einer — wenn auch mäßigen — Mucifizierung des Vaginalepithels ohne stärkere vorausgehende Verhornung.

Untersuchungen von MAEKAWA [339, 340] haben ebenfalls gezeigt, daß die tägliche Gabe von 2,0 mg Norethisteron auf das Vaginalepithel kastrierter Ratten ähnlich wirkt wie die Gabe von 125 µg Oestron + 2,0 mg Progesteron [341]. Es tritt zunächst ein Oestrus auf (etwas später als bei alleiniger Oestrogengabe), gefolgt von einem Anoestrus; danach gelangen die Tiere wieder in den Oestrus (s. dazu auch Abb. 5).

Die hormonabhängigen Veränderungen an der Vagina von Affen wurden sehr detailliert von HISAW und HISAW [240] beschrieben.

Bei Affen ist — ähnlich wie bei der Frau — in allen Cyclusstadien ein Epithelwachstum mit Desquamation der superficialen Zellagen zu beobachten, jedoch

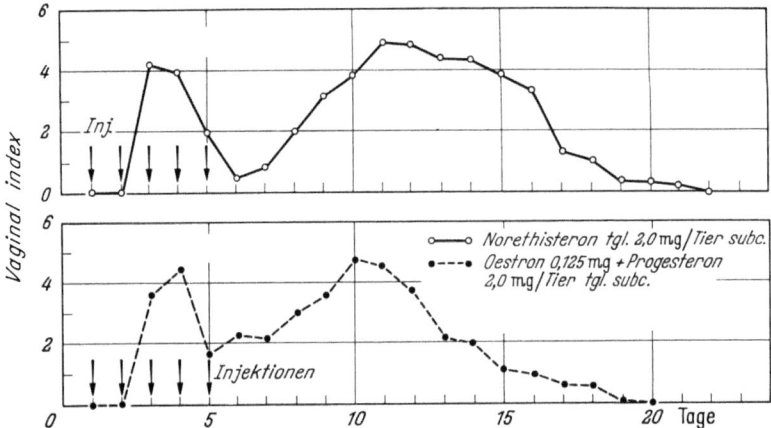

Abb. 5. Einfluß von Norethisteron, Progesteron und Oestron auf die vaginale Verhornung. (Beurteilung des Vaginalindex erfolgte nach der Menge der verhornten Schollen und Epithelzellen im Abstrich).
(Nach MAEKAWA [340])

in den einzelnen Phasen des Cyclus unterschiedlich stark. Das Epithel ist am dünnsten zum Zeitpunkt der Menstruation und am dicksten in der Follikelphase; das Maximum wird zum Ovulationstermin erreicht.

Das Vaginalepithel kastrierter Affen ist dünn. Nach Zufuhr von Oestrogenen erfolgt eine Verdickung des atrophischen Epithels von 4—8 auf 60—80 Zellagen.

Progesteron bewirkt bei kastrierten Affen nur ein sehr mäßiges Wachstum des Vaginalepithels; eine Verhornung tritt nicht ein. Der Papillarkörper entwickelt sich allerdings etwas stärker.

Wenn ein Oestrogen und Progesteron gleichzeitig verabfolgt werden, so wird der Oestrogeneffekt auf das Vaginalepithel modifiziert. Die Mitoserate im Vaginalepithel sinkt. Da die Abstoßung der verhornten Zellagen offenbar rascher erfolgt als bei alleiniger Oestrogengabe, wird das Vaginalepithel dünner [238, 239].

Die Unterbrechung des durch Oestrogengaben induzierbaren Oestrus bzw. die Hemmung des Oestrus bei spontan ovulierenden Tieren (Ratten, Mäuse) wird als Testmodell zur Ermittlung der antioestrogenen Eigenschaften von Gestagenen benutzt.

Aus Tabelle 3 können die mit diesem Testmodell gefundenen Wirkungsstärken verschiedener Gestagene ersehen werden.

Unter den Hydroxyprogesteron-Derivaten ist in diesem Testmodell Medroxyprogesteronacetat (50—70 × Progesteron) am weitaus stärksten wirksam, gefolgt vom Megestrolacetat (15 × Progesteron), Chlormadinonacetat (7 × Progesteron) und Dydrogesteron (3 × Progesteron). Hydroxyprogesteronacetat ist noch ebenso oder stärker wirksam als Progesteron, der Capronsäureester hat nur noch etwa ein Zehntel der Wirkungsstärke des Progesterons.

Tabelle 3. *Antioestrogene Wirksamkeit verschiedener gestagen wirksamer Steroide.* [*Unterdrückung des oestrogeninduzierten vaginalen Oestrus bei Ratten (R) und Mäusen (M)*]

Substanz	Applikation	Wirksamkeit	Referenz
Progesteron	s.c. (R)	WD_{50} ca. 3 mg	267, 268, 405, 524, 526
	s.c. (R)	0,5 mg wirksam	385
	s.c. (M)	0,75 mg wirksam	453
	s.c. (M)	WD_{50} Totaldosis: 0,18 mg	125, 127
17α-Hydroxyprogesteron-acetat	s.c. (R)	1—3 × Progesteron	266, 267, 268
17α-Hydroxyprogesteron-capronat	s.c. (R)	0,15 × Progesteron	267, 268, 523
19-Nor-17α-Hydroxy-progesteron-capronat	s.c. (R)	0,3 × Progesteron	267, 268
Desoxycorticosteronacetat	s.c. (R)	ca. 0,3 × Progesteron	526
	s.c. (M)	1 × Progesteron	454
Medroxyprogesteronacetat	s.c. (R)	50—70 × Progesteron	267, 268, 523
Dydrogesteron	s.c. (R)	3 × Progesteron	267, 268
	s.c. (R)	WD_{50} 0,8 mg	526
Megestrolacetat	s.c. (R)	WD_{50} 0,2 mg	524
Chlormadinonacetat	s.c. (R)	7 × Progesteron	267, 268, 523
	s.c. (R)	WD_{50} 0,55 mg	524, 526
Ethisteron	s.c. (R)	< 0,1 × Progesteron	266
	s.c. (R)	0,13 × Testosteron	523
	s.c. (R)	0,3—1 × Progesteron	405
	s.c. (R)	0,03 × Progesteron	267, 268
	s.c. (M)	22 × Progesteron	126
Dimethisteron	s.c. (R)	0,3 × Testosteron	523
Normethandrolon	s.c. (R)	7 × Progesteron	267, 268
	s.c. (R)	0,3 × Methyltestosteron	523
	p.o. (R)	2—4 mg wirksam	484
	s.c. (M)	18 × Progesteron	126, 128
Norethandrolon	s.c. (R)	10—25 × Progesteron	266, 267, 268
	s.c. (R)	0,2 × 19-Nortestosteron	523
	s.c. (M)	19 × Progesteron	128, 133
	s.c. (M)	21 × Testosteron	123, 126
Norethisteron	s.c. (R)	10—20 × Progesteron	267, 268
	s.c. (R)	0,05 × 19-Nortestosteron	523
	s.c. (M)	7—10 × Progesteron	126, 128
Norethisteronacetat	s.c. (R)	3—10 × Progesteron	267, 268, 405
	s.c. (R)	0,05 × 19-Nortestosteron	523
	s.c. (M)	6 × Progesteron	128
Norethynodrel	s.c. (R)	3 × Progesteron	267, 268
	s.c. (R)	WD_{50} 15 mg	524, 526
	s.c. (R)	0,007 × 19-Nortestosteron	523
13β-Äthyl, 17α-äthinyl-Δ⁴-oestren-17β-ol-3-on	s.c. (R)	WD_{50} 0,1 mg	401
	s.c. (M)	10 × Norethisteron	134
	s.c. (M)	146 × Progesteron	128
Allyloestrenol	s.c. (R)	1 × Progesteron	267, 268
	s.c. (R)	0,04 × 19-Nortestosteron	523
	p.o. (R)	2 mg wirksam	338
Lynestrenol	s.c. (R)	WD_{50} 0,3 mg	524

Von den Testosteron- bzw. 19-Nor-testosteron-Derivaten ist Norgestrel am stärksten wirksam (ca. 150 × Progesteron). Die weitere Reihenfolge hinsichtlich der Wirkungsstärke der einzelnen Substanzen ist wie folgt: Norethandrolon (10—25 × Progesteron), Normethandrolon, Norethisteron, Norethisteronacetat und Lynoestrenol (alle etwa 5—10 × Progesteron), Norethynodrel (3 × Progesteron), Allyloestrenol (1 × Progesteron) und Ethisteron (< 0,1 × Progesteron).

WESTIN und ODELBLAD [543, 544] konnten an kastrierten Mäusen zeigen, daß auch das Auftreten metachromatischer Mastzellen oestrogen/gestagen-abhängig ist. Eine Oestrogenbehandlung führt zu einer erheblichen Verminderung der Mastzellen in der Mäusevagina. Durch gleichzeitige Gabe von Progesteron kann dieser Oestrogeneffekt wieder mehr oder weniger aufgehoben werden.

Auch der pH-Wert in der Vagina ist abhängig vom hormonalen Status. Im Abschnitt Spermakapazitation wird darauf näher eingegangen. Es sei hier nur soviel gesagt, daß nach Zufuhr von Oestrogenen im allgemeinen der pH-Wert in saure Bereiche sinkt, Gestagene können diesen Oestrogeneffekt aufheben [114, 119].

Die Veränderungen im pH-Wert hängen ab vom Milchsäuregehalt in der Vagina, der wiederum vom Glykogengehalt in der Mucosa des Vaginalepithels abhängig ist [539].

5. Cervix

Das Epithel der Cervix erfährt in den einzelnen Cyclusstadien je nach Species mehr oder weniger starke Veränderungen. Bei Stuten und Kühen ist in der Brunst eine Mucifizierung zu beobachten. Gering sind die Veränderungen bei Affen und Frauen im Verlaufe des Cyclus [417].

Bei kastrierten Ratten und Mäusen reagiert das Cervixepithel ähnlich wie das Vaginalepithel.

Die Gabe von Progesteron an kastrierte Ratten hat überhaupt keinen Einfluß (s. Abb. 6b). Eine Oestrogenbehandlung führt zu einer Proliferation des Epithels und Verhornung der oberen Zellagen, die allerdings schwächer ausgeprägt ist als in der Vagina. Ähnlich wie an der Vagina erfolgt nach kombinierter Behandlung (s. Abb. 6c) mit einem Oestrogen und Progesteron eine Mucifizierung des Cervixepithels (s. Abb. 6d).

Gestagene, die neben der gestagenen noch oestrogene Wirksamkeiten aufweisen, bewirken mitunter eine starke Mucifizierung des Cervixepithels ohne vorhergehende stärkere Verhornung.

Abb. 6e zeigt ein solches Beispiel. Das Tier wurde mit Norethisteronacetat behandelt.

Bei zahlreichen Säugetierspecies ist die Cervix normalerweise durch einen Schleimpfropf verschlossen. Der Schleim entsteht in den Epithelzellen der Cervix. Seine Menge, chemische Zusammensetzung, Elastizität und Konsistenz ist weitgehendst vom hormonalen Status abhängig. Die Spermaaufwanderung (Cervixfaktor) ist weitgehend abhängig von der Beschaffenheit des Cervicalsekretes.

Ähnlich wie bei der Frau ist der Cervixschleim in der Cyclusmitte bei Kühen [491] und Schafen [199] weniger viscös als in anderen Cyclusstadien; er weist eine höhere Elastizität und geringere Konsistenz auf. Wird Cervixsekret oestrischer Tiere oder kastrierter und oestrogenbehandelter Tiere auf einen Objektträger gebracht, so kommt es zu einer ganz charakteristischen Kristallisation (Arborisation). Es entstehen eisblumen- oder palmblattähnliche Strukturen (Untersuchungen an Frauen, Kühen [14, 489] und Schafen [362, 363]).

Die Gabe von Progesteron führt zu einer Konsistenzerhöhung des Cervicalsekretes und das typische Arborisationsbild geht verloren [197, 198, 362, 363].

Abb. 7 und 8 zeigen, wie die Konsistenz des Cervicalsekretes von Kühen durch Progesteron und Hexoestrol beeinflußt wird.

Die Cervixmucosa von Affen spricht empfindlich auf Oestrogene an, und die der Kastration folgende Atrophie kann durch tägliche Injektionen kleiner Oestrogendosen behoben werden. Oestrogene führen auch zu einer verstärkten Bildung von Cervixsekret. Progesteron hat keinen oder nur einen sehr geringen Einfluß auf die Cervixmorphologie und Sekretbildung, scheint aber in Kombination mit einem Oestrogen synergistisch zu wirken [240]. Die nach längerer

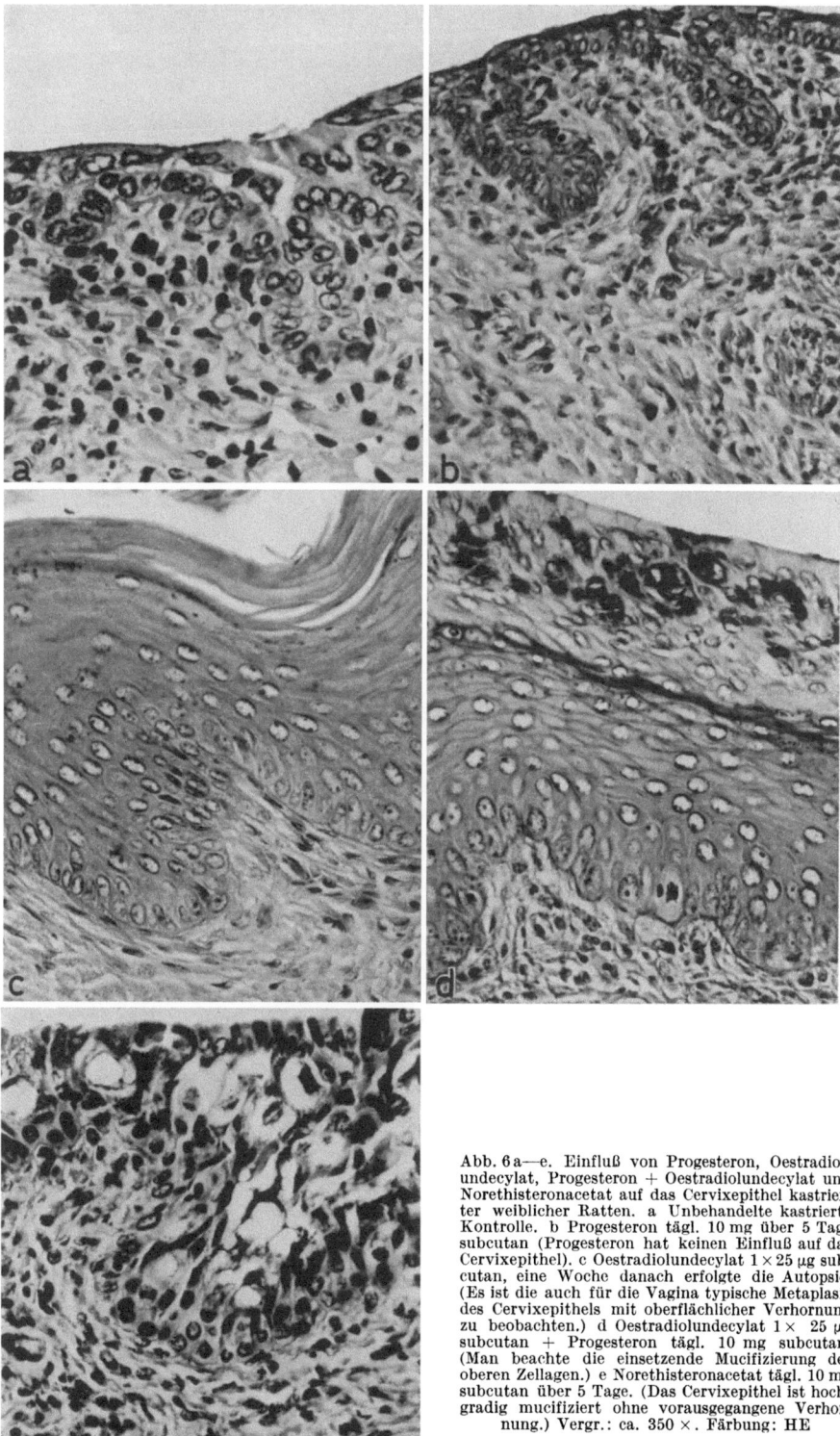

Abb. 6a—e. Einfluß von Progesteron, Oestradiolundecylat, Progesteron + Oestradiolundecylat und Norethisteronacetat auf das Cervixepithel kastrierter weiblicher Ratten. a Unbehandelte kastrierte Kontrolle. b Progesteron tägl. 10 mg über 5 Tage subcutan (Progesteron hat keinen Einfluß auf das Cervixepithel). c Oestradiolundecylat 1 × 25 µg subcutan, eine Woche danach erfolgte die Autopsie. (Es ist die auch für die Vagina typische Metaplasie des Cervixepithels mit oberflächlicher Verhornung zu beobachten.) d Oestradiolundecylat 1 × 25 µg subcutan + Progesteron tägl. 10 mg subcutan. (Man beachte die einsetzende Mucifizierung der oberen Zellagen.) e Norethisteronacetat tägl. 10 mg subcutan über 5 Tage. (Das Cervixepithel ist hochgradig mucifiziert ohne vorausgegangene Verhornung.) Vergr.: ca. 350 ×. Färbung: HE

Oestrogenbehandlung zu beobachtende Metaplasie der Cervicaldrüsen unterbleibt, wenn gleichzeitig Progesteron verabfolgt wird [241].

Bei kastrierten Schafen wurde nach Gaben von Oestradiol und Progesteron eine vermehrte Menge eines dicken dunklen Schleimes beobachtet, der möglicherweise neben den Uterin- auch den Cervicaldrüsen entstammt [31].

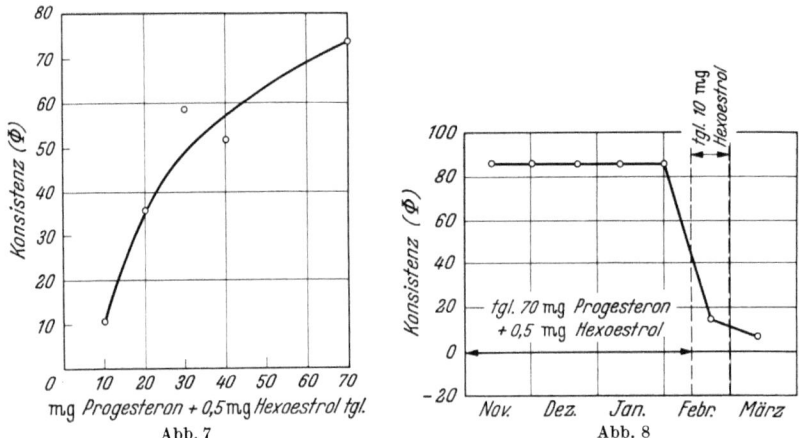

Abb. 7. Einfluß von Progesteron und Hexoestrol auf die Konsistenz des Cervicalsekretes einer kastrierten Kuh. (○) Maßeinheit der Konsistenz [198]. (Nach GLOVER [197])

Abb. 8. Einfluß von Progesteron und Hexoestrol auf die Konsistenz des Cervicalsekretes einer nichtkastrierten Kuh. (○) Maßeinheit der Konsistenz [198]. (Nach GLOVER [197])

6. Uterus

a) Endometrium und Uterusepithel

Das Endometrium ist in seiner strukturellen Ausbildung sehr stark von der Einwirkung der weiblichen Sexualhormone abhängig. Im Zusammenwirken von Oestradiol und Progesteron werden die für die Implantation der befruchteten Eizelle optimalen Bedingungen geschaffen [79].

Die dabei zu beobachtenden morphologischen Veränderungen sind bei den einzelnen Species unterschiedlich stark. Sie sind relativ gering bei Ratten, Mäusen und Meerschweinchen, stark bei Kaninchen und Affen. Die Haustiere (Rinder, Schafe, Ziegen, Schweine, Hunde, Katzen) nehmen eine Mittelstellung ein.

Die ältesten Gestagenteste basieren auf den morphologischen Veränderungen am Kaninchenendometrium [72, 73, 75, 82, 365] (s. dazu auch Kapitel VI — Chemische Konstitution und pharmakologische Wirkung, S. 680—685).

Gestagene entfalten nur dann eine nennenswerte Wirkung auf das Endometrium, wenn ein Oestrogenpriming vorausgegangen ist. Ohne Oestrogenvorbehandlung wurde an kastrierten Tieren nur mit extrem hohen Progesterondosen ein gewisser Effekt erzielt [9, 82, 238, 493].

Nach 3tägiger Progesteronbehandlung kastrierter Kaninchen wurde eine Zunahme der Mitosen im Uterusepithel beobachtet. Wird die Progesteronbehandlung über 5 Tage fortgesetzt, so verschwinden die Mitosen wieder [325, 342].

McPHAIL [365] hat untersucht, welche Rolle die Art, Dauer und Höhe der Oestrogenvorbehandlung für die spätere Reaktion des Uterus nach Gabe des Gelbkörperhormons spielt. Es hat sich dabei gezeigt, daß die Reaktion des Endometriums kastrierter Kaninchen nicht oder kaum beeinflußt wird, wenn die Oestrogenpriming-Dosen zwischen ca 1—10 µg Oestradiol liegen.

ROBSON [449] nahm an, daß zur Erzielung eines Progesteroneffektes am Kaninchenendometrium ein Progesteron/Oestrogen-Verhältnis von 75:1 optimal ist, ganz unabhängig von der absoluten Dosis.

GILLMAN und STEIN [196] haben dann gezeigt, daß das Progesteron/Oestrogen-Verhältnis zur Erzielung eines optimalen Gestageneffektes nicht konstant ist, sondern daß es auch von den absoluten Dosen abhängig ist (s. dazu auch Tabelle 4).

Tabelle 4. *Einfluß variierender Oestronmengen in Kombination mit Progesteron auf die Endometriumsreaktion kastrierter Kaninchen. (7tägige Vorbehandlung mit total 0,07 mg Oestron oder 0,00588 mg Oestradiolbenzoat, daran anschließend über 4 Tage 2mal täglich Progesteron + Oestron.)*
(Nach GILLMAN und STEIN [196])

Dosis in mg		Endometriums-reaktion	Progesteron/Oestron-Verhältnis
Oestron	Progesteron		
0,2	0,75	0	3,75:1
0,01	0,75	0	75 :1
0,08	1,5	0	18,5 :1
0,04	1,5	0	37,5 :1
0,02	1,5	+	75 :1
0,0025	1,5	+++	600 :1

Sehr detaillierte Untersuchungen dazu wurden von ELTON [141] durchgeführt. Er hat ebenfalls den Einfluß von Progesteron in Kombination mit verschiedenen Oestrondosen auf das Uterusepithel und Endometrium kastrierter Kaninchen untersucht und mit den Veränderungen in der normalen Schwangerschaft verglichen.

In der normalen Schwangerschaft sind die Zellen des Uterusepithels 4 h nach dem Decken hochcylindrisch. Häufig treten perinucleäre Vacuolen auf. Eine Arborisation (Auffiederung) des Endometriums ist noch nicht zu beobachten. Am 3. Tag der Schwangerschaft sind die Epithelzellen noch relativ hoch. Es ist jedoch bereits eine Arborisation am Endometrium zu beobachten mit zahlreichen Mitosen. Zwischen dem 4. und 7. Tag der Gravidität ändert sich das Zellbild des Uterusepithels von hoch zu flachcylindrisch, und die Arborisation ist sehr stark.

Ganz ähnliche Befunde wurden übrigens auch an pseudoschwangeren Kaninchen erhoben [40]. Die Höhe des Uterusepithels nimmt in den ersten Tagen der Pseudoschwangerschaft progressiv ab. Die hochzylindrischen oestrogendominanten Zellen werden unter dem Einfluß des vermehrt gebildeten Progesterons flachzylindrisch.

Unter Verwendung von Progesteron im üblichen Clauberg-McPhail-Test [72, 73, 75, 365] entsprechen die Veränderungen am Uterusepithel und Endometrium dem morphologischen Bild am 6.—7. Tag der Schwangerschaft (flachzylindrisches Epithel, starke Arborisation des Endometriums). Erhalten die Tiere jedoch neben Progesteron steigende Mengen Oestron, so nimmt in Abhängigkeit von der Oestrogendosis die Zellhöhe des Uterusepithels zu. Später wird auch die Arborisation des Endometriums gehemmt (s. dazu auch Tabelle 5 und Abb. 9).

Gestagene, die auch oestrogene Eigenschaften haben, wirken auf das Kaninchenendometrium z.T. ähnlich wie eine entsprechende Progesteron/Oestron-Kombination [13, 479].

ELTON [141] hat eine Reihe von Gestagenen hinsichtlich ihres Einflusses auf die Morphologie des Uterusepithels und Arborisation des Endometriums untersucht. Die Ergebnisse werden in Tabelle 6 wiedergegeben.

Tabelle 5. *Einfluß von Progesteron und Oestron auf Uterusepithel und Endometrium von Kaninchen. (Oestrogenvorbehandlung wie im üblichen McPhail-Test, daran anschließend Gabe von Progesteron und Oestron über 5 Tage subcutan.)* (Nach ELTON [141])

Dosis/Tier/Tag		Tierzahl	Arborisationsgrad des Endometriums*	Uterusepithel	
mg Progesteron	μg Oestron			Zellhöhe	Vacuolisierung
0,2	—	8	3—4	flachzylindrisch	0
0,2	1	8	3—4	mittelhoch-zylindrisch	0
0,2	2	7	3	hochzylindrisch	+
0,2	4	8	3	hochzylindrisch	+
0,2	8	12	2—3	hochzylindrisch	++
0,2	16	12	2—3	hochzylindrisch	+++
0,2	64	4	2	hochzylindrisch	+++
0,2	128	4	1	hochzylindrisch	+++

* Beurteilungsgrade nach McPHAIL [365].

Tabelle 6. *Einfluß verschiedener Gestagene auf Uterusepithel und Endometrium von Kaninchen. (Oestrogenvorbehandlung wie im üblichen McPhail-Test, daran anschließend 5tägige Gestagenbehandlung.)* (Nach ELTON [141])

Substanz	Tierzahl	Höchster erreichbarer Arborisationsgrad*	Erforderliche Dosis in mg	Uterusepithel	
				Zellhöhe	Vacuolisierung
Progesteron	24	4	0,1—0,2	flachzylindrisch	0
17α-Hydroxy-progesteron-acetat	4	4	0,02	flachzylindrisch	0
6α-Methyl-progesteron	8	4	0,1	flachzylindrisch	0
Medroxyprogesteronacetat	12	4	0,005	flachzylindrisch	0
Megestrolacetat	8	4	0,01	flachzylindrisch	0
Testosteronpropionat	4	2	2,0	hochzylindrisch	++
19-Nor-testosteron	16	2	0,4—0,8	flachzylindrisch	0
Normethandrolon	8	3—4	1,0—5,0	flachzylindrisch	0
Norethandrolon	5	4	0,04	flachzylindrisch	0
17α-(2-Methallyl)-19-nor-testosteron	18	4	0,01	flachzylindrisch	0
Norethisteron	29	3—4	0,5—2,0	hochzylindrisch	0
Norethynodrel	32	2	1,0—2,0	hochzylindrisch	+++

* Beurteilungsgrade nach McPHAIL [365].

Manche Verbindungen verhalten sich wie Progesteron — wie z. B. 17α-Hydroxyprogesteronacetat, Medroxyprogesteronacetat, Megestrolacetat, Normethandrolon, Norethandrolon.

Anders als Progesteron verhalten sich Norethisteron und Norethynodrel. Am Aussehen des Uterusepithels kann man so erkennen, ob es sich um ein „pure" Gestagen oder ein „mixed" Oestrogen/Gestagen handelt [141].

Die Wirksamkeiten der bekanntesten Gestagene im Clauberg-McPhail-Test können aus Tabelle 7 ersehen werden. (Mehr Details können dem Kapitel VI — Chemische Konstitution und pharmakologische Wirkung entnommen werden).

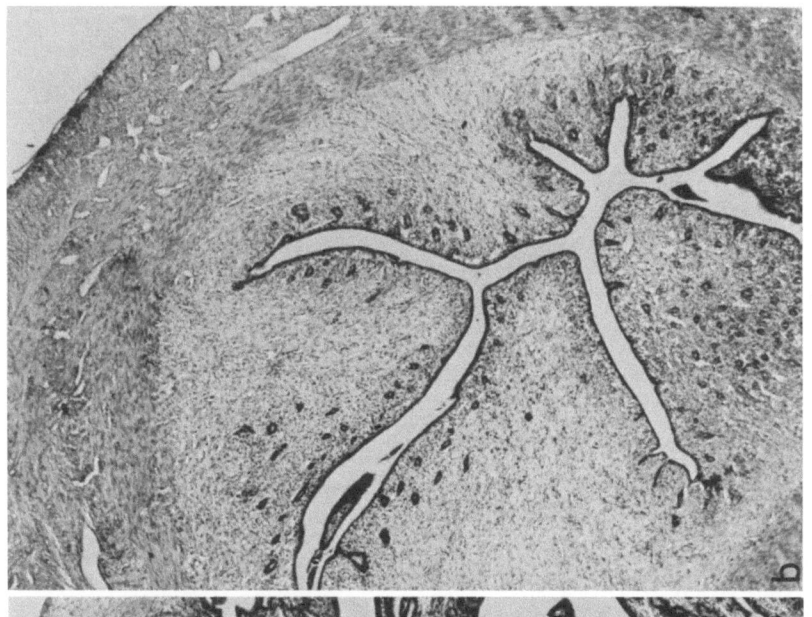
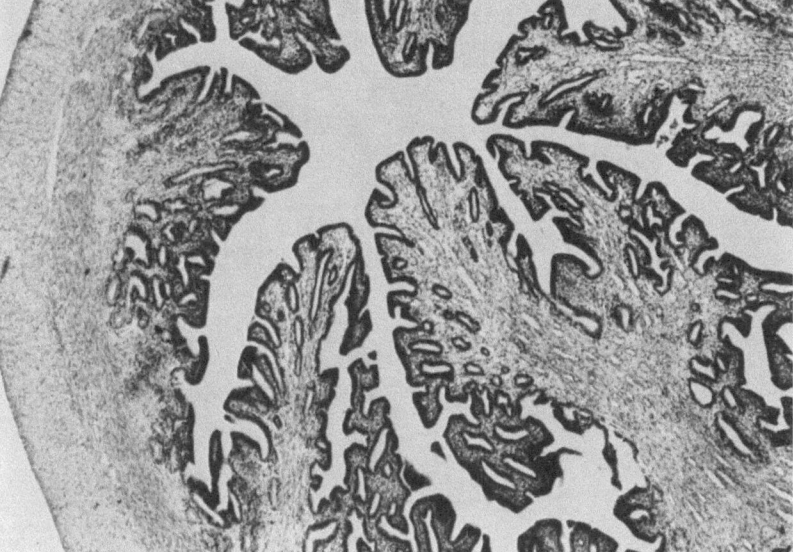

Abb. 9 a u. b. Gestagen/Oestrogen-Synergismus und Antagonismus am Uterus. Üblicher Clauberg-McPhail-Test an infantilen Kaninchen. Vorbehandlung über 6 Tage mit tägl. 0,5 µg Oestradiol subcutan. Vom 7.—11. Tag erhalten die Tiere eine Oestron/Progesteron-Kombination. a 1 mg Progesteron + 5 µg Oestradiol total subcutan. Das Endometrium ist gut transformiert. b 1 mg Progesteron + 40 µg Oestradiol total. Obwohl die Uteri sehr groß sind und die Muscularis stark entwickelt ist, hat keine Transformation des Endometriums stattgefunden. Vergr.: ca. 35×. Färbung: HE

Tabelle 7 A-a. *Veränderungen durch Einführung einer Doppelbindung*
Grundsubstanz: Pregnan-3,20-dion

	s.c.	Referenz	p.o.	Referenz
—	unwrks.	53, 221, 495	—	
Δ^4 (Progesteron)	Schwellenwert: 0,5—1 mg	55, 57, 58, 59, 75, 170, 172, 221, 249, 443, 478, 485, 507, 510, 533, 552, 561	Schwellenwert: 5—10 mg	267, 268, 269, 405
Δ^5	$<0,4\times$ Prog.	545		
Δ^{16}	$<0,02\times$ Prog.	504		

Tabelle 7 A-b. *Einführung einer zusätzlichen Doppelbindung*
Grundsubstanz: Δ^4-Pregnen-3,20-dion (Progesteron)

	s.c.	Referenz
1,2-Dehydro	<1× Prog.	*448, 557*
6,7-Dehydro	0,2—0,5× Prog.	*372, 546*
9(11)-Dehydro	0,2—0,5× Prog.	*226, 509*
11,12-Dehydro	0,5—2× Prog.	*136, 226, 508, 561*
16,17-Dehydro	unwrks.	*56, 372*

α) Pregnan-, Pregnen-Verbindungen

Der Grundkörper (Pregnan-3,20-dion) besitzt keine gestagene Aktivität. Voraussetzung für das Auftreten eines Gestageneffektes ist offensichtlich das Vorhandensein einer Doppelbindung am C-4 (Progesteron). Im Vergleich zur Doppelbindung am C-4 sind die Verbindungen mit einer Doppelbindung am C-5 oder -16 nur sehr schwach wirksam oder unwirksam. Wie aus dieser Tabelle hervorgeht, bewirkt höchstens die Einführung einer weiteren Doppelbindung am C-11 eine Wirkungssteigerung. Zusätzliche Doppelbindungen am C-6,9(11), 11 oder 16 schwächen die gestagene Wirkung der Grundsubstanz mehr oder weniger stark ab.

Tabelle 7 A-c. *Substitution von Alkylgruppen*
Grundsubstanz: Δ^4-Pregnen-3,20-dion (Progesteron)

	s.c.	Referenz	p.o.	Referenz
1,2α-Methylen	8× Prog.	*266*	—	—
4-Methyl	0,5× Prog.	*514*	—	—
6α-Methyl	4—8× Prog.	*115, 140, 143*	0,2× Prog. s.c.	*115, 140, 143*
			0,1× Norethisteron	*52*
6β-Methyl	1—2× Prog.	*557*	—	—
16α-Methyl	2× Prog.	*266, 548*	<0,6× Ethisteron	*548*
16β-Methyl	1—2× Prog.	*557*	—	—
16α,17α-Methylen	8× Prog.	*266*	1× Ethisteron	*401*
17α-Methyl	2× Prog.	*95, 99, 233, 436*	0,05× Norethisteron	*95, 96, 97, 436*
17α-Äthyl	>2× Prog.	*94*	0,1× Ethisteron	*94*
			0,5—3× Hydroxyprogesteronacetat	*540, 541*
17α-n-Propyl	<2× Prog.	*94, 98*	0,1× Norethisteron	*94, 98*
			2× Hydroxyprogesteronacetat	*540, 542*
21-Methyl	0,1—0,2× Prog.	*371, 547*	unwrks.	*547*
21-Äthyl	<0,02× Prog.	*547*	0,25× Prog.	*504*
16α-Brommethyl	1× Prog.	*266*	<0,07× Ethisteron	*401*
16,17-Dibrommethylen	1× Prog.	*266*	1× Ethisteron	*401*
21-Fluormethyl	1—2× Prog.	*115, 118*	0,05× Prog. s.c.	*115, 118*
21-Chlormethyl	unwrks.	*115, 118*	—	—
1α,16α-Dimethyl	<0,5× Prog.	*548*	—	—
6α,16α-Dimethyl	7,5× Prog.	*401*	3× Ethisteron	*401*
6α,17α-Dimethyl	5× Prog.	*93, 95*	1× Norethisteron	*93*
			20× 17α-Methylprogesteron	*93, 95, 96*

Die Einführung einer Methylengruppe in 1,2α- oder 16,17α-Stellung führt beim Progesteron subcutan zu einer Wirkungssteigerung um etwa den Faktor 8. Die 16,17α-Methylen-Verbindung ist auch p.o. wirksam.

Eine Methylsubstitution am C-4 führt subcutan zu einem geringen Verlust der gestagenen Aktivität, 6-, 16- oder 17-Methylierungen steigern die gestagene Aktivität.

Die α-Konfiguration (6- und 16-Substituenten) ist der β-Konfiguration überlegen. Die 6α-Methylverbindung ist auch p.o. recht gut wirksam.

Eine 17α-Äthylsubstitution führt ähnlich wie die 17α-Methylsubstitution zu einer Wirksamkeitssteigerung um wenigstens den Faktor 2. Die Einführung einer n-Propylgruppe in 17α-Stellung bewirkt keine Änderung gegenüber der Ausgangssubstanz.

Die Methylierung am C-21 vermindert die gestagene Aktivität. Die zusätzliche Halogenierung innerhalb eines Alkylsubstituenten setzt die gestagene Wirkung herab. Lediglich eine zusätzliche 21-Fluor-Substitution führt subcutan zu einer geringen Wirkungssteigerung. Chlor- oder Brom-Substituenten schwächen die gestagene Aktivität der Ausgangsverbindung erheblich ab.

Von den dialkylierten Verbindungen ist das 6α,17α-Dimethylprogesteron hervorzuheben. Oral ist diese Substanz ebenso wirksam wie Norethisteron oder 20mal wirksamer als die nur in C-17 methylierte Verbindung.

Tabelle 7 A-d. *Substitution von Alkyl- und Halogengruppen*
Grundsubstanz: $\varDelta^4$-Pregnen-3,20-dion (Progesteron)

	s.c.	Referenz	p.o.	Referenz
16α-Methyl, 6α-chlor	2× Prog.	401	10× Ethisteron	401
17α-Methyl, 6α-fluor	>5× Prog.	95	<0,3× Norethisteron	95
17α-Methyl, 6α-chlor	<5× Prog.	95	<1× Norethisteron	95
17α-Methyl, 21-fluor	>10× Prog.	95	<0,1× Norethisteron	95
16α,17α-Dimethyl, 21-fluor	10× Prog.	95	<Norethisteron	95
17α-Methyl, 6α, 21-difluor	10× Prog.	95	≦10× Norethisteron	95

Von den zusätzlich halogenierten Alkylderivaten ist das 17α-Methyl,21-fluor-progesteron hervorzuheben. Diese Substanz ist subcutan mehr als 10mal stärker wirksam als Progesteron und damit auch stärker wirksam als 17α-Methylprogesteron oder 21-Fluorprogesteron.

Beim 17α-Methyl-6α,21-difluor-progesteron ist im Vergleich zu der in 6α-Stellung nicht fluorierten Verbindung p.o. eine erhebliche Wirkungssteigerung zu beobachten.

Tabelle 7 A-e. *Substitution von Alkylgruppen*
Grundsubstanz: $\varDelta^{1,4}$-Pregnadien-3,20-dion (1,2-Dehydro-progesteron)

	s.c.	Referenz	p.o.	Referenz
16α-Methyl	0,7× Prog.	401	1× Ethisteron	401
17α-Äthyl	—	—	1× Hydroxyprogesteron-acetat	542

Grundsubstanz: $\varDelta^{4,6}$-Pregnadien-3,20-dion (6,7-Dehydro-progesteron)

	s.c.	Referenz	p.o.	Referenz
6-Methyl	2× Prog.	143	unwrks.	143
17α-Äthyl	—	—	5× Hydroxyprogesteron-acetat	540, 542
1α,16α-Dimethyl	unwrks.	401	—	—
6,16α-Dimethyl	5× Prog.	93	10× Norethisteron	93
6,17α-Dimethyl	4—5× Prog.	95, 349	10× Norethisteron	95, 349
6-Methyl, 17α-äthyl	5× Prog.	94, 98	20× Norethisteron	94, 98

Die Einführung einer zusätzlichen Doppelbindung am C-1 schwächt beim 16α-Methyl- und 17α-Äthyl-progesteron die subcutane Wirksamkeit ab, jedoch nicht die orale.

Eine zusätzliche Doppelbindung am C-6 führt bei der 6-Methyl- und 17α-Äthyl-Verbindung zu keiner nennenswerten Wirkungssteigerung.

Bei den doppelt alkylierten Verbindungen ist subcutan eine Verbesserung der gestagenen Aktivität zu beobachten.

Die Dialkylverbindungen — 6,16α-Dimethyl- und 6-Methyl,17α-äthyl — sind auch p.o. sehr stark wirksam.

Zu Tabelle 7 A-f.

Eine zusätzliche Halogensubstitution führt bei den alkylierten 6,7-Dehydro-progesteronen teilweise zu einer ausgeprägten Wirkungssteigerung. Die 17α-Methyl,6-chlor-, 17α-Äthyl, 6-fluor- und 17α-Äthyl,6-chlor-Verbindungen sind vor allem p.o. sehr stark wirksam.

Zu Tabelle 7 A-g.

Eine Chlorsubstitution am C-4 führt zu einem nahezu vollständigen Wirksamkeitsverlust. Die Substitution von Fluor oder Chlor in 6α-Stellung bewirkt eine Wirkungssteigerung um den Faktor 2 bzw. 5 — im Gegensatz zur β-Konfiguration.

Chlor- bzw. Bromsubstituenten in 16α-Stellung führen zu einem Wirksamkeitsabfall. Auch in 17α-Stellung wird die Wirksamkeit nicht (Chlor) bzw. nur geringfügig gesteigert (Brom).

Tabelle 7 A-f. *Substitution von Alkyl- und Halogengruppen*
Grundsubstanz: $\Delta^{4,6}$-Pregnadien-3,20-dion (6,7-Dehydro-progesteron)

	s.c.	Referenz	p.o.	Referenz
6-Methyl, 17α-brom	<1× Prog.	98	1× Norethisteron	98
17α-Methyl, 6-chlor	5—10× Prog.	95, 308	20× Norethisteron	95, 308
17α-Äthyl, 6-fluor	—	—	48× Hydroxy-progesteronacetat	542
17α-Äthyl, 6-chlor	≦10× Prog.	94, 98	≦20× Norethisteron	94, 98
6,17α-Dimethyl, 21-fluor	10× Prog.	95	10× Norethisteron	95
17α-Methyl, 6-chlor, 21-fluor	5× Prog.	95, 308	10—20× Norethisteron	95, 308

Tabelle 7 A-g. *Substitution von Halogengruppen*
Grundsubstanz: Δ^4-Pregnen-3,20-dion (Progesteron)

	s.c.	Referenz	p.o.	Referenz
4-Chlor	<0,1× Prog.	557	—	—
6α-Fluor	5× Prog.	42, 557	<0,3× Norethisteron	42
6β-Fluor	<0,5× Prog.	557	—	—
6α-Chlor	1—2× Prog.	557	—	—
6β-Chlor	<0,5× Prog.	557	—	—
16α-Chlor	0,1× Prog.	118	<0,1× Prog. s.c.	118
16α-Brom	—	—	<0,25× Prog. s.c.	118
17α-Chlor	1× Prog.	67, 348	0,05—0,2× Norethisteron	67
17α-Brom	2× Prog.	67, 99, 150, 446	0,04—0,2× ÄNT	67, 99, 150, 348, 446
21-Fluor	1—4× Prog.	99, 118, 140, 153, 229, 529	0,2× Ethisteron	99
			0,05× Prog. s.c.	118
21-Chlor	unwrks.	118, 140, 153	unwrks.	140
	0,05× Prog.	118, 140, 153	—	—
21-Brom	schw. wrks.	150, 151	—	—
6α-Fluor, 17α-brom	4× Prog.	67, 149, 348	0,3—0,5× Norethisteron	67, 149, 348
6α-Chlor, 17α-brom	1—2× Prog.	67, 348	0,2—0,3× Norethisteron	67, 348
9α,11β-Dichlor	5,5× Prog.	444	—	—
9α-Brom, 11β-fluor	0,7× Prog.	444	—	—
9α-Brom, 11β-chlor	1× Prog.	444	—	—
11β,12α-Dibrom	0,1× Prog.	62	—	—

Von den Dihalogen-Derivaten zeigen die 9α,11β-Dichlor- und 6α-Fluor,17α-brom-Verbindungen eine nennenswerte gestagene Aktivität.

Tabelle 7 A-h. *Substitution von Halogengruppen*
Grundsubstanz: $\Delta^{1,4}$-Pregnadien-3,20-dion (1,2-Dehydro-progesteron)

	s.c.	Referenz	p.o.	Referenz
6α-Fluor	<10× Prog.	42	<0,3× Norethisteron	42
6α-Fluor, 17α-brom	10× Prog.	67	1× Norethisteron	67
9α-Chlor, 11β-fluor	2× Prog.	444	—	—
9α,10β-Dichlor	3× Prog.	444	—	—

Eine 6α-Fluor-Substitution beim 1,2-Dehydro-progesteron führt subcutan und auch p.o. zu einem Wirksamkeitsverlust. Dihalogen-Verbindungen steigern subcutan die gestagene

Uterus

Tabelle 7 A-i. *Wegfall der angulären Methylgruppe am C-10 (19-Nor-Verbindungen)*
Grundsubstanz: Δ^4-Pregnen-3,20-dion (Progesteron)

	s.c.	Referenz	p.o	Referenz
19-Nor	4—8× Prog.	99, 108, 290, 479, 532, 533	20—30× Ethisteron	401, 479
1α-Methyl-19-nor	0,5× Prog.	107	—	—

Tabelle 7 A-k. *Einfügung von Hydroxylgruppen*
Grundsubstanz: Δ^4-Pregnen-3,20-dion (Progesteron)

	s.c.	Referenz	p.o.	Referenz
2β-ol	unwrks.	336	—	—
2β-ol-acetat	unwrks.	336	—	—
6α-ol-acetat	≥0,1× Prog.	26	0,2× Prog. s.c.	504
6β-ol	0,2× Prog.	135, 137, 138	—	—
6β-ol-acetat	0,3—1× Prog.	26, 137	—	—
11β-ol	unwrks.	135, 137, 138	—	—
12α-ol	unwrks.	135, 137, 138	—	—
15α-ol	0,04× Prog.	247	unwrks.	247
15α-ol-acetat	0,02× Prog.	247	unwrks.	247
16α-ol	<0,07× Prog.	401	—	—
17α-ol	unwrks.	54, 115, 140, 336, 426, 427	unwrks.	99, 100, 115, 140
17α-ol-formiat*	27× Prog.	266	1—3× Ethisteron	401
17α-ol-acetat*	10—30× Prog.	115, 140, 265, 266, 267, 268, 522, 523, 548	0,1× Norethisteron	97, 291, 349, 447
17α-ol-propionat*	≥1× Prog.	266	1× Ethisteron	401
17α-ol-butyrat*	8× Prog.	266	3× Ethisteron	401
17α-ol-valerianat*	3× Prog.	266	3× Ethisteron	401
17α-ol-capronat*	1—2× Prog.	264, 266, 267, 268, 285, 522, 525	1× Prog.	267, 268
17α-ol-oenanthat*	≥1× Prog.	266	—	—
17α-ol-caprylat*	0,6× Prog.	266	1× Ethisteron	401
17α-ol-17α-methyläther	7,5× Prog.	401	10× Ethisteron	401
17α-ol-17α-äthyläther	7,5× Prog.	401	—	—
21-ol	0,1× Prog.	99, 246, 249, 373, 518	unwrks.	99, 249
21-ol-acetat	0,1—0,3× Prog.	152, 153, 336, 373, 454	0,03× Prog. s.c. <0,1× Prog.	230 249
4,17α-diol-17α-acetat	5× Prog.	16	5× Hydroxyprogesteronacetat	16, 523
	1× Hydroxyprogesteronacetat	523		
11β,17α-diol-11β,17α-diacetat	0,7× Prog.	401	3× Ethisteron	401
11β,21-diol (Corticosteron)	<0,07× Prog.	401	—	—
16α,17α-diol	unwrks.	309	unwrks.	309
16α,17α-diol-16α,17α-diacetat	<0,08× Prog.	266	unwrks.	401
16β,17α-diol-16β,17α-diacetat	1× Prog.	266	1× Ethisteron	401
11β,17α,21-triol (Hydrocortison)	<0,01× Prog.	230	—	—

* Ausgeprägte Depotwirkung [264].

Aktivität um den Faktor 2 bis 3. Hervorzuheben ist die 6α-Fluor,17α-brom-Verbindung, die subcutan 10mal stärker wirksam ist als Progesteron.

Zu Tabelle 7 A-i.

Das Fehlen der angulären Methylgruppe am C-10 führt beim Progesteron zu einer Wirkungssteigerung um den Faktor 4 bis 8. 19-Nor-progesteron besitzt auch eine gute orale Wirksamkeit. Die zusätzliche Einführung eines 1α-Methyl-Substituenten bewirkt eine Abschwächung der Wirkung.

Zu Tabelle 7 A-k.

Bei der Einführung von Hydroxylgruppen ist lediglich das 17α-Hydroxy-progesteron mit seinen Fettsäureestern bemerkenswert. Sie zeichnen sich durch eine ausgeprägte Depotwirkung aus, die beim Capronat ein Wirkungsmaximum erreicht.

Durch die Einführung mehrerer Hydroxylgruppen wird die gestagene Aktivität eher abgeschwächt.

Tabelle 7 A-l. *Substitution von Hydroxylgruppen und Einführung einer Doppelbindung*
Grundsubstanz: Δ^4-Pregnen-17α-ol-3,20-dion-17α-acetat (17α-Hydroxyprogesteron-acetat)

	s.c.	Referenz	p.o.	Referenz
1,2-Dehydro	10—30× Prog.	266, 271, 272, 548	20× Ethisteron	548
6,7-Dehydro	10—30× Prog.	266, 287, 290, 548	8× Hydroxyprogesteronacetat	557
			30× Hydroxyprogesteronacetat	557
			1,5× Norethisteron	287, 291

Die zusätzliche Einführung einer Doppelbindung am C-1 bzw. C-6 führt beim Hydroxyprogesteronacetat insbesondere zu einer Steigerung der oralen Wirksamkeit. Das trifft besonders für die 6,7-Dehydro-Verbindung zu.

Tabelle 7 A-m. *Substitution von Alkylgruppen*
Grundsubstanz: Δ^4-Pregnen-17α-ol-3,20-dion-17α-acetat (17α-Hydroxy-progesteron-acetat)

	s.c.	Referenz	p.o.	Referenz
1α-Methyl	3× Prog.	548	10× Ethisteron	401
1,2α-Methylen	17× Prog.	548	60× Ethisteron	548
2α-Methyl	0,3× Hydroxyprogesteronacetat	523	0,3× Hydroxyprogesteronacetat	523
6α-Methyl (Medroxyprogesteronacetat)	20—60× Prog.	23, 28, 45, 99, 100, 115, 132a, 140, 266, 349, 445a, 522a, 525	3—10× Norethisteron	97, 99, 100, 287, 291, 349, 447
16α-Methyl	0,3× Hydroxyprogesteronacetat	523	0,1× Hydroxyprogesteronacetat	518a
17α-Methyl	0,25× Prog.	152	—	—
16α,17α-diol-16,17-Acetophenid*	1—2× Prog.	309, 310, 312a	0,5—2× Norethisteron	309, 310, 312a

* Ausgeprägter Depoteffekt [309, 401].

Beim 17α-Hydroxy-progesteron-acetat bewirkt lediglich die 6α-Methyl-Substitution eine erhebliche Wirksamkeitssteigerung. Durch eine 1α-Methyl- bzw. 1,2α-Methylen-Substitution wird die gestagene Aktivität geringfügig erhöht. Die 2α- bzw. 16α-Methyl-Substitution führt zu einem sehr starken Wirksamkeitsverlust.

Tabelle 7 A-n. *Substitution von Alkyl- und Halogengruppen*
Grundsubstanz: Δ^4-Pregnen-17α-ol-3,20-dion-17-acetat

	s.c.	Referenz	p.o.	Referenz
6α-Methyl, 21-fluor	50× Prog.	140, 143	10—20× Prog. s.c.	140
6α-Methyl, 21-chlor	2× Prog.	140	—	—
16α-Methyl, 6α-fluor	—	—	1× Norethisteron	291

Eine zusätzliche Halogenierung in 21-Stellung führt beim 6α-Methyl-hydroxy-progesteron-acetat subcutan zu keiner Steigerung der Wirksamkeit; es tritt eher ein Wirksamkeitsverlust ein.

Tabelle 7 A-o. *Substitution von Alkylgruppen*
Grundsubstanz: $\Delta^{1,4}$-Pregnadien-17α-ol-3,20-dion-17α-acetat (1,2-Dehydro-17α-hydroxy-progesteron-acetat)

	s.c.	Referenz	p.o.	Referenz
1-Methyl	<0,5× Prog.	*548*	—	—
6α-Methyl	10× Prog.	*266*	8× Norethisteron	*173, 287, 291*
	1× Δ^1-Hydroxy-progesteron-acetat	*523*		
16α-Methyl	0,3× Δ^1-Hydroxy-progesteron-acetat	*523*	0,3× Δ^1-Hydroxy-progesteronacetat	*523*

Grundsubstanz: $\Delta^{4,6}$-Pregnadien-17α-ol-3,20-dion-17α-acetat (6,7-Dehydro-17α-hydroxy-progesteron-acetat)

1α-Methyl	1,4× Prog.	*548*	16× Ethisteron	*548*
1,2α-Methylen	7—10× Prog.	*266, 270, 548*	50× Ethisteron	*548*
6-Methyl (Megestrolacetat)	180× Hydroxy-progesteron-acetat	*557*	10—20× Norethisteron	*291, 447*
	20—30× Prog.	*143*		
16α-Methyl	2,5× Prog.	*401*	—	—
6,16α-Dimethyl	20—30× Prog.	*267, 268, 548*	300× Ethisteron	*548*
	1× Δ^6-Hydroxy-progesteron-acetat	*523*	10× Δ^6-Hydroxy-progesteron-acetat	*523*
1,2α-Methylen, 6,16α-dimethyl	10× Prog.	*548*	55× Ethisteron	*548*

Methylsubstitutionen am C-1 bzw. in 16α-Stellung des 1,2-Dehydro-hydroxy-progesteronacetats bewirken subcutan einen Wirkungsabfall.

Bemerkenswert ist die 6-Methyl-Verbindung des 6,7-Dehydro-17α-hydroxy-progesteronacetats, die 180mal wirksamer ist als die Ausgangssubstanz. Oral ist diese Verbindung nur wenig stärker wirksam als Norethisteron.

Die 1α-Methyl- und 1,2α-Methylen-Verbindungen sind p.o. 16 bzw. 50mal so stark wirksam wie Ethisteron.

Tabelle 7 A-p. *Substitution von Alkyl- und Halogengruppen*
Grundsubstanz: $\Delta^{4,6}$-Pregnadien-17α-ol-3,20-dion-17α-acetat (6,7—Dehydro-hydroxy-progesteronacetat)

	s.c.	Referenz	p.o.	Referenz
1α-Methyl, 6-chlor	30× Prog.	*548*	150× Ethisteron	*548*
1,2α-Methylen, 6-fluor	30× Prog.	*548*	500× Ethisteron	*548*
12α-Methylen, 6-chlor	200—300× Prog.	*206, 267, 268, 270*	≧1000× Ethisteron	*548*
6-Methyl, 21-fluor	20—40× Prog.	*143, 512*	3× Medroxy-progesteronacetat	*512*
16α-Methyl, 6-chlor	75× Prog.	*401*	10× Norethisteron	*401*

Die alkylierten und halogenierten Derivate des 6,7-Dehydrohydroxy-progesteron-acetats sind subcutan fast alle stärker wirksam als die entsprechenden nur alkylierten oder nur halogenierten Verbindungen. Hervorzuheben ist die sehr starke orale Wirksamkeit dieser Substanzen.

Voraussetzung für eine gute gestagene Wirksamkeit scheint die Δ^4-3-Keto-Konfiguration zu sein. Die entsprechenden 3β-ol-Derivate sind unwirksam oder schwach wirksam, wenn sie in 6α-Stellung alkyliert bzw. 21-Stellung fluoriert sind. Das gleiche gilt für die 3-Enol-Derivate des Progesterons. Bei den Fettsäureestern wurde eine gewisse Depotwirkung festgestellt. Hervorzuheben ist lediglich der 3-Cyclopentyläther (Quingestron). Diese Substanz ist oral 10mal stärker wirksam als Ethisteron [156, 157].

Tabelle 7 A-r. *Substitution von Halogengruppen*
Grundsubstanz: Δ^4-Pregnen-11α-ol-3,20-dion (11α-Hydroxy-progesteron)

	s.c.	Referenz	p.o.	Referenz
9α-Fluor	0,1—0,2 × Prog.	99, 182, 285	3—5 × Ethisteron	99, 182
9α-Chlor	0,25 × Prog.	182, 285	1 × Ethisteron	182
9α-Brom	0,5 × Prog.	182, 285	2—3 × Ethisteron	182
12α-Fluor	1 × Prog.	285	0,2 × Ethisteron	182
12α-Chlor	2 × Prog.	182, 285	1—3 × Ethisteron	182
12α-Brom	2 × Prog.	182, 285	23 × Ethisteron	182
4,9α-Dichlor	1 × Prog.	288	—	—
4-Chlor, 9α-brom	0,1 × Prog.	288	—	—

Grundsubstanz: Δ^4-Pregnen-17α-ol-3,20-dion-17α-acetat (17α-Hydroxy-progesteron-acetat)

	s.c.	Referenz	p.o.	Referenz
6α-Fluor	3 × Hydroxyprogesteronacetat	523	0,5—1 × Norethisteron	173, 287, 291
	80 × Prog.	226	10 × Hydroxyprogesteronacetat	523
6β-Fluor	3 × Prog.	226	0,5—1 × Norethisteron	287
			3 × Ethisteron	401
6α-Chlor	1 × Hydroxyprogesteronacetat	523	2—3 × Norethisteron	173, 287, 447
	27 × Prog.	226	1 × Hydroxyprogesteronacetat	523
6β-Chlor	—	—	0,4 × Norethisteron	287
6α-Brom	—	—	0,7—1 × Norethisteron	173, 287, 291
6β-Brom	—	—	1 × Norethisteron	287
16β-Chlor	0,7 × Prog.	401	unwrks.	401
21-Fluor	10 × Prog.	140	1 × Prog. s.c.	140
21-Chlor	2 × Prog.	140	<0,2 × Prog. s.c.	140
21-Brom	1 × Prog.	140	unwrks.	140
21-Jod	unwrks.	140	—	—

Eine Halogenierung des 11α-Hydroxy-progesterons in 9α-Stellung bewirkt subcutan einen Wirkungsabfall, p.o. eine geringfügige Wirkungssteigerung.

Die Halogenierung in 12α-Stellung steigert subcutan die gestagene Aktivität um den Faktor 1 bis 2. Hervorzuheben ist die 12α-Brom-Verbindung, die oral 23mal stärker wirksam ist als Ethisteron.

Halogensubstitutionen des 17α-Hydroxy-progesteron am C-6 führen subcutan — gegenüber der Ausgangssubstanz — zu einer Wirkungssteigerung, die bei der α-Konfiguration stärker ausgeprägt ist. Diese Verbindungen zeigen auch eine gute orale Wirksamkeit.

Eine 16β-Chlor-Substitution schwächt die Wirksamkeit sehr stark ab. Das gleiche gilt für die 21-Halogen-Substituenten — vielleicht mit Ausnahme der 21-Fluor-Verbindung.

Zu Tabelle 7 A-s.

Beim 1,2-Dehydro-hydroxy-progesteron-acetat bewirkt eine Halogenierung in 6α-Stellung subcutan eine Wirksamkeitssteigerung um das 5—10fache. Diese Verbindungen sind auch p.o. sehr gut wirksam.

Bei der 6,7-Dehydro-Verbindung führt die Halogenierung am C-6 ebenfalls zu einer erheblichen Wirkungssteigerung. Die 6-Chlor-Verbindung (Chlormadinonacetat) ist zur Zeit das stärkste im Handel befindliche Gestagen. Zu Tabelle 7 A-t.

Tabelle 7 A-s. *Substitution von Halogengruppen*
Grundsubstanz: $\Delta^{1,4}$-Pregnadien-17α-ol-3,20-dion-17α-acetat (1,2-Dehydro-hydroxy-progesteron-acetat)

	s.c.	Referenz	p.o.	Referenz
6α-Fluor	—	—	10 × 1,2-Dehydro-hydroxy-progesteron-acetat	523
			6 × Norethisteron	447
6α-Chlor	6 × 1,2-Dehydro-hydroxy-progesteron-acetat	523	6—8 × Norethisteron	173, 287, 291, 447
	15 × Prog.	290, 557		
6α-Brom	—	—	5—6 × Norethisteron	173, 287, 447
6β-Brom	—	—	0,1 × Norethisteron	287

Grundsubstanz: $\Delta^{4,6}$-Pregnadien-17α-ol-3,20-dion-17α-acetat (6,7-Dehydro-hydroxy-progesteron-acetat)

	s.c.	Referenz	p.o.	Referenz
6-Fluor	—	—	15—18 × Norethisteron	287, 291, 447
6-Chlor (Chlormadinon-acetat)	50—300 × Prog.	45, 267, 268, 269, 270, 290, 308, 548, 557	30—50 × Norethisteron	287, 291, 308, 447
			190 × Hydroxyprogesteron-acetat	540, 542

Tabelle 7 A-t. *Wegfall der angulären Methylgruppe am C-10 (19-Nor)*
Grundsubstanz: Δ^4-Pregnen-17α-ol-3,20-dion-17α-acetat

	s.c.	Referenz	p.o.	Referenz
19-Nor- frei	0,5 × Prog.	523	—	—
19-Nor-formiat	270 × Prog.	266	140 × Ethisteron	266
19-Nor-acetat	250 × Prog.	266, 267, 268, 270, 522	>7 × Prog. s.c.	523
	20—50 × Prog.	288, 523		
19-Nor-capronat*	25 × Prog.	266, 267, 268, 525	33 × Prog.	267, 268

* Ausgeprägte Depotwirkung [401].

Der Wegfall der angulären Methylgruppe am C-10 führt in allen Fällen zu einer erheblichen Wirkungssteigerung um etwa den Faktor 10. Hervorzuheben ist der Capronsäureester, der eine ausgeprägte Depotwirkung besitzt.

Tabelle 7 A-u. *Substitution einer Ketogruppe*
Grundsubstanz: Δ^4-Pregnen-3,20-dion

	s.c.	Referenz
11-oxo	0,05—0,1 × Prog.	346
15-oxo	0,02 × Prog.	247

Tabelle 7 A-v. *Substitution von Alkyl- und Halogengruppen*
Grundsubstanz: Δ^4-Pregnen-3,11,20-trion

	s.c.	Referenz	p.o.	Referenz
9α-Fluor	0,25 × Prog.	182, 285	2—3 × Ethisteron	182
9α-Chlor	0,25 × Prog.	182, 285	1 × Ethisteron	182
9α-Brom	0,5 × Prog.	99, 182, 285	3—5 × Ethisteron	99, 182
12-Fluor	0,5 × Prog.	182, 285	—	—
12α-Chlor	0,1 × Prog.	182, 285	0,2 × Ethisteron	182
12α-Brom	<0,1 × Prog.	285	—	—
2α-Methyl, 9α-fluor	≧16 × Prog.	508	—	—

Die Einführung einer zusätzlichen Ketogruppe am C-11 führt beim Progesteron zu einer erheblichen Abschwächung der Wirksamkeit. Bei den in 9α-Stellung halogenierten Triolen ist oral eine mäßige Wirkungssteigerung zu beobachten. Hervorzuheben ist das 9α-Brom-Derivat.

Tabelle 7 A-w. *Änderung der natürlichen Ringverknüpfung*
Grundsubstanz: 9α, 10β, 14α, 17α-Δ^4-Pregnen-3,20-dion (Progesteron)

	s.c.	Referenz	p.o.	Referenz
17β	unwrks.	*54*	—	—
14β, 17α	unwrks.	*232*	—	—
9β, 10α (Retroprogesteron)	5× Prog.	*439, 485, 487*	> Prog.	*487, 488*

Grundsubstanz: $\Delta^{4,6}$-Pregnadien-3,20-dion (6,7-Dehydro-progesteron)

	s.c.	Referenz	p.o.	Referenz
9β, 10α (Dydrogesteron)	20—30× Prog. 40× Retroprog.	*439, 485, 488* *487*	8× Prog.	*267, 268*

Eine Änderung der natürlichen Ringverknüpfung des Progesterons führt im allgemeinen zu einem Verlust der gestagenen Aktivität. Lediglich beim 9β-10α-Progesteron (Retroprogesteron) ist subcutan und p.o. eine geringe Wirkungssteigerung zu beobachten.

Die zusätzliche Einführung einer Doppelbindung am C-6 führt bei dieser Substanz subcutan zu einem Wirksamkeitsanstieg um den Faktor 20 bis 30 — p.o. um den Faktor 8.

Zu Tabelle 7 B-a. Androstan-17β-ol-3-on hat nur eine sehr geringe gestagene Aktivität [*401*].

Eine Alkylsubstitution in 2α-, 17α- oder 17β-Stellung führt zu keiner Steigerung der gestagenen Aktivität gegenüber der Ausgangssubstanz [*53, 115, 296, 356, 495*].

Nach Wegfall der angulären Methylgruppe am C-10 (Oestran) ist bei einigen in 17α-Stellung alkylierte Androstanderivate eine geringe Wirksamkeitssteigerung zu beobachten [*118, 131, 478*].

Die Einfügung von einer oder zwei Hydroxylgruppen in 3α- und 3β- bzw. 17α und 17β-Stellung sowie zusätzliche Alkylierung in 17α- oder 17β-Stellung führt zu gestagen unwirksamen Verbindungen [*296, 356, 450, 504*].

Das gleiche gilt für die in 17α-Stellung alkylierten Oestran-Verbindungen.

Die Einführung einer Doppelbindung am C-1 oder C-4 (Testosteron) führt zunächst noch zu keiner Wirksamkeitssteigerung [*100, 296, 335, 356, 495*].

Tabelle 7 B-a. *Substitution von Alkylgruppen*
Grundsubstanz: Δ^4-Androsten-17β-ol-3-on (Testosteron)

	s.c.	Referenz	p.o.	Referenz
17α-Methyl	0,003—0,01× Prog. 0,2× Prog.	*245, 296, 504* *266, 335*	0,5× Ethisteron	*100*
17α-Äthyl	0,8× Prog.	*266*	<1× Ethisteron	*401*
17α-Äthenyl	0,8× Prog.	*266*	1× Ethisteron	*401*
17α-Äthinyl (Ethisteron)	0,1—1× Prog.	*99, 100, 101, 231,* *250, 259, 260,* *464, 504*	Schwellenwert: 1—10 mg	*91, 147,* *148, 259,* *260, 356,* *410*
6α-Methyl,17α-äthinyl	0,6× Prog.	*99*	2—7× Ethisteron	*61, 91,* *92*
6α-Methyl,17α-propinyl (Dimethisteron)	1—3× Prog.	*99, 117, 267, 268,* *522, 523, 525*	11× Ethisteron	*90*
17α-Äthinyl, 21-methyl	—	—	3× Ethisteron	*91, 92*
17α-Äthinyl, 21-äthyl	—	—	1,6× Ethisteron	*91*
17α-Äthinyl, 21-propyl	—	—	1× Ethisteron	*91*
17α-Äthinyl, 21-butyl	—	—	0,5× Ethisteron	*91*

Die 17α-Alkyl-Substitution führt beim Testosteron subcutan zu einer Steigerung der gestagenen Aktivität. Interessant ist, daß diese Verbindungen auch p.o. wirksam sind.

Das 17α-Äthinyl-testosteron war das erste oral wirksame Gestagen — heute ist es nur noch von historischem Interesse.

Tabelle 7 B-b. *Substitution von Alkylgruppen und Wegfall der angulären Methylgruppe am C-10 (Oestrenverbindungen bzw. 19-Nor-Verbindungen)*
Grundsubstanz: Δ^4-Androsten-17β-ol-3-on

	s.c.	Referenz	p.o.	Referenz
17α-Methyl (Normethandrolon)	Angaben sehr unterschiedlich 1—10× Prog.	99, 100, 115, 118, 379, 433, 434, 474, 525	10—50× Ethisteron	266, 338, 364, 411, 467, 469
17α-Methyl-acetat	3× Prog.	266	≦1× Ethisteron	266
17α-Äthyl (Norethandrolon)	Angaben sehr unterschiedlich 3—50× Prog.	102, 115, 128, 131, 133, 433, 476, 478, 479, 561	3× Norethisteron 2,5× Prog. s.c.	429 115, 118,
17α-Äthyl-acetat	<1× Prog.	266	≦1× Ethisteron	266
17α-Propyl	3—10× Prog.	115, 118, 131, 266, 374, 478,	10× Ethisteron 0,25× Prog. s.c.	266 115, 118
17α-Propyl-acetat	0,5× Prog.	266	—	—
17α-Butyl	1—10× Prog.	115, 118, 131	<0,25× Prog. s.c.	115, 118
17α-Octyl	0,1× Prog.	115, 118	—	—
17α-Äthenyl	1—10× Prog.	115, 131, 266, 478	2,5× Prog. s.c. 10× Ethisteron	115, 118 266, 364
17α-Äthenyl-acetat	25× Prog.	266, 271, 272	10× Ethisteron	266
17α-Propenyl	2—10× Prog.	118, 374, 378, 478	1,3× Norethisteron 2,5× Prog. s.c.	429 118
17α-Butenyl	2—3× Prog.	378, 478	1—2× Hydroxyprogesteronacetat	378
17α-Äthinyl (Norethisteron)	Angaben sehr unterschiedlich 0,5—1× Prog. 5—20× Prog.	115, 118, 131, 145, 375, 467, 479, 524 266, 267, 433, 434, 561	2—10× Ethisteron 30—100× Ethisteron 0,5—1× Hydroxyprogesteronacetat	99, 100, 364 266, 405 374, 378
17α-Äthinyl-formiat	25× Prog.	401	300× Ethisteron	401
17α-Äthinyl-acetat	20—30× Prog.	266, 267, 271, 272, 405, 525, 548	300× Ethisteron	405, 548
17α-Äthinyl-propionat	0,4× Norethisteronacetat	266	<0,1× Norethisteronacetat	266
17α-Äthinyl-butyrat*	1× Norethisteronacetat	266	0,4× Norethisteronacetat	266
17α-Äthinyl-valerianat*	1× Norethisteronacetat	266	0,4× Norethisteronacetat	266
17α-Äthinyl-capronat*	0,4× Norethisteronacetat	266	0,3× Norethisteronacetat	271, 272
17α-Äthinyl-oenanthat+	0,4× Norethisteronacetat	266	<0,1× Norethisteronacetat	266, 271, 272
17α-Äthinyl-caprylat+	<0,1× Norethisteronacetat	266	0,4× Norethisteronacetat	266, 271, 272
17α-Äthinyl-undecylat+	7× Prog.	401	<0,1× Norethisteronacetat	266
17α-Propinyl	5—30× Prog.	115, 131, 266	10× Ethisteron	266
17α-Butinyl	2× Prog.	115	1× Prog. s.c.	115
17α-Hexinyl	1× Prog.	115	1× Prog. s.c.	115

Tabelle 7 B-b (Fortsetzung)

	s.c.	Referenz	p.o.	Referenz
1,2α-Methylen, 17α-äthinyl-acetat	5× Prog.	*548*	33× ÄT	*548*
17α,18β-Dimethyl	2× Prog.	*128*	—	—
13β,17β-Diäthinyl	1,3× Norethisteron	*134*	13× Norethisteron	*134*
d,1-17α-Äthyl, 18β-methyl	5—10× Prog.	*128, 133*	—	—
d,1-17α-Äthinyl, 18β-methyl (Norgestrel)	20—30× Prog.	*128, 401*	10—80× Norethisteron	*134, 512a*
d-17α-Äthinyl, 18β-methyl	2× d,1-Form	*132b, 133a*	—	—

* Ausgeprägte Depotwirkung [*271, 272*].

Eine zusätzliche Alkylierung in 6α-Stellung steigert die orale Aktivität — eine Alkylierung in 21-Stellung bleibt ohne Einfluß auf die gestagene Aktivität.

Die Einführung einer zusätzlichen Doppelbindung am C-6 erhöht die orale Wirksamkeit des Ethisterons [*27*]. Eine Halogensubstitution am C-4 schwächt die gestagene Aktivität des Testosterons ab [*102, 466, 468*].

Zu Tabelle 7 B-b.
Der Wegfall der angulären Methylgruppe am C-10 führt zu keiner nennenswerten Steigerung der gestagenen Aktivität, was auch für die Fettsäureester der Δ^4-Oestren-17β-ol-3-on-Verbindung (19-Nortestosteron) zutrifft [*100, 115, 118, 187, 311, 524*].

Die in 17α-Stellung alkylierten 19-Nortestosteron-Verbindungen zeigen jedoch eine zum Teil sehr starke gestagene Wirksamkeit — insbesondere bei oraler Verabfolgung. Die höheren Fettsäureester des 17α-Äthinyl-19-nor-testosterons besitzen eine ausgeprägte Depotwirkung.

Durch die Substitution eines Alkyls der angulären Methylgruppe am C-13 kommt es zu einer weiteren Wirkungssteigerung. Hervorzuheben ist dabei besonders die d,1-17α-Äthinyl, 18-methyl-Verbindung (Norgestrel), die erheblich stärker wirksam ist als Norethisteron. Die d-Form ist doppelt so stark wirksam wie die d,1-Form; die 1-Form ist biologisch inaktiv.

Wie in der Normalreihe, so führt auch eine Halogensubstitution beim 19-Nortestosteron zu keiner Steigerung der gestagenen Aktivität [*466*].

Durch Einführung einer weiteren Doppelbindung am C-6 wird die gestagene Wirkung des Äthinyl-19-nor-testosterons herabgesetzt [*287*].

Tabelle 7 B-c. *Substitution von Alkylgruppen*
Grundsubstanz: $\Delta^{5(10)}$-Oestren-17β-ol-3-on

	s.c.	Referenz	p.o.	Referenz
17α-Methyl	0,05—0,2× Prog.	*99, 100, 115, 118*	1× Ethisteron	*99, 100*
17α-Äthyl	0,1—0,5× Prog.	*115, 118, 131*	—	—
17α-Propyl	0,5× Prog.	*115, 118, 131*	0,1× Prog. s.c.	*115, 118*
17α-Äthenyl	0,2—1× Prog.	*115, 118, 462, 478*	—	—
17α-Äthinyl (Norethynodrel)	0,1—1× Prog.	*101, 115, 118, 269, 433, 434, 476, 479, 480*	0,3× Norethisteron	*429*
			0,3× Hydroxyprogesteronacetat	*374, 378*
			0,1× Prog. s.c.	*36*

Eine Verschiebung der Doppelbindung nach $\Delta^{5(10)}$ bewirkt eine erhebliche Minderung der gestagenen Aktivität — möglicherweise bedingt durch die relativ starke oestrogene Wirkung dieser Verbindungen. Dadurch könnte die gestagene Wirkung zumindest teilweise maskiert sein.

Zu Tabelle 7 B-d.
Der Wegfall der 3-Keto-Gruppe scheint in einigen Fällen oral eine Wirkungssteigerung zu bewirken. Die Untersuchungsergebnisse sind jedoch ziemlich widersprüchlich.

Zu Tabelle 7 B-e.
Von den 3,17β-Diol-Derivaten des Δ^4-Oestrens ist das Ethynodioldiacetat hervorzuheben.

Bei Ratten, Mäusen und Meerschweinchen sind die morphologischen Veränderungen am Endometrium unter der Einwirkung eines Gestagens verhältnismäßig wenig ausgeprägt.

Tabelle 7 B-d. *Substitution von Alkylgruppen*
Grundsubstanz: Δ^4-Oestren-17β-ol

	s.c.	Referenz	p.o.	Referenz
17α-Methyl	—	—	≧entspr. 3 Keton	*551*
17α-Äthyl	—	—	≧entspr. 3 Keton	*551*
17α-n-Propyl	—	—	≧entspr. 3 Keton	*551*
17α-n-Butyl	—	—	entspr. 3 Keton	*551*
17α-Äthenyl	—	—	entspr. 3 Keton	*551*
17α-Propenyl	0,08 × Prog.	*100*	16 × Ethisteron	*100*
(Allyl-oestrenol)	0,7 × Prog.	*267, 268, 522, 525*	2 × Hydroxyprogesteronacetat	*16*
			0,1 × 17-Allyl-19-nortestosteron	*523*
17α-Äthinyl	1—3 × Prog.	*101, 267, 268, 269*	≧ entspr. Norethisteron	*551*
(Lynoestrenol)			0,3 × Norethisteron	*523*

Tabelle 7 B-e. *Substitutionen von Alkylgruppen*
Grundsubstanz: Δ^4-Androsten, 3β, 17β-diol

	s.c.	Referenz	p.o.	Referenz
17α-Methyl	0,1—0,3 × Prog.	*228*	—	—
17α-Äthinyl	—	—	1 × Ethisteron	*513*

Grundsubstanz: Δ^4-Oestren-3β, 17β-diol

	s.c.	Referenz	p.o.	Referenz
17α-Äthinyl	0,2—0,5 × Prog.	*145*	1 × Norethisteron	*513*
17α-Äthinyl-3-acetat	1 × Prog.	*145*	—	—
17α-Äthinyl-diacetat (Ethynodioldiacetat)	1—7 × Prog.	*144, 145, 269*	40 × Prog. s.c.	*144*

Es kommt zu keiner Arborisation, wohl aber zu einer stromalen Hypertrophie — ähnlich der, wie sie in der Schwangerschaft oder Lactation zu beobachten ist [*253, 254, 383*].

Die sonst spindelförmigen Zellkerne werden oval oder rundlich. Auffällig ist eine Auflockerung des Kernchromatins und das deutliche Hervortreten der Nucleoli. Die Epithelzellen der Uterindrüsen reagieren nicht.

Von HOOKER und FORBES [*255, 256*] wurde darauf basierend ein Gestagentest entwickelt.

Mehr Details dazu können dem Kapitel VI (Chemische Konstitution und pharmakologische Wirkung, S. 685—687) entnommen werden. In Tabelle 8 sind die Wirksamkeiten einiger Gestagene in diesem Testmodell aufgeführt.

Die Ergebnisse im Hooker-Forbes-Test sind z. T. sehr widersprüchlich. So fanden einige Untersucher z. B. 17α-Hydroxyprogesteron 60 × wirksamer als Progesteron, andere Untersucher fanden bei dieser Verbindung keine oder nur eine sehr geringe Aktivität.

Alle in dieser Tabelle aufgeführten Testosteron- oder 19-Nortestosteron-Derivate sind in diesem Testmodell unwirksam oder nur sehr schwach wirksam. Das scheint uns doch ein schwerwiegendes Argument gegen die Bedeutung des Hooker-Forbes-Testes überhaupt zu sein, wenn so starke Gestagene wie etwa Norethisteron und Norethandrolon keine Wirkung zeigen.

Die Veränderungen am Uterusepithel sind ähnlich wie bei Kaninchen. Unter dem Einfluß von Oestrogen ist das Uterusepithel hochzylindrisch, die Zellkerne liegen basal (s. Abb. 10c). Progesteron allein verabfolgt hat keine nennenswerte Wirkung, wie Abb. 10b zeigt. Es hemmt aber den Einfluß von Oestrogenen (s. Abb. 10d). Auch hier wirken Gestagene mit oestrogenen Eigenschaften ähnlich wie eine entsprechende Oestrogen/Progesteron-Kombination (s. Abb. 10e).

Tabelle 8. *Gestagene Wirksamkeit verschiedener Steroide im Hooker-Forbes-Test bei lokaler intrauteriner Verabfolgung*

Substanz	Wirksamkeit	Referenz
Progesteron	Schwellenwert: 0,0003—0,0005 mg	*256, 385, 559, 560*
19-Norprogesteron	0,3—1 × Progesteron	*99, 560*
11-Ketoprogesteron	0,006 × Progesteron	*560*
17α-Hydroxyprogesteron	unwirksam oder schwach wirksam	*177, 385*
	60 × Progesteron	*99, 470, 560*
Desoxycorticosteron	unwirksam	*256*
	0,06 × Progesteron	*99*
11-Dehydroprogesteron	1 × Progesteron	*560*
Pregnenolon	unwirksam	*256*
	wirksam	*385*
Pregnan-3,20-dion	0,00002—0,00006 × Progesteron	*256, 560*
Testosteron	unwirksam	*256*
Testosteronpropionat	unwirksam oder schwach wirksam	*256, 385*
Ethisteron	unwirksam	*385*
	<0,03 × Progesteron	*256*
	0,0012 × Progesteron	*560*
	0,1 × Progesteron	*99*
Normethandrolon	unwirksam	*99*
Norethandrolon	unwirksam	*99*
Norethisteron	unwirksam	*99*
Norethynodrel	unwirksam	*99, 105*

Nach einer Oestrogenbehandlung kastrierter Kaninchen steigt der Glykogengehalt im Endometrium und Myometrium an; Progesteron allein oder in Kombination mit einem Oestrogen verabfolgt wirkt glykogenolytisch [46].

Bei oestradiolvorbehandelten (über 10 Tage tägl. 150 µg) kastrierten Hunden führte die Gabe von 1,0 mg Progesteron, Desoxycorticosteron oder Pregnenolon zu einer Endometriumsproliferation. Die Uterindrüsen waren stark entwickelt und die Zahl der Blutgefäße war vermehrt [88]. 1,0—5,0 mg Ethisteron täglich waren unwirksam, ebenso 1,0—3,0 mg Testosteron tägl. 4,0—5,0 mg Testosteron waren schwach wirksam [88].

Ähnlich wie bei Hunden reagiert das Endometrium von Katzen nach Gabe von Progesteron oder Corpus luteum-Extrakten [120, 459, 461].

ROBSON und SHARAF [459] behandelten kastrierte Katzen über 10 Tage mit tägl. 100 µg Oestradiol, dann implantierten sie ein Gestagen. Die Autopsie erfolgte eine Woche danach. Die Implantation von 1,0 mg Progesteron bewirkte eine starke Proliferation, ebenso wirksam waren 2,0 mg Desoxycorticosteronacetat. Pregnenolon (5,0 mg), Ethisteron (1,0—4,0 mg) und Methyltestosteron (6,0 mg) erwiesen sich als unwirksam (s. dazu auch Abb. 11 und Tabelle 9).

Bei kastrierten Kühen bewirken hohe Progesterondosen einen Anstieg der Phosphatase im Endometrium. Der Glykogengehalt des Epithels wird nicht beeinflußt [527].

Die für die Lutealphase charakteristischen Veränderungen des Endometriums von Kühen können bei kastrierten Tieren durch 6tägige Behandlung mit tägl. 0,03 mg Oestradiol + 1,0 mg bis 38,0 mg Progesteron erzeugt werden [17].

Die hormonal bedingten Veränderungen am Endometrium des Affen entsprechen weitgehend denen bei der Frau, so daß auf eine ausführlichere Beschreibung hier verzichtet werden kann. Es sei nur auf die sehr eingehende Beschreibung von HISAW und HISAW [240] verwiesen.

Bei kastrierten Affen führt eine Oestrogenbehandlung zu einer 7—8fachen Vergrößerung des Endometriums. Die Uterindrüsen nehmen an Zahl und Länge

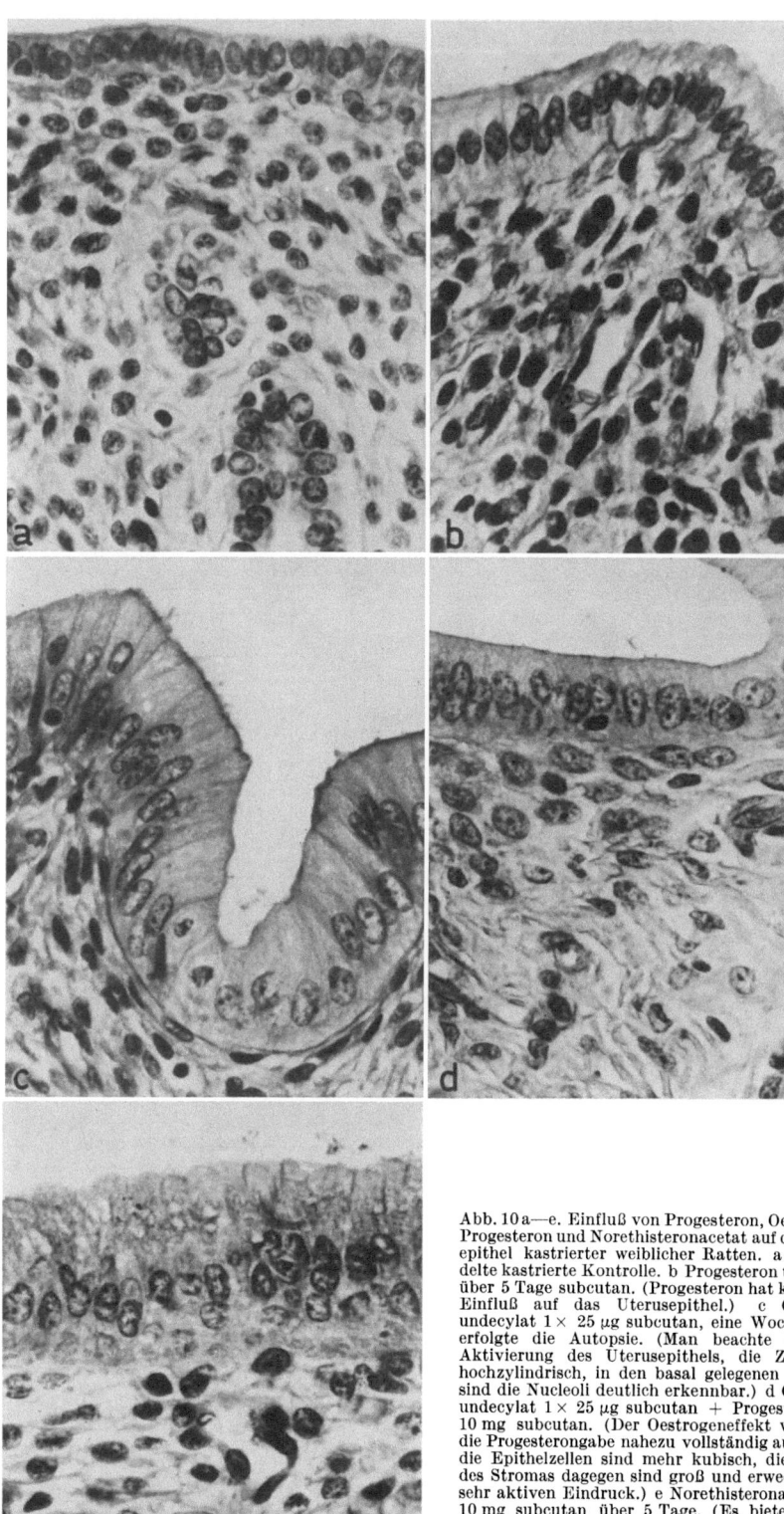

Abb. 10 a—e. Einfluß von Progesteron, Oestradiol + Progesteron und Norethisteronacetat auf das Uterusepithel kastrierter weiblicher Ratten. a Unbehandelte kastrierte Kontrolle. b Progesteron tägl. 10 mg über 5 Tage subcutan. (Progesteron hat kaum einen Einfluß auf das Uterusepithel.) c Oestradiolundecylat 1 × 25 μg subcutan, eine Woche danach erfolgte die Autopsie. (Man beachte die starke Aktivierung des Uterusepithels, die Zellen sind hochzylindrisch, in den basal gelegenen Zellkernen sind die Nucleoli deutlich erkennbar.) d Oestradiolundecylat 1 × 25 μg subcutan + Progesteron tägl. 10 mg subcutan. (Der Oestrogeneffekt wird durch die Progesterongabe nahezu vollständig aufgehoben, die Epithelzellen sind mehr kubisch, die Zellkerne des Stromas dagegen sind groß und erwecken einen sehr aktiven Eindruck.) e Norethisteronacetat tägl. 10 mg subcutan über 5 Tage. (Es bietet sich ein ähnliches Bild wie bei Gabe von Oestradiol + Progesteron.) Vergr.: ca. 560 ×. Färbung: HE

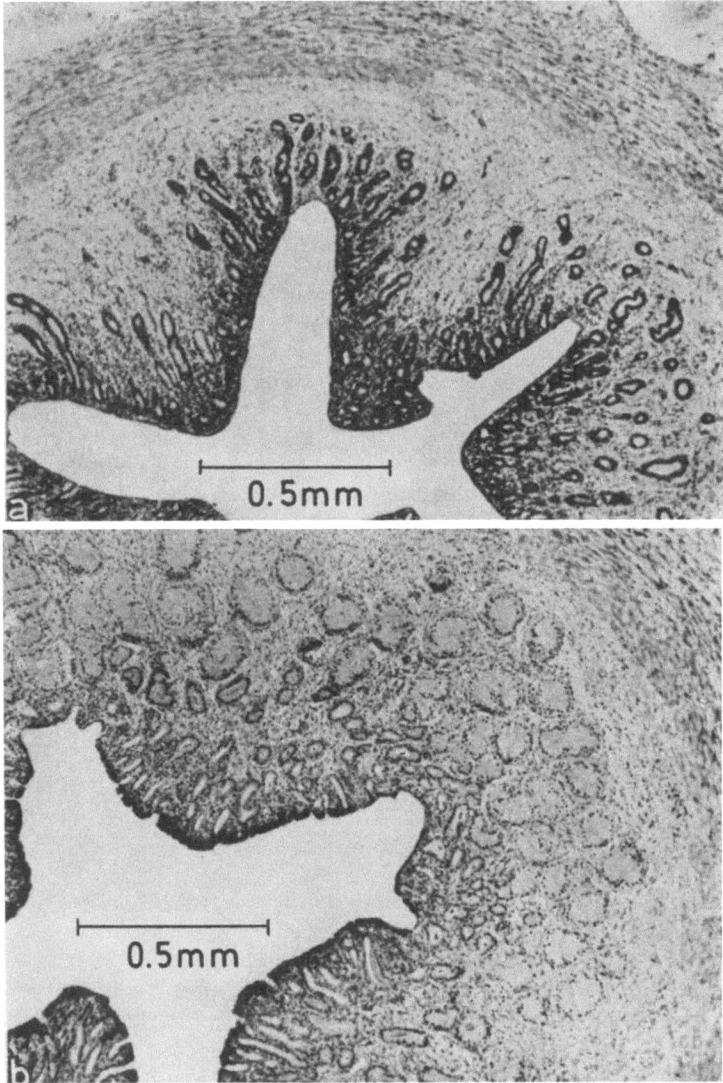

Abb. 11a u. b. Wirkung von Progesteron auf das Endometrium kastrierter Katzen. (Nach ROBSON und SHARAF [459]). a 10tägige Vorbehandlung mit tägl. 100 μg Oestradiol. b Nach Oestradiolvorbehandlung Implantation von 1 mg Progesteron, Autopsie eine Woche danach

zu, die einzelnen Zellen der Drüsen sind stark vergrößert und weisen eine hohe Plasmazone auf [76].

Progesteron allein verabfolgt beeinflußt das Endometrium nicht oder kaum [76, 154, 425].

Eine cyclusgerechte Oestrogen/Gestagen-Behandlung kastrierter Affen führt ähnlich wie im Aufbauversuch an kastrierten Frauen nach KAUFMANN [277, 278, 279] zunächst zur Proliferation des Endometriums, und danach erfolgt eine sekretorische Umwandlung [192, 237, 534] (s. dazu Tabelle 10).

Oestrogene fördern die Glykogenbildung im Uterusepithel — Progesteron fördert sowohl die Glykogenbildung als auch Ausschüttung.

Tabelle 9. *Endometriumsreaktion verschiedener Species bei intrauteriner Verabfolgung verschiedener Steroide*

Steroid	Endometriumreaktionen			
	Rhesusaffe*	Katze**	Kaninchen***	Maus****
Progesteron	+	+	+	+
Ethisteron	+	−	+	−
Desoxycorticosteronacetat	+	+	+	−
Pregnenolon	±	−	+	n.t.
Testosteron	+	n.t.	−	−
Methyltestosteron	+	−	+	−

   * Nach HÖHN [244].
  ** Nach ROBSON und SHARAF [459].
 *** Nach HÖHN und ROBSON [245], HÖHN [243], ROBSON und SHARAF [458].
**** Nach HOOKER und FORBES [256].

Tabelle 10. *Wirkung von intrauterinen Steroidimplantaten auf das Endometrium kastrierter oestrogenvorbehandelter Rhesusaffen. (Nach HÖHN [244])*

Steroid	Oestronvorbehandlung µg total in 10 Tagen	Implantat Dosis/mg	Endometriumsreaktion im implantierten Horn
Progesteron	600	2	++
Desoxycorticosteronacetat	800	17	++
Pregnenolonacetat	1000	20	±
Ethisteron	1000	19	++
Testosteron	1000	17	++
Methyltestosteron	1000	21,6	++
Pregnandiol	1000	22	−

++ = Starke gestagene Umwandlung.
± = Minimale gestagene Umwandlung.
− = Kein Effekt.

Ähnlich wie bei der Frau kann man mit Progesteron die Blutung am Ende der Lutealphase eines Cyclus unterdrücken [80, 235].

Bei kastrierten Tieren kann nach kombinierter Oestrogen/Gestagen-Behandlung eine Abbruchblutung induziert werden [80, 81, 155].

Es ist auch unter bestimmten Bedingungen möglich, durch alleinige Progesteronbehandlung bei kastrierten oder amenorrhoeischen Affen eine progestionale Proliferation und Abbruchblutung auszulösen [121, 220, 235, 302, 303].

Über die Deziduomreaktion wird im Abschnitt Implantation berichtet.

b) Uterusgewicht

Die Zufuhr von Oestrogenen oder Androgenen führt zu einem Gewichtsanstieg des Uterus. Davon sind sowohl das Endometrium als auch Myometrium betroffen. Progesteron oder sog. „reine" Gestagene ohne oestrogene oder androgene Partialwirkungen führen nur zu einem sehr mäßigen Gewichtsanstieg. Sie hemmen aber den stimulierenden Effekt von Oestrogenen.

Sowohl in verschiedenen Oestrogen- als auch Antioestrogentesten werden die Uterusgewichte von Ratten, Mäusen und Meerschweinchen als Kriterium benutzt. In Tabelle 11 (Oestrogen-Teste; besser: uterotrophe Wirkung) und Tabelle 12 (Antioestrogen-Teste) sind die Wirksamkeiten der bekanntesten Gestagene in diesem Testmodell angegeben.

Tabelle 11. *Uterotrophe Wirksamkeit verschiedener Gestagene*

Substanz	Applikation und Tierart	Wirksamkeit	Referenz
Progesteron	s.c. (M)	0,087 mg wirksam	*433, 434*
	p.o. (M)	5 mg schwach wirksam	*45*
	s.c. (R)	2—10 mg wirksam	*70, 175, 500*
Desoxycorticosteronacetat	s.c. (R)	10 mg wirksam	*70, 500*
Medroxyprogesteronacetat	s.c. (M)	unwirksam	*469*
	s.c. (M)	schwach wirksam < als Progesteron	*45*
	s.c. (M)	schwach wirksam flacher Kurvenverlauf	*467*
	p.o. (M)	2 mg unwirksam	*45*
Δ^4-Pregnen-16α, 17α-diol-3,20-dion-16α, 17α-acetophenid	s.c. (M)	1 mg schwach wirksam	*309*
Dydrogesteron	s.c. (M)	4 mg schwach wirksam	*38*
	p.o. (M)	4 mg schwach wirksam	*38*
Megestrolacetat	p.o. (R)	5 mg/kg unwirksam	*89*
Chlormadinonacetat	s.c. (M)	<1 × Progesteron	*45*
Ethisteron	s.c. (R)	0,1—2 mg wirksam	*70, 147, 471*
	p.o. (R)	0,1—0,6 mg wirksam	*147*
Dimethisteron	s.c. (R)	unwirksam	*99*
Normethandrolon	s.c. (M)	4,5 × Progesteron	*433, 434*
	s.c. (M)	0,002 × Oestron	*115*
Norethandrolon	s.c. (M)	≦1 × Progesteron	*433, 434*
	s.c. (M)	0,003 × Oestron	*115, 118*
Norethisteron	s.c. (M)	2,5 × Progesteron	*433, 434*
	s.c. (M)	0,0001 × Oestron	*115, 118*
	s.c. (M)	schwach wirksam, flacher Kurvenverlauf	*124, 375*
	p.o. (M)	0,001 × Äthinyloestradiol-3-methyläther	*36*
	s.c. (R)	0,01 × Testosteronpropionat	*118*
	s.c. (R)	0,01 × Oestron	*145*
Norethynodrel	s.c. (M)	350 × Progesteron, steiler Kurvenverlauf	*433, 434*
	s.c. (M)	0,07 × Oestron	*115, 116, 118, 479, 480*
	s.c. (M)	100 × Norethisteron, steiler Kurvenverlauf	*375*
	p.o. (M)	0,1 × Äthinyloestradiol-3-methyläther	*36*
Lynoestrenol	s.c. (R)	0,001 × Äthinyloestradiol	*410*
Ethynodioldiacetat	s.c. (R)	0,03 × Oestron, aber flacher Kurvenverlauf	*144, 145*

(M) = Maus, (R) = Ratte.

In diesem Testmodell sind alle Gestagene stark wirksam, die entweder oestrogene oder androgene oder beide Eigenschaften aufweisen — „reine" Gestagene sind dagegen unwirksam oder nur sehr schwach wirksam.

Alle Progesteron- und Hydroxyprogesteron-Derivate zeigen keine nennenswerte Wirkung. (Sie sind ja auch nicht oestrogen oder androgen.) Von den 19-Nortestosteron-Abkömmlingen

Tabelle 12. *Antioestrogenwirkung verschiedener gestagen wirksamer Steroide (Hemmung des oestrogeninduzierten Uteruswachstums von Mäusen)*

Substanz	Applikation	Wirksamkeit	Referenz
Progesteron	s.c.	WD_{50} 0,05 mg	285
	s.c.	WD_{50} 2—5 mg	45
	s.c.	1,5 × Testosteronpropionat	129
	s.c.	1 × Testosteron	112
	s.c.	0,3 mg wirksam	223, 224
	p.o.	1 mg unwirksam	113
	p.o.	2—5 mg schwach wirksam	45, 377
17α-Hydroxyprogesteronacetat	s.c.	1,2 × Progesteron	143
17α-Hydroxyprogesteroncapronat	s.c.	0,16 mg unwirksam	285
Desoxycorticosteronacetat	s.c.	0,1 × Progesteron	130
Medroxyprogesteronacetat	s.c.	1—3 × Progesteron	45, 143
	s.c.	Schwellenwert: 0,15 mg	111
	p.o.	Schwellenwert: 0,5 mg	111
	p.o.	6 × Progesteron s.c.	223, 301
Δ^4-Pregnen-16α, 17α-diol-3,20-dion-16α, 17α-acetophenid	s.c.	1 × Progesteron	309
Dydrogesteron	s.c.	stark wirksam	486
Megestrolacetat	s.c.	0,5—1,5 × Progesteron	89, 143
	s.c.	Schwellenwert: 1 mg	111
Chlormadinonacetat	s.c.	10—20 × Progesteron	45
	s.c.	Schwellenwert: 0,05 mg	111
	p.o.	Schwellenwert: 0,1 mg	111
	p.o.	1—3 × Progesteron s.c.	45, 223, 301
Ethisteron	s.c.	14 × Progesteron	126
	s.c.	1 × Testosteron	112
	p.o.	<1 × Testosteron	113
Normethandrolon	s.c.	8,8 × Progesteron	126, 131
	s.c.	16 × Progesteron	112
	p.o.	100 × Ethisteron	113
Norethandrolon	s.c.	62,5 × Progesteron	112
	s.c.	12,5 × Progesteron	126, 131
	s.c.	19 × Progesteron	133
	s.c.	63 × Testosteron	296
	s.c.	70 × Testosteronpropionat	129
	p.o.	100 × Ethisteron	113
Norethisteron	s.c.	8 × Progesteron	126, 131, 203
	s.c.	31 × Progesteron	112
	p.o.	12 × Progesteron s.c.	223, 301
	p.o.	125 × Ethisteron	113
Norethynodrel	s.c.	unwirksam	124, 131
	p.o.	unwirksam	124
13β-Äthyl, 17α-äthinyl-Δ^4-oestren-17β-ol-3-on	s.c.	WD_{50} 0,001 mg	398
Ethynodioldiacetat	s.c.	wirksam	144, 145

ist Norethynodrel mit Abstand die am stärksten wirksame Substanz. Die starke uterotrophe Wirkung des Norethynodrels ist mit Sicherheit auf die bei dieser Verbindung stark ausgeprägte oestrogene Wirksamkeit zurückzuführen. Dafür spricht auch, daß der Kurvenverlauf ebenso steil ist wie beim Oestron, während bei anderen Vertretern — wie dem Norethisteron oder Ethynodioldiacetat — die Dosiswirkungskurven flacher verlaufen.

Alle Hydroxyprogesteron-Derivate sind in diesem Testmodell relativ schwach wirksam. Am stärksten sind noch Chlormadinonacetat und Medroxyprogesteronacetat.

Demgegenüber sind alle 19-Nortestosteron-Derivate — mit Ausnahme des Norethynodrels — stark oder sehr stark wirksam. Die Unwirksamkeit des Norethynodrels ist sicher darauf zurückzuführen, daß diese Verbindung aufgrund der relativ stark ausgeprägten oestrogenen Eigenschaften das Uteruswachstum eher noch stimuliert.

c) Epithelmetaplasien und Fibrome des Uterus

Bei langdauernder Zufuhr von Oestrogenen an Ratten kommt es zu Plattenepithelmetaplasien. Durch die gleichzeitige Gabe von Progesteron kann dieser Oestrogeneffekt verhindert werden [65, 280, 281, 298, 520].

Nach langdauernder Zufuhr von Oestrogenen entstehen bei Meerschweinchen Fibrome am Uterus, im Mesosalpinx, an der Bauchwand, der Milz und am Verdauungstrakt [258, 382, 395]. Durch gleichzeitige Gabe von Gestagenen kann die Tumorbildung gehemmt werden [261, 316, 318, 321, 322, 323, 324, 344, 345, 366]. Eingehend wird darüber im Kapitel V (S. 597—600) und Kapitel VI (S. 698—699) berichtet.

d) Glandula myometrialis

Bei der Involution von artifiziell induzierten Deziduomen entwickeln sich bei Ratten entlang der mesometrialen Blutgefäße eigenartige — etwa knapp steck-

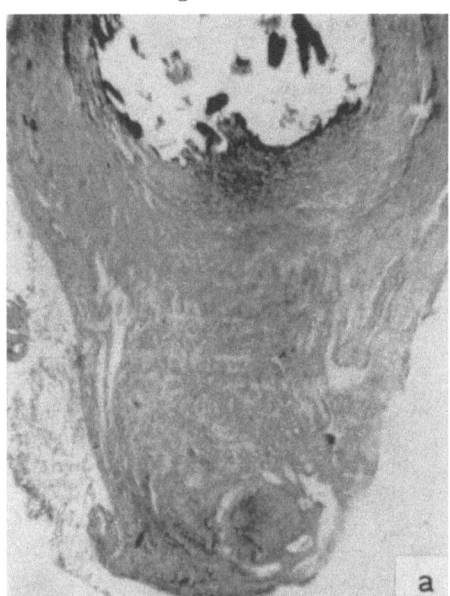 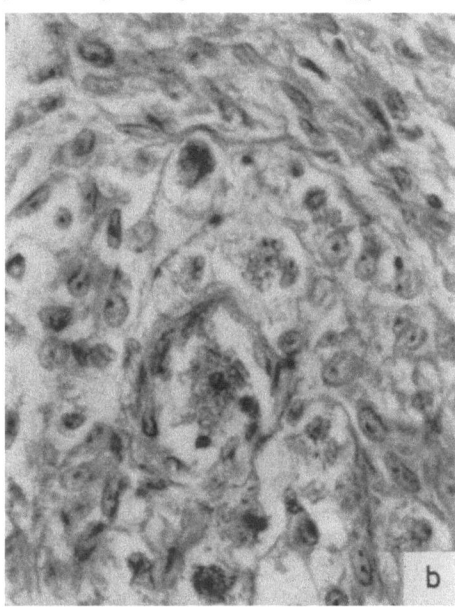

Abb. 12a u. b. Glandula myometrialis einer kastrierten Ratte. (Nach SELYE et al. [497]). a Vorbehandlung mit Oestradiol, dann über 14 Tage mit tägl. 10 mg Progesteron behandelt. Im Mesometrium (im Bild unten) ist die stark entwickelte Glandula myometrialis erkennbar. b Stärkere Vergrößerung. Man erkennt ein Blutgefäß, umgeben von typischen Zellen der Glandula myometrialis

nadelkopfgroße Gebilde, die im histologischen Bild eine drüsenähnliche Struktur aufweisen und deshalb als „metrial glands" bezeichnet wurden [355, 497, 505] (s. dazu Abb. 12).

Zu jedem Deziduom gehört auch ein solches Gebilde. Die Entwicklung der Glandula myometrialis hängt von zwei Faktoren ab:

1. einem Trauma und
2. einem hormonalen Stimulus.

Sind beide Faktoren gegeben, so proliferiert dieses Gebilde stark und kann sich bis in das breite Ligament erstrecken [497].

Experimentell erzeugte Deziduome bilden sich bei fortgesetzter Progesteronbehandlung wieder zurück. Die Glandula myometrialis bleibt aber unter der Progesteroneinwirkung erhalten. Oestrogene hemmen den positiven Einfluß auf dieses Gebilde [355, 498].

Die physiologische Bedeutung der Glandula myometrialis ist unbekannt. Möglicherweise ist sie die Produktionsstätte des Relaxin.

7. Eileiter

Am eingehendsten sind die hormonabhängigen Veränderungen an den sekretorischen Zellen des Eileiters untersucht. Aus diesen Zellen stammt das Sekret des Oviduktes, das sicher eine große Bedeutung für die Ernährung der befruchteten Eizelle hat.

Bei Frauen sind die sekretorischen Zellen in der Cyclusmitte zum Zeitpunkt der Ovulation am stärksten entwickelt [180]. Überhaupt ist in der Cyclusmitte das Tubenepithel am höchsten, prämenstruell überragen sekretorische Zellen die übrigen Zellen des Oviduktepithels [409].

Elektronenmikroskopische Untersuchungen am Kanincheneileiter haben ergeben, daß kastrierte Tiere keine typischen Sekretzellen besitzen. Im Anoestrus enthalten diese Zellen nur wenige Granula, im Oestrus quellen die sekretorischen Zellen förmlich in das Lumen vor und sind dicht granuliert [37].

Auf die Oviduktsekretion hat erstmals 1891 WOSKRESSENSKI [553] hingewiesen. Er hat Kaninchentuben am ampullen- und uterusnahen Ende abgebunden und beobachtete nach einer Zeit eine starke Dilatation der Tube, die vom gestauten Sekret herrührte.

Die Tubensekretion ist gering bei kastrierten oder schwangeren Tieren und stark im Oestrus [35].

Von MASTROIANNI et al. [357] wurde bei Kühen die Tubensekretion quantitativ mittels Einlegen eines Katheters in ein ligiertes Tubensegment gemessen. Nach Kastration sinkt die in der Zeiteinheit produzierte Sekretmenge auf etwa ein Drittel des Ausgangswertes ab. Der Abfall unterbleibt, wenn eine Substitution mit tägl. 0,5 µg Oestradiol erfolgt. Die Gabe von tägl. 3,0 mg Progesteron an intakte Tiere führt zu einem erheblichen Rückgang der Sekretion. Auch die Gabe von zweimal tägl. 1,0 mg Progesteron an kastrierte Kaninchen, die mit tägl. 2 µg Oestradiol vorbehandelt waren, führt zu einem Abfall der Tubensekretion.

Unklar ist die Bedeutung der leukocytenähnlichen Zellen im Eileiter. Diese Zellen stammen nicht aus dem Blut, sondern vermutlich aus dem Gewebe (sie kommen nicht nur im Eileiter, sondern auch in anderen Abschnitten des Genitaltraktes vor) [391].

Untersuchungen des Genitaltraktes von Schweinen und Rindern haben gezeigt, daß es sich bei diesen Zellen weder um Lymphocyten, noch eosinophile oder neutrophile polymorphkernige Leukocyten handelt [389, 390, 393, 394].

Diese Zellen wurden auch bei Mäusen [3, 283], Kaninchen [440, 441, 442], Schafen [515], Hunden [83] und Ratten [41] beobachtet.

Sie durchwandern offenbar das Tubenepithel und gelangen in das Lumen.

Häufig werden deshalb solche Zellen in intercalarer Position — zwischen den Epithelzellen des Tubenepithels — angetroffen [392].

Die Durchwanderungsrate ist in der Lutealphase am höchsten, wie Untersuchungen an Kühen gezeigt haben [384].

Die Gabe von Gestagenen an intakte oder kastrierte Stärken führt zu einer Zunahme dieser Zellen im Tubenlumen, die Durchwanderungsrate ist erhöht.

Eine starke Zelldurchwanderung durch das Tubenepithel bei kastrierten Stärken wird erreicht, wenn tägl. 50 mg/Pfund/Körpergewicht Progesteron, 0,25 mg/Pfund/Körpergewicht Medroxyprogesteronacetat oder 10 mg/Pfund Chlormadinonacetat verabreicht werden [392].

Bei nichtkastrierten Stärken sind schon Dosen wirksam, die sonst noch keinen Einfluß auf den Cyclus oder die Ovulation haben [*392*].

Der Eitransport und die Tubenmotilität wird in dem betreffenden Abschnitt behandelt.

8. Wirkungen von Gestagenen auf das Ovar und Beeinflussung der Ovarialfunktion

a) Ovulationshemmung und Ovulationsauslösung

Mit Progesteron kann die Ovulation gehemmt oder gefördert werden. Ob eine Hemmung oder Stimulierung eintritt, hängt vom Zeitpunkt und der Dauer der Verabreichung, der applizierten Menge, von der Art des Zusammenwirkens mit Oestrogenen und vom Funktionszustand des Ovars bzw. Cyclusstadium ab.

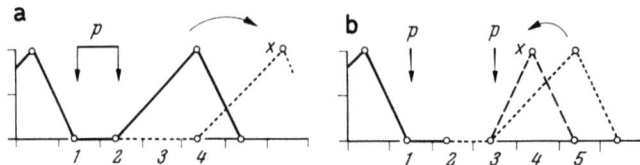

Abb. 13a u. b. Experimentelle Modifizierung des 4- und 5 Tage-Cyclus bei Ratten (Nach EVERETT [*166*]). a 4 Tage-Cyclus. b 5 Tage-Cyclus. Zwei Einheiten auf der Ordinate bedeuten einen vollen Oestrus; die Zeit ist auf der Abszisse angegeben — ein Skalenteil = 24 Std (von Mitternacht zu Mitternacht). x Ovulationstermin; p Progesteroninjektion (1—2 mg); ⌢ experimentell induzierte Verschiebung des Ovulationstermines

Wenn z. B. Ratten am ersten Tag des Dioestrus eine Injektion von 1,5 mg Progesteron erhalten und eine zweite Injektion 24 Std später, so tritt der bevorstehende Oestrus und die Ovulation erst 48 Std verspätet auf.

Wenn die Tiere jedoch die 2. Progesteroninjektion erst 48 Std später erhalten, so ovulieren sie früher [*166*] (s. Abb. 13a und b).

Bei oestrogenvorbehandelten Kaninchen kann die Ovulation gefördert werden, wenn die Injektion 4 Std vor dem Decken oder der i.v. Injektion von Kupfersulfat erfolgt. Erfolgt die Progesteroninjektion jedoch 24 Std vor dem Decken oder der Kupfersulfatinjektion, so ovulieren die Tiere nicht [*482*].

α) Ovulationsauslösung

Es wird vermutet, daß Progesteron die Ausschüttungsbereitschaft von hypothalamischen Releaserfaktoren für Gonadotropine — insbesondere Releaserfaktoren für das Luteinisierungshormon (LH) — erhöht und somit synergistisch mit Oestrogenen zusammenwirkt [*29, 109, 163, 164, 167, 282, 562*]. So sind z. B. die Corpora lutea von Ratten im Verlaufe des kurzen Cyclus (4—5 Tage) durchaus nicht inaktiv. Im Prooestrus wurde eine Verarmung an Cholesterin gefunden, die dem ovulationsauslösenden LH-Peak vorausgeht [*165*].

Wenn man Ratten im späten Dioestrus oder Prooestrus Progesteron verabfolgt, so sind 6 Std danach die Plasma-LH-Spiegel erhöht (gemessen mit dem Ascorbinsäureverarmungstest — ascorbic acid depletion test). Progesteron — im frühen Dioestrus oder Oestrus verabfolgt — bleibt ohne Wirkung. Offensichtlich bewirkt Progesteron nur dann eine Erhöhung der Plasma-LH-Werte, wenn es in der präovulatorischen Phase verabfolgt wird [*387*].

Der erste Hinweis darauf, daß mit Progesteron eine Ovulation ausgelöst werden kann, geht auf Untersuchungen von EVERETT zurück [*161, 162*]. Er hat daueroestrischen Ratten (ältere spontan daueroestrische Tiere / jüngere daueroestrische Tiere nach Dauerbelichtung) tägl. 0,25—1,0 mg Progesteron injiziert.

Der Dauerœstrus wurde unterbrochen, und 70% der Tiere (s. dazu Abb. 14) wiesen frische Corpora lutea auf.

Bei Ratten konnte mit Progesteron eine vorzeitige Ovulation nur bei solchen Tieren ausgelöst werden, die 5 Tage-Cyclen aufwiesen. Nach Injektion von 0,5—2,0 mg am 3. Tag des Dioestrus ovulierten die Tiere in der darauffolgenden Nacht [163, 166], wenn die Injektion nicht zu spät erfolgte [168] (s. dazu Abb. 15).

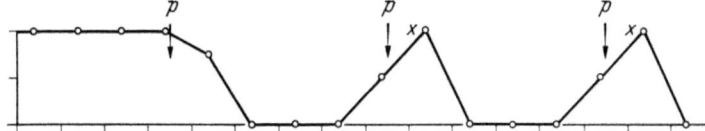

Abb. 14. Unterbrechung des Dauerœstrus und Induktion von Ovulationen bei Ratten durch Progesteroninjektionen (1 mg). (Nach EVERETT [166]). Nähere Erklärungen zum Lesen der Abbildung s. Abb. 13

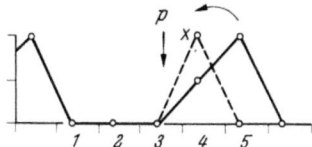

Abb. 15. Vorverlegung der Ovulation bei Ratten mit einem 5 Tage-Cyclus. (Nach EVERETT [166]). Nähere Erklärungen zum Lesen der Abbildung s. Abb. 13

Bei PMS-vorbehandelten Ratten unterbleibt die mit Progesteron sonst auslösbare Ovulation, wenn gleichzeitig Phenobarbital verabfolgt wird. Phenobarbital verhindert offensichtlich die progesteroninduzierte LH-Freisetzung [361].

Die durch FSH-Gaben bei infantilen Ratten auslösbare Ovulation wird durch Phenobarbital ebenfalls gehemmt. Wird gleichzeitig Progesteron verabfolgt, so ovulieren die Tiere [370].

Es kommt auch dann zu Ovulationen, wenn man Progesteron zusammen mit FSH-Dosen verabfolgt, die allein gegeben nicht in der Lage sind, eine Ovulation auszulösen [370].

Auch bei anderen Species gelang eine Ovulationsauslösung mit Progesteron bzw. Progesteron + einem Oestrogen — so auch bei Rhesusaffen [424, 460], Stärken [212] und Kaninchen [483].

Rhesusaffen haben in der Sommerzeit anovulatorische Cyclen. Nach Gabe von 0,5 mg Progesteron tägl. für 3—6 Tage, beginnend am 10.—14. Cyclustag, ovulieren die Tiere 2—3 Tage nach dem Absetzen der Behandlung (Nachweis frischer Corpora lutea) [423].

Offensichtlich fördert das in der präovulatorischen Phase im reifenden Follikel entstehende Progesteron die LH-Ausschüttung [176, 178].

Über die Ovulationsauslösung mit Progesteron bei Hühnern wird im Abschnitt C dieses Kapitels berichtet. Dort können auch weitere Einzelheiten zum Wirkungsmechanismus ersehen werden.

Bisher wurde meines Wissens nur mit Progesteron gearbeitet. Inwieweit mit synthetischen Gestagenen eine Ovulationsauslösung möglich ist, kann zur Zeit nicht beantwortet werden.

β) Ovulationshemmung

Bereits 1898 [30] wurde vermutet, daß funktionelle Corpora lutea den Oestrus und die Ovulation unterdrücken. Von LOEB [326] wurde diese Hypothese dann am Meerschweinchen bewiesen.

Die antiovulatorische bzw. antigonadotrope Wirkung der Gestagene hat in den letzten Jahren im Zusammenhang mit der Verwendung von Gestagenen in Kombination mit einem Oestrogen zur Kontrazeption ganz besondere Bedeutung erlangt.

Für die experimentelle Testung dieser Eigenschaft wurden im allgemeinen Kaninchen oder Ratten bzw. Mäuse benutzt, seltener andere Species.

Beim Kaninchen, das nicht spontan ovuliert, wird in der Regel die Testsubstanz 24 Std vor Auslösung der Ovulation verabfolgt [*432*].

Nach Gabe wirksamer Verbindungen läßt sich dann die Ovulation nicht mehr auslösen. Bei Verwendung von Ratten hängt die Wirksamkeit einer Substanz davon ab, in welchem Cyclusstadium mit der Behandlung begonnen wird. In der Regel werden um so höhere Dosen eines Gestagens zur Hemmung der Ovulation benötigt, je näher der Ovulationstermin bevorsteht [*402*].

Tabelle 13. *Antiovulatorische Wirksamkeit von Norethisteronacetat an Ratten in Abhängigkeit vom Cyclusstadium (pro dosi immer 10 Tiere)*

Cyclusstadium	Dosis (mg/Tier/Tag) subcutan	% der Tiere mit gehemmter Ovulation
Metoestrus	1,0	100
	0,3	80
	0,1	40
	0,03	20
Dioestrus	1,0	100
	0,3	70
	0,1	30
Dioestrus/Prooestrus	1,0	100
	0,3	70
	0,1	10
Prooestrus	30,0	0

Aus Tabelle 13 wird ersichtlich, daß am Morgen des Prooestrus mit 17α-Äthinyl-19-nor-testosteron-acetat auch bei der extrem hohen Dosis von 30 mg die Ovulation nicht mehr gehemmt werden kann. Die antiovulatorischen Wirksamkeiten einer Reihe von Gestagenen können aus Tabelle 14 ersehen werden.

Beim Progesteron beträgt die WD_{50} im Ovulationshemmtest an der Ratte subcutan 1—3 mg, p.o. ist Progesteron inaktiv; beim Kaninchen subcutan 0,75—2 mg, p.o. 2—5 mg. Bei einer einmaligen Gabe von 10 mg wurde ein Depoteffekt bis zu 14 Tagen, bei 30 mg bis zu 24 Tagen ermittelt. Durch 16α-Chlorierung des Progesterons verbessert sich die subcutane Wirkung im Kaninchentest um etwa das 10fache; das gleiche gilt für die 17α-Acetoxy-Verbindung.

Der 17α-Methyläther des 17α-Hydroxyprogesterons ist bei der Ratte subcutan 10—30 × stärker als Progesteron. Bemerkenswert ist das Medroxyprogesteronacetat, das an der Ratte subcutan eine Wirkungssteigerung gegenüber Progesteron um das 50—100fache zeigt. Beim Kaninchen liegt der Schwellenwert subcutan bei etwa 0,05 mg.

Die 19-Nor-Verbindung des 17α-Hydroxyprogesteronacetats zeigt bei der Ratte subcutan — gegenüber Progesteron — ebenfalls einen Wirkungsanstieg um den Faktor 30.

Das 6-Methyl-1-dehydro-acetoxy-progesteron ist beim Kaninchen oral 10 × so stark, 6-Methyl-6-dehydro-acetoxy-progesteron (Megestrolacetat) 5 × so stark wie Norethisteron. Die 1,2α-Methylen-6-chlor-6-dehydro-17α-acetoxy-Verbindung (Cyproteronacetat) ist im Rattentest subcutan 30 × so stark wie Progesteron.

Bei den Δ^4-Oestren-17β-ol-3-on-Verbindungen (19-Nortestosteronen) ist gegenüber den Δ^4-Pregnen-3,20-dion-Verbindungen (Progesteronen) eine besonders hohe antiovulatorische Wirkung auffallend.

Durch die 17α-Methylierung (Normethandrolon) verbessert sich die Wirkung bei der Ratte gegenüber Progesteron subcutan um das 300fache, p.o. mehr als um das 33fache, bei der 17α-Äthylierung (Norethandrolon) subcutan um das 30fache. Die 17α-Äthinyl-Verbindung (Norethisteron) ist subcutan 30—100 ×, p.o. mehr als 100 × so stark wie Progesteron. Im Kaninchentest liegt der WD_{50}-Wert subcutan bei 0,075 mg, p.o. bei 2,5 mg.

Tabelle 14. *Antiovulatorische Wirksamkeit verschiedener Gestagene bei Ratte und Kaninchen*

Substanz	Ratten s.c.	Referenz	p.o.	Referenz	Kaninchen s.c.	Referenz	p.o.	Referenz
Δ^4-Pregnen-3,20-dion (Progesteron)	WD_{50} 1—3 mg	405, 522, 524	WD_{50} >10 mg	405, 522, 524	WD_{50} 0,75—2 mg	28, 428, 433, 434	Schwellenwert: 2—5 mg	428
					$0,2 \times$ ÄNT	290	30 mg >30 d wrks.	428
					1×10 mg 11-14 d wrks.	428, 469		
					1×30 mg 24 d wrks.	432	$0,0017 \times$ ÄNT	289, 291
					1×30 mg intravagin. 24 d wrks.	432	$0,2 \times$ ÄNT	431
17α-Methyl-Δ^4-pregnen-3,20-dion					>1 × Prog.	428	50 mg unwrks.	428, 432
4-Chlor-Δ^4-pregnen-3,20-dion					$0,02 \times$ ÄNT	290, 431		
16α-Chlor-Δ^4-pregnen-3,20-dion					0,08 mg	431	2 mg	431
19-Nor-Δ^4-pregnen-3,20-dion (19-Nor-progesteron)	10—30 × Prog.	401	$\geq 0,3 \times$ ÄNT	401	<1 × Prog.	428		
Δ^4-Pregnen-17α-ol-3,20-dion (17α-Hydroxy-progesteron-methyl-äther)	<0,01—0,3 × Prog.	401, 522, 523	WD_{50} >10 mg	401, 522	Schwellenwert: 0,05—0,08 mg 7 × Prog.	430, 431	Schwellenwert: 10 mg	431
Δ^4-Pregnen-17α-ol-3,20-dion-17α-acetat						28	Schwellenwert 5 mg <0,01 × ÄNT	430 289, 291
Δ^4-Pregnen-17α-ol-3,20-dion-17α-capronat	<0,3 × Prog.	522	WD_{50} >10 mg	401, 522	Schwellenwert 10 mg	431	inaktiv	431
6α-Methyl-Δ^4-pregnen-17α-ol-3,20-dion	<0,1 × Prog.	523	WD_{50} 0,12—0,3 mg	401, 524	Schwellenwert 0,04 mg	431	0,4 mg	430, 431
6α-Methyl-Δ^4-pregnen-17α-ol-3,20-dion-17-acetat (Medroxyprogesteronacetat)	WD_{50} 0,03 mg 50—100 × Prog.	524 401, 522, 523	>166 × Prog.	522	Schwellenwert 0,05 mg 10—20 × Prog. >20 × Prog. 10 mg wrks.	430 23 28 463 467	2,6 × ÄNT	291, 431

Tabelle 14 (Fortsetzung)

Substanz	Ratten				Kaninchen			
	s.c.	Referenz	p.o.	Referenz	s.c.	Referenz	p.o.	Referenz
19-Nor-Δ^4-pregnen-17α-ol-3,20-dion-17α-acetat	30× Prog.	401, 522	WD$_{50}$ >3 mg	401, 522			0,25× ÄNT	289
19-Nor-Δ^4-pregnen-17α-ol-3,20-dion-17α-capronat	1—3× Prog.	401						
Δ^1-Pregnen-16α,17α-diol-3,20-dion-16α,17α-acetophenid	3—10× Prog.	401						
Δ^1-Pregnen-17α,21-diol-3,20-dion-17,21-diacetat					2 mg	431		
$\Delta^{4,6}$-9β,10α-Pregnadien-3,20-dion (Dydrogesteron)	1—3× Prog.	401, 522	WD$_{50}$ >3 mg	401, 522			0,3× ÄNT	289
6,16α-Dimethyl-$\Delta^{4,6}$-pregnadien-3,20-dion	WD$_{50}$ >0,1 mg <30× Prog. 0,1 mg unwrks.	401					0,2× ÄNT	289
$\Delta^{1,4}$-Pregnadien-17α-ol-3,20-dion-17α-acetat							0,02× ÄNT	291
$\Delta^{4,6}$-Pregnadien-17α-ol-3,20-dion 6α-Methyl-$\Delta^{1,4}$-pregnadien-17α-ol-3,20-dion-17α-acetat					2× ÄNT	290, 431	≧3× ÄNT ≧10× ÄNT	291, 431 291, 431
6-Methyl-$\Delta^{4,6}$-pregnadien-17α-ol-3,20-dion-17α-acetat (Megestrolacetat)	WD$_{50}$ 0,19 mg	524	WD$_{50}$ 0,4 mg	524			5× ÄNT	291, 431
1,2α-Methylen-6-chlor-$\Delta^{4,6}$-pregnadien-17α-ol-3,20-dion-17α-acetat (Cyproteronacetat)	30× Prog.	434						
16α-Methyl, 6-chlor-$\Delta^{4,6}$-pregnadien-17α-ol-3,20-dion-17α-acetat	WD$_{50}$ 0,3 mg	401	WD$_{50}$ 1 mg	401			2,8× ÄNT	290, 431
6-Fluor-$\Delta^{4,6}$-pregnadien-17α-ol-3,20-dion-17α-acetat 6α-Chlor-$\Delta^{1,4}$-pregnadien-17α-ol-3,20-dion-17α-acetat					2,8× ÄNT ≧2× ÄNT	290 431	9× ÄNT 6—12× ÄNT 0,3× ÄNT	291 431 291, 431

Wirkungen von Gestagenen auf das Ovar und Beeinflussung der Ovarialfunktion 91

Substanz	Wert 1	Ref.	Wert 2	Ref.	Wert 3	Ref.
6-Chlor-$\Delta^{4,6}$-pregnadien-17α-ol-3,20-dion-17α-acetat (Chlormadinonacetat)	WD_{50} 0,3 mg 3,3× Prog. 6,5× Prog.	524 522, 523 269	WD_{50} 0,65 mg 2× ÄNT	524 269	8× ÄNT 0,1 mg = 100% wrks. 0,3 mg wrks.	290, 431 66 213	35× ÄNT 0,25 mg = 100% wrks. 6—12× ÄNT	291, 431 66 291
9-Fluor-$\Delta^{4,6}$-pregnadien-17α-ol-3,20-dion-17α-acetat							
17α-Äthinyl-Δ^4-androsten-17β-ol-3-on (Ethisteron)	WD_{50} >10 mg <0,004× T <0,004× T 1—3× Prog.	405, 522 523 523 401, 522	WD_{50} >10 mg 0,3× ÄNT	405 401	<1× Prog. schw. wrks.	428 117	2—10 mg wrks.	432
6α-Methyl, 17α-propinyl-Δ^4-androsten-17β-ol-3-on (Dimethisteron)							
17α-Methyl-Δ^4-oestren-17β-ol-3-on (Normethandrolon)	300× Prog. 0,75× NT	522 523	>33× Prog.	522	1× Prog. Schwellenwert 0,5 mg	433, 434 431	1× ÄNT <0,4 mg	289 431
17α-Äthyl-Δ^4-oestren-17β-ol-3-on (Norethandrolon)	30× Prog. 0,17× NT	401, 522 523	>33× Prog.	401, 522	Schwellenwert 0,2 mg 0,2—1× Prog. Schwellenwert 0,2 mg	430 433, 434 431	Schwellenwert 2 mg 3 mg	430 431
17α-Äthenyl-$\Delta^{5(10)}$-oestren-17β-ol-3-on (Norvinodrel)					≥5× Prog. <0,02 mg WD_{50} 0,075 mg	142 431 290	10 mg = 33% wrks. 3 mg	462 431
17α-(2'-Methallyl)-Δ^4-oestren-17β-ol-3-on							
17α-Äthinyl-Δ^4-oestren-17β-ol-3-on (Norethisteron, Norethindron)	WD_{50} 0,03—0,1 mg 0,43× NT 30× Prog. 100× Prog.	405, 524 523 269, 401 522	WD_{50} 2—4 mg WD_{50} 0,1 mg >100× Prog.	401, 405, 410 524 522	Schwellenwert 0,25—0,3 mg 4—8× Prog.	430, 431	WD_{50} 2,5 mg	289
17α-Äthinyl-Δ^4-oestren-17β-ol-3-on-17β-acetat (Norethisteronacetat)	WD_{50} 0,1 mg WD_{50} 0,01 mg 30—100× Prog. 1,2× NT	405 524 269, 522 523	WD_{50} 3 mg	402, 405			Schwellenwert 0,25 mg 10 mg wrks.	430, 431 428, 433, 434
17α-Äthinyl-Δ^4-oestren-17β-ol-3-on-17β-oenanthat	WD_{50} 1 mg	401						428

Tabelle 14 (Fortsetzung)

Substanz	Ratten				Kaninchen			
	s.c.	Referenz	p.o.	Referenz	s.c.	Referenz	p.o.	Referenz
17α-Äthinyl-Δ5(10)-oestren-17β-ol-3-on (Norethynodrel)	WD$_{50}$ 0,2 mg 10—20× Prog. 0,02× NT	524 269, 522 523	WD$_{50}$ 1 mg >33× Prog. 1× ÄNT	524 522 269	Schwellenwert 5 mg 1—10× Prog.	430 428, 433	Schwellenwert 0,2 mg <0,25× ÄNT 10 mg 100% wrks. 1,0 mg	430 289 462 431
d,l-17α-Äthinyl, 18β-methyl-Δ4-oestren-17β-ol-3-on	WD$_{50}$ <0,03 mg	401	WD$_{50}$ 10 mg	401				
4-Chlor-Δ4-androsten-17β-ol-3on-17β-acetat	3—10× Prog.	401						
Δ4-Oestren-17β-ol-3-on (19-Nortestosteron)	WD$_{50}$ 0,012 mg	524	WD$_{50}$ >3 mg	524				
17α-Methyl-Δ4-androsten-4,17β-diol-3-on	30—100× Prog.	401	3× ÄNT	401				
17α-Methyl-Δ4-oestren-17β-ol (Lynoestrol)							3× ÄNT	289
17α-Äthyl-Δ4-oestren-17β-ol (Ethyloestrenol)	100× Prog.	522	>10× Prog.	522			1× ÄNT	289
17α-Propenyl-Δ4-oestren-17ξ-ol (Allyloestrenol)	1,5× Prog. 0,005× NT	522 523	>3× Prog.	522			0,33× ÄNT	289
17α-Äthinyl-Δ4-oestren-17β-ol (Lynoestrenol)	2—3× Prog.	269, 522, 524	WD$_{50}$ 1—2 mg >3× Prog. 0,3× ÄNT	410, 524 522 269				
17α-Äthinyl-Δ4-oestren-3β, 17β-diol-3β, 17β-diacetat (Ethynodioldiacetat)	10× Prog. 0,3× ÄNT	269, 401 269, 401			0,6 mg	431	0,6 mg	431
17α-Methyl-Δ1,4-androstadien-17β-ol-3-on (Methandrostenolon)	WD$_{50}$ ≦1 mg	401						
10β-Chlor-Δ1,4-oestradien-17β-ol-3-on	3—10× Prog.	401			0,03× ÄNT	431	<0,06× ÄNT	431

Durch Verschiebung der Doppelverbindung nach $\Delta^{5(10)}$ (Norethynodrel) wird die Wirkungsstärke geringfügig abgeschwächt. Bei den dialkylierten Verbindungen des 19-Nortestosterons ist bei der d,1-17α-Äthinyl,18-methyl-Verbindung die WD_{50} kleiner als 0,03 mg, die 4-Chlor-Substitution verstärkt subcutan die Wirkung gegenüber Progesteron um den Faktor 3—10.

Hervorzuheben ist ebenfalls das 17α-Äthyl-Δ^4-oestren-17β-ol (Ethyloestrenol), das bei der Ratte subcutan $100 \times$ so stark, p.o. mehr als $10 \times$ so stark wie Progesteron ist. Eine Steigerung um den Faktor 2—3 gegenüber Progesteron ist auch bei der Äthinylverbindung (Lynoestrenol) zu beobachten. Durch Einführung einer weiteren Hydroxylgruppe am C-3 und Diacetylierung (Ethynodioldiacetat) wird eine Wirkungssteigerung gegenüber Progesteron um den Faktor 10 erzielt.

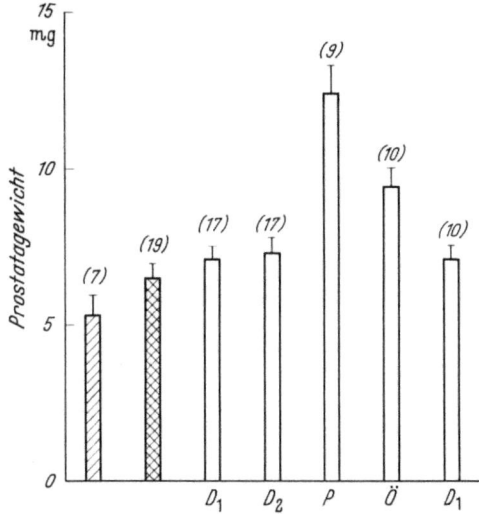

Abb. 16. Einfluß von Norethisteronacetat auf den LH-Gehalt im Serum geschlechtsreifer weiblicher Ratten; Behandlung über 12 Tage mit tägl. 1 mg/100 g Körpergewicht subcutan. (Nach KRAEHAHN und v. BERSWORDT-WALLRABE [299]). LH-Test nach PAESI und DE JONGH [413] an juvenilen hypophysektomierten männlichen Ratten. Die täglich injizierte Serummenge betrug 2 ml
Zeichenerklärung. ▨ Nur mit Vehikel behandelt; ☐ Mit Serum normal cyclischer Ratten behandelt. Die Spendertiere wurden in verschiedenen Cyclusstadien getötet. D_1 Autopsie am 1. Tag des Dioestrus; D_2 Autopsie am 2. Tag des Dioestrus; P Autopsie im Prooestrus; $Ö$ Autopsie im Oestrus. ▩ Mit dem Serum von Tieren behandelt, die Norethisteronacetat erhalten hatten. T mittlerer Fehler; ( ) Tierzahl

Das 17α-Methyl-$\Delta^{1,4}$-androstadien-17β-ol-3-on ist subcutan 3—10 × so stark wie Progesteron.

Zunächst glaubte man, daß die antiovulatorische Wirksamkeit der Gestagene nicht nur über eine Hemmung der Gonadotropinsekretion zustande kommt, sondern daß diese Substanzen auch direkt am Ovar angreifen [*122, 169, 334, 412, 528*]. Zum Beispiel wurde eine verminderte Ansprechbarkeit der Ovarien hypophysektomierter Ratten auf Gonadotropine beobachtet, wenn die Tiere gleichzeitig Methandrolon oder Ethandrolon erhielten [*358, 359*].

Ähnliche Befunde wurden von SETTY und KAR [*506*] mit Δ^4-Pregnen-16α,17α-diol-3,20-dion-16,17-acetophenid (Deladroxon)[1] erhoben. Nach Gabe von 100 mg/60 kg tägl. über 8 Tage war die Ansprechbarkeit der Ovarien auf Gonadotropine herabgesetzt.

BROWN und WELLS [*47*] fanden an Mäusen, daß Progesteron und Oestradiol die durch Gonadotropingaben auslösbare Ovulation nicht beeinflussen, wohl aber Norethynodrel. Die Neigung der Dosis-Wirkungskurve war deutlich geringer.

Andere Untersuchungen an Ratten und Kaninchen haben aber gezeigt, daß die Ovarreaktion auf Gonadotropine durch Gabe von Progesteron, Norethynodrel, Norethisteron, Norethisteronacetat oder Chlormadinonacetat nicht beeinflußt

---
[1] Warenzeichen der Firma Squibb.

wird [60, 132, 213, 234, 292, 299, 300, 376, 479, 530, 511]. Dafür spricht auch der Befund, daß kleinste Mengen Norethisteron — in den Hypothalamus implantiert — die Ovulation bei Kaninchen über 5—8 Wochen verhindern [275].

Es gibt sogar eine Untersuchung von KAR und CHANDRA [276] an Rhesusaffen, wonach eine Behandlung mit Progesteron oder Hydroxyprogesteroncapronat die Ansprechbarkeit der Ovarien auf PMS erhöhen soll.

Ein weiteres Argument für einen zentralen Hemm-Mechanismus der Gestagene ist die Abnahme des LH-Gehaltes in der Hypophyse von Ratten (Behandlung mit tägl. 4 mg Lynoestrenol über 20 Tage) [535] und das Ausbleiben des LH-Peaks und Progesteronanstiegs bei gedeckten Kaninchen [234].

Direkte LH-Bestimmungen im Plasma von Ratten, die Norethisteronacetat erhalten hatten, haben gezeigt, daß der im Prooestrus sonst auftretende LH-Peak ausbleibt [299] (s. dazu Abb. 16).

Die mit Norethisteronacetat behandelten Tiere haben keine nachweisbaren Mengen LH im Serum. Bei normalen weiblichen Ratten imponiert der LH-Peak im Prooestrus.

Es wird heute allgemein angenommen, daß die durch Progesteron oder andere Gestagene bedingte Ovulationshemmung über eine Hemmung der Releaserfaktoren für Gonadotropine (speziell LH) zustande kommt.

b) Luteotrophie und Luteolyse

α) Luteotrophie

Die Lebensdauer der Corpora lutea ist begrenzt. Die Aufrechterhaltung funktioneller Gelbkörper geschieht bei verschiedenen Species vermutlich durch laktogenes Hormon-Prolactin [20, 104, 160, 164, 185, 397, 531].

Bei Kaninchen hat Prolactin nur einen geringen luteotropen Effekt [295, 360].

Bei Affen und Frauen sind die Ergebnisse widersprüchlich. Einige Untersucher konnten keinen luteotropen Effekt des Prolactins nachweisen [44, 236, 251]. Andere Untersucher fanden einen luteotropen Effekt des Prolactins auch bei Affen; z.T. aber nur dann, wenn Prolactin zusammen mit kleinen HCG-Mengen verabfolgt wurde [183, 337].

Oestrogene oder Gestagene mit stärkeren oestrogenen Eigenschaften wirken stark luteotrop bei Ratten und Kaninchen. Der luteotrope Effekt von Oestrogenen bei Ratten ist indirekt, d.h. nur dann wirken Oestrogene luteotrop, wenn das Hypophysenzwischenhirnsystem intakt ist. Man nimmt an, daß Oestrogene nur Prolactin freisetzen und Prolactin dann den luteotropen Effekt auslöst (positiver „feed-back"-Mechanismus) [11, 103, 225, 248, 367, 501, 554].

Bei Kaninchen wirken Oestrogene direkt luteotrop, und dieser Effekt ist nicht an die Gegenwart der Hypophyse gebunden [451, 452, 455], da z.B. nach Implantation eines Oestrogenkristalles in ein Corpus luteum nur der betreffende Gelbkörper funktionsfähig bleibt, nicht aber andere Gelbkörper [208, 210].

Auch an Ziegen und Stärken (Implantation von Stilboestrol) konnte der luteotrope Effekt von Oestrogenen gezeigt werden [209, 286].

Von den Gestagenen wirkt Norethynodrel in bestimmten Dosen stark luteotrop bei Ratten (s. Abb. 17e).

So führt die Gabe von tägl. 1,5 mg über 27 Tage an weiblichen Ratten zu einer starken Hypertrophie der Corpora lutea. Die Zellhypertrophie bei gleichzeitiger Verarmung an sudanophilen Lipiden und Cholesterin spricht für die hohe sekretorische Aktivität dieser Gelbkörper [25].

Als Ursache wird — wie bei der luteotropen Wirkung der Oestrogene — angenommen, daß Norethynodrel die Prolactinsekretion stark stimuliert und der Effekt durch Prolactin ausgelöst wird [25].

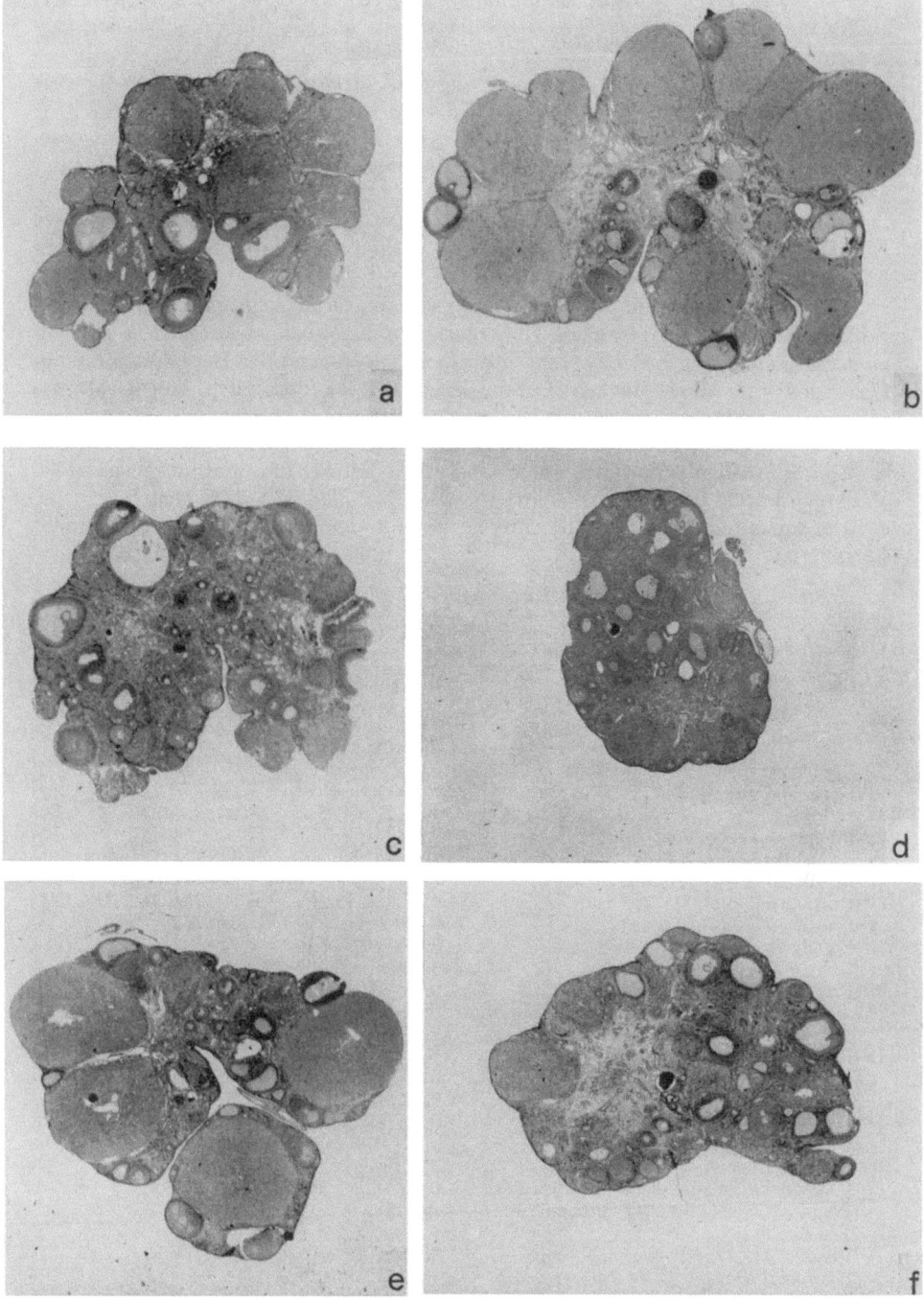

Abb. 17a—f. Ovarien normaler weiblicher Ratten nach subcutaner Behandlung über 14 Tage mit Oestradiol und verschiedenen Gestagenen. a Unbehandelte Kontrolle. b Oestradiol tägl. 1,0 mg. (Die Follikelentwicklung ist gehemmt, die zahlreich vorhandenen Corpora lutea sind stark hypertrophiert.) c Progesteron tägl. 3,0 mg. (Man beachte die ausgeprägte Luteolyse, die Follikelentwicklung ist kaum gehemmt.) d Norethisteronacetat tägl. 1,0 mg. (Starke Luteolyse und Hemmung der Follikelreifung.) e Norethynodrel tägl. 3,0 mg. (Starke Hemmung der Follikelreifung, dabei jedoch Hypertrophie der Corpora lutea). f Medroxyprogesteronacetat tägl. 1,0 mg. (Luteolyse und Hemmung der Follikelreifung.) Vergr.: ca. 14×. Färbung: HE

Für die Richtigkeit dieser Annahme spricht, daß die Gabe von Norethynodrel an Ratten auch zu einer starken Milchdrüsenentwicklung führt (als Zeichen vermehrter Prolactinsekretion) [*273, 274*].

Schließlich spricht auch die Verarmung der Corpora lutea an Lipiden für eine Prolactinstimulierung [*167*]. In Abb. 17e wird dies veranschaulicht.

Nach 14tägiger Behandlung normal cyclischer Tiere mit tägl. 3,0 mg persistieren zahlreiche große Gelbkörper — die Tiere befinden sich in der Pseudogravidität (s. Abb. 17).

Andere Gestagene mit schwächeren oestrogenen Nebenwirkungen — wie etwa Norethisteron oder Norethisteronacetat — wirken nicht luteotrop, sondern eher luteolytisch (s. dazu Abb. 17d).

Es existiert sogar ein Antagonismus zwischen Oestrogenen und Gestagenen. So kommt es nach Implantation von Ovarien in die Milz kastrierter Meerschweinchen bei gleichzeitiger Behandlung mit einem Oestrogen oder Implantation eines Oestrogens zu einer starken Luteinisierung. Wird zusätzlich ein wirksames Gestagen verabfolgt, so ist die oestrogeninduzierte Luteinisierung mehr oder weniger gehemmt. Diese Beobachtung geht auf LIPSCHÜTZ u. Mitarb. zurück, und darauf aufbauend wurde auch ein Testmodell für die „antiluteinisierende" Wirkung der Gestagene entwickelt [*313, 314, 315, 320, 322, 343, 346*].

Die antiluteinisierende Wirksamkeit ist mit der gestagenen Wirkung nicht korreliert.

Tabelle 15. *Antiluteinisierende Wirksamkeit verschiedener Steroide an Meerschweinchen*

Substanz	s.c.	Referenz
Δ^4-Pregnen-3,20-dion (Progesteron)	WD_{50} 0,008—0,015 mg	*184*
	0,18—0,46 mg wrks.	*319*
	0,022—0,058 mg 100% wrks.	*322*
19-Nor-Δ^4-pregnen-3,20-dion (19-Nor-progesteron)	0,012—0,023 mg 100% wrks.	*345*
	>1—5× Prog.	*184, 346*
Δ^4-Pregnen-3,11,20-trion	0,5—1× Prog.	*174, 184*
9α-Brom-Δ^4-pregnen-3,11,20-trion	≧1× Prog.	*317*
Δ^4-Pregnen-11α-ol-3,20-dion	<0,1—0,05× Prog.	*184, 346*
Δ^4-Pregnen-11β-ol-3,20-dion	0,5—1× Prog.	*174, 184, 317, 346*
Δ^4-Pregnen-17α-ol-3,20-dion (17α-Hydroxy-progesteron)	0,1× Prog.	*174*
	0,258—0,87 mg schw. wrks.	*322*
Δ^4-Pregnen-17α-ol-3,20-dion-17α-capronat (17α-Hydroxyprogesteroncapronat)	0,08—0,093 mg sehr schw. wrks.	*322*
	0,1—0,2× Prog.	*174, 343*
Δ^4-Pregnen-21-ol-3,20-dion (Desoxycorticosteron)	0,1—0,4× Prog.	*174, 343*
	0,18—0,32 mg wrks.	*319*
Δ^4-Pregnen-21-ol-3,20-dion-21-acetat (Desoxycorticosteronacetat)	0,1× Prog.	*174*
9α-Fluor-Δ^4-pregnen-11β-ol-3,20-dion	3× Prog.	*317*
Δ^4-Pregnen-17α, 21-diol-3,20-dion-21-acetat	0,05—0,1× Prog.	*174*
Δ^4-Pregnen-17α, 21-diol-3,11,20-trion-21-acetat (Cortisonacetat)	unwrks.	*174*
Δ^4-Pregnen-11β,17α, 21-triol-3,20-dion (Hydrocortison)	0,001× Prog.	*174*
$\Delta^{4,11}$-Pregnadien-3,20-dion (11-Dehydroprogesteron)	≧1× Prog.	*346*
	ca. 2× Prog.	*184*
17α-Äthinyl-Δ^4-androsten-17β-ol-3-on (Ethisteron)	≦0,01× Prog.	*184, 317*
	0,05—0,3× Prog.	*343, 346*
17α-Äthinyl-Δ^4-oestren-17β-ol-3-on (Norethisteron)	0,1—0,5× Prog.	*317*

In Tabelle 15 werden die Wirksamkeiten einiger Gestagene in diesem Testmodell aufgeführt. Weitere Einzelheiten können auch aus dem Kapitel VI — Chemische Konstitution und pharmakologische Wirkung, S. 698—701 — ersehen werden.

Beim Progesteron sind 50 µg noch 100% wirksam. Die Einführung einer weiteren Ketogruppe verbessert die Wirksamkeit nicht, der Wegfall der angulären Methylgruppen am C-10 (19-Nor-progesteron) nur geringfügig.

Einfügung einer Hydroxylgruppe am C-11 bzw. C-17 setzt die Wirksamkeit herab; lediglich bei der 9α-Fluor-Verbindung des 11β-Hydroxy-progesterons ist ein leichter Wirkungsanstieg zu beobachten.

Ethisteron und Norethisteron sind ebenfalls weniger wirksam als Progesteron.

Es besteht keine Korrelation zwischen der gestagenen Wirksamkeit und der antiluteinisierenden Wirkung.

β) Luteolyse

Langzeitversuche mit Hypophysenautotransplantaten haben gezeigt, daß — zumindest bei der Ratte — die Lebensdauer der Corpora lutea nicht durch innere (intrinsic) Faktoren begrenzt wird. Zumindest die initialen luteolytischen Veränderungen werden durch extraovarielle Faktoren ausgelöst (vermutlich FSH und/oder LH) [167, 202].

Außerdem müssen zur Zeit noch unbekannte Faktoren, die im Uterus gebildet werden, luteolytisch wirken, denn nach der Hysterektomie ist die Lebensdauer der Gelbkörper verlängert (Untersuchungen an Meerschweinchen, Kaninchen und Ratten [18, 43, 327].

Möglicherweise kommt dieser Effekt aber auch über Nervenverbindungen vom Uterus zum Ovar zustande [381].

Progesteron und die meisten synthetischen Gestagene (mit Ausnahme des Norethynodrels in bestimmten Dosen) wirken in der Regel luteolytisch. Als Ursache wird eine Hemmung der LTH-Sekretion diskutiert [386].

Die luteolytische Wirkung von Progesteron wurde nachgewiesen bei Mäusen [49, 492], Ratten [2, 472, 499], Meerschweinchen [386], Schafen [563], Ziegen [473, 517], Schweinen [563] und Rindern [331].

Wird Progesteron — vom 1. Tag an tägl. 1,0 mg — schwangeren Mäusen verabfolgt, so findet keine Implantation statt. Bei Behandlungsbeginn am 2. Tag kommt es zum Absterben der Feten nach Abbruch der Behandlung, bedingt durch die Regression der Gelbkörper [49].

Desoxycorticosteronacetat wirkt wie Progesteron [49]. Bei Ratten haben tägliche Progesteroninjektionen in der Schwangerschaft keinen oder kaum einen Einfluß auf die Gelbkörper und den Schwangerschaftsverlauf [386].

Ähnliche Ergebnisse brachten analoge Untersuchungen an Schafen [563].

Auch bei hysterektomierten Ziegen (die Hysterektomie wirkt luteotrop) führen Progesterongaben zur Regression der Gelbkörper [517].

Ob und in welchem Ausmaß die Gabe von Progesteron an schwangere Tiere zur Regression der Gelbkörper und damit in der Regel zur Unterbrechung der Schwangerschaft führt, hängt neben der benutzten Dosis vor allem vom Zeitpunkt der Applikation ab [563].

So sind keine Veränderungen an den Ovarien gravider Mäuse zu beobachten, wenn Progesteron in der 2. Hälfte der Schwangerschaft verabfolgt wird [492]. Auch scheinen große Speciesunterschiede zu existieren. Bei graviden Kaninchen führen Progesterongaben nämlich nicht zur Regression der Gelbkörper [536].

Die synthetischen Gestagene verhalten sich ähnlich wie Progesteron (mit Ausnahme von Norethynodrel), obwohl darüber kaum Untersuchungen vorliegen.

Abb. 17 zeigt, daß es nach Gabe von Norethisteronacetat oder Medroxyprogesteronacetat an normale cyclische Ratten ebenfalls zu einer starken Regression der Gelbkörper kommt.

Gestagene hemmen auch die nach halbseitiger Kastration zu beobachtende kompensatorische Ovarhypertrophie. Diese Eigenschaft der Gestagene wird im allgemeinen als antigonadotrope Wirkung gedeutet. Da aber die Hemmung der Ovarhypertrophie in erster Linie auf Kosten der Gelbkörper geht, ist diese Wirkung wohl eher der luteolytischen Eigenschaft der Gestagene zuzuschreiben (s. dazu auch Kapitel VI — Chemische Konstitution und pharmakologische Wirkung, S. 711—713, Abb. 39 und 40). PETERSON u. Mitarb. [*421, 422*] haben darauf aufbauend einen Test an Ratten entwickelt.

In Tabelle 16 werden die Wirksamkeiten einiger Gestagene in diesem Testmodell (Hemmung der kompensatorischen Ovarhypertrophie) wiedergegeben.

Tabelle 16. *Hemmung der kompensatorischen Ovarhypertrophie durch Steroide*

Substanz	s.c.	Referenz
Δ^4-Pregnen-3,20-dion (Progesteron)	$WD_{100} > 1$ mg	*421, 422*
$\Delta^{4,6}$-9β, 10α-Pregnadien-3,20-dion (Dydrogesteron)	1 mg stark wrks.	*38*
	$>1 \times$ Prog.	*38*
Δ^4-Androsten-17β-ol-3-on (Testosteron)	$9 \times$ Prog.	*422*
17α-Äthinyl-Δ^4-oestren-17β-ol-3-on (Norethisteron)	$>2 \times$ Prog.	*421*
	$8 \times$ Prog.	*422*
17α-Äthinyl-$\Delta^{5(10)}$-oestren-17β-ol-3-on (Norethynodrel)	$46 \times$ Prog.	*422*
d,l-17α-Äthyl, 18-methyl-Δ^4-oestren-17β-ol-3-on	$23 \times$ Prog.	*422*
d,l-17α-Äthinyl, 18-methyl-Δ^4-oestren-17β-ol-3-on	$0{,}63 \times$ ÄNT	*134*

Im Vergleich zum Progesteron ist Testosteron in diesem Test etwa $10 \times$ wirksamer.

Durch Alkylierung der entsprechenden Δ^4-Oestren-Verbindungen (19-Nor-testosteron-Derivate) ist ein allgemeiner Wirkungsanstieg zu verzeichnen, der beim d,l-17α-Äthyl, 18-methyl-Δ^4-oestren-17β-ol-3-on am höchsten liegt. Bemerkenswert ist das Norethynodrel, das $46 \times$ so stark wie Progesteron ist.

In höheren Dosierungen stimuliert es die Ovargewichte und wirkt luteotrop.

9. Beeinflussung der Hodenfunktion

Es ist hier nicht möglich, auch nur halbwegs quantitativ alle Untersuchungen zu diesem Thema zu berücksichtigen. Es sei dazu auf das Kapitel VI — Chemische Konstitution und pharmakologische Wirkung — verwiesen.

In diesem Abschnitt sollen nur einige besondere Aspekte hervorgehoben werden.

a) Hemmung der Hodenfunktion

Alle Steroide, die die gonadotrope Partialfunktion der Hypophyse hemmen, führen bei männlichen Tieren auch zu einer Hemmung der Hodenfunktion. Die meisten synthetischen Gestagene führen nach längerer Gabe zu einer Atrophie der Hodentubuli und Spermiogenesehemmung.

Vor allem die Hoden infantiler Tiere reagieren bei einer herabgesetzten Gonadotropinsekretion sehr empfindlich mit einer Atrophie und Regression des Keimepithels [*203, 332, 380, 556*].

Erwachsene Tiere reagieren sehr viel weniger empfindlich. Früher schrieb man diesen Effekt in erster Linie einer FSH-Hemmung zu [*203*].

Heute führt man die Hodenhemmwirkung hauptsächlich auf eine LH-Hemmung zurück [*556*] (s. dazu auch Kapitel VI — Chemische Konstitution und pharmakologische Wirkung, S. 710—711 sowie Abb. 36, 37 und 38).

Für die experimentelle Testung dieses Effektes wird im allgemeinen mit Ratten oder Mäusen, seltener mit anderen Tieren gearbeitet.

In Tabelle 17 sind die Hodenhemmwirkungen einiger bekannter Gestagene zusammengefaßt.

Tabelle 17. *Hemmung der Hodenfunktion durch verschiedene Gestagene (Hodengewichtsteste)*

Substanz		Wirkung	Referenz
Pregnen-3,20-dion (Progesteron)	inf. männl. Ratten, 12 d s.c.	$WD_{50} > 50$ mg WD_{50} 1—10 mg	267, 268 405
	juven. männl. Ratten, 30 d s.c.	wrks.	396
19-Nor-Δ^4-pregnen-3,20-dion (19-Nor-progesteron)	inf. männl. Ratten, 12 d s.c.	1 mg unwrks.	401
	inf. männl. Ratten, 21 d s.c.	$<0,1 \times$ T, androgen unwrks.	293
Δ^4-Pregnen-17α-ol-3,20-dion (17α-Hydroxyprogesteron)	inf. männl. Ratten, 12 d s.c.	1 mg unwrks.	401
	juven. männl. Ratten, 30 d s.c.	2,5 mg unwrks.	419
Δ^4-Pregnen-17α-ol-3,20-dion-17α-methyl-äther	inf. männl. Ratten, 12 d s.c.	schw. wrks. ≥ 1 mg	477
Δ^4-Pregnen-17α-ol-3,20-dion-17α-formiat	inf. männl. Ratten, 12 d s.c.	1 mg unwrks.	401
Δ^4-Pregnen-17α-ol-3,20-dion-17α-acetat	inf. männl. Ratten, 12 d s.c.	$WD_{50} > 1$ mg	267, 268, 522
	juven. männl. Ratten, 30 d s.c.	2,5 mg unwrks.	419
Δ^4-Pregnen-17α-ol-3,20-dion-17α-capronat	inf. männl. Ratten, 12 d s.c.	$WD_{50} > 10$ mg	267, 268, 401
	juven. männl. Ratten, 30 d s.c.	25 mg alle 3 d unwrks.	419
6α-Methyl-Δ^4-pregnen-17α-ol-3,20-dion-17α-acetat (Medroxyprogesteronacetat)	inf. männl. Ratten, 12 d s.c.	$>500 \times$ Prog.	267, 268
	inf. männl. Ratten, 12 d s.c.	$\geq 30 \times$ Prog.	45
	inf. männl. Ratten, Geschlechtsreife s.c.	1,5 mg/kg stark wrks.	329
	männl. Kaninchen, 18 Wo. s.c.	wrks.	158
	erw. männl. Ratten, 14 d s.c.	1 mg wrks.	252
6α-Fluor-Δ^4-pregnen-17α-ol-3,20-dion-17α-acetat	inf. männl. Ratten, 12 d s.c.	1 mg unwrks. oder schw. wrks.	401
19-Nor-Δ^4-pregnen-17α-ol-3,20 dion-17α-capronat	inf. männl. Ratten, 12 d s.c.	$0,003 \times$ TP	401
	inf. männl. Ratten, 12 d s.c.	$WD_{50} > 10$ mg	267, 268
Δ^4-Pregnen-16β, 17α-diol-3,20-dion-16β, 17α-diacetat	inf. männl. Ratten, 12 d s.c.	1 mg unwrks. oder schw. wrks.	401
$\Delta^{4,6}$-9β,10α-Pregnadien-3,20-dion (Dydrogesteron)	inf. männl. Ratten, 12 d s.c.	$WD_{50} > 10$ mg	267, 268
	inf. männl. Ratten, 10 d s.c.	4 mg schw. wrks., nicht anabol/androgen	38
	inf. männl. Ratten, 10 d p.o.	4 mg schw. wrks., nicht anabol/androgen	38
6-Methyl-$\Delta^{4,6}$-pregnadien-17α-ol-3,20-dion-17α-acetat	inf. männl. Ratten, 15 d p.o.	5 mg/kg stark wrks.	89
6,16α-Dimethyl-$\Delta^{4,6}$-pregnadien-17α-ol-3,20-dion-17α-acetat	inf. männl. Ratten, 12 d s.c.	$WD_{50} > 1$ mg	267, 268
16α-Methyl, 6-chlor-$\Delta^{4,6}$-pregnadien-17α-ol-3,20-dion-17α-acetat	inf. männl. Ratten, 12 d s.c.	1 mg unwrks.	401
6-Chlor-$\Delta^{4,6}$-pregnadien-17α-ol-3,20-dion-17α-acetat (Chlormadinonacetat)	inf. männl. Ratten, 12 d s.c.	$\geq 3 \times$ Prog.	45

Tabelle 17 (Fortsetzung)

Substanz		Wirkung	Referenz
	inf. männl. Ratten, 12 d s.c.	$>100 \times$ Prog.	267, 268
	inf. männl. Ratten, 21 d s.c.	$<0,1 \times$ T, androgen unwrks.	293
17α-Äthyl-Δ^4-androsten-17β-ol-3-on-17β-methyl-äther	inf. männl. Ratten, 12 d s.c.	$WD_{50} \geq 1$ mg	401
17α-Äthenyl-Δ^4-androsten-17β-ol-3-on-17β-methyl-äther	inf. männl. Ratten, 12 d s.c.	$WD_{50} > 1$ mg	401
17α-Äthinyl-Δ^4-androsten-17β-ol-3-on (Ethisteron)	inf. männl. Ratten, 12 d s.c.	$WD_{50} < 1$ mg	267, 268, 405
17α-Äthinyl-Δ^4-androsten-17β-ol-3-on-17β-acetat	inf. männl. Ratten, 12 d s.c.	$WD_{50} \leq 1$ mg	401
17α-Äthinyl-Δ^4-androsten-17β-ol-3-on-17β-methyl-äther	inf. männl. Ratten, 12 d s.c.	$WD_{50} < 1$ mg	401
17α-Methyl-Δ^4-oestren-17β-ol-3-on (Normethandrolon)	inf. männl. Ratten, 12 d s.c.	$>1600 \times$ Prog.	267, 268
	juven. männl. Ratten, 7 d p.o.	0,5 mg wrks.	356
	juven männl. Ratten, 21 d p.o.	0,5 mg wrks.	356
	juven. männl. Ratten, 30 d s.c.	wrks.	396
	juven. männl. Ratten, 42 d p.o.	0,5 mg wrks.	356
	erw. männl. Ratten, 14 d p.o.	0,5 mg wrks.	356
	erw. männl. Ratten, 14 d s.c. (vor Versuchsbeginn einseitig kastriert)	1 mg wrks.	338
	erw. männl. Ratten, 14 d p.o. (vor Versuchsbeginn einseitig kastriert)	1 mg wrks.	338
17α-Methyl-Δ^4-oestren-17β-ol-3-on-17β-acetat	inf. männl. Ratten, 12 d s.c.	$WD_{50} < 1$ mg	401
17α-Methyl-Δ^4-oestren-17β-ol-3-on (Norethandrolon)	inf. männl. Ratten, 12 d s.c.	$>500 \times$ Prog.	267, 268
	juven. männl. Ratten, 7 d p.o.	1 mg wrks.	356
	juven. männl. Ratten, 30 d s.c.	1 mg wrks.	10, 15
	juven. männl. Ratten, 30 d s.c.	wrks.	396
	juven. männl. Ratten, 42 d p.o.	wrks.	356
	erw. männl. Ratten, 14 d p.o.	0,5—2 mg wrks.	356
17α-Propyl-Δ^4-oestren-17β-ol-3-on	inf. männl. Ratten, 12 d s.c.	$WD_{50} \leq 1$ mg	401
17α-Äthenyl-Δ^4-oestren-17β-ol-3-on (17α-Vinyl-19-nor-testosteron)	inf. männl. Ratten, 12 d s.c.	WD_{50} 0,1 mg	401
	juven. männl. Ratten, 7 d p.o.	1 mg wrks.	356
	juven. männl. Ratten, 21 d p.o.	1 mg wrks.	356
	juven. männl. Ratten, 42 d o.p.	1 mg wrks.	356
17α-Äthenyl-Δ^4-oestren-17β-ol-3-on-17β-butyrat	inf. männl. Ratten, 12 d s.c.	WD_{50} 0,1 mg	401

Tabelle 17 (Fortsetzung)

Substanz	Wirkung		Referenz
17α-Äthenyl-Δ^4-oestren-17β-ol-3-on-17β-oenanthat	inf. männl. Ratten, 12 d s.c.	$WD_{70} \leq 1$ mg	401
17α-Äthenyl-$\Delta^{5(10)}$-oestren-17β-ol-3-on (Norvinodrel)	inf. männl. Ratten, 30 d s.c.	1 mg stark wrks.	462
17α-(2′-Methallyl)-Δ^4-oestren-17β-ol-3-on	juven. männl. Ratten, 30 d s.c.	wrks.	396
17α-Äthinyl-Δ^4-oestren-17β-ol-3-on (Norethisteron)	inf. männl. Ratten, 12 d s.c.	WD_{50} 0,01 mg	405
	inf. männl. Ratten, 12 d s.c.	167 × Prog.	267, 268
	juven. männl. Ratten, 7 d p.o.	1 mg wrks.	356
	juven. männl. Ratten, 21 d p.o.	1 mg wrks.	356
	juven. männl. Ratten, 30 d s.c.	0,5 mg wrks.	419, 479
	juven. männl. Ratten, 30 d s.c.	wrks.	396
	juven. männl. Ratten, 42 d p.o.	1 mg wrks.	356
	erw. männl. Ratten, 14 d p.o.	1 mg wrks. 0,05 × Äthinyl-oestradiol	356
	erw. männl. Ratten, 14 d p.o. (vor Versuchsbeginn einseitig kastriert)	0,5 mg wrks.	338
17α-Äthinyl-Δ^4-oestren-17β-ol-3-on-17β-acetat	inf. männl. Ratten, 12 d s.c.	WD_{50} 0,01—0,03 mg	405
	inf. männl. Ratten, 12 d s.c.	>80 × Prog.	267, 268
17α-Äthinyl-Δ^4-oestren-17β-ol-3-on-17β-butyrat	inf. männl. Ratten, 12 × s.c.	$WD_{50} \leq 0,1$ mg	401
17α-Äthinyl-Δ^4-oestren-17β-ol-3-on-17β-capronat	inf. männl. Ratten, 12 d s.c.	$WD_{50} \geq 0,1$ mg	401
17α-Äthinyl-Δ^4-oestren-17β-ol-3-on-17β-oenanthat	inf. männl. Ratten, 12 d s.c.	WD_{50} 0,24 mg	401
	juven. männl. Ratten, 30 d s.c.	wrks.	396
17α-Äthinyl-Δ^4-oestren-17β-ol-3-on-17β-caprylat	inf. männl. Ratten, 12 d s.c.	$WD_{50} \leq 1$ mg	401
17α-Äthinyl-Δ^4-oestren-17β-ol-3-on-17β-undecylat	inf. männl. Ratten, 12 d s.c.	WD_{50} 1 mg	401
17α-Äthinyl-$\Delta^{5(10)}$-oestren-17β-ol-3-on (Norethynodrel)	inf. männl. Ratten, 12 d s.c.	>300 × Prog.	267, 268
	juven. männl. Ratten, 30 d s.c.	0,25 mg wrks.	419
	juven. männl. Ratten, 30 d p.o.	1 mg wrks.	419
	juven. männl. Ratten, 30 d s.c.	sehr stark wrks.	396
	juven. männl. Ratten, 30 d s.c.	stark wrks., schwächer als bei p.o.-Gabe	396
	erw. männl. Ratten, 7 d s.c.	0,5 mg wrks., Reduktion der Gewichte von Hoden, Samenblase, Prostata, LH in Hypophyse erhöht, FSH unverändert	48

Tabelle 17 (Fortsetzung)

Substanz		Wirkung	Referenz
d,l-17α-Äthinyl, 18β-methyl-Δ^4-oestren-17β-ol-3-on	inf. männl. Ratten, 12 d s.c.	WD_{50} 0,03 mg	401
17α-Äthyl-Δ^4-oestren-17β-ol (Äthyloestrenol)	inf. männl. Ratten, 12 d s.c.	$>125 \times$ Prog.	267, 268
17α-Propenyl-Δ^4-oestren-17β-ol (Allyloestrenol)	inf. männl. Ratten, 12 d s.c.	$WD_{50} >10$ mg	267, 268
	erw. männl. Ratten, 14 d p.o. (vor Versuchsbeginn einseitig kastriert)	2 mg schw. wrks.	338
Δ^4-Oestren-17β-ol-3-on-17β-benzoat	inf. männl. Ratten, 10 d s.c.	$1 \times$ TP	311

Die hodenhemmende Wirkung von Progesteron ist sehr schwach (bei täglicher subcutaner Gabe an infantile männliche Ratten liegt die WD_{50} zwischen 1—10 mg).

19-Nor-progesteron, 17α-Hydroxy-progesteron und seine Fettsäureester sind unwirksam oder nur sehr schwach wirksam. Medroxyprogesteronacetat zeigt eine sehr starke hodenhemmende Wirkung.

Auch die Fluorierung bzw. der Wegfall der angulären Methylgruppe am C-10 beim 17α-Hydroxy-progesteron führt im Vergleich zu Progesteron zu keiner Wirkungssteigerung.

Beim Dydrogesteron zeigen 4,0 mg im Hodenhemmtest an infantilen Tieren eine schwache Wirkung.

Alkyl- oder Halogen-Verbindungen der 6-Dehydro-17α-hydroxy-progesterone sind unwirksam.

Im Gegensatz zum Progesteron und seinen Derivaten sind die Androsten- bzw. Oestren-Verbindungen und deren Derivate sehr stark wirksam.

Beim Ethisteron, Ethisteronacetat und seinem Methyläther ist die WD_{50} kleiner als 1,0 mg, Normethandrolon wirkt bei einer oralen Applikation von 0,5 mg noch hodenhemmend, beim Norethandrolon sind subcutan und p.o. 1,0 mg noch stark wirksam.

Bei den Äthinyloestren-Verbindungen (Vinyl-19-nor-testosteron) und deren Fettsäureestern ist die WD_{50} kleiner als 1,0 mg.

Beim Norethisteron liegt die WD_{50} subcutan bei 0,01 mg, oral sind 1,0 mg wirksam. Die WD_{50} der Fettsäureester liegt unter 1,0 mg.

Die Verschiebung der Doppelbindung nach $\Delta^{5(10)}$ (Norethynodrel) erhöht die Wirksamkeit stark.

Als besonders stark wirksam zeichnet sich auch das d,l-17α-Äthinyl,18β-methyl-Δ^4-oestren 17β-ol-3-on aus. Der Wegfall der 3-Ketogruppe bei alkylierten Oestrenverbindungen scheint die hodenhemmende Wirkung abzuschwächen.

Mit der Reduktion der Hodengewichte nehmen das Samenvolumen, die Spermienzahl und die Fructosekonzentration ab [159].

Abb. 18 veranschaulicht das Ergebnis einer solchen Untersuchung an Schafböcken.

In der Regel wird auch die Libido mehr oder weniger stark gehemmt (s. dazu auch Kapitel E — Einfluß von Gestagenen auf Verhaltensweisen und Differenzierungsvorgänge) [475, 519].

Die Beeinträchtigung der Libido ist jedoch bei den einzelnen Species unterschiedlich stark ausgeprägt; auch verhalten sich die einzelnen Gestagene nicht gleichartig [158, 205].

Diese Effekte sind nach den bisherigen Untersuchungen alle reversibel, wenn auch oft erst Monate nach Absetzen der Behandlung [39, 78, 475].

Bei Ebern führt die orale Gabe von Medroxyprogesteronacetat oder subcutaner Gabe von Chlormadinonacetat zu einer erheblichen Reduktion der 17-Ketosteroid- und Oestrogen-Ausscheidung im Urin [333].

b) Spermatogene Aktivität von Gestagenen

Verschiedene Steroide sind in der Lage, die auf die Hypophysektomie folgende Atrophie der Hoden bis zu einem gewissen Grade zu verhindern [354, 495, 496].

Unter den Gestagenen ist es besonders das Progesteron, das einen Erhaltungseffekt auf das Keimepithel der Hodentubuli ausübt, während die Atrophie der Leydigschen Zwischenzellen und die der akzessorischen Geschlechtsorgane nicht bzw. nur sehr wenig beeinflußt wird [503, 538, 558].

Dieser spermatogene Effekt wurde als von anderen Wirkungsqualitäten — insbesondere der androgenen Wirkung — völlig unabhängige pharmakologische Eigenschaft interpretiert [354, 495, 496, 555].

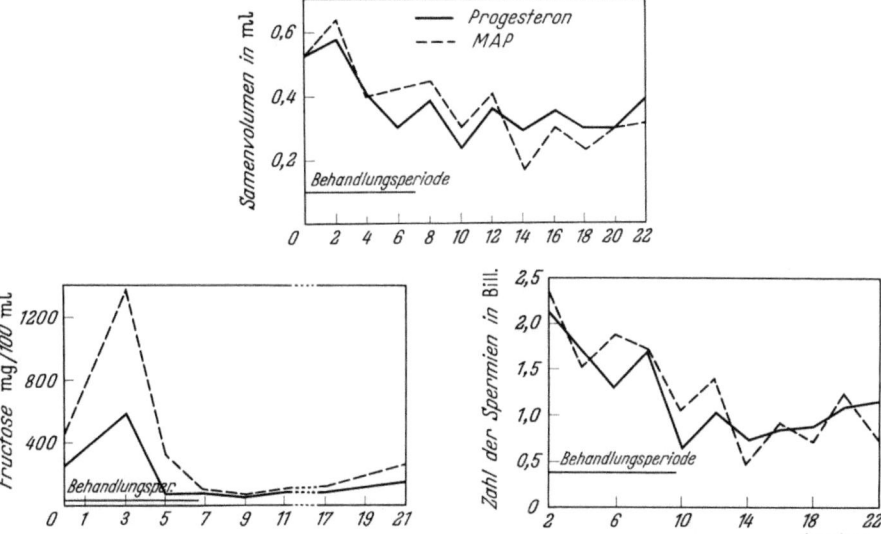

Abb. 18. Einfluß von Progesteron und Medroxyprogesteronacetat (MAP) auf Samenvolumen, Spermienzahl und Fructosegehalt des Ejaculats beim Schafbock. (Nach ERICSSON und DUTT [158]). Tagesdosen: Progesteron: 50 mg jeden 2. Tag subcutan. Medroxyprogesteronacetat: 100 mg tägl. p.o. in Gelatinekapseln

Bei gleichzeitiger Applikation eines Androgen-Antagonisten (Cyproteronacetat = 1,2α-Methylen-6-chlor-$\Delta^{4,6}$-pregnadien-17α-ol-3,20-dion-17α-acetat) ist Progesteron jedoch nicht mehr oder nur noch in geringem Ausmaße in der Lage, die Hodenfunktion hypophysektomierter Tiere aufrechtzuerhalten [408] (s. dazu Abb. 20f).

Man kann daraus schließen, daß in der beschriebenen Versuchsanordnung nicht Progesteron selbst, sondern androgen wirksame Metaboliten gehemmt werden. Der Hoden muß also in der Lage sein, auch in Abwesenheit gonadotroper Hormone Progesteron in Androgene umzuwandeln. Für diese Annahme sprechen auch die Ergebnisse aus in vitro- und in vivo-Versuchen, die gezeigt haben, daß Hodengewebe in der Lage ist, aus Progesteron Testosteron zu synthetisieren [68, 110, 186, 204, 388, 481, 494].

Wahrscheinlich wirken alle Steroide, die in der natürlichen Testosteron-Biosynthese auftreten, spermatogen (s. Abb. 19).

Von den in Abb. 19 aufgeführten Verbindungen ist neben Progesteron das 17α-Hydroxy-progesteron interessant. 17α-Hydroxy-progesteron ist praktisch nicht gestagen wirksam [54, 115, 135, 137, 140, 285, 336, 470], aber stark spermatogen [538].

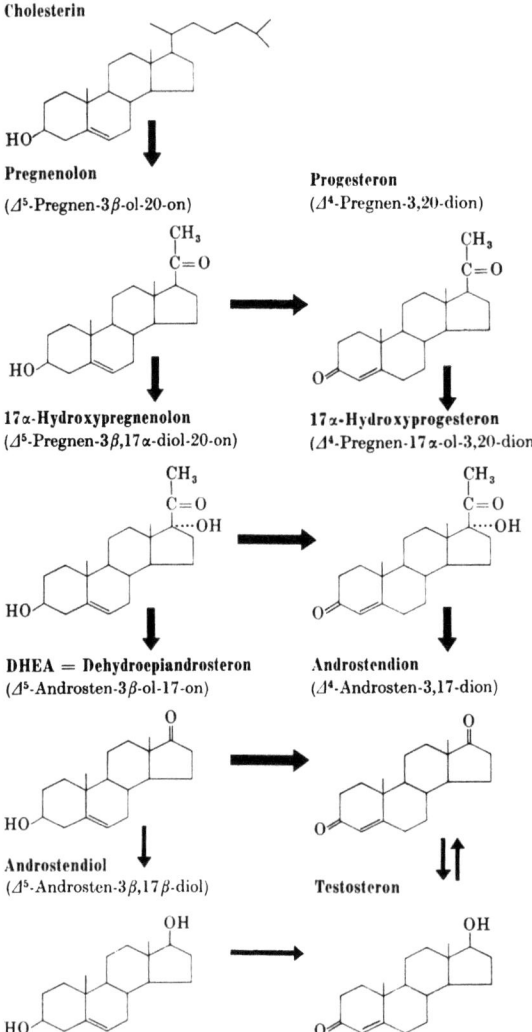

Abb. 19. Schema der Testosteron-Biosynthese. (Nach NEUMANN et al. [408] in Anlehnung an SACHS [465])

Die Ester des 17α-Hydroxy-progesterons sind stark wirksame Gestagene, z. T. mit Depotcharakter — jedoch besitzen sie keine spermatogenen Eigenschaften mehr. Dies gilt zumindest für das 17α-Hydroxy-progesteron-capronat und die entsprechende 19-Nor-Verbindung [205].

Abb. 20a—f. Spermatogene Wirkung von Progesteron und anderen Gestagenen (Ratten). (Nach NEUMANN et al. [408]). Histologie des Hodens 22 Tage nach der Hypophysektomie, Behandlung über 21 Tage. a Unbehandelte Kontrolle. (Atrophie des Interstitiums, kleine Tubuli und Depopulation des Keimepithels.) b 5,0 mg Progesteron/100 g KG/Tag. (Intensive Spermiogenese und atrophisches Interstitium.) c 5,0 mg Medroxyprogesteronacetat/100 g KG/Tag. (Wenig reife Spermien und Spermatiden. In den meisten Tubuli ist das Keimepithel bis zum Stadium der sekundären Spermatocyten erhalten. Atrophie des Interstitiums.) d 5,0 mg Norethisteronacetat/100 g KG/Tag. (Das Keimepithel ist bis zum Stadium der primären und sekundären Spermatocyten erhalten. In einigen Tubuli kommen Spermatiden und reife Spermien vor. Atrophie des Interstitiums.) e 5,0 mg 16α-Methyl-6-chlor-Δ^6-17α-hydroxy-progesteronacetat/100 g KG/Tag. (Atrophie des Interstitiums, der Tubuli und des Keimepithels.) f 5,0 mg Progesteron + 5,0 mg Cyproteronacetat/100 g KG/Tag. (Keine Spermatiden und reife Spermien. In den meisten Tubuli ist das Keimepithel bis zum Stadium der sekundären Spermatocyten erhalten. Atrophie des Interstitiums). Vergr.: 120×

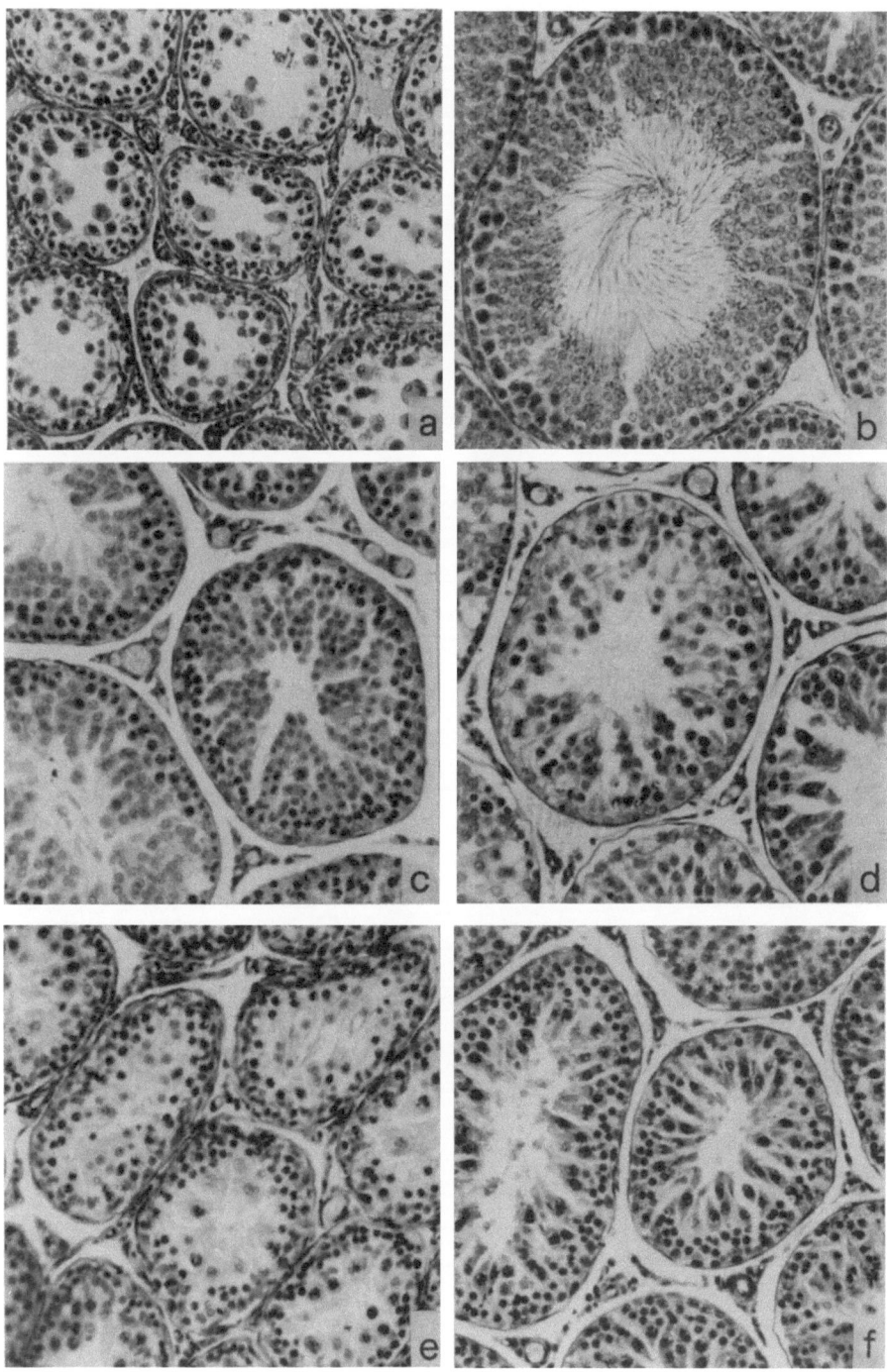

Abb. 20a—f (Legende s. S. 104)

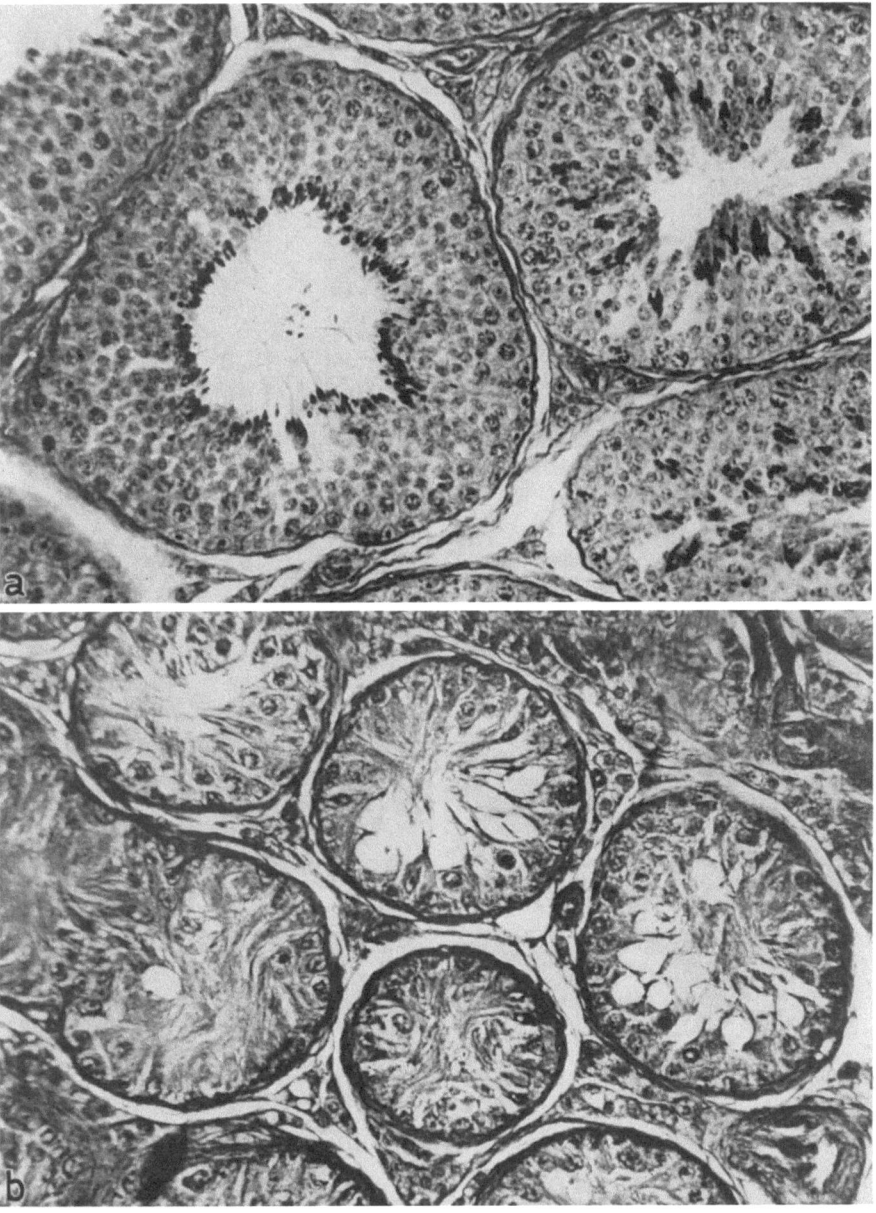

Abb. 21a u. b. Einfluß von Cyproteronacetat (= 1,2α-Methylen-6-chlor-$\Delta^{4,6}$-pregnadien-17α-ol-3,20-dion-17α-acetat) auf die Hodenfunktion beim Hund. (Nach NEUMANN et al. [407]). a Kontrolle. b Hodenbild nach 30tägiger Behandlung mit Cyproteronacetat (tägl. 30 mg/kg KG i.m. über 30 Tage). (Man beachte die relativ starke Hemmung der Spermiogenese bei normal erscheinenden Zwischenzellen). Vergr.: 275 ×

Verschiedene synthetische Gestagene mit androgenen Nebenwirkungen üben in hohen Dosen auch einen gewissen positiven Effekt auf das Keimepithel hypophysektomierter Ratten aus — so z. B. Norethisteronacetat (vgl. dazu auch Abb. 20d).

Das schließt nicht aus, daß die gleiche Verbindung in der gleichen Dosis an normale, nicht hypophysektomierte Tiere verabfolgt, die Hodenfunktion stark hemmt (s. dazu auch Kapitel VI — Chemische Konstitution und pharmakologische Wirkung, Abb. 36, 37 und 38).

Übrigens war es auch möglich, die durch Oestradiol induzierte Hemmung der Spermiogenese durch gleichzeitige Progesterongaben zu verhindern [1, 50].

c) Wirkungen von Gestagenen mit antiandrogenen Eigenschaften auf die Hodenfunktion

Gestagene mit antiandrogenen Eigenschaften hemmen nicht nur die Funktion der akzessorischen Geschlechtsdrüsen, sondern beeinflussen neben anderen androgenabhängigen Organen und Funktionen auch die Hoden (s. dazu Abb. 21).

Sie unterscheiden sich insofern von Substanzen mit nur zentralhemmender Wirkung, als bei diesen die Atrophie der akzessorischen Geschlechtsdrüsen parallel geht mit der Atrophie der Hoden. Dagegen tritt bei Antiandrogenen erst bei sehr hohen Dosen eine Hodenhemmung in Erscheinung [270, 407].

Die Atrophie betrifft bei zentralen Hemmern beide geweblichen Komponenten des Hodens, Interstitium und Tubuli seminiferi, bei Antiandrogenen dagegen fast ausschließlich die Tubuli seminiferi [400].

Eine von uns praktizierte Möglichkeit, den Wirkungsmechanismus solcher Substanzen zu veranschaulichen, bestand darin, daß wir an kastrierten, mit Testosteron behandelten Tieren arbeiteten [398].

Eine Beeinflussung der inkretorischen Hypophysen- und Hodenfunktion war so ausgeschaltet.

Daß eine gebremste Hypophysenfunktion zur Ursache von Hemmeffekten in der Körperperipherie wird, ist im Experiment auch durch die Gabe von Gonadotropinen im Überschuß zu verhindern. Exogene Gonadotropine sichern die Testosteronsynthese in den Hodenzwischenzellen, unabhängig von den Einflüssen der experimentellen Verhältnisse auf die gonatotrope Partialfunktion der Hypophyse [556].

Der Zustand der akzessorischen Geschlechtsdrüsen und des Keimepithels ist unter diesen Verhältnissen der Maßstab für das Vorhandensein bzw. die Aufhebung einer durch Gonadotropine induzierten Testosteronwirkung.

Wir haben solche Versuche an hypophysektomierten, an infantilen und erwachsenen Ratten durchgeführt. Die Tiere erhielten HCG oder PMS allein bzw. zusammen mit Cyproteronacetat.

In Tabelle 18 sind die Ergebnisse dieser Untersuchungen zusammengefaßt.

Ganz generell zeigt sich dabei folgendes: Sowohl die Gabe von HCG als auch von PMS führt über eine starke Stimulierung der Testosteronsynthese zu einem ausgeprägten Wachstum der akzessorischen Geschlechtsdrüsen und des Hodens. Durch die gleichzeitige Gabe eines Antiandrogens gelingt es, die Stimulierung der akzessorischen Geschlechtsdrüsen in allen drei benutzten Modellen fast vollständig aufzuheben. Beinahe überhaupt nicht beeinflußt werden dagegen die Hodengewichte. Dieser Befund ist zum Verständnis des Wirkungsmechanismus von Antiandrogen wichtig. Im Hoden befindet sich mehr Testosteron als in irgendeinem anderen testosteronabhängigen Organ — es wird ja im Hoden gebildet. Folglich sind die testosteronabhängigen Vorgänge im Hoden auch schwerer hemmbar.

Zum Verständnis des Wirkungsmechanismus solcher Verbindungen lassen sich daraus einige wichtige Schlußfolgerungen ziehen:

1. Die Wirkungen sind nicht über einen Mangel an Gonadotropinen zu erklären.

Tabelle 18. *Aufhebung der Wirkung von HCG und PMS durch Cyproteronacetat (=1,2α-Methylen-6-chlor-$\Delta^{4,6}$-pregnadien-17α-ol-3,20-dion-17α-acetat).*
(Nach NEUMANN et al. [404])

Tiermaterial	Dosis und Art der Behandlung	Tierzahl	Organgewicht in mg/100 g KG		
			Hoden	Samenblasen	Prostata
Hypophysektomierte männliche Ratten, etwa 180 g, 21tägige subcutane Behandlung	hypophysektomierte Kontrolle	10	354 ± 21	61 ± 4,1	52 ± 4,2
	HCG 100 I.E./100 g KG	7	695 ± 61	371 ± 115	248 ± 35
	HCG 100 I.E./100 g KG + 5 mg CA/100 g KG	9	759 ± 100	76 ± 16	73 ± 10
	PMS 320 I.E./100 g KG	7	943 ± 130	1280 ± 70	558 ± 29
	PMS 320 I.E./100 g KG + 5 mg CA/100 g KG	7	1097 ± 79	73 ± 18	70 ± 14
Männliche Ratten, etwa 250 g, 14tägige subcutane Behandlung	unbehandelte Kontrolle	10	783 ± 82	227 ± 26	147 ± 15
	DCG 100 I.E. tgl./Tier	10	782 ± 81	537 ± 60	327 ± 18
	HCG 100 I.E. tgl. + 20 mg CA/Tier	10	884 ± 67	259 ± 32	186 ± 13
	PMS 640 I.E. tgl./Tier	10	848 ± 88	622 ± 24	378 ± 21
	PMS 640 I.E. tgl. + 20 mg CA/Tier	10	951 ± 70	331 ± 27	208 ± 19
Infantile männliche Ratten, 30—35 g, 14tägige subcutane Behandlung	unbehandelte Kontrolle	8	442 ± 41	17 ± 2,1	54 ± 6,9
	HCG 30 I.E. tgl./Tier	9	717 ± 51	212 ± 34	304 ± 21
	HCG 30 I.E. tgl. + 10 mg CA/Tier	8	560 ± 53	17 ± 1,5	39 ± 2,8
	PMS 160 I.E. tgl./Tier	9	964 ± 92	321 ± 21	357 ± 26
	PMS 160 I.E. tgl. + 10 mg CA/Tier	9	905 ± 55	28 ± 3,5	68 ± 8,8

CA = Cyproteronacetat, ± = mittlerer Fehler.

2. Solche Substanzen sind auch dann wirksam, wenn ein stark aktiviertes Hodeninterstitium vorhanden ist und der Organismus vermutlich ausreichend mit Testosteron versorgt ist.

Sehr unübersichtlich wird das Geschehen, wenn man berücksichtigt, daß solche Gestagene mit antiandrogenen Eigenschaften ja auch zusätzlich eine zentral- (Hypophysenzwischenhirn-System) hemmende Wirkung besitzen. Dieser Gesichtspunkt ist für die tierexperimentelle Prüfung neuer Gestagene und die Charakterisierung ihres Wirkungsspektrums wichtig. Wenn z.B. für die Testung der zentralhemmenden Wirkung männliche Tiere benutzt werden (z.B. Hodenhemm-Test), so wird ein Teil des Hemmeffektes durch die gleichzeitig vorhandene Antiandrogenwirkung wieder aufgehoben, da bei männlichen Individuen physiologischerweise hauptsächlich Testosteron die Bremswirkung auf das die Gonadotropinsekretion regulierende Sexualzentrum ausübt und auch dieser Testosteroneffekt von solchen Verbindungen gehemmt wird [32, 33, 399, 400, 403].

Bei Verwendung weiblicher Tiere entfalten Gestagene mit antiandrogenen Eigenschaften folglich eine viel stärkere zentrale Hemmwirkung.

10. Beeinflussung der akzessorischen Geschlechtsdrüsen

Alle Gestagene, die die Gonadotropinsekretion hemmen, führen selbstverständlich auch bei männlichen Individuen zu einer Hemmung der akzessorischen Geschlechtsdrüsen. Darauf sei hier nicht näher eingegangen.

Die Ursache dafür ist letztlich eine Hemmung der Testosteronsynthese, und diese geht einher mit einer Atrophie der akzessorischen Geschlechtsdrüsen.

Interessant ist, daß Progesteron und einige andere Gestagene nach mehrwöchiger Gabe (etwa an Ratten) zu einer Atrophie der akzessorischen Geschlechtsdrüsen führen, ohne die Hodenfunktion (s. Abb. 22) und scheinbar auch die Testosteronsynthese im Hoden (s. Abb. 23) zu beeinflussen [205].

Ähnliche Beobachtungen wurden von SELYE und FRIEDMAN [502, 503] gemacht.

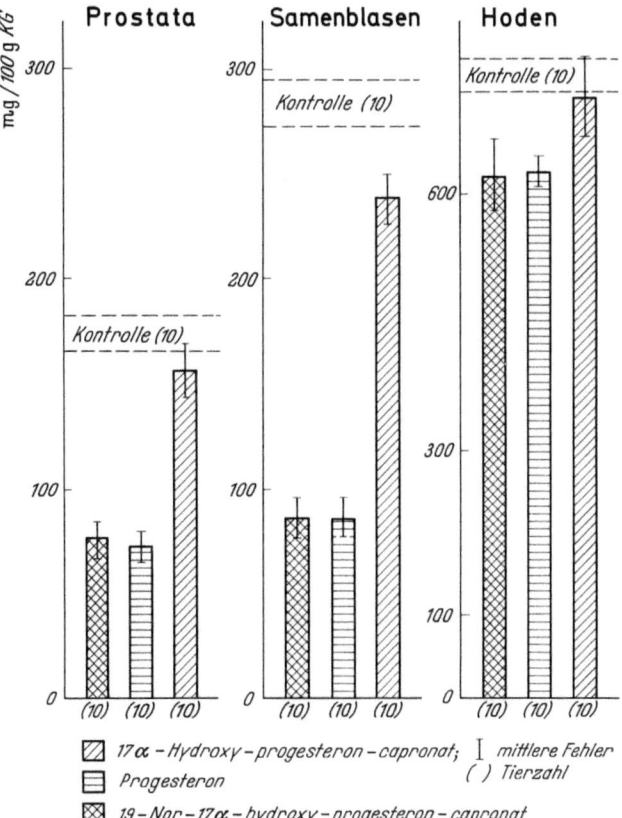

Abb. 22. Gewichte der akzessorischen Geschlechtsdrüsen und der Hoden erwachsener männlicher Ratten nach 6wöchiger subcutaner Behandlung mit tägl. 30 mg/Tier Progesteron, 17α-Hydroxy-progesteron-capronat und 19-Nor-17α-hydroxy-progesteron-capronat. (Nach HAHN und NEUMANN [205])

Der hierfür zugrunde liegende Wirkungsmechanismus ist zur Zeit noch unbekannt. Wenn man beim Progesteron dieses Phänomen noch auf die spermatogene und/oder geringe antiandrogene Wirkung zurückführen könnte, so gilt dies aber nicht für das 19-Nor-17α-hydroxy-progesteron-capronat [205].

Nicht ganz im Einklang damit steht die Beobachtung, daß bei Gabe von extrem hohen Progesterondosen an kastrierte Ratten, Mäuse und Meerschweinchen die akzessorischen Geschlechtsdrüsen in einem, wenn auch geringem Maße stimuliert werden [51, 201, 415, 483].

BURKHART [51] behandelte kastrierte erwachsene Ratten mit ein- oder zweimal 20 mg Progesteron und beobachtete eine geringe Stimulierung der Mitoseaktivität in der ventralen Prostata und den Samenblasen und eine ausgeprägte Hypertrophie des Epithels und Bindegewebes 55 Std später. Die Prostata reagierte empfindlicher als die Samenblasen.

Ebenfalls bei kastrierten Ratten fanden PRICE, MANN und LUTWAK-MANN [483] bei Gabe von 25 mg Progesteron einen Anstieg der Fructose und Citronensäure in den Samenblasen, den Koagulationsdrüsen, der ventralen und dorsalen Prostata. Eine ähnlich starke Stimulierung der Fructose und Citronensäure wird sonst mit 5 µg Testosteronpropionat erreicht.

Die geringe Androgenwirkung von Progesteron wird auf die Konvertierung in Androstanderivate in extragenitalen Geweben zurückgeführt.

Daß Gestagene mit antiandrogenen Eigenschaften die akzessorischen Geschlechtsdrüsen in hohem Maße hemmen, sei hier nur noch erwähnt [549].

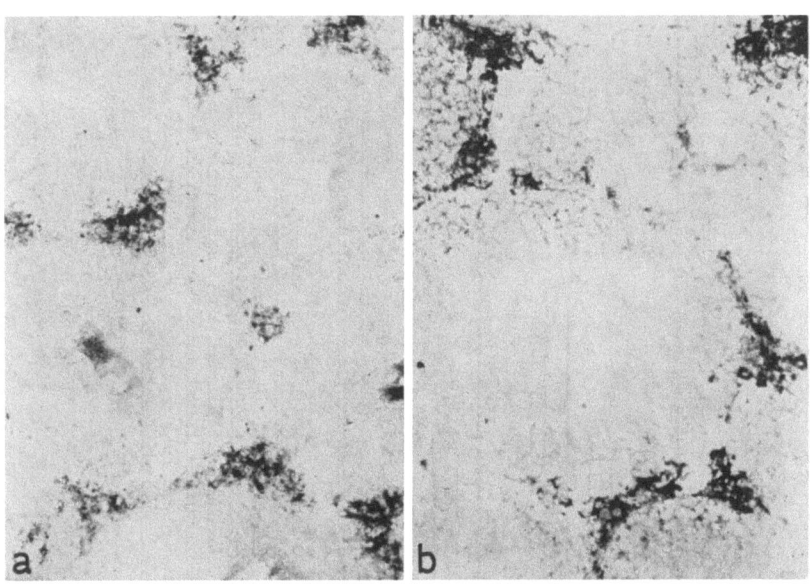

Abb. 23 a u. b. Histochemische Darstellung der 3β-ol-Dehydrogenase im Rattenhoden nach 15wöchiger Behandlung mit tägl. 10 mg/Tier 19-Nor-17α-hydroxy-progesteron-capronat. Als Vergleich dienen unbehandelte Kontrollen. (Nach HAHN und NEUMANN [205].) a Behandelt. b Kontrolle. Vergr.: 120 ×

Danksagung

Zu besonderem Dank verpflichtet bin ich Fräulein GUDRUN BÖHNISCH für die Mithilfe bei der Zusammenstellung der Tabellen und beim Lesen der Korrektur; Fräulein CORNELIA BLANK gilt mein besonderer Dank für die Literaturbeschaffung, der Anlage von Karteien und das Schreiben des Manuskriptes; Fräulein BARBARA SPERLING und Frau GIESELA STOCK sowie Herrn MIETHKE (graphisches Atelier der Schering AG) danke ich für die Mithilfe bei der Erstellung des Abbildungmaterials.

Literatur

[1] ALBERT, S., and H. SELYE: The effect of various pharmacological agents on the morphogenetic actions of estradiol. J. Pharmacol. exp. Ther. 75, 308—315 (1942).
[2] ALDRED, J. P., P. H. SAMMELWITZ, and A. V. NALBANDOV: Comparative study of mechanisms of maintenance of corpora lutea. Anat. Rec. 133, 242 (1959) (Abstr.).
[3] ALLEN, E.: The oestrous cycle in the mouse. Amer. J. Anat. 30, 297—371 (1922).
[4] — Progress of work on the mechanism of the menstrual cycle of the monkey, Macacus rhesus. Anat. Rec. 32, 226 (1926) (Abstr.).
[5] — The menstrual cycle of the monkey, macacus rhesus: observations on normal animals, the effects of removal of the ovaries, and the effects of injections of ovarian and placental extracts into the spayed animals. Contr. Embryol. Carneg. Instn 19, 1 (1927).

[6] ALLEN, E.: Further experiments with an ovarian hormone in the ovariectomized adult monkey, Macacus rhesus, especially the degenerative phase of the experimental menstrual cycle. Amer. J. Anat. **42**, 467—487 (1928).
[7] — Reactions of immature monkeys (macacus rhesus) to injections of ovarian hormone. J. Morph. **46**, 479 (1928).
[8] —, and E. A. DOISY: An ovarian hormone. Preliminary report on its localization, extraction and partial purification, and action in test animals. J. Amer. med. Ass. **81**, 819—821 (1923).
[9] ALLEN, W. M.: Some effects of estrin and progestin in the rabbit. Cold Spr. Harb. Symp. quant. Biol. **5**, 66—83 (1937).
[10] —, and G. W. CORNER: Physiology of corpus luteum. VII. Maintenance of pregnancy in rabbit after very early castration by corpora lutea extracts. Proc. Soc. exp. Biol. (N.Y.) **27**, 403—405 (1929).
[11] —, and G. P. HECKEL: Prolongation of the corpus luteum in the pseudopregnant rabbit. Science **84**, 161—162 (1936).
[12] —, —, and R. K. MEYER: Physiology of the corpus luteum. IX. The inhibition of oestrin by progestin-containing extracts of the corpus luteum. Anat. Rec. **61**, 427—436 (1935).
[13] —, and D. H. WU: Effects of 17-alpha-ethinyl-19-nor testosterone on pregnancy in rabbits. Fertil. and Steril. **10**, 424—428 (1959).
[14] ALLISTON, C. W., T. B. PATTERSON, and L. C. ULBERG: Crystallization patterns of cervical mucus as related to estrus in beef cattle. J. animal Sci. **17**, 322—325 (1958).
[15] ALLOITEAU, J. J.: Déciduome chez la ratte cyclique ou en début de gestation malgré un traitement oestrogénique dans les jours précédant le traumatisme. Importance de la préparation oestrogénique dans cette résistance à l'oestradiol. C. R. Soc. Biol. (Paris) **157**, 1204—1207 (1963).
[16] ARCARI, G., G. BALDRATTI, and G. SALA: Progestational activity of 4-hydroxy-17-alpha-acetoxyprogesterone. Nature (Lond.) **197**, 292—293 (1963).
[17] ASDELL, S. A., J. DE ALBA, and S. J. ROBERTS: The levels of ovarian hormones required to induce heat and other reactions in the ovariectomized cow. J. animal Sci. **4**, 277 (1945).
[18] —, and J. HAMMOND: The effects of prolonging the life of the corpus luteum in the rabbit by hysterectomy. Amer. J. Physiol. **103**, 600—605 (1933).
[19] —, and F. H. A. MARSHALL: On the effect of the ovarian hormone in producing pro-oestrus development in the dog and rabbit. Proc. roy. Soc. B. **101**, 185 (1927).
[20] ASTWOOD, E. B.: The regulation of corpus luteum function by hypophyseal luteotrophin. Endocrinology **28**, 309—320 (1941).
[21] AXELROD, B. J., J. E. CATES, B. B. JOHNSON, and J. A. LUETSCHER, JR.: Bioassay of mineralocorticoids: relationship of structure to physiological activity. Endocrinology **55**, 568—574 (1954).
[22] AYKROYD, O. E., and S. ZUCKERMAN: Factors in sexual-skin oedema. J. Physiol. (Lond.) **94**, 13—25 (1938).
[23] BABCOCK, J. C., E. S. GUTSELL, M. E. HERR, J. A. HOGG, J. C. STUCKI, L. E. BARNES, and W. E. DULIN: 6α-Methyl-17α-hydroxyprogesterone 17-acylates; a new class of potent progestins. J. Amer. chem. Soc. **80**, 2904—2905 (1958).
[24] BACHMAN, C., J. B. COLLIP, and H. SELYE: The effects of prolonged oestriol administration upon the sex skin of macaca mulatta. Proc. roy. Soc. B. **117**, 16—21 (1935).
[25] BAKER, B. L., R. H. KAHN, and D. BESEMER: Ovarian histology after treatment of rats with norethynodrel. Proc. Soc. exp. Biol. (N.Y.) **119**, 527—531 (1965).
[26] BALANT, C. P., and M. EHRENSTEIN: Investigations on steroids. XX. 6β- and 6α-acetoxy- and hydroxy-derivatives of progesterone and androstenedione. J. org. Chem. **17**, 1587—1596 (1952).
[27] BARAN, J. S.: Esters of some steroidal 3β-hydroxy-4,6-dienes and their biological activity. J. med. Chem. **6**, 329—330 (1963).
[28] BARNES, L. E., F. L. SCHMIDT, and W. E. DULIN: Progestational activity of 6α-methyl-17α-acetoxy-progesterone. Proc. Soc. exp. Biol. (N.Y.) **100**, 820—822 (1959).
[29] BARRACLOUGH, C. A., S. YRARRAZAVAL, and R. HATTON: A possible hypothalamic site of action of progesterone in the facilitation of ovulation in the rat. Endocrinology **75**, 838—845 (1964).
[30] BEARD, J.: The rhythm of reproduction in animals. Anat. Anz. **14**, 97—102 (1898).
[31] BELL, T. D., L. E. CASIDA, and A. E. DARLOW: Effects of estrogen and progesterone upon the genital tract of the ewe. Endocrinology **28**, 441—449 (1941).

[32] BERSWORDT-WALLRABE, R. VON, and F. NEUMANN: Influence of an testosterone antagonist (cyproterone) on pituitary and serum FSH-content in juvenile male rats. Neuroendocrinology 2, 107—112 (1967).

[33] — — Influence of a testosterone antagonist (cyproterone) on pituitary and serum ICSH content in juvenile male rats. Neuroendocrinology 3, 332—336 (1968).

[34] BIEDERMANN, K.: Das Verhalten des Genitalapparates weiblicher Ratten bei langdauernder Follikelhormonzufuhr. Arch. Gynäk. 167, 465—488 (1938).

[35] BISHOP, D. W.: Metabolic conditions within the oviduct of the rabbit. Int. J. Fertil. 2, 11—22 (1957).

[36] BLYE, R. P., R. E. HOMM, and T. O. KING: Biological characterization of norethindrone and norethynodrel alone and in combination with ethynylestradiol-3-methyl ether. Excerpta med. (Amst.). Int. Congr. Ser. 99, E 143 (1965), (Abstr. No 317).

[37] BORELL, U., O. NILSSON, J. WERSÄLL, and A. WESTMAN: Electron-microscope studies of the epithelium of the rabbit fallopian tube under different hormonal influences. Acta obstet. gynec. scand. 35, 35—41 (1956).

[38] BORIS, A., R. H. STEVENSON, and TH. TRMAL: Some studies of the endocrine properties of dydrogesterone. Steroids 7, 1—10 (1966).

[39] BOSE, A. R., and A. B. KAR: Antitesticular effect of ethynodiol diacetate in rats. Endocrinology 49, 55—64 (1965).

[40] BOUIN, P., et P. ANCEL: Sur les fonctions du corps jaune gestatif. I. Sur le déterminisme de la préparation de l'utérus á la fixation de l'oeuf. J. Physiol. Path. gén. 12, 1—16 (1910).

[41] BOURG, R.: Recherches sur l'histophysiologie de l'ovaire, du testicule et des tractus genitaux du rat et de la souris. Arch. Biol. (Liège) 41, 245—342 (1931).

[42] BOWERS, A., and H. J. RINGOLD: Steroids XCII — Synthesis of halogenated steroid hormones. II. 6α- and 6β-fluoro-testosterone and 6α- and 6β-fluoro-progesterone. Tetrahedron 3, 14—27 (1958).

[43] BRADBURY, J. T.: Prolongation of the life of the corpus luteum by hysterectomy in the rat. Anat. Rec. 70, Suppl. 1, 51 (1937).

[44] — W. E. BROWN, and L. A. GRAY: Maintenance of the corpus luteum and physiologic actions of progesterone. Recent Progr. Hormone Res. 5, 151—194 (1950).

[45] — BRENNAN, D. M., and R. J. KRAAY: Chlormadinone acetate, a new highly active gestation-supporting agent. Acta endocr. (Kbh.) 44, 367—379 (1963).

[46] BRODY, S., and A. WESTMAN: Effects of oestradiol and progesterone on the glycogen content of the rabbit uterus. Acta endocr. (Kbh.) 28, 39—46 (1958).

[47] BROWN, P. S., and M. WELLS: Factors which influence assays of gonadotropin based on the induction of ovulation in mice. J. Endocr. 33, 507—514 (1965).

[48] —, and A. YOUNGSON: Effect of norethynodrel on pituitary gonadotropic potency in intact male rat. Nature (Lond.) 205, 88—89 (1965).

[49] BURDICK, H. O.: Effect of progesterone on the ovaries and embryos of mice in early pregnancy. Endocrinology 30, 619—622 (1942).

[50] —, and E. J. KONANZ: The effect of desoxycorticosterone acetate on early pregnancy. Endocrinology 28, 555—560 (1941).

[51] BURKHART, E. Z.: A study of the early effects of androgenic substances in the rat by the aid of colchine. J. exp. Zool. 89, 135—165 (1942).

[52] BURN, D., B. ELLIS, V. PETROW, I. A. STUART-WEBB, and D. M. WILLIAMS: Modified steroid hormones. Part IV. 6-Methyl-pregnane-derivatives. J. chem. Soc. 1957, 4092—4098.

[53] BUTENANDT, A.: Recherches chimiques sur la spécificité physiologique du groupe des hormones génitales. Bull. Soc. Chim. biol. (Paris) 19, 1477—1497 (1937).

[54] — Entwicklungslinien in der künstlichen Darstellung natürlicher Steroidhormone. Naturwissenschaften 30, 4—17 (1942).

[55] —, u. J. SCHMIDT: Über die polymorphen Modifikationen des Corpus luteum-Hormons. Ber. dtsch. chem. Ges. 67, 2088—2091 (1934).

[56] —, u. J. SCHMIDT-THOMÉ: Überführung von Dehydroandrosteron in Progesteron; ein einfacher Weg zur künstlichen Darstellung des Schwangerschaftshormons aus Cholesterin. Ber. dtsch. chem. Ges. 72, 182—187 (1939).

[57] —, u. U. WESTPHAL: Zur Isolierung und Charakterisierung des Corpus luteum-Hormons. Ber. dtsch. chem. Ges. 67, 1440—1442 (1934).

[58] — — u. H. COBLER: Über einen Abbau des Stigmasterins zu Corpus luteum-wirksamen Stoffen; ein Beitrag zur Konstitution des Corpus luteum-Hormons. Ber. dtsch. chem. Ges. 67, 1611—1616 (1934).

[59] — — u. W. HOHLWEG: Über das Hormon des Corpus luteum. Hoppe-Seylers Z. physiol. Chem. 227, 84—98 (1934).

[60] CALLANTINE, M. R., and R. R. HUMPHREY: Effect of progesterone on pituitary and ovarian responsiveness to placental gonadotrophins. Endocrinology 77, 921—931 (1965).
[61] CAMPBELL, J. A., J. C. BABCOCK, and J. G. HOGG: 6-Methyl steroids in the androstane series. J. Amer. chem. Soc. 80, 4717—4721 (1958).
[62] CAPITAINE, J., R. DEGHENGHI, and C. R. ENGEL: Steroids and related products. XVIII. The synthesis of 11β,12-dibromoprogesterone. J. med. Chem. 6, 79 (1963).
[63] CARLBORG, L. G.: Quantitative determination of sialic acids in the mouse vagina. Endocrinology 78, 1093—1099 (1966).
[64] DEL CASTILLO, E. B., and G. DI PAOLA: Vaginal response to estradiol and progesterone. Chem. Abstr. 35, 3303 (1941).
[65] CESA, I.: Action de la folliculine et du corps jaune sur les glandes du col utérine. C. R. Soc. Biol. (Paris) 122, 1237—1238 (1936).
[66] CHAMBON, Y., et S. LE BARS: Activités antiovulatoire et antigonadotrope de la chlormadinone chez le lapin et chez le rat. C. R. Soc. Biol. (Paris) 159, 2479—2483 (1965).
[67] CHAPPEL, C. I., C. REVESZ, and R. GAUDRY: Biological studies on new orally active 6,17-halogenated progesterones. Acta endocr. (Kbh.) Suppl. 51, 915 (1960) (Abstr.).
[68] CHRISTENSEN, A. K., and N. R. MASON: Comparative ability of seminiferous tubules and interstitial tissue of rat testes to synthesize androgens from progesterone-4-^{14}C in vitro. Endocrinology 76, 646—656 (1965).
[69] CLARKE, E., and H. SELYE: The action of steroid compounds on the vaginal epithelium of the rat. Amer. J. med. Sci. 204, 401—409 (1942).
[70] — — The overt and masked manifestations of folliculoid hormones. J. Pharmacol. exp. Ther. 78, 187—196 (1943).
[71] — — Further studies concerning the overt and masked actions of steroids. Amer. J. Physiol. 139, 99—102 (1943).
[72] CLAUBERG, C.: Der biologische Test für das Corpus luteum-Hormon. Klin. Wschr. 9, 2004—2005 (1930).
[73] — Das Hormon des Corpus luteum. Zbl. Gynäk. 54, 7—19 (1930).
[74] — Experimentelle Untersuchungen zur Frage eines Mäusetestes für das Hormon des Corpus luteum. Zbl. Gynäk. 54, 1154—1164 (1930).
[75] — Zur Physiologie und Pathologie der Sexualhormone, im besonderen des Hormons des Corpus luteum. 1. Mitt.: Der biologische Test für das Luteohormon (das spezifische Hormon des Corpus luteum) am infantilen Kaninchen. Zbl. Gynäk. 54, 2757 (1930).
[76] CLEVELAND, R.: Cytologic and histologic observations on the epithelial, connective and vascular tissues of the endometrium of macaques under various experimental conditions. Endocrinology 28, 388—405 (1941).
[77] COLLINGS, M. R.: A study of the cutaneous reddening and swelling about the genitalia of the monkey, macacus rhesus. Anat. Rec. 33, 271—287 (1926).
[78] COMNINOS, A. C., B. PAPATHEODOROU u. J. CHALKIADAKIS: Der Einfluß des 17α-Äthinyl-19-Nortestosterons (Norethisteron) auf die Spermatogenese der Kaninchen. Geburtsh. u. Frauenheilk. 22, 887—891 (1962).
[79] CORNER, G. W.: Physiology of the corpus luteum. I. The effect of very early ablation of the corpus luteum upon embryos and uterus. Amer. J. Physiol. 86, 74—81 (1928).
[80] — Influence of the ovarian hormones, oestrin and progestin, upon the menstrual cycle of the monkey. Amer. J. Physiol. 113, 238 (1935).
[81] — Quantitative studies of experimental menstruation-like bleeding due to hormone deprivation. Amer. J. Physiol. 124, 1 (1938).
[82] —, and W. M. ALLEN: Physiology of the corpus luteum. II. Production of a special uterine reaction (progestational proliferation) by extracts of the corpus luteum. Amer. J. Physiol. 88, 326—339 (1929).
[83] COURRIER, R.: Le cycle sexuel chez la femelle des Mammifères. Étude de la phase folliculaire. Arch. Biol. (Liège) 34, 369—478 (1924).
[84] — Etude quantitative de l'antagomisme humoral ovarien effectuée avec les deux hormones cristallisées. C. R. Soc. Biol. (Paris) 122, 661—664 (1936).
[85] — Endocrinologie de la gestation. Paris 1945. Zit. A. S. PARKES and R. DEANESLY, The ovarian hormones. In: A. S. PARKES (ed.), Marshall's physiology of reproduction, vol. III, p. 570—828. London: Longmans, Green & Co., Ltd. 1966.
[86] —, et G. GROSS: Etude des rapports fonctionnels entre les hormones ovariennes chez les primates. C. R. Soc. Biol. (Paris) 125, 746—750 (1937).
[87] —, et R. KEHL: Sur la durée de l'activité lutéinique pendant la gestation. C. R. Soc. Biol. (Paris) 101, 345—346 (1929).
[88] DABASH, A., and A. SHARAF: The response of canine endometrium to various hormones and related compounds. J. Physiol. (Lond.) 148, 465—468 (1959).

[89] DAVID, A., K. EDWARDS, K. P. FELLOWES, and J. M. PLUMMER: Anti-ovulatory and other biological properties of megestrol acetate — 17α-acetoxy-6 methyl pregna 4:6-dione. J. Reprod. Fertil. 5, 331—346 (1963).
[90] — K. P. FELLOWES, and D. R. MILLSON: Some biological properties of dimethisterone a new orally active progestational agent. J. Pharm. Pharmacol. 11, 491—495 (1959).
[91] — F. HARTLEY, D. R. MILLSON, and V. PETROW: The preparation and progestational activity of some alkylated ethisterones. J. Pharm. Pharmacol. 9, 929—934 (1957).
[92] — — — — Preparation and progestational activity of some alkylated ethisterones. Pharm. J. 179, 259—260 (1957).
[93] DEGHENGHI, R., and R. GAUDRY: Sterically controlled grignard reactions. A new simple route to 17α-methylated steroid analogs. J. Amer. chem. Soc. 83, 4668 (1961).
[94] — A direct angular alkylation in the pregnane series. Tetrahedron Lett. 11, 489—491 (1962).
[95] — Y. LEFEBVRE, P. MITCHELL, P. F. MORAND, and R. GAUDRY: The synthesis of 17α-methylprogesterone derivatives. A new class of orally active gestagens. Tetrahedron 19, 289—298 (1963).
[96] — — P. F. MORAND, and R. GAUDRY: Sterically controlled grignard reactions. I. The preparation of 17-methylated progesterone derivatives. Excerpta med (Amst.), Int. Congr. Ser. 51, 61 (1962) (Abstr. No 56).
[97] —, and C. REVESZ: The oral activity of 17α-substituted pregnenolones and their sulphates. J. Endocr. 31, 301—302 (1965).
[98] — —, and R. GAUDRY: New synthesis and structure activity relationship in the 17-alkylated progesterone series. J. med. Chem. 6, 301—304 (1963).
[99] DESAULLES, P. A., u. C. KRÄHENBÜHL: Moderne Entwicklung auf dem Gebiet der Gestagentherapie. In: H. NOWAKOWSKI (Hrsg.), Moderne Entwicklungen auf dem Gestagengebiet, S. 1—10. Berlin-Göttingen-Heidelberg: Springer 1960.
[100] — — Comparaison du spectre d'activité de certains gestagènes de synthèse. Acta endocr. (Kbh.) 40, 217—231 (1962).
[101] — — Comparison of the anti-fertility and sex hormonal activities of sex hormones and their derivatives. Acta endocr. (Kbh.) 47, 444—456 (1964).
[102] — — W. SCHULER, and H. J. BEIN: Etude expérimentale du dianabol, un nouvel anabolisant 17α-méthyl-17β-hydroxy-androsta-1,4-diene-3-one. Schweiz. med. Wschr. 89, 1313—1318 (1959).
[103] DESCLIN, L.: Action de fortes doses d'hormone folliculaire sur la structure de l'hypophyse chez le rat blanc. C. R. Soc. Biol. (Paris) 120, 526 (1935).
[104] — Action de la prolactine sur la structure de l'ovaire du rat normal et hypophysectomisé. C. R. Soc. Biol. (Paris) 142, 1436—1438 (1948).
[105] DIRSCHERL, W., J. KRAUS u. H. E. VOSS: Neue Stoffe mit starker Wirkung auf die Vesiculardrüsen der kastrierten männlichen Maus. Hoppe-Seylers Z. physiol. Chem. 241, 1—10 (1936).
[106] DISCHE, Z.: Reciprocal relation between fucose and sialic acid in mammalian glycoproteins. Ann. N.Y. Acad. Sci. 106, 259—270 (1963).
[107] DJERASSI, C., A. E. LIPPMAN, and J. GROSSMAN: 1-Methyl-19-norprogesterone and 1-methyl-19-nor-17α-hydroxyprogesterone. J. Amer. chem. Soc. 78, 2479—2481 (1956).
[108] — L. MIRAMONTES, and G. ROSENKRANZ: 19-Norprogesterone, a potent progestational hormone. J. Amer. chem. Soc. 75, 4440—4442 (1953).
[109] DÖCKE, F., and G. DÖRNER: Facilitative action of progesterone in the induction of ovulation by oestrogen. J. Endocr. 36, 209—210 (1966).
[110] DORFMAN, R. I., E. FORCHIELLI, and M. GUT: Androgen biosynthesis and related studies. Recent Progr. Hormone Res. 19, 251 (1963).
[111] —, and F. A. KINCL: Steroid-anti-estrogens. Steroid 1, 185—209 (1963).
[112] — —, and H. J. RINGOLD: Anti-estrogen assay of neutral steroids administered by subcutaneous injection. Endocrinology 68, 17—24 (1961).
[113] — — Anti-estrogen assay of neutral steroids administered by gavage. Endocrinology 68, 43—49 (1961).
[114] DOW, D., and S. ZUCKERMAN: Further observations on the vaginal pH of monkeys treated with estrogenic substances. Endocrinology 25, 525—528 (1939).
[115] DRILL, V. A.: Biological effects of some steroids with progestational activity. Fed. Proc. 18, 1040—1048 (1959).
[116] — Endocrine properties of norethynodrel and related steroids. J. Endocr. 24, xvii—xviii (1962).
[117] — Contraceptive effect of oral progestins: properties of compound SC-11800, a new oral inhibitor. J. Reprod. Fertil. 5, 462 (1963).

[118] DRILL, V. A., and B. RIEGEL: Structural and hormonal activity of some new steroids. Recent Progr. Hormone Res. 14, 29—76 (1958).
[119] DYKE, H. B. VAN, and G. CHEN: Observations on the biochemistry of the genital tract of the female macaque particularly during the menstrual cycle. Amer. J. Anat. 58, 473—491 (1936).
[120] —, and R. G. GUSTAVSON: On the pregnancy-response of the uterus of the cat. J. Pharmacol. exp. Ther. 37, 379—397 (1929).
[121] ECKSTEIN, P.: The induction of progesterone with drawal bleeding in spayed rhesus monkeys. J. Endocr. 6, 405—411 (1950).
[122] —, and A. MANDL: Effect of norethynodrel on the ovarian response of the immature rat to gonadotrophic stimulation. Endocrinology 71, 964—971 (1962).
[123] EDGREN, R. A.: Oestrogen antagonisms: the effects of testosterone propionate and 17-ethyl-19-nortestosterone on oestrone-induced changes in vaginal cytology. Acta endocr. (Kbh.) 25, 365—370 (1957).
[124] — The uterine growth-stimulating activities of 17α-ethynyl-17-hydroxy-5(10)-estren-3-one (norethynodrel) and 17α-ethynyl-19-nortestosterone. Endocrinology 62, 689—693 (1958).
[125] — Oestrogen antagonisms: temporal modalities in steroid block of oestrone-induced changes in vaginal smears of mice. Acta endocr. (Kbh.) 34, 536—542 (1960).
[126] — Estrogen antagonisms: Inhibition of estrone-induced uterine growth and vaginal smear effects with testosterone derivates. Proc. Soc. exp. Biol. (N.Y.) 104, 662—664 (1960).
[127] — Oestrogen antagonisms: 19-norprogesterone and 18,19-dinortestosterone as oestrone antagonists. Nature (Lond.) 190, 353 (1961).
[128] — Estrogen antagonisms: relationship between estrogen antagonistic and progestational potencies of Δ^4-3-oxo-steroids. Proc. Soc. exp. Biol. (N.Y.) 123, 788—790 (1966).
[129] —, and D. W. CALHOUN: Estrogen antagonisms: inhibition of estrone-induced uterine growth by testosterone propionate, progesterone and 17-ethyl-19-nortestosterone. Proc. Soc. exp. Biol. (N.Y.) 94, 537—539 (1957).
[130] — — Estrogen antagonisms: effects of gluco- and mineralocorticoids on estrone-induced uterine growth. Proc. Soc. exp. Biol. (N.Y.) 103, 294—296 (1960).
[131] — — R. L. ELTON, and F. B. COLTON: Estrogen antagonisms: the effects of a series of relatives of 19-nortestosterone on esterone-induced uterine growth. Endocrinology 65, 265—272 (1959).
[132] —, and D. L. CARTER: Failure of various steroids to block gonadotrophin-induced ovulation in rabbits. J. Endocr. 24, 525—526 (1962).
[132a] — W. E. HAMBOURGER, and D. W. CALHOUN: Production of adrenal atrophy by 6-methyl-17-acetoxy-progesterone, with remarks on the adrenal effects of other progestational agents. Endocrinology 65, 505—507 (1959).
[132b] — D. L. PETERSON, R. C. JONES, C. L. NAGRA, H. SMITH, and G. A. HUGHES: Biological effects of synthetic gonanes. Recent Progr. Hormone Res. 22, 305—349 (1966).
[133] —, and H. SMITH: Wy 3475, a new potent, orally active anabolic agent. Excerpta med. (Amst.), Int. Congr. Ser. 51 (1962), Abstr. No. 63.
[133a] — — G. A. HUGHES, L. L. SMITH, and G. GREENSPAN: Biological effects of racemic and resolved 13β-ethyl-4-gonen-3-ones. Steroids 2, 731—737 (1963).
[134] — — D. L. PETERSON, and D. L. CARTER: The biological effects of a series of 13β-substituted gonanes related to norethisterone (17α-ethynyl-19-nortestosterone). Steroids 2, 319—335 (1963).
[135] EHRENSTEIN, M.: Investigations on steroids. X. Revision of nomenclature of previously described compounds. J. org. Chem. 13, 214—222 (1948).
[136] — Synthesis of steroids of the progesterone series. Chem. Rev. 42, 457—489 (1948).
[137] —, and T. O. STEVENS: Investigations on steroids. II. 6(α)-hydroxy-progesterone. J. org. Chem. 5, 318—328 (1940).
[138] — — Investigations on steroids. VI. New method of preparing 6(α)-acetoxyprogesterone. J. org. Chem. 6, 908—919 (1941).
[139] ELDER, J. H.: Effects of theelin injections in normal pre-pubescent chimpanzees. Anat. Rec. 72, 37—43 (1938).
[140] ELTON, R. L.: Metrotropic activity of some 21-haloprogesterone derivatives. Proc. Soc. exp. Biol. (N.Y.) 101, 677—682 (1959).
[141] — Morphological changes in the glandular epithelium of rabbit endometrium due to hormonal treatment. Anat. Rec. 142, 469—477 (1962).
[142] —, and R. A. EDGREN: Biological actions of 17α-(2-methallyl)-19-nortestosterone, an orally active progestational agent. Endocrinology 63, 464—472 (1958).

[143] ELTON, R. L., R. A. EDGREN, and D. W. CALHOUN: Biological activities of some 6-methylated progesterones. Proc. Soc. exp. Biol. (N.Y.) 103, 175—177 (1960).
[144] —, and E. F. NUTTING: 17-Ethynyl-4-estrene-3,17-diol diacetate: a unique steroidal "progestin". Proc. Soc. exp. Biol. (N.Y) 107, 991—994 (1961).
[145] — —, and F. J. SAUNDERS: Effects of reduction of the 3-ketone of 17α-ethynyl-19-nortestosterone on its endocrine properties. Acta endocr. (Kbh.) 41, 381—390 (1962).
[146] EMMENS, C. W., R. I. COX, and L. MARTIN: Antiestrogens. Recent Progr. Hormone Res. 18, 415—466 (1962).
[147] —, and A. S. PARKES: Some biological properties of anhydrohydroxyprogesterone (ethinyl testosterone). J. Endocr. 1, 332—338 (1939).
[148] — — Multiple activities of anhydro-oxyprogesterone. Nature (Lond.) 143, 1064 (1939).
[149] ENGEL, C. R., and R. DEGHENGHI: Steroids and related products. XIII. The synthesis of 6α-fluoro-17α-bromoprogesterone. Canad. J. Chem. 38, 452—456 (1960).
[150] —, and H. JAHNKE: Steroids and related products. X. 17α-Bromoprogesterone, a new potent gestagen. Canad. J. Biochem. 35, 1047—1057 (1957).
[151] — K. F. JENNINGS, and G. JUST: Steroids and related products. VI. The synthesis of 11-dehydro-17α-methyl-progesterone, a highly active gestogen. J. Amer. chem. Soc. 78, 6153—6162 (1956).
[152] —, and R. L. NOBLE: Steroids and related products. VI. The progestational activity of 17α-methyl-deoxycorticosterone acetate. J. Endocr. 14, 16—18 (1956).
[153] — — Concerning the progestational activity of 21-halogenated progesterones. Endocrinology 61, 318—321 (1957).
[154] ENGLE, E. T., and P. E. SMITH: The endometrium of the monkey and estrone-progesterone balance. Amer. J. Anat. 63, 349—365 (1938).
[155] —, and M. C. SHELESNYAK: The rôle of estrin and progestin in experimental menstruation, with especial reference to the complete ovulatory cycle in monkeys and human beings. Amer. J. Obstet. Gynec. 29, 787—797 (1935).
[156] ERCOLI, A., G. BRUNI, E. FALCONI, F. GALLETTI, and R. GARDI: Biological effectiveness of enol ethers of Δ^4-3-keto steroidal hormones and their paradoxical dependency on administration route. Acta endocr. (Kbh.), Suppl. 51, 857—859 (1960).
[157] —, and R. GARDI: Δ^4-3-Keto steroidal enol ethers. Paradoxical dependency of their effectiveness on the administration route. J. Amer. chem. Soc. 82, 746—748 (1960).
[158] ERICSSON, R. J., and R. H. DUTT: Progesterone and 6α-methyl-17α-hydroxyprogesterone acetate as inhibitors of spermatogenesis and accessory gland function in the ram. Endocrinology 77, 203—208 (1965).
[159] —, and J. W. ARCHDEACON: Progesterone and 6-chloro-Δ^6-17-acetoxyprogesterone as inhibitors of spermatogenesis in the rabbit. Nature (Lond.) 204, 261—263 (1964).
[160] EVANS, H. M., M. E. SIMPSON, W. R. LYONS, and K. TURPEINEN: Anterior pituitary hormones which favor the production of traumatic uterine placentomata. Endocrinology 28, 933—945 (1941).
[161] EVERETT, J. W.: The restoration of ovulatory cycles and corpus luteum formation in persistent-estrous rats by progesterone. Endocrinology 27, 681—686 (1940).
[162] — The restoration of cyclic estrus and ovulation in persistent-estrous rats by progesterone. Anat. Rec. 76, Suppl., 21 (1940).
[163] — Evidence in the normal albino rat that progesterone facilitates ovulation and corpus-luteum formation. Endocrinology 34, 136—137 (1944).
[164] — Evidence suggesting a rôle of the lactogenic hormone in the estrous cycle of the albino rat. Endocrinology 35, 507—520 (1944).
[165] — The microscopically demonstrable lipids of cyclic corpora lutea in the rat. Amer. J. Anat. 77, 293—323 (1945).
[166] — Progesterone and estrogen in the experimental control of ovulation time and other features of the estrous cycle in the rat. Endocrinology 43, 389—405 (1948).
[167] — The mammalian female reproductive cycle and its controlling mechanisms. In: W. C. YOUNG, ed., Sex and internal secretions, vol. 1, p. 497. Baltimore: Williams & Wilkins Co. 1961.
[168] —, and C. H. SAWYER: A neural timing factor in the mechanism by which progesterone advances ovulation in the cyclic rat. Endocrinology 45, 581—595 (1949).
[169] FALCONI, G., and G. BRUNI: Studies on steroidal enol ethers: antigonadotrophic activity of cyclopentyl derivatives of some orally active progestins. J. Endocr. 25, 169—173 (1962).
[170] — R. GARDI, G. BRUNI, and A. ERCOLI: Studies on steroidal enol ethers: an attempt to dissociate progestational from contraceptive activity in oral gestagens. Endocrinology 69, 638—647 (1961).

[171] FELS, E.: Zur Frage des Corpus luteum-Hormons und seines spezifischen Testes. Zbl. Gynäk. 55, 514—520 (1931).
[172] FERNHOLZ, E.: Zur Synthese des Corpus luteum-Hormons. Ber. dtsch. chem. Ges. 67, 1855 (1934).
[173] FIESER, L. F., and M. FIESER: Steroids. New York: Reinhold Publ. Co. London: Chapman & Hall Ltd. 1959.
[174] FIGUEROA, S., and A. LIPSCHÜTZ: The comparative antiluteinizing potency of progesterone derivatives with oxidation at C-11, C-21 and C-17. Endocrinology 61, 657—660 (1957).
[175] FISCHER, A.: La spécificité des hormones sexuelles. Rev. franc. Endocr. 16, 1—28 (1938).
[176] FORBES, T. R.: Systemic plasma levels during the human menstrual cycle. Amer. J. Obstet. Gynec. 60, 180—186 (1950).
[177] — Antagonisms and synergisms in progestin: progestin mixtures. Endocrinology 75, 799—802 (1964).
[178] — C. W. HOOKER, and C. A. PFIEFFER: Plasma progesterone levels and the menstrual monkey. Proc. Soc. exp. Biol. (N.Y.) 73, 177—179 (1950).
[179] FORD, D. H., and W. C. YOUNG: The role of progesterone in the production of cyclic vaginal changes in the female guinea pig. Endocrinology 49, 795—804 (1951).
[180] FREDRICSSON, B.: Histochemical observations on the epithelium of human fallopian tubes. Acta obstet. gynec. scand. 38, 109—133 (1959).
[181] FREMERY, P. DE, A. LUCHS u. M. TAUSK: Pflügers Arch. ges. Physiol. 231, 341 (1932).
[182] FRIED, J., W. B. KESSLER, and A. BORMAN: Some biological activities of certain progestogens: II. 9- and 12-halo-11-oxygenated progesterones. Ann. N.Y. Acad. Sci. 71, 494—499 (1958).
[183] FRIED, P. H., and A. E. RAKOFF: The effects of chorionic gonadotrophin and prolactin on the maintenance of corpus luteum function. J. clin. Endocr. 12, 321—337 (1952).
[184] FUENZALIDA, F., and A. LIPSCHÜTZ: Absorption of corticoids and related steroids from subcutaneously implanted pellets in the guinea pig. J. clin. Endocr. 13, 1201—1205 (1953).
[185] GAARENSTROOM, J. H., and S. E. DE JONGH: Contribution to the knowledge of the influences of gonadotropic and sex hormones on the gonads of rats. New York: Elsevier Publ. 1946.
[186] GANS, E., and S. E. DE JONGH: The enhancing effect of progesterone on the production of an androgen in vitro. Acta physiol. pharmacol. neerl. 10, 135—143 (1961).
[187] GEBHARD, J., R. ITTERHEIM u. R. KIESEWETTER: Zur Pharmakologie des 4-Chlortestosteronacetat. Endokrinologie 42, 160—168 (1962).
[188] GIBBONS, R. A., and G. P. ROBERTS: Some aspects of the structure of macromolecular constituents of epithelial mucus. Ann. N.Y. Acad. Sci. 106, 218—232 (1963).
[189] GILBERT, CH., and J. GILLMAN: The effect of testosterone propionate on the menstrual cycle of normal female baboons (papio porcarius) as compared with progesterone and desoxycorticosterone acetate. S. Afr. J. med. Sci. 10 (Biol. Suppl.), 15—18 (1945).
[190] GILLMAN, J.: Experimental studies on the menstrual cycle of the baboon (papio porcarius). VI. The effect of progesterone upon the first part of the cycle in normal female baboons. Endocrinology 26, 80—87 (1940).
[191] — The effect of multiple injections of progesterone on the turgescent perineum of the baboon (papio porcarius). Endocrinology 26, 1072—1077 (1940).
[192] — Effect of progesterone on normal human menstrual cycle. J. clin. Endocr. 1, 331 (1941).
[193] — Effects on the perineal swelling and on the menstrual cycle of single injections of combinations of estradiol benzoate and progesterone given to baboons in the first part of the cycle. Endocrinology 30, 54—60 (1942).
[194] — CH. GILBERT, and P. LEVY: A correlation between the chemical structure of progesterone, testosterone, desoxycorticosterone and cortisone and the capacity of these hormones to induce premature deturgescence and bleeding in adult female baboons. S. Afr. J. med. Sci. 17, 82 (1952).
[195] —, and H. B. STEIN: A quantitative study of the inhibition of estradiol benzoate by progesterone in the baboon (papio porcarius). Endocrinology 28, 274—282 (1941).
[196] — — Quantitative study of antagonism of estrogen and progesterone in castrate rabbit. Endocrinology 31, 167—171 (1942).
[197] GLOVER, F. A.: The response to ovarian hormone administration in the cow estimated from the physical properties of cervical secretions (3 spayed cows and some heifers). J. Endocr. 20, 56—64 (1960).

[198] GLOVER, F. A., and G. W. SCOTT BLAIR: The flow properties of cervical secretions in the cow as related to certain physiological conditions. J. Endocr. 9, 160—169 (1953).
[199] GRANT, R.: Studies on the physiology of reproduction in the ewe. I. The symptoms, periodicity, and duration of oestrus. Trans. roy. Soc. Edinb. 58, 1 (1934).
[200] GREEN, J. A.: Effects of steroid hormones on the epithelium, tunica propria and their junction in the mouse vagina. Anat. Rec. 135, 247—259 (1959).
[201] GREENE, R. R., M. W. BURRILL, and D. M. THOMSON: Further studies on the androgenicity of progesterone. Endocrinology 27, 469—472 (1940).
[202] GREEP, R. O.: The effects of gonadotropic hormones on persisting corpora lutea in hypophysectomized rats. Endocrinology 23, 154—163 (1938).
[203] —, and I. C. JONES: Steroid control of pituitary function. Recent Progr. Hormone Res. 5, 197—261 (1950).
[204] HAGEN, A. A., and K. B. EIK-NES: In vivo conversion of 17α-hydroxypregnenolone to 17α-hydroxyprogesterone by the canine testis. Fed. Proc. 22, 330 (1963) (Abstr. No 1016).
[205] HAHN, J. D., F. NEUMANN u. R. v. BERSWORDT-WALLRABE: Tierexperimentelle Untersuchungen mit 19-Nor-17α-hydroxy-progesteron-capronat (Gestonoroncapronat) im Hinblick auf eine mögliche therapeutische Anwendung bei Prostataadenom. Urologe 7, 208—214 (1968).
[206] HAMADA, H., F. NEUMANN u. K. JUNKMANN: Intrauterine antimaskuline Beeinflussung von Rattenfeten durch ein stark gestagen wirksames Steroid. Acta endocr. (Kbh.) 44, 380—388 (1963).
[207] HAMMOND, J., JR.: Effects of androstenedione and progesterone on oestrous swelling of the ferret vulva. J. Endocr. 7, 172—176 (1950/51.).
[208] — Maintenance of grafted rabbit luteal tissue. Nature (Lond.) 169, 330—331 (1952).
[209] —, and F. T. DAY: Estrogen treatment of cattle: Induced lactation and other effects. J. Endocr. 4, 53—82 (1944).
[210] —, and J. M. ROBSON: Local maintenance of the rabbit corpus luteum with oestrogen. Endocrinology 49, 384—389 (1951).
[211] HANSEL, W., S. A. ASDELL, and S. J. ROBERTS: The vaginal smear of the cow and causes of its variation. Amer. J. vet. Res. 10, 221—228 (1949).
[212] —, and G. W. TRIMBERGER: The effect of progesterone on ovulation time in dairy heifers. J. Dairy Sci. 35, 65—70 (1952).
[213] HARPER, M. J. K.: Action of 6-chloro-17α-acetoxy-6-dehydroprogesterone upon ovulation and mating in the rabbit. J. Endocr. 24, xx—xxi (1962).
[214] HARRIS, R. G.: Mucification of the vaginal epithelium of mice as a test for pregnancy-maintaining potency of extract of corpora lutea. Science 76, 408 (1932).
[215] —, and D. M. NEWMAN: A practical test for potency of extract of corpora lutea. Science 74, 182 (1931).
[216] HARTLEY, F.: Analogues of ethisterone and 17-acetoxy-progesterone. J. Endocr. 24, xvi—xvii (1962) (Abstr.).
[217] HARTMAN, C. G.: The effect of testosterone on the monkey uterus and the administration of steroidal hormones in the form of Deanesly-Parkes pellets. Endocrinology 26, 449—471 (1940).
[218] — C. DUPRÉ, and E. ALLEN: The effect of follicular and placental hormones upon the mammary glands and genital tract of the opossum. Endocrinology 10, 291—300 (1926).
[219] — J. LITTRELL, and J. TOM: The weanling guinea pig as test object for estrogen assays. Endocrinology 39, 120—130 (1946).
[220] —, and H. SPEERT: Action of progesterone on the genital organs of the unprimed rhesus monkey. Endocrinology 29, 639—648 (1941).
[221] HARTMANN, M., u. A. WETTSTEIN: Ein kristallisiertes Hormon aus Corpus luteum. Helv. chim. Acta 17, 878—882 (1934).
[222] HEAPE, W.: The menstruation and ovulation of Macacus rhesus with observations on the changes undergo by the discharged follicle. Phil. Trans. B 1897, 135.
[223] HECHT-LUCARI, G., H. G. KRAFT, and H. KIESER: Estrogenic, antiestrogenic and antifertility activity of chlormadinone acetate and other steroidal and non-steroidal compounds. Transact. Second Meeting Int. Study Group for Steroid Hormones "Research on Steroids", Rome 1965, p. 357—370. Rome: Il Pensiero Scientifico 1966.
[224] —, et L. SCARPELLINI: Interazione fra il progesterone e l'etere ciclopentilenolice del progesterone nel test di Clauberg-McPhail. Excerpta med. (Amst.), Int. Congr. Ser. 51, 200 (1962) (Abstr. No 268).

[225] HECKEL, G. P., and W. M. ALLEN: Maintenance of the corpus luteum and inhibition of parturition in the rabbit by injection of estrogenic hormone. Endocrinology 24, 137—148 (1939).
[226] HEGNER, P., u. T. REICHSTEIN: Über Bestandteile der Nebennierenrinde und verwandte Stoffe. 60. Mitt.: 11-Dehydro-progesteron. Helv. chim. Acta 26, 715—721 (1943).
[227] HELLER, C. G.: Effect of enovid and 17α-ethinyl-19-nortestosterone on daily urinary gonadotropin and estrogen axcretion and on premenstrual tension and other menstrual disorders. Proc. 19-Nor Progestational Steroids, Chicago, Searle Res. Lab., p. 97, 1957.
[228] HENDERSON, E., and M. WEINBERG: Methylandrostendiol. J. clin. Endocr. 11, 641—652 (1951).
[229] HERTZ, R., J. FRIED, and E. F. SABO: 12α-Halo derivatives of 11β-hydroxyprogesterone. J. Amer. chem. Soc. 78, 2017—2018 (1956).
[230] —, and W. W. TULLNER: Progestational activity of halogenated corticosteroids and related compounds in rabbit and monkey. Proc. Soc. exp. Biol. (N.Y.) 91, 76—78 (1956).
[231] —, and E. RAFFELT: Progestational activity of orally administered 17α-ethinyl-19-nortestosterone. Endocrinology 54, 228—230 (1954).
[232] HEUSSER, H., K. EICHENBERGER, u. A. B. KULKARNI: Über Steroide und Sexualhormone. 165. Mitt.: Über die Synthese von 14-Allo-17-epi-testosteron. Helv. chim. Acta 32, 2145—2151 (1949).
[233] — C. R. ENGEL, P. T. HERZIG, u. P. A. PLATTNER: Über 17-Methyl-progesteron. A. Ein hochaktives Gestagen und seine Bereitung aus 21- bzw. 17-Halogenpregnenolon. Helv. chim. Acta 33, 2229—2236 (1950).
[234] HILLIARD, J., J. N. HAYWARD, H. B. CROXATTO, and C. H. SAWYER: Norethindrone blockade of pituitary gonadotropin release; counteraction by estrogen. Endocrinology 78, 151—157 (1966).
[235] HISAW, F. L.: The physiology of menstruation in macacus rhesus monkeys. Amer. J. Obstet. Gynec. 29, 638—659 (1935).
[236] — The placental gonadotrophin and luteal function in monkeys (Macaca mulatta). Yale J. Biol. Med. 17, 119—137 (1944).
[237] —, and R. O. GREEP: The inhibition of uterine bleeding with estradiol and progesterone and associated endometrial modifications. Endocrinology 23, 1—14 (1938).
[238] —, —, and H. L. FEVOLD: Effects of progesterone on the female genital tract after castration atrophy. Proc. Soc. exp. Biol. (N.Y.) 36, 840—842 (1937).
[239] — — — The effects of oestrin-progestin combinations on the endometrium, vagina and sexual skin of monkeys. Amer. J. Anat. 61, 483—503 (1937).
[240] —, and F. L. HISAW, JR.: Action of estrogen and progesterone on the reproductive tract of lower primates. In: W. C. YOUNG (ed.), Sex and internal secretions, vol. I, p. 556—589. Baltimore: Williams & Wilkins Co. 1961.
[241] —, and F. C. LENDRUM: Squamous metaplasia in the cervical glands of the monkey following oestrin administration. Endocrinology 20, 228—229 (1936).
[242] — R. K. MEYER, and C. K. WEICHERT: Inhibition of ovulation and associated histological changes. Proc. Soc. exp. Biol. (N.Y.) 25, 754—756 (1928).
[243] HÖHN, E. O.: Steroids exerting a direct progestational effect on the rabbit endometrium. Nature (Lond.) 169, 844 (1952).
[244] — Direct progestional action of progesterone and certain related steroids on the endometrium of the rhesus monkey. J. Endocr. 10, 358—362 (1954).
[245] —, and J. M. ROBSON: The response of the rabbit's endometrium to uterine implants of progesterone and other steroids. J. Physiol. (Lond.) 111, 174—183 (1950).
[246] HOFFMANN, F., u. P. TREITE: Vergleichende Untersuchungen über die Wirkung von weiblichen und männlichen Keimdrüsenhormonen und von Nebennierenrindenhormonen auf den Uterus. Zbl. Gynäk. 64, 1603—1614 (1940).
[247] HOHENSEE, F., u. H. WEIFENBACH: Zur biologischen Wirkung in 15α-Stellung oxydierter Progesteronderivate. Klin. Wschr. 35, 891 (1957).
[248] HOHLWEG, W.: Veränderungen des Hypophysenvorderlappens und des Ovariums nach Behandlung mit großen Dosen von Follikelhormon. Klin. Wschr. 13, 92 (1934).
[249] — Über die Corpus luteum-Hormonwirkung des Desoxycorticosterons. Zbl. Gynäk. 63, 1143—1150 (1939).
[250] —, u. H. H. INHOFFEN: Pregninolon, ein neues per os wirksames Corpus luteum-Hormonpräparat. Klin. Wschr. 18, 77—79 (1939).
[251] HOLMSTROM, E. G., and W. J. JONES: The experimental production of menorrhagia by administration of gonadotropins. Amer. J. Obstet. Gynec. 58, 308—317 (1949).

[252] HOLUB, D. A., F. H. KATZ, and J. W. JAILER: Inhibition by 6-methyl-17-acetoxyprogesterone of ACTH-synthesis and release in the rat. Endocrinology 68, 173—177 (1961).
[253] HOOKER, C. W.: Effects of progesterone upon the uterus of the mouse. Proc. Soc. exp. Biol. (N.Y.) 45, 270—272 (1940).
[254] — A criterion of luteal activity in the mouse. Anat. Rec. 93, 333—347 (1945).
[255] —, and T. R. FORBES: A bio-assay for minute amounts of progesterone. Endocrinology 41, 158—169 (1947).
[256] — — Specificity of the intrauterine test for progesterone. Endocrinology 45, 71—74 (1949).
[257] HUGGINS, CH., Y. TORRALBA, and K. MAINZER: Hormonal influences on mammary tumors of the rat. I. Acceleration of growth of transplanted fibroadenoma in ovariectomized and hypophysectomized rats. J. exp. Med. 104, 525—538 (1956).
[258] IGLESIAS, R.: Tumores experimentales uterinos y extragenitales provocados por el benzoato de estradiol. Tesis Universidad de Chile 1938.
[259] INHOFFEN, H. H., u. W. HOHLWEG: Neue per os-wirksame weibliche Keimdrüsenhormon-Derivate: 17-Äthinyl-oestradiol und Pregnen-in-on-3-ol-17. Naturwissenschaften 26, 96 (1938).
[260] — W. LOGEMANN, W. HOHLWEG u. A. SERINI: Untersuchungen in der Sexualhormon-Reihe. Ber. dtsch. chem. Ges. 71, 1024—1032 (1938).
[261] JADRIJEVIC, D., E. MARDONES, and A. LIPSCHÜTZ: Antifibromatogenic activity of 19-nor-α-ethinyl-testosterone in the guinea pig. Proc. Soc. exp. Biol. (N.Y.) 91, 38—39 (1956).
[262] JAGIELLO, G.: Effects of selected hormones on the closed vaginal membrane of the ovariectomized guinea pig. Proc. Soc. exp. Biol. (N.Y.) 118, 412—414 (1965).
[263] JONES, G. E. S., and E. B. ASTWOOD: The physiological significance of the estrogen: progesterone ratio on vaginal cornification in the rat. Endocrinology 30, 295—300 (1942).
[264] JUNKMANN, K.: Über protrahiert wirksame Gestagene. Naunyn-Schmiedebergs Arch. exp. Path. Pharmak. 223, 244—253 (1954).
[265] — Long-acting steroids in reproduction. Recent Progr. Hormone Res. 13, 389—428 (1957).
[266] — Über Entwicklungen auf dem Gestagengebiet. 15. Meeting Gen. Assembly of the Japan Medical Congress, vol. I, p. 697—706. Tokyo 1959.
[267] — Experimental aspects in the study of synthetic progestogens. Symp. Family Planning, Cairo 1962. J. Egypt. med. Ass., Spec. Number, 38—60 (1963).
[268] — Experimentelle Gesichtspunkte bei der Prüfung synthetischer Gestagene. Dtsch. med. Wschr. 88, 629—638 (1963).
[269] — Die tierexperimentelle Prüfung antikonzeptioneller Steroide. Internist (Berl.) 5, 237 (1964).
[270] —, u. F. NEUMANN: Zum Wirkungsmechanismus von an Feten antimaskulin wirksamen Gestagenen. Acta endocr. (Kbh.), Suppl. 90, 139—154 (1964).
[271] —, u. H. WITZEL: Chemie und Pharmakologie von Steroidhormon-Estern. Z. Vitamin-, Hormon- u. Fermentforsch. 9, 97—143 (1958).
[272] — — Chemie und Pharmakologie von Steroidhormon-Estern (Fortsetzung und Schluß). Z. Vitamin-, Hormon- u. Fermentforsch. 9, 227—257 (1958).
[273] KAHN, R. H., and B. L. BAKER: Effect of norethynodrel alone or combined with mestranol on the mammary glands of the adult female rat. Endocrinology 75, 818—821 (1964).
[274] —, and D. B. ZANOTTI: Factors modifying the stimulatory action of norethynodrel on the mammary gland. Endocrinology 77, 162—168 (1965).
[275] KANEMATSU, S., and C. H. SAWYER: Blockade of ovulation in rabbits by hypothalamic implants of norethindrone. Endocrinology 76, 691—699 (1965).
[276] KAR, A. B., and H. CHANDRA: Effect of some progestational steroids on the response of the ovary of prepuberal rhesus monkeys to exogenous gonadotrophin. Steroids 6, 463—472 (1965).
[277] KAUFMANN, C.: Umwandlung der Uterusschleimhaut einer kastrierten Frau aus dem atrophischen Stadium in das der sekretorischen Funktion durch Ovarialhormone. Zbl. Gynäk. 56, 2058 (1932).
[278] — Echte menstruelle Blutung bei kastrierten Frauen nach Zufuhr von Follikel- und Corpus luteum-Hormon. Klin. Wschr. 12, 217—218 (1933).
[279] — Verhandlung der Gesellschaft für Geburtshilfe und Gynäkologie zu Berlin. Z. Geburtsh. Gynäk. 104, 516 (1933).
[280] —, u. E. STEINKAMM: Über die Wirkung fortgesetzter Zufuhr unphysiologischer Mengen Follikelhormon auf das Genitale weiblicher Ratten. Arch. Gynäk. 162, 553—594 (1936).

[281] KAUFMANN, C., u. E. STEINKAMM: Über die Wirkung unphysiologischer Mengen Keimdrüsenhormon auf das Genitale weiblicher kastrierter Ratten. Arch. Gynäk. 165, 358—373 (1938).
[282] KAWAKAMI, M., and C. H. SAWYER: Neuroendocrine correlates of changes in brain activity thresholds by sex steroids and pituitary hormones. Endocrinology 65, 652—668 (1959).
[283] KELLER, K. (1909): Zit. R. COURRIER, Le cycle sexual chez la femelle des mammiferes. Etude de la phase folliculaire. Arch. Biol. (Liège) 34, 369—478 (1925).
[284] KELLY, G. L., and G. N. PAPANICOLAOU: The mechanism of the periodical opening and closing of the vaginal orifice in the guinea-pig. Amer. J. Anat. 40, 387—403 (1927).
[285] KESSLER, W. B., and A. BORMAN: Some biological activities of certain progestogens: I. 17α-hydroxyprogesterone-17-n-caproate. Ann. N.Y. Acad. Sci. 71, 486—493 (1958).
[286] KIDDER, H. E., L. E. CASIDA, and R. H. GRUMMER: Some effects of estrogen injections on the estrual cycle of gilts. J. animal Sci. 14, 470 (1955).
[287] KINCL, F. A.: Steroide CLV. Progestatitive Wirksamkeit von 6-substituierten 17α-Acetoxyprogesteron-Derivaten. Endocrinologie 40, 257—266 (1961).
[288] —, and R. I. DORFMAN: Copulatory reflex in guinea pigs induced by progesterone and related steroids. Acta endocr. (Kbh.) 38, 257—261 (1961).
[289] — — Orally active steroidal ovulation inhibitors in the adult estrus rabbit. Steroids 2, 521—525 (1963).
[290] — — Anti-ovulatory activity of subcutaneously injected steroids in the adult oestrus rabbit. Acta endocr. (Kbh.), Suppl. 73, 3—15 (1963).
[291] — — Anti-ovulatory activity of steroids administered by gavage in the adult oestrus rabbit. Acta endocr. (Kbh.), Suppl. 73, 17—30 (1963).
[292] — — Inhibition of ovulation in the adult estrous rabbit by vaginal deposition. Steroids 8, 5—11 (1966).
[293] — M. MAQUEO, and R. I. DORFMAN: Influence of various steroids on testes and accessory sex organs in the rat. Acta endocr. (Kbh.) 49, 145—154 (1965).
[294] KLEIN, M.: The mucification of the vaginal epithelium in rodents. Proc. roy. Soc. B 124, 23—29 (1937).
[295] —, and G. MAYER: Zit. von G. MAYER. Arch. Sci. physiol. 5, 247—275 (1951).
[296] —, and A. S. PARKES: The progesterone-like action of testosterone and certain related compounds. Proc. roy. Soc. B 121, 574—579 (1937).
[297] KORENCHEVSKY, V., and K. HALL: Effects on ovariectomized rats of progesterone alone and in combination with the other sexual hormones. Nature (Lond.) 140, 154 (1937).
[298] — — The effect of progesterone on the metaplasia of the uterine epithelium of rats injected with oestrogens. J. Obstet. Gyneac. Brit. Cwlth 45, 22—29 (1938).
[299] KRAEHAHN, G., and R. v. BERSWORDT-WALLRABE: Effects of 17α-ethinyl-19-nortestosterone acetate on pituitary and serum levels of ICSH and FSH in female rats. Europ. J. Pharmacol. (in press) (1968).
[300] KRÄHENBÜHL, C., and P. A. DESAULLES: The action of sex hormones on gonadotrophin-induced ovulation in hypophysectomized prepuberal rats. Acta endocr. (Kbh.) 47, 457—465 (1964).
[301] KRAFT, H. G., H. KIESER, and G. HECHT-LUCARI: Relationship between anti-fertility and anti-estrogenic activity of a number of steroids. Excerpta med. (Amst.), Int. Congr. Ser. 109 (1966), Abstr. No 253.
[302] KROHN, P. L.: The induction of menstrual bleeding in amenorrhoeic and normal monkeys by progesterone. J. Endocr. 7, 310—317 (1950/51).
[303] — The induction of cyclic uterine bleeding in normal and spayed rhesus monkeys by progesterone. J. Endocr. 12, 69—85 (1955).
[304] —, and S. ZUCKERMAN: Water metabolism in relation to the menstrual cycle. J. Physiol. (Lond.) 88, 369—387 (1937).
[305] LANGLEY, J. N., and C. S. SHERRINGTON: On pilomotor nerves. J. Physiol. (Lond.) 12, 279 (1891).
[306] LATASTE, F.: Transformation périodique de l'épithélium du vagin des rongeurs (rythme vaginal). C. R. Soc. Biol. (Paris) 44, 765 (1892).
[307] LEATHEM, J. H.: Experimental induction of estrus in the dog. Endocrinology 22, 559—567 (1938).
[308] LEFEBVRE, Y., et R. GAUDRY: La réaction du pentachlorure de phosphor sur les acyloxy-3β-Δ⁴-ceto-6-stéroides. Canad. J. Chem. 43, 1990—1997 (1965).
[309] LERNER, L. J., D. M. BRENNAN, and A. BORMAN: Biological activities of 16α,17α dihydroxyprogesterone derivatives. Proc. Soc. exp. Biol. (N.Y.) 106, 231—234 (1961).

[310] LERNER, L. J., D. M. BRENNAN, M. DE PHILLIPO, and E. YIACAS: Comparison of biological activities of progesterone, norethisterone and the acetophenone derivative of 16α, 17α-dihydroxy-progesterone. Fed. Proc. **20**, 200 (1961) (Abstr.).
[311] — F. J. HOLTHAUS, JR., and C. R. THOMPSON: A myotrophic agent and gonadotrophin inhibitor, 19-nortestosterone-17-benzoate. Endocrinology **64**, 1010—1016 (1959).
[312] — E. YIACAS, A. BIANCHI, D. TURKHEIMER, M. DE PHILLIPO, and A. BORMAN: Antifertility activities of the acetophenone derivative of 16α,17α-dihydroxyprogesterone in the rat. Excerpta med. (Amst.),Int. Congr. Ser. **51**, 188 (1962) (Abstr. No 248).
[312a] — —, and A. BORMAN: Biological activities of the 2-acetofuran derivative of 16α, 17α-dihydroxyprogesterone. Proc. Soc. exp. Biol. (N.Y.) **113**, 663—666 (1963).
[313] LIPSCHÜTZ, A.: Steroid hormones and tumors. Baltimore: Williams & Wilkins Co. 1950.
[314] — Experimentelle Forschung über endokrine Störungen und Geschwulstbildungen. Münch. med. Wschr. **97**, 1007, 1023 (1955).
[315] — Steroid homoeostasis, hypophysis and tumorigenis. Cambridge: Heffer & Sons 1957.
[316] — S. BRUZZONE, and F. FUENZALIDA: Comparative antifibromatogenic activity of progesterone and related artificial steroids. Cancer Res. **4**, 179—185 (1944).
[317] —, and S. FIGUEROA: Halogenated progesterone derivatives as antiluteinizers. Acta endocr. (Kbh.) **26**, 371—376 (1957).
[318] — R. IGLESIAS, S. BRUZZONE, F. FUENZALIDA, and A. RIESCO: New experimental aspects of the antitumorigenic action of steroid hormones. Acta Un. int. Cancr. **6**, 85—96 (1948).
[319] — — J. HUMEREZ, and J. M. PEÑARANDA: Progesterone and desoxycorticosterone in the steroid control of the gonadotrophic function of the hypophysis (exemplified by the behaviour of the intrasplenic ovarian graft in the guinea pig.) Endocrinology **42**, 201—209 (1948).
[320] — D. JADRIJEVIC, A. FIGUEROA, and S. GIRARDI: Resistance of 9-α-fluoro-11-β-hydroxyprogesterone to inactivation in the liver of the guinea pig. Nature (Lond.) **180**, 508—509 (1957).
[321] — — S. GIRARDI, S. BRUZZONE, and E. MARDONES. Antifibromatogenic potency of 9α-fluoroderivatives of progesterone. Nature (Lond.) **178**, 1396—1397 (1956).
[322] — — E. MARDONES, S. FIGUEROA, and S. GIRARDI: Comparative antioestrogenic potencies of progesterone and esterified 17α-hydroxyprogesterone in the guinea-pig. J. Endocr. **15**, 248—254 (1957).
[323] — R. MURILLO, and L. VARGAS, JR.: Antitumorigenic action of progesterone. Lancet **1939 II**, 420—421.
[324] —, and L. VARGAS, JR.: Prevention of experimental uterine and extrauterine fibroids by testosterone and progesterone. Endocrinology **28**, 669—675 (1941).
[325] LLOYD, C. W. (intr. G. W. CORNER): Effect of progesterone on cell-division in the uterine epithelium. Proc. Soc. exp. Biol. (N.Y.) **36**, 190—191 (1937).
[326] LOEB, L.: Über die Bedeutung des Corpus luteum für die Periodizität des sexuellen Cyclus beim weiblichen Säugetierorganismus. Dtsch. med. Wschr. **37**, 17—21 (1911).
[327] — Effects of hysterectomy on the system of sex organs and on periodicity of the sexual cycle in the guinea pig. Amer. J. Physiol. **83**, 202—224 (1927).
[328] —, and W. B. KOUNTZ: The effect of injection of follicular extract on the sex organs in the guinea pig and the interaction between the follicular substances and substances given off by the corpus luteum. Amer. J. Physiol. **84**, 283—306 (1928).
[329] LOGOTHETOPOULOS, J., B. SHARMA, and J. KRAICER: Effects produced in rats by the administration of 6α-methyl-17α-hydroxyprogesterone acetate from birth to maturity. Endocrinology **68**, 417—430 (1961).
[330] LONG, J. A., and H. M. EVANS: The oestrous cycle in the rat and its associated phenomena. Mem. Univ. Calif. **6**, 3—148 (1922).
[331] LOY, R. G., R. G. ZIMBELMAN, and L. E. CASIDA: Effects of injected ovarian hormones on the corpus luteum of the estrual cycle in cattle. J. Animal Sci. **19**, 175—182 (1960).
[332] LUDWIG, D. J.: The effect of androgen on spermatogenesis. Endocrinology **46**, 453—481 (1950).
[333] LUNAAS, T., and W. VELLE: The effect of gonadotropins and synthetic gestagens on testicular steroid secretion in swine. Acta endocr. (Kbh.), Suppl. **100**, 41 (1965) (Abstr. No 9).
[334] LUNENFELD, B., S. SULIMOVICI, and E. RABAU: Mechnism of action of antiovulatory compounds. J. clin. Endocr. **23**, 391—395 (1963).
[335] LUTWAK-MANN, C.: Carbonic anhydrase in the female reproductive tract. Occurrence, distribution and hormonal dependence. J. Endocr. **13**, 26—38 (1955).

[336] —, and C. E. ADAMS: Carbonic anhydrase in the female reproductive tract. II. Endometrial carbonic anhydrase as indicator of lutoid potency: correlation with progestational proliferation. J. Endocr. 15, 43—55 (1957).
[337] LYON, R. A.: Prolongation of human corpus luteum life span. J. clin. Endocr. 16, 922 (1956).
[338] MADJEREK, Z., J. DE VISSER, J. VAN DER VIES, and G. A. OVERBEEK: Allylestrenol, a pregnancy maintaining oral gestagen. Acta endocr. (Kbh.) 35, 8—19 (1960).
[339] MAEKAWA, K.: Effect of progesterone on duration of vaginal response to estrogen. J. Fac. Sci. Univ. Tokyo, Sect. 4, 7, 455—463 (1955).
[340] — Counteraction between estrogenic and progestational properties of 17α-ethinyl-19-nortestosterone. Endocr. jap. 6, 161—163 (1959).
[341] — Difference in response between uterus and vagina to estrogen given concurrently with progestogen. Endocr. jap. 7, 91—95 (1960).
[342] MAKEPEACE, A. W., G. W. CORNER, and W. M. ALLEN: The effect of progestin on the in vitro response of the rabbit's uterus to pituitrin. Amer. J. Physiol. 115, 376—385 (1936).
[343] MARDONES, E., S. BRUZZONE, R. IGLESIAS, and A. LIPSCHÜTZ: The non-concomitancy of the progestational and antiluteinizing actions of steroids. Endocrinology 49, 817—825 (1951).
[344] — R. IGLESIAS, and A. LIPSCHÜTZ: Comparative antifibromatogenic action of progesterone and Δ^{11}-dehydroprogesterone. Experientia (Basel) 9, 303—304 (1953).
[345] — — — Physiological action of 19-norprogesterone in the guinea pig. Proc. Soc. exp. Biol. (N.Y.) 86, 451—453 (1954).
[346] — — — The antiluteinizing potency of five derivatives of progesterone. Endocrinology 58, 212—219 (1956).
[347] MARKER, E. R., and C. G. HARTMAN: Assays of urine from rhesus monkeys for pregnanediol and other steroids. J. biol. Chem. 133, 529—537 (1940).
[348] MARSHALL, D. J., and R. GAUDRY: 17α-Halogenated progesterones: orally-active progestins. Canad. J. Chem. 38, 1495—1504 (1960).
[349] — P. F. MORAND, C. REVESZ, and R. GAUDRY: 17-Substituted 3β-hydroxy-4-pregnen-20-ones. J. med. Chem. 7, 355—357 (1864).
[350] MARSHALL, F. H. A., and J. HAMMOND, JR.: Experimental control by hormone action of the estrus cycle in the ferret. J. Endocr. 4, 159—168 (1945).
[351] MARTIN, L.: Interactions between oestradiol and progestogens in the uterus of the mouse. J. Endocr. 26, 31—39 (1963).
[352] —, and B. BAGGETT: The uptake of locally applied (6:7-^{3}H) oestrone by the vagina of the ovariectomized mouse. J. Endocr. 30, 41—51 (1964).
[353] —, and P. J. CLARINGBOLD: The mitogenic action of oestrogens in the vaginal epithelium of the ovariectomized mouse. J. Endocr. 20, 173—186 (1960).
[354] MASSON, G.: Spermatogenic activity of various steroids. Amer. J. med. Sci. 209, 324—327 (1945).
[355] —, and H. SELYE: Response of material gland to treatment with various steroids. Endocrinology 31, 549—552 (1942).
[356] — — Additional steroids with luteoid activity. J. Pharmacol. exp. Ther. 84, 46—52 (1945).
[357] MASTROIANNI, L., JR., F. BEER, U. SHAH, and T. H. CLEWE: Endocrine regulation of oviduct secretions in the rabbit. Endocrinology 68, 92—100 (1961).
[358] MATSUMOTO, S., T. ITO u. S. INONE: Untersuchungen der ovulationshemmenden Wirkung von 19-Nor-steroiden an laparotomierten Patientinnen. Geburtsh. u. Frauenheilk. 20, 250—262 (1960).
[359] —, u. S. KURISAKI: Zit. nach S. MATSUMOTO, T. IRO u. S. INOUE, Untersuchungen der ovulationshemmenden Wirkung von 19-Nor-steroiden an laparotomierten Patientinnen. Geburtsh. u. Frauenheilk. 20, 250—262 (1960).
[360] MAYER, G.: La prolactine, facteur lutéotrophique. Arch. Sci. physiol. 5, 247—275 (1951).
[361] McCORMACK, C. E., and R. K. MEYER: Minimal age for induction of ovulation with progesterone in rats: evidence for neural control. Endokrinologie 48, 101 (1965).
[362] McDONALD, M. F., and J. I. RAESIDE: Use of the cervical mucus smear in assessing ovarian activity in the ewe. Nature (Lond.) 178, 1472—1473 (1956).
[363] — — The effect of progesterone and oestrogen on arborization of cervical mucus in the spayed ewe. J. Endocr. 18, 359—365 (1959).
[364] McGINTY, D. A., and C. DJERASSI: Some chemical and biological properties of 19-nor-17α-ethynyltestosterone. Ann. N.Y. Acad. Sci. 71, 500—515 (1958).
[365] McPHAIL, M. K.: The assay of progestin. J. Physiol. (Lond.) 83, 145—156 (1934).
[366] MEARS, E.: Ovulation inhibitors. Family Planning 12, 61 (1963).

[367] MERCKEL, C., and W. O. NELSON: The relation of the estrogenic hormone to the formation and maintenance of corpora lutea in mature and immature rats. Anat. Rec. 76, 391 (1940).
[368] MEYER, R. K., and W. M. ALLEN: The production of mucification of the vaginal epithelium of rodents by the oestrous hormone. Science 75, 111—112 (1932).
[369] — — The production of mucified cells in the vaginal epithelium of certain rodents by oestrin and by corpus luteum extracts. Anat. Rec. 56, 321—343 (1933).
[370] —, and C. E. MCCORMACK: Ovulation in immature rats treated with ovine folliclestimulating hormone: Facilitation by progesterone and inhibition by continuous light. J. Endocr. 38, 187—194 (1967).
[371] MEYSTRE, C., E. TSCHOPP u. A. WETTSTEIN: Über 11-Dehydroprogesteron, das wirksamste Gestagen. Helv. chim. Acta 31, 1463—1469 (1948).
[372] —, u. A. WETTSTEIN: Einwirkung von N-Brom-succinimid auf Δ^4-3-Keto-steroide. Experientia (Basel) 2, 408—409 (1946).
[373] MIESCHER, K., W. H. FISCHER, and E. TSCHOPP: Effect of desoxycorticosterone and its esters. Nature (Lond.) 142, 435—436 (1938).
[374] MIYAKE, T.: The use of the carbonic anhydrase method for progestational and antiprogestational activity test. 6th Int. Conf. Planned Parenthood, New-Delhi 1959. Report Proc., IPPF (London) 1959, p. 328—334.
[375] — Inhibitory effect of various steroids on gonadotrophin hypersecretion in parabiotic mice. Endocrinology 69, 534—546 (1961).
[376] —, and F. KOBAYASHI: Effects of norethisterone (17α-ethynyl-19-nortestosterone) and certain other steroids on the female gonads of hypophysectomized immature rats. Endocr. jap. 7, 215—224 (1960).
[377] — — K. HORIBE, E. ITOGA, H. KAKUSHI, Y. NOMURA, M. KADOWAKI, K. ODAGUCHI, K. HARA, T. FURUKAWA, and M. IDE: Biological activities of chlormadinone acetate (I), analysis of hormonal activities. Folia endocr. jap. 41, 1079 (1965).
[378] —, and G. PINCUS: Progestational activity of certain 19-nor-steroids and progesterone derivatives. Endocrinology 63, 816—824 (1958).
[379] MOGGIAN, G.: Progestational activity of 17α-methyl-19-nortestosterone. Endocrinology 64, 363—366 (1959).
[380] MOORE, C. R., and D. PRICE: Some effects of testosterone and testosterone-propionate in the rat. Anat. Rec. 71, 59—78 (1938).
[381] MOORE, W. W., and A. V. NALBANDOV: Neurogenic effects of uterine distention on the estrous cycle of the ewe. Endocrinology 53, 1—11 (1953).
[382] MORICARD, R., et J. CAUCHOIX: Réalisation de volumineux fibromes chez la femelle de cobaye par l'injection de benzoate de dedihydrofolliculine. C. R. Soc. Biol. (Paris) 129, 556 (1938).
[383] MÜHLBOCK, O., et H. E. BURGER: Réactions endométriales de la souris à la progestérone. Brux.-med. 36, 69—73 (1956).
[384] MURPHEY, H. S.: Studies of the estrous or genital cycle of the ox. J. Amer. vet. med. Ass. 65, 598—621 (1924).
[385] NAKAO, T., M. MATSUBA, K. HIRAGA, M. INABA, M. HIRAI, S. KANEMOTO, T. YANAGITA, S. SATO, S. TAKEYAMA, Y. HISHIKAWA, M. IWASAKI, M. KITAZUME, and S. MORI: 6-Ketoprogesterone and its biological action. Endocr. jap. 5, 149—162 (1958).
[386] NALBANDOV, A. V.: Comparative physiology and endocrinology of domestic animals. Recent Progr. Hormone Res. 17, 119—146 (1961).
[387] NALLAR, R., J. ANTUNES-RODRIGUES, and S. M. MCCANN: Effect of progesterone on the level of plasma luteinizing hormone (LH) in normal female rats. Endocrinology 79, 907—911 (1966).
[388] NAYFEH, S. N., and B. BAGGETT: Metabolism of progesterone by rat testicular homogenates. I. Isolation and identification of metabolites. Endocrinology 78, 460—470 (1966).
[389] NELLOR, J. E.: Control of estrus and ovulation in gilts by orally effective progestational compounds. J. animal Sci. 19, 412—420 (1960).
[390] — Induced delayed parturition in swine and cattle. Physiologist 6, 244 (1963) (Abstr.).
[391] — Another progestional action: Mobilization of lymphocyte-like cells in the genital tract. Fed. Proc. 22, 513 (1963) (Abstr.).
[392] — The leucocyte-like cells of the oviducts during the normal estrous cycle and their modification by progestin and estrogen treatment. Anat. Rec. 151, 171—181 (1965).
[393] —, and J. E. AHRENHOLD: The influence of oral administration of 6-methyl-17-acetoxyprogesterone on follicular development and estrous behavior in heifers. Physiologist 3, 120 (1960) (Abstr.).

[394] NELLOR, J. E., J. E. AHRENHOLD, N. L. FIRST, and J. A. HOEFER: Estrus, ovulation and fertility in gilts subsequent to the oral administration of 6-methyl-17-acetoxyprogesterone. J. animal Sci. **20**, 22—30 (1961).
[395] NELSON, W. O.: Endometrial and myometrial changes, including fibromyomatous nodules, induced in the uterus of the guinea pig by the prolonged administration of estrogenic hormone. Anat. Rec. **68**, 99 (1937).
[396] —, and D. J. PATANELLI: Inhibitory effects of steroids on gonadotrophin secretion in the male rat. Acta endocr. (Kbh.), Suppl. **51**, 905 (1960) (Abstr.).
[397] —, and J. W. PICHETTE: Maintenance of corpora lutea in hypophysectomized rats by lactogenic hormone. Fed. Proc. **2**, 36 (1943).
[398] NEUMANN, F.: Methods for evaluating anti-sexual hormones. Symp. Methods on Drug Evaluation, Milan 1965, p. 548—573. Amsterdam: North-Holland Publ. Co. 1966.
[399] — Auftreten von Kastrationszellen im Hypophysenvorderlappen männlicher Ratten nach Behandlung mit einem Antiandrogen. Acta endocr. (Kbh.) **53**, 53—60 (1966).
[400] — Antagonismus von Testosteron und 1,2α-Methylen-6-chlor-$\Delta^{4,6}$-pregnadien-17α-ol-3,20-dion (Cyproteron) an den die Gonadotropinsekretion regulierenden Zentren bei männlichen Ratten. Acta endocr. (Kbh.) **53**, 382—390 (1966).
[401] — Unpubliziert 1967.
[402] —, u. A. DOMÉNICO: Untersuchungen zur Ovulationshemmung an der Ratte mit Kombinationen von Steroiden verschiedener Stoffklassen. 11. Symp. Dtsch. Ges. für Endokrinologie, Düsseldorf 1964, S. 274—278. Berlin-Heidelberg-New York: Springer 1965.
[403] — W. ELGER, R. V. BERSWORDT-WALLRABE u. M. KRAMER: Beeinflussung der Regelmechanismen des Hypophysenzwischenhirnsystems von Ratten durch einen Testosteron-Antagonisten (1,2α-Methylen-6-chlor-$\Delta^{4,6}$-pregnadien-17α-ol-3,20-dion = Cyproteron). Naunyn-Schmiedebergs Arch. Pharmak. exp. Path. **255**, 221—235 (1966).
[404] — — H. STEINBECK u. R. V. BERSWORDT-WALLRABE: Antiandrogene. In: E. KLEIN (Hrsg.), Das Testosteron — Die Struma. 13. Symp. Dtsch. Ges. für Endokrinologie, Würzburg, 1967, S. 78—101. Berlin-Heidelberg-New York: Springer 1968.
[405] — M. KRAMER u. K. JUNKMANN: Tierexperimentelle Untersuchungen mit 17α-Äthinyl-19-nor-testosteronacetat. Med. exp. (Basel) **11**, 1—36 (1964).
[406] — — u. G. RASPÉ: Das endokrinologische Wirkungsspektrum von 19-Nor-17α-hydroxy-progesteron-capronat (Gestonoroncapronat). Arzneimittel-Forsch. **18**, 1289—1297 (1968).
[407] — K.-D. RICHTER u. P. GÜNZEL: Wirkungen von Antiandrogenen. Zbl. Vet.-Med., Reihe A, **12**, 171—188 (1956).
[408] — H. STEINBECK u. R. V. BERSWORDT-WALLRABE: Untersuchungen zur spermatogenen Aktivität von Gestagenen. Endokrinologie **52**, 54—62 (1967).
[409] NOVAK, E., and H. S. EVERETT: Cyclical and other variations in the tubal epithelium. Amer. J. Obstet. Gynec. **16**, 499—530 (1928).
[410] OVERBEEK, G. A., Z. MADJEREK, and J. DE VISSER: The effect of lynestrenol on animal reproduction. Acta endocr. (Kbh.) **41**, 351—370 (1962).
[411] —, and J. DE VISSER: A new substance with progestational activity. II. Pharmacological properties. Acta endocr. (Kbh.) **22**, 318—329 (1956).
[412] — — Different modes of action of two antiovulatory compounds. Acta endocr. (Kbh.), Suppl. **90**, 179—190 (1964).
[413] PAESI, F. J. A., and S. E. DE JONGH: The interstitial cell stimulating hormone-content of the hypophysis in intact and gonadectomized rats as measured by the weight increase of the prostate of hypophysectomized recipients. Acta endocr. (Kbh.) **15**, 1—8 (1954).
[414] PARKES, A. S.: The functions of the corpus luteum. IV. The relation of oestrin to the luteal phase of the oestrous cycle. Proc. roy. Soc. B. **107**, 188 (1930).
[415] — Androgenic activity of the ovary. Recent Progr. Hormone Res. **5**, 101—114 (1950).
[416] —, and C. W. BELLERBY: Studies on the internal secretions of the ovary. III. The effects of injection of oestrin during lactation. J. Physiol. (Lond.) **62**, 301—314 (1927).
[417] —, and R. DEANESLY: The ovarian hormones. In: A. S. PARKES (ed.), Marshall's physiology of reproduction, vol. III, p. 570—828. London: Longmans, Green & Co., Ltd. 1966.
[418] —, and S. ZUCKERMAN: The menstrual cycle of the primates. II. Some effects of oestrin on baboons and macques. J. Anat. (Lond.) **65**, 272—276 (1931).
[419] PATANELLI, D. J., and W. O. NELSON: The effect of certain 19-nor steroids and related compounds on spermatogenesis in male rats. Arch. Anat. micr. Morph. exp. **48**, 199—222 (1959).

[420] PECZENIK, O.: Actions of sex hormones on oestrous cycle and reproduction of the golden hamster. J. Endocr. 3, 157—167 (1942).
[421] PETERSON, D. L., R. A. EDGREN, and R. C. JONES: The pituitary blocking effect of various steroids in the hemi-castrated rat. Amer. Zool. 2, (1962) Abstr. No 271.
[422] — — — Steroid-induced block of ovarian compensatory hypertrophy in hemicastrated female rats. J. Endocr. 29, 255—262 (1964).
[423] PFEIFFER, C. A.: Effects of progesterone upon ovulation in the rhesus monkey. Proc. Soc. exp. Biol. (N.Y.) 75, 455—458 (1950).
[424] — Effects of progesterone on ovulation in rhesus monkeys. Anat. Rec. 106, 233 (1950).
[425] —, and C. W. HOOKER: Responses of the stromal nuclei of the macaque endometrium to estrogen and progesterone. Yale J. Biol. Med. 17, 249—257 (1944).
[426] PFIFFNER, J. J., and H. B. NORTH: A new adrenal base. J. biol. Chem. 132, 461—462 (1940).
[427] — — The isolation of 17-hydroxyprogesterone from the adrenal gland. J. biol. Chem. 139, 855—861 (1941).
[428] PINCUS, G.: Some effects of progesterone and related compounds upon reproduction and early development in mammals. Acta endocr. (Kbh.), Suppl. 28, 18—36 (1956).
[429] — Progestational agents and the control of fertility. Vitam. and Horm. 17, 307—324 (1959).
[430] — Suppression of ovulation with reference to oral contraceptives. In: H. GARDINER-HILL (ed.), Modern trends in endocrinology, II. Ser., p. 231—245. London: Butterworth & Co. 1961.
[431] — The control of fertility. New York and London: Academic Press 1965.
[432] —, and M. C. CHANG: The effects of progesterone and related compounds on ovulation and early development in the rabbit. Acta physiol. let.-amer. 3, 177—183 (1953).
[433] — — E. S. E. HAFEZ, and M. X. ZARROW: Effects of certain 19-nor-steroids on reproductive prosesses in animals. Science 124, 890—891 (1956).
[434] — — M. X. ZARROW, E. S. E. HAFEZ, and A. MERRILL: Studies on the biological activity of certain 19-nor-steroids in female animals. Endocrinology 59, 695—707 (1956).
[435] — T. MIYAKE, A. P. MERRILL, and P. LONGO: The bioassay of progesterone. Endocrinology 61, 528—533 (1957).
[436] PLATTNER, P. A., H. HEUSSER u. P. T. HERZIG: Über Steroide und Sexualhormone. 159. Mitt. — Die Synthese von 17-Methylprogesteron. Helv. chim. Acta 32, 270—275 (1949).
[437] POCOCK, R. I.: Menstruation in monkeys and baboons. Proc. zool. Soc. Lond. 1906, 558—570.
[438] PRICE, D., T. MANN, and C. LUTWAK-MANN: The stimulating effects of female hormones on the metabolic activity and histological structure of male rat accessory reproductive glands. Anat. Rec. 122, 363—380 (1955).
[439] REERINK, E. H., H. F. L. SCHÖLER, P. WESTERHOF, A. QUERIDO, A. A. KASSENAAR, E. DICZFALUSY, and K. C. TILLINGER: A new class of hormonally active steroids. Nature (Lond.) 186, 168—169 (1960).
[440] REGAUD, CL., et G. DUBREUIL: Existe-t-il des relations entre les phénomènes du rut et la présence de corps jaunes ovariens, chez la lapine? C R. Soc. Biol. (Paris) 64, 176—178 (1908).
[441] — — Glande interstitielle de l'ovaire et rut chez la lapine. C. R. Soc. Biol. (Paris) 64, 217—219 (1908).
[442] — — A propos des corps jaunes de la lapine: ils n'ont avec le rut aucune relation. C. R. Soc. Biol. (Paris) 64, 442—444 (1908).
[443] REICHSTEIN, T., u. H. G. FUCHS: Über Bestandteile der Nebennierenrinde und verwandte Stoffe. 37. Mitt.: Reduktive Entfernung der 21-ständigen Hydroxylgruppe beim Corticosteron und analogen Ketolen. Helv. chim. Acta 23, 684—688 (1940).
[444] REIMANN, H., E. P. OLIVETO, R. NERI, M. EISLER, and P. PERLMAN: Halogenated progesterones. I. $9\alpha,11\beta$-Dihaloprogesterones. J. Amer. chem. Soc. 82, 2308—2311 (1960).
[445] RETTERER, E.: Évolution de l'épithélium du vagin (deuxième note). C. R. Soc. Biol. (Paris) 44, 566 (1892).
[445a] REVESZ, C., and C. I. CHAPPEL: Biological activity of medrogestone. A new orally active progestin. J. Reprod. Fertil. 12, 473 (1966).
[446] — R. HERNE, and C. I. CHAPPEL: Comparative studies of a new progestational compound — 17α-bromo progesterone. Proc. Canad. Fed. biol. Soc. 1, 41 (1958).
[447] RINGOLD, H. J., E. BATRES, A. BOWERS, J. EDWARDS, and J. ZDERIC: 6-Halo progestational agents. J. Amer. chem. Soc. 81, 3485—3486 (1959).

[448] RINGOLD, H. J., J. P. RUELAS, E. BATRES, and C. DJERASSI: 6-Methyl derivatives of 17α-hydroxyprogesterone and of Reichstein's substance "S". J. Amer. chem. Soc. 81, 3712—3716 (1959).
[449] ROBSON, J. M.: The action of progesterone on the uterus of the rabbit and its antagonism by oestrone. J. Physiol. (Lond.) 88, 100 (1936).
[450] — Reactions of the uterine muscle and endometrium of the rabbit to testosterone. Quart. J. exp. Physiol. 26, 355—359 (1937).
[451] — Maintenance by estrin of the luteal function in hypophysectomized rabbits. J. Physiol. (Lond.) 90, 435—439 (1937).
[452] — The rôle of gonadotrophic hormone in the maintenance of luteal function. Quart. J. exp. Physiol. 28, 49—59 (1938).
[453] — Quantitative data on the inhibition of oestrus by testosterone, progesterone, and certain other compounds. J. Physiol. (Lond.) 92, 371—382 (1938).
[454] — Comparison of the amounts of progesterone and of desoxycorticosterone acetate needed to produce certain progesteronelike actions. J. Physiol. (Lond.) 96, 21 P—23 P (1939).
[455] — Recent advances in sex and reproductive physiology. Philadelphia: Blakiston Co. 1947.
[456] — Mechanism by which progesterone and other steroids inhibit the vaginal action of oestradiol. J. Endocr. 6, 449—455 (1950).
[457] —, and W. R. HENDERSON: The action of oestrin on the bitch. Proc. roy. Soc. B 120, 1 (1936).
[458] —, and A. A. SHARAF: The hormonal effects of pregnatrienone. J. Pharm. Pharmacol. 3, 338—339 (1951).
[459] — — Response of the cat's endometrium to implantation of different steroids. J. Physiol. (Lond.) 115, 313—316 (1951).
[460] ROTHCHILD, I., and N. K. KOH: The effects of a single preovulatory injection of progesterone on indices of ovulation in women. J. clin. Endocr. 11, 789 (1951).
[461] ROWLANDS, I. W., and M. K. MCPHAIL: The action of progestin on the uterus of the cat. Quart. J. exp. Physiol. 26, 109—118 (1936).
[462] DE RUGGIERI, P., R. MATSCHER, C. LUPO, and G. SPAZZOLI: Biological properties of 17α-vinyl-5(10)-estrene-17β-ol-3-one (norvinodrel) as a progestational and claudogenic compound. Steroids 5, 73—91 (1965).
[463] RUZICKA, L., M. W. GOLDBERG u. J. MEYER: Über Derivate des synthetischen Androsterons und eines seiner Stereoisomeren. Helv. chim. Acta 18, 210—218 (1935).
[464] — K. HOFMANN u. H. F. MELDAHL: Bereitung des 17-Äthinyl-testosterons und des Δ^5-17-Vinyl-3-trans,17-dioxy-androstens. Helv. chim. Acta 21, 371—374 (1938).
[465] SACHS, L.: Haupttendenzen und Regulationsprinzipien der Steroidhormon-Biogenese. Arzneimittel-Forsch. 12, 244—252 (1962).
[466] SALA, G., and G. BALDRATTI: Myotrophic (anabolic) activity of 4-substituted testosterone analogs. Proc. Soc. exp. Biol. (N.Y.) 95, 22—24 (1957).
[467] — — e G. ARCARI: Attività biologiche di un nuovo steroide ad azione progestativa. Atti Soc. lombarda Sci. med.-biol. 13, 160—164 (1958).
[468] — — R. RONCHI, V. CLINI e C. BERTAZZOLI: Attività anabolic di una serie di nuovi derivati del testosterone. Sperimentale 106, 490—510 (1956).
[469] — B. CAMERINO, and C. CAVALLERO: Progestational activity of 6α-methyl-17α-hydroxy-progesterone acetate. Acta endocr. (Kbh.) 29, 508—512 (1958).
[470] SALHANICK, H. A., E. G. HOLMSTROM, and M. X. ZARROW: Biological activity of 17α-hydroxyprogesterone in the mouse, rabbit and human being. J. clin. Endocr. 17, 667—672 (1957).
[471] SALMON, U. J., and A. A. SALMON: Effect of pregneninolone (17-ethinyl testosterone) on genital tract of immature female rats. Proc. Soc. exp. Biol. (N.Y.) 43, 709—711 (1940).
[472] SAMMELWITZ, P. H., P. J. DZIUK, and A. V. NALBANDOV: Effects of progesterone on embryonal mortality of rats and swine. J. animal Sci. 15, 1211 (1956) (Abstr.).
[473] —, and A. V. NALBANDOV: Progesterone-induced regression of corpora lutea in pregnant and cycling gilts. J. animal Sci. 17, 1233 (1958) (Abstr.).
[474] SAN, C. C.: Clinical trials on oral contraceptives in Singapore Family Planning Association. Excerpta med. (Amst.), Int. Congr. Ser. 72, 382—388 (1964).
[475] SAS, M., V. RAPCSÁK u. I. OROJÁN: Die Wirkung der Gestagenbehandlung (Lynestrenol) auf die Hoden. Endokrinologie 49, 133—137 (1966).
[476] SAUNDERS, F. J.: The effects of several steroids on fecundity in female rats. Endocrinology 63, 561—565 (1958).
[477] — Effects of steroids on pituitary gonadotropin and fertility. Recent Progr. Hormone Res. 20, 395—426 (1964).

[478] SAUNDERS, F. J., F. B. COLTON, and V. A. DRILL: Progesterone-like activity of a series of 19-nortestosterones. Proc. Soc. exp. Biol. (N.Y.) 94, 717—720 (1957).
[479] —, and V. A. DRILL: Some biological activities of 17-ethynyl and 17-alkyl derivatives of 17-hydroxy-estrenones. Ann. N.Y. Acad. Sci. 71, 516—530 (1958).
[480] — R. A. EDGREN, and V. A. DRILL: On the progestational activity of 17α-ethynyl-17-hydroxy-5(10)-estren-3-one (norethynodrel). Endocrinology 60, 804—805 (1957).
[481] SAVARD, K., R. I. DORFMAN, B. BAGGETT, and L. L. ENGEL: Biosynthesis of androgens from progesterone by human testicular tissue in vitro. J. clin. Endocr. 16, 1629—1630 (1956).
[482] SAWYER, C. H.: Progesterone initially facilitates and later inhibits release of pituitary ovulating hormone in the rabbit. Fed. Proc. 11, 138 (1952).
[483] — J. W. EVERETT, and J. E. MARKEE: "Spontaneous" ovulation in the rabbit following combined estrogen-progesterone treatment. Proc. Soc. exp. Biol. (N.Y.) 74, 185—186 (1950).
[484] SCHNEIDER, W., u. H. RAUSCHER: Tierexperimentelle Untersuchungen über die biologische Wirksamkeit von 19-Nor-testosteron-Verbindungen. Arch. int. Pharmacodyn. 119, 345—351 (1959).
[485] SCHÖLER, H. F. L.: Biological properties of 9,10-isomeric steroids. I. Progestational activity of 9β,10α-steroids. Acta endocr. (Kbh.) 35, 188—196 (1960).
[486] — The actions of 'retro' progestagens. Int. Congr. Hormonal Steroids, Mailand 1962. Excerpta med. (Amst.), Int. Congr. Ser. 51, 10 (1962) (Abstr. No 5).
[487] — E. H. REERINK, and P. WESTERHOF: The progestational effect of a new series steroids. Acta physiol. pharmacol. neerl. 9, 134—136 (1960).
[488] — — — Pharmacological properties of some 9β, 10α steroid hormones (retro steroids). Acta endocr. (Kbh.), Suppl. 51, 917 (1960) (Abstr.).
[489] SCOTT, BLAIR G. W., and F. A. GLOVER: Some physical properties of bovine cervical mucus and their bearing on problems of fertility. III. Int. Congr. Anim. Reprod., Cambridge 1956, p. 56, Section I (Physiology).
[490] SEELEN, J. C.: Complications during administration of methylestrenolone. J. clin. Endocr. 18, 1137—1138 (1958).
[491] SÉGUY, J., et J. VIMEUX: Contribution à l'étude des stérilités inexpliquées: étude de l'ascension des spermatozoïdes dans les voies génitales basses de la femme. Gynéc. et Obstét. 27, 346 (1933).
[492] SELYE, H.: The effect of progesterone on the mouse ovary as influenced by gestation. Anat. Rec. 75, 59 (1939).
[493] — Activity of progesterone in spayed females not pretreated with estrin. Proc. Soc. exp. Biol. (N.Y.) 43, 343—344 (1940).
[494] — The pharmacology of steroid hormones and their derivatives. Rev. canad. Biol. 1, 578—632 (1942).
[495] — Correlations between the chemical structure and the pharmacological actions of the steroids. Endocrinology 30, 437—453 (1942).
[496] —, and S. ALBERT: Morphogenetic actions of various steroids in the castrate male rat. J. Pharmacol. exp. Ther. 76, 137—148 (1942).
[497] — A. BORDUAS, and G. MASSON: Studies concerning the hormonal control of deciduomata and metrial glands. Anat. Rec. 82, 199—209 (1942).
[498] — J. S. L. BROWNE, and J. B. COLLIP: Effect of combined administration of oestrone and progesterone in adult ovariectomized rats. Proc. Soc. exp. Biol. (N.Y.) 34, 198—200 (1936).
[499] — — — Effect of large doses of progesterone in the female rat. Proc. Soc. exp. Biol. (N.Y.) 34, 472—474 (1936).
[500] —, and E. CLARKE: Potentiation of a pituitary extract with Δ^5-pregnenolone and additional observations concerning the influence of various organs on steroid metabolism. Rev. canad. Biol. 2, 319—328 (1943).
[501] — J. B. COLLIP, and D. L. THOMPSON: Effects of oestrin on ovaries and adrenals. Proc. Soc. exp. Biol. (N.Y.) 32, 1377 (1935).
[502] — Interactions between various steriod hormones. Canad. med. Ass. J. 42, 113—116 (1940).
[503] —, and S. FRIEDMAN: The action of various steroid hormones on the testis. Endocrinology 28, 129—140 (1941).
[504] —, and G. MASSON: Studies concerning the luteoid action of steroid hormones. J. Pharmacol. exp. Ther. 77, 301—309 (1943).
[505] —, and T. McKEOWN: Studies on the physiology of the maternal placenta in the rat. Proc. roy Soc. B 119, 1—31 (1935).
[506] SETTY, B. S., and A. B. KAR: Effect of deladroxone on spermatogenesis in rats and rhesus monkeys. Steroids 8, 33—43 (1966).

[507] SHEARMAN, R. P., and W. J. GARRETT: Double-blind study of effect of 17-hydroxyprogesterone caproate on abortion rate. Brit. med. J. **1963** I, 292—295.

[508] SHIPLEY, E. G.: Effectiveness of topical application of a number of progestins. Steroids **5**, 699—717 (1965).

[509] SHOPPEE, C. W., u. T. REICHSTEIN: Über Bestandteile der Nebennierenrinde und verwandte Stoffe. 44. Mitt.: 11-Dehydro-progesteron. Helv. chim. Acta **24**, 351—360 1941).

[510] SLOTTA, K. H., H. RUSCHIG u. E. FELS: Reindarstellung der Hormone aus dem Corpus luteum. Ber. dtsch. chem. Ges. **67**, 1270—1273 (1934).

[511] SMITH, B. D., and J. T. BRADBURY: Influence of progestins on ovarian-responses to estrogen and gonadotropins in immature rats. Endocrinology **78**, 297—301 (1966).

[512] SOLMAN, P. B., R. L. ELTON, and R. M. DODSON: 6-Methyl-17α-acetoxy-21-fluoro-4,6-pregnadiene-3,20-dione. A new orally active progestin. J. Amer. chem. Soc. **81**, 4435—4436 (1961).

[512a] SMITH, H., G. A. HUGHES, G. H. DOUGLAS, D. HARTLEY, B. J. MCLOUGHLIN, J. B. SIDDAL, G. R. WENDT, G. C. BUZBY, JR., D. R. HERBST, K. W. LEDIG, J. R. MCMENAMIN, T. W. PATTISON, J. SUIDA, J. TOKOLICS, R. A. EDGREN, A. B. A. JANSEN, B. GADSBY, D. H. R. WATSON, and P. C. PHILLIPS: Totally synthetic ($\pm$)-13-alkyl-4-hydroxy and methoxy-gona-1,3,5(10)-trien-17-ones and related compounds. Experientia (Basel) **19**, 394—396 (1963).

[513] SONDHEIMER, F., and Y. KLIBANSKY: Synthesis of 3β-hydroxy analogues of steroidal hormones, a biologically active class of compounds. Tetrahedron **5**, 15—26 (1959).

[514] —, and J. MAZUR: Synthesis of 4-methylated steroids. J. Amer. chem. Soc. **79**, 2906—2910 (1957).

[515] SPACK, A.: Le cycle oestrien dans l'oviducte de la truie. C. R. Soc. Biol. (Paris) **88**, 450—452 (1923).

[516] SPEERT, H.: Gynecogenic action of desoxycorticosterone in the rhesus monkey. Bull. Johns Hopk. Hosp. **67**, 189—195 (1940).

[517] SPIES, H. G., D. R. ZIMMERMAN, H. L. SELF, and L. E. CASIDA: Influence of hysterectomy and exogenous progesterone on the size and progesterone content of the corpora lutea in gilts. J. animal Sci. **17**, 1234 (1958) (Abstr.).

[518] STEIGER, M., u. T. REICHSTEIN: Desoxy-cortico-steron (21-Oxy-progesteron) aus Δ^5-3-Oxy-aetio-cholensäure. Helv. chim. Acta **20**, 1164—1179 (1937).

[518a] STAVELY, E. H.: Molecular rearrangements of 17-hydroxy-pregnane compounds. J. Amer. chem. Soc. **63**, 3127—3131 (1941).

[519] STEINBECK, H., W. ELGER, and F. NEUMANN: Sexual activity of male rats under the influence of oestradiol and antiandrogens and recurrence of libido after cessation of treatment. Acta endocr. (Kbh.), Suppl. **119**, 63 (1967) (Abstract No 47).

[520] STEINKAMM, E.: Über die Wirkung gleichzeitiger Zufuhr von Follikelhormon und Corpus luteum-Hormon auf das Genitale weiblicher, kastrierter Ratten. Arch. Gynäk. **169**, 53—58 (1939).

[521] STOCKARD, CH. R., and G. N. PAPANICOLAOU: The existence of a typical oestrous cycle in the guinea-pig — with a study of its histological and physiological changes. Amer. J. Anat. **22**, 225—283 (1917).

[522] SUCHOWSKY, G. K.: Inhibition of ovulation by steroids. Symp. Family Planning, Cairo 1962. J. Egypt. med. Ass., Spec. Number, 67—73 (1963).

[522a] STUCKI, J. C.: Diskussionsbeitrag zu: F. J. SAUNDERS and R. L. ELTON, Progestational action of some newer steroids with special reference to maintenance of pregnancy. In: C. W. LOYD (ed.), Recent progress in the endocrinology of reproduction, p. 244—247. New York and London: Academic Press 1959.

[523] SUCHOWSKY, G. K., and G. BALDRATTI: Relationship between progestational activity and chemical structure of synthetic steroids. J. Endocr. **30**, 159—170 (1964).

[524] — — G. ARCARI u. E. SCRASCIA: Die Beeinflussung von zentralen Regulationsmechanismen durch Steroide. Arzneimittel-Forsch. **15**, 437—439 (1965).

[525] —, and K. JUNKMANN: A study of the virilizing effect of progestogens on the female rat fetus. Endocrinology **68**, 341—349 (1961).

[526] — E. TUROLLA, and G. ARCARI: Studies of the so-called virilizing effects of steroids in female rat fetuses. Endocrinology **80**, 255—262 (1967).

[527] SYKES, J. F., S. MOSS, and T. R. WRENN: Proc. Centennial Symp. Reprod. and Infertility, Mich. State Univ., East Lansing, Mich. 1955, p. 63; cited by: A. S. PARKES, and R. DEANESLY: The ovarian hormones. In: A. S. PARKES (ed.): Marshall's Physiology of Reproduction, vol. III, chapt. 30, p. 570—828. Longmans, Green and Co., Ltd., London 1966.

[528] SZONTÁGH, F. E.: Zit. nach SAS, KOVACS, NEMETH and SZONTAGH. Endokrinologie **46**, 58 (1964).

[529] TANNHAUSER, P., R. J. PRATT, and E. V. JENSEN: The preparation of 21-fluorosteroids. J. Amer. chem. Soc. **78**, 2658—2659 (1956).
[530] TAYMOR, M. L., and T. RIZKALLAH: Effect of norethindrone acetate upon gonadotrophin-induced ovarian function. J. clin. Endocr. **25**, 843—851 (1965).
[531] TOBIN, C. E.: Effects of lactogen on normal and adrenalectomized rats. Endocrinology **31**, 197—200 (1942).
[532] TULLNER, W. W., and R. HERTZ: High progestational activity of 19-nor-progesterone. J. clin. Endocr. **12**, 916 (1952).
[533] — — High progestational activity of 19-norprogesterone. Endocrinology **52**, 359—360 (1953).
[534] — — Progestational activity of 19-norprogesterone and 19-norethisterone in the rhesus monkey. Proc. Soc. exp. Biol. (N.Y.) **94**, 298—300 (1957).
[535] UHLARIK, S., L. KOVÁCS, S. VISKI u. F. E. SZONTÁGH: ICSH-Gehalt der Hypophyse und die Veränderungen des genitalen Cyclus von Rattenweibchen bei Gestagenbelastung. Endokrinologie **47**, 82—90 (1964).
[536] ULBERG, L. C.: Modification of certain female reproductive functions in cattle, swine, and rabbits by means of progesterone. University of Wisconsin, Ph. D. Thesis 1952.
[537] VANDENBERGH, J. G.: Hormonal basis of sex skin in male rhesus monkeys. Gen. comp. Endocr. **5**, 31—34 (1965).
[538] VISSER, J. DE: The influence of androgenic, anabolic and progestational steroids on maintenance of testicular weight in hypophysectomized rats. Acta physiol. pharmacol neerl. **13**, 108—110 (1965).
[539] WEINSTEIN, L., N. W. WAWRO, R. V. WORTHINGTON, and E. ALLEN: The influence of estrogenic hormone on the H-ion concentration and bacterial flora of the vagina of the immature monkey. Yale J. Biol. Med. **11**, 141 (1938).
[540] WEISS, M. J., J. F. POLETTO, G. R. ALLEN, JR., F. E. SCHAUB, and I. RINGLER: Studies on methylglyoxal bis (guanylhydrazone) analogs. III. Trifluoromethylglyoxal bis (guanylhydrazone) and 1,2-bis (guanydinoamino) propane. J. med. Chem. **7**, 804—806 (1964).
[541] — R. E. SCHAUB, J. F. POLETTO, G. R. ALLEN, JR., and C. J. COSCIA: Formation of C(17) steroid enolate anions by reductive procedures: 17α-alkylprogesterones. Chem. and Indust. **1**, 118—119 (1963).
[542] — — — —, and C. C. PIDACKS: 6-Substituted-6-dehydro-17-alkylprogesterones: highly active oral progestins. Steroids **1**, 608—619 (1963).
[543] WESTIN, B.: The influence of some ovarian hormones on the occurrence of mast cells in the mouse uterus. Acta path. microbiol. scand. **36**, 337—342 (1955).
[544] —, and E. ODEBLAD: The acute influence of some ovarian hormones on the occurrence of mast cells in the mouse vagina. Acta path. microbiol. scand. **39**, 81—84 (1956).
[545] WESTPHAL, U., u. I. SCHMIDT-THOMÉ: Über Δ^5-Pregnedion (3,20-1 Isomeres des Progesterons). Ber. dtsch. chem. Ges. **69**, 889—892 (1936).
[546] WETTSTEIN, A.: Über $\Delta^{4,6}$-3-Ketone der Androstan- und Pregnan-Reihe. Helv. chim. Acta **23**, 388—399 (1940).
[547] — Homologe der Keimdrüsenhormone. IV. Höhere Homologe des Pregnenolons uud Progesterons. Helv. chim. Acta **23**, 1371—1380 (1940).
[548] WIECHERT, R., u. F. NEUMANN: Gestagene Wirksamkeit von 1-Methyl- und 1,2α-Methylen-Steroiden. IV. Mitt.: 1-Methyl-Steroide. Arzneimittel-Forsch. **15**, 244—246 (1965).
[549] — H. STEINBECK, W. ELGER u. F. NEUMANN: Wirkungen und Struktur neuer antiandrogener Steroide. Arzneimittel-Forsch. **17**, 1103—1116 (1967).
[550] WIESNER, B. P., and J. S. PATEL: The beta hormone. Nature (Lond.) **123**, 449 (1929).
[551] WINTER, M. S. DE, C. M. SIEGMANN, and S. A. SZPILFOGEL: 17-Alkylated 3-deoxy-19-nortestosterones. Chem. and Industr. **1959**, 905.
[552] WINTERSTEINER, O., and W. M. ALLEN: Crystalline progestin. J. biol. Chem. **107**, 321—336 (1934).
[553] WOKRESSENSKY, M. A.: Zbl. Gynäk. **15**, 849 (1891). Zit. bei [357].
[554] WOLFE, J. M.: Reaction of mature female rats to injections of oestrin. Proc. Soc. exp. Biol. (N.Y.) **32**, 757 (1935).
[555] WOODS, M. C., and M. E. SIMPSON: Pituitary control of the testis of the hypophysectomized rat. Endocrinology **69**, 91—125 (1961).
[556] YASUDA, M., and D. C. JOHNSON: Effects of exogenous androgen and gonadotropins on the testes and hypophysial follicle-stimulating hormone content of the immature male rat. Endocrinology **76**, 1033—1040 (1965).
[557] ZAFFARONI, A.: The effect of alkyl- and electronegative group substitution on steroidal hormone activity. Acta endocr. (Kbh.), Suppl. **50**, 139—145 (1960).

[558] ZAHLER, H.: Über die androkinetische Wirkung des Progesterons und das Zustandekommen ihrer Verstärkung durch die gleichzeitige Zufuhr von Oestrogenen. Virchows Arch. path. Anat. **320**, 374 (1951).
[559] ZANDER, J., T. R. FORBES, R. NEHER u. P. DESAULLES: Über biologisch aktive Progesteronmetaboliten im menschlichen Organismus. Klin. Wschr. **35**, 143 (1947).
[560] ZARROW, M. X., G. M. NEHER, E. A. LAZOWASEM, and H. A. SALHANICK: Biological activity of certain progesterone-like compounds as determined by the Hooker-Forbes bio-assay. J. clin. Endocr. **17**, 658—666 (1957).
[561] — L. E. PETERS, and A. L. CALDWELL, JR.: Comparative potency of several progestogenic compounds in a battery of different biological tests. Ann. N.Y. Acad. Sci. **71**, 532—541 (1958).
[562] ZEILMAKER, G. H.: The biphasic effect of progesterone on ovulation in the rat. Acta endocr. (Kbh.) **51**, 461—468 (1966).
[563] ZIMBELMAN, R. G., A. L. POPE, and L. E. CASIDA: Effect of exogenous progesterone on the corpus luteum of the bred ewe. J. animal Sci. **18**, 1327—1332 (1959).
[564] ZUCKERMAN, S., G. VAN WAGENEN, and R. GARDINER: Proc. zool. Soc. Lond. **1938**, 385. Zit. O. E. AYKROYD and S. ZUCKERMAN, Factors in sexual-skin oedema. J. Physiol. (Lond.) **94**, 13—25 (1938).

II. Einfluß von Gestagenen auf Befruchtung, Eiernährung, Eitransport und Schwangerschaftsverlauf

W. Elger

Mit 38 Abbildungen

1. Der Einfluß von Gestagenen auf die Befruchtung von Eiern

a) Allgemeines

Im folgenden soll dargestellt werden, welche bekannten Faktoren für das Zustandekommen der Zygote von Bedeutung sind und inwieweit sie unter physiologischen und experimentellen Bedingungen durch Gestagene beeinflußt werden.

Die verbreitete Anwendung verschiedener Gestagene bei der oralen Kontrazeption, deren Wirksamkeit ja nicht ausschließlich auf der Hemmung der Ovulation beruht, macht eine eingehende Darstellung dieses Teils der Fortpflanzungsphysiologie notwendig. Zahlreiche Arbeiten, die hauptsächlich in den letzten 20 Jahren publiziert wurden, verdanken wir die Erkenntnis, daß bei der Befruchtung mehrere komplexe, hormonal gesteuerte Funktionen eine Rolle spielen.

So ist z.B. der Weg der Spermien zum Ort der Befruchtung in den Tuben mit mehreren potentiellen Barrieren, aber auch Transportmechanismen, ausgestattet. Gleichzeitig sind die Spermien während ihres Transportes durch das weibliche Genitale den spezifischen und unspezifischen Einflüssen der Umgebung ausgesetzt, die sich entscheidend positiv oder negativ auf die Motilität, die Befruchtungsfähigkeit oder das Überleben auswirken können.

Von den Veränderungen — abgesehen von den morphologisch-deskriptiven —, die das Ei zwischen Ovulation und Befruchtung durchmacht, ist nur sehr wenig bekannt. Daß solche Veränderungen stattfinden, ist z.B. schon daran zu erkennen, daß ein Ei nur eine sehr kurze Zeit befruchtungsfähig bleibt.

Ob in einer bestimmten physiologischen oder experimentellen Situation die Befruchtung beeinflußt gewesen ist, kann nicht etwa nach der reduzierten Fertilität in irgendeiner Phase der Gravidität beurteilt werden. Aussagekraft besitzt nur der direkte Nachweis befruchteter oder unbefruchteter Eier kurze Zeit nach der Ovulation, wenn sich die Ova, falls sie befruchtet wurden, in den ersten Stadien der Zellteilung befinden.

Die Beeinflussung der Befruchtung von Eiern, die letztlich in bestimmten Experimenten festgestellt wird, kann durch die Summierung von verschiedenen Einzeleffekten entstehen. So sind auch die Ergebnisse der folgenden Arbeiten zu verstehen. In ihnen wurde das Prinzip der Progesteronwirkung auf die Befruchtung erkannt, bevor die zugrundeliegenden Mechanismen differenzierter erforscht waren.

Murphree et al. [575] stellten fest, daß bei der durch exogene Gonadotropine ausgelösten Ovulation (Methode: 5 Tage Schafs-FSH, am 6. Tag unfraktionierte Gonadotropine i.v., artifizielle vaginale Insemination zum Zeitpunkt der ovulationsauslösenden Gonadotropininjektion, Autopsie 45—48 Std nach der letzten Injektion) der Prozentsatz an befruchteten Eiern entscheidend davon abhängt, ob zum Zeitpunkt der Ovulation Corpora lutea anwesend sind oder nicht. Weibliche Kaninchen wurden 5 Tage vor Beginn der FSH-Behandlung (s. o.) mit vasektomierten Böcken gepaart. Die so zur Ovulation gebrachten Follikel und die daraus hervorgehenden Corpora lutea führen zum Zustand der Pseudogravidität. In der Phase der Pseudogravidität ovulierte Eier blieben trotz erwiesener Gegenwart von Spermien unbefruchtet (s. Tabelle 1).

Tabelle 1. *Die Fertilität von weiblichen Kaninchen in verschiedenen Phasen des Reproduktionscyclus bei exogenen ausgelösten Ovulationen.* (Nach MURPHREE et al. [575])

Reproduktionsphase der weiblichen Kaninchen	Zahl der Tiere	Zahl der Ova				
		Gesamtzahl	normale Teilung	abnorme Teilung und Degeneration	ungeteilt	vermutlich fertile Eier (%)
Juvenile Phase	16	478	389	4	85	81,4
Oestrus	43	1443	1179	96	168	81,7
Dioestrus	18	529	423	16	90	80,0
Pseudogravidität	11	324	0	67	257	0,0

Von geringer Bedeutung für die Fertilität scheint zu sein, welche oestrische Reaktion des Genitales zu Beginn der Gonadotropinbehandlung bestanden hat, da bei juvenilen oestrischen und anoestrischen Tieren die gleichen Resultate erzielt wurden. Die Verfasser [575] folgerten, daß möglicherweise ein direkter endokriner Einfluß auf das Ei während der Reifung oder vor der Ovulation besteht. Gleichzeitig wurde an die Möglichkeit gedacht, daß auf endokrinem Wege die Umgebung des Eies nach der Ovulation oder die der Spermien so verändert sein könnte, daß eine Befruchtung nicht stattfinden kann.

In einer anderen Versuchsserie wurde untersucht, ob der unter dem Einfluß von aktiven Corpora lutea festgestellte Effekt auf die Befruchtung auch durch exogenes Progesteron bewirkt werden kann [101]. In den zitierten Experimenten wurde die Ovulation ebenfalls durch exogene Gonadotropine induziert. Es wurde festgestellt, daß die Zahl der ovulierten Eier unter dem Einfluß von Progesteron signifikant anstieg, aber abhängig von der Progesterondosis der Prozentsatz an befruchteten Eiern sank (s. Tabelle 2). Gleichzeitig wurde festgestellt, daß neben der Dosis von Progesteron auch die Dauer der Applikation von Bedeutung ist.

Tabelle 2. *Einfluß von Progesteron auf die Fertilität von Kaninchen. Abhängigkeit von der Dosis und der Dauer seiner Anwendung.* (Nach BOYARSKI et al. [101])

Dosis: Progesteron/d	Behandlungsdauer	Anteil der befruchteten Eier
2,0 Rb U	5 Tage	100%
2,0 Rb U	10 Tage	5,2%

Dieselben Autoren berichten über eine teilweise Aufhebung der Progesteroneffekte bei einer simultanen Verabfolgung von Progesteron und Oestrogenen.

Der Einfluß der *Dauer* eines Progesteroneinflusses auf die Befruchtung wurde auch bei pseudograviden Kaninchen an verschiedenen Tagen der Pseudogravidität untersucht. Die Ovulationen wurden an den entsprechenden Tagen mit unfraktionierten Hypophysengonadotropinen ausgelöst. Die Besamung wurde künstlich durchgeführt. Tabelle 3 zeigt eindeutig die zeitliche Abhängigkeit der Progesteronwirkung auf die Befruchtung von Eiern aus einer aufgepfropften Ovulation.

Tabelle 3. *Befruchtung von Eiern in der Pseudogravidität nach exogen induzierter Ovulation.*
(Nach BOYARSKI et al. [101])

Zeitpunkt der Ovulation	Prozentsatz befruchteter Eier
Oestrus	93,5 (46)
3. Tag der Pseudogravidität	80,0 (25)
5. Tag der Pseudogravidität	22,0 (50)
10. Tag der Pseudogravidität	5,6 (108)
13. Tag der Pseudogravidität	0,0 (42)

( ) Zahl der wiedergefundenen Eier bei der Autopsie 45 Std nach der letzten Gonadotropininjektion.

Vergleichbare Resultate fand ROWSON bei mit PMS superovulierten Rindern [693]. Die Tiere zeigten unter der Wirkung von PMS alle Anzeichen einer Brunst. Die Besamung wurde künstlich durchgeführt, d.h. die Spermien in der Cervix deponiert. Wie beim Kaninchen war unter präexistenten aktiven Corpora lutea oder exogen zugeführtem Progesteron (20,0 mg/Tier/Tag über 4 Tage vor der Ovulation) die Ovulationsbereitschaft deutlich erhöht, gleichzeitig aber die Befruchtung der Eier gehemmt. So war von 357 Eiern, die in Tieren mit aktiven Corpora lutea oder Progesteronvorbehandlung wiedergefunden wurden, nicht ein einziges befruchtet. In Abwesenheit von aktiven Corpora lutea oder Progesteron war die Befruchtung ovulierter Eier dagegen normal. Als Ursache für die fehlende Befruchtung nahm ROWSON einen verstärkten Sekretstrom von der Tube zum Uterus hin als Hindernis für die Spermien an. (Die weiteren Ausführungen werden zeigen, daß diese Strömung allenfalls ein Teilfaktor sein kann.) Auch AVERY u. GRAHAM (u.a.) fanden beim Rind eine Verhinderung der Befruchtung in Gegenwart von Corpora lutea [48].

Bei Schafen ist die Fertilität gering, wenn Ovulationen während der sexuellen Ruhephase ausgelöst werden [673]. Hierzu ist anzumerken, daß vor der ovulationsauslösenden PMS-Dosis ein „priming" mit Progesteron in verschiedenen Dosierungen durchgeführt wurde (etwa 10,0 mg Progesteron/Tag intramuskulär über 7 Tage vor der Anwendung von PMS). In Analogie zu den oben angeführten Experimenten könnte vermutet werden, daß neben anderen Mechanismen [254] auch ein Einfluß auf die Befruchtung der Ova selbst gegeben ist.

b) Der Spermientransport in Vagina und Cervix

In den männlichen ableitenden Geschlechtswegen haben Spermien eine beträchtliche Lebensdauer. Unterbindet man die Zufuhr neuer Spermien vom Hoden, so sind beim Kaninchen noch 8—10 Tage später fertile Spermien vorhanden, die Motilität bleibt mit 14—38 Tagen noch länger erhalten [348, 34].

Beim Meerschweinchen bleibt die Befruchtungsfähigkeit 20—35 Tage, die Motilität sogar 59 Tage lang erhalten [830].

Im weiblichen Organismus ist die Lebenszeit der Spermien sehr begrenzt. Das Milieu in der Vagina ist für die Lebensfähigkeit der Spermien äußerst ungünstig. So können nur sehr kurze Zeit nach der Ejakulation bewegliche Spermien in der Vagina nachgewiesen werden [405, 374, 375].

Im weiblichen Genitale scheint das günstigste Milieu für Spermien in der Cervix zu bestehen. Hier sind sie selbst 48—72 Std nach der Ejakulation noch mobil [135, 812, 55, 648].

Da die Lebensdauer der Spermien in der Vagina sehr begrenzt ist, muß ein Mechanismus bestehen, der einen schnellen Transport in Cervix und Uterus ermöglicht.

Bei manchen Säugerspecies werden die Spermien in den Uterus ejakuliert, so beim Goldhamster [168], beim Schwein, bei der Stute und wahrscheinlich bei der Ratte [167]. Der Weg, den die Spermatozoen zurückzulegen haben, verkürzt sich bei intrauteriner Ejaculation beträchtlich, auch haben Milieu der Cervix und Vagina bei diesen Species natürlich keinen negativen Einfluß auf den Transport der Spermien.

Bei Species mit vaginaler Ejaculation ist nach anderen Mechanismen zu suchen, die den Transport ermöglichen bzw. verhindern.

NOYES et al. stellten nach einer Stimulierung der Clitoris Kontraktionswellen in der Vagina des Kaninchens auf die Cervix hin fest. Gleichzeitig konnten sie ausschließen, daß ein passiver Transport von Spermien in die Cervix stattfindet, da aus einem Ejaculat, das zu 90% tote Spermien enthielt, nur die lebenden im Cervixschleim und Uterus wiedergefunden wurden [599]. Der Transport in die Cervix ist demnach von der aktiven Beweglichkeit der Spermien stärker abhängig als von positiven Faktoren des weiblichen Organismus. In derselben Arbeit wurde ein Konzentrationsgradient der Spermien von der Cervix zu den tubalen Uterusenden festgestellt, der mehr als 24 Std erhalten blieb. Hieraus ergibt sich eine gewisse Speicherfunktion des Cervicalschleimes für Spermien. Ganz entsprechende Ergebnisse liegen für das Schaf vor [254]. Auch bei dieser Species werden Spermien durch Kontraktionen der Vagina bis zur Cervix transportiert, während diese Barriere selbst nur durch die aktive Bewegung der Spermien überwunden werden kann.

Nach den Experimenten von TAMPION und GIBBONS an Kühen [779] ist der Schleim der Cervix in jedem Fall eine Barriere, auch im Oestrus. Die Wanderungsgeschwindigkeit von Bullenspermien (131,9 μ/sec) in verschiedensten Medien sank im Cervixschleim von oestrischen Kühen um 50% ab. In einem anderen Experiment fanden dieselben Untersucher [778], daß die Verlangsamung der Geschwindigkeit der Spermien durch eine gleichzeitig stattfindende Lenkung in eine bestimmte Richtung teilweise kompensiert wird, da die Spermien so einen viel kürzeren Weg zurücklegen als bei diffusionsartiger Ausbreitung. In ausgezogenem Schleim bewegten sich 84 bzw. 95% aller beobachteten Spermien in der Richtung des Ausstriches.

Aufgrund der Aneinanderreihung der gestreckten Mucopolysaccharidmoleküle ist der ausgesponnene Schleim doppeltbrechend (anisotrop). Nach Ansicht der genannten Untersucher ist es wahrscheinlich, daß der Schleim in der beschriebenen Form im Oestrus von der Cervix produziert wird und so den Spermien den Weg durch die Cervix vorschreibt. Nach GIBBONS [316] sind beim epithelialen Schleim zwei Zustände möglich, eine Gelphase und eine wäßrige Phase. Nur die Gelphase zeigt das Phänomen der fädigen Ausziehbarkeit. Unter den gegebenen Umständen ist es nicht überraschend, daß mit den Veränderungen des Cervicalschleimes unter Oestrogenen und Gestagenen auch das Eindringen von Spermien in den Uterus beeinflußt wird.

Die Veränderungen des Cervixschleimes im Verlauf des Cyclus sind von GLOVER beim Rind dargestellt worden [322]. Unter dem Einfluß von Progesteron ist eine Zunahme der Konsistenz feststellbar. Eine eingehendere Darstellung dieser physikalischen Veränderungen des Cervixschleimes ist in den vorangegangenen Kapiteln erfolgt (s. F. NEUMANN, Bd. XXII/2 — Cervix).

Im folgenden soll dargestellt werden, wieweit sich bestehende Passageverhältnisse letztlich auf die Befruchtung von Eiern auswirken.

Die gehemmte Befruchtung von Eiern in der Pseudogravidität konnte AUSTIN [39] *teilweise* durch eine Hemmung des Spermientransportes erklären. In Abstrichen aus verschiedenen Abschnitten des weiblichen Genitaltraktes (s. Tabelle 4)

Tabelle 4. *Spermientransport in der Pseudogravidität beim Kaninchen. Abstriche aus verschiedenen Abschnitten des weiblichen Genitales.* (Nach Austin [39])

Dauer der Pseudo-gravidität bei Insemination der Tiere (Tage)	Vagina	Cervix		Uterus				Tube	
				cervicale Hälfte		tubale Hälfte			
		l.	r.	l.	r.	l.	r.	l.	r.
5	+	+	+	−	+	−	−	−	−
5	+	+	−	+	−	+	−	−	−
8	+	−	+	−	−	−	+	−	−
8	+	−	+	−	−	−	−	−	−
10	+	−	−	−	−	−	−	−	−
10	+	+	+	−	+	−	−	−	−
Kontrolle (Oestrus)	+	+	+	+	+	+	+	+	+

l. = links; r. = rechts; + = Spermien nachgewiesen; − = keine Spermien nachgewiesen.

15 Std nach einer artifiziellen Insemination konnte er bei oestrischen Kaninchen stets Spermien nachweisen. Bei pseudograviden Tieren verschiedener Stadien waren die Befunde gelegentlich schon in der Cervix, immer aber in der Tube negativ. Austin folgerte, daß durch die progredient ungünstiger werdenden Verhältnisse für die Spermienpassage während einer Pseudogravidität die Wahrscheinlichkeit einer Befruchtung immer geringer wird, weil am Ort der Befruchtung zu wenig Spermien zur Verfügung stehen.

Das Fehlen von Spermien in der Cervix bei verschiedenen pseudograviden Tieren läßt die Annahme zu, daß sie unter diesen Verhältnissen das Haupthindernis für die Spermien darstellt.

Die Ausschaltung der Cervix als Hindernis kann experimentell durch eine artifizielle Insemination in den Uterus erfolgen. Murphree et al. [574] konnten so beweisen, daß beim Kaninchen die von Progesteron dominierte Cervix in der Gravidität und Pseudogravidität das Haupthindernis für eine Ascension der Spermien ist (s. Tabelle 5). Gemessen wurde der Effekt an der Rate der befruchteten Eier, die unter den genannten Zuständen unter dem Einfluß exogener Gonadotropine ovuliert wurden.

Tabelle 5. *Befruchtung von Eiern in der Gravidität und Pseudogravidität bei intravaginaler und intrauteriner Insemination beim Kaninchen.* (Nach Murphree et al. [574])

Zeitpunkt der Ovulation (Reproduktive Phase)	Ort der Insemination	Befruchtete Eier %
Oestrus	Vagina	97,3
	Uterus	94,7
Pseudogravidität	Vagina	3,1
	Uterus	61,0
Gravidität	Vagina	12,1
	Uterus	83,3

Die Ergebnisse zeigen, daß sich im Oestrus die Befruchtungsrate durch uterine Insemination nicht erhöhen läßt, weil offensichtlich schon bei vaginaler Insemination Spermien in optimaler Menge die Cervix penetrieren. Dagegen erreichen in der Pseudogravidität und der Gravidität nur bei Umgehung der Cervix genügend viele Spermien den Ort der Befruchtung. Daß es sich hierbei tatsächlich um ein Problem der Spermienanzahl handelt, konnten dieselben Autoren dadurch beweisen, daß sie oestrische und pseudogravide Tiere mit einer begrenzten Anzahl von Spermien intrauterin inseminierten (116000—168000 Spermien pro Insemination). Hierbei sank die Rate an befruchteten Eiern bei den pseudograviden Tieren wieder auf 5,1% ab, während sie bei den oestrischen Tieren mit 86,6% im Bereich der Norm blieb. Aus diesem Ergebnis ergibt sich auch die Existenz von anderen Faktoren, die die Befruchtung in unter Progesteroneinfluß stehenden Tieren verhindern.

Noyes et al. [601] fanden bei weiblichen Kastraten, denen zum Zeitpunkt des Experimentes frisch ovulierte Eier übertragen wurden, eine geringe Befruchtungsrate. Diese konnte durch 1 µg Oestradiolbenzoat/Tag über 4 Tage deutlich erhöht werden. Die genannten Autoren schlossen daraus, daß der Widerstand der Cervix gegen Spermien, der auch bei Kastraten besteht, durch Oestrogene dosisabhängig herabgesetzt wird. Über parallelgehende Änderungen des Cervicalschleimes wird berichtet.

Experimente von Avery und Graham [48] lassen darüber hinaus auch den Schluß zu, daß Oestrogene und Gestagene sich an der Cervix direkt antagonistisch beeinflussen. So erhöhte die Anwendung von Diäthylstilboestrol in Dosen von

Tabelle 6. *Befruchtung von Kanincheneiern bei Anwendung verschiedener Gestagene vor der Insemination und Ovulation (durch exogene Gonadotropine). (Vaginale Insemination).* (Nach Chang [164])

Substanz [a] Name und Formel	Dosis pro Tier mg	Tierzahl	Zahl der wiedergefundenen Ova	Davon befruchtet %
Progesteron Δ^4-pregnen-3,20-dion (subcutan)	4,0 2,0 1,0	12 6	87 64	23 66
Medroxyprogesteronacetat (Provera) 6α-Methyl-Δ^4-pregnen- 17α-ol-3,20-dion-17α-acetat	4,0 2,0 1,0	12 6	90 56	52 88
Chlormadinonacetat 6-Chlor-$\Delta^{4,6}$-pregnadien- 17-α-ol-3,20-dion-17α-acetat	20,0 4,0 2,0 1,0 0,5 0,2	6 24 6	50 148 68	2 11 66
Norethynodrel 17-α-Äthinyl-$\Delta^{5(10)}$-oestren- 17-β-ol-3-on	4,0 2,0	12	105	94
Ethisteronacetat 17-α-Äthinyl-Δ^4-oestren- 17-β-ol-3-on-17-acetat	4,0	6	26	96
Methyltestosteron	4,0	6	74	100
Kontrollen	—	6	55	91

[a] Alle Substanzen mit Ausnahme von Progesteron wurden per os verabfolgt.

10—15 mg subcutan/Tag den Prozentsatz an befruchteten Eiern bei superovulierten Kühen mit „full-sized" Corpora lutea von 14,29% auf 66,67%. Kühe ohne aktive Corpora lutea hatten 77,78% befruchtete Eier. Selbst bei einer graviden Kuh konnte nach Verabreichung von Diäthylstilboestrol ein befruchtetes Ei festgestellt werden. In den hier zitierten Versuchsanordnungen können allerdings andere Angriffspunkte als die Cervix nicht ausgeschlossen werden.

Die Wirkung verschiedener Gestagene auf die Befruchtung wurde von Chang geprüft [164]; in der gleichen Arbeit wurde bei den aktiven Substanzen durch intrauterine Insemination untersucht, in welchem Ausmaß der beobachtete Effekt von einer Behinderung der Penetration der Spermien durch die Cervix mit verursacht wird (s. Tabellen 6 und 7). Die weiblichen Kaninchen wurden 3 Tage lang vor der Insemination und der die Ovulation auslösenden HCG-Injektion mit den verschiedenen Substanzen behandelt. Progesteron wurde subcutan, die anderen Substanzen per os verabfolgt.

Progesteron und vor allem Chlormadinonacetat hemmen die Befruchtung erheblich stärker als Medroxyprogesteronacetat. Norethynodrel und Ethisteronacetat haben in der angegebenen Versuchsanordnung keinen sichtbaren Effekt auf die Befruchtung. Das gleiche gilt auch für Methyltestosteron. Obwohl Chlormadinonacetat in so geringen Dosen wie 0,2 mg/Tier noch deutlich wirksam ist, hat überraschenderweise selbst eine extrem hohe Dosis von 20,0 mg/Tier keine 100%ige Hemmung der Befruchtung zur Folge.

Geht man davon aus, daß zumindest ein Teil der beobachteten Wirkung über eine Störung des Spermientransportes verursacht wird, so kann man aus diesem Ergebnis entnehmen, daß der Transport nur erschwert, nicht aber ganz unterbunden werden kann.

Daß tatsächlich die Cervix im oben angeführten Experiment als Hindernis für die Spermien fungiert, ergibt sich daraus, daß der Prozentsatz befruchteter Eier bei uteriner Insemination ansteigt. Besonders deutlich wird dieser Anstieg beim Progesteron, weniger oder kaum bei den anderen mituntersuchten Verbindungen (s. Tabelle 7).

Tabelle 7. *Abhängigkeit der Gestagenenwirkung auf die Befruchtung vom Ort der Insemination.* (Nach CHANG [164])

Substanz	Dosis mg	Prozent befruchteter Eier	
		vaginale Insemination	uterine Insemination
Progesteron (Injektion)	2,0	22	76
Medroxyprogesteron-acetat	4,0	51	62
Chlormadinonacetat	4,0—5,0	9	29
	2,0	23	21
	0,5	7	9
Kontrollen	—	91	78

Abschließend wäre noch zu diskutieren, wieso Norethynodrel und Norethisteronacetat keine Beeinflussung der Befruchtung verursachen, obwohl beide Substanzen gestagen wirksam sind. Die bereits angeführten Experimente von NOYES et al. [600] demonstrieren den positiven Effekt von Oestrogenen (Oestradiolbenzoat) auf die Befruchtung beim Kaninchen. Man kann deshalb wohl nicht ausschließen, daß die beiden 19-Nortestosteronderivate über ihre oestrogene Wirksamkeit den Spermientransport günstig beeinflussen.

Im Clauberg-Test ist das Norethynodrel nur 0,1—0,3mal so wirksam wie Progesteron [218, 707, 243, 245, 706, 216, 217], gleichzeitig ist die Substanz 0,03 bis 0,05mal so stark oestrogen wirksam wie Oestron [243, 244, 245, 706, 707], was bei den verwandten Dosen einer erheblichen Oestrogenwirkung entsprechen würde. Das Norethisteronacetat ist im Clauberg-Test (s.c.) 20—30mal wirksamer als Progesteron [426, 427, 428, 429, 585, 769, 773, 806], als Oestrogen ist es mit einem Schwellenwert im Allen-Doisy-Test von 0,3—1,0 mg deutlich, wenn auch relativ schwach wirksam [427, 428, 769, 585, 771].

c) Die Befruchtung in Abhängigkeit von uterinen und tubaren Faktoren

Durch intrauterine Ejaculation, wie sie bei manchen Species anzutreffen ist [167], oder durch Penetration des Cervicalschleimes nach vaginaler Ejaculation, gelangen die Spermien in das Cavum uteri. Nach den genannten Autoren erreichen auf beiden Wegen die Spermien in astronomischen Zahlen den Uterus. Im Vergleich dazu ist die Zahl der Spermien, die letztlich die Tuben erreichen, ganz verschwindend gering — wenige Tausend im Vergleich zu vielen 100 Millionen, die zunächst ejaculiert werden.

Daher ergibt sich neben dem Problem des Transportes zu den Tuben und der Capazitation, das quantitativ bedeutendere Problem für den weiblichen Organismus, überschüssige Spermien zu beseitigen [167] bzw. für Reinigungsmechanismen angreifbar zu machen.

α) *Der Spermientransport im Uterus*

In Frage kommen aktive Mechanismen der Spermien, d.h. eine Fortbewegung aus eigener Kraft und passive Mechanismen, etwa die Verteilung der Spermien mit dem uterinen Sekret durch die Motilität des Uterus. Da die Beweglichkeit der Spermien als Teilfaktor wohl immer gegeben sein dürfte, ist es hier mehr eine Frage, wieweit die — hormonabhängige — Aktivität der Uterusmuskulatur eine Rolle beim Spermientransport spielt.

Die Eigengeschwindigkeit von Bullenspermien in verschiedenen flüssigen Medien wird mit rund 0,1 mm/sec angegeben [779]. In einer Minute würden Spermien danach bei gradliniger Fortbewegung eine Entfernung von rund 6 mm zurücklegen. Geringere Werte werden in drei anderen Arbeiten angegeben. Danach erreichen Spermien in flüssigen Medien nur eine Geschwindigkeit von 1—3 mm pro Minute [480, 633, 625].

Bei Zugrundelegung letzterer Werte und einer Länge des Kaninchengenitales bis zum Ort der Befruchtung von 30 cm berechneten CHANG und PINCUS [167] eine Dauer der Spermienwanderung zu den Tuben von 3—4 Std, die den in vivo tatsächlich beobachteten Verhältnissen entspricht [386]. Sie folgerten daraus, daß zumindest beim Kaninchen Uterus und Tuben von den Spermien aktiv durchwandert werden, ein passiver Transport über die Motilität des Uterus also nicht stattfindet. Zu anderen Schlußfolgerungen kamen NOYES et al. [601]. Bei weiblichen kastrierten Kaninchen konnte der Spermientransport — gemessen an der gesteigerten Befruchtungsrate transferierter Eier — durch Oestradiolbenzoat in Dosisbereichen von < 1,0 µg pro Tier und Tag auch bei uteriner artifizieller Insemination deutlich verbessert werden. Die genannten Autoren sehen in der gesteigerten Uterusmotilität unter der Oestrogenbehandlung einen wesentlichen Teilfaktor für den verbesserten Spermientransport.

Wegen der vielfältigen Angriffspunkte gestagener Substanzen bei der Befruchtung dürfte es schwierig sein, ihre relaxierende Wirkung auf den Uterus als Teilfaktor eines negativen Effektes auf die Befruchtung experimentell direkt zu beweisen. Immerhin kann nicht ausgeschlossen werden, daß ein durch Gestagene ruhiggestellter Uterus dazu beiträgt, daß weniger Spermien und mit größerer Verzögerung die Tuben erreichen, als dies bei einem von Oestrogenen beherrschten Uterus der Fall ist.

Beim Kaninchen ist wegen der ohnehin langen Dauer des Spermientransportes die aktive Mitwirkung des Uterus zweifelhaft. Dagegen ist beim Schaf auch ein Transport zur Tube durch die Mitwirkung des Uterus möglich. Nach PHILLIPS und ANDREWS [634] und SCHOTT und PHILLIPS [717] sind die Spermien bereits nach 30 min in den Tuben, d.h. schneller als es die Eigenbeweglichkeit der Spermien ermöglicht. Auch ROSSMAN [681] mißt der Uterusmotilität im Oestrus beim Transport der Spermien eine wichtige Bedeutung zu. EDGAR und ASDELL gaben für den Spermientransport in die obere Uterushälfte zwar einen erheblich längeren Zeitraum an, aber auch sie halten die aktive Bewegung des Uterus im Oestrus nach Stimulierung der äußeren Genitalorgane für einen wichtigen Mechanismus beim Spermientransport [253]. Die abschließende Tabelle zeigt die Angaben verschiedener Autoren über die Dauer des Spermientransportes bei verschiedenen Species.

Tabelle 8. *Dauer des Spermientransportes bis zur Tuba uterina bei verschiedenen Species.* (Nach CHANG u, PINCUS [167])

Species	Zeit Std	Autoren	Species	Zeit Std	Autoren
Maus	$1/4$—1	MERTON [545]	Hündin	25 sec.	EVANS [278]
Ratte	$1/2$—1	BLANDAU u. MONEY [86]	Hündin	2	WHITNEY [800]
Meerschweinchen	$1/4$	LEUCKART [475]	Schaf	5—6	GREEN u. WINTERS [324]
Kaninchen	3—4	HEAPE [386]	Schaf	$1/2$	PHILLIPS u. ANDREWS [634]
Frettchen	6	HAMMOND u. WALTON [349]	Kuh	$4^{1}/_{2}$—$5^{1}/_{2}$	BREWSTER, MAY u. COLE [106]

β) Transport der Spermien in und durch die Tuba uterina

Die Tube ist funktionell und morphologisch vom Uterus unterschieden. Es bestehen zahlreiche Beweise dafür, daß der Tubenverschluß, Motilität, Cilienaktivität und Sekretion unter physiologischen Verhältnissen entscheidend vom Corpus luteum mitgesteuert werden. Wieweit die genannten Funktionen für das Zustandekommen oder Nichtzustandekommen der Befruchtung unter bestimmten experimentellen Verhältnissen eine Bedeutung haben, ist nicht endgültig aufgeklärt.

BRADEN fand beim Kaninchen zwischen 4 und 6 Std nach der Kopulation einen „steady state" der Spermienzahl in der Tube. Zuwanderung und Untergang halten sich die Waage. Die Gesamtzahl der in der Tube befindlichen Spermien wird mit 4000 angegeben. Die Zahl ist gering im Vergleich zur Zahl der zunächst ejaculierten Spermien [103]. Hieraus ergibt sich, daß die utero-tubare Verbindung („utero-tubal junction") für die Spermien ein Hindernis darstellt. ADAMS [2] fand durch Unterbindung der Zuwanderung von Spermien aus dem Uterus, daß beim Kaninchen schon 2—5 Std nach der Kopulation genügend viele Spermien in der Tube vorhanden sind, um optimale Verhältnisse für eine Befruchtung zu gewährleisten. Zu ähnlichen Schlüssen kam GREENWALD [326], der 3 Std nach der Kopulation genügend Spermien in der Tube feststellte.

Die utero-tubare Verbindung (Junction) hat sich experimentell als ein wichtiger Verschlußmechanismus erwiesen, der besonders für den Eitransport eine entscheidende Bedeutung hat. Sicher ist er auch für das Eindringen von Spermien in die Tube wichtig, zumal davon, ob die Junction offen ist oder nicht, auch die Richtung des Sekretstromes der Tube, zum Uterus oder in Richtung Bauchhöhle, abhängt.

BLACK und ASDELL [77] stellten nach der Ovulation bei einer Ligatur des abdominalen Tubenendes beim Kaninchen eine Sekretstauung und Auftreibung der Tube fest. Trotz erheblicher Drucksteigerung floß kein Sekret in den Uterus ab. Die Ergebnisse bewiesen klar, daß normalerweise bei der unter Oestrogeneinfluß stehenden Tube ein kräftiger Verschlußmechanismus der Tube unmittelbar vor dem Übergang zum Uterus besteht und unter diesen Verhältnissen physiologischerweise das Sekret der Tube in Richtung Bauchhöhle strömt. Es wurde vermutet, daß mit der Aufhebung dieser Sperre und der Änderung der Richtung des Sekretstromes sich die Transportverhältnisse für die Spermien in der Tube ändern. In einer weiteren Arbeit stellten BLACK und ASDELL fest, daß sowohl unter physiologischen Bedingungen als auch experimentell der Verschlußmechanismus der „Junction" sich erst unter dem Einfluß von Progesteron lockert. Experimentell ließ sich der physiologische Progesteroneffekt dadurch demonstrieren, daß eine Sekretstauung bei Unterbindung der Abflußmöglichkeiten in die Bauchhöhle in verschiedenen Zeitabständen von der Ovulation nur begrenzte Zeit nach der Ovulation auftrat (s. Tabelle 9).

Tabelle 9. *Die Strömungsrichtung des tubaren Sekrets in Abhängigkeit vom Oestrogen- oder Progesteron-beherrschten Tubenverschlußmechanismus (am Übergang zum Uterus beim Kaninchen) (Technik siehe Text).* (Nach BLACK und ASDELL [78])

Zahl der Tiere	Zeitpunkt der Unterbindung des abdominalen Tubenendes (Stunden nach der Kopulation)	Zahl der Tiere mit Auftreibung der Tube infolge gesperrten Abflusses
2	24	2
10	48	9
4	60	4
4	72	0
2	84	0
2	90	0

Die Angaben der Tabelle 9 lassen erkennen, daß sich beim Kaninchen das Sekret erst 60—72 Std nach der Kopulation in den Uterus entleeren kann. Die Junction ist also erst zu diesem Zeitpunkt der Gravidität geöffnet.

Es konnte durch die Ligatur beider Tubenenden ausgeschlossen werden, daß Progesteron etwa nur die sekretorische Aktivität der Tuben unterdrückt.

Oestrogene (Oestradiol 1000 μg bzw. 500 μg/Tier/Tag s.c.) haben — unmittelbar nach der Ovulation gegeben — eine Aufrechterhaltung des Sperrmechanismus des Tubenausganges über 100 Std nach der Ovulation zur Folge. 50 μg Oestradiol/Tier/Tag s.c. sind unwirksam.

Progesteron in Dosen von 10,0 mg bzw. 50,0 mg hat nur einen geringen Einfluß auf den Sperrmechanismus, wenn es nach der Ovulation gegeben wird. BLACK und ASDELL schließen daraus, daß eine gewisse Zeit nötig ist, bis Progesteron die von Oestrogenen bewirkte Sperre überwindet. Der Mechanismus der Sperre ist nicht ganz geklärt, ein Ödem in der Junction wurde nicht festgestellt.

GREENWALD [330] beobachtete die motorische Aktivität der Tuben beim Kaninchen, im Oestrus, nach der Ovulation und unter der Einwirkung von Progesteron. 3 Tage nach der Ovulation bzw. 3 Tage nach der Anwendung von Progesteron stellte er die gleiche Form der motorischen Aktivität im Isthmus fest. Die Experimente führten zu der Annahme, daß für die Transportverhältnisse in der Tube das Nachlassen des „tubal locking mechanism" ein wichtigerer Faktor ist als die Motilität der Tube.

Ein analoger Verschlußmechanismus existiert auch am uterinen Tubenende des Schafes [254]. Bis zu 3 Tagen nach der Ovulation führt eine Unterbindung des abdominalen Tubenendes zu einer Auftreibung der Tube durch aufgestautes Sekret. Dieser Stau tritt nicht ein, wenn durch ein Drain eine Abflußmöglichkeit zur Bauchhöhle geschaffen wird. Wird eine Ovulation im Anoestrus nach einer Vorbehandlung mit 10,0 mg Progesteron/Tier/Tag über 7 Tage ausgelöst, so tritt nach einer Ligatur des abdominalen Tubenendes ein Sekretstau bei der Mehrzahl der Tiere nicht ein. Die Tubensekrete hatten dann also freien Abfluß zum Uterus.

Diäthylstilboestrol in Dosen zwischen 10,0 und 40,0 mg/Tier i.m. am Tage des Oestrus bewirkt einen Verschluß der Junction. Als morphologische Grundlage des Verschlußmechanismus stellten EDGAR und ASDELL [254] ein Ödem in allen

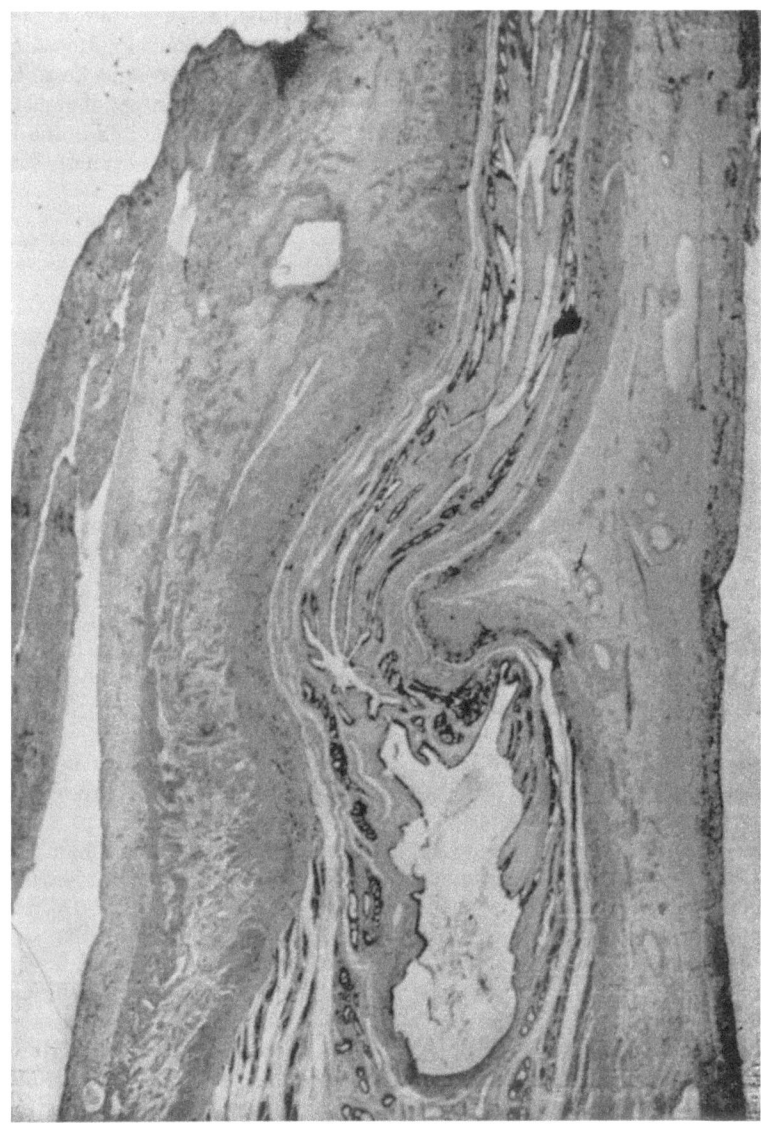

Abb. 1 zeigt einen Longitudinalschnitt durch den utero-tubaren Übergang („junction") beim Schaf einen Tag nach dem Oestrus. Die Mucosa der Tube ist stark gefaltet und ödematös durchtränkt. Am Übergang zum Uterus besteht eine deutliche Flexur. (Nach EDGAR u. ASDELL [254])

Wandschichten des Tubenausganges, eine starke Fältelung des Epithels und eine S-förmige Schleife fest, die die Ventilfunktion ebenfalls verstärken soll (s. Abb. 1).

Bei der Kuh besteht am Tubenausgang ebenfalls ein Sperrmechanismus [79]. Bei Unterbindung des ovariellen Endes der Tube unmittelbar nach der Ovulation tritt ein Sekretstau ein, der bis etwa 72 Std nach Ovulation bestehen bleibt und dann zurückgeht. Bei der Kuh scheinen die letzten 3—4 cm des Tubenisthmus für den Verschluß wichtiger zu sein als die Funktion der „Junction". Auch hier scheint also ein von Oestrogenen und Progesteron abhängiger Verschlußmechanismus zu existieren, der den Übertritt in den Uterus verhindert bzw. ermöglicht und entsprechend eine Änderung in der Richtung des Sekretstromes bewirken kann. Tatsächlich betrachtete ROWSON [693] den verstärkten Sekretstrom aus der Tube in den Uterus unter Progesteron (20,0 mg/d über 4 Tage vor der Ovulationsauslösung) nicht nur als Ursache für einen beschleunigten Eitransport, sondern auch als mechanisches Hindernis für die Spermien und erklärte so den geringen Prozentsatz an befruchteten Eiern.

Andererseits stellten EDGAR und ASDELL [254] fest, daß die unter dem Einfluß von Oestrogenen verschlossene utero-tubare Junction selbst bei Sekretstau und Überdruck in der Tube von Spermien passiert werden kann. Sie folgern, daß wie an der Cervix hier die aktive Beweglichkeit der Spermien am Tubeneingang eine unbedingte Voraussetzung für den Transport ist. Nachdem der Tubeneingang überwunden ist, könnte dann wieder mit der abdominalwärts gerichteten Sekretströmung ein passiver Transport stattfinden.

Noch nicht klar beantwortet erscheint die Frage, wieweit der unter Progesteroneinfluß geöffnete Tubeneingang unter experimentellen Verhältnissen den Zutritt von Spermien erleichtert oder die nun uteruswärts gerichtete Sekretströmung den Zutritt von Spermien verhindert bzw. als aktives Transportmittel — wie unter physiologischen Verhältnissen — ausfällt.

Die geöffnete utero-tubare Junction kann noch auf eine andere Art die Befruchtung verhindern, wenn frisch ovulierte Eier praktisch unmittelbar in den Uterus übertreten und somit in ein für die Befruchtung ungeeignetes Milieu geraten. Bei einer Untersuchung etwa 12 Std nach der Ovulation fand CHANG [164] nach einer Gestagenbehandlung über 3 Tage vor dem Ovulationstermin mit 2,0 mg Progesteron, 4,0 mg Medroxyprogesteronacetat (p.o.) bzw. 1,0 mg Chlormadinonacetat (p.o.) 21%, 68% bzw. 20% aller Eier im Uterus wieder. Weitere Ergebnisse sind im Kapitel „Eitransport" dargestellt.

Andere mechanische Vorgänge, die den Spermientransport beeinflussen könnten, stellen die peristaltischen und segmentierenden Kontraktionen der Tubenmuskulatur dar, ferner die Aktivität der Cilien und die Quantität des Sekretstromes in der Tube. ALDEN beschreibt unter den tubalen Kontraktionen ein „back- and forward movement" des Tubeninhaltes [6]. HARPER [361] beschreibt ebenfalls ruckartige peristaltische Bewegungen in der Tube der Ratte. Durch segmentierende Bewegungen in der Tube werden die Eier hin und her getrieben. Der Verfasser nimmt an, daß dieser Vorgang wichtig ist für die Denudation der Eizelle und die Durchmischung der ovulierten Eizellen mit dem Spermien enthaltenden Tubensekret.

Über weitere Einzelheiten der Tubenmechanik wird im Kapitel „Eitransport" noch eingehend berichtet.

ALDEN [6] beschreibt einen wechselnden Auf- und Abbau des Cilienbesatzes des Tubenepithels. Auch im Isthmus tubae fand er in der Tiefe von Longitudinalfalten Cilien auf der ganzen Länge. Der Aufbau von Cilien scheint von Progesteron abzuhängen, so beschreiben BORELL et al. [99] ein Anwachsen der Cilientätigkeit in der Tube des Kaninchens in den ersten 14 Tagen der Gravidität.

Die Stärke der Sekretion in den Tuben ist ausschlaggebend für die Kraft der Strömung des Sekretes in abdominale oder uterine Richtung.

GURRIERO [337] transplantierte Teile von Tuben (Kaninchen) unter die Haut des Ohres und erhielt Cysten, die abhängig vom Cyclus an- und abschwollen. BISHOP [75] stellte einen stimulierenden Einfluß von Oestrogenen auf die Sekretion fest. Die Sekretion war niedrig bei weiblichen Kastraten und graviden Tieren. Unklare Verhältnisse herrschten in der Pseudogravidität. Die Menge des Sekretes wurde in durch beidseitige Ligatur gestauten Tuben gemessen (s. Tabelle 10).

Tabelle 10. *Sekretion der Tuba uterina des Kaninchens nach beidseitiger Ligatur (Angaben in ml/24 Std).* (Nach BISHOP [75])

Hormonaler Status	Sekretmenge
Oestrus	0,79
Gravidität (9.—14. Tag)	0,47
Gravidität (18.—24. Tag)	0,28
Pseudogravidität	0,85
♀-Kastraten	0,14
♀-Kastraten + Oestradiolbenzoat (5 g/d)	0,80

Nach den Ergebnissen haben Oestrogene eine stimulierende und Progesteron eine von der Dauer der Einwirkung abhängende hemmende Wirkung auf die Tubensekretion.

γ) Der Spermienstoffwechsel

Der Stoffwechsel der Spermien ändert sich im weiblichen Genitale in bemerkenswerter Weise.

Am augenscheinlichsten und einfachsten festzustellen sind die Veränderungen an den Spermien, die zu einem Verlust der Motilität führen. Bei Inkubation mit verschiedensten Gewebsextrakten stellte BROWN [116] fest, daß sich vaginale Extrakte am ungünstigsten auf die Motilität auswirkten. Als gleich günstig erwiesen sich Extrakte aus der Cervix, dem Uterus und den Tuben. Ein besonders günstiges Milieu ergaben Extrakte aus Follikeln und dem Peritoneum.

Bei in vitro-Experimenten stellten HENLE und ZITTLE 1942 [393] fest, daß in Bicarbonat enthaltenden Nährlösungen eine Verdoppelung des Sauerstoffverbrauches im Vergleich zu Spermien in Ringerlösung auftrat. LARDY et al. fanden 1945 unter dem Einfluß von Bicarbonat-Ionen eine stimulierte Glykolyse im Bullensperma [467]. HUMPHREY u. MANN stellten 1945 [409] die Bedeutung einer relativ hohen CO_2-Spannung für die Aktivierung der Atmung von Spermien des Schafbockes fest. Eine CO_2-Spannung von 5% war optimal. Bei Bullensperma war eine CO_2-Spannung von 2% optimal [419].

Erst 1957 fanden OLDS und VAN DEMARK [611] zum ersten Mal, daß in den Sekreten des weiblichen Genitales ein Faktor vorhanden ist, der auf den Stoffwechsel der Spermien stimulierend wirkt.

In die gleiche Richtung gehende Resultate wurden von HAMNER u. WILLIAMS bei verschiedenen Species (u.a. Ratte, Kaninchen) reproduziert. Bei Kaninchen stieg die O_2-Aufnahme der Spermien nach Inkubation in den Sekreten des weiblichen Genitales um den Faktor 4 [354, 355]. Die Dauer der Inkubation spielte dabei eine Rolle, so beweisen die Autoren, daß die Kapazitation (d.h. die Fähigkeit zur Befruchtung) und die maximale Atmung zur gleichen Zeit erreicht werden.

Daß Bicarbonat bei in vitro-Experimenten stimulierend auf die Spermien wirkt, wurde von HAMNER u. WILLIAMS [355] nachgewiesen. Sie nahmen jedoch das Bicarbonat in vivo als einzigen stimulierenden Faktor der Tubenflüssigkeit an.

In einer 1967 erschienenen Arbeit gingen FOLEY u. WILLIAMS [299] den Faktoren, die den Stoffwechsel der Spermien verschiedener Species stimulieren, eingehender nach. Bicarbonat stimuliert den O_2-Verbrauch der Spermien des Ebers schon in geringsten Mengen. Auch beim Kaninchen ist diese Stoffwechselsteigerung zu beobachten, allerdings in geringerem Ausmaß.

In weiteren Experimenten wurde festgestellt, daß das Sekret der weiblichen inneren Genitalorgane, das während des Oestrus aus den Tuben entnommen wurde, noch stärker stimulierend wirkt als eine optimale Konzentration von Bicarbonat. Daraus schlossen die Autoren, daß sich in den Sekreten der weiblichen Genitalorgane noch zusätzliche, die Respiration der Spermien stimulierende Faktoren befinden.

Die mögliche physiologische Bedeutung der genannten Faktoren ergibt sich aus den Angaben, die verschiedene Autoren über die Konzentrationen von Bicarbonat-Ionen und den Sauerstoffgehalt in den weiblichen Geschlechtswegen machen.

So fand BISHOP [74] eine aerobe Umgebung im Oviduct. In einer weiteren Arbeit [76] wurde festgestellt, daß die Sauerstoffspannung Schwankungen unterworfen ist, je nachdem, ob das weibliche Genitale mehr unter dem Einfluß von Oestrogenen oder Gestagenen steht. Auch gesetzmäßige Veränderungen des pH wurden festgestellt.

LUTWAK-MANN hat im Uterussekret von Kaninchen zum Zeitpunkt spontaner oder durch HCG ausgelöster Ovulationen hohe Konzentrationen von Bicarbonat und hohe CO_2-Spannungen festgestellt. Im Uterussekret wurden 120 ml CO_2 auf 100 ml Sekret berechnet. Die Cervix enthielt CO_2 in wesentlich geringeren Konzentrationen. Bei der Ratte wurden ganz ähnliche Verhältnisse angetroffen [501].

Daß die Aktivierung des Stoffwechsels der Spermien ein Kriterium ist, das mit der Erlangung der Befruchtungsfähigkeit einhergeht, wurde von MOUNIB und CHANG [573] eindrucksvoll demonstriert. Der Stoffwechsel wurde anhand der O_2-Aufnahme, des Glucoseverbrauchs, der Produktion von CO_2 und Lactat beurteilt.

Nach Präinkubation in einem oestrischen Uterus des Kaninchens von 6 Std, Spermien sind dann „kapazitiert", zeigten sie nach der Entnahme in vitro einen deutlich gesteigerten Stoffwechsel im Vergleich zu nicht kapazitierten Spermien. Bemerkenswert erscheint, daß nach einer Stunde im neuen Medium ein scharfer Abfall in der Stoffwechselleistung zu beobachten war, während die im Stoffwechsel trägeren nicht-kapazitierten Spermien dem neuen Medium gegenüber resistent waren. Über diese höhere Resistenz nicht-kapazitierter Spermien, wie sie auch unter von Gestagenen beherrschten Situationen beschrieben worden ist, wird noch in den folgenden Ausführungen (s. Phagocytose und Kapazitation) zu reden sein. Auch bei Spermien im gestauten oestrischen Uterus, in dem eine Kapazitation nur schwer stattfindet [744], wurde eine erheblich höhere Vitalität festgestellt im Vergleich mit gleichzeitig in normalen oestrischen Uteri inkubierten, d.h. kapazitierten, Spermien. Mit einiger Vorsicht kann daraus geschlossen werden, daß es nicht nur das oestrische Milieu an sich, sondern wesentlich die Kapazitation ist, die beides zugleich, Steigerung des Stoffwechsels und Verringerung der Überlebensfähigkeit, bewirkt.

Abschließend sei noch von der Gestagenabhängigkeit der Carboanhydrase die Rede, die eine Rolle bei der Regulation des Bicarbonates der weiblichen Geschlechtswege spielen dürfte. LUTWAK-MANN [500] fand 1954 beim Kaninchen das Ferment, das die Reaktion: $H_2CO_3 \rightleftharpoons CO_2 + H_2O$ in beide Richtungen ermöglicht in Tube und Uterus. Bei nicht graviden Tieren war es nur in ganz geringen Konzentrationen nachweisbar. In der Gravidität wurde zwischen dem 4. und 8. Tag ein deutlicher Anstieg und dann wieder ein Rückgang festgestellt. Dieser Anstieg ist bei mit Oestrogenen vorbehandelten Tieren auch durch verschiedene Gestagene zu erreichen. So waren Progesteron bei einmaliger Applikation in Dosen zwischen 5,0 und 20,0 mg oder 2maliger Applikation von 25,0 mg, und das Ethisteron in Dosisbereichen von 75—100 mg bei einmaliger Verabfolgung wirksam. Methyltestosteron war nur gering, Testosteronpropionat gar nicht wirksam.

δ) *Eliminierung und Untergang der Spermien im weiblichen Genitaltrakt*

Von der weiblichen Ratte wird die Ausstoßung von Spermien aus dem Uterus gegen Ende des Oestrus berichtet [87]. Ein entsprechender Mechanismus wurde von AUSTIN [42] bei der Ratte bestätigt und auch für die Maus bewiesen. Eine Untersuchung, die in verschiedenen Intervallen nach der Kopulation durchgeführt wurde, ergab die in Tabelle 11 wiedergegebenen Resultate.

Tabelle 11. *Art und Menge des Uterusinhaltes von gedeckten Mäusen und Ratten zu verschiedenen Zeiten nach der Kopulation.* (Nach AUSTIN [42])

Stunden nach der Kopulation	Mäuse	Ratten
2—6	Großes Volumen von Flüssigkeit mit dichten Massen von Spermatozoen im Uterus	Großes Volumen von Flüssigkeit, Spermien in dichter Aufschwemmung enthaltend
8—12	Wie oben, jetzt Beimischung von vielen Leukocyten	Bei den meisten Tieren (5) ist der Uterus entleert. Ein Tier hat noch wenig zellreiche Flüssigkeit im Uterus
14—18	Volumen nicht verändert. Zellinhalt jetzt überwiegend aus Leukocyten bestehend	Uterus ist in allen Fällen entleert
20—24	Abnahme des Uterusinhaltes, der viele Leukocyten enthält	Uterus ist in allen Fällen entleert

Bei Ratte und Maus besteht nach der Kopulation eine Auftreibung des Uterus, die bei der Maus mehr als 18 Std nach der Ovulation bestehen bleibt, während bei der Ratte schon 8—12 Std nach der Ovulation die meisten Uteri ihren Inhalt ausgestoßen haben. Daß tatsächlich die Flüssigkeit nach außen abgestoßen wird, konnte AUSTIN durch Markierung der Uterusflüssigkeit mit Eisen sichern.

In der gleichen Arbeit (s. o.) konnte AUSTIN eine progrediente Zunahme der Leukocyten im Cavum uteri und gleichzeitig eine progrediente Abnahme der Spermienzahlen bei der Maus feststellen.

Tabelle 12 zeigt die absoluten Veränderungen der Spermienzahlen und Leukocyten und die Veränderung des Verhältnisses von Spermien zu Leukocyten im oestrischen Uterus nach der Kopulation.

Die Resultate in Tabelle 12 zeigen, daß bei der Maus die Spermien im Uterus fast vollständig zerstört werden, bevor sich der Uterus entleert.

Tabelle 12. *Volumen der Uterusflüssigkeit und Zahl der Spermatozoen und Leukocyten bei gedeckten Mäusen zu verschiedenen Zeitpunkten nach der Ovulation.* (Nach AUSTIN [42])

Zahl der Mäuse	Stunden nach der Ovulation	Durchschnittliches Volumen des Uterusinhaltes	Durchschnittliche Zahl (in Millionen) Spermatozoen	Leukocyten	Verhältnis Spermatozoen zu Leukocyten
4	2—6	0,11 (0,08—0,15)	19,5 (8,6—28,0)	0,07 (0—0,18)	1:0,0036
4	8—12	0,08 (0,05—0,1)	19,8 (9,4—44,0)	1,33 (0,57—2,2)	1:0,067
6	14—18	0,09 (0,07—0,12)	11,1 (4,6—23,3)	25,13 (12,4—63,5)	1:2,3
8	20—24	0,013 (0,0001—0,04)	0,36 (0—1,3)	2,88 (0,07—8,3)	1:8,0

Dieser Untergang bei der Maus wird durch die starke Zunahme der Leukocytenpopulation im Inneren des Uterus bewirkt. In dieser Beziehung besteht ein vorwiegend quantitativer Unterschied zwischen Ratten und Mäusen, auch was die Phagocytose von Spermien betrifft.

Bei der Maus besteht, abhängig vom hormonalen Milieu, eine starke Leukocytose der Uteruswand. Diese erreicht ihr Maximum in der postovulatorischen Phase [127]. Als auslösendes Moment für den Durchtritt der polymorphkernigen Leukocyten wurde nicht die Anwesenheit von Spermien im Uteruslumen, sondern die mechanische Dehnung der Uteruswand angesehen, da der Durchtritt von Leukocyten auch bei einer Kopulation mit vasektomierten Böcken eintrat.

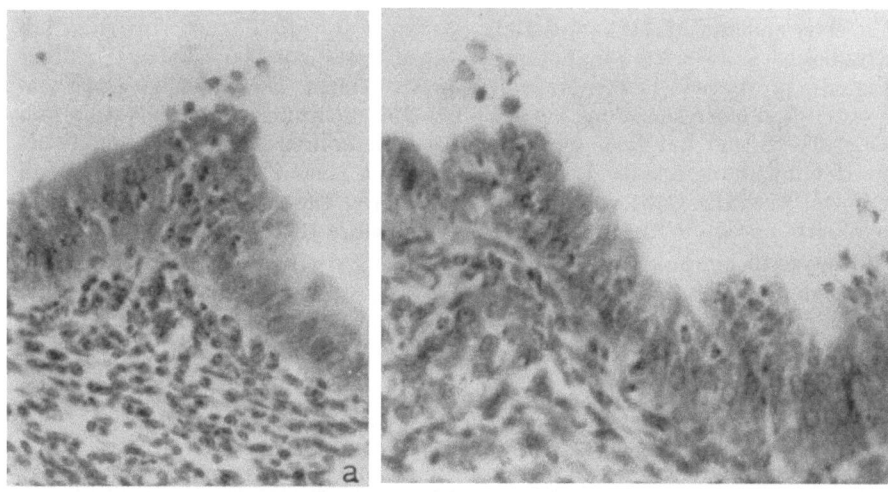

Abb. 2. Schnitte durch die Schleimhaut des Mäuseuterus 14—18 Std nach dem Coitus. Zahlreiche Leukocyten liegen im Epithel und den darunter liegenden Schichten. Der Durchtritt in den Uterus erfolgt besonders stark an prominenten Stellen der Mucosa. (Nach AUSTIN [42])

AUSTIN beschreibt bestimmte Erhebungen der Mucosa als hauptsächliche Orte der Diapedese bei der Maus (s. dazu Abb. 2).

Eine Veränderung der Permeabilitätsverhältnisse in uterinen Capillaren der Ratte wurde schon 1941 von HECHTER et al. [388] festgestellt. In einer darauffolgenden Arbeit derselben Autoren [389] wurde die verstärkte Ödemneigung, gemessen am Austritt von Trypanblau aus der Blutbahn in das Uterusgewebe, unter Oestrogenen (10 RU) und bei relativ hohen Dosen von Progesteron (1—5 mg) festgestellt.

Die erhöhte Permeabilität der Uteruscapillaren unter Oestrogenen wurde auch bei Ratten und Kaninchen [432, 431] festgestellt.

Daß nicht nur die Ödemneigung des Uterus, sondern auch die provozierte entzündliche Reaktion im Uterus vom hormonalen Milieu abhängt, konnte von HAWK [381] am Kaninchen gesichert werden. In der Ausgangslage besaßen kastrierte und unter Progesteroneinfluß stehende Kaninchen eine deutlich geringere Capillarpermeabilität im Uterus als unter Oestrogeneinfluß stehende Tiere. Auf einen entzündlichen Reiz reagierten kastrierte und oestrische Tiere heftig, während pseudogravide Tiere eine geringe oder keine Reaktion zeigten. Ähnliche Ergebnisse wurden am Schafsuterus erzielt. Die Permeabilität war am höchsten im Oestrus, geringer in der Lutealphase des Cyclus und am geringsten bei Kastraten. Bei provozierten entzündlichen Reaktionen wurde nur ein geringer Anstieg der Gefäßpermeabilität bei den oestrischen und bei den Tieren in der Lutealphase festgestellt, eine starke Reaktion aber bei den Kastraten. Die gesetzmäßig fluktuierende Leukocytenemigration schien nicht unbedingt mit der Permeabilität der Gefäße korreliert zu sein [380]. Es stellte sich vielmehr heraus, daß trotz geringer Permeabilität bei Kastraten und relativ hoher Permeabilität bei den unter Progesteroneinfluß stehenden Tieren eine leukocytäre Reaktion in charakteristischer Verzögerung bei der letztgenannten Gruppe von Tieren auftritt. So wurde eine deutliche leukocytäre Reaktion nach einer Infektion mit Escherichia coli in Kastratenuteri schon nach 4 Std, bei oestrischen Tieren nach 8 Std und zuletzt bei Tieren in der Lutealphase nach 16 Std festgestellt.

Für Leukocyten, die einmal die Gefäße verlassen haben, schien die Penetration der Mucosa keine Schwierigkeit mehr zu bereiten [109].

In einer anderen Arbeit kamen BRIENSFIELD et al. [110] zu dem Ergebnis, daß Oestradiol bei kastrierten Schafen im Uterus in Dosen von 200—300 µg/Tag über 6 Tage die provozierte Leukocytenemigration verstärkt. Die einmalige Gabe von Progesteron in einer Dosierung von 10,0 mg oder die dreimalige Applikation von 5,0 mg über 3 Tage am Ende einer Oestrogenbehandlung (s. o.) hatte eine deutliche Hemmwirkung auf die Leukodiapedese nach einer Provokation mit E. coli zur Folge. Auch die Gabe von 25,0 mg Progesteron/Tag an kastrierte Tiere über einen Zeitraum von 8 Tagen hemmte die leukocytäre Reaktion deutlich.

Als wesentlicher Faktor gegen die Mobilisierung von Abwehrkräften scheint in den genannten Versuchsanordnungen das Progesteron zu wirken. Oestrogene scheinen als Antagonisten des Progesterons in den beschriebenen Fällen nur eine begrenzte Bedeutung zu haben [110] (s. Tabelle 12a).

Tabelle 12a. *Provozierte Leukocytenpenetration und Gefäßpermeabilität (= extravasale Farbstoffausbreitung — Grade 1—9) in Abhängigkeit von Progesteron und Oestradiol im Schafsuterus 6 Stunden nach einer Coliinfektion.* (Nach BRINSFIELD et al. [110])

Phase oder Behandlung	Tierzahl	Leukocyten im Lumen (ml ± S.E. im Zentrifugat)	Farbstoffausbreitung aus uterinen Gefäßen	
			infiziertes Horn	nicht infiziertes Horn
Oestrus	6	0,06 ± 0,02	6,7 ± 0,5	7,1 ± 0,3
Kastration	6	0,10 ± 0,01	6,2 ± 0,7	2,3 ± 0,4
Kastration und 5tägige Oestradiolbehandlung	6	0,22 ± 0,05	6,8 ± 0,2	7,8 ± 0,2
Kastration und Progesteron gegen Ende der Oestrogenbehandlung	4	0,03 ± 0,01	5,8 ± 0,2	6,8 ± 0,2
Kastration und Progesteronbehandlung über 8 Tage	6	0,05 ± 0,01	7,5 ± 0,2	8,3 ± 0,3

Aus Tabelle 12a geht hervor, daß nach der Infektion die Permeabilität der Gefäße in infizierten Uterushörnern unabhängig von der Ausgangslage hoch ist. Vergleichsweise niedrig ist sie dagegen in den nicht infizierten Uterushörnern von Kastraten.

Unabhängig davon ergeben sich deutliche Abstufungen in der leukocytären Reaktion. Unter dem Einfluß von Progesteron treten weniger Leukocyten im Uterus auf, als unter hochdosierter Oestrogenbehandlung allein.

Analog der provozierten Leukocytenreaktion durch Bakterien dürfte bei den meisten Species eine von der hormonalen Regulation abhängende Leukocyteninvasion in das Uteruslumen auf das Vorhandensein von Spermien erfolgen.

Nach AUSTIN wird die Zerstörung der Spermien im Uterus der Maus vorwiegend durch Phagocytose bewerkstelligt. Auch bei der Ratte wird Phagocytose häufig beobachtet, jedoch erfolgt die Entleerung des Uterus nach außen, bevor eine größere Zerstörung der Spermien durch eine Invasion von Leukocyten stattfinden könnte [42]. Die Abb. 3 zeigt den Vorgang der Phagocytose in Ratten- bzw. Mäuseuteri.

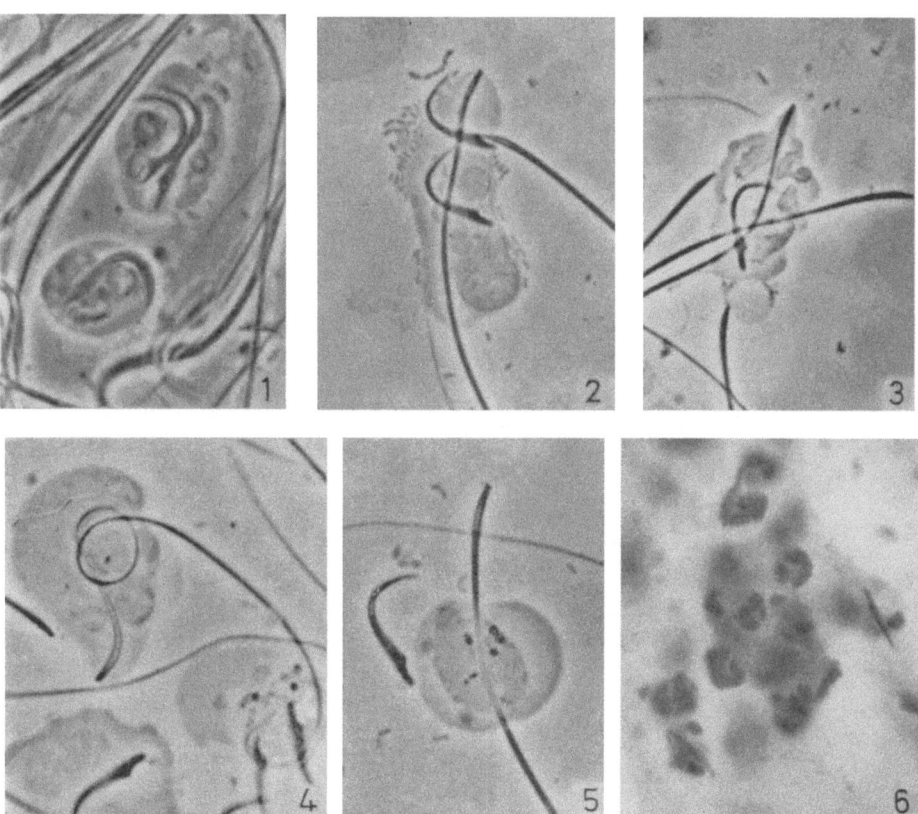

Abb. 3. Phagocytose von Spermien im Ratten- bzw. Mäuseuterus. Phagocytierte Elemente von Spermien sind in allen Bildern zu sehen. Eine Zerstörung des Mittelstückes der Spermien führt häufig zur Abtrennung des Spermienkopfes (s. Abb. 4 und 5). Abb. 6 zeigt Leukocyten aus einem Mäuseuterus 14—18 Std nach der Kopulation. An drei Stellen sind Leukocyten mit phagocytierten Spermienköpfen sichtbar (Abb. 1—5 Rattenspermien).
(Nach AUSTIN [42])

Die Phagocytose als wichtiger Beseitigungsmechanismus überzähliger Spermien ist von anderen Autoren auch für Meerschweinchen und Ratten [824] und in Uterus und Vagina (nicht in der Tube) der Maus [667], beim Schwein [646], beim Rind [407] und beim Kaninchen [156] beschrieben worden.

Eine nennenswerte leukocytäre Reaktion in der Tube wurde nicht gefunden, was HOWE [406] auf die geringen Spermienzahlen in der Tube unter physiologischen Bedingungen zurückführte. HOWE beschreibt auch in der Tube eine eindeutige leukocytäre Reaktion auf Spermien. Außerdem fand eine Leukocyteninvasion in Uterus und Vagina nach der Applikation von Spermien statt.

Die Abwehrreaktion des Organismus gegen Spermien und Bakterien hängt außer vom Reiz auch von der Abwehrkraft des Organismus ab, bei einer Leukopenie fehlt sie [544, 144].

Bei einem intakten leukocytären Abwehrsystem scheint unter Progesteron beim Kaninchen (5,0 mg Progesteron/Tier/Tag über 5 Tage intramuskulär) mit oder ohne gleichzeitige Gabe von Oestradiol (10 µg/Tier/Tag über 3 Tage intramuskulär) im Uterus ein Faktor zu entstehen, der die Infiltration von Leukocyten hemmt und somit der Ausbreitung von Bakterien Vorschub leistet. Durch eine Spülung des Uterus zu Beginn des Experimentes ging der „Faktor" verloren, auch unter dem Einfluß von Progesteron stiegen jetzt die Leukocytenmassen im Uterus an, während gleichzeitig eine erhöhte Bakterizidie bestand [385].

Daß grundsätzlich kein Unterschied in der leukocytären Reaktion auf Bakterien oder Spermien besteht, wird aus der folgenden Tabelle (s. Tabelle 12b) ersichtlich.

Tabelle 12b. *Die leukocytäre Reaktion des Uterus beim oestrischen und pseudograviden Kaninchen (11. Tag nach der Ovulation) auf Spermien und nichtsterile Krebs-Lösung (= Kontrolle). (Nach HOWE [406])*

Zeit nach der Injektion in den Uterus	Leukocytäre Reaktion im Uterus			
	Oestrus		Pseudogravidität	
	Spermien	Kontrolle	Spermien	Kontrolle
6	stark	gering	gering	keine
7	stark	mittel	—	—
8	stark	stark	gering	keine
9	—	—	gering	keine
10	stark	stark	gering	keine
12	stark	stark	stark	keine
13	stark	stark	stark	keine

Aus Tabelle 12b geht eindeutig hervor, daß 1. die leukocytären Reaktionen auf eine nicht-sterile Lösung im oestrischen Uterus stärker ausfallen als bei pseudograviden Tieren, wo keine Reaktion auftritt, und 2. die Reaktion auf Spermien der bakteriell provozierten Leukocytose weitgehend entspricht. Bis zu 10 Std nach der Injektion von Spermien tritt bei pseudograviden Tieren keine Reaktion auf, während sie bei oestrischen Tieren schon nach 6 Std voll ausgeprägt ist [406].

Auch beim Goldhamster sind gesetzmäßige Variationen der Zahl uteriner Leukocyten im Cyclus bekannt. Charakteristisch ist ein Maximum im späten Oestrus, d.h. wenige Stunden nach dem Coitus [791]. Die Infiltration des Uterus mit (überwiegend polymorphkernigen) Leukocyten nach einem Coitus ist dann besonders stark, wenn Spermien in den Uterus gelangen. Ist die Cervix ligiert, tritt nur eine erheblich geringere Leukocytose auf. Daraus wurde geschlossen, daß die Spermien selbst ein Stimulus für Leukodiapedese sind [822]. Dagegen spricht, daß auch mit Ringerlösung oder Samenblasensekret eine Leukocytose ausgelöst wird. Vieles spricht dafür, daß auch die Dehnung der Uteruswand ein wesentlicher Faktor für die Leukodiapedese ist [511].

Wie aus der Tabelle 12c zu ersehen ist, unterdrückt Progesteron die Leukocytose des Uterus, die bei mit Oestrogenen behandelten Hamstern durch verschiedene Maßnahmen auslösbar ist, fast vollkommen. Es spielte für die Leukocyteninfiltration keine Rolle, ob bewegliche oder unbewegliche Spermien (epididymale) der eigenen Art oder bewegliche epididymale Spermien der Ratte verwandt wurden. Auch Samenblasensekret erzeugte eine deutliche Reaktion.

MARCUS [511] sieht in der Phagocytose von Spermien durch polymorphkernige Leukocyten und der Ausstoßung von Uterusinhalt in die Vagina die wesentlichen

Tabelle 12c. *Leukocytäre Reaktion von Goldhamstern in Abhängigkeit vom hormonalen Hintergrund.* (Nach MARCUS [511])

Art des intrauterin applizierten Materials	Zahl der Tiere	Oestrogenbehandlung [a], Leukocyten (Durchschnitt)	Zahl der Tiere	Gestagenbehandlung [b], Leukocyten (Durchschnitt)
Bewegliche Spermien vom Hamster (in Ringer-Lösung)	5	2,114,200	5	50,600
Immobile Spermien vom Hamster (in Ringer-Lösung)	5	1,665,150	5	35,240
Samenblasensekret vom Hamster	5	682,600	5	10,470
Bewegliche Spermien der Ratte	5	1,524,200	5	29,400
Ringer-Lösung (Kontrolle)	5	87,450	5	1,700

[a] Kastration, nach 5 Tagen 1,5 µg Oestradioldipropionat/Tag über 4 Tage.
[b] Kastration, nach 5 Tagen 1,5 µg Oestradioldipropionat + 0,75 mg Progesteron/Tag über 3 Tage, dann 2 Tage 0,75 mg Progesteron/Tier/Tag allein.

Mechanismen zur Entfernung überschüssiger Spermien. Auch von EDGAR u. ASDELL ist die schnelle Zerstörung von Spermien im oestrischen weiblichen Genitale berichtet worden [254]. Schon 8 Std nach dem Eindringen sind in der Tube des Schafes alle Spermien unbeweglich. Eine Disintegration, d.h. eine Trennung von Kopf- und Schwanzteil ist bei vielen Spermien nach kurzer Zeit festgestellt worden. Viele waren von mucoiden Substanzen eingehüllt und unbeweglich geworden. Die Autoren nehmen an, daß die zur Zeit des Oestrus in der Tube sehr reichlich gebildeten sauren Mucopolysaccharide [339] mit verantwortlich für den Beweglichkeitsverlust sind.

Nicht alle gegen Spermien gerichtete Mechanismen sind aufgeklärt und ihre Beeinflußbarkeit durch Gestagene geprüft. Allerdings gibt es Hinweise dafür, daß unter Progesteroneinfluß nicht kapazitierte Spermien gegen die Phagocytose weitgehend geschützt sind. Nach einer von BEDFORD publizierten Untersuchung [59] werden Spermien beim Kaninchen im Oestrus von Leukocyten phagocytiert, ob sie intakt sind oder nicht. Dagegen werden Spermien im Uterus pseudogravider Tiere, in der Pleurahöhle und in vitro (von Leukocyten, die aus den Uteri oestrischer Tiere stammen), nur dann phagocytiert, wenn sie ein beschädigtes Acrosom oder eine beschädigte Kopfmembran haben. Daraus läßt sich entnehmen, daß Spermien im oestrischen Uterus eine Veränderung durchmachen, die sie für die Phagocytose prädisponiert, während in einem unter Progesteroneinfluß stehenden Uterus diese Veränderungen nicht eintreten. BEDFORD nahm an, daß es die Erlangung der Befruchtungsfähigkeit selbst ist, die diese Disposition mit sich bringt.

Über die höhere Vitalität nicht kapazitierter Spermien auch in gestauten oestrischen Uteri wurde schon berichtet [744]. Demnach sind nicht Herkunft und Umgebung der Leukocyten, sondern die Eigenschaften der Spermien entscheidend für den Vorgang der Phagocytose.

ε) *Die Kapazitation von Spermien*

Im Gegensatz zu den Spermien niederer Wirbeltiere müssen beim Säuger die Spermien — soweit das untersucht ist — im weiblichen Genitaltrakt eine Veränderung durchmachen, die sie in die Lage versetzt, die Zona pellucida des frisch ovulierten Eies als letztes Hindernis zu durchdringen [60]. Unabhängig voneinander stellten 1951 zwei Autoren, AUSTIN und CHANG, gleichzeitig fest, daß

Spermien längere Zeit im weiblichen Genitale verweilen müssen, bevor der Vorgang der Kapazitation abgeschlossen ist.

AUSTIN [40] stellte bei Ratten, denen er Spermien in den periovariellen Sack injiziert hatte, eine Penetration durch die Zona pellucida nicht vor Ablauf von 4 Std fest.

Bei einer Insemination von Kaninchen zum Zeitpunkt der Ovulation mit frischen Spermien erfolgte nur sehr selten eine Befruchtung. Bei der Applikation von Spermien einige Zeit vor der Ovulation war der Prozentsatz an befruchteten Eiern beim Kaninchen viel höher.

Offensichtlich waren die Verhältnisse bei der Ratte so, daß die Spermien erst nach einigen Stunden in der Tuba uterina befruchtungsfähig wurden, während beim Kaninchen die Befruchtungsfähigkeit von bei der Ovulation gegebenen Spermien erst zu einem Zeitpunkt hergestellt war, als die Eier sie bereits wieder verloren hatten. Tabelle 13 zeigt die Verzögerung des Spermieneintrittes bei der Ratte, wenn die Spermien erst nach der Ovulation auf die weiblichen Empfängertiere übertragen werden. Methode: Weibliche Ratten werden erst am Morgen des Oestrus, d. h. nach der Beendigung des über mehrere Stunden gehenden Ovulationsvorganges — wie er z. B. auch bei der Maus mit 4 Std beschrieben ist [263] — gedeckt. Die Tiere werden in bestimmten Zeitabständen nach der Insemination getötet und der Prozentsatz der befruchteten Eier bestimmt.

Tabelle 13. *Verzögerung der Spermienpenetration durch die Zona pellucida bei Ratten bei Insemination nach der Ovulation.* (Nach AUSTIN [41])

Stunden nach der Kopulation	Tierzahl	Penetrierte Eier zum Zeitpunkt der Untersuchung (%)
1	10	0,0
2	10	0,7
2,5	10	21,9
3	10	44,3
4	10	69,1
5	10	85,7
6	10	97,6

Aus Tabelle 13 geht hervor, daß in einem Zeitraum von 2 Std eine Penetration praktisch nicht stattfindet. Erst in den darauffolgenden Stunden ist ein rascher Fortschritt festzustellen. Aufgrund der Ergebnisse nimmt AUSTIN bei der Ratte für den Vorgang der Kapazitation eine Mindestdauer von 2 Std an.

Eine beschleunigte Penetration der Zona pellucida stellte NOYES [598] bei der Ratte fest, wenn er die Spermien vor der Übertragung 7 Std lang in einem oestrischen Uterus inkubierte. Auch dieses Ergebnis spricht für eine vorbereitende Veränderung der Spermien im Sinne der Kapazitation.

In seiner bahnbrechenden Arbeit stellte CHANG [152] fest, daß eine Befruchtung von Kaninchenova bei Deponierung von 0,2—1 Million Spermien in die Tuba uterina nur dann eintrat, wenn die Spermien bereits 6 Std vor der erwarteten Ovulation appliziert wurden. Die Befruchtung wurde anhand der weiteren Teilungen der Zygote beurteilt. Für die negativen Resultate spielte es keine Rolle, ob ejaculierte oder epididymale Spermien verwandt wurden. Oft lagen Spermien im „Albuminmantel" unbefruchtet gebliebener Eier.

Auch eine Irritation der Tube oder des Tubenmilieus konnte ausgeschlossen werden. Nach einem normalen Deckakt konnte eine zusätzliche Insemination durch die Tuba uterina die hohe Befruchtungsrate nicht verschlechtern.

Wurden aber Spermien verwandt, die vor der Übertragung in die Tuba uterina 5 Std im oestrischen Uterus eines anderen Tieres verweilt hatten, so ergab die Insemination in einem Zeitraum von 2 Std vor und 2 Std nach der Ovulation hohe Befruchtungsraten. CHANG schloß daraus, daß Spermien im oestrischen Uterus auch unter physiologischen Verhältnissen eine Veränderung durchmachen, die notwendig ist für die Fähigkeit zur Befruchtung. Schon in seiner ersten Arbeit vermutete CHANG, daß ein oestrischer Uterus die Kapazitation fördert, während ein unter Progesteroneinfluß stehender Uterus die Kapazitation hemmt.

Die Notwendigkeit einer vorhergehenden Kapazitation erklärte auch den Fehlschlag aller früheren Experimente, Säugetiereier in vitro zu befruchten, oder läßt Zweifel an angeblich positiven Resultaten aufkommen [496, 148, 636, 234, 235, 570, 568, 149].

Jüngere Resultate weisen darauf hin, daß mit kapazitierten Spermien eine in vitro-Befruchtung von Kaninchen (DAUZIER [201]) möglich ist. Die Spermien wurden 12 Std vor dem in vitro-Experiment in einem oestrischen weiblichen Genitale belassen. 19 von 121 Ova wurden so befruchtet. Experimente mit frischen Spermien schlugen sämtlich fehl.

In einem weiteren Experiment mit kapazitierten Spermien [200] wurden insgesamt 416 befruchtete Kaninchenova registriert. Als Anzeichen für eine Befruchtung wurden gewertet: Emission des 2. Polkörperchens, die Bildung von Pronuclei und überzählige Spermien im perivitellinen Raum. Allerdings bedarf die mit 14% noch sehr niedrige Rate an befruchteten Eiern noch einer Erklärung. Die genannten Autoren nehmen zusätzliche begünstigende Faktoren in der Tube an.

Auch beim Schaf wurden mit kapazitierten Spermien (Inkubation im oestrischen Uterus über 12—24 Std) einige positive Resultate mitgeteilt [200]. 4 Eier von insgesamt 78 waren befruchtet. Experimente mit nicht präparierten Spermien verliefen negativ.

Tabelle 14. *Physiologische Verweildauer von Spermien in der Tube vor der Ovulation.* (Nach CHANG [152]; * Zit. nach CHANG u. SHEAFFER [168])

Species	Zeit in der Tube (Std)
Kaninchen	6
Frettchen	24
Schwein	
Schaf	20—30
Rind	
Fledermaus	Monate (fraglich)
Goldhamster	2—4*

Die Sequenz der Ereignisse bei der Befruchtung ist dem zeitfordernden Prozeß der Kapazitation angepaßt. So warten unter physiologischen Verhältnissen nicht das Ei auf die Spermien, sondern vielmehr die Spermien auf das Ei. Tabelle 14 macht Angaben über die Zeit, die Spermien bei verschiedenen Species *in der Tube* verweilen, bevor die ovulierten Eier dort eintreffen.

Die Notwendigkeit einer Kapazitation der Spermien ist inzwischen für mehrere Säugetierspecies nachgewiesen worden und kann auch für den Menschen angenommen werden (darüber wird im weiteren Verlauf dieses Abschnittes noch zu referieren sein).

STRAUSS [763] fand beim Goldhamster (Cricetus auratus) unter physiologischen Verhältnissen, d.h. einer Kopulation vor der Ovulation, eine Befruchtung des Eies ca. 2 Std nach der Ovulation. Wurde nach der Ovulation inseminiert, so verzögerte sich die Befruchtung um weitere 2 Std. Daraus ergibt sich eine Dauer der Kapazitation für den Goldhamster von 2—4 Std. CHANG und SHEAFFER [168] kamen durch Analyse der physiologischen Gegebenheiten im Vergleich mit den Angaben von STRAUSS (s. o.) und WARD [792] zu ganz ähnlichen Angaben.

Bei der Maus zieht sich der Ovulationsvorgang über eine Zeit von 2—4 Std hin. Unter physiologischen Bedingungen dringen die Spermien durch die Cumuluszellen und die Zona pellucida mit sehr geringer Verspätung nach der Ovulation in das Ei ein [263]. BRADEN und AUSTIN [104] stellten bei einer Kopulation nach Abschluß der Ovulation („delayed coitus") eine Verzögerung der Penetration der Eier von etwa 1 Std fest und vermuteten, daß weniger als diese Zeit für die Kapazitation benötigt wird.

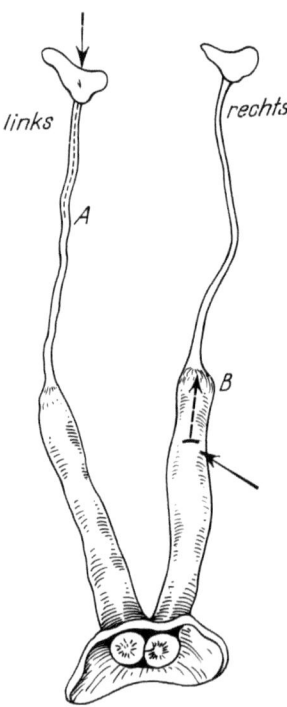

Abb. 4. Kapazitation in Uterus und Tuba uterina. Die Skizze zeigt ein weibliches Kaninchengenitale oberhalb der Vagina mit 2 Cervices, Uteri und Tuben. Die Pfeile markieren die Orte der Insemination (Näheres siehe im laufenden Text). (Nach ADAMS und CHANG [4])

Beim Schaf laparotomierte MATTNER [519] 18—30 Std nach Anfang des Oestrus und inseminierte in die Tuben, wenn eine Ovulation stattgefunden hatte. Die Tiere wurden in verschiedenen Zeitabständen nach der Insemination getötet und der Fortgang der Befruchtung verfolgt. Zur Kapazitation sind nach MATTNER beim Schaf zumindest $1^1/_2$ Std erforderlich.

Im folgenden soll kurz über den Ort, die Organspezifität, die Speciesspezifität und die morphologische Grundlage der Kapazitation referiert werden.

Als Ort der Kapazitation kommen unter physiologischen Verhältnissen Tube und Uterus in Betracht. Da sich beide Organe im Anteil, den sie an der Kapazitation haben, quantitativ und qualitativ unterscheiden und besonders unter Gestageneinfluß die Reaktion möglicherweise grundsätzlich verschieden ist, soll dieser Unterschied etwas genauer dargestellt werden. Bei gleichzeitiger Insemination in Tube bzw. Uterus bei ein und demselben Tier, in dem für die uterine Insemination die rechte und die tubare Insemination die linke Seite benutzt wird (s. Schema Abb. 4), ergeben sich erhebliche Differenzen, was die Rate befruchteter Eier betrifft [4].

Bei uteriner Insemination ist die Rate befruchteter Eier höher als bei tubarer Insemination, also ist der Aufenthalt der Spermien im Uterus vor dem Eintritt in die Tuben begünstigend für die Kapazitation. Auch in den Tuben kann offensichtlich eine Kapazitation stattfinden, allerdings ist bei den hier gewählten Zeitabständen zur Ovulation die Rate befruchteter Eier gering und stärker zeitabhängig als bei gleichzeitiger Applikation der Spermien in den Uterus. Daraus kann geschlossen werden, daß die Kapazitation, wenn sie in der Tube allein erfolgt, langsamer vor sich geht als im Uterus und nachfolgend in der Tube. Eine Verdünnung des Samens hatte keinen Einfluß auf den Prozentsatz an befruchteten Eiern [4].

Eine hohe Befruchtungsrate wurde auch bei Insemination in der Tube erreicht, wenn längere Zeit vor der Gabe des die Ovulation auslösenden LH inseminiert

Tabelle 15. *Kapazitation in der Tuba uterina und im Uterus.* (Nach ADAMS u. CHANG, [4])

Insemination (Stunden nach LH-Injektion)	Zahl der Kaninchen	Spermienzahl in Millionen	Tubale Insemination			Uterine Insemination		
			Ova gesamt	Ova befruchtet		Ova gesamt	Ova befruchtet	
				n	%		n	%
3/4	6	0,12—0,8	22	6	27,3	26	23	88,5
6	8	0,8	24	4	16,7	27	27	100
8	7	0,33—0,65	20	2	10,0	21	15	71,4
10	7	0,29—0,36	22	2	9,1	19	3	15,8
12	7	1,92—2,0	27	0	0,0	24	7	29,2
13	2	6,6				13	1	7,7
14	2	6,6				26	1	3,8

wurde. Die Autoren [4] konnten zeigen, daß die Kapazitation in der Tube beim Kaninchen mindestens 10 Std in Anspruch nimmt. Abb. 5 zeigt die Zeitabhängigkeit hoher Befruchtungsraten bei Insemination in Tube und Uterus. Limitierend wirkt die begrenzte Zeit, in der die ovulierten Eier noch befruchtungsfähig sind.

In einer früheren Arbeit war von CHANG festgestellt worden, daß auch im Uterus 5 Std lang inkubierte Kaninchenspermien bei Transfer in die Tuba uterina nicht sofort befruchtungsfähig waren, da eine Befruchtung nicht eintrat, wenn 2 Std nach der Ovulation Spermien übertragen wurden. Nach diesem Ergebnis [155] ergänzt die Tube die im Uterus erfolgten Veränderungen der Spermien. Die nicht befruchteten Eier enthielten zum Teil massenhaft Spermien in der Zona pellucida, aber nicht ein einziges Spermium hatte den perivitellinen Raum recht-

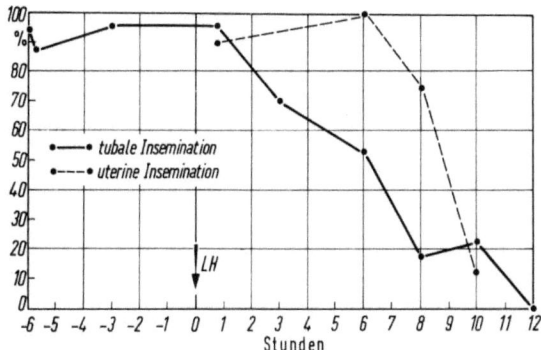

Abb. 5. Zeitabhängigkeit der Kapazitation in Tube und Uterus beim Kaninchen. 0 = Zeitpunkt der LH-Injektion, die (ca. $11^{1}/_{2}$—$12^{1}/_{2}$ Std später [155]) zur Ovulation führt. Die Kurven demonstrieren den Prozentsatz an befruchteten Eiern bei der Insemination zu einem bestimmten Zeitpunkt vor (−) oder nach (+) der LH-Applikation. (Nach ADAMS und CHANG [4])

zeitig erreicht. Eine unvollständige Kapazitation setzt die Spermien außerstande, die Zona pellucida zu durchdringen.

Auch NOYES et al. [605, 606] fanden eine längere Dauer der Kapazitation in der Tube als im Uterus auch bei kastrierten Tieren. Sie stellten allerdings auch fest, daß die Kapazitation nicht organspezifisch ist und auch im Uterus nicht von einer Oestrogenwirkung abhängt. Eine Kapazitation wurde außer im oestrischen Uterus auch in Tube und Uterus weiblicher Kastraten, in der Harnblase männlicher und weiblicher Tiere, in der Vesiculardrüse und sogar in der vorderen Augenkammer männlicher Tiere festgestellt. Keine Kapazitation erfolgte in aus Cellophan bestehenden Dialysetaschen in oestrischen Uteri, in excidierten Uteri von Schafen oder in Suspensionen von toten Spermien und Erythrocyten. Allerdings nahmen schon die genannten Verfasser an, daß nur eine teilweise Kapazitation stattgefunden hatte, die dann in den Tuben der Empfängertiere vervollständigt wurde.

Als Zeichen einer unvollständigen Kapazitation werteten sie das massenhafte Eindringen und Steckenbleiben von Spermien in die Zona pellucida der Eier, von denen viele letztlich doch unbefruchtet blieben (s. Abb. 6).

Nicht bestätigen konnten HAMNER u. SOJKA die Ergebnisse der letztgenannten Autoren, die auf eine fehlende Organspezifität hindeuten. HAMNER u. SOJKA [353] führten die positiven Ergebnisse von NOYES et al. [605] auf eine nachträgliche Kapazitation im Genitale der Empfängertiere zurück. Sie selbst folgerten, daß die für eine Kapazitation nötigen Faktoren auf das weibliche Genitale beschränkt sind. Eine Speciesspezifität konnte nicht festgestellt werden, Kaninchenspermien wurden im Uterus oestrischer Kaninchen, Ratten und Hunde kapazitiert. Diese

Feststellung der fehlenden Speciesspezifität, die auch von ERICSON [276] angenommen wird, dürfte experimentell einige Bedeutung erlangen.

Über die mit der Kapazitation einhergehenden morphologischen Veränderungen der Spermien liegen einige Angaben vor. AUSTIN und BISHOP [43] fanden bei Spermien verschiedener Species, die in die Zona pellucida eindringen, nie ein Acrosom. Der Verlust des Acrosoms soll das Perforatorium des Spermiums entblößen und so aktivieren. Entsprechend wären alle Vorgänge, die zum Verlust des Acrosoms führen oder die Ablösung vorbereiten, identisch mit dem Vorgang der Kapazitation.

Durch eine elektronenmikroskopische Studie uteriner Spermien konnte BEDFORD [59] zeigen, daß auch kapazitierte Spermien noch ein Acrosom besitzen.

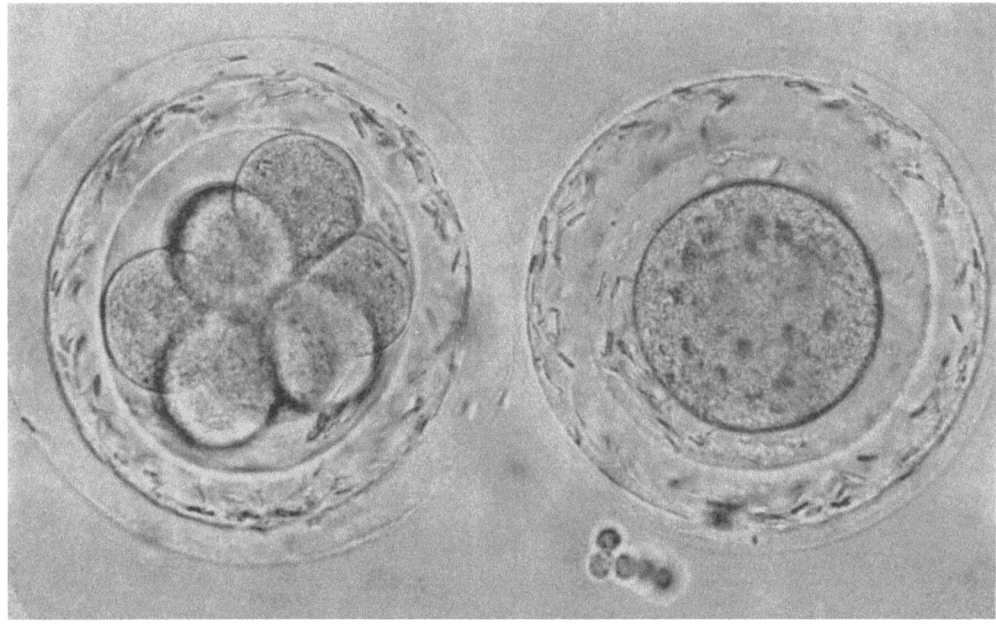

Abb. 6. Unvollständige Penetration durch die Zona pellucida von unvollständig kapazitierten Spermien bei weiblichen Kastraten (Eitransfer 17 Std nach artifizieller Insemination mit frischen Spermien). Die Zona pellucida enthält bei beiden Eiern zahlreiche Spermien, die den perivitellinen Raum nicht erreicht haben. Trotz der zahlreich vorhandenen Spermien blieb das rechts im Bild liegende Ei unbefruchtet. (Nach NOYES et al. [605])

Allerdings schien die Plasmamembran des (darunter liegenden) Acrosoms gelockert. Abb. 7 zeigt die Struktur des Spermienkopfes beim Kaninchen. Die vom gleichen Autor gefundenen Ergebnisse bezüglich der unterschiedlichen Phagocytose von Spermien im oestrischen und pseudograviden Uterus (nicht kapazitierte Spermien) wurde bereits an anderer Stelle referiert.

Eine interessante Mitteilung wurde von ERICSSON [276] gemacht. Mit fluorescierendem Tetracyclin-HCl markierte Spermien verloren ihre Fluorescenz bei längerer Verweildauer im oestrischen Kaninchenuterus. Dagegen blieb die Fluorescenz im pseudograviden Uterus erhalten. Menschliche Spermien verhielten sich prinzipiell nicht anders als Kaninchenspermien. ERICSON bewies, daß die Veränderungen der Spermaoberfläche, sichtbar gemacht am Verhalten der Fluorescenz, mit der Kapazitation parallel gehen. Sollte sich diese Annahme bestätigen, so wäre ein leichteres Experimentieren möglich, da auf den direkten Nachweis der Befruchtungsfähigkeit verzichtet werden könnte.

Weiteren Aufschluß über das Wesen der Kapazitation ergab die Beobachtung von CHANG [157], daß bereits befruchtungsfähige Spermien durch zellfreies Samenplasma wieder inaktiviert werden. Die so behandelten Spermien können durch die normale Prozedur wieder fertil gemacht werden. Daß unter physiologischen Bedingungen der dekapazitierende Faktor nicht erst oder nicht nur mit dem Sekret der akzessorischen Geschlechtsdrüsen an die Spermien gelangt, konnten WEINMAN u. WILLIAMS demonstrieren [796]. Sie fanden einen Spermien dekapazitierenden Faktor schon in den Sekreten des Nebenhodens. Auch diese Autoren konnten die Reversibilität der Dekapazitation im Uterus oestrischer Kaninchen beweisen.

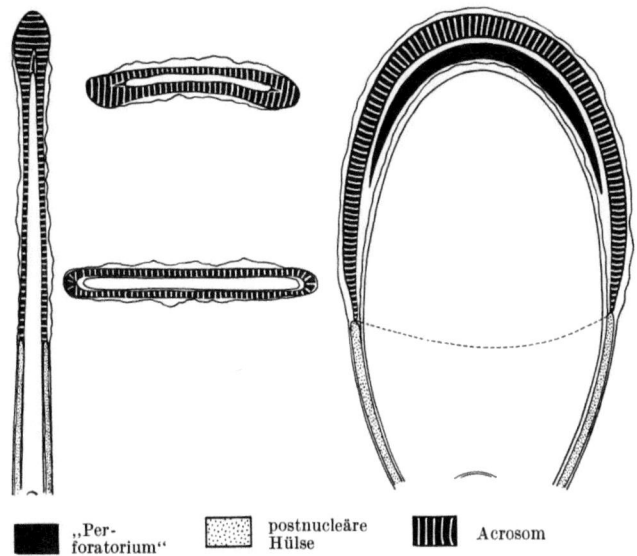

■ „Perforatorium"   ▨ postnucleäre Hülse   ▥ Acrosom

Abb. 7. Schematische Darstellung des Spermienkopfes beim Kaninchen. Die Darstellung zeigt das Acrosom (schraffiert) mit der darüber liegenden dünnen Plasmamembran, die sich bei Spermien nach längerem Verweilen im oestrischen Uterus lockert. (Nach BEDFORD [58])

WEIL u. RODENBURG [795] konnten mit fluorescierenden Antikörpern gegen das Sekret der Samenblase ejaculierte Spermien vom Menschen und Kaninchen markieren. Keine Reaktion trat mit Spermien im Hoden auf. Die Autoren nahmen an, daß der antigene Faktor erst außerhalb der Hodentubuli an die Spermien angelagert wird.

Der dekapazitierende Faktor ist kälte- und hitzestabil (bis 65°C) und nicht dialysierbar. Er wird mit 100% Äthanol präcipitiert. Durch Ultrazentrifugation bei 105000 g über 3 Std wird der Faktor aus dem Samenplasma entfernt [61]. Die Verfasser nehmen an, daß es sich beim Dekapazitationsfaktor um ein hochmolekulares Protein mit spezieller Affinität zur Spermienoberfläche handelt.

WILLIAM et al. [809] stellten dagegen fest, daß der DF (decapacitation factor) durch ein unspezifisches proteolytisches Enzym nicht zerstört wird. Elektrophoretisch ließen sich aus dem Samenplasma 3 verschiedene Proteinfraktionen isolieren, von denen keine eine DF-Aktivität besaß. Wohl aber ging die DF-Aktivität bei Behandlung mit kristalliner β-Amylase verloren. Darauf basiert die Annahme der Autoren, daß es sich bei dem DF um ein hochmolekulares Polysaccharid handeln könnte.

Das in dieser Hinsicht aufschlußreichste Experiment wurde von KIRTON und HAFS [453] publiziert. Die Kapazitation konnte in vitro sowohl durch Flüssigkeit aus ligierten Uteri als auch in gepufferter Locke-Lösung bei einem pH von 7,4 mit Amylase in verschiedenen Konzentrationen (1,0—0,1 mg-%) erreicht werden. In beiden Fällen war ein zusätzliches Verweilen der Spermien in der Tuba uterina zur vollständigen Kapazitation erforderlich.

Bei Dialyse blieb der kapazitierende Faktor des Uterussekretes in der makromolekularen Fraktion. KIRTON und HAFS folgerten, daß die Kapazitation auf einer Veränderung von kohlenhydrathaltigen Makromolekülen beruht, die die Spermien einhüllen und die Befruchtung verhindern.

Aus dem Uterussekret wurden bereits Proteine isoliert, die im Blutplasma nicht vorhanden sind und die für die beschriebene fermentative Wirkung verantwortlich sein könnten [757].

In einem gewissen Widerspruch zu den erwähnten Experimenten steht die Feststellung, daß in gestauten oestrischen Uteri beim Kaninchen eine Kapazitation nicht erfolgt [744]. Als mögliche Ursache wurde die fehlende Reibung der Spermien an den im nicht gestauten Uterus dicht aufeinanderliegenden Epithelien und die mögliche Verdünnung irgendwelcher Faktoren diskutiert, die bei der Kapazitation eine Rolle spielen.

Abgesehen von der bereits erwähnten Arbeit von ERICSON [276] ist das Phänomen der Kapazitation der Spermien bisher nur an der Fähigkeit, Eier zu befruchten, gemessen worden. Auch unter der Einwirkung von Gestagenen, die für die Kapazitation extrem ungünstige Verhältnisse schafft, scheint es einzelnen Spermien trotzdem möglich zu sein, die Zona pellucida zu durchdringen und ein Ei zu befruchten [164].

Da Spermien auch in den Tuben immerhin zu Hunderten oder Tausenden anwesend sind, aber schon ein einzelnes Spermatozoon ausreicht für eine Befruchtung, wenn es die Zona pellucida penetriert, ist es klar, daß selbst hochgradige Hemmungen der Kapazitation nur bedingt in Erscheinung treten müssen. Methoden wie die zitierte [276] bieten für die Zukunft vielleicht die Möglichkeit, den Grad der Kapazitation am einzelnen Spermatozoon selbst zu messen. Um die Hemmung der Kapazitation durch eine Hemmung der Befruchtung im Experiment sichtbar zu machen, sind die Voraussetzungen des Experiments sehr genau zu standardisieren. Dazu ein Beispiel: Bei vaginaler Insemination pseudogravider Kaninchen ist die Befruchtung der Ova (bei einer aufgepfropften Ovulation durch HCG) fast völlig gehemmt. Nur 3,1% aller Ova wurden befruchtet. Wurde mit einer größeren Spermienmenge intrauterin inseminiert, so wurden 61% (bei Kontrollen 94,7%) aller Eier befruchtet. Erst die Reduktion der Spermienzahl, die intrauterin appliziert wurde, machte eine Hemmung der Befruchtungsfähigkeit deutlicher. Bei oestrischen Tieren waren 86,6% aller ovulierten Eier befruchtet, d.h. es waren trotz der reduzierten Spermienzahl die Verhältnisse für eine Befruchtung unverändert günstig. Dagegen waren bei pseudograviden Tieren unter sonst unveränderten Bedingungen nur noch 5,1% der Eier befruchtet [574, 575].

Wie schon einleitend bei der Besprechung der Fertilitätsverhältnisse in der Pseudogravidität und unter Progesteroneinfluß erwähnt, werden die Gestagenwirkungen erst mit erheblicher Latenz manifest. Zwei Kanincheneinheiten (RbU) Progesteron über 5 Tage verabfolgt, bewirken überhaupt keine Hemmung der Befruchtung. Über 10 Tage verabfolgt, verursacht die gleiche Dosis eine fast vollständige Hemmung (95%) der Befruchtung der Eier [101].

Möglicherweise ist der sehr geringe, wenn überhaupt vorhandene negative Einfluß auf die Befruchtung, den CHANG [161] bei Kaninchen unter Progesteron und Medroxyprogesteronacetat (MPA) beobachtete, auf die kurze Zeitspanne der Anwendung vor der Ovulation zurückzuführen (s. Tabelle 16).

Tabelle 16. *Einfluß von Progesteron und Medroxyprogesteronacetat auf die Befruchtung von Kanincheneiern bei Anwendung kurz vor der Ovulation. Tag 0 = Tag der Insemination.*
(Nach CHANG [161])

Substanz, Dosierung (mg/Tier—Tag der Behandlung)		Tierzahl	Zahl der Eier	
			gesamt	befruchtet
Progesteron (subcutan) am Tag				
2,0 mg	−1	6	31	23 (74%)
MPA (per os) am Tag	−1	6	37	30 (81%)
	−2	4	37	31 (84%)
2,0 mg	−1	6	56	54 (96%)
	0	4	50	50 (100%)
Kontrolle		6	55	50 (91%)

Angaben, wieweit die Hemmung der Kapazitation unter Gestagenen den morphologischen Veränderungen im Endometrium parallelgehen, wurden nicht gemacht.

Mit Ausnahme der Arbeiten von MURPHREE et al. [574] und BLACK et al. [80], in denen die Ergebnisse bei intrauteriner Insemination gefunden wurden, lassen die zum Teil bereits zu Anfang dieses Kapitels zitierten Arbeiten nur bedingt Rückschlüsse darauf zu, wieweit der hohe Prozentsatz an unbefruchteten Eiern in der Gravidität, Pseudogravidität unter dem Einfluß aktiver Corpora lutea in der 2. Cyclushälfte bzw. unter der Einwirkung von Progesteron auf die gehemmte Kapazitation von Spermien zurückzuführen ist. [574, 673, 48, 239].

Eine genauere Analyse der Kapazitationsverhältnisse unter verschiedensten hormonalen Konstellationen unter Oestrogenen, Gonadotropinen, Oestrogenen plus Progesteron soll anhand einer Arbeit von CHANG [158] gemacht werden. Die Experimente wurden an erwachsenen oestrischen, erwachsenen pseudograviden, kastrierten und infantilen Tieren ausgeführt. Als Oestrogen wurde Oestradiol subcutan und als Gestagen Progesteron in Form einer Makrokristallsuspension ebenfalls subcutan verabfolgt.

In den Uteri der behandelten Spendertiere wurden die Spermien inkubiert und dann zurückgewonnen und auf Empfängertiere, die sich 2—3 Std nach der Ovulation befanden, übertragen. Bei dem späten Zeitpunkt der Übertragung haben beim Kaninchen nur weitgehend kapazitierte Spermien die Chance, ein Ei zu befruchten.

Die Ergebnisse in Tabelle 17 zeigen, daß die Fertilität 6—14 Tage lang pseudogravider Kaninchen sehr gering ist. Nur 2,4% der wiedergefundenen Eier sind befruchtet, obwohl durch den Ort der Insemination wesentliche Passagehindernisse nicht mehr wirksam sein können. Die Befruchtung der Eier wird durch Oestrogene 2—3 Tage vor der Ovulation nicht begünstigt, die Hemmung der Kapazitation bleibt also bestehen. Auch Gonadotropine, die wohl ebenfalls zu einem Anstieg der Oestrogenproduktion im Organismus führen, bleiben ohne Einfluß auf Kapazitation und Befruchtung.

Die unter den Verhältnissen eines normalen Oestrus bei intrauteriner Inkubation und folgender Insemination in die Tuben mit 63% aller Eier hohe Befruchtungsrate (physiologisch liegt sie erheblich höher) fällt bei einer Vorbehandlung mit Progesteron über 3—4 Tage praktisch auf Null (2,1%). Nur ein Ei von 47 ist befruchtet.

Tabelle 17. *Kapazitation im Uterus unter Gonadotropinen, Oestrogenen und Progesteron bei adulten Kaninchen bei Gestagen- bzw. Oestrogen-bestimmter Reaktion des Endometriums. Empfängertiere erhalten die aus Uteri nach Inkubation zurückgewonnenen Spermien in die Tuben (2—3 Stunden nach einer Ovulation injiziert.* (Nach CHANG [158])

Reproduktionsphase bzw. Behandlung der Spender	Zahl der Tiere		Tubal applizierte Spermien (Durchschnitt in Millionen)	Leukocyten/mm³ (Durchschnitt)	Zahl der Ova	
	Spender (uterine Inkubation)	Empfänger (tubale Insemination nach der Ovulation)[a]			gesamt	befruchtet
Pseudogravide Tiere: (6—14 Tage)						
a) ohne Behandlung	6	15	3,81	9830	84	2 (2,4%)
b) Gonadotropine	3	10	3,93	6230	47	0 (0%)
c) Oestrogene (Oestradiol, (Gesamtdosis 1,5 mg über 2—3 Tage subcutan)	3	10	6,42	2820	48	0 (0%)
Oestrische Tiere:						
a) ohne Behandlung	6	17	0,21	4100	95	60 (63%)
b) Progesteron (25,0 mg makrokristallin über 3—4 Tage subcutan)	5	9	1,43	5730	47	1 (2,1%)

[a] Ein Teil der Tiere wurde beidseitig, ein anderer nur unilateral inseminiert.

Progesteron verändert die im oestrischen Uterus bestehenden Verhältnisse radikal, umgekehrt aber haben Oestrogene, was die Kapazitation anbelangt, hier keinen antagonistischen Effekt gegen Progesteron.

In der gleichen Arbeit konnte CHANG [158] beweisen, daß auch im Uterus infantiler und kastrierter Kaninchen eine Kapazitation stattfindet. Zumindest die Ergebnisse an infantilen Tieren lassen den Schluß zu, daß Gonadotropine und Oestrogene die Kapazitation günstig beeinflussen. Bei adulten weiblichen Kastraten ist dieser Effekt nicht festzustellen (s. Tabelle 18).

Eindeutig hemmt Progesteron bei infantilen Tieren und bei Kastraten, 3 bis 4 Tage vor der Inkubation gegeben, die Kapazitation von Spermien. Eine Oestrogengabe vorher oder gleichzeitig ist für diesen Effekt im Gegensatz zu anderen Gestagenwirkungen offensichtlich nicht erforderlich.

Wie bereits oben erwähnt wurde [4], kann auch in den Tuben eine Kapazitation stattfinden, allerdings dauert sie dort länger als im oestrischen Uterus. Außerdem bewirkt die Tube offensichtlich bei der Reifung der Spermien im weiblichen Genitale einen entscheidenden letzten Schritt, der auch bei längerer Inkubation im Uterus nicht stattfinden kann [155].

Ein weiterer wichtiger Unterschied zum Uterus ergibt sich hinsichtlich der Kapazitation unter dem Einfluß von Gestagenen. Während bei pseudograviden Tieren die Spermien im Uterus nicht befruchtungsfähig werden, ist die Tube auch unter Gestagenen in der Lage, die Spermien zu kapazitieren. Wie aus Tabelle 19 hervorgeht, erfolgt die Kapazitation in der Tube oestrischer Tiere nur geringfügig wirkungsvoller als in der Tube von 7—9 Tage pseudograviden Kaninchen, dagegen werden an den Uteri unter den genannten Verhältnissen krasse Unterschiede deutlich [158].

Tabelle 18. *Kapazitation im Uterus infantiler bzw. kastrierter Kaninchen.* — *Empfängertiere erhalten zurückgewonnene Spermien 2—3 Stunden nach der Ovulation in die Tuben injiziert.*
(Nach CHANG [158])

Behandlung der Spender, in deren Uterus die Spermien inkubiert wurden	Zahl der Tiere		Tubal applizierte Spermien (Durchschnitt in Millionen)	Leukocyten/mm³ (Durchschnitt)	Zahl der Ova	
	Spender (uterine Inkubation)	Empfänger (tubale Insemination nach der Ovulation)			gesamt	befruchtet
Infantile Tiere:						
a) unbehandelt	3	7	0,15	17250	32	11 (34%)
b) Oestrogene (1,5 mg Oestradiol insgesamt über 2—3 Tage subcutan)	3	7	0,189	34660	32	17 (53%)
c) Gonadotropine	3	6	0,098	4390	32	22 (69%)
d) Progesteron (12,5 mg makrokristallin subcutan über 3—4 Tage vor der Inkubation)	3	6	0,89	1730	32	1 (3,1%)
Kastrierte Tiere:						
a) unbehandelt	4	11	0,24	18960	41	15 (37%)
b) Oestrogene (1,5 mg Oestradiol insgesamt über 2—3 Tage subcutan)	4	11	0,98	89510	48	16 (33%)
c) Gonadotropine	5	9	0,58	84520	42	11 (26%)
d) Progesteron (25,0 mg makrokristallin über 3—4 Tage subcutan)	5	10	1,09	3310	36	3 (8,4%)

Tabelle 19. *Unterschiedliches Verhalten von Tube und Uterus des Kaninchens bezüglich der Kapazitation in der Pseudogravidität. Empfängertiere erhalten aus der Tube bzw. aus dem Uterus zurückgewonnene Spermien 2-3 Stunden nach der Ovulation in die Tuben injiziert.*
(Nach CHANG [158])

Reproduktionsphase der Spender und Ort der Inkubation ( )	Zahl der Tiere		Tubal applizierte Spermien (Durchschnitt in Millionen)	Leukocyten/mm³ (Durchschnitt)	Zahl der Ova	
	Spender	Empfänger (tubale Insemination nach der Ovulation)			gesamt	befruchtet
Oestrus (Uterus)	3	6	0,15	750	31	18 (58%)
Oestrus (Tube)	2	5	0,12	840	27	20 (74%)
Pseudogravidität:						
Tag 1 (Uterus)	2					
Tag 1 (Uterus)	2	4	0,15	13600	29	7 (24%)
Tag 6—14 (Uterus)	6	15	3,81	9830	84	2 (2,4%)
Tag 19 (Uterus)	2	5	0,23	40010	23	9 (39%)
Tag 7—9 (Tube)	2	7	0,09	600	45	23 (51%)

Das Verhalten der Tuben ist vielleicht verantwortlich dafür, daß es nur sehr schwer möglich ist, die Befruchtung von Eiern nur über eine Hemmung der Kapazitation vollständig zu verhindern.

Die Hemmung der Befruchtung — auch bei intrauteriner Insemination — ist außer mit Progesteron ebenfalls durch synthetische Gestagene bei Anwendung längere Zeit vor der Ovulation möglich. Bei Frettchen, die eine lange Latenz zwischen der Gabe von Gonadotropinen (bzw. der Kopulation) und dem Beginn der folgenden Ovulation haben [542, 168a] und bei denen die Spermien entsprechend lange im weiblichen Genitale verweilen (ca. 30 Std), gelingt mit Medroxyprogesteronacetat (MPA) eine starke Hemmung der Kapazitation [165]. An oestrische Frettchen wurden 3 Tage vor der Ovulation 2,0 mg MPA/Tier/Tag per os verabfolgt, die Insemination *in den Uterus* erfolgte 30 Std vor der Ovulation mit epididymalen Spermien. Die Ergebnisse ergeben sich aus Tabelle 20.

Tabelle 20. *Hemmung der (Kapazitation und) Befruchtung unter dem Einfluß von Medroxyprogesteronacetat (per os) vor der Ovulation beim Frettchen bei intrauteriner Insemination.* (Nach CHANG [165])

Behandlung vor der Ovulation	Zahl der untersuchten Eier	Zahl und Prozentsatz der befruchteten Eier
MPA 2,0 mg per os/Tag über 3 Tage	64	1 (1,5%)
Kontrollen	43	29 (68%)

Der gehemmten Befruchtung entsprechend wurden 13—18 Tage nach der Insemination in den Uteri von MPA-vorbehandelten Tieren (4 Tiere) keine Embryonen angetroffen, bei Kontrollen (4 Tiere) hingegen 20 lebende Embryonen.

Bisher liegt dem Verfasser nur eine Arbeit vor, die die Wirkung des Progesteron und verschiedener gestagener Substanzen, 19-Nortestosteronderivate und 17α-Hydroxyprogesteronderivate, auf die Befruchtung vergleichend untersucht hat [164].

Schon daraus ist zu entnehmen, welche Lücken gerade auf diesem Sektor im Vergleich zu anderen Anwendungsbereichen der Gestagene noch klaffen. Tabelle 21 gibt zunächst die Ergebnisse bei vaginaler Insemination nach Behandlung mit Gestagenen wieder. $1^1/_2$—2 Std nach der 3. Injektion oder per os-Gabe des Gestagens wurde inseminiert und kurz darauf HCG zur Ovulationsauslösung gegeben. Die Hemmung der Befruchtung, sofern vorhanden, ist unter den genannten Verhältnissen nicht allein auf eine Hemmung der Kapazitation zurückzuführen. Daß sie eine Rolle spielt, kann an dem Prozentsatz an unbefruchteten Eiern gesehen werden, die Spermien in der Zona pellucida enthalten, wo die Spermien aber offensichtlich nicht in der Lage waren, diese Barriere zu durchdringen.

Die Unterschiede in der Befruchtungsrate zwischen hoher und niedriger Dosierung sind beim Progesteron, beim MPA und Chlormadinonacetat signifikant. In dieser Versuchsanordnung ist Progesteron, subcutan verabfolgt, stärker wirksam als MPA per os und Chlormadinon wiederum stärker als Progesteron. Selbst 0,2 mg Chlormadinonacetat haben noch eine deutliche Wirkung, aber selbst das 100fache dieser Dosis verhindert die Befruchtung nicht mit letzter Sicherheit.

Etwas überraschend ist die Unwirksamkeit von Norethynodrel, Norethisteronacetat und Methyltestosteron auf die Befruchtung. Wie bereits bei der Besprechung des Spermientransportes durch die Cervix (s. o.) besprochen, ist besonders das Norethisteronacetat ein starkes Gestagen (s. Tabelle 22) und schwaches Oestrogen [427, 428, 585, 769, 771].

Tabelle 21. *Hemmung der Befruchtung nach 3tägiger Gestagenbehandlung bei intravaginaler Insemination.* (Nach CHANG [164])

Substanz-Gesamtdosis in mg/Tier	Tierzahl	Zahl der Eier				davon mit Spermien in der Zona pellucida %
		gesamt	befruchtet	%	unbefruchtet	
Progesteron (subcutan)						
1,0	6	64	42	66	22	4
2,0 } 4,0	12	87	20	23	67	10
MPA (Medroxyprogesteronacetat) (per os)						
1,0	6	56	49	88	7	28
2,0 } 4,0	12	90	47	52	43	46
Chlormadinonacetat (per os)						
0,2	6	68	45	66	23	35
0,5 } 1,0 } 2,0 } 4,0	24	148	16	11	132	19
20,0	6	50	1	2	49	2
Norethynodrel (per os)						
2,0 } 4,0	12	105	99	94	6	100
Norethisteronacetat (per os)						
4,0	6	26	25	96	1	—
Methyltestosteron- (per os)						
4,0	6	74	74	100	0	—
Kontrollen	6	55	50	91	5	—

Da Oestrogene die Wirkung von Progesteron auf die Kapazitation nicht antagonistisch beeinflussen [158], hätte man gerade bei dieser Substanz über die Hemmung der Kapazitation eine erniedrigte Befruchtungsrate erwarten müssen. Tabelle 22 vergleicht die verschiedenen Angaben über die gestagene Wirksamkeit von Progesteron, MPA, Chlormadinonacetat, Norethynodrel, Norethisteronacetat und Methyltestosteron, um einen Anhaltspunkt zu geben, wieweit die Wirkungen gegen die Befruchtung der Wirkung in anderen Testmodellen parallelgehen oder wieweit eine Dissoziation der Wirkungen möglich ist.

Ein Vergleich der Angaben über die transformatorische Wirkung auf das Endometrium und auf den Vorgang der Befruchtung (s. Tabelle 21) ergibt augenfällig eine zu geringe (bzw. gar nicht ausgeprägte) Wirkung des MPA bzw. des 17α-äthinyl-19-nortestosteronacetats, wenn man die transformatorische Wirkung des Progesterons auf das Kaninchenendometrium und seine Wirkung auf die Befruchtung zugrunde legt. Daraus kann mit einiger Vorsicht geschlossen werden, daß die Hemmung der Kapazitation nicht mit der transformatorischen Wirkung einer Substanz parallel geht.

In einem weiteren Experiment hat CHANG [164] die in Tabelle 1 wiedergegebenen wirksamen Substanzen auf ihre antikapazitive Wirkung bei intrauteriner Insemination untersucht. Die Spermien wurden ca. 8 Std vor der Ovu-

Tabelle 22. *Die gestagene Wirkung von MPA, Chlormadinonacetat, 17α-aethinyl-19-nortestosteronacetat, Norethynodrel und Methyltestosteron auf das Kaninchenendometrium bei oraler Applikation. (Die Angaben beziehen sich auf die Wirksamkeit des Progesterons bei subcutaner Anwendung)*

Substanz	Wirkung als Gestagen bezogen auf Progesteron (subcutan)	Literaturangaben
MPA (6α-methyl-17α-hydroxy-progesteron-acetat) (per os)	5— 10 ×	[243, 266, 269, 323, 679, 701]
Chlormadinonacetat (6-Chlor-$\Delta^{4,6}$-pregnadien-17α-ol-3,20-dion-17α-acetat) (per os)	100—500 × 37 ×	[105, 390, 427, 428, 429, 462, 138]
17α-aethinyl-19-nortestosteronacetat (per os)	133—330 ×	[427, 428, 429]
Norethynodrel $\Delta^{5(10)}$-oestrenolon (per os)	0,25 × 10—25 ×	[243, 245, 707]
17α-Methyltestosteron a) (per os) b) subcutan) (gleiche Testanordnung subcutan und per os)	<0,01 × 0,05 ×	[461, 217]

Zusätzliche experimentelle Daten zu den in Tabelle 22 aufgeführten Substanzen s. in Band XXII/1 - F. Neumann. Die entsprechenden Seitenzahlen in der Reihenfolge der Substanzen: S. 838, 874, 938, 942, 914).

Tabelle 23. *Hemmung der Befruchtung nach 3tägiger Gestagenbehandlung bei intrauteriner oder intratubarer Insemination vor der Ovulation.* (Nach CHANG, [164])

Substanz und Dosis/Tier	Tierzahl	Zahl der Ova		Nicht befruchtet, davon mit Spermien in der Zona pellucida ( )
		gesamt	befruchtet	
Progesteron (subcutan) 2,0 mg	3	38	34 (90%)	4 (3)
MPA, 4,0 mg	3	31	23 (74%)	8 (6)
Chlormadinonacetat, 1,0 mg	4	44	7 (16%)	37 (12)

lation im Uterus bzw. in der Tube deponiert. Diese Zeit würde bei oestrischen Kontrollen in jedem Fall für eine optimale Kapazitation ausreichen (s. o.). Nach 3tägiger Vorbehandlung mit den verschiedenen Gestagenen ergeben sich die in Tabelle 23 wiedergegebenen Resultate.

Die intrauterine Insemination erhöht die Befruchtungsrate verglichen mit der vaginalen Insemination. Chlormadinonacetat hat auch bei intrauteriner Insemination eine unzweifelhafte Wirkung auf die Befruchtung, die über eine Hemmung der Kapazitation bewirkt sein dürfte.

Alle sonstigen Einflußmöglichkeiten auf die Befruchtung außer der Kapazitation erscheinen ausgeschlossen, wenn Spermien zunächst in Uterus oder Tube inkubiert werden, bevor man sie auf Tuben überträgt, die bereits vor einiger Zeit ovulierte Eier enthalten. Kurz bevor die Befruchtungsfähigkeit der Eier verlorengeht, haben nur solche Spermien eine Chance der Befruchtung, die weitgehend kapazitiert sind. Tabelle 24 macht eine Aussage über die Kapazitation von Spermien, die vor der Insemination in die Tube (2—3 Std nach der Ovulation) 12 Std in Tube oder Uterus von behandelten Tieren inkubiert wurden.

Die Ergebnisse in Tabelle 24 zeigen, daß auch bei Inkubation in der Tube unter den gegebenen experimentellen Verhältnissen Spermien nicht voll kapazitiert werden. Dieses Ergebnis steht im Widerspruch zu anderen [158], die aussagen,

Tabelle 24. *Kapazitation von Kaninchenspermien in der Tube nach 3tägiger Vorbehandlung mit verschiedenen Gestagenen. Testung an Kanincheneiern in der Tube 2–3 Stunden nach der Ovulation.* (Nach CHANG [164])

Substanz und Dosis (mg)/Tier	Tierzahl	Zahl der Ova		
		gesamt	befruchtet	nicht befruchtet, mit Spermien in der Zona pellucida
Progesteron (subcutan) 2,0 mg	6	46	11 (24%)	60%
MPA (per os) 4,0 mg	6	29	17 (59%)	100%
Chlormadinonacetat 1,0 mg	6	28	6 (21%)	41%

daß in der Pseudogravidität die Inkubation von Spermien nicht im Uterus, wohl aber in der Tube zur Kapazitation führt.

Das gleiche Experiment bei Präinkubation der Spermien im Uterus führt zu ganz ähnlichen Resultaten (s. Tabelle 25).

Tabelle 25. *Kapazitation von Kaninchenspermien im Uterus nach 3tägiger Vorbehandlung mit verschiedenen Gestagenen. Testung der Kapazitation an Eiern in der Tube 2—3 Stunden nach der Ovulation.* (Nach CHANG [164])

Substanz und Dosis/Tier	Tierzahl	Zahl der Ova		
		gesamt	befruchtet	nicht befruchtet, mit Spermien in der Zona pellucida
Progesteron 2 mg (subcutan)	6	30	7 (23%)	61%
MPA 4 mg (per os)	6	25	10 (40%)	100%
Chlormadinonacetat 1 mg (per os)	6	44	20 (45%)	71%
Kontrollen	8	19	17 (90%)	100%

Wie die Angaben der Tabelle 25 demonstrieren, ist die Kapazitation unter Progesteron, MPA und Chlormadinonacetat auch im Uterus wirkungsvoll gehemmt, so daß die Rate an befruchteten Eiern weit unter der von Kontrollen liegt. Kontrollen hier: Werte bei tubarer Insemination längere Zeit vor dem Ovulationszeitpunkt.

Die schon erwähnte Möglichkeit, daß Eier unter dem Einfluß von Gestagenen vorzeitig in den Uterus ausgestoßen werden und deshalb nicht befruchtet werden, weil das uterine Milieu dafür ungünstig ist [164], scheidet im letztgenannten Versuch aus. Da der Organismus, in den die Spermien nach der Inkubation übertragen werden, nicht unter der Einwirkung von Gestagenen steht, ist der Transport der Eier normal.

2. Die Veränderungen des unbefruchteten Eies in Abhängigkeit von der Umgebung

Nur wenige konkrete Informationen sind erreichbar, die unter diesem Thema abzuhandeln wären.

Nachdem das erste Spermatozoon die Zona pellucida aktiv durchdrungen hat, erreicht es den perivitellinen Raum. Nach AUSTIN werden hier auch unbeweglich gewordene Spermien aktiv vom Ei aufgenommen, allerdings jeweils nur einzelne Spermien [40].

Angeblich soll die Zona pellucida in einer unter Progesteroneinfluß stehenden Umgebung eine Veränderung erfahren [372].

Als weitere Hüllen besitzt das unbefruchtete Ei vor seiner Denudation noch die anhaftenden Zellen des Cumulus oophorus und die Zellen der Corona radiata. Die Zellen des Cumulus oophorus können durch Gegenwart vieler Spermien oder durch Hyaluronidase in vitro zerstört werden, nicht aber die Zellen der Corona radiata. Die völlige Denudierung der Eier wird tubaren Faktoren zugeschrieben.

Mechanisch denudierte Ova haben eine sehr geringe Fruchtbarkeit. Es wird daher angenommen, daß die Coronazellen, nicht aber die Cumuluszellen, wichtig für die Erhaltung der Fertilität des Eies sind. Wird das Ei schutzlos dem Tubenmilieu ausgesetzt, geht die Befruchtungsfähigkeit sofort verloren [165]. Hierbei scheint weniger die Unfähigkeit der Spermien eine Rolle zu spielen, die Zona pellucida zu durchdringen, vielmehr scheinen die Veränderungen im Bereich der Dottermembran oder des Ooplasmas im Vordergrund zu stehen, die zur Zeit des teilweisen oder kompletten Verlustes der Coronazellen eintreten [153].

CHANG und PINCUS [167] beschreiben eine Spermienpenetration nur bis zur Zeit des Zerfalls der Corona radiata. Während dieser Zeit ist die Zona pellucida viscös und klebrig, während nach der Vollendung der Denudation eine Verfestigung eintritt. Die Klebrigkeit der Zona vor der Denudation soll das Haftenbleiben der Spermien am Ei begünstigen.

Die Zerstörung der Corona erfolgt besonders schnell, wenn Tubensekret und mechanische Kräfte gleichzeitig auf das Ei einwirken [517], wie es auch unter physiologischen Bedingungen der Fall sein dürfte [361, 368, 328].

Es gibt Anhaltspunkte dafür, daß auch die Zona pellucida nach der Ovulation zunächst Veränderungen durchmacht, die den Durchtritt von Spermien begünstigen. So fanden AUSTIN und BRADEN bei der Ratte beim verspäteten Coitus („delayed coitus") ein schnelleres Durchdringen der Spermien [44]. Von analogen Beobachtungen wurde beim „delayed coitus" der Maus berichtet. Ob die beschriebenen, für die Befruchtung günstigen Veränderungen in der späteren Phase der Zona pellucida obligat sind und wieweit sie von endokrinen Faktoren abhängen, wird nicht angegeben [104].

Bei manchen Species, beim Kaninchen und Opossum [167], bildet sich um das Ei in der Tube eine Hülle, die als Mucoproteinmantel oder Albuminmantel beschrieben worden ist. Kanincheneier sind bereits nach 5 Std [605] von einem für Spermien undurchdringlichen Mucoproteinmantel umgeben. Einen späteren Zeitpunkt (6—8 Std) gibt BRADEN an [103]. Die Beziehung zwischen der Bildung eines Mucoprotein- bzw. Albuminmantels und dem Verlust der Fruchtbarkeit des Kanincheneies wird von mehreren Autoren erwähnt (u.a. [347, 50, 601]).

Der erste Bericht, der die Ablagerung eines homogenen Schleimes bei der Tubenpassage des Kaninchens beschriebt, geht auf das Jahr 1797 zurück [192].

Während früher der Mantel der Ova in der Tube des Kaninchens in Anlehnung an die Verhältnisse bei Vögeln als Albuminmantel bezeichnet worden ist, ergaben genauere Untersuchungen, daß er aus sauren Mucopolysacchariden besteht [50, 103]. Die cyclischen Veränderungen im Gehalt an Mucopolysacchariden im Schleim der Tube über den Cyclus [339] lassen vermuten, daß die Bildung des Mucopolysaccharidmantels der Eier mittelbar auch über Oestrogene und Progesteron gesteuert wird. Wichtig für die Ablagerung des Mucins ist auch die Dauer des Aufenthaltes der Eier in den Tuben, der ganz entscheidend von Oestrogenen und Progesteron abhängt, wie noch darzustellen sein wird. So beschreibt u.a. HAFEZ [340] bei unter Oestrogeneinfluß in Tuben retinierten Kaninchenova besonders starke Ablagerungen von Mucin.

Die Dauer, die Eier und Spermien maximal fertil bleiben, variiert speciesabhängig sehr stark und hängt von den beschriebenen Veränderungen der Ova im weiblichen Genitale ab. Beim Frettchen wird die Dauer der Befruchtungsfähigkeit der Spermien mit maximal 108 Std [160], beim Kaninchen nur mit maximal 30 Std angegeben [348]. Eier sind im allgemeinen wohl nur kürzere Zeiten befruchtungsfähig. Kaninchenova bleiben nur wenige Stunden fertil (s. o.), beim Schwein konnte dagegen auch 20 Std nach der Ovulation noch eine Spermienpenetration festgestellt werden. Die Fertilität der Eier verringerte sich allerdings schon 12 Std nach der Ovulation [413].

3. Die Entwicklung der Zygote

a) Direkte und indirekte Einflüsse auf die frühe Entwicklung des befruchteten Eies. — Die Abhängigkeit des Eies von der Umgebung in vitro und in vivo.

Können Hormone in vivo und in vitro direkt auf das Ei einwirken oder wirken sie nur über eine Veränderung der Umgebung in vivo? Wieweit lassen in vitro ermittelte Ergebnisse Rückschlüsse auf die physiologischen Verhältnisse zu? Welche Voraussetzungen der Umgebung sind für die Entwicklung der Embryonen unerläßlich?

Eine Fülle von Daten liegt vor, die die Notwendigkeit eines fein abgestimmten hormonalen Mechanismus für die Gravidität erkennen lassen. Aber nicht zuletzt sollen auch die Experimente erwähnt werden, die unter bestimmten Umständen in vitro und in vivo eine den Verhältnissen entsprechend „normale" Embryonalentwicklung auch völlig unabhängig vom hormonalen Milieu erreichten. So kann es heute nur Spekulationen darüber geben, was letzten Endes in der Gravidität hormonal gesteuert ist und welche Vorgänge unabhängig von hormonalen Mechanismen verlaufen.

Überschneidungen mit dem Abschnitt „Eitransport" werden unvermeidlich sein, da jede Verzögerung oder Beschleunigung des Eitransportes für das Ei gleichzeitig den Aufenthalt in einer für die Phase der Gravidität inadäquaten Umgebung bedeutet.

Die Kultur von Säugereiern ist bei verschiedenen Species mit wechselndem Erfolg versucht worden. Größere Erfolge erbrachte nur die Kultur von Mäuse- und Kanincheneiern. Bei anderen Säugern war eine Kultur über das 2-Zellstadium hinaus kaum möglich. Untersucht wurden neben Mäusen und Kaninchen Eier von Ratten, Meerschweinchen, Hamstern, Schweinen, Schafen, Ziegen, Rindern und Primaten.

Der Grund für die Speciesunterschiede im Verhalten der Ova in vitro ist nicht bekannt, vermutlich ist das künstliche Milieu in irgendeiner Weise insuffizient [112].

In vitro befruchtete Kanincheneier haben, auch wenn sie in Tubensekret kultiviert werden, keine Fähigkeit, sich zu teilen. Die Eier erreichen allenfalls die Phase der Pronuclei [569].

Dagegen gelingt die Kultur von Mäuseeiern, die im 8-Zellstadium aus den Tuben entnommen wurden, in einfacher Krebs-Ringerlösung, die einen Zusatz von Aminosäuren oder Peptiden enthält [805]. In den genannten Medien war eine anscheinend normale Entwicklung der Embryonen bis zur Blastula möglich. WHITTEN folgerte, daß diese Phase des Eies funktionell dem Leben mariner Nichtvertebraten entspricht. Unter Umständen war sogar die Kultur von Mäuseeiern im 2-Zellstadium möglich. WHITTEN nimmt an, daß von Spermien produzierte Milchsäure essentiell für die Vorbereitung der Befruchtung und den Beginn der Teilungen ist. Im weiteren Verlauf der Entwicklung sollen, wie hier unter in vitro-Verhältnissen beobachtet, spezielle Tubenfaktoren nicht mehr erforderlich sein.

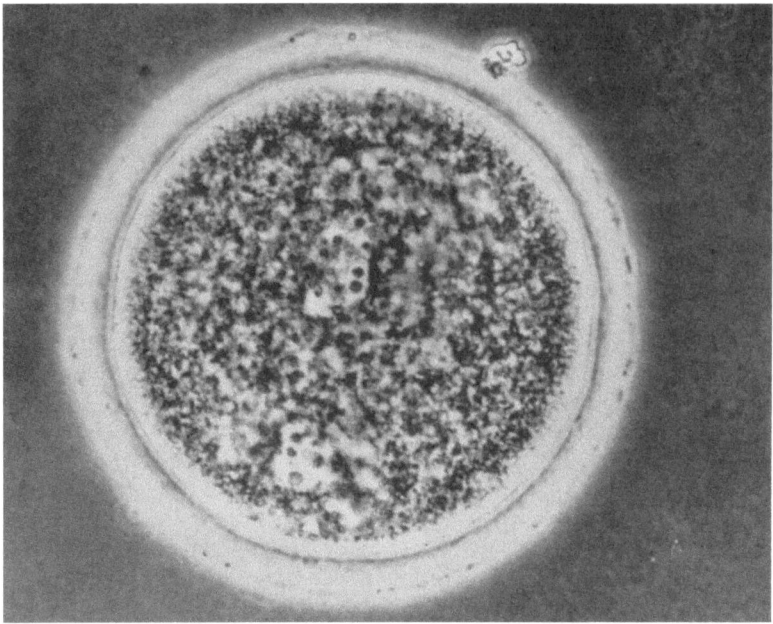
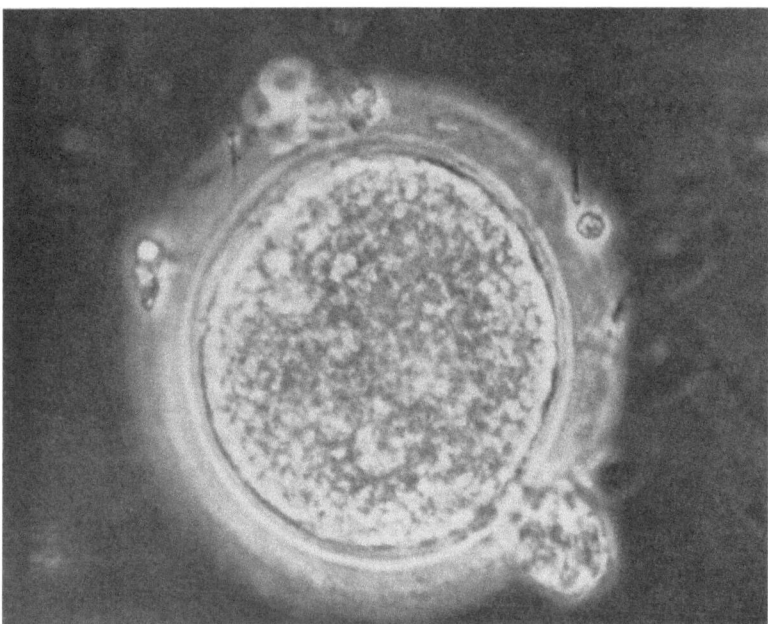

Abb. 8a u. b. In vitro befruchtete follikuläre Affeneier nach anschließender Kultur in der Tube. a Nach 24stündiger Kultur in der Tube zeigen die Ova im Stadium der Pronuclei bereits degenerative Stigmata. Das untere Bild zeigt Spermien in der Zona pellucida eines der Ova. b Ova nach 48stündiger Kultur im 2-Zellenstadium. Beide Ova tragen deutliche Zeichen der Degeneration. (Nach SUZUKI und MASTROIANNI [774a])

In einer Krebs-Ringer-Bicarbonatlösung konnten nach Zusatz von bovinem Albumin explantierte Mäuseeier im 8-Zellstadium sehr gut kultiviert werden. Nur 3 von 148 explantierten Ova entwickelten sich nicht weiter bis zum Blastula-

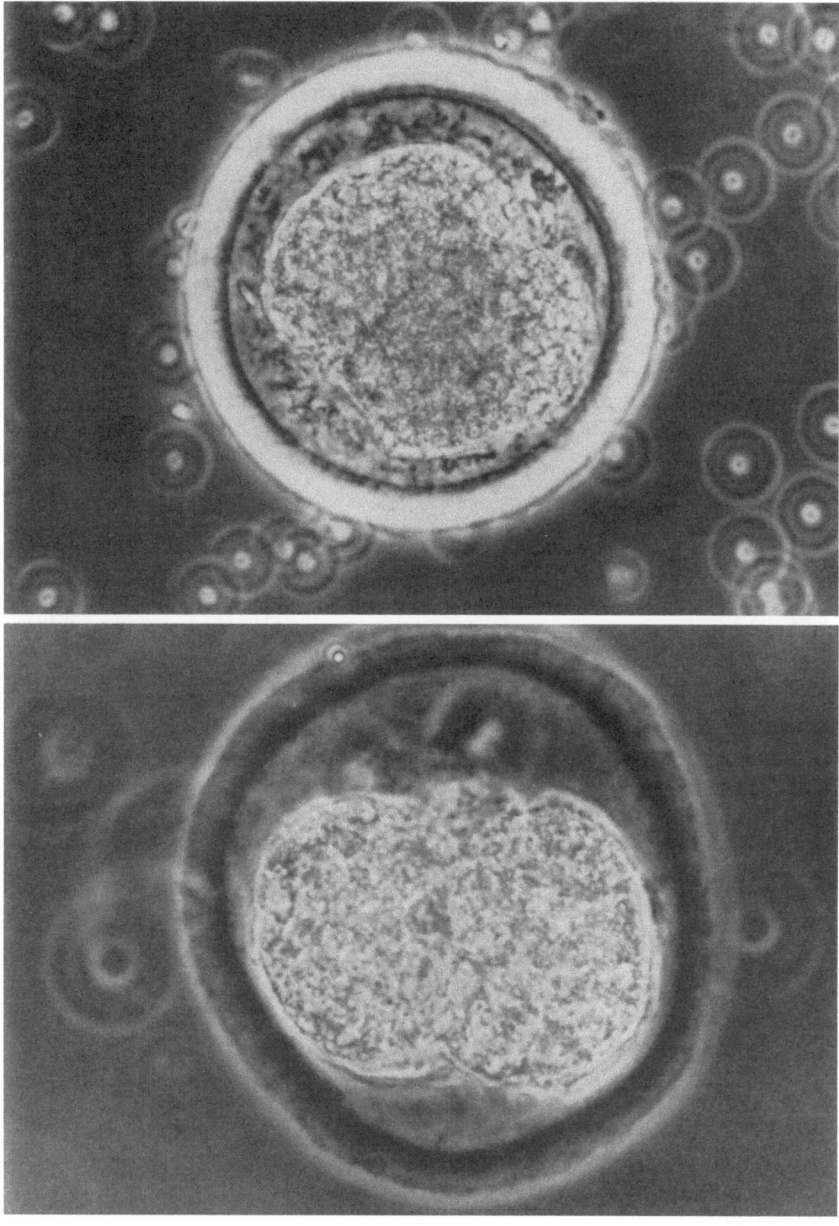

Abb. 8b

stadium. Bei Reimplantation in den Organismus unter die Nierenkapsel zeigten die Eier das unter diesen Verhältnissen typische expansive Wachstum wie normale Blastulae an entsprechender Stelle [802]. Dieser Versuch zeigt auch die normale Vitalität von längere Zeit in vitro kultivierten Ova in Abwesenheit tubarer oder uteriner Faktoren.

Das Verhalten von bereits weiter in der Entwicklung fortgeschrittenen Eiern des Kaninchens und der Einfluß von Progesteron auf entsprechende Entwicklungsstadien in vivo und in vitro wurde von PINCUS u. WERTHESSEN untersucht [643]. Bei Kulturen im Uhrglas haben Eier, die 68—77 Std nach der Kopulation den Tuben im Stadium der späten Morula bis frühen Blastula entnommen wurden, noch über mehrere Tage eine gewisse Wachstumstendenz. Wie aus Tabelle 26 zu entnehmen ist, hatte die Zugabe von in Lecithin gelöstem Progesteron zum Serum keinen günstigen Effekt auf die Entwicklung der kultivierten Ova. Gehalten wurden die Eier in 20—25 Tropfen Kaninchenblutplasma, dem Lecithin (Kontrollen) bzw. Lecithin + 0,5 mg Progesteron zugesetzt wurde.

Tabelle 26. *Kanincheneier im späten Morula- bis frühen Blastulastadium in vitro (Uhrglas). — Der Einfluß von Progesteron in fortgeschritteneren Phasen der Eiteilung (Durchmesser der Ova bei Versuchsbeginn 170—220 μ).* (Nach PINCUS u. WERTHESSEN [643])

Kulturmedium	Dauer (Tage)	Durchmesser (μ) der Ova gegen Ende des Versuchs	Zustand der Ova bei Versuchsende
Plasma[a] + Lecithin	2	363	Prolaps der Zellmassen durch die Zona pellucida (2 Eier)
Plasma + Progesteron (0,5 mg) in Lecithin	2	392	Prolaps der Zellmassen durch die Zona pellucida (2 Eier)
Plasma + Lecithin	3	374	Prolaps bei 6 von 9 Eiern und Kollaps am 4. Tag der Kultur
Plasma + Progesteron (0,5 mg) in Lecithin	3	277	Prolaps und Kollaps der Zellmassen am 4. Tag der Kultur

[a] Die Eier wurden in 20—25 Tropfen Plasma kultiviert.

Der Untergang der Ova mit oder ohne Progesteron erfolgt meist nach Prolaps und Kollaps der aus der Zygote hervorgegangenen Zellmassen. Zu gleichen negativen Resultaten kamen auch frühere Untersuchungen (u.a. [477, 637]) mit Säugetiereiern in vitro.

In einer früheren Arbeit hatten die gleichen Autoren beweisen können, daß in vivo bei kastrierten Kaninchen das Wachstum der retardierten Blastocysten proportional der applizierten Progesterondosis stimuliert wird [642].

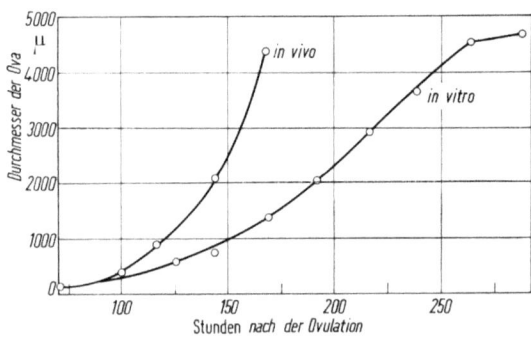

Abb. 9. Diese Abbildung zeigt vergleichend das Wachstum in vivo und in vitro in zirkulierendem Serum. (Nach PINCUS u. WERTHESSEN [643]; Normwerte nach GREGORY u. CASTLE [335])

Eine direkte Einwirkung des Progesterons auf das Ei unter physiologischen Verhältnissen erscheint damit zunächst fraglich.

Unter günstigen Kulturbedingungen in größeren Serummengen oder in zirkulierendem Serum konnte auch ohne Zusatz von Hormonen ein starkes Wachstum der Ova ohne Prolaps der Zellmassen festgestellt werden (s. Abb. 9). Eine direkte

Progesteronwirkung als Voraussetzung für das Wachstum der Blastocyste ist damit zumindest unter in vitro-Verhältnissen widerlegt.

Die Herkunft des Serums im letztzitierten Experiment (oestrische, pseudogravide, männliche Tiere) spielte für den Ausgang des Experiments keine Rolle. Selbst Ova, die nach Kastration in vivo einen 2tägigen Wachstumsstillstand hatten, setzten explantiert in vitro ihr Wachstum fort. Die genannten Autoren konstatierten, daß im Serum Stoffe enthalten sind, die im Uterus ovariektomierter Tiere fehlen.

In vivo fanden sie dagegen eine direkte Korrelation zwischen der substituierten Progesterondosis und der endometrialen Reaktion einerseits, und dem Wachstum der Blastocysten andererseits, d.h. eine deutliche positive Abhängigkeit von der progesteronabhängigen Umgebung (s. Abb. 10).

Eine kritische Phase in der Eientwicklung im mütterlichen Genitale scheint die Ausdehnung und Höhlenbildung der Blastocyste zu sein. In dieser Phase erfolgt zusammen mit der morphologischen Differenzierung ein mehr als proportional ansteigender O_2-Verbrauch [309], es besteht die größte Empfindlichkeit gegenüber Oestriol und Oestron [640]. Nur zu diesem Zeitpunkt ist, wie bereits erwähnt [643], Progesteron für die Ausdehnung der Blastocysten erforderlich.

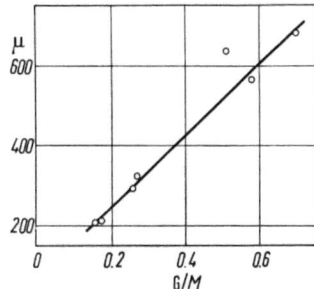

Abb. 10. Die Abszisse gibt einen Anhalt für die endometriale Reaktion unter Progesteron bei kastrierten Kaninchen (G Glandula; M Mucosa). Der Quotient G/M gibt den planimetrisch ermittelten Anteil des Drüsengewebes an der gesamten Schleimhaut wieder. Die Ordinate ergibt den Durchmesser des Blastocysten (in μ). Es besteht eine lineare Proportionalität zwischen dem glandulären Aufbau des Endometriums und dem Wachstum der Blastocyste. (Nach PINCUS u. WERTHESSEN [643])

Bei der Ratte konnten Blastocysten nach Kastration der Muttertiere am 4. Tag p.c. (post coitum) bis zum 13. Tag p.c. völlig ohne Hormone überleben. Sie implantierten sich nach einer folgenden Behandlung mit Progesteron und Oestradiol [131]. Vielleicht sind spätere Phasen der Entwicklung wieder unabhängiger von der Umgebung. Dafür könnte auch sprechen, daß die Kastration von Meerschweinchen vom 3. Tag p.c. an die Eientwicklung und Implantation nicht mehr verhindert. Bei einer Kastration am 2. Tag p.c. kann schon die einmalige Injektion von 0,5—4,0 mg Progesteron das Überleben der Blastocysten und ihre Implantation sichern. Eine verzögerte Implantation wie bei der Ratte, ein „vie libre" [131] der Blastocysten, gibt es beim Meerschweinchen nicht [201].

In einer jüngeren Arbeit [817] ist diese positive Einwirkung von Progesteron auf die Entwicklung von Blastocysten in vivo für das Schaf bestätigt worden. Vom 1.—7. Tag nach der Ovulation entwickeln sich die Eier bei normalen Tieren, bei superovulierten bzw. bei mit 20,0 bzw. 40,0 mg Progesteron/Tag behandelten Tieren gleichartig. Dann allerdings vom 8.—11. Tag entwickeln sich die Blastocysten bei superovulierten Tieren unter dem Einfluß mehrerer Corpora lutea oder unter exogenem Progesteron sogar erheblich schneller als unter normalen Verhältnissen (s. Abb. 10a). Die bei superovulierten Tieren angetroffene beschleunigte Blastocystenentwicklung konnte durch die zusätzliche Zufuhr von exogenem Progesteron nicht noch weiter stimuliert werden. Die Wachstumsbeschleunigung wurde von WINTENBERGER-TORRES anhand der histologisch ermittelten Kernzahlen abgelesen. In Abb. 10a sind auf der Abszisse die Zeitabstände von der Ovulation (= Tag 0) in Tagen abgetragen. In der Ordinate sind die $\sqrt[3]{n}$ der ermittelten Kernzahlen angegeben.

Der Einfluß von Progesteron (bzw. Corpora lutea) in vivo auf die Geschwindigkeit der Kernteilungen der Blastocysten macht sich erst vom 8. Tag nach der Ovulation an in einer sehr starken Beschleunigung bemerkbar. Überzählige Corpora lutea und Progesteron haben keinen additiven Effekt.

Es gibt Anhaltspunkte dafür, daß die beobachtete Wachstumsbeschleunigung der Embryonen auch in späteren Phasen einen Entwicklungsvorsprung sichert. Bei Kastration von Schafen (84 Std nach der Kopulation) und Substitution von

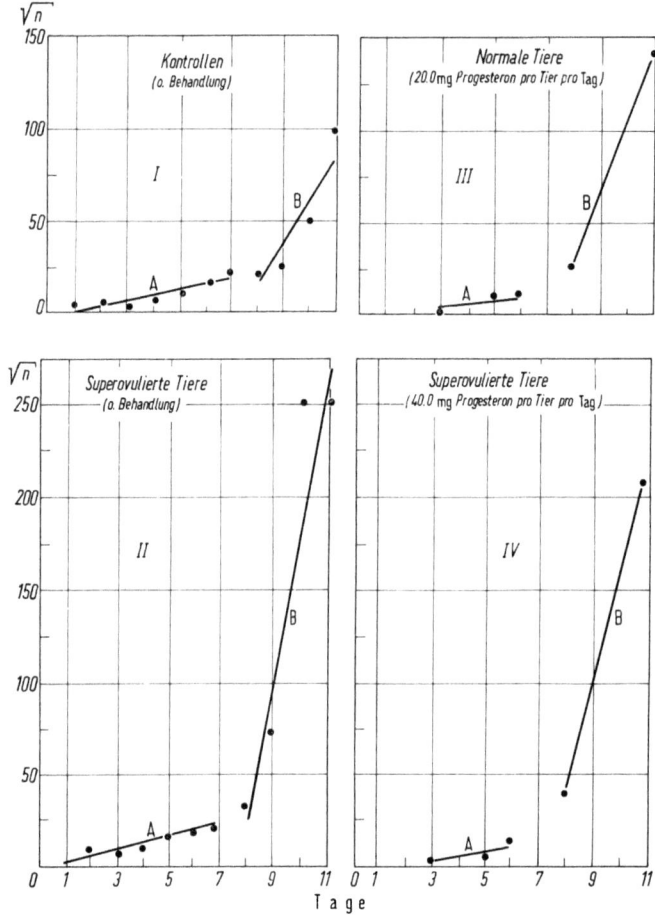

Abb. 10a. Teilungsgeschwindigkeit der embryonalen Zellen in vivo in Abhängigkeit von Progesteron bzw. Corpora lutea und dem Zeitpunkt nach der Ovulation (in Tagen). (Nach WINTENBERGER-TORRES [817])

Progesteron und Oestron waren die Embryonen nach einer Dauer von 25 Tagen der so erhaltenen Gravidität noch deutlich stärker entwickelt als gleich alte Embryonen bei Kontrolltieren (s. Tabelle 26a) [300].

Die genannten Verfasser führen den Effekt auf eine frühzeitige Nidation oder verbesserte nidatorische Verhältnisse zurück.

In fortgeschrittenen Phasen der Gravidität (14.—24. Tag p.c.) beim Kaninchen haben auch höhere Dosen von Cyproteronacetat (1,2α-methylen-6-chlor-$\Delta^{4,6}$-pregnadien-5,20-dion-17α-ol-17α-acetat) allenfalls negative Wirkungen auf die Gewichtsentwicklung von Feten [265]. Obwohl diese Substanz stark gestagen ist [430], führt sie in Dosen von mehr als 5,0 mg/kg i.m. über den genannten Zeitraum zu zum Teil starken Rückständen im Körpergewicht im Vergleich zu Kontrollen bei der Autopsie am 30. Tag p.c.

Tabelle 26a. *Gewichte von Einzel- und Zwillingsfeten des Schafes nach frühzeitiger Kastration und Substitution von Progesteron und Oestron (Kastration 84 Std p.c., Progesteron 1,0 mg/ 2300 g + 0,25 µg Oestron pro Tag, Autopsie am 25. Tag p.c.).* (Nach FOOTE et al. [300])

Gruppen	Embryogewichte (mg) 25 Tage p.c.	
	Einzelembryonen (Bereich, Durchschnitt)	Zwillingsembryonen (Bereich, Durchschnitt)
Experiment I (Dosierung wie oben)	142—202 (174)	
Kontrollen	112—145 (132)	122—164 (143)
Experiment II (Dosierung wie oben)	106—208 (158)	—
Kontrollen	53—146 (122)	66—92 (79)

Eine Möglichkeit der Progesteronwirkung könnte eine Verbesserung der Ernährung für die frei schwimmenden Blastocysten in utero sein. FAHNING et al. fanden in der Uterusflüssigkeit beim Rind in allen Phasen des Cyclus einen höheren Gehalt an freien Aminosäuren als im Blutserum (s. Abb. 10b). Glycin hatte die

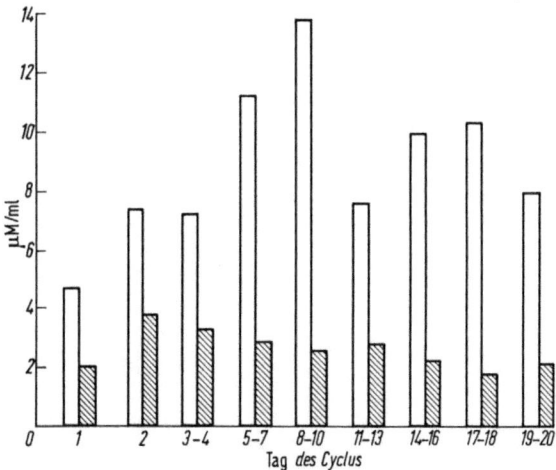

Abb. 10b. Gesamtmenge der freien Aminosäuren in der Uterusflüssigkeit und im Serum in verschiedenen Phasen des ovariellen Cyclus. (Nach FAHNING et al. [284])

höchste Konzentration von allen Aminosäuren überhaupt. Die Konzentration fiel nach dem Oestrus (8.—10. Tag) ab. Andere Aminosäuren waren in der Lutealphase im Uterussekret stärker konzentriert als in der Follikelphase, so das Leucin, Alanin, Phenylalanin, Prolin, Valin, Asparaginsäure, Tyrosin, Serin, Isoleucin und das Taurin [284].

Im Gegensatz zu den Experimenten von PINCUS und WERTHESSEN (s. o.), die in vitro keine Wirkung von Progesteron auf Eier feststellen konnten, fand WHITTEN 1957 eine deutliche Störung der Eiteilung bei bestimmten Konzentrationen von Progesteron in vitro. Die an Eiern der Maus bewirkten Effekte beziehen sich allerdings auf frühere Stadien der Eiteilung als die in PINCUS u. WERTHESSENs Experiment untersuchten. Die Empfindlichkeit gegenüber Progesteron wurde zunächst zwischen dem 8-Zellstadium und dem Blastulastadium festgestellt. Im Versuch blieben 2 µg Progesteron pro ml ohne Effekt, dagegen waren 4 µg Progesteron/ml „toxisch". Nur wenige Eier überlebten höhere Konzentrationen (8,0; 16,0; 32,0 µg Progesteron/ml). Als besonders empfindlich erwies sich die Phase der Blastula.

Der Vorgang der Prolapsbildung, wie er häufig bei in vitro-Experimenten vorkommt, war unter 4 µg/ml Progesteron teilweise gehemmt.

Oestrogene haben keinen Antagonismus gegen die Wirkung des Progesterons.

Tabelle 27. *Der Einfluß von Progesteron auf Ova der Maus in vitro. Explantation im 8-Zellenstadium, Entwicklung bis zur Blastula.* (Nach WHITTEN [804])

Konzentration von Progesteron µg/ml	Zahl der Ova zu Beginn der Kultur (8-Zellenstadium)	Zahl der wiedergefundenen Blastulae nach 48 Std Inkubation in vitro
Kontrollen	28	27
0,25	21	19
0,50	20	18
1,00	16	13
2,00	29	28
4,00	28	21
8,00	30	2
16,00	19	0
32,00	20	0

Im einzelnen sind die Resultate aus den Tabellen 27 und 28 zu entnehmen [803, 804].

In seiner ersten Beobachtung des toxischen Effektes von Progesteron auf Eier in vitro hielt WHITTEN [803] eine Gefährdung der Gravidität in frühesten Phasen durch Progesteron für möglich, gleichzeitig sah er in dem beschriebenen Progesteroneffekt eine Möglichkeit der Fertilitätskontrolle. Allerdings blieben selbst 10,0 mg Progesteron intraperitoneal injiziert ohne jeden Einfluß auf die Eientwicklung in vivo. WHITTEN [803] schloß daraus, daß unter physiologischen Verhältnissen Progesteron nicht in den für hemmende Effekte erforderlichen Konzentrationen an die Ova gelangt. Auch die Angaben über Zeitpunkt und Höhe maximaler Progesteronspiegel im Blut während der Gravidität — FORBES: 7 µg/ml am 7. Tag post coitum beim Kaninchen und MIKAIL et al.: 2,36 µg/ml am 16. Tag p.c. — lassen die Vermutung zu, daß hemmende Spiegel in vivo entweder gar nicht oder zu spät erreicht werden [302, 556].

Tabelle 28. *Die gleichzeitige Einwirkung von Progesteron und Hexoestrol auf Mäuseeier in vitro. — Beurteilung am Ausmaß qualitativer Veränderungen, Skala von 0—6 (0 = tote fragmentierte Zellen, 6 = Blastula) (mit Prolaps).* (Nach WHITTEN [804])

Progesteron µg/ml	Kontrollen (keine Oestrogene)	Hexoestrol (0,05 µg/ml)
2	3,8 ± 1,4	3,6 ± 1,4
4	2,9 ± 1,2	3,1 ± 1,3
8	0,1 ± 0,1	0,3 ± 0,3

Obwohl Oestrogene auf in vitro lebende Eier keinen Einfluß haben, scheinen sie unter in vivo-Bedingungen eine Degeneration von Eiern zu bewirken. 100 bis 150 RU beim Kaninchen und 5 RU Oestrogene bei der Maus am Tag der Kopulation bewirken eine Retention von Eiern in der Tube und damit ihren Untergang. Aber auch in den Uterus gelangte Ova gehen unter [122]. Ob pathologische Transportverhältnisse oder eine Aufhebung der in vivo-Progesteronwirkungen erfolgt, ist nicht völlig klar.

Genauere Untersuchungen über das Wesen und den Wirkungsmechanismus des Progesteron auf frühe Phasen der Eientwicklung in vitro wurden von DANIEL u. LEVY an Kanincheneiern in vitro durchgeführt [199, 197].

Progesteron hemmt in Konzentrationen von 10 µg/ml und mehr alle Stadien der frühesten Embryonalentwicklung bis zur Morula. Die Blastocyste selbst wird nicht mehr beeinflußt [199]. Der Progesteroneffekt wird durch eine höhere Konzentration von Aminosäuren oder Serumeiweißen im Nährmedium wieder aufgehoben, was dafür spricht, daß unter Progesteron eine Störung der Proteinsynthese über eine mangelnde Zufuhr von Aminosäuren besteht. Besonders wichtig soll die Hemmung der Proteinsynthese sein, die 1—2 Std vor der Zell-

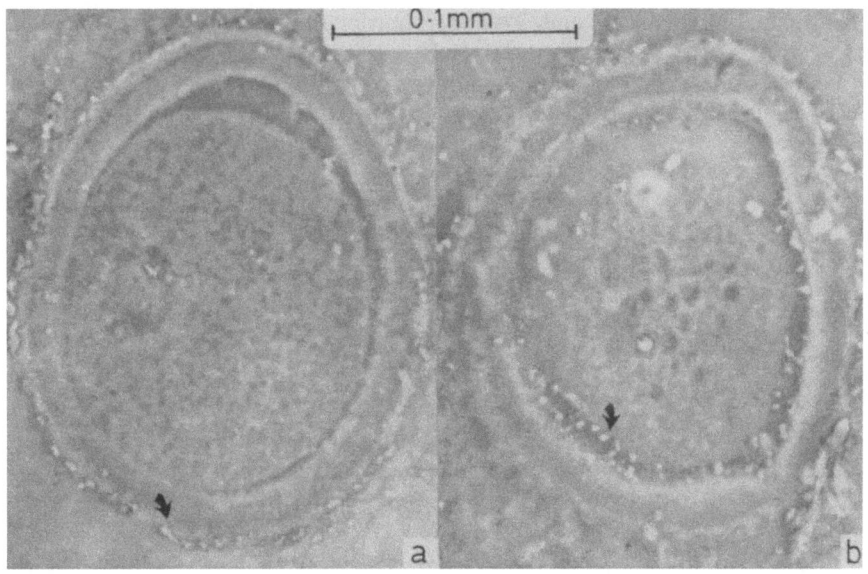

Abb. 11a u. b. Phasenkontrastmikrophotographie von Schnitten durch Kaninchenova nach 8stündiger Inkubation in Medien mit 14 C-markiertem Progesteron. Silberkörner liegen besonders dicht auf der Oberfläche der Zona pellucida (a) und auf der Oberfläche des Eies (b). (Nach DANIEL u. LEVY [199])

teilung stattfindet und mit der Bildung des Spindelapparates oder der Chromosomenkondensation in Zusammenhang steht.

Die Progesteronwirkung erwies sich reversibel, wenn behandelte Ova 2—3 Std in ein progesteronfreies Medium gebracht wurden.

Auch die genannten Autoren fanden unter in vitro-Verhältnissen keinen Antagonismus durch Oestrogene [199].

Aufschluß über die Wirkungsweise des Progesterons erhielten DANIEL u. LEVY [199] durch Inkubation der Ova mit radioaktiv markiertem Progesteron und nachfolgender Autoradiographie (s. Abb. 11a u. b).

Wie die Abb. 11 zeigt, liegt das markierte Progesteron — sichtbar an der Lage der Silbergranula — an der Oberfläche der Zona pellucida und an der Oberfläche des Eies besonders dicht.

Die autoradiographischen Experimente und die rasche Reversibilität des Progesteroneffektes auch nach längerer Präinkubation der Ova in progesteronhaltigen Medien und der Antagonismus von Aminosäuren und Proteinen lassen den Schluß zu, daß alle hemmenden Effekte über eine Störung des Transportes durch die lockere Bindung des Progesterons an die Eihüllen bewirkt ist.

Daß das Blastocystenstadium nicht mehr beeinflußbar ist, soll mit der Änderung der Relation von Oberfläche und Zellvolumen durch die fortschreitenden Teilungen zusammenhängen [199].

In einem anderen Experiment wurde untersucht, ob auch andere Steroide auf die Teilung von Kaninchenova in vitro wirksam sind [197]. Progesteron wirkt hemmend in Konzentrationen bis herab zu 0,03 mMol. Testosteronpropionat war weniger wirksam. Oestrogene bewirkten hier bei gleicher Konzentration eine Fragmentierung der Ova.

Folgende Substanzen wurden getestet (keine außer Progesteron war in der Lage, die Zellteilungen vollständig zu hemmen): Aldosteron, Androsteron, Cholesterin, Oestradiol, Oestriol, Oestron, Pregnanolone, 3,20-Pregnandion, Pregnenolon, Testosteron und Testosteronpropionat. Andere erwiesenermaßen starke Gestagene wurden nicht getestet.

Beim Kaninchenei war die doppelte Konzentration an Progesteron nötig, um den gleichen Effekt wie bei der Maus zu erzielen [197]. Die Abhängigkeit von der

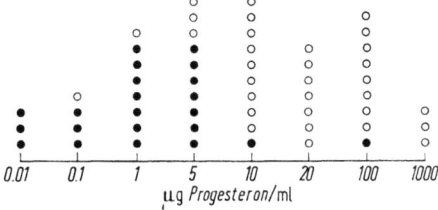

Abb. 11c. Jeder Punkt symbolisiert ein Ei. Heller Punkt, das Ei ist ungeteilt; dunkler Punkt, das Ei ist geteilt. — Auf der Abszisse sind die jeweiligen Progesteronkonzentrationen angegeben (µg/ml). (Nach DANIEL u. LEVY [199])

Konzentration geht aus Abb. 11c hervor. Tubare Ova wurden 15 Std post copulationem, d.h. 7—10 Std vor der ersten Teilung, in das progesteronhaltige Kulturmedium gebracht. Die Untersuchung der Ova erfolgte 36 Std p.c.

Bei in vitro-Untersuchungen fand der gleiche Untersucher auch, daß u.a. Vitamin E auf die Entwicklung der Blastocyste keinen Einfluß hat [198].

Zwischen den in vitro-Experimenten und der Entwicklung des Eies außerhalb des Uterus stehen die Versuche, bei denen die sich entwickelnden Ova in Diffusionskammern im Organismus selbst kultiviert werden. BRYSON [118] fand in intraperitoneal liegenden Diffusionskammern bei männlichen, weiblichen oder graviden Mäusen eine normale Eientwicklung vom 2-Zellstadium bis zur Blastocyste und ein Abstoßen der Zona pellucida zum der Implantation entsprechenden Zeitpunkt. Als Äquivalent der Nidation wurde die Anlagerung der Blastocyste an die Filtermembran am 5. Tag nach der Ovulation beschrieben. Vor dem 5. Tag trat diese Anlagerung nie auf. Es trat eine Differenzierung in wandernde typische Trophoblastenzellen ein, der Embryo entwickelte sich zu teratomähnlichen Strukturen. Nach dieser Arbeit [118] wäre demnach weder ein bestimmtes hormonales Milieu, noch spezielle Faktoren der Umgebung für eine weitgehend normale Entwicklung in Diffusionskammern erforderlich.

Modifiziert werden muß diese Angabe nach den Ergebnissen eines anderen Autors [5], der aus den Tuben explantierte Kaninchenova in Diffusionskammern im Uterus zur Entwicklung brachte. Die entstehenden Blastocysten waren etwas kleiner als die von Kontrollen. Wurden die Ova, bevor sie in den Uterus übertragen wurden, zunächst 48 Std in die Peritonealhöhle verlagert, so war das Wachstum deutlich gehemmt. Danach hat ein tubarer Faktor evtl. doch einen positiven Einfluß auf das Ei nach der Befruchtung.

Direkte und indirekte Einflüsse auf die frühe Entwicklung des befruchteten Eies 177

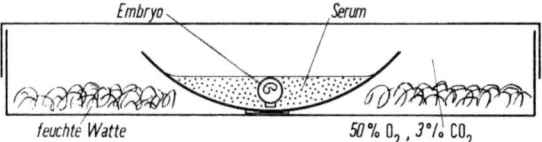

Abb. 12. Kultur von explantierten Embryonen in Uhrglas und Petrischale nach der Implantation.
(Nach NEW [586])

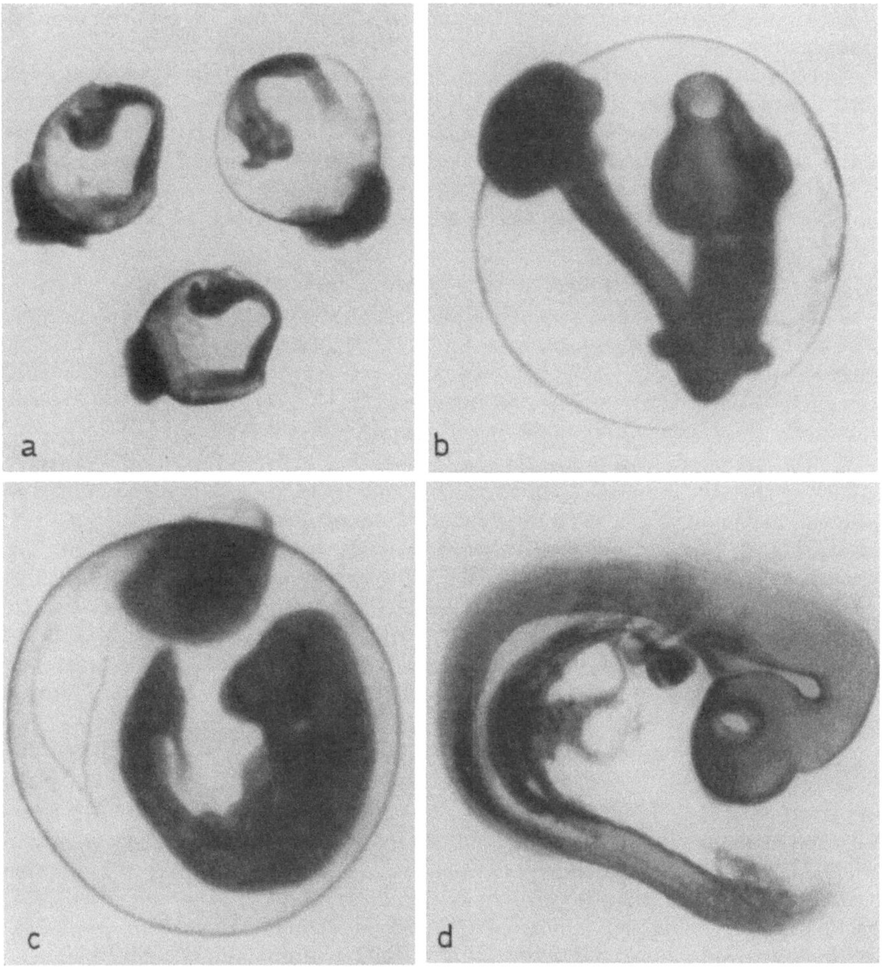

Abb. 13. Embryonale Stadien zur Zeit der Entnahme aus dem Uterus (a) und nach Wachstum und Entwicklung im Kulturmedium (b, c, d). Ad a: Dorsal gekrümmte Embryonen mit Fruchthüllen. Ad b und c: Embryonen nach Entwicklung in vitro. Nun ventral gekrümmt und im Stadium der Extremitätenknospen. Ad d: Ein Embryo, der sich in vitro vom 9-Ursegmentstadium bis zum 27-Ursegmentstadium entwickelt hat. Der Embryo ist ventral gekrümmt, die vorderen Extremitätenknospen sind angelegt. (Nach NEW [586])

Es verdient hier angemerkt zu werden, daß LH und ACTH in vitro auf die 6 Tage alte Blastocyste des Kaninchens einen deutlichen Effekt hatten, insofern als sie die Differenzierung späterer Stadien ermöglichten. Andere dem Nährmedium zugeführte Proteine hatten diesen Effekt nicht [408].

Für die Kultur von Embryonen nach der Implantation scheinen grundsätzlich keine größeren Hindernisse zu bestehen als für die Kultur von Stadien vor der

Implantation. NEW und STEIN [587] explantierten Ratten- und Mäuseembryonen (mit Fruchthüllen) in der Phase der ersten Ursegmente und konnten in einem Medium aus embryonalen Extrakten und homologem Plasma eine Weiterentwicklung bis zur Phase der Extremitätensprossung erreichen.

In einem weiteren Experiment konnte NEW [586] bei in vitro-Kultur von Rattenembryonen in homologen Seren ebenfalls ein begrenztes Überleben und eine Weiterentwicklung von frühen Stadien der Ursegmentbildung bis zu Stadien der Extremitätensprossung feststellen (s. Abb. 12 und 13).

Auch eine echte Zunahme der Gesamteiweißmenge der Embryonen konnte gemessen werden.

Wichtig für die Beantwortung der Frage, wieweit der Embryo selbst von mütterlichen Hormonen abhängt, scheint die Feststellung [586] zu sein, daß es für den Ausgang der Versuche völlig belanglos war, ob das zur Kultur verwandte Serum von einem männlichen Tier oder einem nicht-graviden bzw. graviden (14 Tage bzw. $11^{1}/_{2}$ gravid) weiblichen Tier stammte. — Heterologe Seren verschiedenster Herkunft erwiesen sich dagegen als unzureichende Kulturmedien.

b) Die extrauterine Entwicklung von Embryonen

Wenn man den Aufwand betrachtet, den die Natur zur Vorbereitung günstiger Nidationsverhältnisse im Genitale betreibt, so wundert man sich, in welch unspezifischen Umgebungen sich früheste und schon weiter fortgeschrittene Embryonen entwickeln können. Das gilt nicht nur für die Verhältnisse in vitro (s. o.), sondern für die Entwicklung außerhalb des Uterus überhaupt.

In den Tuben sind nach frühzeitiger Kastration Entwicklung und Transport der Eier bei der Ratte normal [7]. Durch Blockade des Tubenausganges entwickeln sich auch nach einer Kastration die Eier zu Blastocysten wie sonst im Uterus [8]. Daraus schloß ALDEN, daß positive uterine Faktoren für eine Entwicklung der frühen Blastocyste nicht nötig sind. Allerdings konnte bei der Ratte in der Tube nie eine Implantation und eine Fortsetzung der Gravidität beobachtet werden [6].

An anderer Stelle [88] wurde auch für die Maus die Möglichkeit einer Entwicklung von Blastocysten im Eileiter festgestellt. Die Blastocysten können dort noch nach 4 Wochen gut erhalten angetroffen werden, aber es kommt nie zur Implantation.

Anders sind die Verhältnisse beim Kaninchen. Nach einer Ligatur des Tubenausganges am Uterus und Kastration 11—30 Std post copulationem trat bei den retinierten Ova 84 Std p.c. im frühen Blastocystenstadium eine Degeneration ein. Progesteron in einer Dosierung von 2,0 mg Tier/Tag konnte nur die Degeneration derjenigen Eier verhindern, die den Uterus (auf der nicht ligierten kontralateralen Seite) erreicht hatten [3]. Eine Entwicklung und Implantation in der Tube findet also auch beim Kaninchen nicht statt. Dagegen ist beim Menschen eine extrauterine Gravidität (meist Tubargravidität) in der Klinik keine Seltenheit.

NICHOLAS [591] durchtrennte die Tuben bei Ratten und ließ die Eier in die Bauchhöhle austreten. Viele Ova implantierten sich und einige machten eine weitgehend normale Embryonalentwicklung durch.

Schon BEARD [57] beschrieb die Verwandtschaft des aggressiven Wachstums des Trophoblasten mit der infiltrierenden Ausbreitung von Krebsgewebe.

KIRBY, der Blastocysten der Maus neben die Nierenkapsel deponierte, fand in der weiteren Entwicklung einen Embryo, der von einem hochinvasiven Trophoblasten umgeben war. Der Trophoblast zerstörte durch sein invasives Wachstum das Wirtsorgan [448]. Bei Transplantation von Embryonen im 1- bzw. 4-Zellstadium oder im Morulastadium entwickelten sich keine Derivate des Embryonalschildes, sondern nur die des Trophoblasten. Bei Transplantation von Blastocysten erscheint aber sogar die Entwicklung normaler Embryonen möglich zu sein. Daß auch die genannten Entwicklungen außerhalb des Uterus, die in den Grundzügen den Vorgängen im Uterus bei einer normalen Gravidität entsprechen, ganz ohne eine spezielle hormonale Steuerung des Organismus möglich sind, geht daraus hervor, daß männliche, weibliche oder weiblich-gravide Tiere als Träger eines transplantierten Embryos gleichwertig sind [448].

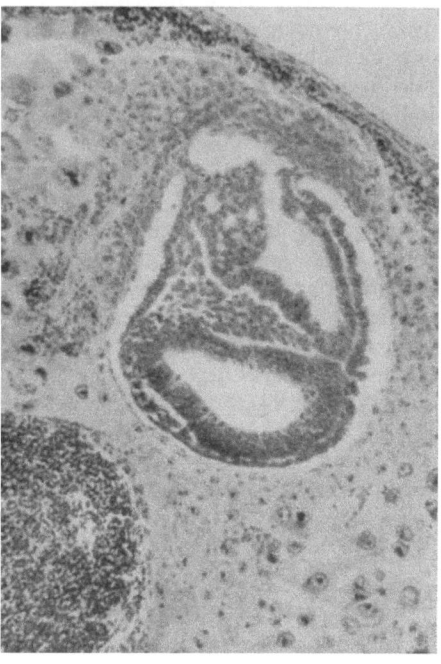

Abb. 14. Mäuseembryo in der Milz 5 Tage nach der Transplantation einer $3^1/_2$ Tage alten aus dem Uterus entnommenen Blastocyste. — In der Mitte des Bildes ist der wohldifferenzierte Embryo zu sehen, links unten (in der Ecke) ein Lymphfollikel. (Nach KIRBY [451])

In der Milz der Maus konnte der gleiche Autor [451] unabhängig vom hormonalen Milieu bei Transplantation von $3^1/_2$ Tage alten Blastocysten eine Nidation wie im Uterus und in einigen Fällen neben der Bildung eines Trophoblasten auch normale embryonale Strukturen beobachten (s. Abb. 14).

Wie anspruchslos die Blastocysten (der Maus) an ihre Umgebung außerhalb des Uterus sind und wie aggressiv, mag daraus hervorgehen, daß sie sogar in der vorderen Augenkammer, der Bauchhöhle [286, 287], in Krebsgewebe [449] und sogar bei fremden Species angehen [450]. So erwiesen sich Ratten als geeignete Träger für Mäuseblastocysten (Transplantation unter die Nierenkapsel). Auch die Blastocysten von Ratten gingen, neben die Nierenkapsel der Maus transplantiert, in Ausnahmefällen an.

c) Der Einfluß von Gestagenen auf die Entstehung von Mißbildungen und die embryonale Mortalität

Auf den Einfluß, den verschiedenste Gestagene auf die Vorgänge der Sexualdifferenzierung haben können, wurde bereits ausführlicher im ersten Band dieses Handbuches (XXII/1) (s. Kapite lVI, F. NEUMANN, S. 725ff.) hingewiesen.

Es ist oft nach dem Grund der Zunahme von Mißbildungen und Abarten im höheren reproduktiven Alter gesucht worden [312]. Die genannten Autoren fanden einige Hinweise dafür, daß eine verzögerte Ovulation zu einigen Anomalien der Eientwicklung führen kann. Ähnliche Effekte wurden auch unter Kontrazeptiva beim Menschen für möglich gehalten.

Eine andere Arbeit [776] stellte dagegen fest, daß die verminderte Fertilität in höherem Alter bei Mäusen ausschließlich auf die Insuffizienz des mütterlichen Organismus zurückgeht. Auf junge Tiere übertragene Eier alter Mäuse waren ebenso fertil wie die Eier von noch im optimalen Alter befindlichen Spendern.

Andere Faktoren, die die embryonale Mortalität bestimmen, wie Seitenunterschiede, z.B. höhere Fertilität des rechten Uterushornes bei der Maus [540] wie die Zahl der auf jeder Seite ovulierten bzw. transplantierten Ova und das Alter der untersuchten Tiere, sind bei der Maus eingehender untersucht worden [404, 539, 541, 540, 100]. Eine gewisse embryonale Mortalität scheint auch im optimalen reproduktiven Alter physiologisch zu sein.

Verschiedene Substanzen, wie das 5-Hydroxytryptamin (5 HT) und Aminooxydaseinhibitoren, interferieren mit der Gravidität. Während das 5 HT bei Mäusen und Kaninchen die Implantation weniger störte, beendete es in der 2. Hälfte der Gravidität das Leben der Embryonen durch Auslösung von Hämorrhagien in der Placenta. Dagegen war das Iproniazid nur in der ersten Phase der Gravidität abortiv wirksam [651, 479].

Das 5 HT und Aminooxydaseinhibitoren scheinen in die endokrine Regulation der Gravidität einzugreifen, da Injektionen von 2,0 mg Progesteron/Tag (2 × 1,0 mg Progesteron s.c./Tag) den Effekt der genannten Substanzen auf die traumatische DCR (deciduale Reaktion) gravider Tiere aufhoben (s. Tabelle 29).

Tabelle 29. *Wirkung eines Aminooxydaseinhibitors (HP 1325) auf die DCR bei graviden Mäusen und der Einfluß von Progesteron auf die Effekte (d 1 = Tag des Spermiennachweises, d 4 = Traumatisierung)*. (Nach LINDSAY et al. [478])

HP 1325 (5,0 mg/Tag s.c.) (Dauer der Behandlung)	Progesteron (2 × 1,0 mg/Tag s.c.) (Dauer der Behandlung)	Zahl der untersuchten Uteri	Deciduale Reaktion		
			normal	größere Anomalien	negativ
d 1—3	—	18	0	0	18
d 1—3	d 1—3	22	2	0	20
d 1—3	d 1—8	20	16	0	4
d 4—7	—	24	1	3	20
d 4—7	d 3—8	14	14	0	0
d 7	—	30	12	17	1
d 7	d 7—8	18	16	0	2

Am 4. Tag der Gravidität wurde ein Uterushorn traumatisiert, die Autopsie erfolgte am 8. Tag. Die Ergebnisse zeigen, daß bei früher Anwendung des Aminooxydasehemmers Progesteron nicht nur gleichzeitig, sondern (vermutlich wegen einer Störung der Corpus luteum-Bildung) längere Zeit darüber hinaus appliziert werden muß, um eine normale DCR zu erreichen [478].

An anderer Stelle wurde eine Resorption von Feten beobachtet, wenn die Substanzen WL 27 und LON 41 in den ersten 6 Tagen der Gravidität hoch dosiert angewandt wurden. Unter WL 27 wurden auch Fehlbildungen an Kaninchenfeten beobachtet [653].

Daß ein Progesterondefizit unter der Wirkung der Aminooxydaseinhibitoren die Ursache von Fehlbildungen an den Feten wird, konnten POULSON et al. [654] durch einen Versuch beweisen, in dem nach Kastration Progesteron in optimalen bzw. suboptimalen Dosierungen substituiert wurde. Alle Mäuse wurden am 7. Tag der Gravidität kastriert und vom 6.—10. Tag mit 0,25, 0,5, 0,75, 1,0 bzw. 2,0 bis 4,0 mg Progesteron pro Tier und Tag behandelt. Erst nach dem 10. Tag wurde bei allen Tieren mit 2,0 mg Progesteron/Tier/Tag optimal substituiert. Die Autopsie erfolgte am 19. Tag.

Tabelle 30. *Teratogene Wirkung eines Progesterondefizits zwischen dem 7. und 10. Tag der Gravidität bei der kastrierten Maus (Spermiennachweis = d 1).* (Nach POULSON et al. [654])

Kastra-tion	Progesteron (mg/Tag)		Zahl der Feten	Mißbildete Feten
	d 6—10	d 11—19		
d 7	0,25	2,0	Resorption	—
d 7	0,5—0,75	2,0	101	6 (stark)
d 7	1,0	2,0	188	9 (stark)
d 7	2,0—4,0	2,0	107	0

Auch Mißbildungen, wie sie unter einem mütterlichen Vitamin E-Defizit bei Ratten auftreten, sind schon durch die einmalige Anwendung von Progesteron am 10. Tag der Gravidität zu verhindern. 4,0 mg Progesteron oder 0,002 mg Oestron am 10. Tag der Gravidität zusammen mit 4,0 mg Vitamin E senkten die Mißbildungsrate auf 0%, während mit Vitamin E allein am 10. Tag eine hohe Mißbildungsrate von 12,8% nicht verhindert wurde [793].

Der vermutliche Wirkungsmechanismus der Aminooxydasehemmer ergibt sich daraus, daß nicht nur Progesteron (2,0 mg/Tag), sondern auch Prolactin (20 I.U. Prolactin) ihre Effekte auf die frühe Gravidität aufheben [652]. Damit erscheint ein Angriff an der Funktion von Hypophyse und Hypothalamus möglich. Der teratogene Effekt erfolgt mittelbar über ein Progesterondefizit. Das teilweise oder völlige Versagen des Hypophysenvorderlappens als Folge extremer Umwelteinflüsse ist lange bekannt. Dem Anschein nach wird eine Fülle von zum Abort führenden Umwelteinflüssen über diesen Mechanismus wirksam.

Ein Ausfall der gonadotropen Partialfunktionen des Hypophysenvorderlappens im Zustand der chronischen Auszehrung wurde von verschiedenen Autoren als Anoestrus oder Pseudohypophysektomie beschrieben [797, 670, 647].

CHAMBON [143] konnte die durch ein Nahrungsdefizit bewirkte Störung der Eiimplantation bei der Ratte durch Progesteron beheben. Bei Ratten und Kaninchen führten mütterliche Stress-Situationen ebenfalls zu Störungen des fetalen Wachstums [315].

Bei der Maus war eine einzige Fastenperiode von 18—48 Std Dauer in einer Phase, die sich vom 2. Tag vor bis zum 6.—8. Tag nach dem Coitus erstreckte, antifertil wirksam [528]. Der Nahrungsentzug wurde als Stress aufgefaßt, der die gonadotrope Partialfunktion der Hypophysen zum Erliegen bringt [527]. Je nach Zeitpunkt der Fastenperiode, in oder vor der Gravidität, trat eine Degeneration der Eier oder eine Resorption bereits implantierter Embryonen auf (s. Abb. 15) [529, 530, 531].

Im letztzitierten Experiment wurden außer Hunger auch Insulin und 2-Desoxy-D-glucose als Stress mit abortiver Wirkung eingesetzt [531]. Im Prinzip war auch hier (wenn die Fastenperiode nicht zu früh lag) die abortive Wirkung durch die tägliche Anwendung von 0,2 mg Progesteron pro Tag oder 3 I.U. HCG/Tag abgeschwächt.

Überraschend ist der sehr schnelle Untergang der Embryonen. Obwohl Progesteron manche Defekte für das Ei ausgleichen kann, scheint nicht sicher zu sein, daß der Progesteronausfall allein die Ursache des Untergangs der Eier ist.

Das vorzeitige Absterben von Embryonen ist auch unter einem Hitzestress möglich. Gravide Ratten, die bei 32°C gehalten werden, resorbieren ihre Feten [774]. Mäuse, die bei Außentemperaturen von 31—33°C gehalten werden, haben kleine und wenig lebensfähige Würfe [610]. McFarlane et al. [535] fand bei Ratten, die bei einer Temperatur von 35°C gehalten wurden, eine Resorption von 58% aller Embryonen (Kontrollen 7%). Progesteron in einer auf maximal 1,0 mg/ 48 Std ansteigenden Dosierung reduzierte die Resorptionsrate signifikant auf 32%.

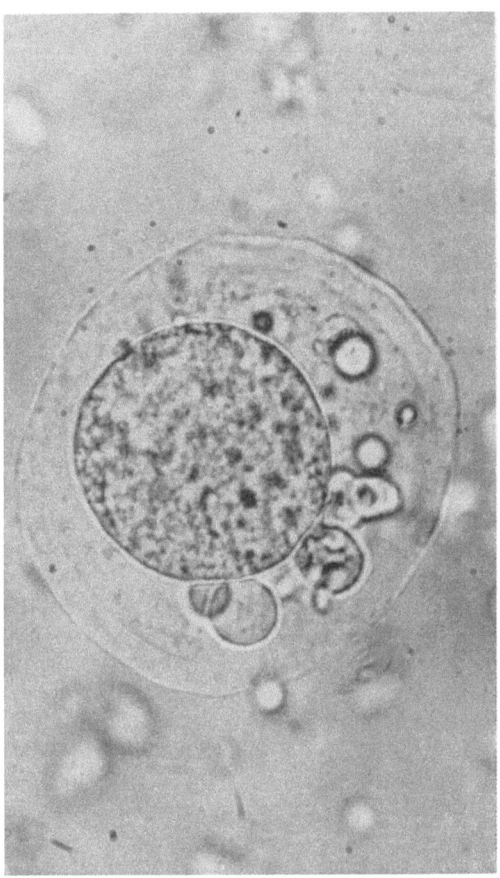

Abb. 15. Das Bild zeigt ein zerfallendes Ei aus der Tube einer Maus 2 Tage nach dem Coitus. Am Tag des Coitus wurde die Maus 30 Std ohne Nahrung gehalten. (Nach McClure [530])

Eine Akklimatisierung, zusätzliche Vitamine, Proteine und Thyroxin hatten ähnlich günstige Effekte. Ein Rückgang von 30% an Konzeptionen in der menschlichen Bevölkerung von Nord-Australien im Sommer wird durch McFarlane et al. [535] auf einen analogen Hitzestress zurückgeführt.

Eine Schwangerschaftserhaltung ist auch bei Ratten möglich, bei denen künstlich ein Pyridoxinmangel erzeugt wurde. Progesteron (4,0 mg/d subcutan) und Oestron (1 µg/d subcutan) konnten 90% aller Implantate erhalten, wo sonst eine embryonale Mortalität von über 90% zu erwarten gewesen wäre. Der Beginn der Behandlung lag zwischen 3.—6. Tag nach der Kopulation [580].

Die Fähigkeit des Progesterons, eine Gravidität gegen praktisch alle Mängel in der Ernährung des Mutterorganismus abzuschirmen, konnte auch bei Ratten demonstriert werden, die eine Diät erhielten, in der mehrere wesentliche Faktoren der Ernährung fehlten [442].

Störungen der Reproduktion treten bei manchen Tieren auch auf, wenn eine bestimmte Populationsdichte erreicht ist, weil der häufige, Alarmreaktionen auslösende Kontakt mit Artgenossen als Stress wirkt. Bei verschiedenen Mäusearten wird ein Abort in den ersten Tagen der Gravidität auch im Gefolge eines Duftstresses durch den Geruch fremder Böcke anderer Stämme beschrieben [45]. Wenn es auch nicht weiter untersucht ist, so könnte auch hier der Abortmechanismus über eine Fehlsteuerung der Progesteronproduktion ablaufen.

Eine Unterbindung uteriner Blutgefäße bedingt in vielen Fällen schwere Ernährungsstörungen, den Tod der Embryonen oder schwere Mißbildungen [307]. Es wurde untersucht, ob auch unter diesen Verhältnissen Gestagene eine schwangerschaftserhaltende und antiteratogene Wirkung haben. Die Arteria uterina wurde am 8. Tag der Gravidität unterbrochen, die Autopsie erfolgte am 21. Tag. Behandelt wurde vom Tag der Operation an bis zur Autopsie. Norethinodrel hatte in einer Dosierung von 0,1 mg/kg auch am Kontrollhorn eine große Mortalität zur Folge. Progesteron hatte in einer Dosierung von 2,0 mg/Tier/Tag keinen Einfluß auf Mortalität und Mißbildungsrate. Lediglich unter Medroxyprogesteronacetat war bei unveränderter Mortalität die Mißbildungsrate deutlich geringer. Nach Ansicht der genannten Untersucher muß diese antiteratogene Wirkung noch in weiteren Experimenten mit größeren Tierzahlen bestätigt werden [307].

d) Der Verlust der Zona pellucida und die Vorbereitung des Eies zur Implantation

Der Verlust der Zona pellucida des Eies, die auch nach der Ovulation den frühen Embryo noch längere Zeit umgibt, geschieht normalerweise in unmittelbarem Zusammenhang mit der Kontaktaufnahme von Ei und Uterusepithel [616]. DEFRISE [212] beschreibt bei der Ratte den Verlust der Zona vor der Anlagerung des Eies an das Uterusepithel. Die Bedeutung uteriner oder embryonaler Faktoren oder das Zusammenwirken solcher Faktoren wurde von BLANDAU [84] am Beispiel von Meerschweinchen und Ratte diskutiert. Beim Meerschweinchenei wurde ein Abstoßen der Zona pellucida erst nach der festen Verankerung des Eies mit dem Uterusepithel festgestellt [83]. Wie beim Meerschweinchen, so wird auch beim Kaninchenei die Zona pellucida nicht vor der Anlagerung („attachment") abgestoßen [97]. Bei der Maus erfolgt die Befreiung der Blastocysten vor der Anlagerung [233, 616].

Den hormonalen Mechanismen, die bei der Abstoßung der Zona pellucida eine große Rolle spielen, wurde erst spät die nötige Beachtung geschenkt. Dazu mag die Feststellung beigetragen haben, daß in der Tube unter Oestrogenen retinierte Mäuseeier ihre Zona anscheinend zu einem normalen Zeitpunkt verloren haben [125] und der gleiche Vorgang auch ganz außerhalb der weiblichen Genitalorgane bei Eiern der Maus möglich war. [287].

Auch in vitro ist der Verlust der Zona pellucida möglich (s. o.). In vitro wird das Ei der Maus nach Zerplatzen der Zona pellucida frei [111]. Beim Zerplatzen der Zona bei Kaninchen- und Mäuseeiern in vitro scheinen aktive Kontraktionen der Blastocyste eine Rolle zu spielen [181]. Diese sicher vorhandenen embryonalen Faktoren schließen aber eine Mitwirkung uteriner Einflüsse auf den Vorgang des Verlustes der Zona unter physiologischen Bedingungen nicht aus.

Veränderungen, die vor dem endgültigen Abstreifen vor sich gehen, können Anhaltspunkte dafür liefern, ob die Freisetzung der Blastocyste rein mechanisch oder nach entsprechender Präparation der Zona pellucida erfolgt. Solche

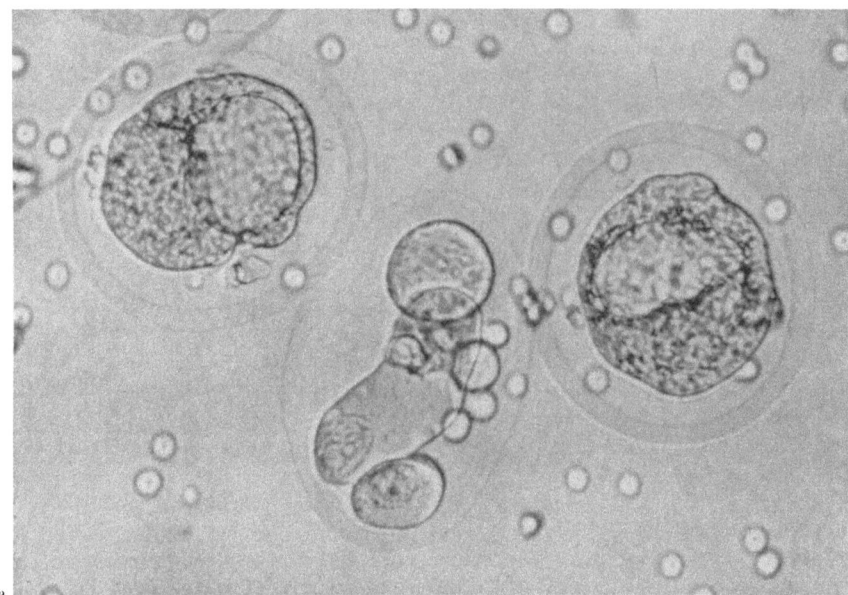
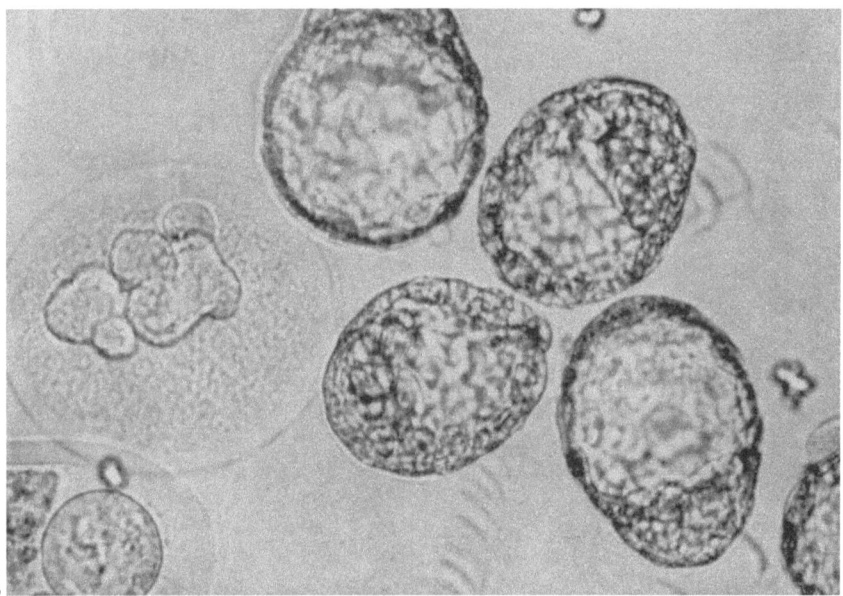

Abb. 16a u. b. Abstoßung der Zona pellucida im pseudograviden Uterus der Ratte. a Ein unbefruchtetes degenerierendes Ei (Mitte) und zwei Donor ova einen Tag nach der Übertragung von d 4-Eiern auf einen pseudograviden Uterus (d 4). Alle Eier haben noch ihre Zona pellucida. b Zwei unbefruchtete fragmentierende Eier mit erhaltener Zona pellucida (links) und vier Blastocysten einen Tag nachdem sie als d 5-Eier auf einen pseudograviden Uterus (d 4) übertragen wurden. Die d 6-Blastocysten haben keine Zona pellucida mehr. (Nach DICKMANN u. NOYES [231])

vorbereitenden Veränderungen sind bei Ratte [232] und beim Hamster [612, 613] beschrieben worden.

Ein zweiter Mechanismus des Verlustes der Zona neben dem, der in vitro funktioniert, ist diskutiert worden [558].

Eine Verzögerung des Verlustes der Zona ist bei infantilen und genetisch sterilen Mäusen beschrieben worden [743, 742]. Diese Ergebnisse können als Indiz dafür gelten, daß Situationen im Uterus, die eine Gravidität nicht zulassen, auch zu Störungen bei der Freisetzung der Blastocyste führen.

Bei der Ratte stellten DICKMANN u. NOYES [231] den Verlust der Zona pellucida am 5. Tag der Gravidität fest. Bei gleichzeitiger Übertragung von d 4- bzw. d 5-Blastocysten auf Uteri von pseudograviden Tieren (steriler Coitus, unbefruchtete Eier) am 4. Tag der Pseudogravidität erfolgte der Verlust der Zona dem Alter der Embryonen und nicht der Umgebung entsprechend (s. Abb. 16).

Im gleichen Experiment wurde festgestellt, daß unbefruchtete Eier ihre Zona pellucida nicht verlieren, Blastocysten sich dagegen selbst, auf Tuben von Tieren am 1. Tag der Pseudogravidität übertragen, von der Zona befreien können. Diese Beobachtungen führten zu einer Geringschätzung uteriner Mechanismen, da embryonale Faktoren ganz beherrschend zu sein schienen. Für die Implantation, die normalerweise mit der Anlagerung unmittelbar nach dem Abwurf der Zona beginnt, schien die Zona keine Bedeutung zu haben, da auch freie Blastocysten auf fremde Uteri übertragen voll entwicklungsfähig waren [231, 604].

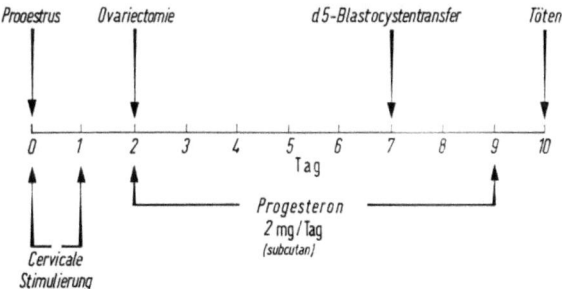

Abb. 17. Behandlungsschema zur Erreichung eines „dormant" Uterus, in dem eine Implantation nicht und das Abwerfen der Zona pellucida nur verzögert stattfindet. (Nach DICKMANN u. DE FEO [229])

Bei Ratten, die durch Cervixstimulation [290] im Prooestrus pseudogravid gemacht worden waren, dann am 2. Tag der Pseudogravidität kastriert und fortlaufend mit 2,0 mg Progesteron/Tier/Tag subcutan behandelt wurden, erfolgte die Sprengung der Zona pellucida verzögert (Plan des Experimentes s. Abb. 17).

Wurden d 5-Blastocysten am betreffenden Tag früh in die pseudograviden Uteri übertragen, so waren überraschenderweise nach 3 Tagen nur 23% der Blastocysten (16 von 69) ohne Zona. Wurden 4—7 Std ältere Blastocysten übertragen, so waren 3 Tage später 87% (52 von 60) aller Embryonen ohne Zona (s. Abb. 18).

DICKMANN und DE FEO [229] führten diese stark unterschiedlichen Resultate bei relativ geringer Altersdifferenz der Eier nur auf eine unterschiedliche Reife des Trophoblasten zurück, die im neuen Milieu nicht weiter entwickelt werden konnte.

Zu ähnlichen Resultaten waren schon PSYCHOYOS [660] und ALLOITEAU u. PSYCHOYOS gelangt [20]. Bei Kastration am 4. Tag der Gravidität der Ratte kam es nicht mehr zur Implantation, obwohl der Verlust der Zona nicht behindert war. Bei fortlaufender Substitution von 5,0 mg Progesteron täglich (subcutan) erfolgte auch die Implantation normal. Wurde allerdings schon am 2. Tag der Gravidität kastriert, dann war auch unter Progesteron (5,0 mg/Tag s.c.) der Verlust der Zona bis zum 8. Tag verzögert. Erst dann reißen die überdehnten Zonae; eine Implantation erfolgt aber nicht, bevor nicht Oestrogene einwirken. Interessant für das Verständnis der möglichen Wirkungsweise uteriner Faktoren auf die Zona ist die Feststellung, daß die Zona, auch wenn sie abgeworfen ist, in Abwesenheit von Oestrogenen im Uterus erhalten bleibt. Geringste Oestrogenmengen reichen aus, um die Reste zur Auflösung zu bringen. Aus den Ergebnissen schloß PSYCHOYOS [660], daß Oestrogene über uterine Faktoren auf die Zona einwirken.

Bei der Ratte sind zwei Möglichkeiten der Freisetzung der Blastocysten aus der Zona beschrieben [20]. So erfolgt unter vergleichsweise physiologischen Bedingungen (gleichzeitige Einwirkung von endogenen Oestrogenen und exogenem Progesteron bei später Kastration in der Gravidität) eine Auflösung der Zona pellucida. Dagegen eine verspätete Ruptur ohne Auflösung unter dem Wachstumsdruck der Blastocyste nach frühzeitiger Kastration bzw. Hypophysektomie und folgender Progesteronbehandlung. Die unter diesen Verhältnissen abgesprengte Zona bleibt tagelang im Uterus nachweisbar. Von vergleichbaren Resultaten nach Hypophysektomie und Progesteronbehandlung von Kastraten wurde auch an anderer Stelle berichtet [522].

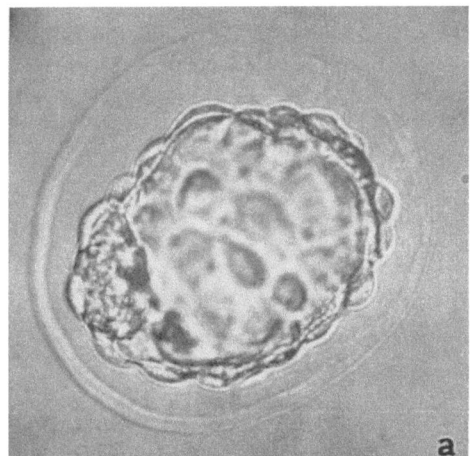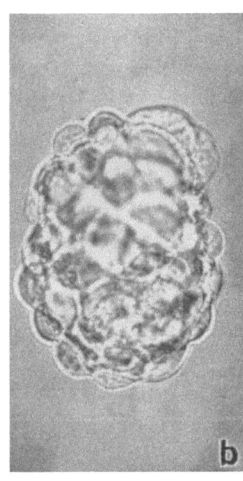

Abb. 18a u. b. Verhalten der Zona pellucida im von Progesteron beherrschten Uterus der Ratte („dormant uterus"). a d 8-Blastocyste mit persistierender Zona pellucida. b Gleich alte ruhende Blastocyste ohne Zona pellucida. (Nach DICKMANN u. DE FEO [229])

In einer analogen Versuchsanordnung konnte die unter alleiniger Progesteronanwendung verzögerte Freisetzung der Blastocysten bei der kastrierten Ratte durch eine Anwendung von Oestrogenen sofort ausgelöst werden [823]. Die Bedeutung der Oestrogene für die Auflösung der Zona bei der Ratte wurde auch an anderer Stelle diskutiert [553].

Nach DICKMANN [227] erfolgt physiologischerweise bei der Ratte die Freisetzung der Blastocyste zu einer Zeit, in der Progesteron und Oestrogene gemeinsam wirken. Eine Auflösung der Zona-Reste erfolgt kurz nach dem Abwerfen.

Auch bei kastrierten Ratten ist das Abwerfen der Zona pellucida verzögert (s. Tabelle 31). Frühe d 5-Blastocysten hatten erst 72 Std nach der Transplantation auf Uteri von Tieren, die (30 Tage vorher) kastriert worden waren, sämtlich ihre Zona abgestoßen.

Tabelle 31. *Verzögerung der Freisetzung von d 5-Blastocysten aus der Zona pellucida in Rattenuteri 30 Tage nach der Kastration.* (Nach DICKMANN [228])

Material	Zeit nach Transfer Std	Blastocysten	
		untersucht	Zona — frei
Kastrierte Ratten	10	43	2 (5%)
	24	37	13 (35%)
	72	56	56 (100%)
d 5 pseudogravide Ratten (Kontrollen)	10	61	39 (64%)

Nach DICKMANN [228] erfolgt bei Kastraten die Auflösung der Zona auch in Abwesenheit von Oestrogenen. Unklar ist, wieweit Progesteron und Oestrogene bei der Auflösung der Zona pellucida der Ratte synergistisch oder antagonistisch wirken.

Bei Mäusen wurde schon früh über einen verspäteten Verlust der Zona pellucida bei der durch eine Lactation verzögerten Implantation („delayed pregnancy") berichtet [275]. Diese Beobachtung wurde in Versuchen an Mäusen [537] und Ratten bestätigt [616].

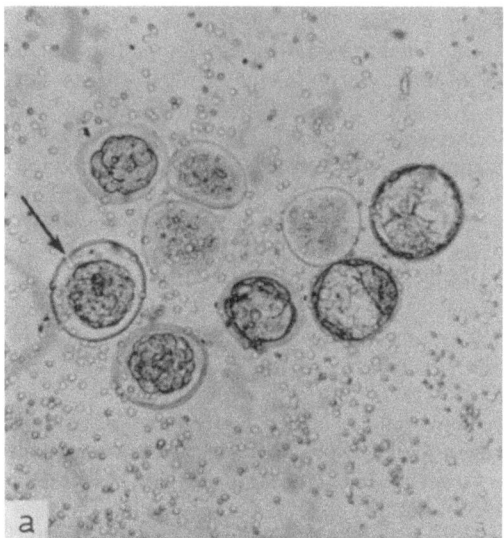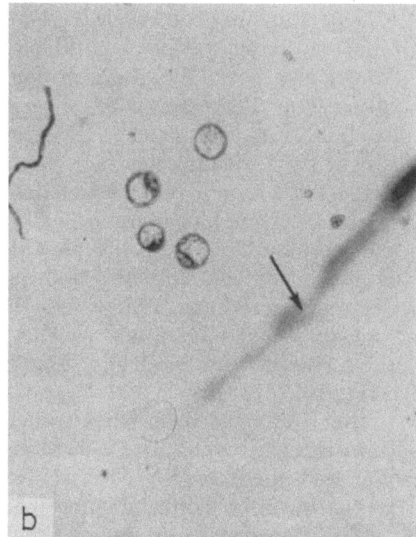

Abb. 19a u. b. Ova aus dem Uterus kastrierter Mäuse am 5. Tag der Gravidität. a Mehrere Blastocysten mit intakter Zona, zwei Blastocysten zeigen Einrisse in der Zona. Der Pfeil markiert einen solchen Einriß. b Etwas ältere Embryonen als in a. Es sind vier Blastocysten noch in der Zona sichtbar. Zwei Zonae sind rupturiert und leer (eine in der unteren Bildhälfte, wie ein Hufeisen aussehend, die andere ist unscharf abgebildet — s. Pfeil). a 225×; b 90×. (Nach ORSINI u. MCLAREN [616])

Die Freisetzung der Blastocysten bei der Maus tritt am späten d 4 ein [233, 616]. Um 23.00 Uhr am 4. Tag sind bereits 50% der Blastocysten frei von der Zona. Mit der unmittelbar folgenden Anlagerung an das Uterusepithel wird die Wiederauffindung von Blastocysten durch eine Spülung des Uterus schwieriger. Gleichzeitig tritt lokal an den präsumptiven Implantationsstellen der Blastocysten eine Permeabilitätserhöhung der Blutgefäße auf. Bei intravenöser Injektion eines Farbstoffes (Pontaminblau) kurz vor dem Tode färben sich die Orte, an denen die Blastocysten haften, selektiv an [537].

Im Falle einer frühzeitigen Kastration ist auch bei Mäusen die Freisetzung der Blastocysten verzögert, das gleiche gilt bei Retention der Eier in der Tube. Im Falle der Kastration bleibt die Pontaminblau-Reaktion im Uterus negativ.

Obwohl die Zona bei der Maus morphologisch keinerlei Anzeichen einer vorbereitenden Veränderung für die Abstoßung bietet, gibt es Hinweise, daß auch sie physiologischerweise unter dem Einfluß von Oestrogenen abgeworfen wird. Die Befreiung der Blastocysten durch ein Einreißen der Zona wie unter in vitro-Verhältnissen wird nach Kastration und bei Retention in den Tuben häufig gesehen. Auch bleiben die Zona-Reste unter den genannten Umständen länger nachweisbar als unter physiologischen Verhältnissen (s. Abb. 19) [616].

Eine völlig andere Situation als bei Ratte und Maus herrscht in der Gravidität des Goldhamsters. Bei Ratte und Maus kann eine Implantation bei gleichzeitig vorhandener Progesteronwirkung nur durch Oestrogene induziert werden. Lactierende Mäuse mit verzögerter Implantation („delayed implantation"), die am 6. Tag p.c. kastriert wurden und dann 0,1—10,0 mg Progesteron/Tag erhielten, hatten nie Implantate. Nach Oestradiol (0,5 µg) am 7., 10. oder 15. Tag erfolgte bei den Tieren, deren Uteri befruchtete Eier enthielten, eine sofortige Implantation und deciduale Reaktion. Die Wirkung der nidatorisch wirksamen Oestrogene auf die Sprengung der Zona pellucida bei Ratte und Maus wurde bereits besprochen.

Im Gegensatz zu den genannten Species hat der Goldhamster u.a. keinen post partum-Oestrus mit einer Ovulation [205].

Die Implantation beginnt bereits am 5. Tag [792]. Ein freies Überleben („delayed implantation") der Blastocysten scheint weder in Anwesenheit noch in Abwesenheit von Progesteron vorzukommen. Bei intakten Hamstern hatten 2,0—4,0 mg Progesteron pro Tag keinen Einfluß auf Zeitpunkt und Ablauf der Implantation. Die gleichen Progesteronmengen sichern einen zeitlich normalen Ablauf der Implantation auch dann, wenn Oestrogenquellen durch Ovariektomie bzw. Ovariektomie und Adrenalektomie frühzeitig (d 1) ausgeschaltet wurden. Auch eine Hypophysektomie bleibt bei Substitution der genannten Progesteronmengen ohne Folgen für den Fortgang der Gravidität. Beim Goldhamster scheint demnach für die Implantation nur Progesteron, ohne jede Mitwirkung von Oestrogenen, erforderlich zu sein [657].

Ganz analoge Resultate wurden auch an anderer Stelle publiziert. Progesteron allein erlaubt auch bei früher Kastration von Hamstern eine rechtzeitige Implantation [617, 618].

Der Unterschied im hormonalen Mechanismus zwischen Ratte bzw. Maus und Hamster wird auch im Verhalten gegenüber Oestrogenantagonisten deutlich. Während diese bei der Ratte die oestrogeninduzierte Implantation hemmen, bleiben sie beim Hamster ohne jeden Effekt [250].

Der Hamster gehört zu den Species, bei denen das Abwerfen der Zona pellucida mehr von der Umgebung abhängt als vom embryonalen Stadium. Es handelt sich — wie bei der Implantation — um einen eindeutig gestagenabhängigen Vorgang, ganz im Gegensatz zu den Verhältnissen bei Ratte und Maus. Der Verlust der Zona kann bei graviden, pseudograviden und ungedeckten mit Progesteron behandelten Tieren erfolgen. Die Zona bleibt erhalten bei ungedeckten nicht behandelten Tieren und bei frühzeitig (d 2) kastrierten graviden bzw. pseudograviden Tieren. Der Verlust der Zona erfolgt beim Hamster durch Auflösung [612, 613], nicht durch Sprengung durch den Embryo.

Die Retention von Ova in den Tuben verhindert die rechtzeitige Abstoßung der Zona. Dadurch wird deutlich, daß Progesteron unter physiologischen Verhältnissen über uterine Faktoren wirksam wird [614, 615].

4. Der Eitransport
a) Mechanische Grundlagen und Methoden

Der Eitransport ist ein diffizil gesteuerter Prozeß. Die Störung des Eitransportes spielt eine Schlüsselrolle bei der antifertilen Wirkung der verschiedensten Steroide und Nichtsteroide, ganz gleich, ob eine Retention der Eier in den Tuben oder eine vorzeitige Expulsion in den Uterus (oder ganz aus dem Genitale) erfolgt. In diesem Zusammenhang wird über das Schicksal vorzeitig synchron bzw. asynchron transportierter bzw. transplantierter Ova zu berichten sein, unabhängig von den vielfältigen mechanischen Problemen des Eitransportes.

Kontinuierliche Dosen von Gestagenen könnten über andere Mechanismen als die Ovulationshemmung antifertil wirken und so z.B. Möglichkeiten einer kontrazeptiven Behandlung geben [515]. Es gibt aber beträchtliche Speciesunterschiede, da z. B. bei der Maus [298] und beim Hamster, nicht aber bei der Ratte ein Fertilitätsverlust ohne Ovulationshemmung möglich war [446].

Schon 1797 wurden Beobachtungen über den Eitransport mitgeteilt. CRUIKSHANK [192] verfolgte Kanincheneier 3 Tage nach der Ovulation in der Tube und fand sie am 4. Tag im Uterus wieder. Gleichzeitig stellte er während der Tubenpassage die Ablagerung der für das Kaninchenei typischen Schleimhülle fest.

Der Transport der Zygote durch den Eileiter zum Uterus dauert bei fast allen Species 3—4 Tage, beim Opossum 1 Tag, bei Katze und Hund 6—7 Tage, bei der Fledermaus soll er eventuell Wochen in Anspruch nehmen [25]. Beim Frettchen dauert der Eitransport normalerweise 6 Tage [672].

Ein vielfach bestätigter Modus für die Weiterbewegung der Ova in der Tube ist u.a. in den letztgenannten Arbeiten beschrieben: Die Ova passieren die Ampulle des Eileiters schnell, verharren dann am Übergang zum Isthmus, der nach Eintritt der Ova wiederum schnell durchwandert wird. Am Übergang vom Isthmus des Eileiters zum Uterus liegt ein weiterer Sperrmechanismus (utero-tubal junction), vor dem die Eier abermals längere Zeit liegen bleiben, bevor sie schnell zum Uterus übertreten [25]. Der Übergang der frisch ovulierten Eier vom Ovar zum Eileiter scheint ein Vorgang zu sein, der beträchtliche Zeit in Anspruch nimmt, jedenfalls gibt es keinen Mechanismus, der die Eier mit dem Follikelsprung explosionsartig in den Fimbrientrichter schleudert [362].

Die Bewegungen von Ovar und Eileiter in den verschiedenen Reproduktionsphasen sind beim Kaninchen beschrieben worden. Die Beobachtung erfolgte u.a. durch ein in die Bauchwand eingenähtes Fenster [798]. Im Dioestrus wurden schwache, in langen Intervallen auftretende Kontraktionen, die die ganze Tube nach medial und caudal ziehen, festgestellt. Die Kontraktionswellen laufen zum Uterus. Im Oestrus änderte sich die Intensität dieser Bewegungen. Die Kraft der Kontraktionen zog das Ovar aus der Bursa ovarii hervor, wobei gleichzeitig eine Rotation des Ovars stattfand. Der Rhythmus des Oestrus blieb 24 Std lang nach dem Eintritt der Gravidität erhalten, im Verlauf der Gravidität wurden die Tubenkontraktionen progredient träger. Die Aktivität war geringer als im Dioestrus [798].

Wichtig für den Eitransport sind die Motilität der Tubenmuskulatur, Sphinctersysteme, die Cilientätigkeit und der Sekretstrom. ALDEN [6] beschrieb Cilien auf der ganzen Länge des Eileiters der Ratte. Im Isthmus war der Besatz allerdings nur in der Tiefe der Falten nachzuweisen. Die Cilien tragenden Elemente fluktuierten im Verlauf des Cyclus. Der Transport der Eier im Anfangsteil des Eileiters soll kontinuierlich durch die Cilien, später dann ruckartig durch muskuläre Aktivität erfolgen. Ganz analoge Mechanismen wurden beim Kaninchen kinematographisch mit gefärbten, frisch ovulierten Eiern ermittelt. Dabei scheinen die dem Ei anhaftenden Cumuluszellen für den normalen Transport von Bedeutung zu sein [361].

Die Aktivität der Cilien ist beim Kaninchen abhängig von der reproduktiven Phase. Unter dem Einfluß von Progesteron steigt sie innerhalb von 14 Tagen, die der Kopulation folgen, an [99]. Ein Rhythmus, der dem Cyclus folgt, ist auch für den Auf- und Abbau von Cilien im menschlichen Eileiter beschrieben worden [597].

Die Bedeutung der Cilien für den Eitransport ergibt sich auch aus anderen Beobachtungen am Schaf. Ampulläre bzw. isthmische Segmente der Tube wurden excidiert und in gleicher Richtung bzw. umgekehrt (Cilienstrom dann umgekehrt) wieder eingenäht. Nach Ausheilung wurden 82% aller Eier vor umgekehrt eingeheilten Segmenten der Ampulle retiniert, aber nur 32%, wenn das eingeheilte

Segment in der normalen Richtung eingesetzt war. Bei Umkehr von Segmenten aus dem Isthmus ergaben sich keine Unterschiede zwischen beiden Gruppen, da im Isthmus die muskuläre Aktivität wichtiger ist als die Aktivität der Cilien [817].

Die Dauer des tubalen Eitransportes durch die Ampulle bis zum Isthmus wurde beim Kaninchen von HARPER [365] durch die Beobachtung von gefärbten Eiern gemessen. Die Passage bis zum Isthmus dauerte im Oestrus $7,5 \pm 0,7$, bei der Ovulation $8,4 \pm 0,8$ und am 7. Tag der Pseudogravidität $16,0 \pm 3,8$ min. Pro Tag der Pseudogravidität wurde eine durchschnittliche Verzögerung von 1,2 min gemessen. Immerhin kann auch aus diesen Angaben geschlossen werden, daß der Eitransport, unter welchen hormonalen Voraussetzungen auch immer, in Minutenschnelle erfolgen würde, wenn nicht bremsende Sphinctersysteme vorhanden wären. Da die Ampullen bei verschiedenen Kaninchen unterschiedlich lang sind, wurde auch die Geschwindigkeit (mm/min) des Transportes unter den genannten Verhältnissen gemessen. Sie betrug im Oestrus $11,4 \pm 0,9$, bei der Ovulation $8,9 \pm 1,5$ und am 3. Tag der Pseudogravidität (d $2^{1}/_{2}$) $5,7 \pm 0,8$ mm pro Minute. Für den Transport schienen überwiegend muskuläre Mechanismen wichtig zu sein. Das Vorhandensein der Cumuluszellen war eine Voraussetzung für den normalen Transport.

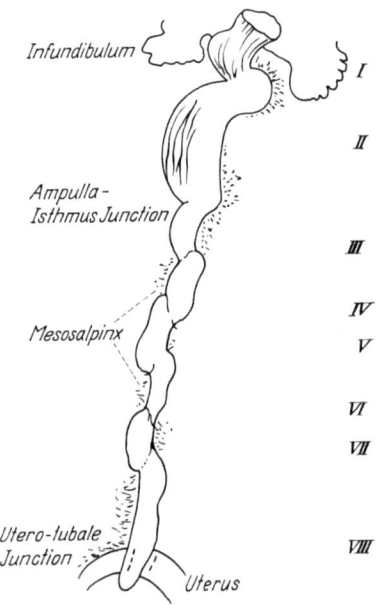

Abb. 20. Anatomie des Eileiters der Maus mit mehreren Segmenten (= Schlingen) und Sphincteren. Wichtigste Sperren an der Ampulla-Isthmus-Junction und an der utero-tubaren Junction. Das skizzierte Präparat ist gestreckt. (Nach HUMPHREY [412])

Der schnelle Transport bis zum Isthmus und das Verharren der Ova dort ist auch an anderer Stelle beschrieben worden [116, 63, 85].

Die Motilitäts- und Druckverhältnisse von Kaninchentuben unter verschiedenen natürlichen und experimentellen Bedingungen sind untersucht worden [816, 330]. Der Einfluß von Gestagenen auf die Tubenmotilität ist vage [816]. Es wurde angenommen, daß das Nachlassen bestimmter Sphinctersysteme wichtiger für den Fortschritt des Eitransportes ist als die sichtbare und meßbare Motilität [330].

Die Methode der Ovulationsauslösung ist für den Eitransport beim Kaninchen ohne Bedeutung [754]. Diese Anmerkung sollte gemacht werden, da zahlreiche Experimente bezüglich des Eitransportes nach exogen induzierter Ovulation gemacht wurden. Störungen scheinen z. B. erst bei zusätzlicher Wirkung von Progesteron einzutreten [673, 693, 819, 24, 78, 328, 512, 239].

Eine einleuchtende Arbeit hinsichtlich der Mechanismen des tubaren Transportes bei der Maus wurde von HUMPHREY [412] publiziert. Nach den Beobachtungen in vitro haben die einzelnen Schlingen der Tube (s. Abb. 20) eine funktionelle Selbständigkeit in Form von unabhängig voneinander arbeitenden Transport- und Verschlußmechanismen. In Schlinge II — nur hier befinden sich Cilien, die eine Strömung von der Bursa ovarica zur Ampulle erzeugen — werden feine Farbpartikel ausschließlich durch Cilien, die größeren Ova dagegen ausschließlich durch muskuläre Kontraktionen transportiert.

Tabelle 32. *Transport der Ova in der Abhängigkeit von der Zeit bei der Maus (s. auch Abb. 20).*
(Nach HUMPHREY [412])

Stadium der Gravidität			Tier-zahl	Ampulle Schlinge II	Isthmusschlingen			Uterus
Tag	Uhrzeit	Stunden p.c.			III—IV	V—VI	VII—VIII	
1	06.00	6	10	8,2[a]	—	—	—	0
	18.00	18	10	6,0	2,3[a]	—	—	0
2	06.00	30	8	1,3	5,8	3,1[a]	1,3[a]	0
	18.00	42	8	—	0,9	2,5	5,8	0
3	06.00	54	10	—	—	0,8	10,5	0
	18.00	66	10	—	—	0,1	11,5	0
4	01.30	73.5	12	—	—	—	3,8	4,1[a]

[a] Zum betreffenden Zeitpunkt im genannten Segment angetroffene Ova pro Tier.

Der ganze Eileiter ist stets in leichter tonischer Aktivität, aber stetige Dilatationen und Kontraktionen im Sinne einer Peristaltik finden nur in Schlinge III statt. Die Schlinge III soll mit ihrer andauernden Peristaltik das Zurückfluten von Eiern verhindern. In den Schlingen, die nicht immer arbeiten, tritt erst mit dem Eindringen der Ova eine Dilatation auf, die Peristaltik und Antiperistaltik auslöst. Die Ova werden so von einem dilatierten Abschnitt in einen nicht dilatierten gepreßt und von dort aus zurückgetrieben. Nach einem Pendeln von ca. 30 min erfolgt dann der Übertritt in das nächste Tubensegment, das durch den Inhalt aufgetrieben wird und zu arbeiten beginnt. Der Sphincter am Ausgang jeder Schlinge ermöglicht so nur ein langsames Vorrücken des Tubeninhaltes zum Uterus.

Von der Gesamtdauer der Eipassage von 72 Std durch die Tube entfallen alleine 24 Std auf die Verweildauer vor dem Übergang von der Ampulle zum Isthmus und ca. 30 Std auf die Verweildauer vor der utero-tubal junction [412].

Analoge Beobachtungen eines schrittweisen, mehrfach arretierten Tubentransportes machten verschiedene andere Autoren. Auf die recht unterschiedlichen Techniken der einzelnen Autoren soll hier nicht näher eingegangen werden. Jedenfalls spielt es für wesentliche Mechanismen keine Rolle, ob echte oder simulierte Ova (diese eventuell radioaktiv markiert oder gefärbt) verwandt werden (s. Abb. 21, 22) [63, 368, 85, 365, 6, 361, 253, 77, 78, 79, 80].

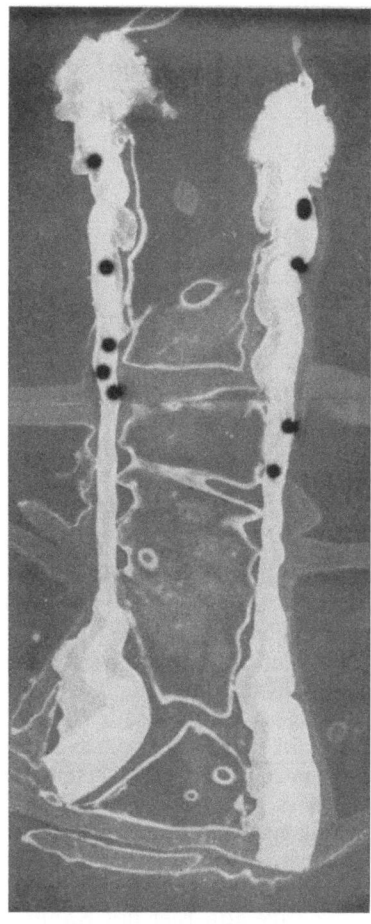

Abb. 21. Autoradiographie radioaktiv markierter simulierter Ova im Kanincheneileiter. (Nach HARPER et al. [368])

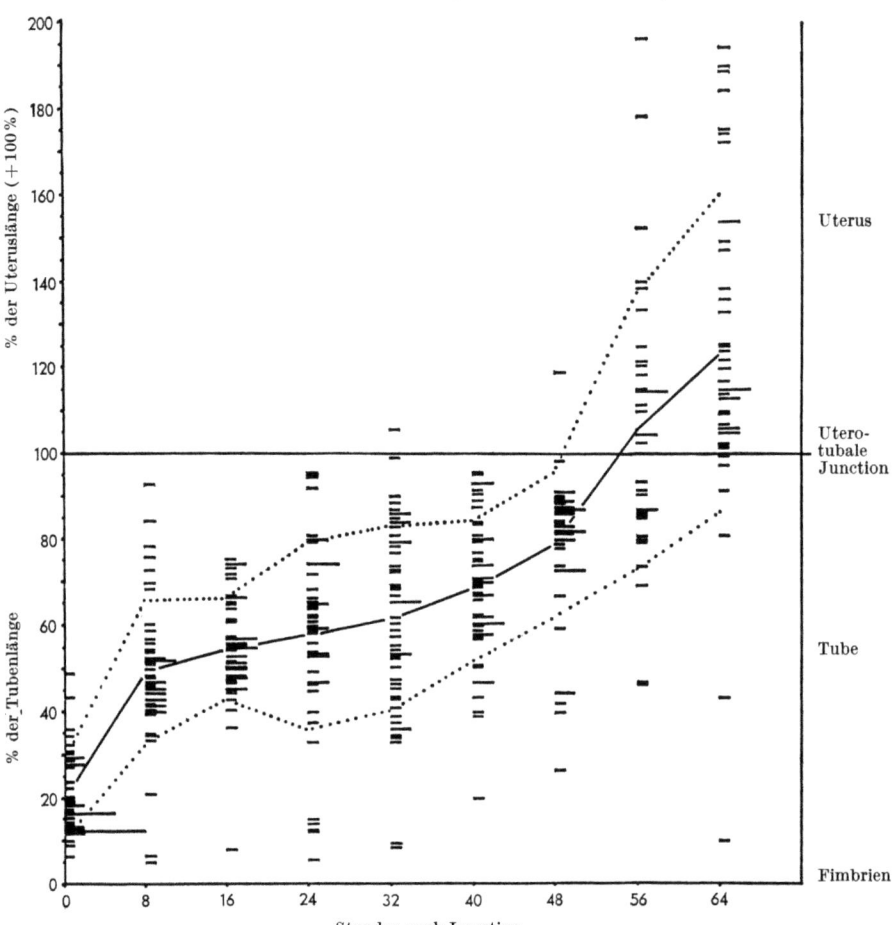

Abb. 22. Lokalisation radioaktiv markierter artifizieller Ova im Kaninchengenitale (Tube = untere Hälfte; Uterus = obere Hälfte) zu verschiedenen Zeitpunkten nach der Insertion. Beachte: Nach 48 Std stauen sich die Ova vor dem Übergang zum Uterus, erst später erfolgt der Übertritt. (Nach HARPER et al. [368])

b) Synchronisation der Entwicklung des Eies und der inneren Genitalorgane in der frühen Gravidität

Für die antifertilen Wirkungen eines verzögerten oder beschleunigten Eitransportes scheinen die gestörten Wechselbeziehungen Ei — Uterus von großer Bedeutung zu sein.

Grundsätzlich ist eine Entwicklung von Eiern, die von Spendertieren auf den Genitaltrakt von Empfängertieren übertragen werden, möglich. Entsprechende Ergebnisse sind z. B. für die Ratte und das Kaninchen beschrieben worden [590, 150]. In der letzteren Arbeit wird darauf hingewiesen, daß sich ein 1 Tag altes Kaninchenei nur entwickeln kann, wenn es auf eine Tube übertragen wird. Hierbei spielt es keine Rolle, ob die Tube zu einem Tier einen Tag vor oder einen bis 2 Tage nach der Ovulation gehört. Dagegen stirbt ein befruchtetes, einen Tag altes Ei stets ab, wenn es auf den Uterus übertragen wird, unabhängig von der reproduktiven Phase des Empfängers.

2 Tage alte Eier des Kaninchens entwickeln sich nur manchmal, wenn sie in den Uterus eines pseudograviden Empfängers am 2. oder 3. Tag der Pseudogravidität gebracht werden. Während für junge Ova ein uterines Milieu überhaupt

unzuträglich ist, besteht in späteren Phasen eine größere Toleranz, wenn der Uterus in etwa der Entwicklung des Eies entspricht, d.h. synchron entwickelt ist.

Allerdings wurde häufig ein Absterben der Embryonen noch in späteren Phasen der Entwicklung beobachtet, selbst wenn schon placentares Gewebe entwickelt war [150].

Beim Schaf haben früh aus den Tuben entnommene Ova eine geringe Chance der Weiterentwicklung nur, wenn sie in die Tuben von Empfängertieren übertragen werden. Spätere Eistadien sind dagegen relativ unempfindlich gegen einen nicht synchronen Uterus [46].

Auch beim Schwein scheint ein erfolgreicher Transfer von befruchteten Eiern in Empfängeruteri nur dann möglich zu sein, wenn die Eier eine kritische Phase in der Entwicklung hinter sich haben [357].

Bei der Maus gehen Eier, die auf einen Uterus am 2. Tage nach der Ovulation übertragen werden, stets zugrunde. Desgleichen gehen Eier stets zugrunde, wenn sie im Vergleich zum Uterus zu gering entwickelt sind. Sie leben bis zum 4. Tag der Pseudogravidität des Empfängertieres, erst dann erfolgen Retardation und Fragmentation. Ova, die 1—2 Tage

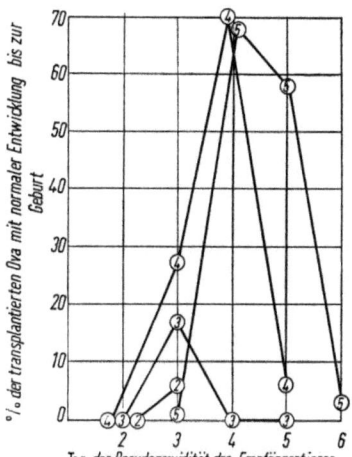

Abb. 23. Entwicklung der Ova der Ratte bei *uteriner* synchroner bzw. asynchroner Transplantation. Maxima ergeben sich bei synchronen Verhältnissen. Frühe Stadien (s. d 2 und d 3) haben nur geringe Überlebenschancen — selbst bei synchronem Uterus. ○ die eingekreiste Zahl gibt das Alter des Eies (in Tagen) beim Transfer an. (Nach NOYES u. DICKMANN [602])

weiter als der Uterus des Empfängertieres entwickelt sind, können überleben. Eigenartigerweise sind Früchte, die aus diesen Eiern hervorgehen, später weiter entwickelt als die aus gleichzeitig implantierenden synchronen Ova [240].

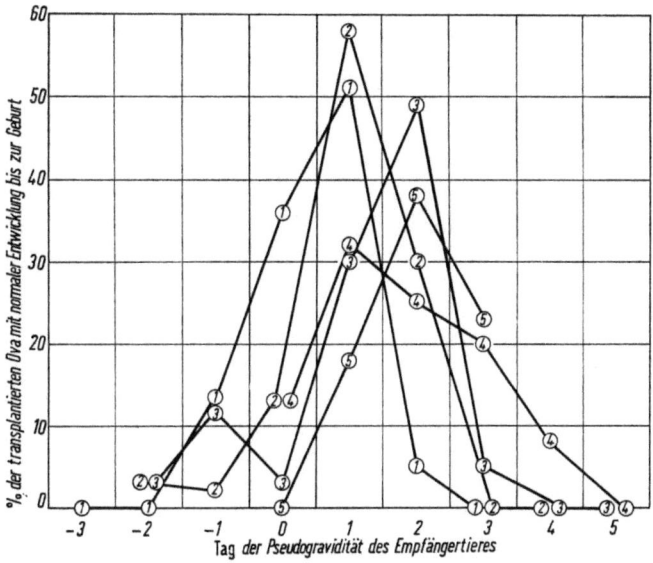

Abb. 24. Entwicklung der Ova der Ratte bei *tubarer* synchroner bzw. asynchroner Transplantation. Bei tubarer Transplantation haben auch früheste Eistadien im Gegensatz zur uterinen Transplantation eine gute Möglichkeit sich weiter zu entwickeln (s. d 1-, d 2- und d 3-Ova, vgl. dazu Abb. 23). ○ Die eingekreiste Zahl gibt das Alter des Eies (in Tagen) beim Transfer an. (Nach NOYES u. DICKMANN [603])

Bei der Ratte sind die Probleme der Synchronisation von Ei und Genitaltrakt eingehend untersucht. Auch bei dieser Species haben Ova, die relativ jung sind, nur geringe Aussichten, sich zu voll ausgetragenen Jungen zu entwickeln, wenn die Eier in den Uterus gebracht werden. Günstiger liegen die Verhältnisse bei asynchroner Transplantation, wenn die Eier erst in die Tuben transplantiert werden [603]. Der Unterschied zwischen tubarer und uteriner Transplantation — der besonders bei den frühesten Eiphasen markant ist — kann aus einem Vergleich von Abb. 23 und 24 ersehen werden.

Nach DICKMANN u. NOYES [602] erfolgt die Degeneration relativ zu junger Ova am 5. Tag der Pseudogravidität des Empfängers. Am späten 5. Tag entfaltet der Uterus nach den zitierten Autoren eine Aktivität, die eine synchrone Blastocyste stimuliert, jüngere Eistadien aber zerstört. Umgekehrt ist die Blastocyste am späten 5. Tag der Pseudogravidität in der Lage, in einem synchron entwickelten Endometrium eine deciduale Reaktion zu induzieren.

Das Absterben der Ova im Uterus der Ratte in frühesten Phasen der Gravidität scheint auf einem uterinen Faktor zu beruhen, der erst durch länger dauernde Einwirkung von Progesteron (2,0 mg/d) neutralisiert wird. Die Aktivierung der implantationsreifen Blastocysten oder die gleichzeitige Zerstörung zu früher Eistadien durch das Endometrium scheint von Oestrogenen gesteuert zu werden [226].

c) Die Pharmakologie des Eitransportes

Wie bereits in anderem Zusammenhang erwähnt, haben die verschiedenen Gestagene, besonders die 19-Nor-testosteronderivate, häufig oestrogene und androgene Nebenwirkungen. Oft stehen diese ganz im Vordergrund (s. dazu auch F. NEUMANN, Handbuch Bd. XXII/1, S. 801ff.).

Für den Einfluß auf den Eitransport ist der Zeitpunkt der Applikation — vor oder nach der Ovulation — von äußerster Bedeutung. Nicht alle Species reagieren gleich auf eine gleichartige Behandlung. Nicht selten widersprechen sich Befunde verschiedener Autoren.

Nach den von CHANG publizierten Ergebnissen [164] scheinen Gestagene nach einer bestimmten Latenz den Tuberverschlußmechanismus beim Kaninchen zu öffnen. Ein analoger Verschluß am Tubenausgang, der abhängig von Progesteron einige Tage nach der Ovulation den Übertritt von Ova und Sekret in den Uterus freigibt, ist außer beim Kaninchen [164, 77, 78, 330] auch beim Schaf [253] und bei der Kuh [79, 693] nachgewiesen worden.

Die experimentellen Einzelheiten und die Konsequenzen für die Transportverhältnisse in der Tube sind schon in Zusammenhang mit dem Spermientransport besprochen worden (s. Abschnitt „Der Spermientransport in und durch die Tuba uterina"). Da Gestagene unter physiologischen und experimentellen Verhältnissen nur mit einer erheblichen Latenz wirken, haben sie den größten Einfluß auf den Eitransport, wenn sie bereits einige Zeit vor der Ovulation gegeben wurden. Die Passage zum Uterus ist dann gewissermaßen sofort nach der Ovulation frei.

Oestrogene andererseits scheinen besonders nach der Ovulation beschleunigend wirksam zu sein, und zwar über eine starke Erhöhung der Tubenmotilität. Bei manchen Species scheint dieser Effekt aber nur bis zu einer gewissen oberen Grenzdosis aufzutreten, weil dann ein „tube-locking", d.h. eine totale Absperrung der Tube zum Uterus erfolgt und damit ein Eitransport gänzlich unterbunden ist.

α) Der Einfluß oestrogener Wirkungen auf den Eitransport

Die physiologische Rolle der Oestrogene und die oestrogene „Nebenwirkung" vieler Gestagene — besonders ausgeprägt bei den 19-Nortestosteronderivaten —

macht (s. Handbuch Bd. XXII/1, S. 801ff.) eine kurze Darstellung der oestrogenen Wirkungen auf den Eitransport bei verschiedenen Species erforderlich.

αα) *Ratten*. Antifertile Wirkungen verschiedener Substanzen — vorwiegend Oestrogene — schon in der Phase des Eitransportes sind häufig beschrieben worden [329, 251, 62, 656, 473, 722]. Bei manchen dieser Substanzen wurden auch antizygote [722] oder antigestagene Wirkungen festgestellt [52]. Schon eine einmalige Dosis von 1 μg Oestradiolcyclopentylpropionat (ECP) am 1. Tag der Gravidität reduzierte die Fertilität. Eine einmalige Injektion von 10 μg ECP zum gleichen Zeitpunkt führte über eine Ausstoßung der Eier aus dem Genitale zum Verlust von 97% aller Embryonen [329].

Nach 20 bzw. 250 μg Oestron am 1. bzw. 3. Tag der Gravidität waren am 4. Tag alle Ova aus der Tube und dem Uterus ausgestoßen. Auch höchste Dosen retinierten die Eier nicht in den Tuben [53].

αβ) *Mäuse*. Bei Mäusen ist nach Oestradiolbenzoat (EB) der Eitransport bei infantilen superovulierten Tieren extrem beschleunigt. Dosen zwischen 0,015 μg und 40,0 μg wurden angewandt. Das EB wurde 24 Std nach der ovulationsauslösenden HCG-Injektion injiziert. Bereits weitere 24 Std später war ein großer Teil der Ova aus dem Genitale ausgestoßen. Ein „tube-locking" wurde nicht beobachtet [370].

Unter Stilboestrol sind neben einer Beschleunigung des Eitransportes auch direkte antizygote Wirkungen postuliert worden [123]. Antifertile Wirkungen, oft nicht näher untersucht, wurden bei vielen Oestrogenen und Antioestrogenen festgestellt [514].

Bei einer Dosis von 5 RU Oestrin ist eine Retention von Eiern in der Tube der Maus als Resultat eines Verschlusses der tubo-uterinen Junktion beschrieben worden [122].

Diese Beobachtung eines „tube-locking" konnte an Albino-Mäusen wiederholt werden. Zwischen 5—7,5 RU Oestrin waren erforderlich, um den Tubenverschluß zu erreichen. Von großer Bedeutung war der Zeitpunkt der Applikation. Die Empfindlichkeit war am größten am Tag des Vaginalpfropfes [801]. Hingegen hatten massive Dosen von Oestrogenen wieder eine Beschleunigung des Eitransportes und kein „tube-locking" zur Folge. Bei Dosen von 100—500 RU (Progynon B) wurden die Ova vorzeitig im Uterus gefunden. Unter diesen experimentellen Verhältnissen kam es aber gleichzeitig auch zu einer überstürzten Entwicklung von Corpora lutea [124].

αγ) *Kaninchen*. Eine Expulsion bzw. Retention von Eiern in der Tube unter Oestrogenen ist auch beim Kaninchen beschrieben worden [17]. Bei frühzeitig (d 1) in der Gravidität applizierten Dosen von 100—150 RU/Tag wurden viele Ova in der Tube retiniert [122, 640].

Bei Transplantation von Ova in Tuben von Oestrogen-behandelten Tieren wurde ein Teil der Ova schnell in den Uterus transportiert. Viele Ova konnten überhaupt nicht wiedergefunden werden [600].

Beim Kaninchen führen geringe Dosen von Oestrogenen (Oestradiolcyclopentylpropionat — ECP) zu einer raschen Ausstoßung der Ova aus dem Genitale (25,0 μg ECP bei einmaliger Injektion). Höhere Dosen (250,0 μg ECP bei einmaliger Injektion) bewirken ein „tube-locking" für mindestens 5 Tage. Eine einmalige Injektion von 100,0 μg ECP am 1. Tag der Gravidität interferiert noch nicht mit der normalen Entfaltung des Endometriums [331], so daß unter diesen Verhältnissen der gestörte Transport der Ova die alleinige Ursache der antifertilen Wirkung ist. Zu ähnlichen Ergebnissen kamen auch andere Autoren [166].

αδ) *Hamster, Meerschweinchen*. Auch bei Hamstern [169] und Meerschweinchen [209] haben Oestrogene kurz nach der Kopulation appliziert über einen beschleunigten Eitransport hohe antifertile Wirksamkeit. Später läßt die Empfindlichkeit deutlich nach. Andere antifertile Wirkungen, z. B. über eine Atrophie der Corpora lutea, treten in den Vordergrund.

β) Die Wirkung von Androgenen auf den Eitransport

Manche Androgene, z. B. Androstendion, wirken auf den Eitransport (bei der Ratte) wie Oestrogene. Tatsächlich scheint die beobachtete Wirkung durch eine Metabolisierung zu Oestrogenen zu erfolgen. Dafür spricht eine Hemmung des beobachteten Effektes durch Progesteron und eine Abschwächung der Wirkung nach Entfernung von Organen, in denen die Umwandlung zu Oestrogenen erfolgen kann [367].

Auch das Androstendiol ist stärker antifertil wirksam als es nach seiner androgenen Wirksamkeit zu erwarten wäre. Im Gegensatz zu Oestrogenen stören Androgene (z. B. Testosteron) die Gravidität der Ratte in einer Phase am wirksamsten, in der der Eitransport bereits beendet ist [241]. Bei der Maus wurde von Burdick et al. [121] ein „progesteronähnlicher" Effekt des Testosteronpropionates beschrieben. 0,5 mg TP/Tag verlangsamten den Eitransport. Bei einer Dosis von 2—5,0 mg TP/Tag wurden die Ova länger als 100 Std in den Tuben retiniert. Die Entwicklung der Blastocysten war dabei zunächst völlig normal.

γ) Die Wirkung von Gestagenen auf den Eitransport

Unter der Einwirkung des Gelbkörperhormons nimmt die Motilität der Eileiter ab [73]. Trotzdem ist die Passage der Ova aus bereits erwähnten Gründen unter Progesteron oft beschleunigt. Entsprechende Resultate wurden schon sehr früh von Wislocki u. Snyder [819] mitgeteilt. Beobachtete antifertile Wirkungen beruhen zunächst nicht auf einer Schädigung der Zygote [80].

Erst der überstürzte Transport führt zur irreversiblen Schädigung der Ova im ungeeigneten uterinen Milieu [154, 164].

Die sehr komplizierten Verhältnisse der hormonalen Steuerung des Eitransportes sind u. a. davon abhängig, wann und wie lange gestagene Wirkungen im Experiment angewandt werden. Wie aus der folgenden Tabelle (s. Tabelle 33) hervorgeht, wirkt Medroxyprogesteronacetat in gleicher Dosis beschleunigend

Tabelle 33. *Eitransport nach Transplantation von Eiern auf oestrische Kaninchen (ohne Ovulation unter Oestrogenen und Medroxyprogesteronacetat. (Nach Chang [162])*

Testsubstanz und Tag der Applikation	Tierzahl (Empfänger)	Zahl der transplantierten Ova (= 100%)	Zeitpunkt der Untersuchung nach der Transplantation (Stunden)	Zahl und Ort der Wiederfindung ( ) = % von der Gesamtzahl			
				Gesamtzahl	Tuben	Uteri	Vaginae
Kontrolle	4	41	40—41	27 (66)	14 (52)	12 (44)	1 (4)
Äthinyloestradiol (0,1 mg p. o.)							
d0	3	46	23—24	37 (81)	23 (62)	14 (38)	0
d1	4	58	40—41	17 (29)	9 (53)	8 (47)	0
Medroxy-progesteronacetat (2,0 mg p. o.)							
d0 und d1	3	39	41	38 (97)	38 (100)	0	0
d0, d1 und d2	3	45	65	42 (93)	42 (100)	0	0
d0 und d1	3	51	65	31 (61)	1 (3)	29 (94)	1 (3)
d-2, d-1 und d0	4	41	40—42	33 (81)	1 (3)	31 (94)	1 (3)

oder verzögernd auf den Eitransport, je nachdem, ob es vor oder nach dem Transfer von Eiern bei oestrischen Kaninchen appliziert wird.

Bei Behandlung am d-2, d-1 und d 0 (Tag der Eitransplantation) sind bereits 40—42 Std nach dem Transfer 94% aller Eier im Uterus. Die Rate der Wiederfindung von Ova ist dabei sehr hoch (81%). Dagegen war der Eitransport unter Medroxyprogesteronacetat, in gleicher Dosis am d 0, d 1 und d 2 appliziert, deutlich retardiert. Selbst 65 Std nach der Transplantation waren noch alle Eier ohne Ausnahme in der Tube retiniert. Auch bei zweimaliger Applikation (d 0 und d 1) ist bis zu 41 Std nach dem Transfer eine Retention der Ova in der Tube festzustellen.

Oestrogene (Äthinyloestradiol) waren in der gleichen Versuchsanordnung nach dem Eitransfer beschleunigend wirksam. Bereits nach 23—24 Std war ein größerer Teil der Ova im Uterus. Aber auch viel später wurden stets noch Eier in den Tuben retiniert. Der Prozentsatz der wiedergefundenen Eier nach 40—41 Std war klein (29%), d.h. ein großer Teil von ihnen ist unter dem Einfluß von Oestrogenen aus dem Genitale ausgestoßen worden [162]. Medroxyprogesteronacetat hat eine solche Wirkung nicht trotz der Beschleunigung des Transportes.

Eine Studie nach Variation des Zeitpunktes der Behandlung mit verschiedenen Gestagenen und Äthinyloestradiol (s. Tabelle 33a) läßt erkennen, daß bereits

Tabelle 33a. *Der Einfluß von Progesteron, Medroxyprogesteronacetat und Äthinyloestradiol auf den Eitransport bei HCG-induzierter Ovulation beim Kaninchen.* (Nach CHANG [161])

Testsubstanz (mg/Tier), Phase der Behandlung	Zahl der Tiere	Zahl der Corp. lut.	Zahl und Ort der Wiederfindung (d 2) ( ) = % von der Gesamtzahl der Ova 48 Std nach der Insemination			
			Gesamtzahl	Tuben	Uteri	Vaginae
Progesteron:						
2,0 mg (s. c.) d-1 und d0	6	55	31 (56)	17 (55)	11 (36)	3 (10)
Medroxyprogesteronacetat:						
2,0 mg (p. o.) d-1 und d0	6	56	37 (66)	31 (84)	5 (14)	1 (3)
d-2	4	49	37 (76)	36 (97)	1 (3)	0
d-1	6	74	56 (76)	53 (95)	3 (5)	0
d0	4	50	50 (100)	50 (100)	0	0
Äthinyloestradiol:						
0,2 mg (p. o.) d1	4	45	42 (93)	40 (95)	2 (5)	0
0,1 mg (p. o.) d0 und d1	6	66	35 (53)	30 (86)	5 (14)	0
0,1 mg (p. o.) d0	4	50	39 (78)	38 (98)	1 (3)	0
0,1 mg (p. o.) d1	6	59	27 (46)	20 (74)	6 (22)	1 (4)
0,05 mg (p. o.) d0 und d1	6	68	61 (90)	59 (97)	2 (3)	0
Kontrollen	6	58	55 (95)	55 (100)	0	0

48 Std nach der Insemination, im Gegensatz zu den Kontrollen, unter Äthinyloestradiol (gegeben am Tag der Insemination [=d 0] oder später) bzw. unter Progesteron und Medroxyprogesteronacetat (gegeben am Tag der Insemination oder früher) ein Teil der Eier bereits in den Uterus oder sogar in die Vagina übergetreten ist. Medroxyprogesteronacetat, nur am Tag der Insemination gegeben, hatte keinen Einfluß auf den Transport zum untersuchten Zeitpunkt, d.h. 48 Std nach der Insemination [161].

In der folgenden Tabelle (s. Tabelle 34) soll gezeigt werden, daß die antifertile Wirkung von Progesteron und Medroxyprogesteronacetat ebenfalls nur dann

Tabelle 34. *Die Wirkung von Medroxyprogesteronacetat und Progesteron auf die Entwicklung von Eiern beim Kaninchen nach HCG-induzierter Ovulation. Bedeutung von Zeitpunkt, Modus und Dosis bei der Behandlung. Autopsie d6.* (Nach CHANG [161])

Testsubstanz (mg/Tier)	Behandlungstage (Insemination = d 0)	Zahl der Corpora lutea	Lokalisation, Zahl und Zustand der wiedergefundenen Ova						
				Tuben	Uteri			Vagina	
			gesamt		degeneriert	kleine Blastocysten	normale Blastocysten	degeneriert	normal (%)
Progesteron:									
2,0 mg (p. o.)	d1, 2 und 3	72	64 (89)	5	0	3	56	0	78
2,0 mg (s. c.)	d1, 2 und 3	58	52 (90)	6	1	1	44	0	76
2,0 mg (p. o.)	d-2, -1 und 0	67	50 (75)	0	2	0	48	0	72
2,0 mg (s. c.)	d-2, -1 und 0	66	14 (21)	1	13	0	0	0	0
Medroxyprogesteronacetat:									
2,0 mg (p. o.)	d-2, -1 und 0	87	36 (41)	3	21	0	0	12	0
1,0 mg (p. o.)	d-2, -1 und 0	78	40 (51)	1	23	6	10	0	13
0,5 mg (p. o.)	d-2, -1 und 0	79	52 (66)	0	27	3	22	0	28
0,2 mg (p. o.)	d-2, -1 und 0	67	55 (82)	0	13	4	38	0	57
0,1 mg (p. o.)	d-2, -1 und 0	67	60 (90)	0	21	3	36	0	54
Kontrollen (22 Tiere)		238	216 (91)	3	10	9	192	2	81

gegeben ist, wenn die Behandlung vor der Ovulation erfolgt (artifizielle Insemination = d 0). Bei peroraler Gabe oder bei Gabe nach der Insemination hat Progesteron keinen wesentlichen Einfluß auf Eitransport und Fertilität [161]. Dagegen liegt das Maximum der Oestrogenempfindlichkeit beim Kaninchen gerade in der Nähe des Zeitpunktes der Insemination [166]. Insofern ist es nicht überraschend, daß das Gestagen Norethynodrel, das auch erhebliche oestrogene Wirkungen hat [638, 639, 243, 244, 245, 706, 707, 560, 255, 94, 216], auch nach der Ovulation beim Kaninchen (gegeben d 1, d 2 und d 3 nach der künstlichen Insemination [= d 0]) in einer Dosierung von 20,0 bzw. 10,0 mg/Tier/Tag stark antifertil wirksam ist. Am 6. Tag nach der Insemination hatten sich nur 4,5% bzw. 11% der Ova zu normalen Blastocysten entwickelt. Nach dem 3. Tag (d 3) der Entwicklung, d. h. nach vollendetem Eitransport, konnte keine Wirkung mehr auf die Entwicklung der Blastocyste festgestellt werden.

Auch beim Frettchen beschleunigt Medroxyprogesteronacetat (2,0 mg/d p.o.), vor der Ovulation gegeben, den Eitransport. Gleichzeitig ist die Befruchtung gehemmt [163].

Beim Kaninchen haben Norethynodrel, Norethindron und Methyltestosteron in einer Dosierung von 2—4 mg, per os *vor* der Ovulation appliziert, nur geringen Einfluß auf den Eitransport. Im Gegensatz zu Medroxyprogesteronacetat, Chlormadinonacetat und Progesteron (s.c), die bei gleicher Applikation den Eitransport enorm beschleunigen, treten unter den oben genannten Substanzen nur ausnahmsweise vorzeitig Eier in den Uterus über [164].

δ) Antagonismus bzw. Synergismus von Oestrogenen und Gestagenen beim Eitransport

Sowohl Oestrogene als auch Gestagene können den Eitransport verzögern bzw. beschleunigen, je nach Species, Dosis, Zeitpunkt und Dauer der Applikation. Über die gegenseitige Beeinflussung liegen die widersprüchlichsten Angaben vor. Keine Beeinflussung, aber auch Synergismus und Antagonismus sind beschrieben. Die jeweiligen experimentellen Verhältnisse spielen wohl eine große Rolle für die Resultate.

BANIK und PINCUS [53] (s. Tabelle 35) fanden bei der Ratte keinen Einfluß von Progesteron und potenten Gestagenen auf den Effekt von Oestron. Verschiedene andere Autoren waren zu gleichen Ergebnissen gekommen [641, 23].

Tabelle 35. *Versuch, die antifertile Wirkung von Oestron bei der Ratte zu hemmen.* (Nach BANIK u. PINCUS [53])

Testsubstanz	Dosis (mg); Periode der Behandlung	Zahl der Ratten ♀	Schwangerschaftserhaltung (Zahl)
Kontrollen	d1:20 µg Oestron + Oel (0,1 ml) s. c.	5	0
Progesteron	d1:20 µg Oestron s. c. + d1-d4:5,0 mg Progesteron/d s. c.	2	0
	d4:20 µg Oestron s. c. + d4-d6:5,0 mg Progesteron/d s. c.	6	0
1,2 α-Methylen-6-chlor-$\Delta^{4,6}$-pregnadien-17α-ol-3,20-dion-17-acetat	d1:20 µg Oestron s. c. + d1:1,0 mg der Testsubstanz s. c.	5	0
	d1:20 µg Oestron s. c. + d1-d3:1,0 mg der Testsubstanz/d s. c.	5	0
6-α-Methyl-Δ^4-pregnen-3β, 17α-diol-20-on-3,17-diacetat	d1:20 µg Oestron s. c. + d1:1,0 mg der Testsubstanz s. c.	5	0
	d1:20µg Oestron s. c. + d1-d3:1,0 mg der Testsubstanz/d s. c.	4	0

Andere Autoren [260] konnten dagegen Effekte von Oestron und Oestriol bei der graviden Ratte vor der Implantation durch Progesteron hemmen. Ein Antagonismus war allerdings nur in engen Dosisbereichen möglich. Es erhöhte sich nicht so sehr die Zahl der überlebenden Embryonen pro Tier, sondern der Prozentsatz der graviden Tiere in den mit der Kombination behandelten Gruppen. So kompensierten 1000 µg Progesteron die Wirkung von 4 µg Oestron, bzw. 500 µg Progesteron die Wirkung von 7 µg Oestriol.

Die Aufhebung von Oestrogenwirkungen durch Progesteron ist auch beim Kaninchen beschrieben. So war die Retention von Ova unter Oestrogenen nach dem Transfer auf pseudogravide Tiere durch Progesteron aufhebbar. Optimale Verhältnisse für die Aufnahme von transplantierten Ova wurden unter Progesteron oder noch besser nach einer Kombination von Oestrogenen und Progesteron angetroffen [340].

Die Wirkung von Oestrogenen (Äthinyloestradiol) bzw. Gestagenen (Medroxyprogesteronacetat, Progesteron) vor und nach der Insemination und der verschiedensten Kombinationen oestrogener und gestagener Wirkungen auf die

Tabelle 36. *Der Einfluß von Gestagenen und Oestrogenen auf die Eientwicklung des Kaninchens. Untersuchung am 6. Tag nach Insemination und Ovulationsauslösung.* (Nach CHANG [161])

Testsubstanz (mg/Tier/Tag) und Periode der Behandlung	Zahl der Tiere	Zahl der Corpora lutea	Lokalisation, Zahl und Entwicklung der wiedergefundenen Ova							Vagina		
			gesamt	%	Tuben	Uteri			degeneriert	normal %
						degeneriert	kleine Blastocysten	normale Blastocysten		
Äthinyloestradiol, 0,05 mg (p. o.) d-2, d-1 und d0	6	58	42	73	0	2	7	33	0	57
d1, d2 und d3	6	71	13	18	4	8	1	0	0	0
d-2, d-1, d0, d1, d2 und d3	6	62	13	21	1	4	3	5	0	8
Äthinyloestradiol, 0,05 mg (p. o.) d-2, d-1 und d0 + Progesteron, 2,0 mg (s. c.) d1, d2 und d3	6	55	24	44	0	3	2	17	2	31
Medroxyprogesteronacetat 2,0 mg (p. o.) d-2, d-1, d0, d1, d2 und d3	3	41	23	56	3	19	1	0	0	0
M. P. A., 2,0 mg (p. o.) d-2, d-1 und d0 + Äthinyloestradiol, 0,05 mg (p. o.) d1, d2 und d3	3	29	7	24	1	6	0	0	0	0
M. P. A., 2,0 mg (p. o.) d-1 + Äthinyloestradiol 0,05 mg (p. o.) d1	8	77	35	45	12	12	2	9	0	12
M. P. A., 2,0 mg (p. o.) d-1 + Äthinyloestradiol 0,1 mg (p. o.) d1	8	86	10	12	0	6	0	3	1	3
M. P. A., 2,0 bzw. 4,0 mg (p. o.) - d1	5	49	32	65	0	4	2	26	0	53
Äthinyloestradiol 0,1 bzw. 0,2 mg (p. o.) d1	5	55	30	55	1	5	1	23	0	42

Verlustrate von Eiern, ihre Verteilung im Genitale und ihre Entwicklung kann aus Tabelle 36 entnommen werden. Interessant neben den schon bekannten Fakten ist die Tatsache, daß Progesteron, auch in der natürlichen Sequenz gegeben, nach Äthinyloestradiol die Ausstoßung von Ova eher begünstigt. Bei

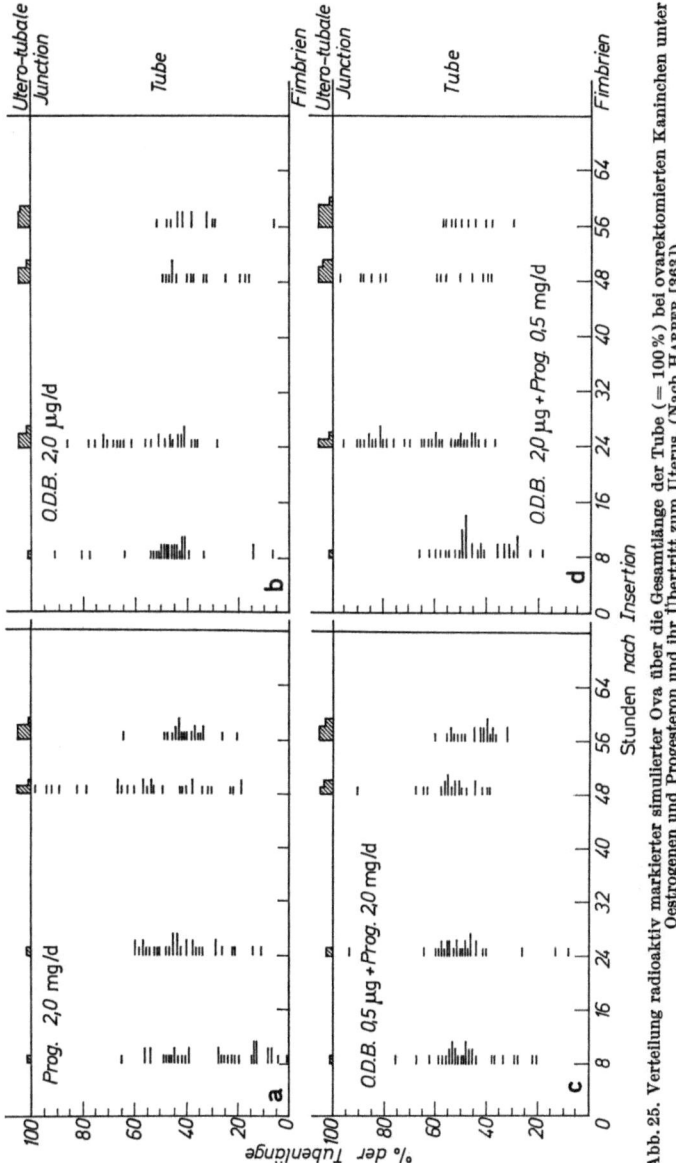

Abb. 25. Verteilung radioaktiv markierter simulierter Ova über die Gesamtlänge der Tube (= 100%) bei ovarektomierten Kaninchen unter Oestrogenen und Progesteron und ihr Übertritt zum Uterus. (Nach HARPER [363])

Umkehr der physiologischen Sequenz Oestrogen → Progesteron (zu M.P.A. → Äthinyloestradiol s. untere 5 Spalten) tritt sogar ein deutlicher negativer Synergismus in Erscheinung [161].

Durch eine der natürlichen Sequenz (Oestrogene → Progesteron) entsprechende Substitution bei ovarektomierten Kaninchen ist ebenfalls versucht worden, die normalen Verhältnisse des Eitransportes zu imitieren. Dabei war es weder mit

Tabelle 37. *Effekt der Behandlung und des Zeitintervalls zwischen Transfer und Autopsie auf Transport und Wiederfindung von simulierten Ova bei ovarektomierten Kaninchen. O. D. B. = Oestradioldibenzoat.* (Nach HARPER [363])

Tage nach Kastration	Behandlung (Dosis/Tier/Tag)	Std nach Insertion	Tierzahl	Simulierte Ova Zahl	Verlust nor-mal	%	wiedergefunden nor-mal	%	Lokalisation der wiedergefundenen „Ova" Tuben nor-mal	%	Uteri nor-mal	%	nor-mal	%
7	Arachis-Oel	8	6	60	4	7	56	93	49	88	7	13	0	—
		24	5	50	6	12	44	88	32	73	12	27	0	—
		48	6	60	12	20	48	80	34	71	14	29	0	—
		56	6	61	10	16	51	84	35	69	16	31	0	—
35	Arachis-Oel	8	4	38	8	21	30	79	29	97	1	3	0	—
		24	5	51	4	8	47	92	44	94	3	6	0	—
		48	5	44	3	7	41	93	27	66	11	27	3	7
		56	5	50	4	8	46	92	33	72	8	18	5	11
7	Progesteron 2,0 mg	8	5	49	4	8	45	92	44	98	1	2	0	—
		24	5	50	4	8	46	92	44	96	2	4	0	—
		48	5	50	4	8	46	92	35	76	11	24	0	—
		56	6	56	7	13	49	88	28	57	21	43	0	—
7	O. D. B., 2,0 mg	8	5	51	5	9	46	90	42	91	3	7	1	2
		24	7	70	8	11	62	89	37	60	23	37	2	3
		48	5	50	7	14	43	86	19	44	22	51	2	5
		56	6	60	16	27	44	73	15	34	29	66	0	—
7	Progesteron 2,0 mg; O. D. B., 0,5 µg	8	5	50	7	14	43	86	42	98	1	2	0	—
		24	5	50	8	16	42	84	37	88	5	12	0	—
		48	5	50	4	8	46	92	28	61	18	39	0	—
		56	6	60	0	—	60	100	34	57	26	43	0	—
7	Progesteron 0,5 mg; O. D. B., 2,0 µg	8	6	59	6	10	53	90	51	96	2	4	0	—
		24	6	60	3	5	57	95	45	79	11	19	1	2
		48	5	51	8	16	43	84	15	35	23	53	5	12
		56	5	51	7	14	44	86	13	30	18	41	13	30

konstanten Dosierungen von Oestradioldibenzoat und Progesteron [363] noch mit fallenden Dosierungen von Oestradioldibenzoat und steigender Dosierung von Progesteron [364] möglich, den natürlichen Transportverhältnissen gerecht zu werden. In den genannten Experimenten wurden ovarektomierten Kaninchen nach der 4. Injektion in der angegebenen Dosierung radioaktiv markierte simulierte Ova in die Tuben eingebracht. Die Fortbewegung der Ova wurde fortlaufend kontrolliert (s. Abb. 25 und Tabelle 37, 38).

Tabelle 38. *Lokalisation von simulierten Ova im Uterus ovarektomierter Kaninchen unter verschiedenen Behandlungen, zu verschiedenen Zeitpunkten nach Insertion.* (Nach HARPER [363])

Tage nach Ovarektomie	Behandlung (Dosis/Tier/Tag)	Std nach Insertion	Tierzahl	Lokalisation der simulierten Ova im Uterus (Segmente 1—4)				Vagina
				1	2	3	4	
7	Arachis-Oel: (Kontrolle)	8	6	4	2	—	1	—
		24	5	2	5	2	3	—
		48	6	1	5	3	5	—
		56	6	6	3	3	4	—
		Total		13	15	8	13	0
				28 (57%)		21 (43%)		
7	Progesteron 2,0 mg	8	5	1	—	—	—	—
		24	5	2	—	—	—	—
		48	5	4	5	—	2	—
		56	6	17	2	1	1	—
		Total		24	7	1	3	0
				31 (89%)		4 (11%)		
7	O. D. B. 2,0 µg	8	5	1	—	1	1	1
		24	7	6	9	5	2	2
		48	5	7	12	1	3	2
		56	6	3	13	6	7	—
		Total		17	34	13	13	6
				51 (61%)		32 (39%)		
7	Progesteron 2,0 mg O. D. B., 0,5 µg	8	5	—	—	1	—	—
		24	5	3	1	1	—	—
		48	5	9	6	3	—	—
		56	6	13	10	3	—	—
		Total		25	17	8	0	0
				42 (84%)		8 (16%)		
7	Progesteron 0,5 mg O. D. B., 2,0 µg	8	6	1	1	—	—	—
		24	6	9	2	—	—	1
		48	5	8	5	5	5	5
		56	5	3	4	7	4	13
		Total		21	12	12	9	19
				33 (45%)		40 (55%)		

Unter Progesteron war die Bewegung der „Ova" durch die Ampulle stark verlangsamt, aber weder Isthmus noch Junction sind ein Hindernis für den Transport. Oestradioldibenzoat hingegen bewirkt einen schnellen Transport durch die Tube, frühzeitig tauchen „Ova" in Uterus und Vagina auf. Aber selbst nach längerer Zeit wird ein größerer Teil der „Ova" in der Tube retiniert.

Bei kombinierten Behandlungen stand entweder der Progesteroneffekt (langsamer Transport durch die Tube) oder der Oestrogeneffekt im Vordergrund. Die Experimente zeigen die Bedeutung eines abgestimmten Zusammenspiels von Oestrogenen und Progesteron für die Retention und den rechtzeitigen Übertritt von Ova in den Uterus [363]. Im gleichen Experiment zeigte sich auch, daß die transportierten Ova unter alleiniger Wirkung von Progesteron nicht — wie zu erwarten wäre — über die ganze Länge des Uterus verteilt werden. Vielmehr bleiben sie (s. Tabelle 38) in den oberen Uterussegmenten liegen (Einteilung des Uterus in craniocaudaler Richtung in Segmente 1—4). Danach scheint auch bei der Verteilung der Ova über die Uteruslänge ein Zusammenspiel von treibenden und retinierenden Kräften erforderlich zu sein.

Bei fallenden Oestrogendosen und bei steigenden Progesterondosen ist der Transport in der Tube nur bis zur Dauer von 48 Std nach der Insertion von künstlichen Ova normal, dann scheinen Oestrogene der dominierende Faktor zu werden, da dann eine Ausstoßung der Ova aus der Tube und zum Teil aus dem Uterus in die Vagina erfolgt [364].

5. Die Erhaltung der Gravidität

Wichtige Teilaspekte der Gestagenwirkungen in der Gravidität sind bereits in anderem Zusammenhang (s. Kapitel über Zona pellucida, Eitransport, befruchtete Ova in vivo und in vitro, extrauterine Gravidität) erörtert worden.

Bei allen lebend gebärenden Säugerspecies scheint — von einigen ungeklärten Phänomenen abgesehen — eine intrauterine Gravidität ohne die Steuerung durch die Hormone von Ovar bzw. Placenta unmöglich zu sein. Das Progesteron, aus welcher Quelle auch immer, ist sicher der dominierende Faktor jeder Gravidität [22].

Trotz seiner entscheidenden Bedeutung ist das Progesteron nicht mehr als das Teilstück eines sehr komplexen Systems von humoralen Regulationen in der Gravidität, wie im folgenden darzustellen sein wird.

a) Bildungsorte des Progesterons in der Gravidität

Für die meisten Tierspecies ist das Corpus luteum graviditatis die entscheidende Progesteronquelle in der Gravidität. Eine Kastration oder eine selektive Ausschaltung der Corpora lutea führt bei diesen sofort zum Absterben der Embryonen. Bei manchen Species, z.B. bei der Maus [303], wird nach dem 13. Tag der Gravidität Progesteron von der Placenta gebildet, trotzdem besteht zu jedem Zeitpunkt der Gravidität eine absolute Abhängigkeit von der Funktion des Ovars, d.h. des Corpus luteum [626, 371]. Analoge Verhältnisse hinsichtlich der absoluten Abhängigkeit vom Corpus luteum — trotz Anzeichen von Progesteronbildung in der Placenta — bestehen auch bei der Ratte [416, 452, 308, 379, 378, 22], beim Hamster [617] und beim Kaninchen [306, 304, 305, 185]. Von den gebräuchlichen Laboratoriumstieren hat nur das Meerschweinchen einen hohen Grad von Unabhängigkeit von den Hormonen des Corpus luteum bei der Implantation und im weiteren Verlauf der Gravidität [494, 396, 33, 208, 207]. Ein Defizit nach Kastration wird besonders leicht in den Phasen starker Differenzierung von Placenta und Embryo manifest (14.—16. Tag p.c.), jedoch reicht bei vielen Embryonen die Progesteronproduktion der Placenta für die Erhaltung der Gravidität aus [210].

Bei den höheren Säugern bestehen nicht unbedingt höher entwickelte Regelmechanismen bei der Aufrechterhaltung der Gravidität. So führt bei der Ziege eine Ovarektomie oder Entfernung der Corpora lutea zum Abort bzw. zur Wiederaufnahme von Cyclen [543, 246], das gleiche ist beim Schwein [548, 203] der Fall. Auch in der letzten Phase der Gravidität (112—115 Tage) führt eine Kastration beim Schwein in 1—3 Tagen zum Abort [548]. Beim graviden Rind kann ebenfalls durch eine Kastration oder eine Zerquetschung der Corpora lutea jederzeit ein Abort induziert werden [662, 533, 534].

Dagegen findet bei anderen Säugerspecies ein Übergang der Progesteronproduktion vom Corpus luteum zum Trophoblasten statt, so daß von einem bestimmten Zeitpunkt an eine Kastration ohne Folgen für die Gravidität bleibt. Das ist bei der Katze nach dem 49. Tag p.c. der Fall [336]. Beim Schaf erfolgt bis zum 46.—49. Tag p.c. ein Abort nach Kastration. Vom 50.—147. Tag (Geburt) der Gravidität reicht die Progesteronproduktion der Placenta dann aber auch bei Abwesenheit von Corpora lutea aus, um die Schwangerschaft aufrechtzuerhalten [136, 213, 300, 565]. Beim Affen scheint das Trophoblast noch wesentlich früher (vor dem 25. Tag p.c.) die Funktion des Corpus luteum zu übernehmen [376, 377].

Detaillierte Angaben über die Entwicklung der Corpora lutea in der Gravidität bei verschiedensten Species und Säugetierklassen (akzessorische Corpora lutea in der Gravidität etc.) und ihre Rolle in der Gravidität sind an anderer Stelle sehr ausgiebig referiert worden [22].

b) Die Funktion des Corpus luteum

α) Wechselwirkungen Hypophyse/Corpus luteum-Hormon;
der luteotrope Komplex; gonadotrope Funktion des Trophoblasten

Die Entfaltung und Erhaltung des Corpus luteum hängt von Gonadotropinen ab, die zunächst von der Hypophyse im Verlauf der Gravidität dann bei manchen Species ganz oder teilweise vom Trophoblasten gebildet werden. In manchen Situationen scheint das Corpus luteum allerdings nicht von Gonadotropinen abzuhängen.

Die gonadotropen Hormone FSH, LH und LTH nehmen nicht etwa gemeinsam an der Stimulierung des Corpus luteum teil, vielmehr hängt die Funktion je nach Species von einem einzelnen oder aber von einer spezifischen Kombination von Gonadotropinen („luteotroper Komplex") ab. Das stimulierte Progesteron hat neben seiner schwangerschaftserhaltenden Funktion gleichzeitig die Aufgabe, den Cyclus zu hemmen und weitere Ovulationen zu verhindern.

Da jedes Gonadotropin durch die Peripherie (Oestrogene, Gestagene und Androgene) auf andere Art und Weise gesteuert wird, ergeben sich 1. für die einzelnen Species und 2. für Progesteron und die einzelnen Gestagene mit androgenen und oestrogenen Nebenwirkungen sehr viele verschiedene Möglichkeiten, mit der Erhaltung des Corpus luteum zu interferieren.

αα) Das Corpus luteum der Ratte. Bei der Ratte ist das Prolactin (LTH) der wesentliche hypophysäre Faktor bei der Erhaltung des Corpus luteum [36, 220]. Unter LTH verschwindet der oestrische Vaginalabstrich, es tritt ein Dioestrus ein. Diese Wirkung konnte auf stimuliertes Progesteron zurückgeführt werden [466]. Ein weiterer Beweis für stimuliertes Progesteron ist die Auslösbarkeit von traumatischen Decidnomen (Placentomen) im Uterus unter LTH [280, 775, 459, 709]. Prolactin wird von der Hypophyse ausgeschüttet, wenn es nicht vom hypothalamischen Prolactin inhibiting factor (PIF) gehemmt wird [682].

Am Beginn der LTH-Sekretion steht physiologisch offensichtlich ein nervaler Reiz wie der Coitus [497] oder der Saugreiz [283, 498, 559, 666].

Die Ausschaltung des Prolactin inhibiting factor (PIF) kann außer von nervalen Reizen auch durch Psychopharmaka, z. B. Chlorpromazin und Reserpin [54], und ebenso durch Läsionen des Hypothalamus oder die Verpflanzung der Hypophyse [297, 281] wie auch durch Oestrogene (Norethinodrel kombiniert mit Mestranol) ausgelöst werden [557]. An anderer Stelle wurde die Wirkung von Oestrogenen auf die LTH-Sekretion der Ratte als ein direkter Effekt auf die Hypophyse interpretiert [820]. Der PIF erreicht natürlich nicht Hypophysen, die der Sella turcica entnommen und an anderer Stelle wieder implantiert wurden

[282]. Corpora lutea überdauern unter den genannten Verhältnissen eine Phase, die der 4—5fachen Dauer der normalen Gravidität entspricht. Es fehlen die luteolytischen Faktoren (LH) der Hypophyse.

Oestrogene haben sowohl bei intakten Tieren als auch bei Tieren mit ektopischer Hypophyse eine ausgesprochen „luteotrope" Wirkung. Bei intakten Tieren wird LTH stimuliert, zum anderen Mal wirken Oestrogene direkt auf das Corpus luteum. Daß LTH die Corpora lutea auf die Gravidität vorbereitet, geht schon daraus hervor, daß es unmittelbar nach einer Cervixstimulierung aus der Hypophyse ausgeschüttet wird [395]. LH (= luteinisierendes Hormon) kann ebenfalls eine Progesteronsekretion im Ovar der Ratte auslösen, allerdings nur im Prooestrus. Im Dioestrus, z.B. im Verlauf einer Pseudogravidität, wenn die Progesteronsynthese im wesentlichen bei den Corpora lutea liegt, hat LH über eine luteolytische Wirkung einen Abfall der Progesteronsynthese zur Folge [829]. Auch aus anderen Experimenten ist bekannt, daß LTH über seine Wirkungen auf das Corpus luteum eine deciduale Reaktion des Uterus vorbereiten kann. LTH kann in diesem Versuchsmodell weder durch FSH, LH, PMS oder HCG (LH-Potenzen) ersetzt werden [279]. Allerdings gibt es Beweise dafür, daß LTH nicht das einzige funktionell wichtige Gonadotropin in der Gravidität der Ratte ist. So ist z.B. die Kombination von LTH mit LH-Potenzen (PMS, HCG) nötig, um optimale Voraussetzungen für eine traumatische DCR zu schaffen [68, 457, 72].

Zu hohe Dosen von LH bzw. HCG wirken allerdings hemmend. LH ist nötig zur Produktion von Oestrogenen, für die Implantation und die deciduale Reaktion [521, 532]. Unter Einfluß vom LTH einer ektopischen Hypophyse kommt es zur verzögerten Implantation von Blastocysten (delayed nidation). 1 µg Oestron führt sofort zur Implantation [180]. Ebenso wird die Implantation bei intakten Ratten gehemmt, wenn das LH zur Zeit der Implantation durch ein LH-Antiserum gehemmt wird [663].

Im Verlauf der Gravidität geht die LTH-Produktion für die Erhaltung des Corpus luteum von der Hypophyse auf den Trophoblasten über. Eine Hypophysektomie wirkt dann nicht mehr abortiv [36, 37, 193, 187, 47]. Die Wirkung der Trophoblasten auf die Corpora lutea tritt auch dann auf, wenn eine Gravidität nach der Transplantation befruchteter Ova zunächst durch Progesteron und Oestrogene stabilisiert wurde. Diese LTH-Wirkung in der künstlich erzeugten Gravidität geht parallel mit der Differenzierung der Placenta [828]. Wird bei einer unilateralen Gravidität im weiteren Verlauf das gravide Horn entfernt, so kommt es mit der Entfernung der Trophoblasten sofort zur Regression der Corpora lutea und zu neuen Cyclen [225, 224].

Progesteron führt bei Ratten zur Cyclusunterbrechung [725]. Als Ausdruck des gehemmten Releases steigen sowohl LH als auch FSH in der Hypophyse unter einer Progesteronbehandlung ebenso wie in der Gravidität an. Nach Entzug des Progesterons bzw. post partum erfolgt eine Ovulation [332, 402, 738]. Oestrogene können diesen Block von LH und FSH durch Progesteron offensichtlich aufheben [460].

Zwischen Progesteron und LTH besteht kein negativer feed-back-Mechanismus, entsprechend hat Progesteron keinen Einfluß auf die Struktur der Corpora lutea der graviden Ratte [11, 689]. Umgekehrt entspricht dem, daß weder in der Lactation noch in der Gravidität bei Hemikastration eine kompensatorische Hypertrophie des verbliebenen Ovars stattfindet [685, 683, 684].

Anscheinend reguliert sich die LTH-Sekretion selbst durch Rückwirkung auf den Hypothalamus [178].

In die mediane Eminenz implantierte Oestrogene hemmen die hypophysäre Sekretion von LH und FSH, gleichzeitig wird LTH vermehrt sezerniert. Dagegen führen Androgene neben der LH/FSH-Hemmung anscheinend nicht zu einer LTH-Ausschüttung [173]. Daß die Nebenwirkungen von Gestagenen nicht ohne Belang für die Beeinflussung der LTH-Sekretion sind, geht z.B. daraus hervor, daß MPA (obwohl nicht oestrogen) eine deutliche LTH-Sekretion auslöst, während Progesteron und das 6-Chlor-17α-hydroxy-progesteron eine solche Wirkung nicht haben [727]. Eine LTH-Stimulierung unter MPA mit einem entsprechenden Absinken der Hypophysengehalte ist auch an anderer Stelle beschrieben worden [628, 629]. Ohne Einfluß auf das Corpus luteum war auch 17-α-Hydroxyprogesteronacetat bei intakten graviden Ratten, wenn es in Dosierungen von 1,0 mg, 2,0 mg bzw. 3,0 mg verabfolgt wurde. Lediglich eine weitere LH-Drosselung wurde an der Atrophie von Follikeln sichtbar [571].

Tabelle 39. *Gestagenwirkung auf das DES (Diäthylstilboestrol) stimulierte Wachstum infantiler Ovarien.* (Nach CALLANTINE et al. [128])

Behandlung	Tierzahl	Ovargewicht mg	Nucleinsäure (µg/Ovar)		
			RNS	DNS	RNS/DNS
Kontrollen	116	6,31 ± 0,11	28 ± 1	195 ± 4	0,14 ± 0,003
DES	52	24,39 ± 0,55	124 ± 3	578 ± 10	0,21 ± 0,004
DES + Progesteron	8	25,59 ± 2,33	131 ± 9	617 ± 34	0,21 ± 0,006
DES + 20α-OH-Δ^4-pregnen-3-on	8	24,45 ± 1,76	121 ± 10	569 ± 37	0,22 ± 0,006
19-Nortestosteron-Derivate:					
DES + Norethinodrel	8	29,17 ± 1,19	136 ± 5	649 ± 27	0,21 ± 0,004
DES + Noräthisteron	10	15,85 ± 0,70	71 ± 4	339 ± 14	0,21 ± 0,005
DES + Noräthisteron-acetat	8	13,45 ± 1,10	60 ± 5	283 ± 23	0,21 ± 0,006
17-α-Hydroxyprogesteron-Derivate:					
DES + 17α-OH-progesteron-capronat	8	23,32 ± 0,88	126 ± 5	579 ± 20	0,22 ± 0,003
DES + Medroxyprogesteron-acetat	12	14,61 ± 1,01	66 ± 5	320 ± 19	0,21 ± 0,005

Durch Oestrogene wird bei der Ratte eine Hypophysenfunktion induziert, die derjenigen der Gravidität ähnelt. Wie aus Tabelle 39 hervorgeht, beeinflussen die einzelnen Gestagene das stimulierte Ovargewicht, die Zellzahl (DNS) und die RNS in sehr unterschiedlicher Art und Weise [128]. Die beobachteten Effekte wurden aber auch teilweise als direkter Antagonismus von DES mit den genannten Gestagenen am Ovar selbst interpretiert. Auch Ergebnisse, die den Schluß zulassen, daß bei Ausschaltung des LH durch Gestagene in der ersten Phase der Gravidität die Implantation gehemmt ist, liegen vor. Die Blastocysten bleiben dabei lebensfähig und können durch Oestrogene zu späteren Zeitpunkten zur Implantation gebracht werden [609]. Besonders 6-α-methyl-Derivate des Progesterons sind wirksam (s. Tabelle 40) bei der Unterdrückung der nidatorischen LH-Sekretion.

αβ) *Das Corpus luteum der Maus.* Die Rolle des LTH als Corpus luteum-erhaltendes Gonadotropin scheint bei der Maus mit derjenigen bei der Ratte weitgehend identisch zu sein. LTH bewirkt bei der Maus, im Oestrus verabfolgt, einen Dioestrus von maximal 20—25 Tagen [242, 458]. In der 2. Hälfte der Gravidität besteht offensichtlich eine Aktivität der Placenta (auch in Abwesenheit der Embryos), so daß es auch nach einer Hypophysektomie nicht zur Atrophie des

Tabelle 40. *Verzögerung der Implantation bei intakten Ratten durch Gestagene. Die Implantation überlebender Ova wird durch eine Kombination von Oestron (1 µg) und Progesteron (4,0 mg/d) nach dem 8. Tag ausgelöst.* (Nach NUTTING und SOLLMAN [609])

Testsubstanz	Dosis mg/d (s.c.)	Tierzahl	Implantation		Gravide Tiere %	Gravide Tiere mit verzögerter Implantation %
			bis d 8 (rechtzeitig)	d 8—15		
Progesteron	16,0	10	10	0	100	0
6α-methylprogesteron	1,05	10	9	0	90	0
	2,0	10	8	1	80	11
	4,0	10	1	7	80	88
17α-OH-progesteron-acetat	4,0	10	10	0	100	0
6α-methyl-17α-OH-progesteron-acetat	0,25	15	13	1	93	7
	0,5	15	11	4	100	27
	1,0	15	4	10	93	71
	2,0	15	1	13	93	93
	4,0	14	1	13	100	93
21-fluoro-6α-methyl-17α-OH-progesteron-acetat	0,125	10	9	0	90	0
	0,25	15	8	1	60	11
	0,5	15	6	8	93	57
	1,0	14	1	11	86	92
	4,0	11	0	11	100	100
21-fluoro-6-methyl-Δ^6-17α-progesteron-acetat	1,0	15	14	1	100	7
	4,0	13	5	8	100	62
6-methyl-Δ^6-17α-OH-progesteron-acetat	1,0	10	7	0	70	0
	4,0	10	8	0	80	0
17α-äthyl-19-nortestosteron	0,125	10	9	0	90	0
	0,25	10	8	1	90	0
	0,5	15	7	4	73	0
	1,0	14	13	1	93	8
	2,0	15	7	1	53	12
	4,0	15	1	4	33	80
Kontrolle	—	9	9	—	100	0

Corpus luteum kommt [211, 588, 589]. Im Gegensatz dazu kommt es in einer Pseudogravidität, auch nach Auslösung einer DCR, bereits nach durchschnittlich 11,3 Tagen zum Zusammenbruch der Funktion und zur Regression der Corpora lutea [433].

Bei sehr früher Anwendung von Progesteron in der Gravidität ist eine Atrophie der Corpora lutea beschrieben worden (Behandlung vom Coitus bis d 2). Ein Abort kann nach Entzug der Behandlung auftreten [119]. Eine Atrophie des Corpus luteum wurde auch nach Behandlung mit Testosteronpropionat am Tage des Coitus beobachtet; innerhalb von 8 Tagen erfolgte die vollständige Rückbildung der Corpora lutea [120]. Die Rückbildung von Corpora lutea ist die Regel unter einer Progesteronbehandlung bei der cyclischen Maus [755, 724]. Sie tritt bei der Maus in der fortgeschrittenen Gravidität nicht in Erscheinung. Dieses Phänomen wurde als Nichtbeeinflussung der LTH-Produktion der Placenta durch Progesteron gedeutet [724].

Offensichtlich kann aber die LH-Anschüttung, die für den „oestrogen-surge" der Implantation erforderlich ist, durch Progesteron unterdrückt werden. So wird die Phase der verzögerten Gravidität bei der Lactation, die im wesentlichen auf ein Oestrogendefizit zurückzuführen ist, deutlich verlängert. Dauert eine post partum-Gravidität bei einer nicht lactierenden Maus durchschnittlich 18,7 Tage, bei einer lactierenden Maus 24,8 Tage, so dauert sie unter einer Behandlung mit 1,2 bzw. 3 mg Progesteron pro Tag durchschnittlich 28,9, 29,8 bzw. 30,2 Tage. Die Verspätung ist auf eine verspätete Implantation der Ova aus der unmittelbar post partum erfolgenden Ovulation zurückzuführen [781].

$\alpha\gamma$) *Das Corpus luteum des Meerschweinchens.* Die relative Bedeutung des Corpus luteums in der Gravidität des Meerschweinchens ist bereits erwähnt worden. Seine Entfernung in der Gravidität führt zur Wiederaufnahme der cyclischen Ovarfunktion [491]. Im Gegensatz zu den Verhältnissen bei der Ratte hat LTH keine luteotropen Wirkungen [12, 691]. Nach einer Hypophysektomie sind Ausfälle in der Peripherie praktisch nicht nachweisbar. Es scheint, daß die Hypophyse nur beim Aufblühen des Corpus luteum eine Rolle spielt. Funktion und Regression des Corpus luteum scheinen ausschließlich von uterinen Faktoren abzuhängen [691]. Mit dieser Theorie stimmt überein, daß Progesteron (8 mg/kg/d) nur ab d 1 appliziert die Corpora lutea deutlich unterdrückt. Nach d 4 bleibt es ohne jeden Effekt auf die Größe der Corpora lutea [12].

$\alpha\delta$) *Das Corpus luteum des Hamsters.* Im Gegensatz zu Ratte und Maus erfolgt beim Hamster die Implantation auch ohne Mitwirkung von Oestrogenen, auch eine Verzögerung der Implantation gibt es nicht [657] (s. auch Abschnitt „Implantation"). Daß beim Hamster auch LTH eine Rolle für das Corpus luteum spielt, kann daran erkannt werden, daß eine zusätzliche transplantierte Hypophyse die laufenden Cyclen durch Verlängerung des Lebens der Corpora lutea beeinflußt [414]. Die Cyclusdauer wird von normalerweise 3 Tagen auf 8—10 Tage verlängert. Bei hypophysektomierten Tieren wird durch eine ektopische Hypophyse kein funktionsfähiges Corpus luteum erhalten, d.h. eine DCR ist nicht auslösbar. Aber schon die Zuführung geringer Mengen von FSH erhält zusammen mit dem LTH der ektopischen Hypophyse ein funktionsfähiges Corpus luteum und die Fähigkeit zur decidualen Reaktion. So bilden LTH und FSH den „luteotropen Komplex" des Hamsters [172]. Vom 12. Tag der Gravidität an reicht bei hypophysektomierten Tieren die Zufuhr von FSH für die Erhaltung der Gravidität. Die Produktion von LTH ist auf den Trophoblasten übergegangen. Lediglich das FSH der Hypophyse ist über den gesamten Zeitraum der Gravidität erforderlich [333]. Nach einer Beseitigung der Früchte aus dem Uterus nimmt das Ovar des Hamsters sofort seine cyclische Tätigkeit wieder auf [454].

$\alpha\varepsilon$) *Das Corpus luteum des Kaninchens.* Beim hypophysektomierten Kaninchen kann ein Abort durch Substitution von LH, nicht aber LTH aufgehalten werden [444]. In Gegenwart von Corpora lutea können Ovarien in der Gravidität und Pseudogravidität unter dem Einfluß von Gonadotropinen, aber nicht unter Prolactin, Progesteron produzieren [397]. Ein Anti-LH-Serum führt bei Kaninchen zur Regression der Corpora lutea und zum Abort [748].

Eine Hysterektomie interferiert in den ersten Phasen der Gravidität (d 7—d 12) nicht mit der Erhaltung des Corpus luteum, der gleiche Eingriff zwischen dem 16.—30. Tag führt sofort zur Involution [524, 334].

Obwohl das LH der wichtigste luteotrope Faktor des Kaninchens ist, hat Progesteron offensichtlich keine Involution des Corpus luteum zur Folge [782]. Andere Experimente lassen die Rolle des LH in der Gravidität weniger klar erscheinen. So wurde festgestellt, daß LH zwar die Progesteronproduktion in den Ovarien steigert, dieses Progesteron aber nicht von den Corpora lutea, sondern von interstitiellen Zellen produziert wurde [238]. In anderen Versuchen wurde zudem festgestellt, daß LH oder HCG schon kurz nach der Bildung der Corpora lutea (d 3 bzw. d 8 der Lutealphase) ausgesprochene luteolytische Aktivität besitzen [747, 760]. Diese luteolytische Wirkung von LH (hier d 9) konnte bei graviden und pseudograviden Tieren durch Oestradiol aufgehoben werden [761].

α ζ) *Das Corpus luteum des Schweins.* Bei Schweinen erfolgt nach Hypophysektomie oder nach Durchtrennung des Hypophysenstiels nach dem Coitus mit einiger Latenz eine Regression des Corpus luteum und der Untergang der Gravidität. LH bzw. HCG halten diese Regression auf [27]. Umgekehrt bewirkt ein Anti-LH-Serum eine Regression des Corpus luteum und das Absterben der Embryonen [749]. Damit scheint die Bedeutung des LH für die Erhaltung des Corpus luteum geklärt.

In der Gravidität bewirkt Progesteron beim Schwein eine Regression der Corpora lutea [750, 751, 28, 703, 301, 704]. Daß ein echter feed-back-Mechanismus Progesteron/Hypophyse beim Schwein besteht, kann unter anderem auch daran erkannt werden, daß es nach Hemikastration in der Gravidität zu einer kompensatorischen Hypertrophie der verbleibenden Corpora lutea kommt [665]. Progesteron bringt auch die Corpora lutea, die nach eine Hysterektomie beim Schwein lange persistieren (s. Abschnitt „Luteolyse"), zur Regression [752]. Das Corpus luteum des Cyclus kann im Gegensatz zum Corpus luteum der Gravidität oder nach Hysterektomie auch mit hohen Dosen von Progesteron (400,0 mg/d) nicht zur Regression gebracht werden. Offenbar reicht die einmalige Stimulierung durch Gonadotropine bei der Ovulation aus, um Formation und Funktion für eine Weile ohne weitere Impulse zu erhalten. Erst zwischen dem 12.—16. Tag der Gravidität beginnt die Empfindlichkeit gegenüber Progesteron [107, 702].

α η) *Das Corpus luteum des Schafes.* Beim Schaf tritt unter Progesteron eine Verschiebung des Cyclus auf und über eine Hemmung der LH-Sekretion eine Ovulation erst nach Ende der Behandlung [252]. Ein analoger Effekt kann nach einer induzierten Ovulation auch durch eine Prolactinbehandlung erreicht werden. Nach dem Absetzen des LTH gehen die Corpora lutea sofort zugrunde.

Wie bei der Ratte hat Oestradiol (2—2,5 mg/d) zwischen dem 5.—22. Tag des Cyclus eine massive Stimulierung von lutealem Gewebe zur Folge. Der Progesteronspiegel im Blut und in den Geweben ist dabei erhöht [645]. Progesteron kann — abhängig vom Zeitpunkt der Anwendung — bei frühzeitiger Anwendung in der Gravidität (bis d 15) eine partielle — nicht abortive — Hemmung der Entwicklung des Corpus luteum induzieren [832]. Dagegen sind die einmal stimulierten und sich entwickelnden Corpora lutea des Cyclus selbst durch eine Hypophysektomie nicht mehr zu hemmen [213].

α ϑ) *Das Corpus luteum des Rindes.* Beim Rind besteht keine völlige Klarheit, welches Gonadotropin das Corpus luteum unterhält. Durch LTH konnte das Corpus luteum nicht erhalten werden [739]. Dagegen sind positive Ergebnisse mit LH bzw. HCG beschrieben worden [814, 236, 716, 564].

Allerdings gibt es auch Anhaltspunkte für eine Beteiligung des LTH an der Erhaltung des Corpus luteum, so bleibt nach Stieldurchtrennung der Hypophyse das Corpus luteum erhalten [394]. Außerdem wurde bei Perfusionsversuchen in vitro unter LTH eine steigende Progesteronsynthese festgestellt [680]. Bei gleichen Versuchen wurde unter LH eine gesteigerte Progesteronsynthese in Ovarien gefunden, ob sie nun ein Corpus luteum enthielten oder nicht, unter LTH dagegen stieg die Synthese nur in den Ovarien, die Corpora lutea enthielten [56]. Progesteron (1 mg/lb) bewirkt in den ersten Tagen des Cyclus eine deutliche Abschwächung der Corpus luteum-Entwicklung bis zum 14. Tag des Cyclus. Bei Beginn der Behandlung am 5. Cyclustag sind die Effekte einer Behandlung wesentlich geringer und betreffen nur noch die Feinstruktur und den Progesterongehalt der Corpora lutea [499]. Der Cyclus wird durch Progesterongaben in der Anfangsphase deutlich verkürzt [360].

α*ι) Das Corpus luteum des Affen (und des Menschen)*. Es ist allgemein bekannt, daß der Trophoblast bei den genannten Species frühzeitig beträchtliche Mengen von Choriongonadotropinen bildet (reine LH-Aktivitäten), die das Corpus luteum unterhalten [102]. Der Embryo ist für diese Funktion unwichtig, die Placenta allein erhält den Zustand der Gravidität aufrecht [790, 789, 476].

β) Die Wechselwirkungen Corpus luteum — Uterus. Luteolytische Faktoren

Überleben und Funktion des Corpus luteum hängen nicht allein von erhaltenden Faktoren ab. Vielmehr legen neuere Experimente nahe, daß die Mechanismen, die das Corpus luteum ausschalten („switch off"), von größerer grundsätzlicher Bedeutung sind als die hypophysären Mechanismen, die es induzieren [736]. So kann die Entfernung des Endometriums (analog: Pyometra) oder Transplantation von Embryonen das Überleben des cyclischen Corpus luteum bewirken [736, 319]. Daß das Endometrium luteolytische Aktivitäten besitzt, ist schon oft postuliert worden [516, 237]. Herkunft und Wirkungsweise der luteolytischen Eigenschaften des Endometriums, die das Corpus luteum nach einem frustranen Cyclus zerstören, lassen sich besonders leicht an halbseitigen Effekten demonstrieren. So lassen sich bei halbseitiger Hysterektomie luteolytische Faktoren ausschalten, die vorwiegend lokal und nicht etwa über hypophysäre Mechanismen wirken. Enorme Verlängerungen der Corpus luteum-Phase, z.T. von der Dauer einer Gravidität, sind die Folge [320]. Beim Meerschweinchen sind nach Hemihysterektomie die Corpora lutea auf der operierten Seite größer als auf der intakten [81]. Ein ähnlicher Effekt tritt auf, wenn eine Gravidität nur auf ein Uterushorn beschränkt bleibt. Die Corpora lutea entwickeln sich nur auf der graviden Seite, während auf der nichtgraviden eine Luteolyse eintritt. Durch eine einfache Zerstörung der Gefäßverbindungen zwischen Uterus und Ovar lassen sich die unilateralen Effekte aufheben [624]. Die morphologische Grundlage der direkten Effekte des Uterus auf das Ovar scheint ein intimer Kontakt der Uterusvenen und der Arterien des Ovars zu sein [623].

Halbseitig beschränkte Uteruswirkungen bestehen auch beim Stachelschwein, bei dem in der Gravidität akzessorische Corpora lutea auf der Seite des nichtgraviden Uterushornes unterdrückt werden [572]. Auch beim graviden Schwein gehen die Corpora lutea neben einem nicht-graviden Uterushorn zugrunde [546, 551].

Im folgenden sollen kurz die utero-ovariellen Regelmechanismen für die einzelnen Species skizziert werden.

βα) Meerschweinchen. Zum ersten Mal wurde der Effekt einer Hysterektomie auf die Corpora lutea von LOEB beschrieben. Kürzere Zeit nach der Ovulation durchgeführt, hatte dieser Eingriff eine Persistenz der Corpora lutea von der Dauer einer Gravidität zur Folge [490, 492, 493]. Diese Ergebnisse sind in der Folgezeit des öfteren bestätigt worden [115, 692]. Der Zeitpunkt der Hysterektomie ist wichtig für die Lebensdauer der laufenden Generation der Corpora lutea. Der Eingriff hat am 5. Tag der Lutealphase eine Persistenz von 8 Monaten zur Folge, am 10. Tag nur für die Dauer einer Gravidität. Am 15. Tag verhindert die Hysterektomie nicht die Regression der laufenden Generation von Corpora lutea, allerdings persistieren die neu formierten nach der folgenden Ovulation [690]. Werden während einer laufenden Gravidität die Embryonen und ihre Hüllen aus dem Uterus entfernt, so werden die Corpora lutea sofort unterdrückt, werden aber Frucht und Uterus gleichzeitig entfernt, so persistieren die Corpora lutea normal weiter [219, 455]. Funktionell gleichen sich der Zustand der Gravidität und der nach Hysterektomie [692, 384].

ββ) *Ratte.* Nach Entfernung der Frucht aus dem Uterus kann Paraffin, an die Stelle der Frucht gebracht, das Überleben des Corpus luteum verlängern [723]. Eine Pseudogravidität bei der Ratte kann durch die Auslösung traumatischer Deciduome verlängert werden [277, 631, 786, 784].

Ebenso wirkt eine Hysterektomie bei pseudograviden Tieren [102]. Auch bei der Ratte legen lokal begrenzte Wirkungen die Existenz luteolytischer Faktoren des Uterus nahe [30].

βγ) *Kaninchen.* Beim Kaninchen wird die Pseudogravidität (d.h. die Existenz des Corpus luteum) um 6—10 Tage verlängert, wenn der Uterus exstirpiert wird [737, 495, 317]. Umgekehrt hat endometriales Gewebe in verschiedenen Aufbereitungen bei hysterektomierten Tieren eine Luteolyse und den Funktionsverlust der Corpora lutea zur Folge [387, 177, 810]. Intraperitoneal angewandte Präparationen von Rinderuteri aus dem Oestrus und der späten Lutealphase hemmen den Acetateinbau in Progesteron. Ähnliche Präparationen aus Muskelgewebe hatten keinen vergleichbaren Effekt [811, 417, 810].

βδ) *Rind.* Wie bei anderen Species bereits beschrieben, verlängert eine Hysterektomie auch beim Rind das Überleben der Corpora lutea [814]. Die Aktivität der Hypophyse erscheint dabei nicht verändert zu sein [661].

Es ist interessant, daß Oxytocin, aber nur in Gegenwart des Uterus, eine Luteolyse und Verkürzung des Cyclus beim Rind bewirkt [32, 26, 358].

βε) *Schaf.* Beim Schaf liegen eine Reihe von interessanten Arbeiten vor, die sehr komplexe Beziehungen zwischen dem Uterus und dem Corpus luteum erkennen lassen, wenn auch der definitive Mechanismus der Regulationen unklar bleibt. Bei Schafen dauert die luteale Phase ca. 16 Tage. Durch eine Hysterektomie wird sie auf 60 Tage verlängert. Während dieser Zeit erfolgt keine Ovulation. Bei einer Transplantation des Uterus auf das Omentum geht die laufende Generation von Corpora lutea zugrunde, wenn das Transplantat angeht. Das Ovar nimmt dann seine cyclische Tätigkeit wieder auf [596]. Es gibt Anhaltspunkte dafür, daß der Embryo in bestimmten Phasen der Entwicklung (14—15 Tage alt) „antiluteolytische" Wirkungen hat. Extrakte aus Embryonen des betreffenden Alters verhindern eine zeitgerechte Luteolyse, wenn sie in den Uterus gebracht werden. In Kontrollexperimenten mit Serum und Erythrocyten, älteren Embryonen oder nach Erhitzung sonst wirksamer Extrakte konnte keine anti-luteolytische Wirkung festgestellt werden [694]. Umgekehrt hat eine experimentell erzeugte Coliinfektion des Uterus ausgesprochen starke luteolytische Wirkungen, Infektionen mit Coli im Ligamentum latum dagegen nicht [108]. Die Wirkung des luteolytischen Faktors des Uterus scheint auf bestimmte Zeitpunkte im Cyclus beschränkt zu sein. Seine Wirkung soll blitzartig am späten d 15 erfolgen. Der als „murder" beschriebene Effekt auf die Corpora lutea führt zu einem schlagartigen Versiegen der Progesteronsekretion, noch bevor irgendeine morphologische Manifestation des Effektes feststellbar ist. Im Gegensatz dazu erfolgt das Versiegen der Progesteronsekretion nach Hypophysektomie vergleichsweise langsam [204]. In anderen Versuchen konnte endometriales Gewebe Corpora lutea nicht negativ beeinflussen, es wurde unabhängig vom Cyclusstadium des Endometriums eine Steigerung der Progesteronsynthese in Corpora lutea festgestellt [762].

Progesteron kann, wenn es zum Zeitpunkt der Ovulation gegeben wird, die Lebenszeit durch LH-induzierte Corpora lutea erheblich verkürzen. Der Mechanismus dieses Effektes ist unklar [415].

βζ) *Schwein.* Wird beim graviden Schwein der Uterus samt Inhalt exstirpiert, so persistieren die Corpora lutea für 120 Tage, der Dauer einer normalen Gravidität entsprechend [549, 752, 753, 29]. Bei hypophysektomierten-hysterektomierten

Tieren persistieren die Corpora lutea nicht über den 20. Tag des Cyclus hinaus [550].

Ein LH-release im Anschluß an den Cyclus tritt nur auf, wenn eine Gravidität eintritt oder der Uterus entfernt wird [547]. In der 2. Phase des LH-releases bewirkt Progesteron in einer Dosierung von 2,0 mg/lb/d über 11 Tage eine völlige Regression der Corpora lutea [627]. Der Untergang des cyclischen Corpus luteum und die Beziehungen zur Progesteronproduktion können aus Abb. 26 entnommen werden. Es ist ersichtlich, daß dem scharfen Abfall der Corpus luteum-Gewichte bereits ein gewisser Abfall der Progesteronkonzentrationen im Corpus luteum und im Ovarvenenblut vorausgeht [518].

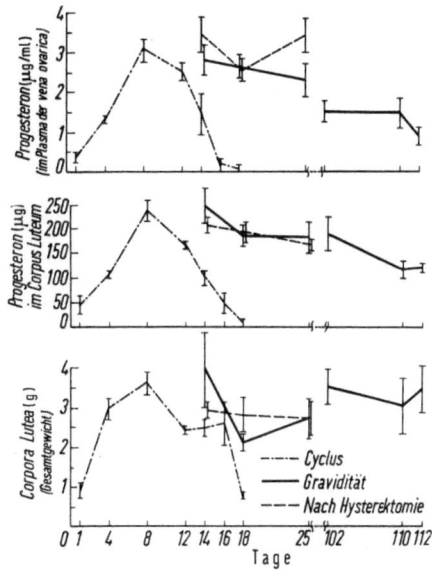

Die Resultate der letztgenannten Arbeit sind deshalb besonders interessant, weil offenbar mit dem Rückgang der Progesteronproduktion ein starker Anstieg der in vitro meßbaren luteolytischen Aktivität von Spülflüssigkeit aus dem Uterus gekoppelt ist. Nach einer Methode von CHANNING [170] kultivierte Granulosaluteinzellen gingen in luteolytisch wirksamer Spülflüssigkeit aus dem Uterus innerhalb von 2 bis 6 Std zugrunde. Der Beginn der luteo-

Abb. 26. Corpus luteum-Gewichte und Progesterongehalt im Ovarvenenblut und Corpus luteum beim Schwein im Cyclus, in der Gravidität und nach Hysterektomie. (Nach MASUDA et al. [518])

lytischen Aktivität wurde am 12. Tag gefunden, ein Maximum entstand zwischen dem 14. und 18. Tag [715]. Ganz ähnliche Resultate wurden gefunden bei der Prüfung des luteolytischen Einflusses von Endometrium auf die in vitro-Progesteronsynthese von cyclischen Corpora lutea oder von Corpora lutea der Gravidität (s. Abb. 27).

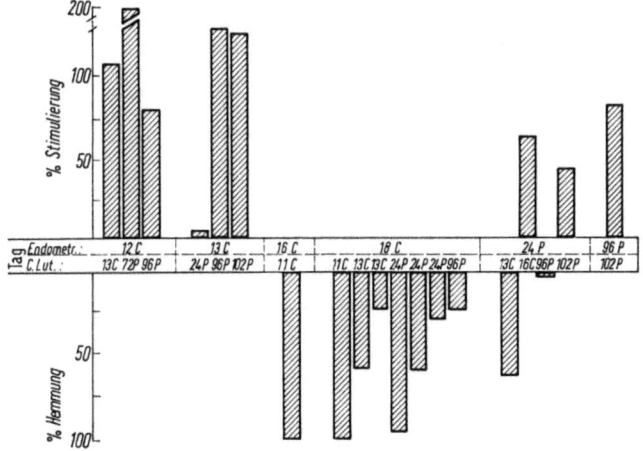

Abb. 27. In vitro-Progesteronsynthese im Corpus luteum des Schweins unter dem Einfluß von Endometriumfiltraten (Abszisse: obere Reihe: Stadium des Endometriums [C Cyclus; P Gravidität]; untere Reihe: Stadium des Corpus luteum, das bei den Inkubationsversuchen verwandt wurde). (Nach DUNCAN et al. [248])

c) Oestrogenwirkungen auf das Corpus luteum

Oestrogene können durch eine direkte Einwirkung auf die Corpora luteum oder über eine Beeinflussung der Aktivität der Hypophyse (LTH-Anschüttung) Veränderungen im Organismus hervorrufen, die einer Gravidität entsprechen. Bei der Ratte manifestiert sich die Oestrogenwirkung im wesentlichen in der Erhaltung funktioneller Corpora lutea und einem vaginalen Dioestrus [223, 222, 221, 456, 98, 508, 758].

Die direkte Wirkung der Oestrogene auf die Corpora lutea ist beim hypophysektomierten Kaninchen bzw. durch lokale Wirkungen nachgewiesen worden [401, 351]. Sogar der abortive Effekt einer Hypophysektomie konnte durch Oestrogene neutralisiert werden [676, 678, 799]. Selbst der Abort, der sich bei hemikastrierten Kaninchen nach Röntgenbestrahlung des verbliebenen Ovars einstellt, kann durch Oestrogene aufgehalten werden. Schon so geringe Mengen wie 2—4 µg Oestradiol/Tag haben unter diesen Umständen eine schwangerschaftserhaltende Wirkung [443]. Es wurde eine Stimulierung der Progesteronsynthese — die nach Röntgenbestrahlung durch Gonadotropine nicht mehr aufrechterhalten werden kann — nachgewiesen.

d) Die Implantation und die deciduale Reaktion

Der Fixierung der Blastocysten im Uterus geht eine Verteilung („spacing") über den Uterus und die Bildung von Implantationskammern durch örtliche Erschlaffung der Uterusmuskulatur voraus [96, 95, 97, 91]. Muskuläre Mechanismen scheinen bei den genannten Vorgängen die Hauptrolle zu spielen, wobei die Ausdehnung der Blastocyste der auslösende Faktor ist [97] (s. Abb. 28).

Die Implantation des Eies liegt zeitlich vor der decidualen Reaktion (DCR) des uterinen Stroma [437]. Unter suboptimalen Verhältnissen, z.B. bei zu geringen Progesterongaben bei kastrierten Kaninchen, erfolgt eine Implantation der Blastocysten, ohne daß eine DCR nachfolgt [438]. Andererseits kann bei verschiedenen Species (z.B. Maus und Ratte) eine DCR während der verzögerten Implantation ausgelöst werden, d.h. in einer Phase, wo wegen eines Oestrogendefizits eine spontane Implantation nicht stattfindet [554]. Es muß allerdings erwähnt werden, daß die Stärke eines Reizes ein wesentlicher Faktor für das Auftreten der DCR ist und nicht nur die hormonalen Voraussetzungen [51]. Trotz dieser Einschränkungen kann die traumatische DCR als Maß für die Aufnahmebereitschaft des Endometriums genommen werden.

Wie bei der Implantation beginnt die traumatische DCR an der anti-mesometralen Seite der Uteruslichtung und breitet sich erst dann zur mesometralen Seite hin aus [463, 126].

Die komplexe Morphologie der Nidation ist in zahlreichen Studien untersucht worden, so u.a. bei der Maus [295, 296, 813, 595], beim Meerschweinchen [83, 84] und bei der Ratte [9, 649, 650, 481]. Vor der invasiven Phase des Trophoblasten besitzen Ei und Uterusepithel Mikrovilli. In der Phase der Anlagerung an das Epithel des Uterus gehen diese verloren. Die Membranen haben in der Phase des „attachment" einen stark welligen Verlauf. Schließlich besteht ein absolut dichter Kontakt der beiderseitigen Membranen [525]. Das folgende Aufbrechen des Epithels im Bereich der anti-mesometralen „Implantationsstelle" kann bei der Maus auch durch Öltröpfchen hervorgerufen werden, ist also nicht eine Leistung der Blastocyste [294]. In die Implantationskammer hinein wird ein Sekret abgeschieden, das normalerweise von der Blastocyste aufgenommen wird [294].

Die Stoffwechselaktivität des Uterus bei der Nidation ist in vielen histochemischen Experimenten untersucht worden, so bei der Maus [294, 292, 293, 594], bei der Ratte [174, 176, 482, 483, 484, 485, 481] und beim Kaninchen [175].

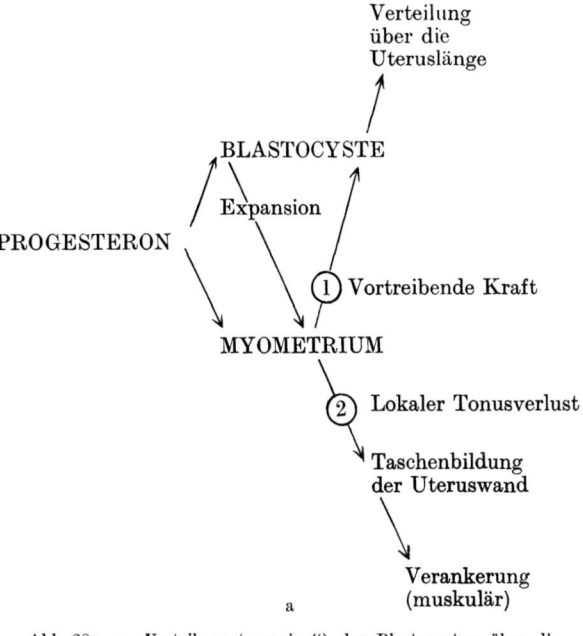
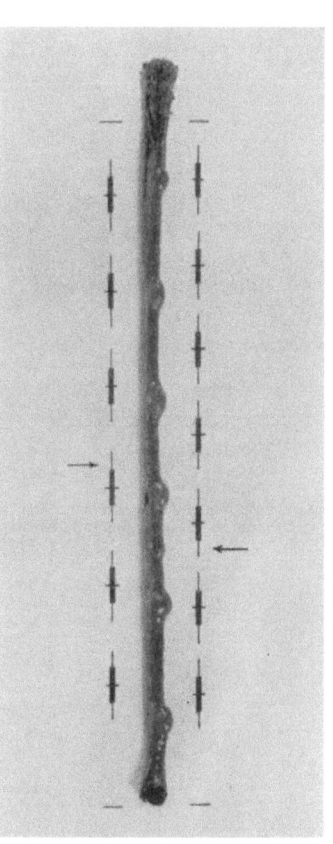

Abb. 28 a—c. Verteilung („spacing") der Blastocysten über die Gesamtlänge des Uterus und ihre muskuläre Verankerung beim Kaninchen. a Schematische Darstellung der Rolle des Progesterons bei der Verteilung und Fixierung der Blastocysten. b Kaninchenuterus am 7. Tag der Gravidität. Die Blastocysten sind gleichmäßig auf die gesamte Uteruslänge verteilt. Eine kleinere Blastocyste (oberer Pfeil) ist wegen ihrer geringen Größe vom Uterus „vergessen" worden. c Antimesometrale Taschenbildung des Kaninchenuterus am 8. Tag der Gravidität. Die Muskulatur an der Basis der Tasche (s. Pfeile) bewirkt als „Semisphincter" eine Fixierung der Blastocyste. (Nach BÖVING [97])

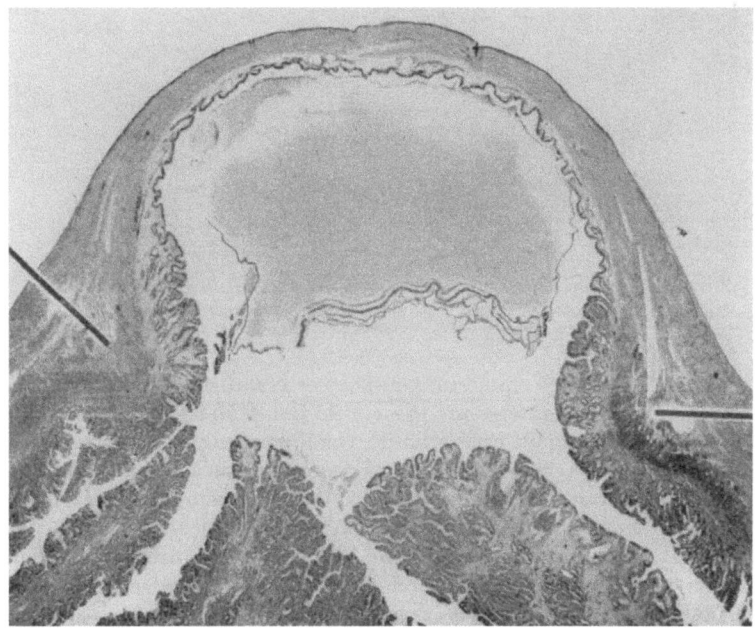

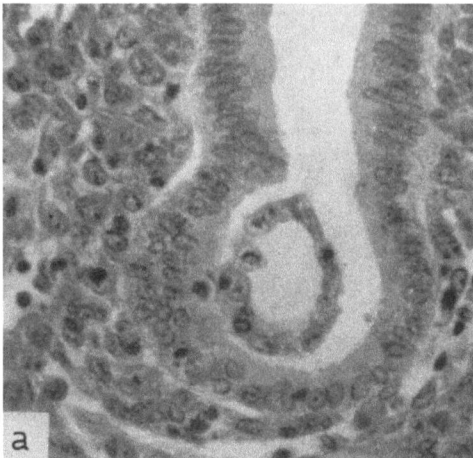

Abb. 29a. Die Nidation bei der Maus: Stadium des anti-mesometralen „attachment" am Ende des 4. Tages der Gravidität. Eine beginnende Invasion von Trophoblastenzellen (dunkel) in das Uterusepithel ist sichtbar. (Nach ORSINI u. MCLAREN [616])

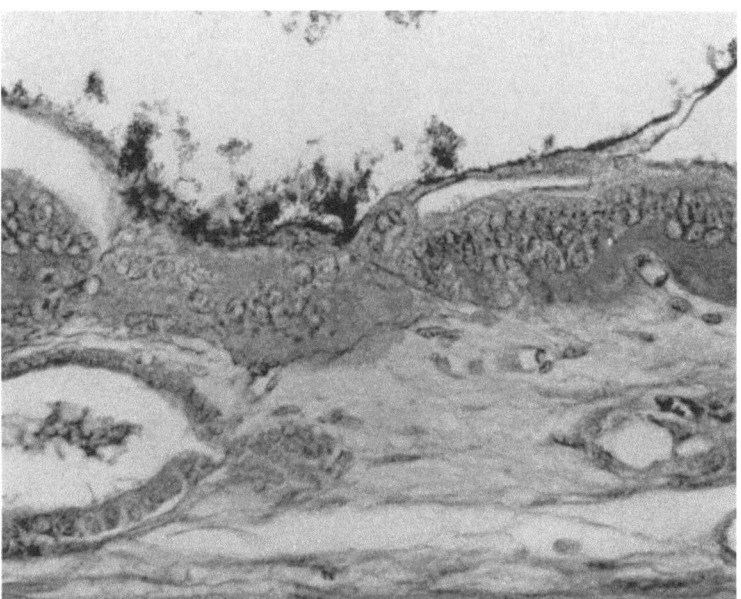

Abb. 29b. Nidation beim Kaninchen. Am 8. Tage der Gravidität haben Trophoblastenzellen das Uterusepithel infiltriert und zur Seite geschoben. (Nach BÖVING [97])

Zu den auffälligsten Veränderungen bei der Nidation gehören Veränderungen der Blutgefäße des Endometriums. Bereits in den frühesten Phasen des „attachment" läßt sich bei Nagern eine erhöhte Gefäßpermeabilität im Bereich der Implantationsstelle durch den Austritt von Farbstoffen aus der Blutbahn nachweisen [659, 658, 616]. Der am meisten verwandte Farbstoff zum Nachweis des „attachment" ist das Pontamin-Blau; eine zukünftige Implantationsstelle ist „pontamin-blau-positiv". Korrespondierende Veränderungen des Aufbaues an den Basalmembranen der Blutgefäße im Bereich der DCR sind gleichfalls beschrieben worden [346].

Die DCR hängt von hormonalen Faktoren, Zeitfaktoren und der Stärke eines äußeren Reizes ab, ohne den eine Reaktion nicht in Erscheinung tritt. Die wesentlichen Voraussetzungen der decidualen Reaktion wurden bereits von LOEB in den ersten Experimenten gefunden, die die traumatische deciduale Reaktion zum Gegenstand hatten; 5—6 Tage nach einer sterilen Kopulation, die den Zustand der Pseudogravidität auslöst, hatten Einschnitte in den Uterus anti-mesometral die Entwicklung von Placentomen zur Folge [486]. In anschließenden Experimenten (Kastration, Ausschaltung der Corpora lutea) wurde die Rolle der Ovarien bzw. Corpora lutea für die Sensibilisierung des Uterus erkannt [487, 488, 489]. Auch unter der ununterbrochenen Einwirkung von exogenem Progesteron verliert

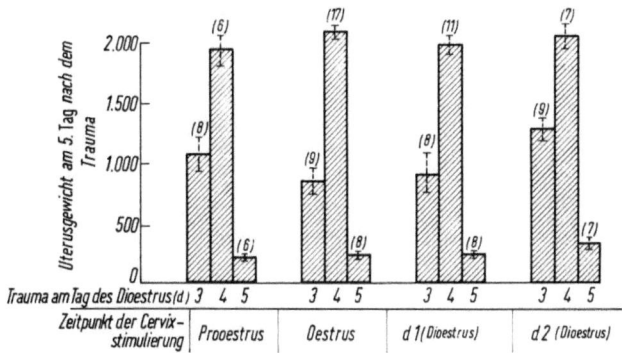

Abb. 30. Die Fähigkeit des Uterus der pseudograviden Ratte, mit einer decidualen Reaktion zu reagieren, in Abhängigkeit von zeitlichen Faktoren. Die Säulengruppen zeigen die Reaktion bei Traumatisierung des Uterus am 3., 4. bzw. 5. Tag des Dioestrus. (Der Abstand vom letzten Oestrus ist der entscheidende Faktor für das Auftreten bzw. das Abschwellen der Sensibilität und nicht der Zeitpunkt des Eintrittes der Pseudogravidität (Cervixstimulierung). (Nach DE FEO [288])

der Uterus 10 Tage nach dem Oestrus beim Meerschweinchen seine Fähigkeit, auf ein Trauma mit einer DCR zu reagieren [93]. In analogen Experimenten an der Ratte wurde die Bedeutung einer vorhergehenden Oestrogenwirkung für die folgende Progesteronwirkung entdeckt [794].

Bei graviden Ratten läßt sich bei halbseitiger Gravidität im sterilen Horn zu gegebener Zeit, die der physiolgischen DCR entspricht, eine deciduale Reaktion durch ein Trauma auslösen [726, 686]. Auch hier war nach dem Eintritt eines Rezeptivitätsmaximums eine folgende refraktäre Phase festzustellen [14]. Eine refraktäre Phase wird übereinstimmend bei intakten graviden und intakten pseudograviden Ratten beschrieben. Das Maximum der Rezeptivität wurde von verschiedensten Autoren übereinstimmend am Morgen des 4. Tages im Dioestrus gefunden. Je nach Rattenstamm reagierten die Uteri schon 24 Std später nicht mehr auf ein Trauma. Entscheidend für den Verlust der Rezeptivität war nicht der Tag, an dem eine Pseudogravidität durch Cervixstimulierung ausgelöst wurde, sondern der Abstand vom Oestrus (d.h. Zahl der Tage des folgenden Dioestrus = Dauer der Progesteronwirkung) (s. Abb. 30) [289]. Auch hohe Progesterongaben (8,0 mg/Tag) an die intakten pseudograviden Tiere konnten die Phase der Rezeptivität nicht verlängern.

Vergleichbare Angaben über Maxima und Minima der Rezeptivität unter verschiedensten experimentellen Bedingungen wurden auch an anderer Stelle für die pseudogravide Ratte konstatiert [66, 67]. Zeitlich begrenzt ist die Rezeptivität auch dann, wenn gravide Tiere relativ spät kastriert und dann mit Progesteron behandelt werden [35].

Es sind verschiedenste Zustände bekannt, unter denen eine Reaktionsfähigkeit des Uterus nicht streng zeitlich begrenzt ist. So ist z.B. bei frühzeitig in der

Gravidität kastrierten halbseitig graviden Ratten unter einer substituierenden Progesteronbehandlung auch nach der Implantation der Embryonen im graviden Uterushorn das sterile Horn noch reaktionsfähig. Desgleichen sind bei der kastrierten, mit Progesteron behandelten Ratte mehrere Generationen von Deciduomen auslösbar [630, 439]. Analoge Verhältnisse wurden in der Lactation gefunden, wo durch Progesteron (0,25 mg lokal) sogar zeitlich differierende Implantationen von Embryonen ausgelöst werden konnten [520]. In einem identischen Experiment wurden zeitlich differierende Implantationen sogar mit 5 µg (!) Progesteron bzw. 0,002 µg Oestradiol bei lokaler Anwendung in der Lactation induziert [827]. Nach Durchtrennung des Hypophysenstieles bzw. nach Transplantation einer ektopischen Hypophyse konnte unter dem folgenden Dauerstimulus der Corpora lutea durch LTH sogar 42 bzw. 74 Tage nach der Operation noch eine DCR ausgelöst werden [592, 593].

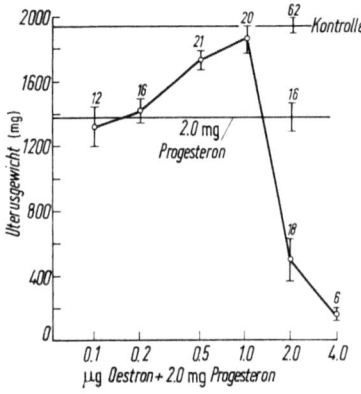

Abb. 31. Synergismus und Antagonismus von Progesteron und Oestron bei der decidualen Reaktion der Ratte in der Prätraumaperiode. (Nach dem Trauma: Standardbehandlung 2,0 mg Progesteron + 1,0 µg Oestron/Tag.) (Nach YOCHIM u. DE FEO [826])

In der Lactation (bzw. unter ausschließlicher LTH-Wirkung) ist die Sensibilität des Endometriums nach hinten praktisch nicht begrenzt, allerdings ist die Reaktion, die noch ausgelöst werden kann, suboptimal [505, 345, 506, 504].

Die refraktäre Phase in der normalen Gravidität bzw. Pseudogravidität der Ratte, die sich an das Sensibilitätsmaximum anschließt, ist die Folge einer vorausgegangenen Oestrogenwirkung [688, 632]. Bei kastrierten Ratten konnte unter einer andauernden Progesteronwirkung bis zu 24 Tagen nach dem Oestrus eine DCR ausgelöst werden. Oestrogene in der Phase vor dem Trauma führten schnell zu einem refraktären Verhalten des Endometriums [687].

Es sind zahlreiche Versuche gemacht worden, die Rolle prätraumatischer und posttraumatischer Faktoren für die DCR der Ratte zu klären. Dabei ist besonders das synergistische bzw. antagonistische Zusammenwirken von Oestrogenen und Gestagenen von Interesse. Abb. 31 zeigt die Verhältnisse vor dem Trauma bei kastrierten Tieren. Es ist deutlich zu sehen, daß Progesteron alleine (untere waagerechte Linie) keine DCR vorbereiten kann, wie sie bei intakten pseudograviden Kontrollen auftritt (obere waagerechte Linie). Die Kombination von Progesteron (2,0 mg/Tag) mit Oestron zeigt einen prätraumatischen Synergismus in einem äußerst engen Dosisbereich. Bei Dosen von mehr als 1 µg Oestron tritt ein starker Antagonismus in Erscheinung [826].

Die hormonalen Erfordernisse der posttraumatischen Periode wurden bei pseudograviden Ratten untersucht, die erst am 4. Tag des Dioestrus kastriert und traumatisiert wurden. Anschließend wurde mit verschiedenen Kombinationen von Progesteron und Oestradiol bzw. Oestron behandelt. Ganz besonders in der Posttraumaperiode gilt, daß durch Progesteron alleine keine optimale DCR erreicht wird, wie nach der Traumatisation von intakten pseudograviden Tieren (s. Abb. 32) [825].

Der bei höheren Dosierungen von Oestrogenen stark in Erscheinung tretende Hemmeffekt auf die DCR bei konstanter Progesterondosis, kann durch ein proportionales Ansteigen der applizierten Progesteronmengen aufgehoben werden (s. Tabelle 41).

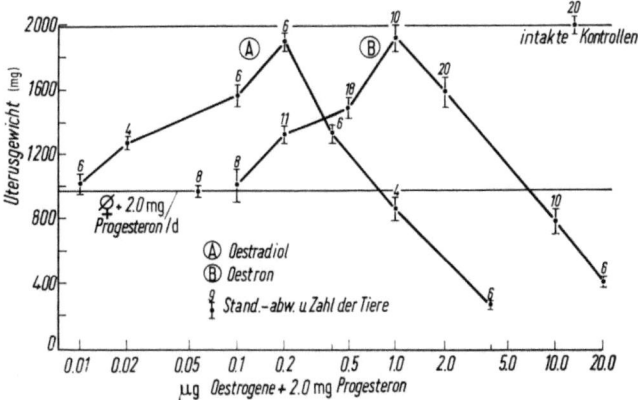

Abb. 32. Synergismus und Antagonismus von Progesteron und Oestrogenen (Oestron und Oestradiol) bei der decidualen Reaktion in der posttraumatischen Periode der pseudograviden Ratte (Kastration und Traumatisierung am 4. Tag des Dioestrus). Progesterondosis konstant 2,0 mg/Tag; Oestrogene s. Abszisse. (Nach YOCHIM u. DE FEO [825])

Tabelle 41. *Aufhebung antagonistischer Oestrogenwirkungen auf die DCR der Ratte durch Steigerung der Progesterondosis.* (Nach VELARDO u. HISAW [785])

Behandlung		Beurteilung der Reaktion (1—4)	Uterusdurchmesser	
Oestradiol (µg/Tag)	Progesteron (mg/Tag)		traumat. Horn mm	Kontrollhorn mm
0,09	1,5	+4	4,7 ± 0,51	2,0 ± 0,22
0,18	3,0	+4	4,6 ± 0,30	2,2 ± 0,18
0,27	4,5	+4	4,8 ± 0,14	1,9 ± 0,17
0,36	6,0	+4	4,5 ± 0,11	2,0 ± 0,12
0,45	7,5	+4	5,8 ± 0,14	2,1 ± 0,15

Bei Reizung des Uterus außerhalb der Zeit optimaler Sensibilität lassen sich nur noch lokal begrenzte deciduale Reaktionen auslösen [731]. Vergleichbare Verhältnisse bestehen offenbar bei einem Mißverhältnis von Oestrogenen und Progesteron. Es treten keine das ganze Endometrium erfassende Reaktionen auf, sondern nur noch lokal begrenzte (s. Abb. 33a, b) [825].

Es ist nicht auszuschließen, daß außer Oestrogenen und Progesteron [69, 71] auch noch andere hormonale Faktoren bei der DCR eine Rolle spielen, so hatten sowohl Thyroxin [70] als auch Relaxin [113] eine Steigerung der Oestrogen/Progesteronwirkungen zur Folge.

Die untere Grenze des Progesteronbedarfs in der Prätraumaphase der Ratte ist von CHAMBON untersucht worden [142], 0,25 mg Progesteron/Tag waren weder allein noch in Kombination mit Oestradiol in Verhältnissen von 1000:1 bis 50000:1 wirksam. Die wirksame Grenzdosis von 0,5 mg Progesteron wurde von allen geprüften Oestrogenbeigaben nur negativ beeinflußt. Daraus resultierte die Annahme, daß Oestrogene in der Prätraumaphase bei der DCR der Ratte keine Rolle spielen. Für die Erhaltung der Implantation liegt die minimale Progesteronmenge nach Kastration am 5. Tag der Gravidität mit 0,25 mg Progesteron in einem vergleichbaren Bereich [526].

Die Rolle der Oestrogene bei der Implantation ergibt sich aus der Tatsache daß Implantation und DCR durch Anti-Oestrogene gehemmt werden können [249, 369, 366]. Auch die hemmende Wirkung exzessiver Oestrogendosen konnte durch die Anti-Oestrogene MER 25 und 17-α-äthyl-19-nortestosteron (nicht aber durch Progesteron) so weit abgemildert werden, daß eine DCR trotzdem ausgelöst werden konnte [759].

Es gibt zahlreiche Hinweise dafür, daß Oestrogenwirkungen bei der Nidation durch Histamin vermittelt werden [732, 734, 745, 746, 137, 510, 509]. Durch Antihistaminica ist entsprechend auch in verschiedenen Versuchsanordnungen die DCR zu hemmen [698, 730, 733, 780a].

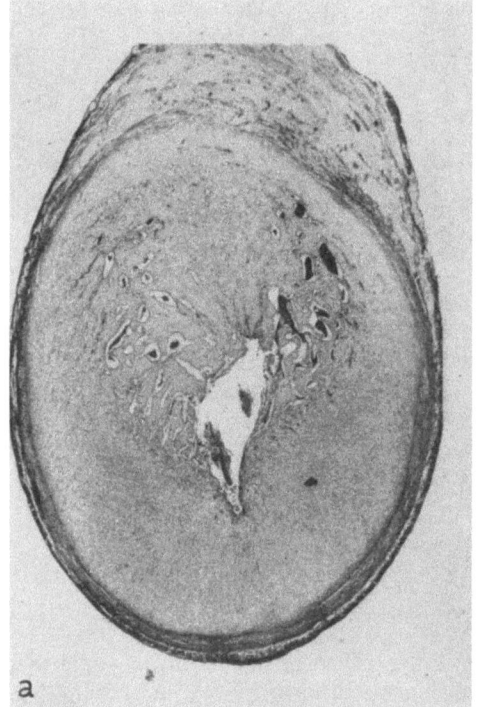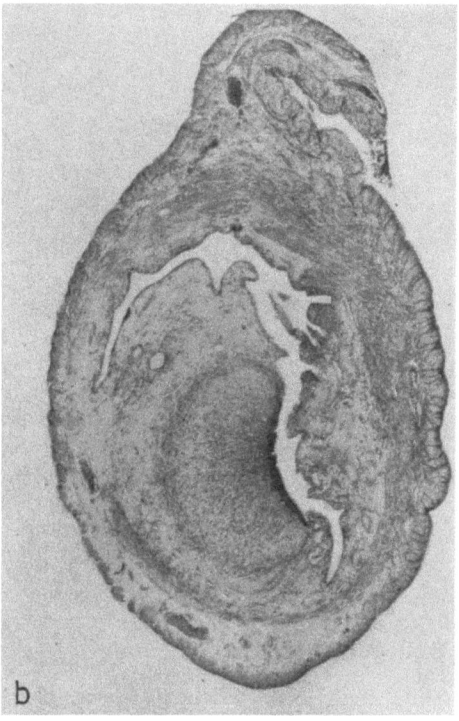

Abb. 33. a Volle traumatische DCR bei einer pseudograviden Ratte. b Anti-mesometral gelegene lokal begrenzte deciduale Reaktion (Behandlung: mit 2,0 mg Progesteron + 4,0 µg Oestradiol) bei relativ zu hoher Oestrogenwirkung. (Nach YOCHIM u. DE FEO [825])

Progesteron kann bei der intakten Ratte allein — auch in hoher Dosierung nicht — die Implantation weder hemmen [140], noch induzieren [608]. Bei Kastraten wird durch Progesteron und andere Gestagene (s. Tabelle 42) zwar die Implantationsbereitschaft von Blastocyste und Endometrium erhalten, aber die Implantation wird erst durch eine nachfolgende Oestrogen/Progesteronbehandlung induziert. Entsprechend sind keine Implantate am 8. Tag, wohl aber am 13. Tag der Gravidität nachzuweisen [608].

Auch Medroxyprogesteron führt in einer Dosierung zwischen 0,1—10,0 mg s.c. nach Kastration am 4. Tag der Gravidität nicht zur Implantation [780], obwohl die Nidationsbereitschaft erhalten ist, wie zu sehen ist, wenn Oestrogene zugeführt werden.

Bei der *Maus* bestehen bezüglich der hormonalen und zeitlichen Faktoren bei der Steuerung der Implantation bzw. der DCR ganz ähnliche Verhältnisse wie bei der Ratte. Wird die DCR nicht durch ein Trauma, sondern durch Öltröpfchen ausgelöst, dann sind die Oestrogene sowohl vor der Progesteronphase (= Oestro-

Tabelle 42. *Die Unfähigkeit von Progesteron und verschiedener Gestagene die Nidation — bei erhaltener Nidationsbereitschaft — in kastrierten Ratten zu induzieren (Kontrolle der Nidationsbereitschaft durch Oestrogen/Progesteronbehandlung vom 8. Tag an am 13. Tage der Gravidität).* (Nach NUTTING u. MEYER [608])

Testsubstanz	Dosis (mg/d) d 3—d 8	Tierzahl	Implantationen d 8	d 13
Progesteron	4,0	15	0	60 (12)[a]
	2,0	15		45 (10)
	1,0	15	0	38 (7)
17-α-äthyl-19-nortestosteron	0,4	15	0	50 (14)
	0,1	15	0	18 (8)
21-Fluoro-6-α-methyl-17α-hydroxy-progesteronacetat	0,2	15	0	74 (12)
	0,05	15	0	52 (11)

[a] ( ) Zahl der Tiere mit Implantaten.

gene des Oestrus) als auch nidatorische Oestrogene essentiell für die DCR. Die optimale Rezeptivität des Endometriums für einen Reiz besteht 4—8 Std nach Auftreten des nidatorischen Oestrogens, das wie bei der Ratte die Phase der Rezeptivität des Endometriums nach vorne und hinten begrenzt. Wirksam bei der Auslösung der DCR sind Oestradiolgaben zwischen 0,01 µg und 0,0625 µg bei einmaliger Applikation, aber bereits 0,025 µg Oestradiol haben gewisse antagonistische Wirkungen. Progesteron in Tagesdosen zwischen 2—4,0 mg gewährleistet eine optimale Reaktion bei entsprechenden Oestrogengaben. Die Relation Oestrogene/Progesteron ist bei der kastrierten Maus unwichtig [291], solange die Oestrogenmenge den kritischen Bereich nicht übersteigt. Steigende Oestrogenmengen werden durch erhöhte Progesterondosen nicht kompensiert.

Die Bedeutung der Oestrogene bei der Maus für den Verlust der Rezeptivität in der Gravidität bzw. die Herstellung der Rezeptivität in der Lactation bzw. unter alleiniger Progesteronwirkung ist in verschiedenen Experimenten herausgestellt worden [38, 90, 567, 410]. Bei 81 Std p.c. kastrierten Mäusen bleibt unter Progesteron (1,6 mg/Tag s.c.) die Implantationsbereitschaft erhalten. Hohe Progesterondosen (10 mg) können eine Implantation nicht induzieren, wohl aber Testosteronpropionat, Oestradiol und 7,17α-dimethyl-19-nortestosteron [411].

An anderer Stelle sind in Zusammenhang mit der Testung von Anti-Oestrogenen auch implantationshemmende Wirkungen von 17α-äthinyl-19-nortestosteron und 17α-äthyl-19-nortestosteron bei lokaler und systemischer Anwendung beschrieben worden [271].

Beim *Kaninchen* sind die Prätrauma- und Posttraumafaktoren der Gegenstand zahlreicher Versuche gewesen. Eine verlängerte Phase der Rezeptivität des Endometriums bzw. eine verzögerte Implantation sind nie beschrieben worden [344]. Bei der Transformation bzw. Sensibilisierung des Endometriums nach vorausgegangener Oestrogenwirkung wurde kein Synergismus von Oestrogenen und Progesteron gefunden [190, 191, 436, 341]. Aber auch das Gegenteil ist beschrieben [318, 435]. Einigkeit besteht im wesentlichen darüber, daß nach dem Trauma bzw. bei der Implantation ein sehr genau abgestimmtes Verhältnis von Oestrogenen und Gestagenen bestehen muß, damit die DCR bzw. die Nidation normal abläuft [188, 435, 436, 440, 146, 270]. Eine DCR ließ sich bei Kaninchen auslösen, die nach Oestrogensensibilisierung und Kastration 8 Tage lang mit Progesteron alleine und anschließend nach dem Trauma mit verschiedenen Oestrogen/Progesteron-Kombinationen behandelt wurden. So war eine DCR bei simultaner Gabe von 1,0 mg Progesteron und 1 µg bzw. 1,33 µg Oestradiol möglich. Die Kombination von 5,0 mg Progesteron und 5,0 µg Oestradiol dagegen war bei gleichen Oestrogen/ Progesteron-Relationen schon nicht mehr wirksam [141]. Die untere Grenze des Progesteronbedarfs für die DCR und die Erhaltung von Implantation wird mit 0,5 mg/Tag angegeben [147]. Interessant ist, daß der Oestrogenbedarf bei der Erhaltung von Implantaten relativ etwas geringer ist (Oestrogen/Progesteron 1:750—1:1500) als bei der Erhaltung der DCR. Es wurde daraus geschlossen, daß der Trophoblast selbst in der Lage ist, Oestrogene zu produzieren [147].

Bei der Erhaltung der DCR bzw. der Implantate scheint Vitamin E Oestrogene bis zu einem gewissen Grade ersetzen zu können. Auch der Synergismus von Oestrogenen und Progesteron wird verstärkt [182, 183].

Neben den genannten Faktoren ist auch die konstitutionelle Grundlage für die Implantationskapazität des Uterus und das Überleben von Implantaten wichtig [647].

Beim kastrierten *Hamster* kann auch ohne jede Mitwirkung von nidatorischen Oestrogenen am 3. Tage einer Progesteronbehandlung eine traumatische DCR ausgelöst werden [247]. Ebenso ist für die Implantation von Blastocysten beim kastrierten Hamster neben Progesteron keine zusätzliche Oestrogenwirkung erforderlich [657, 655].

e) Die verzögerte Implantation

Das Phänomen der verzögerten Nidation ist erstmals von LATASTE beobachtet und beschrieben worden [469, 470]. Die zunächst bei lactierenden Nagern gemachten Beobachtungen konnten inzwischen auf eine ganze Reihe von Säugetierklassen ausgedehnt werden.

Bei der Ratte können ruhende Blastocysten in utero bis zu 45 Tage verspätet implantieren [179a]. Sogar eine kurze Unterbrechung der Progesteronbehandlung während der Phase der verzögerten Implantation kann von Blastocysten der Ratte überlebt werden [131, 607]. Wenn auch bei den Muriden ein Oestrogendefizit unter verschiedenen experimentellen Verhältnissen die verzögerte Implantation am ehesten erklärt (s. o.), so sind doch einige Fakten mit dieser These allein nicht in Einklang zu bringen. So erfolgt z. B. nach einer Kastration am 2., 5. und 6. Tag die Implantation zeitgerecht, wenn mit 10,0 mg Progesteron pro Tag substituiert wird. Bei Kastration am 4. Tag der Gravidität erfolgt eigenartigerweise bei gleicher Behandlung keine zeitgerechte Implantation, wenn nicht Oestrogene substituiert werden [133].

Die verzögerte Implantation ist auch bei Beuteltieren [729, 513], *beim Nerz* [359, 272], *beim Hermelin* [206], beim Dachs [150, 129] *und beim Gürteltier* [273] beschrieben worden und Gegenstand unzähliger Experimente gewesen. Beim Gürteltier konnte eine Kastration (wie beim Meerschweinchen — s. o.) eine Implantation der Blastocysten nicht verhindern, andererseits ließ sich die lange Phase der verzögerten Implantation durch keine Progesteronbehandlung oder Kombination von Oestrogenen mit Progesteron verkürzen [213].

Ähnlich war beim Dachs, dessen Blastocysten ca. 10 Monate frei im Uterus leben, durch keine Behandlung mit Progesteron und Oestradiol eine Implantation zu bewirken, obwohl am Endometrium Reaktionen auftraten [132].

Beim Nerz ließ sich nicht mit Progesteron (600—900 µg Resorption/d aus einem Pellet) [350], wohl aber mit MPA eine Nidation am 18. Tag nach der Ovulation induzieren [403].

f) Die Steuerung von Aufbau und Funktion der Placenta

Die Morphogenese der Placenta bei verschiedenen Species bzw. der Übergang von primitiven Placentaformen zu immer höheren bei einer Species (Schaf) im

Verlauf der Embryonalentwicklung ist beschrieben worden [465]. Eine weitere vergleichende Studie zeigt, daß eine höhere Differenzierung des Säugetieres auch immer differenziertere Placentatypen zur Voraussetzung hat [21, 710]. Eine Studie der Verhältnisse der Entwicklung der hämochorialen Placenta, wie sie beim Menschen höchstentwickelt anzutreffen ist, kann an anderer Stelle gefunden werden [669, 664] (s. Abb. 34).

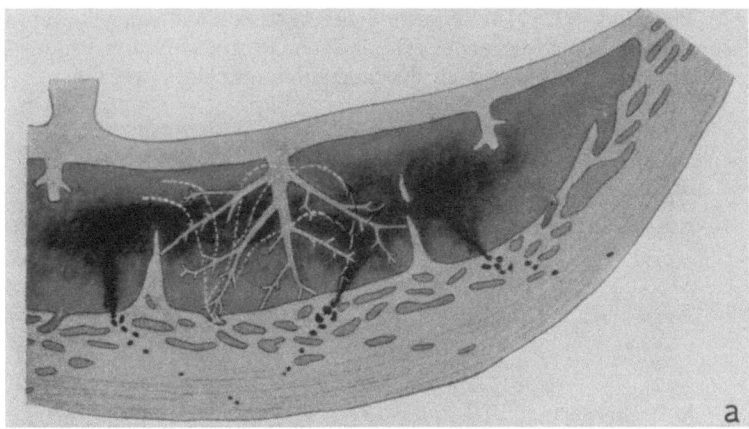

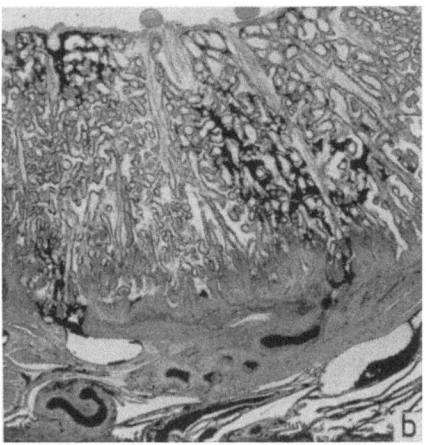

Abb. 34a u. b. Aufbau der hämochorialen Placenta (Affe). a Schema des embryonalen Teils der Placenta (oben) und die Versorgung des intervillösen Blutraumes von den mütterlichen Blutgefäßen. b Tuschepräparat, von den mütterlichen Gefäßen tritt der Farbstoff in den intervillösen Raum aus. (Nach RAMSEY [664[)

Nach den vorliegenden experimentellen Daten scheint Relaxin, ein das Bindegewebe auflockerndes Hormon, am Uterus im Zusammenwirken mit Progesteron und Oestrogenen eine wesentliche Voraussetzung für die Placentation und andere Abläufe in der Gravidität zu sein. Relaxin alleine bewirkt bei Affen in den superfiziellen Gefäßen eine Erweiterung der Gefäßlichtungen und eine Proliferation der Gefäßendothelien (s. Abb. 35).

Oestrogene, besonders Oestriol, hemmen die Wirkung von exogenem Relaxin. Andererseits wird durch optimale Kombinationen von Oestrogenen und Progesteron nach einer Latenz die endogene Relaxinproduktion stimuliert. Dabei scheint das endogene Relaxin aus endometrialen Granulocyten zu stammen, wie sie beim Affen zwischen dem 17. und 29. Tag der Gravidität an der Implantationsstelle auftreten. Das von diesen Zellen gelieferte Relaxin soll die auftretende sinusartige Umwandlung der Gefäße bewirken, die dann zum intervillösen Raum werden [398].

Das hormonabhängige Auftreten endometrialer Granulocysten unter Progesteron und Oestrogenen ist beim Affen und beim Menschen beschrieben worden [274, 179, 391, 356, 392]. In Versuchen bei kastrierten Frauen konnte mit verschiedenen Gestagenen (Lutocyclin, Orgasteron, Primolut N und Proluton-Depot) ein Auftreten von endometrialen Körnerzellen induziert werden (s. Abb. 36).

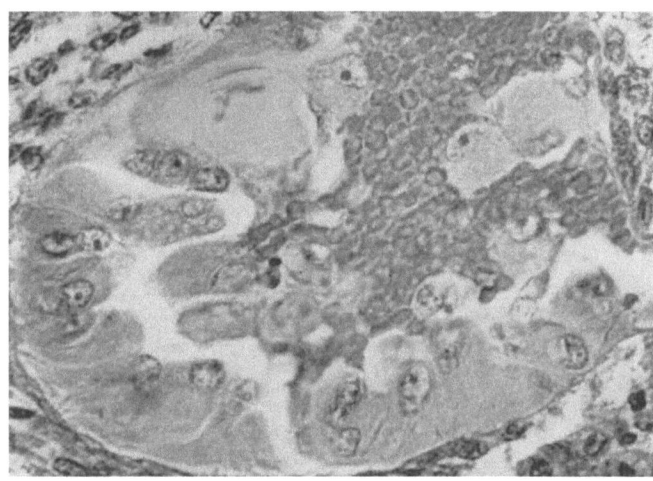

Abb. 35. Relaxinwirkung auf oberflächliche Blutgefäße des Endometriums beim Affen nach 19tägiger Behandlung. Das Endothel ist stark proliferiert. (Nach HISAW et al. [398])

Optimal für diesen Effekt waren Dosen und Kombinationen, die eine volle Umwandlung des Endometriums bewirkten [392].

In verschiedenen anderen Versuchen ist das Zusammenwirken von Progesteron mit Relaxin im und außerhalb des Uterus beschrieben worden [400, 196].

Über die Funktion der endometrialen Granulocyten bei Mensch und Affe, in denen das Relaxin mit immunhistochemischen Methoden nachgewiesen werden konnte, gibt auch ihre Anordnung und ihr zeitliches Auftreten Auskunft. So wird ihre Anordnung um die Arteriolen beim Affen mit den Metamorphosen der Gefäße in der Frühschwangerschaft in Zusammenhang gebracht. Ihr Auftreten in der frühen Decidua soll über eine Auflockerung des Gewebes das Vorwuchern des Trophoblasten begünstigen [196]. Im basalen Anteil des Trophoblasten gelegene vergleichbare Granulocyten sollen bei der Lösung der Placenta eine Rolle spielen. Die im Endometrium gelegenen Granulocyten sollen u.a. ein auslösender Faktor bei der Menstruation sein.

Neben diesen lokalen Wirkungen wird dem Relaxin eine bedeutende Rolle bei der Auflockerung des Uterus und aller möglichen sonstigen Gewebe in der Gravidität zuerkannt [194].

Bei der Maus hat Relaxin eine potenzierende Wirkung auf Progesteron in der posttraumatischen Phase der DCR oder bei der Schwangerschaftserhaltung nach Kastration am 13. Tag der Gravidität [787, 788].

Bei der Ratte wurden Relaxin-enthaltende Granulocyten vom 12. Tag der Gravidität an in der mesometralen Decidua gefunden, gegen Ende der Gravidität (d 15—19) auch in der Glandula mesometralis. Sie wurden mit der Auflockerung der Decidua bzw. Gewebsauflösungen in der Nähe der Glandula mesometralis gegen Ende der Gravidität in Verbindung gebracht. Endometriale Granulocyten treten bei der Ratte, im Gegensatz zu den Verhältnissen bei Affe und Mensch — wie auch eine Menstruation —, nicht auf [195, 184].

Die Phase der Differenzierung der Placenta scheint besonders anfällig gegen Störungen zu sein. So ist eine hohe embryonale Mortalität in den ersten 25 Tagen

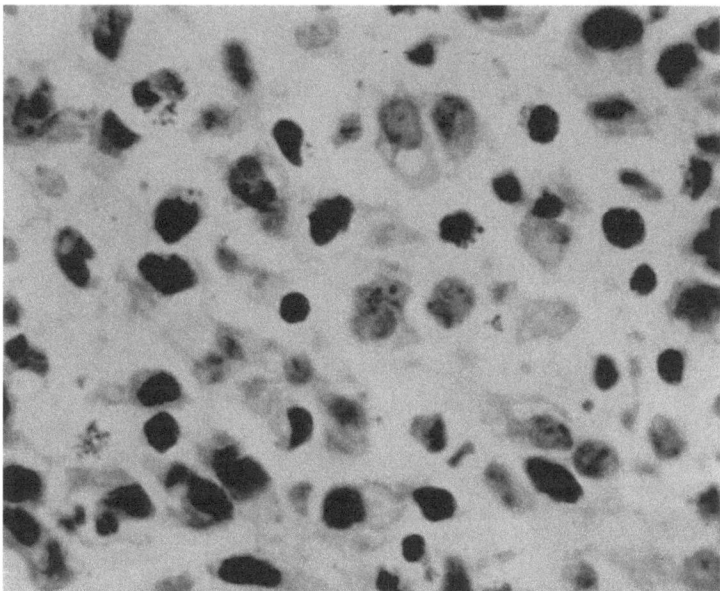

Abb. 36. Relaxin-bildende endometriale Granulocyten im menschlichen endometrialen Stroma nach einer Oestrogen/Progesteronbehandlung (Vergr. 1176 ×). (Nach HELLWEG et al. [392])

der Gravidität der entscheidende Faktor in der Bestimmung der Wurfgröße beim Schwein. In späteren Phasen sind die spontanen Verluste wesentlich geringer [203]. Bei Mäusen ist die embryonale Mortalität hoch, wenn die Implantation vorzeitig erzwungen wird [117] und somit unter inadäquaten Bedingungen erfolgt.

Das durch eine Kastration bewirkte Hormondefizit bei der Ratte scheint sich in erster Linie an der Placenta zu manifestieren, wo die Blutbarrieren zwischen Foet und Mutter zusammenbrechen [718]. Hämatombildungen sind auch bei nicht optimal eingestellter Gravidität durch Gestagene bei der Ratte beschrieben worden [424].

Mißbildungen, die im Tierversuch bei hormonal gestörter Gravidität oft zu beobachten sind (s. Abb. 37) [464, 424, 188, 523], können auch mit Störungen im Aufbau der Placenta einhergehen [134, 338]. Einen großen Anteil bei der Entstehung von Mißbildungen hat anscheinend ein erhöhter Uterustonus, der die Embryonen zerstört [424].

Die in der Placenta selbst gebildeten Gestagene scheinen bei der Steuerung des Uterustonus durch ihre lokale Wirkung eine große Rolle zu spielen. Der lokale

Uterustonus ist um so höher, je weiter ein bestimmtes Segment von der Insertionsstelle der Placenta entfernt ist [831]. In Abb. 38 ist gezeigt, wie die Verformung von Paraffin in utero nach der Entfernung von Feten in Abhängigkeit vom Abstand von der Placenta erfolgt.

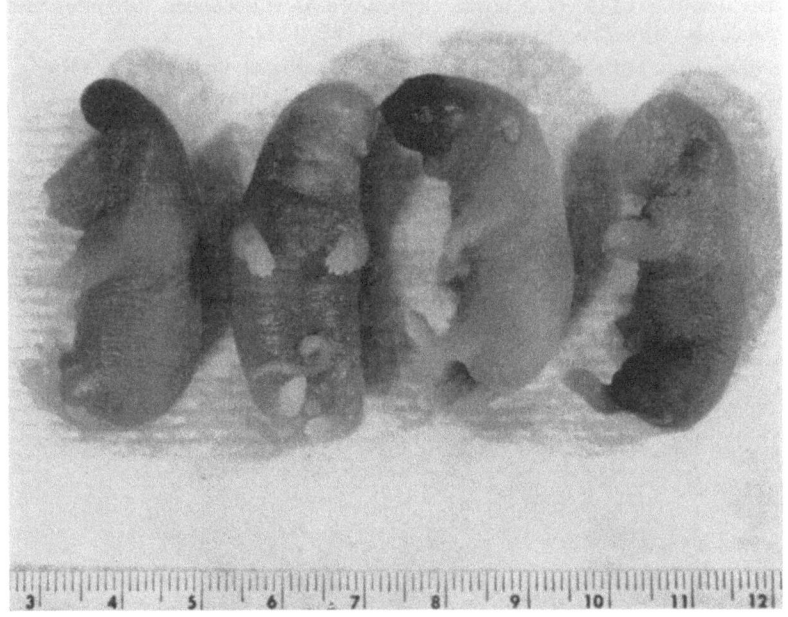

Abb. 37. Mißbildungen bei Rattenfeten nach Kastration der Muttertiere am 15. Tag der Gravidität und Substitution mit 10,0 mg Progesteron/Tag s.c. (Nach KROC et al. [464])

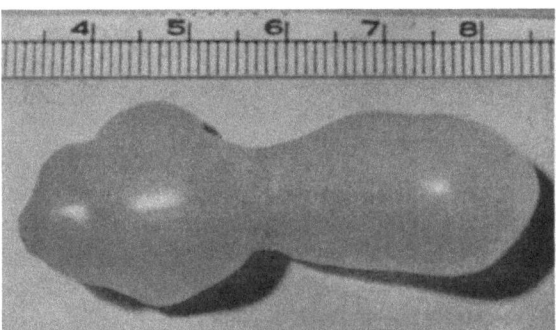

Abb. 38. Verformung von Paraffin im Uterus des Kaninchens in Abhängigkeit vom Abstand von der Insertionsstelle der Placenta. Zwischen zwei Placenten liegt eine Einschnürung. (Nach ZARROW et al. [831])

In der Gravidität führt ein Proteindefizit bei Ratten zu einer Reduzierung der Wurfzahlen bei der Geburt. Geeignete Kombinationen von Progesteron und Oestron, LTH, aber auch ACTH und Corticosteroide können das Absterben der Schwangerschaft verhindern [577, 383, 64]. Der Verlust von Embryonen unter dem Proteindefizit geschieht bereits in einer frühen Phase der Gravidität. Zwischen dem 13. und dem 21. Tag tritt kein weiterer merklicher Verlust von Embryonen auf [578]. Als kritische Phase der Gravidität kann bei der Ratte die Phase der Nidation und Placentation zwischen dem 5. und 9. Tag betrachtet werden. Nur in dieser Phase ist ein Proteindefizit abortiv wirksam. Nach voller Etablierung der Placenta ist es ohne Folgen für die Gravidität [64, 447].

Analog können auch Defizite an bestimmten Vitaminen, z.B. von Pyridoxin [580, 581] oder Vitamin A [382], abortiv wirken. Durch Progesteron lassen sich die negativen Folgen für die Gravidität neutralisieren. Lediglich ein Mangel an Pantothensäure oder Pteroylglutaminsäure läßt sich durch 4,0 mg Progesteron + 0,5 µg Oestron nicht kompensieren [579].

Wenig ist darüber bekannt, wieweit die Steroidproduktion der Placenta beeinflußt werden kann. Es erscheint aber als möglich, daß sich die Placenta selbst durch Steroide reguliert. So kann 20α-hydroxy-Δ_4-pregnen-3-on die Umwandlung von 3-β-hydroxy-Δ^5-pregnen-20-on zu Progesteron in der Placenta in vitro hemmen [808]. Der gleiche Hemmeffekt in vitro ist auch unter dem Einfluß von abortiv wirksamen Nichtsteroiden beschrieben worden [468].

g) Die Schwangerschaftserhaltung durch Steroide

Wie dargestellt, ändern sich die Anforderungen, die die Gravidität an das hormonale Milieu stellt, im Verlaufe der Gravidität ständig. Entsprechend ist die schwangerschaftserhaltende Wirkung von Steroiden keine Konstante, weder für die verschiedenen Phasen der Gravidität bei einer Species, noch bei den verschiedenen Species. Das gilt für Progesteron und erst recht für synthetische Steroide mit einem anderen Wirkungsspektrum als das natürliche Hormon der Schwangerschaft. Selbst Progesteron hat bei der intakten Ratte, wenn es vom ersten Schwangerschaftstag an in hohen Dosierungen (5,0—25,0 mg/Tag) verabfolgt wird, abortive Wirkungen. Später (ab d 14) besteht dieser Effekt nicht mehr. Ähnliches gilt für Testosteron (5,0 mg/Tag), 17α-methyl-19-nortestosteron (1,0 mg/Tag), 17α-äthinyl-19-norprogesteron (1,0 mg/Tag), 17α-vinyl-19-nortestosteron (1,0 mg/Tag) und Medroxyprogesteronacetat (MPA) (5,0 mg/Tag), wenn sie in den ersten Tagen der Gravidität gegeben werden [563]. Potentiell abortive Wirkungen von Progesteron sind auch an anderer Stelle und anderen Species beschrieben worden [1, 783, 264, 555]. Die letztgenannten Autoren fanden, daß hohe Dosierungen von Progesteron (ohne Oestrogene) bei kastrierten Ratten, in der Phase vor der Nidation appliziert, die spätere Überlebenschance (nach d 9) der Embryonen auch unter einer optimalen Substitution verringern [555].

Bei intakten Kaninchen ist unter der Behandlung mit 17α-äthinyl-19-nortestosteron dagegen eine abortive Wirkung gefunden worden, die sich speziell auf die späteren Phasen der Gravidität erstreckt [19, 821]. Beim 17α-hydroxyprogesteroncapronat ist dagegen beim Kaninchen unter einer Anwendung über die gesamte Länge der Gravidität eine hohe Überlebensrate von Feten festgestellt worden [635].

Im Organismus können die verschiedensten Steroide mit den Wirkungen von Progesteron interferieren, u.a. Pregnandiol, 11-Desoxycorticosteron, Cortison und Testosteron [399], und abortiv wirken, z.B. das Cortisonacetat [552]. Wichtiger dürften die oestrogenen Wirkungen einiger Steroide für die Überlagerung der gleichzeitig vorhandenen Gestagenwirkung sein. Im Test am Kaninchenendometrium wirken manche Gestagene voll transformierend („echte Gestagene"), andere eher wie eine Kombination von Oestrogenen und Progesteron. Letztere Gruppe von Gestagenen hat eine flache Dosis-Wirkungskurve, das uterine Epithel bleibt auch in der Transformationsphase zylindrisch [258, 266]. Typisch ist eine hohe Abortrate vor allem auch in der 2. Hälfte der Gravidität der Ratte, wie sie z.B. beim Norethinodrel anzutreffen ist [695].

Die Problematik der Testung von Gestagenen im Clauberg-Test bzw. in der Schwangerschaftserhaltung bei Ratte und Kaninchen und die Überlagerung

Tabelle 43. *Die Fähigkeit verschiedener Steroide, den abortiven Effekt einer Kastration in der 2. Hälfte der Gravidität bei der Maus oder eine Corpus luteum-Insuffizienz (bei infantilen Tieren) auszugleichen. (% = Prozentsatz der überlebenden Feten bzw. Embryonen.)*

Substanz	Behandlungsart	Wirksamkeit	Referenz
Δ⁴-Pregnen-3.20-dion (Progesteron)	Kastration: 13.—15. Tag Testsubstanz: Tag der Kastration bis 19. Tag s. c. Autopsie: 20. Tag	1 mg 60—70% wirksam	[700]
	Kastration: 14. oder 15. Tag Testsubstanz: 2 Tage vor Kastration bis Ende der Gravidität Autopsie: Ende der Gravidität	1 mg wirksam	[677]
	Kastration: 10., 14. oder 16. Tag Testsubstanz: 2 Tage vor Kastration Pellets mit der Testsubstanz implantiert Autopsie: 19. Tag	wirksam	[696]
Δ⁴-Pregnen-17α-ol-3.20-dion (17α-Hydroxyprogesteron)	Kastration: 10, 14. oder 16. Tag Testsubstanz: 2 Tage vor Kastration Pellets mit der Testsubstanz implantiert	unwirksam	[696]
Δ⁴-Pregnen-17α-ol-3.20-dion-17α-capronat (17α-Hydroxyprogesteroncapronat)	Bei infantilen Mäusen wird nach exogener Ovulationsauslösung versucht, die Gravidität zu erhalten Testsubstanz: täglich s. c.	6,5 mg 80% wirksam	[740, 741]
	Testsubstanz: Tag der Ovulation 1. oder 2. Tag; 2. Injektion 6—10 Tage später	6,5—50 mg 20—78% wirksam	[740, 741]
Δ⁴-Pregnen-21-ol-3.20-dion-21-acetat	Kastration: 14. Tag Testsubstanz: 12.—17. Tag s. c. Autopsie: 18. Tag	3,0 mg wirksam = 0,3 × Progesteron	[679]
6α-Methyl-Δ⁴-pregnen-17α-ol-3.20-dion-17α-acetat (Medroxyprogesteronacetat)	Kastration: 13.—15. Tag Testsubstanz: Tag der Kastration bis 19. Tag s. c. Autopsie: 10. Tag	0,2 mg 50% wirksam	[700]

Substanz	Methode	Ergebnis	Ref.
Δ^4-Pregnen-4.17α-diol-3.20-dion-17α-acetat	ohne Angabe der Methode	5 mg = 97% wirksam	[31]
Δ^4-Pregnen-20α-ol-3-on	Kastration: 14. Tag Testsubstanz: 12. Tag ein Pellet mit Testsubstanz s. c. implantiert	10 mg unwirksam	[445]
Δ^4-Pregnen-20β-ol-3-on	Kastration: 14. Tag Testsubstanz: 12. Tag ein Pellet mit Testsubstanz s. c. implantiert	10 mg unwirksam	[808a]
Δ^4-Androsten-17β-ol-3-on-17β-propionat (Testosteronpropionat)	Kastration: 14. oder 15. Tag Testsubstanz: 2 Tage vor Kastration bis Ende der Gravidität	2 mg unwirksam	[677]
17α-Methyl-Δ^4-oestren-17β-ol-3-on (Normethandrolon)	Kastration: 13.—15. Tag Testsubstanz: Tag der Kastration bis 19. Tag s. c. Autopsie: 20. Tag	1 mg unwirksam	[700]

durch exogene oder inhärente Oestrogenwirkungen ist für viele Gestagene- (19-Nortestosteronderivate und Hydroxyprogesteronderivate) untersucht worden [257, 256, 259, 721]. Die Übertragung der Resultate von einer Species auf die andere erscheint nicht möglich zu sein, da z. B. beim Kaninchen bei der Schwangerschaftserhaltung ein optimales Verhältnis von Oestradiol : Progesteron von 1 : 1600 besteht. Eine völlige Aufhebung der Progesteronwirkungen erfolgt bei dieser Species bei einer Relation Oestradiol/Progesteron von 1:75, beim Affen (und vermutlich auch beim Menschen) dagegen erst bei einem Verhältnis Oestradiol/Progesteron von 1:6 [186].

Das Überhandnehmen einer Oestrogenwirkung gegenüber Progesteron scheint verantwortlich zu sein für die Neigung zu spontanen Aborten bei Ratten [720], wie durch die Messung der Oestrogen-abhängigen Reduktion von Triphenyltetrazolium durch endometriales Gewebe [719] gefunden wurde. Ähnlich dürften die Verhältnisse bei dem spontanen Abort der Maus liegen, der besonders im frühen und hohen reproduktiven Alter die Wurfgröße bestimmt und eindeutig durch hormonale Fehlsteuerung bedingt ist [418].

Die Wirkung der verschiedensten Gestagene auf die Schwangerschaft bei verschiedenen Species kann aus dem folgenden tabellarischen Teil entnommen werden. Die Experimente dienen im wesentlichen der tierexperimentellen Untersuchung von Steroiden, weniger der Grundlagenforschung bezüglich der Physiologie der Gravidität. Am Anfang des Experimentes steht eine Maßnahme, die gewöhnlich den Tod oder die Ausstoßung der Embryonen zur Folge hat (z. B. Kastration oder i.v. Injektion von Oxytocin). Eine Darstellung der Methoden im einzelnen ist bereits im ersten Band (Bd. XXII/1, S. 680ff.) ausführlich geschehen.

Tabelle 44. *Schwangerschaftserhaltung durch Steroide bei der Ratte in der frühen und späten Gravidität unter verschiedensten experimentellen Verhältnissen*

Substanz	Behandlungsart	Wirksamkeit	Referenz
Δ^4-Pregnen-3.20-dion (Progesteron)	Kastration: 3. Tag Testsubstanz: 3.—8. Tag s. c., ab 8. Tag Progesteron + Oestron s. c. Autopsie: 18. oder 23. Tag	1 mg 76% wirksam 4 mg 55% wirksam	[608] [608]
	Kastration: 5., 10. oder 15. Tag Testsubstanz: Tag der Kastration bis 20. Tag s. c. Autopsie: 21. Tag	WD_{50} 5 mg 10 mg wirksam	[427, 428, 768, 770] [425]
	Kastration: 5., 10. oder 15. Tag Testsubstanz: Tag der Kastration bis 20. Tag s. c. Autopsie: 21. Tag	$WD_{50} > 10$ mg 10 mg wirksam	[768, 770] [425]
	Kastration: 8. Tag Testsubstanz: 8. Tag bis Ende der Gravidität	2 mg unwirksam 1 mg (+Oestron) unwirksam 8 mg wirksam 2 mg unwirksam 5 mg wirksam $WD_{50} > 8$ mg + Oestron, WD_{50} 2—4 mg 25 mg/kg 70% wirksam 50 mg/kg 50% wirksam 3 mg 93,7% wirksam 2 mg 42,2% wirksam 8 mg 36% wirksam 4 mg (+Oestron) 62% wirksam 5 mg (+Oestradiol) 45% wirksam 8 mg 30% wirksam 4 mg (+Oestron) 62% wirksam	[767] [767] [562] [562] [383] [765] [765] [202] [697] [313, 314] [313, 314] [764] [764] [472] [764] [764]
	Kastration: 8. Tag Testsubstanz: 8.—17. Tag s. c. Autopsie: 18. Tag	20 mg/kg 50% wirksam	[708]

Δ-Pregnen-3.20-dion (Progesteron)

Protokoll	Dosis/Wirkung	Ref.
Kastration: 9. Tag Testsubstanz: ab 9. Tag s. c. Autopsie: zwischen 16., 19. und 23. Tag	10 mg 50% wirksam 10 mg wirksam	[10] [536]
Kastration: 10. Tag Testsubstanz: 9.—21. Tag s. c. Autopsie: 22. Tag	5 mg 17% wirksam 10 mg 67% wirksam 1 × 50 mg unwirksam 1 × 100 mg 48% wirksam 1 × 200 mg 76% wirksam	[667a] [667a] [667a] [667a] [667a]
Kastration: 10. Tag Testsubstanz: 10.—16. Tag s. c. Autopsie: 17. Tag	10 mg 71% wirksam 1 mg/kg wirksam	[471] [706]
Kastration: 10. Tag Testsubstanz: 10.—17. Tag s. c. Autopsie: 18. Tag	0,1—8 mg wirksam 2,5 mg wirksam	[764] [622]
Kastration: 10. oder 11. Tag Testsubstanz: 7. Tag bis Ende der Gravidität s. c.	10 mg 39% wirksam 3 mg unwirksam 10 mg (+1 γ Oestron) 100% wirksam 3 mg (+1 γ Oestron) 18% wirksam	[756] [756] [756] [756]
Kastration: 10. oder 11. Tag Testsubstanz: 7. Tag bis Ende der Gravidität p. o. Kastration: 16. Tag Testsubstanz: 15.—20. Tag s. c. Autopsie: 21. Tag	10 mg unwirksam 10 mg + Oestron unwirksam 5 mg wirksam	[756] [756] [421]
Kastration: 2. Tag Testsubstanz: 2.—9. Tag s. c. Autopsie: 10. Tag	0,1 mg 80% wirksam 0,03 mg unwirksam	[735] [735]
Kastration: 2. Tag Testsubstanz: 2.—9. Tag 7 × täglich lokal auf rasiertem Hautbereich oberhalb der Scapula Autopsie: 10. Tag	6 mg 50% wirksam	[735]
Hypophysektomie: 1. Tag Kastration: 9. Tag Testsubstanz: 1. Tag bis Autopsie s. c. Autopsie: 21.—23. Tag	3 mg < 1% wirksam 3 mg (+1 γ Oestron) 70% wirksam	[507] [507]

Tabelle 44 (Fortsetzung)

Substanz	Behandlungsart	Wirksamkeit	Referenz
Δ-Pregnen-3.20-dion (Progesteron)	ohne Angabe der Methode	10 mg 100% wirksam	[215]
	Kastration: 4. Tag; Induktion der Implantation am 4. Tag durch Gabe von 0,5 γ Oestron	1 mg 70% wirksam	[780]
4-Chlor-Δ⁴-pregnen-3.20-dion	Kastration: 8. Tag Testsubstanz: Tag der Kastration bis Ende der Gravidität s. c.	10 mg unwirksam	[314]
17α-Brom-Δ⁴-pregnen-3.20-dion	Kastration: 8. Tag Testsubstanz: Tag der Kastration bis Ende der Gravidität s. c.	> 1 × Progesteron	[668]
	ohne Angabe der Methode	> 1 × Progesteron	[171]
6α-Fluor, 17α-brom-Δ⁴-pregnen-3.20-dion (Haloprogesteron)	ohne Angabe der Methode	> Progesteron	[171]
19-Nor-Δ⁴-pregnen-3.20-dion (19-Norprogesteron)	ohne Angabe der Methode	5 mg 100% wirksam	[215]
	Kastration: 2. Tag Testsubstanz: 2.—9. Tag s. c. Autopsie: 10. Tag	2 × Progesteron	[735]
	Kastration: 2. Tag Testsubstanz: 7 × täglich lokal auf rasiertem Hautbereich oberhalb der Scapula	10—20 × Progesteron	[735]
9α-Brom-Δ⁴-pregnen-3,11,20-trion	Kastration: 8. Tag Testsubstanz: Tag der Kastration bis Ende der Gravidität s. c.	5 mg 33% wirksam =2 × Progesteron	[764]
		1 mg+1 γ Oestron 52% wirksam = 10—20 × Progesteron	[764]
		10 mg 68% wirksam	[764]
		0,5 mg + Oestron 64% wirksam	[764]
	Kastration: 10. Tag Testsubstanz: 10.—17. Tag s. c. Autopsie: 18. Tag	0,5—10 mg wirksam	[764]

Substanz	Protokoll	Ergebnis	Ref.
Δ⁴-Pregnen-17α-ol-3.20-dion-17α-acetat (17α-Hydroxyprogesteronacetat)	Kastration: 4. Tag Testsubstanz: 5.—19. Tag s. c. Autopsie: 20. Tag	50 mg unwirksam 50 mg + Testosteron-propionat (oder Oestron) wirksam	[766] [766]
	Kastration: 8. Tag Testsubstanz: Tag der Kastration bis Ende der Gravidität s. c.	100 mg unwirksam <0,1 × Progesteron 50 mg (+1 γ Oestron) 23% wirksam = 0,05 × Progesteron	[764] [764] [764, 765, 767]
	Kastration: 8. Tag Testsubstanz: 8.—17. Tag s. c. Autopsie: 18. Tag	10 mg/kg unwirksam	[708]
	Kastration: 9. Tag Testsubstanz: ab 9. Tag s. c. Autopsie: zwischen 16, 19. bzw. 23. Tag	<0,2 × Progesteron	[217]
Δ⁴-Pregnen-17α-ol-3.20-dion-17α-capronat (17α-Hydroxyprogesteroncapronat)	Kastration: 4. Tag Testsubstanz: 5.—19. Tag s. c. Autopsie: 20. Tag	50 mg unwirksam	[766]
	Kastration: 5., 10. oder 15. Tag Testsubstanz: Tag der Kastration bis 20. Tag s. c. Autopsie: 21. Tag	1 × 100 mg unwirksam	[425]
	Kastration: 8. Tag Testsubstanz: Tag der Kastration bis Ende der Gravidität s. c.	20 mg unwirksam 50 mg unwirksam	[313, 314, 472, 767]
	Kastration: 8. Tag Testsubstanz: 8.—17. Tag s. c. Autopsie: 18. Tag	20 mg unwirksam	[472]
	Kastration: 8. Tag Testsubstanz: Tag der Kastration bis Ende der Gravidität p. o.	10 mg/kg < 10% wirksam	[708]
	Kastration: 10. oder 11. Tag Testsubstanz: 7. Tag bis Ende der Gravidität s. c.	10 mg unwirksam 30 mg (+1 γ Oestron) unwirksam	[583] [583]
Δ⁴-Pregnen-20α-ol-3.20-dion	Kastration: 9. Tag Testsubstanz: 8.—19. Tag s. c.	200 mg/kg unwirksam 200 mg/kg (+2 γ Oestradiol) unwirksam	[777] [777]

Tabelle 44 (Fortsetzung)

Substanz	Behandlungsart	Wirksamkeit	Referenz
Δ^4-Pregnen-20β-ol-3.20-dion	Kastration: 9. Tag Testsubstanz: 8.—19. Tag s. c.	200 mg/kg unwirksam 100 mg/kg (+2 γ Oestradiol) 100% wirksam 50 mg/kg (+2 γ Oestradiol) 33% wirksam 25 mg/kg (+2 γ Oestradiol) unwirksam	[777] [777] [777] [777]
Δ^4-Pregnen-21-ol-3.20-dion-21-acetat	Kastration: 8. Tag Testsubstanz: Tag der Kastration bis Ende der Gravidität s. c.	50 mg 45% wirksam = 0,2 × Progesteron 50 mg + 1 γ Oestron 45% wirksam = 0,1 × Progesteron + Oestron	[764] [764]
	Kastration: 9. Tag Testsubstanz: ab 9. Tag s. c. Autopsie: zwischen 16., 19. bzw. 23. Tag	0,5 × Progesteron	[10]
6α-Methyl-Δ^4-pregnen-17α-ol-3.20-dion-17α-acetat (Medroxyprogesteronacetat)	Kastration: 4. Tag Testsubstanz: 1 × s. c. Induktion der Implantation durch Gabe von 0,5 γ Oestradiol („delayed nidation")	1 mg 100% wirksam 0,5 mg 40% wirksam 0,1 mg unwirksam	[780] [780] [780]
	Kastration: 5., 10. oder 15. Tag Testsubstanz: Tag der Kastration bis 20. Tag s. c. Autopsie: 21. Tag	WD$_{50}$ 0,2 mg 25 × Progesteron 100 × Progesteron	[768, 770] [768, 770] [427, 428]
	Kastration: 8. Tag Testsubstanz: Tag der Kastration bis Ende der Gravidität s. c.	WD$_{50}$ 0,3—0,6 mg 25—100 × Progesteron 0,075—0,04 mg wirksam 0,15 mg 39% wirksam in hohen Dosen weniger wirksam 50 × Progesteron	[765] [49] [767] [764] [764]
	Kastration: 8. Tag Testsubstanz: Tag der Kastration bis Ende der Gravidität s. c.	1,25 mg 100% wirksam 1 mg schwach wirksam 4 mg stark wirksam	[472] [562] [562]

Substanz	Protokoll	Ergebnis	Lit.
6α-Methyl-Δ^4-pregnen-17α-ol-3.20-dion-17α-acetat (Medroxyprogesteronacetat)	Kastration: 8. Tag Testsubstanz: Tag der Kastration bis Ende der Gravidität p. o.	1 mg unwirksam 5 mg/kg 67% wirksam	[472] [202]
	Kastration: 8. Tag Testsubstanz: 8.—17. Tag s. c. Autopsie: 18. Tag	0,5 mg > 50% wirksam	[708]
	Kastration: 9. Tag Testsubstanz: ab 9. Tag s. c. Autopsie: zwischen 16., 19. bzw. 23. Tag	25 × Progesteron	[217]
	Kastration: 10. Tag Testsubstanz: 9.—21. Tag s. c. Autopsie: 22. Tag	1 × 5 mg 20,4% wirksam 1 × 10 mg 80% wirksam	[667 a] [667 a]
	Kastration: 10. Tag Testsubstanz: 9.—21. Tag s. c. Autopsie: 22. Tag	10 mg 25,8% wirksam	[667 a]
	Kastration: 10. oder 11. Tag Testsubstanz: 7. Tag bis Ende der Gravidität s. c.	1 mg 70% wirksam 0,3 mg 20% wirksam 0,1 mg unwirksam 0,3 mg (+3 γ Oestron) 99% wirksam	[756] [756] [756] [756]
	Kastration: 10. oder 11. Tag Testsubstanz: 7. Tag bis Ende der Gravidität p. o.	3 mg unwirksam 3 mg + 1 γ Oestron 47% wirksam	[756] [756]
	Kastration: 2. Tag Testsubstanz: 2.—9. Tag s. c. Autopsie: 10. Tag	0,1—0,2 × Progesteron	[735]
	Kastration: 2. Tag Testsubstanz: 7 × täglich lokal auf rasiertem Hautbereich oberhalb der Scapula	< 0,5 × Progesteron	[735]
6α-Methyl, 21-fluor-Δ^4-pregnen-17α-ol-3.20-dion-17α-acetat	Kastration: 3. Tag Testsubstanz: 3.—8. Tag; ab 8. Tag Progesteron + 1 γ Oestron s. c. Autopsie: 18. oder 23. Tag	47,5 × Progesteron	[608]
19-Nor-Δ^4-pregnen-17α-ol-3.20-dion-17α-acetat	Kastration: 5., 10. oder 15. Tag Testsubstanz: Tag der Kastration bis 20. Tag Autopsie: 21. Tag	0,3—1 mg + Oestradiol stark wirksam	[768, 770]

Tabelle 44 (Fortsetzung)

Substanz	Behandlungsart	Wirksamkeit	Referenz
19-Nor-Δ^4-pregnen-17α-ol-3.20-dion-17α-capronat	Kastration: 5., 10. oder 15. Tag Testsubstanz: Tag der Kastration bis 20. Tag Autopsie: 21. Tag	0,3—1 mg + Oestradiol stark wirksam	[768, 770]
	Kastration: 10. oder 11. Tag Testsubstanz: 7. Tag bis Ende der Gravidität s. c.	10 mg 68% wirksam	[583]
		3 mg 48% wirksam	[583]
		1 mg unwirksam	[583]
		10 mg + 1 γ Oestron 100% wirksam	[583]
		Gabe jeden 3. Tag 10 mg 25,6% wirksam	[583]
		3 mg unwirksam	[583]
		10 mg + 1 γ Oestron 54% wirksam	[583]
		3 mg + 1 γ Oestron 11,6% wirksam	[583]
		100 mg + 1 γ Oestron 1 × am 4. Tag 36,3% wirksam	[583]
		30 mg + 1 γ Oestron 1,1% wirksam	[583]
Δ^4-Pregnen-4,17α-diol-3.20-dion-17α-acetat	ohne Angabe der Methode	10 mg 63,5% wirksam	[31]
Δ^4-Pregnen-16α-, 17α-diol-3.20-dion-16α-, 17α-acetonid	Kastration: 8. Tag Testsubstanz: Tag der Kastration bis Ende der Gravidität s. c.	5 mg 38% wirksam	[472]
		10 mg 10% wirksam	[472]
		5 mg + Oestradiol 50% wirksam	[472]
	Kastration: 8. Tag Testsubstanz: Tag der Kastration bis Ende der Gravidität p. o.	10 mg + Oestradiol 93% wirksam	[472]
		40 mg 17% wirksam	[472]
	Kastration: 10. Tag Testsubstanz: 10.—16. Tag s. c. Autopsie: 17. Tag	10 mg 93% wirksam	[471]

2-Acetofuran-Δ⁴-pregnen-16α, 17α-diol-3.20-dion	Kastration: 8. Tag Testsubstanz: 8.—14. Tag s. c. Autopsie: 15. Tag	mit und ohne Oestron > 1 × Progesteron	[474]
Δ⁶·⁹β, 10α-Pregnadien-3.20-dion (Duphaston)	Kastration: 5, 10, oder 15. Tag Testsubstanz: Tag der Kastration bis 20. Tag s. c. Autopsie: 21. Tag	2,5 × Progesteron	[427, 428]
	Kastration: 8. Tag Testsubstanz: Tag der Kastration bis Ende der Gravidität p. o.	80 mg unwirksam (+Oestron) wirksam	[713] [713]
	Kastration: 10. Tag Testsubstanz: 9.—21. Tag s. c. Autopsie: 22. Tag	0,625 mg wirksam	[712]
	Kastration: 10. Tag Testsubstanz: 9.—21. Tag p. o. Autopsie: 22. Tag	40 mg unwirksam 40 mg + Oestradiol wirksam	[712] [712]
	Kastration: 16. Tag Testsubstanz: 15.—20. Tag p. o. Autopsie: 21. Tag	50 mg unwirksam	[423]
Δ⁴·¹¹-Pregnadien-3.20-dion (11-Dehydroprogesteron)	Kastration: 2. Tag Testsubstanz: 2.—9. Tag s. c. Autopsie: 10. Tag	1 × Progesteron	[735]
6.17α-Dimethyl-Δ⁴·⁶-Pregnadien-3.20-dion	Kastration: 10. Tag Testsubstanz: 9.—21. Tag s. c. Autopsie: 22. Tag	1 mg 59% wirksam 5 mg 100% wirksam 1 × 5 mg 25,6% wirksam 1 × 10 mg 60,8% wirksam 1 × 12 mg 84,3% wirksam	[667 a] [667 a] [667 a] [667 a] [667 a]
	Kastration: 10. Tag Testsubstanz: 9.—21. Tag p. o. Autopsie: 22. Tag	10 mg 25,8% wirksam	[667 a]
6α-Fluor, 17α-brom-Δ¹·⁴-pregnadien-3.20-dion	ohne Angabe der Methode	> 1 × Progesteron	[171]
6-Methyl-Δ⁴·⁶-pregnadien-17α-ol-3.20-dion-17α-acetat (Megestrolacetat)	Kastration: 8. Tag Testsubstanz: Tag der Kastration bis Ende der Gravidität p. o.	10 mg/kg 70% wirksam	[202]

Tabelle 44 (Fortsetzung)

Substanz	Behandlungsart	Wirksamkeit	Referenz
1.2α-Methylen, 6-chlor-$\Delta^{4,6}$-pregnadien-17α-ol-3.20-dion-17α-acetat (Cyproteronacetat)	Kastration: 5., 10. oder 15. Tag Testsubstanz: Tag der Kastration bis 20. Tag s. c. Autopsie: 21. Tag	0,3—1 mg + Oestradiol stark wirksam	[768, 770]
	Kastration: 10. oder 11. Tag	10 mg 1% wirksam 3 mg unwirksam 3 mg+(1 γ Oestron) 82% wirksam	[756] [756] [756]
	Testsubstanz: 7. Tag bis Ende der Gravidität s. c.	10 mg 1,1% wirksam 3 mg unwirksam 55% wirksam	[756] [756]
	Testsubstanz: 7. Tag bis Ende der Gravidität p. o.	10 mg+(1 γ Oestron)	[756]
16α-Methyl, 6-chlor-$\Delta^{4,6}$-pregnadien-17α-ol-3.20-dion-17α-acetat	Kastration: 10. oder 11. Tag	10 mg 21,2% wirksam 3 mg 32,8% wirksam 1 mg unwirksam 1 mg+(1 γ Oestron) 81,7% wirksam	[756] [756] [756] [756]
	Testsubstanz: 7. Tag bis Ende der Gravidität s. c.	10 mg 11% wirksam 3 mg 6% wirksam 1 mg unwirksam 3 mg+(1 γ Oestron) 82% wirksam	[756] [756] [756] [756]
	Testsubstanz: 7. Tag bis Ende der Gravidität p. o.		
6-chlor-$\Delta^{4,6}$-pregnadien-17α-ol-3.20-dion-17α-acetat (Chlormadinonacetat)	Kastration: 8. Tag Testsubstanz: Tag der Kastration bis Ende der Gravidität s. c.	8 mg wirksam 4 mg unwirksam	[562] [562]
	Kastration: 10. oder 11. Tag	3 mg 5% wirksam	[756]
	Testsubstanz: 7. Tag bis Ende der Gravidität s. c.	3 mg+(1 γ Oestron) 69% wirksam 3 mg+3 γ Oestron 81% wirksam	[756]
	Kastration: 10. oder 11. Tag	10 mg unwirksam	[756]
	Testsubstanz: 7. Tag bis Ende der Gravidität p. o.	3 mg+1 γ Oestron 12% wirksam	[756]

Substanz	Protokoll	Wirkung	Lit.
6-chlor-$\Delta^{4,6}$-pregnadien-17α-ol-3,20-dion-17α-acetat (Chlormadinonacetat)	Kastration: 2. Tag Testsubstanz: 2.—9. Tag s. c. Autopsie: 10. Tag	0,1—0,2 × Progesteron	[735]
	Kastration: 2. Tag Testsubstanz: 7 × täglich lokal auf rasiertem Hautbereich, oberhalb der Scapula	0,5 × Progesteron	[735]
Δ^4-Androsten-17β-ol-3-on (Testosteron)	Kastration: 9. Tag Testsubstanz: ab 9. Tag s. c. Autopsie: zwischen 16., 19. und 23. Tag	unwirksam	[65]
	Kastration: 11. bzw. 14. Tag Testsubstanz: Tag der Kastration bis Ende der Gravidität s. c.	wirksam	[325]
Δ^4-Androsten-17β-ol-3-on-17β-propionat (Testosteronpropionat)	Kastration: 3. Tag Testsubstanz: 3.—8. Tag ab 8. Tag Progesteron + 1 γ Oestron s. c. Autopsie: 18. oder 23. Tag	unwirksam bei der Erhaltung der Implantationsfähigkeit von Blastocyste und Endometrium	[608]
	Kastration: 9. Tag Testsubstanz: ab 9. Tag s. c. Autopsie: zwischen 16., 19. und 23. Tag	100 mg unwirksam	[10]
17α-Methyl-Δ^4-androsten-17β-ol-3-on (17α-Methyltestosteron)	Kastration: 8. Tag Testsubstanz: Tag der Kastration bis Ende der Gravidität s. c.	0,1—50 mg unwirksam 0,1—50 mg + Oestron unwirksam	[764] [764]
17α-Äthinyl-Δ^4-androsten-17β-ol-3-on (Ethisteron)	Kastration: 8. Tag Testsubstanz: Tag der Kastration bis Ende der Gravidität s. c.	0,1—25 mg unwirksam 0,1—25 mg + 1 γ Oestron unwirksam	[764, 767] [764, 767]
	Kastration: 8. Tag Testsubstanz: Tag der Kastration bis Ende der Gravidität p. o.	10 mg unwirksam	[621]
	Kastration: 9. Tag Testsubstanz: ab 9. Tag s. c. Autopsie: zwischen 16., 19. und 23. Tag	70 mg unwirksam	[10]

Tabelle 44 (Fortsetzung)

Substanz	Behandlungsart	Wirksamkeit	Referenz
6α-Methyl-17α-propinyl-Δ⁴-androsten-17β-ol-3-on (Dimethisteron)	Kastration: 8. Tag Testsubstanz: Tag der Kastration bis Ende der Gravidität s. c.	15 mg/kg wirksam	[373]
17α-Methyl-Δ⁴-oestren-17β-ol-3-on (Normethandrolon)	Kastration: 5., 10. oder 15. Tag Testsubstanz: Tag der Kastration bis 20. Tag s. c. Autopsie: 21. Tag	1,7 × Progesteron	[427, 428, 768, 770]
	Kastration: 8. Tag Testsubstanz: Tag der Kastration bis Ende der Gravidität s. c.	0,5 mg 31% wirksam 2,5 mg 50% wirksam 5,0 mg 11% wirksam	[313, 314]
	Kastration: 9. Tag Testsubstanz: ab 9. Tag s. c. Autopsie: zwischen 16., 19. und 23. Tag	1—2 × Progesteron	[217]
	Kastration: 10. Tag Testsubstanz: 10.—16. Tag s. c. Autopsie: 17. Tag	1 mg/kg schwach wirksam	[706]
	Kastration: 10. Tag Testsubstanz: 10.—17. Tag p. o. Autopsie: 18. Tag	2,5 mg schwach wirksam	[671]
	Kastration: 10. oder 11. Tag Testsubstanz: 7. Tag bis Ende der Gravidität s. c.	10 mg unwirksam 3 mg 38% wirksam 1 mg unwirksam	[756] [756] [756]
17α-Methyl-Δ⁵⁽¹⁰⁾-oestren-17β-ol-3-on	Kastration: 8. Tag Testsubstanz: 8.—17. Tag s. c. Autopsie: 18. Tag	50 mg/kg unwirksam	[708]
	Kastration: 9. Tag Testsubstanz: ab 9. Tag s. c. Autopsie: zwischen 16., 19. und 23. Tag	< 0,2 × Progesteron	[217]
17α-Äthyl-Δ⁴-oestren-17β-ol-3-on (Norethandrolon)	Kastration: 3. Tag Testsubstanz: 3.—8. Tag, ab 8. Tag Progesteron + 1 γ Oestron s. c.	6,35 × Progesteron (erhält Implantationsfähigkeit)	[608]

Substanz	Versuchsbedingungen	Ergebnis	Lit.
17α-Äthyl-Δ^4-oestren-17β-ol-3-on (Norethandrolon)	Kastration: 5., 10. oder 15. Tag Testsubstanz: Tag der Kastration bis 20. Tag s. c. Autopsie: 21. Tag	1,7 × Progesteron 13 × Progesteron	[427, 428, 768, 770]
	Kastration: 8. Tag Testsubstanz: Tag der Kastration bis Ende der Gravidität s. c.	10 mg 16% wirksam 5 mg 21% wirksam 1 mg + Oestron 20% wirksam = 0,25—0,5 × Progesteron	[764] [764] [764] [764]
	Kastration: 8. Tag Testsubstanz: 8.—17. Tag Autopsie: 18. Tag	5 mg/kg 50% wirksam	[708]
	Kastration: 10. Tag Testsubstanz: 10.—16. Tag s. c. Autopsie: 17. Tag	1 mg/kg wirksam	[706]
	Kastration: 10. oder 11. Tag Testsubstanz: 7. Tag bis Ende der Gravidität s. c.	10 mg 46% wirksam 3 mg 16,2% wirksam 1 mg 2% wirksam 3 mg (3 γ Oestron) 77,5% wirksam	[756] [756] [756] [756]
	Kastration: 10. oder 11. Tag Testsubstanz: 7. Tag bis Ende der Gravidität s. c.	10 mg unwirksam	[756]
17α-Propyl-Δ^4-oestren-17β-ol-3-on	Kastration: 10. Tag Testsubstanz: 10.—16. Tag s. c. Autopsie: 17. Tag	1 mg/kg wirksam	[706]
17α-Butyl-Δ^4-oestren-17β-ol-3-on	Kastration: 8. Tag Testsubstanz: 8.—17. Tag s. c. Autopsie: 18. Tag	10 mg/kg unwirksam	[708]
17α-Äthenyl-$\Delta^{5(10)}$-oestren-17β-ol-3-on (Norvinodrel)	Kastration: 8. Tag Testsubstanz: Tag der Kastration bis Ende der Gravidität s. c.	50 mg/kg unwirksam	[697]
17α-(1-Methallyl)-Δ^4-oestren-17β-ol-3-on	Kastration: 10. Tag Testsubstanz: 10.—16. Tag s. c. Autopsie: 17. Tag	1 mg/kg wirksam	[706]

Tabelle 44 (Fortsetzung)

Substanz	Behandlungsart	Wirksamkeit	Referenz
17α-(2'-Methallyl)-Δ⁴-oestren-17β-ol-3-on	Kastration: 8. Tag Testsubstanz: 8.—17. Tag s. c. Autopsie: 18. Tag	1 mg/kg 50% wirksam	[708]
	Kastration: 8. Tag Testsubstanz: 8.—17. Tag s. c. Autopsie: 18. Tag	10 mg/kg > 50% wirksam	[708]
	Kastration: 16. Tag Testsubstanz: 15.—20. Tag s. c. Autopsie: 21. Tag	1 mg wirksam 0,5 mg wirksam	[422] [421]
17α-Äthinyl-Δ⁴-oestren-17β-ol-3-on (Norethisteron)	Kastration: 3. Tag Testsubstanz: 3.—8. Tag ab 8. Tag Progesteron + 1 γ Oestron s. c.	1 mg schwach wirksam 4 mg unwirksam	[608] [608]
	Kastration: 4. Tag Testsubstanz: ab Kastrationstag 3—4 Tage p. o. Autopsie: Tag nach Behandlung	1 mg unwirksam	[711]
	Kastration: 8. Tag Testsubstanz: Tag der Kastration bis Ende der Gravidität s. c.	0,1—50 mg unwirksam 0,1—50 mg (+1 γ Oestron) unwirksam 5—20 mg unwirksam 8 mg unwirksam 0,1 mg 3,5% wirksam 0,3 mg 51,5% wirksam 0,5 mg 31,5% wirksam	[764, 767] [764, 767] [472] [562] [313, 314] [313, 314] [313, 314]
	Kastration: 8. Tag Testsubstanz: Tag der Kastration bis Ende der Gravidität p. o.	10 mg unwirksam 5—20 mg unwirksam	[621] [472]
	Kastration: 8. Tag Testsubstanz: 8.—17. Tag s. c. Autopsie: 18. Tag	3 mg unwirksam 10—50 mg unwirksam	[262] [708]
	Kastration: 9. Tag Testsubstanz: ab 9. Tag s. c. Autopsie: zwischen 16., 19. und 23. Tag	< 0,5 × Progesteron	[217]

Substanz	Protokoll	Ergebnis	Ref.
	Kastration: 10. Tag Testsubstanz: 10.—16. Tag s. c. Autopsie: 17. Tag	10 mg 6% wirksam	[471]
17α-Äthinyl-Δ^4-oestren-17β-ol-3-on-17β-acetat (Norethisteronacetat)	Kastration: 10. oder 11. Tag Testsubstanz: 7. Tag bis Ende der Gravidität s. c.	3 mg unwirksam 1 mg 5,6% wirksam 0,3 mg 32% wirksam 0,1 mg unwirksam	[756] [756] [756] [756]
	Kastration: 10. oder 11. Tag Testsubstanz: 7. Tag bis Ende der Gravidität p. o. ohne Angabe der Methode	0,3—3 mg unwirksam unwirksam	[756] [215]
17α-Äthinyl-$\Delta^{5(10)}$-oestren-17β-ol-3-on (Norethinodrel)	Kastration: 3. Tag Testsubstanz: 3.—8. Tag, ab 8. Tag Progesteron + 1 γ Oestron s. c.	unwirksam	[608]
	Kastration: 8. Tag Testsubstanz: Tag der Kastration bis Ende der Gravidität s. c.	unwirksam 0,1—10 mg unwirksam 10 mg (+ Oestron) unwirksam	[245] [764, 767] [764, 767]
	Kastration: 8. Tag Testsubstanz: 8.—17. Tag s. c. Autopsie: 18. Tag	10+50 mg unwirksam	[708]
	Kastration: 8. Tag Testsubstanz: 8.—17. Tag p. o. Autopsie: 18. Tag	50 mg unwirksam	[708]
	Kastration: 9. Tag Testsubstanz: ab 9. Tag s. c. Autopsie: zwischen 16, 19. und 23. Tag	< 0,2 × Progesteron	[217]
	Kastration: 10. Tag Testsubstanz: 10.—16. Tag s. c. Autopsie: 17. Tag	1 mg/kg unwirksam	[706]
13β, 17β-Diäthinyl-Δ^4-oestren-17β-ol-3-on	Kastration: 8. Tag Testsubstanz: 8.—17. Tag s. c. Autopsie: 18. Tag	3 mg 88% wirksam	[262]
d, 1-17α-Äthyl, 18-methyl-Δ^4-oestren-17β-ol-3-on	ohne Angabe der Methode	6 × Progesteron	[261]

Tabelle 44 (Fortsetzung)

Substanz	Behandlungsart	Wirksamkeit	Referenz
d, 1-17α-Äthinyl, 18β-methyl-Δ⁴-oestren-17β-ol-3-on	Kastration: 8. Tag Testsubstanz: 8.—17. Tag s. c. Autopsie: 18. Tag	1 mg 87% wirksam	[262]
	Kastration: 10. oder 11. Tag Testsubstanz: 7. Tag bis Ende der Gravidität s. c.	3 mg 91,1% wirksam 1 mg 30,6% wirksam 0,3 mg 0,8% wirksam 1 mg (+1 γ Oestron) 65% wirksam	[756] [756] [756] [756]
	Kastration: 10. oder 11. Tag Testsubstanz: 7. Tag bis Ende der Gravidität s. c.	3 mg unwirksam 3 mg (+1 γ Oestron) unwirksam	[756] [756]
17α-Äthinyl, 18β-propyl-Δ⁴-oestren-17β-ol-3-on	Kastration: 8. Tag Testsubstanz: 8.—17. Tag s. c. Autopsie: 18. Tag	1 mg unwirksam	[262]
17α-Methyl, 9α-fluor-Δ⁴-oestren-11β, 17β-diol-3-on	Kastration: 16. Tag Testsubstanz: 15.—20. Tag s. c. Autopsie: 21. Tag	20 mg wirksam	[421]
17α-Propenyl-Δ⁴-oestren-17β-ol (Allyloestrenol)	Kastration: 5., 10. oder 15. Tag Testsubstanz: Tag der Kastration bis 20. Tag s. c. Autopsie: 21. Tag	0,7 × Progesteron 3 × Progesteron	[427, 428] [768, 769]
	Kastration: 5., 10. oder 15. Tag Testsubstanz: Tag der Kastration bis 20. Tag p. o. Autopsie: 21. Tag	>1,7 × Progesteron	[768, 769]
	Kastration: 8. Tag Testsubstanz: Tag der Kastration bis Ende der Gravidität p. o.	10 mg 41% wirksam	[621]
	Kastration: 9. Tag Testsubstanz: ab 9. Tag s. c. Autopsie: zwischen 16., 19. und 23. Tag	0,1 × Progesteron	[217]
	Kastration: 10. oder 11. Tag Testsubstanz: 7. Tag bis Ende der Gravidität s. c.	10 mg 23% wirksam 3 mg unwirksam 10 mg (+1 γ Oestron) 77% wirksam	[756]

Substanz	Behandlungsart	Wirksamkeit	Referenz
	Kastration: 10. oder 11. Tag Testsubstanz: 7. Tag bis Ende der Gravidität p. o.	10 mg 15% wirksam 10 mg (+1 γ Oestron) 18% wirksam 10 mg +0,3 γ Oestron 34% wirksam	[756]
	ohne Angabe der Methode	wirksam	[620]
	ohne Angabe der Methode	5 mg 28% wirksam	[619]
17α-Äthinyl-Δ⁴-oestren-17β-ol (Lynestrenol)	Kastration: 8. Tag Testsubstanz: Tag der Kastration bis Ende der Gravidität p. o.	10 mg unwirksam	[621]
17α-Äthinyl-Δ⁴-oestren-3β,17β-diol-3β,17β-diacetat (Ethynodioldiacetat)	Kastration: 3. Tag Testsubstanz: 3.—8., ab 8. Tag Progesteron +1 γ Oestron s. c.	unwirksam	[608]

Tabelle 45. *Die Wirksamkeit verschiedener Steroide bei der Induktion der Implantation (Erhaltung der frühen Gravidität) oder der Erhaltung einer bestehenden Gravidität beim Kaninchen in Abwesenheit aktiver Corpora lutea nach Kastration bzw. Transplantation von befruchteten Eiern. (Angaben in % der überlebenden Embryonen oder relative Wirksamkeit, verglichen mit Progesteron)*

Substanz	Behandlungsart	Wirksamkeit	Referenz
Δ⁴-Pregnen-3,20-dion (Progesteron)	Kastration: 1. Tag Testsubstanz: 1.—15. Tag s. c. Autopsie: 16. Tag	1,5 mg wirksam	[15]
	Kastration: 1. Tag p. c. Testsubstanz: bis 9. Tag s. c. Autopsie: 10. Tag	0,5—1,5 mg unwirksam 2,0 mg wirksam 0,5 mg 2×täglich wirksam	[15] [344] [644]
		1,5 mg wirksam 8 mg wirksam	[638, 639] [583]
	Kastration: 2. Tag p. c. Testsubstanz: 1.—7. Tag s. c. Autopsie: 8. Tag	0,5 mg schwach wirksam 1 mg stark wirksam WD⁵⁰ 1 mg	[144] [144] [146]

Tabelle 45 (Fortsetzung)

Substanz	Behandlungsart	Wirksamkeit	Referenz
	Kastration: 10.—14. Tag s. c. Testsubstanz: über 7 Tage Beginn: Tag der Kastration Autopsie: 7 Tage nach Kastration	0,75—1 mg wirksam 1 mg/kg 89% wirksam 1 mg/kg wirksam 4 mg stark wirksam	[191] [245] [705, 708] [622, 821]
	Kastration: 10.—14. Tag Testsubstanz: Tag der Kastration — Tag der Autopsie s. c. Autopsie: 20. Tag	0,628—2,5 mg/kg wirksam	[285]
	Kastration: 11. Tag Testsubstanz: 11. Tag bis Ende der Gravidität	2—4 mg wirksam	[18, 92]
	Kastration: 13. oder 14. Tag Testsubstanz: 14.—29. Tag s. c.	1 mg unwirksam 5 mg wirksam	[188] [188]
	Kastration: 14. Tag Testsubstanz: 14. Tag bis Ende der Gravidität s. c. Autopsie: 32. Tag	1 mg 58% wirksam	[105]
	Kastration: 15. Tag Testsubstanz: 16.—28. Tag Autopsie: 31.—38. Tag	2 mg 50% wirksam	[700]
	Kastration: 20—24 Std nach Decken Testsubstanz: Tag der Kastration bis Tag der Autopsie s. c. Autopsie: 6. Tag	0,25 mg wirksam	[16]
	Kastration: 1—2 Tage nach Decken Testsubstanz: Tag der Kastration bis Ende der Gravidität s. c.	5 mg 71,5% wirksam	[313, 314]
	Kastration: zwischen 9. und 22. Tag Testsubstanz: Tag der Kastration bis Ende der Gravidität s. c.	5 mg 44,4% wirksam 1 mg unwirksam	[313, 314] [313, 314]
	Nach Transplantation von d 1-Eizellen Testsubstanz: Tag der Transplantation bis Tag der Autopsie s. c. Autopsie: 12.—22. Tag	1—2 mg wirksam	[151]

Substanz	Methode	Ergebnis	Ref.
Δ⁴-Pregnen-3.20-dion (Progesteron)	Transplantation von Eizellen Testsubstanz: Tag der Transplantation bis Tag der Autopsie s. c. Autopsie: Ende der Gravidität	1—2 mg wirksam	[151]
	Transplantation von Tag 1 Ova Kontrolle aller Stadien der Embryonalentwicklung bis Ende der Gravidität Testsubstanz: Tag der Transplantation bis Ende der Gravidität s. c.	1—2 mg schwach wirksam	[151]
	1. Tag Verabfolgung von Schafshypophysenextrakten zur Ovulation nach Pseudogravidität Kastration: 24—30 Std p. c.; kurz vor Kastration Einführung der befruchteten Eizellen Testsubstanz: ab Kastrationstag s. c.	2 mg wirksam 44% lebende Feten 25 mg 67% lebende Feten 2 mg (+Oestrogene) 55% lebende Feten 25 mg (+Oestrogene) 67% lebende Feten	[151] [151] [151] [151]
	Kaninchen, hypophysektomiert	Progesteron erhält die Gravidität	[674]
9β,10α-Δ⁴-Pregnen-3.20-dion (Retroprogesteron)	Kastration: 10. Tag der Gravidität Testsubstanz: 10. Tag bis Ende der Gravidität s. c.	wirksam	[714]
Δ⁴-Pregnen-17α-ol-3.20-dion (17α-Hydroxyprogesteron)	Kastration: 7. Tag der Gravidität Testsubstanz: 7. Tag bis Ende der Gravidität s. c.	unwirksam	[502]
Δ⁴-Pregnen-17α-ol-3.20-dion-17α-acetat (17α-Hydroxyprogesteronacetat)	Kastration: 10.—14. Tag der Gravidität Testsubstanz: Tag der Kastration bis Tag der Autopsie p. o. Autopsie: 20. Tag	3,72 mg/kg 8% wirksam 1,8 mg/kg unwirksam	[285] [285]
Δ⁴-Pregnen-9β,10α-17α-ol-3.20-dion-17α-acetat	Kastration: 10. Tag Testsubstanz: 10. Tag bis Ende der Gravidität	wirksam	[714]
Δ⁴-Pregnen-17α-ol-3.20-dion-17α-capronat (17α-Hydroxyprogesteroncapronat)	ohne Angabe der Methode Kastration: 7. Tag Testsubstanz: 3 Tage vor Kastration 1 × s. c. Autopsie: 31. Tag	1 × 100 mg wirksam 100 mg/kg 30% wirksam	[215] [772]

Tabelle 45 (Fortsetzung)

Substanz	Behandlungsart	Wirksamkeit	Referenz
Δ⁴-Pregnen-17α-ol-3.20-dion-17α-capronat (17α-Hydroxyprogesteroncapronat)	Kastration: 10.—14. Tag Testsubstanz: Tag der Kastration bis Tag der Autopsie s. c. Autopsie: 7 Tage nach Kastration	2 mg wirksam 8 mg wirksam	[16] [821]
	Kastration: 10.—14. Tag Testsubstanz: Tag der Kastration bis Autopsie Autopsie: 31. Tag	4 × 10 mg diskontinuierlich über die letzten 20 Tage der Gravidität wirksam	[502]
	Kastration: 14. Tag Testsubstanz: 3 Tage vor Kastration 1 × s. c. Autopsie: 31. Tag	100 mg/kg 85% wirksam	[772]
	Kastration: 14. Tag Testsubstanz: 12.—14. Tag s. c. Kastration: 20—24 Std nach Decken Testsubstanz: Tag der Kastration bis Tag der Autopsie s. c. Autopsie: 6. Tag der Gravidität	125 mg wirksam 65 mg unwirksam 0,25 mg wirksam 0,5 mg wirksam	[821] [821] [16] [821]
	Kastration: 21. Tag Testsubstanz: 1 × s. c. am Tag der Kastration Autopsie: 31. Tag	100 mg/kg 100% wirksam	[772]
Δ⁴-Pregnen-17α-ol-3.20-dion-17α-capronat (17α-Hydroxyprogesteroncapronat)	Kastration: 1—2 Tage nach Decken Testsubstanz: Tag der Kastration bis Ende der Gravidität s. c.	6,5 mg alle 5 Tage 46,8% wirksam	[313, 314]
	Kastration: 1—2 Tage nach Decken Testsubstanz: ab Tag der Kastration alle 5 Tage s. c. bis Ende der Gravidität	6,5 mg alle 5 Tage 96,6% wirksam	[313, 314]
Δ⁴-Pregnen-21-ol-3,20-dion-21-acetat	ohne Angabe der Methode Kastration: 22.—24. Tag Testsubstanz: s. c. bis Ende der Gravidität	5 mg wirksam 7,5 mg wirksam 0,3 × Progesteron	[441] [679] [679]
6α-Methyl-Δ⁴-pregnen-17α-ol-3.20-dion-17α-acetat (Medroxyprogesteronacetat)	Kastration: 10.—14. Tag Testsubstanz: Tag der Kastration bis Autopsie s. c. Autopsie: 7 Tage nach Kastration	4 × Progesteron	[217]

Substanz	Protokoll	Ergebnis	Lit.
Δ⁴,⁶-9β,10α-Pregnadien-3.20-dion (Duphaston)	Kastration: 10.—14. Tag Testsubstanz: Tag der Kastration bis Autopsie p. o. Autopsie: 20. Tag	0,386 mg 35% wirksam 0,772 mg 53% wirksam	[285] [285]
	Kastration: 17. Tag Testsubstanz: Tag der Kastration bis Ende der Gravidität	0,025 mg 48% wirksam	[105]
	Kastration: 15. Tag Testsubstanz: 16.—28. Tag s. c. Autopsie: 31.—38. Tag	0,5 mg 90% wirksam	[700]
Δ⁴,⁶-9β,10α-Pregnadien-17α-ol-3.20-dion-17α-acetat	Kastration: 10. Tag Testsubstanz: 10. Tag bis Ende der Gravidität s. c.	wirksam	[714]
	Kastration: 11.—14. Tag Testsubstanz: Tag der Kastration bis Autopsie 2 × täglich p. o. Autopsie: 9—10 Tage nach Kastration	260—400 mg wirksam	[423]
6α-Methyl-Δ¹,⁴-pregnadien-17α-ol-3.20-dion-17α-acetat	Kastration: 10. Tag Testsubstanz: 10. Tag bis Ende der Gravidität s. c.	wirksam	[714]
	Kastration: 2. Tag Testsubstanz: 1.—7. Tag s. c. Autopsie: 8. Tag	2—2,5 × Progesteron	[145]
6α-Chlor-Δ¹,⁴-pregnadien-17α-ol-3.20-dion-17α-acetat	Kastration: 2. Tag Testsubstanz: 1.—7. Tag s. c. Autopsie: 8. Tag	3—4 × Progesteron	[145]
6-Chlor-Δ⁴,⁶-pregnadien-17α-ol-3.20-dion-17α-acetat (Chlormadinon-acetat)	Kastration: 2. Tag Testsubstanz: 1.—7. Tag s. c. Autopsie: 8. Tag	15—30 × Progesteron	[144, 145]
	Kastration: 2. Tag Testsubstanz: 1.—7. Tag p. o. Autopsie: 8. Tag	2—6 × Progesteron	[144]
	Kastration: 17. Tag Testsubstanz: Tag der Kastration bis Ende s. c.	0,1 mg (+Oestrogen) 43% wirksam	[105]
Δ³,⁵-Pregnadien-3β-ol-20-on-3β-acetat	Kastration: 7. Tag Testsubstanz: 7. Tag bis Ende s. c.	unwirksam	[502]
	Kastration: 10.—14. Tag Testsubstanz: Tag der Kastration bis 30. Tag s. c. Autopsie: 31. Tag	wirksam	[502]

Tabelle 45 (Fortsetzung)

Substanz	Behandlungsart	Wirksamkeit	Referenz
$\Delta^{3,5}$-Pregnadien-3,17α-diol-20-on-3-cyclopentyläther-17α-acetat	Kastration: 10.—14. Tag Testsubstanz: Tag der Kastration bis 19. Tag p. o. Autopsie: 20. Tag	1,3 mg/kg 90% wirksam 0,4 mg/kg 37% wirksam	[285] [285]
Δ^4-Androsten-17β-ol-3-on (Testosteron)	Kastration: 10.—14. Tag Testsubstanz: Tag der Kastration bis Tag der Autopsie s. c. Autopsie: 7 Tage nach Kastration	unwirksam	[217]
17α-Methyl-Δ^4-androsten-17β-ol-3-on (17α-Methyltestosteron)	Kastration: 10.—14. Tag Testsubstanz: Tag der Kastration bis Tag der Autopsie s. c. Autopsie: 7 Tage nach Kastration	0,1 × Progesteron	[217]
17α-Äthinyl-Δ^4-androsten-17β-ol-3-on (Ethisteron)	Kastration: 10.—14. Tag Testsubstanz: Tag der Kastration bis Tag der Autopsie s. c. Autopsie: 7 Tage nach Kastration	10 mg unwirksam 0,1—0,2 × Progesteron	[622] [217]
	Kastration: 13. oder 14. Tag Testsubstanz: 14.—29. Tag s. c.	10—40 mg wirksam	[189]
17α-Methyl-Δ^4-oestren-17β-ol-3-on (Normethandrolon)	Kastration: 10.—14. Tag Testsubstanz: Tag der Kastration bis Tag der Autopsie s. c. Autopsie: 7 Tage nach Kastration	1 mg/kg unwirksam 1 mg/kg schwach wirksam	[245] [705, 706]
	Kastration: 10.—14. Tag Testsubstanz: Tag der Kastration bis Tag der Autopsie p. o. Autopsie: 7 Tage nach Kastration	0,5—1 × Progesteron 8—16 mg schwach wirksam 8—16 mg (+ Oestrogene) schwach wirksam	[217] [622] [622]
	Kastration: 12. Tag Testsubstanz: 6—8 Tage Autopsie: verschiedene Zeiten, spätestens 2 Tage nach Behandlungsende	10—15 mg unwirksam	[503]

Die Schwangerschaftserhaltung durch Steroide 251

	Kastration: zwischen 12. und 17. Tag Testsubstanz: vom Kastrationstag an p. o. Autopsie: wenn nach palpatorischem Befund keine Weiterentwicklung der Embryonen erfolgt	10 mg schwach wirksam	[503]
	Kastration: 1.—2. Tag Testsubstanz: Tag der Kastration bis Ende der Gravidität s. c.	0,1—5 mg unwirksam	[313, 314]
	Kastration: zwischen 9. und 22. Tag Testsubstanz: Tag der Kastration bis Ende der Gravidität s. c.	5 mg 19,3% wirksam	[313, 314]
17α-Äthyl-Δ⁴-oestren-17β-ol-3-on (Norethandrolon)	Kastration: 1 Tag nach Decken Testsubstanz: bis zum 9. Tag s. c. Autopsie: 10. Tag	0,25—1 × Progesteron	[638, 639]
	Kastration: 10.—14. Tag Testsubstanz: Tag der Kastration bis Tag der Autopsie s. c. Autopsie: 7 Tage nach Kastration	1 mg/kg 64% wirksam 1 mg/kg wirksam	[245] [705, 706]
	Kastration: 10.—14. Tag Testsubstanz: Tag der Kastration bis Tag der Autopsie p. o. Autopsie: 7 Tage nach Kastration	2—3 mg unwirksam	[708]
17α-Propyl-Δ⁴-oestren-17β-ol-3-on	Kastration: 10.—14. Tag Testsubstanz: Tag der Kastration bis Tag der Autopsie s. c. Autopsie: 7 Tage nach Kastration	1 mg/kg 80% wirksam 1 mg/kg wirksam	[245] [705, 706]
17α-(1-Methallyl)-Δ⁴-oestren-17β-ol-3-on	Kastration: 10.—14. Tag Testsubstanz: Tag der Kastration bis Tag der Autopsie s. c. Autopsie: 7 Tage nach Kastration	2—3 mg 100% wirksam 1 mg/kg 100% wirksam	[708] [245, 706]
17α-(2′-Methallyl)-Δ⁴-oestren-17β-ol-3-on	Kastration: 10.—14. Tag Testsubstanz: Tag der Kastration bis Tag der Autopsie s. c. Autopsie: 7 Tage nach Kastration	0,1—0,5 mg 50% wirksam	[708]

Tabelle 45 (Fortsetzung)

Substanz	Behandlungsart	Wirksamkeit	Referenz
17α-(2′-Methallyl)-Δ⁴-oestren-17β-ol-3-on	Kastration: 10.—14. Tag Testsubstanz: Tag der Kastration bis Tag der Autopsie s. c. Autopsie: 20. Tag	wirksam 5 × Progesteron	[268] [268]
17α-Äthinyl-Δ⁴-oestren-17β-ol-3-on (Norethisteron)	Kastration: 1 Tag nach Decken Testsubstanz: bis 9. Tag s. c. Autopsie: 10. Tag	2—6 × Progesteron in höheren Dosen weniger wirksam	[638, 639]
	Kastration: 10.—14. Tag Testsubstanz: Tag der Kastration bis Tag der Autopsie s. c. Autopsie: 7 Tage nach Kastration	0,1—8 mg unwirksam	[16]
	Kastration: 10.—14. Tag Testsubstanz: Tag der Kastration bis Tag der Autopsie p. o. Autopsie: 7 Tage nach Kastration	10 mg unwirksam	[708]
	Kastration: 20—24 Std p. c. Testsubstanz: Tag der Kastration bis Autopsie Autopsie: 6. Tag der Gravidität	0,25 mg wirksam	[16]
17α-Äthinyl-Δ⁴-oestren-17-ol-3-on	Kastration: 1—2 Tage nach Decken Testsubstanz: Tag der Kastration bis Ende der Gravidität	8—10 mg unwirksam	[313, 314]
	Kastration: Zwischen 9. und 22. Tag Testsubstanz: Tag der Kastration bis Ende der Gravidität	5 mg unwirksam	[313, 314]
17α-Äthinyl-Δ⁴-oestren-17β-ol-3-on-17β-acetat (Norethisteronacetat)	ohne Angabe der Methode	unwirksam	[215]
17α-Äthinyl-Δ⁵⁽¹⁰⁾-oestren-17β-ol-3-on (Norethinodrel)	Kastration: 1. Tag nach Decken Testsubstanz: bis 9. Tag s. c. Autopsie: 10. Tag	< 0,3 × Progesteron	[638, 639]

	Behandlungsart	Wirksamkeit	Referenz
	Kastration: 10.—14. Tag Testsubstanz: Tag der Kastration bis Tag der Autopsie s. c.	1 mg/kg unwirksam 2—3 mg/Tier unwirksam	[245, 706] [708]
	Autopsie: 7. Tag nach Kastration	$< 0,1 \times$ Progesteron	[217]
	Kastration: 10.—14. Tag Testsubstanz: Tag der Kastration bis Tag der Autopsie p. o.	1 mg/kg unwirksam 10 mg/Tier unwirksam	[706] [708]
Δ^4-oestren-17β-ol-3-on (19-Nortestosteron)	Autopsie: 7. Tag nach Kastration		
	Kastration: 10.—14. Tag Testsubstanz: Tag der Kastration bis Tag der Autopsie s. c.	$< 0,2 \times$ Progesteron 1 mg/kg unwirksam	[217] [705, 706]
	Autopsie: 7 Tage nach Kastration		
17α-Methyl, 9α-fluor-Δ^4-androsten-11β, 17β-diol-3-on	Kastration: 5. Tag Testsubstanz: 5. Tag bis Ende der Gravidität s. c.	50—100 mg wirksam	[420]
	Kastration: 11. Tag Testsubstanz: 11. Tag bis Ende der Gravidität s. c.	40 mg teilweise wirksam	[420]
	Kastration: 14. Tag Testsubstanz: 14. Tag bis Ende der Gravidität s. c.	50 mg wirksam	[420]
	Kastration: 14. Tag Testsubstanz: 14. Tag bis Ende der Gravidität p. o.	50 mg wirksam	[420]

Tabelle 46. *Hemmung der durch intravenöse Injektion von Oxytocin (1—10 i. E. i. v.) induzierten Geburt — nach Eintritt der Oxytocinsensibilität des Uterus gegen Ende der normalen Gravidität — beim Kaninchen nach Vorbehandlung mit verschiedenen Steroiden (Angaben in % der Tiere, bei denen die Geburt nicht eingeleitet werden konnte)*

Substanz	Behandlungsart	Wirksamkeit	Referenz
Δ^4-Pregnen-3.20-dion (Progesteron)	Oxytocin: 30. Tag i. m. Testsubstanz: 29. Tag i. m.	WD^{50} 1 mg 10 mg wirksam	[311] [310]
	Testsubstanz: 29. Tag i. m. Oxytocin: 30. Tag i. v.	WD^{50} 0,2 mg 1 × 30 mg am 20. Tag unwirksam	[582, 584] [583]
	Oestrogen-vorbehandelte Kaninchen	0,75 mg über 4 Tage setzen Oxytocinempfindlichkeit des Uterus herab	[675]

Tabelle 46 (Fortsetzung)

Substanz	Behandlungsart	Wirksamkeit	Referenz
Δ^4-Pregnen-17α-ol-3.20-dion-17α-capronat (17α-Hydroxy-progesteron-capronat)	ohne Angabe der Methode	1 × 10 mg wirksam	[215]
	Testsubstanz: 29. Tag i. m. Oxytocin: 30. Tag i. v.	10 mg 100% wirksam 2 mg 25% wirksam 1 × 30 mg am 10. Tag stark wirksam 1 × 10 mg am 15. Tag stark wirksam 1 × 3 mg am 20. Tag wirksam	[583] [583] [583] [583] [583]
Δ^4-Pregnen-17α-ol-3.20-dion-hemisulfat-natrium	Testsubstanz: 30. Tag bis 1 Std vor Oxytocin i. v. Oxytocin: 30. Tag i. v.	WD$_{50}$ 100 mg	[582, 584]
6α-Methyl-Δ^4-pregnen-17α-ol 3.20-dion-17α-acetat (Medroxyprogesteronacetat)	1 Tag vor Decktag 10 γ Oestradiolbenzoat Testsubstanz: 29. Tag i. m.	> 10 × Progesteron	[311]
6α-Methyl-Δ^4-pregnen-17α-ol-3.20-dion-hemisulfatnatrium	Testsubstanz: 30. Tag bis 1 Std vor Oxytocin i. v. Oxytocin: 30. Tag i. v.	10 mg unwirksam	[584]
19-Nor-Δ^4-pregnen-17α-ol-17α-capronat (19-Nor-hydroxyprogesteroncapronat)	Testsubstanz: 29. Tag i. m. Oxytocin: 30. Tag i. v.	1 mg 100% wirksam 0,3 mg/kg 20% wirksam 0,1 mg unwirksam [583] 1 × 30 mg/kg am 10. Tag wirksam 1 × 30 mg/kg stark wirksam 1 × 1 mg/kg am 15. Tag wirksam 1 × 10 mg/kg am 15. Tag stark wirksam 1 × 0,3 mg/kg am 20. Tag stark wirksam	[583] [583] [583] [583] [583] [583] [583] [583]

Substanz	Applikation	Wirkung	Lit.
19-Nor-Δ^4-pregnen-17α-ol-3.20-dion-hemisulfatnatrium	Testsubstanz: 30. Tag bis 1 Std vor Oxytocin i. v. Oxytocin: 30. Tag i. v.	WD^{50} 3—10 mg	[582, 584]
$\Delta^{4.6}$-9β, 10α-Pregnadien-3.20-dion	1 Tag vor Decktag 10 γ Oestradiolbenzoat Testsubstanz: 29. Tag i. m. Oxytocin: 30. Tag i. m.	1 × Progesteron	[311]
1,2α-Methylen-$\Delta^{4.6}$-pregnadien-17α-ol-3.20-dion-hemisulfat-natrium	Testsubstanz: 29. Tag i. m. Oxytocin: 30. Tag i. v.	10 mg/kg 100% wirksam 3 mg/kg 30% wirksam	[583] [583]
1,2α-Methylen, 6-fluor-$\Delta^{4.6}$-pregnadien-17α-ol-3.20-dion-17α-acetat	Testsubstanz: 29. Tag p. o. Oxytocin: 30. Tag i. v.	10 mg/kg 100% wirksam 3 mg/kg 61% wirksam 1 mg/kg 30% wirksam	[583] [583] [583]
1,2α-Methylen, 6-chlor-$\Delta^{4.6}$-pregnadien-17α-ol-3.20-dion-17α-acetat (Cyproteronacetat)	Testsubstanz: 29. Tag i. m. Oxytocin: 30. Tag i. v.	20 × Progesteron	[582, 584]
	Testsubstanz: 29. Tag p. o. Oxytocin: 30. Tag i. v.	WD^{50} 0,03 mg	[582]
16α-Methyl, 6-chlor-$\Delta^{4.6}$-pregnadien-17α-ol-3.20-dion-17α-acetat	Testsubstanz: 29. Tag i. m. Oxytocin: 30. Tag i. v.	7 × Progesteron	[582, 584]
	Testsubstanz: 29. Tag p. o. Oxytocin: 30. Tag i. v.	WD^{50} 0,1 mg	[582]
$\Delta^{1.4.6}$-Pregnatrien-17α-ol-3.20-dion-hemisulfat-natrium	Testsubstanz: 30. Tag bis 1 Std vor Oxytocin i. v. Oxytoxin: 30. Tag i. v.	10 mg 67% wirksam	[584]
17α-Methyl-Δ^4-oestren-17β-ol-3-on (Normethandrolon)	1 Tag vor Decktag 10 γ Oestradiolbenzoat Testsubstanz: 29. Tag i. m. Oxytocin: 30. Tag i. m.	WD^{50} > 1 mg = < 1 × Progesteron	[311]
17α-Äthinyl-Δ^4-oestren-17β-ol-3-on (Norethisteron)	Testsubstanz: 29. Tag i. m. Oxytocin: 30. Tag i. v.	3 mg 100% wirksam 1 mg 40% wirksam	[584] [584]
17α-Äthinyl-Δ^4-oestren-17β-ol-3-on-17β-acetat (Norethisteronacetat)	Testsubstanz: 29. Tag i. m. Oxytocin: 30. Tag i. v.	1 mg 75% wirksam	[584]
17α-Propenyl-Δ^4-oestren-17β-ol (Allyl-oestrenol)	1 Tag vor Decktag 10 γ Oestradiolbenzoat Testsubstanz: 29. Tag i. m. Oxytocin: 30. Tag i. m.	< 0,1 × Progesteron	[311]
	Testsubstanz: 29. Tag i. m. Oxytocin: 30. Tag i. v.	10 mg 83% wirksam 3 mg 30% wirksam	[561] [561]

Literatur

1. ABE, T., and E. KANEKO: Pregnancy disturbance in rats by the administration of large doses of sex hormones. Endocr. jap. 8, 184—198 (1961).
2. ADAMS, C. E.: A study of fertilization in the rabbit: the effect of post-coital ligation of the fallopian tube or uterine horn. J. Endocr. 13, 296—308 (1956).
3. — Egg development in the rabbit: the influence of post-coital ligation of the uterine tube and ovariectomy. J. Endocr. 16, 283 (1958).
4. —, and M. C. CHANG: Capacitation of rabbit spermatozoa in the fallopian tube and in the uterus. J. exp. Zool. 151, 159 (1962).
5. AHLGREN, M.: Development of fertilized tubal rabbit eggs in diffusion chambers in vivo. J. Reprod. Fertil. 12, 145—148 (1966).
6. ALDEN, R. H.: The oviduct and egg transport in the albino rat. Anat. Rec. 84, 137—161 (1942).
7. — Aspects of the egg-ovary-oviduct relationship in the albino rat. I. Egg passage and development following ovariectomy. J. exp. Zool. 90, 159—169 (1942).
8. — Aspects of the egg-ovary-oviduct relationship in the albino rat. II. Egg development within the oviduct. J. exp. Zool. 90, 171—181 (1942).
9. — Implantation of the rat egg. III. Origin and development of primary trophoblast giant cells. Amer. J. Anat. 83, 143 (1948).
10. ALEXANDER, D. P., J. F. D. FRAZER, and J. LEE: The effect of steroids on the maintenance of pregnancy in the spayed rat. J. Physiol. (Lond.) 130, 148 (1955).
11. ALFRED, J. P., P. H. SAMMELWITZ, and A. V. NALBANDOV: Comparative study of mechanism of maintenance of corpora lutea. Anat. Rec. (Suppl.) 1 (1959).
12. — — — Mechanism of formation of corpora lutea in guinea-pigs. J. Reprod. Fertil. 2, 394—399 (1961).
13. ALLEN, W. M.: I. Cyclical alterations of the myometrium of the rat during normal cycle of pseudopregnancy and pregnancy. Anat. Rec. 48, 65 (1931).
14. — II. Production of deciduomata during pregnancy. Anat. Rec. 48, 84 (1931).
15. — Some effects of estrin and progestin in the rabbit. Cold. Spr. Harb. Symp. quant. Biol. 5, 66—83 (1937).
16. — Discussion. In: CH. W. LLOYD (ed.), Recent progress in the endocrinology of reproduction, p. 248. New York and London: Academic Press 1959.
17. —, and G. W. CORNER: Physiology of the corpus luteum. Normal growth and implantation of embryos after very early ablation of the ovaries under the influence of extracts of corpus luteum. Amer. J. Physiol. 88, 340 (1929).
18. —, and G. P. HECKEL: Maintenance of pregnancy by progesterone in rabbits castrated on the 11th day. Amer. J. Physiol. 125, 31 (1939).
19. —, and D. H. WU: Effects of 17-alpha-ethynyl-19-nortestosterone on pregnancy in rabbits. Fertil. and Steril. 10, 424—438 (1959).
20. ALLOITEAU, J. J., et A. PSYCHOYOS: I a-t-il pour l'oeuf de ratte deux façons de perdre sa zone pellucide? C. R. Acad. Sci. (Paris) 262, 1561—1564 (1966).
21. AMOROSO, E. C.: Comparative anatomy of the placenta. Ann. N.Y. Acad. Sci. 75, 855—872 (1958).
22. —, and C. A. FINN: Ovarian activity during gestation, ovum transport and implantation. In: S. ZUCKERMAN (ed.), The ovary, p. 451—537. New York and London: Academic Press 1962.
23. D'AMOUR, F. E., and R. G. GUSTAVSON: A histological study of the action of estrin in terminating pregnancy. J. Pharmacol. exp. Ther. 51, 353—359 (1934).
24. ANDERES, E.: Zur Frage des Eitransportes durch die Tube. Schweiz. med. Wschr. 71, 364 (1941).
25. ANDERSEN, D. H.: The rate of passage of the mammalian ovum through various portions of the Fallopian tube. Amer. J. Physiol. 82, 557—569 (1927).
26. ANDERSON, L. L., A. M. BOWERMAN, and R. M. MELAMPY: Oxytocin on ovarian fuction in cycling and hysterectomized heifers. J. animal. Sci. 24, 964 (1965).
27. — G. W. DYCK, H. MORI, D. M. HENDRICKS, and R. M. MELAMPY: Ovarian function in pigs following hypophysial stalk transsection or hypophysectomy. Amer. J. Physiol. 212, 1188—1194 (1967).
28. — —, and R. P. RATHMACHER: Pituitary gonadotrophic activities following luteal enucleation in the pig. Endocrinology 78, 897 (1966).
29. —, and R. M. MELAMPY: Hypophysial and uterine influences on pig luteal functions. In: G. E. LAMMING and E. C. AMOROSO (eds.), Reproduction in the female mammal, p. 285—316. London: Butterworth & Co. 1967.
30. — —, and C. L. CHEN: The uterus and ovarian activity in the pseudopregnant rat. Anat. Rec. 154, 306 (1966).

31. ARCARI, G., G. BALDRATTI, and G. SALA: Progestational activity of 4-hydroxy-17-alpha-acetoxyprogesterone. Nature (Lond.) **197**, 292—293 (1963).
32. ARMSTRONG, D. T., and W. HANSEL: Alteration of the bovine estrous cycle with oxytocin. J. Dairy Sci. **42**, 533 (1959).
33. ARTUNKAL, T., et R. A. COLONGE: Action de l'ovariectomie sur la gestation du cobaye. C. R. Soc. Biol. (Paris) **143**, 1590—1592 (1949).
34. ASDELL, S. A., and G. W. SALISBURY: The viability of spermatozoa in the abdominal epididymis and the failure of motile sperms to fertilize ova. Amer. J. Physiol. **132**, 791—795 (1941).
35. ASTWOOD, E. B.: An assay procedure for progesterone based upon the decidual reaction in the rat. J. Endocr. **1**, 49—55 (1939).
36. — The regulation of corpus luteum function by hypophyseal luteotrophin. Endocrinology **28**, 309 (1941).
37. —, and R. O. GREEP: A corpus luteum stimulating substance in the rat placenta. Proc. Soc. exp. Biol. (N.Y.) **38**, 713 (1938).
38. ATKINSON, W. B.: Studies on the failure of deciduoma formation after placentation in the mouse. Endocrinology **35**, 193—195 (1944).
39. AUSTIN, C. R.: Fertilization and the transport of gametes in the pseudopregnant rabbit. J. Endocr. **6**, 63—70 (1949).
40. — Observations on the penetration of the sperm into the mammalian egg. Aust. J. biol. Sci. **4**, 581—596 (1951).
41. — The "capacitation" of the mammalian sperm. Nature (Lond.) **170**, 326 (1952).
42. — Fate of spermatozoa in the uterus of the mouse and rat. J. Endocr. **14**, 335—342 (1957).
43. —, and M. W. H. BISHOP: Capacitation of mammalian spermatozoa. Nature (Lond.) **181**, 851 (1958).
44. —, and A. W. H. BRADEN: Time relations and their significance in the ovulation and penetration of eggs in rats and rabbits. Aust. J. biol. Sci. **7**, 179—194 (1954).
45. AUTRUM, H.: Tier und Mensch in der Masse. Festrede vor der Bayerischen Akademie der Wissenschaften. München: Verlag der Bayerischen Akademie der Wissenschaften 1966.
46. AVERILL, R. L. W., and L. E. A. ROWSON: Ovum transfer in the sheep. J. Endocr. **16**, 326 (1958).
47. AVERILL, S. C., E. W. RAY, and W. R. LYONS: Maintenance of pregnancy in hypophysectomized rats with placental implants. Proc. Soc. exp. Biol. (N.Y.) **75**, 3 (1950).
48. AVERY, T. L., and E. F. GRAHAM: Investigations associated with the transplantation of bovine ova. III. Recovery and fertilization. J. Reprod. Fertil. **3**, 218—228 (1962).
49. BABCOCK, J. C., E. S. GUTSELL, M. E. HERR, J. A. HOOG, J. C. STUCKI, L. E. BARNES, and W. E. DULIN: 6α-methyl-17α-hydroxyprogesterone 17-acylates; a new class of potent progestins. J. Amer. chem. Soc. **80**, 2904—2905 (1958).
50. BACSICH, P., and W. J. HAMILTON: Some observations on vitally stained rabbit ova with special reference to their altuminous coat. J. Embryol. exp. Morph. **2**, 81—86 (1954).
51. BALL, J.: Demonstration of quantitative relation between stimulus and response in pseudopregnancy in rats. Amer. J. Physiol. **107**, 698 (1934).
52. BANIK, U. K., and G. PINCUS: Effect of steroidal anti-progestins on implantation of fertilized eggs of rats and mice. Proc. Soc. exp. Biol. (N.Y.) **111**, 595 (1962).
53. — — Estrogen and transport of ova in the rat. Proc. Soc. exp. Biol. (N.Y.) **116**, 1032—1034 (1964).
54. BARRACLOUGH, C. A.: Induction of pseudopregnancy in the rat by reserpine and chlorpromazine. Anat. Rec. **127**, 262 (1957).
55. BARTON, M., and B. P. WIESNER: The receptivity of cervical mucus to spermatozoa. Brit. med. J. **1946 II**, 606—610.
56. BARTOSIK, D., E. B. ROMANOFF, D. J. WATSON, and E. SCRICCO: Luteotrophic effects of prolactin in the bovine ovary. Endocrinology **81**, 186—195 (1967).
57. BEARD, J.: Embryological aspects and etiology of carcinoma. Lancet **1902**, 1758—1761.
58. BEDFORD, J. M.: Fime structure of the sperm head in ejaculate and uterine spermatozoa of the rabbit. J. Reprod. Fertil. **7**, 221—228 (1964).
59. — Effect of environment on phagocytosis of rabbit spermatozoa. J. Reprod. Fertil. **9**, 249 (1965).
60. — The importance of capacitation for establishing contact between eggs and sperm in the rabbit. J. Reprod. Fertil. **13**, 365—367 (1967).
61. —, and M. C. CHANG: Removal of decapacitation factor from seminal plasma by high-speed centrifugation. Amer. J. Physiol. **202**, 179—181 (1962).
62. BENNETT, J. P., K. E. KENDLE, D. K. VALLANCE, and B. H. VICKERY: A comparison of the antifertility and hormonal activities of some synthetic oestrogens. Acta endocr. (Kbh.) **53**, 443—454 (1966).

63. BENNETT, J. P., and L. E. A. ROWSON: The use of radioactive artificial eggs in studies of egg transfer and transport in the female reproductive tract. Proc. IVth Int. Congr. Animal Behaviour The Hague 1961, p. 360—366.
64. BERG, B. N., E. B. SIGG, and P. GREENGARD: Maintenance of pregnancy in protein deficient rats by adrenocortical steroid or ACTH administration. Endocrinology 80, 829—834 (1967).
65. BERGSTROM, C. G., R. T. NICHOLSON, R. L. ELTON, and R. M. DODSON: 17α-acetoxy-9-halo-11-oxygenated-progesterones. A new class of orally active progestins. J. Amer. chem. Soc. 81, 4432 (1959).
66. BERSWORDT-WALLRABE, I. VON, H. F. GELLER, and U. HERLYN: Temporal aspects of decidual cell reaction. I. Induction of decidual cell reaction in lactogenic hormone treated and in pseudopregnant rats. Acta endocr. (Kbh.) 45, 349 (1964).
67. — — Temporal aspects of decidual reaction. II. Peak of sensitivity to decidual reaction in lactogenic hormone treated rats under rhythmical and permanent illumination. Acta endocr. (Kbh.) 47, 314 (1964).
68. BERSWORDT-WALLRABE, R. VON, K. JANTZEN, U. HERLYN, and I. VON BERSWORDT-WALLRABE: Influence of gonadotrophic hormones on the decidual cell reaction in intact and in hypophysectomized rats. Acta endocr. (Kbh.) 49, 39 (1965).
69. —, and C. W. TURNER: Influence of graded levels of progesterone in ovariectomized rats upon placentoma formation measured by total DNA. Proc. Soc. exp. Biol. (N.Y.) 107, 469 (1961).
70. — — Influence of progesterone, estradiol benzoate and thyroxine in ovariectomized rats upon placentoma formation measured by total DNA. Proc. Soc. exp. Biol. (N.Y.) 107, 471 (1961).
71. — — Influence of lactogenic hormone and estradiol benzoate upon placentoma formation in intact rats measured by total DNA. Proc. Soc. exp. Biol. (N.Y.) 108, 212 (1961).
72. BEUTNER, K.: Untersuchungen über die Wirkung von menschlichem Chorion-Gonadotropin (HCG) auf die prolaktinabhängige deciduale Zellreaktion (DCR) an der intakten Ratte. Diss. Göttingen 1966.
73. BINDER, A.: Experimentelle Untersuchungen über den Einfluß der Keimdrüsenhormone auf die Motilität der Eileiter. II. Mitt.: Die Wirkung des Gelbkörperhormons. Arch. Gynäk. 168, 744—753 (1939).
74. BISHOP, D. W.: Oxygen concentrations in the rabbit genital tract. Proc. III. Int. Congr. Animal Reprod. Cambridge 1956, p. 53—55.
75. — Active secretion in the rabbit oviduct. Amer. J. Physiol. 187, 347—352 (1966).
76. — Metabolic conditions within the oviduct of the rabbit. Int. J. Fertil. 2, 11—22 (1957).
77. BLACK, D. L., and S. A. ASDELL: Transport through the rabbit oviduct. Amer. J. Physiol. 192, 63 (1958).
78. — — Mechanism controlling entry of ova into rabbit uterus. Amer. J. Physiol. 197, 1275 (1959).
79. —, and J. DAVIS: A blocking mechanism in the cow oviduct. J. Reprod. Fertil. 4, 21 (1962).
80. BLACK, W. G., G. OTTO, and L. E. CASIDA: Embryonic mortality in pregnancies induced in rabbits of different reproductive stages. Endocrinology 49, 237—243 (1951).
81. BLAND, K. P., and B. T. DONOVAN: Asymmetry in luteal size following hemihysterectomy in the geuinea pig. J. Endocr. 34, iii (1966).
82. BLANDAU, R. J.: On the factors involved in sperm transport through the cervix uteri of the albino rat. Amer. J. Anat. 77, 253—272 (1945).
83. — Observations on the guinea pig ovum. Anat. Rec. 103, 19 (1949).
84. — Embryo-endometrial interrelationships in the rat and guinea pig. Anat. Rec. 104, 331 (1949).
85. — Biology of eggs and implantation. In: W. C. YOUNG (ed.), Sex and internal secretions, IIIrd ed., p. 797—882. Baltimore: Williams & Wilkins Co. 1961.
86. — and W. L. MONEY: Observations on the rate of transport of spermatozoa in the female genital tract of the rat. Cit. by CHANG, M. C., and G. PINCUS: Physiology of fertilization in mammals. Physiol. Rev. 31, 1—26 (1951). Anat. Rec. 90, 255 (1944).
87. —, and D. L. ODOR: Cit. by CHANG, M. C., and G. PINCUS: Physiology of fertilization in mammals. Physiol. Rev. 31, 1—26 (1951). Anat. Rec. 103, 93 (1949).
88. BLOCH, S.: Untersuchungen über Superfetation an der Maus. Schweiz. med. Wschr. 82, 632 (1952).
89. — Experimentelle Untersuchungen über die hormonalen Grundlagen der Implantation des Säugerkeimes. Experientia (Basel) 14, 447 (1958).
90. — L'influence du synergisme progestéronique-oestrogénique sur l'ovoimplantation chez la souris et le rat. Bull. Soc. roy. belge Gynéc. Obstét. 30, 601 (1960).
91. — Die Modalitäten der Frühentwicklung des Keimes und der Nidation beim Säuger. Gynaecologia (Basel) 162, 261—274 (1966).

92. BLOOM, B. M., V. V. BOGERT, and R. PINSON, JR.: A new synthesis of 6-fluoro steroids. Chem. and Indust. 2, 1317 (1959).
93. BLUMENTHAL, H. T., and L. LOEB: Effects of progesterone on the sex organs and on the production of placentoma in the female guinea pig. Arch. Path. 34, 49—66 (1942).
94. BLYE, R. P., R. E. HOMM, and T. O. KING: Biological characterization of norethindrone and norethynodrel alone and in combination with ethynylestradiol-3-methyl ether. Excerpta med. (Amst.), Int. Congr. Ser. 99, E 143 (Abstr. No 317) (1965).
95. BÖVING, B. G.: Rabbit blastocyst distribution. Amer. J. Anat. 98, 403 (1956).
96. — Analysis of rabbit blastocyst distribution. Anat. Rec. 124, 263 (1956).
97. — Implantation. Ann. N.Y. Acad. Sci. 75, 700—725 (1959).
98. BOGDANOVE, E. M.: Preservation of functional corpora lutea by estrogen treatment. Endocrinology 79, 1011 (1966).
99. BORELL, U., O. NILSSON, and A. WESTMAN: Ciliary activity in the rabbit fallopian tube during oestrus and after copulation. Acta obstet. gynec. scand. 36, 22 (1957).
100. BOWMAN, J. C., and R. C. ROBERTS: Embryonic mortality in relation to ovulation rate in the house mouse. J. exp. Biol. 35, 138 (1958).
101. BOYARSKI, L. H., H. BAYLIES, L. E. CASIDA, and R. K. MEYER: Influence of progesterone upon the fertility of gonadotrophin-treated female rabbits. Endocrinology 41, 312 (1947).
102. BRADBURY, J. T., W. E. BROWN, and L. A. GRAY: Maintenance of corpus luteum and physiologic action of progesterone. Recent Progr. Hormone Res. 5, 151—194 (1950).
103. BRADEN, A. W. H.: Properties of the membranes of rat and rabbit eggs. Aust. J. biol. Sci. 5, 460—471 (1952).
104. —, and C. R. AUSTIN: Fertilization of the mouse egg and the effect of delayed coitus and of hot-shock treatment. Aust. J. biol. Sci. 7, 552 (1954).
105. BRENNAN, D. M., and R. J. KRAAY: Chlormadinone acetate, a new highly active gestation-supporting agent. Acta endocr. (Kbh.) 44, 367—379 (1963).
106. BREWSTER, J. E., R. MAY, and C. L. COLE: Proc. Amer. Soc. Anim. Prod. 33rd Ann. Meeting 1940. p. 304. Cit. by CHANG, M. C., and G. PINCUS: Physiology of fertilization in mammals. Physiol. Rev. 31, 1—26 (1951).
107. BRINKLEY, H. J., H. W. NORTON, and A. V. NALBANDOV: Role of a hypophyseal luteotrophic substance in the function of porcine corpora lutea. Endocrinology 74, 9—13 (1964).
108. BRINSFIELD, T. H., and H. W. HAWK: Luteolytic effect of induced uterine infection in ewes. J. animal Sci. 26, 941 (1967) (Abstr.).
109. — —, and E. C. LEFTEL: Control by ovarian hormones of the inflammatory response in sheep uterus. J. Reprod. Fertil. 6, 79 (1963).
110. — —, and H. F. RIGHTER: Interaction of progesterone and oestradiol on induced leucocytic emigration in the sheep uterus. J. Reprod. Fertil. 8, 193—196 (1964).
111. BRINSTER, R. L.: Studies of the development of mouse embryos in vitro: energy metabolism. Ciba Found. Symp. "Pre-implantation Stages of Pregnancy", p. 60. London: Churchill 1965.
112. — Culture of mammalian embryos. J. animal Sci., Suppl. 27 (1968).
113. BRODY, S., and N. WIQVIST: Ovarian hormones and uterine growth: effects of estradiol, progesterone and relaxin on cell growth and cell division in the rat uterus. Endocrinology 68, 971—977 (1961).
114. BROOME, A. W., A. J. WINTER, S. H. McNUTT, and L. E. CASIDA: Variations in uterine response to experimental infection due to hormonal state of the ovaries. II. The mobilization of leucocytes and their importance in uterine bactericidal activity. Amer. J. vet. Res. 21, 675 (1960).
115. BROUHA, L.: Les bases expérimentales du problème de la ménopause provoquée. Gynéc. et Obstét. 28, 243—265 (1933).
116. BROWN, R. L.: Effect on spermatozoa of tissue fluids encountered in the female reproductive tract. Amer. J. Obstet. Gynec. 46, 873—876 (1943).
117. BRUCE, H. M., and J. EAST: Number and viability of young from pregnancies concurrent with lactation in the mouse. J. Endocr. 14, 19 (1956).
118. BRYSON, D. L.: Development of mouse eggs in diffusion chambers. Science 144, 1351—1353 (1964).
119. BURDICK, H. O.: Effect of progesterone on the ovaries and embryos of mice in early pregnancy. Endocrinology 30, 619—622 (1942).
120. —, and B. EMERSON: Repression and resorption of the corpora lutea of early pregnancy following injections of testosterone propionate. Endocrinology 25, 913 (1939).
121. — B. B. EMERSON, and R. WHITNEY: Effects of testosterone propionate on pregnancy and on passage of ova through the oviducts of mice. Endocrinology 26, 1081 (1940).

122. BURDICK, H. O., and G. PINCUS: The effect of oestrin injections upon the developing ova of mice and rabbits. Amer. J. Physiol. **111**, 201—208 (1935).
123. —, and H. VEDDER: The effect of stilboestrol in early pregnancy. Endocrinology **28**, 629 (1941).
124. —, and R. WHITNEY: Acceleration of the rate of passages of fertilized ova through the fallopian tubes of mice by massive injections of an estrogenic substance. Endocrinology **21**, 637—643 (1937).
125. — —, and G. PINCUS: The fate of mouse ova tube locked by injection of oestrogenic substances. Anat. Rec. **67**, 513 (1936).
126. BURIN, P., et P. SARTON: Décidualisation des régions mésométrales et antimésométrales de l'uterus de la ratte. C. R. Soc. Biol. (Paris) **157**, 1255 (1963).
127. BURROWS, H.: Biological actions of sex hormones, IInd ed. Cambridge: Cambridge University Press 1949.
128. CALLANTINE, M. R., S.-L. LEE, and R. R. HUMPHREY: Action of progesterone and synthetic progestogens on estrogen-induced ovarian growth. Proc. Soc. exp. Biol. (N.Y.) **124**, 1001—1005 (1967).
129. CANIVENC, R.: Étude de la nidation différée du blaireau européen (Meles meles). Ann. Endocr. (Paris) **18**, 716 (1957).
130. —, et M. LAFFARGUE: Présence de blastocystes libres intrautérine au cours de la lactation chez le blaireau européen (Meles meles). C. R. Soc. Biol. (Paris) **150**, 1193 (1956).
131. — — Survie des blastocystes de rat en l'absence d'hormones ovariennes. C. R. Acad. Sci. (Paris) **245**, 1752—1754 (1957).
132. — — Action de differentes équilibres hormonaux sur la phase de vie libre de l'oeuf fécondé chez le blaireau europeen (Meles meles L.). C. R. Soc. Biol. (Paris) **152**, 58 (1958).
133. — — et G. MAYER: Nidation retardées chez la ratte castrée et injectée de progestérone. Influence du moment de la castration sur la chronologie de l'ovoimplantation. C. R. Soc. Biol. (Paris) **150**, 2208—2212 (1956).
134. CARPENT, G.: Le déséquilibre hormonal gravidique et ses répercussions sur la morphologie du foetus chez le rat. Arch. Anat. micr. Morph. exp. **51**, 459—540 (1963).
135. CARY, W. H.: Duration of sperm cell migration in uterine secretions. J. Amer. med. Ass. **106**, 2221—2223 (1936).
136. CASIDA, L. E., and E. J. WARWICK: The necessity of the corpus luteum for maintenance of pregnancy in the ewe. J. animal Sci. **4**, 34—36 (1945).
137. CECIL, H., R. T. WRENN, and J. VON BITMAN: Uterine histamine in rat deciduomata. Endocrinology **71**, 960 (1962).
138. ČEKAN, Z., M. ŠEDA, J. MIKULÁŠKOVÁ, and K. SYHORA: Oral progestational activity of 6-chloro-17α-hydroxy-16-methylene-pregna-4,6-diene-3,20-dione acetate. Steroids **8**, 205 (1966).
139. CHAMBON, Y.: Besoins progestéro-folliculiniques quantitatifs du déciduome traumatique chez la Lapine. C. R. Soc. Biol. (Paris) **143**, 701—703 (1949).
140. — Absence d'influence sur l'implantation de fortes doses de progesterone chez la ratte. C. R. Soc. Biol. (Paris) **143**, 753 (1949).
141. — Besoins endocriniens qualitatifs et quantitatifs de l'ovoimplantation chez la Lapine. C. R. Soc. Biol. (Paris) **143**, 1172—1175 (1949).
142. — Le déciduome traumatique chez la ratte. Besoin progestéronique liminaire et antagonisme oestro-progestéronique. C. R. Soc. Biol. (Paris) **148**, 1775—1779 (1954).
143. — Deficitalimentaire et ovoimplantation. Soc. belge Gynec. **30**, 557 (1960).
144. — Action progestogène de la Δ-6,6-chloro-17α-acétoxyprogestérone chez la lapine et la ratte castrées. Ann. Endocr. (Paris) **26**, 327 (1965).
145. — Action de trois dérivés de la 17α-acétoxyprogestérone sur l'installation de la gestation chez la lapine castrée. C. R. Acad. Sci. (Paris) **260**, 690 (1965).
146. —, et S. LE BARS: Activités antiovulatoire et antigonadotrope de la chlormadinone chez le lapin et chez le rat. C. R. Soc. Biol. (Paris) **159**, 2479—2483 (1965).
147. —, et J. MICHON: Synergie oestroprogestéronique et réaction déciduale chez la lapine. C. R. Soc. Biol. (Paris) **146**, 1091—1095 (1952).
148. CHAMPY, C.: Parthénogénèse expérimentale chez le lapin. C. R. Soc. Biol. (Paris) **96**, 1108—1111 (1927).
149. CHANG, M. C.: The effect of seminal plasma on fertilized rabbit ova. Proc. nat. Acad. Sci. (Wash.) **36**, 188 (1950).
150. — Development and fate of transferred rabbit ova or blastocyst in relation to the ovulation time of recipients. J. exp. Zool. **114**, 197—225 (1950).
151. — Maintenance of pregnancy in intact rabbits in the absence of corpora lutea. Endocrinology **48**, 17 (1951).

152. CHANG, M. C.: Fertilizing capacity of spermatozoa deposited into the fallopian tubes. Nature (Lond.) **168**, 697—698 (1951).
153. — Fertilizability of rabbit ova and the effects of temperature in vitro on their subsequent fertilization activation in vivo. J. exp. Zool. **121**, 351 (1952).
154. — La fonction tubaire et ses troubles, p. 41. Masson & Cie. 1955. Cit. by CHANG, M. C.: Effects of progesterone and related compounds on fertilization and development of rabbit eggs. Endocrinology **81**, 1251—1260 (1968).
155. — Development of fertilizing capacity of rabbit spermatozoa in the uterus. Nature (Lond.) **175**, 1036—1037 (1955).
156. — Reaction of the uterus on spermatozoa in the rabbit. Ann. Ostet. Ginec. **78**, 74 (1956).
157. — A detrimental effect of seminal plasma on the fertilizing capacity of sperm. Nature (Lond.) **179**, 258—259 (1957).
158. — Capacitation of rabbit spermatozoa in the uterus with special reference to the reproductive phases of the female. Endocrinology **63**, 619—628 (1958).
159. — Effects of certain antifertility agents on the development of rabbit ova. Fertil. and Steril. **15**, 97—106 (1964).
160. — Fertilizing life of ferret sperm in the female tract. J. exp. Zool. **158**, 87—100 (1965).
161. — Effects of oral administration of medroxy-progesterone acetate and ethinyl estradiol on the transportation and development of rabbit eggs. Endocrinology **79**, 939—948 (1966).
162. — Transport of eggs from the fallopian tube to the uterus as a function of oestrogen. Nature (Lond.) **212**, 1048—1049 (1966).
163. — Effects of medroxyprogesterone acetate and of ethinyl oestradiol on the fertilization and transportation of ferret eggs. J. Reprod. Fertil. **13**, 173—174 (1967).
164. — Effects of progesterone and related compounds on fertilization, transportation and development of rabbit eggs. Endocrinology **81**, 1251—1260 (1968).
165. —, and J. M. BEDFORD: Fertilizability of rabbit ova after removal of the corona radiata. Fertil. and Steril. **13**, 421 (1962).
166. —, and M. J. K. HARPER: Effects of ethinyl estradiol on egg transport and development in the rabbit. Endocrinology **78**, 860—872 (1965).
167. —, and G. PINCUS: Physiology of fertilization in mammals. Physiol. Rev. **31**, 1—26 (1951).
168. —, and D. SHEAFFER: Number of spermatozoa ejaculated at copulation, transported into the female tract, and present in the male tract of the golden hamster. J. Hered. **48**, 107—109 (1957).
168a. —, and R. YANAGIMACHI: Fertilization of ferret ova by deposition of epididymal sperm into the ovarian capsule with special reference to the fertilizable life of ova and the capacitation of sperm. J. exp. Zool. **154**, 175—187 (1963).
169. — — Effect of estrogens and other compounds as oral antifertility agents on the development of rabbit ova and hamster embryos. Fertil. and Steril. **16**, 281 (1965).
170. CHANNING, C. P.: Progesterone biosynthesis by equine granulosa cells growing in tissue culture. Nature (Lond.) **210**, 1266 (1966).
171. CHAPPEL, C. I., C. REVESZ, and R. GAUDRY: Biological studies on new orally active 6,17-halogenated progesterones. Acta endocr. (Kbh.), Suppl. **51**, 915 (Abstr.) (1960).
172. CHOUDARY, J. B., and G. S. GREENWALD: Effect of an ectopic pituitary gland on luteal maintenance in the hamster. Endocrinology **81**, 542—552 (1967).
173. CHOWERS, I., and S. M. MCCANN: Comparison of the effect of hypothalamic and pituitary implants of estrogen and testosterone on reproductive system and adrenal of female rats. Proc. Soc. exp. Biol. (N.Y.) **124**, 260 (1967).
174. CHRISTIE, G. A.: Implantation of the rat embryo: glycogen and alkalines phosphatases. J. Reprod. Fertil. **12**, 279—294 (1966).
175. — Histochemitry of implantation in the rabbit. Histochemie **9**, 13—29 (1967).
176. — Implantation of the rat embryo: further histochemical observations on carbohydrate, RNA, and lipid metabolic pathways. J. Reprod. Fertil. **13**, 281—296 (1967).
177. CHU, J. P., C. C. LEE, and S. S. YOU: Functional relation between the uterus and the corpus luteum. J. Endocr. **4**, 392—398 (1946).
178. CLEMENS, J. A., and J. MEITES: Prolactin implant into the median eminence inhibits pituitary prolactin secretion, mammary growth and luteal function. Physiologist **10**, 144 (Abstr.) (1967).
179. CLEVELAND, R.: Cytologic and histologic observations on the epithelial, connective and vascular tissues of the endometrium of macaques under various experimental conditions. Endocrinology **28**, 388—405 (1941).
179a. COCHRANE, R. L., and R. K. MEYER: Delayed nidation in the rat induced by progesterone. Proc. Soc. exp. Biol. (N.Y.) **96**, 155—159 (1957).

180. COCHRANE, R. L., M. R. N. PRASAD, and R. K. MEYER: Delayed nidation in the rat induced by autografts of the hypophysis with a case report of asynchronous implantation. Endocrinology **70**, 228 (1962).
181. COLE, R. J., and J. PAUL: Properties of cultured preimplantation mouse and rabbit embryos, and cell strains derived from them. Ciba Found. Symp. "Preimplantation Stages of Pregnancy", p. 82. London: Churchill 1965.
182. COMBESCOT, C., et A. TRIGANO: Besoin hormonal du déciduome expérimental, chez la lapine castrée en gestation unilatérale. C. R. Soc. Biol. (Paris) **146**, 1595—1597 (1952).
183. — — Réalisation chez la lapine castrée, du déciduome expérimental sans synergie oestroprogestéronique. C. R. Soc. Biol. (Paris) **147**, 417—419 (1953).
184. O'CONNOR, W. B., and M. X. ZARROW: Localization of relaxin in the reproductive organs of the pregnant mammal. Physiologist **10**, 267 (Abstr.) (1967).
185. CORNER, G. W.: Physiology of the corpus luteum. I. The effect of very early ablation of the corpus luteum upon embryos and uterus. Amer. J. Physiol. **86**, 74—81 (1928).
186. COURRIER, R.: Antagonisme et synergie des hormones ovariennes. Bull. Acad. Méd. (Paris) **124**, 39—49 (1941).
187. — Endocrinologie de la gestation. Paris: Masson & Cie. 1945, p. 399.
188. —, et A. JOST: Sur l'analyse quantitative de l'endocrinologie de la gestation chez la lapine. C. R. Soc. Biol. (Paris) **130**, 726 (1939).
189. — — La prégnèninolone assure le maintien de la grossesse chez la lapine gestante castrée. C. R. Soc. Biol. (Paris) **130**, 1162 (1939).
190. —, et R. KEHL: Sur les corrélations fonctionneles des deux hormones de l'ovaire. C. R. Soc. Biol. (Paris) **127**, 140—142 (1937/38).
191. — — Données préliminaires sur le besoin quantitativ en progestestine chez la lapine gestante castrée. Réalisation de grossesses partielles. C. R. Soc. Biol. (Paris) **127**, 529 (1938).
192. CRUIKSHANK, W.: Experiments in which, on the third day after impregnation, the ova of rabbits were found in the fallopian tubes; and on the fourth day after impregnation in the uterus itself, with the first appearance of the foetus. Phil. Trans. B. **87**, 197—214 (1797).
193. CUTULY, E.: Maintenance of pregnancy in the hypophysectomized rats. Proc. Soc. exp. Biol. (N.Y.) **47**, 126 (1941).
194. DALLENBACH, F. D., u. G. DALLENBACH-HELLWEG: Immunhistologische Untersuchungen zur Lokalisation des Relaxins in menschlicher Placenta und Decidua. Virchows Arch. path. Anat. **337**, 301 (1964).
195. DALLENBACH-HELLWEG, G., J. V. BATTISTA, and F. D. DALLENBACH: Immunohistological and histochemical localization of relaxin in the metrial gland of the pregnant rat. Amer. J. Anat. **117**, 433—450 (1965).
196. — — A. B. DAWSON, and F. L. HISAW: The effect of relaxin on the endometrium of monkeys (Macaca mulatta). Histological and histochemical studies. Amer. J. Anat. **119**, 61—78 (1966).
197. DANIEL, J. C.: Some effects of steroids on cleavage of rabbit eggs in vitro. Endocrinology **75**, 706—710 (1964).
198. — Vitamins and growth factors in the nutrition of rabbit blastocysts in vitro. Growth **31**, 71—77 (1967).
199. —, and J. D. LEVY: Action of progesterone as a cleavage inhibitor of rabbit ova in vitro. J. Reprod. Fertil. **7**, 323—329 (1964).
200. DAUZIER, L., et C. THIBAULT: Données nouvelles sur la fécondation in vitro de l'oeuf de la Lapine et de la Brebis. C. R. Acad. Sci. (Paris) **248**, 2655 (1959).
201. — — et S. WINTENBERGER: La fécondation in vitro de l'oeuf de la Lapine. C. R. Acad. Sci. (Paris) **238**, 844—845 (1954).
202. DAVID, A., K. EDWARDS, K. P. FELLOWES, and J. M. PLUMMER: Anti-ovulatory and other biological properties of megestrol acetate — 17α-acetoxy-6 methyl-pregna-4:6-dione. J. Reprod. Fertil. **5**, 331—346 (1963).
203. DAY, B. N., L. L. ANDERSON, M. A. EMMERSON, L. M. HAZEL, and R. M. MELAMPY: Effect of estrogen and progesterone on early embryonic mortality in ovariectomized gilts. J. animal Sci. **18**, 607—613 (1959).
204. DEANE, H. W., M. F. HAY, R. M. MOOR, L. E. A. ROWSON, and R. V. SHORT: The corpus luteum of the sheep: relationships between morphology and function during the oestrous cycle. Acta endocr. (Kbh.) **51**, 245—263 (1966).
205. DEANESLY, R.: The reproductive cycle of the golden hamster (Cricetus auratus). Proc. zool. Soc. (Lond.) **108**, 31 (1938).
206. — Delayed implantation in the stoat (Mustela erminea). Nature (Lond.) **151**, 365 (1943).
207. — Implantation and early pregnancy in ovariectomized guinea-pigs. J. Reprod. Fertil. **1**, 242—248 (1960).

208. DEANESLY, R.: Endocrine activity of the early placenta of the guinea pig. J. Endocr. **21**, 235 (1960).
209. — Further observations on the effects of oestradiol on tubal eggs and implantation in the guinea pig. J. Reprod. Fertil. **5**, 49—57 (1963).
210. — Early embryonic growth and progestogen function in ovariectomized guinea pigs. J. Reprod. Fertil. **6**, 143—152 (1963).
211. —, and W. H. NEWTON: The influence of the placenta on the corpus luteum of pregnancy in the mouse. J. Endocr. **2**, 317—321 (1940).
212. DEFRISE, A.: Some observations on the living eggs and blastulae of the albino rat. Anat. Rec. **57**, 239 (1933).
213. DENAMUR, R., et J. MARTINET: Effets de l'ovariectomie chez la brebis pendant la gestation. C. R. Soc. Biol. (Paris) **149**, 2105—2107 (1955).
214. —, et P. MAULÉON: Contrôle endocrinien de la persistance du corps jaune chez les ovins. C. R. Acad. Sci. (Paris) **257**, 527 (1963).
215. DESAULLES, P. A.: Diskussion. In: H. NOWAKOWSKI (Hrsg.), Moderne Entwicklungen auf dem Gestagengebiet. 6. Symp. Dtsch. Ges. für Endokrinologie, Kiel 1959, S. 29. Berlin-Göttingen-Heidelberg: Springer 1960.
216. —, u. C. KRÄHENBÜHL: Moderne Entwicklung auf dem Gebiet der Gestagentherapie. In: H. NOWAKOWSKI (Hrsg.), Moderne Entwicklungen auf dem Gestagengebiet, S. 1—10. Berlin-Heidelberg-New York: Springer 1960.
217. — — Comparaison du spectre d'activité de certains gestagènes de synthèse. Acta endocr. (Kbh.) **40**, 217—231 (1962).
218. — — Comparison of the anti-fertility and sex hormonal activities of sex hormones and their derivatives. Acta endocr. (Kbh.) **47**, 444—456 (1964).
219. DESCLIN, L.: A propos des interactions entre l'utérus et le corps jaune au cours de la grossesse chez le cobaye. C. R. Soc. Biol. (Paris) **109**, 972 (1932).
220. — Observations sur la structure des ovaries chez les rats soumis à l'influence de la prolactine. Ann. Endocr. (Paris) **10**, 1 (1949).
221. — Action des oestrogènes sur l'ovaire chez le rat normal et hypophysectomizé. C. R. Soc. Biol. (Paris) **143**, 1004 (1949).
222. — A propos de l'action combinée de la prolactine et des oestrogènes sur la structure de l'ovaire chez le rat. C. R. Soc. Biol. (Paris) **143**, 1154 (1949).
223. — A propos du mécanisme d'action des oestrogènes sur la lobe antérieur d'hypophyse chez le rat. Ann. Endocr. (Paris) **11**, 656 (1950).
224. — Les facteurs qui déterminent la longueur de vie des corps jaunes et conditionnent leur activité fonctionelle. In: Endocrinologie sexuelle. Questions d'actualités. Rapports de la IIe réunion d'endocrinologistes de langue francaise, p. 1—30. Paris 1953.
225. — L'hypophyse et l'activité physiologique du corps jaune. In: La fonction lutéale, p. 23—48. Paris: Masson & Cie. 1954.
226. DICKMANN, Z.: Hormonal requirements for the survival of blastocysts in the uterus of the rat. J. Endocr. **37**, 455—461 (1967).
227. — Shedding of the zona pellucida by the rat blastocyst. J. exp. Zool. **165**, 127—138 (1967).
228. — Does shedding of the zona pellucida by the rat blastocyst depend on stimulation by the ovarian hormones? J. Endocr. **40**, 393—394 (1968).
229. —, and V. J. DE FEO: The rat blastocyst during normal pregnancy and during delayed implantation, including an observation on the shedding of the zona pellucida. J. Reprod. Fertil. **13**, 3—9 (1967).
230. —, and R. W. NOYES: The fate of ova transferred into the uterus of the rat. J. Reprod. Fertil. **1**, 197 (1960).
231. — — The zona pellucida at the time of implantation. Fertil. and Steril. **12**, 310–318 (1961).
232. DICKSON, A. D.: Disappearance of the zona pellucida from the rat blastocyst. J. Anat. Dickson, (Lond.) **97**, 620 (1963).
233. — The form of the mouse blastocyst. J. Anat. (Lond.) **100**, 335 (1966).
234. DIOMIDOVA, N. A.: Cit. by CHANG, M. C., and G. PINCUS: Physiology of fertilization in mammals. Physiol. Rev. **31**, 1—26 (1951). Biol. Z. **7**, 959 (1938).
235. —, u. N. A. KUSNEZOWA: Cit. by CHANG, M. C., and G. PINCUS: Physiology of fertilization in mammals. Physiol. Rev. **31**, 1—26 (1951). Z. Biol. **4**, 243 (1935).
236. DONALDSON, L. E., and W. HANSEL: Alteration of the bovine corpus luteum by single injections of bovine luteinising hormone. J. Dairy Sci. **48**, 903 (1965).
237. DONOVAN, B. T.: Existence of a luteolytic hormone in the uterus of the guinea pig. In: G. E. LAMMING and E. C. AMOROSO (eds.), Reproduction in the female mammal, p. 317—337. London: Butterworth & Co. 1967.
238. DORRINGTON, J. H., and R. KILPATRICK: Effects of pituitary hormones on progestational hormone production by rabbit ovary in vivo and in vitro. J. Endocr. **35**, 53—63 (1966).

239. DOWLING, D. F.: Problems of the transplantation of fertilized ova. J. agr. Sci. **39**, 374—396 (1949).
240. DOYLE, L. L., A. H. GATES, and R. W. NOYES: Asynchronous transfer of mouse ova. Fertil. and Steril. **14**, 215—225 (1963).
241. DREISBACH, R. H.: The effects of steroid sex hormones on pregnant rats. J. Endocr. **18**, 271 (1959).
242. DRESEL, I.: The effect of prolactin on the estrus cycle of non-parous mice. Science **82**, 173 (1935).
243. DRILL, V. A.: Biological effects of some steroids with progestational activity. Fed. Proc. **18**, 1040—1048 (1959).
244. — Endocrine properties of norethynodrel and related steroids. J. Endocr. **24**, xvii—xviii (1962).
245. —, and B. RIEGEL: Structural and hormonal activity of some new steroids. Recent Progr. Hormone Res. **14**, 29—76 (1958).
246. DRUMMOND-ROBINSON, G., and S. A. ASDELL: The relation between the corpus lumteum and the mammary gland. J. Physiol. (Lond.) **61**, 608—614 (1926).
247. DUBOIS, P., J. C. CZYPA et L. DUMONT: Les premiers stades de la décidualisation de l'endomètre chez le Hamster doré. C. R. Soc. Biol. (Paris) **158**, 745—748 (1964).
248. DUNCAN, G. W., A. M. BOWERMAN, L. L. ANDERSON, W. R. HEARN, and R. M. MELAMPY: Factors influencing in vitro synthesis of progesterone. Endocrinology **68**, 199—207 (1961).
249. —, and A. D. FORBES: Blastocyst survival and nidation in rats treated with oestrogen antagonists. J. Reprod. Fertil. **10**, 161—167 (1965).
250. —, and S. C. LYSTER: Effect of U-11555 A on blastocyst development. Fed. Proc. **21**, 437 (1962).
251. — — J. J. CLARK, and D. LEDNICER: Antifertility activities of two diphenyl-dihydronaphthalene derivatives. Proc. Soc. exp. Biol. (N.Y.) **112**, 439 (1963).
252. DUTT, R. H., and L. E. CASIDA: Alteration of the estrual cycle in sheep by use of progesterone and its effect upon subsequent ovulation and fertility. Endocrinology **43**, 208—217 (1948).
253. EDGAR, D. G., and S. A. ASDELL: The valve-like action of the utero-tubal junction of the ewe. J. Endocr. **21**, 315—320 (1960).
254. — — Spermatozoa in the female genital tract. J. Endocr. **21**, 321—326 (1960).
255. EDGREN, R. A.: The uterine growth-stimulating activities of 17α-ethynyl-17-hydroxy-5(10)-estren-3-one (norethynodrel) and 17α-ethynyl-19-nortestosterone. Endocrinology **62**, 689—693 (1958).
256. — Estrogen antagonism: relationship between estrogen antagonistic and progestational potencies of Δ^4-3-oxosteroids. Proc. Soc. exp. Biol. (N.Y.) **123**, 788 (1966).
257. — R. L. ELTON, and D. W. CALHOUN: Studies on the interactions of oestriol and progesterone. J. Reprod. Fertil. **2**, 98—105 (1961).
258. — R. C. JONES, and D. L. PETERSON: A biological classification of progestational agents. Fertil. and Steril. **18**, 238—256 (1967).
259. — — —, and A. L. GILLEN: Studies on the interactions of ethynyl oestradiol and norgestrel (dl, 13β-ethyl-17α-ethynyl-17β-hydroxygon-4-en-3-one, Wy 3707). Acta endocr. (Kbh.), Suppl. **115**, 3—21 (1967).
260. — D. A. PETERSON, M. A. JOHNSON, and G. C. SHIPLEY: Possible progesterone-blockage of estrogen-induced interruption of pregnancy in rats. Fertil. and Steril. **12**, 172—177 (1961).
261. —, and H. SMITH: Wy 3475, a new potent, orally active anabolic agent. Excerpta med. (Amst.), Int. Congr. Ser. **51**, Abstr. No 63 (1962).
262. — — D. L. PETERSON, and D. L. CARTER: The biological effects of a series of 13β-substituted gonanes related to norethisterone (17α-ethynyl-19-nortestosterone). Steroids **2**, 319—335 (1963).
263. EDWARDS, R. G., and A. H. GATES: Timing of the stages of the maturation divisions, ovulation, fertilization and the first cleavage of eggs of adult mice treated with gonadotrophins. J. Endocr. **18**, 292—304 (1959).
264. EHRHARDT, K., u. P. KNEIP: Tierexperimenteller Beitrag zur Frage der Schwangerschaftsverlängerung durch Corpus luteum-Hormon. Klin. Wschr. **21**, 972 (1942).
265. ELGER, W.: Die Rolle der fetalen Androgene in der Sexualdifferenzierung des Kaninchens und ihre Abgrenzung gegen andere hormonale und somatische Faktoren durch Anwendung eines starken Antiandrogens. Arch. Anat. micr. Morph. exp. **55**, 657—743 (1966).
266. ELTON, R. L.: Metrotropic activity of some 21-halo-progesterone derivatives. Proc. Soc. exp. Biol. (N.Y.) **101**, 677—682 (1959).
267. — Morphological changes in the glandular epithelium of rabbit endometrium due to hormonal treatment. Anat. Rec. **142**, 469—477 (1962).

268. ELTON, R. L., and R. A. EDGREN: Biological actions of 17α-(2-methallyl)-19-nortestosterone, an orally active progestational agent. Endocrinology 63, 464—472 (1958).
269. — —, and D. W. CALHOUN: Biological activities of some 6-methylated progesterones. Proc. Soc. exp. Biol. (N.Y.) 103, 175—177 (1960).
270. EMMENS, C. W.: Action of oestrogens and anti-oestrogens on early pregnancy in the rabbit. J. Reprod. Fertil. 3, 246 (1962).
271. —, and C. A. FINN: Local and parenteral action of oestrogens and anti-oestrogens on early pregnancy in the rat and mouse. J. Reprod. Fertil. 3, 239—245 (1962).
272. ENDERS, A. C.: Reproduction in the mink. Proc. Amer. phil. Soc. 96, 691 (1952).
273. —, and G. D. BUCHANAN: Some effects of ovariectomy and injection of ovarian hormones in the armadillo. J. Endocr. 19, 251 (1959).
274. ENGLE, E. R., and P. E. SMITH: The endometrium of the monkey and estrone-progesterone balance. Amer. J. Anat. 63, 349—365 (1938).
275. ENZMANN, E. V., N. R. SAPHIR, and G. PINCUS: Delayed pregnancy in mice. Anat. Rec. 54, 325 (1932).
276. ERICSSON, R. J.: A fluorometric method for measurement of sperm capacitation. Proc. Soc. exp. Biol. (N.Y.) 125, 1115 (1967).
277. ERSHOFF, B. H., and H. J. DEUEL: Prolongation of pseudo-pregnancy by induction of deciduomata in rats. Proc. Soc. exp. Biol. (N.Y.) 54, 167—168 (1943).
278. EVANS, E. I.: The transport of spermatozoa in the dog. Amer. J. Physiol. 105, 287 (1941).
279. EVANS, H. M., M. E. SIMPSON, and W. R. LYONS: Influence of lactogenic praeparation of traumatic placentoma in the rat. Proc. Soc. exp. Biol. (N.Y.) 46, 586 (1941).
280. — — —, and K. TURPEINEN: Anterior pituitary hormone with favor the production of traumatic uterine placentomata. Endocrinology 28, 933 (1941).
281. EVERETT, J. W.: Luteotropic function of autografts of the rat hypophysis. Endocrinology 54, 685 (1954).
282. — Functional corpora lutea maintained for month by autografts of rat hypophysis. Endocrinology 58, 786 (1956).
283. — Central neural control of reproductive functions of the adenohypophysis. Physiol. Rev. 44, 373 (1964).
284. FAHNING, M. L., R. H. SCHULTZ, and E. F. GRAHAM: The free amino acid content of uterine fluids and blood serum in the cow. J. Reprod. Fertil. 13, 229—236 (1967).
285. FALCONI, G., R. GARDI, G. BRUNI, and A. ERCOLI: Studies on steroidal enol ethers: an attempt to dissociate progestational from contraceptive activity in oral gestagens. Endocrinology 69, 638—647 (1961).
286. FAWCETT, D. W.: The development of mouse ova under the capsule of the kidney. Anat. Rec. 108, 71—91 (1947).
287. — G. B. WISLOCKI, and C. M. WALDO: The development of mouse ova in the anterior chamber of the eye and in the abdominal cavity. Amer. J. Anat. 81, 413 (1947).
288. FEO, V. J. DE: Temporal aspect of uterine sensitivity in the pseudopregnant or pregnant rat. Endocrinology 72, 305 (1963).
289. — Determination of the sensitive period for the induction of deciduomata in the rat by different inducing procedures. Endocrinology 73, 488—497 (1963).
290. — Vaginal-cervical vibration: a simple and effective method for the induction of pseudopregnancy in the rat. Endocrinology 79, 440 (1966).
291. FINN, C. A.: Endocrine control of endometrial sensitivity during the induction of the decidual cell reaction in the mouse. J. Endocr. 36, 239—248 (1966).
292. — Reaction of the uterus during implantation in the mouse. In: G. E. LAMMING and E. C. AMOROSO (eds.), Reproduction in the female mammal, p. 513—537. London: Butterworth & Co. 1967.
293. —, and J. R. HINCHCLIFFE: Reaction of the mouse uterus during implantation and deciduoma function as demonstrated by changes in the distribution of alkaline phosphatase. J. Reprod. Fertil. 8, 331—338 (1964).
294. — — Histological and histochemical analysis of the formation of implantation chambers in the mouse uterus. J. Reprod. Fertil. 9, 301—309 (1965).
295. —, and L. MARTIN: Patterns of cell division in the mouse uterus during early pregnancy. J. Endocr. 39, 593—597 (1967).
296. —, and A. McLAREN: Study of the early stages of implantation in mice. J. Reprod. Fertil. 13, 259—267 (1967).
297. FLAMENT-DURAND, I., and L. DESCLIN: Observations concerning the hypothalamic control of pituitary luteotrophin secretion in the rat. Endocrinology 75, 22 (1964).
298. FOLCH PI, A., A. ORIOL, L. HERRERA, L. MAQUEO, R. I. DORFMAN, and F. A. KINCL: Inhibition of fertility in mice by-steroid implants. Acta endocr. (Kbh.) 48, 602 (1965).
299. FOLEY, C. W., and W. L. WILLIAMS: Effect of bicarbonate and oviduct fluid on respiration of spermatozoa. Proc. Soc. exp. Biol. (N.Y.) 126, 634—637 (1967).

300. FOOTE, W. D., L. D. GOOCH, A. L. POPE, and L. E. CASIDA: The maintenance of early pregnancy in the ovariectomized ewe by injection of ovarian hormones. J. animal Sci. **16**, 986—989 (1957).
301. — D. P. WALDORF, H. L. SELF, and L. E. CASIDA: Some effects of progesterone and estradiol on the ovarian structures and on the gonadotrophic potency of the pituitary gland of the gilt. J. animal Sci. **17**, 534 (1958).
302. FORBES, T. R.: Pre-ovulatory progesterone in the peripheral blood of the rabbit. Endocrinology **53**, 79 (1953).
303. — Progestin in the mouse embryos, placentae, and amniotic fluid. Endocrinology **61**, 593 (1957).
304. FRAENKEL, L.: Die Funktion des Corpus luteum. Arch. Gynäk. **68**, 438—535 (1903).
305. — Neue Experimente zur Funktion des Corpus luteum. Arch. Gynäk. **91**, 705—761 (1910).
306. —, u. F. COHN: Experimentelle Untersuchungen über den Einfluß des Corpus luteum und die Insertion des Eies. Anat. Anz. **20**, 294—300 (1901).
307. FRANKLIN, J. B., A. F. GOLDFARB, R. MATSUMOTO, and R. L. BRENT: Modification by progestational compounds of the teratogenic effect of uterine vascular clamping. Fertil. and Steril. **14**, 365—369 (1963).
308. FRAZER, J. F. D., and D. P. ALEXANDER: The effect of spaying in the pregnant rat. J. Physiol. (Lond.) **124**, 36P—37P (1954).
309. FRIDHANDLER, L., E. S. E. HAFEZ, and G. PINCUS: Respiratory metabolism of mammalian eggs. Proc. Soc. exp. Biol. (N.Y.) **92**, 127—129 (1956).
310. FUCHS, F., and A.-R. FUCHS: Induction and inhibition of labour in the rabbit. Acta endocr. (Kbh.) **29**, 615 (1958).
311. —, and F. KOCH: Inhibition of oxytocin-induced labour in rabbits with various gestagens. Acta endocr. (Kbh.) **42**, 403 (1963).
312. FUGO, N. W., and R. L. BUTCHER: Overripeness and mammalian ova. I. Overripeness and early embryonic development. Fertil. and Steril. **17**, 804—814 (1966).
313. FUJII, K.: Effectiveness of various luteoid substances on the maintenance of pregnancy. IIIrd World Congr. Fertil. and Steril. Amsterdam 1959. Excerpta med. Foundation, Amsterdam and New York, Abstr. FS. E 67, p. 66 (1959).
314. — Maintenance of pregnancy by progestins. Int. J. Fertil. **6**, 15 (1961).
315. GEBER, W. F., and T. A. ANDERSON: Abnormal fetal growth in the albino rat and rabbit induced by maternal stress. Biol. Neonat. (Basel) **11**, 209—215 (1967).
316. GIBBONS, R. A.: Molecular shape and the physical properties of mucin. Nature (Lond.) **184**, 610—611 (1959).
317. GILLARD, J. L.: The effect of hysterectomy on mammary gland development in the rabbit. Amer. J. Physiol. **120**, 300—304 (1937).
318. GILLMAN, J., and H. B. STEIN: Quantitative study of antagonism of estrogen and progesterone in castrated rabbit. Endocrinology **31**, 167—171 (1942).
319. GINTHER, O. J.: Influence of the uterus on the life span of the corpus luteum. Vet. Med. Anim. Clin. **61**, 1199—1206 (1966).
320. — Local utero-ovarian relationships. J. animal Sci. **26**, 578—585 (1967).
321. — S. MAHAJAN, and L. E. CASIDA: Local ovarian effect of an intrauterine device in intact and unilaterally ovariectomized guinea pigs. Proc. Soc. exp. Biol. (N.Y.) **123**, 775 (1966).
322. GLOVER, F. A.: The response to ovarian hormone administration in the cow estimated from the physical properties of cervical secretions (3 spayed cows and some heifers). J. Endocr. **20**, 56—64 (1960).
323. GOISIS, M., e G. CANDOTTI: Considerazioni sul test della carbonico-anidrasi endometriale nella donna. Minerva ginec. **11**, 710 (1959).
324. GREEN, W. W., and L. M. WINTERS: Cleavage and attachment stages of the pig. J. Morph. **78**, 305 (1946).
325. GREENE, R. R., and M. W. BURRILL: Maintenance of gestation in the castrate pregnant rat with androgens. Proc. Soc. exp. Biol. (N.Y.) **42**, 585 (1938).
326. GREENWALD, G. S.: Cit. by NOYES, R. W., C. E. ADAMS, and A. WALTON: The passage of spermatozoa through the genital tract of female rabbits after ovariectomy and oestrogen treatment. J. Endocr. **18**, 165—174 (1959). J. exp. Zool. **135**, 461 (1957).
327. — The comparative effectiveness of estrogens in interrupting pregnancy in rabbits. Fertil. and Steril. **10**, 155 (1959).
328. — A study of the transport of ova through the rabbit oviduct. Fertil. and Steril. **12**, 80 (1961).
329. — The anti-fertility effects in pregnant rats of a single injection of estradiol cyclopentylpropionate. Endocrinology **69**, 1068—1073 (1961).
330. — In vivo recording of intraluminal pressure changes in the rabbit oviduct. Fertil. and Steril. **14**, 666—674 (1963).

331. GREENWALD, G. S.: Interruption of early pregnancy in the rabbit by a single injection of oestradiol cyclopentyl propionate. J. Endocr. **26**, 133 (1963).
332. — Ovarian follicular development and pituitary FSH and LH content in the pregnant rat. Endocrinology **79**, 572—578 (1966).
333. — Luteotrophic complex of the hamster. Endocrinology **80**, 118 (1967).
334. GREEP, R. O.: Effects of hysterectomy and of estrogen treatment on volume changes in the corpora lutea of pregnant rabbits. Anat. Rec. **80**, 465—476 (1941).
335. GREGORY, P. W., and W. E. CASTLE: Further studies on the embryological basis of the size inheritance in the rabbit. J. exp. Zool. **59**, 199—211 (1931).
336. GROS, G.: Contribution à l'endocrinologie sexuelle. Le cycle génital de la chatte. Thèse Université d'Alger 1936, No 21.
337. GUERRIERO, C.: Antograffes de trompe uterine; sensibilite aux hormones ovariennes. C. R. Soc. Biol. (Paris) **103**, 719—722 (1930).
338. GUNBERG, D. L.: Some effects of exogenous hydrocortisone on pregnancy in the rat. Anat. Rec. **129**, 133—153 (1957).
339. HADEK, R.: The secretory process in the sheep's oviduct. Anat. Rec. **121**, 187—203 (1955).
340. HAFEZ, E. S. E.: Endocrine control of reception, transport, development and loss of rabbit ova. J. Reprod. Fertil. **3**, 14—25 (1962).
341. — Gestation in salpingectomized-ovariectomized progesterone-treated rabbits. Proc. Soc. exp. Biol. (N.Y.) **114**, 604—607 (1963).
342. — Growth and survival of blastocysts in the domestic rabbit. II. Quantitative effects of exogenous progesterone following ovariectomy. J. Reprod. Fertil. **7**, 241—249 (1964).
343. — Maternal effects on implantation and related phenomena in the rabbit (Studiorum progressus). Experientia (Basel) **21**, 234—237 (1965).
344. —, and G. PINCUS: Hormonal requirements of implantation in the rabbit. Proc. Soc. exp. Biol. (N.Y.) **91**, 531 (1956).
345. HAGER, B.: Die deciduale Zellreaktion bei der Ratte unter Laktationsbedingungen. Diss. Univ. Göttingen 1965.
346. HALL, K.: Disappearance of histochemically-demonstrable adenosine triphosphatase and of PAS-reactive basement membranes in blood vessels in the decidua ovum implantation in mice. J. Endocr. **41**, 53—59 (1968).
347. HAMMOND, J.: The fertilisation of rabbit ova in relation to time. A method of controlling the litter size, the duration of pregnancy and the weight of the young at birth. J. exp. Biol. **11**, 140—161 (1934).
348. —, and S. A. ASDELL: The vitality of the spermatozoa in the male and female reproductive tracts. Brit. J. exp. Biol. **4**, 155—185 (1926).
349. —, and A. WALTON: Notes on ovulation and fertilization in the ferret. J. exp. Biol. **11**, 307—319 (1934). Cit. by CHANG, M. C., and G. PINCUS: Physiology of fertilization in mammals. Physiol. Rev. **31**, 1—26 (1951).
350. HAMMOND, J., JR.: Failure of progesterone treatment to affect delayed implantation in mink. J. Endocr. **7**, 330 (1951).
351. — The rabbit corpus luteum: oestrogen prolongation and the accompanying changes in the genitalia. Acta endocr. (Kbh.) **21**, 307 (1956).
352. —, and J. M. ROBSON: Local maintenance of the rabbit corpus luteum with oestrogen. Endocrinology **49**, 384 (1951).
353. HAMNER, C. E., and N. J. SOJKA: Capacitation of rabbit spermatozoa: species specificity and organ specificity. Proc. Soc. exp. Biol. (N.Y.) **124**, 689—691 (1967).
354. —, and W. L. WILLIAMS: Effect of the female reproductive tract on sperm metabolism in the rat and fowl. J. Reprod. Fertil. **5**, 143—150 (1963).
355. — — Identification of sperm stimulating factor of rabbit oviduct fluid. Proc. Soc. exp. Biol. (N.Y.) **117**, 240—243 (1964).
356. HAMPERL, H.: Über endometriale Granulocyten (endometriale Körnchenzellen). Klin. Wschr. **32**, 665—668 (1954).
357. HANCOCK, J. L., and G. J. R. HOVELL: Egg transfer in the sow. J. Reprod. Fertil. **4**, 195—201 (1962).
358. HANSEL, W.: Studies on the formation and maintenance of the corpus luteum. In: G. E. LAMMING and E. C. AMOROSO (eds.), Reproduction in the female mammal, p. 346—365. London: Butterworth & Co. 1967.
359. HANSSON, A.: The physiology of reproduction in mink (mustela vison, schreb.) with special reference to delayed implantation. Acta zool. **28**, 1—136 (1947).
360. HARMS, P. G., and P. V. MALVEN: Effect of injected progesterone on estrous cycle length. J. Dairy Sci. **50**, 1006 (1967).
361. HARPER, M. J. K.: The mechanisms in the movement of newly ovulated eggs through the ampulla of the rabbit fallopian tube. J. Reprod. Fertil. **2**, 522 (1961).

362. HARPER, M. J. K.: Ovulation in the rabbit: the time of follicular rupture and expulsion of the eggs, in relation to injection of luteinizing hormone. J. Endocr. 26, 307 (1963).
363. — The effect of constant doses of oestrogen and progesterone on the transport of artificial eggs through the reproductive tract of ovariectomized rabbits. J. Endocr. 30, 1—19 (1964).
364. — The effects of decreasing doses of oestrogen and increasing doses of progesterone on the transport of artificial eggs through the reproductive tract of ovariectomized rabbits. J. Endocr. 31, 217—226 (1965).
365. — Transport of eggs in cumulus through the ampulla of the rabbit oviduct in relation to day of pseudopregnancy. Endocrinology 77, 114 (1965).
366. — Prevention of implantation in rats by I.C.I. 46.474: role of histamine. J. Endocr. 38, 115—120 (1967).
367. — Effects of androstenedione on preimplantation stages of pregnancy in rats. Endocrinology 81, 1091 (1967).
368. — J. P. BENNETT, J. C. BOURSNELL, and L. E. A. ROWSON: An autoradiographic method for the study of egg transport in the rabbit fallopian tube. J. Reprod. Fertil. 1, 249—267 (1960).
369. —, and A. L. WALPOLE: Mode of action of I.C.I. 46.474 in preventing implantation in rats. J. Endocr. 37, 83—92 (1967).
370. HARRINGTON, F. E.: Effect of estradiol benzoate on ova transport in superovulated immature mice. Endocrinology 75, 461—463 (1964).
371. HARRIS, R. G.: Effect of bilateral ovariectomy upon duration of pregnancy in mice. Anat. Rec. 37, 83—93 (1927).
372. HARTER, B. T.: Glycogen and carbohydrate-protein complexes in the ovary of the white rat during the oestrus cycle. Anat. Rec. 102, 349—367 (1948).
373. HARTLEY, F.: Analogues of ethisterone and 17-acetoxy-progesterone. J. Endocr. 24, xvi—xvii (Abstr.) (1962).
374. HARTMAN, C. G.: Ovulation and the transport and viability of ova and sperm in the female genital tract. In: ALLEN, E., Sex and internal secretions. 1st ed., p. 674—733. Baltimore: Williams & Wilkins Co. 1932.
375. — Ovulation, fertilization and transport and viability of eggs and spermatozoa. In: ALLEN, E., Sex and internal secretions, 2nd ed., p. 630—719. Baltimore: Williams & Wilkins Co. 1939.
376. — Non-effect of ovariectomy on the 25th day of pregnancy in the rhesus monkey. Proc. Soc. exp. Biol. (N.Y.) 48, 221—223 (1941).
377. —, and G. W. CORNER: Removal of the corpus luteum and of the ovaries of the rhesus monkey during pregnancy, observations and cautions. Anat. Rec. 98, 539—546 (1947).
378. HATERIUS, H. O.: Reduction of litter size and maintenance of pregnancy in the oophorectomized rat: evidence concerning the endocrine role of the placenta. Amer. J. Physiol. 114, 399—406 (1936).
379. —, and M. I. KEMPNER: Uterine distention and maintenance of pregnancy following oophorectomy in the rat. Proc. Soc. exp. Biol. (N.Y.) 42, 322—325 (1939).
380. HAWK, H. W., T. H. BRINSFIELD, and H. F. RIGHTER: Control by ovarian hormones of vascular permeability in normal and experimentally infected sheep uteri. J. Reprod. Fertil. 6, 71—77 (1963).
381. — G. D. TURNER, and T. H. BRINSFIELD: Endocrine control of vascular permeability and induced leukocytic emigration in the rabbit uterus. Amer. J. vet. Res. 24, 595 (1963).
382. HAYS, R. L., and K. A. KENDALL: The beneficial effect of progesterone on pregnancy in the vitamin-A-deficient rabbit. J. Nutr. 59, 337—341 (1956).
383. — — Maintenance of pregnancy with prolactin or progesterone in rats on a sucrose diet. Endocrinology 68, 177—178 (1961).
384. HEAP, R. B., J. S. PERRY, and I. W. ROWLANDS: Corpus luteum function in the guinea pig: arterial and luteal progesterone levels and the effects of hysterectomy and hypophysectomy. J. Reprod. Fertil. 13, 537—553 (1967).
385. — D. W. ROBINSON, and G. E. LAMMING: The relationship between ovarian hormones and uterine infection in the rabbit. A possible mode of action. J. Endocr. 23, 351 (1962).
386. HEAPE, W.: Ovulation and degeneration of ova in the rabbit. Proc. roy. Soc. B 76, 260 (1905).
387. HECHTER, O., M. FRAENKEL, M. LEV, and S. SOSKIN: Influence of the uterus on the corpus luteum. Endocrinology 26, 680—683 (1940).
388. — L. KROHN, and J. HARRIS: The effect of estrogen on the permeability of uterine capillaries. Endocrinology 29, 386 (1941).
389. — — Effects of estrogens and other steroids on capillary permeability. Endocrinology 30, 598 (1942).

390. HECHT-LUCARI, G., H. G. KRAFT, and H. KIESER: Estrogenic, antiestrogenic and antifertility activity of chlormadinone acetate and other steroidal and non-steroidal compounds. Transact. Second Meeting Int. Study Group for Steroid Hormones "Research on Steroids" Rome 1965, p. 357—370. Rome: Il Pensiero Scientifico 1966.
391. HELLWEG, G.: Über endometriale Körnchenzellen (endometriale Granulocyten). Arch. Gynäk. 185, 150 (1954).
392. — J. FERIN u. K. G. OBER: Über die Bildung von endometrialen Körnchenzellen bei Kastratinnen unter Hormoneinfluß. Acta endocr. (Kbh.) 33, 261 (1960).
393. HENLE, G., and C. A. ZITTLE: Studies of the metabolism of bovine epididymal spermatozoa. Amer. J. Physiol. 136, 70 (1942).
394. HENRICKS, D. M., S. L. OXENREIDER, L. L. ANDERSON, and H. D. GUTHRIE: Progesterone in systemic and ovarian venous blood and corpora lutea of cycling, hypophyseal stalk sectioned, stalk sectioned hysterectomized and stalk sectioned oxytocin treated cows. Fed. Proc. 26, 366 (1967).
395. HERLYN, U., H. F. GELLER, I. VON BERSWORDT-WALLRABE, and R. VON BERSWORDT-WALLRABE: Pituitary lactogenic hormone release during onset of pseudopregnancy in intact rats. Acta endocr. (Kbh.) 48, 220 (1965).
396. HERRICK, E. H.: Duration of pregnancy in guinea-pigs after removal and also after transplantation of ovaries. Anat. Rec. 39, 193—200 (1928).
397. HILLIARD, J., E. ENDROCZI, and C. H. SAWYER: Stimulation of progestin release from rabbit ovary in vivo. Proc. Soc. exp. Biol. (N.Y.) 108, 154 (1961).
398. HISAW, F. L., F. L. HISAW, JR., and A. B. DAWSON: Effects of relaxin on the endothelium of endometrial blood vessels in monkeys (macaca mulatta). Endocrinology 81, 375—385 (1967).
399. —, and J. T. VELARDO: Inhibition of progesterone in decidual development by steroid compounds. Endocrinology 49, 732—741 (1951).
400. HISAW, F. L., JR., and F. L. HISAW: Effect of relaxin on the uterus of monkeys (macaca mulatta) with observations on the cervix and symphysis pubis. Amer. J. Obstet. Gynec. 89, 141 (1964).
401. HÖHN, E. O., and J. M. ROBSON: Mode of action of oestrogens on the corpus luteum. Endocrinology 44, 536—541 (1949).
402. HOFFMANN, J. C., and N. B. SCHWARTZ: Time of ovulation following progesterone withdrawal in the rat. Endocrinology 76, 626 (1965).
403. HOLCOMB, L. C.: Effects of progesterone treatment on delayed implantation in mink. Chem. Abstr. 67, 47 (1967) (Abstr. 504a).
404. HOLLANDER, W. F., and L. C. STRONG: Intra-uterine mortality and placental fusions in the mouse. J. exp. Zool. 115, 131 (1950).
405. HOTCHKISS, R. S.: Fertility in men. Philadelphia: J. B. Lippincott Co. 1944.
406. HOWE, G. R.: Leucocytic response to spermatozoa in ligated segments of the rabbit vagina, uterus and oviduct. J. Reprod. Fertil. 13, 563—566 (1967).
407. —, and D. L. BLACK: Spermatozoan transport and leucocytic responses in the reproductive tract of calves. J. Reprod. Fertil. 6, 305 (1963).
408. HUFF, R. L., and K. B. EIK-NES: Metabolism in vitro of acetate and certain steroids by 6-day old rabbit blastocysts. J. Reprod. Fertil. 11, 57—63 (1966).
409. HUMPHREY, G. F., and T. MANN: Studies on the metabolism of semen. 5. Citric acid in semen. Biochem. J. 44, 97 (1949).
410. HUMPHREY, K. W.: The development of viable ⌣ nbryos after ovum transfers to long-term ovariectomized mice. Steroids 9, 53 (1967).
411. — The induction of implantation in the mouse after ovariectomy. Steroids 10, 591—600 (1967).
412. — Observations on transport of ova in the oviduct of the mouse. J. Endocr. 40, 267—273 (1968).
413. HUNTER, R. H. F.: The effects of delayed insemination on fertilisation and early cleavage in the pig. J. Reprod. Fertil. 13, 133—147 (1967).
414. IFFT, J. D.: The effect of pituitary transplants on the estrous cycles of hypophysectomized hamsters. Endocrinology 61, 595—596 (1957).
415. INSKEEP, E. K., B. E. HOWLANDS, A. L. POPE, and L. E. CASIDA: Ability of corpora lutea — induced experimentally in progesterone-treated ewes to prevent subsequent ovulation. J. animal Sci. 23, 1172—1175 (1964).
416. JOHNSON, G. E., and J. S. CHALLANS: Ovariectomy and corpus luteum extracts studies on rats and ground squirrels. Endocrinology 16, 278—284 (1932).
417. JOHNSTON, J. O., W. F. WILLIAMS, and M. LAUTERBACH: Preliminary purification of bovine uterine luteolytic hormone. J. Dairy Sci. 50, 999 (Abstr.) (1967).
418. JONES, E. C., and P. L. KROHN: The relationships between age, numbers of oocytes and fertility in virgin and multiparous mice. J. Endocr. 21, 469 (1961).

419. Jones, E. E., and G. W. Salisbury: The action of carbon dioxide as a reversible inhibitor of mammalian respiration. Fed. Proc. **21**, 86 (Abstr.) (1962).
420. Jost, A.: Propriétés progestatives de la 9α-fluoro-11β-hydroxy-17α-méthyltestostérone. Ann. Endocr. (Paris) **19**, 584 (1958).
421. — Action de divers stéroides sexuels et voisins sur la croissance et la différenciation sexuelle des foetus. Acta endocr. (Kbh.), Suppl. **50**, 119 (1960).
422. — Maintien de la gestation chez le rat par la 17α-(2 méthallyl)-19-nortestostérone. Action sur les foetus femelles. C. R. Soc. Biol. (Paris) **155**, 967 (1961).
423. — Maintien de la gestation chez la lapine par un stéréo-isomère voisin de la progestérone (6-déhydro-rétro-progestérone). Action sur les foetus. Acta endocr. (Kbh.) **43**, 539—544 (1963).
424. — Embryopathies d'origine hormonale. Brux.-méd. **44**, 245—253 (1964).
425. Junkmann, K.: Long-acting steroids in reproduction. Recent Progr. Hormone Res. **13**, 389 (1957).
426. — Über Entwicklungen auf dem Gestagengebiet. 15. Meeting Gen. Assembly of the Japan Medical Congress, vol. I, p. 697—706. Tokyo 1959.
427. — Experimental aspects in the study of synthetic progestogens. Symp. Family Planning, Cairo 1962. J. Egypt. med. Ass., Spec. Number, 38—60 (1963).
428. — Experimentelle Gesichtspunkte bei der Prüfung synthetischer Gestagene. Dtsch. med. Wschr. **88**, 629—638 (1963).
429. — Die tierexperimentelle Prüfung antikonzeptioneller Steroide. Internist (Berl.) **5**, 237—242 (1964).
430. —, u. F. Neumann: Zum Wirkungsmechanismus von an Feten antimaskulin wirksamen Gestagenen. Acta endocr. (Kbh.), Suppl. **90**, 139—154 (1964).
431. Kalman, S. M.: Some studies on oestrogens and uterine permeability. J. Pharmacol. exp. Ther. **115**, 442 (1955).
432. —, and J. M. Lowenstein: The effect of estrogens on the uptake of albumin and electrolytes by the rat uterus. J. Pharmakol. exp. Ther. **122**, 163 (1958).
433. Kamell, S. A., and W. B. Atkinson: Absence of prolongation of pseudo-pregnancy by induction of deciduomata in the mouse. Proc. Soc. exp. Biol. (N.Y.) **67**, 415 (1948).
434. Kehl, R., et Y. Chambon: Besoins endocriniens comparés de l'ovoimplantation et du maintain de gestation chez la lapine. C. R. Soc. Biol. (Paris) **142**, 676 (1948).
435. — — Sur le condionnement lutéinique du déciduome traumatique chez la lapine. C. R. Soc. Biol. (Paris) **143**, 698 (1949).
436. — — Synergie progestéro-folliculinique d'ovoimplantation chez la lapine. C. R. Soc. Biol. (Paris) **143**, 1169 (1949).
437. —, et T. Douard: Réalisation et maintien d'implantations, chez la lapine gestante castrée, par association synergique de vitamine E et de progestérone. C. R. Soc. Biol. (Paris) **144**, 1151—1153 (1950).
438. — — Place de la réaction déciduale dans l'installation de la gravidité chez la lapine. C. R. Soc. Biol. (Paris) **144**, 1670 (1950).
439. — — Sur le besoin hormonal quantitatif des déciduomes successifs dans la même corne utérine chez la rate castrée. C. R. Soc. Biol. (Paris) **145**, 697 (1951).
440. — — et R. Cannelier: Données numériques sur les équilibres oestro-progestéroniques qui conditionnent le déciduome traumatique, chez la lapine non gestante. C. R. Soc. Biol. (Paris) **145**, 1159—1161 (1951).
441. R. Paris, J. Benoit et G. Gros: Action de l'acétate de désoxycorticostérone sur le maintien de la grossesse chez la rate gestante castrée et surrenalectomisée. C. R. Soc. Biol. (Paris) **136**, 527—529 (1942).
442. Kendall, K. A., and R. L. Hays: Maintained pregnancy in the rat as associated with progesterone administration and multiple nutritient deficiency. J. Nutr. **70**, 10 (1960).
443. Keyes, P. L., and A. V. Nalbandov: Maintenance and function of corpora lutea in rabbits depend on estrogen. Endocrinology **80**, 938—946 (1967).
444. Kilpatrick, R., D. T. Armstrong, and R. O. Greep: Maintenance of the corpus luteum by gonadotrophins in the hypophysectomized rabbit. Endocrinology **74**, 453—461 (1964).
445. Kincl, F. A., and R. I. Dorfman: Anti-ovulatory activity of steroids administered by gavage in the adult oestrus rabbit. Acta endocr. (Kbh.), Suppl. **73**, 17—30 (1963).
446. — A. Folch Pi, and A. Oriol: Inhibition of fertility in rats and hamsters by steroid implants. J. Reprod. Fertil. **12**, 225—227 (1966).
447. Kinzey, W. G., and H. H. Srebnik: Maintenance of pregnancy in protein-deficient rats with short-term injections of ovarian hormones. Proc. Soc. exp. Biol. (N.Y.) **114**, 158—160 (1963).
448. Kirby, D. R. S.: Development of mouse eggs beneath the kidney capsule. Nature (Lond.) **187**, 707—708 (1960).

449. KIRBY, D. R. S.: Ability of the trophoblast to destroy cancer tissue. Nature (Lond.) **194**, 696—697 (1962).
450. — Reciprocal transplantation of blastocysts between rats and mice. Nature (Lond.) **194**, 785—786 (1962).
451. — Development of the mouse blastocyst transplanted to the spleen. J. Reprod. Fertil. **5**, 1—12 (1963).
452. KIRSCH, R. E.: A study in the control of length of gestation in the rat with notes on maintenance and termination of gestation. Amer. J. Physiol. **122**, 86—93 (1938).
453. KIRTON, K. T., and H. D. HAFS: Sperm capacitation by uterine fluid or beta-amylase in vitro. Science **150**, 618—619 (1965).
454. KLEIN, M.: Relation between the uterus and the ovaries in the pregnant hamster. Proc. roy. Soc. B **125**, 348—364 (1928).
455. — Action du placenta sur le corps jaune gravidique et sur le cycle vaginal chez le cobaye. C. R. Soc. Biol. (Paris) **130**, 1392—1395 (1939).
456. —, et G. MAYER: Effets d'injections d'oestrogènes sur l'ovaire gestatif de la ratte. Maintien de l'état gestatif de l'ovaire après ablation de l'utérus gravide par des injections d'oestrogènes chez la ratte. Arch. Phys. biol. **16**, 125, 127 (1942).
457. KMOCH, N.: Versuch der quantitativen Messung des lactotropen Hormons mittels der dezidualen Zellreaktion in hypophysektomierten weiblichen Ratten. Diss. Univ. Göttingen 1968.
458. KOVACIC, N.: Prolongation of dioestrus in the mouse as a quantitative assay of luteotrophic activity of prolactin. J. Endocr. **24**, 227 (1962).
459. — The deciduoma assay. A method for measuring prolactin. J. Endocr. **28**, 45 (1963/64).
460. KRÄHENBÜHL, C., and P. A. DESSAULLES: Comparison of the activity of different oestrogens in inducing ovulation blocked by progesterone in the rat. Acta endocr. (Kbh.), Suppl. **119**, 165 (Abstr.) (1967).
461. KRAFT, H. G., u. H. KIESER: Experimentelle Untersuchungen mit 1α-Bis-[acetylthio-17β-hydroxy-17α-methyl-androsten-(4)]-on-(3). Arzneimittel-Forsch. **14**, 330 (1964).
462. — —, and G. HECHT-LUCARI: Relationship between anti-fertility and anti-estrogenic activity of a number of steroids. Excerpta med. (Amst.), Int. Congr. Ser. **109**, Abstr. No 253 (1966).
463. KREHBIEL, R. H.: Cytological studies of the decidual reaction in the rat during early pregnancy and in the production of deciduomata. Physiol. zool. **10**, 212 (1937).
464. KROC, B. L., B. G. STEINETZ, and V. L. BEACH: The effects of estrogens, progestagens, and relaxin in pregnant and nonpregnant laboratory rodents. Ann. N.Y. Acad. Sci. **75**, 942—980 (1958/59).
465. KURNOSOW, K. M.: Changes of type of sheep placenta during pregnancy. (Russian.) Zh. Obshch. Biol. **28**, 350—357 (1967).
466. LAHR, E. L., and O. RIDDLE: Temporary suppression of estrous cycles in the rat by prolactin. Proc. Soc. exp. Biol. (N.Y.) **34**, 880 (1936).
467. LARDY, H. A., R. G. HANSEN, and P. H. PHILLIPS: The metabolism of bovine epididymal spermatozoa. Arch. Biochem. **6**, 41 (1945).
468. LARSSON, H., and M. STENSSON: Effect of bis (p-hydroxyphenyl)-cyclo-hexylidene methane (F 6060) on the conversion of pregnenolone to Δ^4-3-keto-steroids in vitro. Acta endocr. (Kbh.) **55**, 673 (1967).
469. LATASTE, F.: Documents pour l'éthologie des mammifers. Notes de l'order des rongeurs observées en captivité. Acta Soc. Linnienne de Bordeaux **40**, 202 (1887).
470. — Des variations de durée de la gestation chez les mammifères et des circonstances qui déterminent ces variations. Théorie de la gestation retardée (1). C. R. Soc. Biol. (Paris) **43**, 21—31 (1891).
471. LERNER, L. J., D. M. BRENNAN, M. DE PHILLIPO, and E. YIACAS: Comparison of biological activities of progesterone, noréthisterone and the acetophenone derivative of 16β, 17α-dihydroxyprogesterone. Fed. Proc. **20**, 200 (Abstr.) (1961).
472. — — E. YIACAS, M. DE PHILLIPO, and A. BORMAN: Pregnancy maintenance in ovariectomized rats with 16α, 17α-dihydroxyprogesterone derivatives and other progestogens. Endocrinology **70**, 283 (1962).
473. — F. J. HOLTHAUS, and C. R. THOMPSON: A non-steroidal estrogen antagonist (1(p-2-diethylamino-ethoxyphenyl)-1-phenyl-2-p-methoxyphenylethanol). Endocrinology **63**, 295 (1958).
474. — E. YIACAS, and A. BORMAN: Biological activities of the 2-acetofuran derivative of 16α,17α-dihydroxyprogesterone. Proc. Soc. exp. Biol. (N.Y.) **113**, 663—666 (1963).
475. LEUCKART, W.: Zeugung. In: R. WAGNER (Hrsg.), Handwörterbuch der Physiologie, Bd. 4, S. 707, 1853. Zit. nach [167].

476. Lewis, J., Jr., and R. Hertz: Effects of early embryectomy and hormonal therapy on the fate of the placenta in pregnant rhesus monkeys. Proc. Soc. exp. Biol. (N.Y.) **123**, 805 (1966).
477. Lewis, W. H., and P. W. Gregory: Cinematographs of living developing rabbit eggs. Science **69**, 226—229 (1929).
478. Lindsay, D., E. Poulson, and J. M. Robson: The effect of 5-hydroxy tryptamine and of an amine oxidase inhibitor on experimental deciduomata in mice. J. Endocr. **23**, 209 (1961).
479. — — — The effect of 5-hydroxytryptamine on pregancy. J. Endocr. **26**, 85 (1963).
480. Lloyd-Jones, O., and F. A. Hays: The influence of excessive sexual activity of male rabbits. I. On the properties of the seminal discharge. J. exp. Zool. **25**, 463 (1918).
481. Lobel, B. L., E. Levy, and M. C. Shelesnyak: Studies on the mechanism of nidation. XXXIV. Dynamics of cellular interactions during progestation and implantation in the rat. Acta endocr. (Kbh.), Suppl. **123**, 1—109 (1967).
482. — L. Tic, and M. C. Shelesnyak: Studies on the mechanism of nidation. XVII. Histochemical analysis of decidualization in the rat. — Part 1: Framework: Oestrous cycle and pseudopregnancy. Acta endocr. (Kbh.) **50**, 452—468 (1965).
483. — — — Studies on the mechanism of nidation. XVII. Histochemical analysis of decidualization in the rat. — Part 2: Induction. Acta endocr. (Kbh.) **50**, 469—485 (1965).
484. — — — Studies on the mechanism of nidation. XVII. Histochemical analysis of decidualization in the rat. — Part 3: Formation of deciduomata. Acta endocr. (Kbh.) **50**, 517—536 (1965).
485. — — — Studies on the mechanism of nidation. XVII. Histochemical analysis of decidualization in the rat. — Part 4: Regression of deciduomata. Acta endocr. (Kbh.) **50**, 537—559 (1965).
486. Loeb, L.: Über die experimentelle Erzeugung von Knoten von Deciduagewebe in dem Uterus des Meerschweinchens nach stattgefundener Kopulation. Zbl. allg. Path. path. Anat. **18**, 563 (1907).
487. — The production of deciduomata and the relation between the ovaries and the formation of decidua. J. Amer. med. Ass. **50**, 1897 (1908).
488. — Über die Bedeutung des Corpus luteum. Zbl. Physiol. **23**, 73 (1909).
489. — The experimental production of the maternal placenta (and the function of the corpus luteum). J. Amer. med. Ass. **53**, 1471 (1909).
490. — The effect of exstirpation of the uterus on the life and function of the corpus luteum of the guinea-pig. Proc. Soc. exp. Biol. (N.Y.) **20**, 441 (1923).
491. — Mechanism of the sexual cycle with special reference to the corpus luteum. Amer. J. Anat. **32**, 305—343 (1923).
492. — The effects of hysterectomy on the system of sex organs and on the periodicity of the sexual cycle in the guinea-pig. Amer. J. Physiol. **83**, 202 (1927).
493. — Some mechanisms in the sexual cycle of guinea-pig. Aust. J. exp. Biol. med. Sci. **9**, 141 (1932).
494. —, and C. Hesselberg: The cyclic changes in the mammary gland under normal and pathological conditions. 1. The change in the non-pregnant guinea-pig. J. exp. Med. **25**, 285—321 (1917).
495. —. and M. G. Smith: The effect of hysterectomy on the duration of life and retrogression of the corpora lutea and on secondary sex organs in the rabbit. Amer. J. Anat. **58**, 1—25 (1936).
496. Long, J. A.: The living eggs of rats and mice with a description of apparatus for obtaining and observing them. Univ. Calif. Publ. Zool. **9**, 105 (1912).
497. —, and H. M. Evans: On the production of the condition of pseudopregnancy by infertile coitus or mechanical stimulation of the cervix in the rat. Anat. Rec. **21**, 57 (1921).
498. — — The oestrus cycle in the rat and its associated phenomena. Mem. Univ. Calif. **6**, 1 (1922).
499. Loy, R. G., R. G. Zimbelman, and L. E. Casida: Effects of injected ovarian hormones on the corpus luteum of the estrual cycle in cattle. J. animal Sci. **19**, 175—182 (1960).
500. Lutwak-Mann, C.: Carbonic anhydrase in the female reproductive tract. Occurrence, distribution and hormonal dependence. J. Endocr. **13**, 26—38 (1955).
501. — Some properties of uterine and cervical fluid in the rabbit. Biochim. biophys. Acta (Amst.) **58**, 637 (1962).
502. —, and C. E. Adams: Carbonic anhydrase in the female reproductive tract. II. Endometrial carbonic anhydrase as indicator of luteoid potency: correlation with progestational proliferation. J. Endocr. **15**, 43—55 (1957).
503. — — The effect of methyloestronolone on endometrial carbonic anhydrase and its ability to maintain pregnancy in the castrated rabbit. Acta endocr. (Kbh.) **25**, 405—411 (1957).

504. LYON, R. A.: Lactogenic hormone prolongs the time during which deciduomata may be induced in lactating rats. Proc. Soc. exp. Biol. (N.Y.) **51**, 156 (1942).
505. —, and W. M. ALLEN: The duration of sensitivity of the endometrium during lactation in the rat. Amer. J. Physiol. **122**, 624 (1938).
506. — — Studies on the production of secondary deciduomata during lactation in the rat. Anat. Rec. **86**, 417 (1943).
507. LYONS, W. R.: Pregnancy maintenance in hypophysectomized-oophorectomized rats injected with estrone and progesterone. Proc. Soc. exp. Biol. (N.Y.) **54**, 65 (1943).
508. — M. E. SIMPSON, and H. M. EVANS: Hormonal requirements for pregnancy and mammary development in hypophysectomized rats. Proc. Soc. exp. Biol. (N.Y.) **52**, 134—136 (1943).
509. MARCUS, G. J., and M. C. SHELESNYAK: Studies on the mechanism of nidation. XX. Relation of histamine release of estrogen action in the progestational rat. Endocrinology **80**, 1028—1031 (1967).
510. — —, and P. F. KRAICER: Studies on the mechanism of nidation: X. The oestrogen-surge, histamine-release and decidual induction in the rat. Acta endocr. (Kbh.) **47**, 255—264 (1964).
511. MARCUS, S. L.: Influence of ovarian hormones on the leucocytic response to spermatozoa in the uterus of the golden hamster. Fertil. and Steril. **17**, 212 (1966).
512. MARDEN, W. G. R.: The hormone control of ovulation in the calf. Endocrinology **50**, 456—461 (1952).
513. MARSHALL, A. J.: Origin of delayed implantation in marsupials. Nature (Lond.) **216**, 192—193 (1967).
514. MARTIN, L., C. W. EMMENS, and R. I. COX: The effect of oestrogens and anti-oestrogens on early pregnancy in mice. J. Endocr. **20**, 299 (1960).
515. MARTINEZ-MANAUTOU, J., V. CORTEZ, J. GINER, R. AZNAR, J. CASALULA, and H. W. RUDEL: Low doses of progestagen as an approach to fertility control. Fertil. and Steril. **17**, 49 (1966).
516. MARX, R.: Influence of hysterectomy on endocrine balance. Amer. J. Surg. **28**, 117—121 (1935).
517. MASTROIANNI, L., JR., and J. EHTESHAMADEH: Corona cell dispersing properties of rabbit tubal fluid. J. Reprod. Fertil. **8**, 145—147 (1964).
518. MASUDA, H., L. L. ANDERSON, D. M. HENDRICKS, and R. M. MELAMPY: Progesterone in ovarian venous plasma and corpora lutea of the pig. Endocrinology **80**, 240—246 (1967).
519. MATTNER, P. E.: Capacitation of ram spermatozoa and penetration of the ovine egg. Nature (Lond.) **199**, 772—773 (1963).
520. MAYER, G.: Interferences entre lactation et gestation. Ann. Endocr. (Paris) **17**, 557—571 (1956).
521. — Delayed nidation in rats: Method of exploring the mechanism of ovo-implantation. In: A. C. ENDERS (ed.), Delayed implantation, p. 213—231. Chicago: Chicago University Press 1963.
522. — In discussion; Ciba Foundation Study Group No 23, Egg implantation, p. 16. London: Churchill 1966. Zit. nach M. W. ORSINI and A. MCLAREN, J. Reprod. Fertil. **13**, 481 (1967).
523. —, et R. CANIVENC: Placenta et équilibre hormonal gravidique chez la rate. Activité du placenta en l'absence d'ovaires. Réaction de la glande mammaire et du vagin. C. R. Soc. Biol. (Paris) **145**, 1688 (1951).
524. — — Moment d'apparition du corps gestatif chez la lapine. C. R. Soc. Biol. (Paris) **147**, 808 (1953).
525. —, O. NILSON, and S. REINIUS: Cell membrane changes of uterine epithelium and trophoblasts during blastocyst attachment in rat. Z. Anat. Entwickl.-Gesch. **126**, 43—48 (1967).
526. —, et A. J. THEVENOT-DULUC: Besoins hormonaux de la nidation chez la ratte, ovariectomisée de cinquième jour de la gravidité. C. R. Soc. Biol. (Paris) **157**, 1558—1561 (1963).
527. MCCLURE, T. J.: Temporary nutritional stress and infertility in female mice. J. Physiol. (Lond.) **147**, 221 (1959).
528. — Pathogenesis of early embryonic mortality caused by fasting pregnant rats and mice for short periods. J. Reprod. Fertil. **2**, 381 (1961).
529. — Infertility in mice caused by acute fasting at about the time of mating. I. Mating behaviour and littering rates. J. Reprod. Fertil. **12**, 243 (1966).
530. — Infertility in mice caused by acute fasting at about the time of mating. II. Pathological changes. J. Reprod. Fertil. **13**, 387 (1967).

531. McCLURE, T. J.: Infertility in mice caused by fasting at about the time of mating. III. Pathogenesis. J. Reprod. Fertil. **13**, 393—403 (1967).
532. McDONALD, G. J., D. T. ARMSTRONG, and R. O. GREEP: Stimulation of estrogen secretion from normal rat corpora lutea by luteinizing hormone. Endocrinology **79**, 289—293 (1966).
533. McDONALD, L. E., R. E. NICHOLS, and S. H. McNUTT: Studies on corpus luteum ablation and progesterone replacement therapy during pregnancy in the cow. Amer. J. vet. Res. **13**, 446—451 (1952).
534. — — — On the essentiality of the bovine corpus luteum of pregnancy. Amer. J. vet. Res. **14**, 539—541 (1953).
535. McFARLANE, W. V., P. R. PENNYCUIK, and E. THRIFT: Resorption and loss of foetuses in rats living at 35°C. J. Physiol. (Lond.) **135**, 451 (1957).
536. McKEOWN, R., and S. ZUCKERMAN: The suppression of oestrus in the rat during pregnancy and lactation. Proc. roy. Soc. B **124**, 464 (1938).
537. McLAREN, A.: Delayed loss of the zona pellucida from blastocysts of suckling mice. J. Reprod. Fertil. **14**, 159—162 (1967).
538. —, and D. MICHIE: Studies on the transfer of fertilized mouse eggs to uterine foster mothers. (1) Factors affecting the implantation and survival of native and transferred eggs. J. exp. Biol. **33**, 394 (1956).
539. — — Studies on the transfer of fertilized mouse eggs to uterine foster-mothers. (2) The effect of transferring large numbers of eggs. J. exp. Biol. **36**, 40 (1959).
540. — — Superpregnancy in the mouse. (1) Implantation of foetal mortality after induced superovulation in females of various ages. J. exp. Biol. **36**, 281 (1959).
541. — — Superpregnancy in the mouse. (2) Weight gain during pregnancy. J. exp. Biol. **36**, 301 (1959).
542. McPHAIL, M. K.: Induction of ovulation in the unmated oestrus ferret. J. Physiol. (Lond.) **80**, 78—81 (1934).
543. MEITES, J., H. D. WEBSTER, F. W. YOUNG, F. J. THORPE, and R. N. HATCH: Effect of corpora lutea ablation and replacement therapy with progesterone on gestation in goats. J. animal Sci. **10**, 411—416 (1951).
544. MENGE, A. C., W. J. TYLER, and L. E. CASIDA: Factors affecting the removal of spermatozoa from the rabbit uterus. J. Reprod. Fertil. **3**, 396 (1962).
545. MERTON, H.: Studies on reproduction in the albino mouse. III. The duration of life spermatozoa in the female reproductive tract. Proc. roy. Soc. Edinb. B **59**, 207 (1939).
546. MESNIL DU BUISSON, F. DU: Possibilité d'un fonctionnement dissemblable des ovaires pendant la gestation chez la truie. C. R. Acad. Sci. (Paris) **253**, 727 (1961).
547. — Le controle de la fonction luteal chez la truie. Excerpta med. (Amst.), Int. Congr. Ser. **83**, 860 (1964).
548. —, et L. DAUZIER: Influence de l'ovariectomie chez la truie pendant la gestation. C. R. Soc. Biol. (Paris) **151**, 311 (1957).
549. — — Contrôle mutuel de l'utérus et de l'ovaire chez la truie. Ann. Zootechnie Suppl., 147—159 (1959).
550. — P. C. LÉGLISE, L. L. ANDERSON et P. ROMBAUTS: Maintien des corps jaunes et de la gestation de la truie au cours de la phase préimplantatoire après hypophysectomie. Proc. 5th Int. Congr. Animal Reproduction, Trento 1964, vol. 3, p. 571.
551. — et P. ROMBAUTS: Reduction expérimentale du nombre des foetus au cours de la gestation de la truie et maintien des corps jaunes. Ann. Biol. anim. **3**, 445—449 (1963).
552. MEUNIER, J. M., et G. MAYER: Action de la progestérone et de l'oestradiol sur l'effet nocif de la cortisone administrée pendant la grossesse chez la ratte. C. R. Soc. Biol. (Paris) **149**, 1263—1265 (1955).
553. MEYER, R. K.: In disenssion; Ciba Foundation Study Group No 23, Egg implantation, p. 18. London: Churchill 1966. Zit. nach M. W. ORSINI and A. McLARIN, J. Reprod. Fertil. **13**, 485 (1967).
554. —, and R. L. COCHRANE: Effect of induced deciduomata on ovonidation in progesterone-treated ovariectomized rats. J. Reprod. Fertil. **4**, 67—79 (1962).
555. —, and E. F. NUTTING: Effect of combinations of progesterone and oestrone on the delay of nidation, implantation and foetal survival in ovariectomized rats. J. Endocr. **29**, 243—249 (1964).
556. MIKAIL, G., M. W. NOALL, and W. M. ALLEN: Progesterone levels in the rabbit ovarian veine blood throughout pregnancy. Endocrinology **69**, 504 (1961).
557. MINAGUCHI, H., and J. MEITES: Effects of norethinodrel-mestranol combination (Enovid) on hypothalamic and pituitary hormones in rats. Endocrinology **81**, 826 (1967).
558. MINTZ, B.: In discussion; Ciba Foundation Symposium, Preimplantation stages of pregnancy, p. 167. London: Churchill 1965.

559. MITTLER, J. C., and J. MEITES: Effect of epinephrine and acetylcholine on hypothalamic content of prolactin inhibiting factor. Proc. Soc. exp. Biol. (N.Y.) 127, 310 (1967).
560. MIYAKE, T.: Inhibitory effect of various steroids on gonadotrophin hypersecretion in parabiotic mice. Endocrinology 69, 534—546 (1961).
561. — Progestational substances. In: R. I. DORFMAN, Methods in hormone research, vol. II, p. 127—178. New York and London: Academic Press 1962.
562. — F. KOBAYASHI, K. HORIBE, H. KAKUSHI, and K. HARA: Biological activities of chlormadinone acetate (II) effects on the rat pregnancy, fetal development and parturition. Folia endocr. jap. 41, 1154—1163 (jap.) (1966).
563. MONTUOR, E., G. E. BUR et A. KOROMPAY: Action de stéroides sur la grossesse du rat blanc. C. R. Soc. Biol. (Paris) 154, 2382 (1960).
564. MOODY, E. L., and W. HANSEL: HCG influence on progesterone synthesis. J. animal Sci. 26, 948 (Abstr.) (1967).
565. MOORE, N. W., and L. E. A. ROWSON: Maintenance of pregnancy in ovariectomized ewes by means of progesterone. Nature (Lond.) 184, 1410 (1959).
566. MOORE, W. W., and A. V. NALBANDOV: Maintenance of corpora lutea in sheep with lactogenic hormone. J. Endocr. 13, 18—25 (1955).
567. MOORE-SMITH, D., and J. D. BIGGERS: The oestrogen requirement for implantation and the effects of its dose on the implantation response in the mouse. J. Endocr. 41, 1—9 (1968).
568. MORICARD, R.: Penetration of the spermatozoon in vitro into the mammalian ovum oxydo potential level. Nature (Lond.) 165, 763 (1950).
569. — Observation of in vitro fertilization in the rabbit. Nature (Lond.) 173, 1140 (1954).
570. —, et J. BOSSU: Arrivée et pénétration du spermatozoide fécondant dans l'ovocyte de deuxième ordre chez la rate et chez la lapine. Ann. Endocr. (Paris) 10, 89—106 (1949).
571. MORRISSETTE, M. C., L. E. MCDONALD, and R. D. MORRISON: Effect of 17α-acetoxyprogesterone in pregnant rats. J. Reprod. Fertil. 8, 205—213 (1964).
572. MOSSMAN, H. W., and I. JUDAS: Accessory corpora lutea, lutein cell origin and the ovarian cycle in the Canadian porcupine. Amer. J. Anat. 85, 1 (1949).
573. MOUNIB, M. S., and M. C. CHANG: Effect of in utero incubation on the metabolism of rabbit spermatozoa. Nature (Lond.) 201, 943—944 (1964).
574. MURPHREE, R. L., W. G. BLACK, G. OTTO, and L. E. CASIDA: Effect of site of insemination upon the fertility of gonadotrophin-treated rabbits of different reproductive stages. Endocrinology 49, 474 (1951).
575. — E. J. WARWICK, L. E. CASIDA, and W. H. MCSHAN: Influence of reproductive stage upon the fertility of gonadotrophin-treated female rabbits. Endocrinology 41, 308—311 (1947).
576. NAKAO, T., K. HIRAGA, T. SAITO, and Y. MURAYAMA: Pharmacological activities of "pregnane, $3\beta,5\alpha,6\beta,16\beta,20\alpha$-pentaol" (POL) that blocks electrolyte activity of aldosterone. Jikeikai med. J. 6, 1 (1959).
577. NELSON, M. M., and H. M. EVANS: Maintenance of pregnancy in the absence of dietary protein with estrone and progesterone. Endocrinology 55, 543—549 (1954).
578. — — Maintenance of pregnancy in absence of dietary protein with progesterone. Proc. Soc. exp. Biol. (N.Y.) 88, 444—446 (1955).
579. — — Failure of ovarian hormones to maintain pregnancy in rats deficient in pantothenic or pteroylglutamic acid. Proc. Soc. exp. Biol. (N.Y.) 91, 614—617 (1956).
580. — W. R. LYONS, and H. M. EVANS: Maintenance of pregnancy in pyridoxine-deficient rats when injected with estrone and progesterone. Endocrinology 48, 726—732 (1951).
581. — — — Comparison of ovarian and pituitary hormones for maintenance of pregnancy in pyridoxine deficient rats. Endocrinology 52, 585 (1953).
582. NEUMANN, F.: Der Einfluß von Gestagenen auf den oxytocin-provozierten Abort beim Kaninchen. Fortschr. Geburtsh. Gynäk. 19, 330 (1964).
583. — Unpubliziert 1967.
584. —, u. R. HEMPEL: Hemmung der Uteruswirkung von Oxytocin durch Gestagene. Acta endocr. (Kbh.) 48, 645 (1965).
585. — M. KRAMER u. K. JUNKMANN: Tierexperimentelle Untersuchungen mit 17α-Aethinyl-19-nor-Testosteronacetat. Med. exp. (Basel) 11, 1—36 (1964).
586. NEW, D. A. T.: Development of rat embryos cultured in blood sera. J. Reprod. Fertil. 12, 509—524 (1966).
587. —, and K. F. STEIN: Cultivation of post-implantation mouse and rat embryos on plasma clots. J. Embryol. exp. Morph. 12, 101 (1964).
588. NEWTON, W. H.: "Pseudo-parturition" in mouse and relation of placenta to post-partum oestrus. J. Physiol. (Lond.) 84, 196—207 (1935).
589. —, and N. BECK: Placental activity in the mouse in the absence of the pituitary gland. J. Endocr. 1, 65—75 (1939).

590. NICHOLAS, J. S.: Development of transplanted rat eggs. Proc. Soc. exp. Biol. (N.Y.) **30**, 1111 (1933).
591. — Experiments on developing rats. I. Limits of foetal regeneration; behaviour of embryonic material in abnormal environments. Anat. Rec. **58**, 387—408 (1934).
592. NIKITOVITCH-WINER, M.: Effect of hypophysial stalk transsection on luteotropic hormone secretion in the rat. Endocrinology **77**, 658 (1965).
593. —, and J. W. EVERETT: Comparative study of luteotrophin secretion by hypophysial autotransplants in the rat. Effects of site and stages of the estrous cycle. Endocrinology **62**, 522—535 (1958).
594. NILSSON, O.: Morphologic changes in the mouse uterine epithelium during decomposition of lipid granules. In: Methods and achievements in experimental pathology. I. An introduction to experimental pathology, p. 271—297. Basel and New York: S. Karger 1966.
595. — Attachment of rat and mouse blastocysts onto uterine epithelium. Int. J. Fertil. **12**, 5—13 (1967).
596. NISWENDER, G. D., C. C. KALTENBACH, and P. J. DZIUK: Autotransplantation of the uterus in sheep. J. animal Sci. **26**, 948—949 (1967). (Abstr.).
597. NOVAK, E., and H. S. EVERETT: Cyclical and other variations in the tubal epithelium. Amer. J. Obstet. Gynec. **16**, 499—530 (1928).
598. NOYES, R. W.: The fertilizing capacity of spermatozoa. West. J. Surg. **61**, 342 (1953).
599. —, C. E. ADAMS, and A. WALTON: Transport of spermatozoa into the uterus of the rabbit. Fertil. and Steril. **9**, 288 (1958).
600. — — — The transport of ova in relation to the dosage of estrogen in ovariectomized rabbits. J. Endocr. **18**, 108—117 (1959).
601. — — — The passage of spermatozoa through the genital tract of female rabbits after ovariectomy and oestrogen treatment. J. Endocr. **18**, 165—174 (1959).
602. —, and Z. DICKMANN: Relationship of ovular age to endometrial development. J. Reprod. Fertil. **1**, 186—196 (1960).
603. — — Survival of ova transferred into the oviduct of the rat. Fertil. and Steril. **12**, 67 (1961).
604. — — L. L. DOYLE, and A. H. GATES: Ovum transfers, synchronous and asynchronous, in the study of implantation. In: A. C. ENDERS (ed.), Delayed implantation. Chicago: Chicago University Press 1963.
605. — A. WALTON, and C. E. ADAMS: Capacitation of rabbit spermatozoa. J. Endocr. **17**, 374-380 (1958).
606. — — — Capacitation of rabbit spermatozoa. Nature (Lond.) **181**, 1209—1210 (1958).
607. NUTTING, E. F., and R. K. MEYER: Failure of transient progesterone deprivation to induce ova implantation in ovariectomized rats. Proc. Soc. exp. Biol. (N.Y.) **111**, 372 (1962).
608. — — Effects of various steroids on nidation and fetal survival in ovariectomized rats. Endocrinology **74**, 573—578 (1964).
609. — and P. B. SOLLMAN: Delay of implantation in intact rats treated with progestins. Acta endocr. (Kbh.) **54**, 8—18 (1967).
610. OGLE, G.: Adaption of sexual activity to environmental stimulation. Amer. J. Physiol. **107**, 628—634 (1934).
611. OLDS, D., and N. L. VAN DEMARK: The behavior of spermatozoa in luminal fluids of bovine female genitalia. Amer. J. vet. Res. **18**, 603—607 (1957).
612. ORSINI, M. W.: Morphological evidence on the intrauterine career of the ovum. In: A. C. ENDERS (ed.), Delayed implantation. Chicago: Chicago University Press 1963.
613. — Implantation: a comparison of conditions in the pregnant and the pseudopregnant hamster. Vth Int. Congr. on Animal Reproduction "Artificial Insemination" 1964, Trento, vol. 7, p. 309.
614. — In discussion: Ciba Foundation Symposium, Preimplantation stages of pregnancy, p. 162. London: Churchill 1965.
615. — Factors affecting loss of the zona pellucida in the hamster. J. Anat. (Lond.) **99**, 922 (1965).
616. —, and A. MCLAREN: Loss of the zona pellucida in mice, and the effect of tubal ligation and ovariectomy. J. Reprod. Fertil. **13**, 485 (1967).
617. —, and R. K. MEYER: Implantation of the castrate hamster in the absence of exogenous oestrogen. Anat. Rec. **134**, 619—620 (Abstr.) (1959).
618. —, and A. PSYCHOYOS: Implantation of blastocysts transferred into progesterone-treated virgin hamsters previously ovariectomized. J. Reprod. Fertil. **10**, 300 (1965).
619. OVERBEEK, G. A.: Diskussionsbeitrag zu J. FERIN, Vergleichende Wirksamkeit der neuen Gestagene bei der ovariektomierten Frau. In: H. NOWAKOWSKI (Hrsg.), Moderne Entwicklungen auf dem Gestagengebiet, S. 38—39. Berlin-Göttingen-Heidelberg: Springer 1960.

620. OVERBEEK, G. A., and Z. MADJEREK: The effects of steroids on deciduoma formation in mice. Bull. Soc. roy. belge Gynéc. Obstét. **30**, 555 (1960).
621. — —, and J. DE VISSER: The effect of lynestrenol on animal reproduction. Acta endocr. (Kbh.) **41**, 351—370 (1962).
622. —, and J. DE VISSER: A new substance with progestational activity. II. Pharmacological properties. Acta endocr. (Kbh.) **22**, 318—329 (1956).
623. OXENREIDER, S. L.: Unilateral regression of corpora lutea and luteal function in the guinea pig with related studies in swine. Ph. D. Diss. University of Missouri Library 1966.
624. —, and B. N. DAY: Regression of corpora lutea in unilaterally pregnant guinea-pigs. J. Endocr. **38**, 279—289 (1967).
625. PARKER, G. H.: The passage of sperms and of eggs through the oviduct in terrestrial vertebrates. Phil. Trans. B. **219**, 381 (1931).
626. PARKES, A. S.: The role of the corpus luteum in the maintenance of pregnancy. J. Physiol. (Lond.) **65**, 341—349 (1928).
627. PARLOW, A. F., L. L. ANDERSON, and R. M. MELAMPY: Pituitary follicle-stimulating hormone and luteinizing hormone concentrations in relation to reproductive stages of the pig. Endocrinology **75**, 365 (1964).
628. PASTEELS, J.-L., and F. ECTORS: Mode of action of medroxyprogesterone (Provera) on hypothalamo-hypophyseal system of female rat. C. R. Acad. Sci. (Paris) **264**, 106—109 (1967).
629. —, et M. HERLANT: Action de la médroxy progestérone (Provera) sur l'hypophyse, les glandes mammaires et les ovaires chez la ratte. C. R. Acad. Sci. (Paris) **263**, 1988—1991 (1966).
630. PECKHAM, B. M., and R. R. GREENE: Attempts to produce deciduomata in the pregnant rat. Endocrinology **41**, 277—281 (1947).
631. — — Prolongation of pseudopregnancy by deciduomata in the rat. Proc. Soc. exp. Biol. (N.Y.) **69**, 417—418 (1948).
632. — — Endocrine influence on implantation and decidual reaction. Endocrinology **46**, 489 (1950).
633. PHILLIPS, R. W.: Cit. by CHANG, M. C., and G. PINCUS: Physiology of fertilization in mammals. Physiol. Rev. **31**, 1—26 (1951). Proc. Amer. Soc. Anim. Prod. **222** (1935).
634. —, and F. N. ANDREWS: The speed of travel of ram spermatozoa. Anat. Rec. **68**, 127 (1937).
635. PICKWORTH, S., and G. E. LAMMING: Observations on pregnancy in intact rabbits and in ovariectomized rabbits treated with 17 α-hydroxy-progesterone caproate. J. Reprod. Fertil. **13**, 457—468 (1967).
636. PINCUS, G.: Observations on the living eggs of the rabbit. Proc. roy. Soc. B **107**, 132 (1930).
637. — The eggs of mammals. New York: Macmillan & Co. 1936.
638. — M. C. CHANG, E. S. E. HAFEZ, and M. X. ZARROW: Effects of certain 19-nor-steroids on reproductive processes in animals. Science **124**, 890—891 (1956).
639. — — M. X. ZARROW, E. S. E. HAFEZ, and A. MERRILL: Studies on the biological activity of certain 19-nor-steroids in female animals. Endocrinology **59**, 695—707 (1956).
640. —, and R. E. KIRSCH: The sterility in rabbits produced by injections of oestrone and related compounds. Amer. J. Physiol. **115**, 219—228 (1936).
641. —, and A. MERRIL: Unpublished 1964. Cit. by U. K. BANIK and G. PINCUS, Estrogen and transport of ova in the rat. Proc. Soc. exp. Biol. (N.Y.) **116**, 1032—1034 (1964).
642. —, and N. T. WERTHESSEN: A quantitative method for the bioassay of progestin. Amer. J. Physiol. **120**, 100—104 (1937).
643. — — The comparative behaviour of mammalian eggs in vivo and in vitro. III. Factors controlling the growth of the rabbit blastocyst. J. exp. Zool. **78**, 1—17 (1938).
644. — — The maintenance of embryo life in ovariectomized rabbits. Amer. J. Physiol. **124**, 484—490 (1938).
645. PIPER, E. L., and W. C. FOOTE: Some effects of estradiol on pituitary ovarian function. J. animal Sci. **26**, 949 (Abstr.) (1967).
646. PITKJANEN, I. G.: Fate of spermatozoa in the sow. Zh. obshch. Biol. **21**, 28 (1960).
647. POMERANTZ, L., and M. G. MULINOS: Pseudo-hypophysectomy produced by inanition. Amer. J. Physiol. **126**, 601 (1939).
648. POMMERENKE, W. T.: Cyclic changes in physical and chemical properties of mucus. Amer. J. Obstet. Gynec. **52**, 1023 (1946).
649. POTTS, M.: Early development and implantation in the rat. J. Anat. (Lond.) **101**, 622 (Abstr.) (1967).

650. POTTS, M., and A. PSYCHOYOS: Evolution de l'ultrastructure des relations ovoendométriales sous l'influence de l'oestrogène, chez la ratte en retard experimental de nidation. C. R. Acad. Sci. (Paris) **264**, 370—373 (1967).
651. POULSON, E., M. BOTROS, and J. M. ROBSON: The effects of 5-hydroxytryptamine and ipromazid on pregnancy. J. Endocr. **20**, xi (1960).
652. —, and J. M. ROBSON: The effect of amine oxidase inhibitors on pregnancy. J. Endocr. **27**, 147—152 (1963).
653. — — Effect of phenelzine and some related compounds on pregnancy and on sexual development. J. Endocr. **30**, 205—215 (1964).
654. — —, and F. M. SULLIVAN: Embryopathic effects of progesterone deficiency. J. Endocr. **31**, xxviii (1965).
655. PRASAD, M. R. N.: Some experiments on the control of implantation in the rat and hamster. Excerpta med. (Amst.), Int. Congr. Ser. **72**, 565—571 (1963).
656. —, and S. P. KALRA: Mechanism of anti-implantation action of chlomiphen. J. Reprod. Fertil. **13**, 59—66 (1967).
657. — M. W. ORSINI, and R. K. MEYER: Nidation in progesterone-treated, estrogen-deficient hamsters, mesocricetus auratus (Waterhouse). Proc. Soc. exp. Biol. (N.Y.) **104**, 48—51 (1960).
658. PSYCHOYOS, A.: La réaction déciduale est précédée de modifications précoses de la perméabilité capillaire de l'uterus. C. R. Soc. Biol. (Paris) **154**, 1384 (1960).
659. — Perméabilité capillaire et décidualisation utérine. C. R. Acad. Sci. (Paris) **252**, 1515 (1961).
660. — Influence of oestrogen on the loss of the zona pellucida in the rat. Nature (Lond.) **211**, 864 (1966).
661. QUEVEDO, M. M., D. W. PETERSON, D. W. MARBLE, W. D. FOOTE, and A. F. PARLOW: Bovine pituitary — ovarian — uterine relationships. J. animal Sci. **26**, 949 (Abstr.) (1967).
662. RAESIDE, J. L., and C. W. TURNER: Progesterone in the maintenance of pregnancy in dairy heifers. J. animal Sci. **9**, 681 (1950).
663. RAJ, H. G. M., M. R. SAIRAM, and N. R. MOUDGAL: Role of gonadotrophins in implantation: A study using specific antigonadotrophins. Ind. J. exp. Biol. **5**, 123—124 (1967).
664. RAMSEY, E. M.: Vascular adaptions of the uterus to pregnancy. Ann. N.Y. Acad. Sci. **75**, 726—745 (1958/59).
665. RATHMACHER, R. P., L. L. ANDERSON, D. M. HENRICKS, and R. M. MELAMPY: Compensatory ovarian fuction during pregnancy in the pig. Endocrinology **81**, 430 (1967).
666. RATNER, A., and J. MEITES: Depletion of prolactin-inhibiting activity of rat hypothalamus by estradiol or suckling stimulus. Endocrinology **75**, 377 (1964).
667. REID, B. L.: Fate of residual sperm in the mouse uterus. J. Anat. (Lond.) **98**, 492 (1964).
667a. REVESZ, C., and C. I. CHAPPEL: Biological activity of medrogestone. A new orally active progestin. J. Reprod. Fertil. **12**, 473 (1966).
668. — R. HERNE, and C. I. CHAPPEL: Comparative studies of a new progestational compound — 17α-bromo progesterone. Proc. Canad. Fed. biol. Soc. **1**, 41 (1958).
669. REYNOLDS, S. R. M.: Derivation of the vascular elements in the fetal cotyledon of the haemochorial placenta: A contribution to the theory of placental morphogenesis. Anat. Rec. **157**, 43—46 (1967).
670. RINALDINI, L. M.: Effect of chronic inanition on the gonadotrophic contents of the pituitary gland. J. Endocr. **6**, 54 (1949).
671. RINGOLD, H. J., E. BATRES, A. BOWERS, J. EDWARDS, and J. ZDERIC: 6-Halo progestational agents. J. Amer. chem. Soc. **81**, 3485—3486 (1959).
672. ROBINSON, A.: The formation, rupture, and closure of ovarian follicles in ferret and ferret-polecat hybrids, and some associated phenomena. Trans. roy. Soc. Edinb. **52**, 303 (1918).
673. ROBINSON, T. J.: Endocrine relationships in the induction of oestrus and ovulation in the anoestrus ewe. J. agr. Sci. **46**, 37—43 (1955).
674. ROBSON, J. M.: Maintenance of pregnancy in the hypophysectomized rabbit with progestin. J. Physiol. (Lond.) **86**, 415 (1936).
675. — The action of progesterone on the uterus of the rabbit and its antagonism by oestrone. J. Physiol. (Lond.) **88**, 100 (1936).
676. — Maintenance by oestrin of the luteal function in hypophysectomized rabbits. J. Physiol. (Lond.) **90**, 435—439 (1937).
677. — Quantitative data on the inhibition of oestrus by testosterone, progesterone, and certain other compounds. J. Physiol. (Lond.) **92**, 371—382 (1938).
678. — Maintenance of pregnancy in the hypophysectomized rabbit by the administration of oestrin. J. Physiol. (Lond.) **95**, 83 (1939).

679. ROBSON, J. M.: Comparison of the amounts of progesterone and of desoxycorticosterone acetate needed to produce certain progesterone-like actions. J. Physiol. (Lond.) 96, 21 P—23 P (1939).
680. ROMANOFF, E. B.: Steroidogenesis in the perfused bovine ovary. J. Reprod. Fertil., Suppl. 1, 88 (1966).
681. ROSSMAN, I.: Cit. by CHANG, M. C., and G. PINCUS: Physiology of fertilization in mammals. Physiol. Rev. 31, 1—26 (1951). Anat. Rec. 69, 133 (1937).
682. ROTHCHILD, I.: The corpus luteum — pituitary relationship: The association between the cause of luteotrophin secretion and the cause of follicular quiescence during lactation; the basis for a tentative theory of the corpus luteum — pituitary relationship in the rat. Endocrinology 67, 9—41 (1960).
683. — The corpus luteum-pituitary relationship: II. The lack of an inhibiting effect of progesterone on the secretion of pituitary luteotrophin. Endocrinology 67, 54—61 (1960).
684. — Interrelations between progesterone and the ovary, pituitary and central nervous system in the control of ovulation and the regulation of progesterone secretion. Vitam. and Horm. 23, 210 (1965).
685. —, and R. DICKEY: The corpus luteum — pituitary relationship: A study of the compensatory hypertrophy of the ovary during pseudopregnancy and lactation in the rat. Endocrinology 67, 42 (1960).
686. —, and R. K. MEYER: Maintenance of pregnancy in castrate rats by means of progesterone. Proc. Soc. exp. Biol. (N.Y.) 44, 402—404 (1940).
687. — — Studies of the pretrauma factors necessary for placentomata formation in the rat. Physiol. zool. 15, 216 (1942).
688. — —, and M. A. SPIELMAN: A quantitative study of estrogen-progesterone interaction in the formation of placentomata in castrated rats. Amer. J. Physiol. 128, 213 (1940).
689. —, and N. B. SCHWARTZ: The corpus luteum-hypophysis relationship. The effects of progesterone and oestrogen on the secretion of luteotrophin and luteinizing hormone in the rat. Acta endocr. (Kbh.) 49, 120—137 (1965).
690. ROWLANDS, I. W.: Effect of hysterectomy at different stages in the life of the corpus luteum in the guinea-pig. J. Reprod. Fertil. 2, 341—350 (1961).
691. — The effect of oestrogen, prolactin and hypophysectomy on the corpora lutea and vagina of hysterectomized guinea-pigs. J. Endocr. 24, 105 (1962).
692. —, and R. V. SHORT: The progesterone content of the guinea-pig corpus luteum during the reproductive cycle and after hysterectomy. J. Endocr. 19, 81—86 (1959).
693. ROWSON, L. E. A.: Methods of inducing multiple ovulation in cattle. J. Endocr. 7, 260 (1951).
694. —, and R. M. MOOR: Influence of embryonic tissue homogenates infused into the uterus, on the life span of the corpus luteum in the sheep. J. Reprod. Fertil. 13, 511—516 (1967).
695. ROY, S. K., and A. B. KAR: Fetal effect of norethynodrel in rats. Chem. Abstr. 67, 777 (1967).
696. RUBINSTEIN, L., and T. R. FORBES: Maintenance of pregnancy with subcutaneous pellets of progesterone in ovariectomized mice. Proc. Soc. exp. Biol. (N.Y.) 113, 1043 (1963).
697. RUGGIERI, P. DE, R. MATSCHER, C. LUPO, and G. SPAZZOLI: Biological properties of 17α-vinyl-5(10)-estrene-17β-ol-3-one (norvinodrel) as a progestational and claudogenic compound. Steroids 5, 73—91 (1965).
698. SACHS, L., and M. C. SHELESNYAK: The development and suppression of polyploidy in the developing and suppressed deciduomata in the rat. J. Endocr. 12, 146 (1955).
699. SALA, G.: Efetti biologici dei nuovi progestativi-rapporto fra struttura ed azione. Ann. Ostet. Ginec. 82, 321 (1960).
700. — G. BALDRATTI, and G. ARCARI: Influence of 6α-methyl-17α-acetoxyprogesterone on female sexual functions. In: H. NOWAKOWSKI (Hrsg.), Moderne Entwicklung auf dem Gestagengebiet, S. 58—63. Berlin-Göttingen-Heidelberg: Springer 1960.
701. — B. CAMERINO, and C. CAVALLERO: Progestational activity of 6α-methyl-17α-hydroxy-progesterone acetate. Acta endocr. (Kbh.) 29, 508—512 (1958).
702. SAMMELWITZ, P. H., J. P. ALFRED, and A. V. NALBANDOV: Mechanism of maintenance of corpora lutea in pigs and rats. J. Reprod. Fertil. 2, 387—393 (1961).
703. — P. J. DZIUK, and A. V. NALBANDOV: Effects of progesterone in embryonal survival of rats and swine. J. animal Sci. 15, 1211—1212 (1956).
704. —, and A. V. NALBANDOV: Progesterone induced regression of corpora lutea in pregnant and cycling gilts. J. animal Sci. 17, 1233—1234 (1958).
705. SAUNDERS, F. J., F. B. COLTON, and V. A. DRILL: Progesterone-like activity of a series of 19-nortestosterones. Proc. Soc. exp. Biol. (N.Y.) 94, 717—720 (1957).
706. —, and V. A. DRILL: Some biological activities of 17-ethynyl and 17-alkyl derivatives of 17-hydroxy-estrenones. Ann. N.Y. Acad. Sci. 71, 516—530 (1958).

707. SAUNDERS, F. J., R. A. EDGREN, and V. A. DRILL: On the progestational activity of 17α-ethynyl-17-hydroxy-5(10)-estren-3-one (norethynodrel). Endocrinology **60**, 804—805 (1957).
708. —, and R. L. ELTON: Progestational action of some newer steroids with special reference to maintenance of pregnancy. In: C. W. LLOYD (ed.), Recent progress in the endocrinology of reproduction, p. 227—253. New York and London: Academic Press 1959.
709. SCHILLING, E.: Einfluß abgestufter Mengen von LTH auf die deciduale Zellreaktion bei intakten und hypophysektomierten Albinoratten. Diss. Univ. Göttingen 1966.
710. SCHMIDT, G. A.: Changes in embryogenesis as prerequisite of progressive evolution in placentalia (Russian). Arkh. Anat. Gistol. Embriol. **53**, 17—36 (1967).
711. SCHNEIDER, W., u. H. RAUSCHER: Tierexperimentelle Untersuchungen über die biologische Wirksamkeit von 19-Nor-testosteronverbindungen. Arch. int. Pharmacodyn. **119**, 345—351 (1959).
712. SCHÖLER, H. F. L.: Maintenance of pregnancy in spayed animals with 6-dehydro-retroprogesterone and masculinization of the female foetus as a test for androgenic activity of progestational compounds. J. Endocr. **24**, xv (1962).
713. — The actions of "retro" progestagens. Int. Congr. Hormonal Steroids, Mailand 1962. Excerpta med. (Amst.), Int. Congr. Ser. **51**, 10 (Abstr. No 5) (1962).
714. — E. H. REERINK, and P. WESTERHOF: Pharmacological properties of some 9β, 10α steroid hormones (retro steroids). Acta endocr. (Kbh.), Suppl. **51**, 917 (Abstr.) (1960).
715. SCHOMBERG, D. W.: Demonstration in vitro of luteolytic activity in pig uterine flushings. J. Endocr. **38**, 359—360 (1967).
716. — S. P. COUDERT, and R. V. SHORT: Effects of bovine LH and HCG on the bovine corpus luteum in vivo. J. Reprod. Fertil. **14**, 277—285 (1967).
717. SCHOTT, R. G., and R. W. PHILLIPS: Rate of sperm travel and time of ovulation in sheep. Anat. Rec. **79**, 531 (1941).
718. SCHULTZ, R. L., and P. W. SCHULTZ: A morphologic and histochemical study of the rat conceptus following ovariectomy. Proc. Soc. exp. Biol. (N.Y.) **122**, 871—873 (1966).
719. SCHULTZE, A. B.: Triphenyltetrazolium reduction by uterine tissue of rats. Proc. Soc. exp. Biol. (N.Y.) **116**, 653 (1964).
720. — Uterine metabolism changes during gestation in rats of different age groups. Proc. Soc. exp. Biol. (N.Y.) **125**, 379 (1967).
721. SEDA, M., O. MARHAN, and J. M. JELLINEK: Maintenance of pregnancy in spayed female rats by gestagens of 6-dehydro-16-methylene-17α-acetoxy progesterone type. Experientia (Basel) **23**, 664—665 (1967).
722. SEGAL, S. J., and W. O. NELSON: An orally active compound with antifertility effects in rats. Proc. Soc. exp. Biol. (N.Y.) **98**, 431 (1958).
723. SELYE, H.: Influence of the uterus on the ovary and mammary gland. Proc. Soc. exp. Biol. (N.Y.) **31**, 488—490 (1934).
724. — The effect of progesterone on the mouse ovary as influenced by gestation. Anat. Rec. **75**, 59—73 (1939).
725. — J. S. L. BROWNE, and J. B. COLLIP: Large doses of progesterone in the female rat. Proc. Soc. exp. Biol. (N.Y.) **34**, 472 (1936).
726. —, and T. MCKEOWN: Studies of the physiology of the maternal placenta in the rat. Proc. roy. Soc. B **119**, 1—31 (1935).
727. SHAIKH, A. A.: Influence of progestins on corpora lutea of the rat. Diss. Abstr. **27**, 2855B—2856B (1967).
728. SHARMAN, G. B.: Studies on marsupial reproduction. Normal and delayed pregnancy in Setonyx brachyurus. Delayed birth in Protemnodon eugenii. Aust. J. zool. **3**, 56, 156 (1955).
729. — Delayed implantation in marsupials. In: A. C. ENDERS (ed.), Delayed implantation. Chicago: Chicago University Press 1963.
730. SHELESNYAK, M. C.: Inhibition of the decidual cell reaction in the pseudopregnant rat by histamine antagonists. Amer. J. Physiol. **170**, 522 (1952).
731. — Some experimental studies on the mechanism of ovo-implantation in the rat. Recent Progr. Hormone Res. **13**, 269—322 (1957).
732. —, and P. F. KRAICER: A physiological method for inducing experimental decidualization of the rat uterus: standardization and evaluation. J. Reprod. Fertil. **2**, 438—446 (1961).
733. — — Studies on the mechanism of nidation. XI. Duration of the inhibition of decidual induction by antihistamine. J. Reprod. Fertil. **8**, 287—292 (1964).
734. — —, and H. ZEILMAKER: Studies on the mechanism of decidualization. I. The oestrogen surge of pseudopregnancy and progravidity and its role in the process of decidualization. Acta endocr. (Kbh.) **42**, 23 (1963).

735. Shipley, E. G.: Effectiveness of topical application of a number of progestins. Steroids 5, 699—717 (1965).
736. Short, R. V.: Reproduction. Ann. Rev. Physiol. 29, 373—400 (1967).
737. Siegmund, H.: Ovarialfunktion nach Uterusextirpation (Tierexperimentelle Untersuchungen). Arch. Gynäk. 157, 223—228 (1934).
738. Singh, K. B., and G. S. Greenwald: Effects of continuous light on the reproductive cycle of the female rat: induction of ovulation and pituitary gonadotrophins during persistent oestrus. J. Endocr. 38, 389 (1967).
739. Smith, V. R., W. H. McShan, and L. E. Casida: On maintenance of the corpora lutea of the bovine with lactogen. J. Dairy Sci. 40, 443 (1957).
740. Smithberg, M.: Attempts to induce and maintain pregnancy in prepuberal mice following treatment with 17α-hydroxyprogesterone 17-n-caproate. Ann. N.Y. Acad. Sci. 71, 555 (1958).
741. —, and M. N. Runner: The induction and maintenance of pregnancy in prepuberal mice. J. exp. Zool. 133, 441 (1956).
742. — — Pregnancy induced in genetically sterile mice. J. Hered. 48, 97 (1957).
743. — — Retention of blastocysts in non-progestational uteri of mice. J. exp. Zool. 143, 21 (1960).
744. Soupart, P., and M. C. Orgebin-Crist: Capacitation of rabbit spermatozoa delayed in vivo by double ligation of uterine horn. J. exp. Zool. 163, 311 (1966).
745. Spaziani, E., and C. M. Szego: The influence of estradiol and cortisol on uterine histamine of the ovariectomized rat. Endocrinology 63, 669—678 (1958).
746. — — Further evidence for mediation by histamine of estrogenic stimulation of the rat uterus. Endocrinology 64, 713—723 (1959).
747. Spies, H. G., L. L. Coon, and H. T. Gier: Luteolytic effect of LH and HCG on the corpora lutea of pseudopregnant rabbits. Endocrinology 78, 67—74 (1966).
748. —, and S. K. Quadri: Regression of corpora lutea and interruption of pregnancy in rabbits following treatment with rabbit serum to ovine LH. Endocrinology 80, 1127—1132 (1967).
749. — A. L. Slyter, and S. K. Quadri: Regression of corpora lutea in pregnant gilts administered antiovine LH rabbit serum. J. animal Sci. 26, 768—771 (1967).
750. — D. R. Zimmerman, H. L. Self, and L. E. Casida: Influence of hysterectomy and exogenous progesterone on the size and progesterone content of the corpora lutea in gilts. J. animal Sci. 17, 1234 (1958).
751. — — — The effect of exogenous progesterone on formation and maintenance of the corpora lutea and on early embryo survival in pregnant swine. J. animal Sci. 18, 163—172 (1959).
752. — — — Effect of exogenous progesterone on the corpora lutea of hysterectomized gilts. J. animal Sci. 19, 101 (1960).
753. — — — Maintenance of early pregnancy in ovariectomized gilts treated with gonadal hormones. J. animal Sci. 19, 114—118 (1960).
754. Staples, R. E., and G. Bialy: Rabbit zygote transport and development following various methods of ovulation induction. Endocrinology 81, 400 (1967).
755. Starkey, W. F., and J. H. Leathem: Some effects of progesterone on male and female mice. Amer. J. Physiol. 135, 567—571 (1942).
756. Steinbeck, H., u. F. Neumann: Zur schwangerschaftserhaltenden Wirkung von Gestagenen. Unveröffentlicht.
757. Stevens, K. R., H. D. Hafs, and A. G. Hunter: Immunochemical and electrophoretic properties of oestrous rabbit uterine fluid proteins obtained by uterine ligation. J. Reprod. Fertil. 8, 319—324 (1964).
758. Stolzenberg, S. J., R. G. Eggert, and W. H. Linkenheimer: Effects of estradiol benzoate on corpora lutea in rats bearing pituitary autografts. Physiologist 10, 316 (Abstr.) (1967).
759. Stone, G. S., and C. W. Emmens: The effect of oestrogens and antioestrogens on deciduoma formation in the rat. J. Endocr. 29, 147—157 (1964).
760. Stormshak, F., and L. E. Casida: Effect of gonadotropins on corpora lutea of pseudopregnant rabbits. Endocrinology 75, 321—325 (1964).
761. — — Effects of LH and ovarian hormones on corpora lutea of pseudopregnant and pregnant rabbits. Endocrinology 77, 337—342 (1965).
762. —, and H. E. Kelly: Action of ovine endometrium on luteal steroidogenesis. J. animal Sci. 26, 952 (Abstr.) (1967).
763. Strauss, F.: The time and place of fertilization of the golden hamster egg. J. Embryol. exp. Morph. 4, 42—56 (1956).
764. Stucki, J. C.: Maintenance of pregnancy in ovariectomized rats with some newer progestins. Proc. Soc. exp. Biol. (N.Y.) 99, 500—504 (1958).

765. STUCKI, J. C.: Diskussionsbeitrag zu F. J. SAUNDERS and R. L. ELTON, Progestational action of some newer steroids with special reference to maintenance of pregnancy. In: C. W. LLOYD (ed.), Recent progress in the endocrinology of reproduction, p. 244—247. New York and London: Academic Press 1959.
766. —, and A. F. FORBES: Pregnancy maintenance and the inhibition of parturition in rats with 17α-hydroxyprogesterone esters: The role of oestrogenic and androgenic activity. Acta endocr. (Kbh.) **33**, 73 (1960).
767. —, and E. M. GLENN: Endometrial proliferation, pregnancy maintenance, parturition inhibition and myometrial block production with various steroids. In: A. C. BARNES (ed.), Progesterone. Brook Lodge Symp., Kalamazoo, Mich. 1961, p. 25—36. Augusta/Mich.: Brook Lodge Press 1961.
768. SUCHOWSKY, G. K.: Control of ovulation and maintenance of pregnancy by orally active progestational steroids. J. Endocr. **24**, xx—xxi (1962).
769. — Inhibition of ovulation by steroids. Symp. Family Planning, Cairo 1962. J. Egypt. med. Ass., Spec. Number, p. 67—73 (1963).
770. — Pregnancy maintaining effect of synthetic progestogens in the rat. Acta endocr. (Kbh.) **42**, 533—536 (1963).
771. —, and G. BALDRATTI: Relationship between progestational activity and chemical structure of synthetic steroids. J. Endocr. **30**, 159—170 (1964).
772. —, u. K. JUNKMANN: Untersuchungen der schwangerschaftserhaltenden Wirkung von 17α-Hydroxyprogesteroncapronat an kastrierten trächtigen Kaninchen. Acta endocr. (Kbh.) **28**, 129 (1958).
773. — — A study of the virilizing effect of progestogens on the female rat fetus. Endocrinology **68**, 341—349 (1961).
774. SUNDSTROEM, E. G.: Physiological aspects of tropical climates. Physiol. Rev. **7**, 320—362 (1927).
774a. SUZUKI, S., and L. MASTROIANNI: The fertilizability of in vitro cultured monkey ovarian follicular oocytes. Fertil. and Steril. **19**, 500—508 (1968).
775. SYDNOR, K. L.: Time relationships of deciduomata formation in prolactin-treated and normal pseudopregnant rats. Endocrinology **36**, 88 (1945).
776. TALBERT, G. B., and P. L. KROHN: Effect of maternal age on viability of ova and uterine support of pregnancy in mice. J. Reprod. Fertil. **11**, 399—406 (1966).
777. TALWALKER, P. K., CH. KRÄHENBÜHL, and P. A. DESAULLES: Maintenance of pregnancy in spayed rats with 20α-hydroxypregn-4-ene-3-one and 20β-hydroxypregn-4-ene-3-one. Nature (Lond.) **209**, 86 (1966).
778. TAMPION, D., and R. A. GIBBONS: Orientation of spermatozoa in mucus of the cervix uteri. Nature (Lond.) **194**, 381 (1962).
779. — — Swimming-rate of bull sperm. Nature (Lond.) **194**, 695 (1962).
780. TAUBERT, H. D.: Maintenance of delayed nidation in the rat by single dose injection of depot 6α-methyl-17-acetoxyprogesterone. Endocrinology **80**, 218 (1967).
780a. TIC, L., G. J. MARCUS, and M. C. SHELESNYAK: Studies on the mechanism of nidation. XXX. Selective antihistaminic inhibition of uterine responses in relation to suppression of decidualization. Life Sci. **6**, 1179—1184 (1967).
781. TRENTIN, J. J.: Effect of progesterone on the delayed implantation of lactating pregnant mice. Anat. Rec. **124**, 374 (1956).
782. ULBERG, L. C.: Modification of certain female reproductive functions in cattle, swine, and rabbits by means of progesterone. Thesis Univ. Wisconsin 1952.
783. VELARDO, J. T.: The influence of 17 alpha hydroxyprogesterone-17-n-caproate on gestation and litter size. Int. J. Fertil. **5**, 143—152 (1960).
784. —, A. B. DAWSON, A. G. OLSEN, and F. L. HISAW: Sequence of histological changes in uterus and vagina of the rat during prolonged pseudopregnancy associated with the presence of the deciduomata. Amer. J. Anat. **93**, 273 (1953).
785. —, and F. L. HISAW: Quantitative inhibition of progesterone by estrogens in development of deciduomata. Endocrinology **49**, 530 (1951).
786. —, A. G. OLSEN, F. L. HISAW, and A. B. DAWSON: Influence of decidual tissue upon pseudopregnancy. Endocrinology **53**, 216 (1953).
787. WADA, H., and C. W. TURNER: Role of relaxin in pregnancy maintenance and termination in mice. Proc. Soc. exp. Biol. (N.Y.) **113**, 631—634 (1963).
788. — — Influence of progesterone, estradiol benzoate and relaxin upon placentomata formation in mice. Proc. Soc. exp. Biol. (N.Y.) **113**, 635—637 (1963).
789. WAGENEN, G. VAN, and W. H. NEWTON: Maintenance of the habitus of pregnancy and timely onset of labor after removal of the fetus. Amer. J. Physiol. **129**, 485 (1940).
790. — — Pregnancy in monkey after removal of fetus. Surg. Gynec. Obstet. **77**, 539 (1943).
791. WARD, M. C.: A study of the oestrus cycle and the breeding of the golden hamster, Cricetus auratus. Anat. Rec. **94**, 139 (1946).

792. WARD, M. C.: The early development and implantation of the golden hamster, cricetus auratus, and the associated endometrial changes. Amer. J. Anat. 82, 231—276 (1948).
793. WEI CHENG, D.: Effect of progesterone and estrone on the incidence of congenital malformations due to maternal vitamin E deficienci. Endocrinology 64, 270—275 (1959).
794. WEICHERT, C.: Production of placentomata in normal and ovariectomized guinea-pigs and rats. Proc. Soc. exp. Biol. (N.Y.) 25, 490 (1928).
795. WEIL, A. J., and J. M. RODENBURG: The seminal vesicle as the source of the spermatozoa-coating antigen of seminal plasma. Proc. Soc. exp. Biol. (N.Y.) 109, 567—570 (1962).
796. WEINMAN, D. E., and W. L. WILLIAMS: Mechanism of capacitation of rabbit spermatozoa. Nature (Lond.) 203, 423—424 (1964).
797. WERNER, S. C.: Failure of gonadotrophic function of the rat hypophysis during chronic inanition. Proc. Soc. exp. Biol. (N.Y.) 41, 101—105 (1939).
798. WESTMAN, A.: A contribution to the question of the transit of ovum from ovary to uterus in rabbits. Acta obstet. gynec. scand. 7, Suppl. 3 (1926).
799. —, u. D. JACOBSOHN: Über Oestrin-Wirkungen auf die Corpus luteum-Funktion. Acta obstet. gynec. scand. 17, 1—23 (1937).
800. WHITNEY, L. F.: How to breed dogs. New York: Orange Judd Publ. Co. 1937.
801. WHITNEY, R., and H. O. BURDICK: Tube-locking of ova by oestrogenic substances. Endocrinology 20, 643—647 (1936).
802. WHITTEN, W. K.: Culture of tubal mouse ova. Nature (Lond.) 177, 96 (1956).
803. — Physiological control of population growth. Nature (Lond.) 178, 992 (1956).
804. — The effect of progesterone on the development of mouse eggs in vitro. J. Endocr. 16, 80—85 (1957).
805. — Culture of tubal ova. Nature (Lond.) 179, 1081 (1957).
806. WIECHERT, R., u. F. NEUMANN: Gestagene Wirksamkeit von 1-Methyl- und 1,2α-Methylen-Steroiden. IV. Mitt.: 1-Methyl-Steroide. Arzneimittel-Forsch. 15, 244—246 (1965).
807. WIED, G. L., and M. E. DAVIS: Comparative activity of progestational agents on the human endometrium and vaginal epithelium of surgical castrates. Ann. N.Y. Acad. Sci. 71, 599 (1958).
808. WIENER, M., and S. H. G. ALLEN: Inhibition of placental steroid synthesis by steroid metabolites: possible feedback control. Steroids 9, 567 (1967).
808a. WIEST, W. G., and TH. R. FORBES: Failure of 20α-hydroxy-Δ^4-pregnen-3-one and 20β-hydroxy-Δ^4-pregnen-3-one to maintain pregnancy in ovariectomized mice. Endocrinology 74, 149 (1964).
809. WILLIAM, W. L., W. R. DUKELOW, and H. CHERNOFF: Biochemical nature of a naturally-occurring sperm antifertility factor. Fed. Proc. 24, 700 (Abstr. No 3160) (1965).
810. WILLIAMS, W. F., J. O. JOHNSTON, and M. LAUTERBACH: Uterine luteolytic hormone effect on rabbit ovarian progesterone content. J. Dairy Sci. 50, 1005 (1967).
811. — — —, and B. FAGAN: Luteolytic effect of a bovine uterine powder on the corpora lutea, follicular development, and progesterone synthesis of the pseudo-pregnant rabbit ovary. J. Dairy Sci. 50, 555—557 (1967).
812. WILLIAMS, W. W., and F. A. SIMMONS: The intracervical survival of spermatozoa. Amer. J. Obstet. Gynec. 43, 652 (1942).
813. WILSON, I. B.: New factor associated with the implantation of the mouse egg. J. Reprod. Fertil. 5, 281—282 (1963).
814. WILTBANK, J. N., and L. E. CASIDA: Alteration of ovarian activity by hysterectomy. J. animal Sci. 15, 134—140 (1956).
815. — J. A. ROTHLISBERGER, and D. R. ZIMMERMAN: Effect of human chorionic gonadotrophin on maintenance of the corpus luteum and embryonic survival in the cow. J. animal Sci. 20, 827 (1960).
816. WIMPFHEIMER, S., and M. FERESTEN: The effect of castration on tubal contractions of the rabbit, as determined by the rubin test. Endocrinology 25, 91—95 (1939).
817. WINTENBERGER, S.: Étude du mécanisme de descente de l'oeuf fecondé dans l'oviducte de brebis. Ann. Endocr. (Paris) 16, 383—385 (1955).
818. WINTENBERGER-TORRES, S.: Influence de l'équilibre hormonal sur la vitesse de segmentation des oeufs de Brebis. C. R. Acad. Sci. (Paris) 259, 1660—1662 (1964).
819. WISLOCKI, G. B., and F. F. SNYDER: The experimental acceleration of the rate of transport of ova through the fallopian tube. Bull. Johns Hopk. Hosp. 52, 379—386 (1933).
820. WOLTHUIS, O. L., and S. E. DE JONGH: The prolactin production and release of a pituitary graft and of the hypophysis in situ. Acta endocr. (Kbh.) 43, 271 (1963).
821. WU, D. H., and W. W. ALLEN: Maintenance of pregnancy in castrated rabbits by 17α-hydroxyprogesterone caproate and by progesterone. Fertil. and Steril. 10, 439 (1959).

822. YANAGIMACHI, R., and M. C. CHANG: Infiltration of leucocytes into the uterine lumen of the golden hamster during the oestrus cycle and following mating. J. Reprod. Fertil. 5, 389 (1963).
823. YASUKAWA, J. J., and R. K. MEYER: Effect of progesterone and oestrone on the pre-implantation and implantation stages of embryo development in the rat. J. Reprod. Fertil. 11, 245 (1966).
824. YOCHEM, D. E.: Spermatozoan life in the female reproductive tract of the guinea pig and rat. Biol. Bull. mar. biol. Lab., Woods Hole, 56, 274 (1929).
825. YOCHIM, J. M., and V. J. DE FEO: Control of decidual growth in the rat by steroid hormones of the ovary. Endocrinology 71, 134 (1962).
826. — — Hormonal control of the onset, magnitude and duration of uterine sensitivity in the rat by steroid hormones of the ovary. Endocrinology 72, 317 (1963).
827. YOSHINAGA, K.: Effect of local application of ovarian hormones on the delay in implantation in lactating rats. J. Reprod. Fertil. 2, 35—41 (1961).
828. —, and C. E. ADAMS: Luteotrophic activity of the young conceptus in the rat. J. Reprod. Fertil. 13, 505—509 (1967).
829. — S. A. GRIEVES, and R. V. SHORT: Steroidogenic effects of luteinizing hormone and prolactin on the rat ovary in vivo. J. Endocr. 38, 423—430 (1967).
830. YOUNG, W. C.: A study of the function of the epididymis. II. The importance of an ageing process in sperm for the length of the period during which fertilizing capacity is retained by sperm isolated in the epididymis of the guinea pig. J. Morph. 48, 475 (1929).
831. ZARROW, M. X., E. D. WILSON, A. L. CALDWELL, J. JOCHIM, and P. B. SAWIN: Local action of placental progestogen on uterine musculature of the rabbit. Fertil. and Steril. 11, 370—378 (1960).
832. ZIMBELMAN, R. G., A. L. POPE, and L. E. CASIDA: The effect of exogenous progesterone on the corpus luteum in the bred ewe. J. animal Sci. 18, 1327—1332 (1959).

III. Wirkungen auf Morphologie und Motilität der Uterusmuskulatur

R. R. Salloch

Mit 9 Abbildungen

1. Morphologie

a) Die Ultrastruktur, Oestrogen- und Gestagenwirkung

Die Ultrastruktur des Myometrium in den verschiedenen Funktionszuständen konnte erst in neuerer Zeit aufgeklärt werden (s. Merker, Kapitel IX, F). Untersucht wurden in der Hauptsache Uteri von juvenilen bzw. kastrierten [18, 34, 43, 127] oder graviden Tieren [34, 43, 131]. Der glatte Muskel (Kaninchen: [114, 131]; Meerschweinchen: [43]; Maus: [18]; Ratte: [127]; allgemein: [76]) setzt sich aus Bündeln spindelförmiger Zellen mit zentralgelegenem Kern zusammen. Bei einer Dicke von durchschnittlich 3—5 µ und einer Länge von 40—300 µ sind die einzelnen Zellen durch eine doppelkonturierte Membran voneinander getrennt. Parallel zur Längsachse verlaufende Myofilamente [34, 43, 127] füllen die Zellen aus, daneben sieht man im Sarkoplasma der Uterusmuskelzelle dieselben Feinstrukturen wie bei anderen Muskelzellen: Mitochondrien, Golgi-Apparat, sarkoplasmatisches Reticulum, Granula und Vacuolen. Die Myofilamente scheinen aus Actomyosin zu bestehen [76], die contractilen Proteine der glatten Muskelzelle entsprechen denen der Skeletmuskulatur, doch beträgt ihr Anteil in der Myometriumzelle nur etwa $1/_{10}$ des Skeletmuskelactomyosins [141].

Unter Oestrogengaben nehmen die Uterusmuskelzellen kastrierter oder juveniler Tiere an Größe zu, ihre Feinstrukturen vermehren sich, es kommt zu einer Wassereinlagerung, einer beschleunigten Phospholipid- und Glykogensynthese. Neben einer gesteigerten Ribonucleinsäure- und somit Proteinsynthese steigt auch der Actomyosingehalt und mit ihm der Gehalt an energiereichen Phosphaten (ATP und Kreatinphosphat) [3, 22, 26, 27, 59, 60, 67, 70, 112, 119, 138, 152, 153, 158].

Bei Untersuchungen am Rattenuterus im Oestrus sahen Ross und Klebanoff [127] eine deutliche Vergrößerung des sarkoplasmatischen Reticulum mit einer Vermehrung der Ribosomen, auch der Golgi-Komplex nahm an Größe zu.

Über die Morphologie des schwangeren Meerschweinchenuterus berichtet Dessouky [43]: Unter dem gemeinsamen Einfluß von Oestrogen und Gestagen wächst die Myometriumzelle und mit ihr der Zellkern um das 2—3fache. Die Myofilamente nehmen nicht mehr den gesamten Zellraum ein, sondern liegen dicht beieinander in je einem schmalen und breiteren Streifen, man hat den Eindruck einer Vermehrung. Es kommt ebenfalls — wie oben beschrieben — zu einer Vermehrung und Vergrößerung der Feinstrukturen (Einzelheiten bei Dessouky und Merker) und somit also unter Oestrogendominanz zu einer Hypertrophie der Myometriumzelle [43], während der Gravidität auch zu einer Hyperplasie durch mitotische Zellteilung [5].

Progesteron und Gestagene allein wirken dagegen bei juvenilen oder kastrierten Tieren nicht oder nur gering, wie durch Glykogen- und Gewichtsmessungen nachgewiesen wurde (Abb. 1—4) [22, 154]. Zahlreiche Gestagene hemmen außerdem das oestrogeninduzierte Uterusgewicht [48]. Auf diese Vorgänge wird im folgenden genauer eingegangen.

α) Ratte

MERKER (s. Kapitel IX, F) konnte unter Progesteroneinfluß keine sichere morphologische Wirkung an den Uteri juveniler Ratten feststellen. Desgleichen sahen CORNER und CSAPO (1953) keine Reaktion der erniedrigten energiereichen Phosphate bei juvenilen oder kastrierten Ratten auf Progesterongaben. Progesteron hat ebenfalls keinen Effekt auf die Glykogenkonzentration des Myometrium [27, 154].

So betrug der Gehalt an Glykogen (Micromol per Gramm Naßgewicht) im Myometrium kastrierter Ratten nach Injektion von 0,25 mg Progesteron $11,1 \pm 1,2$, nach 6tägiger Behandlungsdauer mit der gleichen Menge (also 1,5 mg) aber $10,8 \pm 1,2$.

In einer neueren Arbeit berichten CECIL und BITMAN [22] über den Effekt von Progesteron und Norethandrolon[1] auf die Glykogensynthese des Rattenuterus. Leider ist nicht der Glykogengehalt im Myometrium allein bestimmt worden, man kann aber aus den gezeigten Abbildungen (Abb. 1—4) annähernde Werte ersehen, denn nach Angaben von WALAAS [154] — Tabelle 1 — beträgt

Tabelle 1. *Glykogengehalt der Mucosa und Muscularis des Rattenuterus bei Kastraten nach Steroidgaben* [154]

Behandlung	Anzahl	Glykogen Mikromol-Glucose Äquivalente per g Naßgewebe	
		Mucosa	Muscularis
Injektion mit 50 µg Oestradiolmonobenzoat	15	$5,6 \pm 0,7$	$16,0 \pm 0,9$
Injektion mit 50 µg Oestradiolmonobenzoat täglich über 8 Tage. (Insgesamt: 400 µg)	11	$5,9 \pm 0,5$	$19,0 \pm 1,2$
Injektion mit 0,25 mg Progesteron	5		$11,1 \pm 1,2$
Injektion mit 0,25 mg Progesteron täglich über 6 Tage. (Insgesamt: 1,5 mg)	8		$10,8 \pm 1,2$

der Glykogengehalt der Mucosa beim Uterus kastrierter Ratten nach Oestrogengaben ungefähr $1/3$—$1/4$ des Glykogengehaltes im Myometrium.

75—90 Tage alte Ratten erhielten 7—10 Tage nach der Ovariektomie Oestrogene, die Uteri zeigten die oben beschriebenen Veränderungen (Anstieg von Naßgewicht, Wassergehalt, Trockengewicht, Glucose und Glykogen). Progesteron und Norethandrolon hatten, wie aus Abb. 1 hervorgeht, bei einer Dosierung von 1,0 mg Progesteron bzw. 10,0 µg Norethandrolon allein keinen (Progesteron) oder nur einen geringen Effekt auf den Glykogengehalt und das Gewicht des Uterus. Im Vergleich zur Einzeloestrogendosis stieg der Glykogengehalt bei zusätzlicher Progesterongabe etwas an, unter Norethandrolon fiel er ab. Die Uterusgewichte waren bei beiden Medikationen (Oestrogen + Progesteron oder Norethandrolon) geringer als unter Oestrogengabe allein. Auch nach 24 Std konnte bei alleiniger Gestagengabe kein Effekt gefunden werden.

---

[1] 17-Äthyl-4-oestren-17β-ol-3-on, 17-Äthyl-19-nortestosteron.

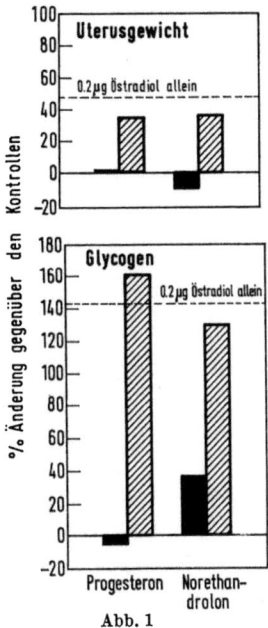
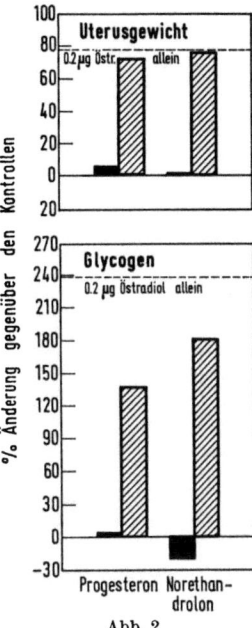

Abb. 1. Änderungen im Uterusgewicht und Glykogengehalt des Myometrium kastrierter Ratten 6 Std nach Verabreichung von Progesteron oder Norethandrolon (schwarz) sowie Oestradiol (0,2 µg) und den genannten Gestagenen (schraffiert). Die Werte entsprechen der prozentualen Änderung gegenüber den Kontrollen. Kontrollwert = Null-Linie. Unterbrochene Linie = 0,2 µg Oestradiol allein. Jede Säule 5—15 Tiere, Oestradiolgruppe 45 Tiere [22]

Abb. 2. Änderungen im Uterusgewicht und Glykogengehalt des Myometrium kastrierter Ratten nach Verabreichung von Progesteron oder Norethandrolon (schwarz) sowie Oestradiol (0,2 µg) und den genannten Gestagenen (schraffiert) (24 Std nach der Medikation). Die Werte entsprechen der prozentualen Änderung gegenüber den Kontrollen. Kontrollwert = Null-Linie. Unterbrochene Linie = 0,2 µg Oestradiol allein. Jede Säule 7—8 Tiere, Oestradiolgruppe 8 Tiere [22]

Aus den folgenden 2 Abbildungen (Abb. 3 und 4) kann man ersehen, daß auch eine Medikation der obengenannten Dosen über 3 Tage keinen Zuwachs an Glykogen oder Gewicht erbringt. Eine Gabe von Oestradiol nach dieser Gestagenmedikation hat einen wesentlich geringeren Erfolg als Oestradiol alleine.

HUGGINS und JENSEN [81] untersuchten an hypophysektomierten und intakten jungen Ratten die unterschiedliche Hemmwirkung einzelner Gestagene auf das oestrogeninduzierte Uteruswachstum (definiert durch eine Gewichtszunahme und den Stickstoffgehalt dieses Organs). Wie aus Tabelle 2 hervorgeht, verliert Progesteron als eine starke Hemmsubstanz seine Wirkung bei Abspaltung der Keto-Gruppe am C-Atom 3 (wie XI) oder der Seitenkette am C-17 (XII), daneben auch bei Einführung einer Hydroxylgruppe in 6β- (XIII), 16α- (XV) oder 17α-Stellung (XVI). Die Einführung eines Fluoratoms in 9α-Stellung steigert unter Umständen die Hemmwirkung eines Gestagens erheblich. 9α-Fluor-11β-hydroxyprogesteron (IV) und 9α-Fluor-hydrocortison (V) hemmen das Uteruswachstum bei der Ratte stärker als 11β-Hydroxyprogesteron oder Hydrocortison. Im Gegensatz dazu zeigen 9α-Fluor-21-desoxyhydrocortison (XVII) und 9α-Fluor-11β-hydroxy-Δ^4-androsten-3,17-dion (XVIII) keinerlei Hemmwirkung. Die Wirkung der Cortisonderivate ist auf eine allgemeine Hemmung der Proteinsynthese, also auch im Myometrium, zurückzuführen. Daneben ist bekannt, daß eine Hydroxylgruppe am C-Atom 11, 17 oder 21 die katabole Aktivität von Steroiden aus der Pregnenreihe steigert [81].

Die obengenannten Autoren prüften auch die Hemmung des testosteroninduzierten Uteruswachstums (1 mg/Tag). An erster Stelle müssen hier 9α-Fluor-

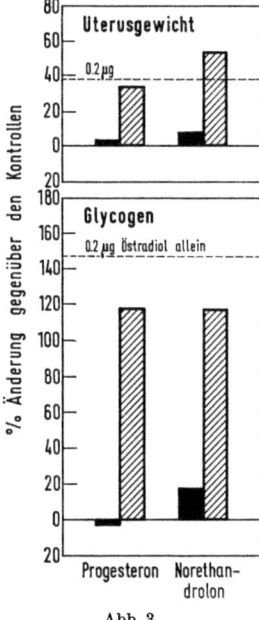 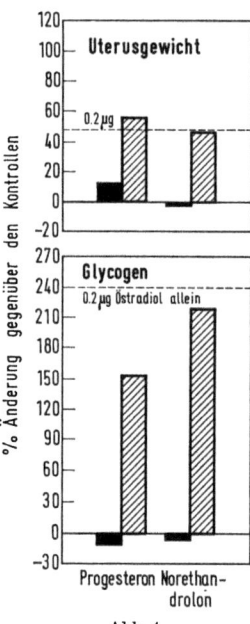

Abb. 3. Änderungen im Uterusgewicht und Glykogengehalt des Myometrium kastrierter Ratten. Dreitägige Vorbehandlung mit Progesteron bzw. Norethandrolon allein (schwarz) sowie mit Oestradiol (0,2 µg) und den genannten Gestagenen (schraffiert), 6 Std nach der Medikation. Die Werte entsprechen der prozentualen Änderung gegenüber den Kontrollen. Kontrollwert = Nul-Linie, unterbrochene Linie = 0,2 µg Oestradiol allein. Jede Säule 6—22 Tiere, Oestradiolgruppe 45 Tiere [22]

Abb. 4. Änderungen im Uterusgewicht und Glykogengehalt des Myometrium kastrierter Ratten. Dreitägige Vorbehandlung mit Progesteron bzw. Norethandrolon allein (schwarz) sowie mit Oestradiol (0,2 µg) und den genannten Oestrogenen (schraffiert), 24 Std nach Medikation. Die Werte entsprechen der prozentualen Änderung gegenüber den Kontrollen. Kontrollwert = Null-Linie, unterbrochene Linie = 0,2 µg Oestradiol allein. Jede Säule 7—10 Tiere, Oestradiolgruppe 12 Tiere [22]

11β-hydroxyprogesteron und 9α-Fluor-hydrocortison genannt werden (100 bzw. 250 µg/Tag zu Testosteron). Progesteron und 11β-Hydroxyprogesteron sind wesentlich schwächer wirksam.

Es soll noch erwähnt werden, daß Progesteron bei einer Dosierung von 2 mg die Wassereinlagerung in die Myometriumzelle nach Gaben von 10 GPU Relaxin hemmt [13].

CASTELL und LIERSE [21] untersuchten die Elastizität des graviden Rattenuterus zwischen den Insertionsstellen der Placenta und fanden zwar eine Zunahme der Plastizität um mehr als 50%, seine elastischen Materialkonstanten waren jedoch gleich. Auch unter hohen Gaben einer Gestagen-Oestrogenkombination änderte sich das elastische Verhalten des Myometrium intakter Ratten nicht.

β) Maus

Die Hemmwirkung des oestrogeninduzierten (0,3 µg) Uteruswachstums an intakten, unreifen Mäusen durch Δ^4-Oestren-17β-ol-3-on-verwandte Substanzen wurde durch EDGREN, CALHOUN, ELTON und COLTON [48, 49] untersucht. Die Wirksamkeit in Abhängigkeit von den Seitenketten und Doppelbindungen ist in Tabelle 3 dargestellt.

Im Verhältnis zu Progesteron = 100%. (Als Progesteronwirkung von 100% wurde eine 50%ige Hemmung des oestrogeninduzierten Wachstums festgelegt.)

Tabelle 2. *Hemmung des oestroninduzierten Uteruswachstums an hypophysektomierten Ratten. Dosierung 0,5 μg Oestron/Tag* [81]

Steroid	Tages-dosis (μg)	Änderung Körper-gewicht in (g)	Uterusgewicht		Δ (%)
			Oestron (mg)	Oestron + Steroid (mg)	
A. *Starke Hemmer*					
I. Progesteron	250	+1	126 ± 12	80 ± 9	−36
II. Δ^5-Pregnen-3,20-dion	1000	+2	128 ± 15	81 ± 10	−37
III. Desoxycorticosteron	250	+1	131 ± 13	84 ± 11	−36
IV. 9α-Fluor-11β-hydroxy-progesteron	250	−1	126 ± 12	62 ± 10	−51
V. 9α-Fluorhydrocortison	250	−3	120 ± 12	59 ± 12	−51
B. *Schwache Hemmer*					
VI. Δ^4-Pregnen-20β-ol-3-on	1000	+1	128 ± 21	92 ± 14	−28
VII. Δ^5-Pregnen-3β-ol-20-on	1000	+5	128 ± 15	98 ± 11	−23
VIII. 11β-Hydroxyprogesteron	1000	−2	137 ± 21	107 ± 23	−22
IX. Cortison	1000	−8	128 ± 21	108 ± 17	−16
X. Hydrocortison	1000	−8	128 ± 21	109 ± 12	−15
C. *Keine oder sehr schwache Hemmmer*					
XI. Δ^4-Pregnen-20-on	1.0	—	109 ± 14	119 ± 15	+ 9
XII. Δ^4-Androsten-3-on	1.0	—	119 ± 16	108 ± 14	− 9
XIII. 6β-Hydroxyprogesteron	0.5	—	119 ± 14	122 ± 18	+ 2
XIV. 11α-Hydroxyprogesteron	1.0	—	109 ± 14	105 ± 11	− 4
XV. 16α-Hydroxyprogesteron	1.0	—	109 ± 14	115 ± 11	+ 6
XVI. 17α-Hydroxyprogesteron	1.0	—	109 ± 14	124 ± 24	+14
XVII. 9α-Fluor-21-desoxy-hydrocortison	0.25	—	128 ± 15	123 ± 17	− 4
XVIII. 9α-Fluor-11β-hydroxy-Δ^4-androsten-3,17-dion	0.5	—	119 ± 16	105 ± 4	−12

Tabelle 3. *Der Grad der Hemmwirkung einzelner Δ^4-Oestren-17β-ol-3on-Abkömmlinge auf das oestrogeninduzierte Uteruswachstum an intakten, unreifen Mäusen (0,3 μg Oestron)* [49]

	Doppelbindung in Δ^4	Doppelbindung in $\Delta^{5(10)}$	Doppelbindung in $\Delta^{4,5(10)}$
	Prozent-Hemmwirkung	Prozent-Hemmwirkung	Prozent-Hemmwirkung
Progesteron	100		
Δ^4-Oestren-17β-ol-3on	40	inaktiv	inaktiv (Trans)
			inaktiv (β-cis)
17α-Substituent:			
Methyl	880	inaktiv	35 (β-cis)
Äthyl	1250	20	inaktiv (Trans)
			30 (β-cis)
			inaktiv (α-cis)
Vinyl	460		
Äthinyl	800	inaktiv	inaktiv (Trans)
Isopropyl	2200		inaktiv (Trans)
			30 (β-cis)
n-Propyl	100—400	15	inaktiv (Trans)
			inaktiv (β-cis)
			inaktiv (α-cis)
Allyl	160		
Propinyl	550		
n-Butyl	inaktiv		
1-Metallyl	400		
2-Metallyl	680		

Die stärkste Hemmwirkung entwickelten die Derivate mit einer Äthyl- bzw. Isopropyl-Kette in C-17-Stellung. BRENNAN und KRAAY [12] testeten den uterotrophen und antiuterotrophen Effekt von Chlormadinonacetat[2] und Medroxyprogesteronacetat[3] im Verhältnis zu Progesteron an infantilen Mäusen. Die Testsubstanzen wurden 3 Tage lang, entweder allein oder in Kombination mit 0,3 µg Oestron subcutan oder oral appliziert. [Test nach RUBIN (1951), s. Bd. XXII/1, Kapitel VI, NEUMANN.] Alle drei Substanzen haben allein auch bei hoher Dosierung nur eine minimale uterotrophe Wirkung. Subcutan und oral ist Chlormadinonacetat 10mal so wirksam wie Progesteron oder Medroxyprogesteronacetat. (Genaue Daten s. BRENNAN und KRAAY [12].)

γ) Kaninchen

Schon 1929 fand KNAUS [91], daß es zu keinem Wachstum des Kaninchenmyometrium in der Pseudogravidität kommt. An ovariektomierten Kaninchen konnte gezeigt werden, daß Progesteron den Glykogenspiegel des Gesamtuterus um ungefähr 30% vermindert [15, 22], wobei allerdings der glykogenolytische Effekt des Progesterons im Myometrium geringer als im Endometrium ist.

Die Actomyosinkonzentration im Kaninchenmyometrium wird von den Oestrogenen allein kontrolliert. Progesterongaben ändern den Actomyosingehalt der Einzelfaser nicht signifikant [27, 37].

2. Motilität

a) Theorien zur Gestagenwirkung

Es ist bekannt und auch in vorausgehenden Kapiteln (Bd. XXII/1, Kapitel V, 3 und Bd. XXII/2, Kapitel IX, a) schon beschrieben worden, daß Progesteron bzw. die Gestagene die Motilität des menschlichen und tierischen Uterus herabsetzen und in größeren Dosen blockieren.

Die Erregungsbildung erfolgt in der Uterusmuskelzelle selbst [83, 84], JUNG [84] nimmt sogar an, daß jede Uterusmuskelfaser zum Schrittmacher der Erregung werden kann. Die Erregbarkeit einer Muskelzelle ist um so kleiner, je höher die Erregungsschwelle = Membranpotential oder jeweiliges „Ruhepotential" ist. Die Höhe des Membranpotentials des Myometrium wird allein von der hormonalen Situation bestimmt und verändert [83, 84]. Das Membranpotential liegt unter Oestrogeneinfluß bei Werten zwischen -43 mV [61] und -57 mV ([105], s. Tabelle 4) je nach Untersucher und Tierart, wobei die Wirkung der Oestrogene eine Vorbedingung für die Progesteronwirkung ist. Die Ergebnisse der Untersuchungen an der Myometriumzelle unter Progesteroneinfluß sind in Anbetracht der Bedeutung der Gestagene (und besonders des Progesterons) für die cyclischen Veränderungen am Uterus noch unbefriedigend und nicht einheitlich. CSAPO [28—33] der 1956 erstmalig den „Progesteronblock" beschrieb, war anfänglich der Ansicht, unter Progesterondominanz komme es zu einer Depolarisation der Muskelzellmembran, während er aufgrund weiterer Versuche und einer verbesserten Untersuchungstechnik eine Hyperpolarisation nachweisen konnte. Nach der Theorie des „Progesteronblock" soll Progesteron die Erregung, die Weiterleitung der Erregung und so die Kontraktion des Myometrium unterbinden. Während bei einem Uterus(-streifen) unter Oestrogeneinfluß die Muskelspannung mit der Zahl der elektrischen Reizungen zunimmt (positive staircase effect), zeigt ein Uterus unter Progesterondominanz deutlich den sog. negativen Staircase-

---

[2] 6-Chlor-$\Delta^{4,6}$-pregnadien-17α-ol-3,20-dion-17-acetat.
[3] 6-Methyl-Δ^4-pregnen-17α-ol-3,20-dion-17-acetat.

effect, d.h. je häufiger er elektrisch gereizt wird, desto niedriger wird seine Muskelspannung [36, 37, 142].

Die Hyperpolarisation der Zellmembran unter Progesteroneinfluß wurde von zahlreichen Untersuchern nachgewiesen [61, 83, 84, 98, 106, 107].

Nach Untersuchungen von KAO und NISHIYAMA [88] sowie KAO [87] ist aber das Ruhepotential am Kaninchenmyometrium unter Oestrogen- wie unter Progesterondominanz gleich.

Auch JUNG [84] hatte nur eine geringe membranpotentialsteigernde Wirkung des Progesteron festgestellt und entwickelte eine Theorie, wonach Progesteron das

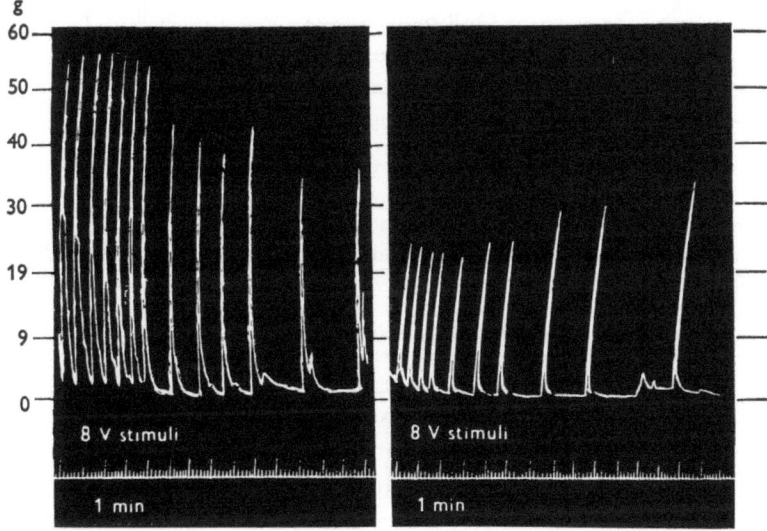

Abb. 5. Positiver „Staircase effect" unter Oestrogendominanz (links). Negativer „Staircase effect" unter Progesterondominanz (rechts). Ovariektomierte Kaninchen. Spannung in Gramm; Zeitschreibung 1 min [14]

Membranpotential nur dann noch steigern kann, wenn es nicht vorher schon durch die gleichzeitig vorhandene Oestrogenmenge maximal gesteigert ist. KAOs Ergebnisse könnte man so gut erklären. Nach JUNG kann demnach nicht die Steigerung des Ruhepotentials als Progesteronwirkung im Vordergrund stehen, sondern der Hauptmechanismus des Progesteronblock wirkt über eine Hemmung des Natriumüberträgermechanismus in der Zellmembran, wobei es als Sekundäreffekt zu einer Zunahme des Membranpotentials kommen soll (s. Abb. 6).

Neben JUNG wies auch SCHATZMANN [138] nach, daß das Membranpotential nicht allein für das Verhalten des Uterus in verschiedenen Stadien des Cyclus verantwortlich sein kann. Er verglich den virginellen mit einem oestrogenvorbehandelten Uterus und fand, daß der unbehandelte Uterus trotz gleichen Membranpotentials nicht erregbar war und keine Aktionspotentiale leitete, während der oestrogenvorbehandelte Uterus maximal erregbar war. Der progesteronbehandelte Uterus konnte bei −60 mV keine Aktionspotentiale mehr leiten, wozu ein Uterus unter Oestrogeneinfluß, auch wenn er auf das gleiche Membranpotential gebracht wurde, noch in der Lage war.

Zusammenfassend kann man als „Progesteroneffekt" beschreiben: Blockierung der Erregungsbildung und Erregungsfortleitung im Myometrium durch eine Hyperpolarisation der Zellmembran [29—32, 34, 61, 95, 105], evtl. durch eine Hemmung des Na^+-Überträgermechanismus mit nachfolgender Membranpotentialzunahme [84]. Daraus ergibt sich ein negativer „Staircase-effect" (s. Abb. 5).

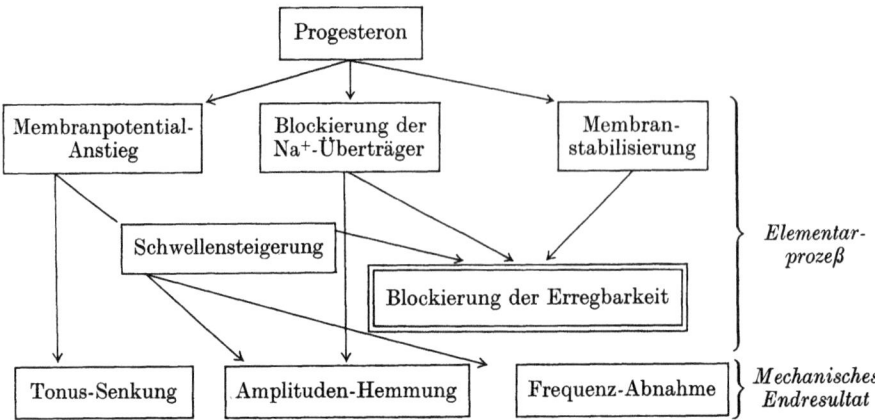

Abb. 6. Vorschlag zum Hemmungs-Mechanismus von Progesteron auf die Uterusmuskulatur [84]

In der Tabelle 4 sind die Membranpotentiale einzelner Tierarten unter verschiedenen Hormoneinflüssen während der Schwangerschaft und unter der Geburt dargestellt.

Tabelle 4. *Membranpotentiale des Myometrium bei einzelnen Tierspecies* [84, 87, 138]

Tierspecies	Membranpotential	Autoren
Kaninchen	— mV	
Nicht schwanger	25—32	[97]
Oestrogenvorbehandelt	ca. 43	[61]
Oestrogenvorbehandelt	49,8 ± 0,3	[88]
Oestrogenvorbehandelt	38—46	[97]
progesteronvorbehandelt	48,9 ± 0,4	[88]
progesteronvorbehandelt	ca. 55	[61]
Schwanger		
20.—26. Tag, Placentasitz	53,4 ± 0,9	[61]
20.—26. Tag, Placentagegenseite	42,3 ± 0,9	[61]
30.—31. Tag	54	[97]
Unter der Geburt	52	[61]
Post partum		
6.—12. Std	50	[97]
Ratte		
Kastriert	35,2 ± 1,2	[105]
	57,3 ± 1,2	[84]
Kastriert, Oestradiol	57,6 ± 0,5	Marshall (1959)
Kastriert, Oestradiol (2,5 γ)	75,4 ± 1,4	[84]
Kastriert, Oestron (2,5 γ)	70,7 ± 1,0	[84]
Kastriert, Oestriol (2,5 γ)	60,0 ± 1,1	[84]
progesteronvorbehandelt	63,8 ± 0,5	[105]
Kastriert, Oestradiol (2,5 γ) + Progesteron (50 γ)	73,8 ± 1,4	[84]
Kastriert, Oestradiol (1 γ) + Progesteron (500 γ)	74,9 ± 1,1	[84]
Nicht schwanger	18—36	[97]
Anoestrus und Oestrus	42 ± 0,7	[20]
	38 ± 0,5	[20]
Schwanger		
Tag nicht angegeben, Placentasitz	67,3	[84]
Tag nicht angegeben, Placentagegenseite	64,7	[84]
6.—9. Tag	63	Marshall u. Miller (1964)

Tabelle 4 (Fortsetzung)

Tierspecies	Membranpotential	Autoren
15.—16. Tag	$60{,}5 \pm 0{,}5$	[20]
18.—20. Tag	$52 \pm 0{,}6$	[97]
18.—20. Tag	ca. 57	[20]
20.—21. Tag	$54{,}5 \pm 0{,}5$	[20]
	$58{,}0 \pm 0{,}8$	[20]
	$56{,}5 \pm 0{,}2$	[20]
20.—22. Tag	$62{,}8 \pm 0{,}8$	[106]
20.—22. Tag	58	Marshall u. Miller (1964)
Unter der Geburt	$48 \pm 0{,}5$	[97]
Post partum		
6. Std	$48 \pm 0{,}5$	[97]
12 Std	ca. 50	[20]
24 Std	$40 \pm 0{,}7$	Csapo u. Kuriyama (1963)
2—3 Tage	ca. 42	[20]
4 Tage	58,6	[84]
Maus		
Schwanger		
Tag nicht angegeben	$51{,}3 \pm 0{,}35$	[95]
18.—20. Tag	$53 \pm 0{,}8$	[95]
Post partum		
6 Std	$46 \pm 0{,}7$	[95]
Meerschweinchen		
Schwanger		
am Termin	32,6	[159]
	39,5	[159]
Katze		
Schwanger		
Tag nicht angegeben	40—60	[42]

b) Lokale Gestagenwirkung

Progesteron und Gestagene beeinflussen die Myometriumzelle, verhindern die Erregungsfortleitung und wirken dementsprechend auch lokal am Myometrium. Csapo [32, 33, 87, 94] konnte den „lokalen Progesteronblock" postulieren, als er die Geburt von Zwillingen aus einem Uterus bicornis beschrieb, die in großem zeitlichem Abstand (2 Monate) zur Welt kamen. Er beschrieb das Nachlassen der placentaren Progesterondiffusion in das Myometrium und die Zunahme der Oxytocinerregbarkeit (s. dort) als geburtsauslösende Faktoren, wobei vorausgesetzt wurde, das placentare Progesteron erreiche das Myometrium direkt und nicht nur über den Kreislauf [9, 41]. Derselbe Autor versuchte 1961 den lokalen Progesteroneffekt in einem Film darzustellen, in dem gezeigt wurde, daß Uterusstreifen, die durch eine fluorescierende nichttoxische Farbe in vier Abschnitte geteilt waren, post partum auf einen elektrischen Reiz mit einer Kontraktion antworteten, die den gesamten Streifen durchlief, während sich ein Streifen aus einem Uterus unter Progesterondominanz nur am Ort der Reizung kontrahierte [33, 94, 97].

Bei Messungen des Membranpotentials fand man im Myometrium, das der Placenta unmittelbar anlag, deutlich höhere Membranpotentialwerte als auf der Placentagegenseite ([61, 84, 97, 98, 41], Daten in Tabelle 4). Untersuchungen über den lokalen Gestageneffekt wurden am Kaninchen und Katze durchgeführt, man untersuchte die lokale Progesteronwirkung des placentaren Progesterons sowie nach intrauterinen Gestagengaben [41, 97, 98, 132, 143—145]. Intramyometrial wurden Gestagene nur — und mit Erfolg — [9] am Menschen getestet. Über die Progesteronproduktion in Corpus luteum und Placenta bei den einzelnen Tierspecies s. Bd. I, daneben Bd. II, Kapitel IX sowie Abschnitt Gestagene und Oxytocin.

α) Kaninchen

Mit der oben beschriebenen Methode, den fluorescierenden Uterusstreifen eines Kaninchens zu filmen, arbeiteten KURIYAMA und CSAPO [97]. Mehrere Streifen von demselben Uterus wurden untersucht: Kaninchen in der Frühschwangerschaft (3 Tage), Mittschwangerschaft (24—30 Tage), am 30. Tag nach Entfernung der Placenta sowie post partum (32. Tag). Während sich unter Progesterondominanz in der Früh- und Mittschwangerschaft ein deutlicher Progesteroneffekt zeigte (keine Erregungsweiterleitung), fanden die Untersucher an Uterusstreifen des 30. Tages nach Placentaentfernung einen lokalen Gestageneffekt nur noch an der Stelle des Placentasitzes. Diesen Befunden entsprechen die Ergebnisse von SCHOFIELD [143, 145], die bei Untersuchungen des Staircaseeffect eine kontinuierliche Abnahme des Effektes mit Annäherung der Messungen an die Placenta fand.

SCHOFIELD [144, 145] und PORTER [122] instillierten Gestagene bzw. Progesteron unilateral im Uterushorn des Kaninchens, um eine lokale Wirkung aufzuklären. SCHOFIELD maß als Gestagenwirkung auf das Myometrium: 1. die Spannungsentwicklung auf elektrische Reize, 2. die Spontanaktivität, 3. die Schwellendosis von i.v. Oxytocingaben, 4. die Reaktion auf intrauterine Oxytocingaben (zu 3. und 4. s. Abschnitt Gestagene und Oxytocin). Die Kaninchen wurden mit 30 μg Oestradiol 7 Tage lang vorbehandelt, der Uterus unter Anaesthesie geprüft, die Instillation erfolgte über einen Katheter. Verabfolgt wurde bei SCHOFIELD Progesteron (2 mg), Medroxyprogesteronacetat (6-MAP) (0,4 mg in Baumwollsamenöl, 2 mg als Suspension, 3,75 μg in Krebs'-Lösung), Pregnan-3α-20α-diol (2 mg als Suspension) Pregnandiol-glucuronid (0,75 mg in Krebs'-Lösung), Progesteron-enamin-HCl (4 mg in Krebs'-Lösung).

Bei diesen in vivo-Versuchen konnte die Autorin keinen Effekt aufzeigen, weder beim Progesteron noch bei seinen Metaboliten, die Spannung des Myometrium und die Spontanaktivität blieben unbeeinflußt. Es ergibt sich die Frage, ob die Mittel in genügend hoher Dosierung im Verhältnis zu ihrer geringen Löslichkeit und genügend lange verabfolgt wurden. Markiertes Progesteron erreichte in nur geringer Konzentration das Myometrium. Die Konzentration im Myometrium war aber deutlich höher als im Endometrium. In dem kontralateralen Uterus wurde nur eine Konzentration von 5% des gegebenen Progesteron gefunden.

Entsprechende Versuche führte PORTER [122] durch. Gemessen wurde allerdings der intrauterine Druck. An nichtgraviden Kaninchen ging nach Progesteroninstillation (0,15 mg über 3 Std, 0,5 mg über 8 Std, 1,2 mg über 12 Std. 0,8 mg über 18 Std) der intrauterine Druck im behandelten Uterushorn deutlich zurück. Bereits nach 15 min fand PORTER auch kontralateral tritiummarkiertes Progesteron im Endo- und Myometrium, wobei allerdings keine quantitativen Werte angegeben wurden.

β) Katze

DANIEL [41] untersuchte die elektrische Aktivität des Katzenuterus und zeichnete die Aktionspotentiale eines Myometriumstreifen (bei gleichmäßiger Spannung von 5 g in vitro) und in vivo vor der Geburt und unter Oxytocingaben

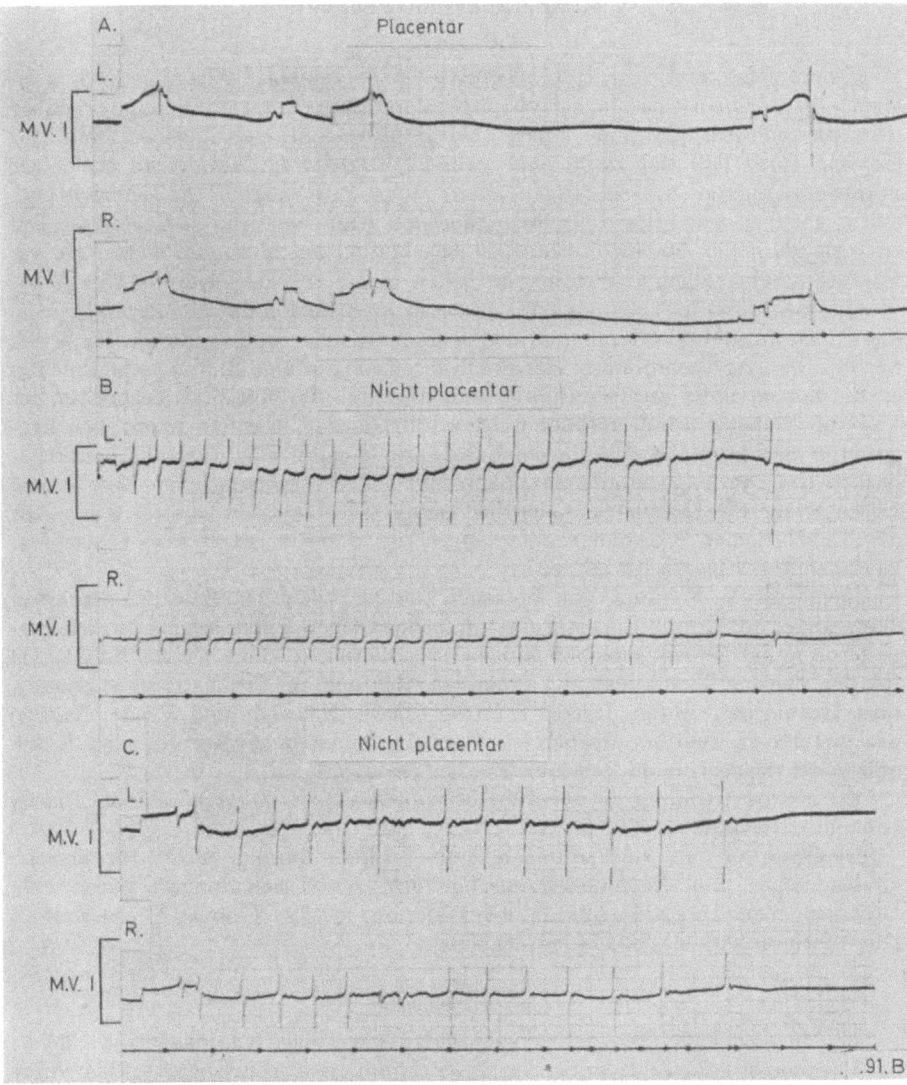

Abb. 7. Ableitung elektrischer Aktivitäten von Uterusstreifen einer schwangeren Katze. Deutliche Minderung der Erregbarkeit und Erregungsweiterleitung im Placentabereich (A) (Einzelheiten s. DANIEL) [41]

(s. auch dort) auf. Von dem über der Placenta gelegenen Streifen konnten in vitro trotz Dauerspannung nur selten Aktivitäten abgeleitet werden. Bei einem plötzlichen zusätzlichen Zug erschienen ein oder zwei Aktionspotentiale, im Gegensatz zu tetaniformen Potentialen bei Streifenstücken des Myometrium ohne Placenta. (Nicht bei allen untersuchten Streifen war allerdings die Aktion so eindrucksvoll wie bei dem abgebildeten [s. Abb. 7].) Bei Myometriumstreifen, die nur zur Hälfte von der Placentaregion stammten, gab es im Bereich der Placenta eine deutliche Verzögerung der Erregungsweiterleitung. Auch bei der in vivo-Ableitung sah man am Myometrium über der Placenta wenige oder keine Spontanaktivitäten. In Geburtsnähe verschwand der Unterschied in der elektrischen Erregbarkeit zwischen placentarem und nichtplacentarem Myometrium.

3. Gestagene und Peptide
a) Oxytocin

KNAUS zeigte erstmalig 1927 [90], daß ein Uterus eines schwangeren Kaninchens gegen eine Dosis eines Hypophysenhinterlappenextraktes unansprechbar war, die am nichtgraviden Uterus heftige Kontraktionen auslöste. Mit der gleichen Dosis ließ sich dann aber vom 29. Tag der Gravidität an (bei einer normalen Tragezeit von 31 Tagen) eine Geburt provozieren. Die Beobachtung, daß es möglich war, diesen Oxytocinabort am Kaninchen durch Gestagengaben zu verhindern [55, 56, 115], erbrachte eine brauchbare Methode, Gestagene auf ihre uterusruhigstellende Wirkung zu testen (s. Bd. XXII/1, Kapitel VI).

Oxytocin setzt in Abhängigkeit von der Konzentration das Membranpotential der Uterusmuskelzelle herab und senkt somit die Erregungsschwelle [8, 9, 82, 84, 96]. Die „Oxytocinbremse" des Progesteron soll auf eine Bindung von Calcium an die Zellmembran zurückzuführen sein, wodurch die Membran gegenüber der Oxytocin-Depolarisation stabiler werden soll [71, 84]. Geringe Dosen von Progesteron oder progesteronähnlichen Substanzen steigern allerdings die Ansprechbarkeit des Uterus gegenüber Oxytocin und anderen Spasmogenen, erst höhere Dosen setzen die Erregbarkeit deutlich herab. Die Uterussensibilität gegenüber den verschiedenen erregenden Agentien hängt daneben auch vom Oestrogen-Gestagenverhältnis ab [74, 83, 85].

Bevor auf die Wirkung von Gestagen und Oxytocin bei einzelnen Tierarten eingegangen wird, muß kurz auf die unterschiedlichen Entstehungsorte des Progesteron in der Schwangerschaft hingewiesen werden (s. dazu Kapitel IX, B. II) Bei den meisten Tieren liegt die Progesteronbildung im Corpus luteum graviditatis (Kaninchen, Maus, Ratte, Hamster, Ziege, Schwein und Rind). Relativ ovarunabhängig sind nur Meerschweinchen (bis zu einem gewissen Grade), Katze und Schaf (beide vom 49. bzw. 50. Tag der Gravidität an).

Die den oxytocininduzierten Abort verhindernden Gestagene sind bei ELGER aufgeführt (Kapitel IX, 13, II).

Die Teste auf eine uterusruhigstellende Wirkung werden in der Hauptsache an Kaninchen- und Rattenuteri durchgeführt, ob es sich nun um parenterale Gestagengaben [10, 53, 54, 56, 115, 148] oder um in vitro-Teste an Uterusstreifen oder -hörnern handelt [69, 74, 85, 93, 118].

α) Kaninchen

αα) *In vivo-Teste*. Die Schwangerschaftsdauer eines Kaninchens beträgt je nach Stamm 30—32 Tage, wobei das Myometrium erst gegen Ende der Gravidität für Oxytocin ansprechbar wird.

Die Latenzzeit, d.h. der Zeitpunkt vor der Oxytocin-Injektion, an dem ein Gestagen gegeben werden muß, um noch wirksam zu sein, beträgt 12—14 Std [35, 54, 145].

Dementsprechend wird das zu testende Gestagen meist am 29. Tag subcutan, intramuskulär oder oral verabfolgt. Progesteron kann bei einer s.c.-Gabe von 0,2 mg bei 50% der Tiere den durch 10 IE Oxytocin- (Syntocinon) induzierten Abort verhindern; etwa 7mal stärker als Progesteron wirkt Medroxyprogesteronacetat: 0,03 mg/Tier verhindern bei subcutaner Gabe den Abort und 0,1 mg/Tier bei oraler Verabfolgung.

NEUMANN [115], NEUMANN und HEMPEL [118] fanden bei ihren Untersuchungen deutlich verkürzte Latenzzeiten bei i.m. Gaben von Mikrokristallsuspensionen (3—6 Std und später) und öligen Lösungen (6 Std und später) der zuletzt genannten Substanz. Im Gegensatz zu NEUMANN testen FUCHS und KOCH

[56] den Oxytocinabort mit nur 1 IE Oxytocin (Syntocinon). Sie fanden Medroxyprogesteronacetat (6 MAP) in einer Dosierung von 0,1, 1,0 und 10 mg/Tier — 3, 6, 12 oder 24 Std vor der Oxytocingabe gegeben — etwa 10—100fach wirksamer als Progesterondosen von 1,0 und 10,0 mg. Dydrogesteron[4] entsprach der Wirksamkeit des Progesteron (je 10 mg 3, 6, 12, 24 Std vorher).

Bei einem Vergleich von 17α-Hydroxyprogesteron- und Δ^4-Oestren-17β-ol-3-on-Derivaten auf ihre uterusruhigstellende Wirkung waren die ersteren deutlich überlegen. Δ^4-Oestren-17β-ol-3-on-Abkömmlinge waren sogar schwächer wirksam als Progesteron.

Bei intravenöser Applikation zur Ausschaltung der Latenzzeit wurden am Kaninchen folgende Gestagene getestet: (s. Tabelle 5).

Tabelle 5. *Verhinderung des oxytocinprovozierten Abortes durch wasserlösliche Gestagene (i.v. Verabfolgung der Testsubstanzen 1 Std vor der i.v. Oxytocininjektion von 10 IE) (Kaninchen)* [118]

Substanz	Dosis (mg/Tier)	Anzahl der Tiere	% der Tiere, die nach der Oxytocingabe nicht werfen
17α-Hydroxyprogesteron-hemisulfat-Na.	100	5	60
	30	5	20
19-Nor-17α-hydroxyprogesteronhemisulfat-Na.	10	5	80
	3	5	40
$\Delta^{1,6}$-17α-Hydroxyprogesteron-hemisulfat-Na.	10	3	67
6α-Methyl-17α-hydroxyprogesteron-hemisulfat-Na.	10	3	0
1,2α-Methylen-Δ^6-17α-hydroxyprogesteron-hemisulfat-Na.	30	4	100
	10	3	33

Die Wirkungsdauer dieser Verbindungen ist auf 2—3 Std beschränkt.

Intraamniotische Gaben von entweder 5 mg Progesteron oder 1 mg 6-MAP erbrachten keine Verkürzungen der Latenzzeit [54].

Bei intrauteriner Medikation von Progesteron und seinen Metaboliten konnte SCHOFIELD [144] (Dosierung Abschnitt „lokale Gestagene") keine Wirkung intravenöser Oxytocininjektionen (5—10 IE) auf das Myometrium finden.

PORTER [122], der Dosen von 1,1—2,8 mg Progesteron im Uterushorn schwangerer (26.—27. Tag) Kaninchen unilateral instillierte, sah dagegen ein deutliches Abnehmen der Oxytocinsensibilität (40 IE) des behandelten Uterushornes.

αβ) *In vitro-Teste.* HASS [69] untersuchte die Oxytocinwirkung an portionahen Uterusstücken im Organbad, wobei infantile Kaninchen mit Oestradiol (1 μg/Tag) und Progesteron (0,2 mg 5 Tage lang vom 7.—11. Tag bzw. 0,5 mg 5 Tage) behandelt wurden. Bei Oxytocindosen von 0,003 IE/ml Bad bis zu 0,01 IE/ml Bad wurde gezeigt, wie auch JUNKMANN [85] am Rattenuterus festgestellt hatte, daß kleine Progesterondosen die Empfindlichkeit für Oxytocin erhöhen und erst größere Dosen die Ansprechbarkeit des Uterus für Oxytocin herabsetzen.

β) Ratte

Der Rattenuterus reagiert cyclusabhängig gegenüber Hypophysenhinterlappenextrakten [6, 11, 16, 17, 24, 91]; die Sensibilität des isolierten Rattenuterus gegenüber Oxytocin ist am geringsten im Metoestrus, am größten im Oestrus [24].

---
[4] 9β-10-$\Delta^{4,6}$-Pregnadien-3,20-dion.

Für in vivo-Untersuchungen ist der Rattenuterus nicht geeignet, es läßt sich durch Oxytocin kein Abort induzieren (NEUMANN [117]), dagegen kann er sehr gut zur Gestagentestung in vitro benutzt werden.

Untersuchungen am isolierten Rattenuterus werden am Magnus-Gerät in einer Badflüssigkeit (modifizierte Tyrode- oder Ringerlösung) vorgenommen, in die verschiedene Oxytocin- oder Spasmogen-Konzentrationen gegeben werden. Um über eine längere Versuchsdauer exakte Bedingungen garantieren zu können und einen unerwünschten K^+- und Na^+-Austausch zu verhindern, empfiehlt JUNG [84] das Bad nach dem Durchstromprinzip.

JUNKMANN [85] konnte 1957 mit der oben angegebenen Versuchsanordnung den beschriebenen Progesteroneffekt bei Oxytocingaben angeben. Ratten hatten eine Woche nach der Kastration eine einmalige Dosis von 0,01 mg Oestradiol-17-valeriat erhalten und 3 Tage später beginnend tägliche Dosen von 1 bzw. 10 mg Progesteron.

Bei wasserlöslichen Steroiden kann auch ohne Gestagenvorbehandlung der Ratte eine spasmolytische Wirkung von Gestagen bei Oxytocinkontraktionen geprüft werden. Die Latenzzeit beträgt bei einer Gabe von $^1/_{400}$ E Oxytocin (Syntocinon) in ein Wasserbad von 65 ml 20—30 sec bis zur Kontraktion des Uterushornes. NEUMANN und HEMPEL [118] fiel auf, daß bei der Zugabe von Gestagenen aus der Hydroxyprogesteronreihe in niedrigen Dosen die Reaktionszeit des Uterus auf Oxytocin auf das Doppelte verlängert wurde. Da aber das Hydroxyprogesteron als Hemisulfat-Natriumsalz vorlag, müssen diese Ergebnisse kritisch betrachtet werden. Die oben genannten Verfasser testeten

$\left.\begin{array}{l}17\alpha\text{-Hydroxyprogesteron} \\ 19\text{-Nor-}17\alpha\text{-hydroxyprogesteron} \\ \Delta^{1,6}\text{-}17\alpha\text{-Hydroxyprogesteron} \\ 6\alpha\text{-Methyl-}17\alpha\text{-hydroxyprogesteron}\end{array}\right\}$ -hemisulfat-Natrium

Bei 100 mg der Substanzen/Bad (= 65 ml) wurde die Oxytocinkontraktion durch $^1/_{400}$ E von allen Substanzen nahezu vollständig gelöst.

KÖNIG und HALLER [93] untersuchten ebenfalls synthetische Gestagene — allerdings an Dioestrusratten — und die Lösung von Oxytocinkontraktionen (die Oxytocinmenge ist nicht angegeben). Ihre Ergebnisse gibt die folgende Abbildung (Abb. 8) an.

γ) Maus

Die Schwangerschaftdauer der Maus beträgt 20—21 Tage [96]. KAMMHUBER [86] schrieb 1932, die Pituitrinreaktion am Uterus der weißen Maus sei zu jeder Zeit des Cyclus und in jeder Phase der Gravidität positiv, eine Beeinflussung des Uterusmuskels durch das Corpus luteum im Sinne einer Ansprechbarkeit gegen Hypophysenhinterlappeninkrete trete nicht ein. Dennoch ist auch das Mäusemyometrium völlig abhängig vom hormonellen Status, desgleichen auch seine Sensibilität gegenüber Oxytocin.

Bei Untersuchungen von Myometriumstreifen unter ,,Progesterondominanz" (13.—15. Schwangerschaftstag) sowie Uterusstreifen einer Maus am 18. Schwangerschaftstag (,,Ende der Progesterondominanz") und 3—6 Std post partum erzielte KURIYAMA bei Oxytocingaben folgende Ergebnisse (die Streifen lagen in Krebs'-Lösung):

1. Vom 13. Tag an nahm die Sensibilität gegenüber Oxytocin kontinuierlich zu. Das Maximum lag bei der Geburt oder kurz danach.

2. Bei Progesterongaben in die Krebs'-Lösung gingen zuvor unregelmäßige Spontankontraktionen in regelmäßige über, bevor die Kontraktionen ganz ausblieben.

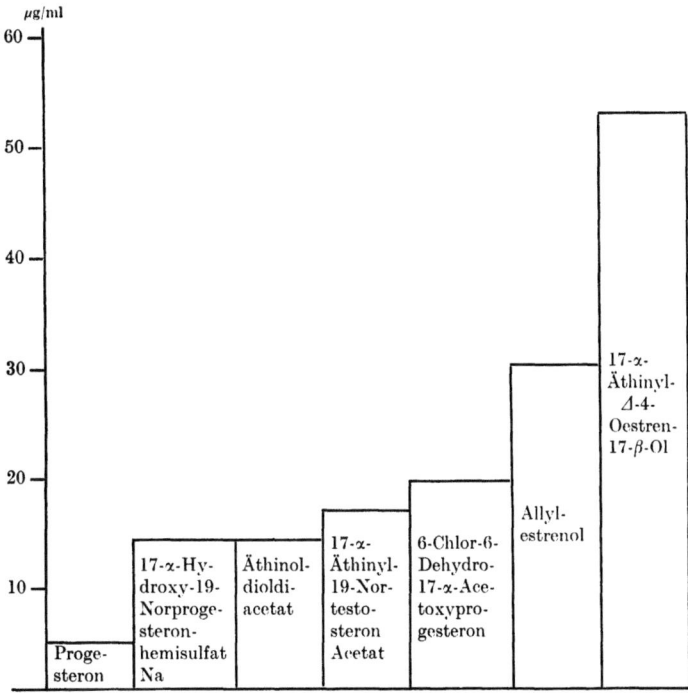

Abb. 8. Graphische Darstellung der µg-Gestagen, die pro Milliliter Organbadlösung zugesetzt werden müssen, um die oxytocinbedingte Kontraktionsamplitude um 50% zu senken (Ratte) [93]

3. Bei Gaben von Oxytocin zusammen mit Progesteron addierten sich zuerst beide Substanzen im Effekt: die Zahl der Kontraktionen und die Ruhespannung des Uterus nahm zu, danach dominierte Progesteron und hob die Kontraktionen auf. Allerdings muß auch bei diesen Versuchen wieder darauf hingewiesen werden, daß es sich nicht um eine Gestagenwirkung allein handelt, sondern um ein Zusammenwirken einer Oestrogen-Progesteron-Kombination.

δ) Katze

1938 untersuchten ROBSON und SCHILD [125] das Myometrium der Katzen in vivo und in vitro. Die in vitro-Empfindlichkeit gegenüber Oxytocin wurde an Uterusstreifen in Ringer-Locke-Lösung getestet. Die Katzen für die in vitro-Versuche wurden kastriert und mit Oestron sowie Oestron und Progesteron behandelt. Die Uterusstreifen der nur mit Oestron (2—5mal täglich über 1—2 Wochen mit 0,01 mg) behandelten Tiere reagierten nicht empfindlicher auf Oxytocin (in Dosen von 0,2—1 E), daneben zeigte sich keine Dämpfung der Erregbarkeit durch zusätzliche Gabe von Progesteron über 4 Tage in Dosen von insgesamt 6 mg. In vivo und vitro nahm bei graviden Tieren die Oxytocinerregbarkeit gegen Ende der Gravidität deutlich zu. Diesen Ergebnissen entspricht die Arbeit von CLARY, CAMERON und CRAVER [25]. Durch Gaben von 0,3 mg Oestradiol-dipropionat an 8 Tagen und an den letzten 3 Tagen von 1 mg Progesteron i.m. wurde das Katzenmyometrium außerordentlich erregbar gegen Pitocin und Oxytocica. Auch bei i.m.-Injektion von 1,0 mg Oestradiol-dipropionat am 1. und 3. Tag sowie von 2,0 mg Progesteron am 6., 7. und 8. Tag konnte der Uterus am 9. Tag zur Testung von Oxytocica verwandt werden. Die beiden obengenannten Arbeiten sagen nichts aus über den „Progesteroneffekt", der erst bei höheren Dosen zum Tragen kommt. Die synergistische Wirkung von Oestrogen und Progesteron in niedrigen Dosen ist bekannt.

DANIEL [41] leitete Aktionspotentiale von Katzenuteri in vivo und in vitro ab (s. auch lokale Gestagenwirkung). Bei i.m. Oxytocindosen von 0,025—0,25 IE traten in vivo kurz vor der Geburt zahlreiche Aktionspotentiale auf, während das Gebiet über der Placenta nur wenige Potentiale zeigte. Dieser Unterschied in der Ableitung fiel unter der Geburt fort.

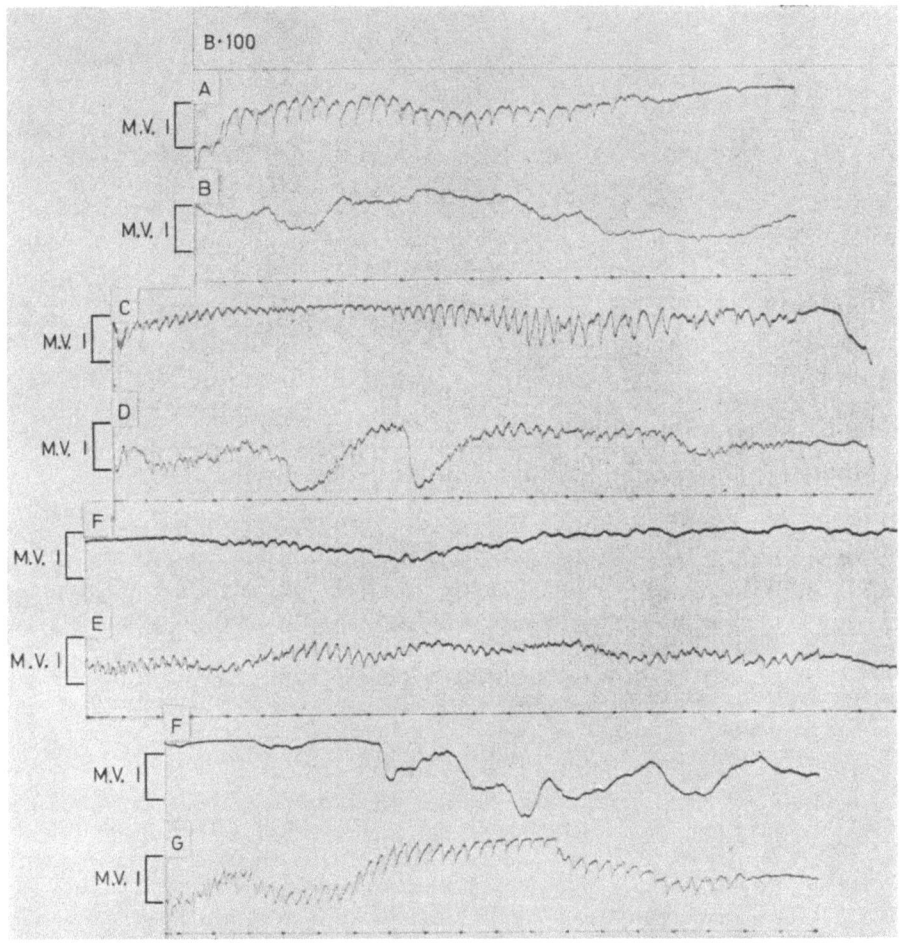

Abb. 9. Ableitung von Aktionspotentialen des Myometrium (Katze) vor der Geburt nach 0,1 IE Pitocin i.m. Zahlreiche Aktionspotentiale mit Ausnahme des Gebietes über der Placenta (B und F)
(Einzelheiten s. DANIEL) [41]

ε) Kuh

CUPPS und ASDELL [38] sowie HAYS und VAN DEMARK [72, 73] geben an, das Myometrium der Kuh sei in allen Cyclusstadien in gleichem Maße ansprechbar gegenüber Oxytocin. Damit stehen sie im Gegensatz zu EVANS und MILLER [51], die eine unterschiedliche Erregbarkeit während des Cyclus beschreiben. Letztere nennen leider keine Dosis und Art des Hypophysenextraktes. Maximale Kontraktionen bei allen Kühen wurden mit 15 IE Oxytocin erzielt [73], bei 10 E reagierte nur eine Anzahl von Kühen maximal, während auf 5 IE Oxytocin alle Myometrien nur gering antworteten („submaximal response"). Unter Stilboestrolgaben nahm die Reaktionsfähigkeit deutlich zu, desgleichen unter Gaben von Stilboestrol mit Progesteron an kastrierten Tieren (s. Katze). Leider wurden keine Gestagene allein getestet.

ζ) *Pferd*

An den Uterusstreifen nichtträchtiger Pferde verstärken bzw. vermehren Hypophysenpräparate (z.B. Orasthin, kleinste wirksame Dosis $^1/_{10}$ IE pro 400 cm^3 Bad) die automatischen Uteruskontraktionen oder rufen beim kontraktionslosen Uterus, unter gleichzeitiger Tonussteigerung, rhythmische Kontraktionen hervor. Der gravide Uterus reagiert nur auf vielfach höhere Orasthindosen und dann auch nur mit einer geringeren Tonuserhöhung und schwächeren Kontraktionen [80].

η) *Meerschweinchen*

Die Schwangerschaftsdauer beträgt 69 Tage [146]. HARTMANN und SCHÄFER [68] untersuchten 1932 in vitro die Wirkung von Orasthin auf das Meerschweinchenmyometrium: während der Uterus im Oestrus mit einer trägen, langsam an Intensität zunehmenden Kontraktion reagierte (bei 0,2 VE) trat im Met- und Dioestrus schon bei geringen Orasthingaben (0,03 VE), eine sofortige maximale Tonussteigerung auf. Die Reizempfindlichkeit des schwangeren Uterus nahm gegen Ende der Gravidität deutlich zu. In vivo wies BELL [7a] nach, daß die Schwellendosis von Oxytocin zur Auslösung einer Kontraktion mit fortschreitender Schwangerschaft abnahm; während der Corpus luteum-Phase bestand die geringste Erregbarkeit.

Nachdem BELL und ROBSON [7b] am nichtschwangeren Uterus in vivo keinen „Progesteroneffekt" erzeugen konnten, da sie zu kleine Progesterondosen nahmen, konnten ADLER und BELL [1] bei Wiederholung des Versuchs — mit Gaben von 30 mg Progesteron über 3 Tage verteilt — nachweisen, daß das Myometrium gegen Oxytocin deutlich weniger empfindlich war. Im Gegensatz zum Kaninchen verhält sich das Meerschweinchenmyometrium unterschiedlich in der Mittschwangerschaft [146]. Während das Kaninchen in der Mittschwangerschaft nicht auf Oxy-

Tabelle 6. *Die Wirkung täglicher Oxytocininjektionen gegen Ende der Schwangerschaft beim Meerschweinchen. (Geburt = Tag 0)* [146]

Oxytocin		Geburt		
Dosen in IE	Tag	Tag	Durchschnitt	Stunden nach Injektion
1	−10	−9	−9	—
0,5	−10	−9 ⎫	−8,5	1
	−10	−8 ⎭		
0,25	−10	−4 ⎫		⎧ 2,5
	−10	−4 ⎪		⎪ 1
	−9	−7, −6 ⎬	−5,5	⎨ —
	−9	−7 ⎪		⎪ —
	−9	−5 ⎭		⎩ 3
0,1	−8	−3 ⎫		
	−7	−6 ⎬	−4,7	2,25
	−7	−5 ⎭		
0,05	−2	−2	—	innerhalb 1,25
	−2	−2	—	innerhalb 1,25
	−1	−1	—	innerhalb 1
	−1	−1	—	innerhalb 1

tocin reagiert, kann man beim Meerschweinchen (38.—50. Schwangerschaftstag) mit Serieninjektionen von hohen Oxytocindosen einen Abort auslösen (5 IE Oxytocin i.v. oder intraperitoneal). Gegen Schwangerschaftsende (1—2 Tage vor der Geburt) ist das auch mit Oxytocindosen von 0,05 E möglich).

SCHOFIELD [146] versuchte durch 12stündliche Gaben von 2,5 mg Progesteron oder 6-MAP i.m. am 12. Tag vor der Geburt beginnend, einen oxytocininduzierten Abort zu verhindern (2—6 Tage nach Gestagengabe 0,05 IE Oxytocin intraperitoneal alle 24 Std). Mit den genannten Gestagendosen ließ sich ein Abort nicht verhindern.

Tabelle 7. *Die Wirkung von Progesteron und Medroxyprogesteronacetat auf die oxytocinbedingte Geburt in der Spätschwangerschaft (Meerschweinchen) [146]*

Gestagen	Tage vor der Geburt			Std nach Oxytocingabe
	Gestagen	Oxytocin	Geburt	
Progesteron	12	10	5	<4
Progesteron	12	10	9	—
Progesteron	12	10	7	>2, <7
Medroxyprogesteronacetat	12	6	6	2,75—4,25
Medroxyprogesteronacetat	6	3	3	0,50—1,75

b) Bradykinin

α) Kaninchen

Die Bradykininwirkung am Kaninchenuterus wurde von HASS [69] untersucht. Portionahe Uterusstreifen aus Uteri unter Progesterondominanz (Dosen s. Oxytocin, 3a,α) reagierten wie auf Oxytocin bei geringeren Gaben von Progesteron mit erhöhter, bei höheren Progesterongaben mit verminderter Aktivität [85].

β) Ratte

HEMPEL und NEUMANN [74] testeten die Gestagenwirkung auf die Bradykininkontraktion des isolierten behandelten infantilen Rattenuterus. Bei einer Bradykininkonzentration von 10^{-7} g/65 ml Bad (modifizierte Tyrodelösung) konnten 100 mg/65 ml Bad 19-Nor-17α-hydroxyprogesteron-hemisulfat-Na die Kontraktion nicht unterdrücken, dagegen 100 mg $\Delta^{1,6}$-17α-Hydroxyprogesteron-hemisulfat-Na zu 58%.

4. Schwangerschaftsverlängerung und Geburtsverhinderung durch Gestagene

Durch die Mechanismen des „Progesteronblock" und die Abschwächung der Oxytocinwirkung können Gestagene eine Gravidität verlängern. Es kommt entweder zu einer Übertragung von einigen Tagen oder zu einer vollständigen Verhinderung der Geburt mit Absterben der Feten [55—57, 66, 103, 136, 137, 147, 148]. In Tabelle 8 sind die wichtigsten Gestagene — ihre Dosierung, der Tag der Medikation, die Applikationsform und die Wirkung bei den einzelnen Tierarten — angegeben.

5. Gestagene und Katecholamine

Der Effekt der Katecholamine variiert von Tierart zu Tierart und ist daneben noch von der hormonalen Ausgangslage des einzelnen Tieres abhängig. Als jeweilige Reaktion des Myometrium auf diese Substanzen kommt es zu einer

Tabelle 8. *Geburtsverzögerung bzw. -verhinderung bei Ratte, Kaninchen, Maus und Meerschweinchen durch verschiedene Gestagene* [148, 147, 116, 161]

Gestagen	Tierart	Dosis/mg	Schwangerschafts-tag	Appli-kations-art	Wirkung; Verhinderung der Geburt	Referenz
Progesteron (Δ^4-Pregnen-3,20-dion)	Ratte	10	ab 18.—20.	s.c.	voll wirksam	[116]
	Ratte	3	ab 18.—20.	s.c.	voll wirksam	[116]
	Ratte	2,5	am 20.	s.c.	voll wirksam	[147]
	Ratte	1,25	am 20.	s.c.	schwach wirksam	[148]
	Ratte	1	ab 18.—20.	s.c.	schwach wirksam	[116]
	Kaninchen	10	am 29.	i.m.	Verzögerung 3—6 Tage	[55, 56]
	Meerschweinchen	20	ab 55.—65.	s.c.	unwirksam	[161]
	Maus	0,5	ab 19.	s.c.	wirksam	[66]
17α-Hydroxyprogesteronacetat (Δ^4-Pregnen-17α-ol-3,20-dion-17α-acetat)	Ratte	50	am 6, 9. u. 12.	s.c.	wirksam	[148]
	Ratte	50	ab 9.	s.c.	wirksam	[147]
	Ratte	50	ab 18.	s.c.	unwirksam	[147]
	Ratte	100	ab 18.—20.	s.c.	unwirksam	[148]
17α-Hydroxyprogesteroncapronat (Δ^4-Pregnen-17α-ol-3,20-dion-17α-capronat)	Ratte	125	ab 18.—20.	s.c.	unwirksam	[148]
Medroxyprogesteronacetat (6α-Methyl-Δ^4-pregnen-17α-ol-3,20-dion-17α-acetat)	Ratte	10	am 1.	s.c.	wirksam	[148]
	Ratte	0,1	ab 18.—20.	p.o.	wirksam	[148]
	Meerschweinchen	2	ab 55.—65.	s.c.	unwirksam	[161]
19-Nor-Δ^4-pregnen-17α-ol-3,20-dion-17α-capronat	Ratte	100	am 10.	s.c.	voll wirksam	[116]
	Ratte	10	ab 18.—20.	s.c.	voll wirksam	[116]
	Ratte	1	ab 18.—20.	s.c.	unwirksam	[116]
Ethisteron (17α-Äthinyl-Δ^4-androsten-17β-ol-3-on)	Ratte	50	ab 18.—20.	s.c.	wirksam	[148]
Norethisteron (17α-Äthinyl-Δ^4-oestren-17β-ol-3-on)	Ratte	10	ab 18.—20.	s.c.	wirksam	[148]
Norethynodrel (17α-Äthinyl-$\Delta^{5,(10)}$-oestren-17β-ol-3-on)	Ratte	5	ab 18.—20.	s.c.	wirksam	[148]
1-17α-Äthinyl-18β-methyl-Δ^4-oestren-17β-ol-3-on	Ratte	10	ab 17.	s.c.	voll wirksam	[116]
	Ratte	3	ab 18.—20.	s.c.	wirksam	[116]
	Ratte	1	ab 18.—20.	s.c.	unwirksam	[116]
Allyloestrenol (17α-Propenyl-Δ^4-oestren-17β-ol)	Ratte	10	ab 17.	p.o.	voll wirksam	[116]

Hemmung (Lähmung), Stimulation (Kontraktion) oder biphasischen Wirkung, wobei einer Stimulation eine Hemmung folgt. Welche Mechanismen diese unterschiedlichen Wirkungen hervorrufen, ist noch weitgehend unklar [52, 64, 71, 77, 78, 109, 110, 113, 120, 151]. Wie für die glatte Muskulatur, so werden auch für das Myometrium zwei Typen (α und β) adrenerger Receptoren angegeben. Während die Stimulation von der Reaktion der α-Receptoren und der Einwirkung von Noradrenalin und Adrenalin abhängt, kommt es nur unter Adrenalingaben und Erregung der β-Receptoren zu einer Hemmung des Myometrium [99, 109]. Die jeweilige Reaktion des Myometrium ist abhängig von der Dominanz eines Receptortyps und vom hormonalen Status. Dementsprechend ist auch der Katecholamingehalt des Myometrium hormonalen Einflüssen unterworfen. Tabelle 9 gibt als Beispiel den Katecholamingehalt des Rattenuterus während Oestrus und Schwangerschaft an.

Tabelle 9. *Der Katecholamingehalt des Rattenuterus* [23]

Hormoneller Status	Anzahl der Bestimmungen	Katecholamingehalt			
		mμg/g		mμg/Uterus	
		Adrenalin	Noradrenalin	Adrenalin	Noradrenalin
Oestrus	4	95 $\pm$ 5,8	335 $\pm$ 12	28 $\pm$ 1,8	99 $\pm$ 8,7
Schwanger 18.—20. Tag	6	62 $\pm$ 0,8	175 $\pm$ 2	182 $\pm$ 3,3	588 $\pm$ 7,8
Schwanger 26.—27. Tag	2	110 $\pm$ 0	128 $\pm$ 26	434 $\pm$ 12	493 $\pm$ 84
Post partum, 48 Std	4	63 $\pm$ 2,3	280 $\pm$ 6	42 $\pm$ 2,0	182 $\pm$ 5,8

Nach GREEF und HOLTZ [64] reagiert das Myometrium aller Tierspecies unter der Geburt auf Noradrenalin mit einer Stimulation (Kontraktion). Diese Ergebnisse stehen teilweise im Gegensatz zu denen von MILLER [109], der die Reaktion auf Katecholamingaben der Uteri bei den einzelnen Tierarten abhängig von der hormonalen Lage in Tabelle 10 angegeben hat.

Tabelle 10. *Der Effekt von Adrenalin und Noradrenalin auf die Uteri verschiedener Tierspecies unter unterschiedlichem hormonalen Einfluß* [109]

Tierart	Hormoneller Status	Vorherrschender Effekt am Myometrium	
		Adrenalin	Noradrenalin
Katze	infantil, unter der Geburt, post partum	Hemmung	Hemmung
Katze	schwanger	Stimulation	Stimulation
Kaninchen	nichtschwanger	Stimulation oder biphasisch	Stimulation oder biphasisch
Meerschweinchen	infantil	Hemmung	Hemmung
Meerschweinchen	post partum	Hemmung oder biphasisch	Stimulation
Ratte	nichtschwanger, schwanger	Hemmung	Hemmung
Ratte	post partum	Hemmung	Stimulation
Hund	nichtschwanger	Stimulation oder biphasisch	Stimulation oder biphasisch
Hund	unter der Geburt, post partum	Hemmung	—

a) Katze

CUSHNY und DALE [39, 40] fanden schon 1906, daß der nichtgravide, infantile Uterus der Katze auf eine Adrenalininjektion (bzw. einen Reiz des N. hypogastricus) mit einer Erschlaffung reagierte; er antwortet auf beide Sympathicusstoffe, dabei stärker auf Adrenalin [64]. Der gravide Uterus dagegen wird — in der Hauptsache durch Noradrenalin — erregt [4, 36, 40, 45—47, 64, 79, 100, 109, 113]. Den Grund für diese Umkehr der Myometriumreaktion klärten VAN DIKE und GUSTAVSON [46, 47] auf, als sie zeigen konnten, daß es nach der Injektion von Extrakten aus dem reifen Corpus luteum am Uterus nichtgravider Katzen unter Adrenalingaben zu einer Erregung kommt. 48 Std nach einer Geburt läßt sich die Adrenalinerregung nicht mehr nachweisen [45]. KENNARD [89] kastrierte erwachsene nichtschwangere Katzen 3—10 Tage vor einer Progesteroninjektion und beobachtete die Myometriumreaktion entweder bei Adrenalingaben oder Hypogastricusreizung. Bei diesem in vivo-Versuch konnte er die Umkehr der Reaktion in 14 von 17 Fällen zeigen. Hierbei kam es zu einer zeitlichen Differenz zwischen der Reaktion auf den Hypogastricusreiz und der Adrenalininjektion. Bei einer Dosierung von 0,4—1,0 mg/kg Progesteron konnte die Erregung bei Nervenreizung schon nach 9—18 Std ausgelöst werden, die Adrenalinreaktion erst nach weiteren 4—10 Std. Nach Abklingen der Progesteronwirkung kam es unter Adrenalingaben dagegen früher zu einer Hemmung als bei Nervenreizung. Diese zeitliche Differenz zwischen den beiden Stimuli läßt sich dadurch erklären, daß die Übertragersubstanz des N. hypogastricus in der Hauptsache Noradrenalin ist.

HOLTZ und GREEF [64] haben die Umkehr der Myometriumreaktion auch unter Oestrogendominanz beschrieben und tatsächlich ist diese Reaktion ohne die gleichzeitige Gegenwart von Oestrogenen nicht auslösbar [62, 63, 151]. Nach neueren Ergebnissen hebt die Vorbehandlung von reifen nichtschwangeren Katzen mit Oestrogenen die Uterusschwelle gegenüber den Hemmeffekten der Katecholamine und gelegentlich kommt es zu der beschriebenen Umkehr bei Noradrenalin- und Adrenalingaben [151]. Folgt dieser Vorbehandlung eine Progesteronmedikation, tritt mit Sicherheit bei Katecholamingaben eine Erregung auf. Nach TSAI und FLEMING [151] werden am Uterus der virginellen Katze die β-Receptoren beeinflußt, weshalb es zu einer Hemmung durch Katecholamine kommt. Die Stimulation unter Progesteron ist ein α-Receptoreffekt. Unter Oestrogeneinfluß verhalten sich die Receptoren wechselnd.

b) Kaninchen

Im Gegensatz zum Katzenuterus antwortet der Uterus des Kaninchens in jeder Phase des Sexualcyclus, ob gravide oder nicht, bei Gaben von Katecholaminen mit einer Kontraktion [64, 100, 113, 130] (wobei nach GREEF und HOLTZ [64] Adrenalin stärker wirksam ist als Noradrenalin). Nach MILLER [109] kann es zu biphasischen Reaktionen kommen; wie auch LABATE [100] beschrieb, folgt der Stimulation durch Adrenalin oder Hypogastricusreizung eine Hemmung. Beim schwangeren Tier wird die Reaktion auf Nervenreizung mit Fortdauer der Gravidität schwächer [100]. WILLEMS, BERNARD, DELAUNOIS und DE SCHAEPDRYVER [157] untersuchten die adrenergen Receptoren im Kaninchenmyometrium unter Progesterondominanz. Eine Woche nach Ovariektomie erhielten junge Kaninchen 30 µg Oestradiol täglich über 7 Tage. An drei folgenden Tagen injizierte man 1 µg Oestradiol und 5 mg Progesteron s.c. 24 Std nach der letzten Injektion wurde das Myometrium getestet. Die Ergebnisse stimmen mit denen von TSAI und FLEMING [151] (Katze) überein: am Kaninchenuterus unter Progesterondominanz kommt es bei Adrenalingaben zu einer Kontraktion; dieser Effekt läßt sich durch Gaben von β-Receptoren-Blockern verstärken. Eine Stimulation der β-Receptoren führt auch am Kaninchenmyometrium zu einer Hemmung.

c) Meerschweinchen

GUNN und GUNN [65], KOCHMANN und SEEL [92], SOMMER [135] sowie HOLTZ und WÖLLPERT [79] untersuchten erstmalig die Reaktion des Meerschweinchenuterus auf Adrenalin während der verschiedenen Stadien des Cyclus und die hormonale Beeinflussung dieser Reaktion. Es wurde versucht, die Adrenalinreaktion als Test zum Nachweis des Corpus luteum-Hormons zu benutzen, doch erwies sich diese Methode als unbrauchbar, daneben entsprechen die Ergebnisse nur teilweise denen aus neuerer Zeit. Der nichtgravid-infantile Uterus des Meerschweinchens reagiert auf Adrenalin und Noradrenalin mit einer Hemmung [64, 109, 111, 113], HERMANSEN [75] sah allerdings bei Noradrenalingaben immer eine Stimulation. Am oestrischen Uterus kommt es unter Katecholamingaben regelmäßig zu einer Stimulation [64, 75]. Nach MOHME-LUNDHOLM [111] hemmt Adrenalin das Myometrium in der Frühschwangerschaft, während der Gravidität tritt — auch unter Noradrenalineinfluß — eine Stimulation ein [64, 111]. Im Wechselspiel der Receptoren kommt es gegen Ende des Prooestrus zu einer Sensibilitätssteigerung der α-Receptoren (Stimulation) und einer Minderung der Sensibilität bei den β-Receptoren [128, 157]. Im Dioestrus dominieren die Aktionen der β-Fasern (Hemmung) [128].

d) Ratte

Das Myometrium der Ratte antwortet — unabhängig von hormonalen Einflüssen — auf Adrenalingaben immer mit der gleichen Reaktion: einer Hemmung. In dieser gleichgerichteten Reaktion ist es dem des Kaninchens ähnlich (das allerdings immer mit einer Stimulation antwortet), in seiner Sensibilität gegenüber Adrenalin und Noradrenalin aber von anderen Tierspecies verschieden. Bei Messungen des Katecholamingehaltes im Myometrium der nichtschwangeren Ratte ist das Verhältnis Noradrenalin zu Adrenalin etwa 4:1, wie in Tabelle 11 angegeben. Der Adrenalingehalt ändert sich während des Cyclus, liegt am höchsten zur Zeit des Oestrus [23] und am niedrigsten während des Dioestrus, Noradrenalin dagegen verhält sich umgekehrt.

Tabelle 11. *Der Katecholamingehalt des Rattenuterus im Oestrus und Dioestrus* [23]

Hormoneller Status	Anzahl der Bestimmungen	Katecholamingehalt	
		Adrenalin (mμg/g)	Noradrenalin (mμg/g)
Oestrus	4	95 ± 5,8	335 ± 12
Dioestrus	4	42 ± 3,9	658 ± 75

Nach RUDZIK und MILLER [129] reagiert der Rattenuterus gegenüber Adrenalin deutlich sensibler (20:1). Die vom Hormonstatus (ob im Oestrus, pseudoschwanger oder gravide) unabhängige Adrenalinreaktion des Rattenmyometrium hat zahlreiche Untersucher veranlaßt, die Receptoren im Myometrium und ihre Qualitäten zu untersuchen [2, 14, 23, 44, 50, 101, 104, 109, 121, 129, 139, 149, 150, 155, 156]. Im Gegensatz zu LEVY und TOZZI [101], die keine α-Receptoren im Rattenmyometrium nachweisen konnten, ist die Mehrzahl der Untersucher von der Anwesenheit beider Receptortypen überzeugt. Nach RUDZIK und MILLER [129] läuft die Hemmung des Myometrium über α- und β-Receptoren. BRODY und DIAMOND [14] zeigten am unbehandelten Tier den Hemmeffekt von Adrenalin und Noradrenalin. Am Myometrium unter Oestrogendominanz konnten diese Untersucher bei Noradrenalingaben eine Stimulation feststellen, die sich durch α-Receptoren-Blocker verhindern ließ, so daß die Hemmung über die β-Receptoren dominierte. An zwei weiteren Gruppen wurde das Verhalten des Myometrium nach Oestrogen-Gestagengaben (nach der Ovariektomie 50 µg Oestradiolbenzoat, nach 48 Std 3 mg Progesteron über 3 Tage) getestet. Die Antwort auf Noradrenalingaben unterschied sich deutlich von der „Oestrogengruppe". Noradrenalin produzierte bei beiden Gruppen eine Hemmung, die — teilweise und nur gering ausgeprägt — durch Propanolol aufzuheben war.

Die Reaktion des Myometrium auf Noradrenalin scheint also [14] von einem Gleichgewicht zwischen den beiden Receptortypen abhängig zu sein, das durch Oestrogene und Gestagene reguliert wird. MILLER [109], der einzelne Receptorenblocker im Zusammenhang mit der Adrenalinwirkung am Myometrium geprüft hat, kommt ebenfalls zu dem Schluß, daß die Receptoren im Rattenmyometrium eine Sonderstellung einnehmen. Aufgrund seiner Untersuchungen nimmt er zwar an, daß über α- und β-Receptoren im Myometrium eine Hemmung ausgelöst wird (ebenfalls BRODY und DIAMOND [14]), es mag aber auch nur ein Receptortyp mit α- und β-Receptor-Eigenschaften vorliegen [109]. Eine weitere Hypothese stellte TOTHILL [149] auf. Es wurden Ratten mit Stilboestrol (eine Einzeldosis von 0,5 mg s.c.) und Progesteron (Ovariektomie, eine Einzeldosis Stilboestrol von 0,5 mg s.c., danach 5 Tage 2,5 mg/kg Progesteron) behandelt. Gaben von Isoprenalin (0,1 µg/ml Bad) führten zu einer vollständigen Hemmung über 7—14 min. Bei Uteri unter Oestrogendominanz kam es nach dieser Zeit zu irregulären Kontraktionen (die sich durch Isoprenalin nicht mehr hemmen ließen), während die Hemmung unter Progesterondominanz voll erhalten blieb. Gaben von Adrenalin (0,1 µg/Bad) führten bei Uteri unter Oestrogendominanz jetzt zu einer Stimulation, die progesteronbehandelten Uteri blieben erneut unbeeinflußt. Die Autorin folgert aus diesem Versuch, daß die α-Receptoren nur unter Oestrogendominanz in Erscheinung treten, bei Progesteronbehandlung aber maskiert sind oder gar nicht vorhanden sind. Eine solche Theorie ist nicht haltbar, wenn es sich bei den Receptoren um anatomische Strukturen handelt, dagegen denkbar, wenn sie zur Gruppe der Enzyme zu zählen sind.

6. Gestagene und Serotonin

Die physiologische Funktion des Serotonins (Enteramin, 5-Hydroxytryptamin) ist zwar noch nicht völlig aufgeklärt [140], als Spasmogen am glatten Muskel ist es aber lange bekannt [58].

a) Ratte

Bei Untersuchungen im niedrigen Dosisbereich fand BUSCH in vitro eine deutliche Frequenzzunahme und Amplitudenvergrößerung, wobei eine Bevorzugung des Oestrus erkennbar war [17]. Nach ROBSON ist der Rattenuterus im Oestrus hochsensibel gegen Serotonin, desgleichen während der Gravidität. Eine verminderte Erregbarkeit läßt sich im Dioestrus und post partum nachweisen [126]. Serotonin scheint gegenüber Adrenalin am Rattenmyometrium antagonistisch zu wirken, neben der gegensätzlichen Wirkung am Myometrium fällt ein deutlicher Unterschied bei der Speicherung beider Substanzen auf (s. Tabelle 11 und 12).

Serotonin ist während des Dioestrus im Uterus deutlich vermehrt, Adrenalin dagegen im Oestrus [133, 134]. SNYDER [133] konnte allerdings in Tabelle 12 nur

Tabelle 12. *Der Serotoningehalt des Rattenuterus nach Gaben von C^{14}-Serotonin in verschiedenen Cyclusstadien* [133]

Cyclus	N	Uterus-gewicht (mg)	C^{14}-Serotonin	
			mµg/pro Uterus	Uterus mµg/g
Prooestrus	8	279 ± 14	8,5 ± 0,8	31,0 ± 3,5
Oestrus	13	248 ± 16	7,0 ± 1,0	29,2 ± 4,2
Metoestrus	16	230 ± 14	7,6 ± 1,0	33,6 ± 4,0
Dioestrus	33	168 ± 8	8,7 ± 0,8	53,0 ± 5,4

Werte für die Speicherung von C^{14}-Serotonin angeben, endogenes Serotonin wurde nicht nachgewiesen. Neben der C^{14}-Serotonin-Aufnahme nimmt die Aktivität der 5-Hydroxytryptophandecarboxylase im Dioestrus um das 3fache zu [133, 134]. HEMPEL und NEUMANN [74] prüften 1965 wasserlösliche Gestagene und ihre Wirkung auf die Serotoninkontraktion des Rattenuterus ($2 \cdot 10^{-6}$g/65 ml Bad): 19-Nor-17α-hydroxyprogesteron-hemisulfat-Na blieb bei einer Dosierung von 100 mg/Bad unwirksam, dagegen zeigte $\Delta^{1,6}$-17α-hydroxyprogesteron-hemisulfat-Na bei Gaben von 100 und 200 mg eine ausgeprägte Hemmung. Wahrscheinlich ist die unterschiedliche Wirkung von der Dosis abhängig.

Die Receptoren für Serotonin im Myometrium bestehen nach CARROL und SEREDA [19] aus Glykoproteinen, die Sialinsäure enthalten.

b) Maus

LINDSAY, PAULSON und ROBSON [102] untersuchten die Serotoninwirkung auf die Gravidität bei der Maus. Während schon eine einzelne Dosis 5-Hydroxytryptamin (1—2 mg s.c.) bei fortgeschrittener Gravidität alle Feten tötet, kann dieser Effekt durch Progesterongaben in der Frühschwangerschaft ganz, in der Spätgravidität teilweise aufgehoben werden. Hierbei handelt es sich allerdings in erster Linie um toxische und vasculäre Wirkungen auf Fet und Placenta und erst zuletzt um eine Beeinträchtigung der Motilität.

c) Kaninchen

Für das Kaninchen gilt dieselbe Serotoninwirkung wie bei der Maus bei s.c.-Gaben von 2,0—2,5 mg/kg vom 23.—30. Schwangerschaftstag [123, 124].

Literatur

1. ADLER, J., and G. H. BELL: The effect of progesteron on the guinea-pig uterus. J. Physiol. (Lond.) **102**, 9 (1943).
2. AHLQUIST, R. P.: A study of adrenotropic receptors. Amer. J. Physiol. **153**, 586 (1948).
3. ASTWOOD, E. B.: Changes in the weight and water content of the uterus of the normal adult rat. Amer. J. Physiol. **126**, 162 (1939).
4. BALASSA, G., and M. R. GURD: Action of adrenaline and potential changes in the cat uterus. J. Pharmacol. exp. Ther. **72**, 63 (1941).
5. BARGMANN, F.: Histologie und mikroskopische Anatomie des Menschen, 6. Aufl., S. 588. Stuttgart: Geord Thieme 1967.
6. BARNAFI, L., and H. CROXATTO: The in vitro effect of progesterone and estrogens on the oxytocin response of rat uterus. Acta physiol. lat.-amer. **13**, 26 (1963).
7a. BELL, G. H.: Zit. nach J. ADLER and G. H. BELL.
7b. —, and J. M. ROBSON: Zit. nach J. ADLER and G. H. BELL.
8. BENGTSSON, L. P.: Effect of pitocin on the placenta. Amer. J. Obstet. Gynec. **74**, 518 (1957).
9. — Experiments on the suppressive effect of a synthetic gestagen on the activity of the pregnant human uterus. Acta obstet. gynec. scand. **41**, 2 (1962).

10. BERGER, E., and J. M. MARSHALL: Interactions of oxytocin, potassium and calcium in the rat uterus. Amer. J. Physiol. **201**, 931 (1961).
11. BONNEY, W. R., and J. K. W. FERGUSON: Reaction of isolated uterine muscle of rats and guinea pigs. Arch. int. Pharmacodyn. **83**, 566 (1950).
12. BRENNAN, D. M., and R. J. KRAAY: Chlormadinone acetate a new highly active gestation-supporting agent. Acta endocr. (Kbh.) **44**, 367 (1963).
13. —, and M. S. ZARROW: Water and electrolyte content of the uterus of the intact and adrenalectomized rat treated with relaxin and various steroids. Endocrinology **64**, 907 (1959).
14. BRODY, TH. M., and J. DIAMOND: Blockade of the biochemical correlates of contraction and relaxation in uterine and intestinal smooth muscle. Ann. N.Y. Acad. Sci. **139**, 772 (1967).
15. BRODY, S., and A. WESTMAN: Effects of oestradiol and progesteron on the glycogen content of the rabbit uterus. Acta endocr. (Kbh.) **28**, 39 (1958).
16. BROOKSBY, J. B.: The reactivity during oestrus and pregnancy of the rat uterus to the oxytocic principle of the posterior pituitary gland. J. Physiol. (Lond.) **90**, 365 (1937).
17. BUSCH, E.: Über die Erregbarkeit des Rattenuterus im Cyclus. Naunyn-Schmiedebergs Arch. exp. Path. Pharmak. **228**, 153 (1956).
18. CAESAR, R., G. A. EDWARDS, and H. RUSKA: Architecture and nerve supply of mammalian smooth muscle tissue. J. biophys. biochem. Cytol. **3**, 867 (1957).
19. CARROL, P. M., and D. D. SEREDA: Sialic acid of uterine muscle membrane: Reappraisal of the serotonin receptor of smooth muscle. Nature (Lond.) **217**, 667 (1968).
20. CASTEELS, R., and H. KURIYAMA: Membrane potential and ionic content in pregnant and non-pregnant rat myometrium. J. Physiol. (Lond.) **177**, 263 (1965).
21. CASTELL, R., u. W. LIERSE: Versuche zur Bestimmung des elastischen Verhaltens des Uterus geschlechtsreifer Ratten unter dem Einfluß von Hyaluronidase und während der Gravidität unter Berücksichtigung histologischer Veränderungen. Acta anat. (Basel) **64**, 327 (1966).
22. CECIL, H. C., and J. BITMAN: Effect of steroid hormones on oestrogeninduced uterine glycogen synthesis. J. Endocr. **42**, 65 (1968).
23. CHA, K., W. LEE, A. RUDZIK, and J. W. MILLER: A comparison of the catecholamine concentrations of uteri from several species and the alterations which occur during pregnancy. J. Pharmacol. exp. Ther. **148**, 9 (1965).
24. CHAN, W. Y., M. O'CONNELL, and SH. R. POMEROY: Effects of the estrous cycle on the sensitivity of rat uterus to oxytocin and desamino-oxytocin. Endocrinology **72**, 279 (1963).
25. CLARY, M. L., A. CAMERON, and B. N. CRAVER: Influence of female hormones on motility of cats uterus and its responses to oxytocin. Proc. Soc. exp. Biol. (N.Y.) **77**, 778 (1951).
26. COLE, D. E.: The effects of oestradiol on the rat uterus. J. Endocr. **7**, 12 (1950).
27. CORNER, G. W., and A. CSAPO: Action of the ovarian hormones on uterine muscle. Brit. med. J. No 4812/I, 687 (1953)
28. CSAPO, A.: Dependence of isometric tension and isotonic shortening of uterine muscle on temperature and on strength of stimulation. Amer. J. Physiol. **177**, 348 (1954).
29. — Progesteron "block". Amer. J. Anat. **98**, 273 (1956).
30. — The relation of the threshold to the K-gradient in the myometrium. J. Physiol. (Lond.) **133**, 145 (1956).
31. — Progesterone. Science **198**, 40 (1958).
32. — Functions and regulation of the myometrium. Ann. N.Y. Acad. Sci. **75**, 790 (1959).
33. — Zit. nach D. KUMAR 1961.
34. — Smooth muscle as a contractile unit. Physiol. Rev. Suppl. 5, pt. 2, **42**, 7 (1962).
35. — The mechanism of effect of the ovarian steroids. Recent Progr. Hormone Res. **12**, 405 (1965).
36. —, and G. W. CORNER: The antagonistic effects of estrogen and progesterone on the staircase phenomenon in uterine muscle. Endocrinology **51**, 378 (1952).
37. — — The effect of estrogen on the isometric tension of rabbit uterine strips. Science **117**, 162 (1953).
38. CUPPS, P. T., and S. A. ASDELL: Changes in the physiology and pharmacology of the uterine muscle of the cow in relation to the estrous cycle. J. animal. Sci. **3**, 351 (1944).
39. CUSHNY, A. R.: On the movements of the uterus. J. Physiol. (Lond.) **35**, 1 (1906).
40. DALE, H. H.: On some physiologcal actions of ergotamine. J. Physiol. (Lond.) **34**, 164 (1906).
41. DANIEL, E. E.: Effect of the placenta on the electrical activity of the cat uterus in vivo and in vitro. Amer. J. Obstet. Gynec. **80**, 229 (1960).

42. DANIEL, E. E., and H. SINGH: The electrical properties of the smooth muscle cell membrane. Canad. J. Biochem. **36**, 959 (1958).
43. DESSOUKY, D. A.: Electron microscopic studies of myometrium of the guinea-pig. Amer. J. Obstet. Gynec. **100**, 30 (1968).
44. DIAMOND, J., and TH. M. BRODY: Hormonal alteration of the response of the rat uterus to catecholamines. Life Sci. **5**, 2187—2193 (1966). London: Pergamon Press Ltd.
45. DREYER, N. B., and R. A. MOREASH: Some responses of the cat's uterus in situ, to adrenaline, quinine, morphine and pituitary extract. J. Pharmacol. exp. Ther. **49**, 337 (1931).
46. DYKE, H. B. VAN, and R. G. GUSTAVSON: On the pregnancy response of the uterus of the cat. J. Pharmacol. exp. Ther. **37**, 379 (1929).
47. — — Further observations on the pregnancy-response of the uterus of the cat. J. Pharmacol. exp. Ther. **41**, 139 (1931).
48. EDGREN, R. A., and D. W. CALHOUN: Estrogen antagonism: Inhibition of estrone-induced uterine growth by testosteron propionate, progesterone and 17-ethyl-19-nortestosteron. Proc. Soc. exp. Biol. (N.Y.) **94**, 537 (1957).
49. — — R. L. ELTON, and F. B. COLTON: Estrogen antagonisms: The effects of a series of relatives of 19-nortestosterone on estrone-induced uterine growth. Endocrinology **65**, 265 (1959).
50. EULER, U. S. v.: Noradrenaline (arterenol), adrenal medullary hormone and chemical transmitter of adrenergic nerves. Ergebn. Physiol. **46**, 261 (1950).
51. EVANS, E. J., and F. W. MILLER: Uterine motility in the cow. Amer. J. Physiol. **116**, 44 (1936).
52. FITZPATRICK, R. J.: Uterine response to adrenaline in intact cows and sheep. J. comp. Path. **67**, 223 (1957).
53. FOLLET, B. K., and P. J. BENTLEY: The bioassay of oxytocin: increased sensitivity of the rat uterus in response to serial injections of stilboestrol. J. Endocr. **29**, 277 (1964).
54. FUCHS, A. R.: Effect of intra-amniotic administration of progesterone and 6-methyl-17-acetoxyprogesteron on oxytocin-induced labour in rabbits. Acta endocr. (Kbh.) **46**, 235 (1964).
55. FUCHS, F., and A. R. FUCHS: Induction and inhibition of labour in the rabbit. Acta endocr. (Kbh.) **29**, 615 (1958).
56. —, and F. KOCH: Inhibition of oxytocininduced labour in rabbits with various gestagens Acta endocr. (Kbh.) **42**, 403 (1963).
57. —, and G. STAKEMANN: Treatment of threatened premature labor with large doses of progesterone. Amer. J. Obstet. Gynec. **79**, 172 (1960).
58. GADDUM, J. H.: Tryptamine receptors. J. Physiol. (Lond.) **119**, 363 (1953).
59. GORSKI, J., and N. J. NELSON: Ribonucleic acid synthesis in the rat uterus and its early response to estrogen. Arch. Biochem. **110**, 284 (1965).
60. —, and J. A. NICOLETTE: Early estrogen effects on newly synthesized RNA and phospholipid in subcellular fractions of rat uteri. Arch. Biochem. **103**, 418 (1963).
61. GOTO, M., and A. CSAPO: The effect of the ovarian steroids on the membrane potential of uterine muscle. J. gen. Physiol. **43**, 455 (1959).
62. GRAHAM, J. D. P.: The actions of noradrenaline on the nonpregnant uterus of the cat in vivo. Arch. int. Pharmacodyn. **85**, 245 (1951).
63. —, and M. R. GURD: Effects of adrenaline on the isolated uterus of the cat. J. Physiol. (Lond.) **152**, 243 (1960).
64. GREEF, K., u. P. HOLTZ: Über die Uteruswirkung des Adrenalins und Arterenols. Ein Beitrag zum Problem der Uterusinnervation. Arch. int. Pharmacodyn. **88**, 228 (1951).
65. GUNN, J. A., and J. W. C. GUNN: The action of certain drugs on the uterus of the guinea-pig and of the rat. J. Pharm. Pharmacol. **5**, 527 (1914).
66. HALL, K.: Maintenance of pregnancy, parturition and rearing of litters in mice ovariectomized and injected with progesterone, oestradiol and relaxin. J. Physiol. (Lond.) **134**, 17 P (1956).
67. HAMILTON, T. H.: Isotopic studies on estrogen-induced accelerations of ribonucleic acid and protein synthesis. Proc. nat. Acad. Sci. (Wash.) **49**, 373 (1963).
68. HARTMANN, H., u. F. SCHÄFER: Das pharmakologische Verhalten des Meerschweinchens während der einzelnen Phasen des Cyclus und der Gravidität. Zbl. Gynäk. **56**, Nr 19—35, 1526 (1932).
69. HASS, I.: Spasmogenprüfung am Uterus des oophorektomierten hormonbehandelten infantilen Kaninchens. Persönliche Mitteilung 1969.
70. HASSELBACH, W., u. O. LEDERMAIR: Der Kontraktionscyclus der isolierten contractilen Strukturen der Uterusmuskulatur und seine Besonderheiten. Pflügers Arch. ges. Physiol. **267**, 532 (1958).

71. HAUSCHILD, F., u. D. MODERSOHN: Untersuchungen zur pharmakologischen Beeinflussung der Oxytocinwirkung am Uterus. Acta biol. med. germ. **18**, 725 (1967).
72. HAYS, R. L., and N. L. VAN DEMARK: Stimulatory action of breeding on the release of oxytocin as measured by intra mammary pressure. J. Dairy Sci. **34**, 496 (1951).
73. — — Effects of oxytocin and epinephrine on uterine motility. Amer. J. Physiol. **172**, 557 (1953).
74. HEMPEL, R., u. F. NEUMANN: Hemmung der Uteruswirkung von Oxytocin durch wasserlösliche Steroide. Acta endocr. (Kbh.) **48**, 656 (1965).
75. HERMANSEN, K.: The effect of adrenaline, noradrenaline and isoprenaline on the guinea-pig uterus. Brit. J. Pharmacol. **16**, 116 (1961).
76. HOLLAND, W. C., R. L. KLEIN u. A. H. BRIGGS: Molekulare Pharmakologie (Einführung in die Grundlagen), 1. Aufl., S. 96. Komponenten der Muskelzelle: Der glatte Muskel. Stuttgart: Georg Thieme 1967.
77. HOLTZ, P.: Sympathin-chemische Übertragung sympathischer Nervenerregungen. Klin. Wschr. **28** (9/10), 145 (1950).
78. —, u. H. J. SCHÜMANN: Karotissiumsentlastung und Nebennieren. Naunyn-Schmiedebergs Arch. exp. Path. Pharmakol. **206**, 49 (1949).
79. —, u. K. WÖLLPERT: Die Reaktion des Katzen- und Meerschweinchenuterus auf Adrenalin während der verschiedenen Stadien des Sexualcyclus und ihre hormonale Beeinflussung. Naunyn-Schmiedebergs Arch. exp. Path. Pharmak. **185**, 20 (1937).
80. HORVATH, E.: Die Automatik des Pferdeuterus und deren Beeinflussung durch Lentin und Hypophysenextrakte. Wien. tierärztl. Mschr. **24**, 138 (1937).
81. HUGGINS, CH., and E. V. JENSEN: The depression of growth of the uterus, adrenals, and ovaries by fluorinated steroids in the pregnane series. J. exp. Med. **102**, 347 (1955).
82. JUNG, H.: Über den Wirkungsmechanismus des Oxytocins. Arch. Gynäk. **190**, 194 (1957).
83. — Zur erregungsphysiologischen Steuerung des Uterusmuskels durch Oestradiol, Oestron und Oestriol. Klin. Wschr. **39**, 1169 (1961).
84. — Zur Physiologie und Klinik der hormonalen Uterusregulation. Fortschr. Geburtsh. Gynäk. **22**, (Bibl. Gynäk. fasc. 33) (1965).
85. JUNKMANN, K.: Long-acting steroids in reproduction. 3. effects of long-acting steroids on the sensitivity of the rat uterus to various physiological and pharmacological stimulants. Recent Progr. Hormone Res. **13**, 408 (1957).
86. KAMMHUBER, F.: Über das biologische Verhalten des Uterusmuskels der weißen Maus. Zbl. Gynäk. **25**, 1531 (1932).
87. KAO, C. Y.: Ionic basis of electrical activity in uterine smooth muscle. In: R. M. WYNN, Cellular biology of the uterus. Amsterdam: North Holland Publ. Co. 1967.
88. —, and A. NISHIYAMA: Ovarian hormones and resting potentials of uterine smooth muscle. Amer. J. Physiol. **207**, 793 (1964).
89. KENNARD, J. H.: The reversal by progestin of responses of the nonpregnant uterus of the cat. Amer. J. Physiol. **118**, 190 (1937).
90. KNAUS, H.: Experimentelle Untersuchungen zur Physiologie und Pharmakologie der Uterusmuskulatur in der Schwangerschaft. Naunyn-Schmiedebergs Arch. exp. Path. Pharmakol. **124**, 152 (1927).
91. — Zur Physiologie des Corpus luteum. I. Mitt. Arch. Gynäk. **138**, 201 (1929).
92. KOCHMANN, M., u. H. SEEL: Über die Abhängigkeit der Adrenalinwirkung auf den isolierten Meerschweinchenuterus vom Cyclushormon. Z. ges. exp. Med. **68**, 238 (1929).
93. KÖNIG, A., u. J. HALLER: Über die Wirkung synthetischer Gestagene auf den Uterusmuskel der Ratte in vitro. Arch. Gynäk. **202**, 35. Verhandlungsber. der dtsch. Ges. für Gynäk. München 1964.
94. KUMAR, D.: Hormonal regulation of myometrial activity: clinical implications. In: R. M. WYNN, Cellular biology of the uterus. Amsterdam: North Holland Publ. Co. 1967.
95. KURIYAMA, H.: Recent studies on the electrophysiology of the uterus. Ciba Found. Study Group 9 (Progesterone and the defence mechanism of pregnancy), p. 55 (1961a).
96. — The effect of progesterone and oxytocin on the mouse myometrium. J. Physiol. (Lond.) **159**, 26 (1961b).
97. —, and A. CSAPO: Placenta and myometrial block. Amer. J. Obstet. Gynec. **82**, 592 (1961a).
98. — — A study of the parturient uterus with the microelectrode technique. Endocrinology **68**, 1010 (1961b).
99. KUSCHINSKY, G., u. H. LÜLLMANN: Kurzes Lehrbuch der Pharmakologie, 3. Aufl. Stuttgart: Georg Thieme 1967.

100. LABATE, J. S.: Influence of cocaine on the uterine reactions induced by adrenalin and hypogastric nerve stimulation. J. Pharmacol. exp. Ther. **72**, 370 (1941).
101. LEVY, B., and S. TOZZI: The adrenergic receptive mechanism of the rat uterus. J. Pharmacol. exp. Ther. **142**, 178 (1963).
102. LINDSAY, D., E. POULSON, and J. M. ROBSON: The effect of 5-hydroxytryptamine on pregnancy. J. Endocr. **26**, 85 (1963).
103. MADJEREK, Z., J. DE VISSER, J. VAN DER VIES, and G. A. OVERBEEK: Allylestrenol, a pregnancy maintaining oral gestagen. Acta endocr. (Kbh.) **35**, 8 (1960).
104. MANN, M.: Sympathin and the rat uterus. J. Physiol. (Lond.) **110**, 11 (1949).
105. MARSHALL, J. M.: Effects of estrogen and progesterone on single uterine muscle fiber in the rat. Amer. J. Physiol. **194**, 935 (1959).
106. — Regulation of activity in uterine smooth muscle. Physiol. Rev. **42**, Suppl. 5, 213 (1962).
107. —, and A. CSAPO: Hormonal and ionic activity of uterine shmooth muscle cells. Endocrinology **68**, 1026 (1961).
108. —, and M. D. MILLER: Effects of metabolic inhibitors on the rat uterus and on its response to oxytocin. Amer. J. Physiol. **206**, 437 (1959).
109. MILLER, J. W.: Adrenergic receptors in the myometrium. Ann. N.Y. Acad. Sci. **139**, 788 (1967).
110. MILLER, M. D., and J. M. MARSHALL: Uterine response to nerve stimulation: relation to hormonal status and catecholamines. Amer. J. Physiol. **209**, 859 (1965).
111. MOHME-LUNDHOLM, E.: The mechanism of the relaxing effect of adrenaline on the smooth muscle. Acta physiol. scand., Suppl. 29, 1 (1953).
112. MOORE, R. J., and T. H. HAMILTON: Estrogen-induced formation of uterine ribosomes. Proc. nat. Acad. Sci. (Wash.) **52**, 439 (1964).
113. NASMYTH, P. A.: The effects of adrenergic agents on smooth muscles other than those of the vascular system. In: Physiological pharmacology, vol. IV, The nervous system — part D, p. 147—160. New York and London: Academic Press 1967.
114. NEEDHAM, D. M.: Contractile proteins in smooth muscle of the uterus. Physiol. Rev., Suppl. 5, **42**, 88 (1962).
115. NEUMANN, F.: Der Einfluß von Gestagenen auf den oxytocinprovozierten Abort beim Kaninchen. Fortschr. Geburtsh. Gynäk. **19**, 330 (1964).
116. — Chemische Konstitution und pharmakologische Wirkung der Gestagene. In: Handbuch der experimentellen Pharmakologie, Bd. XXII/1, Kap. VI.
117. — Persönliche Mitteilung 1969.
118. —, u. R. HEMPEL: Hemmung der Uteruswirkung von Oxytocin durch Gestagene. Acta endocr. (Kbh.) **48**, 645 (1965).
119. NOTEBOOM, W. D., and J. GORSKI: An early effect of estrogen on protein synthesis. Proc. nat. Acad. Sci. (Wash.) **50**, 250 (1963).
120. PODLESCHKA, K., u. H. DWORZAK: Vergleichende Untersuchungen über die Pituitrin- und Adrenalinerregbarkeit des Uterus, der Harnblase und des Dickdarmes des Kaninchens in verschiedenen Phasen der Ovarialfunktion. Arch. Gynäk. **162**, 340 (1936).
121. POL, M. C. VAN DER: The effect of some sympathicomimetics in relation to the two receptor-theory. Acta physiol. pharmacol. neerl. **4**, 524 (1956).
122. PORTER, D. G.: The local effect of intra-uterine progesteron treatment on myometrial activity in rabbits. J. Reprod. Fertil. **15**, 437 (1968).
123. POULSON, E., M. BOTROS, and J. M. ROBSON: The effects of 5-hydroxytryptamine and iproniazid on pregnancy J. Endocr. **20**, xi (1960).
124. — — — Effect of 5-hydroxytryptamine and iproniazid on pregnancy. Science **131**, 1101 (1960).
125. ROBSON, J. M., and O. H. SCHILD: Response of the cats uterus to the hormones of the posterior pituary lobe. J. Physiol. (Lond.) **92**, 1 (1938).
126. — J. R. TROUNCE, and K. A. H. DIDCOCK: Factors affecting the response of the uterus to serotonine. J. Endocr. **10**, 129 (1954).
127. ROSS, R., and S. J. KLEBANOFF: Fine structural changes in uterine smooth muscle and fibroblasts in response to estrogen. J. Cell Biol. **32**, 155 (1967).
128. ROSSIGNOL, P., L. KEUKY et G. VALETTE: Méchanisme des variations de la réactivité de l'utérus de cobaye aux effects α et β adrénergiques en function du cycle oestral. Arch. int. Pharmacodyn. **158**, 324 (1965).
129. RUDZIK, A. D., and J. W. MILLER: The mechanism of uterine inhibitory action of relaxin-containing ovarian extracts. J. Pharmacol. exp. Ther. **138**, 82 (1962).
130. SAUER, J. J., C. E. JETT-JACKSON, and S. R. M. REYNOLDS: Reactivity of the uterus to presacral nerve stimulation and to epinephrine, pituitrine and pilocarpin administration during certain sexual states in the anesthetised rabbit. Amer. J. Physiol. **111**, 250 (1935).

131. SHOENBERG, C. F.: An electron microscope study of smooth muscle in pregnant uterus of the rabbit. J. biophys. biochem. Cytol. **4**, 609 (1958).
132. SHORT, R. V., and N. W. MOORE: Progesterone in blood. V. Progesterone and 20-hydroxypregn-4-en-3-one in the placenta and blood of ewes. J. Endocr. **19**, 288 (1959).
133. SNYDER, S. H., R. J. WURTMAN, J. AXELROD, and E. W. CHU: The physiological disposition of C^{14}-Serotonin in the rat uterus. J. Pharmacol. exp. Ther. **146**, 276 (1964).
134. — J. AXELROD, and R. J. WURTMAN: Effect of gonadohormones on aromatic amino acid decarboxylase in the rat uterus. Endocrinology **78**, 1135 (1966).
135. SOMMER, F.: Experimentelle Untersuchungen über das Verhalten des Meerschweinchenuterus während der Schwangerschaft. Zbl. Gynäk. **55**, 3234 (1931).
136. SUCHOWSKY, G. K.: Control of ovulation and maintenance of pregnancy by orally active progestional steroids. J. Endocr. **24**, XX-XXI (1962).
137. —, and G. BALDRATTI: Relationship between progestional activity and chemical structure of synthetic steroids. J. Endocr. **30**, 159 (1964).
138. SCHATZMANN, H.-J.: Erregung und Kontraktion glatter Vertebratenmuskeln. Ergebn. Physiol. **55**, 28 (1964).
139. SCHILD, H. O.: The action of isoprenaline in the depolarized rat uterus. Brit. J. Pharmacol. **31**, 578 (1967).
140. SCHNEIDER, M.: Einführung in die Physiologie des Menschen, 15. Aufl. (rev. Neudruck), S. 434. Berlin-Heidelberg-New York: Springer 1966.
141. — Einführung in die Physiologie des Menschen, 15. Aufl. (rev. Neudruck), S. 502. Berlin-Heidelberg-New York: Springer 1966.
142. SCHOFIELD, B. M.: The hormonal control of myometrial function during pregnancy. J. Physiol. (Lond.) **138**, 1 (1957).
143. — Hormonal control of pregnancy by the ovary and placenta in the rabbit. J. Physiol. (Lond.) **151**, 578 (1960).
144. — The acute effect of progestational compounds on intact rabbit myometrium. J. Physiol. (Lond.) **157**, 117 (1961).
145. — The "local" effect of the placenta on myometrial activity in the rabbit. J. Physiol. (Lond.) **166**, 191 (1963).
146. — Myometrial activity in the pregnant guinea-pig. Endocrinology **30**, 347 (1964).
147. STUCKI, J. C., and A. F. FORBES: Pregnancy maintenance and the inhibition of parturition in rats with 17α-hydroxyprogesterone-esters: the role of oestrogenic and androgenic activity. Acta endocr. (Kbh.) **33**, 73 (1960).
148. —, and E. M. GLENN: Endometrial proliferation, pregnancy maintenance, parturition inhibition and myometrial block production with various steroids. In: A. C. BARNES, guest ed., Brook Logde Symp., Progesteron, p. 25, Kalamazoo/Mich., 1961, Augusta/Mich.: Brook Lodge Press 1961.
149. TOTHILL, A.: Motor effect of adrenaline on the rat uterus. Nature (Lond.) **213**, 1230 (1967).
150. — Pharmacodynamic action of cycloheximide on the rat uterus. Brit. J. Pharmacol. **32**, 322 (1968).
151. TSAI, T. H., and W. W. FLEMING: The adrenotropic receptors of the cat uterus. J. Pharmacol. exp. Ther. **143**, 268 (1964).
152. UI, H., and G. C. MUELLER: The role of RNA synthesis in early estrogen action. Proc. nat. Acad. Sci. (Wash.) **50**, 256 (1963).
153. VELARDO, J. T.: Steroid hormones and uterine growth. Ann. N.Y. Acad. Sci. **75**, 44 (1958/59).
154. WALAAS, O.: Effect of oestrogens on the glycogen content of the rat uterus. Acta endocr. (Kbh.) **10**, 185 (1952).
155. WANG, HSUEH/HWA: Blockade of β-adrenergic receptors. In: Physiological pharmacology, vol. IV. The nervous system, p. 316., Academic Press 1967.
156. WEST, G. B.: Quantitative studies of adrenaline and noradrenaline. J. Physiol. (Lond.) **106**, 418 (1947).
157. WILLEMS, J. L., P. J. BERNARD, A. L. DELAUNOIS, and A. F. DE SCHAEPDRYVER: Adrenergic receptors in the progesterone dominated rabbit uterus. Arch. int. Pharmacodyn. **157**, 243 (1965).
158. WILSON, J. D.: The nature of the RNA response to estradiol administration by the uterus of the rat. Proc. nat. Acad. Sci. (Wash.) **50**, 93 (1963).
159. WOODBURY, J. W., and MCINTYRE: Electrical activity of single muscle cells of pregnant uteri studied with intracellular microelectrodes. Amer. J. Physiol. **177**, 355 (1954).
160. — — Transmembrane potentials from pregnant uterus. Amer. J. Physiol. **187**, 338 (1956).
161. ZARROW, M. X., N. C. ANDERSON, JR., and M. R. CALLANTINE: Failure of progestogens to prolong pregnancy in the guinea-pig. Nature (Lond.) **198**, 690 (1963).

C. Wirkungen von Gestagenen auf Funktion und Morphologie des Genitaltraktes bei Schnecken, Käfern und nichtsäugenden Wirbeltieren

J. D. Hahn und F. Neumann

Mit 7 Abbildungen

In den meisten Untersuchungen an nichtsäugenden Wirbeltieren wurde mit dem natürlichen Gelbkörperhormon, Progesteron, gearbeitet. Die mit Progesteron gefundenen Wirkungen können nur sehr bedingt auf andere Gestagene übertragen werden, da sich die verschiedenen Gestagene in ihrem Wirkungsspektrum stark unterscheiden.

Häufig wird auch auf die Wirkungen von Oestrogenen hinzuweisen sein, da viele Effekte vom Zusammenwirken von Oestrogenen und Gestagenen abhängig sind. Hinzu kommt, daß einige Gestagene ja auch mehr oder weniger stark ausgeprägte oestrogene Eigenschaften besitzen und in manchen Versuchen ähnliche Effekte wie Oestrogene hervorrufen oder sich doch ähnlich verhalten wie eine Kombination von Oestradiol mit Progesteron. Es sei hier das relativ stark oestrogen wirksame Norethynodrel erwähnt [*16, 35, 37, 40—42, 53, 54, 113—115, 146, 176, 177, 192, 193, 196*]. Auch Ethisteron, Norethisteron und Norethisteronacetat besitzen eine, wenn auch schwache oestrogene Partialwirkung [*16, 35, 37, 40, 42, 53, 84, 92, 93, 113—115, 135, 144, 146, 154, 191—193*].

Auch die Wirkung von Androgenen auf nichtsäugende Wirbeltiere muß mitberücksichtigt werden, weil verschiedene Gestagene diese Nebenwirkung in mehr oder weniger starkem Ausmaß besitzen, wie etwa Ethisteron [*35, 112—114, 143, 154, 180*], Norethisteron [*40, 42, 115, 144, 157, 173, 174, 193, 195*], Norethisteronacetat [*113—115, 154, 193, 195*], Norgestrel [*53, 56*], Lynoestrenol [*37, 113—115, 156*], Normethandrolon [*40, 42, 113, 114, 144, 157, 173, 174, 178, 195*] und Norethandrolon [*10, 40, 42, 55, 155, 172—175*].

Die meisten Untersuchungen an nichtsäugenden Wirbeltieren wurden an Vögeln ausgeführt, vor allem an Hühnern. Weniger zahlreich sind Untersuchungen an Fischen, Amphibien und Reptilien sowie an wirbellosen Tieren.

Obwohl in den letzten Jahren im Ovar von Hühnern, Kröten, Fischen, Seeigeln und Mollusken Progesteron nachgewiesen werden konnte, ist seine Bedeutung für die Fortpflanzungsphysiologie dieser Tiere noch weitgehend ungeklärt [*17, 18, 30, 34, 101, 129, 138, 206*]. Die Ovarien von Amphibien, Reptilien und Vögeln sind in ihrer Struktur recht ähnlich [*145*]. Dennoch wird eine Gelbkörperfunktion bei oviparen Tieren kaum für wahrscheinlich gehalten [*201*], während andererseits für vivipare Amphibien und Schlangen eine Bedeutung des Progesterons für den Schwangerschaftsablauf vermutet wird [*31, 68, 81*]. So ist eine Interpretation der vorliegenden, oft widersprüchlichen Untersuchungsergebnisse infolge unserer noch mangelhaften Kenntnisse in der Physiologie niederer Tiere häufig nicht möglich, und wir werden uns im folgenden oft auf eine kommentarlose Darstellung der Befunde beschränken.

I. Lungenschnecken (Pulmonata)

Die Lungenschnecken sind zwittrig und ihre Gonade wird als hermaphroditische Drüse bezeichnet.

Die Implantation von Tabletten kristallinen Progesterons in die Haupthöhle jugendlicher Exemplare von *Arion rufus* (0,001—0,0001 g) ergab 2—3 Monate nach Versuchsbeginn keinerlei Auswirkungen auf Genitaltrakt und Gonaden der Schnecken [128].

In Versuchen mit Progesteron an *Limnaea stagnalis*, *Helix pomatia* und *Helix aspera* dagegen kam es an allen 3 Schneckenarten bereits in der niedrigsten Dosierung (Einzeldosis 0,25 mg) zu einer deutlichen Zunahme der Keimelemente und der Nährzellen in der Zwitterdrüse. Dabei scheinen alle Stadien der Oogenese wie der Spermatogenese gleichermaßen stimuliert zu sein. Die Innenauskleidung des hermaphroditischen Kanals zeigt eine gesteigerte Proliferation [7].

II. Käfer

Erwachsene Exemplare von *Conotrachelus nenuphar* (HERBST), die zu den Rüsselkäfern, *Curculionidae*, gezählt werden, wurden in der Zeit kurz vor der Eiablage 14 Tage lang mit einer Diät gefüttert, der verschiedene Testsubstanzen beigemengt waren. Danach wurden die Tiere 7 Wochen lang auf ihre Mortalität hin überprüft und wöchentlich die Zahl der produzierten Larven bestimmt. In Tabelle 1 sind die Ergebnisse mit verschiedenen Dosierungen von Enovid (Norethynodrel + Äthinyloestradiol-Methyläther) und Progesteron im Vergleich zu Kontrollen dargestellt, die nur die Diät erhalten hatten.

Tabelle 1. *Wirkung von Enovid und Progesteron auf die Fortpflanzung des Rüsselkäfers Conotrachelus nenuphar. Die Substanzen waren an Insekten, die sich vor der Eiablage befanden, 14 Tage lang verfüttert worden. Durchschnittswerte aus vier Versuchsansätzen.* (Nach [91])

Substanz	Dosis (Gewichtsanteil an der Diät in %)	Anzahl der lebenden erwachsenen Insekten mehrere Wochen nach der Behandlung (Ausgangszahl: 25 Tiere)					Durchschnittszahl der Larven pro Weibchen
		3. Woche	4. Woche	5. Woche	6. Woche	7. Woche	
Enovid	5,0	17	14	12	10	0	9
	2,0	13	4	3	2	0	0
	0,25	19	14	12	11	0	9
	0,125	19	16	16	14	0	57
Progesteron	4,0	24	20	20	15	14	53
	2,0	22	20	15	15	2	29
Unbehandelte Kontrollen	—	21	19	17	17	7	68

Es wird ersichtlich, daß es unter Enovid zu einer starken, unter Progesteron zu einer relativ geringen Reduktion der Larvenzahl pro Weibchen kam. In einem weiteren Versuch wurden erwachsene Käfer 15 min lang in Petrischalen gesetzt, deren Oberfläche mit 3 ml verschiedener Testlösungen benetzt war. Die Entwicklung der Larvenzahlen nach der Behandlung ist aus Tabelle 2 zu ersehen.

Auch hier wird die Fortpflanzungsrate der Insekten unter dem Einfluß der untersuchten Verbindungen erniedrigt: am stärksten nach der Progesteron-Diäthylstilboestrol-Kombination, etwas weniger nach Progesteron und Enovid [91]. (Weitere Gestagenwirkungen an wirbellosen Tieren s. Teil I. S. 454).

Tabelle 2. *Wirkung verschiedener Substanzen auf die Fortpflanzung von Conotrachelus nenuphar. Erwachsene Insekten waren 15 min lang mit einer Oberfläche in Kontakt gehalten worden, die mit Lösungen der Testsubstanzen benetzt war. Durchschnittswerte aus vier Versuchsansätzen.* (Nach [91])

Substanz	Dosis in mg pro cm^2	Anzahl der lebenden erwachsenen Insekten mehrere Wochen nach der Behandlung (Ausgangszahl: 25 Tiere)					Durchschnittszahl der Larven pro Weibchen
		3. Woche	4. Woche	5. Woche	6. Woche	7. Woche	
Enovid	2,5	22	20	19	19	17	13
Diethylstilbestrol	1,0	8	8	8	8	5	8
Progesteron und Diethylstilbestrol	25,0 – 1,0	19	5	4	4	2	0
Progesteron	25,0	23	23	22	22	14	19

III. Fische

1. Ethisteron

a) Androgene Wirkungen an männlichen Fischen

Versuche über Gestagenwirkungen auf Genitale und Geschlechtsverhalten von Fischen wurden bisher nur für Progesteron und Ethisteron beschrieben. Dabei scheint die Wirkung des Ethisterons in fast allen Untersuchungen vorwiegend auf seiner androgenen Wirkungskomponente zu beruhen. So wurden an verschiedenen Zahnkarpfen-Arten (*Lebistes reticulatus, Xiphophorus helleri, Platypoecilus maculatus*) folgende Befunde erhoben: Die Applikation von Ethisteron auf verschiedenste Weise (Verfütterung, Zusatz zum Aquariumwasser) an männliche Embryonen oder unreife Männchen führte zu beschleunigter Ausprägung der sekundären männlichen Geschlechtsmerkmale und Stimulierung der Spermiogenese [64, 148].

b) Maskulinisierung weiblicher Fische

An unreifen Fischweibchen kam es nach Ethisteron zu einer Unterdrückung weiblicher Geschlechtsmerkmale und zur Umwandlung der Gonaden in Ovotestes [64, 148, 189, 190]. Weibliche Exemplare von *Lebistes reticulatus* wiesen nach 6wöchiger Ethisteronbehandlung neben einer Regression der Ovarien Farbflecke und Gonopodien als Zeichen einer Maskulinisierung auf [74]. Ferner kam es zu einer Vermännlichung des Analendes [102, 103]. Auch an *Platypoecilus maculatus* ergab die Ethisteronbehandlung unreifer Weibchen eine Ausbildung männlicher Gonopodien, männlicher Körperformen und Körpergrößen sowie eine Unterdrückung der Oogenese [32]. (Näheres s. Teil I, S. 454—457).

2. Progesteron

a) Gonadenentwicklung

Versuche mit Progesteron an Fischen führten zu oft widersprüchlichen Ergebnissen. So kommt es an unreifen Weibchen von *Misgurnus fossilis* (Schlammbeißer) nach i.m. Injektion von 1 mg Progesteron einerseits zum Wachstum der größeren Ovocyten, andererseits zur Degeneration zahlreicher Ovocyten [123]. In Versuchen an unreifen Exemplaren von *Lebistes reticulatus* konnte kein Einfluß von Progesteron auf die Geschlechtsentwicklung der Tiere festgestellt werden [64]. Ein anderer Autor beobachtete dagegen eine beschleunigte Entwicklung der männlichen Lebistes-Gonade unter Progesteron [107, 108].

170 Tage alte Forellen (*Salmo trutta*) wurden 30 und 84 Tage lang einer Progesteron-Konzentration von 50—100 µg/Liter ausgesetzt. Nach 30 Tagen war es zu einer geringen, nach 84 Tagen zu einer ausgeprägten Regression der Ovarien gekommen, die keinerlei Anzeichen aktiven Keimepithels mehr erkennen ließen. Die männlichen Tiere zeigten nach 30tägiger Behandlung eine vorzeitige Entwicklung und erhebliche Vergrößerung der Vasa deferentia, die jedoch nach 84 Tagen wieder weitgehend ausgeglichen war. An den Hoden kam es nach 30 Tagen zu einer Hypertrophie der vorderen Testisanteile, nach 84 Tagen jedoch waren die Testes insgesamt kleiner als bei Kontrollen [6].

b) Embryonenentwicklung

Die Einspritzung von 0,02 mg Progesteron in den Dottersack 15—22 mm langer Embryonen von *Scylliorhinus canicula* (kleiner Katzenhai) hatte eine feminisierende Wirkung auf die Sexualdifferenzierung der Gonaden. Ferner kam es zu einer Hypertrophie der Wolffschen und Müllerschen Gänge [27].

c) Trächtigkeitsdauer und Wurfgröße

Eine Progesteron-Verabfolgung an ausgereifte Lebistesweibchen und -männchen über einen Zeitraum von 18 Monaten (Dosis 10 mg pro Glasgefäß) ergab, daß durch die Behandlung die Trächtigkeitsdauer von normalerweise durchschnittlich 30 Tagen auf durchschnittlich 56 Tage verlängert war. Außerdem kam es zu einer Reduktion der Anzahl der Jungen (normal: 20—22) um durchschnittlich 50% [89].

d) Legeröhrenwachstum

An *Rhodeus amarus* BLOCH (Bitterling) erzeugten steigende Dosen von Progesteron ein dosisabhängiges Wachstum der Legeröhre des Weibchens. Diese Befunde benutzte DUYVENÉ DE WIT zum Aufbau eines Gestagentests. Dabei applizierte er nach vorheriger Sensibilisierung der Fische mit Schwangerenharn die Testsubstanz in einer Lösung von Propylenglykol. Zur Standardisierung der Versuchsergebnisse schuf er die Bitterlingseinheit. Danach entspricht diejenige Progesteronmenge, die innerhalb von 5 Std ein durchschnittliches Legeröhrenwachstum von einer Afterflosseneinheit (AE) erzeugt, einer BE = Bitterlingseinheit (Wassermenge des Aquariums 750 ml, 22° C). Als Afterflosseneinheit (AE) wird dabei ein Achtel des vorderen Radius der ausgebreiteten Afterflosse angesehen.

In höheren Dosierungen wirkt Progesteron bei *Rhodeus amarus* auch narkotisierend. Eine 0,00004%ige Progesteronlösung im Aquarium führte zu unbeweglicher Seitenlage der Bitterlinge am Grunde des Behälters und Legeröhrenwachstum. Damit erwies sich Progesteron neben Desoxycorticosteron als das stärkste am Bitterling wirkende Narkoticum. Nichtsteroide klassische Narkotica benötigten für den gleichen Effekt erheblich höhere Dosen.

Außer Progesteron zeigen auch viele andere Steroide positive Wirkungen im Legeröhrentest des Bitterlings. Damit ergab sich die Möglichkeit, auch solche Progesteronderivate, die am Säuger selbst keine gestagenen Wirkungen zeigen, in ihrer verschiedenen biologischen Aktivität zu vergleichen.

Dazu wurden verschiedene Dosen der Testsubstanzen den Aquarien beigegeben und die resultierende Längenzunahme der Legeröhren in Wachstumskurven festgehalten. Außerdem wurden Konzentrationskurven angelegt. Abb. 1 und 2 stellen diese Kurven für Progesteron dar. Um die unterschiedliche Wirksamkeit verschiedener Substanzen miteinander vergleichen zu können, wurde folgender Maßstab festgelegt: derjenige Stoff gilt als am wirksamsten, der innerhalb des geradlinigen Verlaufs der Wachstumskurve und innerhalb des steilsten Teiles der Konzentrationskurve pro Zeiteinheit in kleinsten Mengen das größte Legeröhrenwachstum erzeugt. In diesem Sinne kann die Wirksamkeit dann definiert werden

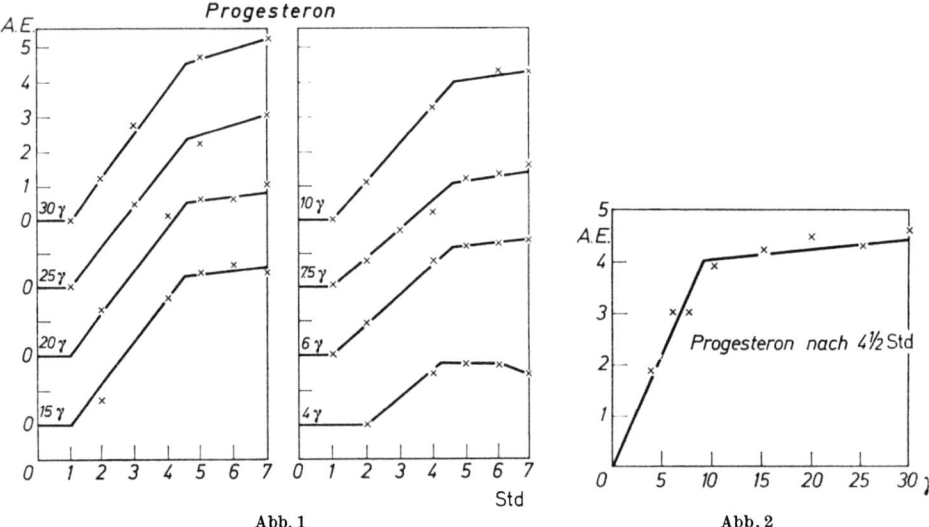

Abb. 1. Wachstumskurven nach Verwendung verschiedener Konzentrationen von Progesteron im Legeröhrentest des Bitterlings. (Ordinate: Legeröhrenwachstum in Afterflosseneinheiten (AE). Abszisse: Zeit in Stunden). (Nach [51])

Abb. 2. Legeröhrenwachstum $4^{1}/_{2}$ Std nach Verabfolgung verschiedener Progesteronkonzentrationen. (Nach [51])

als das innerhalb 1 Std auftretende Wachstum, das durch 1 µg des Wirkstoffes pro 750 ml Wasser hervorgerufen wird.

Die Berechnung sei am Beispiel des Allo-pregnandions erläutert (Abb. 3 und 4): Aus der Konzentrationskurve geht hervor, daß während der 3 Std des der gerad-

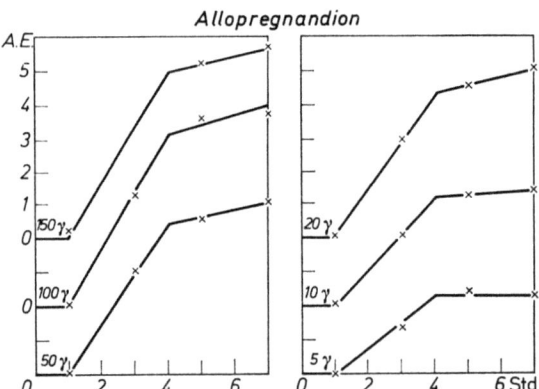

Abb. 3. Wachstumskurven nach Applikation verschiedener Konzentrationen von Allo-pregnandion im Legeröhrentest. Vgl. dazu Abb. 1. (Nach [51])

linigen Kurve entsprechenden Wachstums mit 12 µg pro 750 ml Wasser ein Legeröhrenwachstum von 4,3 AE stattgefunden hat. Pro Stunde und pro 1 µg hätte das Wachstum unter den gleichen Bedingungen dann betragen: $^{1}/_{3} \cdot ^{1}/_{12} \cdot 4{,}3\ \text{AE} = 0{,}119\ \text{AE} = 1200 \cdot 10^{-4}\ \text{AE}$.

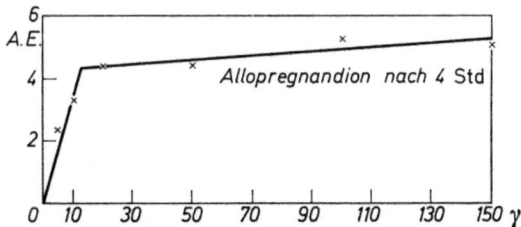

Abb. 4. Legeröhrenwachstum 4 Std nach Verabfolgung verschiedener Konzentrationen von Allo-pregnandion. (Nach [51])

Vergleicht man mit dieser Methode die Wirksamkeit korrespondierender $\Delta 4{,}5$- und $\Delta 5{,}6$-Pregnene sowie korrespondierender Allo-pregnane und Pregnane miteinander, so entstehen die folgenden Reihen I, II und III:

Reihe I $\Delta 4$-Pregnendion (Progesteron) = $1240 \cdot 10^{-4}$ AE
$\Delta 5$-Pregnendion = $330 \cdot 10^{-4}$ AE
Allo-Pregnandion = $1200 \cdot 10^{-4}$ AE
Pregnandion = $133 \cdot 10^{-4}$ AE

Reihe II $\Delta 5$-Pregnen-3-ol-20-on = $100 \cdot 10^{-4}$ AE
Allo-pregnan-3-ol-20-on = $140 \cdot 10^{-4}$ AE
Pregnan-20-ol-3-on = $10 \cdot 10^{-4}$ AE

Reihe III Allo-pregnandiol = $24 \cdot 10^{-4}$ AE
Pregnandiol = $1 \cdot 10^{-4}$ AE

Daraus ist zu ersehen, daß die Wirksamkeit (wie übrigens auch die Wirkungsdauer) dieser Steroide im Legeröhrentest von der chemischen Konstitution abhängig ist. Immer sind die Dionverbindungen wirksamer als die Olonverbindungen, und diese wieder stärker wirksam als die Diolverbindungen.

Auch der Verlauf der Wachstumskurven verschiedener Steroide im Legeröhrentest weist charakteristische Merkmale auf: so zeigen alle Pregnen-Derivate eine initiale Latenzperiode von maximal $2^{1}/_{2}$ Std und eine maximale Periode linearen Wachstums von 6 Std, während z.B. die Oestrane eine Latenzperiode von $5^{1}/_{2}$ Std und eine Periode linearen Wachstums von 42—54 Std besitzen.

Abb. 5 zeigt die Wachstumskurve nach Ethisteron im Legeröhrentest. Ihr Verlauf unterscheidet sich sichtbar von dem des Progesterons und ähnelt eher dem androgener Steroide.

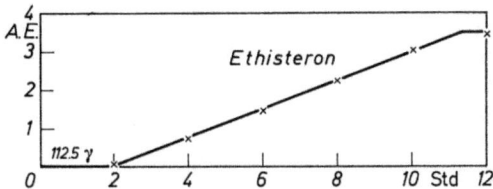

Abb. 5. Legeröhrenwachstum im Bitterlingstest nach Zusatz von 112,5 µg Ethisteron. (Nach [51])

Sicher besitzen diese Steroidversuche im Legeröhrentest wegen ihrer relativ großen Unspezifität mehr pharmakologisches als physiologisches Interesse. Die Wirkung der Steroide auf die Legeröhre scheint nicht direkt, sondern auf dem Umweg über den Hypothalamus zustande zu kommen, wobei die vermehrte Sezernierung eines luteogenen Hormons die Umformung der Bitterlingseier zu „präovulatorischen corpora lutea" bewirken soll. Diese produzieren dann ein (wahrscheinlich nichtsteroides) Hormon „Oviductin", welches letztlich die Legeröhre zum Wachstum bringt [22—24, 45—52, 85—88, 107, 124, 125, 200].

IV. Amphibien
1. Maskulinisierung und Feminisierung
a) Gonadenentwicklung

Drei Tage alte Kaulquappen von *Discoglossus pictus* OTTH wurden bis zum Eintritt der Metamorphose in Aquariumwasser mit einer Ethisteron-Konzentration von 2 mg/l gehalten. Während Kontrolltiere zum Zeitpunkt der Metamorphose das normale Geschlechtsverhältnis von 50:50 aufwiesen, waren bei sämtlichen behandelten Kaulquappen die Gonaden zu Ovarien ausgebildet. Diese zeigten teils die typische Ovarienstruktur wie bei genetisch weiblichen Tieren, teils waren sie verkürzt und gelappt. Allen gemeinsam jedoch war das Vorhandensein zahlreicher Ovocyten, die die Prämeiose beendet hatten [75, 78]. Auch an *Pleurodeles waltlii* (Rippenmolch), dessen Larven vom 2. Lebenstag bis zur Metamorphose mit 1 mg/l Ethisteron behandelt worden waren, konnte eine Feminisierung genetisch männlicher Gonaden beobachtet werden. Dabei kam es außerdem zu einer nachhaltigen Entwicklungshemmung der Gonaden. Noch im 9.—10. Monat erschienen sie als winzige Knötchen, die jedoch bereits Ovocyten erkennen ließen [80].

An *Rana pipiens* wurde eine maskulinisierende Wirkung von Ethisteron festgestellt. Dabei waren 10 Tage alte Kaulquappen in Aquariumwasser von 2 mg pro 15 Liter gehalten worden. Die Jungfrösche, die nach der Metamorphose noch 1—2 Monate lang einmal wöchentlich mit 0,06 mg Ethisteron zwangsgefüttert worden waren, besaßen zu 100% typische Hoden. Diese befanden sich im gleichen Entwicklungsstadium wie die Hoden von Kontrolltieren und waren von ihnen nicht zu unterscheiden [65, 78].

Auch die Jungfrösche von *Rana temporaria*, die normalerweise nach der Metamorphose sämtlich eine weibliche Entwicklungsphase durchlaufen, besaßen nach Ethisteronbehandlung im Kaulquappenstadium (10 mg/8 l) zu 100% Hoden [78, 109]. Diese widersprüchlichen Wirkungen von Ethisteron werden auf die Polyvalenz dieser Substanz (gestagene, androgene und oestrogene Partialwirkung) zurückgeführt [75].

b) Genitaltrakt

Nach Ethisteronbehandlung der Kaulquappen von *Discoglossus pictus* (2 mg und 20 mg/l) wurde bei allen Tieren (also auch den genetisch weiblichen) eine beträchtliche Hypertrophie und Dilatation des Wolffschen Ganges in Höhe des Mesonephros beobachtet. Dabei kam es zur Ausbildung einer charakteristischen Samenblase wie bei normalen ausgewachsenen Männchen [77, 78].

Der gleiche Befund wurde nach Ethisteronbehandlung von *Rana temporaria*-Kaulquappen erhoben (10 mg/8 l). Zusätzlich wurde eine Hypertrophie der Harnkanälchen in den Nieren der Jungfrösche festgestellt [109]. Nach anderen Ethisteronversuchen an Kaulquappen von *Rana temporaria* (20 mg/l) kam es neben den Hypertrophieerscheinungen am Wolffschen Gang zu einer ausgeprägten Hemmung der Larvenentwicklung [79].

Jungfrösche von *Rana pipiens*, die vom Ende der Metamorphose an 1—2 Monate mit Ethisteron gefüttert worden waren, zeigten eine starke Stimulierung des hinteren Anteils des Wolffschen Ganges [65].

Alle Larven von *Pleurodeles waltlii*, die 40 Tage lang einer Ethisteronkonzentration von 10 mg/10 l ausgesetzt waren, besaßen eine stark hypertrophierte, knopfartig vorspringende Kloakenregion, die noch stärker ausgeprägt war als bei ausgewachsenen männlichen Molchen [71].

c) Sekundäre Geschlechtsmerkmale

Ausgewachsene männliche Exemplare von *Discoglossus pictus* OTTH besitzen als sekundäres Geschlechtsmerkmal am 1. Finger der Vorderextremitäten eine Daumenschwiele, die vor und während der Brunstzeit stark hypertrophiert und der Umklammerung des Weibchens dient. Zwischen den verdickten Fingern der Hinterextremitäten befindet sich eine Schwimmhaut, während bei den Weibchen hier die Finger schmal und frei bleiben.

Die Behandlung 8 Tage alter Kaulquappen von *Discoglossus pictus* mit Ethisteron (15 mg/10 l) bis zur Metamorphose ergab bei allen Tieren (also auch den genetisch weiblichen) die Ausbildung einer Mikroschwiele am Daumenrudiment. Die Hinterextremitäten, die bei Kontrollen in diesem Entwicklungsstadium noch lang und dünn sind, zeigten eine Verkürzung und die Existenz einer Schwimmhaut. Eine Behandlung über die Metamorphose hinaus mit 20 mg/l Ethisteron verstärkte diese Befunde noch erheblich [72, 73, 78]. An *Rana temporaria* konnten in ähnlicher Versuchsanordnung diese Ergebnisse nicht gefunden werden [79].

2. Ovulation

a) Ovulationsauslösung

Sowohl an intakten wie an hypophysektomierten weiblichen Exemplaren von *Xenopus laevis* (Krallenfrosch) führte Progesteron zu Ovulationen. An intakten Tieren konnten Ovulationen bereits mit einer Injektion von 0,05 mg Progesteron ausgelöst werden. In Dosen von 0,1 mg und 1,0 mg lag der Prozentsatz erzielter Eisprünge bei den hypophysektomierten Tieren deutlich niedriger als bei den intakten. Dabei wurde nach Teilhypophysektomien beobachtet, daß neben der Anwesenheit des Vorderlappens auch dem Hypophysenhinterlappen eine gewisse Bedeutung für eine maximale Ovulationsauslösung zukommen soll. Pituitrin vermochte an hypophysektomierten Tieren den Progesteron-induzierten Ovulationsindex nicht zu steigern.

An excidierten Ovarien intakter wie hypophysektomierter Tiere, welche in Ringerscher Lösung gehalten wurden, löste die Zugabe von 1 mg Progesteron innerhalb von 8—10 Std die Ausstoßung zahlreicher Eier aus [185, 212].

Die Ovulation bei Xenopus ist begleitet von Schwellung und Hyperämie der Kloakenlabien. Während dies an intakten Tieren durch 0,5 mg Progesteron auslösbar war, vermochten 0,5 und 1,0 mg Progesteron an ovariektomierten Tieren keine Hyperämie der Anallabien auszulösen [13, 185].

Nach Exstirpation des Hypophysenvorderlappens und Behandlung mit 2,0 mg Progesteron ovulierten 7 von 12 Tieren, während nach zusätzlicher Homotransplantation von Vorderlappengewebe sämtliche Froschweibchen Ovulationen aufwiesen [203].

Außer Progesteron führen zahlreiche weitere Steroide bei *Xenopus* zu Ovulationen. Unter ihnen sind: Methyltestosteron (0,25 mg), Testosteron (1,0 mg), allo-Pregnandion (5 mg), Androstendion (12 mg) [184].

1929 wurde an intakten Weibchen von *Rana pipiens* und *Bufo arenarum* HENSEL nachgewiesen, daß homoplastische Injektionen von Hypophysen Ovulationen auszulösen vermögen [105, 205]. An *Rana pipiens* konnte die dazu notwendige Menge an Hypophysengewebe durch gleichzeitige Progesteroninjektion um den Faktor 6 und die Zeit von der Injektion in den Lymphsack bis zum Eintritt einer maximalen Ovulationsantwort um den Faktor 2—3 vermindert werden [209]. Nach Progesteron allein war die ovulatorische Reaktion um 50 bis 90% geringer als nach Applikation von Hypophysengewebe [127].

In vitro-Versuche mit fragmentierten Ovarien von *Rana pipiens*, die in Holtfretcher Lösung gehalten wurden, zeigten, daß bei Vorbehandlung mit Hypophysenextrakt bereits 0,6 µg/ml Progesteron zur Ovulation führten. Ohne Vorbehandlung waren dagegen 6 µg/ml notwendig [12].

Ein anderer Autor fand in vitro, daß nach Progesteron die Zahl der ovulierten Eier sogar höher lag als nach Hypophysenextrakt (*Rana pipiens*). Auch Fluorprogesteron und Pregnenolon besaßen eine, wenn auch schwächere ovulatorische Wirkung [207]. Cortison vermochte Ovulationen nur an mit Progesteron vorbehandelten Follikeln auszulösen [26].

Während in vitro Oestrogene die durch Hypophysenextrakt ausgelöste Ovulation bei *Rana pipiens* zu 70—100% hemmen, ist das Ovulationsausmaß nach Kombination von Progesteron mit Oestradiol oder Oestron größer als nach Progesteron allein. Die kombinierte Verabfolgung von Progesteron, Oestradiol und Hypophysenextrakt führt zu quantitativ stärkerer Eiausstoßung als nach Hypophysenextrakt und Progesteron allein [208].

An *Rana cyanophlyctis* SCHN. (indischer Skipper-Frosch) verbesserte Progesteron das Ovulationsergebnis durch Hypophysen-Homogenate, vermochte jedoch auch allein Ovulationen auszulösen [163].

Weibliche Exemplare von *Bufo arenarum* HENSEL, die hypophysektomiert, adrenalektomiert, thyreoidektomiert und oviduktektomiert waren, ovulierten nach Injektion verschiedener Gestagene nur unter Zusatz von 0,3 mg Hypophysengewebe (pars distalis) (vgl. dazu Tabelle 3). Ohne Hormonzusatz betrug die minimale Dosierung von pars distalis dagegen 0,5 mg.

Tabelle 3. *Ovulationen nach homoplastischer Injektion (subcutan) von 0,3 mg pars distalis der Hypophyse und verschiedenen Gestagenen in unterschiedlicher Dosierung bei Bufo arenarum* HENSEL. (Nach [33])

Substanzen	5 mg	2,5 mg	1,25 mg	0,6 mg
Norethisteron	6/6	10/12	6/6	3/6
6-Methyl-progesteron	6/6	—	—	—
21-Fluor-progesteron	6/6	—	—	—
Äthinyl-testosteron	5/6	—	1/6	—
Progesteron	9/12	—	2/6	0/6
Methyl-androsten-diol	4/6	2/6	—	—
Pregnenolon	1/6	—	—	—

Auch in vitro kam es nach Norethisteron und Progesteron erst durch Zugabe von 4 partes distales zur Ovulation, dann allerdings intensiver als nach Hypophysengewebe allein [33]. Progesteroninjektionen (0,1 und 0,5 mg) führten an *Triturus pyrrhogaster* (Wassermolch) 3—4 Wochen später in 20—30% zur Ovulation. An hypophysektomierten Tieren konnten durch Injektion am 2. Tag nach der Hypophysektomie noch Ovulationen ausgelöst werden, am 10. Tag dagegen nicht mehr [116].

b) Ovulationshemmung

Normethandrolon und Norethisteron führten bei Axolotlweibchen zu einer Ovulationshemmung. Dabei kam es zur Atrophie des Ovars und zur Degeneration vieler Ovocyten. Gleichzeitig wies die Hypophyse Zeichen einer Hyperfunktion auf [131]. Fluorprogesteron scheint möglicherweise in der Dosis von 1 mg die in vitro durch Hypophysenextrakt ausgelöste Ovulation bei *Rana pipiens* zu hemmen [207].

c) Direkte Wirkung auf die Ovocyten

Kaulquappen von *Bufo bufo*, die nach dem Schlüpfen 3 Monate lang mit Progesteron in einer Konzentration von 100—250 µg/l behandelt worden waren, zeigten während der Metamorphose kleinere und weniger zahlreiche Ovocyten im Bidderschen Organ als die Kontrolltiere [*137*].

Progesteron (0,1—1000 µg/15 ml) und Pregnenolon, Testosteron und Androstendion (je 1 µg/15 ml) führten an Ovocyten von *Rana pipiens* zu einem Zusammenbruch der Keimblase. Die Entfernung der Follikelwand konnte diese Progesteronwirkung nicht verhindern, wohl aber die Zugabe von Versene (Dinatriumsalz der Äthylendiamintetraessigsäure, calciumbindender Komplexbildner). Der Autor vermutet, daß Steroide am Ovar direkt auf die Ovocyten wirken und für ihre biologische Wirkung Calcium benötigen [*179*].

3. Eileiter

Die Drüsen des Krötenoviduktes sezernieren eine hyaline Gallertmasse, in welche die Eier, wie an einem Faden aufgereiht, eingehüllt werden.

Progesteron (in Dosen von 0,5—5,0 mg), Ethisteron (5—10 mg) und etwas schwächer auch Äthinylandrostendiol (5—10 mg) vermögen sowohl an intakten wie an hypophysektomierten und ovariektomierten Tieren eine reichliche Sekretion der Eileiterdrüsen auszulösen [*104*].

Aufgrund dieser Befunde wurde versucht, eine Methode zur quantitativen Progesteronbestimmung aufzustellen: Den Kröten wurde ein Ovidukt excidiert und dessen festgestellte Länge und Gewicht als Ausgangswert für den zweiten, belassenen Eileiter angenommen. Der Quotient aus Eileitergewicht (in mg) und Eileiterlänge (in cm), Oviduktquotient genannt, stieg bereits nach einer Progesteroninjektion in das Eileiterlumen von minimal 0,5—1 µg an. Die intramuskuläre Progesteronverabfolgung benötigte eine Minimaldosis von 0,01—0,1 mg zur Erzielung einer meßbaren sekretorischen Reaktion. Die Autopsie erfolgte jeweils 24 Std nach Applikation der Testsubstanz [*82, 83*].

Die subcutane Injektion von 200 µg Progesteron pro Gramm Gewicht des einen (excidierten) Ovidukts führten 48 Std später zu einer Gewichtszunahme des verbliebenen Eileiters um 32%. Während nach Oestradiolbenzoat keine Sekretionssteigerung des Eileiters erzielt werden konnte, kam es nach Oestradiol-Progesteronkombination im Verhältnis 1:1 und 5:1 zu einer stärkeren sekretorischen Wirkung als nach Progesteron allein. Testosteronpropionat, für sich allein unwirksam, vermochte ebenfalls die Progesteronwirkung zu erhöhen [*160*].

Ein anderer Autor untersuchte vergleichend die Wirkung von 16 verschiedenen Gestagenen auf den Ovidukt von *Bufo arenarum* HENSEL. Dabei wurden die Testsubstanzen entweder in einer Dosierung von 0,25 mg pro g Eileitergewicht lokal in den Ovidukt injiziert, oral mit der Magensonde (1 mg) gegeben oder subcutan (1 mg) appliziert. Die Ergebnisse sind in Tabelle 4 zusammengefaßt.

Wie ersichtlich, erwies sich Norethisteron in allen 3 Darreichungsformen als die stärkste Substanz. Die Oviduktgewichtszunahme nach Norethisteron (1 mg subcutan) sinkt von 104% bei intakten Tieren auf 98% bei kastrierten, 79% bei hypophysektomierten und auf 43% bei adrenalektomierten Tieren. Die zusätzliche Injektion von ACTH steigert die Norethisteronwirkung an hypophysektomierten Tieren auf 117%, während sie nach Hydrocortison auf 49% abfällt [*14, 15*].

Am Eileiter ovariektomierter Exemplare von *Rana esculenta* erzielte Progesteron (Gesamtdosis 25—100 µg i.m.) einen Anstieg des Gesamtstickstoffs, während der Gehalt an DNS und RNS unverändert blieb. Die Autoren vermuten

Tabelle 4. *Zunahme des Oviduktgewichtes von Bufo arenarum* HENSEL *48 Std nach Applikation verschiedener Steroide. Die Substanzen wurden lokal (0,25 mg), oral oder subcutan (1,0 mg) verabfolgt.* (Nach [14, 15])

Injizierte Substanz	Gewichtszunahme des Ovidukts in %		
	lokale Applikation	subcutan	oral
Norethisteron	83	104	86
19-Nor-10ε-14β-17α-progesteron	65	—	—
21-Fluor-progesteron	57	23	1
Progesteron	48	15	10
6α-Methyl-progesteron	47	47	—
Norethynodrel	45	87	—
17α-Äthinyl-oestra-5-10-eneolon	33	50	—
Normethandrolon	29	30	—
2-Methyl-progesteron	29	—	—
9α-Fluor-11β-hydroxy-progesteron	23	—	—
Acetoxy-progesteron	22	—	—
17α-Hydroxy-progesteron	18	11	—
17α-Äthyl-19-nor-progesteron	18	—	—
19-Nor-testosteron	17	—	—
12α-Brom-11β-hydroxy-progesteron	12	5	—
17α-Propyl-19-nor-testosteron	11	—	—
17α-Hydroxy-progesteron-capronat	8	—	—
9α-Brom-11-keto-progesteron	7	—	—
Sol. NaCl 0,8%	8	—	—

als Ursache für die Stickstoffzunahme eine Anhäufung von Mucopolysacchariden in den Drüsenzellen, wodurch ein möglicher DNS- und RNS-Anstieg nach Progesteron verdeckt würde [28].

Die stimulierende Wirkung von Oestradiol auf die Aktivität der alkalischen Phenylphosphatase des *Rana esculenta*-Eileiters wurde durch gleichzeitige Progesterongabe (25—100 µg) aufgehoben. Die Aktivitätshemmung der sauren Proteinase und einer Alanylglycin-Dipeptidase durch Oestradiol konnte nach zusätzlicher Progesteronverabfolgung nicht mehr beobachtet werden. Progesteron allein zeigte keinerlei Effekt auf die Aktivität der genannten Enzyme [29].

4. Embryonenentwicklung

Eier von *Triton taeniatus* wurden in verschiedenen Entwicklungsstadien (4-Zell-Stadium, Morula, Blastula, Gastrula) einer Progesteronkonzentration von 1:100000 ausgesetzt. Das Wachstum der Embryonen verzögerte sich, sie erreichten zwar noch das nächste oder übernächste Entwicklungsstadium, starben dann jedoch ab. Testosteron hingegen beeinträchtigte die Embryonenentwicklung überhaupt nicht [19].

V. Reptilien

An der viviparen Eidechse *Zootica vivipara* vermochte es eine intraabdominale Implantation von Progesteron (4 mg) gegen Ende der Schwangerschaft, die Geburt zum erwarteten Termin zu verhindern. Dieser Effekt wurde verstärkt durch vorherige Ovariektomie der graviden Tiere [158].

Hypophysenhinterlappen-Extrakte von Säugern lösten bei schwangeren Eidechsen die vorzeitige Ausstoßung der Eier aus, die lebende Feten enthielten. Dies wurde durch vorherige Progesterongaben verhindert [158].

Eine 40tägige Progesteronbehandlung weiblicher Exemplare von *Uromastix acanthinurus* BELL führte zu ausgeprägter Epithelverdickung und Drüsenproliferation der Ovidukte [118]. (Vgl. dazu auch Teil I, S. 460.)

VI. Vögel

Die vorliegenden Untersuchungen beziehen sich im allgemeinen auf Hühner, nur wenige auf Tauben, Kanarienvögel und Enten.

1. Funktion und Struktur des Eileiters

In den verschiedenen Abschnitten des Eileiters wird von besonderen Drüsen das Eiweiß, die Eihaut und die Eischale gebildet. Diese Vorgänge sind hormonabhängig und werden in erster Linie durch das Zusammenwirken von Oestrogenen und Progesteron gesteuert.

Oestrogene bewirken ein Wachstum des Oviduktes. Es kommt zur Proliferation tubulärer Drüsen im Magnum (etwa vergleichbar mit dem Endometrium der Säuger) sowie zur Hypertrophie des „Myometriums". Progesteron ist nicht in der Lage, eine Drüsenproliferation zu induzieren. Allerdings führt die Gabe von Progesteron in Kombination mit niedrigen Oestrogendosen zu einem stärkeren Wachstum als die alleinige Gabe von Oestrogenen [20, 141, 142, 166, 188].

Androgene wirken ähnlich wie Progesteron [20]. Nur dann ist dieser Synergismus von Oestrogenen und Progesteron zu beobachten, wenn wenigstens 10 bis 100 µg Progesteron zusammen mit einem Oestrogen verabfolgt werden [142]. Ein Beispiel ist der Tabelle 5 zu entnehmen.

Tabelle 5. *Einfluß von Diäthylstilboestrol und Progesteron auf das Wachstum des Hühnereileiters (10tägige Behandlung 60 Tage alter Küken)*. (Nach BRANT und NALBANDOV [20])

Oestrogenbehandlung	Dosis Progesteron in mg/Tag	Gewicht des Eileiters in mg
Kontrolle	—	130 ± 34
Stilbestrol (13 mg Implantat)	—	2570 ± 1170
Stilboestrol (13 mg Implantat)	0,1	5510 ± 956
Stilboestrol (13 mg Implantat)	0,2	6100 ± 1087
Stilboestrol (13 mg Implantat)	0,4	5120 ± 1367
Stilboestrol (13 mg Implantat)	0,5	5272 ± 2175
Stilboestrol (13 mg Implantat)	0,8	7040 ± 651
Stilboestrol (13 mg Implantat)	1,0	6180 ± 2289
Stilboestrol (13 mg Implantat)	1,6	5380 ± 1710
Stilboestrol (13 mg Implantat)	2,0	4185 ± 2393
Stilboestrol (13 mg Implantat)	4,0	6051 ± 2783

± = Standardabweichung.

Kleine Progesterondosen zusammen mit hohen Oestrogendosen verabfolgt wirken eher antagonistisch [20, 142]. An Eintagsküken hat man dieses Phänomen dazu benutzt, einen Antioestrogentest aufzubauen. (Siehe dazu auch Kapitel VI, Chemische Konstitution und pharmakologische Wirkung, S. 697 und 698).

Tabelle 6 sind die Wirksamkeiten einiger Gestagene in diesem Testmodell zu entnehmen.

Aus Tabelle 6 wird ersichtlich, daß z.B. 17α-Hydroxy-progesteron-capronat weniger als ein Zehntel der Progesteronaktivität besitzt, während es in anderen Gestagentesten etwa ebenso wirksam ist wie Progesteron [111, 113, 114, 119, 139, 191]. Wir haben ähnliche Beobachtungen gemacht.

Tabelle 6. *Antioestrogene Wirksamkeit verschiedener Gestagene, Kükeneileitertest. 16 Tage alte Küken erhielten über 7 Tage 1 mg Diäthylstilboestrol und die Testsubstanzen subcutan.* (Nach Zarrow et al. [211])

Substanz	Relative Wirkungsstärke Progesteron = 1
11-Hydroxyprogesteron	2,5
17α-Hydroxyprogesteron	0,15
17α-Hydroxyprogesteroncapronat	0,08
Norethandrolon	1,8
Norethisteron	15

Wie aus Tabelle 7 hervorgeht, ist in diesem Testmodell Chlormadinonacetat praktisch unwirksam, obwohl es eines der stärksten Gestagene ist [*13a, 13b, 21, 93, 120, 130, 168*] und in anderen Testmodellen auch stark ausgeprägte antioestrogene Eigenschaften besitzt [*21, 39, 92, 93, 113, 114, 147, 192*].

Tabelle 7. *Hemmung des oestradiolinduzierten Wachstums des Kükeneileiters durch verschiedene Gestagene. (Die Tiere erhielten über eine Woche 1 mg Oestradiol und gleichzeitig abgestufte Dosen der Testsubstanzen)*

Behandlung	Gestagendosis (mg/Tier/Tag)	Tierzahl	Gewicht des Eileiters und Standardabweichung
Unbehandelte Kontrolle	—	12	5,25 ± 1,9
Oestradiol 1 mg allein	—	10	129,9 ± 27,3
Oestradiol + Progesteron	2,5	7	22,8 ± 4,5
	1,25	9	32,0 ± 10,4
	0,63	19	38,6 ± 7,4
	0,31	10	63,0 ± 6,4
	0,16	9	64,2 ± 9,9
	0,08	10	115,2 ± 23,3
Oestradiol + Norethisteronacetat	0,15	10	25,2 ± 5,2
	0,075	10	30,1 ± 6,35
	0,038	9	44,8 ± 9,3
	0,019	10	62,9 ± 15,9
	0,009	10	67,8 ± 17,6
	0,005	10	108 ± 12,2
Oestradiol + Chlormadinonacetat	0,6	10	91,7 ± 18,5
	0,3	10	87,9 ± 12,0
	0,15	19	102,7 ± 18,4

± = Standardabweichung.

Der Kükeneileiter scheint also als Testmodell für die antioestrogene Eigenschaft von Gestagenen wenig geeignet zu sein.

Die tubulären Drüsen im Magnum des Hühnereileiters anthalten in der Legeperiode massenhaft Sekretgranula. Es soll sich dabei um Albumin oder Vorstufen des Albumins handeln [*164*]. Für die Bildung von Albumingranula, d. h. für das Zustandekommen eines aktiven sekretorischen Gewebes, sind sowohl Oestrogene als auch Progesteron erforderlich. Keines der beiden Hormone ist dazu allein in der Lage [*20, 96, 152*]. Das gilt auch für Tauben [*134*].

Tabelle 8 ist zu entnehmen, welchen Einfluß Oestrogene und Progesteron auf die Albuminbildung im Magnum ausüben.

Testosteronpropionat wirkt ähnlich wie Progesteron.

Tabelle 8. *Einfluß von Diäthylstilboestrol und Progesteron auf die Albuminbildung im Hühnereileiter (10tägige Behandlung 60 Tage alter Küken)*. (Nach BRANT und NALBANDOV [20])

Oestrogenbehandlung	Dosis Progesteron in mg/Tag	Albumingranula in den Drüsen des Magnum	Albumingranula im Lumen des Magnum
Kontrolle	—	keine Drüsen	0
—	4,0	keine Drüsen	0
Stilboestrol (13 mg Implantat)	—	0	0
Stilboestrol (13 mg Implantat)	0,5	+++	++
Stilboestrol (13 mg Implantat)	1,0	++ bis +++	+++
Stilboestrol (13 mg Implantat)	2,0	+ bis +++	+++
Stilboestrol (13 mg Implantat)	4,0	++++	+++

Auch die Avidinproduktion (Avidin ist ein Bestandteil des Eiereiweißes, es bindet Vitamin H und entzieht es damit der Resorption) ist von der Wirkung beider Sexualhormone — Oestrogene und Progesteron — abhängig, obwohl Progesteron allein schon einen gewissen positiven Effekt auf die Avidinproduktion ausüben soll. Desoxycorticosteronacetat und Testosteronpropionat verhalten sich ähnlich wie Progesteron [97, 98, 140]. Im Eileiter nichtgeschlechtsreifer Tiere ist kein Avidin vorhanden.

2. Auslösung und Hemmung der Ovulation, Eilegeleistung

Mit Progesteron ist sowohl die Induktion einer vorzeitigen Ovulation als auch eine Ovulationshemmung möglich. Welcher Effekt eintritt, hängt ab vom Zeitpunkt der Applikation, von der Dosis und Dauer der Behandlung.

a) Ovulationsauslösung

FRAPS und DURY [69] berichteten 1943 als erste über die Möglichkeit einer vorzeitigen Ovulationsauslösung bei Hühnern mit Progesteron. Bei Gabe von 0,5—1,0 mg Progesteron i.v. oder von 1—10 mg subcutan ovulieren 70—95% der Hühner 6—7 Std früher als erwartet.

Dieser Progesteroneffekt kommt über einen zentralnervösen Mechanismus zustande. Dafür sprechen folgende Befunde: Progesteron bleibt unwirksam an hypophysektomierten Tieren [168].

Die Hypophyse muß wenigstens 2—4 Std in situ verbleiben, damit nach i.v.-Gabe von Progesteron noch eine vorzeitige Ovulation auslösbar ist [168].

Am erwarteten Legetag kommt es nach Implantation von 5 µg Progesteron in den Hypothalamus zu einer vorzeitigen Ovulation, bei i.m.-Progesterongabe sind zur Erzielung dieses Effektes wenigstens 50 µg erforderlich. Progesteronimplantationen in das Großhirn oder die Hypophyse erwiesen sich als unwirksam [162].

Dieser Effekt ist nicht mehr auslösbar nach der Zerstörung der präoptischen Region des Hypothalamus [161]. Vermutlich bewirkt Progesteron eine LH-Ausschüttung über eine Freisetzung von LH-Releaser-Faktoren [162, 199]. Normalerweise kommt es bei Hühnern vermutlich 8—14 Std vor der erwarteten Ovulation zu einer verstärkten LH-Ausschüttung [199].

Werden mit dem Progesteron gleichzeitig adrenergische Blocker — wie z.B. Dibenamin [199], Dibenzylin [197] oder anticholinergisch wirksame Substanzen wie Atropin [210] verabfolgt, so tritt eine vorzeitige Ovulation ein. Eine vorzeitige Ovulation mit Progesteron ist nicht 36 Std oder früher vor der erwarteten Ovulation auslösbar [168].

Bei wachsenden Hühnern setzte die Legeperiode 20 Tage früher ein, wenn sie 0,25—1,0 mg Progesteron erhielten. Den gleichen Effekt hatte die Implantation von 25 mg Progesteron bei 136 Tage alten Tieren. Fünf Tage nach der Progesteronimplantation legten 10% der Tiere, bei den Kontrolltieren nur 1% der Tiere. 45 Tage danach waren es bei den Implantatträgern 75%, bei Kontrollen dagegen nur 45%. Innerhalb der 45tägigen Versuchsperiode legten die Implantatträger 25 Eier, die Kontrolltiere nur 15 [151].

b) Ovulationshemmung, Unterbrechung der Legeperiode

Die Gabe höherer Progesterondosen an legende Hühner führt zu einer abrupten Unterbrechung der Legeperiode innerhalb der nächsten 10—14 Tage [2, 94, 100, 182, 183, 198].

Die erste Beobachtung geht bis auf das Jahr 1914 zurück. Nach Injektion von Corpus luteum-Extrakten von Kühen an Hühner beobachteten PEARL und SURFACE [159] eine Unterbrechung der Legeperiode bis zu 3 Wochen.

In Tabelle 9 wird an einem Beispiel der Einfluß von Progesteron auf die Legeleistung gezeigt.

Tabelle 9. *Einfluß von Progesteron auf die Eiproduktion. Angabe der Eiproduktion/Gruppe/ 14tägige Legeperiode. Weiße Leghornhühner. Die Tiere erhielten in der ersten Woche 2mal 40 mg, dann wöchentlich zwei Injektionen von 13 mg Progesteron. (Nach ADAMS [1])*

Behandlung	Tierzahl	14tägige Legeperiode								
		1	2	3	4	5	6	7	8	9
Kontrolle	12	66	67	68	64	70	70	65	63	57
Progesteron 9½ Wochen	6	4	0	0	0	0	1	38	56	51
Progesteron 5½ Wochen	6	2	0	0	0	10	63	55	58	58

Nach Hemmung der Eireifung für eine gewisse Zeit (z.B. 1 mg Progesteron jeden 2. Tag über einen Monat) soll es zu einem Anstieg der Legeleistung in den zwei folgenden Jahren kommen [9].

Eine einmalige Injektion von 0,1—0,05 mg Progesteron oder Desoxycorticosteron an Tauben 5—36 Std vor der zu erwartenden Ovulation des zweiten Eies bei Einsetzen der Legeperiode führt zu einer Reduktion der Legeleistung. Außerdem wird die Schalenbildung und die Ausstoßung der im Eileiter befindlichen Eier gehemmt [44].

Nach fortlaufender Gabe von Progesteron an wachsende Tiere, z.B. 3 mg jeden 2. Tag subcutan, tritt die Geschlechtsreife später ein. Eine Hemmung der Gonadotropinsekretion wird dafür verantwortlich gemacht [43].

3. Schlüpfmuskel

Der paarig angelegte Schlüpfmuskel (Musculus complexus) von FISHER [66] ist in den Schlüpfvorgang eingeschaltet. Er entspringt an den Halswirbeln 3—5 und an der Fascie, die die darunterliegenden Halsmuskel bedeckt, und zieht an die parietalen Knochen des Schädels. 3—4 Tage vor dem Schlüpfen nimmt er an Gewicht und Größe zu, nach dem Schlüpfen atrophiert er. Die Vergrößerung ist vor allem auf einen stark erhöhten Flüssigkeitsgehalt zurückzuführen (vermutlich handelt es sich um Lymphe). Dadurch erscheint dieser Muskel schleimiggelblich. Die Größenzunahme des Schlüpfmuskels soll eine hydraulische Sprengung der Eihüllen und der Eischale bewirken [186].

Progesteron und andere Gestagene üben einen positiven Einfluß aus. Sie bewirken einen Gewichtsanstieg dieses Muskels, was dann schließlich dazu führt, daß die Küken früher schlüpfen [25].

Tabelle 10. *Einfluß verschiedener Steroide auf den Schlüpfmuskel. Gabe der Testsubstanzen am 18. Bebrütungstag. Vom 20. Tag an wurden die Testsubstanzen täglich verabfolgt, gleich ob die Küken geschlüpft waren oder nicht. Am 5. Tag, nachdem das erste Küken geschlüpft war, erfolgte die Autopsie.* (Nach BROOKS und UNGAR [25])

Testsubstanz	Dosis in µg	Zahl der Eier bzw. Küken	Frischgewicht des Schlüpfmuskels in mg	Trockengewicht des Schlüpfmuskels in mg
16-Hydroxyprogesteron	100	10	137 ± 7,6	27 ± 1,2
17α-Hydroxyprogesteron	100	10	140 ± 4,8	29 ± 0,7
Progesteron	100	10	143 ± 8,0	29 ± 1,4
Testosteron	100	8	132 ± 5,4	28 ± 1,3
Oestradiol	10	11	134 ± 6,1	28 ± 1,3
Kontrollen	—	9	120 ± 7,1	25 ± 1,4

Tabelle 10 zeigt den Einfluß verschiedener Steroide auf den Schlüpfmuskel. Alle aufgeführten Substanzen üben einen positiven Effekt aus — auch Oestradiol und Testosteron. Am stärksten wirksam sind Progesteron und 17α-Hydroxyprogesteron, das sonst keine biologische Aktivität besitzt [40, 57, 58, 60, 139, 149].

Tabelle 11 zeigt den Einfluß verschiedener Steroide auf die Schlüpfrate und Schlüpfzeit.

Tabelle 11. *Einfluß verschiedener Steroide auf Schlüpfrate und Schlüpfzeit (Zeitindex[a]). (Am 17. Tag der Bebrütung wurde in die Eier ein Pellet implantiert, das jeweils 1 mg der Testsubstanz enthielt. Zahl der Eier pro Gruppe: 14).* (Nach BROOKS und UNGAR [25])

Substanz	Schlüpfrate in %	Zeitindex[a]
16-Hydroxyprogesteron	93	1,2
Progesteron	93	1,5
Testosteron	79	3,1
Corticosteron	43	5,3
Kontrolle	86	2,0

[a] Der Zeitindex wurde wie folgt berechnet: Die letzten beiden Schlüpftage wurden in fünf gleiche Zeiträume unterteilt und jede Zeitperiode erhielt einen numerischen Wert. 1 = erste Periode, 2 = zweite Periode usw.

Aus Tabelle 11 geht hervor, daß bei den Eiern, in die Progesteron oder 16-Hydroxyprogesteron implantiert worden war, die Schlüpfrate höher ist als bei Kontrollen. Auch schlüpfen die Küken etwas früher.

4. Federkleid

Nach Gabe von Progesteron an legende Hennen tritt innerhalb von 10—14 Tagen eine Mauser ein [3, 70, 94, 100, 181—183].

Progesteron soll eine Proliferation der Federpapillen bewirken. Das führt dann zum Ausfallen der Federn [110]. Von der Progesteron-induzierten Mauser sind vor allem die sekundären Schwingfedern und die Hauptschwanzfedern betroffen [1]. Zur Auslösung einer vollständigen Mauser genügt eine Injektion von 50 mg Progesteron [1]. Progesteron soll außerdem den Gehalt der Federn an Phäomelanin erniedrigen [187].

Der Effekt von Progesteron soll über eine Gonadotropinhemmung zustande kommen. Die Hypophysektomie führt nämlich ebenfalls zur Mauser [99].

Allerdings wird auch ein Oestrogen/Progesteron-Antagonismus diskutiert [2]. Abb. 6 veranschaulicht diesen Progesteroneffekt.

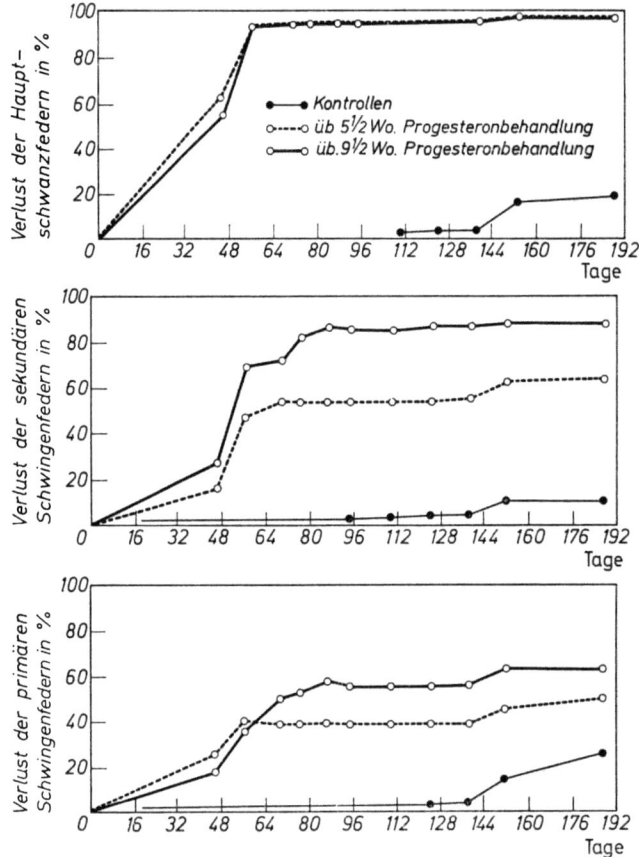

Abb. 6. Einfluß einer mehrwöchigen Progesteronbehandlung auf das Federkleid der legenden Henne (Nach [2])

5. Beeinflussung der Hodenfunktion

Die Gabe von Progesteron an Hähne oder Tauben führt zu einer Gewichtsreduktion der Hoden, die Spermiogenese wird ebenfalls gehemmt [11, 67, 95, 136].

In anderen Untersuchungen an Tauben führten Progesterongaben zu einem Anstieg der Hodengewichte [126]; z.B. bewirkte eine 30tägige Gabe von tägl. 0,5 mg i.m. an 60 Tage alte Tauben einen Anstieg des Hodengewichtes von $98,2 \pm 1,5$ mg auf $175,5 \pm 2,1$ mg und eine Tubulusvergrößerung [117].

6. Wirkung von Gestagenen auf das Kammwachstum

Androgene oder Substanzen mit einer androgenen Partialwirkung verhindern die Rückbildung und Verblassung des Kammes bei Kapaunen und führen bei Küken zu einem verstärkten Kammwachstum. Über die Benutzung des Kammes als Testmodell für Androgene wurde im Kapitel VI (Chemische Konstitution und pharmakologische Wirkung, S. 722—724) berichtet.

Tabelle 12 zeigt die Wirksamkeit verschiedener Gestagene in diesem Testmodell.

Tabelle 12. *Kükenkammtest — androgene Wirksamkeit verschiedener Gestagene*

Substanz	Methode, Applikation und Wirksamkeit	Literatur
Progesteron	Kapaune i.m.: $0{,}001 \times T$[a]	36
	Kapaune, lokal: $0{,}0001 \times T$	36
	Küken, lokal: unwirksam	113, 114
17α-Hydroxy-progesteronacetat	Kapaune, lokal: unwirksam	35, 36
	Küken, lokal: unwirksam	113, 114, 195
17α-Hydroxyprogesteron-capronat	Küken, lokal: unwirksam	113, 114, 195
Medroxyprogesteronacetat	Kapaune i.m.: $< 0{,}01 \times T$	36
	Küken, lokal: unwirksam	170, 171, 195
Ethisteron	Kapaune, lokal: 0,15 mg schwach wirksam	61, 62
	Kapaune, subc.: $0{,}0017 \times T$	61, 62
	Kapaune i.m.: $0{,}001 \times T$	35, 36
	Küken, lokal: WD_{50}: 0,1 mg	113, 114, 195
Allyloestrenol	Kapaune, lokal: $0{,}003 \times T$	36
	Küken, lokal: 0,14 mg schwach wirksam	113, 114, 195
Normethandrolon	Kapaune, i.m.: $0{,}2\text{--}0{,}3 \times T$	35, 36
	Küken, lokal: schwach wirksam	113, 114, 195
Norethandrolon	Küken: lokal: 0,04 mg wirksam	113, 114
Norethisteron	Kapaune, lokal: $0{,}0001 \times T$	35, 36
	Küken, lokal: $< 0{,}01 \times T$	38
Norethisteronacetat	Küken, lokal: 0,1 mg wirksam	113, 114, 195
Norethynodrel	Kapaune, lokal: unwirksam	35, 36
	Küken, lokal: unwirksam	113, 114, 195
Dimethisteron	Kapaune, lokal: unwirksam	35

[a] T = Testosteron

7. Sexuelle und andere Verhaltensweisen

a) Brutverhalten und körperliche Veränderungen beim Brutverhalten

Das Brutverhalten der Vögel geht bei den meisten Species mit einer Entfederung und Vascularisierung des ventralen Apteriums einher. Ferner kommt es zu einer erhöhten taktilen Empfindlichkeit in diesem Körperbereich [8, 106].

Bei Kanarienvögeln führt die Gabe von Oestrogenen zur Entfiederung und zu einer verstärkten Vascularisierung des Apteriums. Progesteron beeinflußt diese Oestrogeneffekte nicht [106, 188].

Hinsichtlich der Erhöhung der taktilen Empfindlichkeit dieses Körperbereiches wirken Oestrogene und Progesteron synergistisch [106].

Nach STEEL und HINDE [188] soll Progesteron auch die durch Oestradiol induzierbare Entfiederung des ventralen Apteriums bei Kanarienvögeln verstärken. Hinsichtlich des Brutverhaltens selbst übt Progesteron bei den verschiedenen Species ganz unterschiedliche Effekte aus. Bei Hühnern wird durch Progesterongaben kein Brutverhalten ausgelöst [59, 150, 165, 198].

Bei Ringtauben kann durch Gabe von Progesteron ein Brutverhalten ausgelöst werden [132—134, 167].

Bei Truthähnen wird durch Progesterongaben eine bereits eingeleitete Brutperiode sogar wieder unterbrochen [90, 198].

b) Brunstverhalten, Hockverhalten (squatting behavior)

Man versteht darunter das „Sichhinhocken" der Hühner, das den Hahn zur Begattung ermuntert.

Oestrogene üben einen positiven Einfluß auf diese Verhaltensweise aus. Durch gleichzeitige Gabe von Progesteron wird der Oestrogeneffekt noch verstärkt [4].

Höhere Progesterondosen führen zu einem Nachlassen des Hockverhaltens [2]. Abb. 7 zeigt ein Beispiel dafür.

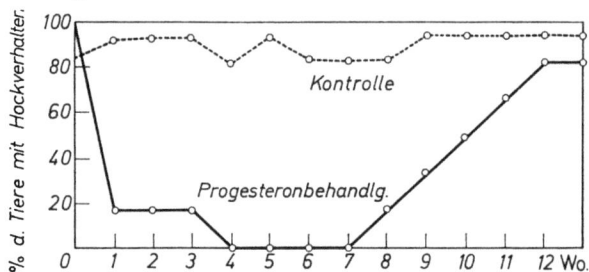

Abb. 7. Hemmung des Hockverhaltens (Squatting behavior) von Hühnern durch eine mehrwöchige Applikation von Progesteron. (Nach [2])

Bei männlichen Tauben konnte durch Gabe von täglich 2 mg/Tier Progesteron oder Desoxycorticosteron ein Brunstverhalten hervorgerufen werden [126].

Der Balz- („bowing-coo") und Nestruf („nest-call") männlicher Tauben ist androgenabhängig.

Nach Kastration erlöschen sowohl die Balz- als auch Nestrufe, nach Substitution mit Testosteronpropionat treten sie wieder auf. Durch gleichzeitige Gabe von Progesteron kann der positive Effekt von Testosteronpropionat auf den Balzruf unterdrückt werden, nicht aber der Testosteronpropionat-Effekt auf den Nestruf [63].

c) Nestbauverhalten

Mit dem Nestbau wird in der Regel begonnen, wenn das Weibchen deckbereit ist. Durch Oestrogene kann der Nestbautrieb bei Kanarienvögeln induziert oder verstärkt werden. Progesteron allein oder in Kombination mit einem Oestrogen verabfolgt hat keinen Einfluß auf den Nestbautrieb [204].

d) Kampftrieb, Rangordnung

Durch die Gabe von Androgenen wird die Rangordnung („Pickordnung") von Küken positiv beeinflußt [5].

Das Verteidigungsverhalten gegenüber einem „Modell-Räuber" wird bei Ringtauben beiderlei Geschlechts durch Progesteron gesteigert. Prolactin hat eine ähnliche Wirkung [202].

Danksagung. Fräulein CORNELIA BLANK danken wir für die Mithilfe bei der Literaturbeschaffung, das Schreiben des Manuskriptes und Korrekturlesen.

Literatur

[1] ADAMS, A. W.: The effect of subcutaneously injected progesterone on molting and subsequent egg production of chickens. Proc. S. D. Acad. Sci. 38, 116—121 (1959).
[2] ADAMS, J. L.: Progesterone-induced unseasonable molt in single comb white leghorn pullets. Poultry Sci. 34, 702—707 (1955).
[3] — A comparison of different methods of progesterone administration to the fowl in affecting egg production and molt. Poultry Sci. 35, 323—326 (1956).

[4] —, and R. B. HERRICK: Interactions of the gonadal hormons in the chicken. Poultry Sci. **34**, 117—121 (1955).
[5] ALLEE, W. C., N. E. COLLIAS, and C. Z. LUTHERMAN: Modification of the social order in flocks of hens by the injection of testosterone propionate. Physiol. Zool. **12**, 412—440 (1939).
[6] ASHBY, K. R.: The effect of steroid hormones on the brown trout (Salmo trutta L.) during the period of gonadal differentiation. J. Embryol. exp. Morph. **5**, 225 (1957).
[7] AUBRY, R.: L'action de l'oestradiol et de la progestérone sur la gonade des Pulmonés. C. R. Acad. Sci. (Paris) **248**, 1225 (1959).
[8] BAILEY, R. E.: The incubation patch of passerine birds. Condor **54**, 121—136 (1952).
[9] BALDISSERA-NORDIO, C.: Progesterone and egg production. Chem. Abstr. **52**, 20542 (1958).
[10] BALDRATTI, G., G. ARCARI, V. CLINI, F. TANI e G. SALA: Proprietà biologiche di un nuovo steroide anabolizzante attivo per via orale. Sperimentale **109**, 383—394 (1959).
[11] BATES, R. W., O. RIDDLE, and E. L. LAHR: The mechanism of the anti-gonad action of prolactin in adult pigeons. Amer. J. Physiol. **119**, 610—614 (1937).
[12] BERGERS, A. C. J., and C. H. LI: Amphibian ovulation in vitro induced by mammalian pituitary hormones and progesterone. Endocrinology **66**, 255 (1960).
[13] BERK, L., and H. A. SHAPIRO: Studies in the reproduction of Xenopus laevis. II. The histological changes in the accessory sex organs of female Xenopus induced by the administration of endocrine preparations. S. Afr. J. med. Sci. **4**, 13 (1939).
[13a] BIRCH, A. J., and R. I. DORFMAN: Anti-ovulatory activity of subcutaneously injected steroids in the adult oestrus rabbit. Acta endocr. (Kbh.), Suppl. **73**, 3 (1963).
[13b] — — Anti-ovulatory activity of steroids administered by gavage in the adult oestrus rabbit. Acta endocr. (Kbh.), Suppl. **73**, 17 (1963).
[14] BLAQUIER, J. A.: Accion de differentes esteroides progestacionales sobre la secrecion del oviducto del sapo Bufo arenarum Hensel. Rev. Soc. agent. Biol. **35**, 48 (1959).
[15] — Action de divers stéroides progestatifs sur l'oviducte du crapaud. C. R. Soc. Biol. (Paris) **153**, 1275 (1959).
[16] BLYE, R. P., R. E. HOMM, and T. O. KING: Biological characterization of norethindrone and norethynodrel alone and in combination with ethynylestradiol-3-methyl ether. Excerpta med. (Amst.), Int. Congr. Ser. **99**, E 143 (1965) (Abstr. No 317).
[17] BOTTICELLI, C. R., F. L. HISAW, and H. H. WOTIZ: Estradiol-17β and progesterone in ovaries of starfish (Pisaster ochraceous). Proc. Soc. exp. Biol. (N.Y.) **103**, 875 (1960).
[18] — — — Estrogens and progesterone in the Sea Urchin (Strongylocentrotus franciscanus) and pecten (Pecten hericius). Proc. Soc. exp. Biol. (N.Y.) **106**, 887 (1961).
[19] BRANDT, W.: Differences in the action of steroids on amphibian embryos. Nature (Lond.) **163**, 174 (1949).
[20] BRANT, J. W. A., and A. V. NALBANDOV: Role of sex hormones in albumen secretion by the oviduct of chickens. Poultry Sci. **35**, 692—700 (1956).
[21] BRENNAN, D. M., and R. J. KRAAY: Chlormadinone acetate, a new highly active gestation-supporting agent. Acta endocr. (Kbh.) **44**, 367—379 (1963).
[22] BRETSCHNEIDER, L. H., J. J. DUYVENÉ DE WIT u. M. A. GOEDEWAAGEN: Das Legeröhrenwachstum des Bitterlingsweibchens (Rhodeus Amarus) nach dem Prinzip der doppelten Sicherung. Acta neerl. Morph. **4**, 79 (1941).
[23] — — Z. Zellforsch. **31**, 227 (1941). Zit. nach [24].
[24] — — The female bitterling as test object for endocrine experiments. 1. The ovipositor test. In: Sexual endocrinology of nonmammalian vertebrates. New York-Amsterdam-London-Brüssel: Elsevier Publ. Co., Inc. (1947).
[25] BROOKS, W. S., and F. UNGAR: Effect of C_{21}-methyl steroids on the musculus complexus and hatching of the chick. Proc. Soc. exp. Biol. (N.Y.) **125**, 488—492 (1967).
[26] CHANG, C.-Y., and E. WITSCHI: Cortisone effect on ovulation in the frog. Endocrinology **61**, 514 (1957).
[27] CHIEFFI, G.: Sex differentiation and experimental sex reversal in elasmobranch fishes. Arch. Anat. micr. Morph. exp., Suppl. **48**, 21 (1959).
[28] — L. BELLINI-CARDELLINI, and A. POLZONETTI-MAGNI: The hormonal regulation of the alkaline and acid phenylphosphatases, the acid proteinase, and the alanylglycine dipeptidase of the oviduct in Rana exculenta. II. Action of progesterone. Chem. Abstr. **65**, 20575 (1966).
[29] — — — The hormonal regulation of the alkaline and acid phenylphosphatases, the acid proteinase, and the alanylglycine dipeptidase of the oviduct in Rana exculenta. III. Action of progesterone and of 17β-estradiol in various combinations. Chem. Abstr. **65**, 20575 (1966).

[30] CHIEFFI, G., and C. LUPO: Indentification of sex hormones in the ovarian extracts of Torpedo marmorata and Bufo vulgaris. Gen. comp. Endocr. **3**, 149 (1963).
[31] CLAUSEN, H. T.: Studies on the effect of ovariectomy and hypophysectomy on gestation in snakes. Endocrinology **27**, 700 (1940).
[32] COHEN, H.: Effects of sex hormones on the development of the platyfish, Platypoecilus maculatus. Zoologica **31**, 121 (1946).
[33] CORRAL, J. M. DE: Action des stéroides sur l'ovulation du crapaud Bufo arenarum Hensel. C. R. Soc. Biol. (Paris) **153**, 493 (1959).
[34] DEAN, F. D., and I. CH. JONES: Sex steroids in the lungfish (Protopterus annectens owen). J. Endocr. **18**, 366 (1959).
[35] DESAULLES, P. A., u. C. KRÄHENBÜHL: Moderne Entwicklung auf dem Gebiet der Gestagentherapie. In: H. NOWAKOWSKI (Hrsg.), Moderne Entwicklungen auf dem Gestagengebiet, S. 1—10. Berlin-Göttingen-Heidelberg: Springer 1960.
[36] — — Comparaison du spectre d'activité de certains gestagènes de synthèse. Acta endocr. (Kbh.) **40**, 217—231 (1962).
[37] — — Comparison of the anti-fertility and sex hormonal activities of sex hormones and their derivatives. Acta endocr. (Kbh.) **47**, 444—456 (1964).
[38] DORFMAN, R. I., and A. S. DORFMAN: Assay of androgens administered by inunction to the chick's comb. Acta endocr. (Kbh.), Suppl. **74**, 3—22 (1963).
[39] —, and F. A. KINCL: Steroid anti-estrogens. Steroids **1**, 185—209 (1963).
[40] DRILL, V. A.: Biological effects of some steroids with progestational activity. Fed. Proc. **18**, 1040—1048 (1959).
[41] — Endocrine properties of norethynodrel and related steroids. J. Endocr. **24**, xvii—xviii (1962).
[42] —, and B. RIEGEL: Structural and hormonal activity of some new steroids. Recent Progr. Hormone Res. **14**, 29—76 (1958).
[43] DUCHAINE, S. A., J. C. DRIGGERS, and A. C. WARNICK: The effect of Progesterone on egg formation in sixteen-week old pullets. Poultry Sci. **36**, 940—944 (1957).
[44] DUNHAM, H. H., and O. RIDDLE: Effects of a series of steroids on ovulation and reproduction in pigeons. Physiol. Zool. **15**, 383—394 (1942).
[45] DUYVENÉ DE WIT, J. J.: Experimental morphology: Biologischer Nachweis zweier neuer Hormone durch Rhodeus amarus als Eichungsobjekt. Proc. kon. ned. Akad. Wet. **40**, 559 (1937).
[46] — Die Reaktion des weiblichen und männlichen Bitterlings auf einige reine Sexualhormone. Klin. Wschr. **17**, 376 (1938).
[47] — Ein neuer Test zum qualitativen und quantitativen Nachweis des Corpus luteum-Hormons. Klin. Wschr. **17**, 660 (1938).
[48] — Ovipositor lengthening of the female bitterling produced by administration of progesterone. Endocrinology **24**, 580 (1939).
[49] — A quantitative and qualitative test for steroid hormones based on the ovipositor reaction of the female bitterling (Rhodeus Amarus Bloch). J. Endocr. **2**, 141 (1940).
[50] — Biochem. Z. **309**, 297 (1941).
[51] — Die Wirkung steroider Hormone im Legeröhrentest. Biochem. Z. **310**, 83 (1941).
[52] — Arch. Gynäk. **472**, 455 (1941). Zit. nach H. E. VAN DER VEEN u. J. J. DUYVENÉ DE WIT [*200*].
[53] EDGREN, R. A.: The uterine growth-stimulating activities of 17α-ethynyl-17-hydroxy-5(10)-estren-3-one (norethynodrel) and 17α-ethynyl-19-nortestosterone. Endocrinology **62**, 689—693 (1958).
[54] — Estrogen antagonisms: Inhibition of estrone-induced uterine growth and vaginal smear effects with testosterone derivatives. Proc. Soc. exp. Biol. (N.Y.) **104**, 662—664 (1960).
[55] —, and H. SMITH: Wy 3475, a new potent, orally active anabolic agent. Excerpta med. (Amst.), Int. Congr. Ser. **51**, (1962) Abstr. No 63.
[56] — —, D. L. PETERSON, and D. L. CARTER: The biological effects of a series of 13β-substituted gonanes related to norethisterone (17α-ethynyl-19-nortestosterone). Steroids **2**, 319—335 (1963).
[57] EHRENSTEIN, M., and T. O. STEVENS: Investigations on steroids. II. 6(α)-hydroxyprogesterone. J. org. Chem. **5**, 318—328 (1940).
[58] — — Investigations on steroids. VI. New method of preparing 6(α)-acetoxyprogesterone. J. org. Chem. **6**, 908—919 (1941).
[59] EIGEMANN, M.: Experimentelle Untersuchungen über die Brütigkeit der Hühner. Arch. Geflügelk. **11**, 273—292 (1937).
[60] ELTON, R. L.: Metrotropic activity of some 21-halo-progesterone derivatives. Proc. Soc. exp. Biol. (N.Y.) **101**, 677—682 (1959).

[61] EMMENS, C. W., and A. S. PARKES: Some biological properties of anhydrohydroxyprogesterone (ethynil testosterone). J. Endocr. 1, 332—338 (1939).
[62] — — Multiple activities of anhydro-oxy-progesterone. Nature (Lond.) 143, 1064 (1939).
[63] ERICKSON, C. J., R. H. BRUDER, B. R. KOMISARUK, and D. S. LEHRMAN: Selective inhibition by progesterone of androgen-induced behavior in male ring doves (Streptopelia risoria). Endocrinology 81, 39—44 (1967).
[64] EVERSOLE, W. J.: The effects of pregneninolone and related steroids on sexual development in fish (Lebistes reticulatus). Endocrinology 28, 603 (1941).
[65] —, and S. A. D'ANGELO: The effect of pregneninolone on the sexual development of Rana pipiens. J. exp. Zool. 92, 215 (1943).
[66] FISHER, H. I.: Auk. 75, 391 (1958). Zit. W. S. BROOKS and F. UNGAR, Effect of C_{21}-methyl steroids on the musculus complexus and hatching of the chick. Proc. Soc. exp. Biol. (N.Y.) 125, 488—492 (1967).
[67] FOX, T. W.: Effects of progesterone on growth and sexual development in S. C. white leghorns. Poultry Sci. 34, 598—602 (1955).
[68] FRAENKEL, L., T. MARTINS, and R. F. MELLO: Studies on the pregnancy of viviparous snakes. Endocrinology 27, 836 (1940).
[69] FRAPS, R. M., and A. DURY: Occurrence of premature ovulation in the domestic fowl following administration of progesterone. Proc. Soc. exp. Biol. (N.Y.) 52, 346—349 (1943).
[70] GABUTEN, A. R., and C. S. SHAFFNER: A study of the physiological mechanisms affecting specific gravity of chicken eggs. Poultry Sci. 33, 47—53 (1954).
[71] GALLIEN, L.: Action masculinisante précoce de la prégnéninolone sur le cloaque de Pleurodeles waltlii Michah. C. R. Soc. Biol. (Paris) 138, 338 (1944).
[72] — Action masculinisante de la prégnéninolone sur les caractéres sexuals somatiques de Discoglossus pictus Otth. C. R. Soc. Biol. (Paris) 139, 633 (1945).
[73] — Étude histologique des microcallosités dévelopées sous l'action de la prégnéninolone chez Discoglossus pictus Otth. C. R. Soc. Biol. (Paris) 139, 635 (1945).
[74] — Réactivité spécifique à la prégnéninolone chez Lebistes reticulatus, des gonades et des caractéres sexuels somatiques. Conséquences pour l'analyse génétique. C. R. Acad. Sci. (Paris) 223, 52 (1946).
[75] — Action amphisexuelle de la prégnéninolone chez Discoglossus pictus Otth. C. R. Acad. Sci. (Paris) 227, 1418 (1948).
[76] — Action inhibitrice de la pregnenolone sur la thyroide larvaire de discoglossus pictus. C. R. Soc. Biol. (Paris) 143, 341 (1949).
[77] — Effects androgéne de la prégnéninolone sur le canal de Wolff entrainant la formation d'une vésicule seminale chez le tétard de Discoglossus pictus Otth. C. R. Soc. Biol. (Paris) 143, 343 (1949).
[78] — Action comparée de l'éthinyl-testostérone sur la gonade larvaire. C. R. Soc. Biol. (Paris) 143, 1572 (1949).
[79] — Dissociation de la chronologie du développement larvaire chez le tetard de Rana temporaria L. soumis à l'action de doses élevées d'éthinyl-testostérone. C. R. Acad. Sci. (Paris) 229, 1367 (1949).
[80] — L'ethinyl-testostérone a une action féminisante sur la gonade de l'urodele Pleurodeles waltlii Michah. C. R. Soc. Biol. (Paris) 232, 2133 (1951).
[81] — Endocrine basis for reproductive adaptations in amphibia. In: A. GORBMAN (ed.), Comparative endocrinology, p. 479—487. New York: John Wiley & Sons 1959.
[82] GALLI-MAININI, C.: Sécrétion des glandes de l'oviducte du crapaud par action de la progestérone. C. R. Soc. Biol. (Paris) 145, 436 (1951).
[83] — Determinacion de la progesterone por la secrecion del oviducto del sapo. Sem. méd. (B. Aires) 120, 1575 (1962).
[84] GOLDMAN, J. N., J. A. EPSTEIN, and H. S. KUPPERMAN: A comparison of the pituitary-inhibiting, anabolic and androgenic effects of norethandrolone in the parabiotic rat. Endocrinology 61, 166—172 (1957).
[85] GROOT, B. DE, and J. J. DUYVENÉ DE WIT: Copulin and ovipositor growth in the female bitterling (Rhodeus amarus Bl.). Acta endocr. (Kbh.) 3, 129 (1949).
[86] — — On the artificial induction of ovipositor growth in the bitterling (Rhodeus amarus Bl.). I. Seasonal variations in the response of the ovipositor to progesterone. Acta endocr. (Kbh.) 3, 251 (1949).
[87] — — On the artificial induction of ovipositor growth in the bitterling (Rhodeus amarus Bl.). II. Ovipositor growth caused by different chemical and physical agents. Acta endocr. (Kbh.) 3, 266 (1949).
[88] — — On the artificial induction of ovipositor growth in the bitterling (Rhodeus amarus Bl.). III. The relation between artificially induced ovipositor growth and the adaptation syndrome of Selye. Acta endocr. (Kbh.) 3, 289 (1949).

[89] HAEMPEL, O.: Untersuchungen über den Einfluß von Hormonen auf den Geschlechtscyclus von Lebistes reticulatus (Pet.). Z. Vitamin-, Hormon- u. Fermentforsch. **3**, 261 (1950).

[90] HALLER, R. W., and F. L. CHERMS: A comparison of several treatments on terminating broodiness in broad breasted bronze turkeys. Poultry Sci. **38**, 1211 (1959).

[91] HAYS, B., and J. H. COCHRAN: Evaluation of compounds affecting the reproductive potential of the plum curculio. J. Econ. Entomol. **57**, 217 (1964).

[92] HEARD, R. D. H.: Chemistry and metabolism of the adrenal cortical hormones. VI. Relationship between chemical structure and physiological action. In: G. PINCUS and K. V. THIMANN (eds.), The hormones, vol. I, p. 550—629. New York: Academic Press Inc. Publ. 1950.

[93] HECHT-LUCARI, G., H. G. KRAFT, and H. KIESER: Estrogenic, antiestrogenic and antifertility activity of chlormadinone acetate and other steroidal and non-steroidal compounds. Transact. Second. Meeting Int. Study Group for Steroid Hormones "Research on Steroids", Rome 1965, p. 357—370. Rome: Il Pensiero Scientifico 1966.

[94] HERRICK, R. B., and J. L. ADAMS: Unpubliziert 1951. Zit. von: J. L. ADAMS, Progesterone-induced unseasonable molt in single comb white leghorn pullets. Poultry Sci. **34**, 702 (1955).

[95] — — The effects of progesterone and diethylstilbestrol injected singly or in combination on sexual libido and the weight of the testes of single comb white leghorn cockerels. Poultry Sci. **35**, 1269—1273 (1956).

[96] HERTZ, R.: Endocrine and vitamin factors in hormone induced tissue growth. Tex. Rep. Biol. Med. **8**, 154—158 (1950).

[97] —, R. M. FRAPS, and W. H. SEBRELL: Induction of avidin formation in the avian oviduct by stilbestrol plus progesterone. Proc. Soc. exp. Biol. (N.Y.) **52**, 142—144 (1943).

[98] — — — Endocrinological aspects of avidin formation in the avian oviduct. Science **100**, 35—36 (1944).

[99] HILL, R. T., A. B. CORKILL, and A. S. PARKES: Hypophysectomy of birds. II. General effects of hypophysectomy of birds. Proc. roy. Soc. B **116**, 208—220 (1934).

[100] HIMENO, K., and Y. TANABE: Mechanism of molting in the hens. Poultry Sci. **36**, 835—842 (1957).

[101] HÖHN, E. O., and S. C. CHENG: Gonadal hormones in Wilson's phalarope (steganopus tricolor) and other birds in relation to plumage and sex behaviour. Gen. comp. Endocr. **8**, 1 (1967).

[102] HOPPER, A. F.: The effect of ethynyltestosterone on the intact and regenerating anal fins of normal and castrated females and normal males of Lebistes reticulatus. J. exp. Zool. **111**, 393 (1949).

[103] — The effects of ethynyl testosterone and progynon on the regeneration of the gonopodium of normal and castrated males of Lebistes reticulatus. Papers Michigan Acad. Sci. **35**, 109 (1949).

[104] HOUSSAY, B. A.: Ovulacion y postura del sapo Bufo arenarum Hensel. V. Transporte de los óvules por le oviducto y el utero. Rev. Soc. argent. Biol. **23**, 275 (1947).

[105] — L. GIUSTI et J. M. LASCANO-GONZALEZ: Implantation d'hypophyse et stimulation des glandes et des fonctons sexuelles du crapaud. C. R. Soc. Biol. (Paris) **102**, 864 (1929).

[106] HUTCHINSON, R. E., R. A. HINDE, and E. STEEL: The effects of oestrogen, progesterone and prolactin on brood patch formation in ovariectomized canaries. J. Endocr. **39**, 379—385 (1967).

[107] JASKI, C. J.: Onderzoekingen over lebistes reticulatus. Thesis Utrecht Holland 1939.

[108] — Ein Oestruscyclus bei Lebistes reticulatus. Proc. kon. ned. Akad. Wet. **42**, 201—207 (1939).

[109] JOST, A.: Action masculinisante de la prégnéninolone dans la différenciation du sex de Rana temporaria L. C. R. Soc. Biol. (Paris) **137**, 685 (1943).

[110] JUHN, M., and P. C. HARRIS: Responses in molt and lay of fowl to progestins and gonadotrophins. Proc. Soc. exp. Biol. (N.Y.) **92**, 709—711 (1956).

[111] JUNKMANN, K.: Über protrahiert wirksame Gestagene. Naunyn-Schmiedebergs Arch. exp. Path. Pharmak. **223**, 244 (1954).

[112] — Über Entwicklungen auf dem Gestagengebiet. 15. Meeting Gen. Assembly of the Japan Medical Congr., Tokyo 1959, vol. I, p. 697—706.

[113] — Experimental aspects in the study of synthetic progestogens. Symp. Family Planning, Cairo 1962. J. Egypt. med. Ass., Spec. Number, 38—60 (1963).

[114] — Experimentelle Gesichtspunkte bei der Prüfung synthetischer Gestagene. Dtsch. med. Wschr. **88**, 629—638 (1963).

[115] JUNKMANN, K.: Die tierexperimentelle Prüfung antikonzeptioneller Steroide. Internist (Berl.) 5, 237 (1964).
[116] KAMBARA, S.: Ovulation caused by injection of hormonic steroids in the newt. Ann. Zool. jap. 27, 180 (1954).
[117] KAR, A. B.: Testicular changes in the juvenile pigeon due to progesterone treatment. Endocrinology 45, 346—348 (1949).
[118] KEHL, R.: Nouvelles recherches sur l'action des hormones sexuelles sur l'oviducte des reptiles. C. R. Soc. Biol. (Paris) 135, 1475 (1941).
[119] KESSLER, W. B., and A. BORMAN: Some biological activities of certain progestogens: I. 17α-hydroxyprogesterone-17-n-caproate. Ann. N.Y. Acad. Sci. 71, 486—493 (1958).
[120] KINCL, F. A.: Steroide. CLV. Progestative Wirksamkeit von 6-substituierten 17α-Acetoxyprogesteron-Derivaten. Endokrinologie 40, 257 (1961).
[121] —, and R. I. DORFMAN: Anti-ovulatory activity of subcutaneously injected steroids in the adult oestrus rabbit. Acta endocr. (Kbh.), Suppl. 73, 3—15 (1963).
[122] — — Anti-ovulatory activity of steroids administered by gavage in the adult oestrus rabbit. Acta endocr. (Kbh.), Suppl. 73, 17—30 (1963).
[123] KIRSHENBLAT, Y. D.: Action of steroid hormones on female Misgurnus fossilis. Dokl. Akad. Mauk SSSR, Otd. Biol. 83, 629 (1952). Ref. Chem. Abstr. 46, 10466a (1952).
[124] KOERSVELD, E. VAN: De werking van de steroide hormonen in verband met de legbuistest. Werken Gen. v. Natuur-, Genees- en Heelkunde, 2nd Ser. ,XVIII, No 2 (1948).
[125] — Over de bruikbaarheid van de bittervoom (Rhodeus amarus Bloch) als testobject voor steroide stoffe. Thesis Utrecht 1949.
[126] LAHR, E. L., and O. RIDDLE: The action of steroid hormones on the mature dove testis. Endocrinology 35, 261—266 (1944).
[127] LANGAN, W. B.: Ovulatory response of Rana pipiens to mammalian gonadotropic factors and sex hormones. Proc. Soc. exp. Biol. (N.Y.) 47, 59 (1941).
[128] LAVIOLETTE, P.: Rôle de la gonade dans le déterminisms humoral de la maturité glandulaire du tractus genital chez quelques gastéropodes. Bull. biol. France et Belg. 22, 310 (1954).
[129] LAYNE, D. S., R. H. COMMON, W. A. MAW, and R. M. FRAPS: Presence of progesterone in extracts of ovaries of laying hens. Proc. Soc. exp. Biol. (N.Y.) 94, 528 (1957).
[130] LEFEBVRE, Y., et R. GAUDRY: La réaction du pentachlorure de phosphore sur les acyloxy-3β-Δ^4-ceto-6-stéroides. Canad. J. Chem. 43, 1990—1997 (1965).
[131] LEGHISSA, S., M. L. FIUME e R. MATSCHER: Azione del 17-metil-19-nortestosterone e del 17-etinil-19-nortestosterone sulla ovulazione e sulla costellazione endocrina di Axolotl. Riv. Biol. 51, 383 (1959).
[132] LEHRMAN, D. S.: Induction of broodiness by participation in courtship and nest-building in the ring dove (Streptopelia risoria). J. comp. physiol. Psychol. 51, 32—36 (1958).
[133] — Effect of female sex hormones on incubation behavior in the ring dove (Streptopelia risoria). J. comp. physiol. Psychol. 51, 142—145 (1958).
[134] —, and P. BRODY: Oviduct response to estrogen and progesterone in the ring dove (Streptopelia risoria). Proc. Soc. exp. Biol. (N.Y.) 95, 373—375 (1957).
[135] LERNER, L. J., D. M. BRENNAN, M. DE PHILLIPO, and E. YIACAS: Comparison of biological activities of progesterone, norethisterone and the acetophenone derivative of 16α,17α-dihydroxyprogesterone. Fed. Proc. 20, 200 (1961) (Abstr.).
[136] LIBBY, D. A., P. J. SCHAIBLE, J. MEITES, and E. P. REINEKE: Value of progesterone and estradiol on growth and finish in broilers. Poultry Sci. 32, 1086—1088 (1953).
[137] LUGLI, L.: Azione sperimentali del progesterone sullo sviluppo delle gonadi e degli organi di Bidder in girini di Bufo bufo (L.). Monit. zool. ital. 63, 316 (1955).
[138] LUPO, C., and G. CHIEFFI: Oestrogens and progesterone in ovaries of the marine teleost Conger conger. Nature (Lond.) 197, 596 (1963).
[139] LUTWAK-MANN, C., and C. E. ADAMS: Carbonic anhydrase in the female reproductive tract. II. Endometrial carbonic anhydrase as indicator of luteoid potency: correlation with progestational proliferation. J. Endocr. 15, 43—55 (1957).
[140] O'MALLEY, B. W.: In vitro hormonal induction of a specific protein (Avidin) in chick oviduct. Biochemistry 6, 2546 (1967).
[141] MASON, R. C.: A preliminary study of the effects of progesterone on the weight of the pullet oviduct. Anat. Rec. 111, 458 (1951) (Abstr.).
[142] — Synergistic and antagonistic effects of progesterone in combination with estrogens on oviduct weight. Endocrinology 51, 570—572 (1952).
[143] MASSON, G., and H. SELYE: Additional steroids with luteoid activity. J. Pharmacol. exp. Ther. 84, 46—52 (1945).

[144] McGinty, D. A., and C. Djerassi: Some chemical and biological properties of 19-nor-17α-ethynyltestosterone. Ann. N.Y. Acad. Sci. **71**, 500—515 (1958).
[145] Miller, M. R.: In: A. Gorbman (ed.): Comparative endocrinology, p. 499—516. New York: John Wiley & Sons 1959.
[146] Miyake, T.: Inhibitory effect of various steroids on gonadotrophin hypersecretion in parabiotic mice. Endocrinology **69**, 534—546 (1961).
[147] — F. Kobayashi, K. Horibe, E. Itoga, H. Kakushi, Y. Nomura, M. Kadowaki, K. Odaguchi, K. Hara, T. Furukawa, and M. Ide: Biological activities of chlormadinone acetate (I), analysis of hormonal activities. Folia endocr. jap. **41**, 1079 (1965).
[148] Mohsen, T.: Masculinizing action of pregneninolone on female gonads in the cyprinodont, Lebistes reticulates R. Nature (Lond.) **181**, 1074 (1958).
[149] Nakao, T., M. Matsuba, K. Hiraga, M. Inaba, M. Hirai, S. Kanemoto, T. Yanagita, S. Sato, S. Takeyama, Y. Hishikawa, M. Iwasaki, M. Kitazume, and S. Mori: 6-Ketoprogesterone and its biological action. Endocr. jap. **5**, 149—162 (1958).
[150] Nalbandov, A. V.: A study of the effect of prolactin on broodiness and on cock testes. Endocrinology **36**, 251—258 (1945).
[151] — Effect of progesterone on egg production. Poultry Sci. **35**, 1162 (1956).
[152] — Role of sex hormones in the secretory function of the avian oviduct. In: A. Gorbman (ed.), Comparative endocrinology, p. 524—532. New York: John Wiley & Sons 1959.
[153] Neumann, F.: Unpubliziert 1967.
[154] — M. Kramer u. K. Junkmann: Tierexperimentelle Untersuchungen mit 17α-Äthinyl-19-nor-Testosteronacetat. Med. exp. (Basel) **11**, 1—36 (1964).
[155] Overbeek, G. A., A. Delver, and J. de Visser: Anabolic properties of ethylestrenol. Acta endocr. (Kbh.) **40**, 133—139 (1962).
[156] — Z. Madjerek, and J. de Visser: The effect of lynestrenol on animal reproduction. Acta endocr. (Kbh.) **41**, 351—370 (1962).
[157] —, and J. de Visser: A new substance with progestational activity. II. Pharmacological properties. Acta endocr. (Kbh.) **22**, 318—329 (1956).
[158] Panigel, M.: Contribution à l'étude de l'ovoviviparité chez les reptiles: Gestation et parturition chez le lézard vivipare Zootoca vivipara. Ann. Sci. nat. **18**, 499 (1956).
[159] Pearl, R., and F. M. Surface: Studies on the physiology of reproduction in the domestic fowl. IX. On the effect of corpus luteum substance upon ovulation in the fowl. J. biol. Chem. **19**, 263—278 (1914).
[160] Penhos, J. C., et R. Nallar: Modification hormonale de la sécrétion de l'oviducte du crapaud produite par la progéstérone. C. R. Soc. Biol. (Paris) **150**, 2023 (1956).
[161] Ralph, C. L., and R. M. Fraps: Effect of hypothalamic lesions on progesterone-induced ovulation in the hen. Endocrinology **65**, 819—824 (1959).
[162] — — Induction of ovulation in the hen by injection of progesterone into the brain. Endocrinology **66**, 269—272 (1960).
[163] Ramaswami, L. S., and A. B. Lakshman: Ovulation induced in frog with mammalian hormones. Nature (Lond.) **181**, 1210 (1958).
[164] Richardson, K. C.: The secretory phenomena in the oviduct of the fowl including the process of shell formation examined by the microincineration technique. Phil. Trans. B **225**, 149—195 (1935).
[165] Riddle, O.: Physiological responses to prolactin. Cold Spr. Harb. Symp. quant. Biol. **5**, 218—228 (1937).
[166] —, and E. L. Lahr: Relative ability of various steroid hormones to promote growth in oviducts of immature ring-doves. Yale J. Biol. Med. **17**, 260 (1944).
[167] — — On broodiness of ring doves following implants of certain steroid hormones. Endocrinology **35**, 255—260 (1944).
[168] Ringold, H. J., E. Batres, A. Bowers, J. Edwards, and J. Zderic: 6-Halo progestational agents. J. Amer. chem. Soc. **81**, 3485—3486 (1959).
[168a] Rothchild, I., and R. M. Fraps: The induction of ovulating hormone release from the pituitary of the domestic hen by means of progesterone. Endocrinology **44**, 141—149 (1949).
[169] Ruzicka, L., u. M. W. Rosenberg: Bereitung des 17-Äthyl-testosterons und der 3-trans, 17-cis-Diole des Androstans und Androstens. Weitere Beiträge zur Spezifität der Sexualhormone. Helv. chim. Acta **19**, 357—366 (1936).
[170] Sala, G., G. Baldratti e G. Arcari: Attività biologiche di un nuovo steroide ad azione progestativa. Atti Soc. lombarda Sci. med.-biol. **13**, 160—164 (1958).
[171] Salhanik, H. A., and J. Swanson: Structure-activity relationship of progestational steroids. Progesterone, Brook Lodge Symp., p. 119—132, Kalamazoo/Mich. 1961.

[172] SAUNDERS, F. J.: The effects of several steroids on fecundity in female rats. Endocrinology **63**, 561—565 (1958).
[173] — F. B. COLTON, and V. A. DRILL: Progesterone-like activity of a series of 19-nortestosterones. Proc. Soc. exp. Biol. (N.Y.) **94**, 717—720 (1957).
[174] —, and V. A. DRILL: The myotrophic and androgenic effects of 17-ethyl-19-nortestosterone and related compounds. Endocrinology **58**, 567—572 (1956).
[175] — — Comparative androgenic and anabolic effects of several steroids. Proc. Soc. exp. Biol. (N.Y.) **94**, 646—649 (1957).
[176] — — Some biological activities of 17-ethynyl and 17-alkyl derivatives of 17-hydroxyestrenones. Ann. N.Y. Acad. Sci. **71**, 516—530 (1958).
[177] — R. A. EDGREN, and V. A. DRILL: On the progestational activity of 17α-ethynyl-17-hydroxy-5(10)-estren-3-one (norethynodrel). Endocrinology **60**, 804—805 (1957).
[178] SCHNEIDER, W., u. H. RAUSCHER: Tierexperimentelle Untersuchungen über die biologische Wirksamkeit von 19-Nor-testosteron-Verbindungen. Arch. int. Pharmacodyn. **119**, 345—351 (1959).
[179] SCHUETZ, A. W.: Effect of steroids on germinal vesicle of oocytes of the frog (Rana pipiens) in vitro. Chem. Abstr. **67**, 51541 (1967).
[180] SELYE, H., and S. ALBERT: The pubertal increase in response of accessory sex organs to steroid hormones. Proc. Soc. exp. Biol. (N.Y.) **49**, 361—363 (1942).
[181] SHAFFNER, C. S.: Progesterone induced molt. Poultry Sci. **33**, 1079—1080 (1954).
[182] — Feather papilla stimulation by progesterone. Science **120**, 345 (1954).
[183] — Progesterone induced molt. Poultry Sci. **34**, 840—842 (1955).
[184] SHAPIRO, H. A.: Induction of ovulation by testosterone and certain related compounds. Chem. Ind. (Lond.) **55**, 1031 (1936).
[185] —, and H. ZWARENSTEIN: Effects of progesterone and testosterone on Xenopus and on its excised ovary. J. Physiol. (Lond.) **89**, 38 P (1937).
[186] SMAIL, J. R.: A possible role of the musculus complexus in pipping the chicken egg. Amer. Midland Naturalist **72**, 499—506 (1964).
[187] SOMES, R. G., and J. R. SMYTH: Effects of estrogen on feather phaeomelanin intensity in the fowl. Poultry Sci. **46**, 26 (1967).
[188] STEEL, E. A., and R. A. HINDE: Hormonal control of brood patch and oviduct development in domesticated canaries. J. Endocr. **26**, 11—24 (1963).
[189] STOLK, A.: Masculinization and tumor-inducing activity of pregneninolone in the female gonads of the viviparous cyprinodont Lebistes reticulatus. Naturwissenschaften **46**, 274 (1959).
[190] — Masculinization and tumour-inducing activity of pregneninolone in the female gonads of the viviparous toothcarp Xiphophorus helleri. Experientia (Basel) **17**, 552 (1961).
[191] SUCHOWSKY, G. K.: Inhibition of ovulation by steroids. Symp. Family Planning, Cairo 1962. J. Egypt. med. Ass., Spec. Number, 67—73 (1963).
[192] —, and G. BALDRATTI: Relationship between progestational activity and chemical structure of synthetic steroids. J. Endocr. **30**, 159—170 (1964).
[193] — — G. ARCARI u. E. SCRASCIA: Die Beeinflussung von zentralen Regulationsmechanismen durch Steroide. Arzneimittel-Forsch. **15**, 437—439 (1965).
[194] —, K. JUNKMANN: Zur Frage der Virilisierung des Fetus durch Behandlung der Mutter mit Gestagenen. Geburtsh. u. Frauenheilk. **20**, 1019 (1960).
[195] — — A study of the virilizing effect of progestogens on the female rat fetus. Endocrinology **68**, 341—349 (1961).
[196] — E. TUROLLA, and G. ARCARI: Studies of the so-called virilizing effects of steroids in female rat fetuses. Endocrinology **80**, 255 (1967).
[197] TIENHOVEN, A. VAN: The duration of stimulation of the fowl's anterior pituitary for progesterone-induced LH release. Endocrinology **56**, 667—674 (1955).
[198] — Effect of progesterone on broodiness and egg production of turkeys. Poultry Sci. **37**, 428—433 (1958).
[199] — A. V. NALBANDOV, and H. W. NORTON: Effect of dibenamine on progesterone-induced and "spontaneous" ovulation in the hen. Endocrinology **54**, 605—611 (1954).
[200] VEEN, H. E. VAN DER, and J. J. DUYVENÉ DE WIT: On the artificial induction of ovipositor growth in the bitterling (Rhodeus amarus Bl.). IV. The influence of body-fluids in the response of the ovipositor to progesterone. Acta endocr. (Kbh.) **6**, 333 (1951).
[201] VELLE, W.: Female gonadal hormones. In: U. S. V. EULER (ed.), Comparative endocrinology, p. 111—153. New York: Academic Press 1963.
[202] VOWLES, D. M., and D. HARWOOD: The effect of exogenous hormones on aggressive and defensive behaviour in the ring dove (Streptopella risoria). J. Endocr. **36**, 35 (1966).

[203] WARING, H., F. W. LANDGREBE, and R. M. NEILL: Ovulation and oviposition in anura. J. exp. Biol. 18, 11 (1941).
[204] WARREN, R. P., and R. A. HINDE: The effect of oestrogen and progesterone on the nest-building of domesticated canaries. Anim. Behav. 7, 209 (1959).
[205] WOLF, O. M.: Effect of daily transplants of anterior lobe of pituitary on reproduction of frog (Rana pipiens Shreber). Proc. Soc. exp. Biol. (N.Y.) 26, 692 (1929).
[206] WOTIZ, H. H., CH. R. BOTTICELLI, F. L. HISAW, and A. G. OLSON: 17β-Estradiol, estrone, and progesterone in the ovaries of dogfish (Squalus suckleyi). Proc. nat. Acad. Sci. (Wash.) 46, 580 (1960).
[207] WRIGHT, P. A.: Induction of ovulation in vitro in Rana pipiens with steroids. Gen. comp. Endocr. 1, 20 (1961).
[208] — Influence of estrogens on induction of ovulation in vitro in Rana pipiens. Gen. comp. Endocr. 1, 381 (1961).
[209] —, and A. R. FLATHERS: Facilitation of pituitary-induced frog ovulation by progesterone in early fall. Proc. Soc. exp. Biol. (N.Y.) 106, 346 (1961).
[210] ZARROW, M. X., and J. W. BASTIAN: Blockade of ovulation in the hen with adrenolytic and parasympatholytic drugs. Proc. Soc. exp. Biol. (N.Y.) 84, 457—459 (1953).
[211] — L. E. PETERS, and A. L. CALDWELL, JR.: Comparative potency of several progestogenic compounds in a battery of different biological tests. Ann. N.Y. Acad. Sci. 71, 532—541 (1958).
[212] ZWARENSTEIN, H.: Experimental induction of ovulation with progesterone. Nature (Lond.) 139, 112 (1937).

D. Die Wirkung der verschiedenen Gestagene auf Morphologie und Funktion der Milchdrüse

H. STEINBECK

Mit 23 Abbildungen

Der Aufbau und die Funktion der Milchdrüse ist ein sehr komplexes Geschehen, in das Gestagenwirkungen nur einbezogen sind und nicht isoliert betrachtet werden können. Ein direkter Gestageneffekt ist derart von anderen Faktoren abhängig, daß ein physiologisch signifikanter Einfluß des Progesterons auf die Milchdrüse selbst in letzter Zeit überhaupt in Frage gestellt wurde [423, 657, 658]. Es gibt bisher auch noch keinen Gestagentest an der Milchdrüse. Weil andererseits für die längst noch nicht abgeschlossene Erforschung der Milchdrüsen-Physiologie die Verwendung von Progesteron am sinnvollsten ist, muß sich in diesem Kapitel eine Beschreibung von Gestagenwirkungen fast ausschließlich auf diese Substanz beschränken. Da diese Wirkungen immer nur im Zusammenhang mit der allgemeinen endokrinologischen Situation des Organismus zu erklären sind, ist es vielleicht von Nutzen, zunächst in groben Zügen den physiologischen Aufbau und die normale Funktion der Milchdrüse zu erläutern. Die Beschreibung der hormonalen Kontrolle ist dabei nur anhand von Experimenten möglich, daher bleibt in diesem Abschnitt die menschliche Milchdrüse unberücksichtigt.

An der Milchdrüse lassen sich vom fetalen Leben bis zum Alter mehrere morphologische und physiologische Entwicklungsphasen unterscheiden:

1. Pränatale Differenzierung.
2. Aufbau der infantilen Milchdrüse bis zur Milchdrüse des erwachsenen Tieres.
3. Weiterer Aufbau des Milchdrüsenparenchyms bis zum funktionellen Status während der Schwangerschaft.
4. Milchbildung und Lactation.
5. Involution des Parenchyms nach Aufhören der Milchsekretion und weitere Rückentwicklung der Milchdrüse im Alter bei Tierarten, bei denen eine Menopause auftritt. In dieser Reihenfolge werden auch Physiologie und Experimente beschrieben.

I. Aufbau der Milchdrüse
1. Pränatale Differenzierung

Während das genetische Geschlecht im Augenblick der Befruchtung bestimmt ist, wird erst im Laufe der Fetalentwicklung festgelegt, ob sich später einmal eine vollständige Milchdrüse entwickelt oder nicht. Diese Entwicklung wird ausschließlich durch die fetalen Androgene gesteuert, unabhängig vom genetischen Geschlecht. Die beiden Geschlechtern gemeinsame Anlage der Milchdrüsen wird durch in einer bestimmten Entwicklungsphase anwesende Androgene unterdrückt, das ist der Normalfall bei genetisch männlichen Individuen [559, 563, 564], oder bei weiblichen Feten experimentell möglich durch Androgenbehandlung der Mutter während der Schwangerschaft [554, 555, 558, 565, 566]. Umgekehrt kommt es bei männlichen Nachkommen stets zur weiblichen Milchdrüsenentwicklung, wenn die normalerweise vorhandenen fetalen Androgene nicht zur Wirkung kommen, z. B. bei einer Behandlung der Mutter mit Antiandrogenen [155, 513] oder intrauteriner Kastration der Feten [561, 562]. Auch die rudimentäre Ausbildung der Milchdrüsen bei genetisch weiblichen Individuen (z. B. beim kongenitalen adrenogenitalen Syndrom) oder ihre volle Entwicklung bei genetisch männlichen Individuen (z. B. beim Syndrom der testiculären Feminisierung) sind bei einer Reihe von Intersexen, neben weiteren Symptomen der gegengeschlechtlichen Ausbildung von primären und sekundären Geschlechtsmerkmalen, auf die Einwirkung bzw. Nichteinwirkung fetaler Androgene zurückzuführen [59, 297].

Die beiden Geschlechtern gemeinsame Anlage besteht aus ektodermalen Epithelsprossen, die sich in das Mesenchym einsenken. Bei weiblicher Entwicklung bleibt jeder Epithelsproß mit der Epidermis verbunden über einen Epithelstrang, der sich kanalisiert und später den Hauptausführungsgang bildet, aus der Umgebung der Insertionsstelle an der Epidermis wird durch kreisförmige Epithelinvagination die Saugwarze. Bei vielen Tierarten sprossen nicht nur ein, sondern mehrere Epithelstränge in die Tiefe, es gibt dann entsprechend mehrere Hauptausführungsgänge. Vom Primärsproß gehen später Sekundärsprosse und von diesen noch später Tertiärsprosse aus, welche das infantile Gangsystem bilden. Bei männlicher Entwicklung der Milchdrüsenanlage treten beträchtliche Speciesunterschiede auf. Sie reichen von nur geringer Unterentwicklung der ganzen Anlage (Rind) bis zum völligen Fehlen einzelner Bestandteile der Saugwarzen und sogar zum Untergang ganzer Einzelanlagen (Maus). Die hierfür verantwortlichen Androgene scheinen aber nicht auf den eigentlichen Epithelsproß zu wirken, sondern auf das umgebende Mesenchym, das die Anlage gewissermaßen erdrückt [557, 563, 564]. Rudimente der ursprünglichen Anlage sind jedoch, je nach Species mehr oder weniger, auch noch nach der Einwirkung von fetalen Androgenen vorhanden, und diese können später sogar durch adäquate Hormonbehandlung wie die weibliche Milchdrüse stimuliert werden.

2. Postnatale Entwicklung

Die infantile weibliche Milchdrüse besteht lediglich aus einem kurzen Gang (bei einigen Species auch mehreren Gängen), der von der Brustwarze ausgeht und sich in einige wenige Nebensprossen teilt, Endknospen und Alveolen sind noch nicht vorhanden. Diesem rudimentären Aufbau der glandulären Anteile der Milchdrüse steht eine bemerkenswert vollständige Organisation der Bindegewebsanteile gegenüber, welche aus dem Mesenchym stammen. Das System der Tubuli ist schon bei der Geburt durch Bindegewebssepten in einzelne Lobuli geteilt, eine Anzahl von Lobuli wird wiederum durch stärkere Bindegewebszüge zu einzelnen Lobi zusammengefaßt, deren Zahl bei jeder Tierart variiert. Neben den Drüsenstrukturen enthalten die Lobuli auch schon eine Ansammlung von Fettzellen [411].

Dieser Aufbau der Milchdrüse ändert sich von der Geburt bis zum Beginn der Pubertät nicht. Es gibt jedoch einige Speciesunterschiede in der Art des Wachstums der infantilen Milchdrüse. Während bei einigen Tierarten, z. B. Kaninchen [16, 533, 534], Katzen [701] und Hunden [697] vor der Pubertät keinerlei Milchdrüsenentwicklung auftritt, ist bei anderen Species schon lange vor der Pubertät ein teilweise recht beträchtliches Gangwachstum sowie eine gewisse Fett- und Bindegewebsproliferation zu beobachten. In diese Kategorie gehören

Affen [202, 688], Rinder [288], Ziegen [698], Mäuse [182, 183, 694] und Ratten [96, 476, 478, 480, 627, 628]; beim Affen tritt sogar eine gewisse Alveolenbildung auf.

Auf jeden Fall handelt es sich bei den meisten Tieren nur um ein Gangwachstum mit spärlicher Epithelaussprossung am Ende und — seltener — aus der Seitenwand, Alveolen werden vor der Pubertät nicht gebildet. Am Wachstum der infantilen Milchdrüse ist bei den letztgenannten Tierarten bereits das Ovar

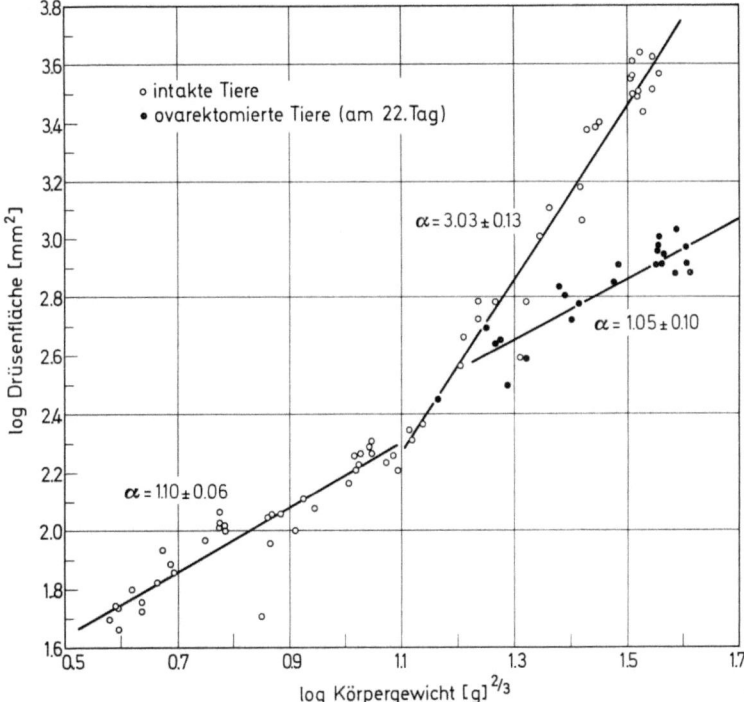

Abb. 1. Entwicklung der Milchdrüse bei weiblichen Ratten vom 2.—100. Lebenstag, Ausbreitung der Drüsenfläche im Verhältnis zum Körpergewicht. (Nach COWIE [96])

beteiligt, denn eine Kastration dieser Tiere senkt die gegen den übrigen Körper erhöhte Wachstumsrate der Milchdrüse (allometrisches Wachstum) sofort auf das Niveau des übrigen Körperwachstums (isometrisches Wachstum) [96, 582] (Abb. 1).

Erst mit Beginn der Pubertät, d.h. mit dem Einsetzen der Ovarfunktion, übersteigt bei fast allen Tierarten die Wachstumsrate der Milchdrüse die des Körpers [110, 411]. Dabei verzweigen sich die Tubuli weiter, sie wachsen in das umgebende Fettgewebe, das gleichfalls proliferiert, ein und bilden an ihrem Ende vermehrt Endknospen aus, auch aus der Wand sprossen weitere Seitenknospen. Dies sind Epithelverdichtungen ohne Lumen, aus denen sich in der Schwangerschaft (bei einigen Tierarten jedoch schon während des normalen Cyclus) die Acini und später Alveolen bilden. Die Bindegewebssepten, welche das System der Lobuli bilden, dienen dabei als Leitweg des Wachstums.

3. Entwicklung während der Schwangerschaft

Der vollständige Aufbau der Milchdrüse findet aber erst während der Schwangerschaft statt. Während dieser Zeit verzweigen sich die Tubuli noch einmal sehr stark, eine große Anzahl von End- und Seitenknospen wird neu gebildet. Diese

Knospen wachsen sehr bald zu Acini aus, durch Vergrößerung ihres zentralen Hohlraumes werden die Acini zu Alveolen. Die Alveolen liegen nun dicht nebeneinander in den einzelnen Lobuli. Bei einigen Tierarten (z. B. Ratten) gibt es zwar schon bei erwachsenen cyclischen Tieren kleine Trauben von Alveolen, jedoch sind die Lobuli nicht wie bei der vollständig aufgebauten Schwangerschaftsmilchdrüse mit dichtgepackten Alveolen ausgefüllt. Der Ausdruck lobulo-alveoläre Entwicklung wird daher für die Ausfüllung der Lobuli mit Alveolen gebraucht [394].

Diese vollständige Ausfüllung betrifft allerdings nur zentrale Bezirke der Milchdrüse, in den Randbezirken herrschen Fett- und Bindegewebe vor. Das Verhältnis von Drüsenparenchym zu Fett- und Bindegewebe weist erhebliche

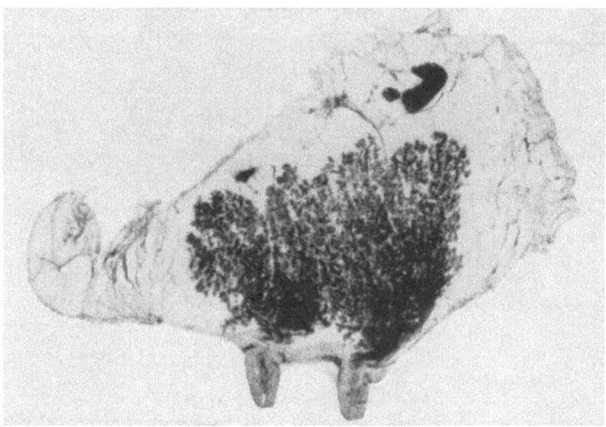

Abb. 2. Schnitt durch eine Euterhälfte eines Jungrindes im 8. Trächtigkeitsmonat. (Nach FOLLEY [196])

individuelle Variationen auf. Aus der Größe des Gesamtkomplexes ist daher auch die spätere Milchleistung nicht abzulesen, da meistens die nichtglandulären Anteile bei weitem überwiegen [40, 89, 196, 411] (s. Abb. 2). Aus dem gleichen Grunde ist auch jeder Versuch zur wesentlichen Vergrößerung der Milchdrüse bei sonst intaktem Endokrinium durch hormonelle Parenchymstimulierung aussichtslos.

Der Aufbau der Milchdrüse während der Schwangerschaft ist also durch die mächtige Proliferation des lobulo-alveolären Gewebes gekennzeichnet. Die vollständig aufgebaute Milchdrüse besteht damit aus zwei Teilen, dem Ausführungsgangsystem und dem lobulo-alveolären Anteil, welcher das sekretorische Gewebe und damit das funktionelle Parenchym darstellt. Der Aufbau des lobulo-alveolären Anteils der Milchdrüse ist im letzten Drittel der Schwangerschaft, bei einigen Tierarten auch schon früher, bereits abgeschlossen [196, 370]. Es beginnt nun die Umformung der einzelnen Zellen in den Alveolen zum sekretorischen Typ [288]. Globuline und Albumine, später auch Casein und Lactose werden kurz darauf in das Lumen sezerniert [21, 127, 287, 724].

Die meisten Tierarten können nach einem Abort im letzten Schwangerschaftsdrittel bereits lactieren [370]. Allerdings kommt die Neubildung alveolären Epithels auch nach beendetem Aufbau nicht ganz zum Stillstand, sondern setzt sich in geringerem Maße während der ganzen Lactation fort.

4. Hormonale Kontrolle des Milchdrüsenaufbaues
a) Ovar

Soweit es die Ovarhormone betrifft, haben zahlreiche Studien bei den verschiedenen Species gezeigt, daß die Entwicklung des Gangsystems der Milchdrüse unter dem Einfluß der Oestrogene stattfindet, während der Aufbau des lobuloalveolären Anteils hauptsächlich vom Progesteron im Zusammenwirken mit Oestrogenen abhängt. Die Oestrogene steuern außerdem das Saugwarzenwachstum, dies wurde sogar als Oestrogentest vorgeschlagen [630].

Je nach Species entwickelt sich die Milchdrüse auf verschiedene Weise, die Art des Wachstums ist eng mit dem jeweiligen Cyclustyp korreliert. Bei Species mit kurzen Sexualcyclen (z.B. Ratte und Maus), in denen die follikuläre Phase vorherrscht und eine Lutealphase nur sehr kurz oder gar nicht (z.B. Kaninchen, Katze, Frettchen) auftritt, entwickelt sich folgerichtig vorwiegend das Gangsystem, wenn nicht durch eine Schwangerschaft oder Pseudogravidität die Lutealphase verlängert ist (Abb. 3). Nur in diesem Falle kommt

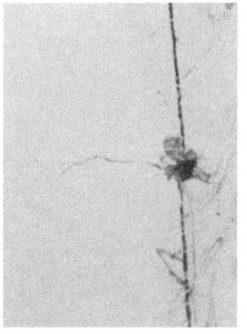

a

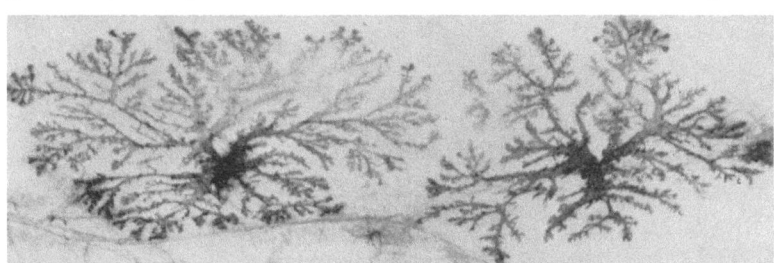

b

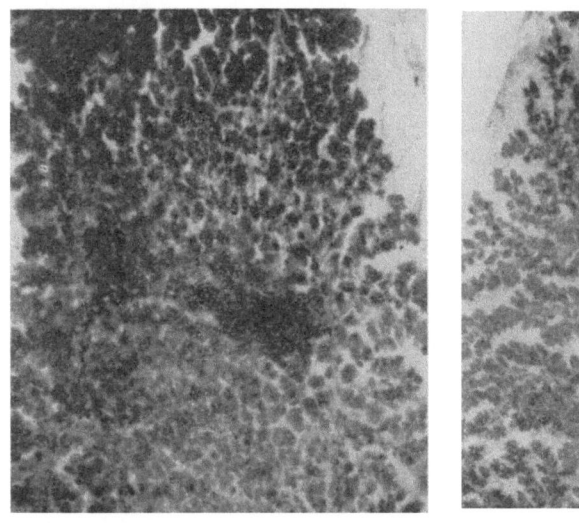

c

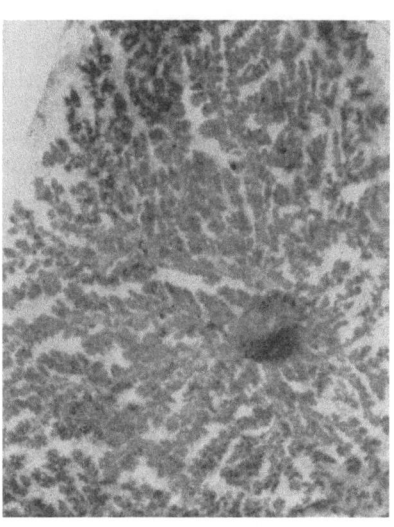

d

Abb. 3a—d. Milchdrüsenentwicklung weiblicher Kaninchen. a Präpubertale Drüse. b Während des ersten Oestrus c Am 12. Tag der Pseudogravidität. d Am 23. Trächtigkeitstag. (Von FOLLEY and MALPRESS [206], nach PARKES [533, 534])

es zur vollen Ausbildung einer Milchdrüse [26, 89, 177, 222, 236, 291, 532, 607, 694, 703, 715]. Beim Kaninchen z.B. gibt es vor der ersten Schwangerschaft nur eine ganz geringe Gangentwicklung. Pseudoträchtige Tiere dagegen weisen eine beträchtliche Mammaentwicklung mit Alveolenbildung auf, im Laufe einer

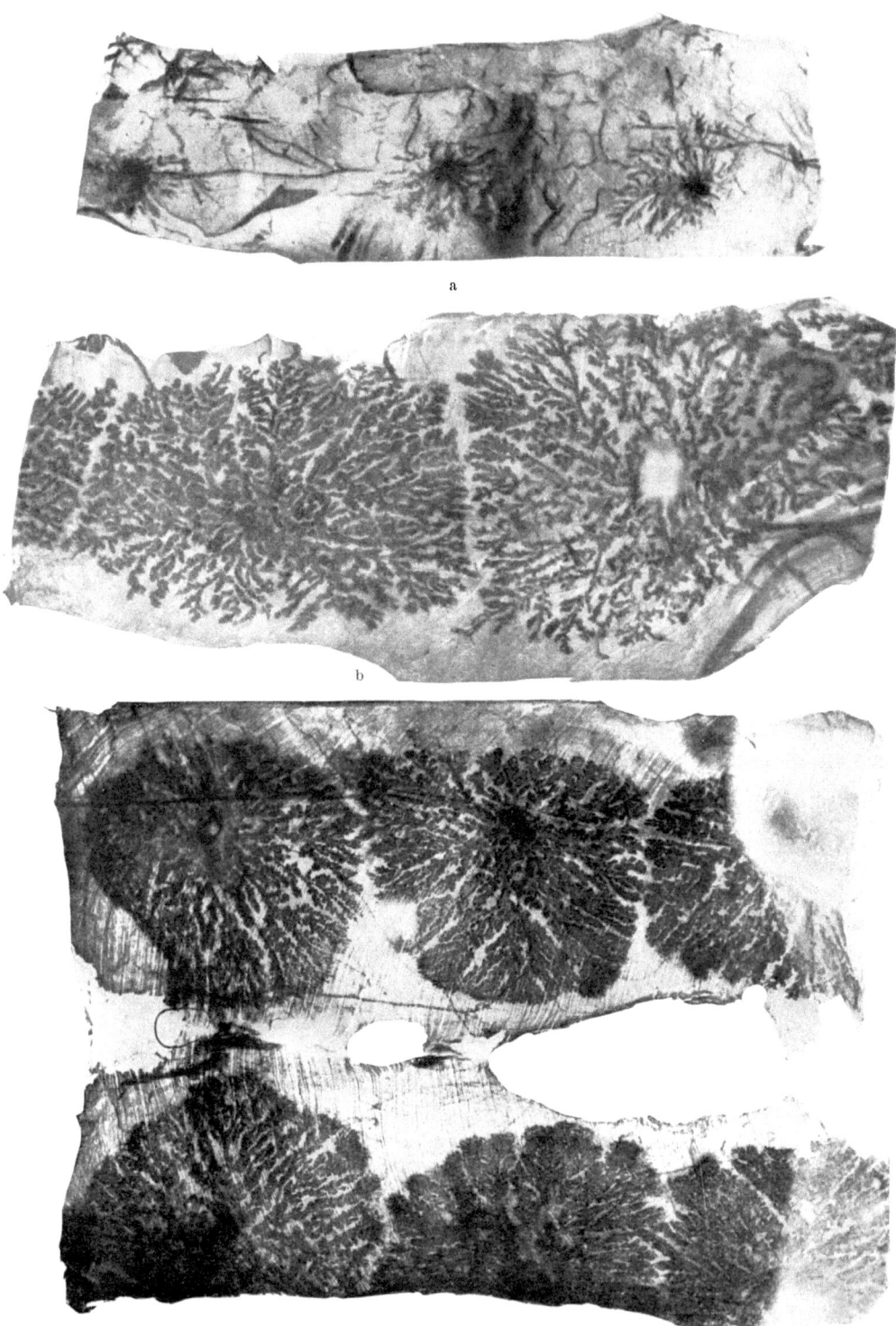

Abb. 4a—c. Einfluß der Pseudogravidität auf den Milchdrüsenaufbau bei Kaninchen. a Geschlechtsreifes virginelles Kaninchen. b Virginelles Kaninchen, ca. 14 Tage pseudogravid nach Bespringen durch ein anderes Weibchen. c Virginelles Kaninchen, 12 Tage pseudogravid nach infertiler Paarung. (Nach HAMMOND and MARSHALL [290])

2 Wochen langen Scheinträchtigkeite erreicht die Milchdrüse den gleichen Entwicklungsgrad wie nach einer gleichlangen Gravidität [15, 65, 66, 286, 290, 533] (Abb. 4).

Bei Tieren mit langer Lutealphase kann dagegen die lobulo-alveoläre Entwicklung schon während des normalen Cyclus einen Grad erreichen, der fast dem einer Schwangerschaft entspricht. Beim Hund dauert die Corpus luteum-Phase des Cyclus sehr lange, die Scheinschwangerschaft hat die Dauer einer normalen Trächtigkeit. Unter diesen Umständen wird die Milchdrüse genau so stark entwickelt wie bei einer Gravidität, und es kommt häufig auch zu einer kurzen Lactation [402].

Dies wurde bereits 1909 der Sekretion des Corpus luteum zugeschrieben [15, 65, 66], auch bei anderen Tierarten wurde frühzeitig die Bedeutung des

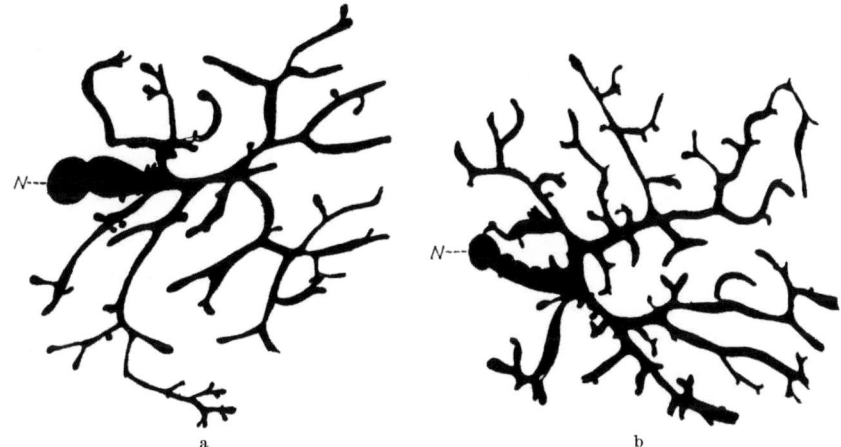

Abb. 5a—i. Die Entwicklung der Milchdrüse bei Mäusen während des Cyclus, der Schwangerschaft und der Involution. Teil-Umrißzeichnungen von „whole mount"-Präparationen der 3. Thorakaldrüse, Vergr. 900 ×. N Saugwarze. a Oestrus. b Metoestrus. c Dioestrus. d 3 Tage gravid. e 9 Tage gravid. f 9 Tage pseudogravid. g 18 Tage gravid. h 6 Tage Involution. i 12 Tage Involution. (Nach COLE [89])

Corpus luteum-Hormons für die Entwicklung der Milchdrüse erkannt [290, 402, 525].

Bei vielen Tierarten ist auch eine gewisse cyclische Entwicklung der prägraviden Milchdrüse beschrieben worden. Das bedeutet, daß sich in der Follikelphase das Gangsystem ausdehnt, in der Corpus luteum-Phase aber auch das alveoläre Gewebe etwas zunimmt [26, 89, 532, 642, 644, 654]. Das ist z.B. beim Affen der Fall, während bei Rindern, Ziegen und Meerschweinchen nur das Gangsystem weiter ausgedehnt wird [570, 571]. Bei einigen Species mit langer Lutealphase unterliegt die während dieser Phase stattgefundene Parenchymentwicklung später einer beträchtlichen, aber nicht totalen Regression. Die Mamma wird also nach jedem Cyclus besser entwickelt. Bei Tieren mit kurzer Lutealphase sind auch die regressiven Veränderungen nur schwach ausgeprägt, auch hier wird jedoch mit jedem Cyclus der Milchdrüse etwas Parenchym hinzugefügt [89, 196, 236, 411, 571, 654, 703] (Abb. 5).

Der Aufbau der Milchdrüse ist bei allen Species an die Aktivität des Ovars gebunden. Experimente an kastrierten Tieren jedoch zeigten, daß die Wirkung der Ovarsteroide in physiologischen Dosen auf den Aufbau ganz unterschiedlich ist. Danach können unsere Haustiere und Labortiere in drei Gruppen eingeteilt werden:

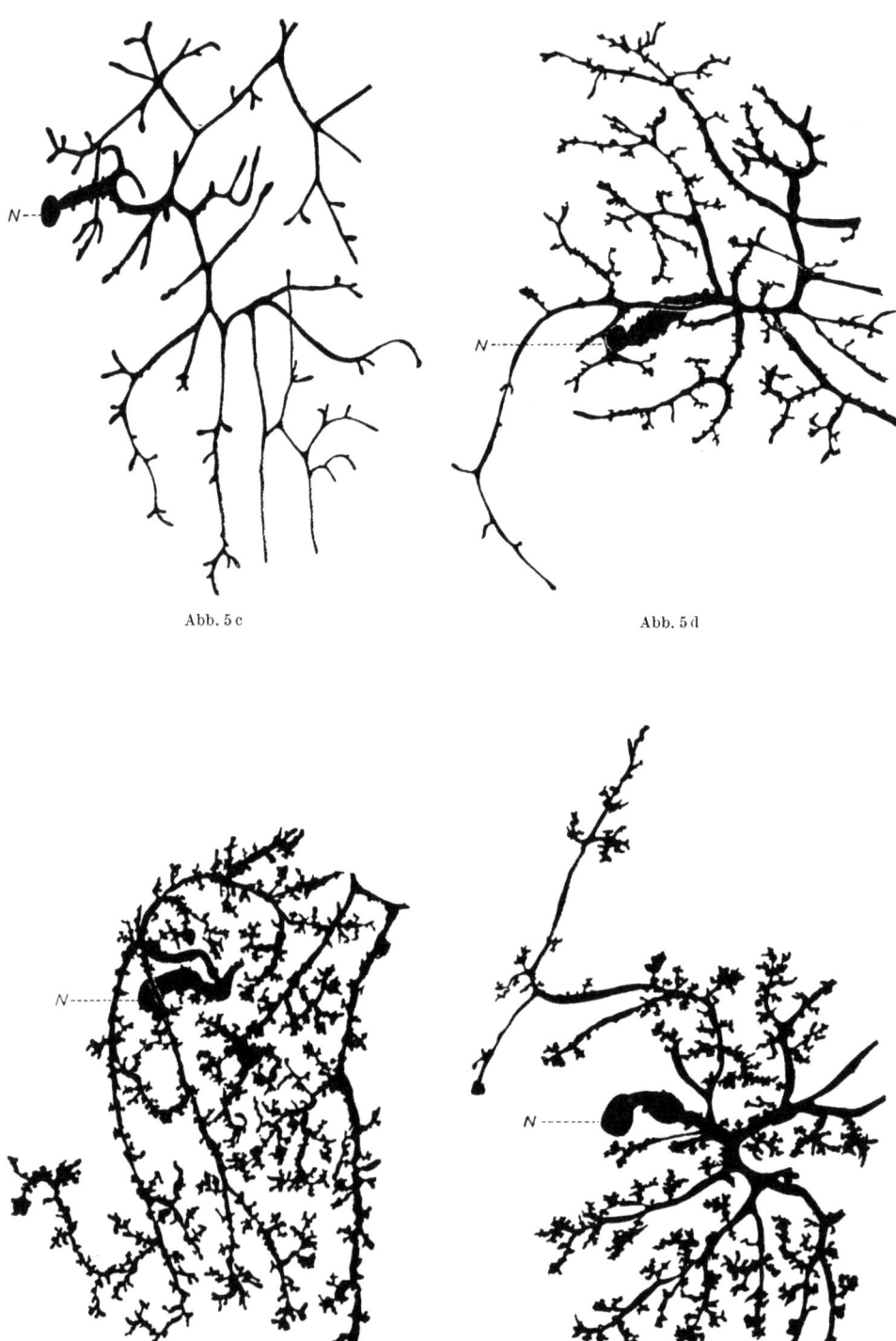

Abb. 5 c

Abb. 5 d

Abb. 5 e

Abb. 5 f

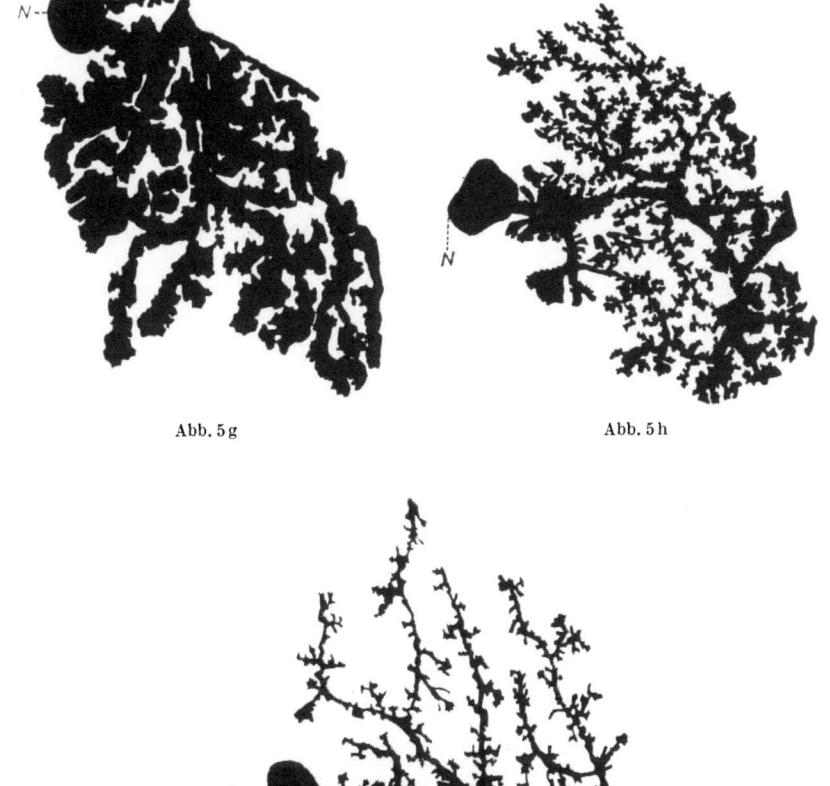

Abb. 5g Abb. 5h

Abb. 5i

1. Das Gangsystem kann durch Oestrogene allein stimuliert werden, während ein lobulo-alveoläres Wachstum nur bei kombinierter Wirkung von Gestagenen und Oestrogenen stattfindet. Zu dieser Gruppe gehören Kaninchen, Katzen, Ratten und Mäuse.

2. Oestrogene allein können beide Anteile des Milchdrüsenparenchyms stimulieren, jedoch ist ein optimales lobulo-alveoläres Wachstum auch hier nur mit einer Kombination von Oestrogenen und Gestagenen (Progesteron) zu erreichen [43, 45, 113, 421, 455, 634, 635]. Hierher gehören Meerschweinchen, Rind, Ziege und Affe. (Es ist jedoch bekannt, daß bei diesen Tierarten größere Mengen von Progesteron aus der Nebenniere kommen) [31, 39, 138, 189, 307, 541, 668].

3. Oestrogene allein können überhaupt kein Wachstum des Milchdrüsenparenchyms induzieren, auch das Gangsystem wird kaum stimuliert. In diese Gruppe gehören Hund und Frettchen [196, 200, 314, 697].

b) Hypophyse

Man fand jedoch schon frühzeitig, daß die Ovarhormone bei hypophysektomierten Tieren überhaupt keine oder nur eine sehr geringe Wirkung auf die Milchdrüse haben, weder allein noch in Kombination [191, 194, 195, 250, 253, 281, 359, 381, 383, 396, 408, 490, 574, 576, 578, 601, 668, 706].

Allerdings genügen bei unvollständig operierten Tieren schon kleinste Reste der Hypophyse, um zusammen mit injizierten Ovarsteroiden eine deutliche Milchdrüsenstimulierung zu verursachen [253, 257, 359, 576]. In diesem Sinne sind erste Berichte über einen Milchdrüsenaufbau bei hypophysektomierten Ratten [221, 495, 600], Meerschweinchen [497] und Hunden [313] wohl auf eine nicht ganz geglückte Operation zurückzuführen, denn deren Vollständigkeit wurde nicht kontrolliert.

Man kann jedoch zwar keinen echten Aufbau, aber doch eine geringe Stimulierung des Parenchyms (besonders des Gangsystems) bei vollständig hypophysektomierten Tieren mit Oestrogenen allein [229, 323, 356, 638] oder in Kombination mit Progesteron [24, 229, 230, 240, 524, 638] oder Desoxycorticosteron [229] erreichen. Sogar mit Progesteron [229, 612] oder Testosteron [356] allein wurde sofort nach vollständiger Hypophysektomie eine geringe Stimulierung beobachtet.

Diese Resultate widersprechen nicht unbedingt dem heute allgemein gültigen Konzept, daß ohne den hypophysären Hormonkomplex (s. unten) ein Milchdrüsenaufbau nicht möglich ist. Es wird damit nur demonstriert, daß die genannten Steroide, zumindest die Oestrogene, auch einen direkten Einfluß auf die Milchdrüse ausüben.

Ein Milchdrüsen-stimulierender Effekt konnte aber nur mit sehr hohen Steroiddosen, z. B. 30 mg Progesteron täglich bei Ratten, demonstriert werden. Bei total hypophysektomierten Tieren war ein vollständiger Aufbau des Parenchyms mit Ovarsteroiden nicht möglich, wohl aber nach Substitution mit Hypophysenhormonen oder Hypophysentransplantaten in Verbindung mit Ovarsteroiden [239, 240, 249, 381, 383, 398, 399, 452, 455, 490, 576]. Damit war bewiesen, daß die Hypophyse eine entscheidende Rolle beim Aufbau der Milchdrüse spielt.

Man nahm früher an, daß die Ovarhormone nicht direkt auf die Milchdrüse wirken, sondern daß sie lediglich die Sekretion hypophysärer mammogener Hormonkomplexe bewirken, die dann ihrerseits die Milchdrüse aufbauen [133, 253, 255, 256, 258, 360, 361, 362, 369, 447, 448, 450, 452, 455, 666, 717, 718]. Dabei sollte ein Mammogen I das Gangwachstum und ein Mammogen II die Proliferation des sekretorischen Parenchyms stimulieren.

Ein besonderes hypophysäres Mammogen wurde aber nie gefunden [110, 206]. Man weiß heute, daß einige längst bekannte Hormone des Hypophysenvorderlappens synergistisch mit den Ovarsteroiden auf die Milchdrüse wirken und deren Aufbau steuern. Besonders aus den Forschungen von Lyons u. Mitarb. wurde der Hormonbedarf der Milchdrüse für alle Entwicklungs- und Funktionsstadien bekannt. Danach wird das Gangwachstum durch Oestrogene, Wachstumshormon (STH) und Glucocorticoide synergistisch gesteuert. Für den vollen lobulo-alveolären Aufbau, wie er etwa im letzten Drittel der Schwangerschaft abgeschlossen ist, wird neben dem für den Aufbau des Gangsystems notwendigen Hormonkomplex zusätzlich Progesteron und Prolactin benötigt [116, 180, 280, 384, 392, 394, 484, 486].

Prolactin ist zweifellos das wichtigste Hormon des hypophysären Anteils des mammogenen Komplexes und damit das wichtigste Hormon für den Milchdrüsenaufbau überhaupt. Ein voller lobulo-alveolärer Parenchymaufbau ist bei hypophysektomierten Tieren ohne Prolactin nicht zu erreichen [186, 381, 384, 391,

394, 398, 500, 501, 575, 577]. Bei bestimmten Mäusestämmen (Strong A2G, C3H/He Crgl) kann STH bis zu einem gewissen Grade Prolactin ersetzen[1] [279, 280, 484, 485, 486, 487], doch führt auch bei diesen Stämmen die zusätzliche Gabe von Prolactin zu besserem Aufbau des sekretorischen Parenchyms.

Prolactin hat bei lokaler oder systemischer Applikation bei intakten und hypophysektomierten Tieren eine direkte mammogene Wirkung [180, 239, 380, 390, 393, 397, 459, 460].

Darüberhinaus wurde gefunden, daß der hypophysäre Hormonkomplex (Prolactin, STH und ACTH) das Wachstum der Milchdrüse auch in Abwesenheit der Ovarhormone stimuliert. Dies geht eindeutig aus einer Reihe verschiedener Versuche mit Tumortransplantaten [88, 658], Hypophysentransplantaten [137, 426] und auch direkter Injektion der betreffenden Hormone [249, 657] hervor.

c) Placenta

In bezug auf Prolactin kann aber die Placenta durchaus die Hypophyse ersetzen. Schon 1905 wurde von HALBAN [284] ein Zusammenhang zwischen Placenta und Milchdrüsenaufbau vermutet. Daß die Placenta in der Tat einen von der Hypophyse unabhängigen mammogenen Faktor oder besser Faktorenkomplex besitzt, wurde in verschiedenen Experimenten gesichert. Bei intakten, erwachsenen virginellen Mäusen konnte mit Placentahomogenaten sowohl lokal als auch systemisch ohne jede Vorbehandlung eine gute lobulo-alveoläre Entwicklung erreicht werden. Bei allen Tieren wurden darüber hinaus nach 9 Tagen Behandlungszeit funktionelle Gelbkörper gefunden, der Cyclus war unterbrochen. Dies würde bedeuten, daß die Placenta, genau wie das hypophysäre Prolactin, nicht nur mammotrope, sondern auch luteotrope Aktivitäten besitzt [83, 357, 382, 553]. Allerdings ist die mammogene Aktivität von Placenten an juvenilen hypophysektomierten weiblichen Ratten als Empfänger schon mit halb so viel Material nachzuweisen wie die luteotrope Aktivität [339]. Verschiedene Operationen, wie die Hypophysektomie, Kastration, Entfernung der Feten, allein oder in allen möglichen Kombinationen, führten bei trächtigen Ratten, Mäusen, Meerschweinchen und Hamstern in der zweiten Schwangerschaftshälfte nur zur Milchdrüseninvolution, wenn auch die Placenten entfernt wurden [144, 232, 342, 517, 518, 519, 538].

Die Entfernung der Placenta führte auch bei intakten Hypophysen und Ovarien zu schwerer Regression der Milchdrüse [357]. Durch die Behandlung mit einer Kombination von Oestron und Progesteron konnte nach Hypophysektomie und Ovarektomie die Milchdrüsenentwicklung trächtiger Ratten fortgesetzt werden, bei nichtträchtigen Tieren war die Behandlung wirkungslos [382]. Auch bei kastrierten und gleichzeitig hypophysektomierten virginellen Ratten konnte man das sekretorische Parenchym durch eine kombinierte Behandlung mit Oestron, Progesteron und Prolactin aufbauen. Nach Absetzen des Prolactins konnten die Ovarhormone allein eine Regression der Milchdrüse nicht aufhalten, erst nach Implantation von zwei Placenten/Tier wurde die Milchdrüse wieder stimuliert [383, 384]. Allerdings war in Gegenwart von Hypophyse und Ovarien der mammogene Effekt implantierter Placenten größer. Alle diese Untersuchungen zeigen deutlich, daß die Placenta für den physiologischen Milchdrüsenaufbau eine gewisse Bedeutung haben könnte. Besonders die beiden letztgenannten Beobachtungen deuten darauf hin, daß einer der mammogenen Faktoren aus der Placenta die Wirkungen des Prolactins besitzt und daß die Hypophyse weitere

---

[1] Es gibt bisher aber kein Prolactin-freies STH [129, 215, 594], und es wird sogar vermutet, daß Prolactin ein Bestandteil des STH-Moleküls ist [537].

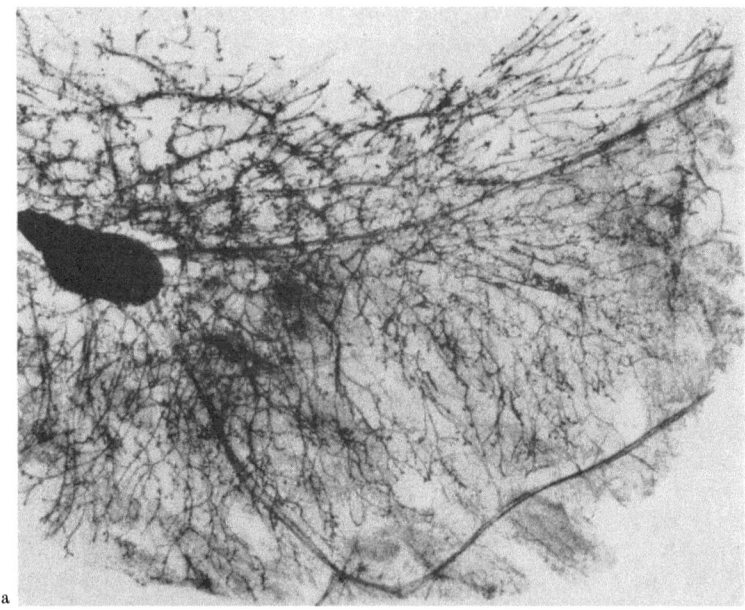

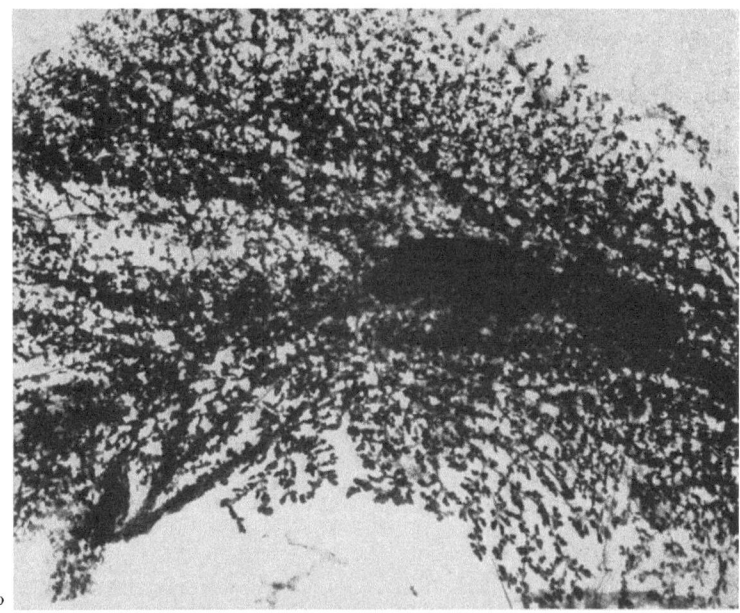

Abb. 6a u. b. Milchdrüsen ovarektomierter und hypophysektomierter virgineller Ratten. a Behandlung mit täglich 4 mg Progesteron + 1 μg Oestron + 100 IE Prolactin über 10 Tage, danach Weiterbehandlung über 10 Tage mit 4 mg Progesteron + 1 μg Oestron pro Tag. (Der während der ersten 10 Tage erreichte Aufbau wird durch die Behandlung mit Progesteron + Oestron nicht aufrechterhalten.) b Behandlung über die ersten 10 Tage wie a, danach Weiterbehandlung über 10 Tage mit 4 mg Progesteron + 1 μg Oestron + 2 Rattenplacenten (vom 12. Trächtigkeitstag) pro Tag. (Der lobulo-alveoläre Aufbau wird bei zusätzlicher Behandlung mit Placenten voll erhalten.) (Von DEANESLY [138], nach LYONS [383])

mammogene Faktoren beisteuert. Allgemein bekannt ist auch das Vorkommen von Oestrogenen und Gestagenen in der Placenta, ebenso gibt es Anzeichen von STH-ähnlicher Aktivität [28, 79, 150]. Möglicherweise ersetzt die Placenta in der zweiten Schwangerschaftshälfte physiologischerweise die Prolactinsekretion der Hypophyse, und aus der Hypophyse stammen nur die restlichen Anteile des hypophysären mammogenen Hormonkomplexes [206]. Ein derartiger Mechanismus würde jedenfalls gut zu verschiedenen Theorien der Lactationsauslösung passen.

Da die Placenta bei hypophysektomierten Ratten nicht nur die Schwangerschaft erhält, sondern auch bei ovarektomierten und hypophysektomierten Tieren die Entwicklung des lobulo-alveolären Parenchyms stimuliert, ist ihre Gesamtwirkung etwa mit der kombinierten Wirkung von Hypophyse und Ovarsteroiden zu vergleichen. Ob der Placenta aber für den physiologischen Milchdrüsenaufbau eine größere Bedeutung zukommt, ist fraglich. Unbedingt notwendig für einen optimalen Parenchymaufbau scheint sie nicht zu sein, da man ja auch bei nichtträchtigen und männlichen Tieren durch entsprechende Behandlung die Milchdrüse voll aufbauen kann. Viele Studien zur Erhaltung der Schwangerschaft zeigten, daß die Placenta erst in fortgeschrittenen Schwangerschaftsstadien Hypophyse und Ovar ersetzen kann, sowohl was die luteotrope als auch die mammogene Wirkung betrifft. Für diesen Zeitpunkt gibt es jedoch erhebliche Speciesunterschiede. Bei den meisten Tierarten liegt er aber so, daß der Milchdrüsenaufbau schon sehr weit fortgeschritten ist. Die Funktion der Placenta ist daher wohl mehr die Verhinderung der Lactation und nur zum kleineren Teil ein Beitrag zum Milchdrüsenaufbau.

d) Nebenniere

Experimente mit adrenalektomierten Tieren konnten lange Zeit keine endgültige Antwort darauf geben, ob die Nebenniere bei allen Species unbedingt notwendig für den physiologischen Milchdrüsenaufbau ist, denn es wurde sowohl über eine unbeeinflußte als auch verstärkte oder verminderte Mammogenese berichtet [196]. Die Adrenalektomie allein mit ihren schwerwiegenden Folgen für den ganzen Organismus kann auch kaum Auskunft darüber geben, ob die Nebenniere einen spezifischen Einfluß auf das Wachstum der Milchdrüse hat [10, 322, 325, 502].

Auf der anderen Seite besteht gar kein Zweifel daran, daß eine ganze Reihe von Corticoiden mammogen wirkt. Bei verschiedenen Tierarten wurde ein wachstumsstimulierender Einfluß verschiedener Corticoide gesehen, z.B. bei männlichen und weiblichen Mäusen [305, 453, 455, 471], Rhesusaffen [640], Meerschweinchen [505] und Ratten [327, 614].

Corticoide sind aber nicht in jeder Dosis mammogen, sondern nur in kleineren Dosen (Cortisolacetat bei Mäusen etwa bis 0,012 mg täglich, alle anderen entsprechend ihrer Wirksamkeit) [471]. Höhere Dosen dagegen wirken eher antimammogen, wie bei einer Reihe von Corticoiden, z.B. Cortison, Cortisol oder Corticosteron, in Aufbauversuchen mit kastrierten Mäusen festgestellt wurde [183, 471].

Man stellte auch fest, daß Hypophysenextrakte bei ovarektomierten Ratten zu einer besseren Milchdrüsenstimulierung führten, verglichen mit ovarektomierten und zusätzlich adrenalektomierten Tieren [105, 106]. Später fand man, daß es ganz entscheidend ist, ob bei Aufbauversuchen mit Corticoiden die Hypophyse intakt ist oder nicht, denn bei hypophysektomierten Tieren wurde übereinstimmend eine stark verminderte Ansprechbarkeit der Milchdrüse auf Corticoide gefunden [10].

Bei Aufbauversuchen an hypophysektomierten + ovarektomierten + adrenalektomierten (Triplet-operierten) Ratten stellte sich heraus, daß mit der Kombination von Progesteron, Oestrogenen und Prolactin ein mäßiges lobulo-alveoläres Wachstum zu erreichen war [384, 394], daß jedoch für einen besseren Aufbau zusätzlich Corticoide (Desoxycorticosteronacetat, Prednisolonacetat) appliziert werden mußten. Das Gangwachstum war zwar mit Oestrogenen und STH ohne Corticoide zufriedenstellend, jedoch waren auch hier für eine optimale Proliferation Corticoide notwendig [116]. Genau gleiche Ergebnisse wurden auch bei Mäusen erhalten [484, 486].

Besonders die Substitutionsversuche an Triplet-operierten Tieren, sowie eine Reihe von in vitro-Versuchen waren es, die zu der heute gültigen Auffassung führten, daß die Nebenniere auch das Wachstum der Milchdrüse ganz spezifisch beeinflußt.

Der gesamte mammogene Komplex besteht also aus mindestens 5 Hormonen:
1. Gestagene (Progesteron).
2. Oestrogene.
3. Prolactin.
4. STH.
5. ACTH (das aber nicht direkt wirkt, sondern indirekt über Corticoide).

Daneben wurde verschiedentlich noch ein Einfluß weiterer Hormone (insgesamt etwa ein Dutzend) auf die Entwicklung der Milchdrüse gesehen, wie z.B. Insulin [3, 4, 7, 8, 9, 324] oder Thyroxin [185, 348, 385, 454, 543, 637], jedoch dürfte hier der Effekt im wesentlichen über die allgemeine Stoffwechselbeeinflussung des Körpers zustande kommen und nicht nur eine spezifische Wirkung auf die Milchdrüse sein. Auch bei den Glucocorticoiden wurde dieses Argument schon angeführt

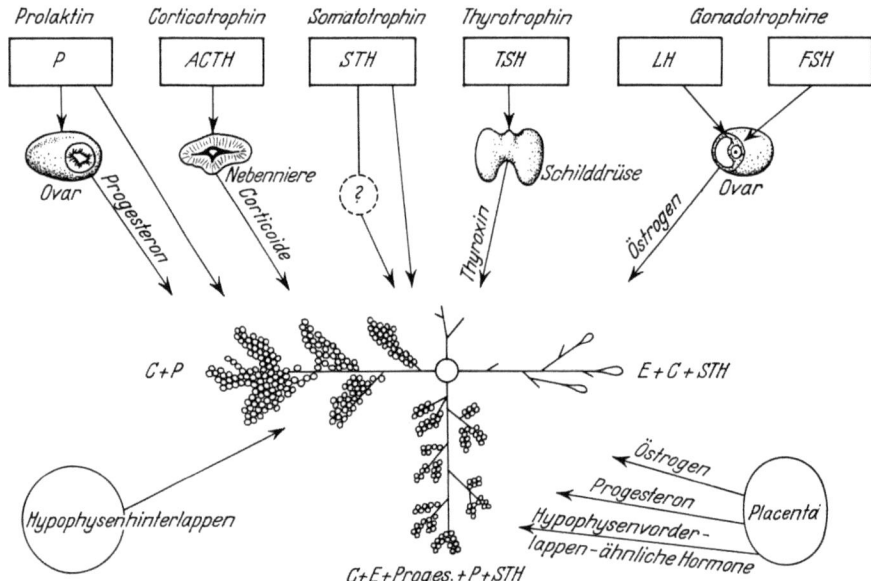

Abb. 7. Schema der Hormonwirkungen in der Mammogenese und Laktogenese. Oben: Rudimentäre Milchdrüse des Neugeborenen. Rechts: Präpuberale Milchdrüse. Unten: Schwangerschaftsmilchdrüse. Links: Laktierende Milchdrüse. Abkürzungen: P = Prolactin; C = Corticoide; E = Oestrogene; Proges. = Progesteron.
(Nach LYONS et al. [394])

[10, 195, 324, 325]. Es muß jedoch erwähnt werden, daß Corticoide und besonders Schilddrüsenhormone auch die Prolactinsekretion der Hypophyse stimulieren [428], so daß auch hier eine indirekte Milchdrüsen-spezifische Wirkung nicht ganz ausgeschlossen werden kann. Allerdings war in derartigen Versuchen das Parenchym stets besser aufgebaut, wenn auch die Ovarsteroide gleichzeitig appliziert wurden.

Keines der Hormone des mammogenen Komplexes reicht für sich allein zu einem vollständigen Aufbau der Milchdrüse aus. Die Ovarsteroide wirken nicht nur direkt, sondern auch indirekt über eine Stimulierung oder Hemmung der Sekretion von Hypophysenhormonen auf die Milchdrüse [195, 321].

Nach heutigen Vorstellungen wirken Oestrogene synergistisch mit STH und Corticoiden stimulierend auf das Gangsystem. Gleichzeitig wird aber durch Oestrogene die Prolactinsekretion stimuliert. Prolactin wirkt zusammen mit Progesteron, STH, Corticoiden und Oestrogenen direkt auf das Milchdrüsenparenchym und induziert hier die vollständige lobulo-alveoläre Entwicklung. Bei Ratten und Mäusen unterhält Prolactin außerdem das Corpus luteum im funktionellen Status und damit die Progesteron-Biosynthese im Ovar (Abb. 7).

II. Funktion der Milchdrüse

Auch die Lactation setzt sich, wie der Aufbau der Milchdrüse, aus verschiedenen einzelnen Prozessen zusammen [52, 99, 110, 111, 192, 193, 213]:
1. Lactogenese, d.h. Milchbildung und Sekretion in den Alveolen.
2. Lactationsauslösung.
3. Galactopoese, d.h. Erhaltung der Milchsekretion, zu der auch
4. die Milchejektion, d.h. Entleerung des sekretorischen Parenchyms, gehört.

Die Lactogenese, die Lactationsauslösung und teilweise auch die Galactopoese werden zwar durch die gleichen hormonalen Faktoren gesteuert wie der Milchdrüsenaufbau. Man muß aber ganz strikt zwischen allen diesen Prozessen unterscheiden, die sich zwar überlappen, aber offensichtlich in ganz verschiedener Weise durch die einzelnen Hormone dieses Komplexes beeinflußt werden. Auch haben die einzelnen Hormone nicht in allen Stadien der Lactation die gleiche Bedeutung mit Ausnahme des Prolactins, das für alle Aufbau- und Funktionsstadien der Milchdrüse unerläßlich ist. Nur die Milchejektion unterliegt einem gänzlich anderen Steuermechanismus. Diese Unterschiede werden manchmal übersehen, besonders Sekretion und Lactation werden oft gleichgesetzt.

Man nahm zunächst an, daß die Kontrolle der Milchsekretion ausschließlich über neurale Faktoren erfolgt, bis sich gegen Ende des 19. Jahrhunderts herausstellte, daß durch die Transplantation der Mamma, d.h. durch Trennung der Drüse von all ihren nervösen Verbindungen, eine bereits bestehende Sekretion nicht aufzuheben ist [579]. Die Lactation aber, d.h. die Milchejektion als Antwort auf den Saugreiz, kommt bei Mammatransplantationen zum Stillstand (s. Abschnitt Milchejektion). Erst 1915 wurde zum erstenmal klar zwischen Milchsekretion und Milchejektion unterschieden [224], der Mechanismus der Milchejektion wurde aber erst später aufgeklärt [124, 165, 541, 542, 544].

1. Lactogenese

Man weiß seit langem, daß die Hypophyse nicht nur für den Aufbau, sondern auch für das Einsetzen und die Erhaltung der Milchsekretion unerläßlich ist. Die Hypophysektomie während der Schwangerschaft verhindert das Einsetzen der Lactation nach der Geburt [11, 312, 417, 418, 497, 538]. Bei einigen Tierarten, z.B. Ratten, Mäusen, Affen und Meerschweinchen, kommt es jedoch trotzdem zu einer vorübergehenden Sekretion [2, 232, 517, 519, 538, 539, 620, 621], die der Prolactinsekretion der Placenta zugeschrieben wird [90, 232, 439, 517, 518, 519, 620, 621, 622].

Der erste direkte Beweis für das Vorhandensein lactogener Hormone in der Hypophyse war das klassische Experiment von STRICKER und GRUETER [277, 278,

651, 652], die pseudoträchtigen Kaninchen einen wäßrigen Hypophysenextrakt in den Hauptausführungsgang der Milchdrüse injizierten und damit eine lokale Milchsekretion erreichten. Hypophysenextrakte hatten in systemischer Applikation bei verschiedenen Tierarten den gleichen Erfolg, z.B. bei Affen [12, 587], jungen Rindern [82, 278, 725], Ziegen [22, 168], Schweinen [237, 278], Hunden [237, 278, 313, 387], Meerschweinchen [385, 506, 507, 508] und Kaninchen [18, 92, 237, 386, 494, 693]. Später wurde statt eines Hypophysenextraktes mehr oder weniger gereinigtes Prolactin benutzt, dessen lokale Applikation bei Kaninchen mit genügend aufgebauter Milchdrüse zur Milchsekretion führte [67, 84, 366, 380, 410, 438, 459, 597] (Abb. 8). Prolactin ist aber nicht der einzige Faktor, der für

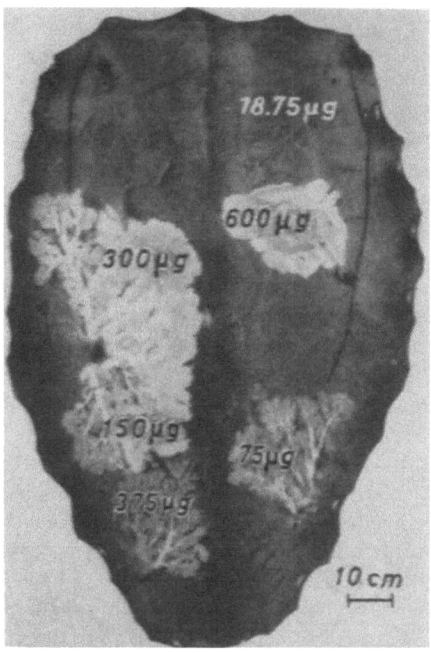

Abb. 8. Lactogene Wirkung verschiedener Prolactindosen bei pseudograviden Kaninchen, intraduktal injiziert. (Nach BRADLEY and CLARKE [67])

eine optimale Lactogenese notwendig ist. Bei hypophysektomierten Tieren kann die Milchsekretion nur mit Hypophysenextrakten ausgelöst werden, die lactogene Wirkung des Prolactins nimmt mit steigendem Reinheitsgrad ab [136, 192, 251, 252, 253, 503, 504]. Wie die Hypophysektomie, interferiert auch die Ausschaltung der Nebenniere mit der Lactogenese [71, 108, 109, 118, 201, 243, 244, 245, 409, 433].

Bei intakter Hypophyse kann man mit natürlichen oder synthetischen Corticoiden die Milchsekretion auslösen bzw. erhalten (s. Lactationsauslösung und Galactopoese). Auf der anderen Seite reichen Hypophysenextrakte oder Prolactin allein bei adrenalektomierten Tieren zur Sekretionsauslösung nicht aus [245, 504, 663].

Eine Ausnahme scheint das Kaninchen zu sein [122].

Es ist heute die allgemeine Ansicht, daß reines Prolactin allein bei den meisten Tierarten wenig oder gar nicht lactogen wirkt, sondern nur in Verbindung mit Corticoiden [60, 61, 99, 207, 214, 384, 394, 489, 568, 660].

Auch hier bilden Kaninchen eine Ausnahme [425].

Die vollständige Zusammensetzung des lactogenen Hormonkomplexes wurde wiederum aus Versuchen mit ovarektomierten + hypophysektomierten und ovarektomierten + hypophysektomierten + adrenalektomierten Ratten bekannt. Bei diesen Tieren verursachte die kombinierte Injektion von Prolactin und STH zwar ein gutes lobulo-alveoläres Wachstum, aber keine Sekretion [657]. Erst die zusätzliche Gabe von ACTH bei den ovarektomierten + hypophysektomierten oder von Corticoiden bei den Triplet-operierten Tieren führte auch zur Milchsekretion. Zu völlig gleichartigen Ergebnissen gelangte man auch bei Kultivierung von Milchdrüsengewebe in vitro durch entsprechende Anreicherung des Mediums [33, 34, 35, 156, 376, 588, 591, 681]. Daraus geht hervor, daß Prolactin nur der Hauptbestandteil eines lactogenen Komplexes ist, zu dem außerdem STH und ACTH bzw. Corticoide gehören [192, 384, 394, 484, 486, 487]. Allerdings ist eine Milchsekretion nur dann zu erwarten, wenn der lactogene Stimulus auf eine genügend aufgebaute Milchdrüse trifft. Ob und in welcher Weise die Ovarhormone auch direkt an der Milchdrüse die Milchsekretion stimulieren, ist zur Zeit nicht sicher bekannt. Angesichts der Tatsache, daß diese Steroide bei hypophysektomierten Tieren entweder gar nicht wirken oder lediglich eine geringe Epithelproliferation verursachen, ist eine direkte Sekretionsstimulierung unwahrscheinlich.

Um so stärker können die Oestrogene in nicht zu hohen Dosen die Milchsekretion bei einigen Tierarten indirekt stimulieren, dies geschieht über die Erhöhung der Prolactinsekretion. Besonders im zweiten Weltkrieg und danach wurden, vornehmlich in England, derartige Versuche zur Lactationsinduktion bei Rindern und Ziegen durchgeführt. In der Hauptsache verwandte man für diese Zwecke Oestrogene, daneben aber auch Kombinationen von Oestrogenen und Progesteron. Es stellte sich heraus, daß Progesteron keinen lactogenen Einfluß hat.

Der einzige Effekt des Gestagens, soweit es die Sekretionsstimulierung betrifft, war ein besserer Euteraufbau, wodurch natürlich indirekt auch eine höhere Milchleistung erreicht wurde [43, 44, 101, 113, 584].

Für die Sekretion selbst waren ausschließlich die Oestrogene entscheidend, denn es gelang

1. mit Oestrogenen allein eine Sekretion auszulösen [113, 204, 205, 210, 211, 289, 364, 368, 705];

2. mit einer Kombination von Oestrogenen und Progesteron die Sekretion nur dann zu stimulieren, wenn die Gestagendosis im Verhältnis zur Oestrogendosis sehr klein war, so daß der lactogene Effekt der Oestrogene überwog [113, 421].

Diese Versuche zur Sekretionsstimulierung sind hauptsächlich an Rindern und Ziegen durchgeführt worden, mit dem gleichen Erfolg bei intakten wie kastrierten Tieren. Nur sehr selten wurde über den gleichen Effekt auch bei anderen Tieren berichtet, wie z.B. weiblichen Ratten [442, 443] und männlichen Kaninchen [217].

Ganz entscheidend für die Wirkung der Oestrogene auf die Lactogenese ist aber die Dosis, denn höhere Oestrogendosen hemmen die Lactation bei allen bisher untersuchten Tierarten, diese Tatsache führte zur Aufstellung der Zwei-Schwellen-Theorie für die Lactationsauslösung [99, 110, 199, 207]. So kann man z.B. bei kastrierten Ziegen mit einer niedrigen Oestrogendosis die Milchsekretion stimulieren, mit einer höheren Dosis dagegen hemmen, die höhere Dosis führt gleichzeitig zum weiteren Aufbau des Euters [43, 113]. Interessant dabei ist, daß die Hemmwirkung der Oestrogene auf die Lactation durch das Ovar beeinflußt wird, da Oestrogene bei intakten Tieren schon in sehr niedrigen Dosen die Lactation hemmen, während man dazu bei kastrierten Tieren viel höhere Dosen braucht [36, 37, 38, 110, 154, 203, 443, 712]. Der ovarielle Faktor, der synergistisch mit applizierten Oestrogenen die Milchsekretion hemmt, ist zweifellos Progesteron, wie zahlreiche Versuche bewiesen haben. Progesteron selbst hat aber keinerlei Einfluß auf die Milchsekretion, es potenziert jedoch stark die Hemmwirkung der Oestrogene, so daß hier ein synergistischer Effekt von Oestrogenen und Progesteron im Sinne der Zwei-Schwellen-Theorie vorliegt, d.h. Progesteron potenziert auch bei kastrierten Tieren den Oestrogeneffekt soweit, daß die Hemmschwelle für die Lactation überschritten wird.

Aus einer Reihe von Experimenten kann geschlossen werden, daß die Hemmschwelle nicht die Prolactinsekretion betrifft, sondern die Ansprechbarkeit der Milchdrüse selbst, d.h. es existiert eine Refraktärschwelle der Milchdrüse gegen lactogene Stimuli.

Bei kastrierten Kaninchen, deren Milchdrüsen mit einer Progesteron/Oestron-Kombination aufgebaut waren (1 mg Progesteron + 96 µg Oestron), konnte mit kleinen Prolactindosen (2 mg) die Milchsekretion nicht ausgelöst werden, solange die Steroide ebenfalls verabreicht wurden. Höhere Prolactindosen jedoch (4 und 8 mg) führten bei fortgesetzter Steroidbehandlung zur Milchsekretion. Den gleichen Erfolg hatten auch geringere Prolactindosen, wenn entweder die Dosis der Steroidkombination herabgesetzt (auf 0,25 mg Progesteron + 24 µg Oestron) oder eines der beiden Steroide nicht verabreicht wurde [419, 431, 432]. Ähnliche Versuche an kastrierten Ratten hatten das gleiche Ergebnis, während einer fortgesetzten Behandlung mit täglich 10 mg Progesteron + 0,1 mg Oestradiolbenzoat konnte mit 30 IE Prolactin keine Sekretion ausgelöst werden. Gleiche Dosen Progesteron oder Oestradiolbenzoat allein hemmten die Prolactinwirkung nicht [147—149].

Bei hypophysektomierten Meerschweinchen konnte während einer Oestronbehandlung mit 30 IE Prolactin keine Milchsekretion ausgelöst werden, nach Absetzen der Oestroninjektionen kam unter fortgesetzter Prolactinbehandlung die Lactation innerhalb von 3 Tagen in Gang [499]. Prolactindosen, die bei erwachsenen ovarektomierten Ratten zur Sekretion führten, stimulierten zwar bei intakten Ratten die Corpora lutea und das Milchdrüsenwachstum, konnten aber eine Sekretion nicht auslösen [145, 146]. Auch der lactogene Effekt niedriger Oestrogendosen kann mit Progesteron wieder aufgehoben werden [113, 197, 443] (Abb. 9). Es könnte sich hier um einen Oestrogen-Progesteron-Antagonismus handeln, denn es wurde postuliert, daß Progesteron in genügend hoher Dosis den stimulierenden Effekt der Oestrogene auf die Prolactinsekretion der Hypophyse aufhebt [434, 435, 436, 439, 616]. Höhere Oestrogendosen bei gleicher Progesterondosis müßten dann aber wieder zu verstärkter Lactogenese führen, und dies war auch der Fall [423, 443].

Offensichtlich überlappen sich hier zwei Wirkungen: An der Milchdrüse selbst ist zwar die Ansprechbarkeit auf den sekretorischen Stimulus des Prolactins herabgesetzt, gleichzeitig wird aber die Prolactinausschüttung so stark stimuliert, daß es trotzdem zur Milchsekretion kommt.

Es gibt eine Reihe von Autoren, welche bei kastrierten Tieren keinen hemmenden Einfluß von Oestrogenen auf die Lactation fanden.

Dies führte dazu, daß Zweifel an der Hemmwirkung hoher Oestrogendosen auftraten [54, 55, 99, 172, 174—176, 404, 434, 716]. Eine gehemmte Milchsekretion wurde hauptsächlich an der Entwicklung der Jungtiere gemessen. Das Wachstum von Jungtieren kann aber durch eine Reihe von Faktoren negativ beeinflußt werden, wie gesteigerte Unruhe der Mutter unter starkem Oestrogeneinfluß oder durch die Oestrogene selbst, die bekanntlich zum Teil mit der Milch ausgeschieden werden.

Der Begriff Sekretion wird im allgemeinen sowohl für die Milchsynthese im Alveolarepithel und die Sekretion in das Lumen als auch für die Erhaltung der

Milchsekretion während der Lactation gebraucht. Da aber zur Aufrechterhaltung der Lactation eine bloße Sekretion nicht genügt, andererseits schon während der Schwangerschaft die Sekretion einsetzt und schließlich die echte Lactation nach der Geburt erst ausgelöst wird, sollte man auf keinen Fall die Milchsekretion mit der Lactation gleichsetzen. Gerade die alveoläre Sekretion während der Schwangerschaft und beim experimentellen Parenchymaufbau zeigt, daß die Milchbildung auch unter dem synergistischen Einfluß von Ostrogenen und Progesteron möglich ist, wenn auch die Sekretionsrate stark erniedrigt ist. Eine Lactationshemmung muß daher nicht gleichbedeutend mit einer völligen Sekretionshemmung sein, so daß Hemmeffekte der Ovarsteroide wohl mehr mit der Galactopoese interferieren, d.h. mit der Erhaltung einer kontinuierlichen Milchsekretion.

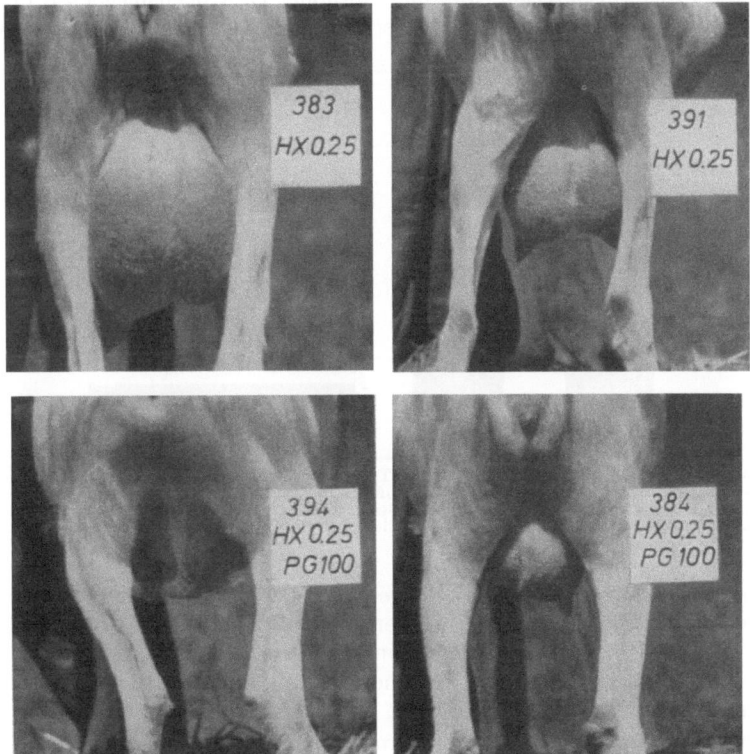

Abb. 9. Einfluß eines Oestrogens allein und in Kombination mit Progesteron auf das Ziegeneuter. Oben: Behandlung mit täglich 0,25 mg Hexoestrol. (Starke Dehnung des Euters durch Sekretstau.) Unten: Behandlung mit täglich 0,25 mg Hexoestrol + 100 mg Progesteron. (Fehlende Sekretion, daher keine Dehnung.) (Nach COWIE et al. [113])

2. Lactationsauslösung

Wie schon erwähnt, beginnt die Sekretionsphase der Milchdrüse bereits in der zweiten Hälfte der Schwangerschaft. Die echte, reichliche Milchsekretion setzt jedoch erst mit der Geburt ein. Die Frage, warum es während der Schwangerschaft zum Aufbau der Milchdrüse bis zum funktionsfähigen Status kommt bei gleichzeitiger Lactationshemmung, und warum zum Geburtszeitpunkt die Lactation einsetzt bei gleichzeitig wieder steigender Milchdrüsenproliferation, sind selbstverständlich der Anlaß für intensive Forschung und für die Aufstellung verschiedenster Hypothesen gewesen.

Schon sehr früh war es die allgemeine Auffassung, daß der Schlüsselfaktor für die Lactationsauslösung die Prolactinsekretion ist. Man glaubte zunächst, daß der hohe Oestrogenspiegel während der Schwangerschaft in der Hypophyse die Prolactinsekretion und in der Milchdrüse direkt auch die Milchsekretion hemmen würde. Der plötzliche Abfall des Oestrogenspiegels zur Geburt sollte dann beide Effekte aufheben und zur Sekretion führen [492, 493, 496, 498, 499]. Mit der Entdeckung, daß Oestrogene in nicht übermäßig hohen Dosen keinen Hemmeffekt, sondern im Gegenteil einen stimulierenden Effekt auf die Prolactinsekretion haben, war diese Theorie nicht mehr haltbar. Eine Erweiterung dieser Erklärung für den Mechanismus der Lactationsauslösung war die Zwei-Schwellen-Theorie [99, 110, 199, 207]. Danach stimuliert ein relativ niedriger Ostrogenspiegel die Prolactinsekretion, während ein hoher Oestrogenspiegel die Prolactinausschüttung wieder hemmt. Die unterschiedliche Reaktion der verschiedenen

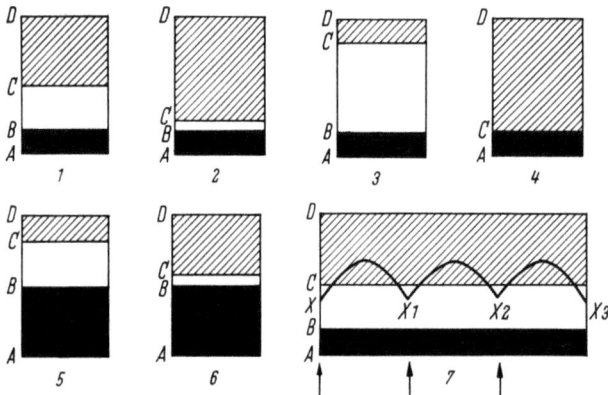

Abb. 10. Schematische Darstellung der Zwei-Schwellen-Theorie für zentrale Oestrogenwirkungen bei verschiedenen Species (1—6). Erklärung für das Zustandekommen unterschiedlicher Wirkungen bei gleicher Oestrogen-Konzentration. A—B Bereich der Unwirksamkeit. B—C Stimulationsbereich. C—D Hemmbereich. $XX_1X_2X_3$ Konzentrationskurve für Oestrogene nach Behandlung bei ↑. (Nach FOLLEY and MALPRESS [207])

Tierarten auf einen gegebenen Oestrogenspiegel wird mit einer für jede Tierart verschieden liegenden Schwelle für den Stimulierungs- oder Hemmungseffekt erklärt (s. Abb. 10). Falls tatsächlich eine Hemmschwelle für die Prolactinsekretion besteht, müßte diese aber logischerweise veränderlich sein, da bei vielen Tierarten eine erneute Schwangerschaft die Lactation nicht hemmt.

Diese Theorien lassen jedoch den Progesteronspiegel unberücksichtigt, der ja während der Schwangerschaft ebenfalls stark erhöht ist. Die Rolle des Progesterons wurde zunächst dahingehend erklärt, daß Oestrogene zwar die Prolactinsekretion stimulieren, Progesteron diesen Effekt aber wieder aufhebt [434—436, 439]. Darüber hinaus sollte der hohe Blutspiegel von Oestrogenen und Progesteron zwar den Aufbau der Milchdrüse stimulieren, gleichzeitig aber die Milchdrüse refraktär gegen den Einfluß des Prolactins halten [419, 431, 432].

Eine Erweiterung dieser Theorie ist die Erklärung von FOLLEY [110, 199]. Danach wirkt in gewissen Dosisbereichen Progesteron zwar antagonistisch gegen Oestrogeneffekte, im allgemeinen wirkt aber eine Kombination von Progesteron und Oestrogenen (in Dosis- oder besser Wirkungsrelationen, wie sie z.B. während der Schwangerschaft bestehen) lactationshemmend, da Progesteron die zentrale Oestrogenwirkung soweit potenziert, daß die Hemmschwelle für die Prolactinsekretion überschritten wird. Das kleiner werdende Progesteron/Oestrogen-Verhältnis bei der Geburt ersetzt einen Hemmeffekt durch einen positiven lactogenen

Effekt der Oestrogene, der die Lactation dann (über eine starke Steigerung der hypophysären Prolactinsekretion) auslöst. FOLLEY schließt in den Komplex der „lactogenen Funktion der Hypophyse" neben der Sekretion von Prolactin auch die Ausschüttung von ACTH und weiterer Hypophysenhormone ein, welche entweder einen direkten (z.B. Oxytocin) oder auch einen indirekten (z.B. ACTH) Einfluß auf die Milchdrüse haben.

Damit ist aber noch nicht erklärt, woher das für den Aufbau der Milchdrüse neben den Ovarsteroiden essentielle Prolactin kommt, denn zum mammogenen Komplex gehören nicht nur die Ovarsteroide, STH und ACTH, sondern vor allem auch Prolactin. Ein optimaler Aufbau des sekretorischen Parenchyms wäre also bei völliger Prolactinhemmung während der Schwangerschaft gar nicht möglich.

Wie bereits ausgeführt wurde, ist auch die Placenta am Aufbau des lobulo-alveolären Gewebes beteiligt, und zwar hauptsächlich über die Sekretion eines mammotropen und gleichzeitig luteotropen Faktors, der wahrscheinlich mit Prolactin identisch ist. Es wird vermutet, daß die bekannte luteotrope Aktivität der Placenta die Progesteronsekretion des Schwangerschaftsgelbkörpers und damit jenen Synergismus von Progesteron und Oestrogenen steuert, welcher für die Hemmung der hypophysären Prolactinsekretion verantwortlich ist [79, 81, 407]. Auch die Oestrogene und das Progesteron aus der Placenta sollen zur Mammogenese und zur hypophysären Prolactinhemmung beitragen.

Die Placenta hätte demnach vier Effekte auf die Milchdrüse:

1. Von der luteotropen Komponente hängt die Progesteronsekretion in den Lutealzellen ab, Progesteron bewirkt wiederum synergistisch mit Oestrogenen die Hemmung der hypophysären Prolactinsekretion.

2. Die mammotrope Komponente stimuliert synergistisch mit den Ovarsteroiden (wozu noch placentäre und Nebennierensteroide kommen) und dem hypophysären mammotropen Komplex den Aufbau der Milchdrüse.

3. Das placentäre Prolactin trägt wesentlich zur Lactogenese bei, wenn die Milchdrüse einen genügenden Entwicklungsgrad erreicht hat.

4. Nach Entfernung der Placenta (bei Geburt oder Spätabort) würde auch die Progesteronsekretion der Ovarien aufhören, die synergistische Hemmwirkung würde entfallen, und das nunmehr in genügender Menge sezernierte hypophysäre Prolactin könnte die Lactation auslösen.

Für die Lactationsauslösung sind aber nicht allein Prolactin, sondern auch ACTH bzw. Corticoide ganz entscheidende Faktoren [225, 226, 252, 255, 423, 504]; mit natürlichen und synthetischen Corticoiden konnte bei trächtigen Ratten [659, 660], Mäusen [489], Kaninchen [425] und Rindern [673] eine Lactation ausgelöst werden (Abb. 11).

Aus derartigen Versuchen könnte der Schluß gezogen werden, daß eine Beeinträchtigung der Corticoidwirkung auf die Milchdrüse während der Schwangerschaft zur Lactationshemmung beiträgt. Für eine solche Beeinträchtigung spricht der Anstieg Corticosteroid-bindender Globuline (CBG) im Plasma während der Schwangerschaft bei Ratten, Mäusen und Meerschweinchen und deren Abfall nach der Geburt [225, 226, 423]. Eine neuere Theorie der Lactationsauslösung beruht auf der relativen biologischen Unwirksamkeit der Corticosteroide während der Schwangerschaft (s. Abb. 12) [225, 226].

Allerdings kann die Lactationsauslösung keineswegs allein auf einem solchen Mechanismus beruhen. Da der optimale Milchdrüsenaufbau ohne Corticoide gar nicht möglich ist, muß auch während der Schwangerschaft für diesen Prozeß eine gewisse Menge biologisch aktiver Corticosteroide zur Verfügung stehen. Der Corticoidmangel ist also nur relativ, d.h. er reicht zwar für den Aufbau, nicht aber

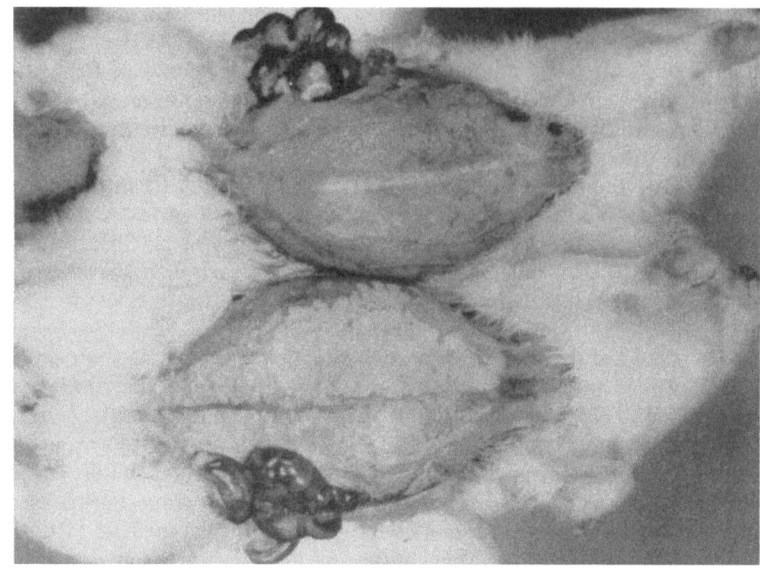

Abb. 11a u. b. Milchdrüse von Kaninchen am 20. Trächtigkeitstag. a Kontrolle, vom 16.—19. Trächtigkeitstag mit physiologischer Kochsalzlösung behandelt. (Sehr guter Milchdrüsenaufbau, aber keine Sekretion.) b Vom 16.—19. Trächtigkeitstag mit täglich 15 mg Cortisolacetat behandelt. (Reichliche Sekretion.) Nach MEITES et al. [425])

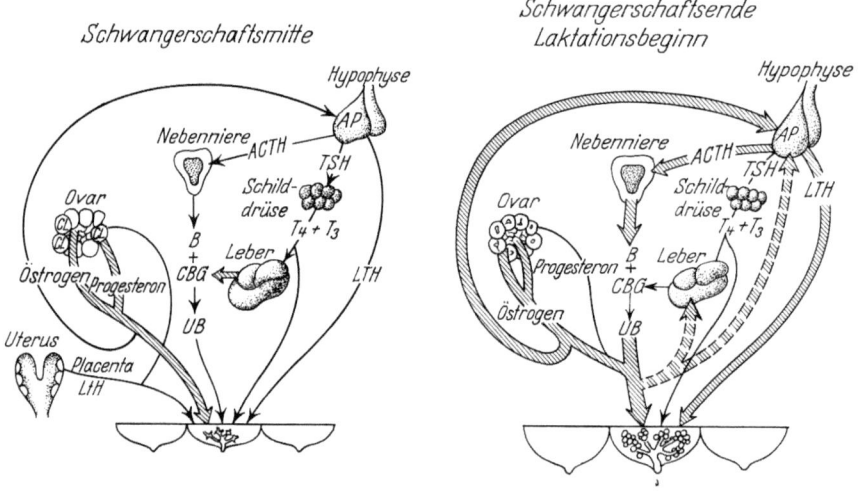

Abb. 12. Theorie der Lactationsauslösung bei Ratten unter besonderer Berücksichtigung der Corticosteroidbindung. *CBG* Corticosteroid-bindendes Globulin; *B* Corticosteron; *UB* Ungebundenes Corticosteron; *AP* Hypophysenvorderlappen; *CL* Corpora lutea. Die Linienstärke entspricht der Intensität der Sekretion. (Nach GALA and WESTPHAL [226])

für die Lactationsauslösung aus. Der gleiche relative Mangel scheint während der Schwangerschaft auch für Prolactin zu bestehen. Die Prolactinsekretion aus der Hypophyse ist während der Schwangerschaft weder erhöht noch erniedrigt, steigt aber zur Geburt ebenso wie die ACTH-Sekretion stark an [423, 428, 429, 700]. Versuche an männlichen und kastrierten weiblichen Kaninchen ergaben, daß die Lactation bei der Behandlung mit einer Kombination von Progesteron und Oestron nur mit hohen Prolactindosen ausgelöst werden kann, niedrigere Prolactindosen waren nur dann wirksam, wenn auch die Dosen der Ovarsteroide erniedrigt wurden [431, 432]. Analog dazu benötigte man bei trächtigen Kaninchen zur Lactationsauslösung viel mehr Prolactin (oder Corticoide) als bei nichtträchtigen [425].

Diese Versuche zeigen ganz deutlich, daß zwischen Progesteron und den Oestrogenen einerseits und Prolactin und den Corticoiden auf der anderen Seite ein relativer Antagonismus direkt an der Milchdrüse besteht, soweit es die Lactationsauslösung betrifft.

Der Hypothalamus besitzt eine chronische Hemmfunktion für die hypophysäre Prolactinsekretion, während die übrigen Hormone des Hypophysenvorderlappens normalerweise nur durch positive Stimuli aus dem Hypothalamus sezerniert werden. Alle Anzeichen deuten darauf hin, daß im Hypothalamus ein Neurosekret als Prolactinhemmfaktor (PIF) produziert wird, welches direkt auf die Hypophyse wirkt und hier die Prolactinsekretion hemmt. Dieser Regelmechanismus würde bedeuten, daß alle Substanzen, welche den PIF hemmen, die Prolactinsekretion erhöhen, es würde sich mit anderen Worten zwischen derartigen Substanzen und der Prolactinsekretion ein positiver Feedback ergeben. (Da der übliche negative Feedback zwischen den Ovarsteroiden und den gonadotropen Vorderlappenhormonen ebenfalls über eine Sekretionshemmung hypothalamischer Neurosekrete, aber eben stimulierender Faktoren, zustande kommt, ist der Regelmechanismus der Prolactinsekretion durchaus nicht ungewöhnlich.) Wegen der Schwierigkeit der Prolactinmessung im Serum gibt es nur wenige Berichte über die Wirkung von Steroiden auf den Prolactinblutspiegel, der wohl zuverlässiger für die Beurteilung einer Sekretion ist als die Messung des hypophysären Prolactingehaltes [200, 207]. Oestrogene und Progesteron erhöhen den Serumspiegel an Prolactin [169, 428, 437, 521, 598, 599, 723] bzw. vermindern den Gehalt an PIF im Hypothalamus [41, 552, 603]. Auch eine Oestrogen-Gestagen-Kombination mit hoher Oestrogenwirkung (Enovid = Mestranol + Norethynodrel) reduzierte den hypothalamischen PIF-Gehalt bei Ratten [445].

Gleichartige Effekte, d.h. positiver Feedback, wurden auch mit Corticoiden und Testosteron beobachtet [428, 521, 603], auch der Saugreiz reduziert den Gehalt an PIF im Hypothalamus [444, 552]. Oestrogene wirken aber nicht nur über den Hypothalamus stimulierend auf die Prolactinsekretion, sondern auch durch direkten Angriff an der Hypophyse, wie mit in vitro-Versuchen gezeigt wurde [428].

Der Mechanismus dieser ungewöhnlichen Direktwirkung ist zur Zeit noch nicht bekannt. Der Hypothalamus ist aber offensichtlich die Hauptregulationsstelle der Prolactinsekretion. Obwohl verschiedentlich eine positive Korrelation zwischen Prolactingehalt und -sekretion der Hypophyse postuliert wurde, sollte man die Wirkung der Ovarsteroide auf die Prolactinsekretion besser nicht am hypophysären Prolactingehalt ablesen, wie es lange Zeit üblich war. Aussagekräftiger sind jedenfalls Prolactinmessungen im Serum oder Prolactineffekte am Zielorgan. Prolactin besitzt bei Ratten und Mäusen sowohl eine direkte als auch eine indirekte Wirkung. Es erhält einerseits bei diesen Species die Progesteronsekretion im Ovar, andererseits wirkt es auch direkt an der Milchdrüse synergistisch mit den Ovarsteroiden.

Bei anderen Tierarten (z.B. Rindern, Ziegen, Schafen und Meerschweinchen) ist Prolactin aber nicht luteotrop. Vielleicht ist das ein Grund mit dafür, daß bei diesen Tierarten mit Oestrogenen eine Milchsekretion leicht zu erreichen ist, da trotz der in diesem Fall stark erhöhten Prolactinsekretion eine Lactationshemmung durch gleichzeitig gesteigerte Progesteronabgabe aus dem Ovar entfällt.

Obwohl auch zwischen Progesteron und Prolactin ein positiver Feedback besteht, wird aber doch die stimulierende Wirkung der Oestrogene auf die Prolactinsekretion durch Progesteron aufgehoben. Ob dies ein wirklicher Antagonismus zwischen den beiden Gruppen von Ovarsteroiden ist oder eine gegenseitige Potenzierung im Sinne der Zwei-Schwellen-Theorie, kann zur Zeit nicht entschieden werden. Ein Antagonismus zwischen Oestrogenen und Progesteron würde sich aber nur auf den Hypothalamus beschränken, denn an der Milchdrüse selbst wirken beide Stoffklassen in jeder Dosisrelation synergistisch. Dieser Synergismus besteht einmal darin, daß die Milchdrüse selbst gegen die lactationsstimulierende Wirkung von Prolactin und Corticoiden refraktär gehalten wird, zum anderen wird das Parenchym durch die Ovarsteroide zusammen mit Prolactin, STH und Corticoiden aufgebaut. Gerade weil alle diese Hormone beim Milchdrüsenaufbau synergistisch wirken und weil auch während der Lactation bei nichtträchtigen und mehr noch bei trächtigen Tieren eine weitere Parenchymproliferation auftritt, kann die lactationshemmende Wirkung der Kombination von Progesteron und Oestrogenen nicht darauf beruhen, daß ein Milchdrüsenaufbau die Lactation hemmt, wie man lange Zeit annahm.

Auch ein Corticoidmangel während der Schwangerschaft als alleinige Ursache der Lactationshemmung ist unwahrscheinlich, ebenso kann die Placenta nicht der einzige Hemmfaktor sein, da man auch postpartum die Lactation hemmen kann. Alle Anzeichen sprechen dafür, daß Lactationshemmung und Lactationsauslösung nicht durch relativ einfache Mechanismen wie bloßes Wachstum, gehemmte Prolactinsekretion oder Fortfall eines Hemmfaktors, sondern durch das Zusammenspiel einer Reihe von verschiedenen Faktoren gesteuert werden. Dieses Zusammenspiel könnte wie folgt zusammengefaßt werden [423]:

1. Während der Schwangerschaft ist der Blutspiegel von Prolactin oder von biologisch aktiven Corticoiden oder von beiden zusammen zu gering zur Lactationsauslösung.

2. Oestrogene und Progesteron halten das Milchdrüsenparenchym gegen den lactationsstimulierenden Einfluß von Prolactin und Corticoiden relativ refraktär.

3. Bei der Geburt fallen Progesteron- und Oestrogenspiegel im Blut ab, gleichzeitig steigen die Spiegel von Prolactin und biologisch aktiven Corticoiden an, wodurch die Lactation ausgelöst wird.

3. Galactopoese

Unter Galactopoese wird in diesem Kapitel die Erhaltung einer bestehenden Lactation verstanden, obwohl sehr oft mit diesem Ausdruck nur eine Erhöhung der Milchsekretion bezeichnet wird [52, 99, 110, 192, 193, 213, 729]. Da aber Erhaltung oder Erhöhung der Sekretion durch die gleichen Hormone verursacht werden, handelt es sich lediglich um eine Dosisfrage und nicht um grundsätzliche Unterschiede. Die Erhaltung einer für die Jungtieraufzucht oder für kommerzielle Zwecke ausreichenden Lactation ist natürlich in erster Linie von einer kontinuierlichen Lactogenese abhängig, der für die Galactopoese notwendige Hormonkomplex ist daher mit dem für die Milchsekretion notwendigen Komplex — Prolactin, ACTH bzw. Corticoide und STH — identisch, hinzu kommt aber zur Erhaltung der Lactation noch Oxytocin.

Die einzelnen Hormone des galactopoetischen Komplexes haben aber nicht bei jeder Tierart die gleiche Bedeutung, wie Experimente zur Steigerung der Milchmenge bei intakten lactierenden Tieren ergaben. So hat z.B. STH bei Ratten kaum einen Einfluß auf die Galactopoese [420], wohl aber Prolactin [328]. Bei Rindern ist es gerade umgekehrt, d.h. STH steigert die Milchsekretion [94], während Prolactin kaum einen Einfluß hat [200, 315], bei Ziegen dagegen sind beide Hormone zu Erhöhung der Milchsekretion notwendig [114, 119—121]. Die Hypophysektomie zu jedem beliebigen Zeitpunkt der Lactation führt zum Stillstand der Milchsekretion und zur Milchdrüseninvolution [68, 98, 251, 312, 417, 418, 497, 621, 622], die Lactation kann bei hypophysektomierten Tieren durch Hypophysenextrakte oder bei einigen Tierarten bis zu einem gewissen Grade auch durch Prolactin allein erhalten werden, zumindest bei Ratten ist Prolactin zur Erhaltung einer ausreichenden Lactation unerläßlich.

Eine optimale Galactopoese bei hypophysektomierten Ratten ist aber nur zu erreichen, wenn neben Prolactin auch ACTH bzw. Corticoide injiziert werden [47, 60, 61, 98, 223].

Entsprechend kann bei adrenalektomierten Tieren die Lactation durch Substitution mit natürlichen oder gewissen synthetischen Corticoiden mehr oder weniger vollständig erhalten werden [97, 117, 118, 184, 201, 244].

Bei intakten Tieren haben Corticoide oder ACTH in niedrigen Dosen keinen Einfluß auf eine bestehende Lactation [36, 38, 190, 243]; sehr hohe Dosen dagegen wirken lactationshemmend [187, 624]. Im Gegensatz zu den Corticoiden sind die Ovarsteroide für die Erhaltung der Lactation bei intakten Tieren nicht notwendig, denn die Ovarektomie hat keinen Einfluß auf eine bestehende Lactation [203, 317, 329, 350, 699]. Nur beim Hamster scheinen die Ovarsteroide auch für die Galactopoese von Bedeutung zu sein, da es nach Injektion von Progesteron und Oestron bei kastrierten Tieren zwar zur Sekretion kommt, die aber nach Absetzen der Behandlung aufhört [342]. Es besteht allerdings ein merkwürdiger Zusammenhang zwischen Nebenniere und Ovar, denn die nach Adrenalektomie verminderte Milchleistung von Ratten wird durch die Ovarektomie noch weiter gesenkt [46, 110, 184] (s. Abb. 13). Der Grund dafür scheint ein Progesteronmangel zu sein, denn bei adrenalektomierten und zusätzlich ovarektomierten Ratten konnten Progesteronimplantate mit einer täglichen Absorptionsrate von etwa 4 mg die Lactation erhalten. Auch die Substitution mit Cortison allein erhielt die Lactation, allerdings etwas schlechter als Progesteron, gemessen am Jungtierwachstum. Am besten lactationserhaltend erwies sich bei diesen Ratten eine Kombination von Progesteron mit Cortison mit täglichen Absorptionsraten von 3 und 1 mg [184]. Bei intakten Ratten und Mäusen wirken Oestrogene schon in sehr niedrigen Dosen lactationshemmend, im Gegensatz zu ovarektomierten Tieren. Der dem Hemmeffekt potenzierende Faktor ist Progesteron, man nimmt an, daß die Kombination von Progesteron und Oestrogenen das Milchdrüsenparenchym refraktär gegen den lactogenen Hormonkomplex hält [147—149, 203, 423, 431, 432]. Bei anderen Tierarten, z. B. Rindern und Ziegen, wirken Oestrogene in niedrigen Dosen (z. B. 0,25 mg Diäthylstilboestrol täglich bei Ziegen) lactationssteigernd, höhere Dosen (z. B. 1 mg Diäthylstilboestrol) setzen aber auch bei diesen Species die Milchmenge herab [43, 113, 364, 368, 449]. Auch die Gabe einer Kombination von Oestrogenen und Progesteron wirkt lactationshemmend bei intakten und kastrierten Tieren. Zur Hemmung einer bestehenden Lactation braucht man allerdings höhere Dosen der Kombination als zur Verhinderung der Lactationsauslösung, wofür schon die Weiterbehandlung mit geringeren Dosen genügt, z. B. bei Versuchen zum Milchdrüsenaufbau. Die Lactation setzt dann erst nach Absetzen der Behandlung ein [204, 289, 421, 443, 452, 656, 705]. Progesteron selbst hat auch in hohen Dosen keinen Einfluß auf die Lactation (s. Lactogenese).

Nur einmal wurde bisher über eine Lactationssteigerung mit Progesteron berichtet. Die intravenöse Injektion eines Corpus luteum-Extraktes erhöhte bei Ziegen innerhalb von 5 min den Milchfluß um das Vierfache [529], gemessen an der Tropfenzahl aus einer Zitzenkanüle pro Zeiteinheit [528]. Bisher war es allerdings nicht möglich, diesen Erfolg zu wiederholen.

Die Lactation wird aber nicht nur durch das Vorhandensein adäquater Mengen des lactogenen Hormonkomplexes in Gang gehalten. Darüber hinaus ist es notwendig, die Milchdrüse in angemessener Zeit immer wieder zu entleeren, z.B. atrophieren einzelne Milchdrüsen, wenn ihre Ausführungsgänge verschlossen werden [350, 623, 672, 680, 720]. Absetzen der Jungen führt z.B. bei Ratten

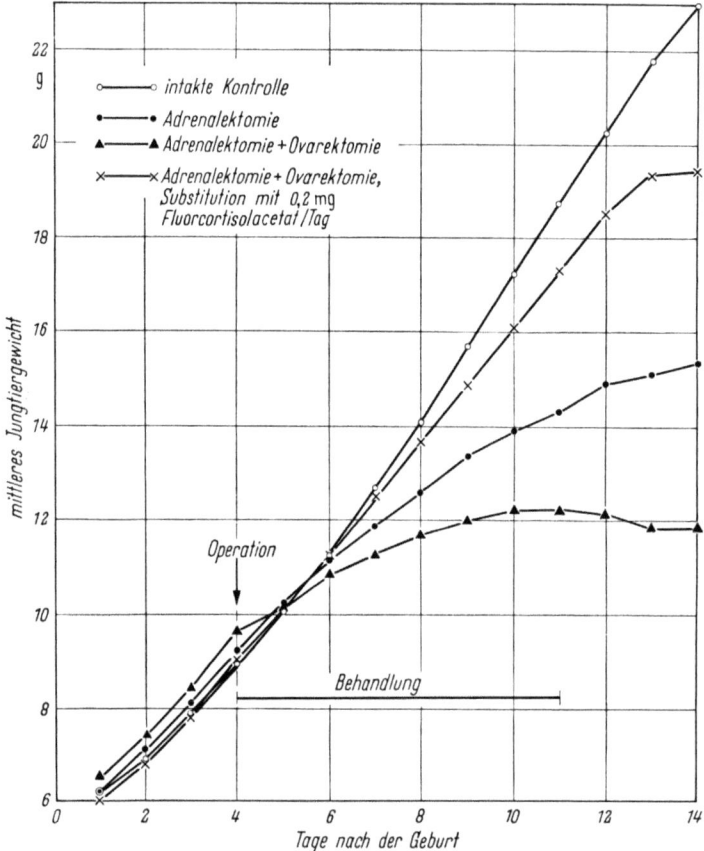

Abb. 13. Einfluß der Adrenalektomie und der Adrenalektomie + Ovarektomie sowie der Substitution mit einem Corticoid bei adrenalaktomierten + ovarektomierten Tieren auf die Lactation bei Ratten. (Nach BENSON et al. [46])

und Mäusen zum Stillstand der Lactation und zur Involution der Milchdrüse, andererseits kann mit dem Ersatz des ersten Wurfes durch immer neue Jungtiere die Lactation beträchtlich verlängert werden [76, 520, 527].

Auch der während der Lactation fortgesetzte Parenchymaufbau kann auf diese Art erhalten werden, wie z.B. durch DNS-Messungen als Maß für eine Gewebeproliferation festgestellt wurde [671, 678]. Hier kommt allerdings schon der zweite Mechanismus der Erhaltung der Milchdrüsensekretion hinzu, die Milchejektion.

4. Milchejektion

Die in den Alveolen sezernierte Milch gelangt nur zu einem sehr geringen Teil in die Ausführungsgänge, wenn nicht ein spezieller Mechanismus in Gang gesetzt wird, der die Entleerung der Milchdrüse durch Saugen oder Melken ermöglicht. (Die gesamte während eines Entleerungsaktes erhältliche Milchmenge ist in den

Alveolen bereits vorhanden, und während der Entleerung wird keine Milch neu sezerniert). Dieser Prozeß, die Milchejektion, besteht im Gegensatz zu den bisher erwähnten Mechanismen aus einem Reflexbogen, der auch Nervenbahnen einschließt. Dabei erregt der Saugreiz oder irgendeine andere Form der Saugwarzenstimulierung nervöse Receptoren in der Milchdrüse, über Spinal- und Hirnstammnerven gelangt der Impuls zum Hypothalamus, von wo aus über die bekannten Nervenbahnen zur Neurohypophyse das Signal zur Oxytocinausschüttung vermittelt wird [124, 152, 165]. Oxytocin gelangt über die Blutbahn zur Milchdrüse und bringt hier die netzartig um die Alveolen liegenden Myoepithelialzellen zur Kontraktion. Das bereits vorhandene Sekret wird dadurch in die Hauptaus-

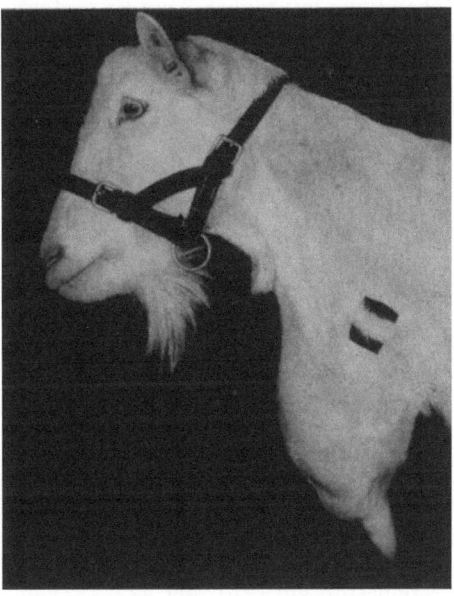

Abb. 14. Milchdrüsentransplantat bei einer Ziege. Die Lactation ist trotz unterbrochener nervöser Verbindung nicht beeinträchtigt, tägliche Milchmenge aus dieser Drüse 1,4 Liter. (Nach LINZELL [371])

führungsgänge abgepreßt und kann von hier aus nach außen gelangen. Denervation der Milchdrüse, Rückenmarksekretion und Entfernung der Neurohypophyse [541, 542] unterbrechen diesen Reflexbogen ebenso wie eine Zitzenanaesthesie [181], durch Oxytocingabe wird die Milchejektion erhalten. Nur bei Schafen und Ziegen wurde bisher nachgewiesen, daß der Reflexbogen auch unterbrochen werden kann, ohne die Intensität der Lactation zu beeinträchtigen, z.B. durch Eutertransplantation [371] oder Denervation des Euters [141—143] (Abb. 14). Bei Ziegen blieb die Milchsekretion auch nach Durchtrennung des Hypophysenstiels mit Einlage einer Kunststoffplatte [102, 103, 114, 120, 227], letzteres bereits vor Einsetzen der Milchsekretion, über eine beträchtliche Zeitspanne erhalten, allerdings war die Sekretionsrate erniedrigt. Eine volle Lactation wurde bei diesen Tieren durch eine Kombination von STH, Thyroxin, Insulin und einem Corticoid, aber ohne Oxytocin, erreicht. Der Saugreiz stimuliert aber auch, ebenfalls über nervöse Bahnen, die Sekretion von ACTH und Prolactin [265, 276, 428, 429, 444, 552, 609, 610, 622, 623, 674] und trägt damit entscheidend zur Galactopoese bei, die Erhaltung der Struktur und Funktion der lactierenden Milchdrüse hängt von der Häufigkeit und von der Intensität (d.h. von der Anzahl säugender Jungtiere) des Saugreizes ab [275, 441, 463, 671, 672].

Da Prolactin und ACTH bzw. Corticoide die wichtigsten lactogenen Hormone sind, ist ihre durch den Saugreiz stimulierte verstärkte Sekretion vielleicht auch ein Grund dafür, daß bei den meisten Tierarten eine erneute Schwangerschaft während der Lactation die Galactopoese nicht beeinflußt.

Die Ovarektomie hat keinerlei Einfluß auf den Verlauf der Milchdrüseninvolution nach Absetzen der Jungtiere. Auch die 5—7tägige Behandlung mit täglich 2,5—100 µg Oestron, 0,5 mg Progesteron oder 25 µg Oestron + 0,5 mg Progesteron hatte bei Mäusen keinen Einfluß auf die Involution nach Absetzen der Jungtiere am 10. Tag der Lactation [721].

Auch bei Ratten ließ sich die Involution nach Absetzen der Jungen am 1. Tag der Lactation durch Behandlung mit täglich 3 mg Progesteron + 1 µg Oestradiol-

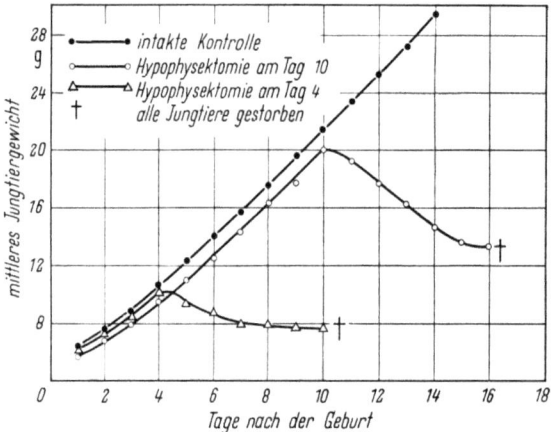

Abb. 15. Einfluß der Hypophysektomie am 4. oder 10. Lactationstag und nachfolgende Oxytocinbehandlung auf die Lactation bei Ratten. (Behandlung mit täglich 3 × 0,75 IE Oxytocin vom Tage der Hypophysektomie an.) (Nach BENSON et al. [46])

benzoat nicht aufhalten, sondern nur verzögern [269]. Die Injektion von Prolactin dagegen hielt den Sekretionsstop auf [270, 309, 427, 722], ebenso die Einreibung der Saugwarzen mit stark reizenden Substanzen [308, 451]. Sogar bei virginellen Tieren kann es durch langdauernde Reizung der Saugwarzen, etwa durch ständiges „Melken" bei Ziegen [115] zu so starker Prolactinsekretion kommen, daß ein gewisser Aufbau des sekretorischen Parenchyms mit nachfolgender Milchsekretion resultiert.

Zur Erhaltung einer Lactation sind also die Ovarsteroide nicht notwendig, der galactopoetische Hormonkomplex besteht im wesentlichen nur aus Hormonen des Hypophysenvorder- und -hinterlappens und der Nebenniere, seine Sekretion wird durch Saugreiz und Entleerung gesteuert. Damit ist auch erklärt, warum es nach Hypophysektomie und nachfolgender Oxytocingabe zwar zur Milchejektion kommt [270, 424], die Lactation aber nicht erhalten wird, denn auf die Entleerung folgt in diesem Falle keine neue Lactogenese, während bei intakten Tieren eine bestehende Lactation nach Absetzen der Jungen nur mit Oxytocininjektion noch einige Tage aufrechterhalten werden kann [48—51] (Abb. 15).

III. Involution

Die Involution der Milchdrüse wird hauptsächlich der Verminderung des Saugreizes zugeschrieben.

Beim plötzlichen Aufhören der Milchentleerung folgt eine kurze Periode der Milchstauung, die bei allmählicher Verminderung der Entleerung kaum ausgeprägt ist, da einzelne Abschnitte des alveolären Parenchyms noch sezernieren können, während andere bereits zurückgebildet sind [400, 481, 702, 721]. Der Milchstauung folgen sehr schnell Veränderungen in den Alveolen, wie Zellvacuolisierung, Kernpyknose und Karyolyse [304, 326, 472, 483]. Die Alveolen lösen sich auf in eine Masse von Epithelien, Fett- und Bindegewebe, so daß ein lobulärer Aufbau kaum noch zu erkennen ist. Schon lange vor der histologisch sichtbaren Regression des alveolären Parenchyms sind biochemische Veränderungen in den Alveolen nachweisbar [260, 261, 472, 473, 474, 526, 629, 677]. Die Zeit, in welcher die Involution abläuft, hängt von verschiedenen Umständen ab. Sie ist z.B. beim Absetzen der Jungen am Beginn und am Ende der normalen Lactationszeit viel kürzer als auf der Höhe der Lactation [89, 721]. Auch bei Tieren mit erster Lactation ist die Involutionszeit kürzer, verglichen mit Tieren, die bereits mehrere Lactationsperioden hatten [468]. Jedenfalls ist die Involution ein passiver Prozeß, der nicht mehr durch Hormone gesteuert wird.

IV. Experimente mit Gestagenen
1. Versuche zum Milchdrüsenaufbau

Die Bedeutung des Ovars für die Entwicklung der Milchdrüse ist schon seit langem durch die Tatsache bekannt, daß bei kastrierten Säugern jedes Mammawachstum aufhört. Experimentelle Studien zur Aufklärung des Entwicklungsmechanismus wurden aber erst um die Jahrhundertwende unternommen. Damals wurde, in Analogie zu anderen ersten endokrinologischen Studien, mit Ovartransplantaten gearbeitet. An weiblichen Meerschweinchen wurde demonstriert, daß nach erfolgreicher Ovarverpflanzung unter die Haut die üblichen Kastrationsfolgen ausblieben [283, 284, 344]. Es wurde beobachtet, daß erfolgreiche Transplantationen bei Mäusen [288], Kaninchen, Ratten und Meerschweinchen [466, 498, 630] die atrophische Milchdrüse kastrierter weiblicher Tiere stimulierten und zu einer deutlichen Entwicklung der männlichen Milchdrüse führten. Später wurden statt ganzer Ovarien Ovarextrakte verwendet [178, 179, 303, 320, 351, 377, 378, 709]. Die Ergebnisse dieser ersten Versuche waren aber nur schwer miteinander vergleichbar und oft auch schlecht reproduzierbar, da solche Extrakte kaum zu standardisieren sind.

Erst mit der Reindarstellung der ersten Oestrogene wurde es möglich, Wirkungsprinzipien der Entwicklung aufzuklären, und mit der Darstellung des Progesterons 1934 konnte die Rolle der Gestagene in diesem Prozeß erforscht werden.

Schon vorher war eine maßgebliche Beteiligung des Corpus luteum an der Milchdrüsenentwicklung vermutet worden [15, 16, 65, 66, 216]. Man schloß dies daraus, daß eine Proliferation des lobulo-alveolären Parenchyms stets mit einem funktionellen Corpus luteum korreliert war, wie z.B. in der Schwangerschaft, in der Pseudogravidität oder beim Hund im Metoestrus. Der Beweis dafür konnte aber erst ab 1929 angetreten werden, als CORNER und ALLEN [13, 93] ihre aktiven Corpus luteum-Extrakte erhielten.

a) In vivo

Nach ersten Berichten über die erfolgreiche Anwendung von Gelbkörperextrakten zum Milchdrüsenaufbau bei intakten und kastrierten männlichen Meerschweinchen und ovarektomierten Meerschweinchen, Ratten und Kaninchen [506, 507] wurde bald vermutet, daß diese Extrakte auch mehr oder weniger mit Oestrogenen kontaminiert waren [4, 98, 499], so daß hier der übliche Kombinationseffekt auftrat. Andere Autoren dagegen injizierten kastrierten männlichen und weiblichen Ratten Lipidextrakte von Gelbkörpern und fanden keinerlei Endknospen- oder Acinusbildung [703].

Dieses Ergebnis wurde auch bei Kaninchen [92, 690, 691] und Meerschweinchen [696] bestätigt, während die gleichen Autoren durch zusätzliche Oestrogenapplikation eine gute lobulo-alveoläre Entwicklung erreichten.

Bei Meerschweinchen war der Extrakt sogar nach vorangegangener Oestronbehandlung unwirksam. Man fand später, daß bei Meerschweinchen mit Oestrogenen allein das Parenchym aufgebaut werden kann, eine nachfolgende Progesteronbehandlung verbesserte das Ergebnis nicht [498, 499, 507, 696], allenfalls eine kombinierte Oestrogen/Gestagenbehandlung hatte bei diesen Tieren einen besseren Erfolg als die Oestrogenapplikation allein [45, 634, 635].

Es wurde sogar beobachtet, daß sich das Gangsystem bei männlichen Mäusen, sowohl kastriert als auch intakt, nach hochgereinigten Gelbkörperextrakten entwickelte. Eine mögliche Oestrogenkontaminierung wurde auch hier schon von den Autoren nicht ausgeschlossen [234]. Da aber in der gleichen Versuchsreihe auch mit täglich 0,05—0,1 mg 17α-Äthinyl-4-androsten-17β-ol-3-on (Proluton), über 15—26 Tage appliziert, bei männlichen intakten und kastrierten sowie virginellen weiblichen Mäusen nur ein extensives Gangwachstum beobachtet wurde, ist dieses Ergebnis nur mit Vorsicht zu betrachten. Es wurde aber später festgestellt, daß Progesteron bei Mäusen auch für die Stimulierung des Gangsystems von Bedeutung ist, im Gegensatz zu Ratten [484, 486, 571].

Diese sich widersprechenden Ergebnisse zeigen deutlich, daß der Progesterongehalt der Gelbkörperextrakte bei den einzelnen Autoren sehr unterschiedlich gewesen sein muß, das gleiche trifft für die Kontaminierung mit Oestrogenen zu. Immerhin wurde bereits vor der Reindarstellung der Ovarsteroide durch Experimente mit Gelbkörper- und Follikelextrakten bei den verschiedensten Tierarten nachgewiesen, daß eine Behandlung mit vorwiegend oestrogenhaltigen Extrakten (Follikelextrakten) in der Hauptsache das Gangsystem stimuliert [534, 689, 692, 696, 703, 709], während vorwiegend progesteronhaltige Extrakte (Gelbkörperextrakte) auf das sekretorische Parenchym wirken, beide zusammen aber zu besserer Proliferation der Milchdrüse führen bis zum Aufbau eines schwangerschaftsähnlichen Parenchyms [18, 23, 414, 533, 686, 690, 691, 697, 701, 703].

Es wurde ebenfalls schon früh bekannt, daß sich das Gangsystem kastrierter Tiere durch Oestrogene stimulieren läßt, das sekretorische Parenchym dagegen bei den meisten Tierarten durch Gestagene im Synergismus mit Oestrogenen. Der Gestagenbedarf für den Aufbau des lobulo-alveolären Gewebes ist jedoch bei den einzelnen Tierarten sehr unterschiedlich, bei einigen Species läßt sich mit Oestrogenen allein ein gewisser Aufbau stimulieren, wie durch Experimente an intakten oder kastrierten Tieren beider Geschlechter bekannt wurde.

Bei Wiederkäuern [205, 211, 219, 220, 289, 363, 364, 367, 536, 569, 655, 713] und beim Affen [12, 231, 238, 247, 498, 595, 641, 643] ließ sich sogar eine mehr oder weniger vollständige lobulo-alveoläre Entwicklung erreichen, bei Affen allerdings meist nur nach sehr langer Behandlung, zum Teil über Jahre.

Dieser Aufbau betraf jedoch in erster Linie das Gangsystem und nur zum geringeren Teil das sekretorische Parenchym, welches meist einen abnormen Proliferationstyp aufwies, wie Knoten und Cysten [26, 43, 217, 235, 248, 401, 455, 655]. Das gleiche trifft für vereinzelte Berichte über einen gewissen lobuloalveolären Aufbau bei Ratten und Mäusen mit Oestrogenen allein zu [25, 64, 77, 78, 228, 235, 285, 301, 302, 364, 495, 667]. Darüberhinaus ist es bei diesen Species mitunter schwer, in „whole mount preparations" Gruppen kleiner Gänge von wirklichen Alveolen zu unterscheiden [325].

Nur beim Meerschweinchen ließ sich bisher ein völlig normales Parenchym mit Oestrogenen allein aufbauen [365, 396, 499, 696], allerdings handelt es sich hier durchweg um ältere Untersuchungen.

Interessant ist, daß es bei Meerschweinchen und Affen möglich war, mit Progesteron allein das sekretorische Parenchym ebenfalls aufzubauen, wenn auch nicht so weit wie mit Oestrogenen. So konnte bei ovarektomierten Meerschweinchen mit 2,4 mg Progesteron täglich über 68 Tage das lobulo-alveoläre Wachstum stimuliert werden [45], der gleiche Effekt wurde mit 20 mg Progesteron täglich über 32 Tage bei Affen beobachtet, die 37 Tage bis 4 Jahre vor Beginn der Progesteronbehandlung kastriert worden waren [296, 644].

Bei den Experimenten mit Meerschweinchen muß allerdings die ungewöhnlich lange Behandlungszeit berücksichtigt werden, bei einer Behandlungszeit von nur 4 Wochen mit täglich 15 mg Progesteron wurde keinerlei Parenchymaufbau beobachtet [85, 86], auch mit 1 mg täglich über 43 Tage [45] oder 5 mg täglich über 15 Tage [499] wurde bei kastrierten Meerschweinchen kein mammogener Effekt erreicht.

Weil in älteren Untersuchungen die Milchdrüse kastrierter Meerschweinchen mit Oestrogenen vollständig aufgebaut werden konnte und eine Oestrogen/Progesteron-Kombination keine Verbesserung ergab, glaubte man lange Zeit, daß diese Species eine Ausnahme unter den Säugern sei. Neuere Untersuchungsmethoden unter Anwendung von Faktorenanalysen ergaben jedoch, daß auch bei dieser Tierart wie bei allen anderen Säugern der beste Parenchymaufbau nur durch den Synergismus von Oestrogenen und Progesteron erreicht wird.

Untersuchungen an ovarektomierten Meerschweinchen mit vielen verschiedenen Dosierungen ergaben eine optimale Stimulation mit 1 mg Progesteron + 15—50 µg Oestron täglich bei einer Behandlungszeit von 40 Tagen. Aus dem Gesamtbild der Untersuchungen wurde der Schluß gezogen, daß weniger das applizierte Oestrogen-Gestagen-Verhältnis, sondern vielmehr der absolute Gewebsspiegel der einzelnen Aktivitäten für die optimale Stimulierung des Milchdrüsenwachstums von Bedeutung ist [45, 634, 635].

Auch bei Affen ist eine bessere lobulo-alveoläre Entwicklung zu erreichen, wenn neben Oestrogenen auch Progesteron verabreicht wird. Während z.B. nach einer sehr langen Oestronbehandlung bei männlichen und ovarektomierten weiblichen Rhesusaffen nur das Gangsystem stimuliert war [202], konnte nach einer gleichen Behandlung durch nachfolgende Injektion von Corpus luteum-Extrakten auch eine Proliferation des sekretorischen Parenchyms erreicht werden [688].

Bei Rindern und Ziegen kann das Euter zwar mit Oestrogenen allein aufgebaut werden, das sekretorische Parenchym ist dann aber meist atypisch proliferiert, die Alveolen zeigen Epithelanomalien und sind cystisch erweitert. Durch gleichzeitige Applikation von Progesteron wird diese anomale Entwicklung verhindert [95, 455, 656]. So konnte z.B. mit Pellet-Implantaten von 100—2000 mg Diäthylstilboestrol zusammen mit bis zu 4000 mg Progesteron über mehrere Monate das Euter bei Färsen und sterilen Kühen soweit aufgebaut werden, daß später ausreichende Mengen von Milch ermolken werden konnten [430].

Natürlich ist bei Implantaten die tägliche Absorptionsrate und damit die Dosis der Substanzen schwer abzuschätzen, die Absorptionsrate wird vom Hormongehalt und der Herstellungsart der Pellets stark beeinflußt [104, 212].

Genauer ist der Vergleich zwischen mit Oestrogenen allein oder mit einer Oestrogen/Gestagen-Kombination aufgebauten Eutern bei täglicher Applikation der Substanzen. Eine Reihe von Dosiskombinationen und verschiedenen Behandlungszeiten wurde bei Wiederkäuern erprobt, z.B. 20—30 mg Progesteron + 0,1—0,15 mg Diäthylstilboestrol über 60 Tage [455] oder 70 mg Progesteron +

0,5 mg Hexoestrol über 150 Tage [43, 100] bei Ziegen. Alle Variationen zeigten übereinstimmend, daß mit der kombinierten Behandlung, gemessen an der Euterhistologie und teilweise auch an der Milchleistung, ein ganz normaler Euteraufbau zu erreichen ist im Gegensatz zu dem Aufbau, der mit dem jeweiligen Oestrogen allein gesehen wurde.

Progesteron verhindert offenbar über einen weiten Dosenbereich die unerwünschten Wirkungen der Oestrogene am Euter [452]. Auch hier ist wieder der absolute Gewebsspiegel der einzelnen Komponenten von größter Bedeutung für den optimalen Aufbau des Milchdrüsenparenchyms. So ergaben sich z.B. bei quantitativen histologischen Messungen bei Ziegen keine Unterschiede im Euteraufbau nach einer Behandlung mit täglich 1 mg Hexoestrol oder 1 mg Hexoestrol + 40 mg Progesteron über 70 und 140 Tage [113]. Offensichtlich war hier die Oestrogendosis zu hoch und die Gestagendosis zu niedrig, um einen anderen als den Oestrogentyp der Euterentwicklung zu bewirken.

Die Bedeutung der Hormondosen geht auch aus anderen Versuchen an intakten Ziegen hervor. Mit einer Kombination von 20 mg Progesteron + 0,1 mg Diäthylstilboestrol (DES) täglich über 60 Tage ließ sich ein sehr gutes lobulo-alveoläres Wachstum erreichen, mit 10 mg Progesteron + 0,05 mg DES über 60 Tage oder 5—10 mg Progesteron + 0,025—0,05 mg DES über 25 Tage dagegen nicht. Mit DES allein wurde nur das Gangsystem stimuliert, und gelegentlich kam es auch zu cystischer Entartung der Alveolen [455].

Zu völlig identischen Ergebnissen führten derartige Versuche auch bei Rindern. Bei Kälbern, Färsen oder sterilen Kühen konnte das Euter ganz normal mit so unterschiedlichen Dosiskombinationen wie 240 mg Progesteron + 6 mg Diäthylstilboestrol pro Woche über 5 Monate [656], 100 mg Progesteron + 0,1 mg Oestradiolbenzoat täglich über 180 Tage [705, 727], oder mit steigenden Dosen beider Substanzen (täglich 50 mg Progesteron + 0,05 mg Diäthylstilboestrol über 2 Monate, 75 mg + 0,075 mg über den nächsten Monat und daran anschließend 100 mg + 0,1 mg für weitere 2 Monate) aufgebaut werden [293]. Auch in diesen Versuchen war eine Oestrogenbehandlung allein der kombinierten Behandlung unterlegen, die spätere Milchleistung war aber geringer als nach einer normalen Trächtigkeit zu erwarten wäre.

Allerdings ergab sich aus Versuchen an Wiederkäuern auch, daß die Milchleistung aus experimentell aufgebauten Eutern individuell sehr unterschiedlich ist und daß eine Korrelation zwischen der Gesamtdosis applizierter Hormone und der Milchleistung kaum besteht. Hinzu kommt, daß verschiedene physiologische Faktoren den Grad des Euteraufbaues durch Hormonapplikation beeinflussen. Obwohl bei Rindern z.B. die Milchleistung mit jeder Lactation weiter zunimmt, ist die hormonale Lactationsinduktion bei Färsen viel leichter durchzuführen als bei Kühen [289, 541, 645]. Weiterhin ist bekannt, daß bei Hochleistungsrindern oder deren Nachkommen eine hormonale Lactationsinduktion größeren Erfolg hat als bei weniger guten Milchrassen [421].

Aus diesen Gründen ergibt sich, daß eine optimale Kombination von oestrogenen und gestagenen Substanzen für den Euteraufbau bei Wiederkäuern nicht angegeben werden kann.

Wie bei anderen Tierarten ist aber auch bei Rindern eine Mindestdosis von Progesteron erforderlich, um unerwünschte Nebenwirkungen der Oestrogene beim Euteraufbau zu kompensieren. Während z.B. bei intakten Färsen eine wöchentliche Behandlung mit 240 mg Progesteron + 6 mg Diäthylstilboestrol über 5 Monate zu beträchtlichem Parenchymaufbau führte, der sich qualitativ deutlich von der Behandlung mit dem Oestrogen allein unterschied [656], wurde bei einem anderen Behandlungsschema (Vorbehandlung mit wöchentlich 3 mg Diäthylstilboestrol über einen Monat, dann über 3 Monate 3 mg Diäthylstilboestrol + 60 mg Progesteron pro Woche und anschließend für einen Monat 6 mg Diäthylstilboestrol + 120 mg Progesteron wöchentlich) weder ein synergistischer noch ein antagonistischer Effekt des Progesterons gegenüber der Behandlung mit Diäthylstilboestrol gesehen [655]. Das bedeutet, daß auch hier wieder die Progesterondosis zu gering war, um die Wirkung des Oestrogens zu beeinflussen.

In der bisher beschriebenen Gruppe von Tierarten, bei denen Oestrogene allein zu einem ausgedehnten Parenchymaufbau führen, treten synergistische Wirkungen von Progesteron und Oestrogenen weniger deutlich in Erscheinung als bei Species, bei denen weder Oestrogene noch Progesteron in ,,physiologischen" Dosen per se den Aufbau des sekretorischen Parenchyms stimulieren. Zu dieser zweiten Gruppe gehören Kaninchen, Ratten, Mäuse, Hunde und Katzen.

Erste Berichte über die Anwendung von Progesteron allein bei Ratten und Mäusen führten zu nicht ganz eindeutigen Ergebnissen. Bei intakten [618] und kastrierten [25, 26, 617] Ratten waren Progesterondosen bis zu 6 mg/Tag inaktiv. Später wurde dann vermutet, daß diese Dosen zu gering waren, denn mit 15 mg pro Tag/Tier über 10 Tage konnte bei ovarektomierten Ratten [612, 613, 615], und mit 3—15 mg Progesteron/Tier/Tag über 10 Tage bei ovarektomierten Mäusen [85, 452, 455] ein deutlicher Aufbau des lobulo-alveolären Parenchyms erreicht werden, bei den Mäusen erhöhte sich der Prozentsatz positiv reagierender Tiere mit steigender Dosis. Derart hohe Dosen können aber kaum als repräsentativ für mammogene Wirkungsqualitäten eines Steroidhormons angesehen werden.

Andere Autoren fanden auch mit hohen Progesterondosen in ähnlichen Versuchsanordnungen bei Ratten nur einen sehr geringen oder gar keinen Aufbau des lobulo-alveolären Parenchyms, erst mit der gleichzeitigen Applikation von Oestrogenen konnte das sekretorische Gewebe aufgebaut werden [126, 573, 632, 633, 706, 707].

Wie bei Meerschweinchen, konnte bei Ratten auch durch eine sehr lange Progesteronbehandlung ein gewisser Parenchymaufbau erreicht werden. Kastrierte Ratten beiderlei Geschlechts wurden mit täglich 10 mg Progesteron behandelt. Nach 10 Tagen zeigte sich noch kein Alveolenaufbau, nach 12—15 Tagen entwickelten sich End- und Seitenknospen sowie erste Acini, nach 30—40 Tagen wurde eine ausgeprägte Stimulierung des lobulo-alveolären Parenchyms beobachtet [3]. Lumina waren aber in den Acini kaum vorhanden, und eine Sekretion fehlte völlig. Von einem optimalen Aufbau kann also in diesem Versuch trotz der langen Behandlungszeit nicht die Rede sein.

In einem anderen Versuch kam es bei einer Behandlung mit 10—15 mg Progesteron nach 3 Wochen bei kastrierten männlichen Ratten zur Acinusbildung [85, 87].

Ein ähnlicher Versuch ist mit Hunden durchgeführt worden. Erwachsene, ovarektomierte Hündinnen wurden über lange Zeit (bis zu 97 Tagen) mit 10 mg Progesteron/Tier täglich behandelt. Die Mammabiopsie zeigte dann, daß eine ganz beträchtliche lobulo-alveoläre Entwicklung stattgefunden hatte, die Autoren fanden diese qualitativ etwa gleichstark wie nach einer gleichlangen Behandlung mit einer Kombination von 10 mg Progesteron + 10 µg Oestradiolbenzoat. Aus den Abbildungen ist jedoch ganz deutlich zu sehen, daß der Aufbau mit Progesteron allein keineswegs den gleichen Grad erreichte wie bei der kombinierten Behandlung, bei der die Milchdrüsen auch größer waren [669].

Schon 1932 wurde bei männlichen Kaninchen festgestellt, daß die Kombination von Progesteron mit einem Oestrogen zu schwangerschaftsähnlichem Aufbau des lobulo-alveolären Parenchyms führt [691]. Allerdings waren die Dosen nur nach Ratten- (Oestrogen-) bzw. Kaninchen- (Progesteron-)Einheiten standardisiert, darüberhinaus lagen die Substanzen nicht in reiner Form vor.

Erst viel später wurde der Versuch unternommen, die günstigsten Progesteron-Oestrogen-Kombinationen für den optimalen Aufbau der Kaninchenmilchdrüse zu ermitteln. Bei infantilen männlichen Tieren wurde die beste lobuloalveoläre Entwicklung nach Tagesdosen von 1 mg Progesteron + 24 oder 96 µg Oestron gesehen bei 18maliger Behandlung innerhalb von 4 Wochen [606]. Auch bei der Kombination von 1 mg Progesteron + 12 µg Oestron war das sekretorische Parenchym gut entwickelt, allerdings war der Aufbau viel geringer als mit einer höheren Oestrondosis.

Das Gangwachstum, das bei alleiniger Applikation von 12 µg Oestron auftrat, wurde durch 4 oder 8 mg Progesteron gehemmt, das sekretorische Parenchym war ebenfalls viel schlechter entwickelt als in der Gruppe, die 1 mg Progesteron erhielt [395].

In einer anderen Untersuchung wurde ein recht weiter Dosisbereich für synergistische Wirkungen von Progesteron bei kastrierten männlichen und weiblichen Kaninchen festgestellt. 5—20 µg Oestron über 28 Tage führten zu starker Ausdehnung des Gangsystems und abnormer Proliferation des lobulo-alveolären Parenchyms. Durch die zusätzliche Injektion von 1—5 mg Progesteron wurde ein normaler Parenchymaufbau erreicht, Progesteron allein war ohne jede Wirkung [523].

Später wurde mit Hilfe von DNS-Bestimmungen für männliche Kaninchen eine Kombination von 1 mg Progesteron + 15 µg Oestradiolbenzoat als optimales Dosenverhältnis ermittelt. Der histologische Befund bestätigte das Ergebnis der DNS-Messung, die Milchdrüse entsprach nach der 30tägigen Behandlung einer Schwangerschaftsdrüse etwa zum Ende des zweiten Trächtigkeitsdrittels. Da Oestradiolbenzoat stärker oestrogen wirkt als Oestron, werden hier die älteren Ergebnisse bestätigt [728].

Nur in wenigen Fällen konnte mit einer Kombination von Progesteron und Oestrogenen kein Aufbau des lobulo-alveolären Parenchyms kastrierter Ratten erzielt werden. Die Behandlung infantiler ovarektomierter Ratten mit täglich 1 mg Progesteron + 5—100 µg Oestron täglich über 20 Tage ergab keine Stimulierung des Parenchyms [26], bei einer Behandlung gleicher Tiere mit Kombinationen von 0,025—1 mg Progesteron + 5—100 µg Oestron täglich über eine Zeit von bis zu 30 Tagen wurde lediglich ein Gangwachstum mit spärlicher Acinusbildung bei einigen Tieren beobachtet [25]. Die Gründe für das Versagen der Kombination sind unerklärlich.

Die meisten Experimente aber zeigten, daß die kombinierte Behandlung mit vergleichbaren Dosen auch über kürzere Zeit bei ovarektomierten Ratten und Mäusen zu einer Parenchymentwicklung führt, die oftmals bis zu einem für die Schwangerschaftsmitte charakteristischen Grad geht. Bei Ratten scheint der optimale Dosisbereich zum Parenchymaufbau ziemlich weit zu sein. Bei intakten Ratten wurde schon nach 6tägiger Behandlungszeit mit 1 mg Progesteron + 50 µg Oestradiolbenzoat eine deutliche Milchdrüsenhypertrophie beobachtet [708]. Kastrierte männliche und weibliche Ratten reagierten auf eine 17—35tägige Behandlung mit Kombinationen von 4—10 mg Progesteron + 1—10 µg Oestron (das ist eine Dosisrelation von 1:400—1:10000) mit der Bildung von End- und Seitenknospen sowie Alveolen, von denen viele sogar sezernierten. Qualitativ und quantitativ unterschieden sich die einzelnen Behandlungsgruppen fast gar nicht, 10 mg Progesteron + 10 µg Oestron waren als Optimalkombination nur wenig besser als alle übrigen Dosisrelationen [3].

Von anderen Autoren werden für den optimalen Parenchymaufbau kastrierter männlicher und weiblicher Ratten Kombinationen von täglich 2—6 mg Progesteron mit 1—5 µg Oestron, Oestradiolbenzoat oder Oestradiol angegeben, die Behandlungszeit in diesen Versuchen variierte von 7—20 Tagen [57, 58, 126, 135, 162, 164, 272, 341, 349, 384, 394, 443, 464, 465, 632].

In diesen Experimenten, bei denen das histologische Bild oder der DNS-Gehalt des Parenchyms als Parameter für den Entwicklungszustand dienten, wurde mit Progesteron-Oestrogen-Dosisrelationen von 1:3000—1:5000 (auf Gewichtsbasis) ein optimaler Synergismus beobachtet. Weiterhin wurde auch für Ratten bestätigt, daß mit einer im Verhältnis zum Progesteron zu hohen Oestrogendosis das sekretorische Parenchym nicht optimal aufgebaut werden kann [162, 164, 464, 632].

Andererseits hat die Erhöhung der Progesterondosis über das optimal synergistische Verhältnis hinaus keinerlei Wirkung auf das Milchdrüsenparenchym, z. B. war der DNS-Gehalt bei Ratten nach 19tägiger Behandlung mit 1 µg Oestradiolbenzoat + 3—10 mg Progesteron nicht signifikant höher als nach Behandlung mit 1 µg Oestradiolbenzoat + 2 mg Progesteron [464]. Bei kastrierten Ratten, denen zusätzlich Schilddrüsen und Nebenschilddrüsen entfernt waren, hatte eine 19tägige Behandlung mit täglich 6 mg Progesteron + 2 µg Oestradiolbenzoat den gleichen Erfolg wie bei nur kastrierten Tieren. Bei einer Herabsetzung der Dosen auf täglich 3 mg Progesteron + 1 µg Oestradiolbenzoat wurde in dieser Versuchsreihe der gleiche DNS-Gehalt gemessen wie mit der höheren Dosis [58]. Es scheint daher, daß der DNS-Gehalt durch die Ovarsteroide nur bis zu einem bestimmten Maximum gesteigert werden kann, eine Dosiserhöhung ist dann wirkungslos, wie für Ratten [272, 341] und Kaninchen [728] auch von anderen Autoren bestätigt wurde.

Der DNS-Gehalt der Milchdrüse steigt bis zur Mitte der Trächtigkeit besonders stark an, eine deutliche Vermehrung findet aber auch im letzten Drittel der Gravidität und nach der Geburt statt [74, 131, 261, 266, 267, 268, 340, 491, 676, 677].

Die Ovarektomie am 2. Tag post partum hat keinen Einfluß auf den DNS-Gehalt [267, 271].

Da der DNS-Gehalt des Zellkerns für die verschiedenen somatischen Zellen des Organismus konstant ist [266, 340, 446, 687], ist ein erhöhter DNS-Gehalt in einem Parenchym ein Maß für die Proliferation dieses Gewebes, ein erniedrigter DNS-Gehalt dagegen ein Zeichen für eine Involution. Außerdem kann aus dem DNS-Gehalt auch auf den Umfang der Milchsekretion geschlossen werden, denn die Gesamtzahl aller Parenchymzellen der Milchdrüse ist der wichtigste limitierende Faktor für die Milchproduktion [461, 462, 672].

Mit Oestrogenen oder Progesteron allein kann man den DNS-Gehalt der Milchdrüse bei Ratten, Mäusen und Kaninchen kaum steigern [134, 464, 636, 728], bei männlichen Mäusen wurde erst nach 2 Wochen Behandlung mit Diäthylstilboestrol ein Anstieg des DNS-Gehaltes beobachtet [131]. Nur beim Meerscheinchen erhöhen auch Oestrogene allein den DNS- und RNS-Gehalt, der Anstieg wird jedoch durch die gleichzeitige Behandlung mit Progesteron wesentlich verstärkt [635].

Der Anstieg des DNS-Gehaltes unter Progesteron und Oestrogenen ist allerdings nur ein Anzeichen für die Zellproliferation, nicht aber für die sekretorische Aktivität. Die sekretorische Aktivität des Parenchyms ist eng mit dem Gehalt an RNS korreliert [140, 261, 672]. Der Gehalt an RNS bzw. das Verhältnis RNS/DNS ist daher ein Maß für die Milchsekretion, beide Werte sind während der Lactation stark erhöht [139, 140, 261, 677].

Die am DNS-Gehalt meßbare Strukturerhaltung lactierender Milchdrüsen hängt von der Dauer und von der Intensität des Saugreizes ab [463, 671, 672, 679] sowie von der Entleerung der Milchdrüse.

Das Absetzen der Jungtiere oder der Verschluß der Saugwarzen führt bei Ratten und Mäusen zu schnellem Abfall des DNS-Gehaltes [269, 457, 458, 463, 672, 680]. Die Behandlung mit täglich 1 mg Progesteron bei Mäusen [458] verzögerte diesen Abfall.

Der Einfluß von Progesteron und Oestrogenen auf die DNS des Milchdrüsenparenchyms läßt sich bei Mäusen schon in ganz kurzer Zeit nachweisen. Bei erwachsenen, ovarektomierten Mäusen senkte eine 3—4tägige Behandlung mit täglich 1 mg Progesteron + 1 µg Oestradiol nicht nur die mittlere Synthesedauer für DNS um die Hälfte, sondern ließ diese Synthese auch gleichmäßiger ablaufen [69, 70]. Als optimale Dosen, welche bei kastrierten Mäusen den DNS-Gehalt maximal steigern, wurden täglich 3 mg Progesteron + 1 µg Oestradiolbenzoat ermittelt [17, 134].

Von anderen Autoren wurden dagegen mit histologischen Meßmethoden, deren subjektive Prägung bekannt ist, als optimale Dosiskombination bei kastrierten Mäusen täglich über 10 Tage 0,5—1 mg Progesteron + 0,5—5 µg Oestradiolbenzoat, Oestron oder Oestradiol [128, 164, 639, 726] gefunden. Ein geringer Parenchymaufbau konnte übrigens auch mit zehnmal 1 mg 5-Pregnen-3,21-diol-20-on-21-acetat (Acetoxy-Pregnenolon) + 7,5 µg Diäthylstilboestrol, ein guter Aufbau mit 1,25—2 mg 17α-Äthinyl-4-androsten-17β-ol-3-on (Pregneninolon) allein oder 0,5—1 mg Pregneninolon + 1,33 µg Diäthylstilboestrol bei ovarektomierten Mäusen erreicht werden [453, 455]. Überhaupt ist aus einer Vielzahl von Experimenten bekannt, daß die Milchdrüse kastrierter Tiere auch auf Androgene und Corticoide im Sinne der Progesteronwirkung reagiert, eine Übersicht würde aber über den Rahmen dieses Kapitels hinausgehen.

Auch bei Mäusen wurde festgestellt, daß im Verhältnis zum Progesteron zu hohe Oestrogendosen die parenchymstimulierende Wirkung einer optimalen Kombination reduzieren. Während z.B. bei ovarektomierten Tieren der höchste Grad an lobulo-alveolärer Entwicklung mit täglich 0,1 mg Progesteron + 1,33 µg Oestron erreicht wurde, war bei Tagesdosen von 0,1 mg Progesteron + 24 µg Oestron überhaupt keine Stimulierung des sekretorischen Parenchyms festzustellen [452, 455]. Auch bei intakten, infantilen Mäusen konnte das normale Milchdrüsenwachstum mit hohen Oestrogendosen gehemmt werden, z.B. mit 5 µg Oestradiolbenzoat oder Oestradioldipropionat wöchentlich [231, 305]. Der gleiche Effekt wurde auch bei Affen und Hündinnen mit sehr hohen Oestrogendosen demonstriert [231].

Hohe Dosen von 20—25 µg Oestriol täglich hemmten das Gangwachstum männlicher Mäuse, stimulierten aber das alveoläre Wachstum. Niedrige Dosen von 0,1—1 µg Oestriol dagegen stimulierten das Gangwachstum und hatten nur wenig Einfluß auf das alveoläre Parenchym. Die Addition von Progesteron hatte in beiden Dosierungen einen stimulierenden Effekt auf das sekretorische Parenchym, der Hemmeffekt hoher Oestrogendosen auf das Gangwachstum wurde aber nicht aufgehoben [151].

Bei ovarektomierten Rattensäuglingen stimulierte Progesteron in Verbindung mit einer niedrigen Dosis Oestradiolpropionat das Gangwachstum stärker als eine vierfach höhere Oestrogendosis [415]. Ein synthetisches Gestagen, 17α-Äthinyl-5(10)-oestren-17β-ol-3-on (Norethynodrel), führte bei intakten, erwachsenen weiblichen Ratten in Tagesdosen von 1,5 mg/100 g (ca. 3 mg/Tier) nach 28tägiger Behandlung zu einem lobulo-alveolären Aufbau, der dem der Spätschwangerschaft entsprach [336]. Später fand man, daß die gleiche Substanz bei Ratten über 10 Tage subcutan appliziert schon in einer Dosis von 0,09 mg/100 g (ca. 0,2 mg/Tier) zu signifikanter lobulo-alveolärer Entwicklung führt, mit höheren Dosen wurde eine logarithmische Dosis-Wirkungs-Beziehung gefunden, bei 0,75 mg/100 g (ca. 1,5 mg/Tier) war das Parenchym bis zum sekretorischen Status der Spätschwangerschaft entwickelt. Eine deutliche Parenchymentwicklung war auch schon nach nur 5tägiger Behandlung nachweisbar, allerdings mit der höheren Dosis von 1,5 mg/100 g (ca. 3 mg/Tier).

Ovarektomierte Ratten sprachen auf die Behandlung in gleicher Weise an, während die Milchdrüse hypophysektomierter Tiere vollständig refraktär war [338]. Da die Substanz sowohl eine gestagene als auch eine starke oestrogene Wirkung besitzt, ist es hier möglich, ohne die gleichzeitige Applikation eines Oestrogens die Milchdrüse ovarektomierter Ratten vollständig aufzubauen.

In anderen Versuchen wurde 17α-Äthinyl-5(10)-oestren-17β-ol-3-on in Kombination mit 3-Methoxy-1,3,5(10)-oestrien-17β-ol (Mestranol) zum Milchdrüsenaufbau bei Ratten verwendet, die Dosisrelation beider Substanzen betrug konstant 25:1 (Enovid).

Mit einer Tagesdosis von 0,009 mg/100 g (ca. 0,02 mg/Tier), über 28 Tage subcutan injiziert, konnte bei intakten Rattenweibchen keine lobulo-alveoläre Proliferation erzeugt werden, mit 1,5 mg/100 g (ca. 3 mg/Tier) wurde in der gleichen Zeit jedoch das sekretorische Parenchym stark stimuliert. Daneben wurde ein ausgeprägtes Saugwarzenwachstum beobachtet, was auf die starke oestrogene Wirkung der Kombination hindeutet [336]. Auch die subcutane Injektion dieser Kombination in Tagesdosen von 0,2 mg über 20 Tage führte zu beträchtlichem lobulo-alveolärem Wachstum und zur Milchsekretion in den Alveolen [445].

In einer anderen Studie wurde versucht, für eine Reihe synthetischer Gestagene ohne oestrogene Nebenwirkungen die Dosis zu finden, die bei peroraler Applikation bei ovarektomierten Ratten zusammen mit einem Oestrogen zu optimalem Parenchymaufbau führt, gemessen am DNS-Gehalt.

Erwachsene, ovarektomierte Ratten wurden über 19 Tage neben einer subcutanen Standardbehandlung mit 1 µg Oestradiolbenzoat/Tag folgende Substanzen in verschiedener Dosierung peroral verabreicht: 6α-Methyl-4-pregnen-17α-ol-3-on-17α-acetat (Provera), 17α-Äthinyl-4-oestren-17β-ol-3-on (Norethisteron), 17α-Äthinyl-4-oestren-17β-ol-3-on-17β-acetat (Norethisteronacetat) und 6-Chlor-4,6-pregnadien-17α-ol-3-on-17α-acetat (Chlormadinon).

Außerdem wurde versucht, auch für 17α-Äthinyl-4-oestren-17β-ol-3-on-17β-oenanthat und Oestradiolbenzoat bei subcutaner Injektion beider Substanzen in wechselnder Dosis eine optimale Dosenkombination für den Parenchymaufbau zu finden.

Dabei stellte sich heraus, daß sowohl 17α-Äthinyl-4-oestren-17β-ol-3-on als auch das 17β-acetat dieser Verbindung nicht in der Lage waren, in Tagesdosen bis zu 2,8 bzw. 2,7 mg zusammen mit 1 µg Oestradiolbenzoat den DNS-Gehalt des Gewebes über die Werte mit dem Oestrogen allein behandelter Kontrollen zu steigern.

Für 6-Chlor-4,6-pregnadien-17α-ol-3-on-17α-acetat dagegen wurde bei einer Tagesdosis von 1 mg der beste Synergismus mit 1 µg Oestradiolbenzoat gefunden bei 2,98 mg war der DNS-Gehalt wieder geringfügig erniedrigt.

Schon in Dosen von nur 0,075 mg war der DNS-Gehalt gegenüber nur mit dem Oestrogen behandelten Kontrollen signifikant erhöht. In der optimalen Dosierung entsprach der DNS-Gehalt dem mit 3 mg Progesteron + 1 µg Oestradiolbenzoat behandelter Tiere und lag nur geringfügig unter dem Wert für 18 bis 20 Tage trächtiger Tiere.

Mit 6α-Methyl-4-pregnen-17α-ol-3-on-17α-acetat wurde ein optimaler Parenchymaufbau über den Dosenbereich von 1—5,2 mg gefunden, in allen Dosen enthielten die Milchdrüsen etwas mehr DNS als das Parenchym mit 3 mg Progesteron + 1 µg Oestradiolbenzoat behandelter Tiere.

17α-Äthinyl-4-oestren-17β-ol-3-on-17β-oenanthat, in Tagesdosen von 3 oder 6 mg zusammen mit 1 oder 2 µg Oestradiolbenzoat injiziert, entsprach in jeder Kombination der Relation von 3 mg Progesteron + 1 µg Oestradiolbenzoat [273].

Die während der Schwangerschaft erfolgende Penetration des umgebenden Fett- und Bindegewebes durch sekretorisches Gewebe warf die Frage auf, ob dieser Prozeß nur durch den mechanischen Wachstumsdruck zustandekommt oder ob hier auch eine Histolyse auftritt. Die dafür notwendigen Enzyme müßten sich dann im alveolären Epithel nachweisen lassen, ihre Konzentration müßte auch zur Zeit des stärksten Parenchymwachstums (etwa im zweiten Schwangerschaftsdrittel) am höchsten sein.

Tatsächlich wurde über derartige Ausbreitungsfaktoren („spreading factors") im alveolären Epithel trächtiger Ratten [160—163], Mäuse, Meerschweinchen und Kaninchen [164] berichtet, bei unbehandelten nichtträchtigen, männlichen oder kastrierten Tieren fehlte dieser Faktor. Dabei handelt es sich nicht um Hyaluronidase, sondern um ein noch unbekanntes Protein.

Es wurde angenommen, daß dieser Faktor mit der Anzahl der wachsenden Alveolarzellen positiv korreliert ist, da er bei allen untersuchten Tierarten sein Maximum mit dem Abschluß des Epithelaufbaus erreicht. Oestrogene, Progesteron und Hypophysenextrakte entweder in Kombination oder allein, aber auch Testosteron, Desoxycorticosteronacetat, Cortisonacetat und Relaxin erhöhten den Gehalt an Ausbreitungsfaktor.

Für Oestradiolbenzoat (1—5 µg täglich) und Progesteron (1—10 mg) täglich über 10 Tage subcutan appliziert, wurde bei kastrierten Ratten eine Dosisabhängigkeit nachgewiesen. Allerdings wurde auch in diesem Versuchsmodell wieder gezeigt, daß die besten Resultate mit einer Kombination beider Hormone zu erzielen waren, das Optimum lag bei 1 µg Oestradiolbenzoat + 5 mg Progesteron. Interessanterweise war bei adrenalektomierten kastrierten weiblichen Ratten bei keiner Oestrogendosis der Faktor nachweisbar, dagegen hatte die Adrenalektomie bei der Behandlung mit Progesteron allein oder in Kombination mit Oestradiolbenzoat überhaupt keinen Einfluß auf die Menge des Ausbreitungsfaktors [162].

Die bisher erwähnten Untersuchungen wurden an intakten oder kastrierten Tieren durchgeführt. Eine völlig andere Situation ergibt sich, wenn die Milchdrüse an hypophysektomierten Tieren experimentell aufgebaut werden soll. In diesem Falle ist neben den Ovarsteroiden auch immer der hypophysäre mammogene Hormonkomplex oder doch wenigstens ein Äquivalent für die Placenta, die ja zu einem gewissen Teil die Hypophyse ersetzen kann, zu applizieren.

Es gibt eine Reihe von Berichten, nach denen entweder der hypophysäre Komplex, einzelne Hormone dieses Komplexes oder die Placenta allein zu einer mehr oder weniger deutlichen Stimulierung des lobulo-alveolären Parenchyms geführt haben. Ein ausreichender Aufbau ist jedoch ohne die Ovarhormone nicht möglich, wie viele Experimente beweisen.

Lyons et al. [384, 394] reproduzierten die für die Schwangerschaft charakteristische Proliferation der Milchdrüse bei normalen, kastrierten, hypophysektomierten und hypophys-ovarektomierten weiblichen Ratten. Danach kann bei kastrierten Ratten nur mit einer Oestrogen/Progesteron-Kombination (die optimale Dosierung in diesen Versuchen waren 4 mg Progesteron + 1 µg Oestron täglich über 10 Tage) die Milchdrüse entwickelt werden, während bei intakten Tieren Oestrogene für diesen Zweck ausreichen können. In diesem Falle würden

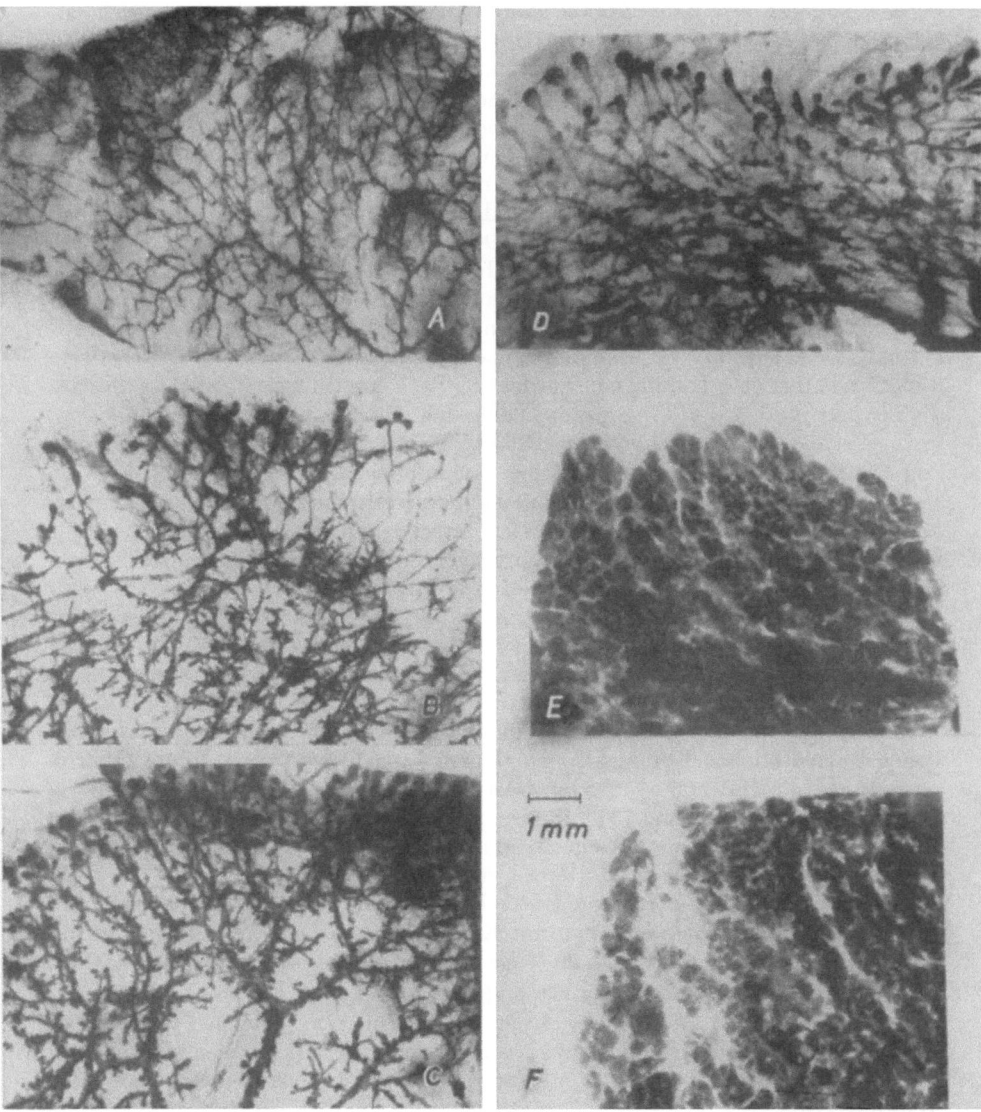

Abb. 16 A—F. Typische Ausschnitte von „whole mount"-Präparationen einer Abdominal-Milchdrüse von Ratten. A Am 15. Lebenstage hypophysektomiert, 14 Tage unbehandelt. (Nur das Gangsystem ist erhalten.) B. Am 30. Lebenstag hypophysektomiert und ovarektomiert. Vom 30.—36. Tag mit täglich 2 mg STH behandelt. (Auftreten von Endknospen.) C Operiert wie B. Vom 30.—36. Tag mit täglich 2 mg STH + 1 µg Oestron behandelt. (Proliferation der Endknospen.) D Am 30. Lebenstag hypophysektomiert, am 60. Tag ovarektomiert und adrenalektomiert. Vom 60.—69. Tag mit täglich 2 mg STH + 1 µg Oestron + 0,1 mg Desoxycorticosteronacetat (DCA) behandelt. (Stärkere Proliferation der Endknospen.) E Operiert und behandelt wie D. Danach vom 70.—79. Tag mit täglich 2 mg STH + 0,1 µg Oestron + 0,1 mg DCA + 0,05 mg Prednisolonacetat (Pr.ac.) + 2 mg Progesteron + 5 mg Prolactin behandelt. (Sehr gute lobulo-alveoläre Entwicklung.) F Operiert und behandelt wie D. Danach vom 70.—89. Tag behandelt wie E. Danach vom 90.—95. Tag mit täglich 0,1 mg Prolactin + 0,1 mg DCA + 0,1 mg Pr.ac. behandelt. (Vollentwickeltes Parenchym mit Milchsekretion.) (Nach LYONS et al. [394])

aber Oestrogeninjektionen die Sekretion von Progesteron stimulieren. Experimente an hypophysektomierten Ratten zeigten, daß dies via Prolactin geschieht. Bei kastrierten, hypophysektomierten Ratten konnte mit Progesteron und Oestrogenen allein oder in Kombination kein lobulo-alveoläres Wachstum erzielt werden, sondern erst nach Zugabe von wenig gereinigten Prolactin oder hochgereinigtem Prolactin + STH + ACTH. Aus weiteren Versuchen ergaben sich dann der gesamte mammogene Hormonkomplex sowie die Dosierungen der einzelnen Bestandteile dieses Komplexes, mit denen bei Ratten nach den verschiedensten Operationen (s. oben) die Milchdrüse experimentell aufgebaut werden kann. Ähnliche Versuche sind auch bei Mäusen angestellt worden [484, 486]. Eine adäquate Substitution des hypophysären mammogenen Komplexes vorausgesetzt, kann man bei hypophysektomierten und ovarektomierten Tieren grundsätzlich mit den gleichen Progesteron/Oestrogen-Dosen wie bei ovarektomierten Tieren das Milchdrüsenparenchym aufbauen (Abb. 16).

Es gibt auf der anderen Seite aber auch Berichte, nach denen es ohne jede Substitution gelang, mit den Ovarhormonen allein die Milchdrüse hypophysektomierter Tiere bis zu einem gewissen Grad aufzubauen. Ovarektomierte hypophysektomierte Kaninchen wurden 15 Tage lang mit täglich 2,5 µg Oestradiolbenzoat und 4 mg Progesteron behandelt. Nach dem Gewicht und dem histologischen Bild unterschieden sich die Milchdrüsen dieser Tiere fast nicht von kastrierten Kontrollen mit gleicher Behandlung [24].

Bei infantilen Kaninchen, ebenfalls hypophysektomiert und ovarektomiert, konnte mit Oestradiolbenzoat und Progesteron genau der gleiche Effekt erzielt werden [218]. In beiden Experimenten wurde die Vollständigkeit der Hypophysektomie durch histologische Untersuchung kontrolliert.

In einer neueren Untersuchung konnten die Ergebnisse aber nicht bestätigt werden. Tägliche Injektionen von 5 mg Progesteron + 5 µg Oestron über 42 Tage führten bei hypophysektomierten, kastrierten Kaninchen lediglich zu einer Ausdehnung des Gangsystems, Alveolen wurden nicht gebildet [524].

Bei kastrierten und gleichzeitig hypophysektomierten männlichen und weiblichen Ratten blieben Kombinationen täglich 4 mg Progestron + 10 µg Oestron oder 10 mg Progesteron + 2,5 µg Oestron oder 10 mg Progesteron + 10 µg Oestron ohne jede Wirkung [3]. Mit den gleichen Dosen war eine lobulo-alveoläre Entwicklung zu erreichen, wenn Insulin gleichzeitig appliziert wurde. Dieser Effekt ließ sich durch Zwangsfütterung noch wesentlich steigern [4, 8].

Andererseits hatte aber eine Futterbeschränkung keinen Einfluß auf den experimentellen Parenchymaufbau mit Kombinationen von 1 oder 10 µg Oestron + 4 mg Progesteron, über 12—20 Tage injiziert, bei ovarektomierten Ratten; lediglich das Gangwachstum war etwas gehemmt [5].

Die kombinierte Behandlung hypophysektomierter juveniler Ratten mit PMS, Thyroxin und Insulin führte zu einer leichten Milchdrüsenstimulierung, die zusätzliche Behandlung mit 4 mg Progesteron brachte jedoch keine verstärkte Wirkung [167].

b) In vitro

Untersuchungen in vivo geben keinen Aufschluß darüber, ob nicht auch andere als nur hormonale Faktoren am Aufbau des Milchdrüsenparenchyms beteiligt sind. Zur Klärung solcher Fragen können in vitro-Versuche von beträchtlichem Wert sein, da man hierbei mit großer Genauigkeit an Gewebekulturen den minimalen Hormonbedarf zur Erhaltung der morphologischen und funktionellen Integrität eines Organs feststellen kann.

In vitro-Experimente mit Milchdrüsengewebe sind jedoch nicht sehr oft durchgeführt worden, da für derartige Kulturen erst ab 1950 geeignete Media entwickelt wurden [294, 352, 353, 467, 545]. Für die Strukturerhaltung von Milchdrüsenexplantaten sind nicht Progesteron und Oestrogene, sondern Insulin und Corticoide, besonders Aldosteron, von größter Bedeutung [33, 157, 547, 548, 588,

589, 590, 591, 650, 670, 685]. Zur Erhaltung oder Auslösung einer Sekretion in Transplantaten muß das Medium außerdem Prolactin enthalten, bei bestimmten Mäusestämmen kann Prolactin auch durch STH ersetzt werden [345, 346, 412, 590, 592, 594, 684].

Obwohl die Milchsekretion, gemessen an der Casein-Syntheserate und am RNS-Gehalt, zumindest teilweise von der Bildung neuer Zellgenerationen im Alveolarepithel während der Lactation bzw. während des Aufbaus des Parenchyms von dessen Differenzierung zum sekretorischen Typ abhängt [650, 683, 685], zeigten in vitro-Versuche mit Milchdrüsenexplantaten sowohl histologisch als auch biochemisch (DNS-Gehalt bzw. Caseinsynthese), daß die sekretorische Aktivität des Parenchyms zumindest bei Mäusen allein von dem Gehalt des Kulturmediums an Insulin, Prolactin und Corticoiden abhängt [34, 156, 158, 335, 375, 376, 593, 649, 681, 685], der Zusatz von Progesteron, 17α-Hydroxyprogesteron oder 11α-Hydroxyprogesteron verbesserte weder die histologisch sichtbare Sekretion noch die Casein-Syntheserate [546, 682]. Der Zusatz gewisser natürlicher und synthetischer Corticoide hat aber eine beträchtliche Wirkung. ELIAS [156] kultivierte Mammagewebe von Hybrid-Mäusen (C_3H/HeCRGL), das am 14. Tag der Trächtigkeit entnommen wurde. Zu diesem Zeitpunkt ist das lobulo-alveoläre Parenchym bei Mäusen fast vollständig aufgebaut, und die sekretorische Aktivität ist schon sehr ausgeprägt. In einer 5-Tage-Kultur wurde untersucht, mit welchen Hormonen bei welcher Konzentration sich dieser Status erhalten ließ. Mit 0,2 µg Oestron, 2 µg Progesteron, 8 µg Cortisol, 140 µg STH und 140 µg Prolactin pro ml ließen sich Aufbau und Sekretion voll erhalten, mit der gleichen Kombination in Konzentrationen von 0,02, 2, 2, 20 und 20 µg pro ml wurde nur der Aufbau, nicht aber die Sekretion des Gewebes erhalten. Die morphologische Integrität des Parenchyms wurde mit der niedrigen Konzentration auch nur über 5 Tage erhalten, nach 10tägiger Kultur waren mit der hohen Konzentration Aufbau und Sekretion noch voll erhalten, während in der niedrigen Konzentration die Alveolen bereits degeneriert waren. In weiteren Experimenten stellte sich heraus, daß Oestron und Progesteron für die volle Erhaltung (Aufbau des Parenchyms und sekretorische Aktivität) in vitro nicht notwendig sind, sondern daß Cortisol, Insulin und Prolactin genügen.

Mit einer Kombination von 0,28 µg Oestron und 2 µg Progesteron/ml allein konnte nicht einmal der Aufbau des sekretorischen Parenchyms erhalten werden [159, 546]. Mit einer Kombination von 0,1—1 mg/ml Insulin und 0,02—2 mg/ml Progesteron blieb dagegen das Parenchym erhalten, ein Wachstum fand aber auch nach Zusatz von Prolactin nicht statt, sondern nur, wenn zusätzlich Cortisol im Medium enthalten war [345, 346]. In Milchdrüsenkulturen juveniler Mäuse, deren Parenchymaufbau durch eine 9tägige Behandlung mit täglich 1 mg Progesteron + 1 µg Oestradiol in vivo stimuliert war, wuchs das sekretorische Parenchym nur dann weiter, wenn im Nährmedium neben Progesteron, Oestradiol, STH und Aldosteron auch Insulin enthalten war. Ohne Insulin dagegen degenerierten alle Strukturen, ohne Progesteron degenerierten die Endknospen bei Erhaltung des Gangsystems [318, 319].

Allerdings wurde auch über eine Erhaltung des Parenchyms mit Progesteron + Oestradiol allein berichtet [354]. Andere Autoren sahen mit 0,2 mg Progesteron + 7 mg Prolactin + 0,2 mg Cortisol + 12 IE Insulin/100 ml eine Proliferation des sekretorischen Parenchyms nur bei einem Mäusestamm, nicht aber bei zwei anderen [551].

Daß die Milchdrüse bei Mäusen aus verschiedenen Inzuchtstämmen unterschiedlich auf eine Oestrogen- oder Oestrogen-Progesteron-Behandlung reagiert, ist schon länger bekannt [62, 64, 233, 456, 469, 482, 626]. Der Grund dafür scheint aber nicht die wechselnde Empfindlichkeit einzelner Stämme gegen die Ovarhormone, sondern gegen Prolactin oder STH zu sein [53, 486, 487, 488, 590, 592, 594].

Die quantitative Reaktionsfähigkeit des Milchdrüsenparenchyms auf hormonale Stimuli wird auch durch das Alter der Tiere und frühere Schwangerschaften beeinflußt [470, 549, 590, 726].

c) Geschlechtsunterschiede

Die postnatale Entwicklung der männlichen Milchdrüse beschränkt sich bei den meisten Species auf eine geringe Ausdehnung des Gangsystems, z.B. bei Mäusen [580, 581, 583, 694], Katzen [701], Hunden [697] und Ziegen [698]. Etwas stärker verzweigen sich die Gänge bei Affen [1, 202, 238, 688, 711] und Meerschweinchen [695].

Bei Ratten wurde neben beträchtlichem Gangwachstum auch eine geringgradige lobulo-alveoläre Entwicklung beschrieben [26, 416, 476, 478, 479, 703]. Die Milchdrüse bleibt aber rudimentär, verglichen mit der weiblichen.

Der Hoden hat offensichtlich wenig Einfluß auf die männliche Milchdrües, denn bei erwachsenen Tieren ändert eine Kastration deren rudimentären Zustand nicht. Eine Kastration infantiler Tiere verhindert zunächst die Alveolenbildung, kann später jedoch zu einem etwas intensiveren Gang- und auch Alveolenwachstum führen als bei intakten Böcken [96]. Man vermutet, daß dafür eine erhöhte Sekretion mammogener Steroide aus der Nebenniere verantwortlich ist. Aufgrund histologischer Befunde nimmt man an, daß es sich hierbei vorwiegend um Progesteron handelt [6, 106, 110].

Da die Milchdrüse männlicher Tiere trotz ihres rudimentären Zustandes qualitativ genau so auf eine Behandlung mit mammogenen Hormonen reagiert wie die atrophierte Milchdrüse kastrierter weiblicher Tiere, kam man zunächst zu dem Schluß, daß lediglich die Abwesenheit der Ovarhormone für die geringe Entwicklung verantwortlich sei [498, 507, 701]. Jedenfalls wurden oftmals zum Studium von Hormonwirkungen auf das Mammaparenchym intakte oder kastrierte männliche Tiere verwendet. Wie bei weiblichen Tieren, wurden zunächst Ovartransplantate mit Erfolg zur Milchdrüsenstimulierung verwendet. Bei kastrierten männlichen Meerschweinchen und Ratten gelang es, die Milchdrüse durch Ovartransplantate zum Teil bis zum sekretorischen Status aufzubauen [27, 228, 373, 466, 602, 647, 648]. Später wurden Ovarextrakte verwendet, und es gab bis zur Reindarstellung der Ovarsteroide kaum eine Tierart, bei der nicht mit Oestrogenen unter den verschiedenen Namen (Theelin, Östrin, Menformon, Follikulin, Ketohydroxyöstrin für Oestron oder Theelol, Trihydroxyöstrin für Oestriol und Oestradiol) ein mehr oder weniger vollständiger Aufbau des gesamten Milchdrüsenparenchyms auch bei männlichen Tieren erreicht wurde [498]. Abgesehen vom Meerschweinchen, bei dem bei beiden Geschlechtern auch durch Oestrogene allein das lobulo-alveoläre Parenchym aufgebaut werden kann, spiegelt sich hier die wechselnde Reinheit der Präparationen, d.h. ihr Gehalt an Progesteron, wider.

Mit Corpus luteum-Extrakten konnte bei männlichen Ratten, Meerschweinchen und Kaninchen ebenfalls schon vor der Darstellung des Progesterons eine lobulo-alveoläre Proliferation nachgewiesen werden [506, 507]. Diese Extrakte waren aber umgekehrt nicht frei von Oestrogenen [498, 499]. Auch nach der Reindarstellung des Progesterons wurden immer wieder intakte oder kastrierte männliche Tiere zu Experimenten mit Oestrogenen, Progesteron oder einer Kombination beider Stoffklassen verwendet.

Die Gründe für die häufige Verwendung männlicher Tiere zum Milchdrüsenaufbau waren folgende Überlegungen:

a) Die männliche Drüse steht vor Beginn des Experimentes nicht unter dem Einfluß der Ovarhormone.

b) Die Ausgangssituation ist wegen der rudimentären Entwicklung günstiger und eine Stimulierung daher besser sichtbar.

c) Sie reagiert auf mammogene Stimuli in der gleichen Art wie die weibliche Milchdrüse.

Die männliche Milchdrüse reagiert zwar qualitativ, aber nicht quantitativ genauso wie die weibliche auf eine Behandlung mit mammogenen Hormonen. Die qualitativ gleichartige Reaktion männlicher und weiblicher Milchdrüsen auf eine Hormonbehandlung ist vielleicht ein Grund dafür, daß in der Literatur kaum zwischen der Reaktionsfähigkeit der Mammae beider Geschlechter unterschieden wird, da meist mit nichtquantitativen histologischen Methoden gearbeitet wurde. Unterschiede wurden auch nicht der Milchdrüse selbst, sondern ausschließlich der bei beiden Geschlechtern unterschiedlichen Sekretionsrate von Prolactin zugeschrieben. Da aber die Differenzierung der männlichen Milchdrüse schon während der Fetalentwicklung durch Androgene gestört ist und eine postnatale Weiterentwicklung bei den meisten Species weit hinter der Entwicklung weiblicher Milchdrüsen zurückbleibt, trifft ein mammogener Stimulus bei Beginn eines Experimentes bei männlichen Tieren auf weniger reaktionsfähiges Gewebe als bei weiblichen Tieren.

Bei Tierarten, bei denen auch die weibliche Milchdrüse bis zur Pubertät und auch danach keine nennenswerte Weiterentwicklung zeigt (z.B. beim Kaninchen), ist zu erwarten, daß männliche und weibliche Milchdrüsen auch quantitativ ähnlich reagieren. Andererseits gibt es Tierarten, bei denen die weibliche Milchdrüse in der Pubertät und auch schon vorher sehr stark entwickelt wird (z.B. Wiederkäuer). Bei diesen Species fällt die quantitative Reaktion auf einen experimentellen Wachstumsstimulus bei beiden Geschlechtern sehr unterschiedlich aus.

In Experimenten zum Milchdrüsenaufbau männlicher und weiblicher Rhesusaffen mit Oestron wurde beobachtet, daß die weibliche Milchdrüse auf die Behandlung stärker reagierte [202]. Die gleiche Beobachtung wurde auch bei Ziegen gemacht [211, 220, 367]. Eine über längere Zeit bei Ochsen durchgeführte Oestrogenbehandlung führte zwar zum Zitzenwachstum und zu einer leichten Milchsekretion, ein sichtbares Milchdrüsenwachstum hatte aber nicht stattgefunden [196].

Auch bei der Behandlung mit Progesteron/Oestrogenkombinationen wurden bei Ratten [25, 26, 696], Mäusen [17], Meerschweinchen [635] und Kaninchen [728] unterschiedliche Reaktionen beider Geschlechter beschrieben.

Nach Behandlung von Ochsen mit Implantaten von 1000 mg Progesteron + 20 mg Oestradiolbenzoat zu Mastzwecken wurde zwar eine Mammahypertrophie und Milchsekretion beobachtet, eine als Euter zu bezeichnende Milchdrüse hatte sich aber nicht entwickelt [241, 242].

Daß die männliche Milchdrüse zwar qualitativ, aber nicht quantitativ genauso wie die weibliche auf eine Behandlung mit mammogenen Hormonen reagiert, wurde auch in neueren Untersuchungen an Ratten demonstriert. Bei diesen Experimenten wurde der Erfolg einer Progesteron/Oestrogenbehandlung bei kastrierten weiblichen, männlichen und intrauterin feminisierten männlichen Tieren quantitativ verglichen.

Erwachsene, intrauterin feminisierte Ratten sowie normale männliche und weibliche Tiere wurden kastriert und 2 Wochen später mit 6 mg Progesteron +

2 µg Oestradiolbenzoat täglich 19 Tage lang subcutan behandelt. Das Gewicht des herauspräparierten Milchdrüsengewebes war bei den männlichen Kontrolltieren mit etwa 1 g außerordentlich niedriger als bei den weiblichen Kontrolltieren und feminisierten männlichen Tieren, deren Milchdrüsen zwischen 6 und 9 g wogen [56].

In einer anderen Versuchsserie wurden gleichen Tieren täglich 30 mg Progesteron + 10 µg Oestradiol über 22 Tage intramuskulär verabreicht, das Ergebnis war gleich [514] (Abb. 17). Aus der Tatsache, daß bei gleicher Behandlung die Entwicklung des Drüsengewebes bei männlichen Kastraten sehr limitiert war im Vergleich zu weiblichen oder feminisierten Kastraten, wurde geschlossen, daß bei männlichen Tieren zu Beginn des Versuches viel weniger reaktionsfähiges Drüsengewebe vorhanden war als bei weiblichen. Im Prinzip, d. h. qualitativ, reagierte die männliche Drüse genau wie die weibliche, denn histologische Unterschiede waren nicht festzustellen.

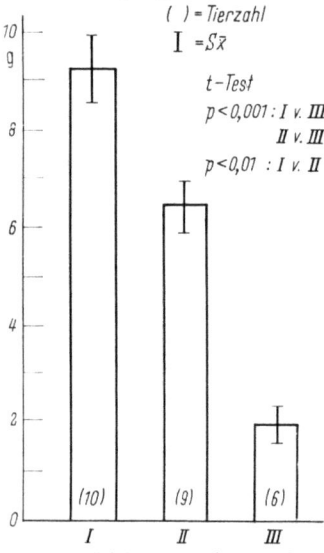

Abb. 17. Milchdrüsengewichte kastrierter Ratten nach 22tägiger Behandlung mit täglich 30 mg Progesteron + 10 µg Oestradiolbenzoat i.m. I. Weibliche Tiere. II. Intrauterin feminisierte männliche Tiere. (Behandlung der Mütter mit einem Antiandrogen, 1.2α-Methylen-6-chlor-4.6 pregnadien-17α-ol-3.20-dion-17-acetat, 10 mg/Tag vom 13.—22. Schwangerschaftstag.) III. Männliche Tiere. (Nach NEUMANN and ELGER [514])

Mit Messungen des DNS-Gehaltes als Parameter für den Parenchymaufbau wurde allerdings unter völlig identischen Versuchsbedingungen festgestellt, daß die Milchdrüse kastrierter männlicher und weiblicher Ratten quantitativ gleich reagiert [530, 531, 646].

2. Versuche zur Lactationsbeeinflussung

Man glaubte zunächst, daß das Einsetzen der Lactation ein aktiver Prozeß sei, der durch nervöse Stimuli gesteuert wird. Bereits 1904/1905 gelangte man jedoch zu dem Konzept, daß dieser Prozeß passiver Natur ist und durch den Fortfall von Hemmfaktoren in Gang kommt, in diesem Fall Faktoren aus der Placenta [284, 306]. Obwohl die Beteiligung des Ovars am Milchdrüsenaufbau zu dieser Zeit schon allgemein anerkannt war [344, 579], wurde die Lactationshemmung der Placenta zugeschrieben, ein Einfluß aus dem Ovar aber nicht ganz ausgeschlossen [284].

a) Oestrogene

Erst ab 1917 wurde vermutet, daß das Corpus luteum den Lactationseintritt verhindert [286]; die Entfernung experimentell stark luteinisierter Ovarien löste bei virginellen Ratten die Milchsekretion aus [619, 621, 622]. Den gleichen Erfolg hatte die Ovarektomie bei Ziegen in der Schwangerschaft [152] oder die Ovarektomie oestrogenbehandelter pseudogravider Kaninchen [14], und auch bei trächtigen Ratten konnte durch die Ovarektomie in der Schwangerschaftsmitte die Sekretion ausgelöst werden [374].

Andererseits hemmten Ovarextrakte die Lactation bei intakten Mäusen [535], ein Rohextrakt von Gelbkörpern, der auch Oestrogene enthalten haben muß, verhinderte den Lactationseintritt bei ovarektomierten Ratten [19]. Bei lactierenden Tieren mit Ovarien in situ konnte die Lactation auch mit PMS oder HCG gehemmt werden [91, 154, 166, 331, 403, 622], bei ovarektomierten Tieren war eine solche Behandlung wirkungslos [154, 332]. Nach diesen Untersuchungen war es klar, daß die Ovarhormone der Schlüsselfaktor für die Lactationshemmung bei nicht hypophysektomierten Tieren sind.

Bei Experimenten zum Milchdrüsenaufbau bei Meerschweinchen und Ratten mit Oestrogenen hatte sich oftmals herausgestellt, daß allein mit dem Absetzen der Behandlung die Lactation einsetzte [196, 207]. Mit der Reindarstellung der Oestrogene und später mit dem Auftauchen der ersten synthetischen Oestrogene wurde es möglich, in einer Vielzahl von Experimenten zu beweisen, daß Oestrogene eine bereits bestehende Lactation bei allen untersuchten Species zu hemmen vermögen, z.B. bei Mäusen [330, 596], Ratten [20, 203, 209, 282, 522, 572, 710], Meerschweinchen [493, 604], Kaninchen [631], Ziegen [208, 449] und Rindern [188, 204, 714]. Allerdings stellte sich bald heraus, daß bei ovarektomierten Tieren Oestrogene zur Lactationshemmung unwirksam waren [20, 54, 55] oder nur in sehr hohen Dosen die Milchleistung reduzierten [154, 203, 596], meist gemessen am Wachstum des säugenden Wurfes. Bei intakten Ratten genügten z.B. schon Tagesdosen von 0,1 µg Oestron [172] oder 10 µg Oestradiol [36], um das Wachstum oder die Überlebensrate der Jungtiere empfindlich zu reduzieren, während bei ovarektomierten Ratten erst Tagesdosen von 1 mg Oestradiolbenzoat [29, 203], 1 mg Oestradiolpropionat [154, 712] oder 0,1 mg Oestron [172] die Jungtiergewichte beeinflußten.

Es sei an dieser Stelle betont, daß eine Sekretionshemmung bei ovarektomierten Tieren unter Oestrogenen nie beobachtet wurde; sofern die Milchdrüse histologisch untersucht wurde, fand man oft beträchtliche Sekretmengen in den Alveolen, obwohl die Lactation beeinträchtigt war [29, 282, 317, 716]. Dies deutet darauf hin, daß nicht die Sekretion, sondern ein anderer Mechanismus der Lactation gestört ist, möglicherweise die Milchejektion [540]. Die sekretionsstimulierende Wirkung niedriger Oestrogendosen bei einigen Species soll hier nicht mehr behandelt werden, sie ist an anderer Stelle erwähnt (s. Lactogenese).

b) Gestagene

Durch die verschiedenen Ergebnisse der Experimente mit Oestrogenen an intakten und kastrierten Tieren wurde es offensichtlich, daß im Ovar ein zweiter Faktor vorhanden sein muß, welcher synergistisch mit den Oestrogenen zur Lactationshemmung führt. Man fand jedoch bald, daß Progesteron allein (zuerst als hochgereinigte Präparation und später als kristalline Substanz) sogar in Dosen bis zu täglich 25 mg die Lactation bei intakten und kastrierten Ratten und Mäusen nicht beeinflußt [20, 36, 37, 38, 42, 147, 172, 190, 203, 244, 271, 317, 404, 413, 431, 432, 540, 616, 712]. Auch Pregnenolon und 17α-Acetoxypregnenolon in Dosen von 10 mg täglich beeinträchtigten bei intakten und ovarektomierten Ratten die Lactation nicht [36].

c) Kombination

Erst die kombinierte Wirkung von Progesteron und Oestrogenen hemmte die Lactation ovarektomierter Tiere vollständig, bei Ratten z.B. die tägliche Behandlung mit 2 mg Progesteron + 10 µg Oestron [173]. Dieses Ergebnis, die vollständige Lactationshemmung ovarektomierter Tiere durch die kombinierte Anwendung von Progesteron und Oestrogenen, wurde seither in einer Reihe von Experimenten bestätigt. Man muß daher annehmen, daß die Hemmung der Lactation durch geringere Oestrogendosen bei intakten Tieren durch den kombinierten Effekt exogener Oestrogene und endogenen Progesterons zustandekommt. Diese Annahme ist experimentell bewiesen worden. Bei ovarektomierten

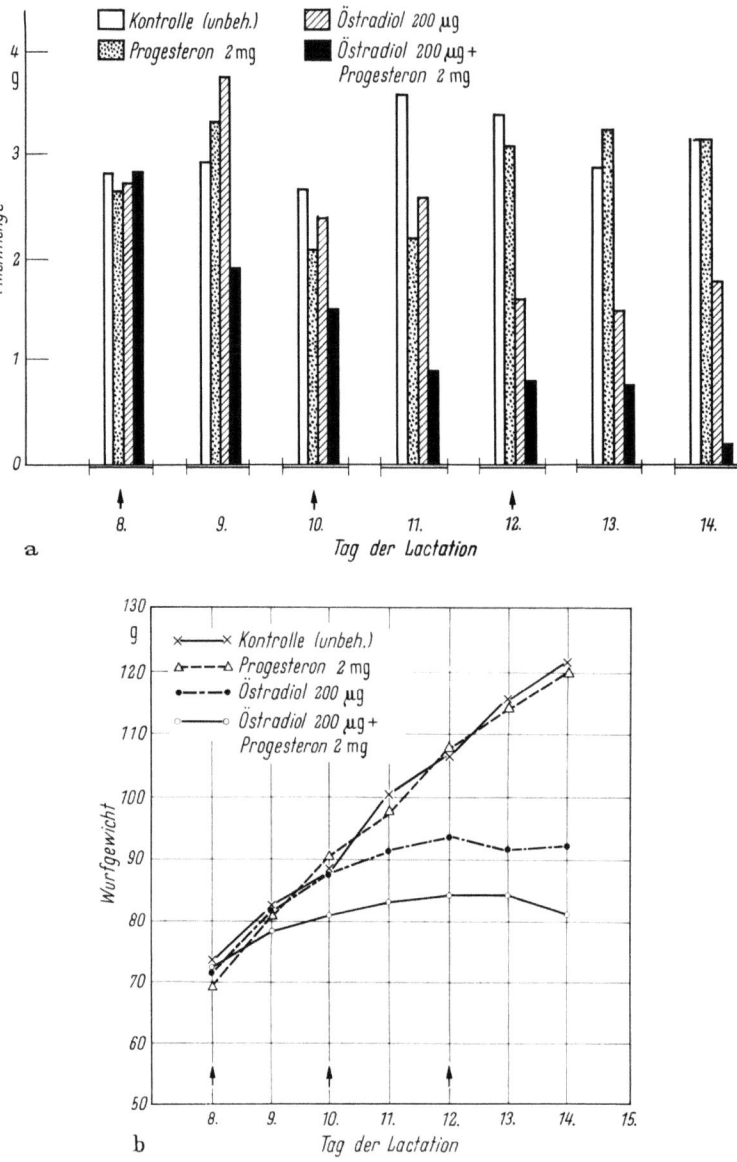

Abb. 18a u. b. Einfluß von Progesteron und Oestradiolbenzoat auf die Milchleistung und das Wurfwachstum bei intakten Ratten. a Mittlere Milchleistung während einer Säugezeit von 45 min für 5 Junge/Wurf. b Wurfgewichtsentwicklung, alle Würfe bestehen aus 5 Jungtieren. Subcutane Hormoninjektion bei ↑.
(Modifiziert nach PERSSON [540])

Kaninchen, Ratten und Meerschweinchen hemmten Progesteron oder nicht zu hohe Dosen von Oestrogenen allein die Lactation nur geringfügig oder gar nicht, die gleichen Dosen kombiniert verabreicht führten aber zu völligem Stillstand der Lactation [38, 80, 147, 172, 316, 404, 712]. Der Hemmeffekt von Oestrogenen bei intakten Tieren wird durch Progesteron beträchtlich verstärkt (s. Abb. 18), während die dreimalige Injektion von 2 mg Progesteron im Abstand von 2 Tagen die Lactation bei Ratten überhaupt nicht beeinflußte, war mit 0,2 mg Oestradiolbenzoat schon nach der zweiten Injektion ein deutliches Absinken der Wachstumskurve der Jungtiere zu beobachten, die kombinierte Wirkung beider Steroide hemmte die Lactation vollständig. Auch in diesen Versuchen wurde beobachtet, daß trotz der Lactationshemmung durch Oestradiolbenzoat allein in den Alveolen noch reichlich Sekret vorhanden war, durch die zusätzliche Gabe von Progesteron wurde dagegen die Sekretion vollständig gehemmt [540].

Die Verabreichung von täglich 10 mg Progesteron zusammen mit 30 IE Prolactin über 10 Tage an ovarektomierte oder ovar-hypophysektomierte Ratten zeigte, daß Progesteron in dieser Dosis nicht mit dem lactogenen Effekt des Prolactins interferiert [148, 149]. Durch die gleichzeitige Behandlung mit täglich 0,1 mg Oestradiolbenzoat wurde allerdings die lactogene Wirkung des Prolactins aufgehoben [147]. Daß die Progesteron/Oestrogen-Kombination den lactogenen Effekt exogenen Prolactins hemmt, wurde auch bei intakten und ovarektomierten Kaninchen nachgewiesen, jedes Steroid für sich war wirkungslos. Darüberhinaus wurde gezeigt, daß der Hemmeffekt der Steroidkombination nur relativ ist, denn durch eine Erhöhung der Prolactindosis oder Verminderung der Steroiddosen konnte die Sekretion in Gang gebracht werden [431, 432]. Die kombinierte Wirkung eines synthetischen Gestagens (17α-Äthinyl-5(10)-oestren-17β-ol-3-on = Norethynodrel) mit einem synthetischen Oestrogen (17α-Äthinyl-3-methoxy-1,3,5(10)-oestrien-3,17β-diol = Mestranol) in einem Gewichtsverhältnis von 25:1 (= Enovid), ergab über die gesamte Lactationszeit peroral appliziert nur in sehr hohen Dosen (1 mg/kg/Tag) eine geringe Lactationshemmung bei Ratten, die Behandlung während der Schwangerschaft verhinderte den Lactationseintritt nicht [605]. Auch bei Tagesdosen von 0,5 mg/Tier (ca. 2,5 mg/kg) über 10 Tage war die Lactation nur geringfügig gestört, gemessen am Jungtierwachstum und der Überlebensrate [333].

Die Milchsekretion wurde weder durch Norethynodrel allein noch in Kombination mit Mestranol (Enovid) gehemmt, da bei Versuchen zum Milchdrüsenaufbau erwachsener Ratten mit Tagesdosen von jeweils 7,5 mg/kg, subcutan über 10 Tage, sowohl bei intakten als auch bei ovarektomierten Tieren in den gut entwickelten Alveolen Sekret gefunden wurde [336, 338]. Das gleiche Bild ergab sich auch bei subcutanen Tagesdosen von 0,2 mg Enovid/Tier (ca. 1 mg/kg) über 20 Tage bei intakten Ratten [445]. Sowohl Norethynodrel allein als auch Enovid scheinen die alveoläre Sekretion eher zu stimulieren, da erst in höheren Dosen eine reichliche Sekretion auftrat [336, 338]. Bei hypophysektomierten Ratten war in allen Versuchen die Behandlung wirkungslos. Allerdings ist Enovid keine echte Gestagen/Oestrogen-Kombination, da Norethynodrel selbst beträchtliche oestrogene Aktivität besitzt, somit addieren sich in dieser Kombination die oestrogenen Wirkungen beider Substanzen. Da sowohl Norethynodrel als auch Enovid den Gehalt der Hypophyse an Prolactin erhöhen und die Prolactinsekretion stimulieren [30, 337, 445], ist eine Sekretionshemmung auch nur in extrem hohen Dosen zu erwarten, niedrigere Dosen müßten dagegen die Milchsekretion eher stimulieren.

Ein anderes synthetisches Gestagen, 17α-Äthinyl-4-oestren-17β-ol-3-on (Norethisteron), mit nur sehr schwacher oestrogener Nebenwirkung hemmte in peroralen Tagesdosen von 0,1 mg die Lactation bei allen, in Dosen von 0,03 mg bei einem Teil der Tiere einer nicht genannten Species, vermutlich Ratten [653].

17α-Methyl-4-oestren-17β-ol-3-on (Methyloestrenolon) hemmt bei Hunden in peroralen Tagesdosen von 15—20 mg über 2—5 Tage oder bei einmaliger Injektion von 250 mg die bei der Pseudogravidität gewöhnlich auftretende Galaktorrhoe [246]. In ihrer Wirkung auf die Lactation verhalten sich die Ovarsteroide aber nicht nur synergistisch, sondern auch antagonistisch, denn der lactogene Effekt von Oestrogenen wird durch Progesteron in genügend hoher Dosis aufgehoben.

Bei Versuchen zum Milchdrüsenaufbau stellte sich heraus, daß die Milchdrüsen oestrogenbehandelter Tiere reichlich Sekret enthielten, während die zusätzliche Progesteronbehandlung zwar das Parenchym besser entwickelte, gleichzeitig aber die Sekretion verhinderte.

Bei ovarektomierten Ratten wurde diese Beobachtung nach 10tägiger Behandlung mit täglich 0,2 mg Oestradiolbenzoat und 15 mg Progesteron gemacht [612]. Bei geringeren Steroiddosen (1—5 mg Progesteron + 1—15 µg Oestradiol oder Oestradiolbenzoat) ergab sich der gleiche Effekt, wenn das Oestrogen/Progesteron-Verhältnis 1:2000 überstieg [616, 405]. Bei ovarektomierten Ratten wurde mit einer Oestrogen-Progesteron-Behandlung die Milchdrüse aufgebaut, allein das Absetzen der Behandlung nach 12 Tagen induzierte eine Milchsekretion.

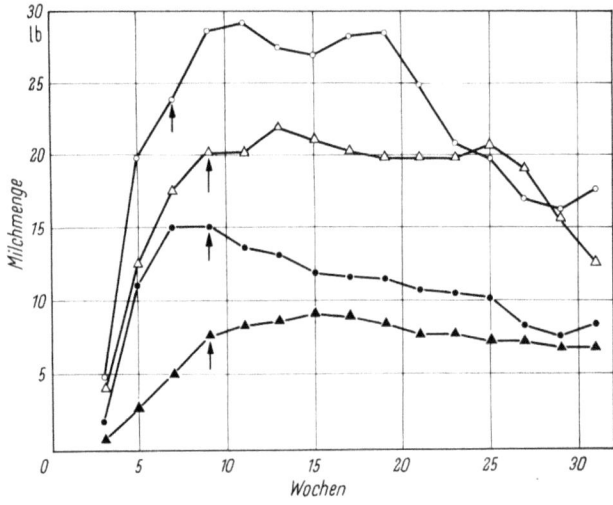

Abb. 19. Typische Lactationskurven von Rindern nach Implantation von Oestrogen-Pellets. Abszisse: Zeit seit der Implantation in Wochen. Ordinate: Milchmenge in lb, Mittelwerte aus 14tägigen Melkperioden. ↑ Entfernung der Oestrogen-Pellets. (Nach FOLLEY and MALPRESS [207])

Die Erhöhung der Oestrogendosis vom 9. Behandlungstag an führte ebenfalls zur Milchsekretion, während bei einer Erhöhung der Progesterondosis die Sekretion weiterhin gehemmt blieb [443].

Bei intakten trächtigen Kaninchen wurde keine Beeinträchtigung der Milchsekretion mit Progesterondosen gefunden, welche den Geburtseintritt um mehrere Tage verzögern. Allerdings war bei den Tieren, deren Geburt am längsten verzögert war (ein Tier mit 1,5 mg, zwei Tiere mit 2 mg Progesteron täglich, alle vom 25. Tag der Trächtigkeit an behandelt) die Milchdrüse etwas regrediert [300]. Dies könnte darauf hindeuten, daß es zu einer regelrechten Lactation vielleicht nicht gekommen wäre, wenn statt der totgeborenen lebende Jungtiere vorhanden gewesen wären.

Bei Rindern und Ziegen kann die Milchsekretion durch Oestrogenbehandlung schon in wenigen Wochen hervorgerufen werden. Werden zum Euteraufbau aber Kombinationen von Oestrogenen und Progesteron verwendet, kann die Lactation bis zum Absetzen des Progesterons verhindert werden, allerdings reagieren Wiederkäuer individuell sehr verschieden [43, 113, 207, 421, 455] (Abb. 19).

Implantationen von 2 g Diäthylstilboestrol + 4 g Progesteron bei zwei Färsen führten bei einem Tier noch vor, bei dem anderen jedoch erst nach Entfernung der Implantate 90 Tage später zur Lactation.

Die Implantation von 100 mg Diäthylstilboestrol + 3 g Progesteron für 3 Monate bei etwa 40 Kühen und Färsen führte nur in wenigen Fällen zur Lactation, wenn nicht eine weitere Oestrogenimplantation erfolgte [421]. Bei täglicher Injektion von 100 µg Oestradiolbenzoat und 100 mg Progesteron über 180 Tage, einer zur optimalen Euterentwicklung als ausreichend gedachten Kombination, trat während der Behandlung keine Lactation auf. Erst nach Absetzen der Kombination und Weiterbehandlung mit 3 mg Oestradiolbenzoat vergrößerte sich das Euter solange, bis maximale Milchmengen ermolken werden konnten [705].

Durch die lokale Applikation kleinster Mengen von Diäthylstilboestrol (5 µg) zusammen mit Progesteron (0,125 mg), 2—3mal wöchentlich in insgesamt 30 Injektionen direkt in den Strichkanal, konnte bei intakten Ziegen eine leichte Milchsekretion erreicht werden, größere Milchmengen waren erst nach Absetzen der Behandlung zu ermelken. Interessant ist, daß die Milchsekretion auf die behandelte Euterhälfte beschränkt blieb. Offensichtlich war aber in diesem Versuch Progesteron im Verhältnis zu dem Oestrogen zu schwach dosiert, um die Sekretion völlig zu verhindern [259]. Bei ovarektomierten Ziegen setzte schon während einer Behandlung mit 0,25 mg Hexoestrol täglich über 20 Wochen eine beträchtliche Sekretion ein, bei zusätzlicher Behandlung mit 40 oder 100 mg Progesteron/Tag gab es dagegen keine Anzeichen einer Sekretion [112, 113, 197, 198]. Die möglichen Ursachen für die gleichzeitig synergistische und antagonistische Wirkung von Progesteron und Oestrogenen sind an anderer Stelle diskutiert (s. Lactationseintritt).

Die ursprüngliche Annahme, daß die Milchsekretion ein passiver Vorgang sei, trifft nur auf die Ovarsteroide zu. Allein in dieser Hinsicht führt der Wegfall eines hemmenden Einflusses zur Milchsekretion. Da aber die Lactation durch den lactogenen Komplex aus Hypophyse und Nebenniere aktiv gesteuert wird (s. Lactation), setzt sich die Lactation sowohl aus passiven (Wegfall der ovariellen bzw. placentaren Hemmfaktoren) als auch aktiven (lactogener Komplex) Steuerungsvorgängen zusammen.

Die frühere Theorie, daß Milchdrüsenaufbau und Sekretion einander ausschließen [203, 505], scheint in einer derart vereinfachenden Form heute nicht mehr haltbar zu sein.

Aus dem bisher Gesagten ergibt sich, daß eigentlich der während der Schwangerschaft erhöhte Titer der Ovarhormone und damit der Hemmfaktoren mit der Lactation unvereinbar sein müßte. Trotzdem ist bekannt, daß bei vielen Species die Schwangerschaft nicht mit der Lactation interferiert.

Das hormonale Milieu während der Schwangerschaft, d. h. der hohe Progesteron/Oestrogen-Spiegel und die damit verbundene Proliferation des sekretorischen Parenchyms tendiert dazu, die sekretorische Aktivität der Milchdrüse auf einem Minimum zu halten [99]. Trotzdem schließen Lactation und erneute Schwangerschaft einander nicht aus, zumindest für eine gewisse Zeit. Die fortschreitende Gravidität hat aber einen hemmenden Einfluß auf die Milchleistung, bei Rindern etwa vom 5. Monat ab [73, 292, 550]. Daß die Lactation überhaupt weiterbesteht, wird dem Melk- oder Saugreiz zugeschrieben, der seinerseits zu verstärkter Prolactinsekretion führt [343, 406, 432]. Da aber der Antagonismus zwischen dem hemmenden Einfluß des Progesteron/Oestrogen-Titers und der lactationsstimulierenden Wirkung des Prolactins nur relativ ist, d. h. durch Erhöhung der Prolactinmenge oder Verminderung der Menge an Ovarsteroiden zugunsten der Sekretion verändert werden kann [431, 432], können je nach Stärke des Saugreizes und damit der Prolactinsekretion lactationshemmende und -fördernde Einflüsse parallel gehen, oder einer dieser Einflüsse kann überwiegen.

Da die Ovarsteroide immer nur einen hemmenden Einfluß auf die Lactation haben, wäre zu erwarten, daß die Kastration lactierender Tiere zu verstärkter Milchsekretion führt.

Schon seit mehreren Jahrhunderten wurde vermutet, daß die Ovarektomie bei lactierenden Rindern die Lactationsperiode beträchtlich verlängert [99, 110], und bis heute werden noch Rinder zu diesem Zweck kastriert. In genau kontrollierten Experimenten wurde jedoch nachgewiesen, daß man bei Rindern durch die Ovarektomie die Melkperiode nicht verlängern kann [586]. Daß die Ovarektomie überhaupt keinen Einfluß auf eine bestehende Lactation hat, wurde auch zur Genüge bei Ratten, Mäusen und Meerschweinchen demonstriert.

Demnach scheinen die im nichtgraviden Organismus vorhandenen Progesteron/Oestrogen-Titer zu gering zu sein, um die Milchleistung zu beeinträchtigen. Außerdem ist die ungestörte Lactation kastrierter Tiere ein Beweis dafür, daß das Ovar für die Lactationserhaltung nicht notwendig ist.

3. Milchdrüsendifferenzierung

Der Ablauf der normalen intrauterinen Differenzierung der Milchdrüse ist bei Ratten [477, 478] und Mäusen [32, 75, 557, 559, 565, 694] am besten bekannt, andere Untersuchungen erstreckten sich auf eine Reihe weiterer Tierarten [560].

Schon aus älteren Untersuchungen ist bekannt, daß die Milchdrüse nicht nur als ausdifferenziertes Organ, sondern schon in sehr frühen fetalen Entwicklungsstadien auf Sexualhormone reagiert [262, 263, 264, 554]. Fast unmittelbar auf die Entwicklung der ersten undifferenzierten Primordia folgt eine hormon-sensitive Phase, während der die weitere Ausbildung des Organs entschieden wird. Ohne die exzessive Einwirkung von Sexualhormonen in dieser Phase differenziert sich die Milchdrüsenanlage immer in weiblicher Richtung, d. h. ihre weitere Entwicklung verläuft ungestört.

Androgene, trächtigen Müttern oder direkt in den Fetus injiziert, führen zu so starker Proliferation des den Epithelsproß umgebenden Mesenchyms, daß z. B. bei Mäusen fast die gesamte Anlage bis auf ganz geringe Reste zerstört wird [555, 565, 567]. Bei Ratten ist dagegen vorwiegend der proximale Epithelsproß betroffen, der nicht ganz so stark wie bei Mäusen degenerierte distale (glanduläre) Anteil verliert die Verbindung zur Epidermis, bei beiden Tierarten entwickeln sich unter Androgeneinfluß keine Saugwarzen. Bei anderen Tierarten, z. B. Rindern, ist die Milchdrüsenanlage weniger empfindlich gegen Androgene, sie degeneriert zwar mehr oder weniger, jedoch entwickeln sich auch beim männlichen Geschlecht trotz der Einwirkung von Androgenen aus dem fetalen Hoden Saugwarzen [560].

Man weiß heute, daß lediglich die Anwesenheit von Androgenen in einer bestimmten Entwicklungsphase darüber entscheidet, ob die Milchdrüsenanlage zum rudimentären männlichen Typ degeneriert. Umgekehrt resultiert nur aus der Nichteinwirkung von Androgenen während dieser Zeit eine weibliche Milchdrüse, unabhängig vom genetischen Geschlecht.

Oestrogene führen zu schweren Mißbildungen der Milchdrüsenanlage bei beiden Geschlechtern, ihre Wirkung ist im Gegensatz zu Androgenen jedoch sehr unterschiedlich [554, 556, 565, 566]. Über Progesteronwirkungen auf die fetale Milchdrüse ist dagegen fast nichts bekannt, selbst in umfassenden Übersichtsartikeln zur hormonalen Beeinflussung der Milchdrüsendifferenzierung [559, 560, 565, 566] werden Progesteronwirkungen nicht erwähnt. In der Literatur fand sich nur ein kurzer Bericht in Form einer Vortragszusammenfassung zu diesem Thema.

Trächtige CBA-Mäuse wurden vom 7.—13. Schwangerschaftstag mit täglich 10 mg Progesteron behandelt, die Untersuchung der Nachkommen fand am 21. Lebenstag statt. Während bei weiblichen Jungtieren 344 von 352 Milchdrüsen normal entwickelt waren, zeigten fast alle männlichen Tiere abnorme Befunde. Wie aus den Zahlenangaben kalkuliert werden kann, fehlten außer einem bei unbehandelten Kontrollen völlig eliminierten Paar Milchdrüsen (bei einigen Mäusestämmen verschwindet beim männlichen Geschlecht das 2. inguinale Paar restlos [560, 564]), bei der behandelten Gruppe pro Tier weitere zwei Anlagen gänzlich. Bei 163 überlebenden Anlagen traten jedoch in 47 Fällen auch Saugwarzen auf, 22 Anlagen entsprachen sogar dem normalen weiblichen Typ. Außerdem hatten sich in der behandelten Gruppe die überlebenden Anlagen signifikant stärker ausgedehnt als in der Kontrollgruppe, bei weiblichen Jungen bestand kein solcher Unterschied. Bei der geringen Anzahl gestörter Milchdrüsenanlagen bei weiblichen Tieren bestand die Mißbildung ausnahmslos in einer Hemmung des Gangsystems, Saugwarzen waren jedoch bei allen Anlagen ausgebildet [311]. Das Auftreten von Saugwarzen und sogar völlig weiblich entwickelten Milchdrüsen bei männlichen Tieren ist ein Zeichen dafür, daß in diesen Fällen während der kritischen Zeit der Organogenese Androgene nicht oder nur sehr schwach zur Wirkung kamen. Möglicherweise wirkte hier Progesteron als Antiandrogen (eine geringe antiandrogene Wirkung ist aus anderen Experimenten bekannt) oder Gonadotropinhemmer. Die verstärkte Eliminierung ganzer Anlagen steht jedoch im Widerspruch dazu, da eine derartige Wirkung nur von Oestrogenen und Androgenen bekannt ist, vielleicht spielen in der Progesteronwirkung auf die Milchdrüsenanlage auch Metaboliten eine Rolle.

Es sollte noch erwähnt werden, daß die Behandlungszeit vielleicht etwas unzureichend war, denn die größte Empfindlichkeit gegen hormonale Einflüsse besteht an der Milchdrüsenanlage bei Mäusen vom 12. bis zum Ende des 14. Trächtigkeitstages [310, 560].

Die Wirkung von synthetischen Gestagenen auf die fetale Milchdrüsenanlage hängt von ihren Nebenwirkungen ab. Bei Gestagenen mit androgener Nebenwirkung ist eine Degeneration der Milchdrüsenanlage weiblicher Feten zu erwarten, Gestagene mit antiandrogenen Eigenschaften führen dagegen zu weiblicher Ausbildung der Anlagen bei männlichen Feten, während Gestagene mit oestrogener Nebenwirkung Mißbildungen bei beiden Geschlechtern hervorrufen. Der Grad der Veränderung ist von der Dosis und der jeweiligen Stärke der Nebenwirkung sowie vom Zeitpunkt der Verabreichung abhängig.

Die intramuskuläre Behandlung trächtiger Ratten mit täglich 10 mg 1.2α-Methylen-6-chlor-4.6-pregnadien-17α-ol-3.20-dion-17-acetat (Cyproteronacetat), einem Steroid mit starker gestagener und antiandrogener Wirkung, vom 13. Tage der Gravidität an, hatte neben der Feminisierung anderer männlicher Geschlechtsmerkmale bei männlichen Feten eine weibliche Organogenese der Milchdrüsen zur Folge. Diese Wirkung konnte für die Anlage der Saugwarzen, die bei männlichen Tieren normalerweise nicht stattfindet, nachgewiesen werden (19. Tag der Embryonalentwicklung). Eine weitere Entwicklung der Warzenanlage erfolgte auch in allen folgenden fetalen und postnatalen Stadien, auch nach dem Absetzen der Behandlung (Abb. 20).

Die Histologie der Milchdrüsen feminisierter männlicher Ratten zeigte, daß das Ausführungsgangsystem vollständig entwickelt war.

Eine stärkere Ausbildung des Drüsengewebes als bei männlichen Kontrollen war in den proximalen Abschnitten des Drüsensprosses zwischen dem 19. bis

21. Tag bei männlichen Feten, deren Mütter das Antiandrogen erhielten, ganz offensichtlich. Bei männlichen Feten behandelter Muttertiere fand auch in den postnatalen Stadien eine weitere Proliferation des Drüsengewebes statt [374, 510, 511—513, 515). Zu gleichartigen Ergebnissen führte auch die Behandlung trächtiger Mäuse mit täglich 3 mg Cyproteronacetat i.m. vom 12. Tag der Gravidität an [155, 509, 516] (Abb. 21).

Der Einfluß von vier anderen synthetischen Gestagenen auf die Milchdrüsendifferenzierung wurde ebenfalls an Mäusefeten untersucht. Trächtige NMRI-Mäuse wurden vom 12.—14. Schwangerschaftstag (Spermiennachweis in der Vagina = Tag 1) subcutan behandelt, die Feten wurden am 15. Tag entnommen

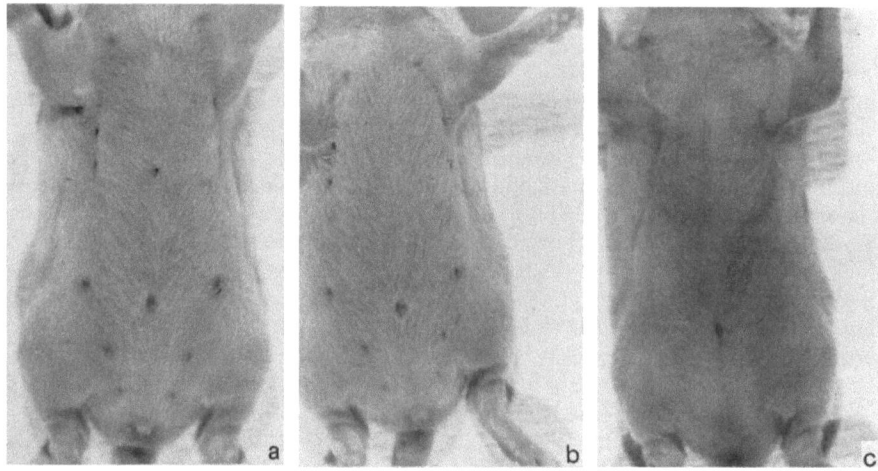

Abb. 20a—c. Auftreten von Saugwarzen bei männlichen Feten nach Behandlung der Mütter mit einem antiandrogen wirksamen Gestagen (alle Tiere 10 Tage alt). a Weibliche Kontrolle. b Männliches Tier, die Mutter wurde vom 13. Schwangerschaftstag an mit täglich 10 mg 1,2α-Methylen-6-chlor-4,6-pregnadien-17α-ol-3,20-dion-17-acetat behandelt, das Jungtier mit täglich 0,3 mg. (Saugwarzen wie beim weiblichen Tier.) c Männliche Kontrolle (keine Saugwarzen). (Nach NEUMANN und ELGER [511])

und histologisch untersucht [125]. Tagesdosen von 1 mg 17α-Äthinyl-4-oestren-17β-ol-3-on führten bei allen weiblichen Feten zu mehr oder weniger deutlicher Virilisierung der Milchdrüsenanlage, d. h. zu Degenerationserscheinungen der Anlage und stärkerer Proliferation des umgebenden Mesenchyms.

Bei Tagesdosen von je 5 mg 19-Nor-4-pregnen-17α-ol-3.20-dion-17-capronat oder 17α-Allyl-4-oestren-17β-ol traten bei einem Teil der männlichen Feten deutliche Feminisierungstendenzen in Erscheinung, d. h. die Milchdrüsenanlage war weniger degeneriert als bei unbehandelten männlichen Kontrollen.

Die Behandlung der Mütter mit täglich 1 mg 6α-Methyl-4-pregnen-17α-ol-3.20-dion-17-acetat beeinträchtigte die Milchdrüsenanlage bei beiden Geschlechtern, die Tendenz zur Feminisierung bei männlichen Feten und zur Virilisierung bei weiblichen Feten war deutlich ausgeprägt.

Die Wirkung des 17α-Äthinyl-4-oestren-17β-ol-3-on auf die Milchdrüsenanlage ist eindeutig der androgenen Nebenwirkung dieser Substanz zuzuschreiben. Die Feminisierungstendenzen des 19-Nor-4-pregnen-17α-ol-3.20-dion-17-capronat und des 17α-Allyl-4-oestren-17β-ol könnten auf einer Gonadotropinhemmung beruhen, denn es ist bekannt, daß nach der Hypophysektomie von männlichen Feten durch Decapitation [334] die Sexualdifferenzierung in weiblicher Richtung verläuft.

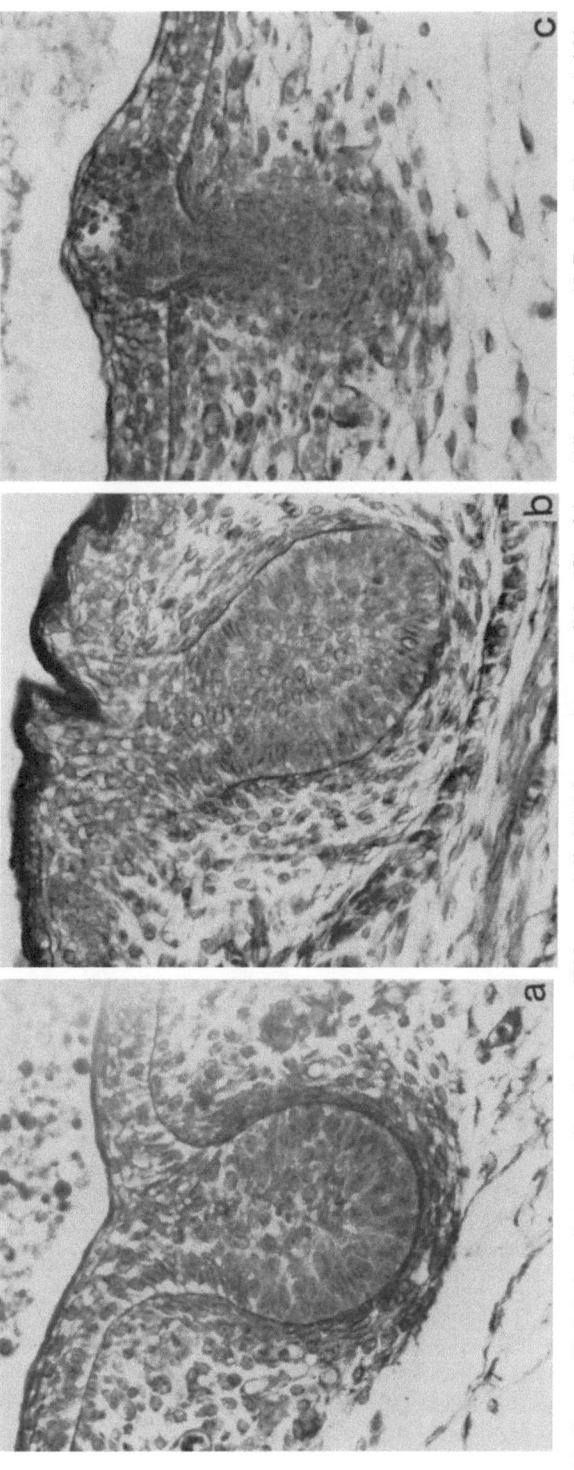

Abb. 21 a—c. Einfluß eines Gestagens mit antiandrogener Wirkung auf die Milchdrüsenanlage männlicher Mäusefeten. (Alle Schnitte vom 15. Tag der Embryonalentwicklung.) a Weibliche Kontrolle. b Männlicher Fet, die Mutter wurde vom 12. Tag der Schwangerschaft an mit täglich 3 mg 1,2α-Methylen-6-chlor-4,6-pregnadien-17α-ol-3,20-dion-17-acetat (Cyproteronacetat) behandelt. (Weitgehende weibliche Differenzierung, deutliche Trennung vom umgebenden Mesenchym wie beim weiblichen Feten.) c Männliche Kontrolle. (Nach ELGER und NEUMANN [155])

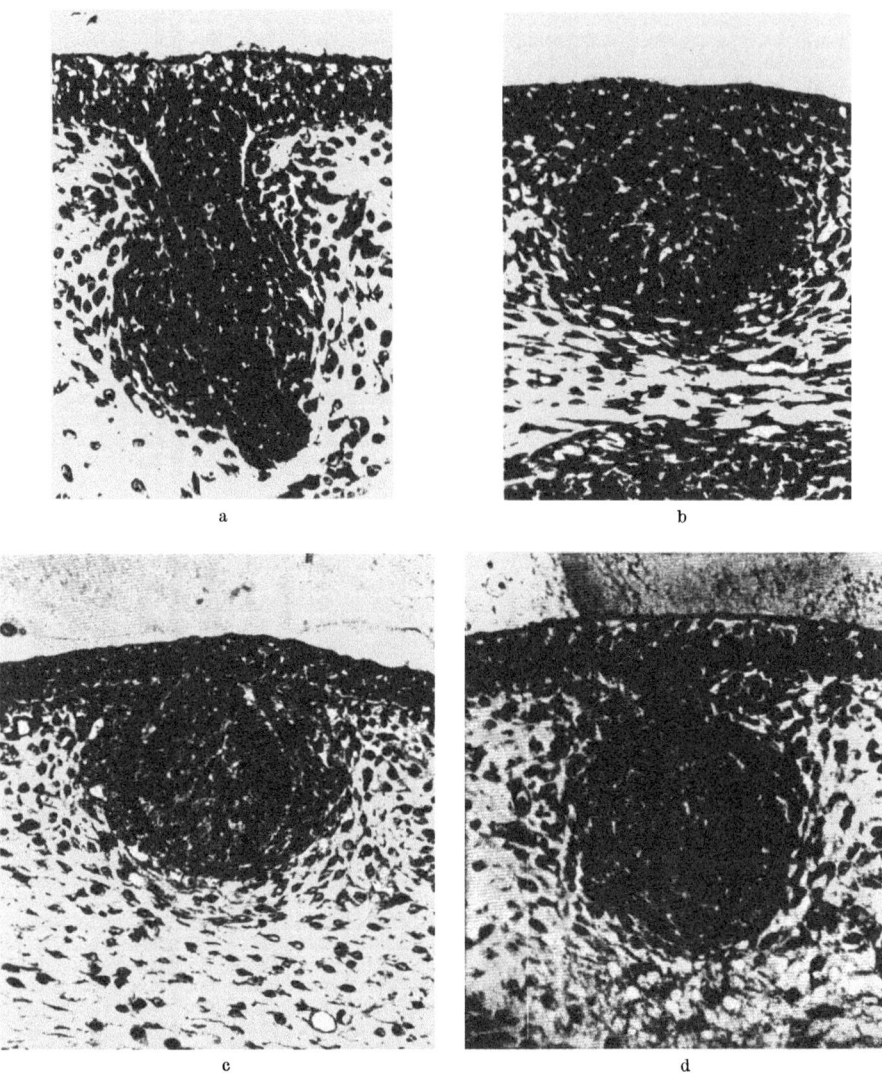

Abb. 22a—g. Einfluß verschiedener Gestagene auf die Milchdrüsendifferenzierung bei Mäusefeten. (Subcutane Behandlung der Mütter vom 12.—14. Trächtigkeitstag, Entnahme der Feten am 15. Trächtigkeitstag.) a Männliche Kontrolle. b Weibliche Kontrolle. c Männlicher Fet, Mutter mit täglich 5 mg 19-Nor-4-pregnen-17α-ol-3,20-dion-17-capronat behandelt. (Feminisierte Milchdrüsenanlage.) d Männlicher Fet, Mutter mit täglich 5 mg 17α-Allyl-4-oestren-17β-ol behandelt. (Feminisierte Milchdrüsenanlage.) e Weiblicher Fet, Mutter mit täglich 1 mg 17α-Äthinyl-4-oestren-17β-ol-3-on behandelt. (Milchdrüsenanlage wie bei normalen männlichen Feten degeneriert.) f Männlicher Fet, Mutter mit täglich 1 mg 6α-Methyl-4-pregnen-17α-ol-3,20-dion-17-acetat behandelt. (Feminisierte Milchdrüsenanlage.) g Weiblicher Fet, Mutter behandelt wie f. (Degenerierte Milchdrüsenanlage.) (Nach CUPCEANCU et al. [125])

Möglicherweise wirkt hier auch ein anderer Mechanismus, eine antiandrogene Wirkung konnte jedoch bei beiden Substanzen nicht festgestellt werden (s. NEUMANN, 1. Teil).

Die Virilisierung weiblicher Feten durch 6α-Methyl-4-pregnen-17α-ol-3.20-dion-17-acetat ist schon des öfteren beschrieben worden (s. NEUMANN, 1. Teil), die gleichzeitig vorhandene Feminisierungstendenz bei männlichen Feten könnte ebenfalls auf einer zentralen Hemmwirkung beruhen, eine schwache Antiandrogenwirkung ist aber nicht ausgeschlossen (Abb. 22).

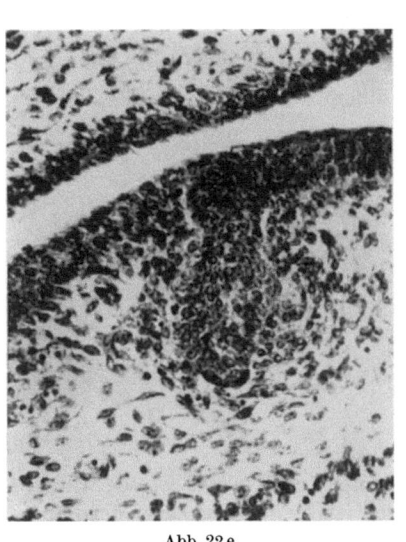
Abb. 22 e

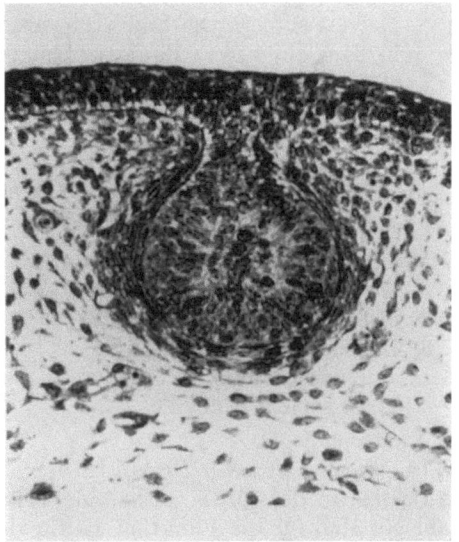
Abb. 22 f

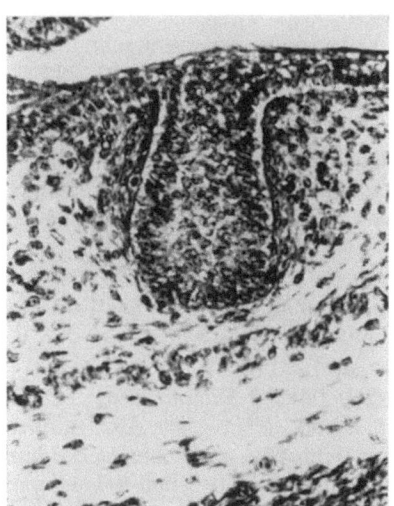
Abb. 22 g

V. Anhang: Methodik

Zur Messung von physiologischen Veränderungen und Hormonwirkungen an der Milchdrüse wurde eine Reihe von quantitativen Methoden entwickelt, die sich wie folgt einteilen lassen:

A. Messungen der Milchdrüsenmorphologie
   1. Grob-morphologische Methoden
      a) Wägung einzelner Drüsen
      b) Flächenmessung einzelner Drüsen
      c) Längenmessung von Saugwarzen
      d) ,,whole mount preparation"
      e) Palpation von Drüsen in situ

2. Histometrische Methoden
   a) nach subjektiven Bewertungsmaßstäben (,,rating")
   b) nach objektiven Bewertungsmaßstäben
   c) in vitro-Kulturen
3. Biochemische und radiographische Messungen
   a) Nucleinsäuren (DNS)
   b) ,,Spreading factor"
   c) Autoradiographie
   d) andere

B. Messung der Milchdrüsenfunktion
  1. Messung der Milchmenge pro Zeiteinheit
  2. histologisch (,,rating")
  3. Biochemische Messungen
     a) Nucleinsäuren (RNS)
     b) Enzyme, Coenzyme

A. Morphologie.

1a. *Wägung einzelner Drüsen* [475].

Da das in der Drüse enthaltene Sekret mitgewogen wird, ist die Wägung mehr ein Maß für die Funktion als für den Entwicklungsgrad. Die Methode ist daher bei Großtieren ungeeignet, kann aber bei kleinen Labortieren zur Feststellung von Unterschieden, z. B. zwischen männlichen und weiblichen Tieren, bei qualitativ gleichem Entwicklungszustand sehr nützlich sein.

1b. *Flächenmessung einzelner Drüsen* [182, 183, 202].

Es werden Durchmesser oder Umfang einzelner Drüsen gemessen, brauchbar nur bei Species mit flacher Milchdrüse, d. h. bei Labornagern. Diese Methode erfaßt aber nur das Gangwachstum ohne Verzweigungen und ist daher nur wenig aussagekräftig. Als etwas genauere Modifikation wird zusätzlich der Verzweigungsgrad der Gänge oder das Auftreten von Endknospen angegeben [236, 580, 581].

1c. *Längenmessung von Saugwarzen* [211, 475, 630].

Diese Methode ist als Parameter für Oestrogenwirkungen bei Schafen, Ziegen und Meerschweinchen benutzt worden.

1d) *,,Whole mount preparation"*.

Geeignet für Species mit flachen Milchdrüsen, z. B. Ratte, Maus, Kaninchen, zur Darstellung einer Milchdrüse in toto. Die Ausdehnung des Gangsystems kann genau gemessen werden, Knospen und Alveolen können quantitativ erfaßt werden. Nachteil: Diese Präparationen geben keine Auskunft über histologische Veränderungen innerhalb der Gänge und Alveolen. Außerdem kann nur nach subjektiver Einteilung gewertet werden.

Technik. Abtrennung der Haut mit unterliegendem Bindegewebe vom Tierkörper, Fixierung in Bouin'schem Gemisch für 24 Std, für mehrere Tage Spülung in 50%igem Alkohol, Färbung mit Alaun-Karmesin, mehrmalige Spülung mit 70%igem Alkohol zur Entfernung überflüssiger Farbe, anschließend aufsteigende Alkohol-Reihe, Entwässern in Xylol. Montage auf Kork oder zwischen zwei Objektträger.

Auch die Einbettung der Präparation in Plastik hat sich als sehr zweckmäßig erwiesen [388]. Die angegebene Methode ist die zur Zeit gebräuchlichste Modifikation eines Verfahrens, das bereits 1906 eingeführt wurde [351]. Ursprünglich wurde die Haut vom Bindegewebe mit der darinliegenden Milchdrüse getrennt, Muskel- und Bindegewebe wurden soweit als möglich abpräpariert und die Färbung mit Hämatoxylin-Eosin oder Lithium-Carmin durchgeführt.

Die Beurteilung der Milchdrüsenentwicklung wird nach einem vorher festgelegten Schlüssel vorgenommen, der bei einzelnen Autoren leicht variiert. Da die Art der Auswertung aber in jedem Falle subjektiv ist, sind kleinere Abweichungen unerheblich. Als Beispiel für die Bewertungsmethode sei hier ein Code aus neuerer Zeit aufgeführt. Dieser Bewertungsschlüssel ist sowohl für ,,whole mount preparations" als auch für histologische Schnitte brauchbar [336].

1,0 = Viele Seitenknospen entlang der Hauptgänge, Alveolen jedoch spärlich oder fehlend.
2,0 = Kleine Trauben von Alveolen
3,0 = Große Trauben von Alveolen
4,0 = Überreiche lobulo-alveoläre Entwicklung, auf histologischen Schnitten Sekret in den Alveolen.

1e. *Palpation von Drüsen in situ* [475].

Sehr grobe und unsichere Methode, die bisher bei Rindern und Hunden angewandt wurde.

2a. *Histometrische Methoden nach subjektiven Bewertungsmaßstäben.*

Statt der ,,whole mount preparation" werden histologische Serienschnitte angefertigt. Diese Methode ist nicht nur für flache Milchdrüsen geeignet, sondern auch für dreidimensionale, so daß die Methode bei allen Tierarten brauchbar ist. Es ist die älteste und am meisten gebrauchte Art der Milchdrüsenuntersuchung.

Für die Auswertung kann der unter 1d genannte Bewertungsschlüssel benutzt werden. Etwas ausführlicher ist der folgende Code, der mehr für die Beurteilung histologischer Schnitte geeignet ist.

Alveolenentwicklung, Gangentwicklung und Sekretion werden getrennt beurteilt, dadurch wird eine Faktorenanalyse ermöglicht [45].

Alveolen- und Parenchymentwicklung:
0 = keine oder nur spärliche Alveolen, nur rudimentäre Gänge
1 = wenige Alveolen oder kleine alveolenähnliche Gänge verstreut über die Länge der Hauptgänge, Lobuli nicht ausgebildet
2 = mäßige Zahl von Alveolen, Lobi klar zu erkennen, Lobuli jedoch nur verstreut auftretend, daher keine kompakten Lobi
3 = überreichlich Alveolen, welche die Lobuli gänzlich oder fast ganz ausfüllen, große Lobuli und Lobi daher kompakt. Nur ein Minimum an nichtglandulärem Gewebe im Parenchymgebiet.

Gangwachstum:
1 = wenige rudimentäre Gänge
2—3 = Zwischenstufen
4 = reichlich verzweigte Gänge

Sekretion in Alveolen und Gängen:
0 = kein oder nur spärliches Sekret
1 = nur gelegentlich Sekret
2 = allgemein Sekret vorhanden

2b. *Histometrische Methoden nach objektiven Bewertungsmaßstäben.*

Volumenbestimmung durch histologische Serienschnitte. Besonders geeignet für Species mit dreidimensionalen Milchdrüsen. Dabei können sowohl das Volumen berechnet als auch morphologische Charakteristika bewertet werden. Nachteil: zeitraubend.

Technik. Abpräparieren der Milchdrüse vom Tierkörper, Fixierung, Serienschnitte von gleichbleibender Stärke (z. B. 30 µ), Aufziehen von Schnitten in gleichbleibender Reihenfolge (z. B. jeder 5. Schnitt), Färbung (z. B. Hämatoxylin-Eosin).

Bewertung. Entweder subjektiv wie bei der „whole mount preparation" oder objektiv nach der Fläche von Umrißzeichnungen (planimetrisch) [45, 50] oder durch Kalkulation der inneren Oberfläche der Alveolen (s. dort).

Volumenbestimmung durch Messung der inneren Oberfläche von Alveolen [584]. Diese Methode ist besonders geeignet für lactierende Milchdrüsen und größere dreidimensionale Milchdrüsen, z. B. von Wiederkäuern. Sie ist übernommen von der Messung der respiratorischen Lungenfläche (innere Oberfläche von Lungenalveolen) [625]. Nachteil: sehr zeitraubend.

Technik. Wiegen der gesamten Milchdrüse nach Ausspülung des Sekretes (Perfusion mit physiologischer Kochsalzlösung), Bestimmung des spezifischen

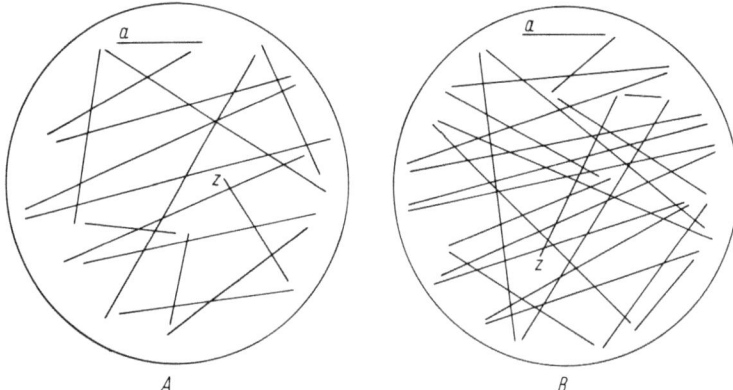

Abb. 23. Beispiele für Liniengitter zur Messung der inneren Oberfläche von Alveolen. (Nach RICHARDSON [584])

Gewichtes der Drüse, danach Bestimmung des Volumens der ganzen Drüse (V). Entnahme großer Gewebsstücke aus verschiedenen Ebenen. Aus jedem Stück Anfertigung histologischer Serienschnitte wie beschrieben.

Auswertung. Eine bestimmte Anzahl Schnitte wird nach Zufall (at random) aus jeder Drüsenebene ausgesucht, z. B. 10 pro Ebene. (Die folgende Prozedur bezieht sich auf den Mittelwert der aus allen Schnitten gewonnenen Daten.) Der Schnitt wird mit einem Liniengitter von bekannter Gesamtlänge der Linien (l) überdeckt. Die doppelte Anzahl von Überschneidungen des Alveolarepithels mit den Linien ($2n$), geteilt durch die auf die Vergrößerung korrigierte Länge des Liniengitters (l), ergibt die gesamte Oberfläche des Lumens (S) für das gesamte Volumen (V) der Milchdrüse nach der Formel $S = 2n\, V/l$ (Abb. 23).

Relative Wachstumsrate im Verhältnis zur Körperoberfläche. Allometrisches (stärkeres als das allgemeine Wachstum) oder isometrisches Wachstum (gleichstarkes Wachstum wie der übrige Körper) wird nach der Formel von HUXLEY u. TEISSIER (1938), Nature 137, 780 gemessen: $y = bx\alpha$ oder $\log y = \alpha \cdot \log x + \log b$ (y = Größe des zu messenden Organs, x = Größe des Referenzorgans bzw. des gesamten Körpers, b und α = Konstanten) [96, 197].

Standardisierung nach Mäuse-Einheiten [450]. 1 Mäuse-Einheit = Totaldosis von Substanzen pro Maus über 10 Tage subcutan injiziert, die ein definitives lobulo-alveoläres Wachstum bei $50 \pm 10\%$ ovarektomierten, virginellen Mäusen von 12—18 g Körpergewicht verursacht. Pro Dosis gelangen mindestens 10 Mäuse in den Versuch. Eine Abdominal-Milchdrüse wird vor dem Experiment als Kontrolle (Bezugspunkt) entfernt.

2c. *In vitro-Kulturen* [294, 353, 467, 670].

Bei Kulturen von Feten oder infantilen Tieren wird die Milchdrüse zusammen mit dem jeweiligen Hautbezirk explantiert.

Bei erwachsenen Tieren hat sich folgendes Vorgehen bewährt: Abziehen und Desinfektion der Bauchhaut, danach Hautfärbung mit Gentianaviolett zur besseren Sichtbarmachung des Drüsenpaketes. Aufspannen der Haut und Abpräparieren ganzer Milchdrüsen mitsamt dem umgebenden Fettgewebe unter aseptischen Bedingungen. Einbringen des Drüsenkomplexes in die Inkubationskammer, danach luftdichter Verschluß der Kammer, z. B. durch Überdecken mit einer Petrischale und Versiegelung mit Wachs.

Beispiel für ein Kulturmedium [545]:
7 Teile Tyrode-Lösung
1 Teil Extrakt von Mäuseembryonen
2 Teile menschliches Nabelstrangserum
2 Teile Pferdeserum
500 IE Penicillin/ml.

3a. *DNS-Messungen zur Bestimmung der Zellzahl.*

Der DNS-Gehalt in Geweben ist der Zellzahl des betreffenden Organs direkt proportional [340, 446]. Da sich der Kollagengehalt einer im Aufbau befindlichen Milchdrüse kaum verändert [295], muß der ansteigende DNS-Gehalt während der Aufbauphase eine Parenchymproliferation anzeigen.

Dabei soll der totale DNS-Gehalt der Milchdrüse ein Parameter für den Entwicklungszustand, die Konzentration dagegen ein Maß für die Wachstumsrate sein [261, 266, 341, 474, 704, 719].

3b. *„Spreading factor"* [160, 161, 164].

Mit dieser Methode wird ein Enzym gemessen (allerdings in relativ wenig gereinigten Präparationen), das die Ausbreitung des lobulo-alveolären Parenchyms während der Schwangerschaft und beim experimentellen Aufbau begünstigt. Es handelt sich aber nicht um Hyaluronidase, sondern um ein bisher unbekanntes Enzym. Der Nachweis erfolgt durch intradermale Injektion des Testmaterials bei Meerschweinchen zusammen mit einem Farbstoff, dessen Ausbreitung dann abgelesen wird.

Die Methode hat keine Verbreitung gefunden, da es für exakte Vergleiche keine Standardpräparation gibt und die Ausbreitung intradermal injizierten Materials auch von nicht-spezifischen Faktoren abhängt.

3c. *Autoradiographie*

Die Epithelproliferation des Milchdrüsenparenchyms kann auch durch radiographischen Nachweis der Einbauraten markierter Substanzen gemessen werden.

Beispiele. Bei intravenöser Applikation von 50 μc P^{32}/kg 4 Std vor der Tötung konnten in „whole mount preparations" bei männlichen Kaninchen deutliche Unterschiede in der Phosphoraufnahme unbehandelter Tiere und mit 1 mg Progesteron + 0,1 μg Oestron über 35 Tage behandelter Tiere festgestellt werden [379].

Die Epithelproliferation wird besser durch die Inkorporation von ^{3}H-Thymidin gemessen, bei ovarektomierten Mäusen stieg der Markierungsindex nach Behandlung mit einer Progesteron/Oestradiol-Kombination (1 oder 3 mg/0,5 oder 1 μg) mit steigender Dosis der Ovarsteroide [664, 665]. Durch die Verwendung radiographischer Methoden konnte bei Verwendung markierten Progesterons (7-^{3}H-Progesteron) eine Progesteron-Bindung direkt in der Milchdrüse gemessen werden [298, 299, 355, 372].

3d. *Eisengehalt.*

Bei Mäusen wurde festgestellt, daß männliche oder virginelle Tiere einen geringeren Eisengehalt der Milchdrüse zeigen als Tiere, die bereits lactiert hatten. Der Eisennachweis ist aber nicht beim experimentellen Aufbau der Milchdrüse angewandt worden.

Messung von Enzymaktivitäten.

Soweit durch Progesteron beeinflußt, bereits in Band XXII/1 (GIBIAN u. UNGER) beschrieben.

B. Milchdrüsenfunktion.

1. Messung der Milchmenge pro Zeiteinheit.

Die direkte Messung der Milchmenge ist die älteste und verläßlichste Methode bei Großtieren, auf der die gesamte Milchviehzucht beruht.

Für wissenschaftliche Zwecke kann auch die sekretorische Aktivität einzelner Alveolarzellen gemessen werden, kalkuliert aus der Oberfläche des gesamten sekretorischen Epithels (s. 2b), der durchschnittlichen Zellgröße (Ausdehnung von Epithelzellgruppen in histologischen Schnitten geteilt durch die Kernzahl) und der Milchleistung pro Zeiteinheit [585].

Die gebräuchlichste Methode der Lactationsmessung bei kleinen Labortieren ist die Entwicklung der Jungtiergewichte bzw. die Überlebensrate. In neuerer Zeit wird mit standardisierten Würfen gearbeitet, d. h. die Jungtiere sind auf eine bestimmte Anzahl begrenzt, um den Saugreiz konstant zu halten. Zum Vergleich der Milchleistung verschiedener Tiergruppen (Behandlungsgruppen) kann ein Wachstumsindex dienen, z. B. der mittlere tägliche Gewichtszuwachs pro Wurf vom 6.—11. Tag der Lactation [107].

Für kleine Labortiere wurden verschiedene Milchpumpen konstruiert, die aber weniger für quantitative als vielmehr für qualitative Milchmessungen eingesetzt wurden [63, 123, 661].

Für quantitative Messungen eignet sich besser eine Methode, bei der eine bestimmte Anzahl Jungtiere zu genau festgelegten Zeiten als „Milchpumpe" dient.

Dazu wird die Wurfgröße auf eine bestimmte Anzahl Junger beschränkt, z. B. fünf. Die Jungtiere werden für 6 Std von der Mutter getrennt, nach dieser Zeit enthält der Magen keine Milch mehr. Die Jungen werden dann gewogen, es folgt eine Säugeperiode von 45 min und danach erneutes Wiegen. Die Differenz der Jungtiergewichte ergibt die aufgenommene Milchmenge in Gewichtseinheiten [274, 275].

2. Histologische Messung der Sekretion.

Die vorhandene oder fehlende Sekretion kann makroskopisch oder mikroskopisch in histologischen Schnitten oder in vitro-Kulturen festgestellt werden. Eine quantitative Messung ist allerdings mit nicht-biochemischen Mitteln nicht möglich.

3a. Messung von RNS.

Da der RNS-Gehalt eines Gewebes eng mit der Proteinsynthese korreliert ist, gilt der RNS-Spiegel oder das Verhältnis RNS:DNS in der Milchdrüse als Maß für die sekretorische Aktivität [261].

3b. Messung von Enzymaktivitäten.

Soweit durch Progesteron beeinflußt, bereits in Band XXII/1 (GIBIAN u. UNGER) beschrieben.

Literatur

1. ABERLE, S. D. B.: Growth of mammary gland in the rhesus monkey. Proc. Soc. exp. Biol. (N.Y.) **32**, 249 (1934).
2. AGATE, F. J., JR.: The growth and secretory activity of the mammary glands of the pregnant rhesus monkey (macaca mulatta) following hypophysectomy. Amer. J. Anat. **90**, 257 (1952).
3. AHRÉN, K.: The effect of various doses of estrone and progesterone on the mammary gland of castrated hypophysectomized rats injected with insulin. Acta endocr. (Kbh.) **30**, 435 (1959).

4. AHRÉN, K.: Effect of insulin on body growth and mammary gland development in force-fed hypophysectomized rats injected with ovarian hormones. Acta endocr. (Kbh.) 30, 593 (1959).
5. — The effect of dietary restriction on the mammary gland development produced by ovarian hormones in the rat. Acta endocr. (Kbh.) 31, 137 (1959).
6. —, and M. ETIENNE: The development of the mammary gland in normal and castrated male rats after the age of 21 days. Acta physiol. scand. 41, 283 (1957).
7. — — Stimulation of mammary glands in hypophysectomized male rats treated with ovarian hormones and insulin. Acta endocr. (Kbh.) 28, 89 (1958).
8. —, and D. JACOBSOHN: Mammary gland growth in hypophysectomized rats injected with ovarian hormones and insulin. Acta physiol. scand. 37, 190 (1956).
9. — — Recherches récentes sur l'action de l'insuline et de la cortisone sur la glande mammaire de jeunes rats hypophysectomisés. Ann. Endocr. (Paris) 17, 547 (1956).
10. — — The action of cortisone on the mammary glands of rats under various states of hormonal imbalance. Acta physiol. scand. 40, 254 (1957).
11. ALLAN, H., and P. WILES: The rôle of the pituitary gland in pregnancy and parturition. I. Hypophysectomy. J. Physiol. (Lond.) 75, 23 (1932).
12. ALLEN, E., W. U. GARDNER, and A. W. DIDDLE: Experiments with theelin and galactin on growth and function of the mammary glands of the monkey. Endocrinology 19, 305 (1935).
13. ALLEN, W. M., and G. W. CORNER: Physiology of corpus luteum. VII. Maintenance of pregnancy in rabbit after very early castration, by corpus luteum extracts. Proc. Soc. exp. Biol. (N.Y.) 27, 403 (1929).
14. —, and G. P. HECKEL: Prolongation of the corpus luteum in the pseudopregnant rabbit. Science 84, 161 (1936).
15. ANCEL, P., et P. BOUIN: Sur la fonction du corps jaune (3e note préliminaire). Action du corps jaune vrai sur la glande mammaire. C.R. Soc. Biol. (Paris) 66, 605 (1909).
16. — — Recherches sur les fonctions du corps jaune gestatif. II. Sur le déterminisme du développement de la glande mammaire au cours de la gestation. J. Physiol. Path. gen. 13, 31 (1911).
17. ANDERSON, R. R., A. D. BROOKRESON, and C. W. TURNER: Experimental growth of mammary gland in male and female mice. Proc. Soc. exp. Biol. (N.Y.) 106, 567 (1961).
18. ANSELMINO, K. J., L. HEROLD u. F. HOFFMANN: Studien zur Physiologie der Milchbildung. II. Experimenteller Aufbau der Brustdrüse und Erzeugung von Laktation bei männlichen Tieren. Zbl. Gynäk. 59, 963 (1935).
19. — — u. R. U. PENCHARZ: Studien zur Physiologie der Milchbildung. Über den Hemmstoff der Milchbildung, Zbl. Gynäk. 60, 7 (1936).
20. —, u. F. HOFFMANN: Studien zur Physiologie der Milchbildung. IV. Mitt. Über die Laktationshemmung durch Follikelhormon. Zbl. Gynäk. 60, 501 (1936).
21. ASDELL, S. A.: The inception of lactation in the cow and goat. J. agr. Sci. 15, 358 (1925).
22. — Recent development in the field of sex hormones. Cornell Vet. 21, 147 (1931).
23. —, and G. W. SALISBURY: The cause of mammary development during pseudopregnancy in the rabbit. Amer. J. Physiol. 103, 595 (1933).
24. —, and H. R. SEIDENSTEIN: Theelin and progestin injections on uterus and mammary glands of ovariectomized and hypophysectomized rabbits. Proc. Soc. exp. Biol. (N.Y.) 32, 931 (1935).
25. ASTWOOD, E. B., and C. F. GESCHICKTER: Changes in the mammary gland of the rat produced by various glandular preparations. Arch. Surg. 36, 672 (1938).
26. — —, and E. O. RAUSCH: Development of the mammary gland of the rat. A study of normal, experimental and pathologic changes and their endocrine relationships. Amer. J. Anat. 61, 373 (1937).
27. ATHIAS, M.: L'activité sécrétoire de la glande mammaire hyperplasiée chez le cobaye mâle châtré consecutivement á la greffe d'ovaire. C.R. Soc. Biol. (Paris) 78, 410 (1915).
28. AVERILL, S. C., E. W. RAY, and W. R. LYONS: Maintenance of pregnancy in hypophysectomized rats with placental implants. Proc. Soc. exp. Biol. (N.Y.) 75, 3 (1950).
29. BACSICH, P., and S. J. FOLLEY: The effect of oestradiol monobenzoate on the gonads, endocrine glands and mammae of lactating rats. J. Anat. (Lond.) 73, 432 (1939).
30. BAKER, B. L., R. H. KAHN, and D. BESEMER: Ovarian histology after treatment of rats with norethynodrel. Proc. Soc. exp. Biol. (N.Y.) 119, 527 (1965).
31. BALFOUR, W. E., R. S. COMLINE, and R. V. SHORT: Secretion of progesterone by the adrenal gland. Nature (Lond.) 180, 1480 (1957).
32. BALINSKY, B. I.: On the prenatal growth of the mammary gland rudiment in the mouse. J. Anat. (Lond.) 84, 227 (1950).

33. BARNAWELL, E. B.: A comparative study of the responses of mammary tissues from several mammalian species to hormones in vitro. J. exp. Zool. **160**, 189 (1965).
34. — Analysis of the direct action of lactogenic hormones on mammary tissue of the dog in organ culture. Anat. Rec. **154**, 313 (1966).
35. — Analysis of the direct action of prolactin and steroids on mammary tissue of the dog in organ culture. Endocrinology **80**, 1083 (1967).
36. BARSANTINI, J. C., and G. M. C. MASSON: Effects of steroids on lactation. Endocrinology **41**, 299 (1947).
37. — — Inhibicion de la lactacion. An. Fac. Med. Montevideo **35**, 709 (1950).
38. — —, and H. SELYE: Effects des stéroides sur la lactation. Rev. canad. Biol. **5**, 407 (1946).
39. BEALL, D., and T. REICHSTEIN: Isolation of progesterone and allopregnanolone from the adrenal. Nature (Lond.) **142**, 479 (1938).
40. BECKER, T., u. E. MARKGRAF: Behandlung einer Mammahypoplasie. Münch. med. Wschr. **109**, 629 (1967).
41. BEN-DAVID, M., S. DIKSTEIN, and F. G. SULMAN: Effect of different steroids on prolactin secretion in pituitary-hypothalamus organ co-culture. Proc. Soc. exp. Biol. (N.Y.) **117**, 511 (1964).
42. — H. RODERIG, K. KHAZEN, and F. G. SULMAN: Effect of different steroids on lactating rats. Proc. Soc. exp. Biol. (N.Y.) **120**, 620 (1965).
43. BENSON, G. K., A. T. COWIE, C. P. COX, D. S. FLUX, and S. J. FOLLEY: Studies on the hormonal induction of mammary growth and lactation in the goat. II. Functional and morphological studies of hormonally developed udders with special reference to the effect of 'triggering' doses of oestrogen. J. Endocr. **13**, 46 (1955).
44. — — S. J. FOLLEY, and Z. D. HOSKING: Relative efficiency of hexoestrol and progesterone as oily solutions and as crystalline suspensions in inducing mammary growth and lactation in early and late ovariectomized goats. J. Endocr. **31**, 157 (1965).
45. — —, and S. A. GOLDZVEIG: Effects of oestrone and progesterone on mammary development in the guinea-pig. J. Endocr. **15**, 126 (1957).
46. — — S. J. FOLLEY, and J. S. TINDAL: Recent developments in endocrine studies on mammary growth and lactation. In: C. W. LLOYD (ed.), Recent progress in the endocrinology of reproduction, p. 457. New York and London: Academic Press Inc. 1959.
47. — —, and J. S. TINDAL: The pituitary and the maintenance of milk secretion. Proc. roy. Soc. B **149**, 330 (1958).
48. —, and S. J. FOLLEY: Oxytocin as stimulator for the release of prolactin from the anterior pituitary. Nature (Lond.) **177**, 700 (1956).
49. — — Retardation of mammary involution in the rat by oxytocin. J. Endocr. **14**, xi (1957).
50. — — The effect of oxytocin on mammary gland involution in the rat. J. Endocr. **16**, 189 (1957).
51. — —, and J. S. TINDAL: Effects of synthetic oxytocin and valyl oxytocin on mammary involution in the rat. J. Endocr. **20**, 106 (1960).
52. BERGMAN, A. J., and C. W. TURNER: The specificity of the lactogenic hormone in the initiation of lactation. J. Dairy Sci. **23**, 1229 (1940).
53. BERN, H. A.: Relation between sensitivity to lactogenic hormones and tumorigenesis in hyperplastic mammary nodules in C3H/Crgl mice. Proc. Soc. exp. Biol. (N.Y.) **112**, 864 (1963).
54. BERSWORDT-WALLRABE, R. VON: Die Hemmung der Galaktopoese der Albinomaus durch Dienöstroldiacetat und ihre Auswirkungen auf das inkretorische System. Arch. Gynäk. **190**, 549 (1958).
55. — Versuch einer theoretischen Erklärung der Hemmung der Galaktopoese der Albinomaus durch Dienöstroldiacetat. Arch. Gynäk. **190**, 619 (1958).
56. —, u. F. NEUMANN: Ansprechbarkeit „feminisierter männlicher Ratten" auf eine Progesteron/Oestrogen-Behandlung und Induktion einer Lactation. 36. Tagg. Dtsch. Ges. Gynäk., Hannover 1966. Arch. Gynäk. **204**, Abstr. 62, H. 2/3 (1966).
57. —, and C. W. TURNER: Mammogenesis in ovary-thyro-parathyroidectomized rats. Proc. Soc. exp. Biol. (N.Y.) **103**, 536 (1960).
58. — — Dihydrotachysterol (A.T. 10) and mammogenesis in ovary-thyro-parathyroidectomized rats. Proc. Soc. exp. Biol. (N.Y.) **104**, 599 (1960).
59. BIERICH, J. R.: The adrenogenital syndrome. In: C. OVERZIER (ed.), Intersexuality, p. 345. London and New York: Academic Press 1963.
60. BINTARNINGSIH, W. R. LYONS, R. E. JOHNSON, and C. H. LI: Hormonal requirement for lactation in the hypophysectomized rat. Anat. Rec. **127**, 266 (1957).

61. BINTARNINGSIH, W., R. LYONS, R. E. JOHNSON, and C. H. LI: Hormonally-induced lactation in hypophysectomized rats. Endocrinology **63**, 540 (1958).
62. BLAIR, S. M., P. B. BLAIR, and T. A. DAANE: Differences in the mammary response to estrone and progesterone in castrate male mice of several strains and hybrids. Endocrinology **61**, 643 (1957).
63. BOCK, H.-D., M. SCHMIDT u. U. HERRMANN: Eine Melkapparatur für Ratten. Z. Versuchstierk. **9**, 148 (1967).
64. BONSER, G. M.: The effect of oestrone administration on the mammary glands of male mice of two strains differing greatly in their susceptibility to spontaneous mammary carcinoma. J. Path. Bact. **42**, 169 (1936).
65. BOUIN, P., et P. ANCEL: Sur la fonction du corps jaune (Quatrième note préliminaire). Démonstration expérimentale de l'action du corps jaune sur l'utérus et la glande mammaire. C.R. Soc. Biol. (Paris) **66**, 689 (1909).
66. — — Le développement de la glande mammaire pendant la gestation est déterminé par le corps jaune. C.R. Soc. Biol. (Paris) **67**, 466 (1909).
67. BRADLEY, T. R., and P. M. CLARKE: The response of rabbit mammary glands to locally administered prolactin. J. Endocr. **14**, 28 (1956).
68. —, and A. T. COWIE: The effects of hypophysectomy on the in vitro metabolism of mammary gland slices from lactating rats. J. Endocr. **14**, 8 (1956).
69. BRESCIANI, F.: DNA synthesis in alveolar cells of the mammary gland: acceleration by ovarian hormones. Science **146**, 653 (1964).
70. — Effect of ovarian hormones on duration of DNA synthesis in cells of the C3H mouse mammary gland. Exp. Cell Res. **38**, 13 (1965).
71. BRITTON, S. W., and R. F. KLINE: Relation of the adrenal cortex to reproduction and lactation. Amer. J. Physiol. **115**, 627 (1936).
72. BRODY, S., A. C. RAGSDALE, and C. W. TURNER: The rate of decline of milk secretion with the advance of the period of lactation. J. gen. Physiol. **5**, 441 (1923).
73. — — — The effect of gestation on the rate of decline of milk secretion with the advance of the period of lactation. J. gen. Physiol. **5**, 777 (1923).
74. BROOKRESON, A. D., and C. W. TURNER: Normal growth of mammary gland in pregnant and lactating mice. Proc. Soc. exp. Biol. (N.Y.) **102**, 744 (1959).
75. BROUHA, D.: Recherches sur les diverses phases du développement et de l'activité de la mamelle. Arch. Biol. (Liège) **21**, 459 (1905).
76. BRUCE, H. M.: Observations on the suckling stimulus and lactation in the rat. J. Reprod. Fertil. **2**, 17 (1961).
77. BURROWS, H.: Pathological changes induced in the mammae by oestrogenic compounds. Brit. J. Surg. **23**, 191 (1935).
78. — A comparison of the changes induced by some pure oestrogenic compounds in the mammae and testes of mice. J. Path. Bact. **42**, 161 (1936).
79. CANIVENC, R.: Le placenta du rat et son activité endocrine. Arch. Anat. (Strasbourg) **39**, 1 (1956).
80. —, et G. MAYER: Placenta et équilibre hormonal gravidique chez la rate. Activité des stéroides sexuels sur la glande mammaire et le vagin de la rate gravide castrée. C.R. Soc. Biol. (Paris) **145**, 1692 (1951).
81. — — Les corps gestatifs de la rate sont-ils prolongés par la prolactine? Etude de l'accouchement et de l'ablation des cornes gravides au cours de la lactation prolongée. C.R. Soc. Biol. (Paris) **147**, 2025 (1953).
82. CATCHPOLE, H. R., W. R. LYONS, and W. M. REGAN: Induction of lactation in heifers with the hypophyseal lactogenic hormone. Proc. Soc. exp. Biol. (N.Y.) **31**, 301 (1933).
83. CERRUTTI, R. A., and W. R. LYONS: Mammogenic activities of the mid-gestational mouse placenta. Endocrinology **67**, 884 (1960).
84. CHADWICK, A. J.: Detection and assay of prolactin by the local lactogenic response in the rabbit. J. Endocr. **27**, 253 (1963).
85. CHAMORRO, A.: Action de la progestérone seule sur la glande mammaire. C.R. Soc. Biol. (Paris) **138**, 453 (1944).
86. — C.R. Soc. Biol. (Paris) **139**, 587 (1945). Zit. nach G. K. BENSON, A. T. COWIE, C. P. COX and S. A. GOLDZVEIG. J. Endocr. **15**, 126 (1957).
87. — Le rôle des hormones steroides dans la croissance normale et pathologique de la glande mammaire. Ciba Found. Coll. **1**, 87 (1952).
88. CLIFTON, K. H., and J. FURTH: Ducto-alveolar growth in mammary glands of adrenogonadectomized rats bearing mammotropic pituitary tumors. Endocrinology **66**, 893 (1960).
89. COLE, H. A.: The mammary gland of the mouse, during the oestrous cycle, pregnancy, and lactation. Proc. roy. Soc. B **114**, 136 (1933).

90. COLLIP, J. B., H. SELYE u. D. L. THOMSON: Beitrag zur Kenntnis der Physiologie des Gehirnanhanges. Virchows Arch. path. Anat. **290**, 23 (1933).
91. CONNON, F. E.: Effect of anterior pituitary-like hormone on lactation in the albino rat. Proc. Soc. exp. Biol. (N.Y.) **37**, 52 (1937).
92. CORNER, G. W.: The hormonal control of lactation. 1. Non-effect of the corpus luteum. 2. Positive action of extracts of the hypophysis. Amer. J. Physiol. **95**, 43 (1930).
93. —, and W. M. ALLEN: Physiology of the corpus luteum. II. Production of a special uterial reaction (progestational proliferation) by extracts of the corpus luteum. Amer. J. Physiol. **88**, 326 (1929).
94. COTES, P. M., J. A. CRICHTON, S. J. FOLLEY, and F. G. YOUNG: Galactopoietic activity of purified anterior pituitary growth hormone. Nature (Lond.) **164**, 992 (1949).
95. COURRIER, R.: Interactions between estrogens and progesterone. Vitam. and Horm. **8**, 179 (1950).
96. COWIE, A. T.: The relative growth of the mammary gland in normal, gonadectomized, and adrenalectomized rats. J. Endocr. **6**, 145 (1949).
97. — Influence on the replacement value of some adrenal cortex steroids of dietary sodium and synergism of steroids in lactatin g andadrenalectomized rats. Endocrinology **51**, 217 (1952).
98. — The maintenance of lactation in the rat after hypophysectomy. J. Endocr. **16**, 135 (1957).
99. — The hormonal control of milk secretion. In: S. K. KON and A. T. COWIE (eds.), Milk: The mammary gland and its secretion, chapt. 4. New York: Academic Press 1960.
100. — C. P. COX, S. J. FOLLEY, Z. D. HOSKING, M. NAITO, and J. S. TINDAL: The effects of the duration of treatments with oestrogen and progesterone on the hormonal induction of mammary growth and lactation in the goat. J. Endocr. **32**, 129 (1965).
101. — — — —, and J. S. TINDAL: Relative efficiency of crystalline suspensions of hexoestrol and of oestradiol monobenzoate in inducing mammary development and lactation in the goat; and effects of relaxin on mammogenesis and lactation. J. Endocr. **31**, 165 (1965).
102. — P. M. DANIEL, G. S. KNAGGS, M. M. L. PRICHARD, and J. S. TINDAL: Lactation in the goat after section of the pituitary stalk. J. Endocr. **28**, 253 (1964).
103. — — M. M. L. PRICHARD, and J. S. TINDAL: Hypophysectomy in pregnant goats, and section of the pituitary stalk in pregnant goats and sheep. J. Endocr. **28**, 93 (1963).
104. —, and D. S. FLUX: The rate of absorption of steroids and synthetic oestrogens from subcutaneously implanted tablets. J. Endocr. **11**, 255 (1954).
105. —, and S. J. FOLLEY: Effect of adrenalectomy and anterior pituitary injections on mammary development. Nature (Lond.) **154**, 302 (1944).
106. — — The role of the adrenal cortex in mammary development and its relation to the mammogenic action of the anterior pituitary. Endocrinology **40**, 274 (1947).
107. — — The measurement of lactational performance in the rat in studies of the endocrine control of lactation. J. Endocr. **5**, 9 (1947).
108. — — Adrenalectomy and replacement therapy in lactating rats: II. Effects of deoxycorticosterone acetate on lactation in adrenalectomized rats. J. Endocr. **5**, 14 (1947).
109. — — Adrenalectomy and replacement therapy in lactating rats. III. Effects of deoxycorticosterone acetate and 11-oxygenated cortical steroids on lactation in adrenalectomized rats maintained on stock or high-protein diets. J. Endocr. **5**, 24 (1947).
110. — — The mammary gland and lactation. In: W. C. YOUNG (ed.), Sex and internal secretions, p. 590. Batimore: Williams & Wilkins Co. 1961.
111. — — B. A. CROSS, G. W. HARRIS, D. JACOBSOHN, and K. C. RICHARDSON: Terminology for use in lactational physiology. Nature (Lond.) **168**, 421 (1951).
112. — — F. H. MALPRESS, and K. C. RICHARDSON: Studies on the induction of mammary growth and lactation in virgin goats with oestrogen, thyroxine and progesterone. J. Endocr. **7**, XXI (1950).
113. — — — — Studies on the hormonal induction of mammary growth and lactation in the goat. J. Endocr. **8**, 64 (1952).
114. — G. S. KNAGGS, and J. S. TINDAL: Complete restoration of lactation in the goat after hypophysectomy. J. Endocr. **28**, 267 (1964).
115. — — —, and A. TURVEY: The milking stimulus and mammary growth in the goat. J. Endocr. **40**, 243 (1968).
116. —, and W. R. LYONS: Mammogenesis and lactogenesis in hypophysectomized, adrenalectomized, ovariectomized rats. J. Endocr. **19**, 29 (1959).
117. —, and J. S. TINDAL: Maintenance of lactation in adrenalectomized rats with aldosterone and 9α-halo-derivatives of hydrocortisone. Endocrinology **56**, 612 (1955).
118. — — Adrenalectomy in the goat: Replacement therapy and the maintenance of lactation. J. Endocr. **16**, 403 (1958).

119. COWIE, A. T., and J. S. TINDAL: Effects of hypophysectomy of the pregnant and lactating goat. Acta endocr. (Kbh.) (Supp. 51) **35**, 679 (1960).
120. — — The maintenance of lactation in the goat after hypophysectomy. J. Endocr. **23**, 79 (1961).
121. — —, and A. YOKOYAMA: The induction of mammary growth in the hypophysectomized goat. J. Endocr. **34**, 185 (1966).
122. —, and S. C. WATSON: The adrenal cortex and lactogenesis in the rabbit. J. Endocr. **35**, 213 (1966).
123. COX, W. M., and A. J. MUELLER: The composition of milk from stock rats and an apparatus for milking small laboratory animals. J. Nutr. **13**, 249 (1937).
124. CROSS, B. A.: Neural control of lactation. In: S. K. KON and A. T. COWIE (eds.), Milk: The mammary gland and its secretion, chapt. 6. New York: Academic Press 1960.
125. CUPCEANCU, B., F. NEUMANN, and A. ULLOA: The influence of some progestogens on the mammary gland of the foetal mouse during the period of initial differentiation. J. Endocr. (submitted for publication).
126. CURTISS, C.: Factors influencing lobulo-alveolar development and mammary secretion in the rat. Endocrinology **45**, 284 (1949).
127. CUTLER, O. I., and J. H. LEWIS: The time at which casein begins to be formed in the breast during pregnancy. Amer. J. Physiol. **103**, 643 (1933).
128. DAANE, T. A., and W. R. LYONS: Effect of estrone, progesterone and pituitary mammotropin on the mammary glands of castrated C_3H male mice. Endocrinology **55**, 191 (1954).
129. DAMM, H. C., J. M. DOMINGUEZ, J. PENSKY, and O. H. PEARSON: Quantitative observations on the biological and immunological assays of human growth hormone. Endocrinology **74**, 366 (1964).
130. — W. R. MILLER, and C. W. TURNER: Effect of pregnenolone, progesterone, and derived metabolites on mammary gland growth in rats. Proc. Soc. exp. Biol. (N.Y.) **107**, 989 (1961).
131. —, and C. W. TURNER: Desoxyribosenucleic acid as index of mammary gland growth in mice. Proc. Soc. exp. Biol. (N.Y.) **95**, 466 (1957).
132. — — Effects of hormone dose and length of injection on mouse mammary gland growth. Proc. Soc. exp. Biol. (N.Y.) **98**, 192 (1958).
133. — — Evidence for existence of mammogenic hormone. Proc. Soc. exp. Biol. (N.Y.) **99**, 471 (1958).
134. — — Extraction and concentration of mammogenic fractions from anterior pituitary gland. Proc. Soc. exp. Biol. (N.Y.) **104**, 472 (1960).
135. — — Long-term effect of estrogen and progesterone on mammary gland growth in 3-methylcholanthrene treated and non-treated ovariectomized rats. Proc. Soc. exp. Biol. (N.Y.) **106**, 820 (1961).
136. — — Effect of anterior pituitary preparations on rat mammary gland growth. Proc. Soc. exp. Biol. (N.Y.) **109**, 500 (1962).
137. DAO, T. L., and D. GAWLAK: Direct mammotrophic effect of a pituitary homograft in rats. Endocrinology **72**, 884 (1963).
138. DEANESLY, R.: The mammary gland in pregnancy. In: A. S. PARKES (ed.), Marshall's physiology of reproduction, vol. III, p. 987. London: Longmans, Green Co. 1966.
139. DENAMUR, R.: Les acides nucléiques de la glande mammaire pendant la gestation et la lactation de la lapine. C.R. Acad. Sci. (Paris) **256**, 4748 (1963).
140. — Les acides nucléiques et les nucléotides libres de la glande mammaire pendant la lactogénese et la galactopoiese. Excerpta med. Found. Int. Congr. Ser. **83**, 434 (1965).
141. —, et J. MARTINET: Les stimulus nerveux mammaires sont-ils nécessaires á l'éntretien de la lactation chez la chévre ? C.R. Acad. Sci. (Paris) **248**, 743 (1959).
142. — — Entretien de la lactation chez la chêvre aprés section de la moelle-épiniere et sympathectomie lombaire. C.R. Acad. Sci. (Paris) **248**, 860 (1959).
143. — — Physiological mechanisms concerned in the maintenance of lactation in the goat and sheep. Nature (Lond.) **185**, 252 (1960).
144. DESCLIN, L.: Influence de l'hypophysectomie sur la glande mammaire du cobaye gravide. C.R. Soc. Biol. (Paris) **131**, 837 (1939).
145. — A propos du rôle de la prolactine dans le mécanisme du dioestrus de la lactation. C.R. Soc. Biol. (Paris) **140**, 1182 (1946).
146. — Concerning the mechanism of diestrum during lactation in the albino rat. Endocrinology **40**, 14 (1947).
147. — Recherches sur le déterminisme des phénoménes de sécretion dans la glande mammaire du rat. Ann. Endocr. (Paris) **13**, 120 (1952).
148. — Interaction between prolactin and progesterone in the regulation of the secretory processes in the mammary gland. Ciba Found. **4**, 395 (1952).

149. DESCLIN, L.: Contribution á l'étude des mécanismes d'action de la prolactine sur la glande mammaire du rat. C. R. Soc. Biol. (Paris) **146**, 162 (1952).
150. DICZFALUSY, E.: Endocrine functions of the human fetoplacental unit. Fed. Proc. **23**, 791 (1964).
151. DIERWECHTER, R. A.: Inhibition of mammary growth by high doses of estrogen. Chem. Abstr. **61**, 14996 (1964).
152. DRUMMOND-ROBINSON, G., and S. A. ASDELL: The relation between the corpus luteum and the mammary gland. J. Physiol. (Lond.) **61**, 608 (1926).
153. EAYRS, J. T., and R. M. BADDELEY: Neural pathways in lactation. J. Anat. (Lond.) **90**, 161 (1956).
154. EDELMANN, A., and R. GAUNT: Inhibition of lactation in the rat. Physiol. Zool. **14**, 373 (1941).
155. ELGER, W., and F. NEUMANN: The role of androgens in the differentiation of the mammary gland in male mouse fetuses. Proc. Soc. exp. Biol. (N.Y.) **123**, 637 (1966).
156. ELIAS, J. J.: Cultivation of adult mouse mammary gland in hormone-enriched synthetic medium. Science **126**, 842 (1957).
157. — Effect of insulin and cortisol on organ cultures of adult mouse mammary gland. Proc. Soc. exp. Biol. (N.Y.) **101**, 500 (1959).
158. — Stimulation of secretion by insulin in organ cultures of mouse mammary duct and buds. Anat. Rec. **139**, 224 (1961).
159. —, and E. RIVERA: Comparison of the responses of normal, precancerous, and neoplastic mouse mammary tissues to hormones in vitro. Cancer Res. **19**, 505 (1959).
160. ELLIOTT, J. R., and C. W. TURNER: Observation of a spreading factor present in mammary gland extracts. Proc. Soc. exp. Biol. (N.Y.) **75**, 384 (1950).
161. — — Mammary spreading and relaxin. Proc. Soc. exp. Biol. (N.Y.) **77**, 33 (1951).
162. — — Some hormones involved in the elaboration or activation of the mammary spreading factor. Proc. Soc. exp. Biol. (N.Y.) **77**, 320 (1951).
163. — — Relation of relaxin to steroid ovarian hormones on production of mammary spreading factor. Proc. Soc. exp. Biol. (N.Y.) **82**, 234 (1953).
164. — — The mammary gland spreading factor. Mo. Agric. Exp. Sta. Res. Bull. **537** (1953).
165. ELY, F., and W. E. PETERSEN: Factors involved in the ejection of milk. J. Dairy Sci. **24**, 211 (1941).
166. ENZMANN, E. V., and G. PINCUS: The effect on lactating mice of injecting an extract of the urine of pregnancy. Amer. J. Physiol. **103**, 30 (1933).
167. ETIENNE, M.: Sur la croissance de la glande mammaire chez la jeune rate hypophysectomisée, traitée par la gonadotropine équine et la progesterone, en présence d'insuline et de thyroxine. Ann. Endocr. (Paris) **21**, 331 (1960).
168. EVANS, E. I.: Initiation of copious milk secretion in virgin goats by anterior pituitary. Proc. Soc. exp. Biol. (N.Y.) **30**, 1372 (1933).
169. EVERETT, J. W.: Central neural control of reproductive function of the adenohypophysis. Physiol. Rev. **44**, 373 (1964).
170. FAUVET, E.: Vergleichende Untersuchungen über die Entwicklung und die Funktion der Milchdrüsen. I. Das Verhalten der Milchdrüsen des Kaninchens im Verlauf der Schwangerschaft. Arch. Gynäk. **168**, 127 (1939).
171. — Vergleichende Untersuchungen über die Entwicklung und Funktion der Milchdrüsen. V. Experimentelle Untersuchungen über den Einfluß der Ovarialhormone auf die Mildrüsen der Ratten. Arch. Gynäk. **170**, 244 (1940).
172. — Vergleichende Untersuchungen über die Entwicklung und Funktion der Milchdrüsen. VIII. Experimentelle Untersuchungen über die Wirkung von Follikelhormonzufuhr auf die Milchdrüsen säugender Ratten. Arch. Gynäk. **171**, 342 (1941).
173. — Experimentelle Untersuchungen über den Laktationsvorgang. Zbl. Gynäk. **65**, 580 (1941).
174. — Zur Frage der hormonalen Hemmung der Laktation. Zbl. Gynäk. **65**, 1566 (1941).
175. — Hypophyse und Laktation. Klin. Wschr. **21**, 381 (1942).
176. — Vergleichende Untersuchungen über die Entwicklung und Funktion der Milchdrüsen. IX. Experimentelle Untersuchungen über die Wirkung von Follikelhormonzufuhr bei säugenden Kaninchen. Arch. Gynäk. **175**, 184 (1944).
177. FEKETE, E.: A comparative morphological study of the mammary gland in a high and low tumor strain of mice. Amer. J. Path. **14**, 557 (1938).
178. FELLNER, O. O.: Experimentell erzeugte Wachstumsveränderungen am weiblichen Genitale der Kaninchen. Allg. Path. path. Anat. **23**, 673 (1912).
179. — Experimentelle Untersuchungen über die Wirkung von Gewebsextrakten aus der Plazenta und den weiblichen Sexualorganen auf das Genitale. Arch. Gynäk. **100**, 641 (1913).

180. FERGUSON, D. J.: Endocrine control of mammary glands in C_3H mice. Surgery **39**, 30 (1956).
181. FINDLAY, A. L. R.: The effect of teat anaesthesia on the milk-ejection reflex in the rabbit. J. Endocr. **40**, 127 (1968).
182. FLUX, D. S.: Growth of the mammary duct system in intact and ovariectomized mice of the CHI strain. J. Endocr. **11**, 223 (1954).
183. — The effect of adrenal steroids on the growth of the mammary glands, uteri, thymus and adrenal glands of intact, ovariectomized and oestrone-treated ovariectomized mice. J. Endocr. **11**, 238 (1954).
184. — The value of some steroids in replacement therapy in adrenalectomized and adrenalectomized-ovariectomized lactating rats. J. Endocr. **12**, 57 (1955).
185. — The growth-stimulating effect of growth hormone and L-thyroxine on the mammary glands and uterus of the mouse. J. Endocr. **15**, 266 (1957).
186. — Mammary gland growth in male mice of the CHI strain after hypophysectomy and castration. J. Endocr. **17**, 300 (1958).
187. — S. J. FOLLEY, and S. J. ROWLAND: The effect of adrenocorticotrophic hormone on the yield and composition of the milk of the cow. J. Endocr. **10**, 333 (1954).
188. FOLLEY, S. J.: The effect of oestrogenic hormones on lactation and on the phosphatase of the blood and milk of the lactating cow. Biochem. J. **30**, 2262 (1936).
189. — Lactation. Biol. Rev. **15**, 421 (1940).
190. — Non-effect of massive doses of progesterone and desoxycorticosterone on lactation. Nature (Lond.) **150**, 266 (1942).
191. — Endocrine control of the mammary gland. I. Mammary development. Brit. med. Bull. **5**, 130 (1947).
192. — Endocrine control of the mammary gland. II. Lactation. Brit. med. Bull. **5**, 135 (1947).
193. — The nervous system and lactation. Brit. med. Bull. **5**, 142 (1947).
194. — Recent researches on the physiology of mammary development and lactation. Proc. roy. Soc. B **40**, 37 (1947).
195. — Aspects of pituitary-mammary gland relationships. Recent Progr. Hormone Res. **7**, 107 (1952).
196. — Lactation. In: A. S. PARKER (ed.), Marshall's physiology of reproduction, 3rd ed., vol. II, p. 525. London: Longmans, Green Co. 1952.
197. — Some effects of steroids on the mammary gland. In: G. E. W. WOLSTENHOLME (ed.), Ciba Found. Coll. Endocrinology **1**, 69 (1952).
198. — Some aspects of the physiology of the anterior-pituitary lactogenic hormone. In: G. E. W. WOLSTENHOLME (ed.), Ciba Found. Coll. Endocrinology **4**, 381 (1952).
199. — Mécanisme hormonal du déclenchement et de l'entretien de la sécrétion lactée. C.R. Soc. Biol. (Paris) **148**, 5 (1954).
200. — Hormones in mammary growth and function. Brit. med. Bull. **11**, 145 (1955).
201. —, and A. T. COWIE: Adrenalectomy and replacement therapy in lactating rats. Yale J. Biol. Med. **17**, 67 (1944).
202. — A. N. GUTHKELCH, and S. ZUCKERMAN: The mammary gland of the rhesus monkey under normal and experimental conditions. Proc. roy. Soc. B **126**, 469 (1939).
203. —, and S. K. KON: The effect of sex hormones on lactation in the rat. Proc. roy. Soc. B **124**, 476 (1937).
204. —, and F. H. MALPRESS: The artificial induction of lactation in the bovine by the subcutaneous implantation of synthetic oestrogen tablets. J. Endocr. **4**, 1 (1944).
205. — — Artificial induction of lactation in bovines by oral administration of synthetic oestrogens. J. Endocr. **4**, 23 (1944).
206. — — Hormonal control of mammary growth. In: G. PINCUS and K. V. THIMAN (eds.), The hormones, vol. 1, chapt. 15. NewYork: Academic Press 1948.
207. — — Hormonal control of lactation. In: G. PINCUS and K. V. THIMAN (eds.), The hormones, vol. 1, chapt. 16. NewYork: Academic Press 1948.
208. — —, and F. G. YOUNG: Induction of lactation in goats and cows with synthetic oestrogens and anterior-pituitary extracts. J. Endocr. **4**, 181 (1945).
209. —, and H. M. SCOTT WATSON: Some biological properties of diethylstilboestrol. Lancet **235**, 423 (1938).
210. — —, and A. C. BOTTOMLEY: Induction of lactation in goats with diethylstilboestrol dipropionate. J. Physiol. (Lond.) **98**, 15P (1940).
211. — — — Studies on experimental teat and mammary development and lactation in the goat. J. Dairy Res. **12**, 241 (1941).
212. — D. L. STEWART, and F. G. YOUNG: Experiments on the use of tablets containing 50% hexoestrol for the artificial induction of lactation in the bovine. J. Endocr. **4**, 43 (1944).

213. Folley, S. J., and F. G. Young: Further experiments on the combined treatment of lactation cows with anterior pituitary extracts. J. Endocr. 2, 226 (1940).
214. — — Prolactin as a specific lactogenic hormone. Lancet 240, 380 (1941).
215. Forsyth, J. A., S. J. Folley, and A. Chadwick: Lactogenic and pigeon crop-stimulating activities of human pituitary growth hormone preparations. J. Endocr. 31, 115 (1965).
216. Frank, R. T., and A. Unger: An experimental study of the causes which produce the growth of the mammary gland. Arch. intern. Med. 7, 812 (1911).
217. Frazier, C. N., and J. W. Mu: Development of female characteristics in adult male rabbits following the prolonged administration of oestrogenic substance. Proc. Soc. exp. Biol. (N.Y.) 32, 997 (1935).
218. Fredrikson, H.: Endocrine factors involved in the development and function of the mammary glands of female rabbits. Acta obstet. gynec. scand. (Suppl.) 19, 167 (1939). Zit. nach D. Jacobsohn. Acta physiol. scand. 32, 304 (1954).
219. Fremery, P. de: On the influence of different hormones on lactation. J. Physiol. (Lond.) 87, 50 P (1936).
220. — Experiments on the hormonal regulation of lactation in goats. Arch. neerl. Zool. (Suppl.) 3, 48 (1938).
221. Freud, J., and S. E. de Jongh: The effect of progestin upon the mammary gland of the rat. Acta brev. neerl. Physiol. 5, 47 (1935).
222. Freyer, M. E., and H. M. Evans: Participation of the mammary gland in the changes of pseudopregnancy in the rat. Anat. Rec. 25, 108 (1923).
223. Fujii, K., and S. Ueno: Pituitary factors needed for the maintenance of full lactation in the hypophysectomized rat. Bull. Tokyo med. dent. Univ. 5, 479 (1958).
224. Gaines, W. L.: A contribution to the physiology of lactation. Amer. J. Physiol. 38, 285 (1915).
225. Gala, R. R., and U. Westphal: Corticosteroid-binding globulin in the rat: Possible role in the initiation of lactation. Endocrinology 76, 1079 (1965).
226. — — Corticosteroid-binding activity in serum of mouse, rabbit and guinea pig during pregnancy and lactation: Possible involvement in the initiation of lactation. Acta endocr. (Kbh.) 55, 47 (1967).
227. Gale, C. C.: Non-essential role of prolactin in the hormonal restoration of lactation in goats with radiofrequency hypothalamic lesions. Acta physiol. scand. 59, 269 (1963).
228. Gardner, W. U.: The effect of ovarian hormones and ovarian grafts upon the mammary glands of male mice. Endocrinology 19, 656 (1935).
229. — Growth of the mammary glands in hypophysectomized mice. Proc. Soc. exp. Biol. (N.Y.) 45, 835 (1940).
230. — Experiments on mammary growth in hypophysectomized and intact male mice. Anat. Rec. (Suppl. 1) 79, 23 (1941).
231. — Inhibition of mammary growth by large amounts of estrogen. Endocrinology 28, 53 (1941).
232. —, and E. Allen: Effects of hypophysectomy at mid-pregnancy in the mouse. Anat. Rec. 83, 75 (1942).
233. — A. W. Diddle, E. Allen, and L. C. Strong: The effect of theelin on the mammary rudiments of male mice differing in susceptibility to tumour development. Anat. Rec. 60, 457 (1934).
234. —, and R. T. Hill: Effect of progestin upon the mammary glands of the mouse. Proc. Soc. exp. Biol. (N.Y.) 34, 718 (1934).
235. — G. M. Smith, and L. C. Strong: Stimulation of abnormal mammary growth by large amounts of estrogenic hormone. Proc. Soc. exp. Biol. (N.Y.) 33, 148 (1935).
236. —, and L. C. Strong: The normal development of the mammary glands of virgin female mice of ten strains varying in susceptibility to spontaneous neoplasms. Amer. J. Cancer 25, 282 (1935).
237. —, and C. W. Turner: The function, assay and preparation of galactin, a lactation stimulating hormone of the anterior pituitary and an investigation of the factors responsible for the control of normal lactation. Mo. Agric. Exp. Sta. Res. Bull. 196 (1933).
238. —, and G. van Wagenen: Experimental development of the mammary gland of the monkey. Endocrinology 22, 164 (1938).
239. —, and A. White: Mammary growth in hypophysectomized male mice receiving estrogen and prolactin. Proc. Soc. exp. Biol. (N.Y.) 48, 590 (1941).
240. — — Mammary growth in hypophysectomized male mice. Anat. Rec. 82, 414 (1942).
241. Gassner, F. X., R. P. Martin u. W. J. Algeo: Hormone in der Tiermast. 6. Symp. Dtsch. Ges. f. Endokrinologie Kiel 1959. Berlin-Göttingen-Heidelberg: Springer 1960.

242. GASSNER, F. X., E. C. REIFENSTEIN, J. W. ALGEO, and E. MATTOX: Effects of hormones on growth, fattening, and meat production potential of livestock. Recent Progr. Hormone Res. **14**, 183 (1958).
243. GAUNT, R.: Inability of desoxycorticosterone to maintain lactation. Proc. Soc. exp. Biol. (N.Y.) **47**, 28 (1941).
244. — W. J. EVERSOLE, and E. C. KENDALL: Influence of some steroid hormones on lactation in adrenalectomized rats. Endocrinology **31**, 84 (1942).
245. —, and C. E. TOBIN: Lactation in adrenalectomized rats. Amer. J. Physiol. **115**, 588 (1936).
246. GERBER, A. H., and F. G. SULMAN: Use of progestative hormones for prevention of heat, pregnancy and sexual disturbances in dogs and cats. Refuah vet. **24**, 154 (1967).
247. GESCHICKTER, C. F., and C. G. HARTMAN: Mammary response to prolonged estrogenic stimulation in the monkey. Cancer (Philad.) **12**, 767 (1959).
248. — D. LEWIS, and C. G. HARTMAN: Tumors of the breast related to the estrin hormone. Amer. J. Cancer **21**, 828 (1934).
249. GOMEZ, E. T.: Mammary gland growth in hypophysectomized castrated guinea pigs. Endocrinology **31**, 613 (1942).
250. —, and C. W. TURNER: Non-effect of estrogenic hormones on mammary gland of hypophysectomized guinea pig. Proc. Soc. exp. Biol. (N.Y.) **34**, 320 (1936).
251. — — Effect of hypophysectomy and replacement therapy on lactation in guinea-pig. Proc. Soc. exp. Biol. (N.Y.) **34**, 404 (1936).
252. — — Initiation and maintenance of lactation in hypophysectomized guinea pigs. Proc. Soc. exp. Biol. (N.Y.) **35**, 365 (1936).
253. — — Hypophysectomy and replacement therapy in relation to the growth and secretory of the mammary gland. Mo. Agric. Exp. Sta. Res. Bull. **259** (1937).
254. — — The adrenotropic principle of the pituitary in relation to lactation. Proc. Soc. exp. Biol. (N.Y.) **36**, 78 (1937).
255. — — Further evidence for a mammogenic hormone in the anterior pituitary. Proc. Soc. exp. Biol. (N.Y.) **37**, 607 (1938).
256. — — Effect of anol and dihydrotheelin on mammogenic activity of pituitary gland of rabbits. Proc. Soc. exp. Biol. (N.Y.) **39**, 140 (1938).
257. — — W. U. GARDNER, and R. T. HILL: Oestrogenic treatment of hypophysectomized male mice. Proc. Soc. exp. Biol. (N.Y.) **36**, 287 (1937).
258. — —, and R. P. REECE: Growth of mammary gland of hypophysectomized guinea pig. Proc. Soc. exp. Biol. (N.Y.) **36**, 286 (1937).
259. GOTO, T., M. OSHIMA, and T. JIOKE: Local application of estrogen and progesterone for artificial induction of mammary growth and lactation in the goat. [Japanisch.] Bull. nat. Inst. agr. Sci. Series G (Animal Husbandry) (Japan) **12**, 111 (1956).
260. GREENBAUM, A. L., and F. G. GREENWOOD: Some enzymic changes in the mammary gland of rats during pregnancy, lactation and mammary involution. Biochem. J. **56**, 625 (1954).
261. —, and T. F. SLATER: Studies on the particulate components of rat mammary gland. II. Changes in the levels of the nucleic acids of the mammary glands of rats during pregnancy, lactation and mammary involution. Biochem. J. **66**, 155 (1957).
262. GREENE, R. R., M. W. BURRILL, and A. C. IVY: Experimental intersexuality. The effect of antenatal androgens on sexual development of female rats. Amer. J. Anat. **65**, 415 (1939).
263. — — — Experimental intersexuality. The effects of estrogens on the antenatal sexual development of the rat. Amer. J. Anat. **67**, 305 (1940).
264. — — — Experimental intersexuality. The effects of combined estrogens and androgens on the embryonic sexual development of the rat. J. exp. Zool. **87**, 211 (1941).
265. GRÉGOIRE, C.: Factors involved in maintaining involution of the thymus during suckling. J. Endocr. **5**, 68 (1947).
266. GRIFFITH, D. R., and C. W. TURNER: Desoxyribonucleic acid (DNA) content of mammary gland during pregnancy and lactation. Proc. Soc. exp. Biol. (N.Y.) **95**, 347 (1957).
267. — — Normal growth of rat mammary glands during pregnancy and lactation. Proc. Soc. exp. Biol. (N.Y.) **102**, 619 (1959).
268. — — Normal growth of rat mammary glands during pregnancy and early lactation. Proc. Soc. exp. Biol. (N.Y.) **106**, 448 (1961).
269. — — Normal and experimental involution of rat mammary gland. Proc. Soc. exp. Biol. (N.Y.) **107**, 668 (1961).
270. — — Hormonal control of mammary gland involution in the rat. Proc. Soc. exp. Biol. (N.Y.) **110**, 485 (1962).
271. — — Effect of estrogen and progesterone upon milk secretion in normal and ovariectomized rats and on mammary gland DNA. Proc. Soc. exp. Biol. (N.Y.) **110**, 862 (1962).

272. GRIFFITH, D. R., and C. W. TURNER: Experimental "lactational" mammary gland growth in the rat as measured by DNA. Proc. Soc. exp. Biol. (N.Y.) **112**, 424 (1963).
273. — R. WILLIAMS, and C. W. TURNER: Effects of orally administered progesterone-like compounds on mammary gland growth in rats. Proc. Soc. exp. Biol. (N.Y.) **113**, 401 (1963).
274. GROSVENOR, C. E.: Effect of ergotonine on milk-ejection in lactating rat. Proc. Soc. exp. Biol. (N.Y.) **91**, 294 (1956).
275. —, and C. W. TURNER: A method for evaluation of milk "let-down" in lactating rat. Proc. Soc. exp. Biol. (N.Y.) **94**, 816 (1957).
276. — — Release and restoration of pituitary lactogen in response to nursing stimuli in lactating rats. Proc. Soc. exp. Biol. (N.Y.) **96**, 723 (1957).
277. GRUETER, F.: Contribution a l'étude de fonctionnement du lobe antérieur de l'hypophyse. C.R. Soc. Biol. (Paris) **98**, 1215 (1928).
278. —, u. P. STRICKER: Über die Wirkung eines Hypophysenvorderlappenhormons auf die Auslösung der Milchsekretion. Klin. Wschr. **8**, 2322 (1929).
279. HADFIELD, G.: The nature and origin of the mammotrophic agent present in human female urine. Lancet **1957I**, 1058.
280. —, and S. YOUNG: The controlling influence of the pituitary on the growth of the normal breast. Brit. J. Surg. **46**, 265 (1958).
281. HAHN, D. W., and C. W. TURNER: Effect of estrogen and progesterone on mammary gland DNA and feed intake in hypophysectomized female rats. Proc. Soc. exp. Biol. (N.Y.) **122**, 183 (1966).
282. HAIN, A. M.: The effect (a) of litter-size on growth and (b) of oestrone administered during lactation (rat). Quart. J. exp. Physiol. **25**, 303 (1935).
283. HALBAN, J.: Über den Einfluß der Ovarien auf die Entwicklung des Genitales. Mschr. Geburtsh. Gynäk. **12**, 496 (1900).
284. — Die innere Sekretion von Ovarium und Plazenta und ihre Bedeutung für die Funktion der Milchdrüse. Arch. Gynäk. **75**, 353 (1905).
285. HALPERN, S. R., and F. E. D'AMOUR: Effects of estrin upon gonads, mammary glands and hypophysis of the rat. Proc. Soc. exp. Biol. (N.Y.) **32**, 108 (1934).
286. HAMMOND, J.: On the causes responsible for the developmental progress of the mammary glands in the rabbit during the latter part of pregnancy. Proc. roy. Soc. B. **89**, 534 (1917).
287. — The physiology of milk and butter fat secretion. Vet. Rec. **16**, 519 (1936).
288. — The induction of milk secretion. Colloq. Int. Cent. nat. Rech. sci. **32**, 9 (1951).
289. HAMMOND, J., JR., and F. T. DAY: Oestrogen treatment of cattle: induced lactation and other effects. J. Endocr. **4**, 53 (1944).
290. —, and F. H. A. Marshall: The functional correlation between the ovaries, uterus, and mammary glands in the rabbit, with observations on the oestrous cycle. Proc. roy. Soc. B **87**, 422 (1914).
291. — Oestrus and pseudo-pregnancy in the ferret. Proc. roy. Soc. B **105**, 607 (1930).
292. —, and H. G. SANDERS: Some factors affecting milk yield. J. agr. Sci. **13**, 74 (1923).
293. HANCOCK, J., P. J. BRUMBY, and C. W. TURNER: N.Z. J. Sci. Techn. **36**, 111 (1954). Zit. J. MEITES, Farm animals: Hormonal induction of lactation and galactopoiesis. In: S. K. KON and A. T. COWIE (eds.), Milk: The mammary gland and its secretion, chapt. 8. New York: Academic Press 1960.
294. HARDY, M. H.: The development in vitro of the mammary glands of the mouse. J. Anat. (Lond.) **84**, 388 (1950).
295. HARKNESS, M. L. R., and R. D. HARKNESS: The effect of pregnancy and lactation on the collagen content of the mammary gland of the rat. J. Physiol. (Lond.) **132**, 476 (1956).
296. HARTMANN, C. G., and H. SPEERT: Action of progesterone on the genital organs of the unprimed rhesus monkey. Endocrinology **29**, 639 (1941).
297. HAUSER, G. A.: Testicular feminization. In: C. OVERZIER (ed.), Intersexuality, p. 255. London and New York: Academic Press 1963.
298. HEAP, R. B., and J. L. LINZELL: Plasma progesterone levels in the goat and mammary uptake during pregnancy. J. Physiol. (Lond.) **180**, 10 P (1965).
299. — — Arterial concentration, ovarian secretion and mammary uptake of progesterone in goats during the reproductive cycle. J. Endocr. **36**, 389 (1966).
300. HECKEL, G. P., and W. M. ALLEN: Prolongation of pregnancy in the rabbit by the injection of progesterone. Amer. J. Obstet. Gynec. **35**, 131 (1938).
301. HEROLD, L., u. G. EFFKEMANN: Beziehungen des Follikelhormons zu pathophysiologischen Wachstumsvorgängen der Brustdrüse. I. Brustdrüsenentwicklung unter gesteigerter Zufuhr von Follikelhormon bei der Ratte. Arch. Gynäk. **163**, 85 (1936).

302. HEROLD, L., u. G. EFFKEMANN: Beziehungen des Follikelhormons zu pathophysiologischen Wachstumsvorgängen der Brustdrüse. II. Tierexperimentelle Untersuchungen über die Bedeutung einer langdauernden und vermehrten Follikelhormonwirkung in der Genese der Fibrosis mammae cystica. Arch. Gynäk. **163**, 94 (1936).
303. HERRMANN, E.: Über eine wirksame Substanz im Eierstock und in der Placenta. Mschr. Geburtsh. Gynäk. **41**, 1 (1915).
304. HESSELBERG, C., and L. LOEB: The structure of the secreting and retrogressing mammary gland in the guinea pig. Anat. Rec. **68**, 103 (1937).
305. HEUVERSWYN, J. VAN, S. J. FOLLEY, and W. U. GARDNER: Mammary growth in male mice receiving androgens, estrogens and desoxycorticosterone acetate. Proc. Soc. exp. Biol. (N.Y.) **41**, 389 (1939).
306. HILDEBRANDT, P.: Zur Lehre von der Milchbildung. Beitr. chem. Physiol. Path. **5**, 463 (1904).
307. HÖHN, E. O.: The effect of oestrone on the mammary gland of andrenalectomized guineapigs. J. Endocr. **16**, 227 (1957).
308. HOOKER, C. W., and W. L. WILLIAMS: Retardation of mammary involution in the mouse by irritation of the nipples. Yale J. Biol. Med. **12**, 559 (1940).
309. — — Retardation of mammary involution in mice by injection of lactogenic hormone. Endocrinology **28**, 42 (1942).
310. HOSHINO, K.: Development and function of mammary glands of mice prenatally exposed to testosterone propionate. Endocrinology **76**, 789 (1965).
311. — Development and growth of mammary glands of CBA mice prenatally exposed to progesterone. Anat. Rec. **154**, 360 (1966).
312. HOUSSAY, B. A.: Action de l'hypophysectomie sur la grossesse et la sécrétion lactée, chez la chienne. C.R. Soc. Biol. (Paris) **120**, 496 (1935).
313. — Sécrétion lactée provoquée par l'extrait anté-hypophysaire chez le chien. C.R. Soc. Biol. (Paris) **120**, 502 (1935).
314. HUGGINS, C., and P. V. MOULDER: Studies on the mammary tumors of dogs. I. Lactation and the influence of ovariectomy and supraadrenalectomy thereon. J. exp. Med. **80**, 441 (1944).
315. HUTTON, J. B.: The effect of growth hormone on the yield and composition of cows milk. J. Endocr. **16**, 115 (1957).
316. HUZII, K.: Studien zur Physiologie der Milchdrüse. IV. Über die hormonale Hemmung der Milchsekretion. Mitt. jap. Ges. Gynäk. **33**, 24 (1938).
317. — Experimentelle Studien über die Physiologie der Milchsekretion. J. Jap. Med. Sci., XI. Gynecol., Tocol. **1**, 19 (1939).
318. ICHINOSE, R. R., and S. NANDI: Lobuloalveolar differentiation in mouse mammary tissues in vitro. Science **145**, 496 (1964).
319. — — Influence of hormones on lobulo-alveolar differentiation of mouse mammary gland in vitro. J. Endocr. **35**, 331 (1966).
320. ISCOVESCO, H.: Le lipoïde utéro-stimulant de l'ovaire. Propriétés physiologiques. C.R. Soc. Biol. (Paris) **73**, 104 (1912).
321. JACOBSOHN, D.: On the mode of action of ovarian hormones on growth and development of the mammary gland. Acta physiol. scand. (Suppl. 57) **17**, 6 (1948).
322. — The action of corticotropic and adrenal cortex hormones on the mammary gland. Acta physiol. scand. **17**, 423 (1949).
323. — Action of estradiol monobenzoate on the mammary gland of hypophysectomized rabbits. Acta physiol. scand. **32**, 304 (1954).
324. — Mammary gland growth in relation to hormones with metabolic actions. Proc. roy. Soc. B **149**, 325 (1958).
325. — Hormonal regulation of mammary gland growth. In: S. K. KON and A. T. COWIE (eds.), Milk: The mammary gland and its secretion, vol. 1, p. 127. New York and London: Academic Press 1961.
326. JEFFERS, K. R.: Cytology of the mammary gland of the albino rat. I. Pregnancy, lactation and involution. Amer. J. Anat. **56**, 257 (1935).
327. JOHNSON, R. M., and J. MEITES: Effects of cortisone, hydrocortisone, and ACTH on mammary growth and pituitary prolactin content of rats. Proc. Soc. exp. Biol. (N.Y.) **89**, 455 (1955).
328. — — Effects of cortisone acetate on milk production and mammary involution in parturient rats. Endocrinology **63**, 290 (1958).
329. JONGH, S. E. DE: Corpus luteum und Laktation. Acta brev. neerl. Physiol. **2**, 119 (1932).
330. — Laktationshemmung durch Menformon. Acta brev. neerl. Physiol. **3**, 52 (1933).
331. — Weitere Untersuchungen über Laktationshemmung. Acta brev. neerl. Physiol. **3**, 88 (1933).

332. Jongh, S. E. de, u. L. A. van der Woerd: Gibt es eine extragonadale Laktationshemmung gonadotroper Hormonpräparate? Acta brev. neerl. Physiol. **9**, 26 (1939).
333. Joshi, U. M., and S. S. Rao: Effect of an oral contraceptive agent on the lactation of rats. Indian J. exp. Biol. **4**, 170 (1966).
334. Jost, A.: Recherches sur la différenciation sexuelle de l'embryon de lapin. IV. Organogenése sexuelle masculine aprés decapitation du foetus. Arch. Anat. micr. Morph. exp. **40**, 247 (1951).
335. Juergens, W. G., F. E. Stockdale, Y. J. Topper, and J. J. Elias: Hormone-dependent differentiation of mammary gland in vitro. Proc. nat. Acad. Sci. (Wash.) **54**, 629 (1965).
336. Kahn, R. H., and B. L. Baker: Effect of norethynodrel alone or combined with mestranol on the mammary glands of the adult female rat. Endocrinology **75**, 818 (1964).
337. — — Prolactin content of the rat hypophysis following treatment with norethynodrel. Acta endocr. (Kbh.) **51**, 411 (1966).
338. — —, and D. B. Zanotti: Factors modifying the stimulatory action of norethynodrel on the mammary gland. Endocrinology **77**, 162 (1965).
339. Kinzey, W. G.: Hormonal activity of the rat placenta in the absence of dietary protein. Endocrinology **82**, 266 (1968).
340. Kirkham, W. R., and C. W. Turner: Nucleic acids of the mammary glands of rats. Proc. Soc. exp. Biol. (N.Y.) **83**, 123 (1953).
341. — — Induction of mammary growth in rats by estrogen and progesterone. Proc. Soc. exp. Biol. (N.Y.) **87**, 139 (1954).
342. Klein, M.: Relation between the uterus and the ovaries in the pregnant hamster. Proc. roy. Soc. B **125**, 348 (1938).
343. — Interférences entre gestation et lactation. Ann. Endocr. (Paris) **17**, 553 (1956).
344. Knauer, E.: Die Ovarientransplantation. Arch. Gynäk. **60**, 322 (1900).
345. Koziorowska, J.: Influence of hormones on mouse mammary glands cultured in vitro. Acta Un. int. Cancr. **18**, 211 (1962).
346. — Effect of hormones on mice mammary glands cultivated in vitro. Chem. Abstr. **61**, 3379 (1962).
347. Kramer, M., F. Neumann u. W. Elger: Die Bedeutung fetaler Androgene für die Geschlechtsdifferenzierung. Naunyn Schmiedebergs Arch. exp. Path. Pharmak. **251**, 124 (1965).
348. Kumaresan, P., and C. W. Turner: Effect of growth hormone and thyroxine on mammary gland growth in the rat. J. Dairy Sci. **48**, 592 (1965).
349. — — Effect of various hormones on mammary gland growth of ovariectomized rats. Proc. Soc. exp. Biol. (N.Y.) **125**, 556 (1967).
350. Kuramitsu, C., and L. Loeb: The effect of suckling and castration on the lactating mammary gland in rat and guinea pig. Amer. J. Physiol. **61**, 40 (1921).
351. Lane-Claypon, J. E., and E. H. Starling: An experimental enquiry into the factors which determine the growth and activity of the mammary glands. Proc. roy. Soc. B **77**, 505 (1906).
352. Lasfargues, E. Y.: Cultivation and behavior in vitro of the normal mammary epithelium of the adult mouse. Anat. Rec. **127**, 117 (1957).
353. — Cultivation and behavior in vitro of the normal mammary epithelium of the adult mouse. Exp. Cell Res. **13**, 553 (1957).
354. — Action de l'oestradiol et de la progestérone sur des cultures de glandes mammaires de jeunes souris. C.R. Soc. Biol. (Paris) **154**, 1720 (1960).
355. Lawson, D. E. M., and W. H. Pearlman: The metabolism in vivo of progesterone-7-^{3}H; its localization in the mammary gland, uterus, and other tissues of the pregnant rat. J. biol. Chem. **239**, 3226 (1964).
356. Leonard, S. L.: Stimulation of mammary glands in hypophysectomized rats by estrogen and testosterone. Endocrinology **32**, 229 (1943).
357. — The relation of the placenta to the growth of the mammary gland of the rat during the last half of pregnancy. Anat. Rec. **91**, 65 (1945).
358. —, and R. P. Reece: The relation of the thyroid to mammary gland growth in the rat. Endocrinology **28**, 65 (1941).
359. — — Failure of steroid hormones to induce mammary growth in hypophysectomized rats. Endocrinology **30**, 32 (1942).
360. Lewis, A. A., E. T. Gomez, and C. W. Turner: Mammary gland development with mammogen. I. In the castrate and hypophysectomized rat. Endocrinology **30**, 37 (1942).
361. —, and C. W. Turner: Chemical concentration of mammogen from prehypophyseal tissue. Proc. Soc. exp. Biol. (N.Y.) **39**, 435 (1938).
362. — — The mammogenic hormones of the anterior pituitary. I. The duct growth factor. Mo. Agric. Exp. Sta. Res. Bull. **310** (1939).

363. LEWIS, A. A., and C. W. TURNER: Effect of stilbestrol on the mammary gland. Amer. Soc. Anim. Prod. Ann. Proc. **63** (1940).
364. — — Effect of stilbestrol on the mammary gland of the mouse, rat, rabbit and goat. J. Dairy Sci. **24**, 845 (1941).
365. — — Growth of the male guinea-pig mammary gland with diethylstilbestrol. Endocrinology **30**, 585 (1942).
366. — — Mammogen and unilateral mammary gland growth in the rabbit. Endocrinology **30**, 985 (1942).
367. — — Effect of diethylstilbestrol on mammary gland development in dairy animals. Endocrinology **31**, 520 (1942).
368. — — The effect of stilbestrol and anterior pituitary extract upon lactation in goats. J. Dairy Sci. **25**, 895 (1942).
369. — —, and E. T. GOMEZ: The biological assay of the mammogenic duct growth factor of the anterior pituitary. Endocrinology **24**, 157 (1939).
370. LINZELL, J. L.: Physiology of the mammary glands. Physiol. Rev. **39**, 534 (1959).
371. — Some effects of denervating and transplanting mammary glands. Quart. J. exp. Physiol. **48**, 34 (1963).
372. —, and R. B. HEAP: Progesterone production by the ovary and adrenal, and uptake by the mammary gland and uterus in the goat. J. Endocr. **35**, xxiv (1966).
373. LIPSCHÜTZ, A., et W. KRAUSE: Recherches quantitatives sur l'hermaphrodisme expérimental. C.R. Soc. Biol. (Paris) **89**, 220 (1923).
374. LIU, T. M. Y., and J. W. DAVIS: Induction of lactation by ovariectomy of pregnant rats. Endocrinology **80**, 1043 (1967).
375. LOCKWOOD, D. H., F. E. STOCKDALE, and Y. J. TOPPER: Hormone-dependent differentiation of mammary gland: sequence of action of hormones in relation to cell cycle. Science **156**, 945 (1967).
376. — R. W. TURKINGTON, and Y. J. TOPPER: Hormone-dependent development of milk protein synthesis in mammary gland in vitro. Biochim. biophys. Acta (Amst.) **130**, 493 (1966).
377. LOEB, L., and C. HESSELBERG: The cyclic changes in the mammary gland under normal and pathological conditions. I. The changes in the non-pregnant guinea-pig. J. exp. Med. **25**, 285 (1917).
378. — — The cyclic changes in the mammary gland under normal and pathological conditions. II. The changes in the pregnant guinea-pig, the effect of lutein injections, and the correlation between the cycle of the uterus and ovaries and the cycle of the mammary gland. J. exp. Med. **25**, 305 (1917).
379. LUNDAHL, W. S., J. MEITES, and L. F. WOLTERINK: A technique of whole mount autoradiographs of rabbit mammary glands. Science **112**, 599 (1950).
380. LYONS, W. R.: The direct mammotrophic action of lactogenic hormone. Proc. Soc. exp. Biol. (N.Y.) **51**, 308 (1942).
381. — Lobulo-alveolar mammary growth induced in hypophysectomized rats by injections of hypophyseal and ovarian hormones. In: Essays in biology, p. 317. Berkely: California University Press 1943.
382. — Evidence of placental mammotrophin. Anat. Rec. **88**, 446 (1944).
383. — Lobulo-alveolar mammary growth in the rat. In: Mécanisme physiologique de la secretion lactee. Coll. Int. du C.N.R.S. (Strasbourg) 1950, p. 29.
384. — Hormonal synergism in mammary growth. Proc. roy. Soc. B **149**, 303 (1958).
385. —, and H. R. CATCHPOLE: Assay with the guinea pig of the lactogenic hypophyseal hormone. Proc. Soc. exp. Biol. (N.Y.) **31**, 299 (1933).
386. — — Availability of the rabbit for assay of the hypophyseal lactogenic hormone. Proc. Soc. exp. Biol. (N.Y.) **31**, 305 (1933).
387. — I. L. CHAIKOFF, and F. L. REICHERT: Experiments with hypophyseal lactogenic hormone on normal ovariectomized and hypophysectomized dogs. Proc. Soc. exp. Biol. (N.Y.) **31**, 303 (1933).
388. —, and R. E. JOHNSON: Embedding stained mammary glands in plastic. Stain Technol. **28**, 201 (1952).
390. — —, and C. H. LI: Local action of pituitary and ovarian hormones on the mammary glands of hypophysectomized-oöphorectomized rats. Anat. Rec. **127**, 432 (1957).
391. — C. H. LI, R. D. COLE, and R. E. JOHNSON: Some of the hormones required by the mammary gland in its development and function. J. clin. Endocr. **13**, 836 (1953).
392. —, and R. E. JOHNSON: The enhancing effect of somatotropin on the mammary growth induced in rats with estrin, progestin and mammotropin. J. clin. Endocr. **12**, 937 (1952).
393. — — — Direct action of mammary-stimulating hormones. J. clin. Endocr. **16**, 967 (1956).

394. LYONS, W. R., C. H. LI, and R. E. JOHNSON: The hormonal control of mammary growth and lactation. Recent Progr. Hormone Res. **14**, 219 (1958).
395. —, and D. A. McGINTY: Effects of estrone and progesterone on male rabbit mammary glands. I. Varying doses of progesterone. Proc. Soc. exp. Biol. (N.Y.) **48**, 83 (1941).
396. —, and R. I. PENCHARZ: Reactions of mammary glands of normal and hypophysectomized male guinea-pigs to female sex hormone. Proc. Soc. exp. Biol. (N.Y.) **33**, 589 (1936).
397. — M. E. SIMPSON, and H. M. EVANS: Influence of lactogenic preparations on mammary glands and time of vaginal opening in young rats. Proc. Soc. exp. Biol.(N.Y.) **48**, 634 (1941).
398. — — — Lobulo-alveolar mammary growth in hypophysectomized rats. Anat. Rec. **82**, 430 (1942).
399. — — Hormonal requirement for pregnancy and mammary development in hypophysectomized rats. Proc. Soc. exp. Biol. (N.Y.) **52**, 134 (1943).
400. MAEDER, L. M. A.: Changes in the mammary gland of the albino rat (mus norvegicus albinus) during lactation and involution. Amer. J. Anat. **31**, 1 (1922).
401. MALPRESS, F. H.: Experimental induction of lactation. Brit. med. Bull. **5**, 161 (1947).
402. MARSHALL, F. H. A., and E. T. HALNAN: On the post-oestrous changes occurring in the generative organs and mammary glands of the non-pregnant dog. Proc. roy. Soc. B **89**, 546 (1917).
403. MASSON, G. M. C.: Effects of gonadotrophic hormones on lactation. Proc. Soc. exp. Biol. (N.Y.) **66**, 506 (1947).
404. — Effects of estradiol and progesterone on lactation. Anat. Rec. **102**, 513 (1948).
405. MAYER, G.: Mécanismes de la lactogénèse. Ann. Endocr. (Paris) **17**, 526 (1956).
406. — Interférences entre lactation et gestation. Ann. Endocr. (Paris) **17**, 557 (1956).
407. —, et R. CANIVENC: Placenta et équilibre hormonal gravidique chez la rate. Activité du placenta en l'absence d'ovaires. Réaction de la glande mammaire et du vagin. C.R. Soc. Biol. (Paris) **145**, 1688 (1951).
408. —, et M. Klein: Physiologie de la lactation. I. Les facteurs du développement morphologique du parenchyme mammaire. Ann. Nutr. (Paris) **2**, 113 (1948).
409. — — Physiologie de la lactation. II. Les facteurs de l'activité fonctionnelle du parenchyme mammaire. Ann. Nutr. (Paris) **3**, 667 (1949).
410. — — Monteé laiteuse par administration de prolactine au cours de la pseudo-grossesse et de la grossesse chez la lapine. C.R. Soc. Biol. (Paris) **143**, 401 (1949).
411. — — Histology and cytology of the mammary gland. In: S. K. KON and A. T. COWIE (eds.), Milk: The mammary gland and its secretion, chapt. 2. New York: Academic Press 1960.
412. MAYNE, R., I. A. FORSYTH, and J. M. BARRY: Stimulation by hormones of RNA and protein formation in organ cultures of the mammary glands of pregnant mice. J. Endocr. **41**, 247 (1968).
413. MCCARTHY, J. C.: Effects of concurrent lactation on litter size and prenatal mortality in an inbred strain of mice. J. Reprod. Fertil. **9**, 29 (1965).
414. MCDONALD, I. G.: The response of the mammary gland to prolonged stimulation with ovarian hormones. Surg. Gynec. Obstet. **63**, 138 (1936).
415. MCDONALD, G. J., and R. P. REECE: Quantitative response of rat mammary glands to mammogens. I. Estrogen alone and with progesterone. Proc. Soc. exp. Biol. (N.Y.) **110**, 647 (1962).
416. MCEUEN, C. S., H. SELYE, and J. B. COLLIP: Effect of the testis on the mammary gland. Proc. Soc. exp. Biol. (N.Y.) **35**, 56 (1936).
417. MCPHAIL, M. K.: Studies on the hypophysectomized ferret. IX. The effect of hypophysectomy on pregnancy and lactation. Proc. roy. Soc. B **117**, 34 (1935).
418. — Hypophysectomy of the cat. Proc. roy. Soc. B **117**, 45 (1935).
419. MEITES, J.: Recent studies on the mechanism controlling the initiation of lactation. Rev. canad. Biol. **13**, 359 (1954).
420. — Effects of growth hormone on lactation and body growth of parturient rats. Proc. Soc. exp. Biol. (N.Y.) **96**, 730 (1957).
421. — Farm animals: Hormonal induction of lactation and galactopoiesis. In: S. K. KON and A. T. COWIE (eds.), Milk: The mammary gland and its secretion, chapt. 8. New York: Academic Press 1960.
422. — Maintenance of the mammary lobulo-alveolar system in rats after adreno-orchidectomy by prolaction and growth hormone. Endocrinology **76**, 1220 (1965).
423. — Control of mammary growth and lactation. In: W. MARTINI and W. F. GANONG (eds.), Neuroendocrinology, vol. I, chapt. 16. New York and London: Academic Press 1966.

424. MEITES, J., and T. F. HOPKINS: Mechanisms of oxytocin action in retarding mammary involution: study in hypophysectomized rats. J. Endocr. **22**, 207 (1961).
425. — —, and P. K. TALWALKER: Induction of lactation in pregnant rabbits with prolactin, cortisol acetate or both. Endocrinology **73**, 261 (1963).
426. —, and C. L. KRAGT: Effects of a pituitary homotransplant and thyroxine on body and mammary growth in immature hypophysectomized rats. Endocrinology **75**, 565 (1964).
427. —, and C. S. NICOLL: Hormonal prolongation of lactation for 75 days after litter withdrawal in postpartum rats. Endocrinology **65**, 572 (1959).
428. — — Adenohypophysis: Prolactin. Ann. Rev. Physiol. **28**, 57 (1966).
429. — —, and P. K. TALWALKER: The central nervous system and the secretion and release of prolactin. In: A. V. NALBANDOV (ed.), Advances in neuroendocrinology, p. 238. Urbana: Illinois University Press 1963.
430. — E. P. REINEKE, and C. F. HUFFMAN: Artificial induction of mammary growth and lactation in sterile heifers with stilbestrol-progesterone implantations. Mich. agr. exp. Stat. quart. Bull. **32**, 445 (1950).
431. —, and J. T. SGOURIS: Can the ovarian hormones inhibit the mammary response to prolactin? Endocrinology **53**, 17 (1953).
432. — — Effects of altering the balance between prolactin and ovarian hormones on initiation of lactation in rabbits. Endocrinology **55**, 530 (1954).
433. — J. J. TRENTIN, and C. W. TURNER: Effect of adrenalectomy on the lactogenic hormone and initiation of lactation. Endocrinology **31**, 607 (1942).
434. —, and C. W. TURNER: Studies concerning the mechanism controlling the initiation of lactation at parturition. I. Can estrogen suppress the lactogenic hormone of the pituitary? Endocrinology **30**, 711 (1942).
435. — — Studies concerning the mechanism controlling the initiation of lactation at parturition. II. Why lactation is not initiated during pregnancy. Endocrinology **30**, 719 (1942).
436. — — Studies concerning the mechanism controlling the initiation of lactation at parturition. III. Can estrogen account for the precipitous increase in the lactogen content of the pituitary following parturition? Endocrinology **30**, 726 (1942).
437. — — Effect of estrone on lactogen content in pituitary and blood of male rabbits. Proc. Soc. exp. Biol. (N.Y.) **49**, 190 (1942).
438. — — The induction of lactation during pregnancy in rabbits and the specificity of the lactogenic hormone. Amer. J. Physiol. **150**, 394 (1947).
439. — — Studies concerning the induction and maintenance of lactation. I. The mechanism controlling the initiation of lactation at parturition. Mo. Agr. Exp. Sta. Res. Bull. **415** (1948).
440. — — Studies concerning the induction and maintenance of lactation II. The normal maintenance and experimental inhibition and augmentation of lactation. Mo. Agr. Exp. Sta. Res. Bull. **416** (1948).
441. MENA, F., and C. E. GROSVENOR: Effect of number of pups upon suckling-induced fall in pituitary prolactin concentration and milk ejection in the rat. Endocrinology **82**, 623 (1968).
442. MEUNIER, J. M., A. J. DULUC et G. MAYER: Oestrogéne et lactogénése: Action des fortes doses d'oestradiol sur la glande mammaire de rattes gravides. C.R. Soc. Biol. (Paris) **149**, 102 (1955).
443. —, et J. ROUAULT: Action de variations hormonales sur la glande mammaire développée expérimentalement. C.R. Soc. Biol. (Paris) **150**, 1541 (1956).
444. MINAGUCHI, H., and J. MEITES: Effects of suckling on hypothalamic LH-releasing factor and prolactin inhibiting factor, and on pituitary LH and prolactin. Endocrinology **80**, 603 (1967).
445. — — Effects of a norethynodrel-mestranol combination (Enovid) on hypothalamic and pituitary hormones in rats. Endocrinology **81**, 826 (1967).
446. MIRSKY, A. E., and H. RIS: Variable and constant components of chromosomes. Nature (Lond.) **163**, 666 (1949).
447. MIXNER, J. P., A. J. BERGMAN, and C. W. TURNER: Relation of mammogenic lobule-alveolar growth factor of the anterior pituitary to other anterior pituitary hormones. Endocrinology **31**, 461 (1942).
448. — A. A. LEWIS, and C. W. TURNER: Evidence for the presence of a second mammogenic (lobule-alveolar) factor in the anterior pituitary. Endocrinology **27**, 888 (1940).
449. — J. MEITES, and C. W. TURNER: The stimulation and inhibition of milk secretion in goats with diethylstilbestrol. J. Dairy Sci. **27**, 957 (1944).
450. —, and C. W. TURNER: Biological assay of the mammogenic lobule-alveolar growth factor of the anterior pituitary. Endocrinology **29**, 324 (1941).

451. MIXNER, J. P., and C. W. TURNER: Influence of local applications of turpentine on mammary gland growth and involution. Proc. Soc. exp. Biol. (N.Y.) **46**, 437 (1941).
452. — — Role of estrogen in the stimulation of mammary lobule-alveolar growth by progesterone and by the mammogenic lobule-alveolar growth factor of the anterior pituitary. Endocrinology **30**, 591 (1942).
453. — — Progesterone-like activity of some steroid compounds and of diethylstilbestrol in stimulating mammary lobule-alveolar growth. Endocrinology **30**, 706 (1942).
454. — — Influence of thyroxine upon mammary lobule-alveolar growth. Endocrinology **31**, 345 (1942).
455. — — The mammogenic hormones of the anterior pituitary. II. The lobule-alveolar growth factor. Mo. Agr. Exp. Sta. Res. Bull. **378** (1943).
456. — — Strain differences in response of mice to mammary gland stimulating hormones. Proc. Soc. exp. Biol. (N.Y.) **95**, 87 (1957).
457. MIZUNO, H.: The effects of administration of prolactin, progesterone or concurrent pregnancy on the mammary gland involution and respiratory activity in the mouse. Endocr. jap. **7**, 121 (1960).
458. — The changes of nucleic acids content in the mouse mammary glands in the course of involution and the effects of pregnancy, prolactin or progesterone on them. Endocr. jap. **8**, 27 (1961).
459. — K. IIDA, and M. NAITO: The role of prolactin in the mammary alveolus formation. Endocr. jap. **2**, 163 (1955).
460. —, and M. NAITO: The effect of locally administered prolactin on the nucleic acid content of the mammary gland in the rabbit. Endocr. jap. **3**, 227 (1956).
461. MOON, R. C.: Mammary gland status in declining lactation. Fed. Proc. **19**, 149 (1960).
462. — Mammary gland cell content during various phases of lactation. Amer. J. Physiol. **203**, 939 (1962).
463. — Strength of suckling stimulus and maintenance of the mammary gland. Proc. Soc. exp. Biol. (N.Y.) **119**, 501 (1965).
464. — D. R. GRIFFITH, and C. W. TURNER: Normal and experimental growth of rat mammary gland. Proc. Soc. exp. Biol. (N.Y.) **101**, 788 (1959).
465. —, and C. W. TURNER: Thyroid hormone and mammary gland growth in the rat. Proc. Soc. exp. Biol. (N.Y.) **103**, 149 (1960).
466. MOORE, C. R.: On the physiological properties of the gonads as controllers of somatic and psychical characteristics. IV. Gonad transplantation in the guinea-pig. J. exp. Zool. **33**, 365 (1921).
467. MORGAN, J. F., J. J. MORTON, and R. C. PARKER: Nutritition of animal cells in tissue culture. Proc. Soc. exp. Biol. (N.Y.) **73**, 1 (1950).
468. MOSIMANN, W.: Zur Anatomie der Rindermilchdrüse und über die Morphologie ihrer sezernierenden Teile. Acta anat. (Basel) **8**, 347 (1949).
469. MÜHLBOCK, O.: The oestrone-sensitivity of the mammary gland in female mice of various strains. Acta brev. neerl. Physiol. **16**, 22 (1948).
470. — The sensitivity of the mammary gland to oestrone in different strains of mice with and without mammary tumour agent. Acta endocr. (Kbh.) **3**, 105 (1949).
471. MUNFORD, R. E.: The effect of cortisol acetate on oestrone-induced mammary gland growth in immature ovariectomized albino mice. J. Endocr. **16**, 72 (1957).
472. — Changes in the mammary glands of rats and mice during pregnancy, lactation and involution. 1. Histological structure. J. Endocr. **28**, 1 (1963).
473. — Changes in the mammary glands of rats and mice during pregnancy, lactation and involution. 2. Levels of deoxyribonucleic acid, and alkaline and acid phosphatases. J. Endocr. **28**, 17 (1963).
474. — Changes in the mammary glands of rats and mice during pregnancy, lactation and involution. 3. Relation of structural and biochemical changes. J. Endocr. **28**, 35 (1963).
475. — A review of anatomical and biochemical changes in the mammary gland with particular reference to quantitative methods of assessing mammary development. J. Dairy Sci. Abstr. **26**, 293 (1964).
476. MYERS, J. A.: Studies on the mammary gland. I. The growth and distribution of the milk-ducts and the development of the nipple in the albino rat from birth to ten weeks of age. Amer. J. Anat. **19**, 353 (1916).
477. — Studies on the mammary gland. II. The fetal development of the mammary gland in the female albino rat. Amer. J. Anat. **22**, 195 (1917).
478. — Studies on the mammary gland. III. A comparison of the developing mammary glands in male and female albino rats from the late fetal stages to ten weeks of age. Anat. Rec. **13**, 205 (1917).

479. MYERS, J. A.: Studies on the mammary gland. IV. The histology of the mammary gland in male and female albino rats from birth to ten weeks of age. Amer. J. Anat. **25**, 395 (1919).
480. — Studies on the mammary gland. V. The effects of inanition on the developing mammary glands in male and female albino rats from birth to ten weeks of age. Anat. Rec. **16**, 159 (1919).
481. MYERS, F. J., and J. A. MYERS: Studies on the mammary gland. VIII. Gross changes in the mammary gland in the female albino rat during the period of involution. Anat. Rec. **21**, 74 (1921).
482. NAGAI, J., J. YAMADA, M. YOSHIDA, T. CHIKAMURE, and M. NAITO: Variation of the mammary glands response of inbred female mice treated with estrogen. Endocr. jap. **4**, 12 (1957).
483. NAITO, M.: Histological changes in the mammary gland of guinea pigs during lactation. J. Dairy Res. **25**, 392 (1958).
484. NANDI, S.: Endocrine control of mammary gland development and function in the $C_3H/HeCrgl$ mouse. J. nat. Cancer Inst. **21**, 1039 (1958).
485. — Role of somatotropin in mammogenesis and lactogenesis in C_3H/He Crgl mice. Science **128**, 772 (1958).
486. — Hormonal control of mammogenesis and lactogenesis in the C_3H/He Crgl mouse. Univ. Calif. Publ. Zool. **65**, 1 (1959).
487. — Differential responsiveness of A and C_3H mouse mammary tissues to somatotropin-containing hormone combinations. Proc. Soc. exp. Biol. (N.Y.) **108**, 1 (1961).
488. —, and H. A. BERN: Relation between mammary-gland responses to lactogenic hormone combinations and tumor susceptibility in various strains of mice. J. nat. Cancer Inst. **24**, 907 (1960).
489. — — The hormones responsible for lactogenesis in BALB/cCrgl mice. Gen. comp. Encodr. **1**, 195 (1961).
490. NATHANSON, I. T., D. T. SHAW, and C. C. FRANSEEN: Effect of simultaneous administration of growth complex and estradiol on mammary gland of hypophysectomized rat. Proc. Soc. exp. Biol. (N.Y.) **42**, 652 (1939).
491. NELSON, W. L., P. G. HEYTLER, and B. I. CIACCIO: Guinea pig mammary gland growth changes in weight, nitrogen and nucleic acids. Proc. Soc. exp. Biol. (N.Y.) **109**, 373 (1962).
492. NELSON, W. O.: Reciprocal relationship between ovaries and anterior hypophysis as factor in control of lactation. Proc. Soc. exp. Biol. (N.Y.) **30**, 953 (1933).
493. — Studies on the physiology of lactation. III. The reciprocal hypophyseal-ovarian relationship as a factor in the control of lactation. Endocrinology **18**, 33 (1934).
494. — Studies on the physiology of lactation. IV. The assay of the lactogenic hormone of the anterior hypophysis. Anat. Rec. **60**, 69 (1934).
495. — Gonad hormone effects in normal, spayed and hypophysectomized rats. Anat. Rec. (Suppl. 1) **64**, 52 (1935).
496. — Concerning the anterior pituitary-gonadal interrelations. Endocrinology **19**, 187 (1935).
497. — The effect of hypophysectomy upon mammary gland development and function in the guinea-pig. Proc. Soc. exp. Biol. (N.Y.) **33**, 222 (1935).
498. — Endocrine control of the mammary gland. Physiol. Rev. **16**, 488 (1936).
499. — Studies on the physiology of lactation. VI. The endocrine influences concerned in the development and function of the mammary gland in the guinea pig. Amer. J. Anat. **60**, 341 (1937).
500. — Interrelations of steroid and hypophyseal hormones and their effects on the mammary glands. In: Mécanisme physiologique de la secretion lactee. Coll. Int. du. C.N.R.S. (Strasbourg) 1950, p. 19.
501. — Hypophyseal and ovarian hormones in the regulation of the mammary glands. Ciba Found. **4**, 402 (1952).
502. — Endocrine factors in mammary gland function. Rev. canad. Biol. **13**, 371 (1954).
503. —, and R. GAUNT: Initiation of lactation in the hypophysectomized guinea pig. Proc. Soc. exp. Biol. (N.Y.) **34**, 671 (1936).
504. — — The adrenals and pituitary in initiation of lactation. Proc. Soc. exp. Biol. (N.Y.) **36**, 126 (1937).
505. —, and M. SCHWEIZER: Effects of adrenal cortical compounds on lactation. Endocrinology **33**, 325 (1943).
506. —, and J. J. PFIFFNER: An experimental study of the factors concerned in mammary growth and in milk secretion. Proc. Soc. exp. Biol. (N.Y.) **28**, 1 (1930).
507. — — Studies on the physiology of lactation. I. The relation of lactation to the ovarian and hypophyseal hormones. Anat. Rec. **51**, 51 (1931).

508. NELSON, W. O., and G. K. SMELSER: Studies on the physiology of lactation. II. Lactation in the male guinea pig and its bearing on the corpus luteum problem. Amer. J. Physiol. **103**, 374 (1933).
509. NEUMANN, F., R. VON BERSWORDT-WALLRABE, W. ELGER u. H. STEINBECK: Hormonhemmer — Untersuchungen mit Testosteron-Antagonisten. 18. Coll. Ges. für physiol. Chemie, S. 218. Berlin-Heidelberg-New York: Springer 1967.
510. — — — — Activities of antiandrogens. Experiments in prepuberal and puberal animals and in foetuses. Proc. Workshop Conference, Tremsbüttel 1967. Stuttgart: Georg Thieme 1968.
511. —, and W. ELGER: Proof of the activity of androgenic agents on the differentiation of the external genitalia, the mammary gland and the hypothalamus-pituitary-gland system in rats. Proceedings 2nd Symp. Steroid Hormones, Ghent 1965. Excerpta med. (Amst.), Int. Congr.Ser. **101**, 168 (1966).
512. — — Weibliche Milchdrüsendifferenzierung und Entwicklung bei männlichen Ratten nach Hemmung der fetalen Androgene durch einen Testosteron-Antagonisten. 36. Tagg Dtsch. Ges. für Gynäkologie, Hannover 1966. Arch. Gynäk. **204**, Abstr. 61, H. 2/3 (1966).
513. — — The effect of the anti-androgen 1,2α-methylene-6-chloro-$\Delta^{4,6}$-pregnadiene-17α-ol-3,20-dione-17α-acetate (cyproterone acetate) on the development of the mammary glands of male foetal rats. J. Endocr. **36**, 347 (1966).
514. — — Steroidal stimulation of mammary glands in prenatally feminized male rats. Europ. J. Pharmacol. **1**, 120 (1967).
515. — —, and M. KRAMER: Development of a vagina in male rats by inhibiting androgen receptors with an antiandrogen during the critical phase of organogenesis. Endocrinology **78**, 628 (1966).
516. — — H. STEINBECK u. R. VON BERSWORDT-WALLRABE: Antiandrogene. 13. Symp. Dtsch. Ges. für Endokrinologie, Würzburg 1967, S. 78. Berlin-Heidelberg-New York: Springer 1967.
517. NEWTON, W. H., and N. BECK: Placental activity in the mouse in the absence of the pituitary gland. J. Endocr. **1**, 65 (1939).
518. —, and F. J. LITS: Criteria of placental endocrine activity in the mouse. Anat. Rec. **72**, 333 (1938).
519. —, and K. C. RICHARDSON: The secretion of milk in hypophysectomized pregnant mice. J. Endocr. **2**, 322 (1941).
520. NICOLL, C. S., and J. MEITES: Prolongation of lactation in the rat by litter replacement. Proc. Soc. exp. Biol. (N.Y.) **101**, 81 (1959).
521. — — Prolactin secretion in vitro: Effects of gonadal and adrenal cortical steroids. Proc. Soc. exp. Biol. (N.Y.) **117**, 579 (1964).
522. NOBLE, R. L.: Effects of continuous oral administration of aqueous diethylstilbestrol solutions to rats. J. Endocr. **1**, 128 (1939).
523. NORGREN, A.: Effects of different doses of oestrone and progesterone on mammary glands of gonadectomized rabbits. Acta Univ. Lund. Sect. II, **10**, 31 (1966).
524. — Effects of oestrone and progesterone on mammary glands of hypophysectomized castrated rabbits. Acta Univ. Lund. Sect. II, **11**, 4 (1967).
525. O'DONOGHUE, C. H.: The growth-changes in the mammary apparatus of dasyurus and the relation of the corpora lutea thereto. Quart. J. micr. Sci. **57**, 187 (1911).
526. OTA, K.: Mammary involution and engorgement after arrest of suckling in lactating rats indicated by the contents of nucleic acids and milk protein of the gland. Endocr. jap. **11**, 146 (1964).
527. OTA, K. Y. S., and A. YOKOYAMA: Resumption of lactation by suckling in lactating rats after removal of litters. J. Endocr. **33**, 185 (1965).
528. OTT, I., and J. C. SCOTT: The action of infundibulin upon the mammary secretion. Proc. Soc. exp. Biol. (N.Y.) **8**, 48 (1910).
529. — — The galactogogue action of thymus and corpus luteum. Proc. Soc. exp. Biol. (N.Y.) **8**, 49 (1910).
530. PANDA, J. N., and C. W. TURNER: Effect of estrogen on mammary gland growth of immature male rats. Proc. Soc. exp. Biol. (N.Y.) **121**, 803 (1966).
531. — — Effect of testosterone on the involution of male rats mammary glands. Proc. Soc. exp. Biol. (N.Y) **122**, 262 (1966).
532. PARKES, A. S.: Observations on the oestrous cycle of the albino mouse. Proc. roy. Soc. B **100**, 151 (1926).
533. — The functions of the corpus luteum. III. The factors concerned in the development of the mammary gland. Proc. roy. Soc. B **104**, 189 (1929).
534. — The functions of the corpus luteum. VI. The relation of oestrin to the luteal phase of the oestrus cycle. Proc. roy. Soc. B **107**, 188 (1930).

535. Parkes, A. S., and C. W. Bellerby: Studies on the internal secretion of the ovary. III. The effects of injection of oestrin during lactation. J. Physiol. (Lond.) **62**, 301 (1927).
536. —, and R. E. Glover: Induction of lactation in heifers by a single injection of esters of diethylstilbestrol. J. Endocr. **40**, 90 (1944).
537. Peckham, W. D., J. Hotchkiss, E. Knobil, and C. S. Nicoll: Prolactin activity of homogeneous primate growth hormone preparations. Endocrinology **82**, 1247 (1968).
538. Pencharz, R. I., and J. A. Long: Hypophysectomy in the pregnant rat. Amer. J. Anat. **53**, 117 (1933).
539. —, and W. R. Lyons: Hypophysectomy in the pregnant guinea pig. Proc. Soc. exp. Biol. (N.Y.) **31**, 1131 (1934).
540. Persson, B. H.: The effect of combined estrogen-progesterone treatment on the function and structure of mammary glands in lactating rats. Acta Soc. Med. upsalien. **65**, 101 (1960).
541. Petersen, W. E.: Lactation. Physiol. Rev. **24**, 340 (1944).
542. — The hormonal control of lactation. Recent Progr. Hormone Res. **2**, 133 (1948).
543. — C. B. Knodt, T. M. Ludwick, and B. S. Pomeroy: Mammary development in the thyroprived bovine by stilbestrol and thyroprotein administration. Proc. Soc. exp. Biol. (N.Y.) **57**, 332 (1944).
544. —, and T. M. Ludwick: The humoral nature of the factor causing the let down of milk. Fed. Proc. **1**, 66 (1942).
545. Prop, F. J. A.: Organ cultures of total mammary glands of the mouse. Nature (Lond.) **184**, 379 (1959).
546. — Actions morphogénétiques d'hormones sur la glande mammaire in vitro. Ann. Endocr. (Paris) **22**, 826 (1961).
547. — Hormones and mammary tissue in vitro. Acta physiol. pharmacol. neerl. **10**, 305 (1961).
548. — Effects of hormones on mouse mammary glands in vitro. Analysis of the factors that cause lobulo-alveolar development. Path. et Biol. **9**, 640 (1961).
549. — Effect of donor age on hormone reactivity of mouse mammary gland organ cultures. Exp. Cell Res. **42**, 386 (1966).
550. Ragsdale, A. C., C. W. Turner, and S. Brody: The effect of gestation upon lactation in the dairy cow. J. Dairy Sci. **7**, 24 (1924).
551. Ranadive, K. J., and T. N. Chapekar: In vitro studies on mouse mammary gland response to hormonal treatment. Brit. J. Cancer **18**, 308 (1964).
552. Ratner, A., and J. Meites: Depletion of prolactin-inhibiting activity of rat hypothalamus by estradiol or suckling stimulus. Endocrinology **75**, 377 (1964).
553. Ray, E. W., S. C. Averill, W. R. Lyons, and R. E. Johnson: Rat placental hormonal activities corresponding to those of pituitary mammotropin. Endocrinology **56**, 359 (1955).
554. Raynaud, A.: Modification expérimentale de la différenciation sexuelle des embryons de souris, par action des hormones androgénes et oestrogénes. Acta Scientifique et Industrielles, Nos. 925 et 926 (1942).
555. — Effect des injections d'hormones sexuelles a la souris gravide sur le développement des ébauches de la glande mammaire des embryons. I. Action des substances androgenes. Ann. Endocr. (Paris) **8**, 248 (1947).
556. — Effect des injections d'hormones sexuelles a la souris gravide sur le developpement des ébauches de la glande mammaire des embryons. II. Action de fortes doses de substances oestrogenes. Ann. Endocr. (Paris) **8**, 318 (1947).
557. — Observations sur le developpement normal des ébauches de la glande mammaire des foetus males et femelles de souris. Ann. Endocr. (Paris) **8**, 349 (1947).
558. — Nouvelles observations sur l'appareil mammaire des foetus de souris provenant de meres ayand recu des injections de testosterone pendant la gestation. Ann. Endocr. (Paris) **10**, 54 (1949).
559. — Recherches expérimentales sur le développement de l'appareil génital et le fonctionnement des glandes endocrines des foetus de souris et de mulot. Arch. Anat. micr. Morph. exp. **39**, 518 (1950).
560. — Morphogenesis of the mammary gland. In: S. K. Kon and A. T. Cowie (eds.), Milk: The mammary gland and its secretion, vol. I. New York and London: Academic Press 1961.
561. —, et M. Frilley: Destruction des glandes génitales de l'embryon de souris par une irradiation au moyen des rayons X, á l'age de treize jours. Ann. Endocr. (Paris) **8**, 400 (1947).
562. — — Effets, sur le développement du tractus génital des embryons de souris, de la destruction des ébauches de leurs glandes génitales, par une irradiation au moyen des rayons X, á l'âge de 13 jours. C.R. Soc. Biol. (Paris) **141**, 1134 (1947).

563. RAYNAUD, A., et J. RAYNAUD: Les principales étapes de la séparation, d'avec l'epiderme, des èbauches mammaires de foetus mâles de souris; recherches sur les processus de la rupture de la tige du bourgeon mammaire. C.R. Soc. Biol. (Paris) **147**, 1872 (1953).
564. — — Les processus de la destruction de la deuxieme paire inguinale d'ebauches mammaires de foetus mâles de souris. C.R. Soc. Biol. (Paris) **147**, 1962 (1953).
565. — — La production expérimentale de malformations mammaires chez les foetus de souris, par l'action des hormones sexuelles. Premiere partie. Ann. Inst. Pasteur **90**, 39 (1956).
566. — — La production expérimentale de malformations mammaires chez les foetus de souris, par l'action des hormones sexuelles. Deuxiéme partie. Ann. Inst. Pasteur **90**, 187 (1956).
567. — — Les stades foetaux successifs de l'inhibition du développement des ébauches mammaires de la souris, sous l'effet d'une hormone oestrogéne. C.R. Acad. Sci. (Paris) **243**, 424 (1956).
568. REECE, R. P.: Initiation of lactation in the albino rat with lactogen and adrenal cortical hormone. Proc. Soc. exp. Biol. (N.Y.) **40**, 25 (1939).
569. — Initiation and maintenance of lactation in dairy heifers, by hormone administration. Proc. Soc. exp. Biol. (N.Y.) **52**, 145 (1943).
570. — The physiology of milk production. J. Dairy Sci. **39**, 726 (1956).
571. — Mammary gland development and function. In: J. T. VELARDO (ed.), The endocrinology of reproduction, p. 213. New York and Oxford: University Press 1958.
572. —, J. W. BARTLETT, I. L. HATHAWAY, and H. P. DAVIS: Hormonal inhibition of lactation. Proc. Soc. exp. Biol. (N.Y.) **43**, 183 (1940).
573. —, and J. A. BIVINS: Progesterone effect on pituitary lactogen content and on mammary glands of ovary ectomized rats. Proc. Soc. exp. Biol. (N.Y.) **49**, 582 (1942).
574. —, and J. H. LEATHEM: Growth of mammary glands of hypophysectomized rats following estrogen and lactogen administration. Proc. Soc. exp. Biol. (N.Y.) **59**, 122 (1945).
575. —, and S. L. LEONARD: Further evidence for a mammogenic factor in the rat hypophysis. Proc. Soc. exp. Biol. (N.Y.) **42**, 200 (1939).
576. — — Effect of estrogens, gonadotropins and growth hormone an mammary glands of hypophysectomized rats. Endocrinology **29**, 297 (1941).
577. — — Lobule-alveolar growth of mammary glands of hypophysectomized female rats. Proc. Soc. exp. Biol. (N.Y.) **49**, 660 (1942).
578. —, C. W. TURNER, and R. T. HILL: Mammary gland development in the hypophysectomized albino rat. Proc. Soc. exp. Biol. (N.Y.) **34**, 204 (1936).
579. RIBBERT, H.: Über Transplantation von Ovarium, Hoden und Mamma. Arch. Entwickl.-Mech. Org. **7**, 688 (1898).
580. RICHARDSON, F. L.: Further studies on the mammary gland development in male mice at nine weeks of age. Anat. Rec. **111**, 669 (1951).
581. — The mammary gland development in normal and castrate male mice at nine weeks of age. Anat. Rec. **117**, 449 (1953).
582. — The relative growth of the mammary gland in normal, ovariectomized, and ovariectomized-adrenalectomized mice. Anat. Rec. **123**, 279 (1955).
583. —, and A. M. CLOUDMAN: The mammary gland development in male mice at nine weeks of age. Anat. Rec. **97**, 233 (1947).
584. RICHARDSON, K. C.: Measurement of the total area of secretory epithelium in the lactating mammary gland of the goat. J. Endocr. **9**, 170 (1953).
585. —, and S. J. FOLLEY: Synthetic activity of a single epithelial cell of the lactating goat udder. Nature (Lond.) **174**, 828 (1954).
586. RICHTER, J.: Der Einfluß der Kastration auf die Milch- und Fleischleistung der Kühe. Berl. tierärztl. Wschr. **52**, 277 (1936).
587. RIDDLE, O., R. W. BATES, and S. W. DYKSHORN: The preparation, identification and assay of prolactin — a hormone of the anterior pituitary. Amer. J. Physiol. **105**, 191 (1933).
588. RIVERA, E. M.: Hormonal requirements for survival and growth of mouse primary mammary ducts organ culture. Proc. Soc. exp. Biol. (N.Y.) **114**, 735 (1963).
589. — Maintenance and development of whole mammary glands of mice in organ culture. J. Endocr. **30**, 33 (1964).
590. — Differential responsiveness to hormones of C3H and A mouse mammary tissues in organ culture. Endocrinology **74**, 853 (1964).
591. — Interchangeability of adrenocortical hormones in initiating mammary secretion in vitro. Proc. Soc. exp. Biol. (N.Y.) **116**, 568 (1964).
592. — Strain differences in mouse mammary tissue sensitivity to prolactin and somatotrophin in organ culture. Nature (Lond.) **209**, 1151 (1966).

593. RIVERA, E. M., and H. A. BERN: Influence of insulin on maintenance and secretory stimulation of mouse mammary tissues by hormones in organ-culture. Endocrinology **69**, 340 (1961).
594. — I. A. FORSYTH, and S. J. FOLLEY: Lactogenic activity of mammalian growth hormones in vitro. Proc. Soc. exp. Biol. (N.Y.) **124**, 859 (1967).
595. RIVIERE, M.: Proliférations mammaires chez le singe mâle adulte traité par des pellets d'oestrogéne. Bull. algér. Carcinol. **7**, 25 (1954).
596. ROBSON, J. M.: The action of oestrin on the mammary secretion. Quart. J. exp. Physiol. **24**, 337 (1935).
597. — Maintenance of pregnancy and of the luteal function in the hypophysectomized rabbit. J. Physiol. (Lond.) **90**, 125 (1937).
598. ROTHCHILD, I.: The corpus luteum-pituitary relationship: The association between the cause of luteotrophin secretion and the cause of follicular quiescence during lactation; the basis for a tentative theory of the corpus luteum-pituitary relationship in the rat. Endocrinology **67**, 9 (1960).
599. — Interrelations between progesterone and the ovary, pituitary and central nervous system in the control of ovulation and the regulation of progesteron secretion. Vitam. and Horm. **23**, 209 (1965).
600. RUINEN, F. H.: Über den Angriffspunkt der Mammawirkung von Menformon. Acta brev. neerl. Physiol. **2**, 161 (1932).
601. SAMUELS, L. T., R. M. REINECKE, and W. E. PETERSEN: Relation of nutrition to mammary growth after estradiol administration to hypophysectomized rats. Proc. Soc. exp. Biol. (N.Y.) **46**, 379 (1941).
602. SAND, K.: Experiments on the internal secretion of the sexual glands, especially on experimental hermaphroditism. J. Physiol. (Lond.) **53**, 257 (1919).
603. SAR, M., and J. MEITES: Effects of progesterone, testosterone and cortisol on hypothalamic PIF and pituitary prolactin content. Proc. Soc. exp. Biol. (N.Y.) **127**, 426 (1968).
604. SARDI, J. L.: Sécrétion lactée sous l'action de l'extrait ante-hypophysaire chez les cobayes males. C.R. Soc. Biol. (Paris) **120**, 503 (1935).
605. SAUNDERS, F. J.: Effects of norethynodrel combined with mestranol on the offspring when administered during pregnancy and lactation in rats. Endocrinology **80**, 447 (1967).
606. SCHARF, G., and W. R. LYONS: Effects of estrone and progesterone on male rabbit mammary glands. II. Varying doses of estrone. Proc. Soc. exp. Biol. (N.Y.) **48**, 86 (1941).
607. SCHULTZE, A. B., and C. W. TURNER: Experimental initiation of milk secretion in the albino rat. J. Dairy Sci. **16**, 129 (1933).
608. SCOWEN, E. F., J. HADFIELD, and E. M. DONATH: The response of the mammary gland of the male mouse to progesterone and human mammotrophic substances. J. Endocr. **18**, 26 (1959).
609. SELYE, H.: On the nervous control of lactation. Amer. J. Physiol. **107**, 535 (1934).
610. — Nervous and hormonal factors in lactation. Endocrinology **18**, 237 (1934).
611. — Further studies on the influence of suckling. Anat. Rec. **60**, 323 (1934).
612. — Effect of chronic progesterone overdosage on the female accessory sex organs of normal, ovariectomized and hypophysectomized rats. Anat. Rec. **78**, 253 (1940).
613. — Activity of progesterone in spayed females not pretreated with estrin. Proc. Soc. exp. Biol. (N.Y.) **43**, 343 (1940).
614. — The effect of cortisol upon the mammary glands. Acta endocr. (Kbh.) **17**, 394 (1954).
615. — A. BORDUAS, and G. MASSON: The role of progesterone and local trauma in the production of cystic-glandular changes in the endometrium and hypertrophy of the myometrium. Endocrinology **30**, 71 (1942).
616. —, and G. M. C. MASSON: Studies concerning the hormonal control of deciduomata and metrial glands. Anat. Rec. **82**, 199 (1942).
617. — J. S. L. BROWNE, and J. B. COLLIP: Effect of combined administration of oestrone and progesterone in adult ovariectomized rats. Proc. Soc. exp. Biol. (N.Y.) **34**, 198 (1936).
618. — — — Effect of large doses of progesterone in the female rat. Proc. Soc. exp. Biol. (N.Y.) **34**, 472 (1936).
619. — J. B. COLLIP, and D. L. THOMSON: Anterior pituitary and lactation. Proc. Soc. exp. Biol. (N.Y.) **30**, 588 (1933).
620. — — — Effect of hypophysectomy upon pregnancy and lactation. Proc. Soc. exp. Biol. (N.Y.) **30**, 589 (1933).
621. — — — Effect of hypophysectomy upon pregnancy and lactation in mice. Proc. Soc. exp. Biol. (N.Y.) **31**, 82 (1933).

622. SELYE, H., J. B. COLLIP, and D. L. THOMSON: Nervous and hormonal factors in lactation. Endocrinology 18, 237 (1934).
623. —, and T. McKEOWN: Further studies on the influence of suckling. Anat. Rec. 60, 323 (1934).
624. SHAW, J. C., A. C. CHUNG, and I. BUNDING: The effect of pituitary growth hormone and adrenocorticotropic hormone on established lactation. Endocrinology 56, 327 (1955).
625. SHORT, R. H. D.: Alveolar epithelium in relation to growth of the lung. Phil. Trans. B. 235, 35 (1950).
626. SILBERBERG, M., and R. SILBERBERG: Susceptibility to estrogen of breast, vagina, and endometrium of various strains of mice. Proc. Soc. exp. Biol. (N.Y.) 76, 161 (1951).
627. SILVER, M.: A quantitative analysis of the role of oestrogen in mammary development in the rat. J. Endocr. 10, 17 (1953).
628. — The onset of allometric mammary growth in the hooded norway rat. J. Endocr. 10, 35 (1953).
629. SLATER, T. F.: Studies on mammary involution. I. Chemical changes. Arch. int. Physiol. Biochem. 70, 167 (1962).
630. SMELSER, G. K.: The response of guinea pig mammary glands to injected sex hormones and ovarian grafts and its bearing on the problem of sex hormone antagonism. Physiol. Zool. 6, 396 (1933).
631. SMITH, G. S. VAN, and O. W. SMITH: The inhibition of lactation in rabbits with large amounts of oestrin. Amer. J. Physiol. 103, 356 (1933).
632. SMITH, T. C.: The effect of estrogen and progesterone on mammary gland growth in the rat. Endocrinology 57, 33 (1955).
633. —, and L. E. BRAVERMAN: The action of desoxycorticosterone acetate on the mammary gland of the immature ovariectomized rat. Endocrinology 52, 311 (1953).
634. —, and B. RICHTERICH: Progesterone and mammary gland growth in guinea-pigs. Anat. Rec. 125, 597 (1956).
635. — — Synergism of estrogen and progesterone on mammary gland growth in guinea pigs. Endocrinology 63, 89 (1958).
636. — — Action of estrogen and progesterone on mammary nucleic acids and enzymes in the rat. Endocrinology 65, 51 (1959).
637. SMITHCORS, J. F., and S. L. LEONARD: Relation of thyroid to mammary gland structure in the rat with special reference to the male. Endocrinology 31, 454 (1942).
638. — — Limited effects of certain steroid hormones on mammary glands of hypophysectomized rats. Proc. Soc. exp. Biol. (N.Y.) 54, 109 (1943).
639. SOEMARWOTO, I. N., and H. A. BERN: The effect of hormones on the vascular pattern of the mouse mammary gland. Amer. J. Anat. 103, 403 (1958).
640. SPEERT, H.: Hyperplastic mammary nodules in the castrate female rhesus monkey. Bull. Johns Hopk. Hosp. 67, 414 (1940).
641. — Mode of action of estrogens on the mammary gland. Science 92, 461 (1940).
642. — Cyclic changes in the mammary gland of the rhesus monkey. Surg. Gynec. Obstet. 73, 388 (1941).
643. — Local action of sex hormones. Physiol. Rev. 28, 23 (1948).
644. — The normal and experimental development of the mammary gland of the rhesus monkey, with some pathological correlations. Contr. Embryol. Carneg. Instn. 32, 9 (1948).
645. SPRIGGS, D. N.: Some observations on the oestrogenic induction of lactation in cattle. Vet. Rec. 57, 519 (1945).
646. SRIVASTAVA, L. S., and C. W. TURNER: Experimental growth of mammary glands of male rats. Endocrinology 79, 650 (1966).
647. STEINACH, E.: Willkürliche Umwandlung von Säugetier-Männchen in Tiere mit ausgeprägt weiblichen Geschlechtscharakteren und weiblicher Psyche. Pflügers Arch. ges. Physiol. 144, 71 (1912).
648. — Pubertätsdrüsen und Zwitterbildung. Arch. Entwickl.-Mech. Org. 42, 307 (1916).
649. STOCKDALE, F. E., W. G. JUERGENS, and Y. J. TOPPER: Histological and biochemical study of hormone-dependent differentiation of mammary gland tissue in vitro. Develop. Biol. 13, 266 (1966).
650. —, and Y. J. TOPPER: The role of DNA synthesis and mitosis in hormone-dependent differentiation. Proc. nat. Acad. Sci. (Wash.) 56, 1283 (1966).
651. STRICKER, P., et F. GRUETER: Action du lobe antérieur de l'hypophyse sur la montée laiteuse. C.R. Soc. Biol. (Paris) 99, 1978 (1928).
652. — — Recherches experimentales sur les fonctions du lobe antérieur de l'hypophyse. Influence des extraits du lobe antérieur sur l'appareil genital de la lapine et sur la montée laiteuse. Presse méd. 37, 1268 (1929).

653. SUCHOWSKI, G. K.: Disussionsbemerkung zu G. SALA, G. BALDRATTI and G. ARCARI, Influence of 6-methyl-17-acetoxyprogesterone on female sexual functions. In: H. NOWAKOWSKI (Hrsg.), Moderne Entwicklungen auf dem Gestagengebiet. Hormone in der Veterinärmedizin. Berlin-Göttingen-Heidelberg: Springer 1960.
654. SUTTER, M.: Cyclic changes in the mammary gland of the rat associated with the oestrus cycle. Anat. Rec. **21**, 59 (1921).
655. SYKES, J. F., and T. R. WRENN: Hormonal development of the mammary gland of dairy heifers. J. Dairy Sci. **33**, 194 (1950).
656. — — Hormonal development of mammary tissue in dairy heifers. J. Dairy Sci. **34**, 1174 (1951).
657. TALWALKER, P. K., and J. MEITES: Mammary lobulo-alveolar growth induced by anterior pituitary hormones in adreno-ovariectomized and adreno-ovariectomized-hypophysectomized rats. Proc. Soc. exp. Biol. (N.Y.) **107**, 880 (1961).
658. — — Mammary lobulo-alveolar growth in adreno-ovariectomized rats following transplantation of "mammotropic" pituitary tumor. Proc. Soc. exp. Biol. (N.Y.) **117**, 121 (1964).
659. — —, and C. S. NICOLL: Effects of hydrocortisone, prolactin and oxytocin on lactational performance of rats. Amer. J. Physiol. **199**, 1070 (1960).
660. — C. S. NICOLL, and J. MEITES: Induction of mammary secretion in pregnant rats and rabbits by hydrocortisone acetate. Endocrinology **69**, 802 (1961).
661. TEMPLE, P. L., and S. K. KON: A simple apparatus for milking small laboratory animals. Biochem. J. **31**, 2197 (1937).
662. TINDAL, J. S., C. BEYER, and C. H. SAWYER: Milk ejection reflex and maintenance of lactation in the rabbit. Endocrinology **72**, 720 (1963).
663. TOBIN, C. E.: Effects of lactogen on normal and adrenalectomized female rat. Endocrinology **31**, 197 (1942).
664. TRAURIG, H. H., and C. F. MORGAN: The effect of ovarian and hypophyseal hormones on mammary gland epithelial cell proliferation. Anat. Rec. **150**, 423 (1964).
665. — — Autoradiographic studies of the epithelium of mammary gland as influenced by ovarian hormones. Proc. Soc. exp. Biol. (N.Y.) **115**, 1076 (1964).
666. TRENTIN, J. J., A. A. LEWIS, A. J. BERGMAN, and C. W. TURNER: Nature of the pituitary factor stimulating mammary duct growth. Endocrinology **33**, 67 (1943).
667. —, and C. W. TURNER: Effect of adrenalectomy on the mammary gland of the castrated and estrogen treated castrated male rat. Endocrinology **41**, 127 (1947).
668. — — The experimental development of the mammary gland with special reference to interaction of the pituitary and ovarian hormones. Mo. Agr. Exp. Sta. Res. Bull. **418** (1948).
669. — J. DE VITA, and W. U. GARDNER: Effect of moderate doses of estrogen and progesterone on mammary growth and hair growth in dogs. Anat. Rec. **113**, 163 (1952).
670. TROWELL, O. A.: The culture of nature organs in a synthetic medium. Exp. Cell Res. **16**, 118 (1959).
671. TUCKER, H. A.: Influence of number of suckling young on nucleic acid content of lactating rat mammary gland. Proc. Soc. exp. Biol. (N.Y.) **116**, 218 (1964).
672. — Regulation of mammary nucleic acid content by various suckling intensities. Amer. J. Physiol. **210**, 1209 (1966).
673. —, and J. MEITES: Induction of lactation in pregnant heifers with 9-fluoroprednisolone acetate. J. Dairy Sci. **48**, 403 (1965).
674. — M. J. PAAPE, Y. N. SINHA, D. E. PRITCHARD, and W. W. THATCHER: Relationship among nursing frequency, lactation, pituitary prolactin, and adrenocorticotropic hormone content in rats. Proc. Soc. exp. Biol. (N.Y.) **126**, 100 (1966).
675. —, and R. P. REECE: Nucleic acid estimates of mammary tissue and nuclei. Proc. Soc. exp. Biol. (N.Y.) **111**, 639 (1962).
676. — — Nucleic acid content of mammary glands of pregnant rats. Proc. Soc. exp. Biol. (N.Y.) **112**, 370 (1963).
677. — — Nucleic acid content of mammary glands of lactating rats. Proc. Soc. exp. Biol. (N.Y.) **112**, 409 (1963).
678. — — Nucleic acid content of mammary glands of rats lactating 41 and 61 days. Proc. Soc. exp. Biol. (N.Y.) **112**, 688 (1963).
679. — — Nucleic acid content of rat mammary glands during post-lactational involution. Proc. Soc. exp. Biol. (N.Y.) **112**, 1002 (1963).
680. — — Nucleic acid content of rat mammary gland after teat ligation. Proc. Soc. exp. Biol. (N.Y.) **113**, 717 (1963).
681. TURKINGTON, R. W., W. G. JUERGENS, and Y. J. TOPPER: Hormone-dependent synthesis of casein in vitro. Biochim. biophys. Acta (Amst.) **111**, 573 (1965).

682. Turkington, R. W., W. G. Juergens, and Y. J. Topper: Steroid structural requirements for mammary gland differentiation in vitro. Endocrinology **80**, 1139 (1967).
683. — D. H. Lockwood, and Y. J. Topper: The induction of milk protein synthesis in post-mitotic mammary epithelial cells exposed to prolactin. Biochim. biophys. Acta (Amst.) **148**, 475 (1967).
684. —, and Y. J. Topper: Stimulation of casein synthesis and histological development of mammary gland by human placental lactogen in vitro. Endocrinology **79**, 175 (1966).
685. — — Androgen inhibition of mammary gland differentiation in vitro. Endocrinology **80**, 329 (1967).
686. Turner, C. W.: The causes of the growth and function of the udder of cattle. Mo. Agr. Exp. Sta. Res. Bull. **339** (1934).
687. — DNA as a quantitative measure of mammary gland growth. Acta endocr. (Kbh.) (Suppl.) **51**, 1143 (1960).
688. —, and E. Allen: The normal and experiment development of the mammary gland of the monkey (macasus rhesus). Anat. Rec. (Suppl.) **55**, 80 (1933).
689. —, and A. H. Frank: The effect of the estrus-producing hormone on the growth of the mammary gland. Mo. Agr. exp. Sta. Res. Bull. **145** (1930).
690. — — The relation between the estrus producing hormone and a corpus luteum extract on the growth of the mammary gland. Science **73**, 295 (1931).
691. — — The effect of the ovarian hormones theelin and corporin upon the growth of the mammary gland of the rabbit. Mo. Agr. Exp. Sta. Res. Bull. **174** (1932).
692. — — W. U. Gardner, A. B. Schultze, and E. T. Gomez: The effect of theelin and theelol on the growth of the mammary gland. Anat. Rec. **53**, 227 (1932).
693. —, and W. U. Gardner: The relation of the anterior pituitary hormones to the development and secretion of the mammary gland. Mo. Agr. Exp. Sta. Res. Bull. **158** (1931).
694. —, and E. T. Gomez: The normal development of the mammary gland of the male and female albino mouse. Mo. Agr. Exp. Sta. Res. Bull. **182** (1933).
695. — — The normal development of the mammary gland of the male and female guinea pig. Mo. Agr. Exp. Sta. Res. Bull. **194** (1933).
696. — — The experimental development of the mammary gland. I. The male and female albino mouse. II. The male and female guinea pig. Mo. Agr. Exp. Sta. Res. Bull. **206** (1934).
697. — — The normal and experimental development of the mammary gland. III. The male and female dog. Mo. Agr. Exp. Sta. Res. Bull. **207** (1934).
698. — — The development of the mammary glands of the goat. Mo. Agr. Exp. Sta. Res. Bull. **240** (1936).
699. — — The effect of ovariectomy upon lactation in the albino rat. Mo. Agr. Exp. Sta. Res. Bull. **370** (1936).
700. —, and J. Meites: Does pregnancy suppress the lactogenic hormone of the pituitary? Endocrinology **29**, 165 (1941).
701. —, and W. R. de Moss: The normal and experimental development of the mammary gland. I. The male and female domestic cat. Mo. Agr. Exp. Sta. Res. Bull. **207** (1934).
702. —, and E. P. Reinecke: A study of the involution of the mammary gland in the goat. Mo. Agr. Exp. Sta. Res. Bull. **235** (1936).
703. —, and A. B. Schultze: A study of the causes of the normal development of the mammary gland of the albino rat. Mo. Agr. Exp. Sta. Res. Bull. **157** (1931).
704. — R. Williams, and G. A. Hindery: Growth of the udders of dairy heifers as measured by milk yield and deocyriboseinucleic acid. J. Dairy. Sci. **46**, 1390 (1963).
705. — H. Yamamoto, and H. L. Ruppert, Jr.: The experimental induction of growth of the cow's udder and the initiation of milk secretion. J. Dairy Sci. **39**, 1717 (1956).
706. Uyldert, I. A., K. G. David, and J. Freud: Mammary growth in rats. Acta brev. neerl. Physiol. **5**, 105 (1935).
707. — — — Mammary growth in rats. Acta berv. neerl. Physiol. **10**, 105 (1940).
708. Verheyden, C.: Action stimulante de la progestérone sur la pseudogestation provoquée par les oestrogènes chez la ratte. Ann. Endocr. (Paris) **25**, 647 (1964).
709. Vintemberger, P.: Action des injections de liquide folliculaire sur la glande mammaire. Arch. Biol. (Liège) **35**, 125 (1925).
710. Wade, N. J., and E. A. Doisy: The prolonged administration of theelin and theelol to male and female rats and its bearing on reproduction. Endocrinology **19**, 77 (1935).
711. Wagenen, G. van: The effects of oestrin on the urogenital tract of the male monkey. Anat. Rec. **63**, 387 (1935).
712. Walker, S. M., and J. I. Matthews: Observations on the effects of prepartal and postpartal estrogen and progesterone treatment on lactation in the rat. Endocrinology **44**, 8 (1949).

713. WALKER, S. M., and A. J. STANLEY: Effect of diethylstilbestrol dipropionate on mammary development and lactation. Proc. Soc. exp. Biol. (N.Y.) **48**, 50 (1941).
714. WATERMAN, L., J. FREUD, and N. JONGH: Influence of oestradiolbenzoate and prolactin on the milk-production of the cow. Acta brev. neerl. Physiol. **6**, 84 (1936).
715. WEICHERT, C. K., R. W. BOYD, and R. S. COHEN: A study of certain endocrine effects on the mammary glands of female rats. Anat. Rec. **61**, 21 (1934).
716. —, and S. KERRIGAN: Effects of estrogens upon the young of injected lactating rats. Endocrinology **30**, 741 (1942).
717. WHITE, A.: The lactogenic hormone and mammogen. Ann. N.Y. Acad. Sci. **43**, 341 (1943).
718. — Lactogenic hormone and mammogen. Ann. N.Y. Acad. Sci. **43**, 365 (1943).
719. WILLIAMS, R., and C. W. TURNER: Growth of the calf udder using DNA as an index. J. Dairy Sci. **44**, 1721 (1961).
720. WILLIAMS, W. L.: The effect of non-suckling and the non-removal of milk upon individual mammary glands in the lactating mouse. Yale J. Biol. Med. **14**, 201 (1941).
721. — Normal and experimental mammary involution in the mouse as related to the inception and cessation of lactation. Amer. J. Anat. **71**, 1 (1942).
722. — The effects of lactogenic hormone on the postparturient unsuckled mammary glands of the mouse. Anat. Rec. **93**, 171 (1945).
723. WOLTHUIS, O. W.: The effects of sex steroids on the prolactin content of hypophyses and serum in rats. Acta endocr. (Kbh.) **43**, 137 (1963).
724. WOODMAN, H. E., and J. HAMMOND: The composition of secretions obtained from the udders of heifers during pregnancy. J. Agr. Sci. **13**, 180 (1923).
725. WRENN, T. R., and J. F. SYKES: The response of hormonally induced bovine mammary tissue to anterior pituitary hormones. J. Dairy Sci. **36**, 1313 (1953).
726. YAMADA, J., J. NAGAI, and M. NAITO: Difference in the lobule-alveolar formation of the mammary gland in nulliparous and multiparous mice treated with estrogen and progesterone. Endocr. jap. **1**, 63 (1954).
727. YAMAMOTO, H., and C. W. TURNER: Experimental udder growth and lactation in infertile dairy heifers. J. Dairy Sci. **38**, 609 (1955).
728. — — Experimental mammary gland growth in rabbits by estrogen and progesterone. Proc. Soc. exp. Biol. (N.Y.) **92**, 130 (1956).
729. YOUNG, F. G.: Experimental stimulation (galactopoiesis) of lactation. Brit. med. Bull. **5**, 155 (1947).

E. Wirkung der verschiedenen Gestagene auf Verhaltensweisen und Differenzierungsvorgänge

F. NEUMANN

Mit 13 Abbildungen

Fast alle Species der Wirbeltierreihe weisen ein bestimmtes Verhaltensmuster auf, das — ganz allgemein formuliert — der Erhaltung der Art dient. Das Verhaltensmuster ist in der Regel mehr oder weniger eng mit dem Fortpflanzungscyclus korreliert und deshalb durch Hormone auch beeinflußbar, wobei den Sexualhormonen eine ganz besondere Rolle zukommt. Durch Sexualhormone wird nicht nur das Sexualverhalten im engeren Sinne gesteuert, sondern darüber hinaus werden auch Verhaltensweisen beeinflußt, die dem Schutz der Jungen (oder des Eies), der Ernährung der Nachkommen dienen und die Entwicklung der Jungen begünstigen (z.B. Mutterinstinkt, Nestbautrieb, Kampftrieb, „retrieve behaviour" u.a.m.).

In diesem Abschnitt soll über die Beeinflussung von Verhaltensweisen der Säugetiere durch Gestagene berichtet werden. Die meisten experimentellen Untersuchungen wurden mit dem natürlichen Gelbkörperhormon, Progesteron, durchgeführt, und nur relativ selten wurden andere Gestagene herangezogen. Es ist aufgrund der z.T. sehr verschiedenen Wirkungsspektren der einzelnen Gestagene einleuchtend, daß die mit Progesteron gewonnenen Ergebnisse nicht ohne weiteres auf andere Gestagene übertragen werden können.

Von großer Bedeutung für die Regulierung von Verhaltensweisen — insbesondere sexuellen Verhaltensweisen — ist das Zusammenwirken von Progesteron und Oestrogenen (vor allem das zeitliche Zusammenwirken). Das ist der Grund dafür, daß die Oestrogene immer miterwähnt werden müssen. Hinzu kommt, daß verschiedene synthetische Gestagene ja auch mehr oder weniger stark ausgeprägte oestrogene Eigenschaften aufweisen — es sei hier nur das Norethynodrel genannt, das sich in manchen Versuchsanordnungen wie ein Oestrogen verhält oder auch wie eine entsprechende Kombination von Progesteron und Oestradiol [23, 43, 45, 54—56, 61, 62, 125—127, 178, 238, 239, 256, 257, 260]. Auch Norethisteron und Norethisteronacetat sind relativ stark oestrogen wirksam [23, 43, 45, 54, 56, 61, 81, 100, 101, 125—127, 147, 160, 178, 201, 254, 256, 257].

Sexualhormone beeinflussen nicht nur das Verhalten in dem Zeitraum, in dem sie gerade verabfolgt werden. Noch während der Embryonalentwicklung oder in den ersten Lebenswochen bewirken sie eine Prägung von Gehirnzentren zu einem bestimmten Funktionstyp. Von großer Bedeutung sind dabei Androgene. Da verschiedene synthetische Gestagene androgene oder antiandrogene Eigenschaften aufweisen, wird auch darauf näher eingegangen. Mehr aus didaktischen Gründen wird in diesem Abschnitt der Einfluß der verschiedenen Gestagene auf die Sexualdifferenzierung mit abgehandelt.

I. Beeinflussung des Brunstverhaltens durch Gestagene, Auslösung der Brunstbereitschaft (sexual receptivity)

Prinzipiell gelingt die Auslösung einer Brunst auch mit Oestrogenen allein. Derartige Untersuchungen wurden an kastrierten oder anoestrischen Tieren durchgeführt. Das gilt für Ratten [2, 24], Mäuse [2, 155], Katzen [14, 177], Hunde [144, 146, 234], Ziegen [77], Schafe [37, 77, 233], Kühe [1, 6, 161], Frettchen [156] und auch Affen [10, 12, 78, 174, 176].

Es zeigte sich aber dann, daß durch zusätzliche Progesterongaben die Brunst verstärkt werden kann bzw. es konnte die zur Brunstauslösung erforderliche Oestrogendosis stark herabgesetzt werden. Untersuchungen wurden unter anderem an Meerschweinchen [42], Ratten [20, 24, 225], Mäusen [155, 224] und Hamstern [76] durchgeführt. (Auf die Verhältnisse bei Schafen, Kühen und Affen wird noch gesondert eingegangen.)

Vermutlich wird die Brunst physiologischerweise durch das Zusammenwirken von Oestrogenen und Progesteron ausgelöst, wobei die zeitliche Sequenz von ganz entscheidender Bedeutung ist [3, 11, 102, 103]. Es wird angenommen, daß Progesteron einen direkten Effekt auf das Gehirn ausübt. Es war bei kastrierten und mit Oestrogenen vorbehandelten Hamstern möglich, durch Gabe von Progesteron in den lateralen Hirnventrikel eine Brunst auszulösen, und zwar mit Dosen, die subcutan oder intramuskulär verabfolgt noch unwirksam waren [132].

Vermutlich existieren monoaminergische zentralnervöse Verbindungen, die die Brunstreaktion vermitteln. Die Gabe von Monoaminooxydasehemmern wirkt sich negativ aus auf die durch Oestradiol/Progesteron-Gaben auslösbare Brunstreaktion [167, 168].

Für die Richtigkeit dieser Annahme spricht, daß nach entsprechender Oestrogenvorbehandlung die Brunst auch mit Reserpin oder Tetrabenazin ausgelöst werden kann, d.h. mit Substanzen, die Monoamine freisetzen [166].

Die Encephalogramme kastrierter und oestrogenvorbehandelter Kaninchen entsprechen nach Gabe von Progesteron denen, wie sie in der normalen Brunst registriert werden können [241, 242].

Ein Beispiel über das Zusammenwirken von Oestradiolbenzoat und Progesteron bei der Auslösung der Brunst an kastrierten Ratten (induction of sexual receptivity) wird in Tabelle 1 wiedergegeben.

Es geht aus dieser Tabelle hervor, daß ohne Progesterongaben die Auslösung der Brunst nur mit sehr hohen Oestrogendosen (100 Ratteneinheiten) möglich ist. Dagegen genügt $1/_{20}$ dieser Oestrogendosis zur Brunstauslösung, wenn 48 h nach der Oestrogeninjektion 0,3 oder 0,4 IE Progesteron (ca. 0,3—0,5 mg) verabfolgt

Tabelle 1. *Auslösung der Brunst mit Oestrogenen und Progesteron an kastrierten Ratten.* (Nach BOLING und BLANDAU [24])

Tierzahl	Dosis Oestradiolbenzoat in Ratteneinheiten	Dosis Progesteron in I.E.	Zeitlicher Abstand zwischen den Injektionen in Std	Zahl der Tiere, die in die Brunst gelangen	Durchschnittliche Brunstdauer in Std
44	5	—	—	0	—
38	10	—	—	6	52
10	20	—	—	2	49.5
20	100	—	—	18	50
22	5	0.4	48	20	10.5
22	5	0.3	48	15	9.6
15	10	0.4	72	15	11.5
15	10	0.3	72	15	9.6

werden. Die Erfolgsquote ist ähnlich gut, gleich ob der zeitliche Abstand zwischen der Progesteron- und Oestrogeninjektion 48 oder 72 h beträgt.

Übrigens konnte auch an kastrierten Kühen gezeigt werden, daß durch Progesterongaben die oestradiolinduzierte Brunst verstärkt werden kann [*161*]. Die Gabe von 0,2 mg Oestradiolbenzoat/1000 lbs (1 lb = 453,59 g) bewirkte nur eine sehr schwache Brunst (Ruhelosigkeit, Verfolgung durch andere Kühe, aber noch kein Aufspringen). Wird gleichzeitig mit dem Oestrogen oder 24 h später 1 mg Progesteron/1000 lbs verabfolgt, dann tritt eine starke Brunst auf. Dieser Synergismus von Progesteron und Oestradiolbenzoat geht verloren, wenn der zeitliche Abstand zwischen der Progesteron- und Oestrogeninjektion mehr als 48 h beträgt.

Durch Gabe extrem hoher Progesterondosen (30—60 mg Progesteron/1000 lbs) kann die durch 0,4 mg Oestradiolbenzoat induzierbare Brunst gehemmt werden [*161*].

Die Auslösung der Brunst an kastrierten Tieren mit Oestrogenen und Progesteron wird auch als Testmodell für Gestagene benutzt. Als am geeignetsten haben sich Meerschweinchen erwiesen. Nähere Details zur Methodik können dem Kapitel VI (Chemische Konstitution und pharmakologische Wirkung, S. 686, 687 und 746) entnommen werden.

Tabelle 2. *Wirksamkeit verschiedener Gestagene, Auslösung des Kopulationsreflexes an Meerschweinchen*

Substanz	Darreichungsart	Wirksamkeit	Literaturnachweis
Progesteron	subcutan	WD_{50}:0,025 mg	105
		WD_{50}:0,05 mg	30
		Schwellen-Wert: 0,08 mg	38
6α-Methyl-Δ^4-pregnen-3,20-dion	subcutan	≥ Progesteron	226
6β-Methyl-Δ^4-pregnen-3,20-dion	subcutan	≥ Progesteron	226
17α-Hydroxyprogesteron	subcutan	0,025 × Progesteron	30
Desoxycorticosteron	subcutan	0,1 × Progesteron	30, 106
Desoxycorticosteronacetat	subcutan	0,2—0,3 × Progesteron	30
Δ^4-Pregnen-17α, 21-diol-3,20-dion (Reichstein S)	subcutan	2 mg schwach wirksam	30
Hydrocortisonacetat	subcutan	2 mg schwach wirksam	30
5α-Pregnen-3β-20-on (Allopregnen-3β-ol-20-on)	subcutan	WD_{50}: > 0,8 mg	104
Testosteron	subcutan	0,8 mg unwirksam	104
Δ^4-Androsten-3,17-dion	subcutan	0,8—2 mg	30, 104
19-Nor-progesteron	subcutan	20 × Progesteron	133
4,9-Dichlor-progesteron	subcutan	13 × Progesteron	133
4,9-Dichlor-11β-hydroxyprogesteron	subcutan	16 × Progesteron	133
4-Chlor, 9α-fluor-11β-hydroxyprogesteron	subcutan	9 × Progesteron	133
Chlormadinon	subcutan	< 0,25 × Progesteron	133
4-Chlor-9α-fluor-11-ketoprogesteron	subcutan	6,6 × Progesteron	133
4-Chlor-9α-brom-11β-hydroxyprogesteron	subcutan	2 × Progesteron	133
6α-Fluor-progesteron	subcutan	1,1 × Progesteron	133
6α-Chlor-progesteron	subcutan	1,1 × Progesteron	133
6α-Methyl-progesteron	subcutan	1,0 × Progesteron	133
6β-Methyl-progesteron	subcutan	1,0 × Progesteron	133
6α-Aethyl-progesteron	subcutan	1,0 × Progesteron	133
6β-Fluor-progesteron	subcutan	0,5 × Progesteron	133
Δ^1-Progesteron	subcutan	0,33 × Progesteron	133

In Tabelle 2 werden die mit diesem Testmodell gefundenen Wirksamkeiten von einigen bekannten Gestagenen wiedergegeben.

Heute wird dieser Test wenig benutzt. Die mit dieser Methode gewonnenen Ergebnisse sind auch nicht allzu aussagekräftig, z.B. besitzt danach Chlormadinon weniger als 35% der Aktivität von Progesteron, obwohl diese Verbindung eines der stärksten Gestagene ist.

Von MEYERSON [169] wurden auch Ratten als Testmodell herangezogen.

In Tabelle 3 sind die Wirksamkeiten einiger Verbindungen bei Verwendung kastrierter Ratten aufgeführt.

Tabelle 3. *Erzeugung eines Oestrus an kastrierten Ratten[a] durch verschiedene Gestagene bei subcutaner Verabfolgung.* (Nach MEYERSON [169])

Substanz	Tier-zahl	Wirksamkeit bezogen auf Progesteron = 100%	Maximale Reaktion in %
Medroxyprogesteronacetat	80	375	45
Dydrogesteron	94	207	52
Norethisteron	69	[b]	18
Methyloestrenol	91	[b]	19
Allyloestrenol	68	25	50
Lynoestrenol	70	inaktiv	—
Norethynodrel	68	inaktiv	—

[a] Vorbehandelt mit 2,5 µg/kg Oestradiolbenzoat, 48 h vor Gabe des Gestagens.
[b] Es besteht keine Dosiswirkungsbeziehung.

MEYERSON [169] unterscheidet nach den in Tabelle 3 wiedergegebenen Ergebnissen drei verschiedene Typen von Gestagenen.

1. Gestagene, die sich ähnlich wie Progesteron verhalten und gute Dosiswirkungskurven ergeben mit einer maximalen Reaktion von etwa 50%. Dazu gehören z.B. Medroxyprogesteronacetat und Allyloestrenol.

2. Gestagene, die in diesem Modell unwirksam sind wie z.B. Lynoestrenol und Norethynodrel und

3. Gestagene, bei denen beinahe unabhängig von der Dosis immer einige Tiere reagieren, aber nie mehr als etwa 20%. Es ergibt sich keine Dosiswirkungsbeziehung. So verhält sich z.B. Norethisteron.

Die zeitliche Abhängigkeit des Auftretens der Brunst nach Gabe verschiedener Gestagene wird in Abb. 1 veranschaulicht.

Alle in Abb. 1 aufgeführten Verbindungen verhalten sich qualitativ gleich. 6 h nach Gabe des jeweiligen Gestagens ist die Reaktion maximal.

Von den vier Verbindungen ist Medroxyprogesteronacetat am stärksten wirksam, etwa zehnmal so stark wie Progesteron; Dydrogesteron ist zweimal so stark wie Progesteron, Allyloestrenol hat weniger als 50% der Progesteronaktivität.

Obwohl die Brunstreaktion bereits 6 h nach Gabe des Gestagens auftritt, ist 36 h später durch nochmalige Progesterongabe ein zweites Maximum auslösbar, das ebenso stark ist wie das erste [289].

MEYERSON [169] hat die Wirksamkeit der von ihm in diesem Test geprüften Gestagene mit den Ergebnissen anderer Teste verglichen und fand eine gute Übereinstimmung mit der schwangerschaftserhaltenden Wirkung. Die Verbindungen, mit denen eine Brunstauslösung nicht gelingt, sind auch sonst nicht in der Lage, die Schwangerschaft an kastrierten Tieren zu erhalten wie z.B. Norethynodrel [44, 56, 203, 212, 213, 238, 240, 250, 252]. Umgekehrt gelingt eine Schwangerschaftserhaltung mit allen Substanzen, die sich hinsichtlich der Brunstauslösung qualitativ wie Progesteron verhalten wie z.B. Medroxyprogesteronacetat [8, 28,

40, 44, 70, 125, 126, 179, 219, 236, 240, 251, 253, 255, 266], Allyloestrenol [125, 126, 204—206, 249, 253, 255] und Dydrogesteron [122, 125, 126, 154, 243—245]. Mit Substanzen wie Norethisteron ist nur eine sehr begrenzte Schwangerschaftserhaltung in bestimmten Dosen möglich [4, 79, 80, 147, 203, 212, 213]. Ebenso verhalten sich solche Verbindungen bei der Auslösung der Deckbereitschaft.

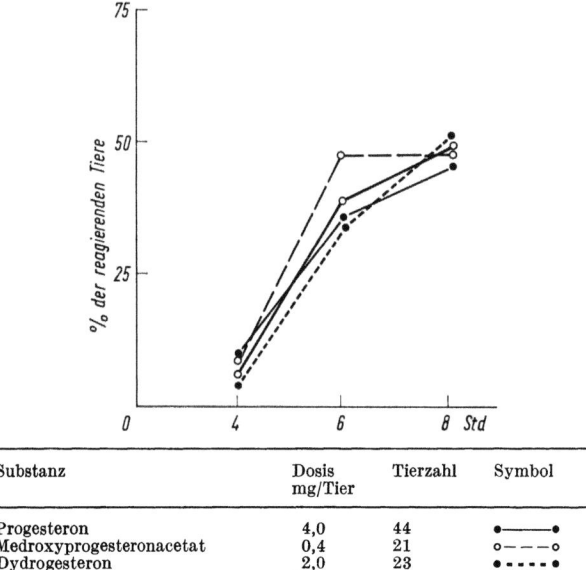

Substanz	Dosis mg/Tier	Tierzahl	Symbol
Progesteron	4,0	44	•———•
Medroxyprogesteronacetat	0,4	21	o – – – o
Dydrogesteron	2,0	23	•·····•
Allyloestrenol	19,0	22	o———o

Abb. 1. Auftreten des Brunstverhaltens von kastrierten Ratten nach Gabe verschiedener Gestagene (48 h vor der Gabe des Gestagens erhielten die Tiere 2,5 µg/kg Oestradiolbenzoat). (Nach MEYERSON [169])

1. Brunstauslösung bei Haustieren

Die Möglichkeiten einer Brunstauslösung bei Haustieren sind im Kapitel XII ausführlich abgehandelt, so daß hier auf Details weitgehend verzichtet werden kann. Die Brunstauslösung hat besonders bei Schafen und Rindern eine gewisse Bedeutung erlangt. Bei den meisten Species wird die Brunst mit Gestagenen nach entsprechender Oestrogenvorbehandlung ausgelöst. Bei Rindern und Schafen wird umgekehrt verfahren. Vermutlich liegt es daran, daß bei Rindern und Schafen physiologischerweise noch eine Progesteronwirkung vorhanden ist, wenn der neue Oestrus auftritt.

Die Tiere erhalten über eine gewisse Zeit ein Gestagen (meistens wurde Progesteron verwandt) und im Anschluß daran ein Oestrogen- oder Gonadotropinpräparat. Danach kommt es zur Brunst und Ovulation [7, 57, 60, 84, 111, 145, 227—231]. Es wird vermutet, daß Progesteron (Gestagene) ein nervöses Zentrum für Oestrogene sensibilisiert und daß es nach Oestrogengaben zu einer Ausschüttung von LH kommt [232].

Die einzelnen Behandlungsschemata variieren stark. Einige seien etwas näher erläutert. So behandeln PURSEL und GRAHAM [214] anoestrische Schafe 9—19 Tage lang mit täglich 20—50 mg Progesteron subcutan. Eine kürzere Progesteronvorbehandlung ergab weniger gute Ergebnisse. 24 oder 48 h nach Absetzen der Progesteronbehandlung erhalten die Tiere eine Injektion eines FSH-Präparates (20—50 mg). Ein 24stündiges Zeitintervall ist günstiger als ein 48stündiges. 91,3% der Tiere wiesen eine Brunst auf und 98,4% ovulierten.

Anstelle von Progesteron eignet sich auch Medroxyprogesteronacetat in einer Tagesdosis von 10—60 mg p.o. Auch ein Depotgestagen kann verwandt werden. Nach Gabe von einmal 125 mg Hydroxyprogesteroncapronat konnte bei 3 von 4 Schafen ein Oestrus ausgelöst werden. Der zeitliche Abstand von der Gabe des Gestagens zur FSH-Injektion betrug 12 Tage [214].

RAESIDE und MCDONALD [215] behandelten kastrierte Schafe über 3 Tage mit täglich 10 mg Progesteron, 40 h danach erhielten die Tiere 10—40 µg Oestradiolbenzoat. Ein großer Teil der so behandelten Tiere gelangte in die Brunst. Ganz ähnlich verfährt ROBINSON [230].

Die Verhältnisse beim Rind sind ähnlich wie bei Schafen. So führt die einmalige Gabe von 560 mg Progesteron, gefolgt von 750—2140 IE PMS 15 Tage später bei 90% der Tiere (Stärken) zu einem Oestrus [182, 216]. Allerdings wurden nur 12% der oestrischen Tiere nach künstlicher Besamung gravid [216].

2. Hemmung der Brunst und Cyclussynchronisation

Mit Gestagenen kann nicht nur — nach entsprechender Vorbehandlung — eine Brunst ausgelöst werden, sie können eine Brunst auch unterdrücken. So

Tabelle 4. *Unterdrückung der Deckbereitschaft (sexual receptivity) und Cyclussynchronisation*

Tierart	Substanz und Applikationsart	Effekt	Literatur
Mäuse	6 mg Progesteron/g Futter	Brunst und Deckbereitschaft waren gehemmt, beginnend 4 Tage nach Aufnahme des Futters. 64—72 h nach Absetzen des Futters ließen sich die meisten Tiere decken und wurden gravid	59
	0,2 mg Medroxyprogesteronacetat	Brunst und Deckbereitschaft waren gehemmt, beginnend 4 Tage nach Aufnahme des Futters. 64—72 h nach Absetzen des Futters ließen sich die meisten Tiere decken und wurden gravid	59
	Norethisteron tägl. 0,5 mg p.o. außer sonntags	Hemmung des Cyclus. In den nächsten 2 Tagen nach Absetzen der Behandlung trat bei allen Tieren ein Oestrus auf. Die Tiere ließen sich decken und wurden gravid	29
	Norethisteron tägl. 0,5 mg p.o. außer sonntags	Die Unterbrechung der Behandlung am Sonntag führte zur Cyclussynchronisation	29
Ratten	1,5 mg Progesteron subcutan	Brunst und Deckbereitschaft wurden unterdrückt	210
	5 mg Progesteron, Gabe 1 Tag vor dem Proöstrus — 24 h Deckbereitschaft geprüft	5 mg Progesteron hemmen Deckbereitschaft	237
	Norgestrel 1,0 mg tägl. intragastr. über 30 Tage	Deckbereitschaft wird nicht beeinflußt	208
	Norgestrel 3,0 mg tägl. intragastr. über 30 Tage	ca. 50% Hemmung der Deckbereitschaft	208
	Norethisteron 1 mg tägl. intragastr. über 30 Tage	Weitgehende Hemmung der Deckbereitschaft	208
	Norethynodrel 1 mg tägl. intragastr. über 30 Tage	Weitgehende Hemmung der Deckbereitschaft	208

Tabelle 4 (Fortsetzung)

Tierart	Substanz und Applikationsart	Effekt	Literatur
Kaninchen	Progesteron subcutan	Brunst und Deckbereitschaft werden gehemmt	152
Schafe	tägl. 5 oder 10 mg Progesteron subcutan, beginnend am 4., 8. oder 12. Tag nach dem 1. Tag des letzten Oestrus	Brunst bleibt aus. Sie tritt 3—3,5 Tage nach der letzten Injektion wieder auf	58
	Progesteron tägl. 10 mg über 17 Tage subcutan	Brunst unterbleibt, Cyclussynchronisation war möglich	73, 75
	Oestradiol und Progesteron	Cyclussynchronisation	74
	Medroxyprogesteronacetat	Cyclussynchronisation	39, 69, 108
	Progesteron subcutan	Hemmung der Brunst, Cyclussynchronisation	157
Schafe (kastriert)	Auslösung eines Oestrus mit Oestradiolbenzoat, danach Gabe von 2,5 mg Progesteron 6 × in 24 h	Unterdrückung des durch Oestradiolbenzoat induzierten Oestrus	77
Schweine	Progesteron subcutan	Unterdrückung der Brunst, Cyclussynchronisation möglich	9
	Medroxyprogesteronacetat p.o.	Unterdrückung der Brunst, Cyclussynchronisation möglich	181
Ziegen (kastriert)	Auslösung eines Oestrus mit Oestradiolbenzoat, danach Gabe von 2,5 mg Progesteron 6 × in 24 h	Unterdrückung des durch Oestradiolbenzoat induzierten Oestrus	77
Rinder	Progesteron tägl. 50—100 mg vor Brunstbeginn oder zusammen mit Oestrogenen	Brunst bleibt aus, Cyclussynchronisation	48, 269, 270, 271, 272, 283
	Auslösung einer Brunst an kastrierten Kühen durch Gabe von 0,4 mg Oestradiolbenzoat/1000 lbs; gleichzeitig oder 24 h später Gabe von 30—60 mg Progesteron/1000 lbs	Es tritt keine Brunst auf	161
	Medroxyprogesteronacetat p.o.	Es tritt keine Brunst auf	183
Affen	Progesteron 1—2 mg tägl. subcutan in den ersten 2 Wochen eines Cyclus	Unterdrückung der Deckbereitschaft und Brunst	12
Affen (kastriert)	Induktion einer Brunst durch Oestrogenbehandlung; zusätzliche Gabe von Progesteron	Progesteronbehandlung setzt Deckbereitschaft herab	12, 174

paradox wie es nach dem Vorhergesagten auch klingt, selbst eine durch Oestrogene ausgelöste Brunst kann durch Gestagene unterdrückt werden.

Diese Eigenschaft der Gestagene hat man sich zur Synchronisation des Sexualcyclus bei Haustieren zunutze gemacht, insbesondere bei Schafen und Kühen. Ausführlich sind die Möglichkeiten der Cyclussynchronisation im Kapitel XII beschrieben, so daß hier auf Details verzichtet werden kann.

Tabelle 4 können dazu einige weitere Einzelheiten entnommen werden.

Wird durch Progesteron die Brunst von Kühen unterdrückt, so ist die Konzeptionsrate in der nachfolgenden Brunst erniedrigt [*94, 182*].

Bei den männlichen Tieren führt die Gabe von Gestagenen in der Regel zu einer Libidohemmung — selbst Progesteron hat in höheren Dosen diesen Effekt [*46, 95*].

II. Einfluß von Gestagenen auf sexuelle Verhaltensweisen von Affen

Seit langem ist bekannt, daß bei Affen im mittleren Cyclusdrittel die sexuelle Aktivität am höchsten ist. Dies gilt für frei und in Gefangenschaft lebende Tiere gleichermaßen [*13, 33, 34, 63, 113, 235, 273, 290*].

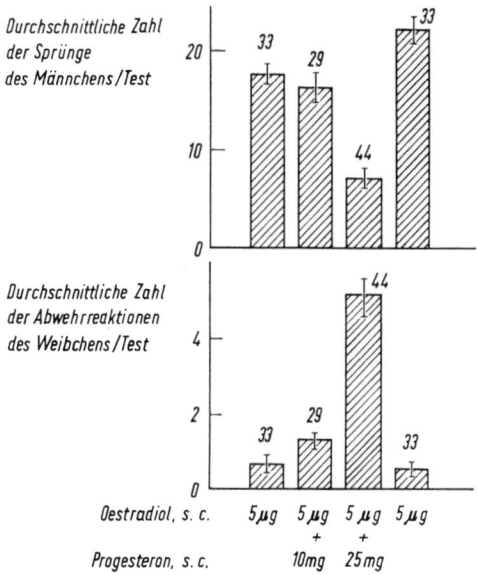

Abb. 2. Einfluß von Progesteron auf die oestradiolinduzierte Deckbereitschaft kastrierter Rhesusaffen. (Nach MICHAEL et al. [*176*].) Tägliche Gabe von Oestradiol allein oder in Kombination mit Progesteron über 5 bzw. 6 Wochen. Die Dauer eines Testes betrug 1 h, die Anzahl der durchgeführten Teste ist den Zahlen in den Säulen zu entnehmen. Insgesamt gelangten 4 Paare in den Versuch

Die Frequenz der Einladungen (sexual invitation) des Weibchens (Gebärden, die das Männchen zum Deckakt reizen) sinkt in der Lutealphase zwar nicht ab, wohl aber die Zahl der Einladungen, der eine Intromission folgt [*175*].

Die Kastration führt zu einem erheblichen Absinken der sexuellen Aktivität, obwohl sie nicht völlig erlischt [*78*]. Nach einer Behandlung mit Oestrogenen steigt die sexuelle Aktivität wieder an [*12, 176*]. Progesterongaben bewirken eine Verminderung der sexuellen Aktivität. So geht die Deckbereitschaft (sexual excitability) nach täglich 1—2 mg Progesteron in den ersten 2 Wochen eines Cyclus nahezu vollständig verloren [*12*]. Die an kastrierten Tieren durch Oestrogene induzierte Deckbereitschaft unterbleibt, wenn gleichzeitig Progesteron verabfolgt wird [*12, 176*].

Abb. 2 zeigt ein Beispiel dafür.

Bei täglicher Gabe von 5 μg Oestradiol ist die Zahl der Abwehrreaktionen seitens des Weibchens gering, die Sprungzahl ist mit nahezu 20/h sehr hoch. Die zusätzliche Gabe von täglich 10 mg Progesteron führt zu einer geringgradigen Abnahme der Sprungzahl, die Frequenz der Abwehrreaktionen steigt etwas an. Werden 5 μg Oestradiol zusammen mit 25 mg Progesteron verabfolgt, so sinkt die

Tabelle 5. *Einfluß von Progesteron und Oestradiol auf das Kraulverhalten (grooming behaviour) von Rhesusaffen*[a]. (Nach MICHAEL et al. [173])

Paare	Hormonbehandlung des weiblichen Partners	Zahl der Teste	Durchschnittliche Kraulzeit/Test in min		Zahl der Kraulperioden/Test [b]		Durchschnittliche Krauldauer in min	
			Männchen	Weibchen	Männchen	Weibchen	Männchen	Weibchen
1. Paar	Oestradiolimplantat (35 mg)	7	16,0 ± 1,31	27,4 ± 2,22	7,4 ± 0,95	5,4 ± 0,48	2,3 ± 0,26	5,1 ± 0,25
	Oestradiolimplantat (35 mg) + Progesteron (tägl. 5 mg subcutan)	6	8,8 ± 1,77	5,3 ± 2,8	7,5 ± 0,92	0,8 ± 0,48	1,2 ± 0,11	6,9 ± 1,05
2. Paar	Oestradiol tägl. 50 µg subcutan	15	21,8 ± 1,3	35,8 ± 0,98	8,3 ± 0,48	6,5 ± 0,31	2,8 ± 0,25	5,6 ± 0,24
	Oestradiol tägl. 50 µg subcutan + Progesteron 10 mg subcutan	7	16,4 ± 1,21	38,1 ± 0,63	9,0 ± 0,56	8,3 ± 0,25	1,9 ± 0,16	4,7 ± 0,29
3. Paar	Oestradiol täglich 25 µg subcutan	6	15,1 ± 1,76	38,9 ± 2,58	12,2 ± 2,35	18,0 ± 2,21	1,4 ± 0,14	2,3 ± 0,20
	Oestradiol tägl. 25 µg subcutan + 1 mg Progesteron subcutan	6	9,2 ± 2,42	29,1 ± 3,76	4,5 ± 1,09	10,3 ± 1,98	2,0 ± 0,23	3,1 ± 0,30

[a] Die weiblichen Partner waren kastriert.
[b] Testdauer 1 h.

Tabelle 6. *Einfluß von Progesteron und Oestradiol auf die Einladungen zum Kraulen bei Rhesusaffen*[a] *(grooming invitation)*. (Nach MICHAEL et al. [173])

Paare	Hormonbehandlung des weiblichen Partners	Zahl der Teste[b]	Zahl der Einladungen pro Test[b]			
			Durchschnittszahl der Einladungen seitens des		% der akzeptierten Einladungen durch das	
			Männchens	Weibchens	Männchen	Weibchen
1. Paar	Oestradiolimplantat (35 mg)	7	3.7 ± 0.47	6.7 ± 0.71	76.9	70.2
	Oestradiolimplantat (35 mg) + Progesteron (tägl. 5 mg subcutan)	6	2.5 ± 0.85	2.2 ± 0.98	13.3	23.1
2. Paar	Oestradiol 50 µg tägl. subcutan	15	10.7 ± 0.94	9.3 ± 0.66	56.5	82.9
	Oestradiol 50 µg tägl. subcutan + 10 mg Progesteron subcutan	7	13.9 ± 0.67	15.9 ± 1.18	58.8	64.9
3. Paar	Oestradiol 25 µg tägl. subcutan	6	18.5 ± 2.47	10.0 ± 1.32	91.9	71.7
	Oestradiol 25 µg tägl. subcutan + 1 mg Progesteron subcutan	6	13.0 ± 1.69	10.7 ± 2.3	74.4	40.6

[a] Die weiblichen Partner waren kastriert. [b] Testdauer 1 h.

Sprungzahl/h auf unter 10, die Zahl der Abwehrreaktionen erhöht sich auf etwa 5/h gegenüber weniger als 1/h bei alleiniger Oestradiolgabe. Progesteron wirkt also an Affen scheinbar nicht synergistisch auf die oestradiolinduzierte Deckbereitschaft wie bei den meisten anderen Species, sondern antagonistisch.

1. Kraulverhalten (grooming-behaviour)

Das Kraulverhalten (grooming) ist ein besonderes Charakteristicum bei Primaten. Zunächst nahm man an, daß dieses Verhalten der Hygiene dient. Heute weiß man, daß es von viel größerer biologischer Bedeutung ist. Es ist ein Ausdruck der individuellen Stellung eines Tieres innerhalb der hochorganisierten Gesellschaft der Primaten [33, 34, 273, 290] und steht in Beziehung mit dem Establishment der Hierarchie des Führens oder Unterwerfens [158].

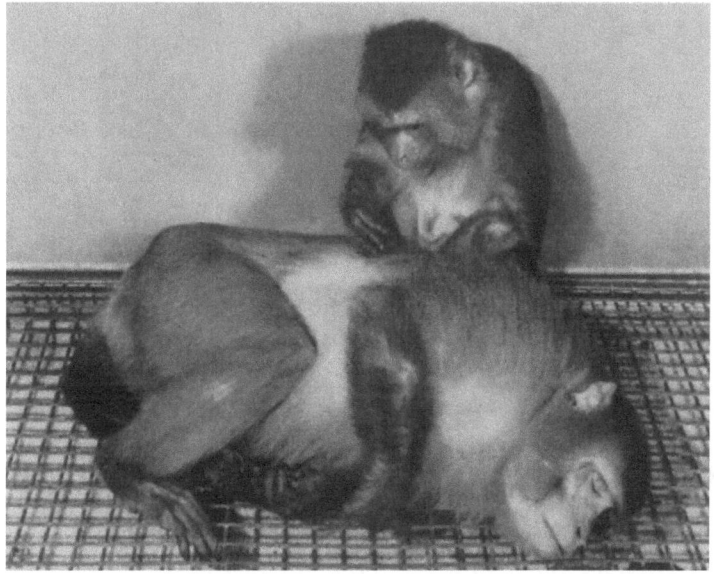

Abb. 3 u. 4. Kraulverhalten (grooming behaviour) der Rhesusaffen. (Nach MICHAEL et al. [173])
Abb. 3. Das Weibchen krault das liegende Männchen mit großem Eifer

Beim „grooming"-Verhalten wird dem Partner mit den Händen oder dem Mund das Fell gekrault und abgesucht. Alle Partikel, die gefunden werden, werden dem Mund zugeführt. Dieser Vorgang geht mit Lippenschmatzen einher. Das Tier, das gekrault wird, nimmt eine relaxierte Haltung ein. Am intensivsten werden der Rücken, die Flanken und der Kopf des Partners abgesucht.

Die Abb. 3 und 4 veranschaulichen das „grooming"-Verhalten näher.

Dieses Verhalten ist zumindest teilweise hormonabhängig. So zeigen Männchen ein Aktivitätsmaximum in der Cyclusmitte des weiblichen Partners [172, 173].

Zur selben Zeit weisen die weiblichen Tiere ein Aktivitätsminimum auf. Nach Kastration des weiblichen Partners gehen die rhythmischen Variationen verloren, und die Aktivität des Männchens ist stark reduziert. Die Substitution des Weibchens mit Oestrogenen führt bei dem Männchen zu einem Aktivitätsanstieg. Progesteron hebt den Effekt von Oestradiol wieder weitgehend auf [173].

Aus den Tabellen 5 und 6 können weitere Einzelheiten entnommen werden.

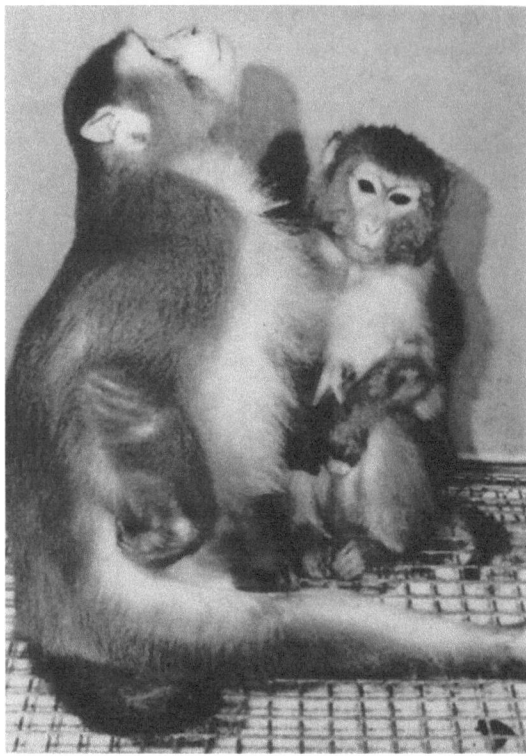

Abb. 4. Das Männchen nimmt eine Stellung ein, die das Weibchen zum Kraulen einlädt (grooming invitation). Dabei hält das Männchen einen Körperteil dem Weibchen entgegen. Von seiten des Weibchens kann diese Einladung akzeptiert oder abgelehnt werden

2. Klammerverhalten (clutching-reaction)

Beim Geschlechtsakt zeigt der weibliche Partner im Moment der Ejaculation des Männchens eine Verhaltensweise, die am besten mit Klammerverhalten übersetzt werden kann.

Das Weibchen dreht sich dabei herum und schaut das Männchen an, schmatzt mit den Lippen, greift dem männlichen Partner in das Fell oder Gesicht und beißt es gelegentlich leicht. Das Auftreten dieses Verhaltens wird als Orgasmus gedeutet [5, 33, 34, 107].

Abb. 5 veranschaulicht dieses Verhalten.

Nach der Kastration weiblicher Tiere sinkt nicht nur die sexuelle Aktivität, sondern auch die Zahl der Klammerreaktionen im Verhältnis zur Zahl der Ejaculationen. Durch eine Substitution mit Oestrogenen steigt die Zahl der Klammerreaktionen wieder an, d.h. die Tiere haben häufiger zum Zeitpunkt der Ejaculation einen Orgasmus. Dieser Oestrogeneffekt wird durch gleichzeitige Gabe von Progesteron gehemmt [291].

Nähere Einzelheiten zu dieser besonderen Verhaltensweise und ihrer Beeinflussung durch Oestradiol und Progesteron können der Tabelle 7 entnommen werden.

Einfluß von Gestagenen auf sexuelle Verhaltensweisen von Affen

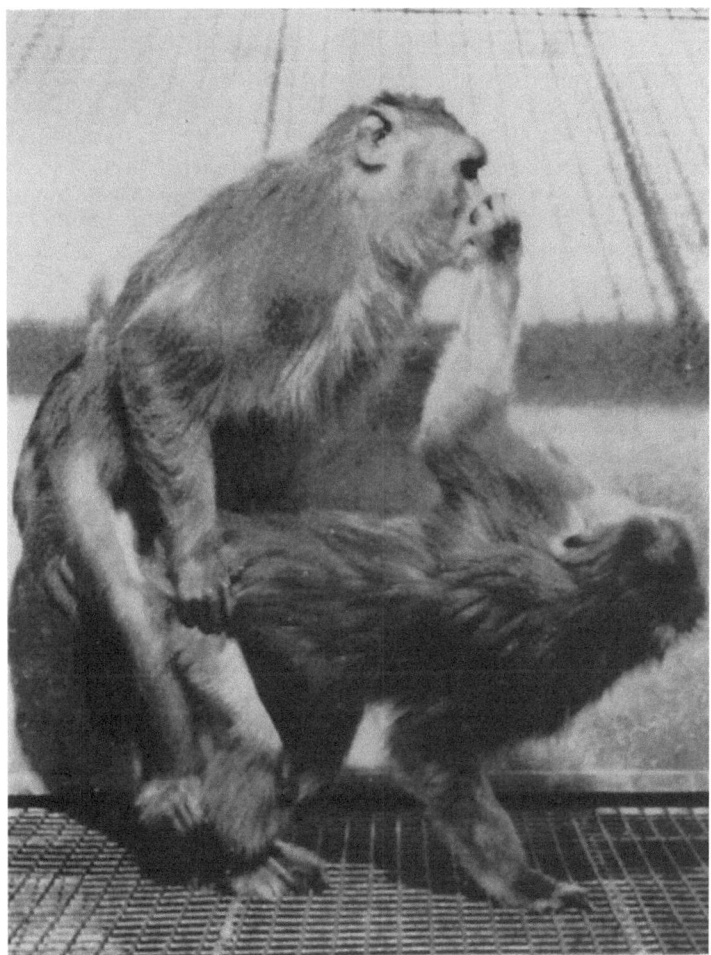

Abb. 5. Klammerreaktion (clutching reaction) weiblicher Rhesusaffen (Gebärden beim Orgasmus im Moment der Ejaculation). (Nach ZUMPE und MICHAEL [291].) Das Weibchen dreht sich um, schaut zu dem Männchen auf, greift ihm in das Fell des Gesichtes, der Schulter oder Brust

Tabelle 7. *Häufigkeit der Klammerreaktion (clutching behaviour) während der Ejaculation bei Rhesusaffen.* (Nach ZUMPE und MICHAEL [291])

Behandlung des Weibchens	Tierzahl		Zahl der Teste[a]	Zahl der Ejaculationen	Zahl der Klammerreaktionen	% der Ejaculationen mit Klammerreaktion
	Weibchen	Männchen				
Normal	3	2	207	389	377	97
Kastriert	4	2	284	186	119	64
Kastriert + 5 µg Oestradiol tägl. subcutan	3	4	126	184	181	98
Kastriert + 5 µg Oestradiol + 10—25 mg Progesteron täglich subcutan	3	4	85	122	107	88
Kastriert + 20—50 mg Progesteron	2	2	62	60	28	47

[a] Testdauer 1 h.

3. Abhängigkeit der sexuellen Aktivität männlicher Affen vom hormonalen Status des Weibchens

Die sexuelle Aktivität männlicher Tiere ist in der Cyclusmitte des Weibchens am höchsten, sie ist relativ gering in der Lutealphase. Nach Kastration des weiblichen Partners geht die Rhythmik der sexuellen Aktivität des Männchens verloren — überhaupt sinkt die Aktivität stark ab. Die Behandlung des weiblichen kastrierten Tieres mit Oestrogenen hat einen Anstieg der sexuellen Aktivität beim männlichen Partner zur Folge; eine gleichzeitige Behandlung mit Progesteron führt zu einem Nachlassen der sexuellen Aktivität beim Männchen [170—172, 174].

Auch die Ejaculationszeit (Zeit vom Beginn des Begattungsaktes bis zur Ejaculation) ist abhängig vom hormonalen Status des weiblichen Partners. Sie ist am kürzesten zum Zeitpunkt der Ovulation (Cyclusmitte) und länger in der Lutealphase oder auch dann, wenn der weibliche Partner kastriert ist [174].

Über die Abhängigkeit des Kraulverhaltens des männlichen Affen (grooming-behaviour) vom hormonellen Status des Weibchens wurde oben berichtet.

III. Einfluß von Gestagenen auf andere Verhaltensweisen (Kampftrieb, Nestbautrieb, „retrieve"-Verhalten)

Nestbildung. Einige Species — z.B. Ratten, Mäuse und Kaninchen — entwickeln in der Schwangerschaft einen ausgeprägten Nestbautrieb. Der Nestbautrieb scheint ebenfalls einer hormonalen Kontrolle zu unterliegen.

KOLLER [140, 141] konnte zeigen, daß die Gabe von Progesteron (täglich 2—3 Injektionen) an intakte oder kastrierte Mäuse zu einem erheblichen Anstieg des Nestbautriebes führt. Gemessen wurde das pro Nacht verbrauchte Nestbaumaterial. Es ist interessant, daß zur Erzielung dieses Effektes keine Oestrogenvorbehandlung erforderlich ist.

Bei männlichen Tieren bleiben Progesterongaben wirkungslos. Bei anderen Tierarten — wie etwa Kaninchen — hemmt Progesteron den Nestbautrieb [137, 138, 287].

Kampftrieb. Die Gabe von Androgenen führt bei den meisten Species zu einer Steigerung des Kampftriebes, der Aggressivität und zu einem Anstieg in der sozialen Rangordnung [22, 36, 268]. Der Effekt ist bei männlichen Tieren stärker ausgeprägt als bei den weiblichen. Auch die Behandlung kastrierter Tiere mit Oestrogenen bewirkt ein Ansteigen der Aggressivität (Untersuchungen an Hamstern). Wird den Tieren neben Oestrogenen auch Progesteron verabreicht, so sinkt der Kampftrieb ab; ebenso erfolgt eine Reduktion anderer Aggressionsformen [136].

„Retrieve-behaviour" (Zurückholen der aus dem Nest geflohenen Jungen). Progesteron soll diesen Trieb verstärken, Oestrogene können ihn vollständig unterdrücken. Überhaupt scheint der Mutterinstinkt durch Oestrogene unterbrochen zu werden; Progesteron hat entweder keinen Einfluß, oder es wirkt fördernd [221—223, 274].

IV. Wirkung von Gestagenen auf die Prägung bestimmter Gehirnzentren

Diesem Gesichtspunkt wurde — soweit es Gestagen betrifft — bisher unseres Erachtens viel zu wenig Bedeutung beigemessen. Jedes neue synthetische Gestagen wird z.B. ausführlich untersucht, ob es virilisierende Eigenschaften hat, bevor die klinische Prüfung beginnt. Es liegen aber bei kaum einem Gestagen Angaben darüber vor, ob und in welcher Weise die „Differenzierung des Gehirns" beeinflußt wird, obwohl wir diese Nebenwirkung für mindestens ebenso schwerwiegend halten wie etwa die virilisierenden Eigenschaften — insbesondere dann, wenn ein Gestagen zur Therapie bei Schwangerschaftsstörungen eingesetzt wird.

Bereits seit den klassischen Versuchen von PFEIFFER [209] ist bekannt, daß die männlichen Sexualhormone eine wesentliche Bedeutung bei der Differenzierung des Sexualzentrums haben. Diese Differenzierung geschieht bei den einzelnen Species während der Embryonalentwicklung oder in den ersten Lebenstagen, wahrscheinlich in Abhängigkeit vom Reifegrad zur Geburt. Zum Verständnis des Folgenden müssen einige Bemerkungen vorausgeschickt werden. Bei männlichen Individuen ist die Gonadotropinsekretion nicht wie bei weiblichen Tieren cyclischen Schwankungen unterworfen, d.h. das Sexualzentrum arbeitet beim männlichen Tier acyclisch, bei weiblichen Tieren in Wechselwirkung zum Ovar cyclisch [83, 87, 96, 98, 131, 265, 288]. Die Prägung zum männlichen Funktionstyp des in der präoptischen Region des Hypothalamus [16, 19, 82, 86] lokalisierten Sexualzentrums geschieht durch Androgene bei Ratten und Mäusen in den ersten 10—15 Lebenstagen [17, 87, 96—98, 247], bei Meerschweinchen vom 35.—65.Tag der Gravidität [88, 89, 97, 211]. Später ist eine Beeinflussung der Differenzierung des Sexualzentrums durch Hormone nicht mehr möglich [15, 18, 87, 96, 97, 110, 285]. Werden weibliche neugeborene Ratten oder Mäuse in dieser Phase mit Androgenen behandelt, so erfolgt entsprechend eine Differenzierung des Sexualzentrums zum männlichen acyclischen Funktionstyp [15—18, 27, 47, 71, 85—90, 97, 98, 112, 134, 159, 211, 247, 261—263]. Anabole Steroide [27, 112], Nebennierenrindenhormone [264], Cholesterin [264] und auch Oestrogene [85, 87, 134, 149, 263] und Stilbene [85, 134] können ähnlich wirken. Prinzipiell müßten alle Gestagene, die auch androgene Eigenschaften besitzen, bei weiblichen Tieren eine Prägung des Sexualzentrums zum acyclischen männlichen Funktionstyp bewirken, was eine bleibende Sterilität zur Folge hat.

Auch hinsichtlich des Sexualverhaltens wird den Androgenen des Feten bzw. Neugeborenen eine organisierende Wirkung auf ein im Hypothalamus zu lokalisierendes sog. „Mating-Center" zugesprochen. Auch hinsichtlich dieses Effektes wurden Gestagene bisher kaum untersucht. Es wird angenommen, daß beide Geschlechter Zentren sowohl für den weiblichen als auch den männlichen Verhaltenstyp besitzen. Ein Zentrum ist dominant und besitzt eine Affinität zu dem homologen Sexualhormon [21]. Erfolgt jedoch eine dem genetischen Geschlecht entgegengesetzte Differenzierung des „Mating-Centers", so entspricht das Sexualverhalten im Erwachsenenalter nicht mehr dem genetischen Geschlecht, z.B. zeigen weibliche Ratten, die in den ersten Lebenstagen mit hohen Testosteron- oder Oestrogendosen behandelt wurden, später kein Oestrusverhalten mehr [27, 72, 98, 149, 247, 275].

Das gleiche gilt für weibliche Meerschweinchen, deren Mütter in der Gravidität vom 30.—65. Tag Testosteronpropionat erhielten [89, 211]. Nach Kastration und Gabe von Testosteron ist bei diesen Tieren ein weitgehend männliches Verhalten auslösbar [17, 97, 98, 149, 211]. Auch am Primaten wurden ganz ähnliche Befunde erhoben [286]. Durch Behandlung der Mütter in der Gravidität zeigten maskulinisierte weibliche Affen einen Spieltrieb und ein Mounting-Behaviour wie männliche Tiere.

In eigenen Untersuchungen war es mit einem dem Chlormadinonacetat nahestehenden sehr stark wirksamen Gestagen (1,2α-Methylen-6-chlor-$\Delta^{4,6}$-pregnadien-17α-ol-3,20-dion-17α-acetat = Cyproteronacetat) möglich, die Prägung des Gehirns bei männlichen Ratten zu beeinflussen [65, 187—190, 192—194, 196, 200]. Diese Substanz besitzt nämlich noch starke antiandrogene Eigenschaften. Wenn sie in den ersten Lebenstagen an männliche Ratten verabfolgt wird, so erfolgt

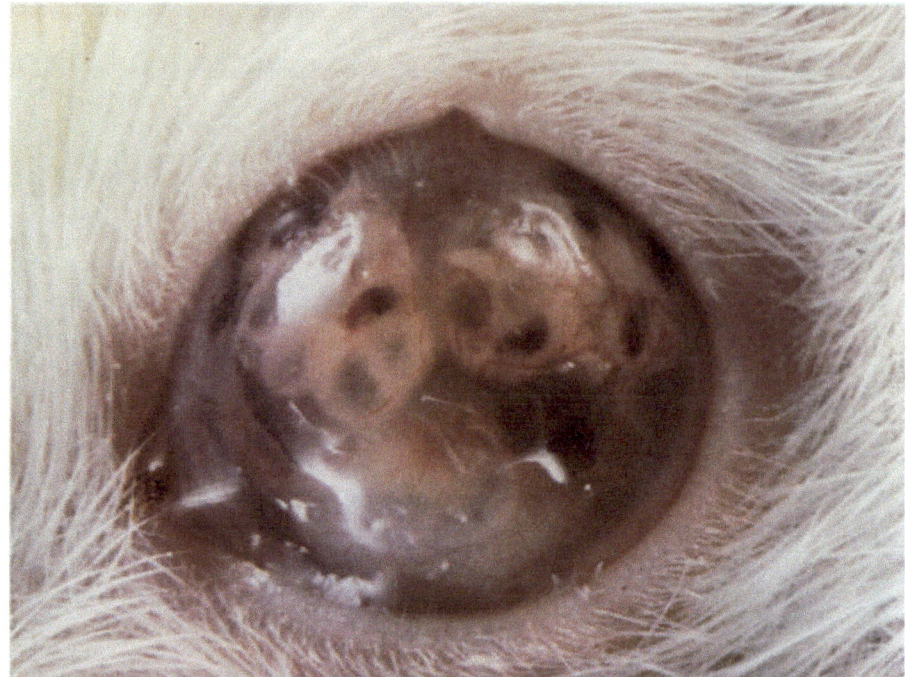
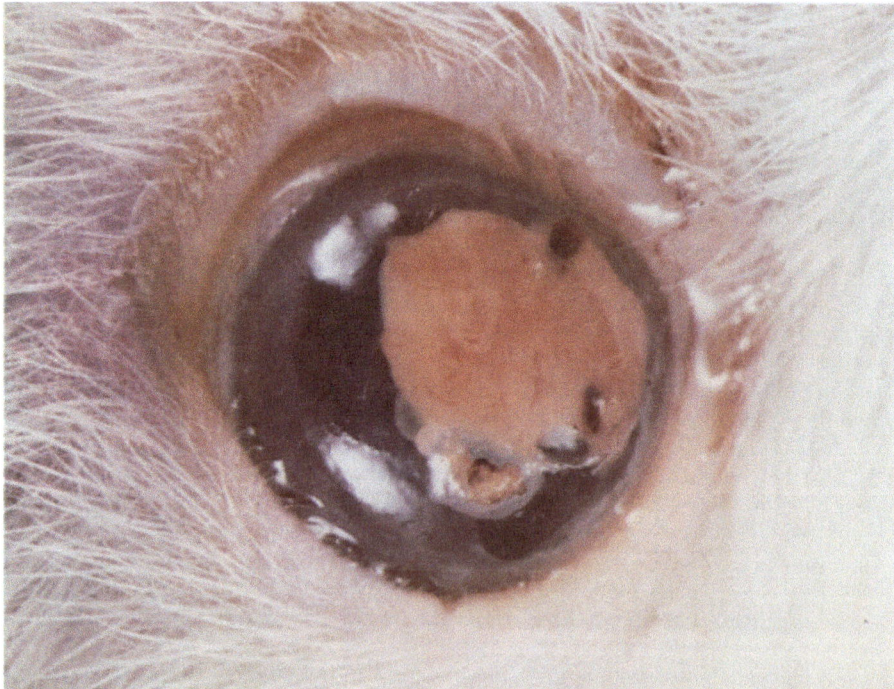

Abb. 6. a Ovarimplantat in der vorderen Augenkammer bei einem erwachsenen männlichen Tier (8 Wochen nach der Implantation). Deutlich zu sehen sind zahlreiche bläschenförmige Follikel, einige davon mit Blutungen. b Ovarimplantat in der vorderen Augenkammer bei einem feminisierten männlichen Tier, dessen Mutter vom 13. Tag der Gravidität an bis zur Geburt 30 mg Cyproteron/Tag s.c. erhielt. Das Junge wurde nach der Geburt in den ersten 10 Lebenstagen mit 2 mg Cyproteronacetat/Tag behandelt. Im Alter von 9 Monaten wurde das Tier kastriert und ein Ovar in die vordere Augenkammer implantiert. Nach 8 Wochen wurde das Tier getötet und das Implantat entnommen. Die Aufnahme zeigt den kräftigen Gelbton von typischen Corpora lutea. Vergr. 7 ×. (Nach NEUMANN und ELGER [193])

Wirkung von Gestagenen auf die Prägung bestimmter Gehirnzentren 441

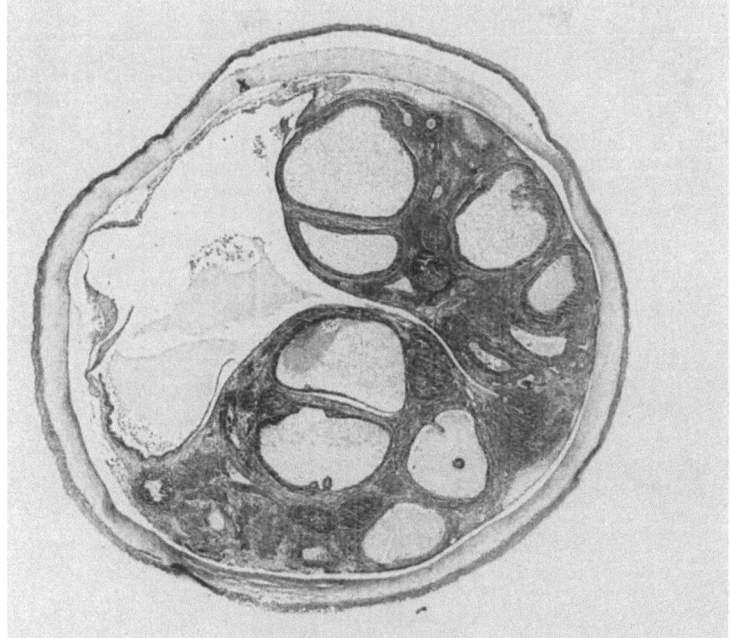

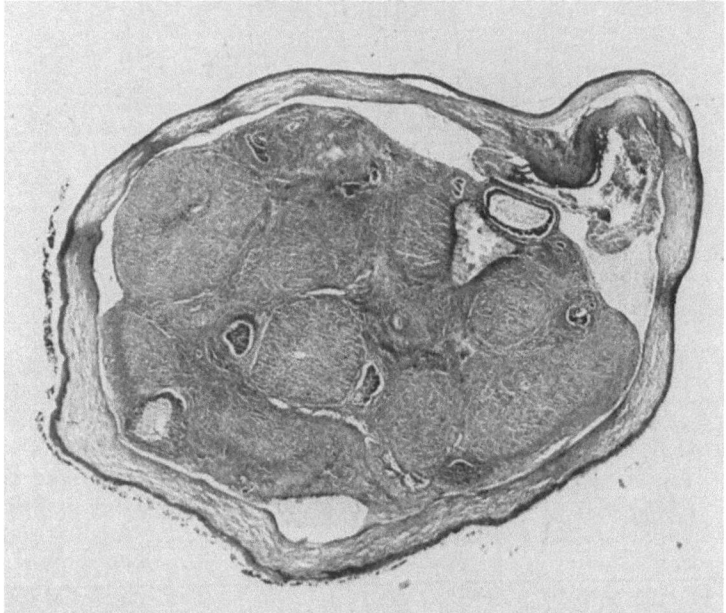

Abb. 7. a Histologisches Präparat vom Ovarimplantat des männlichen Kontrolltieres aus Abb. 6a. Das Ovar enthält keine echten Gelbkörper, sondern nur cystische Follikel. Vergr. 10 ×. b Histologisches Präparat vom Ovarimplantat des feminisierten Tieres aus Abb. 6b. Die Schnittfläche ist überwiegend von gut entwickelten Corpora lutea ausgefüllt. Vergr. 13 ×. Färbung: HE. (Nach NEUMANN und ELGER [193])

eine Prägung des Sexualzentrums zum weiblichen cyclischen Funktionstyp. Als Kriterium für die „Feminisierung" des Sexualzentrums bei männlichen Ratten und Mäusen gilt das Verhalten von Ovarimplantaten. Treten in diesen Corpora lutea auf, so wird eine cyclische Funktion angenommen, da eine Ovulation, ohne die eine Corpus luteum-Bildung nicht möglich ist, eine cyclische Gonadotropinsekretion zur Voraussetzung hat [*15*, *41*, *83*, *87*, *96*, *97*, *209*, *263*, *264*, *285*].

In Abb. 6 wird das Ergebnis eines solchen Experiments veranschaulicht. Abb. 6a zeigt ein Ovarimplantat in der vorderen Augenkammer einer normalen männlichen Ratte 8 Wochen nach der Implantation. Man erkennt deutlich zahlreiche transparent erscheinende Follikel, aber keine Gelbkörper. Das Tier hat

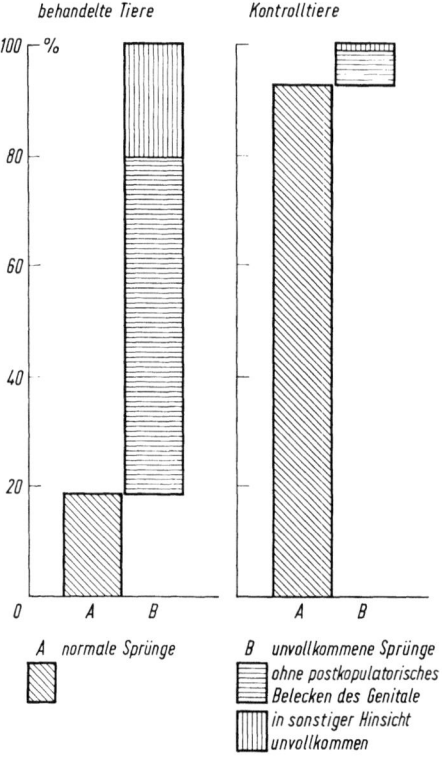

Abb. 8. Deckverhalten neonatal mit Cyproteronacetat behandelter Rattenböcke (Behandlung vom 1.—14. Lebenstag mit täglich 2 mg/Tier Cyproteronacetat [1,2α-Methylen-6-chlor-$\Delta^{4,6}$-pregnadien-17α-ol-3,20-dion-17α-acetat] subcutan) gegenüber oestrischen Weibchen im Vergleich zu unbehandelten Kontrollböcken. (Nach NEUMANN, HAHN und KRAMER [*197*])

nicht ovuliert. Abb. 6b zeigt ein Ovarimplantat in der vorderen Augenkammer eines Tieres, das in den ersten 10 Lebenstagen mit täglich 2 mg Cyproteronacetat behandelt wurde. Man erkennt bereits an dem kräftigen Gelbton das Vorhandensein von Gelbkörpern. In den histologischen Schnitten bestätigt sich der bereits makroskopisch erhobene Befund (vgl. mit Abb. 7a und b; es handelt sich um die histologischen Schnitte der in Abb. 6a und b dargestellten Ovarimplantate).

Bei den normalen männlichen Tieren haben sich lediglich Follikel entwickelt; dagegen zahlreiche Gelbkörper bei dem Tier, das in den ersten 10 Lebenstagen das antiandrogen wirksame Gestagen erhalten hat. Das Sexualzentrum, das den Modus und die Höhe der Gonadotropinsekretion reguliert, wurde zum weiblichen cyclischen Funktionstyp geprägt.

Männliche Tiere, die in den ersten Lebenstagen dieses Gestagen erhalten hatten, zeigten im Erwachsenenalter auch kein reguläres männliches Sexualverhalten, wie Abb. 8 veranschaulicht.

Nach Kastration und Implantation von Ovarien entwickelten sie jedoch ein weitgehend weibliches Verhalten, und solche Tiere ließen sich dann von ihren Geschlechtsgenossen sogar bespringen. Dabei besteht eine gewisse Korrelation zwischen dem Cyclusstadium und der Bereitschaft des Sich-Decken-Lassens (sexual receptivity).

In Abb. 9 sind diese Befunde noch einmal zusammengefaßt.

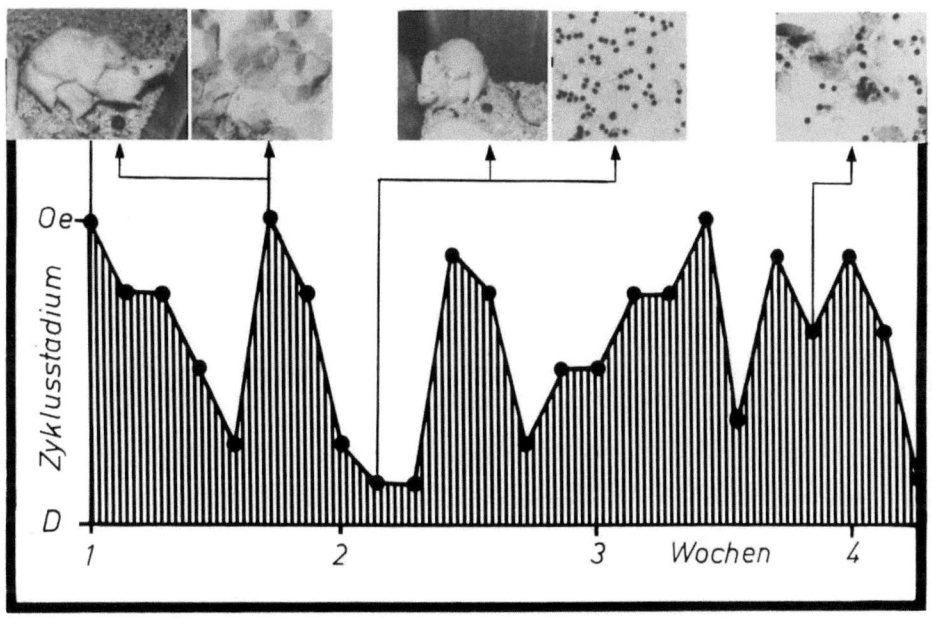

Abb. 9. Cyclische Veränderungen im Vaginalepithel erwachsener kastrierter feminisierter Ratten nach Implantation von Ovarien. (Die Mütter wurden vom 13.—22. Tag der Gravidität mit täglich 10 mg/Tier Cyproteronacetat subcutan behandelt, die Neugeborenen in den ersten 3 Lebenswochen mit täglich 0,3 mg/Tier/Tag, die Kastration und Ovarimplantation erfolgte im Alter von ca. 3 Monaten.) (Nach NEUMANN et al. [196])

Da in diesem Falle sowohl die graviden Mütter als auch die Neugeborenen mit dem antiandrogen wirksamen Gestagen behandelt wurden, besitzen diese Tiere auch eine Vagina (vgl. dazu auch folgenden Abschnitt: Einfluß von Gestagenen auf die männliche und weibliche Sexualdifferenzierung).

Am Verhalten des Vaginalepithels konnte so das jweilige Cyclusstadium diagnostiziert werden. Abb. 9 zeigt schematisch dargestellt die cyclischen Veränderungen am Vaginalepithel und dazu einige Originalabstrichbilder: Oestrus (nur verhornte Schollen), Dioestrus (ausschließlich Leukocyten) und Metoestrus (Schollen, Leukocyten und viel Sekret). Anhand von 2 Abbildungen wird auch noch das dazugehörige Sexualverhalten solcher feminisierter Tiere gegenüber normalen männlichen Tieren gezeigt. Wenn die Tiere einen vaginalen Oestrus aufwiesen, ließen sie sich in der Regel von ihren männlichen normalen Geschlechtsgenossen bespringen und decken. Im Dioestrus überwog die Abwehr.

Es kann vermutet werden, daß verschiedene Gestagene, die auch antiandrogene Eigenschaften besitzen, die Differenzierung der besprochenen Gehirnzentren bei männlichen Individuen in ähnlicher Weise beeinflussen, wie es hier beschrieben wurde.

Antiandrogene Wirkungen besitzen z.B. auch Chlormadinonacetat und Megestrolacetat.

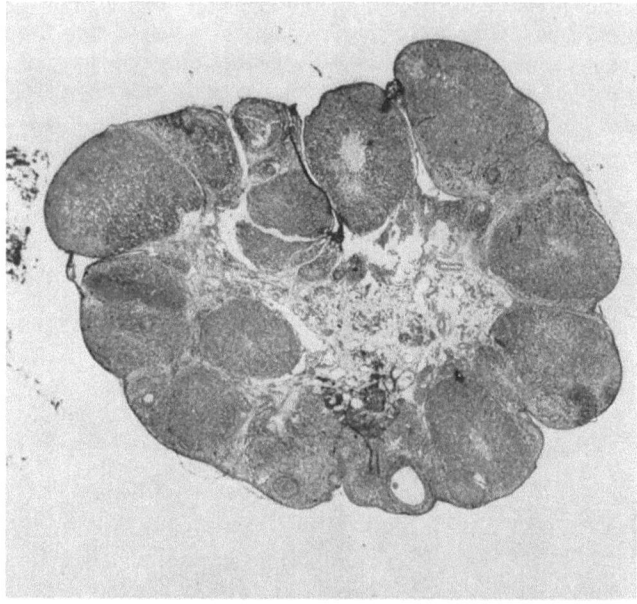

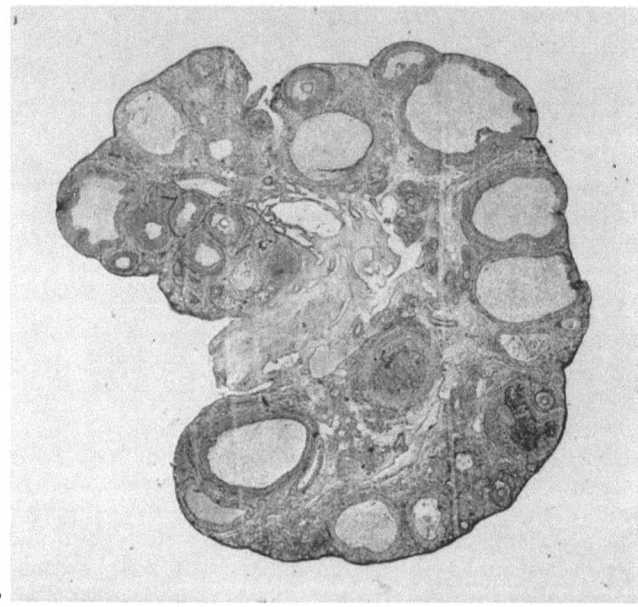

Abb. 10a u. b. Ovarien von Ratten. (Nach NEUMANN und KRAMER [200].) a Das Tier erhielt am 1. Lebenstag 10 µg Testosteronpropionat subcutan und an den ersten 3 Lebenstagen täglich 100 µg Cyproteron (1,2α-Methylen-6-chlor-$\Delta^{4,6}$-pregnadien-17α-ol-3,20-dion) subcutan. Es sind zahlreiche Gelbkörper vorhanden. b Das Tier erhielt am 1. Lebenstag 10 µg Testosteronpropionat subcutan. Es sind nur Follikel, aber keine Gelbkörper vorhanden. Vergr. 20 ×

Andererseits gelingt es mit antiandrogen wirksamen Gestagenen, die Effekte von Androgenen auf die Differenzierung des Gehirns weiblicher Tiere aufzuheben [200], d.h. wenn man neugeborene weibliche Ratten in den ersten Lebenstagen neben Testosteron gleichzeitig mit einem solchen Gestagen behandelt, so erfolgt keine Prägung des Gehirns zum männlichen Funktionstyp, und die Tiere sind später normal fortpflanzungsfähig.

Abb. 10 zeigt dazu ein Beispiel.

Dieser Befund wurde von WOLLMAN und HAMILTON [284] bestätigt. Auch Progesteron soll in der Lage sein, diese Effekte von Androgenen aufzuheben [31, 135].

Die Wirkung von 50 oder 100 µg Testosteronpropionat wird durch die gleichzeitige Gabe von 3 mg Progesteron aufgehoben [135].

Die Gabe von 400 µg Norethandrolon an 2—3 Tage alte Kaninchen bewirkt keine „Androgenisierung" (early androgen-syndrom); allerdings setzt die Geschlechtsreife etwas verspätet ein [32].

Es sei abschließend nochmals auf die Bedeutung dieser Nebenwirkung bei den Gestagenen hingewiesen, denn diese Wirkung könnte zu einer bleibenden Sterilität führen, wenn solche Substanzen in der entsprechenden Phase der „Gehirndifferenzierung" wirksam werden. Gestagene mit androgenen oder antiandrogenen Nebenwirkungen sollten deshalb nicht zur Therapie von Schwangerschaftsstörungen eingesetzt werden.

V. Einfluß von Gestagenen auf die männliche und weibliche Sexualdifferenzierung

Die Differenzierung des somatischen Geschlechts ist weitgehend abhängig von der An- oder Abwesenheit von Androgenen in einer bestimmten Phase der Embryonalentwicklung [64, 67, 116—120, 123, 124, 190, 193, 217, 218, 279, 280]. Da verschiedene Gestagene auch mehr oder weniger stark ausgeprägte androgene Eigenschaften besitzen, kommt dieser Nebenwirkung ganz besondere Bedeutung zu. So wurde z. B. über Virilisierungserscheinungen bei neugeborenen Mädchen berichtet, deren Mütter in der Gravidität mit Äthinyltestosteron und Äthinyl-19-nor-testosteron behandelt worden waren [25, 91, 92, 115, 267, 281, 282].

Werden Androgene oder Gestagene mit androgenen Eigenschaften in der Phase der Differenzierung wirksam, dann resultiert bei den weiblichen Feten eine bestimmte Form der Intersexualität. Die Wolffschen Gänge, aus denen sich später unter anderem die Nebenhoden und Samenleiter entwickeln, werden stabilisiert (normalerweise bilden sich die Wolffschen Gänge beim weiblichen Geschlecht zurück). Es werden akzessorische Geschlechtsdrüsen angelegt, die Anlage einer Vagina unterbleibt, das äußere Genitale erfährt eine Differenzierung im männlichen Sinne. Nicht beeinflußt wird die Ausbildung der Gonaden, des Uterus und Eileiters.

In Abb. 11 wird in einer halbschematischen Darstellung veranschaulicht, welche Form der weiblichen Intersexualität resultiert, wenn Androgene oder Substanzen mit androgenen Eigenschaften in der Schwangerschaft wirksam werden [68].

Weitere Einzelheiten zu dieser Form der weiblichen Intersexualität können der Abb. 12 und den Abb. 51—54a und 55 aus dem Kapitel VI (Chemische Konstitution und pharmakologische Wirkung, S. 726—730) entnommen werden.

In Tabelle 8 werden alle wichtigen Gestagene aufgeführt, die auf virilisierende Eigenschaften hin untersucht wurden.

In den letzten Jahren wurde eine Reihe von Gestagenen synthetisiert, die neben ihrer gestagenen auch antiandrogene Eigenschaften aufweisen.

Die Gabe solcher Verbindungen an gravide Tiere führt zu einer ganz bestimmten Form der männlichen Intersexualität. Alle androgenabhängigen Differenzierungsprozesse unterbleiben oder sind doch mehr oder weniger gehemmt.

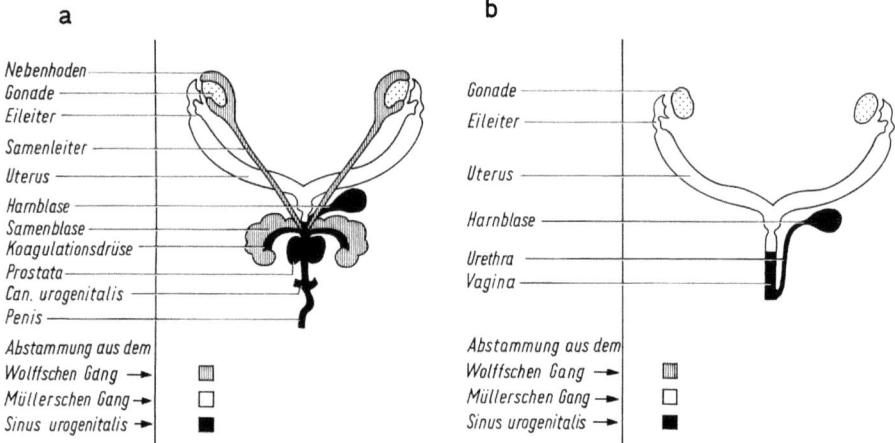

Abb. 11a u. b. Halbschematische Darstellung der Form weiblicher Intersexualität, wenn in der Embryonalentwicklung Substanzen mit androgenen Nebenwirkungen wirksam werden. a Virilisierung. b Normale weibliche Entwicklung. (Nach ELGER et al. [68])

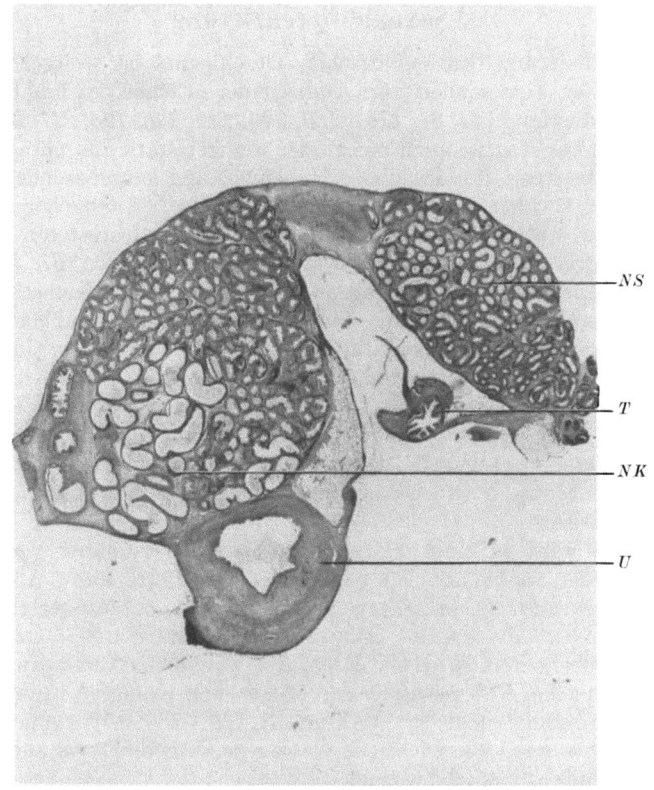

Abb. 12a—c. Histologische Schnitte einer virilisierten weiblichen Ratte. Die Mutter wurde vom 15.—22. Tag der Gravidität mit täglich 10 mg/Tier 17α-Methyltestosteron subcutan behandelt. Die Neugeborenen erhielten in den ersten 10 Lebenstagen täglich 0,3 mg/Tier Methyltestosteron subcutan. Im Alter von 130 Tagen erfolgte eine 15tägige Behandlung mit täglich 0,3 mg/Tier Testosteronpropionat subcutan. a In diesem Schnitt in Gonadenhöhe kommen Eileiter, Nebenhoden und Uterus nebeneinander vor. Vergr. 14×. b Es kommen Uterus und Samenleiter nebeneinander vor. Vergr. 25×. c Es kommen Uterus, Samenleiter, Samenblasen und Prostata nebeneinander vor. Vergr. 7×. D Ductus deferens; NK Nebenhodenkopf; NS Nebenhodenschwanz; P Prostata; SBL Samenblase; T Eileiter; U Uterus. (Nach ELGER et al. [68])

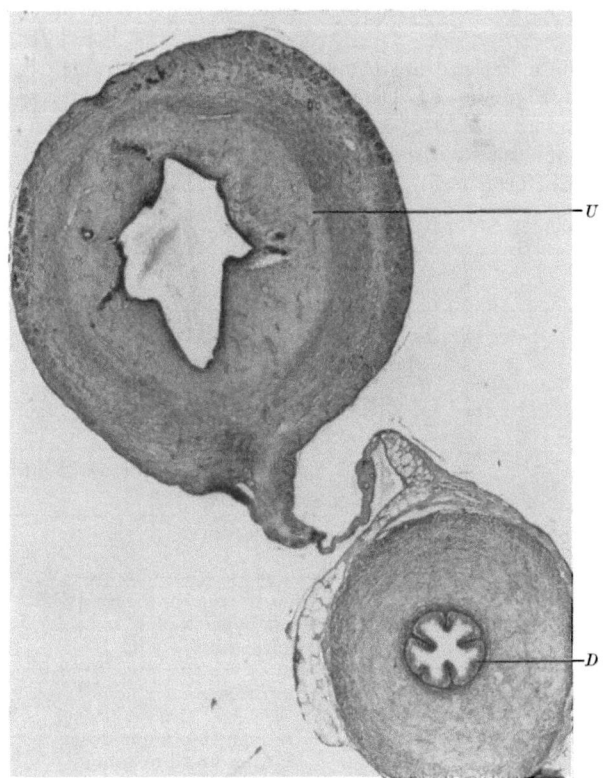

Abb. 12b

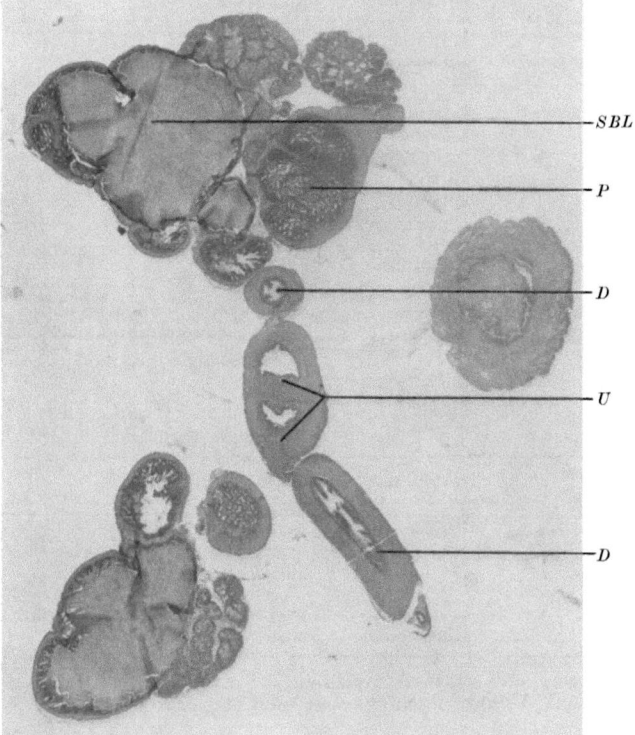

Abb. 12c

Wir konnten diese Effekte bei einem sehr stark wirksamen Gestagen [277] mit starken antiandrogenen Eigenschaften (Cyproteronacetat = 1,2α-Methylen-6-chlor-$\Delta^{4,6}$-pregnadien-17α-ol-3,20-dion-17α-acetat) an Mäusen, Ratten, Kaninchen und Hunden nachweisen [64—66, 93, 128, 187, 189, 190, 192—196, 198, 199, 248]. Die Differenzierung der Gonaden in Testes wird nicht beeinflußt.

Tabelle 8. *Intrauterine Virilisierung*

Substanz	Tierart und Applikation	Effekte[a]	Literatur
Progesteron	Ratte, subcutan	unwirksam	121, 147, 148, 184a, 220, 246
		bei 200 mg total geringe Clitorishypertrophie, sonst unwirksam	35
		Geringe Hemmung des Septum urethrovaginale	260
	Rhesusaffe, subcutan	unwirksam	276
Haloprogesteron	Ratte, subcutan	bei 100 mg total geringe Clitorishypertrophie, sonst unwirksam	35
Dydrogesteron	Ratte, subcutan	unwirksam	125, 126, 154, 243, 244, 246
		Geringe Hemmung des Septum urethrovaginale	260
	Ratte, p.o.	unwirksam	122
	Kaninchen, subcutan	unwirksam	122
17α-Hydroxyprogesteronacetat	Ratte, subcutan	unwirksam	125, 126
17α-Hydroxyprogesteroncapronat	Ratte, subcutan	unwirksam	148, 164, 184a, 185, 186
	Maus, subcutan	unwirksam	114
Medroxyprogesteronacetat	Ratte, subcutan	etwa ebenso stark wirksam wie Testosteronpropionat	35
		0,3—5,0 mg wirksam	125, 126, 142, 148, 179, 220, 246, 259, 260
		1,5 mg/kg wirksam	40
Megestrolacetat	Ratte, p.o.	15 mg/kg unwirksam	40
Chlormadinonacetat	Ratte, subcutan	schwach wirksam	260
		unwirksam	127, 139, 142, 153, 179, 180
	Ratte p.o.	unwirksam	162, 179

[a] Ausführlichere und präzisere Angaben zur virilisierenden Wirkung von Gestagenen können dem Kapitel VI (Chemische Konstitution und pharmakologische Wirkung) entnommen werden.

Tabelle 8 (Fortsetzung)

Substanz	Tierart und Applikation	Effekte [a]	Literatur
Allyloestrenol	Ratte, subcutan	5 mg unwirksam	163
		10 mg schwach wirksam	163
		5 mg wirksam	246
		Geringe Hemmung des Septum urethrovaginale	260
		schwach wirksam	109, 125, 126
		$\leq 0{,}03 \times$ Testosteronpropionat	45
	Ratte, p.o.	unwirksam	151
Lynoestrenol	Ratte, subcutan	$0{,}1 \times$ Testosteronpropionat	127
Normethandrolon	Ratte, subcutan	wirksam	151, 246
Norethandrolon	Ratte, subcutan	wirksam	125, 126, 246
Norethisteron	Ratte, subcutan	$0{,}5\text{—}1 \times$ Testosteronpropionat	35, 165, 220, 246
		wirksam	125, 126, 142, 147, 148, 179, 259, 260
	Ratte, p.o.	wirksam	40
		$\leq 1 \times$ Methyltestosteron	201
Norethisteronacetat	Ratte, subcutan	$0{,}1 \times$ Testosteronpropionat	258
		$0{,}5 \times$ Testosteronpropionat	125, 126, 127, 259
	Ratte, p.o.	$< 0{,}5 \times$ Methyltestosteron	201
	Maus, subcutan	stark wirksam	114
Norethynodrel	Ratte, subcutan	1—2 mg wirksam	246
		Hemmung des Septum urethrovaginale	260
Dimethisteron	Ratte, subcutan	unwirksam oder schwach wirksam	99, 246, 259
Ethynodioldiacetat	Ratte, subcutan	wirksam	151, 246
Δ^4-Pregnen-16α, 17α-diol-3,20-dion-16,17-acetophenid	Ratte, subcutan	unwirksam	147, 148
Norgestrel	Ratte, subcutan	stark wirksam	184a

Es kommt am inneren Genitale zur Rückbildung der Wolffschen Gänge. Da die Müllerschen Gänge ebenfalls zugrunde gehen wie bei normalen männlichen Feten, fehlt ein inneres Genitale überhaupt. So besteht im extremsten Falle keine

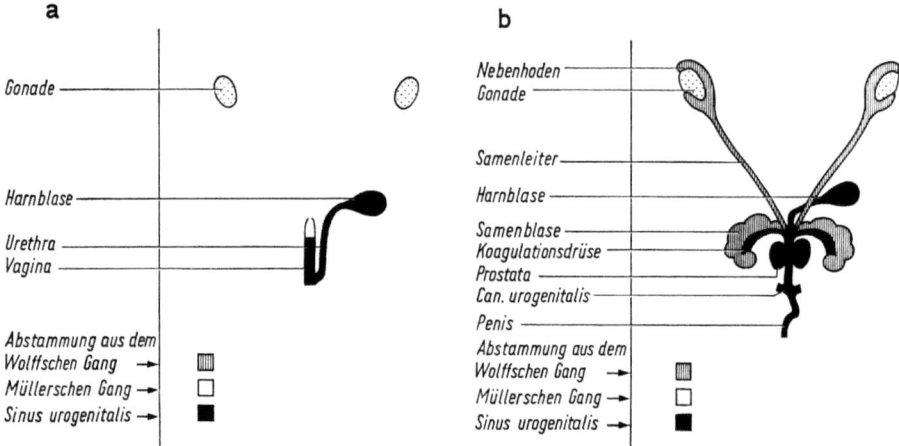

Abb. 13 a u. b. Halbschematische Darstellung der Form männlicher Intersexualität, wenn in der Schwangerschaft Androgene nicht zur Wirkung gelangen (z.B. nach Gabe einer antiandrogen wirksamen Verbindung in der Schwangerschaft). a Entwicklung des männlichen Geschlechtsapparates nach Antiandrogenbehandlung. b Normale männliche Entwicklung. (Nach ELGER et al. [68])

Tabelle 9. *Antiandrogene Eigenschaften von Gestagenen*

Substanz	Tierart und Applikation	Effekte [a]	Literatur
Progesteron	Küken, lokal	wirksam	52, 184
	Küken, subcutan	wirksam	50, 52, 184
	Mäuse, subcutan	wirksam	51, 53, 150
	Ratten, subcutan	wirksam	128, 219
Dydrogesteron	Küken, lokal	wirksam	26
	Ratten, subcutan	wirksam	26
	Ratten, p.o.	wirksam	26
Megestrolacetat	Ratten, subcutan	wirksam	129
17α-Hydroxyprogesteroncapronat	Ratten, subcutan	unwirksam	184a
Medroxyprogesteronacetat	Ratten, subcutan	wirksam	180
Cyproteronacetat (1,2α-Methylen-6-chlor-$\Delta^{4,6}$-pregnadien-17α-acetat)	Küken, lokal	wirksam	184
	Küken, subcutan	wirksam	184
	Mäuse, subcutan	wirksam	184, 191
	Ratten, subcutan	wirksam	93, 128, 130, 184, 202
	Ratten, p.o.	wirksam	278
	Hunde, i.m.	wirksam	184, 202
Chlormadinonacetat	Mäuse, subcutan	wirksam	51
	Ratten, subcutan	wirksam	128, 143, 180
Norethisteron	Küken, lokal	wirksam	49, 52
	Küken, subcutan	wirksam	50, 52
Ethynodioldiacetat	Ratten, subcutan	unwirksam	207

[a] Ausführlichere Angaben können dem Kapitel VI (Chemische Konstitution und pharmakologische Wirkung) entnommen werden.

canaliculäre Verbindung mehr von der Gonade zum Sinus urogenitalis. Die Anlage von männlichen akzessorischen Geschlechtsdrüsen unterbleibt. Das äußere Genitale wird im weiblichen Sinne differenziert, auch eine Vagina wird angelegt.

In Abb. 13 wird in einer halbschematischen Darstellung veranschaulicht, welche Form der männlichen Intersexualität resultiert, wenn Gestagene mit antiandrogenen Eigenschaften in der Schwangerschaft zur Wirkung gelangen.

Weitere Einzelheiten zu dieser Form der männlichen Intersexualität können dem Kapitel VI, Abb. 56—61 (Chemische Konstitution und pharmakologische Wirkung, S. 730—733) entnommen werden.

Prinzipiell müßten alle Gestagene, die auch antiandrogene Eigenschaften aufweisen, diese Form der männlichen Intersexualität hervorrufen, wenn sie an gravide Mütter in der entsprechenden Phase verabfolgt werden und wenn sie die Placentarschranke überwinden.

Progesteron beeinflußt die Sexualdifferenzierung jedoch nicht, obwohl es auch eine schwache Antiandrogenwirkung besitzt.

In Tabelle 9 werden einige Gestagene aufgeführt, die auf antiandrogene Eigenschaften getestet wurden.

Danksagung. Fräulein CORNELIA BLANK danke ich für die Mithilfe bei der Literaturbeschaffung und das Schreiben des Manuskriptes, Fräulein BARBARA SPERLING und Frau GIESELA STOCK gilt mein Dank für die Hilfe bei der Erstellung des Abbildungsmaterials.

Literatur

[1] ALBA, J., DE, and S. A. ASDELL: Estrous behaviour and hormones in the cow. J. comp. physiol. Psychol. 39, 119—123 (1946).
[2] ALLEN, E., and E. A. DOISY: The induction of a sexually mature condition in immature females by injection of the ovarian follicular hormone. Amer. J. Physiol. 69, 577 (1924).
[3] — B. F. FRANCIS, L. L. ROBERTSON, C. E. COLGATE, C. G. JOHNSTON, E. A. DOISY, W. B. KOUNTZ, and H. V. GIBSON: The hormone of the ovarian follicle: its localization and action in test animals, and additional points bearing upon the internal secretion of the ovary. Amer. J. Anat. 34, 133—181 (1924).
[4] ALLEN, W. M.: Discussion: In: C. W. LLOYD (ed.), Recent progress in the endocrinology of reproduction, p. 248. New York and London: Academic Press 1959.
[5] ALTMANN, S. A.: A field study of the sociobiology of rhesus monkeys, Macaca mulatta. Ann. N.Y. Acad. Sci. 102, 338—435 (1962).
[6] ASDELL, S. A., J. DE ALBA, and S. J. ROBERTS: The levels of ovarian hormones required to induce heat and other reactions in the ovariectomized cow. J. animal Sci. 4, 277 (1945).
[7] AVERILL, R. L. W.: The production of living sheep eggs. J. agricult. Sci. 50, 17—33 (1958).
[8] BABCOCK, J. C., E. S. GUTSELL, M. E. HERR, J. A. HOOG, J. C. STUCKI, L. E. BARNES, and W. E. DULIN: 6α-methyl-17α-hydroxyprogesterone 17-acylates; a new class of potent progestins. J. Amer. chem. Soc. 80, 2904—2905 (1958).
[9] BAKER, L. N., L. C. ULBERG, R. H. GRUMMER, and L. E. CASIDA: Inhibition of heat by progesterone and its effects on subsequent fertility in gilts. J. animal Sci. 13, 648 (1954).
[10] BALL, J.: Sexual responsiveness in female monkeys after castration and subsequent estrin administration. Psychol. Bull. 33, 811 (1936).
[11] — A test for measuring sexual excitability in the female rat. J. comp. Psychol., Monogr. 14, 1—37 (1937).
[12] — Effect of progesterone upon sexual excitability in the female monkey. Psychol. Bull. 38, 533 (1941).
[13] —, and C. G. HARTMAN: Sexual excitability as related to the menstrual cycle in the monkey. Amer. J. Obstet. Gynec. 29, 117—119 (1935).
[14] BARD, P.: The effects of denervation of the genitalia on the oestrual behaviour of cats. Amer. J. Physiol. 113, 5 (1935).
[15] BARRACLOUGH, C. A.: Production of anovulatory, sterile rats by single injections of testosterone propionate. Endocrinology 68, 62—67 (1961).

[16] BARRACLOUGH, C. A., and R. A. GORSKI: Evidence that the hypothalamus is responsible for androgeninduced sterility in the female rat. Endocrinology 68, 68—79 (1961).
[17] — — Studies on mating behaviour in the androgensterilized female rat in relation to the hypothalamic regulation of sexual behavoiur. J. Endocr. 25, 175—182 (1962).
[18] —, and J. H. LEATHEM: Infertility induced by a single injection of testosterone propionate. Proc. Soc. exp. Biol. (N.Y.) 85, 673—674 (1954).
[19] — S. YRARRAZAVAL, and R. HATTON: A possible hypothalamic site of action of progesterone in the facilitation of ovulation in the rat. Endocrinology 75, 838—845 (1964).
[20] BEACH, F. A.: Importance of progesterone to induction of sexual receptivity in spayed female rats. Proc. Soc. exp. Biol. (N.Y.) 51, 369 (1942).
[21] — Hormones and behaviour. New York: Paul B. Hoeber 1948.
[22] BEEMAN, E.: The effect of male hormone on aggressive behaviour in mice. Physiol. Zool. 20, 373—405 (1947).
[23] BLYE, R. P., R. E. HOMM, and T. O. KING: Biological characterization of norethindrone and norethynodrel alone and in combination with ethynylestradiol-3-methyl ether. Excerpta med. (Amst.), Int. Congr. Ser. 99, E 143 (Abstr. No 317) (1965).
[24] BOLING, J. L., and R. J. BLANDAU: The estrogen-progesterone induction of mating responses in the spayed female rat. Endocrinology 25, 359—364 (1939).
[25] BONGIOVANNI, A. M.: The effect of endocrine drugs on the human fetus. Helv. paediat. Acta 15, 399 (1960).
[26] BORIS, A., R. H. STEVENSON, and TH. TRMAL: Some studies of the endocrine properties of dydrogesterone. Steroids 7, 1—10 (1966).
[27] BORVENDÉG, J., and I. POLGÁRI: The effect of anabolic steroids administered in newborn age on the function and morphology of the reproductive organs in the female rat. Acta physiol. Acad. Sci. hung. 26, 60 (1965).
[28] BRENNAN, D. M., and R. J. KRAAY: Chlormadinone acetate, a new highly active gestation-supporting agent. Acta endocr. (Kbh.) 44, 367—379 (1963).
[29] BRUCE, H. M.: Preliminary note on the effect of 19-norethisterone on mating behaviour and fertility in the mouse. Proc. Soc. Study Fertil. 10, 158—165 (1958).
[30] BYRNES, W. W., and E. G. SHIPLEY: Guinea pig copulatory reflex in response to adrenal steroids and similar compounds. Endocrinology 57, 5 (1955).
[31] CAGNONI, M., F. FANTINI, G. MORACE, and A. GHETTI: Failure of testosterone propionate to induce the 'early-androgen' syndrome in rats previously injected with progesterone. J. Endocr. 33, 527—528 (1965).
[32] CAMPBELL, H. J.: Effects of neonatal injections of hormones on sexual behaviour and reproduction in the rabbit. J. Physiol. (Lond.) 181, 568—575 (1965).
[33] CARPENTER, C. R.: Sexual behaviour of free-ranging rhesus monkeys (Macaca mulatta). I. Specimens, procedures and behavioral characteristics of estrus. J. comp. Psychol. 33, 113—142 (1942).
[34] — Sexual behaviour of free-ranging rhesus monkeys (Macaca mulatta). II. Periodicity of estrus, homosexual, autoerotic and non-conformist behaviour. J. comp. Psychol. 33, 143—162 (1942).
[35] CHAPPEL, C. I., C. REVESZ, and R. GAUDRY: Biological studies on new orally active 6,17-halogenated progesterones. Acta endocr. (Kbh.), Suppl. 51, 915 (Abstr.) (1960).
[36] CLARK, G., and H. G. BIRCH: Hormonal modification of social behaviour. I. The effect of sex-hormone administration on the social status of a male-castrate chimpanzee. Psychosom. Med. 7, 321—329 (1945).
[37] COLE, H. H., G. H. HART, and R. F. MILLER: Studies on the hormonal control of estrous phenomena in the anestrous ewe. Endocrinology 36, 370—380 (1945).
[38] COLLINS, V. J., J. L. BOLING, E. W. DEMPSEY, and W. C. YOUNG: Quantitative studies experimentally induced sexual receptivity in the spayed guinea-pig. Endocrinology 23, 188—196 (1938).
[39] COMBS, W., M. P. BOTKINS, and G. E. NELMS: Synchronization of estrus and lambing in ewes fed 6-methyl-17-acetoprogesterone. J. animal Sci. 20, 968 (Abstr.) (1961).
[40] DAVID, A., K. EDWARDS, K. P. FELLOWES, and J. M. PLUMMER: Anti-ovulatory and other biological properties of megestrol acetate. J. Reprod. Fertil. 5, 331 (1963).
[41] DEANESLY, R.: The androgenic activity of ovarian grafts in castrated male rats. Proc. roy. Soc. B 126, 122—135 (1939).
[42] DEMPSEY, E. W., R. HERTZ, and W. C. YOUNG: The experimental induction of oestrus (sexual receptivity) in the normal and ovariectomized guinea pig. Amer. J. Physiol. 116, 201—209 (1936).

[43] DESAULLES, P. A., u. C. KRÄHENBÜHL: Moderne Entwicklung auf dem Gebiet der Gestagentherapie. In: H. NOWAKOWSKI (Hrsg.), Moderne Entwicklungen auf dem Gestagengebiet, S. 1—10. Berlin-Göttingen-Heidelberg: Springer 1960.
[44] — — Comparaison du spectre d'activité de certains gestagènes de synthèse. Acta endocr. (Kbh.) 40, 217—231 (1962).
[45] — — Comparison of the anti-fertility and sex hormonal activities of sex hormones and their derivatives. Acta endocr. (Kbh.) 47, 444—456 (1964).
[46] DIAMOND, M.: Progestagen inhibition of normal sexual behaviour in the male guinea pig. Nature (Lond.) 209, 1322—1324 (1966).
[47] DÖRNER, G., and F. DÖCKE: A sex-specific reaction on the hypothalamo-hypophysial system of rats. J. Endocr. 30, 265—266 (1964).
[48] DONKER, J. D., J. R. NICHOLS, E. F. GRAHAM, and W. E. PETERSEN: Controlled estrus in cattle. In: F. X. GASSNER (ed.), Third Symposium on Reproduction and Infertility, p. 171. New York: Pergamon Press 1958.
[49] DORFMAN, R. I.: Androgenic activity of C_{21} steroids. Proc. Soc. exp. Biol. (N.Y.) 73, 223—225 (1950).
[50] — A subcutaneous injection assay for antiandrogens in the chick. Acta endocr. (Kbh.) 41, 268—273 (1962).
[51] — Anti-androgens in a castrated mouse test. Steroids 2, 185—193 (1963).
[52] —, and A. S. DORFMAN: A test for anti-androgens. Acta endocr. (Kbh.) 33, 308—316 (1960).
[53] — J. FAJKOS, and J. JOSKA: Biological activity of various steroids including b-norsteroids. Steroids 3, 675—686 (1964).
[54] DRILL, V. A.: Biological effects of some steroids with progestational activity. Fed. Proc. 18, 1040—1048 (1959).
[55] — Endocrine properties of norethynodrel and related steroids. J. Endocr. 24, xvii—xviii (1962).
[56] —, and B. RIEGEL: Structural and hormonal activity of some new steroids. Recent Progr. Hormone Res. 14, 29—76 (1958).
[57] DUTT, R. H.: Induction of estrus and ovulation in anestrual ewes by use of progesterone and pregnant mare serum. J. animal Sci. 12, 515 (1953).
[58] —, and L. E. CASIDA: Alteration of the estrual cycle in sheep by use of progesterone and its effect upon subsequent ovulation and fertility. Endocrinology 43, 108—217 (1948).
[59] DZIUK, P. J.: Inhibition and synchronization of mating in the mouse by oral administration of progestins. Endocrinology 66, 898—900 (1960).
[60] EDGAR, D. G.: The induction of ovulation and oestrus in ewes during anoestrus. N.Z. Soc. An. Prod. 18, 97 (1958).
[61] EDGREN, R. A.: The uterine growth-stimulating activities of 17α-ethynyl-17-hydroxy-5(10)-estren-3-one (norethynodrel) and 17α-ethynyl-19-nortestosterone. Endocrinology 62, 689—693 (1958).
[62] — Estrogen antagonisms: Inhibition of estrone-induced uterine growth and vaginal smear effects with testosterone derivatives. Proc. Soc. exp. Biol. (N.Y.) 104, 662—664 (1960).
[63] ELDER, J. H., and R. M. YERKES: The sexual cycle of the chimpanzee. Anat. Rec. 67, 119—143 (1936).
[64] ELGER, W.: Die Rolle der fetalen Androgene in der Sexualdifferenzierung des Kaninchens und ihre Abgrenzung gegen andere hormonale und somatische Faktoren durch Anwendung eines starken Antiandrogens. Arch. Anat. micr. Morph. exp. 55, 657—743 (1966).
[65] — R. v. BERSWORDT-WALLRABE u. F. NEUMANN: Der Einfluß von Antiandrogenen auf androgenabhängige Vorgänge im Organismus. Naturwissenschaften 54, 549—552 (1967).
[66] — H. STEINBECK, and F. NEUMANN: The influence of an antiandrogen (cyproterone acetate) on the sexual differentiation of rabbit foetuses. Acta endocr. (Kbh.), Suppl. 119, 58 (Abstr. No 42) (1967).
[67] — — — Untersuchungen zur gestörten und normalen Sexualdifferenzierung. Im Druck.
[68] — — — Acta endocr. (Kbh.) (im Druck) (1968).
[69] EVANS, J. S., R. H. DUTT, and E. C. SIMPSON: Breeding performance in ewes after synchronizing estrus by feeding 6-methyl-17-acetoxyprogesterone. J. animal Sci. 21, 804 (1962).
[70] FALCONI, G., R. GARDI, G. BRUNI, and A. ERCOLI: Studies on steroidal enol ethers: an attempt to dissociate progestational from contraceptive activity in oral gestagens. Endocrinology 69, 638—647 (1961).

[71] FEDER, H. H., C. H. PHOENIX, and W. C. YOUNG: Suppression of feminine behaviour by administration of testosterone propionate to neonatal rats. J. Endocr. 34, 131—132 (1966).
[72] —, and R. E. WHALEN: Feminine behaviour in neonatally castrated and estrogen-treated male rats. Science 147, 306—307 (1965).
[73] FOOTE, W. C., and D. J. MATTHEWS: Effects of progesterone injection on synchronization of estrus and on subsequent fertility in the ewe. J. animal Sci. 21, 657 (Abstr.) (1962).
[74] —, and A. B. WAITE: Some carry-over effects of progesterone and estradiol treatments on reproductive phenomena in the ewe. J. animal Sci. 20, 970 (Abstr.) (1961).
[75] — — Some effects of progesterone on estrous behaviour and fertility in the ewe. J. animal Sci. 24, 151—155 (1965).
[76] FRANK, A. H., and R. M. FRAPS: Induction of estrus in the ovariectomized golden hamster. Endocrinology 37, 357—361 (1945).
[77] FRAPS, R. M., R. G. SCHOTT, V. L. SIMMONS, and R. W. PHILLIPS: The suppression of estrogen-induced heat in ovariectomized sheep and goats by progesterone. Anat. Rec. 96, 570 (1946).
[78] FREEDMAN, L. Z., and H. E. ROSVOLD: Sexual, aggressive and anxious behaviour in the laboratory macaque. J. nerv. ment. Dis. 134, 18—27 (1962).
[79] FUJII, K.: Effectiveness of various luteoid substances on the maintenance of pregnancy. IIIrd World Congr. Fertil. and Steril., Amsterdam 1959. Amsterdam and New York: Abstr. FS. E 67, p. 66. Excerpta med. Found. 1959.
[80] — Maintenance of pregnancy by progestins. Int. J. Fertil. 6, 15—20 (1961).
[81] GOLDMAN, J. N., J. A. EPSTEIN, and H. S. KUPPERMAN: A comparison of the pituitary-inhibiting, anabolic and androgenic effects of norethandrolone in the parabiotic rat. Endocrinology 61, 166—172 (1957).
[82] GOLDZIEHER, J. W., and L. R. AXELROD: Clinical and biochemical features of polycystic ovarian disease. Fertil. and Steril. 14, 631 (1963).
[83] GOODMAN, L.: Observations on transplanted immature ovaries in the eyes of adult male and female rats. Anat. Rec. 59, 223—251 (1934).
[84] GORDON, I.: The use of progesterone and serum gonadotrophin (PMS) in the control of fertility in sheep. II. Studies in the extra-seasonal production of lambs. J. agricult. Sci. 50, 152—197 (1958).
[85] GORSKI, R. A.: The specificity of the hypothalamic steroid sensitive period. Anat. Rec. 145, 234 (Abstr.) (1963).
[86] —, and C. A. BARRACLOUGH: Effects of low dosages of androgen on the differentiation of hypothalamic regulatory control of ovulation in the rat. Endocrinology 73, 210—216 (1963).
[87] —, and J. W. WAGNER: Gonadal activity and sexual differentiation of the hypothalamus. Endocrinology 76, 226—239 (1965).
[88] GOY, R. W., W. E. BRIDSON, and W. C. YOUNG: The maximally effective period for behavioural and genital modification of female guinea pigs treated prenatally with testosterone propionate. Anat. Rec. 139, 232 (1961).
[89] — C. H. PHOENIX, and W. C. YOUNG: A critical period for the suppression of behavioral receptivity in adult female rats by early tretament with androgen. Anat. Rec. 142, 307 (Abstr.) (1962).
[90] GRADY, K. L., and C. H. PHOENIX: Hormonal determinants of mating behavior; the display of feminine behavior by adult male rats castrated neonatally. Amer. zool. 3, 482—483 (1963).
[91] GREENBLATT, R. B.: The progestational activity of 17α-ethinyl-19-nortestosterone. J. clin. Endocr. 16, 869—875 (1956).
[92] GRUMBACH, M. M., J. R. DUCHARME, and R. E. MOLOSHOK: On the fetal masculinizing action of certain oral progestins. J. clin. Endocr. 19, 1369—1380 (1959).
[93] HAMADA, H., F. NEUMANN u. K. JUNKMANN: Intrauterine antimaskuline Beeinflussung von Rattenfeten durch ein stark gestagen wirksames Steroid. Acta endocr. (Kbh.) 44, 380—388 (1963).
[94] HANSEL, W., and G. W. TRIMBERGER: The effect of progesterone on ovulation time in dairy heifers. J. Dairy Sci. 35, 65—70 (1952).
[95] HARPER, M. J. K.: Action of 6-chloro-17α-acetoxy-6-dehydroprogesterone upon ovulation and mating in the rabbit. J. Endocr. 24, xx—xxi (1962).
[96] HARRIS, G. W.: Castration of the new-born male rat and lack of sexual differentiation of the brain. J. Physiol. (Lond.) 169, 117—118 P (Abstr.) (1963).
[97] — The Upjohn lecture of the endocrine society: Sex hormones, brain development and brain function. Endocrinology 75, 627—648 (1964).

[98] HARRIS, G. W., and S. LEVINE: Sexual differentiation of the brain and its experimental control. J. Physiol. (Lond.) **163**, 42—43 P (Abstr.) (1962).
[99] HARTLEY, F.: Analogues of ethisterone and 17-acetoxy-progesterone. J. Endocr. **24**, xvi—xvii (Abstr.) (1962).
[100] HEARD, R. D. H.: Chemistry and metabolism of the adrenal cortical hormones. VI. Relationship between chemical structure and physiological action. In: G. PINCUS and K. V. THIMANN (eds.), The hormones, vol.I, p. 550—629. New York: Academic Press Inc. Publ. 1950.
[101] HECHT-LUCARI, G., H. G. KRAFT, and H. KIESER: Estrogenic, antiestrogenic and antifertility activity of chlormadinone acetate and other steroidal and non-steroidal compounds. Transact. Second Meeting Int. Study Group for Steroid Hormones "Research on Steroids", Rome 1965, p. 357—370. Rome: Il Pensioro Scientifico 1966.
[102] HEMMINGSEN, A. M.: Studies on the oestrus-producing hormone (oestrin). Skand. Arch. Physiol. **65**, 97—250 (1933).
[103] —, and N. B. KRARUP: Rhythmic diurnal variations in the oestrus phenomena of the rat and their susceptibility to light and dark. Biol. Meddelelser **13**, No 7, 1—61 (1937).
[104] HERTZ, R., R. K. MEYER, and M. A. SPIELMAN: The specificity of progesterone in inducing sexual receptivity in the ovariectomized guinea pig. Endocrinology **21**, 533—535 (1937).
[105] —, and W. W. TULLNER: Progestational activity of certain steroid-17-spirolactones. Proc. Soc. exp. Biol. (N.Y.) **99**, 451—452 (1958).
[106] HEUVERSWYN, J. VAN, V. J. COLLINS, W. L. WILLIAMS, and W. U. GARDNER: The progesterone-like activity of desoxycorticosterone. Proc. Soc. exp. Biol. (N.Y.) **41**, 552 (1939).
[107] HINDE, R. A., and T. E. ROWELL: Communication by postures and facial expressions in the rhesus monkey (Macaca mulatta). Proc. zool. Soc. (Lond.) **138**, 1—21 (1962).
[108] HINDS, F. C., P. J. DZIUK, and J. H. LEWIS: Control of estrus and lambing performance in cycling ewes fed 6-methyl-17-acetoxyprogesterone. J. animal Sci. **23**, 782 (1964).
[109] HREN, M.: Clinical experiences with ciclofarlutal. Acta endocr. (Kbh.), Suppl. **100**, 104 (Abstr.) (1965).
[110] HUFFMAN, J. W.: Effect of testosterone propionate upon reproduction in the female. Endocrinology **29**, 77—79 (1941).
[111] HUNTER, G. L., G. P. BISHOP, and D. L. BROWN: The induction of coincident superovulation and oestrus in the anoestrous ewe. J. agricult. Sci. **51**, 129—132 (1958).
[112] JACOBSOHN, D.: Development of female rats injected shortly after birth with testosterone or "anabolic steroids". Acta endocr. (Kbh.) **45**, 402—414 (1964).
[113] JAY, P.: The common langur of north India. In: I. DE VORE (ed.), Primate behaviour, p. 197. New York: Holt, Rinehart & Winston, Inc. 1965.
[114] JOHNSTONE, E. E., and R. R. FRANKLIN: Assay of progestins for fetal virilizing properties using the mouse. Obstet. and Gynec. **23**, 359—362 (1964).
[115] JONES, H. W., and L. WILKINS: The genital anomaly associated with prenatal exposure to progestagens. Fertil. and Steril. **11**, 148 (1960).
[116] JOST, A.: Recherches sur la différenciation sexuelle de l'embryon de Lapin. (Troisième Partie: Rôle des gonades foetales dans la différenciation sexuelle somatique). Arch. Anat. micr. Morph. exp. **36**, 271—315 (1946/47).
[117] — Sur le rôle des gonades foetales dans la différenciation sexuelle somatique de l'embryon de Lapin. C.R. Ass. Anat. **34**, 255—262 (1947).
[118] — Problems of fetal endocrinology: the gonadal and hypophyseal hormones. Recent Progr. Hormone Res. **8**, 379—418 (1953).
[119] — Modalities in the action of gonadal and gonad-stimulating hormones in the foetus Mem. Soc. Endocr. **4**, 237—248 (1955).
[120] — Hormonal influences in the sex development of bird and mammalian embryos. Mem. Soc. Endocr. **7**, 49—62 (1960).
[121] — Action de divers stéroides sexuels et voisins sur la croissance et la différenciation sexuelle des foetus. Acta endocr. (Kbh.), Suppl. **50**, 119—123 (1960).
[122] — Maintien de la gestation chez la lapine par un stéréo-isomère voisin de la progestérone (6-déhydro-rétro-progestérone). Action sur les foetus. Acta endocr. (Kbh.) **43**, 539—544 (1963).
[123] — Gonadal hormones in the sex differentiation of the mammalian fetus. In: R. L. DE HAAN and H. URSPRUNG (ed.), Organogenesis, chapt. 24. New York: Holt, Rinehart & Winston 1965.

[124] JOST, A.: Steroids and sex differentiation of the mammalian foetus. IInd Int. Congr. on Hormonal Steroids, Milan 1966. Excerpta med. (Amst.), Int. Congr. Ser. 132, 74—81 (1967).
[125] JUNKMANN, K.: Experimental aspects in the study of synthetic progestogens. Symp. Family Planning, Cairo 1962. J. Egypt. med. Ass., Spec. Number, 38—60 (1963).
[126] — Experimentelle Gesichtspunkte bei der Prüfung synthetischer Gestagene. Dtsch. med. Wschr. 88, 629—638 (1963).
[127] — Die tierexperimentelle Prüfung antikonzeptioneller Steroide. Internist (Berl.) 5, 237 (1964).
[128] —, u. F. NEUMANN: Zum Wirkungsmechanismus von an Feten antimaskulin wirksamen Gestagenen. Acta endocr. (Kbh.), Suppl. 90, 139—154 (1964).
[129] KARKUN, J. N., and A. B. KAR: Effect of megestrol acetate on the genital organs and fertility of male rats. Indian J. exp. Biol. 3, 213—215 (1965).
[130] KEHL, R., R. PARIS, J. BENOIT et G. GROS: Action de l'acétate de désoxycorticostérone sur le maintien de la grossesse chez la rate gestante castrée et surrénalectomisée. C. R. Soc. Biol. (Paris) 136, 527—529 (1942).
[131] KEMPF, R.: Contribution à l'étude de mécanisme de libération des hormones gonadotropes hypophysaires chez le rat. Arch. Biol. (Liège) 61, 501—594 (1950).
[132] KENT JR., G. C., and M. J. LIBERMAN: Induction of psychic estrus in the hamster with progesterone administered via the lateral brain ventricle. Endocrinology 45, 29—32 (1949).
[133] KINCL, F. A., and R. I. DORFMAN: Copulatory reflex in guinea pigs induced by progesterone and related steroids. Acta endocr. (Kbh.) 38, 257—261 (1961).
[134] — A. FOLCH PI, M. MAQUEO, L. HERRERA LASSO, A. ORIOL, and R. I. DORFMAN: Inhibition of sexual development in male and female rats treated with various steroids at the age of five days. Acta endocr. (Kbh.) 49, 193—206 (1965).
[135] —, and M. MAQUEO: Prevention by progesterone of steroid-induced sterility in neonatal male and female rats. Endocrinology 77, 859—862 (1965).
[136] KISLACK, J. W., and F. A. BEACH: Inhibition of aggressiveness by ovarian hormones. Endocrinology 56, 684—692 (1955).
[137] KLEIN, M.: Uterine distension, ovarian hormones and maternal behavior in rodents. Ciba Colloq. Endocr. 3, 84—88 (1952).
[138] — Aspects biologiques de l'instinct reproducteur dans le comportement des mammifères. In: P.-P. GRASSÉ, L'Instinct dans le Comportement des Animaux et de l'Homme, p. 287—344. Paris: Masson & Cie. 1956.
[139] KNÖRR, K.: Bisherige Erfahrungen bei der oralen Anwendung neuer Substanzen mit progestativer Aktivität (Nortestosteron-Derivate). Medizinische 51, 1898 (1957)
[140] KOLLER, G.: Der Nestbau der weißen Maus und seine hormonale Auslösung. Verh. Dtsch. Zool. Ges., Freiburg 1952, S. 160—168.
[141] — Hormonale und psychische Steuerung beim Nestbau weißer Mäuse. Zool. Anz., Suppl. 19, 123—132 (1956).
[142] KRAAY, R. J., and D. M. BRENNAN: Evaluation of chlormadinone acetate and other progestogens for foetal masculinization in rats. Acta endocr. (Kbh.) 43, 412—418 (1963).
[143] KRAFT, H. G., and H. KIESER: Anti-estrogenic and anti-androgenic activities of chlormadinone acetate and related compounds. IInd Int. Congr. Hormonal Steroids, Milan 1966. Excerpta med. (Amst.), Int. Congr. Ser. 111, 346 (Abstr. No 681) (1966).
[144] KUNDE, M. M., F. E. D'AMOUR, A. J. CARLSON, and R. G. GUSTAVSON: Studies on metabolism. VIII. The effect of estrin injections on the basal metabolism, uterine endometrium, lactation, mating and maternal instincts in the adult dog. Amer. J. Physiol. 95, 630—640 (1930).
[145] LAMBOURNE, L. J.: Preliminary studies in the control of estrus and ovulation in Romney ewes with progesterone and PMS. N. Z. J. Sci. Technol. 37, 187 (1955).
[146] LEATHEM, J. H.: Experimental induction of estrus in the dog. Endocrinology 22, 559—567 (1938).
[147] LERNER, L. J., D. M. BRENNAN, M. DE PHILLIPO, and E. YIACAS: Comparison of biological activities of progesterone, norethisterone and the acetophenone derivative of 16α,17α-dihydroxyprogesterone. Fed. Proc. 20, 200 (Abstr.) (1961).
[148] — M. DE PHILLIPO, E. YIACAS, D. M. BRENNAN, and A. BORMAN: Comparison of the acetophenone derivative of 16α,17α-dihydroxyprogesterone with other progestational steroids for masculinization of the rat fetus. Endocrinology 71, 448—451 (1962).
[149] LEVINE, S., and R. MULLINS JR.: Estrogen administered neonatally affects adult sexual behaviour in male and female rats. Science 144, 185—187 (1964).

[150] LIPSCHÜTZ, A., and S. FIGUEROA: Halogenated progesterone derivatives as antiluteinizers. Acta endocr. (Kbh.) **26**, 371—376 (1957).

[151] MADJEREK, Z., J. DE VISSER, J. VAN DER VIES, and G. A. OVERBEEK: Allylestrenol, a pregnancy maintaining oral gestagen. Acta endocr. (Kbh.) **35**, 8—19 (1960).

[152] MAKEPEACE, A. W., G. L. WEINSTEIN, and M. H. FRIEDMAN: The effect of progestin and progesterone on ovulation in the rabbit. Amer. J. Physiol. **119**, 512—516 (1937).

[153] MAQUEO, M., and F. A. KINCL: Macro- and microscopic elevation of the feminization or masculinization of rats treated with various steroids. Excerpta med. (Amst.), Int. Congr. Ser. **99**, E 186 (Abstr. No 412) (1965).

[154] MAROIS, M.: Maintien de la gestation chez la ratte sous l'action d'un progestatif actif par voie buccale: la dydrogestérone. Bull. Acad. nat. Méd. (Paris) **146**, 329—334 (1962).

[155] MARRIAN, G. F., and A. S. PARKES: The relative amounts of oestrin required to produce the various phenomena of oestrus. J. Physiol. (Lond.) **69**, 372—376 (1930).

[156] MARSHALL, F. H. A., and J. HAMMOND JR.: Experimental control by hormone action of the estrus cycle in the ferret. J. Endocr. **4**, 159—168 (1945).

[157] O'MARY, C. C., A. L. POPE, and L. E. CASIDA: The use of progesterone in the synchronization of the estrual periods in a group of ewes and the effect on their subsequent lambing records. J. animal Sci. **9**, 499—503 (1950).

[158] MASLOW, A. H., and S. FLANZBAUM: The rôle of dominance in the social and sexual behavior of infra-human primates: II. An experimental determination of the behavior syndrome of dominance. J. genet. Psychol. **48**, 278—309 (1936).

[159] MAYER, G., A. J. THEVENOT-DULUC et P. BURIN: Stérelisation par administration postnatale d'hormones. Influence de la nature des hormones et du moment d'administration. C. R. Soc. Biol. (Paris) **159**, 152—154 (1965).

[160] MCGINTY, D. A., and C. DJERASSI: Some chemical and biological properties of 19-nor-17α-ethynyltestosterone. Ann. N.Y. Acad. Sci. **71**, 500—515 (1958).

[161] MELAMPY, R. M., M. A. EMMERSON, J. M. RAKES, L. J. HANKA, and P. G. ENESS: The effect of progesterone on the estrous response of estrogen-conditioned ovariectomized cows. J. animal Sci. **16**, 967—975 (1957).

[162] MEY, R.: Untersuchungen zur Frage einer intrauterinen Maskulinisierung durch 6-Chlor-6-dehydro-17α-acetoxyprogesteron. Arzneimittel-Forsch. **13**, 906—908 (1963).

[163] — Zur Frage einer maskulinisierenden Wirkung von Allyloestrenol. Acta endocr. (Kbh.) **44**, 27—35 (1963).

[164] — Zur Frage einer Maskulinisierung des Fetus durch Hydroxy-Nor-Progesteron-Capronat. Arzneimittel-Forsch. **17**, 439—440 (1967).

[165] —, u. H. SCHEID: Tierexperimentelle Untersuchungen zur Frage einer androgenen Wirkung von Äthinyl-nor-testosteron. Geburtsh. u. Frauenheilk. **19**, 783—788 (1959).

[166] MEYERSON, B. J.: Estrus behavior in spayed rats after estrogen or progesterone treatment in combination with reserpine or tetrabenazine. Psychopharmacologia (Berl.) **6**, 210—218 (1964).

[167] — The effect of neuropharmacological agents on hormone- activated etsrus behaviour in ovariectomized rats. Arch. int. Pharmacodyn. **150**, 4—33 (1964).

[168] — Central nervous monoamines and hormone induced estrus behavior in the spayed rat. Acta physiol. scand. **63**, Suppl. 241, 1—32 (1964).

[169] — Relationship between the anestethic and gestagenic action and estrous behavior-inducing activity of different progestins. Endocrinology **81**, 369—374 (1967).

[170] MICHAEL, R. P.: Biological factors in the organisation and expression of sexual behaviour. In: I. ROSEN (ed.), Pathology and treatment of sexual deviation, p. 24. Oxford: University Press 1964.

[171] — Some aspects of the endocrine control of sexual activity in primates. Proc. roy. Soc. Med. **58**, 595—598 (1965).

[172] —, and J. HERBERT: The influence of ovarian hormones on sexual and social behaviour in the rhesus monkey. J. Endocr. **28**, vii—viii (1964).

[173] — —, and J. WELEGALLA: Ovarian hormones and grooming behaviour in the rhesus monkey (Macaca mulatta) under laboratory conditions. J. Endocr. **36**, 263—279 (1966).

[174] — — — Ovarian hormones and the sexual behavior of the male rhesus monkey (Macaca mulatta) under laboratory conditions. J. Endocr. **39**, 81—98 (1967).

[175] — G. S. SAAYMAN, and J. WELEGALLA: The effects of progesterone upon the sexual attractiveness of female rhesus monkeys. Proc. Int. Congr. Hormonal Steroids, Milan 1966. Excerpta med. (Amst.), Int. Congr. Ser. **111**, 368 (1966).

[176] MICHAEL, R. P., G. S. SAAYMAN, and D. ZUMPE: Inhibition of sexual receptivity by progesterone in rhesus monkeys. J. Endocr. **39**, 309—310 (1967).
[177] —, and P. P. SCOTT: Quantitative studies on mating behaviour of spayed female cats stimulated by treatment with oestrogens. J. Physiol. (Lond.) **138**, 46 P (1957).
[178] MIYAKE, T.: Inhibitory effect of various steroids on gonadotrophin hypersecretion in parabiotic mice. Endocrinology **69**, 534—546 (1961).
[179] — F. KOBAYASHI, K. HORIBE, H. KAKUSHI, and K. HARA: Biological activities of chlormadinone acetate (II) effects on the rat pregnancy, fetal development and parturition. Folia endocr. jap. **41**, 1154—1163 (1966).
[180] — — — E. ITOGA, H. KAKUSHI, Y. NOMURA, M. KADOWAKI, K. ODAGUCHI, K. HARA, T. FURUKAWA, and M. IDE: Biological activities of chlormadinone acetate (I), analysis of hormonal activities. Folia endocr. jap. **41**, 1079 (1965).
[181] NELLOR, J. E., J. E. AHRENHOLD, N. L. FIRST, and J. A. HOEFER: Estrus, ovulation and fertility in gilts subsequent to the oral administration of 6-methyl-17-acetoxy-progesterone. J. animal Sci. **20**, 22—30 (1961).
[182] —, and H. H. COLE: The hormonal control of estrus and ovulation in the beef heifer. J. animal Sci. **15**, 650—661 (1956).
[183] NELMS, G. E., and W. COMBS: Estrus and fertility in beef cattle subsequent to oral administration of 6-methyl-17-acetoxyprogesterone. J. animal Sci. **20**, 975 (Abstr.) (1961).
[184] NEUMANN, F.: Methods for evaluating anti-sexual hormones. Symp. Methods in Drug Evaluation, Milan 1965, p. 548—573. Amsterdam: North-Holland Publ. Co. 1966.
[184a] — Unpubliziert 1967.
[185] —, and R. v. BERSWORDT-WALLRABE: Effects of a new antiandrogen, 1,2-methylene-6-chloro-Δ^6-17α-hydroxyprogesterone-17-acetate (SH 714), on the testicular structure of adult testosteronepropionate (TP)-treated hypophysectomized rats. Acta endocr. (Kbh.), Suppl. **100**, 42 (Abstr.) (1965).
[186] — — Effects of the androgen antagonist cyproterone acetate on the testicular structure, spermatogenesis and accessory sexual glands of testosterone-treated adult hypophysectomized rats. J. Endocr. **35**, 363—371 (1966).
[187] — — W. ELGER u. H. STEINBECK: Hormonhemmer — Untersuchungen mit Testosteron-Antagonisten. 18. Mosbacher Koll. der Ges. für Biologische Chemie „Wirkungsmechanismen der Hormone", Mosbach, S. 218—248. Berlin-Heidelberg-New York: Springer 1967.
[188] — — — — Activities of antiandrogens. Experiments in prepuberal and puberal animals and in foetuses. In: J. TAMM (ed.), Testosterone. Proc. Workshop Conference, Tremsbüttel 1967, p. 134—143. Stuttgart: Georg Thieme 1968.
[189] —, and W. ELGER: Physiological and psychical intersexuality of male rats by early treatment with an antiandrogenic agent (1,2α-methylene-6-chloro-Δ^6-hydroxyprogesterone-acetate). Acta endocr. (Kbh.), Suppl. **100**, 174 (Abstr.) (1965).
[190] — — Proof of the activity of androgenic agents on the differentiation of the external genitalia, the mammary gland and the hypothalamic-pituitary system in rats. Excerpta med. (Amst.), Int. Congr. Ser. **101**, 168—185 (1965).
[191] — — The effect of a new antiandrogenic steroid, 1,2α-methylene-6-chloro-$\Delta^{4,6}$-pregnadiene-17α-ol-3,20-dione-17α-acetate (cyproterone acetate) on the sebaceous glands of mice. J. invest. Derm. **46**, 561—572 (1966).
[192] — — Permanent changes in gonadal function and sexual behavior as a result of early feminization of male rats by treatment with an antiandrogenic steroid. Endokrinologie **50**, 209—225 (1966).
[193] — — Der Einfluß von Antiandrogenen auf Differenzierungsvorgänge. Symposium Fortschritte in der Endokrinologie, (Schering AG), Berlin 1967.
[194] — u. R. v. BERSWORDT-WALLRABE: Intersexualität männlicher Foeten und Hemmung androgenabhängiger Funktionen bei erwachsenen Tieren durch Testosteronblocker. Dtsch. med. Wschr. **92**, 360—365 (1967).
[195] —, and M. KRAMER: Development of a vagina in male rats by inhibiting androgen receptors with an anti-androgen during the critical phase of organogenesis. Endocrinology **78**, 628—632 (1966).
[196] — — H. STEINBECK u. R. v. BERSWORDT-WALLRABE: Antiandrogene. In: E. KLEIN (Hrsg), Das Testosteron — Die Struma. 13. Symp. Dtsch. Ges. für Endokrinologie, Würzburg, 1967, S. 78—101. Berlin-Heidelberg-New York: Springer 1968.
[197] — J. D. HAHN u. M. KRAMER: Hemmung von testosteronabhängigen Differenzierungsvorgängen der männlichen Ratte nach der Geburt. Acta endocr. (Kbh.) **54**, 227—240 (1967).

[198] NEUMANN, F., u. H. HAMADA: Intrauterine Feminisierung männlicher Rattenfeten durch das stark gestagen wirksame 6-Chlor-Δ^6-1,2-methylen-17α-hydroxy-progesteron acetat. 10. Symp. Dtsch. Ges. für Endokrinologie, Wien 1963, S. 301—304. Berlin-Göttingen-Heidelberg-New York: Springer 1964.

[199] —, and M. KRAMER: Antagonism of androgenic and antiandrogenic action on the rat fetus. Endocrinology 75, 428—433 (1964).

[200] — — Female 'brain' differentiation of male rats as a result of early treatment with an androgen antagonist. Excerpta med. (Amst.), Int. Congr. Ser. 132, 932—941 (1967).

[201] — — u. K. JUNKMANN: Tierexperimentelle Untersuchungen mit 17α-Äthinyl-19-nor-Testosteronacetat. Med. exp. (Basel) 11, 1—36 (1964).

[202] — K.-D. RICHTER u. P. GÜNZEL: Wirkungen von Antiandrogenen. Zbl. Vet.-Med., Reihe A, 12, 171—188 (1956).

[203] NUTTING, E. F., and R. K. MEYER: Effects of various steroids on nidation and fetal survival in ovariectomized rats. Endocrinology 74, 573—578 (1964).

[204] OVERBEEK, G. A.: Diskussionsbeitrag zu: J. FERIN, Vergleichende Wirksamkeit der neuen Gestagene bei der ovariektomierten Frau. In: H. NOWAKOWSKI (Hrsg.), Moderne Entwicklungen auf dem Gestagengebiet, S. 38—39. Berlin-Göttingen-Heidelberg: Springer 1960.

[205] —, and Z. MADJEREK: The effects of steroids on deciduoma formation in mice. Bull. Soc. roy. belge Gynéc. Obstét. 30, 555 (1960).

[206] — —, and J. DE VISSER: The effect of lynestrenol on animal reproduction. Acta endocr. (Kbh.) 41, 351—370 (1962).

[207] —, and J. DE VISSER: A new substance with progestational activity. II. Pharmacological properties. Acta endocr. (Kbh.) 22, 318—329 (1956).

[208] PETERSON, D. L., and R. A. EDGREN: The effect of various steroids on mating behavior, fertility, and fecundity of rats. Int. J. Fertil. 10, 327—332 (1965).

[209] PFEIFFER, C. A.: Sexual differences of the hypophyses and their determination by the gonads. Amer. J. Anat. 58, 195—221 (1936).

[210] PHILLIPS, W. A.: The inhibition of estrous cycles in the albino rat by progesterone. Amer. J. Physiol. 119, 623—626 (1937).

[211] PHOENIX, C. H., R. W. GOY, A. A. GERALL, and W. C. YOUNG: Organizing action of prenatally administered testosterone propionate on the tissues mediating mating behavior in the female guinea pig. Endocrinology 65, 369—382 (1959).

[212] PINCUS, G., M. C. CHANG, E. S. E. HAFEZ, and M. X. ZARROW: Effects of certain 19-nor-steroids on reproductive processes in animals. Science 124, 890—891 (1956).

[213] — M. X. ZARROW, E. S. E. HAFEZ, and A. MERRILL: Studies on the biological activity of certain 19-nor-steroids in female animals. Endocrinology 59, 695—707 (1956).

[214] PURSEL, V. G., and E. F. GRAHAM: Induced estrus in anestrous ewes by use of progestogens and follicle stimulating hormone. J. animal Sci. 21, 132—136 (1962).

[215] RAESIDE, J. I., and M. F. MCDONALD: Seasonal changes in the oestrus response by the ovariectomized ewe to progesterone and oestrogen. Nature (Lond.) 184, 458—459 (1959).

[216] RAY, D. E., M. A. EMMERSON, and R. M. MELAMPY: Effect of exogenous progesterone on reproductive activity in the beef heifer. J. animal Sci. 20, 373—379 (1961)

[217] RAYNAUD, A., et M. FRILLEY: Destruction des glandes génitales de l'embryon de souris par une irradiation au moyen des rayons X, à l'âge de 13 jours. Ann. Endocr. (Paris) 8, 400 (1947).

[218] — — Effets, sur le développement du tractus génital des embryons de souris, de la destruction des ébauches de Leurs glandes génitales, par une irradiation au moyen des rayons X, à l'âge de treize jours. C. R. Soc. Biol. (Paris) 141, 1134—1137 (1947).

[219] REVESZ, C., and C. I. CHAPPEL: Biological activity of medrogestone. A new orally active progestin. J. Reprod. Fertil. 12, 473 (1966).

[220] —, and R. GAUDRY: Masculinization of female fetuses in the rat by progestational compounds. Endocrinology 66, 140—144 (1960).

[221] RIDDLE, O., W. F. HOLLANDER, R. A. MILLER, E. L. LAHR, G. C. SMITH, and H. N. MARVIN: Endocrine studies. Yearb. Carneg. Instn. 41, 203—211 (1942).

[222] — E. L. LAHR, and R. W. BATES: Endocrine studies. Yearb. Carneg. Instn. 35, 49—56 (1936).

[223] — — — The rôle of hormones in the initiation of maternal behavior in rats. Amer. J. Physiol. 137, 299—317 (1942).

[224] RING, J. R.: The estrogen-progesterone induction of sexual receptivity in the spayed female mouse. Endocrinology 34, 269—275 (1944).

[225] RING, J. R.: The hormonal induction of mating responses in the spayed-adrenalectomized female rat. Endocrinology **37**, 237—244 (1945).

[226] RINGOLD, H. J., E. BATRES, and G. ROSENKRANZ: Synthesis of 6-methyl hormone analogs. J. org. Chem. **22**, 99—100 (1957).

[227] ROBINSON, T. J.: Role of progesterone in the mating behaviour of the ewe. Nature (Lond.) **170**, 373—374 (1952).

[228] — The production of coincident oestrus and ovulation in the anoestrous ewe with progesterone and pregnant mare serum. J. Endocr. **10**, 117—123 (1954).

[229] — The necessity for progesterone with estrogen for the induction of recurrent estrus in the ovariectomized ewe. Endocrinology **55**, 403—408 (1954).

[230] — Relationship of oestrogen and progesterone in oestrus behaviour of the ewe. Nature (Lond.) **173**, 878 (1954).

[231] — Endocrine relationships in the induction of oestrus and ovulation in the anoestrous ewe. J. agricult. Sci. **46**, 37 (1955).

[232] — N. W. MOORE, and F. E. BINET: The effect of the duration of progesterone pretreatement on the response of the spayed ewe to oestrogen. J. Endocr. **14**, 1—7 (1956).

[233] —, and T. F. REARDON: The activity of a number of oestrogens as tested in the spayed ewe. J. Endocr. **23**, 97—107 (1961).

[234] ROBSON, J. M., and W. R. HENDERSON: The action of oestrin on the bitch. Proc. roy. Soc. B **120**, 1 (1936).

[235] ROWELL, T. E.: Behaviour and female reproductive cycles of rhesus macaques. J. Reprod. Fertil. **6**, 193—203 (1963).

[236] SALA, G., G. BALDRATTI, and G. ARCARI: Influence of 6α-methyl-17α-acetoxyprogesterone on female sexual functions. In: H. NOWAKOWSKI (Hrsg.), Moderne Entwicklung auf dem Gestagengebiet, S. 58—63. Berlin-Göttingen-Heidelberg: Springer 1960.

[237] SAUNDERS, F. J.: The effects of several steroids on mating behavior, ovulation and pregnancy in female rats. Endocrinology **63**, 566—569 (1958).

[238] —, and V. A. DRILL: Some biological activities of 17-ethynyl and 17-alkyl derivatives of 17-hydroxy-estrenones. Ann. N.Y. Acad. Sci. **71**, 516—530 (1958).

[239] — R. A. EDGREN, and V. A. DRILL: On the progestational activity of 17α-ethynyl-17-hydroxy-5(10)-estren-3-one (norethynodrel). Endocrinology **60**, 804—805 (1957).

[240] —, and R. L. ELTON: Progestational action of some newer steroids with special reference to maintenance of pregnancy. In: C. W. LLOYD (ed.), Recent progress in the endocrinology of reproduction, p. 227—253. New York and London: Academic Press 1959.

[241] SAWYER, C. H., and M. KAWAKAMI: Interactions between the central nervous system and hormones influencing ovulation. In: C. A. VILLEE (ed.), Control of ovulation, p. 79. New York: Pergamon Press 1961.

[242] — —, and S. KANEMATSU: Neuroendocrine aspects of reproduction. In: R. LEVINE (ed.), Endocrines and the central nervous system. Ass. for Res. in nervous and mental disease, vol. 43, p. 59. Baltimore: Williams and Wilkins Co. 1966.

[243] SCHÖLER, H. F. L.: Maintenance of pregnancy in spayed animals with 6-dehydro-retroprogesterone and masculinization of the female foetus as a test for androgenic activity of progestational compounds. J. Endocr. **24**, xv (1962).

[244] — The actions of 'retro' progestagens. Int. Congr. Hormonal Steroids, Mailand 1962. Excerpta med. (Amst.), Int. Congr. Ser. **51**, 10 (Abstr. No 5) (1962).

[245] — E. H. REERINK, and P. WESTERHOF: Pharmacological properties of some 9β, 10α steroid hormones (retro steroids). Acta endocr. (Kbh.), Suppl. **51**, 917 (Abstr.) (1960).

[246] —, and A. M. DE WACHTER: Evaluation of androgenic properties of progestational compounds in the rat by the female foetal masculinization test. Acta endocr. (Kbh.) **38**, 128—136 (1961).

[247] SEGAL, S. J., and D. C. JOHNSON: Inductive influence of steroid hormones on the neural system. Ovulation controlling mechanisms. Arch. Anat. micr. Morph. exp. **48**, 261—273 (1959).

[248] STEINBECK, H., W. ELGER, and F. NEUMANN: J. Endocr. (1968).

[249] —, u. F. NEUMANN: Zur schwangerschaftserhaltenden Wirkung von Gestagenen. Unveröffentlicht.

[250] STUCKI, J. C.: Maintenance of pregnancy in ovariectomized rats with some newer progestins. Proc. Soc. exp. Biol. (N.Y.) **99**, 500—504 (1958).

[251] — Diskussionsbeitrag zu: F. J. SAUNDERS and R. L. ELTON, Progestational action of some newer steroids with special reference to maintenance of pregnancy. In: C. W. LLOYD (ed.), Recent progress in the endocrinology of reproduction, p. 244—247. New York and London: Academic Press 1959.

[252] STUCKI, J. C., and E. M. GLENN: Endometrial proliferation, pregnancy maintenance, parturition inhibition and myometrial block production with various steroids. In: A. C. BARNES (ed.), Progesterone. Brook Lodge Symp., Kalamazoo, Mich. 1961, p. 25—36. Augusta/Mich.: Brook Lodge Press 1961.
[253] SUCHOWSKY, G. K.: Control of ovulation and maintenance of pregnancy by orally active progestational steroids. J. Endocr. 24, xx—xxi (1962).
[254] — Inhibition of ovulation by steroids. Symp. Family Planning, Cairo 1962. J. Egypt. med. Ass., Spec. Number, 67—73 (1963).
[255] — Pregnancy maintaining effect of synthetic progestogens in the rat. Acta endocr. (Kbh.) 42, 533—536 (1963).
[256] —, and G. BALDRATTI: Relationship between progestational activity and chemical structure of synthetic steroids. J. Endocr. 30, 159—170 (1964).
[257] — — G. ARCARI u. E. SCRASCIA: Die Beeinflussung von zentralen Regulationsmechanismen durch Steroide. Arzneimittel-Forsch. 15, 437—439 (1965).
[258] —, u. K. JUNKMANN: Zur Frage der Virilisierung des Fetus durch Behandlung der Mutter mit Gestagenen. Geburtsh. u. Frauenheilk. 20, 1019 (1960).
[259] — — A study of the virilizing effect of progestogens on the female rat fetus. Endocrinology 68, 341—349 (1961).
[260] — E. TUROLLA, and G. ARCARI: Studies of the so-called virilizing effects of steroids in female rat fetuses. Endocrinology 80, 255 (1967).
[261] SWANSON, H. E., and J. J. VAN DER WERFF TEN BOSCH: The "early-androgen" syndrome; its development and the response to hemi-spaying. Acta endocr. (Kbh.) 45, 1—12 (1964).
[262] — — The "early-androgen" syndrome; differences in response to pre-natal and post-natal administration of various doses of testosterone propionate in female and male rats. Acta endocr. (Kbh.) 47, 37—50 (1964).
[263] TAKASUGI, N.: Einflüsse von Androgenen und Oestrogenen auf die Ovarien der neugeborenen und reifen weiblichen Ratten. Annot. zool. Jap. 25, 120—127 (1952).
[264] — Einflüsse von Progesteron, Desoxycorticosteronacetat und Cholesterin auf die Ovarien der neugeborenen weiblichen Ratten. Annot. zool. Jap. 26, 52—57 (1953).
[265] TAKEWAKI, K.: Some aspects of hormonal mechanism involved in persistent estrus in the rat. Experientia (Basel) 18, 1—6 (1962).
[266] TAUBERT, H. D.: Maintenance of delayed nidation in the rat by single dose injection of depot 6α-methyl-17-acetoxyprogesterone. Endocrinology 80, 218 (1967).
[267] THOMSON, K., u. J.-H. NAPP: Nebenwirkungen bei hochdosierter Nortestosteronmedikation in der Gravidität. Geburtsh. u. Frauenheilk. 20, 508—513 (1960).
[268] TOLLMAN, J., and J. A. KING: The effects of testosterone propionate on aggression in male and female C57BL/10 mice. Brit. J. Anim. Behav. 4, 147—149 (1956).
[269] TRIMBERGER, G. W., and W. HANSEL: Conception rate and ovarian function following estrus control by progesterone injections in dairy cattle. J. animal Sci. 14, 224 (1955).
[270] ULBERG, L. C.: Synchronization of estrous cycles. Second Biennial Symposium. Reproduction and infertility, p. 104—107. Mich. St. Univ. Cent. Symp. Rpt, 1955.
[271] — R. E. CHRISTIAN, and L. E. CASIDA: Ovarian response in heifers to progesterone injections. J. animal Sci. 10, 752 (1951).
[272] —, and C. E. LINDLEY: Use of progesterone and estrogen in the control of reproductive activities in beef cattle. J. animal Sci. 19, 1132 (1960).
[273] WASHBURN, S. L., and I. DE VORE: The social life of baboons. Sci. Amer. 204, 62—71 (1961).
[274] WEICHERT, C. K., and S. KERRIGAN: Effects of estrogens upon the young of injected lactating rats. Endocrinology 30, 741—752 (1942).
[275] WHALEN, R. E., and R. D. NADLER: Suppression of the development of female mating behaviour by estrogen administered in infancy. Science 141, 273—274 (1963).
[276] WHARTON, L. R., and R. B. SCOTT: Experimental production of genital lesions with norethindrone. Amer. J. Obstet. Gynec. 89, 701 (1964).
[277] WIECHERT, R., u. F. NEUMANN: Gestagene Wirksamkeit von 1-Methyl- und 1,2α-Methylen-Steroiden. IV. Mitt.: 1-Methyl-Steroide. Arzneimittel-Forsch. 15, 244—246 (1965).
[278] — H. STEINBECK, W. ELGER u. F. NEUMANN: Wirkungen und Struktur neuer antiandrogener Steroide. Arzneimittel-Forsch. 17, 1103—1116 (1967).
[279] WIESNER, B. P.: The postnatal development of the genital organs in the albino rat, with a discussion of a new theory of sexual differentiation. J. Obstet. Gynaec. Brit. Emp. 41, 867—922 (1934).
[280] — The postnatal development of the genital organs in the albino rat, with a discussion of a new theory of sexual differentiation. J. Obstet. Gynaec. Brit. Emp. 42, 8—78 (1935).

[281] WILKINS, L.: Masculinization of female fetus due to use of orally given progestins. J. Amer. med. Ass. **172**, 1028—1032 (1960).
[282] — H. W. JONES JR., G. H. HOLMAN, and R. S. STEMPFEL JR.: Masculinization of the female fetus associated with administration of oral and intramuscular progestins during gestation. Non-adrenal female pseudohermaphrodism. J. clin. Endocr. **18**, 559—585 (1958).
[283] WILLET, E. L.: The fertility of heifers following administration of progesterone to alter the estrual cycle. J. Dairy Sci. **33**, 381 (Abstr.) (1950).
[284] WOLLMAN, A. L., and J. B. HAMILTON: Prevention by cyproterone acetate of androgenic but not gonadotrophic elicitation of persistent estrus. Endocrinology **81**, 350 (1967).
[285] YAZAKI, I.: Further studies on endocrine activity of subcutaneous ovarian grafts in male rats by daily examination of smears from vaginal grafts. Annot. zool. Jap. **33**, 217—225 (1960).
[286] YOUNG, W. C., R. W. GOY, and C. H. PHOENIX: Hormones and sexual behaviour. Science **143**, 212—218 (1964).
[287] ZARROW, M. X., P. B. SAWIN, S. ROSS, and V. H. DENENBERG: Maternal behavior and its endocrine basis in the rabbit. In: E. L. BLISS (ed.), Roots of behavior, p. 187—197. New York: Paul B. Hoeber, Inc. 1962.
[288] ZEILMAKER, G. H.: Aspects of the regulation of corpus luteum function in androgensterilized female rats. Acta endocr. (Kbh.) **46**, 571—579 (1964).
[289] ZUCKER, I.: Actions of progesterone in the control of sexual receptivity of the spayed female rat. Chem. Abstr. **67**, 777 (1967).
[290] ZUCKERMAN, S.: The social life of monkeys and apes. London: Paul Kegan 1932.
[291] ZUMPE, D., and R. P. MICHAEL: The clutching reaction and orgasm in the female rhesus monkey (Macaca mulatta). J. Endocr. **40**, 117—123 (1968).

F. Synthese, Wirkung und Abbau der Gestagene im elektronenmikroskopischen Bild

H.-J. Merker

Mit 25 Abbildungen

Bei einer zusammenfassenden Darstellung elektronenmikroskopischer Befunde muß berücksichtigt werden, daß die Elektronenmikroskopie ein noch sehr junger Zweig der morphologischen Wissenschaft ist. Erst seit etwa 15 Jahren stehen zufriedenstellende Präparationsmethoden zur Verfügung. Eine wesentliche Aufgabe bestand zunächst darin, die normalen Zellstrukturen deskriptiv zu erfassen. Diese Arbeiten führten zu neuen Vorstellungen über den Aufbau der Zelle. Erst auf dieser Grundlage und in Zusammenarbeit mit Biochemikern war es dann möglich, Stoffwechselabläufe in der Zelle zu lokalisieren und Veränderungen der Feinstruktur zu physiologischen oder pathologischen Vorgängen in Beziehung zu setzen. Viele Gebiete der biologischen Forschung sind deshalb noch nicht vollständig elektronenmikroskopisch bearbeitet worden. Auch bei einer Besprechung der elektronenmikroskopischen Arbeiten, die sich mit Bildung, Wirkung und Abbau von Gestagenen befassen, kann noch keine lückenlose Übersicht gegeben werden, wie es etwa im lichtmikroskopischen Bereich möglich ist. Dieser Abschnitt des Handbuches muß deshalb in viel deutlicherem Maße als die anderen Beiträge als Zwischenbericht gewertet werden.

I. Morphologie der Steroidsynthese

Eine intracelluläre Lokalisation von einzelnen Schritten der Steroidsynthese ist elektronenmikroskopisch auf verschiedene Weise möglich: 1. durch die Untersuchung von Partikelfraktionen aus Zellhomogenaten mit bekannter Funktion, die auf eine entsprechende Funktion der Partikel in den intakten Zellen schließen lassen, 2. durch die Beurteilung des morphologischen Verhaltens der einzelnen Zellbestandteile unter definierten physiologischen und auch pathologischen Bedingungen und 3. durch die Anwendung topohistochemischer und autoradiographischer Methoden im elektronenmikroskopischen Bereich. Obwohl mit diesen zuletzt genannten Techniken lichtmikroskopisch bereits zahlreiche Befunde erhoben werden konnten, steht eine Übertragung auf die feinstrukturelle Ebene erst am Anfang.

a) Partikelfraktionen

Durch biochemische Untersuchungen konnten wesentliche Schritte im Synthesegang der Steroidhormone aufgeklärt werden. Vorwiegend wurde dabei jedoch mit Durchströmungen, Gewebsschnitten und Gesamthomogenaten gearbeitet. Kleiner ist dagegen die Zahl der Autoren, die definierte Partikelfraktionen benutzten. Nur diese Arbeiten erlauben es aber, eine morphologische Beziehung zu bestimmten Zellbestandteilen herzustellen. Erleichtert wird diese Korrelation durch die Verankerung zahlreicher Enzyme an bestimmten Partikeln. Aus diesen Veröffentlichungen geht übereinstimmend hervor, daß zahlreiche der beteiligten

Enzyme den Membranen der Mitochondrien und Mikrosomen aufsitzen. Die Mikrosomen entstehen während der Präparation durch Zerfall des endoplasmatischen Reticulums [236, 275].

In zellfreien Mikrosomenfraktionen gelingt die Umwandlung von Acetat, Lanosterin und Squalen in Cholesterin [36, 114, 258, 286]. Die Bildung von Pregnenolon aus Cholesterin ist dagegen mitochondrienabhängig [81, 82, 129, 137, 140, 141, 190, 255]. HALKERSTON et al. [128] lokalisierten die Enzyme, die Cholesterinseitenketten spalten, ebenfalls in die Mitochondrien. Auch NADPH, das in den Mitochondrien gebildet wird, beschleunigt diesen Schritt [260]. Die Umwandlung von Pregnenolon in Progesteron geht wieder in der Mikrosomenfraktion vor sich [4, 18, 164]. Auch für die weiteren Hydroxylierungen sind mikrosomengebundene Enzyme verantwortlich [78, 145, 185, 186, 241, 271, 272]. Nur die 11β-, vielleicht auch die 18-Hydroxylierung ist an die Mitochondrienfraktion gebunden [35, 137—139, 240].

b) Die Zellen

Elektronenmikroskopische Aufnahmen von solchen Partikelfraktionen und von steroidbildenden Zellen zeigen, daß Mitochondrien und Mikrosomen bzw. endoplasmatisches Reticulum charakteristische morphologische Kennzeichen aufweisen. So finden sich in den Zwischenzellen des Hodens und in den Granulosaluteinzellen Mitochondrien, die sowohl Cristae als auch Tubuli enthalten [21—24, 34, 45, 49, 52, 58, 60—63, 71, 94, 95, 97, 104, 105, 122, 136, 175, 208, 209, 269, 306, 315, 316].

Die Zona fasciculata der Nebennierenrinde nimmt eine Sonderstellung ein. Hier kommen Mitochondrien vor, die fast nur mit Tubuli oder Vesikeln ausgefüllt sind [6, 10, 41, 46, 47, 70, 110, 115, 146, 177—179, 183, 184, 199, 230, 247—249, 256, 257, 267, 268, 270, 282, 291, 294, 295, 318—320, 322, 323). SCHWARZ et al. [267] nehmen an, daß in dieser besonderen Mitochondrienart die 11β-Hydroxylierung vor sich geht. Die Ursachen, die zu einer Bildung von Vesikeln führen, sind noch unbekannt. Interessant sind in diesem Zusammenhang die Untersuchungen von HOFFMEISTER [144] an Flugmuskeln von Insekten. Bei langdauernden Flugversuchen, die schließlich zur Erschöpfung führten, wandeln sich die typischen Cristae der Mitochondrien zu Vesikeln um, bis dann schließlich eine Schwellung einsetzt. Offenbar wird dabei durch Bildung von Vesikeln die innere Oberfläche der Mitochondrien vergrößert und mehr Platz für die aufsitzenden Enzyme der oxydativen Phosphorylierung geschaffen. In den Mitochondrien der Nebenniere müssen aber ebenfalls zusätzlich zu den üblichen Enzymkomplexen noch die der Steroidsynthese untergebracht werden. Die Bildung der Tubuli oder Vesikeln könnte also durch das veränderte Verhältnis von Enzymmenge zur Membranfläche induziert werden. Bei der Umwandlung von Cristae in Tubuli und schließlich in Vesikeln wird die Oberfläche beträchtlich vergrößert, wie STRAZNICKY et al. [282] an embryonalen Nebennieren des Hühnchens zeigen konnten. Andererseits kommen immer noch einzelne Cristae vor, die möglicherweise allein für die oxydative Phosphorylierung verantwortlich sind [179]. Die Umformung der übrigen inneren Mitochondrienmembranen hinge dann nicht von der Quantität, sondern von der Qualität der aufsitzenden Enzyme ab, die Änderungen der Oberflächenspannung und anderer Membraneigenschaften bewirken. LINDNER [179] hält aufgrund seiner umfassenden Untersuchungen an den sakkulären Mitochondrien der Igelnebennierenrinde diese Erklärung für wahrscheinlich. Zweifellos können aber die vorkommenden Steroide ebenfalls die Form und Funktion der Membranen beeinflussen [179, 307].

Für eine direkte Beteiligung der Mitochondrien an der Steroidsynthese sprechen auch ihre vielfältigen morphologischen Reaktionen nach Reizung oder Hemmung dieser Funktion. So finden sich in den Granulosa-Luteinzellen kurz nach dem Follikelsprung Mitochondrien, in denen Cristae und Tubuli an einzelnen

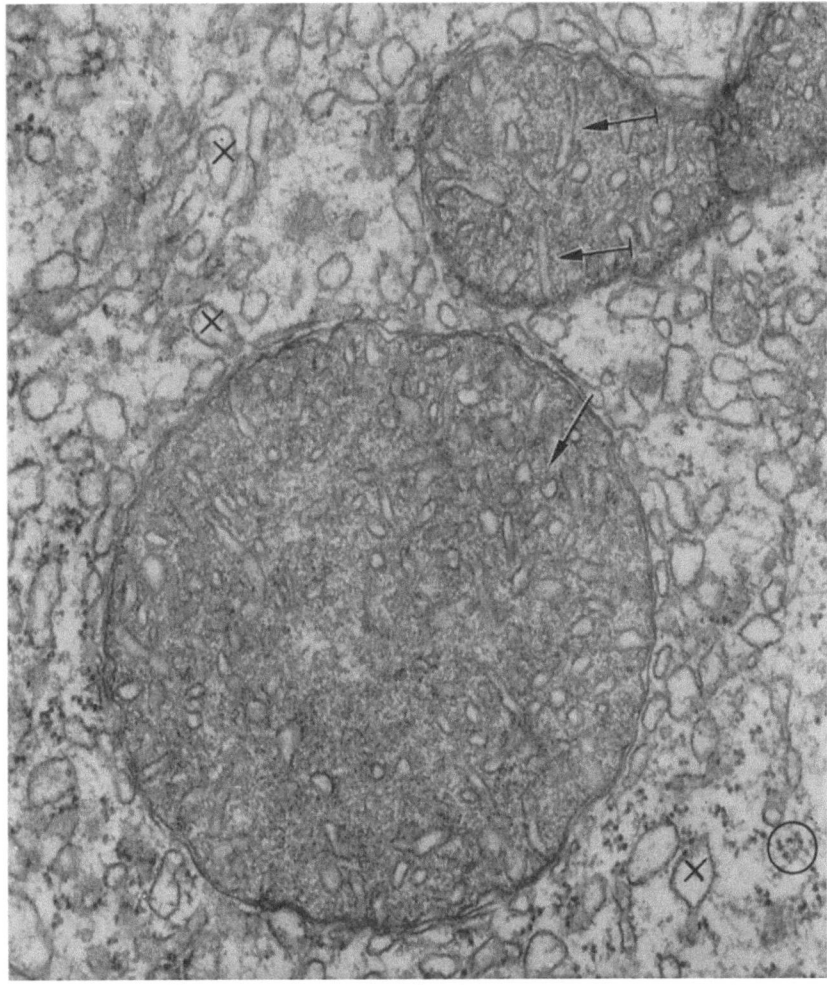

Abb. 1. Granulosa-Luteinzelle aus einem Corpus luteum der Ratte am 3. Tag der Schwangerschaft. Zwei Mitochondrien mit Tubuli bzw. Vesikeln (↓) und Cristae (↧). In der Umgebung zahlreiche Hohlräume des glatten endoplasmatischen Reticulums (×) und gruppierte freie Ribosomen (○). Vergr. 1:63000

Stellen dicht parallel gepackt sind, während daneben große Areale frei von Membranen sind [49, 52]. Auch YATES [319, 320] und GIACOMELLI et al. [115] zeigen ähnliche Bilder in Nebennierenrinden nach ACTH-Gaben. Wir konnten diese Mitochondrienform in einer kindlichen Hyperplasie der Nebennierenrinde beobachten [266]. Dabei fiel auch eine Schwellung der Mitochondrien auf, die durch Matrixverlust, Abrundung und Randstellung der Cristae, Tubuli oder Vesikel deutlich wird. Solche Schwellungsvorgänge kommen nach unseren Befunden häufig nach Stimulation der Steroidsynthese vor. Wir konnten sie in den Zwischenzellen des Rattenhodens nach Primogonyl ebenso sehen wie in der Zona fasciculata der Rattennebenniere nach ACTH-Gaben und in der embryonalen Nebenniere [266—268]. Auch MURAKAMI [208] hält Mitochondrienschwellungen für den morphologischen Ausdruck einer gesteigerten Steroidsynthese. Biochemische Untersuchungen von HIRSHFIELD und KORITZ [140, 141] stützen diese Vor-

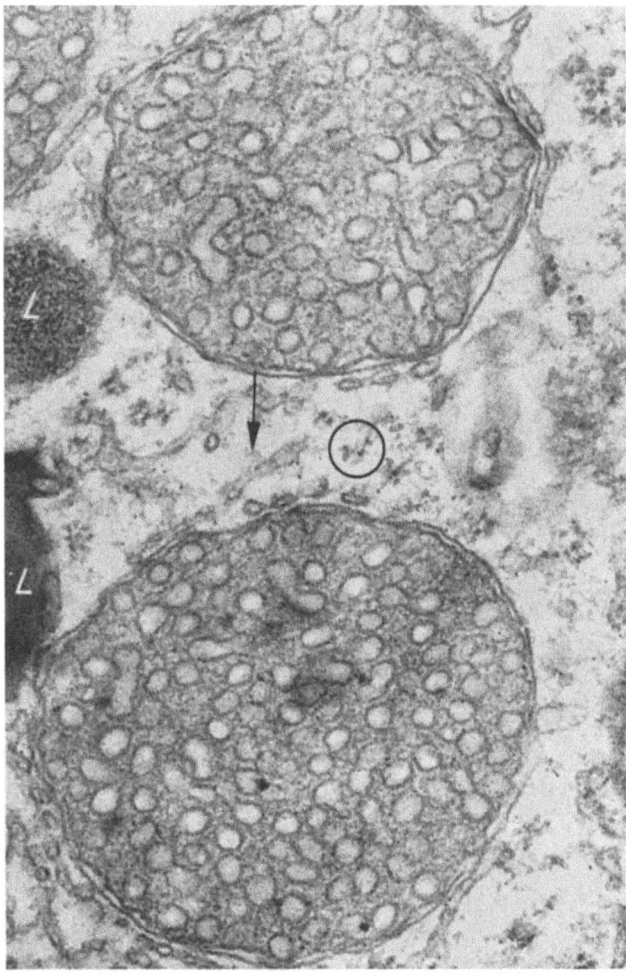

Abb. 2. Teil einer Zelle aus der Zona fasciculata der Nebennierenrinde einer unbehandelten erwachsenen Ratte. Intramitochondrial überwiegen Vesikel. Im Cytoplasma Hohlräume des glatten endoplasmatischen Reticulums (↓), Gruppen freier Ribosomen (○) und Lipidtropfen (L). Vergr. 1:64 000

stellung, so daß die naheliegende Deutung dieser Befunde als Artefakt [63, 146] sicher nicht zutrifft. HIRSHFIELD und KORITZ [140, 141] erhielten in sehr schonend präparierten Mitochondrienfraktionen aus der Nebennierenrinde des Kalbes nur eine geringe Ausbeute bei der Umwandlung von Cholesterin zu Pregnenolon. Nach Schwellung der Mitochondrien durch verschiedene Zusätze konnte dagegen die Umwandlungsrate deutlich erhöht werden. Möglicherweise wird dabei die Permeabilität der begrenzenden Mitochondrienmembranen für Steroide erhöht und damit ihr Austausch erleichtert.

Eine andere Art der Mitochondrienveränderung beobachteten ENDERS und LYON [97] in den Luteinzellen der Ratte nach Stimulation mit LTH. Diese

Partikel sind dann langgestreckt, häufig etwas gebogen („cupshaped") und enthalten parallel zur Längsachse verlaufende Cristae. Die Formänderungen sollen das morphologische Kennzeichen einer LTH- oder LH-Wirkung sein. Auch CARSTEN [49, 52] fand ähnliche Mitochondrien im blühenden Corpus luteum des Menschen. ZELANDER [323] sah diese auffälligen Zellorganellen in der X-Zone

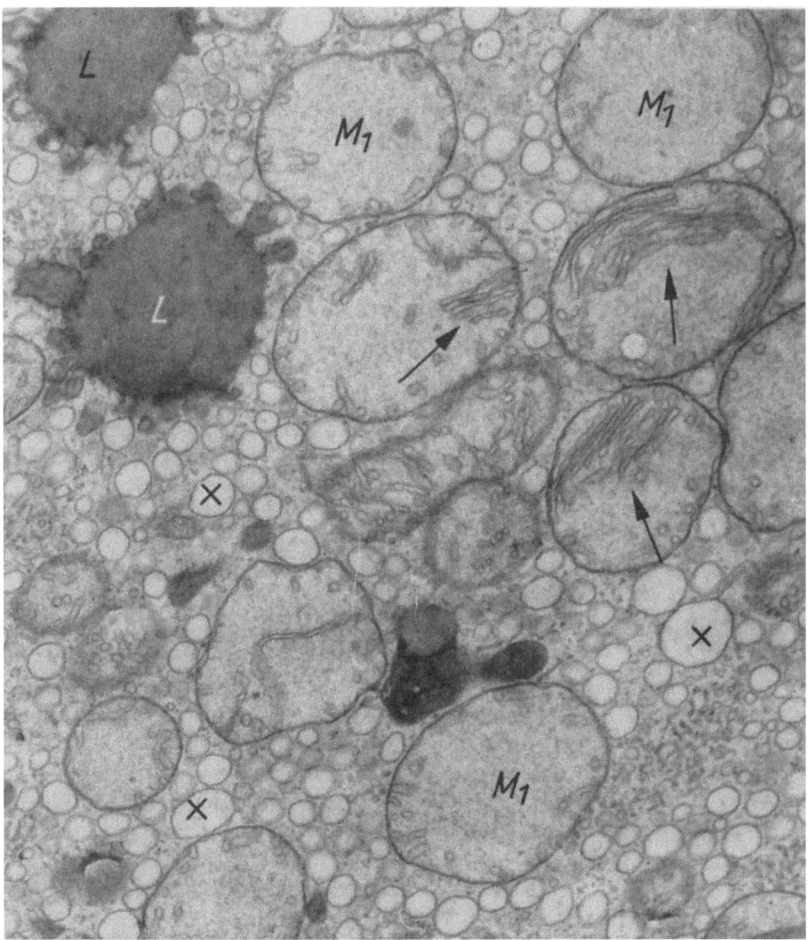

Abb. 3. Zelle aus einem Nebennierenrindenadenom eines 6jährigen Knaben mit deutlichen Cushing-Zeichen. Geschwollene Mitochondrien (M_1) mit heller Matrix und randständigen Vesikeln bzw. Cristae. In einzelnen Mitochondrien parallele Packung der Cristae (↓). Vesiculäres glattes endoplasmatisches Reticulum mit Schwellungserscheinungen (×). Zahlreiche Lipidtropfen (L). Vergr. 1:24 000

juveniler Mäuse und bezeichnet sie als Zwischenformen, die sich mit zunehmender Reifung zu typischen tubulovesiculären Mitochondrien umwandeln. LUFT und HECHTER [183] konnten jedoch an in vitro durchströmten Nebennieren des Kalbes nachweisen, daß sich Tubuli und Vesikel auch aus normalen Cristae bilden können. Auf die gleichlautenden Befunde von STRAZNICKY [282] aus der embryonalen Nebennierenrinde des Hühnchens wurde vorstehend schon hingewiesen. Es muß aber erwähnt werden, daß DE ROBERTIS und SABATINI [247] „cup-shaped"-Mitochondrien in den inneren Schichten der Nebennierenrinde des Hamsters fanden und sie als Zeichen einer Degeneration deuteten. Auch in geschädigten

Leberzellen sind ähnliche Mitochondrien häufig beobachtet worden [79]. Die funktionelle Bedeutung dieser eigenartigen Mitochondrienform ist also noch nicht hinreichend geklärt. Andere Mitochondrienveränderungen, die sich auf eine Stimulierung des Corpus luteum und damit der Progesteronsynthese zurückführen lassen, sind noch nicht beschrieben. Zweifellos liegen aber noch zu wenig elektronenmikroskopische Arbeiten über dieses Gewebe vor. Deshalb kann noch nicht sicher entschieden werden, ob in Analogie zu den Vorgängen in der Nebennierenrinde und im interstitiellen Zellsystem des Hodens eine Vergrößerung der Mitochondrien und eine Vermehrung ihrer Zahl unter dem Einfluß der Hypophysenhormone auch in den progesteronbildenden Zellen eintritt.

Eine Beeinflussung der Mitochondrienstruktur bei Hemmung der Progesteronsynthese ist im Corpus luteum während der Regression beschrieben worden. GREEN und MAQUEO [122] beobachteten beim Schaf 15—16 Tage nach der Ovulation Schwellungserscheinungen. CARSTEN [49, 52] bestätigt diese Befunde an menschlichem Material. Außerdem kommen membranbegrenzte Einschlüsse vor, die neben Mitochondrien noch andere Membranstrukturen und osmiophiles Material enthalten [49, 52]. Diese Strukturen stellen eine besondere Form sekundärer Lysosomen dar, sog. Cytolysosomen, in denen umschriebene Zellareale intracellulär eingeschmolzen werden [93, 231]. Auf das Lysosomenproblem soll weiter unten bei der Besprechung der Hormonwirkung näher eingegangen werden. Der lysosomale Abbau von Zellorganellen bei Verminderung der Steroidproduktion ist in der Glandula thoracica, in der das Ecdyson gebildet wird, von OSINCHAK [234] und SCHARRER [261] histochemisch und elektronenmikroskopisch überzeugend dargestellt worden. An der Nebennierenrinde bzw. den interstitiellen Zellen des Hodens konnten nach Hypophysektomie oder nach Gaben von Metopiron, Amphenon B und Tripanerol ebenfalls Schwellungen der Mitochondrien, Verringerung ihrer Zahl und Größe, Cytolysosomen und das Auftreten von myelinartig gepackten Membranstrukturen beobachtet werden [267, 268, 295]. Auf die abweichenden Befunde von VOLK et al. [294], die eine extreme Vergrößerung der Mitochondrien (Gigantismus) in der Nebennierenrinde der Ratte nach Hypophysektomie fanden, soll später eingegangen werden. Die Autoren machen ein verändertes Mengenverhältnis von Corticosteroiden zu Progesteron für diese Veränderungen verantwortlich. Die *unter diesen Bedingungen* auftretenden Mitochondrienschwellungen haben sicher einen anderen Entstehungsmechanismus als die ähnlichen Veränderungen nach Stimulation (s. oben). Es liegt nahe, hier Störungen der Energiebildung oder der Membranstrukturen anzunehmen, wie sie bei einer Vielzahl von geschädigten Geweben bereits nachgewiesen werden konnten (Lit. s. [174, 196, 298]).

Das endoplasmatische Reticulum (eR), dessen Bruchstücke in der Mikrosomenfraktion angereichert werden, kann in zwei Formen in der Zelle vorkommen: 1. als rauhes eR, das aus flachen membranbegrenzten Säcken besteht, denen etwa 150 Å große RNS-reiche Partikel, die Ribosomen, aufsitzen, und 2. als glattes eR ohne aufsitzende Partikel mit einer vesiculären oder tubulären Gestalt [127, 158, 236, 275]. In den steroidbildenden Zellen und in der daraus gewonnenen Mikrosomenfraktion kommt fast nur glattes eR vor. Diesen Membranen der Tubuli und Vesikel sitzen die Enzyme auf, die verschiedene Schritte der Steroidsynthese steuern. Da dieses Zellorganell jedoch weniger kompliziert aufgebaut ist als die Mitochondrien, sind die morphologischen Reaktionsmöglichkeiten bei Stimulierung oder Hemmung auf Vermehrung und Schwellung beschränkt. Während der Umwandlung der Follikelzellen in Luteinzellen tritt eine deutliche Vermehrung des glatten endoplasmatischen Reticulums ein [22, 23, 49, 52, 83, 122, 315]. Auch nach Stimulation mit LTH oder LH ist dieser Vorgang in den Granulosazellen

Morphologie der Steroidsynthese 469

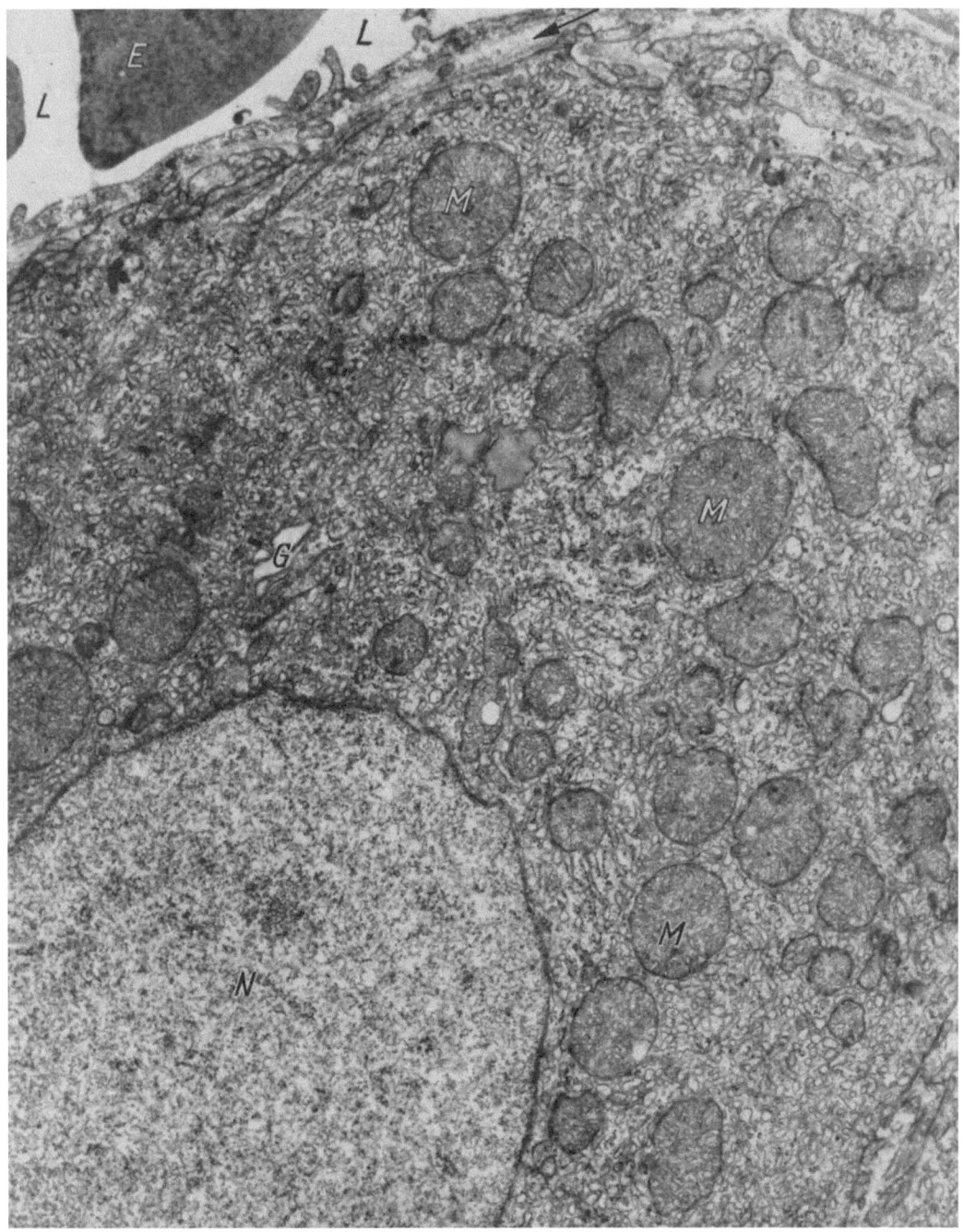

Abb. 4. Granulosa-Luteinzelle aus einem Corpus luteum der Ratte am 3. Tag der Schwangerschaft. Zahlreiche Mitochondrien (M), eingebettet in ein Netzwerk aus tubulären Hohlräumen des glatten endoplasmatischen Reticulums. Zum Capillarlumen (L) hin ein subendothelialer Spalt ($\downarrow$). E Erythrocyt im Capillarlumen, G Golgi-Apparat, N Nucleus. Vergr. 1:20000

zu beobachten [97, 210]. Alle anderen Steroid produzierenden Zellen verhalten sich nach Stimulation in ähnlicher Weise. Daneben kommt häufig noch eine Schwellung der endoplasmatischen Hohlräume vor. Dabei zerfallen sie in unterschiedlich große Vesikel. Der Gedanke liegt nahe, daß es sich um Artefakte handelt [63]. Jedoch besteht auch hier die Möglichkeit, daß eine funktionelle Schwellung vorliegt, die in Analogie zu den Mitochondrien ein Anströmen der

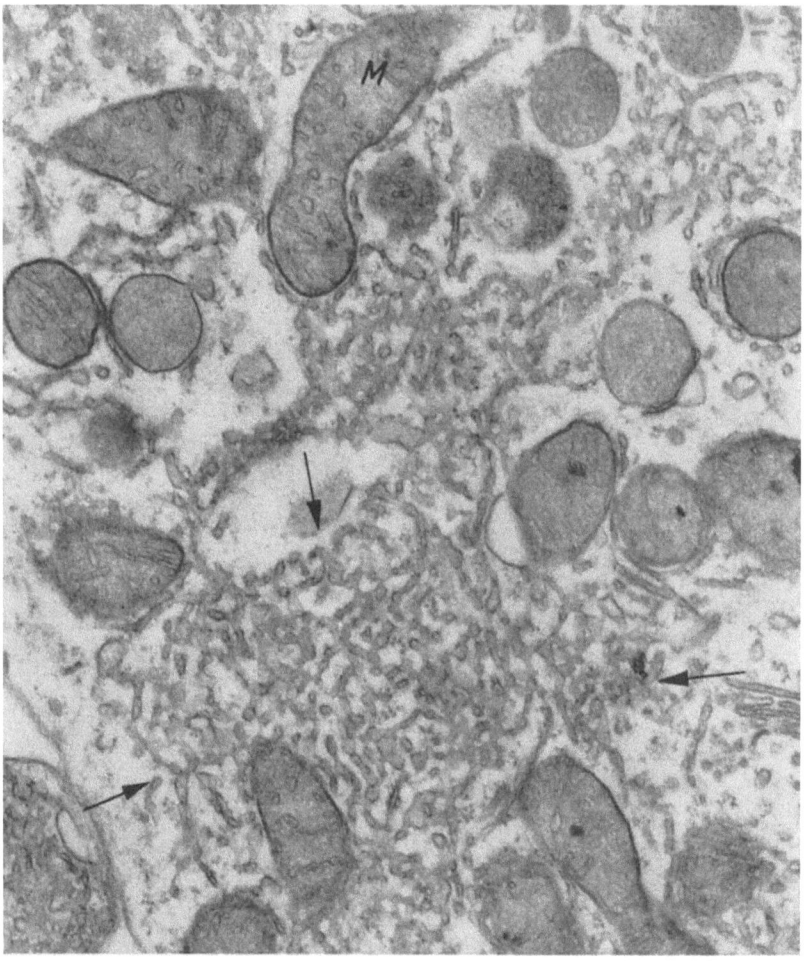

Abb. 5. Teil einer interstitiellen Zelle aus dem Rattenhoden. Mitochondrien mit Tubuli und Cristae (M). Netzwerk tubulärer Hohlräume des glatten endoplasmatischen Reticulums (↓). Vergr. 1:35000

Steroide zu den membrangebundenen Enzymen erleichtert. MURAKAMI [208] spricht sich deutlich für diese Erklärung aus. Auch unsere Befunde weisen auf das Vorkommen von intravitalen Volumenschwankungen der Zellorganellen hin, die wahrscheinlich funktionsabhängig sind. In den interstitiellen Zellen des Rattenhodens sahen wir nach Primogonylgaben einen vesiculären Zerfall des eR mit deutlicher Schwellung. Nach Einwirkung von Metopiron und Amphenon B jedoch besteht das eR aus sehr engen und langen tubulären Strukturen [268]. In diesem Zusammenhang muß noch erwähnt werden, daß auch in der Leber bei Erhöhung der Cholesterinsynthese eine starke Vermehrung des glatten eR auftritt [149, 158].

Bei der Synthese von Lipiden, die als Reservestoffe in den steroidbildenden Zellen eine Rolle spielen, soll das glatte eR als Enzymträger und Transportweg ebenfalls beteiligt sein [103, 158]. Unklar bleibt bei der Besprechung dieser Vorgänge, wie die Hormonvorstufen von einem Zellorganell zum anderen transportiert werden. Offene Verbindungen zwischen eR und Mitochondrien konnten bisher noch nicht nachgewiesen werden. Ob die enge räumliche Beziehung zwischen beiden Zellbestandteilen, die häufig beobachtet wird, der morphologische Ausdruck derartiger Transport- und Austauschvorgänge ist, kann nicht sicher entschieden werden. Bei der Deutung der elektronenmikroskopischen Bilder kommt erschwerend hinzu, daß die Strukturen des glatten eR morphologisch nicht erkennen

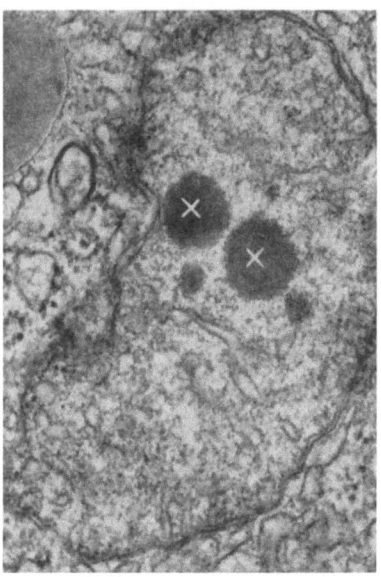

Abb. 6. Dunkle Einschlüsse (×) in einem Mitochondrium aus einer interstitiellen Zelle des Rattenhodens. Ähnliche Einschlüsse sind in vielen Mitochondrien steroidbildender Zellen nachweisbar. Vergr. 1:59 000

lassen, welchen Schritt der Steroidsynthese sie enzymatisch beeinflussen. Mikrosomen, die aus Acetat Cholesterin aufbauen, lassen sich also nicht von denen unterscheiden, die spätere Umwandlungen steuern. Bei den Mitochondrien liegen ähnliche Probleme vor. Es sind deshalb auch keine morphologischen Aussagen über das Vorkommen und das Ausmaß einer Progesteronproduktion in anderen steroidproduzierenden Zellen möglich. Das ist bedauerlich, da Progesteron zweifellos als Zwischenstufe zur Bildung von anderen Steroidhormonen eine wichtige Rolle spielt.

Kurz erwähnt werden sollen noch in diesem Zusammenhang die elektronenmikroskopischen Befunden von FLAKS und BRESLOFF [106] am bestrahlten Ovar der Ratte. Hier bilden sich im Ovarialstroma, nachdem Follikel und Corpora lutea zugrunde gegangen sind, zahlreiche luteinisierte Zellen, die normalen Luteinzellen sehr ähnlich sehen, also reichlich glattes endoplasmatisches Reticulum, Mitochondrien vom gemischten Typ und Lipideinschlüsse enthalten. Die erhöhten Oestrogenwerte im Blut und die Dauerkornifikation des Scheidenepithels sprechen allerdings für eine vorwiegende Sekretion von Oestrogenen.

Aufgrund der vorliegenden Befunde enthält also die progesteronbildende Luteinzelle Mitochondrien vom gemischten Typ (Cristae und Tubuli) und reichlich glattes eR. Daneben kommen noch einzelne Lipideinschlüsse vor, die als

Speicher für Vorstufen der Steroidsynthese dienen. Dazu kommen noch die lipidreichen lysosomalen Restkörper. Der auffällige Golgi-Apparat liegt meist in Kernnähe und besteht aus flachen, parallel gepackten Säcken und einem Hof kleiner Vesikel. Der Kern ist rund und zeigt eine lockere Chromatinverteilung mit 1—2 kleinen Nucleoli. Die Zellmembran kann besonders zur Capillare hin außerordentlich unregelmäßig sein. Bei Regression oder nach Hypophysektomie wird ihr Verlauf ruhiger, und die Zahl und Länge der Fortsätze nimmt ab. Eine pericelluläre Basalmembran kommt nur selten vor. Zwischen Zellen und Capillare liegt der subendotheliale Raum, der kleine Bündel dünner Fibrillen mit typischer Querstreifung enthält [178].

II. Morphologie der Gestagenwirkung

Dem Versuch einer elektronenmikroskopischen Darstellung der Gestagenwirkungen sollten einige einschränkende Bemerkungen vorausgeschickt werden. Nicht jeder biochemische Vorgang muß direkt im Elektronenmikroskop sichtbar oder auf dem heutigen Stand unseres Wissens morphologisch beurteilbar sein. Bei der Deutung der erhobenen Befunde ist deshalb neben einer engen Korrelation mit biochemischen Vorstellungen eine solide Kenntnis der Grenzen und Möglichkeiten dieser Technik notwendig. Bisher ist den Sexualhormonen eine Fülle von Angriffspunkten und Wirkungsmechanismen zugeordnet worden. Entweder sollen sie direkt an der Erfolgszelle angreifen oder auf dem Umweg über eine Beeinflussung des Bindegewebes, des Gefäßsystems oder des Nervensystems wirken. Bei einer direkten Wirkung, die aufgrund vieler biochemischer Befunde anzunehmen ist, könnte das Hormon die Zellmembran, bestimmte Enzymsysteme oder die Aktivität einzelner Chromosomenabschnitte im Kern verändern. Das elektronenmikroskopische Erfassen eines direkten morphologischen Effektes an diesen Angriffspunkten ist häufig schon aufgrund theoretischer Überlegungen nicht zu erwarten. So gelingt es z.B. im Bindegewebe nicht, die Mucopolysaccharide der Grundsubstanz im Schnitt mit den üblichen Methoden elektronenmikroskopisch darzustellen und Aussagen über Qualität, Quantität und Polymerisationsgrad zu machen. Wahrscheinlich können aber gerade hier Hormone wirksam werden. Wir sind deshalb darauf angewiesen, diese Veränderungen indirekt aus dem Verhalten der Fibrillendicken und der Textur unter Verwendung histochemischer und biochemischer Befunde zu erschließen. Auch bei den Blutgefäßen und dem nervösen Terminalreticulum sind noch keineswegs alle morphologischen Substrate für die bekannten physiologischen Parameter erarbeitet worden.

Elektronenmikroskopische Untersuchungen unter physiologischen und pathologischen Bedingungen weisen darauf hin, daß eine Funktionserhöhung meistens mit einer Vermehrung und Vergrößerung der verantwortlichen Zellorganellen einhergehen. In diesen Fällen können also entsprechende morphologische Veränderungen dargestellt und gedeutet werden. Wenn allerdings die Stimulierung eines Stoffwechselvorganges nur auf einer Beschleunigung des Umsatzes beruht, dürfte die elektronenmikroskopische Untersuchung zu einem negativen Ergebnis führen. Auch Veränderungen oder Vermehrungen von Enzymsystemen entziehen sich noch der direkten morphologischen Beobachtung. Eine Histochemie auf elektronenmikroskopischer Ebene beginnt sich erst zu formen. Andererseits lassen sich häufig indirekt Enzymvermehrungen erfassen durch die Darstellung 1. der Trägermembranen, denen die Enzyme aufsitzen, 2. der freien Ribosomen, an denen sie gebildet werden, und 3. der Produkte, an deren Bildung sie beteiligt sind. Erinnert sei in diesem Zusammenhang an den Nachweis einer Induktion der arzneimittel- und hormonabbauenden Enzyme in der Leber durch die Darstellung einer Trägermembranvermehrung [*244, 108, 166*]. Eine Vermehrung des Sekretionsproduktes (Kollagen) und der freien Ribosomen konnte z. B. auch in Fibroblastenkulturen nach Gaben von anabolen Steroiden dargestellt werden [*263*]. Nur eine indirekte Beurteilung ist auch bei einem möglichen Angriffspunkt auf die Zellmembran möglich. Das Auflösungsvermögen des Elektronenmikroskopes reicht nicht aus, um die intermolekularen Spalten und die Konformität der Enzyme auf der Membran darzustellen. Dagegen lassen sich eine Oberflächenvergrößerung, die Zahl pinocytotischer Vorgänge, die Adhäsionsverhältnisse usw. gut beurteilen.

Sehr schwierig erscheinen leider noch die Darstellung und Deutung der Kernstrukturen. Gerade dieser Angriffspunkt der Hormone wird aber in zunehmendem Maße diskutiert. Offenbar können steroidähnliche Hormone [*9, 157, 159, 162, 296*] bestimmte Chromosomenabschnitte aktivieren. Im Lichtmikroskop wird dieser Effekt an den Riesenchromosomen von Drosophila durch die Aufblähung einzelner Chromosomenabschnitte deutlich (Puff, Bulbianiringe). Ähnliche Vorgänge müssen auch in den Kernen von Säugetierzellen angenommen werden. Sie sind jedoch hier wegen der geringeren Größenordnung der beteiligten Sturkturen nicht direkt darzustellen. Nach elektronenmikroskopischen Befunden besteht ein Chromosom aus einer Fülle von DNS-Fäden, die von einem Zentralfaden aus nach allen Seiten ausstrahlen [*207, 211*]. Die Dicke der DNS-Filamente wird von den verschiedenen Autoren mit 40—300 Å angegeben [*148, 191*]. Bei der prämitotischen Aufknäuelung legen sich diese Fäden dem Zentralfaden an. Dieser Komplex ist dann lichtmikroskopisch als Chromosom sichtbar. Bei der Entknäuelung strahlen die DNS-Filamente vom Zentralfaden weit in das Karyoplasma hinein. Eine Zuordnung zu bestimmten Chromosomenabschnitten und eine Darstellung der DNS-Ketten auf längeren Strecken ist aber wegen der sehr geringen Schnittdicke ($\sim$500 Å) elektronenmikroskopisch nicht möglich. Durch einen Kern von 10 μ Durchmesser können z. B. ungefähr 200 Schnitte gelegt werden. Bei der offenbar regellosen Lage von 46 Chromosomen erscheint deshalb eine sichere Lokalisation eines bestimmten Chromosoms oder sogar von Chromosomenabschnitten noch nicht erreichbar. Besser zu erfassen sind dagegen Form, Größe und Zusammensetzung des Nucleolus, Verlauf der Kernmembran sowie Zahl und Größe der Kernporen. Durch die Veränderungen dieser Strukturen lassen sich indirekte Schlüsse auf den Funktionszustand des Kernes ziehen.

Elektronenmikroskopische Beschreibungen von Gestagenwirkungen liegen bis jetzt erst in geringer Zahl vor. Vorwiegend müssen Befunde berücksichtigt werden, die während des Cyclus oder in der Schwangerschaft erhoben wurden. Sie lassen deshalb nur Rückschlüsse auf die Wirkung natürlicher Gestagene zu und erlauben keine Aussagen über genaue Wirkungsdosen sowie die antagonistische oder synergistische Beteiligung anderer Hormone. Vergleichende Untersuchungen an verschiedenen Tierarten fehlen fast völlig, obwohl gerade die Wirkung und das Vorkommen der Gestagene deutliche speciesabhängige Unterschiede zeigen. Nur in wenigen Arbeiten wurden Veränderungen der Feinstruktur nach genau dosierten Hormongaben am juvenilen, ovarektomierten oder hypophysektomierten Tier beschrieben. Noch längst nicht ist das große Spektrum der Substanzen mit Gestagenwirkung oder etwa eine extragenitale Wirkung der Gestagene elektronenmikroskopisch untersucht. Zweifellos ist also unsere Kenntnis auf diesem Gebiet noch sehr lückenhaft.

a) Glatte Muskulatur

In den bis jetzt vorliegenden Veröffentlichungen wurde noch kein typischer morphogenetischer Effekt des Progesterons auf die Feinstruktur der glatten

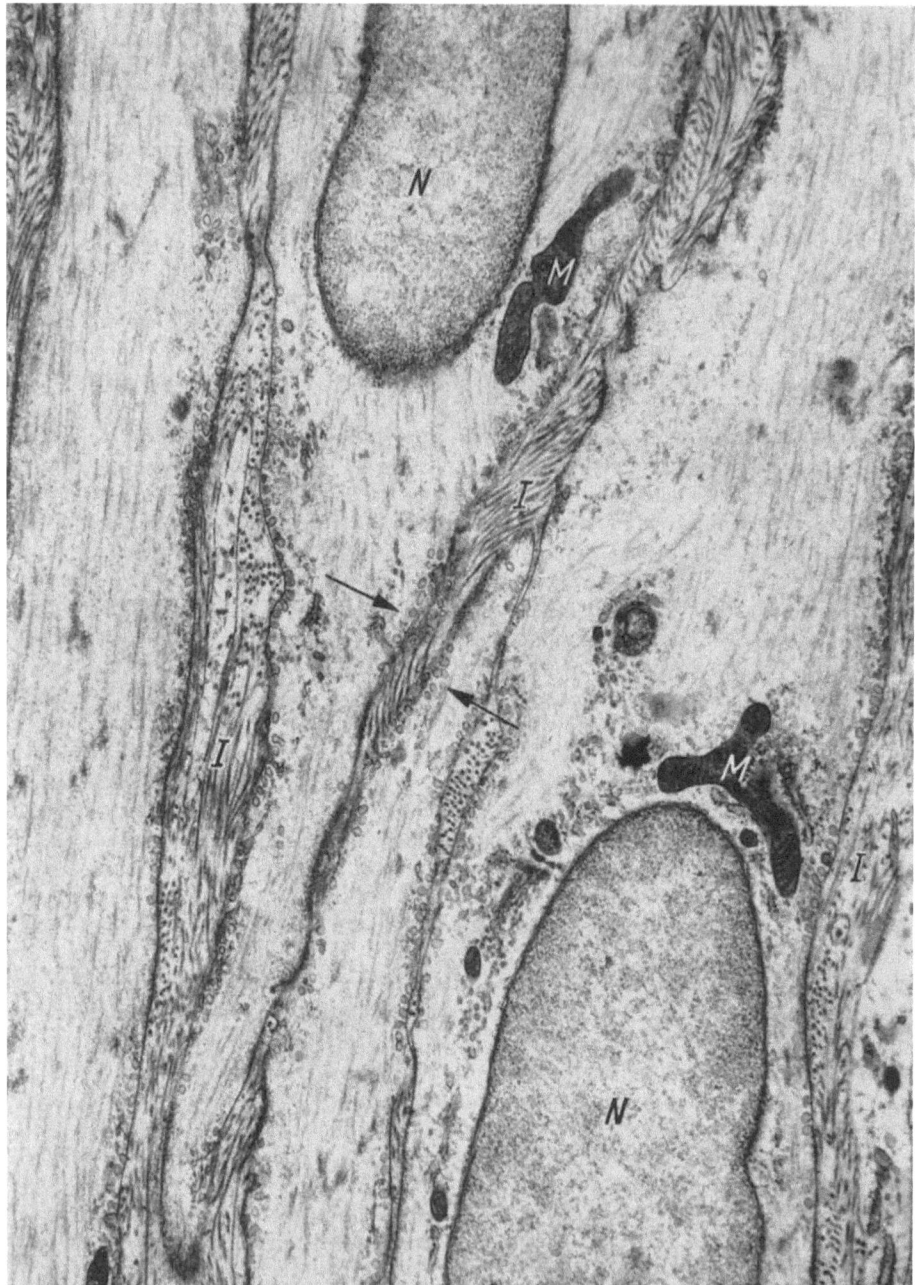

Abb. 7. Glatte Muskelzellen aus dem Myometrium einer Ratte 6 Tage nach Hypophysektomie. An den Kernpolen nur wenige Zellorganellen. *M* Mitochondrien. Myofilamente im Cytoplasma locker gepackt. Starke Vesikulationen an der Zelloberfläche (↓). Im interstitiellen Raum (*I*) zahlreiche Kollagenfibrillen. *N* Nucleus. Vergr. 1:18000

Muskelzellen im Uterus oder der Tube beschrieben [*15, 16, 44, 112, 113, 167—169, 180, 181, 187, 251, 276, 304*]. Auch in eigenen Untersuchungen an menschlichem Material und an Uteri kastrierter bzw. juveniler Ratten und Kaninchen nach

Progesterongaben konnten keine sicheren morphologischen Wirkungen des Progesterons erfaßt werden. Deutlich waren dagegen die durch Oestrogen hervorgerufenen Veränderungen. Während des Prooestrus und Oestrus und nach Oestrogengaben nimmt bei Ratte und Kaninchen die Zahl der vorwiegend an den Kernpolen lokalisierten Organellen zu. Besonders eine Vermehrung der freien und membrangebundenen Ribosomen und der Myofilamente fällt auf. Biochemisch entspricht diesem Bild eine Stimulierung der RNS-, Protein- (Actomyosin) und Phospholipidsynthese.

Deutlicher sollte aber die Gestagenwirkung am Myometrium des graviden Uterus zu erfassen sein, da ein Teil der schwangerschaftserhaltenden Wirkung durch eine Beeinflussung der Muskulatur zu erklären ist [73, 188]. In eigenen Untersuchungen zeigte sich, daß schon am 4.—5. Tag der Schwangerschaft im Rattenuterus eine Zunahme der Zellgröße bei den glatten Muskelzellen deutlich hervortritt. Diese Hypertrophie drückt sich auch in einer Vermehrung aller Cytoplasmabestandteile aus. Eine auffallend große Zahl freier Ribosomen häuft sich schon in den ersten Tagen der Schwangerschaft an. Sie liegen in der Nähe des Kernes, aber auch zwischen den Myofilamenten in der Zellperipherie. Diese 150—200 Å großen Partikeln kommen, vorwiegend zu Ketten, Rosetten oder Kreisen gruppiert, als sog. Polysomen vor. An diesen freien Ribosomen werden die zelleignenen Proteine, also sowohl das Actomyosin der Myofilamente als auch die zur Hyperplasie und Hypertrophie notwendigen Struktur- und Enzymeiweiße, synthetisiert [19, 57, 274]. Die Vermehrung der Myofilamente ist deutlich sichtbar. Auffällig ist dabei, daß die neugebildeten Myofilamente häufig einen regellosen Verlauf haben und nicht einer Vorzugsrichtung folgen, die normalerweise der Längsachse der Zellen entspricht. Auch die für glatte Muskulatur typischen dunklen Plaques fehlen im Cytoplasma [113]. Diese elektronendichten Bezirke sollen die Myofilamente bündeln und so einen richtenden Einfluß bei der Kontraktion ausüben. Sie entsprechen damit den Z-Streifen der quergestreiften Muskulatur. Auch die entsprechenden Verdichtungen des Cytoplasmas unter den Zellmembranen sind bis kurz vor dem Termin selten. Sie sind an der Anheftung der einstrahlenden Myofilamente an der Zellmembran und damit bei der Übertragung der Kontraktion nach außen beteiligt. Mit der Anhäufung von Ribosomen geht auch eine Vermehrung der Mitochondrien und des rauhen endoplasmatischen Reticulums einher. Besonders das mit Ribosomen besetzte endoplasmatische Hohlraumsystem schiebt sich von den Kernpolen her weit zur Zellperipherie vor und drängt dabei oft die Myofilamente in den Außenbezirken der Muskelzelle zusammen. Die Funktion dieses Zellorganells in den glatten Muskelzellen des schwangeren Uterus ist noch unklar. An solchen membrangebundenen Ribosomen werden Proteine gebildet, die für die Sekretion bestimmt sind. Möglicherweise tragen also die Muskelzellen zur Bildung der sie umgebenden Basalmembran und Intercellularsubstanz selbst bei. Dafür spricht auch die deutliche Vergrößerung des Golgi-Apparates, in dem die Sekretionsprodukte abgepackt werden. Die Mitochondrien liegen im letzten Drittel der Schwangerschaft nicht nur an den Kernpolen, sondern schieben sich auch reihenförmig zwischen die peripheren Myofilamente. Dadurch entstehen Filamentbündel wie in der quergestreiften Muskulatur. Zweifellos ist hier der Diffusionsweg der energiereichen Substanzen in den hypertrophierten und mit Myofilamenten vollgepackten Zellen zu lang. Die Mitochondrien müssen deshalb an den Ort des Verbrauches ihrer Syntheseprodukte gebracht werden.

In den 2—3 letzten Tagen vor der Geburt zeigt die Zellmembran deutliche morphologische Veränderungen. Die dunklen Haftstellen der Myofilamente an der Membran vermehren und vergrößern sich. Der dadurch ausgeübte, ins Zellinnere

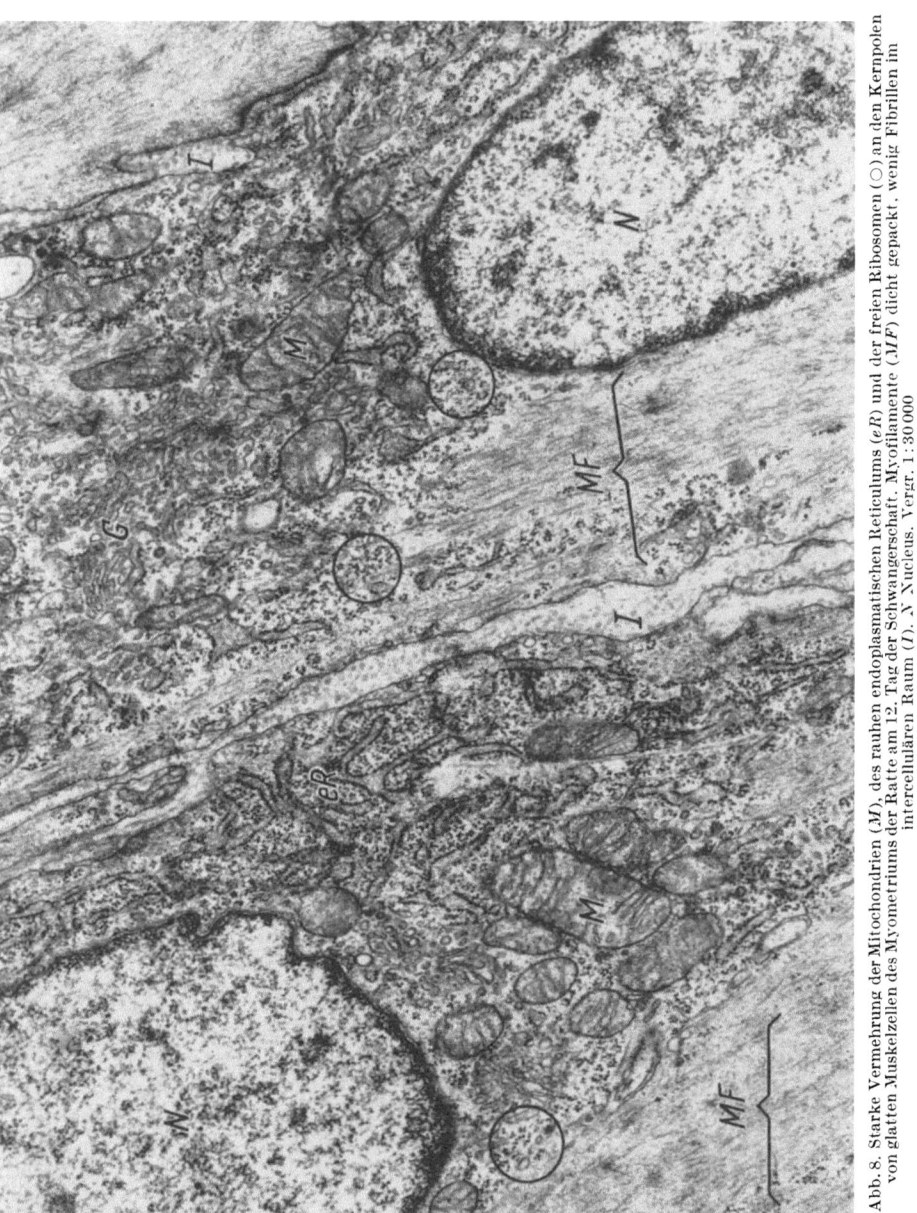

Abb. 8. Starke Vermehrung der Mitochondrien (*M*), des rauhen endoplasmatischen Reticulums (*eR*) und der freien Ribosomen (○) an den Kernpolen von glatten Muskelzellen des Myometriums der Ratte am 12. Tag der Schwangerschaft. Myofilamente (*MF*) dicht gepackt, wenig Fibrillen im intercellulären Raum (*I*). *N* Nucleus. Vergr. 1:30000

gerichtete Zug stülpt die Zellmembran oft tief in das Cytoplasma ein. An anderen Stellen wölben sich bis zu 6 μ große optisch leere Blasen in den extracellulären Raum vor, die oft nur noch durch einen dünnen Stiel mit der Muskelzelle verbunden bleiben. Sie legen sich häufig den Blasen oder der Zellmembran benachbarter Muskelzellen dicht an oder stülpen sich sogar in sie hinein. Kurz vor der Geburt tritt also bei den Muskelzellen noch eine starke Vergrößerung der Oberfläche und der intercellulären Kontaktflächen ein. Diese Zellkontakte können im Elektronenmikroskop unterschiedlich strukturiert sein [*101*]: 1. als Zonula adhaerens, bei der die beiden unveränderten Zellmembranen durch einen optisch leeren Spalt von 150—200 Å getrennt sind; 2. als Macula adhaerens, das Desmosom, mit einer Verdichtung des angrenzenden Cytoplasmas und des Intercellularraumes und 3. als Zonula occludens (tight junction, Nexus), wobei der extracelluläre Raum verschwindet und die äußeren Lamellen beider Zellmembranen verschmelzen.

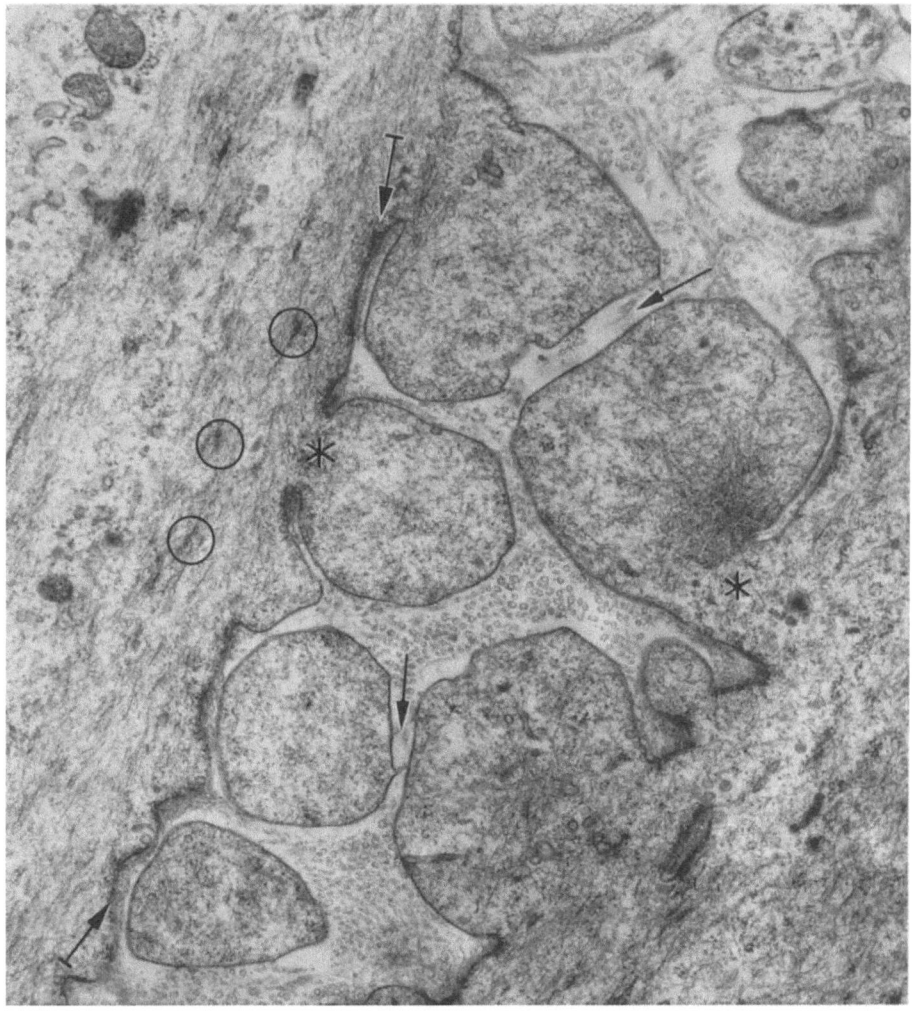

Abb. 9. Randbezirke von glatten Muskelzellen aus dem Myometrium einer schwangeren Ratte einige Stunden vor der Geburt. Blasenförmige Umformung der Zellkontur. Fortsätze noch mit dünnen Stielen (*) an der Zelle haftend. Dunkle Plaques (○) im Cytoplasma und Verdichtungen unterhalb der Zellmembran (↓) vermehrt. Fehlen der Basalmembran um die blasigen Fortsätze, Verschwinden der Kollagenfibrillen in den engen intercellulären Räumen (↓). Vergr. 1:30000

Bei elektronenmikroskopischen Untersuchungen des Vaginalepithels von Mensch und Ratte wurde deutlich, daß diese Zellkontakte hormonell beeinflußbar sind [*192, 193, 238, 239*]. Auch die glatte Muskulatur des Uterus von Ratten zeigt nach unseren Untersuchungen hormonbedingte Veränderungen der Kontaktverhältnisse. Nach Hypophysektomie sind die Zellkonturen der Muskelzellen relativ glatt. Zwischen ihnen liegt ein bindegewebiger Intercellularraum, der nach beiden Seiten von der muskulären Basalmembran begrenzt wird und dünne Kollagenfibrillen enthält. Nur selten einmal wird dieser Raum durch einen Zellfortsatz überbrückt, der sich dann der Nachbarzelle anlegt. Hier entsteht dann eine Zonula adhaerens, wobei die Basalmembran verschwindet. Während des Cyclus und in der Schwangerschaft ändert sich dieses Bild nicht wesentlich. In den letzten Tagen der Schwangerschaft kommen jedoch sowohl diese als auch die anderen Kontaktformen gehäuft vor. Auffällig ist im Bereich der beschriebenen Blasen, manchmal auch an anderen Stellen, die große Zahl der Zonulae occludentes. Im Intercellularraum können hier streckenweise die Basalmembran und die Fibrillen nicht mehr nachgewiesen werden. Diese morphologischen Vorgänge am schwangeren Uterus stimmen gut mit den bisher veröffentlichten Einzelergebnissen anderer Autoren überein [*154—156, 169, 181, 274, 317*].

Ein Teil der Schwangerschaftsveränderungen am Myometrium beruht sicher auf einer Oestrogenwirkung. Durch dieses Hormon kann auch im Experiment eine Hypertrophie der glatten Muskelzellen mit einer Vermehrung der Zellorganellen, besonders der Ribosomen und des rauhen endoplasmatischen Reticulums, induziert werden. Biochemisch läßt sich dieser Befund durch den Nachweis einer Steigerung der RNS-, Protein- und Phospholipidsynthese erhärten. Eine entsprechende morphogenetische Wirkung des Progesterons auf die glatte Muskulatur ist dagegen noch nicht klar herausgearbeitet. Dieses Bemühen wird erschwert durch das Fehlen eines morphologisch faßbaren Progesteroneffektes an der glatten Muskulatur des kastrierten Tieres mit oder ohne Oestrogensensibilisierung. Biochemische und physiologische Untersuchungen jedoch weisen deutlich auf eine Beeinflussung des Myometriums durch Progesteron hin. Dabei werden sowohl die elektrischen Eigenschaften der Zellmembran (Membranpotential, Reizschwelle) verändert als auch die Erregungsausbreitung gehemmt [*43, 73—75*]. Die Veränderungen im elektrischen Verhalten der Membran lassen sich elektronenmikroskopisch nicht sicher erfassen. Für die Ausbreitung der Erregung in der glatten Muskulatur konnte dagegen ein morphologisches Substrat gefunden werden. Die glatte Muskulatur des Uterus gehört zum „unitary type" der glatten Muskelzellen, d.h. auf langen Strecken geht hier eine Überleitung der Erregung ohne Vermittlung nervöser Elemente vor sich [*29, 43, 75*]. Diese Erregung wird zwar an einzelnen Stellen durch Ausschüttung von Übertragersubstanzen aus Axonen in Gang gebracht. Die Weiterleitung geschieht dann aber von Muskelzelle zu Muskelzelle „transcellulär". Für diese Impulsübertragung kommen die verschiedenen intercellulären Kontaktzonen in Frage. Am einfachsten wären Erregungsleitungen über echte intercelluläre Cytoplasmabrücken vorstellbar, da hier die erregbaren Membranen benachbarter Zellen kontinuierlich ineinander übergehen. Tatsächlich wurden solche syncytialen Zellverbindungen in der glatten Muskulatur des Uterus beschrieben [*15, 168, 187*]. Diese Befunde konnten jedoch von vielen anderen Autoren nicht bestätigt werden. Auch in den glatten Muskelgeweben, die ebenfalls zum unitary type gehören (z. B. Oesophagus, Taenia coli, Darm, vas deferens und Harnblase verschiedener Tierarten), wurden diese Strukturen nicht gefunden. Ihr Vorkommen sollte deshalb bezweifelt werden.

Als Vermittler der transcellulären Erregungsleitung kommen weiterhin die Kontaktstellen mit fehlendem Intercellularraum, die sog. Zonulae occludentes, in Betracht. An diesen Stellen ist ein freier Ionenfluß von Zelle zu Zelle möglich. Ein Widerstand kann deshalb hier nicht gemessen werden [*8, 182*]. Die Zonulae occludentes sind in verschiedenen Muskelgeweben bereits nachgewiesen und für die Erregungsleitung verantwortlich gemacht worden [*84, 132, 168—170, 198, 232, 237, 245, 246, 279, 284*]. Auch im Herzmuskel, der ebenfalls eine transcelluläre Erregungsleitung aufweist, sind diese Kontaktstellen vorhanden [*237, 279*].

Aber nicht nur der beschriebene enge Kontakt, sondern bereits eine Annäherung der Zellen bei noch bestehendem Intercellularspalt soll eine Erregungsleitung ermöglichen. Allerdings dürfen zwischen den Zellen weder Basalmembranen noch Fibrillen liegen, da diese Strukturen erfahrungsgemäß einen beträchtlichen Widerstand darstellen. Es muß sich also um Kontaktpunkte handeln, die etwa den Zonulae adhaerentes entsprechen. Auf der Grundlage der „core conduction theory" kann auch durch diese Kontaktform eine Weiterleitung der Erregung erfolgen [43].

Zweifellos ist auch eine Erregungsleitung mittels chemischer Vermittlerstoffe möglich. Dafür könnten einmal in Analogie zur Morphologie der Synapse die zahlreichen Vesikel unter der Muskelzellmembran hinweisen. Außerdem muß noch an die Ausschüttung solcher Substanzen aus den Axonen diffus in den interstitiellen Raum gedacht werden, an die sog. „Synapse par distance" [72, 192, 285]. Physiologische Untersuchungen mit blockierenden Substanzen machen aber eine chemische Vermittlung wenig wahrscheinlich. In Übereinstimmung mit den meisten physiologischen Arbeiten muß deshalb ein elektrischer Leitungsmechanismus angenommen werden. Das Überspringen der Erregung von Muskelzelle zu Muskelzelle wird dabei durch die beschriebenen Zellkontakte (Zonula occludens und adhaerens) und Bindegewebsveränderungen (Verschwinden der Basalmembran und der Fibrillen) ermöglicht. Dieses morphologische Substrat der Erregungsleitung im Myometrium wird bei der Ratte erst in den beiden letzten Schwangerschaftstagen deutlich elektronenmikroskopisch faßbar. Es liegt deshalb nahe, dieses Muskelbild mit dem Kontraktionsverhalten des Myometriums zu korrelieren. Tatsächlich tritt in den letzten beiden Tagen zunehmend die Fähigkeit zu Erregungsleitung, und zwar zur synchronen Kontraktion, sowie eine Ansprechbarkeit auf Oxytocin auf [74, 75].

Unklar bleibt aber die Rolle, die das Progesteron bei diesen Vorgängen spielt. Nach den Vorstellungen von Csapo [73] wird der „Progesteronblock" auf das Myometrium durch die nachlassende Synthese und Sekretion des Hormons aus der Placenta am Ende der Schwangerschaft aufgehoben. Das würde bedeuten, daß Progesteron einen hemmenden Einfluß auf die Ausbildung derjenigen Struktureigenheiten des Myometriums ausübt, die an der Erregungsleitung beteiligt sind. Die Oestrogene dagegen bereiten die glatten Muskelzellen durch Stimulierung der Eiweiß-, RNS- und Phospholipidsynthese (Hypertrophie) auf die Kontraktionsleistung vor. Nach Wegfall der lokalen Progesteronwirkung kurz vor der Geburt [73] entwickeln sich dann die beschriebenen Kontaktformen und Bindegewebsveränderungen. Die bis jetzt schlummernde Muskelkraft kann voll ausgenützt werden.

Offenbar hemmt aber das Progesteron darüber hinaus noch die Bildung von Strukturen, die intracellulär an der Kontraktion beteiligt sind: Die Zahl der dunklen Plaques und die Verdichtungen unter der Zellmembran nehmen erst in den letzten Tagen stark zu. Diese Strukturen sind für die Bündelung der Myofilamente und ihre Anhaftung an der Zellmembran und damit für die gerichtete Verformung der Zelle, die Voraussetzung einer wirksamen Kontraktion, verantwortlich. Fehlen diese Plaques im Myometrium der Schwangerschaft, so bleibt die Kontraktion ungerichtet und kann nicht auf die Zellmembran übertragen werden. In diesem Zusammenhang soll noch an das Auftreten der tiefen Zellmembraneinstülpungen in den letzten Tagen der Schwangerschaft erinnert werden. In Analogie zur Funktion des transversalen Hohlraumsystems des Herzmuskels dienen wahrscheinlich auch diese Einkerbungen als Wege der Erregungsleitung, um möglichst viele Myofilamente innerhalb der Zelle gleichzeitig zur

Kontraktion anzuregen. Eine Einrichtung, die in den stark hypertrophierten Muskelzellen notwendig und einleuchtend ist. Progesteron greift also nach diesen Befunden hemmend an verschiedenen Stellen des Erregungsleitungssystems und des Kontraktionsmechanismus ein. Der Muskel ist zwar durch Oestrogen auf eine hohe Leistung vorbereitet, aber diese Fähigkeit kann die Zelle unter Progesteroneinfluß nicht ausnutzen.

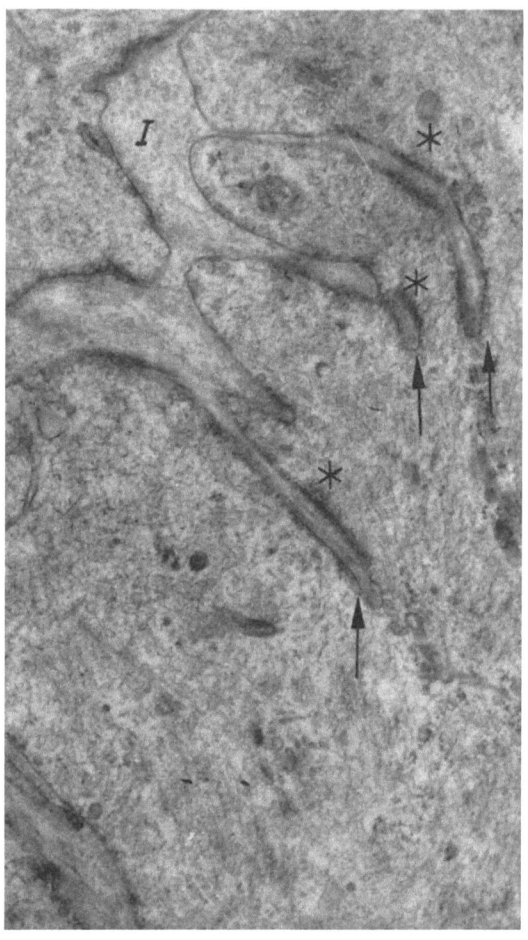

Abb. 10. Tiefe schlauchförmige Einstülpungen der Zellmembran (↓) in das Cytoplasma einer glatten Muskelzelle aus dem Myometrium einer schwangeren Ratte einige Stunden vor der Geburt. Elektronendichte Plaques der Zellmembran von innen angelagert (*). *I* Interstitieller Raum. Vergr. 1:30000

Es wird aufgrund dieser Befunde deutlich, daß die Wirkung des Progesterons am kastrierten oder oestrogensensibilisierten Tier nicht zu erfassen ist. Das Muskelgewebe ist unter diesen Bedingungen nicht in der Lage, eine große Kontraktionsleistung zu vollbringen. Ein sicherer morphogenetischer Effekt des Progesterons, der auf einer Hemmwirkung beruht, kann deshalb nicht zum Ausdruck kommen. Eine ähnliche Wirkung des Progesterons auf die glatte Muskulatur im extragenitalen Bereich ist noch nicht bekannt. Dieses Muskelgewebe gehört jedoch häufig zu einem anderen Muskeltyp („multiunit type"). Die Erregungsleitung wird hier wesentlich durch nervöse Elemente vermittelt.

b) Bindegewebe

Während der Einfluß von Oestrogenen auf das Bindegewebe der Genitalorgane bereits intensiv mit biochemischen, licht- und elektronmikroskopischen Methoden untersucht wurde, ist die Zahl der Arbeiten über eine entsprechende Gestagenwirkung sehr viel kleiner. In der ausführlichen Arbeit von HARKNESS

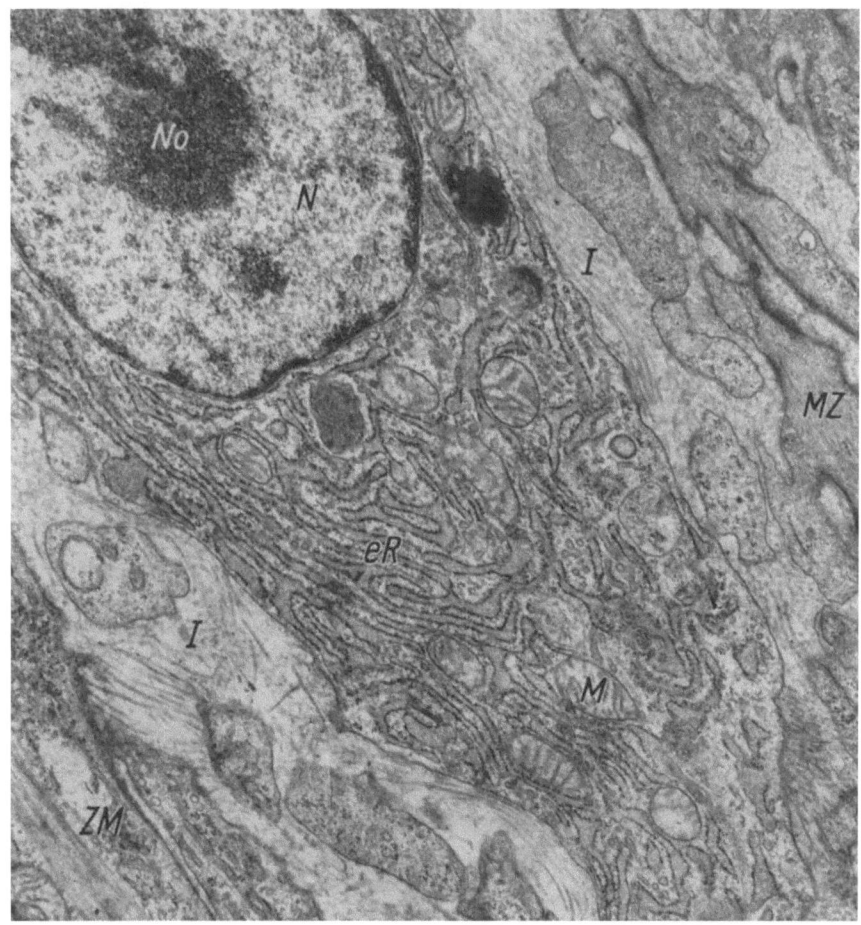

Abb. 11. Fibroblast aus dem Myometrium einer Ratte am 12. Tag der Schwangerschaft. Starke Ausprägung des rauhen endoplasmatischen Reticulums (eR), großer Kern (N) mit deutlichem Nucleolus (No), zahlreiche Mitochondrien (M). I Interstitieller Raum, MZ Anschnitte von glatten Muskelzellen. Vergr. 1:30000

[131] findet sich kein Hinweis auf eine Beeinflussung des Bindegewebes durch Gestagene. Oestrogene steigern die Kollagen- und Mucopolysaccharidsynthese und führen zu einer Vermehrung der Gitterfasern in den Erfolgsorganen [25, 76, 77, 98, 99, 121, 131, 160, 176, 201, 280, 308, 309, 321]. Diese Vorgänge sind besonders deutlich in der Proliferationsphase am menschlichen Endometrium und nach Oestrogengaben an den Genitalorganen der kleinen Laboratoriumstiere zu erfassen. Auch die außerordentlich starke Kollagenvermehrung in der Schwangerschaft muß auf eine Oestrogenwirkung bezogen werden [131, 251, 309]. Im Elektronenmikroskop wird deutlich, daß diese Wirkung über eine Aktivierung der Fibrocyten vor sich geht [91, 92, 143, 150, 151, 173, 192, 250, 251, 300, 303, 305]. Das rauhe

endoplasmatische Reticulum erfährt dabei eine starke Ausprägung, und der Golgi-Apparat vergrößert sich. Eine Fibrillenvermehrung im extracellulären Raum ist deutlich zu erfassen. Über elektronenmikroskopisch faßbare Gestagenwirkungen wurde dagegen nocht nicht berichtet. Lichtmikroskopische Untersuchungen zeigen aber, daß eine Beeinflussung des Bindegewebes durch dieses Hormon angenommen

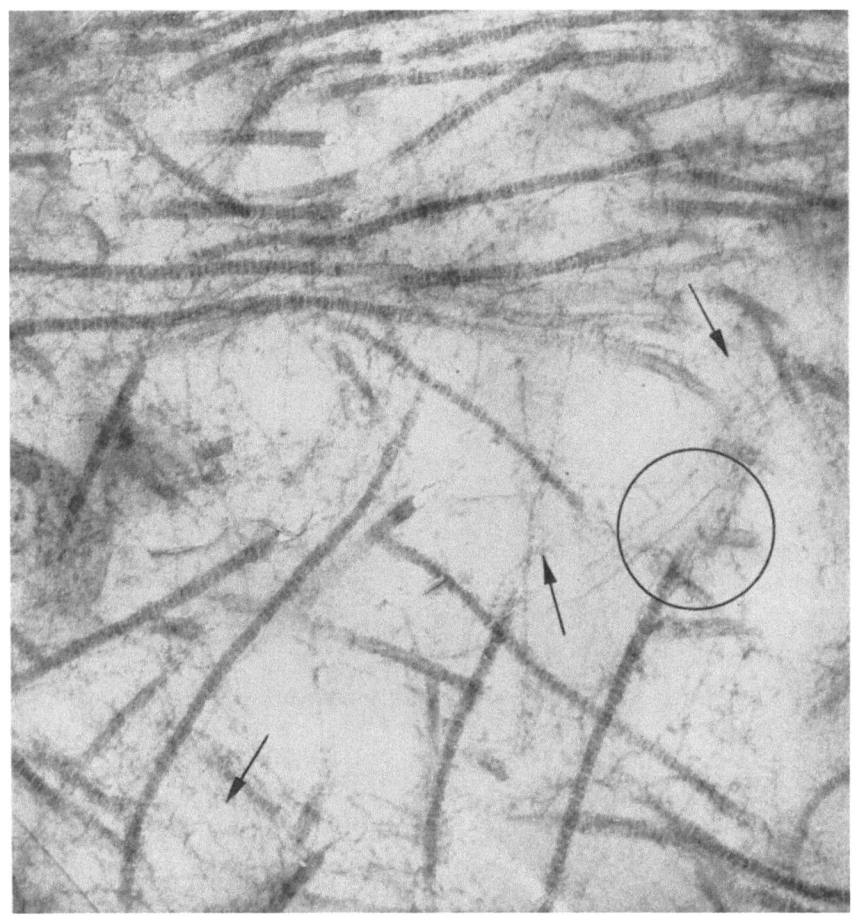

Abb. 12. Interstitium des Myometriums einer Ratte am 17. Tag der Schwangerschaft. Regellos verlaufende Kollagenfibrillen mit typischer Querstreifung. Aufsplitterung der Fibrillen in dünne Filamente (○), zahlreiche Einzelfilamente (↓) im interfibrillären Raum. Vergr. 1:66000

werden kann. Im Endometrium der Sekretionsphase wird vermehrt Wasser eingelagert, die Gitterfasern zerfallen oder quellen auf und verlieren ihre Fähigkeit zur Silbereinlagerung [262, 308]. Eigene elektronenmikroskopische Untersuchungen von menschlichen Strichcurettagen aus der Sekretionsphase zeigten, daß sich dabei die Zahl der Fibrillen in den Fasern verringert. Dafür findet man mehr Einzelfibrillen oder kleine Fasern mit nur 3—10 Fibrillen, die einen regellosen Verlauf haben. Die Einzelfibrillen zerfallen teilweise in Filamente von 40—100 Å Dicke. Am Ende der 2. Cyclushälfte sind subepithelial oft keine Fibrillen mehr nachzuweisen. Auch in der Schwangerschaft lassen sich elektronenmikroskopisch im Bindegewebe des Rattenuterus Veränderungen erfassen, die auf eine Gestagenwirkung bezogen werden können [173]. In den ersten Tagen wird die Zahl der Fibrillen nicht deutlich vermehrt; die Breite der fibrillenfreien Räume nimmt dagegen zu. Offenbar kommt es also zu einer Wassereinlagerung in die Grundsubstanz. Allmählich nimmt dann die Zahl der Fibrillen zu, die jedoch vorwiegend noch einzeln und ungeordnet liegen. Erst am Ende der Schwangerschaft werden die Einzelfibrillen zu dicken Fasern gebündelt, die nun eine deutliche Texturanordnung erkennen lassen. Diese Befunde am menschlichen Endometrium und am Rattenuterus weisen auf eine verminderte Bündelung der Fibrillen zu Fasern und der Filamente zur Einzelfibrille unter dem Einfluß des Progesterons hin.

Durch biochemische Untersuchungen konnten diese morphologischen Befunde untermauert werden [121]. Bei unveränderter C^{14}-Glycin-Einbaurate kommt es zu einer Vergrößerung der löslichen Kollagenfraktion. Die Verankerung der Tropokollagenmoleküle in der Fibrille wird also offenbar durch Progesteron gehemmt. Das Ausbleiben einer Bündelung der Fibrillen zu Fasern im schwangeren Uterus bzw. die Aufsplitterung der Fasern zu Einzelfibrillen im Endometrium der Sekretionsphase sowie die Erweiterung der interfibrillären Räume lassen auch an eine Beeinflussung der Mucopolysaccharide in der Grundsubstanz denken. Die Qualität, Quantität und der Polymerisationsgrad dieser Substanzen haben neben mechanischen Faktoren eine Bedeutung zur Bildung der Fasern und Texturen sowie bei der Wasserbindung im Bindegewebe (Lit. s. [38, 264]). Der Auflockerungsprozeß im Endometrium während der Sekretionsphase erscheint sinnvoll als Vorbereitung zur Nidation. Während der Schwangerschaft werden im Uterus unter Oestrogeneinfluß große Mengen von Kollagen neu gebildet. Eine frühzeitige Polymerisation dieser Kollagene zu Fibrillen und Fasern und die Ausbildung einer stabilen Textur würden die ständige Ausweitung des Organs und die dabei ablaufenden Verschiebungen der einzelnen Schichten gegeneinander stark hemmen. Progesteron ermöglicht also die Anpassung des Uterusbindegewebes an die Größenveränderungen der Frucht. Erst kurz vor der Geburt bildet sich eine definitive Fasertextur aus, die eine Voraussetzung zur Bewältigung der mechanischen Belastungen während der Austreibungsperiode ist. Einen gegenteiligen Effekt haben interessanterweise Steroidhormone aus der Nebennierenrinde. Die Glucocorticoide setzen die Löslichkeit des Kollagens und die Wasserbindung herab und führen zu einer Verdickung der Einzelfibrille. Es kommt also zu einer ,,Ausreifung" des Bindegewebes [50, 126, 265].

c) Blutgefäße

Elektronenmikroskopisch faßbare Wirkungen der Gestagene auf die Blutgefäße sind von anderen Autoren noch nicht beschrieben worden. In eigenen Untersuchungen konnte eine Hemmung des Oestrogeneffektes auf die Capillaren der Rattenvagina gezeigt werden [51, 192, 311, 312]. Beim kastrierten Tier verläuft in einiger Entfernung vom Epithel ein flaches Capillarnetz. Die Endothelzellen umscheiden mittelhoch kontinuierlich das Gefäßlumen. Eine Basalmembran von etwa 200—300 Å Dicke ist ebenso vorhanden wie typische Adventitiazellen (Pericyten). Diese Capillaren entsprechen also dem Typ 1α von BENNETT [11]. Nach Oestrogengaben schieben sich von diesem Gefäßnetz aus Capillarschlingen gegen das Epithel vor. Die Oberfläche der Endothelzellen wird dabei durch zahlreiche Vesikulationsvorgänge sehr unregelmäßig [311, 312] und flacht sich stellenweise immer mehr ab. Besonders in den epithelnahen Bezirken verdünnt sich der Endothelsaum schließlich bis auf 500 Å. Hier brechen dann einzelne Vesikel zur Gegenseite durch und bilden so Poren. Pericyten sind nicht mehr zu beobachten. Die Capillaren haben jetzt also Porenendothel, eine kontinuierliche Basalmembran ohne aufsitzende Pericyten (Typ 2 B). Diese Veränderungen können mit der Steigerung der Permeabilität nach Oestrogengaben in Beziehung gebracht werden [*192*]. Gleichzeitige Oestrogen- und Progesterongaben verhindern weitgehend die

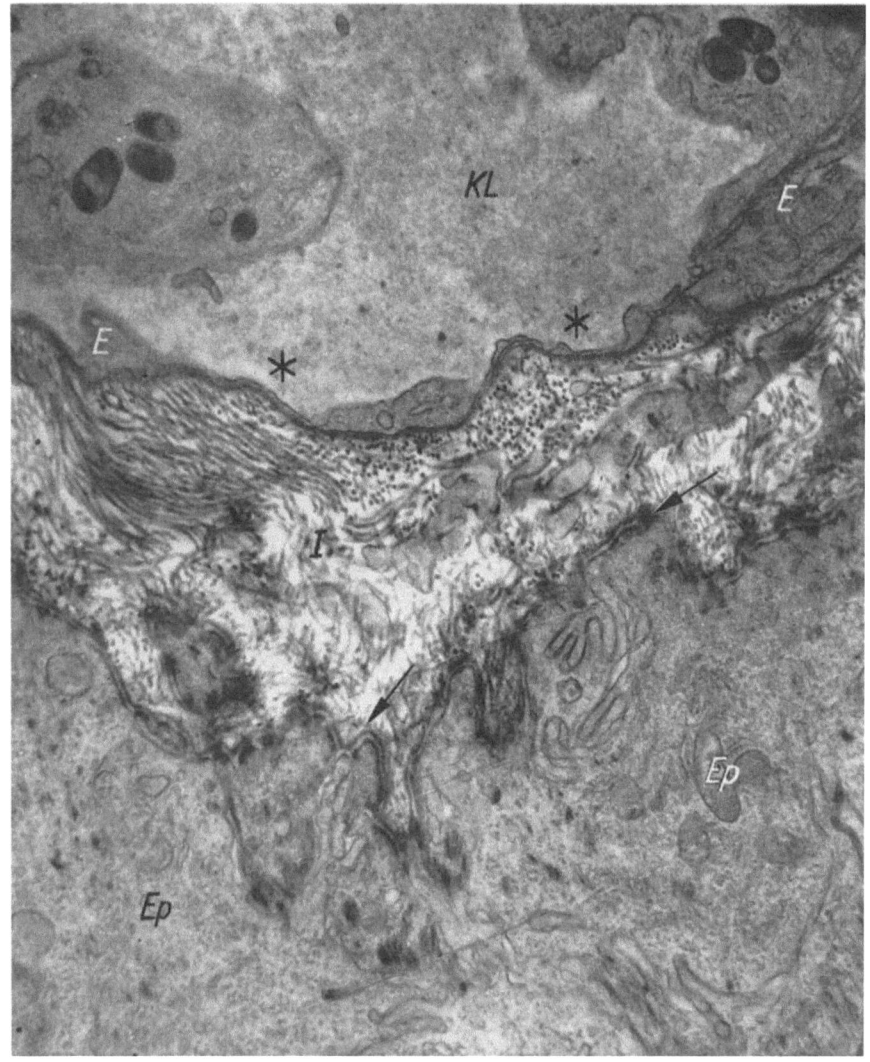

Abb. 13. Subepithelialer Raum in der Vagina einer Ratte im Oestrus. Unregelmäßiger Verlauf der basalen Zellmembran und Basalmembran (↓) des Epithels (*Ep*). Epithelnahe Lagerung der Capillare. Zum Epithel hin sehr dünnes Endothel (*E*) mit Porenbildung (*). *Kl* Capillarlumen, *I* Interstitieller Raum. Vergr. 1:14 000

Schlingenbildung der Capillaren und die Porenbildung. Wo die Angriffspunkte der Hormone zu lokalisieren sind, kann allein morphologisch nicht entschieden werden. WOLFF und MERKER [*311*] diskutierten die verschiedenen Möglichkeiten: 1. Wirkung auf die vorgeschalteten Gefäßabschnitte, 2. auf die Endothelien direkt und 3. auf das umgebende Bindegewebe. Die erste Möglichkeit ist wenig wahrscheinlich, da Erhöhungen des Capillardruckes, des Strömungsvolumens usw. nicht zu entsprechenden morphologischen Veränderungen führen. Eine Wirkung auf die Endothelien erklärt nicht allein die Schlingenbildung. Die synchrone Vorbereitung und Umwandlung der bindegewebigen Intercellularsubstanz sind dazu Voraussetzung. In diesem Zusammenhang soll erwähnt werden, daß auch durch Gaben von Vitamin A die oestrogenbedingten Capillarveränderungen verhindert werden können [192].

Während der Schwangerschaft treten im Capillargebiet der Vagina und des Uterus bei Ratten keine wesentlichen morphologischen Unterschiede gegenüber der Norm auf. Einzelne Capillaren allerdings zeigen ein breiteres Endothel, das zahlreiche Zellorganellen enthält. Diese Endothelform findet sich vorwiegend in jungen Capillaren, also z.B. im embryonalen und im Granulationsgewebe [313, 314]. Es ist deshalb anzunehmen, daß es sich hier um Neubildungen von Capillaren handelt, die während der Vergrößerung und Weiterstellung des Uterus bzw. der Vagina in der Schwangerschaft auftreten. Diese Capillarveränderungen sind jedoch ebenso wie die Hypertrophie und Hyperplasie der anderen Gewebsbestandteile vorwiegend als oestrogenbedingt anzusehen.

Eingehende elektonenmikroskopische Untersuchungen über die Blutgefäße im Corpus luteum des Cyclus oder der Schwangerschaft liegen bisher nur von CARSTEN [52], DE GROODT et al. [124] sowie WOLFF et al. [313] vor. Während der Einsprossung zeigen die Capillaren alle morphologischen Kennzeichen unreifer Gefäße. Die Endothelien sind breit und umscheiden kontinuierlich, teilweise mehrschichtig das Gefäßlumen. Sie enthalten zahlreiche Zellorganellen. Die Basalmembran fehlt noch streckenweise oder ist in den verschiedenen Bildungsstadien nachzuweisen. Mit zunehmender Reifung treten gehäuft Vesikulationsvorgänge auf, und das Endothel flacht sich ab. Eine Wirkung des Progesterons auf die Capillaren ist also nur als Hemmung des Oestrogeneffektes elektronenmikroskopisch zu erfassen. Dieser Befund spricht jedoch für die Möglichkeit einer progesteronbedingten Beeinflussung der Gefäße, die offenbar allen Steroidhormonen eigen ist.

Auch eine elektronenmikroskopisch faßbare Wirkung des Progesterons auf die *nervösen Strukturen* der Erfolgsorgane ist noch nicht beschrieben. Bis jetzt wurde nur eine Veränderung des Terminalreticulums nach Oestrogengaben beobachtet [72, 192]. Unter diesen Bedingungen liegen die Axone in den Schwannschen Zellen stellenweise peripher. Sie sind hier aufgebläht und enthalten Vesikel und Granula. Lichtmikroskopisch sind diese wiederkehrenden Verdickungen als rosenkranzartige Auftreibungen darzustellen. Offenbar werden unter Oestrogeneinfluß vermehrt Vermittlerstoffe, die in den Vesikeln und Granula gestapelt sind, ausgeschüttet (synapse par distance [285]).

d) Cervix- und Portioepithel

Das Cervixepithel ist bisher bei elektronenmikroskopischen Untersuchungen vernachlässigt worden. NILSSON [229] bearbeitete menschliches Material und fand drei Zelltypen: 1. schleimsezernierende Zellen, 2. Zellen mit Cilienbesatz und 3. Zellen, die morphologisch Uterusepithelien entsprechen. Die letzte Zellart soll die am Uterusepithel beschriebenen cyclischen Veränderungen mitmachen. An den Flimmer- und Schleimzellen dagegen konnten keine hormonbedingten Veränderungen der Feinstruktur gefunden werden [206]. Lichtmikroskopische Untersuchungen lassen jedoch ein Maximum der Schleimproduktion zum Ovulationstermin erkennen. Auch die Änderungen im Polymerisationsmuster während der Trocknung (Farnkrautphänomen) weisen auf eine hormonelle Beeinflussung der Sekretion hin. Zweifellos ist aber dieses Gewebe noch nicht genügend elektronenmikroskopisch analysiert, so daß die Erfassung der dynamischen Vorgänge noch Schwierigkeiten bereitet. CARSTEN [48] untersuchte die Feinstruktur des menschlichen Cervixschleimes nach dem Auftrocknen und fand unter Oestrogeneinfluß 1,5 µ lange und 400 Å dicke Filamente, die sich zu größeren Einheiten zusammenlagern. In der Sekretionsphase nehmen sie an Breite zu und aggregieren regelloser.

Auch am Portioepithel konnten elektronenmikroskopische Untersuchungen keine deutlichen cyclischen Veränderungen erfassen [*1, 5, 12—14, 53, 59, 80, 85—87, 116—118, 130, 134, 163, 204, 205, 293*].

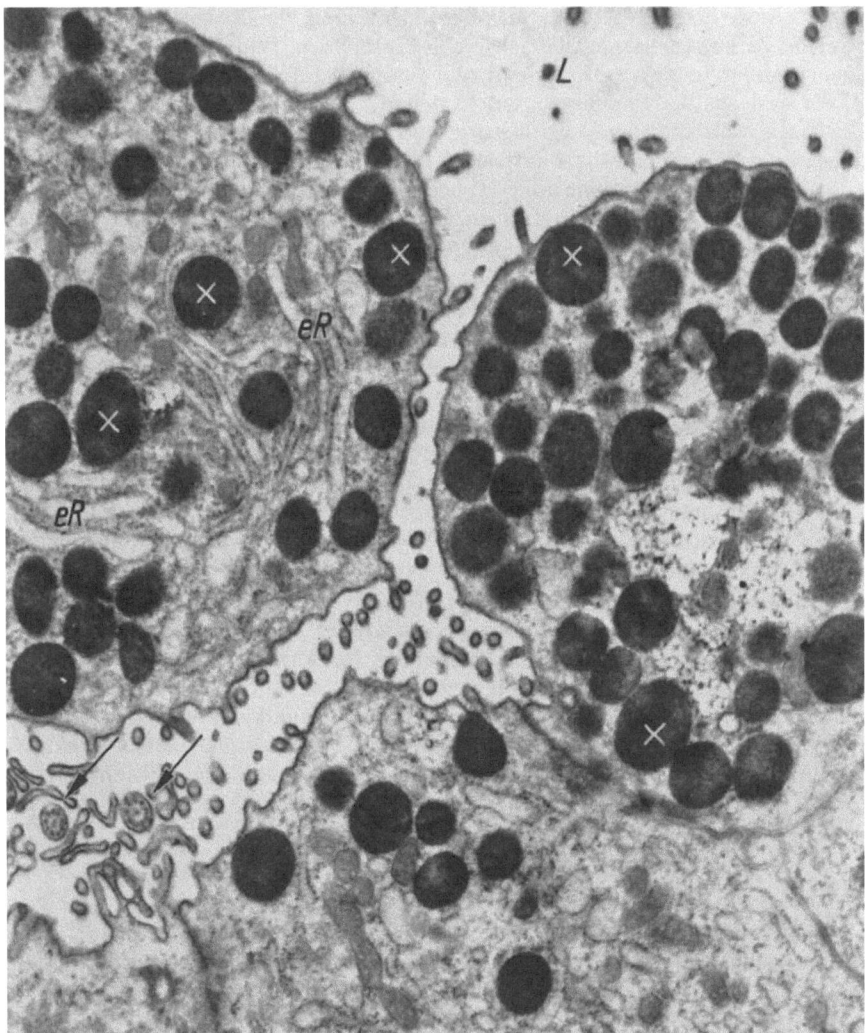

Abb. 14. Quer und schräg geschnittene Apices von Becherzellen aus der Tube einer Ratte am 3. Tag der Schwangerschaft. Zahlreiche elektronendichte Sekretgranula (x), rauhes, endoplasmatisches Reticulum (eR). Im Tubenlumen (L) neben kleinen Mikrovilli vereinzelt auch Kinocilien von benachbarten Flimmerzellen. Vergr. 1:21000

e) Tubenepithel

Die Reaktionen dieses Epithelverbandes auf Hormone sind bisher sehr unterschiedlich beurteilt worden. Über die Probleme des cyclischen Verhaltens, der sekretorischen Fähigkeiten und über die Möglichkeiten eines Funktions- und

Strukturwandels der einzelnen Zellarten konnte noch keine Einigung erzielt werden [*147*]. Die elektronenmikroskopische Forschung hat erst zu einigen dieser Fragen Stellung genommen [*20, 26, 27, 109, 125, 133, 135, 147, 213—215, 243, 281*]. In diesen Arbeiten konnte gezeigt werden, daß hier zwei deutlich unterscheidbare Zelltypen vorkommen: Flimmerepithel und sezernierende Zellen. Die Flimmerepithelien sind morphologisch den entsprechenden Zellen an anderen Stellen vergleichbar. Das elektronenmikroskopische Bild der sezernierenden Zellen, besonders ihrer Sekretgranula, ist deutlich speciesabhängig, da sehr unterschiedliche Sekrete produziert werden. Im Prinzip zeigen sie aber den typischen Aufbau von Protein oder/und Mucopolysaccharid sezernierenden Zellen mit basalem rauhem endoplasmatischem Reticulum, supranucleärem Golgi-Apparat und apikalen Sekretgranula. Der Nachweis einer Umwandlung der beiden Zelltypen ineinander gelang auch mit dem Elektronenmikroskop nicht mit genügender Sicherheit. Dadurch ist es natürlich auch nicht möglich, ein cyclisches Verhalten dieser Vorgänge oder andere Hormonabhängigkeiten genauer zu beurteilen. Zweifellos zeigt aber die sezernierende Einzelzelle selbst beim Menschen cyclische Strukturveränderungen. Bis zum Ovulationstermin nimmt die Ausdehnung des rauhen endoplasmatischen Reticulums und die Zahl der freien Ribosomen zu. In der Cyclusmitte vergrößert sich der Golgi-Apparat, und es treten vermehrt Sekretgranula auf [*147, 281*]. Offenbar wirkt also auch hier wieder Progesteron im Sinne einer Sekretionssteigerung, ähnlich wie im Cervixepithel des Menschen und im Vaginalepithel der Ratte. Eine Vorbereitung der Zelle durch Oestrogene, die sich in einer Vermehrung der entsprechenden Membransysteme und der freien Ribosomen ausdrückt, ist sicher notwendig. Ob allerdings nur die Sekretausschüttung und nicht die Sekretbereitung durch Progesteron beeinflußt wird, ist noch nicht geklärt [*123*]. Leider fehlen noch elektronenmikroskopische Untersuchungen unter definierten Hormonbedingungen, um zu diesen Problemen Stellung nehmen zu können.

f) Vagina

Elektronenmikroskopische Untersuchungen an der menschlichen Vaginalschleimhaut wurden bisher nur am 12./13. Cyclustag [*7*] und im 8. Schwangerschaftsmonat durchgeführt [*238, 239*]. Die Übertragung der exfoliativ-cytologischen Methoden in die elektronenmikroskopische Technik ist sogar nur von HANSCHKE et al. [*130*] versucht worden. Es ist deshalb noch nicht möglich, aus diesen wenigen Arbeiten eine lückenlose Folge der feinstrukturellen Zellveränderungen während des Cyclus zu konstruieren oder typische morphogenetische Wirkungen eines bestimmten Hormones zu erarbeiten. Vorwiegend befassen sich diese Autoren mit den Strukturwandlungen der Zellen während der Wanderung zur Oberfläche und mit dem morphologischen Substrat der Zelladhäsion bzw. Abschilferung. Eine elektronenmikroskopische Untermauerung oder sogar Erweiterung der lichtmikroskopischen exfoliativ-cytologischen Befunde, die möglicherweise eine genauere Erfassung der Hormonwirkung erlauben würden, gelingt also noch nicht.

Auch das Vaginalepithel der anderen Mammalier, das häufig besonders eindrucksvoll auf zugeführte Sexualhormone reagiert, ist erst wenig elektronenmikroskopisch bearbeitet worden [*40, 147, 152, 191—193, 195, 289, 324*]. Gaben von Progesteron führen bei der ovarektomierten Ratte zu einer geringen Proliferation des Vaginalepithels und zu einer beginnenden mucoiden Umwandlung einzelner Oberflächenzellen [*192*]. Bei dieser Mucifizierung kommt es in den vorher organellarmen Zellen zu einer Vermehrung des endoplasmatischen Reticulums mit Ribosomenbesatz, zu einer Vergrößerung des Golgi-Apparates und

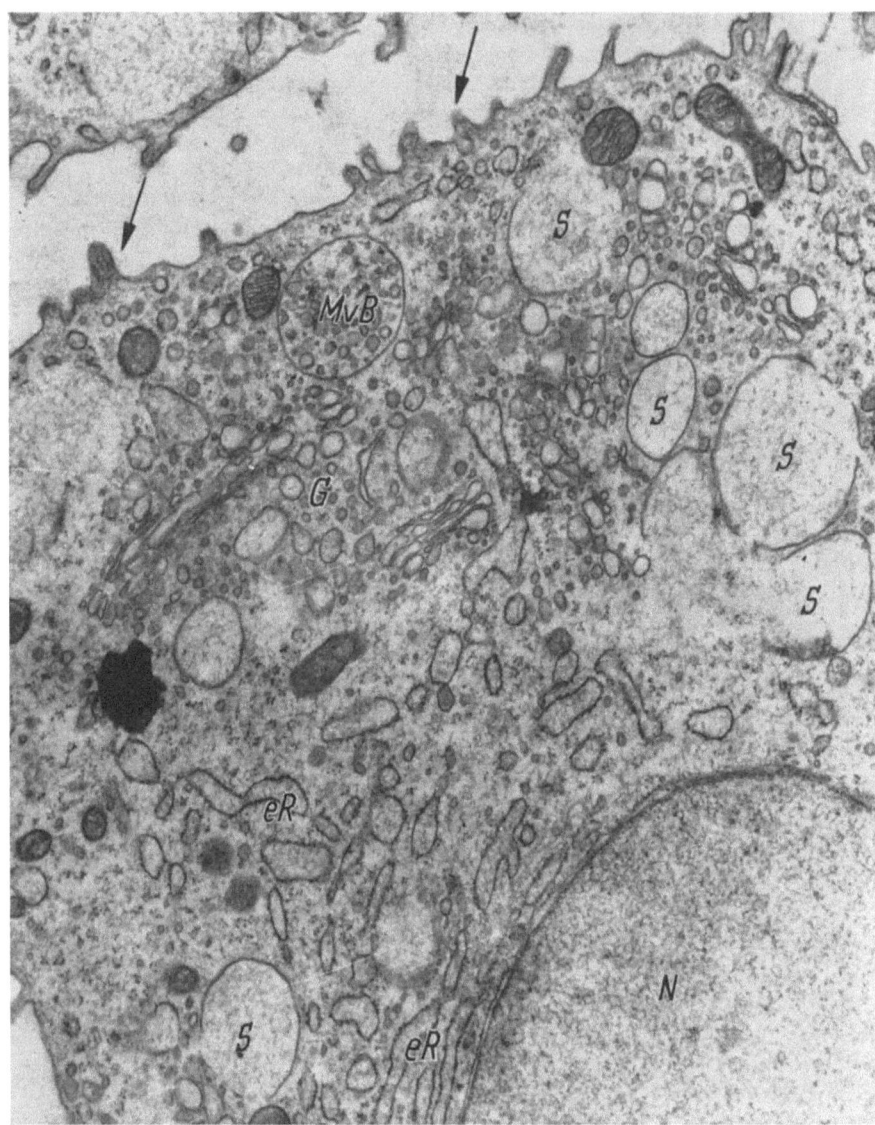

Abb. 15. Oberflächliche Epithelzelle aus der Vagina einer ovarektomierten Ratte nach Progesterongaben mit den morphologischen Zeichen einer beginnenden Schleimsekretion. Sekretgranula (S) bereits vorhanden. Großer Golgi-Apparat (G), Hohlräume des rauhen endoplasmatischen Reticulums (eR), multivesiculäre Einschlüsse (Mv B), Nucleus (N), kleine Mikrovilli an der Oberfläche (↓). Vergr. 1:30000

zum Auftreten von Sekretgranula. Das Sekretionsprodukt, ein epitheliales Mucin, besteht aus Mucopolysaccharid-Proteinkomplexen, die hier in diesen Zellen synthetisiert werden. Die Bildung des Proteinanteiles geht an den Ribosomen der endoplasmatischen Membransysteme vor sich. Über die Hohlräume des endoplasmatischen Reticulums gelangen die Substanzen schließlich in den Golgi-Apparat [235]. Hier geht nach autoradiographischen Untersuchungen der Glucose-einbau in die Mucopolysaccharide (MP), bei sulphatierten MP auch die Sulphatierung und die Bindung der MP an die Proteine vor sich (Lit. s. [194, 212]).

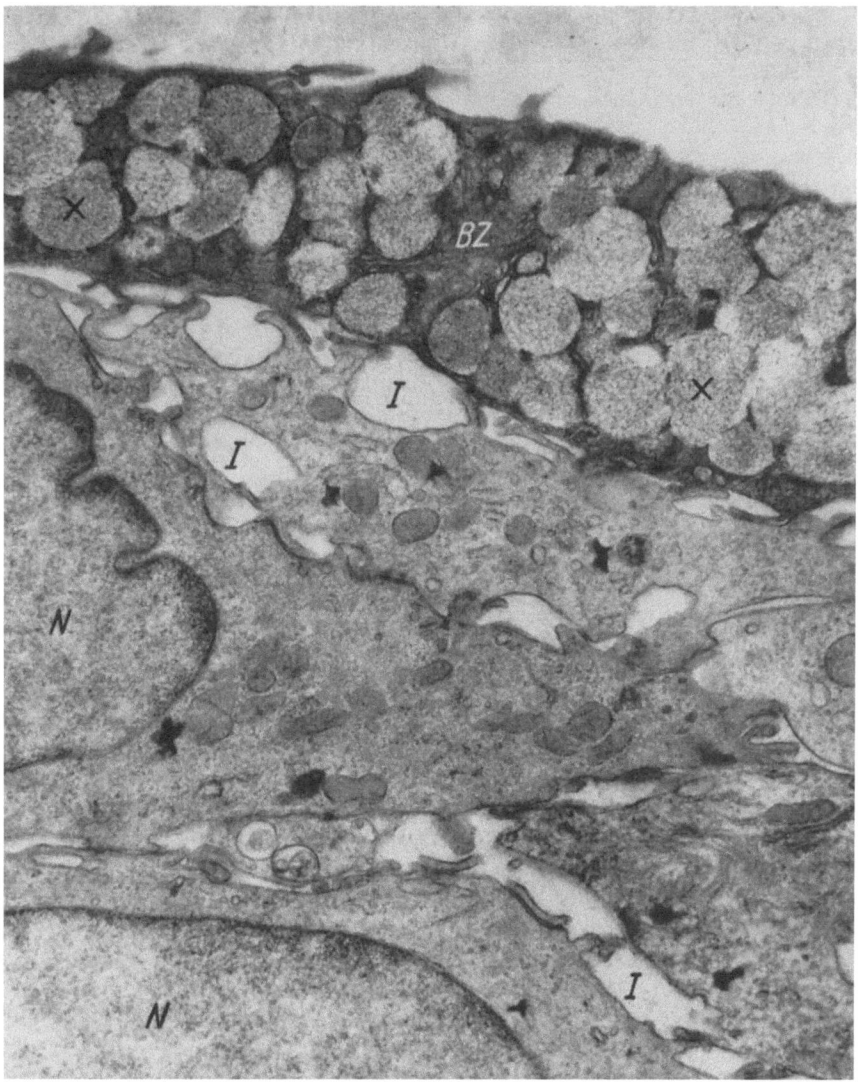

Abb. 16. Flacher Ausläufer einer Becherzelle (*BZ*) mit typischen Sekretgranula (×) als oberflächlichste Schicht des Vaginalepithels einer Ratte nach Gaben von Oestradiol und Progesteron. *N* Kerne tieferer Epithelzellen. Hier keine Zeichen einer Schleimsekretion. Intercellulärer Raum (*I*) bis in die obersten Schichten zu verfolgen. Vergr. 1 : 18 000

Vom Golgi-Apparat wird dann das Mucin in Vesikeln verpackt an das apikale Cytoplasma abgegeben, wo sie später zu typischen Sekretionsgranula zusammenfließen. Diese Sekretbildung nach Progesterongaben ist bei vorhergehender Oestrogensensibilisierung und in der Gravidität deutlich vermehrt. Sowohl die Zahl der Sekretgranula als auch die Menge der mucoid umgewandelten Zellen nehmen dabei zu. Durch die dichte Packung der Granula werden das rauhe endoplasmatische Reticulum, der Kern und der Golgi-Apparat basalwärts gedrängt und der Zellapex weit in das Lumen vorgewölbt. Damit entsprechen diese Zellen morphologisch weitgehend den typischen Becherzellen in anderen einschichtigen Epithelverbänden. Während nach Oestrogen-Progesterongaben nur die Oberflächenzellen eine Sekretbildung zeigen, kommen in der Schwangerschaft auch in tieferen Schichten derartige mucoide Umwandlungen vor. Dabei kann die Ausschüttung des Sekretes aus diesen Zellen in die Intercellularräume des Epithelverbandes zur Bildung intraepithelialer Cysten führen. Die nicht mucoid veränderten cytoplasmareichen Zellen an der Oberfläche des Epithels enthalten nur wenige Zellorganellen, vorwiegend kurze Profile des endoplasmatischen Reticulums. Untereinander und mit benachbarten Schleimzellen sind sie im apikalen Bereich durch Schlußleisten (Zonulae occludentes) verbunden. Dieser Abdichtungsmechanismus findet sich unter den verschiedensten Hormonbedingungen und auch nach Wegfall der Hormonstimulierung. Nur in verhornendem Epithel, also unter Oestrogeneinfluß, zeigen die oberflächlichen Zellen andere Kontaktverhältnisse. Hier bilden die Zellen kurz vor dem „Sprung in die Verhornung" elektronendichte Substanzen, die in den Intercellularraum ausgeschüttet werden und dort die Haftung der Zellen ohne Vermittlung besonderer Haftpunkte (Desmosome) gewährleisten sowie als Permeabilitätsbarriere wirken [192]. Die Zellen der übrigen Schichten weisen elektronenmikroskopisch keine typischen Veränderungen auf, die auf eine Progesteronwirkung allein zu beziehen wären. Im feinstrukturellen Bereich zeigen sie im Vergleich mit den entsprechenden Zellen ohne jede Hormonstimulation mehr freie Ribosomen, Tonofilamente, Desmosomen und einen unregelmäßigen Verlauf der Zellmembran. Ähnliche Veränderungen sieht man jedoch auch nach Gaben von anderen Steroidhormonen, so daß hier sicher nicht eine progesteronspezifische Wirkung vorliegt. Nach Oestrogengaben sind diese Zeichen einer Zellaktivierung noch deutlicher ausgeprägt: Die freien Ribosomen, das elektronenmikroskopische Äquivalent der lichtmikroskopischen Basophilie, überschwemmen häufig große Teile des Cytoplasmas. Zahlreiche dicke Tonofilamentbündel durchziehen die Zellen. Die Zellmembran, der viele Desmosomen aufsitzen, hat einen außerordentlich unregelmäßigen Verlauf, wodurch weite Intercellularräume entstehen.

Als charakteristisches Merkmal einer Progesteronwirkung ist unter den geschilderten Bedingungen also nur die Verhinderung der Keratinisation und die Entstehung von Schleimzellen zu nennen. Interessant ist das Vorkommen solcher „Becherzellen" an der Oberfläche oder innerhalb mehrschichtiger Epithelverbände. Dieses elektronenmikroskopische Substrat der lichtmikroskopischen Mucifizierung dürfte noch kein allgemein bekannter Befund sein. Offenbar ist diese progesteronbedingte Schleimbildung sehr speciesabhängig. Während beim Menschen im Vaginalepithel der Schwangerschaft reichlich Glykogen eingelagert wird, kommt es bei der Ratte unter ähnlichen Bedingungen zur Synthese und Sekretion eines Mucopolysaccharid-Proteinkomplexes. Dieses Verhalten und die völlige Umformung des cellulären Strukturgefüges während der Schleimzellbildung machen einen sehr zentralen, also nucleären Angriffspunkt des Hormons in der Zelle wahrscheinlich. Eine Einwirkung auf die Zellmembran oder auf bestimmte Enzymsysteme erklärt nicht allein einen derartigen Wandel der Differenzierungsrichtung [107], da sowohl verschiedene Enzymsysteme als auch die Matrizen für die Bildung der Mucopolysaccharide und Proteine neu bereitgestellt werden müssen. Viele Befunde sprechen dafür, daß solche Änderungen der Differenzierungsrichtung nur über die Beeinflussung des Kernes durch Aktivierung bzw. Inaktivierung von Chromosomenabschnitten gelingt. Die Möglichkeit einer prägnanten Darstellung der verschiedenen Differenzierungsrichtungen nach Oestrogen (Hornzellen) und nach Progesteron (Schleimzellen) mit dem Elektronenmikroskop erlaubt es also, aufgrund der geschilderten Überlegungen den Angriffspunkt der Hormone in der Zelle genauer zu lokalisieren.

g) Uterusepithel

Am Epithel des Uterus prägen sich Hormonwirkungen besonders deutlich aus. Hier gelingt es schon bei lichtmikroskopischen Untersuchungen, ein morphologisches Substrat der Gestagenwirkung sicher zu erfassen. Seit Einführung der elektronenmikroskopischen Technik wurde deshalb immer wieder versucht, eine Bestätigung und Erweiterung dieser Befunde mit höherer Auflösung zu erzielen. Eine Fülle von Veröffentlichungen liegt bereits vor. Dadurch unterscheidet sich das Uterusepithel von den anderen bereits besprochenen Teilen des weiblichen Genitaltraktes, deren Feinstruktur bisher etwas vernachlässigt wurde. Das beruht nicht zuletzt auf der Möglichkeit, Gewebe routinemäßig und lebensfrisch entnehmen zu können. Zur Darstellung einer Gestagenwirkung müssen vorwiegend Befunde vom Menschen in der zweiten Cyclushälfte berücksichtigt werden [*28, 54—56, 65—68, 88—90, 102, 119, 120, 143, 197, 200, 202, 203, 217, 223, 224, 259, 277, 278, 283, 287, 288, 292, 299—303, 305*]. Elektronenmikroskopische Untersuchungen unter definierten Hormonbedingungen liegen nur von ANCLA u. Mitarb. [*2, 3*] vor. Ergebnisse, die an tierischem Material gewonnen wurden, beziehen sich vorwiegend auf Oestrogenwirkungen [*17, 95, 96, 100, 111, 142, 171, 172, 216, 218—222, 225—228*]. Um die Besonderheiten der Gestagenwirkung auf das Uterusepithel des Menschen einprägsamer herausarbeiten zu können, ist es notwendig, auch auf die morphologischen Veränderungen während des gesamten Cyclus einzugehen.

Das elektronenmikroskopische Bild des Uterusepithels entspricht in seinem polaren Aufbau anderen einschichtigen Epithelverbänden. Es sitzt einer etwa 300—400 Å breiten Basalmembran auf, die in einer Entfernung von 200 Å annähernd parallel zur basalen Membran verläuft. Beim Menschen haben nach Wegfall einer Hormonstimulation sowohl dieser Membranabschnitt als auch die lateralen Membranen einen relativ glatten Verlauf. Nur dicht unterhalb des Lumens und kurz vor der Basis finden sich kleine Verzahnungen mit der Nachbarzelle. An der apikalen Zellmembran ragen in unregelmäßigen Abständen einige kurze fingerförmige Fortsätze in das Lumen vor. Diese Mikrovilli können bis zu 1000 Å lang werden und haben einen Durchmesser von 300 Å. Neben den beschriebenen Verzahnungsstellen vermitteln noch andere Membranabschnitte die Adhäsion der Zellen untereinander. Diese Kontaktstellen sind in typischer Weise auf der lateralen Zellmembran lokalisiert. Im apikalen Bereich, wo sich die Membranen zweier benachbarter Zellen zuerst treffen, ist eine sog. Zonula occludens ausgebildet. Der Intercellularraum geht hier durch das Verschmelzen der äußeren Lamellen der Membranen verloren. Lichtmikroskopisch ist sie als „Schlußleistennetz" darzustellen. In einem Abstand von 2000 Å unterhalb der Zonulae occludentes liegen Haftpunkte, sog. Desmosomen. Die Form der Zellen ist kubisch bis flach. Der runde bis ovale Kern zeigt periphere Verdichtungen des Karyoplasmas, das sog. „Randchromatin" und einen kleinen Nucleolus. Basal im Kern liegen kleine Mitochondrien vom Cristatyp. Sowohl basal als auch apikal kommen einige Hohlräume des endoplasmatischen Reticulums mit oder ohne Ribosomenbesatz vor. Supranucleär ist der Golgi-Apparat mit einigen flachen Säcken, Vesikeln und Granula lokalisiert. Der Zellapex enthält eine geringe Zahl kleiner Vesikel und Vacuolen (500—3000 Å) und einzelne Granula mit elektronendichtem Inhalt von entsprechender Größe. Typische homogen-elektronendichte Fetteinschlüsse kommen häufig vor. Auch lysosomenähnliche Strukturen oder Residualkörper sind anzutreffen.

Während der ersten Cyclusphase sowie nach Zufuhr von Oestrogenen wird beim Menschen die Zellkontur deutlich unregelmäßiger. Basal verläuft die Zellmembran jetzt wellenförmig, und es können sogar einzelne plumpe Fortsätze in das darunterliegende Bindegewebe hineinragen. Die Basalmembran folgt dabei diesen Formänderungen. An den apikalen und basalen Abschnitten der lateralen Zellmembranen prägen sich die Verzahnungen deutlicher aus. Neben der apikalen Zonula occludens und dem darunterliegenden Desmosomenring bildet sich auch

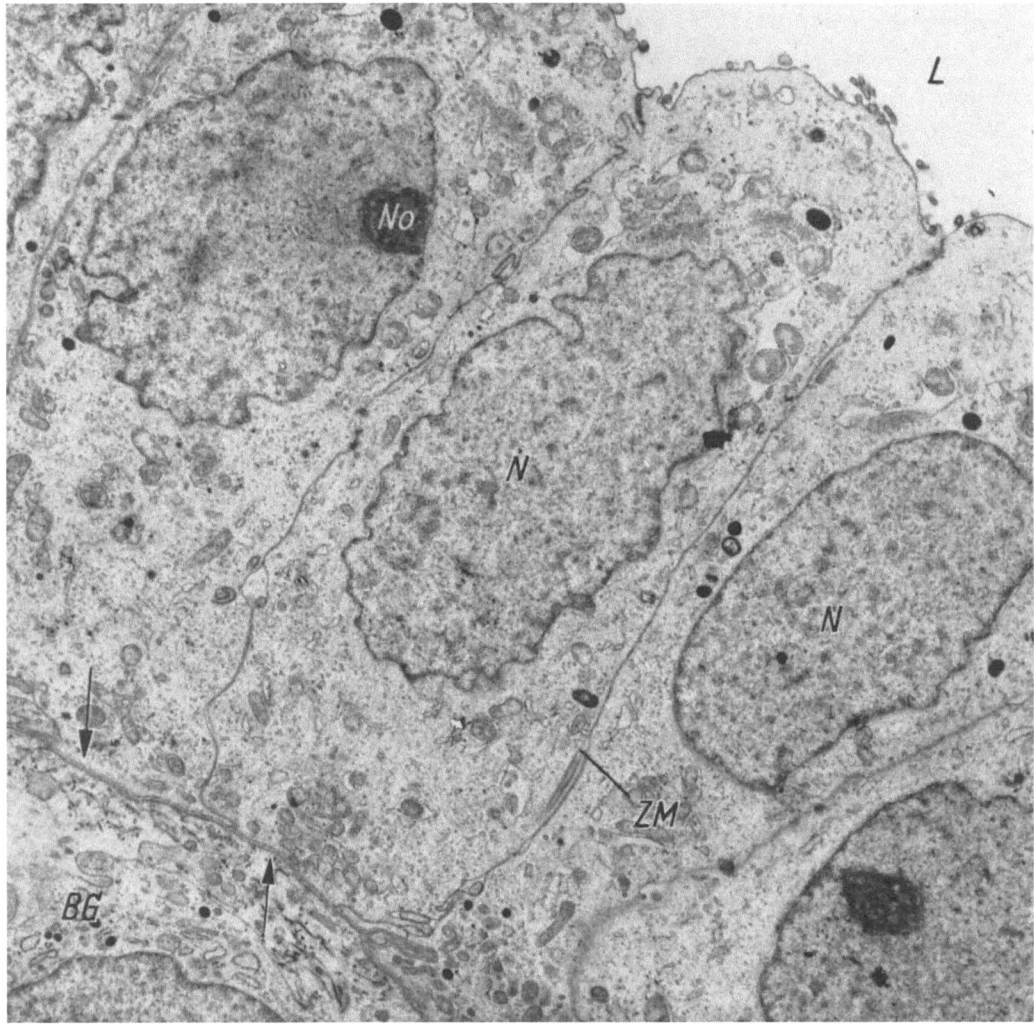

Abb. 17. Uterusepithel einer ovarektomierten Ratte. Basale (↓) und laterale Zellbegrenzung (*ZM*) relativ glatt. Zum Lumen (*L*) hin nur wenige Mikrovilli. Wenige Zellorganelleni m Cytoplasma. *N* Nucleus, *No* Nucleolus. Vergr. 1:7000

noch weiter basalwärts unregelmäßig verteilt eine wachselnde Zahl von Desmosomen aus. Der Zellapex wölbt sich jetzt häufig in das Lumen hinein vor. Von hier aus entspringen zahlreiche Mikrovilli. Ihre Zahl, Dichte der Packung und Länge haben gegenüber den nicht stimulierten Kontrollen deutlich zugenommen. Gleichzeitig lockert sich der Kern auf, d.h., die Kernstrukturen sind gleichmäßig im Karyoplasma verteilt. Die Nucleoli nehmen an Größe zu. Dabei gliedern sie sich deutlich in Nucleonemata und Vacuolen. Im basalen Teil der Zellen vermehrt sich das rauhe endoplasmatische Reticulum, ebenso die freien Ribosomen. Der supranucleäre Golgi-Apparat dehnt sich aus, wobei Vacuolen und Granula in seiner Umgebung an Zahl und Größe zunehmen. Granula wandern von hier aus in den Zellapex und häufen sich dort an. Daneben kommen noch größere membranbegrenzte Einschlüsse vor, die ein Material von wechselnder Elektronendichte

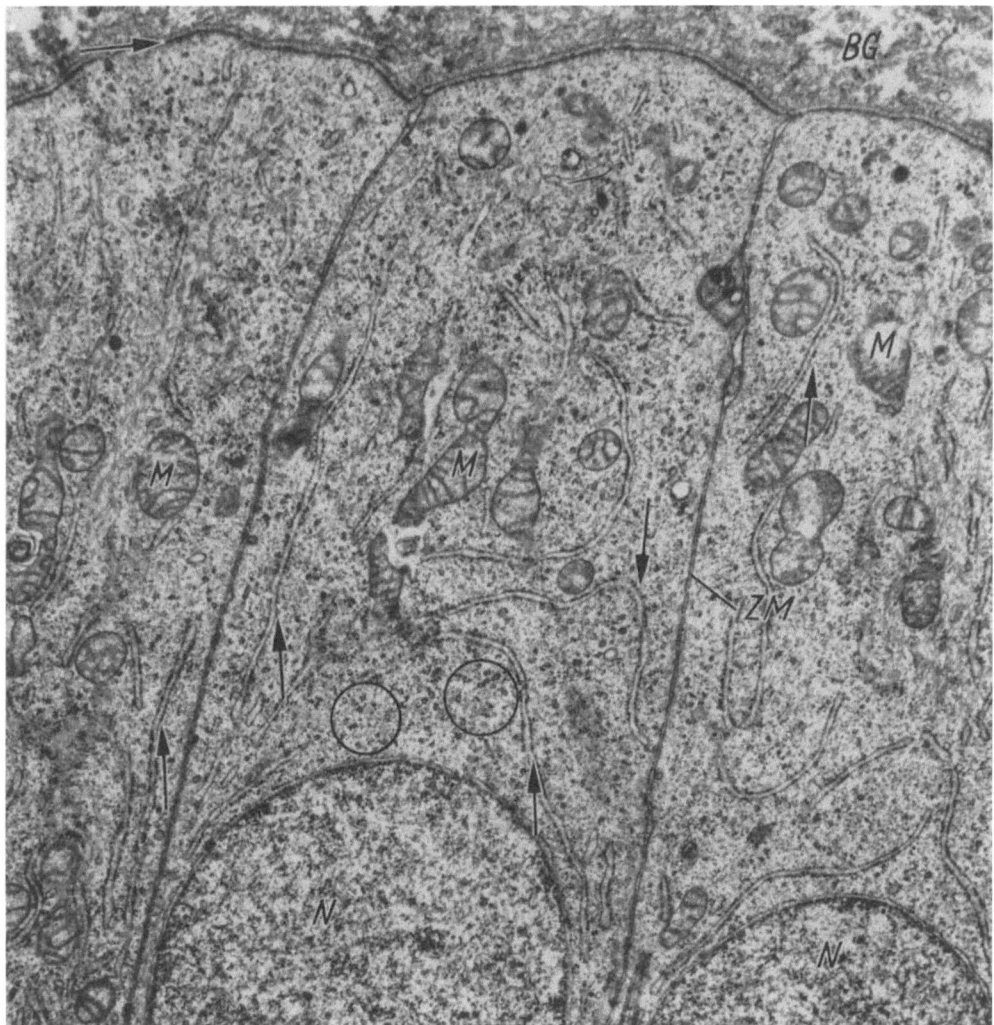

Abb. 18. Die basalen Teile von Uterusepithelien einer Patientin am 10. Tag des Cyclus. Zahlreiche kleine und mittelgroße Mitochondrien (M). Dazwischen langgestreckte enge Hohlräume des rauhen endoplasmatischen Reticulums (↓) und eine Fülle gruppiert liegender freier Ribosomen (○). Bei (↓) die Basalmembran, BG subepitheliales Bindegewebe, ZM laterale Zellmembran, N Nucleus. Vergr. 1:14000

enthalten. Es ist nicht sicher zu entscheiden, ob sie aus den Golgi-Granula entstehen oder lysosomenähnliche Strukturen darstellen. Im Zellapex lassen sich jetzt neben zahlreichen vesiculären Strukturen noch Hohlräume des rauhen endoplasmatischen Reticulums und freie Ribosomen nachweisen. Die vorwiegend basal und in Kernnähe liegenden Mitochondrien haben sich besonders in Längsrichtung ausgedehnt. Gleichzeitig kommt es in vielen Zellen zu einer Mitochondrienvermehrung.

Zusammenfassend kann festgestellt werden, daß unter Oestrogeneinfluß die Oberfläche der Zellen vergrößert wird und die Adhäsion der Zellen untereinander durch Ausbildung von Verzahnungen und Desmosomen zunimmt. Intracellulär läßt sich eine Vermehrung der Mitochondrien, der Membransysteme des rauhen endoplasmatischen Reticulums und der freien Ribosomen sowie eine Vergrößerung

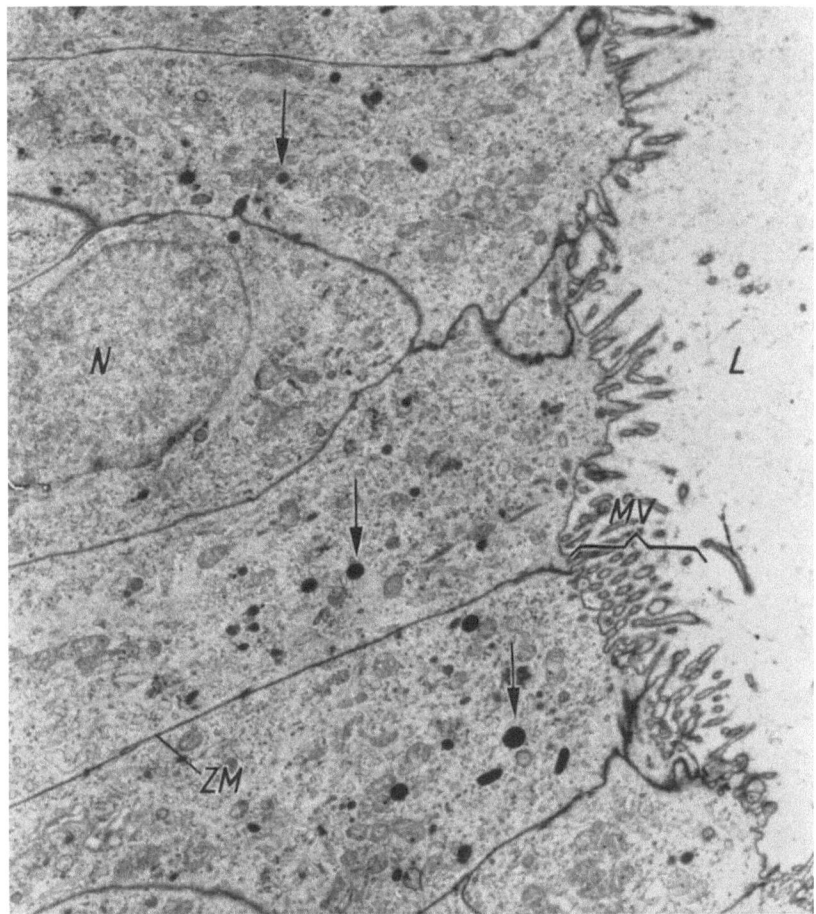

Abb. 19. Die apikalen Teile von Uterusepithelien einer Patientin am 10. Tag des Cyclus. Zum Lumen (*L*) hin zahlreiche Mikrovilli (*MV*). Im apikalen Cytoplasmabereich reichlich elektronendichte Granula (↓) und kleine Mitochondrien. *N* Nucleus, *ZM* laterale Zellmembran. Vergr. 1:8000

des Nucleolus nachweisen. Diese Veränderungen sind der morphologische Ausdruck der biochemisch faßbaren Stimulierung der RNS-Synthese, die zu einer vermehrten Bildung von Enzym- und Struktureiweiß mit ihren vielfältigen Folgen führt. Die gleichzeitige Erhöhung der Phospholipidsynthese stellt die Voraussetzung für die Membranvermehrung dar, die möglicherweise auch zu einer qualitativen Membranveränderung mit einem anderen Permeabilitätsverhalten führt. Die Beeinflussung der Strukturen, die für die RNS-geprägte Proteinsynthese im Cytoplasma verantwortlich zu machen sind, spricht ebenfalls für einen Angriffspunkt der Oestrogene am Anfang dieses Systems, also an der DNS des Kernes.

In der Mitte des Cyclus verändert sich dann das elektronenmikroskopische Bild des Uterusepithels vom Menschen deutlich. Leider liegen in diesem so wichtigen Zeitraum noch zu wenig Befunde vor, denen eine genauere Bestimmung des Ovulationstermines oder sogar eine Hormonanalyse zugrunde liegt.

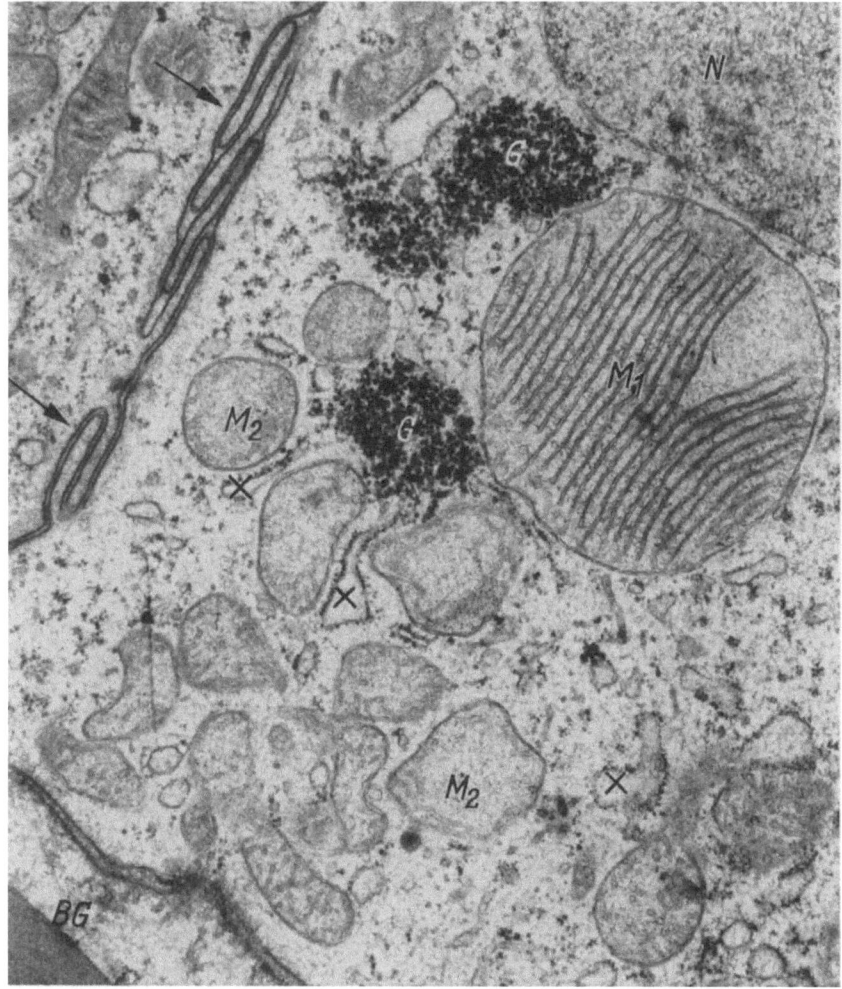

Abb. 20. Basaler Teil einer menschlichen Uterusepithelzelle am 15. Tag des Cyclus. Zahlreiche mittelgroße Mitochondrien (M_2), ein Riesenmitochondrium (M_1) mit dichtgepackten Cristae. Wenige Hohlräume des rauhen endoplasmatischen Reticulums (×), nur noch einzelne freie Ribosomen. Glykogeneinlagerungen (G). Seitliche Zellmembranen stark verzahnt (↓). BG subepitheliales Bindegewebe, N Nucleus. Vergr. 1:28000

Es ist deshalb noch nicht möglich, die morphologischen Veränderungen mit den Hormonverschiebungen während dieses Zeitraumes mit der erforderlichen Genauigkeit zu korrelieren. Diese Einschränkung gilt besonders für die Glykogensynthese. Im Elektronenmikroskop gelingt es, einzelne Glykogen-Makromoleküle, wahrscheinlich durch die Einlagerung von Bleisalzen in ihre Proteinhülle, deutlich darzustellen. Die elektronenmikroskopische Untersuchung kann also das erste Auftreten von Glykogengranula viel genauer als bisher erfassen und damit auf der Grundlage von parallellaufenden Hormonanalysen die Frage klären, ob noch

Oestrogene, schon Progesteron oder ein bestimmtes Mischungsverhältnis beider Hormone die Glykogensynthese stimuliert. Übereinstimmend berichten die bisherigen Untersucher, daß diese ersten vereinzelten Glykogengranula bereits kurz vor dem Follikelsprung im basalen Teil der Zellen nachgewiesen werden können. Diese kleinen Glykogennester nehmen immer mehr an Größe zu und füllen in einigen Zellen wenige Tage nach dem Follikelsprung bereits beträchtliche Teile

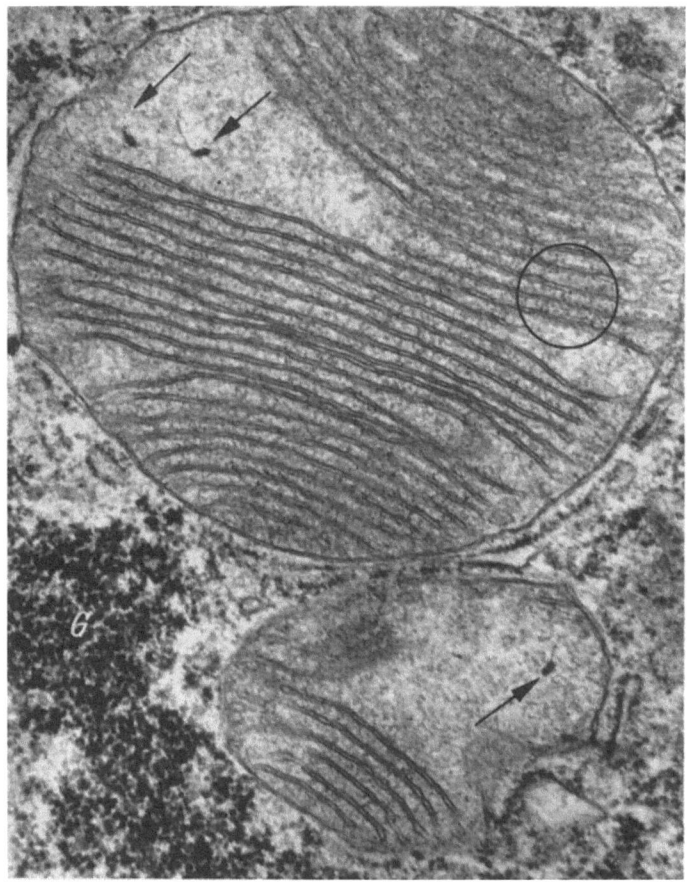

Abb. 21. Mittelgroßes und Riesen-Mitochondrium aus einer menschlichen Uterusepithelzelle am 16. Tag des Cyclus. Im intercristären Raum elektronendichte Filamente (↓), sog. DNS-Filamente, und zahlreiche kleine Granula (○), teilweise den Cristae anliegend. G Glykogeneinlagerungen. Vergr. 1:36000

des basalen Cytoplasmabereiches aus. In der folgenden Zeit wird in zunehmendem Maße eine Verschiebung des Glykogens nach apikal deutlich, das dann bald sogar in den Spitzen der Mikrovilli am Lumen zu finden ist. Mit dieser Glykogenvermehrung geht ein Verschwinden des rauhen endoplasmatischen Reticulums zuerst basal und dann auch apikal an diesen Stellen einher. In der Nähe der Mitochondrien bleiben die endoplasmatischen Membransysteme jedoch erhalten und umscheiden diese Partikeln teilweise sogar kontinuierlich. Das glatte endoplasmatische Reticulum tritt während der Glykogensynthese nach eigenen Untersuchungen nicht auffällig in Erscheinung. Dieser Befund steht im Gegensatz zu den Ergebnissen anderer Autoren, die in Analogie zu den morphologischen Vorgängen in Leber und Muskel einen Zusammenhang zwischen glattem endoplasmatischem

Reticulum und Glykogenaufbau annehmen [288]. Die Zahl der freien Ribosomen vermindert sich ebenfalls in der zweiten Cyclushälfte signifikant.

Die Mitochondrien zeigen ebenfalls typische Strukturveränderungen, die zuerst zum Zeitpunkt des Follikelsprunges deutlich werden. Die zahlreichen längsovalen oder sogar langgestreckten Mitochondrien werden breiter und runden sich

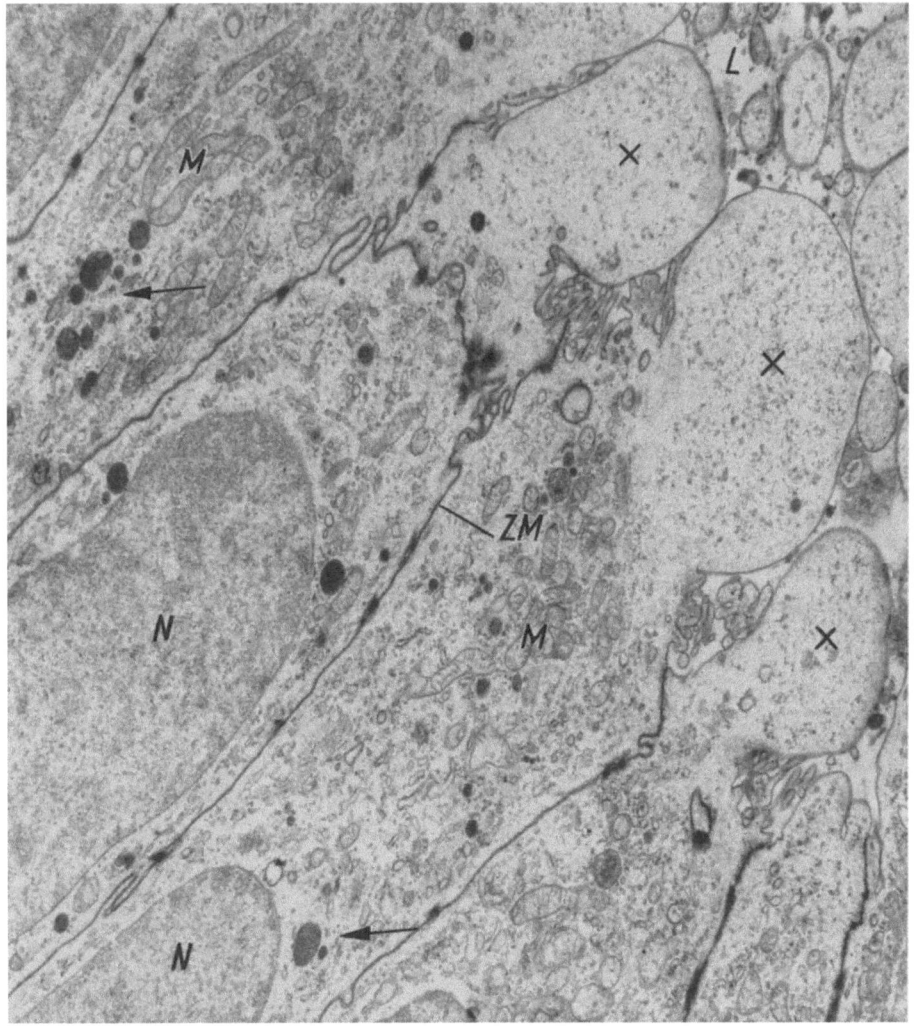

Abb. 22. Die apikalen Teile von Uterusepithelzellen einer Patientin am 15. Tag des Cyclus. Deutliche blasige Vorwölbungen (×) in das Lumen (L) mit einzelnen Glykogengranula = apokrine Sekretion. Im übrigen Cytoplasma zahlreiche Zellorganellen, besonders Mitochondrien (M) und dunkle Einschlüsse (↓). ZM laterale Zellmembran, N Nucleus. Vergr. 1:14000

ab. Dadurch entstehen sehr große Partikeln, in vielen Zellen sogar einzelne Riesenmitochondrien von 7 μ Durchmesser [120, 197]. Es handelt sich bei diesen Vorgängen aber nicht um Schwellungserscheinungen, da die Länge und die Zahl der Cristae mit der Vergrößerung ebenfalls zunehmen. Die Elektronendichte der intercristären Matrix nimmt bei diesen Wachstumsvorgängen dagegen ab, so daß kleine Granula (100 Å) in der Nähe der Cristae deutlich hervortreten. Die Funktion dieser Partikeln ist noch nicht sicher bekannt. Es könnte sich sowohl um sog. Elementarpartikel, die Enzyme der oxydativen Phosphorylierung enthalten, als auch um ribosomenähnliche Strukturen handeln. Ihre Menge hält mit dem Cristawachstum Schritt oder vergrößert sich sogar. Zwischen den Cristae lassen sich außerdem noch in den vergrößerten Mitochondrien der Uterusepithelzellen der zweiten Cyclushälfte kurze Filamente von 250 Å Dicke nachweisen, die den DNS-Fäden in den Mitochondrien anderer Zellarten völlig entsprechen [120].

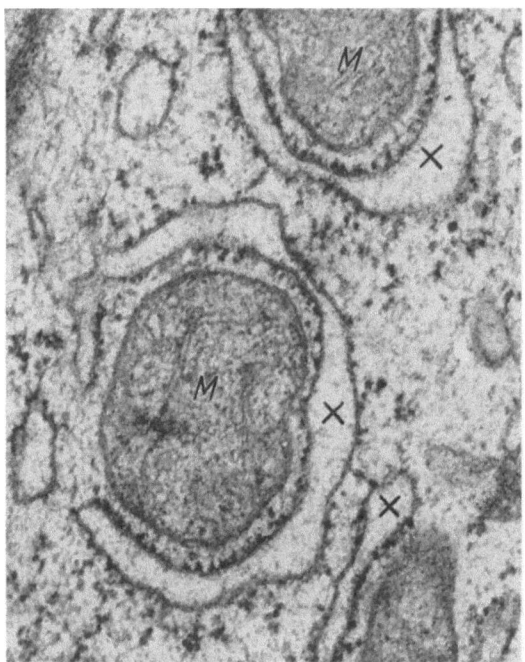

Abb. 23. Umscheidung einzelner Mitochondrien (M) durch Hohlräume des rauhen endoplasmatischen Reticulums (×). Menschliches Uterusepithel am 15. Tag des Cyclus. Vergr. 1:63 000

Während diese Strukturen aber hier nur in Einzahl vorkommen, konnten in den Riesenmitochondrien des Uterusepithels bis zu 8 in einer Schnittebene dargestellt werden. Es handelt sich also um ein Mitochondrienwachstum, das alle Bestandteile der Mitochondrien betrifft.

Typisch für die Sekretionsphase ist außerdem das Auftreten eigenartiger Kerneinschlüsse (Clyman-Bodies; [65—68, 88, 287]). Sie bestehen aus 500 Å weiten Tubuli, die von einer 75 Å dicken Membran begrenzt sind. Eine zweischichtige Lage dieser Tubuli bildet ein kugelförmiges Gebilde mit einem zentralen Hohlraum. Ein- oder dreischichtige Begrenzungen sind selten. Das Zentrum kann leer sein, dem übrigen Karyoplasma entsprechen oder dichteres Material enthalten. Eine Öffnung des Tubuluslumens nach außen oder in die perinucleäre Zisterne konnte noch nicht mit Sicherheit nachgewiesen werden. Eigene Untersuchungen an Serienschnitten verliefen bis jetzt ebenfalls negativ. Diese Kernkörper kommen isoliert oder aber einem Nucleolus angelagert vor. In dem Epithel einer typischen Sekretionsphase sind sie in vielen Kernen nachzuweisen. Durch die geringe Schnittdicke kann jedoch nicht mit Sicherheit ausgesagt werden, ob sie in jedem

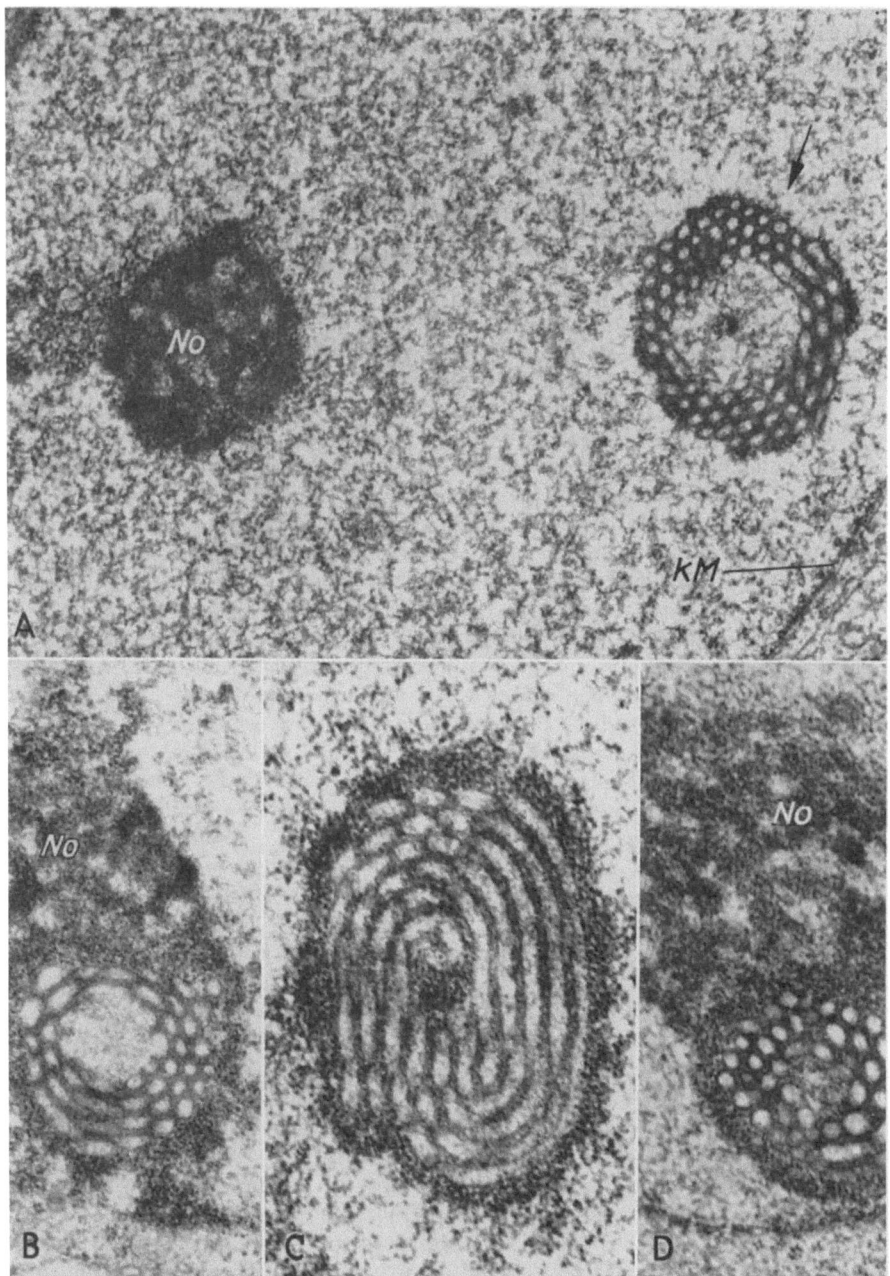

Abb. 24 A—D. Tubuläre Einschlüsse (Clyman-bodies) in Kernen des menschlichen Uterusepithels der Sekretionsphase. A Einschluß (↓) in einiger Entfernung vom Nucleolus (*No*). *KM* Kernmembran. Vergr. 1:30 000. B Einschluß dem Nucleolus dicht angelagert. Vergr. 1:32 000. C Ovaler Kerneinschluß. Tubuli streckenweise im Längsschnitt. Vergr. 1:44 000. D Einschluß am Nucleolus (*No*). Vergr. 1:35 000

Kern vorkommen. ANCLA u. Mitarb. [2, 3] konnten solche Einschlußkörper bei nichtmenstruierenden Frauen (sterilités essentielles) nach Gaben von Norethisteron beobachten (5—8 Tage lang je 10 mg). Andere Untersuchungen unter definierten Bedingungen liegen leider nicht vor. Auch der genaue Zeitpunkt des Auftretens und der genaue Entstehungsvorgang sind noch nicht sicher bekannt. ANCLA et al. [2, 3] deuten eine Genese aus membranhaltigen Cytoplasmaeinstülpungen an. Auch wir konnten häufig eine enge Beziehung zwischen solchen Einstülpungen, die zu Beginn der Sekretionsphase häufig vorkommen, und den tubulären Körpern darstellen. Eine Auflösung der Kernmembran ließ sich jedoch nicht beobachten. Zweifellos ist aber auch der Kern zur Membranbildung fähig. Der Nachweis der Clyman-Bodies in den Kernen des Uterusepithels von Tieren ist bis jetzt noch nicht gelungen.

Charakteristisch für die zweite Cyclushälfte sind auch Veränderungen am apikalen Teil der Uterusepithelzellen. Hier sind schon während der ersten Cyclushälfte elektronendichte Granula eingelagert worden, die als Sekretgranula anzusprechen sind. Ab Cyclusmitte wandern dann zunehmend Glykogenmassen in diese Bereiche ein, wobei sich der Zellapex aufbläht und zum Lumen hin vorwölbt. Dabei verringert sich die Zahl und auch die Länge der Mikrovilli. Sowohl diese Mikrovilli als auch die aufgeblähten Zellapices schnüren sich vom übrigen Cytoplasma ab und liegen dann als membranbegrenzte glykogenhaltige Cytoplasmakugeln frei im Lumen. Dieser Vorgang beginnt mit einer Verengung an der späteren Trennungsstelle. Hier reichern sich kleine Vesikel an, die schließlich zusammenfließen und eine Abschnürung erlauben, ohne die Kontinuität der Zellmembran zu unterbrechen. Dieses Bild ist das elektronenmikroskopische Substrat der apokrinen Sekretion. Daneben läuft jedoch auch noch eine merokrine Sekretion ab: Die vom rauhen endoplasmatischen Reticulum gebildeten, im Golgi-Apparat konzentrierten und im apikalen Cytoplasma abgelagerten Sekretgranula werden nach außen abgestoßen. Dieser Vorgang spielt sich offenbar in den ersten Tagen der zweiten Cyclushälfte ab, denn die Zahl der Sekretgranula nimmt nach dem Ovulationstermin schnell ab. Obwohl die Zahl und Länge der apikalen Mikrovilli durch die Aufblähung und Abschnürung deutlich abgenommen haben, ist der Verlauf der seitlichen Zellmembranen in der zweiten Cyclushälfte noch unregelmäßiger geworden. Lange und dünne Fortsätze verzahnen sich mäanderartig miteinander, so daß parallel verlaufende Membranpackungen entstehen. Für die zweite Cyclushälfte sind also folgende Strukturveränderungen charakteristisch: die Vermehrung des Glykogens und die Wanderung nach apikal, die Vergrößerung der Mitochondrien, das Auftreten mitochondrialer DNS-Filamente, die Bildung tubulärer Kerneinschlüsse, apokrine sowie merokrine Sekretionsvorgänge und die Zunahme der lateralen Zellverzahnung.

Eine zufriedenstellende Deutung dieser Befunde, besonders im Hinblick auf den Angriffspunkt der Gestagene, ist noch nicht gelungen. Auffällig ist auch hier wieder, ähnlich wie am Vaginal-, Tuben- und Cervixepithel, eine Steigerung der Sekretionsvorgänge, nachdem der Syntheseapparat der Zelle, z.B. das endoplasmatische Reticulum, unter Oestrogeneinfluß aufgebaut wurde. Das Auftreten der Clyman-Körper weist auf eine Beeinflussung des Kernes durch Progesteron hin und bestätigt somit indirekt die Vorstellung vom Angriffspunkt der Steroidhormone am genetischen Apparat. Interessant ist in diesem Zusammenhang das vermehrte Auftreten von DNS-Filamenten in den vergrößerten Mitochondrien der Sekretionsphase. Durch neuere Untersuchungen konnte bewiesen werden, daß in den Mitochondrien ein zur Proteinsynthese und Autoreduplikation fähiges DNS-RNS-System vorhanden ist (Lit. s. [197]). Neben einer Beeinflussung der DNS des Kernes durch Steroidhormone könnte also auch die cytoplasmatische DNS ein Angriffspunkt darstellen. Über die Wirkung dieses Angriffspunktes auf die Funktion und Differenzierungsrichtung der Zellen ist jedoch morphologisch noch nichts bekannt.

III. Morphologische Veränderung nach Wegfall der Hormonstimulierung

Im Rahmen einer Besprechung der elektronenmikroskopisch faßbaren Zellveränderungen, die auf Hormonwirkungen beruhen, erscheint es angebracht, auf morphologische Vorgänge einzugehen, welche nach Wegfall der Hormonstimulierung in den Erfolgsorganen auftreten. Mehrschichtige Epithelverbände haben in diesem Falle die Möglichkeit, durch Abschilferungen die ausdifferenzierten Schleimzellen oder Hornlamellen an der Oberfläche abzustoßen. In einschichtigen Epithellagen oder in Bindegewebszellen, die nicht abgestoßen oder weggeräumt werden können, müssen andere Anpassungsmöglichkeiten vorhanden sein. Durch die Erarbeitung des Lysosomenkonzeptes (Lit. s. [93, 231]) sind diese Vorgänge verständlicher und auch morphologisch darstellbar geworden. Fast alle Zellen sind in der Lage, hydrolytische Enzyme zu synthetisieren, die Proteine, Nucleinsäuren sowie Mucopolysaccharide abbauen können. Diese Enzyme werden wie andere Proteine am Ribosomenapparat gebildet und in die Hohlräume des Golgi-Komplexes eingebracht. Von hier aus erfolgt dann die Abgabe in Form kleiner Bläschen, die von einer Membran begrenzt sind und häufig einen elektronendichten Inhalt haben. Sie werden als primäre Lysosomen bezeichnet und stellen die Transportform der hydrolytischen Enzyme dar. Sie dienen einmal dazu, phagocytiertes Material abzubauen: Sie verschmelzen mit den Phagocytosevacuolen und bilden sekundäre Lysosomen (Enzyme + Substrat), sog. Phagolysosomen. Andererseits wird aber auch die spaltende Kraft dieser lysosomalen Enzyme dazu benutzt, zelleigene Strukturen einzuschmelzen. Einzelne Zellbestandteile oder Cytoplasmabezirke werden zu diesem Zweck durch eine Membran vom übrigen Cytoplasma abgetrennt. In die so entstehende Vacuole schütten die primären Lysosomen ihren Inhalt aus. Es entsteht eine andere Form sekundärer Lysosomen, die Cytolysosomen. Bei den nun folgenden Abbauvorgängen werden einige Substanzen nicht angegriffen. Möglicherweise handelt es sich um Lipide, da der Nachweis von Lipasen oder ähnlichen Enzymen in Lysosomen nur selten gelingt. Dadurch können sog. Restkörper noch längere Zeit in den Zellen liegenbleiben. In allen hormonabhängigen, einschichtigen Epithelverbänden werden bei entsprechender Hormonstimulation zahlreiche Zellorganellen, ein morphologisches Zeichen ihrer funktionellen Aktivität, neu gebildet. Nach Wegfall der Hormonstimulation sind diese Zellorganellen wieder überflüssig. Zur Aufrechterhaltung der kontinuierlichen Epitheldeckung ist aber eine Abstoßung der Zellen nicht möglich. Jede Zelle baut deshalb diese unbrauchbaren Strukturen in Cytolysosomen ab und paßt sich so den neuen Bedingungen an. BRANDES [30—33] hat diese Vorgänge an der Prostata von Mensch und Tier im einzelnen dargestellt. Ähnliche Befunde konnten während der Involution an der Prothoraxdrüse von Drosophila, die für eine beschränkte Zeit das Steroidhormon Ecdyson bildet, erhoben werden [234, 261]. In den einschichtigen Epithelverbänden des weiblichen Genitalapparates sind in dieser Richtung leider noch keine Untersuchungen angestellt worden, obwohl das Verhalten der hydrolytischen Enzyme entsprechende Veränderungen an diesen Stellen vermuten läßt. Von diesen Enzymen kommt die saure Phosphatase in allen bisher untersuchten Lysosomenfraktionen vor und kann deshalb als Leitenzym für das lysosomale Fermentspektrum benutzt werden. Offenbar spielen die lysosomalen Enzyme noch eine Rolle bei Sekretionsprozessen. Nach Synthese und Stapelung der Sekretionsprodukte ist eine weitere Vorbereitung zur endgültigen Ausstoßung notwendig, an der ebenfalls lysosomalen Enzyme beteiligt sind, vielleicht im Sinne einer Depolymerisierung oder Lösung von Matrixbindungen. Diese Vorgänge wären

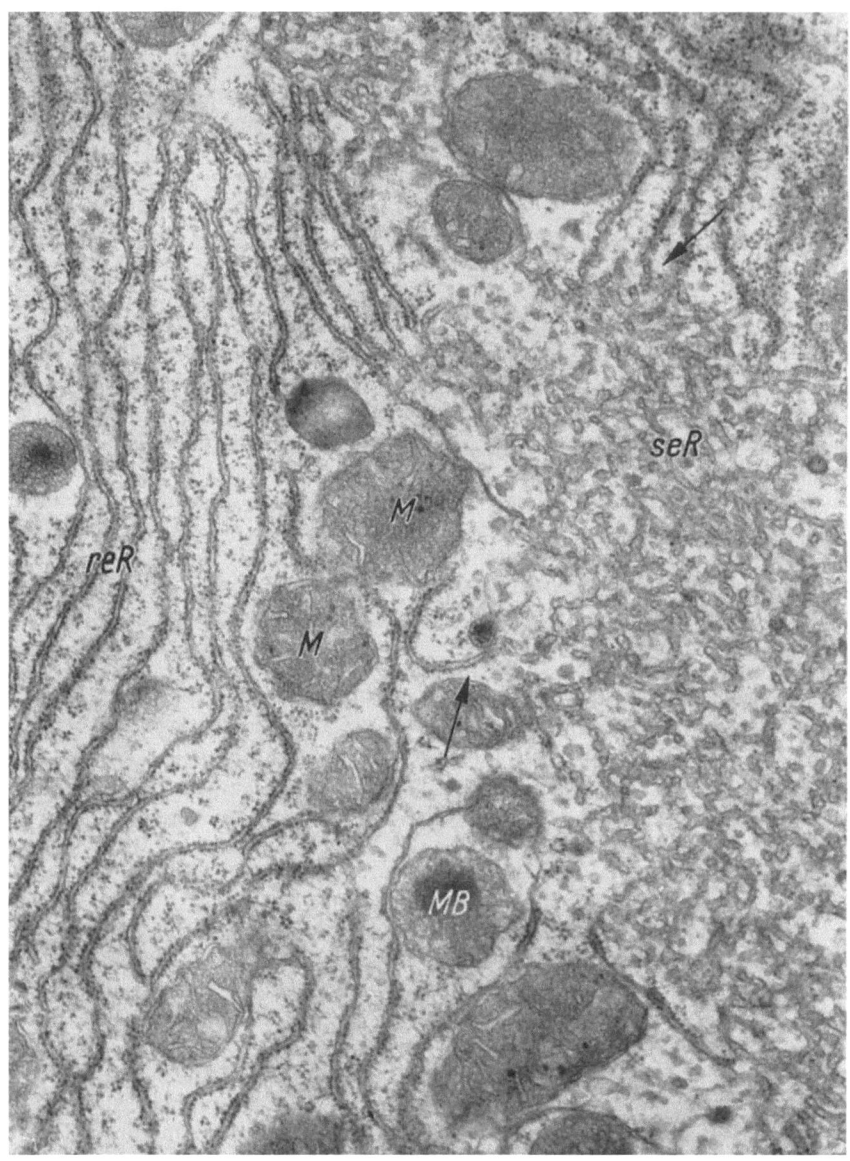

Abb. 25. Teil einer Rattenleberzelle nach mehreren Barbituratgaben (s. [244]). Deutliche Vermehrung des glatten endoplasmatischen Reticulums (seR). Rauhes eR (reR) unverändert. Bei (↓) Übergang der Hohlräume der rauhen in die glatten eR. M Mitochondrien, MB Microbodies. Vergr. 1:30000

besonders für die einschichtigen und schleimsezernierenden Epithelverbände im weiblichen Genitaltrakt von Bedeutung.

IV. Abbau der Gestagene

Elektronenmikroskopische Arbeiten über den Abbau von Arzneimitteln in der Leber haben auch unsere Vorstellungen über Lokalisation der beim Steroidabbau beteiligten Enzyme in der Zelle erweitert [42, 69, 108, 233, 244]. Es konnte gezeigt werden, daß eine vermehrte Bildung von Arzneimittel abbauenden Enzymen durch Gaben verschiedener Substanzen, z.B. Luminal, induziert wird. Im elektronenmikroskopischen Bild läßt sich dabei eine Vermehrung der Membranstrukturen des glatten endoplasmatischen Reticulums erfassen. Offenbar sind also diese Enzyme hier gebunden. Dafür spricht auch die Möglichkeit, in vitro den Abbau von Arzneimitteln in Mikrosomenfraktionen durchzuführen. Auch Steroide werden in der Mikrosomenfraktion der Leber in eine Form überführt, in der eine Ausscheidung möglich ist. Darüber hinaus ist dieser Abbau deutlich gesteigert, wenn die Tiere mit Barbituraten vorbehandelt sind [*42, 69, 165, 166, 189*]. Auch Progesteron wird unter diesen Bedingungen vermehrt umgewandelt [*166*]. Das glatte eR spielt also sowohl bei der Bildung als auch beim Abbau von Steroiden eine wichtige Rolle als Enzymträger, vielleicht auch als Transportweg.

Zusammenfassend kann gesagt werden, daß die elektronenmikroskopischen Untersuchungen unser Wissen über den Ort der Steroidsynthese, über die feinstrukturellen Veränderungen unter Hormoneinfluß und auch über die morphologischen Vorgänge beim Abbau der Steroide erweitert haben. Wir kennen jetzt das morphologische Substrat, an dem die Hormone angreifen. Die Darstellung von Zellorganellen ermöglicht eine Korrelation mit biochemischen Befunden, ihre genauere Lokalisation und eine bessere morphologische Kontrolle. Nicht zuletzt ergeben sich zahlreiche Hinweise auch für die zukünftigen biochemischen Arbeiten. Eine Fülle von Problemen auf diesem Gebiet müssen noch elektronenmikroskopisch bearbeitet werden. So fehlen noch Untersuchungen unter definierten Hormonbedingungen und über die extragenitale Wirkung der Progesterone. Die Morphologie des anabolen Effektes, des ZNS und des Gefäßsystems erscheinen in diesem Zusammenhang besonders interessant. Für die weitere Beschäftigung mit diesen Problemen sollte diese Zusammenstellung Hilfe und Anreiz sein. Ihr vorläufiger und sehr lückenhafter Charakter wird hoffentlich bald durch umfassendere Übersichten ergänzt werden können.

Literatur

[1] ALBERTINI, A. v., E. GLATTHAAR u. A. VOGEL: Elektronenmikroskopische Untersuchungen am atypischen Portioepithel. Oncologia (Basel) 8, 185 (1955).
[2] ANCLA, M., J. DE BRUX, J. BELAISCH et R. MUSSET: Influence de l'equilibre oestrogène-progesterone sur les ultrastructures de l'endomètre humain. I. Morphologie et evolution de corpuscules intranucleaires présents dans les cellules glandulaires de l'endomètre sous l'effect de la norethistérone et dans les sterilités essentielles. Gynéc. et Obstét. **63**, 239 (1964).
[3] — — — Influence de l'equilibre oestrogène-progesterone sur les ultrastructures de l'endomètre humain. II. Lamelles anellées intracytoplasmiques dans les cellules glandulaires au cours des états hyperoestrogéniques. Gynéc. et Obstr. **63**, 365 (1964).
[4] AXELROD, L. R., and L. L. MILLER: The biooxidation of steroids at carbon 21 by isolated perfused rat liver. Arch. Biochem. **49**, 248 (1954).
[5] ASHWORTH, C. T., F. J. LUIBEL, and R. SANDERS: Epithelium of normal cervix uteri studied with electron microscopy and histochemistry. Amer. J. Obstet. Gynec. **79**, 1149 (1960).
[6] — G. L. ROSE, and H. H. MOLLENHAUER: Study of functional activity of adrenocortical cells with electron microscope. Amer. J. Path. **35**, 425 (1959).
[7] BAHR, G. F., u. G. MOBERGER: Beitrag zur Kenntnis der Feinstruktur des Vaginalepithels des Menschen. Z. Geburtsh. Gynäk. **146**, 33 (1956).
[8] BARR, L. M.: Transmembrane resistence of smooth muscle cells. Amer. J. Physiol. **200**, 1251 (1961).
[9] BEERMANN, W.: Cytologische Aspekte der Informationsübertragung von Chromosomen in das Cytoplasma. In: Induktion und Morphogenese. 13. Coll. Physiol.-Chemie. Berlin-Göttingen-Heidelberg: Springer 1963, S. 64.
[10] BELT, W. D., and G. D. PEASE: Mitochondrial structure in sites of steroid secretion. J. biophys. biochem. Cytol. **2** (Suppl.), 369 (1956).

[11] BENNETT, H. S., J. H. LUFT, and J. C. HAMPTON: Morphological classification of vertebrate blood capillaries. Amer. J. Physiol. **196**, 381 (1959).
[12] BERGER, J., J. A. NEITITSCH u. E. MUMPRECHT: Elektronenmikroskopische Untersuchungen von Plattenepithelveränderungen der Portio vaginalis uteri. Z. Geburtsh. Frauenheilk. **18**, 510 (1958).
[13] — Die Feinstruktur der elektronenmikroskopisch darstellbaren Basalmembran des normalen mehrschichtigen Plattenepithels der Portio vaginalis uteri und deren angrenzenden Gebiete. Gynaecologia (Basel) **152**, 208 (1961).
[14] — Die Durchbrechung der elektronenmikroskopisch darstellbaren Basalmembran der Portio uteri durch Einwanderung von Lymphocyten bzw. Infiltration von Carcinomzellen. Gynaecologia (Basel) **152**, 224 (1961).
[15] BERGMANN, R. A.: A structural basis for conduction in uterine smooth muscle. J. Cell Biol. **27**, 127 A (1965).
[16] — Intercellular bridges in smooth muscle. Bull. Johns Hopk. Hosp. **102**, 195 (1958).
[17] BERLINGIERI, D., M. THIERY et A. LAGASSE: Ultrastructure de l'épithélium endométrial de la rate. Bull. Soc. roy. belge Gynéc. Obstét. **32**, 83 (1962).
[18] BEYER, K. F., and L. T. SAMUELS: Distribution of steroid-3-β-aldehydrogenase in cellular structures of the adrenal gland. J. biol. Chem. **219**, 69 (1956).
[19] BIRBECK, M. C. S., and E. H. MERCER: Cytology of cells which synthesize protein. Nature (Lond.) **189**, 558 (1961).
[20] BJÖRKMAN, N., and B. FREDRICSSON: The ultrastructural organization and the alkaline phosphatase activity of the epithelial surface of the bovine fallopian tube. Z. Zellforsch. **51**, 589 (1960).
[21] — A study of the ultrastructure of the granulosa cells of the rat ovary. Acta anat. (Basel) **51**, 125 (1962).
[22] BLANCHETTE, E. J.: Observations on lipid inclusions in the primary stages of luteal cell development. In: Electron microscopy 1964. 3th European regional conf. of elektron microscopy. Publ. of the CSSR Acad. of Science **3**, 503 (1964).
[23] — Ovarian steroid cells. I. Differentiation of the lutein cell from the granulosa follicle cell during the preovulatory stage and under the influence of exogenous gonadotropins. J. Cell Biol. **31**, 501 (1966).
[24] — Ovarian steroid cells. II. The lutein cell. J. Cell Biol. **31**, 517 (1966).
[25] BO, W. J., S. SMITH, R. REITER, and D. J. PIZARELLO: The effect of ovarian hormones on the sulphomucopolysaccharides of the uterus. J. Histochem. Cytochem. **13**, 461 (1965).
[26] BORELL, U., O. NILSSON, J. WERSÄLL, and A. WESTMAN: Electron microscope studies of the epithelium of the rabbit fallopian tube and different hormonal influences. Acta obstet. gynec. scand. **35**, 35 (1956).
[27] — N. GUSTAFSSON, N. NILSSON, and A. WESTMAN: The structure of the epithelium lining the fallopian tube of the rat in oestrus. Acta obstet. gynec. scand. **38**, 203 (1954).
[28] — O. NILSSON, and A. WESTMAN: The cyclical changes occurring in the epithelium lining the endometrial glands. Acta gynaec. **38**, 365 (1959).
[29] BOZLER, E.: Conduction, automaticity and tonus of visceral muscle. Experientia (Basel) **4**, 213 (1948).
[30] BRANDES, D.: Lysosomes in prostatic epithelium of older and castrate rats. 5th Int. Congr. Electron Microscopy. vol. II, VV 14. New York and London: Academic Press 1962.
[31] — F. GYÖRKEY, and D. P. GROTH: Fine structure and histochemical study of the effect of castration on the rat prostatic complex. Lab. Invest. **11**, 339 (1962).
[32] — F. BERTINI, and E. SMITH: The role of lysosomes in cellular lytic processes. II. Holocrine secretion in sebaceous gland. J. exp. molec. Path. **4** 245 (1966).
[33] — D. P. GROTH, and F. GYÖRKEY: Occurence of lysosomes in the prostatic epithelium of castrate rats. Exp. Cell Res. **28** 61 (1962).
[34] BRÖKELMANN J.: Über die Stütz- und Zwischenzellen des Froschhodens während des spermatogenetischen Zyklus. Z. Zellforsch. **64** 429 (1964).
[35] BROWNIE, A. G. and J. K. GRANT: The in vitro enzymic hydroxylation of steroid hormones. I. Factors influencing the enzymic 11β-hydroxylation of 11 deoxycorticosterone. Biochem. J. **57**, 255 (1954).
[36] BUCHER, N.: Alterations of cholesterol biosynthesis in liver cell fractions from rats in various experimental conditions. In: Biosynthesis of terpenes and sterols. Ciba Symp. (G. E. WOLSTENHOLME and C. O'CONNOR, ed.), p. 46. Boston: Little, Brown & Co. 1959.
[37] —, and K. MCGARRAHAN: The biosynthesis of cholesterol from acetat-1C^{14} by cellular fractions of rat liver. J. biol. Chem. **222**, 1 (1956).

[38] BUDDECKE, E.: Bildungs- und Differenzierungsvorgänge am Binde- und Stützgewebe. In: Binde- und Stützgewebe (Hrsg. H. BARTELHEIMER u. N. DETTMER), S. 92. Darmstadt: Dr. Dietrich Steinkopff 1966.
[39] BULBRING, E., G. BURNSTOCK, and M. E. HOLMAN: Excitation and conduction in the smooth muscle of isolated taeniacoli of the guinea pig. J. Physiol. (Lond.) 142, 420 (1958).
[40] BURGOS, M. H., and G. B. WISLOCKI: The cyclical changes in the mucosa of the guinea-pig's uterus, cervix, and vagina and in the sexual skin, investigated by the electron microscope. Endocrinology 63, 106 (1958).
[41] — Histochemistry and electron microscopy of the three cell types in the adrenal gland of the frog. Anat. Rec. 133, 163 (1959).
[42] BURSTEIN, S., and E. L. KLAIBER: Phenobarbital induced increase in 6-β-hydroxycortisol excretion: Clue to its significance in human urine. J. clin. Endocr. 25, 293 (1965).
[43] BURNSTOCK, G., and G. L. PROSSER: Conduction in smooth muscle: Comparative electrical properties. Amer. J. Physiol. 199, 553 (1960).
[44] CAESAR, R., G. A. EDWARDS, and H. RUSKA: Architecture and nerve supply of mammalian smooth muscle tissue. J. biophys. biochem. Cytol. 3, 867 (1957).
[45] CARR, I., and J. CARR: Membranous whorls in the testicular interstitial cell. Anat. Rec. 144, 143 (1962).
[46] — The ultrastructure of the human adrenal cortex before and after stimulation with ACTH. J. Path. Bact. 81, 101 (1961).
[47] — The electron microscopy of the adrenal cortex. In: Human adrenal cortex (ed. A. R. CURRIE, T. SYMINGTON and J. K. GRANT), p. 21. Baltimore: Williams & Wilkins Co. 1962.
[48] CARSTEN, P. M.: Zur Morphologie des Cervixsekretes. Berl. Med. 14, 559 (1963).
[49] — Elektronenmikroskopische Probleme bei Strukturdeutungen von Einschlußkörpern im menschlichen Corpus luteum. Arch. Gynäk. 200, 552 (1965).
[50] — H.-J. MERKER u. TH. GÜNTHER: Über den Einfluß von Nebennierenrinden-Hormonen auf Fibrillen und Kittsubstanz der Haut. Z. Naturforsch. 16b, 679 (1961).
[51] — — Licht- und elektronenmikroskopische Untersuchungen über den Östrogeneinfluß auf die submukösen Capillaren der Rattenvagina. Arch. Gynäk. 200, 285 (1965).
[52] — Unveröffentlicht 1967.
[53] — H.-J. MERKER u. C. MOSLENER: Elektronenmikroskopische Untersuchungen am menschlichen Portioepithel. Arch. Gynäk. 197, 72 (1962).
[54] CARTIER, R., et R. MORICARD: Variations topographiques des ultrastructures de l'épithelium cylindrique du corps utérin humain en fonction du cycle ovarien. Gynéc. et Obstét. 58, 477 (1959).
[55] — — De l'activité sécrétoire de l'epithélium cylindrique utérine et d'un oedème du chorion cytogène précédant la nidation de l'oeuf. In: Les fonctions de nidation utérine et leurs troubles (ed. J. FERIN et M. GAUDEFROY), p. 215. Paris: Masson & Cie. 1960.
[56] — — Modifications des ultrastructures de la muqueuse utérine corporéale au cours du cycle ovarien. Bull. Soc. roy. belge Gynéc. Obstét. 30, 325 (1960).
[57] CEDERGREN, B., and I. HARARY: In vitro studies on single beating rat heart cells. J. Ultrastruct. Res. 11, 428 (1964).
[58] CERVOS-NAVARRO, J., E. TONUTTI u. J. M. BAYER: Elektronenmikroskopische Untersuchungen eines androgenbildenden Leydig-Zelltumors. Endocrinology 47, 23 (1964).
[59] CHAPMAN, G. B., E. C. MANN, R. WEGRYN, and C. HULL: The ultrastructure of human cervical epithelial cells during pregnancy. Amer. J. Obstet. Gynec. 88, 3 (1964).
[60] CHRISTENSEN, A. K., and G. B. CHAPMAN: Cup-shaped mitochondria in interstitial cells of the albino rat testis. Exp. Cell Res. 18, 576 (1959).
[61] — The fine structure of interstitial tissue of the rat testis at various ages and after experimental treatment. Anat. Rec. 133, 367 (1959).
[62] —, and D. W. FAWCETT: The normal fine structure of opossum testicular interstitial cells. J. biophys. biochem. Cytol. 9, 653 (1961).
[63] — The fine structure of testicular interstitial cells in guinea pigs. J. Cell Biol. 26, 911 (1965).
[64] —, and D. W. FAWCETT: The fine structure of testicular interstitial cells in mice. Amer. J. Anat. (in press).
[65] CLYMAN, M. J.: Electron microscopic studies of the human endometrium and cervix. Anat. Rec. 136 (A), 177 (1960).
[66] — A new structure observed in the nucleolus of the human endometrial epithelial cell. Amer. J. Obstet. Gynec. 86, 430 (1963).
[67] — Electron microscopic changes produced in the human endometrium by norethinedrone acetate with ethinyl estradiol. Fertil. and Steril. 14, 352 (1963).

[68] CLYMAN, M. J.: Electron microscopy of the human endometrium. In: Progress in gynecology (ed. by J. V. MEIGS and S. H. STURGIS), p. 36. New York: Grune & Stratton 1963.
[69] CONNEY, A. H., K. SCHNEIDMAN, M. JACOBSON, and R. KUNTZMAN: Drug induced changes in steroid metabolism. Ann. N.Y. Acad. sci. **123**, 98 (1965).
[70] COTTE, G.: Quelques problèmes posés par l'ultrastructure des lipides de la cortico surrénale. J. Ultrastruct. Res. **3**, 186 (1959).
[71] CRABO, B.: Fine structure of the interstitial cells of the rabbit testes. Z. Zellforsch. **61**, 587 (1963).
[72] CRAVIOTO, H., u. H. J. MERKER: Elektronenmikroskopische Untersuchungen an den Nerven der Vagina der Ratte. Berl. Med. **13**, 121 (1962).
[73] CSAPO, A.: Progesteron "block". Amer. J. Anat. **98**, 273 (1956).
[74] — Smooth muscle as a contractile unit. Physiol. Rev., Suppl. **5**, 7 (1962).
[75] — Function and regulation of the myometrium. Ann. N.Y. Acad. Sci. **75**, 790 (1959).
[76] CULLEN, B. M., and R. D. HARKNESS: The effect of hormones on the physical properties and collagen content of the rat uterine cervix. J. Physiol. (Lond.) **152**, 419 (1960).
[77] — — Effects of ovariectomy and of hormones on collagenous framework of the uterus. Amer. J. Physiol. **206**, 621 (1964).
[78] DAVENPORT, G. R., and L. E. MALETTE: Some biochemical properties of rabbit ovarian hydroxysteroid dehydrogenase. Endocrinology **78**, 672 (1966).
[79] DAVID, H.: Submikroskopische Ortho- und Pathomorphologie der Leber. Berlin: Akademie-Verlag 1964.
[80] DAVIS, J., and R. B. WOLF: Histology and fine structure of the adult human cervix. Clin. Obstet. Gynec. **6**, 265 (1963).
[81] DEANE, H. W., and B. L. RUBIN: Identification and control of cells that synthesize steroid hormones in the adrenal glands, gonads and placenta of various mammalian species. Proc. 4th Symp. Int. Endocrinology Conf. Paris. Arch. Anat. micr. Morph. exp. **54**, 49 (1965).
[82] —, and A. M. SELIGMAN: Evaluation of procedures for the cytological localization of ketosteroids. In: Vitamine and hormones (ed. by R. S. HARRIS, G. F. MARRION and K. V. THIMAN), p. 173. New York: Academic Press 1953.
[83] — M. F. HAY, R. M. MOOR, L. E. ROWSON. and R. V. SHORT: The corpus luteum of the sheep: Relationships between morphology and function during the oestrus cycle. Acta endocr. (Kbh.) **51**, 245 (1966).
[84] DEWEY, M. M., and L. BARR: Intercellular connections between smooth muscle cells: The nexus. Science **137**, 670 (1962).
[85] DOUGHERTY, C. M.: The epithelium — stroma junction in the uterine cervix. Amer. J. Obstet. Gynec. **81**, 911 (1961).
[86] —, and F. M. LOW: The fine structure of the basement membrane of the uterine cervical epithelia. Amer. J. Obstet. Gynec. **76**, 839 (1958).
[87] — Relationship of normal cells to tissue space in the uterine cervix. Amer. J. Obstet. Gynec. **84**, 648 (1962).
[88] DUBRAUSZKY, V., u. G. POHLMANN: Strukturveränderungen am Nucleolus von Corpusendometriumzellen während der Sekretionsphase. Naturwissenschaften **47**, 523 (1960).
[89] — — Veränderungen der submikroskopischen Struktur von Drüsenzellen der Corpus mucosa während des Zyklus. In: European Reg. Conf. on Electron Microscopy, Delft 1960, Proc. **2**, 862 (1961). Vereniging voor Elektronenmikroskopie, Delft.
[90] — — Die Ultrastruktur des Corpusendometriums während des Cyclus. Arch. Gynäk. **196**, 180 (1961).
[91] —, u. H. SCHMITT: Mikroskopische und elektronenmikroskopische Untersuchungen am Gitterfasersystem der Corpus mucosa während des Zyklus und der Gestation. Arch. Gynäk. **191**, 212 (1958).
[92] —, u. W. SCHMITT: Die Entstehung der Bindegewebsfibrillen im Corpusendometrium. Gynaecologia (Basel) **150**, 103 (1960).
[93] DUVE, G. DE, and R. WATTIAUX: Functions of lysosomes. Amer. Rev. Physiol. **28**, 435 (1966).
[94] ENDERS, A. C.: Observations on the fine structure of lutein cells. J. Cell Biol. **12**, 101 (1962).
[95] — Fine structural studies of implantation in the armadillo. In: Delayed implantation (ed. by C. A. ENDERS), p. 281. Chicago: Chicago University Press 1963.
[96] — R. K. ENDERS, and S. SCHLAFKE: An electron microscope study of the gland cells of the mink endometrium. J. Cell Biol. **18**, 405 (1963).
[97] —, and W. R. LYON: Observations on the fine structure of lutein cells. I. The effect of hypophysectomy and mammatrophic hormone in the rat. J. Cell Biol. **22**, 127 (1964).
[98] FAINSTAT, TH.: Extracellular studies of uterus. I. Disappearence of the discrete collagen bundles in endometrial stroma during various reproductive states in the rat. Amer. J. Anat. **112**, 337 (1963).

[99] FAINSTAT, TH.: Hormonal basis for collagen bundle generation in uterine stroma: Extracellular study of uterus. Endocrinology 71, 878 (1962).
[100] —, and G. B. CHAPMAN: Microvilli of endometrial epithelium in relation to ovoimplantation. Amer. J. Obstet. Gynec. 91, 852 (1965).
[101] FARQUHAR, M. G., and G. E. PALADE: Junctional complexes in various epithelia. J. Cell Biol. 17, 375 (1963).
[102] FASSKE, E., K. MORGENROTH, H. THEMANN u. A. VERHAGEN: Vergleichende elektronenmikroskpische Untersuchungen von Proliferationsphase, glandularcytischer Hyperplasie und Adenocarcinom der Schleimhaut des Corpus uteri. Arch. Gynäk. 200, 473 (1965).
[103] FAWCETT, D. W.: Morphological considerations of lipid trasnport in the liver. In: Proc. of int. Symp. on lipid transport, p. 1. Springfield (Ill.): Ch. C. Thomas 1964.
[104] —, and M. H. BURGOS: Studies on the fine structure of the mammalian testis. I. Human interstitial tissue. Amer. J. Anat. 107, 245 (1960).
[105] — — The fine structure of sertoli cells in the human testis. Anat. Rec. 124, 401 (1956).
[106] FLAKS, B., and P. BRESLOFF: Some observations on the fine structure of the lutein cells of x-irradiated rat ovary. J. Cell Biol. 30, 227 (1966).
[107] FLICKINGER, R. A.: Sequential gene action in protein synthesis and cellular differentiation. Int. Rev. Cytol. 13, 75 (1962).
[108] FOUTS, J. R., and L. A. ROGERS: Morphologic changes in the liver accompanying stimulation of microsomal drug metabolizing enzym activity by phenobarbital, chlordane, benzpyrene or methyl-cholantrene in rats. J. Pharmacol. exp. Ther. 147, 112 (1965).
[109] FREDERICSSON, B., and N. BJÖRKMAN: Studies on the ultrastructure of the human oviduct epithelum in different functional stages. Z. Zellforsch. 58, 387 (1962).
[110] FUJITA, H.: An electron microscopic study of the adrenal cortical tissue of the domestic fowl. Z. Zellforsch. 55, 80 (1961).
[111] FUXE, K., and O. NILSSON: The lipid granules of the uterine epithelium in the spayed mouse. J. Ultrastruct. Res. 8, 379 (1963).
[112] GANSLER, H.: Elektronenmikroskopische Untersuchungen am Uterusmuskel der Ratte unter Follikelhormonwirkung. Virchows Arch. path. Anat. 329, 235 (1956).
[113] — Struktur und Funktion der glatten Muskulatur. II. Licht- und elektronenmikroskopische Befunde an Hohlorganen von Ratte, Meerschweinchen und Mensch. Z. Zellforsch. 55, 724 (1961).
[114] GAYLOR, J. W., and S. TSAI: Testicular sterols. II. Conversion of lanosterol to cholesterol and steroid hormones by cell-free praeparations of rat testicular tissue. Biochim. biophys. Acta (Amst.) 84, 739 (1964).
[115] GIACOMELLI, F., J. WIENER, and D. SPIRO: Cytological alterations related to stimulation of the zona glomerulosa of the adrenal gland. J. Cell Biol. 26, 499 (1965).
[116] GLATTHAAR, E., u. A. VOGEL: Elektronenmikroskopische Untersuchungen am atypischen Portioepithel. Oncologia (Basel) 8, 185 (1955).
[117] — — Weitere elektronenmikroskopische Untersuchungen am atypischen Portioepithel (Oberflächenkarzinom). Gynaecologia (Basel) 148, 182 (1959).
[118] — — Elektronenmikroskopische Studien am Portioepithel und Portiocarcinom. Z. Geburtsh. Frauenheilk. 18, 502 (1958).
[119] GOMPEL, C.: Ultrastructure of the human endometrial cell studied by electron microscopy. Amer. J. Obstet. Gynec. 84, 1000 (1962).
[120] — Structure fine des mitochondries de la cellule glandulaire endometriale humaine au cours du cycle menstrual. J. Microscopie 3, 427 (1964).
[121] GRASSMANN, W.: Kollagen. In: Fortschritte der Chemie organischer Naturstoffe (hsrg. von L. ZECHMEISTER), Bd. XXIII, p. 195. Wien u. New York: Springer 1965.
[122] GREEN, J. A., and M. MAQUEO: Ultrastructure of the human ovary. I. The luteal cell during the menstrual cycle. Amer. J. Obstet. Gynec. 92, 946 (1965).
[123] GREENWALD, G. S.: Endocrine regulation of the secretion of mucin in the tubal epithelium of the rabibt. Anat. Rec. 130, 477 (1958).
[124] GROODT, M. DE, A. LAGASSE, and M. SEBRUYNS: Subendothelial space between the ovarian interstitial cell and the endothelial lining of the blood sinusoids. Nature (Lond.) 180, 1431 (1957).
[125] — F. DE ROM, A. LAGASSE, M. SEBRUYNS et M. THIERY: Details de l'ultrastructure de l'épithelium cilié de la trompe. Bull. Soc. roy. belge Gynéc. Obstét. 30, 347 (1960).
[126] GÜNTHER, TH., H. J. DULCE u. E. SCHÜTTE: Über den Einfluß der Nebenniere auf den Wasser-, Elektrolyt- und Mukopolysaccharidgehalt der Haut. Naunyn-Schmiedebergs Arch. exp. Path. Pharmak. 242, 201 (1961).
[127] HAGUENAU, F.: The ergastoplasm: Its history, ultrastructure and biochemistry. Int. Rev. Cytol. 7, 425 (1958).

[128] HALKERSTON, I. D., J. EICHORN u. O. HECHTER: Enzyme für die Cholesterin-Seitenkettenspalten in den NNR-Mitochondrien. J. biol. Chem. **236**, 374 (1961).
[129] HALL, P. F., and S. B. KORITZ: The conversion of cholesterol and 20-hydroxy-cholesterol to steroids by aceton powder of particles from bovine corpus luteum. Biochemistry **3**, 129 (1964).
[130] HANSCHKE, H. J., u. H. SCHULZ: Elektronenmikroskopische Befunde an Zellen von Vaginal- und Portioabstrichen. Arch. Gynäk. **192**, 393 (1960).
[131] HARKNESS, R. D.: The physiology of the connective tissue of the reproductive tract. Int. Rev. Connective tissue Res., p. 155. New York and London: Academic Press 1964.
[132] HARMAN, J. W., M. T. O'HEGARTY, and C. R. BYRNES: The ultrastructure of human smooth muscle. J. exp. molec. Path. **1**, 204 (1962).
[133] HASHIMOTO, M.: Electron microscopic studies on the epithelial cells of the human fallopian tube. J. Jap. obstet. gynaec. Soc. **11**, 92 (1964).
[134] — Y. MORI, A. KOMORI, T. SHIMOYAMA, and K. AKASHI: Electron microscopic studies on the fine structure of the human uterine cervix. J. Jap. obstet. gynaec. Soc. **6**, 99 (1959).
[135] — T. SHIMOYAMA, M. KOSAKA, A. KOMORI, T. HIRASAWA, Y. JOKOYAMA, N. KAWASE, and T. NAKAMUR: Electron microscopic studies on the epithelial cells of the human fallopian tube. J. Jap. obstet. gynaec. Soc. **11**, 92 (1964).
[136] HATAKEYAMA, SH.: A study on the interstitial cells of human testis. Especially on their fine-structural pathology. Acta path. jap. **15**, 155 (1965).
[137] HAYANO, M., N. SABA, R. I. DORFMAN, and O. HECHTER: Some aspects of the biogenesis of adrenal steroid hormones. Recent Progr. Hormone Res. **12**, 79 (1956).
[138] HECHTER, O., and I. HALKERSTON: Effect of steroid hormones on gene regulation and cell metabolism. Ann. Rev. Physiol. **27**, 133 (1965).
[139] —, and G. PINCUS: Genesis of the adrenocortical secretion. Physiol. Rev. **34**, 459 (1954).
[140] HIRSHFIELD, I. N., and S. B. KORITZ: Pregnolone synthesis stimulation in the large particles from bovine adrenal cortex and bovine corpus luteum. Endocrinology **78**, 165 (1966).
[141] — — The stimulation of pregnenolon synthesis in the large particles from rat adrenals by some agents which cause mitochondrial swelling. Biochemistry **3**, 1994 (1964).
[142] HÖKFELT, T., and O. NILSSON: Intramitochondrial bodies of the mouse uterine epithelium. Exp. Cell Res. **30**, 608 (1963).
[143] HOFFMEISTER, H., u. H. SCHULZ: Lichtoptische und elektronenoptische Befunde am Endometrium der geschlechtsreifen Frau während der Proliferationsphase und Sekretionsphase unter besonderer Berücksichtigung der Faserstrukturen. Beitr. path. Anat. **124**, 415 (1961).
[144] — Beobachtungen an indirekten Flugmuskeln der Wespe nach Erholung von erschöpfendem Dauerflug. Z. Zellforsch. **56**, 809 (1962).
[145] HOFMANN, F. G.: The inhibition by testis microsomes of corticosterone formation by adrenal mitochondria. Biochim. biophys. Acta (Amst.) **65**, 511 (1962).
[146] HOLZMANN, K., u. R. LANGE: Zytologische Beobachtungen an der hyperplastischen Nebennierenrinde des Menschen. Z. Zellforsch. **69**, 80 (1966).
[147] HORSTMANN, E., u. H. E. STEGNER: Tube, Vagina und äußere weibliche Genitalorgane. In: Handbuch der mikroskopischen Anatomie des Menschen, Bd. 7/4. Berlin-Heidelberg-New York: Springer 1966.
[148] —, u. A. KNOOP: Zur Struktur des Nukleolus und des Kernes. Z. Zellforsch. **46**, 100 (1957).
[149] HULTIN, T.: On the function of the endoplasmic reticulum. Biochem. Pharmacol. **5**, 359 (1961).
[150] IVERSEN, O. H., and H. E. CHRISTENSEN: Light- and electron-microscopic investigations of the uterine connective tissue in pregnant guinea pigs. Acta path. microbiol. scand. **57**, 415 (1963).
[151] — — Electron microscopic appearance of the myometrium of cervix uteri in castrated guinea pigs treated with sex hormones. Acta path. microbiol. scand. **57**, 404 (1963).
[152] IWATA: Zit. nach HORSTMANN u. STEGNER 1966.
[153] JAEGER, J.: Zur Ultrastruktur des bindegewebigen Anteiles der Uterusmuskulatur. Arch. Gynäk. **202**, 59 (1965).
[154] — Elektronenoptische Untersuchungen an der glatten Muskulatur des menschlichen graviden Uterus. Gynaecologia (Basel) **154**, 193 (1962).
[155] — Die Ultrastruktur der menschlichen Uterus-Muskelzelle unter der Geburt. Arch. Gynäk. **199**, 173 (1963).
[156] —, u. G. POHLMANN: Über die Feinstruktur der menschlichen Uterusmuskelzelle. Beitr. path. Anat. **126**, 113 (1962).

[157] JENSEN, E. V.: Über die Wirkungsweise von Oestrogenen. Dtsch. med. Wschr. 88, 1229 (1963).
[158] JONES, A. L., and D. W. FAWCETT: Hypertrophy of the agranular endoplasmic reticulum in Hamster liver induced by phenobarbital (with a review on the functions of this organelle in liver). J. Histochem. Cytochem. 14, 215 (1966).
[159] JUNGBLUT, P. W.: Über Hormonreceptoren. In: 18. Mosbacher Koll. Ges. Biol. Chem. 1967 (im Druck).
[160] KAO, K., D. M. HILKER, and T. H. McGAVACK: Connective tissue. IV. Synthesis and turnover of proteins in tissues of rats. Proc. Soc. exp. Biol. (N.Y.) 166, 121 (1961).
[161] — W. E. HITT, A. T. BUSH, and T. H. McGAVACK: Connective tissue. XII. Stimulating effects of estrogens on collagen synthesis in rat uterine slices. Proc. Soc. exp. Biol. (N.Y.) 117, 86 (1964).
[162] KARLSON, P.: Morphogenese und Metamorphose der Insekten. In: Induktion und Morphogenese. 13. Coll. Physiol.-Chem. Berlin-Göttingen-Heidelberg: Springer 1963, S. 101.
[163] KARRER, H. E.: Cell interconnections in normal human cervical epithelium. J. biophys. biochem. Cytol. 7, 181 (1960).
[164] KORITZ, S. B.: The conversion of pregnenolon to progesteron by small particles from rat adrenal. Biochemistry 3, 1098 (1964).
[165] KUNTZMAN, R., M. SANSUR, and A. H. CONNEY: Effect of drugs and insecticides on the anesthetic action of steroids. Endocrinology 77, 952 (1965).
[166] —, and M. JACOBSON: Effect off drugs on the metabolism of progesterone by liver microsomal enzymes from various animal species. Fed. Proc. 24, 152 (1965).
[167] LAGUENS, R.: Ciliated smooth muscle cells in the uterus of the rat. Experientia (Basel) 20, 322 (1964).
[168] — Effect of estrogen upon the fine structure of the uterine smooth muscle cell of the rat. J. Ultrastruct. Res. 10, 578 (1964).
[169] —, and J. LAGRUTTA: The fine structure of human uterine muscle in pregnancy. Amer. J. Obstet. Gynec. 89, 1040 (1964).
[170] LANE, B. P., and A. G. RHODIN: Cellular interrelationships and electrical activity in two types of smooth muscle. J. Ultrastruct. Res. 10, 470 (1964).
[171] LARSEN, J. F.: Electron microscopy of the implantation site in the rabbit. Amer. J. Anat. 109, 319 (1961).
[172] — Electron microscopy of the uterine epithelium in the rabbit. J. Cell Biol. 14, 49 (1962).
[173] LEESE, R.: Elektronenmikroskopische Untersuchungen am Uterushorn der schwangeren Ratte. Diss. Freie Universität Berlin 1966.
[174] LEHNINGER, A. L.: Reversal of various types of mitochondrial swelling by adenosin triphosphate. J. biol. Chem. 234, 2465 (1959).
[175] LENNEP, E. W. VAN, and L. M. MADDEN: Electron microscopic observations on the involution of the human corpus luteum of menstruation. Z. Zellforsch. 66, 365 (1965).
[176] LETTERER, E., u. W. MASSHOFF: Funktionelle Diagnostik der Uterusschleimhaut. Dtsch. med. Wschr. 67, 859 (1941).
[177] LEVER, J. D.: Electron microscopic observations on the adrenal cortex. Amer. J. Anat. 97, 409 (1955).
[178] — Remarks on the electron microscopy of the rat corpus luteum and comparision with earlier observations on the adrenal cortex. Anat. Rec. 124, 111 (1956).
[179] LINDNER, E.: Die Sacculi mitochondriales der Diskochondrien und Sphaerochondrien in der Nebennierenrinde vom Igel (Erinaceus Europaeus L.). Z. Zellforsch. 72, 212 (1966).
[180] LO STUMBO, F.: Ultrastruttura della cellula muscolare dell'utero umano in situazioni fisiologiche diverse. I. Nell'utero normale non gravido. Riv. Ostet. Ginec. 20, 437 (1965).
[181] — Ultrastruttura della cellula muscolare dell'utero umano in situazioni fisiologiche diverse. II. Nell'utero gravido. Riv. Ostet. Ginec. 20, 453 (1965)
[182] LÖWENSTEIN, W. R., and Y. KANNO: Studies on an epithelial (gland) cell junction. J. Cell Biol. 22, 565 (1964).
[183] LUFT, J. H., and O. HECHTER: An electron microscopic correlation of structure with function in the isolated perfused cow adrenal. Preliminary observations. J. biophys. biochem. Cytol. 3, 615 (1957).
[184] LUSE, S.: Electron microscopic observations on the adrenal gland. In: The adrenal cortex (ed. H. D. MOON), p. 46. New York: P. B. Hoeber Inc. 1961.
[185] LYNN, W. S., and R. H. BROWN: Effects of amphenone B on the enzymatic properties of testicular microsomes. J. biol. Chem. 232, 1005 (1958).
[186] — — The conversion of progesterone to androgens by testes. J. biol. Chem. 232, 1015 (1958).

[187] MARK, J. S. T.: An electron microscope study of uterine smooth muscle. Anat. Rec. **125**, 473 (1956).
[188] MARSHALL, J. M.: Regulation of activity in uterine smooth muscle. Physiol. Rev. **42**, Suppl. 5, 213 (1962).
[189] MASON: Electron transport systems in microsomes. Fed. Proc. **24**, 1170 (1965).
[190] MENON, K. M., M. DROSDOWSKY, I. DORFMANN, and E. FORCHIELLI: Sidechain cleavage of cholesterol (26—14 C) and 20-hydroxycholesterol (22—14 C) by rat testes mitochondrial preparation and the effects of gonadotropin administration and hypophysectomy. Steroids, Suppl. **1**, 95 (1965).
[191] MERKER, H.-J.: Elektronenmikroskopische Untersuchungen an den Kernen des Vaginalepithels der Ratte im Oestrus. Verh. dtsch. Ges. Anat. **58**, 329 (1962).
[192] — Die Veränderungen der Rattenvagina im Zyklus und unter experimentellen Bedingungen. Habil.-Schr. Freie Universität Berlin 1963.
[193] — Das elektronenmikroskopische Bild der Haftstellen (Desmosomen) im Vaginalepithel der Ratte. Berl. Med. **12**, 555 (1961).
[194] — Elektronenmikroskopische Untersuchungen über die Wirkung von N-Cyclohexyl-N-methyl-(2-amino-3,5-dibrombenzyl)-ammonium-chlorid auf das Bronchialepithel der Ratte. Arzneimittel-Forsch. **16**, 509 (1966).
[195] — Über das Vorkommen multivesiculärer Einschlußkörper („multivesiculated bodies") im Vaginalepithel der Ratte. Z. Zellforsch. **68**, 618 (1965).
[196] — J. WEDELL u. D. NEUBERT: Biochemische und strukturelle Veränderungen an den Zellorganellen der Leber nach vollständiger Kreislaufunterbrechung. Naunyn-Schmiedebergs Arch. exp. Path. Pharmak. **249**, 85 (1964).
[197] — R. HERBST u. W. KLOSS: Elektronenmikroskopische Untersuchungen an den Mitochondrien des menschlichen Uterusepithels während der Sekretionsphase. Z. Zellforsch. **86**, 139 (1968).
[198] MERRILLEES, N., G. BURNSTOCK, and M. E. HOLMAN: Correlation of fine structure and physiology of the innervation of smooth muscle in the guinea-pig vas deferens. J. Cell Biol. **19**, 529 (1963).
[199] MÖLBERT, E., u. K. ARNESEN: Elektronenmikroskopische Untersuchungen zur Ultrastruktur der Nebennierenrinde der weißen Maus. Beitr. path. Anat. **122**, 31 (1960).
[200] MORANO, E., C. SIRTORI e R. VECCHIETTI: Ultrastructure dell'endometrio umano. Tumori **45**, 1 (1959).
[201] MORGAN, C. F.: Temporal variations in the collagen, noncollagen protein and hexosamine of the uterus and vagina. Proc. Soc. exp. Biol. (N.Y.) **112**, 690 (1963).
[202] MORICARD, R., et F. MORICARD: Modification cytoplasmiques et nucleaires ultrastructurales uterines au cours de l'état follico-lutéinique à glycogen massif. Gynéc. et Obstét. **63**, 203 (1964).
[203] — S. GOTHIÉ, R. CARTIER et J. HUGON: Modification ultrastructurales et charge en glycogène dans les cellules cylindriques de la muqueuse uterine humaine par action de l'oestradiol et de la progesterone. C.R. Soc. Biol. (Paris) **45**, 1831 (1961).
[204] — HINGLAIS-GUILLAUD et R. CARTIER: Ultrastruktures de l'épithélium pavimentaux cervical humain lame basale, zone de Golgi et charge en glycogène. Bull. Soc. roy. belge Gynéc. Obstét. **30**, 359 (1960).
[205] — Cytologie comparée en microscopie optique et électronique de l'épithelium pavimentaux cervical normal et pathologique. Gynéc. et Obstét. **57**, 453 (1958).
[206] MORICARD, F., et R. MORICARD: Sécrétion cervicale humaine et essai de comparaison entre la charge en $35\text{-}SO_4Na_2$ et des modifications ultrastructurales des cellules cylindrique. Bull. Soc. roy. belge Gynéc. Obstét. **30**, 411 (1960).
[207] MOSES, M. J.: Pattern of organization in the fine structure of chromosomes. 4. Int. Kongr. Elektronenmikroskopie 1958. Berlin-Göttingen-Heidelberg: Springer 1960, S. 199.
[208] MURAKAMI, M.: Elektronenmikroskopische Untersuchungen am interstitiellen Gewebe des Rattenhodens unter besonderer Berücksichtigung der Leydigschen Zwischenzellen. Z. Zellforsch. **72**, 139 (1966).
[209] MUTA, T.: The fine structure of interstitial cell in the mouse ovary studied with electron microscope. Kurume med. J. **5**, 167 (1958).
[210] NAGAI, K., S. LINDLAR u. H. J. STOLPMANN: Morphologische und chemische Untersuchungen über die Lipoide des hormonal-stimulierten Ovars der Ratte. Z. Zellforsch. **79**, 550 (1967).
[211] NEBEL, B. R.: On the structure of mammalian chromosomes during spermatogenesis and after radiation with special references to cores. 4. Int. Kongr. Elektronenmikroskopie 1958. Berlin-Göttingen-Heidelberg: Springer 1960, S. 227.
[212] NEUTRA, M., and C. P. LEBLOND: Synthesis of carbohydrate of mucus in golgi-complex as shown by electron microscopic autoradiography of goblet cells from rats injected with glucose H³. J. Cell Biol. **30**, 119 (1966).

[213] NILSSON, O.: Observations on a type of cilia in rat oviduct. J. Ultrastruct. Res. 1, 170 (1957).
[214] — Electron microscopy of the fallopian tube epithelium of rabbits in oestrus. Exp. Cell Res. 14, 341 (1958).
[215] —, and U. RUTBERG: Ultrastructure of secretory granules in postovulatory rabbit oviduct. Exp. Cell Res. 21, 622 (1960).
[216] — Factors influencing the number of autofluorescent lipid granules in the uterine surface epithelium of the rat. Acta endocr. (Kbh.) 46, 153 (1964).
[217] — Correlation of structure to function of the luminal cell surface in the uterine epithelium of mouse and man. Z. Zellforsch. 56, 803 (1962).
[218] — Ultrastructure of mouse uterine epithelium under different estrogenic influences. 1. Spayed and oestrus animals. J. Ultrastruct. Res. 1, 375 (1958).
[219] — Ultrastructure of mouse uterine epithelium under different estrogenic influences. 2. Early effect of estrogen administrated to spayed animals. J. Ultrastruct. Res. 2, 73 (1958).
[220] — Ultrastructure of mouse uterine epithelium under different estrogenic influence. 3. Late effect. of estrogen. J. Ultrastruct. Res. 2, 185 (1958).
[221] — Ultrastructure of mouse uterine epithelium under different estrogenic influences. 4. Uterine secretion. J. Ultrastruct. Res. 2, 331 (1959).
[222] — Ultrastructure of mouse uterine epithelium under different estrogenic influences. 5. Continuous administration of estrogen. J. Ultrastruct. Res. 2, 373 (1959).
[223] — Electron microscopy of the glandular epithelium in human uterus. I. Follicular phase. J. Ultrastruct. Res. 6, 413 (1962).
[224] — Electron microscopy of the glandular epithelium in human uterus. II. Early and late luteal phase. J. Ultrastruct. Res. 6, 422 (1962).
[225] — Estrogen induced increase of adhesiones in uterine epithelium of mouse and rat. Exp. Cell Res. 43, 239 (1966).
[226] — Influence of estradiol on the ultrastructure of mouse uterine surface epithelium. Exp. Cell Res. 14, 34 (1958).
[227] —, and K. M. NORBERT: The effect of estrogen on the histology of the uterine epithelium of the mouse. III. Changes in the concentration of cytoplasmic solids. Exp. Cell Res. 29, 380 (1963).
[228] — —, and C. WIRSEN: The effect of estrogen on the histology uterine epithelium of the mouse. II. Changes of pas-reactive structure in the basement membrane and the glandular cell surface. Exp. Cell Res. 29, 144 (1963).
[229] —, and A. WESTMAN: The ultrastructure of the epithelial cells of the endocervix during the menstrual cycle. Acta obstet. gynec. scand. 40, 223 (1961).
[230] NISHIKAWA, M., I. MURONE, and T. SATO: Electron microscopic investigations of adrenal cortex. Endocrinology 72, 197 (1963).
[231] NOVIKOFF, A. B., E. ESSNER, and N. QUINTANA: Golgi-apparatus and lysosomes. Fed. Proc. 23, 1010 (1964).
[232] OOSAKI, T., and S. ISHII: Junctional structure of smooth muscle cells. The ultrastructure of the regions of junction between smooth muscle cells in the rat small intestine. J. Ultrastruct. Res. 10, 567 (1966).
[233] ORRENIUS, S., J. L. ERICKSSON, and L. ERNSTER: Phenobarbital induced synthesis of microsomal drug — metabolizing enzym-system and its relationship to the proliferation of endoplasmic membranes. J. Cell Biol. 25, 627 (1965).
[234] OSINCHAK, J.: Ultrastructural localization of some phosphatases in the prothoracic gland of the insect leucophaea maderae. Z. Zellforsch. 72, 236 (1966).
[235] PALADE, G. E.: An analysis of the secretory process in the exocrine pancreas cell. 5. Int. Congr. Electron Microscopy, vol. II, YY 2. New York and London: Academic Press 1962.
[236] —, and P. SIEKEVITZ: Liver microsomes. J. biophys. biochem. Cytol. 2, 171 (1956).
[237] PEACHEY, L. D., and K. R. PORTER: Intercellular impulse conduction in muscle cells. Science 129, 721 (1959).
[238] PETRY, G., L. OVERBECK u. W. VOGELL: Vergleichende elektronen- und lichtmikroskopische Untersuchungen am Vaginalepithel in der Schwangerschaft. Z. Zellforsch. 54, 382 (1961).
[239] — — — Sind Desmosomen statische oder temporäre Zellverbindungen? Naturwissenschaften 48, 166 (1961).
[240] PINCUS, G.: Recent developments in the study of adrenal cortical steroid biogenesis. Veröff. 4. Int. Kongr. Biochem. Wien 1958, Symp. IV, p. 61. London-New York-Paris-Los Angeles: Pergamon Press 1959.
[241] PLAGER, J.E., and L.T.SAMUELS: The conversion of progesterone to 17 hydroxy-11-desoxy corticosterone by fractionated beef adrenal homogenates. J. biol. Chem. 211, 21 (1954).

[242] PORTER, K. R., and C. BRUNI: An electron microscope study of the early effects of 3'-Me-DAB on rat liver cells. Cancer Res. **19**, 997 (1960).
[243] PULLE, C., e R. SERMANN: L'ultrastruttura dell'endosalpinge umana. Arch. Ostet. Ginec. **67**, 33 (1962).
[244] REMMER, H., u. H.-J. MERKER: Enzyminduktion und Vermehrung von endoplasmatischem Reticulum in der Leberzelle während der Behandlung mit Phenobarbital. Klin. Wschr. **41**, 276 (1963).
[245] RHODIN, J. A., P. DEL MISSIER, and L. G. REID: The structure of specialized impulse-conducting system of the steer-heart. Circulation **24**, 349 (1961).
[246] — Fine structure of vascular walls in mammals with special reference to smooth muscle components. Physiol. Rev. **42**, Suppl., 48 (1962).
[247] ROBERTIS, E. DE, and D. SABATINI: Mitochondrial changes in the adrenocortex of normal hamsters. J. biophys. biochem. Cytol. **4**, 667 (1958).
[248] ROSE, S. M.: Electron microscopy of the human foetal adrenal cortex. In: Human adrenal cortex (A. R. CURRIE, T. SYMINGTON and J. K. GRANT, eds.), p. 558. Baltimore: Williams & Wilkins Co. 1962.
[249] ROSS, M. H., G. D. PAPPAS, J. I. LANMAN, and J. LIND: Electron microscope observations on the endoplasmic reticulum in the human fetal adrenal. J. biophys. biochem. Cytol. **4**, 659 (1958).
[250] ROSS, R., and S. J. KLEBANOFF: Fine structure changes in uterine connective tissue in response to estrogen. J. Cell Biol. **27**, 90 A (1965).
[251] — — Fine structural changes in uterine smooth muscle and fibroblasts in response to estrogen. J. Cell Biol. **32**, 155 (1967).
[252] — — The eosinophil leucocyte. Fine structure studies of changes in the uterus during the estrous cycle. J. exp. Med. **124**, 653 (1966).
[253] RYAN, K. J.: Biological aromatisation of steroids. J. biol. Chem. **234**, 268 (1959).
[254] —, and L. L. ENGEL: Hydroxylation of steroids at carbon 21. J. biol. Chem. **225**, 103 (1957).
[255] SABA, N., and O. HECHTER: Cholesterol C^{14} metabolism in adrenal homogenates. Fed. Proc. **14**, 775 (1953).
[256] SABATINI, D. D., and E. D. DE ROBERTIS: Ultrastructural zonation of adrenal cortex in rat. J. biophys. biochem. Cytol. **9**, 105 (1961).
[257] — —, and H. B. BLEICHMAR: Submicroscopic study of the pituitary action on the adrenocortex of the rat. Endocrinology **70**, 390 (1962).
[258] SAMUELS, L. T.: Metabolic pathways, vol. I, ed. by D. GREENBERG, p. 431. New York: Academic Press 1960.
[259] SASAOKA, H.: Electron microscopic observations on the uterine endometrium. II. Electron microscopic observations on the human uterine endometrium. J. Mich. med. Ass. **7**, 228 (1964).
[260] SAVARD, K., and P. J. CASEY: Effects of pituitary hormones and NADPH on acetate utilisation in ovarian and adrenocortical tissues. Endocrinology **74**, 599 (1964).
[261] SCHARRER, B.: Ultrastructural study of the regressing prothoracis glands of Blattarian insects. Z. Zellforsch. **69**, 1 (1966).
[262] SCHMIDT-MATTHIESEN, H.: Histochemie. In: Das normale menschliche Endometrium, hrsg. v. H. SCHMIDT-MATTHIESEN, S. 149. Stuttgart: Georg Thieme 1963.
[263] SCHWARZ, W., u. A. KUTZSCHE: Elektronenmikroskopische Untersuchungen über die anabole und katabole Wirkung von Dexamethason und Methenolonester auf Fibroblasten in vitro. Klin. Wschr. **44**, 979 (1966).
[264] — Fibrillogenese und Bildung elastischer Fasern. Arch. Biol. (Liège) **75**, 369 (1964).
[265] — Morphology and differentiation of connextive tissue fibres. In: Connective tissue, a Symp. by CIOMS. Oxford: Blackwell Sci. Publ. 1957, p. 144.
[266] — Unveröffentlicht 1967.
[267] — H.-J. MERKER u. G. SUCHOWSKY: Elektronenmikroskopische Untersuchungen über die Wirkungen von ACTH und Stress auf die Nebennierenrinde der Ratte. Virchows Arch. path. Anat. **335**, 165 (1962).
[268] —, u. G. SUCHOWSKY: Die Wirkung von Metopiron und Amphenon B auf die Nebennierenrinde der Ratte. Virchows Arch. path. Anat. **337**, 270 (1963).
[269] —, u. H.-J. MERKER: Die Hodenzwischenzellen der Ratte nach Hypophysektomie und nach Behandlung mit Gonadotropin und Amphenon. Z. Zellforsch. **65**, 272 (1965).
[270] SHERIDAN, M. N., and W. D. BELT: Fine structure of the guinea pig adrenal cortex. Anat. Rec. **149**, 73 (1964).
[271] SHIKITA, M., and B. TAMAOKA: Testosteron formation by subcellular particles of rat testis. Endocrinology **76**, 563 (1965).
[272] — — 20-hydroxysteroid dehydrogenase of testes. Biochemistry **4**, 1189 (1965).

[273] SHIKITA, M., H. KAKIZAKI, and B. TAMAOKA: The pathway of formation of testosterone from 3β-hydroxypregn-5-en-20-one by rat testicular microsomes. Steroids **4**, 521 (1964).
[274] SHOENBERG, C. F.: An electron microscopy study of smooth muscle in the pregnant uterus of the rabbit. J. biophys. biochem. Cytol. **4**, 609 (1958).
[275] SIEKEVITZ, P.: On the meaning of intracellular structure for metabolic regulation. Ciba-Foundation, Symp. on cell metabolism 1959, p. 17.
[276] SILIOTTI, J., e G. MARCHETTO: Sull' ultrastruttura della miocellula uterina. Attual. Ostet. Ginec. **6**, 11 (1960).
[277] SIRTORI, C.: Ultrastructures de l'endometre humain normal et tumoral. Bull. Soc. roy. belge Gynéc. Obstét. **30**, 341 (1960).
[278] —, and E. MORANO: Normal and cancerous human endometrium and remarks on its stroma cells. Europ. Reg. Conf. Electron Micr. Delft 1960, p. 886.
[279] SJÖSTRAND, F. S., E. ANDERSSON-CEDERGREN, and M. M. DEWEY: The ultrastructure of the intercalated discs of frog, mouse and guinea pig cardiac muscle. J. Ultrastruct. Res. **1**, 271 (1958).
[280] STAEMMLER, M.: Untersuchungen über die Bedeutung der Gitterfasern im Stroma. Arch. Gynäk. **182**, 445 (1953).
[281] STEGNER, H.-E.: Elektronenmikroskopische Untersuchungen über die Sekretionsmorphologie des menschlichen Tubenepithels. Arch. Gynäk. **197**, 351 (1962).
[282] STRAZNICKY, K., F. HAJOS, and B. BOTTUS: Relationship between the ultrastructure and cortical activity of the embryonic adrenal gland in the chicken. Acta biol. Acad. Sci. hung. **16**, 261 (1966).
[283] TAKAHASHI, N.: Human endometrium in both normal cycle and early pregnancy as revealed by electron microscopy. Bull. Tokyo med. dent. Univ. **10**, 459 (1963).
[284] TAKEO, O., and I. SABUKO: Junctional structure of smooth muscle cell. J. Ultrastruct. Res. **10**, 567 (1964).
[285] TAXI, J.: Sur l'innervation des fibres musculaires lisses d'intestine de souris. C. R. Acad. Sci. (Paris) **252**, 331 (1961).
[286] TCHEN, T. T., and K. BLOCH: In vitro conversion of squalene to lanosterol and cholesterol. J. Amer. chem. Soc. **77**, 6085 (1955).
[287] TERZAKIS, J. A.: The nucleolar channel system of human endometrium. J. Cell Biol. **27**, 293 (1965).
[288] THEMANN, H., u. W. SCHÜNKE: Die Feinstruktur der Drüsenepithelien des menschlichen Endometriums. In: Das normale menschliche Endometrium, S. 111. Stuttgart: Georg Thieme 1963.
[289] THIERY, M., et A. LAGASSE: L'ultrastructure de l'epithélium vaginal de la souris. Bull. Soc. roy. belge Gynéc. Obstét. **30**, 389 (1960).
[290] TOJI, Y.: Electron microscope studies on ciliary apparatus of oviduct. J. Electronenmicroscopy **5**, 43 (1957).
[291] ÜBERBERG, H.: In: Proc. Europ. Reg. Conf. Electron Microscopy, Delft 1960, ed. by HOUWINK and SPIT 1961, p. 857.
[292] VECHIETTI, G., and R. MORANO: Investigation of human endometrium by the electron microscope. Int. J. Fertil. **4**, 109 (1959).
[293] VOGEL, A.: Zum Feinbau der Interzellularbrücken nach Kontrastierung mit Phosphorwolframsäure. IV. Int. Congr. Elektronenmikroskopie, Berlin 1958, S. 286. Berlin-Göttingen-Heidelberg: Springer 1960.
[294] VOLK, T. L., and D. G. SCARPELLI: Mitochondrial gigantism in the adrenal cortex following hypophysectomy. Lab. Invest. **15**, 707 (1966).
[295] — — Alteration of the fine structure of rat adrenal cortex after administration of tripanarol. Lab. Invest. **13**, 1205 (1964).
[296] WACKER, A.: Beeinflussung des Kontrollmechanismus der Zelle durch Pharmaka. Naunyn-Schmiederbergs Arch. exp. Path. Pharmak. **253**, 142 (1966).
[297] WARREN, R. H., and A. C. ENDERS: An electron microscope study of the rat endometrium during delayed implantation. Anat. Rec. **148**, 177 (1964).
[298] WEDELL, J., H.-J. MERKER u. D. NEUBERT: Mitochondrienstruktur und Atmungskettenphosphorylierung im Herzmuskel nach vollständiger Kreislaufunterbrechung. Virchows Arch. path. Anat. **338**, 355 (1965).
[299] WESSEL, W.: Endometriale Adenocarcinome verschiedener Differenzierungsgrade und ihre Strome im elektronenoptischen Bild. Z. Krebsforsch. **66**, 421 (1965).
[300] — Die menschlichen Deciduazellen und ihre Kollageneinschlüsse im Elektronenmikroskop. Virchows Arch. path. Anat. **332**, 224 (1959).
[301] — Elektronenmikroskopische Untersuchung von Drüsenzellen der menschlichen Dezidua. Arch. Gynäk. **196**, 307 (1961).

[302] WESSEL, W.: Das elektronenmikroskopische Bild menschlicher endometrischer Drüsenzellen während des menstruellen Zyklus. Z. Zellforsch. **51**, 633 (1960).
[303] WETZSTEIN, R.: Elektronenmikroskopische Studien am Endometrium. Verh. anat. Ges. (Jena) **55**, 218 (1958).
[304] — Der Uterusmuskel: Morphologie. Arch. Gynäk. **202**, 1 (1965).
[305] —, u. H. WAGNER: Elektronenmikroskopische Untersuchungen am menschlichen Endometrium. Anat. Anz. **108**, 362 (1960).
[306] WILKE, G., u. E. SCHUCHARD: Elektronenmikroskopische Untersuchungen der Hodenzwischenzellen von normalen und hypophysektomierten Ratten. 4. Int. Kongr. Elektronenmikroskopie Berlin 1958, S. 388. Berlin-Göttingen-Heidelberg: Springer 1960.
[307] WILLMER, E. N.: Steroid and cell surfaces. Path. et Biol. **9**, 885 (1961).
[308] WITT, H. J.: Strukturelemente und funktionelle Gesamtheit des Endometriums. In: SCHMIDT-MATTHIESEN, Das normale menschliche Endometrium, S. 26. Stuttgart: Georg Thieme 1963.
[309] WOESSNER, J. F., and T. H. BREWER: Formation and breakdown of collagen and elastin in the human uterus during pregnancy. Biochem. J. **89**, 75 (1963).
[310] WOLFF, J.: Elektronenmikroskopische Beobachtungen über die Entstehung von Fibrocytenfortsätzen durch Vesikulation. Verh. dtsch. Ges. Anat. **58**, 341 (1962).
[311] —, u. H.-J. MERKER: Ultrastruktur und Bildung von Poren im Endothel von porösen und geschlossenen Kapillaren. Z. Zellforsch. **73**, 174 (1966).
[312] — W. SCHWARZ, and H.-J. MERKER: Influence of hormones on the ultrastructure of capillaries. Proc. 4th Europ. Conf. on Microcirculation Cambridge, p. 334. Basel u. New York: S. Karger 1966.
[313] — P. CARSTEN u. H.-J. MERKER: Über die morphologische Differenzierung der Kapillarwand bei der Gefäßneubildung. In Vorbereitung.
[314] WULLE, H.: Die Elektronenmikroskopie der Kapillarentwicklung in menschlichen Ciliarfortsätzen. Verh. dtsch. Ges. Anat. **61** (1966) (im Druck).
[315] YAMADA, E., and T. M. ISHIKAWA: The fine structure of the corpus luteum in the mouse ovary as revealed by electron microscopy. Kyushu J. med. Sci. **11**, 235 (1960).
[316] YAMAKAWA, K.: The fine structure of the mouse testicular interstitial cell. J. Kurume med. Ass. **27**, 621 (1964).
[317] YAMAMOTO, I.: An electron microscope study on development of uterine smooth muscle. J. Electronmicroscopy (Chiba) **10**, 145 (1961).
[318] YAMORI, T., S. MATSURA, and S. SAKAMOTO: An electron microscopic study of the normal and stimulated adrenal cortex in the rat. Z. Zellforsch. **55**, 179 (1961).
[319] YATES, R. D.: The effects of tripanerol on adrenocortical cells of the zona fasciculata of syrian hamsters. Z. Zellforsch. **71**, 41 (1966).
[320] — Fine structural observations on untreated and ACTH-treated adrenocortical cells of the zona reticularis of syrian hamsters. Z. Zellforsch. **66**, 384 (1965).
[321] ZACHARIAE, F.: The synthesis of sulfo-mucopolysaccharides in the endometrium under homonal influence. Acta endocr. (Kbh.), Suppl. **38**, 52 (1958) (Abstr.).
[322] ZELANDER, T.: Ultrastructure of the mouse adrenal cortex. An electron microscopical study in intact and hydrocortison-treated male adults. J. Ultrastruct. Res., Suppl. 2 (1959).
[323] — Differentiation of mitochondria in the juvenil adrenal cortex of the mouse. In: Electron microscopy 1964, 3rd Europ. reg. Conf. Elctr. Micr., Czechoslovak Acad. Sci. 1964, vol. B, p. 489.
[324] ZWILLENBERG, L. O.: Zur Kenntnis des geschichteten Pflasterepithels. Acta anat. (Basel), Suppl., **35** zu Bd. **37**, 1 (1959).

Kapitel X

Die physiologische Rolle des Progesterons
A. Beim Menschen

H.-W. Boschann

Mit 46 Abbildungen

I. Die Rolle des Progesterons im Verlauf des Cyclus

Vorbemerkungen zur Physiologie

Bildungsstätten

Progesteron wird bei der Frau in den Ovarien, in der Nebenniere und in der Placenta gebildet [*479, 480*].

In den *Ovarien* wird Progesteron in geringer Menge bereits vor der Ovulation im reifenden Follikel [*115, 193, 194, 275, 282, 400, 401, 403, 413, 480, 864, 977*], im größeren Umfang sodann vom Corpus luteum produziert (Abb. 1, 2).

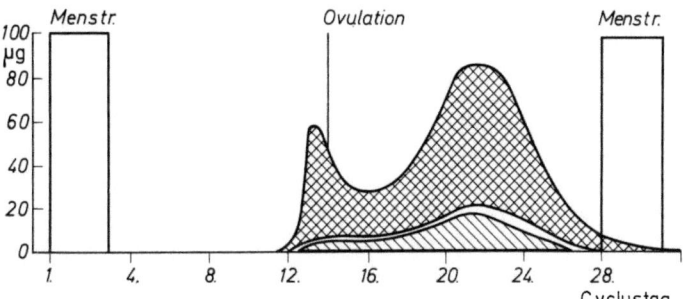

Abb. 1. Gestagenwirksame Steroide im sprungreifen Graafschen Follikel und Corpus luteum: doppelt gestricheltes Feld = Progesteron, einfach gestricheltes Feld = Δ 4-3-Ketopregnen-20-ol (Gesamtfraktion). Es wurde jeweils das gesamte Streuungsfeld der aus 7 sprungreifen Follikeln und 31 Corpora lutea gewonnenen Einzelwerte dargestellt. Die Isolierung, Identifizierung und quantitative Bestimmung erfolgten mit einer chemischen Methode.
[Aus Zander, J., T. R. Forbes, A. M. v. Münstermann u. Mitarb.: J. clin. Endocr. **18**, 337 (1958)]

Zander fand am 13. Cyclustag im sprungreifen Follikel 49,4 µg Progesteron und erklärt die zu dieser Zeit niedrige Pregnandiolausscheidung als Hinweis auf noch niedrige Produktion bei relativ hoher Speicherung [*977*]. Als Bildungsstätten werden die Granulosazellen des sprungreifen Follikels, die luteinisierten Granulosazellen des Gelbkörpers und Thecaformationen angesehen [*389, 863*].

Runnebaum und Zander [*781*] bestimmten die mittlere Progesteronkonzentration im Plasma des peripheren Venenbluts 9 Tage vor der Ovulation mit 0,084 µg/100 ml, 4 Tage vor der Ovulation mit 0,297 µg/100 ml und führen diesen Anstieg auf die etwa dreifache Menge auf die Sekretion des reifenden Graafschen Follikels zurück. Mehrere Autoren berichten über den Progesteronspiegel im Plasma während der präovulatorischen Phase des Cyclus [*156, 624, 671, 750, 837, 937*].

Kurz nach der Ovulation findet sich ein rascher Anstieg der Progesteronkonzentration [*156, 624, 974*]. Während der Corpus luteum-Phase wurden im Blutplasma als Mittelwert vom 16.—25. Cyclustag 0,69 µg/100 ml Progesteron gefunden [*779*]. Mehrere Untersucher bestimmten den Progesterongehalt im Blutplasma während des Cyclus [*156, 625, 671, 750, 837, 855, 973, 974*]. Während der Lutealphase werden täglich etwa 20 mg Progesteron gebildet, insgesamt 200 bis 300 mg (KAUFMANN, OBER, ZANDER u. Mitarb., 1953—1958). Diese Mengenangabe beruht auf der Annahme einer mittleren Umwandlungsrate von Progesteron in Pregnandiol (s. S. 520) von 12%. 2 Tage vor Beginn der Menstruation findet sich steiles konkordantes Absinken der Oestrogene und des Progesterons in enger zeit-

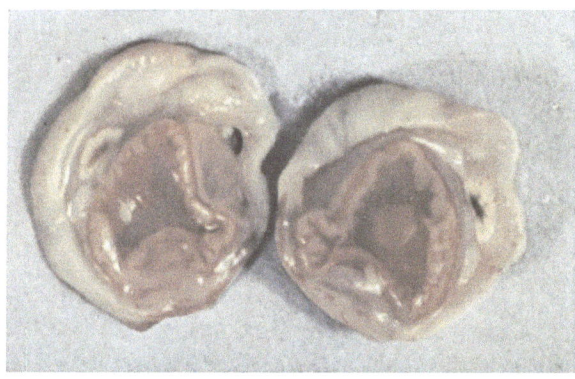

Abb. 2. Schnitt durch das Ovar einer 39jährigen Frau. 2—3 Tage altes Corpus luteum mit rotgelber Wand. Daneben das leuchtend-gelbe zurückgebildete Corpus luteum aus einem früheren Cyclus.
(Aus OBER, K. G. [*663*])

licher Korrelation zu den antemenstruellen Schrumpfungsvorgängen am Endometrium (vgl. S. 537). Durch den gleichzeitigen Konzentrationsabfall beider Hormone im Blut und in den Geweben wird die normale Menstruationsblutung ausgelöst. Die Progesteronkonzentration im Ovarialvenenblut [*615*] ist mehr als 100mal höher als die des peripheren Blutes [*779*]. Im peripheren Plasma Schwangerer wurde Progesteron von ZANDER [*977*] nachgewiesen.

In den *Nebennieren* wird ständig im Rahmen der Corticoidsynthese [*84, 834, 853*] eine kleine Menge Progesteron gebildet. Sie nimmt nach Stimulation mit ACTH zu. Progesteron als Muttersubstanz für alle anderen Steroidhormone [*130*] (Abb. 3) ist in Spuren auch im Kindesalter, beim Mann und bei der Kastratin nachweisbar. Während der Proliferationsphase des Menstruationscyclus der Frau wurden 2,0 µg Progesteron in 100 ml Plasma, vom 22.—25. Tag 3,75 µg parallel zur ansteigenden Pregnandiol- und Pregnantriolausscheidung im Urin, beim Mann 1,0 µg, bei der Kastratin 1,7 µg und bei Anovarie 1,2 µg Progesteron gefunden [*388*]. Die Nebenniere kann aus zugeführtem Progesteron spezifische Nebennierenrindenhormone bilden [*479, 480*]. Progesteron nimmt in der Biosynthese der Sexualhormone eine Schlüsselstellung innerhalb der Reaktionskette Acetat → Cholesterin → Gestagene → Androgene → Oestrogene ein.

Die Progesteronbildung in der *Placenta* [*196, 300, 301, 983*] beginnt bereits im 1. Schwangerschaftsmonat und steigt bis zu 600 mg in 24 Std an (Abb. 4) (vgl. Kapitel A, 2, S. 543). Sie wird dem plasmodialen Zottenüberzug [*969*] zugeschrieben und erfolgt z. T. aus steroidalen Vorstufen, die außerhalb der Placenta gebildet werden. Die 17α-Hydroxylation von Progesteron, die durch Placentaextrakt in vitro nachweisbar ist, wird als wesentliche Phase der Oestrogen-

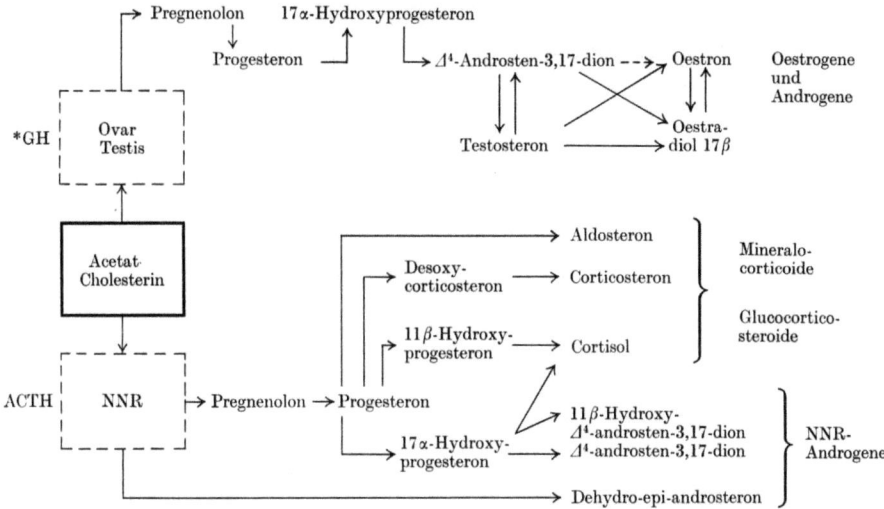

*GH = gonadotrope Hormone

Abb. 3. Schematische, vereinfachte Darstellung der Steroidhormonbildung in den endokrinen Drüsen. [Modifiziert nach DORFMAN, R. I.: Amer. J. Med. **21**, 679 (1956)]. (Aus UFER, J.: Hormontherapie in der Frauenheilkunde, 3. Aufl. Berlin: W. de Gruyter & Co. 1966)

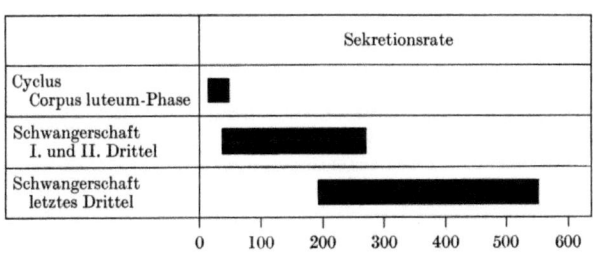

Abb. 4. Sekretionsraten von mg Progesteron in 24 Std in der Corpus luteum-Phase des Cyclus und in der Schwangerschaft. (Nach J. ZANDER [*990*])

synthese angesehen [*563*]. Etwa 75 mg Progesteron in 24 Std gelangen am Ende der Schwangerschaft in den fetalen Organismus [*986*].

Weitere Gestagene

Außer Progesteron entstehen im menschlichen Organismus *weitere Gestagene*. ZANDER [*981*] isolierte aus menschlichen sprungreifen Follikeln und Corpora lutea außer Progesteron ein Gemisch der Isomere Δ^4-3-Ketopregnen-20α-ol und Δ^4-3-Ketopregnen-20β-ol (Abb. 5) sowie 6 weitere Substanzen, von denen 2 als die für die Biosynthese postulierten Steroide 17α-Hydroxyprogesteron und Δ^4-Androsten-3,17-dion identifiziert wurden [*982*]. Die Konzentration dieser Progesteronmetaboliten im Ovar und in der Placenta ist stets geringer als die des Progesterons, verläuft aber zu dessen Kurve parallel. Sie wurden bisher auch im Placentarblut, nicht aber im Myometrium und Endometrium nachgewiesen. Die 20β-Isomere erwiesen sich im Hooker-Forbes-Test als doppelt so wirksam wie Progesteron [*991*]. LAURITZEN prüfte die natürlich beim Menschen vorkommenden Gestagene im Tierversuch und beim Menschen [*548, 549, 550*] (Abb. 6).

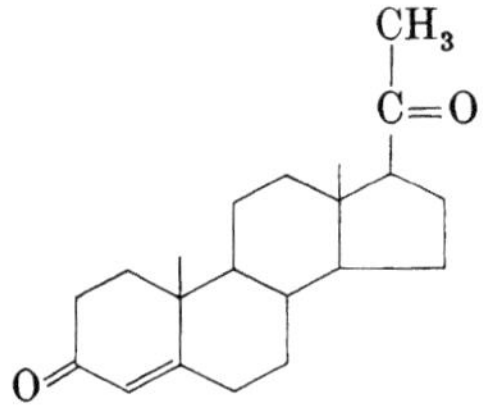

Progesteron
(Pregn-4-en-3,20-dion)

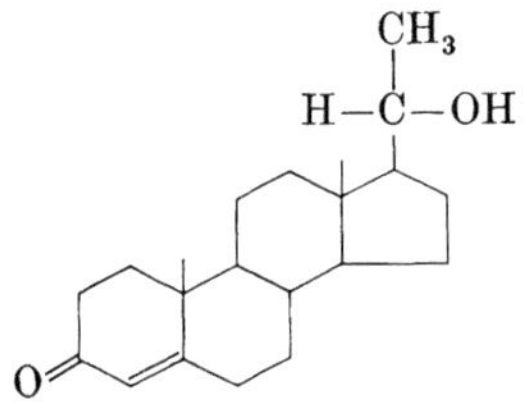

Progesterol-20α
(20α-Hydroxypregn-4-en-3-on
= Δ^4-3-Ketopregnen-20α-ol)

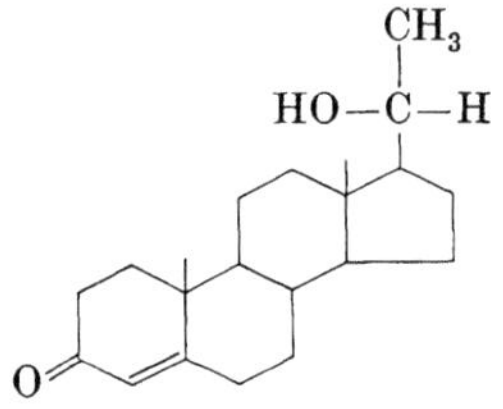

Progesterol-20β
(20β-Hydroxypregn-4-en-3-on
= Δ^4-3-Ketopregnen-20β-ol)

Abb. 5. Formeln, Trivialnamen und wissenschaftliche Bezeichnungen der drei wichtigsten, beim Menschen natürlich vorkommenden Gestagene. (Nach LAURITZEN, 1966)

Kriterium	Progesteron	Progesterol-20α	Progesterol-20β
Transformationsdosen			
mg/14 Tage	250	300	500
Deciduabildung			
mg/14 Tage	350	500	800
Menstruationsverschiebung			
Tage bei 50 mg/die	6	4	2
Blutungsauslösung			
3 Tage mg/die	10—20	30—50	50—60
Blutstillung			
3 Tage mg/die	20	30—50	50—70
Basaltemperatur			
Schwellendosis/die	10	30—50	100 ø
Farnphänomen			
Auslöschung	+	+	+
Vaginalabstrich			
Gestagene Regression	+	+	+
Gonadotropinhemmung			
50 mg/die			
Gesamtgonadotropine	+	+	+
FSH	(+)	(+)	(+)
LH	+	+	(+)
HCG-Hemmung			
100 mg/die	+	+	+
Pregnandiol im Harn			
(nach KLOPPER)	15%	6%	<1%
Katabole Wirkung	(+)	ø	ø
Natrium-Diurese	+	(+)	ø

Abb. 6. Wirkungen der natürlichen Gestagene beim Menschen. [Nach C. LAURITZEN: Untersuchungen zur biologischen Aktivität von Progesterol-20α und -20β. [Geburtsh. u. Frauenheilk. 26, 611 (1966)]

Transport im Serum

Progesteron wird in physiologischer Konzentration in der Albumin-Fraktion des Menschen und Kaninchenserums [944—947], in unphysiologisch hoher Konzentration zunehmend auch außerhalb der Albuminfraktion befördert [367].

Halbwert- und Turn-over-Zeit

Progesteron wird im Organismus schnell inaktiviert [*136, 365, 391, 977, 991, 1002*], so daß relativ große Mengen gebildet werden müssen, um den Blutspiegelwert zu erhalten. Die *Halbwertzeit* nach intravenöser Injektion von 4-^{14}C-Progesteron bei 7 nichtschwangeren Frauen wurde für Progesteron mit 25 und 29 min, für Glucoronate mit 152 und 162 min ermittelt [*895*]. Andere Autoren geben eine Halbwertzeit von 5 min an [*579*].

Die "*turn over time*", d.h. die Zeit, in der die ganze im Blut kreisende Menge ersetzt werden muß, wurde von PEARLMAN [*689*] für das Ende der Gravidität auf 3,3 min errechnet. Nach SHORT und ETON [*836*] liegt sie bei 1 min.

Verbleiben im Organismus und Wirkungsmechanismus

Nach intravenöser Zufuhr von 4-^{14}C-Progesteron wurden 24—48 Std später etwa die Hälfte aller Metaboliten an Glucuronsäure gebunden im Urin, etwa ein Drittel ohne Bindung an Glucuronsäure durch die Galle ausgeschieden, aber wahrscheinlich zum großen Teil durch den Darm rückresorbiert (hepato-enterale Hormonzirkulation) und möglicherweise im Körperfett abgelagert [*788*].

Freies Progesteron verteilt sich auf alle Gewebe und wird unverändert vor allem vom Fettgewebe aufgenommen [*487, 711*], in der Schwangerschaft zu etwa 10%. Von dort wird es wieder langsam in das Blut abgegeben. Was mit dem Progesteron am Ort seiner Wirkung geschieht, ist unbekannt [*980*]. Eine Akkumulation im Uterus und Endometrium konnte nicht nachgewiesen werden [*982, 995*]. Untersuchungen über den *Wirkungsmechanismus* sind u.a. dadurch erschwert, daß für die Progesteronwirkung an den Genitalorganen die Mitwirkung von Oestrogenen Voraussetzung ist. Obwohl histochemisch nachweisbare Veränderungen von Enzymsystemen auf einen Zusammenhang mit der Progesteronwirkung hindeuten, ist es bisher nicht möglich, etwas über den Angriffspunkt und die Wirkungsweise in der Reaktionskette der Zellen auszusagen.

Abbau

Im *Harn* erscheint nichtmetabolisiertes Progesteron nur in kaum nachweisbaren Mengen [*188*]. In der *Leber* wird Progesteron in Pregnan-3α, 20α-diol und andere Metaboliten (Allopregnan-3α,20α-diol, Allopregnan-3β,20α-diol, Pregnan-3α-ol-20-on) konvertiert (Abb. 7).

THIJSSEN und ZANDER [*895*] konnten neben 5β-Pregnan-3α,20α-diol zum ersten Mal auch 5β-Pregnan-3β,20β-diol nach intravenöser Injektion von 4-^{14}C-Progesteron bei nichtschwangeren Frauen nachweisen. Daneben fanden sich 5β-Pregnan-3α-ol-20-on, 5ξ-pregnan-3β-20α-diol, 5ξ-pregnan-3β-ol-20-on und/oder 5ξ-pregnan-20ξ-ol-3-on. Durch die Veresterung mit Glucuronsäure werden die Metaboliten wasserlöslich und ausscheidungsfähig. Sie werden z.T. durch die Galle ausgeschieden [*763, 957*]. Zumindest bei der Ratte ist ein enterohepatischer Kreislauf anzunehmen, indem ein Teil durch die Darmschleimhaut rückresorbiert wird und über die Leber wieder in die Galle gelangt [*338*]. Nach Zufuhr von 0,36 mg 4-^{14}C-Progesteron fanden sich bei einer Frau im Postmenopausealter mit einer Gallenfistel 65% in der Galle und 35% im Urin als Pregnandiol, Pregnanolon und nicht identifizierbare Substanzen wieder, so daß die Ausscheidung der Progesteronmetaboliten durch die Galle beim Menschen bedeutsam zu sein scheint [*957*]. Im Tierversuch wird Progesteron auch in der Niere und anderen Geweben, z.B. im Muskel umgewandelt und inaktiviert (Übersicht bei [*980*]).

Das quantitativ wichtigste Abbau- und Ausscheidungsprodukt des ovariellen, placentaren und adrenalen Progesterons ist das *Pregnandiol* (5β-Pregnan-3α.20α-diol), während Pregnantriol im wesentlichen adrenalen Ursprungs ist. Der

Name stammt von BUTENANDT [*133*]. 1936 wurde es von VENNING und BROWNE [*914*] aus Schwangerenurin als wasserlösliches Natrium-Pregnandiol-Glucoronat, 1937 von VENNING, HENRY und BROWNE [*915*] während der Lutealphase des Cyclus und nach intramuskulärer Injektion von Progesteron nachgewiesen. Von den verschiedenen Nachweismethoden [*31, 230, 764, 913*] ist die von KLOPPER

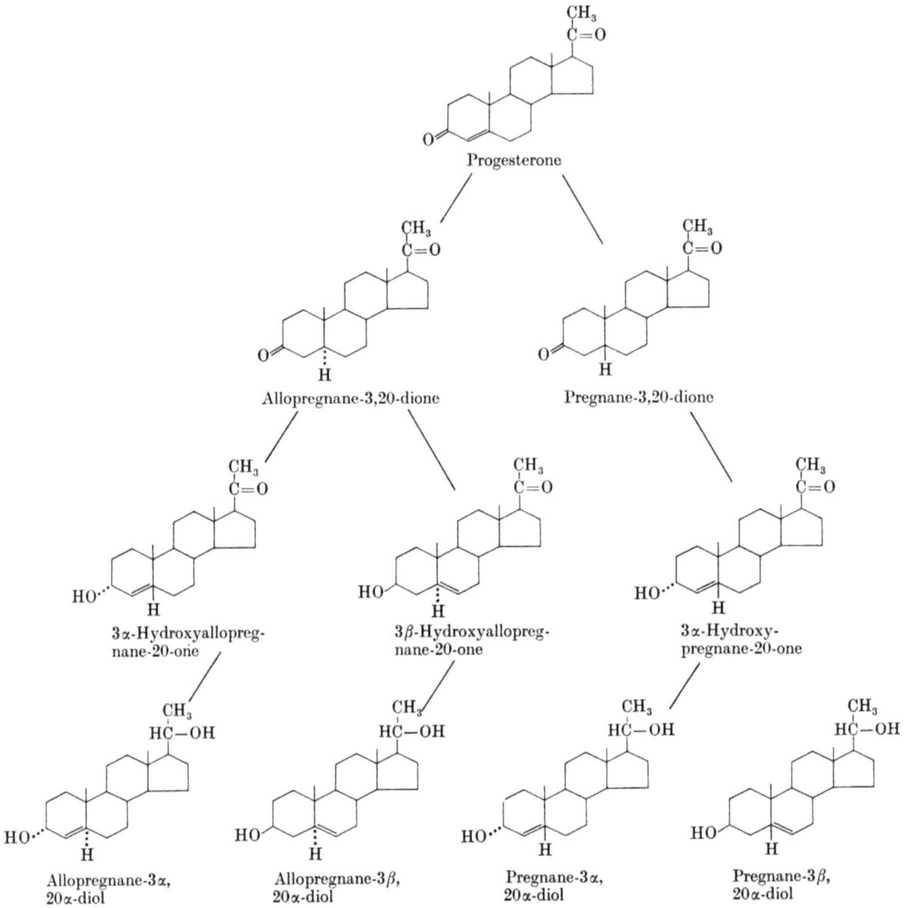

Abb. 7. Strukturelle Verwandtschaft der Urinmetaboliten des Progesterons. (Aus VELARDO, J. T.: Endocrinology of reproduction. Oxford University Press. Mit Genehmigung der Herausgeber reproduziert)

[*498*] die empfindlichste (Empfindlichkeitsgrenze bei 0,5 mg/24 h). Die Bestimmung der Pregnandiolausscheidung wird zur Beurteilung der Progesteronproduktion herangezogen, da sie weniger kompliziert als die des Progesterons im Blutplasma ist. 10—17% intramuskulär injizierten Progesterons werden als Pregnandiol im Urin ausgeschieden, unabhängig davon, ob es sich um Nichtschwangere, Schwangere, Frauen in der Sekretionsphase oder nach der Menopause handelt [*355, 494, 497, 905*]. Zwischen der Pregnandiolausscheidung und dem Progesteronblutspiegel findet sich Parallelität [*194*]. Neben dem eigentlichen Pregnandiol werden mit allen Pregnandiolnachweismethoden andere Pregnanverbindungen (Metaboliten des Progesterons und Nebennierensteroide) miterfaßt. Pregnenolon hat wahrscheinlich einen quantitativ nicht unbedeutenden Anteil [*24*]. Pregnandiol ist jedoch Hauptbestandteil dieses Komplexes. Im *Cyclus* werden insgesamt durch-

schnittlich 65,6 mg ausgeschieden [*355*]. Die Ausscheidung beträgt in der Follikelphase relativ konstant täglich 0,8 mg [*230*] bis 1,2 mg [*492—494*] bis 2 mg [*355*] (= Basis- oder Residualpregnandiol), nach der Ovulation etwa 5—13 mg/die [*488*]. STAEMMLER [*864*] fand einen eintägigen Anstieg 2—3 Tage vor dem wahrscheinlichen Ovulationstermin. Der luteale Pregnandiolanstieg findet sich durchschnitt-

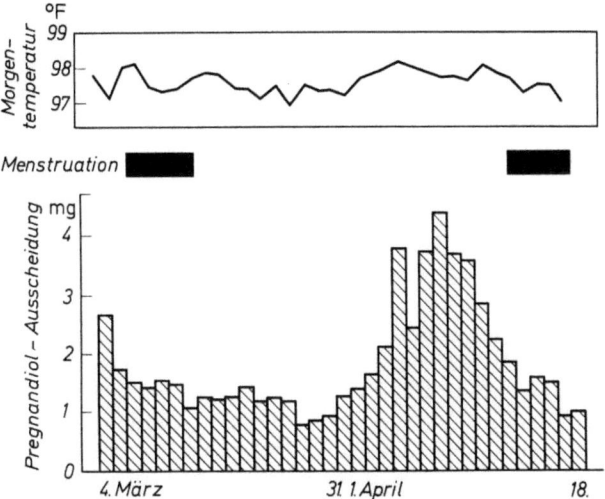

Abb. 8. Die Pregnandiolausscheidung und der Morgentemperaturverlauf während eines normalen Cyclus. [KLOPPER, A. I.: J. Obstet. Gynaec. **64**, 504 (1957)]

	Mittelwert	Variationsbreite
Gesamtausscheidung im Cyclus	65,6 mg	50,9—87,0 mg
„adrenales" Pregnandiol	40,7 mg	22,9—64,3 mg
„luteales" Pregnandiol	24,9 mg	14,0—42,0 mg
Follikelphase		
Mittelwert	1,5 mg	0,9—2,0 mg
tiefster Einzelwert	1,1 mg	0,7—1,8 mg
Erster lutealer Pregnandiolanstieg		
post initium menstruationis	17,2 dies	13—21 dies
post ovulationem	1,3 dies	0—4 dies
Dauer des lutealen Anstiegs	12,0 dies	10—14 dies
Luteales Maximum	4,9 mg	3,9—7,3 mg
post ovulationem	7,2 dies	5—9 dies
ante menstruationem	6,9 dies	5—9 dies

Abb. 9. Synopsis der Resultate der Pregnandiolanalysen von 9 Cyclen. (Nach HAMMERSTEIN [*96*])

lich 1,3 Tage nach dem Ovulationsmaximum der Oestrogene synchron mit dem Basaltemperaturanstieg [*355*]. KLOPPER [*492, 493*] stellte den Gipfel der Ausscheidung gewöhnlich am 6. Tag nach Beginn des Anstiegs der Kurve fest (Abb. 8). Nach HAMMERSTEIN [*355*] und LORAINE und BELL [*567*] liegt er 5—9 Tage nach der Ovulation (Abb. 9). Die Pregnandiolausscheidung sinkt nach dem lutealen Maximum zur Menstruation hin ab.

Das Minimum der Oestrogene fand HAMMERSTEIN [*355*] am 1., des Pregnandiols am 2. Tag der Blutung. Bis zum 3. Menstruationstag nachweisbare über die Pregnandiol-Basisausscheidung hinausgehende Werte sprechen für allmählichen Rückgang der Progesteronbildung durch das Corpus luteum menstruationis.

Frauen nach der Menopause und gesunde Männer scheiden täglich bis 2 mg Pregnandiolkomplex aus, wobei ACTH vermehrte Ausscheidung bewirkt [988], während adrenalektomierte Kastratinnen keine meßbaren Mengen im Harn aufweisen [494]. Darauf stützt sich die Annahme, daß der Beitrag der Corticoidmetaboliten bis zu 2 mg der täglichen Pregnandiolausscheidung beträgt (nach HAMMERSTEIN: 1,5 mg/die, $s = \pm 0{,}39$ mg) und die Ausscheidung des Basispregnandiols in der Follikelphase fast ausschließlich adrenaler Herkunft ist (Übersicht bei [355]). In der 2. Cyclusphase kommt zum relativ konstanten „adrenalen" Pregnandiol das cyclisch schwankende „ovarielle" Pregnandiol als Umwandlungsprodukt des im Graafschen Follikel und im Corpus luteum gebildeten Progesterons hinzu. Auch bei Pregnandiolwerten, aus denen bisher auf das Fehlen eines Gelbkörpers geschlossen wurde, kann ein frischer Gelbkörper vorhanden sein [239]. Im allgemeinen erlauben aber wiederholt unter 2 mg gesunkene Werte den Ausschluß einer normalen Corpus luteum-Phase und sprechen für anovulatorische Cyclen. Werte zwischen 2—13 mg/die wurden außer bei normaler Gelbkörperfunktion auch bei Ovarialtumoren, Tumoren und Hyperplasien der Nebennierenrinde [984], Stress-Situationen, Leberaffektionen, testiculärer Feminisierung, nach ACTH-Verabreichung und auch bei Pubertätsmagersucht (oft 10 mg/die [988]) gefunden. Nach KLOPPER [492, 493] ist die relative Ausscheidung des Pregnandiolkomplexes individuell relativ konstant. Von Person zu Person finden sich aber Abweichungen. Daher erlauben Einzelbestimmungen nur wenig Rückschlüsse auf die Gelbkörperfunktion. Bei Beginn und gegen Ende des ovaraktiven Alters sind die Ausscheidungswerte niedriger als bei reifen Frauen [492, 493]. Bei Mädchen zwischen 1 und 6 Jahren wurde kein Pregnandiol gefunden [687].

Pregnandiol besitzt keine gestagenen Wirkungen mehr. Es gilt jedoch als Antagonist des Progesterons [393].

1. Steuerung des Cyclus

Die Wirkung des Progesterons auf die *Ovulation* beim Menschen ist noch wenig geklärt (Übersicht über die Wirkung im Tierexperiment s. [456]). Bei der Ratte hat es einen biphasischen Effekt: zu früh oder zum Zeitpunkt der Gonadotropinausschüttung gegeben, unterdrückt es die Ovulation, während es andererseits die Empfindlichkeit des Zentralnervensystems steigert, so daß Gonadotropine ausgeschüttet werden und eine Ovulation herbeigeführt wird [999]. An einen ähnlichen Wirkungsmodus (reaktive Gonadotropinausschüttung, die zur Ovulation führt) ist beim Rhesusaffen [695] und bei der Frau [412] gedacht worden. HOLMSTROM [412] berichtet über einen hohen Prozentsatz von Ovulationen nach Injektion von Progesteron bei Frauen mit anovulatorischen Cyclen, während andere Autoren diesen Effekt für unspezifisch [884] halten oder mit dem Reboundeffekt [756] erklären. Progesteron begünstigt möglicherweise die FSH-Absonderung, während es die LH-Abgabe unterdrückt [663, 864]. Dem Gipfel der Gonadotropinwerte zur Zeit der Ovulation geht eine kurzfristige Progesteronabgabe voraus (vgl. S. 515). Möglicherweise ist Progesteron ein obligater Faktor für das Zustandekommen der Ovulation [130, 864]. Durch Progesterongaben kann eine Ovulation ausgelöst bzw. die Gonadotropinausschüttung erhöht werden [864].

Nach STAEMMLER [863] führt die zunehmende Oestrogeninkretion im Cyclus bei Drosselung der FSH-Abgabe zu vermehrter LH-Ausschüttung aus der Hypophyse. Hierdurch käme es zur Luteinisierung der Granulosa und zur Progesteronbildung. Das Progesteron würde den LH-Schub auslösen, der die letzten Reifungsvorgänge im Ovar und den Eisprung induziert. Nach BUCHHOLZ [116] bewirkt die präovulatorisch einsetzende Progesteronbildung im reifenden Follikel zusammen mit der Bremswirkung der Oestrogene ein steiles Absinken der Gonadotropinausschüttung, als deren Folge die Ovulation erfolgt war.

LAZAREV [556] räumt dem Progesteron im Cyclus wichtige regulatorische Funktionen ein:
1. das vermehrte FSH stimuliert die Oestrogenproduktion im Ovar;
2. die Oestrogenzunahme hemmt die FSH-Bildung in der Hypophyse;
3. die FSH-Hemmung führt zu einer Stimulation der LH-Ausschüttung;
4. das LH stimuliert die Progesteronwirkung im Ovar;
5. die Progesteronvermehrung hemmt die luteinisierende Funktion der Hypophyse;
6. die Hemmung der LH-Komponente bewirkt eine Vermehrung des FSH und leitet damit den folgenden Cyclus ein.

Nach ROCKENSCHAUB [757] werden zu allen Zeiten des Cyclus vom Ovar Steroidhormone gebildet. Die verschiedenen Effekte würden auf quantitativen Veränderungen beruhen. Kleine Mengen würden zu einer Förderung der Produktion von Androgenen und Progesteron führen. Bei Anstieg der Mengen würden die transformationsauslösenden Eigenschaften des Progesterons und der Androgene überwiegen und die Proliferation in Schranken halten. Oestrogene können den Transformationseffekt nicht verhindern, sobald Progesteron einen bestimmten Schwellenwert erreicht hat [393]. Progesteron fördert die Umwandlung von Oestradiol in das schwächer wirksame Oestron und das in der Proliferationsförderung antagonistische Oestriol [844].

Progesteron fördert die Ausscheidung der Oestrogene und hemmt die der Androgene (Übersicht bei [757]). Nach HOFFMANN [399] hemmt das im Corpus luteum gebildete Progesteron das in der frühen Gelbkörperphase erneut einsetzende Follikelwachstum, das seinen Höhepunkt etwa am 23. Tag zugleich mit der optimalen Entwicklung des Gelbkörpers erreicht (Übersicht bei [399]). Parallel zur Rückbildung des Corpus luteum bilden sich auch die Follikel zurück, und die Oestrogene sinken ab, ohne daß eine Änderung der Gonadotropinausschüttung nachgewiesen werden konnte. Demnach würde es sich bei der Rückbildung des Corpus luteum um einen auf das Ovar beschränkten gegenseitigen Ausschüttungseffekt der Gestagen und Oestrogen bildenden Zellformationen des Ovars handeln. Der einmal gebildete Gelbkörper scheint nach STAEMMLER [863] nicht mehr so unmittelbar an hypothalamische Einflüsse gebunden zu sein, wie es noch der heranreifende Follikel bis zur Ovulation war. Die Gelbkörperphase wird daher durch corticale Impulse weniger leicht gestört als die Follikelphase. Nach RAUSCHER [732] ist keine der beiden Cyclusphasen konstant. Von Verlängerungen wird zumeist die Follikelphase, bei Verkürzungen die Gesamtcyclusdauer, auch die Corpus luteum-Phase, betroffen. Aufbau und Degeneration des Gelbkörpers dauern relativ konstant 14 Tage [410, 504]. Der hohe Progesteronspiegel der Lutealphase hemmt die gonadotrope Aktivität des HVL. Die Oestrogen- und Progesteronsynthese im Ovar wird daher innerhalb kurzer Zeit auf ein Minimum herabgesenkt. Durch den Hormonentzug kommt es zur Regression des Endometriums, zu Blutungen und zu Nekrosen und damit zur Menstruation. Das Corpus luteum enthält auch noch wenige Tage nach Beginn der Menstruation geringe Progesteronmengen. In älteren Corpora lutea ist Progesteron nicht mehr nachweisbar [980]. Nach RAUSCHER [735] ist es bisher noch unentschieden, ob es Cyclen mit normaler hormonaler Funktion, aber ohne Ovulation, also im Sinne einer Luteinisierung eines nicht gesprungenen Follikels gibt.

Das funktionierende Corpus luteum hindert durch Hypophysenhemmung ebenso wie die Placenta weitere Ovulationen. Daher sind nach KNAUS [504] und OGINO [672] in der Gelbkörperphase des Cyclus keine Konzeptionen möglich.

Sobald 4±0,5 mg Pregnandiolglucuronid täglich nachweisbar sind, kann auf ein funktionstüchtiges Corpus luteum geschlossen werden. In dieser Zeit besteht mit relativer Sicherheit von 98% keine Empfängnismöglichkeit [744, 745]. Durch Progesteronzufuhr wird die Follikelreifung gehemmt und die endogene Ovulationshemmung nachgeahmt [30, 68, 582, 592, 698, 866]. Nach PINCUS [699] unterdrücken 300 mg Progesteron (per os vom 5.—25. Tag gegeben) die Ovulation, ohne daß es zu anhaltenden Störungen des Cyclus kommt. Nach HOFFMANN [399] verläuft der Hemmungseffekt der Gestagene auch direkt über das Ovar. Er konnte durch intraovarielle Injektion von 0,5—1 mg Progesteron-Kristallsuspension zwischen dem 5. und 8. Cyclustag die Follikelreifung hemmen, die Ovulation verschieben und die Cyclusintervalle verlängern. Der Hemmungseffekt war 20mal schwächer als der durch Oestradiol erzielte. HOFFMANN [399] sieht darin eine auf das Ovar begrenzte und von hypophysären Regulationsvorgängen unabhängige spezifische Wirkung des Progesterons. Prämenstruell verabfolgte Gestagene verschieben die Menstruation [987]. ROTHCHILD [773] sah als Zeichen der zentralen Hemmung einen Abfall der Gonadotropinausschüttung nach i.v. Progesteroninjektion (9—11 Tage 100—400 mg i.v.) bei 6 Frauen nach der Menopause, während 2 fertile Frauen keinen deutlichen Abfall erkennen ließen. Bei der Ratte hemmt Progesteron die Freigabe, nicht aber die Bildung von FSH und LH [774]. Während der Einnahme oraler Kontrazeptiva unterbleibt der üblicherweise um die Cyclusmitte erfolgende Anstieg der Gonadotropinausscheidung [112, 117].

2. Thermogenetische Wirkung

Progesteron bewirkt eine Erhöhung der *Basaltemperatur* = Aufwachtemperatur, Morgentemperatur, Grundtemperatur, basal body temperature (Literaturübersicht bei [217, 660, 924]). Im biphasischen Cyclus hält die Temperatur während der Follikelphase ein niedriges Niveau um 36,6—36,8° C ein und steigt in der Cyclusmitte innerhalb von 1—2 Tagen um 4—6 Zehntelgrade auf 37,0—37,3° C an (Abb. 10). Es wurden Überlegungen angestellt, ob diese Temperaturerhöhung der Herstellung adäquater Brutwärme dient [547], zumal in der Tierphysiologie Temperaturabhängigkeit der Wachstumsgeschwindigkeit des Embryos bekannt ist [107].

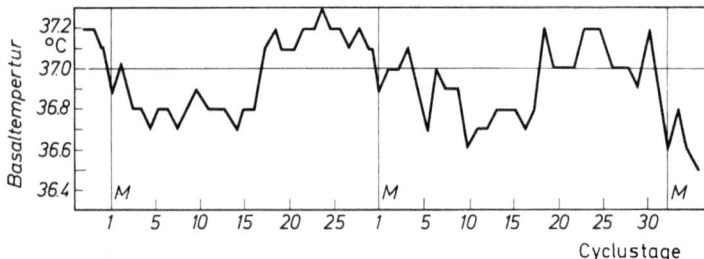

Abb. 10. Regelrechter Verlauf der Basaltemperatur bei einer geschlechtsreifen Frau mit normaler Ovarialfunktion. Durch die Senkrechten ist jeweils der 1. Tag der Menstruation markiert. Die Kurve der Basaltemperatur verläuft biphasisch mit postmenstruellen Minima und prämenstruellen Maxima. Im Intermenstruum zeigt die Kurve einen plötzlichen Anstieg und sinkt kurz vor oder während der Menses wieder ab. (Nach DÖRING, G. [217])

Die Zeit der erhöhten Temperatur vom sog. Temperatursprung bis zum Absinken beim Beginn der folgenden Menstruation wird als *hypertherme Phase* bezeichnet. Ihre Länge wird als relativ konstant beschrieben:

OBER [660]	14,1 Tage
DÖRING [217]	12,9 Tage
BERGMAN [66]	11—14 Tage
WEGHAUPT [934]	11—15 Tage
HALBRECHT [353, 354], GOLDZIEHER u.a. [339]	10—16 Tage,

während die Zeit vom Menstruationsbeginn bis zum Temperaturanstieg von 7 Tagen bis mehreren Wochen variiert [*217, 317, 924*]. So fand Döring [*217*] unter 5221 Cyclen von 20—40jährigen Frauen als Mittelwert des Cyclusintervalls 29,8±2,6, der Follikelphase 17,6±4,1 und der Gelbkörperphase 12,7±1,7 Tage. Ein derartiger biphasischer Temperaturverlauf fehlt vor der Menarche, nach der Menopause, bei Kastratinnen und beim Manne. Experimentell bewirkt Zufuhr von Oestrogenen eine Temperatursenkung [*48, 184, 629, 679*], Zufuhr von Progesteron eine Temperaturerhöhung [*48, 184, 219, 429, 679*]. Hohe Testosterongaben haben keinen Einfluß auf die thermogenetische Wirkung des Progesterons [*462*]. Der Temperaturanstieg nach Progesteron unterbleibt jedoch bei gleichzeitiger Gabe von Luminal [*235*], das die Ansprechbarkeit des Zwischenhirns dämpft. Nach dem Temperaturanstieg lassen sich auch die anderen Zeichen der Progesteronwirkung nachweisen [*282*]: Pregnandiolausscheidung [*184, 272, 666*], Sekretionsphase [*2, 591, 678*] am Endometrium mit positiver Glykogenreaktion und postovulatorische Veränderungen im Vaginalabstrich [*776*]. Der Temperaturanstieg ist demnach als direkte Folge des im Corpus luteum gebildeten Progesterons und damit als ein indirektes Zeichen für die erfolgte Ovulation anzusehen [*201, 202, 205, 903*]. Diese ist bei einer Schwankungsbreite von ±2 Tagen [*137*] durchschnittlich 2 Tage vorher [*201, 202, 205, 924, 934*] anzunehmen, nach Meinung mehrerer Autoren [*353, 354, 678, 776*] am Tag des Temperaturtiefs. Der Ovulationstermin kann mittels Temperaturmessung nicht genau auf den Tag bestimmt werden, jedoch ist 2 Tage danach bis zur folgenden Menstruation nicht mehr mit einer Konzeption zu rechnen [*204*]. Konzeptionen erfolgen durchschnittlich 2,7 Tage vor dem Temperaturanstieg [*204, 211*].

3. Allgemeinwirkungen

Progesteron läßt gewöhnlich bei Nichtschwangeren eine mäßige *katabole Reaktion* und deutliche Na^+ Diurese erkennen [*538*], wobei der maximale katabole Effekt bei Zufuhr von 25—50 mg/Tag beobachtet wurde [*539*]. Es setzt die durch Oestrogene geförderte Ödembereitschaft herab [*410*] (vgl. S. 549).

Progesteron erhöhte in vitro die *cadaverinolytische* Eigenschaft des Schwangerenserums um 15,5%, während sie durch Oestrogen um 22,7% herabgesetzt wurde (Cadaverin = durch Bakterientätigkeit im Organismus gebildetes Diamin) [*71*]. Progesteron verkürzt die Dauer der Fibrinolyse [*910*].

4. Morphologische Wirkung

Die auffälligsten morphologischen Veränderungen im Verlauf des Cyclus, die nur bei Einwirkung von Progesteron nachweisbar werden, sind histologisch am Endometrium und cytologisch am Vaginalepithel [*681*] zu erkennen. Southam und Gonzaga [*857*] geben einen ausführlichen Überblick über die Literatur der Systemveränderungen im Cyclus.

a) Äußeres Genitale

Progesteronabhängige cyclische Veränderungen am *äußeren Genitale* wurden cytologisch an den kleinen Labien beobachtet [*144*].

b) Vaginalepithel

Am *Vaginalepithel* bewirkt Progesteron Veränderungen, die besonders deutlich im Zellabstrich zu erkennen sind und experimentell bei atrophischem Vaginalepithel durch Progesteronzufuhr reproduziert werden können. Progesteron bewirkt am atrophischen Vaginalepithel eine Proliferation bis zur glykogenhaltigen Intermediärschicht [88, 95, 723—726, 846, 848, 849, 954] mit cyanophilen Zellen mit vesiculärem Kern ohne Pyknose (Abb. 11). Möglicherweise sind hierfür noch vorhandene körpereigene Oestrogene, die für sich allein unterschwellig wären, synergistisch wirksam [846]. Oestrogen allein bewirkt eine Differenzierung bis zur Schicht der eosinophilen Oberflächenzellen mit pyknotischem Kern, also über die Proliferationshöhe des Progesterons hinaus (Übersicht bei [846]), Progesteron eine Reifung ohne Differenzierung. Wird Progesteron zusätzlich verabfolgt, so werden

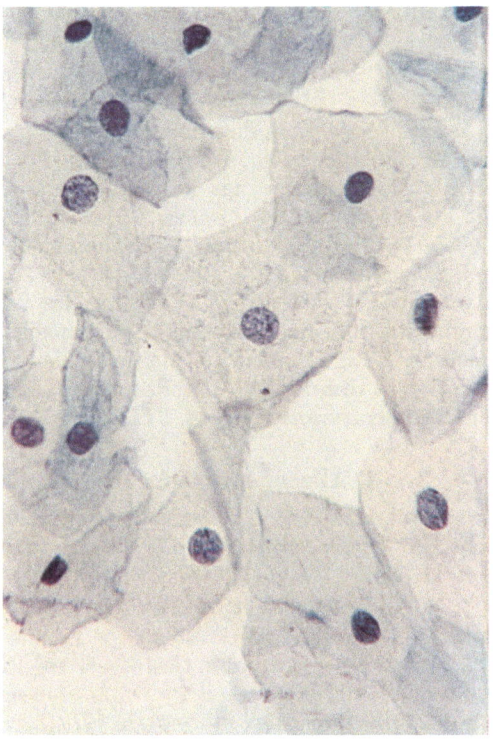

Abb. 11. Progesteroneffekt am Vaginalepithel. Intermediärzellen (500×): Cyanophiles Cytoplasma, oft mit Faltung, vesiculärer Kern mit fein granuliertem Chromatin. X = Barr-Körperchen.
(Aus BOSCHANN, H. W.: Praktische Zytologie. Berlin: W. de Gruyter & Co. 1960)

die Oberflächenzellen desquamiert [15] und die Differenzierung auf der Höhe der Intermediärschicht blockiert. Hierfür ist ein Verhältnis Oestrogen zu Progesteron von 1:37 bis 1:50 errechnet worden [954]. Androgene und Gestagene unterdrücken synergistisch die oestrogene Proliferation, wenn auf 10 Teile Oestrogen 10 Teile Androgen zuzüglich 18 Teile Progesteron kommen [954]. Im Zellabstrich finden sich in Gruppen angesammelte cyanophile Intermediärzellen mit vesiculärem Kern und gefalteten Rändern [725]. Die Zahl der gefalteten Zellen variiert in der Lutealphase von 60—100% [345]. Der Färbungsumschlag von eosinophil zu cyanophil beruht auf Verschiebung des isoelektrischen Punktes (IEP_M) zur sauren Seite und beruht auf dem höheren Ribonucleoproteidgehalt der Intermediärzellen gegenüber den Oberflächenzellen [418, 790]. Die Intermediärzellen werden wegen ihres Glykogengehaltes von Döderlein-Bacillen cytolysiert [951, 952], so daß nur Fragmente der Zelleiber und oft nur der freie Kern allein zurückbleiben. Beim

Nachlassen reiner Oestrogenwirkung und bei Hypofollikulinie treten ähnliche Bilder auf. Die Zellen liegen hiernach jedoch eher isoliert, während bei gleichzeitiger Wirkung von Oestrogen und Progesteron die Zellabstoßung eher in Gruppen erfolgt. Bei dem synergistischen Oestrogen-Progesteroneffekt handelt es sich trotz der erkennbaren Massenabschilferung von Oberflächenzellen nicht um eine „Regression", da, wie der Colchicintest zeigt, die Proliferation der Basallage nicht gehemmt wird und das Vaginalepithel histologisch nicht am 14., sondern etwa am 22. Cyclustag seine größte Dicke erreicht [726]. Der Desquamationseffekt des Progesterons am oestrogenproliferierten Vaginalepithel wird zur Testung der Gestagene angewendet (Depressionstest) [189, 954]. Bei der Frau mit erhaltenem Menstruationscyclus ist in der Sekretionsphase eine gemeinsame Oestrogen-Progesteronwirkung erkennbar [770]. Bis zur Ovulation nehmen die Oberflächenzellen zu und die Leukocyten ab. Innerhalb 24 Std nach der Ovulation sind die ersten Veränderungen erkennbar [730]. Die Zellränder falten und rollen sich infolge Turgorverlustes ein. Die cytologische Bestimmung des Ovulationstermins ergibt oft genauere Werte als die Basaltemperaturmessung [326, 728—730, 749, 772]. Die Oberflächenzellen werden postovulatorisch abgeschilfert, so daß der Karyopyknose- und der Eosinophilieindex abnehmen, und im Abstrich finden sich in Gruppen angehäufte cyanophile Intermediärzellen mit vesiculärem Kern und gefalteten Zellrändern. Die Zahl der Leukocyten nimmt zur Menstruation hin ständig zu. Sind Döderlein-Bacillen vorhanden, so kommt es zur bakteriellen Cytolyse [951, 952]. Der zweite Gipfel der Oestrogenbildung während der Sekretionsphase bewirkt keine Zunahme der Oberflächenzellen mit pyknotischem Kern [770], da Progesteron die oestrogenbedingte Proliferation bereits auf der Höhe der Intermediärschicht blockiert. Daher kommt es auch während der Schwangerschaft, bei der das Zellbild unter massivem Progesteroneinfluß von Intermediärzellen beherrscht wird, nicht zu einem oestrogenen Zellbild mit Oberflächenzellen. Bei der progesteronbedingten Zellverklumpung ist die Zellanhäufung so dicht, daß nur die Kerne zu sehen sind und die gefalteten und eingerollten Zellränder unscharf und verschwommen erscheinen [771].

Nach dem Vaginalzellbild kann somit immer nur die *relative* Progesteronwirkung beurteilt werden, d.h. das derzeit erkennbare Verhältnis von Progesteron zu Oestrogen, während Aussagen über die absolute Höhe des Progesteronspiegels nicht möglich sind [771].

Die alternierende Oestrogen- und Progesteroneinwirkung scheint zumindest im Tierexperiment die gleichmäßige Reaktionsfähigkeit der Vaginalhaut gegen physiologische Oestrogenmengen zu gewährleisten, so daß keine refraktäre Phase auftritt [628].

c) Cervix

Histologisch faßbare Veränderungen in der Gelbkörperphase sind nicht allgemein anerkannt [722, 824, 825, 197]. Nach Proliferation in der ersten Cyclushälfte [842, 971] soll nach der Ovulation der lumennahe Cytoplasmabezirk durch Sekret vorgewölbt werden und eine apokrine Sekretion einsetzen [40]. Die Weite des Cervicalkanals und die Sekretion der Cervixdrüsen ändern sich. Äußerer Muttermund und Cervicalkanal erweitern sich in der präovulatorischen Phase, so daß man mit dem bloßen Auge und kolposkopisch Einblick in den Cervicalkanal gewinnen kann. Der Cervixschleim (Übersicht bei [216]) wird dünn und fadenziehend (Spinnbarkeit [155]) sowie leukocytenarm und damit glasklar. Beim Eintrocknen entstehen mikroskopisch farnkrautartige Kristallisationsfiguren (Farnkrautphänomen, Arborisation [684, 685]). Nach der Ovulation schließt sich der äußere Muttermund. Der Cervixkanal verengt sich. Die Menge des von den Cervixdrüsen gebildeten Schleims wird weniger. Er verliert seine Transparenz sowie seine Viscosität und damit die Spinnbarkeit und wird für Spermien undurchgängig [*67, 364, 428, 534, 537, 824*]. Das Farnkrautphänomen ist postovulatorisch nicht mehr nachweisbar [*765*]. Anstelle der typischen Kristallisation, die besonders deutlich vom 14.—15. Tag zu beobachten ist, findet sich in der Progesteronphase nur eine amorphe Masse aus kleinen Kristallfragmenten [*787*] (Auslöschphänomen durch Gestagenwirkung [*132*]). Bei 360 Frauen wurde die Arborisation vom 7.—9. Tag an positiv, vom 18.—20. Tag an negativ. Diese Veränderung wird so erklärt, daß Progesteron die Natrium- und NaCl-Sekretion der Cervixdrüsen, die durch Oestrogene stimuliert wird, hemmt [*1005*]. Die Zusammensetzung der Proteine des Cervicalsekrets verändert sich entsprechend der cyclusbedingten Veränderung der Hormonausschüttung [*622*].

Das untere Uterinsegment kontrahiert sich unter der Einwirkung von Progesteron [*80*].

d) Isthmus

Die Schleimhaut des Isthmus, des $4^1/_2$—13 mm langen Zwischenstückes zwischen Korpus und Cervix, beteiligt sich an den cyclischen Veränderungen in geringerem Ausmaß als das Korpusendometrium [*226, 555, 631, 965, 970*]. Die Unterteilung in Compacta, Spongiosa und Basalis im Prämenstruum, die Auflockerung des Stromas und die prämenstruelle Schwellung sind nicht erkennbar. Die pseudodeciduale Reaktion der Stromazellen und die Sägeform der Drüsen finden sich höchstens angedeutet.

e) Endometrium

Progesteron wandelt die durch Oestrogen proliferierte Uterusschleimhaut zum prägraviden Endometrium um und versetzt sie in die Lage, das befruchtete Ei aufzunehmen und zu ernähren. Aus der Proliferation- oder Follikelphase entsteht 1—2 Tage nach der Ovulation allmählich die Sekretionsphase [*555, 800—806*] (Luteinphase [*164*], prägravide Phase [*877*]), in der es unter dem zunehmenden Einfluß des Corpus luteum zur Ablagerung von Glykogen [*29, 220, 542, 569*], Fettstoffen, Arsen, Eisen und Phosphaten in den Drüsenepithelien [*876*] und zur Synthese von Mucopolysacchariden mit Ausscheidung ins Drüsenlumen kommt [*142, 647*]. Während es schon in der Proliferationsphase zu einer wäßrigen, glykogen- und mucoidhaltigen Abscheidung mit Höhepunkt während der Ovulationspahse kommt [*46, 47*], ist die Sekretmenge in den Lumina während der Lutealphase 15—25mal größer als in der ersten Cyclusphase [*791*]. Der Höhepunkt der histologisch und histochemisch erkennbaren Funktionssteigerung liegt etwa am 21. Cyclustag, also zur Implantationszeit [*299*]. Die Umwandlung betrifft vor allem die Functionalis, während die Lumina basalis als Matrix für die postmenstruelle Regeneration dient und daher an den cyclischen Veränderungen nicht erkennbar teilnimmt.

Schon ab 10.—11. Cyclustag, elektronenoptisch in Nestern von 0,1—0,2 μ Ausdehnung ab 9. Tag [*893*], sind einzelne Glykogenkörnchen [*123, 635*] in der basalen Hälfte des Cytoplasmas der Endometriumdrüsenzellen nachzuweisen [*26, 28, 33, 77, 166, 167, 283, 544, 566, 604, 653, 747, 778, 791, 861*]. Etwa am 8. bis 10. Cyclustag sind im apikalen Zellrand auch glykogenfreie Kohlenhydrate zu erkennen [*878*]. Um diese Zeit finden sich kurzfristig ein Anstieg des Progesteronspiegels im Blut [*282, 665*] (vgl. S. 515) sowie der Pregnandiolausscheidung im Harn [*195*] (vgl. S. 521) und Progesteron im reifenden Follikel [*413, 977*]. Es ist jedoch umstritten, ob die Synthese des Glykogens an Progesteron gebunden ist. Bei der Ratte hatte Progesteron keinen Einfluß auf den Glykogengehalt des

Uterus [929] und wirkte am Kaninchenendometrium glykogenolytisch [109, 892, 911]. Pregnandiolspiegel und Glykogenbildung laufen nicht genau parallel [357]. Progesteron allein kann am Endometrium keine Glykogenbildung auslösen [420, 653]. Es soll einen hemmenden Einfluß auf den gesamten Stoffwechsel des Endometriums haben [120, 121]. Die Aktivitätssteigerung der für den Kohlenhydratstoffwechsel wichtigen alkalischen Phosphatase des Endometriums läßt Beziehungen zum Oestrogenspiegel erkennen [659]. Auch bei Follikelpersistenz findet sich Glykogen in der glandulär-cystischen Schleimhaut [33, 127, 167, 422]. Nach reinen Oestrogengaben ist aber die Glykogenbildung nur minimal. Sie wird erst bei gleichzeitiger Progesteronwirkung stärker [420]. Zur Glykogenbildung, wie sie in der Sekretionsphase gefunden wird und der meist eine embryotrophe für die Eiimplantation bedeutsame Wirkung zugeschrieben wird [877], ist also ein Synergismus der Oestrogene mit dem Progesteron erforderlich [475, 476, 665]. Nach STRAUSS [878] sind trotz der morphologischen Zweiphasigkeit funktionell 3 Phasen je nach der Hormonkonstellation erkennbar:

1. die alleinige schwache Oestrogenwirkung ohne Kohlenhydratsynthese, die am 8.—10. Tag endet;

2. die synergistische Progesteronwirkung ab 8.—10. Tag mit kräftiger Mucopolysaccharidsekretion des Drüsenepithels;

3. die antagonistisch überwiegende Progesteronwirkung, bei der die stoffwechselhemmende Wirkung des Progesterons bei fallendem Oestrogenspiegel langsam überwiegt und die Sekretion der Drüsenepithelien bei Ansammlung des Sekretes im Lumen schließlich sistiert.

Einer ähnlichen Dreiphasigkeit würden auch der Gesamtstoffwechsel des Endometriums [120, 121] und das Verhalten der Kohlenhydrate im Stroma unterliegen [64, 603, 968]. Endometrium aller Cyclusphasen, das auf Nährböden ohne Oestrogen und Progesteron verpflanzt wurde, zeigte nach 48 Std Glykogenbildung. Zusatz von Oestrogenen und Progesteron ließ keinen Einfluß darauf erkennen, so daß für die Hormonwirkung auf das Endometrium ein mehr indirekter Weg angenommen wird [147]. Glykogenaufbauende (z.B. Phosphorylase [1003]) und -abbauende Enzyme (Amylase [423]) sind in der Sekretionsphase vermehrt nachzuweisen. Quantitative Glykogenanalysen homogenisierter Endometrien ergaben hohe Werte zwischen dem 15. und 20. Tag und maximale Werte um den 17. Cyclustag [26, 270, 357, 688, 861]. Die in der späten Proliferationsphase längsovalen *Kerne* werden in der Sekretionsphase rundlich [246]. Der Nucleolus kann ganz fehlen. Zwischen 16. und 26. Cyclustag finden sich rundliche Kerneinschlüsse, die normalerweise ein Zeichen der erfolgten Ovulation sind, unter Progesteroneinwirkung auch ohne Ovulation zustande kommen und bei ungenügender Progesteronbildung spärlich auftreten [21]. Die kugeligen Kerne der Drüsenzellen rücken — offenbar infolge der am basalen Zellpol verstärkt einsetzenden Glykogenbildung — lumenwärts bis etwa zur Zellmitte empor. Zwischen 14. und 21. Tag, durchschnittlich vom 16. Tag an (Abb. 12—17) findet sich eine basale retronucleare glykogenhaltige Sekretvacuole [66, 167, 220, 378, 516, 559, 566, 580, 655, 754, 777, 802, 818, 861, 874, 881, 1006], die für den Progesteroneffekt bzw. eine synergistische Oestrogen-Progesteronwirkung charakteristisch ist [270]. Im anovulatorischen Cyclus kommen nur kleinere, spärliche und unregelmäßig verstreute Vacuolen vor [970]. Nach 6—8 Tagen wandern die abgerundeten Kerne wieder basiswärts. Die Vacuolen schieben sich an den Kernen vorbei. Der apikale Zellteil wird durch äußere Sekrettropfen aufgetrieben. Vom 18. bis 20. Cyclustag schnüren sich Sekretkappen ab und liegen als Sekretkugeln im Lumen. In den Drüsenlichtungen erreicht die Sekretmenge ihr Maximum zwischen

18.—23., bzw. 20.—21. Cyclustag [655]. Später erscheint Glykogen auch im Stroma. Außer Glykogen werden auch Kohlenhydrate mit Schleimcharakter gebildet [560, 806]. Nach Amylaseverdauung des Glykogens finden sich mit der Perjodsäure-Leukofuchsintechnik nach McManus [606, 607] und Hotchkiss [419] neutrale und vorwiegend saure Mucopolysaccharide, Glykoproteide und Glykolipide [126, 167, 240, 422]. Bevor Glykogen in größerer Menge nachgewiesen werden kann, findet sich eine Steigerung der Aktivität der *alkalischen Phosphatase* in den Drüsenepithelien [670] (um 200% [559]) mit einem Maximum um den

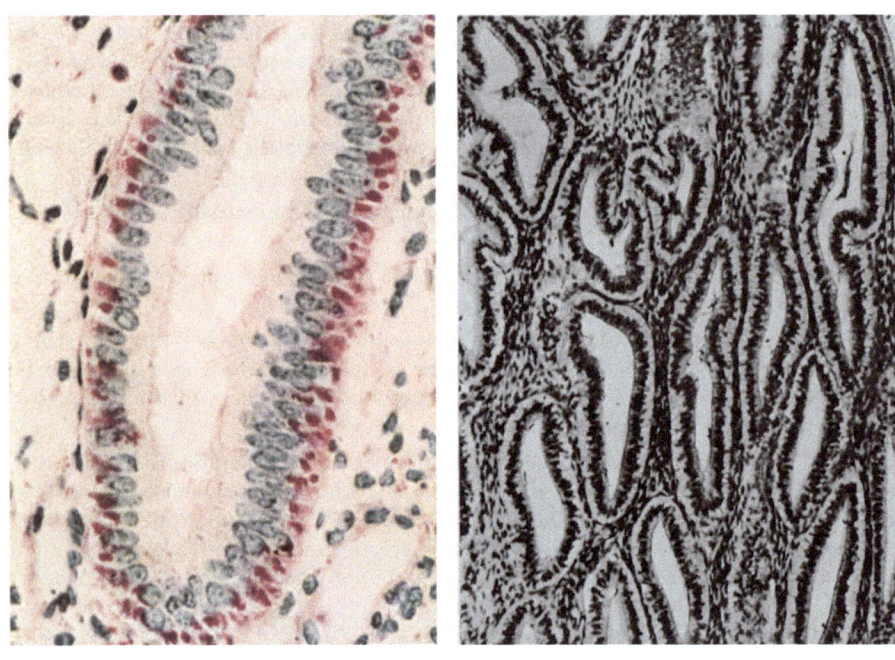

Abb. 12   Abb. 13

Abb. 12. Fixierung: Carnoy. PAS-Reaktion. Endometrium zur Zeit der Ovulation. Im Ovar ein gerade gesprungener Follikel mit beginnender Vascularisation der Granulosa. Das Bild entspricht einer Progesteronwirkung von etwa 36 Std. Basal gelegenes Glykogen. (Aus Ober, K. G. [663])

Abb. 13. Progesteronwirkung von 4—5 Tagen. Im Ovar ein Corpus luteum in beginnender zentraler bindegewebiger Abdeckung. Vergr. 105fach. (Aus Ober, K. G. [663])

14.—18. Tag [423, 450, 559, 659], das als Progesteroneffekt gedeutet wurde [666, 696]. Bei der oestrogenvorbehandelten Kastratin ist die Aktivitätssteigerung 6 Std nach Beginn der Progesteronzufuhr mittels intravenöser Dauertropfinfusion nachgewiesen worden [271]. Die Fermentaktivität sinkt gegen Ende des Cyclus ab [659]. In der frühen Sekretionsphase ist sie noch lumennahe und im Lumen, prämenstruell nur noch in den Gefäßwänden nachweisbar [39]. Offenbar wirken kleine Progesteronmengen synergistisch [321, 659, 666], zunehmende Mengen hemmend [32, 34, 659, 666].

Das Maximum der Aktivität der *sauren Phosphatase* wurde in der späten Sekretionsphase gefunden [325, 441, 604]. Ein hoher Quotient alkalische/saure Phosphatase soll eine gute Progesteronwirkung anzeigen [441]. Mit Gefrierschnitten und sofortiger Inkubation wurde gegen Cyclusende bei etwa konstanter Aktivität in den Drüsenzellen eine zunehmende Vulnerabilität der Lyosome gefunden [69].

Die *5-Nucleotidase* ließ eine Aktivitätssteigerung zwischen 17. und 22. Cyclustag erkennen [791], die *Adenosintriphosphatase* zwischen 19.—23. Cyclustag [449]. Progesteron steigert die Aktivität der Adenosintriphosphatase [449, 880, 922]. Auch über Hemmung in vitro wird berichtet [926]. Progesteron bewirkt Anstieg der langsam hydrolysierbaren Phosphate und vermehrte Einlagerung von radioaktivem Phosphor ^{32}P in den Rattenuterus [79, 921] und in das Kaninchenendometrium [669]. Der Phosphorgehalt ist in der Sekretionsphase erhöht [78].

Das cyclische Verhalten anderer Fermente, u. a. der Phosphoamidasen, unspezifischen Esterasen, Lipase, β-Glucuronidase, β-Galaktosidase und Oxydo-

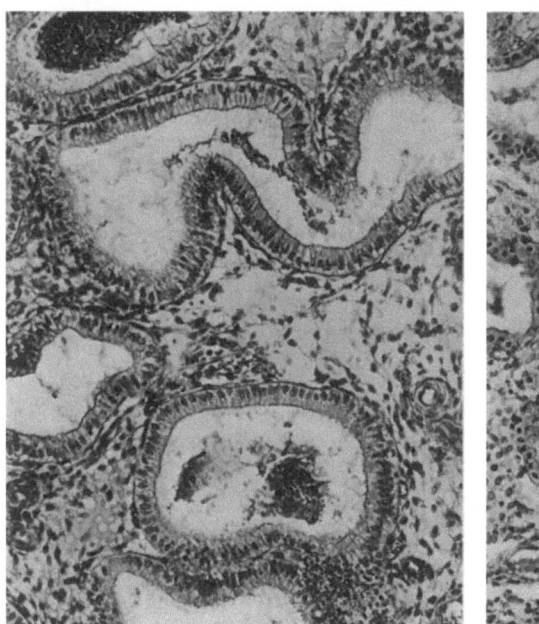 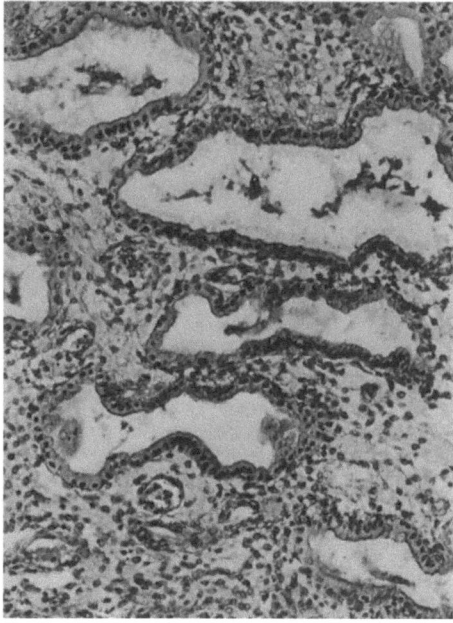

Abb. 14 Abb. 15

Abb. 14. Progesteronwirkung von 6—7 Tagen. Im Ovar ein blühendes Corpus luteum. Etwa 5 Tage nach der Ovulation. Vergr. 105fach. (Aus OBER, K. G. [663])

Abb. 15. Progesteronwirkung von 8—9 Tagen. Starker Saftgehalt im Stroma. Drüsen geschlängelt, ihre Zellkerne rundlich. Vergr. 105fach. (Aus OBER, K. G. [663])

reductasen wird uneinheitlich beurteilt (Übersicht bei [311, 791]. Die *Exopeptidasen* [309] und wahrscheinlich auch die *Endopeptidasen* [310, 311] zeigen ihr Aktivitätsmaximum in der frühen Sekretionsphase (Abb. 18). Die *Transaminaseaktivität* erreicht um den 22. Cyclustag ihr Maximum [146]. Die *Cholinesterase* steigt bis zur 3. Cycluswoche an [122]. Progesteron aktiviert die *Histaminase* [9, 269, 473, 883], der eine bedeutende Rolle für die Erhaltung der Schwangerschaft zugeschrieben wird [311]. *Cytochromoxydase* und *Carboanhydrase* erreichen ihr Aktivitätsmaximum in der 3. Cycluswoche [299].

Die *anaerobe Glykolyse* im Endometrium ist in der späten Sekretionsphase, in der Schwangerschaft und unter Progesteroneinfluß höher als in der Proliferationsphase [759]. Nach anderen Untersuchungen zeigte Progesteron keinen Einfluß auf Atmung und Glykolyse menschlicher Endometrien in vitro. Hemmung der anaeroben Glykolyse in vitro wurde beobachtet.

Progesteron führt zu einer Mobilisation von *Fett* in den Basalisdrüsenzellen [11, 70].

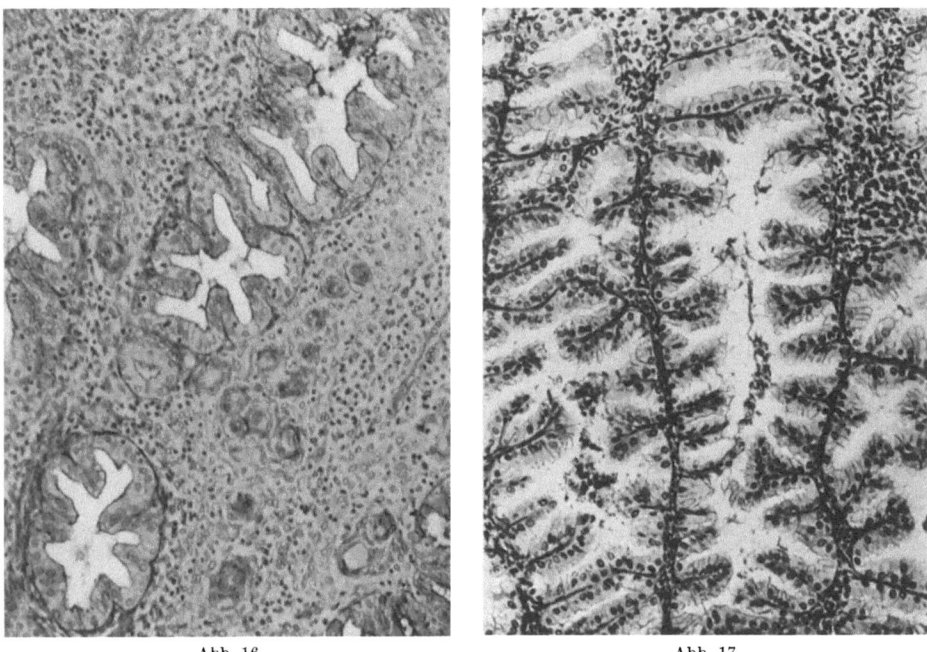

Abb. 16   Abb. 17

Abb. 16. Progesteronwirkung von 12—13 Tagen. Gut entwickelte Spiralarterien. Stromadorne drücken die Drüsenform ein. Vergr. 105fach. (Aus OBER, K. G. [663])

Abb. 17. Prämenstruelles Endometrium. Die Drüsen sind erschöpft. Durch Stromaschrumpfung sind die Drüsen zusammengestaut, die Stromavorsprünge dadurch besonders deutlich. Vergr. 105fach. (Aus OBER, K. G. [663])

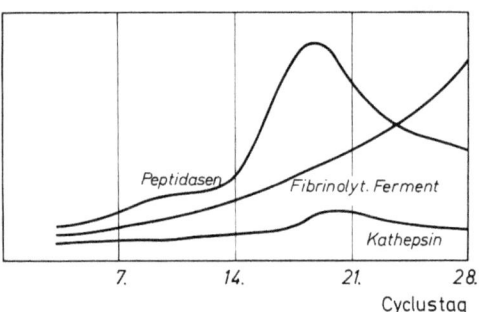

Abb. 18. Aktivität der eiweißspaltenden Fermente im Endometrium während des Cyclusablaufs. [Aus FUHRMANN, K.: Gynaecologia (Basel) 152, 1 (1961)]

Beim Kaninchen führt Progesteron zur Abnahme des *Protein-* [108] und des *Wassergehaltes* des Endometriums [892]. Beim Menschen nimmt der Wassergehalt des Endometriums in der Sekretionsphase ab [*181, 447, 546, 879*], z.B. von 87% am 9. Cyclustag auf 81% am 21. Tag [605], während der Gehalt an nichtwäßrigen Substanzen ansteigt [605]. Die überwiegende Progesteronwirkung in der Sekretionsphase scheint zum *Elektrolytverlust* zu führen [*181, 447, 596*]. Die *Nucleinsäurebildung* des Endometriums wird durch Oestrogene [604] und die gemeinsame Wirkung von Oestrogenen und Progesteron [669] beeinflußt (Abb. 19). Die *Ribonucleinsäure* im Cytoplasma der Drüsenepithelien, die in der Proliferationsphase um den 11.—13. Tag ihr Maximum hat [*311*], nimmt während der Sekretionsphase laufend ab. Der RNS-Phosphor verringert sich von 120,2 mg/100g frischen Gewebes

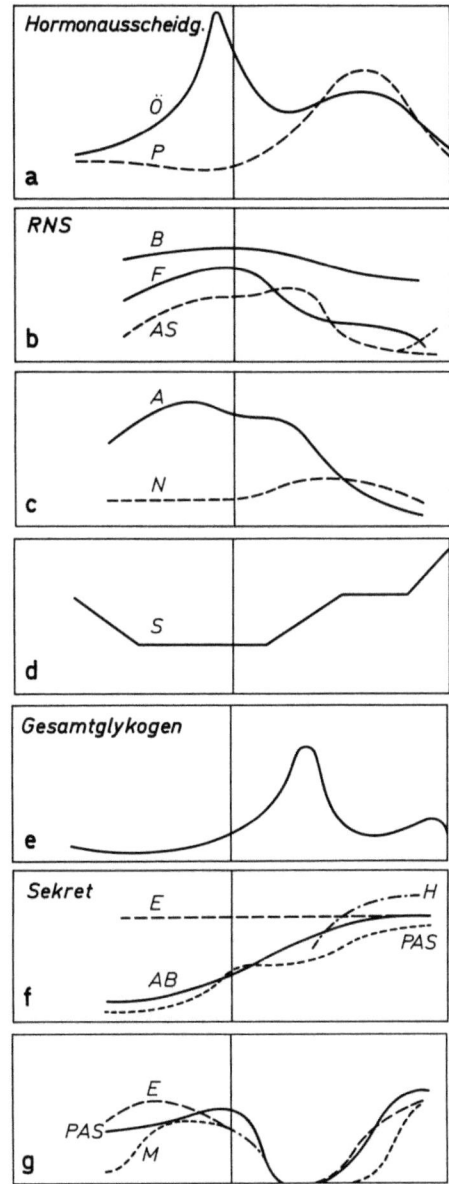

Abb. 19a—g. Der Cyclus des Endometriums. a Hormonausscheidung von Oestrogenen und Progesteron. b RNS in den Drüsenzellen von Basalis (*B*) und Functionalis (*F*). Aminosäurennachweis (*AS*). c Cytoplasmatische alkalische Phosphatase (*A*) sowie 5-Nucleotidase (*N*). d Saure Phosphatase (MCKAY et al.). e Gesamtglykogen im Endometrium (HAGERMAN et al.). f Sekretumwandlung; *E* Eisenbindungsreaktion, *AB* Alcianblau, *H* homogenisierte PAS-Substrate. g Grundsubstanzcyclus; *E* Eisenbindungsreaktion, *M* Metachromasie [Aus SCHMIDT-MATTHIESEN, H.: Aufbau und funktionelle Ausreifung des menschlichen Endometriums. Med. Bilddienst Roche 2, 15 (1965)]

in der späten Sekretionsphase auf 46,8 mg [*871*]. Bei beginnender Sekretion verlagert sich die RNS in die lumennahen Teile der Epithelien und ist dort und im Lumen [*39*] in Form kleiner Sekrettröpfchen mit deutlicher Basophilie sichtbar. Oberflächenepithel und Basalisepithelien zeigen bezüglich ihres RNS-Gehaltes keinen wesentlichen Unterschied zwischen Proliferations- und Sekretionsphase [*106, 871*]. Dagegen nimmt die RNS in den Deciduazellen des Stromas zu [*106*]. Die RNS in den Nucleolen erreicht ihr Maximum erst nach der Ovulation und sinkt somit später ab [*106*]. Die *Desoxyribonucleinsäure* zeigt photometrisch nach ihrem ersten Anstieg um den 13. Tag einen zweiten Gipfel um den 21. Tag [*920*]. Der DNS-Phosphor steigt von 25 auf 36 mg/100 g frischen Gewebes [*871*]. Nach progressiver Zunahme in der Proliferationsphase wird auch über allmählich konstante

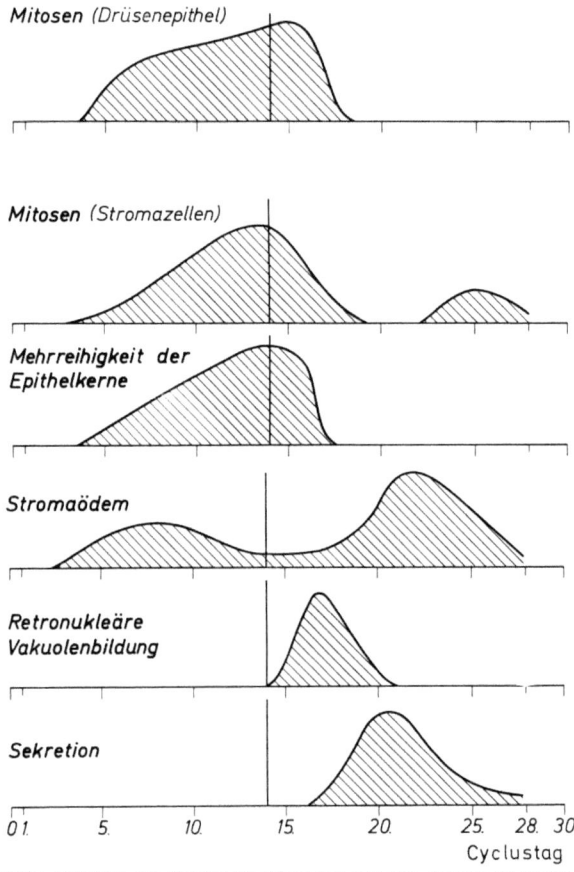

Abb. 20. Morphologische Kriterien zur Cyclustagbestimmung aus dem Endometriumbild. [Aus Noyes, R. H. A. T. Hertig, and J. Rock: Fertil. and Steril. **1**, 3 (1950).] (Nach Schmidt-Matthiesen [*794a*])

Abnahme in der Sekretionsphase berichtet [*8*]. Progesteronzufuhr bewirkt Abfall des Nucleinsäuregehalts und soll daher wachstumshemmend wirken [*108*].

Die *Mitosen* im Drüsenepithel erreichen am 14.—15. Cyclustag — sehr wahrscheinlich durch gleichzeitige Oestrogen- und Progesteronwirkung [*876*] — ihren Höhepunkt und nehmen ab 18.—19. Tag stark ab [*655, 970*]. Die Stromamitosen erreichen um den 25. Tag einen zweiten Gipfel (Abb. 20) [*655*]. Dagegen fand R. Kaiser [*466*] Drüsenepithelmitosen am häufigsten unmittelbar nach der Menstruation, Abnahme bis zur Ovulation um etwa die Hälfte und unter Progesteroneinfluß raschen Rückgang bis zum völligen Verschwinden in der letzten Cycluswoche. Im Stroma zeigen die Mitosen nach seinen Untersuchungen ein präovulatorisches Maximum, signifikante Verminderung in der Corpus luteum-Phase, jedoch Verbleiben einer kleinen Zahl auch im Prämenstruum.

Elektronenoptisch ist die Progesteronwirkung an der Zunahme der Glykogendepots, der Vergrößerung der Mitochondrien, der Blähung des Golgi-Apparates und am Schwund der Ribosome an der einzelnen Zelle ablesbar [246].

Der *Golgi-Apparat* ist deutlich vergrößert und läßt elektronenoptisch geblähte Lamellen erkennen [407, 841, 893]. In der späten Sekretionsphase bildet er sich zurück. Die *Cytosomen* nehmen unter Progesteroneinwirkung ab [246]. Dafür finden sich im Cytoplasma und gelegentlich inmitten des Glykogens Fettpartikel [893]. Zwischen 20. und 26. Cyclustag füllen Lipoidpartikel zunehmend den apikalen Zellbereich [77, 791]. Fettpartikel sind in der Proliferationsphase nur selten, in der Sekretionsphase aber vermehrt nahe der Basalmembran nachzuweisen [940, 948]. Mit Sudanschwarz sind Fettkörnchen während der Sekretionsphase im Drüsenlumen darstellbar [39]. In der Umgebung der Glykogennester und zwischen dem Glykogen finden sich zahreiche *Mitochondrien* [893]. Sie erreichen in der mittleren Sekretionsphase ihr Größenmaximum [841], wobei auch ihre Matrix dichter erscheint [246].

Im übrigen zeigen die elektronenmikroskopisch erkennbaren morphologischen Veränderungen der Ultrastruktur von Zellen des Korpusendometriums (Übersicht bei [224]) bis zum Beginn der 4. Woche eine sich allgemein steigernde Aktivität mit Funktionsmaximum in der 3. Woche und danach fortschreitender Regression [224]. Die zuvor schmalen hochzylindrischen Zellen werden keilförmig und dehnen sich aus. Der hierfür benötigte Raum wird durch Faltung der Epithelleiste gewonnen: etwa 10—12 Tage nach der Ovulation entstehen zahnartige Vorsprünge in das sich erweiternde Lumen hinein, denen die Epithelien büschelförmig aufsitzen. Die Basalisdrüsen zeigen nur in Einzelfällen und angedeutete Sekretionszeichen [559, 791].

Das Stroma wird nach der Ovulation in den tieferen Teilen ödematös aufgelockert (Spongiosa) und bleibt im cavumnahen Drittel dichter (Compacta). Das Ödem enthält Elektrolyte, Aminosäuren, Peptide, Kohlenhydrate und möglicherweise Glykogenabbauprodukte [970]. 4—6 Tage nach der Ovulation erreicht die Sekretion der etwa 15000 Drüsen ihren Höhepunkt [104]. Um diese Zeit ist die Implantation (s. d.) zu vermuten.

Die argyrophilen Gitterfasern der Functionalis, die bis zur Ovulation an Dichte zunehmen, erscheinen nach dem 14. Tag durch ödematöse Gewebsauflockerung weitmaschiger [407]. Die Fibrillenbündel verlaufen in der Sekretionsphase fast nur extracellulär [407]. Sie umspinnen die prädecidualen Stromazellen, Gefäße und Drüsen und geben der Schleimhaut für die Eieinbettung Halt [225, 865].

Die in der Proliferationsphase vorhandenen *Lymphfollikel* nehmen im Prämenstruum an Größe ab [970].

Die *Spiralgefäße* des Endometriums bestehen aus einem beständigen proximalen Anteil in der Basalis und einem distalen Anteil in der Functionalis, der cyclische Auf- und Abbauvorgänge erkennen läßt [792].

Die Wand der arteriellen Gefäße ist in der Proliferationsphase sehr dünn (Arteriolen). Sie wird erst in der späten Sekretionsphase mehrschichtig (Arterien) [792]. In der Proliferationsphase verlaufen die Arteriolen geschlängelt, in der Sekretionsphase zunehmend in spiraligen Windungen (Spiralisierung) (Abb. 21 a, b) [38, 182, 458, 536, 583, 584, 585, 658, 673, 674, 792], prämenstruell bis zu 40 Spiralen je Gefäß [959]. Die Spiralform ist offenbar durch den wachstumsfördernden Einfluß des Progesterons auf die Arterien bedingt [663]. Die typische Entwicklung der Spiralgefäße, die 8—10 Tage nach der Ovulation voll ausgebildet sind, ist ein charakteristischer Progesteroneffekt [182, 536, 655, 658, 670] bzw. von einer bestimmten Relation Oestrogen—Progesteron abhängig [270, 631, 840]. Sie können selbst durch große Oestrogengaben ohne Progesteronzufuhr nicht zur Ausbildung gebracht werden [457]. Sie fehlen bei anovulatorischen Cyclen [182] und glandulär-cystischer Hyperplasie [608]. Auch die abführenden Venen vermehren und erweitern sich in der Sekretionsphase [792]. Die Capillarisierung findet in der 3. Woche ihren Abschluß [792]. Follikelhormon soll mehr die Stromadurchblutung,

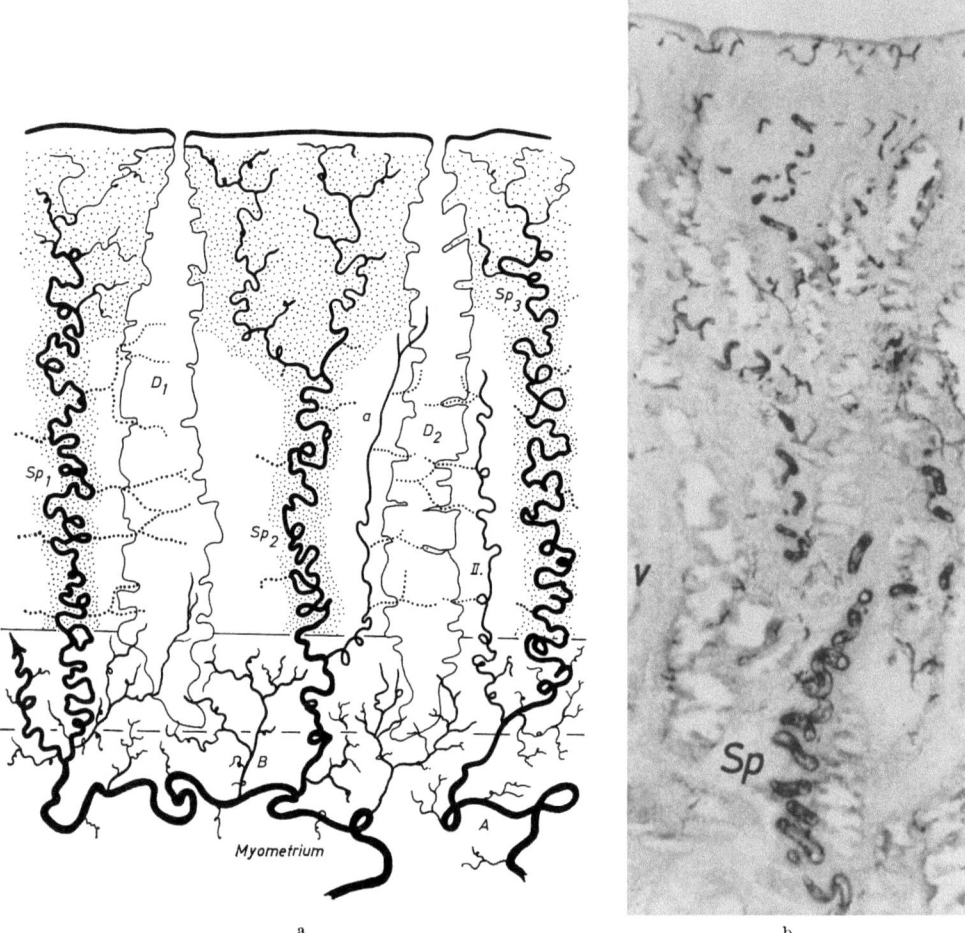

a   b

Abb. 21a. Schematische Darstellung der Endometriumarterien und -arteriolen (Verhältnisse des 22.—26. Cyclustages): Bereits submukös geteilte Spiralarterie (Sp 1). Spiralarterie, die sich in der mittleren Functionalis teilt (Sp 2). Spiralarterie (Sp 3), die in der Basalis durch ungleiche Teilung ein Spiralgefäß II. Größenordnung entstehen läßt (II). Ascendierendes Drüsengefäß (a), primäres Basalisgefäß, einer submukösen Arterie (A) entstammend, deren Endast zum Spiralgefäß wird (Sp); die Punktierung kennzeichnet die perivasculäre Stromareaktion, die im Bereich der oberen Functionalis (Compacta) mit Nachbargebieten konfluiert (······ capilläre Drüsenäste).
(Nach SCHMIDT-MATTHIESEN [794b])
Abb. 21b. Übersicht über Verlauf und Schicksal einer Spiralarterie 1. Größenordnung (Sp) (26. Cyclustag): Teilung des primären Gefäßes in der unteren Functionalis (25:1). (Nach SCHMIDT-MATTHIESEN [794b])

Progesteron die Drüsendurchblutung fördern [586, 587]. Während der Proliferationsphase zeigt das diffus einheitliche Stroma keine Besonderheiten in der Umgebung der Gefäße [792]. In der Sekretionsphase aber findet sich in der Umgebung der starken und mittelstarken Spiralgefäße ab 22.—23. Cyclustag eine kompakte Bindegewebsreaktion. Die Stromazellen werden durch Vergrößerung von Kern und Cytoplasma unter partieller Abrundung [794a] zu auffallend großen Pseudodeciduazellen [54, 273, 655—657, 802, 803]. Sie gleichen vom 24. bis

26. Cyclustag morphologisch, nicht jedoch histochemisch [*794a*], den echten Deciduazellen in der Schwangerschaft. Sie sind vorübergehend glykogenhaltig [*167, 270, 566, 604, 791*], zeigen einen vergrößerten Golgi-Apparat [*223*], deutliche Aktivität der sauren Phosphatase [*77, 791*], der Succinodehydrogenase [*281*], der Lactatdehydrogenase [*561*] und der 5-Nucleotidase [*604, 791*]. Die perivasculäre Reaktion setzt sich ab 24.—25. Tag auch auf die Endäste der Spiralgefäße fort, so daß dort das Gewebsbild der Compacta resultiert. Die Umgebung der dünnen Spiralgefäße aber bleibt infolge Ausbleibens der Stromareaktion locker spongiös. Daher findet sich unter kombiniertem Oestrogen-Progesteroneinfluß die Zweischichtung in Compacta und Spongiosa [*794a*].

Vom Ende der Proliferationsphase an finden sich zunehmend in der Sekretionsphase sog. endometriale Körnerzellen (Übersicht bei [*274, 807*]). Ihre Bedeutung ist ungeklärt. Möglicherweise enthalten sie einen heparinähnlichen Stoff, der die mangelnde Gerinnungsfähigkeit des Menstrualblutes bedingt [*438, 656, 657, 912*]. Ein Zusammenhang mit der Progesteroneinwirkung [*358, 359*] bzw. dem Progesteroneinfluß nach Oestrogenwirkung [*370—373*] wird angenommen, während FEYRTER [*274*] sie für Abräumzellen hält.

Hält die Progesteronwirkung über Wochen an, so verliert das Endometrium seine Sekretionszeichen und kann trotz hoher Progesterongaben atrophisch werden [*466, 813*]. Durch Entzug des Oestrogens und des Progesterons kommt es zur Schrumpfung des Endometriums [*586*].

Auch cytomorphologisch und cytometrisch finden sich im Cavumaspirat unter Progesteroneinfluß charakteristische Veränderungen in der Lutealphase [*89*].

Progesteron fördert die Durchblutung der Uterusschleimhaut [*565, 584, 585, 720*], jedoch weniger stark als Oestrogen. Es vermehrt zur Ovulationszeit, nicht aber mehr prämenstruell, die Blutfülle durch zusätzliche Eröffnung periglandulärer Capillaren und steigert, wenn es zusätzlich zu Oestrogen gegeben wird, die Capillarpermeabilität. Progesteron allein ohne gleichzeitige oder vorherige Oestrogengabe hat kaum einen Einfluß auf die Permeabilität [*124, 720*]. Die Capillarisierung, die individuell wechselt, ist in der 3. Cycluswoche abgeschlossen [*792*]. Danach finden sich kaum noch Capillarsprossen, während infolge Veränderung der Drüsenform und -weite Umlagerungen erfolgen müssen [*792*].

Die Capillarpermeabilität für Proteine nimmt in der Lutealphase zu [*448*]. Die Atmung fällt in der C-L-Phase ab [*120, 121*]. Nach dem 24.—25. Cyclustag schrumpft die Schleimhaut auf 60—80% ihrer Maximalhöhe [*43—47, 406, 586, 663*], die durchschnittlich mit 3,5—4 mm angegeben wird [*970*]. Zu dieser Zeit — 3—5 Tage vor Beginn der menstruellen Blutung — bildet sich das Corpus luteum zurück. Absinken des Oestrogen- und Progesteronspiegels bewirken die oben angeführte Schrumpfung der Prädecidua (Abb. 22). Infolge Kontraktion der Spiralgefäße kommt es zur Ischämie und verschlechterten Ernährung der oberflächlichen Endometriumbezirke. Die Menstruation setzt ein [*755*].

Jeder rasche *Progesteronentzug* führt zur Blutung, und zwar auch bei anhaltender Oestrogenwirkung [*236, 478*], unabhängig von der Dauer der vorherigen Progesteroneinwirkung und davon, ob es sich um einen totalen Entzug oder nur um einen relativen Progesteronmangel handelt (Übersicht bei [*663*]). Hat Progesteron 10 Tage auf die Schleimhaut einwirken können, so bewirkt ein Entzug Zerfall des Endometriums wie bei der typischen Menstruation [*663*]. Der abfallende Progesteronspiegel wird mit der Vasoconstriction der Spiralarterien [*587, 658*] in Zusammenhang gebracht, der 48—4 Std vor der Menstruation beobachtet werden konnte [*720*]. Wenn der kontraktionshemmende Einfluß des Progesterons wegfällt, können Myometriumbündel die eröffneten Basalarteien drosseln und so zur Stillung der menstruellen Blutung beitragen [*755*]. Während Oestrogenentzug eher eine Schrumpfung des Stromas bewirkt, kommt es bei Progesteronentzug eher zur Involution der Drüsen [720]. Langsame Reduzierung der Progesterondosis um 10% führt evtl. zur Regression der Schleimhaut ohne Blutung [720]. Progesteronentzug führt auch ohne vorherige oder gleichzeitige Oestrogenwirkung zur Blutung [363, 1004], wobei die Oestrogenbildung der Nebennieren beteiligt sein mag. Kleine Dosen Progesteron verhindern die Wirksamkeit der Oestrogene hinsichtlich der Verhinderung von Durchbruchblutungen [392].

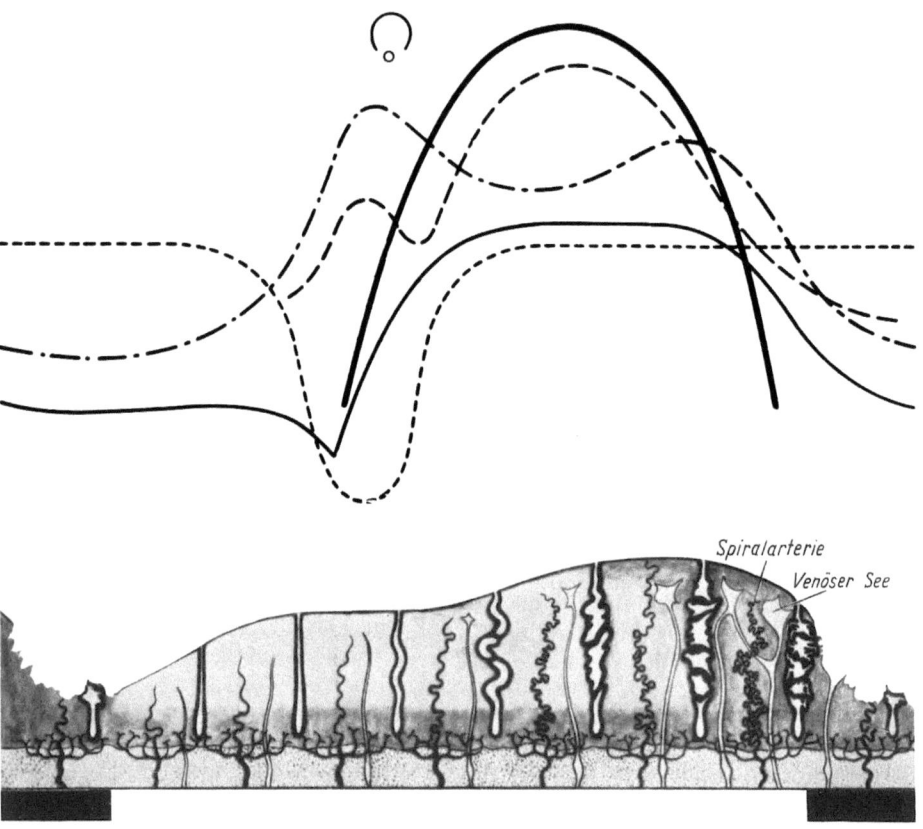

Abb. 22. Schema der cyclischen Veränderungen des Endometrium in Beziehung zu anderen Cyclusphänomenen. —·— Oestrogenausscheidung; ——— Pregnandiolausscheidung; ——— Progesteron im Blut; ——— Aufwachtemperatur; ····· Viscosität des Cervixschleims. (Aus OBER, K. G. [663])

f) Myometrium

In der prägraviden Phase nimmt der Tonus des Myometriums ab. Es kommt zu einer vom Progesteron abhängigen Zellvermehrung (prägraviden Proliferation) [395, 873, 877]. Das Myometrium wird durch Aufweitung des bindegewebigen Scherengitters kulissenartig auseinandergezogen, so daß der Uterus an Größe zunimmt.

Progesteron führt zur Veränderung des Kalium- und Natriumionen-Übertragungsmechanismus durch die Zellmembran [170] (vgl. S. 556). Es hemmt die Wirkung großer Dosen von Oestriol, das das Uteruswachstum stimuliert, und potenziert diese Wirkung kleiner Oestrioldosen [231]. Oestriol wurde als nichtkompetitiver Inhibitor von Progesteron angesehen, dem andere Angriffspunkte als dem kompetitiven Antagonisten Oestron zugeschrieben werden [231].

g) Eileiter

Progesteron wirkt bei gleichzeitiger Oestrogeneinwirkung auf die Schleimhaut und auf die Muskulatur der Tube. Schon in der fetalen Tube lassen sich Flimmerzellen [*950*] und sekretorische Zellen [*868, 869*] unterscheiden. Die Flimmerzellen werden unter Progesteroneinfluß niedriger [*434*]. In der Sekretionsphase der erwachsenen Frau treten zwischen den Flimmerzellen vermehrt sekretorische Zellen

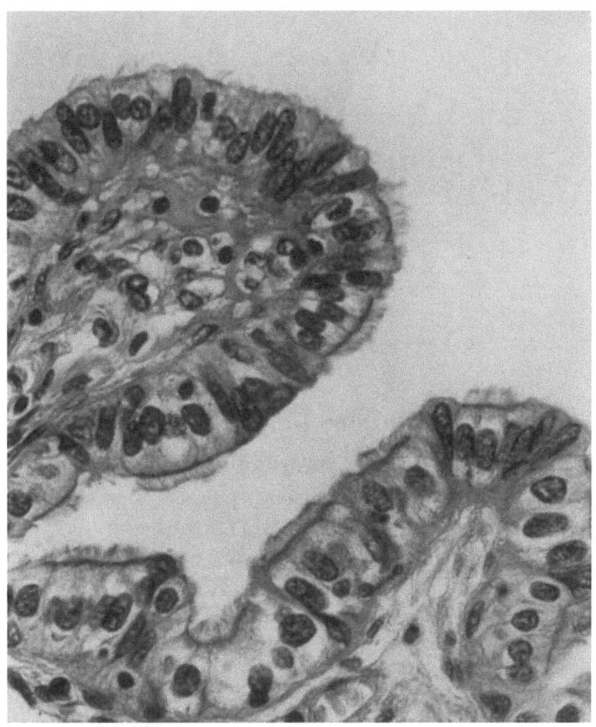

Abb. 23. Tubenepithel während der frühen Corpus luteum-Phase. Azan. Vergr. 480fach.
(Aus HORSTMANN, E., u. H.-E. STEGNER [*418*])

auf (Abb. 23) [*651, 804, 897, 898, 941—943*]. Sie ragen über das Niveau der Flimmerzellen hinaus, so daß die Epitheloberfläche uneben wird. Die in allen Cyclusphasen elektronenoptisch nachweisbare ekkrine Absonderung von etwa 0,5 µ großen Kugeln mit flockigem Inhalt ist in der Lutealphase quantitativ vermehrt [*868, 869*]. Für die sekretorische Zelle der Erwachsenentube in der Lutealphase und während der Gravidität wird der gut ausgebildete zentral gelegene Golgi-Komplex angesehen [*869, 418*].

Vom 16.—28. Tag finden sich perinuclear feine Glykogenkörnchen [*444—446*]. Zur Zeit des Maximums um den 22. Tag liegt Glykogen auch im Lumen [*444—446*].

Die SH-Gruppen zeigen cyclische quantitative Schwankungen [*817*]. Im Beginn der postovulatorischen Phase ist der isthmische Tubenabschnitt weiter gestellt. Die Gewebeatmung läßt nach (Abb. 24) [*120, 121*], ebenso die Motilität (vgl. S. 550).

Die Verkleinerung der supranucleären Glykogendepots in der Lutealphase wird mit der Zunahme der postovulatorischen Cilienaktivität in Zusammenhang gebracht [*288—290*]. Die Fettablagerungen verringern sich nach dem Ovulationstermin [*135, 430, 444, 446*], bzw. erst nach der Mitte der Sekretionsphase [*288, 289, 290*].

Das junge Ei trifft im Eileiter ein phosphatasereiches Milieu an [*418*]. Die alkalische Phosphatase nimmt in der Corpus luteum-Phase rascher als im Endometrium ab [*34*].

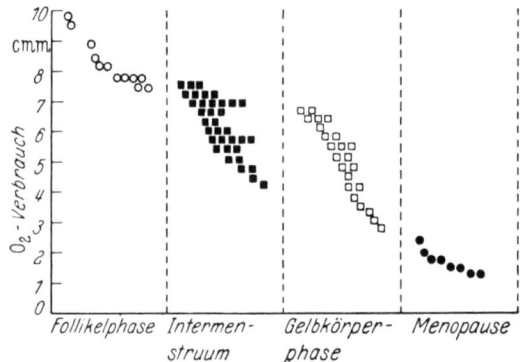

Abb. 24. Atmungswerte der Tubenschleimhaut. [Nach KNEER, BURGER u. SIMMER: Arch. Gynäk. **181**, 561 (1952)]

II. Die Rolle des Progesterons im Verlauf der Schwangerschaft
1. Progesteronbildung während der Schwangerschaft

Wird die Eizelle befruchtet, so wird — evtl. schon vor der Implantation [*299, 554*] durch einen neuroendokrinen Reflex über die Hypophyse [*387, 600*] — die Rückbildung des Corpus luteum menstruationis verhindert und seine Entwicklung zum Schwangerschaftsgelbkörper induziert (vgl. S. 550). Die Verlängerung der Gelbkörperphase durch diesen Ergänzungsmechanismus ermöglicht erst die Implantation [*299*]. Möglicherweise wird der menstruelle Schleimhautzerfall auch durch einen Wirkstoff der im Uterussekret suspendierten Blastocyste verhindert, der über direkte Beeinflussung des Endometriums oder über den Gelbkörper durch Persistenz der Oestrogen- und Progesteronbildung wirken könnte [*299*].

Der *Schwangerschaftsgelbkörper* enthält bis zum 3. Schwangerschaftsmonat Progesteron in gleicher Menge wie das Corpus luteum menstruationis in der Lutealphase des Cyclus (12 µg/1 g Corpus luteum-Gewebe) [*480, 977*]. Nach dem 60. Tag der Schwangerschaft läßt er Regressionszeichen erkennen: bindegewebige Organisation, Größenabnahme, Vacuolisierung, Reduzierung der Lipoide und Mucoproteide, Vermehrung der Neutralfette und Aktivitätsanstieg der Phosphatasen [*299*]. In der 19. Schwangerschaftswoche wurde eine Progesteronproduktion von 75,5 mg|24 h gefunden, von denen 70% der Placenta und etwa 30% vorwiegend den Ovarien zugeschrieben wurden [*233*], da nur kleine Mengen Progesteron von der Nebenniere produziert werden [*834, 853*]. Die extraplacentare Progesteronproduktion in der 19. Schwangerschaftswoche entsprach der für die Lutealphase errechneten Menge von etwa 30 mg/24 h [*665*]. Progesteron ist noch im letzten Schwangerschaftsmonat im Gelbkörper nachweisbar [*480, 994*]. Rasche Bildung von radioaktivem Cholesterin im Corpus luteum wurde nach intravenöser Injektion von ^{14}C-Acetat bei Frauen in der 12., 17., 18. und 19. Schwangerschaftswoche nachgewiesen [*187*].

Wird das Corpus luteum beim Menschen nach Ablauf des 1. Schwangerschaftsmonats entfernt, so bleibt die Gravidität gewöhnlich dennoch ohne zusätzliche Progesteronzufuhr erhalten [*196, 300, 301, 381, 907*]. Die gleiche Beobachtung kann beim Rhesusaffen, bei Pferd, Schaf, Kuh, Katze, Hund und Meerschweinchen gemacht werden, während es z. B. bei Ziegen, Kaninchen, Hasen, Kühen, Ratten und Goldhamstern zum Abort kommt, der aber durch Progesteron verhindert werden kann [*835*]. Der Schwangerschaftsgelbkörper hat bei der Frau offenbar nur in den ersten Tagen und Wochen der Schwangerschaft eine physiologische Bedeutung im Sinne einer „Überbrückung" der Hormonbildung [*979*], bis diese ganz von der Placenta übernommen wird. Es ist nicht sicher bekannt, wann der Gelbkörper frühestens entbehrlich ist. Manche Autoren nehmen den 35. Tag, andere den 60. Tag als früheste Grenze an [*964*]. Nach KAISER [*461*] kann der junge

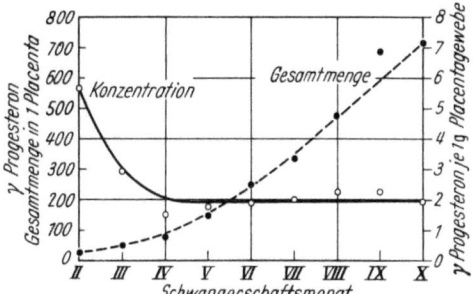

Abb. 25. Die Progesterongesamtmenge und die Konzentration des Progesterons (γ je 1 g Gewebe) in der Placenta im Verlaufe der Schwangerschaft. Mittelwerte aus 80 Bestimmungen an 80 verschiedenen Placenten. (Nach ZANDER, J., u. A. M. MÜNSTERMANN: Klin. Wschr. **1956**, 944)

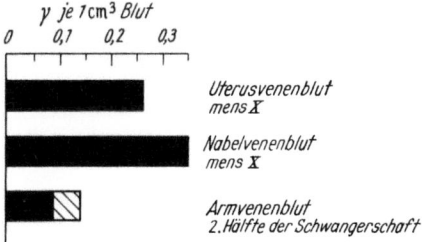

Abb. 26. Die Progesteronkonzentration in den von der Placenta abfließenden Blutwegen im Vergleich zur Konzentraton im peripheren Blut am Ende der Schwangerschaft. Beim Armvenenblut wurde nur das Plasma aufgearbeitet. Dies ist durch die Schraffierung angedeutet. Der schwarze Anteil der Säule gibt den daraus errechneten Wert für das Blut an. (Nach ZANDER, J., u. A. M. V. MÜNSTERMANN: Klin. Wschr. **1954**, 894)

Trophoblast schon während der Blütezeit des Gelbkörpers genügend Progesteron bilden, um die Schwangerschaft von sich aus zu erhalten. Progesteron wird schon im 1. Schwangerschaftsmonat von der *Placenta* (vermutlich im plasmodialen Zottenüberzug [*969*]) gebildet. Es ist in Placenten aller Schwangerschaftsmonate nachweisbar (Abb. 25) [*979*]. Als Beweis für die Progesteronbildung [*994*] durch die Placenta [*196, 300, 983*] dient die Beobachtung, daß sich im Uterus- [*306, 994*] und Nabelvenenblut mehr Progesteron als im peripheren Blut findet (Abb. 26) (6- [*403*] bis 10fach [*306*] höherer Wert) und Progesteron im 2.—3. Monat in der Placenta [*977*] und in einem Chorionepitheliom 2 Monate nach der Geburt gefunden wurde [*979*]. Die Zunahme der Progesteronbildung ist vom Wachstum der Placenta abhängig [*979*]. Die Konzentration im peripheren Venenblut steigt mit der Schwangerschaftsdauer an [*623, 836*], und fällt nach Ausstoßung der Placenta ab [*990*] (Abb. 27).

Placentagewebe kann Progesteron aus Acetat [*990*], Cholesterin und Pregnenolon [*702*] produzieren (Abb. 28).

Die Placenta enthält reichlich die Enzyme 3β-Hydroxysteroid-Dehydrogenase und $\varDelta 4/5$-Isomerase, die für die Umwandlung von Pregnenolon in Progesteron erforderlich sind [990], ist jedoch arm an Enzymen, die zur Pregnenolonsynthese benötigt werden. Pregnenolon stammt aus dem mütterlichen oder auch dem fetalen Organismus [229]. Ein wichtiger Biosyntheseweg in der Placenta für Progesteron und 17-Hydroxy-Progesteron könnte die Transformation zirkulieren-

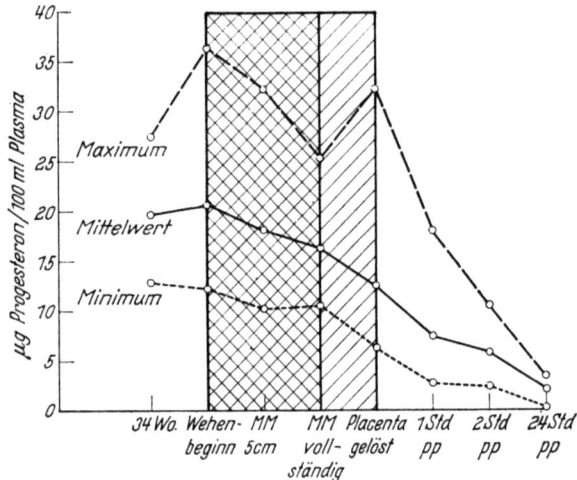

Abb. 27. Konzentration von Progesteron im peripheren venösen Plasma (µg Progesteron/100 ml Plasma) vor, während und nach der Geburt (Mittelwerte mit minimalen und maximalen Abweichungen aus 7 Einzeluntersuchungen) nach ZANDER [989]. [Aus ZANDER, J.: Arch. Gynäk. **204**, 104 (1967)]

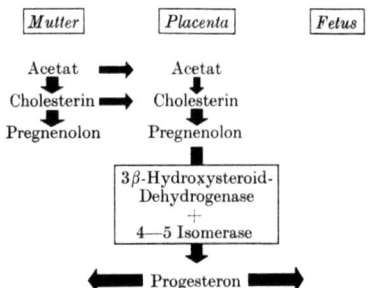

Abb. 28. Schematische Darstellung der Synthese von Progesteron in der Placenta. [Aus ZANDER, J.: Die Behandlung der bedrohten Schwangerschaft. Arch. Gynäk. **204**, 98 (1967)]

der 3β-hydroxy-$\varDelta 5$-Precursors in α,β-ungesättigte Ketone sein [703]. Die Synthese von radioaktivem Cholesterin aus Acetat wurde auch im fetalen Teil der Placenta nachgewiesen [187]. Der mittlere Progesterongehalt in der gesamten Placenta steigt von 33,2 µg im 2. bis zu 713,4 µg im letzten Schwangerschaftsmonat an. Die Konzentration im Placentagewebe ist im ersten Drittel der Schwangerschaft erhöht und bleibt dann vom 4.—10. Monat gleich [995].

In den Venen der direkt der Placenta anliegenden Uteruswand (im Mittel 35,4 µg/100 ml Plasma) [306] findet sich eine 10fach höhere Konzentration als im sonstigen Venenblut (3,8 µg/100 ml Plasma) [836]. Die Pregnandiolausscheidung nimmt im Verlauf der Schwangerschaft um das 5—10fache zu (Abb. 29). Die 24 Std-Werte schwanken bis zum Ende des 3. Monats um 10 mg, steigen zwischen 80.—120. Tag meist an und erreichen in der 38. Woche die höchsten Werte [620, 710].

Der Gesamt-Oestrogen/Pregnandiolquotient ändert sich bei großer Streuungsbreite vom 2.—10. Monat (R. KAISER [467]: in einem Fall von 1:80 auf 1:1,2). Um die gleiche Pregnandiolausscheidung wie im mittleren Drittel der Schwangerschaft bei Frauen ohne eigene Ovarialfunktion zu erhalten, müssen täglich 100 mg Progesteron in öliger Lösung injiziert werden. Während der Schwangerschaft zugeführtes Progesteron wurde zu 40% [185, 854, 914] und 30% [344], bei Verwendung von 4-^{14}C-Progesteron zu 10—15% [712] in Pregnandiol umgewandelt. 7% des zugeführten Progesterons wurden zu polaren Abkömmlingen mit einer Oxo- oder

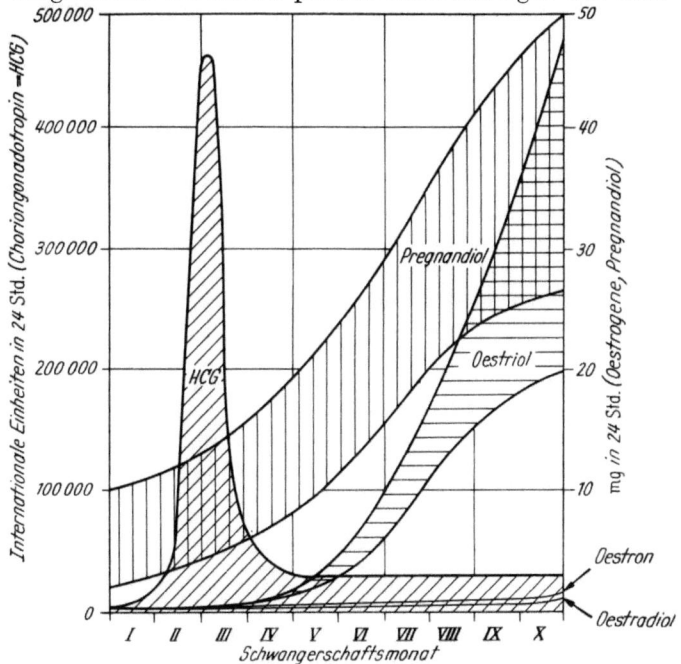

Abb. 29. Schematische Darstellung der Ausscheidung der Placentahormone und ihrer Metaboliten im Verlauf der Schwangerschaft. (Aus ZANDER, J. [979])

Hydroxylgruppe bei C_6 metabolisiert [286]. In den letzten Wochen blieb die Pregnandiolausscheidung ziemlich konstant, während die der 6-oxygenierten Metaboliten anstieg [286]. Die Placenta gibt Progesteron in steigender Menge ab: in der ersten Schwangerschaftshälfte täglich 25—50 mg. Am Ende der Schwangerschaft werden in 24 Std nach PEARLMAN [689] 250 mg, nach ZANDER u. v. MÜNSTERMANN [995] 190—280 mg, nach SOLOMON u.a. [853] sogar 600 mg dem mütterlichen und etwa 75 mg dem fetalen Organismus [986] zugeführt. Wie die placentare Progesteronbildung reguliert wird, ist unbekannt. Ein feed-back-Mechanismus und die Einschüttung mütterlicher „troper" Hormone scheinen in der Schwangerschaft keine Rolle zu spielen [979]. Progesteron kann auch gebildet werden, wenn kein Fet vorhanden ist. Ob HCG eine Bedeutung für die Progesteronsynthese hat, ist unbekannt. Ein Teil des Progesterons wird im Fettgewebe als Ausdruck des Überlaufprinzips gespeichert. PLOTZ [707] fand, daß radioaktiv markiertes Progesteron innerhalb 25 min zu 92% aus der Blutbahn verschwindet und ins Gewebe abströmt. Nach 6 Tagen fanden sich noch 9% im Fettgewebe. Die Ausscheidung erfolgte durch Niere und Galle und nur unwesentlich durch die Haut. In der Ausatmungsluft war Aktivität nur bei Verwendung von 21-^{14}C-Progesteron nachweisbar. Resorption des Progesterons im Darm im Sinne eines enterohepatischen Kreislaufs scheint möglich zu sein. Nur geringe Aktivität fand sich im Myometrium und in der Decidua Schwangerer und Nichtschwangerer, keine Aktivität im atrophischen Endometrium.

Als Folge des steigenden Oestrogen- und Progesterontiters wird mit dem Beginn der Schwangerschaft die Bildung von FSH und LH eingestellt, so daß keine weiteren Follikel zur Sprungreife heranwachsen.

2. Überblick über die Rolle des Progesterons in der Schwangerschaft

Progesteron ist für den Eintritt und die ungestörte Entwicklung der Schwangerschaft notwendig [12, 162, 163, 287]. Es ist am Zustandekommen der Ovulation beteiligt. Durch Wirkung auf die Tubenmotilität und die Sekretion der Tubenschleimhaut und des Endometriums beeinflußt es den Eitransport (vgl. S. 549) und die Ernährung der Blastocyste (vgl. S.550), verhindert die nächste menstruelle Blutung, bildet die Decidua aus, hemmt Follikelreifung und Ovulation, setzt die Ansprechbarkeit der Uterusmuskulatur auf Oxytocin herab und bewirkt zusammen mit den Oestrogenen Hyperplasie, Hypertrophie und Auflockerung des Uterusgewebes. Daneben sind viele andere Veränderungen des mütterlichen Organismus während der Schwangerschaft auf die gemeinsame Wirkung von Progesteron und Oestrogenen, aber auch von anderen Faktoren, zurückzuführen (Abb. 30).

Erhöhte Gefäßpermeabilität und Wasserretention führen zur Auflockerung des äußeren Genitales, der Vagina, des Beckenbindegewebes, der Beckengelenke, des Uterus, der Tube und der Ligg. rotunda. Blase und Ureter werden ebenfalls aufgelockert und weitergestellt. Ihr Tonus wird vermindert, die Peristaltik herabgesetzt [979].

a) Wirkung am Vaginalepithel

Am *Vaginalepithel* sistieren während der Schwangerschaft die cyclischen Vorgänge [418]. Es nimmt unter dem synergistischen Einfluß der hohen Oestrogen- und Progesteronmengen vor allem durch Hypertrophie der Intermediärzone an Dicke zu [726]. Das Stratum basale zeigt verstärkte Proliferation [418], Progesteron blockiert jedoch die Differenzierung auf der Höhe der Intermediärschicht, indem es bereits dort Abschilferung der Zellen bewirkt, so daß das Stratum superficiale sehr dünn bleibt. Im Vaginalabstrich finden sich Plattenepithelien mit cyanophilem Cytoplasma, exzentrisch gelegenem vesiculärem Kern und charakteristischer kahnförmiger Gestalt („Navicularzellen") [680]. Der Kern ist oft buchenblattförmig und zeigt blattrippenähnliche Einkerbungen. Da die glykogenreichen Intermediärzellen frei an der Oberfläche liegen, findet sich häufig eine reichliche Döderlein-Flora. Durch bakterielle Cytolyse [951, 952] entsteht aus dem Glykogen Milchsäure, die den sauren pH-Wert von 4,1 bedingt, der die Aszension pathogener Bakterien mit gewöhnlich um 5,6 liegenden pH-Wert verhindert. Ähnlich verhält sich das Vaginalepithel des neugeborenen Mädchens [845, 846].

b) Wirkung an der Cervix

Die *Cervix* wird unter gemeinsamer Einwirkung von Oestrogenen und Progesteron hochgradig aufgelockert. Gefäße bilden sich um und wachsen. Die Hyperämie in den Venen ist als livide Verfärbung der Portiooberfläche und der Vaginalhaut erkennbar. Stromazellen zeigen deciduale Umwandlung. Durch Verschiebung der Plattenepithel-Cylinderepithel-Grenze auf die Portiooberfläche kann sich ein Schwangerschaftsektropium bilden [360, 667, 796]. Der Cervixschleim wird zäh, trübe und gibt keinen positiven Farntest (Übersicht bei [216]).

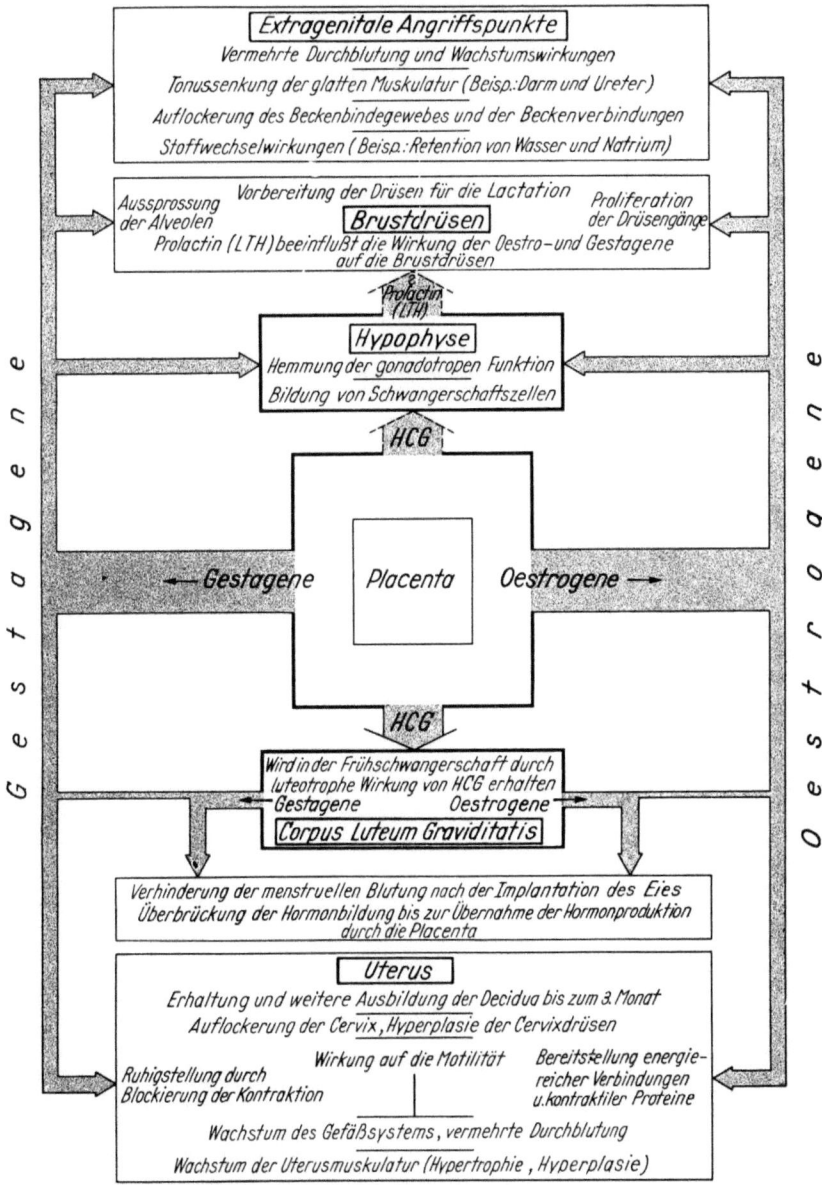

Abb. 30. Schematische Darstellung der Bildung und Wirkungen von Choriongonadotropin (HCG), Gestagenen und Oestrogenen in der Schwangerschaft. Die Placenta wurde als endokrine Drüse, welche für die endokrine Regulation der Schwangerschaft von überragender Bedeutung ist, in den Mittelpunkt des Schemas gestellt.
(Aus ZANDER, J. [979])

c) Wirkung am Corpus uteri

α) Myometrium

Das Corpus uteri zeigt Veränderungen seiner Muskulatur [1001], der Schleimhaut, des Gefäßsystems und der Motilität (vgl. S. 555). Das Volumen der Muskulatur nimmt etwa um das 1000fache zu. Muskelfasern werden neu gebildet [873] (Hyperplasie) und wachsen um das 10fache ihrer Länge (Hypertrophie), wobei wahrscheinlich die Dehnung durch die Frucht [*168, 507*] mitwirkt. Durch Verbreiterung der Zwischenräume zwischen den Zellen wird die Muskulatur aufgelockert. Bei Hypertrophie ihrer Wände verlängern und erweitern sich die Gefäße. Das vermehrte Wachstum der placentanahen Anteile spricht für lokale Wirkung der Placentahormone [*169—176*]. Am Kaninchenuterus hat Progesteron allein keine Wirkung. Zusammen mit Oestradiol führt es zu Zellvergrößerung und -vermehrung und damit zum Uteruswachstum, während Oestradiol allein nur Hypertrophie der Zellen hervorruft. Oestrogene bewirken Bildung, Progesteron Ruhigstellung der contractilen Elemente („Progesteronblock", vgl. S. 555). ZANDER und RUNNEBAUM [*996*] fanden im 10. Schwangerschaftsmonat in der Uterusmusku-

Material	Progesteron µg/100 g Feuchtgewebe µg/100 ml Plasma	Autor
Uterusmuskulatur	16,0 ± 6,0	ZANDER u. RUNNEBAUM (1966)
Placentagewebe	189,0 ± 21,7	ZANDER et al. (1958)
Placentablut	76,5 ± 22,4	ZANDER et al. (1962)
Uterusvenenblut	47,3	ZANDER u. v. MÜNSTERMANN (1954)
Peripheres Venenblut	14,2	ZANDER (1954)

Abb. 31. Mittlere Progesteronkonzentration in der Uterusmuskulatur, im Placentagewebe und im Plasma verschiedener Blutgefäße am Ende der Schwangerschaft. [Nach ZANDER, J., u. B. RUNNEBAUM: Progesteron im menschlichen Uterusmuskel während der Schwangerschaft. Acta endocr. (Kbh.) **54**, 19 (1966)]

latur 0,16 µg±0,06 Progesteron (Abb. 31). Im Plasma von Uterusvenenblut liegt die mittlere Konzentration etwa 3fach höher (47,3 µg/100 ml Plasma) [*994*], im Plasma des peripheren Venenbluts gleichhoch [*977*]. BARNES u. a. [*42*] fanden keine Unterschiede der Progesteronkonzentration zwischen den der Placenta anliegenden und den placentafernen Myometriumbezirken und dem peripheren Plasma. Das Myometrium dürfte daher eher unter dem Einfluß des systemischen (peripheren) als des lokalen (placentaren) Hormons stehen [*306*]. Die Frage einer Progesterondiffusion von der Placenta zum anliegenden Myometrium zur Erklärung des von CSAPO u. Mitarb. [*169—176*] angenommenen lokalen „Progesteronblocks" am Placentasitz muß demnach offen bleiben [*300*].

β) Endometrium

Die prämenstruelle Schleimhaut wird zur Decidua umgewandelt. Die menstruelle Abstoßung bleibt aus, da Oestrogen- und Progesteronspiegel nicht abfallen. Die Schleimhaut verdickt sich. In der Compacta wandeln sich die Stromazellen zu Deciduazellen um. Ihr Cytoplasma nimmt an Volumen zu. Die Zellkerne werden feinkörnig, glasig und hell. Die deciduale Reaktion ist in der Umgebung des implantierten Eies am deutlichsten ausgebildet. Es wird angenommen, daß die implantationsbereite Blastocyste durch einen histaminähnlichen Stoff lokal am hormonal vorbereiteten Endometrium die deciduale Reaktion auslöst [*820—823*]. In der Spongiosa vergrößern sich die Drüsen, buchten sich aus und verdrängen weitgehend das Zwischengewebe. Die Drüsenepithelien sezernieren verstärkt in das Lumen. Im ersten Trimenon ist besonders die Compacta stärker als im Prämenstruum ausgebildet. Im 3. Monat erreicht die Decidua mit etwa 7 mm Schichtdicke ihren Höhepunkt. Etwa die Hälfte wird vom Stratum compactum eingenommen [*466*] (Abb. 32). Hier sind die Drüsenepithelien im Vergleich zur Lutealphase des Cyclus abgeflacht, funktionsarm und cuboid gestaltet [*466*] (Abb. 33). Das interglanduläre Bindegewebe wird von plasma- und glykogenreichen Deciduazellen ausgefüllt. In der Spongiosa beherrschen stark hypertrophierte und hoch sezernierende geschlängelte Drüsenschläuche mit Papillen an der Innenseite das Bild. Elektronen mikroskopisch sind die großen Mengen von Glykogen und Glykoproteiden Zeichen starker, relativ lange anhaltender Progesteronwirkung. Eine zweite Zellform enthält osmiophile Granula mit heller Grundsubstanz. Mit fortschreitender Schwangerschaft werden auch die Drüsen der Spongiosa seltener. Ihre Epithelien flachen sich ab und ähneln etwa ab 6. Monat immer mehr denen der

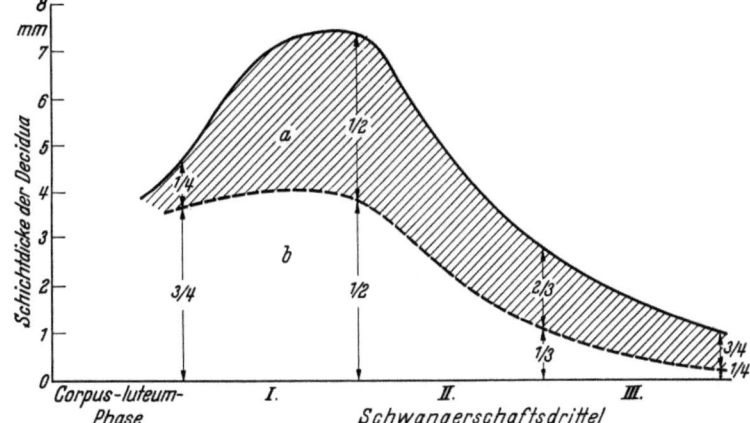

Abb. 32a u. b. Die Schichtdicke der Decidua vom Zeitpunkt der Nidation bis zum Ende der Schwangerschaft a Anteil der Compacta ▨; b Anteil der Spongiosa ☐. (Aus KAISER, R. [466])

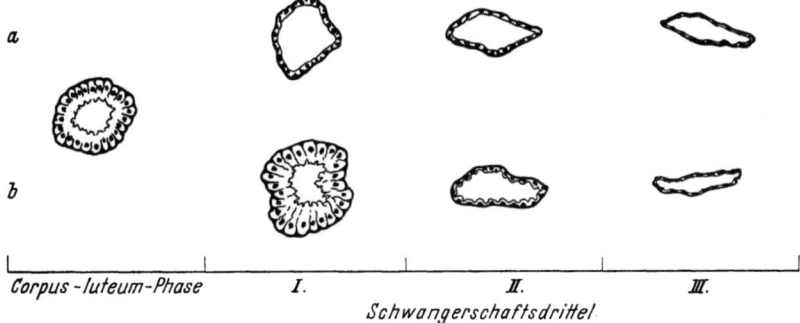

Abb. 33a u. b. Schematische Darstellung der Drüsenquerschnitte in der Decidua vom Zeitpunkt der Nidation bis zum Ende der Schwangerschaft. a Compacta; b Spongiosa. (Aus KAISER, R. [466])

Compacta. Im letzten Drittel der Schwangerschaft stellen sich die Drüsen nur noch als schmale, endothelartig ausgekleidete Spalträume dar. Die Gesamtschichtdicke von 1—2 mm wird bis auf einen schmalen Streifen Spongiosa von der Compacta gebildet. Nach R. KAISER [466] sind die Drüsen durch den gestagenbedingten Proliferationsstillstand nach vorübergehend sekretorischer Leistung in ihrer Funktion erschöpft. Experimentell kann die Decidua durch gleichzeitige Gabe von Oestrogenen und Progesteron in steigender Dosis aus der Schleimhaut der Sekretionsphase auch ohne Schwangerschaft erzeugt und über Monate gehalten werden. Die Progesterondosis muß hierzu laufend bis zu 100 mg täglich erhöht werden, andernfalls blutet es auch bei weiterer Oestrogengabe weiter. Jede gemeinsame Oestrogen- und Progesteronwirkung führt am Endometrium auf die Dauer zur Abnahme der Zellgröße und Funktionsminderung der Drüsenepithelien.

Bei langdauernder experimenteller Einwirkung von Oestrogenen und Progesteron kommt es zur ,,starren Sekretion" [*967*]. Mitosen werden in den Drüsenepithelien bereits in der Lutealphase seltener. Aus dem Stroma verschwinden sie vom 3. Monat an. Ausbleiben der progesteron-induzierten Abbruchblutung bei einer Amenorrhoe dient als einfacher physiologischer Test für Schwangerschaft [*346, 368*].

d) Wirkung an den Tuben

Die *Tuben* zeigen verstärkte Durchblutung und Auflockerung infolge erhöhter Gefäßpermeabilität und Wasserretention. Das Tubenepithel behält Aussehen [*641, 804*], Glykogen- und Lipoidgehalt [*135, 444—446*] wie am Ende der Sekretionsphase und wird noch niedriger [*418*]. Die Aktivität der alkalischen Phosphatase nimmt anfangs zu [*418*]. Progesteron aktiviert die deciduale Reaktion im Stroma der Tubenschleimhautfalten [*418*]. Sie wurde bei intrauteriner Gravidität in 10% und bei Tubenschwangerschaft in 40% gefunden [*540*].

e) Allgemeinwirkung

Die *Aufwachtemperatur* bleibt bei eingetretener Schwangerschaft — offenbar unter dem Einfluß der thermogenetischen Wirkung des Progesterons — über die hyperthermische Phase des Cyclus hinaus auf dem Niveau der prämenstruellen Phase erhöht und sinkt erst im 4. Monat langsam ab (Abb. 34).

Sie verharrt dann trotz ansteigender Progesteronbildung der Placenta bis zur Geburt und dem Beginn der ersten postpartalen Gelbkörperphase auf dem

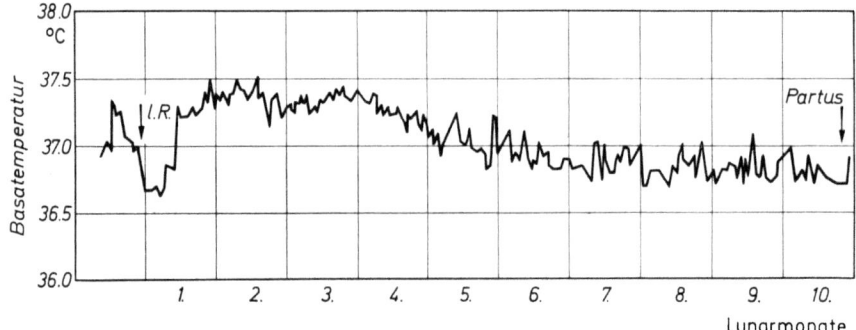

Abb. 34. Der Verlauf der Basaltemperaturkurve während einer Schwangerschaft. Die Kurve beginnt mit der hyperthermen Phase des letzten Cyclus vor der Gravidität. Im folgenden Cyclus bleibt die Temperatur auf der Höhe der hyperthermen Phase. Die Ursache für das Absinken der Temperaturkurve nach dem 3.—4. Schwangerschaftsmonat trotz hoher Gestagenkonzentration im Blut ist bis heute ungeklärt. (Nach DÖRING, G. [*217*])

niedrigen Niveau der Follikelphase. Dementsprechend kann sie auch durch hochdosierte Progesteronzufuhr (200—1000 mg i.m. in 36 Std) nicht zum Wiederanstieg gebracht werden, wie sie sonst außerhalb der Schwangerschaft jederzeit möglich ist [*490*]. Die Ursache ist nicht sicher bekannt. Offenbar erfolgt der Temperaturrückgang durch Verminderung der Ansprechbarkeit des diencephalen Temperaturzentrums für den thermogenetischen Effekt der Gestagene (Bradyphylaxie) [*547*]. Auch an den Einfluß der Relationsänderung zwischen Oestrogenen und Progesteron muß gedacht werden. Um die gleiche Relation wie im 3. Monat zu erhalten, müßte man die 20fache endogene Progesteronmenge von 250, also rund 5000 mg Progesteron täglich geben [*467*]. Eine Verlängerung der hyperthermen Phase über 16 Tage hinaus wird mit einer Wahrscheinlichkeit von 79% als Zeichen für das Bestehen einer Schwangerschaft gewertet [*48, 49*].

Während bei Nichtschwangeren Progesteron in der Regel eine mäßige katabole Reaktion und deutliche Na^+-Diurese hervorruft (*dagegen:* [*810*]), läßt sich in der

Schwangerschaft keine Beeinflussung feststellen. Daraus wurde geschlossen, daß die katabolen Prozesse durch endogenes Progesteron in der Schwangerschaft bereits maximal gesteigert sind und vermutet, daß Progesteron als potentieller Inhibitor der Na^+-retinierenden Aktivität des Aldosterons eine Schlüsselposition im Regulationsmechanismus der Na^+-Ausscheidung in der Schwangerschaft einnimmt [539]. Bei dem hohen Progesteronspiegel der normalen Schwangerschaft würde vermehrt Natrium ausgeschieden werden und damit dem Organismus verlorengehen, wenn nicht zur Aufrechterhaltung der Natrium-Homöostase vermehrt das natriumretinierende Aldosteron gebildet würde [291, 292]. Eine mögliche Bedeutung des Progesterons für die Pathogenese der Schwangerschaftsödeme wurde diskutiert [179, 291, 839, 932]. Jedoch wurde kein sicherer Unterschied der Pregnandiolausscheidung [472, 751] und des Progesteronblutspiegels [839] zwischen gesunden Schwangeren und Gestoseerkrankten gefunden. Er betrug durchschnittlich 20 µg- ± 15,5 im Plasma (M IX: 19,0 µg, M X: 33,0 µg und sub partu 24,5 µg) [839]. Die erniedrigte Oestrogen- und Pregnandiolausscheidung bei schwerer hypertensiver Spätgestose wird als Zeichen geschädigter Placentafunktion bewertet [237]. Ein vermehrter Umbau von Progesteron in Corticoide [200, 795] und verminderter Umbau in Pregnandiol wurde für möglich gehalten [795], ebenso, daß der verminderte Progesteronspiegel bei Gestosen verminderte Aldosteronbildung zur Folge hätte [291, 292]. Nach fortlaufenden intramuskulären Gaben von 1 mg Aldosteron über 10 Tage, einer Dosis, die der doppelten Sekretionsrate der gesunden Schwangeren am Ende der Gravidität entspricht, wurde bei gesunden Graviden keine Veränderung der Pregnandiolausscheidung gesehen [867]. Bei intrauterinem Fruchttod würde die Placenta nicht mehr Progesteron, sondern Pregnenolon produzieren, das nicht imstande sei, die Aldosteronbildung zu stimulieren, aber als Pregnandiol ausgeschieden würde [932]. Progesteronbehandlung der Eklampsie und Präeklampsie wurde mit Hinweis auf ihren Einfluß auf den Zuckerstoffwechsel zur Vermehrung des Leberglykogens und zur Senkung der Ketokörper empfohlen [83].

Progesteron bewirkt Absinken des Serumjodspiegels [568]. Es senkt die Reizschwelle des Atemzentrums [203]. Über Nebenwirkungen von Progesteron auf Leber und Nieren beim Menschen sind bisher keine Mitteilungen zu finden [198, 904]. Ratten zeigten bei therapeutischen Dosen keine degenerativen Veränderungen und erst bei hohen Dosen fettige Degeneration von Leber und Niere [904]. Nichtgravide Tiere adaptierten sich rascher als gravide.

f) Wirkung auf den Eitransport

Das Ei ist während seiner 3—4tägigen Wanderung durch den Eileiter im Tubensekret suspendiert, das vorwiegend vom Fimbrienteil gebildet wird. Beim Kaninchen steigern Oestrogene und drosseln Gestagene diese Sekretion [594, 595]. Dagegen wurde auch Anstieg der Sekretion in einer vom ovariellen zum isthmischen Teil fortschreitenden Welle gefunden [511]. Die fibrinolytischen Fermente des Tubensekrets sollen die 3000—4000 noch anhaftenden Zellen der Corona radiata ablösen [609, 826, 827], damit die Implantation ermöglichen und die Tubenpassage erleichtern. Mehr als der Flimmerstrom, der beim Menschen keine cyclischen Veränderungen erkennen ließ [814], wirken wohl Kontraktionen der Tubenmuskulatur [379], die hormonal angeregt werden [340], auf die Tubenflüssigkeit ein, so daß das Ei entlang den Längsfalten in 3—4 Tagen in die Uterushöhle gelangt. Weitere 3—4 Tage bleibt die Morula bzw. die Blastocyste frei im Cavum uteri [382, 383, 509, 742, 916]. Sodann erfolgt, etwa am 6. Tag nach der Ovulation, die Implantation oder Nidation [386]. Bei kastrierten Kaninchen verzögerte Progesteron die Bewegung künstlicher Eier durch die Ampullen [*362*]. Die Isthmuspassage verlief ungehindert, die anschließende Wanderung im Cavum aber wurde gehemmt. Die meisten Eier wurden im tubennahen Uterusteil gefunden. Oestradiolbenzoat beschleunigte dagegen die Tuben- und Uteruspassage, so daß einige Eier auch in der Vagina gefunden wurden. Ein Teil blieb zwischen Ampulle und Isthmus stecken. Die Ergebnisse der Kombination Progesteron-Oestradiol hingen davon ab, welches der beiden Hormone überwog. In einer anderen Untersuchungsreihe bewirkte Oestrogen allein Retention von Kanincheneiern in der Tube. Dieser Effekt konnte durch Progesteron aufgehoben werden. Somit scheint ein optimales Verhältnis von Oestrogen zu Progesteron für den Eitransport erforderlich zu sein und jede Änderung störend wirken [*6, 119, 339, 347, 362, 654, 700*]. Abhängigkeit der Tubenmotilität von der Cyclusphase wurde von mehreren Autoren beobachtet [*27, 190, 227, 512, 513*]. In der Oestrogenphase werden erhöhte Reizbarkeit und antiperistaltische Bewegungen, in der Progesteronphase verminderte Reizbarkeit und zentrifugale Peristaltik festgestellt [*675*]. Die Wellenbewegungen des Myometriums werden vom Progesteron gesteuert [*102, 162*]. Progesteron ist somit einerseits für die prägraviden Gewebsreaktionen des Endometriums, andererseits für die normale Eifurchung sowie die Keimwanderung verantwortlich [*877*]. Möglicherweise erfolgt schon vor der Implantation ein funktioneller Kontakt [*387, 554, 600*] zwischen dem befruchteten Ei und dem mütterlichen Organismus, indem die Bildung des Schwangerschaftskörpers induziert wird, bis das Choriongonadotropin HCG des implantierten Eies diese Funktion übernimmt [*299*].

g) Wirkung auf die Blastocystenernährung

Die Befruchtung findet beim Menschen offenbar im ampullären Teil der Tube statt [*508, 804*] (Abb. 35). Nach 36—38 Std erreicht das Ei das Zweizellenstadium [*72, 826—829*], am Ende des 2. Tages das Vierzellenstadium. Als Morula erreicht das Ei die Uterushöhle und entwickelt sich zur Blastocyste mit 58—107 Zellen [*877*]. Ihr Durchmesser nimmt durch Aufnahme von Endometriumsekret auf etwa 200 μ zu [*830*]. Schon die vorangehenden Furchungsvorgänge erfordern einen gewissen Energieumsatz. Das menschliche Ei ist wie das aller Säuger oligolezithal, also arm an lichtmikroskopisch erkennbaren Reservesubstanzen [*511*]. Die Struktur seiner Hüllen erlaubt jedoch einen Stoffaustausch in der Tube [*36, 294, 636, 637, 869*]. Dem Eileitersekret wird Bedeutung für die Ernährung und Erhaltung der Blastocyste zugeschrieben [*35, 296—298, 418, 452, 510, 686*]. In den Uterus verpflanzte Tubeneier degenerieren [*296*]. Das befruchtete Kaninchenei kann aus dem Tubensekret radioaktiven Schwefel ^{35}S aufnehmen [*294, 295, 332—334*]. Befruchtete Kanincheneier gehen in der Tube zugrunde, wenn beim Muttertier die Corpora lutea zerstört werden [*296*]. Im Tierexperiment ist der Übergang verschiedener Stoffe vom Endometrium in die Blastocyste beobachtet worden [*332—334, 572, 609*]. Das Uterussekret seinerseits ist — wie u.a. für Vitamin B_{12} und Folsäure [*571*] und Glykogen (s. S. 528ff.) erwiesen — vom Oestrogen- und Progesteronspiegel abhängig. Möglicherweise gelangt Tubensekret in das Cavum uteri, baut mit seiner Amylase [*334*] dort das Drüsensekretglykogen ab und macht es für die Blastocyste utilisierbar [*830*]. Wieweit diese Beobachtungen auf den Menschen übertragen werden können, ist bisher nicht bekannt. Ein Progesteroneinfluß ist bei den cyclischen Veränderungen zu diskutieren: Nach der Ovulation sinkt in der menschlichen Tubenschleimhaut der Glykogengehalt ab. Der in der Follikelphase gesteigerte O_2-Verbrauch nimmt ab [*510*]. Lipoide im Cytoplasma finden sich in der mittleren Lutealphase vermehrt, die alkalische Phosphatase an der Oberfläche der sekretorischen Zellen während der Lutealphase, der Schwangerschaft und des Puerperiums vermindert. Die Aktivität der unspezifischen Esterase im Cytoplasma der sekretorischen Phase ist in der mittleren Luteinphase am stärksten, während PAS-positives Material nach der frühen Luteinphase absinkt und beim 28tägigen Cyclus vom 22.—24. Tag im Lumen nachgewiesen werden kann [*289, 290*].

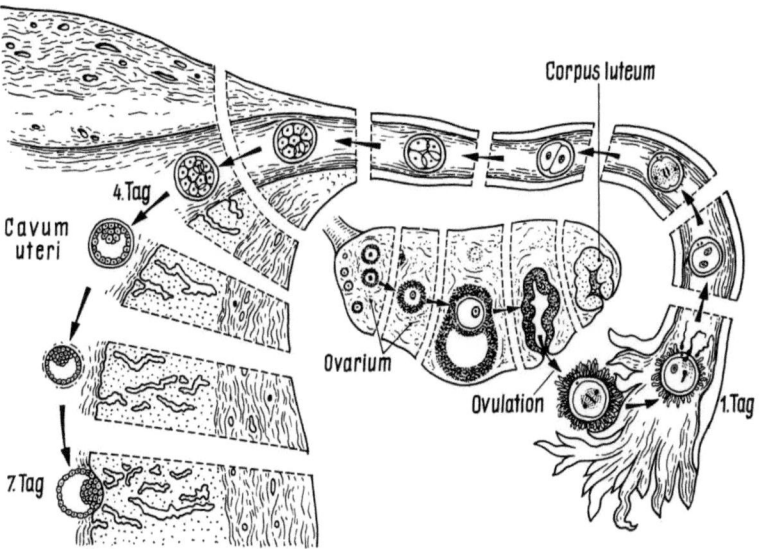

Abb. 35. Schematische Darstellung der ersten 7 Entwicklungstage beim Menschen nach HAMILTON, BOYD und MOSSMAN. (Aus DYBAN, Grundriß der pathologischen Embryologie des Menschen. Jena: Fischer 1962)

h) Wirkung auf die Placentation

Progesteron bzw. ein für die verschiedenen Tierarten unterschiedliches optimales Verhältnis zwischen Oestrogenen und Progesteron ist für die Implantation des Eies obligat [*74, 75, 101, 151, 152, 191, 245, 299, 347, 600, 601, 646, 721, 877*]. Störung des Hormongleichgewichts verhindert die Implantation [*646, 721*], während nach erfolgter Placentation wieder eine gewisse Toleranz besteht. Waren für das wandernde Ei vor allem die Drüsenveränderungen bedeutsam, so kommen dem sich implantierenden die Stromaveränderungen zugute: die seröse Durchtränkung mit Auftreten coagulierbarer Substanz in den Intercellularräumen und die Vergrößerung der Stromazellen, die mit Glykogen, Lipiden und anderen Vorratsstoffen beladen sind [*340*]. Die Synthese der für die Implantation erforderlichen histochemisch nachweisbaren Stoffe ist vom Oestrogen-Progesteronsynergismus abhängig [*760*]. Die unter Progesteroneinfluß erfolgende *Glykogenbildung* im Endometrium wird für die Nidation bedeutsam gehalten [*26, 29, 104, 221, 423, 424, 425, 652, 653*], ohne daß der engere Zusammenhang geklärt ist [*357, 830*]. Das Glykogen, das sich in den Stroma- und Drüsenzellen und im Drüsensekret findet, wird vom wachsenden Syncytiotrophoblasten inkorporiert [*104, 384, 753*] und in großen Mengen gespeichert („Lollipopphänomen" [*104, 384*]). Es ist jedoch bisher nicht geklärt, ob das aus dem Endometrium stammende Glykogen wirklich der Ernährung des Trophoblasten dient [*830*]. Auch Eiweißstoffe und evtl. vorhandene Antikörper treten aus dem Sekret der Endometriumdrüsen, deren Lumina der Keim eröffnet, über [*299*]. Die Progesteronbildung der zweiten Cyclushälfte ist die Voraussetzung für die *deciduale Reaktion* des Endometriums [*821—823,*

Tag	Entwicklungsstadium
1.—3.	Befruchtung im Eileiter, erste Teilungen und Transport zum Uterus
4.	Übertritt in den Uterus im Stadium der 12zelligen Morula
5.	Bildung der Blastocyste
6.	Differenzierung in Embryo- und Trophoblast
7.—10.	Implantation des Eies
11.—12.	Schluß des Implantationskraters
13.—14.	Entwicklung der primitiven Chorionzotten

Abb. 36. Chronologische Übersicht der ersten menschlichen Entwicklungsstadien. (Nach FRIZ, M., u. R. MEY [*299*])

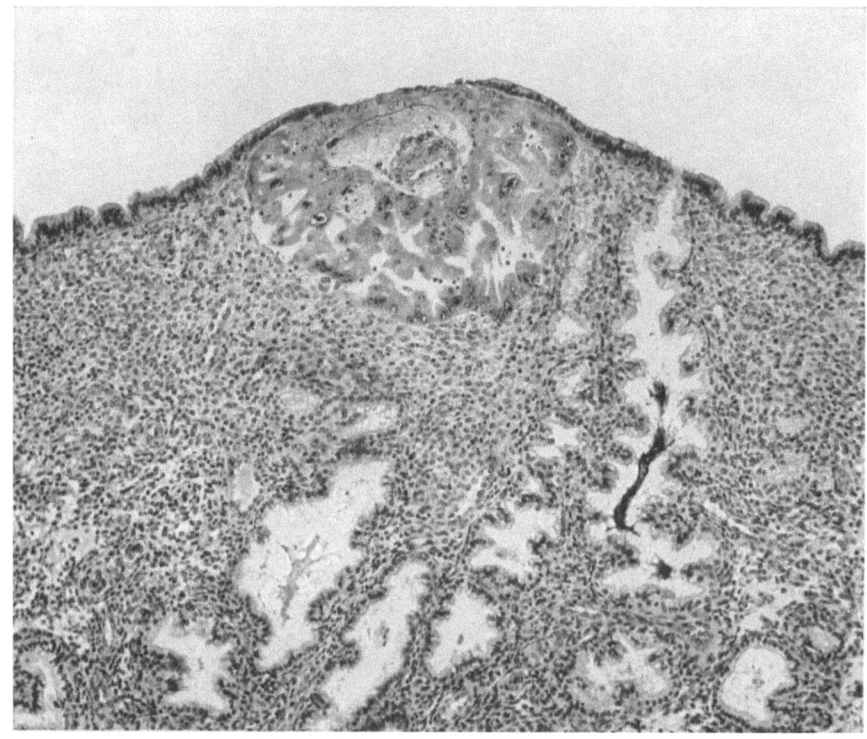

Abb. 37. Implantation eines 9 Tage alten menschlichen Eies (Carnegie Nr. 8004, Stadium Horizon Vb): Lacunenbildung im Syncytiotrophoblasten, angedeuteter Bluteinstrom, beginnende deciduale Reaktion des umgebenden Stromas (100:1). [Aus HERTIG, A. T., and J. ROCK: Contr. Embryol. Carneg. Instn **21**, 65 (1945)]

859], die durch Histaminfreisetzung im Endometrium ausgelöst wird [*820, 830*]. Die prädeciduale Reaktion setzt erst nach der Implantation der Blastocyste, die vom 20.—22. Cyclustag erfolgt (Abb. 36), nach dem 21.—22. Cyclustag ein [*655, 791, 793, 803*]. Sie kann daher keine Bedeutung für das früheste Stadium der Implantation haben [*830*], zu deren Zeit ihr Fehlen als typisch gilt [*142, 316*]. Die deciduale Reaktion beginnt in der Umgebung des Trophoblasten [*383, 386, 489*] (Abb. 37), während das übrige Stroma noch Ödem zeigt. Sie zeigt sich auch an der Endometriumstelle, die dem Implantationsort gegenüberliegt [*299*]. Die Sensibilisierung des Endometriums für die deciduale Reaktion erfolgt durch den nach der Implantation ansteigenden Progesteronspiegel [*151, 152, 821, 822*]. Die Funktion der Deciduazellen ist noch ungeklärt [*299*] (Abb. 37).

Die vom Progesteronspiegel abhängige *Entwicklung der Spiral*arterien scheint eine Bedingung für die hämochoriale Placentation des Menschen zu sein. Die Endäste der Spiralarterien, die während der Sekretionsphase reifen, speisen das subepitheliale Gefäßgeflecht und die Lacunen, die zusammen mit der perivasculären Grundsubstanz des Stromas für die Nidation bedeutsam sind [*794a*].

Nach Eindringen des Trophoblasten in die mütterlichen Sinuside übernehmen die Placentarhormone die regulativen Aufgaben der gonadotropen Hormone [*815*]. Oestrogene und Progesteron blockieren das ICSH, das bis zum 10. Tag nach der Imprägnation aus dem Blut verschwindet, und stimulieren die Bildung von LMTA, dessen luteotrophe Komponente das Corpus luteum fortbestehen läßt [*815*].

Die Bildung der *Carboanhydrase* im Endometrium, der Bedeutung für den Abbau des in der Blastocyste gebildeten Bicarbonats zugeschrieben wird [*102*], ist vom Progesteronspiegel abhängig [*570*].

i) Wirkung auf die Fetalentwicklung

Für Oestrogene und Gestagene bilden Fetus und Placenta eine funktionelle Einheit [*986*]. Progesteron kann die Placenta wahrscheinlich in beiden Richtungen [*752*] passieren [*366, 613, 711*]. 5—10 min nach intravenöser Injektion von 10—20 μC Progesteron-4-^{14}C bei 4 Frauen in der 17.—24. Schwangerschaftswoche erreichte die Radioaktivität des fetalen Plasmas die des mütterlichen Plasmas [*145*]. Ebenso passiert intravenös gegebenes Progesteron unter der Geburt nach kurzer Zeit die Placenta [*366*]. Progesteron ist im Blut der Nabelschnur [*136, 306, 594, 692, 832*] in höherer Konzentration als im mütterlichen Venenblut nachweisbar. Die Konzentration im Nabelvenenblut ist höher als in den Nabelarterien [*780, 985*]:

Steroid	Vene μg/100 ml	Arterie μg/100 ml	Verhältnis
Progesteron	37,2 ± 6,0	14,0 ± 1,8	2,7 : 1,0
Δ^4-Pregnen-20α-ol-3-on	1,0	2,7	1,0 : 2,7
Δ^4-Pregnen-20β-ol-3-on	0,3	1,4	1,0 : 4,7
17-α-Hydroxyprogesteron	0,6	3,3	1,0 : 5,5

Demnach gelangt Progesteron vorwiegend von der Placenta zum Fetus, während die anderen Gestagene [*983, 985*] vorwiegend vom Fetus gebildet werden und von dort zur Placenta gelangen. Am Schwangerschaftsende gelangen etwa 75 mg Progesteron in 24 Std in den Fetus [*983*].

Der Progesteronstoffwechsel des Neugeborenen unterscheidet sich von dem des Erwachsenen [*998*] (Abb. 38).

19 Wochen alte fetale Ovarien reduzieren Progesteron weitgehend zu 20α-Hydroxy-4-pregnen-3-on [*76*], während Hodengewebshomogenate 4-^{14}C-Progesteron in Testosteron, 17α-OH-Progesteron und 16α-OH-Progesteron umwandelten.

Nach Perfusionsversuchen mit 4-^{14}C-Progesteron ist der Fet schon im Beginn des 4. Monats imstande, das placentare Progesteron schnell und fast vollständig umzuwandeln [*851—853, 862, 985, 986, 988*], u.a. in die Nebennierenrindensteroide Cortisol und Corticosteron, in das androgen wirksame Androstendion sowie in die schwachen Gestagene Δ^4-Pregnen-20α-ol-3-on und Δ^4-Pregnen-20β-ol-3-on [*990, 991*] (die nicht imstande sind, die Schwangerschaft bei ovarektomierten Mäusen aufrechtzuerhalten [*956*]) sowie Pregnandiol. Dieses wird zum größten Teil unterschiedlich zum Erwachsenen nicht als Glucuronat, sondern als

Sulfat konjugiert [992]. Im Nabelvenenblut des Fetus wurden 51,7—147,0 µg Pregnandiol gefunden. Das Progesteron-Pregnandiolverhältnis betrug in der 29. bis 35. Schwangerschaftswoche 1:4, später 1:8 bis 1:14 [192].

In fetalen Nebennieren wurde Umwandlung von Progesteron in 17α-Hydroxyprogesteron und Androstendion gesehen [852, 917]. Sie enthielten 16α-Hydroxylase [917]. Die Umwandlungsprodukte gelangen mit dem Blut der Nabelarterien wieder in die Placenta. Sie verfügt wie auch die fetale Leber [918] u. a. über das

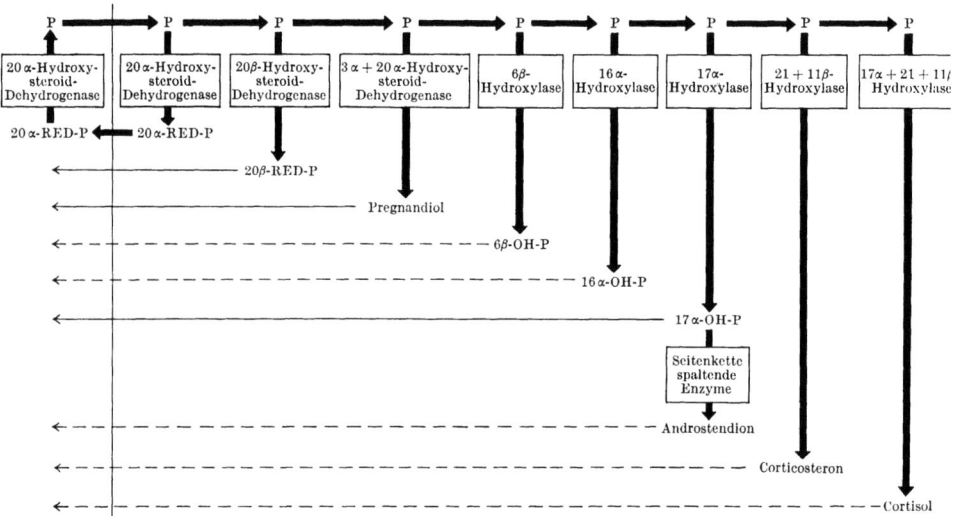

Abb. 38. Schema des Stoffwechsels von placentarem Progesteron im Fetus. Das nach dem Schema in Abb. 28 gebildete Progesteron gelangt über die Nabelvene in den Fetus. Die verschiedenen fetalen Umwandlungsprodukte gelangen zum Teil wieder durch die Nabelarterien in die Placenta. Dort stehen sie für eventuelle weitere Umwandlungen zur Verfügung. In veränderter oder auch unveränderter Form können sie über die Placentabarriere und den Uterus in den mütterlichen Organismus gelangen. Ebenso besteht die Möglichkeit, daß sie über die Nabelvene erneut in den Fetus gelangen. P = Progesteron; 20α-RED-P = 20α reduziertes Progesteron bzw. 20α-Hydroxypregn-4-en-3-on; 20β-RED-P = 20β reduziertes Progesteron bzw. 20β-Hydroxy-pregn-4-en-3-on; 6β-OH-P = 6β-Hydroxyprogesteron; 16α-OH-P = 16α-Hydroxyprogesteron; 17α-OH-P = 17α-Hydroxyprogesteron.
(Aus ZANDER, J. [989])

Enzym 20α-Hydroxysteroid-Dehydrogenase und kann das Δ^4-Pregnen-20α-ol-3-on in das gestagen stärker wirksame Progesteron zurückverwandeln. Somit besteht ein placento-fetaler Kreislauf für die Gestagene [780].

Der Fet kann während eines Blutumlaufs ein Drittel der Progesteronmenge abbauen. Der Mechanismus ist von Geschlecht und Geburtsgewicht unabhängig [361]. Durch die Umwandlung, die vor allem in Leber und Nebennierenrinde stattfindet [985, 988], könnte sich der Fet gegen zu starke Wirkungen des Progesterons schützen [986]. Möglicherweise hat Progesteron mit seinen Metaboliten aber auch Bedeutung für Wachstum und Differenzierung des Feten. Bisher ist nicht bekannt, ob Progesteron für die Fetalentwicklung eine physiologische Rolle spielt oder den Feten nur durchläuft [986]. Im Fruchtwasser sind nur geringe Mengen nachweisbar [995]. In der Nebennierenrinde ausgetragener Feten wurden 80% des Progesterongehaltes eines Corpus luteum im Blute gefunden, vom 1.—10. Lebenstag eine anfangs große, später geringer nachweisbare Pregnandiolausscheidung, die sich nicht allein durch das exogen aus dem Placentarkreislauf zugeführte Progesteron erklärt. Aus allen Beobachtungen wurde geschlossen, daß die Nebennierenrinde des Neugeborenen 12—16mal mehr Progesteron als die Frau in der Corpus luteum-Phase bildet [405].

Die Synthese von Cholesterol aus Acetat wurde auch in der fetalen Leber nachgewiesen [*187*]. Die behauptete maskulinisierende Wirkung des Progesterons [*369, 960—962*] auf das äußere Genitale weiblicher Feten ist unbewiesen [*148, 277, 611*]. Als Ursache wurde die chemische Verwandtschaft mit den Androgenen angesehen. Die physiologische Umwandlungsrate von endogenem Progesteron in Androgen während der Schwangerschaft ist sehr niedrig [*709*]. Bei pathologisch gesteigerter Aktivität der betreffenden Enzymsysteme kann es zu der seltenen Spontanmaskulinisierung weiblicher Feten kommen [*676, 960*].

Selbst nach hochdosierter Behandlung mit Progesteron oder 17α-Hydroxy-Progesteron-Kapronat während der Schwangerschaft wurde keine Zwitterbildung gesehen [*23, 88, 91, 327, 408, 485, 529, 708*]. Clitorishypertrophie konnte in gleich seltener Häufigkeit bei progesteronbehandelten wie bei unbehandelten Schwangerschaften beobachtet werden [*433*]. Oralen Gestagenen wird jedoch eine virilisierende Wirkung zugeschrieben [*125, 341, 390, 451, 485, 581, 611, 612, 838, 882, 896, 919, 960, 961, 993*].

Das fetale Korpusendometrium, das früher für hormonal unbeeinflußbar gehalten wurde [*697*], reagiert nach anfänglicher Ruhephase etwa vom Beginn des 5. Monats auf hormonale Reize [*766*]. Es zeigt im 5.—7. Monat weitgehend einen Oestrogeneffekt und spricht erst ab 8. Monat, wenn eine bestimmte Entwicklungsstufe erreicht ist, auch auf Progesteron an [*469*]. Im Epithel und Stroma finden sich basale Vacuolen und aufgelockerte runde Kerne. Einzelne Stromazellen lassen den Progesteroneinfluß schon vor dem 8. Monat erkennen. Vor der Geburt entsprechen die Endometriumdrüsen dem Bild einer 4—5tägigen Progesteroneinwirkung im Cyclus. Bei Untersuchungen an 169 Neugeborenen wurden in 27% Sekretionszeichen und in 5% progestative Reaktion mit decidualer Umwandlung des Stromas gefunden [*668*]. Das *Vaginalepithel* des neugeborenen Mädchens ähnelt unter dem synergistischen Einfluß des placentaren Progesterons und der Oestrogene in Histologie und Ausstrichbild dem der Mutter am Ende der Schwangerschaft (vgl. S. 544) [*845*]. Die postnatale Involution erfolgt innerhalb von 14 Tagen [*469*]. Infolge des Entzugs der Oestrogene und Gestagene kann es nach der Geburt bei Mädchen zu Diapedesisblutungen und bei Knaben und Mädchen zur Anschwellung der Brustdrüsen mit gelegentlich geringfügiger Lactation („Hexenmilch") kommen. Zur Zeit der Geburt tritt, offenbar unter dem Einfluß mütterlicher Hormone, eine apokrine Absonderung flüssigen, kontrastarmen und granulären Materials aus den sekretorischen Zellen der kindlichen *Tube* auf [*869*]. Nach Zufuhr von Progesteron und Pregnan-3α,20β-diol [*25*] an die Mutter wurde Zunahme des Serumbilirubins [*552*] bei Neugeborenen beobachtet, dagegen nicht, wenn die Steroide als Konjugate (z. B. Pregnandiol-Glucuronid) verabfolgt wurden [*553*]. Bei neugeborenen Knaben fanden sich 0,01—0,15 mg Pregnandiol/24 h. Die Ausscheidungskurve fiel innerhalb 8 Tagen steil ab [*638*].

j) Wirkung auf die Uterusmotilität

ANCEL und BOUIN [*18*] beschrieben 1909, daß Progesteron Kontraktionen des graviden Uterus hemmt. DIXON und MARSHALL [*199*] hielten das Nachlassen seiner Wirkung für einen wahrscheinlichen Faktor der Geburtsauslösung. KNAUS [*502*] wies 1928 am Kaninchen nach, daß Progesteron die Ansprechbarkeit des Uterus auf Oxytocin aufhebt und damit seine spontane Motilität hemmt. REYNOLDS und ALLEN [*748*] bestätigten 1932 seine Ergebnisse. CSAPO sprach vom „Progesteronblock" (1956) [*169*] und „lokaler Progesteronwirkung" im Bereich der Placentahaftstelle als dem Hauptfaktor des „Verteidigungsmechanismus der Schwangerschaft" (1961) [*173*]. Progesteron schützt den Uterus gegenüber starken

Erregungseinflüssen, vor unerwünschter Zunahme der Frequenz und Kontraktionsstärke und vor Tonussteigerung [453]. Die Motilität des nichtgraviden Uterus wird durch intravenöse Gabe von 20 mg bzw. intramuskuläre Injektion von 500 mg Progesteron gehemmt [176]. Andere Autoren (Übersicht bei [972]) kamen zu unterschiedlicher Beurteilung [60, 138, 315, 522—527, 632, 716, 719, 1000].

Die Erregungshemmung durch Progesteron soll durch Steigerung und Stabilisierung des Membranpotentials im Sinne einer Hyperpolarisation erfolgen [335, 453, 530, 531, 588]. Wasserlösliches Progesteron blockiert die Spontanmotilität bei Kaiserschnitt gewonnener Muskelstreifen des schwangeren Uterus am Endtermin [453], während der Tonus absinkt (Abb. 39).

Eine hohe Progesterondosis hemmt die Aktivität des schwangeren Uterus stärker bei noch lebender Frucht, bzw. ist bei abgestorbener Frucht die Erregbar-

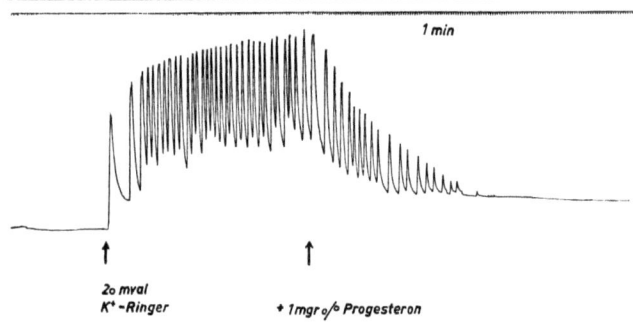

Abb. 39. Hemmungswirkung von 1 mg-% wasserlöslichem Progesteron (in Propylenglykol gelöst) am isolierten menschlichen Uterusstreifen nach vorheriger Tonisierung durch Kalium-Ringer-Lösung. (Aus JUNG, H. [453])

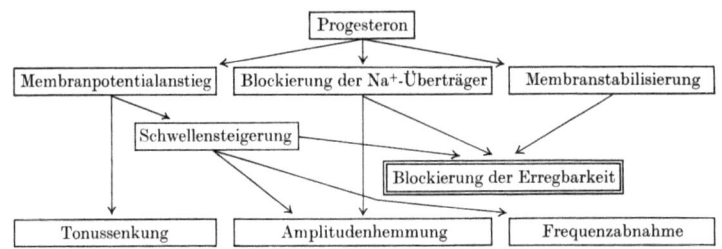

Abb. 40. Vorschlag zum Hemmungs-Mechanismus von Progesteron auf die Uterusmuskulatur.
(Aus JUNG, H. [453])

keit durch Kalium und Oxytocin trotz hohen Progesteronschutzes leichter zu steigern als bei lebender Frucht [453]. Erregungsbildung und Erregungsfortleitung werden in der Muskulatur des Placentasitzes blockiert [180, 453, 530—533]. Nach CSAPO [169—176] handelt es sich dabei um eine lokale Wirkung des Progesterons auf das Myometrium durch direkte Diffusion aus dem intervillösen Raum (dagegen [42, 306], vgl. Kapitel A II f., S. 538). JUNG [453] sieht darin einen sinnvollen Hemmungs- und Sicherungsmechanismus der Schwangerschaft gegen vorzeitige Placentalösung und mechanische Störungen.

Progesteron vermindert die Ansprechbarkeit gegen den am Schwangerschaftsende ansteigenden Oxytocinspiegel. Nach JUNG [453] bewirkt Progesteron am Uterusmuskel

1. Blockierung der Natriumüberträger in der Zellmembran;
2. Membranstabilisierung;
3. Membranpotentialzunahme (Abb. 40).

BENGTSSON [56, 57, 59] und BENGTSSON und CZAPO [61] halten im Gegensatz zu anderen Autoren [627] die Bedeutung des Progesteronblockes für die Erhaltung der Gravidität beim Menschen für erwiesen. Durch Progesteron konnten sie den induzierten Abort aufhalten und die Oxytocinempfindlichkeit senken. Die Ausstoßung eines Abortiveies mit negativer Pregnandiolausscheidung kann durch Progesteron verzögert werden [706, 989]. JUNG [453] deutet das zum Schwangerschaftsende häufige Auftreten von spontanen Erregungen und den Anstieg ihrer Amplituden als Zeichen einer langsamen Regeneration der durch Progesteron blockierten Natriumleitfähigkeit. Absterben des Feten bei anhaltender Progesteronproduktion der Placenta wurde als Erklärung für Missed abortion und

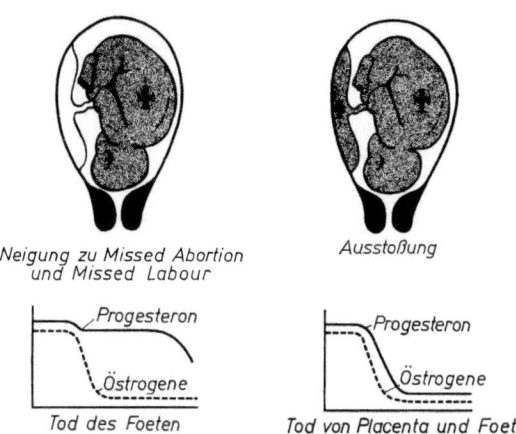

Abb. 41. Die zwei Möglichkeiten des intrauterinen Fruchttodes. Das Verhalten der Oestrogen- und Progesteronspiegel wurde in Anlehnung an die Untersuchungen von CASSMER (1959) wiedergegeben. Bei I stirbt zuerst der Fet ab. Die Oestrogenproduktion der Placenta geht innerhalb von Stunden zurück. Der Progesteronspiegel bleibt nach geringer anfänglicher Abnahme noch über Tage relativ hoch. Unter dem Schutz des Progesterons neigt der Uterus zur Verhaltung der abgestorbenen Frucht. Bei II kommt es durch gleichzeitiges Absterben von Placenta und Fet zu einer raschen Abnahme der Oestrogen- und Progesteronbildung. Der Progesteronschutz des Myometrium bricht zusammen, die Frucht wird nach kurzer Zeit ausgestoßen. (Nach JUNG, H. [453])

Missed labour angesehen, während es bei gleichzeitigem Absterben von Fet und Placenta zum Absinken beider Hormone, der Oestrogene und des Progesterons, und damit zum Zusammenbruch des Progesteronschutzes des Myometriums mit Ausstoßung kommen soll (Abb. 41). Nach FUCHS und FUCHS [305] bewirkt ein Schrankenmechanismus der Placenta eine höhere Progesteronkonzentration im intervillösen Raum als im mütterlichen Blut.

k) Wirkung auf den Geburtseintritt und -verlauf

Der Mechanismus der Geburtsauslösung beim Menschen ist bisher unbekannt [86, 890]. Im Tierexperiment wirken Oestrogene wehenstimulierend [232, 886 bis 889], Gestagene dagegen wehenhemmend [18, 169, 501, 502, 958]. Gelbkörperhormon setzt die Ansprechbarkeit des Uterus auf Oxytocin herab [502]. Im Tierexperiment kann Progesteron die mit Oxytocin sonst einleitbare Geburt verhindern [73, 304, 307, 455, 642], beim Kaninchen auch bei intraamniotischer Gabe [307]. Bei diesem Versuchstier sinkt der Blutspiegel jedoch vor der Geburt ab [614], während er beim Menschen bis zur Geburt ansteigt [989] und Progesteron nicht wie bei Kaninchen, Ratte und Maus im Corpus luteum graviditatis, sondern vor allem in der Placenta gebildet wird.

Beim Tier wurde Nachlassen der Progesteronaktivität am Myometrium kurz vor der Geburt beobachtet [55, 62, 797]. Daher lag der Gedanke nahe, einen

Progesteronabfall [*199, 404*] bzw. eine Verschiebung des Gestagen-Oestrogengleichgewichts zugunsten der Oestrogene auch beim Menschen als Ursache dafür anzusehen, daß der Uterus für Oxytocin ansprechbar wird (Übersicht bei [*515, 886, 887*]).

Nach CSAPO [*169, 174*] soll der „Placentablock" durch Absinken der placentaren Progesteronproduktion wegfallen und die Erregbarkeit der durch Oestrogene stimulierten contractilen Elemente des ganzen Uterus ansteigen. Er erklärt den Geburtsbeginn dadurch, daß sich zwischen dem placentanahen, stärker dem „Progesteronblock" unterliegenden Uterusteil und den placentafernen, weniger stark blockierten Myometriumbezirken ein bestimmtes Verhältnis einstellt [*174*]. Druckmessungsergebnisse widersprechen dieser Theorie [*139*]. Die Theorie des Progesteronentzugs als Ursache für den Geburtseintritt konnte durch quantitative Untersuchung nicht bewiesen werden. Der Progesteronspiegel steigt bis zur Geburt an [*989*], obwohl die Oxytocinempfindlichkeitszunahme am Schwangerschaftsende [*139, 634, 847, 894*] und die Spontanaktivität des Uterus zunehmen. Im Geburtsverlauf nimmt der Progesteronspiegel langsam ab (Abb. 27).

Mit Ausnahmen [*551*] wurden keine Veränderungen der Pregnandiolausscheidung am Geburtstermin gesehen [*86, 459, 486, 573, 639, 640*]. Andererseits wurde zu bedenken gegeben, daß sich die möglicherweise sehr kurzfristigen Veränderungen in der 24 Std-Ausscheidungsmenge nicht widerspiegeln könnten [*935*]. Viele Autoren lehnen einen Zusammenhang zwischen Geburtsauslösung und Änderung der Progesteronproduktion durch die Placenta ab [*86, 105, 467, 471, 520, 639, 640, 689, 836, 977*], andere [*149, 150, 496, 515, 590*] sahen etwas erniedrigte Pregnandiolwerte am Schwangerschaftsende, einen deutlichen Abfall aber erst nach Geburt der Placenta. Eine Änderung der Bindung oder des Stoffwechsels des Progesterons als geburtsauslösende Ursache wurde diskutiert [*58, 171, 192*], ebenso eine hormonale Geburtsauslösung durch fetale Stoffwechselsteuerung der Placentahormone [*453, 989*]. Der Oestrogen-Pregnandiolquotient zeigt auch unter physiologischen Bedingungen eine große physiologische Streuungsbreite [*467*]. Vor der Geburt fanden sich weder beim Pregnandiol, noch bei den Oestrogenfraktionen eindeutige Veränderungen [*86, 467*]. Progesteron kann in Dosen von 100 mg täglich beim Menschen eine Frühgeburt [*308*] oder Geburt [*453*] nicht verhindern, wenn schon Eröffnungswehen im Gang sind, und keine Übertragung über den Geburtstermin hinaus herbeiführen [*989*], wie es beim Kaninchen gelingt. TAUBERT und HASKINS [*891*] konnten den für die Gravidität physiologischen Blutspiegel von 20 µg-% durch intravenöse Zufuhr von 35 mg Progesteron/h erreichen, aber selbst durch Erhöhung des Spiegels auf 50 µg-% keinen Einfluß auf die Wehentätigkeit erzielen.

Der wichtigste Faktor für den Geburtsbeginn ist die Reifung des Collum uteri, d.h. seine Erweichung und die beginnende Eröffnung des inneren und äußeren Muttermundes. Sie werden der Verschiedenheit des Oestrogen- und Progesteronabfalls am Ende der Schwangerschaft zugeschrieben. So wurde Cervixreifung nach Oestradiol-17β (200—500 mg in 3—6 Std, 100 mg in 1—2 Std) und Infusion von 100—200 mg Progesteron (400—800 µg/min) in 3—6 Std beobachtet, wobei dem Progesteron eine regulierende Funktion auf das Oestradiol zugeschrieben wurde [*701*].

Erörtert wurde auch, daß Pregnandiol als stärkster Antagonist des Progesterons ab 4. Monat bei gleichbleibendem Progesteronblutspiegel schließlich den wehenhemmenden Mechanismus des Progesterons durchbrechen und damit die Wehenauslösung begünstigen würde [*758*].

Progesteron wurde zur Geburtsvorbereitung verwendet, wenn bei rigider Cervix eine Weichteilauflockerung erzielt werden sollte [*157, 158, 809*].

l) Wirkung im Puerperium

Nach der Geburt der Placenta bleibt die Pregnandiolausscheidung im Harn noch 24—48 Std erhöht [*639, 640*], fällt dann aber innerhalb von 1—3 Tagen linear ab [*551, 710, 979*] und erreicht etwa nach 5 Tagen die Werte, wie sie außerhalb der Schwangerschaft gefunden werden [*541, 639, 640*]. Am Tag der Geburt wurden 3—10 mg/24 h, in den folgenden Tagen unter 0,5 mg gefunden [*149, 150*] Der gemeinsame Abfall des Oestrogen- und Gestagenspiegels bewirkt das Ingangkommen der *Lactation* (s. Kapitel 3). Der *Uterus* bildet sich innerhalb von etwa 6 Wochen zu seiner normalen Größe zurück. Die *Decidua* wird nach der Geburt der Placenta abgestoßen. Das Endometrium regeneriert innerhalb von 5—7 Wochen, und zwar zuletzt an der Placentahaftstelle. Das Endometrium des Neugeborenen (vgl. Kapitel a, 6), das am Ende der Gravidität dem erwachsenen Endometrium nach 4—5tägiger Progesteroneinwirkung im Cyclus ähnelt, reagiert auf den Entzug der Oestrogene und Gestagene gelegentlich mit einer Diapedesisblutung. Eine Desquamation wie bei einer Menstruation findet jedoch nicht statt [*469*].

Die *Cervixschleimhaut* wird schon unter der Geburt abgestreift. Das *Vaginalepithel* desquamiert bis zur Parabasalschicht. Bei etwa einem Drittel der Wöchnerinnen treten im Vaginalabstrich „Post-Partum-Zellen" auf: glykogenhaltige Zwischenstufen zwischen Intermediär- und Parabasalzellen mit doppeltem ringförmigem Rand. Sie fanden sich hauptsächlich von der 3. bis zur 7. Woche [*93*]. Sobald die Ovarialfunktion wieder einsetzt, bei nichtstillenden Frauen also früher als bei stillenden, nimmt die im Abstrich erkennbare Aufbauhöhe des Vaginalepithels zu.

Mit der Ausscheidung der Placentarhormone fällt die während der Schwangerschaft physiologische Hemmung der gonadotropen Hypophysenvorderlappenfunktion weg, und die Ovarialfunktion kommt allmählich wieder in Gang. Bei nichtstillenden Frauen können schon nach 3—4, gewöhnlich nach 5—6 Wochen, menstruationsähnliche Blutungen auftreten. Bei *stillenden* Frauen kommt es zur sog. *Lactationsamenorrhoe*, aber auch noch während der Stillzeit in 20—80% zu cyclischen Blutungen [*979*]. Die erste Blutung nach der Geburt ist in der Mehrzahl der Fälle *bei Stillenden und Nichtstillenden anovulatorisch* [*214, 545, 574, 924, 979*] und hypooestrogen [*902*] und erfolgt zu 45—20% aus sekretorisch nicht umgewandeltem Endometrium. Offenbar wird in den ersten Cyclen noch kein vollwertiger Gelbkörper gebildet [*979*]. Sekretionsschleimhaut wurde erst ab 7. Lactationswoche gefunden [*222*]. Die Zahl der echten ovulatorischen Cyclen nimmt allmählich zu [*979*]. Im 2.—4. Cyclus post partum sind nur 52% der Cyclen ovulatorisch [*214*]. Es finden sich aber individuelle Unterschiede: Frauen mit sofort vollwertigen Cyclen, mit 1—2 insuffizienten und dann ovulatorischen Cyclen und mit nur insuffizienten Cyclen [*214*]. Die erste Ovulation wurde im Extrem nach 5—7 anovulatorischen menstruationsähnlichen Blutungen beobachtet [*979*]. Daher kann über die erste Konzeptionsmöglichkeit im Einzelfall nie Verbindliches ausgesagt werden. Die Lactation hemmt die Ovarialtätigkeit, da die erste Ovulation bei Nichtstillenden gewöhnlich früher erfolgt. Bei Naturvölkern ist die Lactationsamenorrhoe das einzige Regulativ gegen zu rasche Geburtenfolge [*421*]. Eine einzelne massive Dosis von *Progesteron* kann Sterilität von 12—21 Monaten post partum bewirken. 50—100 mg 6α-Methyl-17α-hydroxyprogesteronacetat im Monat oder 400 mg im Vierteljahr wirken zu 100% kontrazeptiv [*159*]. Andererseits wurden verlängerte dysfunktionelle Blutungen nach der Geburt auf die Anwendung von Gestagenen während der Schwangerschaft zurückgeführt [*908*]. Nach *Fehlgeburten* treten Ovulationen und echte menstruelle Cyclen früher auf als nach Geburten. Die erste Blutung erfolgt bei ihnen zu 70—80% bereits aus sekretorisch umgewandeltem Endometrium [*159*].

III. Die Rolle des Progesterons im Verlauf des Klimakteriums und Seniums

Das Erlöschen der Ovarialfunktion erfolgt im allgemeinen nicht plötzlich, sondern mit fließenden Übergängen [214]. *In der Prämenopause* wird zunächst die Gelbkörperfunktion abgebaut [863]. Die Ursache könnte in der Hypophyse oder in einer Störung der ovariellen Rezeptivität für die Gonadotropine bei normal bleibender Hypophysenfunktion zu suchen sein. Daß die Ovarien bei noch funktionsfähiger Hypophyse erschöpft sind und ihre Ansprechbarkeit verlieren (primär ovarielle Corpus luteum-Insuffizienz [643]), wird deshalb vermutet, weil der Gonadotropinkomplex ansteigt, während die Ovarialhormonproduktion absinkt [241]. Als Ursache hierfür wurde ein Enzymmangel angenommen [643]. Infolge Ausfalls der Gelbkörperfunktion kommt es zu einem relativen Überwiegen der Oestrogene. Diese Hyperfollikulie ist jedoch nur scheinbar, da auch die Oestrogenbildung quantitativ nachläßt [276, 936]. Aluteale wechseln mit hypolutealen Cyclen [643, 663, 936, 938]. Die unmittelbaren klinischen Folgen dieser physiologischen Gelbkörperinsuffizienz sind anovulatorische Cyclen, dysfunktionelle Blutungen, verkürzte und verlängerte Cyclusintervalle mit oft fehlender prämenstrueller Hyperthermie [924] bis zu sekundärer Amenorrhoe über mehrere Monate und Rückgang der Fruchtbarkeit bis zur Sterilität. Nur 2,89% aller Geburten wurden zwischen dem 41. und 50. Lebensjahr beobachtet [715]. Nach Ablauf der letzten menstruationsartigen Blutung ist die *Menopause* eingetreten. Cytologisch lassen sich noch oft unterschwellige Postmenopausecyclen nachweisen [682, 683]. Die Pregnandiolausscheidung sinkt ab [113] und beträgt nach der Menopause 630 µg täglich (zum Vergleich bei Kindern zwischen 3 und 15 Jahren etwa 750 µg, beim Manne 900 µg) [541], so daß als Quelle die Nebennierenrinde zu vermuten ist. Im Fettgewebe von Frauen nach der Menopause sind keine Gestagene mehr nachweisbar [487]. Nach Zufuhr von Progesteron C^{14} fand sich im atrophischen Endometrium keine Aktivität [188]. Der Progesteronausfall wurde mit der Entstehung von Endometriumcarcinomen im Senium in Verbindung gebracht, indem die nicht mehr gebremste Hypophyse die Hiluszellen der Ovarien zur Oestrogenproduktion anregen und damit zur malignen Umwandlung des Endometriums beitragen sollte [5]. Progesteron führt zu schwacher bis mittelhoher Proliferation des atrophischen Vaginalepithels [88, 95, 723—726, 789, 954], wobei an synergistische Wirkung mit noch vorhandenen endogenen Oestrogenen gedacht werden muß.

IV. Folgen des Ausfalls des Progesterons

Vorbemerkungen

Physiologischerweise fehlt Progesteron, abgesehen von der permanenten Bildung einer kleinen Menge in der Nebennierenrinde, im Laufe des Lebens

a) *während der Kindheit* vom Zeitpunkt des Verschwindens der placentaren Gestagene einige Tage nach der Geburt bis zur ersten Gelbkörperbildung in der Pubertät;

b) *während der Proliferationsphase* des menstruellen Cyclus bis zum präovulatorischen Anstieg des Progesteronspiegels;

c) *nach Geburt oder Fehlgeburt* nach der Eliminierung der placentaren Gestagene bis zum Wiederbeginn der Gelbkörperbildung und

d) nach der Menopause.

Bei den ersten drei Bedingungen fehlt die neurohypophysäre Stimulation und Ausbildung eines Gelbkörpers, während zur Zeit der Menopause die Störung der ovariellen Rezeptivität für Gonadotropine hinzukommt (physiologische primär ovarielle Corpus luteum-Insuffizienz [*643*]).

Hypo- bzw. aluteale Cyclen im Prämenopausealter stehen wegen ihrer gelegentlichen klinischen Folgeerscheinungen auf der Grenze zwischen physiologischem und bereits pathologischem Progesteronmangel. Unzureichende oder fehlende Progesteronwirkung kann durch
1. Messung der Basaltemperatur (vgl. S. 524);
2. Bestimmung der Pregnandiolausscheidung im Harn (vgl. S. 520);
3. Endometriumbiopsie (vgl. S. 528ff.);
4. Persistenz oder Wiederauftreten des Farnkrautphänomens [*216, 576*];
5. cytologische Auswertung wiederholter Vaginalausstriche (vgl. S. 525)

nachgewiesen werden.

Verspäteter oder treppenförmiger Anstieg der *Basaltemperatur* sowie Verkürzung der hyperthermen Phase werden als Zeichen einer Corpus luteum-Insuffizienz gewertet, ebenso das Verbleiben der *Pregnandiolausscheidung* unter 4 mg/24 h.

Bei der *Endometriumbiopsie* können Irrtümer entstehen, wenn sie zum falschen Zeitpunkt erfolgt oder wenn Isthmus- statt Korpusschleimhaut beurteilt wird [*633*]. Als histologisches Zeichen der insuffizienten Gelbkörperfunktion werden folgende Zeichen beschrieben:

Bei verzögerter Corpus luteum-Wirkung soll sich noch in der mittleren Sekretionsphase Glykogen an der Zellbasis finden. Bei Progesteronmangel soll zu wenig Glykogen mit der Best-Carminfärbung nachzuweisen sein. Die Sägeblattformen der Drüsen fehlen. Statt dessen finden sich cystisch erweiterte Drüsen. Das Stroma wird als kleinzellig und ödematös durchsetzt beschrieben. Die Gefäße hätten schmale Windungen und seien erweitert. Spiralarterien würden fehlen oder in zu geringer Anzahl vorhanden sein. Das ganze Bild würde nicht dem Cyclustag entsprechen.

JAYLE u.a. [*443*] unterscheiden 4 Formen der mangelhaften Gelbkörperfunktion:

1. Globale Corpus luteum-Insuffizienz

    Kennzeichen: niedrige Pregnandiolkomplex- und Phenolsteroidwerte sowie schwache Reaktion auf Gonadotropin
    Klinik: primäre Sterilität, Prämenopausecyclen

2. Dissoziierte Corpus luteum-Insuffizienz

    a) isolierte Lutealinsuffizienz
       Kennzeichen: normale Oestrogen-, niedrige Pregnandiol- und Pregnantriolausscheidung
       Klinik: Sterilität
       habitueller Abort
    b) follikuline Insuffizienz
       selten.

3. Mangelhafte Ansprechbarkeit des Corpus luteum:

    Kennzeichen: normale Pregnandiol- und Oestrogenwerte, aber keine pseudogestative Reaktion nach Choriongonadotropin
    Klinik: habitueller Abort

4. Anovulatorische Cyclen

1. Folgen des Ausfalls von Progesteron im Cyclus

Wird das Corpus luteum operativ entfernt, so kommt es nach $1^{1}/_{2}$—5 Tagen zu Abbruchblutungen [*352, 665*]. Nach Kastration in der Lutealphase tritt die Blutung schneller auf als nach Ovarektomie vor der Ovulation, also schneller bei gemeinsamem Entzug von Oestrogenen und Gestagenen als bei nur alleinigem

Oestrogenabfall. Eine damit analoge Form findet sich bei gelegentlich zu beobachtenden *Ovulationsblutungen* (Mittelblutung). Sie wird als Hormonentzugsblutung infolge *kurzfristigen vorübergehenden Abfalls* der Oestrogene [128] oder der soeben eingetretenen Progesteroninkretion erklärt [864]. Zur Ovulationszeit wurde ein vorübergehender Rückgang der Schleimhauthöhe durch Abnahme der Grundsubstanz in den mittleren Schichten beobachtet [46, 47]. Sobald Progesteron unter eine bestimmte Konzentrationsschwelle sinkt, reagiert das Endometrium empfindlich mit einer Entzugsblutung [480, 864]. Das Ausbleiben einer Entzugsblutung nach Progesterongabe bei Amenorrhoe dient als einfacher physiologischer Test für Schwangerschaft [346, 368], da es bei fast allen Amenorrhoen, aber auch in der 1. Cyclushälfte, auch nach sehr kurzdauernder Progesteronzufuhr etwa 72 Std später zur Blutung kommt [663]. Die Mittelblutung kann durch Progesteron [17] bzw. kombinierte Progesteron-Oestrogengabe verhindert werden [863, 864].

Vorzeitige Rückbildung des Corpus luteum führt zu unvollkommen biphasischen Cyclen mit unregelmäßig verkürzten Blutungsintervallen und Verkürzung der hyperthermen Phase auf weniger als 10 Tage [863, 864]. Hierbei besteht Sterilität (s. S. 525). Durch intraovarielle Injektion von 50 μg Testosteronkristallsuspension wurde in der frühen Proliferationsphase die Ovulation gehemmt, in der frühen Corpus luteum-Phase ein vorzeitiger Cyclusabbruch erzielt und daraus geschlossen, daß eine geringe Mehrbildung von Androgenen im Ovar die klinische Symptomatik des Stein-Leventhal-Syndroms auslösen könne [402]. Polymenorrhoen unter 25 Tagen sind allerdings häufiger durch monophasische als durch biphasische Cyclen mit verkürzter Lutealphase bedingt [863]. Nur gelegentlich verläuft beim verkürzten Cyclus die Gelbkörperphase normal, während die Follikelphase verkürzt ist [863].

Auch bei zu schwacher Corpus luteum-Funktion beginnt das Endometrium vorzeitig zu bluten. Histologisch findet sich nur fleckenweise eine Sekretionsphase mit teils Proliferations-, teils Sekretionszeichen [377]. Absoluter wie relativer Progesteronmangel lösen also Blutungen aus [664].

KAISER [463] beschreibt *Übergangsformen zwischen normalen und anovulatorischen Cyclen*, die auch nach der Geburt und Fehlgeburt gesehen würden. Die hormonale Störung sei bereits in der Follikelphase an Invaginationen und verstärkter Stromaturgescenz zu erkennen und würde in der Lutealphase durch den permeabilitätsfördernden Einfluß des Progesterons noch verstärkt werden.

Beim *anovulatorischen Cyclus* [161, 602, 649, 650] kommt es zu periodischen Blutungen ohne vorherige Ovulation und ohne Corpus luteum-Bildung. Nennenswerte Progesteronmengen werden vom Ovar nicht abgesondert [285]. HAMMERSTEIN [356] fand stets einen Pregnandiolspiegel unter 2 mg. MIKHAIL u. Mitarb. [615] konnten kein Progesteron im ovariellen Venenblut nachweisen. Die Basaltemperatur bleibt monophasisch [353, 354, 677]. Die Schleimhaut behält das Bild der Follikelphase. Das Fehlen der Progesteroneinwirkung hat Ausbleiben der sekretorischen Umwandlung und der Spiralarterienbildung zur Folge. Cytologisch persistiert der hohe Proliferationstyp mit Überwiegen der Oberflächenzellen [13, 14, 928]. Die blutungsfreien Intervalle sind öfter verkürzt als verlängert. Für die auch ohne Gelbkörper auftretende Blutung werden folgende Erklärungen abgegeben:

a) Oestrogenabbruchblutung infolge langsamer Rückbildung des Follikels ohne Ovulation (K. TIETZE [899, 900] „kurzfristige rezidivierende Follikelpersistenz");

b) Durchbruchblutung bei gleichbleibender Oestrogenwirkung [661, 662];

c) Gemeinsamer Abfall von Oestrogenen und Gestagenen, falls es im nicht gesprungenen Follikel infolge unzureichender Luteinisierung der Granulosazellen zu einer — wenn auch unzureichenden — Progesteronbildung gekommen war [214].

Anovulatorische Cyclen und Cyclen mit verkürzter Gelbkörperphase finden sich vor allem
  a) in den ersten Jahren nach der Menarche [160, 214, 337, 596, 617, 924];
  b) in der post partum-Periode bis zu 48% [214];
  c) in zunehmender Häufigkeit nach dem 40. Lebensjahr.

In den ersten 3 Jahren nach der Menarche fand DOERING [214] mittels Basaltemperaturmessungen 90% nicht vollwertige Cyclen, bei den 18—20jährigen noch 50%, bei den 26—30jährigen 17%. Das Optimum von 83% Cyclen mit voll nachweisbarer Progesteronwirkung sah er demnach in dieser Gruppe. Die 41—45jährigen zeigten bereits wieder eine Abnahme vollwertiger Cyclen. Bei den 45—50jährigen war die 50%-Grenze unterschritten (Abb. 42).

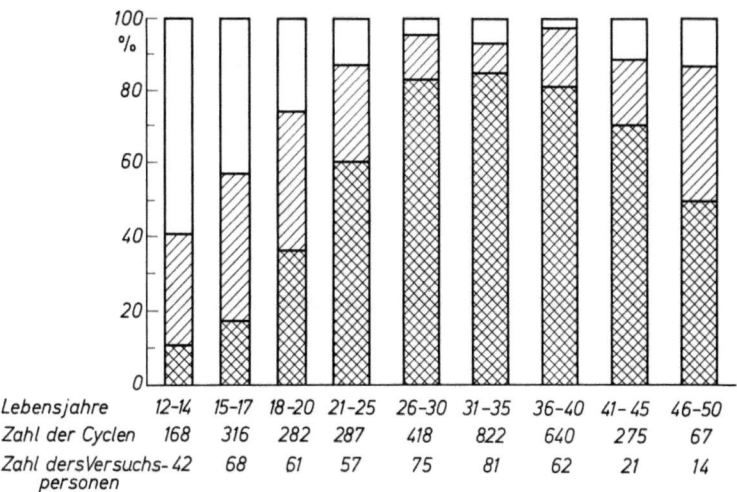

Abb. 42. Die relative Häufigkeit anovulatorischer Cyclen (weiße Felder) und von Cyclen mit pathologisch verkürzter Gelbkörperphase (schraffierte Felder) in Abhängigkeit vom Lebensalter der Frau (doppelt schraffiert: normale Cyclen). (Nach DÖRING, G. [217])

Der Anteil der Mütter unter 17 Jahren betrug nur 0,5% [715]. Der Anteil von etwa 50% insuffizienten Cyclen bei durchschnittlich 20jährigen ist im Bereich der Norm [214]. Anovulatorische Cyclen bei jungen Mädchen und in der Prämenopause sind als physiologisch anzusehen und bedürfen meist keiner Behandlung [324].

Auch MATSUMOTO [596] fand innerhalb der ersten 3 Jahre nach der Menarche überwiegend anovulatorische Cyclen und in einem Drittel verkürzte hyperthermische Phasen unter 12 Tagen als Hinweis auf eine Corpus luteum-Insuffizienz. Abweichend davon berichtet FÖLLMER [280], daß von 28 arabischen Frauen 22 im ersten Jahr nach der Menarche konzipierten. Andere Autoren [331] fanden, daß die Menarche relativ häufig nach einem ovulatorischen Cyclus auftrat.

Follikelpersistenz über die 4. Woche hinaus ohne vorherige Gelbkörperbildung ist eine häufige Ursache dysfunktioneller, vor allem der juvenilen und der klimakterischen Blutungen. Die morphologischen und histochemischen Zeichen der Sekretionsphase (Best-Carmin-Färbung für Glykogen, Aktivität der alkalischen Phosphatase, Alcianblau-PAS-Färbung für saure Mucopolysaccharide) bleiben aus. Der RNS-Gehalt ist erniedrigt [746]. Die Pregnantriolausscheidung ist niedriger als beim ovulatorischen Cyclus [285]. Die Pregnandiolausscheidung ist negativ [293]. Das Endometrium zeigt eine glandulär-cystische Hyperplasie: „Hypertrophia endometrii ex hyperplasia glandularis et interstitialis" (R. MEYER).

Das Drüsenepithel ist verbreitert und läßt „Kerndrängelung" und häufig cystische Erweiterungen erkennen [131]. Als Ursachen werden eine primär-ovarielle Störung oder fehlerhafte Funktion des Systems Diencephalon—Hypophyse—Ovar angenommen. Maßgebend ist das Ausbleiben der Progesteronbildung [128—131] (Abb. 43a u. b). FRIES [293] beobachtete bei juvenilen Metropathien 34% Rezidive. Experimentell erzeugte Endometriumhyperplasie beim Kaninchen kann durch Progesteron- und Oestrogenmischung im Verhältnis 20:1 und 30:1 nicht rückgebildet werden. Die Mischung 35:1 bildete einen kompletten Schutz gegen

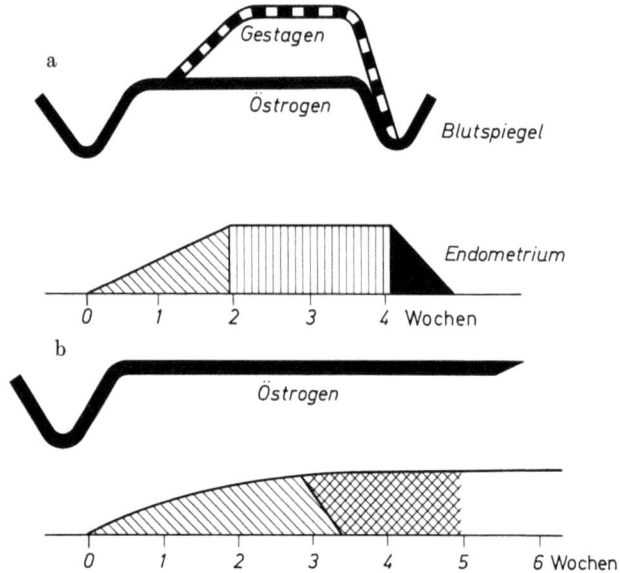

Abb. 43a. Beim normalen Cyclus wird Oestrogen in der zweiten Cyclushälfte nicht durch Gestagen abgelöst, sondern Gestagen tritt zu Oestrogen hinzu. Die Transformation des Endometriums erfolgt durch eine kombinierte Oestrogen-Gestagen-Einwirkung. ▨ Proliferation; ▦ Transformation. (Nach BUSCHBECK, H. [129])

Abb. 43b. Zur Entstehung der Hyperplasia endometrii ist lediglich der Fortfall von Gestagen nötig. Durch den übrigbleibenden, gegenüber dem normalen Cyclus völlig unveränderten Oestrogenspiegel ist das Endometrium einer unphysiologisch langen (mehr als 3 Wochen!) reinen Oestrogenwirkung ausgesetzt und wird dadurch zwangsläufig hyperplastisch. — Nach ROCKENSCHAUB zieht die Störung, die zum Ausfall der Gestagenproduktion führt, auch eine gewisse Verminderung der Oestrogenbildung nach sich, nach BUSCHBECK. [Aus: BUSCHBECK, H., Geburtsh. u. Frauenheilk. 17, 162 (1957)]. ▨ Proliferation; ▦ Hyperplasie

Hyperplasie und 50:1 bewirkte zusätzliche regressive Veränderungen [16]. Reines Progesteron wirkt beim Menschen — wahrscheinlich synergistisch mit endogenen Oestrogenen — bei funktionellen Blutungen hämostatisch [234, 376, 483, 484, 645, 717], indem es offenbar optimale trophische Bedingungen schafft, jedoch werden vor allem Oestrogen-Progesterongemische therapeutisch angewendet, um das hyperplastische Endometrium sekretorisch umzuwandeln und im Sinne einer „hormonalen Curettage" [662] zur Abstoßung zu bringen [88, 91, 380, 479, 482, 664, 665, 717, 718, 731, 736, 963]. Cyclische Gestagentherapie wird, da meist ein genügend hoher endogener Oestrogenspiegel vorhanden ist, zur symptomatischen Therapie der Amenorrhoe verwendet [94, 535].

Während die Follikelpersistenz relativ häufig vorkommt, ist die *Persistenz eines Corpus luteum* ohne Schwangerschaft ein seltenes Ereignis [705, 927]. Die Existenz einer dadurch verursachten Pseudogravidität wird heute überwiegend abgelehnt, da es sich vermutlich um nicht erkannte Frühgraviditäten mit Schwangerschaftsgelbkörper handelt [464].

Sterilität

Neben Störungen im Blutungsrhythmus und dysfunktionellen Blutungen wird dem Ausfall des Progesterons eine bedeutende Rolle als Sterilitätsursache zugeschrieben [209, 210, 423, 508, 906]. KNAUS [504], der 1928/29 die physiologische Konstanz der Gelbkörper mittels Pituitrintestes nachgewiesen hatte, hält die Verkürzung der normalerweise 14 Tage anhaltenden Funktionsdauer des Corpus luteum und die habituelle Spätovulation für eine wichtige Ursache der Sterilität. Verkürzung der hyperthermischen Phase auf weniger als 10 Tage ist pathologisch und stets mit Sterilität verbunden [160, 205, 208—210, 217, 660, 924]. Dabei ist auch an Luteinisierung eines Follikels ohne vorherige Ovulation zu denken. Mangelhaft sezernierendes ödematöses [463, 465] und uneinheitlich entwickeltes Endometrium [284, 323] soll eine Nidation erschweren oder unmöglich machen [427]. BOTELLA LLUSIA [98, 99] fand unter 2000 Endometrien steriler Frauen in der 2. Cyclusphase in 10,8% insuffiziente Sekretion. Er hält es für wahrscheinlich, daß 5% aller infertilen und $2^1/_2$% aller sterilen Ehen mit Gelbkörperinsuffizienz belastet seien, so daß es zu mangelhafter Ei-Nidation und damit zum Abort käme. SAAVEDRA u. a. [784] schrieben der Progesteroninsuffizienz insofern einen Einfluß auf Sterilität zu, daß Progesteron eine positive Wirkung auf den etwas gesteigerten Tonus des Myometriums der Tubenwinkel hätte. Viele Autoren empfehlen daher bei Sterilität infolge Corpus luteum-Insuffizienz eine Progesterontherapie in der 2. Cyclushälfte (Übersicht bei [518, 609]). Andere Untersucher glauben, daß Progesteron bei Sterilität für das Endometrium nutzlos sei [652, 653, 733]. Tägliche Gabe von 100 mg Progesteron in Öl hatte keinen Effekt auf Morphologie, Glykogen- und Phosphatasegehalt des Endometriums der 2. Cyclusphase [652].

2. Folgen des Ausfalls von Progesteron während der Schwangerschaft

Der Gelbkörper steuert die sekretorischen und fermentativen Vorgänge in der Tuben- (vgl. S. 539) und Uterusschleimhaut (vgl. S. 528) und beeinflußt die Motilität der Muskulatur der Tube (vgl. S. 550) und des Uterus (vgl. S. 555). Der Ausfall von Progesteron würde daher zu ungenügender Sauer- und Nährstoffversorgung des Keimes während seiner Wanderung und Implantation und damit zu seinem Zugrundegehen infolge Nährstoffmangels führen (vgl. S. 550, [609]). Außerdem könnte die Geschwindigkeit des Eitransportes durch die Tube, die von einem bestimmten Mengenverhältnis Progesteron und Oestrogen abhängig zu sein scheint, im Sinne einer Beschleunigung gestört sein (vgl. S. 550). Vorzeitig in den Uterus verpflanzte Tubeneier entwickeln sich im Tierexperiment nicht weiter. Käme es zur Implantation im infolge Progesteronmangels unzureichend vorbereiteten Eibett, so würde die Entwicklung des Eies erheblich beeinträchtigt [50, 52, 53, 118, 423, 425, 468, 609]. Frühabort und Mißbildungen [299, 518, 519] könnten demnach außer von genetischen Faktoren [50, 414—417] auch von hormonal bedingter Endometriuminsuffizienz abhängig sein [461, 468]. HUGHES u.a. [426] fanden bei Sterilität, wiederholten Aborten und kongenitalen Mißbildungen Störung des Citronensäurecyclus, Verminderung der Glucose-6-phosphatase, mangelhafte RNS- und DNS-Synthese, unzureichende Glykolyse und Glykogenese, als deren Ursache mangelhafte Progesteronproduktion in Frage komme. Auch quantitative Mißverhältnisse der progesteronabhängigen Kohlenhydrate im Endometrium werden als Teilursache für Sterilität und habituelle Aborte angesehen [426, 427, 843].

Während der Übergangszeit der Hormonbildung vom Corpus luteum zur Placenta wird von manchen Autoren eine Zeit vorübergehenden Progesteronmangels angenommen und zur Erklärung der zu dieser Zeit häufig zu beobachtenden Aborte herangezogen [375].

Progesteronmangel im 2. und 3. Trimenon der Schwangerschaft wird mit gesteigerter Uterusmotilität und auch mit Fehl- und Frühgeburten infolge Cervixinsuffizienz [80] in Verbindung gebracht. Progesteronmangel bei Gravidität wird an Hand folgender *Kriterien* angenommen:
a) vorzeitiger Rückgang der hyperthermischen Basaltemperatur [547];
b) erniedrigte Pregnandiolausscheidung (unter 5 mg/die);
c) Farnkristallisationsbilder im Cervixschleim [431, 432, 576];
d) Auftreten von Oberflächenzellen im Vaginalausstrich [4, 785, 885, 953].
Diesen Zeichen wird bei Abortanamnese verstärkte Bedeutung zugemessen.

LAURITZEN [547] sah sofortiges Absinken der *Basaltemperatur* nach Exstirpation des Corpus luteum graviditatis im 2. und am Ende des 3. Monats. Im 2. Monat kam es 11 Tage später zum Wiederanstieg, offenbar durch Wirkung des zunehmend gebildeten placentaren Progesterons.

Die *Pregnandiolausscheidungs*rate wurde zur Diagnose der gestörten Placentafunktion [783, 859] bei drohendem Abort, Gestose, Übertragung und intrauterinem Fruchttod verwendet. Bei Cervixinsuffizienz und artefiziellem Abort bleibt der Trophoblast zunächst intakt, so daß z. B. der Verdacht auf einen illegalen Eingriff durch den Ausscheidungswert gestützt oder verringert wird [81].

Viele Autoren berichten über häufigeres Vorkommen von Aborten bei erniedrigter Pregnandiolausscheidung [37, 41, 81, 113, 312, 329, 342—344, 485, 543, 578, 630, 680, 727, 739—741, 782, 786, 859, 901, 907, 933]. LANGMADE u. Mitarb. [543] sahen bei 137 Fällen mit Pregnandiolausscheidung unter 5 mg 42%, bei 220 mit Ausscheidungsraten über 5 mg 14,5% Aborte. Die Grenze zwischen normaler und pathologisch erniedrigter Pregnandiolausscheidung wird bei 5 mg/24 h angegeben [81, 543]. Die Tagesproduktion von Progesteron wurde bei nichtschwangeren Frauen mit 6,3—8,7 mg/24 h, bei Frauen mit Abortus imminens mit 7,7—19,6 mg/24 h errechnet [543], während nach ZANDER [976] normalerweise im ersten Trimenon täglich 25—50 mg/24 h produziert werden. Verminderte Pregnandiolausscheidung kann zwar auch bei ganz normal verlaufenden Schwangerschaften gefunden werden [964], soll aber im allgemeinen mit Abort enden [81, 939]. KLOPPER u. MACNAUGHTON [495] weisen darauf hin, daß erniedrigte Pregnandiolausscheidung eher auf placentare Dysfunktion, erniedrigte Oestrogenwerte eher eine Störung des Feten selbst anzeigen würden. Erniedrigte Pregnandiolwerte würden eine Störung erst dann erkennen lassen, wenn sie therapeutisch nicht mehr beeinflußt werden könne. Pregnandiolwerte unter 2 mg und Phenolsteroidausscheidung unter 20 µg sprechen dafür, daß der Fetus abgestorben ist [442]. CASSMER [143] fand bei autorisierten Schwangerschaftsunterbrechungen 3 Tage nach Durchschneidung der Nabelschnur Abfall der Ausscheidung von Oestradiol, Oestron und Oestriol um 53—56%, während die Pregnandiolausscheidung nur minimal zurückging und bis zur völligen Entfernung der Placenta konstant blieb. Absinken der bei Zwillingen und Drillingen erhöhten Pregnandiolausscheidung auf Werte der Einlingsschwangerschaft wird als Hinweis auf drohende Ausstoßung gewertet [741]. Für exogen zugeführtes Progesteron kann der Stoffwechsel bei gestörter Schwangerschaft verändert sein [579]. Fälle mit normaler Pregnandiolausscheidung besitzen eine prozentual bessere Chance auf Erhaltung der Schwangerschaft [453]. Andere Autoren halten den Wert der Pregnandiolbestimmung [165, 495] und auch des Blutprogesterons [165, 579] für gering [486, 710, 819, 989]. Nicht Einzelbestimmungen, sondern Verlaufskurven geben über die Placentafunktion Aufschluß [738]. Auch bei *cytologisch* festgestelltem Mißverhältnis zwischen Oestrogenen und Progesteron wurde eine dreifach höhere Abortrate festgestellt [4]. Wenn der Zellausstrich Progesteronmangel erkennen ließ, wurde bei 39 Frühaborten unvascularisiertes Zottenstroma gefunden [785].

Progesteron wird von vielen Autoren zur Behandlung des drohenden und habituellen Abortes empfohlen [*4, 65, 85, 88, 91, 114, 154, 186, 308, 322, 394, 408, 416, 427, 431, 432, 454, 468, 482, 485, 558, 598, 630, 706, 708, 739, 740, 743, 812, 816, 856, 863, 885, 909, 933, 964*], wobei an die Ruhigstellung der Uterusmuskulatur, die Vorbereitung des Eibettes durch Wachstumsanregung der Decidua, den blutstillenden Effekt [*964*], die bessere Sauerstoffversorgung infolge verstärkter Durchblutung und die Stimulierung des Uteruswachstums bei Hypoplasie [*468*] gedacht wird. Das ergotrop-dynamogene Progesteron soll als Aktivator der ATP-ase die Freisetzung von Energie für die placentare Zelleistung fördern [*799*]. Die Zeit soll überbrückt werden, bis die endogene Progesteronproduktion wieder in Gang kommt [*706*]. Nach Gestagenzufuhr kam es bei Fällen von Abortus imminens mit erniedrigtem Serum-Oxytocinasewert zu dessen Anstieg [*816*].

Mißerfolge der Progesterontherapie werden dadurch erklärt, daß die Behandlung oft zu spät (nach Eiablösung) oder zu schwach [*598, 933*] erfolgt sei und damit das Myometrium nicht in genügender Menge erreichen würde [*303, 452, 811*]. Die sehr niedrige Halbwertzeit von Progesteron legt eine hohe Dosierung nahe [*589*]. Zur Substitution der ausgefallenen Gestagenproduktion einer abgestorbenen Placenta müßten im 2. Schwangerschaftsdrittel grobrechnerisch 1350—1800 mg Progesteron/24 h gegeben werden, um die physiologische Konzentration im Uterus zu erreichen [*627*]. Im letzten Schwangerschaftsdrittel müßte diese Dosis wahrscheinlich noch vervierfacht werden [*627*]. Nach JUNG [*453*] hemmt Progesteron die Aktivität des schwangeren Uterus wesentlich besser bei lebender Frucht. Die Mißerfolgsquote würde daher auf dem hohen Anteil fehlentwickelter Eier beruhen.

Mehrere Autoren sprechen sich kritisch über den Wert einer Progesterontherapie aus [*302, 328, 329, 336, 433, 485, 495, 597, 626, 648, 811*]. ZANDER [*989*] weist darauf hin, daß nur der erfolgte Abort zeigt, daß eine Schwangerschaft nachweislich bedroht war, während nach erfolgreicher Behandlung die Frage offen bleiben muß, ob wirklich eine Bedrohung der Schwangerschaft vorgelegen habe. SPEERT u.a. [*860*] fanden in 20% der normal verlaufenen Frühschwangerschaften bedeutungslose Blutungen, die besonders zur Zeit der erwarteten Menstruation auftraten. Daß Progesteron für Entstehung und Erhaltung der Schwangerschaft unentbehrlich ist, dürfte allgemein anerkannt sein, umstritten ist jedoch, wieweit Progesteronmangel als primäre Ursache [*96—100*] für drohende und habituelle Aborte (= mindestens 2 aufeinanderfolgende Spontanaborte) in Frage kommt, oder ob nicht immer primär eine Fehlentwicklung der Eizelle [*51, 414—417, 474*] mit daraus erst sekundär resultierendem Progesteronmangel vorliegt [*461, 863, 964, 980*]. Bei frühen menschlichen Aborteiern zeigt der Gelbkörper verminderte Aktivität [*949*]. Nach KAUFMANN, WEBER u. ZANDER [*485*] sind bei 50—60% aller Fehlgeburten die Eier mißgebildet. Die Angaben in der Literatur liegen zwischen 45—75%, wobei für die ersten Wochen sogar 90% und mehr angenommen werden [*989*]. Statistiken sind zur Klärung der Frage, ob Progesteronmangel allein zum Abort führen kann, meist nicht verwertbar, da sie keine Gegenüberstellung von primären Ursachen und von behandelten Kontrollfällen innerhalb der Gruppen enthalten [*485*].

GOLDZIEHER [*328*] betont, daß der Wert einer Hormontherapie nur durch doppelten Blindversuch festgestellt werden könne. Da schon normalerweise bei 10% aller Fälle Aborte vorkämen, stellt er die Frage, ob der habituelle Abort eine Erkrankung oder nur Folge zufälliger Faktoren sei. Bei 2 und mehr vorausgegangenen Fehlgeburten betrage die Spontanheilungsrate schon 80%. Daher sei es schwierig, besonders bei niedriger Fallzahl, den Nutzen der Progesterontherapie statistisch zu ermitteln. Um zu beweisen, daß sie 10% bessere Ergebnisse als die Spontanheilung erbringt, würde ein doppelter Blindversuch mit 1087 Frauen mit wiederholten Fehlgeburten erforderlich sein. Scheinbare Erfolge in der Progesterontherapie beim habituellen Abort könnten neben der hohen Spontanheilungsziffer [435—437, 577, 930, 931] darauf beruhen, daß zur Zeit der Therapie (10.—14. Woche) die Gefährdung ohnehin vorüber sei [495].

Erfolge bei der hormonalen Behandlung der *Cervixinsuffizienz* bei bedrohter Schwangerschaft (W. ALLEN, zit. nach [989]) weisen darauf hin, daß Progesteronmangel ursächlich an der Insuffizienz des inneren Muttermundes beteiligt ist. Nach BORELL und FERNSTRÖM [80] bewirkt Progesteron Kontraktion des unteren Uterinsegments.

V. Die Rolle des Progesterons hinsichtlich Morphologie und Funktion der Milchdrüsen

Progesteron wirkt wie am Genitaltrakt so auch an der Milchdrüse nur, wenn das Gewebe vorher durch Oestrogen vorbereitet ist [397, 409]. Synergistisch mit dem Follikelhormon [266, 440, 979] schafft es die morphologischen und funktionellen Voraussetzungen für die Lactation. Der gleiche Synergismus hemmt — offenbar durch einen Antagonismus zwischen LTH und den Placentasteroiden — das vorzeitige Ingangkommen der Lactation während der Schwangerschaft [266, 351, 409, 557]. Progesteron bewirkt die Entwicklung der feineren Struktur der Mamma, und zwar besonders der Alveolen [22, 397, 440, 663, 762]. Bei Fehlen von Progesteron ist die Bildung der Alveolen nur ungenügend und cystisch [260, 937] Bei Tierversuchen wird gelegentlich durch Follikelhormon allein die volle Entwicklung des Gang- und Alveolarsystems beobachtet. Dabei ist zu berücksichtigen, daß diese Tiere Progesteron z. B. in der Nebennierenrinde bilden. Für vergleichende Studien zum Menschen ist das Rhesusäffchen wegen seiner ähnlichen Cyclusverhältnisse ein geeignetes Versuchstier [858]. Sonst kommen die seltenen direkten experimentellen Beobachtungen am Menschen in Frage [318, 319, 396, 397].

In der Fetalzeit stehen die Milchdrüsen, die beim männlichen und weiblichen Embryo gleich angelegt sind, unter dem Einfluß der mütterlichen Ovarial- und der Placentarhormone. Ähnlich wie bei der Mutter, jedoch in weitaus geringerem Ausmaß, kommt es durch die Wirkung des Follikelhormons der Placenta zur Ausbildung des Gangsystems, durch das Progesteron zur Ausbildung von Alveolen [178]. Beim Neugeborenen sind die histologischen Voraussetzungen für die Lactation bereits voll ausgeprägt [178]. Am 2.—3. Tag *nach der Geburt* [937], wenn Follikelhormon und Progesteron aus dem Neugeborenenorganismus ausgeschieden sind, kommt es physiologischerweise häufig zur Brustdrüsenschwellung [440], ähnlich dem Milcheinschuß der Mutter, und oft sogar zur Milchbildung („Hexenmilch"), und zwar zur gleichen Zeit wie bei der Mutter. Neugeborene Mädchen und Knaben zeigen dabei keinen Unterschied. LINDIG [562] fand bei beiden Geschlechtern Sekretion bei rund 82%, JAROSCHKA [439] bei 95%. Das Alveolarepithel sezerniert ähnlich dem der reifen lactierenden Mamma der entbundenen Frau, während das unter gleichem hormonalen Einfluß stehende fetale Endometrium zwar auch Abbruchblutungen zeigt, aber nicht der prämenstruellen Schleimhaut der erwachsenen Frau ähnelt [644]. Die Sekretion setzt meist zwischen dem 4. und 7. Tag ein und hält gelegentlich bis zur 4. Woche an [178, 440]. Sie kann durch Entleerung unterhalten werden. Die Rückbildung erfolgt bei beiden Geschlechtern bis zum 4.—6. Monat. *In der Kindheit* zeigen die Milchdrüsen nur ein Gangsystem ohne Alveolen [440], verharren jahrelang im Ruhezustand und erhalten erst wieder zur Zeit der *Pubertät* hormonale Impulse. Diese ovarielle Phase der Brustentwicklung (Mammogenese) beginnt mit dem Einsetzen der Oestrogenproduktion beim Mädchen mit 8—10 Jahren [178, 937] (Abb. 44).

Jetzt erst beginnt sich der Geschlechtsunterschied an der Brust zu manifestieren. Dabei bewirken die Oestrogene zunächst wie bei allen Säugetierarten Längenwachstum und Aufzweigung des Gangsystems. Bis zur Menarche wirkt das Follikelhormon vorwiegend allein auf die Brustdrüse ein. Erst nach den ersten ovulatorischen Cyclen — demnach erst unter Mitwirkung des Progesterons [397] — kommt

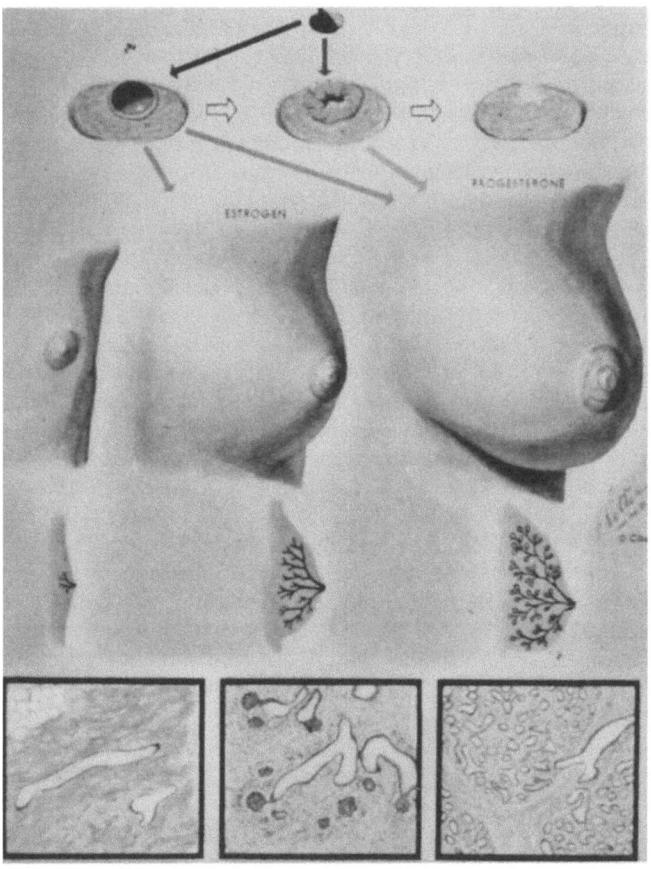

Abb. 44. Einfluß der Oestrogene und des Progesterons auf die Mammagenese. (Nach NETTER, aus WERNER [937])

es zur Ausbildung der Alveolaranlagen und der fertigen Alveolen an den Enden des Gangsystems. GESCHICKTER [319] fand die Bildung der Lobuli, falls vorher keine Schwangerschaft eingetreten war, nicht innerhalb der ersten 6 Monate, sondern in der Regel erst 1—2 Jahre nach der Menarche. Daneben scheint in der Pubertät noch ein weiterer Faktor auf das Fettgewebe der Mamma einzuwirken, der von der individuellen Ansprechbarkeit der Fettzellen der Brust abhängig zu sein scheint [178]. Bei konstitutioneller Pubertas praecox gelang es, mit Medroxy-Progesteron die Brustentwicklung bei 1—6jährigen Mädchen zu bremsen [350]. Während des ovulatorischen Cyclus spielen sich auch an den Milchdrüsen cyclische Veränderungen ab [178], die bei anovulatorischen Cyclen, also bei Abwesenheit von Progesteron, ausbleiben und große individuelle Schwankungen, z.T. sogar in einzelnen Teilen der gleichen Mamma [178], zeigen. Während der Proliferationsphase des Endometriums findet sich eine Ruhephase der Mamma [481]. Sie hat zu dieser Zeit ihr kleinstes Volumen. Etwa mit der Ovulation beginnt die Proliferationsphase der Mamma. Das Gangsystem dehnt sich durch Bildung neuer epithelialer Sprossen, Dilatation der Gänge sowie Differenzierung und Vergrößerung der Wandzellen aus, Lobuli bilden sich um, bereits vorhandene wachsen weiter und vergrößern sich. Durch Lumenbildung werden die zunächst soliden Endsprossen zu Endbläschen mit einschichtigem Epithel [178, 713, 714, 768]. Die basalen Zellen zeigen Vacuolen [197]. Das Stroma, das die Läppchen umgibt, quillt auf (Läppchenödem) [178, 197, 521]. Es kommt zur Hyperämie, zum Pulswellenanstieg als Ausdruck der Vasodilatation [206], zum Ödem, zur lymphocytären Infiltration des Mantelbindegewebes und zur deutlichen Differenzierung der Drüsenfelder vom Stroma [491]. Gegen Cyclusende häuft sich Sekret in Gängen und Lobuli an [178]. Die starke Dilatation der Capillaren in interacinären Spalten fehlen bei Rhesusäffchen beim anovulatorischen Cyclus oder sind nur ganz gering ausgebildet. GESCHICKTER [319] fand bei einem 20jährigen Mädchen mit funktioneller Amenorrhoe nur sklerotisches Bindegewebe und spärliche Läppchenanlagen an 2—6 Alveolen. Nach Gabe von 145 mg Progesteron in 6 Wochen zeigte das Mammaexzisat jetzt zahlreiche gut entwickelte Lobuli mit 10—20 Alveolen, Auflockerung des interlobulären Bindegewebes und Capillarisierung.

Die Brust gewinnt dadurch in der progesteronabhängigen 2. Cyclusphase an Volumen (bis 45 cm³) [206]. Die Spannung ist bereits bei der Tastuntersuchung festzustellen. Oft ist das Gewebe körnig und feinknotig zu fühlen. Daraus resultierende Schmerzen (Mastodynie = Schmerzerkrankung der Brust ohne palpatorische Veränderungen und makroskopische Schädigungen [517]) sind von der Pubertät bis zur Menopause bei ovulatorischen Cyclen mit Bevorzugung des 3. Dezenniums [517] festzustellen. Die Schmerzzustände können durch Gestagenzufuhr behoben werden [88]. Kurz vor der Menstruation beginnt die Regressionsphase [491]. Spannungsgefühl und Schmerz verschwinden spätestens bei Einsetzen der Menstruation. Es kommt zur Entquellung des Läppchenstromas [197]. Das Brustvolumen erreicht vom 5.—7. Cyclustag ein Minimum [206].

Somit kommt es offenbar über den Wasserhaushalt zu cyclischen Schwankungen des Brustvolumens, parallel zu den Schwankungen der Ovarialhormone [206]. Da jeder Cyclus neue hormonale Impulse für Wachstum (Oestrogene) und Differenzierung (Progesteron) bringt, wird die Milchdrüse bis gegen das 30. Lebensjahr in ihrem inneren Aufbau immer reicher [178]. Ist die Mamma bei Hypogonadismus infolge Fehlens der Ovarialhormone un- oder unterentwickelt, so kann sie durch kombinierte Zufuhr von Follikelhormon und Progesteron dazu gebracht werden, den Entwicklungsrückstand nachzuholen, nicht aber bei konstitutioneller Unterentwicklung bei sonst normaler Ovarialfunktion [464]. Die gleichzeitige Gabe von Oestrogen und Progesteron kann die Pubertätsentwicklung der Mamma beschleunigen, manchmal sogar zur Sekretion führen, wie die Gabe von Oestrogen- und Gestagengemischen bei Mädchen mit Dysmenorrhoen gelegentlich als Nebenwirkung zeigt [92]. Tierversuche lassen vermuten, daß die Ovarialhormone allein nicht für die normale Entwicklung der Brustdrüse genügen, sondern daß zur Aussprossung des Gangsystems außer Oestrogen STH und Corticoide und zur Entwicklung der Alveolen außer Progesteron auch Prolactin erforderlich ist [618, 937]. Nach Hypophysektomie kommt es nicht zum Stillstand des Mammawachstums, sondern zur Atrophie der Milchdrüsen [663]. *Nach dem Erlöschen der Ovarialfunktion* wird das Brustdrüsenparenchym atrophisch [663].

1. Im Verlauf der Schwangerschaft

Im Verlauf der Schwangerschaft bereitet Progesteron, dessen Bildung vom Corpus luteum graviditatis auf die Placenta übergeht, synergistisch mit Follikelhormon [266, 440] die Milchdrüse zur späteren Lactation vor und bewirkt die strukturellen Veränderungen, wie sie in schwächerem Ausmaß bereits in der 2. Cyclusphase beobachtet werden können [979] (Abb. 45). Wahrscheinlich ist ein ganz bestimmtes quantitatives Verhältnis der beiden Hormone für eine optimale Entwicklung erforderlich [979]. Auch komplexe Hormonwirkungen werden vermutet [618, 925, 937, 979]. So wurde angenommen, daß Oestrogen, STH und Corticoide das Gangsystem zum Wachstum bringen [575, 618, 619], während die Alveolen unter dem Einfluß von LTH, STH, Oestrogenen, Progesteron und Corti-

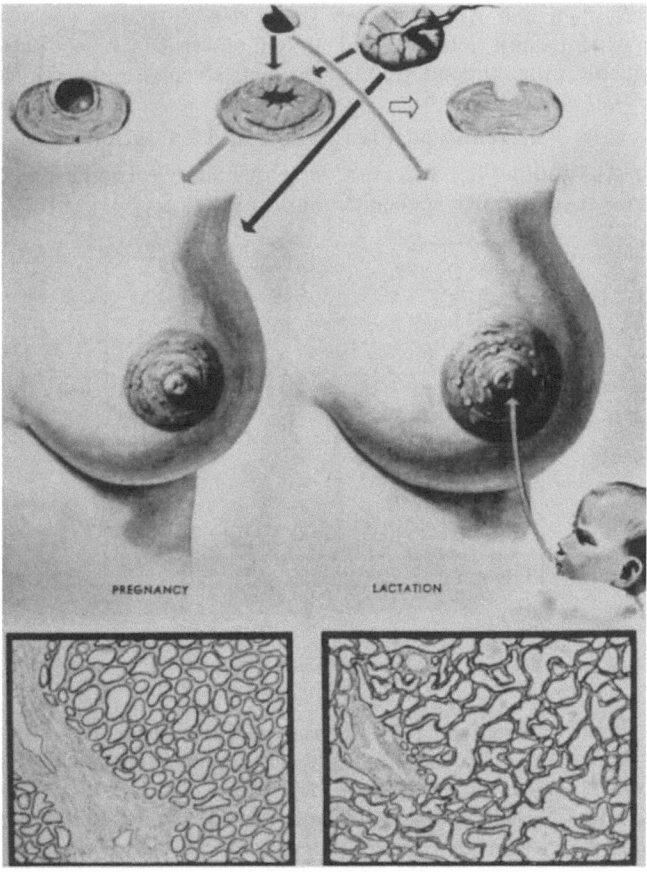

Abb. 45. Vorbereitung der Laktogenese und Hemmung der Laktation durch die Hormone der Placenta. (Nach NETTER, aus WERNER [937])

coiden auswachsen [575]. Die Mitwirkung eines spezifischen „mammogenen Hormons" ist umstritten [979]. Das Wachstum ist histologisch schon etwa am Ende des 1. Schwangerschaftsmonats nachzuweisen [177, 178, 319]. Das Follikelhormon der Placenta bewirkt weitere Teilung des Gangsystems [178], das Progesteron Ausbildung der Endstücke und Differenzierung der Läppchen der Alveolen [178]. Zwischen 5. und 6. Woche findet sich eine Volumenzunahme der Milchdrüsen mit Erweiterung der oberflächlichen Venen und Vergrößerung der Areola mammae [319]. Schon in der 3. und 4. Woche übertreffen Sprossung und Läppchenbildung das in der 2. Cyclushälfte anzutreffende Ausmaß [177]. Im 3. Monat überwiegen bereits die gut ausgebildeten Läppchen gegenüber dem primitiven Sprossungsstadium, und am Ende der 1. Schwangerschaftshälfte ist der Drüsenaufbau bereits im wesentlichen erfolgt [*178*]. Dann sind die Milchdrüsen bei höheren Säugern und beim Menschen funktions-, d.h. lactationsbereit. Im letzten Drittel der Schwangerschaft werden die Acini weiter dilatiert und füllen sich in zunehmender Menge mit Sekret [*177, 178, 318, 320*]. Follikelhormon und Progesteron verhindern dabei synergistisch den Beginn der Lactation [*247—268, 279, 351*], wobei 2 Wirkungsmechanismen in Frage kommen: *lokal* durch starken Proliferationsreiz, währenddessen die Drüse für sekretionsauslösende Reize refraktär ist [*247—268, 279, 564*], *allgemein* durch Hemmung der Prolactinabsonderung durch den Hypophysenvorderlappen und Antagonismus gegen das Prolactin, das schon im Verlauf der Schwangerschaft gebildet wird, in den ersten Tagen post partum ansteigt [*979*] und auf die milchbildenden Zellen in den Alveolen einwirkt [*178*].

2. Während Puerperium und Lactation

Nach der Ausstoßung der Placenta verschwinden Oestrogen und Progesteron fast vollständig aus dem mütterlichen Organismus (vgl. S. 559) (Abb. 46). Es kommt

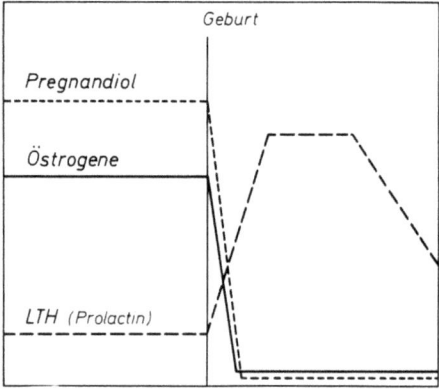

Abb. 46. Schematische Darstellung der endokrinen Situation vor und nach der Entbindung.
(Aus UFER, J.: Hormontherapie in der Frauenheilkunde, 3. Aufl. Berlin: W. de Gruyter & Co. 1966)

zum Stillstand der Proliferation [*557*]. Durch den Entzug der placentaren Hormone fällt die bis dahin wirksame Hemmung des Hypophysenvorderlappens durch den Oestrogen- und Progesteronspiegel weg [*178, 247—268, 557, 618*], und es kommt infolge Ausschüttung des Lactationshormons der Hypophyse [*409*] am 2.—3. Tag nach der Geburt, gelegentlich auch später, zum Einschießen der Milch. Dieser Vorgang kann schon ab 4.—5. Monat bei Fehlgeburten beobachtet werden [*937*]. Die Milchsekretion selbst wird durch den Saugreiz aufrechterhalten, der als nervöser Impuls über die Hypophyse wirkt [*266*]. Sensible Reize an der Mamille und an der Areola werden wahrscheinlich dem Hypophysenvorderlappen zugeleitet. Von dort aus kommt es hormonal auf dem Blutwege, offenbar durch Oxytoxin, zur Abgabe der Milch aus den Mamillen [*178*]. WENNER [*937*] unterscheidet daher 4 Phasen der Lactation:

1. die Ovarialphase der Brustentwicklung (Mammogenese);
2. die placentare Phase der Lactationsvorbereitung (Lactogenese);
3. die hypophysäre Phase der Lactationsvorbereitung (Galaktopoese);
4. die neurohypophysäre Phase der Lactationserhaltung (Galaktopoese und Galaktokinese).

Progesteron ist an den ersten beiden Phasen direkt beteiligt, an der 3. Phase indirekt, indem sein Fortfall zusammen mit dem der Oestrogene erst die Freigabe des Lactationshormons ermöglicht. 4—6 Wochen nach Ende der Lactation setzt die Ovarialfunktion wieder ein, bei längerem Stillen gelegentlich auch noch während der Lactationsphase.

Zum Abstillen eignet sich eine Kombination von Oestrogen und Progesteron [*247, 266, 476, 693, 694, 767*], da dieser Mechanismus während der Schwangerschaft physiologisch ist. Es kommt zur Involution des gesamten aktiven Gewebes [*693*]. Progesteron wird als Hemmungsstoff angesehen, der die Milchdrüse vom Funktionszustand in den Proliferationszustand zurückversetzt und damit sekretionsuntüchtig macht [*266*]. Andererseits wird dem Progesteron eine lactationsfördernde Wirkung zugeschrieben [*621*] und auch angenommen, daß Progesteronzufuhr zur vermehrten Ausschüttung von lactotropen Hormonen und damit zur Steigerung der Milchsekretion führen soll [*3*]. Nach alleiniger Progesteronzufuhr bleiben Alveolen, Interstitium und Sekretionszellen unverändert, während nach alleiniger Oestradiolgabe die Milchausschüttung durch kompakteres interstitiales Gewebe bei unveränderten Sekretionszellen erschwert wird [*693*]. Einige Autoren [*141*] fanden nur geringe Hemmung der Milchsekretion und des Prolactionspiegels nach Gestagengabe. Mehrere Autoren [*1, 278, 761*] sahen weder Verhinderung des Milcheinschusses noch Hemmung der Lactation durch Progesteron. Dagegen wurde über Lactationshemmung durch möglichst frühzeitige Norethisterongabe berichtet [*183*].

Literatur

[1] ABARBANEL, A. B.: The effects of testosterone propionate, methyl testosterone, anhydroxyprogesterone upon laction in the nursing human being. Amer. J. Obstet. Gynec. **42**, 110 (1941).

[2] — Basal body temperature and endometrium biopsy. J. clin. Endocr. **7**, 451 (1946).

[3] ABDUL-KARIM, R., and L. A. NIMEK: Effect of 17 alpha-hydroxyprogesterone caproate on post partum milk secretion. Obstet. and Gynec. **20**, 636 (1962).

[4] ABRAMS, R. Y., and J. ABRAMS: Selection of patients in early pregnancy for progestational therapy. Fertil. and Steril. **15**, 84 (1964).

[5] ACCINELLI, G.: Progestinici ed adenocarcinoma dell'endometrio. Clin. ostet. ginec. **66**, 379 (1964).

[6] ADAMS, C. E.: Enucleation of early corpora lutea in the rabbit. J. Endocr. **32**, 395 (1965).

[7] — M. F. HAY, and C. LUTWAK-MANN: The action of various agents upon the rabbit embryo. J. Embryol. exp. Morph. **9**, 468 (1961).

[8] ADINOLFI, G., e V. FERRARI: Comportamento dell'acido desossiribonucleinico (DNA) nell'endometrio umano durante il cyclo mestruale. Arch. Ostet. Ginec. **66**, 99 (1961).

[9] AHLMARK, A., and H. SWANBERG: The effect of progesterone and gonadotrophins on the histaminase content of the rabbit endometrium. Acta endocr. (Kbh.) **12**, 279 (1953).

[10] AHRENS, C. A., u. G. PRINZ: Mitosen im Endometrium. Geburtsh. u. Frauenheilk. **17**, 475 (1957).

[11] ALDEN, R. H.: Further studies on the alteration of epithelial fat in the rat uterus during the estrous cycle, early pregnancy and in the treated and untreated castrate. Anat. Rec. **94**, 445 (1946).

[12] ALLEN, W. M., and G. W. CORNER: Physiology of the corpus luteum. III Normal growth and implantation of embryos after very early ablation of the ovaries under the influence of extracts of the corpus luteum. Amer. J. Physiol. **88**, 340 (1929).

[13] ALLENDE, I. L. C. DE: Endocrinological implications of colpocytology. Obstet. and Gynec. **13**, 753 (1958).

[14] —, and O. ORIAS: Cytology of the human vagina. New York: P. Hoeber 1950.

[15] — E. SHORR, and C. G. HARTMANN: A comparative study of the vaginal smear cycle of the rhesus monkey and the human. Contr. Embryol. Carneg. Instn **31**, 198 (1945).

[16] ALVIZOURI, M.: Effect of progesterone on experimental endometrial hyperplasia. Amer. J. Obstet. Gynec. **82**, 1224 (1961).

[17] AMANN, W.: Ausschaltung der sogenannten Mittelblutung durch Gelbkörper-Medikation. Med. Welt **1965**, 763.

[18] ANCEL, P., et P. BOUIN: Sur la fonction du corps jaune. Méthodes de recherches. C. R. Soc. Biol. (Paris) **66**, 454 (1909).

[19] ANCEL, P.: Sur la fonction du corps jaune. Action du corps jaune vrai sur la glande mammaire. C. R. Soc. Biol. (Paris) **66**, 605 (1909).
[20] — Sur les homologies et la signification des glandes à sécrétion interne de l'ovaire. C. R. Soc. Biol. (Paris) **67**, 497 (1909).
[21] ANCLA, A., J. DE BRUX, J. BELAISCH et R. MUSSET: Influence de l'équilibre oestrogène-progestérone sur les ultrastructures de l'endomètre humain. I. Morphologie et évolution de corpuscules intranucléaires présents dans les cellules glandulaires de l'endomètre sous l'effet de la noréthistérone et dans les stérilités essentielles. Gynéc. et obstét. **63**, 239 (1964).
[22] ANSELMINO, K. J., L. HEROLD, FR. HOFFMANN u. B. PEUKARZ: Studien zur Physiologie der Milchbildung. Zbl. Gynäk. **60**, 7 (1936).
[23] ANTONOPOULOS, D., u. K. MOSKOVAKIS: Eigene Beobachtungen über die Hormonbehandlung bei drohender Frühgeburt. Arch. Gynäk. **204**, 117 (1967).
[24] ARCOS, M., E. GURPIDE, R. L. VAN DE WIELE, and S. LIEBERMAN: Precursors of urinary pregnanediol and their influence on the determination of the secretory rate of progesterone. J. clin. Endocr. **24**, 237 (1964).
[25] ARIAS, I. M., and L. M. GARTNER: Production of unconjugated hyperbilirubinaemia in full-term new-born infants following administration of pregnane-3 (alpha) 20 (beta)-diol. Nature (Lond.) **203**, 1292 (1964).
[26] ARRONET, G. H., and J. P. A. LATOUR: Studies on the endometrial glycogen. J. clin. Endocr. **17**, 261 (1957).
[27] ARTNER, J., u. H. TULZER: Über vegetativ bedingte Änderungen der Tubenmotilität. Arch. Gynäk. **188**, 364 (1957).
[28] ARZAC, J. P., and E. BLANCHET: Alkaline phosphatase and glycogen in human endometrium. J. clin. Endocr. **8**, 315 (1948).
[29] ASCHHEIM, S.: Über den Glykogengehalt der Uterusschleimhaut. Zbl. Gynäk. **39**, 65 (1915).
[30] ASTWOOD, E. B., and H. L. FEVOLD: Action of progesterone on the gonadotrophic activity of the pituitary. Amer. J. Physiol. **127**, 192 (1939).
[31] —, and G. E. S. JONES: A simple method for the quantitative determination of pregnanediol in human urine. J. biol. Chem. **137**, 397 (1941).
[32] ATKINSON, W. B.: Studies on the effect of steroid sex hormones on alkaline phosphatase in the endometrium. In: Menstruation and its disorders (ed. E. T. ENGLE). Springfield (Ill.): Ch. C. Thomas 1950.
[33] AUGUSTIN, E.: Die Bedeutung des histologischen Glykogennachweises im Endometrium für die Beurteilung des cyclischen Geschehens im Ovar. Arch. Gynäk. **181**, 341 (1952).
[34] —, u. R. HUWALD: Vorkommen und Aktivität der alkalischen Phosphatase im Eileiter des Weibes. Arch. Gynäk. **187**, 406 (1956).
[35] —, u. A. MOSER: Vorkommen und Aktivität von alkalischer Phosphatase im Eileiter der Ratte und in unbefruchteten und befruchteten Eiern während der Tubenwanderung. Arch. Gynäk. **185**, 759 (1954/55).
[36] AUSTIN, C. R., and J. E. LOVELOCK: Permeability of rabbit, rat and hamster egg membranes. Exp. Cell Res. **15**, 260 (1958).
[37] BAKER, W. S., C. E. BANCROFT, E. W. LYDA, and J. J. LEHMAN: The value of urinary pregnanediol determinations as an indication for the use of progesterone in the treatment of threatened abortion. Amer. J. Obstet. Gynec. **69**, 405 (1955).
[38] BANIECKI, H.: Menorrhagien als Folge mangelhafter Abstoßung des Endometriums. Zbl. Gynäk. **52**, 955 (1928).
[39] BARBOUR, C. M.: Histochemical change in endometrium. Normal endometrium. J. Obstes. Gynaec. Brit. Cwlth **68**, 662 (1961).
[40] BARGMANN, W.: Histologie und mikroskopische Anatomie des Menschen. Stuttgart: Georg Thieme 1956.
[41] BARNES, L. W.: Urinary excretion of pregnanediol after intravenous administration of progesterone in threatened abortion. Amer. J. Obstet. Gynec. **75**, 53 (1958).
[42] BARNES, A. C., D. KUMAR, and J. A. GOODNO: Studies in human myometrium during pregnancy. V. Myometrial tissue progesterone analyses by gas-liquid phase chromatography. Amer. J. Obstet. Gynec. **84**, 1207 (1962).
[43] BARTELMEZ, G. W.: The human uterine mucous membrane during menstruation. Amer. J. Obstet. Gynec. **21**, 623 (1931).
[44] — Menstruation. Physiol. Rev. **17**, 28 (1937).
[45] — Menstruation. J. Amer. med. Ass. **116**, 702 (1941).
[46] — The phases of the menstrual cycle and their interpretation in terms of the pregnancy cycle. Amer. J. Obstet. Gynec. **74**, 931 (1957).
[47] — The form and the functions of the uterine blood vessels in the rhesus monkey. Carnegie Inst. Wash. Publ. 611. Contr. Embryol. Carneg. Instn **36**, 153 (1957).

[48] BARTON, M., and B. P. WIESNER: Thermogenetic effect of progesterone. Lancet **1945** II, 671.
[49] — — Waking temperature in relation to female fertility. Lancet **1945** II, 663.
[50] BAYER, R.: Zur Ätiologie der Fehlgeburt. Arch. Gynäk. **172**, 198 (1941).
[51] — Zur Frage der Ursachen einer erfolglosen Gelbkörperhormonbehandlung beim drohenden Abortus. Z. Geburtsh. Gynäk. **135**, 217 (1953).
[52] — In: Rundtischgespräch über Fruchtschäden. Geburtsh. u. Frauenheilk. **22**, 1343 (1962).
[53] — Abortiveier, Erscheinungsform und Entstehungsursachen. Arch. Gynäk. **198**, 227 (1963).
[54] BEHRENS, H.: Histologische Studien am Endometrium als Grundlagen klinischer Diagnostik. Leipzig 1956.
[55] BENGTSSON, L. PH.: The endocrine control of myometrial contractility in the uterus of the pregnant rabbit. Amer. J. Obstet. Gynec. **74**, 484 (1957).
[56] — Recovery of injected progesterone and its relation to the onset of human labour. Nature (Lond.) **183**, 405 (1959).
[57] — Beziehungen zwischen Progesteron, Pregnandiol und Erhaltung der menschlichen Schwangerschaft. Arch. Gynäk. **193**, 338 (1959).
[58] — Recovery of injected progesterone and its relation to the onset of human labour. Nature (Lond.) **183**, 405 (1959).
[59] — Endocrine factors in labour. Acta obstet. gynec. scand. **41**, Suppl. 1, (1962).
[60] — Experiments on the endocrine control of the pregnant uterus. Bull. Soc. roy. belge Gynéc. Obstét. **33**, 6 (1963).
[61] —, and A. CSAPO: Oxytocin response, withdrawal, and reinforcement of defence mechanism of the human uterus at midpregnancy. Amer. J. Obstet. Gynec. **83**, 1083 (1962).
[62] —, and B. M. SCHOFIELD: Hormonal control of myometrial function during pregnancy in the sheep. J. Reprod. Fertil. **1**, 402 (1960).
[63] BEUH, P. K., R. D. BARRY, N. VORYS, V. STEVENS, and J. C. ULLERY: Review of some aspects of the metabolism of progestational agents (Symposium). Metabolism **14**, 432 (1965).
[64] BENSLEY, S. H.: On the presence, properties and distribution of the intercellular ground substance of loose connective tissues. Anat. Rec. **60**, 93 (1934).
[65] BERARD, M. J.: Traitement des menaces d'avortement et des avortements habituels par la médroxyprogestérone. Canad. med. Ass. J. **91**, 212 (1964).
[66] BERGMAN, P.: Sexual cycle, time of ovulation and time of optimal fertility in women. Studies on basal temperature, endometrium and cervical mucus. Acta obstet. gynec. scand. **29**, Suppl. 1, (1950).
[67] — Spermigration and cyclic changes in cervical mucus. Fertil. and Steril. **4**, 183 (1953).
[68] BICKENBACH, W., u. E. PAULICOVICZ: Hemmung der Follikelreifung durch Progesteron. Zbl. Gynäk. **68**, 153 (1944).
[69] BITENSKY, L., and S. COHEN: The variation of endometrial acid phosphatase activity with the menstrual cycle. J. Obstet. Gynaec. Brit. Cwlth **72**, 769 (1965).
[70] BLACH, J., O. S. HEYNS, and J. GILMAN: The value of basal fat in the human uterus as an indicator of optimum progesterone activity. J. clin. Endocr. **1**, 547 (1941).
[71] BLANDA, F.: Influenza dell'estrone e del progesterone sull'attività cadaverinolotica serica della donna gravida (in vitro). Minerva ginec. **10**, 592 (1958).
[72] BLECHSCHMIDT, E.: Die vorgeburtlichen Entwicklungsstadien des Menschen. Basel: S. Karger 1960.
[73] BLOCK, S.: Untersuchungen zur hormonalen Hemmung des Geburtseintritts bei der Maus. Gynaecologia (Basel) **143**, 426 (1957).
[74] — Experimentelle Untersuchungen über die hormonalen Grundlagen der Implantation des Säugerkeimes. Experientia (Basel) **14**, 447 (1958).
[75] — L'influence du synergisme progestéronique-oestrogénique sur l'ovoimplantation chez la souris et le rat. Bull. Soc. roy. belge Gynéc. Obstét., N.S. **30**, 601 (1960).
[76] BLOCK, E.: Metabolism of 4-^{14}C-progesterone by human fetal testis and ovaries. Endocrinology **74**, 833 (1964).
[77] BONTKE, E.: Histochimie de l'endomètre prémenstruel et gravide. In: Les fonctions de nidation utérine et leurs troubles (éd. FÉRIN et GAUDEFROY). Paris: Masson & Cie. 1960.
[78] BORELL, U.: Influence of ovarian hormones on acid soluble phosphate of endometrium. Acta endocr. (Kbh.) **8**, 131 (1951).
[79] — Influence of ovarian hormones on the metabolism of nucleic acids and phospholipids in the rabbit uterus. Acta endocr. (Kbh.) **9**, 141 (1952).
[80] —, and I. FERNSTRÖM: The sphincter mechanism of the isthmus uteri; a radiological study. Acta obstet. gynec. scand. **32**, 7 (1953).

[81] BORGLIN, N. E.: The excretion of pregnanediol in the urine in theatened abortion. Acta endocr. (Kbh.) **22**, 49 (1956).

[82] —, and B. WILLERT: Value of histaminase and pregnanediol determination in suspected illegal abortion. Acta obstet. gynec. scand. **40**, 59 (1961).

[83] BORSÒ, A.: Eclampsia e progesterone. Quad. Clin. ostet. ginec. **16**, 379 (1961).

[84] BORTH, R.: Progesterone, pregnanediol, and pregnanetriol. Acta endocr. (Kbh.) **34**, Suppl. 50, 213 (1960).

[85] — M. GSELL et H. DE WATTEVILLE: Thérapeutique par la progestérone dans les menaces d'avortement et avortements répétés. Acta endocr. (Kbh.) **17**, 22 (1954).

[86] —, u. O. STAMM: Pregnandiol- und Oestriolausscheidung im Urin und Geburtsbeginn. Geburtsh. u. Frauenheilk. **18**, 600 (1958).

[87] BOSCHANN, H.-W.: Zur Wirkung des 17-Alpha-Oxy-Progesteron-Kapronats auf das menschliche Endometrium. Ärztl. Wschr. **25**, 591 (1954).

[88] — Klinische Erfahrungen mit 17-Alpha-Oxy-Progesteron-17-Capronat. Geburtsh. u. Frauenheilk. **12**, 1070 (1955).

[89] — Cytologie des Cavumaspirats bei gut- und bösartigen Erkrankungen. Arch. Gynäk. **189**, 376 (1957).

[90] — Cytometrie normaler und abnormer endometrialer Zellen. Acta cytol. (Philad.) **2**, 520 (1958).

[91] — Observations on the role of progestational agents in human gynecologic disorders and pregnancy complications. Ann. N.Y. Acad. Sci. **71**, 727 (1958).

[92] — Disk. zu [117]. Geburtsh. u. Frauenheilk. **22**, 923 (1962).

[93] — What is the postpartum cell type? Proc. IInd. Int. Congr. Exfol. Cytol., Paris 1965. Symposion on Hormonal Cytology. Acta cytol. (Philad.) **12**, 112 (1968).

[94] — Erfahrungen mit der Behandlung von Cyclusstörungen mit 17-α-äthinyl-19-nortestosteron. Arch. Gynäk. **202**, 461 (1965).

[95] — Über die Wirkung des 17-Äthinyl-19-Nortestosteronönanthats, eines neuen Gestagens mit Depotcharakter, auf das menschliche Endometrium und das atrophische Vaginalepithel. Geburtsh. u. Frauenheilk. **17**, 928 (1957).

[96] BOTELLA-LLUSIÀ, J.: Esterilidad por insuficiencia del cuerpo amarillo y por defectos en las primas etapas de la implantación. Proc. II. Wld. Congr. Fertil. and Steril. **1**, 279 (1958).

[97] — El endometrio en el aborto de repetición. Acta ginec. (Madr.) **11**, 431 (1960).

[98] — Insufficiencia luteinica como causa de muerte habitual del embrion. Monit. ostet.-ginec., N.S. **31**, 1 (1960).

[99] — Insuficiencia progestocional y aborto. Acta ginec. (Madr.) **13**, 201 (1962).

[100] — Nuestro concepto de la insuficiencia ovárica. Acta ginec. (Madr.) **16**, No 8, 485 (1965).

[101] BÖVING, B. G.: Endocrine influence on implantation. Rec. Progr. Endocr. Reproduct., Proc. Conf. Syracuse N.Y. 1958, 205 (1959).

[102] — Implantation. Ann. N.Y. Acad. Sci. **75**, 700 (1959).

[103] BOYD, J. D.: Glykogen in early human implantation sites. In: P. ECKSTEIN, Implantation of ova. Cambridge University Press 1959.

[104] — Glykogen in early human implantation sites. Mem. Soc. Endocr. **6**, 26 (1959).

[105] BRADSHAW, T. E. T., and W. J. E. JESSOP: The urinary excretion of oestrogens and pregnanediol at the end of pregnancy, during labour and during the early puerperium. J. Endocr. **9**, 427 (1953).

[106] BREMER, E., K. G. OBER u. J. ZANDER: Histochemische Untersuchungen über das Verhalten der Nucleinsäuren im Endometrium. Arch. Gynäk. **181**, 46 (1951).

[107] BRODY, S.: Bioenergetics and growth. New York 1945.

[108] —, and A. WESTMAN: Effects of oestradiol and progesterone on the nucleic acid and protein content of the rabbit uterus. Acta endocr. (Kbh.) **27**, 493 (1958).

[109] — — Effects of oestradiol and progesterone on the glycogen content of rabbit uterus. Acta endocr. (Kbh.) **28**, 39 (1958).

[110] BROMBERG, Y. M., and B. BEROVICI: Mechanism of ovulation bleeding. Acta endocr. (Kbh.) **23**, 33 (1956).

[111] — — Occult intermenstrual bleeding about the time of ovulation. Fertil. and Steril. **7**, 71 (1956).

[112] BROWN, P. S., M. WELLS, and D. G. WARNOCH: The effect of an oral contraceptive on urinary gonadotrophin in women at mid-cycle. J. Reprod. Fertil. **11**, 481 (1966).

[113] BROWNE, J. S. L., J. S. HENRY, and E. H. VENNING: The measurement of a pregnanediolcomplex in human urine. Amer. J. Obstet. Gynec. **38**, 927 (1939).

[114] BRUNTSCH, K. H.: Zur Behandlung der Fehlgeburt. Dtsch. med. J. **11**, 433 (1960).

[115] BUCHHOLZ, R.: Über die Bildung des Progesterons im mensuellen Cyclus. Geburtsh. u. Frauenheilk. **14**, 620 (1954).

[116] BUCHHOLZ, R.: Untersuchungen über die Ausscheidung der gonadotropen Hypophysenhormone FSH und ICSH im mensuellen Cyclus. Z. ges. exp. Med. **128**, 219 (1957).
[117] — L. NOCKE u. W. NOCKE: Untersuchungen über den Wirkungsmechanismus von Äthinylnortestosteron bei der Unterdrückung der Ovulation. Geburtsh. u. Frauenheilk. **22**, 923 (1962).
[118] BÜCHNER, F.: Allgemeine Pathologie, 4. Aufl. München: Urban & Schwarzenberg 1962.
[119] BURDICK, H. O., and G. PINCUS: The effect of oestrin injections upon the developing ova of mice and rabbits. Amer. J. Physiol. **111**, 201 (1935).
[120] BURGER, H., u. W. KUNZ: Über die Beeinflussung des Endometriumstoffwechsels durch Progesteron. Arch. Gynäk. **179**, 660 (1951).
[121] — — Der Einfluß des Progesterons auf die Atmung verschiedener Organe der Maus und auf menschliches Myometrium. Arch. Gynäk. **179**, 672 (1951).
[122] — Über das Verhalten der Cholinesterase des Endometriums bei der Frau im Verlauf des Menstruationszyklus. Arch. Gynäk. **190**, 1 (1957).
[123] BURGER, K.: Histologie des Endometriums (Diskussionsbemerkung). Geburtsh. u. Frauenheilk. **20**, 300 (1960).
[124] BURGER, H., H. HAGER u. G. ZIMMERMANN: Über den Einfluß der weiblichen Sexualhormone auf die Capillarpermeabilität des Auges und der Endometriumgefäße. Zugleich ein Beitrag zur Klärung des sog. "blushing-blunching-phenomen" von Endometriumtransplantaten in der Augenvorderkammer. Arch. Gynäk. **184**, 86 (1953).
[125] BURSTEIN, R., and H. C. WASSERMAN: The effect of Provera on the fetus. Obstet. and Gynec. **23**, 931 (1964).
[126] BUSANNY-CASPARY, W.: 114. Sitzg Mittelrhein. Ges. Geburtsh. u. Gynäk. 14. 11. 53, Frankfurt. Histologisch-chemische Untersuchungen über das Vorkommen von Glykogen und Glykoproteiden im Endometrium während des Cyclus. Geburtsh. u. Frauenheilk. **14**, 462 (1954).
[127] —, u. W. UNDEUTSCH: Zum Vorkommen von Glykogen bei glandulär-zystischer Hyperplasie des Endometriums. Arch. Gynäk. **188**, 1 (1956).
[128] BUSCHBECK, H.: Probleme der Follikelpersistenz. Arch. Gynäk. **175**, 269 (1944).
[129] — Zur Genese der Hyperplasia endometrii und der aus ihr stammenden Blutungen. Geburtsh. u. Frauenheilk. **17**, 162 (1957).
[130] — Neuere Vorstellungen über Wesen und Wirken der weiblichen Sexualhormone. Münch. med. Wschr. **104**, 921 (1962).
[131] — Die Hyperplasia endometrii in ihren Beziehungen zur Hormontherapie. Dtsch. med. J. **14**, 275 (1963).
[132] — Der Farn-Test — ein Diagnostikum für die Praxis? Münch. med. Wschr. **106**, 1860 (1964).
[133] BUTENANDT, A.: Über das Pregnandiol, einen neuen Sterinabkömmling aus Schwangerenharn. Berl. chem. Ges. **63**, 659 (1930).
[134] — U. WESTPHAL u. W. HOHLWEG: Über das Hormon des Corpus luteum. Hoppe-Seylers Z. physiol. Chem. **227**, 84 (1934).
[135] BUTOMO, W.: Zur Frage von den cyclischen Veränderungen in den Tuben. (Über Tubenlipoide.) Arch. Gynäk. **131**, 307 (1927).
[136] BUTT, W. R., P. MORRIS, C. J. O. R. MORRIS, and D. C. WILLIAMS: The polarographic estimation of steroid hormones. 5. Determination of progesterone in blood. Biochem. J. **49**, 434 (1951).
[137] BUXTON, C. L., and E. T. ENGLE: Time of ovulation. Amer. J. Obstet. Gynec. **60**, 539 (1950).
[138] BYGDEMAN, M., and R. CLIASSON: Effect of progesterone and oestrone on the motility and reactivity of the pregnant human myometrium in vitro. J. Reprod. Fertil. **7**, 1 (1964).
[139] CALDEYRO-BARCIA, R.: Oxytocin and placenta in human labour. In: Proc. 2. Int. Congr. Endocr., p. 739. Amsterdam: Excerpta medica 1965.
[140] —, and J. J. POSEIRO: Oxytocin and contractility of the pregnant human uterus. Ann. N.Y. Acad. Sci. **75**, 813 (1959).
[141] CARENZA, L., M. CIMELLARE e S. BELTOCCI: Influenza del 6 alfa-metil-17-alfa-idrossiprogesterone acetato sulla secrezione lattea. Ann. Ostet. Ginec. **82**, 636 (1960).
[142] CARTIER, R., F. MORICARD et R. MORICARD: De l'activité sécrétoire de l'épithelium cylindrique utérin et d'un oedème du chorion cytogène précédant la nidation de l'oeuf. In: Les formations de nidation utérine et leurs troubles (éd. FERIN et GAUDEFROY). Paris: Masson & Cie. 1960.
[143] CASSMER, O.: Hormone production of the isolated human placenta. Acta endocr. (Kbh.) **32**, Suppl. 45 (1959).
[144] DEL CASTILLO, E. B., e E. A. VIDELA: Cellular cycle of the labia minora. Acta cytol. (Philad.) **10**, 236 (1966).

[145] Castrén, O., L. Hirvonen, S. Närvänen, and K. Soiva: Permeability of human placenta to progesterone-4-^{14}C in the middle of pregnancy. Acta endocr. (Kbh.) **39**, 506 (1962).
[146] Camurri, M., G. B. Battaglia, G. de Laurentius e P. Gerli: Modificazioni quantitative della attività transaminasiche aldolasica e lattico-deidrogenasica presentate dall'endometrio umano nel curso del ciclo menstruale. Bull. Soc. roy. belge Gynéc. Obstét. **30**, 659 (1960).
[147] Carmann, R. L., H. A. McKelvey, and A. T. Hertig: Secretory behavior of endometrium in tissue culture. Obstet. and Gynec. **17**, 416 (1961).
[148] Caulorbe, P., et M. Sebavun-Zueman: Risques pour le foetus de certains traitements hormonaux chez la femme. Ann. Pédiat. **37**, 368 (1961).
[149] Cekon, F., u. H. Ehrlich: Zur Frage der Gelbkörperhormon- und 17-Ketosteroid-Ausscheidung während der Geburt und in der Nachgeburtsperiode. Wien. klin. Wschr. **70**, 629 (1958).
[150] — Vergleichende Untersuchungen über Pregnandiol- und 17-Ketosteroid-Ausscheidung während und nach der Geburt. Zbl. Gynäk. **47**, 1851 (1958).
[151] Chambon, Y.: Intermédiaires chimiques et décidualisation. In: Colloque sur les fonctions de nidation utérine et leurs tronbles. Bull. Soc. roy. belge Gynéc. Obstét. **6**, 585 (1960).
[152] — Phénothiazines, ovoimplantation et décidualisation. In: Colloque dur les fonetions de nidation utérine et leurs troubles. Bull. Soc. roy. belge Gynéc. Obstét. **6**, 585 (1960).
[153] Chang, E., W. R. Slaunwhite, and A. A. Sandberg: Biliary and urinary metabolites of H-C^{14} progesterone in human subjects. J. clin. Endocr. **20**, 1568 (1960).
[154] Ciulla, U.: Nuovi orientamenti nella terapia della minaccia d'aborto e di parto prematuro. Minerva ginec. **12**, 307 (1960).
[155] Cohen, M. R., J. F. Stein, and B. M. Kage: Spinnbarkeit: A characteristic of cervical mucus. Fertil. and Steril. **3**, 201 (1952).
[156] Collins, W. P., and J. F. Sommerville: Quantitative determination of progesterone in human plasma by thin-layer and gas-liquid radiochromatography. Nature (Lond.) **203**, 836 (1964).
[157] Contamin, R.: L'accouchement préparé par la synergie vitamine E-progestérone. Thérapie **14**, 907 (1959).
[158] — Die vorbereitete Entbindung. Arch. Gynäk. **195**, 395 (1961).
[159] Continko, E. M., J. C. de Souza, and A. I. Csapo: Reversible sterility induced by medroxyprogesterone injections. Fertil. and Steril. **17**, 261 (1966).
[160] Cooperman, N. R.: The relationship of adolescent menstruation to body temperature and sterility. Amer. J. Obstet. Gynec. **57**, 701 (1949).
[161] Corner, G. W.: The relation between menstruation and ovulation in the monkey. Its possible significance for man. J. Amer. med. Ass. **89**, 1838 (1927).
[162] — Physiology of Corpus luteum; effect of very early ablation of corpus luteum upon embryos and uterus. Amer. J. Physiol. **86**, 74 (1928).
[163] —, and W. M. Allen: Physiology of the corpus luteum. II. Production of a special uterine reaction (progestational proliferation) by extracts of the corpus luteum. Amer. J. Physiol. **88**, 326 (1929).
[164] Courrier, R.: Le cycle sexual chez la femelle des Mammifères. Étude de la phase folliculaire. Arch. Biol. (Liège) **34**, 369 (1924).
[165] Coyle, M. G., M. Greig, and J. Walker: Blood-progesterone and urinary pregnanediol and oestrogens in fetal death from severe pre-eclampsia. Lancet **1962 II**, 275.
[166] Cramer, H.: Die Bedeutung der Perjodsäure-Schiff-Reaktion am Endometrium für die Diagnose des uterinen Frühabortes und der gestörten Extrauteringravidität. Geburtsh. u. Frauenheilk. **17**, 820 (1957).
[167] —, u. O. Klöss: Verbesserung der Funktionsdiagnostik am Endometrium durch routinemäßige histochemische Darstellung der Polysaccharide. Arch. Gynäk. **185**, 739 (1955).
[168] Cretius, K.: Der Kollagengehalt menschlicher Uterusmuskulatur. Bibl. gynaec. (Basel) **20**, 68 (1959).
[169] Csapo, A. I.: Progesterone "block". Amer. J. Anat. **98**, 273 (1956).
[170] — The mechanism of effect of the ovarian steroids. Recent Progr. Hormone Res. **12**, 405 (1956).
[171] — Function and regulation of the myometrium. Ann. N.Y. Acad. Sci. **75**, 790 (1959).
[172] — The role of progesterone in the maintenance and termination of pregnancy. In: Progesterone, Brook Lodge Symposium. Augusta (Mich.): Brook Lodge Press 1961.
[173] — Defence mechanism of pregnancy. Ciba Foundation Study Group **9**, 3 (1961).
[174] — The onset of labour. Lancet **1961 II**, No 7197.

[175] CSAPO, A. I.: Model experiments and clinical trials in the control of pregnancy and parturition. Amer. J. Obstet. Gynec. 85, 359 (1963).
[176] —, and C. A. PINTO-DANTES: The effect of progesterone on the human uterus. Proc. nat. Acad. Sci. (Wash.) 54, 1069 (1965).
[177] DABELOW, A.: Die postnatale Entwicklung der menschlichen Milchdrüse und ihre Korrelationen. Morph. Jb. 85, 361 (1941).
[178] — Die Milchdrüse. In: W. v. MÖLLENDORFF, Handbuch der mikroskopischen Anatomie des Menschen, Erg. zu Bd. III/1. Berlin-Göttingen-Heidelberg: Springer 1957.
[179] DALTON, K.: Toxaemia of pregnancy treated with progesterone during the symptomatic stage. Brit. med. J. 1957, No 5041, 378.
[180] DANIEL, E. E.: Effect of the placenta on the electrical activity of the cat uterus in vivo and in vitro. Amer. J. Obstet. Gynec. 80, 229 (1960).
[181] —, and D. A. BOYEZ: The electrolytes of the human uterus and their possible relation to functional activity. Amer. J. Obstet. Gynec. 73, 395 (1957).
[182] DARON, G. H.: The arterial pattern of the tunica mucosa of the uterus in Macacus rhesus. Amer. J. Anat. 58, 349 (1936).
[183] DAVIDSMEYER, J., u. G. BOLDINO: Die Möglichkeiten der Laktationshemmung mit Norethisteron (17α-Äthinyl-19-nortestosteron). Dtsch. med. Wschr. 85, 2183 (1960).
[184] DAVIS, M. E., and N. W. FUGO: The cause of physiological basal temperature changes in women. J. clin. Endocr. 8, 550 (1948).
[185] — Steroids in the treatment of early pregnancy complications. J. Amer. med. Ass. 142, 778 (1950).
[186] —, and E. J. PLOTZ: The metabolism of progesterone and its clinical use on pregnancy. Recent Progr. Hormone Res. 13, 347 (1957).
[187] — — G. V. LE ROY, R. G. GOULD, and H. WERBIN: Hormones in human reproduction. I. Metabolism of progesterone. Amer. J. Obstet. Gynec. 72, 740 (1956).
[188] — — CH. I. LUPU, and P. M. EJARQUE: The metabolism of progesterone and its related compounds in human pregnancy. Fertil. and Steril. 11, 1 (1960).
[189] —, and G. L. WIED: Long-acting progestational agents. Geburtsh. u. Frauenheilk. 17, 916 (1957).
[190] DAWIDS, A. M.: Fallopian tubal motility in relation to the menstrual cycle. Clinical study with kymographic uterotubal insufflation. Amer. J. Obstet. Gynec. 56, 655 (1948).
[191] DEANESLY, R.: Ovo-implantation in ovariectomized guinea-pigs. Bull. Soc. roy belge Gynéc. Obstét., N.S. 30, 609 (1960). J. Reprod. Fertil. 1, 242 (1960).
[192] DESHPANDE, G. N., A. K. TURNER, and I. F. SOMMERVILLE: Plasma progesterone and pregnanediol in human pregnancy, during labour and post-partum. J. Obstet. Gynaec. Brit. Emp. 67, 954 (1960).
[193] DIBBELT, L.: Über die Pregnandiolausscheidung im mensuellen Cyclus. Arch. Gynäk. 178, 223 (1950).
[194] — Aussprache zum Ref. C. KAUFMANN. Arch. Gynäk. 183, 286 (1953).
[195] —, u. R. BUCHHOLZ: Beziehungen zwischen der Ausscheidung von Pregnandiol im mensuellen Cyclus und dem histologischen Bild des Endometriums sowie des Ovars. Geburtsh. u. Frauenheilk. 13, 604 (1953).
[196] DICZFALUSY, E., and P. TROEN: Endocrine functions of the human placenta. Vitam. and Horm. 19, 229 (1961).
[197] DIECKMANN, K.: Über die Histologie der Brustdrüse bei gestörtem und ungestörtem Menstruationsablauf. Virchows Arch. path. Anat. 256, 321 (1925).
[198] DIETEL, H.: Leberveränderungen bei trächtigen Ratten nach Progesterongaben. Geburtsh. u. Frauenheilk. 22, 952 (1962).
[199] DIXON, W. E., and F. H. A. MARSHALL: The influence of the ovary on pituitary secretion; a probable factor in parturition. J. Physiol. (Lond.) 59, 276 (1924).
[200] DORIGO, L.: Considerazioni sul destino metabolico del progesterone placentare nella gestosica. Monit. ostet.-ginec., N.S., 31, 592 (1960).
[201] DÖRING, G. K.: Temperaturmessung als einfaches Hilfsmittel zur Zyklusanalyse. Geburtsh. u. Frauenheilk. 9, 757 (1949).
[202] — Über die Bestimmung des Ovulationstermines mit Hilfe der rhythmischen Schwankungen von Atmung und Körpertemperatur. Klin. Wschr. 27, 309 (1949).
[203] — Über Veränderungen von Atmung und Körpertemperatur in der Schwangerschaft. Arch. Gynäk. 176, 759 (1949).
[204] — Ein Beitrag zur Frage der periodischen Fruchtbarkeit der Frau auf Grund von Erfahrungen bei der Zyklusanalyse mit Hilfe der Temperaturmessung. Geburtsh. u. Frauenheilk. 10, 515 (1950).
[205] — Der Temperaturkyklus der Frau. Eine Übersicht über die Grundlagen und Anwendungsmöglichkeiten der Temperaturmessung als Methode der Zyklusanalyse. Ärztl. Forsch. 6, 13 (1952).

[206] DÖRING, G. K.: Über Veränderungen des Brustvolumens im Zyklus. Arch. Gynäk. **184**, 51 (1953).
[207] — Die Bestimmung der fruchtbaren und unfruchtbaren Tage der Frau mit Hilfe der Körpertemperatur, Stuttgart: Georg Thieme 1954.
[208] — Über ungewöhnliche Basaltemperaturen. Geburtsh. u. Frauenheilk. **18**, 1124 (1958).
[209] — Über Ovulationsstörungen als Sterilitätsursache. Medizinische **1959**, 403.
[210] — Über die Behandlung der Sterilität bei Gelbkörperschwäche. In Beitr. Fertil. u. Steril. 1961, Beil.-Heft Z. Geburtsh. Gynäk. **157**, 95.
[211] — Über die Tragezeit post ovulationem. Geburtsh. u. Frauenheilk. **22**, 1191 (1962).
[212] — Schwangerschaft und Geburt vor der Menarche. Dtsch. med. Wschr. **87**, 2514 (1962).
[213] — Über die relative Sterilität in den Jahren nach der Menarche. Geburtsh. u. Frauenheilk. **23**, 30 (1963).
[214] — Über die relative Häufigkeit des anovulatorischen Cyclus im Leben der Frau Arch. Gynäk. **199**, 115 (1963).
[215] — Über scheinbare Sterilität. Tagg Bay. Ges. Gynäk., Bad Wiessee 1964.
[216] — Physiologische und pathologische Veränderungen des Zervixschleimes und ihre diagnostische Bedeutung. Fortschr. Med. **83**, 537 (1965).
[217] — Physiologie und Pathologie der Basaltemperatur bei der Frau und ihre diagnostische Bedeutung. Fortschr. Med. **83**, 885 (1965); **84**, 51 (1966).
[218] — Zahlen zur Physiologie des Cyclus zugleich ein Beitrag zur Frage der Periodizität der Frau während des Menstruationscyclus. Fortschr. Med. **84**, 694 (1966).
[219] —, u. E. SCHAEFERS: Weitere Untersuchungen zur Frage der Progesteronwirkung auf die Körpertemperatur. Med. Klin. **47**, 148 (1952).
[220] DRIESSEN, L. F.: Glycogenproduktion, eine physiologische Funktion der Uterusdrüsen. Zbl. Gynäk. **35**, 1308 (1911).
[221] — Über die Bedeutung des Glycogen in der normalen Uterusschleimhaut. Ref. in Mschr. Geburtsh. Gynäk. **56**, 215 (1921).
[222] DUBRAUSZKY, V.: Histologische Untersuchungen der Gebärmutterschleimhaut im Wochenbett und während der Lactation. Arch. Gynäk. **178**, 174 (1950).
[223] —, u. W. MICHAELIS: Untersuchungen über die feinere Plasmastruktur der Corpusschleimhaut während der Menstruation und in der Gravidität. Arch. Gynäk. **176**, 399 (1949).
[224] —, u. G. POHLMANN: Die Ultrastruktur des Korpusendometriums während des Cyclus. Arch. Gynäk. **196**, 180 (1961).
[225] —, u. H. SCHMITT: Mikroskopische und elektronenmikroskopische Untersuchungen am Gitterfasersystem der Corpus mucosa während des Zyklus und der Gestation. Arch. Gynäk. **191**, 212 (1958).
[226] DYKOVÀ, H., F. HAVRÁNEK, M. TICHÝ u. J. POKORNÁ: Die ungleichmäßige Reaktivität der Gebärmutterschleimhaut auf ovarielle Hormone. Arch. Gynäk. **199**, 340 (1964).
[227] DYROFF, R.: Experimentelle Untersuchungen zur Physiologie des Genitaltraktes beim Weibe. (Beiträge zur Nervenversorgung.) Arch. Gynäk. **138**, 362 (1929).
[228] DUVENÉ DE WIT, J. J.: Über das Vorkommen des Progesterons im Follikelsaft des Schweines, des Rindes und der Frau. Arch. Gynäk. **172**, 455 (1942).
[229] EBERLEIN, W. R.: Steroids and sterols in umbilical cord blood. J. clin. Endocr. **25**, 1101 (1965).
[230] —, and A. M. BONGIOVANNI: A paper chromatographic method for the measurement of pregnanediol in urine. J. clin. Endocr. **18**, 300 (1958).
[231] EDGREN, R. A., R. L. ELTON, and D. W. CALHOUN: Studies on the interactions of oestriol and progesterone. J. Reprod. Fertil. **2**, 98 (1961).
[232] EFFKEMANN, G.: Die wehenauslösende Wirkung des Follikelhormons. Zbl. Gynäk. **65**, 338 (1941).
[233] EJARQUE, P. M., and L. PH. BENGTSSON: Production rate of progesterone in human midpregnancy. Acta endocr. (Kbh.) **41**, 521 (1962).
[234] ELERT, R.: Hormonale Stoßbehandlung der glandulär-cystischen Hyperplasie des Endometriums durch intravenöse Progesteron- (Lutocyclin-) Injektion. Zbl. Gynäk. **59**, 1178 (1943).
[235] — Über den Mechanismus der thermogenetischen Wirkung des Progesterons. Geburtsh. u. Frauenheilk. **11**, 325 (1951).
[236] ENGLE, E. T., P. E. SMITH, and M. C. SHELESNYAK: The role of estrin and progestin in experimental menstruation. Amer. J. Obstet. Gynec. **29**, 787 (1935).
[237] ERB, H., M. KELLER, u. G. A. HAUSER: Oestrogen- und Pregnandiolausscheidung bei hypertensiver Spätgestose. Zbl. Gynäk. **84**, 474 (1962).
[238] — — — u. R. WENNER: Oestrogen- und Pregnandiol-Ausscheidungen bei Blasenmole. Gynaecologia (Basel) **152**, 317 (1961).

[239] ERB, H., u. K. S. LUDWIG: Corpus luteum-Bildung während Einnahme eines hormonalen Antikonceptivums. Gynaecologia (Basel) **159**, 309 (1965).
[240] ERICHSON, ST.: Histochemical changes in the endometrium of the dog during the oestrus cycle. Acta path. microbiol. scand. **38**, 263 (1953).
[241] EVANS, H. M., and M. E. SIMPSON: Physiology of the gonadotrophins. In: PINCUS and THIMAN, The hormones, vol. II. New York 1950.
[242] EVERETT, J. W.: Further studies on the relationship of progesterone to ovulati on and luteinization in the persistent estrous rat. Endocrinology **32**, 285 (1943).
[243] — Evidence in the normal albine rat that progesterone facilitates ovulation and corpus luteum formation. Endocrinology **34**, 1944 (1944).
[244] — Progesterone and estrogen in the experimental control of ovulation time and other features of the estrous cycle in the rat. Endocrinology **43**, 389 (1948).
[245] FANARD, A., M. FERINET, et M. GAUDEFROY: Les fonctions de nidation utérine et leurs troubles. Paris: Masson & Cie. 1960.
[246] FASSKE, E., K. MORGENROTH, H. THEMANN u. A. VERHAGEN: Vergleichende elektronenmikroskopische Untersuchungen von Proliferationsphase, glandulär-cystischer Hyperplasie und Adenocarcinom der Schleimhaut des Corpus uteri. Arch. Gynäk. **200**, 473 (1965).
[247] FAUVET, E.: Vergleichende Untersuchungen über die Entwicklung und Funktion der Milchdrüsen. I., II., III. Arch. Gynäk. **168**, 127 (1939).
[248] — IV. Das Verhalten der Milchdrüsen der weißen Ratte im Verlauf der Schwangerschaft. Arch. Gynäk. **170**, 238 (1940).
[249] — V. Experimentelle Untersuchungen über den Einfluß der Ovarialhormone auf die Milchdrüsen der Ratte. Arch. Gynäk. **170**, 244 (1940).
[250] — VI. Experimentelle Untersuchungen über die hormonalen Ursachen der Schwangerschaftentwicklung der Milchdrüsen des Kaninchens. Arch. Gynäk. **170**, (400) (1940).
[251] — VII. Untersuchungen über den Einfluß einer Schwangerschaft auf die Laktation. Arch. Gynäk. **171**, 328 (1941).
[252] — VIII. Experimentelle Untersuchungen über die Wirkung von Follikelhormonzufuhr auf die Milchdrüsen säugender Ratten. Arch. Gynäk. **171**, 342 (1941).
[253] — IX. Experimentelle Untersuchungen über die Wirkung von Follikelhormonzufuhr bei säugenden Kaninchen. Arch. Gynäk. **175**, 184 (1944).
[254] — Experimentelle Untersuchungen über den Laktationsvorgang. Zbl. Gynäk. **65**, 580 (1941).
[255] — Laktation und Hormone. Ther. d. Gegenw. **1941**, 2.
[256] — Kritische Bemerkungen zur Frage der Hormontherapie von Laktationsvorgängen. Dtsch. med. Wschr. **1941**, 1176.
[257] — Experimentelle Untersuchungen zur Frage der Laktationshemmung mit Follikelhormon. Zbl. Gynäk. **65**, 680, 1566 (1941).
[258] — Hypophyse und Laktation. Klin. Wschr. **1942**, 381.
[259] — Über die Beeinflussung der Laktation mit gonadotropen Wirkstoffen im Tierexperiment und über das Wesen der sog. hormonalen Laktationshemmung beim Menschen. Geburtsh. u. Frauenheilk. **4**, 185 (1942).
[260] — Die hormonalen Grundlagen der Laktation und ihre Auswirkungen für die Therapie. Dtsch. med. Wschr. **1943**, 469.
[261] — Über die Wirkung des Follikelhormons auf die funktionierende Milchdrüse. Zbl. Gynäk. **67**, 106 (1943).
[262] — Künstliche Auslösung der Laktation. Dtsch. med. Wschr. **1946**, 304.
[263] — Aufbau und Funktion der Milchdrüse ohne Schwangerschaft. Dtsch. tierärztl. Wschr. **1947**, 49.
[264] — Laktation und Gelbkörper. Zbl. Gynäk. **69**, 644 (1947).
[265] — Die Regulierung der Laktation. Milchwissenschaft **3**, 61 (1948).
[266] — Die Theorie der Laktation. Arch. Gynäk. **178**, 104 (1950).
[267] — Über die Funktion der Milchdrüsen. Med. Klin. **1952**, 244.
[268] FEO, L. G.: The pH of the uterine cavity in situ. Amer. J. Obstet. Gynec. **70**, 60 (1955).
[269] FERABOLI, M., e M. FOTI: Sulla attività istaminica dell'endometrio ed azione progesteronica. Pathologica **68**, 297 (1955).
[270] FÉRIN, M. J.: Les critères endométriaux de l'action progestéronique. Bull. Soc. roy. belge Gynéc. Obstét. **25**, 384 (1955).
[271] — J. BONTKE et J. VASULOPOULOS: Vitesse d'apparition des premiers critères endométriaux de l'action progestéronique chez la femme ovariectomisée. Bull. Soc. roy. belge Gynéc. Obstét. **25**, 265 (1955).
[272] FERRARIS, G.: Ciclo mestruale: studio comparativo sulla curva termica basale e sull'eliminazione urinaria di pregnandiolo. Minerva ginec. **4**, 39 (1952).

[273] FEYRTER, F.: Über den zelligen Bestand des Stroma der menschlichen Corpusmucosa. Arch. Gynäk. **190**, 47 (1957).
[274] — Genese und spezielle Morphologie der Stromazellen. Lichtoptische Morphologie. II. In: Das normale menschliche Endometrium (Hrsg. H. SCHMIDT-MATTHIESEN). Stuttgart: Georg Thieme 1963.
[275] FISCHER, R. H., S. P. MCCOLGAN, and A. L. CHANEY: Progesterone metabolism. I. Pregnanediol excretion in the menstrual cycle. Amer. J. Obstet. Gynec. **63**, 613 (1952).
[276] FLUHMANN, C. F.: Hormonal relations of menopausal symptoms. J. clin. Endocr. **4**, 686 (1944).
[277] FOLEY, J. J.: The use of intramuscular progesterone in pregnancy with special reference to vaginal aplasia. J. Obstet. Gynaec. Brit. Cwlth **70**, 429 (1963).
[278] FOLLEY, S. J.: Non-effect of massive doses of progesterone and desoxycorticosterone on lactation. Nature (Lond.) **150**, 260 (1942).
[279] —, and S. K. KON: The effect of sex hormones on lactation in the rat. Proc. roy. Soc. B **124**, 476 (1938).
[280] FÖLLMER, W.: Menarche und Schwangerschaft. Arch. Gynäk. **194**, 355 (1961).
[281] FORAKER, A. G., P. A. CELI, and S. W. DENHAM: Dehydrogenase activity in normal and hyperplastic endometrium. Cancer (Philad.) **7**, 100 (1954).
[282] FORBES, T. R.: Systemic progesterone levels during the human menstrual cycle. Amer. J. Obstet. Gynec. **60**, 180 (1950).
[283] FORBES, J. A., and I. C. HEINZ: Glycogen synthesis in human endometrium. A histochemical study using frozen-dried material. Aust. N. Z. J. Surg. **22**, 297 (1953).
[284] FOSS, B. A., H. W. HORNE jr., and A. T. HERTIG: The endometrium and sterility. Fertil. and Steril. **9**, 193 (1958).
[285] FOTHERBY, K., and J. B. BROWN: Pregnanetriol, pregnanediol and osetrogen excretion during anovulatory menstrual cycles and in premenopausal adrenal-ectomized women. J. Endocr. **29**, 55 (1964).
[286] — F. JAMES, S. KAMYAB, A. I. KLOPPER, and G. R. WILSON: Excretion of 6-oxygenated metabolites of progesterone and 5β-pregnane-3α, 17α, 20α-triol during pregnancy. J. Endocr. **33**, 133 (1965).
[287] FRAENKEL, L.: Die Funktion des Corpus luteum. Arch. Gynäk. **68**, 438 (1903).
[288] FREDERICSSON, B.: Histochemical studies on the epithelium in the human fallopian tubes and comparison between different animal species. Ark. Zool. (Stockh.) **11**, 110 (1957).
[289] — Histochemical observations on the epithelium of human fallopian tubes. Acta obstet. gynec. scand. **38**, 109 (1959).
[290] — Studies on the morphology and histochemistry of the fallopian tube epithelium. Acta anat. (Basel), Suppl. **38**, 3 (1959).
[291] FRIEDBERG, V.: Untersuchungen über die Wasser- und Elektrolytverteilung in der normalen und pathologischen Schwangerschaft. Zbl. Gynäk. **80**, 159 (1958).
[292] — Progesteron und Diurese. Zbl. Gynäk. **81**, 996 (1959).
[293] FRIES, K.: Die Prognose der „juvenilen Metropathie" auf lange Sicht. Geburtsh. u. Frauenheilk. **22**, 511 (1962).
[294] FRIZ, M.: Experimenteller Beitrag zur Frage der Milieubeziehungen frühester Entwicklungsstadien des Säugereies. (Autoradiographische Untersuchungen an Kanincheneiern.) Gynaecologia (Basel) **148**, 215 (1959).
[295] — Tierexperimentelle Untersuchungen zur Frage der Tubensekretion. Z. Geburtsh. Gynäk. **153**, 285 (1959).
[296] —, u. R. MEY: Die Bedeutung der Eileitersekrete für die Physiologie der Fortpflanzung. Geburtsh. u. Frauenheilk. **19**, 706 (1959).
[297] — — Tierexperimentelle Untersuchungen zur Frage frühen Eitodes. Arch. Gynäk. **191**, 602 (1959).
[298] — — Ist das Ei während seiner Wanderung autark? Z. Geburtsh. Gynäk. **154**, 1 (1960).
[299] — — Befruchtung und Eieinbettung. In: Klinik der Frauenheilkunde und Geburtshilfe (Hrsg. H. SCHWALM u. G. DÖDERLEIN). München u. Berlin: Urban & Schwarzenberg 1964.
[300] FUCHS, F.: Endocrine factors in the maintenance of pregnancy. Acta obstet. gynec. scand., Suppl. **1**, 7 (1962).
[301] — Endocrinology of pregnancy and labour. Acta obstet. gynec. scand. **1**, 41 (1962).
[302] — Hormonbehandlung bei drohendem Abort und drohender Frühgeburt. Ugeskr. Laeg. **125**, 1383 (1963).
[303] — Progesterone and 6-methyl-17-acetoxyprogesterone in threatened abortion and premature labour. Minerva ginec. **17**, Suppl. 1, 67 (1965).

[304] FUCHS, F., and A. R. FUCHS: Induction and inhibition of labour in the rabbit. Acta endocr. (Kbh.) **29**, 615 (1958).
[305] — — Progesteron und Schutzmechanismus der Schwangerschaft. Symposium on Initiation of Labour, Princeton, N.Y., 15.—18. 12. 63. Zit. nach [453].
[306] — —, and R. V. SHORT: Progesterone in the uterine venous blood of women during the first half of gestation. J. Endocr. **27**, 333 (1963).
[307] —, and F. KOCH: Inhibition of oxytocin-induced labour in rabbits with various gestagens. Vortrag Danisk endocr. Soc. Zit. nach [453].
[308] —, and G. STAKEMAN: Treatment of threatened premature labour with large doses of progesterone. Amer. J. Obstet. Gynec. **79**, 172 (1960).
[309] FUHRMANN, K.: Über die Exopeptidasen des Endometriums. Arch. Gynäk. **191**, 661 (1959).
[310] — Über die Endopeptidaseaktivität (Kathepsinkomplex) im Endometrium und Geweben der weiblichen Genitalorgane. Z. Geburtsh. Gynäk. **154**, 168 (1960).
[311] — Stoffwechsel. In: Das normale menschliche Endometrium (Hrsg. H. SCHMIDT-MATTHIESEN. Stuttgart: Georg Thieme 1963.
[312] FUNALLET, J. C.: La insuficiencia del cuerpo luteo como causa de abortos de repetición. (Symposium sobre aborto habitual.) Acta ginec. (Madr.) **9**, 257 (1958).
[313] FURUHJELM, M.: Hormonal urinary excretion during the climacteric. Acta obstet. gynec. scand. **43**, 42 (1965).
[314] GARCIA, C. R., J. T. HARRIGAN, W. J. MULLIGAN, and J. ROCH: The use of estrogens and gestogens to induce human ovulation. Fertil. and Steril. **11**, 303 (1960).
[315] GARRET, W. J.: A theory of uterine action. J. Obstet. Gynaec. Brit. Emp. **66**, 6 (1959).
[316] GANDEFROY, M.: Exploration cytohormonale de l'endomètre après nidation récente. In: Les fonctions de nidation utérine et leurs troubles (éd. FERIN et GAUDEFROY). Paris: Masson & Cie. 1960.
[317] GELLER, S.: La courbe thermique. Paris: Masson & Cie. 1961.
[318] GESCHICKTER, C. F.: Corpus luteum studies: Progesterone therapy in chronic cystic mastitis. J. clin. Endocr. **1**, 147 (1941).
[319] — Diseases of the breast, 2. ed. London 1945.
[320] —, and D. L. LEWIS: Pregnancy and lactation changes in fibroadenoma of breast. Brit. med. J. **1938 II**, 499.
[321] GIERING, J. E., and M. X. ZARROW: Changes in uterine morphology and phosphatase levels induced by chronic stimulation with ovarian hormones. Acta endocr. (Kbh.) **29**, 499 (1958).
[322] GIESEN, W., u. H. PAULI: Beitrag zur kombinierten Hormontherapie bei habituellem Abortus. Zbl. Gynäk. **81**, 1922 (1959).
[323] GILLAM, J. S.: Study of the inadequate secretion phase endometrium. Fertil. and Steril. **6**, 18 (1955).
[324] GIRAND, J. R.: Traitement de l'anovulation. France méd. **29**, 23 (1966).
[325] GOLDBERG, B., and H. W. JONES jr.: Acid phosphatase in human female genital tract, a histochemical and biochemical study. Proc. Soc. exp. Biol. (N.Y.) **83**, 45 (1953).
[326] GOLDHAR, A., M. N. GRODY, and W. H. MASTERS: The vaginal smear as an ovulatory index. Fertil. and Steril. **3**, 376 (1952).
[327] GOLDZIEHER, J. W.: Lack of androgenicity of 17-hydroxyprogesterone and its 17-caproate ester. J. clin. Endocr. **17**, 323 (1957).
[328] — Double-blind trial of a progestin in habitual abortion. J. Amer. med. Ass. **188**, 651 (1964).
[329] —, and B. B. BENIGNO: The treatment of threatened and recurrent abortion. A critical review. Amer. J. Obstet. Gynec. **75**, 1202 (1958).
[330] — A. E. HENKIN, and E. C. HAMBLEU: Characteristics of the normal menstrual cycle. Amer. J. Obst. Gynec. **54**, 668 (1947).
[331] GOLUB, L. J., H. MENDUKE, and W. R. LANG: Some characteristics of the menarche. Amer. J. Obstet. Gynec. **87**, 77 (1963).
[332] GOTHIE, S.: Study of the pellucid membrane of the ovum of the rabbit with the acid of sulfur 35. J. Physiol. (Paris) **50**, 293 (1958).
[333] — Répartition du ^{35}S au cours de la nidation après injection de $^{35}SO_4Na_2$. In: Colloque sur les fonctions de la nidation utérine et leurs troubles. Bull. Soc. roy. belge. Gynéc. Obstét. **6**, 625 (1960).
[334] —, and R. MORICARD: Permeability of the pellucid membrane of the tubular fertilized ovum. C. R. Soc. Biol. (Paris) **149**, 2084 (1955).
[335] GOTO, M., and A. CSAPO: The effect of the ovarian steroids on the membrane potential of uterine muscle. J. gen. Physiol. **43**, 455 (1959).
[336] GOVAERTS-VIDETZKY, M., L. MARTIN, and P. O. HUBINOUT: A double — blind study of progesterone treatment in spontaneous abortion. J. Obstet. Gynaec. Brit. Cwlth **72**, 1034 (1965).

[337] GRABER, D.: Die reproduktionsphysiologische Entwicklung einer adoleszenten Frau im Bilde ihrer Basaltemperaturkurve. Diss. Zürich 1956.
[338] GRADY, H. J., W. H. ELLIOTT. E. A. DOISY jr., B. C. BOCKLAGE, and E. A. DOISY: Synthesis and metabolic studies of progesterone-21-C^{14}. J. biol. Chem. **195**, 755 (1952).
[339] GREENWALD, G. S.: A study of the transport of ova through the rabbit oviduct. Fertil. and Steril. **12**, 80 (1961).
[340] GROSSER, O.: Entwicklungsgeschichte des Menschen von der Keimzelle bis zur Ausbildung der äußeren Körperform. Vergleichende und menschliche Plazentation. In: Biologie und Pathologie des Weibes (Hrsg. L. SEITZ u. A. I. AMREICH), Bd. VII, S. 1. Berlin-Innsbruck-München-Wien: Urban & Schwarzenberg 1955.
[341] GRUMBACH, M. M., J. R. DUCHARME, and R. E. MOLOSHOK: On the fetal masculinizing action of certain oral progestins. J. clin. Endocr. **19**, 1369 (1959).
[342] GUTERMAN, H. S.: Prediction of fate of threatened abortion by pregnanediol. J. Amer. med. Ass. **131**, 378 (1946).
[343] — Progesterone metabolism in the human female: Its significante in relation to reproduction. Recent Progr. Hormone Res., **8**, 293 (1953).
[344] —, and A. S. TULSKY: Observations on the use of progesterone in the threatened abortion. Amer. J. Obstet. Gynec. **58**, 495 (1949).
[345] HAAM, E. V.: The vaginal smear during the luteal phase of the normal menstrual cycle. Acta cytol. (Philad.) **6**, 282 (1962).
[346] HADY-GEDIZ, M. A.: Erfahrungen mit Progesteron als Schwangerschaftsdiagnostikum. Arch. Gynäk. **180**, 275 (1951).
[347] HAFEZ, E. S. E.: Endocrine control of reception, transport, development and loss of rabbit ova. J. Reprod. Fertil. **3**, 14 (1962).
[348] —, and G. PINCUS: Hormonal requirements of implantation in the rabbit. Proc. Soc. exp. Biol. (N.Y.) **91**, 531 (1956).
[349] HAGERMAN, D. D., and C. A. VILLEE: Effect of oestradiol on the metabolism of human endometrium in vitro. J. biol. Chem. **203**, 425 (1953).
[350] HAHN, H. B., A. B. HAYLES, and A. ALBERT: Medroxyprogesterone and constitutional precocious puberty. Proc. Mayo. Clin. **39**, 182 (1964).
[351] HALBAN, J.: Die innere Sekretion am Ovarium und Placenta und ihre Bedeutung für die Funktion der Milchdrüse. Arch. Gynäk. **75**, 353 (1905).
[352] —, u. R. KÖHLER: Die Beziehungen zwischen Corpus luteum und Menstruation. Arch. Gynäk. **103**, 575 (1914).
[353] HALBRECHT, J.: Ovarian function and body temperature. Lancet **1945 II**, 249.
[354] — Further observations on the basal temperature in sterile women. J. Obstet. Gynaec. Brit. Cwlth **54**, 848 (1947).
[355] HAMMERSTEIN, J.: Hormonanalytische Untersuchungen zur Frage der endokrinen Korrelationen im biphasischen Menstruationszyklus der Frau. Arch. Gynäk. **196**, 504 (1962).
[356] — Die Ausscheidung von Steroiden und Gonadotropinen im anovulatorischen Cyclus der Frau. Arch. Gynäk. **200**, 638 (1965).
[357] —, u. F. ZIELSKE: Die Korrelation zwischen dem Glykogengehalt im Endometrium und der Pregnandiolausscheidung im Harn der geschlechtsreifen Frau. Z. Geburtsh. Gynäk. **158**, 47 (1962).
[358] HAMPERL, H.: Über die „hellen" Flimmerepithelzellen der menschlichen Uterusschleimhaut. Virchows Arch. path. Anat. **319**, 265 (1950).
[359] — Über endometriale Granulocyten (endometriale Körnchenzellen). Klin. Wschr. **1954**, 665.
[360] — C. KAUFMANN, K. G. OBER u. P. SCHNEPPENHEIM: Die „Erosion" der Portio. (Die Entstehung der Pseudoerosion, das Ektropion und Plattenepithelüberhäutung der Zervixdrüsen auf der Portiooberfläche.) Virchows Arch. path. Anat. **331**, 51 (1958).
[361] HARBERT jr., G. M., H. S. MCGANGKEY jr., W. A. SCROGGIN, and W. N. THORNTON jr.: Concentration of progesterone in newborn and maternal circulations at delivery. Obstet. and Gynec. **23**, 413 (1964).
[362] HARPER, J. J. K.: The effects of constant doses of oestrogen and progesterone on the transport of artificial eggs through the reproductive tract of ovariectomized rabbits. J. Endocr. **30**, 1 (1964).
[363] HARTMAN, C. G., and H. SPEERT: Action of progesterone on the genital organs of the unprimed rhesus monkey. Endocrinology **29**, 639 (1941).
[364] HARVEY, C.: An experimental study of the penetration of human cervical mucus by spermatozoa in vitro. J. Obstet. Gynaec. Brit. Cwlth **61**, 480 (1954).
[365] HASKINS jr., A. L.: Assay of circulating progesterone by ultraviolet spectroscopy. Proc. Soc. exp. Biol. (N.Y.) **73**, 439 (1950).

[366] HASKINS, A. L., and K. U. SOIVA: The placental transfer of progesterone-4-C^{14} in human term pregnancy. Amer. J. Obstet. Gynec. **79**, 674 (1960).
[367] —, and H. D. TAUBERT: Progesterone transportation in blood. Obstet. and Gynec. **21**, 395 (1963).
[368] HAYDEN, G. E.: Progesterone-induced withdrawel bleeding as a simple physiologic test for pregnancy. Amer. J. Obstet. Gynec. **76**, 271 (1958).
[369] HAYLES, A. B., and R. R. NOLAU: Masculinization of female fetus, possibly related to administration of progesterone during pregnancy. Proc. Mayo Clin. **33**, 200 (1958).
[370] HELLWEG, A.: Über endometriale Körnchenzellen. Arch. Gynäk. **185**, 155 (1954).
[371] — Die endometrialen Körnchenzellen. Geburtsh. u. Frauenheilk. **15**, 521 (1955).
[372] — Untersuchungen zur Charakterisierung der Granula in endometrialen Körnchenzellen. Virchows Arch. path. Anat. **329**, 111 (1956).
[373] HELLWEG, H. G., J. FÉRIN u. K. G. OBER: Über die Bildung von endometrialen Körnchenzellen bei Kastratinnen unter Hormoneinfluß. Acta endocr. (Kbh.) **33**, 261 (1960).
[374] HENDRICKS, CH. H.: A new technique for the study of motility in the nonpregnant human uterus. J. Obstet. Gynaec. Brit. Cwlth **71**, 5 (1964).
[375] HENRY, J. S., and J. S. L. BROWNE: Contractions of human uterus during menstrual cycle. Amer. J. Obstet. Gynec. **45**, 927 (1943).
[376] HENZL, M., J. HORSKÝ, J. PRESL u. J. JIRÁSEK: Zum Mechanismus der hämostatischen Wirkung des 17-α-Äthinyl-19-nor-testosterons. Arch. Gynäk. **196**, 425 (1962).
[377] HERBUT, P. A.: Gynecological and obstetrical pathology. Philadelphia: Lea & Febiger 1953.
[378] HERRELL, W. E., and A. C. BRODERS: Histological studies on endometrium during various phases of menstrual cycle. Surg. Gynec. Obstet. **61**, 751 (1935).
[379] HERRLIGHOFFER, K. M.: Die Muscularis des menschlichen Eileiters. Z. Geburtsh. Gynäk. **158**, 47 (1962).
[380] HERRMANN, U., u. H. COTTIER: Behandlung funktioneller Blutungen mit einem Oestrogen-Progesteron-Kristallgemisch (Sistocyclin „Ciba"). Geburtsh. u. Frauenheilk. **18**, 667 (1958).
[381] —, u. R. MATTER: Gravidität nach Exstirpation des Gelbkörpers. Geburtsh. u. Frauenheilk. **16**, 690 (1956).
[382] HERTIG, A. T.: In: Diagnosis in sterility (ed. E. T. ENGLE). Springfield (Ill.): Ch. C. Thomas 1945.
[383] — La nidation des oeufs humains fécondés normaux et anormaux. In: Les fonctions de nidation utérine et leurs troubles (éd. FERIN et GANDEFROY). Paris: Masson & Cie. 1960.
[384] — E. C. ADAMS, D. G. MCKAY, J. ROCK, W. J. MULLIGAN, and M. F. MENKIN: A thirteen day human ovum studied histochemically. Amer. J. Obstet. Gynec. **76**, 1025 (1958).
[385] —, and J. ROCK: Two human ova of the previllous stage, having a developmental age of about seven and nine days respectively. Contr. Embryol. Carneg. Instn **31**, 65 (1945).
[386] — — The implantation and early development of the human ovum. Transactions of the int. and fourth. Congr. of Obstet. and Gynec. (ed. G. W. KOSMAK). St. Louis: C. V. Mosby Co. 1951.
[387] — — E. C. ADAMS, and W. J. MULLIGAN: On the preimplantation stages of the human ovum: a description of four normal and four abnormal specimens ranging from the second to the fifth day of development. Contr. Embryol. Carneg. Instn **35**, 240 (1954).
[388] HERVÉ, R., et P. SERGENT: Dosage de la progestérone dans le sang. Technique et application á l'exploration du cycle menstruel normal et pathologique. Gynéc. et Obstét. **60**, 55 (1961).
[389] HILLIARD, J., D. ARCHIBALD, and C. H. SAWYER: Gonadotropic activation of preovulatory synthesis and release of progestin in the rabbit. Endocrinology **72**, 59 (1963).
[390] HILLMAN, D. A.: Fetal masculinization with maternal progesterone therapy. Canad. med. Ass. J. **80**, 200 (1959).
[391] HINSBERG, K., H. PELZER u. A. SENKEN: Bestimmung sehr kleiner Mengen Progesteron im menschlichen Plasma. Biochem. Z. **328**, 117 (1956).
[392] HISAW jr., F. L., and F. L. HISAW: Precipitation of menstruation in castrated monteys with progesterone in the presence of estroggen. Proc. Soc. exp. Biol. (N.Y.) **114**, 486 (1963).
[393] HISAW, F. L., and J. T. VELARDO: Inhibition of progesterone in decidual development by steroid compounds. Endocrinology **49**, 732 (1951).

[394] HODKINSON, C. P., E. J. IGNA, and A. P. BUKEAVICH: High potency progesterone drugs and threatened abortion. Amer. J. Obstet. Gynec. **76**, 279 (1958).
[395] HOFF, F., u. R. BAYER: Hormonale und mechanische Bedingnisse für das Wachstum des menschlichen Uterusmuskels in der Schwangerschaft. Zbl. Gynäk. **74**, 1095 (1952).
[396] HOFFMANN, F.: Über die Entstehung der Laktation. Zbl. Gynäk. **60**, 2882 (1936).
[397] — Über die Wirkung des Follikelhormons auf den histologischen Aufbau der menschlichen Brustdrüse. Zbl. Gynäk. **63**, 422 (1936).
[398] — Untersuchungen über die Progesteronbildung in der fötalen Nebenniere. Zbl. Gynäk. **69**, 1 (1947).
[399] — Über die Wirkung des Progesteron auf das Follikelwachstum im Zyklus und seine Bedeutung für die hormonelle Steuerung des Ovarialzyklus der Frau. Geburtsh. u. Frauenheilk. **22**, 433 (1962).
[400] —, u. L. V. LAÉN: Über den Progesteronnachweis in Corpora lutea, Placenten und im Schwangerenblut mit Hilfe einer intrauterinen Testierungsmethode. Zbl. Gynäk. **65**, 2014 (1941).
[401] — — Über die Progesteronbildung im Zyklus und in der Schwangerschaft. Zbl. Gynäk. **70**, 1177 (1948).
[402] —, u. CHR. MEGER: Über die Wirkung der Androgene auf die Follikelreifung und die Corpus-luteum-Bildung der Frau bei intraovarieller Applikation. Geburtsh. u. Frauenheilk. **25**, 1132 (1965).
[403] —, u. G. UHDE: Über die Progesteronbildung in den Ovarien während der Follikelreifungsphase. Zbl. Gynäk. **77**, 929 (1955).
[404] — — Über die Bedeutung des Progesteronstoffwechsels für die Auslösung der Geburtsvorgänge. Zbl. Gynäk. **77**, 1909 (1955).
[405] — — Über die Progesteronbildung in der Nebennierenrinde von Feten und von Neugeborenen. 2. Symp. Dtsch. Ges. Endokrin. 1956, S. 212.
[406] HOFFMANN, I., K. G. OBER u. A. SCHMITT: Beobachtungen an einer Scheidenendometriose. Geburtsh. u. Frauenheilk. **13**, 881 (1953).
[407] HOFFMEISTER, H., u. H. SCHULZ: Lichtoptische und elektronenoptische Befunde am Endometrium der geschlechtsreifen Frau während der Proliferations- und Sekretionsphase unter besonderer Berücksichtigung der Faserstrukturen. Beitr. path. Anat. **124**, 415 (1961).
[408] HOFHANSL, W., u. K. BAUMGARTEN: Die Behandlung des Abortus imminens mit Gestagenen. Wien. klin. Wschr. **72**, 853 (1960).
[409] HOHLWEG, W.: Die Hormone der Keimdrüsen. In: Biologie und Pathologie des Weibes (Hrsg. L. SEITZ u. A. AMREICH), Bd. I, S. 525. Berlin-Innsbruck-München-Wien: Urban & Schwarzenberg 1953.
[410] —, u. G. REIFFENSTUHL: Über die hormonelle Steuerung der Durchblutung hormonabhängiger Organe. Wien. med. Wschr. **41**, 863 (1966).
[411] — — Beziehungen zwischen der Ausscheidung von Luteinisierungshormon (LH) im Harn und der Ovarialfunktion. Geburtsh. u. Frauenheilk. **26**, 649 (1966).
[412] HOLMSTROM, E. A.: Progesterone treatment of anovulatory bleeding. Amer. J. Obstet. Gynec. **68**, 1321 (1954).
[413] HOOKER, C. W., and F. K. FORBES: A bioassay for minute amounts of progesterone. Endocrinology **41**, 158 (1947).
[414] HÖRMANN, G.: Pathogenese und Definition des Abortiveies. Geburtsh. u. Frauenheilk. **8**, 809 (1948).
[415] — Elektive Aborttherapie. Grundsätzliches zur Klinik der drohenden und fieberhaften Fehlgeburt. Dtsch. med. Wschr. **74**, 274 (1949).
[416] — Die Behandlung der Fehlgeburt. Therapiewoche **10**, 294 (1960).
[417] —, u. H. LEMTIS: Die menschliche Plazenta. In: Klinik der Frauenheilkunde und Geburtshilfe, Bd. 3 (Hrsg. H. SCHWALM u. G. DÖDERLEIN). München u. Berlin: Urban & Schwarzenberg 1965.
[418] HORSTMANN, E., u. H.-E. STEGNER: Handbuch der mikroskopischen Anatomie des Menschen, Bd. 7, Teil 4 (Ergänzung zu Bd. VII/1), Tube, Vagina und äußere weibliche Genitalorgane. Berlin-Heidelberg-New York: Springer 1966.
[419] HOTCHKISS, R. D.: A microchemical reaction resulting in the staining of polysaccharide structures in fixed tissue preparations. Arch. Biochem. **16**, 131 (1948).
[420] HUBER, A.: Über den Einfluß der Ovarialhormone auf die Glykogenbildung. Beobachtungen am Kaninchenuterus. Gynaecologia (Basel) **146**, 111 (1958).
[421] —, u. R. ULM: Probleme der Laktationsamenorrhoe. Gynaecologia (Basel) **153**, 282 (1962).
[422] HÜBNER, K. A.: Histologische Untersuchungen über Kohlenhydrate in Endometrium und Placenta. Zbl. Gynäk. **77**, 689 (1955).

[423] HUGHES, E. C.: Relationship of glycogen to problem of sterility and ovular life. Amer. J. Obstet. Gynec. 49, 10 (1945).
[424] — The intrinsic metabolism of the endometrium of the uterus. In: Progress in gynecology, vol. II (ed. MEIGS and STURGIS). New York: Grune & Stratton 1950.
[425] — The relationship of the endometrium to sterility and an unsuccessful pregnancy. West. J. Surg. 67, 166 (1959).
[426] — R. D. JACOBS, A. RUBULIS, and R. M. HUSNEY: Carbohydrate pathways of the endometrium. Effects on ovular growth. Amer. J. Obstet. Gynec. 85, 594 (1963).
[427] — A. W. VAN NESS, and CH. W. LLOYD: The nutritional value of the endometrium for implantation and in habitual abortion. Amer. J. Obstet. Gynec. 59, 1292 (1950).
[428] HUSSLEIN, H.: Zervixschleim und Sterilität. Zbl. Gynäk. 75, 1574 (1953).
[429] ISRAEL, S. L., and O. SCHNELLER: The thermogenetic property of progesterone. Fertil. and Steril. 1, 53 (1950).
[430] IWATA, M.: Beiträge zur Morphologie der menschlichen Tube. Mschr. Geburtsh. Gynäk. 81, 283 (1929).
[431] JACOBSON, B. J.: Abortion: its prediction and management. Critical evaluation of newer progestational agents and clinical report on their use in more than 1000 patients, based on observation of cervical mucus. Fertil. and Steril. 11, 399 (1960).
[432] JACOBSON, B. D.: Abortion: its prediction and management. Use of progestins in patients with aborization of cervical mucus smears. Fertil. and Steril. 16, 604 (1965).
[433] JAISLE, F., u. U. MATISEK: Progesteron-Behandlung bei drohendem Abort. Med. Klin. 57, 1224 (1962).
[434] JAKOBOVITS: Endokrinologie des Ovars. München: Johann Ambrosius Barth 1965.
[435] JAMES, W. H.: On the possibility of segregation in the propensity to spontaneous abortion in the human female. Ann. hum. Genet. 25, 207 (1961).
[436] — Grouping of spontaneous abortions. Obstet. and Gynec. 19, 549 (1962).
[437] — On the probability that an untreated habitual aborter will abort a current pregnancy. J. Obstet. Gynaec. Brit. Cwlth 69, 609 (1962).
[438] JANEVA, S.: Les ménocytes. Bull. Soc. roy. belge Gynéc. Obstét. 6, 685 (1960).
[439] JAROSCHKA, P.: Ein Beitrag zur Kenntnis der Sekretionsvorgänge der Brustdrüse von Säuglingen. Mschr. Kinderheilk. 1929, 42.
[440] JASCHKE, R. TH. V.: Die weibliche Brust. In: Biologie und Pathologie des Weibes (Hrsg. L. SEITZ u. A. I. AMREICH), Bd. V. Berlin-Innsbruck-München-Wien: Urban & Schwarzenberg 1953.
[441] JASZMANN, L.: The clinical application of endometrial phosphatase determinations. J. Obstet. Gynaec. Brit. Emp. 67, 411 (1960).
[442] JAYLE, M. F., G. ROUSSANGE, F. VEYRIN-FORRER et F. MÈGE: Intérét clinique des dosages du prégnandiol et des phénolstéroides au début de la grossesse. Bull. Féd. Soc. Gynéc. Obstét. franç. 11, 383 (1959).
[443] — F. VEYRIN-FORRER, S. GELLER et F. MÈGE: Classification biochimique des insuffisances lutéales à l'aide d'une nouvelle épreuve d'exploration dynamique du corps jaune. Gynéc. et Obstét. 60, 381 (1961).
[444] JOEL, CH. A.: Zur Histologie und Histochemie der menschlichen Eileiter während des Zyklus und Schwangerschaft. Mschr. Geburtsh. Gynäk. 110, 252 (1940).
[445] JOEL, K.: The glycogen content of the tubes during the menstrual cycle and during pregnancy. Brit. J. Obstet. Gynec. 46, 721 (1939a).
[446] — The lipoid contents of the tube during the menstrual cycle and during pregnancy. Brit. J. Obstet. Gynec. 46, 734 (1939b).
[447] JOHNSON, TH. H.: Cyclical changes of electrolytes in endometrial tissues. Amer. J. Obstet. Gynec. 75, 240 (1958).
[448] JONES, E. M., R. H. FOX, P. W. VEROW, and W. ASSCHER: Variation in capillary permeability to plasma proteins during the menstrual cycle. J. Obstet. Gynaec. Brit. Cwlth, N.S. 73, 666 (1966).
[449] JONES jr., H. W., R. WADE, and B. GOLDBERG: Phosphate liberation by endometrium in the presence of adenosintriphosphate. Amer. J. Obstet. Gynec. 64, 1118 (1952).
[450] JONES, H. W., R. WADE, and B. COLDBERG: Biochemical and histochemical alkaline glycerophosphatase in normal endometrium. Amer. J. Obstet. Gynec. 64, 1364 (1952).
[451] JONES jr., H. W., and L. WILKINS: The genital anomaly associated with prenatal exposure to progestogens. Fertil. and Steril. 11, 148 (1960).
[452] JUNG, H.: Experimentelle Ergebnisse zur Wirksamkeit der Gestagenbehandlung bei gestörter Schwangerschaft. Med. Mitt. (Schering) 25, 11 (1964).
[453] — Zur Physiologie und Klinik der hormonalen Uterusregulation. Fortschr. Geburtsh. Gynäk. 22 (1964).

[454] JUNG, H., u. F. K. KLÖCK: Zur Prognose und Therapie der drohenden Fehlgeburt und die Ergebnisse nach erhaltener Schwangerschaft. Geburtsh. u. Frauenheilk. **27**, 461 (1967).
[455] JUNKMANN, K.: Long-acting steroids in reproduction. Recent Progr. Hormone Res. **13**, 389 (1957).
[456] — Gedanken über die Regelung der Ovarialfunktion. Berl. Med. **13**, 81 (1962).
[457] KAISER, I. H.: Failure of massive doses of estrogen to promote growth of endometrial coiled arterioles. Endocrinology **43**, 127 (1948).
[458] — Newer concepts of menstruation. Amer. J. Obstet. Gynec. **56**, 1037 (1948).
[459] KAISER, R.: Die Pregnandiolausscheidung im Harn vor der Geburt. Arch. Gynäk. **179**, 115 (1951).
[460] — Das Gelbkörperhormon und seine Beziehung zum Laktationsbeginn. Zbl. Gynäk. **73**, 898 (1951).
[461] — Zur Frage der Corpus luteum-Insuffizienz beim habituellen und drohenden Abortus. Arch. Gynäk. **181**, 586 (1952).
[462] — Der Einfluß des Testosterons auf den Progesteronstoffwechsel. Klin. Wschr. **32**, 21/22, 495 (1954).
[463] — Zur Physiologie und Klinik der Corpus-luteum-Funktion. Geburtsh. u. Frauenheilk. **18**, 655 (1958).
[464] — Die therapeutische Pseudogravidität. Geburtsh. u. Frauenheilk. **19**, 593 (1959).
[465] — Sterilität durch pathologische Corpus luteum-Funktion. Beitr. 2. Fertil. u. Steril. 1959, Beilageheft Z. Geburtsh. Gynäk. Bd. 152.
[466] — Rückbildungsvorgänge in der Decidua während der Schwangerschaft. Arch. Gynäk. **192**, 209 (1959/60).
[467] — Über die Änderung des Oestrogen/Pregnandiol-Quotienten im Verlauf der Gravidität. Arch. Gynäk. **192**, 428 (1960).
[468] — Zur frühzeitigen Abortusprophylaxe mit Gestagen-Östrogen-Kombinationen. Geburtsh. u. Frauenheilk. **22**, 906 (1962).
[469] — Die Reaktion des fetalen und mütterlichen Endometriums auf die Hormone der Plazenta. Arch. Gynäk. **198**, 128 (1963).
[470] —, u. E. REGENSBURGER: Erfahrungen mit kombinierten Ovarialhormonen zur Laktationsverhinderung. Münch. med. Wschr. **40**, 2029 (1952).
[471] —, u. J. WILL: Das Verhalten der Ovarialhormone bei der Übertragung. Arch. Gynäk. **184**, 159 (1953).
[472] KAUKAAURINTA, T.: On the pregnanediol excretion in the urine during the last trimester of normal and toxemic pregnancy. Oslo 1963.
[473] KAPELLER-ADLER, R.: The effect of sex hormones on histaminase. In: Ciba Foundation Symp. on Histamine. Boston: Little, Brown & Co. 1956.
[474] KÄSER, O.: Studien an menschlichen Aborteiern mit besonderer Berücksichtigung der frühen Fehlbildungen und ihrer Ursachen. I. Mitt Schweiz. med. Wschr. **79**, 23, 509 (1953a).
[475] KAUFMANN, C.: Umwandlung der Uterusschleimhaut einer kastrierten Frau aus dem atrophischen Stadium in das der sekretorischen Funktion durch Ovarialhormone. Zbl. Gynäk. **56**, 2058 (1932).
[476] — Echte menstruelle Blutung bei kastrierten Frauen nach Zufuhr von Follikel- und Corpus luteum-Hormon. Klin. Wschr. **12**, 217 (1933).
[477] — Die Behandlung der Amenorrhoe mit hohen Dosen der Ovarialhormone. Klin. Wschr. **12**, 1557 (1933).
[478] — Beitrag zur Theorie der menstruellen Blutung. Zbl. Gynäk. **59**, 1508 (1935).
[479] — Corpus luteum. Arch. Gynäk. **183**, 264 (1953).
[480] — Progesteron, sein Schicksal im Organismus und seine Anwendung in der Therapie. Klin. Wschr. **33**, 345 (1955).
[481] — Über Sexualhormone der Frau. Rückblick und Ausblick. Klin. Wschr. **36**, 1145 (1958).
[482] — Zur Therapie mit Keimdrüsenhormonen. Dtsch.med. Wschr. **86**, 1577 (1961).
[483] —, u. W. GIESEN: Die Behandlung der auf normaler Dysfunktion beruhenden unregelmäßigen und langdauernden Genitalblutungen. Arch. Gynäk. **170**, 30 (1940).
[484] — — Die hormonale Behandlung der durch Follikelpersistenz bedingten genitalen Blutung. Zbl. Gynäk. **65**, 703 (1941).
[485] — M. WEBER u. J. ZANDER: Das Problem der hormonalen Behandlung drohender Fehlgeburten. Dtsch. med. Wschr. **84**, 347 (1959).
[486] — U. WESTPHAL u. J. ZANDER: Untersuchungen über die biologische Bedeutung der Ausscheidungsprodukte des Gelbkörperhormons. Arch. Gynäk. **179**, 247 (1951).
[487] —, u. J. ZANDER: Progesteron im menschlichen Blut und Gewebe. II. Progesteron im Fettgewebe. Klin. Wschr. **1956**, 34.

[488] KELLER, M., u. A. HAUSER: Zur Beurteilung der Pregnandiolausscheidung in der zweiten Zyklushälfte. Gynaecologia (Basel) **149**, 337 (1960).
[489] KISTNER, R. W.: A thirteen-day normal human embryo showing early villous and yolksac development. Amer. J. Obstet. Gynec. **65**, 24 (1953).
[490] KLEIN, J.: Progesteron und Basaltemperatur nach dem 3. Monat. Geburtsh. u. Frauenheilk. **11**, 418 (1951).
[491] KLEISS, E.: Zum Problem der zyklischen Veränderungen in der weiblichen Brustdrüse. Gegenbaurs morph. Jb. **104**, 609 (1963).
[492] KLOPPER, A. J.: Some observations on pregnanediol excretion during the normal menstrual cycle. Acta endocr. (Kbh.) **24**, Suppl. 31, 207 (1957).
[493] — The excretion of pregnanediol during the normal menstrual cycle. J. Obstet. Gynaec. Brit. Cwlth **64**, 504 (1957).
[494] — Clinical aspects of progesterone metabolism. Ann. Obstet. Ginec. **82**, 421 (1960).
[495] —, and M. MACNAUGHTON: Hormones in recurrent abortion. J. Obstet. Gynaec. Brit. Cwlth **72**, 1022 (1965).
[496] —, and E. A. MICHIE: Oestriol and pregnanediol excretion during pregnancy and the onset of labour. J. Endocr. **22**, XIV (1961).
[497] —, and E. A. MICHIE: The excretion of urinary pregnanediol after the administration of progesterone. J. Endocr. **13**, 360 (1956).
[498] —, and J. B. BROWN: A method for the determination of urinary pregnanediol. J. Endocr. **12**, 209 (1955).
[499] KNAUS, H.: Experimentelle Untersuchungen zur Physiologie und Pharmakologie der Uterusmuskulatur in der Schwangerschaft. Naunyn-Schmiedebergs Arch. exp. Path. Pharmak. **124**, 152 (1927).
[500] — Das physiologische Verhalten der Uterusmuskulatur während der Schwangerschaft als Ursache des Geburtseintritts. Arch. Gynäk. **132**, 32 (1927).
[501] — Zur Ursache des Geburtseintrittes. Münch. med. Wschr. **75**, 553 (1928).
[502] — Über den Zeitpunkt der Konzeptionsfähigkeit des Weibes im Intermenstruum. Münch. med. Wschr. **76**, 5 (1929).
[503] — Zur Physiologie des Corpus luteum. Arch. Gynäk. **138**, 201 (1929); **140**, 181 (1930); **141**, 374, 395 (1930).
[504] — Zur Frage der Standardisation des Corpus-luteum-Extraktes. Klin. Wschr. **1**, 838 (1930); — Naunyn-Schmiedebergs Arch. exp. Path. Pharmak. **151**, 371 (1930).
[505] — Über die Funktion des Corpus luteum. Klin. Wschr. **1**, 961 (1930).
[506a] — Über den Zeitpunkt der Konzeptionsfähigkeit des Weibes. Arch. Gynäk. **146**, 343 (1931).
[506b] — Über die periodische Fruchtbarkeit. Arch. Gynäk. **161**, 122 (1936).
[507] — Zur Anatomie, Physiologie und Klinik der Uterusmuskulatur. Zbl. Gynäk. **129**, 122 (1948).
[508] — Die Physiologie der Zeugung des Menschen. Wien: Wilhelm Maudrich 1950.
[509] — Bemerkenswerte zeitliche Konstanzen in der Physiologie der Zeugung der Säuger und des Menschen. Wien. klin. Wschr. **72**, 636 (1960).
[510] KNEER, M., H. BURGER u. H. SIMMER: Über die Atmung der Schleimhaut menschlicher Eileiter. Arch. Gynäk. **181**, 561 (1951/52).
[511] KOESTER, H.: Tierexperimentelle Untersuchungen zur Frage der Tubensekretion. Beitr. z. Fertil. u. Steril. Beilageheft Geburtsh. Gynäk. **162**, 63 (1964).
[512] KOK, F.: Über die Versorgung der Fallopischen Tube mit motorischen Nerven. Arch. Gynäk. **130**, 173 (1927).
[513] KOLBOW, H.: Uterus und Vagina im seitlichen Röntgenbild. Zbl. Gynäk. **65**, 748 (1941).
[514] — Die Reaktionsfähigkeit der menschlichen Tube auf Hypophysenhinterlappenextrakt in den verschiedenen Cyclusphasen. Arch. Gynäk. **173**, 613 (1942).
[515] KOLONJA, S.: Die Kindesübertragung. Kritische Betrachtungen zum Thema. Arch. Gynäk. **188**, 12 (1956).
[516] KOTZ, H. L., and W. HERMANN: A review of the endocrine induction of human ovulation. Fertil. and Steril. **12**, 96 (1961).
[517] KRAUNOLD, E.: Genese und Behandlung der Mastodynie. Dtsch. Gesundh.-Wes. **16**, 1479 (1961).
[518] KRONE, H. A.: Die Bedeutung der Eibettstörungen für die Entstehung menschlicher Mißbildungen. Stuttgart: Gustav Fischer 1961.
[519] — Häufigkeit der Abortiveier in Abhängigkeit vom Alter der Mutter. Geburtsh. u. Frauenheilk. **22**, 1294 (1962).
[520] KUBLI, F., u. M. KELLER: Kasuistischer Beitrag zum Problem der echten Übertragung. Gynaecologia (Basel) **152**, 305 (1961).
[521] KUECKENS, H.: Zur Frage der cyklischen Veränderungen der Mamma und des menschlichen Scheidenepithels. Z. Geburtsh. Gynäk. **96**, 55 (1929).

[522] KUMAR, D., and A. C. BARNES: Studies on the mechanism of action of progesterone on the human myometrium. I. Effect of progesterone on the high energy phosphate bonds (Adenosinetriphosphate and phosphocreatine). Bull. Johns Hopk. Hosp. 113, 6 (1963).
[523] — — Studies on human myometrium. VI. Tissue progesterone profile of the various compartments in the same individual. Amer. J. Obstet. Gynec. 92, 717 (1965).
[524] — J. A. GOODUO, and A. G. BARNES: Isolation of progesterone from human pregnant myometrium. Nature (Lond.) 195, 4847 (1962).
[525] — — Studies in human myometrium during pregnancy. IV. In vitro progesterone-oxytocin relationship. Amer. J. Obstet. Gynec. 84, 8 (1962).
[526] — — — In vivo effects of intravenous progesterone infusion on human gravid uterine contractility. Bull. Johns Hopk. Hosp. 113, 53 (1963).
[527] — T. WAGATSUMA, W. J. SULLIVAN, and A. G. BARNES: Studies on the mechanism of progesterone on the human myometrium. Amer. J. Obstet. Gynec. 90, 1355 (1964).
[528] KUNZ, W., u. H. BURGER: Über die Beeinflussung des Gewebestoffwechsels durch Progesteron. Zbl. ges. exp. Med. 123, 225 (1954).
[529] KUPPERMAN, H. S., J. SEIDE, and J. A. EPSTEIN: The use of progestins in habitual abortion — Notes on salvage and foetal abnormalities. Acta endocr. (Kbh.) 35, 673 (1960).
[530] KURIYAMA, H.: Progesterone and the defence mechanism of pregnancy. Ciba Foundation Study Group 9. London: J. & A. Churchill Ltd. 1961.
[531] — The effect of progesterone and oxytocin on the mouse myometrium. J. Physiol. (Lond.) 159, 26 (1961).
[532] —, and A. CSAPO: Placenta and myometrial block. Amer. J. Obstet. Gynec. 82, 592 (1961).
[533] — — A study of the parturient uterus with microelectrode technique. Endocrinology 68, 1010 (1961).
[534] KURZROCK, R., and C. BRINBERG: A study of semen mucus penetration and its relation to a test for ovulation. Int. J. Fertil. 3, 134 (1958).
[535] LACNY, J.: Cyclic progestational therapy of amenorrhea. Canad. med. Ass. J. 86, 931 (1962).
[536] LAHM, N.: Zur Morphologie und Biologie des Menstruationsvorganges in der Uterusschleimhaut. Zbl. Gynäk. 42, 2699 (1926).
[537] LAMAR, J. K., L. B. SHETTLES, and E. DELFS: Cyclic penetrability of human cervical mucus to spermatozoa in vitro. Amer. J. Physiol. 129, 234 (1940).
[538] LANDAU, R. L., D. M. BERGENSTAL, K. LUGIBIHL, and M. E. KASCHT: The metabolic effects of progesterone in man. J. clin. Endocr. 15, 1194 (1955).
[539] — E. J. PLOTZ, and K. LUGIBIHL: Effect of pregnancy on the metabolic influence of administered progesterone. J. clin. Endocr. 20, 1561 (1960).
[540] LANGE, W.: Beiträge zur Frage der Deciduabildung in der Tube bei tubarer und intrauteriner Gravidität. Mschr. Geburtsh. Gynäk. 15, 48 (1902).
[541] LANGECKER, H.: Die Bedeutung der chemischen Bestimmungsmethoden von Steroidhormonen für die Klinik. Berl. Med. 9, 375 (1958).
[542] LANGHANS, TH.: Über Glykogen in pathologischen Neubildungen und den menschlichen Eihäuten. Virchows Arch. path. Anat. 120, 28 (1890).
[543] LANGMADE, CH. F., S. NOTRICIA, J. DEMETRION, and A. G. WARE: Pregnanediol excretion in threatened abortion. Amer. J. Obstet. Gynec. 81, 1149 (1961).
[544] LAQUEUR, W.: Über den Glykogengehalt der Uterusschleimhaut. Mschr. Geburtsh. Gynäk. 119, 223 (1945).
[545] LASS, P. M., J. SMELSER, and R. KURZROCK: Studies relating to time of human ovulation. III. During lactation. Endocrinology 23, 39 (1938).
[546] LAURENTIUS, G. DE, e M. CAMURI: Composizione elettrolytica dell'endometrio in rapporto a stati funzionali diversi. Riv. Ostet. Ginec. 14, 451 (1959).
[547] LAURITZEN, CH.: Die Regulation der Basaltemperatur in der Schwangerschaft. Arch. Gynäk. 191, 122 (1958).
[548] — Biologische Wirkungen des 20β-Hydroxy-pregn-4-en-β-on. Acta endocr. (Kbh.) 44, 225 (1963).
[549] — Biologische Wirkung von Oestrogen- und Gestagenmetaboliten. Fortschr. Med. 81, 657 (1963).
[550] — Untersuchungen zur biologischen Aktivität von Progesterol-20α und -20β. Geburtsh. u. Frauenheilk. 26, 611 (1966).
[551] —, u. W. D. LEHMANN: Pregnandiolbestimmungen im Plasma vor, während und nach der Entbindung. Z. Geburtsh. Gynäk. 162, 159 (1964).
[552] — — Die Bedeutung der Steroidhormone für die Hyperbilirubinämie und Ikterus neonatorum. Geburtsh. u. Frauenheilk. 25, 962 (1965).

[553] LAURITZEN, CH., u. W. D. LEHMANN: Einfluß von Steroidhormonen auf Bilirubinwerte beim Neugeborenen. 2. Mitt. Geburtsh. u. Frauenheilk. **26**, 17 (1966).
[554] LAX, H.: Hormonale Probleme in der Schwangerschaft. Zbl. Gynäk. **72**, 1801 (1950).
[555] — Histologischer Atlas gynäkologischer Erkrankungen. Stuttgart: Georg Thieme 1956.
[556] LAZAREV, N. J.: Role of progesterone in the ovarian cycle. Symposium. Acta cytol. (Philad.) **6**, 215 (1962).
[557] LEINZINGER, E.: Die Steuerung der Lactation. Zbl. Gynäk. **71**, 912 (1949).
[558] LE VINE, L.: Habitual abortion. A controlled study of progestational therapy. West. J. Surg. **72**, 30 (1964).
[559] LEWIN, E.: Histochemische Untersuchungen an Uterusschleimhäuten. Z. Geburtsh. Gynäk. **157**, 196 (1961).
[560] LEWIRTH, ST.: Zur Frage der Schleimsekretion der Corpusmucosa. Zbl. Gynäk. **62**, 409 (1938).
[561] LINDENSCHMIDT, W., u. T. ZEILE: Das Verhalten der Aldolase und der Lactatdehydrogenase im menschlichen Endometrium. Zbl. Gynäk. **84**, 577 (1962).
[562] LINDIG, P.: Die Brustdrüsensekretion beim Neugeborenen. Mschr. Geburtsh. Gynäk. **47**, 534 (1918).
[563] LITTLE, B., and A. SHAW: The conversion of progesterone to 17α-hydroxyprogesterone by human placenta in vitro. Acta endocr. (Kbh.) **36**, 455 (1961).
[564] LOEB, L.: The relation of the ovary to the uterus and mammary gland, from the experimental aspect. Trans. Amer. gynec. Soc. **42**, 172 (1917).
[565] LOESER, A. A.: The action of intravenously injected sex hormones and other substances on the blood flow in the human endometrium. J. Obstet. Gynaec. Brit. Emp. **55**, 17 (1948).
[566] LONG, M. E., and F. DOKO: Cytochemical studies on nonmalignant and malignant human endometria. Ann. N.Y. Acad. Sci. **75**, 504 (1958/59).
[567] LORAINE, J. A., and E. T. BELL: Hormone excretion during the normal menstrual cycle. Lancet **1963 I**, 1340.
[568] LÖVLI, E.: Die Wirkung des Corpus-luteum-Hormons auf das an Eiweiß gebundene Blutjodniveau im Menschen. Vorhergehende Mitteilung. Z. ges. inn. Med. **14**, 844 (1959).
[569] LUBARSCH, O.: Über die Bedeutung der pathologischen Glykogenablagerungen. Virchows Arch. path. Anat. **183**, 188 (1906).
[570] LUTWAK-MANN, C.: Biochemical approach to the study of ovum implantation in the rabbit. In: ECKSTEIN, Implantation of Ova. Cambridge University Press 1959.
[571] — Biochemical approach to the study of ovum implantation in the rabbit. Mem. Soc. Endocr. **6**, 35 (1959).
[572] — J. C. VOURNSNELL, and J. P. BENNET: Blastocyst-uterine relationship: Uptake of radioactive ions by the early rabbit embryo and its environment. J. Reprod. Fertil. **1**, 169 (1960).
[573] LYON, R. A.: Pregnandiol excretion at onset of labor. Amer. J. Obstet. Gynec. **51**, 403 (1946).
[574] —, and M. J. STAMM: The onset of ovulation during the puerperium. Calif. west. Med. **65**, 99 (1946).
[575] LYONS, W. R., C. H. LI, and R. E. JOHNSON: The hormonal control of mammary growth and lactation. Recent Progr. Hormone Res. **14**, 219 (1958).
[576] MACDONALD, R. R.: Cervical mucus and the management of abortion. J. Obstet. Gynaec. Brit. Cwlth **70**, 4, 580 (1963).
[577] MACNAUGHTON, M. C.: Pregnancy following abortion. J. Obstet. Gynaec. Brit. Cwlth **68**, 789 (1961).
[578] — Urinary steroids in spontaneous abortion. Acta endocr. (Kbh.), Suppl. **67**, 124 (1962).
[579] —, and M. GREIG: The conversion of progesterone to pregnanediol in human pregnancy. J. Obstet. Gynaec. Brit. Cwlth **72**, 1029 (1965).
[580] MAEQUOT, P., et R. MORICARD: La présence du glycogène dans la muqueuse utérine de femme, un des rests d'action de la progestérone. Bull. Soc. Obstét. Gynéc. (Paris) **27**, 503 (1938).
[581] MAGNUS, E. M.: Weiblicher Pseudohermaphroditismus im Anschluß an Hormonzufuhr bei der Mutter in der Schwangerschaft. Mitteilung über einen Fall. T. norske Lægeforen. **80**, 92 (1960) [Norwegisch].
[582] MAKEPEACE, A. W., A. L. WEINSTEIN, and M. H. FRIEDMAN: The action of progestin and progesterone on ovulation in the rabbit. Amer. J. Physiol. **119**, 512 (1937).
[583] MARKEE, J.: Rhythmic variations in the vascularization of the uterus of the guinea pig during oestrous cycle. Amer. J. Obstet. Gynec. **17**, 205 (1929).
[584] — Menstruation in intraocular transplants in the rhesus monkey. Contr. Embryol. Carneg. Instn **177**, 177 (1940).

[585] MARKEE, J.: Menstruation in intraocular endometrial transplants in the rhesus monkey. Carnegie Inst. Wash. Publ. 518, 219 (1940).
[586] — The morphological and endocrine basis for menstrual bleeding. In: Progress in gynecology, vol. II (ed. MEIGS and STURGIS). New York 1950.
[587] — The relation of blood flow to endometrial growth and the inception of menstruation. In: E. T. ENGLE, Menstruation and its disorders. Springfield (Ill.) 1950.
[588] MARSHALL, J. M., and A. CSAPO: Hormonal and ionic influences on the membrane activity of uterine smooth muscle cells. Endocrinology 68, 1026 (1961).
[589] MARTI, M.: Progesteronkonzentration im Blut unter hochdosiertem Relaxans Librium. Gynaecologia (Basel) 155, 48 (1963).
[590] —, u. O. SCHINDLER: Eine Methode zur Bestimmung von Progesteron im Plasma. Gynaecologia (Basel) 151, 67 (1961).
[591] MARIN, P. L.: Detection of ovulation by the basal temperature curve with correlating endometrial studies. Amer. J. Obstet. Gynec. 46, 53 (1943).
[592] MASSENBACH, W. V.: Über die unzweckmäßige Anwendung von Corpus-luteum-Hormon. Dtsch. med. Wschr. 19, 513 (1941).
[593] MASSON, G., and M. M. HOFFMANN: Studies on role of liver in metabolism of progesterone. Endocrinology 37, 111 (1945).
[594] MASTROIANNI jr., C., F. BEER, U. SHAW, and T. H. CLEWE: Endocrine regulation of oviduct secretions in the rabbit. Endocrinology 68, 92 (1961).
[595] —, and R. C. WALLACH: Effect of ovulation and early gestation on the oviduct secretion in the rabbit. Amer. J. Physiol. 200, 815 (1961).
[596] MATSUMORO, S., M. OZAWA, Y. NOGAMI, and H. OHASKI: Menstrual cycle in puberty. Gunma J. med. Sci. 12, 119 (1963).
[597] MATTHEW, G. D.: Observations on the clinical uses of some new progestational agents. Proc. roy. Soc. Med. 53, 434 (1960).
[598] MAURISIO, E.: Trattamento dell'aborto endocrino. Ann. Ostet. Ginec. 82, 530 (1960).
[599] MAYER, G.: Recent studies on hormonal control of delayed implantation and superimplantation in the rat. Mem. Soc. Endocr. 6, 76 (1959).
[600] — L'ovo-implantation et la vie latente de l'œuf. Bull. Soc. roy. Gynéc. Obstét. 29, 1 (1959).
[601] — Une méthode d'exploration de l'ovo-implantation: l'interruption du développement de l'œuf. Ann. Endocr. (Paris) 21, 501 (1960).
[602] MAZER, C., and A. J. ZISERMAN: Pseudomenstruation in the human female. Amer. J. Surg. 18, 332 (1932).
[603] McKAY, D. G.: Metachromasia in the endometrium. Amer. J. Obstet. Gynec. 59, 882 (1950).
[604] — A. T. HERTIG, W. A. BARDAWIL, and J. T. VELARDO: Histochemical observations on the endometrium. I. Normal endometrium. Obstet. Gynec. Guide (Wash.) 8, 22 (1956).
[605] McLENNAN, CH. E., and P. KOETS: A chemical study of endometrium throughout the menstrual cycle. West. J. Surg. 61, 169 (1953).
[606] McMANUS, J. F. A.: Histological demonstration of mucin after periodic acid. Nature (Lond.) 158, 202 (1946).
[607] — Histological and histochemical use of periodic acid. Stain Technol. 23, 99 (1948).
[608] MEINRENKEN, H.: Über die Bedeutung der zyklischen Veränderungen der Endometriumgefäße in der funktionellen Diagnostik des Endometriums. Zbl. Gynäk. 72, 1505 (1950).
[609] MEY, R.: Über die Ätiologie und Pathogenese der Abortiveier. Stuttgart: Gustav Fischer 1961.
[610] — Zur 6α-Methyl-17α-acetoxyprogesteron-Therapie während der Gravidität. Geburtsh. u. Frauenheilk. 23, 291 (1963).
[611] — Zur Frage der fetalen Maskulinisierung durch Progesteronbehandlung während der Gravidität. Geburtsh. u. Frauenheilk. 23, 615 (1963).
[612] —, u. H. SCHEID: Tierexperimentelle Untersuchungen zur Frage einer androgenen Wirkung von Athinyl-nor-testosteron. Geburtsh. u. Frauenheilk. 19, 783 (1959).
[613] MIGEON, C. J., J. BERTRAUD, and C. A. GEMZELL: The transplacental passage of various steroid hormones in mid-pregnancy. Recent Progr. Hormone Res. 17, 207 (1961).
[614] MIKHAIL, G., W. M. NOALL, and W. M. ALLEN: Progesterone levels in the rabbit ovarian blood throughout pregnancy. Endocrinology 69, 504 (1961).
[615] — J. ZANDER, and W. M. ALLEN: Steroids in ovarian vein blood. J. clin. Endocr. 23, 1267 (1963).
[616] MIKULICZ-RADECKI, F. v.: Experimentelle Untersuchungen über Tubenbewegungen. Arch. Gynäk. 125, 484 (1925); 128, 318 (1926).

[617] MIKULICZ-RADECKI, F. v., u. E. KAUSCH: Über Beziehungen zwischen Kohabitation und Gravidität im jugendlichen Alter und der daraus erkannte Follikelzyklus beim Menschen. Zbl. Gynäk. **59**, 2290 (1935).
[618] MISCHEL, W.: Die Physiologie und Pathologie der Laktation. Mastitis. In: Klinik der Frauenheilkunde und Geburtshilfe (Hrsg. H. SCHWALM u. G. DÖDERLEIN), Bd. 3, S. 165. München u. Berlin: Urban & Schwarzenberg 1963.
[619] — Die pathologische Sekretion der Brustdrüsen außerhalb der Schwangerschaft. Hamb. Geb. Ges. 15. 11. 63. Ref. Geburtsh. u. Frauenheilk. **24**, 422 (1964).
[620] MITTELSTRASS, H., u. J. PLOTZ: Störungen des Hormongleichgewichtes bei den Schwangerschaftsspättoxikosen und Versuch ihrer therapeutischen Beeinflussung. Arch. Gynäk. **177**, 188 (1950).
[621] MOELL, O. H.: Die Wirkung der Ovarialhormone auf die Lactation im Frühwochenbett. Arch. Gynäk. **178**, 153 (1950).
[622] MOGHISSI, K. S., and D. W. NESCHAM: Cyclic changes of cervical mucus proteins. Amer. J. Obstet. Gynec. **96**, 91 (1966).
[623] MOLEN, H. J. VAN DER: Determination of plasma progesterone during pregnancy. Clin. chim. Acta **8**, 943 (1963).
[624] —, and D. GROEN: Determination of progesterone in human peripheral blood using gas-liquid chromatography with electron capture detection. J. clin. Endocr. **25**, 1625 (1965).
[625] — B. RUNNEBAUM, E. E. NISHIZAWA, E. KRISTENSEN, TH. KIRSCHBAUM, W. G. WIEST, and K. B. EIK-NES: On the presence of progesterone in blood plasma from normal women. J. clin. Endocr. **25**, 170 (1965).
[626] MOLLER, K. J. A., and F. FUCHS: Double-blind controlled trial of 6-methyl-17-acetoxy-progesterone in threatened abortion. J. Obstet. Gynaec. Brit. Cwlth **72**, 1042 (1965).
[627] — G. WAGNER, and F. FUCHS: Inability of progesterone to delay abortion induced with hypertonic saline. Amer. J. Obstet. Gynec. **90**, 694 (1964).
[628] MOORE, N. W., and T. J. ROBINSON: The vaginal response of the spayed ewe to repeated injections of oestradiol benzoate given alone or preceded by progesterone. J. Endocr. **14**, 297 (1957).
[629] MOQUOT, P., et R. PALMER: Courbe de temperature et actions hormonelles en gynécologie. Presse méd. **1940 I**, 305.
[630] MORGAN, J., W. R. HACKET, and T. HUNT: The place of progesterone in the treatment of abortion. J. Obstet. Gynaec. Brit. Emp. **67**, 323 (1960).
[631] MORICARD, R.: Critères morphologiques utérins et vaginaux de l'exploration cyto-hormonale dans la phase lutéale. Paris: In: La fonction lutéale. Paris: Masson & Cie. 1954.
[632] MOSLER, K. H.: Über den Einfluß von Progesteron auf die Motilität des menschlichen Uterusmuskels. Naunyn-Schmiedebergs Arch. exp. Path. Pharmak. **247**, 322 (1964).
[633] MOSZKOWSKI, C., J. D. WOODRUFF, and A. E. S. JONES: The inadequate luteal phase. Amer. J. Obstet. Gynec. **83**, 363 (1962).
[634] MÜLLER, H. A.: Die Wehenbereitschaft des Uterus. Z. Geburtsh. Gynäk. **9**, 1107 (1958).
[635] — Histologie des Endometriums (Diskussionsbemerkung). Geburtsh. u. Frauenheilk. **20**, 299 (1960).
[636] — Der Eiweißstoffwechsel der unbefruchteten und befruchteten Säugereizelle. Z. ges. exp. Med. **135**, 299 (1962).
[637] — Der Zelleiweißstoffwechsel während der Nidation, Placentation und Keimentwicklung. München u. Berlin: Urban & Schwarzenberg 1964.
[638] NAKAJIMA, T., H.-J. STAEMMLER u. A. LIPP: Untersuchungen über die Pregnandiolausscheidung neugeborener Knaben. Klin. Wschr. **38**, 389 (1960).
[639] NAPP, J. H.: Oestrogen- und Pregnandiolausscheidung im Wochenbett. Geburtsh. u. Frauenheilk. **18**, 604 (1958).
[640] — M. TONGUC u. S. KARAALILER: Die Östrogen- und Pregnandiolausscheidung vor, während und nach der Geburt. Arch. Gynäk. **194**, 1 (1960).
[641] NAUMANN, K.: Schwangerschaftsveränderungen am menschlichen Eileiter. Zbl. Gynäk. **55**, 3618 (1931).
[642] NELSON, M. M., and H. M. EVANS: Maintenance of pregnancy in the absence of dietary proton with estrone and progesterone. Endocrinology **55**, 543 (1954).
[643] NETTER, A., ED. LAKAM et A. LAMBERT-NETTER: Les insuffisances lutéales d'origine primitivement ovarienne. Ann. Endocr. (Paris) **25**, 147 (1964).
[644] NEUMANN, H. O.: Schwangerschaftsreaktionen im Neugeborenenorganismus. S.-B. Ges. Naturwiss. Marburg **65**, 61 (1930).
[645] NEVINNY-STICKEL, J.: Die Behandlung funktioneller Uterusblutungen mit Äthinyl-nor-testosteron-acetat. Ärzt. Wschr. **16**, 807 (1959).
[646] — Untersuchungen über die Abhängigkeit der Eiimplantation von hormonalen Einflüssen bei der Ratte. Z. Geburtsh. Gynäk. **157**, 113 (1961).

[647] NILSSON, O.: Electron microscopy of the glandular epithelium in the human uterus. II. Early and lase luteal phase. J. Ultrastruct. Res. **6**, 422 (1962).
[648] NILSSON, L.: Treatment of threatened abortion with progesterone. Acta obstet. gynec. scand. **42**, Suppl. 6, 128 (1963).
[649] NOVAK, E.: Recent advances in the physiology of menstruation. Can menstruation occur without ovulation? J. Amer. med. Ass. **94**, 833 (1933).
[650] — Der anovulatorische Zyklus der Frau. Geburtsh. u. Frauenheilk. **2**, 168 (1940).
[651] —, and H. S. EVERETT: Cyclical and other variations in the tubal epithelium. Amer. J. Obstet. Gynec. **14**, 499 (1928).
[652] NOYES, R. W.: The effects of progesterone on secretory endometrium and its relationship to human fertility. Proc. II. Wld. Congr. Fertil. Steril. **1**, 347 (1958).
[653] — The underdeveloped secretory endometrium. Amer. J. Obstet. Gynec. **77**, 929 (1959).
[654] — The endocrine control of the passage of spermatozoa and ova through the female genital tract. Fertil. and Steril. **10**, 48 (1959).
[655] —, A. T. HERTIG, and J. ROCK: Dating the endometrial biopsy. Fertil. and Steril. **1**, 3 (1950).
[656] NUMERS, C. v.: Über die Zellformen des Stromagewebes der menschlichen Gebärmutterschleimhaut. Acta obstet. gynec. scand. **22**, Suppl. III (1942).
[657] — On the specific granular cells (globular leucocytes) of the human endometrium. Acta path. microbiol. scand. **33**, 33 (1953).
[658] OBER, K. G.: Die zyklischen Veränderungen der Endometriumgefäße. Geburtsh. u. Frauenheilk. **9**, 736 (1949).
[659] — Die wechselnde Aktivität der alkalischen Phosphatase im Endometrium und Ovar während des menstruellen Cyclus sowie im Myometrium unter der Geburt. Eine histochemische Darstellung. Klin. Wschr. **28**, 9 (1950).
[660] — Aufwachtemperatur und Ovarialfunktion. Klin. Wschr. **30**, 357 (1952).
[661] — Die Behandlung der unzulänglichen Keimdrüsenfunktion. Erschienen in: SEITZ-AMREICH, Biologie und Pathologie des Weibes, Bd. 2, Allg. Teil II. Berlin u. Wien: Urban & Schwarzenberg 1952.
[662] — Grundlagen der Hormonbehandlung funktioneller gynäkologischer Blutungen. Dtsch. med. Wschr. **80**, 552 (1955).
[663] — Ovar. In: Klinik der inneren Sekretion. (Hrsg. A. LABHART). Berlin-Göttingen-Heidelberg: Springer 1957.
[664] — Die Anwendung der Sexualhormone in der Gynäkologie. Geburtsh. u. Frauenheilk. **17**, 610 (1957).
[665] — I. KLEIN u. H. WEBER: Zur Frage einer Progesteronbehandlung. Experimentelle Untersuchungen mit dem Hooker-Forbes-Test und klinische Beobachtungen mit Kristallsuspensionen. Arch. Gynäk. **184**, 543 (1954).
[666] —, u. M. WEBER: Beitrag zur Progesteronwirkung. Klin. Wschr. **29**, 53 (1951).
[667] — P. SCHNEPPENHEIM, H. HAMPERL u. C. KAUFMANN: Die Epithelgrenzen im Bereiche des Isthmus uteri. Arch. Gynäk. **190**, 346 (1958).
[668] OBER, W. B., and J. BERNSTEIN: Observations on the endometrium and ovary of the newborn. Pediatrics **14**, 445 (1955).
[669] ODEBLAD, E., and B. WESTIN: An autoradiographic study with P^{32} of the rabbit uterus. Acta endocr. (Kbh.) **11**, 311 (1952).
[670] ODELL, L. D., and W. H. FISHMAN: The beta glucuronidase activity of human endometrium. J. Lab. clin. Med. **33**, 1619 (1948).
[671] OERTEL, G. W., S. B. WEISS, and K. B. EIK-NES: Determination of progesterone in human blood plasma. J. clin. Endocr. **19**, 213 (1959).
[672] OGINO, K.: Ovulationstermin und Konzeptionstermin. Zbl. Gynäk. **54**, 464 (1930).
[673] OKKELS, H.: Histophysiology of human endometrium. In: E. T. ENGLE, Menstruation and its disorders. Springfield (Ill.) 1950.
[674] —, and E. T. ENGLE: Studies on the finer structure of the uterine blood vessels of the macacus monkey. Acta path. microbiol. scand. **15**, 150 (1938).
[675] OSJAKINA, A. J., u. A. E. MANDELSTAM: Funktionelle Diagnostik in der Gynäkologie. Leningrad: Medgiz 1947.
[676] OVERZIER, C.: Echter Hermaphroditismus und Pseudohermaphroditismus. Arch. Gynäk. **198**, 345 (1963).
[677] PALMER, A.: Menstruations alutéales décelées par la courbe thermique. Gynéc. et Obstét. **43**, 164 (1943).
[678] —, et J. DEVILLERS: Cycle ovarien et courbes thermiques. Utilisation pour le diagnostic de la date de l'ovu.ation. C. R. Soc. franç. Gynéc. **9**, 60 (1939).
[679] — Action thermique des hormones sexuelles chez la femme. C. R. Soc. Biol. (Paris) **130**, 895 (1939).

[680] PALMER, R., et J. ROBEL: Intérêt clinique du dosage concomitant du prégnandiol, de phénolstéroides et des 17-cétostéroides chez les femmes sujettes aux avortements du 1. trimestre. Cah. Coll. Méd. Hôp., Paris **1**, 551 (1960).

[681] PAPANICOLAOU, G. N.: The sexual cycle in the human female, as revealed by vaginal smears. Amer. J. Anat. **52**, 519 (1933).

[682] — The existence of a "post menopause" rhythm in women, as indicated by the study of vaginal smears. Anat. Rec. **55**, 71 (1933).

[683] — On the continuation of sexual rhythmus in a woman after menopause. Anat. Rec. **64**, 37 (1936).

[684] — Anat. Rec. **91**, 203 (1945). Zit. nach [216].

[685] — General survey of a vaginal smear and its use in research and diagnosis. Amer. J. Obstet. Gynec. **51**, 316 (1946).

[686] — H. F. TRAUT, and A. MARCHETTI: The epithelia of woman's reproductive organs. New York 1948.

[687] PASETTO, N., S. DERAGUA, G. MONTANINO e A. VICCONE: L'eliminazione ormonale gonadotrope e steroidea nell'organismo femminile dal primo anno alla pubertà. Minerva ginec. **17**, 941 (1965).

[688] PAYNE, H. W., and J. P. LATOUR: Quantitative estimations of endometrial glycogen using the anthrope method. J. clin. Endocr. **15**, 1106 (1955).

[689] PEARLMAN, W. H.: Steroid hormone levels in relation to steroid hormone production. II. Circulating. Ciba Found. Coll. Endocr. **11**, 233 (1957).

[690] —, and E. CERCEO: The isolation of pregnanol-3α-one 20, pregnanediol 3α, 20β and etiocholanediol 3α, 17β from the bile of pregnant cows. J. biol. Chem. **176**, 847 (1948).

[691] —, and G. PINCUS: The metabolism of pregnenolone. Fed. Proc. **5**, 79 (1946).

[692] —, and M. THOMAS: The progesterone content of human placental blood. Endocrinology **52**, 590 (1953).

[693] PERSSON, B. H.: The effect of combined oestrogen-progesterone treatment on the function and structure of mammary glands in lactating rats. Acta Soc. Med. upsalien. **65**, 101 (1960).

[694] PERSSON, B. A., u. L. PLOMAN: Laktationshemmung durch kombinierte Östrogen-Progesteronbehandlung. Zbl. Gynäk. **83**, 1668 (1961).

[695] PFEIFFER, C. A.: Effects of progesterone on ovulation in rhesus monkeys. Anat. Rec. **106**, 233 (1950).

[696] PHELPS, D.: Menstruation. In: Essentials of human reproduction (ed. VELARDO). New York: Oxford University Press 1958.

[697] PHILIPP, E.: Schwangerschaftsveränderungen beim Neugeborenen. Arch. Gynäk. **166**, 185 (1938).

[698] PHILLIPS, W. A.: The inhibition of estrous cycles in the albino rat by progesterone. Amer. J. Physiol. **119**, 623 (1937).

[699] PINCUS, G.: Some effects of progesterone and related compounds upon reproduction and early development in mammals. Acta endocr. (Kbh.) **23** (Suppl. 28), 18 (1956).

[700] —, and R. E. KIRSCH: The sterility in rabbits produced by injections of oestrone and related compounds. Amer. J. Physiol. **115**, 219 (1936).

[701] PINTO, R. M.: Nuevos aportes sobre la iniciación del trabajo de parto. Obstet. Ginec. lat.-amer. **22**, 16 (1964).

[702] PION, R., S. H. CONRAD, and B. J. WOLF: Pregnenolone sulfate — an efficient precursor for the placental production of progesterone. J. clin. Endocr. **26**, 225 (1966).

[703] — R. JAFFE, G. ERIKSSON, N. WIQUIST, and E. DICZFALUSY: Studies on the metabolism of C-21 steroids in the human foeto-placental unit. I. Formation of α,β-unsaturated 3-ketons in midterm placentas perfused in situ with pregnenolone and 17α-hydroxypregnenolone. Acta endocr. (Kbh.) **48**, 234 (1965).

[704] PLIESS, G.: Pränatale Schäden. Ergebn. inn. Med. Kinderheilk. **17**, 264 (1962).

[705] PLOTZ, E. J.: Die Pregnandiolausscheidung bei Hyperemesis gravidarum, Blasenmole, Chorionepitheliom und Scheinschwangerschaft. Z. Geburtsh. Gynäk. **130**, 316 (1949).

[706] — Die Bedeutung des Progesterons bei der Entstehung und Behandlung der Fehlgeburt. Arch. Gynäk. **178**, 212 (1950).

[707] — Die Anwendung radioaktiver Isotope in der Erforschung des Progesteronstoffwechsels in der Schwangerschaft. 6. Symp. Dtsch. Ges. Endocr. 28.—30. 4. 59 Kiel. Ref. Geburtsh. Frauenheilk. **19**, 723 (1959).

[708] — Die Behandlung habitueller Fehlgeburten mit Gestagenen. Med. Welt **1960**, 2134.

[709] — Klinisch-experimentelle Grundlagen der Virilisierung weiblicher Feten durch Gestagene. Geburtsh. u. Frauenheilk. **22**, 73 (1962).

[710] —, u. E. DARUP: Die Bedeutung der Pregnandiolausscheidung im Harn für die Gynäkologie und Geburtshilfe. Arch. Gynäk. **177**, 486 (1950).

[711] PLOTZ, E. J., and M. E. DAVIS: Distribution of radioactivity in human maternal and fetal tissues following administration of C^{14}-4-progesterone. Proc. Soc. exp. Biol. (N.Y.) **95**, 92 (1957).
[712] — M. WIENER, and M. E. DAVIS: Effect of administered progesterone on urinary excretion of endogenous pregnanediol in pregnancy. Amer. J. Obstet. Gynec. **87**, 1 (1963).
[713] POLANO, O.: Mamma und Menstruation. Arch. Gynäk. **120**, 259 (1923).
[714] — Untersuchungen über die cyclischen Veränderungen der weiblichen Brust während der Geschlechtsreife. Z. Geburtsh. Gynäk. **87**, 363 (1924).
[715] PÖPPERL, C.: Über die Verteilung der Schwangerschaften auf das Lebensalter der Frau. Diss. München 1959.
[716] POSSE, N.: The motility pattern of the monpregnant uterus. Studies in vivo of the motility of the human uterus during and after the reproductive period. Acta obstet. gynec. scand. **37** (Suppl. 2) (1958).
[717] POTS, P.: Zur Progesteronbehandlung funktioneller Blutungen. Zbl. Gynäk. **77**, 1754 (1955).
[718] PRILL, H. J.: Die Behandlung gynäkologisch-funktioneller Blutungsstörungen durch die sogenannte hormonale Kürettage. Münch. med. Wschr. **99**, 944 (1957).
[719] — Über die Durchblutung des Uterus. Die medikamentöse Beeinflussung der Uterusdurchblutung. Z. Geburtsh. Gynäk. **152**, 180 (1959).
[720] — Durchblutung. In: SCHMIDT-MATTHIESEN, Das normale Menschliche Endometrium. Stuttgart: Georg Thieme 1963.
[721] PSYCHOYOS, A.: Nouvelles recherches sur l'ovoimplantation. C. R. Acad. Sci. (Paris) **252**, 2306 (1961).
[722] PUDER, H., u. G. WOLF: Zur Möglichkeit der Cyclusdiagnose aus dem Zervixschleim und dem histologischen Bild der Zervixdrüsen. Geburtsh. u. Frauenheilk. **13**, 995 (1953).
[723] PUNDEL, J. P.: Les frottis vaginaux endocriniens. Paris: Masson & Cie. 1950.
[724] — Problème de l'exploration de la fonction lutéale par les frottis vaginaux. Extrait du volume « La fonction lutéale ». Paris: Masson & Cie. 1951.
[725] — Acquisitions récentes en cytologie vaginale hormonale. Paris: Masson & Cie. 1957.
[726] — Symposium on the effects of progestational agents. Acta cytol. (Philad.) **6**, 279 (1962).
[727] RANDALL, C. L.: Pregnancies observed in the likely-to-abort patient with or without hormone therapy before or after conception. Amer. J. Obstet. Gynec. **69**, 643 (1955).
[728] RAUSCHER, H.: Vergleichende Untersuchungen über das Verhalten des Vaginalabstrichs, der Zervixfunktion und der Basaltemperatur im zweiphasischen Zyklus. Geburtsh. u. Frauenheilk. **14**, 327 (1954).
[729] — Die funktionelle Diagnostik aus dem Vaginalabstrich. In: ANTOINE, Klinische Fortschritte „Gynäkologie". Wien u. Innsbruck: Urban & Schwarzenberg 1954.
[730] — Die Ermittlung der präovulatorischen Phase durch die Simultanuntersuchung von Vaginalabstrich (Smear) und Zervix. Geburtsh. u. Frauenheilk. **16**, 890 (1956).
[731] — Zur Substitution der Gelbkörperwirkung durch 17-α-Oxy-Progesteron-Capronat. Zbl. Gynäk. **80**, 312 (1958).
[732] — Untersuchungen über die Länge der beiden Zyklusphasen in Relation zur Gesamtdauer des Zyklus bei Frauen mit Kinderwunsch. Geburtsh. u. Frauenheilk. **18**, 575 (1958).
[733] — Kritisches zur Beurteilung von Erfolgen bei der unfreiwilligen Kinderlosigkeit. Beitr. z. Fertil. u. Steril. 3. Folge, 102 (1961).
[734] — Die bedrohte Schwangerschaft. Wien. med. Wschr. **47**, 832 (1964).
[735] — Die Ovulation (Morphologie). Arch. Gynäk. **202**, 121 (1965).
[736] —, u. G. ROMBERG: Erfolgreiche Behandlung funktioneller Gebärmutterblutungen durch einmalige Verabreichung einer in Öl gelösten Östrogen-Progesteron-Kombination. Zbl. Gynäk. **78**, 2002 (1956).
[737] —, u. R. ULM: Der histologische Befund als Beweisgrundlage für Schlußfolgerungen auf das Verhalten am inneren Genitale und die Zeit der Befruchtung. Arch. Gynäk. **198**, 249 (1963).
[738] RAWLINGS, W. J.: Pregnandiol excretion and placental insufficiency. Fertil. and Steril. **16**, 323 (1965).
[739] —, and V. J. KRIEGER: The value of the pregnanediol excretion test in the prognosis of abortion. J. Obstet. Gynaec. Brit. Emp. **66**, 905 (1959).
[740] — — Studies in the prevention of recurrent abortion due to corpus luteum deficiency. I. Med. J. Aust. **45**, II, 561 (1958); II. Med. J. Aust. **45**, II, 567 (1958); III. Med. J. Aust. **45**, II, 572 (1958).
[741] — — Pregnanediol excretion in multiple pregnancy. Med. J. Aust. **47**, II, 297 (1960).
[742] REID, D. E.: A Textbook of obstetrics. Philadelphia: W. B. Saunders Co. 1962.

[743] REIFENSTEIN, E. C.: The clinical use of 17-α-Hydroxyprogesterone-17-n-Capronate in habitual abortion. Ann. N.Y. Acad. Sci. **71**, 762 (1958).
[744] REIMANN-HUNZIKER, R.: Pregnandiolbestimmung als Mittel der Empfängnisregelung. Gynaecologia (Basel) **152**, 86 (1961).
[745] —, u. W. WILD: Die Pregnandiolbestimmung als Mittel zur Empfängnisregelung. Münch. med. Wschr. **103**, 1264, 1300 (1961).
[746] REMOTTI, G.: L'R. N. A. endometriale nel ciclo anovulare. (Ricerca istochimica.) Ann. Ostet. Ginec. **79**, 365 (1957).
[747] REYNOLDS, S. R. M.: Physiology of the uterus. New York: P. B. Hoeber 1949.
[748] —, and W. M. ALLEN: The effect of progestin-containing extracts of corpora lutea on uterine motility in the unaestized rabbit with observations on pseudopregnancy. Amer. J. Physiol. **102**, 39 (1932).
[749] RILEY, G. M., E. DOUTAS, and B. GILL: Use of serial vaginal smears in detecting time of ovulation. Fertil. and Steril. **6**, 86 (1955).
[750] RIONDEL, A., J. F. TAIT, S. A. S. TAIT, and B. LITTLE: Estimation of progesterone in human peripheral blood. J. clin. Endocr. **25**, 229 (1965).
[751] ROBERTSON, J. G., and A. W. MAXWELL: Urinary pregnanediol estimation in pregnancy. J. Obstet. Gynaec. Brit. Cwlth **70**, 422 (1963).
[752] ROBY, C. C., W. B. OBER, and J. E. DRORBAUGH: Pregnanediol excretion in the urine of newborn male infants. Pediatrics **17**, 877 (1956).
[753] ROCK, J.: Diskussionsbemerkung. Amer. J. Obstet. Gynec. **76**, 1025 (1958).
[754] —, and M. K. BARTLETT: Biopsy studies of human endometrium. Criteria of dating and information about amenorrhea, menorrhagia and time of ovulation. J. Amer. med. Ass. **108**, 202 (1937).
[755] — C. R. GARCIA, and M. F. MENKIN: A theory of menstruation. N.Y. Acad. Sci. **75**, 831 (1959).
[756] ROCK, J. R., C. R. GARCIA, and G. PINCUS: Synthetic progestins in the normal human menstrual cycle. Recent Progr. Hormone Res. **13**, 323 (1957).
[757] ROCKENSCHAUB, A.: Der menstruelle Zyklus. Z. Geburtsh. Gynäk. **155**, 105 (1960).
[758] — Diskussionsbemerkung zu H. KNAUS, S. 89. Beitr. zur Fertil. Steril. 3. F. Stuttgart: Ferdinand Enke 1961.
[759] RODDICK jr., J. W., G. K. C. ING, and D. MIDBOE: Isozymes of lactic dehydrogenase in normal endometrium. Amer. J. Obstet. Gynec. **95**, 459 (1966).
[760] RODRIGNEZ-GALINDO, M.: Fixation von radioaktivem Schwefel in der uterinen Sekretion. Geburtsh. u. Frauenheilk. **23**, 163 (1963).
[761] ROEMER, H.: Die Klinik der Lactation. Arch. Gynäk. **178**, 133 (1950).
[762] ROGERS, J.: Endocrine and metabolic aspects of gynecology. Philadelphia and London: W. B. Saunders Co. 1963.
[763] —, and F. MCLELLAN: Isolation of pregnanediol from human bile after oral administration of progesterone. J. clin. Endocr. **11**, 246 (1951).
[764] —, and S. H. STURGIS: Pregnanediol excretion in normal women. J. clin. Endocr. **10**, 89 (1950).
[765] ROLAND, M.: A simple test for the determination of ovulation, estrogen activity and early pregnancy using the cervical mucus secretion. Amer. J. Obstet. Gynec. **63**, 81 (1952).
[766] ROSA, P.: Endocrinologie sexuelle du foetus féminin. Paris: Masson & Cie. 1955.
[767] ROSENBERG, H., u. P. POTS: Vergleichende Untersuchungen über den lactationshemmenden Effekt der Sexualhormone und des Para-oxy-propiophenous. Z. Geburtsh. Gynäk. **158**, 104 (1962).
[768] ROSENBERG, A.: Über menstruelle, durch das Corpus luteum bedingte Mammaveränderungen. Frankfurt. Z. Path. **27**, 466 (1922).
[769] ROTH, O. A.: Über die klinische Brauchbarkeit des Vaginal-Smear-Verfahrens nach PAPANICOLAOU zur Diagnose und Prognose von Aborten. Gynaecologia (Basel) **131**, 19 (1951).
[770] — Das Kolpopyknogramm als Kontrollmethode der Follikelhormonwirkung. Zbl. Gynäk. **74**, 1489 (1952).
[771] — Die Zytologie der Progesteronwirkung. In: H. RUNGE, Gynäkologische Zytologie. Beitr. zur Krebsforschung, Bd. 4. Dresden u. Leipzig: Theodor Steinkopff 1954.
[772] —, u. H. BURGER: Über die Bedeutung der Vaginalsmearmethode nach PAPANICOLAOU zur Bestimmung des Ovulationstermins im Vergleich zur Pregnandiolausscheidung und Morgentemperaturkurve. Zbl. Gynäk. **73**, 931 (1951).
[773] ROTHCHILD, I.: Effect of large doses of intravenously administered progesterone on gonadotropin excretion in the human female. J. clin. Endocr. **17**, 754 (1957).
[774] — Corpus luteum-pituitary relationship: The effect of progesterone on the folliculotropic potency of the pituitary in the rat. Endocrinology **70**, 303 (1962).

[775] ROTHCHILD, J., and A. C. BARNES: The effect of dosage and of estrogen, androgen or salicilate administration on the degree of body temperature elevation induced by progesterone. Endocrinology **50**, 485 (1952).
[776] RUBENSTEIN, B. B.: The relation of cyclic changes in human vaginal smears to body temperature and basal metabolic rates. Amer. J. Physiol. **119**, 635 (1937).
[777] RUNGE, H., u. H. EBNER: Die Bedeutung der Histochemie für die Gynäkologie. In: Klinische Fortschritte „Gynäkologie" (Hrsg. T. ANTOINE). Wien: Urban & Schwarzenberg 1954.
[778] — — u. W. LINDENSCHMIDT: Vorzüge der kombinierten Alcianblau-PAS-Reaktion für die gynäkologische Histopathologie. Dtsch. med. Wschr. **81**, 1525 (1956).
[779] RUNNEBAUM, B., H. VAN DER MOLEN, and J. ZANDER: Steroids in human peripheral blood of the menstrual cycle. Steroids, Suppl. **2**, 189 (1965).
[780] —, and J. ZANDER: Progesteron, Δ^4-Pregnen-20α-ol-3-on, Δ^4-Pregnen-20β-ol-3-on und 17α-Hydroxyprogesteron im Plasma von Nabelvene und Nabelarterien. Klin. Wschr. **40**, 453 (1962).
[781] — — Progesterone in the human peripheral blood of the preovulatory period of the menstrual cycle. Acta endocr. (Kbh.) **55**, 91 (1967).
[782] RUSSEL, C. S.: Pregnanediol excretion in pregnancy. J. Endocr. **22**, XV (1961).
[783] — C. J. DEWHURST, and D. H. BLAKEY: The pregnanediol excretion in suspected placental insufficieny. J. Obstet. Gynaec. Brit. Emp. **67**, 1 (1960).
[784] SAAVEDRA, R., C. CRISOSTO, E. ACUNA y Y. E. ONETTO: Empleo de progesterona endovenosa en las pruebas de permeabilidad tubaria. Rev. chil. Obstet. Ginec. **27**, 96 (1962).
[785] SADOVSKY, A., B. BERCOVICI, A. LAUFER, W. POLISHUK, and ST. KOHANE: Correlation between vaginal cytologic findings and placental pathologic observations in early abortions. Obstet. and Gynec. **20**, 256 (1962).
[786] SALVATIERRA, V., y E. BAIXAULI: La pregnanedioluria en el aborto habitual (Symposium sobre aborto habitual). Acta ginec. (Madr.) **9**, 213 (1958).
[787] SALVATORE, C. A.: Die Kristallisation des Cervixschleimes. An. Clin. ginec. Fac. Med. S. Paulo **6**, 237 (1959).
[788] SANDBERG, A. A., and W. R. SLAUNWHITE jr.: The metabolic fate of C^{14}-progesterone in human subjects. J. clin. Endocr. **18**, 253 (1957).
[789] SANNICANDRO, G.: Azione del progesterone sintetico sulla mucosa vaginale umana. Atti Soc. Ostet. Ginec. **35**, 26 (1939).
[790] SCHLIEF, H.: Physikochemische Untersuchungen an Vaginalepithelien während des menstruellen Zyklus. Arch. Gynäk. **184**, 324 (1954).
[791] SCHMIDT-MATTHIESEN, H.: Histochemische Studien am normalen menschlichen Endometrium. Habil.-Schr. Göttingen 1961.
[792] — Die Vaskularisierung des menschlichen Endometriums. Arch. Gynäk. **196**, 575 (1962).
[793] — Histochemische Untersuchungen der Endometrium-Grundsubstanz. Acta histochem. (Jena) **13**, 129 (1962).
[794a] — Histochemie. In: Das normale menschliche Endometrium (Hrsg. H. SCHMIDT-MATTHIESEN). Stuttgart: Georg Thieme 1963.
[794b] — Vaskularisierung. In: Das normale menschliche Endometrium. (Hrsg. H. SCHMIDT-MATTHIESEN). Stuttgart: Georg Thieme 1963.
[795] SCHMIDT, W., u. H. KYANK: Die Bildung von Corticoiden aus Progesteron im Placentahomogenat. Arch. Gynäk. **193**, 109 (1959).
[796] SCHNEPPENHEIM, P., H. HAMPERL, C. KAUFMANN u. K. G. OBER: Die Beziehungen des Schleimepithels zum Plattenepithel an der Cervix uteri im Lebenslauf der Frau. Arch. Gynäk. **190**, 303 (1958).
[797] SCHOFIELD, B. M.: Hormonal control of pregnancy by the ovary and the placenta in the rabbit. J. Physiol. (Lond.) **151**, 578 (1960).
[798] SCHÖLER, H. F. L., and A. M. DE WACHTER: Biological properties of 9,10-isomeric steroids. I. Progestational acticity of 9β,10α-steroids. Acta endocr. (Kbh.) **35**, 188 (1960).
[799] SCHREINER, W. E.: Die placentaren Funktionen und ihre Störungen. Gynaecologia (Basel) **161**, 372 (1966).
[800] SCHRÖDER, R.: Der normale menstruelle Zyklus der Uterusschleimhaut. Berlin: August Hirschwald 1913.
[801] — Anatomische Studien zur normalen und pathologischen Physiologie des Menstruationszyklus. Arch. Gynäk. **104**, 127 (1915).
[802] — Zyklische Veränderungen am Endometrium corporis uteri. In: Handbuch der Gynäkologie, Bd. I/2 (Hrsg. W. STOECKEL). München: J. F. Bergmann 1928.
[803] — Der mensuelle Genitalcyclus des Weibes und seine Störungen. In: Handbuch der Gynäkologie, Bd.I/2 (Hrsg. W. STOECKEL). München: J. F. Bergmann 1928.

[804] SCHRÖDER, R.: Die weiblichen Genitalorgane. In: Handbuch der mikroskopischen Anatomie des Menschen, S. 329—556 (Hrsg. W. v. MÖLLENDORFF). Berlin: Springer 1930.
[805] — Die Klinik des normalen und gestörten mensuellen Cyclus. Arch. Gynäk. 183, 204 (1953).
[806] — Lehrbuch der Gynäkologie. Leipzig 1959.
[807] SCHÜLLER, E.: Epithelien und Stromazellen des menschlichen Endometriums. Arch. Gynäk. 196, 49 (1961).
[808] SCHULTZE, G. K. F.: In: SCHULTZE-ERBSLÖH, Gynäkologische Röntgendiagnostik. Stuttgart: Ferdinand Enke 1954.
[809] SCHULZE, E. E.: Geburtsvorbereitung mit Progesteron. Zbl. Gynäk. 84, 1942 (1962).
[810] SCHUURMANS, R.: Untersuchungen über Wasser- und Elektrolytverteilung. Zbl. Gynäk. 80, 1507 (1958).
[811] SCHWALM, H., u. K. H. MOSLER: Zur Frage der Progesteronbehandlung vorzeitiger Wehentätigkeit. Zbl. Gynäk. 87, 596 (1965).
[812] SCHWARTZ, H. A., and W. P. HUTCHERSON: Hormones in early or suspected pregnancy. Sth. med. J. (Bgham, Ala.) 54, 80 (1961).
[813] SEGALOFF, A., J. C. WEED, W. H. STERNBERG, and W. PARSON: The progesterone therapy of human uterine leiomyomas. J. clin. Endocr. 9, 1273 (1949).
[814] SECKINGER, D. L., and F. F. SNYDER: Cyclic changes in the spontaneous contractions of the human fallopian tube. Amer. J. Obstet. Gynec. 16, 800 (1928).
[815] SEMM, K.: Fermente, Hormone, Vitamine in der Geburtshilfe. In: H. SCHWALM u. G. DÖDERLEIN, Klinik der Frauenheilkunde und Geburtshilfe. München u. Berlin: Urban & Schwarzenberg 1965.
[816] —, u. J. BERNHARD: Stiegerung des mütterlichen Serum-Oxytocinase-Spiegels durch Gestagenverabreichung bei Abortus imminens. Geburtsh. u. Frauenheilk. 24, 980 (1964).
[817] SERMAN, R.: I gruppi tiolici nella salpinge umana. (Ricerca istochemica.) Arch. Ostet. Ginec. 67, 1 (1962).
[818] SHAW, H.: The fate of the Graafian follicle in the human ovary. J. Obstet. Gynaec. Brit. Emp. 32, 679 (1925).
[819] SHEARMAN, R. P., and W. J. GARRET: Double blind study of effect of 17-hydroxyprogesterone caproate on abortion rate. Brit. med. J. 1936, 292.
[820] SHELESNYAK, M. C.: Some experimental studies on the mechanism of ovo-implantation in the rat. Recent Progr. Hormone Res. 13, 296 (1957).
[821] — Histamine and the nidation of the ovum. Mem. Soc. Endocr. 6, 84 (1959).
[822] — Nidation of the fertilized ovum. Endeavour 19, 81 (1960).
[823] —, et P. F. KRAIGER: Décidualisation: Une étude expérimentale. In: Les fonctions de nidation utérine et leurs troubles (éd. FERIN et GAUDEFROY). Paris: Masson Cie. 1960.
[824] SHETTLES, L. B.: Der Zervicalzyklus beim Menschen. Geburtsh. u. Frauenheilk. 12, 1 (1952).
[825] — Die klinische Bedeutung der zyklischen Veränderungen der Mukosa der Cervix uteri und deren Absonderungen. In: Klinische Fortschritte Gynäkologie (Hrsg. T. ANTOINE). Wien u. Innsbruck: Urban & Schwarzenberg 1954.
[826] — A morula stage og human ovum developed in vitro. Fertil. and Steril. 6, 287 (1955).
[827] — Further observations on living human oocytes and ova. Amer. J. Obstet. Gynec. 69, 365 (1955).
[828] — The living human ovum. Amer. J. Obstet. Gynec. 76, 398 (1958).
[829] — Ovum humanum. Wachstum, Reifung, Ernährung, Befruchtung und frühe Entwicklung. München u. Berlin: Urban & Schwarzenberg 1960.
[830] — Endometrium und Nidation. In: Das normale Endometrium (Hrsg. H. SCHMIDT-MATTHIESEN). Stuttgart: Georg Thieme 1963.
[831] SHORR, E.: Effect of concomitant administration of oestrogens and progesterone on vaginal smear in man. Proc. Soc. exp. Biol. (N.Y.) 43, 501 (1940).
[832] SHORT, R. V.: Progesterone in blood. I. The chemical determination of progesterone in peripheral blood. J. Endocr. 16, 415 (1958).
[833] — II. Progesterone in the peripheral blood of pregnant cows. J. Endocr. 16, 426 (1958).
[834] — Biochemical Society Symposium on the Biosynthesis and Secretion of Adrenocortical Steroids, London, 1960, No 18, p. 59.
[835] — Progesterone. Vortr. Symposium on endocrine control of labour. Lund, Schweden 1960. Zit. [453].
[836] —, and B. ETON: Progesterone in blood. J. Endocr. 18, 418 (1959).
[837] —, and J. LEVETT: The fluorometric determination of progesterone in human plasma during pregnancy and the menstrual cycle. J. Endocr. 25, 239 (1962).

[838] SIMMER, H.: Hormonbehandlung während der Schwangerschaft als Ursache eines Pseudohermaphroditismus femininus externus Neugeborener. Dtsch. med. Wschr. 86, 173 (1961).

[839] —, u. J. SIMMER: Progesteron im peripheren Venenblut von Schwangeren mit Spätgestosen. Klin. Wschr. 37, 971 (1959).

[840] SIMON, J.: Anomalies endometriales de la phase sécrétoire caractérisées par la tirade: Pauvretés des épines conjonctives, œdème localisé à la spongiosa, et insuffisance de developpement des artères spiralées. Bull. Soc. eoy. belge Gynéc. Obstét. 25, 417 (1955).

[841] SIRTORI, C., e E. MORANO: Formazioni ossiofile citoplasmache nell'adenocarcinoma endometrilae umano al microscopio elettronico. Tumori 47, 429 (1961).

[842] SJÖVALL, A.: Untersuchungen über die Schleimhaut der Cervix uteri. Acta obstet. gynec. scand. 18, Suppl. 4 (1938).

[843] SKOLDBORG, H.: The glucogen in the endometrium as a diagnostic aid and therapeutic guide. Int. Congr. für Gynäk. u. Geburtsh., Genf 1954. Ref. Ber. ges. Gynäk. Geburtsh. 52, 123 (1954).

[844] SMITH, G. V. S.: Textbook of endocrinology, p. 349. Philadelphia and London: W. B. Saunders Co. 1950.

[845] SMOLKA, H., u. L. KOSCH: Über zytologische Veränderungen am Vaginalepithel des Neugeborenen. Geburtsh. u. Frauenheilk. 14, 337 (1954).

[846] —, u. H. J. SOOST: Grundriß und Atlas der gynäkologischen Zytodiagnostik, 2. Aufl. Stuttgart: Georg Thieme 1965.

[847] SMYTH, C. N.: The concept of uterine irritability and its clinical applications, exemplified by the oxytocin sensitivity test. Bibl. gynaec. (Basel) 17, 71 (1958).

[848] DEL SOL, J. R., J. GARCÍA-ORCOYEN y J. DE ALDAMA: Acción de los gestágenos sobre il epitelio vaginal atrófico. Toko-ginec. práct. 23, 356 (1964).

[849] —, and C. ROHRBACH: The effect of progesterons on the atrophic epithelium. Acta cytol. (Philad.) 6, 231 (1962).

[850] — — Effects of progestogens on the highly proliferated vaginal epithelium. Acta cytol. (Philad.) 6, 278 (1962).

[851] SOLOMON, S., C. E. BIRD, R. WILSON, N. WIQVIST, and E. DICZFALUSY: Progesterone metabolism in the fetal placental unit. In: Proc. 2. Int. Congr. Endocr., p. 721. Amsterdam: Excerpta Medica 1965.

[852] — J. T. LANMAN, J. LIND, and S. LIEBERMAN: The biosynthesis of Δ^4-androstenedione and 17α-hydroxyprogesterone by surviving human fetal adrenals. J. biol. Chem. 233, 1084 (1958).

[853] — M. WATANABE, D. V. DOMINGUEZ, M. J. GRAY, C. I. MEEKER, and E. A. H. SIMS: Progesterone and aldosterone secretion rates in pregnancy. Excerpta med. (Amst.), Int. Congr. Ser. 51, 267 (1962).

[854] SOMMERVILLE, J. F., G. F. MARRIAN, and B. E. CLAYTON: Effect of diethylstiloestrol on urinary excretion of pregnanediol and endogenous oestrogen during pregnancy. Lancet 1959, 680.

[855] — M. T. PICKET, W. P. COLLINS, and D. C. DENYER: A modified for the quantitative determination of progesterone in human plasma. Acta endocr. (Kbh.) 43, 101 (1963).

[856] SOULE, S. D., H. C. WASSERMAN, and R. BURSTEIN: Potential salvage in threatened abortion. Fertil. and Steril. 11, 603 (1960).

[857] SOUTHAM, A. L., and F. P. GONZAGA: Systemic changes during the menstrual cycle. Amer. J. Obstet. Gynec. 91, 142 (1965).

[858] SPEERT, H.: Cyclic changes in the mammary gland of the rhesus monkey. Surg. Gynec. Obstet. 73, 388 (1941).

[859] — The uterine decidua in ectopic pregnancy: Its natural history and some biologic interpretations. Amer. J. Obstet. Gynec. 76, 491 (1958).

[860] —, and A. F. GUTTMACHER: Frequency and significance of bleeding in early pregnancy. J. Amer. med. Ass. 155, 712 (1954).

[861] SPYKER, M. A., and R. S. FIDLER: Glycogen studies on human endometrium: Correlation of quantitative chemical estimation and the qualitative demonstration by histological methods. J. clin. Endocr. 2, 365 (1942).

[862] STAEMMLER, H. J.: Die endokrinen Beziehungen zwischen Mutter und Frucht. Klin. Wschr. 38, 97 (1960).

[863] — Störungen der weiblichen Sexualfunktion. In: A. JORES u. H. NOWAKOWSKI, Praktische Endokrinologie, 2. Aufl. Stuttgart: Georg Thieme 1964.

[864] — Die gestörte Regelung der Ovarialfunktion. Physiologie, Experiment und Klinik. Berlin-Göttingen-Heidelberg: Springer 1964.

[865] STAEMMLER, M.: Untersuchungen über die Bedeutung der Gitterfasern im Stroma. Arch. Gynäk. 182, 445 (1953).

[866] STAEMMLER, H. J., u. H. STAEMMLER: Über die synergistische Funktion des Zwischenhirn-Hypophysensystems bei Verabfolgung von Gonadotropinen (PMS und HCG). Studien unter Gestagenbelastung. Arch. Gynäk. **194**, 183 (1960).
[867] STARK, G., u. P. SCHAUDER: Die Ausscheidung von Pregnandiol bei gesunden Schwangeren und fortlaufend hoher Aldosteron-Gabe. Zbl. Gynäk. **88**, 925 (1966).
[868] STEGNER, H. E.: Das Epithel der Tuba uterina des Neugeborenen. Elektronenmikroskopische Befunde. Z. Zellforsch. **55**, 247 (1961).
[869] — Elektronenmikroskopische Untersuchungen über die Sekretionsmorphologie des menschlichen Tubenepithels. Arch. Gynäk. **197**, 351 (1962).
[870] — Über Reservesubstanzen und nutritive Beziehungen der Säugereizelle während der Blastogenese. Arch. Gynäk. **202**, 255 (1965).
[871] STEIN, R. J., and V. M. STUERMER: Cytodynamic properties of the human endometrium. III. Variations in the nucleoprotein content of the endometrium during the menstrual cycle. Amer. J. Obstet. Gynec. **61**, 414 (1951).
[872] STIEVE, H.: Die regelmäßigen Veränderungen der Muskulatur und des Bindegewebes in der menschlichen Gebärmutter in ihrer Abhängigkeit eines gelben Körpers, nebst Beschreibung eines menschlichen Eies im Zustand der ersten Reifeteilung. Z. mikr.-anat. Forsch. **6**, 351 (1926).
[873] — Über die Neubildung von Muskelzellen in der Wand der schwangeren menschlichen Gebärmutter. Zbl. Gynäk. **56**, 1442 (1932).
[874] STOLL, P., H. EBNER u. W. LINDENSCHMIDT: Die Bedeutung histochemischer Methoden für die gynäkologische Histo- und Zytodiagnostik. Geburtsh. u. Frauenheilk. **14**, 1065 (1954).
[875] STRAND, A.: Oestriol and pregnanediol estimation in the urine als an aid in the examination of placental function. Acta obstet. gynec. scand. **42**, Suppl. 6, 96 (1963).
[876] STRAUSS, F.: Implantation und Implantationsvorbereitungen bei Säugetieren. Anat. Anz. **106/107**, Erg.-H. 57 (1960).
[877] — Die Ovoimplantation beim Menschen. Gynäk. Rdsch. **1**, 3 (1964).
[878] STRAUSS, G.: Zur Histochemie der Kohlenhydrate in den Endometriumsdrüsen des Menschen. Arch. Gynäk. **197**, 524 (1962).
[879] STUERMER, V. M., and R. STEIN: Cytodynamic properties of the human endometrium. IV. Water content of human endometrium during various phases of the menstrual cycle. Amer. J. Obstet. Gynec. **61**, 669 (1951).
[880] — — Cytodynamic properties of the human endometrium. V. Metabolism and the enzymatic activity of the human endometrium during the menstrual cycle. Amer. J. Obstet. Gynec. **63**, 359 (1952).
[881] STURGIS, S. H., and J. V. MEIGS: Endometrial cycle and mechanism of normal menstruation. Amer. J. Surg. **33**, 369 (1936).
[882] SUCHOWSKY, G. K., u. K. JUNKMANN: Zur Frage der Virilisierung des Feten durch Behandlung der Mutter mit Gestagenen. Geburtsh. u. Frauenheilk. **20**, 1019 (1960).
[883] SWANBERG, H.: Histaminase in pregnancy, with special reference to its origin and formation. Acta physiol. scand. **23**, Suppl. 79 (1950).
[884] SWARTZ, D. P., and G. E. S. JONES: Progesterone in anovulatory bleeding. Fertil. and Steril. **8**, 103 (1957).
[885] SWYER, G. I. M., and V. LITTLE: Progestational agents and disturbances of pregnancy. J. Obstet. Gynaec. Brit. Cwlth **72**, 1014 (1965).
[886] TAPFER, S.: Die hormonale Steuerung der Geburt. Berlin: Urban & Schwarzenberg 1944.
[887] — Follikelhormon als Wehenmittel. Bibl. gynaec. (Basel) **20**, 162 (1959).
[888] — Das Follikelhormon — ein physiologisches Wehenmittel. Münch. med. Wschr. **102**, 621 (1960).
[889] — Die Bedeutung des Follikelhormons für die Geburtshilfe. Zbl. Gynäk. **82**, 1513 (1960).
[890] — Zur Frage der natürlichen und künstlichen Gebärmutterhemmstoffe. In: Relaxation und Sedation des menschlichen Uterus. II. Symposium Bern 1963. Fortschr. Geburtsh. Gynäk. **19**, 30—46 (1964).
[891] TAUBERT, D. H., and A. L. HASKINS: Intravenous infusion of progesterone in human females: Blood levels and effect on labor. Obstet. and Gynec. **22**, 405 (1963).
[892] TELFER, M. A., and F. L. HISAW jr.: Biochemical responses of the rabbit endometrium and myometrium to oestradiol and progesterone. Acta endocr. (Kbh.) **25**, 390 (1957).
[893] THEMANN, H., u. W. SCHÜNKE: Die Feinstruktur der Drüsenepithelien des menschlichen Endometriums. In: Das normale menschliche Endometrium. Hrsg. H. SCHMIDT-MATTHIESEN). Stuttgart: Georg Thieme 1963.
[894] THEOBALD, G. W., and R. A. RUNDBORG: Changes in myometrial sensitivity to oxytocin provoked in different ways. J. Obstet. Gynaec. Brit. Cwlth **69**, 417 (1962).
[895] THIJSSEN, J. H. H., and J. ZANDER: Progesterone -4-^{14}C and its metabolism in the blood after intravenous injection into women. Acta endocr. (Kbh.) **51**, 563 (1966).

[896] THOMSEN, K., u. J. H. NAPP: Nebenwirkungen bei hochdosierter Nortestosteronmedikation in der Gravidität. Geburtsh. u. Frauenheilk. **20**, 508 (1960).
[897] TIETZE, K.: Zur Frage nach den zyklischen Veränderungen des menschlichen Tubenepithels. Zbl. Gynäk. **53**, 32 (1929).
[898] — Histologische Tubenveränderungen in den einzelnen Lebensphasen und bei Ovarialtumoren. Arch. Gynäk. **148**, 724 (1932).
[899] — Über periodische nicht menstruelle Blutungen. Arch. Gynäk. **156**, 35 (1933).
[900] — Zyklusprobleme und Morgentemperatur. Arch. Gynäk. **176**, 228 (1948).
[901] TIMONEN, S., u. E. GÖLTNER: Die Bedeutung der vaginalen Hormonzytologie und der Pregnandiolausscheidung im Urin für die Prognose des Abortus imminens. Zbl. Gynäk. **81**, 1263 (1959).
[902] —, and L. LEKTO: The first menstrual period post partum. Ann. Chir. Gynaec. Fenn. **52**, 93 (1963).
[903] TOMPKINS, P.: Timing of ovulation by basal temperature graphs. Med. Clin. N. Carol. **29**, 1425 (1945).
[904] TÓTH, F.: Die Wirkungen von Progesteron und Progesteroiden auf Leber und Nieren. Z. Geburtsh. Gynäk. **162**, 152 (1964).
[905] TROLLE, D.: Experimental and clinical investigations on the pregnanediol excretion in human urine. II. After injection of progesterone into normal men and women. Acta endocr. (Kbh.) **19**, 363 (1955).
[906] TSCHERNE, E.: Zur Behandlung der Ovulationsstörungen und der Gelbkörperinsuffizienz. Wien. klin. Wschr. **73**, 646 (1961).
[907] TULSKY, A. S., and A. K. KOFF: Some observations on the role of the corpus luteum in early human pregnancy. Fertil. and Steril. **8**, 2 (1957).
[908] TURNER, S. J.: Prolonged postpartum dysfunctional uterine bleeding subsequent to prenatal therapy with parenteral potent progestogens. Obstet. and Gynec. **24**, 218 (1964).
[909] UEDA, Y., J. OMICHI u. S. MATSUURA: Corpus-luteum-Hormon bei drohendem Abort. Z. Geburtsh. Gynäk. **153**, 172 (1959).
[910] UJEK, M.: Fibrinolytic reaction in time of menstruation, during pregnancy, labour and puerperium. Ginek. pol. **36**, 853 (1965).
[911] VAES, G., and CH. VAN YPERSELE: Ovarian regulation of glycogen and lipides in the uterus of rabbits. Acta endocr. (Kbh.) **33**, 185 (1960).
[912] VARA, P.: Über die Frequenz der Mastzellen in verschiedenen Teilen der inneren Genitalien und ihr Anteil an der Ungerinnbarkeit des Menstrualblutes. Geburtsh. u. Frauenheilk. **22**, 989 (1962).
[913] VENNING, E. H.: Gravimetric method for the determination of sodium pregnanediol glucuronidate (an excretion product of progesterone). J. biol. Chem. **119**, 473 (1937).
[914] VENNING, E. M., and J. S. L. BROWNE: Isolation of a water soluable pregnanediol complex from human pregnancy urine. Proc. Soc. exp. Biol. (N.Y.) **34**, 792 (1936).
[915] — J. S. HENRY, and J. S. L. BROWNE: The measurement of a pregnanediol complex in human urine .Canad. med. Ass. J. **36**, 83 (1937).
[916] VERNE, J.-M.: De la fécondation à la nidation. Mémoires d'un œuf rangé: la semaine de liberté et ses aberrations. Rev. Prat. (Paris) **10**. 3467 (1960).
[917] VILLEE, D. B., L. L. ENGEL, J. M. LORING, and C. A. VILLEE: Steroid hydroxylation in human fetal adrenals: formation of 16α-hydroxyprogesterone and desoxycorticosterone. Endocrinology **69**, 354 (1961).
[918] VILLEE, C. A., and J. M. LORING: 20α-Hydroxysteroid dehydrogenase and 3α-hydroxysteroid dehydrogenase in human fetal liver. Endocrinology **72**, 824 (1963).
[919] Virilising action of progestogens on the female fetus. Brit. med. J. **1961**, No 5261, 1205. Übersichtsref. der Redaktion.
[920] VOKAER, R., CL. GOMPEL, and A. GHISLAIN: Variations in the content of desoxyribonucleic acid in the human uterine and vaginal receptors during the menstrual cycle. Nature (Lond.) **172**, 31 (1953).
[921] VOLFIN, P., H. CLAUSER, and D. GANTHÉRON: Influence of oestradiol and progesterone injections on the acid soluble phosphate fractions of the rat uterus. Biochim. biophys. Acta (Amst.) **24**, 137 (1957).
[922] — — — et D. EBONÉ: Influence de l'oestradiol et de la progestérone sur le taux des nucléotides et de la phosphocréatinine dans l'utérus de rat. Bull. Soc. Chim. biol. (Paris) **43**, 107 (1961).
[923] VOLLMANN, R.: Die Länge des Prämenstruums in Regression zum Alter der Frau. Gynaecologia (Basel) **135**, 78 (1953).
[924] VOLLMANN, U.: Untersuchungen über die Körpertemperatur der Frau in Korrelation zu den Phasen ihres Genitalzyklus. Mschr. Geburtsh. Gynäk. **110**, 41 (1940).

[925] Voss, H. E.: Die hormonale Regelung der Laktation. Dtsch. med. Wschr. **83**, 288 328, (1958).
[926] Wade, R., and H. W. Jones jr.: Inhibition of human endometrial adenosine triphosphatase by progesterone. Obstet. and Gynec. **3**, 608 (1954).
[927] Wagner, G. A.: Corpus luteum und Amenorrhoe (Corpus luteum persistens cysticum — Multiple Luteincysten). Zbl. Gynäk. **52**, 10 (1928).
[928] Wahl, P. N., and U. Mehta: Vaginal cytology in ovulatory and anovulatory cycles. Indian J. med. Sci. **6**, 477 (1952).
[929] Walaas, O.: Effect of oestrogen on the glycogen content of the rat uterus. Acta endocr. (Kbh.) **10**, 175 (1952).
[930] Warburton, D., and F. C. Fraser: On the probability that a woman who has had a spontaneous abortion will abort in subsequent pregnancies. J. Obstet. Gynaec. Brit. Cwlth **68**, 784 (1961).
[931] — Spontaneous abortion risks in man: Data from reproductive histories collected in a medical genetics unit. Amer. J. hum. Genet. **16**, 1 (1964).
[932] Watanabe, M., C. I. Meeker, M. J. Gray, E. A. H. Sims, and S. Solomon: Aldosterone secretion rates in abnormal pregnancy. J. clin. Endocr. **25**, 1665 (1965).
[933] Watteville, H. de: Valeur du traitement par la progestérone an cours de menaces d'avortements. Ann. Ostet. Ginec. **82**, 484 (1960).
[934] Weghaupt, K.: Über Basaltemperaturen beim physiologischen Zyklus mit neuen Untersuchungen zur Ovulationszeitbestimmung. Klin. Med. (Wien) **5**, 19 (1950).
[935] Wenner, R.: Diskussion zu R. Borth u. O. Stamm. Geburtsh. u. Frauenheilk. **18**, 600 (1958).
[936] — Les glandes endocrines chez la femme agée. Schweiz. med. Wschr. **89**, 1197 (1959).
[937] — Physiologische und pathologische Laktation. Ref. 36. Verslg Dtsch. Ges. Gynäk. 20.—24. 9. 66 Hannover. Arch. Gynäk. **204**, 171 (1967).
[928] —, u. G. A. Hauser: Die Umstellung der innersekretorischen Drüsen bei der alternden Frau und ihre Folgen für den Organismus. 5. Symp. Dtsch. Ges. Endokr. 1958, S.120.
[939] — M. Keller u. G. A. Hauser: Sexualhormonausscheidung bei drohendem Partus immaturus und praematurus. Gynaecologia (Basel) **143**, 159 (1957).
[940] Wessel, W.: Das elektronenmikroskopische Bild menschlicher endometrialer Drüsenzellen während des Zyklus. Z. Zellforsch. **51**, 633 (1950).
[941] Westman, A. E.: Sezernierende Zellen im Epithel der Tuba uterina Falloppii. Anat. Anz. **49**, 335 (1916).
[942] — Studies on the function of the mucous membrane of the uterine tube. Acta obstet. gynec. scand. **10**, 288 (1930).
[943] — Einige Bemerkungen aus Anlaß des Aufsatzes von Jägeroos: Die sexualzyzlischen Umwandlungen in der Tuba uterina beim Menschen und bei den niedrigen Primaten. Acta obstet. gynec. scand. **13**, 263 (1934).
[944] Westphal, U.: Interaction between hydrocortisone-4-C^{14} or Progesterone-4-C^{14} and serum albumin as demonstrated by ultracentrifugation and electrophoresis. Endocrinology **57**, 456 (1955).
[945] — Spectrophotometric demonstration of interaction between proteins and progesterone, desoxycorticosterone and cortisol. Arch. Biochem. **66**, 71 (1957).
[946] — H. E. Firschein, and E. M. Pearce: Binding of hydrocortisone-4-C^{14} and progesterone-4-C^{14} to serum albumin, demonstrated by paper electrophoresis. Science **121**, 601 (1955).
[947] — Transport of cortisol-4-C^{14} and progesterone -4-C^{14} by serum protein as demonstrated by paper electrophoresis and paper chromatography. Amer. J. Physiol. **185**, 54 (1956).
[948] Wetzstein, R.: Elektronenmikroskopische Studien am Endometrium. Verh. anat. Ges. (Jena) **55**, 17 (1958).
[949] White, R. F., A. T. Hertig, J. Roch, and E. Adams: Histological observations on the corpus luteum of human pregnancy with early normal and abnormal ova. Contr. Embryol. Carneg. Instn **43**, 55 (1951).
[950] Wichmann, S. E.: Über die Entstehung der Urogenitalverbindung und die Bedeutung der Müllerschen Genitalgänge bei den Säugetieren. Anat. H. **45**, 629 (1912).
[951] Wied, G. L., u. W. Christiansen: Bedeutung und Einfluß der Bakterien im cytologischen Vaginalausstrich. Zbl. Bakt., **160**, 413 (1953).
[952] — Die Cytolyse von Epithelien des Vaginalsekretes. Geburtsh. u. Frauenheilk. **13**, 986 (1953).
[953] —, u. M. E. Davis: Die Zytodiagnose bei anovulatorischen Zyklen und die Zytoprognose bei Schwangerschaften nach Verabreichung von Östrogenen und Progesteron. 3. Weltkongr. Fertil. Steril., Amsterdam 7.—13. 6. 59. Ref. Geburtsh. u. Frauenheilk. **19**, 940 (1959).

[954] WIED, G. L., and M. E. DAVIS: Synergism and antagonism of sex steroids as determined on the vaginal epithelial cells. Ann. N.Y. Acad. Sci. **83**, 207 (1959).
[955] — J. R. DEL SOL, and M. DARGAN: Progestational and androgenic substances tested on the highly proliferated vaginal epithelium of surgical castrates. Amer. J. Obstet. Gynec. **75**, 289 (1958).
[956] WIEST, W. G., and T. R. FORBES: Failure of 20α-hydroxy-Δ^4-pregnen-3-one and 20β-hydroxy-Δ^4-pregnen-3-one to maintain pregnancy in ovarectomised mice. Endocrinology **74**, 149 (1964).
[957] — G. J. FUJIMOTO, and A. A. SANDBERG: Metabolism of progesterone-4-C^{14} in a postmenopausal woman with a biliary fistula. J. clin. Endocr. **18**, 972 (1958).
[958] WIJSENBECK, P.: Beobachtungen an der schwangeren, gebärenden und puerperalen Gebärmutter des Kaninchens durch das Bauchfenster. Ned. T. Verlosk. **29**, 29 (1923).
[959] WILKIN, G. P.: Some aspects of the vascularization of he human endometrium during the luteal phase of the menstrual cycle. Bull. Soc. roy. belge Gynéc. Obstét. **25**, 402 (1955).
[960] WILKINS, L.: Masculinization of female fetus due to use of orally given progestins. J. Amer. med. Ass. **172**, 1028 (1960).
[961] —, and H. W. JONES: Masculinization of the female fetus. Obstet. and Gynec. **11**, 355 (1958).
[962] — — R. S. HOLMAN, and R. S. STEMPFEL: Masculinization of the female fetus associated with administration of oral and intramuscular progestins during gestation: Non-adrenal female pseudohermaphroditism. J. clin. Endocr. **28**, 559 (1958).
[963] WILL, J.: Ein Beitrag zur Hormontherapie der glandulärcystischen Hyperplasie. Med. Klin. **52**, 137 (1957).
[964] — Die schwangerschaftserhaltende Wirkung der Gestagene und ihr Einfluß auf die Frucht. Beitr. Fertil. u. Steril. **1961**, 113.
[965] WINTER, G. F.: Über Varianten des Endometriums. Z. Geburtsh. Gynäk. **143**, 86, 201 (1955).
[966] —, u. M. PASCHOW: Zur Kritik der hormonalen Behandlung des Abortus imminens. Zbl. Gynäk. **81**, 830 (1959).
[967] —, u. P. POTS: Morphologische Untersuchungen über die medikamentöse Transformation des Endometriums. Z. Geburtsh. Gynäk. **147**, 44 (1957).
[968] WISLOCKI, G. B., H. BUNTING, and E. W. DEMPSEY: Metachromasia in mammalian tissues and its relationship to mucopolysaccharides. Amer. J. Anat. **81**, 1 (1947).
[969] —, and E. W. DEMPSEY: The chemical histology and cytology of the human placenta and decidua with reference to mucopolysaccharides, glycogen, lipids and acid phosphatase. Amer. J. Anat. **83**, 1 (1948).
[970] WITT, H. J.: Strukturelemente und funktionelle Gesamtheit des Endometriums. Lichtoptische Morphologie I. In: Das normale menschliche Endometrium (Hrsg. H. SCHMIDT-MATTHIESEN). Stuttgart: Georg Thieme 1963.
[971] WOLLNER, A.: The physiology of the human cervical mucosa. Surg. Gynec. Obstet. **64**, 758 (1937).
[972] WOOD, C., M. ELSTEIN, and J. H. M. PINKERTON: The effect of progestogens upon uterine activity. J. Obstet. Gynaec. Brit. Cwlth **70**, 839 (1963).
[973] WOLLEVER, C. A.: Daily plasma progesterone levels during the menstrual cycle. Amer. J. Obstet. Gynec. **85**, 981 (1963).
[974] YANNONE, M. E., D. B. MCCOMAS, and A. GOLDFIEN: The assay of plasma progesterone. J. Gaschromatography **1964**, 30.
[975] ZANDER, J.: Über die Ausscheidung der C-21-Glucuroside (Pregnandiolkomplex) nach kontinuierlicher Zufuhr hoher Progesterondosen. Klin. Wschr. **30**, 312 (1952).
[976] — Die C_{21}-Steroide, ihr Verhalten im Organismus und Nachweis. Klin. Wschr. **30**, 873 (1952).
[977] — Progesterone in human blood and tissues. Nature (Lond.) **174**, 406 (1954).
[978] — Bestimmungsmethoden der C_{21}-Steroide und Östrogene. Geburtsh. u. Frauenheilk. **15**, 151 (1955).
[979] — Die Schwangerschatt. In: A. LABHART, Klinik der inneren Sekretion. Berlin-Göttingen-Heidelberg: Springer 1957.
[980] — Die gestagen wirksamen Hormone im Organismus. Geburtsh. u. Frauenheilk. **17**, 876 (1957).
[981] — 17-α-oxyprogesteron und Δ^4-Androsten-3,17-dion im menschlichen Ovarium. Klin. Wschr. **35**, 1101 (1957).
[982] — Steroids in the human ovary. J. biol. Chem. **232**, 117 (1958).
[983] — Gestagens in human pregnancy. In: Endocrinology of reproduction (ed. C. W. LLOYD). New York: Academic Press 1959.

[984] ZANDER, J.: Nachweis von Progesteron und 17α-Hydroxyprogesteron in hyperplastischen Nebennieren bei adrenogenitalem Syndrom. Klin. Wschr. **38**, 5 (1960).
[985] — Relationship between progesterone production in the human placenta and the foetus. Ciba Foundation Study Group **9**, 32 (1961).
[986] — Die Hormonbildung der Placenta und ihre Bedeutung für die Frucht. Arch. Gynäk. **198**, 113 (1963).
[987] — Fehler bei der Hormonbehandlung. Ref. Niederrh.-Westf. Ges. Gynäk. u. Geburtsh. 1963. Ref. Zbl. Gynäk. **87**, 378 (1965).
[988] — Progesterone and its metabolites in the placental-foetal unit. In: Proc. 2. Int. Congr. Endocr., p. 715. Amsterdam: Excerpta Medica 1965.
[989] — Die Behandlung der bedrohten Schwangerschaft. Arch. Gynäk. **204**, 92 (1967).
[990] — Die Hormone der Plazenta. In: Gynäkologie und Geburtshilfe, Bd. II (Hrsg. KÄSER, FRIEDBERG, OBER, THOMSEN u. ZANDER), S. 33. Stuttgart: Georg Thieme (erscheint demnächst).
[991] — T. R. FORBES, A. M. v. MÜNSTERMANN, and R. NEHER: Δ^4-3-ketopregnene-20α-ol and Δ^4-3-ketopregnene-20β-ol, two naturally occuring metabolites of progesterone. Isolation, identification, biologic activity and concentration in human tissues. J. clin. Endocr. **18**, 337 (1958).
[992] — K. HOHMANN, and L. PH. BENGTSSON: Progesterone metabolism in an anencephalic newborn. I. Metabolites in the plasma. Acta obstet. gynec. scand. **44**, 204 (1965).
[993] —, u. H. A. MÜLLER: Über die Methylandrostendiolbehandlung während einer Schwangerschaft. Geburtsh. u. Frauenheilk. **13**, 216 (1953).
[994] —, u. A. M. v. MÜNSTERMANN: Weitere Untersuchungen über Progesteron in menschlichem Blut und Geweben. Klin. Wschr. **32**, 894 (1954).
[995] — — Progesteron in menschlichem Blut und Geweben. III. Progesteron in der Placenta, in der Uterusschleimhaut und im Fruchtwasser. Klin. Wschr. **34**, 944 (1956).
[996] —, u. B. RUNNEBAUM: Progesteron im menschlichen Uterusmuskel während der Schwangerschaft. Acta endocr. (Kbh.) **54**, 19 (1966).
[997] —, u. H. SIMMER: Die chemische Bestimmung von Progesteron in organischen Substraten. Klin. Wschr. **1954**, 529.
[998] —, u. K. SOLTH: Die Ausscheidung der C_{21}-Steroide beim Neugeborenen. Klin. Wschr. **31**, 317 (1953).
[999] ZEILMAKER, G. H.: The biphasic effect of progesterone on ovulation in the rat. Acta endocr. (Kbh.) **51**, 461 (1960).
[1000] ZIMMER, F.: Das Erregungssystem des Uterus. Arch. Gynäk. **192**, 492 (1960).
[1001] — Die Uterusvergrößerung in der Schwangerschaft. Arch. Gynäk. **202**, 31 (1965).
[1002] ZONDEK, B.: Inactivation of progesterone in organism. Nature (Lond.) **143**, 282 (1939).
[1003] —, and S. HESTRIN: Phosphorylase activity in human endometrium. Amer. J. Obstet. Gynec. **54**, 173 (1957).
[1004] —, and S. ROSIN: Production of uterine haemorrhage in the normal cycle and in amenorrhoea through progesterone. J. Obstet. **45**, 918 (1938).
[1005] — Cervical mucus arborization. Its use in the determination of corpus luteum function. Obstet. and Gynec. **3**, 463 (1954).
[1006] —, and L. STEIN: Glycogen content of the human uterine mucosa. Endocrinology **27**, 395 (1940).

B. Die physiologische Rolle des Progesterons im Wirbeltierreich

W. JÖCHLE

Mit 23 Abbildungen

Einleitung

Wenn im nachfolgenden Kapitel die physiologische Rolle des Progesterons im Tierreich beschrieben werden soll, muß eingangs auf einige der Schwierigkeiten aufmerksam gemacht werden, die sich einer kritischen Würdigung dieser Rolle entgegenstellen.

Physiologische Wirkungen werden abgeleitet

1. aus dem biologischen oder biochemischen Nachweis des Progesterons in bestimmten Organen (Ovarien und Placentae) und/oder in den Transportmedien (Blut, Lymphe, bzw. der Ausscheidung seiner Stoffwechselprodukte) in bestimmten Funktionsphasen der arterhaltenden Vorgänge;

2. aus Substitutionsversuchen nach Entfernung des Progesteronentstehungsortes, der Ovarien oder nur der Corpora lutea.

Die mit den sehr sensiblen Nachweismethoden erarbeiteten Daten brauchen nicht oder nur bedingt für die physiologische Rolle des Progesterons bedeutsam zu sein. Geringe, am Entstehungsort nachgewiesene Mengen können Stoffwechselstufen für nachgeordnete Steroide (Oestrogene, Androgene) sein; in der Peripherie nachzuweisendes Progesteron eröffnet dagegen auch in kleinsten Quantitäten Aussicht auf physiologische Bedeutung. Die ambivalente Funktion des Progesterons, einerseits als bedeutsames Glied in der Biosynthese von Corticoiden, Androgenen und Oestrogenen, andererseits als Substanz mit eigenen wichtigen Funktionen, beeinflußt auch die Deutung von Substitutionsexperimenten. Nur rasch eintretende Wirkungen (womöglich unter Ausschaltung rasch verstoffwechselnder Systeme) sind als eindeutig Progesteron-bedingt anzusprechen. In allen übrigen Situationen bleibt häufig die Frage offen, ob Progesteron allein oder Progesteron zusammen mit einem seiner Stoffwechselprodukte (Oestrogene) oder das Stoffwechselprodukt selbst für die erzielte oder beobachtete Wirkung verantwortlich zu machen sind und ob die erzielte Wirkung als physiologisch oder als pharmakologisch anzusprechen ist.

Unser Wissen beschränkt sich bislang auf die Rolle des Progesterons in *arterhaltenden Funktionen*. Ob darüber hinaus Progesteron spezifische, direkte Wirkungen auf *lebenserhaltende Funktionen* (außer der Stoffwechselumsteuerung bei Graviditätsbeginn [s. S. 638]) hat, bleibt zu beantworten.

Die *arterhaltende Bedeutung des Progesterons* manifestiert sich dreifach:

1. als direkte *Wirkung am Genitaltrakt* und den *Milchdrüsen (periphere Wirkung)*;

2. als direkte *Wirkung auf* diejenigen *hypothalamischen Zentren, die für die neuroendokrine Steuerung der Fortpflanzungsfunktionen* sowie das *sexuelle* und *brutpflegende* Verhalten verantwortlich zu machen sind (*zentrale Wirkung*);

3. als Wirkung auf den Gesamtstoffwechsel, die der *Sicherstellung* von *Wachstum* und *Ernährung der Nachkommenschaft* gilt.

Beim hochentwickelten Säuger präsentieren sich diese drei Bereiche als komplizierte, fest etablierte Progesteronwirkungsgebiete.

Verfolgt man jedoch ihre Entwicklung in der Evolutionsreihe, so wird es einfacher, die physiologische Rolle des Progesterons in den drei genannten Wirkungsbereichen zu verstehen und zu beurteilen.

I. Zur physiologischen Rolle des Progesterons bei niederen Wirbeltieren
Allgemeines

Für alle kaltblütigen oder wechselwarmen Wirbeltierfamilien, -gattungen und -arten, in deren Gonaden Progesteron nachgewiesen werden kann, gilt weitgehend, daß eindeutige Beziehungen zwischen den spezifischen Formen der Fortpflanzungsfunktionen und den Progesteronvorkommen zur Zeit noch nicht herzustellen sind. Es ist darum nicht leicht, zu Aussagen über die evolutionäre Bedeutung des Progesterons bei niederen Wirbeltieren zu kommen.

Daraus resultiert die Auffassung, daß dem Progesteron zwar eine lange evolutionäre Vorgeschichte als lokal auf cellulärer Ebene wirksamem mitoseanregendem und dotterbildendem „Gewebshormon" zukommt, seine Spezialisierung jedoch als Hormon mit Fernwirkungen sekundär ist und erst bei höherstehenden Wirbeltieren einsetzt [277, 500]. Bei diesen höherstehenden, den warmblütigen Wirbeltieren, ist neben der Placenta das Corpus luteum die bedeutsamste Progesteronquelle.

Das Corpus luteum wird nun als primitives Granulationsgewebe angesprochen, das weder die Zeit noch die Enzymausstattung zu besitzen scheint, spezifischere Hormone zu bilden. Es synthetisiert darum einen omnipotenten Vorläufer, der teils selbst, teils jedoch durch die sich von ihm ableitenden Wirkstoffe ins physiologische Geschehen eingreift [901]. Corpora lutea sind jedoch keine Erfindung der Säuger. Sie sind als prä-[1] und postovulatorische Corpora lutea nicht nur bei fast allen niedrigeren Wirbeltieren (mit Ausnahme der Vögel) nachzuweisen. Erstere finden sich sogar schon bei einem Wirbeltiervorläufer, den *Tunicaten* (*Manteltieren*), wo ihre Aktivität so lange nachzuweisen ist, bis die Embryonen aus der sog. Brusttasche entlassen sind [16, 26].

Es hat nicht an Untersuchungen gefehlt, Beziehungen zwischen diesen Gebilden, ihrem Progesterongehalt und dem entwicklungsgeschichtlich frühzeitig nachweisbaren Phänomen des Lebendgebärens herauszustellen [26, 749].

Die Beobachtung, daß bei einigen dieser Formen die „Gravidität" eine totale, lange nach „Geburt" nachwirkende Eireifungshemmung erzeugt, die bei anderen Arten sofort nach „Geburt" aufgehoben ist und bei wieder anderen Formen nicht nachgewiesen werden kann [749], erinnert sehr an die Verhältnisse bei Säugern (s. S. 620).

1. Zur Rolle des Progesterons in den Fortpflanzungsfunktionen; Auswirkungen auf den Genitaltrakt
a) Agnathi (Kieferlose Wirbeltiere) Cyclostomata

In reifen Ovarien von *Petromyzon marinus* ist Progesteron stets nachzuweisen [118]; ob ihm eine Bedeutung für das unter Wirbeltieren einmalige Phänomen der Eikapselbildung im Eierstock dieser Species zukommt [749], ist unbekannt.

---

[1] Präovulatorische Corpora lutea entstehen, wie die Corpora lutea auxiliaria bei Säugern während der Gravidität, durch Luteinisierung uneröffneter Follikel.

Corpora lutea, post- und präovulatorisch, finden sich bei *Myxinoidae* (*Schleimfischen*), wobei erstere denjenigen bei Säugern ähneln, letztere mehr den atretischen Follikeln bei Säugern nahestehen [*749*].

b) Elasmobranchier (Knorpelfische)

Bei den wenigen guterforschten, lebendgebärenden Arten (*Mustelus canis, Squalus acanthius Scylliorhinus canicula, Rhinobatus granulatus, Cetorhinus maximus*) wird das Auftreten zahlreicher großer postovulatorischer und kleinerer präovulatorischer Corpora lutea mit der innerlichen Befruchtung in engen Zusammenhang gebracht [*749*]; dies wird bestätigt durch die Beobachtung, wonach bei einer lebendgebärenden Form (*Torpedo marmorata*) bereits präovulatorische Corpora lutea Pregnenolon über Progesteron in Androstendion überführen können, während bei einer eierablegenden Form erst die postovulatorischen Corpora lutea Gleiches zu vollbringen vermögen [*629*].

Generell wird eine physiologische Bedeutung des Progesterons, das sich bei diesen Arten auch in den Hoden und im Ejakulat findet [*875*], abgelehnt [*26, 133, 188, 363, 443, 503, 508, 509, 660*].

c) Teleostier (Knochenfische)

Bei allen *lebendgebärenden* Formen erfolgt die Befruchtung intraovariell. Da auch die Embryonalentwicklung intrafollikulär verläuft, begleitet von der Sekretion einer Embryotrophe, die zusammen mit dem fast stets sehr großen Dottersack die Ernährung sicherstellt, und der Ausbildung placentaähnlicher Gebilde, die ausschließlich der Respiration dienen [*749*], unterbleibt eine postovulatorische Corpus luteum-Bildung, und der Follikelsprung ist der Geburt gleichzusetzen [*749*]. Präovulatorische Corpora lutea zeichnen sich durch das Fehlen spezifischer Fermente (keine 3β-Hydroxy-Steroiddehydrogenase bei *Poccilia reticulata* [*582*]) und geringe Mitoserate aus. Sie werden daher atretischen Follikeln bei Säugern gleichgestellt. Dennoch scheint ihnen endokrine Bedeutung zuzukommen. Beim *Bitterling* (*Rhodeus amarus*) erfolgt die Umformung des Eileiters in eine Ovipositionsröhre zeitgleich mit der Bildung präovulatorischer Corpora lutea [*141*]. Sie kann experimentell durch Progesterongaben induziert werden [*26*].

Ovulationen lassen sich beim *Katzenfisch* (*Heteropneustes fosilis*) durch die kombinierte Anwendung von Progesteron und Hypophysenvorderlappenextrakten auslösen [*772*]. Bei *Lebistes reticulatus* (*Guppy*) ist das Vorhandensein präovulatorischer Corpora lutea notwendig für das arttypische Fortpflanzungsverhalten [*749*]. Obwohl sich Progesteron in den Ovarien selbst der stammesgeschichtlich ältesten Formen, z.B. bei *Lungenfischen* (*Protopterus anmectens*) [*247, 374*] stets findet, ist seine generelle physiologische Bedeutung bislang unklar geblieben [*22, 26, 188, 363, 508, 630, 974, 975*].

d) Amphibien

Bei den überwiegend eierablegenden Formen werden fast stets präovulatorische Corpora lutea gebildet, denen für die Auslösung von *Ovulation* und *Eileitersekretion* (*Schleimmantelbildung* für die *Eizelle*) erhebliche Bedeutung zuzukommen scheint [*363, 519, 520, 749*].

Ob diese endogene Funktion unter dem Einfluß hypophysärer Gonadotropine steht, ist nicht bewiesen. Für diese geleeartige Schleimabsonderung der Eileiterdrüsen konnte bei *Bufo arenarum* ein progesteronähnliches Steroid, bei *Rana temporarea* und *Bufo bufo* Progesteron selbst verantwortlich gemacht werden [*373, 519, 520, 617*].

Experimentell lassen sich bei einigen Arten durch Progesteron allein, *Xenopus* [*847*], *Rana cyanocephalyctis* [*772, 773*], oder Progesteron plus LH oder STH (nicht FSH oder LTH) Kombinationen, *Rana pipiens* [*85*] Ovulationen außerhalb der Saison auslösen. Bei anderen Arten gelingt dies jedoch in den angewandten, vergleichbaren Dosierungen mit Progesteron allein nicht, *Rana esculenta* [*188*].

Bei zwei lebendgebärenden Formen, der Kröte, *Nectophrynoides occidentalis*, und dem *Beutelfrosch, Gastrotheca marsupiata*, sind aktive postovulatorische Corpora lutea vorhanden, die sofort nach Geburt (nach 9 bzw. 3—4 Monaten Graviditätsdauer) in Corpora atretica umgewandelt werden [*26, 582a*]. Sie sollen, zumindest bei *Nectophrenoides occidentalis*, für die Ovulationshemmung während der Graviditätsdauer verantwortlich sein [*582a*].

e) Reptilien

Corpora lutea finden sich stets [*125, 693*]. Bei den eierablegenden Arten ist ihre Funktion ebenfalls nicht eindeutig geklärt [*363*]. Stellvertretend seien Arten genannt, die für die verschiedenen Corpus luteum-Aktivitätsformen stehen:

a) Rückbildung der Corpora lutea vor Eiablage bei *Amphibalorus muricatus* [*749*];

b) Rückbildung der Corpora lutea, erst nach Eiablage bei *Hemidactilus flavivirides* [*298*] und *Terrapene Carolina* [*12*].

Bei den meisten lebendgebärenden Formen, deren Graviditätsdauer von 9 Wochen bis 9 Monaten währt [*86, 125, 129, 192*] sind die Corpora lutea über die ganze Graviditätsdauer erhalten. Bei einer Reihe lebendgebärender Schlangen sind die Corpora lutea für die Graviditätserhaltung notwendig; Extrakte aus diesen Corpora lutea graviditatis weisen im Clauberg-Test gestagene Wirkungen auf [*758, 921*]. Das Follikelwachstum ist für die Dauer dieser Corpus luteum-Aktivität — auch wenn sie über das Graviditätsende hinaus anhält — gehemmt (*Thamnophis radix*) [*192*]. Aus der Corpus luteum-Morphologie kann auf endokrine Funktionen geschlossen werden bei *Thamnophis* und *Natrix*arten [*128*]. Andererseits läßt sich mit Progesteron die Frühgravidität nach Ovariektomie nicht aufrechterhalten [*196, 921*] (s. auch Tabelle 1).

Tabelle 1a. *Wirkung von Ovariektomie auf die Gravidität bei lebendgebärenden Schlangen. (Nach [196])*

Stadium der Gravidität	Natrix cyclopion	Natrix sipedon confluens	Natrix rhombifera	Natrix sipedon sipedon	Thamnophis sirtalis	Storeria dekayi
Früh	Resorption	Resorption	—	Resorption	—	—
Mitte	Resorption	Resorption	—	Abort (toter Junger)	—	—
Spät	ungestörte Geburt lebender Junger	ungestörte Geburt lebender Junger	ungestörte Geburt lebender Junger	—	ungestörte Geburt lebender Junger	Resorption oder Abort

Tabelle 1b. *Wirkung von Hypophysektomie auf die Gravidität bei lebendgebärenden Schlangen*

Stadium der Gravidität	Natrix cyclopion	Natrix sipedon confluens	Thamnophis butleri	Storeria dekayi
Früh	—	Resorption	Resorption	Resorption
Mitte	—	Abort (toter Junger)	—	—
Spät	Abort	—	—	Abort (toter Junger)

Bei der bestuntersuchten lebendgebärenden Species, der Schlange *Natrix sipedon pictiventris*, konnten mit unspezifischen Methoden (Hooker-Forbes-Test) Progestine während der Gravidität deutlich erhöht nachgewiesen werden [*130*]. Ovarien und Nebennieren dieser Species produzieren in vitro 3mal so viel Progesteron wie die entsprechenden Organe einer eierablegenden Species (*Colubar constrictor*) [*176*].

Wurden jedoch Ovarien von graviden und nichtgraviden Tieren mit tritiummarkiertem Pregnenolon inkubiert, so blieb die Progesteronausbeute gleich [*175*], bei ebenfalls unveränderter 3β-Hydroxy-Steroid-dehydrogenase-Ausstattung.

Zusammenfassung

Die spärlichen Informationen über die physiologische Rolle des Progesterons bei kaltblütigen und wechselwarmen Wirbeltieren und die weithin umstrittene Bedeutung der bei Säugern mit dem Progesteron so eng verknüpften Corpora lutea hat zur Auffassung geführt, daß eine Corpus luteum-Formation nach Ovulation unter LH-Einfluß und begleitet von Progesteronsekretion bei anhaltender oder wiederholter Stimulierung durch LH oder LTH strikt als eine Erfindung der Säuger zu betrachten sei [*501*].

Das Forschungsvolumen, das dieser Behauptung zugrunde liegt, ist vergleichsweise gering. Es erscheint deshalb die umgekehrte evolutionäre Betrachtungsweise ebenso erlaubt. Es ist zu fragen, ob nicht Elemente und Vorgänge zu beobachten sind, die der bei höheren Wirbeltieren registrierten physiologischen Rolle des Progesterons ähnlich sind oder entsprechen:

a) Bedeutsam erscheint die Corpus luteum-Bildung sowohl vor und nach Ovulation und die Phasen offensichtlicher Aktivität, die in Beziehung zu Eihüllenbildung bzw. Gravidität gebracht werden können. Im übrigen sei daran erinnert, daß auch bei Säugern morphologisch intakt erscheinende Corpora lutea gebildet werden, die keine nennenswerten Progesteronsmengen produzieren (s. S. 644 und 647).

b) Progesteron oder physiologisch aktive Progestine sind, ebenso wie bei zahlreichen Säugern, vor Ovulation nachzuweisen und möglicherweise lokal und/oder zentral an der Ovulationsauslösung beteiligt.

c) Wo Progesteron eindeutig sekretorische Vorgänge am Genitaltrakt stimuliert, kann das, wie bei Säugern, nur an durch Oestrogene stimulierten Drüsen geschehen.

d) Die gestagene(?) Endokrinie der Corpora lutea vermag bereits bei einer Reihe von Tierarten während bestimmter Reproduktionsphasen die zentrale und/oder periphere Follikelreifung zu unterbinden. Rückkopplungsphänomene, die für die Steuerung und maximale Umweltanpassung der Fortpflanzung [*86*] dieser niederen Wirbeltiere vielfach ebenso entscheidend sind wie für höhere Wirbeltiere, zeichnen sich ab. Dem Progesteron kann dabei bereits eine entscheidende Rolle zufallen.

Die Vielfalt der möglichen Wege, die für die Arterhaltung gegangen werden können und die für höherstehende Wirbeltiere besser zu überschauen sind (s. Tabellen 2—10), spiegelt sich jedoch bereits bei den niederen Vertebraten wieder.

II. Zur physiologischen Rolle des Progesterons bei höheren Wirbeltieren
1. Zur Rolle des Progesterons in den Fortpflanzungsfunktionen und seine Auswirkungen auf die Morphologie des Genitaltraktes der Vögel
Allgemeines

Vögel bilden mit den Säugern die Gruppe der warmblütigen, höheren Wirbeltiere. Vögel unterscheiden sich von allen anderen Wirbeltieren durch das Fehlen einer deutlichen Corpus luteum-Bildung vor oder nach Ovulation. Eigentümlicherweise finden sich bei männlichen Vögeln saisonbrütender Arten Metamorphosen der Hodentubuli in Corpus luteum-ähnliches Gewebe mit Progesteronbildung [*624*]. Es sei in diesem Zusammenhang an die Geschlechtschromosomenumkehr bei Vögeln erinnert. XX findet sich als die Konstitution männlicher, XY als die genetische Konstitution weiblicher Tiere.

Das Fehlen eindeutiger Corpora lutea hat wohl die Verzögerung verschuldet, die für die Aufklärung der physiologischen Rolle des Progesterons bei Vögeln auffallend ist. Darüber hinaus hat sich die Forschung aus wissenschaftlich und wirtschaftlich verständlichen Gründen überwiegend auf das *Haushuhn* konzentriert. Trotzdem ist die Forschungsinvestition, gemessen am ständig steigenden Volumen der eierzeugenden Industrie, auffallend gering.

a) Das Haushuhn (Gallus domesticus)

Der histochemische Nachweis von 3β-, 11β-, 17β- und 20β-Hydroxy-Steroid-dehydrogenasen in der Granulosa und der Theca interna des Eifollikels vor und nach der Ovulation läßt bereits die prä- und postovulatorische Fähigkeit zur Progesteronbildung erkennen [*979*].

Der *präovulatorischen Progesteronsekretion* scheint einmal eine bedeutende Rolle in der Eileiterentwicklung und im Eileiterwachstum zuzukommen, wie Substitutionsexperimente an ovariektomierten Hühnern bestätigten. Progesteron, im Verein mit Oestrogenen und Androgenen in optimaler Relation ist notwendig, um eine ,,normale" Eileiterausbildung zu induzieren [*147, 486, 720*]. Eine veränderte Oestrogen—Progesteronrelation ist für die Auslösung annähernd normaler Eileitersekretion erforderlich. Folsäure, Riboflavin und wasserlösliche Proteine (unter anderem Avidin) werden unter Einwirkung von äquivalenten Mengen Oestradiol und Progesteron (je 5 mg) in physiologischem Umfang sezerniert [*113, 139, 147, 148, 486*]. In der gleichen Versuchsanordnung sind Eileitersekretionsbilder, wenn kein Progesteron, sondern nur Oestrogene angewandt werden, gleich dem physiologischen Befund bei *Brütigkeit* (s. auch S. 681) [*720*]. Damit wird auch bestätigt, daß letztere Verhaltensweise nicht auf eine erhöhte Progesteronbildung zurückzuführen ist [*147*].

Bekannt ist die prämature Ovulationsauslösung durch Progesteroninjektionen [*365, 366, 708*], die in ihrer Wirkung der durch Gonadotropine auslösbaren Ovulation bei dieser Species entspricht [*518*]. Bedeutsam ist, daß die mit 1,0—0,1 mg intramuskulär auslösbare vorzeitige Ovulation auch mit 5 µg, ventromedial in den Hypothalamus implantiert, auslösbar ist [*771*]. Damit wird die aus verschiedenen Beobachtungen und Experimenten [*966, 967*] ableitbare Bedeutung des hypothalamischen Steuerungszentrums für die Fortpflanzungsfunktionen auch bei Vögeln erhärtet [*725, 726*]. Über dieses Zentrum werden auch die für optimale Legeleistung essentiellen Umwelteinflüsse, wie die optimale Licht—Dunkelrelation [*611, 665, 872, 874, 882*] wirksam.

In den komplizierten Vorgängen, die die Eiablage ,,in Serien" beim Haushuhn bewirken [*708*] und die seine genetisch fixierte optimale Legeleistung sicherstellen, scheint dem Progesteron eine bedeutsame, aber weithin noch unaufgeklärte Rolle zuzufallen. Von den 3 LH-Gipfeln, die jeder Ovulation vorausgehen, dürfte derjenige 8 Std vor Ovulation (oder 18—24 Std nach Ovulation) durch positive Rückkopplungswirkungen endogenen Progesterons verursacht sein (s. Abb. 1) [*634, 711*]. Der Umfang, in dem Progesteron an den physiologischen Vorgängen der Dotterbildung [*68*], der Eiweißbildung und -sekretion, der Eiweißanlagerung an den Dotter, der weichen und harten Schalenbildung [*275*] beteiligt ist, läßt sich teilweise aus den oben zitierten Experimenten ableiten, harrt jedoch noch weiterer

Aufklärung. Der Progesteronnachweis im Blut legender wie nichtlegender Hennen, nicht aber im Urin, hilft nicht, die Szene zu erhellen [708]. Die Auffassung, daß trotz idealer Enzymausstattung des post- wie des präovulatorischen Follikels ersterer die bedeutsamere Progesteronquelle darstellt [708], wird durch Ovargewebeuntersuchungen in vitro (von der *Truthenne*) bestärkt. Gewebe aus rupturierten Follikeln vermag Pregnenolon in höherem Umfang in Progesteron und $\Delta 4$-Pregnen-20α-ol-3-on umzusetzen als Ovargewebe ohne solche Follikel [62].

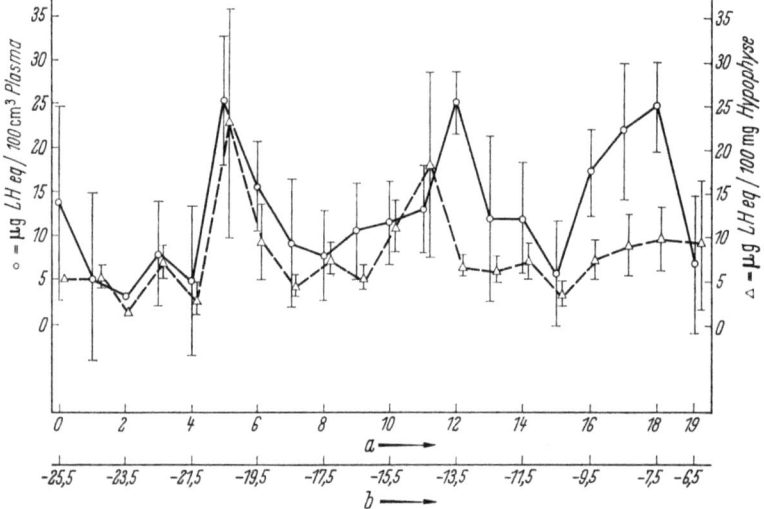

Abb. 1. Veränderungen im LH-Spiegel im Plasma (durchgezogene Linie) und in der Hypophyse (gestrichelte Linie) bei 80 Legehühnern während einer Legeserie. c_1 erstes Ei einer Serie; c_3 drittes Ei einer Serie; a Stunden nach Ablage von c_1; b Stunden vor Ovulation von c_3 [711]

Wie in Kapitel XII B ausführlich dargelegt wird, läßt sich sowohl mit Progesteron als auch mit anderen Progestagenen oder mit Prolactin [536a, 536b] die *Mauser* (der physiologische, sonst saisonabhängige Wechsel des Gefieders) erzwingen.

Ob bei der *physiologischen Mauserauslösung* dem Progesteron eine Rolle zufällt, ist ungeklärt. Die Erfahrung jedoch, daß am Hypothalamus angreifende Wirkstoffe, die bei Säugern eine LTH-Ausschüttung veranlassen können [734], beim Huhn Mauser zu induzieren vermögen, ebenso wie die Installation für die Legeleistung ungünstiger Umweltbedingungen [536a], macht eine zentrale Steuerung unter Prolactin- und/oder TSH-Beteiligung wahrscheinlich [536a, 536b, 734].

b) Andere Vögel

Die an anderen Vögeln gemachten Beobachtungen und Untersuchungen konzentrieren sich ausschließlich auf Brütigkeit bzw. Brutpflegeverhalten und werden darum gesondert abgehandelt.

2. Zur Rolle des Progesterons in den Fortpflanzungsfunktionen und seine Auswirkungen auf die Morphologie des Genitalapparates bei Säugern

Allgemeines

Säuger zeichnen sich aus durch eine anscheinend verwirrende Vielfalt in der Organisation der Fortpflanzungssicherung. Nicht nur innerhalb der Evolutionsreihe, sondern innerhalb der Gattungen sind Variationen von Art zu Art zu beobachten, die nur schwer auf gemeinsame Elemente zurückzuführen sind. Eine Übersicht über die dabei zutage tretende Variationsbreite geben die Tabellen 2—12.

Tabelle 2. *Species, bei denen die Ovulation durch Coitus ausgelöst wird (A) oder ausgelöst werden kann (B)*

Gattung	Art		A	B	Literatur
1. Monotrema					
2. Marsupialia		Potorous tridactylus	+		51
		Didelphis azarae	+		651
3. Insectivora	Igel	(Erinaceus europaeus)	+		986
		Neomys sodicus bicolor	+		51
		Blarina brevicaudata	+		51, 742
		Scatopus	+		51, 206
		Sorex palustris navigator	+		51
3a. Dermoptera					
4. Chiroptera		Pteropus	+		51
5. Edentata					
6. Rodentia I		Citellus tridecemlineatus	+		353
		alle Sciuridae	+		51
		Microtus california	+		51
		Microtus guentheri	+		51
		Microtus agrestis	+		190
Rodentia II	Biber	(Myocastor)	+		51
Rodentia III	Maus	(Mus musculus)	+a		
	Ratte	(Rattus norvegicus)	+a, b		
		Phenacomys	+		51
7. Lagomorpha	Kaninchen	(Oryctolagus cuniculus)	+		341, 342, 476
	Hase	(Lepus europaeus)	+		479
8. Cetacea					
9. Proboscidae					
10. Carnivora und Pinnipedia	Luchs	(Lutra lutra)	+		51
	Katze	Felis domesticus)	+		304, 401, 404
	Wiesel	(Mustela nivalis)	+		254
	Mungo	(Herpestes auropunctato)	+		51
	Waschbär	(Procynon lotor R.)	+		956
	Frettchen	(Mustela furo)	+		645, 788
	Nerz	(Mustela vison)	+		318, 438
	Südl. See-Elefant	(Mirounga leonina)	+		377
11. Perissodactyla					
12. Artiodactyla	Rind	(Bos taurus)		+?	538
	Schaf	(Ovis aries)		+?	538
	Kamel	(Camelus bactrianus)	+		846
	Dromedar	(Camelus dromedarius)	+		846
	Lama	(Lama glama L.)	+		61
	Vicuña	(Lama vicugna L.)	+		61
13. Primates	Rhesusaffe	(Macaca mulata)		+?	s. S. 674
	Spitzhörnchen	(Tupaiidae)	+		s. S. 672 und Tabelle 15
	Mensch	(Homo sapiens)		+	529, 538, 558

a Bei Stämmen mit permanentem Oestrus [5, 330–333, 914, 964].
b Bei Tieren mit lichtinduziertem Daueroestrus [537] oder bei Tieren, die im Prooestrus Oestrogene erhalten haben [46].

Tabelle 3. *Cycluslänge, Brunstdauer und Ovulationstermin bei einigen Säugern. (Nach [708])*

Species	Cycluslänge in Tagen	Brunstdauer bzw. Dauer der Begattungsbereitschaft	Ovulationszeit
Maus	4	10 Std	2—3 Std nach Brunstbeginn
Ratte	4—5	13 oder 15 Std	8—10 Std nach Brunstbeginn
Hamster	4	20 Std	8—12 Std nach Brunstbeginn
Meerschweinchen	16	6—11 Std	10 Std nach Brunstbeginn
Kaninchen	—	—	$10^{1}/_{2}$ Std nach Kopulation
Hund	—	7—9 Tage	1—3 Tage nach Brunstbeginn
Fuchs	—	2—4 Tage	1—2 Tage nach Brunstbeginn
Katze	15—21	4 Tage 9—10 Tage	24 Std nach Kopulation wenn kein Coitus stattfindet
Nerz	8—9	2 Tage	40—50 Std nach Kopulation
Frettchen	—[a]	—	30 Std nach Kopulation
Pferd	19—23	4—7 Tage	ein Tag vor bis ein Tag nach Brunst
Rind	21	13—18 Std	12—15 Std nach Brunstende
Schaf	16	30—36 Std	18—26 Std nach Brunstbeginn
Ziege	19	39 Std	9—19 Std nach Brunstbeginn
Schwein	21	2—3 Tage	(18)-30-40 Std nach Brunstbeginn

[a] In Abwesenheit männlicher Tiere permanente Brunst von März bis August.

Der Versuch einer Gliederung muß mit der Aufzählung jener Elemente beginnen, die als evolutionär bereits vorhanden allen Säugern von Anfang an gemeinsam zugänglich sind. Das Verschwinden einzelner dieser Elemente kann evolutionären Fortschritt bedeuten und soll damit gemeinsam mit den hinzuerworbenen Elementen bei Säugern besprochen werden.

Als vorhandenes Reservoir zur Gestaltung der Fortpflanzungssicherung sind anzusprechen:

a) das Vermögen, Eifollikel zu entwickeln, Eizellen spontan auszustoßen und Follikel vor oder nach Ovulation in Corpora lutea umzuformen, die ihrerseits Progesteron zu bilden vermögen;

b) diese Vorgänge durch Sinnesorgane mit der Umwelt dahingehend zu koordinieren, daß für den Nachwuchs maximale Überlebenschancen sichergestellt werden;

c) durch Signale an den männlichen Geschlechtspartner die Samenfreisetzung zum optimalen Zeitpunkt für die Befruchtung herbeizuführen;

d) durch Rückwirkungen (Rückkopplungen) auf zentrale (hypothalamisch-hypophysäre) Steuerungsorgane Gonadotropine für Steroidgenese und Ovulation freisetzen (positive Rückkopplung) oder diese Freisetzung hemmen (negative Rückkopplung) zu können;

e) durch Gestagenabfall die Ausstoßung (Geburt) des im Genitaltrakt verweilenden Fetus zu bewirken.

Anscheinend neu hinzuerworben wurden bei Säugern folgende Elemente:

f) die Ovulation (im Sinne optimaler Rationalisierung) durch Coitus induzieren zu können (s. Tabelle 2)[2];

g) wenn keine termingerechte Kopulation stattgefunden hat, das morphologisch vorhandene Corpus luteum nicht in Aktion zu setzen;

---

[2] Die Taube, bei der die Anwesenheit des Geschlechtspartners (und in dessen Ermanglung ein Geschlechtsgenosse oder sogar das eigene Spiegelbild) als *optisches* Signal allein Dotterbildung und nachfolgende Ovulation bewirkt, bildet keine Ausnahme von der Regel, da hier nicht die Kopulation als Schlüsselreiz fungiert [68, 658].

Tabelle 4. *Species, bei denen durch Hysterektomie die Cycluslänge unbeeinflußt bleibt (A) oder durch Aufrechterhaltung der Corpora lutea verlängert wird (B)*

Gattung	Art A	Lit. A	Art B	Lit. B
1. Monotrema				
2. Marsupialia	Opossum (Didelphis virginia)	453		
3. Insectivora				
3a. Dermoptera				
4. Chiroptera				
5. Edentata				
6. Rodentia I	Citellus tridecem lineatus (im Cyclus)	40		
Rodentia II			Meerschweinchen (Cavia porcellus)	102, 155, 169, 612, 622, 808, 810, 890
Rodentia III	Maus (Mus musculus) (im Cyclus)	40		
	Ratte (Rattus norvegicus) (im Cyclus)	127, 477, 622, 625, 706	Ratte (gravid oder pseudogravid)	126, 127, 477
			Goldhamster (Mesocricetus aureatus) (pseudogravid)	40
7. Lagomorpha	Kaninchen (Oryctolagus cuniculus) (im Cyclus)	40	Kaninchen (gravid oder pseudogravid)	s. S. 653
8. Cetacea				
9. Proboscidae				
10. Carnivora und Pinnipedia	Hund (Canis familiaris)	40		
	Frettchen (Mustela furo)	40		
11. Perissodactyla				
12. Artiodactyla			Rind (Bos taurus)	38, 40, 965
			Schaf (Ovis aries)	38, 40, 965
			Schwein (Sus scrofa)	37, 39, 40, 293, 891, 892
13. Primates	Rhesusaffe (Macaca mulata)	163		
	Mensch (Homo sapiens)	270	Mensch	847

h) durch noch unbekannte, aber im Uterus lokalisierte Mechanismen eine Regression funktionierender Corpora lutea einzuleiten, wenn keine Befruchtung mit nachfolgend normaler Embryonalentwicklung stattgefunden hat (s. Tabelle 4);

i) durch die unter g) und h) erwähnten Mechanismen das Ingangkommen eines Oestruscyclus zu gewährleisten;

Tabelle 5. *Species mit Blutungsbereitschaft aus dem Endometrium*

Gattung	Art		A	B	C	Literatur
1. Monotrema						
2. Marsupialia	Beutelkatze	(Dasypurus viverrinus)			+	493
3. Insectivora		Sorex palustris navigator			+	899
		Elephantulus myurus jamesoni			+	516, 517, 922–924
3a. Dermoptera		Cynocephalus variegatus			+	489
4. Chiroptera	Vampir	(Glossophaga)			+	425
5. Edentata						
6. Rodentia I Rodentia II Rodentia III						
7. Lagomorpha	Kaninchen	(Oryctolagus cuniculus)			+	423
8. Cetacea						
9. Proboscidae						
10. Carnivora und Pinnipedia	Hund	(Canis familiaris)	+			708; s. auch S. 656
	Katze	(Felis domesticus)			+	403
11. Perissodactyla						
12. Artiodactyla	Rind	(Bos taurus)	+			200; s. auch S. 662
13. Primates	Rhesusaffe	(Macaca mulata)		+		s. S. 674
	Heulaffe	(Alouatta palliata GRAY)		+		s. S. 674
	Pavian	(Papio comatus GEOFFREY)		+		s. S. 674
	Spitzhörnchen	(Tupaiidae)		+		s. S. 672
	Schimpanse	(Pan troglotydes)		+		s. S. 675
	Mensch	(Homo sapiens)		+		s. S. 675

A: Physiologische Diapedesblutung im Prooestrus/Oestrus/Metoestrus. B: Physiologische Blutung durch Endometriumsabstoßung am Ende der Corpus-luteum-Phase = Menstruation. C: Menstruationsähnliche Blutung, am Ende einer (induzierten) Pseudogravidität (äußerlich oft nicht erkennbar).

Tabelle 6. *Species mit physiologisch verzögerter Nidation*

Gattung	Art		A		B		Literatur
			a	b	a	b	
1. Monotrema							
2. Marsupialia	Rotes Känguruh	(Megaleia rufa)	+				856, 857
	Opossum	(Didelphis virginia)	+				857
	Beutelkatze	(Dasypurus viverrinus)	+				857
	Tanemar	(Protemnodon eugenii)	+				857
	Quokha	(Setonix brachyurus)	+				857
		Potorous tridactylus	+				857
		Bettongia lesuerui	+				857
		Protemnodon bicolor	+				857
		Protemnodon rufogrisea	+				857

Tabelle 6 (Fortsetzung)

Gattung	Art		A		B		Literatur
			a	b	a	b	
3. Insectivora		Sorex ananeus		+			132
		Sorex minutus		+			132
3a. Dermoptera							
4. Chiroptera							
5. Edentata	Gürteltier	(Dasypus novemcinctus)				+	26, 316
6. Rodentia I		Chletrionomys glareolus brit.		+			136
Rodentia II	Meerschweinchen	(Cavia porcellus)		+			26, 258
Rodentia III	Maus	(Mus musculus)		+			105—107, 958
	Ratte	(Rattus norvegicus)		+			198
		Dipodillus simoni L.		+			587, 588
		Meriones longifrons L.		+			587, 588
		Peromyscus truei		+			902
		Peromyscus maniculatus		+			902
7. Lagomorpha							
8. Cetacea							
9. Proboscidae							
10. Carnivora und Pinnipedia	europ. Dachs	(Meles meles)	+		+	+?	177, 178
	amer. Dachs	(Tacidae taxus)			+		978
	Bär	(Ursus)				+?	26
	Wiesel	(Mustela nivalis)				+?	26, 222
	Nerz	(Mustela vison)				+?	318, 426, 438
	Hermelin	(Mustela ermina)				+?	26
	Marder	(Martes martes)				+?	26
	Hafenrobbe	(Phoca vittulina)	+?				446
	Nördl. Fellrobbe	(Callorhinus ursinus)	+?				320
	Ringelrobbe	(Phoca trispida)	+?				677
	Bartrobbe	(Erignatus barbatus E.)	+?				677
	Pelzrobbe	(Arctocephalus pursillus)	+?				174
	Südl. See-Elefant	(Mirounga leonina)	+?				377
11. Perissodactyla	Pferd	(Equus caballus)			+?	+?	536
12. Artiodactyla	Reh	(Capreolus capreolus)				+	177, 867
	Peccari	(Pecarri ungulatus/ Tayussa Tajacu	+?				222, 889
13. Primates							

A: Lactationsbedingt. B: Umweltsbedingt. a) Mit temporär inaktivem Corpus luteum und verringerter Progesteronproduktion; b) mit aktivem, unvermindert Progesteron produzierendem Corpus luteum.

k) das Endometrium nach Wachstumstimulierung durch Oestrogene und Transformation durch Progesteron in die Sekretionsphase, wenn keine Befruchtung mit nachfolgender normaler Embryonalentwicklung eingetreten ist, abstoßen und neu aufbauen zu können (s. Tabelle 5);

Tabelle 7. *Aufrechterhaltung der Gravidität nach Ovariektomie*

Gattung	Art	
1. Monotrema		
2. Marsupialia	Opossum	(Didelphis virginia)
	Beutelkatze	(Dasypurus viverrinus)
	Tanemar	(Protemnodon eugenii)
	Quokha	(Setonix brachyurus)
3. Insectivora	Maulwurf	(Talpa europaea)
	Igel	(Erinaceus europaeus)
		Sorex ananeus
		Sorex, minutus
		Elephantalus myurus jamesoni
		Blarina brevicaudata
3a. Dermoptera		
4. Chiroptera	Große Hufeisennase	(Rhinolopus ferrum equiinum)
		Corinorpinus rafinesquei
		Nycteris luteola THOMAS
		Triaenops afer PETERS
5. Edentata	Gürteltier	(Dasypus novemcinctus)
6. Rodentia I	Graues Eichhörnchen	(Sciurus carolinensis GMELIN)
	Kanad. Stachelschwein	(Erethizon dorsatum)
		Citellus tridecemlineatus
		Marmato monax
		Microtus agrestis
		Chletrionomys glareolus brit.
Rodentia II	Meerschweinchen	(Cavia porcellus)
Rodentia III	Maus	(Mus musculus)
	Ratte	(Rattus norvegicus)
	Goldhamster	(Mesocricetus aureatus)
	Känguruhratte	(Dipodomys ordu columbianus)
		Geomys busarius
7. Lagomorpha	Kaninchen	(Oryctolagus cuniculus)
	Kaninchen, Wildform	
	Rocky Mountain Pika	(Ochotona princeps)
8. Cetacea	Delphin	(Delphinus delphis)
	Grindwal	(Globiocephala melaena)
	Blauwal	(Sibbaldus musculus)
	Finnwal	(Balaenoptera physalus)
9. Proboscidae	Afrikan. Elefant	(Loxodonta africana)
10. Carnivora und Pinnipedia	Hund	(Canis familiaris)
	Katze	(Felis domesticus)
	Frettchen	(Mustela furo)
	Nerz	(Mustela vison)
	Hermelin	(Mustela ermina)
	Hyäne	(Crocuta crocuta)
	Nördl. Fellrobbe	(Callorhinus ursinus)
	Grauer Seal	(Halichoerus grypus)
11. Perissodactyla	Pferd	(Equus caballus)
	Nashorn	(Ceratotherium unicornis)
		Diceros bicornis

und Progesteronquellen zur Graviditätserhaltung

A	B a	B b	C	D	E	F a	F b	Literatur
			+		+			E: 450, 451; C: 452
					+			817
					+			851
					+			849, 850
					+			655
					+			251
				+				131
				+				134
					+			922—924
				+				742
					+			656
					+			744
				+				659
				+				659
+		135	(+)	+	+	+		A: 158, 316; B/b: 316; C: 429a D: 316; E: 715; F/a: 316
				+				260
					+			703
			+		+			C: 289; E: 543
					+			774
					+			136
					+			135
+	ab 40?	72			+		+	A: 255, 623; B: 48, 77, 240, 620, 712; E: 255; F/b: 255, 256, 471
				+	+			C: 442, 735, 736, 790; E: 250
				+	+	−	−	C: 368, 416, 465, 466, 542, 562, 676, 845; E: 625
				+	+			C: 563, 731; E: 253
					+			291
					+			702
				+	+	−	−	C: 8, 212, 224, 355, 356, 361, 423, 673, 752; E: 423
					+			7
					+			292
					+			554a
					12			445
					+			595
					+			595
				+				745, 746
			+?	+				C: 649; D: 393
	ab 49	58		+		+		B: 404; D: 244; F: 223
					+			425
					+			438
				+				252
					+			657
					+			320
					+			31
	170—270	350		+		+		B: 449, D: 19, 20, 32, 202; F: 864
						+		19, 26
				+				19, 26

Gattung	Art	
12. Artiodactyla	Rind	(Bos taurus)
	Schaf	(Ovis aries)
	Ziege	(Capra hirsus)
	Schwein	(Sus scrofa)
	Nilpferd	(Hippopotamus amphibius)
	Giraffe	(Giraffa camelopardis)
	Peccari	(Pecarri ungulatus/Tayassu Tajacu)
13. Primates	Rhesusaffe	(Macaca mulata)
	Pavian	(Papio porcarius BRUNNICK)
	Mensch	(Homo sapiens)

A: Species, bei denen die Nidation nach Ovariektomie ohne Gestagensubtitution vollzogen werden kann. B: Species, bei denen die Gravidität aufrechterhalten werden kann, wenn die Ovariektomie nach (a) Tagen Graviditätsdauer erfolgt (b = Gesamtgraviditätsdauer). C: Species bei denen die Gravidität zu keinem Zeitpunkt nach Ovariektomie aufrechterhalten werden

Tabelle 8. *Lactation und Ovarialfunktionen (bei polyoestrischen Tierarten)*

Gattung	Art		A	B	C	D		E	Literatur
						a	b		
1. Monotrema									
2. Marsupialia	Tanemar	(Protemnodon eugenii)						+	*849, 850*
	Quokha	(Setonix brachyurus)						+	*849, 850*
3. Insectivora									
3a. Dermoptera									
4. Chiroptera									
5. Edentata									
6. Rodentia I									
Rodentia II	Meerschweinchen	(Cavia porcellus)	+						*749*
Rodentia III	Maus	(Mus musculus)				+	+		*749*
	Ratte	(Rattus norvegicus)				+	+		*749*
7. Lagomorpha	Kaninchen	(Oryctolagus cuniculus)			+				*423*
8. Cetacea									
9. Proboscidae									
10. Carnicora und Pinnipedia	Katze	(Felis domesticus)				+	+		*244*
11. Perissodactyla	Pferd	(Equus caballus)	+						*749*
12. Artiodactyla	Rind	(Bos taurus)	+						*749*
	Schaf	(Ovis aries)				+			*399*
	Nilpferd	(Hippopotamus amphibius)	+						*596*
	Schwein	(Sus scrofa)			+				*480, 945*
13. Primates	Pavian	(Papio porcarius BRUNNICK)				+			*1007*
	Rhesusaffe	(Macaca mulata)				+			*1002*
	Mensch	(Homo sapiens)	+						*538*

A: Species, bei denen der Cyclus während der Lactation einsetzt. B: Species, die eine infertile post partum-Brunst aufweisen und deren Cyclus dann bis Lactationsende sistiert. C: Species mit Ovarinvolution und Cyclusruhe. D: Species mit post partum-Ovulation und einem Corpus luteum für die Dauer der Gravidität: a) bei Befruchtung mit Corpus luteum graviditatis; b) bei Nichtbefruchtung mit Corpus luteum pseudograviditatis. E: Species, bei denen die Lactation das Corpus luteum unterdrückt und damit die Embryonalentwicklung arretiert.

(Fortsetzung)

A	B		C	D	E	F		Literatur
	a	b				a	b	
	ab 200	284			+			B: *671, 767* (s. auch S. 664); E: *424*
	ab 55	152		+				B: *182, 267, 297, 351, 709;* D: *4, 399, 699*
			+	+	+			*290, 682*
			+		+			C: *246, 295, 892;* E: *209*
					+			*29*
					+			*552*
				+				*969*
	ab 25	165						*457, 460*
				+				*1007*
	ab 40	267		+			+	B: *50, 55, 100, 934;* F: *358, 946, 947*

kann. D: Species, bei denen das Corpus luteum vor Graviditätsende zurückgebildet wird
E: Species, bei denen das Corpus luteum nicht vor Graviditätsende zurückgebildet wird
F: Species, bei denen die Placenta sicher (a) oder wahrscheinlich (b) Progesteron zu bilden vermag.

Tabelle 9. *Species, bei denen Pseudogravidität spontan auftritt oder induziert werden kann*
A: Species mit spontaner, physiologischer Pseudogravidität. B: Species, bei denen Pseudogravidität induziert werden kann a) durch sterilen Coitus, b) durch mechanische Cervixreizung, c) durch taktile Reize bestimmter Reflexzonen, d) durch Haltungsbedingungen (= soziologischer Stress).

Gattung	Art		A	B				Literatur
				a	b	c	d	
1. Monotrema								
2. Marsupialia	Bei allen spontan ovuliertenden Arten		+					*452, 721, 856, 857*
3. Insectivora								
3a Dermoptera								
4. Chiroptera								
5. Edentata								
6. Rodentia I								
Rodentia II								
Rodentia III	Maus	(Mus musculus)		+	+		+	a: *708;* b: *708;* d: *925*
	Ratte	(Rattus norvegicus)		+	+			a: *625;* b: *793*
	Goldhamster	(Mesocricetus aureatus)		+				a: *780*
7. Lagomorpha	Kaninchen	(Oryctolagus cuniculus)		+	+	+		a: *34, 423;* b: *819, 820* c: *494, 708, 943*
8. Cetacea								
9. Proboscidae								
10. Carnicora und	Hund	(Cabis familaris)	+					A: *327, 646, 916*
Pinnipedia	Katze	(Felis domesticus)	+	+ª	+	+		A: *244;* B/a: *345, 402, 404;* b: *245a;* c: *286*
	Frettchen	(Mustela furo)		+	+	+		a/b/c: *425*
	Nerz	(Mustela vison)		+	+	+		a/b: *438;* c: *318*
	Fuchs	(Canis vulpis)	+					A: *708*
11. Perissodactyla								
12. Artiodactyla	Schwein	(Sus scrofa)		+?				*218*
13. Primates								

Pseudograviditätsdauer bei Maus, Hamster, Ratte, Kaninchen, Katze: etwa halbe Graviditätslänge; bei Fuchs, Hund und Frettchen: etwa ganze Graviditätslänge.
ª Nur während der Lactation [*244*].

Tabelle 10. *Gewebsbarrieren zwischen mütterlichem und fetalem Blut während der Gravidität bei Säugern. (Nach [17, 21, 23])*

Klassifikation	Placentaanheftungsform	Species	Mütterliches Gewebe (Uterusschleimhaut)			Fetales Gewebe		
			Endothel	Bindegewebe	Epithel	Trophoblast	Bindegewebe	Endothel
Epitheliochorial	diffus	Pferd[a]	+	+	+	+	+	+
		Schwein	+	+	+	+	+	+
Syndesmochorial	multipel	Schaf	+	+	−	+	+	+
	an den Kotyledonen	Ziege	+	+	−	+	+	+
		Rind	+	+	−	+	+	+
Endotheliochorial	zonenbedingt	Katze[a]	+	−	−	+	+	+
		Hund	+	−	−	+	+	+
		Frettchen	+	−	−	+	+	+
Hämochorial	diskusförmig	Insectivoren	−	−	−	+	+	+
		Chiropteren	−	−	−	+	+	+
		Maus	−	−	−	+	+	+
		Rhesusaffe[a]	−	−	−	+	+	+
		Mensch[a]	−	−	−	+	+	+

[a] Species mit placentarer Gonadotropinbildung.

Tabelle 11. *Species, bei denen unter der Gravidität cyclische Follikelreifungen mit nachfolgender Atresie und/oder Luteinisierung zu beobachten sind*

Gattung	Art		Literatur
1. Monotrema			
2. Marsupialia			
3. Insectivora		Elephantulus myurus jamesoni	924
	Igel	(Erinaceus europaeus)	251
		Sorex ananeus	
		Sorex palustris navigator	131
		Sorex minutus	
3a. Dermoptera			
4. Chiroptera			
5. Edentata			
6. Rodentia I	Graues Eichhörnchen	(Sciurus carolinensis GMELIN)	260
Rodentia II	Meerschweinchen	(Cavia porcellus)	160, 329, 619, 807
Rodentia III	Ratte	(Rattus norvegicus)	903
7. Lagomorpha	Kaninchen	(Oryctolagus cuniculus)	422
	Hase	(Lepus europaeus P.)	479
8. Cetacea			
9. Proboscidae			
10. Carnivora und Pinnipedia	Hafenrobbe	(Phoca vittulina)	447
11. Perissodactyla			
12. Artiodactyla	Rind	(Bos taurus)	995
	Schaf	(Ovis aries)	962
13. Primates			

Tabelle 12. *Species, die während der Gravidität regelmäßig (A) oder sporadisch (B) Corpora lutea auxiliaria bilden, und Species, bei denen Neugeborene Luteinisierung von Follikeln erkennen lassen (C)*

Gattung	Art		A	B	C	Literatur
1. Monotrema			+			*141*
2. Marsupialia						
3. Insectivora						
3a Dermoptera						
4. Chiroptera	Afrik. Fledermaus		+			*659*
5. Edentata						
6. Rodentia I		Chletrionomys glareolus brit.	+			*136*
	Kanad. Stachelschwein	(Erethizon dorsatum)		+		*703*
Rodentia II	Berg-Viscacha		+			*743*
Rodentia III	Ratte	(Rattus norvegicus) (Wildform)		+		*421*
7. Lagomorpha						
8. Cetacea	Finnwal	(Balaenoptera physalus)	+			*595*
9. Proboscidae	Afrik. Elefant	(Loxodonta africana)	+			*745, 746*
10. Carnivora und Pinnipedia	Nerz	(Mustela vison)	+			*318, 438*
	Katze	(Felis domesticus)	+			*26*
	Europ. Dachs	(Meles meles)	+			*448*
11. Perissodactyla	Pferd	(Equus caballus)	+			*26, 30, 32, 202, 557, 806*
	Rhinozeros	(Diceros bicornis)	+			*26*
12. Artiodactyla	Schwein	(Sus scrofa)	+			*295*
	Nilgai Antilope	(Boselaphus tragocamelus P.)	+			*16, 26*
	Nilpferd	(Hippopotamus amphibius)	+			*596*
	Giraffe	(Giraffa camelopardis)			+	*26, 552*
	Peccari	(Peccarri ungulatus/ Tayussu Tajacu)	+			*969*
13. Primates	Rhesusaffe	(Macaca mulata)		+		*215*
	Gibbon		+			*264*
	Neuweltaffen		+			*264*
	Mensch	(Homo sapiens)		+	+	B: *357, 358, 360, 499, 688, 689*; C: *359, 362, 398, 759*

l) Brunst und Begattung von Ovulation und Befruchtung durch eine lange Inaktivitätspause trennen zu können (s. S. 642, Chiroptera);

m) Befruchtung und Nidation durch eine lange Inaktivitätspause trennen zu können (s. Tabelle 6);

n) die Placenta als endokrines Hilfsorgan auch zur Progesteronbildung heranziehen zu können (s. Tabelle 7) [*51*];

o) unmittelbar nach Geburt oder während der Lactation zu erneuten Ovulationen befähigt zu sein (s. Tabelle 8).

Eingehendes Detailstudium der normalen Fortpflanzungsorganisation und experimentelle Erfahrungen haben nun gezeigt, daß viele Tierarten neben den

Tabelle 13. *Mucopolysaccharide und Mastzellen im Uterus des Rindes.*
Histochemischer Nachweis der Mucopolysaccharide: IC: Methode nach Hale, Modifikation
McManus. TB: Toluidin

Uteruswand	Histologische Beschreibung der Uteruswand-Elemente	Metoestrus 1. und 2. Tag			
		IC	PAS	TB	Mastzellen
Endometrium	Epithelsaum	++	++	±	—
	Stroma	—	±	—	+
	Uterindrüsen	—	+	—	—
	Stroma in der Umgebung der Uterindrüsen	—	±	—	+
Myometrium	Innere Schicht	—	—	—	—
	Mittlere Schicht (Stratum vesiculare)	±	++	+	++
	Äußere Schicht	—	—	—	—
Perimetrium		—	+	±	+

Legende für IC, PAS und TB: — negativ; ± Spuren; + gering positiv; ++ stark positiv.

normalerweise benützten Elementen, zur Fortpflanzungssicherstellung unter extremen Bedingungen oder in bestimmten Alters- oder Entwicklungsstufen, andere Elemente aus dem aufgezeigten Reservoir hinzuzuziehen oder auf sie auszuweichen vermögen.

Species, die üblicherweise spontan ovulieren, vermögen dies auch durch Induktion zu tun: Mensch [529, 538, 558], Ratte [46, 536], Rind [538]. Species, die normalerweise ihre Embryonen sofort implantieren, können eine Phase verzögerter Nidation zwischenschalten, ohne das Überleben der Embryonen zu gefährden: Ratte [727], Maus [105—108], Pferd [536]. Der umgekehrte Vorgang ist ebenfalls zu beobachten: Nerz [438].

Innerhalb dieser Vielfalt fallen dem Progesteron nichtsdestoweniger gut umrissene Aktionsbereiche zu, die mit relativ geringen Ausnahmen, die bei den

Tabelle 14. *Vaginal-Abstrichdiagnostik beim Rind* [310, 375, 512]
Unterschieden werden (in der Technik nach Papanicolaou): 1 = Parabasalzellen; 2 = kleine Intermediärzellen (cyanophil); 3 = große Intermedärzellen (cyanophil); 4 = Superfizialzellen (eosinophil).

a) *Im Cyclus:*
  Tag 1— 6[b]: 2—3; 3; 3—4; Leucocyten: ±
  Tag 6—13[a]: 2; 2—1; 1—2; Leucocyten: +++
  Tag 13—20[b]; 2—3; 3; 3—4; Leucocyten: —

b) *In der Gravidität:*

	Progesterontyp	Oestrogentyp
2.—3. Monat:	28%	—
3.—4. Monat:	25%	5,9%
4.—5. Monat:	40,2%	4,5%
5.—6. Monat:	22,4%	6,6%
6.—9. Monat:	14,7%	15,0% und mehr

[a] *Progesterontyp.* Starke Dominanz kleiner Intermdiärzellen; starke Zelldesquamation; weniger als 10% Superfizialzellen; zahlreiche Leucocyten.
[b] *Oestrogentyp.*
Individuelle Schwankungen sind erheblich und verwischen typische Bilder so stark, daß am Individuum keine präzise Abstrichdiagnose möglich ist.

Verteilung im Cyclus. (Nach [610])
nach RINCHART und ABUL'HAJ. PAS: Perjodsäurereaktion nach SCHIFF, Modifikation nach blaureaktion, bei PH 7.

Dioestrus 13.—16. Tag				Prooestrus 17.—19. Tag				Oestrus 19.—21. Tag			
IC	PAS	TB	Mastzellen	IC	PAS	TB	Mastzellen	IC	PAS	TB	Mastzellen
−	−	−	−	±	+	±	−	±	±	±	−
±	±	±	++	+	+	+	+++	++	++	++	+++
−	−	−	−	−	±	−	−	−	+	−	−
−	±	−	+	+	+	+	++	+	++	+	+++
−	−	−	−	−	−	−	−	−	−	−	−
+	++	++	++	++	++	++	++	++	++	++	++
−	−	−	−	−	−	−	−	−	−	−	−
±	+	+	++	±	++	+	+++	+	++	+	+++

Legende für das Auftreten von Mastzellen: − keine; + wenige; ++ mäßiger Gehalt; +++ viele.

Tabelle 15. *Vergleich der Organisation einiger Fortpflanzungsfunktionen bei Primaten verschiedener Entwicklungsstufen*
A: Spitzhörnchen (Tupaiidae). B: Rhesusaffe (Macaca mulatta). C: Mensch (Homo sapiens).
+ Funktion stets nachweisbar; (+) Funktion gelegentlich nachweisbar; * Funktion nur als pathologische Form bekannt; − Funktion nicht nachzuweisen.

Beschreibung der Funktion	A	B	C
1. Cyclusstructur:			
a) unvollständig monophasisch	+	−	*
b) vollständig biphasisch	(+)[a]	+	+
2. Ovulationsauslösung:			
a) spontan	−	+	+
b) coitusinduziert	+	(+)	(+)
3. Menstruationsblutung:	(+)[a]	+	+
4. Abbruchblutungsbereitschaft:	−	+	+
5. Post partum-Ovulation:	+	−	−
6. Begattungsbereitschaft:			
a) oestruslimitiert	+	−	−
b) permanent	−	+	+
7. Ejaculationsvermögen:			
a) oestruslimitiert	+	+	−
b) permanent	−	−	+

[a] Nur nach sterilem Coitus.

Literaturangaben:
1. a; A: [207]; b; A: [207]; B: [6, 210, 213, 454, 1006].
2. a; A: [207]; B: [6, 210, 213, 454, 1006]; b; A: [207]; B: [930, 931, 932]; C: s. Tabelle 2.
3. A: [207, 489]; B: [210, 213].
4. A: [207]; B: [502].
5. A: [207].
6. a; A: [207]; b; B: [690].
7. a; A: [207]; B: [690, 691].

einzelnen Gattungen und Arten mitangeführt werden, bei allen Säugern zu beobachten sind.

Die physiologische Rolle des Progesterons kann aus dieser Sicht in folgende Hauptgebiete aufgegliedert werden (s. auch Abb. 2—5):

1. Die Einflußnahme auf das hypothalamisch-hypophysäre Steuerungszentrum zur Freisetzung der ovulationsauslösenden LH-Quantität. Der positiven Rückkopplungswirkung von Progesteron in dieser Situation hat eine mehr oder weniger starke Sensibilisierung durch Oestrogene voranzugehen (s. S. 629).

2. Die Sicherstellung optimaler Umgebungsbedingungen für die befruchtete Eizelle im Eileiter und später im Uterus. Auf dem Boden oestrogenbedingter Zellstimulierung leitet Progesteron die spezifischen Sekretionsleistungen ein und hält sie aufrecht (s. S. 634).

3. Die zentrale und periphere Hemmwirkung (negative Rückkopplungswirkung am Sexualzentrum im Zwischenhirn zur Ovulationsverhinderung; Myometriumshemmung am Uterus), die während der Corpus luteum-Phase im Cyclus und in der Gravidität die für die Keimentwicklung notwendige Sexualruhe gewährleistet (s. S. 632).

4. Die Sicherstellung des Kontaktes mit der Mutter durch Nidation (obwohl hier Progesteron den endogenen Oestrogenen zumeist nur Hilfestellung zu leisten scheint) (s. S. 637).

5. Die Sicherstellung der Nachwuchsversorgung durch Stoffwechselwirkungen (s. S. 638), Milchdrüsenaufbau (s. S. 676) und Verhaltensbeeinflussung (s. S. 681).

6. Den Schutz des sich differenzierenden hypothalamischen Sexualzentrums während des Fetalstadiums vor unzeitgemäßer endogener Androgen- oder Oestrogenproduktion.

a) Spezielle Progesteronwirkungen bei Säugern
Einflußnahmen auf das hypothalamisch-hypophysäre Sexualzentrum und Wirkungen auf den Genitaltrakt im Cyclus und in der Gravidität

In den Abb. 2—5 wurde der Versuch unternommen, den heutigen Wissensstand um die neuroendokrine Regulation weiblicher Fortpflanzungsfunktionen darzustellen, ohne dessen ganzheitliche Betrachtung eine Würdigung detaillierter Progesteronwirkungen unmöglich ist.

Als Ausgangspunkt für eigene Untersuchungen dienten früher bekantgewordene Modelle [537, 893] bzw. zusammenfassende Darstellungen der neuroendokrinen Cyclussteuerung [15, 26, 56, 188, 233, 235, 301, 302, 363, 544, 749].

In den Regelkreisen, die sich aus der Erforschung der Fortpflanzungsfunktionen herauskristallisiert haben, kommt hypothalamischen Zentren die Rolle der Steuerungselemente zu. Hier werden Feedback-Meldungen (Rückkopplungswirkungen) als positiv (anregend), negativ (hemmend) oder genügend (wenn ein kritischer Schwellenwert erreicht ist) registriert. Die Schwierigkeit, diese Ambivalenz in der Reizbeantwortung funktionell-graphisch richtig darzustellen, wurde durch die Wahl der altchinesischen Ying- und Yang-Symbole, die sich als positives und negatives Element zum Kreis ergänzen, teilweise gelöst. Am Kreis, der jeweils eines der bekannten Steuerungselemente (s. Legende zu den Abbildungen) darstellt, greifen der Hormonblutspiegel einerseits, Sinneseindrücke aus der belebten und unbelebten Umwelt andererseits sowie endogene Faktoren bekannter und unbekannter Natur bewegend an. Welches der beiden möglichen, in seiner Sphäre dominierenden Elemente als Folge dieser Einwirkungen über die „Auslaßpforte" zu stehen kommt, bestimmt über die Freisetzung oder Zurückhaltung des jeweiligen Releasers bzw. die Induktion oder Unterbrechung bestimmter Funktionen.

Es kann an dieser Stelle nicht auf die Fülle an Details eingegangen werden, die für das Funktionieren der aufgezeigten Regelkreise notwendig sind und auf die Schwierigkeiten, ein den meisten der bekanntgewordenen Tatsachen entsprechendes Schema zu entwerfen, das darüber hinaus den, wie verschiedentlich erwähnt, sehr unterschiedlich organisierten Funktionen bei den einzelnen Tieren gerecht wird.

Der allgemeinen Übung entsprechend wurde die Einteilung des Cyclus in Phasen beibehalten, wobei zur besseren Darstellung die Phase I in die Teilphasen a) Follikelreifung und Oestrusauslösung und b) Ovulationsauslösung unterteilt wurde. Die Phase II wird als die Phase cyclischer Corpus luteum-Funktion (wenn keine Konzeption stattgefunden hat) mit Aufbau, Sekretion und Abbau des Corpus luteum angesprochen.

Die Phase III umfaßt folgegerecht Gravidität bzw. physiologische Pseudogravidität.

In diesen Phasen wird die physiologische Bedeutung des Progesterons durch die Rückwirkung auf die Steuerungszentrale, die Auswirkung auf Genitaltrakt und Milchdrüsen, die Ausbildung sekundärer Sexualfunktionen und das Verhalten, wie es sich bei den meisten Species nachweisen läßt, zur Darstellung gebracht.

Unberücksichtigt bleibt dabei eine noch wenig geklärte, aber sicher extrem bedeutsame Progesteronwirkung auf die zentralen (hypothalamischen) Steuerungsorgane, da sie lange vor dem Einsetzen cyclischer Funktionen anzusetzen ist: die Schutzwirkung in utero vor der differenzierenden Wirkung sexogener Steroide [284].

Wie an anderer Stelle ausführlich dargelegt [537] und in der umfangreichen Literatur zur Antiandrogenwirkung der Gestagene bestätigt wurde (s. Kapitel XII B, S. 892), erfolgt die Ausbildung typisch männlicher, acyclischer und weiblicher, cyclischer Sexualfunktionen durch die geschlechtsspezifisch-termingerechte Imprägnierung hypothalamischer Zentren mit Androgenen bzw. Oestrogenen. *Normale, zeitgerecht einsetzende Pubertät* resultiert aus dem Vermögen, auf Grund der Konditionierung durch Androgene oder dessen Ausbleiben die hypothalamische Ausreifung ungestört zu Ende führen zu können. Gestagenanwendung post natum scheint den intrauterinen Progesteronschutz fortzuführen (s. Kapitel XII B, S. 830) bzw. erlaubt die Pubertät zu verzögern (oder im Sinne des Rebound-Phänomens nach Aufhören der Progesteronwirkung zu accelerieren (s. Kapitel XII B, S. 830 u. S. 837).

Die der Pubertät vorausgehenden *Sensibilisierungsvorgänge* an hypothalamischen Zentren (d.h. die Einstellung auf bestimmte Steroid-Blutspiegelwerte, die dann hemmend oder stimulierend wirken), können zeitlebens etabliert bleiben (polyoestrische, nicht saisongebundene Arten) oder sind durch starke Abhängigkeitsreaktion von Umweltfaktoren an bestimmte Zeitgeber gebunden, die diese spezielle Sensibilisierung kurzzeitig oder über die Dauer eine Saison ermöglichen (saisonbedingt, monooestrische oder polyoestrische Arten) [413, 537, 538].

Wie sich diese Perioden unterschiedlicher Ansprechbarkeit auf die negative Feedback-Wirkung von Progesteron auswirken, konnte in Kapitel XII B, Abb. 9 (s. S. 846) zur Darstellung gebracht werden.

Die Betrachtung derjenigen hypothalamischen Zentren, an denen Progesteroneinwirkungen evident sind, läßt mögliche Auswirkungen auf alle übrigen bekannten Zentren unberücksichtigt.

Als Zentren, die durch Progesteron sicher angesprochen werden, wurden in den Abb. 2—5 angeführt:

A ein Zentrum für die FSH-Releaser-Freisetzung;

B_1 ein Zentrum für die tonische LH-Freisetzung, die die Steroidgenese unterhält;

B_2 ein Zentrum für die der Ovulation vorausgehende, massive LH-Freisetzung;
C ein Zentrum für die Freisetzung des LTH-Abgabeinhibitors;
D_1 ein Zentrum für das Brunstverhalten;
D_2 ein Zentrum für das Brutpflegeverhalten.

Für die unter A und B_1 genannten Zentren gilt, daß geringe Progesterondosen stimulierend, hohe Quantitäten hemmend wirken [188, 332—334, 821, 822—824]. Am unter B_2 genannten Zentrum wird entweder

durch Coitus oder durch cervicale Reizung bei Species mit induzierbarer Ovulation, u. U. unter Oxytocinbeteiligung [893],

oder durch einen kritischen Progesteron- und/oder Oestrogenblutspiegel (am Prooestrustag, während der „kritischen Stunde" im Tagesrhythmus bei Nagern),

oder während des Prooestrus und/oder Oestrus bei Species mit vorausgegangener aktiver Corpus luteum-Phase,

ein LH-Releaser für den der Ovulation vorausgehenden LH-Schub aus dem HVL freigesetzt [330—334, 819—824].

Am Zentrum C wird bei einigen Species (so z.B. bei der Ratte) während des Cyclus, bei einer unbekannten Zahl von Arten während der Gravidität, durch Progesteron die sonst stets nachweisbare Freisetzung desjenigen Releasers temporär unterbunden, der den HVL hemmt, LTH freizusetzen [333, 796].

Das mit D_1 angesprochene Zentrum muß durch Progesteron konditioniert werden, um auf die prooestrische Oestrogenausschüttung hin Brunstverhalten auslösen zu können (s. S. 682).

Mit D_2 wurde ein Zentrum identifiziert, das auf Oestrogene und Progesteron hin in der entsprechenden Fortpflanzungsphase samt ihren spezifischen Schlüsselreizen Brutpflegeverhalten realisiert (s. S. 680).

In der heute allgemein akzeptierten Betrachtungsweise wird einer *direkten Progesteronwirkung auf den Hypophysenvorderlappen (HVL)* kaum noch Bedeutung eingeräumt. Die in ihrer gonadotropen Funktion nur bezüglich des LTH autonome Hypophyse konnte so sehr als Erfolgsorgan des Hypothalamus identifiziert werden, daß Steroideinflüsse, wie sie z.B. auf das Gonadotropinbildungsvermögen oder das Gonadotropinfreisetzungsvermögen denkbar wären, z.Z. nicht genügend beachtet werden.

Ähnliches gilt für das *Ovar*. Sosehr die „Fernwirkung" des im Ovar erzeugten Progesterons Gegenstand eingehender Untersuchungen waren und sind, sowenig ist Genaues über den Einfluß von Progesteron „in loco" auf umliegende Gewebselemente, ihr Wachstum und ihre Funktion bekanntgeworden.

Als „Fernwirkungen" werden hier zusammenfassend all diejenigen Funktionen am *Genitaltrakt* angesprochen, in denen Progesteron entweder als Oestrogenpartner, als Oestrogennachfolger oder als Oestrogenantagonist tätig wird (z.B. [616, 812, 844]). Die Erfahrung der extrem kurzen biologischen Halbwertszeiten (s. Beitrag LANGECKER, Bd. XXII/1, S. 45) sowie der geringen Organspezifität, zumindest bezogen auf den Genitaltrakt (s. S. 637), lassen erwarten, daß relativ erhebliche Progesteronquantitäten erforderlich sind, um der physiologischen Rolle des Hormons gerecht zu werden (s. S. 632); oder die Spezifität am Receptor ist so groß, daß die relativ geringen Mengen, die über den Blutkreislauf das „Fernziel" am Genitaltrakt erreichen [464] (wenn man nicht direkte Lymphbahnverbindungen zwischen Ovar und dem Genitaltrakt als Kurzschlußleitungen annehmen will), für die Sicherstellung der Wirkung ausreichen.

Es ist üblich, die in der Follikelphase erzielten Gewebsreaktionen und -funktionen als alleinige Oestrogenwirkung anzusprechen, wobei die Diskussion zumeist auf die Frage, ob der im Detail angesprochene Prozeß eine Oestradiol-, Oestron- oder Oestrolwirkung darstellt, beschränkt ist.

Der vielfach ignorierte Umstand, daß Progesteron zumindest am Ende der Follikelphase nachzuweisen ist und daß am Kastraten Vollbilder, wie sie der Follikelendphase entsprechen, nur durch Kombinationen aus hochdosierten Oestrogenen und niedrig einzusetzendem Progesteron erzielbar sind, verlangt auch die Phase I in den Kreis der Beschreibung mit einzubeziehen.

Andererseits können die Phasen II und III nicht richtig dargestellt werden ohne die bei den meisten untersuchten Species nachweisbare Oestrogenkomponente neben dem dominierenden Progesteroneinfluß zu berücksichtigen und die sich dynamisch ändernde Relation aufzuzeigen [59, 412, 844].

Am Genitaltrakt sind morphologisch, histologisch, histochemisch, biochemisch und funktionell erfaßbare Progesteroneinflüsse zu berücksichtigen. Sie sind nachfolgend im phasischen Ablauf dargestellt.

Phase Ia. Follikelreifung und Oestrusauslösung (s. Abb. 2).

Ein oder mehrere, in der vorhergegangenen Corpus luteum-Phase in der Ausbildung arretierte Follikel werden durch die tonische FSH- und LH-Ausschüttung aus dem HVL zur Ausreifung und Steroidbildung angeregt. Ist keine aktive Corpus luteum-Phase vorausgegangen (bei monophasischem oder unvollständig biphasischem Cyclus bzw. beim Beginn der Oestrussaison), werden diejenigen Follikel zur Reifung angeregt, die beim vorausgegangenen Ausreifungsschub nicht mehr zum Zuge gekommen sind, oder frisch herangebildete Tertiärfollikel. Der rasch ansteigende Oestrogenspiegel wie der ebenfalls erkennbar werdende des Progesterons [*157, 299, 304, 348, 349, 515, 708, 863, 907, 908, 987, 988, 994*] unterstützen im Sinne positiver Feedback-Wirkungen primär am Hypothalamus FSH- und LH-Releaser-Freisetzung. Am Ovar wird die Aktivierung glykolytischer und TPN-spezifischer Enzyme in den Granulosazellen in zeitliche Beziehung zum Beginn der Progesteronbildung in dieser Phase gesetzt [*137*].

Am Genitaltrakt sind Restaurations- und Wachstumsvorgänge am Uterus, der Cervix und der Vagina, durch Oestrogene induziert, vorherrschend. Abhängig vom vorangegangenen Epithelverlust im Uterus, ist diese Phase kurz gehalten *(bei allen nicht menstruierenden Säugern)* oder deutlich verlängert *(bei allen menstruierenden Primaten)*. Bei *nicht menstruierenden Säugern* beherrschen darum rasch induzierbare Vorgänge wie Hyperämie, Ödembildung, gesteigerte Proteinsynthese, erhöhte Mitoserate in Stroma und Endometrium, die Szene. Am Endometrium ändert sich nur die Höhe des einschichtigen Epithels.

Bei *Primaten* mit vorausgegangener Menstruation dagegen (trotz erstaunlich rascher Regeneration) imponieren Wachstum und Restauration einer kompletten Funktionalis aus dem verbliebenen Drittel, Viertel oder Fünftel als bedeutenderes Ereignis, das jedoch auch von den obengenannten Vorgängen in Stroma und Myometrium begleitet wird. Daß in diesen Vorgängen sich bereits die physiologische Rolle kleiner Progesteronmengen widerspiegelt, ist vielfach unbestritten. Welche biologischen Relationen zu den Oestrogenen dafür benötigt werden, ist nur aus Experimenten an *ovariektomierten Rindern, Schafen und Schweinen* ablesbar (s. S. 663, 666).

An der Cervix und cervixnahen Vaginalabschnitten ist die erhöhte Schleimsekretion samt der Änderung in der Schleimkonsistenz und Zusammensetzung bei zahlreichen Species auffallend, während im caudalen Vaginalabschnitt nicht nur starkes Epithelwachstum, sondern auch das Verschwinden oder die Reduzierung der Leukocyten im Abstrichbild zu beobachten ist. Die in dieser Phase an der Milchdrüse ablaufenden Vorgänge sowie die Verhaltensbeeinflussung sind gesondert auf S. 676 und S. 680 zur Darstellung gebracht.

Begleitvorgänge, die Signalwert für die Anlockung männlicher Sexualpartner haben (Sexualhautbildung für Primaten, Lockstoffabsonderung bei Carnivoren)

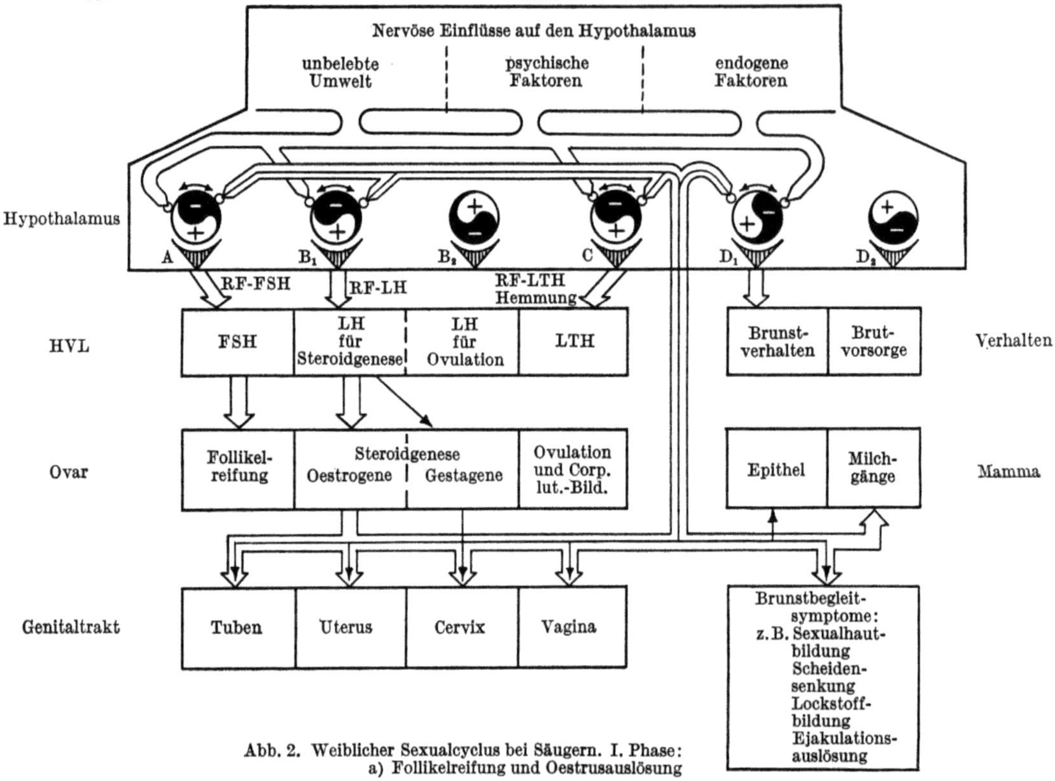

Abb. 2. Weiblicher Sexualcyclus bei Säugern. I. Phase:
a) Follikelreifung und Oestrusauslösung

Legende zu den Abb. 2—5

Hypothalamische Zentren:

A für FSH-Freisetzung;
B_1 für LH-Freisetzung: zur Steroidgenese;
B_2 für die LH-Freisetzung: zur Ovulation;
C für die Freisetzung des LTH-Inhibitors;
D_1 für das Brunstverhalten;
D_2 für das Brutpflegeverhalten.

⟹ Einfluß dominiert (über endokrine Sekretion, nervöse Reize, oder unbekannte Bahnen);
⟶ Einfluß deutlich, aber nicht dominant;
⇢ } Einflüsse, die nur bei einigen Species nachzuweisen sind, bei anderen nicht.
--▶

Zentrum A und B_1:

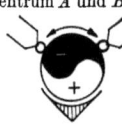

positive Rückkopplungswirkung kleiner Steroiddosen;

steigender Steroidblutspiegel bewirkt Umschaltung von positiver zu negativer Rückkopplungswirkung;

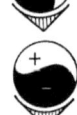

negative Rückkopplungswirkung hoher Steroidblutspiegel.

Zentrum B_2: Freisetzung kann erfolgen durch:
   a) Coitus (oder Cervixreizung) = induzierte Ovulation;
   b) durch einen kritischen Oestrogen- und/oder Progesteronblutspiegelwert (eventuell während einer „kritischen Tagesphase") am Prooestrus- oder Oestrustag = spontane Ovulation.

Zentrum C: Freisetzung des LTH-Inhibitors: Dieses Zentrum ist bei manchen Species während der aktiven Corpus luteum-Phase blockiert, möglicherweise bei einer größeren Zahl von Species während der Gravidität. Der HVL vermag LTH abzugeben.

Zentrum D_1: Oestrogene, mit Progesteronunterstützung oder Progesteronvorbereitung, erreichen zur Brunst Blutspiegelwerte, die Oestrusverhalten induzieren.

Zentrum D_2: Brutpflegeverhalten: Oestrogene und Progesteronkombinationen scheinen für seine Auslösung verantwortlich zu sein.

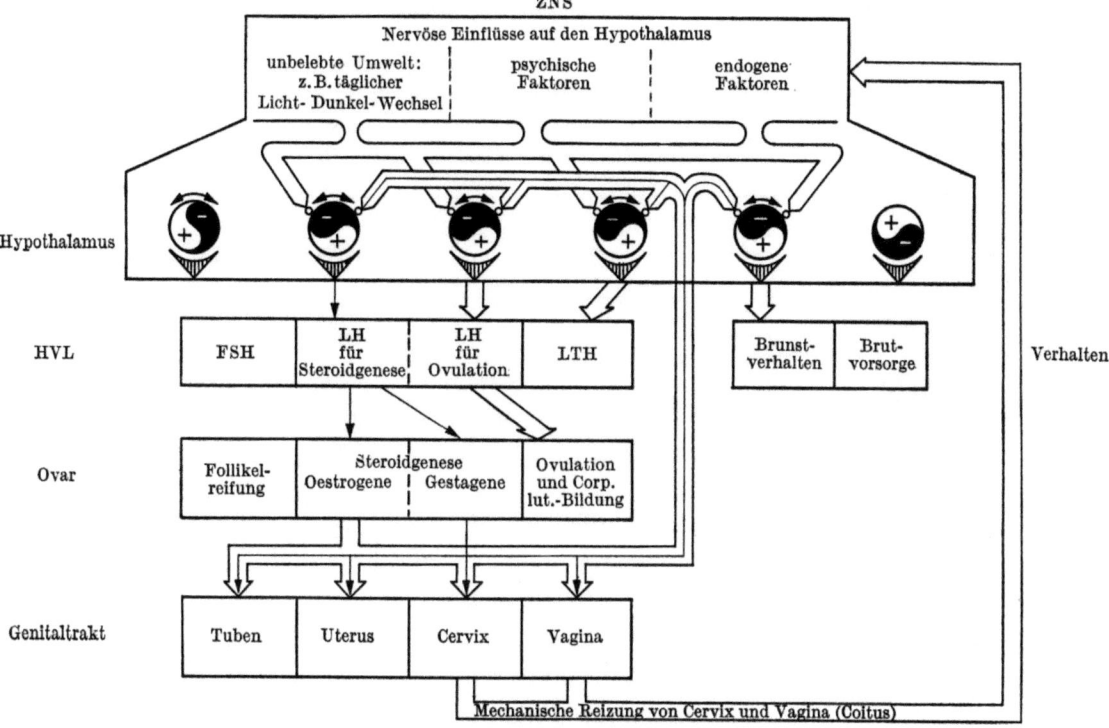

Abb. 3. Weiblicher Sexualcyclus bei Säugern. I. Phase: b) Ovulationsauslösung

stehen überwiegend unter Oestrogeneinfluß, ebenso wie die erst die Kohabitation ermöglichende Scheidensenkung bei manchen Carnivoren und die Ausbildung eines Scheidenmilieus, das bei einzelnen Primaten zur Ejaculationsauslösung beiträgt (s. S. 683).

Phase Ib. *Ovulationsauslösung* (s. Abb. 3).

Unbestritten ist, daß die zur Ovulation notwendige LH-Freisetzung durch ein eigenes, dafür bestimmtes, hypothalamisches Zentrum vermittelt wird, an dem der im Cyclus ansteigende Oestrogen- und/oder Progesteronspiegel einen kritischen Wert erreicht — unter Umständen zu einer bestimmten Stunde im Tagesrhythmus [*330—334, 537, 538*] — und damit die *spontane Ovulation* auslöst.

Durch Oestrogene und/oder Progesteron wird dieses Zentrum bei Species mit induzierter Ovulation für den aus dem Coitus bzw. der Cervixreizung stammenden nervösen Reiz konditioniert, durch den LH-Freisetzung bewirkt und damit induzierte Ovulation ausgelöst wird (s. Tabelle 2).

Eine Zwischenstellung nehmen diejenigen Species ein, bei denen am Ende einer Periode mit der Bereitschaft für induzierte Ovulation — wenn die Kohabitation ausgeblieben ist — doch auch spontan die Ovulation ausgelöst werden kann, um den Cyclus aufrechtzuerhalten (s. Tabelle 2). Es ist anzunehmen, daß dieser Mechanismus zahlreichen Arten, u.a. auch dem Menschen [*76, 538*] zur Verfügung steht.

Ob dem Progesteron bei den unmittelbar nach Kohabitation folgenden Vorgängen im Genitaltrakt wie Spermientransport, Spermienkapazitation, Spermienpenetration und Fertilisation (via Cervix-, Uterus- und Eileitermobilität und -sekretion) eine physiologische Rolle zukommt, ist bislang unbekannt geblieben.

Phase II. *Funktion und Abbau des Corpus luteum (wenn keine Befruchtung eingetreten ist)* (s. Abb. 4).

Zentral, d.h. am Hypothalamus, ändert die nunmehr dominierende Progesteronwirkung die bisherigen Verhältnisse. Primär wird das ovulationsauslösende LH-Zentrum gehemmt, in Abhängigkeit vom Blutspiegel auch bei verschiedenen Species die tonische LH- wie die FSH-Freisetzung.

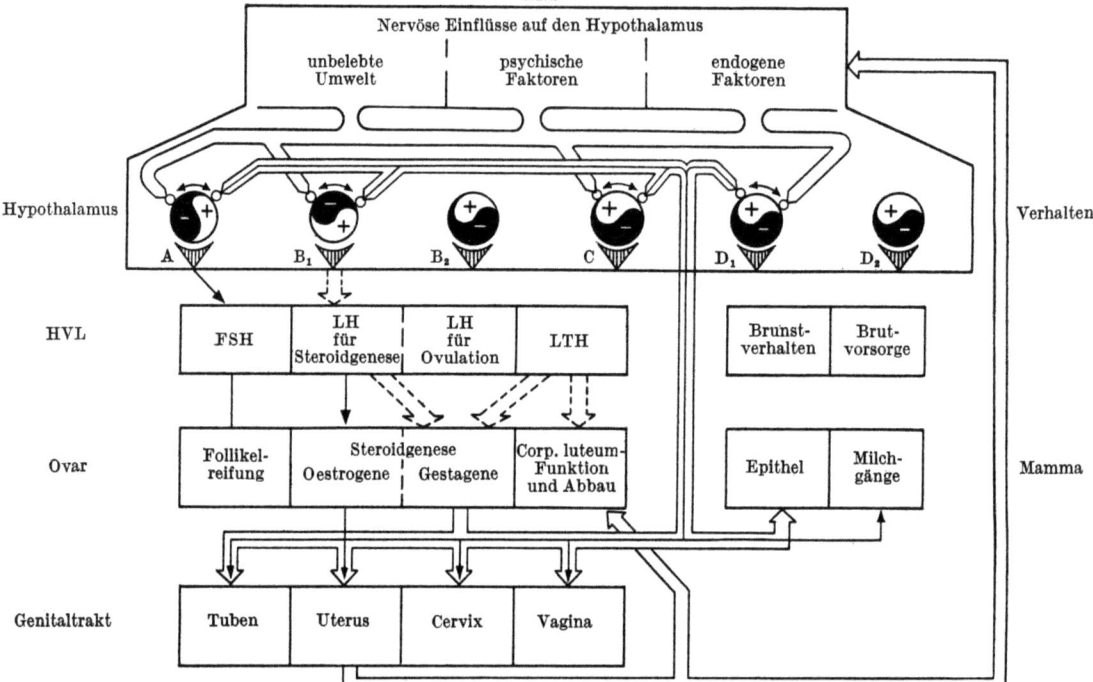

Abb. 4. Weiblicher Sexualcyclus bei Säugern. II. Phase: Funktion und Abbau des Corpus luteum, wenn keine Konzeption stattgefunden hat

Erstere Funktion wird aus der Erfahrung verständlich, daß Corpus luteum-Entfernung fast immer sofortiges Einsetzen der Phasen Ia und b zur Folge hat und daß das Bestehen eines funktionierenden Corpus luteum der Induktion einer Ovulation hinderlich ist [*75, 290, 424, 620, 738, 762, 845*].

Letztere wird besonders deutlich beim *Rind* und beim *Meerschweinchen*, wo eine neben der Corpus luteum-Bildung herlaufende Follikelreifungswelle mit Erreichen vollwertiger Corpus luteum-Funktionen abgestoppt wird und erst nach Regression des Corpus luteum zur erneuten Reifung ansetzt (s. Abb. 6, S. 636; erinnert sei auch an die Erfahrung beim zootechnischen Gestageneinsatz, Kapitel XII B, s. S. 842). Möglicherweise hemmt Progesteron auch direkt am Ovar weitere Follikelreifungen [*510*].

Für Aufbau und Funktion des Corpus luteum wird LH in unterschiedlichem Umfang benötigt:

a) einzelne Arten kommen nur mit einem einzigen, dem ovulationsauslösenden LH-Schub aus, um das Corpus luteum zu bilden und für die Dauer eines Cyclus funktionsfähig zu erhalten, *Meerschweinchen, Schwein* [*142, 257, 434, 748*];

b) das *Rind* nimmt aus dem ovulatorischen LH-Schub die Anregung zum Corpus luteum-Aufbau; für die Corpus luteum-Funktion scheint ein zweiter LH-Gipfel am 7. Tag notwendig zu sein [*548, 549*];

c) beim *Schaf* wird anscheinend die Aufrechterhaltung tonischer LH-Sekretion für Corpus luteum-Aufbau und -Funktion benötigt [*434*];

d) bei der pseudograviden *Ratte* ist ein LH-Schub am Ende der Corpus luteum-Phase für die Corpus luteum-Regression mitverantwortlich [*793—799, 801—804*].

Bei polyoestrischen Tierarten kann eine Beteiligung des LTH an der Corpus luteum-Funktion (durch Progesteron bedingte Hemmung der Ausscheidung eines LTH-Inhibitors aus dem Hypothalamus) weitgehend verneint werden; bei Species mit physiologischer oder induzierter Pseudogravidität (s. Tabelle 9) ist eine LTH-Beteiligung, durch Progesteron veranlaßt, sicher (Ratte) bzw. wahrscheinlich.

Auf die Einwirkung des Progesterons in dieser Phase auf das Brunstverhaltenszentrum wird gesondert eingegangen werden (s. S. 680). Unabhängig davon, ob Befruchtung eingetreten ist, laufen bei den Species mit vollwertig biphasischem Cyclus die Vorgänge in den ersten 10—14 Tagen des Cyclus bzw. der Gravidität simultan, quantitativ und qualitativ gleichwertig ab, wofür die bis zu diesem Zeitpunkt erfolgreich durchgeführten Eitransplantationen auf nicht befruchtete Gastmütter beredtes Zeugnis ablegen (s. S. 666).

Nach dieser Frist beginnen am Corpus luteum *Regressionsvorgänge* einzusetzen, die sich wenige Tage später auch am abnehmenden Progesteronspiegel bemerkbar machen und die im letzten Viertel oder Fünftel des Cyclus irreversibel werden [*797, 798, 801, 804*].

Bei den meisten polyoestrischen Species mit vollwertig biphasischem Cyclus ist ein uteriner Faktor (Relaxin?: s. S. 646) für die Corpus luteum-Regression im Cyclus verantwortlich zu machen, der das Ausbleiben von Embryonen rückmeldet und somit das Wiederingangkommen einer neuen Phase Ia und b bewerkstelligt (s. Tabelle 4), d.h. die Befruchtungsbereitschaft erneut sicherstellt [*191, 477, 620, 747, 965*]. Am Ovar selbst wird damit die Tätigkeit der Granulosaluteinzellen unterbunden, während Thecaluteinzellen (als Oestrogenquelle neben den neu heranwachsenden Follikeln) erhalten bleiben [*137*]. Welche Rolle die zootechnisch bedeutsame luteolytische Eigenwirkung des Progesterons (Kapitel XII B, S. 822) dabei spielt und ob diese Wirkung nicht als ausschließlich pharmakologischer Effekt anzusprechen ist, muß offen bleiben.

Es sei daran erinnert, daß diese luteolytische Progesteronwirkung bei einigen Species deutlich, *Schwein, Rind, Schaf* [*627, 816, 1000*], bei anderen nicht darstellbar ist, *Kaninchen, Ratte* [*3, 816, 920*] und bei wieder anderen vom Zeitpunkt der Anwendung abhängig ist, *Maus* [*162, 842*]. Dieser luteolytische Progesteroneffekt ist unabhängig vom Uterus, also auch nach Hysterektomie auslösbar [*891*].

Erste Aufgabe des Genitaltraktes in dieser Phase ist die *Eiaufbewahrung* und der *Eitransport* vom Eileiter in den Uterus zum richtigen *Zeitpunkt*.

Ob im *Eitransport* neben der Motilität des Eileiters die durch Progesteron um ca. 20% gesteigerte Cilienbewegung des bewimperten Epithels [*116*] eine physiologische Rolle spielt, ist unbewiesen [*59, 459*]. Der Eitransport folgt im allgemeinen der Regel, daß das Ei 3—4 Tage im Oviduct aufbewahrt wird, wobei es in 24 Std die obere Hälfte des Eileiters rasch durchläuft, dann seine Wanderungsgeschwindigkeit verlangsamt, *Ratte* [*1, 523*], *Maus* [*608*], *Schaf* [*194*], *Ziege* [*27, 28*], *Schwein* [*36*], *Pferd* [*427*], *Rind* [*428*]. Ausnahmen bilden das *Opossum*, bei dem das Ei den Uterus innerhalb von 24 Std erreicht [*455*] und eine Reihe von Carnivoren, *Katze, Hund, Nerz* [*14, 114, 402, 404*], wo die Entlassung in den Uterus erst am 7. Tag erfolgt. Allgemein wird akzeptiert, daß der ansteigende Progesteronspiegel zum jeweiligen Zeitpunkt das durch den vorangegangenen oestrischen Oestrogenspiegel bedingte Ödem um den Eileiterübergang in den Uterus eliminiert und damit die Eitransportsperre aufhebt (s. S. 667).

Exogen zugeführtes Progesteron oder endogenes, durch induzierte Polyovulation vermehrt gebildetes Progesteron vermag darum die Überführung von Embryonen oder Eiern in den Uterus zu beschleunigen (s. S. 650 und 654).

Einzelne Tierarten sind gegenüber verzögerter oder akzelerierter Eientlassung in den Uterus weitgehend unempfindlich, z.B. *Maus und Ratte* [*339, 340, 958*], während andere sich als extrem sensibel bewiesen haben, z.B. *Kaninchen* [*222*] und deren Embryonen nur bei termingerechter Überführung weiterexistieren können.

Während der *Verweildauer der Eier im Eileiter* nimmt mit zunehmendem Progesteronblutspiegel die Epithelhöhe ab [*628, 719*]. Alkalische Phosphatase, Mucopolysaccharide, Lipoide, Glykogen im Eileiterepithel wie im Sekret unterliegen zwar physiologisch cyclischen Schwankungen [*409*] ebenso wie der pH-Wert und die O_2-Spannung, die für Spermien, Eizelle und Embryonen von vitaler Bedeutung sind [*92—94*], ohne daß eine klare Zuordnung möglich ist, ob hier noch von Oestrogen- oder schon von Progesteronwirkung gesprochen werden kann.

Welche Bedeutung diese biochemischen Vorgänge auf den Verlust der *Corona radiata* wie des *Cumulus oopherus* haben bzw. auf die vorübergehende Bildung weiterer Hüllen um das Ei, ehe deren Auflösung einsetzt (s. S. 650 und 654), ist nicht beschrieben worden.

Kurz vor Einsetzen maximaler Progesteronsekretion aus dem Gelbkörper erreicht das Ei *den Uterus*.

Dort hat der ansteigende Progesteronspiegel bereits das Brunstödem ganz (bei menstruierenden Primaten nur teilweise) eliminiert und die Hyperämie reduziert. *Die Drüsenausbildung* (Zunahme der Querschnitte, der Länge, der Verzweigung wie der Traubenbildung) erreicht ihren Höhepunkt [*216*], die *Sekretion* hat eingesetzt. Durch *Hypertrophie*, nicht Hyperplasie, von *Myometrium* und *Stroma*, gekennzeichnet durch Actinomycin und Kollagensynthese und Zunahme der extracellulären, interfibrillären Grundsubstanz [*217, 439, 635*], wird trotz Ödemschwund eine Uterusvergrößerung erzielt [*791*].

Bei einer Reihe von Species modifiziert sich das *Endometrium* zu spitzenvorhangartigen Querschnittsbildern [*708*].

Biochemisch ist diese Phase durch *Glykogenschwund* im Stroma (s. S. 649 und 663) und *Glykogenausscheidung* durch die Drüsen (s. S. 649 und 663) gekennzeichnet; die *Jodkonzentration* im Endometrium nimmt dramatisch zu (s. S. 649).

Im Drüsensekret wie im Cervixschleim sind K, Na, Cl, N, P sowie saure Mucopolysaccharide vermehrt nachzuweisen [*396, 473, 474, 485*].

Die Motilität des *Myometriums* ist reduziert bzw. zur Zeit der Corpus luteum-Blüte eliminiert [*278, 279, 432, 553, 559, 564, 811*]. Dieser Block in der Cyclusmitte ist auch am Eileiter nachweisbar [*236*]. Die Zellen im aufgelockerten Myometrium sind weit auseinandergezogen [*896*]. Die Ansprechbarkeit auf Oxytocin ist aufgehoben, wobei der als „Magnesiumanaesthesie" bezeichneten, charakteristischen Magnesiumionendominanz in der Myometriumzelle die entscheidende, progesteronbedingte Rolle zufallen dürfte [*225*]. Als Ursache dafür gilt eine Verschiebung in den für die Mg- und Ca-Bindung verantwortlichen Proteinen, die bewirkt, daß 90—100% der im Serum vorkommenden Mg^{++} ungebunden bleiben, während 50% der Ca^{++} proteingebunden sind [*225, 226*]. Am Ende dieser Phase (wie in der Geburt) sind wieder 33% der Mg proteingebunden und nur 40% des Ca [*226, 687*].

Die Periode der Mg-Dominanz, die auch für die ganze Gravidität charakteristisch ist, ist begleitet von einer ebenso charakteristischen, progesteronabhängigen Verschiebung der intracellulären und extracellulären K/Na-Relation. Die in Phase Ia und b gültige intracelluläre Relation K:Na von 5:3 wird nunmehr in die Relation 2:9 verkehrt; damit sinken das Membranpotential der Myometriumzelle und ihre Kontraktionsbereitschaft [232].

Der nicht gravide Uterus von *polyoestrischen und pseudograviden Tierarten* spricht zur Zeit der Gelbkörperblüte auf adäquate Stimuli (mechanische, chemische, traumatische Reize [*459, 618*]) mit Knötchenbildung, der sog. *Deciduombildung* (d.h. einer dem Granulationsgewebe ähnlichen Bildung aus deciduomatösen Stromazellen) (s. Abb. 7) an, die der mütterlichen Reaktion auf die Nidation ähnlich ist und die die durch Progesteron erwirkte Nidationsbereitschaft des mütterlichen Organs demonstriert.

An der *Cervix* und im *cervicalen Vaginalabschnitt* beeinflußt Progesteron in Phase II Quantität und Qualität der Schleimproduktion mit dem Ziel, einen zähflüssigen spermienfeindlichen Schleim zum Verschluß des Cervicalkanals und zur Unterstützung der Kontraktur der Spiralmuskulatur zu bilden (s. S. 664 und 666). Dabei steigen Viscosität und pH-Wert (s. S. 664), Kristallisationsphänomene und Einzelkristallstruktur verschwinden weitgehend oder vollständig (s. S. 664).

An der *Vagina* selbst ist die Abstoßung des vorausgegangenen, oestrogenbedingten Zuwachses an Zellschichten (s. S. 664 und 668) zu beobachten. Generell ist die Zuwanderung von Leukocyten bedeutsam. Die starke Schleimbildung bei *Nagern* im cyclischen Dioestrus weist eher auf das Fehlen von Progesteron hin, als daß sie als progesteronbedingt angesprochen werden könnte; in der Pseudogravidität fehlt dieser Schleim weitgehend.

Biochemisch gesehen hemmt Progesteron die in Phase Ia und b induzierte Proteinsynthese [*591*], reduziert die Mitoserate und verringert die Epithellagenstärke auf ca. ein Drittel der Höhe während der Phase Ib.

Diese dramatischen Schwankungen im Vaginalepithelaufbau sind Anlaß für all die Versuche, eine Cyclusdiagnostik aus dem *Abstrichbild* abzuleiten. Diese Scheidenabstrichbilder sind nur bei wenigen Species gut beurteilbar, *Maus* (s. S. 652), *Ratte* (s. S. 651), *Hund* (s. S. 657), *Ziege* (s. S. 667), *Schaf* (s. S. 667), *Mensch* (s. S. 675), während bei vielen anderen Arten keine eindeutige Diagnosestellung möglich ist, da individuelle Schwankungen den Trend überlagern, *Rind* (s. S. 663), *Schwein* (s. S. 668), *Pferd* (s. S. 660), *Rhesusaffe* (s. S. 675).

Sind die oben benannten Regressionsvorgänge am Ovar eingeleitet worden, so erfolgt wenig später der Sturz im Progesteronblutspiegel. Als *Progesteronentzugsphänomen* resultiert die oberflächliche (s. Abb. 17) oder tiefgreifende *Endometriumabstoßung*, letztere, wenn mit Blutungen einhergehend, als Menstruation bezeichnet (s. S. 672).

Phase III. *Gravidität und physiologische Pseudogravidität* (s. Abb. 5).

Die Fortsetzung ovariogener Progesteronproduktion gewährleistet nach eingetretener Befruchtung die Aufrechterhaltung der Gravidität [*355—357*]. Ob die dem zugrunde liegende Corpus luteum-Regressionsverhinderung bereits durch Gonadotropinstimulierung, die in der Regel erst zu einem späteren Zeitpunkt nachweisbar wird, oder primär nur durch eine Hemmung der dafür physiologischerweise verantwortlichen Uterusfaktoren bewirkt wird, muß zur Zeit noch offen bleiben.

Für die *Embryonalentwicklung* in utero ist das progesteroninduzierte Milieu nicht bei allen Species lebensnotwendig (s. Tabelle 7). Nicht einmal für das Überleben der in ihrer Entwicklung arretierten Embryonen von *Species mit verzögerter Nidation* (s. Tabelle 6) ist Progesteron immer notwendig. Bei den meisten bislang untersuchten Arten ist jedoch Progesteron für Überleben und Entwicklung der Embryonen nicht zu entbehren.

Ähnliches gilt auch für die Kontaktaufnahme zwischen Embryonen und mütterlichem Organismus, die *Nidation*. Auch hier sind Species bekannt, die trotz

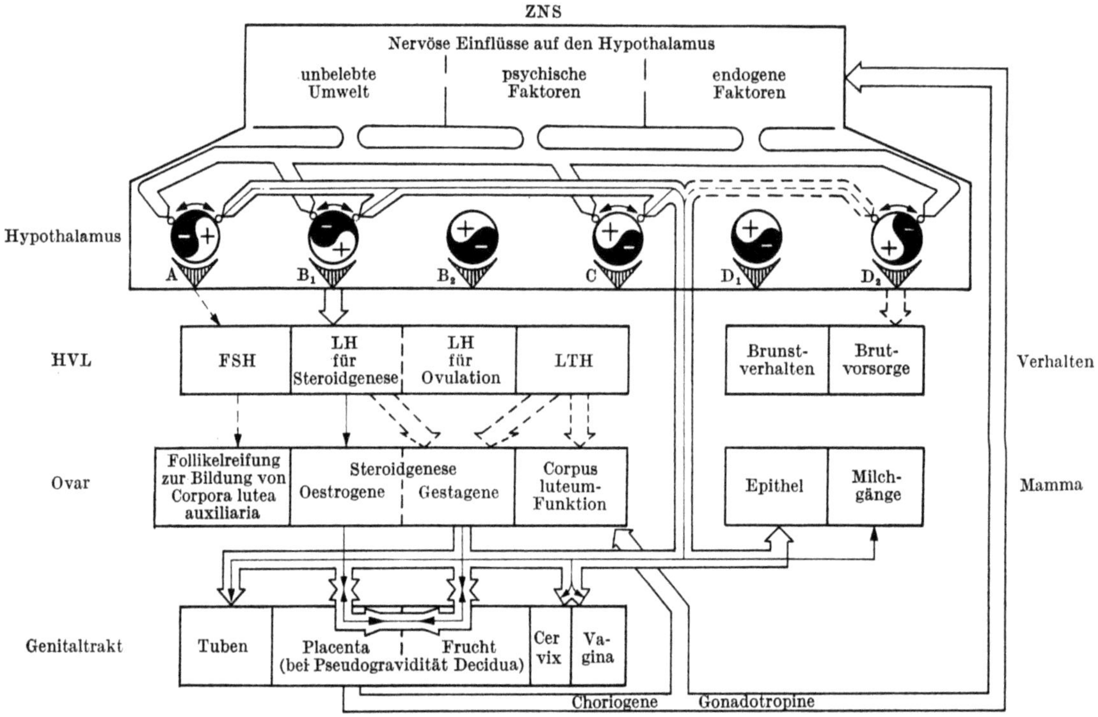

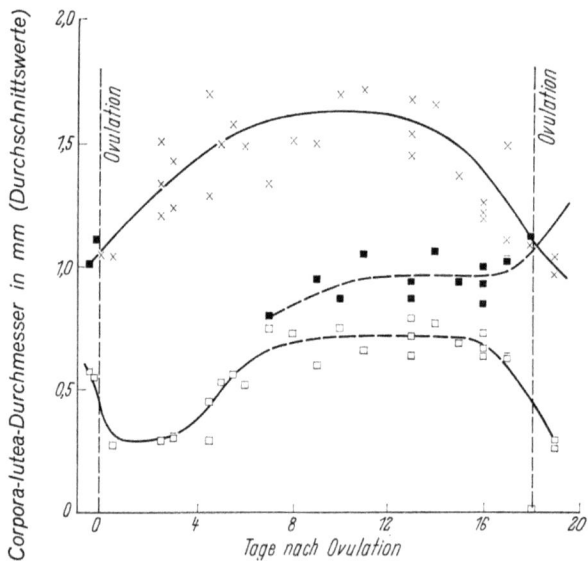

Abb. 5. Weiblicher Sexualcyclus bei Säugern. III. Phase: Gravidität (oder physiologische Pseudogravidität)

Abb. 6. Wachstum und Regression der Corpora lutea sowie simultanes Follikelwachstum beim Meerschweinchen. ×——× Corpora lutea; ▫——▫, ▫----▫ die zwölf größten Follikel während der ersten sieben Tage nach Ovulation, und danach bis zur Atresie; ■----■ neue Follikel, die nach dem achten Tag präovulatorische Veränderungen durchlaufen und zur Ovulation gelangen. (Nach [749])

frühzeitiger Ovariektomie die Nidation vollziehen können (s. Tabelle 7). Generell gilt, daß Progesteron für die *Nidationsvorbereitung* notwendig ist: für die elektronenoptisch feststellbare Aufrauhung des Endometriums (s. S. 650—652), die chemotaktische Sekretion, die Buchtenbildung, die der Keimanlagerung vorausgeht (s. S. 650—652).

Die *Nidation* selbst gilt als durch einen kurzfristigen *Oestrogenschub* eingeleitet (s. Abb. 7) [*858—860*]. Der Zeitraum zwischen Befruchtung und Nidation variiert stark auch bei Species, bei denen die Nidation nicht verzögert ist: der bei *Ratte* 5—6 Tage; beim *Affen* 9 Tage; bei der *Katze* 12—17 Tage; beim *Schwein* 17 bis 22 (25) Tage [*14*] (s. S. 669).

Die *Plazentation* in ihrer arteigenen Vielfalt [*17, 21, 23*] (s. Tabelle 10) kann nur unter dem Schutz des Progesterons erfolgen. Die für die Phase II aufgezeigten

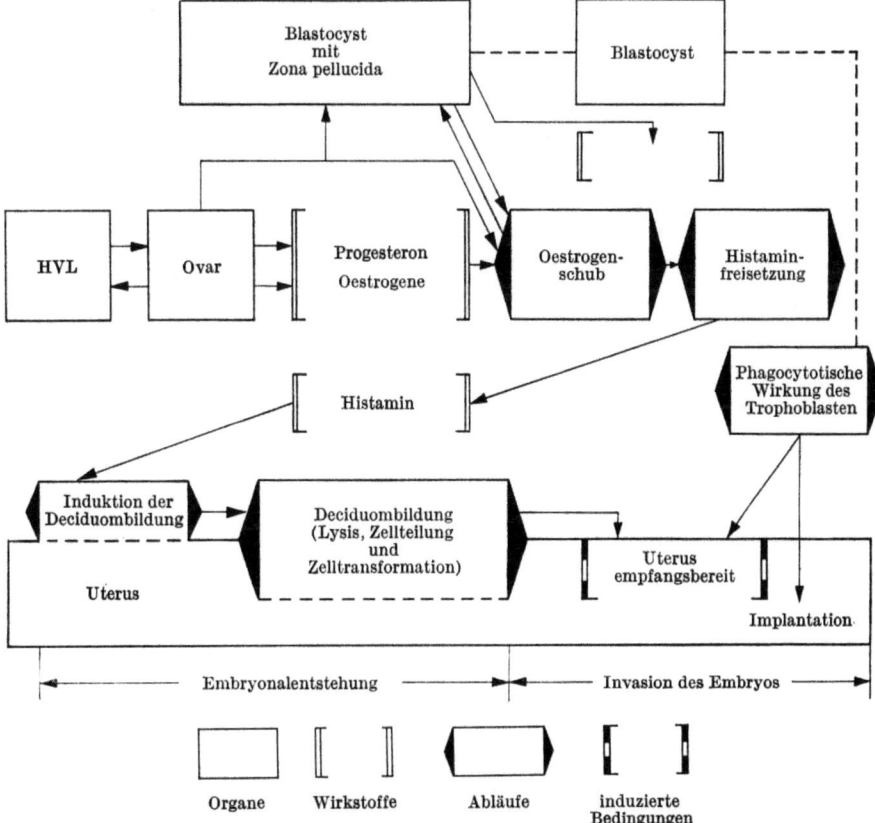

Abb. 7. Nidation des befruchteten Eies. Schematische Darstellung der beteiligten Organe, Wirkstoffe, Abläufe und der dadurch induzierten Bedingungen (s. S. 650—652). (Nach [*858*])

Sicherungsmechanismen der Ovulationsverhütung wie der Myometriumsinhibierung sind für ungestörte Fruchtentwicklung Voraussetzung. Als Progesteronquelle können, wie in Tabelle 7 gezeigt wurde, neben die Graviditätsgelbkörper Corpora lutea auxiliaria, die Placenta und die Nebennieren treten (s. S. 664) [*751*], wobei die Placenta nach Tod oder Entfernung der Frucht die Gravidität aufrechtzuerhalten vermag [*663*]. Die dabei täglich produzierten Progesteronmengen sind nicht unerheblich [*78*]. Sie können bei *menschlicher Zwillingsgravidität* 520 mg [*80*] erreichen und spiegeln sich wider in den 200 mg pro die, die zur Graviditätserhaltung beim *Schwein* benötigt werden (s. S. 669—670).

Dabei geben Species mit placentarer Progesteronproduktion einen erheblichen Teil des Progesterons, der darum nicht erfaßbar ist, sofort an den Fetus ab [*80*].

Placentare Gonadotropine sind, solange die Ovarien diedominierende Progesteronquelle darstellen, bei vielen Species notwendig und nachgewiesen: bei *Mensch* [152, 204, 338, 976], *Rhesusaffe* [430, 456], *Schimpanse* [835, 1005], *Pferd* [201, 203] und *Ratte* [57, 776].

Für die *physiologische Pseudogravidität*, gleichzeitig gültig ob spontan oder nur induziert, ist ebenfalls die Anwesenheit von Progesteron notwendig [170—173]. Die ablaufenden Vorgänge sind mit denen der Gravidität identisch oder ihnen sehr ähnlich (s. S. 648, 654 und 656).

Die *Dauer der Pseudogravidität* ist abhängig vom Umfang und der Dauer, in der bei normaler Gravidität die Corpora lutea als Progesteronquelle tätig sind.

Beim *Hund* sind sie die alleinige Progesteronquelle in der Gravidität; Pseudogravidität und Gravidität sind daher zeitgleich.

Bei der *Katze* übernimmt die Placenta im letzten Fünftel der Schwangerschaft die Progesteronproduktion; die Pseudogravidität ist daher kürzer als die Gravidität (s. Tabelle 7).

In Gravidität und Pseudogravidität ist die *Gewichtszunahme* der Mutter progesteronabhängig [110, 119—124, 271—274, 371, 372, 843]; sie setzt sich zusammen aus gesteigertem Fettansatz (50% der Zunahme) und aus Ansatz an proteinhaltigem Gewebe [487, 488], aber auch aus Wasserretention [273, 487]. Progesteron erhöht die Wasser- und Futteraufnahme [273], bleibt jedoch ohne Einfluß auf die Stickstoffretention [120]. Die Aldosteronbildung und -ausscheidung nimmt zu [581, 585]. Diese Erfahrung steht im Gegensatz zur Beschreibung von Progesteron als katabolem Hormon [577, 583, 584, 586, 597]. Allerdings scheint die oben beschriebene positive Gewichtsentwicklung unter Progesteroneinfluß nach Ovarektomie nicht mehr nachweisbar zu sein [123].

Die durch Progesteron in *Cyclus* und in der *Gravidität* induzierte *neurovegetative Situation* ist durch die Dominanz des sympathisch-ergotrop- adrenergischen Systems gekennzeichnet [47, 813].

Die *Geburtseinleitung* wird gewöhnlich als Resultat eines Progesteronentzugsphänomens bezeichnet, das dem Oxytocin wiederum erlaubt, das charakteristische „Staircase-Phänomen", d.h. den treppenstufenartigen Myometriumstonusanstieg zu produzieren, der aus der Verkürzung der in der Gravidität maximal gestreckten Myometriumszelle resultiert [81, 235, 832—834, 837]. Die Geburt kann bei Species mit extraplacentarer Progesteronversorgung durch tägliche Progesterongaben verlängert werden [8, 887, 888, 972].

Die eingangs erwähnte Vorstellung kann allerdings kaum mehr allgemeinen Anspruch auf Gültigkeit erheben, da sie drei bedeutsame Faktoren außer acht läßt:

die Rolle der zu Graviditätende in erheblichem Umfang nachzuweisenden Oestrogene;

die Rolle des Relaxins [26, 117];

die Tatsache, daß Oxytocin zwar ein die Geburt erleichternder Faktor ist, jedoch nur eine Konsequenz und nicht eine Ursache des Geburtsablaufes darstellt [234].

Mit dem Progesteronentzug kommt die Hemmwirkung gegenüber dem „oxytocischen Oestrogeneinfluß" in Fortfall [753]; die der veränderten Oestrogen-Progesteronrelation zugeschriebenen Wirkungen [217, 232, 831, 833] sind jedoch ohne Berücksichtigung der synergistischen und potenzierenden Relaxineinflüsse auf Cervixerschlaffung und Symphysenweiterstellung und auf Uteruskontrahierbarkeit nicht mehr akzeptierbar. Oxytocin unterstützt die Geburt, nachdem es durch den Druck der auszupressenden Frucht auf die innere Cervixpartie erst in vollem Umfang abberufen wird [813].

Die in dieser Phase an der *Milchdrüse* ablaufenden Vorgänge werden gesondert zur Darstellung gebracht (s. S. 676).

Am Rande sei erwähnt, daß dem Progesteron in den beim *männlichen Organismus* nachzuweisenden *Cyclen* der biochemischen und germinativen Hodenfunktion (die Steroidausscheidung beim Mann [335], Spermaproduktion und Verhalten des Zellcyclus an der Urethra beim Kaninchen und Bullen) (Zusammenstellung s. [335]) bislang keine physiologische Rolle zuerkannt werden konnte.

Ob die in Dosisabhängigkeit nachweisbare Verlängerung der *Sehnenreflexzeit* durch Oestrogene und ihre Verkürzung durch Progesteron [58, 187, 484] physiologisch bedeutsam sind oder nur ein pharmakologisches Phänomen darstellen, ist nicht entschieden.

b) Progesteronwirkungen bei den verschiedenen Säugetiergattungen und -arten

α) Monotrema

Beim *Schnabeltier* (*Ornithorhynchus anatinus*) und dem *kleinen Ameisenfresser* (*Echidna aculatea*) findet sich ein aktives Corpus luteum nur für die Dauer der intrauterinen Embryonalentwicklungsphase; sind die Eier mit dem sich weiterentwickelnden Embryo abgelegt, ist rasche Regression des Corpus luteum zu beobachten. Das Gestagen der Corpora lutea (Progesteron?) wird für die Drüsenausbildung zur Sekretion nutritiver Stoffe (Milch) verantwortlich gemacht [491, 492].

β) Marsupialia (Beuteltiere)

Soweit bekannt, lassen Beuteltiere einen bis 33 Tage dauernden Cyclus erkennen. Die Ovulation erfolgt — mit Ausnahme der durch Coitus induzierten Ovulation bei *Potorous tridactylus* [51] — stets spontan [855]. Im Corpus luteum cyclicum und graviditatis beim roten Riesenkänguruh [614] finden sich äquivalente Progesteronmengen; das Corpus luteum während der lactationsbedingt verzögerten Nidation weist jedoch einen eindeutig reduzierten Progesterongehalt auf (s. Tabelle 6).

Progesteron aus den Corpora lutea bewirkt im Cyclus wie in der Gravidität gleichsinnige Veränderungen an den Uteri und an den Milchdrüsen [852], die am Genitaltrakt von *Trichosurus vulpecula* auf denjenigen Uterus beschränkt sind, der zu dem Ovar mit dem jeweiligen Corpus luteum gehört [857, 919].

Die wichtigste morphologische, durch Progesteron induzierte Strukturveränderung ist die Bildung des sog. ,,Pseudovaginalkanals", durch den die Geburt erfolgt (s. Abb. 9) und der bei den meisten Species simultan mit der Rückbildung der Corpora lutea wieder verschwindet; bei *Setonix brachyurus* allerdings nach der ersten Geburt bestehen bleibt [857].

Die Notwendigkeit, einen eigenen Geburtskanal zu bilden, resultiert aus der embryonalen, medialen Wanderungsrichtung der Ureteren, die sich nicht wie bei den Eutheria lateral von den Wolffschen Gängen anordnen. Da sich die Müllerschen Gänge später in enger Anlehnung an die Wolffschen Gänge zu zwei getrennten Uteri entwickeln, wird somit embryonal eine durchgehende, mediale Vaginalbildung verhindert. Die existierenden, lateralen Vaginen sind für den Feten unpassierbar [919].

An kastrierten weiblichen Beuteltieren kann mit Oestrogengaben, gefolgt von Progesteron, über je eine Woche die Bildung dieses Pseudogeburtskanals induziert werden [919].

Beuteltiere können, bezogen auf Graviditätsdauer und lactationsbedingte Nidationsverzögerung, in 4 Gruppen eingeteilt werden (Abb. 8):

a) Arten, bei denen die Gravidität kürzer ist als die Oestruscyclusdauer und bei denen durch die Lactation die Nidation des nächsten Embryos nicht verzögert wird (z.B. *Trichosurus vulpecula*).

b) Arten, bei denen die Graviditätsdauer nahezu der Cyclusdauer entspricht und die Lactation eine Nidationsverzögerung für den nächsten Embryo bewirkt,

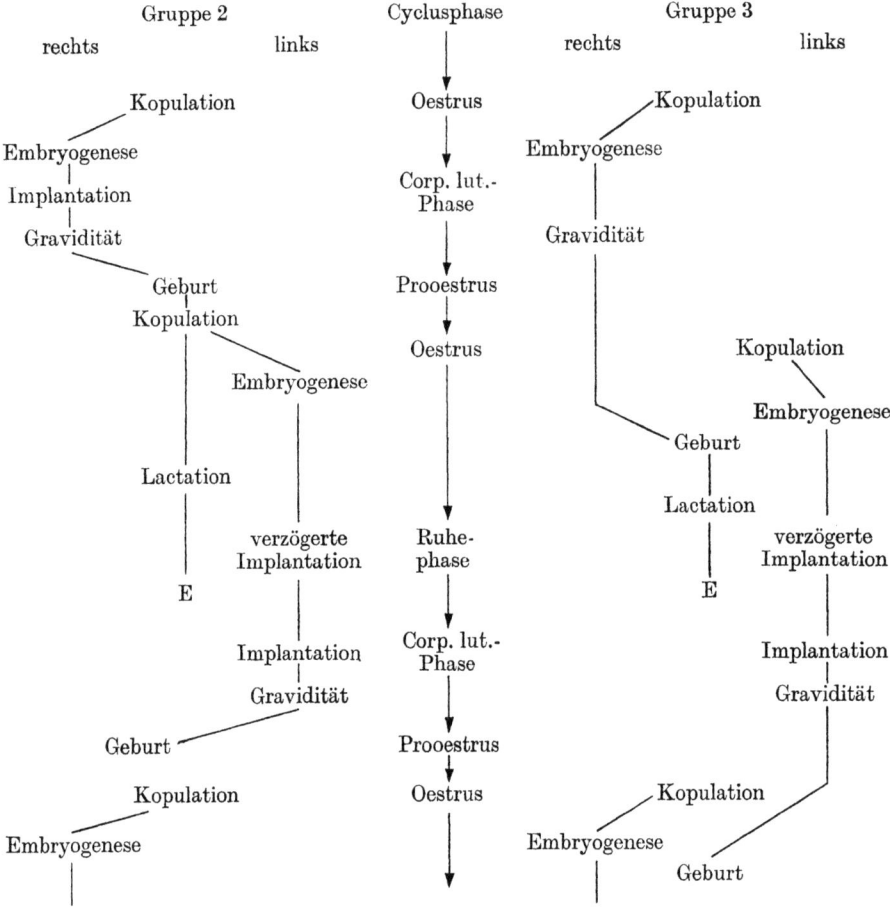

Abb. 8. Vergleich der Fortpflanzungsmechanismen in den Gruppen 2 und 3 bei Beuteltieren (s. Erklärung Text S. 641—642). (Nach [*857*]). *E* Entfernung des Jungen im Beutel, wodurch die Lactation beendet und die Nidationsverzögerung aufgehoben wird

z.B. *Didelphis virginia, Setonix brachiurus, Bettongia lesuerui, Protemnodon eugenii* und *rufogrisea, Potorous tridactylus, Megalaia rufa* [855].

c) Arten, bei denen der Embryo noch über den nächsten Oestrus hinaus im Uterus verweilt, so daß sich neben dem Embryo eine befruchtete Eizelle im gleichen Uterus finden kann; Lactation verzögert die Nidation, z.B. *Protemnodon bicolor*.

d) Arten, bei denen die Graviditätsdauer länger ist als das Oestrusintervall, z.B. *Macropus canguru*. Lactation verhindert die Nidation nicht; die Anwesenheit eines Embryo im Uterus verhütet jedoch erneute Ovulation.

Bei den Gruppen b) und c) verhindert die Kombination aus einem saugenden und einem auf die Implantation wartenden Embryo in utero erneute Ovulation (s. Abb. 8). Wird in Gruppe b) das Junge bei Geburt enfernt, treten Oestrus und

Ovulation genau zum cyclusgerechten Zeitpunkt auf [853, 855]. Embryonen können jederzeit auf nicht tragende, im Cyclusstadium synchronisierte weibliche, auch virginelle Tiere transplantiert werden [918].

Lactationsbedingte verzögerte Nidation wird durch partielle Corpus luteum-Inaktivierung ausgelöst. Entfernung des saugenden Jungen reaktiviert das Corpus luteum: Die Nidation wird eingeleitet und vollzogen [854, 917]. Aber auch während der Phase der Corpus luteum-Inaktivierung ist das Ovar für die Aufrechterhaltung

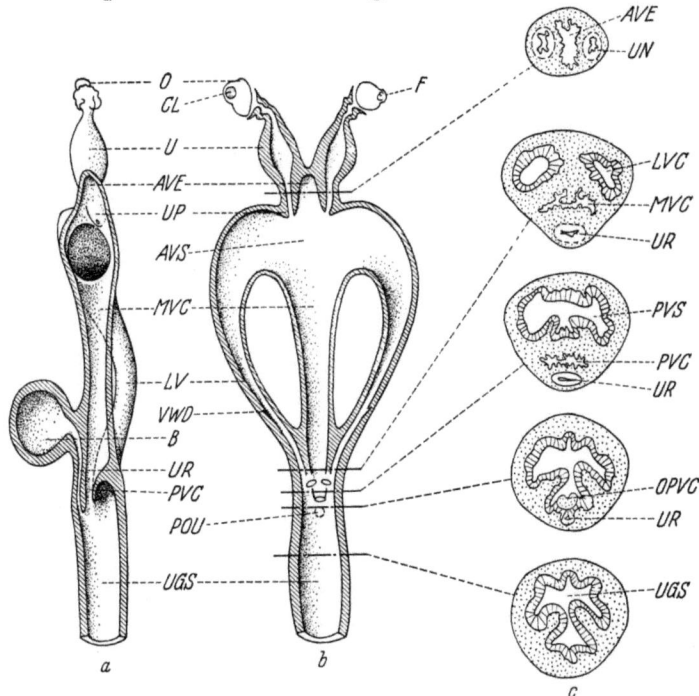

Abb. 9. Der Genitaltrakt von *Megaleia rufa* (Rotes Känguruh) im Oestrus. Zeichenerklärung: *AVE* vordere Vagina; *B* Blase; *CL* Corpus luteum vom vorausgegangenen Cyclus; *F* Graafscher Follikel; *LV* laterale Vagina; *LVC* lateraler Vaginalkanal; *MVC* mediale Vaginalbucht; *O* Ovarien; *OPVC* Mündung des Pseudovaginalkanals; *POU* Mündung der Urethra in den Urogenitalsinus; *PVC* Pseudovaginalkanal; *PVS* vorderer Urogenitalsinus; *U* Uteri; *USG* Urogenitalsinus; *UN* Uterushals (Cervix); *UP* Uteruspapille (Muttermund); *UR* Urethra; *VWD* Überbleibsel des Wolffschen Ganges; *A* Seitenansicht eines medialen Längsschnittes; *B* Genitaltrakt, aufgeschnitten; *C* Querschnitte auf den verschiedenen Ebenen. (Nach [919])

der Gravidität notwendig; Ovariektomie bewirkt Embryonaltod, wenn nicht mit Progesteron substituiert wird [453, 855]. Andererseits kann mit Progesteron während der lactationsbedingten Nidationsverzögerung die Nidation eingeleitet werden [855].

Für die Inaktivierung des Corpus luteum graviditatis wird das durch den Saugreiz ausgeschüttete Oxytocin verantwortlich gemacht. Die Unterdrückung des Corpus luteum kann auch nach Entfernung der Jungen durch Oxytocingaben aufrechterhalten werden [855].

Bei Arten, die nicht nur eine primitive Dottersackplacenta, sondern bereits eine Allantoisbildung aufweisen können, bleibt das Corpus luteum graviditatis bis kurz vor das Ende der 45tägigen Lactation erhalten, z.B. bei *Dasyurus viverrinus* und *Perameles naruta* [525]. Choriongonadotropine sind bei Beuteltieren nicht nachzuweisen [852].

2—5 mg Progesteron, beim *Bush-Tail-Possum* wöchentlich verabreicht, bewirken Schrumpfung des durch Oestrogene wieder ausformbaren Beutels [112].

γ) *Insectivora* (*Insektenfresser*)

Protoinsectivoren der Kreidezeit nehmen eine Schlüsselstellung in der Evolutionsreihe ein [*913a*]. Heute noch auffindbare Insektenfresser imponieren als relativ primitiv organisierte Tiere wegen morphologischer Eigentümlichkeiten, z.B. dem Fehlen des Hodendescensus bei einigen Arten. Entwicklungsgeschichtlich bedeutsam ist, daß die den Insektenfressern nahestehenden und früher als solche eingeordneten *Spitzhörnchen* (*Tupaiidae*) heute als Urform des *Primaten* angesprochen werden (s. S. 672) [*757a*].

Aus diesen Gründen ist es reizvoll, die vorhandenen Daten über diese Gattung auf diejenigen Merkmale hin zu beleuchten, die als Evolutionsfortschritt bei Säugern angesprochen wurden.

Ovulationsreife Follikel beginnen bereits zu luteinisieren, z.B. beim *Maulwurf* [*708*] und vor der Ovulation Progesteron in nennenswertem Umfang zu bilden. Bei *Elephantulus* ist die fortschreitende Luteinisierung Ursache der Ovulation [*922*].

Zahlreiche Species ovulieren nur induziert durch Coitus (s. Tabelle 2); *Blarina brevicaudata* zum Beispiel nur, wenn während der Brunstperiode mehr als 20mal kopuliert werden konnte [*742*].

Am Ende einer induzierten Pseudogravidität ist bei *Elephantulus* wie *Sorex* eine menstruationsähnliche Blutung zu beobachten, die die Endometriumsdesquamation begleitet, äußerlich jedoch kaum erkennbar ist (s. Tabelle 5).

Sorex läßt bei unverminderter Progesteronproduktion der Corpora lutea eine lactationsbedingte Nidationsverzögerung vom Nagertyp erkennen (s. Tabelle 6).

Während der Gravidität sind cyclische Follikelreifungen bei *Elephantulus*, *Sorex* und *Erinacaeus* (*Igel*) nachzuweisen, die jedoch ohne Ovulation teils atresieren, teils luteinisieren und mit dem Interstitium zu verschmelzen scheinen (s. Tabelle 11).

Bei einem Teil der untersuchten Species werden die Corpora lutea der Gravidität bis zur Geburt aufrechterhalten, bei einem anderen bilden sie sich vorzeitig in der zweiten Graviditätshälfte zurück (Tabelle 7).

Untersuchungen, ob bei den letzteren andere Progesteronquellen zu Graviditätserhaltung herangezogen werden, stehen aus.

δ) *Dermoptera*

Über die Rolle des Progesterons bei dieser wenig bearbeiteten Gattung ist nichts bekannt.

Erwähnenswert ist die menstruationsartige Blutungsneigung nach Pseudogravidität bei *Cynocephalus variegatus*, die der bei Insectivoren beobachteten zu gleichen scheint (s. Tabelle 5).

ε) *Chiroptera* (*Fledermäuse*)

Zahlreiche Species der nördlichen Hemisphäre zeichnen sich aus durch eine nur dieser Gattung eigentümlichen Organisation der Fortpflanzungssicherung: Follikelreifung, Brunst und Begattung finden im Herbst vor dem Eintreten des Winterschlafes statt. Das Sperma wird im Genitaltrakt gespeichert und bleibt befruchtungsfähig, bis nach Ende des Winterschlafes, oft 8—9 Monate nach Begattung, innerhalb von 24 Std Ovulation, Befruchtung und normale Gravidtätseinleitung statthaben [*50a, 744*].

Bei *Myotis myotis* kann während der Winterschlafperiode durch HCG die Sequenz der Ereignisse, d.h. Ovulation, Befruchtung, Nidation, erzwungen werden [*880*]. Auffälligerweise unterbleibt jedoch die Milchdrüsenanbildung, für die (s. S. 677) neben Oestrogenen und Progesteron, Corticoide, STH und Thyroxin anscheinend in einem Umfang benötigt werden, der während der Hibernation nicht zur Verfügung steht.

Bei Species, die zwischen den Wendekreisen leben, sind induzierte Ovulation (s. Tabelle 2) und menstruationsähnliche Blutung, verbunden mit Endometriumsabstoßung am Ende einer Pseudogravidität beschrieben worden (s. Tabelle 5). Corpora lutea auxiliaria können gebildet werden (s. Tabelle 12). Auch bei Fledermäusen können sich die Graviditätsgelbkörper vorzeitig zurückbilden (s. Tabelle 7) Erfahrungen über andere graviditätserhaltende Progesteronquellen stehen aus.

ζ) *Edentata, Palaenodonta und Xenarthra (Gürteltiere, Faultiere und Ameisenfresser)*

Bearbeitet ist allein *Dasypus novemcinctus* (Gürteltier, Armadillo), das wegen seiner eigentümlichen „Polyembryonie", dem Zerfall einer befruchteten Zelle in mehrere isogenetische Embryonen, besonders Interesse beanspruchen kann.

Die Implantation ist 14—18 Wochen verzögert (s. Tabelle 6). Während dieser Periode ist das Corpus luteum morphologisch unbeeinflußt. Progesteron, das sich schon unmittelbar vor der Ovulation im Serum biologisch nachweisen läßt, behält seinen „Titer" während dieser Periode der Blastocystenruhe und steigt nach der Implatation nochmals an [*907*].

Das Corpus luteum beginnt sich bereits von der Graviditätshalbzeit an zurückzubilden. Progesteron wird dann aus der Placenta bereitgestellt (s. Tabelle 7).

Ovariektomie in der zweiten Hälfte der Periode verzögerter Nidation, die von August bis Dezember reicht, bewirkt spontane Implantation (s. Tabelle 6) 24—30 Tage später. Progesterongaben verhindern diese vorzeitige Nidation [*317*].

Die nach Ovariektomie eingeleitete Gravidität kann jedoch nicht aufrechterhalten werden. Die Embryonen werden wenig später abortiert oder resorbiert (s. Tabelle 6).

η) *Rodentia (Nagetiere)*
Historisches

Aus der Geschichte der Fortpflanzungsbiologie ist die Rolle der Nager, der meist verwendeten Versuchstiere seit ca. 75 Jahren, nicht fortzudenken. Die an dieser Gattung erarbeiteten Daten übertreffen wahrscheinlich die Summe aller an den übrigen Wirbeltiergattungen erhobenen Befunde. Die Gründe dafür liegen auf der Hand: Große Tierzahlen sind leicht zu halten und zu erhalten. Die Kosten für Anschaffung und Haltung sind geringer als für die meisten anderen Versuchstiere. Einen Befund an einer statistisch ausreichenden Tierzahl zu bestätigen, ist ökonomisch fast immer vertretbar. Dazu kommt, daß Umwelt-, Haltungs- und Ernährungsbedingungen sowie der genetische Hintergrund bei manchen Nagern (*Ratten, Mäusen, Meerschweinchen*) so standardisiert werden können, wie das, mit Ausnahme der *Hühner*, mit keiner anderen Tierart möglich ist. Die Fülle erarbeiteter Resultate dient als Arbeitsunterlage und verhindert leichter Fehlschlüsse, ein weiterer Grund für die Beliebtheit dieser Arten und das lawinenartige Anwachsen der Literatur.

Die biologischen Standardisierungsverfahren zahlreicher synthetischer oder mehr oder minder rein dargestellter Wirkstoffe mit Angriffspunkten am Fortpflanzungsgeschehen bei Nagern haben zu deren Bevorzugung beigetragen (z.B. der Hooker-Forbes-Test zum Progestinnachweis an Mäusen, der Relaxinnachweis an Meerschweinchen und Mäusen; der Aschheim-Zondek-Test und andere mehr).

Damit erhebt sich die Frage nach dem „Modellwert", den fortpflanzungsphysiologische Befunde an Nagern generell und speziell für die physiologische Rolle des Progesterons für die Situation am Menschen und an Haustieren haben.

Es sei erlaubt, diesen Modellwert unter den Überschriften „Bestätigung" und „Irreführung" zu skizzieren. Details sind der Abhandlung der einzelnen Species zu entnehmen.

Bestätigungen

1. *Polyoestrische Species* haben einen biphasischen Cyclus: Follikelreifung und Ovulation bilden die erste, Corpus luteum-Bildung, -Blüte und -Regression bei Nichtbefruchtung die zweite Phase (*Ratte, Maus, Meerschweinchen, Hamster*).

2. Während der Corpus luteum-Phase können Follikelreifungen, aber keine Ovulationen stattfinden.

3. Die Corpus luteum-Rückbildung nach Nichtbefruchtung ist uterin gesteuert (*Meerschweinchen*).

4. Das Produkt des Corpus luteum, das Progesteron, ist für die Ovulationshemmung in der hypothalamisch-hypophysären Steuerzentrale verantwortlich (negative Rückkopplungswirkung).

5. Progesteron ist für die Umwandlungsvorgänge am durch Oestrogene vorbereiteten Epithel und der Muskulatur des Genitaltraktes (Eileiter, Uterus, Cervix, Vagina) zur Keimaufnahme verantwortlich zu machen.

6. Die unter 4. und 5. genannten Vorgänge schützen die Frucht während der Gravidität. Vorzeitiger Progesteronverlust bedeutet Abort, termingerechter Progesteronsturz leitet die Geburt ein.

7. Die Placenta kann als Progesteronproduzent auftreten (*Meerschweiuchen*).

8. Kleine Progesteronmengen werden schon vor der Ovulation gebildet und erleichtern, auch wenn exogen im richtigen Zeitpunkt zugeführt, die Ovulation (positive Rückkopplungswirkung).

9. Die Steuerungszentrale der Reproduktion sitzt im Zwischenhirn. Die Hypophyse ist allein deren ausführendes Organ.

10. Diese Steuerungszentrale ist mit den Sinnesorganen verbunden und vermag so eine Anpassung an günstige und ungünstige Umweltbedingungen zu realisieren.

11. Ovulation erfolgt in der Regel spontan (*Ratte, Maus, Meerschweinchen, Hamster*), kann jedoch auch durch Coitus induziert werden (*Ratte, Maus*).

12. Progesteron, Oestrogene und Relaxin müssen synergistisch wirken, um die die Gravidität einleitenden und beendenden Vorgänge gleichzeitig und phasenhaft zur Durchführung zu bringen (*Maus und Ratte*).

Irreführungen

1. Die Länge der Corpus luteum-Phase bei *Nagern* ist nur dann gleich der Follikelreifungs-Ovulationsphase, wenn das morphologisch vorhandene Corpus luteum inaktiv bleibt, d.h. Progesteron in nennenswertem Umfang nicht produziert (*Maus, Ratte, Hamster*). Wie bei den meisten *polyoestrischen Species* beträgt die Relation der I. und II. Phase im biphasischen Cyclus zeitlich 1:4 (5), wenn das Corpus luteum aktiv wird, d.h. genügend Progesteron produziert, um eine Gravidität einleiten zu können. Erst bei den *Primaten* spielt sich die Relation 1:1 zwischen den Cyclusphasen ein. *Maus, Ratte und Hamster* präsentieren somit einen sonst nicht zu beobachtenden Sondertyp mit unvollständig biphasischem Cyclus. Sterile Kopulation bzw. Cervixreizung bewirkt allein Corpus luteum-Aktivierung, d.h. Progesteronsekretion, die dann eine Pseudogravidität herbeiführt.

2. Implantation kann auch nach Ovariektomie stattfinden (*Meerschweinchen*), oder sie wird nach Ovariektomie allein durch Progesteron eingeleitet (*Hamster*).

3. Das Cyclusstadium kann durch Vaginalabstrichdiagnostik exakt bestimmt werden (gilt nicht für *Schwein, Rind und Pferd*.)

4. Nicht einmaliger, sondern mehrmaliger Coitus ist notwendig, um eine induzierte Ovulation auszulösen (*Ratte*).

5. Eine fertile post partum-Ovulation findet sich stets (*Ratte, Maus, Meerschweinchen*).

6. Lactation verzögert Nidation (*Ratte, Maus, Meerschweinchen*).

7. LTH ist ein luteotropes Hormon (*Ratte, Maus*).

η a) *Rodentia I (ohne Caviomorpha und Muroidae)*. Wenige der vielen Species sind gut durchuntersucht. Eine Ausnahme bildet das amerikanische *graue Eichhörnchen, Sciurus carolinesis* GMELIN [*260*]. In der Corpus luteum-Phase, die wohl einer Pseudogravidität gleichgesetzt werden muß, nimmt die durch Oestrogene bereits auf 7—12μ gebrachte Endometriumsepithelhöhe auf 15—20μ zu. Faltenbildung des Endometriums ist zu beobachten. Die Uterindrüsen proliferieren und füllen ihr Lumen mit Flüssigkeit, sezernieren aber nicht. Am Cervixepithel laufen ähnliche Vorgänge ab.

Generell gilt, daß viele Arten nur durch Coitus ausgelöst zu ovulieren vermögen (s. Tabelle 2). Über Einflüsse des Uterus auf die Corpus luteum-Funktion ist nichts bekannt. Es kann angenommen werden, daß die meisten der in der Tabelle 2 genannten Species, durch sterilen Coitus induziert oder durch mechanische Cervixreizung ausgelöst, eine Pseudogravidität produzieren.

Eine lactationsbedingte, von aktiven Corpora lutea begleitete Nidationsverzögerung ist nur bei *Chletrionomys glareolus britannicus* beschrieben (s. Tabelle 6).

Während der Gravidität werden cyclisch Follikel bei *Sciurus carolinensis* gebildet, die teils atretisch, teils luteinisiert werden (s. Tabelle 11).

Reguläre Corpora lutea auxiliaria finden sich während der Gravidität bei *Cletrionomys glareolus britannicus* und beim *kanadischen Stachelschwein, Erethizon dorsatum* (s. Tabelle 12).

Über die Aufrechterhaltung der Gravidität nach Ovarektomie (nicht möglich bei *Citellus tridecemlineatus*) und die Rückbildung der Corpora lutea vor oder nach Ende der Gravidität gibt für *Maulwurf, Stachelschwein* und andere die Tabelle 7 Auskunft. Überwiegend scheint die Progesteronversorgung durch die Corpora lutea der Gravidität sichergestellt zu sein.

η b) *Rodentia II (Caviomorpha)*. Die *Caviomorpha*, die *südamerikanischen Nager*, auch als *neuweltliche Hystricomorphen* bezeichnet, leiten sich von einem einheitlichen Stock ab, der erdgeschichtlich frühzeitig Südamerika erreichte. Die Isolierung des Kontinents im Tertiär führte zur charakteristischen Eigenentfaltung der *Caviomorpha* [*913a*].

Als Versuchstier hat das *Meerschweinchen (Cavia porcellus)* die schon erwähnte historische Bedeutung gewonnen (s. S. 643/4). Inwieweit es stellvertretend für andere Species dieser Gruppe steht, ist unklar, da nur noch über das *Nutria*, die *Biberratte (Myocastor)* eingehendere Untersuchungen vorliegen [*809*].

Vor 56 Jahren konnte bereits gezeigt werden, daß das *Meerschweinchen* einen vollständigen biphasischen Cyclus aufzuweisen hat [*619*]. Vor 44 Jahren wurde beschrieben, daß das Inkret des Corpus luteum die Ovulation hemmt [*621*] und daß Entfernung des Corpus luteum sofort eine neue Ovulation herbeiführt [*262, 738, 845*]. Erst vor 8 Jahren wurde der Progesterongehalt der Corpora luteum bestimmt [*810*] und vor 5 Jahren beschrieben, daß der ovulatorische LH-Schub ausreicht, um die cyclischen Corpora lutea zu bilden und funktionstüchtig werden zu lassen [*748*]. Das beim *Meerschweinchen* nachweisbare Prolactin ist sicher kein LTH [*3, 808*].

Progesteron wird im Eifollikel schon vor der Ovulation gebildet [*708*]. Die physiologische Bedeutung des präovulatorischen Progesterons spiegelt sich nicht nur wider in der Ovulationserleichterung durch kleine Progesterondosen, sondern auch in der Erfahrung, daß beim ovariektomierten Tier die Eröffnung der Vaginalmembran, mit der der Vaginaleingang im Cyclus verschlossen ist und die sich nur zum Oestrus für maximal 4 Tage eröffnet, durch Oestrogene (0,5 mg Oestradiol) nur nach Vorbereitung durch Progesteron (2 mg) erzielbar ist [531].

Über die auf S. 626—639 zusammenfassend dargestellten Progesteronwirkungen am Endometrium hinausgehend, sind histochemische Beobachtungen am Meerschweinchenuterus, wonach Disulfide im Endometrium je ein Maximum im Pro- und Dioestrus aufweisen, während die Maxima im Drüsenepithel im Oestrus und Metoestrus liegen. Lipoide finden sich in den Drüsen maximal im Metoestrus, im Endometrium der Oberfläche im Dioestrus; alkalische Phosphatasen sind in den Drüsen maximal während Oestrus und Metoestrus, geringer im Prooestrus und gar nicht im Dioestrus nachzuweisen [165].

Auf die Beziehung zwischen Uterus und cyclischer Corpus luteum-Funktion war zum ersten Mal vor 44 Jahren hingewiesen worden. Hysterektomie verlängerte die Lebensdauer des Corpus luteum und unterbrach damit den Cyclus [621, 622]. Seither ist das Phänomen vielfach untersucht und bestätigt worden (s. Tabelle 4). Zusammenfassend sei festgestellt, daß minimale Uterusreste ausreichen, den Cyclus aufrechtzuerhalten, d.h. eine Regression der Corpora lutea herbeizuführen [552]. Dabei konnte keine Präferenz einzelner Gewebearten dargestellt werden. Nachdem eingehende Studien dargelegt hatten, daß auch ein im Ovar nachzuweisender Wirkstoff als der „Vermittler" des Uteruseffektes an den Corpora lutea anzusprechen sei, gelang der Nachweis, daß *Relaxin* in diesem Sinne aktiv ist [505, 506]. Exogen verabreicht, induziert es die Regression der Corpora lutea bei hysterektomierten Meerschweinchen [890].

Andererseits bewirkt Progesteron bei dieser Tierart Relaxinfreisetzung und damit Relaxierung der Symphysis pelvis in 3—4 Tagen [220, 221, 506], jedoch nur in Anwesenheit des Uterus [506]. Relaxin selbst wirkt auch innerhalb von 6 Std bei hysterektomierten Tieren [506]. Optimale Induktion der Relaxinbildung im Uterus wird durch Oestrogene plus Progesteron veranlaßt [507, 642, 643]. Inwieweit die Beobachtung, daß einseitige Uterusdehnung die Lebensdauer der gleichseitigen Corpora lutea verkürzt, mit diesen Erfahrungen im Zusammenhang gebracht werden kann, muß offen bleiben [101].

Lactation verzögert bei aktiven Corpora lutea die Nidation (s. Tabelle 6). Cyclische Follikelreifungen laufen während der Gravidität weiter. Ohne ovulieren zu können, werden die Follikel meist atretisch (s. Tabelle 6). Ovariektomie nach Begattung verhindert die Implantation am 6.—7. Tag nach Befruchtung nicht (s. Tabelle 7). Die Embryonalentwicklung läuft bis zum 14. Tag ungehindert weiter. Dann erst setzt das Absterben der Embryonen ein [259], da die Placenta nicht vor dem 21. Tag mit der Progesteronversorgung beginnt [259, 471].

Da in cyclischen Corpora lutea die Progesteronproduktion um den 12. Tag herum erlischt, in den Corpora lutea nach eingetretener Befruchtung und Embryonalentwicklung jedoch zu diesem Zeitpunkt ihren Höhepunkt erreicht, der als Plateau bis zum 23. Tag anhält [810], muß eine Erklärung für dieses Phänomen gesucht werden.

Vor 60 Jahren konnte bereits gezeigt werden, daß mechanische Irritation des Endometriums in der Corpora lutea-Phase die sog. *Deciduombildung* bewirkt [618], eine lokale Tumorbildung, die in der Struktur der mütterlichen Gewebsreaktion auf die Implantation des Embryo entspricht und durch die die cyclische Regression der Corpora lutea hintangehalten wird. Ohne die Bildung eines embryonalen LH postulieren zu können, kann heute gefolgert werden, daß durch Implantation die Relaxinbildung unterdrückt wird, bis die Placenta die Produktion des Progesterons von den Corpora lutea übernimmt. Obwohl die Progesteronproduktion der Corpora lutea in der 2. Graviditätshälfte abnimmt, werden die Gelbkörper nicht vor Graviditätsende zurückgebildet (s. Tabelle 7).

Fruchttod oder Entfernung der Früchte ohne Absterben der Placenta erhält die Gravidität aufrecht [*864*].

Progesteron wirkt, im Gegensatz zu allen anderen Species mit placentärer Progesteronproduktion, beim Meerschweinchen nicht graviditätsverlängernd, da die zur Ruhigstellung des Myometriums notwendigen Quantitäten durch äußere Zufuhr nicht erreicht werden können [*989*].

In der sog. *Sexualhaut* unterstützt Progesteron, das sonst beim Meerschweinchen ein gutes Antioestrogen ist [*616*], die durch Oestrogene induzierte *Melaninbildung* [*886*]. In der übrigen Haut läßt Progesteron eine fördernde Eigenwirkung auf die *Melaninwirkung* erkennen [*91*].

Von den übrigen *Caviomorpha* ist zu berichten, daß bei der *Biberratte* (*Nutria Myocastor*) Ovulation durch Coitus induziert wird (s. Tabelle 2) und daß, anders als beim Meerschweinchen, der Progesteronproduktionsgipfel in den Graviditätsgelbkörpern in der 2. Graviditätshälfte zu beobachten ist. Ein placentares Luteotropin wird vermutet [*809*].

Beim *Mountain Viscacha* wird die Bildung von Corpora luteum auxiliaria beschrieben (s. Tabelle 12).

ηc) *Rodentia III* (*Muroidae*). Die „evolutionär jüngsten" Nagerfamilien, die *Muroidae* und *Microtidae*, bilden die Gruppe der *Muriodae*. Auffallend ist die weitgehend parallele Entwicklung der Formen unter den *altweltlichen Murinae, Maus und Ratte*, und den *neuweltlichen Hesperomyinae, Peromycus, Neotoma* [*913a*].

Alle gutuntersuchten Angehörigen dieser Gruppe (*Ratte, Maus, Goldhamster* und *Chinesischer Streifenhamster*) zeichnen sich aus durch das Unvermögen, im Cyclus die morphologisch wohlausgebildeten Corpora lutea zu nennenswerter Progesteronaktivität zu veranlassen. Die endometriale Umwandlung unterbleibt im Cyclus. Am Endometrium ist im späten Metoestrus und im Dioestrus keine Decidualreaktion auszulösen: *Ratte* [*625, 638*], *Maus* [*5, 736*], *Goldhamster* [*253*], *Chinesischer Streifenhamster* [*737*]. Sterile Kopulation oder mechanische Cervixreizung bewirkt den Anstoß zur Corpus luteum-Aktivierung mit nachfolgender Pseudogravidität (s. Tabelle 9).

Am besten bearbeitet erscheint die *Ratte* (*Rattus norvegicus*). Neben der erwähnten Eigentümlichkeit, nur einen unvollständig biphasischen Cyclus aufzuweisen [*708, 749*], ist der präoestrische Progesteronproduktionsgipfel vor der Ovulation bedeutsam (s. Abb. 3) [*644, 907—909, 987*], der jedoch nicht von allen Untersuchern bestätigt wird [*326, 407*]. Es scheint erlaubt, ihm eine wesentliche Rolle in der Ovulationsauslösung, d.h. in der durch positive Feedback-Wirkungen erzielten Ausschüttung des ovulatorischen LH-Schubes, einzuräumen. Modellerfahrungen, daß kleine Progesterondosen die Ovulation auszulösen, zu erleichtern bzw. vorzuverlegen vermögen bei spontan permanent oestrischen Ratten [*330, 332, 334*], bei immaturen Ratten [*666, 667*], bei Ratten mit einem 5 Tage-Cyclus [*331, 332, 334*] bestätigen diese Auffassung.

Andererseits ist das Phänomen der streng circadianen im Tagesrhythmus stehenden, zur Ovulation führenden Abläufe bei der Ratte [*332—334*] nur aus dem Nichtvorhandensein einer vollaktiven, vorausgehenden Corpus luteum-Phase erklärbar. Bei allen Species mit vollwertig biphasischem Cyclus entfällt das Phänomen streng circadian fixierter Ovulationsauslösung wegen der individuellen Streuung in der Corpus luteum-Regression, die hier allein für das Ingangkommen der nächsten Ovulation verantwortlich zeichnet und die jeden circadianen Trend, der z.B. beim *Schaf* bei Saisonbeginn deutlich erkennbar ist, überspielt [*786, 787*].

Darum ist auch bei der *Ratte* die post partum-Ovulation nicht durch die übliche circadiane Periodik gekennzeichnet [*511*].

Im übrigen erleichtert Progesteron auch beim immaturen männlichen Tier die Releaserwirkung für LH vom Hypophysenvorderlappen [*541*].

Als Einwirkungsort für die Ovulationsinduktion werden sowohl die hypothalamische präoptische Area und die Eminentia mediana, als auch der Hypophysenvorderlappen beschrieben [*74*]. Die ovulationshemmende Progesteronwirkung greift ebenfalls am medialen präoptischen Zwischenhirnbereich [*280, 334, 994*] an. Am lateralen präoptischen Bereich wird durch hohe Progesterondosen dann anscheinend die tonische LH- und FSH-Freisetzung gehemmt [*795, 984*].

Die gleichzeitig mit entsprechenden exogenen Progesterondosen und endogen während Pseudogravidität und Gravidität erzielbare LTH-Stimulierung durch Progesteron, d.h. die Aufhebung der permanenten LTH-Ausschüttungsblockade [*804, 805*] (s. Abb. 5), hat ihren Angriffspunkt am mittleren Hypothalamus (Nucleus paraventricularis, Prämammilarkomplex, Nucleus dorso medialis) [*334*], während die für die LH-Freisetzung durch Coitus verantwortlichen, lateral im Hypothalamus gelegenen Neuronen für diesen Reiz durch Progesteron selektiv unempfindlich gemacht werden können [*72*]. Durchtrennung der Beckennerven unterbricht diesen Reiz ebenfalls: Die Implantation bleibt aus [*180, 567*]. Die LTH-Sekretion kann jedoch durch gleichzeitige Reserpingaben wieder in Gang gebracht werden [*180*].

LTH ist bei der Ratte wie bei der Maus [*288*] ein die Progesteronproduktion stimulierendes Hormon [*56, 73, 288, 326, 580, 764, 765, 793, 794, 796, 801*], an dessen physiologischer Sekretion Oxytocin als Releaser(?) beteiligt zu sein scheint, und dessen Freisetzung erst während ungestörter Pubertät etabliert wird. Es wird durch die sog. „Androgenisierung", d.h. Testosteronzufuhr nach Geburt (s. S. 828) und Kastration nach Geburt, trotz Ovarialverpflanzung in die Nieren, im Sinne permanenter Hemmung irreversibel gestört [*579, 906*].

Eigentümlich ist die biphasische LH-Wirkung auf das Corpus luteum. Im Cyclus bewirkt LH im Dioestrus Progesteronbildung, weil die Progesteronbildungskapazität des cyclischen Corpus luteum nicht ausgenützt ist [*797*], während in der Pseudogravidität mit vollaktivem Corpus luteum LH eindeutig luteolytisch wirkt, wenn die Progesteronbildungskapazität voll ausgenützt ist [*797*]. Bedeutsam ist in diesem Zusammenhang, daß allein im Zwischenhirn, im HVL und in der NNR exogen zugeführtes Progesteron rasch aufgenommen wird und in nennenswertem Umfang nachzuweisen ist: Maximum der Aufnahme innerhalb von 20 min, innerhalb von 60 min bereits deutliches Abfluten (s. Abb. 10) [*589, 590*]. Oestrogene sind dagegen in den gleichen Geweben viel länger nachweisbar; sie werden auch im Uterus gespeichert im Gegensatz zu Progesteron, das selbst im oestrogenvorbereiteten Uterus nicht mehr als in anderen, indifferenten Geweben Aufnahme findet [*589*].

Bei spontan oder durch Dauerlicht *daueroestrischen Ratten* wird Ovulation allein durch Coitus ausgelöst (s. Tabelle 2). Oestrogengaben am Prooestrustag vermögen die Ovulationsbereitschaft durch Coitus auch bei im Cyclus stehenden Tieren auszulösen. Dabei entscheidet die Coitusfrequenz über den Erfolg der Ovulationsauslösung [*46, 964*].

Die *Pseudogravidität* der Ratte ist gekennzeichnet durch die Fähigkeit, auf adäquate Reize [*858—860*] hin mit der *Deciduombildung* (s. S. 646) zu antworten. Progesteron allein vermag diese typische Endometriumsreaktion nicht auszulösen, zu der Oestrogene vorbereitend tätig werden und in bestimmten Quantitäten gegenwärtig sein müssen [*10, 11, 406, 618, 981*]. Δ^4-Pregnen-20β-ol-3-on ist im Sinne der Deciduomauslösung jedoch inaktiv [*961*].

Progesteron ist in dieser Phase biochemisch und biologisch durch die Fähigkeit, transplantierte Embryonen zu implantieren [640], in den der Gravidität entsprechenden Quantitäten nachzuweisen [326, 337, 550]. Es bewirkt Endometriumswachstum [184] und einen Anstieg im Glykogengehalt des Endometriums [109, 184], ein Wiedererscheinen der durch Oestrogene weitgehend unterdrückten Carboanhydrase [694], einen Anstieg der Milchsäuredehydrogenase [90] und eine Aktivierung von Phosphorylasen und der Glykogensynthese im Myometrium [109], möglicherweise synergistisch mit dem STH des HVL [593]. Progesteron bewirkt

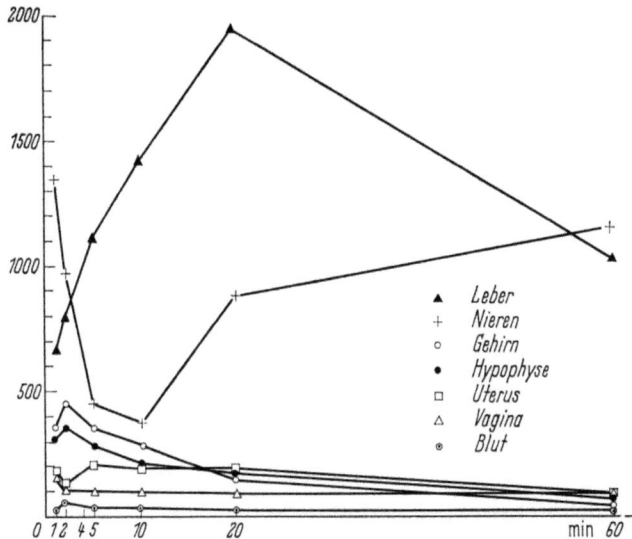

Abb. 10. Gewebsaffinität gegenüber Progesteron, gemessen an der Aufnahme von 1,2-³H-Progesteron (Zerfallswerte pro min/mg feuchtes Gewebe bzw. pro µl Blut) bei ovariektromierten Ratten (einmalige i.v. Applikation von 20 µc 1,2-³H-Progesteron; spezielle Aktivität: 90 µg pro g; nach Oestrogenvorbereitung mit 0,1 µg Oestradiol/die für 3 Tage). (Nach [590])

auch eine Steigerung der Uterus/Plasmarelation in der Jod 131-Aufnahme am 3.—5. Tag der Pseudogravidität, wie in der Gravidität, von 0,6 auf 10, mit maximaler Konzentration des Jods im Endometrium [149—151].

Die Fülle der am Uterus, speziell der am Endometrium ablaufenden, durch Progesteron induzierten Veränderungen versetzt den Uterus andererseits in die Lage, seine lytische Funktion auf das Corpus luteum pseudograviditatis auszuüben (s. Tabelle 4) [127, 191, 471, 876].

Als weitere, spezifische, lokale Progesteronwirkungen sind bei der Ratte nachgewiesen: die Hemmung der oestrogeninduzierten Proteinsynthese im Vaginalepithel [591], Kernaktivierungen in den Streifenstücken der Parotis [570], nicht jedoch in der Glandula mandibularis [159].

Am *Hypothalamus* ist die Freisetzung ovulatorischer LH-Schübe blockt, die tonische FSH-LH-Releaser-Abgabe jedoch nicht verhindert: Follikelwachstum am Ovar findet statt [550, 749].

Der *Gesamtstoffwechsel* ist durch eine Umstellung auf Gewichtszunahme durch 50% Fett- und 50% Muskelgewebezuwachs sowie eine Wasser-, Na- und Cl-Retention, die die Wirkung von Aldosteron und Desoxycorticosteron unterstützt [164, 488, 545], gekennzeichnet. Die lokale Wirkung auf den Fettstoffwechsel, die sich an den Talgdrüsen bzw. Präputialdrüsen ablesen läßt, und die auch beim *Gerbil* (*Meriones unquiculatus*) nachzuweisen ist [383], wird allgemein als pharmakologischer, nicht physiologischer Effekt aufgefaßt [25, 261, 463, 533, 626, 900].

Der β-Glucuronidasegehalt ist in allen Geweben, mit Ausnahme des Uterus, gesenkt [*199*].

Aus coitusinduzierter Pseudogravidität wird *Gravidität*, wenn Embryonen vorhanden sind, die termingerecht aus dem Eileiter in den Uterus entlassen werden, um dort unmittelbar, oder durch Lactation verzögert (s. Tabelle 6), die Implantation zu vollziehen, die Regression der Corpora lutea zu verhindern und die Ruhigstellung von Uterus und cyclischer Ovarfunktion bis zur Geburtsreife zu erzwingen.

Progesteron, das den Embryonentransport im Eileiter bei der *Ratte* nicht im sonst zu beobachtenden Umfang [*221*] zu beeinflussen vermag [*339, 340, 958*] und auch nicht für den Verlust der Zona pelucida verantwortlich zu machen ist [*980*], ist jedoch für die termingerechte Entlassung in den Uterus [*26*] und auch für das zum Überleben der Embryonen notwendige Uterusmilieu verantwortlich zu machen [*714*]. Die von der Zahl saugender Junger abhängige Nidationsverzögerung [*106, 108, 639*] verhindert den zur Implantation essentiellen Oestrogenschub, nicht jedoch die Aufrechterhaltung der Progesteronversorgung [*198, 714*], die zu diesem Zeitpunkt wohl schon ein von den Embryonen ausgehendes LTH, das sogar nach Hypophysektomie die Gravidität aufrechtzuerhalten vermag [*10, 11, 561, 707*], sicherstellt [*57, 776*].

Auf dem von Progesteron vorbereiteten Boden (Progesteron scheint auf das Endometrium auch einen resorptionsfördernden Effekt auszuüben) [*937*] spielt sich die durch kurzfristig freiwerdende Oestrogene induzierte Implantation ab [*105—108, 718, 858—860*] (s. Abb. 7).

Auch für den weiteren Graviditätsverlauf ist die Relation Progesteron zu Oestrogenen entscheidend [*307*], so z.B. für den Tonus der Muskulatur [*650*], für die Mobilisierung von Aminosäuren aus den Vorratslagern und ihren Transport zu den Feten [*470*].

Dies wird auch durch Erfahrungen an ovariektomierten Tieren bestätigt:

10 mg Progesteron vermögen allein die Gravidität zu erhalten; 1 μg Oestradiolzusatz vermag die Progesterondosis auf 2 mg zu reduzieren [*574*].

Für die Progesteronproduktion intakter Tiere ist eine entsprechende Proteinzufuhr zur LTH-Bildung [*560*] notwendig. Proteinmangeltiere können mit exogener Progesteron- und Oestrogenzufuhr die Gravidität aufrechterhalten [*470*].

Beim *Fetus* scheint Progesteron seine Nutzung in der Nebennierenrinde zu steigern [*935*].

Auch bei der *Ratte* ist der *Geburtseintritt* durch eine spezifische Progesteron-Oestrogenrelation gekennzeichnet [*574*]. Anders als bei den meisten Species ist jedoch nicht der Progesteronsturz allein [*836*], sondern das Hinzutreten von *Relaxin* der entscheidende Faktor für die Cervixeröffnung [*574, 993*] und das Wirksamwerden von Oxytocin [*574*]. Normalerweise unterbindet Progesteron die Oxytocinwirkung sowohl am sympathischen System, wie ein chemischer oder chirurgischer Block, als auch an der Muskulatur selbst [*234, 813*].

Relaxin scheint schon für den Verlauf der ganzen Gravidität bedeutsam:

Es soll die Progesteronwirkung um den Faktor 5 verstärken können [*145, 982, 990*]; es unterstützt die Wirkung niedriger Progesteron-Oestrogenmengen in ihrer schwangerschaftserhaltenden Funktion [*990*]. Hohe Dosen vermögen andererseits die Deciduombildung zu inhibieren [*369*] und ebenso die graviditätserhaltende Wirkung von Progesteron und Oestrogenen aufzuheben [*990*]. Dabei scheint Relaxin am vom Progesteron beherrschten Uterus eine Tonussenkung auszulösen [*968*], die ihrerseits die Voraussetzung für die Wehentätigkeit und das Angreifenkönnen des Oxytocins darstellt [*234, 813*].

Die während des Cyclus am proximalen Scheidenabschnitt [906] phasenhaft ablaufenden Schwankungen in der Zellstruktur sind im Abstrichbild gut zu erfassen und erlauben eine präzise *Cyclus-Abstrichdiagnostik* [50a]. Die üblicherweise als Progesteronwirkung gedeutete metoestrische Schleimbildung dürfte eher ein mit der oestrischen Schleimbildung anderer Species gleichzusetzendes, aber verspätet auftretendes Phänomen sein, das möglicherweise durch den präovulatorischen Progesteronschub — siehe oben — hinausgeschoben wurde.

Extragenitale Progesteronwirkungen sind bei der *Ratte* am ZNS beschrieben worden. Sie sind jedoch sicher pharmakologischer Natur. Dazu gehören die narkotische Wirkung [814], die Steigerung des Schwellwertes für Elektroschockkonvulsionen bei Kastraten [973] sowie die Schwellwertsbeeinflussung für die sog. audiogene Krampfauslösung. Hier steigert Progesteron die Empfänglichkeit bei resistenten Individuen und senkt sie bei solchen, die sich a priori als besonders empfindlich erwiesen haben [951].

Am Gefäßsystem wirkt Oxytocin unter Progesteroneinfluß pressorisch [370].

Die *Maus (Mus musculus)* steht der *Ratte* evolutionär und fortpflanzungsbiologisch nahe. Die an *Ratten* erhobenen und vorgelegten Befunde haben weithin für die *Maus* Gültigkeit. Die Beschreibung der physiologischen Rolle des Progesterons beschränkt sich daher auf ergänzende Befunde, die an der *Maus* erhoben wurden.

Auch die *Maus* hat einen unvollständig biphasischen Cyclus. Das Progesteronbildungsmaximum wird für den Prooestrus und den Oestrus angegeben [407]. Beobachtungen an Ovarien, die in die Augenkammer transplantiert worden waren, lassen vermuten, daß im Cyclus kurzfristig eine unterschwellige LTH-Menge freigesetzt wird, die gerade ausreicht, um genügend Progesteron für die nächste Ovulation bereitzustellen [955]. Exogen täglich zugeführtes LH oder LTH vermag die Corpora lutea in der Augenkammer bis zur vollen Pseudogravidität mit Deciduombildungsvermögen zu aktivieren (0,1 mg LH zusammen mit 0,1 mg LTH oder mehr als 0,2 mg LTH allein) [153].

Bei spontan daueroestrischen Tieren induziert der Coitus die Ovulation (s. Tabelle 2).

Werden in eine Gruppe weiblicher Tiere, deren Cyclusstadien gleichmäßig (at random) verteilt sind, männliche Tiere eingebracht, so ovulieren in der ersten und zweiten Nacht überdurchschnittlich viele Tiere (psychogene Cyclussynchronisation = *Whitten-Effekt*) [959].

Pseudogravidität kann nicht nur durch sterilen Coitus oder mechanische Cervixreizung, sondern auch durch bestimmte Haltungsbedingungen und durch soziologische Faktoren, sowie durch psychische Einflüsse, d. h. Einzelhaltung oder Gruppenhaltung in Käfigen bestimmter Größe [925], verursacht werden.

Andererseits kann die Gravidität initial durch Sinneseinflüsse, den olfaktorisch vermittelten *Bruce-Effekt*, veranlaßt durch die Anwesenheit stammesfremder Männchen in den ersten 3—4 Graviditätstagen oder deren Urin [154], unterbrochen werden. Es scheint sich dabei um eine LTH-Freisetzungssperre zu handeln, die eine Aktivierung der Corpora lutea zur Progesteronproduktion verhindert oder unterbricht.

Die *Maus* gehört andererseits zu den Species, bei denen das Überleben von Embryonen im Eileiter nicht von der präzis termingerecht entwickelten Corpus luteum-Funktion im Ovar abhängig ist [26].

Die *Maus* kann darum auch eine lactationsbedingt verzögerte Implantation in Kauf nehmen [103, 105—108, 344] oder eine erhebliche Beschleunigung der Eileiterpassage, wie sie nach induzierter Polyovulation zu beobachten ist (zuviel Progesteron?) [441].

Für die *Nidation*, gleichgültig ob zeitgerecht oder verzögert, ist ein Oestrogenschub notwendig [107, 108, 344], der auf dem vom Progesteron bereiteten Endometriumsboden die typischen Bildungen, z.B. Buchtenformung [108] auslöst. Alle übrigen Schritte gehen dann vom Keim selbst aus [103, 108].

Relaxin fördert auch bei der Maus synergistisch die Progesteronwirkung [417, 418]. Auf Oestrogen-Progesteronkombinationen kann Relaxin in Dosisabhängigkeit hemmend wirken [990]. Während Progesteron allein wiederum geburtsverhindernd wirkt [104], ist die Geburtsauslösung mit Relaxin plus Oestrogenen möglich [419, 420].

Die bei Gravidität und Pseudogravidität nachzuweisende Gewichtszunahme ist durch 2 mg Progesteron pro Tag auch nach Kastration aufrechtzuerhalten. Sie resultiert aus erhöhter Futter- und Wasseraufnahme [273].

Bei immaturen weiblichen Tieren erfolgt auf Progesterongabe Gewichtsabnahme durch Wasserverlust. Der Gehalt des Körpers an Protein, Lipoiden und Cholesterin ist erhöht [597].

Im Uterusgewebe ist die mit Guaiacol nachweisbare, durch Oestrogene ausgelöste und für alle rasch wachsenden Gewebe typische Peroxydase, durch Progesteron zurückgedrängt [741].

In der Vagina wird mit der Schleimbildung, die Progesteron auf dem Boden der Oestrogenkeratinisierung bewirkt (?), der Phosphatase- wie der Ribonucleinsäuregehalt angehoben [547].

Generell gilt bei der *Maus*, daß mit zunehmendem Alter die Ansprechbarkeit des Uterus auf Progesteron zur Deciduomauslösung abnimmt [343].

Die toxische Wirkung von Progesteron auf Ova in vitro ist als pharmakologischer Effekt anzusprechen [957].

Der *syrische Hamster* (Goldhamster, *Mesocricetus auratus*) gehört gleichfalls zur Gruppe der Muridae mit unvollständig biphasischem Cyclus [253], ebenso wie der *Chinesische Streifenhamster* (*Cricetus cricetulus*) [737].

Kopulation mit sterilen Männchen induziert Pseudogravidität [780]. Das kleine cyclische Corpus luteum verfällt rasch nach 3 Tagen, das etwas größere Corpus luteum der Pseudogravidität nach 7 Tagen [253].

Der Verlust der Zona pellucida nach Befruchtung ist bei dieser Species nur unter Progesteroneinwirkung erzielbar [727—730]. Ebenso ist für die weitere Embryogenese und Implantation ausschließlich Progesteron verantwortlich zu machen [732, 733, 761].

2,25 mg Progesteron sind täglich notwendig, um die Nidation nach Ovariektomie zu ermöglichen [732].

ϑ) Lagomorpha

Das noch zu den „klassischen" Versuchstieren zählende *Kaninchen* (*Oryctolagus cuniculus*) hat einen äußerlich oft kaum wahrnehmbaren, unvollständigen, monophasischen, saisonabhängigen Cyclus aufzuweisen. Ohne Kopulation atresieren die heranreifenden Follikel, die bereits Progesteron in der Follikelflüssigkeit enthalten [349].

In der Regel induziert Kopulation die Ovulation. Spontane Ovulationen sind selten. Sie können durch den Kopulationsakt auch ohne Intromission, selbst wenn er von zwei weiblichen Tieren ausgeführt wird [146], allein ausgelöst werden [494, 708, 943].

Erzwungene Kopulation bei nicht willigen, saisonbedingt anoestrischen Weibchen hat nur eine geringe Ovulationsrate zur Folge [352, 913].

Der Kopulation folgt primär eine Phase der Sekretion progestogener Hormone, von Δ^4-Pregnen-20α-ol-3-on [496, 497] und Progesteron in der Relation 1:10 [285,

495] aus dem ovariellen Interstitium unter LH-Einwirkung (s. Abb. 11), nach deren Sekretionsstop *[497]* dann die Ovulation nach 10—12 Std stattfindet.

Steriler Coitus, mechanische Cervixreizung oder Kupfersulfatinjektion i.v., bei durch vorausgegangene Oestrogen- plus Progesteronbehandlung konditionierten Tieren *[819—822, 824]*, bewirken Pseudogravidität; durch die lytische Wirkung des Uterus auf die Corpora lutea bilden sich diese nach einer Zeitspanne, die ca. der halben Graviditätsdauer entspricht, zurück *[127, 191, 477]*.

Die eindeutig via hypothalamisches Sexualzentrum vermittelte Ovulation hat zu intensivem Studium der unter Progesteron dort ablaufenden Vorgänge geführt. EEG-Untersuchungen haben gezeigt, daß kleine Progesterondosen die Ansprech-

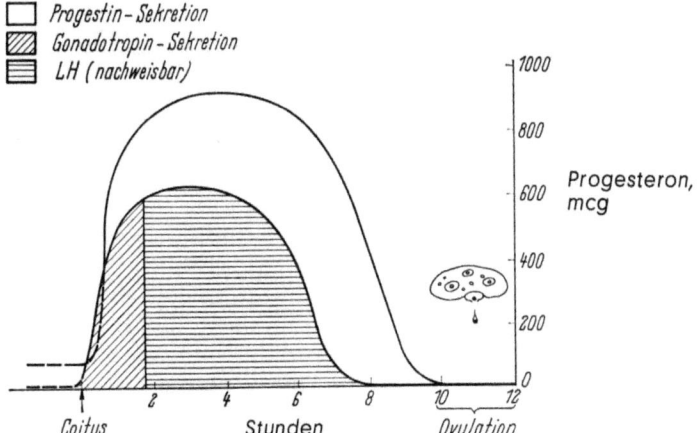

Abb. 11. Schematische Darstellung der Progestin- und Gonadotropinsekretion nach Ovulationsinduktion beim Kaninchen. (Nach [497])

barkeit dieser Zentren auf Coitus oder Cervixreizung erleichtern und den HVL anregen, was der Ausgangslage im normalen Oestrus entspricht. Gerinfügig höhere Dosen hemmen jedoch die hypothalamische Reaktion und den HVL *[551, 823]*.

Für Art und Umfang der lytischen Wirkung des Uterus auf die Corpora lutea gibt die verschiedenartige Reaktion der Corpora lutea in Abhängigkeit vom Zeitpunkt der Hysterektomie Auskunft.

Hysterektomie vor Coitus oder während der Pseudogravidität verlängert die Lebensdauer der Corpora lutea bis zur typischen Pseudograviditätsdauer *[54a, 191, 623a, 874a]*.

In der ersten Graviditätshälfte reduziert Hysterektomie die Corpora lutea auf Pseudograviditätsdauer *[191, 400a]*, in der zweiten Graviditätshälfte tritt sofort Regression ein *[400a]*.

Die Corpora lutea während der zweiten Graviditätshälfte werden von placentarem LTH aufrechterhalten *[835]*. Hypophysäres Prolactin ist beim Kaninchen kein LTH *[469, 662]*. Nach Hypophysektomie werden die Corpora lutea nicht durch LTH, sondern durch LH aufrechterhalten *[555]*.

Für die physiologische Corpus luteum-Wirkung scheinen Progesteron und Δ^4-Pregnen-20α-ol-3-on gemeinsam verantwortlich zu sein. Letzteres ist etwa halb so wirksam wie ersteres. Beide scheinen miteinander im Fließgleichgewicht zu stehen *[592]*. Progesteron ist für den Transport im Blut an Albumin gebunden *[469]*.

Die durch Oestrogene angehobenen Blutspiegel von Glucose, Maltose, Maltriose, Maltetrose und Fructose werden durch Progesteron wieder gesenkt *[400b]*.

Am Endometrium kommt es bei Pseudogravidität, Gravidität oder nach exogener Oestrogen- plus Gestagenzufuhr in adäquaten Mengen zur Bildung des sog. „Spitzenvorhangendometriums", das durch das typische nadelbaumartige Wachstum von Endometrium und Uterindrüsen bewirkt wird [378, 642, 708]. Gleichzeitig sind am Endometrium zu beobachten: eine Umkehr des oestrogeninduzierten Wasserhaushaltes; Na nimmt ab, K steigt an, extracelluläres Wasser nimmt ab [95] von 200% auf 50% des intracellulären Anteils [95], und das K/Na-Verhältnis steigt von 0,54 auf 1,38 [95]; starke Glykogenolyse, begleitet vom gleichen Vorgang im Myometrium [143, 912]; Sekretion von Mucopolysaccharid-Schwefelsäure aus den Uterindrüsen, die vorher aus dem Stroma in die Drüsen übergetreten ist [985]; Sekretion von Vitamin B 12 aus den Uterindrüsen und in den Drüsen ein erhöhter Nicotinsäuregehalt [631, 632]; ein über das Oestrusniveau verdoppelter Desoxyribonucleinsäuregehalt sowie eine ebenso stark vermehrte Succinooxydase [912]. Beim Kastraten bewirkt Progesteron dagegen eine Verminderung der durch Oestrogene angeregten DNA- und RNA-Synthesen [143, 144].

Die Carboanhydrase ist bei dieser Species vom 4. Tag nach Coitus an erhöht und erreicht ihr Maximum am 8. Tag [631, 632].

Der Uterus weist unter dem Einfluß physiologischer Progesteronmengen seinen geringsten Leukocytengehalt auf [467].

Die am Eileiter in der Frühgravidität ablaufenden Vorgänge sind eng mit termingerechten Ovarialfunktionen verknüpft und können nach Ovariektomie nicht durch eine starre Oestrogen/Progesteronrelation simuliert werden [18, 440]. Zuviel Progesteron beschleunigt die Tubenmotilität und die Eipassage [35], überwindet vorzeitig die oestrogenbedingte Übergangssperre vom Eileiter in den Uterus [96, 97] und hemmt die Eileitersekretion [654], für die Progesteron in physiologischen Quantitäten den Stimulus zur Sekretion von Mucoproteinen abgibt, die das Ei mit einer Schutzhülle außerhalb der Zona pellucida umgeben [400].

Zur Implantation werden 1,25—2 mg Progesteron benötigt [185, 415], die das Äquivalent von 5—8 Corpora lutea darstellen [214]. Für die Graviditätserhaltung wie für die Bereitschaft zur traumatisch auslösbaren Decidualisation [156] sind 1—2 mg Progesteron nach Ovariektomie notwendig [214] = 4 Corpora lutea [156].

Natürlicherweise scheint die Progesteronproduktion während der Gravidität nicht konstant anzusteigen [992], sondern nach einem Maximum in der zweiten Graviditätshälfte auf die Geburt hin abzusinken [692]. Aufrechterhaltung der Progesteronzufuhr über den Geburtstermin hinaus verhindert die Geburt und bewirkt Absterben der Feten am 35. Tag [478, 566].

Simultane Aufzeichnungen der elektrischen und mechanischen Myometriumsaktivität vor und während der Geburt zeigten, daß unter der vollen Progesteronwirkung elektrische Aktivität auf den Ursprungspunkt beschränkt und die mechanische Aktivität unbedeutend bleibt. Progesteronabfall zur Geburt hin bewirkt asynchrone elektrische Aktivitäten, die an verschiedenen Stellen entstehen und deren Ausbreitung auf bestimmte Gebiete beschränkt ist. Gleichzeitig nimmt die mechanische Aktivität geringfügig zu [237].

Progesteronentzug leitet die Geburt ein. Elektrische Erregungen springen auf entfernte Gebiete über; sie treten nun synchron auf und resultieren mechanisch in Druckwellen mit großer Amplitude [237]. Folgerichtig hemmt Progesteronzufuhr den mit Oxytocin induzierten Abort [713].

Die als *Staircase-Effekt* bezeichneten Vorgänge spiegeln den Vorgang zur Geburtseinleitung auch bei Mensch und Schaf wider [81, 832, 833, 837]. Relaxin ist am Geburtsgeschehen beteiligt [26].

Anmerkung. Eng verknüpft mit der physiologischen Rolle des Progesterons ist beim Kaninchen auch der Fortpflanzungsrhythmus des *Kaninchenflohs* (*Spilopsyllus cuniculi* DALE) [*805*]. Dieser Floh benötigt zur Eireifung Corticoide aus dem Kaninchenblut. Progestagene oder LH, mit Kaninchenblut aufgenommen, bewirken Eiresorption und Eierstockregression. Δ^4-Pregnen-20α-ol-3-on ist diesbezüglich aktiver als Progesteron.

Der Lebenscyclus dieses Parasiten stellt sich demnach folgendermaßen dar:
Die Reifung der Flöhe erfolgt auf graviden Kaninchenmüttern in den letzten 10 Graviditätstagen. Übersprung auf die neugeborenen Jungen, wo kopuliert und die Eier abgelegt werden. Nach 11 Tagen wieder Rückkehr auf die (säugende) Mutter.

ι) Cetacea (Wale und Delphine)

Die weitgehende Ähnlichkeit der Fortpflanzungsorganisation dieser Säugerriesen bzw. ihrer kleineren Gattungsgenossen, der *Delphine*, mit den übrigen Säugern, vor allem den *Paarhufern und Raubtieren*, die sich wie die *Cetacea* von vorgeschichtlichen *Insectivoren* ableiten lassen, läßt eine weitgehend ähnliche physiologische Rolle des in den Corpora lutea beim *Finnwal* (*Balaenoptera physialus* L.) nachzuweisenden Progesterons und des Δ^4-Pregnen-20β-ol-3-on vermuten [*572, 879*]. Während der Gravidität bildet der *Finnwal* Corpora lutea auxiliaria (s. Tabelle 12).

κ) Proboscidae

Spärliche Angaben liegen nur über den *Afrikanischen Elefanten* (*Loxodonta africana*) vor.

Während der Gravidität wird das Corpus luteum graviditatis nur für die Länge eines Cyclus aufrechterhalten. Gonadotrope Aktivität (vom Fetus ausgehend) läßt dann am gleichen Ovar zahlreiche Follikel heranwachsen, die teils nach dem Platzen, teils uneröffnet luteinisiert werden. Nach eigenen Beobachtungen konnten bei einer ca. 8 Wochen alten Gravidität 17 Corpora lutea auxiliaria von 3—10 mm Durchmesser gezählt werden. Diese Corpora lutea auxiliaria erneuern sich während der Gravidität wellenförmig. Einzelne bleiben bis Graviditätsende erhalten (s. Tabelle 12) [*745, 746*].

λ) Carnivora und Pinnipedia (Raubtiere und Flossenfüßler)

Allgemeines. Die Gattung bietet bezüglich ihrer Fortpflanzungsorganisation ein vielschichtiges, inhomogenes Bild.

Zahlreiche Arten ovulieren nur durch meist einmaligen Coitus (s. Tabelle 2), während andere auf ausschließlich spontaner Ovulation verharren, z. B. der *Hund*.

Während die *Katze* saisonal polyoestrisch ist, sind viele der Species monooestrisch oder dioestrisch (*Bär, Dachs, Nerz, Marder, Frettchen,* der *Hund*). Allen eigen ist die starke Abhängigkeit der Fortpflanzungsfunktion von der Umwelt, zumeist der jahreszeitlich wechselnden Relation vom Tageslicht zu Dunkelheit [*413*].

Die Corpus luteum-Funktion ist anscheinend von uterinen Einflüssen unabhängig (s. Tabelle 4). Pseudograviditäten, spontan oder induziert, sind die Regel (s. Tabelle 9). Das Endometrium neigt zu Blutungen während der Follikelphase oder am Ende der Pseudogravidität (s. Tabelle 5). Die Verwechslung der *Brunstblutung bei der Hündin* mit der *Menstruationsblutung bei Primaten* hat den Fortschritt in der Fortpflanzungsbiologie für mehr als 75 Jahre inhibiert [*458*].

Nidationsverzögerungen scheinen bei vielen Species regelhaft und umweltabhängig vorzukommen (s. Tabelle 6). Während der Gravidität können Corpora lutea auxiliaria gebildet werden (s. Tabelle 11, 12). Überwiegend scheinen die

Corpora lutea die Progesteronquellen für die Gravidität darzustellen (s. Tabelle 7). Nur bei der *Katze* ist die Placenta als Progesteronproduzent bekannt geworden (s. Tabelle 7).

Spezielles. Die *Hauskatze (Felis domesticus)* zeichnet sich durch einen unvollständigen monophasischen Cyclus aus, der in der nördlichen Hemisphäre saisonbegrenzt und lichtabhängig ist. Unterbleibt der Coitus oder unterbleibt die Ovulationsauslösung durch taktile Reize (s. Tabelle 2), so tritt Follikelatresie ein.

Steriler Coitus oder taktile Ovulationsauslösung bewirken Pseudogravidität von 36—44 Tagen Dauer [*354, 840*]. Die Corpora lutea haben ihr Funktionsmaximum vom 10.—16. Tag und regressieren vom 28. Tag an [*243*]. Sofort nach Ovulation setzt starkes Uterindrüsenwachstum ein, das bis zur Implantationszeit (12.—15. Tag) anhält und erst dann in die Sekretion überleitet, die am 22. Tag ihr Maximum erreicht [*167, 354*].

Der Uterus ist immobilisiert [*354*]. Das Ende der Pseudogravidität ist durch geringgradige endometriale Blutungsneigung, verbunden mit Epithelabstoßung, gekennzeichnet (s. Tabelle 5).

In der Gravidität setzt die Regression der Corpora lutea graviditatis bereits am 20. Tag ein, möglicherweise als Folge der placentaren Progesteronproduktion, die ab dem 49. Tag die Gravidität allein aufrechtzuerhalten vermag (s. Tabelle 7). Trotzdem wird zur Graviditätshalbzeit ein Schub von Follikeln gebildet, der ohne Sprung zu Corpora lutea auxiliaria umgebildet wird (s. Tabelle 7).

Der bei der *Katze* zu beobachtende Lactationsanoestrus ist durch funktionelle Corpora lutea bedingt [*244*], die entweder durch Luteinisierung der im post partum-Oestrus nachweisbaren Follikel entstanden sein müssen, wenn man nicht eine durch die Lactation bedingte(?) spontane Ovulation mit nachfolgender Corpus luteum-Bildung und -Funktion annehmen will. Die *Katze* befindet sich demnach in der Lactation in physiologischer Pseudogravidität.

Die Entlassung der Embryonen aus dem Eileiter in den Uterus findet, im Gegensatz zu den meisten anderen Species, erst am 5. Tag statt [*14, 404*].

Der *Hund (Canis familiaris)* ist eine dioestrische, seltener monooestrische [*540*] Species mit nachweisbarer, aber nicht ausschließlicher Saisonabhängigkeit [*539*]. Die Fortpflanzungsorganisation ist gekennzeichnet durch einen klinisch auffälligen, 7—9 Tage langen Prooestrus, gefolgt von einem 7—9 Tage dauernden Oestrus. Die Ovulationen folgen spontan. Eine vollständige Pseudogravidität, bezogen auf Dauer und Milchdrüsenausbildung, ist stets zu beobachten [*648, 649, 708*].

Der Prooestrus ist von blutigem Vaginalausfluß begleitet, der von Diapedeseblutungen aus der Oberfläche des maximal oestrogenstimulierten [*573*] Endometriums herrührt (s. Tabelle 5).

Das Progesteronmaximum im Ovarvenenblut zu Beginn des Metoestrus [*910*] fällt zusammen mit der intensiven Endometriumsdrüsendifferenzierung, die auch bei dieser Species das Bild eines „Spitzenvorhangendometriums" entstehen läßt [*708*], bestehend aus einer superfiziellen Compacta und einer tiefen Spongiosa (s. auch Abb. 12).

In der Pseudogravidität sind bereits am 20. Tag Involutionszeichen am Endometrium erkennbar, die ab dem 30. Tag deutlicher werden. Die gesamte Involution ist jedoch erst, unabhängig ob eine Pseudogravidität oder eine echte Gravidität vorgelegen hat, nach 85—90 Tagen abgeschlossen [*327, 376, 704, 946*].

Mit der Endometriumsregression in der Pseudogravidität verkürzen sich die Uterushörner um ca. 50%, die Blutfülle nimmt ab, aber der Durchmesser der Uterushörner bleibt bei sich erweiterndem Lumen erhalten [*327*]. Ob am Ende der Pseudogravidität menstruationsähnliche Blutungen die Epithelabstoßung begleiten [*704*], ist umstritten [*327*].

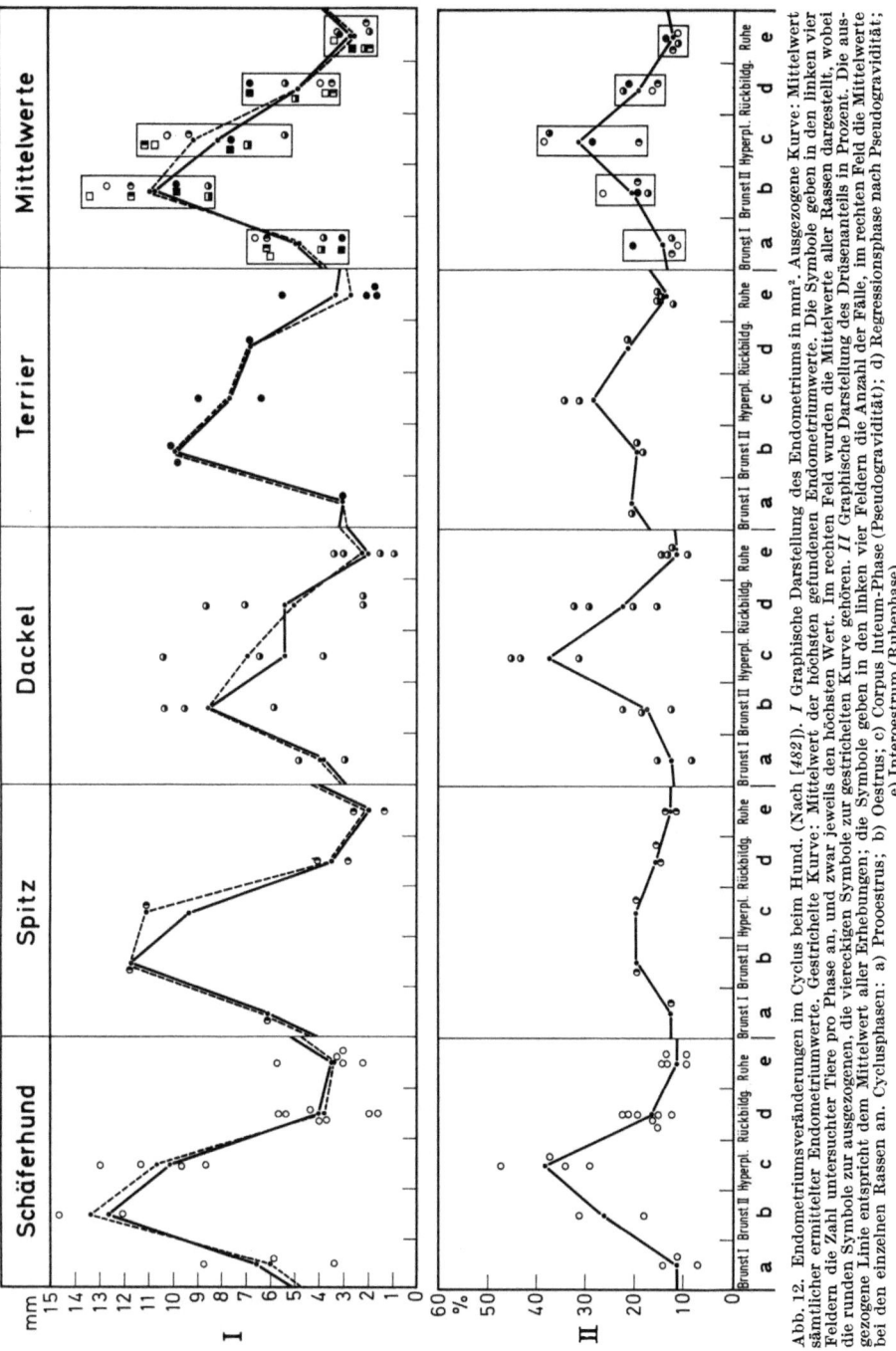

Abb. 12. Endometriumsveränderungen im Cyclus beim Hund. (Nach [482]). *I* Graphische Darstellung des Endometriums in mm². Ausgezogene Kurve: Mittelwert sämtlicher ermittelter Endometriumwerte. Gestrichelte Kurve: Mittelwert der höchsten gefundenen Endometriumwerte. Die Symbole geben in den linken vier Feldern die Zahl untersuchter Tiere pro Phase an, und zwar jeweils den höchsten Wert. Im rechten Feld wurden die Mittelwerte aller Rassen dargestellt, wobei die runden Symbole zur ausgezogenen, die viereckigen Symbole zur gestrichelten Kurve gehören. *II* Graphische Darstellung des Drüsenanteils in Prozent. Die ausgezogene Linie entspricht dem Mittelwert aller Erhebungen; die Symbole geben in den linken vier Feldern die Anzahl der Fälle, im rechten Feld die Mittelwerte bei den einzelnen Rassen an. Cyclusphasen: a) Prooestrus; b) Oestrus; c) Corpus luteum-Phase (Pseudogravidität); d) Regressionsphase nach Pseudogravidität; e) Interoestrum (Ruhephase)

Parallel mit den progesteroninduzierten, frühen Endometriumsveränderungen (s. Abb. 12) gehen charakteristische Veränderungen am Vaginalepithel einher: verstärkte Abschilferungen von Zellen aus tiefen und mittleren Zonen (Parabasal- und Intermediärschichten) mit typischen Plasmasaumfaltungen [778], die die im

Oestrus vorherrschenden verhornten Zellen mit ihrer Acidophile und Kernpyknose nach einer Übergangsphase von 2—6 Tagen, gekennzeichnet durch Zellen aus dem oberflächlichen Stratum superficiale, ablösen [569, 778].

Ist Befruchtung eingetreten, so verweilen die heranwachsenden Embryonen ungewöhnlich lange im Eileiter und werden erst am 7. Tag in den Uterus überführt [114, 402]. Die Gravidität wird ausschließlich von den Corpora lutea graviditatis aufrechterhalten (s. Tabelle 7). Im Ovarvenenblut verschwindet Progesteron 48 Std vor Geburt [910]. Die noch während der Lactation aufrechterhaltenen Corpora lutea sind funktionslos [910].

Da das Blutbild in der Pseudogravidität kaum, in der Gravidität jedoch stark verändert wird, ist eine Progesteronwirkung nicht zu erwarten, sondern ein von den Feten ausgehender Einfluß anzunehmen [287].

Auffällig ist beim *Hund* die starke Progesteronausscheidung aus der Nebennierenrinde [472, 873], die durch Stress [472] oder Oxytocingaben [911] auszulösen ist. Letztere bleiben am Ovar ohne Wirkung auf die Progesteronausscheidung [91]. Ihre physiologische Bedeutung ist ungeklärt.

Sie ist beim weiblichen Tier besonders deutlich, wird bei beiden Geschlechtern durch Oestrogenzufuhr verstärkt, durch Testosterongaben verringert und durch Kastration deutlich reduziert [910, 911].

Unter Progesteroneinfluß ist beim *Hund* eine charakteristische Umkehr der Adrenalinwirkung auf den Uterustonus zu beobachten. Statt der sonst ausgelösten Relaxierung wird eine Kontraktion verursacht [779, 848].

Die beim *Frettchen (Mustela putorius* L.) durch sterilen Coitus auslösbare Pseudogravidität entspricht mit 42 Tagen Dauer der Gravidität. Sie ist begleitet von maximaler Drüsenentwicklung, die der des Kaninchens sehr ähnlich ist (s. S. 652). In den Krypten der Drüsen formen sich Riesenzellen. Die Endometriumsdegeneration beginnt nach 38 Tagen [425, 645, 647]. Die Aufrechterhaltung des Corpus luteum erfolgt durch LTH [283].

Bei den übrigen *Carnivoren* ist die physiologische Rolle des Progesterons nur im Zusammenhang mit der verzögerten Nidation untersucht. Beim *Europäischen Dachs (Meles meles)*, der spät im Februar unmittelbar post partum ovuliert, ruht der Embryo lactations- und umweltbedingt bis Dezember im Uterus (s. Abb. 13). Progesteron in langsam ansteigenden Quantitäten ist ab Oktober nachweisbar. Ein LTH-Schub im Dezember induziert Nidation und damit rasches intrauterines Wachstum bis zur Geburt im Februar. Progesteronapplikation während Sommer und Herbst bleibt ohne Erfolg [178].

Der *Amerikanische Dachs (Taxidae taxus)* ovuliert erst nach Lactationsende im August. Trotzdem ist die Nidation bis Februar verzögert. Aktivierung der Corpora lutea leitet die Nidation ein. Die Geburt erfolgt spät im März oder früh im April [978].

Beim *Nerz (Mustela vison* SCHREIBER*)* ist die Dauer der Nidationsverzögerung vom Zeitpunkt der Begattung abhängig. Je später diese in der Saison erfolgt, um so kürzer ist die Spanne der verzögerten Nidation, die durch Progesterongaben nicht unterbrochen werden kann [318, 426, 438].

Informationen über die physiologische Bedeutung des Progesterons bei *Pinnipedia* sind spärlich. Die meisten *Seehunde* und *Robben* haben keinen Cyclus, sondern nur einen post partum-Oestrus mit spontaner Ovulation aufzuweisen [70, 174, 319, 320, 446, 594, 677].

Eine Ausnahme bildet der *Südliche See-Elefant (Mirounga leonina* L.), der durch Coitus induziert ovuliert (s. Tabelle 2) und der polyoestrisch ist, wenn keine Begattung beim post partum-Oestrus stattgefunden hat [594].

Bei der *Pelzrobbe* (*Archocephalus pursillus*) ist der Übertritt des Embryos in den Uterus bis zum 6. Tag verzögert [*174*].

Die Nidation ist fast immer lactationsbedingt verzögert (s. Tabelle 6). Ausnahme: *das Walroß* (*Odobenus rosmarus*) [*827*]. Während der verzögerten Nidation ist das Endometrium eigentümlich vacuolisiert [*13*]. Zur Implantation formt der *Südliche See-Elefant* eine Implantationshöhle im Endometrium, die als Narbe erhalten bleibt [*377*].

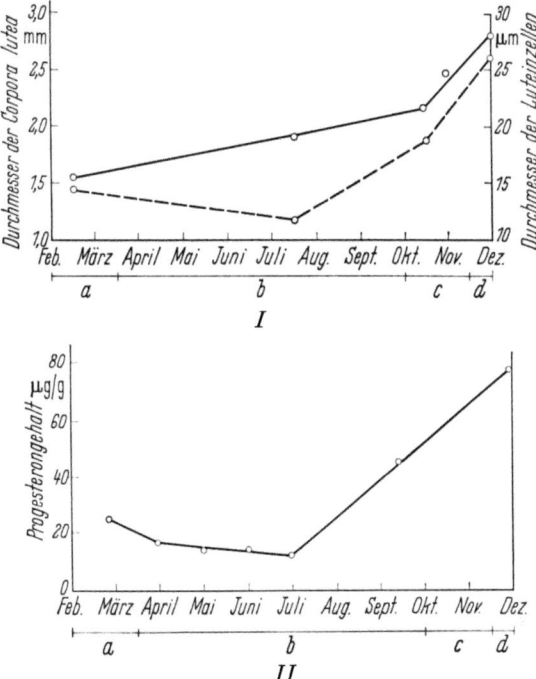

Abb. 13. Verzögerte Nidation, Corpus luteum-Entwicklung und Progesteronbildung beim europäischen Dachs. *a* Ballung im Februar/März; *b* Ruhepause von März bis Oktober; *c* Präimplantationsphase Oktober/Dezember; *d* Implantationsphase Dezember. (Nach [*178*]). *I* Durchmesser der Corpora lutea o———o; Durchmesser der Luteinzellen o----o; *II* Progesterongehalt der Corpora lutea

Eigentümliche Verhältnisse finden sich bei den Neugeborenen verschiedener Species, *Halichoerus grypus*, *Phoca vitullina* und *Leptonychotes weddellii* A: Die Gonaden der Jungen beider Geschlechter sind stark vergrößert; sie schrumpfen jedoch unmittelbar nach Geburt. Die Vergrößerung geht bei den Ovarien ausschließlich zu Lasten des Interstitiums. Das Endometrium Neugeborener ist maximal stimuliert [*13, 446, 447*]. Auf dem Boden oestrogenbedingter Hypertrophie ist progesteronbedingt optimale, zum Teil überschießende Drüsenentwicklung zu beobachten, die z. B. bei der *Kegelrobbe* an das Bild der glandulärcystischen Hyperplasie der Hündin erinnert [*13*]. Die Vagina ist schleimgefüllt [*13*]. Während bei *Phoca vitullina* die Milchdrüse nicht mit in die Proliferation einbezogen ist [*446*], kann bei *Leptonychotes weddellii* A. Milch in den Milchdrüsen Neugeborener gefunden werden [*88*].

μ) *Perissodactyla (Unpaarhufer)*

Das *Pferd* (*Equus caballus*) ist in den nördlichen und südlichen Hemisphären eine saisonbedingt polyoestrische Tierart, während zwischen den Wendekreisen der Cyclus das ganze Jahr über zu beobachten ist.

Progesteron ist in der Follikelflüssigkeit stets nachweisbar [*863*]. Granulosa aus Graafschen Follikeln produziert in vitro Progesteron [*186*]. Es darf darum angenommen werden, daß Progesteron bei der spontanen Ovulationsauslösung am Ende der 3—5 Tage dauernden Brunst beteiligt ist.

Während der Corpus luteum-Phase ist die Cervix geschlossen. Der Uterus ist maximal kontrahiert [*87*]. In der Vagina erreicht die Mucosa ihre geringste Dicke [*42*] und im Schleim finden sich die meisten Leucocyten [*375, 481, 636, 825, 942*]. Im Uterus weisen die Stromagefäße ihre geringste Füllung auf. Das Endometrium erreicht seine maximale Entfaltung am 8. Tag, die Uterindrüsen zeigen optimale Entwicklung am 3.—5. Tag nach Ovulation. Bei fehlender Befruchtung setzt rasch Regression ein, die ihren Tiefstand schon am 10. Tag erreicht und bis zum 15. Tag anhält [*42*].

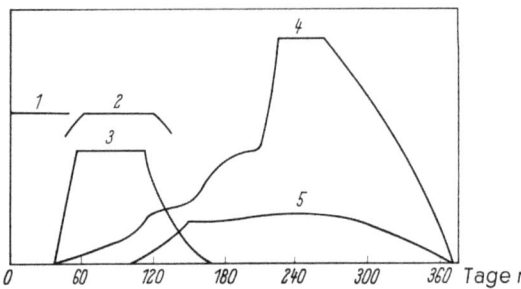

Abb. 14. Diagramm der Vorgänge während der Gravidität beim Pferd. (Nach [*50a*].) *1* Lebensdauer des Corpus luteum graviditatis; *2* Lebensdauer der Corpora lutea auxiliaria; *3* Serum-Gonadotropine nachweisbar; *4* Oestrogenspiegel; *5* Gewicht der Gonaden bei der Frucht

Die *Gravidität* ist durch ein kompliziertes System von verschiedenartigen Progesteronproduktionssystemen gekennzeichnet (s. Abb. 14) (s. Tabelle 7, 12).

Das eigentliche Corpus luteum graviditatis degeneriert etwa am 35. Tag der Gravidität. Durch die vorher einsetzende, vom Fetus induzierte Gonadotropinbildung [*197, 201, 203*] reift ein neuer Schub von Follikeln, die zu Corpora lutea auxiliaria umgewandelt werden, die bis zum 150. Graviditätstag Progesteron bilden und dann degenerieren. Zu diesem Zeitpunkt hat die fetale Placenta die Progesteronproduktion übernommen [*864*]. Den stark hypertrophierten fetalen Gonaden (ausschließliche Interstitiumshypertrophie) fällt wohl die Oestrogenerzeugung (s. Abb. 14), nicht jedoch die Progesteronproduktion zur Graviditätserhaltung zu [*202*]. Progesteron läßt sich im Stutenblut während der Gravidität nicht nachweisen, wohl aber Pregnandiol, weil auf der weiten Wanderung von der fetalen Placenta durch die lockere epitheliochoriale Struktur bis zur mütterlichen Blutbahn bereits die Verstoffwechslung eintritt [*864*].

Die eigentümlichen Schwankungen in der Graviditätsdauer (320—327 versus 334—338 Tage) für Stuten, die sehr früh und sehr spät in der Saison (Januar, Februar, Juni) oder im Saisonhöhepunkt (März, April) belegt werden, legen bei letzteren eine verzögerte Implantation nahe [*536*].

Unklarheit herrscht über die der Geburt vorangehenden bzw. diese auslösenden Faktoren. 6—10 Tage nach Geburt ist stets eine Ovulation mit normalen Brunstsymptomen, die sog. Fohlenrosse, zu beobachten. Bleibt die Befruchtung aus, so setzt ein Cyclus ein (s. Tabelle 8).

Befruchtung bei der Fohlenrosse führt zur Fruchtresorption (fetaler Fruchttod) in 17%, Befruchtung bei der nächsten Brunst in 11% und Befruchtung zu einer späteren Brunst während der Lactation in 7% aller Graviditäten [*686*]. Ohne Lactation ist Fruchtresorption in 2% aller Graviditäten zu beobachten. Eine

Corpus luteum-Insuffizienz, resultierend aus der endokrinen Konkurrenzsituation zwischen Lactation und Fortpflanzungssicherung, wird angenommen.

Der *Esel* (*Equus asinus* L.) unterscheidet sich vom Pferd durch die um 25—30 Tage längere Gravidität. Über die Progesteronversorgungsmechanismen während der Gravidität ist nichts bekannt. Esel-Pferdkreuzungen nähern sich in ihrer Graviditätslänge eher den Müttern als den Vätern (s. Abb. 15).

Das *Indische Nashorn* (*Cerathoterium unicornis* L.) vermag in der Placenta Progesteron zu bilden [19, 26].

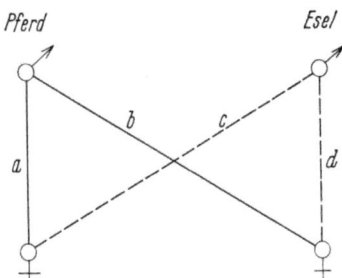

Abb. 15. Graviditätsdauer (Annäherung) bei Pferd-Esel-Kreuzungen. Nachkomme: *a* Pferd, 340 Tage; *b* Maulesel, 355 Tage; *c* Maultier, 350 Tage; *d* Esel, 365 Tage

ν) *Artiodactyla (Paarhufer)*

Allgemeines. Aufgrund ihrer Haustiereigenschaften sind einige der Arten (*Rind, Schaf, Schwein*) gut untersucht. Generell zeichnet sich jedoch auch diese Gattung durch starke Variationen in der Fortpflanzungsorganisation aus.

Uneingeschränkt polyoestrisch sind die am stärksten domestizierten Arten (*Rind, Schwein*) sowie einige *Schafrassen*. *Schaf* und *Ziege* sind saisonbedingt polyoestrisch, ebenso wie die *Camelidae* [50a, 413].

Die zumeist spontan nach Oestrusende stattfindende Ovulation kann durch Kohabitation vorverlegt werden *(Schaf, Rind)* (s. Tabelle 2 und 3) oder durch Sinnesreize *(Schwein)* [881] vorzeitig ausgelöst werden.

Bei den *alt- wie neuweltlichen Cameliden* dagegen ist die Ovulation stets ausschließlich durch Coitus auszulösen [50a, 61, 846].

Bei allen untersuchten Arten ist der Uterus für die Corpus luteum-Regression im Cyclus verantwortlich zu machen (s. Tabelle 4).

Beim *Rind* besteht die Tendenz zu einer Diapedeseblutung aus dem oestrisch stimulierten Endometrium, die äußerlich mit dem Beginn des Metoestrus in Erscheinung tritt (s. Tabelle 5).

Nidationsverzögerung findet sich umweltbedingt beim *Reh* und beim *Peccari*, dem Wildschwein des amerikanischen Kontinents (s. Tabelle 6).

Während der Gravidität finden sich cyclische Follikelreifungen sporadisch bei *Rind* und *Schaf* (s. Tabelle 11).

Regelrechte Corpora lutea auxiliaria bilden dagegen die *Nilgai-Antilope*, das *Peccari* und das *Hausschwein* (s. Tabelle 12). Eigentümlich ist das Corpus luteum, das sich neben Follikeln am Ovar fetaler und neugeborener *Giraffen* findet (s. Tabelle 12).

Zu den Species, die ohne die Corpora lutea graviditatis die Gravidität zu keinem Zeitpunkt aufrechterhalten können, gehören *Schwein* und *Ziege*. Das der *Ziege* so nahestehende *Schaf* vermag dagegen frühzeitig extraovarielle Progesteronquellen während der Gravidität zu mobilisieren, zu einem vergleichsweise späteren Zeitpunkt auch das *Rind*. Neben Arten, die die Corpora lutea der Gravidität noch vor Graviditätsende zurückbilden, stehen solche, die dies erst nach Geburt vollziehen (s. Tabelle 7).

Eine post partum-Ovulation ist sporadisch beim *Schaf* zu beobachten. Sonst treten bei *Schaf* und *Schwein* Cyclusfunktionen erst wieder nach der Lactation auf, während sie beim *Rind* ca. 15—35 (—55) Tage nach dem Gebären wieder in Erscheinung treten (s. Tabelle 8).

Das *Nilpferd* (*Hippopotamus amphibius*) zeigt einen post-partum-Oestrus und einen Cyclus während der Lactation [596].

Spezielles

Bos taurus, das *Hausrind*, ist permanent polyoestrisch. Es läßt bereits vor Oestruseintritt Progesteron in der Follikelflüssigkeit erkennen [515]. Die Relation Oestrogene zu Progesteron von 3:1 in normalen Follikeln (1:1,3 in cystisch entarteten Follikeln [865]) scheint optimal für die Ovulationsauslösung zu sein. Progesterongaben (10 mg) bei Oestrusbeginn accelerieren die Ovulation [436, 437].

LH, nicht FSH, scheint beim Rind für Follikelreifung, Ovulation und Steroidbildung verantwortlich zu sein [652]. Im Cyclus sind auch deutlich zwei LH-Plasmagipfel am 7.—8. Tag und im Prooestrus nachzuweisen [548, 549]. Exogenes LH, am 16. Tag verabreicht, vermag den Cyclus durch Aufrechterhaltung der Corpora lutea, mit Weiterlaufen der sonst zu diesem Zeitpunkt abbrechenden Progesteronsekretion [755] um ca. 16 Tage zu verlängern [281]. Die LH-Aktivität setzt dabei biochemisch bereits vor der Umwandlung von Cholesterin in Gestagene ein [45, 653].

Im „normalen" Cyclus (Dauer $20,5 \pm 3,5$ Tage in 63,4%, in 9% verkürzt, in 7,6% verdoppelt, in 19,9% verlängert) [532, 641] vermag die Enucleierung des Corpus luteum, die rectal einfach durchzuführen ist, sofortige Ovulation auszulösen [60, 245, 424, 785]. Gleiches bewirkt Oxytocinapplikation durch Corpus luteum-Regression [44, 282, 434], die jedoch durch gleichzeitige Verabreichung von exogenem LH kompensiert werden kann [282, 434].

Tritt keine Gravidität ein, so wird vom Uterus aus die Corpus luteum-Regression eingeleitet [38, 282, 434]. Die als „normal" betrachtete Embryonalverlustrate von 11—18,7% [433, 532] ist durch die temporäre Aufhebung dieser „lytischen Uteruswirkung" auf die Corpora lutea und damit für die große Zahl „verlängerter" Cyclen (s. oben) verantwortlich zu machen. Erst wenn die 20%-Marke embryonaler Verluste überschritten wird, spricht man von Sterilität [433], wobei von einer ca. 95%igen Befruchtungsrate ausgegangen werden kann.

Das beim Rind vorhandene Prolactin ist kein LTH [885]. Ein hypophysäres spezifisches LTH läßt sich zwar nachweisen, seine physiologische Rolle ist jedoch nicht eindeutig [877], und die oxytocininduzierte Corpus luteum-Regression ist nicht durch LTH aufhebbar [282, 434].

Für die Deutung der physiologischen Rolle des Progesterons ist die Beobachtung, daß die Corpora lutea dieser Species ausschließlich Progesteron und nicht auch Oestrogene produzieren [818], von untergeordneter Bedeutung, da mit einer simultanen Oestrogenproduktion aus dem stets im Cyclus parallel mit dem Corpus luteum heranwachsenden Follikel, der am 12. Tag zu atresieren beginnt, um dem nächsten zur Ovulation bestimmten Follikel Platz zu machen [769], gerechnet werden muß.

Am *Genitaltrakt* selbst ist die mit der Corpus luteum-Bildung einhergehende Verschiebung der Oestrogen-Progesteronrelation [321, 322, 388, 389, 391, 392, 768] durch das Aufhören der Diapedeseblutungen durch das intakte Endometrium, als Vaginalblutung in ca. 50% aller Tiere bei Brunstende erkennbar [50a, 52, 200], gekennzeichnet.

Im *Eileiter* (oberstes und mittleres Drittel) nimmt die Epithelhöhe vom Brunstmaximum (35—47 μ, Cilienlänge 7—10 μ) auf ein Minimum ab (8.—9. Tag 21—38 μ, 12.—15. Tag 28—32 μ, Cilienlänge 5—8 μ) [*784*]. Kernausstoßungen erreichen um den 10. Tag ihr Maximum [*722, 723*]. Glykogen ist im Sekret nachweisbar [*950*].

Im *Uterus* imponiert im *Stroma* eine Volumenzunahme [*565*] mit Gefäßwachstum und Blutfülle über das Brunstplateau hinaus, die sich, ohne Blutungen zu veranlassen, bis zum 11. Tag steigert [*200, 948*]. Bei fehlender Befruchtung tritt Regression ein, die am 16. Tag abbricht und sich in neue Volumenzunahme umkehrt [*565*]. Die in großen Quantitäten nachweisbare alkalische Phosphatase unterliegt keinen Schwankungen [*701*]. Glykogen verschwindet mit der Regression des Corpus luteum [*878*].

Im *Myometrium* erreicht die *Zellänge* progesteronbedingt ihr Minimum [*238*], während die Arteriolen unverändert bleiben [*435*]. Diese Arteriolen atrophieren nach Kastration. Sie können jedoch durch niedrig dosierte Oestrogen-Progesteronkombinationen daran gehindert werden [*435*].

Der Mastzellengehalt unterliegt Schwankungen (s. Tabelle 13, S. 624/625), die sich um Zentren histochemischer Reaktion am deutlichsten abzeichnen und die die Aktivitätsschwankungen des Bindegewebes widerspiegeln [*610*].

Das *Endometrium* durchläuft progesteronbedingt charakteristische Wandlungen:

Die Zellhöhe erreicht ihr Maximum zwischen dem 9. und 12. Cyclustag. Die basalständigen Kerne werden oval [*784*]. Zugleich erreicht der Glykogengehalt ein Minimum [*701, 878*], der Spiegel für alkalische Phosphatasen ein Maximum [*701, 950*]. Durch den Ödemschwund ist jedoch das Schleimhautvolumen am geringsten [*309*]. Elektronenoptisch imponieren in der ersten Woche des Cyclus eine Oberflächendegeneration des Epithels, in der zweiten Woche dessen Regeneration und in der dritten Woche eine gesteigerte Zellaktivität, die nunmehr schon wieder oestrogenbeherrscht erscheint [*897*].

Die *Uterindrüsen*, die mit ihren Aussackungen traubenähnliches Aussehen annehmen [*62, 161, 763*], erlangen ihre Reife bezogen auf Epithelhöhe am 8., bezogen auf Aktivität am 12. Tag des Cyclus [*62, 161, 701, 777, 878, 936, 938, 941*]. Im Gegensatz zum Endometrium sind keine cyclischen Schwankungen im Glykogen- und alkalischen Phosphatasegehalt erkennbar [*701, 878*]. Fehlende Befruchtung führt zur Rückbildung vom 15. Tag an [*784*].

Beim Kastraten ist optimale Uterindrüsenausbildung durch 300 I.U. Oestrogene, kombiniert mit 18—38 mg Progesteron, über 6 Tage täglich verabreicht, zu erzielen [*52*].

Die für die Placentaanheftung bestimmten, pilzkopfartigen Gebilde, die ins Uteruslumen vorragen, die sog. *Carunkeln*, zeigen keinerlei cyclische Schwankungen [*685*]. Sie reagieren erst auf Kontakt mit dem Trophoblasten.

Die *Cervix* ist unter dominierendem Progesteroneinfluß ödemfrei, weist ein dichtes Stroma und ein auf eine Zellschicht reduziertes Epithel auf [*200, 784*].

Auch das *Vaginalepithel* ist auf zwei Schichten verringert, auch im cervixnahen Abschnitt. Das Brunstödem ist geschwunden und mit ihm weitgehend die sekretorische Funktion des Epithels [*200, 784*]. Die alkalische Phosphatase erreicht ihren Höhepunkt am 8.—12. Tag zusammen mit dem Auftreten verhornter Zellen [*927*]. Im *Vestibulum* sind zeitgleich eine maximale Zellenabstoßung und eine Umfangsvergrößerung der zahlreichen Lymphfollikel zu beobachten [*200*].

Es hat nicht an Versuchen gefehlt, die progesterondominanten Zellbilder zur Abstrichdiagnose von Cyclusstadium und Gravidität zu benützen. Die in der Tabelle 14 (S. 624) dargestellten Abstrichbilder vom Progesteron- oder Oestrogentyp erlauben jedoch keine Diagnosestellung, da die individuellen Abweichungen das Grundprinzip überlagern [*375, 405*].

Die *Schleimsekretion* aus dem Vaginal- und Cervixepithel, die im Oestrus ihren Höhepunkt durchläuft, erleidet unter dem Progesteroneinfluß deutliche Veränderungen:

Die Quantität nimmt erheblich ab [*483*]; Schleimkristalle verschwinden oder werden extrem kurz [*490, 696*].

Die Fließelastizität geht verloren [*784*]. Gleichzeitig erreichten der Stickstoff- und Kaliumgehalt ein Maximum, der Calciumgehalt ein Minimum im Cyclus [*99, 382, 722, 723*]. Ein UV-Absorptionsgipfel bei 278 μ tritt auf [*99, 384—386*]. Intra vaginam erreicht der pH-Wert mit 7,37 cervixnah seinen Maximalwert [*1008*]. Farnkrautbilder sind meist nicht zu erhalten [*67*].

In Versuchen, an Kastraten eine Dioestrus-Cervix-Vaginalschleimbildung zu simulieren, wurden 0,5 mg Oestradiol und 25 mg Progesteron täglich benötigt. Für die Imitation eines Cervixschleimpfropfes, wie er während der Gravidität zu beobachten ist, sind 0,5 mg Oestradiol und 25 mg (=3.—10. Woche Gravidität) bzw. 30—40 mg (=10.—15. Woche Gravidität) oder 70 mg Progesteron (=4.—9. Monat) täglich notwendig [*386*].

Absetzen des Progesterons und Steigerung des Oestrogenanteils auf 10 mg entspricht der vorgeburtlichenn Situation [*386*].

Unter Progesteroneinfluß ist am Kastraten wie auch in der Corpus luteum-Phase die *Uterusmotilität* in der Frequenz verringert, in der Amplitude vergrößert [*52—54, 278, 468*].

Die Empfindlichkeit gegenüber Oxytocin nimmt ab, diejenige gegenüber Adrenalin zu, was auch beim progesteronbehandelten Kastraten zu beobachten ist [*53*].

Die *Gravidität* wird durch Progesteron aus Quellen nicht exakt geklärter Identität aufrechterhalten.

Bis zum 180. Tag ist sicher das *Ovar* [*571, 684, 767, 933, 996—999*] die dominierende Progesteronquelle.

Nach Ovariektomie muß mit Progesteron bis zu diesem Zeitpunkt substituiert werden,

vom 30.—60. Tag mit 1,5—2,0 mg/kg Körpergewicht;
vom 60.—75. Tag mit 1,0—1,2 mg/kg Körpergewicht;
vom 90.—165. Tag mit 0,5—0,75 mg/kg Körpergewicht;
vom 165.—180. Tag mit 0,25 mg/kg Körpergewicht [*671, 905*]. Δ^4-Pregnen-20β-ol-3-on kann dazu ebenfalls in gleicher Dosierung verwendet werden [*324, 325*].

Die früher geäußerte Auffassung, daß die *Placenta*, wenn auch in geringen Mengen [*394, 864*], Progesteron erzeugt, ist nicht aufrechtzuerhalten [*963*]. Als Progesteronquellen werden die mütterliche wie die fetale Nebennierenrinde genannt [*864, 898*].

Die nach Polyovulation zu beobachtenden Fetalverluste sind nicht auf Progesteron-, sondern Platzmangel im Uterus zurückzuführen [*414*].

Die *Geburt* wird durch einen Progesteronsturz in Blut und Ovarien, der ca. 10 Tage vorher einsetzt, eingeleitet [*388, 389, 391, 392, 578, 813, 864*]. Die Körpertemperatur sinkt, der Oestrogenspiegel steigt und der cervicale Schleimpfropf verflüssigt sich. Dieser zeitgerechte Progesteronsturz ist nicht bei der genetisch bedingten Graviditätsverlängerung bestimmter Rassen zu beobachten. Die vollentwickelten, aber übertragenen und nach induzierter Geburt nicht lebensfähigen Früchte weisen stets eine Nebennierenrindenatrophie per se oder als Folge einer HVL-Dysplasie auf [*514*].

Es hat den Anschein, als ob die vollentwickelte Nebennierenrindenfunktion des Fetus für die die Geburt einleitenden Vorgänge unumgänglich notwendig ist, wofür auch die nach eigener Erfahrung mögliche Auslösung einer Frühgeburt durch Corticoidgaben bei dieser Species spricht.

Optimale Cervixerweiterung intra partum ist einer spezifischen Kombination aus Progesteron, Oestrogenen und Relaxin zuzuschreiben [308, 535].

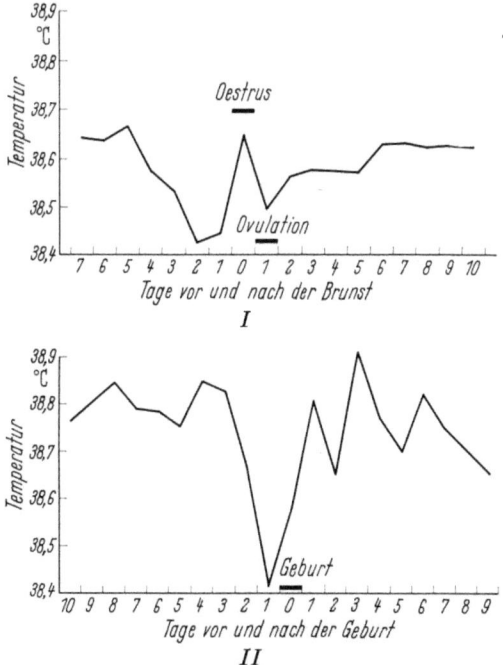

Abb. 16. Körpertemperatur beim Rind während des Cyclus (*I*) und am Ende der Gravidität (*II*). (Nach [977])

Beim *Rind* ist die *thermogenetische Progesteronwirkung* eingehend untersucht worden [276, 705] (s. Abb. 16). Ausgehend von einem Durchschnittswert von 38,3° C, an 500 Tieren erhoben, fällt der Prooestruswert mit 38,7° C 24 Std vor Oestrus auf,

zur Ovulation: 38,2° C,
in der Corpus luteum-Phase: 38,5° C = Graviditätswert;
vor dem Prooestruswert kurzzeitiges Absinken auf 38,2° C.

Am kastrierten Tier ist der thermogenetische Effekt, ein Temperaturanstieg um 0,2°—0,3°—0,5° C, am deutlichsten nach intraperitonealer Applikation darzustellen [976, 977].

Progesteron läßt beim *Rind* die *Serumfermentwerte für GOT und GPT* unbeeinflußt [242].

Das *Schaf* (*Ovis aries*) weist zumeist saisonoestrische, aber auch einige permanent polyoestrische Rassen auf. Bei den überwiegenden saisonoestrischen Rassen ist die Abnahme der Tageslichtlänge in der zweiten Jahreshälfte der brunstauslösende Umweltfaktor.

Nicht Gonadotropinsekretionshemmung, sondern Störungen im Gonadotropingleichgewicht zwischen dem hier gleichwertig bedeutsamen FSH und LH werden als Grund für die anoestrische Periode genannt [526].

Im 16—20 Tage dauernden Cyclus ist Progesteron bereits in der Follikelflüssigkeit vor Ovulation nachzuweisen [*708*]. Der positive Einfluß auf die Gonadotropinfreisetzung durch kleine Progesteronmengen und die Hemmwirkung großer Dosen konnten aus Untersuchungen am Sinus cavernosum-Blut kastrierter *Schafe* bestätigt werden [*313*]. Die durch kleine Progesteronmengen eingeleitete Ovulation folgt bei Saisonbeginn einem der Ovulation bei der *Ratte* ähnlichen „Zeitschema", das im weiteren Verlauf der Saison durch das individuell unterschiedliche Erlöschen der vorausgehenden Corpus luteum-Funktion verloren geht [*766, 770, 786, 787*].

Entfernung des Corpus luteum hat stets sofortige Ovulationsinduktion zur Folge [*513, 675*].

Lebensdauer und Produktionsrate des Corpus luteum konnten durch die Techniken der Embryonentransplantation [*249, 700*] sowie der Progesteronbestimmungen in Lymphe und Plasma am Ovar bzw. Corpus luteum in situ und am autotransplantierten Organ, das zwischen Carotis und Jugularis geschaltet, am Hals angebracht, äußerlich zugänglich ist [*387, 612, 613, 664, 670*], bestimmt werden. Trotz der kurzen Halbwertzeit [*306, 868, 870*] erlauben letztere Methoden einwandfreie qualitative Beobachtungen während Cyclus und Gravidität. Sie bestätigen einen kleinen, rasch auf die Ovulation zu abnehmenden Progesteronausstoß im Prooestrus [*612*] und Sekretionsmaxima in der Mitte der Corpus luteum-Phase und der Gravidität [*306, 612, 613*].

Etwa 10% des Progesteronabtransportes vom Corpus luteum erfolgen über die Lymphbahnen [*613*], deren Transportaktivität in der Corpus luteum-Phase gegenüber der Follikelphase deutlich gesteigert ist und dessen direkte Rückwirkung auf das Ovar noch weithin unerforscht ist.

Das Signal für die Corpus luteum-Regression kommt am 12./13. Tag aus dem Uterus, wenn keine Embryonen vorhanden sind. Gleichgültig, ob Embryonen aus Befruchtung oder Transplantation stammen, beginnt ihr Vorhandensein das Corpus luteum zu stützen [*249*], möglicherweise über die Induktion eines LTH aus dem HVL [*267, 268*]. Entfernung der Embryonen nach dem 14. Tag verlängert den Cyclus [*697, 698, 944*].

Die Wirksamkeit teilweiser Uterusamputation auf die Aufrechterhaltung der Corpora lutea wird durch gleichseitige Amputation erhöht (Corpus luteum- und Hornamputation rechts) und durch gegenüberliegende (Corpus luteum rechts und Hornamputation links) abgeschwächt [*71*].

Unter Progesteronweinwirkung wachsen im Eileiter Epithelhöhe und Cilienlänge [*181, 409*]. Der *pH des Eileitersekrets* sinkt vom Oestruswert 6,8—7,0 auf 6—6,4 [*408*], der *intrauterine pH-Wert* von 7,5 auf 7,21, während der *pH-Wert in der Vagina* von 6,65 (5,85—7,40) auf 6,69 (6,0—7,6) ansteigt [*756, 765*].

Das Stromaödem nimmt ab, jedoch die zur Trophoblastenanheftung bestimmten Carunkeln werden ödematös [*179*], ebenso wie die Uterindrüsenregion [*179*]. Das Endometrium und seine Drüsen, Cervix und Vagina durchlaufen ähnliche Veränderungen wie beim *Rind* [*410, 675*]. Das Epithel ist charakteristisch gefaltet, und die Leukocytenzahl im Uterusgewebe erreicht mit der Corpus luteum-Rückbildung ihren Höchstwert [*410, 675*].

In der frühen Follikelphase erfolgt die unblutige Desquamation des Endometriumepithels (s. Abb. 17).

Die beim *Schaf* ebenfalls bedeutsame vagino-cervicale Schleimbildung [*895*], das Scheidenzellbild und die Leukocytenzahlen im Schleim und im Gewebe können beim Kastraten nur durch Kombinationen aus Oestrogenen und Progesteron provoziert werden, wobei das Bild am 1. und 12. Tag durch Progesterondominanz gekennzeichnet ist [*789*].

Metoestrus und Dioestrus bieten im Cervixschleim-Farnkrauttest, der während des Oestrus eindeutige Bilder erkennen läßt [*895*], nur ein amorphes, uncharakteristisches Bild [*9, 89, 241, 760*].

Gravidität wird nach Befruchtung durch die progesteronbedingte Eröffnung des Uterustubenklappenverschlusses eingeleitet, d. h. durch die antioestrogene Antiödemwirkung [*305*]. Die Gravidität wird bis zum 50./60. Tag aus der Progesteronproduktion der Corpora lutea graviditatis erhalten [*248, 613*]. Erfolgt dann Ovariektomie, so vermögen Placenta [*267, 613, 869*] und Nebennierenrinde [*63*] genügend Progesteron zu bilden, um die Gravidität aufrechtzuerhalten.

Wie Substitutionsexperimente mit unterschiedlichen Progesterondosen an graviden, frühzeitig ovariektomierten *Schafen* gezeigt haben, besteht zwischen

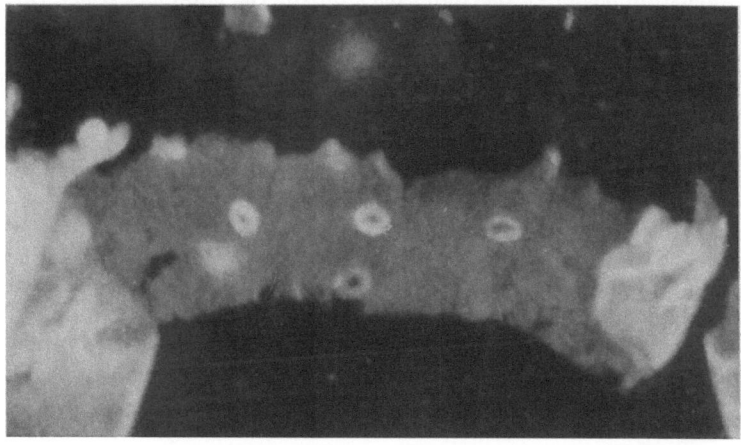

Abb. 17. Epithelausguß eines Uterushornes beim Schaf. Im Cyclus abgestoßene Epithelschicht (Epitheldesquamation, die beim Schaf in der frühen Follikelphase erfolgt). Die Unebenheiten an den Rändern entsprechen den Öffnungen der Uterindrüsen, die Aussparungen den Kotyledonen. (Nach [*708*])

dem sehr unterschiedlichen Placentaumfang und der Progesteronquantität kein Zusammenhang [*4, 699*]. 0,15 mg/kg Progesteron pro Tag reichen in den ersten 6 Wochen der Gravidität aus, um diese nach Ovariektomie aufrechtzuerhalten [*4, 699*].

Trotzdem ist das Ovar bis zum letzten Monat der Gravidität noch an der Progesteronbildung beteiligt [*613*]. Die Aktivität des Placentaprogesterons scheint lokal auf das Myometrium beschränkt [*79, 80, 397*], und seine Menge scheint gering zu sein [*861, 862, 869*]. Progesteron zeichnet sich durch Affinität zu Albumin aus [*311, 952, 953*].

Vor der Geburt ist kein charakteristischer Progesteronsturz zu beobachten [*80*]. Die Gravidität kann nach Frühkastration durch 10 mg Progesteron pro die erhalten werden [*613*].

Im Gegensatz dazu vermag die *Ziege (Capra hirsus* L.), die dem *Schaf* so nahesteht, zu keinem Zeitpunkt der *Gravidität* diese nach Ovariektomie aufrechtzuerhalten. Sie abortiert sowohl nach Corpus luteum-Entfernung [*290*], nach Ovariektomie [*444, 682*] und nach Hypophysektomie oder Hypophysenstieldurchtrennung [*228*] stets.

10—25 mg Progesteron pro die vermögen die Gravidität aufrechtzuerhalten [*229*].

Eine *Cyclusdiagnose* durch *Scheidenabstrich* scheint bei *Schaf* [*788a*] und *Ziege* möglich [*829*]. Die Corpus luteum-Phase ist durch Zellen des Stratum germinativum und spinosum sowie zahlreiche Leukocyten ausgezeichnet, die Follikelphase durch mehr als 60% acidophile Superfizialzellen und das Fehlen von Leukocyten.

Das *Schwein* (*Sus scrofa*) ist eine polyovulatorische, polyoestrische Species, die in jahreszeitlichen Einflüssen auf den Pubertätsbeginn [*395, 960*] und Saisonschwankungen in der Häufigkeit von temporärer Anoestrie [*218*] Anklänge an den Saisonoestrus der Wildform erkennen läßt.

Der 20 (18—20) Tage dauernde Cyclus ist durch eine einmalige, massive LH-Ausschüttung 40 Std vor Ovulation gekennzeichnet, die auch für die Bildung und Funktion der zahlreichen, ca. 16 Tage im Cyclus aktiven Corpora lutea mit Funktionsmaximum am 10.—12. Tag verantwortlich ist [*142, 434, 708, 739*]. Bis zu diesem Maximum hin ist die Corpora lutea-Bildung und -Funktion von starkem Follikelwachstum begleitet, das dann bis zum 18. Tag stagniert [*739*]. Entfernung der Corpora lutea hat sofortige Ovulationsauslösung zur Folge [*40*].

Für die Regression cyclischer Corpora lutea ist ein uteriner Faktor verantwortlich [*37, 39, 294, 710*]. Untersuchungen über Art und Lokalisation dieses Faktors haben ergeben:

Uterustransplantate, gleich an welcher Stelle des Organismus, halten den lytischen Einfluß aufrecht; eine beweiskräftige Zuordnung zum Endometrium, Stroma oder Myometrium ist eindeutig bislang nicht gelungen [*294*].

Ist eine Gravidität nur in einem Horn eingetreten, so kommt es zu unilateraler Regression der Corpora lutea auf der nichtgraviden Seite [*39, 775*]. Bleibt bei Uterusamputation ein ca. 20 cm langes Uterusstück an einer Seite nahe dem Ovar erhalten, so erfolgt auf dieser Seite eine Corpus luteum-Rückbildung [*294*]. Ist eine unilaterale Gravidität eingetreten, so kann die kontralaterale Corpus luteum-Regression die Gravidität gefährden, was mit täglichen Gaben von 5 mg Oestradiol vom 12.—18. Tag überbrückt werden kann [*294*].

Das *Uterusepithel* scheint durch starke Faltenbildung während der Corpus luteum-Phase zu hypertrophieren. Die Epithelhöhe nimmt jedoch ab [*336*]. Das einschichtige, niedrige Epithel zeigt vom 4.—9. Tag kaum Mitosen. Die Drüsenzellen lassen runde, basalständige Kerne erkennen. Die Drüsenlumina sind weit. Das Stromaödem schwindet und ist z.Z. der Corpus luteum-Blüte (9.—11. Tag) nicht mehr nachzuweisen. Zu diesem Zeitpunkt weist das Endometrium eigentümliche Protoplasmaprotuberanzen auf. Die traubenförmigen Drüsen erreichen ihr maximales Volumen [*763*] (Abb. 18 und 19). Tritt keine Befruchtung ein, so wird das Endometrium zwischen dem 12. und 21. Tag mehrstufig und hochprismatisch, die Drüsen verkleinern sich, und mit zunehmendem Ödem verstreichen die Falten [*209, 336, 524, 674*].

Das *Vaginalepithel* desquamiert vom 4.—9. Tag bis auf 10—12 Schichten; Mitosen sind selten, Leukocyten wandern ein. Am 9.—12. Tag ist die Epithelhöhe bis auf 4—6 Zellschichten geschwunden. Die Oberflächendegeneration läßt nach, und die Leukocyten verschwinden. Ist Befruchtung ausgeblieben, so wandern erneut Leukocyten ein. Es bleibt bei 4 Zellschichten. Erst mit der neuen Welle ausreifender Follikel wächst das Epithel auf 13—16 Schichten [*209, 524*].

Es hat nicht an Versuchen gefehlt, eine *Vaginalabstrich-Cyclusdiagnostik* zu erarbeiten. Alle diesbezüglichen Untersuchungen sind an den starken individuellen Schwankungen gescheitert [*115, 828, 894*], die den Trend überlagern.

Während der Corpus luteum-Phase ist die Spontanaktivität des Myometriums stark abgeschwächt [*277, 315, 553, 559, 971*].

Die *Gravidität* ist durch erhebliche Embryonalverluste in den ersten Wochen gekennzeichnet, die normalerweise 35—45% aller Embryonen eliminieren [*433*]. Ein Drittel dieser Verluste soll durch Progesteronmangel bedingt sein [*575, 815, 830*].

Der Eitransport erfolgt innerhalb von 48 Std in den Uterus [757]. Die rasch auf ca. 30 cm heranwachsenden, schnurartigen Trophoblasten legen sich nach intensiver intrauteriner Wanderung ab dem 10. Tag den Endometriumsfalten an und implantieren etwa ab dem 17. Tag bis zum 25. Tag.

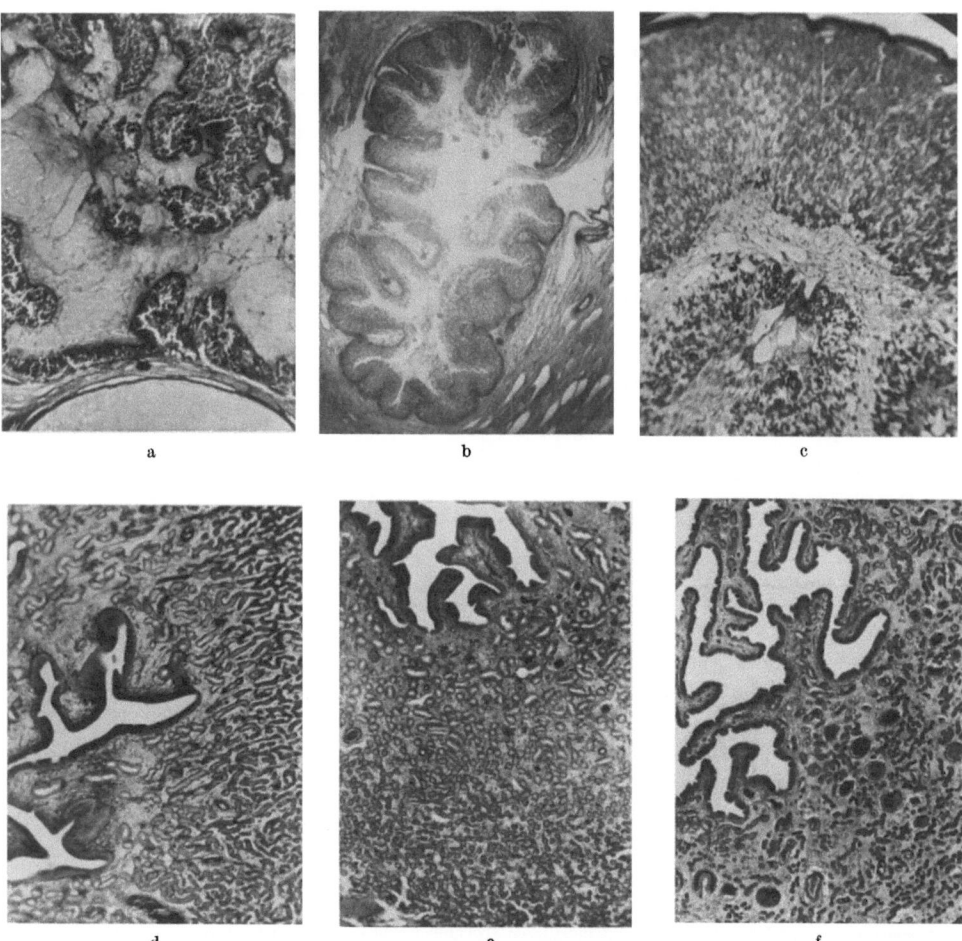

Abb. 18 a—f. Endometrium und Corpus luteum beim Schwein während der Corpus luteum-Phase. a Geplatzter Follikel 1. bis 2. Tag nach Ovulation. Die Granulosa ist gefaltet, das Lumen mit Blut und Lymphe gefüllt; d Endometrium zur gleichen Zeit, die Drüsen verlaufen gerade, die Endometriumsoberfläche ist glatt, die Zahl der Gefäße ist gering; b 5. Cyclustag; aus dem Follikel, dessen stark proliferierende Granulosa noch gefaltet ist, wird ein Corpus luteum; e Gleichzeitig beginnen sich im Endometrium die Drüsen zu schlängeln, und die Zahl der Gefäße nimmt zu; c 9. Cyclustag; das Corpus luteum ist fast völlig ausgebildet, die Granulosa füllt fast die alte Follikelhöhle; f Am Endometrium fallen das zerzauste Epithel, die erweiterten Drüsenlumina und die große Zahl der Gefäße auf. (Nach [708])

Etwa um die gleiche Zeit werden Corpora lutea auxiliaria gebildet (s. Tabelle 12).

Das beim *Schwein* nachzuweisende Prolactin wird nicht als LTH wirksam [296]. Der von den Embryonen vom 14.—16. Tag an ausgehende luteotrope Stimulus ist ein Inhibitor für die Corpus luteum-Regression [40].

Die *Gravidität* ist ohne Ovarien nicht aufrechtzuerhalten [864]. Ovariogenes Progesteron erreicht am 105. Tag seinen Ausscheidungshöhepunkt, um auf die Geburt hin abrupt abzufallen [323, 390, 556, 661, 864].

Die optimale Substitutionsdosis zur *Graviditätserhaltung* nach frühzeitiger Ovariektomie beträgt 100 mg Oestradiol und 200 mg Progesteron pro die vom 15.—25. Tag. Danach sind 200 mg Progesteron allein ausreichend [*792*].

Beim *Nilpferd* (*Hippopotamus amphibius* L.) findet während der gesamten Gravidität eine progressive Luteinisierung heranwachsender Follikel statt [*596*]. 25% aller weiblichen Tiere konzipieren beim post partum-Oestrus, 65% während des Cyclus, der noch während der Lactation einsetzt [*596*].

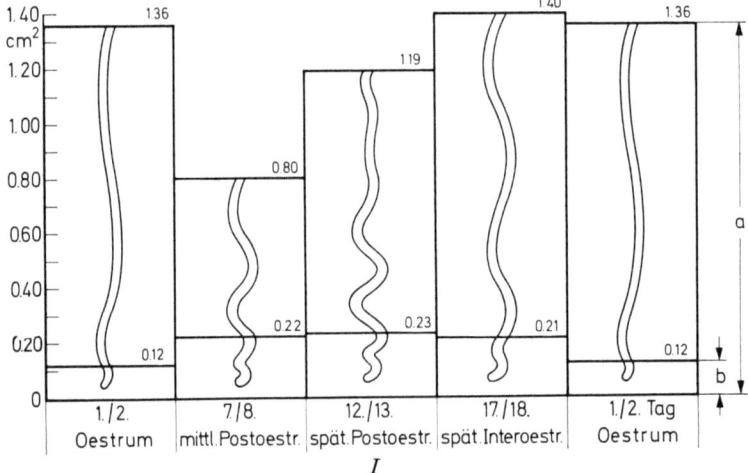

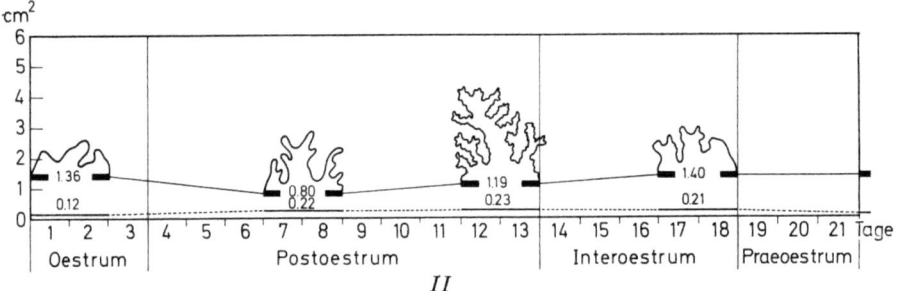

Abb. 19. Endometriumsveränderungen im Cyclus beim Schwein. (Nach [777].) *I* Darstellung der Fläche des Gesamtendometriums (a) und seines Drüsenanteils (b) in cm². Schematische Darstellung des Drüsenverlaufs. *II* Darstellung der Volumenschwankungen der Schleimhautfläche und ihrer Drüsenanteile. Ausgezogene Linie, Fläche des Endometriums in cm²; zwischen den dicken Strichteilen sind Meßwerte angegeben. Die eingezeichneten Schemata, deren Höhe nicht mit der Zentimetereinteilung korrespondiert, geben die angetroffene Schleimhautfältelung wieder. Punktierte Linie, Drüsenanteil (=1, b)

Die *alt*- wie die *neuweltlichen Cameliden* (*Kamel* und *Dromedar*; *Lama, Guanaco, Vicuña*) zeichnen sich alle durch induzierte Ovulation während des kurzen Saisoncyclus aus (s. Tabelle 2) [*50a, 61, 846*], der wahrscheinlich mit einem post partum-Oestrus einsetzt.

Das *Reh* (*Capreolus c.*) ist lange durch seine *verzögerte Nidation*, die nach Befruchtung im August erst Ende Dezember stattfindet [*867*], bekannt; obwohl die Behauptung, daß bereits WILLIAM HARVEY 1651 [*461*] das Phänomen dieser Species beschrieben haben soll, kritischer Betrachtung nicht standhält [*867*]. Anders als bei den meisten Wildtieren ist jedoch die Corpus luteum-Aktivität während dieser ganzen Periode erhalten und Progesteron stets nachweisbar (s. Abb. 20). Die Implantation erfolgt wahrscheinlich durch einen Oestrogenschub, wie bei den *Nagern* mit dort lactationsbedingter Nidationsverzögerung (s. S. 652).

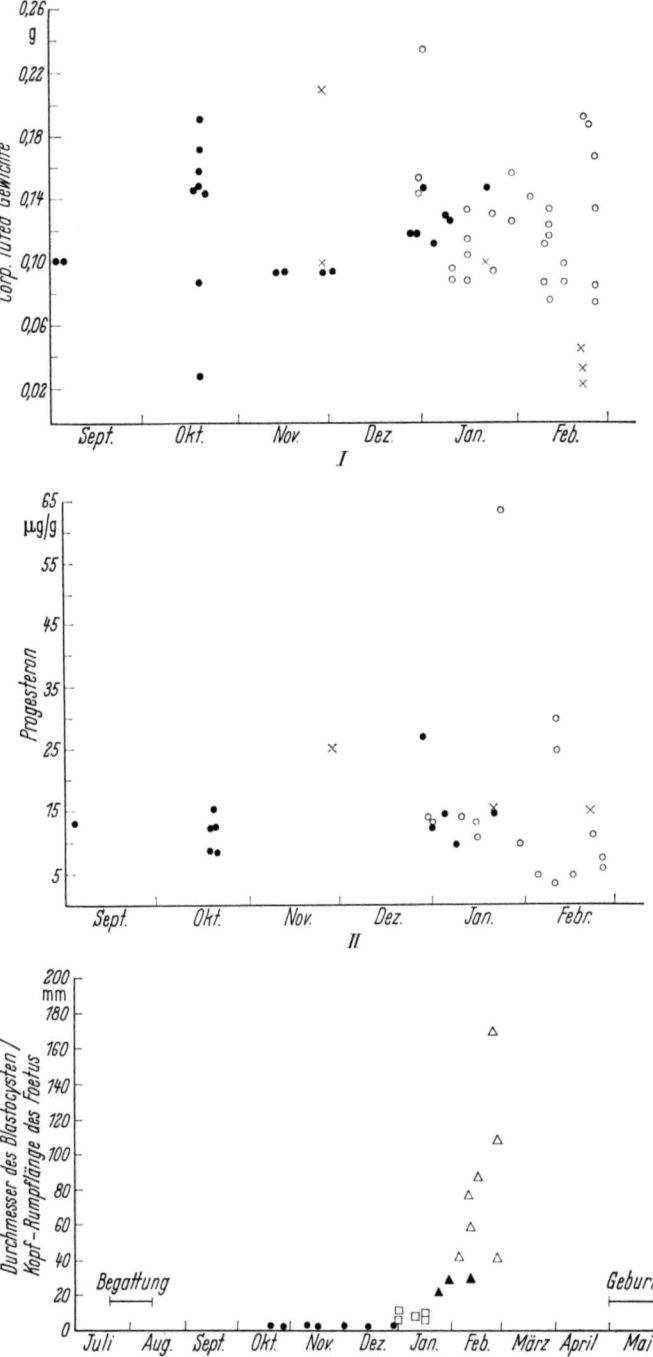

Abb. 20. Verzögerte Nidation, Corpus luteum-Gewicht und -Funktion und Wachstum der Frucht beim Reh. (Nach [867].) Begattung im Juli/August, Implantation Ende Dezember, Geburt im Mai. *I* Corpus luteum-Gewicht in Gramm von September bis Februar; ● Blastocyst im Uterus; ○ Embryo im Uterus; × Embryonaltod. *II* Progesterongehalt der Corpora lutea von September bis Februar. *III* Embryonalwachstum von Oktober bis Februar; ● Blastocyst; □ Längsstreckung des nicht implantierten Embryos; ▲ Embryo während der Implantation; △ Embryo implantiert, Nidation vollzogen

Die *Giraffe* (*Giraffa camelopardis*) hat bei Geburt bereits ein oder mehrere Corpora lutea aufzuweisen, die aktiv gewesen zu sein scheinen und deren physiologische Bedeutung ungeklärt ist [*552*].

Über das *Peccary* (*Tayussu Tajacu*) finden sich widerstreitende Angaben: Teils wird über lactationsbedingte Nidationsverzögerung berichtet (s. Tabelle 6), teils darauf hingewiesen, daß Befruchtung stets beim post partum-Oestrus auftritt und keine verzögerte Nidation zur Folge hat [*889*].

ξ) *Primates*

Allgemeines. Die Organisation der Fortpflanzungsfunktionen bei Primaten zeichnet sich aus durch

a) die Übernahme evolutionär bewährter Mechanismen;

b) den vollständigen oder teilweisen Verlust von Mechanismen, die als evolutionärer Fortschritt bei anderen Gattungen und Arten angesprochen werden;

c) die Hinzuerwerbung neuer Formen bzw. Mechanismen, die bis zum Menschen hin beibehalten oder wieder — auf den Menschen hin bezogen — aufgegeben wurden.

ad a) Übernommen wurden:
die durch Coitus induzierte Ovulation (s. Tabelle 2),
der vollständig biphasische Cyclus,
die mehr oder weniger saisonbeeinflußte, standortabhängige Polyoestrie,
die Follikelzubildung und Umwandlung in Corpora lutea auxiliaria während der Gravidität (s. Tabelle 12),
die placentare Progesteronbildung (s. Tabelle 7),
die durch Lactation bedingte Sexualpause (s. Tabelle 8).

ad b) Aufgegeben wurden vollständig oder teilweise:
die Nidationsverzögerung (s. Tabelle 6) [*970*],
die Corpora lutea graviditatis als allgemeine Progesteronquelle während der Gravidität,
die Pseudogravidität (s. Tabelle 9).

Ungeklärt ist, da sich die Angaben widersprechen, ob vom Uterus eine lytische Wirkung auf das Corpus luteum ausgeht (s. Tabelle 4).

ad c) Hinzuerworben wurden:
die Aufteilung des Cyclus in eine zeitlich gleich lange Follikelreifungs- und Corpus luteum-Phase,
die Endometriumsabstoßung am Ende der Corpus luteum-Phase im Cyclus (s. Tabelle 5),
die Abbruchblutung aus einem oestrogenstimulierten Endometrium, wenn die Corpus luteum-Phase ausbleibt,
die permanente Begattungsbereitschaft mit oder ohne Ejaculationsauslösung beim Sexualpartner (s. S. 675 und 683),
die Sexualhautbildung.

Typisch für die Mannigfaltigkeit in der Ausbildung der Funktionen zur Fortpflanzungssicherung, die hier schematisch aufgezeigt wurde, ist das Resultat aus einem Vergleich zwischen der niedrigst stehenden Primatenfamilie, den *Tupaiidae (Spitzhörnchen)*, mit den bestuntersuchten Primatenarten, dem *Rhesusaffen* und dem *Menschen*, wie er in Tabelle 15 (S. 625) vorgenommen wurde.

Die lange als *Insectivora* angesehenen *Spitzhörnchen* werden heute als *niedrigstehende Primaten* angesprochen. Ihr „Repertoir" zur Fortpflanzungssicherung reicht von der induzierten Ovulation bereits bis zur Menstruation und nimmt damit Formen vorweg, die erst vergleichsweise „spät" wieder auftauchen (die Menstruation) oder die zu Hilfsmechanismen degradiert werden (z.B. die coitusinduzierte Ovulation).

Das Vermögen, die am Ende der Sekretionsphase im Cyclus nicht mehr benötigte Schleimhaut abzustoßen (s. Abb. 17), ist bei wohl allen Species vorgeprägt. Die Abstoßung geht nach Pseudogravidität schon mit Blutungen bei *Insectivoren*, *Lagomorphen* und *Carnivoren* (s. Tabelle 5) einher. Erst bei höherstehenden *Primaten* werden sie regelhaft, als *Menstruationsblutung*, Bestandteil des Cyclus. Dabei werden fortschreitend immer tiefere Schichten der auch immer stärker sich aufbauenden Schleimhaut abgestoßen. *Meerkatzen und Halbaffen* zeigen noch keine Blutungsneigung (s. S. 673/4). Beim *Heulaffen* werden weniger als ein Drittel der Schleimhaut, beim *Rhesusaffen* ein Drittel, beim *Pavian* ca. zwei Drittel und beim *Menschen* fast die gesamte Schleimhaut in der Menstruation abgestoßen (s. S. 675).

Mit dem Menstruationsvermögen geht die Bereitschaft, permanent Begattung zu erdulden, einher. Ein scheinbarer Widerspruch entsteht durch die gleichzeitig sich ausbildende sog. Sexualhaut mit ihrem, die Ovulation anzeigenden „Signalwert" und der permanenten Begattungsbereitschaft.

Eine Lösung wird erkennbar durch die mehrfach bestätigte Beobachtung, daß der männliche Partner zwar zu jeder Cyclusphase die „Einladung" zur Kohabitation annimmt oder den Coitus zu erzwingen vermag, die Intromission jedoch nur im durch Oestrogene konditionierten Vaginalmilieu zur Ejaculation führt (s. S. 683). Damit wird der Signalwert maximal stimulierter Sexualhaut, das gleichzeitig optimale Ejaculationsmilieu und die günstigste Konzeptionsmöglichkeit zu einer Trias der Fortpflanzungssicherung zusammengefaßt. Ihre Kopplung mit männlicher und weiblicher Orgasmuserfahrung vermag zu einer Konditionierung für die Fortpflanzungssicherung zu führen, die beim Menschen wiederum verlorengegangen ist (s. S. 683).

Die physiologische Rolle des Progesterons stellt sich in diesen Systemen wie folgt dar:

Wie bei anderen Arten, Familien und Gattungen scheint es präovulatorisch die Ovulationsbereitschaft zu fördern und postovulatorisch für die Dauer der Corpus luteum-Phase weitgehend, aber nicht vollständig zu verhindern (s. S. 674/5). Seine Rolle in der Transformation und Sekretionsleistung des Endometriums, seine Wirkung auf das Eileiter-, Cervix- und Vaginalepithel, auf das Myometrium sowie die Eileiter- und Uterusmotilität entspricht der bei den meisten bisher besprochenen Säuger. Es ist ebenso für die Schwangerschaftserhaltung notwendig.

Im *Cyclus* bedingt sein Verschwinden die *Auslösung der Menstruation*, die daher auch als *Progesteronabbruchblutung* bezeichnet wurde.

Bei Species mit oestrogenbedingter *Sexualhautentfaltung* ist Progesteron der Faktor zur *Sexualhautinvolution* und gleichzeitig, ebenfalls als Antioestrogen wirksam, der Induktor eines *ejaculationsfeindlichen Vaginalmilieus* [690, 691].

Spezielles. Über die niedrigstehende Familie der *Primaten*, die *Tupaiidae (Spitzhörnchen)*, wurde bereits eingehend berichtet (s. Tabelle 15). Nachzuholen ist, daß bei Kastraten eine kombinierte Oestrogen-Progesteronbehandlung optimale Uterusentfaltung bewirkt und nach Absetzen Menstruation auslöst [207].

Loris, die sog. *Halbaffen*, gehören zu den *nicht menstruierenden Primaten*, obwohl in der Corpus luteum-Phase im Myometrium und Endometrium Spiralarterien vorhanden sind. Es kommt als Progesteron-Entzugsphänomen nur zur *Ausdünnung* des Endometriums. Während der Corpus luteum-Phase ist eine eigentümliche Verdickung des fibromuskulären Stromas in der Vagina zu beobachten [33].

Prosimia, die Meerkatze, menstruiert ebenfalls nicht. Ihr bei *Periodictius potto* etwa 38 Tage dauernder, sehr regelmäßiger, saisonunabhängiger Cyclus weist noch eine gegenüber der Follikelphase verlängerte Corpus luteum-Phase auf [530]. Der Progesteroneinfluß am Vaginalepithel ist im Abstrich am Leukocytengehalt und dem Auftreten von kernhaltigen Epithelzellen zu erkennen [530].

Der *Heulaffe (Alouatta palliata* GRAY) bildet in der Corpus luteum-Phase ein hohes Endometrium mit geschlängelten Drüsen, das beim Progesteronsturz degeneriert und zum kleineren Teil unter geringen Blutungen desquamiert wird [263, 1003].

Alle *höherstehenden Affen* scheinen regelhafte Menstruationsblutungen erkennen zu lassen:

Cercopithecus aethiops ac. (Grivet-Affe). Menstruiert 3—4 Tage in seinem wenigstens 24 Tage dauernden Cyclus [168]; *Papio comatus* GEOFFREY, *der Pavian*, 2—5 Tage [1006]. Diese Species zeigt eine deutliche Sexualhautbildung, die der vorgenannten fehlt. Unter dem Einfluß der Corpus luteum-Aktivität findet deren *Deturgescenz* = Rückbildung statt [380], die parallel läuft mit der Umwandlung des 5,4 mm hohen Endometriums, dessen mittlere Zone ödematös bleibt, mit seinen auffällig gewundenen Drüsen in eine starke Sekretionsphase [1007]. Gleichzeitig steigt die Leukocytenzahl im Epithel der Vagina, die Cervicalschleimbildung nimmt zu [1007], ebenso die fibrinolytische Aktivität des Serums [382].

In der Menstruation werden zwei Drittel des Endometriums abgestoßen [1007]. Wird vor der Ovulation Progesteron verabreicht, so bewirken 3 mg Deturgescenz und 20 mg, oder 3 × 5 mg, Menstruation [381].

Unter der Gruppe der *Makaken* ist *Macaca mulata* Z., der *Rhesusaffe*, die am sorgfältigsten untersuchte Species.

Die Cyclusdauer wird mit durchschnittlich 28 Tagen angegeben, die Menstruationsdauer mit 4—6 (2—11) Tagen [6, 210, 454, 1006]. Spontane Ovulationen werden vom 9.—20., gehäuft um den 12./13. Tag, registriert [6, 210, 213, 454]. Der Progesterongehalt in der präovulatorischen Follikelflüssigkeit [157] sowie die mit kleinen Progesterondosen auslösbare Ovulation während der verschiedentlich beschriebenen Sommeramenorrhoe [750] weisen auf die physiologische Bedeutung des Progesterons in dieser Phase hin und lassen eine Bereitschaft zu induzierter Ovulation, die in verschiedenen Untersuchungen erkennbar ist, verständlich werden [930—932].

Im Endometrium imponieren unter Progesteroneinfluß in der Corpus luteum-Phase Epithelmitosen [157, 350], ein großer Glykogengehalt, ein ödematöses Stroma, spiralig erweiterte Drüsen und starke Sekretion. Die Basalmembran ist ohne Kontakt mit dem Capillarnetz. In der Menstruation wird das oberste Drittel des Endometriums unter Hämatombildung abgestoßen, das Capillarnetz kollabiert, die Ödemflüssigkeit geht verloren, Extravasate und Nekrobiosen, von großen Stromazellen und zahlreichen infiltrierenden Leukocyten durchsetzt, sind zu beobachten [69].

Von den Arterien sind während der Menstruation nur die des spiralig gewundenen, hoch ins Endometrium hinaufreichenden Typs und nicht diejenigen, die die Basalis versorgen, betroffen [211].

Beim Kastraten kann das mit 150 I.U. Oestradiol täglich vorbereitete Endometrium mit 1,0 mg Progesteron pro die vor der Abbruchblutung bewahrt und transformiert werden [502]. Progesteron antagonisiert exogene Oestrogenwirkung nach Ovariektomie und beschleunigt eine irreversible Unempfindlichkeit gegen Oestrogene, die nach langdauernder Verabreichung bei dieser Species am Endometrium und der Sexualhaut zu beobachten ist [505].

Im Cyclus ist Progesteron für die *Regression* der Sexualhaut verantwortlich [*1001*].

Am *Eileiter* koordiniert und intensiviert Progesteron die Motilität [*609, 841*].

Der im *Abstrichbild* erfaßbare *Vaginalcyclus* gibt keine signifikanten Bilder [*454*]. Trotzdem verändert das Progesteron das Scheidenmilieu dahingehend, daß das Ejaculationsvermögen des männlichen Sexualpartners trotz Intromission stark reduziert ist [*691*].

In der *Gravidität* ist primär ein placentares Gonadotropin [*454*], sekundär placentares Progesteron nachzuweisen [*527, 866*]. Letzteres erhält die Gravidität, auch wenn die Hypophysen von Mutter und Feten zerstört wurden [*527*]. Dieser Befund bestätigt, daß das Prolactin im HVL nicht als LTH wirksam ist [*157, 498*]. Relaxin verstärkt auch bei dieser Species die Wirkung von Progesteron-Oestrogenkombinationen in verschiedenen Relationen auf Endometrium, Myometrium, Cervix und die Beckensymphyse [*504*].

Besonderheiten anderer *Makakenarten* sind:

Bei *Macaca fuscata* BLYTH *(Japanischer Affe)* ist der thermogenetische Effekt nach Ovulation deutlich ausgeprägt [*49*]; bei immaturen Weibchen von *Macaca Sylvanus* L. vermögen tägliche Gaben von Oestradiol (310 Kaninchen-Einheiten) und Progesteron (24 Kaninchen-Einheiten) die Uterindrüsenentwicklung bis zum prämenstruellen Stand voranzutreiben [*219*]; bei *Macaca nemestrina* scheint die Begattungsperiode auf 6—11 Tage im 30—40 Tage dauernden Cyclus (vom 8. Tag nach Beginn der Sexualhautschwellung an) beschränkt zu sein [*576*]. Beim *Krabbenesser* (*Macaca irus* CAVIER) sind die Menstruationsvorgänge eingehender untersucht worden. Sie gleichen denen beim Rhesusaffen weitgehend, sind jedoch im zeitlichen Ablauf dahingehend unterschieden, daß zwei Drittel der Mucosa sofort, ein Drittel verzögert abgestoßen werden [*534*].

Der *Schimpanse* (*Pan troglodytes*) ovuliert in der Regel am 24./25. Tag seines durchschnittlich 37 Tage dauernden Cyclus [*838*]. Ovulationen scheinen jedoch auch (durch Induktion?) während und nach der Menstruation möglich zu sein. Auffallend ist die kurze Corpus luteum-Phase gegenüber der doppelt so langen Follikelphase [*193*].

Zur vollen Entfaltung der *Sexualhaut* sind Oestrogene und geringe Progesteronmengen notwendig. Größere Progesteronquantität inhibiert die Oestrogenwirkung, was nur durch sehr hohe Oestrogendosen kompensiert werden kann [*193*].

Die physiologische Rolle des Progesterons beim *Homo sapiens*, dem *Menschen*, wird an anderer Stelle ausführlich dargelegt (s. S. 515). Hier sei nur auf evolutionär bedeutsame Gemeinsamkeiten und Unterschiede aufmerksam gemacht: Der biphasische Cyclus weist etwa gleichlange Follikel- und Corpus luteum-Phasen auf. Progesteron ist dosisabhängig, sowohl ovulationsfördernd wie ovulationshemmend wirksam. Spontane Ovulation scheint vorzuherrschen, coitusinduzierte Ovulation scheint jedoch zu jedem Zeitpunkt des Cyclus auslösbar zu sein (s. Tabelle 2).

Dabei scheint die Gefahr der Entstehung pathologischer Graviditäten bei Ovulationen außerhalb eines optimalen Bereiches (12.—16. Cyclustag) höher zu liegen [*529*]. Welche Rolle Progesteron hierbei spielt, ist ungeklärt.

Unklar ist auch, ob der Uterus einen Regressionszwang auf das cyclische Corpus luteum ausübt. Hysterektomie scheint den Cyclus nur zu verlängern, wenn sie frühzeitig im Cyclus, nicht kurz vor der Menstruation vorgenommen wird [*41*].

Der auffallendste Unterschied zu den übrigen Primaten scheint die permanente Begattungsbereitschaft zu sein, gekoppelt mit permanentem Konzeptionsvermögen. Optimale Konzeptionsmöglichkeiten sind der Cyclusmitte vorbehalten.

c) Wirkungen auf Milchdrüsenbildung und -funktion
Allgemeines

In Abb. 21 wurde der Versuch unternommen, den heutigen Wissensstand über neuroendokrine Wirkungen bzw. Voraussetzungen für die *Milchdrüsenentwicklung* wie für *Milchdrüsenfunktion* und *Milchdrüsenentleerung* zusammenfassend darzustellen.

Milchdrüsenentwicklung, soweit sie nicht schon intrauterin beim männlichen Tier durch androgene Hormone abgeblockt worden ist (s. Kapitel XII B) [344], ist das Resultat eines komplexen Vorganges, der in klassischer Manier sowohl an intakten Tieren mit hypophysär bedingtem Zwergwuchs [754] als auch an hypophysektomierten, ovariektomierten und/oder adrenalektomierten Tieren (Nagern wie Wiederkäuern) [102, 229, 230] durch Substitutionsexperimente geklärt werden konnte.

In vitro-Untersuchungen an Milchdrüsengewebe haben zur Ergänzung des Bildes beigetragen [528].

Intakte Regelkreisbeziehungen für die Sicherstellung lebens- wie arterhaltender Funktionen sind die Voraussetzung für die Milchdrüsenentwicklung. Daß ohne vollwertige, cyclische Ovarialfunktionen keine Milchdrüsenentwicklung stattfindet, wurde schon vor mehr als einem halben Jahrhundert erkannt [34, 172].

Die Zuweisung der Oestrogenwirkung zur Milchgangsbildung und der Progesteronwirkung zur Epithelformation und zur Alveolobulärentwicklung erfolgte 30 Jahre später [915].

Die Rolle des Prolactins im letztgenannten Entwicklungsstadium als notwendigem Synergist zur kombinierten Oestrogen-Progesteronwirkung wurde etwa gleichzeitig nachgewiesen [679]. Als essentielle Unterlage für die Oestrogen-Progesteronwirkung ist, wie aus Experimenten an hypophysektomierten, ovariektomierten und adrenalektomierten Ratten hervorgeht, die Anwesenheit von STH, Desoxycorticosteron und Cortisol erforderlich [230] (s. Tabelle 16). Substitutionsexperimente an Zwergmäusen bestätigten die Notwendigkeit dieser

Tabelle 16. *Milchdrüsenbildung bei hypophysektomierten und ovariektomierten Ratten. Endokrine Konstellationen und Progesteronwirkungen.* (Zusammenstellung bei [411])

Substituiertes Hormon	Ergebnis (an der Milchdrüse)	Rückschluß
1. Oestron	Atrophie	Prolactin fehlt
2. Oestron und Progesteron	Atrophie	Prolactin fehlt
3. Prolactin[a]	Atrophie verzögert, aber kein Waschstum	Oestron und Progesteron fehlen
4. Prolactin[a] und Oestron	Atrophie verzögert, aber kein Wachstum	Progesteron fehlt
5. Oestron, Progesteron und Prolactin[a]	Ausbildung bis zum Stand bei Graviditätshalbzeit; keine Milchbildung	zur vollen Ausbildung und zur Milchbildung werden Corticoide benötigt
6. Oestron, Progesteron und ungereinigtes Prolactin	Ausbildung bis zum Stand bei Graviditätsende; Milchbildung ±	ungereinigtes Prolactin enthält wahrscheinlich ACTH und/oder STH
7. Oestron, Progesteron, Prolactin[a] und STH	wie 6; Milchbildung setzt ein	
8. Oestron, Progesteron, Prolactin[a], STH und ACTH	wie 6; Milchbildung normal	zur Milchbildung wird volle NNR-Tätigkeit benötigt

[a] Hochgereinigtes Prolactin.

hormonalen Konstellation und ließen erkennen, daß auch dem Thyroxin eine bedeutsame Rolle zufällt [754].

Relaxin scheint die Wirkung von Oestrogen-Progesteronkombinationen zu unterstützen [431, 883].

Für die *Milchdrüsenfunktion* dagegen scheinen Oestrogene und Progesteron nicht mehr ausschlaggebend zu sein. Die einmal voll entwickelte Milchdrüse benötigt nur Corticoide, STH und Prolactin zur *Sekretion* und Oxytocin, vermittelt durch den Saugreiz, zur *Ejektion der Milch* [230, 680, 754]. Allerdings ist eine Unterstützung der Milchleistung durch Progesteron-Oestrogenkombinationen beim Rind unbestritten [345—347] (s. Tabelle 17).

Auf cellulärer Ebene konnte die kombinierte Oestrogen-Progesteronwirkung am Mammagewebe durch erhöhte Mitoserate [411], Anstieg der Arginase [884], der Succinooxydase und der Cytochromoxydase [884] bestätigt werden.

An Ratten, bei denen mit Progesteron-Oestrogenkombinationen in vivo optimale Resultate bezüglich des Milchdrüsenwachstums zu erzielen waren, konnte jedoch kein Wachstum des Gewebes in vitro erreicht werden. Daraus wird abgeleitet, daß nicht Progesteron selbst, sondern ein Stoffwechselprodukt als mammogener Faktor anzusprechen ist [528].

Die Auswirkungen der Lactation auf das Wiedereinsetzen von cyclischen Sexualfunktionen wurde in Tabelle 8 zusammenfassend dargestellt.

Spezielle Wirkungen bei den verschiedenen Säugerarten

Marsupialia. Die Milchdrüsenveränderungen im Cyclus wie in der Gravidität verlaufen gleichartig und entsprechen bereits dem generellen Schema für Säuger (s. Abb. 21). Lactation setzt bei einigen Species (s. Tabelle 8 und Abb. 8) das Corpus luteum temporär außer Funktion und führt damit zur lactationsbedingten Nidationsverzögerung.

Insectivora. Die bei *Sorex araneus et minutus* zu beobachtende, lactationsbedingte Nidationsverzögerung ist nicht durch ein Progesterondefizit verursacht (s. Tabelle 6).

Chiroptera. Mit HCG läßt sich zwar während der Winterruhe die Ovulation auslösen. Befruchtung, Embryonalentwicklung und Implantation finden statt und die Frucht wird ausgetragen, ohne daß eine Milchdrüsenausbildung stattfindet [880].

Rodentia II. Zum *Meerschweinchen* finden sich widersprechende Angaben. Einmal sollen Oestrogene allein für die Milchdrüsenausbildung verantwortlich sein [347], obwohl die günstige Wirkung kleiner Progesterondosen zugestanden wird. Andererseits wird angegeben, daß eine Oestrogen-Progesteronrelation von 1:1000 optimale Milchdrüsenentwicklung gewährleistet (s. Tabelle 17).

Rodentia III. Bei *Ratte* und *Maus* wird neben Oestrogenen Progesteron für die Milchdrüsenentwicklung benötigt. 5 µg Oestradiol und 2 mg Progesteron, jeden 2. Tag verabreicht, bewirken normales Milchdrüsenwachstum bei kastrierten männlichen Mäusen, wobei allerdings der Umfang der Milchdrüsenbildung von der genetischen Konstitution des jeweiligen Inzuchtstammes abhängig ist [98]. Wird Ratten post partum das Fressen der Placenta verweigert, so bleibt der pseudogravide Progesteronanstieg im Plasma am 4. Tag aus und die Zahl aufgezogener Jungen ist deutlich reduziert [269].

Lagomorpha. 0,96 mg Oestradiol und 1 mg Progesteron über 35 Tage beim kastrierten Kaninchen verabreicht, führen zur vollen Milchdrüsenausbildung. Wird vom 26. Tag an zusätzlich Prolactin verabreicht, kann das Einsetzen der Lactation beobachtet werden [680].

Carnivoren und *Pinnipedia*. Bei der *Hündin* soll Progesteron fast ausschließlich für die Milchdrüsenbildung verantwortlich sein (s. Tabelle 17). Dies würde die nach Pseudogravidität häufig zu beobachtende Lactomanie erklären. Andererseits wird beschrieben, daß auch bei der Hündin wie bei der Katze neben Progesteron Oestrogene für die optimale Mammaentfaltung benötigt werden.

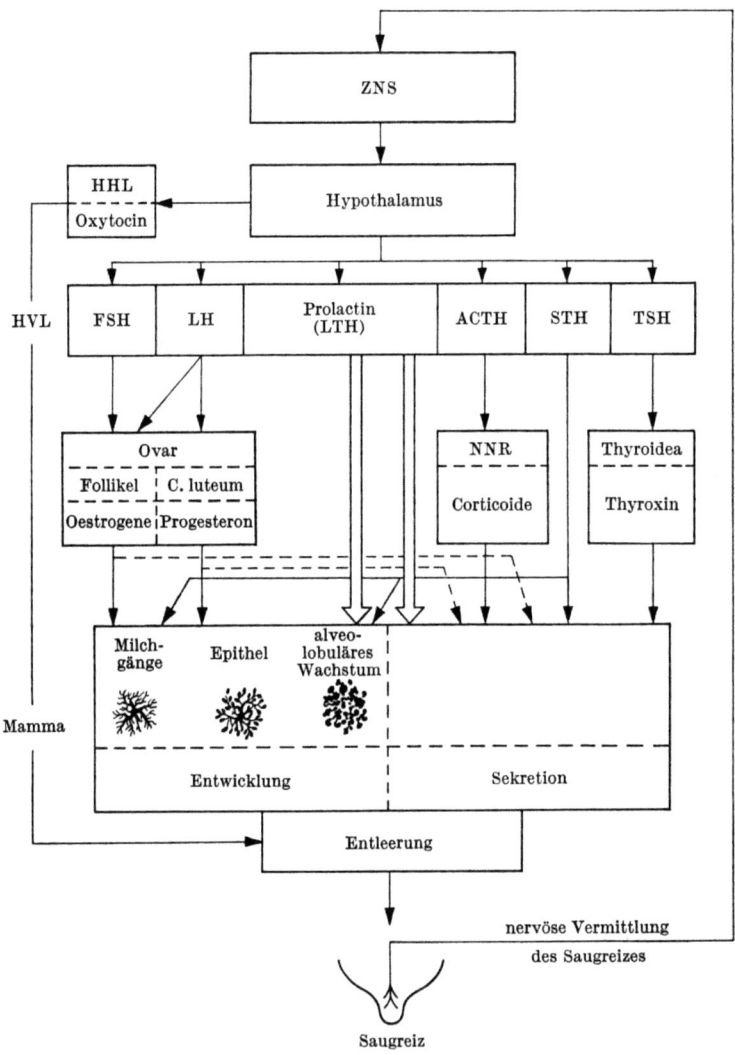

Abb. 21. Neuroendokrine Einflüsse auf Milchdrüsenentwicklung, Milchbildung (Sekretion) und Milchdrüsenentleerung. (Modifiziert nach [*521*])

Wie in Tabelle 6 gezeigt, wird für eine Reihe von *Pinnipedia*-Arten eine lactationsbedingte Funktionsminderung der Corpora lutea mit verzögerter Nidation als Folge angenommen.

Artiodactyla. Die Erfahrung, daß mit hochdosierten Oestrogenen bei *Rind*, *Schaf* und *Ziege* Milchdrüsenentwicklung und Lactation auszulösen sind, hat zeitweilig dazu geführt, dem Progesteron bei diesen Arten keine Bedeutung zuerkennen zu wollen (s. Tabelle 17).

Tabelle 17. *Milchdrüsenentwicklung unter Oestrogen- und Progesteroneinfluß*
A: Species, die dafür nur Oestrogene benötigen. B: Species, die dafür eine Oestrogen-Progesteronkombination benötigen; R optimale Oestrogen-Progesteronrelation. C: Species, die dafür nur Progesteron benötigen. *: Progesteronzusatz verbessert die alleinige Oestrogenwirkung.

Gattung	Art		A	B	R	C	Literatur
1. Monotrema							
2. Marsupialia							
3. Insectivora							
3a. Dermoptera							
4. Chiroptera							
5. Edentata							
6. Rodentia I							
Rodentia II	Meerschweinchen	(Cavia porcellus)	+*	+	1:1000		A: *347*; B: *314*
Rodentia III	Maus	(Mus musculus)		+			*695*
	Ratte	(Rattus norvegicus)		+	1:1000		*239, 314*
7. Lagomorpha	Kaninchen	(Oryctolagus cuniculus)		+	1:11—42		*347, 633, 826*
8. Cetacea							
9. Proboscidae							
10. Carnivora und Pinnipedia	Hund	(Canis familiaris)		+	1:1000	+	B: *314;* C: *347*
	Katze	(Felis domesticus)		+			B: *347;*
11. Perissodactyla							
12. Artiodactyla	Rind	(Bos taurus)	+*	+	1:50—90		A: *229, 345-347;* B: *82, 183, 227, 229, 678-695*
	Schaf	(Ovis aries)	+*	+	1:90—140		A: *229, 345-347;* B: *229, 615*
	Ziege	(Capra hirsus)	+*	+	1:140		A: *229, 345-347, 615;* B: *81, 83, 84, 229, 904*
13. Primates							

Unangenehme psychische Nebenwirkungen dieser Behandlungsform (Nymphomanie) haben primär die simultane Anwendung von Progesteron (als Antioestrogen) veranlaßt, die jedoch dann sekundär zur Erkenntnis führte, daß Oestrogen-Progesteronkombinationen (s. Tabelle 17) den physiologischen Verhältnissen am nächsten kommen. Bei einem nulliparen *Rind* ist beschrieben, daß ein Granulosazelltumor mit einer Progesteron-Oestrogenproduktion im Verhältnis 6:1 neben Nymphomanie eine normale Euterentwicklung samt Lactation bewirkte [*871*]. Bei kastrierten *Ziegen* ermöglicht eine tägliche Applikation von 0,5 mg Oestradiol und 70 mg Progesteron plus Eutermassage optimales Euterwachstum samt Lactation [*84, 231*]. Während der Gravidität und im Cyclus werden bei dieser Tierart 20% des vom Ovar gebildeten Progesterons im Euter zurückbehalten (arteriovenöse Differenz) [*475*]. Beim *Rind* entspricht der Progesteronspiegel in der Milch dem Progesterongehalt im Blutplasma [*668, 669*].

d) Wirkungen auf sexuelles Verhalten

Allgemeines. Als sexuelles Verhalten sind alle fortpflanzungsorientierten Verhaltensweisen anzusprechen.

Sie können grob in
a) das Brunstverhalten;
b) das Brutpflegeverhalten eingeteilt werden.

Die generelle Verknüpfung des sexuellen Verhaltens mit Umwelt und dem neuroendokrinen System ist in Abb. 22 dargestellt.

ad a) *Brunstverhalten* ist gekennzeichnet durch die *Begattungstoleranz*, die bei allen Säugern mit Ausnahme einiger Primaten physiologischerweise auf eine Periode vor oder um den Ovulationstermin herum beschränkt ist.

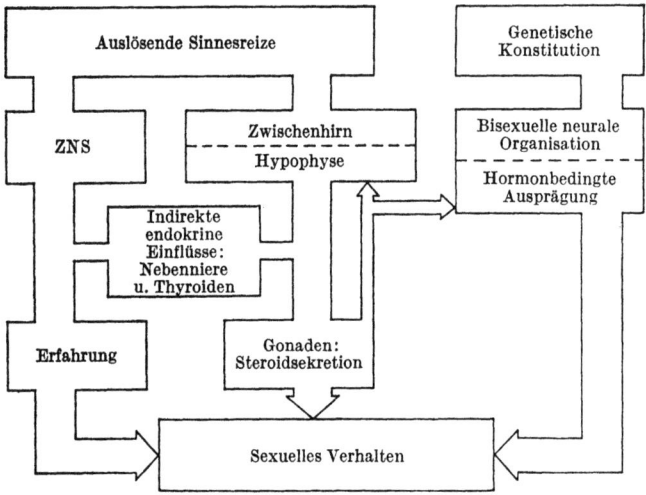

Abb. 22. Steuerung sexuellen Verhaltens. (Modifiziert nach [43, 265, 300])

Diese Toleranz ist begleitet von *Verhaltensformen*, die für den männlichen Partner ebenso Signalwert haben wie arteigene morphologische oder biochemische Signale, z.B. die Sexualhautbildung bei Primaten oder die olfaktorisch anregenden Attraktionsstoffe bei der Hündin.

Das *Verhaltensrepertoir* ist noch kaum erforscht. Es scheint extrem variationsreich zu sein und kann homoerotische Äußerungen (das Aufreiten beim *Rind*), nur während dieser Phase übliche Bewegungsformen (den Lordosereflex und das Rollen der *Katze*) oder den Trieb umfassen, männliche Tiere über weite Distanzen hin aufzusuchen *(Ziege)*

Hier wäre auch die Fülle der Balzzeremonien zu erwähnen, die bei *Vögeln* und auch bei *niederen Wirbeltieren* zu beobachten ist, und deren antreibende, neuroendokrine Mechanismen bislang kaum erforscht sind.

Bei den wenigen untersuchten Säugerarten (s. spezielle Wirkungen S. 682) gilt zumeist, daß optimales Brunstverhalten nur dann zu beobachten ist, wenn eine Phase endogener oder exogen zugeführter Progesteroneinwirkungen vorausgegangen ist.

Eine post partum-Ovulation z.B. ist stets durch normale Brunstsymptome ausgezeichnet *(Pferd)*. Erfolgt das Wiedereinsetzen des Cyclus während der Lactation zu einem späteren Zeitpunkt, so geht immer eine „stumme" Ovulation samt Corpus luteum-Phase voraus, die ihrerseits dafür zu sorgen scheint, daß die nächste Ovulation durch Brunstverhalten markiert wird *(Rind)*. Gleiches scheint für saisonpolyoestrische Arten *(Schaf, Ziege)* zu gelten (s. S. 666).

Das Aufhören der Begattungsbereitschaft, die ein den Oestrogenen, eventuell auch begleitenden Androgenen zuzusprechendes Phänomen darstellt, ist ein dem Progesteron zuzuschreibendes Ereignis im Sinne antioestrogener Wirkungen, wie sich in der zootechnischen Anwendung zur sexuellen Ruhigstellung durch Progesteron nachweisen läßt (s. Kapitel XII B)

Das für das *Brunstverhalten* verantwortliche hypothalamische Zentrum wird demnach einmal für die aktivierenden oestrogenen Stimuli durch Progesteron sensibilisiert, möglicherweise unterstützt Progesteron in kleinen Quantitäten diese Oestrogenwirkung am Zentrum. Zum anderen aber wirkt Progesteron am gleichen Zentrum antioestrogen. Die relativ geringen Quantitäten, die in der luteinisierenden Granulosa um den Follikelsprung herum gebildet werden, sind anscheinend ausreichend, das gleiche Zentrum für weitere Oestrogeneinflüsse zu desensibilisieren.

ad b) *Brutpflegeverhalten* läßt sich in *Brutvorsorge* und eigentliche *Brutpflege* zerlegen. Das Bebrüten von Eiern bei Vögeln und die Brutvorsorge bei Nesthocker-Säugerarten sind dabei parallel zu betrachten, ebenso wie die Brutpflege, die bei Vögeln sowie den oben genannten Säugerarten am deutlichsten ausgeprägt ist.

Von der Fülle artspezifisch geprägter, unterschiedlicher Verhaltensformen konnten bislang nur sehr wenige als Progesteronwirkungen eingeordnet werden [*728*].

Ob Progesteron auf die übrigen registrierbaren Verhaltensformen bei Wirbeltieren, z.B. das soziale Verhalten einschließlich der Dominanzordnung, das Aktivitätsverhalten [*166*] oder das Lernvermögen Einfluß zu nehmen vermag, ist nicht eindeutig beschrieben worden (Ausnahme: *Primaten*) (s. S. 683). Ob die verringerte Lernfähigkeit gravider Tiere *(Hunde* [*926*], *Ratten* [*208*]) auf Progesteroneinflüsse zurückzuführen ist, muß offen bleiben.

Spezielle Progesteronwirkungen auf sexuelles Verhalten

Es hat nicht an Versuchen gefehlt, die z.T. sehr auffallenden Formen mütterlichen Brutpflegeverhaltens bei *Fischen, Amphibien* und *Reptilien* mit der Progesteronproduktion postovulatorischer Corpora lutea in Zusammenhang zu bringen [*716, 781*], zumal sich dieses Verhalten durch Progesteron- und Prolactingaben provozieren läßt. Progesteron ist jedoch nur eines aus einer langen Liste von Produkten, die ähnlich wirksam sind.

Bei *Vögeln* ist der *Bruttrieb* immer wieder Gegenstand von Untersuchungen geworden, die sich um die Interaktion der drei beteiligten Wirkstoffe Oestrogene, Prolactin und Progesteron konzentrieren. Dem Prolactin wird einhellig eine Schlüsselstellung eingeräumt. Es soll nicht nur beim *Huhn*, sondern bei *allen Vögeln* den Bruttrieb auslösen [*717, 781*], und es ist bei *Tauben* für die Produktion der sog. Kropfmilch zur Aufzucht der Jungen verantwortlich [*599, 740*].

Prolactin wirkt bei Vögeln antiovulatorisch und antioestrogen. Es ist daher versucht worden, zwischen dem Prolactin und dem progesteronbildenden Gewebe eine Feedback-Beziehung herzustellen [*188*].

Sicher ist, daß kleine Progesteronmengen die prolactinfördernde Oestrogenwirkung unterstützen bzw. Brütigkeit induzieren [*138, 139, 312, 379, 781*], große Dosen sie unterbrechen [*928, 929*]. Kompliziert wird die Situation durch den Umstand, daß nur in Gegenwart von Eiern Progesteron auf die Prolactinfreisetzung stimulierend wirkt, d.h. das optische Signal wird benötigt [*681*], und Progesteron bei ovariektomierten Tieren wirkungslos bleibt [*379*]. Möglicherweise ist hier nicht Progesteron selbst, sondern ein Metabolit das Agens.

Unter den Vögeln ist die *Ringtaube (Streptopelia visoria)* seit langem Gegenstand eingehender Untersuchungen, nachdem sich gezeigt hat, daß Progesteron das Brutpflegeverhalten bei beiden Geschlechtern auszulösen vermag. Normalerweise beteiligen sich beide Geschlechter an der Brutpflege [598—606]. Bei dieser Species beteiligen sich beide Geschlechter am Nestbau, am Brüten und am Füttern der Jungen sowie an deren Verteidigung. Soweit bekannt, erfolgen die gemeinsamen Brutvorbereitungen unter Oestrogen-, das Brüten unter Progesteron- und die Aufzucht unter Prolactineinfluß [598—606]. Das Verteidigungsverhalten kann mit oder ohne Oestrogenzusatz durch Progesteron induziert werden [940]. In letzterer Situation deutet das verzögerte Einsetzen auf einen indirekten Progesteroneffekt hin.

Vorhergegangene Bruterfahrung konditioniert für die brutauslösende Progesteronwirkung erheblich [607].

Bei höheren Säugern sind progesteronabhängige *Brutvorsorgemaßnahmen* beobachtet worden.

Mäuse, mit entsprechendem Einstreumaterial versehen, bauen allnächtlich ein ca. 10 g schweres Normalschlafnest. In der Gravidität wird ab dem 5.—7. Tag ein konstantes, ca. 35 g schweres Brutnest gebaut. Werden nichtgravide Mäuse mit Progesteron behandelt, so wird ebenfalls ein schweres Brutnest gebaut. Da männliche Tiere nicht auf Progesteron ansprechen, wird eine Prägung weiblicher Tiere vermutet. Der Brutnestbau wird nach dem Werfen eingestellt [568].

Kaninchen verlieren in der zweiten Graviditätshälfte Haare, die zur Nestbildung verwendet werden. Kastration vor dem 17. Graviditätstag unterbindet diesen Nestbildungsvorgang. Kastration zu einem späteren Zeitpunkt verhindert Haarverlust und Nestbildung nicht mehr [338]. Progesteronzufuhr kann den Haarverlust unterdrücken [991].

Optimale *Begattungsbereitschaft* läßt sich bei kastrierten *Labornagern* nach Oestrogenvorbereitung durch niedrig dosierten *Progesteronzusatz* erzielen: *Meerschweinchen* [265, 266], *Ratten* [111, 332], *Mäuse* [783, 983], *Hamster* [364, 554].

Bei männlichen, unmittelbar nach Geburt kastrierten Ratten kann durch Progesteron-Oestrogenkombination der *Lordosereflex*, d.h. die Stellung der Begattungsbereitschaft beim weiblichen Tier, ausgelöst werden [954].

Bei den *Artiodactyla* gilt generell, daß Progesteron in kleinen Dosen synergistisch die oestrusinduzierende Wirkung von Oestrogenen unterstützt. Experimente an kastrierten *Rindern* zeigen, daß dafür eine Oestrogen-Progesteronrelation von 1:12,5 (—75) optimale Resultate zeitigt oder die Verabreichung von 1 mg Progesteron 12 Std vor, gleichzeitig oder nach einer hohen Oestrogendosis [683].

Beim kastrierten *Schaf* bewirkt eine hochdosierte Gestagenvorbehandlung, daß Oestrogene in vergleichsweise kleinen Dosen sicher ein Brunstvollbild zu induzieren vermögen [789] (s. auch Kapitel XII B: [406, 407, 415]). Hohe Progesterondosen wirken eindeutig hemmend auf das Oestrusverhalten von *Rind, Schwein und Schaf*, d.h. Dosen, wie sie für die Oestrussynchronisation verwendet werden (s. Kapitel XII B).

Ebenso hemmend wirkt hochdosiertes Progesteron auf die Begattungsbereitschaft beim *Kaninchen* [637] und beim *Frettchen* [647].

Bei *Primaten* wurde der Progesteroneinfluß auf das sexuelle Verhalten von *Macaca mulata*, dem *Rhesusaffen* untersucht. Unphysiologisch hohe Dosen bewirken hier ebenfalls Hemmung der Begattungsbereitschaft [64, 65, 1004]. Im Cyclus ist, wie bereits erwähnt (s. S. 673) die Begattungsbereitschaft in der Corpus

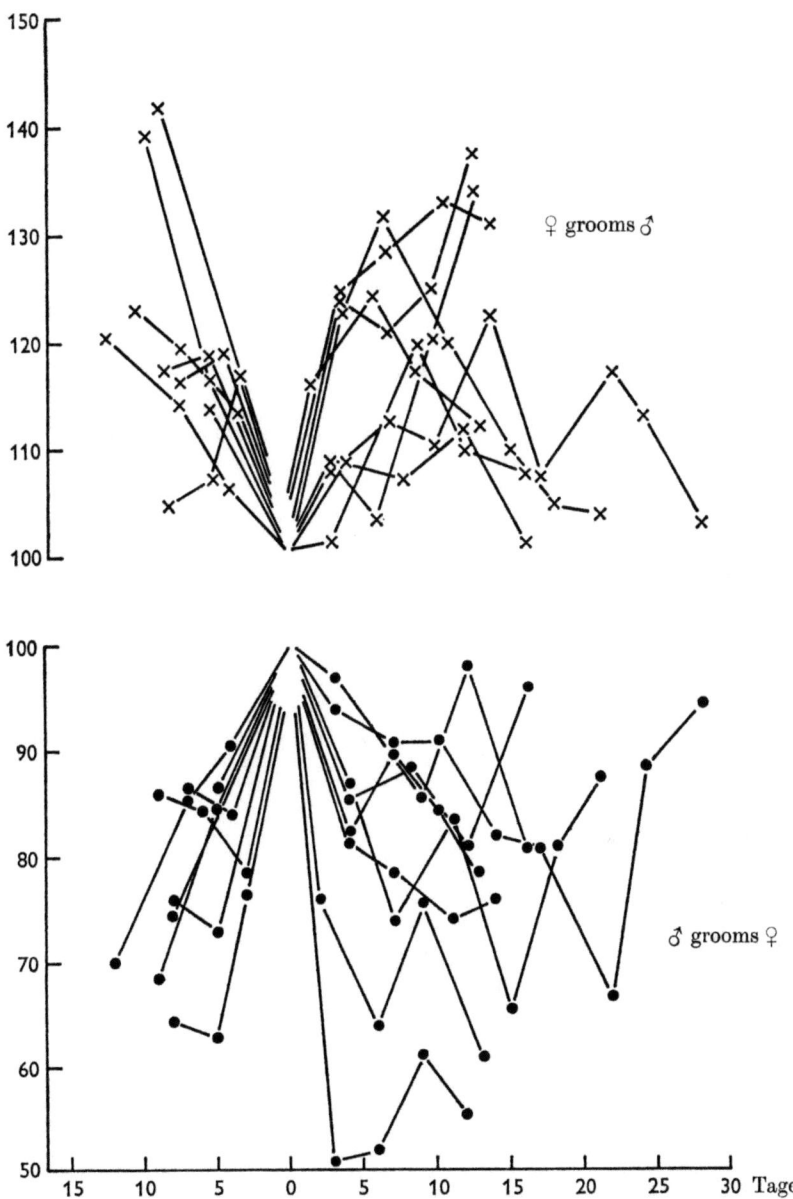

Abb. 23. Variationen in der „Grooming-Aktivität" (Prozentuale Veränderungen der Aktivität: Erklärung s. S. 684) bei Rhesusaffen-Paaren während des Sexualcyclus ausgedrückt in Prozent der maximalen Aktivität (untere Bildhälfte) bei Männchen und der minimalen Aktivität bei Weibchen (obere Bildhälfte). (Nach [690].) ○ = Maximum bzw. Minimum = Ovulationstag

luteum-Phase nicht eingeschränkt, wohl aber der Erfolg der in ihrer Frequenz unvermindert vom Weibchen angebotenen Anforderung zur Kohabitation, da in einer nicht durch Oestrogene konditionierten Vagina das Ejaculationsvermögen des männlichen Partners reduziert ist [691]. Unerfahrene Männchen, die der Aufforderung während der Corpus luteum-Phase mehrfach gefolgt sind und frustriert wurden, zeigen darum auch eine gesteigerte Aggressivität gegenüber dem Sexualpartner [*691*]. Damit dürfte auch das in der Corpus luteum-Phase stark reduzierte Interesse männlicher Tiere am ,,Grooming" weiblicher Tiere erklärbar sein[3].

Wie Abb. 23 erkennen läßt, akzeptieren männliche Tiere die Einladung weiblicher Tiere um den Ovulationstermin herum hundertprozentig, verlieren aber in der Corpus luteum-Phase und in der frühen Follikelphase das Interesse. Weibliche Tiere haben es um die Ovulation herum nicht nötig, männlichen ,,Einladungen" zu entsprechen, wohl aber danach und davor.

Kastrierte Tiere verlieren Partner, die an ihnen noch interessiert sind. Oestrogengaben restaurieren das Interesse als Sexualpartner wie als ,,Groomobjekt". Progesteronapplikation macht den Oestrogeneffekt wieder zunichte [*690, 691*].

Literatur

[1] ALDEN, R. H.: Aspects of egg-ovary-oviduct relationship in the albino rat. II. Egg development within the oviduct. J. exp. Zool. **90**, 171—179 (1942).
[2] ALDERED, J. P., P. H. SAMMELWITZ, and A. V. NALBANDOV: Comparative study of mechanisms of maintenance of corpora lutea. Anat. Rec., Suppl., **133**, 242—243 (1959).
[3] — — — Mechanism of formation of corpora lutea in guinea-pigs. J. Reprod. Fertil. **2**, 394 (1961).
[4] ALEXANDER, G., and D. WILLIAMS: Progesterone and placental development in the sheep. J. Endocr. **34**, 241—245 (1966).
[5] ALLEN, E.: The oestrus cycle in the mouse Amer. J. Anat. **30**, 297—371 (1922).
[6] — The menstrual cycle of the monkey, Macacus rhesus: Observations on normal animals, the effects of removal of the ovaries and the effects of injections of ovarian and placental extracts into the spayed animals. Contr. Embryol. Carneg. Instn **19**, 1—44 (1927).
[7] ALLEN, P., F. W. R. BRAMBELL, and I. H. MILLS: Studies on sterility and prenatal mortality in wild rabbits. I. The reliability of estimates of prenatal mortality based on counts of corpora lutea, implantation sites and embryos. J. exp. Biol. **23**, 312—331 (1947).
[8] ALLEN, W. M., and G. P. HECKEL: Maintenance of pregnancy by progesterone in rabbits castrated on the 11th day. Amer. J. Physiol. **125**, 31—35 (1939).
[9] ALLISTON, C. W., T. B. PATTERSON, and L. G. ULBERG: Crystallization patterns of cervical mucus as related to estrus in beef cattle. J. animal Sci. **17**, 322 (1958).
[10] ALLOITEAU, J.-J.: Évolution normale des corps jaunes gestatifs chez la ratte hypophysectomisée au moment de la nidation. C. R. Soc. Biol. (Paris) **151**, 2009 (1957).
[11] — Destruction active des corps jaunes chez la ratte gestante hypophysectomisée avant la nidation. C. R. Soc. Biol. (Paris) **152**, 707 (1958)
[12] ALTLAND, P. D.: Observations on the structure of the reproductive organs of the box turtle. J. Morph. **89**, 599—621 (1951).
[13] AMOROSO, E. C.: Reproductive organs of near-term and new-born seals. Nature (Lond.) **168**, 771 (1951).
[14] — Placentation. In: Marshall's physiology of reproduction (A. S. PARKES, ed.), vol. II, p. 127—311. London: Longmans Green 1952.
[15] — Hormone control of the oestrous cycle. 73rd Ann. Congr. of the Ass. held. in Belfast 1955, p. 2—15.
[16] — Endocrinology of pregnancy. Brit. med. Bull. **11**, 117—125 (1955).
[17] — The comparative anatomy and histology of the placental barrier. In: Gestation (L. B. FLEXNER, ed.), vol. I, p. 119—224. New York: Josiah Macy Jr. Foundation 1955.
[18] — The endocrine environment of the foetus. Proceedings of the III Int. Congr. of Anim. Reprod., Cambridge 1956.
[19] — Unpublished observations 1957.

---

[3] Unter Grooming wurde ursprünglich nur ein gegenseitig geübtes Hautpflegeverhalten verstanden, bei dem bestimmte Körperpartien des relaxierten Partners auf Parasiten und Hautschuppen abgesucht und abgesammelt wurden, die dieser selbst nur schwer erreichen kann; später erst wurde die Bedeutung für die soziale Rangordnung und die Partnersuche innerhalb einer Primatengruppe erkannt. Grooming wird durch eine bestimmte Körperhaltung dem Partner ,,angeboten", der die ,,Einladung" annehmen oder ablehnen kann [*690*].

[20] AMOROSO, E. C.: The biology of the placenta. In: Gestation (C. A. VILLEE, ed.), vol. V, p. 13—76. New York: Josiah Macy Jr. Foundation 1959.
[21] — Comparative anatomy of the placenta. Ann. N.Y. Acad. Sci. **75**, 855—872 (1959).
[22] — Viviparity in fishes. Symp. zool. Soc. Lond. **1**, 153—181 (1960).
[23] — Histology of the placenta. Brit. med. Bull. **17**, 81—90 (1961).
[24] — Corpus luteum in relation to pregnancy and evolution. Proc. 2nd Int. Congr. Endocrinology, London 1964, Excerpta Medica Foundation, Int. Congr. Ser. No 8, p. 665—668.
[25] —, and F. J. EBLING: Allergic and endocrine dematoses in the dog and cat. Hormones and skin. J. small Anim. Pract. **7**, 755—775 (1966).
[26] —, and C. A. FINN: Ovarian activity during gestation, ovum transport and implantation. In: The ovary, vol. I, chap. 9, p. 451—537. New York and London: Academic Press 1962.
[27] — W. B. GRIFFITHS, and W. J. HAMILTON: Living tubal ova of the goat. Vet. Rec. **51**, 1009—1010 (1939).
[28] — — — The early development of the goat (Capra hircus). J. Anat. (Lond.) **76**, 377—406 (1942).
[29] — N. A. HANCOCK, and L. M. KELLAS: The foetal membranes and placenta of the hippopotamus (Hippopotamus amphibius Linnaeus). Proc. zool. Soc. (Lond.) **130**, 437—447 (1958).
[30] —, and I. W. ROWLANDS: Ovarian activity in the pregnant mare. Nature (Lond.) **161**, 355—356 (1948).
[31] —, and L. HARRISON MATTHEWS: Reproduction and lactation in the seal. The II. Int. Congr. of Physiol. and Path. of Anim. Reprod. and of Artificial Insemination 1951, p. 193—203.
[32] —, and I. W. ROWLANDS: Hormonal effects in the pregnant mare and foetal foal. J. Endocr. **7**, 1—liii (1951).
[33] ANAND KUMAR, T. C.: Effects of sex-steroids on the reproductive organs of the female Loris. 2nd Int. Congr. Hormonal Steroids, Milan 1966, Excerpta Medica Foundation. Int. Cong. Ser. No 111, p. 369—370.
[34] ANCEL, P., et P. BOUIN: Recherches sur les fonctions du corps jaune gestatif. II. Sur le déterminesme du développement de la glande mammaire au cours de la gestation. J. Physiol. Path. gén. **13**, 31—41 (1911).
[35] ANDERES, E.: Zur Frage des Eitransportes durch die Tube. Schweiz. med. Wschr. **71**, 364—366 (1941).
[36] ANDERSON, D.: The rate of passage of the mammalian ovum through the various portions of the Fallopian tube. Amer. J. Physiol. **82**, 557—569 (1927).
[37] ANDERSON, L. L., R. L. BUTCHER, and R. M. MELAMPY: Uterus and occurrence of oestrus in pigs. Nature (Lond.) **198**, No 4877, 311—312 (1963).
[38] — F. C. NEAL, and R. M. MELAMPY: Hysterectomy and ovarian function in beef heifers. Amer. J. vet. Res. **23**, 794—802 (1962).
[39] — R. P. RATHMACHER, and R. M. MELAMPY: The uterus and unilateral regression of corpora lutea in the pig. Amer. J. Physiol. **210**, 611—614 (1966).
[40] — J. R. SCHULTZ, and R. M. MELAMPY: Pharmacological control of ovarian function and estrus in domestic animals. Gonadotropins. Their chemical and biologcal properties and secretory control, p. 171—204. 6th Anim. Reprod. Symp. San Francisco and London: W. H. Freeman Co. 1963.
[41] ANDREOLI, C.: Corpus luteum activity after hysterectomy in women. Acta endocr. (Kbh.) **50**, 65—69 (1965).
[42] ANDREWS, F. N., and F. F. MCKENZIE: Estrus, ovulation, and related phenomena in the mare. Missouri Agr. Exp. Sta. Res. Bull. **329** (1941).
[43] ANTHONY, A.: Endocrine control of sexual behavior in mammals. Experientia (Basel) **15**, 325—364 (1959).
[44] ARMSTRONG, D. T., and W. HANSEL: Alteration of the bovine oestrous cycle with oxytocin. J. Dairy Sci. **42**, 533 (1959).
[45] — J. O'BRIEN, and R. O. GREEP: Effects of luteinizing hormone on progestin biosynthesis in the luteinized rat ovary. Endocrinology **75**, 488—500 (1964).
[46] ARON, CL., G. ASCH, L. ASCH, J. ROOS et M. M. LUXEMBOURGER: Données nouvelles sur les facteurs neurohormonaux de la lutéinisation chez la ratte mise en évidence de l'action ovulatoire du coït au cours du cycle oestral. Path. et Biol. **13**, 603—614 (1965).
[47] ARTNER, J.: Hypophysenvorderlappen und vegetative Umschaltung. Geburtsh. u. Frauenheilk. **77**, 914—916 (1962).
[48] ARTUNKAL, T., et R. A. COLONGE: Action de l'ovariectomie sur la gestation du cobaye. C. R. Soc. Biol. (Paris) **143**, 1590—1592 (1949).

[49] ASAKURA, S.: Jap. Ass. zool. Gardens and Aquaria **2**, 85—94 (1960).
[50] ASDELL, S. A.: The growth and function of the corpus luteum. Physiol. Rev. **8**, 313—345 (1928).
[50a] — Patterns of mammalian reproduction, 2nd ed. Comstock Publ. Ass. Ithaca (N.Y.): Cornell University Press 1964.
[51] — Evolutionary trends in physiology of reproduction. Comparative biology of reproduction in mammals. Symposia of the Zool. Soc. of London, No 15, 1—13 (1966).
[52—54] — J. DE ALBA,, and S. J. ROBERTS: Studies on the estrous cycle of dairy cattle, cycle length, size of corpus luteum and endometrial changes. Cornell Vet. **39**, 389—402 (1949).
[54a] —, and J. HAMMOND: The effect of prolonging the life of the corpus luteum in the rabbit by hysterectomy. Amer. J. Physiol. **103**, 600—605 (1933).
[55] ASK-UPMARK, M. E.: Le corps jaune est-il nécessaire pour l'accomplissement physiologique de la gravidité humaine? Acta obstet. gynec. scand. **5**, 211—229 (1926).
[56] ASTWOOD, E. B.: The regulation of corpus luteum function by hypophysial luteotropin. Endocrinology **28**, 309 (1941).
[57] —, and R. O. GREEP: Corpus luteum-stimulating substances in the placenta. Proc. Soc. exp. Biol. (N.Y.) **38**, 713 (1938).
[58] ATKINSON, W. B., and C. W. HOOKER: The day to day level of estrogen and progesterone throughout pregnancy and pseudopregnancy in the mouse. Anat. Rec. **93**, 75—95 (1945).
[59] AUSTIN, C. R., and E. C. AMOROSO: The mammalian egg. Endeavour **18**, 130—143 (1959).
[60] AVERY, T. L., C. L. COLE, and E. F. GRAHAM: Investigations associated with the transplantation of bovine ova. I. Synchronization of oestrus. J. Reprod. Fertil. **3**, 206—211 (1962).
[61] BACA, S. F.: Inseminación artificial en alpacas y vicuñas. Inst. Vet. Invest. Tropicales y de Altura (IVITA), Boletín Extraordinario, Lima-Perú, 1966, p. 104—105.
[62] BACON, W. L., F. L. CHERMS, and W. H. MCSHAN: Progesterone and 20 alpha-ol-progesterone production in turkey ovarian tissue. Poultry Sci. **45**, 1067 (1966).
[63] BALFOUR, W. E., R. S. COMLINE, and R. V. SHORT: Secretion of progesterone by the adrenal gland. Nature (Lond.) **180**, 1480 (1957).
[64] BALL, J.: Sexual responsiveness in female monkeys after castration and subsequent estrin administration. Psychol. Bull. **24**, 811 (1936).
[65] — Effect of progesterone upon sexual excitability in the female monkey. Psychol. Bull. **38**, 533 (1941).
[66] —, and C. G. HARTMAN: Sexual excitability as related to the menstrual cycle in the monkey. Amer. J. Obstet. Gynec. **29**, 117—119 (1935).
[67] BANE, A., and E. RAJAKOSKI: The bovine estrous cycle. Cornell Vet. **51**, 77—95 (1961).
[68] BARTELMEZ, G. W.: The bilaterality of the pigeon's egg. I. A study in egg organization from the first growth period of the oocyte to the beginning of cleavage. J. Morph. **23**, 269—329 (1912).
[69] — G. W. CORNER, and C. G. HARTMAN: Cyclic changes in the endometrium of the rhesus monkey (Macaca mulata). Contr. Embryol. Carneg. Inst. **592**, 99—144 (1951).
[70] BARTHOLOMEW, G. A., and P. G. HOEL: Reproductive behaviour of the Alaska fur seal, Callorhinus ursinus. J. Mammal. **34**, 417—436 (1953).
[71] BARLEY, D. A., R. L. BUTCHER, and E. K. INSKEEP: Local uterine regulation of luteal regression. J. animal Sci. **25**, 918 (1966).
[72] BARRACLOUGH, C. A., and B. A. CROSS: Unit activity in the hypothalamus of the cyclic female rat: effect of genital stimuli and progesterone. J. Endocr. **26**, 339—359 (1963).
[73] —, and CH. A. SAWYER: Induction of pseudopregnancy in the rat by reserpine and chlorpromazine. Endocrinology **65**, 563—571 (1959).
[74] — S. YRARRAZAVAL, and R. HATTON: A possible hypothalamic site of action of progesterone in the facilitation of ovulation in the rat. Endocrinology **75**, 838—845 (1964).
[75] BEARD, J.: The span of gestation and the cause of birth. Jena 1897.
[76] BELL, E. T., and J. A. LORAINE: Time of ovulation in relation to cycle length. Lancet **1965 I**, No 7394, 1029—1030.
[77] BENAZZI, M.: Sulla funzione ovarica in gravidanza. Arch. Sci. biol. (Bologna) **18**, 409—419 (1933).
[78] BENGTSSON, L. P., and P. M. EJARQUE: Production rate of progesterone in the last month of human pregnancy. Acta obstet. gynec. scand. **43**, 49—57 (1964).
[79] —, and B. M. SCHOFIELD: Hormonal control of myometrial function during pregnancy in the sheep. J. Reprod. Fertil. **1**, 402—409 (1960).
[80] — — Progesterone and the accomplishment of parturition in the sheep. J. Reprod. Fertil. **5**, 423 (1963).

[81] BENSON, G. K., A. T. COWIE, C. P. COX, D. S. FLUX, and S. J. FOLLEY: Studies on the hormonal induction of mammary growth and lactation in the goat. II. Functional and morphological studies of hormonally developed udders with special reference to the effect of 'triggering' doses of oestrogen. J. Endocr. **13**, 46—58 (1955).

[82] — — S. J. FOLLEY, and J. S. TINDAL: Recent developments in endocrine studies of mammary growth and lactation. In: Recent progress in the endocrinology of preproduction (C. W. LLOYD, ed), p. 457—496. New York: Academic Press 1959.

[83] — — C. P. COX, and S. M. GOLDZVEIG: Effects of oestrone and progesterone on mammary development in the guinea-pig. J. Endocr. **15**, 126—144 (1957).

[84] — — — S. J. FOLLEY, and Z. D. HOSKING: Relative efficiency of hexoestrol and progesterone as oily solutions and as crystalline suspensions in inducing mammary growth and lactation in early and late ovariectomized goats. J. Endocr. **31**, 157—164 (1965).

[85] BERGERS, A. C. J., and CH. H. LI: Amphibian ovulation in vitro induced by mammalian pituitary hormones and progesterone. Endocrinology. **66**, 255 (1960).

[86] BERGMAN, A. M.: The breeding habits of sea snakes. Copeia **1943**, 156—160 (1943).

[87] BERLINER, V. R.: The estrous cycle of the mare, chap. 8. Reproduction in domestic animals, vol. I, p. 267—289, (ed. H. H. COLE and P. T. CUPPS). New York and London: Academic Press 1959.

[88] BERTRAM, G. C. L.: The biology of the weddell and crabeater seals with a study of the comparative behaviour of the pinnipedia. Brit. Graham Land Exped., Sci. Rpt. **1**, 1—139 (1934—1937).

[89] BETTERIDGE, K. J., and J. I. RAESIDE: Observations on the occurrence of arborization in the cervical mucus of the sow. J. animal Sci. **19**, 1316 (1960).

[90] BEVER, A. T.: Steroid influences on the lactic dehydrogenase-DPNH oxydase system of the rat uterus. Ann. N.Y. Acad. Sci. **75**, 472—490 (1959).

[91] BISCHITZ, P. G., and R. S. SNELL: A study of the effect of ovariectomy, oestrogen and progesterone on the melanocytes and melanin in the skin of the female guinea-pig. J. Endocr. **20**, 312 (1960).

[92] BISHOP, D. W.: The tubal secretions of the rabbit oviduct. Anat. Rec. **125**, 631 (1956).

[93] — Oxygen concentration in the rabbit genital tract. Proc. III. int. Congr. Anim. Reprod., Cambridge 1956, part 1, p. 53—55.

[94] — Active secretion in the rabbit oviduct. Amer. J. Physiol. **187**, 347—352 (1956).

[95] BITMAN, J., H. C. CECIL, H. W. HAWK, and J. F. SYKES: Effect of estrogen and progesterone on the water and electrolyte content of rabbit uteri. Amer. J. Physiol. **197**, 93—98 (1959).

[96] BLACK, D. L., and S. A. ASDELL: Transport through the rabbit oviduct. Amer. J. Physiol. **192**, 63 (1958).

[97] — Mechanism controlling entry of ova into rabbit uterus. Amer. J. Physiol. **197**, 1275—1278 (1959).

[98] BLAIR, S. M., P. B. BLAIR, and T. A. DAANE: Differences in the mammary response to estrone and progesterone in castrate male mice of several strains and hybrids. Endocrinology **61**, 643—651 (1957).

[99] BLAIR, G. W. S., and F. A. GLOVER: Proc. 3rd Int. Congr. Animal Reproduction Cambridge Univ., Cambridge 1956, Engl. Sect. I Physiol., p. 56.

[100] BLAIR-BELL, W.: The sex complex. London 1920.

[101] BLAND, K. P., and B. T. DONOVAN: Local control of luteal function by the uterus of the guinea-pig. Nature (Lond.) **1965**, No 4999, 867—869.

[102] — — The uterus and the control of ovarian function. Advanc. Reproductive Physiol. **1**, 179—213 (1966).

[103] BLOCH, S.: Contributions to research on the female sex hormones. The implantation of the mouse egg. J. Endocr. **1**, 399—408 (1939).

[104] — Untersuchungen zur hormonalen Hemmung des Geburtseintritts bei der Maus. Gynaecologia (Basel) **143**, 426—437 (1957).

[105] — Experimentelle Untersuchungen über die hormonalen Grundlagen der Implantation des Säugereies. Experientia (Basel) **14**, 447 (1958).

[106] — Weitere Untersuchungen über die hormonalen Grundlagen der Nidation. Gynaecologia (Basel) **148**, 157—174 (1959).

[107] — Untersuchungen über den Einfluß des Oestrogens auf die Ovo-Implantation bei der Maus. Gynaecologia (Basel) **162**, 105—118 (1966).

[108] — Beobachtungen zur Wechselwirkung zwischen Keim und Uterus bei der Ovo-Implantation. Acta anat. (Basel) **65**, 594—605 (1966).

[109] BO, W. J., and M. S. SMITH: A histochemical study on the glycogen synthesizing enzyme in the myometrium of the pregnant and pseudopregnant rat. J. Reprod. Fertil. **12**, 237—242 (1966).

[110] BOGART, R., J. F. LASLEY, and D. T. MAYER: Influence of reproductive hormones upon growth in ovariectomized and normal female mice. Endocrinology 35, 173—181 (1944).
[111] BOLING, J. L., and R. J. BLANDAU: The estrogen-progesterone induction of mating responses in the spayed female rat. Endocrinology 25, 359—364 (1939).
[112] BOLLIGER, A., and A. L. CARRODUS: The action of progesterone on the pouch of the marsupial (Trichosurus vulpecula). J. and Proc. roy. Soc., New South Wales, 73, 228—232 (1939).
[113] BOLTON, W.: Observations on the vitamin metabolism of the common fowl. 2. The effects of oestrogen and progesterone injections in immature pullets on the riboflavin content of the magnum. Brit. J. Nutr. 6, 386—392 (1952).
[114] BONNET, R.: Lehrbuch der Entwicklungsgeschichte. Berlin 1907.
[115] BOOTS, K.: Exfoliativcytologische Untersuchungen aus dem Genitale des weiblichen Schweines unter Berücksichtigung des Zyklusphasen. Vet.-med. Diss. Gießen 1963.
[116] BORELL, U., O. NILSSON, and W. WESTMAN: Ciliary activity in the rabbit Fallopian tube during oestrus and after copulation. Acta obstet. gynec. scand. 36, 22—28 (1957).
[117] BOSCOTT, R. J.: The chemistry and biochemistry of progesterone and relaxin. In: The ovary, vol. II, chap. 12 B, p. 47—79. New York and London: Academic Press 1962.
[118] BOTICELLI, CH. R., F. L. HISAW, JR., and W. D. ROTH: Estradiol-17α, estrone, and progesterone in the ovaries of lampry (Petromyzon marinus). Proc. Soc. exp. Biol. (N.Y.) 114, 255—257 (1963).
[119] BOURDEL, G.: Contribution a l'étude des facultés anabolisantes de la ratte gravide. Caracteres et déterminisme de l'anabolisme protéique. 1. Les manifestations de l'anabolisme gravidique. J. Rech. Cent. nat. Rech. Sci. 52, 197—203 (1960).
[120] — Recherches sur le déterminisme hormonal de l'anabolisme gravidique chez la ratte. World Rev. Animal Production 4, 67—76 (1965).
[121] — O. CHAMPIGNY et R. JACQUOT: Roles nutritionnels de la prolactine, de la progésterone et du benzoate d'oestradiol administrés seuls ou en association a la ratte castrée. Étude des bilans azotés. C. R. Acad. Sci. (Paris) 255, 575—577 (1962).
[122] — — — Roles nutritionnels de la prolactine, de la progéstérone et du benzoate d'oestradiol administrés seuls ou en association a la ratte castrée. Étude de la composition corporelle. C. R. Acad. Sci. (Paris) 255, 778—780 (1962).
[123] —, et R. JACQUOT: Progestérone et métabolisme azoté chez la ratte adulte castrée. Arch. Sci. physiol. 19, 99—117 (1965).
[124] BOWERMAN, A. M., and R. M. MELAMPY: Progesterone and Δ^4-pregnen-20-ol-3-one in bovine reproductive organs and body fluids. Proc. Soc. exp. Biol. (N.Y.) 109, 45 (1962).
[125] BOYD, M. M. M.: The structure of the ovary and the formation of the corpus luteum in Hoplodactylus maculatus Gray. Quart J. micr. Sci. 82, 337—376 (1941).
[126] BRADBURY, J. T.: Prolongation of the life of the corpora lutea by hysterectomy in the rat. Anat. Rec., Suppl. 70, 51 (1937).
[127] — W. E. BROWN, and L. A. GRAY: Maintenance of corpus luteum and physiologic action of progesterone. Recent Progr. Hormone Res. 5, 151—194 (1950).
[128] BRAGDON, D. E.: Follicular atresia in ovoviviparous snakes. Anat. Rec. 96, 542—543 (1946).
[129] — Corpus luteum formation and follicular atresia in the common garter snake, Thamnophis sirtalis. J. Morph. 91, 413—445 (1952).
[130] — E. A. LAZO-WASEM, M. W. ZARROW, and F. L. HISAW: Progesterone-like activity in the plasma of ovoviviparous snakes. Proc. Soc. exp. Biol. (N.Y.) 86, 477—480 (1954).
[131] BRAMBELL, F. W. R.: Reproduction in the common shrew (Sorex araneus Linneaus). 1. The oestrous cycle of the female. Phil. Trans. B 225, 1—49 (1935).
[132] — The influence of lactation on the implantation of the mammalian embryo. Amer. J. Obstet. Gynec. 33, 942—953 (1937).
[133] — Ovarian changes. In: MARSHALL's physiology of reproduction (A. S. PARKES, ed.), 3rd ed., vol. I, p. 397—542. London: Longmans, Green & Co. 1956.
[134] —, and K. HALL: Reproduction in the lasser shrew (Sorex minutus L.). Proc. zool. Soc.(Lond.) A, 107, 957—969 (1937).
[135] — — Reproduction of the field vole, Microtus agrestis hirtus Bellamy. Proc. zool. Soc. (Lond.) A 109, 133—138 (1939).
[136] —, and I. W. ROWLANDS: Reproduction in the bank vole (Evotomys glareolus Schreber). Phil. Trans. B 226, 71—97 (1936).
[137] BRANDAU, H., u. W. LUH: Zur Lokalisation der innersekretorischen Funktion des menschlichen Ovars. Acta endocr. (Kbh.) 46, 580—596 (1964).

[138] BRANT, J. W. A., and A. V. NALBANDOV: Role of sex hormones in the secretory activity of the oviducts in hens. Poultry Sci. 31, 908—909 (1952).
[139] — — Role of sex hormones in albumen secretion by the oviduct of chickens. Poultry Sci. 35, 692—700 (1956).
[140] BRETSCHNEIDER, L. H., and J. J. DUYVENÉ DE WIT: Sexual endocrinology of non-mammalian vertebrates. Amsterdam: Elsevier Publ. Co. 1947.
[141] — — Sexual endocrinology of non-mammalian vertebrates. Monographs on the progress of research in Holland during the war, No 11). Amsterdam: Elsevier Publ. Co. 1947.
[142] BRINKLEY, H. J., H. W. NORTON, and A. V. NALBANDOV: Role of a hypophysial luteotrophic substance in the function of porcine corpora lutea. Endocrinology 74, 9—13 (1964).
[143] BRODY, S., and A. WESTMANN: Effects of oestradiol and progesterone on the glycogen of the rabbit uterus. Acta endocr. (Kbh.) 28, 39—46 (1958).
[144] — — Effects of oestradiol and progesterone on the nucleic acid and protein content of the rabbit uterus. Acta endocr. (Kbh.) 27, 493—498 (1958).
[145] —, and N. WIQVIST: Ovarian hormones and uterine growth: effects of estradiol, progesterone and relaxin on cell growth and cell division in the rat uterus. Endocrinology 68, 971 (1961).
[146] BROOKS, C. McC.: The role of the cerebral cortex and of various sense organs in the excitation and execution of mating activity in the rabbit. Amer. J. Physiol. 120, 544 (1937).
[147] BROWN, W. O.: Changes in the water-soluble proteins of the avian oviduct in relation to reproduction and folic acid deficiency. Physiology of the domestic fowl (ed. C. HORTON-SMITH and E. C. AMOROSO), p. 133—145. Edinburgh and London: Oliver & Boyd 1966.
[148] —, and H. G. BADMAN: The effect of gonadal hormones on the watersoluble proteins of the oviduct of the normal and folic acid-deficient chick. Poultry Sci. 44, 206—209 (1965).
[149] BROWN-GRANT, K.: A new effect of systemically administered progesterone on the uterus of the rat. J. Physiol. (Lond.) 181, 63—64 P (1965).
[150] — The metabolism of iodide by the thyroid gland and by the uterus during early pregnancy in the rat. J. Physiol. (Lond.) 176, 73—90 (1965).
[151] — Concentration of radioiodide by the uterus of the rat and the relationship of blastocyst implantation. J. Physiol. (Lond.) 184, 418—432 (1966).
[152] BROWNE, J. S. L., and E. M. VENNING: Excretion of gonadotropic substances in the urine during pregnancy. Lancet 1936 II, 1507.
[153] BROWNING, H. C., G. A. LARKE, and W. D. WHITE: Action of purified gonadotropins on corpora lutea in the cyclic mouse. Proc. Soc. exp. Biol. (N.Y.) 111, 686—690 (1962).
[154] BRUCE, H. M.: Olfatory pheromones and reproduction in mice. Proc. 2nd Int. Congr. Endocrinology, London 1964, Excerpta Medica Foundation Amsterdam, Int. Congr. Ser. No 83.
[155] BROUHA, L.: Les bases expérimentales du problème de la ménopause provoquée. Gynéc. et Obstét. 28, 243—265 (1933).
[156] BROUHA, A.: Etude des rapports entre les modifications pré-gravidiques de la muqueuse utérine et les hormones ovariennes. Arch. Biol. (Liège) 45, 571—609 (1934).
[157] BRYANS, F. E.: Progesterone of the blood in the menstrual cycle of the monkey. Endocrinology 48, 733—740 (1951).
[158] BUCHANA, G. D., A. C. ENDERS, and R. V. TALMAGE: Implantation in armadillos ovariectomized during the period of delayed implantation. J. Endocr. 14, 121—128 (1956).
[159] BUCHEGGER, O.: Der Einfluß von Parotin auf die Glandula mandibularis der Ratte im Vergleich zu ACTH, Sexualhormonen und Organextrakten. Vet.-Med. Diss. Gießen 1962.
[160] BUJARD, E.: Le cycle oestral n'est pas effacé dans l'ovaire de cobaye gravide. Arch. Anat. (Strasbourg) 34, 89—94 (1952).
[161] BULLOCK, D. W., and A. V. NALBANDOV: LH secretion durting the ovulation cycle of the domestic hen. Poultry Sci. 45, 1074 (1966).
[162] BURDICK, H. O.: Effect of progesterone on the ovaries and embryos of mice in early pregnancy. Endocrinology. 30, 619—622 (1942).
[163] BURFORD, T. H., and H. W. DIDDLE: Effect of total hysterectomy upon the ovary of the Macacus rhesus. Surg. Gynec. Obstet. 62, 701—707 (1936).
[164] BURGESS, T. L., and J. D. WILSON: Studies on hormonal regulation of squalene synthesis in preputial gland and skin of the rat. Proc. Soc. exp. Biol. (N.Y.) 113, 747—750 (1963).

[165] BURGOS, M. H., and G. B. WISLOCKI: The cyclical changes in the guineal-pig's uterus, cervix, vagina and sexual skin investigated by histological and histochemical means. Endocrinology 59, 93—118 (1956).
[166] BURKE, A. W., and P. L. BROADHURST: Behavioural correlates of the oestrous cycle in the rat. Nature (Lond.) 1966, No 5019, 223—224.
[167] BUSCH, S.: Beitrage zur Messung der cyclischen Schleimhautveränderungen des Endometriums der Katze. Vet.-Med. Diss., Zbl. Vet.-Med. 9, 185—200 (1962).
[168] BUTLER, H.: Observations on the menstrual cycle of the grivet monkey (Cercopithecus Aethiops Aethiops) in the Sudan. Folia primat. 4, 194—205 (1966).
[169] BUTCHER, R. L., K. Y. CHU, and R. M. MELAMPY: Utero-ovarian relationships in the guinea pig. Endocrinology 71, 810—815 (1962).
[170] BOUIN, P., et P. ANCEL: Sur la fonction du corps jaune: action du corps jaune vrai sur l'utérus. C. R. Soc. Biol. (Paris) 66, 505—507 (1909).
[171] — — Sur les homologies et la signification des glandes a sécrétion interne de l'ovaire. C. R. Soc. Biol. (Paris) 67, 466 (1909).
[172] — — Le développement de la glande mammaire pendant la gestation est déterminé par le corps jaune. C. R. Soc. Biol. (Paris) 67, 466—467 (1909).
[173] — — Recherches sur les fonctions du corps jaune gestatif. 1. Sur le déterminisme de la préparation de l'utérus a la fixation de l'oeuf. J. Physiol. Path. gén. 12, 1—16 (1910).
[174] CABRERA, A., y J. YEPES: Historia natural ediar. Mamiferos Sud-Americanos. Buenos Aires 1940.
[175] CALLARD, I. P.: Gonadal steroid synthesis in the snake Natrix sipedon pictiventris. 2nd Int. Congr. Hormonal Steroids, Milan 1966, Excerpta Medica Foundation, Int. Cong. Ser. No 111, p. 216.
[176] —, and J. H. LEATHEM: In vitro synthesis of progesterone by ovaries and adrenals of snakes. Proc. Soc. exp. Biol. (N.Y.) 115, 567—569 (1964).
[177] CANIVENC, R.: L'ovo-implantation differée des animaux sauvages. In: Les fonctions de nidation utérine et leurs troubles, p. 33—86. Paris: Masson & Cie. 1960.
[178] — A study of progestation in the european badger (Meles meles L.). Comparative biology of reproduction in mammals. Symposia of the Zool. Soc. of London No 15, 15—26 (1966).
[179] CARLES, J.: Contribution a l'étude histologique de l'utérus de la brebis. C. R. Ass. Anat. 36, 91—101 (1949).
[180] CARLSON, R. R., and V. J. DE FEO: Role of the pelvic nerve vs the abdominal sympathetic nerves in the reproductive function of the female rat. Endocrinology 77, 1014—1022 (1965).
[181] CASIDA, L. E., and F. F. MCKENZIE: The oestrus cycle of the ewe; histology of the genital tract. Missouri Agr. Exp. Sta. Res. Bull. 170 (1932).
[182] —, and E. J. WARWICK: The necessity of the corpus luteum for maintenance of pregnancy in the ewe. J. animal Sci. 4, 34—36 (1945).
[183] CATCHPOLE, H. R.: Endocrine mechanisms during pregnancy, chap. 14. Reproduction in domestic animals, vol. I (ed. H. H. COLE and P. T. CUPPS), p. 469—507. New York and London: Academic Press 1959.
[184] CECIL, H. C., J. BITMAN, M. R. CONNOLLY, and T. R. WRENN: Glycogen in the decidual tissue of the rat uterus. J. Endocr. 25, 69—76 (1962).
[185] CHAMBON, Y.: Besoins endocriniens qualitatifs et quantitatifs de l'ovoimplantation chez la lapine. C. R. Soc. Biol. (Paris) 143, 1172—1175 (1949).
[186] CHANNING, C. P., and R. V. SHORT: The biosynthesis of progesterone in tissue culture by equine granulosa cells. 2nd Int. Congr. Hormonal Steroids, Milan 1966, Excerpta Medica Foundation, Int. Congr. Ser. No 111, p. 261.
[187] CHAUCHARD, P.: Hormones sexuelles et fonctionnement nerveux. Ann. Endocr. (Paris) 4, 133—134 (1943).
[188] CHESTER JONES, I., and J. N. BALL: Ovarian-pituitary relationships. The ovary, vol. I, shap. 7, p. 361—434. New York and London: Academic Press 1962.
[189] CHIEFFI, G., and C. LUPO: Identification of oestradiol-17, testosterone and its precursors from Seylliorhinus stellaris testes. Nature (Lond.) 190, 169 (1961).
[190] CHITTY, H., and C. R. AUSTIN: Environmental modification of oestrus in the vole. Nature (Lond.) 179, 592—593 (1957).
[191] CHU, J. P., C. C. LEE, and S. S. YOU: Functional relation between the uterus and the corpus luteum. J. Endocr. 4, 392—398 (1946).
[192] CIESLAK, E. S.: Relations between the reproductive cycle and the pituitary gland in the snake Thamnophis radix. Physiol. Zoöl. 18, 299—329 (1945).
[193] CLARK, G., and H. G. BIRCH: Observations on the sex skin and sex cycle in the chimpanzee. Endocrinology 43, 218—231 (1948).

[194] CLARK, R. T.: Studies on the physiology of reproduction in the sheep. Anat. Rec. **60**, 135—160 (1934).
[195] CLAUSEN, H. J.: The effects of ovariotomy and hypophysectomy on parturition in snakes. Anat. Rec. **64**, Suppl., 88 (1935).
[196] — Studies on the effects of ovariectomy and hypophysectomy on gestation in snakes. Endocrinology **27**, 700—704 (1940).
[197] CLEGG, M. T., T. M. BODA, and H. H. COLE: The endometrial cups and allantochorionic pouches in the mare with emphasis on the source of equine gonadotrophin. Endocrinology **54**, 448 (1954).
[198] COCHRANE, R. L., and R. L. MEYER: Delayed nidation in the rat induced by progesterone. Proc. Soc. exp. Biol. (N.Y.) **96**, 155—159 (1957).
[199] COHEN, S. L.: The steroid hormones tissue and β-glucuronidase and esterase. Ann. N.Y. Acad. Sci. **54**, 558—568 (1951).
[200] COLE, H. H.: A study of the mucosa of the genital tract of the cow, with special reference to the cyclic changes. Amer. J. Anat. **46**, 261—302 (1930).
[201] —, and H. GOSS: The source of equine gonadotrophin. In: Essays in biology, 107. Univ. Calif. Berkeley, Calif. 1943.
[202] — C. E. HOWELL, and G. H. HART: The changes occurring in the ovary of the mare during pregnancy. Anat. Rec. **49**, 199—209 (1931).
[203] —, and F. J. SAUNDERS: Concentration of gonad stimulating in blood serum and of oestrin in urine throughout pregnancy in the mare. Endocrinology **19**, 199 (1935).
[204] COLLIP, J. B.: Placental hormones. Canad. med. Ass. J. **23**, 631 (1930).
[205] COMMON, R. H., L. AINSWORTH, F. HERTELENDY, and R. S. MATHUR: The estrone content of hen's urine. Canad. J. Biochem. **43**, 539—547 (1965).
[206] CONAWAY, C. H.: The reproductive cycle of the eastern mole. J. Mammal. **40**, 180—194 (1959).
[207] —, and M. W. SORENSON: Reproduction in tree shrews. Comparative biology of reproduction in mammals. Symposia of the Zool. Soc. of London No 15, 471—492 (1966).
[208] COREY, S. M : Sex differences in maze learning by white rats J. comp. Psychol. **10**, 333—337 (1930).
[209] CORNER, G. W.: Cyclic changes in the ovaries and uterus of the sow and their relation to the mechanism of implantation. Contr. Embryol. Carneg. Instn **13**, 117—146 (1921).
[210] — Ovulation and menstruation in Macacus rhesus. Contr. Embryol. Carneg. Instn **15**, 73—101 (1923).
[211] — The relationship between menstruation and ovulation in the monkey. J. Amer. med. Ass. **89**, 1838—1840 (1927).
[212] — Physiology of the corpus luteum. 1. The effect of very early ablation of the corpus luteum upon embryos and uterus. Amer. J. Physiol. **86**, 74—81 (1928).
[213] — In the Rhesus monkey ovulation is spontaneous. Proc. Soc. exp. Biol. (N.Y.) **29**, 598—599 (1932).
[214] — The rate of secretion of progestin by the corpus luteum. Cold Spr. Harb. Symp. quant. Biol. **5**, 62—65 (1937).
[215] — Accessory corpora lutea in the ovary of the monkey Macaca rhesus. An. Fac. Med. Montevideo **25**, 553—560 (1940).
[216] —, and W. M. ALLEN: Physiology of the corpus luteum. I. The effect of very early ablation of the corpus luteum upon embryos and uterus. Amer. J. Physiol. **86**, 74—81 (1928).
[217] —, and A. CSAPO: Action of the ovarian hormones on uterine muscle. Brit. med. J. **1953 I**, 687—691.
[218] CORTEEL, J. M., J. P. SIGNORET et F. DU MESNIL DU BUISSON: Variations saisonnieres de la reproduction de la truie et facteurs favoriant l'anoestrous temporaire. V. Congr. Int. Reprod. Anim. Fecond. Artif., Trento, vol. III, p. 539—540 (1964).
[219] COURRIER, R.: Notes d'endocrinologie sexuelle chez le Singe d'Algerie. Brux. méd. **1936**, 674—683.
[220] — Sur le mécanisme d'ouverture de la symphyse pubienne en fin de grossesse chez le cobaye. Bull. Acad. Méd. (Paris) **125**, 230—234 (1941).
[221] — Evolution de la grossesse extra-utérine chez la lapine castrée. C R. Soc. Biol. (Paris) **135**, 820—822 (1941).
[222] —, et M. BACLESSE: L'équilibre hormonal au cours de la gestation In: L'équilibre hormonal de la gestation; les androgènes dans l'organisme féminin; la cortisone dans l'équilibre hormonal. Rapports de la IIIe re-union des endocrinologistes de langue française. Paris 1955.
[223] —, et G. GROS: Contribution a l'endocrinologie de la grossesse chez la chatte. C. R. Soc. Biol. (Paris) **120**, 5 (1935).

[224] COURRIER, R., et R. KEHL: Sur le besoin hormonal quantitatif chez la lapine gestante castrée. C. R. Soc. Biol. (Paris) 128, 188—191 (1938).
[225] COUTINHO, E. M.: Hormonal steroids, ed. by MARTINI-PECILE. New York: Academic Press 1962.
[226] — Thesis, Faculty of Medicine, University of Bahia 1964.
[227] COWIE, A. T.: Mammary development and lactation. In: Progress in the physiology of farm animals (J. HAMMOND, ed.), p. 907—961. London: Butterworth & Co. 1957.
[228] — P. M. DANIEL, M. M. L. PRICHARD, and J. S. TINDAL: Hypophysectomy in pregnant goats, and section of the pituitary stalk in pregnant goats and sheep. J. Endocr. 28, 93—102 (1963).
[229] — S. J. FOOLEY, F. H. MALPRESS, and K. C. RICHARDSON: Studies on the hormonal induction of mammary growth and lactation in the goat. J. Endocr. 8, 64—88 (1952).
[230] —, and W. R. LYONS: Mammogenesis and lactogenesis in hypophysectomized, ovariectomized, adrenalectomized rats. J. Endocr. 19, 29—32 (1959).
[231] —, and J. S. TINDAL: Neural and hormonal factors in lactation. Rep. nat. Inst. Res. Dairy 55 (1964).
[232] CSAPO, A.: Progesterone 'block'. Amer. J. Anat. 98, 273—291 (1956).
[233] — Zur Molekularphysiologie und Regulation des Uterus. Bibl. gynaec. (Basel) 20, 27 (1959).
[234] CSAPO, A. I.: The intrauterine control of parturition. Proc. 2nd Int. Congr. Endocrinology. London 1964, Excerpta Medica Foundation. Int. Congr. Ser. No 83, part II, p. 748—752.
[235] —, and C. A. PINTO-DANTES: The effect of progesterone on the human uterus. Proc. nat. Acad. Sci. (Wash.) 54, 1069—1076 (1965).
[236] — —, and T. KERENYI: The myometrial cycle and its diagnostic significance. 2nd. Int. Congr. Hormonal Steroids, Milan 1966, Excerpta Medica Foundation, Int. Congr Ser. No 111, p. 204—205.
[237] —, and H. TAKEDA: Effect of progesterone on the electric activity and intrauterine pressure of pregnant and parturient rabbits. Amer. J. Obstet. Gynec. 91, 221—231 (1965).
[238] CUPPS, P. T., and S. A. ASDELL: Changes in the physiology and pharmacology of the uterine muscle of the cow in relation to the estrous cycle. J. animal Sci. 3, 351 (1944).
[239] CURTIS, C.: Factors influencing lobulo-alveolar development and mammary secretion in the rat. Endocrinology 45, 284—295 (1949).
[240] DAELS, F.: On the relations between the ovaries and the uterus. Surg. Gynec. Obstet. 6, 153—159 (1908).
[241] DANIEL, D. L., D. S. BELL, and V. L. SANGER: Crystallization patterns of the cervicovaginal mucus of sheep. J. animal Sci. 19, 1319 (1960).
[242] DAVIS, D. R., W. L. CRIST, and T. M. LUDWICK: Effects of exogenous estrogen and progesterone on serum enzyme levels in dairy cows. J. Dairy Sci. 49, 731 (1966).
[243] DAWSON, A. B.: The development and morphology of the corpus luteum of the cat. Anat. Rec. 79, 155—177 (1941).
[244] — The post-partum history of the corpus luteum of the cat. Anat. Rec. 95, 29—51 (1946).
[245] DAWSON, F. L. M.: Corpus luteum enucleation in the cow: therapeutic and traumatic effects. Vet. Rec. 73, 661 (1961).
[245a] DAWSON, A. B., and B. A. KOSTERS: Pre-implantation changes in the uterine mucosa of the cat. Amer. J. Anat. 75, 1—32 (1944).
[246] DAY, B. N., L. L. ANDERSON, M. A. EMMERSON, L. N. HAZEL, and R. M. MELAMPY: Effect of estrogen and progesterone on early embryonic mortality in ovariectomized gilts. J. animal Sci. 18, 607—613 (1959).
[247] DEAN, F. D., and I. CHESTER JONES: Sex steroids in the lungfish (Protopterus annectens Owen). J. Endocr. 18, 366—371 (1959).
[248] DEANE, H. W., M. R. HAY, R. M. MOOR, L. E. A. ROWSON, and R. V. SHORT: Histochemical and electron microscopic features of ovine corpora lutea in relation to progesterone content. 2nd Int. Congr. Hormonal Steroids, Milan 1966, Excerpta Medica Foundation, Int. Congr. Ser. No 111, p. 257.
[249] — — — — — — The corpus luteum of the sheep: relationships between morphology and function during the oestrus cycle. Acta endocr. (Kbh.) 51, 245—263 (1966).
[250] DEANESLY, R.: The development and vascularization of the corpus luteum in the mouse and rabbit. Proc. roy. Soc. B 107, 60—76 (1930).
[251] — The reproductive processes of certain mammals. Part. VI. The reproductive cycle of the female hedgehog. Phil. Trans B 223, 239—276 (1934).

[252] DEANESLY, R.: The reproductive processes of certain mammals. Part IX. Growth and reproduction in the stoat (Mustela erminea). Phil. Trans. B **225**, 459—492 (1935).
[253] — The reproductive cycle of the golden hamster (Cricetus auratus). Proc. zool. Soc. Lond. A **108**, 31—37 (1938).
[254] — The reproductive cycle of the female weasel (Mustela nivalis). Proc. zool. Soc. Lond. **114**, 339—349 (1944).
[255] — Implantation and early pregnancy in ovariectomized guinea-pigs. J. Reprod. Fertil. **1**, 242 (1960).
[256] — Endocrine activity of the early placenta in the guinea-pig. J. Endocr. **21**, 235—239 (1960).
[257] — Implantation and early pregnancy in ovariectomized guinea pigs. J. Reprod. Fertil. **1**, 242—248 (1960).
[258] — The corpus luteum hormone during and after ovo-implantation: an experimental study of its mode of action in the guinea-pig. In: Delayed implantation, ed. by A. C. ENDERS, p. 253. Chicago: Chicago Univresity Press 1963.
[259] — Early embryonic growth and progestagen function in ovariectomized guinea-pigs. J. Reprod. Fertil. **6**, 143—152 (1963).
[260] —, and A. S. PARKES: The reproductive processe of certain mammals. Part IV. The oestrous cycle of the grey squirrel (Sciurus carolinensis). Phil. Trans. B **222**, 47—78 (1933).
[261] DE GROOT, C. A., M. A. V. d. LELY, and R. KOOIJ: The effect of progesterone on the sebaceous glands of the rat. Brit. J. Derm. **77**, 617—621 (1965).
[262] DEMPSEY, E. W.: Follicular growth rate and ovulation after various experimental procedures in the guinea-pig. Amer. J. Physiol. **120**, 126—132 (1937).
[263] — The reproductive cycle of new world monkeys. Amer. J. Anat. **64**, 381—401 (1939).
[264] — The structure of the reproductive tract in the female gibbon. Amer. J. Anat. **67**, 229—249 (1940).
[265] — The experimental induction of sexual behaviour by steroid hormones. In: Ciba Foundation Colloquia on Endocrinology, vol. III. Hormones, psychology and behaviour (G. E. W. WOLSTENHOLME and M. P. CAMERON, eds.), p. 55—60. London: Churchill 1952.
[266] — —, R. HERTZ, and W. C. YOUNG: The experimental induction of oestrus (sexual receptivity) in the normal and ovariectomized guinea-pig. Amer. J. Physiol. **116**, 201—209 (1936).
[267] DENAMUR, R., et J. MARTINET: Effets de l'ovariectomic chez la brebis pendant la gestation. C. R. Soc. Biol. (Paris) **149**, 2105—2107 (1955).
[268] — — Effet's de l'hypophysectomie et de la section de la tige pituitaire sur la gestation de la brebis. Ann. Endocr. (Paris) **22**, 755 (1961).
[269] DENENBERG, V. H., L. J. GROTA, and M. X. ZARROW: Maternal behaviour in the rat: analysis of cross/fostering. J. Reprod. Fertil. **5**, 133 (1963).
[270] DESCLIN, L.: Les facteurs qui déterminent la longueur de vie des corps jaunes et conditionnent leur activité fonctionelle. In: Endocrinologie sexuelle. Question d'actua/lités. Rapports de la IIe réunion d'endocrinologistes de langue française, p. 1—30, Paris 1953.
[271] DEWAR, A. D.: Possible role of progesterone in the water retention of pregnancy. J. Physiol. (Lond.) **112**, 53 P (1951).
[272] — Body weight changes in the mouse during the oestrous cycle and pseudopregnancy. J. Endocr. **14**, 230—233 (1957).
[273] — The endocrine control of the extrauterine weight gain of pregnant mice. J. Endocr. **15**, 216—229 (1957).
[274] — The nature of the weight gain in mice induced by progesterone. Quart. J. exp. Physiol. **49**, 151—161 (1964).
[275] DIAMANTSTEIN, T., u. J. SCHLÜNS: Lokalisation und Bedeutung der Karboanhydrase im Uterus von Legehennen. Acta histochem. (Jena) **19**, 296—302 (1964).
[276] DIX, K.: Die Körpertemperatur beim Rind in ihren Beziehungen zur Ovulation und Gravidität. Vet.-Med. Diss. München 1963.
[277] DODD, J. M.: Endocrine patterns in the reproduction of lower vertebrates. Proc. 2nd Int. Congr. Endocrinology, London 1964, Excerpta Medica Foundation. Int. Congr. Ser. No 83, p. 124—130.
[278] DÖCKE, F.: Uteruskontraktionen beim Rind. Zuchthyg. Fortpflanz.-Stör. Besam. Haustiere **2**, 266 (1958).
[279] —, u. H. WORCH: Untersuchungen über die Uterusmotilität und die Paarungsreaktionen der Sau. Zuchthyg., Fortpflanz.-Stör. Besam. Haustiere **7**, 169—178 (1963).

[280] DÖRNER, G., and F. DÖCKE: The influence of intrahypothalamic and intrahypophysial implantation of oestrogen or progestogen on gonadotrophin release. 2nd Int. Congr. Hormonal Steroids, Milan 1966, Excerpta Medica Foundation, Int. Congr. Ser. No 111, p. 194.

[281] DONALDSON, L. E., and W. HANSEL: Prolongation of life span of the bovine corpus luteum by single injections of bovine luteinizing hormone. J. Dairy Sci. 48, 903—904 (1965).

[282] — —, and L. D. VAN VLECK: Luteotropic properties of luteinizing hormone and nature of oxytocin induced luteal inhibition in cattle. J. Dairy Sci. 48, 331—337 (1965).

[283] DONOVAN, B. T.: The effect of pituitary stalk section on luteal function in the ferret. J. Endocr. 27, 201—211 (1963).

[284] DORFMAN, R. I., y F. A. KINCL: A new function of progesterone. IV. Reunion anual, Soc. Mexicana Nutrición y Endocrinología, December 1963, p. 171.

[285] DORRINGTON, J. H., and R. KILPATRICK: Effects of pituitary hormones on progestational hormone production by the rabbit ovary in vivo and in vitro. J. Endocr. 35, 53—63 (1966).

[286] DOW, C.: The cystic hyperplasia-pyometra complex in the cat. Vet. Rec. 74, 141—147 (1962).

[287] DOXEY, D. L.: Some conditions associated with variations in circulating oestrogens — blood picture alterations. J. small Anim. Pract. 7, 375—385 (1966).

[288] DRESEL, I.: The effect of prolactin on the estrous cycle of non-parous mice. Science 82, 173 (1935).

[289] DRIPS, D.: Studies on the ovary of the spermophile (Spermophilus citellus tridecemlineatus) with special reference to the corpus luteum. Amer. J. Anat. 25, 117—184 (1919).

[290] DRUMMOND-ROBINSON, G., and S. A. ASDELL: The relation between the corpus luteum and the mammary gland. J. Physiol. (Lond.) 61, 608—614 (1926).

[291] DUKE, K. L.: A preliminary histological study of the ovary of the kangaroo rat, Dipodomys ordu columbianus, Merriam. Gr. Basin Nat. 1, 63—72 (1940).

[292] — Ovarian histology of Ochotona princeps, the Rocky Mountain pika. Anat. Rec. 112, 737—751 (1952).

[293] DU MESNIL DU BUISSON, F., et L. DAUZIER: Controle mutuel de l'utérus et de l'ovaire chez la truie. Ann. Zootechnie, Suppl., 147—159 (1959).

[294] — Le controle de la fonction luteale chez la truie. Proc. 2nd Int. Congr. Endocrinology, London 1964, Excerpta Medica Foundation, Int. Congr. Ser. No 83, p. 680—685.

[295] —, et L. DAUZIER: Influence de l'ovariectomie chez la truie pendant la gestation. C. R. Soc. Biol. (Paris) 161, 311—313 (1957).

[296] DUNCAN, G. W., A. M. BOWERMAN, L. L. ANDERSON, W. R. HEARN, and R. M. MELAMPY: Factors influencing in vitro synthesis of progesterone. Endocrinology 68, 199 (1961).

[297] DUTT, R. G., and L. E. CASIDA: Alteration of the estrual cycle in the sheep by use of progesterone and its effect upon subsequent ovulation and fertility. Endocrinology 43, 208—217 (1948).

[298] DUTTA, S. K.: Studies of the sexual cycle in the lizard Hemidactylus flaviviridis (RUPPEL). Allahabad Univ. Stud. (Zool.) Sept., pt. 1, 57—153 (1946).

[299] DUYVENÉ DE WIT, J. J.: Ein neuer Test zum qualitativen und quantitativen Nachweis des Corpus luteum-Hormons. Klin. Wschr. 17, 660—663 (1938).

[300] EAYRS, J. T., and A. GLASS: The ovary and behaviour. In: The ovary, vol. II, chap. 20, p. 381—433. New York and London: Academic Press 1962.

[301] ECKSTEIN, P.: Ovarian physiology in the non-pregnant female. In: The ovary, vol. I, chap. 6, p. 311—359. New York and London: Academic Press 1962.

[302] —, and S. ZUCKERMAN: Reproduction in mammals. Mem. Soc. Endocr., No 4, 114—127 (1955).

[303] — — In: MARSHALL'S Physiology of reproduction (A. S. PARMES, ed.), vol. 1, p. 1, chap. 2 and chap. 4. London: Longmans, Green & Co. 1956.

[304] EDGAR, D. G.: The progesterone content of body fluids and tissues. J. Endocr. 10, 54—64 (1953).

[305] —, and S. A. ASDELL: The valve-like action of the utero-tubal junction of the ewe. J. Endocr. 21, 315—320 (1960).

[306] —, and J. W. RONALDSON: Blood levels of progesterone in the ewe. J. Endocr. 16, 378 (1958).

[307] EDGREN, R., A. PETERSON, M. A. JOHNSON, and G. SHIPLEY: Possible progesteroneblockage of estrogen induced interruption of pregnancy in rats. Fertil. and Steril. 12, 172—177 (1961).

[308] EGGEE, C. J., and A. E. DRACY: Histological study of effects of relaxin on the bovine cervix. J. Dairy Sci. 49, 1053—1057 (1966).

[309] EICHNER, H.: Messungen am Endometrium des Rindes im mittleren Postoestrum und späten Interoestrum. Zbl. Vet.-Med. A 10, 485—498 (1963).
[310] EIFE, K.: Untersuchungen über das Zellbild von Vaginalabstrichen des Rindes mit Hilfe der Färbemethode nach PAPANICOLAOU. 4. Beitrag: Das Zellbild von Färsen und Kühen vom II. bis VI. Monat der Trächtigkeit. Vet.-Med. Diss. Hannover 1961.
[311] EIK-NES, K., J. A. SCHELLMAN, R. LUMRY, and L. T. SAMUELS: The binding of steroids to protein. J. biol. Chem. 206, 411 (1954).
[312] EISNER, E.: Incubation and clutch size in gulls. Anim. Behav. 6, 124—125 (1958).
[313] ELLINGTON, E. F.: The role of progesterone in the regulation of the production and release of anterior pituitary hormones in the gonadectomized sheep. Ph. D. thesis Univ. of California 1963.
[314] ELLIOTT, J. R., and C. W. TURNER: Missouri Univ. Agr. Expt. Sta. Res. Bull. No 537, (1953).
[315] ENBERGS, H.: Cyclusabhängige Motilität des Uterusmuskels beim Hausschwein und ihre Beeinflussung durch Syntocinon und Monzal. Vet. Diss. Gießen 1963.
[316] ENDERS, A. C.: The reproductive cycle of the nine-banded armadillo (Dasypus novemcinctus). Comparative biology of reproduction in mammals. Symposia of the Zool. Soc. London, No 15, 295—310 (1966).
[317] —, and G. D. BUCHANAN: Some effects of ovariectomy and injection of ovarian hormones in the armadillo. J. Endocr. 19, 251—258 (1959).
[318] ENDERS, R. K.: Reproduction in the mink (Mustela vison). Proc. Amer. phil. Soc. 96, 691—755 (1952).
[319/320] — O. P. PEARSON, and A. K. PEARSON: Certain aspects of reproduction in the fur seal. Anat. Rec. 94, 213—227 (1946).
[321] ERB, R. E.: Significance of female sex steroids in bovine reproduction. V. Biennial Sympos. Animal Reprod., Knoxville, Tenn. 1961.
[322] —, and W. R. GOMES: Cyclic changes in levels of female sex steroids. Sympos. No. Atlantic Sec., Amer. Soc. Animal Sci., Princeton, N.J. 1962.
[323] — J. C. NOFZIGER, F. STORMSHAK, and J. B. JOHNSON: Progesterone in corpora lutea, ovaries and adrenals of pregnant sows and its relationship to number of implants. J. animal Sci. 22, 563—567 (1963).
[324] ESTERGREEN, V. L.: Effect of 20β-hydroxy-Δ^4-pregnene-3-one on maintenance of pregnancy in ovariectomized cows. J. Dairy Sci. 49, 732 (1966).
[325] — W. R. GOMES, O. L. FROST, and R. E. ERB: Unpublished data 1964.
[326] ETO, T., H. MASUDA, Y. SUZUKI, and T. HOSI: Progesterone and pregn-4-ene-20α-ol-3-one in rat ovarian venous blood at different stages in reproductive cycle. Jap. J. Anim. Reprod. 8, 34—40 (1962).
[327] EVANS, H. M., and H. H. COLE: An introduction to the study of the oestrous cycle in the dog. Mem. Univ. Calif. 9, 65—118 (1931).
[328] — C. L. KOHLS, and D. H. WONDER: Gonadotropic hormone in blood and urine of early pregnancy: normal occurrence of transient extremely high levels. J. Amer. med. Ass. 108, 287 (1937).
[329] —, and O. SWEZY: Ovogenesis and the normal follicular cycle in the adult mammalia. Mem. Univ. Colif. 9, 119—224 (1931).
[330] EVERETT, J. W.: The restoration of ovulatory cycles and corpus luteum formation in persistent estrous rats by progesterone. Endocrinology 27, 681—686 (1940).
[331] — Evidence in the normal albino rat that progesterone facilitates ovulation and corpus-luteum formation. Endocrinology 34, 136—137 (1944).
[332] — Effects of estrogen-progesterone synergy on thresholds and timing in the 'LH-release apparatus' of the female rat. Anat. Rec. 109, 291 (1951).
[333] — Central neural control of reproductive function of the adenohypophysis. Physiol. Rev. 44, 373—431 (1964).
[334] —, and D. L. QUINN: Differential hypothalamic mechanisms inciting ovulation and pseudopregnancy in the rat. Endocrinology 78, 141—150 (1965).
[335] EXLEY, D., and C. S. CORKER: The human male cycle of urinary oestrone and 17-oxosteroids. J. Endocr. 35, 83—99 (1966).
[336] FABIAN, G.: Zum zyklischen Verhalten vornehmlich der Höhe des Endometriums beim Schwein. Vet.-Med. Diss. FU Berlin 1960.
[337] FAJER, A. B., and C. A. BARRACLOUGH: Progestin secretion in pseudopregnant, pregnant and androgen-sterilized rats. 2nd Int. Congr. Hormonal Steroids, Milan 1966, Excerpta Medica Foundation, Int. Congr. Ser. No 111, p. 364.
[338] FAROOQ, A., V. H. DENENBERG, S. ROSS, P. B. SAWIN, and M. X. ZARROW: Maternal behavior in the rabbit: endocrine factors involved in hair loosening. Amer. J. Physiol. 204, 271—274 (1963).

[339] FAWCETT, D. W.: The development of mouse ova under the capsule of the kidney. Anat. Rec. 108, 71—91 (1950).
[340] — G. B. WISLOCKI, and C. M. WALDO: The development of mouse ova in the anterior chamber of the eye and in the abdominal cavity. Amer. J. Anat. 81, 413—432 (1947).
[341] FEE, A. R., and A. S. PARKES: Studies on ovulation. I. The relation of the anterior pituitary body to ovulation in the rabbit. J. Physiol. (Lond.) 67, 383—388 (1929).
[342] — — Studies in ovulation. III. Effect of vaginal anaesthesia on ovulation in the rabbit. J. Physiol. (Lond.) 70, 385—388 (1930).
[343] FINN, C. A.: The initiation of the decidual cell reaction in the uterus of the aged mouse. J. Reprod. Fertil. 11, 423—428 (1966).
[344] — Endocrine control of endometrial sensitivity during the induction of the decidual cell reaction in the mouse. J. Endocr. 36, 239—248 (1966).
[345] FOLLEY, S. J.: Lactational physiology. In: Modern trends in obstetrics and gynaecology (K. BOWES, ed.), p. 441—453. London: Butterworth & Co. 1950.
[346] — Lactation. In: MARSHALL's Physiology of reproduction (A. S. PARKES, ed.), 2nd ed., vol. II, p. 525—647. London: Longmans Green 1952.
[347] — The physiology and biochemistry of lactation. Edinburgh: Oliver & Boyd 1956.
[348] FORBES, T. R.: Systemic plasma progesterone levels during the human menstrual cycle. Amer. J. Obstet. Gynec. 60, 180—186 (1950).
[349] — Pre-ovulatory progesterone in the peripheral blood of the rabbit. Endocrinology 53, 79—87 (1953).
[350] — C. W. HOOKER, and C. A. PFIEFFER: Plasma progesterone levels and the menstrual cycle of the monkey. Proc. Soc. exp. Biol. (N.Y.) 73, 177—179 (1950).
[351] FOOTE, W. D., L. D. GOOCH, A. L. POLE, and L. E. CASIDA: The maintenance of early pregnancy in the ovariectomized ewe injections of ovarian hormones. J. animal Sci. 16, 986—989 (1957).
[352] FOOTE, R. H., H. D. HAFS, R. E. STAPLES, A. T. GREGOIRE, and R. W. BRATTON: Ovulation rates and litter sizes in sexually receptive and non-receptive artificially inseminated rabbits given varying dosages of luteinizing hormone. J. Reprod. Fertil. 5, 59 (1963).
[353] FOSTER, M. A.: The reproductive cycle in the female ground-squirrel Citellus tridecemlineatus M. Amer. J. Anat. 54, 487—511 (1934).
[354] —, and F. L. HISAW: Experimental ovulation and the resulting pseudopregnancy in anoestrous cats. Anat. Rec. 62, 75—93 (1935).
[355] FRAENKEL, L.: Die Funktion des Corpus luteum. Arch. Gynäk. 68, 438—535 (1903).
[356] — Neue Experimente zur Funktion des Corpus luteum. Arch. Gynäk. 91, 705—761 (1910).
[357] — Structure and function of endocrine glands, particularly ovary. Amer. J. Obstet. Gynec. 13, 606—610 (1927).
[358] — Zur Histo-Physiologie des Corpus luteum. Arch. Gynäk. 181, 217—221 (1952).
[359] —, and P. G. BERRUTI: Thecal proliferations in the ovary of the infant; comparison with hyperthecosis in the adult. Arch. Soc. Biol. Montevideo 10, 267—273 (1942).
[360] — W. BUÑO y O. F. GROSSO: Sobre las formaciones paraluteinicas del ovario humano. II. Congr. Panamer. Endocrinol., Actas y Trabajos 1, 268 (1941).
[361] —, u. F. COHN: Experimentelle Untersuchung über den Einfluß des Corpus luteum und die Insertion des Eies. Anat. Anz. 20, 294—300 (1901).
[362] —, and G. N. PAPANICOLAOU: Growth desquamation and involution of the vaginal epithelium of foetuses and children with a consideration of the related hormonal factors. Amer. J. Anat. 62, 427—441 (1938).
[363] FRANCHI, L. L.: The structure of the ovary. B. Vertebrates. In: The ovary, vol. I, chap. 2, p. 121—142. New York and London: Academic Press 1962.
[364] FRANK, A. H., and R. M. FRAPS: Induction of estrus in the ovariectomized golden hamster. Endocrinology 37, 357—361 (1945).
[365] FRAPS, R. M.: In: Control of ovulation, ed. by C. A. VILLEE, p. 133. New York: Pergamon Press 1961.
[366] — Twenty-four-hour periodicity in the mechanism of pituitary gonadotrophin release for follicular maturation and ovulation in the chicken. Endocrinology 77, 5—18 (1965).
[367] —, and J. F. CASE: Premature ovulation in domestic fowl following administration of certain barbiturates. Proc. Sox. exp. Biol. (N.Y.) 82, 167 (1953).
[368] FRAZER, J. F. D., and D. P. ALEXANDER: The effect of spaying in the pregnant rat. J. Physiol. (Lond.) 124, 36—37 P (1954).
[369] FRIEDEN, E. H., and J. T. VELARDO: Reversal of the decidual-inhibiting effect of relaxin by an inactive derivative. Acta endocr. (Kbh.) 34, 312 (1960).

[370] FULLERTON, A., and J. F. B. MORRISON: A comparison of certain responses of the vascular system of rats after the administration of progesterone and oestrogen. J. Endocr. 33, 75—81 (1965).
[371] GALETTI, F., and A. KLOPPER: The effect of progesterone on the quantity and distribution of body fat in the female rat. Acta endocr. (Kbh.) 46, 379—386 (1964).
[372] GALLARDO, J. B. S.: Acción metabólica general de la progesterona administrada durante largo tiempo. Rev. Soc. argent. Biol. 16, 118—128 (1940).
[373] GALLI-MAININI, C.: Action de l'ovaire et des oestrogens sur l'oviducte du crapaud. C. R. Soc. Biol. (Paris) 145, 131 (1951).
[374] GALZIGNA, L., and U. D'ANCORA: Chromatographic analysis of steroids extracted from fully developed gonads of Salmo inideus and Cyptinus carpio. Atti acad. nazl. Lincei, Rend., Classe sci. fis., mat. e nat. 31, 92—95 (1961).
[375] GERHARD, M.: Untersuchungen über das Zellbild von Vaginalabstrichen des Rindes mit Hilfe der Färbemethode nach PAPANICOLAOU. 7. Beitrag: Das Zellbild im normalen Zyklus. Vet.-Med. Diss. Hannover 1962.
[376] GERLINGER, H.: Le cycle sexual chez la femelle des mammifères. Recherches sur la chienne. Strasbourg 1925.
[377] GIBBNEY, L. F.: Aust. Nat. Antarctic Res. Exped., Ser. B., 1, 1—26 (1957).
[378] GIERING, J. E., and M. X. ZARROW: Changes in uterine morphology and phosphate levels induced by chronic stimulation with the ovarian hormones. Acta endocr. (Kbh.) 29, 499—507 (1958).
[379] GILBERT, A. B., and D. G. M. WOOD-GUST: Progesterone and nesting behaviour in the domestic fowl. 5th Int. Congr. Animal Reprod. and Artif. Insem., Trento 3, 356 (1964).
[380] GILBERT, C., and J. GILLMAN: Pregnancy in the baboon (Papio ursinus). S. Afr. J. med. Sci. 16, 115—124 (1951).
[381] GILLMAN, J.: Experimental studies on the menstrual cycle of the baboon (Papio porcarius). VI. The effect of progesterone upon the first part of the cycle in normal female baboons. Endocrinology 26, 80—87 (1940).
[382] — R. A. PILLAY, and S. S. NAIDOO: Serum mucoprotein, plasma fibrin and fibrinolytic activity during the menstrual cycle in baboons. J. Endocr. 19, 303—309 (1959).
[383] GLENN, E. M., and J. GRAY: Effect of various hormones on the growth and histology of the gerbil (Meriones unguiculatus) abdominal sebaceous gland pad. Endocrinology 76, 115—123 (1965).
[384] GLOVER, F. A.: Ultera-violet absorption spectra and flow birefringence of bovine cervical secretions. Nature (Lond.) 172, 255 (1953).
[385] — The response to ovarian hormone administration in the cow estimated from the physical properties of cervical secretions. J. Endocr. 20, 56—64 (1960).
[386] — The effect of ovarian hormone administration on the consistency of cervical secretion in the cow. J. Reprod. Fertil. 1, 110—111 (1960).
[387] GODING, J. R., and J. A. MCCRACKEN: Preparation of a jugulo-carotid ovarian autotransplant in the sheep. 2nd Int. Congr. Hormonal Steroids, Milan 1966, Excerpta Medica Foundation, Int. Congr. Ser. No 111, p. 259
[388] GOMES, W. R.: Assay for progestins in peripheral and ovarian venous blood from cows. Thesis Washington State University 1962.
[389] — Progesterone levels in ovarian venous effluent of the non-pregnant sow. Diss. Abstr. 26, 1733 (1965).
[390] —, and R. E. ERB: Progesterone in bovine reproduction: a review. J. Dairy Sci. 48, 314—330 (1965).
[391] — V. L. ESTERGREEN, O. L. FROST, and R. E. ERB: Progestin levels in jugular and ovarian venous blood, corpora lutea, and ovaries of the nonpregnant bovine. J. Dairy Sci. 46, 553 (1963).
[392] — O. L. FROST, and V. L. ESTERGREEN: Progestins in ovarian and peripheral blood of cows during late pregnancy. J. Dairy Sci. 45, 670 (1962).
[393] GOORMAGHTIGH, N.: Le corps jaune de la chienne gravide. Contribution à l'étude du métabolisme des lipoides. Arch. Biol. (Paris) 37, 46—120 (1927).
[394] GORSKI, J., R. E. ERB, W. M. DICKSON, and H. C. BUTLER: Sources of progestins in the pregnant cow. J. Dairy Sci. 41, 1380 (1958).
[395] GOSSETT, J. W., and A. M. SORENSEN: The effects of two levels of energy and seasons on reproductive phenomena of gilts. J. animal Sci. 18, 40—47 (1959).
[396] GOTHIE, S., R. MORICARD, and J. JANNEL: Semiquantitative kinetic study of mucopolysaccharide sulfate metabolism in guinea-pig cervical cells. Ann. Histochem. 11, 29—40 (1966).
[397] GOTO, M., and A. CSAPO: Effect of the ovarian steroids on the membrane potential of uterine muscle. J. gen. Physiol. 43, 455 (1959).

[398] GOVAN, A. D. T., and C. L. MUKHERJEE: Maternal toxaemia and foetal ovarian activity. J. Obstet. Gynaec. Brit. Emp. 57, 525—529 (1950).
[399] GRANT, R.: Studies on the physiology of reproduction in the ewe. Part III. Gross changes in the ovaries. Trans. roy. Soc. Edinb. 58, 36—47 (1934).
[400] GREENWALD, G. S.: Endocrine regulation of the secretion of mucin in the tubal epithelium of the rabbit. Anat. Rec. 130, 477—496 (1958).
[400a] GREEP, R. O.: Effects of hysterectomy and of estrogen treatment on volume changes in the corpora lutea of pregnant rabbits. Anat. Rec. 80, 465—476 (1941).
[400b] GREGOIRE, A. T.: Glucosyl oligosaccharides of the rabbit genital tract: Effects of ovarian hormone administration. Int. J. Fertil. 10, 151—155 (1965).
[401] GREULICH, W. W.: Artificially induced ovulation in the cat. Anat. Rec. 58, 217—224 (1934).
[402] GRIFFITHS, W. F. B., and E. C. AMOROSO: Prooestrus, oestrus and mating in the greyhound bitch. Vet. Rec. 51, 1279—1284 (1939).
[403] GROS, G.: Evolution de la muqueuse uterine chez la chatte. C. R. Soc. Biol. (Paris) 118, 1575 (1935).
[404] — Contribution a l'endocrinologie sexuelle. Le cycle génital de la chatte. Thèse Université d'Alger 1936, No 21.
[405] GRUNERT, E.: Zytologische Untersuchungen an Vestibulumabstrichen vom Rind mit besonderer Berücksichtigung des indirekten Nachweises oestrogener Substanzen. Habil.-Schr. Hannover 1963.
[406] GUILLET, G. G., and E. G. RENNELS: The experimental production of deciduomata in immature rats. Tex. Rep. Biol. Med. 22, 78—93 (1964).
[407] GUTTENBERG, I.: Plasma levels of "free" progestin during the estrous cycle in the mouse. Endocrinology 68, 1006—1009 (1961).
[408] HADEK, R.: Mucin secretion in the ewe's oviduct. Nature (Lond.) 171, 750 (1953).
[409] — The secretory processes in the sheep's oviduct. Anat. Rec. 121, 187—201 (1955).
[410] — Histochemical studies on the uterus of the sheep. Amer. J. Vet. Res. 19, 882—886 (1958).
[411] HADFIELD, G.: The application of physiological principles to hormone-dependent breast cancer. Ann. roy. Coll. Surg. Engl. 22, 73—106 (1958).
[412] HAFEZ, E. S. E.: Endocrine control of reception, transport, development and loss of rabbit ova. Scientific Paper No 1997, Washington Agricultural Experiment Stations, Pullman 1961.
[413] — Environment and reproduction in farm animals. World Rev. Anim. Production 1, 118—128 (1965).
[414] —, V. L. ESTERGREEN, and R. J. FOSTER: Progestin and nucleic acids content of corpora lutea during multiple pregnancy in beef cattle. Acta endocr. (Kbh.) 48, 664—672 (1965).
[415] —, and G. PINCUS: Hormonal requirements of implantation in the rabbit. Proc. Soc. exp. Biol. (N.Y.) 91, 531—534 (1956).
[416] HAIN, A. M.: The physiology of pregnancy in the rat. Further data bearing on the prolongation of pregnancy, with a study of the effects of oophorectomy during pregnancy. Quart. J. exp. Physiol. 24, 101—112 (1934).
[417] HALL, K.: The effect of relaxin extracts, progesterone and oestradiol on maintenance of pregnancy, parturition and rearing of young after ovariectomy in mice. J. Endocr. 15, 108—117 (1957).
[418] — Modification by relaxin of the response of the reproductive tract of mice to oestradiol and progesterone. J. Endocr. 20, 355—364 (1960).
[419] —, and W. H. NEWTON: The action of 'relaxin' ind the mouse. Lancet 1946 I, 54—55.
[420] — — The effect of oestrone and relaxin on the X-ray appearance of the pelvis of the mouse. J. Physiol. (Lond.) 106, 18—27 (1947).
[421] HALL, O.: Accessory corpora lutea in the wild Norway rat. Tex. Rep. Biol. Med. 10, 32—38 (1952).
[422] HALLIDAY, R.: The occurrence of corpora lutea atretica in the ovaries of pregnant domestic rabbits. J. Endocr. 19, 10—15 (1959).
[423] HAMMOND, J.: Reproduction in the rabbit. Edinburgh: Oliver Boyd 1925.
[424] — The physiology of reproduction in the cow. Cambridge: Cambridge University Press 1927.
[425] —, and F. H. A. MARSHALL: Oestrus and pseudopregnancy in the ferret. Proc. roy. Soc. B 105, 607—630 (1930).
[426] HAMMOND JR., J.: Failure of progesterone treatment to affect delayed implantation in mink. J. Endocr. 7, 330—334 (1951).
[427] HAMILTON, W. J., and F. T. DAY: Cleavage stages of the ova of the horse, with notes of ovulation. J. Anat. (Lond.) 79, 127—130 (1945).

[428] HAMILTON, W. J., and J. A. LAING: Development of the egg of the cow up to the stage of blastocyst formation. J. Anat. (Lond.) 80, 194—204 (1946).
[429] HAMLETT, G. W. D.: Uterine bleeding in a bat, Glossophaga soricina. Anat. Rec. 60, 9—18 (1934).
[429a] — Delayed implantation and discontinous development in mammals. Quart. Rev. Biol. 10, 432—447 (1935).
[430] — Positive Friedman tests in pregnant rhesus monkey (Macaca mulatta). Amer. J. Physiol. 118, 664 (1937).
[431] HAMOLSKY, M., and R. C. SPARROW: Influence of relaxin on mammary development in sexually immature female rats. Proc. Soc. exp. Biol. (N.Y.) 60, 8—9 (1945).
[432] HANDOWSKY, H.: A contribution to our knowledge of the influence of hormones on the uterus contractions. Acta brev. neerl. Physiol. 15, 1—3 (1947).
[433] HANSEL, W.: Female infertility in domestic animals. Fertil. and Steril. 10, 502—512 (1959).
[434] — Studies on the formation and maintenance of the corpus luteum. 13th Easter School, University of Nottingham 1966.
[435] —, and S. A. ASDELL: The effects of estrogen and progesterone on the arterial systeme of the uterus of the cow. J. Dairy Sci. 34, 37—44 (1951).
[436] —, and G. W. TRIMBERGER: Atropine blockade of ovulation in the cow and its possible significance. J. animal Sci. 10, 719—724 (1951).
[437] —, and W. C. WAGNER: Luteal inhibition in the bovine as a result of oxytocin injections, uterine dilatation, and intrauterine infusions of seminal and preputial fluids. J. Dairy Sci. 43, 796 (1960).
[438] HANSSON, A.: The physiology of reproduction in mink (Mustela vison Schreib.) with special reference to delayed implantation. Acta zool. Stockh. 28, 1—136 (1947).
[439] HARKNESS, M. L. R., and R. D. HARKNESS: The distribution of the growth of collagen in the uterus of the pregnant rat. J. Physiol. (Lond.) 132, 492—501 (1956).
[440] HARPER, M. J. K.: The effects of constant doses of oestrogen and progesterone on the transport of artificial eggs through the reproductive tract of ovariectomized rabbits. J. Endocr. 30, 1—19 (1964).
[441] HARRINGTON, F. E.: Transportation of ova and zygotes through the genital tract of immature mice treated with gonadotropins. Endocrinology 77, 635—640 (1965).
[442] HARRIS, R. G.: Effect of bilateral ovariectomy upon duration of pregnancy in mice. Anat. Rec. 37, 83—93 (1927).
[443] HARRISON, R. J.: The development and fate of the corpus luteum in the vertebrate series. Biol. Rev. 23, 296—331 (1948).
[444] — The changes occurring in the ovary of the goat during the estrous cycle and in early pregnancy. J. Anat. (Lond.) 82, 21—48 (1948).
[445] — Observations on the female reproductive organs of the Ca'aing whale, Globiocephala melaeny Traill. J. Anat. (Lond.) 83, 238—253 (1949).
[446] — Reproduction and reproductive organs in common seals (Phoca vitulina) in the Wash, East Anglia. Mammalia 24, 372—385 (1960).
[447] — L. H. MATTHEWS, and J. M. ROBERTS: Reproduction in some pinnipedia. Trans. zool. Soc. Lond. 27, 437—540 (1952).
[448] —, and E. G. NEAL: Ovulation during delayed implantation and other reproductive phenomena in the badger (Meles meles L.). Nature (Lond.) 177, 977—979 (1956).
[449] HART, G. H., and H. H. COLE: The source of oestrin in the pregnant mare. Amer. J. Physiol. 109, 320—323 (1934).
[450] HARTMAN, C. G.: Studies on the development of opossum (Didelphys virginiana L.). Philadelphia 1920.
[451] — Breeding habits, development and birth of the opossum. Rep. Smithson. Instn 1, 347—363 (1921).
[452] — Interruption of pregnancy by ovariectomy in the placental opossum. Study in physiology of implantation. Amer. J. Physiol. 71, 436—454 (1925).
[453] — Observations on the ovary of the opossum, Didelphis virginiana. Contr. Embryol. Carneg. Instn 19, 285 (1927).
[454] — Studies in the reproduction of the monkey Macacus (Pithecus) rhesus, with special reference to menstruation and pregnancy. Contr. Embryol. Carneg. Instn 23, 1—162 (1932).
[455] — Ovulation, fertilization and the transport and viability of eggs and spermatozoa. In: Sex and internal secretions (E. ALLEN, ed.), 2nd ed., p. 647—733. Baltimore: Williams & Wilkins Co. 1939.
[456] — Studies on reproduction in monkey and their bearing on gynecology and anthropology. Endocrinology 25, 670 (1939).

[457] HARTMAN, C. G.: Non-effect of ovariectomy on the 25th day of pregnancy in the rhesus monkey. Proc. Soc. exp. Biol. (N.Y.) 48, 221—223 (1941).
[458] — A half century of research in reproductive physiology. Fertil. and Steril. 12, 1—19 (1961).
[459] — Mechanisms concerned with conception. Proc. of a symposium prepared under the auspices of the Population Council and the Planned Parenthood Federation of America (ed. C. G. HARTMAN). Oxford-London-New York-Paris: Pergamon Press 1963.
[460] —, and G. W. CORNER: Removal of the corpus luteum and of the ovaries of the rhesus monkey during pregnancy, observations and cautions. Anat. Rec. 98, 539—546 (1947).
[461] HARVEY, W.: The works of WILLIAM-HARVEY. Translated by R. WILLIS (1847). London: Sydenham Society 1651.
[462] HASKINS, A. L.: Variation in progestational proliferation induced by differential estrogenic priming of the immature rabbit endometrium. Amer. J. Obstet. Gynec. 85, 70—73 (1963).
[463] HASKIN, D., N. LASHER, and S. ROTHMAN: Some effects of ACTH, cortisone, progesterone and testosterone on sebaceous glands in the white rat. J. invest. Derm. 20, 207—211 (1953).
[464] HASKINS, A. L., and H. D. TAUBERT: Progesterone transportation in blood. Obstet. and Gynec. 21, 395—399 (1963).
[465] HATERIUS, H. O.: Reduction of litter size and maintenance of pregnancy in the oophorectomized rat: evidence concerning the endocrine role of the placenta. Amer. J. Physiol. 114, 399—406 (1936).
[466] —, and M. I. KEMPNER: Uterine distention and maintenance of pregnancy following oophorectomy in the rat. Proc. Soc. exp. Biol. (N.Y.) 42, 322—325 (1939).
[467] HAWK, H. W., G. D. TURNER, and T. H. BRINSFIELD: Vascular permeability and leukocytic emogration in rabbit uterus. J. Amer. vet. med. Ass. 143, 190 (1963).
[468] HAYS, R. L., and N. L. VAN DEMARK: Spontaneous motility of the bovine uterus. Amer. J. Physiol. 172, 553 (1953).
[469] HAYWARD, J. N., J. HILLIARD, and C. H. SAWYER: Time of release of pituitary gonadotropin induced by electrical stimulation of the rabbit brain. Endocrinology 74, 108—113 (1964).
[470] HAZELWOOD, R. L., and M. M. NELSON: Steroid maintenance of pregnancy in rats in the absence of dietary protein. Endocrinology 77, 999—1013 (1965).
[471] HEAP, R. B., and R. DEANESLY: Progesterone in systemic blood and placentae of intact and ovariectomized pregnant guinea-pigs. J. Endocr. 34, 417—423 (1966).
[472] — M. HOLZBAUER, and H. NEWPORT: Adrenal secretion rates of C-19 and C-21 steroids before and after hypophysectomy in the pig and dog. J. Endocr. 36, 159 (1966).
[473] —, and G. E. LAMMING: Studies of the uterine environment of different species. I. Influence of ovarian hormones on the chemical composition of uterine secretions. J. Endocr. 20. XXIII—XXIV (1960).
[474] — — The influence of ovarian hormones on some chemical constituents of the uterine washing of the rat and rabbit. J. Endocr. 25, 57—68 (1962).
[475] —, and J. L. LINZELL: Arterial concentration, ovarian secretion and mammary uptake of progesterone in goats during the reproductive cycle. J. Endocr. 36, 389—399 (1966).
[476] HEAPE, W.: Ovulation and degeneration of ova in the rabbit. Proc. roy. Soc. B 76, 260—268 (1905).
[477] HECHTER, O., M. FRAENKEL, M. LEV, and S. SOSKIN: Influence of the uterus on the corpus luteum. Endocrinology 26, 680—683 (1940).
[478] HECKEL, G. P., and W. M. ALLEN: Prolongation of pregnancy in the rabbit by the injection of progesterone. Amer. J. Obstet. Gynec. 35, 131—137 (1938).
[479] HEDIGER, H.: Wild animals in captivity, tr. G. SIRCOM. London: Butterworth & Co. 1950.
[480] HEITMAN JR., H., and H. H. COLE: Further studies in the induction of estrus in lactating sows with equine gonadotrophin. J. animal Sci. 15, 970—977 (1956).
[481] HELLICH, W.: Untersuchungen über den Zyklus der Stute. VI. Beitrag: Scheidenabstriche. Vet.-Med. Diss. Hannover 1940.
[482] HELM, F. C.: Zu den zyklischen Veränderungen der Uterusschleimhaut der Hündin. Zbl. Vet.-Med. A 12, 45—56 (1965).
[483] HENRIET, L.: Étude de quelques propriétés physiques, chimiques, microscopiques et biologiques de la glaire cervicale des bovides. Bull. Soc. roy. belge Gynéc. Obstét. 34, 325 (1964).

[484] HERREN, R. Y., and H. O. HATERIUS: The relation of ovarian hormones to electromycographically determined Achilles reflex time. Amer. J. Physiol. **96**, 214—220 (1931).
[485] HERRICK, E. H.: Duration of pregnancy in guinea-pigs after removal and also after transplantation of ovaries. Anat. Rec. **39**, 193—200 (1928).
[486] HERTZ, R.: Endocrine and vitamin factors in hormone-induced tissue growth. Tex. Rep. Biol. Med. **8**, 154—158 (1950).
[487] HERVEY, G. R., and E. HERVEY: Effects of progesterone on food intake and body composition in rats. J. Endocr. **30**, vii—viii (1964).
[488] HERVEY, E., G. R. HERVEY, and P. M. ZAMBOANGA: Endocrine factors affecting the action of progesterone upon body weight and composition in the rat. 2nd Int. Congr. Hormonal Steroids, Milan 1966, Excerpta Medica Foundation, Int. Congr. Ser. No 111, p. 190.
[489] HERWERDEN, M. VAN: Bindrage tot de Kennis van den Menstrueelen Cyclus. T. ned. dierk. Ver. **10**, 65—73 (1908).
[490] HIGAKI, S., and Y. AWAI: Studies on the mucus pattern in cervix uteri of cows. I. Classification of the mucus pattern and its relation to the sexual cycle. Bull. Nat. Inst. Agric. Sci., Japan, 7 G: 51—59 (1953).
[491] HILL, C. J.: The development of Monotremata. Part I. The histology of the oviduct during gestation. Trans. zool. Soc. (Lond.) **21**, 413—443 (1933).
[492] — The development of the Monotremata. Part V. Further observations on the histology and the secretory activities of the oviduct prior to and during gestation. Trans. zool. Soc. (Lond.) **25**, 1—31 (1941).
[493] HILL, J. P., and C. H. O'DONOGHUE: The reproductive cycle in the marsupial Dasyurus viverrinus. Quart. J. micr. Sci. **59**, 133—152 (1913).
[494] HILL, R. T., A. S. PARKES, and W. E. WHITE: The assay of the ovulation-producing substance. J. Physiol. (Lond.) **81**, 335 (1934).
[495] HILLIARD, J., D. ARCHIBALD, and CH. H. SAWYER: Gonadotropic activation of preovulatory synthesis and release of progestin in the rabbit. Endocrinology **72**, 59—66 (1963).
[496] — E. ENDRÖCZI, and C. H. SAWYER: Stimulation of progestin release from rabbit ovary in vivo. Proc. Soc. exp. Biol. (N.Y.) **108**, 154 (1961).
[497] — J. N. HAYWARD, and CH. H. SAWYER: Postcoital patterns of secretion of pituitary gonadotropin and ovarian progestin in the rabbit. Endocrinology **75**, 957—963 (1964).
[498] HISAW, F. L.: The placental gonadotrophin and luteal function in monkeys (Macaca mulatta). Yale J. Biol. Med. **17**, 119 (1944).
[499] — Development of the Graafian follicle and ovulation. Physiol. Rev. **27**, 95—119 (1947).
[500] — The evolution of endocrine adaptations of the ovarian follicle. In: Physiology of reproduction. Corvallis: Oregon State University Press 1961.
[501] — Looking to the future in reproductive physiology. In: Gonadotropins. San Francisco and London: Freeman & Co. 1963.
[502] —, and R. O. GREEP: The inhibition of uterine bleeding with estradiol and progesterone and associated endometrial modifications. Endocrinology **23**, 1—14 (1938).
[503] HISAW JR., F. L., and F. L. HISAW: Corpora lutea of elasmobranch fishes. Anat. Rec. **135**, 269—277 (1959).
[504] — — Effect of relaxin on the uterus of monkeys (Macaca mulatta) with observations on the cervix and symphysis pubis. Amer. J. Obstet. Gynec. **89**, 141—155 (1964).
[505] — — Edema of the skin and menstruation in monkeys (Macaca mulatta) on repeated estrogen treatments. Proc. Soc. exp. Biol. (N.Y.) **122**, 66—70 (1966).
[506] HISAW. F. L., M. X. ZARROW, W. L. MONEY, and R. V. N. TALMAGE: Importance of the female reproductive tract in the formation of relaxin. Endocrinology **34**, 122—134 (1944).
[507] — — The physiology of relaxin. Vitam. and Horm. **8**, 151—178 (1950).
[508] HOAR, W. S.: Comparative physiology: Hormones and reproduction in fishes. Ann. Rev. Physiol. **27**, 51—70 (1965).
[509] — Reproduction in teleost fish. In: Comparative physiology of reproduction (I. CHESTER JONES and P. ECKSTEIN, eds.). Mem. Soc. Endocr. No 4, 5—24 (1955).
[510] HOFFMANN, F.: Über die Wirkung des Progesterons auf das Follikelwachstum im Zyklus und seine Bedeutung für die hormonale Steuerung des Ovarialzyklus der Frau. Geburtsh. u. Frauenheilk. **5**, 433—440 (1962).
[511] HOFFMAN, J. C., and N. B. SCHWARTZ: Timing of post-partum ovulation in the rat. Endocrinology **76**, 620—625 (1965).

[512] HOFFMEISTER, K.: Untersuchungen über das Zellbild von Vaginalabstrichen des Rindes mit Hilfe der Färbemethode nach PAPANICOLAOU. 3. Beitrag: Das Zellbild von Färsen und Kühen im V.—IX. Monat der Trächtigkeit. Vet.-Med. Diss. Hannover 1961.

[513] HOGUE, D. E., W. HANSEL, and R. W. BRATTON: Fertility of ewes bred naturally and artificially after estrous cycle synchronization with an oral progestational agent. J. animal Sci. 21, 625 (1962).

[514] HOLM, L. W., and R. V. SHORT: Progesterone in the peripheral blood of Guernsey and Friesian cows during prolonged gestation. J. Reprod. Fertil. 4, 137 (1962).

[515] HOOKER, C. W., and T. R. FORBES: A bio-assay for minute amounts of progesteron. Endocrinology 41, 158—169 (1947).

[516] HORST, C. J. VAN DER: Elephantulus going into anoestrus: menstruation and abortion. Phil. Trans. B 238, 27—61 (1954).

[517] —, and J. GILLMAN: The behaviour of the Graafian follicle of Elephantulus during pregnancy, with special reference to the hormonal regulation of ovarian activity. S. Afr. J. med. Sci. 10, Biol. Suppl., 1—14 (1945).

[518] HOSODA, T., T. KANEKO, K. MOGI, and T. ABE: Forced ovulation in gonadotrophin-treated fasting hens. Proc. Soc. exp. Biol. (N.Y.) 92, 360—362 (1956).

[519] HOUSSAY, B. A.: Ovulación y postura del sapo Bufo arenarum Hensel. V. Transporte de los ovulos por el oviducto y el utero. Rev. Soc. argent. Biol. 23, 275—287 (1947).

[520] — Hypophyseal functions in the toad Bufo arenarum Hensel. Quart. Rev. Biol. 24, 1—27 (1949).

[521] — Hormonal factors of growth. Proc. 6th Pan-Amer. Congr. Endocrinology, Mexico-City 1965, Excerpta Medica Foundation, Int. Congr. Ser. No 112, p. 11—22.

[522] HOWE, G. R.: Influence of the uterus upon cyclic ovarian activity in the guinea-pig. Endocrinology 77, 412—414 (1965).

[523] HUBER, G. C.: The development of the albino rat. J. Morph. 26, 247—358 (1915).

[524] HUBER-WINTZER, U.: Die Wirkung gonadotroper Substanzen auf den Genitaltrakt juveniler weiblicher Schweine. Vet.-Med. Diss. München 1967.

[525] HUGHES, R. L.: Role of the corpus luteum in marsupial reproduction. Nature (Lond.) 194, 890—891 (1962).

[526] HUTCHINSON, J. S. M., and H. ROBERTSON: Effect of season on the follicle stimulating hormone and luteinizing hormone potency of sheep anterior pituitary glands. Nature (Lond.) 188, 585—586 (1960).

[527] HUTCHINSON, D. L., J. L. WESTOVER, and D. W. WILL: The destruction of the maternal and fetal pituitary glands in subhuman primates. Amer. J. Obstet. Gynec. 83, 857—865 (1962).

[528] ICHINOSE, R. R., and S. NANDI: Influence of hormones on lobulo-alveolar differentiation of mouse mammary glands in vitro. J. Endocr. 35, 331—340 (1966).

[529] IFFY, L.: The time of conception in pathological gestations. Proc. roy. Soc. Med. 56, 1098—1100 (1963).

[530] IOANNOU, J. M.: The oestrous cycle of the potto. J. Reprod. Fertil. 11, 455—457 (1966).

[531] JAGIELLO, G.: Effects of selected hormones on the closed vaginal membrane of the ovariectomized guinea-pig. Proc. Soc. exp. Biol. (N.Y.) 118, 412—414 (1965).

[532] JÄHN, H.: Untersuchungen über Brunstintervalle des Rindes unter Berücksichtigung des embryonalen Frühtodes. Diss. Hannover 1963.

[533] JARRETT, A.: The effects of progesterone and testosterone on surface sebum and acne vulgaris. Brit. J. Derm. 71, 102—116 (1959).

[534] JOACHIMOWITZ, R.: Studien zu Menstruation, Ovulation, Aufbau und Pathologie des weiblichen Genitals bei Mensch und Affe (Pithecus fascicularis mordax). Biol. gen. 4, 447—540 (1928).

[535] JÖCHLE, W.: Zum Problem der Zervixpassage beim Rind. Zuchthyg. Fortpflanz.-Stör. Besam. Haustiere 4, 127 (1954).

[536] — Exogene und endogene Einflüsse auf Tragzeitdauer und Geschlechtsverteilung der Nachkommen beim Pferd. Zuchthyg. Fortpflanz.-Stör. Besam. Haustiere 1, 238—248 (1957).

[536a] — Mausersteuerung und Mauserauslösung beim Haushuhn. Kleintier-Prax. 6, 150—152 (1961).

[536b] — Zur neuroendokrinen Regulation der Mauser beim Haushuhn. 8. Sym. Dtsch. Ges. Endokrinol. Berlin-Göttingen-Heidelberg: Springer 1962, S. 416—421.

[537] — Umwelteinflüsse auf neuroendokrine Regulationen: Wirkungen langfristiger permanenter Beleuchtung auf jugendliche und erwachsene Ratten. (Beiträge zur Konstitutionsforschung und zur Biogenese der Sexualfunktionen.) Zbl. Vet. -Med. A 10, 653—706 (1963).

[538] JÖCHLE, W.: The circadian rhythm in female reproduction. In: Reproduction in the female mammal. 13th Easter School Univ. of Nottingham, School of Agriculture 1966, ed. by G. E. LAMMING and E. C. AMOROSO, p. 267—281. London: Butterworth & Co. 1967.
[539] — Die Fortpflanzungsbiologie der Hündin. In Vorbereitung.
[540] —, and W. PAESKE: Genetisch bedingte Fruchtbarkeitsstörungen bei Grey Hounds. Kleintier-Prax. 8, 4—5 (1963).
[541] JOHNSON, D. C.: Effect of hypothalamic extract on hypophyseal LH in immature male rats. Proc. Soc. exp. Biol. (N.Y.) 117, 160—163 (1964).
[542] JOHNSON, G. E., and J. S. CHALLANS: Ovariectomy and corpus luteum extract experiments in pregnant rats. Anat. Rec. 47, 300—301 (1930) (Abstr.).
[543] — — Ovariectomie and corpus luteum extract studies on rats and ground squirrels. Endocrinology 16, 278—284 (1932).
[544] JUNKMANN, K.: Gedanken über die Regelung der Ovarialfunktion. Berl. Med. 13, 81—85 (1962).
[545] KAGAWA, C. M.: Blocking urinary electrolyte effects of desoxycorticosterone with progesterone in rats. Proc. Soc. exp. Biol. (N.Y.) 99, 705—707 (1958).
[546] KALINER, G.: Messungen am Endometrium des Rindes im Oestrum und späten Postoestrum. Vet.-Med. Diss. FU Berlin 1962.
[547] KAMELL, S. A., and W. B. ATKINSON: Effects of ovarian hormones on certain cytoplasmic reactions in the vaginal epithelium of the mouse. Proc. Soc. exp. Biol. (N.Y.) 68, 537—540 (1948).
[548] KARG, H.: Diskussion zu W. HANSEL: Studies on the formation and maintenance of the corpus luteum. Proc. Symposium "Reproduction in the female mammal", Nottingham 1966, (im Druck).
[549] — D. AUST u. S. BÖHM: Versuche zur Bestimmung des Luteinisierungshormons (LH) im Blut von Kühen unter Berücksichtigung des Zyklus. Zuchthyg. Fortpfl.-Stör. Besam. Haustiere 2, 55—62 (1967).
[550] KAUFMAN, A. B., and I. ROTHCHILD: The corpus luteum-hypophysis relationship: the effect of progesterone treatment on the release of gonadotrophins in the rat. Acta endocr. (Kbh.) 51, 231—244 (1966).
[551] KAWAKAMI, M., and CH. H. SAWYER: Neuroendocrine correlates of changes in brain activity thresholds by sex steroids and pituitary hormones. Endocrinology 65, 652—668 (1959).
[552] KELLAS, L. M., E. W. VAN LENNEP, and E. C. AMOROSO: Ovaries of some foetal and prepubertal giraffes (Giraffa camelopardalis, Linnaeus). Nature (Lond.) 181, 487—488 (1958).
[553] KELLNER, H.-M.: Motilität des isolierten Uterusmuskels beim Hausschwein unter spezifischem hormonalen Einfluß. Vet.-Med. Diss. Gießen 1963.
[554] KENT JR., G. C., and M. J. LIBERMAN: Vaginal smears and mating responses in ovariectomized hamsters following estrone and progesterone injections with special reference to the vaginal smear in induced mating. J. exp. Zool. 106, 267 (1947).
[554a] KHARTOV, V. P.: New information on the durability of the retention of the corpus luteum in the dolphin. Bull. Biol. Med. exp. U.S.S.R. 5, 27—28 (1938).
[555] KILPATRICK, R., D. T. ARMSTRONG, and R. O. GREEP: Maintenance of the corpus luteum by gonadotrophins in the hypophysectomized rabbit. Endocrinology 74, 453—461 (1964).
[556] KIMOURA, G., and W. S. CORNWELL: The progestin content of the corpus luteum of the sow (Sus scrofa) during successive stages of the estrous cycle and pregnancy. Amer. J. Physiol. 123, 471—476 (1938).
[557] KIMURA, J., and W. R. LYONS: Progestin in the pregnant mare. Proc. Soc. exp. Biol. (N.Y.) 37, 423—427 (1937).
[558] KINCH, R. A. H.: Adolescent sex education. Ann. N.Y. Acad. Sci. 142, 842—833 (1967).
[559] KING, J. L.: Observations on the activity and working power of the uterine muscle of the non pregnant sow. Amer. J. Physiol. 81, 752 (1927).
[560] KINZEY, W. G., and H. H. SREBNIK: Maintenance of pregnancy in protein-deficient rats with short-term injections of ovarian hormones. Proc. Soc. exp. Biol. (N.Y.) 114, 158—160 (1963).
[561] KIRBY, D. R. S.: Discussion in: Egg implantation, p. 38—39 (ed. G. E. W. WOLSTENHOLME). London: Churchill 1966.
[562] KIRSCH, R. E.: A study in the control of length of gestation in the rat with notes of maintenance and termination of gestation. Amer. J. Physiol. 122, 86—93 (1938).
[563] KLEIN, M.: Relation between the uterus and the ovaries in the pregnant hamster. Proc. roy. Soc. B 125, 348—364 (1938).
[564] KNAUS, H.: Die Physiologie der Zeugung des Menschen, 3. Aufl. Wien 1950.

[565] KNOLL, P.: Zytometrische Untersuchungen zur Form- und Volumenveränderung endometrialer Stromazellen beim Rind. Vet.-Med. Diss. Hannover 1962.
[566] KOFF, A. K., and M. E. DAVIS: Mechanism of prolongation of pregnancy in the rabbit. Amer. J. Obstet. Gynec. 34, 26—37 (1937).
[567] KOLLAR, E. J.: Reproduction in the female rat after pelvic nerve neurectomy. Anat. Rec. 115, 641—658 (1953).
[568] KOLLER, G.: Der Nestbau der weißen Maus und seine hormonale Auslösung. Verh. Dtsch. Zool. Ges. in Freiburg 1952, S. 160—168.
[569] KRATZHELLER, K.: Untersuchungen über das Zellbild von Vaginalabstrichen der Hündin im Färbeverfahren der Methode Papanicolaou. Vet.-Med. Diss. Gießen 1956.
[570] KRAUSE, H.: Kariometrische Untersuchungen an der Glandula parotis von Ratten unter dem Einfluß von Parotin, Hormonen und Organextrakten. Vet.-Med. Diss. Gießen 1962.
[571] KRISTOFFERSEN, J.: Gestogens in corpus luteum of cattle. Acta endocr. (Kbh.) 33, 417—427 (1960).
[572] — T. LUNAAS, and W. VELLE: Identification of 20-hydroxy-pregn-4-ene-3-one in luteal tissue from pregnant whales. Nature (Lond.) 190, 1009—1010 (1961).
[573] —, and W. VELLE: Urinary oestrogens of the dog. Nature (Lond.) 185, 253 (1960).
[574] KROC, R. L., B. G. STEINETZ, and V. L. BEACH: The effects of estrogens, progestagens, and relaxin in pregnant and nonpregnant laboratory rodents. Ann. N.Y. Acad. Sci. 75, 942—980 (1959).
[575] KUDLÁC, E.: Persönliche Mitteilung.
[576] KUEHN, R. E., G. D. JENSEN, and R. K. MORRILL: Breeding Macaca Nemestrina: a program of birth engineering. Folia primat. 3, 251—262 (1965).
[577] KYLE, L. H., and W. C. HESS: The effect of progesterone and anhydrohydroxyprogesterone on nitrogen balance. J. Lab. clin. Med. 47, 278—283 (1956).
[578] LABHSETWAR, A. P., W. E. COLLINS, W. J. TYLER, and L. E. CASIDA: Some pituitary-ovarian relationships in the periparturient cow. J. Reprod. Fertil. 8, 85—90 (1964).
[579] LADOSKY, W., D. M. CANCADO, and J. G. L. NORONHA: Presence of corpora lutea in female rats with permanent estrus. Acta endocr. (Kbh.), Suppl. 100, 149 (1965).
[580] LAHR, E. L., and O. RIDDLE: Temporary suppression of estrous cycles in the rat by prolactin. Proc. Soc. exp. Biol. (N.Y.) 34, 880 (1936).
[581] LAIDLAW, J. C., J. L. RUSE, and A. G. GORNALL: Influence of estrogen and progesterone on aldosterone excretion. J. clin. Endocr. 22, 161—171 (1962).
[582] LAMBERT, J. G. D., and P. G. W. J. VAN OORDT: Preovulatory corpora lutea or corpora atretica in the Guppy, Poecilia reticulata. A histological and histochemical study. Gen. comp. Endocr. 5, 693 (1965).
[582a] LAMOTTE, M., et P. REY: Existence de corpora lutea chez un batracien anoure vivipare, Nectophrynoides occidentalis Angel; leur evolution morphologique. C. R. Acad. Sci. (Paris) 238, 393—395 (1954).
[583] LANDAU, R. L., D. M. BERGENSTAL, K. LUGIBIHL, and M. E. KASCHT: The metabolic effects of progesterone in man. J. clin. Endocr. 15, 1194—1215 (1955).
[584] — K. LUGIBIHL, D. M. BERGENSTAL, and D. F. DIMICK: The metabolic effects of progesterone in man: dose response relationships. J. Lab. clin. Med. 50, 613—620 (1957).
[585] — — Inhibition of the sodium-retaining influence of aldosterone by progesterone. J. clin. Endocr. 18, 1237—1245 (1958).
[586] — — The catabolic and natriuretic effects of progesterone in man. Recent Progr. Hormone Res. 17, 249—281 (1961).
[587] LATASTE, F.: Recherches de zoöetique sur les mammifères de l'ordre des rongeurs. Act. Soc. Linn., Bordeaux 40, 293—466 (1887).
[588] — Des variations de durée de la gestation chez les mammifères et des circonstances qui déterminent ces variations. Théorie de la gestation retardée. C. R. Soc. Biol. (Paris) 43, 21—31 (1891).
[589] LAUMAS, K. R., and A. FAROOQ: The "in vivo" uptake of tritiated progesterone by various tissues of the rat. 2nd Int. Congr. Hormonal Steroids, Milan 1966, Excerpta Medica Foundation, Int. Congr. Ser. No 111, p. 274.
[590] — — The uptake in vivo of (1,2-^{3}H) progesterone by the brain and genital tract of the rat. J. Endocr. 36, 95—96 (1966).
[591] — — Progesterone inhibition of estrogen stimulated protein synthesis in rat vagina. 2nd Int. Congr. Hormonal Steroids, Milan 1966, Excerpta Medica Foundation. Int. Congr. Ser. No 111, p. 324.
[592] LAURITZEN, C.: Biologische Wirkungen des 20-Hydroxy-Pregn-4-en-3-on. Acta endocr. (Kbh.) 44, 225—236 (1963).
[593] —, u. C. ARLINGHAUS: Untersuchungen zur synergistischen Wirkung von Wachstumshormon und Sexualsteroiden. Z. Geburtsh. Gynäk. 163, 250—259 (1965).

[594] LAWS, R. M.: The elephant seal (Mirounga leonina Linn.). III. The physiology of reproduction. Falkland Islands dependencies survey. Sci. rep. No 15, 1—66 (1956).
[595] — Recent investigations on fin whale ovaries. The Norwegian Whaling Gazette No 5, p. 225—254 (1958).
[596] —, and G. CLOUGH: Observations on reproduction in the hippopotamus (Hippopotamus amphibius linn.). Comparative biology of reproduction in mammals. Symposia Zool. Soc. London, No 15, 117—140 (1966).
[597] LEATHAM, J. H.: Some biochemical aspects of the uterus. Ann. N.Y. Acad. Sci. 75, 463—471 (1959).
[598] LEHRMAN, D. S.: The physiological basis of parental feeding behaviour in the ring dove. Behaviour 7, 241—286 (1955).
[599] — Effect of female sex hormones on incubation behaviour in the ring dove. J. comp. physiol. Psychol. 51, 142—145 (1958).
[600] — The presence of the mate and of nesting material as stimuli for the development of incubation behavior and for gonadotropin secretion in the ring dove (Streptopella Risoria). Endocrinology 68, 507 (1961).
[601] — Hormonal regulation of parental behaviour in birds and infrahuman mammals. In: Sex and internal secretions, vol. II, p. 1267—1382 (ed. W. C. YOUNG). Baltimore: Williams & Wilkins Co. 1961.
[602] — Reproductive behaviour in the ring dove. Sci. American 211, 48—54 (1965).
[603] —, and P. BRODY: Oviduct response to oestrogen and progesterone in the ring dove. Proc. Soc. exp. Biol. (N.Y.) 95, 373—375 (1957).
[604] — — Does prolactin induce incubation behaviour in the ring dove? J. Endocr. 22, 269—275 (1961).
[605] — — Effect of prolactin established incubation behaviour in the ring dove. J. comp. physiol. Psychol. 57, 161—165 (1964).
[606] —, and R. P. WORTIS: The presence of the mate and nesting material as stimuli for the development of incubation behaviour and for gonadotropin secretion in the ring dove. Endocrinology 68, 507—516 (1961).
[607] —, and R. P. WORTIS: Previous breeding experience and hormoneinduced incubation behavior in the ring dove. Science 132, 1667 (1960).
[608] LEWIS, W. H., and E. S. WRIGHT: On the early development of the mouse egg. Contr. Embryol. Carneg. Instn 25, 113—144 (1935).
[609] LI, R. C.: The effect of posterior pituitary extract, epinephrine and acetylcholine on the isolated fallopian tube of the macaque at different stages of the menstrual cycle. Chin. J. Physiol. 9, 315—238 (1935).
[610] LIKAR, I. N., and L. J. LIKAR: Acid mucopolysaccharides and mast cells in the bovine uterus at different stages of the sexual cycle. Acta endocr. (Kbh.) 46, 493—506 (1964).
[611] LILLIE, R. J., and C. A. DENTON: Effect of lighting systems in the grower and adult periods upon the over-all performance of white leghorns. Poultry Sci. 44, 809—816 (1965).
[612] LINDNER, H. R.: Participation of lymph in the transport of gonadal hormones. 2nd Int. Congr. Hormonal Steroids, Milan 1966, Excerpta Medica Foundation, Int. Congr. Ser. No 111, p. 78—79.
[613] — M. B. SASS, and B. MORRIS: Steroids in the ovarian lymph and blood of conscious ewes. J. Endocr. 30, 361—376 (1964).
[614] —, and G. B. SHARMAN: The pregnancy hormone in the red kangaroo (Megaleia rufa, Desm.). 2nd Int. Congr. Hormonal Steroids, Milan 1966, Excerpta Medica Foundation, Int. Congr. Ser. No 111, p. 371.
[615] LINZELL, J. L.: Physiology of the mammary glands. Physiol. Rev. 39, 534—576 (1959).
[616] LIPSCHÜTZ, A., D. JADRIJEVIC, E. MARDONES, S. FIGUEROA, and S. GIRARDI: Comparative antioestrogenic potencies of progesterone and esterified 17β-hydroxyprogesterone in the guinea pig. J. Endocr. 15, 248—254 (1957).
[617] LODGE, P. D. B., and C. L. SMITH: Hormonal control of secretion in the oviduct of the amphibia. Nature (Lond.) 185, 774—775 (1960).
[618] LOEB, L.: Über die experimentelle Erzeugung von Knoten von Deciduagewebe in dem Uterus des Meerschweinchens nach stattgefundener Copulation. Zbl. allg. Path. path. Anat. 18, 563—565 (1907).
[619] — The clinical changes in the ovary of the guinea-pig. J. Morph. 22, 37—70 (1911).
[620] — Mechanism of the sexual cycle with special reference to the corpus luteum. Amer. J. Anat. 32, 305—343 (1923).
[621] — The effect of extirpation of the uterus on the life and function of the corpus luteum in the guinea-pig. Proc. Soc. exp. Biol. (N.Y.) 20, 441—443 (1923).
[622] — The effects of hysterectomy on the system of sex organs and on the periodicity of the sexual cycle in the guinea-pig. Amer. J. Physiol. 83, 202—224 (1927).

[623] LOEB, L., and C. HESSELBERG: The cyclic changes in the mammary gland under normal and pathological conditions. 1. The changes in the non-pregnant guinea-pig. J. exp. Med. **25**, 285—321 (1917).

[623a] —, and M. G. SMITH: The effect of hysterectomy on the duration of life and retrogression of the corpora lutea and on secondary sex organs in the rabbit. Amer. J. Anat. **58**, 1—25 (1936).

[624] LOFTS, B., and A. J. MARSHALL: The post-nuptial occurrence of progestins in the seminiferous tubules of birds. J. Endocr. **19**, 16—21 (1959).

[625] LONG, J. A., and H. M. EVANS: The oestrous cycle in the rat and its associated phenomena. Mem. Univ. Calif. **6**, 1—148 (1922).

[626] LORINCZ, A. L.: The effects of progesterone and a pituitary preparation with sebotropic activity on sebaceous glands. Advanc. Biol. Skin **4**, 188—199 (1963).

[627] LOY, R. G., R. G. ZIMBELMAN, and L. E. CASIDA: Effects of injected ovarian hormones on the corpus luteum of the estrual cycle in cattle. J. animal Sci. **19**, 175—182 (1960).

[628] LUCAS, A. M.: The structure and activity of the ciliated epithelium lining the vertebrate Fallopian tube. Anat. Rec. **45**, 230 (1930) (Abstr.).

[629] LUPO DI PRISCO, C., V. BOTTE, and G. CHIEFFI: Steroid biosynthesis in the ovary of elasmobranch fishes. 2nd Int. Congr. Hormonal Steroids, Milan 1966, Excerpta Medica Foundation, Int. Congr. Ser. No 111, p. 368.

[630] LUPO, C., and G. CHIEFFI: Oestrogens and progesterone in ovaries of the marine teleost Conger conger. Nature (Lond.) **197**, 596 (1963).

[631] LUTWAK-MANN, C.: Biochemical approach to the study of ovum implantation in the rabbit. Mem. Soc. Endocr. **6**, 35—49 (1959).

[632] — Carbonic anydrase in the female reproductive tract. Occurrence, distribution and hormonal dependence. J. Endocr. **13**, 26—38 (1955).

[633] LYONS, W. R., and D. A. MCGINTY: Effect of estrone and progesterone on male rabbit mammary glands with varying doses of progesterone. Proc. Soc. exp. Biol. (N.Y.) **48**, 83—86 (1941).

[634] LYTLE, I. M.: Progesterone in the blood of the laying hen. Nature (Lond.) **182**, 1681 (1958).

[635] MAIBENCO, H. C.: Ph. D. Thesis "Postpartum uterine involution in the albino rat". University of Illinois, Urbana, Illinois 1957.

[636] MAIER, TH.: Untersuchungen über den Zyklus der Stute. III. Beitrag: Mikroskopisches Scheidenbild. Vet.-Med. Diss. Hannover 1940.

[637] MAKEPEACE, A. W., G. L. WEINSTEIN, and M. H. F. FRIEDMAN: The effect of progestin and progesterone on the rabbit. Amer. J. Physiol. **119**, 512—516 (1937).

[638] MANDL, A. M.: The phases of the oestrous cycle in the adult white rat. J. exp. Biol. **28**, 576—584 (1951).

[639] MANTALENAKIS, S. J., and M. M. KETCHEL: Frequency and extent of delayed implantation in lactating rats and mice. J. Reprod. Fertil. **12**, 391—394 (1966).

[640] — — Pseudopregnant recipients for ova transfer in rats. 5th World Congr. Fertility and Sterility, Excerpta Medica, Int. Congr. Ser. **109**, 50 (1966).

[641] MARES, S. E., A. C. MENGE, W. J. TYLER, and L. E. CASIDA: Variation in estrual cycles of Holstein-Friesian cattle. J. Dairy Sci. **44**, 897—904 (1961).

[642] MAROIS, M.: Action locale de la progestérone sur la corne utérine et relâchement de la symphyse pubienne du cobaye. C. R. Soc. Biol. (Paris) **142**, 1407—1408 (1948).

[643] — Déciduome traumatique, symphyse pubienne et rapport oestradiol-progestérone chez le cobaye. C. R. Soc. Biol. (Paris) **143**, 370—372 (1949).

[644] MARSH, J. M., G. TELEGDY, and K. SAVARD: Effect of gonadotropins on steroidgenesis in rat ovaries at dioestrus. Nature (Lond.) **212**, 950—952 (1966).

[645] MARSHALL, F. H. A.: The oestrous cycle in the common ferret. Quart. J. micr. Sci. **48**, 323—345 (1904).

[646] —, and E. T. HALNAN: On the post-oestrous changes occurring in the generative organs and mammary glands of the non-pregnant dog. Proc. roy. Soc. B **89**, 546—559 (1917).

[647] —, and J. HAMMOND: Experimental control by hormone action of the oestrus cycle in the ferret. J. Endocr. **4**, 159—168 (1945).

[648] —, and W.A. JOLLY: The oestrous cycle in the dog. II. The ovary as an organ of internal secretion. Phil. Trans. B **198**, 123—141 (1905).

[649] — — The oestrous cycle in the dog. The ovary as an organ of internal secretion. Proc. roy. Soc. B **76**, 395—398 (1905).

[650] MARSHALL, J. M.: Effects of estrogen and progesterone on single uterine muscle fibers in the rat. Amer. J. Physiol. **197**, 935—942 (1959).

[651] MARTINEZ-ESTEVE, P.: Le cycle sexuel vaginal chez le marsupial Didelphys azarae. C. R. Soc. Biol. (Paris) 124, 502—504 (1937).
[652] MASON, N. R., and K. SAVARD: Specificity of gonadotropin stimulation of progesterone synthesis in bovine corpus luteum in vitro. Endocrinology 74, 664—668 (1964).
[653] — — Conversion of cholesteron to progesterone by corpus luteum slices. Endocrinology 75, 215—221 (1964).
[654] MASTROIANNI, L., F. BEER, U. SHAH, and T. H. CLEWE: Endocrine regulation of oviduct secretions in the rabbit. Endocrinology 68, 92—100 (1961).
[655] MATTHEWS, L. H.: The oestrous cycle and intersexuality in the female mole (Talpa europaea Linn.). Proc. zool. Soc. (Lond.) 347—383 (1935).
[656] — The female sexual cycle in the British horseshoe bats. Trans. zool. Soc. (Lond.) 23, 224—255 (1937).
[657] — Reproduction in the spotted hyaena Crocuta crocuta (Erxleben). Phil. Trans. B 230, 1—78 (1939).
[658] — Visual stimulation and ovulation in pigeons. Proc. roy. Soc. B 126, 557—560 (1939).
[659] — The genitalia and reproduction of some African bats. Proc. zool. Soc. (Lond.) B 111, 289—346 (1941).
[660] — The evolution of viviparity in vertebrates. In: Comparative physiology of reproduction (I. CHESTER JONES and P. ECKSTEIN, eds.). Mem. Soc. Endocr., No 4, 129—148 (1955).
[661] MAYER, D. T., B. R. GLASGOW, and A. M. GAWIENOZSKI: Metabolites of progesterone and their physiological significance in the urine of pregnant and non-pregnant sows and gilts. J. animal Sci. 20, 66—70 (1961).
[662] MAYER, G.: La prolactine, facteur lutéotrophique. Arch. Sci. physiol. 5, 247 (1951).
[663] —, et M. KLEIN: Les hormones du placenta. IIIj Réunion des Endocrinologistes de la Langue Francaise, p. 47. Paris: Masson & Cie. 1955.
[664] McCLURE, T. J., and J. W. RONALDSON: Progesterone levels in the ovarian venous plasma of ewes with abnormal ova. N. Z. J. agr. Res. 5, 507 (1962).
[665] McCLUSKEY, W. H., and J. E. PARKER: The effect of length of daily periods on reproduction in female chickens. Poultry Sci. 42, 1161—1165 (1963).
[666] McCORMACK, CH. E., and R. K. MEYER: Facilitative action of progestational compounds on ovulation in PMS-treated immature rats. Fertil. and Steril. 16, 384—392 (1965).
[667] McCRACKEN, J. A.: Plasma progesterone concentration after removal of the corpus luteum in the cow. Nature (Lond.) 198, 507 (1963).
[668] — Distribution of progesterone in body fluids and tissues of the dairy cow. Ph. D. Thesis Glasgow University 1964.
[669] — Progesterone in the body fat of the dairy cow. J. Endocr. 28, 339 (1964).
[670] —, and J. R. GODING: Progesterone secretion by the jugulo-carotid ovarian autotransplant in the sheep. 2nd Int. Congr. Hormonal Steroids, Milan 1966, Excerpta Medica Foundation, Int. Congr. Ser. No 111, p. 259—260.
[671] McDONALD, L. E., R. E. NICHOLS, and S. H. McNUTT: Studies on corpus luteum ablation and progesterone replacement therapy during pregnancy in the cow. Amer. J. vet. Res. 13, 446—451 (1952).
[672] — — — On the essentiality of the bovine corpus luteum of pregnancy. Amer. J. vet. Res. 14, 539—541 (1953).
[673] McILROY, A. L.: Some experimental work upon the physiological function of the ovary. J. Obstet. Gynaec. Brit. Emp. 22, 19—26 (1912).
[674] McKENZIE, F. F.: The normal oestrous cycle in the sow. Missouri Agr. Exp. Sta. Res. Bull. 86 (1926).
[675] —, and C. E. TERRILL: Estrus, ovulation and related phenomena in the ewe. Res. Bull. Mo. agric. Exp. Sta. No 264 (1937).
[676] McKEOWN, T., and S. ZUCKERMAN: The suppression of oestrus in the rat during pregnancy and lactation. Proc. roy. Soc. B 124, 464—475 (1938).
[677] McLAREN, I. A.: In: E. D. LE CREN and M. W. HOLDGATE (eds.), The exploitation of natural animal populations. Oxford 1962.
[678] MEITES, J.: Mammary growth and lactation, chap. 16. Reproduction in domestic animals, vol. I (ed. H. H. COLE and P. T. CUPPS), p. 539—593. New York and London: Academic Press 1959.
[679] — Pharmacological control of prolactin secretion and lactation. Proc. First Int. Pharmac. Meeting "Mode of action of drugs" Stockholm 1, 151—181 (1962).
[680] —, and J. T. SGOURIS: Effects of altering the balance between prolactin and ovarian hormones on initiation of lactation in rabbits. Endocrinology 55, 530 (1954).
[681] —, and C. W. TURNER: Effect of sex hormones on pituitary lactogen and crop glands of common pigeons. Proc. Soc. exp. Biol. (N.Y.) 64, 465—468 (1947).

[682] MEITES, J., H. D. WEBSTER, F. W. YOUNG, F. J. THORPE, and R. N. HATCH: Effect of corpora lutea ablation and replacement therapy with progesterone on gestation in goats. J. animal Sci. 10, 411—416 (1951).
[683] MELAMPY, R. M., M. A. EMMERSON, J. M. RAKES, L. J. HANKA, and P. G. ENESS: The effect of progesterone on the estrous response of estrogen-conditioned ovariectomized cows. J. animal Sci. 16, 967 (1957).
[684] — W. R. HEARN, and J. M. RAKES: Progesterone content of bovine reproductive organs and blood during pregnancy. J. animal Sci. 18, 307—313 (1959).
[685] MELTON, A. A., R. O. BERRY, and O. D. BUTLER: The interval between the time of ovulation and attachment of the bovine embryo. J. animal Sci. 10, 993—1005 (1951).
[686] MERKT, H.: Fohlenrosse und Fruchtresorption. Zuchthyg. Fortpflanz.-Stör. Besam. Haustiere 1, 102—108 (1966).
[687] METZKER COUTINHO, E.: Hormone induced ionic regulation of labor. Proc. 2nd Int. Congr. Endocrinology, London 1964, Excerpta Medica Foundation, Int. Congr. Ser. No 83, p. 742—747, part II.
[688] MEYER, R.: Über Corpus luteum-Bildung beim Menschen. Arch. Gynäk. 93, 354—405 (1911).
[689] — Über die Beziehung der Eizelle und des befruchteten Eies zum Follikelapparat, sowie des Corpus luteum zur Menstruation. Arch. Gynäk. 100, 1—19 (1913).
[690] MICHAEL, R. P., J. HERBERT, and J. WELEGALLA: Ovarian hormones and grooming behaviour in the rhesus monkey (Macaca mulatta) under laboratory conditions. J. Endocr. 36, 263—279 (1966).
[691] — G. SAAYMAN, and J. WELEGALLA: The effect of progesterone upon the sexual "attractiveness" of female rhesus monkeys. 2nd Int. Congr. Hormonal Steroids, Milan 1966, Excerpta Medica Foundation, Int. Congr. Ser. No 111, p. 211—212.
[692] MIKHAIL, G., M. W. NOALL, and W. M. ALLEN: Progesterone levels in the rabbit ovarian vein blood throughout pregnancy. Endocrinology. 69, 504 (1961).
[693] MILLER, M. R.: The endocrine basis for reproductive adaptations in reptiles. In: Comparative endocrinology (A. GORBMAN, ed.), p. 499—516. New York: John Wiley & Sons, Inc. 1959.
[694] MIYAKE, T., and G. PINCUS: Hormonal influences on the carbonic anhydrase concentration in the accessory reproductive tracts of the rat. Endocrinology. 65, 64—72 (1959).
[695] MIXNER, J. P., and C. W. TURNER: Rôle of oestrogen in the stimulation of mammary lobule-alveolar growth by progesterone and by the mammogenic lobule-alveolar growth factor of the anterior pituitary. Endocrinology 30 591—596 (1940).
[696] MOBERG, R.: Veränderungen in Cervikalschleimausstrichen ovariectomierter Färsen nach Behandlung mit Sexualhormonen. XVI. Int. tierärztl. Kongr. Madrid 2, 937—938 (1959).
[697] MOOR, R. M., and L. E. A. ROWSON: Influence of the embryo and uterus on luteal function in the sheep. Nature (Lond.) 201, 522—523 (1964).
[698] — — The corpus luteum of the sheep: functional relationship between the embryo and the corpus luteum. J. Endocr. 34, 233 (1966).
[699] MOORE, N. W., and L. E. A. ROWSON: Maintenance of pregnancy in ovariectomized ewes by means of progesterone. Nature (Lond.) 184, 1410 (1959).
[700] — —, and R. V. SHORT: Egg transfer in sheep. Factors affecting the survival and development of transferred eggs. J. Reprod. Fertil. 1, 332 (1960).
[701] Moss, S., T. R. WRENN, and J. F. SYKES: Some histological and histochemical observations of the bovine ovary during the estrous cycle. Anat. Rec. 120, 409—433 (1954).
[702] MOSSMAN, H. W.: The thecal gland its relation to the reproductive cycle. A study of the cyclic changes in the ovary of the pocket gopher, Geomys bursarius (Shaw). Amer. J. Anat. 61, 289—311 (1937).
[703] —, and I. JUDAS: Accessory corpora lutea, lutein cell origin, and the ovarian cycle in the Canadian porcupine. Amer. J. Anat. 85, 1—39 (1949).
[704] MULLIGAN, R. M.: Histological studies on the canine female genital tract. J. Morph. 71, 431—448 (1942).
[705] MUNDT, W.: Ein Beitrag zur metrischen Erfassung des günstigsten Zeitpunktes der Insemination beim Rind. Mh. Vet.-Med. 15, 743 (1960).
[706] MURPHY, D. P.: The weight of rat ovaries after hysterectomy. Anat. Rec. 60, 77—81 (1934).
[707] NALBANDOV, A.V.: Comparative physiology and endocrinology in domestic animals. Recent Progr. Hormone Res. 17, 119 (1961).
[708] — Reproductive physiology, 2nd ed. San Francisco and London: W. H. Freeman & Co. 1964.

[709] NEHER, G. M., and M. X. ZARROW: Concentration of progestin in the serum of the non-pregnant, pregnant and post partum ewe. J. Endocr. 11, 323—330 (1954).
[710] NEILL, J. D., and B. N. DAY: Relationship of developmental stage to regression of the corpus luteum in swine. Endocrinology 74, 355—360 (1964).
[711] NELSON, D. M., and A.V. NALBANDOV: Hormone control of ovulation. In: Physiology of the domestic fowl. (ed. C. HORTON-SMITH and E. C. AMOROSO), p. 1—10. Edinburgh and London: Oliver & Boyd 1966.
[712] NELSON, W. O.: Studies on the physiology of lactation. III. The reciprocal hypophysial-ovarian relationship as a factor in the control of lactation. Endocrinology 18, 33—46 (1934).
[713] NEUMANN, F.: Der Einfluß von Gestagenen auf den oxytozinprovozierten Abort beim Kaninchen. Fortschr. Geburtsh. Gynäk. 19, 330—335 (1964).
[714] NEVINNY-STICKEL, J.: Untersuchungen über die Abhängigkeit der Eiimplantation von hormonalen Einflüssen bei der Ratte. Z. Geburtsh. Gynäk. 157, 113—141, 241—274 (1961).
[715] NEWMAN, H. H., and J. J. T. PATERSON: Development of the nine-banded armadillo from the primitive streak stage to birth: with special reference to the question of specific polyembryony. J. Morph. 21, 359—423 (1910).
[716] NOBLE, G. K., K. F. KUMPF, and V. N. BILLINGS: The induction of breeding behavior in the jewel fish. Endocrinology 23, 353—359 (1936).
[717] —, and M. WURM: The effect of testosterone propionate on the black-crowned night heron. Endocrinology 26, 837—850 (1940).
[718] NUTTING, E. G., and R. K. MEYER: Effect of oestrone on the delay of nidation, implantation and foetal survival in ovariectomized rats. J. Endocr. 29, 235—242 (1964).
[719] NOVAK, E., and H. S. EVERETT: Cyclical and other variations in the tubal epithelium. Amer. J. Obstet. Gynec. 16, 499—530 (1928).
[720] OADES, J. M., and W. O. BROWN: A study of the water-soluble oviduct proteins of the laying hen and the female chick treated with gonadal hormones. Comp. Biochem. Physiol. 14, 475—489 (1965).
[721] O'DONOGHUE, C. H.: The growth-changes in the mammary apparatus of dasyurus and the relation of the corpora lutea thereto. Quart. J. micr. Sci. 57, 187—235 (1911).
[722] OLDS, D., and N. L. VAN DEMARK: Physiological aspects of fluids in female genitalia with special reference to cattle. Amer. J. vet. Res. 18, 587—602 (1957).
[723] — — Composition of luminal fluids in bovine female genitalia. Fertil. and Steril. 8, 345—354 (1957).
[724] OPEL, H.: Delay in ovulation in the hen following stimulation of the preoptic brain. Proc. Soc. exp. Biol. (N.Y.) 113, 488—492 (1963).
[725] — Oviposition in chickens after removal of the posterior lobe the pituitary by an improved method. Endocrinology 76, 673—677 (1965).
[726] —, and R. M. FRAPS: Blockade of gonadotrophins release for ovulation in the hen following stimulation with stainless steel electrodes. Proc. Soc. exp. Biol. (N.Y.) 108, 291—296 (1961).
[727] ORSINI, M. W.: Morphological evidence on the intrauterine career of the ovum. In: Delayed implantation (ed. A. C. ENDERS). Chicago: Chicago University Press 1963.
[728] — Implantation: a comparison of conditions in the pregnant and pseudopregnant hamster. 5th int. Congr. Anim. Reprod. Artif. Insem., Trento 7, 309 (1964).
[729] — In discussion: Ciba Foundation Symposium, Preimplantation stages of pregnancy, p. 162. London: Churchill 1965.
[730] — Factors affecting loss of the zona pellucida in the hamster (Abstract). J. Anat. (Lond.) 99, 922 (1965).
[731] —, and R. K. MEYER: Implantation of the castrate hamster in the absence of exogenous estrogen. Anat. Rec. 134, 619 (1959).
[732] — — Effect of varying doses of progesterone in implantation in the ovariectomized hamster. Proc. Soc. exp. Biol. (N.Y.) 110, 713—715 (1962).
[733] —, and A. PSYCHOYOS: Implantation of blastocysts transferred into progesterone-treated virgin hamsters previously ovariectomized (Abstract). J. Reprod. Fertil. 10, 300 (1965).
[734] OSTMANN, O. W., R. K. RINGER, and M. TETZLAFF: The effect of various neuromimetic, anesthetic and tranquilizing drugs on feather release. Poultry Sci. 42, 969—973 (1963).
[735] PARKES, A. S.: The role of the corpus luteum in the maintenance of pregnancy. J. Physiol. (Lond.) 65, 341—349 (1928).
[736] — The length of the oestrous cycle in the unmated normal mouse: records on one thousand cycles. Brit. J. exp. Biol. 5, 371—377 (1928).

[737] PARKES, A. S.: The reproductive processes of certain mammals. Part I. The oestrous cycle of the Chinese hamster (Cricetulus griseus). Proc. roy. Soc. B 108, 138—147 (1931).
[738] —, and C. W. BELLERBY: Studies on the internal secretion of the ovary. III. The effects of injection of oestrin during lactation. J. Physiol. (Lond.) 62, 301—314 (1927).
[739] PARLOW, A. F., L. L. ANDERSON, and R. M. MELAMPY: Pituitary follicle-stimulating hormone and luteinizing hormone concentrations in relation to reproductive stages of the pig. Endocrinology 75, 365—376 (1964).
[740] PATEL, M. D.: The physiology of the formation of "pigeon's milk". Physiol. Zoöl. 9, 129—152 (1936).
[741] PAUL, K. G., and N. WIQVIST: The influence of estradiol, progesterone, and relaxin on the peroxidase activity in the uterus. Experientia (Basel) 16, 421 (1960).
[742] PEARSON, P. O.: Reproduction in the shrew (Blarina brevicauda Say). Amer. J. Anat. 75, 39—93 (1944).
[743] — Reproduction of a South American rodent, the mountain viscacha. Amer. J. Anat. 84, 143—173 (1949).
[744] — M. R. KOFORD, and A. K. PEARSON: Reproduction of the lump nosed bat (Corynorhinus rafinesquei) in California. J. Mammal. 33, 273—320 (1952).
[745] PERRY, J. S.: Reproduction of the African elephant, Loxodonta africana. J. Endocr. 7, 1jjj—1v (1951).
[746] — The reproduction of the African elephant, Loxodonta africana. Phil. Trans. B 237, 93—149 (1953).
[747] —, and I. W. ROWLANDS: Effect of hysterectomy on the ovarian cycle of the rat. J. Reprod. Fertil. 2, 332 (1961).
[748] — — The effect of hypophysectomy on the ovarian cycle of the guinea-pig. J. Endocr. 25, v (1962).
[749] — — The ovarian cycle in vertebrates. In: The ovary, vol. I, chap. 5, p. 275—309. New York and London: Academic Press 1962.
[750] PFEIFFER, C. A.: Effects of progesterone on ovulation in rhesus monkeys. Anat. Rec. 106, 233 (1950).
[751] PICKETT, M. T., E. C. KYRIAKIDES, M. I. STERN, and I. F. SOMMERVILLE: Urinary pregnanteriol throughout the menstrual cycle. Observations on a healthy subject and an adrenalectomised woman. Lancet 1959 II, 829—830.
[752] PINCUS, G., and N. T. WERTHESSEN: The maintenance of embryo life in ovariectomized rabbits. Amer. J. Physiol. 124, 484—490 (1938).
[753] PINTO, R. M., E. MONTUORI, U. LERNER, H. BALEIRON, M. GLAUBERMAN, and H. NEMIROVSKY: Effect of progesterone on the oxytocic action of estradiol-17. Amer. J. Obstet. Gynec. 91, 1084—1089 (1965).
[754] PISSOTT, L. E., and S. NANDI: Experimental induction of mammogenesis and lactogenesis in the dwarf mouse. Acta endocr. (Kbh.) 37, 161—175 (1961).
[755] PLOTKA, E. D., R. R. ERB, C. J. CALLAHAN, and W. R. GOMES: Levels of progesterone in peripheral blood plasma of the cycling cow. J. Dairy Sci. 49, 731 (1966).
[756] POLOVCOVA, V. V., and S. S. JUDOVIC: Trud. Inst. Ovcevod., Kozovod, No 10, 125—154 (1939).
[757] POMEROY, R. W.: Ovulation and the passage of ova through the Fallopian tubes in the pig. J. agr. Sci. 45, 327 (1955).
[757a] PORTMANN, A.: Vergleichende Morphologie der Wirbeltiere. Basel u. Stuttgart: Benno Schwabe & Co. 1965.
[758] PORTO, A.: Sôbre a presença de progesterona no corpo amarelo de serpentes ovovivíparas. Mem. Inst. Butantan 15, 27—30 (1941).
[759] POTTER, E. L.: Pathology of the foetus and newborn. Chicago: Year Book Publ. 1953.
[760] POZO, R. L.: Kristallisation des Cervicalschleimes der Kuh. Arch. Zootecnia 4, 318 (1955).
[761] PRASAD, M. R. N., M. W. ORSINI, and R. K. MEYER: Nidation in progesterone-treated, estrogen-deficient hamsters, Mesocricetus auratus (Waterhouse). Proc. Soc. exp. Biol. (N.Y.) 104, 48—51 (1960).
[762] PRENANT, L. A.: De la valeur morphologique du corps jaune, son action physiologique et theérapeutique possible. Rev. gén. Sci. 9, 646—650 (1898).
[763] PREUSS, F.: Persönliche Mitteilung.
[764] QUILLIGAN, E. J., and I. ROTHCHILD: The corpus luteum-pituitary relationship: the luteotrophic activity of homotransplanted pituitaries in intact rats. Endocrinology 67, 48—53 (1960).
[765] QUINLAN, J., S. J. MYBURGH, and D. DE VOS: The hydrogen-ion concentration of the vaginal secretion of merino sheep during oestrus, dioestrus and pregnancy with some remarks on its influence on sex-determination, and the influence of the vaginal temperature at the time of mating on conception. Ondestepoort J. Vet. Sci and Anim. Ind. 17, 105—114 (1941).

[766] RADFORD, H. M.: Pharmacological blockade of ovulation in the ewe. J. Endocr. **34**, 135—136 (1966).
[767] RAESIDE, J. L., and C. W. TURNER: Progesterone in the maintenance of pregnancy in dairy heifers. J. animal Sci. **9**, 681 (1950).
[768] — — Chemical estimation of progesterone in the blood of cattle, sheep, and goats. J. Dairy Sci. **38**, 1334 (1955).
[769] RAJAKOSKI, E.: The ovarian follicular system in sexually mature heifers with special reference to seasonal, cyclical, and left-right variations. Acta endocr. (Kbh.), Suppl. 52 (LII), 34 (1960).
[770] RAKHA, A. M., and H. A. ROBERTSON: The precise timing of the release of gonadotrophins at ovulation. Acta endocr. (Kbh.) Suppl. **100**, 147 (1965).
[771] RALPH, C. L., and R. M. FRAPS: Induction of ovulation in the hen by injection of progesterone into the brain. Endocrinology **66**, 269—272 (1960).
[772] RAMASWAMI, L. S.: Endocrinology of reproduction in fish and frog. Gen. comp. Endocr., Suppl. **1**, 286—299 (1962).
[773] —, and A. B. LAKSHMAN: Ovulation induced in frog with mammalian hormones. Nature (Lond.) **181**, 1210 (1958).
[774] RASMUSSEN, A. T.: Cyclic changes in the interstitial cells of the ovary and testis in Marmota monax. Endocrinology **2**, 353—404 (1918).
[775] RATHMACHER, R. P., and L. L. ANDERSON: Sterile uterine horn and embryonic survival in pigs. J. animal Sci. **22**, 1139 (1963).
[776] RAY, E. W., S. C. AVERILL, W. R. LYONS, and R. E. JOHNSON: Rat placental hormonal activities corresponding to those of pituitary mammotrophin. Endocrinology **56**, 359 (1955).
[777] RENCHENBÄCHER, K.: Messungen am Uterus des nulliparen Schweines im Oestrum und späten Postoestrum. Zbl. Vet.-Med. A **10**, 499—512 (1963).
[778] RENZ, H.: Das Verhalten des Vaginalepithels der Hündin nach Applikation von Steroidhormonen. Vet.-Med. Diss. Gießen 1957.
[779] REYNOLDS, S. R. M.: Physiology of the uterus. New York 1939.
[780] RICHARDS, M. P. M.: Progesterone and pseudopregnancy in the golden hamster. J. Reprod. Fertil. **11**, 463—464 (1966).
[781] RIDDLE, O., and E. L. LAHR: On broodiness of ring doves following implants of certain steroid hormones. Endocrinology **35**, 255—260 (1944).
[782] — —, and R. W. BATES: The role of hormones in the initiation of maternal behavior in rats. Amer. J. Physiol. **137**, 299—317 (1942).
[783] RING, J. R.: The estrogen-progesterone induction of sexual receptivity in the spayed female mouse. Endocrinology **34**, 269—275 (1944).
[784] ROARK, D. B., and H. A. HERMAN: Physiological and histological phenomena of the bovine estrual cycle with special reference to vaginal-cervical secretions. Res. Bull. Mo. agric. Exp. Sta. **455**, 1—70 (1950).
[785] ROBERTS, S. J.: In: Veterinary obstetrics and genital diseases, p. 348. Ithaca: S. J. Roberts 1956.
[786] ROBERTSON, H. A., and A. M. RAKHA: The timing of the neural stimulus which leads to ovulation in the sheep. J. Endocr. **32**, 383—386 (1965).
[787] — The sequence, time, and duration, of the release of follicle-stimulating hormone and luteinizing hormone in relation to oestrus and to ovulation in the sheep. J. Endocr. **35**, 177—184 (1966).
[788] ROBINSON, A.: The formation, rupture, and closure of ovarian follicles in ferrets and ferret-polecat hybrids, and some associated phenomena. Trans. roy. Soc. Edinb. **52**, 303—362 (1918).
[788a] ROBINSON, T. J.: 9. The estrous cycle of the ewe and doe. In: H. H. COLE and P. T. CUPPS, Reproduction in domestic animals, vol. I. New York and London: Academic Press 1959.
[789] —, and N. W. MOORE: The interaction of estrogen and progesterone on the vaginal cycle of the ewe. J. Endocr. **14**, 97—109 (1956).
[790] ROBSON, J. M.: Maintenance of pregnancy in the hypophysectomized rabbit with progestin. J. Physiol. (Lond.) **86**, 415—424 (1936).
[791] — Recent advances in sex and reproductive physiology, 3rd ed. London: Churchill 1947.
[792] ROMBAUTS, P., M. TERQUI, and J. FEVRE: Site of sterogen production and route of excretion in domestic animals. 2nd. Int. Congr. Hormonal Steroids, Milan 1966, Excerpta Medica Foundation, Int. Congr. Ser. No 111, p. 283.
[793] ROTHCHILD, I.: The corpus luteum-pituitary relationship: the association between the cause of luteotrophin secretion and the cause of follicular quiescence during lactation, the basis for a tentative theory of the corpus luteum-pituitary relationship in the rat. Endocrinology **67**, 9—41 (1960).

[794] ROTHCHILD, I.: The corpus luteum-pituitary relationship: the lack of an inhibiting effect of progesterone on the secretion of pituitary luteotrophin. Endocrinology 67, 54—61 (1960).
[795] — Corpus luteum-pituitary relationship: the effect of progesterone on the folliculotropic potency of the pituitary in the rat. Endocrinology 70, 303—313 (1962).
[796] — Relation of central nervous system, pituitary gonadotrophins, and ovarian hormone secretion. Fertil. and Steril. 13, 246—258 (1962).
[797] — An explantation for the cause of luteolysis in the rat and its possible application to other species. Proc. 2nd Int. Congr. Endocrinology, London 1964, Excerpta Medica Foundation, Int. Congr. Ser. No 83, p. 686—690.
[798] — The corpus luteum-hypophysis relationship. The luteolytic effect of luteinising hormone (LH) in the rat. Acta endocr. (Kbh.) 49, 107—119 (1965).
[799] — Interrelations between progesterone and the ovary, pituitary, and central nervous system in the control of ovulation and the regulation of progesterone secretion. Vitam. and Horm. 23, 209—327 (1965).
[800] — The nature of the luteotrophic process. J. Reprod. Fertil., Suppl. 1, 49—61 (1966).
[801] —, and R. DICKEY: The corpus luteum-pituitary relationship: a study of the compensatory hypertrophy of the ovary during pseudopregnancy and lactation in the rat. Endocrinology 67, 42—47 (1960).
[802] ROTHSCHILD, M., and B. FORD: Hormones of the vertebrate host controlling ovarian regression and copulation of the rabbit flea. Nature (Lond.) 211, 261—266 (1966).
[803] ROTHCHILD, I., and E. J. QUILLIGAN: The corpus luteum-pituitary relationship: on the reports that oxytocin stimulates the secretion of luteotrophin. Endocrinology 67, 122—125 (1960).
[804] —, and R. SCHUBERT: Corpus luteum-pituitary relationship: induction of pseudopregnancy in the rat by progesterone. Endocrinology 72, 968—972 (1963).
[805] —, and N. B. SCHWARTZ: The corpus luteum-hypophysis relationship. The effects of progesterone and oestrogen on the secretion of luteotrophin and luteinizing hormone in the rat. Acta endocr. (Kbh.) 49, 120—137 (1965).
[806] ROWLANDS, I. W.: Serum gonatrophin and ovarian activity in the pregnant mare. J. Endocr. 6, 184—191 (1949).
[807] — The corpus luteum of the guinea-pig. Ciba Foundation Colloquia on Ageing 2, 69—85 (1956).
[808] — The effect of oestrogens, prolactin and hypophysectomy on the corpora lutea and vagina of hysterectomized guinea-pigs. J. Endocr. 24, 105—112 (1962).
[809] —, and R. B. HEAP: Histological observations on the ovary and progesterone levels in the coypu, Myocastor coypus. Comparative biology of reproduction in Mammals. Symposia Zool. Soc. London, No 15, 335—352 (1966).
[810] —, and R. V. SHORT: The progesterone content of the guinea-pig corpus luteum during the reproductive cycle and after hysterectomy. J. Endocr. 19, 81—86 (1959).
[811] ROY, E. J.: Steroid hormone levels about the time of parturition. Proc. 2nd Int. Congr. Endocrinology 1964, Excerpta Medica Foundation, Int. Congr. Ser. No. 83, part II, p. 737—741.
[812] RUDEL, H. W., T. LEBHERZ, M. MAQUEO-TOPETE, J. MARTINEZ-MANAUTOU, and S. BESSLER: Assay of the anti-oestrogenic effects of progestogens in women. J. Reprod. Fertil. 13, 199—203 (1967).
[813] RÜSSE, M.: Der Geburtsablauf beim Rind. Eine Betrachtung des funktionellen Geschehens bei der Normalgeburt. Habil.-Schrift 1963. Sonderdruck aus Arch. exp. Vet.-Med. 19, H. 3/65 (1965).
[814] RUMMEL, W., H. J. WELLENSIEK u. D. PUDER: Über die Wirkung von Steroidhormonen auf die N_2O-Narkoseschwelle der Ratte. Arch. int. Pharmacodyn. 122, 329—338 (1959).
[815] SAMMELWITZ, P. H., P. J. DZIUK, and A. V. NALBANDOV: Effects of progesterone in embryonal survival of rats and swine. J. animal Sci. 15, 1211—1212 (1956).
[816] —, and A. V. NALBANDOV: Progesterone induced regression of corpora lutea in pregnant and cycling gilts. J. animal Sci. 17, 1233—1234 (1958).
[817] SANDES, E. P.: The corpus luteum of Dasyurus viverrinus, with observations on the growth and atrophy of the Graafian follicle. Proc. Linn. Soc. N. S. Wales 28, 364—405 (1903).
[818] SAVARD, K., and G. TELEGDY: Steroid formation in the bovine corpus luteum. Steroids, Suppl. 2, 205—210 (1965).
[819] SAWYER, C. H.: Reflex induction of ovulation in the estrogen-trated rabbit by artificial vaginal stimulation. Anat. Rec. 103, 502 (1949).
[820] — Seasonal variation in the incidence of spontaneous ovulation in rabbits following estrogen treatment. Endocrinology 65, 523 (1959).

[821] SAWYER, C. J.: Control of secretion of gonadotropins. Gonadotropins. Their chemical and biological properties and secretory control. 6th Anim. Reprod. Symp. S. Francisco and London: W. H. Freeman & Co. 1963, p. 113—170.
[822] — J. W. EVERETT, and J. E. MARKEE: "Spontaneous" ovulation in the rabbit following combined estrogen-progesterone treatment. Proc. Soc. exp. Biol. (N.Y.) 74, 185 (1950).
[823] — — Stimulatory and inhibitory effects of progesterone on the release of pituitary ovulating hormone in the rabbit. Endocrinology 65, 644 (1959).
[824] —, and J. E. MARKEE: Estrogen facilitation of release of pituitary ovulating hormone in the rabbit in response to vaginal stimulation. Endocrinology 65, 614—621 (1959).
[825] SCHATALOW, R.: Zur Frage des Geschlechtszyklus der Pferde und Kühe nach dem mikroskopischen Bilde des Vaginalabstriches. Berl. Münch. tierärztl. Wschr. 6, 81—84 (1933).
[826] SCHARF, G., and W. R. LYONS: Effects of estrone and progesterone on male rabbit mammary glands. II. Varying doses of estrone. Proc. Soc. exp. Biol. (N.Y.) 48, 86 (1941).
[827] SCHEFFER, V. B.: Seals, sea lions and walruses. Stanford (Calif.) 1958.
[828] SCHILLING, E., u. W. RÖSTEL: Methodische Untersuchungen zur Brunstfeststellung beim Schwein. Dtsch. tierärztl. Wschr. 71, 429—436 (1964).
[829] SCHMIDT, W.: Der Scheidenzyklus bei der Ziege (vergleichende zytologische und klinische Untersuchungen). Diss. Humboldt-Universität Berlin 1959.
[830] SCHMIDT, K., u. K. ARBEITER: Die Embryonalsterblichkeit bei der Sau unter besonderer Berücksichtigung des Progesterongehaltes der Corpora lutea. Dtsch. tierärztl. Wschr. 71, 144—153 (1964).
[831] SCHOFIELD, B. M.: The influence of estrogen and progesterone on the isometric tension of the uterus in the intact rabbit. Endocrinology 55, 142—147 (1954).
[832] — A method for determining the relative amounts of oestrogen and progesterone in the living rabbit. J. Physiol. (Lond.) 135, 26 (1956).
[833] — The hormonal control of myometrial function during pregnancy. J. Physiol. (Lond.) 138, 1—10 (1957).
[834] — Hormone secretion by the placenta and ovaries during late pregnancy in the rabbit. J. Physiol. (Lond.) 139, 10—11 (1957).
[835] — Hormonal control of pregnancy by the ovary and placenta in the rabbit. J. Physiol. (Lond.) 151, 578—590 (1960).
[836] — The staircase effect shown by the myometrium. J. Physiol. (Lond.) 154, 48 (1960).
[837] — The hormonal control of myometrial function. J. Endocr. 22, xi—xii (1961).
[838] SCHULTZ, A. H., and F. F. SNYDER: Observations on reproduction in chimpanzee. Bull. Johns Hopk. Hosp. 57, 193 (1935).
[839] SCHWARTZ, N. B., and J. C. HOFFMANN: A model for the control of the mammalian reproductive cyclo. 2nd Int. Congr. Hormonal Steroids, Milan 1966, Excerpta Medica Foundation, Int. Congr. Ser. No 111, p. 93—94.
[840] SCOTT. P. P., A. C. DA SILVA, and M. A. LLOYD-JACOB: In: A. N. WORDEN and W. LANE-PETTER (eds.), The UFAW handbook on the care and management of laboratory animals. London 1957.
[841] SECKINGER, D. L., and G. W. CORNER: Cyclic variations in the spontaneous contractions of the Fallopian tube of Macacus rhesus. Anat. Rec. 26, 299—301 (1923).
[842] SELYE, H.: Morphological changes in female mice receiving large doses of testos terone. J. Endocr. 1, 208—215 (1939).
[843] — Interactions between various steroid hormones. Canad. med. Ass. J. 42, 113—116 (1940).
[844] — J. S. L. BROWNE, and J. B. COLLIP: Effect of combined administration of oestrone and progesterone in adult ovariectomized rats. Proc. Soc. exp. Biol. (N.Y.) 34, 198—200 (1936).
[845] — J. B. COLLIP, and D. L. THOMSON: Endocrine interrelationships during pregnancy. Endocrinology 19, 151—159 (1935).
[846] SHALASH, M. R.: Some reproductive aspects in the female camel. Wld Rev. Animal Prod. 4, 103—108 (1965).
[847] SHAPIRO, H. A.: Ovulation in Xenopus laevis induced by certain steroids. S. Afr. med. J. 4, 21—31 (1939).
[848] SHARAF, A., and A. DABASH: Effect of adrenaline and sex hormones on the uterine motility of the bitch. Amer. J. vet. Res. 19, 935—939 (1958).
[849] SHARMAN, G. B.: Studies on marsupial reproduction. II. The oestrous cycle of Setonix brachyurus. Aust. J. Zool. 3, 44—55 (1955).
[850] — Studies on marsupial reproduction. II.I Normal and delayed pregnancy in Setonix brachyurus. Aust. J. Zool. 3, 56—70 (1955).

[851] SHARMAN, G. B.: Studies on marsupial reproduction. IV. Delayed birth in Protemnodon eugenii. Aust. J. Zool. 3, 156—161 (1955).
[852] — The embryonic membranes and placentation in five genera of diprotodont marsupials. Proc. zool. Soc. Lond. 137, 197—220 ((1961).
[853] — The initiation and maintenance of lactation in the marsupial Trichosurus vulpecula. J. Endocr. 25, 375 (1962).
[854] — Delayed implantation in marsupials. In: Delayed implantation, ed. by A. C. ENDERS, 3. Chicago: Chicago University Press 1963.
[855] — The effects of the suckling stimulus and oxytoxin injection on the corpus luteum of delayed implantation in the red kangaroo. Proc. 2nd Int. Congr. Endocrinology, London 1964, Excerpta Medica Foundation, Int. Congr. Ser. No 83, p. 669—674.
[856] —, and J. H. CALABY: Reproductive behaviour in the red kangaroo (Megaleia rufa) in captivity. C.S.I.R.O. Wildlife Res. 9, 58 (1964).
[857] — —, and W. E. POOLE: Patterns of reproduction in female diprotodont marsupials. Comparative biology of reproduction in mammals. Symposia Zool. Soc. London, No 15, 205—232 (1966).
[858] SHELESNYAK, M. C.: Nidation of the fertilized ovum. Endeavour 19, 74, 81—96 (1960).
[859] — Decidualization: the decidua and the deciduoma. Perspect. Biol. Med. 5, 503—518 (1962).
[860] — P. F. KRAICER, and G. H. ZEILMAKER: Studies of the mechanism of decidualization. Acta endocr. (Kbh.) 42, 225—232 (1963).
[861] SHORT, R. V.: Progesterone in the placenta of domestic animals. Nature (Lond.) 178, 743 (1956).
[862] — Progesterone and related steroids in the blood of domestic animals. Coll. on Endocr., CIBA Found. 11, 362 (1957).
[863] — Steroids present in the follicular fluid of the mare. J. Endocr. 20, 147—156 (1960).
[864] — Blood progesterone levels in relation to parturition. J. Reprod. Fertil. 1, 61—70 (1960).
[865] — Steroid concentrations in normal follicular fluid and ovarian cyst fluid from cows. J. Reprod. Fertil. 4, 27—45 (1962).
[866] —, and P. ECKSTEIN: Oestrogen and progesterone levels in pregnant rhesus monkeys. J. Endocr. 22, 15—22 (1961).
[867] —, and M. F. HAY: Delayed implantation in the roe deer Capreolus capreolus. Comparative biology of reproduction in mammals. Symposia Zool. Soc. London, No 15, 173—194 (1966).
[868] — M. F. MCDONALD, and L. E. A. ROWSON: Steroids in the ovarian venous blood of ewes before and after gonadotrophic stimulation. J. Endocr. 26, 155—169 (1963).
[869] —, and N. W. MOORE: Progesterone in blood. V. Progesterone and 20-hydroxypregn-4-en-3-one in the placenta and blood of ewes. J. Endocr. 19, 288 (1959).
[870] —, and J. G. ROWELL: The half-life of progesterone in the peripheral blood of a ewe at two stages of gestation. J. Endocr. 25, 369—374 (1962).
[871] — D. R. SHORTER, and J. L. LINZELL: Granulosa cell tumour of the ovary in a virgin heifer. J. Endocr. 27, 327—332 (1963).
[872] SHULTZE, J. V., W. E. MATSON, and J. MCGINNIS: Effect of light on economic and physiological characters of laying hens. Poultry Sci. 42, 150—156 (1963).
[873] SIEGEL, E. T.: Deterimination of 17-hydroxycorticosteroids in canine urine. Amer. J. vet. Res. 26, 1152—1156 (1965).
[874] SIEGEL, H. S., W. L. BEANE, and C. E. HOWES: Lighting regimes as an influence on maturity and productivity of leghorn-type layers. Poultry Sci. 42, 1064–1071 (1963).
[874a] SIEGMUND, H.: Ovarfunktion nach Uterusextirpation. Arch. Gynäk. 157, 223—228 (1934).
[875] SIMPSON, T. H., R. S. WRIGHT, and H. GOTTFRIED: Steroids in the semen of dogfish (Squalus acanthias). J. Endocr. 26, 489—398 (1963).
[876] SILBIGER, M., and I. ROTHCHILD: The influence of the uterus on the corpus luteum-pituitary relationship in the rat. Acta endocr. 43, 521—538 (1963).
[877] SIMMONS, K. R., and W. HANSEL: Nature of the luteotropic hormone in the bovine. J. animal Sci. 23, 136—141 (1964).
[878] SKJERVEN, O.: Endometrial biopsy studies in reproductively normal cattle. Clinical histochemical observations during the estrous cycle. Acta endocr. (Kbh.) 22 (Suppl. 26), 1—101 (1956).
[879] SLIJPER, E. J.: Whales. London: Hutchinson 1962.
[880] SLUITER, J. W., L. BELS, and G. J. VAN OORDT: The reproductive organs of female bats (Myotis Myotis) following administration of large doses of gonadotrophins during the hibernation period. Acta endocr. (Kbh.) 9, 258—270 (1952).

[881] SMIDT, D., and S. PAUFLER: Die Schweinebesamung. Hannover: M. & H. Schaper 1965.
[882] SMITH, R., and R. K. NOLES: Effects of varying daylengths on laying hen production rates and annual eggs. Poultry Sci. 42, 973—983 (1963).
[883] SMITH, T. C.: The action of relaxin on mammary gland growth in the rat. Endocrinology 54, 59—70 (1954).
[884] —, and B. RICHTERICH: Action of estrogen and progesterone on mammary nucleic acids and enzymes in rats. Endocrinology 65, 51—55 (1959).
[885] SMITH. V. R., W. H. MCSHAN, and L. E. CASIDA: On maintenance of the corpora lutea of the bovine with lactogen. J. Dairy Sci. 40, 443 (1957).
[886] SNELL, R. S., and P. G. BISCHITZ: The effect of large doses of estrogen and estrogen and progesterone on melanin pigmentation. J. invest. Derm. 35, 73—82 (1960).
[887] SNYDER, F. F.: The prolongation of pregnancy and complication of progesterone in the rabbit following induction of ovulation near term. Bull. Johns Hopk. Hosp. 54, 1—23 (1934).
[888] — Factors concerned in the duration of pregnancy. Physiol. Rev. 18, 578—596 (1938).
[889] SOWLS, L. K.: Reproduction in the collared peccary (Tayassu tajacu). Comparative biology of reproduction on mammals. Symposia Zool. Soc. London, No 15, 155—172 (1966).
[890] SPIES, H. G., H. T. GIER, and J. D. WHEAT: Ovarian changes in hormone treated hysterectomized and cycling guinea-pigs. Trans. Kans. Acad. Sci. 67, 517 (1964).
[891] — D. R. ZIMMERMAN, H. L. SELF, and L. E. CASIDA: Influence of hysterectomy and exogenous progesterone on the size and progesterone content of the corpora lutea in gilts. J. animal Sci. 17, 1234 (1958).
[892] — — — — Maintenance of early pregnancy in ovariectomized gilts treated with gonadal hormones. J. animal Sci. 19, 114—118 (1960).
[893] STAEMMLER, H. J.: Diskussion zu: K. H. REIHER, Bewirkt Oxytoxin eine vermehrte Ausschüttung von LTH aus dem HVL ? Geburtsh. u. Frauenheilk. 77, 885—887 (1962).
[894] STEINBACH, G.: Brunstdiagnose aus dem Scheidenabstrich. Diss. München 1951.
[895] STEPHAN, E.: Über Zusammenhänge zwischen Kristallisationsformen des Cervicalschleims. Brunst und Fruchtbarkeit beim Schaf. Zuchthyg. Fortpflanz-Stör. Besam. Haustiere 6, 263—271 (1962).
[896] STIEVE, H.: Der Einfluß der Angst und psychischer Erregung auf Bau und Funktion der weiblichen Geschlechtsorgane. Zbl. Gynäk. 43, 1698 (1942).
[897] STINSON, A. W.: An electron microscopic study of the bovine endometrium. St. Paul, Minnesota: Master of Science 1960.
[898] STORMSHAK, F., and R. E. ERB: Progestins in bovine corpora lutea, ovavies, and adrenals during pregnancy. J. Dairy Sci. 44, 310 (1961).
[899] STRATZ, C. H.: Der geschlechtsreife Saegethiereierstock. Den Haag 1898.
[900] STRAUSS, J. S., and A. M. KLIGMAN: The effect of progesterone and progesteronelike compounds on the human sebaceous gland. J. invest. Derm. 36, 309—318 (1961).
[901] SULMAN, F. G., and A. DANON: The mechanism of the "push and pull" principle. VI. Effect of progestogenic hormones on the endocrine system. Arch. int. Pharmacodyn. 161, 271—286 (1962).
[902] SVIHLA, A.: A comparative life history study of the mice of the genus Peromyscus. Univ. Mich. Misc. Publ. Mus. Zool., No 24, 1—39 (1932).
[903] SWEZY, O., and H. M. EVANS: Ovarian changes during pregnancy in the rat. Science 71, 46 (1930).
[904] SYKES, J. F., and T. R. WRENN: Hormonal development of mammary tissue in dairy heifers. J. Dairy Sci. 34, 1174—1179 (1951).
[905] TANABE, T. Y.: Essentiality of the corpus luteum for maintenance of pregnancy in dairy cows. J. Dairy Sci. 49, 731 (1966).
[906] TAKEWAKI, K.: Responses of vagina to estrogen and progesterone in neonatally androgenized rats. Proc. Jap. Acad. 41, 599—603 (1965).
[907] TALMAGE, R. V., and G. D. BUCHANAN: The armadillo (Dasypus novemcinctus). A review of its natural history, ecology, anatomy and reproductive physiology. Rice Inst. Pamphl. 41 (1954).
[908] TELEGDY, J.: Die Veränderungen des Progesteron- und Δ^4-Pregnenol-(20)-on-(3)-Gehaltes im Ovargewebe von Ratten während des Östruszyklus. Endokrinologie 44, 29—34 (1963).
[909] TELEGDY, G., and E. ENDRÖCZI: The ovarian secretion of progesterone and 20α-hydroxypregn-4-en-3-one in rats during estrous cycle. Steroids 2, 119—123 (1963).
[910] — —, and K. LISSÁK: Ovarian progesterone secretion during the oestrous cycle, pregnancy and lactation in dogs. Acta endocr. (Kbh.) 44, 461—466 (1963).
[911] —, and K. FENDLER: The effect of posterior pituitary hormones on adrenocortical and ovarian progesterone secretion in dogs. Acta physiol. Acad. Sci. hung. 25, 359 (1964).

[912] TELFER, M. A., and F. L. HISAW: Biochemical responses of the rabbit endometrium and myometrium to oestradiol and progesterone. Acta endocr. (Kbh.) 25, 390—404 (1957).
[913] TEMPLETON, G. S.: Pseudopregnancy in domestic rabbits. Wildl. Circ. 4, 1 (1940).
[913a] THENIUS, E., u. H. HOFER: Stammesgeschichte der Säugetiere. Berlin-Göttingen-Heidelberg: Springer 1960.
[914] TOGARI, C.: On the ovulation of the mouse. Nagoya J. med. Sci. 2, 17—50 (1927).
[915] TURNER, C. W.: The mammary glands. In: Sex and internal secretions (E. ALLEN, ed.), p. 740—803. London: Bailière, Tindall & Cox 1939.
[916] —, and E. T. GOMEZ: The experimental development of the mammary gland. II. The male and female dog. Res. Bull. Mo. agric. Exp. Sta., No 207 (1934).
[917] TYNDALE-BISCOE, C. H.: The role of the corpus luteum in the delayed implantation of marsupials. In: Delayed implantation, ed. by A. C. ENDERS. Chicago: Chicago University Press 1963.
[918] — Blastocyst transfer in the marsupial Setonix brachyurus. J. Reprod. Fertil. 6, 41 (1963).
[919] — The marsupial birth canal. Comparative biology of reproduction in mammals. Symposia Zool. Soc. London, No 15, 233—250 (1966).
[920] ULBERG, L. C.: Modification of certain female reproductive functions in cattle, swine, and rabbits by means of progesterone. Thesis University of Wisconsin 1952.
[921] VALLE, J. R., and L. A. R. VALLE: Gonadal hormones in snakes. Science 97, 400 (1943).
[922] VAN DER HORST, C. J., and J. GILLMAN: Ovulation and corpus luteum formation in elephantulus. S. Afr. J. med. Sci. 5, 73—91 (1940).
[923] — — The life history of the corpus luteum of menstruation in elephantulus. S. Afr. J. med. Sci. 7, 21—41 (1942).
[924] — — The behaviour of the Graafian follicle of elephantulus during pregnancy, with special reference to the hormonal regulation of ovarian activity. S. Afr. J. med. Sci. 10 (Biol. Suppl.), 1—14 (1945).
[925] VAN DER LEE, S., and L. M. BOOT: Spontaneous pseudopregnancy in mice. I. Acta physiol. pharmacol. neerl. 4, 442 (1955); II. Acta physiol. pharmacol. neerl. 5, 213 (1956).
[926] VANDERPLANK, F. L.: Sex hormones and their effect upon conditioned responses in the rudd (Leuciscus leuciscus). J. exp. Biol. 15, 385—393 (1938).
[927] VAN KLENKENBERG, G. A.: Extremely high alkaline phosphatase activity in the vaginal mucus of the cow. Nature (Lond.) 172, 397 (1953).
[928] VAN TIENHOVEN, A.: Effect of progesterone on broodiness and egg production of turkeys. Poultry Sci. 37, 428—433 (1958).
[929] — Reproduction in the domestic fowl: physiology of the female, chap. 10. Reproduction in domestic animals, vol. II (eds. H. H. COLE and P. T. CUPPS), p. 305—342. New York and London: Academic Press 1959.
[930] VAN WAGENEN, G.: Optimal mating time for pregnancy in the monkey. Endocrinology 37, 307—312 (1945).
[931] — Early mating and pregnancy in the monkey. Endocrinology 40, 37—43 (1947).
[932] — The monkey. In: E. J. FARRIS, The care and breeding of laboratory animals, chap. I, p. 20—21. New York: John Wiley & Sons 1950.
[933] VENABLE, J. H., and L. E. MCDONALD: Postparturient bovine uterine motility-normal and after experimentally produced retention of the fetal membranes. Amer. J. vet. Res. 19, 308—313 (1958).
[934] VENNING, E.: The secretion of various hormones and the activity of the adrenal cortex in pregnancy. In: Gestation (C. A. VILLEE, ed.). New York: Josiah Macy Jr. Foundation 1957.
[935] VILLEE, D. B.: The role of progesterone in the development of adrenal enzymes. 2nd Int. Congr. Hormonal Steroids, Milan 1966, Excerpta Medica Foundation, Int. Congr. Ser. No 111, p. 65—66.
[936] VOGEL, H.-J.: Gestalt und Gestaltswandel der Uterindrüsen des Rindes aufgrund von Mazerationen. Vet.-Med. Diss. Berlin 1967.
[937] VAKAER, R., and F. LEROY: Experimental study on local factors in the process of ova implantation in the rat. Amer. J. Obstet. Gynec. 83, 141—148 (1962).
[938] VOLLMERHAUS, B.: Untersuchungen über die normalen zyklischen Veränderungen der Uterusschleimhaut des Rindes. Vet.-Med. Diss. Gießen 1959.
[939] — Zur Morphologie der Uterindrüsen des Rindes. Berl. Münch. tierärztl. Wschr. 73, 1—5 (1960).
[940] VOWLES, D. M., and D. HARWOOD: The effect of exogenous hormones on aggressive and defensive behaviour in the ring dove (Streptopelia risoria). J. Endocr. 36, 35—51 (1966).

[941] WACHSMUTH, U.: Längenveränderungen der Uterindrüsen des Rindes aufgrund graphischer Rekonstruktionen. Vet.-Med. Diss. Berlin 1967.
[942] WAGNER, H.: Mikroskopische Brunstschleimuntersuchungen bei einer Stute unter besonderer Berücksichtigung des Leukozytenbefundes. Dtsch. tierärztl. Wschr. 42, 134—136 (1934).
[943] WALTON, A., and J. HAMMOND: Observations on ovulation in the rabbit. Brit. J. exp. Biol. 6, 190 (1928).
[944] WARBRITTON, V.: The cytology of the corpus luteum of the ewe. J. Morph. 56, 181 (1934).
[945] WARNICK, A. C., L. E. CASIDA, and R. H. GRUMMER: The occurrence of estrus and ovulation in post-partum sows. J. animal Sci. 9, 66—72 (1950).
[946] WATRIN, M.: Etude histochimique et biologique du corps jaune de la femme. Arch. int. Méd. exp. 1, 97—276 (1924).
[947] — Le corps jaune de la femme. Arch. int. Méd. exp. 2, 203—212 (1926).
[948] WEBER, A. F., B. B. MORGAN, and S. H. McNUTT: A histological study of metrorrhagia in the virgin heifer. Amer. J. Anat. 83, 309—327 (1948).
[949] WEEKES, H. C.: The corpus luteum in certain oviparous and viviparous reptiles. Proc. Linn. Soc. N.S.Wales 59, 380—391 (1934).
[950] WEETH, H. J., and H. A. HERMAN: A histological and histochemical study of the bovine oviducts, uterus and placenta. Missouri Agric. Exp. Sta., Res. Bull. 501, 1—54 (1952).
[951] WERBOFF, J., L. HEDLUND, and J. HAVLENA: Audiogenic seizures in adult female ovariectomized rats (sprague-dawley) treated with sex hormones. J. Endocr. 29, 39—46 (1964).
[952] WESTPHAL, U.: Interaction between hydrocortisone-4-C^{14} or progesterone-4-C^{14} and serum albumin as demonstrated by ultracentrifugation and electrophoresis. Endocrinology 57, 456 (1955).
[953] — Steroid protein interactions. III. Spectrophotometric demonstration of interaction between proteins and progesterone, desoxycorticosterone and cortisol. Arch. Biochem. 66, 71 (1957).
[954] WHALEN, R. E., and D. A. EDWARDS: Sexual reversibility in neonatally castrated male rats. J. comp. physiol. Psychol. 62, 307—310 (1966).
[955] WHITE, W. D., and H. C. BROWNING: Evidence for the periodic release of luteotropin during the estrous cycle of the mouse. Tex. Rep. Biol. Med. 20, 484—493 (1962).
[956] WHITNEY, L. F., and A. B. UNDERWOOD: The raccoon. Orange, Ct. 1952.
[957] WHITTEN, W. K.: The effect of progesterone on the development of mouse eggs in vitro. J. Endocr. 16, 80—85 (1957).
[958] — Endocrine studies on delayed implantation in lactating mice. Rôle of the pituitary in implantation. J. Endocr. 16, 435—440 (1958).
[959] — Modification of the oestrous cycle in the mouse by external stimuli associated with the male. Changes in the oestrous cycle determined by vaginal smears. J. Endocr. 17, 307 (1958).
[960] WIGGINS, E. L., L. E. CASIDA, and R. H. GRUMMER: The effect of season of birth on sexual development in gilts. J. animal Sci. 9, 277 (1950).
[961] WILCOX, R. B., and W. G. WIEST: Comparative effectiveness of progesterone and 4-pregnen-20-ol-3-one in the development of deciduomata. Endocrinology 67, 281 (1960).
[962] WILLIAMS, S. M., U. S. GARRIGUS, H. W. NORTON, and A.V. NALBANDOV: The occurrence of estrus in pregnant ewes. J. animal Sci. 15, 978—983 (1956).
[963] WILLIAMS, W. F., J. LYNCH, M. BARENS, and B. FAGAN: Identification of steroids in bovine tissue using thin-layer and gas chromatographic techniques. J. Dairy Sci. 49, 100—102 (1966).
[964] WILSON, J. R., N. ADLER, and B. LE BOEUF: The effects of intromission frequency on successful pregnancy in the female rat. Proc. nat. Acad. Sci. (Wash.) 53, 1392—1395 (1965).
[965] WILTBANK, J. N., and L. E. CASIDA: Alteration of ovarian activity by hysterectomy. J. animal Sci. 15, 134 (1956).
[966] WINGET, C. M., E. G. AVERKIN, and T. B. FRYER: Quantitative measurement by telemetry of ovulation and ovipostition in the fowl. J. Physiol. (Lond.) 209, 853—858 (1965).
[967] — C. A. MEPHAM, and E. G. AVERKIN: Variations in intrauterine pH within a circadian rhythm (Gallus domesticus). Amer. J. Physiol. 208, 1031—1035 (1965).
[968] WIQVIST, N.: Effects of relaxin on uterine motility and tonus in vitro and in vivo following treatment with oestradiol and progesterone. Acta endocr. (Kbh.) 31, 391—399 (1959).

[969] WISLOCKI, G. B.: Notes on the female reproductive tract (ovaries, uterus and placenta) of the collared peccary (Pecari angulatus bangsi, Goldman). J. Mammal. 12, 143—149 (1931).
[970] —, and H. S. BENNETT: The histology and cytology of the human and monkey placenta with special reference to the trophoblast. Amer. J. Anat. 73, 335 (1943).
[971] —, and A. F. GUTTMACHER: Spontaneous peristalsis of the excised whole uterus and fallopian tubes of the sow with references to the ovulation cycle. Bull. Johns Hopk. Hosp. 35, 246 (1924).
[972] —, and F. F. SNYDER: The experimental acceleration of the rate of transport of ova through the Fallopian tube. Bull. Johns Hopk. Hosp. 52, 379—386 (1933).
[973] WOOLEY, D. E., and P. S. TIMIRAS: The gonad-brain relationship: effects of female sex hormones on electroshock convulsions in the rat. Endocrinology 70, 196—209 (1962).
[974] WOTIZ, H. H., C. BOTTICELLI, F. L. HISAW JR., and I. RINGLER: Identification of estradiol-17β from dogfish ova (Squalus suckleyi). J. biol. Chem. 231, 589—592 (1958).
[975] — — F. L. HISAW, and A. G. OLSEN: Estradiol-17β, estrone and progesterone, in the ovaries of dogfish (Squalus suckleyi). Proc. nat. Acad. Sci. (Wash.) 46, 580—583 (1960).
[976] WRENN, T. R.: The thermogenic influence of progesterone in ovariectomized cows. Endocrinology 65, 317—321 (1959).
[977] — J. BITMAN, and J. F. SYKES: Body temperature variations in dairy cattle during the estrous cycle and pregnancy. J. Dairy Sci. 41, 1071—1076 (1958).
[978] WRIGHT, P. L.: Observations of the reproductive cycle of the american badger (Taxidea taxus). Comparative biology of reproduction in mammals. Symposia Zool. Soc. London, No 15, 27—45 (1966).
[979] WYBURN, G. M., and A. H. BAILLIE: Some observations on the fine structure and histochemistry of the ovarian follicle of the fowl. In: Physiology of the domestic fowl (eds. C. HORTON-SMITH and E. C. AMOROSO), p. 30—38. Edinburgh and London: Oliver & Boyd 1966.
[980] YASUKAWA, J. J., and R. K. MEYER: Effect of progesterone and oestrone on the pre-implantation and implantation stages of embryo development in the rat. J. Reprod. Fertil. 11, 245 (1966).
[981] YOCHIM, J. M., and V. J. DE FEO: Control of decidual growth in the rat by steroid hormones of the ovary. Endocrinology 71, 134 (1962).
[982] —, and M. W. ZARROW: Action of estradiol, progesterone, and relaxin in the maintenance of gestation in the castrated pregnant rat. Fertil. and Steril. 12, 263—276 (1961).
[983] YOUNG, W. C.: Observations and experiments on mating behaviour in female mammals. Quart. Rev. Biol. 16, 135—156, 311—335 (1941).
[984] YRARRAZAVAL, S.: The location of "steroid receptor" for the negative feedback control of gonadotrophin release. 2nd Int. Congr. Hormonal Steroids, Milan 1966, Excerpta Medica Foundation, Int. Congr. Ser. No 111, p. 193.
[985] ZACHARIAE, F.: Autoradiographic (^{35}S) and histochemical studies of sulphomucopolysaccharides in the rabbit uterus, oviducts and vagina. Acta endocr. (Kbh.) 29, 118—134 (1958).
[986] ZAJACZEK, S.: Untersuchungen über das endokrine System des Igels (Erinaceus). II. Histologische Veränderungen in den Eierstöcken und dem Uterus, die periodisch oder unter dem Einfluß von endokrinen Reizen auftreten. Bull. int. Acad. Cracovie (Acad. pol. Sci.), Cl. Sci. Math. et Nat. Sci., Ser. B (2), 379—403 (1939).
[987] ZANDER, J.: Progesterone in human blood and tissues. Nature (Lond.) 174, 406—407 (1954).
[988] — T. R. FORBES, A. M. VON MÜNSTERMANN, and R. NEHER: Δ^4-3-Ketopregnene-20α-ol and Δ^4-3-ketopregnene-20β-ol, two naturally occurring metabolites of progesterone. Isolation, identification, biologic activity and concentration in human tissues. J. clin. Endocr. 18, 337—353 (1958).
[989] ZARROW, M. X., N. C. ANDERSON, and M. R. CALLANTINE: Failure of progestognes to prolong pregnancy in the guinea-pig. Nature (Lond.) 198, 690—692 (1963).
[990] —, and D. M. BRENNAN: The action of relaxin on the uterus of the rat, mouse and rabbit. Ann. N.Y. Acad. Sci. 75, 981—990 (1959).
[991] — A. FAROOQ, and V. H. DENENBERG: Maternal behaviour in the rabbit: critical period for nest building following castration during pregnancy. Proc. Soc. exp. Biol. (N.Y.) 111, 537—538 (1962).
[992] —, and G. M. NEHER: Concentration of progestin in the serum of the rabbit during pregnancy, the puerperium and following castration. Endocrinology 56, 1 (1955).

[993] ZARROW, M. X., and J. YOCHIM: Dilatation of the uterine cervix of the rat and accompanying changes during the estrous cycle, pregnancy and following treatment with estradiol, progesterone and relaxin. Endocrinology **69**, 292 (1961).
[994] ZEILMAKER, G.H., and J.MOLL: Effects of progesterone on hypothalamic induction of ovulation in the 5-day cyclic rat. Acta endocr. (Kbh.), Suppl. **100**, 145 (1965).
[995] ZEROBIN, K.: Persönliche Mitteilung.
[996] ZIMBELMAN, R. G., R. G. LOY, and L. E. CASIDA: Biochemical studies of the bovine corpus luteum of early pregnancy. J. animal Sci. **18**, 1551 (1959).
[997] — — — Variation in some biochemical and histological characteristics of bovine corpora lutea during early pregnancy. J. animal Sci. **20**, 99 (1961).
[998] — — — Effect of exogenous progesterone on the bovine corpus luteum of early pregnancy. J. animal Sci. **20**, 106 (1961).
[999] — W. H. MCSHAN, W. J. TYLER, and L. E. CASIDA: Effect of a pituitary extract on the bovine corpus luteum of late pregnancy. J. animal Sci. **20**, 246 (1961).
[1000] — A. L. POPE, and L. E. CASIDA: The effect of exogenous progesterone on the corpus luteum in the bred ewe. J. animal Sci. **18**, 1327—1332 (1959).
[1001] ZUCKERMAN, S.: The menstrual cycle of the primates. Part. I. General nature and homology. Proc. zool. Soc. Lond. **1930** (2), 691—754.
[1002] — The menstrual cycle of the primates. Part III. Observations on the lactation period. Proc. zool. Soc. Lond. **1931** (1), 593—602.
[1003] — The menstrual cycle of the primates. Part VI. Further observations on the breeding of primates, with special reference to the suborders Lemuroidea and Tarsioidea. Proc. zool. Soc. Lond. **1932/33** (2), 1059—1075.
[1004] — The social life of monkeys and apes. London: Kegan Paul 1932.
[1005] — Aschheim-Zondek diagnosis of pregnancy in chimpanzee. Amer. J. Physiol. **110**, 597 (1935).
[1006] — The duration and phases of the menstrual cycle in primates. Proc. zool. Soc. Lond. A **107**, 315—329 (1937).
[1007] —, and A. S. PARKES: The menstrual cycle of the primates. Part V. The cycle of the baboon. Proc. zool. Soc. Lond. **1932** (1), 139—191.
[1008] ZUST, J.: Untersuchungen über zyklische Veränderungen im Scheiden-pH sowie Konsistenz, Kristallisation und Leitfähigkeit des Brunstschleimes bei Kühen. Vet.-Med. Diss. Hannover 1966.

MIX
Papier aus verantwortungsvollen Quellen
Paper from responsible sources
FSC® C105338

If you have any concerns about our products,
you can contact us on
ProductSafety@springernature.com

In case Publisher is established outside the EU,
the EU authorized representative is:
**Springer Nature Customer Service Center GmbH
Europaplatz 3, 69115 Heidelberg, Germany**

Printed by Libri Plureos GmbH
in Hamburg, Germany